MEDICINA DA DOR

PRINCÍPIOS E PRÁTICAS

Barros & Fonseca

MEDICINA DA DOR

PRINCÍPIOS E PRÁTICAS

CARLOS MARCELO DE BARROS
PAULO RENATO B. DA FONSECA

Rafaela Figueiredo Rodrigues | Camila Squarzoni Dale
Tiago da Silva Freitas | Lúcio César Hott Silva
Fabrício Dias Assis | Charles Amaral de Oliveira

SBED
SOCIEDADE BRASILEIRA PARA ESTUDO DA DOR

sinpain
changing lives

Atheneu
Rio de Janeiro • São Paulo
2025

EDITORA ATHENEU

São Paulo — Rua Maria Paula, 123 – 13° andar
Conjuntos 133 e 134
Tel.: (11) 2858-8750
E-mail: atheneu@atheneu.com.br

Rio de Janeiro — Rua Bambina, 74 – lojas A e B
Tel.: (21) 3094-1295
E-mail: atheneu@atheneu.com.br

Editora Atheneu, 2025
Criação de capa: Hérick Schneider
Adaptação de capa: FK Estudio
Produção editorial: Villa d'Artes

CIP-BRASIL. CATALOGAÇÃO NA PUBLICAÇÃO
SINDICATO NACIONAL DOS EDITORES DE LIVROS, RJ

B276

Barros & Fonseca : medicina da dor : princípios e práticas / editores Carlos Marcelo de Barros, Paulo Renato da Fonseca ; coeditores Rafaela Figueiredo Rodrigues ... [et al.]. - 1. ed. - Rio de Janeiro : Atheneu, 2025.
28 cm.

Inclui bibliografia e índice
ISBN 978-65-5586-929-3

1. Dor. 2. Dor - Tratamento. I. Barros, Carlos Marcelo de. II. Fonseca, Paulo Renato da. III. Rodrigues, Rafaela Figueiredo.

CDD: 616.0472
25-96867.2 CDU: 616.8-009.7

Meri Gleice Rodrigues de Souza - Bibliotecária - CRB-7/6439

17/03/2025 21/03/2025

Barros CM, Fonseca PRB.
Medicina da Dor – Princípios e Práticas

Editores

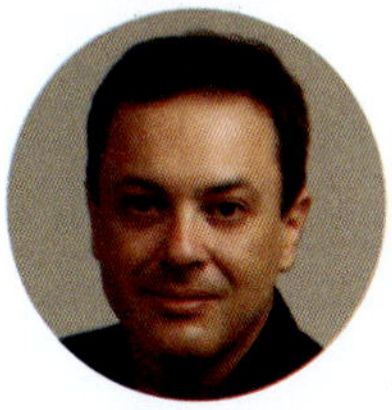

CARLOS MARCELO DE BARROS

Médico da Dor, Anestesiologista e Paliativista. Médico formado pela Faculdade de Ciências Médicas de Minas Gerais (FCM-MG). Residência Médica em Anestesiologia – Hospital Universitário Alzira Velano (Alfenas – MG). Doutor em Ciências Farmacêuticas pela Universidade Federal de Alfenas (UNIFAL-MG). Presidente da Sociedade Brasileira para Estudos da Dor (SBED) (2024-2025). Diretor Clínico da Santa Casa de Alfenas (2013-2021; 2023-atual). Fundador e Diretor Médico da Sinpain Alfenas – Centro de assistência, ensino médico e pesquisa em medicina da dor. Membro Fundador da Latin America Pain Society (LAPS). Título de Área de Atuação em Dor pela Associação Médica Brasileira (AMB). Título de Atuação em Cuidados Paliativos pela AMB. Professor de Anestesiologia, Dor e Cuidados Paliativos na UNIFAL-MG. *Fellow of Interventional Pain Practice* (FIPP) pelo World Institute of Pain (WIP). Professor e Coordenador do curso "PremiumDor", da Faculdade Sinpain. Ex-Diretor Científico da Faculdade Sinpain (2021-2024). Ex-Diretor Científico da SBED (2022-2023). Ex-Coordenador da Comissão de Residência Médica da Santa Casa de Alfenas (2012-2019). Autor e co-autor de inúmeros capítulos sobre dor. Editor-chefe do "Tratado de Dor Oncológica" (Editora Atheneu). Co-editor do "Tratado de Dor Neuropática" (Editora Atheneu).

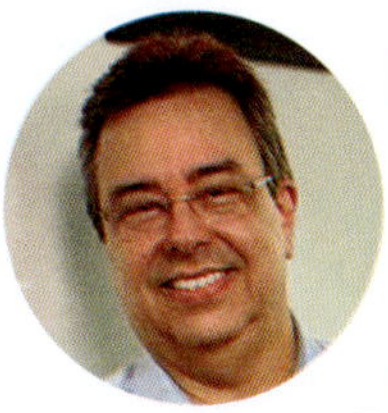

PAULO RENATO B. DA FONSECA

Médico formado na Universidade Federal do Estado do Rio de Janeiro (UNIRIO). Ex-professor concursado da Cadeira de Anestesiologia da UNIRIO. Formação em Dor no Departamento de Anestesiologia, Dor e Terapia Intensiva da Universidade Federal de São Paulo (Unifesp). MBA em Gestão da Saúde pela Fundação Getulio Vargas (FGV), Rio de Janeiro. *Fellow of Interventional Pain Practice* (FIPP) pelo World Institute of Pain (WIP). Fundador e Diretor Médico-Científico da Clínica Aliviar Medicina da Dor, certificada pelo Excellence Pain Practice Award (EPP) – WIP, em 2017; Membro-fundador e integrante do Comitê de Radiofrequência/Crioneurólise da Latin America Pain of Society (LAPS); Professor e Coordenador do curso "OrthoDor", da Faculdade Sinpain; Ex-Presidente da Sociedade Brasileira para o Estudo da Dor) (SBED) 2020-2021; Ex-Presidente da Sociedade Brasileira de Médicos Intervencionistas em Dor (SOBRAMID) 2018-2019. Acadêmico da cadeira 92 do Colegiado de Ciências Médicas da Academia de Ciências, Artes, História e Literatura (ABRASCI).

Coeditores

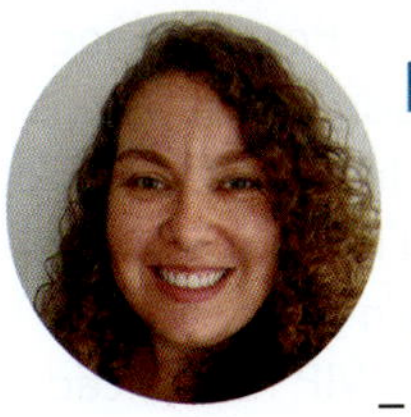

RAFAELA FIGUEIREDO RODRIGUES

Pós-doutorado junto ao Departamento de Análises Clínicas e Toxicológicas da Faculdade de Ciências Farmacêuticas da Universidade Federal de Alfenas (UNIFAL-MG) (2022-2024). Doutoura em Ciências Farmacêuticas pela Universidade Federal de Alfenas (UNIFAL-MG) – 2021. Especialista em Docência para o Ensino Superior para a Saúde pela Faculdade Campos Elísios (FCE) – 2019. Mestre em Ciências Farmacêuticas pela UNIFAL-MG (2016). Farmacêutica Generalista pela UNIFAL-MG (2014). Professora da Faculdade Sinpain (2022-atual). Bolsista de Ciência e Tecnologia da Fundação de Amparo à Pesquisa do Estado de Minas Gerais (FAPEMIG), atuando na Revista Sigmae (UNIFAL-MG) (2024-atual). Coordenadora de Pesquisa no Sinpain (2021-2024). Professora Substituta de Toxicologia na UNIFAL-MG (2022-2024). Professora Orientadora em dispensação e Farmacêutica Assistente na Farmácia Universitária da UNIFAL-MG (2022-2024).

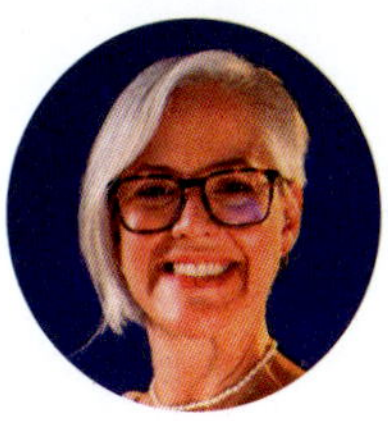

CAMILA SQUARZONI DALE

PhD – Professora Associada do Instituto de Ciências Biomédicas da Universidade de São Paulo (ICB-USP), Chefe do Laboratório de Neuromodulação da Dor.

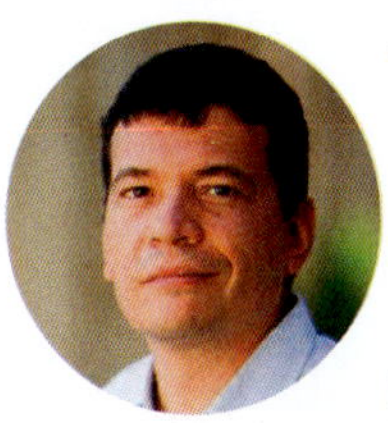

TIAGO DA SILVA FREITAS

Graduado em Medicina pela Universidade Federal de Goiás (UFG) (2001). Residência médica pelo Hospital de Base do Distrito Federal concluída em 2005 e reconhecida pelo Ministério da Educação (MEC) e pela Sociedade Brasileira de Neurocirurgia (SBN). Especialização em Neurocirurgia Funcional no Hospital das Clínicas da Faculdade de Medicina da Universidade de São Paulo (HCFMUSP) em 2005. Especialização em Neurocirurgia Funcional, tratamento da dor e dos distúrbios de movimento na Cleveland Clinic Foundation, Ohio, EUA, 2006. Mestrado em Ciências de Saúde pela Universidade de Brasília (Unb). Doutorado em Ciências de Saúde pela Unb. *Fellow of Interventional Pain Practice* (FIPP) pelo World Institute of Pain (WIP).. Ex-presidente da Sociedade Brasileira de Neuromodulação, capítulo Brasileiro da INS (International Neuromodulation Society), 2012. Membro do Corpo editorial da Neuromodulation, revista oficial da International Neuromodulation Society (INS). Coautor de diversos capítulos de livros relacionados à neurocirurgia funcional. Membro Titular da Sociedade Brasileira de Neurocirurgia (SBN), da Sociedade Brasileira de Estereotaxia e Neurocirurgia Funcional (SBENF), da Sociedade Brasileira de Dor (SBED), da Sociedade Brasileira de Neuromodulação (SBNM) e da International Neuromodulation Society (INS). Coordenador do Curso de neuromodulação invasiva para tratamento da dor (StimDor), endossado pela INS. Coordenador do grupo de dor do Hospital Sírio-Libanês (HSL), de Brasília. Coordenador da pós-graduação de Cuidados ao Paciente com Dor do HSL, de Brasília. Coordenador do Instituto de Dor de Brasília (INDOR).

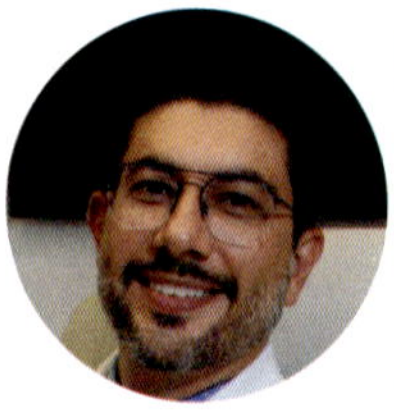

LÚCIO CÉSAR HOTT SILVA

Médico pela Faculdade de Medicina de Teresópolis (UNIFESO). Internato Médico no Hospital de Força Aérea do Galeão (HFAG). Segundo-Tenente Médico pela Academia Militar das Agulhas Negras (AMAN). Residência Médica em Neurocirurgia (MEC) no Hospital Adventista Silvestre. Certificado de Louvor, concedido pela Comissão de Residência Médica do Hospital Adventista Silvestre como Residente Padrão. Estágio Profissional, Departamento de Neurocirurgia da Kyoto University Graduate School of Medicine, Japão. Estágio Profissional no Departamento de Neurocirurgia da Tübingen University, Alemanha. Pós-residência médica em Cirurgia da Base do Crânio e Cirurgia da Coluna Vertebral no Hospital Madre Teresa. Pós-graduado *lato sensu* em Dor pela Universidade de São Paulo (USP). Pós-graduado em Intervencionismo em Dor pela Clínica Singular. Pós-graduado em Anestesia Regional pelo Hospital Sírio-Libanês. Pós-graduado em Medicina Regenerativa pelo Orthoregen/Unicamp. *Fellow of Interventional Pain Practice* (FIPP) pelo World Institute of Pain (WIP). *Certified Interventional Pain Sonologist* (CIPS) pelo WIP. Certificado de Excelência em Prática de Dor no São Bernardo Apart Hospital – EPP Excellence in Pain Practice pelo WIP. ASRA-PMUC – certificado Internacional pela American Society of Regional Anesthesia. MBA Master pela StartSe University. MBA Executivo pela Fundação Dom Cabral. MBA em Gestão Exponencial pelo IBMEC/XP. Formação em Gestão Administrativa pelo G4 Educação. Formação em Gestão Administrativa pela StartSe University. Programa de Desenvolvimento de Conselheiro pela Fundação Dom Cabral. CEO do Sinpain S.A. Diretor-Geral da Faculdade Sinpain. Administrador na clínica cirúrgica Clinic Day e da Clínica de Dor – Dr. Lúcio Hott, Colatina-ES.

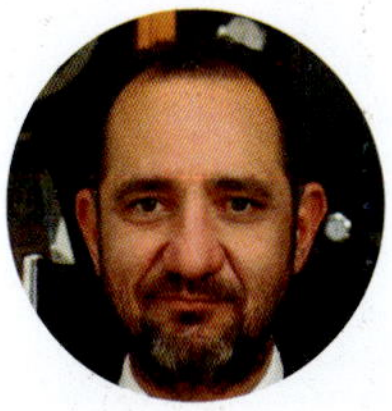

FABRÍCIO DIAS ASSIS

Médico pela Faculdade de Medicina de Pouso Alegre. Residência em Anestesiologia pelo Instituto Penido Burnier, Campinas – SP. *Fellow* em Dor pela Universidad de Barcelona, Barcelona – Espanha e pelo Whips Cross University Hospital, Londres – Inglaterra. Área de atuação em Dor pela Associação Médica Brasileira (AMB). Médico da clínica Singular Campinas e Singular São Paulo. *Fellow of Interventional Pain Practice* (FIPP) pelo World Institute of Pain (WIP). Membro Fundador da Latin America Pain Society (LAPS).

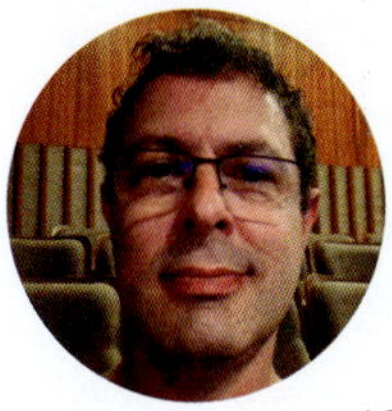

CHARLES AMARAL DE OLIVEIRA

Médico Anestesiologista com Área de atuação em Dor pela Sociedade Brasileira de Anestesiologia (SBA) e Associação Médica Brasileira (AMB). *Fellow of Interventional Pain Practice* (FIPP) pelo World Institute of Pain (WIP). *Certified Interventional Pain Sonologist* (CIPS) pelo World Institute of Pain (WIP). Coordenador do US Master pela Faculdade Sinpain. Atuações no Centro de Controle da Dor (Singular) – Campinas, Palmas-TO, Divinópolis-MG e Itabuna-BA.

Autores

Ale Ismael Gonzalez Cazares

Médico da Dor. *Fellow of Interventional Pain Practice* (FIPP) pelo World Institute of Pain (WIP). Diretor da Pain Clinic México. Presidente da Associação Mexicana para Estudo e Tratamento da Dor.

Alefe Luiz Gonçalves Rabelo

Graduando em Medicina pela Universidade Federal de Alfenas (UNIFAL-MG).

Alexa Moreira

Pain Medicine Fellowship – Rush University Medical Center, Chicago, IL (2024-2025). Residência em Medicina Física e Reabilitação – University of Miami, JMH, Miami, FL. Residência em Clínica Médica, PGY1 – Medical University of South Carolina, Charleston, SC. Médica (M.D.) – Medical University of South Carolina, Charleston, SC. Bacharelado em Engenharia Biomédica – University of South Carolina, Columbia, SC. Pesquisadora e Revisora de Periódicos – Pain Practice Journal, ASPN Neuron Guidelines. Apresentadora de Journal Clubs – NANS, INS.

Alice Gabrielle Marques Santos

Graduanda em Medicina pela Universidade Federal de Alfenas (UNIFAL-MG).

Aline Eiko Yugawa

Graduanda em Medicina pela Universidade Federal de Alfenas (UNIFAL-MG).

Amanda Barcelos Faria

Médica formada pela Universidade Federal de Alfenas (UNIFAL-MG).

Ana Clara de Albuquerque Botura Viotto

Médica Intensivista Pediátrica – Títulos CNRM e Associação de Medicina Intensiva Brasileira (AMIB). Pós-Graduada em Dor e Intervenção em Pediatria. Mestranda em Ciências da Saúde na Faculdade Israelita de Ciências da Saúde Albert Einstein (FICSAE). Médica Assistente do Centro de Terapia Intensiva Pediátrica do Hospital Israelita Albert Einstein (HIAE) e do Hospital M'Boi Mirim (HMBM). Coordenadora Geral do Comitê de Dor Pediátrica da Sociedade Brasileira para o Estudo da Dor (SBED). Coordenadora do Programa de Pós-Graduação em Dor e Cuidados Paliativos em Pediatria na FICSAE. Instrutora Médica do Curso de Graduação em Medicina na FICSAE.

Ana Clara Januário da Silva

Graduanda em Medicina pela Universidade Federal de Alfenas (UNIFAL-MG).

Ana Flávia Paulino Silva

Graduanda em Medicina pela Universidade Federal de Alfenas (UNIFAL-MG).

Ana Flavia Vieira Leite

Médica pela Faculdade Ciências Médicas de Minas Gerais (FCM-MG). Residência em Anestesiologia pela Santa Casa de Misericórdia Belo Horizonte (SCMBH). Especialização em Medicina da Dor pela Universidade de São Paulo (USP). Especialização em Medicina Intervencionista da Dor pela USP – Ribeirão Preto. Pós-Graduação em Medicina Intervencionista da Dor e Medicina Regenerativa. *Fellow of Interventional Pain Practice* (FIPP) pelo World Institute of Pain (WIP). Membro da Equipe de Medicina Intervencionista da Dor na Rede Mater Dei de Saúde.

Ana Francesca Vommaro Leite

Médica pela Universidade do Estado de Minas Gerais (UEMG). *Fellow* em Medicina da Dor pela Park Avenue Spine and Pain, Nova York.

Ana Luiza Morgado Costa

Graduanda em Medicina pela Universidade Federal Fluminense (UFF).

André Cicone Liggieri

Médico Ortopedista formado pela Escola Paulista de Medicina da Universidade Federal de São Paulo (EPM-Unifesp). *Fellowship* em Traumatologia do Esporte e Medicina Esportiva pela EPM-Unifesp. Formação em Acupuntura pelo Centro de Pesquisa e Estudo da Medicina Chinesa Acupuntura (Center AO). Título de Especialista em Dor pela Associação Médica Brasileira (AMB). Fundador do Comitê de Dor da Sociedade Brasileira de Ortopedia e Traumatologia (ABDOR-SBOT). Médico Assistente do Centro de Dor do Hospital das Clínicas da Faculdade de Medicina da Universidade de São Paulo (HCFMUSP). Professor do Curso de Dor do HCFMUSP. Professor Convidado da Pós-Graduação em Cuidados de Dor do Hospital Sírio-Libanês (HSL). Professor convidado da Pós-Graduação em Dor do Hospital Israelita Albert Einstein (HIAE). Membro da Sociedade Brasileira para o Estudo da Dor (SBED). Membro da Sociedade Brasileira de Cirurgia do Joelho (SBCJ). Membro da Sociedade Brasileira de Ortopedia (SBOT). Presidente do Comitê de Biomecânica da Sociedade Brasileira de Regeneração Tecidual (SBRET). Médico do Pain Team Brazil.

André Wan Wen Tsai

Graduado em Medicina pela Faculdade de Medicina da Universidade de São Paulo (FMUSP). Residência Médica em Ortopedia e Traumatologia pelo Instituto de Ortopedia e Traumatologia do Hospital das Clínicas da Faculdade de Medicina da Universidade de São Paulo (IOT-HCFMUSP). Pós-Graduação em Acupuntura e Medicina Chinesa pelo Chang Gung Memorial Hospital – Taiwan. Doutor pela Faculdade de Medicina da Universidade de São Paulo (FMUSP). Supervisor do Programa de Residência Médica em Acupuntura do Hospital das Clínicas da Faculdade de Medicina da Universidade de São Paulo (HCFMUSP). Vice-Supervisor do Programa de Residência Médica em Dor do HCFMUSP. Presidente do Colégio Médico Brasileiro de Acupuntura (CMBA). Presidente do Comitê de Dor da Sociedade Brasileira de Ortopedia e Traumatologia (ABDOR-SBOT).

Angel Manuel Juárez Lemus

Médico Formado en Clínica del Dolor por la Universidad Nacional Autónoma de México.

Angela Bezerra Perlamagna

Graduanda em Medicina pela Universidade Federal de Alfenas (UNIFAL-MG).

Anita Perpetua Carvalho Rocha de Castro

Médica Formada pela Universidade Federal da Bahia (UFBA). Residência em Dor e Cuidados Paliativos pela Universidade Estadual Paulista (Unesp) – Botucatu.

Antônio Jorge Barbosa de Oliveira

Neurocirurgião funcional e estereotaxia pelo Hospital das Clínicas da Faculdade de Medicina da Universidade de São Paulo (HCFMUSP). Neuromodulação invasiva StimDor pela Faculdade Sinpain. *Fellow of Interventional Pain Practice* (FIPP) e *Certified Interventional Pain Sonologist* (CIPS) pelo World Institute of Pain (WIP). Grupo de Dor do Hospital Sírio-Libanês (HSL) da Rede Santa Lucia – Distrito Federal. Atua no Hospital Santa Helena/Rede D'or.

Artemis Paula Marques Rezende

Graduanda em Medicina pela Faculdades Unidas do Norte de Minas (Funorte).

Augusto Heyden Boczar

Médico Diarista da Unidade de Terapia Intensiva (UTI 2) Adulto da Santa Casa de Alfenas – MG. Pós-Graduado em Terapia Intensiva pela Associação de Medicina Intensiva Brasileira (AMIB). Preceptor de Medicina da Universidade Federal de Alfenas (UNIFAL-MG).

B. Carolina Hernández Porras

Médica Formada pela Universidade Panamericana – Cidade do México. Residência em Anestesiologia no Centro Médico ABC – Cidade do México. Diploma em Terapêutica Farmacológica pela Universidade Nacional Autônoma do México (UNAM). Curso de Alta Especialidade em Anestesia Oncológica pela UNAM – Instituto Nacional de Cancerologia - México. Curso de Alta Especialidade em Algologia pela UNAM – Instituto Nacional de Cancerologia - México. Curso de Alta Especialidade em Manejo Intervencionista da Dor pela UNAM – Instituto Nacional de Cancerologia - México. *Fellow of Interventional Pain Practice* (FIPP) pelo World Institute of Pain (WIP). *Certified Interventional Pain Sonologist* (CIPS) pelo World Institute of Pain (WIP). Mestrado em Ensaios Clínicos pela Universidade de Tamaulipas.

Bárbara Martins Machado

Graduanda em Medicina pela Universidade Federal de Alfenas (UNIFAL-MG).

Bárbara Venturini Gomes de Oliveira

Graduada em Nutrição pelo Centro Universitário do Espírito Santo (UNESC). Graduanda em Medicina pelo UNESC.

Bernardo Assumpção de Monaco

Neurocirurgião da Clínica de Dor e Funcional – São Paulo. Doutor pela Universidade de São Paulo (USP). Pós-Doutorado pela Universidade de Miami (EUA). Pós-Doutorado pela Washington University in St. Louis (EUA).

Bethânia Lissa da Silva Rosa

Graduanda em Medicina pela Universidade Federal de Alfenas (UNIFAL-MG).

Bianca Figueiredo Barros

Médica formada pela Universidade Federal de Sergipe (UFS); Residência em Geriatria pela Escola Paulista de Medicina da Universidade Federal de São Paulo (EPM-Unifesp). Área de atuação em Dor pela Associação Médica Brasileira (AMB). Presidente da Comissão de Dor da Sociedade Brasileira de Geriatria e Gerontologia (SBGG). Coordenadora do Comitê de Dor no Idoso da Sociedade Brasileira para o Estudo da Dor (SBED).

Bianca Guimarães Holtz

Graduanda em Medicina pela Universidade Federal de Alfenas (UNIFAL-MG).

Bilena Margarita Molina Arteta

Mestrado em Epidemiologia pela Universidade del Bosque (UNBOSQUE). Especialização em Manejo Intervencionista da Dor pela Universidade Recinto de Ciências Médicas. Especialização em Dor e Cuidados Paliativos pela UNBOSQUE. Especialização em Anestesiologia pela UNBOSQUE. Graduação em Medicina e Cirurgia pela Universidade Metropolitana (UM). *Fellow of Interventional Pain Practice* (FIPP) pelo World Institute of Pain (WIP).

Breno Bosi Rodrigues Cavallari

Graduando em Medicina pela Universidade Federal de Alfenas (UNIFAL-MG).

Breno Casellato Rodrigues Almeida

Graduando em Medicina pela Universidade Federal de Alfenas (UNIFAL-MG).

Breno Jardim Grossi

Médico Anestesiologista com Área de atuação em Dor pela Associação Médica Brasileira (AMB). *Fellow of Interventional Pain Practice* (FIPP) pelo World Institute of Pain (WIP). Presidente do Comitê de Dor Neuropática da Sociedade Brasileira para o Estudo da Dor (SBED). Coordenador Científico do Comitê de Síndrome da Dor Complexa Regional (SDCR) da SBED. Coordenador do Serviço de Dor do Hospital Unimed Meio Oeste. Professor Docente de Medicina da Universidade do Oeste de Santa Catarina (Unoesc).

Bruna Nunes Fernando

Médica Formada pela Escola Superior de Medicina da Santa Casa de Vitória (EMESCAM). Residência Médica de Anestesiologia pelo Centro de Ensino e Treinamento (CET). Instituto de Assistência Médica ao Servidor Público Estadual de São Paulo (IAMSPE). *Fellowship* em Medicina Intervencionista da Dor no Centro de Controle da Dor (Singular) – Campinas. Área de atuação em Dor.

Bruno Campostrini Sily

Médico Formado pela Faculdade de Medicina de Teresópolis (UNIFESO). Residência Médica em Anestesiologia no Centro de Ensino e Treinamento (CET) da Sociedade Brasileira de Anestesiologia (SBA). Residência Médica em Anestesiologia pela Faculdade de Medicina de Jundiaí (FMJ). Título Superior de Anestesiologia pela Sociedade Brasileira de Anestesiologia (TSA/SBA). Portador do Diploma Europeu de Anestesiologia e Terapia Intensiva. Presidente da Sociedade de Anestesiologia do Espírito Santo (SAES). Membro da Comissão Examinadora do TSA/SBA. Instrutor da Pós-Graduação de Anestesia Regional do Instituto Sírio-Libanês de Ensino e Pesquisa (IEP). Corresponsável pela Residência de Anestesiologia do Hospital Meridional Cariacica.

Bruno da Costa Ancheschi

Médico pela Universidade Estadual Paulista (Unesp). Ortopedista e Traumatologista pela Unesp. Título pela Sociedade Brasileira de Ortopedia (SBOT). *Fellow* em Cirurgia da Coluna Vertebral pela Universidade de São Paulo (USP) – Ribeirão Preto. Mestre em Ciências da Saúde Aplicadas ao Aparelho Locomotor pela USP – Ribeirão Preto. Título pela Sociedade Brasileira de Coluna (SBC). Médico Assistente do Departamento de Ortopedia da Faculdade de Medicina de Botucatu (FMB) da Unesp.

Bruno Felipe Pereira da Costa

Graduação em Medicina pela Universidade de Vassouras (UV). Pós-Graduação em Nutrologia pela Faculdade Ciências Médicas de Minas Gerais (FCM-MG), Hospital Felício Rocho.

Caio Carvalho dos Santos Souza

Ortopedista e Traumatologista pelo Hospital Alzira Velano de Alfenas. Médico da Dor no Centro de Controle da Dor (Singular) – Alfenas. *Fellow* em Cuidados Paliativos pela Santa Casa de Alfenas – MG. Preceptor da Residência Médica de Ortopedia e Traumatologia do Hospital Santa Rita de Maringá. Chefe do Serviço de Dor e Cuidados Paliativos no Hospital Santa Rita de Maringá. Chefe do Serviço de Dor no Hospital Bom Samaritano de Maringá. Membro da Sociedade Brasileira de Dor (SBD). Coordenador Regional Pós-Graduação de Dor ClinicDor (Sinpain) e Multidor Regional Maringá.

Caio de Paula Ribeiro

Medicina pela Universidade Unigranrio Afya (UNIGRANRIO). Anestesiologia no Instituto de Assistência Médica ao Servidor Público Estadual (Iamspe). *Fellowship em* Medicina Intervencionista da Dor pelo Centro de Controle da Dor (Singular) – São Paulo.

Camila Castelo Branco Pupe

Professora de Neurologia da Universidade Federal Fluminense (UFF). PhD em Neurologia e Neurociências pela UFF.

Camila Dias Otávio

Graduanda em Medicina pela Universidade Federal de Alfenas (UNIFAL-MG).

Camila Lobo Ferreira

Anestesiologista com área de atuação em Dor. Graduação em Medicina pela Universidade Estadual do Pará (UEPA). Residência Médica em Anestesiologia pelo Instituto de Assistência Médica ao Servidor Público Estadual (Iamspe) – Hospital do Servidor Público Estadual de São Paulo (HSPE). Residência Médica em Dor pela Universidade Federal de São Paulo (Unifesp).*Fellowship* em Intervenção em Dor no Centro de Controle da Dor (Singular) – Campinas. Certified Interventional Pain Sonologist pelo World Institute of Pain (CIPS/WIP).

Integrante da Diretoria Executiva da Latin American Pain Society (LAPS). Membro do Comitê de Síndrome da Dor Complexa Regional da Sociedade Brasileira para o Estudo da Dor (SBED). Membro do Comitê de Medicina Regenerativa da LAPS.

Camila Squarzoni Dale

PhD – Professora Associada do Instituto de Ciências Biomédicas da Universidade de São Paulo, Chefe do Laboratório de Neuromodulação da Dor.

Carlos Alexandre de Freitas Trindade

Médico pela Faculdade de Medicina de Barbacena (FAME). Anestesiologista pelo Hospital das Clínicas da Universidade Federal de Minas Gerais (HC-UFMG). Especialista em Cuidados ao Paciente com Dor pelo Hospital Sírio-Libanês (HSL) – São Paulo. *Fellowship* em Dor Crônica pelo Hospital das Clínicas da Faculdade de Medicina de Ribeirão Preto da Universidade de São Paulo (HCFMRP-USP). Mestre em Ciências pela Universidade de São Paulo (USP). *Fellow of Interventional Pain Practice* (FIPP) pelo World Institute of Pain (WIP).

Carlos Eduardo Gomes Vieira

Médico pelo Centro Universitário Barão de Mauá (CBM) – Ribeirão Preto. Residência Médica em Ortopedia e Traumatologia pela Escola Superior de Ciências da Saúde (ESCS) no Hospital Regional da Ceilândia – Brasília/DF. Pós-Graduação em Dor pela APM Cursos Médicos – Goiânia/GO. *Fellowship* em Medicina Intervencionista da Dor pela Faculdade Sinpain – Rio de Janeiro. Pós-Graduação em Doenças Osteometabólicas pela APM Cursos Médicos – Goiânia/GO.

Carlos Guerrero Nope

Anestesiologista com Especialização em Medicina da Dor. *Fellow of Interventional Pain Practice* (FIPP) pelo World Institute of Pain (WIP). Diretor da Clínica da Dor na Fundación Santa Fe, Bogotá, Colômbia. Diretor do Programa de Pós-Graduação em Medicina da Dor e Cuidados Paliativos na Universidad El Bosque, Colômbia. Membro fundador e Presidente-eleito da Latin American Pain Society (LAPS).

Carlos Marcelo de Barros

Médico da Dor, Anestesiologista e Paliativista. Médico formado pela Faculdade de Ciências Médicas de Minas Gerais (FCM-MG). Residência Médica em Anestesiologia – Hospital Universitário Alzira Velano (Alfenas – MG). Doutor em Ciências Farmacêuticas pela Universidade Federal de Alfenas (UNIFAL-MG). Presidente da Sociedade Brasileira para Estudos da Dor (SBED) (2024-2025). Diretor Clínico da Santa Casa de Alfenas (2013-2021; 2023-atual). Fundador e Diretor Médico da Sinpain Alfenas – Centro de assistência, ensino médico e pesquisa em medicina da dor. Membro Fundador da Latin America Pain Society (LAPS). Título de Área de Atuação em Dor pela Associação Médica Brasileira (AMB). Título de Atuação em Cuidados Paliativos pela AMB. Professor de Anestesiologia, Dor e Cuidados Paliativos na UNIFAL-MG. *Fellow of Interventional Pain Practice* (FIPP) pelo World Institute of Pain (WIP). Professor e Coordenador do curso "PremiumDor", da Faculdade Sinpain. Ex-Diretor Científico da Faculdade Sinpain (2021-2024). Ex-Diretor Científico da SBED (2022-2023). Ex-Coordenador da Comissão de Residência Médica da Santa Casa de Alfenas (2012-2019). Autor e coautor de inúmeros capítulos sobre dor. Editor-chefe do "Tratado de Dor Oncológica" (Editora Atheneu). Coeditor do "Tratado de Dor Neuropática" (Editora Atheneu).

Caroline Magrini Turini

Graduanda em Medicina pela Universidade Federal de Alfenas (UNIFAL-MG).

Catarina Letícia Rodrigues Barbalho

Médica Formada pelo Centro Universitário do Estado do Pará (CESUPA). Residência Médica em Anestesiologia pela Universidade Estadual do Pará (UEPA). *Fellow* em Dor e Cuidados Paliativos pela Universidade Estadual Paulista (Unesp). Área de atuação em Dor pela Associação Médica Brasileira (AMB). Medicina Intervencionista da Dor no Centro de Controle da Dor (Singular); Pós-Graduação em USG (Singular). Professora da Pós-Graduação de Dor do Hospital Israelita Albert Einstein (HIAE). Sociedade Brasileira para o Estudo da Dor (SBED).

Cecilia Daniele de Azevedo Nobre

Medicina pela Universidade do Estado do Rio de Janeiro (UERJ). Anestesiologista pela UERJ. Medicina Clínica e Intervencionista da Dor. *Certified Interventional Pain Sonologist* (CIPS) pelo World Institute of Pain (WIP). *Fellow of Interventional Pain Practice* (FIPP) pelo World Institute of Pain (WIP). Diploma da Academia Americana de Medicina Regenerativa. Coordenação do Núcleo de Dor da Sociedade de Anestesiologia do Estado do Rio de Janeiro (SAERJ). Presidente da Comissão de Treinamento, Terapêutica e Intervenção em Dor da Sociedade Brasileira de Anestesiologia (SBA).

César Cárcamo Quezada

Médico Especialista en Medicina Intensiva. Magister en Anestesiología y SubEspecialista en Medicina Intervencionista del Dolor y Cuidados Paliativos. Realizó sus Estudios de Pregrado de Medicina en la Universidad de Chile, graduándose en 1985, y posteriormente realiza su pos-título en anestesiología en la Pontificia Universidad Católica de Chile, graduándose en 1989. Posee además postítulos en administración de salud y hospitales, en salud pública, calidad y acreditación de la atención de salud, práctica Intervencionista del dolor, y en cuidados paliativos.

Charles Amaral de Oliveira

Médico Anestesiologista com Área de atuação em Dor pela Sociedade Brasileira de Anestesiologia (SBA) e Associação Médica Brasileira (AMB). *Fellow of Interventional Pain Practice* (FIPP) pelo World Institute of Pain (WIP). *Certified Interventional Pain Sonologist* (CIPS) pelo World Institute of Pain (WIP). Coordenador do US Master pela Faculdade Sinpain. Atuações no Centro de Controle da Dor (Singular) – Campinas, Palmas-TO, Divinópolis-MG e Itabuna-BA.

Cristian Henrry Mamani Condori

Especialista em Anestesiologia, Dor e Medicina Intervencionista da Dor. Experiência no manejo clínico e intervencionista da dor aguda e crônica, incluindo pacientes oncológicos e não oncológicos. Habilidade avançada em procedimentos intervencionistas guiados por ultrassonografia e fluoroscopia. Ampla atuação em anestesia geral e regional, especialmente em cirurgias gastroenterológicas e situações de urgência e emergência. Comprometido com abordagem multidisciplinar e humanizada do paciente. Ênfase em segurança e eficácia terapêutica durante procedimentos intervencionistas guiados por imagem (ultrassonografia e fluoroscopia). Forte envolvimento em ensino, pesquisa e atualização contínua nas áreas de anestesiologia, medicina intervencionista da dor e cuidados paliativos.

Cristiano Dinato Dutra

Título de Especialista em Anestesiologia pela Sociedade Brasileira de Anestesiologia (SBA/MEC). Título de Especialista em Dor pela Associação Médica Brasileira (AMB). *Fellow of Interventional Pain Practice* (FIPP) pelo World Institute of Pain (WIP). Membro da Sociedade Brasileira para o Estudo da Dor (SBED). Membro da Sociedade Brasileira de Médicos Intervencionistas da Dor (Sobramid).

Cristina Flávia Silva Andrada Batista

Medica Graduada pela Universidade Federal do Triângulo Mineiro (UFTM). Residência Médica em Anestesiologia no CET do Hospital Universitário de Brasília (HUB-UnB).

Daniela Costa Martins Dietrich

Médica Anestesiologista com área de atuação em Dor pela Associação Médica Brasileira (AMB). Título Superior de Anestesiologia pela Sociedade Brasileira de Anestesiologia (TSA/SBA). Preceptora da Residência Médica e *Fellowship* do Ambulatório de Dor do Departamento de Anestesiologia, Dor e Terapia Intensiva da Universidade Federal de São Paulo (Unifesp). Pós-Graduação em Procedimentos Intervencionistas US Master e Pain Master pela Faculdade Sinpain. Coordenadora do Comitê de Dor Urogenital da Sociedade Brasileira para o Estudo da Dor (SBED).

Daniela Mayra de Oliveira Figueiredo

Doutoranda em Ciências Farmacêuticas na Universidade Federal de Alfenas (UNIFAL-MG). Mestrado em Ciências Farmacêuticas pela UNIFAL-MG. Habilitação em Homeopatia – Resolução 576/13 e Resolução 440/05 do Conselho Federal de Farmácia. Graduação em Farmácia Industrial pela UNIFAL-MG.

Danielle Horing Grubert

Médica Formada pelo Centro Universitário de Maringá (Unicesumar). Residência em Ortopedia pela Associação Beneficente Bom Samaritano (ABBS).

Danielle Masetto Cadide

Médica Formada pela Fundação Universidade Regional de Blumenau (FURB). Residência em Anestesiologia. TEA pela Sociedade Brasileira de Anestesiologia (SBA) pelo Hospital Evangélico de Londrina (HE). Pós-Graduada em Dor e Cuidados Paliativos pelo Centro Universitário Uningá. *Fellowship* em Intervençao em Dor pela Faculdade de Medicina de Ribeirão Preto da Universidade de São Paulo (FMRP-USP). Especialista em Dor pela Associação Médica Brasileira (AMB). Pós-Graduada em Cuidados Paliativos Pediátricos e Adolescentes pela Sociedade Colombiana de Pediatria (SCP). Certificação internacional em Transcranial Magnetic Stimulation (TMS) pela Mayo Clinic. Coordenadora da Pós-Graduação em Dor e Cuidados Paliativos Pediátricos do Instituto Israelita de Ensino e Pesquisa Albert Einstein (IIEP). Professora na International Pain Academy. Professora na European Acredittation Council by London Pain Fórum. Coordenadora do Comitê Científico de Dor Pediátrica da Sociedade Brasileira para o Estudo da Dor (SBED). Revisora do Brazilian Journal of Pain. Tesoureira do Comitê da Dor Pediátrica do International Association for the Study of Pain (IASP).

Deborah Paula Gomes

Médica Especialista em Anestesiologia e Medicina da Dor. Graduou-se em Medicina pela Universidade Federal de Uberlândia (UFU). Residência Médica em Anestesiologia no Hospital Márcio Cunha (HMC) da Fundação São Francisco Xavier (FSFX). Especialista em Medicina da Dor pela Faculdade Israelita de Ciências da Saúde Albert Einstein (FICSAE). Formação em Procedimentos Intervencionistas para Dor Guiados por Ultrassonografia pela Faculdade Sinpain. Títulos de Especialista em Anestesiologia pela Sociedade Brasileira de Anestesiologia (TEA/SBA) – Associação Médica Brasileira (AMB) e em Dor pela AMB. Consolidando sua atuação no Tratamento Multidisciplinar da Dor. Coordenadora do Grupo de Dor Hospital São Camilo – São Paulo. Preceptora em Medicina Intervencionista da Dor pelo Centro Universitário São Camilo.

Denilson Santos da Encarnação

Graduando em Medicina na Faculdade Atenas (Passos-MG).

Diogo Kallas Barcellos

Médico Geriatra Titulado pela Sociedade Brasileira de Geriatria e Gerontologia (SBGG) e pela Associação Médica Brasileira (AMB). Área de atuação em Dor pela Associação Médica Brasileira (AMB). Presidente da Sociedade Brasileira de Geriatria e Gerontologia (SBGG), seção Minas Gerais. Membro do Comitê de Dor no Idoso da Sociedade Brasileira para o Estudo da Dor (SBED).

Disnei Felix Barbosa Matos

Médico Formado pela Universidade Federal da Bahia (UFBA). Residência em Anestesiologia pelo Instituto de Assistência Médica ao Servidor Público Estadual (Iamspe). Residência Médica em Dor e Título de Especialista em Dor da Associação Médica Brasileira (AMB). Mestrando em Anestesiologia pela Universidade Estadual Paulista (Unesp).

Eduardo Azevedo de Castro

Médico Especialista em Anestesiologia (TSA/SBA). Especialista em Dor (CAAD-AMB) e Clínica Médica (MEC/AMB). *Fellow of Interventional Pain Practice* (FIPP) pelo World Institute of Pain (WIP). Atualmente assistente da Equipe de Anestesiologia e Dor do Instituto Orizonti – Grupo Oncomed, em Belo Horizonte.

Elcira Cindy Vilcahuanán Yarlequé

Médica Formada pela Universidade Nacional de San Marcos, Lima, Peru. Residência em Pediatria – Hospital Nacional Edgardo Rebagliati Martins, Lima, Peru. Médica Pediatra – Clínica Internacional, Lima, Peru (2016 - 2020). Residência Médica em Medicina Intensiva Pediátrica no Hospital Israelita Albert Einstein (HIAE).

Eli Avila Souza Junior

Médico Formado na Faculdade de Medicina de Pouso Alegre. Ortopedista pela Universidade Federal de Minas Gerais (UFMG). Mestre pela Universidade Federal de Alfenas (UNIFAL-MG). Doutorando na Universidade Estadual de Campinas (Unicamp). Docente na UNIFAL-MG.

Elizabeth Cristina Alves Uhl

Formada pela Faculdade de Medicina de Campos (FMC). Especialização em Cancerologia Clínica pela Universidade Federal do Estado Rio de Janeiro (UNIRIO). Especialização em Cuidados Paliativos pela Faculdade Israelita de Ciências da Saúde Albert Einstein (FICSAE). Especialização em Dor pela FICSAE.

Enrico Baldini Benetti

Graduando em Medicina pela Universidade Federal de Alfenas (UNIFAL-MG).

Fabiano Aires Freitas

Graduando em Medicina pela Universidade Federal Fluminense (UFF).

Fabio Costa

Médico Especialista em Ortopedia pela Universidade São Paulo (USP). Residência Médica em Patologias do Joelho (RQE 11493). Médico Especialista em Medicina do Trabalho pela ANAMT (RQE 14835). Pós-Graduado em Medicina Esportiva pela USP, em Dor (Albert Einstein). Nutrologia Esportiva (FG) e Medicina Regenerativa (Orthoregen). Diretor Médico da Comissão Atlética Brasileira de MMA (CABMMA). Médico do UFC no Brasil e América do Sul. Certificado pela Associacion of Rigside Physicians (ARP). Diretor Médico do Conselho Nacional de Boxe (CNB).

Fabrício Dias Assis

Médico pela Faculdade de Medicina de Pouso Alegre. Residência em Anestesiologia pelo Instituto Penido Burnier, Campinas-SP. *Fellow* em Dor pela Universidad de Barcelona, Barcelona – Espanha e pelo Whips Cross University Hospital, Londres – Inglaterra. Área de atuação em dor pela Associação Médica Brasileira (AMB). Médico da clínica Singular Campinas e Singular São Paulo. *Fellow of Interventional Pain Practice* (FIPP) pelo World Institute of Pain (WIP). Membro Fundador da Latin America Pain Society (LAPS).

Fabricio Gomes da Silva

Mestre em Ciências Farmacêuticas pela Universidade Federal de Alfenas (UNIFAL-MG). Coordenador da Unidade de Terapia Intensiva (UTI) 2 Adulto da Santa Casa de Alfenas – MG. Preceptor de Medicina da Universidade Federal de Alfenas (UNIFAL-MG). Anestesista do Corpo Clínico da Santa Casa de Alfenas – MG. Residência em Anestesiologia pela Santa Casa de Alfenas – MG. Residência em Medicina Intensiva pelo Hospital Beneficência Portuguesa (BP) – São Paulo.

Fabrício Souza Gomes

Graduando em Medicina pela Universidade Federal de Alfenas (UNIFAL-MG).

Felipe Audi Bernardino

Médico Anestesiologista, área de atuação em Dor. *Fellow of Interventional Pain Practice* (FIPP) pelo World Institute of Pain (WIP).

Felipe Tiango Vilela

Graduando em Medicina pela Universidade Federal de Alfenas (UNIFAL-MG).

Fernanda Borges de Araújo Paula

Professora Titular na Faculdade de Ciências Farmacêuticas/Departamento de Análises Clínicas e Toxicológicas da Universidade Federal de Alfenas (UNIFAL-MG). Doutorado em Biologia Funcional e Molecular, na área de Bioquímica pela Universidade Estadual de Campinas (Unicamp). Mestrado em Farmácia, na área de Análises Clínicas pela Universidade de São Paulo (USP). Farmacêutica Bioquímica pela UNIFAL-MG.

Filipe Flores Bicalho

Graduando em Medicina pelo Centro Universitário do Espírito Santo (UNESC).

Francine Sberni Ulbrich

Médica Formada pela Universidade Federal de Alfenas (UNIFAL-MG). Anestesiologista pela Sociedade Brasileira de Anestesiologia (SBA) com áreas de atuação em Dor pela Associação Médica Brasileira (AMB). Acupunturiatra pelo Colégio Médico Brasileiro de Acupuntura (CMBA). *Fellow of Interventional Pain Practice* (FIPP) pelo World Institute of Pain (WIP). Pós-Graduada em Medicina Intervencionista e Medicina Regenerativa.

Francisco Morato Dias Abreu

Graduação em Medicina pela Universidade Federal de Uberlândia (UFU). Residência médica em Anestesiologia pela CET do Hospital Santa Genoveva – Uberlândia em 2020. *Fellowship* em Tratamento Intervencionista da Dor.

Franklin Reis

Médico pela Universidade Federal do Amazonas. Residência em Neurocirurgia pelo Hospital Universitário Getúlio Vargas, com área de atuação em Dor pela Associação Médica Brasileira (AMB). *Fellow of Interventional Pain Practice* (FIPP) pelo World Institute of Pain (WIP).

Frida Paola Viveros Aguilar

Anestesiología, Algologia e Medicina Paliativa.

Gabriel Borges Pires

Graduando em Medicina pela Universidade Rio Verde (UniRV) – Campus Goianésia.

Gabriel Dixini Paiva

Graduando em Medicina pela Universidade Federal de Alfenas (UNIFAL-MG).

Gabriel de Melo Salgado

Médico pela Universidade Federal de Alfenas (UNIFAL-MG). Residência em Ortopedia e Traumatologia pela Escola Paulista de Medicina da Universidade Federal de São Paulo (EPM-Unifesp). *Fellow* em Ortopedia e Traumatologia do Esporte pelo Centro de Traumato-Ortopedia do Esporte (CETE) da EPM-Unifesp. Área de atuação em Cirurgia do Esporte.

Gabriel José Lopes Nascente

Graduando em Medicina pela Universidade Federal de Alfenas (UNIFAL-MG).

Gabriel Maraia Ciolfi

Graduando em Medicina pela Universidade Federal de Alfenas (UNIFAL-MG).

Gabrielly Santos Pereira

Fisioterapeuta formada na Universidade Federal de Alfenas (UNIFAL-MG).

Guilherme Totoli Zanetti de Sousa

Graduanda em Medicina pela Universidade Federal de Alfenas (UNIFAL-MG).

Gustavo Henrique Nunes de Aquino

Neurocirurgião pela Faculdade de Medicina de Botucatu (FMB) da Universidade Estadual Paulista (Unesp). Área de atuação em Dor pela Associação Médica Brasileira (AMB). *Fellow of Interventional Pain Practice* (FIPP) pelo World Institute of Pain (WIP). Coordenador Pain Master pela Faculdade Sinpain.

Gustavo Maronjo

Médico Formado pela Universidade Federal de Alfenas (UNIFAL-MG).

Helena Maria Caleiro Acerbi Penha

Mestre e Doutora em Imunologia e Parasitologia Aplicadas na Área de Alergia e Imunologia Clínica pela Universidade Federal de Uberlândia (UFU). Especialista em Gestão Pública em Saúde pela UFU e em

Biologia Evolutiva pela Universidade de Franca (UNIFRAN). Graduada em Biomedicina pelo Centro Universitário Barão de Mauá (CBM). Licenciatura em Ciências Biológicas e Biologia pela Fundação Educacional Guaxupé.

Iasmin Sindeaux Botinelly

Fellow of Interventional Pain Practice (FIPP) pelo World Institute of Pain (WIP). *Fellowship* na Faculdade Sinpain – Rio de janeiro. Coordenadora do Serviço de Dor Oncológica da Unidade de Alta Complexidade em Oncologia de Roraima (UNACON-RR). Anestesiologia com área de atuação em Dor.

Igor de Oliveira Freire Monteiro

Graduando em Medicina pela Universidade Federal de Alfenas (UNIFAL-MG).

Igor Prat Medeiros

Graduado em Medicina pela Faculdade de Medicina da Universidade Cidade de São Paulo (UNICID). Residência Médica em Ortopedia e Traumatologia pelo Hospital Municipal "Dr. Carmino Caricchio" – São Paulo. Residência Médica em Dor pela Faculdade Sinpain e Santa Casa de Alfenas – MG. *Fellowship* em Cuidados Paliativos pela Sinpain e Santa Casa de Alfenas.

Inácia Gonçalves Simões Lordello

Médica pela Universidade Federal do Ceará (UFC). Anestesiologista pelo CET do Hospital de Base do Distrito Federal (HBDF). Área de atuação em Dor pela Associação Médica Brasileira (AMB). Intervenção em Dor pelo Ensino Einstein, Mestrado em Farmacologia pela Universidade Federal do Ceará (UFC).

Isarita Martins Sakakibara

Graduação em Farmácia e Bioquímica pela Universidade Federal de Alfenas (UNIFAL-MG). Mestrado em Toxicologia e Análises Toxicológicas pela Universidade de São Paulo (USP). Doutorado em Toxicologia pela USP. Pós-Doutorado em Química Analítica pelo Instituto de Química da Universidade Estadual de Campinas (Unicamp). Professora Titular na Faculdade de Ciências Farmacêuticas da UNIFAL-MG. Docente Permanente do Programa de Pós-Graduação em Ciências Farmacêuticas (PPGCF). Vice-Chefe do Laboratório de Análises de Toxicantes e Fármacos (LATF) da UNIFAL-MG. Ex-Coordenadora Geral de Pós-Graduação da UNIFAL-MG. Ex-Coordenadora do PPGCF da UNIFAL-MG. Pesquisadora Colaboradora na Unicamp. Analista na Agência Nacional de Vigilância Sanitária (Anvisa) na avaliação de bioequivalência de medicamentos genéricos.

Isis Zuli Soares Gonçalves

Graduanda em Medicina pela Universidade Federal de Alfenas (UNIFAL-MG).

Jader Allan Oliveira Moura Lagares

Médico Anestesiologista. TEA Maternidade Brasília. Área de atuação em Dor pela Associação Médica Brasileira (AMB).

Jennifer de Fátima Severiano

Graduanda em Medicina pela Universidade Federal de Alfenas (UNIFAL-MG).

Jesus Rafael Medina Rascon

Médico Anestesiologista Especializado em Medicina da Dor. Presidente da Sociedade Mexicana de Ultrassom em Dor (SMUD). Membro da American Association of Pain Management Ultrasound (AAPMU), da Associação Mexicana para o Estudo e Tratamento da Dor, da International Association of Pain, da American Society of Regional Anesthesia e da World Association of Pain Medicine Ultrasonography. Membro do World Institute of Pain (WIP) – CIPS. *Certified Interventional Pain Sonologist* (CIPS) pelo World Institute of Pain (WIP). Graduado em Medicina pela Universidad Autónoma de Guadalajara. Realizou internato médico no Hospital "Ignacio Chávez" ISSSTESON, Hermosillo, Sonora, de 2007 a 2008. Especialização em Anestesiologia no ISSSTE Hospital Regional "Valentín Gómez Farías". Medicina da Dor e Cuidados Paliativos no Instituto Jalisciense de Alivio do Dolor y Cuidados Paliativos (PALIA).

João Adolfo Costa Hanemann

Cirurgião-Dentista Graduado pela Universidade Federal de Alfenas (UNIFAL-MG). Especialista em Estomatologia pela Pontifícia Universidade Católica de Minas Gerais (PUC-MG). Mestre em Estomatologia pela Universidade Federal dos Vales Jequitinhonha e Mucuri (UFVJM). Doutor em Patologia Bucal pela Faculdade de Odontologia de Bauru da Universidade de São Paulo (USP). Professor Titular na Faculdade de Odontologia da UNIFAL-MG.

João Batista Santos Garcia

Professor Titular de Dor e Cuidados Paliativos da Universidade Federal do Maranhão (UFMA). Doutor em Medicina, com área de atuação em Dor e Cuidados Paliativos reconhecidas pela Associação Médica Brasileira (AMB).

João Fernando Paulichenco Mantoan

Graduação em Medicina pelo Centro Universitário São Camilo. Residência em Anestesiologia no Hospital Regional de Cotia – SUS. *Fellowship* de Intervenção em Dor pela Faculdade Sinpain e pelo Centro de Controle da Dor (Singular). Pain Master: Curso de Aperfeiçoamento Avançado de Intervenção em Dor. Master: Medicina Intervencionista da Dor Guiada por Ultrassom. *Observership* em Intervenção em Dor no Carolinas Pain Institute, Carolina do Norte, EUA. *Observership* em Intervenção em Dor na University of Miami, Miami, Fl.

João Luís Wolf Choueri

Graduando em Medicina pela Universidade Federal de Alfenas (UNIFAL-MG).

João Pedro Barros Estanislau

Graduando em Medicina pela Universidade Federal de Alfenas (UNIFAL-MG).

João Pedro Pereira de Morais

Graduação em Odontologia pela Universidade Federal do Piauí (UFPI). Graduando em Medicina pela Universidade Federal de Alfenas (UNIFAL-MG). Especialização em Saúde da Família e da Comunidade pela UFPI. Especializando em Gestão em Saúde na Universidade Federal da Integração Latino-Americana (UNILA). Aperfeiçoamento em Educação e Tecnologia pelo Ambiente Virtual de Aprendizagem do Ministério da Educação (AVAMEC). Aperfeiçoamento em Gestão da Qualidade e Segurança do Paciente pela Escola de Saúde Pública do Paraná (ESPPR). Aperfeiçoamento em Saúde Mental e Atenção Psicossocial de Adolescentes e Jovens pela Fundação Oswaldo Cruz (Fiocruz) – Mato Grosso do Sul . Aperfeiçoamento pela Universidade Federal do Maranhão (UFMA).

João Raphael Cabral Mateus

Graduado em Medicina pela Universidade José do Rosário Vellano – UNIFENAS. Residência de Ortopedista e Traumatologista no Hospital das Clínicas Samuel Libânio (HCSL). Membro da Sociedade Brasileira de Ortopedia e Traumatologia (SBOT). Especialista em Ortopedia e Traumatologia (TEOT). Residência Médica em Medicina da Dor na Santa Casa de Alfenas. Área de Atuação em Dor.

João Victor Rebello Matos

Graduado em Medicina pelo Centro Universitário Presidente Antônio Carlos de Juiz Fora (UNIPAC-JF). Residente de Ortopedia e Traumatologia no Hospital das Clínicas Samuel Libânio (HCSL).

Jonas Lenzi de Araujo

Médico Formado pela Universidade Católica de Pelotas (UCPEL). Mestre em Engenharia de Manufatura pela Universidade Federal do Paraná (UFPR). MBA em Data Science & Analytics pela Universidade de São Paulo (USP).

Jonatan Egian Ramos

Graduando em Medicina pela Universidade Federal de Alfenas (UNIFAL-MG).

José Daniel Galván Soltero

Especialização em Medicina Paliativa e Dor – Western General Hospital (2023-2025). Residência em Anestesiologia no Hospital Civil de Guadalajara "Fray Antonio Alcalde".

José Fábio Lana

Ortopedia e Traumatologia no Hospital das Clínicas da Universidade Federal de Minas Gerais (HC-UFMG). Presidente do Instituto de Pesquisa Clínica Anna Vitória Lana (IAVL). Diretor do Brazilian Institute of Regenerative Medicine (BIRM). Diretor da Pós-Graduação Lato Sensu Orthoregen. Professor e Diretor de Pesquisa Clínica da Faculdade de Medicina Unimax – Indaiatuba.

José Osvaldo Barbosa Neto

Médico Anestesiologista com Área de atuação em Dor pela Faculdade de Medicina da Universidade de São Paulo (FMUSP). Doutorado na FMUSP. Professor Adjunto do Departamento de Medicina da Universidade Estadual do Maranhão (UEMA).

José Reyes Guzmán

Médico Cirujano de la Universidad de Guanajuato. Anestesiologia por la Universidad de Guanajuato. Posgrado en Universitario en Manejo Intervencionista del Dolor Refractario Universidad de la Plata. *Fellow of Interventional Pain Practice* (FIPP) pelo World Institute of Pain (WIP).

Joseane Cristina Silva dos Santos

Graduação em Medicina pela Universidade de Alfenas – MG. Residência Médica em Anestesiologia na Casa de Saúde de Campinas (2002). Especialista em Dor e Acupuntura pela Associação Médica Brasileira (AMB). Medicina Intervencionista da Dor Guiada por Ultrassom pela Faculdade Sinpain. Especialista em Radiofrequência e Bloqueios da Coluna Vertebral Guiados por Radioscopia; Infiltração da Coluna Guiada por Ultrassom. Curso de Aperfeiçoamento Avançado da Intervenção da Dor na Faculdade Sinpain.

Josie Resende Torres Silva

Fisioterapeuta. Doutora em Farmacologia. Professora Associada da Universidade Federal de Alfenas (UNIFAL-MG).

Juan Carlos Amaya

Graduação em Medicina pela Universidad del Norte, Colômbia. Residência em Anestesiologia na Universidad del Rosario, Colômbia. *Fellowship* em Medicina da Dor pela Universidad El Bosque, Bogotá, Colômbia. *Fellow of Interventional Pain Practice* (FIPP) pelo World Institute of Pain (WIP). Anestesiologista e Especialista em Dor na Clínica de Marly, Bogotá. Anestesiologista e Especialista em Dor na Clínica Santa María del Lago-Sanitas, Bogotá.

Juan de la Cruz Pineda Perez

Médico Cirujano egresado de la Universidad Popular Autónoma del Estado de Puebla. Anestesiologo egresado de Centro Médico Nacional la Raza por la Universidad Nacional Autónoma de México. Medicina del Dolor en el Instituto Nacional de Cancerologia por la Universidad Nacional Autónoma de México. Dolor en Cancer, anestesia regional e intervención por la Universidad de McGill Montreal – Canadá. *Fellow of Interventional Pain Practice* (FIPP) pelo World Institute of Pain (WIP). Coordinador de la Unidad de Dolor del Hospital Aranda de la Parra, Leon, Guanajuato – México.

Juan Felipe Vargas Silva

MD. *Fellow of Interventional Pain Practice* (FIPP) pelo World Institute of Pain (WIP). Department of Surgery and Image Guided Therapy, Pain Clinic, Hospital Pablo Tobón Uribe, Medellin, Colombia.

Juan Ignacio Reyes Torres

Médico Intervencionista da Dor. *Fellow of Interventional Pain Practice* (FIPP) pelo World Institute of Pain (WIP) – México.

Juan Pablo Paladino

Médico Anestesiologista Formado pela Universidade de Buenos Aires (UBA). Especialista em Tratamento da Dor e Cuidados Paliativos pela Fundación Dolor – Buenos Aires. *Fellow of Interventional Pain Practice* (FIPP) pelo World Institute of Pain (WIP). Ex-Bolsista do Hospital Juan Pablo Garrahan. Instrutor de Intervencionismo em Dor – atuação na Argentina, Brasil, Bolívia, Chile, México e Peru. Diretor do Centro Médico Villegas – Província de Buenos Aires. Diretor da Clínica Modelo de General Villegas – Província de Buenos Aires. Editor Associado no Brazilian Journal of Pain.

Juan Sebastián Infante Martínez

MD, MSc(c). *Fellow of Interventional Pain Practice* (FIPP) pelo World Institute of Pain (WIP). Department of Surgery and Image Guided Therapy, Pain Clinic, Hospital Pablo Tobón Uribe, Medellín, Colombia.

Júlia de Abreu e Oliveira

Graduanda pela Pontifícia Universidade Católica de São Paulo (PUC-SP).

Julia Diniz Grossi

Psiquiatra pelo Instituto Bairral de Psiquiatria. Psicogeriatra pela Universidade Federal de São Paulo (Unifesp). Pesquisadora no BR TRAILS. Ensaios Clínicos e Consultoria. Preceptora Voluntária do Ambulatório de Sono e Envelhecimento do Hospital das Clínicas da Universidade Federal de Minas Gerais (HC-UFMG).

Júlia Forchero Gonçalves

Médica Formada pela Universidade Federal de Alfenas (UNIFAL-MG).

Júlia Quintão Guimarães

Graduanda em Medicina na Universidade Federal de Alfenas (UNIFAL-MG).

Juliana Barcellos de Souza

Fisioterapeuta, Graduada pela Universidade do Estado de Santa Catarina (UDESC). Graduação Sanduíche no *Centre Européen d'Enseignement em Rééducation et Réadaptation Fonctionnelle* (CEERRF/França). Mestre em Ciências do Movimento Humano (Biomecânica) pela UDESC. Doutorado em Ciências Clínicas (Dor crônica) Université de Sherbrooke – UdS/Canadá. Pós-Doutorado em Saúde Comunitária UdeS/Canada. Pós-Doutorado em Saúde Coletiva-Epidemiologia pela Universidade Federal de Santa Catarina (UFSC). Especialista em Traumato-Ortopedia Abrafito/Coffito. Atuação em Neuromodulação não Invasiva com Apostilamento no Coffito. Fisioterapeuta Responsável pelo Ambulatório de Dor Reumática do Hospital Universitário da UFSC. Ex-Diretora da Sociedade Brasileira para o Estudo da Dor (SBED). Responsável Técnica da Clínica Educa a Dor. Pesquisadora Colaboradora do Laboratório de Biomecânica e Grupo de Reabilitação Multidisciplinar em Amputados (RAMP/UDESC). Pesquisadora Colaboradora do Grupo de Decisão Compartilhada na University of Ottawa/Canadá. Professora da Pós-Graduação em Dor do Instituto Albert Einstein (HIAE). Fundadora do Instituto Alke. Membro da Comissão do Crefito-Jovem e Coordenadora da Câmara Técnica em Dor do Crefito 10. Membro da Comissão Multiprofissional da Sociedade Brasileira de Reumatologia (SBR). Editora-Chefe da Brazilian Journal of Pain (BrJP), revista científica da Sociedade Brasileira para o Estudo da Dor (SBED).

Juliano Dalla Costa

Médico Formado pela Universidade Federal do Rio Grande do Sul (UFRGS), com Residência em Clínica Médica pelo Hospital Bruno Born (HBB). Pós-Graduação em Terapia Intensiva pela Associação de Medicina Intensiva Brasileira (AMIB). Formação em Medicina Paliativa pelo Instituto Pallium. Especializou-se em Medicina da Dor e Cuidados Paliativos pela UFRGS e pelo Hospital de Clínicas de Porto Alegre (HCPA), além de Medicina Intervencionista da Dor no Centro de Controle da Dor (Singular) – Campinas. Professor no curso de Medicina da Universidade do Vale do Taquari (Univates).

Julliana Lianzza Fernandes Silva Pinheiro

Médica Especialista em Geriatria pela Escola Paulista de Medicina da Universidade Federal de São Paulo (EPM-Unifesp) e Sociedade Brasileira de Geriatria e Gerontologia (SBGG). Mestre em Depressão no Idoso. Coordenadora da Pós-Graduação em Geriatria do Hospital Israelita Albert Einstein (HIAE). Pós-Graduação em Práticas Integrativas e Complementares pela Unifesp. Membro da Sociedade Brasileira para o Estudo da Dor (SBED). Pós-Graduação em Dor pelo Dor sem Fronteiras.

Kalendra Vilete Oliveira de Almeida

Médica Especialista em Clínica Médica pelo Hospital Municipal de Governador Valadares. Anestesiologista pelo Hospital Mário Gatti – Campinas. Dor e *Fellowship* em Cuidados Paliativos pela Santa Casa de Alfenas – MG. Coofundadora do serviço de Dor no Hospital Bom Samaritano de Governador Valadares. Membro da Sociedade Brasileira para o Estudo da Dor (SBED).

Kamila Blaka

Médica pela Universidade Federal de Santa Catarina (UFSC). Pós-Graduada em Dor pelo Instituto Israelita de Ensino e Pesquisa Albert Einstein (IIEP). Médica Residente em Neurologia pelo Hospital Governador Celso Ramos (Florianópolis-SC).

Kaolan Morais Pereira

Médico Anestesiologista do Hospital das Clínicas da Universidade Federal de Goiás (HC-UFG). Título de Especialista em Anestesiologia pela Sociedade Brasileira de Anestesiologia (SBA). Médico Legista da Secretaria de Segurança Pública do Estado de Goiás. Médico Anestesiologista do Hospital Estadual de Urgências Governador Otávio Lage (HUGOL) e do Centro de Referência em Oftalmologia da UFG.

Karen Fraga Moreira Guerrini

Médica Especialista em Fisiatria (Medicina Física e Reabilitação). Especialista em Neurofisiologia Clínica e em Acupuntura pelo Hospital das Clínicas da Faculdade de Medicina da USP (HCFMUSP).

Karine Cristina Thomas de Paula

Graduanda em Medicina pela Universidade Federal de Alfenas (UNIFAL-MG).

Karol Bezerra Thé

Médica Especialista em Geriatria e Gerontologia pela Escola Paulista de Medicina da Universidade Federal de São Paulo (EPM-Unifesp) e pela Sociedade Brasileira de Geriatria e Gerontologia (SBGG). Área de atuação em Dor pela Associação Médica Brasileira (AMB). Diretora Científica da Sociedade Brasileira para o Estudo da Dor (SBED). Membro do Comitê de Dor na Pessoa Idosa da Sociedade Brasileira para o Estudo da Dor (SBED). Pós-Graduação em Nutrologia pela Associação Brasileira de Nutrologia (ABRAN). Coordenadora e Professora da Pós-Graduação em Dor do Dor sem Fronteiras.

Kézia Karina de Andrade Pires

Médica pelo Centro Universitário Imepac. Pós-Graduação em Dor pela Faculdade Israelita de Ciências da Saúde Albert Einstein (FICSAE).

Lara Koury

Graduanda em Medicina pela Universidade Federal de Alfenas (UNIFAL-MG).

Lara Maria Arantes Campos

Graduada em Medicina pela Faculdade de Medicina de Barbacena (FAME). Especialista em Clínica Médica e Reumatologia pela Santa Casa de Misericórdia Belo Horizonte (SCMBH). Titular da Sociedade Brasileira de Reumatologia (SBR). Pós-Graduada em Medicina da Dor pelo Hospital Israelita Albert Einstein (HIAE).

Lara Ribeiro de Pádua

Graduanda em Medicina pela Universidade Federal de Alfenas (UNIFAL-MG).

Larissa Barbiero de Almeida Dias

Médica pela Faculdade Superior de Ciências da Santa Casa de Misericórdia de Vitória-ES (EMESCAM). Residência em Clínica Médica e em Geriatria pelo Hospital das Clínicas da Faculdade de Medicina de Ribeirão

Preto da Universidade de São Paulo (FMRP-USP). Pós-Graduação em Cuidados Paliativos pelo Instituto Paliar. Pós-Graudação em Algologia pela Faculdade Sinpain.

Larissa Goveia Moreira

Médica Anestesiologista. TEA/TSA Maternidade Brasília. Diretora Administrativa da Sociedade de Anestesiologia do Distrito Federal. Instrutora Corresponsável do Centro de Treinamento em Anestesiologia do Hospital de Base do Distrito Federal (HBDF).

Larissa Helena Lobo Torres Pacheco

Professora Adjunta na Faculdade de Ciências Farmacêuticas da Universidade Federal de Alfenas (UNIFAL-MG). Pós-Doutorado junto ao Departamento de Análises Clínicas e Toxicológicas da Universidade de São Paulo (FCF-USP). Doutorado e Mestrado em Toxicologia e Análises Toxicológicas pela FCF-USP. Farmacêutica com Habilitação em Análises Clínicas e Toxicológicas pela UNIFAL-MG.

Larissa Maria Puridade Maciel

Médica Formada pela Faculdade de Medicina da Bahia (FAMEB) e pela Universidade Federal da Bahia (UFBA). Anestesiologista com área de atuação em Medicina da Dor e Tratamento Intervencionista da Dor.

Laura Afonso Maia

Fisioterapeuta Formada na Universidade Federal do Triângulo Mineiro (UFTM).

Laura Franco de Oliveira Martins

Graduanda em Medicina pela Universidade Federal de Alfenas (UNIFAL-MG).

Laura Marques de Souza Silva

Graduanda em Medicina pela Universidade de Itaúna (UIT).

Leandro de Oliveira Reckel

Graduando em Medicina pelo Centro Universitário do Espírito Santo (UNESC).

Leonardo Arruda Alonso

Médico pela Universidade Cidade de São Paulo (UNICID). Ortopedista e Traumatologista pela Universidade Estadual Paulista (Unesp). Título pela Sociedade Brasileira de Ortopedia (SBOT). Especialista em Cirurgia do Quadril pela Unesp.

Leonardo Colares Castelo Branco

Graduado em Medicina pela Universidade Federal do Ceará (UFC). Residência em Ortopedia e Traumatologia no Hospital Instituto Doutor José Frota (IJF). Especialização em Cirurgia do Pé e Tornozelo no Hospital Irmandade da Santa Casa de Misericórdia de São Paulo (ISCMSP). Pós-Graduação em Dor Crônica na Faculdade Sinpain – São Paulo. Pós-Graduação em Intervenção em Dor crônica pela Faculdade Sinpain.

Lia Rachel Chaves do Amaral Pelloso

Professora Doutora da Universidade Federal do Mato Grosso (UFMT). *Fellow of Interventional Pain Practice* (FIPP) pelo World Institute of Pain (WIP).

Lívia Pinke Pinheiro

Graduanda em Medicina pela Universidade do Oeste Paulista (Unoeste) – Campus Guarujá.

Lorena Macedo Couto de Barros

Nutricionista pela Universidade Professor Edson Antônio Velano (Unifenas/Alfenas – MG).

Luana Eduarda Berça da Silva Ferrara

Médica, Residente em Ortopedia.

Lucas de Aguiar Alvarado

Graduando em Medicina pela Universidade Federal de Alfenas (UNIFAL-MG).

Lucas de Castro Boechat

Ortopedista e Traumatologista do Hospital das Clínicas da Universidade Federal de Minas Gerais (HC--UFMG). D'Os Clinic e Hospital Biocor. Doutorando pela UFMG. Professor em Medicina de Dor da SinPain. Ensino Einstein e Afya/IPEMED.

Lucas dos Santos Campos

Ortopedia e Traumatologia Hospital Universitário Alzira Velano (HUAV). Medicina da Dor pela Santa Casa de Alfenas – MG.

Lucas Goulart Pereira

Graduando em Medicina pela Universidade Federal de Alfenas (UNIFAL-MG).

Luciana Bertoco Betti

Graduanda em Medicina pela Universidade Federal de Alfenas (UNIFAL-MG).

Luciana M. Barbosa

Médica Neurologista com Residência em Dor e Doutorado pela Universidade de São Paulo (USP). Coordenadora do serviço de Neurologia do Hospital Sírio-Libanês (HSL) – Brasília. Coordenadora da Pós-Graduação em Cuidados ao Paciente com Dor do HSL. Professora da Universidade Católica de Brasília (UCB). Vice--Coordenadora do Departamento Científico de Dor da Academia Brasileira de Neurologia (ABN).

Luciene Alves Moreira Marques

Graduação em Farmácia pela Universidade Federal de Alfenas (UNIFAL-MG). Mestrado em Farmacologia pela Universidade Estadual de Campinas (Unicamp). Doutora em Psicobiologia Universidade Federal de São Paulo (Unifesp). É Especialista em Fitoterapia pela Faculdade Eficaz. Especialista em Cosmetologia pela Universidade de Franca (UNIFRAN), Instituto *Maurício Pupo de Pós-Graduação* (IPUPO). Atualmente é professor Associado nível 2 da Universidade Federal de Alfenas (UNIFAL-MG). Tem Experiência na área de Farmácia Clínica e Ministra as Disciplinas de Cuidado Farmacêutico em Problemas de Saúde Autolimitados; Cuidado Farmacêutico em Doenças Crônicas; Deontologia e Legislação Farmacêutica. Estágio em Cuidado Farmacêutico. Orientadora do estágio em Cuidado Farmacêutico – acompanhamento farmacoterapêutico. Coordenadora do Núcleo de Cuidado Farmacêutico da Universidade Federal de Alfenas (UNIFAL-MG)/ NAFAU. Coordenadora do Simpósio Internacional do Cuidado Farmacêutico. Atualmente é Responsável e Diretora técnica da Farmácia Universitária da UNIFAL-MG. Vice-Presidente da Sociedade Brasileira de Farmácia Clínica (SBFC) – Regional Minas Gerais. Vice-Coordenadora do Mestrado em Assistência Farmacêutica do Programa de Pós-Graduação em Assistência Farmacêutica (PPGASFAR), polo UNIFAL. Coordenadora da Especialização *Lato sensu* em Farmácia Clínica e Atenção Farmacêutica da UNIFAL-MG. Especialista em Farmácia Clínica notório saber pela Sociedade Brasileira de Farmácia Clínica (SBFC).

Lúcio César Hott Silva

Médico pela Faculdade de Medicina de Teresópolis (UNIFESO). Internato Médico no Hospital de Força Aérea do Galeão (HFAG). Segundo-Tenente Médico pela Academia Militar das Agulhas Negras (AMAN). Residência Médica em Neurocirurgia (MEC) no Hospital Adventista Silvestre. Certificado de Louvor, concedido pela Comissão de Residência Médica do Hospital Adventista Silvestre como Residente Padrão. Estágio Profissional, Departamento de Neurocirurgia da Kyoto University Graduate School of Medicine, Japão. Estágio Profissional no Departamento de Neurocirurgia da Tübingen University, Alemanha. Pós-residência médica em Cirurgia da Base do Crânio e Cirurgia da Coluna Vertebral no Hospital Madre Teresa. Pós-graduado *lato sensu* em Dor pela Universidade de São Paulo (USP). Pós-graduado em Intervencionismo em Dor pela Clínica Singular. Pós-graduado em Anestesia Regional pelo Hospital Sírio-Libanês. Pós-graduado em Medicina Regenerativa pelo Orthoregen/Unicamp. *Fellow of Interventional Pain Practice* (FIPP) pelo World Institute of Pain (WIP). *Certified Interventional Pain Sonologist* (CIPS) pelo WIP. Certificado de Excelência em Prática de Dor no São Bernardo Apart Hospital – EPP Excellence in Pain Practice pelo WIP. ASRA-PMUC – certificado Internacional pela American Society of Regional Anesthesia. MBA Master pela StartSe University. MBA Executivo pela Fundação Dom Cabral. MBA em Gestão Exponencial pelo IBMEC/XP. Formação em Gestão Administrativa pelo G4 Educação. Formação em Gestão Administrativa pela StartSe University. Programa de Desenvolvimento de Conselheiro pela Fundação Dom Cabral. CEO do Sinpain S.A. Diretor-Geral da Faculdade Sinpain. Administrador na clínica cirúrgica Clinic Day e da Clínica de Dor – Dr. Lúcio Hott, Colatina-ES.

Luísa Carvalho

Graduanda em Medicina pela Universidade Federal de Alfenas (UNIFAL-MG).

Luisa Maria Affonso Santos

Graduanda em Medicina pela Universidade Federal de Alfenas (UNIFAL-MG).

Luiz André Magalhães

Especialista em Anestesiologia pela Sociedade Brasileira de Anestesiologia (SBA/MEC). Especialista em Dor pela Associação Médica Brasileira (AMB). *Fellow of Interventional Pain Practice* (FIPP) pelo World Institute of Pain (WIP). Membro da Sociedade Brasileira de Estudos pela Dor (SBED). Membro da Sociedade Brasileira de Médicos Intervencionistas da Dor (SOBRAMID).

Luiza Azevedo Santa Barbara

Graduação em Medicina pela Universidade Federal de Minas Gerais (UFMG). Pós-Graduação em Nutrologia pela Faculdade Ciências Médicas de Minas Gerais (FCM-MG), Hospital Felício Rocho. Residência Médica em Anestesiologista pela Sociedade Brasileira de Anestesiologia (SBA/MEC) – Instituto Materno Infantil de Minas Gerais. Área de atuação em Dor – MEC – Santa Casa de Alfenas (Sinpain – Alfenas).

Manoel Vitor Maciel Bocchi

Médico pelo Centro Universitário Ingá (UNINGÁ). Ortopedista e Traumatologista pelo Hospital Santa Rita de Maringá. Cirurgião de Ombro e Cotovelo pelo Instituto de Ortopedia e Traumatologia (IOT) – Passo Fundo.

Marcelo Andrade Starling

Médico Fisiatra e Geriatra. Residência Médica em Medicina Física e Reabilitação pela Escola Paulista de Medicina da Universidade Federal de São Paulo (EPM-Unifesp). Especialização em Geriatria pelo Hospital das Clínicas da Universidade Federal de Minas Gerais (HC-UFMG). Título de Especialista em Geriatria pela Sociedade Brasileira de Geriatria e Gerontologia (SBGG) e pela Associação Médica Brasileira (AMB). Especialização em Fisiologia do Exercício pela EPM-Unifesp. Especialização em Sono pelo Instituto Israelita Albert Einstein. Preceptor do Ambulatório de Sono e Envelhecimento do Serviço de Psicogeriatria do HC-UFMG.

Marcelo Lourenço da Silva

Fisioterapeuta. Doutor em Farmacologia. Professor Associado da Universidade Federal de Alfenas (UNIFAL-MG).

Márcia Helena Miranda Cardoso Podestá

Professora Titular na Faculdade de Ciências Farmacêuticas da Universidade Federal de Alfenas (UNIFAL-MG). Doutora em Farmacologia pela Universidade Estadual de Campinas (Unicamp). Mestre em Ciências Biológicas – Área de Concentração Farmacologia pela UNIFAL-MG. Master em Atención Farmacéutica Comuniaria pela Universitat de Valencia (UV-ES). Especialista em Farmacognosia pela Faculdade de Ciências Farmacêuticas da Universidade de São Paulo (USP). Farmacêutica com Habilitação em Indústria pela UNIFAL-MG.

Marco Antônio Freire Mendes

Graduando em Medicina pela Universidade Federal de Alfenas (UNIFAL-MG).

Marco Antonio Narváez Tamayo

Médico Anestesiólogo. *Fellow* Pain Medicine and Interventional Procedure's, Hospital Ramón y Cajal de Madrid, España. Moffitt Cancer Center and Montreal General Hospital. Maestría en Tratamiento del Dolor y Analgesia. Anestesia guiada por Ultrasonido en la Universidad de Salamanca, España. Coordinador de la Unidad de Dolor, Clinica, Intervencionista y Paliativa del Hospital Obrero N. 1-HMI de la CNS en La Paz, Bolivia.

Marcos André Nogueira Frasson Filho

Médico Anestesiologista Especialista em Controle da Dor. Título pela Associação Médica Brasileira (AMB). *Fellow of Interventional Pain Practice* (FIPP) pelo World Institute of Pain (WIP). *Fellowship* atual em Controle da Dor Crônica pela Universidade de Toronto (Toronto Western Hospital). Especialização em Procedimentos Intervencionistas para Controle da Dor (Sinpain). Residência Médica em Controle da Dor pela Universidade Estadual Paulista (Unesp) – Botucatu. *Fellow* em Controle da Dor Crônica pela Universidade de Toronto (Toronto Western Hospital, atual).

Marcos Vinícius Souza Costa

Graduando em Medicina pela Universidade Federal de Alfenas (UNIFAL-MG).

Maria Eduarda Benatti Spengler

Graduanda de Medicina pela Pontifícia Universidade Católica de São Paulo (PUC-SP).

Maria Rita Rodrigues

Professora Titular na Faculdade de Ciências Farmacêuticas/Departamento de Análises Clínicas e Toxicológicas da Universidade Federal de Alfenas (UNIFAL-MG). Mestrado e Doutorado em Farmácia, na área de Análises Clínicas pela Universidade de São Paulo (USP). Especialização em Citologia Clínica pela UNIFAL-MG. Farmacêutica Bioquímica pela Universidade Federal de Alfenas (UNIFAL-MG).

Mariana Barros Queiroz Macedo

Graduanda em Medicina pela Universidade Federal de Alfenas (UNIFAL-MG).

Mariana Florencio Ferro

Médica pela Universidade Católica de Brasília (UCB). Anestesiologista pelo Centro de Ensino e Treinamento (CET) do Hospital de Base do Distrito Federal (HBDF).

Mariana Oliveira Ferreira

Médica pela Universidade Federal de Viçosa (UFV). Residência em Anestesiologia e Medicina da Dor pela Santa Casa de Alfenas – MG.

Mario Sánchez Franco

Anestesiologo com actuacao em dolor y cuidados paliativos. Profesor Adjunto del Curso de Dolor y Cuidados Paliativos hacia residentes de anestesia y rotantes de anestesia y Clínica de Dolor del Céntro Médico ABC – 2023. Licenciatura en Médico Cirujano – Facultad Mexicana de Medicina De La Salle Especialidad en Anestesiología – Hospital: Centro Médico ABC/Universidad: UNAM. Alta Especialidad Medicina del Dolor y Paliativa – Hospital: Centro Médico ABC/Universidad: UNAM.

Marina Andrade Nogueira

Graduanda em Medicina pela Universidade Federal de Alfenas (UNIFAL-MG).

Marina Dourador Carneiro

Graduanda em Medicina pela Universidade Federal de Alfenas (UNIFAL-MG).

Marisa Marquese

Administradora Formada na Universidade do Oeste de Santa Catarina (Unoesc). Mestre em Engenharia de Produção pela Universidade Federal de Santa Catarina (UFSC).

Matheus Paz Aguiar

Anestesiologista pelo CET do Hospital das Clínicas Samuel Libânio (HCSL) da Sociedade Brasileira de Anestesiologia (SBA/MEC). Médico da Dor pela Universidade Federal de São Paulo (Unifesp). *Fellow* de Dor Intervencionista pelo Hospital das Clínicas da Faculdade de Medicina de Ribeirão Preto da Universidade de São Paulo (HCFMRP-USP). *Fellow of Interventional Pain Practice* (FIPP) pelo World Institute of Pain (WIP).

Matheus Pereira de Miranda Grossi

Residência Médica em Dor pela Santa Casa de Alfenas (Sinpain – Alfenas). Graduação em Dor pelo Albert Einstein (HIAE). Secretário Científico do Comitê de Dor Aguda pela Sociedade Brasileira para o Estudo da Dor (SBED). Título de Especialista em Anestesiologia (TEA). Residência Médica em Anestesiologia pelo Hospital Universitário Alzira Velano (HUAV). Graduação em Medicina pela Universidade José do Rosário Vellano (Unifenas), Campus Alfenas.

Matheus Venga Mendes

Médico Formado pela Universidade José do Rosário Vellano (Unifenas), Campus Alfenas. Especialização em Cirurgia Geral e Cirurgia do Aparelho Digestivo no Hospital São Francisco – Ribeirão Preto. Membro da Sociedade Brasileira de Cirurgia do Aparelho Digestivo (SBAD). Membro da Sociedade Brasileira de Cirurgia Bariátrica e Metabólica (SBCBM). Professor de Clínica Cirúrgica na Universidade Federal de Alfenas (UNIFAL-MG).

Maurilio Pacheco Neto

Professor Assistente na Universidade do Vale do Sapucaí (UNIVÁS), Campus Faculdade de Ciências Médicas Dr. José Antônio Garcia Coutinho. Mestrado em Ciências Médicas pelo Programa de Fisiopatologia Experimental da Faculdade de Medicina da Universidade de São Paulo (FMUSP). Médico pela Universidade Federal de Alfenas (UNIFAL-MG). Farmacêutico com Habilitação em Análises Clínicas e Toxicológicas pela UNIFAL-MG.

Mauro dos Santos Volpi

Médico pela Universidade Estadual Paulista (Unesp). Ortopedista e Traumatologista pela Unesp. Título pela Sociedade Brasileira de Ortopedia e Traumatologista (SBOT). *Fellow* em Cirurgia da Coluna no Departamento de Ortopedia da Faculdade de Ciências Médicas da Santa Casa de São Paulo (FCMSCSP). Título pela Sociedade Brasileira de Coluna (SBC). Doutor em Cirurgia pela Unesp. Presidente da Sociedade Brasileira de Coluna (SBC) 2015-2016. Membro do Conselho Consultivo da SBC.

Mayra Figueredo Prada

Graduação em Medicina, Fundación Universitaria de Ciencias de la Salud, Colômbia. Especialização em Anestesiologia, Medicina da Dor e Cuidados Paliativos, Universidad El Bosque, Colômbia. Especialista em Medicina da Dor e Cuidados Paliativos no Los Cobos Medical Center, Bogotá, Colômbia.

Miguel Andrés Narváez Encinas

Médico pela Major of San Andrés University. Diploma Latino-Americano em Dor – Major of San Andrés University. Bacharelado em Humanidades – San Ignacio de Loyola School.

Milena Rocha

Graduanda em Medicina pela Universidade Federal de Alfenas (UNIFAL-MG).

Millena Neves Navarro

Graduanda em Medicina pela Universidade Federal de Alfenas (UNIFAL-MG).

Natália Barboza da Silva

Graduanda em Medicina pela Universidade Federal de Alfenas (UNIFAL-MG).

Natália Tozzi Marques

Médica Formada pela Fundação Universidade Regional de Blumenau (FURB). Anestesista pelo CET da Sociedade Brasileira de Anestesiologia (SBA). Associação Beneficente Bom Samaritano (ABBS) – Maringá/PR.

Nicollas Nunes Rabelo

Especialização em Neurointensivismo para Adultos pelo Hospital Sírio-Libanês (HSL) – Instituto de Ensino e Pesquisa (2014) atuando na linha de pesquisa Sedação e Analgesia no Paciente com TCE Grave. Residência em Neurocirurgia pelo Hospital Santa Casa de Ribeirão Preto. Complementação Especializada (*Fellow*) em Neurocirurgia Vascular e Base de Crânio pela Disciplina de Neurologia do Hospital das Clínicas da Faculdade de Medicina da Universidade de São Paulo (HCFMUSP). Doutorado no Departamento de Neurologia da FMUSP atuando nas linhas de pesquisas (Doenças da Neurocirurgia Vascular e Aneurisma Cerebral).

Pesquisador Colaborador da FMUSP no departamento de Neurologia. Pós-Doutorando na FMUSP. Fez parte do Programa de Cooperação e Aperfeiçoamento da Academia Brasileira de Neurocirurgia e Departamento de Neurocirurgia da Universidade de Tübingen – Alemanha – Técnicas Avançadas para o Jovem Neurocirurgião (ATCHYN). Fez Parte do Programa de Cooperação e Aperfeiçoamento da Academia Brasileira de Neurocirurgia e Hospital INI com International Neurological Institute – Hannover – Alemanha – Prof Madjid Sami Comprehensive. Neurocirurgião titular pela Sociedade Brasileira de Neurocirurgia. Diretor Sociedade Brasileira de Neurocirurgia Ligas Acadêmicas, gestão (2021/2022). Consultor em educação e publicação pela Brain4Care. Professor da Faculdade de Medicina Atenas – Passos MG. Professor e tutor da Pós-Graduação de Neurointensivismo Sírio-Libanês. Médico Perito da Aeronáutica (MC-141- ANAC – RBAC 67 Segunda a Quinta Classe). Tem experiência na área de Medicina, com ênfase em Neurocirurgia. Membro Titular da Sociedade Brasileira de Neurocirurgia, Academia Brasileira de Neurocirurgia, AANS, CNS e WFNS.

Núbia de Castro Batista

Graduanda em Medicina pela Universidade Federal de Alfenas (UNIFAL-MG).

Paola Palatucci Bello

Psicóloga. Pós Graduação completa na área de Dor. Secretária Sociedade Brasileira para o Estudo da Dor (SBED).

Paulo Renato Barreiros da Fonseca

Médico formado na Universidade Federal do Estado do Rio de Janeiro (UNIRIO). Ex-professor concursado da Cadeira de Anestesiologia da UNIRIO. Formação em Dor no Departamento de Anestesiologia, Dor e Terapia Intensiva da Universidade Federal de São Paulo (Unifesp). MBA em Gestão da Saúde pela Fundação Getulio Vargas (FGV), Rio de Janeiro. *Fellow of Interventional Pain Practice* (FIPP) pelo World Institute of Pain (WIP). Fundador e Diretor Médico-Científico da Clínica Aliviar Medicina da Dor, certificada pelo EPP Excellence Pain Practice Award -WIPP, em 2017; Membro-fundador e integrante do comitê de Radiofrequência/Crioneurólise da Latin America Pain of Society (LAPS); Professor e Coordenador do curso "OrthoDor", da Faculdade Sinpain; Ex-Presidente da SBED (Sociedade Brasileira para o Estudo da Dor) 2020/2021; Ex-Presidente da Sociedade Brasileira de Médicos Intervencionistas em Dor (SOBRAMID) 2018/2019. Acadêmico da cadeira 92 do Colegiado de Ciências Médicas da Academia de Ciências, Artes, História e Literatura (ABRASCI).

Pedro Flores Bicalho

Graduando em Medicina pelo Centro Universitário do Espírito Santo (UNESC).

Pedro Henrique Fernandes

Médico pela Faculdade de Ciências Médicas de Minas Gerais. Cursou a residência de Clínica Médica na Santa Casa de Misericórdia de Belo Horizonte e de Hematologia e Hemoterapia no Hospital das Clínicas da Universidade Federal de Minas Gerais (UFMG). *Fellow* em OncoHematologia no Hospital La Fe em Valencia – Espanha. Atua como Preceptor e Coordenador da Residência de Clínica Médica do Hospital Santa Casa de Belo Horizonte e como Hematologista no Hospital Santa Casa, no Grupo Oncoclínicas e no Hospital Luxembrugo – Instituto Mario Penna onde também é Coordenador do Ambulatório de Linfoma e Mieloma. Pós-Graduando em Saúde do Adulto na Faculdade de Medicina da UFMG onde exerce como Professor Convidado do Departamento de Clínica Médica.

Pedro Henrique Inácio Bento

Graduando em Medicina pela Universidade Federal de Alfenas (UNIFAL-MG).

Pedro Henrique Martins da Cunha

Neurocirurgião pela Fundação Hospitalar do Estado de Minas Gerais (FHEMIG). Residência em Dor e *Fellowship* em Neurocirurgia Funcional pelo Hospital das Clínicas da Faculdade de Medicina da Universidade de São Paulo (HCFMUSP). Doutorando e Médico Assistente do Grupo de Pesquisa de Dor do Departamento de Neurologia do (HCFMUSP). Pós-Graduado em Medicina Regenerativa Musculoesquelética (Cetrus). Membro efetivo da Sociedade Brasileira de Neurocirurgia (SBN), Sociedade Brasileira para o Estudo da Dor (SBED), Latin American Pain Society (LAPS), Sociedade Brasileira de Estereotaxia e Neurocirurgia Funcional (SBENF) e Sociedade Brasileira de Neuromodulação (SBNM). Coordenador Científico do Comitê de Dor na Coluna SBED. Coordenador Grupo de Dor Hospital Samaritano – Higienópolis.

Pedro Hilton de Andrade Filho

MD, PhD. Médico pela Universidade Federal da Paraíba (UFPB). Anestesiologista pelo Instituto de Assistência Médica ao Servidor Público Estadual (Iamspe) – Hospital do Servidor Público Estadual de São Paulo (HSPE). TSA pela Sociedade Brasileira de Anestesiologia (SBA). Médico da Dor, Doutor e Pós-doutorando pela Universidade de São Paulo (USP). *Fellowship* de Medicina Intervencionista da Dor no Centro de Controle da Dor (Singular) – São Paulo. Registered in Musculoskeletal Sonography pela Alliance for Physician Certification & Advancement (RMSK/APCA).

Pedro Luís Ortelani Valadares

Graduando em Medicina pela Universidade Federal de Alfenas (UNIFAL-MG).

Pedro Magalhães Telles

Graduando em Medicina pela Universidade Federal de Alfenas (UNIFAL-MG).

Rafael Almeida Carneiro

Graduando em Medicina na Faculdade Atenas.

Rafael Coelho Tibúrcio

Anestesiologia. TSA pela Sociedade Brasileira de Anestesiologia (SBA). Área de atuação em Dor pela Associação Médica Brasileira (AMB). Mestrado em Medicina/BioMedicina pela Faculdade de Saúde Santa Casa BH.

Rafael Moraes de Albuquerque Pessoa

Pós-doutorado junto ao Departamento de Análises Clínicas e Toxicológicas da Faculdade de Ciências Farmacêuticas da Universidade Federal de Alfenas (UNIFAL-MG) (2022-2024). Doutoura em Ciências Farmacêuticas pela Universidade Federal de Alfenas (UNIFAL-MG) – 2021. Especialista em Docência para o Ensino Superior para a Saúde pela Faculdade Campos Elísios (FCE) – 2019. Mestre em Ciências Farmacêuticas pela UNIFAL-MG (2016). Farmacêutica Generalista pela UNIFAL-MG (2014). Professora da Faculdade Sinpain (2022 - atual). Bolsista de Ciência e Tecnologia da Fundação de Amparo à Pesquisa do Estado de Minas Gerais (FAPEMIG), atuando na Revista Sigmae (UNIFAL-MG) (2024 - atual). Coordenadora de Pesquisa no Sinpain (2021-2024). Professora Substituta de Toxicologia na UNIFAL-MG (2022-2024). Professora Orientadora em dispensação e Farmacêutica Assistente na Farmácia Universitária da UNIFAL-MG (2022-2024).

Rafaela Figueiredo Rodrigues

Pós-Doutorado junto ao Departamento de Análises Clínicas e Toxicológicas da Faculdade de Ciências Farmacêuticas da Universidade Federal de Alfenas (FCF-UNIFAL-MG). Doutorado em Ciências Farmacêuticas pela FCF-UNIFAL-MG. Mestrado em Ciências Farmacêuticas pela FCF-UNIFAL-MG). Especialista em Docência para o Ensino Superior na Área de Saúde pela Faculdade Campos Elísios (FCE). Farmacêutica Generalista pela UNIFAL-MG.

Rafaela Siqueira de Lucena

Médica pela Universidade Federal de Campina Grande (UFCG). Residência Médica em Anestesiologia pela Rede Dr. Mário Gatti – Campinas. *Fellowship* no Centro de Controle da Dor (Singular) – São Paulo. Medicina Intervencionista da Dor.

Ramon D'Angelo Dias

Graduado pela Faculdade de Medicina de Ribeirão Preto da Universidade de São Paulo (FMRP-USP). Residência em Neurologia pelo Hospital das Clínicas da Faculdade de Medicina de Ribeirão Preto da Universidade de São Paulo (HCFMRP-USP). Residência em Anestesiologia pela HCFMRP-USP. Algologia pelo HCFMRP-USP. Medicina Intervencionista da Dor no Centro de Controle da Dor (Singular) – Campinas.

Raquel Fernandes Schult

Título de Especialista em Anestesiologia pela Sociedade Brasileira de Anestesiologia (SBA). Área de atuação em Dor pela Associação Médica Brasileira (AMB). Pós-Graduação em Dor pelo Hospital Israelita Albert Einstein (HIAE). Pós-Graduação em Intervenção em Dor e Medicina Regenerativa (Cetrus). Pós-Graduação em Medicina Intervensionista da Dor guiada por ultrassom pela Faculdade Sinpain.

Renan Felipe Franco Moura

Graduando em Medicina pela Universidade Federal de Alfenas (UNIFAL-MG).

Ricardo Plancarte Sanchez

Chefe e Fundador do Departamento da Clínica da Dor no Instituto Nacional de Cancerologia, México. Professor de Algologia e Manejo Intervencionista da Dor na Universidade Nacional Autônoma do México. Professor Titular de Anestesiologia na Universidade Nacional Autônoma do México. Doutorado em Pesquisa Médica pela Escola Superior de Medicina do Instituto Politécnico Nacional, México. Membro do Sistema Nacional de Pesquisadores (SNI), México. Co-Presidente da Sociedade Latino-Americana de Dor. Presidente do Capítulo da América Latina do World Institute of Pain (WIP). Membro da Comissão Examinadora da Seção de Prática da Dor do World Institute of Pain (WIP). Membro Fundador da Sociedade Mexicana para o Estudo e Tratamento da Dor, México. Membro do Conselho Editorial da revista Pain Practice, nas áreas de Oncologia, Cuidados Paliativos e Manejo da Dor.

Rita de Cassia Chaves Garcia Barbosa

Médica Formada pela Universidade José do Rosário Vellano (Unifenas) Campus Alfenas. Residente de Anestesiologia pelo Hospital de Clínicas de Itajubá (HCI).

Roberto Brígido de Nazareth Pedras

Cirurgião-Dentista Especialista em Disfunção Temporomandibular, Dor Orofacial e Odontologia Hospitalar pelo Conselho Federal de Odontologia (CFO). Mestre em Ciências da Saúde da Criança e do Adolescente pela Faculdade de Medicina da Universidade Federal de Minas Gerais (FM/UFMG). Professor do Curso de Odontologia do Centro Universitário Newton Paiva (desde 2005 – Participação como Orientador de TCC, em banca de TCC. Coordenador do Projeto de Extensão em Dor Orofacial, participação em iniciação científica). Membro da Clínica da Dor do Hospital das Clínicas da Universidade Federal de Minas Gerais (HC-UFMG). Preceptor da Especialização em Dor do HC-UFMG. Coordenador do Serviço de Dor Orofacial da Clínica da Dor do HC-UFMG. Co-Coordenador do Curso de Extensão. Treinamento e Qualificação em Dor Orofacial do

HC-UFMG. Sócio Fundador e Membro efetivo da Sociedade Brasileira de Disfunção Temporomandibular e Dor Orofacial (SBDOF). Coordenador da Comissão de Saúde Pública da SBDOF. Presidente da Sociedade Mineira de Estudos da Dor (SOMED). Presidente da Comissão de Disfunção Temporomandibular e Dor Orofacial do Conselho Regional de Odontologia de Minas Gerais (CRO-MG) – (2014 – 2016). Diretor Científico da SOMED.

Rodrigo Diez Tafur

Pain Medicine *Fellowship*. Alan Edwards Pain Management Unit. Montreal General Hospital, McGill University. Montreal, Canada. Physiatry Residency. Hospital Universitario Severo Ochoa. Madrid, España. Director Medico. Centro MDRS: Sports Spine & Pain Centers. Lima, Peru. Director. Pain Management Unit. Clinica Angloamericana. Lima, Peru – MD.MSc.EBPMR. *Fellow of Interventional Pain Practice* (FIPP) pelo World Institute of Pain (WIP). *Certified Interventional Pain Sonologist* (CIPS) pelo World Institute of Pain (WIP). Latin American Pain Society (LAPS). Founder Member.

Rodrigo Fornari Muller

Médico pela Universidade do Planalto Catarinense (UNIPLAC). - Pós-Graduado em Clínica da Dor pelo Instituto de Pesquisa e Ensino Médico (IPEMED). - Membro da Latin American Pain Society (LAPS). Membro da Sociedade Brasileira para o Estudo da Dor (SBED). Membro da Associação Brasileira de Médicos de Dor (SOBRAMID).

Ronald de Souza

Médico pela Universidade Federal de Minas Gerais (UFMG). Cardiologista Intervencionista pela Sociedade Brasileira de Hemodinâmica e Cardiologia Intervencionista (SBHCI). Professor Magisterio Superior na Universidade Federal de Alfenas (UNIFAL-MG).

Sandra Caires Serrano

Graduada em Medicina na Pontifícia Universidade Católica de Campinas (PUC). Residência Médica em Pediatria na Casa de Saúde Santa Marcelina. Neurologia Infantil pela Faculdade de Medicina da Universidade de São Paulo (FMUSP). Especialização em Dor e Estereotaxia pelo A.C. Camargo Cancer Center – São Paulo. Cuidados Paliativos pela Pallium América Latina, Universidade Del Salvador e Oxford International Center for Palliative Care. Sócia-Fundadora da Academia Nacional de Cuidados Paliativos (ANCP-Brasil). Atuação no Hospital AC Camargo de 2001 até 2022, no Departamento de Dor e Neurocirurgia Funcional, fundou e chefiou o Serviço de Cuidados Paliativos (Adulto e Infantil); atuando também no Comitê de Ética e Pesquisa em Seres Humanos (CEP). Mestre em Ciências da Oncologia pela Fundação Antônio Prudente – AC Camargo, Brasil. Áreas de atuação em Cuidados Paliativos e em Dor pela Associação Médica Brasileira (AMB). Formação em Medicina Endocanabinóide pela (WECANN, Brasil). Atuante na Sociedade Brasileira para o Estudo da Dor (SBED). Membro do Conselho Fiscal, Membro dos Comitês de Dor em Pediatria e Cannabis e Coordenadora do Comitê de Cuidados Paliativos da SBED. Revisora do Brasilian Journal of Pain. Co-Editora do Tratado de Dor da SBED. Membro do Departamento Científico de Cuidados Neuropaliativos na Infância e Adolescência da Sociedade Brasileira de Neurologia Infantil (SBNI). Docente do Curso de Pós-Graduação em Dor e Cuidados Paliativos em Pediatria no Instituto Israelita de Ensino e Pesquisa Albert Einstein (IIEPAE). Assistente de Ensino de Emergência Pediátrica do Pronto-Socorro Infantil da Casa de Saúde Santa Marcelina. Docente do Hospice Lo Thedal, com envolvimento em Assistência, Ensino e Pesquisa em Dor e Cuidados Paliativos.

Sara Luiza Custódio de Souza

Graduanda em Medicina pela Universidade Federal de Alfenas (UNIFAL-MG).

Sara Reis de Paula

Médica pela Universidade Federal de Alfenas (UNIFAL-MG). Ortopedista e Traumatologista pela Universidade Estadual Paulista (Unesp). Membro da Sociedade Brasileira de Ortopedia e Traumatologista (SBOT). *Fellow* de Cirurgia da Coluna Vertebral pela Universidade Estadual Paulista (Unesp).

Silvia Helena Guedes Rodrigues Nicoletti

Graduada em Odontologia pela Universidade Federal do Espírito Santo (UFES). Especialista em Ortodontia pela Universidade Unigranrio Afya (UNIGRANRIO). Graduanda em Medicina pelo Centro Universitário do Espírito Santo (UNESC).

Simone Chaves de Miranda Silvestre

Médica Nutrológa. Coordenadora da Comissão de Suporte Nutricional do Hospital Felício Rocho. Mestre em Ciências da Saúde pela Faculdade de Medicina de Ribeirão Preto da Universidade de São Paulo (FMRP-USP). Membro do Comitê de Engajamento Médico da American Society of Parenteral and Enteral Nutrition (ASPEN). Editora Associada do Journal of Parenteral and Enteral Nutrition Harvard Medical School Postgraduate Medical Education, Global Clinical Scholars Research Training Program, 1-year Certificate Program, 2018-2019.

Sônia Aparecida Figueiredo

Farmacêutica formada na Universidade Federal de Alfenas (UNIFAL-MG). Mestre e Doutora em Ciências Farmacêuticas pela Faculdade de Ciências Farmacêuticas da Universidade de São Paulo (USP) – Ribeirão Preto. Pós-Doutora pela UNIFAL-MG).

Sudhir Amarabhai Diwan

Pain management. President, Advanced Spine on Park Avenue, New York, and Associate Clinical Professor at Albert Einstein College of Medicine, New York. Former Director of the Tri-Institutional Pain *Fellowship* Program and Division of Pain Medicine at the Weill Cornell Medical College. Founder and Co-Chairman o Latin American Pain Society (LAPS). Editorial Board for the Pain Physician (ASIPP) and Pain Practice World Institute of Pain (WIP). Examiner for the Certification Board for American Board of Interventional Pain Physicians (ABIPP) and *Fellow of Interventional Pain Practice* (FIPP) offered by the World Institute of Pain (WIP). Co-Editor for Intrathecal Drug Delivery for Pain and Spasticity, Diwan-Staats's Atlas of Pain Medicine Procedures, Advanced Procedures for Pain Management, A step-by-step Atlas. Recipient of many accolades including LAPS Latin American Education Award (2024). Lifetime Achievements Award by WSIPP (2024). Trailblazer Award by WIP (2023). Global Educator Award by NYNJ-PC (2022). Distinguished Service Award by ESRA-Spain (2022). Raj Excellence Award by ASIPP (2021). Lifetime Achievements award by American Society of Pain and Neuroscience (2020). League of Presidents Award by ASIPP (2020). Distinguished Service award by ASIPP (2017). Clinical excellence award by WVSIPP (2013), and Outstanding Contribution to Pain Management award by NYSIPP (2013). Speaker for many noteworthy organizations including the WIP, LAPS, ASIPP, ASPN, WIP, NANS, INS, numerous Regional and State Societies Pain Meetings, and International Pain Societies and Congresses. Currently he is Executive Director of NYSIPP and Course Chairman of the Annual NY/NJ Pain Congress.

Tadeu Bernardo Crivelli Wolff

Médico Ortopedista e Acupunturista com Área de Atuação em Dor. Pós-Graduação em Clínica de Dor e Procedimentos Intervencionistas em Dor Guiados por Ultrassom pela Faculdade Sinpain.

Taina Melo Vieira Motta Pereira

Médica Anestesiologista do Hospital das Clínicas da Universidade Federal de Goiás (HC-UFG). Título de Especialista em Anestesiologia pela Sociedade Brasileira de Anestesiologia (SBA). Área de atuação Em Dor Na Santa Casa de Alfenas (MG). *Fellow of Interventional Pain Practice* (FIPP) pelo World Institute of Pain (WIP). Coordenadora da Pós-Graduação Clínica de Medicina da Dor da Faculdade Sinpain.

Tamiris Cristina Soares

MD. *Certified Interventional Pain Sonologist* (CIPS) pelo World Institute of Pain (WIP). Department of Anesthesiology and Pain Medicine, University of Toronto, Toronto, ON, Canada.

Tathiana Rivera Dias

Graduanda em Medicina pela Universidade Federal de Alfenas (UNIFAL-MG).

Tatiane Bacchi Gehlen Lenzi de Araújo

Graduada em Medicina pela Faculdade Evangélica do Paraná. Pós-Graduação em Dor pela Faculdade Israelita de Ciências da Saúde Albert Einstein (FICSAE). Pós-Graduação em Medicina Regenerativa pela Unimax – Centro Universitário Max Planck. Membro da Sociedade Latino Americana da Dor. Membro da Sociedade Brasileira para o Estudo da Dor (SBED).

Thaína Alessandra Brandão

Médica formada pela Universidade do Vale do Sapucaí (UNIVÁS). Especialista em Anestesiologia pelo Hospital das Clínicas Samuel Libânio (HCSL), com área de atuação em Dor pela Associação de Medicina Intensiva Brasileira (AMIB).

Thaís Cristina de Aquino Lima

Graduanda em Medicina pela Universidade Federal de Alfenas (UNIFAL-MG).

Thaís Khouri Vanetti

Médica Anestesiologista, com Área de atuação em Dor Associação Médica Brasileira (AMB). *Fellow of Interventional Pain Practice* (FIPP) pelo World Institute of Pain (WIP).

Thania Gonzalez Rossi

Médica Neurocirurgiã funcional com área de atuação em Dor Associação Médica Brasileira (AMB). Especialização em Medicina Integrativa e Nutrologia pela Universidade de São Paulo (USP). Membro da Sociedade Brasileira para o Estudo da Dor (SBED). Médica Fundadora do Projeto Brain Pain Neuro. Professora de Pós-Graduação na área de Dor e Neurologia Integrativa.

Thatiane Bárbara de Barros

Farmacêutica formada pela Universidade Federal de Alfenas (UNIFAL-MG). Especialização em Farmácia Clínica e Atenção Farmacêutica pela UNIFAL-MG. Especialização em Saúde da Família (Residência) pela UNIFAL-MG. Mestranda no Programa de Pós-Graduação em Assistência Farmacêutica (PPGASFAR) pela UNIFAL-MG.

Thaynara de Souza Mingoti

Graduanda em Medicina pela Universidade Federal de Alfenas (UNIFAL-MG).

Thiago Willian de Oliveira

Médico pela Universidade Estadual Paulista (Unesp). Ortopedista e Traumatologista pela Unesp. Título pela da Sociedade Brasileira de Ortopedia e Traumatologista (SBOT). Especialista em Cirurgia da Mão pela Unesp. Título pela Sociedade Brasileira de Cirurgia da Mão (SBCM).

Tiago da Silva Freitas

Graduado em Medicina pela Universidade Federal de Goiás (UFG) em 2001. Residência médica pelo Hospital de Base do Distrito Federal concluída em em 2005 e reconhecida pelo MEC e pela Sociedade Brasileira de Neurocirurgia (SBN). Especialização em Neurocirurgia Funcional no Hospital das Clínicas da Faculdade de Medicina da Universidade de São Paulo (HCFMUSP) em 2005. Especialização em Neurocirurgia Funcional, tratamento da dor e dos distúrbios de movimento realizada na Cleveland Clinic Foundation, Ohio, EUA, em 2006. Mestrado em Ciências de Saúde pela Universidade de Brasília (Unb).Doutorado em Ciências de Saúde pela Unb. *Fellow Interventional Pain Procedures*, World Institute of Pain. Ex-presidente da Sociedade Brasileira de Neuromodulação, capítulo Brasileiro da INS (International Neuromodulation Society), ano 2012. Membro do Corpo editorial da revista Neuromodulation , revista oficial da INS. Co-autor de diversos capítulos de livros relacionados à neurocirurgia funcional. Membro Titular da Sociedade Brasileira de Neurocirurgia (SBN), da Sociedade Brasileira de Estereotaxia e Neurocirurgia Funcional (SBENF), da Sociedade Brasileira de Dor (SBED), da Sociedade Brasileira de Neuromodulação (SBNM) e da International Neuromodulation Society (INS). Coordenador do Curso de neuromodulação invasiva para tratamento da dor STIMDOR, curso endossado pela INS. Coordenador do grupo de dor do Hospital Sírio-Libanês (HSL) de Brasília. Coordenador da pós-graduação de cuidados ao paciente com dor do HSL de Brasília. Coordenador do INDOR- Instituto de Dor de Brasília.

Tiago Marques dos Reis

Farmacêutico Formado pela Universidade Federal de Alfenas (UNIFAL-MG). Mestre em Assistência Farmacêutica pela Universidade Federal do Rio Grande do Sul (UFRGS). Doutor em Ciências pela Faculdade de Ciências Farmacêuticas da Universidade de São Paulo (USP) – Ribeirão Preto.

Vanessa Bergamin Boralli

Farmacêutica-Bioquímica e Doutora em Toxicologia pela Faculdade de Ciências Farmacêuticas de Ribeirão Preto da Universidade de São Paulo (FCFRP-USP). Estágio Sanduíche na University of Leiden, Holanda. Pós-Doutorado pela Universidade de São Paulo (USP). Investigando a influência de processos inflamatórios na farmacocinética de fármacos. Atualmente, é Professora Associada na Universidade Federal de Alfenas (UNIFAL-MG) e Pró-Reitora de Pesquisa e Pós-Graduação da instituição. Atua na área de Farmacocinética Clínica, com foco na influência de alterações fisiopatológicas na resposta terapêutica.

Victor Cicone Liggieri

Fisioterapeuta com Especialização em Dor pelo Hospital das Clínicas da Faculdade de Medicina da Universidade de São Paulo (HCFMUSP). Neuropsicólogo pela Escola Paulista de Medicina da Universidade Federal de São Paulo (EPM-Unifesp). Fundador e Diretor do Pain Team Brazil. Ex-Coordenador da Fisioterapia do Centro de Dor do Hospital das Clínicas da Faculdade de Medicina da Universidade de São Paulo (IOT/HC--FMUSP). Professor convidado do Centro de Dor da Pós-Graduação em Dor do Hospital Israelita Albert Einstein (HIAE) e HCFMUSP.

Víctor Manuel Silva Ortiz

Fellowship em Medicina da Dor e Cuidados Paliativos, UMAE 25, Monterrey, México. Residência em Anestesiologia, Hospital Universitário UANL, México. Graduação em Medicina (MD), Universidad Autónoma de Nuevo León, México. Mexican Board of Anesthesiology, Pain Management and Palliative Care. *Fellow of Interventional Pain Practice* pelo World Institute of Pain (FIPP/WIP). *Certified Interventional Pain Sonolo-*

gist (CIPS) pelo World Institute of Pain (WIP). Membro do Sistema Nacional de Pesquisadores do México. Presidente da Latin American Pain Society (LAPS). Prêmio de Melhor Residente em Anestesiologia. Médico Intervencionista da Dor no Hospital Zambrano Hellion, San Pedro Garza García, México. Professor de Medicina Intervencionista da Dor no Tecnológico de Monterrey. Professor de Medicina Intervencionista da Dor na Universidad de Guadalajara.

Walesca Brito Rabelo

Formada em Medicina pela Universidade Federal de Ouro Preto (UFOP). Residência Médica em Anestesiologia e Medicina da Dor pela Santa Casa de Alfenas – MG. International *Fellow* – Advanced Spine on Park Avenue, Nova Iorque.

Wendy Loreta Rojas Gareca

MD, Anestesióloga, MSc, MATID. *Certified Interventional Pain Sonologist* (CIPS) pelo World Institute of Pain (WIP). *Fellow of Interventional Pain Practice* (FIPP) pelo World Institute of Pain (WIP). Directora de Aliviar – Centro Especializado en el Tratamiento Integral del Dolor. Santa Cruz, Bolivia. Profesora Asociada del Postgrado de Alta Especialidad en Algología (Hospital GEA – UNAM), México. Profesora Asociada al Curso Intensivo de Preparación a la Certificación Internacional en Intervencionismo para el Tratamiento del Dolor Crónico, UIPP Institute, Chile. Coordinadora de la Comisión Nacional de Dolor (SBARD – Bolivia). Secretaria del Board Ejecutivo de Latin American Pain Society (LAPS).

Yago Machado Brito

Graduando em Medicina pela Universidade Federal de Alfenas (UNIFAL-MG).

Dedicatória

Dedico este livro a minha esposa, Lorena, e a meus filhos, João Pedro e Manuela, que são minha fonte de força, inspiração e alegria diária. Com vocês, aprendo continuamente que o amor é o maior analgésico da vida.

Nos momentos de desafio, são vocês que me lembram do verdadeiro propósito desta jornada e me dão a inspiração para seguir em frente, reforçando minha determinação e a crença de que cada passo vale a pena.

Que este livro seja também um testemunho do quanto acreditar em algo maior nos dá forças para transformar vidas.

Dedico-o também a meu amigo, inspirador, professor e parceiro nesta e em outras obras, Paulo Renato Barreiros da Fonseca.

Carlos Marcelo de Barros

A realização desta obra só foi possível graças ao apoio, inspiração e amor que sempre me cercaram. Por isso, dedico este *Medicina da Dor*, com profunda gratidão, a pessoas essenciais em minha vida.

A meu amigo, colega e editor, Professor e Doutor Carlos Marcelo de Barros, cujos incansável energia, dedicação e compromisso foram fundamentais para que este projeto se tornasse realidade. Seu entusiasmo e competência foram a força motriz que impulsionou cada etapa deste livro. Minha admiração e amizade são inabaláveis, e este trabalho carrega consigo a marca de seu esforço e de sua paixão pela Medicina da Dor.

À minha esposa, Patrícia Fonseca, pelo amor incondicional, pelo companheirismo e pelo apoio em todas as minhas jornadas. Seu carinho e sua presença são meu refúgio e minha maior motivação.

Às minhas filhas, Lívia e Luisa Fonseca, que seguiram a Medicina como missão de vida e que, com sua dedicação e talento, enchem meu coração de orgulho. Vocês são a prova viva de que o conhecimento e o cuidado com o próximo transcendem gerações.

A meus netos, Joaquim Madeira Cruz e Vicente Zitenfeld Fonseca, fontes de alegria e esperança, que renovam meu olhar sobre a vida e me inspiram a seguir construindo um futuro melhor.

A meu genro, Jones Zitenfeld Cardia, médico dedicado e parceiro de família, cujos profissionalismo e generosidade enaltecem nossa vocação.

A meus enteados, Pedro e Diego Cruz, e à minha nora, Ana Júlia Carvalho, pela amizade, pelo carinho e pelo vínculo afetuoso que fortalecem nossa família.

A meus alunos, desde meu primeiro concurso, em 1989, para a Universidade Federal do Estado do Rio de Janeiro, aos alunos dos cursos de pós-graduação em Clínica da Dor do Hospital Israelita Albert Einstein – Rio de Janeiro, bem como aos inúmeros estudantes dos cursos da Faculdade SinPain. A cada um que passou pelos programas de *fellowship* e mentorias ao longo desses seis anos, minha profunda gratidão. Vocês são a razão pela qual a Medicina da Dor continua evoluindo, e é uma honra fazer parte de suas trajetórias profissionais e acadêmicas.

A todos os colaboradores e ex-colaboradores que estiveram a meu lado ao longo dos 19 anos da Aliviar Medicina da Dor, construindo comigo um legado de dedicação ao alívio do sofrimento humano. Seu trabalho, compromisso e parceria foram indispensáveis para que essa jornada fosse possível. Cada um de vocês deixou sua marca nesse caminho, contribuindo para que a Medicina da Dor se consolidasse como uma especialidade de impacto e transformação na vida dos pacientes.

A todos vocês, meu mais sincero reconhecimento, amor e gratidão. Sem cada um de vocês, este livro não teria sido possível.

Paulo Renato Barreiros da Fonseca

Agradecimentos

Agradeço primeiramente à Santa Casa de Alfenas pelo apoio inestimável e por acreditar desde o início na importância da Medicina da Dor, permitindo o desenvolvimento de iniciativas fundamentais para melhorar a qualidade de vida dos pacientes. Sua parceria foi essencial para que nossos projetos ganhassem vida, inclusive este livro.

À Faculdade Sinpain, pela dedicação exemplar ao projeto transformador de mudar vidas por meio do ensino e da prática da Medicina da Dor, proporcionando uma formação sólida, técnica e humana aos nossos alunos.

À Sociedade Brasileira para o Estudo da Dor (SBED), instituição da qual tenho a honra de ser presidente, pela confiança depositada e pela oportunidade ímpar de colaborar ao lado de grandes profissionais, fortalecendo iniciativas científicas e éticas fundamentais para o desenvolvimento contínuo da especialidade no país, em especial o avanço representado pelo Projeto de Lei n° 336/2024, acolhido pela Deputada Bia Kicis, que institui diretrizes básicas para a melhoria da saúde das pessoas com dor crônica, cria o Dia Nacional de Conscientização e Enfrentamento da Dor Crônica e propôs ao Ministério da Educação a inclusão do ensino da dor crônica como matéria obrigatória no currículo dos cursos da área da saúde. Essa iniciativa legislativa reflete a crescente conscientização sobre a relevância da Medicina da Dor e reforça nosso compromisso com a educação e o tratamento adequados para aqueles que sofrem com essa condição.

Aos pacientes, minha profunda gratidão pela confiança depositada e pelos aprendizados diários, que me impulsionam constantemente na busca por excelência, empatia e humanização na prática médica.

Por fim, aos estudantes e residentes, jovens talentos que me inspiram e desafiam diariamente. Suas perguntas, seu interesse e sua dedicação mantêm viva minha paixão pela pesquisa, pelo ensino e pelo constante aperfeiçoamento profissional.

Carlos Marcelo de Barros

O Sinpain – Uma História de Transformação sem Fronteiras

Imagine um mundo onde a dor não seja apenas um obstáculo, mas uma oportunidade de conexão, aprendizado e mudança. Foi com essa visão que, no início de 2022, nasceu o sinpain, um movimento que brotou das raízes do Singular Cursos e ganhou vida pelas mãos de seis médicos pioneiros: os anestesiologistas Dr. Carlos Marcelo, Dr. Charles Oliveira, Dr. Fabrício Assis e Dr. Paulo Renato; e os neurocirurgiões Dr. Lúcio Hott e Dr. Tiago Freitas. Juntos, decidiram que era hora de redefinir o cuidado com a dor — não apenas no Brasil, mas em todo o mundo.

O nome "sinpain" já carrega essa ambição global em sua essência. Do espanhol "sin" (sem) e do inglês "pain" (dor), ele gritou ao mundo: "nós existimos para criar um futuro sem dor". E não é "a sinpain", mas "o sinpain" — um termo masculino, forte, que reflete a construção de um ecossistema unido e estratégico. Sempre escrito em minúsculo, o sinpain é um lembrete constante: aqui, ninguém está acima de ninguém. Todos participam, todos opinam, todos constroem. É um tempo em que a gestão participativa floresce, derrubando as barreiras de liderança e celebrando o intraempreendedorismo com um propósito claro: ter uma vida relevante.

UMA BASE SÓLIDA, UM OLHAR PARA O ALTO

A logomarca do sinpain reflete essa essência. Suas linhas firmes simbolizam uma base sólida de conhecimento e experiência, frutos de um pioneirismo incansável. Mas há também movimento — um crescimento que se espalha como raízes em busca de capilaridade, formando parcerias e conexões que levam o sinpain aonde ele precisa estar. É um equilíbrio delicado: mudar proativamente, mas com a firmeza de quem sabe o que faz e por que faz.

No coração do sinpain, estão seus valores, inegociáveis como a própria vida: a Família vem em primeiro lugar, porque tudo começa com laços humanos; depois, o Amor — praticado na gentileza e na vontade de fazer o bem; o Respeito, que guia cada palavra, ação e pensamento; e a Verdade, que dá forma aos sentimentos e decisões. Esses quatro pilares sustentam tudo o que o sinpain é.

E, para caminhar com firmeza, o sinpain segue 10 princípios. São como bússolas que orientam cada passo: atenção plena ao aluno, transparência com as pessoas, comunicação assertiva, atração de talentos que respiram essa cultura, estímulo ao desenvolvimento e ao pertencimento, busca pelo pioneirismo, superação na qualidade, inovação com espaço para aprender com os erros, atenção de longo prazo e, acima de tudo, levar o conhecimento sem fronteiras. Cada decisão no sinpain é um reflexo desses valores e princípios — um *walk the talk* que transforma palavras em ações.

O DEBATE QUE CONSTRÓI

No sinpain, as ideias dançam. O tempo se reúne, debate, discorda, agrega. Tudo é pautado por dados, experiência e diálogo. Não há espaço para ordens impostas; há, sim, um *brainstorming* vivo que construiu soluções. Quando a decisão chega, todos se alinham — não por obrigações, mas por compromisso. E depois? Avaliam-se os erros, celebram-se os acertos e ajusta-se o rumo. É assim que o sinpain cresce: com humildade e determinação.

A GRIFE DA DOR

O sinpain quer ser mais que uma marca — quer ser uma grife na área da dor. Ser uma grife é alinhar valores e propósitos a seu público, é fazer com que as pessoas se sintam representadas, confiantes, parte de algo maior. Cuidar da dor, aqui, vai além do trocadilho: é importar-se de verdade. É ouvir os desafios, entender os desejos e propor soluções que facilitem a vida. Tudo começa dentro do próprio tempo, no qual a ajuda mútua é o alicerce para alcançar um objetivo comum.

Pense em alguém que enfrenta um desafio — seja ouvido, encontre um propósito ou simplesmente pertença. O sinpain está lá para oferecer esperança, formar tempos, realizar sonhos. Para cada aluno, professor, paciente, colaborador ou parceiro que cruza seu caminho, o sinpain entrega facilidades que transformam vidas e constroem uma sociedade com mais qualidade de vida.

OS 4Es: O CORAÇÃO DA MISSÃO

A missão do sinpain pulsa em quatro verbos: escutar, com atenção plena e obsessiva ao público; envolver, com empatia que acolhe e busca ajudar; capacitar (*empower*), aplicando o aprendizado na prática; e encantar, entregando mais que o esperado, gerando aquele "uau!" que emociona. É um ciclo que não para: ouvir, sentir, agir e surpreender.

E quem faz isso acontecer? As pessoas certas. No sinpain, acreditamos que "quem está na festa, muda a festa". Envolver talentos conectados a nossa cultura é essencial. E, depois de cada atitude, surge a pergunta ecológica: "o que mais podemos fazer?". É, assim que se criam o brilho nos olhos, o sorriso que emociona, o impacto que fica.

O TRIPLO A E O VOLANTE DO CRESCIMENTO

O sinpain é movido por um volante — uma roda de energia que gira com centralidade no cliente. Atraímos talentos, ampliamos nossa capilaridade (física e online) e entregamos qualidade máxima. Essa qualidade se reflete no triplo A: aprendizagem, com professores experientes que ensinam de verdade; atuação, aplicando o conhecimento com as melhores técnicas; e autoridade, abrindo portas para projetos como a Imersão Profissional e o sinpain School.

O QUE FAZEMOS, AFINAL?

Nós, do time sinpain, cedemos nosso tempo e energia para transformar vidas. Cuidamos da dor da área da dor, construindo facilidades que retiram barreiras e aproximam pessoas. Nossa missão? Ser a maior conexão do planeta para o ecossistema da dor. Nosso propósito? Contribuir com uma sociedade mais plena e dar sentido a nossa existência na Terra.

Essa é a história do sinpain — um movimento que começou com seis sonhadores e, hoje, cresce sem fronteiras, unindo pessoas, ideias e ações em nome de um mundo com menos dor e mais vida.

Lúcio César Hott Silva

Prólogo

A dor é uma das mais antigas e universais experiências humanas, desafiando médicos e pesquisadores ao longo dos séculos na busca por compreensão e alívio eficaz. Em um cenário em que o conhecimento científico evolui rapidamente, é essencial que a Medicina da Dor seja difundida de maneira acessível, atualizada e baseada nas melhores evidências disponíveis. Foi com essa missão que concebemos esta obra, *Medicina da Dor*, uma referência abrangente destinada a todos os profissionais de Saúde que atuam no cuidado do paciente com dor.

Os editores deste livro, Paulo Renato Fonseca, e Carlos Marcelo de Barros, trazem a experiência consolidada na organização de tratados anteriores, como o *Tratado de Dor Oncológica*, o *Tratado de Dor Neuropática* e o *Tratado de Dor da SBED*, publicações que se tornaram marcos na disseminação do conhecimento sobre dor em língua portuguesa. Agora, com este novo projeto, buscamos ir além, oferecendo um compêndio atualizado e inovador, alinhado com as mais recentes descobertas científicas e abordagens terapêuticas.

A concretização desta obra só foi possível graças a parcerias fundamentais, como com a SBED (Sociedade Brasileira para o Estudo da Dor) e a Faculdade SinPain, instituições que compartilham o compromisso com a educação médica e a excelência científica. Além disso, reconhecemos e expressamos nossa profunda gratidão aos inúmeros autores e coautores que contribuíram com seu conhecimento especializado, pesquisas e experiências clínicas, enriquecendo cada capítulo com conteúdo inédito e de alta relevância.

O leitor encontrará, aqui, um livro completo, que combina rigor científico com uma abordagem prática e didática. A Medicina da Dor exige um olhar atento e interdisciplinar, e esta obra reflete essa necessidade, proporcionando informações essenciais para médicos, fisioterapeutas, enfermeiros, psicólogos e outros profissionais envolvidos no manejo da dor.

Esperamos que esta publicação sirva como um guia confiável e um estímulo para a contínua busca pelo aprimoramento no tratamento da dor, em benefício dos pacientes e da sociedade como um todo.

Os Editores

Prefácio

A dor vai muito além de um simples sintoma; é um fenômeno complexo que envolve múltiplas vias fisiológicas, neurológicas e emocionais. Não se limita à experiência física, pois também afeta profundamente a vida emocional, social e funcional dos pacientes. Compreender os mecanismos que desencadeiam e perpetuam a dor — desde os processos inflamatórios e neuropáticos até as complexas interações cerebrais e psicossociais — é essencial para desenvolver estratégias eficazes de diagnóstico e tratamento.

Este livro nasce da necessidade de ampliar e compartilhar o conhecimento científico sobre o tratamento da dor, abordando-a de maneira ampla e interdisciplinar. A dor crônica, em particular, representa um enorme desafio clínico e uma verdadeira epidemia moderna, atingindo milhões de pessoas ao redor do mundo, permanecendo, na maioria absoluta das vezes, incompreendida e subtratada em razão principalmente de limitações no conhecimento, de preconceitos sobre seu manejo e de dificuldades no diagnóstico.

Reunimos, aqui, especialistas em Medicina da Dor para compartilhar não apenas sua experiência clínica, mas também os avanços científicos mais recentes em Neurociência, Farmacologia, intervenções minimamente invasivas e abordagens multiprofissionais e multidisciplinares. O conteúdo foi cuidadosamente estruturado para oferecer uma visão aprofundada e baseada em evidências, abrangendo desde os aspectos anatômicos e fisiopatológicos até terapias inovadoras, como neuromodulação, bloqueios guiados por imagem e, principalmente, tratamento clínico da dor.

Este livro também enfatiza a importância de uma abordagem integrada e humanizada, pois o manejo eficaz da dor exige que se reconheça e se acolha o sofrimento humano em todas as suas dimensões — física, emocional, espiritual e social.

Acreditamos que a educação em Medicina da Dor deveria fazer parte da formação não só das escolas de Medicina, e sim de todas áreas da Saúde. Se esse conhecimento fosse incorporado desde o início da trajetória acadêmica, futuros profissionais estariam mais preparados para lidar com o sofrimento humano e oferecer um atendimento mais qualificado e empático aos pacientes que sofrem e têm sua vida limitada pela dor crônica.

Entretanto, o ensino da Medicina da Dor infelizmente ainda não é a realidade, mas esperamos que esta obra inspire médicos e profissionais da dor a lutar pelo fortalecimento do ensino nessa área, principalmente nas universidades de Ciências da Saúde.

Formar profissionais mais capacitados e sensíveis ao impacto da dor pode transformar não apenas o atendimento individual ao paciente, mas também a sociedade como um todo. Um sistema de saúde mais eficiente e humanizado começa com o entendimento profundo da dor e de suas múltiplas facetas. Nosso desejo é que este livro seja mais do que apenas uma fonte de conhecimento científico, seja também um instrumento para melhorar a qualidade da assistência aos pacientes, ajudando a construir um Brasil onde a dor seja mais bem compreendida e tratada, ou seja, um Brasil sem Dor.

Esperamos que esta obra se torne uma referência na Medicina da Dor, auxiliando médicos, pesquisadores e demais profissionais da Saúde no aprimoramento de suas práticas e na promoção de uma vida mais digna e funcional para seus pacientes.

Boa leitura!

Dr. Carlos Marcelo de Barros, MD, PhD, FIPP

Epígrafe

"Compreender a dor é escutar a voz silenciosa de quem sofre,
traduzindo ciência em cuidado e cuidado em alívio."

Carlos Marcelo de Barros

Sumário

PARTE 1 – PRINCÍPIOS E FUNDAMENTOS DA MEDICINA DA DOR, 1

1 CONCEITOS DE DOR CRÔNICA, 3
Paulo Renato Barreiros da Fonseca | Leonardo Colares Castelo Branco
Elizabeth Cristina Alves Uhl | Tathiana Rivera Dias

2 RELAÇÃO MÉDICO-PACIENTE NA MEDICINA DA DOR, 21
Paulo Renato Barreiros da Fonseca | Joseane Cristina Silva dos Santos
Raquel Fernandes Schult | Angela Bezerra Perlamagna

3 MEDICINA DA DOR – ESPECIALIDADE DO FUTURO, 40
Lúcio César Hott Silva | Pedro Flores Bicalho
Filipe Flores Bicalho | Leandro de Oliveira Reckel

4 ANATOMIA E FISIOLOGIA DA DOR, 52
Nicollas Nunes Rabelo | Camila Squarzoni Dale | Amanda Barcelos Faria

5 FISIOPATOLOGIA DA DOR CRÔNICA, 61
Camila Squarzoni Dale | Nicollas Nunes Rabelo | Denilson Santos da Encarnação
Rafael Almeida Carneiro | Gustavo Maronjo

6 EXAME FÍSICO NO PACIENTE COM DOR, 71
Lúcio César Hott Silva | Pedro Flores Bicalho | Filipe Flores Bicalho | Leandro de Oliveira Reckel

7 DIAGNÓSTICO EM MEDICINA DA DOR, 83
Lúcio César Hott Silva | Marcos Vinícius Souza Costa | Laura Marques de Souza Silva | Luísa Carvalho

8 PROPEDÊUTICA LABORATORIAL NA DOR CRÔNICA, 96
Maria Rita Rodrigues | Fernanda Borges de Araújo Paula

9 NOVA ESCADA – ALFENAS, 124
Carlos Marcelo de Barros | Rafaela Figueiredo Rodrigues | Paulo Renato Barreiros da Fonseca
Charles Amaral Oliveira | Fabrício Dias Assis | Tiago da Silva Freitas | Lúcio César Hott Silva
Sudhir Amarabhai Diwan | Larissa Helena Lobo Torres Pacheco | Vanessa Bergamin Boralli

10 EDUCAÇÃO EM MEDICINA DA DOR, 138
Marisa Marquese | Aline Eiko Yugawa

11 TRATAMENTO MULTIDISCIPLINAR DA DOR, 146
Juliana Barcellos de Souza

12 TRATAMENTO MULTIPROFISSIONAL DA DOR, 156
Josie Resende Torres Silva | Marcelo Lourenço da Silva | Gabrielly Santos Pereira

13 ASPECTOS PSICOLÓGICOS E EMOCIONAIS DA DOR, 173
Paola Palatucci Bello | João Pedro Pereira de Morais

14 A RELAÇÃO ENTRE SONO E A DOR, 188
Marcelo Andrade Starling | Julia Diniz Grossi | Enrico Baldini Benetti

15 ASPECTOS ALIMENTARES NO TRATAMENTO DA DOR CRÔNICA, 201
Lorena Macedo Couto de Barros | Carlos Marcelo de Barros

16 NOVAS TECNOLOGIAS NA MEDICINA DA DOR, 217
Jonas Lenzi de Araujo | Tatiane Bacchi Gehlen Lenzi de Araújo | Luisa Maria Affonso Santos]

PARTE 2 – FARMACOLOGIA APLICADA À MEDICINA DA DOR, 231

17 FARMACOLOGIA DA DOR CRÔNICA, 233
Rafaela Figueiredo Rodrigues | Márcia Helena Miranda Cardoso Podestá | Isarita Martins Sakakibara
Sônia Aparecida Figueiredo | Daniela Mayra de Oliveira Figueiredo

18 ANALGÉSICOS NÃO OPIOIDES, 349
Kalendra Vilete Oliveira de Almeida | Pedro Henrique Fernandes | Guilherme Totoli Zanetti de Sousa

19 ANTI-INFLAMATÓRIOS, 357
Matheus Pereira de Miranda Grossi | Rita de Cassia Chaves Garcia Barbosa | Igor de Oliveira Freire Monteiro

20 OPIOIDES, 387
Tamiris Cristina Soares | Rafaela Figueiredo Rodrigues | Lucas de Aguiar Alvarado

21 ABUSO DE ANALGÉSICOS, 411
Ale Ismael Gonzalez Cazares | Frida Paola Viveros Aguilar | Marco Antônio Freire Mendes

22 USO RACIONAL DE OPIOIDES, 425
Walesca Brito Rabelo | Carlos Marcelo de Barros | Laura Franco de Oliveira Martins

23 ANTICONVULSIVANTES, 449
Carlos Alexandre de Freitas Trindade | Luciana Bertoco Betti | Eduardo Azevedo de Castro

24 ANTIDEPRESSIVOS, 460
Mariana Oliveira Ferreira | Lara Koury

25 OUTROS ADJUVANTES, 471
Igor Prat Medeiros | Carlos Marcelo de Barros | João Luís Wolf Choueri

26 MIORRELAXANTES, 480
Ana Flavia Vieira Leite | Guilherme Totoli Zanetti de Sousa

27 CANABINOIDES, 491
Camila Castelo Branco Pupe | Rafael Moraes de Albuquerque Pessoa
Fabiano Aires Freitas | Ana Luiza Morgado Costa

28 NUTRACÊUTICOS E FITOTERÁPICOS, 510
Fabio Costa | José Fábio Lana

29 TERAPIAS INFUSIONAIS PARA O TRATAMENTO DA DOR, 526
Rodrigo Fornari Muller | Carlos Marcelo de Barros | Kézia Karina de Andrade Pires
Kamila Blaka | Igor Prat Medeiros

PARTE 3 – TRATAMENTO CLÍNICO NÃO MEDICAMENTOSO, 549

30 FISIOTERAPIA NO TRATAMENTO DA DOR CRÔNICA, 551
Marcelo Lourenço da Silva | Josie Resende Torres Silva | Gabrielly Santos Pereira | Laura Afonso Maia

31 PRÁTICAS INTEGRATIVAS E COMPLEMENTARES NO TRATAMENTO DA DOR, 566
Luciene Alves Moreira Marques | Thatiane Bárbara de Barros | Tiago Marques dos Reis

32 ACUPUNTURA, 582
André Wan Wen Tsai | Marina Dourador Carneiro

33 NUTRIÇÃO E DOR, 590
Luiza Azevedo Santa Barbara | Simone Chaves de Miranda Silvestre
Bruno Felipe Pereira da Costa | Ana Flávia Paulino Silva

34 MEDICINA FUNCIONAL E INTEGRATIVA NO TRATAMENTO DA DOR, 598
Karol Bezerra Thé | Julliana Lianzza Fernandes Silva Pinheiro
Thania Gonzalez Rossi | Helena Maria Caleiro Acerbi Penha

35 NEUROMODULAÇÃO CEREBRAL NÃO INVASIVA, 625
Marcelo Lourenço da Silva | Josie Resende Torres Silva | Gabrielly Santos Pereira

PARTE 4 – DOR CRÔNICA EM POPULAÇÕES ESPECIAIS, 637

36 DOR EM PEDIATRIA, 639
Danielle Masetto Cadide | Ana Clara de Albuquerque Botura Viotto | Sandra Caires Serrano
Elcira Cindy Vilcahuanán Yarlequé | Lívia Pinke Pinheiro

37 DOR NA PESSOA IDOSA, 672
Diogo Kallas Barcellos | Bianca Figueiredo Barros | Pedro Henrique Inácio Bento

38 DOR NO PACIENTE COM LESÃO MEDULAR, 688
Juan Ignacio Reyes Torres | José Daniel Galván Soltero | Bethânia Lissa da Silva Rosa

39 DOR NO NEFROPATA, 710
Marco Antonio Narváez Tamayo | Cristian Henrry Mamani Condori | Miguel Andrés Narváez Encinas

40 DOR NO HEPATOPATA, 719
Carlos Marcelo de Barros | Jonatan Egian Ramos | Rafaela Figueiredo Rodrigues

41 DOR NA GESTANTE, 731
Raquel Fernandes Schult | Júlia Quintão Guimarães

42 MANEJO DA DOR NO PACIENTE QUEIMADO, 746
Juan Felipe Vargas Silva | Juan Sebastián Infante Martínez | Alefe Luiz Gonçalves Rabelo

43 DOR NO PACIENTE EM TERAPIA INTENSIVA, 764
Fabricio Gomes da Silva | Augusto Heyden Boczar

44 DOR EM PACIENTES EM CUIDADOS PALIATIVOS E EM FIM DE VIDA, 784
B. Carolina Hernández Porras | Mario Sánchez Franco | Ricardo Plancarte Sanchez

45 DOR NO ATLETA, 802
Gabriel de Melo Salgado | Igor Prat Medeiros | Artemis Paula Marques Rezende
Felipe Tiango Vilela | Fabrício Souza Gomes

PARTE 5 – SÍNDROMES DOLOROSAS, 841

46 ENXAQUECA, 843
Franklin Reis | Luisa Maria Affonso Santos

47 FIBROMIALGIA, 861
Cecilia Daniele de Azevedo Nobre | Gabriel Dixini Paiva

48 DIAGNÓSTICO DIFERENCIAL DE DOR CRÔNICA GENERALIZADA, 873
Carlos Marcelo de Barros | Catarina Letícia Rodrigues Barbalho | Gabriel Dixini Paiva | Yago Machado Brito

49 DOR NEUROPÁTICA, 890
Pedro Hilton de Andrade Filho | Bruna Nunes Fernando | Bruno Campostrini Sily | Bianca Guimarães Holtz

50 NEUROPATIA PÓS-HERPÉTICA, 900
Angel Manuel Juárez Lemus | Fabrício Souza Gomes

51 NEUROPATIA PERIFÉRICA INDUZIDA POR QUIMIOTERAPIA, 917
Iasmin Sindeaux Botinelly | Mariana Florencio Ferro | Thaynara de Souza Mingoti

52 NEUROPATIA DIABÉTICA, 927
Anita Perpetua Carvalho Rocha de Castro | Disnei Felix Barbosa Matos
Larissa Maria Puridade Maciel | Lara Ribeiro de Pádua

53 NEUROPATIA POR HIV, 945
Jesus Rafael Medina Rascon | Thaís Cristina de Aquino Lima

54 NEUROPATIA ALCOÓLICA, 965
Walesca Brito Rabelo | Sara Luiza Custódio de Souza

55 SÍNDROME DE DOR COMPLEXA REGIONAL, 972
Juan Pablo Paladino | Wendy Loreta Rojas Gareca | Rodrigo Díez Tafur

56 NEURALGIA TRIGEMINAL, 988
Tiago da Silva Freitas | Millena Neves Navarro

57 DOR NEUROPÁTICA LOCALIZADA, 1002
Lia Rachel Chaves do Amaral Pelloso | Maria Eduarda Benatti Spengler
Júlia de Abreu e Oliveira | Natália Barboza da Silva

58 CEFALEIA CERVICOGÊNICA, 1018
Ramon D'Angelo Dias | Rafaela Figueiredo Rodrigues | Tadeu Bernardo Crivelli Wolff
Larissa Barbiero de Almeida Dias | Gabriel Maraia Ciolfi | Fabrício Souza Gomes | Felipe Tiango Vilela

59 DOR PÉLVICA NO HOMEM, 1029
Taina Melo Vieira Motta Pereira | Núbia de Castro Batista | Kaolan Morais Pereira | Renan Felipe Franco Moura

60 DOR PÉLVICA NA MULHER, 1046
Felipe Audi Bernardino | Gabriel Borges Pires | Camila Dias Otávio

61 DISMENORREIA, 1058
Raquel Fernandes Schult | Alice Gabrielle Marques Santos

62 VULVODÍNIA, 1066
Breno Jardim Grossi | Mariana Barros Queiroz Macedo

63 DOR FANTASMA, 1081
Francine Sberni Ulbrich | Thaína Alessandra Brandão | Karine Cristina Thomas de Paula

64 SÍNDROME PÓS-LAMINECTOMIA, 1088
Carlos Guerrero Nope | Mayra Figueredo Prada | Juan Carlos Amaya

65 DOR CENTRAL, 1100
Breno Jardim Grossi | Antônio Jorge Barbosa de Oliveira | Franklin Reis | Luciana M. Barbosa

66 DOR CRÔNICA PÓS-CIRÚRGICA, 1111
Cristina Flávia Silva Andrada Batista | Jader Allan Oliveira Moura Lagares | Larissa Goveia Moreira

67 DOR ISQUÊMICA NAS EXTREMIDADES, 1140
Juan de la Cruz Pineda Perez | José Reyes Guzmán | Ana Clara Januário da Silva

68 DOR ABDOMINAL, 1158
Cristiano Dinato Dutra | Bárbara Martins Machado | Matheus Paz Aguiar | Luiz André Magalhães

69 ENCLAUSURAMENTO DE NERVOS, 1173
João Batista Santos Garcia | José Osvaldo Barbosa Neto

70 DOR ISQUÊMICA VISCERAL, 1189
Carlos Marcelo de Barros | Matheus Venga Mendes | Ronald de Souza | Breno Bosi Rodrigues Cavallari

71 DOR AGUDA, 1214
Kézia Karina de Andrade Pires | Carlos Marcelo de Barros | Rodrigo Fornari Muller
Kamila Blaka | Igor Prat Medeiros

72 DOR CRANIOFACIAL, 1232
César Cárcamo Quezada

73 CEFALEIA EM SALVAS, 1259
Pedro Hilton de Andrade Filho | João Fernando Paulichenco Mantoan | Caio de Paula Ribeiro

74 TRIGEMINALGIAS, 1265
Pedro Hilton de Andrade Filho | Camila Lobo Ferreira | Francisco Morato Dias Abreu

75 DOR CRÔNICA EM DOENÇAS REUMÁTICAS, 1280
Lara Maria Arantes Campos | Carlos Marcelo de Barros | Lucas Goulart Pereira | Laura Franco de Oliveira Martins

76 ERITROMELALGIA, 1322
Carlos Marcelo de Barros | Jennifer de Fátima Severiano | Angela Bezerra Perlamagna

77 DOR ONCOLÓGICA, 1330
Carlos Marcelo de Barros | Ricardo Plancarte Sanchez
Taina Melo Vieira Motta Pereira | Isis Zuli Soares Gonçalves

PARTE 6 – DOR MUSCULOESQUELÉTICA, 1365

78 MÃO E PUNHO, 1367
Lucas dos Santos Campos | Júlia Forchero Gonçalves

79 OMBRO E COTOVELO, 1376
Caio Carvalho dos Santos Souza | Manoel Vitor Maciel Bocchi
Luana Eduarda Berça da Silva Ferrara | Pedro Luís Ortelani Valadares

80 DOR CERVICAL, 1393
Carlos Eduardo Gomes Vieira | Inácia Gonçalves Simões Lordello | Juliano Dalla Costa | Pedro Magalhães Telles

81 TEMPOROMANDIBULAR, 1407
Roberto Brígido de Nazareth Pedras | João Adolfo Costa Hanemann | Breno Casellato Rodrigues Almeida

82 DOR TORÁCICA, 1423
João Raphael Cabral Mateus | João Victor Rebello Matos | Fabricio Gomes da Silva | Felipe Tiango Vilela

83 DOR LOMBAR, 1451
Sara Reis de Paula | Leonardo Arruda Alonso | Thiago Willian de Oliveira

84 DIAGNÓSTICOS DIFERENCIAIS DE LOMBALGIA, 1473
Sara Reis de Paula | Bruno da Costa Ancheschi | Mauro dos Santos Volpi | Marina Andrade Nogueira

85 QUADRIL, 1493
Víctor Manuel Silva Ortiz | Rodrigo Diez Tafur | Gabriel José Lopes Nascente

86 ARTICULAÇÃO SACROILÍACA, 1510
Rodrigo Diez Tafur | Víctor Manuel Silva Ortiz | Caroline Magrini Turini

87 JOELHO, 1522
Lucas de Castro Boechat | Marina Dourador Carneiro

88 DOR NOS PÉS E TORNOZELOS, 1536
Eli Avila Souza Junior | Felipe Tiango Vilela

89 SÍNDROME MIOFASCIAL, 1558
Caio Carvalho dos Santos Souza | Danielle Horing Grubert | Natália Tozzi Marques | Luísa Carvalho

90 DOR NA OSTEOARTRITE, 1566
André Cicone Liggieri | Victor Cicone Liggieri | Milena Rocha

91 AVALIAÇÃO DO ADULTO COM DOR POLIARTICULAR, 1580
Thaís Khouri Vanetti | Karen Fraga Moreira Guerrini | João Pedro Barros Estanislau

PARTE 7 – TRATAMENTO INTERVENCIONISTA, 1587

92 PRINCÍPIOS DA MEDICINA INTERVENCIONISTA DA DOR, 1589
Gustavo Henrique Nunes de Aquino | Ana Francesca Vommaro Leite

93 MEDICINA REGENERATIVA NO TRATAMENTO DA DOR, 1602
Sudhir Amarabhai Diwan | Marcos André Nogueira Frasson Filho
Daniela Costa Martins Dietrich | Ana Francesca Vommaro Leite

94 PROLOTERAPIA, 1620
Lúcio Cesar Hott Silva | Bárbara Venturini Gomes de Oliveira
Silvia Helena Guedes Rodrigues Nicoletti | Marcos Vinícius Souza Costa

95 ULTRASSONOGRAFIA E DOR, 1632
Charles Amaral de Oliveira | Rafael Coelho Tibúrcio | Raquel Fernandes Schult | Deborah Paula Gomes

96 PROCEDIMENTOS INTERVENCIONISTAS GUIADOS POR RADIOSCOPIA, 1650
Fabrício Dias Assis | Bruna Nunes Fernando | Rafaela Siqueira de Lucena | Pedro Hilton de Andrade Filho

97 CATETER TOTALMENTE IMPLANTÁVEL, 1670
Carlos Marcelo de Barros | Larissa Helena Lobo Torres Pacheco | Maurilio Pacheco Neto

98 TERAPIAS INTRATECAIS PARA TRATAMENTO DA DOR, 1682
Bernardo Assumpção de Monaco | Pedro Henrique Martins da Cunha | Alexa Moreira

99 NEUROMODULAÇÃO INVASIVA PARA TRATAMENTO DA DOR, 1700
Tiago da Silva Freitas | Antônio Jorge Barbosa de Oliveira | Gabriel Dixini Paiva

100 COMPLICAÇÕES EM MEDICINA INTERVENCIONISTA DA DOR, 1736
Carlos Marcelo de Barros | Mariana Oliveira Ferreira | Bilena Margarita Molina Arteta

ÍNDICE REMISSIVO, 1753

Parte 1

PRINCÍPIOS E FUNDAMENTOS DA MEDICINA DA DOR

Conceitos de Dor Crônica

1

Paulo Renato Barreiros da Fonseca
Leonardo Colares Castelo Branco
Elizabeth Cristina Alves Uhl
Tathiana Rivera Dias

A DOR AO LONGO DA HISTÓRIA E DA FILOSOFIA

Desde o início das civilizações, há registros da preocupação do ser humano em compreender a ocorrência da dor e suas causas e em desenvolver mecanismos para seu controle. Com relação aos povos mais primitivos, a dor era vista como uma punição, por ação de deuses e de maus espíritos. A Medicina, muitas vezes exercida por sacerdotes, baseava-se na realização de preces e de sacrifícios a fim de curar e aliviar a dor e o sofrimento. Com o passar do tempo, o racionalismo e a lógica passaram a basear os estudos da dor, com a observação dos fenômenos na natureza, comparação de achados, estabelecimento de métodos científicos e avanços tecnológicos. Mesmo sendo vivenciada universalmente desde a pré-história, a dor, sobretudo a crônica, continua sendo alvo de grandes preocupações, especialmente pelas elevadas prevalência, subjetividade e complexidade.[1]

Pré-história

Registros de situações que causavam dor, como a morte, a gestação e o parto, por exemplo, foram evidenciados por pinturas rupestres durante a pré-história. Pouco era compreendido sobre como se dava a sensação dolorosa, sendo associada geralmente a punições estabelecidas por deuses ou como oferenda para remissão perante o desagrado a seres supremos. Nessa esfera de superstição, acreditava-se, pois, que a cura para as dores estaria em feitiços, sacrifícios e medicamentos naturais em conformidade com ordens dos deuses. Alguns indivíduos que detinham esse poder sobrenatural de expulsar maus espíritos e maus fluidos eram conhecidos como xamãs, feiticeiros, bruxos ou curandeiros. Realizavam sua ação por meio de imposição de mãos, do toque para conduzir forças com poder de cura, de abertura de ferimentos nos doentes para que os maus fluidos escoassem; e de rituais e sacrifícios, para expulsar maus espíritos. Ademais, era comum o uso de amuletos e de talismãs; e tatuagens para obter perdão dos deuses e ganhar imortalidade também eram feitas. Se, ainda assim, não fosse resolvido o sofrimento causado pela dor, era convocado o chefe da família, que atuava como sacerdote, para exorcizar os maus espíritos causadores da dor e das doenças.[1,2]

No entanto, a baixa expectativa de vida durante a pré-história evitou que os povos antigos sofressem com a maioria das dores enfrentadas nos dias atuais, em especial a dor crônica. Durante a fase da pré-história conhecida como "Idade da Pedra", as trepanações eram utilizadas para tratar dores na cabeça, por povos de diferentes continentes, acreditando que, por meio desses procedimentos, conseguiriam expulsar maus espíritos que habitavam o interior do crânio desses doentes. O uso de ervas com propriedades analgésicas para o combate da dor passou a ser adotado pelos homens pré-históricos depois de observar, por acaso, que seu uso na alimentação gerava analgesia.[2]

Antiguidade

Com a invenção da escrita pelos Sumérios, na Mesopotâmia, a pré-história deu lugar à Antiguidade por volta de 3.500 a.C., estendendo-se até a queda do Império Romano do Ocidente, no ano de 476 d.C. Nesse período da história, nos documentos egípcios, mesopotâmicos, persas e gregos, as doenças e condições dolorosas seriam causadas por ação de maus espíritos e deuses, sendo cada espírito responsável por doenças relacionadas a uma parte do corpo humano e a dor seria uma forma de punição estabelecida por demônios. A cura viria por meio de exorcismos, sacrifícios, orações e crenças na natureza, tendo importância a proximidade geográfica com rios, os quais, acreditava-se, eram capazes de purificar e eliminar forças e substâncias negativas; além do uso de medicações herbais, como ópio, temperos e extratos de plantas como da papoula.[3]

Babilônios e assírios, bem como egípcios, utilizavam-se de massagem, calor e frio e exercícios para tratamento da dor, sendo a cefaleia tratada com trepanações e derrames pleurais com drenagem torácica. Para os antigos egípcios, além dos métodos citados, o alívio da dor viria pela eliminação dos maus espíritos do organismo por meio de vômitos, da micção, de espirros e da transpiração e, além disso, quando a dor era na cabeça, por meio da trepanação.[2]

Na Índia Antiga, hindus e budistas entendiam a dor não apenas como uma sensação, mas como uma experiência emocional. Para Buda, a dor era uma sensação universal consequente à frustração das vontades; e, para os hindus a dor, assim como o prazer, seria experienciada no coração. Os sacerdotes médicos realizavam o tratamento da dor por meio do canto de hinos, da realização de encantamentos, do uso de amuletos, de fumigações nos cômodos das residências dos doentes, além do uso de drogas, unguentos, ervas e alimentos. Cana de açúcar, uva, lúpulo e cannabis eram consumidos pelos doentes e, em seguida, a urina do sacerdote médico era ingerida, ou mesmo a urina de bovinos, após se alimentarem desses alimentos, pois os componentes que aliviariam a dor seriam excretados pela urina. Os indianos também praticavam trepanações para expulsar espíritos ruins que gerariam a dor na cabeça dos doentes.[2]

O significado da dor para a China Antiga foi bastante rico, contando com a prática de acupuntura e do uso curativo de ervas desde aproximadamente 2.600 a.C. Do século XVII ao X a.C., assim como para a maioria das civilizações da época, as doenças eram atribuídas ao sobrenatural. Porém, com o passar dos séculos, o avanço cultural e científico trouxe o humanismo, cujo ápice foi a doutrina moral de Confúcio, com base na virtude. A dor e sofrimento decorreriam da condição humana de sentir, da vulnerabilidade emocional inerente à espécie humana. Acreditava-se que os indivíduos teriam duas energias, o *Yin* e o *Yang*, os quais estariam em equilíbrio e controlariam a energia vital, conhecida como *Chi* ou *Qi*, que circularia pelo organismo humano por meio de uma rede de 12 canais ligados aos órgãos internos. No entanto, o excesso ou a escassez de atividade dessa energia vital pelo organismo resultaria nas doenças e na dor. Esse desequilíbrio poderia ser corrigido pela acupuntura. Além dessa terapia, a massagem, a aplicação de pedras quentes sobre o corpo, exercícios físicos, dietas, efedrina, *ginseng*, ópio e trepanações também foram usados pelos chineses ao longo do tempo para o tratamento da dor e doenças.[1]

A civilização grega, por sua vez, foi a primeira a caracterizar a dor como função sensitiva. No período compreendido entre os séculos XIII e V a.C., ou período arcaico, as doenças eram atribuídas aos deuses e ao sobrenatural como forma de punição e a dor resultava em sofrimento, mas ainda havia dúvidas se a dor era sentida no cérebro ou no coração. A dor era considerada, muitas vezes, e associada a luto, emoção súbita, preocupação e desânimo, mas muitos métodos foram usados na tentativa de tratá-la, como o uso de ervas para cicatrização, ópio para melhora da intensidade da dor e do medo, imposição das mãos e uso de pedras para cauterização de algumas feridas. O filósofo e matemático Pitágoras (566-497 a.C.) incentivou seu discípulo Alemaleon, que era médico, a estudar, por meio de dissecções anatômicas, os órgãos dos sentidos, e chegou-se à conclusão que era o cérebro, e não o coração, o centro tanto das emoções como da razão. No entanto, essa ideia não foi aceita pelos gregos à época, pela oposição de Aristóteles e de Empédocles, os quais responsabilizavam o coração, e não o cérebro, pela percepção das sensações, como dor e prazer.[1,2]

Para Demócrito (460-370 a.C.), responsável pela teoria atômica, a dor seria proveniente da invasão de partículas em estado anormal de agitação no organismo, gerando uma desarmonia atômica. Hipócrates (460-377 a.C.) desenvolveu uma teoria de que havia quatro humores: o sangue, produzido no coração e quente e úmido; a fleuma, gerada no cérebro e fria e úmida; a bílis amarela, produzida no fígado e quente e seca; e a bílis negra, formada do baço e fria e seca. Segundo ele, a dor seria consequência de excesso ou escassez de algum dos humores. O cérebro seria o regulador do calor humano e o centro do pensamento e, possivelmente, das emoções, e a hipnose, exercícios, compressão da artéria carótida e drogas como ópio e mandrágora seriam usados no tratamento da dor. Hipócrates valorizava a escuta ao doente, acreditava que a doença seria um acontecimento natural e que havia dores intratáveis. Apesar da influência espiritual na Medicina, Hipócrates descobriu muitas etiologias não espirituais para o surgimento das doenças, fazendo uso de tratamentos naturais, como calor e frio; de plantas analgésicas, como papoula, mandrágora; e de uma substância que provavelmente seria o ópio.[1,2]

Para Platão (427-347 a.C.), a dor também tinha, além da estimulação periférica, um componente emocional, gerado no coração, centro das sensações. Dor e prazer seriam comuns a todos os seres humanos, e o prazer seria decorrente do alívio da dor. Aristóteles (384-322 a.C.) acreditava que a dor seria sentida pelo coração, centro das atividades vitais e local em que se localizava o espírito. A sensação de dor, para ele, seria causada pela ampliação da sensibilidade para todas as sensações, isto é, visão, audição, tato, gustação e olfato, com maior importância para o tato e, quando em excesso, a dor seria deletéria ao ser humano. Assim como o tato, para Aristóteles, a sensação dolorosa teria origem na carne e seria enviada pelo sangue ao coração, as sensações seriam prazerosas nas proporções adequadas, mas quando em excesso tornavam-se dolorosas. Esse pensamento aristotélico a respeito da dor manteve-se vivo durante muitos séculos, mesmo com os questionamentos e alteração do órgão responsável pelo centro das sensações, que deixou de ser o coração e passou a ser o cérebro.[1,2]

Herofilus (335-280 a.C.) e Erasistratus (310-250 a.C.) avançaram bastante no estudo da anatomia do sistema nervoso, verificando que o ser humano apresentava dois tipos de nervos, um associado aos movimentos e outro às sensações. Posteriormente, outros pensadores descreverem ainda mais detalhadamente o encéfalo, os nervos cranianos e periféricos, sugerindo que o centro das sensações, incluindo a dor, estaria localizado no cérebro. Erasistratus defendia o uso tópico de pedras embebidas em vinagre para tratamento da dor. O uso do ópio teve seu primeiro registro fidedigno, no alívio da condição dolorosa no século III a.C., pelo filósofo Teofrastus. Ademais, o uso de eletroterapia por meio de peixes elétricos também foi usado, em especial para cefaleias e neuralgias.[1,2]

No século I d.C., a República Romana deu lugar ao Império Romano, incorporando novos territórios e resultando em forte influência dos pensadores gregos, em especial da filosofia e da Medicina hipocráticas. Celsus (42 a.C.-37d.C.) organizou o primeiro texto antigo de Medicina, *De Res Medica,* redescoberto e publicado no ano de 1478. Nele, associava a dor ao processo inflamatório, envolvendo hiperemia, calor e edema, mas, apesar de reconhecer os conceitos de dor elaborados pelos filósofos gregos Herofilus e Erasistratus, não fez referência ao encéfalo e nem aos nervos motores e sensitivos no processamento da dor. Celsus, em seus registros médicos, também fez as primeiras referências a medicamentos analgésicos. Plínio (23-79 d.C.) listou a litíase uretral, cefaleias e dores no estômago como os tipos mais graves de dor. Assim como Celsus, Plínio foi considerado grande enciclopedista, com foco no estudo de plantas medicinais e em rica farmacopeia na tentativa de descobrir novas substâncias para o combate à dor e a doenças, formando a base do que, anos mais tarde, seria a terapêutica médica.[1,2]

Em torno de 400 anos, os estudos desenvolvidos por gregos e egípcios foram abandonados pelos romanos, até o aparecimento de Galeno (131-201 d.C), médico e filósofo romano de origem grega. A essência de sua abordagem era anatômica e experimental, fazendo uso de muitos conhecimentos estabelecidos por Hipócrates. Seus trabalhos tornaram-se referência na Idade Média até os tempos modernos, com contribuições importantes na fisiologia e anatomia do sistema nervoso central (SNC) e periférico, adotando a teoria proposta por Erasistratus de diferenciação entre nervos motores e sensitivos. Para Galeno, o cérebro seria o órgão central no processamento das sensações, compreendendo aí a dor, e seria conectado a diversas regiões do corpo humano por meio de muitos nervos.[1,2]

A dor foi associada ao sentido do tato, responsável pela percepção externa da dor, a qual seria importante para alertar e servir como autopreservação do indivíduo por meio da identificação dos órgãos que estariam doentes. Galeno caracterizou, ainda, as qualidades da dor, isto é, se em peso, pulsátil, em tensão ou lancinante, associando a sensação de dormência a lesões nervosas e dor latejante à inflamação. Acreditava que as duas causas para as doenças e dor seriam a desorganização interna das condições pessoais do indivíduo e a agressão externa. Galeno também contribuiu significativamente para a farmacologia, extraindo, de plantas e de substratos minerais e animais, em torno de 900 substâncias para a constituição de medicamentos.[1,2]

Idade Média

A Idade Média estendeu-se de 476, com a queda do Império Romano do Ocidente, até 1453, com a conquista de Constantinopla pelo Império Otomano e teve grande contribuição de concepções desenvolvidas por árabes, gregos e pelo Cristianismo.[1,2]

Para os árabes, os conceitos da cultura greco-romana da Antiguidade formaram a base de seu desenvolvimento científico, tendo contribuído com algumas adições à teoria de Hipócrates e usado, como base para os estudos na Medicina, o modelo de Galeno. Predominava, então, a ideia de Aristóteles segundo a qual o centro da percepção dos sentidos era o coração. Um dos principais médicos da época foi o persa Avicena (980-1037 d.C.), o qual propôs que a sensação de dor ocorreria no cérebro e que a dor seria uma qualidade sensitiva diferente das outras sensações. Apresentou 15 tipos diferentes de dor conforme a variação de alterações nos humores.[1,2]

Os arabistas contribuíram intensamente na formação de volumosa farmacopeia, com uso de substâncias minerais, vegetais e animais, como cânfora, cravo da índia, mirra e sena, normalmente em xaropes e elixires. As técnicas de extração e preparação dos fármacos foram bem-desenvolvidas, com o uso de cristalização, destilação, calcinação, entre outros métodos. Rituais com magia eram bastante empregados na produção de medicamentos. Algumas misturas com substâncias medicamentosas com mel ou açúcar, como a teriaga, foram muito prescritas por árabes como analgésicos. Mandrágora, ópio, hioscina e outras ervas foram muito usadas tanto para o tratamento da dor como para reduzir a sensibilidade durante procedimentos cirúrgicos, os quais, em alguns casos, resultavam na morte dado o reduzido controle que, nessa época, havia sobre os possíveis efeitos. O médico Avicena percebeu que água gelada e neve eram bons analgésicos e que o uso de calor, a realização de exercícios e a massagem, juntamente ao uso de ópio, poderiam aliviar a dor.[1,2]

Entre os séculos VI e X d.C., a Igreja Católica teve grande influência no mundo ocidental, moldando a visão da dor como punição pelos pecados e desobediência às leis divinas. Doença significaria o pecado e a cura viria exclusivamente da graça de Deus. A dor era vista como uma forma de retribuição divina ou um sinal de que o indivíduo foi escolhido, podendo ser recompensado, o que incentivava a indiferença ao sofrimento e práticas de mortificação da carne. Durante a Idade Média, conhecida como "era da superstição", as pessoas confiavam mais na cura pela fé e por milagres do que por medicamentos. O foco estava no bem-estar espiritual em detrimento do alívio da dor.[1,2]

De forma geral, durante a Idade Média, a Medicina esteve ligada às superstições, sob influência religiosa e espiritual. O Cristianismo, o Islamismo e o Judaísmo defendiam que a dor e a doença eram originadas das transgressões às leis divinas e sua cura viria de orações, da fé, da caridade, de peregrinações, de milagres e outras ações de virtude, conforme a vontade divina. Para algumas outras civilizações, por outro lado, predominava a Medicina com base em especiarias, ervas, amuletos, xaropes, banhos, expurgos, água gelada, entre outros métodos curativos.[1,2]

Idade Moderna

A Idade Moderna se inicia em 1453, com a conquista de Constantinopla pelos otomanos e estende-se até a queda da Bastilha, que culminou com o início da Revolução Francesa, em 1789.

O Renascimento, período de retomada da cultura greco-romana, representou o renascer do humanismo, do racionalismo e do antropocentrismo, com a migração de muitos estudantes gregos para a Europa. Fundaram-se diversas universidades e a Medicina humanista valorizou o estudo da natureza, da anatomia, da fisiologia e da metodologia científica, em detrimento das religiões e do misticismo, com novos métodos científicos e avanços na Anatomia e cirurgia. Leonardo da Vinci (1452-1519) estudou bastante a anatomia do SNC. Para ele, o centro das sensações estaria nos ventrículos cerebrais e a sensibilidade dolorosa faria parte do tato. Ambroise Paré (1517-1590) conceituou a dor, a exemplo de Galeno, como uma sensação decorrente de descontinuidade ou de ruptura no tecido. Para ele, a dor e as doenças seriam enviadas por Deus, bem como o tratamento medicamentoso, como forma de remissão de ofensas e pecados. Teve grande importância na história da cirurgia mundial.

Com relação às substâncias usadas na terapêutica da dor, as vegetais deram lugar a novas classes de substâncias químicas, enriquecendo a farmacopeia, especialmente após o descobrimento da América, viabilizando a chegada de novas ervas tanto com caráter curativo como paliativo da sensação dolorosa, a exemplo de folhas de coca, cevada, flores de camomila, chicória silvestre, erva-moura, uso de especiarias, principalmente a canela, fomentações, unguentos, linimentos, sangrias, purgativos, escarificações e vesicantes, proporcionando analgesia. Paré percebeu que, em caso de dores mais intensas, como cólicas, o xarope de papoula era eficaz no respectivo controle. Paracelso, considerado o "pai da Toxicologia" ,descobriu como age o éter, substância que aliviava sofrimentos e dores em animais. Fez uso de soluções de ópio, defendeu a terapia com novas espécies de plantas e também a eletroterapia, exercícios e massagem e salientou o poder de analgesia e de indução do sono do éter.[1,2]

Ainda durante a Idade Moderna, no século XVII, houve o período conhecido como "Revolução Científica", com importante evolução dos métodos científicos e experimentais com a presença de filósofos como René Descartes (1596-1650), Francis Bacon (1561-1626) e Immanuel Kant (1724-1804). O médico e anatomista William Harvey descobriu, em obra publicada em 1628, os mecanismos da circulação sanguínea, inspirando outros anatomistas a dar prosseguimento a sua investigação da Fisiologia humana. Houve avanços nas estatísticas de saúde e de Epidemiologia, com Thomas Sydenham (1624-1689), conhecido como "Hipócrates inglês", dadas suas preocupação com o curso natural de diferentes doenças e observação médica rigorosa. Descreveu detalhadamente algumas condições patológicas como sarampo, gota, escarlatina, entre outras doenças. Sydenham foi o criador do láudano, uma mistura de ópio com álcool para alívio da dor. Estudioso de processos inflamatórios, Sydenham defendia que a inflamação, considerada uma dor quente, deveria, por sua vez, ser tratada com o frio.[1,2]

A ideia aristotélica de que o coração era o responsável pela sensibilidade manteve-se no século XVII, concomitantemente à hipótese de que seria o cérebro o centro da percepção sensitiva. René Descartes, apropriando-se de conceitos de Galeno, defendeu que o sistema nervoso periférico transmitiria informações sensitivas do exterior, ou seja, do meio ambiente, para o cérebro, o qual processaria tanto sensações como movimentos. Para Descartes, o corpo funcionaria como uma máquina e a dor, paralelamente, seria uma experiência mecânica e física, diferentemente das concepções religiosas de misticismo. Para ele, a dor seria um tipo particular de sensação que se caracterizava por perturbações nas vias nervosas, as quais iriam para o cérebro, ponto de convergência de todas as sensações. Seus estudos priorizaram a glândula pineal, na qual se encontraria a alma humana, o que estimulou novos estudos sobre o local das diferentes funções cerebrais.[1,2]

Descartes acreditava que a dor seria a percepção de estímulos sobre o corpo, vindos do meio exterior ou interior pela alma. Nessa captação do exterior, a dor seria relacionada ao sentido do tato, um dos cinco sentidos externos, ao passo que as sensações vindas do interior, incluiriam os sentimentos e apetites orgânicos, como sede e fome. No entanto, o modelo cartesiano não determinou um centro para as sensações específicas como a dor e tratou-se de modelo de difícil aplicação prática. De forma geral, ainda que tenham ocorrido muitas contribuições para os conhecimentos sobre o universo, Biologia e Física, o tratamento da dor não se beneficiou desse progresso. Os médicos da época relutavam em aceitar os avanços no conhecimento científico, mostrando-se conservadores. Mantiveram-se as sangrias, os exercícios, alterações dietéticas, uso de plantas e substâncias químicas e minerais como forma de tratamento de doenças. O láudano, o ópio, suco de papoula, mandrágora, pedra embebida em vinagre e compressão da artéria carótida também foram os métodos para analgesia mais usados na época. A anatomia e a Fisiologia desenvolveram-se mais do que a cirurgia, pelas limitações da anestesia e pelo mau controle de infecções.[1,2]

O século XVIII, em especial durante o Iluminismo, foi um ponto de inflexão nos estudos da dor, pelos importantes avanços na Fisiologia, Química e Física, passando de um tratamento empírico a um tratamento com embasamento científico O médico e químico alemão Friedrich Hoffmann (1660-1742) propôs que a dor decorreria de uma mudança na relação entre a circulação sanguínea e o sistema nervoso, os quais seriam conectados, interagindo um com o outro e, a depender dessa comunicação, decorreriam as doenças. O animismo, teoria desenvolvida pelo médico Georg Stahl (1660-1734), partia do pressuposto de que a vida é atividade da *anima* ou alma, e as doenças viriam de um direcionamento deletério da alma. Assim, eles acrescentaram à dor uma teoria psicológica, em que a dor do corpo significaria que a alma estaria em sofrimento.[1,2]

Boissier de Sauvages (1706-1767), médico francês crítico da teoria mecanicista cartesiana, adotou a teoria animista de Stahl, para explicar a dor em pacientes histéricos, defendendo que a dor nesses indivíduos seria um processo de somatização, não de alterações orgânicas do sistema nervoso, mas do sofrimento mental, corroborando uma visão mais holística do ser humano, da relação entre corpo e alma. Pierre-Jean-Georges Cabanis (1757-1808) e Xavier Bichat (1771-1802), médicos franceses, contribuíram para uma visão holística e multidisciplinar da dor, relacionando-a ao sistema nervoso e à sensibilidade. Bichat inclusive, ao observar diferenças entre a sensibilidade dolorosa nos nervos cranianos e no sistema de gânglios nervosos, concluiu que a dor visceral, dor que afetava os órgãos internos, diferia do que, mais tarde, ficou conhecido como "dor neuropática". Jean-Baptiste Bordeu (1722-1776) defendeu que cada parte do corpo apresentaria sensibilidade e contribuiria para a sensibilidade global do indivíduo.[1,2]

Para William Cullen e Philippe Pinel, a dor não era apenas um fenômeno físico, mas envolvia também fatores emocionais e psicológicos, sendo um sintoma praticamente universal em todas as patologias, não havendo, portanto, vantagem em classificá-la. No entanto, ao longo do tempo, com base na dor como um sintoma de uma doença que afeta uma determinada área ou órgão, a dor passou a ser classificada em tipos e intensidade. Mais para o final do século XVIII, era vista como uma percepção desagradável da nossa alma, com reconhecimento de que havia inervação sensitiva capaz de captar informações, um meio de transmiti-las dos tecidos ao cérebro e de que havia um *sensorium commune*, ou órgão comum dos sentidos, localizado no cérebro.[1,2]

Os principais textos médicos que embasaram o conhecimento durante o século XVIII apresentavam os estudos de Aristóteles e de Hipócrates. Com relação ao tratamento da dor, poucos avanços foram feitos, mantendo-se o uso de evacuação, por meio de sangrias e purgantes, uso de medicamentos naturais do grupo dos anódinos, o ópio como sedativo e também estimulante seguro, na forma de tintura, como o láudano, de Sydenham, e xarope de papoula branca, que era muito usado para tosse. Foram utilizados métodos que causavam dor, para o tratamento da própria dor, como flagelação, fricção e cautério, na geração de lesões benéficas. A dor quente da inflamação era tratada com o oposto, o frio.[1,2]

Segundo Bordeu, a transformação da dor crônica em dor aguda geraria uma crise que libertaria o paciente da dor crônica, pois haveria um desvio de um centro de sensibilidade excessiva, para órgãos com menor importância, com maior resistência e mais acessíveis a procedimentos médicos com o uso de substâncias vesicantes. Assim, introduzia-se uma dor artificialmente em uma região, por meio de substâncias que geravam bolhas ou necrose tecidual, de forma a contrabalançar alterações que geraram a extrema sensibilidade do corpo, isto é, a dor crônica. Desenvolveram-se cirurgias para tratamento da dor, como Paré, que propôs o tratamento da neuralgia pós-herpética com secção nervosa e Jorge Marechal (1658-1736) que seccionou ramos do nervo trigêmeo para o tratamento da neuralgia do trigêmeo.[1,2]

Idade Contemporânea

A Idade Contemporânea se inicia em 1789, com a Revolução Francesa, e estende-se até os dias atuais.

No século XIX, houve muitos avanços na compreensão da anatomia, fisiologia e histologia do sistema nervoso que demonstraram parte importante de sua complexidade, como a diferenciação entre raízes nervosas ventrais, ou motoras, e as dorsais, com função sensitiva, além da descoberta de diversas funções de diferentes topografias encefálicas. Charles Bell (1774-1842), neurocirurgião e anatomista, estudou a anatomia dos nervos e a relação entre as lesões nervosas e a dor, contribuindo para o entendimento da dor sensorial. Charles Mayo (1865-1939), um dos maiores cirurgiões americanos, demonstrou que a sensibilidade da face era realizada pelo nervo trigêmeo. Jean-Baptiste Dastre e Jean-Pierre Morat (1846-1920) foram médicos franceses que buscaram compreender o sistema nervoso autônomo, assim como o fisiologista britânico John Langley, que o dividiu em simpático e parassimpático. Olof Lennander (1876-1939) acreditava que a insensibilidade das vísceras era total, considerando que a dor visceral resultava da irritação dos envoltórios serosos ou da musculatura parietal inervada pelos nervos espinhais.[1,2]

Por outro lado, Ronald Ross (1857-1932) compreendeu que certas dores eram provenientes das vísceras e, que por meio de raízes nervosas sensitivas, seriam transmitidas ao SNC. Muitos estudos sobre o tato e a dor foram desenvolvidos, além de como se davam suas relações com lesões em diferentes partes da medula espinhal e as modificações geradas no organismo desencadeadas por processos dolorosos e alterações emocionais, como ritmo e frequência cardíaca, temperatura, sudorese e palidez. Foi observado, por diversos estudiosos, que a dor pode ter múltiplas origens e não tem uma estrutura específica de processamento, mantendo-se distinta dos cinco sentidos tradicionais. A identificação de pontos dolorosos na pele e a especialização das vias nervosas periféricas para a sensibilidade cutânea ajudaram a reconhecer a dor como uma qualidade específica de sensibilidade, semelhante ao calor e ao frio.[1,2]

A teoria de especificidade estudada por Johannes Peter Muller (1801-1858) e Maximilian Von Frey identificou a dor como uma sensibilidade desvinculada de todos os sentidos, inclusive do tato, como também defendiam Descartes, Galeno e Avicena anteriormente. Dessa forma, diferentes estímulos sensoriais ativam diferentes trajetórias neurais e, com isso, as percepções são únicas. Por outro lado, a teoria da intensidade de estímulos, defendida por Richard Goldscheider (1858-1933), sustenta que a dor é percebida não apenas pela ativação de receptores específicos, mas também pela interpretação do padrão de estímulos que atinge as fibras nervosas. De acordo com essa teoria, a percepção de um estímulo depende de sua intensidade. Assim, diferentes tipos de incitações (como pressão, temperatura e intensidade) ativam fibras nervosas de maneiras específicas, gerando padrões de atividade neural que o cérebro interpreta como dor. Haveria integração sensorial e do contexto na percepção da dor, em que a intensidade dos estímulos, e não a ativação de estruturas sensitivas, é que geraria o processo doloroso.[1,2]

Para Goldscheider, os nervos responsáveis pelo tato seriam os responsáveis pelo processamento da sensação de prurido, por meio de estímulo mecânico em uma intensidade fraca, da sensação tátil conforme houvesse estimulação de média intensidade e sensação dolorosa com estímulos intensos. Assim, a distinção entre as sensações não adviria da ação de distintos receptores, mas de bifurcação de feixes nervosos por diferentes trajetos para o SNC. A exacerbação da dor, para ele, seria decorrente da acumulação de estímulos. A intensidade e a somação central de estímulos sensitivos seriam importantes determinantes na geração da dor. Há, ainda, a teoria afetiva da dor, defendida por psicólogos e filósofos que compreendem a dor não apenas como uma resposta física a lesões, mas como uma manifestação subjetiva e emocional, aproximando-se do conceito mais atual. Logo, componentes emocionais e sensoriais interagem de forma complexa, em que estados ansiosos e de medo, por exemplo, podem ampliar ou reduzir a intensidade da percepção da dor.[1,2]

Os avanços na anatomia patológica, histologia, investigação clínica e descoberta dos raios X, em 1895, por Wilhelm Roentgen, favoreceram as investigações de diagnósticos e prognósticos de diversas patologias. A análise do padrão de dor do paciente, sintoma comum a muitas doenças, também contribuiu para diagnósticos específicos, como cólicas renais e gota. Houve avanços na compreensão das neuralgias, com a importante contribuição do médico Augustin Valleix (1800-1879) na sistematização do conceito de neuralgia, a qual já era conhecida e definida como uma dor lancinante em qualidade de pontada, podendo ser acompanhada de parestesia ou torpor na região de distribuição desse nervo e que, quando este era seccionado, a dor melhorava transitoriamente, ainda que não houvesse como evitar as recorrências que podiam vir, inclusive, em maior intensidade de dor.[1,4]

Avanços na Química e na Fisiologia proporcionaram ampliação do número de fármacos. No entanto, os regimes dietéticos, a realização de exercícios, massagens, sangrias, diaforese, fumigações, escarificações, entre outros tratamentos, continuaram sendo implementados. Técnicas de extração de componentes ativos de produtos naturais, como dos alcaloides do ópio, também foram desenvolvidas, expandindo a farmacopeia disponível. Os primeiros medicamentos analgésicos purificados utilizados foram alcaloides e antipiréticos, como a acetanilida, nomeada "antifebrina", e o acetaminofeno. Percebeu-se que o uso de salicilato de sódio melhorava quadros de reumatismo articular e que a colchicina, extraída do açafrão-do-prado, convalescia quadros de gota, se administrada no início dos sintomas. A morfina, a codeína e a papaverina foram extraídas do ópio. Outros opiáceos, vegetais como a mandrágora e hioscíamo e o álcool foram utilizados também. O brometo foi o primeiro medicamento sedativo e hipnótico descoberto, mas outras substâncias também foram administradas para esses fins, como hidrato de cloral, sulfonal e paranaldeído.[1,4]

Paré desenvolveu, em fins do século XIX, a analgesia endovenosa, após o desenvolvimento de seringas e agulhas para injeção. Também com o desenvolvimento da Física e a indução da corrente elétrica, por Michael Faraday, diversas terapias para dor, como eletroterapia para ciática, neuralgias e dores reumáticas, termoterapia e mecanoterapia, foram estabelecidas.[1,4]

O mesmerismo, também conhecido como "magnetismo animal", foi uma teoria desenvolvida por Franz Anton Mesmer (1734-1815) a qual propunha que um campo magnético equilibraria os fluidos orgânicos, sendo a base para o desenvolvimento da hipnose no século XIX, que também foi usada no controle da dor, mas se mostrou controversa. Em paralelo, no final do século XIX, foram desenvolvidos métodos psicoterapêuticos com Sigmund Freud (1856-1939), Joseph Breuer (1842-1925), Carl Jung (1875-1961) e Alfred Adler (1870-1937).[1,4]

Relativamente às cirurgias, o melhor controle das infecções e os avanços na anestesia favoreceram a prática cirúrgica, com uso de diversos agentes analgésicos já usados na terapêutica contra a dor, além da inalação de dióxido de carbono e da experimentação anestésica de substâncias como éter e clorofórmio, descobertos durante o século XIX em cirurgias odontológicas. Desenvolveu-se a técnica de compressão nervosa para analgesia, e o uso de cocaína, isolada das folhas de coca por, Heinrich Niemman (1834-1900), no final do século XIX, se mostrou eficaz para anestesia da pele após injeção subcutânea dessa substância, sendo usada como anestésico local em cirurgias. William Halsted (1852-1922) fez uso da cocaína em procedimentos de bloqueios nervosos, inaugurando a prática de anestesia por meio de bloqueios nervosos. Por seu caráter tóxico e aditivo, métodos alternativos como o uso de cloreto de etila foram introduzidos. Coube ao médico anestesista Arthur Holmes (1866-1933) o termo "anestesia" como a perda de sensibilidade e "anestésico" para as drogas utilizadas para esse fim. Por fim, no que diz respeito às cirurgias para tratamento de neuralgias, poucos avanços foram obtidos durante o século XIX, com as tentativas, por exemplo, de secção do nervo facial, neurotomia do nervo dentário inferior e rizotomia do nervo trigêmeo.[1,4]

No século XX, o aprimoramento da eletrofisiologia, de pesquisas laboratoriais e de métodos radiológicos e de diagnóstico por imagem permitiu o avanço nos estudos sobre os neurotransmissores, comunicação neuronal, condução de impulsos nervosos, reflexos, potenciais de ação, retroalimentação de sistemas neuronais e genética com numerosas contribuições para a neurofisiologia. William Dickinson (1832-1912) e Henry Dale (1875-1968) descobriram, mediante seus estudos, a acetilcolina, em que Dickinson, ao estudar o nervo vago, suspeitou que liberava uma substância semelhante à muscarina. Dale também constatou a presença da molécula de histamina, liberada após traumatismos pelas células tegumentares. Prostaglandinas, serotonina, ácido alfa-aminobutírico, substância P, tromboxano, prostaciclina e leucotrieno também foram substâncias descobertas e estudadas durante o século XX. Walter Cannon (1871-1945) descobriu a chamada "simpatina", substância liberada por meio de estimulação do sistema nervoso simpático, com ação análoga à adrenalina, provocando aumento de pressão arterial e de frequência cardíaca.[1,2,4]

Até a década de 1960, em consequência de maior interesse na anatomia e neurofisiologia da dor como uma experiência puramente sensitiva, poucas pesquisas sobre a dor neuropática e dor crônica foram desenvolvidas, pois o foco era a investigação da dor aguda, ficando os fatores emocionais e psíquicos em segundo plano. Coube a Paul Spiller (1863-1940) a demonstração de que haveria tratos na medula espinhal responsáveis pela transmissão de dor e de temperatura e seus estudos foram imprescindíveis para o desenvolvimento da cordotomia. Cannon trouxe à tona a complexidade dos aspectos emocionais, psíquicos e sensitivos relacionados à sensação de dor. Em seus estudos sobre a adrenalina, conseguiu associar o aumento da secreção desse hormônio em situações de emergência como uma antecipação de luta pela sobrevivência para vencer as agressões externas, exercendo um processo adaptativo. Também até 1960, as teorias da especificidade e a de intensidade de estímulos apresentavam muitos adeptos. John Livingston (1916-2005) demonstrou essa última teoria, com o fenômeno da somação central sendo determinante para a dor. O autor propôs que os estímulos de uma lesão nervosa ou tecidual seriam transportados a interneurônios da medula espinhal, estimulando circuitos reverberantes autoalimentadores. Uma atividade prolongada e anormal mobilizaria neurônios de transmissão, os quais se projetariam da medula para o cérebro causando dor.

Os debates acerca das teorias propostas sobre dor permaneceram, mas em meados do século XX, a teoria da especificidade predominou. Henry Head (1861-1942) teve importante contribuição na diferenciação entre dor e desconforto e na afirmação da dor como uma sensação cuja magnitude variava conforme a intensidade do estímulo gerado. O desconforto seria um sentimento que viria conforme as sensações, não necessariamente de cunho doloroso. Head e Gordon Holmes (1859-1936) publicaram um estudo propondo que o tálamo seria o cerne da percepção da dor, e o neocortex seria o centro da percepção discriminativa, responsável por modular as respostas geradas pelo tálamo em relação aos estímulos nociceptivos.

Herman Noordenbos (1920-2000), muito conhecido por suas contribuições no estudo da dor crônica e respectiva terapêutica, defendeu a teoria da interação sensitiva com base na existência de dois sistemas de transmissão da dor e de outras formas de sensibilidade, um composto por fibras amielinizadas e mielinizadas finas e o de rápida velocidade de condução, envolvendo fibras grossas. As fibras finas teriam velocidade de condução lenta das aferências somáticas e viscerais até os neurônios medulares, e a somação dos potenciais de ação proporcionaria modelos de atividade neural, que, ao alcançarem o cérebro, produziriam a sensação de dor. Por sua vez, a fibras nervosas de condução rápida inibiriam a propagação de impulsos das fibras finas, impedindo a somação das aferências de cunho doloroso no SNC.

Em 1965, Ronald Melzack (1929-2022) e Patrick Wall (1925-2001) propuseram a teoria da comporta que já havia sido desenvolvida por Otfrid Foester (1873-1943) décadas antes. Essa teoria propõe que a qualidade, bem como a quantidade de dor percebida, seria estabelecida por questões psicológicas e fisiológicas, conseguindo fornecer maior complexidade à compreensão da dor. Sugere, ainda, que há "portas" na medula espinhal que podem controlar a passagem de informação de fibras aferentes primárias para a medula, permitindo ou não, por meio desse mecanismo modulatório, que os sinais de dor sejam transmitidos ao SNC, o que dependeria da interação de diversos fatores fisiológicos, psicológicos e emocionais.[1,2]

O aprimoramento da anatomia patológica, das técnicas de imuno-histoquímica e da eletrofisiologia, com o eletroencefalograma, em 1926, e os métodos de imagem, com a ressonância magnética, em 1977, e a tomografia computadorizada, em 1975, trouxeram benefícios para a uma melhor precisão diagnóstica. Apesar dos progressos na Genética, Biologia molecular, Anatomia e Fisiologia, a avaliação e o tratamento da dor ainda eram bastante discutíveis e pouco precisos.[1,2]

Durante o século XX, muitos métodos para o tratamento da dor foram elaborados com a síntese de novos medicamentos analgésicos, anestésicos e terapias adjuvantes, sejam elas medicamentosas, físicas ou psicoterápicas, além de estratégias de reabilitação. Novos medicamentos passaram a ser empregados na terapia contra neuralgias, como o arsênio, ácido ósmico, ópio, atropina, protamina, iodo, brometo de potássio, histamina, ergotamina, papaverina, ácido clorídrico e vitaminas A e do complexo B. A indometacina passou a ser usada na década de 1960 para o tratamento de artrite reumatoide e os corticosteroides, como prednisolona, hidrocortisona, betametasona, dexametasona, entre outros fármacos, foram produzidos a partir da segunda metade do século XX. Na década de 1970, foram produzidos os primeiros anti-inflamatórios não esteroidais, os quais foram bastante prescritos. Novos agentes opioides foram sintetizados, como a oxicodona, a fentanila, o cloridrato de tramadol, cloridrato de buprenorfina, a naltrexona, entre outros analgésicos opioides. A fenitoína e a carbamazepina passaram a ser usadas no tratamento da neuralgia do trigêmeo e atualmente têm sido amplamente usadas na terapêutica da dor neuropática. Em torno da década de 1980, percebeu-se que os antidepressivos tricíclicos (ADTs) e os inibidores seletivos da recaptação da serotonina e da noradrenalina apresentavam atividade analgésica também. A clonidina e o propranolol passaram a ser utilizados tanto na profilaxia de enxaqueca como no tratamento da síndrome complexa de dor regional. Triptanos e bloqueadores dos canais de cálcio têm sido usados no tratamento e na profilaxia de migrânea.[1,2]

Com relação à saúde mental, o eletrochoque, o choque insulínico e as convulsões estimuladas por fármacos foram usados para controle de esquizofrenia e depressão, especialmente a partir da década de 1930. Diversos métodos psicoterápicos foram desenvolvidos na segunda metade do século XX. No tratamento da dor, a psicoterapia foi empregada desde o início do século passado, as técnicas de relaxamento e as cognitivo-comportamentais tiveram seu uso ampliado a partir da década de 1970, quando o médico John Fordyce (1923-2011) teve importante papel na disseminação da interdisciplinaridade da Psicologia, Neurologia e Farmacologia para obtenção de melhores resultados no tratamento da dor. A descoberta, pelo casal Marie e Pierre Curie, do elemento rádio e o desenvolvimento da radioterapia e de aceleradores lineares foram fundamentais para o tratamento de pacientes oncológicos e de outras mazelas dolorosas tanto agudas como crônicas a partir da década de 1940.[1,2]

Ganhou grande impulso também o desenvolvimento da anestesia regional ao longo do século XX, com técnicas de injeção de anestésicos locais próximos a nervos e plexos nervosos e no espaço epidural ou subaracnóideo, tanto com fins diagnósticos como terapêuticos. A procaína, anestésico muito usado em bloqueios anestésicos, foi descoberta em 1905. Diversos fármacos neurolíticos foram usados no tratamento da dor ao serem injetados em ramos nervosos. Friedrich Schloesser (1864-1943) realizou neurólise trigeminal, em 1903, por meio de punção no forame oval por via transoral. A classe dos barbitúricos também foi introduzida ao longo do início do século XX, com o veronal, barbital, fenobarbital e tiopental. O curare, substância usada inicialmente por tribos indígenas na América do Sul como veneno, passou a ser usado como bloqueador muscular a partir da década de 1940 durante procedimentos anestésicos. O uso do halotano, a partir de 1956, trouxe avanços na anestesia inalatória.[1,2]

Com base na teoria da especificidade da dor, diversas intervenções neurocirúrgicas visando a interrupção de vias nervosas foram descritas desde o início do século XX, como neurotomias, rizotomias, simpatectomias, cordotomias, tratotomias, talamotomias e procedimentos psiquiátricos. A partir da década de 1970, a técnica da lesão por meio de radiofrequência passou a ser usada nesses procedimentos neurocirúrgicos para o tratamento da dor. Também a partir dessa década, a melhoria dos processos de hemostasia, o uso de *laser*, a criocoagulação e a eletrocoagulação, a radiofrequência e a radiocirurgia e o desenvolvimento de intervenções endovasculares, da eletrofisiologia cirúrgica e da estereotaxia proporcionaram maiores eficácia e segurança para as neurocirurgias funcionais antálgicas na atualidade, especialmente a partir da década de 1990.[1,2]

A partir da década de 1950 e, especialmente a partir dos anos 1970, a dor analisada de maneira interdisciplinar ganhou maior visibilidade com a adoção do modelo biopsicossocial para a melhor compreensão de saúde e doença. Essa nova abordagem, introduzida pelo psiquiatra George Engel (1913-1999), foi crucial para uma análise holística do paciente, englobando aspectos biológicos, psicológicos e sociais, com tratamento personalizado e contribuindo para melhores resultados de saúde e de qualidade de vida do paciente. Mais do que analisar a nocicepção, a partir desse contexto, passou-se a estudar a neurofisiologia e neuroanatomia e os aspectos psicológicos da dor, passando-se a avaliar o doente em suas particularidades e o impacto clínico e comportamental da sintomatologia dolorosa para aquele doente. Em 1985, a Organização Mundial de Saúde (OMS) estabeleceu a escada analgésica para orientar o tratamento farmacológico, conforme níveis de intensidade de dor. A partir da década de 1990, os estudos da Medicina paliativa expandiram-se e, nos anos 2000, houve reconhecimento global de sua importância, com sua integração em diversos sistemas de Saúde. A fundação, em 1974, da Associação Internacional para o Estudo da Dor (IASP, do inglês International Association for the Study of Pain) e, em 1984, da Sociedade Brasileira para Estudo da Dor (SBED) corroboram maior preocupação com os desafios da alta prevalência, dos elevados gastos em Saúde e da perda significativa de qualidade de vida para os pacientes que tivessem dor crônica.[1,2]

O século XXI, não diferente do século anterior, é marcado por significativos avanços na compreensão, no manejo, no tratamento e na abordagem dessa condição complexa que é a dor, especialmente a crônica. O progresso nas pesquisas, em especial na neurobiologia da dor, no desenvolvimento de novas terapias tecnológicas, com a neuromodulação, a eletroestimulação e a elaboração de dispositivos implantáveis para o controle da dor, tem ajudado muitos pacientes a desfrutar de melhor qualidade de vida. Relativamente aos novos dispositivos implantáveis, as bombas de infusão no espaço epidural ou intratecal, os estimuladores de medula espinhal, os dispositivos de radiofrequência, de estimulação cerebral profunda e de neuroestimulação periférica estão sendo empregados especialmente em pacientes refratários a tratamentos convencionais e, a cada dia, essa tecnologia avança para que mais pacientes com dor crônica possam usufruir de seus benefícios.[1,2] Por fim, a filósofa e escritora Lúcia Helena Galvão, referência no estudo da dor crônica e em seus aspectos psicossociais, aborda com bastante propriedade, em suas palestras e livros, o enfrentamento e a superação da dor na atualidade, levando em consideração as causas emocionais e psicológicas da dor. Ela auxilia pacientes a aprender a lidar melhor com a dor de maneira saudável e eficaz, transformando-a em crescimento pessoal. É preciso analisar a raiz dos problemas e, por isso, é tão importante uma abordagem holística da dor para, de fato, sermos resolutivos com ela, sem que retorne. A dor vai muito além da dor física, ela envolve nosso emocional, psicológico e nossa mente, e não é preciso que nos acostumemos com ela.

Ainda que os avanços na compreensão da dor ao longo dos séculos tenham contribuído para seu alívio, há ainda inúmeras barreiras a serem vencidas. A difícil conceituação dessa sensação tão complexa, sua subjetividade e a formação inadequada de profissionais, que lidam, muitas vezes, de forma fragmentada com o paciente com dor, trazem inúmeras limitações à terapêutica e ao prognóstico. Na maior parte das vezes, os casos de maior complexidade e de crescente prevalência são os de dor crônica, e é imprescindível que o paciente seja avaliado de maneira humanizada e com tratamento multiprofissional e integrativo.

CONCEITO DA DOR CRÔNICA: UM DESDOBRAMENTO DOS AVANÇOS NA COMPREENSÃO DA DOR AO LONGO DO TEMPO

A primeira definição de dor adotada pela IASP se deu no ano de 1979 e a caracterizava como "uma experiência sensitiva e emocional desagradável associada a uma lesão tecidual real ou potencial, ou descrita nos termos de tal lesão". Essa conceituação teve ampla aceitação e foi utilizada por organizações profissionais internacionalmente, sendo incorporada inclusive pela OMS.

Com os avanços nos estudos da dor, trazendo uma abordagem mais holística e valorizando sua complexidade, a caracterização dicotômica da dor em nociceptiva e neuropática deu lugar a uma análise mais abrangente que incluísse outras condições dolorosas não abordadas até o momento. No ano de 2016, acrescentou-se, então, a dor nociplástica, uma alteração da nocicepção, sem causas que a justifiquem.[5]

A dificuldade da conceituação da dor crônica, tendo em vista suas complexidade e subjetividade, resultou no adiamento de sua inclusão, na Classificação Internacional de Doenças (CID), para o ano de 2019, por uma demanda conjunta da IASP e da OMS. Atualmente, a dor está incluída em sete subcategorias na CID-11, sendo uma para dor primária e seis referentes à dor secundária.[5]

Tendo em vista os avanços contínuos no entendimento sobre a dor e seus mecanismos, profissionais que atuam com a dor propuseram uma reavaliação do conceito de dor. Após inúmeros estudos por profissionais renomados em ciência clínica relacionada à dor, em 2020 foi estabelecida uma definição revisada de dor que a conceitua como "uma experiência sensitiva e emocional desagradável associada, ou semelhante àquela associada, a uma lesão tecidual real ou potencial". Essa descrição inclui as mais variadas experiências de dor, suas multiplicidade e complexidade, sendo aplicável tanto para dor aguda como para a dor crônica e definida segundo a perspectiva da pessoa que sente a dor.[5]

Há seis notas explicativas que complementam a definição de 2020:[6]

1. A dor é sempre uma experiência pessoal influenciada, em graus variáveis, por fatores biológicos, psicológicos e sociais.
2. Dor e nocicepção são fenômenos diferentes. A dor não pode ser determinada exclusivamente pela atividade dos neurônios sensitivos.
3. Por meio de suas experiências de vida, as pessoas aprendem o conceito de dor.
4. O relato de uma pessoa sobre uma experiência de dor deve ser respeitado.
5. Embora a dor geralmente cumpra um papel adaptativo, ela pode ter efeitos adversos na função e no bem-estar social e psicológico.
6. A descrição verbal é apenas um dos vários comportamentos para expressar a dor; a incapacidade de comunicação não invalida a possibilidade de um ser humano ou um animal sentir dor.

Após as notas explicativas, é apresentada a etimologia da palavra dor:[6]

1. Do inglês médio, do anglo-francês *peine* (dor, sofrimento).
2. Do latim *poena* (pena, punição) e;
3. Do grego *poin-e* (pagamento, pena, recompensa).

Essa definição revisada e atualizada de dor está em consonância com os esforços atuais da IASP que busca reavaliar constantemente a conceituação da dor, conforme as atualizações no entendimento da dor, para uma compreensão atual, uniforme, e que sirva de alicerce para pesquisas e atuação de políticas públicas, melhorando a assistência à Saúde.

A classificação da dor em relação a sua duração reflete a complexidade da sua conceituação, visto que pode ser aguda, enquanto persiste o fator causal, ou crônica, usualmente com duração por mais de 3 meses, ou independente do tempo de duração, qualquer dor que persista após a resolução de seu fator causal poderá ser considerada crônica. Quando a dor crônica é grande causa de sofrimento, como relatam os pacientes na fibromialgia e dor lombar inespecífica, por exemplo, pode ser considerada "dor primária crônica" e, até então, a ausência de parâmetros institucionais e governamentais impedia sua inclusão na Classificação Internacional de Doenças (CID), não sendo consideradas doença e, por conseguinte, não elegíveis para a implementação de ações em Saúde. Até que na nova CID 11, em vigor desde 2022, foram, então, incluídas como doença, mudando sua avaliação no contexto institucional. Em outros casos, a dor pode ser secundária a uma causa básica, por exemplo na dor secundária ao câncer, na dor musculoesquelética secundária, na dor visceral ou na dor neuropática.[7]

A OMS estima que 20% dos indivíduos em todo o mundo vivem com algum grau de dor crônica. Somente nos Estados Unidos, a dor é referida como o motivo mais frequente de procura ao sistema de Saúde com aproximadamente 50 milhões de americanos referindo ter dor crônica. Entre esses pacientes, 17 milhões relatam dor crônica severa e incapacitante, com prejuízo significativo para sua vida pessoal e produtividade. Em adultos mais velhos, a dor crônica pode chegar a 40% ou mais em prevalência.[8]

No Brasil, aproximadamente 45% da população sofre de dor crônica, sendo as mulheres as mais acometidas. A dor lombar é considerada a localização mais frequente, seguida de dores nos membros inferiores, na cabeça e nas articulações.[9]

É importante mencionar que, por tamanha complexidade e avanços nos últimos anos, há, ainda, questionamentos atuais quanto à conceituação de dor e sua abordagem terapêutica, sendo, portanto, provável que as atualizações na conceituação da dor continuem conforme o progresso e o entendimento avancem com o tempo. Por fim, ressalta-se que a dor crônica não é um sintoma, como normalmente o é a dor aguda. A dor crônica é uma doença. O sintoma caracterizado pela dor aguda, quando se cronifica, deixa de ser um sintoma e torna-se uma doença complexa, multifacetada e, por isso, demanda um tratamento multiprofissional.

TRATAMENTOS PARA A DOR CRÔNICA

Há diversos tratamentos quando se pensa sobre a abordagem da dor crônica, os quais envolvem normalmente a associação de mais de um tipo de tratamento, seja ele farmacológico, não farmacológico, psicológico até terapias intervencionistas e cirúrgicas. Desde a década de 1950, esse tratamento vem sendo implementado de maneira interdisciplinar, com base no modelo biopsicossocial. Foram definidas, desde então, a neurofisiologia, a neuroanatomia, aspectos psicológicos e as modalidades terapêuticas para a dor. A associação da reabilitação física com a mental, muitas vezes, se torna necessária.[1]

Com relação à terapêutica não farmacológica, podemos citar a importância de uma abordagem interdisciplinar composta por diferentes profissionais como médicos clínicos, oncologistas, psicólogos, assistentes sociais, nutricionistas e outros que trarão técnica e ciência ao cuidado da dor. Entre as opções de procedimentos, podemos citar o tratamento por ondas de choque, acupuntura, bloqueios miofasciais, espinhais, paravertebrais, do plexo lombossacral, bloqueio do sistema nervoso autônomo simpático, bloqueios articulares guiados por ultrassom.[2]

É relevante considerar, em crianças e adolescentes com dor crônica, a implementação de medidas que busquem alívio da dor e viabilização para os procedimentos indicados, deixando-os mais seguros e com menos medo, a exemplo de: técnicas de relaxamento e massagem; música; estimulação nervosa elétrica transcutânea (TENS); hipnose; e outras.[2]

A reabilitação social permite que os pacientes sejam compreendidos de forma ampla e multidimensional e sua percepção quanto a sua limitação física seja abordada e cuidada por diferentes profissionais.

Cabe ressaltar a indicação de procedimentos cirúrgicos minimamente invasivos, como bloqueio de nervos e neuroablação, quando os tratamentos não farmacológicos e a associação de fármacos não obtiverem sucesso. Entende-se por bloqueio o uso de medicações anestésicas e anti-inflamatórias nos nervos acometidos, enquanto a ablação envolve a destruição do nervo acometido, por meio de uso de calor, de frio ou de substâncias químicas como o fenol, interrompendo os sinais de dor. A duração do bloqueio vai depender do tempo de ação da substância farmacológica utilizada, enquanto o tempo de ação da ablação, por envolver alterações estruturais no sistema nervoso, é mais prolongado que o do bloqueio.

Relativamente às faixas etárias, a dor crônica nos idosos merece atenção especial por representar uma das queixas mais comuns em indivíduos acima dos 65 anos, estando intimamente relacionada à depressão, à ansiedade e a quedas. Há necessidade de se planejar políticas públicas que contemplem uma assistência multiprofissional e gerenciamento de custos por observarmos grande impacto econômico na gestão desse cuidado, tendo em vista o aumento crescente da expectativa de vida mundial. Ressalta-se que, na União Europeia, até o ano de 2035, estima-se que um quarto da população terá 65 anos ou mais, promovendo grande impacto na Saúde Pública. As interações de medicamentos e a polifarmácia, sobretudo em idosos com grandes comorbidades, pode representar uma dificuldade para o manejo medicamentoso, sendo primordial uma boa comunicação interdisciplinar e com familiares e cuidadores. Em geral, a dor mais comum é do tipo nociceptiva e neuropática, podendo apresentar-se de diversas formas.[10]

A gestão e o manejo da dor em crianças também requerem atenção especial, pois muitas não conseguem verbalizar, com segurança, as características da dor. Assim, sua capacidade cognitiva poderá ser instrumento de apoio, sobretudo em crianças menores, podendo se fazer uso de algumas ferramentas e de questionários lúdicos que auxiliem na melhor condução do tratamento, em que a criança poderá colorir a área onde sente dor, por exemplo. Para crianças com paralisia cerebral, as ferramentas de avaliação da dor foram avaliadas usando-se a estrutura da Classificação Internacional de Funcionalidade, Incapacidade e Saúde (CIF).[11]

Nos pacientes com câncer, a dor é muito prevalente, especialmente a dor crônica, presente em cerca de 30% a 50% daqueles pacientes em tratamento oncológico e, mais ainda, cerca de 75%, nos doentes que se encontram com doença avançada, indicando necessidade de uso de opioides. Muitos pacientes, sem um controle adequado de sua dor oncológica, que varia normalmente de intensidade moderada a severa, sofrem com a falta de qualidade de vida.[12] Nos pacientes oncológicos, além da alta prevalência, a dor, geralmente, é acompanhada por sintomas como fadiga, anorexia, fraqueza geral e dispneia, sendo importante acolhimento e tratamento individualizado.[13]

Dada a elevada prevalência da dor crônica no paciente oncológico, sobretudo nas últimas semanas de vida, um planejamento de cuidado individualizado e multiprofissional construirá melhores resultados e, sem dúvidas, melhor qualidade de vida e maior controle de sintomas, gerando menos sofrimento a esse paciente.

O subtratamento da dor do câncer é, lamentavelmente, uma realidade em cerca de 40% dos casos.[14] A dor no paciente oncológico é considerada uma dor mista, com componente nociceptivo, inflamatório e neuropático. A dor resultante das terapias empregadas para o tratamento oncológico, como a quimioterapia, radioterapia e cirurgia, é muito comum e, geralmente, do tipo neuropática. Trata-se de uma dor complexa, muito atrelada ao próprio sofrimento psicológico da doença em si e, portanto, deve ser muito bem-abordada e devem ser associados os devidos tratamentos.[15]

Os medicamentos analgésicos adjuvantes (ou coanalgésicos), como os antidepressivos e os gabapentinoides, são primariamente indicados para outras situações, mas apresentam boa resposta no controle de alguns tipos de dor, sendo opção para a dor oncológica em associação aos opioides, mas é fundamental a individualização do tratamento, pois os efeitos colaterais não podem ser superiores á analgesia, sobretudo em idosos, público cada vez mais frequente em nossa assistência.[15,16]

Portanto, dadas a história de vida de cada pessoa e suas experiências individuais em seu contexto biopsicossocial, é primordial que a individualidade do tratamento seja legitimada e a validação do relato de cada pessoa seja relevante, como preconiza a IASP.

PROFISSÕES E ESPECIALIDADES QUE ATUAM NO PACIENTE COM DOR CRÔNICA: UMA INTERVENÇÃO MULTIPROFISSIONAL

O controle e o tratamento da dor crônica exigem uma compreensão ampla desse fenômeno, indo muito além dos mecanismos fisiopatológicos envolvidos, devendo abranger desde aspectos emocionais e sensoriais até as características sociais e culturais dos indivíduos.[17] Dessa forma, o manejo da dor crônica, seguindo um raciocínio clínico linear de causa - efeito - tratamento, direciona a uma abordagem unimodal e unidisciplinar, o que, muitas vezes, gera um resultado não eficaz da terapêutica.

A partir de publicações como a do modelo biopsicossocial sugerido por Engel em 1977[18] e suas adaptações ao decorrer do tempo,[19,20] começou-se a entender a importância dos fatores biológicos, psicológicos e sociais no contexto dessa complexa patologia, iniciando uma tendência à abordagem multiprofissional e interdisciplinar do tratamento da dor crônica, saindo daquele simples contexto linear de causa - efeito que cada profissional que lida com essa doença tende a ter sob a ótica da sua especialidade.

Ao se entender o indivíduo como um ser complexo e toda a importância de suas relações sociais, observou-se que mudanças nos hábitos de vida e uma maior participação social do paciente melhoravam a qualidade de vida, impactando nas suas funcionalidades física e mental, potencializando, muitas vezes, os efeitos dos tratamentos farmacológicos uni ou multimodais instituídos.

Em virtude da complexidade das síndromes dolorosas crônicas, diversos estudos[21,22] demonstram efeitos positivos da associação dos tratamentos farmacológicos e não farmacológicos quando comparados a cada uma dessas modalidades isoladas, defendendo a instituição de programas multiprofissionais e interdisciplinares com outros profissionais além daqueles aos quais os pacientes corriqueiramente estão acostumados a recorrer como os médicos, dentistas, farmacêuticos e fisioterapeutas.[23]

No complexo universo do tratamento da dor, podemos agrupar os tratamentos como pertencentes à Medicina convencional, na qual atuam os médicos, dentistas, fisioterapeutas, psicólogos, educadores físicos, nutricionistas e outros profissionais, e às terapias integrativas complementares, erroneamente conhecidas como terapias alternativas.

Os médicos têm seus papéis muito bem-determinados nos tratamentos dos pacientes, uma vez que, geralmente, são os primeiros a serem procurados nas suas mais diversas especialidades. Algumas dessas, como Clínica, Reumatologia e Ortopedia, geralmente compõem a porta de entrada do paciente na linha de cuidado da dor crônica, o que mostra a importância de reforçarmos a educação continuada da dor na formação médica. Recentemente, a Medicina da dor tem ganhado mais espaço entre os médicos, principalmente os anestesistas, ortopedistas e oncologistas. Os psiquiatras apresentam, conjuntamente com os psicólogos, um elo importante no tratamento da dor crônica, uma vez que, pela própria fisiopatologia da dor e/ou como consequência da dor crônica, a alteração do estado emocional do paciente é comum. Atualmente, com a interdisciplinaridade, que consiste não apenas no atendimento multiprofissional, mas também contempla a comunicação entre todos os envolvidos no tratamento, os médicos têm reconhecido a importância da participação ativa dos demais profissionais conforme benefícios comprovados por diversos estudos.[24]

A Psicologia, como ciência que estuda o comportamento humano, teve relevância defendida no tratamento da dor desde o início da IASP uma vez que o conceito de dor envolve o aspecto emocional, influenciando no comportamento e nos pensamentos relacionados à patologia, sendo de suma importância dar suporte a essa demanda dos pacientes.

A fisioterapia auxilia no controle dos sintomas, restauração das funções motoras, prevenção da deterioração da capacidade física, entre outros benefícios, influenciando diretamente na qualidade de vida e na reintegração social, além de resgatar a autoestima do paciente, alcançando muito mais do que apenas o alívio da dor ou a reabilitação funcional.[25]

A nutrição vem ganhando cada vez mais espaço no tratamento da dor crônica em razão da importância de uma visão holística sobre o indivíduo. Atualmente, sabemos que alguns tipos de dores crônicas estão associados a um estado pró-inflamatório sistêmico crônico, com alguns autores demonstrando o impacto de determinados tipos de alimentos na redução desse estado inflamatório, diminuindo a intensidade das queixas álgicas. Deficiência de determinados nutrientes como as vitaminas B12, C e D, além do magnésio e da coenzima Q10, estão intrinsecamente relacionados com o processo de cronificação de algumas dores.

As Terapias Integrativas Complementares ou Práticas Integrativas Complementares à Saúde (PICS), as quais recebem esse nome por serem utilizadas em associação com a Medicina convencional, são popularmente denominadas "terapias alternativas", termo de aplicação errada, uma vez que essa denominação é utilizada em modalidades que substituem a Medicina convencional. Atualmente, as PICS estão regulamentadas e inseridas na Política Nacional de Práticas Integrativas e Complementares (PNPICS) do Sistema Único de Saúde (SUS) de acordo com portaria específica do Ministério da Saúde, sendo elas: apiterapia; aromaterapia; arteterapia; *ayurveda*; biodança; bioenergética; constelação familiar; cromoterapia; dança circular; geoterapia; hipnoterapia; homeopatia; imposição das mãos; medicina antroposófica; acupuntura; meditação; musicoterapia; naturopatia; osteopatia; ozonioterapia; fitoterapia; quiropraxia; reflexoterapia; *reiki*; shantala; terapia comunitária integrativa; terapia de florais; termalismo/crenoterapia e ioga. Nos próximos parágrafos, discutiremos cinco dessas terapias.

A Acupuntura, ramo da Medicina Tradicional Chinesa, utiliza determinados pontos anatômicos na promoção de saúde e prevenção de doenças ao gerar equilíbrio e harmonia entre duas naturezas opostas, denominadas *Yin* e *Yang*, garantindo a circulação eficiente da substância vital denominada *Chi* ou *Qi* ("energia"). Acredita-se que, ao se estimular os pontos específicos de Acupuntura, ocorra a ativação de fibras nervosas aferentes do tipo A delta, levando informação ao corno posterior da medula, ocasionando dois fenômenos. O primeiro consiste na ativação dos interneurônios inibitórios, os quais vão bloquear as informações das fibras do tipo C. O segundo, na liberação pelo SNC de opioides endógenos e neurotransmissores tanto no nível central como nas vias eferentes, atuando sobre a sensação álgica.[26] A Acupuntura vem ganhando espaço no Brasil desde 1950, sendo reconhecida como especialidade médica desde 1995.

A hipnose, definida por um "estado alterado de consciência, caracterizado por elevada aceitação de sugestão e atenção extremamente concentrada", foi descrita como uma técnica anestésica e para tratamento da dor, em 1846, pelo cirurgião escocês James Esdaile, porém ficou em segundo plano para essa finalidade após a descoberta da anestesia nesse mesmo ano. O pouco que se conhece sobre as mudanças neurofisiológicas associadas à hipnose atribui-se a Faysmonville *et al.*, os quais observaram, mediante o uso de tomografia por emissão de prótons (PET) que, no estado hipnótico, o córtex cingulado anterior (ACC) responde aos aspectos afetivos e perceptivos da sensação de dor, reduzindo sua percepção.

O *reiki* é definido de forma simplificada como "prática terapêutica que utiliza a imposição das mãos para canalização da energia vital visando promover o equilíbrio energético, necessário ao bem-estar físico e mental". É feito pelo toque suave de 12 pontos específicos da cabeça, dorso, joelho e pés, podendo ser aplicado diretamente no local de alguma lesão. Acredita-se que a ação dessa técnica esteja ligada à produção de endorfinas e, no sistema nervoso autonômico, favorece a ação do parassimpático em relação ao simpático. Apesar de não se conhecer ao certo as propriedades fisiológicas do método, vários estudos mostraram diminuição do nível de dor pela escala visual analógica (EVA).

A massagem é uma prática integrativa inserida em diversas culturas disseminada pelo mundo, sendo definida como uma prática terapêutica que envolve um conjunto de manipulações sistemáticas em tecidos corporais moles, a partir da pele, com o objetivo de estimular os sistemas imunes, circulatório, nervoso, muscular e, nas práticas orientais, também o energético". Essas práticas buscam, em sua essência, melhorar a resposta fisiológica, psicológica e energética do indivíduo como todo. Revisões sistemáticas demonstraram melhora da dor e função em curto e médio prazo quando em comparação a grupos-controle sem intervenção.

A Aromaterapia é a ciência que estuda a ação dos óleos essenciais extraídos de plantas aromáticas no tratamento e no controle de manifestações orgânicas e no equilíbrio entre a mente, o corpo e o espírito, através das vias inalatórias ou tópicas, com leves massagens. Acredita-se que a Aromaterapia age no sistema límbico induzindo o relaxamento e outras reações que alteram a percepção da dor, do estresse e da ansiedade. Estudos mostraram que, em camundongos, alguns óleos essenciais podem agir nos canais de potássio e em receptores opioides, diminuindo sintomas de hiperalgesia e alodínia.

Conforme visto, diante da gama de recursos existentes no tratamento da dor crônica, insistir na utilização de tratamentos isolados vem se mostrando uma opção inadequada, uma vez que a abordagem centrada no paciente, englobando todo o seu contexto familiar, social e espiritual, deve envolver tratamentos multiprofissionais e interdisciplinares. A combinação de modalidades de tratamento para o paciente com dor crônica tem apresentado crescente evidência científica de maior eficácia quando comparada àqueles tratamentos.

Referências bibliográficas

1. Onofre AC, Siqueira J, Teixeira M. Dor: princípios e práticas. ed. Artmed. 2009.
2. De Paula PI, Grossmann E, da Fonseca PR, Perissinotti DM, de Oliveira Junior JO, de Souza JB, Serrano SC, et al. Tratado de dor. 1.ed. São Paulo: Atheneu. 2017 [2024 Set 08]. Disponível em: https://middleware-bv.am4.com.br/SSO/unifalmg/9788538808282 .
3. Emily K. Medicine and doctoring in ancient Mesopotamia. Grand Valley Journal of History. 2014;3:1-2. [2025 Fev. 10]. Disponível em: https://scholarworks.gvsu.edu/gvjh/vol3/iss1/2.
4. Rey R. The history of pain. Harvard University Press, 1995. [2025 Fev. 10]. Disponível em: https://books.google.com.br/books/about/The_History_of_Pain.html?id=yRE18-PWITEC&redir_esc=y.
5. De Santana JM, Perissinotti DMN, Oliveira Junior JO de, Correia LMF, Oliveira CM de, Fonseca PRB da. Definition of pain revised after four decades. Brazilian Journal Of Pain. 2020;3(3). [2025 Fev. 10]. Disponível em: https://www.scielo.br/j/brjp/a/GXc3ZBDRc78PGktrfs3jgFR/?lang=pt.
6. Raja SN, Carr DB, Cohen M, Finnerup NB, Flor H, Gibson S, et al. The revised International Association for the Study of Pain definition of pain: concepts, challenges, and compromises. Pain. 2020;161(9):1976-82. [2025 Fev. 10]. Disponível em: https://www.ncbi.nlm.nih.gov/pmc/articles/PMC7680716/.
7. Treede RD, Rief W, Barke A, Aziz Q, Bennett MI, Benoliel R, et al. Chronic pain as a symptom or a disease: the IASP Classification of Chronic Pain for the International Classification of Diseases. Pain. 2019;160(1):19-27. [2025 Fev. 10]. Disponível em: https://pubmed.ncbi.nlm.nih.gov/30586067/.
8. The Lancet. Managing pain effectively. 2011;377:2151. [2025 Fev. 10]. Disponível em: https://www.thelancet.com/pdfs/journals/lancet/PIIS0140-6736(11)60942-2.pdf.
9. Aguiar DP, Souza CPQ, Barbosa WJM, Santos Júnior FFU, Oliveira AS. Prevalência de dor crônica no Brasil: revisão sistemática. BrJP. 2021;4(3):257-67. [2025 Fev. 10]. Disponível em: https://www.scielo.br/j/brjp/a/Ycrw5pYxPJnwzmkKyBvjzDC/abstract/?lang=pt.
10. Reid MC, Eccleston C, Pillemer K. Management of chronic pain in older adults. BMJ. 2015;350. doi: 10.1136/bmj.h532. [2025 Fev. 10]. Disponível em: https://www.ncbi.nlm.nih.gov/pmc/articles/PMC4707527/.
11. Hamill JK, Lyndon M, Liley A, Hill AG. Where it hurts: a systematic review of pain-location tools for children. 2014;155(5):851-8. doi: 10.1016/j.pain.2013.11.019.
12. Van den Beuken-van Everdingen MHJ, de Rijke JM, Kessels AG, Schouten HC, van Kleef M, Patijn J. High prevalence of pain in patients with cancer in a large population-based study in The Netherlands. Pain. 2007;132(3):312-20. doi:10.1016/j.pain.2007.08.022.
13. Teunissen SC, Wesker W, Kruitwagen C, de Haes HC, Voest EE, de Graeff A. Symptom prevalence in patients with incurable cancer: a systematic review. J Pain Symptom Manage. 2007;34(1):94-104. doi: 10.1016/j.jpainsymman.2006.10.015.
14. Roberto A, Greco MT, Uggeri S, Cavuto S, Deandrea S, Corli O, et al. Living systematic review to assess the analgesic undertreatment in cancer patients. Pain Pract. 2022;22(4):487-96. doi: 10.1111/papr.13098.
15. Kane CM, Mulvey MR, Wright S, Craigs C, Wright JM, Bennett MI. Opioids combined with antidepressants or antiepileptic drugs for cancer pain: Systematic review and meta-analysis. Palliat Med. 2018;32(1):276-86. doi: 10.1177/0269216317711826.
16. Portenoy RK. A Practical approach to using adjuvant analgesics in older adults. J Am Geriatr Soc. 2020;68(4):691-8. doi: 10.1111/jgs.16340.
17. Merskey H, Bogduk N. IASP. Part III: pain terms, a current list with definitions and notes on usage. Classification of Chronic Pain. 2. ed. Seattle: IASP Press; 1994:209-14.
18. Engel GL. The need for a new medical model: a challenge for biomedicine. Science. 1977;196(4286):129-36.
19. Waddell G. Volvo award in clinical sciences. A new clinical model for the treatment of low-back pain. Spine. 1987;12(7):632-44.
20. Jull G. Biopsychosocial model of disease: 40 years on. Which way is the pendulum swinging? Br J Sports Med. 2017;7.

21. Turk DC. Combining somatic and psychosocial treatment for chronic pain patients: perhaps 1 + 1 does = 3. Clin J Pain. 2001;17(4):281-3.
22. Keefe FJ, Shelby RA, Somers TJ, Varia I, Blazing M, Waters SJ, et al. Effects of coping skills training and sertraline in patients with non-cardiac chest pain: a randomized controlled study. Pain. 2011;152(4):730-41.
23. Jeffery MM, Butler M, Stark A, Kane RL. Multidisciplinary pain programs for chronic noncancer pain. Agency for Healthcare Research and Quality. 2011.
24. Bourgault P, Lacasse A, Marchand S, Courtemanche-Harel R, Charest J, Gaumond I, et al. Multicomponent interdisciplinary group intervention for self-management of fibromyalgia: a mixed-methods randomized controlled trial. PLoS One. 2015;10(5).
25. Main CJ, Spanswick CC. Pain management: an interdisciplinary approach. New York: Churchill Livingstone. 2000:437.
26. Zhao ZQ. Neural mechanism underlying acupuncture analgesia. Prog Neurobiol. 2008;85(4):355-75.

Relação Médico-Paciente na Medicina da Dor

2

Paulo Renato Barreiros da Fonseca
Joseane Cristina Silva dos Santos
Raquel Fernandes Schult
Angela Bezerra Perlamagna

INTRODUÇÃO

A relação médico-paciente no contexto da dor crônica: uma abordagem com base em evidências

A relação médico-paciente é um componente essencial no manejo da dor crônica, um problema de Saúde Pública de alta prevalência que afeta milhões de pessoas em todo o mundo. De acordo com a Associação Internacional para o Estudo da Dor (IASP, do inglês International Association for the Study of Pain), a dor crônica é definida como aquela que persiste por mais de 3 meses, com impacto significativo na qualidade de vida dos pacientes, sendo um dos principais motivos de incapacidade e absenteísmo. O manejo dessa condição, dada sua complexidade, depende de uma relação de confiança e colaboração entre médico e paciente, e essa relação, em muitos casos, pode influenciar diretamente os desfechos clínicos.

Nos últimos anos, a Medicina Baseada em Evidências (MBE) emergiu como uma ferramenta crucial para guiar práticas clínicas, inclusive no campo da dor crônica. Esse paradigma apoia-se na integração das melhores evidências científicas disponíveis com a experiência clínica e as preferências individuais dos pacientes. O uso da MBE no manejo da dor crônica não apenas melhora a escolha terapêutica, mas também contribui para fortalecer a relação médico-paciente, uma vez que fundamenta as decisões clínicas em dados robustos, o que pode aumentar a confiança do paciente no processo terapêutico.

A dor crônica é uma condição multifatorial que envolve aspectos físicos, emocionais, psicológicos e sociais. Portanto, a abordagem do paciente com dor crônica requer mais do que intervenções biomédicas; exige um cuidado integral e contínuo, em que o médico deve considerar as diversas dimensões que influenciam a experiência dolorosa do paciente. Nesse contexto, o relacionamento estabelecido entre o profissional de Saúde e o paciente ganha um caráter central no tratamento, atuando não só como um canal de comunicação, mas também como um fator terapêutico em si.

Estudos têm mostrado que a qualidade da relação médico-paciente está diretamente associada a melhores resultados no manejo da dor crônica. Pacientes que relatam uma relação mais próxima e colaborativa com seus médicos tendem a aderir melhor ao tratamento, experimentar menores níveis de dor e relatar maior satisfação com os cuidados recebidos. Um estudo conduzido por Fuentes *et al.*[1] demonstrou que a empatia percebida e a comunicação eficaz entre médicos e pacientes são fatores determinantes na melhora dos sintomas de dor e na satisfação do paciente. Da mesma forma, outros estudos[2,3] corroboram a importância de uma comunicação clara e empática para a efetividade do tratamento.

A confiança é um elemento fundamental dessa relação. Em um cenário em que a dor crônica frequentemente envolve um percurso terapêutico longo e, por vezes, frustrante, o paciente deve sentir-se seguro para expor suas angústias, expectativas e limitações. Do lado do médico, a prática da escuta ativa e a validação das queixas do paciente são passos essenciais para estabelecer essa confiança. Um estudo de Crowley-Matoka e True[4] apontou que a falta de validação da experiência dolorosa pelo profissional de Saúde pode agravar a percepção de dor e contribuir para um relacionamento conflituoso.

O manejo da dor crônica envolve diversas modalidades terapêuticas, desde abordagens farmacológicas, como o uso de analgésicos e opioides, até terapias não farmacológicas, como exercícios físicos, psicoterapia e intervenções minimamente invasivas. No entanto, independentemente da estratégia adotada, é imperativo que o médico adote uma postura de tomada partilhada de decisão. A autonomia do paciente deve ser respeitada, e ele deve ser ativamente envolvido no processo de escolha do tratamento. Esse modelo colaborativo, denominado "decisão compartilhada", é amplamente sustentado pela literatura como uma abordagem que promove melhores desfechos terapêuticos, maior adesão ao tratamento e satisfação do paciente. Charles *et al.*[5] propuseram que a tomada de decisões compartilhada é especialmente relevante no manejo de condições crônicas, em que múltiplas opções terapêuticas estão disponíveis e o curso do tratamento pode variar amplamente.

Além disso, a experiência clínica sugere que a relação médico-paciente também pode ser influenciada pela expectativa e percepção de tratamento. O chamado "efeito placebo", por exemplo, tem sido amplamente estudado no contexto da dor crônica, e evidências mostram que expectativas positivas, estabelecidas pela comunicação médico-paciente, podem gerar uma redução significativa nos sintomas de dor. Um estudo conduzido por Benedetti *et al*[6] revelou que o efeito placebo pode ativar mecanismos neurofisiológicos que modulam a percepção da dor, sendo amplamente mediado pela interação terapêutica. Assim, a maneira como o médico comunica as opções de tratamento pode ter um impacto direto nos resultados clínicos.

Por outro lado, é importante destacar que a relação médico-paciente em casos de dor crônica também enfrenta desafios específicos. A natureza subjetiva da dor e a dificuldade de quantificação objetiva frequentemente causam mal-entendidos e frustrações, tanto por parte dos pacientes como dos médicos. Em algumas circunstâncias, o paciente com dor crônica pode ser erroneamente rotulado como "difícil" ou "refratário ao tratamento", o que pode minar a relação terapêutica. Para evitar essa armadilha, é essencial que o médico desenvolva habilidades de comunicação que permitam a validação contínua da experiência do paciente, mesmo quando os resultados terapêuticos são limitados. Esse ponto é reforçado por Dima *et al*,[7] que destacam que a empatia e a escuta ativa são fundamentais na construção de um relacionamento de longo prazo, especialmente quando o progresso do tratamento é lento ou incerto.

Outro aspecto a ser considerado na relação com pacientes com dor crônica é a possível presença de comorbidades, em especial as de natureza psicológica, como depressão e ansiedade, que são altamente prevalentes nesse grupo. A coexistência dessas condições pode agravar a percepção de dor e dificultar a comunicação entre o paciente e o médico. Portanto, o manejo da dor crônica deve ser multidisciplinar, envolvendo não apenas médicos especializados em dor, mas também psicólogos, fisioterapeutas e outros profissionais de Saúde. Um estudo de Bair *et al.*[8] destaca a importância de uma abordagem biopsicossocial no manejo da dor crônica, ressaltando que a avaliação e o tratamento dessas comorbidades são essenciais para uma abordagem eficaz.

Em conclusão, a relação médico-paciente no contexto da dor crônica é uma construção dinâmica que pode influenciar profundamente os resultados do tratamento. A prática da escuta ativa, o respeito à autonomia do paciente e a adoção de uma abordagem com base em evidências são pilares que devem guiar essa relação. Ao integrar as melhores evidências científicas com a experiência clínica e as preferências dos pacientes, os médicos podem não apenas otimizar os desfechos clínicos, mas também melhorar a qualidade de vida dos pacientes que convivem com a dor crônica.

COMUNICAÇÃO COM O PACIENTE ONCOLÓGICO

A percepção da dor é complexa e deve ser compreendida de forma individualizada. Ela envolve aspectos neurais relacionados à fisiopatologia da doença subjacente, assim como está associada a experiências pessoais, como crenças, estado emocional e estratégias de enfrentamento da doença. O conceito de dor se forma no indivíduo a partir da integração de experiências passadas com a própria percepção biopsicossocial em que ele está inserido.[9] Por essa razão, mesmo que os mecanismos fisiológicos sejam descritos e elucidados, a compreensão da dor crônica de um paciente vai além do que é abordado pela literatura patológica, estabelecendo o paradigma de que a dor é uma experiência única para cada pessoa.[10] Isso implica a necessidade de o tratamento ser individualizado. Dessa forma, torna-se essencial fortalecer a relação médico-paciente, especialmente em casos de dor associada a pacientes oncológicos.[11]

A relação médico-paciente é fundamental para a eficácia de qualquer tratamento. Esse relacionamento se inicia durante o primeiro contato, na primeira consulta ou, até mesmo, no primeiro encontro no hospital. Esse início é primordial para o estabelecimento de princípios básicos. A relação que se inicia é embasada na confiança que, aliada aos princípios da ética médica, servirá de alicerce para que seja formada uma relação forte. Os objetivos da relação médico-paciente são melhorar a saúde do paciente e garantir que o atendimento médico seja realizado de forma eficiente para atender a esse propósito. Os melhores resultados são obtidos quando essa relação se desenvolve de forma harmoniosa.

No que concerne às doenças oncológicas, como se sabe, independentemente do prognóstico, sempre é uma temática difícil de se abordar. O paciente encontra-se vulnerável, e estabelecer uma relação fluida permitirá que esse vínculo seja benéfico tanto para o paciente como para o médico. A comunicação representa uma ferramenta importante entre médicos e pacientes. O desenvolvimento de uma comunicação assertiva possibilita uma interação mais harmoniosa entre ambas as partes. É fundamental que o médico desenvolva habilidades de comunicação interpessoal, sendo necessário, muitas vezes, o treinamento de aspectos que podem parecer óbvios, como a empatia, mas que, se não forem devidamente aprimorados, comprometem, de forma direta, a eficácia terapêutica.[12] A compreensão da importância da relação médico-paciente é antiga, mas a evolução da Medicina permitiu que essa relação também progredisse, trazendo o paciente para o centro do cuidado, transformando-o, de fato, em protagonista.[13]

Historicamente, existiam quatro modelos de relação médico-paciente: sacerdotal; engenheiro; colegial; e contratualista. Cada modelo era influenciado pelos contextos históricos e sociais do período, e a evolução dessas abordagens surgiu da necessidade de se posicionar o paciente no centro das decisões. O que esses modelos tinham em comum era o fato de que os desejos do paciente não eram considerados. Entretanto, com a adoção do princípio da autonomia, essa relação passou a ter uma nova conotação, reconhecendo o indivíduo como responsável por seu corpo e suas escolhas. Observou-se, porém, a dificuldade em estabelecer um modelo relacional aplicável em todas as circunstâncias, especialmente no tratamento de pacientes com dor oncológica, que exige que o profissional médico tenha habilidades interpessoais – as chamadas *soft skills* – bem desenvolvidas.

O século XX foi marcado por uma menor passividade dos pacientes, influenciada, em parte, pelos avanços tecnocientíficos, pelas evoluções nas áreas da Psicologia e Psicanálise, pela expansão da democracia e pela modernização das condutas terapêuticas. Esse processo culminou, no século XXI, no desenvolvimento do "cuidado centrado na pessoa" que entende que, para alcançar os objetivos almejados tanto pelo paciente como pelo médico, a relação deve ser pautada em: explorar a experiência da pessoa com relação ao adoecimento; entender o indivíduo como um todo, em sua totalidade; estabelecer um consenso sobre os papéis de médico e paciente; e fortalecer a relação médico-paciente.

Um dos benefícios desse método é a percepção da importância dessa relação no processo de tratamento, cura e alívio dos sintomas. Ademais, um dos grandes desafios da atualidade é avaliar a qualidade dessa relação. No Brasil, há carência de instrumentos capazes de medir essa interação, o que dificulta o estabelecimento de metas de melhoria. Esse ponto é de suma importância no manejo de pacientes oncológicos. Indicadores que avaliem, mesmo que qualitativamente, como a relação médico-paciente impacta a terapêutica oncológica são cruciais. No entanto, faltam estudos robustos nessa área que possam validar métricas com esse objetivo, evidenciando a necessidade de mais pesquisas nesse campo.[14]

A complexidade da dor oncológica

A dor oncológica afeta milhões de pessoas em todo o mundo, sendo um dos sintomas mais debilitantes do câncer. Nos últimos 30 anos, mais de 30 milhões de pessoas foram acometidas por essa condição. A prevalência da dor oncológica varia de acordo com o estágio da doença, atingindo cerca de 90% dos pacientes em estágios avançados.[15] Estima-se que aproximadamente 55% dos pacientes em tratamento apresentam algum nível de dor. No Brasil, por exemplo, acredita-se que cerca de 90% dos pacientes com câncer já tenham experimentado dor em algum momento da doença.[16] Para um tratamento eficaz, é crucial o controle adequado da dor, o que representa um grande desafio clínico.

Os mecanismos envolvidos na dor oncológica são multifatoriais. A dor pode estar diretamente relacionada à patologia de base, a condições subjacentes, ou às regiões afetadas pelo tumor. Além disso, a forma como o indivíduo percebe e responde à dor é influenciada por fatores afetivos e cognitivos. Outro aspecto importante é que a dor pode se manifestar de maneira persistente ou episódica, sendo a dor crônica persistente uma das formas mais debilitantes.[17]

A eficácia terapêutica está diretamente associada ao controle adequado da dor. No entanto, o subdiagnóstico ou o reconhecimento inadequado da dor frequentemente leva a tratamentos ineficazes. Estima-se que aproximadamente 46% dos pacientes oncológicos recebam um manejo inadequado da dor. Compreender a dor oncológica requer uma análise das suas causas multifatoriais, em toda a sua complexidade.[18]

Fisiologicamente, a dor é uma resposta de proteção do organismo, desencadeada pela lesão tecidual. A modulação da dor envolve tanto o sistema nervoso periférico como o central (SNC), com influências significativas das experiências sensoriais e do componente emocional. A nocicepção, ou percepção da dor, ocorre em quatro estágios: transdução; transmissão; percepção; e modulação. Os nociceptores, presentes em várias partes do corpo, são ativados por estímulos mecânicos, químicos ou térmicos, convertendo essas informações em impulsos elétricos conduzidos pela medula espinhal ou pelos nervos cranianos até o SNC. A percepção consciente da dor ocorre no cérebro, onde também se dá a modulação, com a liberação de substâncias químicas que podem intensificar ou bloquear os estímulos dolorosos.[19]

A dor pode ser classificada como superficial ou visceral, aguda ou crônica. A dor superficial tende a ser mais localizada em virtude da maior quantidade de receptores na superfície corporal, enquanto a dor visceral, menos localizada, decorre de um menor número de receptores nas vísceras. Com relação ao tempo de resposta, a dor aguda utiliza fibras periféricas do tipo Aδ, que transmitem impulsos em alta velocidade (6 m/s a 30 m/s), ativadas por estímulos mecânicos ou térmicos. Já as fibras do tipo C, que transmitem a uma velocidade mais baixa (0,5 m/s a 2 m/s), são ativadas por estímulos persistentes de natureza química, mecânica ou térmica. A dor aguda, muitas vezes, envolve a ativação simultânea de ambas as fibras, em uma sequência em que as fibras A transmitem primeiro e, em seguida, as fibras C, resultando em uma dor mais intensa e prolongada.[18,20]

A dor nociceptiva caracteriza-se pelo dano tecidual, seja ele visceral, seja somático, estando presente em 71,6% dos pacientes com câncer. Já a dor neuropática não apresenta uma localização precisa, sendo associada a danos em estruturas nervosas no sistema nervoso periférico ou SNC. Sua prevalência em pacientes oncológicos varia entre 33% e 39,7%, sendo frequentemente causada pela administração de medicamentos, radioterapia ou pela infiltração metastática em tecidos nervosos. A dor idiopática, por outro lado, não segue esse padrão de localização, manifestando-se de forma exacerbada em relação à lesão original e, muitas vezes, associada a distúrbios psicossomáticos.[19,20]

Outro tipo comum é a dor do tipo *breakthrough*, que acomete entre 64,8% e 93% dos pacientes em cuidados paliativos. Esse tipo de dor é um fenômeno complexo, resultante da combinação de diferentes tipos de dor (visceral, neuropática e somática), sendo essa característica um dos desafios.[19]

Diante do cenário heterogêneo da dor oncológica e do envolvimento de fatores que vão além da fisiopatologia, destaca-se a importância de uma abordagem mais holística do paciente. A compreensão plena da dor crônica exige uma anamnese detalhada, uma escuta ativa e empática, além de uma boa relação médico-paciente. O manejo da dor oncológica não deve ser pautado apenas em intervenções farmacológicas, mas também em aspectos emocionais e psicossociais, que podem influenciar diretamente a percepção e a intensidade da dor.[21]

O tratamento eficaz da dor oncológica requer uma abordagem multidisciplinar, que inclua tanto o controle físico da dor como o manejo de fatores emocionais e cognitivos. A comunicação clara, a empatia e a relação de confiança entre médico e paciente são fundamentais para o sucesso terapêutico. Além disso, a dor oncológica, em suas múltiplas formas, continua sendo um desafio significativo na prática clínica, reforçando a necessidade de uma abordagem centrada no paciente e de estratégias terapêuticas individualizadas.[21]

Modelos históricos da relação médico-paciente

A relação médico-paciente é o esteio do ato médico. É a partir dela e de como ela é estabelecida que o médico atinge o sucesso terapêutico, ao mesmo tempo em que alivia as dores físicas e emocionais do doente.[22] Ela é o princípio. O sucesso dela está atrelado a uma maior deleitação do paciente, em relação ao atendimento que lhe foi prestado. Entretanto, o desenvolvimento desse relacionamento exige muito mais do que habilidade técnica e científica. O paciente, que é a outra parte envolvida, não se representa apenas por sinais e sintomas das suas condições clínicas, que muito se assemelham com o que é encontrado na literatura. O mais complexo está na relação interpessoal que exige do médico habilidades que, por vezes, não são trabalhadas durante a graduação. A intimidade entre dois desconhecidos precisa ser construída para que o doente possa expressar tudo que lhe aflige e tudo que afeta seu organismo e gera sinais e sintomas. Por isso, é tão importante que se construa um vínculo de confiança.[23]

A relação médico-paciente tem como princípio quatro pilares: conhecimento mútuo; confiança; lealdade; e respeito. Tendo em vista esses aspectos, é de suma importância que o médico reconheça quando essa relação não atende esses critérios, pois, de fato, isso tem um impacto negativo no tratamento do doente.[24] Ao reconhecer a falha, o médico pode entender o que ocasionou a ineficácia da relação e criar uma estratégia de reparo, objetivando uma relação sólida, de confiança, respeito e de lealdade, Entretanto, nem sempre foi assim. A relação médico-paciente modificou-se ao longo dos anos, principalmente nas últimas décadas, em que ocorreu uma mudança da Medicina Biomédica para Medicina Humanizada.

Primeiramente, existiam três tipos de relação médico-paciente. O modelo ativo/passivo, que tinha caráter paternalista em que o médico era o centro do cuidado e como detentor do conhecimento, não consultava o paciente, que deveria aceitar passivamente todas as condutas e recomendações; por essa razão, era tido como modelo passivo.[23] O médico é quem detinha todo o controle da conversa. O modelo orientação/cooperação em que, apesar de o doente colocar o médico em um lugar de superioridade, ele participava da conduta estabelecida uma vez que fazia o que lhe era recomendado, mas sem questionamento, como uma relação de autoritarismo em que o médico desempenha o papel de autocrata. O terceiro é o de participação mútua em que o médico assume não saber ao certo o que é o melhor para o paciente. O médico e o paciente estão no mesmo nível de poder, reconhecendo-se uma maior vulnerabilidade do médico, ao mesmo tempo que se estimula a participação mútua. Esse último modelo serviu de inspiração para as relações estabelecidas nas últimas décadas, pois ela caracterizava o doente como um ser mais ativo no processo.[25,26]

A concepção do real significado dessa relação, por meio de estudos, conseguiu expressar que esta deveria se basear em uma troca de informação, sendo mútua, as duas partes participam igualmente em todo o processo. Mesmo com essas mudanças no paradigma do conceito da relação, ainda existiam conflitos entre médicos e pacientes, sobretudo acerca de valores, princípios e ética.[26] Nesse sentido, foram estabelecidos quatro modelos de comunicação: paternalista (o médico decide toda a terapêutica sem consultar as escolhas e preferências do paciente); informativo (a autonomia do paciente é o cerne, o médico passa todas as informações e confia nas escolhas do paciente); interpretativo (o médico assume o papel de conselheiro e o paciente decide o que considera melhor); deliberativo (o médico auxilia o paciente na decisão final, cabendo ao médico orientar as informações).[24] O que se observa é que esses modelos podem coexistir conforme a necessidade da ocasião. Observou-se, na evolução dos modelos, a importância da retirada do paciente de uma posição passiva para uma posição ativa.[27]

Com relação ao paciente oncológico, então, essa evolução foi muito benéfica. Colocar o paciente como protagonista de suas escolhas, principalmente quando estas, muitas vezes, estão relacionadas com a expectativa de vida, permitiu que ele se sentisse parte do processo, sendo sua autonomia seu princípio ético central.[28]

O progresso dos modelos de comunicação culminou em uma medicina centrada na pessoa. Os cuidados centrados na pessoa podem os tornar mais personalizados e orientados para as necessidades específicas, como pode se observar no cenário diverso dos pacientes oncológicos.[24] É importante conhecer cada paciente como um todo, seus valores, preferências, anseios, necessidades com o intuito de melhorar a qualidade de vida, seja por meio da cura, seja por meio do alívio dos sintomas, como o abrandamento da dor. Mas deve-se fazer isso de forma centrada na compreensão de cada paciente como um todo por parte dos profissionais, dedicando tempo a conhecer quais os valores e preferências do paciente, de forma a melhorar sua qualidade de vida.[28] Aqui, enfatizam-se o modelo biopsicossocial, a importância da cultura, da religião da espiritualidade no processo de modo que o profissional de Saúde necessita partilhar o seu processo de decisão de tratamento com o doente, sendo importante não só o seu consentimento, como também sua opinião, o que concede igualdade entre as duas partes.[23]

Comunicação efetiva no manejo da dor oncológica

Uma comunicação eficaz deve envolver o médico, o paciente e a família. Essa troca de informações, que se estabelece desde o primeiro contato, é fundamental não apenas para a construção de uma boa relação médico-paciente, mas também para permitir um melhor entendimento da doença. Dessa forma, o paciente sente-se mais acolhido e, até mesmo, mais seguro, ainda que diante de prognósticos reservados. A comunicação desempenha papel crucial na regulação das emoções dos pacientes e, principalmente, na forma como eles compreendem a doença. Uma comunicação eficaz facilita o entendimento das informações fornecidas. No entanto, é impossível falar em comunicação assertiva sem abordar o conceito de "literacia em saúde".[29] Esse termo surgiu com o avanço das práticas de segurança do paciente e com a necessidade de melhorar a comunicação entre médico e paciente. Embora ainda seja um desafio para a Saúde Pública, a literacia em saúde não se limita à capacidade dos pacientes de lerem e entenderem informações de saúde. O objetivo principal é que os pacientes sejam capazes de interpretar essas informações. Contudo, observam-se poucos esforços na promoção da literacia em saúde, apesar de ser evidente o impacto financeiro negativo que uma baixa literacia pode gerar.[30]

No Brasil, um dos principais desafios é superar as barreiras linguísticas e culturais que impedem uma comunicação eficaz em saúde. Nesse contexto, não é possível conceber uma comunicação eficiente com pacientes que sofrem de dor oncológica sem antes promover a literacia em saúde para esses pacientes. Existem diversos modelos de promoção da literacia em saúde, e o ideal seria que centros especializados no tratamento da dor crônica adotassem sistemas voltados para esse objetivo. Uma abordagem eficaz poderia ser a distribuição de folhetos explicativos, redigidos de maneira clara, concisa e de fácil entendimento, abordando os principais termos e explicando o que significa a dor crônica oncológica.

A comunicação e sua evolução têm sido amplamente discutidas em várias áreas da Saúde. No contexto do paciente oncológico, diversos estudos têm sido conduzidos com o intuito de compreender como esses pacientes se sentem em relação ao processo comunicativo. Em um estudo realizado na Alemanha, apenas uma pequena parcela dos pacientes oncológicos relatou estar satisfeita com o processo de comunicação estabelecido.[31] Já em outro estudo, realizado em Portugal, 169 pacientes oncológicos foram avaliados por meio de questionários. A percepção desses pacientes indicou que a comunicação foi assertiva quando os médicos demonstraram seus conhecimentos de forma clara e honesta, sendo capazes de esclarecer todas as dúvidas sobre o tratamento. Esse foi o fator de maior impacto, corroborado por outros autores.[32,33]

O estabelecimento de uma comunicação clara e empática, particularmente na compreensão da dor do paciente, impacta de forma positiva diretamente na forma como o paciente lida com a doença e no modo como conduz seu tratamento. O manejo da dor é tão complexo quanto a própria doença. Ele pode ser realizado de forma farmacológica e não farmacológica, e diversas estratégias podem ser adotadas. Nesse sentido, a comunicação deve se basear em uma escuta ativa, que envolva todos os aspectos emocionais do paciente, para que a escolha do melhor tratamento para o alívio da dor seja uma decisão compartilhada entre o médico e o paciente.[34]

Com o intuito de capacitar melhor os profissionais para tratar a dor crônica de forma humanizada e holística, considerando o paciente em sua totalidade, a IASP estabeleceu recomendações curriculares para profissionais de Saúde que manejam pacientes com dor crônica. O objetivo desses currículos é definir o conhecimento e as habilidades necessárias para o avanço na ciência e no manejo da dor levando em consideração as competências de cada profissional. Foram estabelecidas quatro dimensões fundamentais: a complexidade e o manejo da dor; a natureza multidimensional da dor; a avaliação da dor; e o manejo de condições clínicas específicas. No entanto, observa-se que alguns aspectos, como a empatia e a própria comunicação com o paciente e a família, são inerentes a determinadas qualidades desenvolvidas por alguns profissionais.[35]

Destaca-se, portanto, a importância de os profissionais que lidam com esses pacientes possuírem competências que vão além das habilidades técnicas. Para o manejo da dor crônica em pacientes oncológicos, os médicos necessitam tanto de competências técnicas (*hard skills*) como de competências não técnicas (*soft skills*). Essas últimas se destacam por estarem relacionadas ao perfil comportamental e afetivo de cada indivíduo, sendo mais difíceis de serem ensinadas. As *soft skills* envolvem habilidades emocionais, cognitivas, de comunicação e pensamento crítico, atributos ideais para os profissionais médicos que manejam a dor crônica.[36]

COMUNICAÇÃO COM O PACIENTE FIBROMIÁLGICO

A construção do modelo biomédico perdura desde os primeiros indícios da prática clínica, tornando-se um desafio até os dias atuais, haja visto que toda e qualquer construção requer aperfeiçoamento e linearidade além do intelecto.[37] As rupturas dos padrões de cura são modificáveis até na mais moderna e ampla prática clínica, entendendo-se que o corpo humano não é apenas um depósito de doenças e patologias, mas de diversas complexidades não totalmente explicadas pela ciência, modelo este que embasa os principais ensaios clínicos e pesquisas na área da Saúde.[38] Quando se trata de modelo biomédico, antes de mais nada é necessário compreender que esse profissional também é gente, é humano, e vai cuidar de um similar seu. Entretanto, este tem uma patologia que se apresenta por sinais, sintomas e manifestações clínicas que podem sugerir uma doença.[38] Vale resgatar o modelo inicial de saúde que consistia em ausência de doenças, assim como o significante de cura que permeia a eliminação dos sintomas.[39] Mas no que tange ao traçado da vida, haverá sempre sintomas, e cabe ao profissional médico identificar a possível etiologia daquela sintomatologia, sem ignorar o fator humano que está ali na sua frente, durante uma anamnese, por exemplo. Se há sintoma, há vida, se há vida, há esperança e faz-se necessário considerá-la por completo.[39] Nessa perspectiva, é preciso salientar a importância de uma base clínica bem-consolidada, promovendo a compreensão de que poderão ser encontradas doenças e conjuntos de sintomas que o próprio paciente, enquanto pessoa, desconhece.[37] Foucault, em 1980, dizia que o que está presente é a doença no corpo de uma pessoa, mas não que o corpo seja a doença, interligando diretamente a visão holística que se busca nos dias atuais.[39] Existem pacientes e patologias que, de fato, desafiam a clínica de forma imensurável, e só haverá uma maneira de conseguir superar esses desafios, que é integralizando o paciente para compreender, sob sua fala verbal e não verbal, os seus sintomas para, assim, delinear um plano terapêutico que lhe seja benéfico. Eis que surgem alguns desafios para essa prática, a boa propedêutica com pacientes fibromiálgicos.[40]

A Sociedade Brasileira de Reumatologia (SBR) define a fibromialgia como uma condição caracterizada por dor muscular generalizada, com duração superior a 3 meses, com ausência de evidência processos inflamatórios locais de dor,[41] seguida por sintomas típicos, a exemplo de sono não reparador, cansaço, distúrbios do humor e alterações na cognição.[41] Elucidando isso, surge para o profissional médico o grande desafio: como manejar esse paciente? Como manejar essa patologia? Como tratar a dor desse doente? E o que podemos abordar ou não na relação médico-paciente.

A fibromialgia não tem nem a sua etiologia nem a fisiopatologia totalmente esclarecidas, o que se sabe é que há uma alteração no centro de percepção dolorosa, assim como na disfunção dos neurotransmissores no centro de regulação da dor, o que inclui também a inibição dos níveis espinhais e supraespinhais de neurotransmissores envolvidos na modulação da percepção dolorosa; entre eles, a norepinefrina, serotonina, encefalina.[42] Mas não apenas essa disfunção depressora, mas também a hiperativação de neurotransmissores excitatórios como o glutamato, bradicinina, substância P e outros peptídeos implicados da regulação dolorosa do sistema nervoso.[42] Com isso, elucida-se ainda mais a dificuldade de entendimento das vias responsáveis pela sensação álgica que esse paciente apresenta, tornando seu manejo um desafio, que abordaremos neste capítulo.[42] Pode-se, então, dizer que há, em pacientes portadores de fibromialgia, uma hipersensibilidade dolorosa a mecanismos que, em uma pessoa não portadora dessa patologia, seria imperceptível.[42] Eis que o profissional, ao ficar frente a frente com um paciente desse perfil, não sabe como se conduzir, dada a ampla complexidade de saber as vias permeáveis na queixa álgica do paciente, limitando, assim, até mesmo vieses científicos, mas um profissional que sabe a importância de integralizar seu paciente no manejo clínico tem algo que o faz sair na frente na abordagem desses pacientes: uma boa relação médico- paciente.[42]

Assim, é preciso, antes de qualquer coisa, que o profissional conheça quem estará recebendo no consultório. Quem é essa pessoa? Qual seu estado civil? Conta com uma rede de apoio? Quais são os seus hábitos de vida? Toma alguma medicação? Tem alguma outra doença? Perguntas que podem nortear o bom manejo clínico daquela pessoa.[43] Todo profissional da Saúde, durante sua formação, estudou as bases da construção de um pensamento clínico que forneça informações para delinear hipóteses na construção de um plano terapêutico ideal.[37] Mas parece que, com o passar dos anos e das mudanças que ocorreram nos modelos biomédicos, esqueceu-se da grande valia que uma anamnese completa e um bom exame físico proporcionam ao profissional: uma relação de confiança com aquela pessoa que o procurou para ser cuidada, não apenas tratada da síndrome álgica. Foi elucidada a hipersensibilização que os portadores de fibromialgia têm; eles experimentam uma sensação dolorosa todos os dias, de forma inexplicável, sem bases biológicas para ocorrer, com dificuldade em manutenção do ciclo sono-vigília, tão importante para a regeneração de tecidos e células do corpo humano.[43] Pensando nessa linha, é possível imaginar o sofrimento a que a pessoa com fibromialgia está submetida todos os dias, sem saber sua causa, ficando cada dia mais estressada, deprimida e sem perspectiva de melhora. Um enorme desafio recebê-la e fazê-la acreditar que você, como profissional, acredita na dor dela assim como pode ajudá-la de forma eficiente. Mas para que isso aconteça, é necessário fazer a pessoa portadora de fibromialgia se sentir confortável e com confiança no trabalho do profissional. Nesse âmbito, é preciso delinear os impactos que a fibromialgia tem na vida daquela pessoa, quais prejuízos já foram percebidos, assim como as limitações não apenas funcionais, mas também emocionais a acometem. Em ordem teórica, isso parece simples, mas na prática requer tempo, manejo e um mínimo de compaixão para com a dor do outro.[44] Deve-se acolher a pessoa enquanto paciente e colocar-se no mesmo nível dela para que, assim, possa ser transmitido o sentimento de confiança e de protagonismo conjunto no manejo clínico daquela pessoa.[44,45] Faz-se necessário, no primeiro momento, desde quando o profissional recebe o paciente à porta do consultório, demonstrar acolhimento, lançando mão, por exemplo, de cumprimentá-la com um aperto de mão, apresentar-se dizendo nome e cargo que ocupa, assim como o que vai fazer a partir daquele momento.[44,45] Para exemplificar, imagine-se a cena: a paciente Maria é chamada pelo telão da clínica para comparecer ao consultório 2. Dr. Paulo, médico de dor, a espera na porta, pega-lhe nas mãos, apresenta-se e diz que, naquela manhã, vai atendê-la. A partir daquele momento, dona Maria já começa a se sentir acolhida, já tem mais confiança no médico, acredita um pouco mais que alguém pode ajudá-la. Isso muda completamente seu prognóstico, há uma confiança maior no tratamento que a equipe vai lhe propor. Mas não acaba aí, quando o profissional consegue acolher de todas as formas, é necessário delinear uma relação horizontal com aquela pessoa que está defronte a ele, para isso é imprescindível ter uma escuta ativa, ouvir além das palavras, olhar nos olhos da paciente na tentativa de buscar, além do que se diz com palavras, as terapêuticas ideais para aquele paciente. Pensar além do que se vê e se escuta, listar os principais gatilhos das síndromes álgicas em adição a correlacionar o sono, as relações interpessoais e as práticas prazerosas que aquele paciente tem.

Dada a ampla complexidade do quadro, não é possível padronizar o manejo de pacientes fibromiálgicos, pois, além de se conhecer as vias de regulação dolorosa nesses pacientes, existem pontos que são particulares de cada doente.[45] Para alguns, um gatilho pode ser o trabalho; para outros, pode ser a relação conflituosa com a família; assim como outras tantas possibilidades. Mais uma vez, é necessário integrar o paciente para conseguir entender minimamente sua realidade e, assim, traçar estratégias no tratamento. A partir disso, depara-se com outro desafio: a adesão ao que for proposto. Mais uma vez, faz-se necessário delinear o contexto do doente que o profissional receberá no consultório.[45]

Em seguimento, é preciso compreender minimamente características da patologia em foco, ou seja, ter de forma clara que a fibromialgia se trata de uma doença sem característica autoimune nem inflamatória, com prevalência no sexo feminino e faixa etária entre 35 e 44 anos. Vale ressaltar que a incidência da fibromialgia é muito elevada no Brasil, ficando atrás apenas das osteoartrites no que tange às queixas do sistema locomotor; portanto, vale lembrar o alto impacto negativo que essa doença tem na vida do seu portador.[42]

A apresentação clínica pode ter diversos sintomas e sinais que não são patognomônicos da fibromialgia.[43] A apresentação clínica da dor e da rigidez na fibromialgia começa de forma gradual, difusa e normalmente associada com piora a esforços, fadiga e, até mesmo, queixas como cefaleia, síndrome do intestino irritável, cistite, sintomas depressivos/ansiosos, assim como sensação de confusão mental.[43] Esses sintomas, de fato, são inespecíficos, mas cabe ao profissional médico ter a habilidade de correlacionar as queixas com as prováveis hipóteses diagnósticas, incluindo a fibromialgia assim como a efetivação do processo de bom relacionamento com o paciente.[43]

Em Julho de 2020, o Departamento de Aparelho Locomotor da Universidade Federal de Minas Gerais (UFMG) elucidou as principais alterações dos pacientes portadores de fibromialgia: dor difusa e fadiga, estas acometem 100% dos pacientes correlacionados no estudo; logo depois, alteração no sono e rigidez muscular acometendo cerca de 80% dos entrevistados; seguidas por comportamento preocupado, cefaleia, humor deprimido, astenia, tontura, irritabilidade e dificuldade de concentração, com taxas de 50% a 75% da amostra do estudo.[42] Dessa forma, fica notório que as queixas se fazem praticamente soltas, inespecíficas, ponto em que entra a grande chave para se conseguir um diagnóstico mais precoce e a melhora da qualidade de vida do paciente: um bom relacionamento médico-paciente.[42]

Com essa prática, é possível, além de elencar os fatores etiopatológicos da doença, entender a percepção que o seu paciente tem daquele quadro que o acomete.[46] Apesar do perfil epidemiológico da doença já elucidado, ela não se apresenta sempre do mesmo jeito, há formas diferentes de manifestar-se. Assim, mais uma vez é necessário lançar mão de medidas que consigam extrair do paciente o máximo possível de informações e obter dele a confiança de que o profissional precisa para aplicar uma boa terapêutica.[46] Parece, de fato, algo lúdico e solto, mas, parafraseando Aristóteles, "a arte imita a vida", e, assim como a arte da Medicina que, de forma tão brilhante, traz nas suas bases a boa Semiologia, o bom e eficiente relacionamento médico-paciente, propomos a você, profissional, repetir o que dá certo por milhares de anos: inserir o paciente no cuidado integral. Agora com um desafio um pouco maior: pacientes portadores de fibromialgia. Esse desafio é de toda a sociedade médica para que, em união interligando as relações com as diversas áreas de linhas do cuidado, seja possível traçar um plano terapêutico que dê mais qualidade de vida aos pacientes portadores dessa patologia.

COMUNICAÇÃO COM O PACIENTE PEDIÁTRICO

A relação médico-paciente em dor pediátrica apresenta um conjunto único de desafios. Essa relação é, muitas vezes, desafiadora e torna-se ainda mais complexa quando lidamos com crianças portadoras de dor crônica. Um dos desafios resulta da dinâmica triádica entre o médico, o doente (criança) e os responsáveis (pais). Apesar de essa dinâmica dificultar a comunicação, também oferece a possibilidade de promover o crescimento da criança. Ao envolvê-la como protagonista nos seus cuidados, honrando as suas preferências e mediando com sensibilidade as perspectivas da criança e dos pais, o médico pode respeitar os princípios bioéticos fundamentais e, simultaneamente, capacitar os seus jovens pacientes para assumirem o controle de sua saúde e de seus cuidados de saúde. É fundamental que o médico esteja atento às necessidades emocionais e psicológicas das crianças, criando um ambiente acolhedor, seguro e encorajador para que elas se expressem livremente.[47]

A relação médico-paciente em Pediatria é fundamental para o cuidado e o bem-estar da criança, pois envolve não apenas o tratamento da dor, mas também uma comunicação eficaz com os pais ou responsáveis. Essa relação torna-se mais delicada quando se trata de crianças com síndromes dolorosas, acrescentando complexidades únicas à interação. Parte do desafio se deve à dinâmica triádica entre o médico, o paciente (criança) e os responsáveis (pais), o que, embora complique a comunicação, também oferece ricas possibilidades para promover o crescimento das crianças. Ao envolver as crianças como parceiras ativas em seus cuidados, honrando suas preferências e mediando com sensibilidade as perspectivas da criança e dos pais, os médicos podem defender os princípios bioéticos fundamentais e, ao mesmo tempo, capacitar seus pacientes jovens a se apropriarem de sua saúde e de seus cuidados com a saúde.

A confiança é fator determinante na relação médico-paciente e pode ser promovida por meio de uma comunicação de qualidade, incluindo o fornecimento de informações precisas, claras e compreensíveis para as crianças e seus pais. Além disso, ao criar um ambiente de confiança, os médicos podem garantir que as crianças se sintam seguras e confortáveis durante o processo de assistência médica, o que contribui para a construção de uma parceria eficaz. Além disso, quando promovem a autonomia das crianças no cuidado com sua saúde, os médicos estão contribuindo para o desenvolvimento de habilidades importantes para a vida adulta, ou seja, garantindo que as crianças se sintam ouvidas e respeitadas. Dessa forma, é possível estabelecer uma parceria eficaz que beneficia o bem-estar e o desenvolvimento saudável dos pacientes pediátricos. Todos esses aspectos falam a respeito do controle da dor da criança. A adaptação do estilo de comunicação às habilidades cognitivas e às preocupações emocionais da criança melhora a relação médico-paciente, a qualidade do atendimento e a satisfação da família.[48]

Quando crianças vão ao consultório do especialista em dor, é provável que esta não seja sua primeira experiência com a área médica. Elas já preencheram questionários, participaram de avaliações, passaram por diversos testes e, possivelmente, foram submetidas a procedimentos e/ou cirurgias na tentativa de aliviar a dor. Elas passaram horas em salas de espera, passaram noites em hospitais e contaram sua história várias vezes. Essas crianças e suas famílias estão exaustas, assustadas e sofrendo. Agora, elas estão em seu consultório, observando-o por trás da prancheta e avaliando por que devem acreditar que esse especialista é diferente.

É essencial que ele use estratégias como o ajuste da comunicação de acordo com o nível de desenvolvimento da criança e promova um ambiente seguro para que esta expresse suas opiniões. Esses desafios destacam a importância da comunicação adaptada às necessidades e ao desenvolvimento das crianças, propiciando sua agência e parceria no atendimento.

A comunicação eficaz é fundamental para criar e manter o vínculo médico-paciente. Elementos como conexão humana, empatia, presença, parceria, inclusão, humor e honestidade são identificados como importantes facilitadores desse vínculo. Há três elementos da comunicação entre médico, pacientes e os pais destes:

- *Informatividade:* quantidade e qualidade das informações sobre saúde fornecidas pelo médico.
- *Sensibilidade interpessoal:* comportamentos afetivos que refletem a atenção e o interesse do médico pelos sentimentos e preocupações dos pais e da criança.
- *Construção de parceria:* a extensão em que o médico convida os pais (e a criança) a expor suas preocupações, perspectivas e sugestões durante a consulta.[49]

Desafios na comunicação com crianças em tratamento de dor crônica

A comunicação com crianças em tratamento de dor crônica apresenta desafios específicos. Um dos principais desafios é a sensação de invisibilidade e de impotência que as crianças podem sentir, muitas vezes deslocadas pela autoridade dos adultos e sem informações adequadas. Isso pode resultar em sentimentos de desconfiança e de negligência. O medo e a preocupação com o futuro se constituem em outro desafio, que podem ser exacerbados por incertezas sobre o tratamento.

As crianças relatam a necessidade de explicações claras e honestas, bem como de serem tratadas como participantes ativos no processo de tratamento. Explicar a dor crônica para elas e suas famílias pode ser um desafio, especialmente na ausência de uma causa fisiológica clara, o que requer que essa explicação seja adequada às necessidades individuais. O uso de metáforas pode ser uma ferramenta eficaz para educar as famílias sobre a dor crônica, facilitando a compreensão e a aceitação das explicações fornecidas. A comunicação deve ser clara, repetível e compreensível para outras pessoas fora da consulta, promovendo o envolvimento no tratamento e impactando positivamente os resultados relacionados ao tratamento da dor.

As crianças e os adolescentes esperam e valorizam ser questionados sobre sua dor durante as consultas com os profissionais de Saúde. A validação das experiências dolorosas de crianças e adolescentes dessa forma foi especificamente associada a melhores resultados em relação ao tratamento da dor. Deve-se evitar fazer perguntas que possam ser interpretadas como acusatórias, pois elas podem prejudicar a relação de confiança com a criança. As crianças com dor crônica, muitas vezes, se sentem "culpadas", ocasionalmente pelos irmãos, por receberem atenção extra ou por não "fazer a sua parte quando se trata de tarefas domésticas". Elas podem achar que são a causa da frustração de passeios familiares ou do estresse financeiro da família. Todas as perguntas que as rotulam, acusam-nas ou as culpam provavelmente encontrarão resistência, o que pode prejudicar o relacionamento com o médico. Portanto, é crucial abordar essas questões de forma sensível e empática, garantindo que a criança se sinta compreendida, apoiada e respeitada durante a consulta médica. Isso ajudará a estabelecer uma relação de confiança e facilitar a comunicação sobre a dor crônica.[50]

As experiências de crianças e adolescentes com dor crônica podem variar amplamente em diversas dimensões, como a localização, a intensidade e a qualidade da dor; além disso, pode haver impacto associado da dor na função física e no bem-estar emocional. Equilibrar a discussão sobre a dor com perguntas sobre tópicos não médicos, como os hobbies/interesses da criança, promove uma abordagem holística no entendimento do bem-estar da criança.

Conclusão

O relacionamento médico-paciente na dor pediátrica é complexo e evolutivo, exigindo comunicação eficaz, empatia, consciência do desenvolvimento e estratégias adaptativas para promover a confiança e a colaboração da criança.

COMUNICAÇÃO COM O PACIENTE GERIÁTRICO

A relação médico-paciente envolve uma interação com base em confiança e vulnerabilidade, elementos essenciais que impactam diretamente na qualidade do cuidado do paciente idoso, e foi definida como "uma relação consensual na qual o paciente conscientemente busca a assistência do médico e na qual o médico conscientemente aceita a pessoa como paciente". Em sua essência, a relação médico-paciente representa uma interação em que o médico concorda em respeitar a autonomia do paciente, manter a confidencialidade, explicar as opções de tratamento, obter consentimento informado, fornecer o mais alto padrão de atendimento e a se comprometer a não abandonar o paciente sem lhe dar tempo adequado para encontrar um novo médico.[51]

A comunicação eficaz tem papel crucial na relação médico-paciente e, em conjunto com os conceitos de autonomia do paciente, a tomada de decisão partilhada, o cuidado centrado no doente e a empatia do médico, ratifica o sucesso tanto da relação médico-paciente como a aderência ao tratamento, e seu sucesso, da dor no idoso. De modo geral, o processo de comunicação pode ser ainda mais complexo nos pacientes idosos. Pacientes idosos tendem a ser socialmente isolados, emocionalmente vulneráveis e economicamente desfavorecidos. Eles precisam particularmente do apoio social, emocional e prático que a comunicação sensível pode fornecer, sendo a comunicação eficaz e empática parte essencial do tratamento.

A comunicação com pacientes geriátricos apresenta desafios específicos consequentes a várias barreiras físicas, cognitivas e emocionais. As limitações sensoriais, como perda auditiva e alterações na voz, são comuns e podem dificultar a comunicação verbal eficaz. Idosos podem ter algum grau de comprometimento cognitivo com impacto em sua capacidade de relatar dor, resultando em avaliação e tratamento inadequados da dor. Além disso, a presença de múltiplas comorbidades e a complexidade dos regimes de tratamento podem complicar a transmissão de informações médicas.

Estratégias para superar essas barreiras incluem o uso de linguagem simples, perguntas abertas e a oferta de instruções escritas. A comunicação centrada no paciente, que leva em consideração as preferências e crenças deste, é crucial para melhorar a adesão ao tratamento e a satisfação do paciente.[52,53]

A empatia, a capacidade de adotar a perspectiva do outro, é outro ponto vital para o desenvolvimento e manutenção da relação médico-paciente. A capacidade de empatia é um processo ativo. Ao contrário da simpatia, que envolve sentir pena das circunstâncias de outra pessoa, a empatia requer uma tentativa ativa de entender a experiência de mundo de outra pessoa e transmitir essa compreensão a ela por meio de palavras de conforto e por meio de ações e gestos de *feedback* não verbal positivo. A ideia de empatia, na Medicina, baseia-se, em grande parte, no modelo biopsicossocial de cuidado integrativo, que afirma que a Medicina deve ser exercida a partir de uma perspectiva biológica, psicológica e social e envolve componentes cognitivos, comportamentais e emocionais, todos centrados no paciente.

As expressões verbais de empatia podem envolver palavras de apoio, expressões de compreensão ou convites ao paciente para contar sua história da experiência de doença ou de dor. Expressões não verbais de empatia podem envolver contato visual durante a discussão de tópicos difíceis, inclinar-se para o paciente ou ter uma distância interacional mais próxima do que em uma interação mais formal. O tom de voz pode expressar sentimentos afetivos e empatia. Quando os médicos demonstram empatia por seus pacientes, estes tendem a estar mais dispostos a compartilhar suas preocupações.

Outra situação comum no atendimento do paciente idoso é a presença do acompanhante durante a consulta, como um cuidador, amigo ou membro da família, que pode desempenhar um papel crucial no apoio emocional e na comunicação durante a consulta. Quando outra pessoa acompanha o paciente idoso na consulta médica, a interação se torna uma "relação médico-paciente-outro", ou seja, triádica. Terceiros são frequentemente necessários, principalmente quando o paciente idoso se torna mais vulnerável física e cognitivamente, tendo dificuldade em compreender o diálogo durante a interação médica.

Terceiros, no entanto, também podem representar um desafio na interação entre um paciente idoso e seu médico, alterando a dinâmica da relação. Quando uma terceira pessoa está presente, os pacientes mais velhos tendem a ser menos expressivos e responsivos na qualidade de seu questionamento e informatividade, há menos tomada de decisão conjunta. Por outro lado, se o terceiro estiver presente a pedido do paciente para lhe oferecer apoio positivo e dar informações precisas ao médico, sua presença pode melhorar a comunicação.

É essencial que os médicos estejam preparados para os desafios de possíveis interações triádicas com seus pacientes mais velhos. Para potencializar esse processo, os médicos devem se esforçar para reconhecer os efeitos e influências dos cuidadores terceirizados na compreensão e no envolvimento do paciente, envolver os cuidadores no processo de interação, reconhecer as necessidades e preocupações dos cuidadores e assegurar a estes que estará disponível como fonte de informação e assistência no cuidado do paciente idoso.[54,55]

O desenvolvimento das capacidades de comunicação e da relação com essa população tão particular e vulnerável e a sua aplicação na prática médica constituem um desafio importante. É fundamental que os profissionais de Saúde estejam preparados para lidar com as especificidades e necessidades dos pacientes idosos, garantindo uma comunicação eficaz e empática. Isso, juntamente com os conceitos de autonomia do paciente, a tomada de decisão compartilhada, o cuidado centrado no paciente e a empatia do médico, reforça o sucesso tanto da relação médico-paciente como da adesão do idoso ao tratamento da dor e da sua recuperação.

COMUNICAÇÃO COM O PACIENTE TRAQUEOSTOMIZADO

A comunicação com pacientes traqueostomizados deve ser conduzida de maneira multidisciplinar e personalizada, considerando as necessidades específicas de cada paciente. A facilitação da fala é um componente crucial para compreender suas queixas e, assim, melhorar sua qualidade de vida.

Para pacientes ventilados mecanicamente, a comunicação verbal pode ser facilitada por meio de várias intervenções, incluindo o uso de tubos de traqueostomia falantes, técnicas de *cuff-down* com válvula de fala e técnicas de *cuff-down* sem válvula de fala.[56] A abordagem multidisciplinar, envolvendo terapeutas respiratórios, fonoaudiólogos, enfermeiros e médicos, é essencial para a restauração eficaz da fala.[56,57]

Em pacientes que respiram espontaneamente, a fala pode ser facilitada pelo uso de tubos de traqueostomia falantes, técnicas de *cuff-down* com oclusão digital do tubo proximal e técnicas de *cuff-down* com válvula de fala.[56] A implementação de vocalização acima do *cuff* (ACV) também tem se mostrado viável e associada a uma fala mais precoce em pacientes críticos.[58]

Além disso, o uso de tecnologias de comunicação aumentativa, como dispositivos eletrônicos, pode melhorar significativamente a comunicação e reduzir a ansiedade e frustração dos pacientes. A American Academy of Otolaryngology-Head and Neck Surgery recomenda a educação contínua de pacientes e cuidadores sobre o manejo da traqueostomia, incluindo estratégias de comunicação.[59]

COMUNICAÇÃO COM O PACIENTE SURDO

Para garantir clareza e compreensão completa das informações médicas ao se comunicar com pacientes surdos, práticas com base em evidências são essenciais para proporcionar um atendimento seguro, eficiente e centrado no indivíduo. É essencial que os profissionais de Saúde sejam culturalmente competentes e tenham conhecimento sobre a comunidade surda e suas necessidades específicas. Essa competência cultural melhora a qualidade das interações e reduz erros de diagnóstico e tratamento.

Uso de intérpretes de língua de sinais no local

Pacientes surdos preferem intérpretes de língua de sinais no local para garantir a precisão e a clareza da comunicação médica. A presença de intérpretes qualificados é vital, especialmente em situações de emergência, sendo recomendada a alocação de orçamento para intérpretes de plantão.[60]

Quando intérpretes no local não estão disponíveis, a interpretação remota por vídeo pode ser uma alternativa, embora apresente desafios técnicos e de qualificação do intérprete.

Comunicação escrita como complemento

A comunicação escrita pode ser utilizada como complemento, mas não deve ser a única forma de comunicação em virtude das limitações de alfabetização e da terminologia médica.[60]

Modificações no ambiente e na interação

Estratégias como falar de frente para o paciente, usar frases simples e claras e minimizar o ruído de fundo são recomendadas. Além disso, é importante pedir ao paciente para repetir as informações críticas de modo a garantir a compreensão.[61]

Documentação das preferências de comunicação

É crucial documentar as preferências de comunicação do paciente, preferencialmente antes da consulta, e garantir que essas preferências sejam respeitadas em todas as interações clínicas.[61]

COMUNICAÇÃO COM O PACIENTE COM DÉFICIT COGNITIVO

A comunicação com pacientes com déficit cognitivo deve ser adaptada para garantir a compreensão e a participação ativa destes no processo de cuidado. O profissional de Saúde deve estar apto a contornar essa situação a partir de algumas ferramentas disponíveis na literatura a fim de estreitar a relação médico-paciente.

Envolvimento de familiares ou cuidadores

A inclusão de familiares ou cuidadores na definição da agenda da consulta pode melhorar a comunicação e a identificação de questões relevantes de saúde. Um estudo demonstrou que a definição de uma agenda conjunta entre pacientes com comprometimento cognitivo e seus familiares resultou em uma comunicação mais centrada no paciente e em uma maior participação dos acompanhantes.[62]

Comunicação centrada no paciente

É essencial tratar pacientes com déficits cognitivos como comunicadores potenciais, mesmo que suas habilidades sejam limitadas. Isso pode envolver o uso de ferramentas de suporte à comunicação, como dispositivos de amplificação ou materiais visuais, para facilitar a compreensão e a expressão.[63]

Ajuste do tempo de consulta

Prolongar o tempo das consultas pode ser necessário para desenvolver uma relação de confiança e permitir uma comunicação mais eficaz. Isso é particularmente importante para pacientes com déficits cognitivos, que podem precisar de mais tempo para processar informações e responder.[63]

Uso de linguagem simples e clara

Adaptar a linguagem utilizada, evitando termos médicos complexos e utilizando frases curtas e diretas, pode ajudar na compreensão. Além disso, é importante verificar a compreensão do paciente, pedindo que repita as informações críticas.[64]

COMUNICAÇÃO COM O PACIENTE EM COMA

A comunicação com pacientes em coma deve ser abordada com cuidado e consideração, mesmo na ausência de sinais externos de consciência. Estudos sugerem que pacientes em coma podem ainda processar informações sensoriais e cognitivas em algum nível, o que pode influenciar sua recuperação e bem-estar psicológico.

Comunicação verbal e não verbal

É importante continuar a falar com o paciente de maneira calma e positiva, explicando procedimentos e atualizações sobre seu estado de saúde. Isso pode incluir o uso de sugestões positivas e tranquilizadoras, como demonstrado em estudos sobre comunicação hipnótica com pacientes inconscientes, que mostraram efeitos benéficos na redução da dor pós-operatória e no uso de opioides.[65]

Estimulação sensorial

A estimulação sensorial, como tocar suavemente a mão do paciente ou usar aromas familiares, pode ajudar a manter algum nível de conexão e potencialmente estimular respostas neurológicas.[65]

Tecnologias de interface cérebro-computador (ICC)

Para pacientes com distúrbios de consciência, as interfaces cérebro-computador podem ser usadas para detectar sinais de consciência residual e estabelecer comunicação básica. Estudos demonstraram que pacientes em estado vegetativo ou minimamente consciente podem responder a comandos por intermédio da modulação da atividade cerebral, utilizando tarefas de imaginação mental.[66,67]

Escalas de comunicação

Ferramentas como a *Coma Arousal Communication Scale* podem ser úteis para avaliar e documentar as habilidades de comunicação emergentes em pacientes que estão saindo do coma, ajudando a guiar as estratégias de comunicação e reabilitação.[68]

Importância da comunicação contínua

A comunicação contínua com pacientes em coma é essencial, pois a ausência de comunicação pode ter efeitos negativos psicológicos e fisiológicos. A abordagem deve ser multidisciplinar, envolvendo médicos, enfermeiros, terapeutas e familiares para garantir um ambiente de cuidado compreensivo e humanizado.

TELEMEDICINA

A importância da telemedicina reside em vários aspectos fundamentais que melhoram o acesso e a qualidade do atendimento médico. Primeiramente, a telemedicina melhora o acesso aos cuidados de saúde, especialmente para populações em áreas remotas ou subatendidas. Estudos demonstram que a telemedicina tem sido eficaz em diversas especialidades médicas, incluindo Neurologia, Gastroenterologia e Pediatria, proporcionando acesso a cuidados especializados que, de outra forma, seriam inacessíveis.[69,70-72]

Além disso, a telemedicina aumenta a eficiência e reduz os custos do sistema de Saúde. A American Gastroenterological Association (AGA) destaca que a telemedicina pode reduzir a necessidade de visitas presenciais, especialmente para o manejo de doenças crônicas, resultando em menor tempo de espera e custos operacionais.[70,73]

A telemedicina também melhora os desfechos de saúde em certas condições. Por exemplo, a American Diabetes Association (ADA) observa que a telemedicina pode ser eficaz na gestão da diabetes, ajudando a reduzir os níveis de A1C em pacientes com diabetes tipo 2.[74]

Durante a pandemia de covid-19, a telemedicina foi crucial para manter o acesso aos cuidados de saúde enquanto minimizava o risco de exposição ao vírus. Isso incluiu consultas de emergência e monitoramento remoto de pacientes, demonstrando a flexibilidade e a escalabilidade da telemedicina em situações de crise.[75]

No entanto, existem desafios a serem superados, como barreiras legais, de reembolso e de infraestrutura tecnológica. A Society of General Internal Medicine (SGIM) recomenda a expansão do acesso à banda larga e a inclusão de serviços de telemedicina em políticas de reembolso para garantir a sustentabilidade e a equidade no acesso.

Em resumo, a telemedicina é uma ferramenta poderosa que melhora o acesso, a eficiência e os desfechos de saúde, podendo ser um instrumento da democratização do acesso a profissionais da Medicina da dor por aqueles que atualmente não têm condições de se locomover para regiões em que há a presença desses profissionais; todavia, requer suporte contínuo em termos de políticas, infraestrutura e educação para maximizar seu potencial.

Referências bibliográficas

1. Fuentes D, Malloy-Diniz LF, de Camargo CHP, Cosenza RM. Neuropsicologia. 2.ed: teoria e prática. Artmed Editora; 2014.
2. Egbert LD, Battit GE, Welch CE, Bartlett MK. Reduction of postoperative pain by encouragement and instruction of patients: a study of doctor-patient rapport. N Engl J Med. 1964;270:825-7.
3. Kelley JM, Kraft-Todd G, Schapira L, Kossowsky J, Riess H. The influence of the patient-clinician relationship on healthcare outcomes: a systematic review and meta-analysis of randomized controlled trials. PLoS One. 2014;9(4).
4. Crowley-Matoka M, True G. No one wants to be the candy man: ambivalent medicalization and clinician subjectivity in pain management. Cult Med Psychiatry. 2012;36(4):563-84.
5. Charles C, Gafni A, Whelan T. Decision-making in the physician-patient encounter: revisiting the shared treatment decision-making model. Soc Sci Med. 1997;44(5):681-92.
6. Benedetti F, Mayberg HS, Wager TD, Stohler CS, Zubieta JK. Neurobiological mechanisms of the placebo effect. J Neurosci. 2005;25(45):10390-402.
7. Dima AL, Leventhal H, Burns RJ. The role of lay representations in adherence to treatment in chronic illness: a prospective study in RA patients. Psychol Health. 2013;28(6):646-64.
8. Bair MJ, Robinson RL, Katon W, Kroenke K. Depression and pain comorbidity: a literature review. Arch Intern Med. 2003;163(20):2433-45.
9. Malta DC, et al. Factors associated with chronic back pain in adults in Brazil. Revista de saúde publica. 2017;51(1):9s.
10. Aguiar DP, et al. Prevalence of chronic pain in Brazil: systematic review. Brazilian Journal Of Pain; 2021.
11. Edwards HL, Mulvey MR, Bennett MI. Cancer-related neuropathic pain. Cancers. 2019;11(3):373.
12. Gilligan C, et al. Interventions for improving medical students' interpersonal communication in medical consultations. Cochrane database of systematic reviews. 2021;2(2):CD012418.
13. Pereira CR, Barros G. Comunicado más notícias: protocolo paciente. 2010.
14. Kerckhove N, et al. Long-term effects, pathophysiological mechanisms, and risk factors of chemotherapy-induced peripheral neuropathies: a comprehensive literature review. Frontiers in pharmacology, 2017;8:86.
15. De Almeida DV. Atualizações do Rol da ANS 2021 contemplam novas coberturas para o tratamento do câncer. MOC, 2021. [2025 Fev. 10]. Disponível em: https://mocbrasil.com/blog/noticias/atualizacoes-do-rol-da-ans2021-contemplam-novas-coberturas-para-o-tratamento-do-cancer/.
16. Instituto Nacional de Câncer. Brasil terá 625 mil novos casos de câncer a cada ano do triênio. 2020-2022. Disponível em: https://www.inca.gov.br/noticias/brasil-tera625-mil-novos-casos-de-cancer-cada-ano-do-trienio-2020-2022.
17. Vallerand AH, Saunders MM, Anthony M. Perceptions of control over pain by patients with cancer and their caregivers pain management. Nursing, 2007;8:55-63.
18. Scholz J, et al. The IASP classification of chronic pain for ICD-11: chronic neuropathic pain. Pain, 2019;160(1):53-59.
19. Bennett MI, et al. The IASP classification of chronic pain for ICD-11: chronic cancer-related pain: Chronic cancer-related pain. Pain. 2019;160(1)38-44.
20. Staff NP, Grisold A, Windebank AJ. Neuropatia periférica induzida por quimioterapia: uma revisão atual. Annals of Neurology; 2017.
21. Fallon M, et al. Management of cancer pain in adult patients: ESMO clinical practice guidelines. Annals of oncology. 2018;29(4):iv166-iv191.
22. Brodie K, Abel G, Burt J. Language spoken at home and the association between ethnicity and doctor-patient communication in primary care: analysis of survey data for South Asian and White British patients. BMJ open. 2016;6(3):e010042.
23. Kuipers SJ, Cramm JM, Nieboer AP. The importance of patient-centered care and co-creation of care for satisfaction with care and physical and social well-being of patients with multi-morbidity in the primary care setting. BMC health services research. 2019;19(1):13.
24. Ferreiro Vilariño T. Nuevas necesidades comunicativas del paciente y su relación con el coaching para pacientes. Revista de comunicacion y salud, 2021;11:77-102.
25. Kaba R, Sooriakumaran P. The evolution of the doctor-patient relationship. International journal of surgery (London, England), 2007;5(1):57-65.
26. Krupat E, et al. The practice orientations of physicians and patients: the effect of doctor-patient congruence on satisfaction. Patient education and counseling. 2000;39(1):49-59.
27. Bonomo P, Meatinni I, Scotti V, Scoccianti S, Simontacchi G, Livi L. Impact of COVID-19 on

patient–doctor interaction in a complex radiation therapy facility. Supportive care in cancer. 2020;29(6):2931-29. doi: 10.1007/s00520-020-05793-3.

28. Grilo AM, et al. Centração no paciente: contributo para o estudo de adaptação da patient-practitioner orientation scale (PPOS). Psychology Community & Health. 2018;6(1):170-85.
29. Silva LMVG, et al. População indígena em tempos de pandemia: reflexões sobre saúde a partir da perspectiva decolonial. Saúde e sociedade, 2023:32. [2025 Fev. 10]. Disponível em: https://www.scielo.br/j/sausoc/a/jHrvbTpHR4hkqdRfFD5vmpK/?lang=pt.
30. Quemelo PRV, et al. Literacia em saúde. Cadernos de saúde pública, 2017;33(2). [2025 Fev. 10]. Disponível em: https://www.scielo.br/j/csp/a/ptg7Lm4fbxZP8fV5BR6vQrx/?lang=.
31. Seifart C, Hofmann M, Bär T, Riera Knorrenschild J, Seifart U, Rief W. Breaking bad news-what patients want and what they get: evaluating the SPIKES protocol in Germany. Annals of Oncology. 2014;25(3):707-11. doi: 10.1093/annonc/mdt582.
32. Davison BJ, Parker PA, Goldebverg SL. Patients' preferences for communicating a prostate cancer diagnosis and participating in medical decision-making. BJU International. 2004;93(1):47-51. doi: 10.1111/j.1464-410X.2004.04553.x.
33. Jenkins V, Fallowfield L, Saul J. Information needs of patients with cancer: results from a large study in UK cancer centres. British Journal of Cancer. 2001;84(1):48-51. doi: 10.1054/bjoc.2000.1573.
34. Fishman SM, et al. Core competencies for pain management: results of an interprofessional consensus summit. Pain Medicine 2013;14(7):971-81.
35. Ibrahim ME, et al. The effectiveness of problem-based learning in acquisition of knowledge, soft skills during basic and preclinical sciences: Medical Students' Points of View. Acta Informatica Medica. 2018;26(2):119-24.
36. Widad A, Abdellah G. Strategies used to teach soft skills in Undergraduate Nursing Education: a scoping review. Journal of Professional Nursing. 2022;42:209-18.
37. Koifman L. O modelo biomédico e a reformulação do currículo médico da Universidade Federal Fluminense. 2021;VIII(1):48-70. [2025 Fev. 10]. Disponível em: https://www.scielo.br/j/hcsm/a/wbJxmgpRcpNXYjChnxzVWps/?format=pdf&lang=pt.
38. Cardoso MHCA. História e medicina: a herança arcaica de um paradigma. History and medicine: the inheritance of an age-old paradigm. 2020:1-10. doi: 10.1590/S0104-59702000000400004. [2025 Fev. 10]. Disponível em: https://www.scielo.br/j/hcsm/a/ZnX5y7ncFqBntSTpBVF7WJv/#.
39. Gomes AMA, et al. Relação médico-paciente: entre o desejável e o possível na atenção primária à saúde: doctor-patient relationship: between desire and possibility in primary health care. Temas livres – Physis. 2012:1-10. doi: 10.1590/S0103-73312012000300014. [2025 Fev. 10]. Disponível em: https://www.scielo.br/j/physis/a/ZkpTbybS5FCcrvtBR3X3v7K/#.
40. Lima CP, et al. Fibromialgia: uma abordagem psicológica: fibromyalgia: a psychological approach. PePsic. 2008:1-10. [2025 Fev. 10]. Disponível em: https://pepsic.bvsalud.org/scielo.php?script=sci_arttext&pid=S1413-03942008000200012.
41. Comissão de dor, et al. Sociedade Brasileira de Reumatologia. Fibromialgia – definição, sintomas e porque acontece. Sociedade Brasileira de Reumatologia. 2011:1-10. [2025 Fev. 10]. Disponível em: https://www.reumatologia.org.br/orientacoes-ao-paciente/fibromialgia-definicao-sintomas-e-porque-acontece/.
42. Universidade Federal de Minas Gerais, Faculdade de Medicina, et al. Fibromialgia. Departamento do Aparelho Locomotor da Faculdade de medicina - UFMG - roteiro de estudo. [2025 Fev. 10]. Disponível em: https://www.medicina.ufmg.br/alo/wp-content/uploads/sites/23/2020/07/Roteiro-de-Fibromialgia-.pdf.
43. Deepan D, et al. Fibromialgia. Manual MSD versão para profissionais, Brown University. 2022:1-1. [2025 Fev. 10]. Disponível em: https://www.msdmanuals.com/pt-br/profissional/distúrbios-dos-tecidos-conjuntivo-e-musculoesquelético/bursite-tendinite-e-fibromialgia/fibromialgia.
44. Oliveira LHS, et al. Práticas corporais de saúde para pacientes com fibromialgia: acolhimento e humanização: corporal health practices for patients with fibromyalgia: reception and humanization. Scielo saúde pública. 2017;1-10. Doi: 10.1590/S0103-73312017000400023. [2025 Fev. 10]. Disponível em: https://www.scielosp.org/article/physis/2017.v27n4/1309-1332/pt/.
45. Monteiro EAB, et al. Aspectos psicológicos da fibromialgia - revisão integrativa: psychological aspects of fibromyalgia - integrative review. PePsic. 2019:1-10. [2025 Fev. 10]. Disponível em: https://pepsic.bvsalud.org/scielo.php?script=sci_arttext&pid=S0104-32692021000100007.

46. Helfenstein Junior M, et al. Fibromialgia: aspectos clínicos e ocupacionais. Artigo de revisão, Scielo. 2012:358-65. [2025 Fev. 10]. Disponível em: https://www.scielo.br/j/ramb/a/b3TBKjLzThPHNtqm3rnL35D/?format=pdf.
47. Sisk B, Friedrich A, Blazin JL, et al. Communication in pediatric oncology: a qualitative study; 2020. [2025 Fev. 10]. https://publications.aap.org/pediatrics/article-abstract/146/3/e20201193/77117.
48. Davison E, Jacoby R, et al. Through the glass bubble: chronic pain and the doctor–patient relationship as perceived by patients. 2022. [2025 Fev. 10]. Disponível em: https://journals.sagepub.com/doi/abs/10.1177/1054137320910871.
49. Mendes ERA, Teixeira BF, et al. Comunicação médica, cuidados paliativos e oncopediatria: uma revisão integrativa da literatura. [2025 Fev. 10]. https://periodicorease.pro.br/rease/article/view/10346.
50. Lee RR, Montanha D, et al. That's what makes me better: Investigating children and adolescents' experiences of pain communication with healthcare professionals in paediatric rheumatology. 2023. [2025 Fev. 10]. https://onlinelibrary.wiley.com/doi/abs/10.1002/ejp.2043.
51. Waitzkin H, Cook MA. Managed care and the geriatric patient-physician relationship. Clin Geriatr Med. 2000;16(1):133-51. doi: 10.1016/s0749-0690(05)70014-8.
52. Williams SL, Haskard KB, DiMatteo MR. PubMed. The therapeutic effects of the physician-older patient relationship: effective communication with vulnerable older patients. 2007;2(3):453-67.
53. LoFaso V. The doctor-patient relationship in the home. Clin Geriatr Med. 2000;16(1):83-94. doi: 10.1016/s0749-0690(05)70010-0.
54. Kress HG, Ahlbeck K, Aldington D, Alon E, Coaccioli S, Coluzzi F, et al. Managing chronic pain in elderly patients requires a CHANGE of approach. Curr Med Res Opin. 2014;30(6):1153-64. doi: 10.1185/03007995.2014.887005.
55. Schönenberg A, Teschner U, Prell T. Expectations and behaviour of older adults with neurological disorders regarding general practitioner consultations: an observational study. BMC Geriatr. 2021;21(1). doi: 10.1186/s12877-021-02469-3.
56. Hess D. Respiratory Care. Facilitating speech in the patient with a tracheostomy - PubMed; 2005. [2025 Fev. 10]. Disponível em: https://pubmed.ncbi.nlm.nih.gov/15807915/.
57. Zaga CJ, Chao C, Cameron T, Ross J, Rautela L, Rollinson TC, et al. A multidisciplinary approach to verbal communication interventions for mechanically ventilated adults with a tracheostomy. Respir Care. 2023;68(5):680-91. doi: 10.4187/respcare.10511.
58. Gajic S, Jacobs L, Gellentien C, Dubin RM, Ma K. Implementation of above-cuff vocalization after tracheostomy is feasible and associated with earlier speech. Am J Speech Lang Pathol. 2023:1-6. doi: 10.1044/2023_ajslp-23-00184.
59. Mitchell RB, Hussey HM, Setzen G, Jacobs IN, Nussenbaum B, Dawson C, et al. Clinical Consensus Statement. Otolaryngol Head Neck Surg. 2012;148(1):6-20. doi:10.1177/0194599812460376.
60. Hall S, Ballard M. Deaf patients' preferred communication in clinical settings: implications for healthcare providers. J Deaf Stud Deaf Educ. 2023. doi: 10.1093/deafed/enad061.
61. Hickey E, Man B, Helm KV, Lockhart S, Duffecy J, Morris MA. Preferred Communication Strategies for People with Communication Disabilities in Health Care Encounters: a Qualitative Study. J Gen Intern Med. 2023. doi: 10.1007/s11606-023-08526-4.
62. Wolff JL, Roter DL, Boyd CM, Roth DL, Echavarria DM, Aufill J, et al. Patient–Family agenda setting for primary care patients with cognitive impairment: the SAME page trial. J Gen Intern Med. 2018;33(9):1478-86. doi: 10.1007/s11606-018-4563-y.
63. Peabody SA, Feinsinger A. Extending patient--centred communication to non-speaking intellectually disabled persons. J Med Ethics. 2024:2023-109671. doi: 10.1136/jme-2023-109671.
64. Green AR, Wolff JL, Echavarria DM, Chapman M, Phung A, Smith D, et al. How clinicians discuss medications during primary care encounters among older adults with cognitive impairment. J Gen Intern Med. 2019;35(1):237-46. doi: 10.1007/s11606-019-05424-6.
65. Hansen E. Touching the unconscious in the unconscious – hypnotic communication with unconscious patients. Front Psychol. 2024;15. doi: 10.3389/fpsyg.2024.1389449.
66. Naci L, Monti MM, Cruse D, Kübler A, Sorger B, Goebel R, et al. Brain-computer interfaces for communication with nonresponsive patients. Ann Neurol. 2012;72(3):312-23. doi: 10.1002/ana.23656.
67. Naci L, Owen AM. Making every word count for nonresponsive patients. JAMA Neurol. 2013. Disponível em: doi: 10.1001/jamaneurol.2013.3686.
68. Garin J, Reina M, DeiCas P, Rousseaux M. Development and preliminary validation of the

coma arousal communication scale. J Head Trauma Rehabil. 2016;31(6):E53-E61. doi: 10.1097/htr.0000000000000204.
69. Barbosa W, Zhou K, Waddell E, Myers T, Dorsey ER. Improving access to care: telemedicine across medical domains. Annu Rev Public Health. 2021;42(1):463-81. doi: 10.1146/annurev-publhealth-090519-093711.
70. Siegel CA. Transforming gastroenterology care with telemedicine. Gastroenterology. 2017; 152(5):958-63. doi: 10.1053/j.gastro.2017.01.048.
71. Burke BL, Hall RW. Telemedicine: pediatric applications. Pediatrics. 2015;136(1):e293--e308. doi: 10.1542/peds.2015-1517.
72. Hatcher-Martin JM, Adams JL, Anderson ER, Bove R, Burrus TM, Chehrenama M, et al. 2019;94(1):30-8. doi: 10.1212/wnl.0000000000008708.
73. Gellad ZF, Diamond S, Crockett SD, Cross RK. AGA clinical practice update on telemedicine in gastroenterology: commentary. Gastroenterology. 2023. doi: 10.1053/j.gastro.2022.12.043.
74. ElSayed NA, Aleppo G, Bannuru RR, Bruemmer D, Collins BS, Ekhlaspour L, et al. 1. improving care and promoting health in populations: standards of care in diabetes. Diabetes Care; 2024. doi: 10.2337/dc24--s001.
75. Wolf TG, Schulze RK, Ramos-Gomez F, Campus G. Effectiveness of telemedicine and teledentistry after the COVID-19 pandemic. Int J Environ Res Public Health. 2022;19(21):13857. doi: 10.3390/ijerph192113857.

Medicina da Dor – Especialidade do Futuro

3

Lúcio César Hott Silva
Filipe Flores Bicalho
Pedro Flores Bicalho
Leandro de Oliveira Reckel

A Medicina da Dor é uma especialidade médica emergente que foca no diagnóstico, tratamento e manejo da dor crônica, uma condição que afeta milhões de pessoas em todo o mundo. Este capítulo explora a complexidade da dor que frequentemente resulta de diversas condições subjacentes, como artrite, fibromialgia e neuropatia. A dor não é apenas um sintoma, mas também uma condição debilitante que impacta profundamente a qualidade de vida dos pacientes, afetando sua capacidade de trabalhar, dormir e realizar atividades diárias. A abordagem da Medicina da Dor é multidisciplinar, envolvendo uma equipe de profissionais de Saúde, como médicos, fisioterapeutas e psicólogos, para desenvolver um plano de tratamento personalizado. Os tratamentos incluem intervenções farmacológicas, terapias físicas, intervenções psicológicas e procedimentos intervencionistas, além do uso crescente de tecnologias emergentes, como realidade virtual (RV) e dispositivos vestíveis. Este capítulo também discute o impacto econômico significativo da dor crônica, destacando a importância de um manejo eficaz para reduzir os custos de saúde e melhorar a produtividade.

DEFINIÇÃO DA MEDICINA DA DOR

A Medicina da Dor, também denominada Medicina da Dor Crônica ou Algologia, é uma especialidade médica dedicada ao estudo, diagnóstico, tratamento e reabilitação de indivíduos que sofrem de dor persistente por mais de 3 meses, seja contínua, seja recorrente, causando impacto significativo na qualidade de vida dos pacientes. A avaliação precisa requer uma abordagem multidisciplinar para identificar a causa subjacente da dor, enquanto o tratamento envolve uma abordagem multimodal, utilizando medicamentos, procedimentos intervencionistas, terapias físicas, psicológicas e alternativas. O tratamento da dor crônica frequentemente demanda a colaboração de profissionais de diversas áreas, como médicos, fisioterapeutas e psicólogos, com o objetivo principal de melhorar a qualidade de vida dos pacientes, reduzindo a intensidade da dor e restaurando a funcionalidade física e emocional.[5]

IMPACTO DA MEDICINA DA DOR NOS DIAS ATUAIS

A relevância da Medicina da Dor está na sua abordagem abrangente e interdisciplinar para diagnóstico e tratamento. Em contraste com a dor aguda, que normalmente tem uma causa clara e uma duração limitada, a dor crônica é complexa e, com frequência, envolve múltiplos fatores, incluindo condições subjacentes.[12] Portanto, um diagnóstico preciso é fundamental e requer a cooperação de uma equipe de profissionais de Saúde, como médicos, fisioterapeutas, psicólogos, enfermeiros e outros especialistas. Essa abordagem colaborativa permite uma avaliação mais completa das causas da dor e o desenvolvimento de um plano de tratamento personalizado.[30]

O tratamento multimodal é outra característica essencial da Medicina da Dor. Isso significa que, em vez de depender de uma única forma de terapia, os pacientes podem se beneficiar de uma combinação de tratamentos.[2] Medicamentos podem ser usados para aliviar a dor e a inflamação, enquanto procedimentos intervencionistas, como bloqueios nervosos, injeções de esteroides e outras técnicas minimamente invasivas, podem proporcionar alívio mais direto e imediato.[25] Além disso, terapias físicas, incluindo fisioterapia e exercícios supervisionados, ajudam a restaurar a mobilidade e fortalecer os músculos, reduzindo a pressão sobre as áreas dolorosas.[2]

As terapias psicológicas também desempenham um papel vital no tratamento da dor crônica. Muitos pacientes com dor crônica sofrem de problemas emocionais, como depressão, ansiedade e estresse, que podem agravar a percepção da dor. Técnicas como a terapia cognitivo-comportamental (TCC) têm se mostrado eficazes para ajudar os pacientes a desenvolver estratégias de enfrentamento e a reduzir o impacto emocional da dor. Terapias alternativas, como acupuntura, quiropraxia e a prática de *mindfulness*, também podem ser integradas ao plano de tratamento, oferecendo aos pacientes uma ampla gama de opções para encontrar alívio.[12]

O impacto da Medicina da Dor na qualidade de vida dos pacientes é significativo.[12] Com a redução da intensidade da dor e a melhora da funcionalidade física e emocional, os pacientes podem retornar a muitas de suas atividades diárias e melhorar sua interação social. Isso não só aumenta a sensação de bem-estar e a autoestima, mas também pode reduzir a necessidade de medicamentos analgésicos, muitos dos quais têm efeitos colaterais adversos e potencial para dependência.[25] A restauração da funcionalidade física permite que os pacientes participem mais ativamente na vida familiar e profissional, o que é crucial para a sua reintegração social.[2]

Além do impacto direto sobre os pacientes, a Medicina da Dor também tem implicações econômicas significativas. A dor crônica é uma das principais causas de absenteísmo no trabalho e de aposentadorias precoces por invalidez.[30] Ao proporcionar tratamentos eficazes que permitem aos pacientes retornarem ao trabalho e reduzirem o tempo perdido, a Medicina da Dor contribui para a produtividade econômica e reduz os custos associados a cuidados de saúde a longo prazo. Isso inclui a redução de visitas frequentes ao pronto-socorro, hospitalizações e procedimentos cirúrgicos que podem ser evitados com um manejo adequado da dor.[25]

Sendo assim, a Medicina da Dor representa uma abordagem vital e integrada para o manejo da dor crônica nos dias atuais. Sua abordagem multidisciplinar e multimodal, que envolve diagnóstico preciso, tratamento variado e colaboração entre diferentes profissionais de Saúde, proporciona uma melhoria significativa na qualidade de vida dos pacientes. Ao abordar tanto os aspectos físicos como emocionais da dor, a Medicina da Dor não só alivia o sofrimento dos pacientes, mas também oferece benefícios econômicos mais amplos, reforçando sua importância na Medicina moderna.[30]

TECNOLOGIAS EMERGENTES NO TRATAMENTO DA DOR

Terapia de realidade virtual (RV)

A RV tem avançado significativamente nas últimas duas décadas e tem atraído interesse crescente pelo seu potencial no tratamento da dor.[7] A RV é definida como simulações que utilizam várias combinações de dispositivos e sistemas de exibição sensorial. Recentemente, seu uso se expandiu para diversas áreas clínicas, incluindo reabilitação física, controle da dor e diferentes transtornos neurológicos e psiquiátricos.[31] É uma abordagem analgésica não invasiva, livre de medicamentos e de fácil utilização.[33]

A RV tem sido explorada em condições neurológicas, como doença de Parkinson, fobias e dor fantasma após amputações. Além disso, tem sido útil para pacientes com dor crônica e limitações físicas, especialmente aqueles com alta ansiedade e que buscam alternativas aos opioides.[7] Pesquisas recentes investigam a eficácia dessa tecnologia e têm destacado seu potencial para gerenciar diversas condições associadas à dor, por exemplo, em pacientes com queimaduras, aliviando a ansiedade e a dor durante a reabilitação física e, em outra perspectiva, pacientes com transtornos alimentares e lesões cerebrais traumáticas.[31]

A RV oferece uma experiência imersiva capaz de simular diversos ambientes, seus mecanismos no manejo da dor incluem distração aumentada, envolvendo a atenção do paciente e ativando múltiplos sentidos.[33] Ambientes virtuais utilizam sistemas de rastreamento de cabeça, *feedback* tátil e estímulos visuais e auditivos intensos, permitindo que o indivíduo se envolva no mundo virtual e desvie a atenção da dor.[31] Entende-se que a RV, ao atuar como um distrator, reduz a percepção consciente da dor por meio das vias de sinalização associadas à dor. Isso pode alterar o comportamento do sistema de modulação da dor, diminuindo o foco e transformando um estímulo que seria doloroso em algo não doloroso.[7] A RV ativa o córtex visual e integra outros sentidos, modificando o processamento de estímulos nociceptivos. Estudos de ressonância magnética funcional (fMRI) mostram que a RV influencia o córtex insular e sensorial de maneira semelhante aos opioides.[15]

Apesar dos custos elevados, a crescente utilização de celulares de alta resolução tornou a RV uma ferramenta mais acessível e adaptável para o alívio da dor.[31] Essa abordagem não invasiva e sem medicamentos oferece uma alternativa promissora aos métodos tradicionais de tratamento.[33]

Os dispositivos vestíveis

A Organização Mundial da Saúde (OMS) caracteriza as tecnologias de saúde vestíveis como práticas médicas e de Saúde Pública apoiadas por dispositivos móveis. Essas tecnologias incluem uma variedade de equipamentos e *softwares* usados atualmente, como: dispositivos móveis – *smartphones* e *tablets*, utilizados para videoconferências de avaliação ecológica momentânea (AME) ou telemedicina e dispositivos vestíveis –; monitores de atividade (como acelerômetros); e monitores cardíacos (como marca-passos).[21] Os dispositivos vestíveis, que são usados no corpo ou próximos à pele, medem diversos sinais biológicos, como frequência cardíaca, atividade elétrica (eletrocardiograma [ECG]), respiração, temperatura da pele e atividade física.[6] Esses dispositivos podem ser utilizados ativamente por profissionais de Saúde para monitorar e intervir rápida ou passivamente para quantificar sinais biológicos normativos e anômalos em uma população-alvo.[34]

A adoção de tecnologias de saúde vestível está crescendo rapidamente em diversas áreas da Saúde Pública e prática médica.[21] Assim, a proliferação de *smartphones* impulsionou o uso da telemedicina, tendência acelerada por crises globais de Saúde, como a pandemia de covid-19, que aumentou o distanciamento social e a demanda por serviços médicos *online*.[21] Dispositivos vestíveis ganharam ampla aceitação e popularidade, impulsionados pela disponibilidade de produtos comerciais, como o Apple Watch®, Galaxy Watch® e Garmin®,[6] entre inúmeros outros que estão chegando ao mercado mundial.

A tecnologia vestível está avançando rapidamente, com novos dispositivos capazes de registrar múltiplas medições de sinais biológicos, oferecendo uma visão mais detalhada e abrangente da saúde do indivíduo, incluindo aspectos como sono, controle de peso, envelhecimento e saúde mental.[6] Esses dispositivos já são utilizados para melhorar a compreensão da saúde do paciente em diversas especialidades médicas, como análise de frequência cardíaca e ECG, o que pode facilitar o diagnóstico precoce de arritmias cardíacas, a avaliação da progressão de doenças como Parkinson, esclerose múltipla, epilepsia e reabilitação pós-acidente vascular cerebral (AVC) na Neurologia, além do monitoramento da glicose no suor para pacientes diabéticos, entre outros.[21]

O número e o tipo de medições estão se expandindo rapidamente, incluindo pH, ácido láctico e eletrólitos como sódio e potássio na superfície da pele.[34] Tecnologias bem-estabelecidas incluem AME, avaliação de atividade física por acelerometria, monitores de frequência cardíaca e ECG, rastreadores GPS e monitores de glicose contínuos implantáveis.[10]

Na área de tratamento e pesquisa da dor, o padrão atual é utilizar *feedback* subjetivo dos pacientes obtido em consultas clínicas programadas ou relatadas espontaneamente.[21] Até o momento, há fomentos sobre o uso potencial de dispositivos vestíveis para complementar a avaliação e o tratamento de condições dolorosas.[34] Isso representa uma oportunidade para explorar como os dispositivos vestíveis podem oferecer novos *insights* sobre as respostas fisiológicas associadas à dor.

Dado que essas medições podem ser realizadas de forma dinâmica, há uma chance de investigar o contexto, magnitude e direção da relação entre a dor relatada e as respostas fisiológicas.[21] Essas respostas podem fornecer uma visão mais profunda dos processos complexos subjacentes à dor e sofrimento. A utilização de dispositivos vestíveis na pesquisa da dor é uma questão de quando, e não se, eles se tornarão amplamente utilizados e servirão como ferramentas confiáveis para o manejo e estudo da dor.[34]

Neuromodulação

A estimulação transcraniana por corrente contínua (ETCC) é um tratamento neuromodulatório não invasivo que utiliza uma corrente elétrica de baixa intensidade para modificar a atividade neuronal.[3] A técnica envolve a aplicação de correntes anódicas ou catódicas através de eletrodos no couro cabeludo, permitindo atingir áreas específicas do cérebro e produzir efeitos excitatórios ou inibitórios.[1] A ETCC é especialmente promissora para tratar dor crônica já que influencia diretamente os alvos neurais centrais.[32] Além disso, quando combinada com intervenções comportamentais, pode aumentar a plasticidade sináptica e a potenciação de longo prazo. Evidencia-se que a ETCC pode reduzir a dor e aumentar seu limiar, com uma melhora média superior a 60% em alguns casos. As recomendações clínicas específicas incluem tratamento para fibromialgia e dor nos membros inferiores consequente à lesão da medula espinhal.[3]

As vantagens da ETCC incluem ser não invasiva e ser portátil, barato e geralmente seguro.[1] No entanto, identificar os pacientes que responderão ao tratamento permanece um desafio, ocasionando uma prática de classificar pacientes como "respondedores" ou "não respondedores" para entender melhor os preditores de resposta. Durante a estimulação, diferentes áreas do cérebro são ativadas, conhecidas como "neuromatrizes da dor".[3] Os alvos comuns para ETCC incluem o córtex sensorial primário (S1) e o córtex motor primário (M1), responsáveis pela discriminação sensorial nociceptiva.

A estimulação nervosa elétrica transcutânea (TENS) é uma técnica de neuromodulação não invasiva eficaz para analgesia localizada.[3] Utilizando correntes elétricas aplicadas na pele através de eletrodos, visa modular a atividade neuronal para proporcionar alívio da dor.[19] Existem duas principais modalidades de TENS: a convencional e a semelhante à acupuntura (ALTENS). A TENS convencional utiliza correntes de alta frequência e baixa intensidade para inibir a via segmentar da dor, enquanto a ALTENS usa correntes de baixa frequência e alta intensidade para ativar a via extrassegmentar inibitória.[3]

A TENS modifica a hiperalgesia por meio de dois mecanismos principais: a entrada aferente no sistema nervoso central (SNC) e a restauração da modulação central da dor.[19] Esses mecanismos são observados em condições como a fibromialgia, na qual a modulação da dor central é determinante para o alívio dos sintomas. Além da fibromialgia, a TENS é eficaz para uma ampla gama de dores, incluindo a cervical, a oncológica, a aguda e a lombar.[19] A técnica é particularmente adequada para tratar dor central localizada em virtude de sua capacidade de atuar diretamente nos dermátomos afetados.[3]

No entanto, a aplicação da tecnologia exige cuidados específicos, a técnica não deve ser utilizada em áreas com feridas abertas, patologias de pele, incluindo malignidades, ou em dermátomos não sensoriais afetados por alodinia tátil e hiperestesia. Além disso, é necessário evitar a estimulação de áreas críticas como o seio carotídeo para prevenir espasmos laríngeos e aumentos na pressão ocular.[3] A TENS também é contraindicada para pacientes com marca-passos cardíacos, desfibriladores cardioversores implantáveis, mulheres grávidas e indivíduos com epilepsia.[19]

A estimulação magnética transcraniana repetitiva (rTMS) é explanada como uma técnica neuromoduladora não invasiva que utiliza campos magnéticos alternados para induzir condução eletromagnética nos circuitos cerebrais.[1] Esse campo magnético afeta o potencial de membrana dos neurônios corticais, modulando a excitabilidade ou a inibição de circuitos neurais, podendo resultar em potencialização ou depressão de longo prazo.[3] A aplicação da rTMS para dor crônica deriva da eficácia da "estimulação elétrica implantada do córtex motor" em tratar dor neuropática refratária.[1] Para a dor neuropática central, a rTMS tem sido eficaz no M1 do hemisfério contralateral à dor. Portanto, a técnica tem mostrado resultados promissores não apenas na dor neuropática, mas também em transtornos neuropsiquiátricos, como depressão e esquizofrenia, e em doenças neurológicas, como Parkinson e epilepsia.[3]

O campo eletromagnético pulsado (CEP) surgiu nos Estados Unidos, após a Segunda Guerra Mundial, e ganhou destaque na década de 1970, quando foi utilizado para tratar fraturas não cicatrizadas com um sinal bifásico de baixa frequência.[3] Na década de 1980, o CEP foi aprovado para tratar dor e edema em tecidos moles superficiais.[3] Como técnica neuromoduladora não invasiva, a tecnologia usa campos eletromagnéticos para induzir condução elétrica em tecidos específicos, promovendo recuperação e reparo de tecidos mediante a indução de correntes parasitas e influenciando a expressão genética, também pode envolver mecanismos como aumento do fluxo sanguíneo como o uso de óxido nítrico.[1] O CEP mostrou-se promissor no tratamento de dores inflamatórias, como tendinite, artrite reumatoide e osteoartrite e é amplamente utilizado para lesões musculoesqueléticas.[1] Estudos indicam que o CEP pode ser eficaz em diversos tipos de dor, incluindo neuropatias periféricas diabéticas, dor crônica, dor lombar e fibromialgia.[8]

Na neuropatia diabética, o CEP pode modular a dor e melhorar a microcirculação, reduzindo hipóxia e edema.[17] No tratamento da dor lombar crônica, melhorou a qualidade de vida física, mas também aumentou a ansiedade, indicando a necessidade de mais pesquisas.[3] Aplicado localmente ou por meio de tapetes que envolvem o corpo inteiro, ele utiliza terapia de baixa frequência e intensidade, resultando em alta tolerância e conformidade.[17]

A estimulação nervosa periférica (ENP) provoca sensações de parestesia com o uso de um eletrodo sobre um nervo periférico, como o occipital ou o ciático.[27] Embora ela tenha sido introduzida na década de 1960, sua importância aumentou de forma significativa no final dos anos 1990 com o desenvolvimento da abordagem percutânea.[27] Originalmente, a ENP foi utilizada para tratar neuralgia óptica e diversas condições de cefaleia, porém, desde o aprimoramento da técnica percutânea, houve uma rápida expansão da estimulação, com novos dispositivos e aprovação de grandes instituições regulamentadoras.[27] Atualmente, a ENP é aplicada em áreas como dor lombar crônica, mononeuropatias focais e dor em membros pós-amputação. Os candidatos típicos são aqueles que não respondem a outras terapias e estão comprometidos com o tratamento, sendo que a identificação do nervo-alvo deve ser feita tanto pelo paciente como pelo profissional, e outras causas de dor crônica devem ser excluídas com o auxílio de exames de imagem.[3]

A dor crônica constitui um desafio relevante não limitado aos indivíduos que a experienciam, mas também para as comunidades que suportam os custos associados a essa condição. Apesar de extensas investigações sobre a dor, o entendimento dessa condição e suas causas permanece incerto. Embora a genética da dor tenha sido um tema de grande interesse nos últimos anos, os avanços revelaram a existência de um circuito neural específico ligado a ela que pode ser potencialmente modificado e, portanto, explorado. As técnicas de neuromodulação utilizam esses circuitos neurais existentes para desenvolver tratamentos que atuam nas vias responsáveis pela transmissão de sinais dolorosos. Essas abordagens continuam a oferecer perspectivas promissoras tanto para os pacientes afetados como para os profissionais de Saúde que os acompanham.

Terapias de genes

Atualmente, evidencia-se a eficácia de terapias genéticas, como a repressão do canal de sódio NaV1.7, o qual desempenha papel determinante na percepção da dor ao regular o fluxo de íons de sódio nas células nervosas no gânglio da raiz dorsal (DRG) utilizando duas plataformas epigenéticas: KRAB-dCas9; e ZFP-KRAB.[23] Ambas as plataformas resultaram na redução da expressão de NaV1.7 no DRG e na melhoria dos sintomas dolorosos, sem efeitos adversos detectáveis.[22]

A redução de NaV1.7, promovida por qualquer uma das plataformas epigenéticas, acarretou a diminuição da hipersensibilidade ao calor em modelos de dor inflamatória e melhorou a alodinia tátil em modelos de polineuropatia, superando a eficácia da gabapentina.[22] Também foi observada uma melhora na hiperpatia induzida por BzATP. Esses achados indicam que a repressão de NaV1.7 pode reduzir a sensibilidade tátil aumentada, possivelmente limitando a ativação de microglia e astrócitos.[23]

Os efeitos terapêuticos das intervenções foram sustentados por pelo menos 15 semanas em modelos de polineuropatia e 44 semanas em modelos de dor inflamatória.[22] A abordagem demonstrou especificidade para os alvos e não causou efeitos motores ou neurológicos adversos.[23] A administração intratecal provou ser eficaz na entrega de vírus adeno-associados (AAVs) aos neurônios DRG, com menor biodistribuição periférica e resposta imune reduzida.[22] Esses resultados oferecem um avanço significativo no tratamento da dor crônica, uma condição amplamente impactante na qualidade de vida dos pacientes.

Medicina regenerativa

A Medicina Regenerativa é um campo com várias décadas de existência, e diversas terapias já obtiveram autorização da Food and Drug Administration (FDA) para tratamento de feridas e usos ortopédicos.[18] Esse ramo da Medicina aplica princípios da Biologia para fomentar a regeneração mediante a introdução ou a substituição de órgãos, células ou tecidos, visando restaurar tecidos comprometidos e órgãos inteiros. Existem quatro principais abordagens terapêuticas na Medicina Regenerativa: viscossuplementação; plasma rico em plaquetas (PRP); células-tronco; e proloterapia.[24]

A viscossuplementação envolve a injeção de ácido hialurônico (AH) no espaço intra-articular para restaurar a viscosidade e a elasticidade do fluido sinovial afetado pela osteoartrite, desempenhando um papel crucial na absorção de choques, lubrificação e na natureza viscoelástica do fluido sinovial.[18] A proloterapia, por sua vez, é a inserção de uma solução para reabilitar estruturas enfraquecidas e induzir esclerose no local da aplicação, diferentemente de outras abordagens de Medicina Regenerativa, a proloterapia não utiliza componentes biológicos, sendo a dextrose hipertônica o agente injetável mais comum, que estimula a cascata inflamatória do organismo.[26] O PRP contém proteínas bioativas que promovem a capacidade de cura do corpo em razão de suas propriedades regenerativas, analgésicas e anti-inflamatórias.[14] As células-tronco mesenquimatosas (MSC) devem atender a critérios como aderência plástica em cultura-padrão, expressão dos marcadores CD73, CD90 e CD105 e ausência dos marcadores CD11b, CD14, CD19, CD34, CD45 ou HLA-DR, além de apresentar a capacidade de se diferenciar em osteoblastos, condroblastos e adipócitos em condições de cultura *in vitro*.[24]

As contraindicações variam conforme o método de Medicina Regenerativa utilizado. De maneira geral, contraindicações incluem infecção ativa, seja sistêmica, seja no local da aplicação, além de distúrbios de coagulação.[18] Contraindicações específicas para a viscossuplementação incluem estase venosa, alergia ao Hylan e alergia a ovos, consequentemente ao fato de alguns produtos serem derivados destes.[14] A terapia com células-tronco deve ser evitada em pacientes com cânceres originados da medula óssea ou condições imunocomprometidas.[24]

Para o PRP, as contraindicações absolutas são trombocitopenia severa, disfunção plaquetária e instabilidade hemodinâmica.[18] Contraindicações relativas incluem câncer ósseo e sanguíneo, anemia, uso frequente de anti-inflamatórios não esteroides (AINEs) nas 48 horas anteriores ao procedimento, injeção de corticosteroides no joelho no último mês ou uso de esteroides sistêmicos nas últimas 2 semanas.[14] No caso da proloterapia, contraindicações absolutas englobam distúrbios reumatológicos ativos, alergia ao milho ou tratamento imunossupressor.[26]

A terapia regenerativa é, geralmente, bem-tolerada, com os efeitos colaterais mais frequentes sendo inchaço, dor ou sensibilidade no local da injeção e rigidez. Complicações mais graves, como hemartrose, artrite séptica, convulsões, embolia pulmonar e reação anafilática, são extremamente raras.[18] A terapia com células-tronco também é bem-aceita, com a maioria dos pacientes relatando satisfação, embora febres baixas possam ocorrer ocasionalmente.[24]

Abordagens multimodais para o tratamento da dor

Nos últimos anos, o conceito de neuromatriz evoluiu, reformulando a compreensão da dor, que agora é vista como uma experiência multidimensional gerada por uma rede neural distribuída no cérebro, em vez de uma resposta linear direta a estímulos sensoriais de inflamação ou outras doenças.[11]

Com base nessa visão, houve adaptações na escada analgésica original da OMS para um novo modelo analgésico, que apresenta uma abordagem tridimensional no tratamento da dor, incorporando elementos multimodais aos analgésicos tradicionais, dependendo da condição da dor.[20]

A dor é considerada uma percepção biopsicossocial, refletindo uma experiência única e multifatorial para cada indivíduo e variando significativamente em termos de espaço e tempo, o que impede a aplicação universal de tratamentos.[11] Portanto, é necessário repensar o gerenciamento da dor, que deve seguir abordagens multimodais, combinando agentes farmacológicos e não farmacológicos, e considerar aspectos como intensidade e fisiopatologia da dor, complexidade dos sintomas, presença de comorbidades, contexto social e fase da doença.[28]

Com base nisso, há propostas intervencionistas que englobam diversos âmbitos, incluindo medicamentos, técnicas operatórias ou terapias não invasivas, como psicoterapia e ioga. Cabe ao profissional de Saúde escolher as intervenções mais adequadas, ajustando as estratégias conforme necessário para atender às demandas do quadro doloroso do paciente, o que permitirá um controle holístico e personalizado da dor na prática clínica.[11]

INFLUÊNCIA DAS PARTES DA SOCIEDADE NA MEDICINA DA DOR

Educação em dor para estudantes de medicina

A Medicina da Dor é uma especialidade em ascensão, especialmente em um contexto no qual há aumento na prevalência de condições crônicas e uma crescente necessidade de abordagens eficazes para o tratamento da dor. A ligação entre estudantes de Medicina e Medicina da Dor é essencial para assegurar uma formação completa que os prepare para enfrentar os desafios futuros dessa área.[13]

A educação e o treinamento dos estudantes de Medicina em relação à Medicina da Dor devem ser abrangentes. O currículo médico deve abordar tópicos como a fisiologia da dor, farmacologia dos analgésicos, técnicas de intervenção e abordagens multidisciplinares. Além disso, é fundamental que os estudantes tenham oportunidades de estágio em serviços especializados, em que possam observar e participar do tratamento de pacientes com diversos tipos de dor, seja ela aguda, seja crônica.[4]

A importância da Medicina da Dor é sublinhada pelo grande número de pessoas afetadas por dor, com estimativas sugerindo que cerca de 20% da população mundial vive com essa condição.[13] A dor não tratada adequadamente pode prejudicar a qualidade de vida, a produtividade e a saúde mental dos pacientes, destacando a necessidade de profissionais qualificados nessa especialidade. A abordagem multidisciplinar é um elemento-chave na Medicina da Dor, envolvendo a cooperação entre médicos, enfermeiros, fisioterapeutas, psicólogos e terapeutas ocupacionais. É crucial que os estudantes de Medicina aprendam a trabalhar em equipe para proporcionar um cuidado integral aos pacientes.[4]

Além disso, o conhecimento sobre terapias complementares, como acupuntura e técnicas de relaxamento, deve ser incluído na formação, pois essas práticas podem ser úteis no tratamento. Os estudantes também devem desenvolver habilidades práticas, como técnicas intervencionistas, incluindo bloqueios nervosos e infiltrações, comuns na prática clínica da Medicina da Dor. A avaliação precisa da sintomatologia, utilizando escalas e questionários validados, é outra competência essencial que deve ser adquirida pelos futuros médicos.[13]

O futuro da Medicina da Dor é promissor, com uma demanda crescente por cuidados especializados, o que pode transformar essa área em uma especialidade altamente valorizada. Assim, estudantes de Medicina que se especializarem em Medicina da Dor terão muitas oportunidades de carreira e poderão contribuir significativamente para o avanço dessa área por meio de pesquisa e inovação em novas modalidades de tratamento e compreensão dos mecanismos da dor.[4] Em resumo, a Medicina da Dor é uma especialidade emergente, crucial para a melhoria da qualidade de vida dos pacientes, e os estudantes de Medicina devem se preparar para os desafios e oportunidades que a área apresenta.

Medicina da dor e sua correlação com os cursos superiores

A Medicina da Dor é um campo de estudo e prática que ultrapassa os limites tradicionais da Medicina, envolvendo aspectos de várias disciplinas e impactando alunos de diversos setores acadêmicos. Essa especialidade se dedica ao diagnóstico, tratamento e manejo da dor, abrangendo uma vasta gama de condições médicas e exigindo uma abordagem multidisciplinar que engloba profissionais de diferentes áreas do conhecimento.

A relevância da Medicina da Dor se estende a estudantes de outras áreas. Por exemplo, alunos de Enfermagem e Fisioterapia desempenham papeis essenciais no gerenciamento da dor, oferecendo cuidados contínuos e aplicando terapias físicas que ajudam a reduzir o desconforto e a melhorar a qualidade de vida dos pacientes.

Estudantes de Psicologia e de Terapia Ocupacional também têm um papel importante na Medicina da Dor. A dor crônica frequentemente está ligada a impactos significativos na saúde mental, como depressão e ansiedade. Profissionais dessas áreas fornecem suporte emocional e mental, auxiliando os pacientes a desenvolver estratégias de enfrentamento e a melhorar sua qualidade de vida. A terapia ocupacional, por sua vez, pode ser essencial para ajudar os pacientes a ajustar suas atividades diárias, aumentando a funcionalidade e diminuindo a dor.

Estudantes de Farmácia e Biomedicina também se beneficiam do estudo da Medicina da Dor já que essas áreas envolvem o desenvolvimento e a administração de tratamentos farmacológicos, bem como a pesquisa de novos medicamentos e terapias. Compreender os mecanismos bioquímicos da dor e explorar novos alvos terapêuticos são aspectos essenciais para esses campos.

Além das áreas de Saúde, estudantes de Direito, Administração e Políticas Públicas podem se engajar com a Medicina da Dor, especialmente em questões relacionadas à regulamentação do uso de opioides, normatização de terapias alternativas e formulação de políticas de Saúde Pública. Entender as implicações éticas, legais e econômicas do manejo da dor é fundamental para criar políticas eficazes e justas.

Finalmente, estudantes de Tecnologia e Engenharia podem oferecer contribuições significativas à Medicina da Dor por meio do desenvolvimento de dispositivos médicos inovadores, como sistemas de administração de medicamentos e tecnologias de diagnóstico por imagem, que auxiliam no tratamento e na compreensão da dor.

Portanto, a Medicina da Dor é uma área interdisciplinar que apresenta oportunidades e desafios para alunos de uma vasta gama de cursos. A colaboração entre essas diferentes áreas é essencial para a criação de estratégias de tratamento eficazes e inovadoras, visando melhorar a qualidade de vida dos pacientes que enfrentam dor.

Empoderamento de pacientes e cuidadores

A medicina da dor, destacando-se como uma especialidade emergente e essencial para o futuro da Saúde, exerce papel fundamental tanto para pacientes como para cuidadores.[12] A dor, especialmente a crônica, é uma condição que pode impactar significativamente a qualidade de vida das pessoas, interferindo nas atividades diárias, na capacidade de trabalho e no bem-estar emocional.[2] Em decorrência de sua complexidade e de suas múltiplas facetas, a dor exige uma abordagem de tratamento que transcende os métodos tradicionais, necessitando de uma especialização específica que aborde suas diversas dimensões físicas, emocionais e sociais.[25]

Para os pacientes, a Medicina da Dor oferece uma esperança de alívio e uma melhoria na qualidade de vida.[2] Essa especialidade não se concentra no alívio da dor física, mas também se ocupa em compreender e tratar os fatores psicológicos e emocionais que frequentemente acompanham a dor crônica. Com técnicas avançadas de diagnóstico e tratamentos personalizados, os especialistas em dor podem identificar a causa subjacente da dor e desenvolver planos de tratamento que podem incluir medicamentos, terapias físicas, intervenções psicológicas e, em alguns casos, procedimentos cirúrgicos[12] Essa abordagem abrangente é essencial para proporcionar um cuidado integral ao paciente, visando não apenas a redução da dor, mas também a melhoria do bem-estar geral e da funcionalidade.[25]

Para os cuidadores, que. muitas vezes. são familiares ou profissionais de Saúde, a Medicina da Dor oferece ferramentas e conhecimentos vitais para apoiar de forma eficaz aqueles que sofrem.[2] Cuidar de um paciente com dor crônica pode ser um desafio, exigindo paciência, compreensão e habilidades específicas. Mediante uma formação adequada e o acesso a recursos especializados, os cuidadores podem aprender como ajudar os pacientes a gerenciar sua dor de maneira segura e eficaz, como administrar medicamentos, aplicar técnicas de alívio da dor e fornecer suporte emocional.[12]

A especialização em Medicina da Dor também promove maior conscientização sobre a importância de uma comunicação clara e aberta entre pacientes, cuidadores e profissionais de Saúde. Isso é crucial para garantir que os cuidados sejam coordenados e que todas as necessidades do paciente sejam atendidas.[25] A educação e o suporte fornecidos por especialistas em dor ajudam a capacitar os pacientes a serem participantes ativos em seu próprio tratamento, o que pode melhorar a aderência aos planos de tratamento e gerar melhores resultados de saúde.[2]

Além disso, a Medicina da Dor está continuamente evoluindo, com novas pesquisas e avanços tecnológicos que prometem melhorar ainda mais a gestão da dor, isso inclui o desenvolvimento de novos medicamentos, técnicas intervencionistas menos invasivas e terapias complementares que podem ser integradas ao tratamento convencional.[2] Para pacientes e cuidadores, estar ciente dessas inovações e ter acesso a cuidados especializados em dor é um aspecto vital da saúde no século XXI.[12]

Em resumo, a Medicina da Dor é uma especialidade que está rapidamente se tornando essencial no campo da Saúde.[25] Ela oferece uma abordagem abrangente e personalizada para o tratamento da dor, beneficiando tanto os pacientes como os cuidadores ao proporcionar alívio, melhorar a qualidade de vida e capacitar todos os envolvidos no processo de cuidado.[12] Como uma especialidade do futuro, a Medicina da Dor não apenas responde às necessidades atuais, mas também se adapta continuamente às novas descobertas e tecnologias, garantindo que todos tenham acesso ao melhor cuidado possível.[2]

Colaboração interprofissional e a medicina da dor

A dor, por ser um sintoma complexo que impacta profundamente a qualidade de vida, requer uma abordagem que vai além da Medicina convencional, envolvendo a colaboração entre profissionais de diversas áreas para oferecer um atendimento abrangente e eficaz.[16]

Essa especialidade demanda uma abordagem interdisciplinar, que inclui médicos, enfermeiros, fisioterapeutas, psicólogos, farmacêuticos e terapeutas ocupacionais.[16] Cada um desses especialistas traz uma visão única sobre a dor, o que contribui para uma compreensão mais completa do problema e para a elaboração de estratégias de tratamento integradas. A colaboração entre esses profissionais permite abordar não apenas os aspectos físicos da dor, mas também suas dimensões emocionais e sociais, resultando em um plano de tratamento mais holístico e personalizado.[9]

A comunicação clara e eficaz entre os membros da equipe é essencial para o sucesso do tratamento da dor.[16] A troca de informações sobre o histórico clínico dos pacientes, resultados de exames e respostas ao tratamento é facilitada pelo uso de prontuários eletrônicos e reuniões regulares de equipe.[9] Essa comunicação contínua assegura que todos os profissionais envolvidos estejam atualizados sobre o progresso do paciente e possam ajustar o plano de tratamento conforme necessário.[16]

A cooperação entre diferentes especialidades também é fundamental para a criação de protocolos de tratamento com base em evidências que levam em conta as múltiplas dimensões da dor.[16] Esses protocolos, frequentemente, combinam intervenções farmacológicas, terapias físicas e suporte psicológico, adaptando-se às necessidades individuais de cada paciente. O desenvolvimento desses protocolos é enriquecido pela *expertise* diversificada dos profissionais envolvidos.[9]

Além disso, a Medicina da Dor está em constante evolução, com novas pesquisas e práticas emergindo continuamente.[9] Programas de educação continuada interprofissional, como *workshops* e seminários conjuntos, são indispensáveis para que os profissionais de Saúde atualizem seus conhecimentos e habilidades. Essa formação contínua promove a troca de saberes entre diferentes áreas e melhora a capacidade da equipe de aplicar novas abordagens no manejo da dor.[16]

Pacientes com dor crônica, frequentemente, enfrentam comorbidades que complicam o tratamento, tornando a colaboração entre especialidades ainda mais importante. Por exemplo, um paciente com dor lombar crônica pode necessitar de tratamento ortopédico, fisioterapia e suporte psicológico simultaneamente. A coordenação entre essas especialidades é essencial para um manejo eficaz da dor e das condições associadas.[9]

A Medicina da Dor também amplia o foco sobre o paciente, garantindo que suas preferências e valores sejam considerados na formulação de planos de tratamento. A colaboração interprofissional facilita a coleta de informações sobre as preferências dos pacientes, assegurando que o tratamento seja alinhado com seus objetivos e necessidades pessoais.[16]

Por fim, a avaliação contínua da eficácia das intervenções é fundamental para assegurar que o tratamento esteja atendendo às necessidades dos pacientes. Diferentes membros da equipe contribuem para o monitoramento dos resultados e ajustes necessários no tratamento, utilizando escalas de avaliação da dor e questionários de qualidade de vida para medir a eficácia do tratamento e adaptar as abordagens conforme necessário.[9]

Portanto, a Medicina da Dor representa uma especialidade emergente que não só aborda um problema clínico significativo, mas também promove a colaboração interprofissional como um componente essencial para um cuidado integral e eficaz. A integração de diversas especialidades e a ênfase na comunicação e na educação contínua são fundamentais para melhorar os resultados clínicos e proporcionar atendimento mais completo e personalizado para os pacientes.

Este capítulo destaca a importância da Medicina da Dor como uma especialidade essencial para o manejo da dor crônica. Esta é uma condição multifatorial que requer uma abordagem abrangente e integrada, combinando tratamentos médicos, físicos, psicológicos e tecnológicos. A colaboração entre diferentes disciplinas é fundamental para desenvolver planos de tratamento eficazes e personalizados que não só aliviam a dor, mas também melhorem a qualidade de vida dos pacientes. Tecnologias emergentes, como RV e dispositivos vestíveis, estão revolucionando o tratamento da dor, oferecendo novas opções não invasivas e eficazes. Além disso, o impacto econômico da dor crônica sublinha a importância de um manejo adequado, não só para melhorar a saúde dos pacientes, mas também para reduzir os custos associados à perda de produtividade e ao absenteísmo. Em suma, a Medicina da Dor é uma especialidade vital que continua a evoluir, prometendo avanços significativos no tratamento da dor crônica e melhorias substanciais na qualidade de vida dos pacientes.

Referências bibliográficas

1. Aamir A, Girach A, Sarrigiannis PG, Hadjivassiliou M, Paladini A, Varrassi G, et al. Repetitive magnetic stimulation for the management of peripheral neuropathic pain: a systematic review. Advances in Therapy. 2020;37(3):998-1012.
2. Abd-Elsayed A, Robinson CL, Marshall Z, Diwan S, Peters T. applications of artificial intelligence in pain medicine. Current Pain and Headache Reports. 2024;28:229-38.
3. Abd-Elsayed A, Tang T, Karri J, Hughes M, Urits I, Gupta M, et al. Neuromodulation for pain management in the inpatient setting: a narrative review. Cureus. 2021;13(3):e13892.
4. Apkarian AV, Baliki MN, Geha PY. Towards a theory of chronic pain. Progress in Neurobiology. 2009;87(2):81-97.
5. Bäckryd E. What do we mean by "biopsychosocial" in pain medicine? Scandinavian Journal of Pain. 2022;23(4):621-2.
6. Batsis JA, Petersen CL, Clark MM, Cook SB, Lopez-Jimenez F, Al-Nimr RI, et al. A weight loss intervention augmented by a wearable device in rural older adults with obesity: a feasibility study. The Journals of Gerontology. Series A, Biological Sciences and Medical Sciences. 2021;76(1):95-100.
7. Bordeleau M, Stamenkovic A, Tardif PA, Thomas J. The use of virtual reality in back pain rehabilitation: a systematic review and meta-analysis. The Journal of Pain. 2022;23(2):175-95.
8. Chen L, Duan X, Xing F, Liu G, Gong M, Li L, et al. Effects of pulsed electromagnetic field therapy on pain, stiffness and physical function in

patients with knee osteoarthritis: a systematic review and meta-analysis of randomized controlled trials. Journal of Rehabilitation Medicine. 2019;51(11):821-27.

9. Chou R, Gordon DB, Leon-Casasola OA, Warner L, Weisman SJ, Wu CL, et al. Management of postoperative pain: a clinical practice guideline from the american pain society, the american society of regional anesthesia and pain medicine, and the american society of anesthesiologists' committee on regional anesthesia, executive committee, and administrative council. The Journal of Pain. 2016;17(2):131-57.
10. Coran P, Goldsack JC, Grandinetti CA, Bakker JP, Bolognese M, Dorsey ER, et al. Advancing the use of mobile technologies in clinical trials: recommendations from the clinical trials transformation initiative. Digital Biomarkers. 2019;3(3):145-54.
11. Cuomo A, Bimonte S, Forte CA, Botti G, Cascella M. Multimodal approaches and tailored therapies for pain management: the trolley analgesic model. Journal of Pain Research. 2019;12:711-14.
12. Dong H, Peolsson A, Johansson MM. Effects of proactive healthcare on pain, physical and activities of daily living functioning in vulnerable older adults with chronic pain: a pragmatic clinical trial with one- and two-year follow-up. European Geriatric Medicine. 2024.
13. Dworkin RH, Turk DC, Wyrwich KW, Beaton D, Cleeland CS, Farrar JT, et al. Interpreting the clinical importance of treatment outcomes in chronic pain clinical trials: IMMPACT recommendations. The Journal of Pain. 2008;9(2):105-21.
14. Fitzpatrick J, Bulsara M, Zheng MH. The effectiveness of platelet-rich plasma in the treatment of tendinopathy: a meta-analysis of randomized controlled clinical trials. The American Journal of Sports Medicine. 2017;45(1):226-33.
15. Frey DP, Bauer ME, Bell CL, Low LK, Hassett AL, Cassidy RB, et al. Virtual reality analgesia in labor: the VRAIL pilot study-A preliminary randomized controlled trial suggesting benefit of immersive virtual reality analgesia in Unmedicated Laboring Women. Anesthesia and Analgesia. 2019;128(6):e93-e96.
16. Gordon DB, Watt-Watson J, Hogans BB. Interprofessional pain education-with, from, and about competent, collaborative practice teams to transform pain care. PAIN Reports. 2018;3(3):e663.
17. Graak V, Chaudhary S, Bal BS, Sandhu JS. Evaluation of the efficacy of pulsed electromagnetic field in the management of patients with diabetic polyneuropathy. International Journal of Diabetes in Developing Countries. 2009;29(2):56-61.
18. Igwe N, Patel NC, Aijaz T. Regenerative Therapy in Pain. 2024. [2025 Fev. 10]. Disponível em: https://www.ncbi.nlm.nih.gov/books/NBK578202/.
19. 19. Johnson M. Transcutaneous electrical nerve stimulation: review of effectiveness. Nursing Standard. 2014;28(40):44-53.
20. Leung L. From ladder to platform: a new concept for pain management. J Prime Healthcare. 2012;4(3):254-8.
21. Leroux A, Rzasa-Lynn R, Crainiceanu C, Sharma T. Wearable devices: current status and opportunities in pain assessment and management. Digit Biomark. 2021;5(1):89-102.
22. Mohan A, Fitzsimmons B, Zhao HT, Jiang Y, Mazur C, Swayze EE, et al. Antisense oligonucleotides selectively suppress target RNA in nociceptive neurons of the pain system and can ameliorate mechanical pain. Pain. 2018;159(1):139-49.
23. Moreno AM, Alemán F, Catroli GF, Hunt M, Hu M, Dailamy A, et al. Long-lasting analgesia via targeted in situ repression of NaV1.7 in mice. Science Translational Medicine. 2021;13(584):eaay9056.
24. Poulos J. The limited application of stem cells in medicine: a review. Stem Cell Research & Therapy. 2018;9(1):1.
25. Rahman S, Kidwai A, Rakhamimova E, Elias M, Caldwell W, Bergese SD. Clinical Diagnosis and Treatment of Chronic Pain. Diagnostics. 2023;13(24):3689.
26. Siadat AH, Isseroff RR. Prolotherapy: potential for the treatment of chronic wounds? advances in wound care (New Rochelle). 2019;8(4):160-7.
27. Slavin KV. History of peripheral nerve stimulation. Progress in Neurological Surgery. 2011;24:1-15.
28. Sommer C. Exploring pain pathophysiology in patients. Science. 2016;354(6312):588-92.
29. Stark CW, Isaamullah M, Hassan SS, Dyara O, Abd-Elsayed A. A review of chronic pain and device interventions: benefits and future directions. Pain and therapy. 2023;12:341-54.
30. Strand N, Maloney J, Francio VT, Murphy M, Turkiewicz M, Antonios EI, et al. Advances in pain medicine: a review of new technologies. Current Pain and Headache Reports. 2022:605-16.
31. Trost Z, Zielke M, Guck A, Nowlin L, Zakhidov D, France CR, et al. The promise and challenge of virtual gaming technologies for chronic pain: the case of graded exposure for low back pain. Pain Management. 2015;5(3):197-206.

32. Vaseghi B, Zoghi M, Jaberzadeh S. A meta--analysis of site-specific effects of cathodal transcranial direct current stimulation on sensory perception and pain. PLoS One. 2015;10(5):e0123873.
33. Viderman D, Tapinova K, Dossov M, Seitenov S, Abdildin YG. Virtual reality for pain management: an umbrella review. Frontiers in Medicine. 2023;10:1203670.
34. Wang Y, Min J, Khuri J, Xue H, Xie B, Kaminsky L, et al. Effectiveness of mobile health interventions on diabetes and obesity treatment and management: systematic review of systematic reviews. JMIR Mhealth Uhealth. 2020;8(4):e15400.

Anatomia e Fisiologia da Dor

4

Nicollas Nunes Rabelo
Amanda Barcelos Faria
Camila Squarzoni Dale

CONCEITOS INICIAIS

Para compreender a anatomia e os mecanismos fisiológicos que resultam em dor, primeiro é necessário frisar alguns conceitos iniciais.

A sensação de dor, de modo geral, é provocada por estímulos ou lesões nocivas aos tecidos. A Associação Internacional para o Estudo da Dor (IASP, do inglês International Association for the Study of Pain) define a dor como "uma experiência sensitiva e emocional desagradável associada, ou semelhante àquela associada, a uma lesão tecidual real ou potencial", definição formulada em 1979, aceita e adotada pela Organização Mundial da Saúde (OMS) e revisada em 2020.[1]

Na superfície dos tecidos, existem receptores periféricos do sistema nervoso, os nocicpetores, que captam os estímulos de dor e enviam-nos, por trajetos centrais que envolvem múltiplos mecanismos e etapas, até o local onde serão decodificados para gerar uma resposta mecânica, mas também bioquímica e, até mesmo, emocional à dor.

A IASP também define classificações da dor quanto à localização em termos anatômicos (membros superiores, tronco, entre outros), a duração (aguda ou crônica) e o sistema afetado (como o cardiovascular ou o gastrointestinal).[2,3] Contudo, existe uma classificação generalizada que classifica a dor em três grandes grupos levando em conta os sintomas, o mecanismo álgico e síndromes relacionadas.[3-5] Resumidamente, a dor pode ser classificada como:

- *Nociceptiva:* resulta da forma como nosso organismo responde a estímulos nocivos ou potencialmente nocivos. Será a principal abordada neste capítulo.
- *Neuropática:* associada a uma lesão em algum componente do sistema nervoso periférico (SNP) ou central (SNC) e frequentemente associada à dor crônica.
- *Nociplástica:* conceito introduzido a partir de estudos recentes para explicar pacientes com sensações álgicas percebidas por achados clínicos e exame físico, porém sem lesão ou doença aparente de estruturas do sistema de dor

Nosso foco inicial (e o principal deste capítulo) será o sistema nervoso por estar indubitavelmente atrelado às sensações álgicas. Ele é subdividido estruturalmente em:

- SNC, constituído pelo encéfalo e pela medula espinhal, cuja função principal é integrar sinais e impulsos para coordenar as funções sensitiva e motora de todo o corpo.

- SNP, constituído por fibras nervosas e corpos celulares fora do SNC, que unem a parte central às estruturas periféricas.

O tecido nervoso tem unidades funcionais denominadas neurônios, formados por um corpo celular e suas extensões (dendritos, as menores, que recebem sinais aferentes; e um axônio único, mais longo, que propaga sinais eferentes) (Figura 1).

Quando se encontram no SNC, os corpos dos neurônios integram a denominada "substância cinzenta", e os prolongamentos se unem para formar a substância branca.

Esses prolongamentos realizam conexões denominadas "sinapses" com as extensões de outros neurônios para transmitir sinais e impulsos através de transmissores químicos ou elétricos. A maioria das sinapses do SNC é do tipo química,[6] na qual um neurônio pré-sináptico secreta substâncias denominadas "neurotransmissores com funções excitatórias" ou "neurotransmissores com funções inibitórias" para o pós-sináptico, de modo a estimulá-lo ou reprimi-lo, respectivamente. A bradicinina é a principal substância responsável por induzir a dor após um dano tecidual.[6]

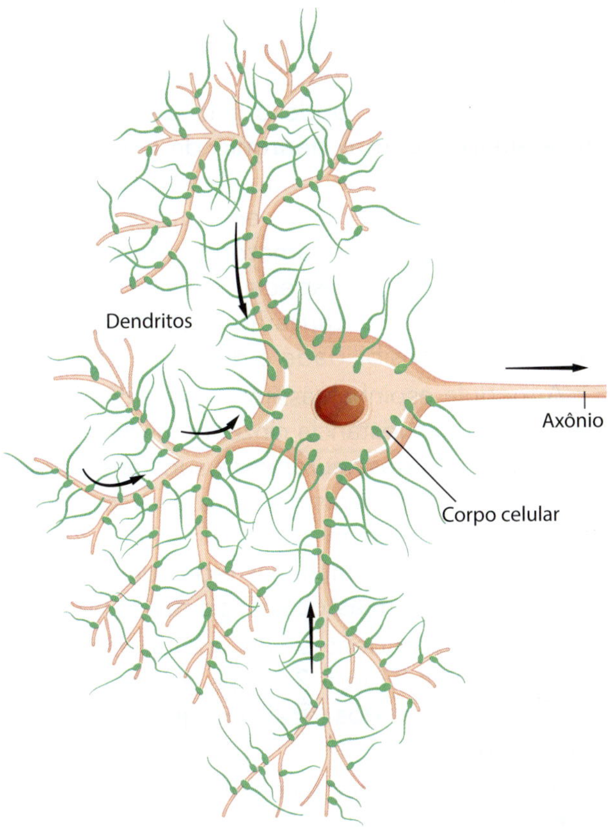

Figura 1 – Anatomia de um neurônio, com corpo celular, axônio único e múltiplos dendritos.

Fonte: Adaptada de Guyton, 2021.

Os axônios dos neurônios se agrupam em feixes de fibras nervosas de acordo com funções em comum. Quando esses feixes se encontram em algum dos componentes do SNC (encéfalo ou medula) são denominados "tratos", e caso se encontrem fora do SNC (isto é, na periferia), recebem a denominação "nervos".[7]

O conjunto dos tratos constitui duas principais vias associadas à sensação da dor:

- Vias ascendentes, que vão da medula espinhal para o encéfalo.
- Vias descendentes, que vão do encéfalo em direção à medula.

Ambas as vias sofrem um processo denominado "decussação" em seu trajeto, no qual o trato cruza para o lado oposto em certo nível do SNC, o que faz um dos lados do hemisfério cerebral receber e mandar informações correspondentes ao lado oposto do corpo.

VIAS ASCENDENTES E PERCEPÇÃO DA DOR

Diferentes mecanismos estão envolvidos desde o momento em que o organismo recebe um estímulo doloroso até o momento em que ocorre uma resposta a ele. São elas:

1. *Transdução:* processo no qual qualquer estímulo interpretado como nocivo (térmico, mecânico ou químico) e percebido perifericamente é transformado em um impulso elétrico passível de decodificação pelo SNC.

   Alguns receptores envolvidos incluem o TRPV1 (receptores vaniloides de potencial transitório tipo 1 que respondem ao calor, capiscaína e prótons) e receptores acoplados à proteína G que respondem para neurotransmissores como o glutamato e aspartato (que se acredita estarem associados aos estímulos mecânicos).[8]
2. *Transmissão:* condução desse impulso pelas vias neuronais, desde a periferia, onde foi gerado, até o SNC, onde será decodificado.
3. *Modulação:* processo que pode amplificar ou atenuar os impulsos elétricos de acordo com a reação do organismo.

- *Percepção central:* decodificação do impulso elétrico pelo SNC por meio da qual uma resposta ao estímulo será produzida.

Vamos compreender, agora, como eles ocorrem em etapas.

Diferentes tipos de estímulos (mecânicos, térmicos ou químicos que produzem sensação dolorosa) ativam estruturas na superfície cutânea e na de vísceras denominadas "nociceptores". Trata-se de receptores sensoriais do SNP responsáveis pelos mecanismos de transdução e de transmissão de impulsos gerados até a medula espinhal através de fibras nervosas. Esses receptores são formados por terminações nervosas livres e respondem a estímulos de alto limiar de ativação, de diferentes origens, diferenciando-os de outros receptores sensoriais. Esses receptores estão ligados a fibras nervosas de pequeno e médio calibre denominadas "fibras C" (não mielinizadas) e "fibras Aδ" (pouco mielinizadas).

As fibras nervosas, num panorama geral, são classificadas levando-se em conta seu diâmetro, mielinização, velocidade de condução e modalidade (Tabela 1). Contudo, apenas as fibras Aδ e C são capazes de perceber e propagar estímulos mais intensos que são detectados como álgicos e nocivos ao organismo.[3,6,8]

As primeiras se relacionam, preferencialmente, a estímulos mecânicos e térmicos e estão, de forma majoritária, associadas à dor aguda (por serem fibras do tipo "rápidas"). Acredita-se que seu principal neurotransmissor seja o glutamato.[6] Diferentemente, as últimas conduzem, em sua maioria, estímulos químicos e estão relacionadas à dor crônica e duradoura (por serem fibras do tipo "lentas")[6] e estudos sugerem[6,9-11] que um neurotransmissor fundamental para sua estimulação seja a substância P (sub P). As fibras Aδ e C podem ser encontradas na pele e em superfícies de órgãos, mas as do tipo C conduzem sensações provenientes também de músculos e articulações.[8]

As fibras Aβ estão predominantemente associadas a toque leve e pressão.[8] sendo particularmente importantes em mecanismos de sensibilização central,[12] que serão abordados adiante.

As fibras nervosas responsáveis por captar o estímulo dos nociceptores são denominadas "terminações nervosas livres" e podem ser encontradas na pele e na superfície de outros tecidos internos ao corpo, como superfícies articulares e paredes de artérias.

A percepção da dor por um nociceptor passará pelo processo de transdução, no qual serão gerados potenciais de ação cuja frequência é determinada pela intensidade do estímulo. Quanto maior a intensidade, maior a frequência de potenciais gerados; e a intensidade da dor é, portanto, proporcional à intensidade do dano tecidual.[6]

Dessa forma, os impulsos serão conduzidos por meio de nervos, desde os nociceptores até a medula espinhal, onde o sinal se propagará até a sinapse com o neurônio de primeira ordem ipsilateral (ou neurônio aferente primário). Qualquer lesão nas células envolvidas desencadeará um processo inflamatório com liberação de moléculas – em especial, prostaglandinas, bradicininas –, que causarão hiperalgesia, um aumento da sensibilidade à dor.[6]

A medula espinhal, assim como o cérebro, é constituída de substância cinzenta (onde se localizam os corpos dos neurônios) e substância branca (onde se unem fibras nervosas para formarem tratos, de acordo com sua localização e função específica), além de múltiplas redes de interneurônios que realizam associações entre as vias.

As vias ascendentes são compostas pelos tratos a seguir (Figura 2), cujas denominações são combinações dos locais em que eles se iniciam e terminam:

- Fascículos grácil e cuneiforme.
- Trato espinotalâmico.
- Trato espinorreticular.
- Trato espinotectal.
- Trato espinocerebelar.

Tabela 1 – Fibras sensoriais classificadas conforme seu tamanho

	Fibras Aδ	Fibras Aβ	Fibras C
Mielinização	Sim	Sim	Não
Diâmetro	1 μm a 5 μm	6 μm a 12 μm	0,02 μm a 1,5 μm
Condução	Rápida (2 m/s a 20 m/s)	Muito rápida (> 20 m/s)	Lenta (< 2 m/s)
Modalidade	Mecânica, térmica	Pressão, toque leve	Mecânica, térmica e química

Fonte: Adaptada de Lee, 2020.

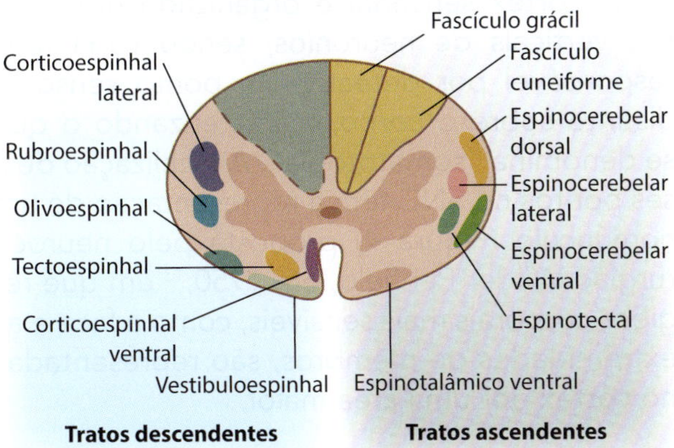

Figura 2 – Principais tratos na substância branca da medula espinhal.

Fonte: Adaptada de Guyton, 2021.

Entre eles, o trato espinotalâmico é apontado como o principal responsável pela condução dos potenciais gerados pelas sensações álgicas.[8] Subdivide-se em trato lateral (responsável por levar informações referentes às características da dor – duração, intensidade e localização),[8] além de informações sobre temperatura[6] e trato anterior (predominantemente relacionado ao toque suave,[6] pressão firme,[3] mas que também transmite informações sobre a percepção emocional do estímulo álgico).[8]

Dois tratos são particularmente importantes quando se trata de propagação dolorosa através dos tratos da medula espinhal, sendo ambos localizados na via espinotalâmica anterolateral:

- *Trato neoespinotalâmico:* associado a fibras do tipo Aδ de condução rápida, que realizam sinapses com as células nervosas do trato na lâmina marginal (camada I de Rexed) e transmitem sensações de dor aguda – térmica ou mecânica – até o encéfalo e córtex somatossensorial. Essa via permite a percepção de dor aguda, bem como uma precisa localização de onde ocorreu o estímulo álgico.[6]
- *Trato paleoespinotalâmico:* associado a fibras periféricas do tipo C de condução lenta, cujas sinapses no corno dorsal da medula ocorrem com neurônios de fibra curta na substância gelatinosa (camadas II e III de Rexed). Essa via é responsável por transmissão mais duradoura da dor e cuja localização é referida em áreas amplas e não pontos específicos – por exemplo, dor sentida na região abdominal, e não em determinado ponto do abdome.

Quando o impulso chega à medula espinhal, seu destino dependerá de a sensação álgica exigir uma resposta rápida (p. ex., o afastamento imediato da mão ao tocar em uma estrutura pontiaguda). Neurônios sensitivos aferentes localizados no corno dorsal da medula (aonde chegam os estímulos periféricos) realizam sinapses com neurônios motores do corno anterior, e essa integração produzirá contrações musculares reflexas antes mesmo que se possa ter uma percepção consciente daquele estímulo. Isso porque quem realiza essa percepção é o SNC. Esse fenômeno é denominado "arco reflexo da dor".

Além da via da resposta reflexa, o impulso prosseguirá até o neurônio de segunda ordem, ainda na medula, e ascender até o encéfalo – predominantemente o tálamo, importante centro da dor no SNC. Durante o percurso, as fibras nervosas sofrerão o processo de decussação, no qual os feixes nervosos cruzarão para o lado contralateral pela comissura anterior da medula e, assim, seguirão até atingir o encéfalo. Portanto, um estímulo álgico sofrido em um lado do corpo será interpretado pelo lado oposto do cérebro. Os feixes dos cornos posteriores da medula (fascículos grácil e cuneiforme) cruzam na decussação dos lemniscos,[6,8] enquanto os feixes do trato espinotalâmico cruzam a medula na altura do nervo que levou o estímulo (Figura 3). Fazer essa correlação é importante para determinar em que nível da medula uma lesão ocorreu, quando são notadas alterações na sensibilidade periférica.

Os neurônios de segunda ordem podem ser de três tipos: nociceptivos específicos (NS, que respondem a estímulos de alta intensidade); de ampla faixa dinâmica (WDR, que transmitem impulsos sensoriais); e de baixo limiar (LR, que levam estímulos inócuos).[8]

A maioria das fibras ascendentes, ao chegarem ao encéfalo, termina na região do tálamo; no entanto, algumas atingem a formação reticular do tronco cerebral.[6] Essas regiões são responsáveis principalmente pela percepção da ocorrência do estímulo doloroso.

Do tálamo, o impulso será, então, enviado por neurônios de terceira ordem ao córtex cerebral somatossensitivo, onde será interpretado de acordo com suas muitas propriedades: onde ocorreu o estímulo; por quanto tempo; sua intensidade; seus componentes emocionais; e as reações mais apropriadas em resposta à sua nocividade – como se afastar do objeto ou do fenômeno que provocou o estímulo ou, até mesmo, chorar.

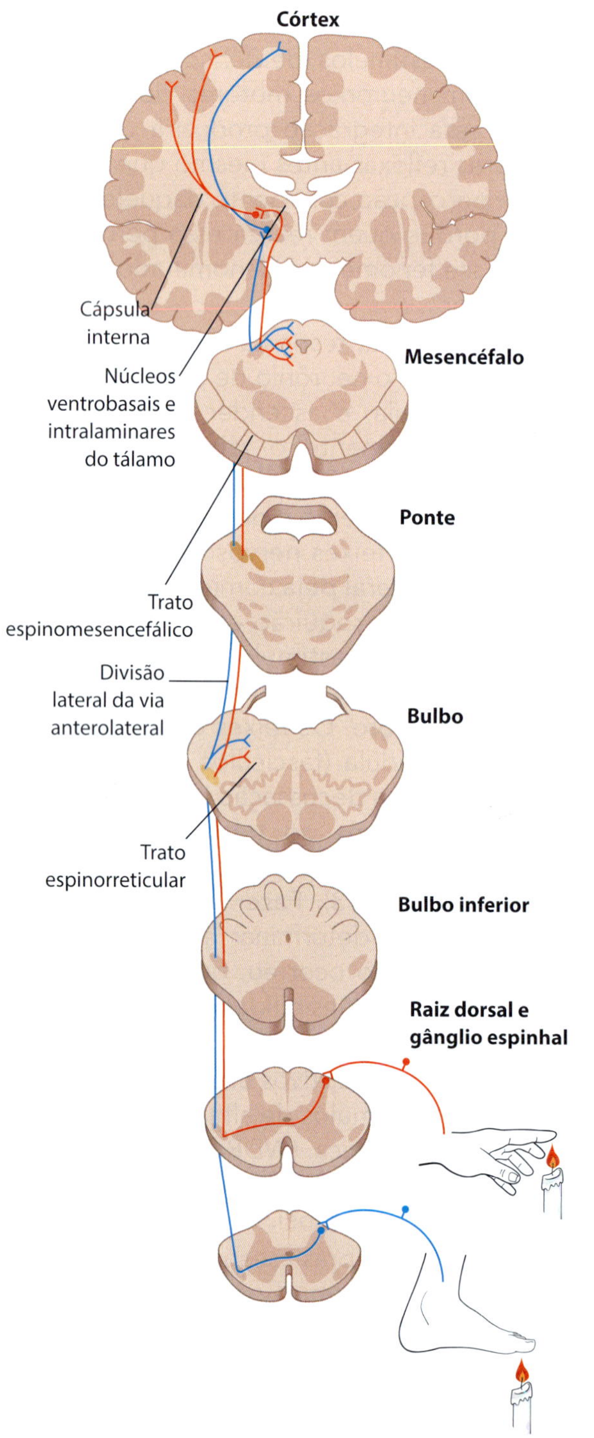

Figura 3 – Exemplo da decussação das fibras nervosas a nível do estímulo.

Fonte: Adaptada de Guyton, 2021.

O córtex sensorial é organizado em colunas verticais de neurônios, sendo cada uma responsável por detectar um ponto sensorial distinto sobre o corpo,[6] caracterizando o que se denomina "somatotopia". A localização desses pontos no SNC tem a representação de um homúnculo (Figura 4) proposta pelo neurocirurgião Wilder Penfield, em 1950,[13] em que regiões corporais mais sensíveis, como a face e as extremidades de membros, são representadas no córtex por uma área maior.

Dor visceral referida

Quando se trata da percepção de dor e outras sensações em órgãos internos, existe um fenômeno no qual a percepção superficial do estímulo não ocorre exatamente no mesmo local onde a víscera se localiza internamente.

Embora muitas teorias tenham sido formuladas para explicar essa divergência, uma das mais aceitas na atualidade descreve a convergência e a integração de fibras somáticas e viscerais na medula espinhal.[14]

A dor visceral é propagada e percebida por meio do mesmo mecanismo de estimulação de nociceptores, da mesma forma que a dor extereoceptiva. Contudo, há uma convergência das

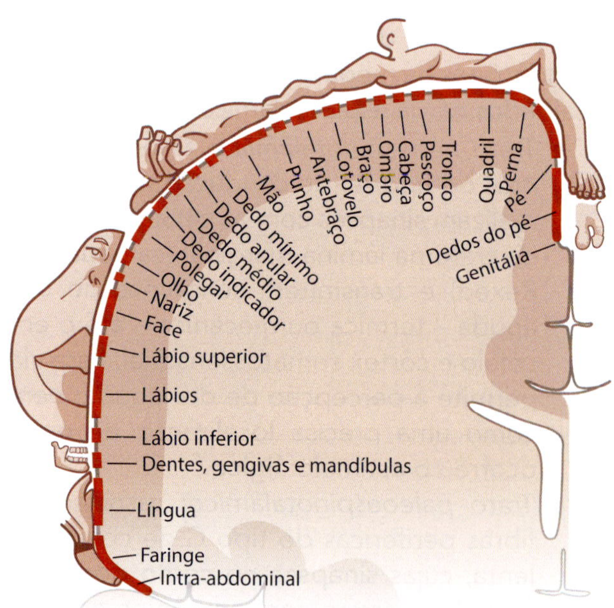

Figura 4 – Homúnculo de Penfield demonstrando áreas sensoriais e motoras do córtex cerebral e suas correspondências.

Fonte: Adaptada de Guyton, 2021.

fibras viscerais para um grupo de neurônios na mesma área da medula espinhal que as fibras somáticas conduzindo sensações da superfície externa do organismo. Esse fenômeno, ao integrar ambos os feixes neuronais, gera a impressão de que a dor foi originada em certa área da pele, e não no órgão profundo àquela região.[6,14] A via paleoespinotalâmica ascendente é particularmente importante por estar associada à dor de transmissão lenta e de localização imprecisa.

VIAS DESCENDENTES E MODULAÇÃO DA DOR

Semelhantes às vias ascendentes para transmissão da informação sobre os estímulos álgicos, existem vias descendentes cujos propósitos a modulação e a são supressão da dor (Figura 5). Esse fenômeno é causado por um desbalanço entre os sinais álgicos enviados pelas vias aferentes em contraponto aos mediadores das vias eferentes. O modo como essas vias funcionam de modo diferente em cada pessoa determina a razão por que alguns indivíduos têm reações bem mais exacerbadas que outros.

Quando um sinal de dor é emitido e chega ao córtex somatossensorial, células nervosas de determinadas regiões cerebrais emitem sinais por seus axônios em direção à medula espinhal, realizando o caminho inverso ao da via de transmissão e de interpretação da dor. Essas regiões são:

- Substância cinzenta periaquedutal (PAG) do mesencéfalo.
- Área periventricular.
- Região que circunda o aqueduto de Sylvius acima da ponte.
- Regiões do terceiro e quarto ventrículo.

Os axônios levam impulsos dessas regiões iniciais para dois núcleos: o núcleo magno da

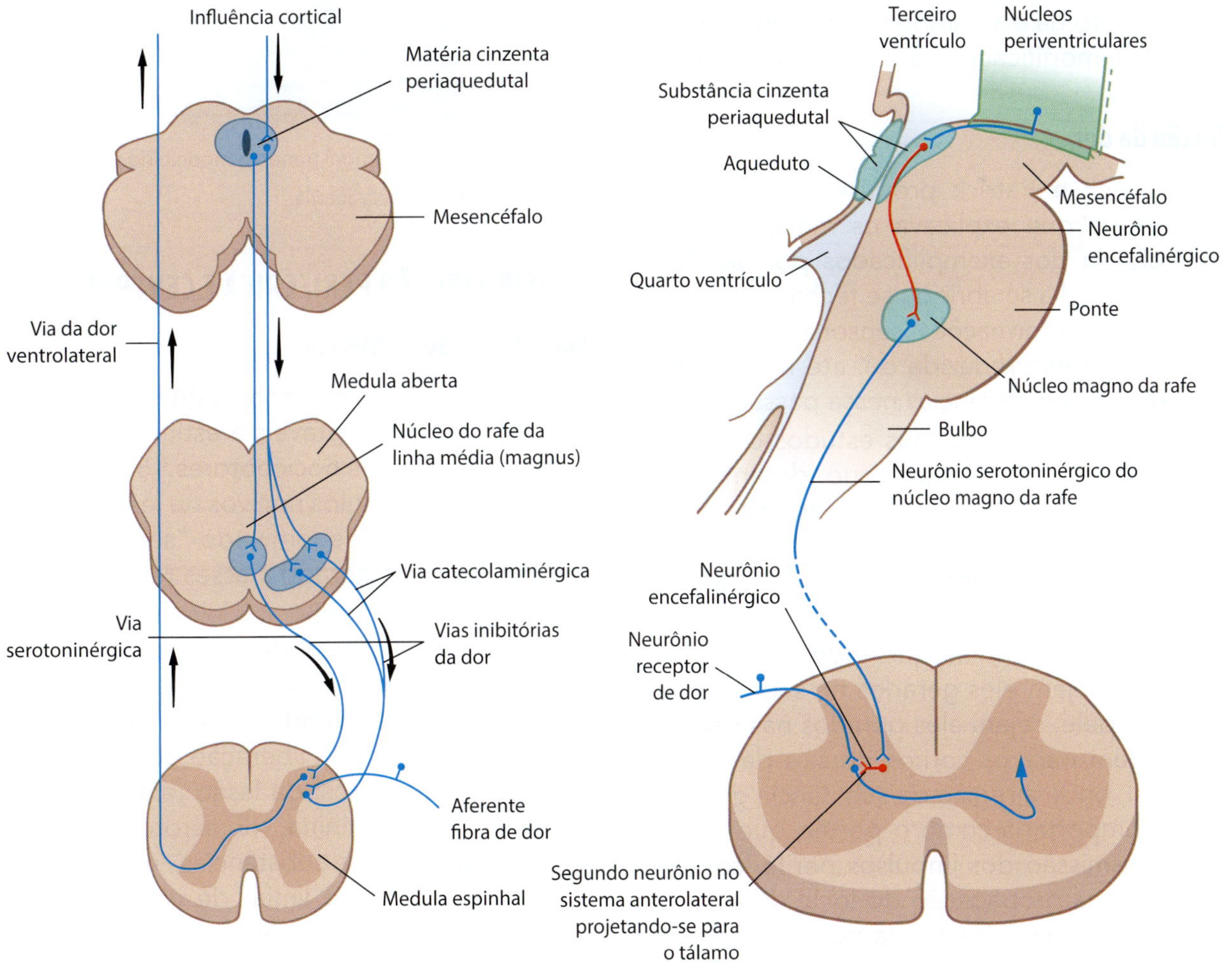

Figura 5 – Principais vias envolvidas nos sistemas de analgesia encefálico e espinhal.

Fonte: Adaptada de Guyton, 2021.

rafe (entre ponte e bulbo); e o núcleo reticular paragigantocelular (lateral ao bulbo). Os impulsos seguem seu caminho desses locais em direção à medula espinhal, para uma região nos cornos dorsais denominada "complexo inibitório da dor". Neurotransmissores, em especial encefalina, serotonina[6] e norepinefrina (NE)[8] atuam de três maneiras principais para bloquear a transmissão dos sinais álgicos, que, combinados, conseguem suprimir a transmissão dos impulsos dolorosos. Redes de interneurônios no corno dorsal da medula também participam desses processos. São eles:

- Inibição direta das vias ascendentes.
- Inibição de neurônios excitatórios que causam hiperalgesia.
- Excitação de neurônios inibitórios que bloqueiam sensações álgicas.[8]

Essas vias podem ser ativadas por endorfinas, drogas opioides[8] ou estimulação elétrica.[8]

Estratégias cognitivas de adaptação e enfrentamento da dor também exercem papel essencial na modificação da interpretação álgica.[8]

Portão da dor

Melzack e Patrick propuseram, em 1965, uma teoria que explicava os mecanismos de controle da dor exemplificados por um "portão" que podia se abrir ou se fechar para a passagem das informações sensoriais e permitir que a dor fosse reduzida ou, até mesmo, bloqueada por interferências nessa passagem.

Por intermédio de seus estudos com cães, os cientistas acreditavam que determinadas estimulações poderiam bloquear impulsos já com a decodificação em andamento pelo SNC, como se uma interferisse na outra e gerasse interpretações imprecisas.

A teoria determina que todos os impulsos nervosos, sejam eles gerados na superfície externa da pele, sejam eles gerados nas vísceras, convergem para os cornos dorsais da medula espinhal, onde a região da substância gelatinosa se comportaria como o portão que controla a transmissão dos impulsos periféricos para o SNC. Essa propagação do local do estímulo até a medula seria realizada por fibras do tipo largas (Aα e Aβ) que transportam estímulos não nocivos, ou por fibras curtas (Aδ e C) que transmitem sensações dolorosas e nocivas ao organismo. A convergência dos impulsos para a mesma região medular resultaria em uma somação temporoespacial destes para determinar a sensação percebida. Portanto, quando se consideraram dois estímulos diferentes – um nocivo e outro não nocivo – aplicados simultaneamente e percebidos pelo mesmo receptor periférico, o impulso não nocivo teria maior passagem pelo portão na substância gelatinosa tendo em vista sua maior velocidade de condução, podendo, inclusive, barrar o estímulo doloroso que chega simultaneamente conduzido pelas fibras curtas (Figura 6).

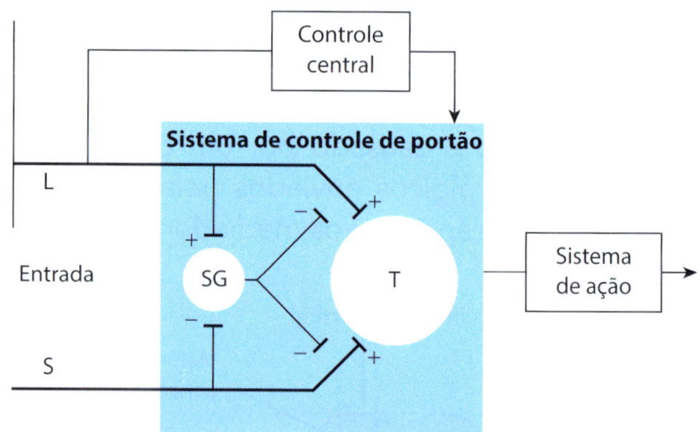

Figura 6 – Esquema demonstrando o modelo do portão da dor.
Fonte: Desenvolvida pela autoria.

SENSIBILIZAÇÃO PERIFÉRICA E CENTRAL

Sensibilização periférica

Embora outros receptores do organismo sejam facilmente adaptáveis a estímulos, não é o que ocorre com os nociceptores.[6] Sua contínua exposição a estímulos nocivos ou lesivos resulta em um processo denominado "sensibilização" a partir do dano gerado a esses receptores.

A hiperestimulação inicialmente gera um aumento de disparos de potenciais de ação nas terminações nervosas ativando diversos mecanismos envolvendo canais iônicos[8] que, no final, culminam na liberação de mediadores inflamatórios no local da lesão (entre eles, pode-se incluir bradicinina, NE, serotonina e prostaglandinas).[3] Essas substâncias, em conjunto, atuarão reduzindo o limiar de estimulação da dor, provocando uma sensação aumentada e prolongada conhecida como "hiperalgesia".

Particularmente, essa hiperalgesia parece ser mantida sobretudo pelos transmissores e citocinas Monofosfato cíclico de adenosina (cAMP), Proteína quinase A (PKA), proteína quinase C (PKC) e Diacilglicerol (DAG),[3] e ela pode ser classificada em primária ou secundária.

- *Primária:* resultante da hipersensibilização dos receptores e de uma consequente redução do limiar da dor, como uma queimadura solar de 1° grau.[6]
- *Secundária:* também denominada "alodinia",[3] ocorre com a ampliação da propagação de um estímulo doloroso consequente a lesões diretas às estruturas responsáveis pela transmissão dos impulsos álgicos, como a síndrome de Brown-Séquard, por lesão à medula espinhal.[6] Está mais relacionada à sensibilização central, que veremos adiante.

Na sensibilização periférica, nociceptores adjacentes à região afetada são todos sensibilizados nesse processo em virtude da ligação das citocinas inflamatórias e, assim, estímulos inicialmente inócuos ou pouco dolorosos passam a ser enviados ao encéfalo como sensações álgicas exacerbadas.

Sensibilização central

Além da periférica, outro tipo de sensibilização pode ser desencadeada por modificação da percepção da dor: a sensibilização central. Ela pode ocorrer como consequência de hiperestimulação por insultos repetitivos (como um avanço da sensibilização periférica através da hiperalgesia secundária)[3] ou consequente a lesões em regiões do SNC que promovem modificações funcionais, estruturais e químicas[15] em suas vias e componentes, culminando na perda da discriminação entre estímulos dolorosos e inócuos.

Ao contrário da periférica, quando a sensibilização central se instala, ela não necessariamente continua dependendo de estímulos periféricos para se manifestar, relacionando-se sobretudo ao surgimento de novos caminhos de vias nociceptivas e o recrutamento de vias originalmente não álgicas para transmissão de estímulos de dor, que permanecerão hiperexcitados mesmo sem nenhum insulto agudo à periferia ou ao SNC. Por exemplo, as fibras Aβ mencionadas anteriormente poderão ser utilizadas por antagonistas do receptor de ácido gama-aminobutírico (GABA) ou glicina,[12] e os estímulos de toque leve antes percebido por essas fibras serão, agora, interpretados como nocivos e dolorosos.

Semelhantes à sensibilidade periférica, consequências da sensibilização central incluem hiperalgesia, mas também alodinia e hiper-responsividade sensorial.[3,15] Ela pode contribuir para o surgimento de neuropatias, enxaqueca e dores inflamatórias.[12]

Referências bibliográficas

1. Raja SN, Carr DB, Cohen M, Finnerup NB, Flor H, Gibson S, et al. The revised international association for the study of pain definition of pain: concepts, challenges, and compromises. PAIN. 2020;5:61.
2. Woolf CJ, Bennett GJ, Doherty M, Dubner R, Kidd B, Koltzenburg M, et al. Towards a mechanism-based classification of pain? PAIN. 1998;77(3):227-9.
3. Yam M, Loh Y, Tan C, Khadijah Adam S, Abdul Manan N, et al. General pathways of pain sensation and the major neurotransmitters involved in pain regulation. International Journal of Molecular Sciences. 2018;19(8):2164.
4. Kacper Bułdyś, Tomasz Górnicki, Dariusz Kałka, Szuster E, Małgorzata Biernikiewicz, Leszek Markuszewski, et al. What do we know about nociplastic pain? Healthcare. 2023;11(12):1794-4.
5. Kosek E, Cohen M, Baron R, Gebhart GF, Mico JA, Rice ASC, et al. Do we need a third mechanistic descriptor for chronic pain states? PAIN. 2016;157(7):1382-6.
6. Hall JE, Hall ME. Guyton and Hall Textbook of Medical Physiology. 14. ed. Elsevier; 2021.
7. Moore KL, Dalley AF, Agur AMR. Clinically oriented anatomy. 8. ed. Philadelphia ; London: Wolters Kluwer; 2017.
8. Lee GI, Neumeister MW. Pain: pathways and physiology. Clinics in Plastic Surgery. 2020;47(2):173-80.
9. Budai D, Larson AA. Role of substance P in the modulation of C-fiber-evoked responses of spinal dorsal horn neurons. Brain Research. 1996;710(1-2):197-203.
10. Adelson D, Lao L, Zhang G, Kim W, Carlos J. Substance P release and neurokinin 1 receptor activation in the rat spinal cord increase with

the firing frequency of C-fibers. Neuroscience. 2009;161(2):538-53.

11. Kellstein DE, Price DD, Hayes RL, Mayer DJ. Evidence that substance P selectively modulates C-fiber-evoked discharges of dorsal horn nociceptive neurons. Brain Research. 1990;526(2):291-8.
12. Latremoliere A, Woolf CJ. Central sensitization: a generator of pain hypersensitivity by central neural plasticity. The Journal of Pain. 2009;10(9):895-926.
13. Penfield W, Rasmussen T. The cerebral cortex of man: a clinical study of localization of function. Journal of the American Medical Association. 1950;144(16):1412.
14. Luz LL, Fernandes EC, Sivado M, Kokai E, Szucs P, Safronov BV. Monosynaptic convergence of somatic and visceral C-fiber afferents on projection and local circuit neurons in lamina I. PAIN. 2015;156(10):2042-51.
15. Volcheck MM, Graham SM, Fleming KC, Mohabbat AB, Luedtke CA. Central sensitization, chronic pain, and other symptoms: Better understanding, better management. Cleveland Clinic Journal of Medicine. 2023;90(4):245-54.

Fisiopatologia da Dor Crônica

5

Camila Squarzoni Dale
Denilson Santos da Encarnação
Gustavo Maronjo
Nicollas Nunes Rabelo
Rafael Almeida Carneiro

INTRODUÇÃO

A dor é uma experiência universal que todos os seres humanos vivenciam em algum momento da vida. Ela envolve diversos sistemas especializados que detectam estímulos com potencial capacidade de causar danos ao organismo. Por isso, ao longo da evolução humana, experienciar momentos de dor foi fundamental para a sobrevivência e progressão da espécie.[1]

No entanto, para muitos, a dor se torna uma condição persistente e debilitante. A dor pode ser aguda, funcionando como uma sinalização do corpo a um insulto ou lesão imediata, ou crônica, persistente por meses. De acordo com dados do governo brasileiro, 40% dos adultos sofrem com a dor crônica diariamente.[2]

A definição atualizada e revisada da dor foi publicada, em 2020, pela Associação Internacional para o Estudo da Dor (IASP, do inglês International Association for the Study of Pain). A IASP define a dor crônica como "uma experiência sensitiva e emocional desagradável associada, ou semelhante àquela associada, a uma lesão tecidual real ou potencial".[3] Dessa forma, dada a alta prevalência dessa condição na população e os significativos gastos governamentais para prevenção e tratamento, torna-se essencial conhecer a fisiopatologia da dor crônica para entender melhor a condição.

A fisiopatologia da dor crônica contempla o estudo dos processos biológicos e mecanismos que agem na dor do paciente. Esse campo é crucial para o desenvolvimento das terapias eficazes, pois um entendimento detalhado dos mecanismos fisiopatológicos orienta a criação de tratamentos mais específicos e personalizados.

Com isso em mente, este capítulo tem como objetivo fornecer uma visão detalhada dos mecanismos fisiopatológicos da dor crônica, desde a ativação periférica até a modulação do sistema nervoso central (SNC). Neste capítulo, discutiremos o vasto tema da dor crônica, além de introduzir a complexidade dos mecanismos envolvidos na fisiologia da dor, as vias de sinalização neuroimune e as implicações terapêuticas que advêm dos conhecimentos fisiopatológicos.[4]

A dor é uma modalidade somatossensorial diferente das demais uma vez que apresenta características primitivas e urgentes, exibindo componentes emocionais e afetivos em uma orquestra elaborada a partir de vários sinais neurais que são processados em regiões superiores do SNC.[5,6]

Alterações ao longo dos eventos descritos podem desencadear processos de cronificação da dor. Os estudos atuais trazem, com frequência, a dor crônica como uma estrutura multifacetada, que pode ser minimamente conceituada por meio de um modelo biopsicossocial que descreve, de forma específica, uma intrincada rede de processos que contribuem para a manutenção do estado doloroso, progressão e uma série de resultados que se perpetuam desde alterações da dinâmica biológica de regulação da dor até a rotina do paciente.[8]

De maneira geral, a IASP classifica atualmente a dor em dois tipos principais: fisiológica; e patológica.

A dor fisiológica é dividida em nociceptiva – resultante da ativação direta dos nociceptores e inflamatória, quando associada a uma lesão tecidual. Nesses casos, ocorrem ativações das vias clássicas de sinalização celular, ativação de mecanismos periféricos e centrais de processamento nociceptivo, sensibilização periférica e central, com liberação de mediadores e transmissores e ativação de vias ascendentes e descendentes de processamento sensorial e diminuição do limiar de ativação dos receptores de dor gerando hiperalgesia. Independentemente do fenômeno que a inicia, seja uma lesão tecidual por procedimento cirúrgico, sejam traumas ou processo infeccioso, os eventos de sensibilização serão ativados sempre com o objetivo final de cura e regeneração dos tecidos lesados. Ao final do processo de regeneração, os processos de sensibilização cessam e os limiares sensoriais voltam a seus limites originais.

A dor considerada patológica é resultante de alterações no processamento sensorial, via de regra, os processos de sensibilização periférica e central também vão ocorrer, mas a persistência dos sinais gera modificações no estado de ativação e disparo dos neurônios, gerando potenciais ectópicos, com liberação excessiva de mediadores inflamatórios, persistência de sinais gerando os estados persistentes de dor. A dor patológica, pode ser de origem inflamatória, mas também pode ser neuropática, quando há lesão ou doença do sistema somatossensitivo; ou nociplástica, em que há persistência de sinais mesmo na ausência de doença ou lesão conhecida do sistema nociceptivo.

Independentemente do tipo de dor, alguns mecanismos devem ser mais bem-compreendidos para que possamos entender melhor os processos que envolvem a dor.

SENSIBILIZAÇÃO PERIFÉRICA

A sensibilização periférica é o processo que se instala quando os nociceptores, responsáveis pela detecção de estímulos dolorosos, interagem com uma complexa mistura de substâncias liberadas em decorrência de danos nos tecidos. Essa interação é composta por uma variedade de componentes bioquímicos, como prótons extracelulares, ácido araquidônico (AA), metabólitos de lipídios, bradicinina, histamina, serotonina, prostaglandinas, nucleotídeos e fator de crescimento nervoso (NGF). Cada um desses componentes desempenha um papel na modulação da atividade dos nociceptores.

Os estímulos nocivos, frequentemente, causam danos aos tecidos, resultando em um aumento na sensibilidade à dor, conhecido como "hiperalgesia". Esse fenômeno é caracterizado por uma resposta exagerada a estímulos dolorosos. Após uma lesão nos tecidos, o corpo inicia uma resposta inflamatória com o objetivo de promover a reparação e regeneração da área afetada. Durante esse processo inflamatório, as fibras nervosas, especialmente as fibras C, mas também as A delta, são ativadas em resposta à liberação de mediadores químicos provenientes do tecido danificado, das células recrutadas para o local da inflamação, das células endoteliais ou de substâncias produzidas em decorrência da lesão.

Esses mediadores químicos intensificam a atividade dos nociceptores, o que resulta em hiperalgesia e, consequentemente, em dor inflamatória. Eles podem agir direta ou indiretamente sobre os nociceptores, além de contribuírem para a formação de edema local e danos nos nervos periféricos sensitivos. Outros fatores, como o aumento do fluxo sanguíneo, a maior permeabilidade vascular, a ativação e migração das células imunes, assim como as mudanças nos fatores de crescimento e tróficos dos tecidos vizinhos, também desempenham um papel importante nesse processo de dor.

Durante a inflamação, os mediadores químicos diminuem o limiar de ativação dos nociceptores, o que os torna mais sensíveis e gera o fenômeno da hiperalgesia periférica. Alguns dos principais mediadores envolvidos nesse processo de sensibilização periférica incluem serotonina, histamina, NGF, noradrenalina, bradicinina, interleucinas e tumor de necrose tumoral alfa (TNF-α). Esses mediadores são liberados por leucócitos, plaquetas, células endoteliais, mastócitos, neurônios sensitivos e fibras simpáticas. Em casos de processos inflamatórios agudos, após a eliminação da causa da lesão, os mediadores são removidos de forma fisiológica, e o limiar de resposta dos nociceptores retorna a seus níveis normais.

Os nociceptores têm receptores específicos e canais iônicos que são sensíveis a essas substâncias. Por exemplo, a ativação dos receptores de potencial transitório vaniloide 1 (TRPV1) pode ocorrer em razão da presença de prótons extracelulares e metabólitos de lipídios além de substâncias que estimulam calor como a capsaicina. Em adição a isso, substâncias como NGF e bradicinina podem aumentar a sensibilidade dos nociceptores ao TRPV1, de forma indireta, por meio de mecanismos de sinalização que envolvem ações sobre receptores de superfície como receptor de tirosina quinase A (TrkA).[7]

As prostaglandinas, outro componente-chave, são conhecidas por contribuir significativamente para a sensibilização periférica ao se ligarem a receptores específicos nos nociceptores. Esse processo ocasiona a produção de adenosina monofosfato (AMP) cíclico dentro dos nociceptores, o que, por sua vez, facilita a fosforilação de canais iônicos e reduz o limiar de ativação das fibras nociceptivas, tornando-as mais sensíveis a estímulos dolorosos.[7]

Além disso, a ativação de nociceptores promove a liberação de neuropeptídeos como a substância P e o peptídeo relacionado ao gene da calcitonina (CGRP). A substância P e o CGRP são importantes mediadores da resposta inflamatória, contribuindo para a vasodilatação, edema e ativação de células inflamatórias, como mastócitos, e gerando o processo denominado "inflamação neurogênica". O ATP liberado durante esse processo também desempenha um papel crítico na manutenção da resposta inflamatória e na perpetuação do estado doloroso. Essas alterações modificam o estado de disparo dos neurônios periféricos gerando o fenômeno de hiperalgesia – ou sensibilidade aumentada à dor –, que se manifesta nos pacientes como uma sensação aumentada de dor a um estímulo doloroso.

Assim, podemos dizer que a sensibilização periférica é uma resposta adaptativa do organismo com função fisiológica que ajuda a proteger a área lesionada ou inflamada, mas quando prolongada ou desregulada, pode se tornar um problema, contribuindo para o desenvolvimento de dor crônica.

Esses complexos processos de interação e sensibilização destacam sua importância na modulação da dor, mostrando como diversas substâncias bioquímicas e seus respectivos receptores contribuem para a amplificação e cronificação da dor, especialmente em condições inflamatórias e neuropáticas.[7]

MEDULA ESPINHAL PODE AMPLIFICAR OU INIBIR ESTÍMULOS NOCIVO

A medula espinhal recebe as aferências dos neurônios sensitivos de primeira ordem em uma organização histológica conhecida como "lâminas de Rexed", a qual exibe extrema organização anatômica e especificidade sensitiva quando pensamos na transmissão do impulso nociceptivo.[5,9]

A lâmina I, também conhecida como "lâmina marginal", apresenta neurônios com alta seletividade para os estímulos nociceptivos conduzidos através das fibras A delta e das fibras. Esses neurônios são considerados específicos para a nocicepção. São neurônios encontrados na lâmina marginal que se projetam para o encéfalo em grande proeminência para o tálamo. Outros neurônios presentes na lâmina I são denominados "neurônios de amplo espectro dinâmico" uma vez que podem transmitir estímulos mecânicos em uma variedade de graduações (inóculos e nocivos).[7]

A lâmina II, também denominada "substância gelatinosa", exibe uma arquitetura citológica composta por diversos tipos de interneurônios que podem agir de forma excitatória e inibitória diante de um estímulo nocivo. Já a lâmina V, outra região fundamental para a recepção do estímulo nóxico, estampa conectividade direta com as aferências provindas da periferia mediante fibras de condução rápida e de condução lenta, do tipo A delta e C, respectivamente. Em paralelo, apresenta projeções dendríticas que recebem impulsos acautelados pelos interneurônios da lâmina II.[5]

Os neurônios presentes na substância gelatinosa fazem sinapses com as fibras do tipo A delta e C, como evidenciado. Esses interneurônios podem excitar ou inibir os neurônios de projeção presentes nas lâminas I e V. No entanto, essas lâminas também podem ser excitadas diretamente por fibras de transmissão do estímulo nocivo, mostrando uma redundância ordinariamente patente nos mecanismos de reconhecimento, processamento e regulação dos sistemas neuronais sensitivos, como é observado no arranjo dermatomal, por exemplo.[6]

Os principais neurotransmissores excitatórios envolvidos na transmissão do sinal de dor são o glutamato e a substância P, enquanto neurotransmissores como a norepinefrina, opioides endógenos e ácido gama-aminobutírico têm ação inibitória.[5] O desbalanceamento da produção, liberação e capacidade de inativação desses mediadores é associado à ocorrência de dor crônica em um processo conhecido como "sensibilização central", como é discutido a seguir.[10]

SENSIBILIZAÇÃO CENTRAL

O aumento excessivo da transmissão sináptica no corno dorsal da medula espinhal, conhecido como "sensibilização central", ocorre rapidamente após a intensificação da atividade de receptores ou canais iônicos. Esse fenômeno pode ser sustentado por alterações estruturais nos contatos sinápticos ou pela diminuição dos mecanismos inibitórios de controle da dor, o que contribui para o surgimento de hiperalgesia, dor espontânea e alodínia.[11]

A sensibilização central pode ser transitória ou duradoura, dependendo das mudanças neuroplásticas nos neurônios. Estímulos repetidos e intensos nos receptores periféricos geram sensibilização. Esse processo, por sua vez, aumenta a excitabilidade dos neurônios nas vias nociceptivas centrais, promovendo o desenvolvimento de hiperalgesia secundária e alodínia. Essas alterações são frequentemente reversíveis, mas em casos nos quais o estímulo periférico persiste, as modificações neuroplásticas podem se tornar permanentes, resultando em dor crônica.[12]

Esse processo de sensibilização central é uma alteração no funcionamento dos neurônios ao longo da via da dor, caracterizada por aumento da excitabilidade das membranas celulares e pela redução da atividade das vias endógenas inibitórias da dor. Essas mudanças incluem o aumento da expressão de canais de cálcio na medula espinhal, a elevação da liberação de neurotransmissores excitatórios, como o glutamato, e a diminuição dos mecanismos naturais de controle da dor.

Além disso, a participação da glia é essencial para a manutenção desse estado de dor. A ativação de células gliais, especialmente astrócitos e micróglias, libera diversos neurotransmissores excitatórios, citocinas e fatores neurotróficos que perpetuam a inflamação neurogênica e sustentam a sensibilização central. A infiltração de células imunes, como linfócitos T e B, também contribui para esse processo.

Durante a sensibilização central, podem ocorrer a degeneração e a perda da funcionalidade das fibras aferentes nociceptivas C e A delta, o que resulta no brotamento de fibras mielinizadas largas do tipo Aβ, normalmente responsáveis pela transmissão de estímulos não dolorosos. Essas fibras se expandem para as lâminas mais superficiais do corno dorsal da medula espinhal, o que, associado à sensibilização central, favorece o desenvolvimento de dor espontânea e alodínia. Para que a alodínia se manifeste, são necessárias mudanças ao longo de toda a via nociceptiva, incluindo a reorganização central das vias aferentes e a perda dos mecanismos inibitórios. Lesões nas fibras C reduzem a liberação de GABA pelos neurônios inibitórios espinhais, o que contribui para a perda dos mecanismos de controle inibitórios da dor, além de haver uma diminuição na liberação de serotonina e noradrenalina pelos neurônios inibitórios descendentes da via inibitória da dor.

Outro fenômeno associado à sensibilização central é o *wind up*, ou facilitação sináptica, em que os potenciais de ação causados pelas descargas ectópicas ativam receptores específicos no corno dorsal da medula espinhal, aumentando a liberação de neurotransmissores excitatórios e, consequentemente, ampliando a resposta dolorosa.

A sensibilização central torna-se patológica quando persiste de maneira crônica, mesmo na ausência do estímulo periférico inicial. Esse estado pode resultar em que a dor seja desencadeada por estímulos não nocivos, como é observado em casos de dor neuropática e nociplástica.

PERCEPÇÃO DA DOR

A sensação de dor é resultado da integração de diversos sistemas corticais

A dor é uma entidade multifatorial e sua percepção é uma tarefa altamente processada e especializada no SNC. A compreensão do mecanismo de nocicepção é uma tarefa árdua e complexa uma vez que envolve o estudo dos caminhos que se iniciam desde a detecção de um evento nocivo pelos nociceptores e o processamento de sinais no sistema nervoso periférico (SNP) e no SNC.[13] A percepção da dor reflete um equilíbrio entre os efeitos das vias modulatórias nociceptivas ascendentes e descendentes que interagem no SNC, como exaustivamente descrito nas seções anteriores.[7] O estudo extensivo de seus substratos fisiológicos e dos estados de alteração patológicos possibilita o diagnóstico preciso e o desenvolvimento de estratégias terapêuticas de forma precoce.

Diversas estruturas corticais estão envolvidas na percepção da dor. O córtex somatossensorial é envolvido na discriminação inicial sobre a topografia e magnitude da dor; no entanto, é pouco eficaz em caracterizar outros aspectos da dor. O córtex cingulado e a ínsula são envolvidas, principalmente, na atribuição de características subjetivas da dor, como o desenvolvimento de padrões comportamentais e emocionais relacionados com o sofrimento. O córtex pré-frontal é um elemento de significativa importância na racionalização da dor. Outras estruturas, embora não participem diretamente da percepção da dor, são essenciais para a construção da resposta à dor, como o córtex motor primário (M1).[5]

Os aspectos afetivos e emocionais da dor, que podem ser compreendidos como a experiência desprazerosa frente a um estímulo nocivo, decorrem do envolvimento de estruturas como a amígdala, assim como de projeções do núcleos da linha média do tálamo que seguem em direção ao córtex cingulado e à ínsula.[7]

Danos à ínsula podem gerar uma condição de síndrome da assimbolia para dor.[5] Estudos mostraram que alterações nas redes insulares causam uma espécie de dissociação entre os elementos afetivo-comportamentais da dor, causando erros na elaboração de respostas afetivas e motoras. No entanto, a percepção somática da dor, enquanto via sensorial, permaneceu íntegra.[14]

O estímulo doloroso perpassa regiões primárias e secundárias, as quais são unimodais e, por fim, é processado em uma arquitetura cortical multimodal conhecida como "regiões terciárias", as quais melhor interpretam estímulos dolorosos e elaboram uma resposta a eles. Em condições de dor crônica, regiões corticais que são associadas à resposta à dor podem se encontrar alteradas.[15]

Estudos recentes mostraram que o M1 tem papel fundamental na formulação e execução de respostas à dor. No contexto de dor aguda de caráter muscular, as evidências mostram que o M1 pode apresentar diminuição da sua excitabilidade de, consequentemente, informações transmitidas ao longo do trato corticoespinhal. Esse mecanismo é sugerido como uma forma de proteção da região lesada.[15]

Em cenários patológicos, a percepção da dor pode ser alterada. Uma condição desadaptativa é a síndrome dolorosa do membro ilusório que pode acometer cerca de 80% dos pacientes que sofrem procedimentos de amputação.[16] Os estudos mostram que é uma complicação normalmente refratária e que traz grandes impactos negativos para vida dos pacientes.[17] Nessa condição, o substrato patológico resulta de uma neuroplasticidade desadaptativa associada à desaferentação sensorial após uma amputação.[18] O produto dessa série de eventos é a experimentação de dores excessivas.[19]

Respostas endógenas à dor

A experiência de dor desencadeia uma série de respostas neuroendócrinas e neurovegetativas com o objetivo de produzir analgesia. As vias descendentes da medula espinal que regulam o controle da dor se localizam, sobretudo, no tronco encefálico. Entre essas estruturas, a principal é a substância cinzenta periaquedutal (PAG).[5,7]

Quando o indivíduo experimenta um estímulo nociceptivo ascendente, os núcleos da região periaquedutal respondem de maneira assertiva, enviando projeções excitatórias para o *locus ceruleus* e para núcleos do bulbo rostroventral. Essas vias exercem controle inibitório e excitatório sobre a transmissão sináptica da dor nos neurônios do corno dorsal. Isto é, são responsáveis por emitir projeções em direção à medula, as quais inibem o estímulo nociceptivo por meio da liberação de noradrenalina e serotonina. Essas monoaminas interagem com interneurônios encefalinérgicos que realizam conexões inibitórias com neurônios presentes nas lâminas I, II e V. A sua ação resulta na inibição da liberação de glutamato e substância P por meio da inativação de canais de cálcio voltagem-dependente na membrana pré-sináptica e, no pós-sináptico, geram um estado de hiperpolarização. Esses eventos modulam, de forma negativa, a condução do estímulo nociceptivo, gerando alívio ao paciente.[5,7]

Os opioides endógenos são importantes elementos do sistema descendente de regulação da resposta à dor. Atualmente, sabe-se que existem quatro tipos de receptores opioides principais: mi; delta; kappa; e orfanina FQ. Todos eles são acoplados à proteína G e, por isso, conseguem desenvolver respostas independentes e dependentes de eventos transcricionais. Esses receptores se localizam em diversas regiões do SNC e respondem a três classes de peptídeos opioides endógenos: encefalinas; betaendorfinas; e as dinorfinas, sobretudo.

Alterações nessas vias podem resultar em mudanças que caracterizam a dor na sensibilização central. Estímulos subliminares ou inócuos podem passar a desenvolver respostas dolorosas nos indivíduos, estímulos não dolorosos (alodinia). Além dessas características da dor, a sensibilização central também ocasiona, frequentemente, o aumento da capacidade de resposta generalizada a vários estímulos periféricos, incluindo pressão mecânica, luz, som e calor/frio.[4]

HIPERALGESIA SECUNDÁRIA E DOR CRÔNICA

A dor crônica é, com frequência, conceituada usando-se o modelo biopsicossocial, que descreve especificamente uma intrincada rede de processos que contribuem para sua manutenção e seus resultados.[8]

O cerne do modelo se ampara em mecanismos que envolvem relações complexas entre processos biológicos, como as injúrias teciduais, e o envolvimento de circuitos neurais que se entrelaçam para produção de aspectos cognitivos, afetivos e comportamentais frente à dor. Sabe-se que a dor, em sua subjetividade, também é produto do mundo externo, com enlaces culturais e sociais que influenciam sobremaneira comportamentos resistentes ou catastrofizantes.[20]

Os estudos atuais reforçam uma forte influência de fatores biológicos (p. ex., genéticos, resposta imunológica, idade, sexo), psicológicos (p. ex., depressão, ansiedade, estresse) e sociais (p. ex., falta de apoio, discriminação, violência) envolvidos na fisiopatologia de condições de dor crônica.[21]

Conforme observado, a medula espinhal desempenha um papel notável na transmissão e modulação da dor. Não obstante, frente a cenários de estímulos inadequadamente persistentes ou de grande magnitude, podem ser desenvolvidos mecanismos desadaptativos conhecidos como "sensibilização central". Posto isso, é necessário reforçar que a sensibilização central reflete alterações nas propriedades dos neurônios centrais que regulam a percepção da dor nos níveis medular, subcortical ou cortical. Nesse contexto, as alterações que resultam na sensibilização central são, frequentemente, iniciadas por processos inflamatórios e mecânicos, cujos fenômenos acompanham a sensibilização periférica, mas podem persistir, tornar-se desconectadas dos estímulos de dor e resistentes às medidas terapêuticas.[4]

Aos tempos atuais, sabe-se que o substrato fisiopatológico acerca da sensibilização central pode ser exemplificado como uma resposta inapropriadamente exagerada das vias neuronais centrais de sinalização da dor desencadeada pelo (i) aumento da excitabilidade da membrana e da transmissão sináptica dos neurônios do corno dorsal, (ii) pela redução da inibição das vias descendentes e (iii) pelo processamento sensorial alterado no cérebro.[4]

Nesse sentido, o aumento da excitabilidade da membrana dos neurônios do corno dorsal é mediado, principalmente, pela liberação e ação excessivas dos neurotransmissores glutamato e substância P, atuando em vários receptores pós-sinápticos diferentes.[4] A substância P, por apresentar mecanismos pouco eficientes para a sua inativação, pode se difundir à adjacência, interagindo com outros neurônios que passam a conduzir o estímulo nociceptivo de forma inapropriada.[5] Um dos mecanismos relacionados é a facilitação por *wind up*, que consiste na somação temporal de aferências nociceptivas de baixa frequência e constantes com consequente recrutamento de receptores silentes e fibras outrora não nociceptivas.[7]

Em melhores contornos, quando diante de situações com estímulos nociceptivos contínuos, as fibras A beta sofrem uma mudança morfofuncional para permitir a liberação a substância P, enquanto os neurônios na lâmina superficial mudam para permitir a entrada de cálcio, que faz parte da via de sinalização que impulsiona a sensibilização central. Essas transformações fenotípicas refletem a neuroplasticidade, uma marca registrada da sensibilização central.[5]

A atividade sustentada das vias de nocicepção ativa uma maquinaria de sinalização intracelular que resulta na produção de segundos mensageiros com ativação ortostérica e alostérica de enzimas intracelulares que são capazes de fosforilar vários receptores de membrana e canais iônicos, incluindo os receptores de N-metil-D-aspartato (NMDA) e ácido α-amino-3--hidroxi-5-metil-4-isoxazol-propiônico (AMPA).[5] Essas alterações pós-traducionais, eventualmente, promovem o aumento da transmissão da dor sináptica mediante a redução do limiar de ativação, resultando na entrada intracelular de cálcio que ativa mecanismos intracelulares que ajudam a manter a sensibilização central.[4]

Dor crônica e estresse

O estresse desempenha um papel importante na gênese de diversas patologias, inclusive na dor crônica. Pesquisas recentes identificaram a existência de dois grupos de agentes estressores (i) aqueles intrinsecamente relacionados aos eventos fisiopatológicos da dor e (ii) aqueles o são extrinsecamente ao organismo e, por isso, localizam-se no ambiente de interações sociais, culturais, por exemplo.[8]

Os estudos mostram que os agentes estressores provocam respostas orgânicas capazes de ativar eixos neuro-hormonais, como o sistema hipotálamo-hipófise-adrenal. Esse sistema responde por uma sucessão de eventos em busca da homeostase. No entanto, quando diante de alterações de substâncias essenciais, como neurotransmissores e hormônios, o balanço da cascata de eventos pode se tornar um solo fértil para consolidação de uma dor do tipo crônica, marcada por alterações na neuroplasticidade e no tônus nociceptivo.[8]

Observa-se que o estresse agudo tende a gerar um efeito analgésico, inicialmente, como é visto em vários relatos de soldados com ferimento em campo de batalha,[5,9] o estresse também pode apresentar um efeito hiperalgésico negativo sobre a dor, modulado pela magnitude (isto é, alta ou baixa) da resposta de um indivíduo ao estresse. Esse fenômeno é conhecido como "potenciação de longa duração", na qual eventos nociceptivos de alta magnitude, embora breve, podem desencadear respostas desadaptativas no sentido da construção de uma circuitaria neuronal que sustenta um estado de sensibilidade à dor.[1]

Além disso, a exposição repetida e prolongada a fatores de estresse e as reações emocionais desadaptativas a esses mesmos fatores (p. ex., ansiedade, medo, depressão) podem modificar a resposta à dor, contribuindo para alterações neurobiológicas nas vias de processamento da dor, um fenômeno denominado "hiperalgesia induzida pelo estresse". As diferenças individuais na predisposição genética também são fatores críticos uma vez que os genótipos variados influenciam a susceptibilidade de um indivíduo ao estresse e à dor, além das respostas subsequentes e dos resultados de uma experiência dolorosa.[8]

IMPLICAÇÕES DA FISIOPATOLOGIA NO DESENVOLVIMENTO DE TERAPÊUTICAS

A compreensão detalhada da fisiopatologia da dor crônica é essencial para o desenvolvimento de tratamentos eficazes e personalizados. Essa condição é uma patologia complexa que envolve uma série de mecanismos biológicos, citados no corpo deste capítulo, que vão desde a percepção periférica até a modulação central no SNC. Por intermédio do entendimento desses processos, os pesquisadores identificam alvos terapêuticos específicos e desenvolvem intervenções que proporcionam alívio aos pacientes.

Além disso, para desenvolvimento de uma dor que perdura no tempo, como é o caso da dor crônica, os tratamentos que têm como alvo esse perfil de paciente precisam lidar com a compreensão dos mecanismos envolvidos naquela queixa do paciente para selecionar o melhor tratamento possível. Portanto, compreender a fisiopatologia e a farmacologia desses tratamentos são importantes, tanto para conhecer os possíveis seus efeitos colaterais como para proporcionar o melhor tratamento possível para o paciente.

Primeiramente, é importante reconhecer, no paciente, qual tipo de dor ele está relatando em sua consulta uma vez que a dor nociceptiva tem tratamento diferente da dor neuropática. Em vista disso, há diversos tipos de terapêuticas.

TERAPÊUTICAS COM BASE NA MODULAÇÃO PERIFÉRICA

Anti-inflamatórios não esteroides (AINEs): são indicados primariamente para dores nociceptivas, em que são mais adequados para dores leves a moderadas. O efeito primário do AINE é inibir a ciclo-oxigenase (COX), em que, ao inibir a COX, detém uma cascata inflamatória cujo final seria a produção de prostaglandinas.[22] Pacientes que fazem uso de AINEs cronicamente devem considerar testes de terapias sem o uso do medicamento, evitando, assim, a polifarmácia e o risco de efeitos colaterais indesejados.

Dipirona e paracetamol: seu mecanismo de ação é incerto, mas age de forma semelhante à dos AINEs, com evidência de ajuda em pacientes com dores crônicas.[23]

Uso de agentes tópicos: medicamentos tópicos têm vantagens potenciais em relação ao sistêmico, como poder ser utilizado sobre o local da dor, além de minimizar possíveis efeitos colaterais sistêmicos. Em algumas patologias, como osteoartrite e outras, os agentes tópicos são a 1ª linha de tratamento, embora sejam utilizados, normalmente, como adjuvantes à terapia oral.

AINEs: com a mesma fisiopatologia citada, os AINEs, na forma tópica, agem no local da dor, além de minimizar os efeitos colaterais.

Lidocaína: utilizada normalmente em forma de adesivo para dores neuropáticas por bloquear a ascensão nervosa da dor.[24]

Capsaicina tópica: age em pequenas fibras nervosas (fibras delta e c) envolvidas na dor. O medicamento age como agonista do TRPV1.[25]

TERAPIAS COM BASE NA MODULAÇÃO CENTRAL

A modulação central ocorre principalmente na medula e no córtex cerebral. A sensibilização central da dor ocorre no aumento da excitabilidade dos neurônios no corno dorsal da medula, resultando na amplificação da dor. Esse fenômeno é mediado principalmente por neurotransmissores excitatórios, como o glutamato e os receptores específicos como NMDA. Dessa forma, terapêuticas que agem aqui têm como objetivo bloquear ou modular essas sinapses.

Opioides: agem no SNC para inibir a transmissão dos sinais da dor, aumentando a liberação de neurotransmissores inibitórios. Além disso, os opioides podem atuar como remédios que causam dependência e, portanto, não devem ser usados rotineira e prolongamente para dor crônica.[26]

Anticonvulsivantes: medicamentos anticonvulsivantes estão aprovados pela agência reguladora norte-americana Food and Drug Administration (FDA) para o tratamento da dor neuropática.[27] Essas drogas são análogas do ácido gama-aminobutírico (GABA) e atuam modulando os canais de cálcio nos neurônios, reduzindo a liberação de neurotransmissores excitatórios e a sensibilização central.

Antidepressivos: agem aumentando os níveis de serotonina e noradrenalina no SNC, modulando a transmissão dos sinais de dor. Os medicamentos mais usados, dessa classe, são os antidepressivos tricíclicos (ADTs) e os inibidores da recaptação de serotonina e noradrenalina (IRSNs), ambos aprovados pela FDA para o tratamento da dor crônica.[28]

TERAPIAS INVASIVAS

A ablação de feixes nervosos é uma abordagem terapêutica que envolve a interrupção cirúrgica ou química das vias nervosas responsáveis pela transmissão da dor. A técnica é utilizada quando outros tratamentos são ineficazes ou inadequados.

Terapêuticas com base na ablação

Radiofrequência: a ablação por radiofrequência utiliza ondas de radiofrequência para aquecer e destruir o tecido nervoso, interrompendo a transmissão dos sinais de dor.

Injeções de álcool ou fenol: essas substâncias neurotóxicas são injetadas perto dos nervos para destruir as fibras nervosas e aliviar a dor.

TRATAMENTOS NÃO FARMACOLÓGICOS

Os tratamentos não farmacológicos são fundamentais no manejo da dor crônica e frequentemente combinados com terapias farmacológicas para melhorar os resultados. Como supracitado, a dor tem como fisiopatologia um fator multimodal, sendo que a percepção de dor é única para cada indivíduo. Além disso, fatores externos, como o psicológico e a qualidade do sono, podem prejudicar a percepção de dor, tornando-a mais intensa e mais frequente. Dessa forma, compreender a fisiopatologia da dor ajuda a otimizar essas abordagens, garantindo que sejam direcionadas aos mecanismos específicos envolvidos na dor do paciente. Além disso, para o tratamento da dor, a opção inicial de tratamento é a parte não farmacológica.

TERAPÊUTICAS NÃO FARMACOLÓGICAS

Fisioterapia: pode melhorar a função física, reduzir a dor e aumentar a qualidade de vida dos pacientes com dor crônica.[29]

Terapia cognitivo-comportamental (TCC): ajuda os pacientes a gerenciar a dor crônica mudando suas percepções e comportamentos relacionados à dor.[30]

Estimulação nervosa elétrica transcutânea (TENS): utiliza impulsos elétricos para estimular os nervos periféricos, modulando a transmissão da dor e proporcionando alívio.[31]

CONCLUSÃO

A compreensão da fisiopatologia da dor é essencial para o desenvolvimento de abordagens terapêuticas eficazes e personalizadas. Ao longo deste capítulo, exploramos os complexos mecanismos envolvidos na dor, desde a ativação dos nociceptores até a modulação e percepção no SNC. Abordamos diferentes tipos de dor, como a nociceptiva e a neuropática e discutimos os processos de sensibilização periférica e central que contribuem para a cronificação da dor.

Reconhecemos a importância das vias sensoriais, na transmissão dos estímulos dolorosos e destacamos o papel crucial de neurotransmissores e de mediadores inflamatórios. Além disso, a cronificação da dor foi examinada sob a perspectiva do modelo biopsicossocial, considerando fatores biológicos, psicológicos e sociais que perpetuam o estado doloroso.

Esse conhecimento detalhado não apenas aprimora a compreensão da dor crônica, mas também orienta o desenvolvimento de tratamentos mais específicos e eficazes. A identificação de alvos terapêuticos abre caminho para novas intervenções que visam aliviar o sofrimento dos pacientes.

Portanto, a fisiopatologia da dor é um campo em constante evolução que requer uma abordagem multidisciplinar para proporcionar alívio adequado e melhorar a qualidade de vida dos indivíduos que sofrem com essa condição debilitante.

Referências bibliográficas

1. Neto OA, Costa CM, de Siqueira JT, Teixeira MJ. Dor: princípios e práticas. Porto Alegre: Artmed; 2009:1438.
2. Ministério da saúde. Protocolo clínico e diretrizes terapêuticas da dor crônica. Brasília: Conitec; 2022:533 .
3. Raja SN, Carr DB, Cohen M, Finnerup NB, Flor H, Gibson S, et al. The revised international association for the study of pain definition of pain: concepts, challenges, and compromises. Pain. 2020;161(9):1976-82. doi: 10.1097/j.pain.0000000000001939.
4. Akinci A, Al Shaker M, Chang MH, Cheung CW, Danilov A, José Dueñas H, et al. Predictive factors and clinical biomarkers for treatment in patients with chronic pain caused by osteoarthritis with a central sensitisation component. Int J Clin Pract. 2015;70(1):31-44. doi: 10.1111/ijcp.12749.
5. Kandel ER. Princípios de neurociências. 5. ed. Porto Alegre - São Paulo: AMGH; 2014:1531.
6. Porth CM, Grossman SC. Fisiopatologia. 9. ed. Rio de Janeiro: Guanabara Koogan; 2016:2460.
7. Purves D, Augustine GJ, Fitzpatrick D, Hall WC, LaMantia AS, McNamara JO, et al. Neurociências. 4. ed. Porto Alegre - São Paulo: Artmed; 2010:912.
8. Bernier CKM, Young EE, Guite JW, Starkweather AR. A systematic review of biological mechanisms and chronic pain outcomes during stress reduction interventions. Biol Res Nurs. 2020;22(2):205-16. doi: 10.1177/1099800420907964.

9. Machado AB. Neuroanatomia funcional. 4. ed. Rio de Janeiro - São Paulo: Atheneu; 2022:338.
10. Grayston R, Czanner G, Elhadd K, Goebel A, Frank B, Üçeyler N, et al. A systematic review and meta-analysis of the prevalence of small fiber pathology in fibromyalgia: implications for a new paradigm in fibromyalgia etiopathogenesis. Semin Arthritis Rheum. 2019;48(5):933-40. doi: 10.1016/j.semarthrit.2018.08.003.
11. Guyton AC, Hall JE. Tratado de fisiologia médica. 13. ed. Rio de Janeiro - São Paulo: Elsevier. 2017:3333.
12. de la Cruz CC, Márquez MM, Hamad CO, Rodríguez BI, Heras PJA, Romero AM. Síndrome de Déjerine-Roussy de origen isquémico en un adolescente con foramen oval permeable. Rev Neurol. 2009;49(01):21. doi: 10.33588/rn.4901.2009083.
13. Schou WS, Ashina S, Amin FM, Goadsby PJ, Ashina M. Calcitonin gene-related peptide and pain: a systematic review. J Headache Pain. 2017;18(1). doi: 10.1186/s10194-017-0741-2.
14. Hagiwara K, Garcia-Larrea L, Tremblay L, Montavont A, Catenoix H, Rheims S, et al. Pain behavior without pain sensation. Pain. 2020;161(3):502-8. doi: 10.1097/j.pain.0000000000001741.
15. Chang WJ, O'Connell NE, Beckenkamp PR, Alhassani G, Liston MB, Schabrun SM. Altered primary motor cortex structure, organization, and function in chronic pain: a systematic review and meta-analysis. J Pain. 2018;19(4):341-59. doi: 10.1016/j.jpain.2017.10.007.
16. Barbin J, Seetha V, Casillas JM, Paysant J, Pérennou D. The effects of mirror therapy on pain and motor control of phantom limb in amputees: a systematic review. Ann Phys Rehabil Med. 2016;59(4):270-5. doi: 10.1016/j.rehab.2016.04.001.
17. Gunduz ME, Pacheco-Barrios K, Bonin Pinto C, Duarte D, Vélez FG, Gianlorenco AC, et al. Effects of combined and alone transcranial motor cortex stimulation and mirror therapy in phantom limb pain: a randomized factorial trial. Neurorehabilit Neural Repair. 2021;35(8):704-16. doi: 10.1177/15459683211017509.
18. Guo J, Qian S, Wang Y, Xu A. Clinical study of combined mirror and extracorporeal shock wave therapy on upper limb spasticity in poststroke patients. Int J Rehabil Res. 2019;42(1):31-5. doi: 10.1097/mrr.0000000000000316.
19. Yanagisawa T, Fukuma R, Seymour B, Tanaka M, Hosomi K, Yamashita O, et al. BCI training to move a virtual hand reduces phantom limb pain. Neurology. 2020;95(4):e417-e426. doi: 10.1212/wnl.0000000000009858.
20. Clark J. What are the predictors of altered central pain modulation in chronic musculoskeletal pain populations? A systematic review. 2017;6(20;6):487-500. doi: 10.36076/ppj.2017.20.5.487.
21. Aroke EN, Powell-Roach KL. The metabolomics of chronic pain conditions: a systematic review. Biol Res Nurs. 2020;22(4):458-71. doi: 10.1177/1099800420941105.
22. McCormack K. Non-steroidal anti-inflammatory drugs and spinal nociceptive processing. Pain. 1994;59(1):9-43. doi: 10.1016/0304-3959(94)90045-0.
23. Smith H. Potential analgesic mechanisms of acetaminophen. Pain Physician. 2009;1;12(1;1):269-80. doi: 10.36076/ppj.2009/12/269.
24. Finnerup NB, Attal N, Haroutounian S, McNicol E, Baron R, Dworkin RH, et al. Pharmacotherapy for neuropathic pain in adults: a systematic review and meta-analysis. Lancet Neurol. 2015;14(2):162-73. doi: 10.1016/s1474-4422(14)70251-0.
25. Bonezzi C, Costantini A, Cruccu G, Fornasari DM, Guardamagna V, Palmieri V, et al. Capsaicin 8% dermal patch in clinical practice: an expert opinion. Expert Opin Pharmacother. 2020;21(11):1377-87. doi: 10.1080/14656566.2020.1759550.
26. Dowell D, Ragan KR, Jones CM, Baldwin GT, Chou R. CDC clinical practice guideline for prescribing opioids for pain — united states, 2022. MMWR Recomm Rep. 2022;71(3):1-95. doi: 10.15585/mmwr.rr7103a1.
27. Dobecki DA, Schocket SM, Wallace MS. Update on pharmacotherapy guidelines for the treatment of neuropathic pain. Curr Pain Headache Rep. 2006;10(3):185-90. doi: 10.1007/s11916-006-0044-9.
28. Birkinshaw H, Friedrich C, Cole P, Eccleston C, Serfaty M, Stewart G, et al. Antidepressants for pain management in adults with chronic pain: a network meta-analysis. Cochrane Database Syst Rev. 2021. doi: 10.1002/14651858.cd014682.
29. Siddall B, Ram A, Jones MD, Booth J, Perriman D, Summers SJ. Short-term impact of combining pain neuroscience education with exercise for chronic musculoskeletal pain. Pain. 2021. doi: 0.1097/j.pain.0000000000002308.
30. Gatchel RJ, McGeary DD, McGeary CA, Lippe B. Interdisciplinary chronic pain management: past, present, and future. Am Psychol. 2014;69(2):119-30. doi: 10.1037/a0035514.
31. Johnson MI, Claydon LS, Herbison GP, Jones G, Paley CA. Transcutaneous electrical nerve stimulation (TENS) for fibromyalgia in adults. Cochrane Database Syst Rev. 2017. doi: 0.1002/14651858.cd012172.pub2.

Exame Físico no Paciente com Dor

6

Lúcio César Hott Silva
Filipe Flores Bicalho
Pedro Flores Bicalho
Leandro de Oliveira Reckel

A dor é uma das principais queixas que fazem pacientes buscar atendimento médico, e seu manejo eficaz depende de uma avaliação precisa e detalhada. O exame físico é uma etapa crucial nesse processo, permitindo ao profissional de Saúde identificar a origem da dor, sua intensidade e o impacto na qualidade de vida do paciente. Este capítulo se dedica a explorar as nuances do exame físico em pacientes que apresentam dor, oferecendo orientações claras e práticas sobre como abordar essa avaliação em diferentes contextos clínicos. Por meio de uma análise cuidadosa de sinais e sintomas, buscamos capacitar estudantes e profissionais de Saúde a desenvolverem uma prática clínica fundamentada e eficaz.

EXAME FÍSICO DAS GRANDES ARTICULAÇÕES

Articulação glenoumeral

A dor no ombro é uma reclamação frequentemente relatada, correspondendo a 1,3% de todas as consultas em clínicas gerais, sendo a terceira queixa musculoesquelética mais frequente, atrás apenas das patologias da coluna vertebral e do joelho. Pacientes com dor crônica no ombro (persistente por mais de 6 meses) frequentemente sofrem de uma incapacidade funcional considerável e de uma diminuição do bem-estar psicossocial.[7]

A dor espinhal, seja somática referida, seja radiculopática, pode manifestar-se como desconforto na escápula dorsal ou distal ao cotovelo, frequentemente agravada por movimentos cervicais.[23] A instabilidade do ombro, decorrente de causas traumáticas ou não, incluindo instabilidade multidirecional, hereditária ou adquirida por uso excessivo, é mais comum em pacientes jovens, muitas vezes com histórico de luxações, apreensão à subluxação e hipermobilidade.[24] Patologias da cabeça longa do bíceps e do lábio glenoidal, típicas em pacientes jovens até os de meia-idade, podem resultar em dor mecânica, travamento ou crepitação, evidenciadas por testes como O'Brien e Yergason.[23] Lesões subacromiais e tendinopatias do manguito rotador, como tendinite calcificada e rupturas parciais a médias, prevalecem em pacientes de meia-idade a idosos, sendo diagnosticadas por dor no arco de movimento e testes como Hawkins-Kennedy e Jobe.[24] Em pacientes mais velhos, grandes rupturas do manguito rotador e artropatia rotatória são indicadas por fraqueza em testes de resistência rotacional e discrepância na amplitude de movimento ativa *versus* passiva. A artropatia acromioclavicular pode ocorrer em qualquer faixa etária, com sensibilidade localizada e dor em testes específicos, enquanto a síndrome do "ombro congelado", mais comum na meia-idade, e a osteoartrite glenoumeral, observada em pacientes mais velhos, se caracterizam pela redução da amplitude de movimento passiva.[23]

Fatores demográficos, antecedentes de lesões e histórico médico podem oferecer indícios para o diagnóstico. Em adultos mais jovens (menores de 40 anos), é essencial verificar sinais e sintomas de instabilidade em virtude de sua maior prevalência nessa faixa etária. Em contrapartida, a incidência de doenças do manguito rotador, osteoartrite e artropatia do manguito é baixa antes dos 35 a 40 anos, mas aumenta gradualmente com o envelhecimento. A síndrome do ombro congelado e a tendinopatia calcificada atingem seu pico de incidência durante a meia-idade (40 a 70 anos) e são mais frequentes em pacientes com diabetes tipo 2, disfunções da tireoide ou dislipidemia.[11]

É importante determinar o local e a natureza da dor. A dor relatada como proveniente da base do pescoço e irradiando-se para a região entre as escápulas ou a parte posterior do ombro é mais frequentemente de origem cervical. A polimialgia reumática deve ser considerada em casos de dor bilateral nos ombros, sobretudo em indivíduos mais velhos. Patologias no ombro raramente causam dor abaixo do cotovelo, e sintomas neurológicos, em geral, não se originam de problemas no ombro.[29]

O exame mínimo recomendado deve incluir uma triagem neurovascular, palpação dos tecidos moles e das proeminências ósseas (incluindo a articulação esternoclavicular e a axila), seguida por avaliação dos movimentos ativos e passivos do pescoço e ombro. O exame pode ser complementado por diversos testes específicos. Nenhum teste, isoladamente, apresenta confiabilidade e precisão suficientes para estabelecer um diagnóstico, portanto, devem ser realizados em conjunto e considerados junto com a idade do paciente, histórico de lesões e sintomas.[9]

Para avaliar a dor subacromial e lesões menores do manguito rotador, é frequentemente utilizado o teste de Hawkins-Kennedy em que o braço do paciente é posicionado à frente de seu corpo com o cotovelo e ombro em flexão de 90 graus, seguido pela rotação interna passiva do ombro realizada pelo clínico; se essa manobra reproduzir a dor do paciente, o teste é positivo. Já o teste de Jobe, também conhecido como "teste da lata vazia", avalia o músculo supraespinhal; nesse procedimento, o paciente estende os braços à frente do corpo com os polegares voltados para baixo, enquanto o clínico aplica força para baixo à qual o paciente tenta resistir; a presença de dor ou de fraqueza indica um resultado positivo.[29]

Para avaliar o músculo infraespinhal, o braço do paciente é posicionado ao lado do corpo com o cotovelo dobrado a 90 graus, e o paciente gira o ombro externamente contra a resistência fornecida pelo clínico; dor ou fraqueza nesse movimento implicam um teste positivo.[9]

No teste de pressão abdominal, que avalia o músculo subescapular, o paciente pressiona a mão contra o abdome mantendo o cotovelo fixo, dor ou fraqueza durante essa ação indicam um teste positivo, e é importante observar que a extensão simultânea do ombro pode ativar o músculo deltoide posterior em vez do subescapular.[11] Para a avaliação da articulação acromioclavicular (ACJ), o teste de O'Brien é utilizado e consiste em o paciente estender o braço à frente do corpo com o polegar voltado para baixo, e o clínico aplica força para baixo à qual o paciente tenta resistir, dor localizada na ACJ, que não muda com a supinação do antebraço (palma da mão voltada para cima), sugere artropatia da ACJ, enquanto a dor que é aliviada com a supinação indica uma possível patologia bicipital-labral.[9]

Por fim, o teste de *Speed* é usado para avaliar patologias bicipital-labrais, com o paciente estendendo o braço à frente do corpo e a palma da mão voltada para cima enquanto resiste à força descendente aplicada pelo clínico; dor na parte anterior do ombro sugere um teste positivo.[29] Esses testes, em conjunto, oferecem uma abordagem abrangente para avaliar diferentes estruturas e funções do ombro, ajudando a identificar a origem da dor e direcionar o tratamento adequado.

Articulação umeroulnar e radioumeral

A dor no "cotovelo" é uma queixa comum em consultas de cuidados primários. A patologia pode ter origem em qualquer estrutura da articulação, como tendões, bursas, ossos ou nervos, sendo uma articulação frequentemente deslocada, especialmente em crianças. Tendinopatias, como epicondilite lateral e medial, podem resultar de várias práticas esportivas e atividades cotidianas, e a osteoartrite reumatoide (inflamatória) pós-traumática e primária são os três principais tipos de artrite que podem comprometer o cotovelo.[6]

Uma avaliação sistemática da natureza, do início e da duração da dor, além dos sintomas associados, é crucial para um diagnóstico preciso, devendo-se também questionar sobre atividades que exacerbam a dor e o mecanismo de lesão.[25] A dor traumática no cotovelo do braço dominante, localizada no epicôndilo lateral e irradiando ocasionalmente para o antebraço, é típica da epicondilite lateral, comum entre jogadores de tênis, trabalhadores manuais e cuidadores de crianças pequenas. Já a piora da dor durante atividades de preensão no aspecto medial do cotovelo, predominante no braço dominante, indica epicondilite medial, sendo importante investigar o histórico de estresse e traumas repetitivos.[6] Dor crônica progressiva no cotovelo, com limitação na extensão e amplitude de movimento, além de estalos e travamentos dolorosos, sugere osteoartrite, enquanto dor bilateral acompanhada de rigidez, inchaço articular, perda de movimento e sintomas sistêmicos aponta para artrite inflamatória, condição que acomete os cotovelos em 20% a 50% dos pacientes com artrite reumatoide.[25]

Antes de examinar a articulação umeroulnar e radioumeral, é importante avaliar o pescoço e o ombro para excluir radiculopatia, fraqueza do ombro ou dor referida. O teste de *Spurling* (dor ao estender e girar a cabeça para o lado afetado enquanto se aplica pressão para baixo) é útil para descartar compressão da raiz nervosa cervical.[16]

Em seguida, realiza-se uma avaliação sistemática da articulação do cotovelo seguindo o método padrão de "observar, palpar e mover", e o paciente deve estar adequadamente despido para permitir uma inspeção completa do tronco, pescoço e ambos os braços, sempre comparando os dois lados, investigando sinais como vermelhidão, edema, atrofia, assimetria ou deformidades evidentes.[6] A avaliação postural global auxilia na identificação de possíveis causas dos sintomas, especialmente em casos de dor crônica e durante a palpação da articulação, é necessário localizar pontos de sensibilidade, massas suspeitas e alterações na temperatura ou textura da pele visto que a sensibilidade na fossa antecubital pode indicar tendinite do bíceps.[16] A sensibilidade à palpação logo anterior ao epicôndilo medial sugere epicondilite medial, enquanto dor na palpação posterior ao epicôndilo medial pode indicar neuropatia do nervo ulnar (sinal de Tinel), já a sensibilidade anterior ao epicôndilo lateral é indicativa de epicondilite lateral, e sensibilidade na área distal à cabeça do rádio pode ser diagnóstica de compressão do nervo interósseo posterior (PIN), uma condição que pode coexistir com epicondilite lateral em 5% dos casos.[25]

Posteriormente, sensibilidade no músculo tríceps, no processo olecraniano ou na bursa associada pode sugerir patologia nessas estruturas. Também deve ser palpada a articulação para detectar cliques ou crepitações, que podem indicar fratura da cabeça do rádio, artrite ou presença de corpos livres na articulação.[6]

A avaliação da amplitude de movimento (ADM) ativa e passiva, deve sempre ser feita, começando com os movimentos ativos. A hiperextensão é comum em mulheres e é normal se for bilateral e na ausência de trauma, e a limitação na extensão completa sugere osteoartrite.[16]

Articulação radiocarpal

O exame físico do punho é crucial para a avaliação de condições que causam dor, inchaço ou restrição de movimento. O paciente deve estar sentado ou em uma posição confortável com o braço apoiado e o examinador deve observar a simetria dos punhos e das mãos, buscando sinais de edema, vermelhidão, deformidades ou atrofia muscular.[30] A palpação das estruturas ósseas e articulares do punho, como o escafoide, semilunar, piramidal, pisiforme, trapézio, trapezoide, capitato e hamato, deve ser realizada para identificar áreas de sensibilidade ou anomalias.[27]

O examinador deve, então, solicitar ao paciente que execute movimentos ativos, incluindo flexão (dobrar o punho em direção à palma), extensão (movimentar o punho em direção ao dorso da mão), desvio ulnar (mover o punho em direção ao lado do dedo mínimo) e desvio radial (movimentar o punho em direção ao lado do polegar).[30] Em seguida, realizam-se movimentos passivos, nos quais o examinador flexiona e estende o punho suavemente e realiza desvios ulnar e radial enquanto estabiliza o antebraço para avaliar a amplitude de movimento e a presença de dor.[27]

Testes específicos são importantes para um diagnóstico mais preciso. O teste de Finkelstein é utilizado para identificar tenossinovite de De Quervain, o paciente deve fechar a mão ao redor do polegar e desviar o punho para o lado ulnar, observando se há dor no lado radial.[27] Adiciona-se, então, o teste de Tinel que consiste na palpação suave do nervo mediano na área do punho, e a presença de parestesia pode indicar síndrome do túnel do carpo.[27] Por último, o teste de Phalen exige que o paciente mantenha os pulsos em flexão máxima por 60 segundos, e sintomas de formigamento ou dor podem sugerir compressão do nervo mediano.[30]

Por fim, é importante realizar uma avaliação neurológica para testar a sensibilidade tátil e a função motora dos músculos inervados pelos nervos mediano e ulnar, verificando a força de preensão e a capacidade de realizar movimentos finos.[27] Todos os achados devem ser registrados de maneira sistemática, incluindo a amplitude de movimento (em graus), a presença de dor durante os testes e quaisquer anomalias observadas durante a inspeção e palpação. Considerar a história clínica do paciente, incluindo traumas anteriores e condições médicas subjacentes, é essencial para uma avaliação completa e para evitar causar dor adicional.[30]

Articulação coxofemoral

O quadril e a pelve apresentam anatomia complexa e frequentemente são fontes de dor e lesões, sobretudo em atletas. O exame clínico do quadril exige uma abordagem metódica para diferenciar problemas do quadril, considerando padrões de dor sobrepostas. Em virtude da complexidade anatômica, o exame físico deve abranger os quatro principais causadores de dor no quadril, do mais profundo ao mais superficial: os componentes osteocondral, capsulolabral, musculotendinoso e neurovascular.[19]

O exame do quadril inicia-se com a avaliação em pé e análise da marcha, seguido por avaliações em posições sentado, supino, lateral e prono. Uma avaliação física específica, aliada a um entendimento detalhado da anatomia do quadril e da pelve, pode auxiliar na realização de testes diagnósticos, na diferenciação de diagnósticos específicos e na orientação do tratamento.[18]

O exame da marcha é realizado para avaliar a cadeia cinemática e deve incluir a observação de pelo menos seis a oito passos. Durante a avaliação, são verificados o ângulo de progressão do pé, a fase de apoio, o comprimento da passada e o balanço do braço. Um ângulo negativo de progressão do pé (dedos voltados para dentro) pode compensar o aumento da anteversão femoral, enquanto um ângulo positivo (dedos voltados para fora) pode indicar diminuição da anteversão ou retroversão.[18]

A marcha antálgica refere-se a uma claudicação não específica causada por uma fase de apoio encurtada em consequência da dor.[28] Pacientes com dor no quadril podem apresentar marcha coxálgica, em que o tronco se inclina em direção ao lado afetado durante a fase de apoio, similar ao uso de uma bengala para reduzir a força reativa da articulação e redistribuir a carga. Isso é diferente da marcha de Trendelenburg, em que o paciente desloca o peso para o lado afetado consequentemente à fraqueza dos abdutores, resultando no afundamento da hemipelve contralateral.[18]

Para avaliar discrepâncias no comprimento das pernas, comparam-se a altura do ombro e da crista ilíaca bilateralmente com o paciente em pé. O teste de Trendelenburg consiste em pedir ao paciente que fique em pé sobre uma perna, e uma queda da pelve superior a 2 cm para o lado sem sustentação indica fraqueza dos músculos abdutores glúteos. Além disso, pode-se solicitar ao paciente que se curve para frente de modo que o clínico avalie o alinhamento da coluna e possíveis sinais de escoliose.[28]

A sensibilidade à palpação é verificada sobre saliências ósseas e locais de inserção dos tendões e a identificação da origem da dor pode direcionar o exame físico. Com o paciente deitado em decúbito dorsal, o examinador pode palpar a espinha ilíaca anterossuperior, o iliopsoas, o reto femoral, a origem dos adutores do quadril, o ligamento inguinal e o tubérculo púbico.[18]

O paciente deve ser incentivado a realizar movimentos específicos que reproduzam qualquer sensação de clique, estalo ou estalido relatada anteriormente. O teste de circundução para o coxa saltans interno, ou estalo do iliopsoas sobre a cabeça femoral ou a cápsula anterior do quadril é realizado ao pedir que o paciente flexione ativamente o quadril a 90 graus e o circunde até uma posição estendida. A reprodução do estalo é considerada positiva para o estalo do iliopsoas.[28] O coxa saltans interno também pode ser provocado ao movimentar o quadril para extensão, adução e rotação interna (EADIR). Além disso, esses pacientes podem apresentar um teste de Thomas positivo, com flexão recíproca do quadril quando o quadril e o joelho contralaterais são puxados em direção ao peito, indicando rigidez ou contratura do iliopsoas.[28]

Com o paciente em decúbito dorsal, a flexão do quadril é avaliada ao trazer o joelho o mais próximo possível do peito, com o joelho flexionado a cerca de 90°. Em seguida, a rotação interna é medida com o quadril flexionado a 90 graus, mantendo o fêmur vertical e girando o membro em torno do eixo vertical do fêmur, afastando-o da linha média, seguindo que a rotação externa é avaliada girando o membro na direção oposta.[28] A abdução e a adução são medidas com os quadris e joelhos estendidos e em posição neutra, a perna é abduzida ao mover o membro para longe do corpo e aduzida ao trazer o membro em direção à linha média, acima da perna oposta. Discrepâncias sutis na amplitude de movimento passiva podem indicar impacto mecânico. Além disso, a dor lateral reproduzida ao abduzir completamente a perna em rotação neutra é um teste positivo para impacto da borda lateral, sugerindo possível impacto da parte superior lateral do colo femoral contra a borda posterior superior do acetábulo.[28]

Para o exame lateral, o paciente é posicionado de lado sobre o membro não afetado, e as saliências ósseas laterais da pelve são inicialmente avaliadas. O examinador pode palpá-las, incluindo a crista ilíaca, as facetas do trocanter maior, o ísquio e os isquiotibiais proximais.[19] Ao palpar o trocanter maior, é possível avaliar a inserção do tendão do glúteo mínimo na faceta anteromedial, do glúteo médio nas facetas súpero posterior e lateral, e a bursa trocantérica na faceta posterior.[28]

A força geral dos abdutores do quadril é testada no exame lateral, solicitando que o paciente abduza ativamente a perna contra resistência manual. A força do glúteo médio é avaliada de forma semelhante, com o joelho do paciente flexionado, o que diminui a tração do glúteo máximo na banda iliotibial.[19] O estalo ou clique da banda iliotibial sobre o trocanter maior, conhecido como "coxa saltans externa", é detectado ao fazer o paciente simular um movimento de pedalada com a perna afetada. O impacto isquiofemoral é verificado estendendo o quadril, rotacionado externamente e aduzido, enquanto se aplica pressão contrária sobre o quadril e observa-se a dor. O teste de Ober, para tensão da banda iliotibial, é realizado ao colocar o quadril em abdução e extensão com o joelho flexionado a 90 graus, sendo positivo se o quadril não conseguir aduzir após a remoção do suporte do joelho.[28]

O exame em decúbito ventral é valioso para palpar as saliências ósseas na parte posterior do quadril e da pelve, incluindo a coluna lombar, o cóccix, a espinha ilíaca posterossuperior, a articulação sacroilíaca e a crista ilíaca posterior e o examinador também pode palpar o trocanter maior, ísquio e tendão proximal.[28] A dor no tendão proximal pode ser reproduzida ao palpá-lo sobre o ísquio com o joelho flexionado e ao pedir ao paciente que flexione o joelho contra resistência. Algumas medições de amplitude de movimento, como extensão do quadril, rotação interna e externa com o joelho flexionado a 90 graus, podem ser realizadas durante o exame em decúbito ventral. No entanto, os valores normais para a rotação do quadril medidos nessa posição são distintos dos medidos em decúbito dorsal.[19] Em pacientes com impacto no quadril, a rotação interna pode estar mais restrita em flexão do que em decúbito ventral, e a rotação externa na posição prona tem confiabilidade limitada entre avaliadores.

Para examinar o glúteo máximo, pede-se ao paciente que estenda o quadril e levante a perna inteira da mesa. O teste de Ely para tensão ou contratura do reto femoral é realizado ao flexionar passivamente o joelho, enquanto se mantém a mão na região da espinha ilíaca posterossuperior para observar qualquer elevação da pelve.[28] A restrição na flexão adicional do joelho ou na elevação da hemipelve da mesa indica um teste positivo.

Articulação tibiofemoral

O exame físico da articulação tibiofemoral é crucial para diagnosticar lesões e condições específicas. O exame começa com a inspeção, na qual o paciente deve estar em posição supina ou sentada, com o joelho relaxado; então, o examinador observa a simetria dos joelhos, procurando sinais de inchaço, vermelhidão, deformidades (como varo ou valgo) e atrofia muscular, especialmente no quadríceps.[18]

Em seguida, a palpação das estruturas ao redor da articulação tibiofemoral é realizada. A patela é examinada para verificar sua mobilidade e a presença de dor, e o tendão patelar é palpado desde a patela até a tuberosidade tibial.[5] As áreas medial e lateral do joelho são palpadas para identificar qualquer sensibilidade ou crepitação. Além disso, os ligamentos colaterais (medial e lateral) e os ligamentos cruzados (anterior e posterior) são palpados para detectar sinais de dor ou instabilidade.[5]

Para avaliar os movimentos ativos, é solicitado que o paciente realize a flexão e extensão do joelho. Durante a flexão, o paciente deve dobrar o joelho, e o examinador observa a amplitude de movimento e a presença de dor. Para a extensão, o paciente deve estender completamente o joelho, e o examinador avalia a amplitude e a dor durante o movimento.[18]

Os movimentos passivos são, então, realizados para avaliar a amplitude de movimento e a dor. O examinador flexiona e estende suavemente o joelho, observando qualquer resistência ou desconforto e também realiza rotação interna e externa da articulação enquanto estabiliza a coxa.[5]

Os testes específicos incluem o de Lachman, que avalia a integridade do ligamento cruzado anterior (LCA), e com o joelho em leve flexão (cerca de 30 graus), o examinador puxa a tíbia para frente enquanto estabiliza o fêmur; se resultar na realização de um movimento excessivo, sugere-se lesão do LCA.[18] O teste de Pivot Shift é realizado com o paciente em decúbito dorsal, mantendo o joelho em extensão e aplicando uma força rotacional enquanto o joelho é flexionado; a presença de um "clique" ou subluxação indica lesão do LCA. O teste de McMurray avalia lesões meniscais; para executá-lo, o paciente é colocado em decúbito dorsal, o examinador flexiona o joelho enquanto aplica rotação interna ou externa durante a extensão, a dor ou estalido durante o movimento sugere lesão meniscal.[5] Finalmente, os testes de Varus e Valgus são usados para avaliar a integridade dos ligamentos colaterais, com o joelho em leve flexão, o examinador aplica forças de varo (interna) e valgo (externa) para verificar a estabilidade dos ligamentos colaterais medial e lateral.[18]

Por fim, a avaliação neurológica e vascular inclui a verificação da pulsação poplítea e da perfusão distal, observando os pulsos dorsais do pé e tibial posterior. A sensibilidade e a função motora dos músculos inervados pelos nervos femoral e ciático também são avaliadas.[5] Todos os achados devem ser documentados sistematicamente, incluindo a amplitude de movimento (em graus), a presença de dor durante os testes e qualquer anormalidade observada durante a inspeção e palpação. É essencial considerar a história clínica do paciente, incluindo traumas prévios, condições médicas subjacentes e sintomas associados, e realizar o exame físico com cuidado para evitar causar dor adicional ao paciente.[18]

Articulação tibiotársica

O exame físico da articulação tibiotársica, também conhecida como "tornozelo", é um procedimento fundamental para a avaliação de lesões como entorses, fraturas e condições degenerativas.[14] Para realizar esse exame de forma adequada, o paciente deve estar sentado ou deitado em decúbito dorsal, com o pé relaxado. A primeira etapa consiste na inspeção, em que se deve observar a simetria dos tornozelos e buscar sinais de edema, eritema, deformidades (como varo ou valgo), atrofia muscular, e possíveis hematomas.[26]

Em seguida, é realizada a palpação das estruturas ao redor da articulação tibiotársica.[14] Os maléolos medial (tíbia) e lateral (fíbula) devem ser palpados para verificar a presença de dor ou de sensibilidade. O tendão de Aquiles deve ser examinado para avaliar sua integridade e detectar possíveis pontos de dor. Além disso, a região do arco plantar e do calcâneo deve ser palpada, bem como a própria articulação tibiotársica, para identificar crepitações ou dor.[14]

Após a palpação, são realizados os movimentos ativos, nos quais o paciente é solicitado a movimentar o tornozelo em diferentes direções: dorsiflexão (puxar o pé em direção à canela) flexão plantar (empurrar o pé para baixo, como se estivesse pisando); inversão (mover o pé para dentro); e eversão (mover o pé para fora). Esses movimentos ajudam a avaliar a função e a amplitude de movimento do tornozelo.[26]

Para complementar a avaliação, são realizados os movimentos passivos, nos quais o examinador move o tornozelo do paciente de forma suave, verificando a presença de resistência ou de dor durante a dorsiflexão, flexão plantar, inversão e eversão. Esses movimentos são cruciais para detectar limitações ou desconforto que o paciente pode não relatar voluntariamente.[14]

A etapa seguinte inclui a realização de testes específicos. O teste de anterior Drawer avalia a integridade do ligamento talofibular anterior, sendo realizado com o paciente em decúbito dorsal e o joelho flexionado. Nesse teste, o calcanhar é puxado para frente, e um movimento excessivo pode indicar lesão do ligamento.[26] Outro teste importante é o talar *tilt*, que verifica a estabilidade dos ligamentos colaterais ao aplicar uma força de inversão e eversão no tornozelo em posição neutra, dor ou movimento excessivo podem sugerir lesão ligamentar. O teste de Thompson é utilizado para avaliar a integridade do tendão calcâneo; nele, com o paciente deitado em decúbito ventral, a panturrilha é comprimida, e a ausência de flexão plantar indica uma possível ruptura do tendão.[14]

Além dos testes específicos, é fundamental realizar a avaliação neurológica e vascular, que inclui a verificação da perfusão distal por meio dos pulsos dorsais do pé e tibial posterior.[14] A sensibilidade e a função motora dos músculos inervados pelos nervos fibular e tibial também devem ser avaliadas para garantir a integridade neurológica.

Por fim, todos os achados do exame físico devem ser cuidadosamente documentados. Isso inclui a amplitude de movimento em graus, a presença de dor durante os testes e qualquer anormalidade observada durante a inspeção e palpação.[26] É importante considerar a história clínica do paciente, como traumas prévios, condições médicas subjacentes e sintomas associados, para que o exame físico da articulação tibiotársica seja realizado de maneira completa e cuidadosa, evitando causar dor adicional ao paciente.[14]

EXAME FÍSICO DA COLUNA VERTEBRAL

A avaliação física da coluna vertebral é uma etapa fundamental na prática clínica, especialmente em pacientes que apresentam dor nas regiões cervical, torácica ou lombar. Essa investigação detalhada permite identificar a origem da dor, limitações de mobilidade e outras patologias associadas à coluna, direcionando o manejo terapêutico adequado.[12]

Inicialmente, é essencial conduzir uma anamnese completa. O profissional deve indagar ao paciente sobre a localização da dor cervical, torácica ou lombar, e caracterizá-la em termos de intensidade, duração e padrão (aguda, crônica, irradiada).[12] Deve-se explorar os fatores que exacerbam ou aliviam a dor, a história de trauma ou lesões anteriores e a presença de sintomas associados como parestesias, fraqueza muscular, ou alterações urinárias e intestinais. A anamnese é crucial para orientar o exame físico, permitindo ao examinador concentrar-se nas áreas mais prováveis de patologia.[12]

Na inspeção, o paciente deve ser avaliado em diferentes posições, inicialmente em pé e, depois, sentado.[12] A postura deve ser cuidadosamente observada, procurando-se por assimetrias, escolioses, hiperlordoses ou hipercifoses. A forma como o paciente se move ao entrar na sala e ao se sentar também pode oferecer pistas importantes sobre sua condição clínica, especialmente se houver sinais evidentes de dor ou dificuldade.

A palpação da coluna vertebral é realizada ao longo de toda sua extensão, da região cervical à lombar. Durante a palpação, o médico deve procurar áreas de sensibilidade, contraturas musculares ou deformidades ósseas.[12] A palpação dos músculos paravertebrais é importante para identificar pontos gatilho que podem indicar tensão muscular acentuada frequentemente associada à dor crônica ou aguda.[12]

A mobilidade da coluna deve ser avaliada em cada região específica. Na coluna cervical, o examinador deve verificar a amplitude de movimento, solicitando ao paciente que realize flexão (aproximar o queixo do tórax), extensão (olhar para cima), rotação (girar a cabeça para os lados) e inclinação lateral (aproximar a orelha do ombro). Na coluna torácica, a mobilidade é verificada por meio da flexão e extensão (curvar-se para frente e para trás) e rotação torácica (girar o tronco para os lados).[12] Já na coluna lombar, o paciente deve realizar movimentos de flexão (curvar-se para tocar os pés), extensão (curvar-se para trás), rotação (girar o tronco) e inclinação lateral (deslizar a mão ao longo da perna).[12] A avaliação da mobilidade é essencial para identificar limitações que possam estar relacionadas a patologias específicas ou disfunções musculoesqueléticas.[12]

Diversos testes específicos podem ser empregados para avaliar a presença de patologias nas regiões cervical, torácica e lombar da coluna. Na coluna cervical, o teste de *Spurling* é utilizado para detectar compressão radicular, com o paciente sentado, o examinador inclina a cabeça para o lado afetado e aplica uma leve pressão axial, a presença de dor irradiada para o braço sugere compressão radicular.[10] Outro teste relevante é o de Lhermitte, que avalia sinais de mielopatia, em que, com o paciente sentado, o examinador flexiona passivamente a cabeça do paciente para frente, e a sensação de choque elétrico ao longo da coluna ou nos membros sugere compressão medular. O teste de distração cervical é usado para aliviar a pressão sobre as raízes nervosas, o examinador puxa suavemente a cabeça do paciente para cima, e o alívio da dor sugere compressão nervosa.[10]

Para a avaliação da coluna torácica, o teste de Adson é frequentemente utilizado em pacientes com suspeita de síndrome do desfiladeiro torácico. Para realiza-lo, o paciente senta-se ereto, vira a cabeça para o lado em teste e inspira profundamente enquanto o examinador palpa o pulso radial; a presença de uma diminuição ou o desaparecimento do pulso radial indica compressão neurovascular.[12] Outro teste útil é o de Slump, que pode ser utilizado para avaliar a presença de tensão neural, especialmente em casos de dor torácica irradiada. Nesse teste, o paciente senta-se com as pernas pendentes e inclina a cabeça para frente, enquanto o examinador aplica uma força para manter essa posição e estende uma das pernas do paciente, a dor ou o desconforto pode sugerir comprometimento neural.[12]

Na coluna lombar, o teste de Lasègue (SLR – *straight leg raise*) é um dos mais utilizados para avaliar a presença de ciatalgia. Com o paciente em decúbito dorsal, o examinador eleva uma perna estendida, a presença de dor irradiada ao longo do nervo ciático indica compressão radicular.[15] O Teste de Bragard complementa o de Lasègue e consiste em, após a elevação da perna, o examinador abaixar ligeiramente a perna e dorsiflexionar o pé, a reprodução da dor sugere uma condição nervosa radicular. O teste de Patrick (FABER) é usado para identificar patologia na articulação sacroilíaca ou no quadril. Nele, o paciente fica em decúbito dorsal, a perna é flexionada, abduzida e rotacionada externamente, o examinador pressiona o joelho do paciente, e dor na articulação sacroilíaca sugere disfunção sacroilíaca.[15] Outro teste importante é o de Schober, que avalia a flexibilidade lombar, especialmente em casos de espondilite anquilosante. Consiste em o examinador marcar 10 cm acima da linha da espinha ilíaca posterossuperior e pedir ao paciente para se inclinar para frente, e a medida entre os pontos deve aumentar mais de 5 cm em um indivíduo saudável.[12]

Dependendo dos achados do exame físico, pode ser necessário solicitar exames complementares, como radiografias, ressonância magnética (RM), tomografia computadorizada (TC) e ultrassonografia (USG) para uma avaliação mais aprofundada das estruturas ósseas e moles da coluna vertebral.[12] Esses exames são fundamentais para confirmar diagnósticos e planejar intervenções terapêuticas apropriadas.[12]

O exame físico da coluna vertebral deve ser feito de forma sistemática e abrangente, levando em consideração a história clínica do paciente e os achados durante a avaliação. A combinação de uma anamnese detalhada e uma avaliação física minuciosa é essencial para a identificação correta das patologias e o planejamento de um tratamento eficaz.

EXAME NEUROLÓGICO

O exame neurológico é uma avaliação meticulosa e sistemática do sistema nervoso, tanto central (SNC) como periférico (SNP), projetada para identificar possíveis disfunções.

Esse exame é composto por diversas etapas essenciais que, em conjunto, fornecem um panorama abrangente da condição neurológica do paciente.

A primeira etapa envolve uma anamnese detalhada em que se busca coletar informações sobre os sintomas apresentados, como cefaleia, vertigem, fraqueza, parestesias, alterações visuais ou auditivas, distúrbios da fala e alterações cognitivas.[1] Essa fase é crucial, pois os sintomas relatados pelo paciente podem guiar a avaliação subsequente e fornecer pistas importantes sobre a localização e a natureza da disfunção neurológica.

Seguindo a anamnese, a avaliação do estado mental é realizada. Essa etapa inclui a avaliação da consciência, orientação, memória e da linguagem e testes específicos, como o Mini-Mental State Examination (MMSE), são frequentemente utilizados para avaliar as funções cognitivas de maneira padronizada.[4] Testes de fluência verbal também são aplicados; neles, o paciente é solicitado a nomear o maior número possível de palavras dentro de uma categoria específica, o que ajuda a avaliar a função executiva e a integridade dos lobos frontais.[1]

O exame dos nervos cranianos é uma etapa fundamental em que cada nervo é avaliado de maneira sistemática. O nervo olfatório (I) é testado com substâncias aromáticas não irritantes, enquanto o nervo óptico (II) é avaliado por meio de testes de acuidade visual, campo visual por confrontação e exame do fundo de olho.[1] Os nervos oculomotores (III), troclear (IV) e abducente (VI) são avaliados por meio de movimentos oculares em "H", observando-se a presença de nistagmo e reatividade pupilar. Além disso, é importante realizar os testes de movimentos oculares sacádicos e de perseguição suave, que avaliam a função dos lobos frontais e oculomotores.[3] O nervo trigêmeo (V) é testado em suas três divisões para sensibilidade, e a força dos músculos da mastigação é avaliada por meio do reflexo massetérico.[1] O nervo facial (VII) é examinado quanto à simetria e força dos músculos faciais, enquanto os nervos vestibulococleares (VIII) são testados por meio dos testes de Rinne e Weber para avaliação da audição e do equilíbrio.[1] Os nervos glossofaríngeo (IX) e vago (X) são avaliados observando-se a elevação do palato e a simetria da faringe durante a deglutição, e o nervo acessório (XI) é testado pedindo-se ao paciente que encolha os ombros contra resistência. Finalmente, o nervo hipoglosso (XII) é avaliado pedindo-se ao paciente que mova a língua em todas as direções, observando-se por atrofia ou fasciculações.[3]

A avaliação motora envolve a testagem da força muscular, utilizando uma escala de 0 a 5 para classificar a força em grupos musculares específicos.[4] O tônus muscular é avaliado por meio da resistência ao movimento passivo em diferentes articulações.[31] A coordenação é examinada por testes como o dedo-nariz e calcanhar-joelho, que são complementados por testes adicionais, como o teste de desvio de *past pointing*, que avalia a função cerebelar por meio da capacidade do paciente de tocar alvos com precisão.[1] O teste de Hoffman é outro exame importante, em que a flexão involuntária do polegar e do dedo indicador ao golpear o leito ungueal do dedo médio indica uma possível lesão no trato corticoespinhal. O teste de Barré, utilizado para detectar fraqueza motora sutil nos membros superiores, e o teste de Mingazzini, similar ao de Barré, mas realizado com os membros inferiores, também são fundamentais para avaliar a integridade do sistema motor.[3]

Na avaliação sensitiva, são testadas a sensibilidade tátil, dolorosa, vibratória e proprioceptiva.[4] O exame de sensibilidade tátil é realizado com algodão, enquanto a sensibilidade dolorosa é avaliada utilizando-se um objeto pontiagudo. A sensibilidade vibratória é testada com um diapasão em áreas ósseas proeminentes, e a propriocepção é avaliada movimentando-se os dedos das mãos ou dos pés e pedindo ao paciente que identifique a direção do movimento.[4]

Os reflexos são outra parte crítica do exame neurológico. Os reflexos tendinosos profundos, como o reflexo patelar, aquileu, bicipital e tricipital, são testados para avaliar a integridade das vias motoras e sensoriais.[1] Reflexos superficiais, como o reflexo abdominal e plantar (reflexo de Babinski), também são examinados, e a presença de reflexos patológicos, como o sinal de Hoffman e o teste do clônus, pode indicar lesões em regiões específicas da medula espinhal.[4] O teste de Lhermitte é particularmente útil para avaliar a presença de lesão na medula espinhal cervical, em que uma sensação de choque elétrico percorrendo a coluna até os membros inferiores sugere esclerose múltipla ou compressão medular.[31] O teste de Spurling é utilizado para avaliar a presença de radiculopatia cervical, sendo positivo quando a compressão axial da cabeça provoca dor irradiada para o braço.

A avaliação da marcha e do equilíbrio envolve a observação da marcha do paciente, procurando por anormalidades como hemiparesia ou ataxia.[31] O teste de Romberg é utilizado para avaliar o equilíbrio estático, e o teste de Tandem, em que o paciente caminha em linha reta colocando um pé diretamente na frente do outro, ajuda a detectar disfunções cerebelares ou proprioceptivas. Além disso, o teste de Romberg sensível, que desafia o equilíbrio em superfícies instáveis, é especialmente útil para identificar disfunções mais sutis.[21]

Em alguns casos, o exame neurológico pode ser complementado por exames de imagem, como TC ou RM, eletroencefalograma (EEG) ou punção lombar.[31] Esses exames adicionais podem fornecer informações mais detalhadas sobre a condição do paciente, auxiliando no diagnóstico preciso e no planejamento terapêutico.[1]

Por fim, é essencial documentar todos os achados do exame neurológico de forma clara e concisa.[3] Uma documentação meticulosa não só ajuda a monitorar a progressão da doença, mas também fornece uma base sólida para decisões clínicas futuras.[21] Além disso, é importante considerar a possibilidade de condições coexistentes que possam afetar os resultados do exame, garantindo uma abordagem holística e precisa na avaliação neurológica do paciente.

EXAME DE SENSIBILIDADE

O exame de sensibilidade é uma avaliação detalhada que visa investigar a integridade das vias sensoriais do paciente, responsáveis por transmitir informações sobre o ambiente externo e interno ao SNC. Esse exame é conduzido de maneira meticulosa, examinando diversas modalidades sensoriais em múltiplas partes do corpo para identificar possíveis déficits.[13]

A sensibilidade tátil, ou a percepção ao toque leve, é avaliada inicialmente. Para tanto, o examinador utiliza um pedaço de algodão, uma escova macia ou a ponta dos dedos. Com o paciente de olhos fechados, o examinador realiza leves toques sobre a pele em áreas como o rosto, braços, mãos, pernas e pés, e o paciente deve ser orientado a sinalizar sempre que perceber o toque e a descrever se a sensação é a mesma em ambos os lados do corpo.[17] Esse procedimento é repetido em várias regiões para garantir que a percepção sensorial é uniforme, o que pode ajudar a identificar áreas de hipoestesia (diminuição ou perda da sensibilidade).[13]

A seguir, a sensibilidade dolorosa é avaliada, utilizando-se um objeto pontiagudo, como a extremidade de um alfinete ou um palito de madeira. O examinador aplica uma leve pressão com o objeto sobre a pele do paciente em diferentes locais, como membros e tronco.[21] O paciente deve relatar quando sentir dor e descrever se a intensidade é semelhante em ambos os lados do corpo, esse exame é fundamental para identificar áreas de hipoalgesia (redução da percepção da dor) ou hiperalgesia (aumento da sensibilidade à dor), que podem indicar lesões nas vias nervosas.[17]

Para testar a sensibilidade térmica, o examinador utiliza dois tubos de ensaio, um contendo água quente e o outro, água fria.[13] Alternadamente, o examinador toca os tubos em diversas áreas da pele do paciente que, com os olhos fechados, deve identificar se a sensação percebida é de calor ou frio. Esse teste é particularmente útil para avaliar a integridade das fibras nervosas que transmitem as sensações térmicas, e pode auxiliar na identificação de distúrbios na percepção de temperatura.[21]

A avaliação da sensibilidade vibratória é realizada utilizando-se um diapasão de 128 Hz. O examinador ativa o diapasão e posiciona-o sobre proeminências ósseas, como as articulações do tornozelo, joelho ou cotovelo.[17] O paciente deve indicar quando sente a vibração e, em seguida, quando ela cessa. Esse teste é especialmente importante para detectar neuropatias periféricas, como aquelas observadas em pacientes com diabetes, nas quais a sensibilidade vibratória pode estar diminuída ou ausente.[20]

A sensibilidade proprioceptiva, ou a percepção da posição articular, é testada movendo-se passivamente as articulações dos dedos das mãos ou dos pés do paciente, geralmente começando pelas extremidades distais.[21] Com os olhos fechados, o paciente deve indicar a direção do movimento (se para cima ou para baixo). A propriocepção é essencial para a manutenção do equilíbrio e da coordenação motora, sendo crucial para a avaliação neurológica.[17]

A sensibilidade discriminativa, ou discriminação de dois pontos, é testada para avaliar a capacidade do paciente de distinguir entre dois pontos tocando a pele simultaneamente.[13] O examinador usa um compasso ou dispositivo específico para medir a distância mínima na qual o paciente consegue diferenciar dois pontos distintos.[17] Esse teste é particularmente relevante em áreas como as pontas dos dedos, onde a discriminação sensorial é mais acentuada. Com os olhos fechados, o paciente deve relatar se sente um ou dois pontos, o que ajuda a avaliar a função cortical do lobo parietal.[21]

O exame de estereognosia avalia a capacidade do paciente de reconhecer objetos por meio do tato, sem o auxílio da visão.[13] O examinador coloca um objeto comum, como uma chave ou uma moeda, na mão do paciente, que deve identificá-lo apenas pelo toque. Esse teste exige integração eficaz das vias sensoriais e função cortical adequada, especialmente no lobo parietal.[17]

Por fim, a grafestesia é avaliada traçando-se números ou letras na palma da mão do paciente com um objeto rombudo, enquanto o paciente mantém os olhos fechados.[21] Ele deve reconhecer e verbalizar a figura traçada, o que testará não apenas a integridade das vias sensoriais, mas também a capacidade de processamento cortical das informações sensoriais.[17]

Esses exames são realizados de maneira sequencial, sempre comparando os dois lados do corpo para identificar possíveis assimetrias na percepção sensorial, que podem ser indicativas de lesões no SNC ou periférico. A precisão e a sistematicidade na execução do exame de sensibilidade são essenciais para a detecção de disfunções neurológicas que poderiam não ser observadas em outras partes do exame físico.

O exame físico do paciente com dor é uma arte que combina conhecimento técnico com sensibilidade clínica. Por meio de uma abordagem sistemática e empática, é possível não apenas diagnosticar a causa subjacente da dor, como também compreender o impacto que essa condição tem na vida do paciente. Este capítulo oferece ferramentas essenciais para guiar o profissional de Saúde na realização de um exame físico completo e detalhado, reforçando a importância de uma avaliação cuidadosa para a formulação de um plano terapêutico eficaz. Ao finalizar este capítulo, espera-se que o leitor esteja mais bem-preparado para enfrentar os desafios diários na prática clínica, contribuindo para o alívio do sofrimento e para a melhoria da qualidade de vida dos pacientes.

Referências bibliográficas

1. Adams AC. The neurologic examination, mayo clinic essential neurology, 2. ed, Mayo Clinic Scientific Press. New York. 2018.
2. American Diabetes Association. 2. Classification and diagnosis of diabetes: standards of medical care in diabetes-2020. Diabetes Care. 2020;43(1):S14-S31.
3. Angelopoulou E, Koros C, Stanitsa E, Stamelos I, Kontaxopoulou D, Fragkiadaki S, et al. Neurological examination via telemedicine: an updated review focusing on movement disorders. Medicina. 2024;60(6):958.
4. Bender C, Dove L, Schmid AB, Ther M. Does your bedside neurological examination for suspected peripheral neuropathies measure up? Journal of Orthopaedic & Sports Physical Therapy. 2023;53(3):107-58.
5. Boskey AL. Musculoskeletal disorders and orthopedic conditions. JAMA 2001;285:619-23.
6. Boyer MI. AAOS comprehensive orthopaedic review 2. Lippincott Williams & Wilkins. 2018.
7. Britt H, Miller GC, Henderson J, Bayram C, Harrison C, Valenti L, et al. General practice activity in Australia 2015–16. General practice series n. 40. Sydney: Sydney University Press, 2015.
8. Crookes T, Parede C, Byrnes J, Johnson T, Gill D. Chronic shoulder pain. Australian Journal of General Practice. 2023;52(11):753-8.
9. Cucchi D, Marmotti A, De Giorgi S, Costa A, D'Apolito R, Conca M, et al. Risk factors for shoulder stiffness: current concepts. Joints. 2017;5(4):217-23.
10. Daniels AH, Alsoof D, McDonald CL, Diebo BG, Kuris EO. Clinical Examination of the Cervical Spine. The New England Journal of Medicine. 2023;389(17):e34.
11. Danzinger V, Schulz E, Moroder P. Epidemiology of functional shoulder instability: an

online survey. BMC musculoskeletal disorders, 2019;20(1):281.
12. Davenport D, Colaco HB, Kavarthapu V. Examination of the adult spine. British Journal of Hospital Medicine. 2015;76(12):C182-5.
13. Ernstmeyer K, Christman E. Neurological Assessment, et al. Chippewa Valley Technical College; 2021.
14. Gribble AP. Evaluating and differentiating ankle instability. Journal of Athletic Training. 2019;54(6).
15. Janka M, Merkel A, Schuh A. Diagnostik an der Lendenwirbelsäule. MMW Fortschritte der Medizin. 2019;161(1):55-8.
16. Javed M, Mustafa S, Boyle S, Scott F. Elbow pain: a guide to assessment and management in primary care. The British Journal of General Practice. 2015;65(640):610-2.
17. John AA, Rossettie S, Rafael J, Cox CT, Ducic I, Mackay BJ. Clinical assessment of pain and sensory function in peripheral nerve injury and recovery: a systematic review of literature. Archives of Plastic Surgery. 2022;49(3):427-39.
18. Malanga GA, Andrus S, Nadler SF, McLean J. Physical examination of the knee: a review of the original test description and scientific validity of common orthopedic tests. Archives of Physical Medicine and Rehabilitation. 2003;84(4):592-603.
19. Martin HD, Palmer IJ, Hatem M. Physical examination of the hip and pelvis, et al. Hip arthroscopy and hip joint preservation surgery. Springer; 2015:139-59.
20. Nather A, Keng Lin W, Aziz Z, Hj Ong C, Mc Feng B, B Lin C. Assessment of sensory neuropathy in patients with diabetic foot problems. Diabet Foot Ankle. 2011;2.
21. Seraji-Bzorgzad N, Paulson H, Heidebrink J. Neurologic examination in the elderly. Handbook of Clinical Neurology. 2019;167:73-88.
22. Shahrokhi M, Asuncion RMD. Neurologic Exam. In: StatPearls. Treasure Island (FL). 2023.
23. Solomon L, Warwick D, Nayagam S. Apley's system of orthopaedics and fractures. 9. ed. CRC Press, 2010.
24. Talley NJ, O'Connor S. Clinical examination: a systematic guide to physical diagnosis. Elsevier Austrália, 2014.
25. Trumble T, Cornwall R, Budoff J. Core knowledge in orthopedics: hand, elbow, and shoulder. Philadelphia: Mosby. 2006.
26. Usuelli FG, Mason L, Grassi M, Maccario C, Ballal MS, Molloy A. Lateral ankle and hindfoot instability: a new clinical based classification. Foot and Ankle Surgery. 2014;20(4).
27. Watson HK, Weinzweig J. Physical examination of the wrist. Hand Clinics. 1997;13(1):17-34.
28. Wichman D, Rasio JP, Looney A, Nho SJ. Physical examination of the Hip. Sports Health. 2021;13(2):149-53.
29. Woodmass JM, Lee J, Wu IT, Desai VS, Camp CL, Dahm DL, et al. Incidence of posterior shoulder instability and trends in surgical reconstruction: a 22-year population-based study. Journal of Shoulder and Elbow Surgery. 2019;28(4):611-6.
30. Young D, Papp S, Giachino A. Physical examination of the wrist. Hand Clinics. 2010;26(1):21-36.
31. Zasler ND. Validity assessment and the neurological physical examination. NeuroRehabilitation. 2015;36(4):401-13.

Diagnóstico em Medicina da Dor

7

Lúcio César Hott Silva
Marcos Vinícius Souza Costa
Laura Marques de Souza Silva
Luísa Carvalho

INTRODUÇÃO

Segundo estudos epidemiológicos, a dor é a principal queixa de cerca de 80% dos pacientes que recorrem aos serviços de Saúde.[1]

A Associação Internacional para o Estudo da Dor (IASP, do inglês International Association for the Study of Pain) define a dor aguda como aquela que dura ou se repete por menos de 3 meses, já a dor crônica é aquela que se prolonga além desse período.[2] A queixa dolorosa pode ser classificada, inicialmente, pela sua duração, uma vez que um quadro álgico prolongado sugere a ativação de mecanismos neurofisiológicos distintos dos presentes em um quadro agudo.[3]

A dor crônica é uma condição clínica de altas prevalência e complexidade dada sua origem multifatorial. Ao contrário do quadro agudo, caracterizado pela reversão do fenômeno álgico com a retirada do estímulo, a dor crônica torna-se uma patologia independente, acarretando prejuízos significativos à funcionalidade física, à qualidade de vida e à saúde mental dos indivíduos.[4]

O diagnóstico fisiopatológico da dor crônica é um dos principais desafios no manejo clínico, visto que os mecanismos envolvidos são multifatoriais e, muitas vezes, inter-relacionados. A fisiopatologia da dor crônica pode estar associada a processos nociceptivos, neuropáticos, nociplásticos, ou até à combinação desses mecanismos, exigindo abordagens terapêuticas distintas. Portanto, a correta identificação da fisiopatologia subjacente ao quadro álgico é essencial para a escolha do tratamento adequado.[4,5] Segundo Cohen *et al.*,[5] diagnósticos imprecisos podem comprometer o manejo clínico, perpetuar o sofrimento e resultar na cronificação do quadro doloroso.

Além das dificuldades associadas à determinação da etiologia da dor, a avaliação do paciente com dor crônica exige uma abordagem abrangente, não limitada aos sintomas físicos. O modelo biopsicossocial tornou-se, então, a abordagem de escolha, ao integrar fatores psicológicos e comportamentais que influenciam tanto a percepção como a expressão da dor.[4]

O estudo de Yeng *et al.*[6] sugere que a utilização de instrumentos padronizados para avaliação funcional e da qualidade de vida, bem como a avaliação física criteriosa, propicia um diagnóstico mais preciso e direcionado. Dessa forma, é fundamental que a avaliação do paciente com dor contemple o exame clínico detalhado e também a avaliação funcional completa do paciente, evidenciando o impacto em suas atividades diárias e, em última escala, em sua qualidade de vida.

Entre os principais desafios do diagnóstico, estão a variabilidade individual da resposta à dor, a subjetividade do relato do paciente e a influência de fatores emocionais, como ansiedade, depressão e catastrofização. Essas condições coexistem frequentemente com a dor crônica, exacerbando sua percepção, e devem ser consideradas na avaliação clínica. A presença de múltiplas comorbidades também pode dificultar a identificação dos mecanismos e características da dor. Dessa forma, durante a avaliação do paciente, a identificação de patologias subjacentes, como neoplasias ou processos inflamatórios agudos, é imprescindível para a classificação adequada do quadro álgico.[2,4]

O diagnóstico eficaz da dor crônica requer abordagem biopsicossocial, que integre a história clínica, o uso de escalas padronizadas, o exame físico detalhado e a avaliação psicossocial. A partir dessa avaliação e da compreensão dos mecanismos fisiopatológicos da dor, cabe ao médico a decisão de solicitar exames complementares pertinentes à investigação e, por fim, realizar um diagnóstico preciso e propor intervenções terapêuticas personalizadas.[4]

Diante da complexidade da avaliação da dor crônica, este capítulo pretende explorar os principais aspectos da abordagem clínica, bem como os exames complementares mais relevantes para garantir um diagnóstico preciso e fundamentado.

ANAMNESE

Durante a anamnese, é fundamental uma abordagem abrangente, não limitada a sintomas físicos, sendo necessária a investigação ampla de fatores relacionados ao paciente que influenciam na percepção de dor e na transição de dor aguda para crônica, fatores sociais, antecedentes pessoais e familiares além de fatores da dor, como localização, duração, intensidade, padrão, periodicidade, características, fatores que melhoram ou agravam a dor.[7]

De início, investiga-se a duração da dor para configuração ou não de uma dor crônica, sendo a persistência da dor por mais de 3 meses é o critério mais utilizado para caracterizar a cronificação.[8]

A localização pode indicar o mecanismo de dor pela fisiopatologia característica e a estrutura acometida, classificando-a, assim, em neuropática (DN), nociceptiva ou nociplástica.[8] O mapa de diagrama corporal, no formato computadorizado ou pelo papel, é utilizado para que a dor seja localizada pelo paciente, definida sua extensão e feita a diferenciação entre uma dor focal ou irradiante de uma generalizada ou total.[7]

Outro fator que deve ser investigado é a intensidade da dor, o que pode ser feito por meio de escalas, sendo escolhida a que melhor se adequar às condições do paciente.[8] Para isso, realiza-se uma avaliação multidimensional da dor, não apenas por escalas numéricas, de acordo com diretrizes práticas para o tratamento de dor crônica. A avaliação é feita utilizando-se a escala de dor, prazer de viver e atividade geral (PEG) para relacionar a dor com sua interferência nas atividades gerais e no prazer da vida, uma vez que faz parte da base do tratamento de dor crônica, a melhoria da qualidade de vida e a não interferência da dor nas atividades de vida do paciente.[7]

Outro questionário que permite uma visão ampla da saúde mental do indivíduo, permitindo o diagnóstico e o encaminhamento do caso quando necessário, é o Questionário de Saúde do Paciente Validado de Quatro Itens (PHQ-4). Em termos de maior praticidade, de visualização e administração, existe a Escala de Avaliação de Dor de Defesa e Veteranos (DVPRS), que quantifica de 0 a 10 a interferência da dor em atividades, no sono, no estresse e no humor.[7]

O sono é outra variável analisada dentro do panorama da dor crônica visto que interfere no padrão de dor do paciente, agindo diretamente na intensidade e frequência da dor.[8] Para buscar uma melhoria da qualidade do sono, evitando insônia, busca-se avaliar, em uma escala de 0 a 10, o quanto a dor interfere na indução do sono e na permanência deste. Algumas medidas, como higiene do sono e terapia cognitivo-comportamental (TCC), apresentam eficácia para o tratamento de insônia inicial, enquanto o encaminhamento para especialista pode ser necessário quando houver sintomas ansiosos e depressivos associados à dificuldade de manutenção do sono. Dentro da abordagem do sono, é importante a pesquisa por apneia obstrutiva do sono, sendo comum em pacientes com dor crônica, principalmente por relatarem fadiga durante o exame físico.[7]

A investigação do padrão da dor fornece indícios de uma origem mecânica ou inflamatória. A dor que se intensifica ao longo do dia, na realização de atividades diárias, diminuindo ao repouso, é classificada como mecânica, sendo observada em espondilose, lombalgia mecânica, entre outras. Quando a dor já é observada pela manhã, acompanhada de rigidez articular que diminui ao longo do dia e exacerba-se à noite, quando o indivíduo repousa, pode ser considerada inflamatória, observada em artrite séptica, espondilite, artrite reumatoide, gota e neuropatia diabética. A presença de edema em articulação e de hipertrofia em membrana sinovial pode ser encontrada nos pacientes com o padrão inflamatório.[8]

Existem alguns fatores relacionados à ocorrência de dor crônica em alguns indivíduos, então pode ser explorado qual ação realizada pode desencadear o processo álgico. Quando relatada uma dor pela manhã, esta pode ter relação com a noite de sono do indivíduo, sendo importante questionar a posição em que o paciente dorme, se faz uso de travesseiro e ainda orientá-lo a permanecer em decúbito lateral do lado oposto da dor, com auxílio de travesseiro de corpo e de pescoço. Já a dor que surge no fim da tarde está relacionada à posição durante a execução de atividades e à sobrecarga articular ao longo do dia. Um sinal de alerta é a dor durante o período da noite, que atrapalha a duração do sono, sem ser decorrente de mudanças de decúbito ao dormir e apresentando melhora quando o paciente se levanta. Deve-se suspeitar, nesses casos, de dor inflamatória ou, até mesmo, oncológica.[8]

O manejo clínico da dor depende das características relatadas pelo paciente, e deve-se pesquisar queixas como formigamento, agulhada, queimação quando se desconfiar de DN. Sensação de estar dolorido e de peso ou tensão sugerem alterações de origem nociceptiva; enquanto pressão, mas também a sensação de peso e tensão, relatadas pelo paciente, podem indicar uma dor nociplástica.[7] Muitas vezes, alguns mecanismos de dor podem coexistir, o que gera dificuldade na investigação diagnóstica, devendo-se, assim, esmiuçar as características da dor, juntamente com os outros fatores dentro da anamnese, para se chegar, assim, a uma hipótese diagnóstica. Uma estratégia utilizada é a aplicação de questionário *Douleur Neuropathique 4* (DN4) e da escala de Avaliação de Leeds dos sintomas e sinais neuropáticos (LANSS) para um direcionamento quanto à dor nociceptiva e à neuropática, para diferenciação, por exemplo.[8]

Ainda não foram elucidados por completo os componentes extenuantes ou minimizadores da dor, mas sabe-se que diversos fatores influenciam como genéticos, socioeconômicos e culturais, devendo ser pesquisados em todos os pacientes para auxiliar no diagnóstico e posterior tratamento. Somado a isso, avaliar os antecedentes pessoais pode ajudar na descoberta da etiologia da dor, perguntando sobre as atividades diárias realizadas pelo paciente e seus hábitos alimentares, considerando-se que uma alimentação incorreta pode favorecer quadros infecciosos e metabólicos. O hábito intestinal também é de suma importância já que existem mediadores sintetizados pela microbiota intestinal relacionados à ocorrência de dor crônica. Caso o paciente apresente perda de peso e/ou febre, esses sintomas necessitam de maiores atenção e investigação para descarte de doenças metabólicas, neoplásicas, inflamatórias, infecciosas ou psiquiátricas.[7]

A história pregressa deve ser analisada, para se observar se existe algum fator desencadeante ou exacerbador da dor, questionando-se sobre traumatismo, cirurgias prévias, por possível ocorrência de neuropatia traumática, o sono e os componentes relacionados, hábitos como etilismo, tabagismo, abuso de drogas, atividades físicas, realização de tratamentos prévios e quais as expectativas do paciente perante o tratamento e seu entendimento sobre a dor.[7,8]

A pesquisa de antecedentes familiares faz parte da investigação uma vez que auxilia no manejo clínico ao possibilitar que se proponham medidas que possam prevenir alterações que o paciente tenha chance de desenvolver, além de ajudar na suspeita de patologias que possam desencadear ou perpetuar a dor crônica. Então, é de grande importância questionar neoplasia maligna, distúrbio neurológico, doenças reumatológicas e musculoesqueléticas, fibromialgia, além de pesquisa de doenças genéticas.[7,8]

EXAME FÍSICO

O exame físico é uma etapa fundamental na avaliação do paciente com dor. A avaliação do estado geral de saúde do paciente, por meio do monitoramento dos sinais vitais, da busca por sinais flogísticos e sinais de alerta (*red flags*), permite estratificar a gravidade do quadro e realizar a suspeição precoce de patologias graves. A avaliação sistemática do paciente com dor visa fornecer informações sobre a integridade anatômica das estruturas e as possíveis disfunções fisiopatológicas que contribuem para a persistência do quadro álgico. O objetivo dessa seção é detalhar as etapas do exame físico direcionado, os possíveis achados e sua correlação com a fisiopatologia álgica.[7,2]

Inspeção

Inicialmente, o clínico deve se atentar ao estado geral do paciente para avaliar fácies típicas, estado nutricional e estado de hidratação do paciente. Em sequência, deve ser realizada a avaliação postural e da marcha para investigar padrões antálgicos. Essas alterações da mecânica corporal refletem mecanismos compensatórios; por isso, estão frequentemente presentes em pacientes com queixas álgicas e fornecem subsídio para a elaboração da hipótese diagnóstica. A seguir, são descritos alguns exemplos de padrões antálgicos frequentes na avaliação do paciente com dor.[7,8]

Escoliose funcional: desvio lateral do tronco, com inclinação contralateral à lesão. Essa alteração tem objetivo de reduzir a compressão mecânica sobre raiz nervosa acometida. Geralmente, essa postura está associada à hérnia de disco lombar, com lesão nervosa em L5-S1.[8,9]

Flexão lateral cervical: típica em pacientes com síndrome miofascial cervical, para reduzir a tensão nos músculos esternocleidomastóideo e trapézio, frequentemente implicados na etiologia da dor.[8,9]

Hipercifose torácica ou hiperlordose lombar associadas à fraqueza dos músculos eretores da espinha: estão correlacionadas à lombalgia crônica. Essa alteração postural predispõe à má distribuição das forças de carga e à exacerbação da dor.[10]

A marcha antálgica é resultado da evitação da transferência de peso sobre o membro afetado, resultando em marcha lenta e assimétrica. É observada, por exemplo, em osteoartrites que acometem articulações de membros inferiores e radiculopatias lombossacrais.[7,8]

Em seguida, é feita inspeção dinâmica do paciente; a avaliação das estruturas axiais, dos membros, das articulações e dos movimentos articulares permite identificar discrepâncias segmentares na cintura pélvica, escapular, membros superiores e inferiores, quanto a proporções e deformidades. Assimetrias maiores que 1 cm são consideradas relevantes e exigem avaliação biomecânica detalhada.[7]

Ainda na avaliação dinâmica, o teste de Adams é de grande utilidade para a investigação de gibosidades e de alterações biomecânicas da coluna vertebral e cintura escapular. Nesse teste, o paciente realiza flexão passiva do tronco, tentando levar as mãos ao solo. O examinador, então, observa o paciente anterior e posteriormente, buscando possíveis assimetrias e alterações.[11]

Na sequência, podem ser realizados os testes de marcha, possibilitando a detecção de déficits motores e alterações osteoarticulares. As manobras mais utilizadas são a caminhada na ponta dos pés que avalia mais especificamente as radiculopatias em S1, e da caminhada sob o calcâneo com maior especificidade para radiculopatias em L5. Em manobras específicas, podem ser identificados encurtamentos, contraturas e instabilidades articulares.[11]

Palpação

A palpação deve ser realizada de forma sistemática, começando pela avaliação superficial e progredindo para tecidos profundos. Durante o exame, devem ser observadas variações de temperatura, queixas de dor à manipulação, possíveis padrões de irradiação, presença de espasmos musculares, bandas tensas, nódulos dolorosos e hipersensibilidade difusa. Topograficamente, a palpação deve ser realizada na região onde a dor é referida, em áreas periféricas e comparativamente na região contralateral.[7,8]

A palpação dos tendões e dos ligamentos é importante na investigação de tendinopatias e entesopatias, pois permite a identificação de sinais inflamatórios e outros indícios de lesões estruturais. A palpação da coluna vertebral inclui a avaliação dos processos espinhosos, das facetas articulares, dos tendões, músculos e ligamentos adjacentes.[7,8]

Durante a palpação das articulações, é fundamental a investigação de crepitações, indicando processo degenerativo, a busca por sinal de derrame articular sugerido pela mobilização de líquido à palpação, e principalmente a avaliação da amplitude de movimento (ADM).[8,11]

A mensuração da amplitude de movimento tem importância no diagnóstico e no estadiamento das lesões articulares e musculares, pois é capaz de mensurar seu impacto funcional. A goniometria é a técnica utilizada para medir a ADM, que pode ser ativa, quando o paciente realiza o movimento sem o auxílio do clínico, ou passiva, quando o profissional induz o movimento articular desejado. A medição correta da angulação de movimento é obtida por meio do posicionamento do goniômetro no eixo da articulação, com o braço do examinador fixo no eixo proximal e outro no eixo distal. O registro do teste deve indicar os ângulos inicial e final do movimento, além do arco descrito. As alterações da ADM podem ser classificadas em hipomóveis e hipermóveis. A segunda condição é descrita em pacientes com dor crônica associada à presença de frouxidão ligamentar; por isso, deve sempre ser investigada.[8,5]

Diante dos resultados do exame físico, a literatura indica que a dor desencadeada pela movimentação de baixa amplitude e passiva sugere etiologia articular. Em contrapartida, a dor referida à movimentação ativa e contra a resistência sugere origem extra-articular.[5]

É importante salientar que, na avaliação de pacientes com diagnósticos prévios de neoplasias ou artrites, os valores de referência devem ser estabelecidos de forma individual e contextualizada uma vez que, diante dessas patologias, as alterações da ADM não estão obrigatoriamente relacionadas com o prognóstico ou com a gravidade do quadro álgico.[8,5]

Exame neurológico básico

O exame neurológico na avaliação do paciente com dor deve contemplar a graduação da força muscular, avaliação da sensibilidade e dos reflexos superficiais e profundos importantes para diagnosticar condições neuropáticas e radiculopatias.

Teste Muscular Manual

Deve ser feito o teste dos grupos musculares de maneira individualizada, avaliando a contração muscular contra a gravidade e contra a resistência, investigando possíveis déficits funcionais. Para essa avaliação, o nível de força muscular deve ser graduado segundo a Escala de Oxford, que varia de zero (ausência de contração muscular) a 5 (força normal). A presença de paresia muscular localizada, a exemplo da paresia dos dorsiflexores do pé, resultando em queda do membro ou "pé flácido", representa um achado característico de lesões do plexo sacral superior, que cursa com quadro álgico.[8,11]

Dinamometria

Um método quantitativo de graduar de forma precisa a força muscular, sendo sua utilização superior ao teste muscular manual, contudo a utilização de dispositivos portáteis ainda é limitada pela força do examinador.[13] Para a realização do teste, o paciente faz uma contração isométrica máxima, enquanto o dinamômetro registra a força muscular aplicada. Na abordagem de paciente com dor crônica, a força muscular pode estar significativamente reduzida por causa da fisiopatologia subjacente e à atrofia dos músculos afetados. Nesse contexto, a dinamometria é útil não somente para o diagnóstico, mas também para o acompanhamento do paciente e sua resposta ao tratamento.[5]

Sensibilidade

A sensibilidade tátil pode ser avaliada por meio de bolas de algodão e filamentos de Von Frey. O clínico deve estar atento para identificar hipoestesias. Já a sensibilidade dolorosa pode ser avaliada por meio de alfinetes e afins com enfoque para avaliação de quadros de hiperalgesia. Para a avaliação da sensibilidade térmica, podem ser utilizados tubos contendo líquidos quentes e frios. Por último, a sensibilidade vibratória deve ser testada com diapasão (128 Hz). Nessa etapa do exame neurológico, o clínico deve investigar alterações de sensibilidade, como hiperestesia, hipoestesia, hiperalgesia, alodinia e hiperpatia. É importante salientar que a presença de alodinia ou de hiperalgesia é indício de acometimento neuropático.[8,12]

Reflexos

A integridade do sistema nervoso central (SNC) e periférico (SNP) é avaliada por meio dos reflexos superficiais, profundos, axiais da face e miotendíneos. Os reflexos superficiais anormais, como o cutaneoplantar em extensão e a abolição dos cutâneos abdominais, indicam lesão do trato corticospinal.[7] A avaliação dos reflexos profundos bicipital (C5-C6), tricipital (C6-C8), estiloradial (C5-C6), costoabdominais (T6-L1), patelar (L2-L4) e aquilieu (L5-S2) é útil para diferenciar neuropatias periféricas de lesões piramidais. Reflexos exacerbados podem sugerir mielopatia medular, enquanto a hiporreflexia ou a arreflexia é comum em lesões radiculares.[2,5]

Manobras específicas

As manobras específicas são realizadas para investigar a presença de compressões nervosas e sua topografia. Esses testes provocativos devem ser realizados ao fim da avaliação para reduzir a sensibilização do paciente durante o exame. Em seguida, serão abordadas algumas manobras específicas que devem ser dominadas pelo clínico para a avaliação do paciente com dor.

Sinal de Tinel

Técnica realizada para investigação de lesão nervosa, mais comumente para avaliar a integridade do nervo mediano. A manobra consiste na percussão sobre o trajeto do nervo na tentativa de reproduzir parestesia ou dor do tipo "choque" na respectiva topografia de inervação.[7]

Manobra de Valsalva

Manobra que visa o aumento da pressão intratecal e, consequentemente, o agravamento da dor na vigência de compressão de raízes nervosas.[11]

Teste de Lasègue

Avalia compressões radiculares lombares, especialmente herniações de disco intervertebral. O teste é feito com a elevação passiva do membro sintomático estendido, pé dorsiflexionado, paciente em decúbito dorsal. A manobra é positiva se a dor de padrão radicular da qual o paciente se queixa é reproduzida quando o quadril está fletido entre 30 e 60 graus, sugerindo compressão das raízes nervosas L5 ou S1.[11]

Teste de Spurling

Também denominado "teste de compressão cervical", é realizada a extensão cervical associada à rotação e à flexão cervical ipsilateral ao lado sintomático, seguida pela compressão axial realizada pelo examinador. Essa manobra é positiva se dor ou parestesia no membro forem relatadas, indicando comprometimento de raízes nervosas cervicais.[11]

Testes de quiropraxia

A quiropraxia é uma prática terapêutica com base na manipulação das articulações, visando melhorar o alinhamento e corrigir subluxações que podem agravar dores crônicas. As principais técnicas envolvem manipulação de alta velocidade e baixa amplitude, aplicadas nas articulações axiais e periféricas para melhorar a mobilidade articular. Além da finalidade terapêutica da quiropraxia, os testes de mobilização manual têm potencial clínico uma vez que auxiliam na confirmação diagnóstica e no planejamento terapêutico.[14,15] Em seguida, abordaremos alguns testes neurodinâmicos básicos.

Teste de Distração Cervical

Esse teste é realizado aplicando-se uma tração axial na coluna cervical, promovendo alongamento e descompressão. Um intervalo temporário da dor com a atração é um sinal positivo, com sugestões nervosas, como em casos de radiculopatia cervical. A ausência de dor durante uma manobra pode indicar uma origem não mecânica para a dor cervical.[11]

Teste de Flexão Lombar de Kemps

Avalia radiculopatias lombares, sendo realizado com o paciente em ortostatismo, fazendo flexão lateral e posterior da coluna lombar. A dor localizada ou irradiada durante o movimento indica compressão das articulações facetárias lombares ou disfunção das articulações intervertebrais lombares.[15]

Manobra de Slump

Essa manobra também é realizada para avaliar radiculopatias lombares. O paciente é instruído a sentar-se com os joelhos estendidos e a coluna vertebral flexionada, enquanto o examinador mantém a cabeça do paciente em posição neutra e realiza a flexão dorsal do tornozelo. Posteriormente, o paciente é orientado a flexionar o pescoço, aumentando o estiramento neural. A dor irradiada ou a sensação de desconforto ao longo do trajeto do nervo isquiático sugere comprometimento radicular, comumente observado em hérnias de disco lombar.[15]

Manobra do nervo femoral

Manobra com maior acurácia para investigação de lesões na raiz nervosa L2-L4. O paciente é posicionado em decúbito ventral, e o examinador realiza a extensão passiva do quadril enquanto mantém o joelho em flexão. A presença de dor irradiada na face anterior da coxa indica estiramento do nervo femoral. Esse teste é frequentemente positivo em pacientes com alterações radiculares lombares altas, como em estenoses de canal vertebral ou hérnias de disco nas vértebras superiores.[15]

Antropometria

A antropometria desempenha papel importante na avaliação da dor crônica, pois fornece dados objetivos sobre a composição corporal que podem estar associados com a dor e suas comorbidades. Estudos indicam que medidas antropométricas, como o índice de massa corporal (IMC), circunferência abdominal e de quadril, estão frequentemente associadas à gravidade da dor, à incapacidade e ao sofrimento psicológico em pacientes com dor crônica.[16,17]

Em pacientes com lombalgia crônica e osteoartrite, a obesidade, medida pelo IMC, tem sido associada a uma maior intensidade de dor.[17,18] Além disso, a obesidade centrípeta, avaliada pela circunferência abdominal, tem sido identificada como um fator de risco significativo para a dor crônica, independentemente de outros fatores como resistência à insulina ou inflamação.[18]

A inclusão da bioimpedância elétrica na avaliação antropométrica é pertinente para avaliar a composição corporal do paciente, distinguindo a massa muscular da massa adipocitária. Além da contribuição para a suspeita etiológica do quadro, uma vez que lesões osteomusculares são passíveis de suspeição, por intermédio das assimetrias da massa muscular e da impedância.[19]

ESCALAS PARA AVALIAÇÃO DA DOR

As escalas para avaliação da dor são um dos componentes que o profissional de Saúde deve utilizar no diagnóstico de dor, seja ela aguda, seja ela crônica. Estão disponíveis diversas dessas escalas cuja aplicação deve abranger qualquer indivíduo independentemente de seu contexto cultural ou social e de sua condição fisiológica.[4]

Além das características socioculturais, a faixa etária e o grau de desenvolvimento neuropsicomotor do paciente devem ser levados em consideração no momento de escolha da escala mais adequada para a avaliação.[4]

No que tange às aplicações, esses instrumentos de avaliação podem considerar a dor como uma sensação simples (escalas unidimensionais), sendo úteis para avaliação de dor aguda por avaliar apenas a intensidade, ou uma sensação multifatorial (escalas multidimensionais), sendo úteis para avaliação de dor crônica.[4]

Escalas unidimensionais

Esses instrumentos avaliam a dor do paciente em relação a seu grau de intensidade e são mais utilizados para a avaliação de dor aguda. A seguir, serão apresentados alguns exemplos de escalas unidimensionais e suas aplicações.[4]

Escala visual analógica

Também denominada escala visual analógica (EVA), é a escala mais comumente utilizada para medir a intensidade da dor e avaliar os possíveis alívios.[20]

O profissional de Saúde apresenta ao paciente uma linha, vertical ou horizontal, comumente medindo 100 mm, e cujas extremidades apresentam os seguintes dizeres: "sem dor"; e "pior dor imaginável". O pacientes é orientado a marcar um ponto ao longo dessa linha, o qual representa a intensidade da dor nas últimas 24 horas (Figura 1).[20]

Em seguida, com o auxílio de uma régua, o profissional mede a distância do ponto marcado em relação à origem, marcada pela indicação "sem dor". A medida constatada corresponde à intensidade da dor do paciente em uma escala de 0 a 100.[20] Por exemplo, se a medida corresponder ao comprimento de 67 mm, a intensidade da dor desse paciente é de 67 em 100.

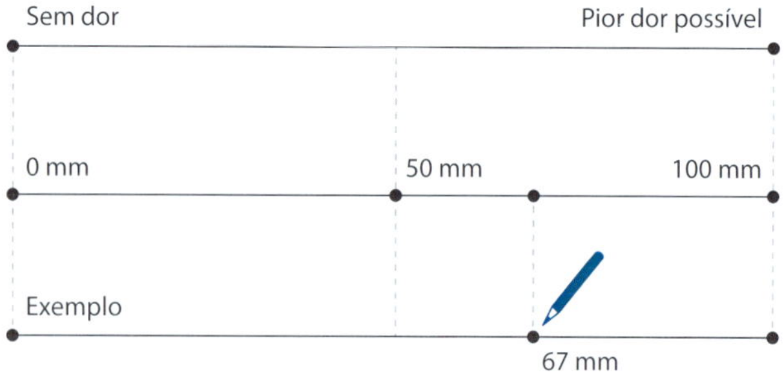

Figura 1 – Escala visual da dor (EVA).

Fonte: Desenvolvida pela autoria.

Escala numérica da dor

A escala numérica da dor (Figura 2) corresponde a uma avaliação da intensidade da dor de 0 a 10, sendo 0 a ausência de dor e 10 a pior dor que o paciente já sentiu. Ao contrário da EVA, a escala numérica permite melhor avaliação da dor em ambientes hospitalares, dado que esses locais, muitas vezes, necessitam de atendimento mais rápido e objetivo.[20]

É digno de nota que a escala numérica da dor, assim como a EVA, depende da aptidão cognitiva do paciente, isto é, ele precisa estar apto a enumerar sua dor de 0 a 10.[20]

Além do benefício da objetividade desse instrumento, seus resultados são de fácil armazenamento e úteis na avaliação às respostas de curto prazo das intervenções.[20]

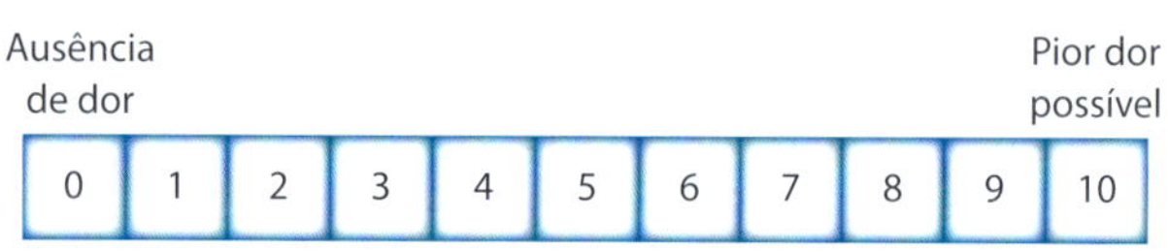

Figura 2 – Escala numérica da dor.

A interpretação dos resultados da escala é dada por:[20]

0 = sem dor

1-3 = dor leve

4-6 = dor moderada

7-10 = dor elevada

Fonte: Desenvolvida pela autoria.

Wong-Baker Faces Pain Scale

Corresponde a uma escala inicialmente desenvolvida para avaliar a intensidade de dor em crianças. A graduação de intensidade também é realizada de 0 a 10 e leva em consideração a fisionomia facial expressa no momento do atendimento. Atualmente, esse instrumento é utilizado em indivíduos a partir de 3 anos, incluindo adultos.[21]

Escala *Face, Legs, Activity, Cry, Consolability* (FLACC)

A escala FLACC é um instrumento de medida comportamental inicialmente desenvolvida para avaliar o pós-operatório imediato de crianças saudáveis entre 2 meses e 7 anos. Posteriormente, seu uso foi estendido para outras situações como manejo da dor pré-procedimentos e em departamentos de emergência.[22]

Ao todo, são cinco categorias pontuadas nesta escala: face; pernas; atividade; choro; e consolabilidade. Cada uma delas pode pontuar de 0 a 2 pontos, de acordo com a expressão apresentada pelo paciente na respectiva categoria, totalizando um escore que varia de 0 a 10 pontos.[22]

Escala comportamental da dor

É uma escala utilizada para avaliação da dor em pacientes que se encontram hospitalizados e sob ventilação mecânica. Do inglês *Behavioral Pain Scale* (BPS), avalia três itens para a classificação da intensidade da dor: expressões faciais; membros superiores; e adaptação à ventilação mecânica. Cada uma dessas categorias é pontuada de 1 (ausência de dor) a 4 (maior dor possível), e o total da pontuação obtida varia de 3 a 12 pontos.[24]

Escalas Bidimensionais

As escalas bidimensionais são multifatoriais e avaliam a dor do paciente não somente pela intensidade, mas considera também aspectos socioculturais, comportamentais, fisiológicos e influência na qualidade de vida.[4]

Escala de dor *Western Ontario and McMaster Universities Osteoarthritis* (WOMAC)

Desenvolvida em 1982 por Bellamy *et al.*,[24] essa escala avalia o impacto da dor em pacientes com osteoartrite (OA) e leva em consideração os seguintes parâmetros: atividades diárias; mobilidade funcional; marcha; e aspectos gerais de saúde e de qualidade de vida. Quanto maior a pontuação obtida ao fim da aplicação do teste, piores a dor, a rigidez e o comprometimento funcional do paciente.[24]

A escala WOMAC é subdividida em três categorias, totalizando 24 itens avaliados: cinco itens relacionados à caracterização da dor; dois que abordam a rigidez; e 17 que avaliam capacidades funcionais. Cada item pode pontuar de 0 a 4, da seguinte forma:[24]

- 0 = ausência.
- 1 = leve.
- 2 = moderada.
- 3 = severa.
- 4 = muito severa.

Breve inventário da dor

É um dos instrumentos para mensuração da dor mais utilizados ao redor do mundo, principalmente em pacientes oncológicos. As vantagens de seu uso incluem a possibilidade de observar a evolução da dor em certo período da vida do paciente e a resposta quantitativa frente ao tratamento proposto.[25,26]

As etapas de aplicação do questionário incluem: avaliação da intensidade da dor que o paciente sente no momento da consulta, e do apontamento, pelo paciente, dos locais onde são manifestados os quadros álgicos; avaliação quantitativa, em diferentes períodos, da intensidade da dor que o paciente sente. Para cada uma dessas perguntas, é solicitado que o paciente indique um número entre 0 e 10 que melhor representa a intensidade dessa dor.

Várias traduções e validações dessa escala foram feitas ao longo dos anos para os mais diversos idiomas. Em 2011, Ferreira *et al.*[26] publicaram, pela primeira vez, a tradução e a validação da escala para o português do Brasil, estudo conduzido no Centro Multidisciplinar da Dor do Hospital das Clínicas da Universidade de São Paulo (HC-FMUSP), em São Paulo.[25,26]

Questionário Short Form Health Survey 36 (SF-36)

Questionário composto por 36 questões que objetiva avaliar a qualidade de vida do paciente, podendo ser utilizado em forma de entrevista ou autoavaliação.

A tradução para o português do Brasil foi realizada, em 1999, por Ciconelli *et al.*[27]. As perguntas presentes no teste são divididas em oito categorias: aspectos físicos; estado geral de saúde; capacidade funcional; saúde mental; vitalidade; aspectos sociais; aspectos emocionais; e dor.[27]

Essa escala tem propriedades preditivas, avaliativas e discriminativa, sendo útil também para distinguir grupos com diferentes níveis de qualidade de vida, identificando, inclusive, a categoria mais afetada entre as oito avaliadas.[27]

Questionário para dor neuropática 4

O questionário para dor neuropática 4 (DN4, do francês *Douleur Neuropathique 4*) foi desenvolvido pelo Grupo Francês de Dor Neuropática, em 2005, sendo inicialmente pensado para ser um teste simples e não exaustivo, capaz de avaliar o quadro de DN do paciente.[28]

É dividido em duas partes e compreende quatro perguntas, sendo duas delas realizadas como entrevista com o paciente e as demais relacionadas com o exame físico realizado.[28]

Entre as escalas e métricas utilizadas para avaliar dor neuropática, o DN4 apresenta alta recomendação, com sensibilidade de 89% e especificidade de 88%.[29]

EXAMES COMPLEMENTARES

Os exames complementares são ferramentas utilizadas na confirmação diagnóstica na investigação de dor crônica, mais precisamente na etiologia do quadro. Exames de imagem, como ultrassonografia (USG), tomografia computadorizada (TC), ressonância nuclear magnética e imagens de raio X, podem auxiliar a confirmar lesões osteomusculares ou articulares associadas aos locais de ocorrência da dor. Marcadores biológicos e de inflamação, além de outros achados laboratoriais, também podem úteis para auxiliar o profissional nas avaliações.[30]

No entanto, deve-se ter cautela na interpretação dos resultados dos exames complementares e discernir aquilo que é um achado anormal esperado, por exemplo, degenerações ósseas pela idade, daquilo que é patológico, a fim de evitar uma catastrofização dos sintomas.[30]

Métodos de imagem e bloqueio diagnóstico

Estudos de imagem são especialmente úteis quando, durante a investigação clínica, não foi possível precisar os locais de lesão ou as doenças relacionadas com a dor crônica que o paciente apresenta. No entanto, é válido ressaltar que, quando há um alvo diagnóstico prévio, o rendimento dos métodos de imagem é maior.[30]

Imagens obtidas por ressonância magnética (RM) são especialmente utilizadas para visualizar partes moles do organismo como músculos, ligamentos, tendões e órgãos internos. No contexto de paciente com dores crônicas, a RM é frequentemente recomendada e realizada para pacientes em que as regiões de dor estão relacionadas à degeneração de partes moles, como alterações no disco vertebral ou ligamentos da coluna vertebral no caso de indivíduos com dor lombar crônica.[31] Em pacientes oncológicos, imagens de RM ajudam em casos de tumores relacionados à coluna vertebral que acarretam sinais e sintomas neurológicos concomitantes ao quadro de dor.[33]

Quando a etiologia da dor crônica se relaciona com causas osteoarticulares, as imagens de raio X são mais utilizadas que as de RM, por exemplo, em pacientes portadores de osteoartrite. Embora o diagnóstico seja principalmente clínico, os exames de imagem são solicitados tanto para confirmar esse diagnóstico como para avaliar a presença de outras patologias associadas. Alguns achados comuns encontrados em imagens radiológicas desses pacientes são: estreitamento do espaço articular; esclerose subcondral; cistos; e formação de osteófitos.[32]

A TC pode ser solicitada para visualizar mais nitidamente estruturas ósseas e algumas partes moles. Além disso, outra utilização das imagens de TC é em pacientes com dores crônicas oncológicas, nos quais o exame possibilita observar a evolução ou a involução das áreas tumorais, em associação com a clínica e o desenvolvimento de dor crônica. Tumores metastáticos de base óssea e tumores que envolvem ossos ou articulações são alguns dos exemplos de patologias em cuja avaliação a TC é realizada como auxílio.[33]

Os bloqueios anestésicos são procedimentos minimamente invasivos e realizados sob orientação de algum método de imagem, em geral, USG ou radioscopia (raio-X contínuo). Por meio de aplicações de anestésico nos locais onde a dor é referida, o profissional consegue realizar uma espécie de "mapa da dor", tornando mais específicos os locais que necessitam das intervenções, o que otimiza o diagnóstico e o tratamento desses pacientes.[37]

Baropodometria computadorizada e termografia por infravermelho

A baropodometria computadorizada é um método que avalia disfunções no pé, mais precisamente na face plantar. Em linhas gerais, objetiva mensurar a pressão plantar, o que, indiretamente, indica anormalidades posturais importantes que podem causar ou piorar dores crônicas.[34]

Termografia por infravermelho identifica alterações relacionadas à temperatura em áreas lesadas e dolorosas. Esse método demonstra alterações fisiológicas, não anatômicas, que alteram a temperatura da pele em razão de alterações superficiais causadas pelo fluxo sanguíneo. É um método não invasivo e indolor, mais utilizado em diagnóstico de dor crônica em pacientes cujos sintomas e queixas são muito subjetivos.[35]

Marcadores biológicos e de inflamação

Em pacientes com dores crônicas, os biomarcadores fornecem informações demográficas relacionadas a dores crônicas, podendo ser utilizadas para avaliar riscos e estimar prognósticos. Além disso, aumentam a acurácia dos diagnósticos e de tratamentos, possibilitando a monitorização da eficácia do tratamento no nível molecular. Os biomarcadores podem ser divididos em sete categorias, de acordo com seus usos e funções:[36]

- Diagnóstico.
- Monitorização.
- Farmacodinâmica/resposta.
- Preditores.
- Prognósticos.
- Segurança.
- Risco/susceptibilidade.

Alguns biomarcadores que têm sido estudados no contexto de dor crônica são descritos no Quadro 1.

Quadro 1 – Exemplos de biomarcadores utilizados em quadros de dor crônica

Ácido quinolínico e ácido quinurênico e citocinas pró/anti-inflamatórias	São biomarcadores encontrados no soro plasmático e comumente encontrados em níveis elevados em pacientes com dor crônica. Marcadores de inflamação elevados já foram identificados em casos de depleção de vitaminas B6 e B12, tendo papel importante relacionados à alteração de função neurológica e ao estresse oxidativo
Ácido metilmalônico, ácido xanturênico, ácido piroglutamato, ácido quinolínico e ácido quinurênico	São biomarcadores obtidos de metabólitos da urina. Os três primeiros são marcadores de vitamina B12, vitamina B6, de depleção de glutationa, respectivamente. Os dois últimos são relacionados ao receptor de NMDA e à síntese de serotonina

NMDA: receptores N-metil D-aspartato.

Fonte: Adaptado de Eldabe *et al.*, 2022.

CONCLUSÃO

Dor crônica é um quadro patológico complexo e multifatorial, demandando uma abordagem completa e minuciosa para um diagnóstico preciso. Primeiramente, é fundamental realizar uma anamnese completa, abordando o máximo de detalhes do quadro álgico que o paciente apresenta. Abordar a história do quadro, bem como aspectos socioeconômicos e culturais durante a entrevista, formará uma base sólida para realizar uma investigação adequada e elaborar a melhor conduta para o caso.

Além da anamnese, o exame físico é uma ferramenta essencial para determinar características da dor e possíveis locais acometidos, estratificar o paciente quanto à gravidade e direcionar o diagnóstico quanto à etiologia. Observação do estado geral do paciente, avaliação dos sinais vitais e exames neurológicos fazem parte da rotina do exame físico em pacientes com dor. Manobras e testes específicos são de grande utilidade para aumentar a sensibilidade e a especificidade das avaliações físicas.

Outras ferramentas muito utilizadas na avaliação de pacientes com dor são as escalas de dor. Além do poder de avaliar quantitativamente a intensidade da dor que o paciente apresenta, são capazes de fornecer uma avaliação multidimensional, analisando como essa dor influencia na rotina. Por fim, algumas escalas também permitem avaliar a resposta apresentada frente às condutas adotadas, comparando-a com os escores obtidos anteriormente ao início do tratamento.

Em relação aos exames complementares, são especialmente úteis quando não foi possível determinar com certa exatidão o local de origem da dor após a anamnese e o exame físico. Vários métodos estão disponíveis para auxiliar o profissional durante a abordagem de pacientes com dor, desde os de imagem e laboratoriais até bloqueios anestésicos diagnósticos. A escolha do melhor método deve ser feita conforme a especificidade de cada caso, sendo de responsabilidade do médico determinar o método mais bem-direcionado para as hipóteses do caso.

Por fim, fica clara a complexidade da abordagem de indivíduos com dores crônicas, sendo de extrema importância a abordagem completa e individualizada de cada paciente. Cabe ao profissional abordar todos os aspectos que estão relacionados e que influenciam o quadro de dor apresentado, sendo indispensável uma abordagem multifatorial e multidimensional durante o acompanhamento desse paciente.

Referências bibliográficas

1. Brasil. Ministério da Saúde. Portaria n. 19, de 03 de janeiro de 2002. [2025 Fev. 18]. Disponível em: https://bvsms.saude.gov.br/bvs/saudelegis/gm/2002/prt0019_03_01_2002.html.
2. Treede RD, Rief W, Barke A, Aziz Q, Bennett MI, Benoliel R, et al. Chronic pain as a symptom or a disease: the IASP classification of chronic pain for the international classification of diseases (ICD-11). Pain. 2019;160(1):19-27.
3. Alves Neto O, Costa CMC, Siqueira JTD, Teixeira MJ. Dor: princípios e prática. Porto Alegre: Artmed; 2009:1438.
4. Minson FP, Barros CMD, Fonseca PRBD, et al. Dor. 10. ed. (Série Manuais de especialização Einstein). 2. ed. Editora Manole; 2024.
5. Cohen SP, Vase L, Hooten WM. Dor crônica: uma atualização sobre carga, melhores práticas e novos avanços. Lancet. 2021;397(10289):2082-97.

6. eng LT, Teixeira MJ, Romano MA, Greve MJD, Kaziyama HHS. Avaliação funcional do doente com dor crônica. Rev Med. 2001;80(spe2):443-73.
7. Teixeira MJ. Dor: manual para o clínico. 2. ed. São Paulo: Atheneu; 2018.
8. Ministério da Saúde. Protocolo clínico e diretrizes terapêuticas da dor crônica. Brasília: Ministério da Saúde; 2022.
9. UpToDate. Evaluation of chronic pain: Overview. Wolters Kluwer Health; 2023.
10. Andrade DC, et al. Neuroplasticity in chronic pain: mechanisms and therapeutic implications. Pain Rep; 2022.
11. Raymundo JLP, Miranda IH. Ortopedia para clínicas: exame e diagnóstico. Editora Manole; 2021.
12. Smith TO, et al. Reliability of goniometric measurement in musculoskeletal practice: a systematic review. J Man Ther. 2017;22(5):276-82.
13. Myong Y, Park S, Cho M, Cho SY, Lee WH, Oh BM, et al. Development and validation of a portable articulated dynamometry system to assess knee extensor muscle strength. Sci Rep. 2023;13(1):11887. doi: 10.1038/s41598-023-39062-0.
14. Globe G, Farabaugh RJ, Hawk C, Morris CE, Baker G, Whalen WM, et al. Clinical Practice Guideline: Chiropractic Care for Low Back Pain. Journal of Manipulative and Physiological Therapeutics. 2016;39(1):1-22.
15. Petersen CM, Foley RA. Testes de movimentos ativos e passivos. Editora Manole; 2014.
16. Marcus DA. Obesity and the impact of chronic pain. The Clinical Journal of Pain. 2004;20(3):186-91.
17. Heuch I, Heuch I, Hagen K, Zwart JA. A Comparison of anthropometric measures for assessing the association between body size and risk of chronic low back pain: the HUNT study. Meyre D, editor. PLOS ONE. 2015;10(10):e0141268.
18. Ray L, Lipton RB, Zimmerman ME, Katz MJ, Derby CA. Mechanisms of association between obesity and chronic pain in the elderly. Pain. 2011;152(1):53-9.
19. Pinheiro JS, Carlos FR, Caseiro-Filho LC, Garcia FL, Caldeira E, et al. Segmental bioelectrical impedance analysis can detect differences between the affected and non-affected limbs in individuals with hip osteoarthritis. BMC Musculoskeletal Disorders. 2023;24(1).
20. Karcioglu O, Topacoglu H, Dikme O, Dikme O. A systematic review of the pain scales in adults: which to use? The American Journal of Emergency Medicine. 2018;36(4):707-14. doi:10.1016/j.ajem.2018.01.008.
21. Wong-Baker FACES Foundation. Wong-Baker FACES® Pain. Rating Scale. 2016. [2025 Fev. 18]. Disponível em: http://www.WongBakerFACES.org.
22. Pizzinato A, Liguoro I, Pusiol A, Cogo P, Palese A, Vidal E. Detection and assessment of postoperative pain in children with cognitive impairment: a systematic literature review and meta-analysis. Eur J Pain. 2022;26(5):965-79. doi: 10.1002/ejp.1936.
23. Merkel S, Voepel-Lewis T, Shobha M. Pain Control: pain assessment in infants and young children: the FLACC scale. The American Journal of Nursing. 2002;102(10):55-8. [2025 Fev. 18]. Disponivel em: http://www.jstor.org/stable/3522977.
24. Azevedo-Santos IF, Alves IG, Badauê-Passos D, Santana-Filho VJ, DeSantana JM. Psychometric analysis of behavioral pain scale brazilian version in sedated and mechanically ventilated adult patients: a preliminary study. Pain Pract. 2016;16(4):451-8. doi: 10.1111/papr.12287.
25. Samuel AJ, Kanimozhi D. Outcome measures used in patient with knee osteoarthritis: with special importance on functional outcome measures. Int J Health Sci (Qassim). 2019;13(1):52-60.
26. Ferreira KA, Teixeira MJ, Mendonza TR, et al. Validation of brief pain inventory to Brazilian patients with pain. Support Care Cancer. 2011;19:505-11. doi: 10.1007/s00520-010-0844-7.
27. Campolina AG, Ciconelli RM. O SF-36 e o desenvolvimento de novas medidas de avaliação de qualidade de vida [SF-36 and the development of new assessment tools for quality of life]. Acta Reumatol Port. 2008;33(2):127-33.
28. Bouhassira D, et.al. Comparison of pain syndromes associated with nervous or somatic lesions and development of a new neuropathic pain diagnostic questionnaire (DN4). Pain. 2005;114(1-2):29-36. doi: 10.1016/j.pain.2004.12.010.
29. Truini A, Aleksovska K, Anderson CC, et al. Joint European academy of neurology–european pain federation–neuropathic pain special interest group of the international association for the study of pain guidelines on neuropathic pain assessment. Eur J Neurol. 2023;30:2177-96. doi: 10.1111/ene.15831.
30. UpToDate. Evaluation of chronic pain in adults. Wolters Kluwer Health, 2024.

31. McCullough BJ, Johnson GR, Martin BI, Jarvik JG. Lumbar MR imaging and reporting epidemiology: do epidemiologic data in reports affect clinical management? Radiology. 2012;262(3):941-6. doi: 10.1148/radiol.11110618.
32. Abramoff B, Caldera FE. Osteoarthritis: pathology, diagnosis, and treatment options. Med Clin North Am. 2020;104(2):293-311. doi: 10.1016/j.mcna.2019.10.007.
33. UpToDate. Overview of cancer pain sydromes. Wolters Kluwer Health, 2024.
34. Rosário JL. A review of the utilization of baropodometry in postural assessment. J Bodyw Mov Ther. 2014;18(2):215-9. doi: 10.1016/j.jbmt.2013.05.016.
35. Nahm FS. Infrared thermography in pain medicine. Korean J Pain. 2013;26(3):219-22. doi: 10.3344/kjp.2013.26.3.219.
36. Eldabe S, Obara I, Panwar C, Caraway D. Biomarkers for chronic pain: significance and summary of recent advances. Pain Res Manag. 2022;2022:1940906. doi: 10.1155/2022/1940906.
37. Soneji N, Bhatia A, Seib R, Tumber P, Dissanayake M, Peng PW. Comparison of fluoroscopy and ultrasound guidance for sacroiliac joint injection in patients with chronic low back pain. Pain Pract. 2016;16(5):537-44. doi: 10.1111/papr.12304.

Propedêutica Laboratorial na Dor Crônica

8

Maria Rita Rodrigues

Fernanda Borges de Araújo Paula

INTRODUÇÃO

Os exames laboratoriais constituem uma importante ferramenta capaz de auxiliar no diagnóstico e prognóstico de uma doença, no monitoramento da eficácia e da segurança de seu tratamento, assim como na identificação dos indivíduos mais propensos a responder a uma intervenção terapêutica.[1]

Portanto, constituem parte fundamental não somente do processo de diagnóstico, tratamento e monitoramento de pessoas com dor crônica, como também podem contribuir para a identificação de fatores de risco para desenvolvimento de doenças que podem resultar no aparecimento de dor crônica, favorecendo, assim, o encaminhamento para atendimento especializado antes da apresentação de sintomas a fim de proporcionar melhor qualidade de vida aos indivíduos com essa condição.[2,3]

Entretanto, em razão da complexidade e dos diversos mecanismos que envolvem o desencadeamento da dor crônica, muitas vezes de origem multifatorial, a aplicação clínica e a interpretação dos diversos biomarcadores disponíveis nos laboratórios clínicos podem ser um desafio na prática clínica.[4]

Nesse sentido, a correta interpretação dos resultados dos exames laboratoriais bem como a solicitação de marcadores com valor clínico, estabelecido por meio de evidências científicas e condizentes com a situação clínica do paciente, são essenciais para o sucesso tanto no diagnóstico como no tratamento e no monitoramento desses indivíduos.[1]

No presente capítulo, abordaremos os exames laboratoriais mais utilizados na avaliação de pacientes com dor crônica e suas aplicações clínicas a fim de que possa ser utilizado como fonte imediata de informações, com o objetivo de auxiliar no diagnóstico e acompanhamento de pacientes portadores de dor crônica, sem a pretensão de discussão aprofundada desses marcadores na prática clínica.

EXAMES LABORATORIAIS HABITUAIS

No Brasil, o Protocolo Clínico e Diretrizes Terapêuticas da Dor Crônica[5] estabelece critérios para diagnóstico, tratamento e acompanhamento dos indivíduos com dor crônica e apresenta uma relação de exames laboratoriais que devem ser solicitados para indivíduos com essa condição (Quadro 1).

De modo geral, esses exames podem contribuir para a detecção de possíveis disfunções, como as condições metabólicas, inflamatórias

Quadro 1 – Relação de exames laboratoriais que devem ser solicitados para o diagnóstico, tratamento e acompanhamento dos indivíduos com dor crônica, segundo o Protocolo Clínico e Diretrizes Terapêuticas da Dor Crônica[5]
Avaliação geral (anemias, condições inflamatórias e/ou infecciosas): hemograma completo
Perfil inflamatório e reumatológico: proteína C-reativa ultrassensível (PCR-us), velocidade de hemossedimentação (VHS), fator antinúcleo (FAN), fator reumatoide (FR)
Perfil metabólico: glicemia de jejum, hemoglobina glicada (HbA1c), colesterol total e frações, triglicérides, T4 livre e TSH
Avaliação da função renal: ureia, creatinina, estimativa do ritmo de filtração glomerular/*clearance* de creatinina, cálcio total e cálcio iônico, magnésio, fósforo. Na suspeita de síndrome nefrótica, avaliar proteinúria e hematúria
Avaliação da função hepática: aspartato aminotransferase (AST/TGO), alanina aminotransferase (ALT/TGP), gamaglutamiltransferase (Gama GT/GGT), fosfatase alcalina, bilirrubinas
Atividade de enzimas musculares: creatinaquinase (CK/CPK), aldolase
Marcadores ósseos: vitamina D, paratormônio (PTH)
Marcador nutricional, inflamatório (gamopatia policlonal), neoplásico (gamopatia monoclonal): eletroforese de proteínas.
Pesquisa de agentes parasitários ou infecciosos: exame parasitológico de fezes
Situações específicas: avaliar histórico e suspeita clínica ▪ Sorologias completas para hepatite B e hepatite C, vírus da imunodeficiência humana (HIV) e sífilis ▪ Marcadores nutricionais: ferro, ferritina, transferrina, ácido fólico e vitamina B12 ▪ No uso de anti-inflamatórios não esteroides (AINEs), corticosteroides ou nos casos de afecções gastrintestinais: pesquisa de sangue oculto nas fezes

TSH: hormônio tireoestimulante.
Fonte: Adaptado de Ministério da Saúde. https://www.gov.br/saude/pt-br/assuntos/pcdt.

e/ou infecciosas, e devem ser utilizados habitualmente na prática clínica para o diagnóstico e acompanhamento de pacientes com dor crônica de acordo com critérios clínicos.[5]

Entretanto, considerando os diversos mecanismos envolvidos na manifestação da dor crônica, a utilização de exames laboratoriais complementares pode ser necessária dependendo da situação clínica do paciente.[6]

EXAMES LABORATORIAIS COMPLEMENTARES

Os exames complementares que podem auxiliar na investigação da dor crônica estão relacionados nos Quadros 2 a 7 e na Tabela 1. Esses marcadores podem auxiliar no diagnóstico de distúrbios inflamatórios, metabólicos, deficiências nutricionais, neoplasias, doenças infecciosas e/ou genéticas.[1,7,8] Portanto, devem ser solicitados conforme a suspeita clínica.

Quadro 2 – Exames para avaliação de histórico e clínica
Sorologias para hepatite B (HBsAg, Anti-HBc, Anti-HBs)
Sorologias para hepatite C (Anti-HCV, RNA-HCV)
Sorologias para herpesvírus (HSV 1 e 2)
Sorologia para varicela-zóster (IgG e IgM), PCR para Varicela Zoster
Sorologia para leptospirose (*Leptospira spp.*)
Sorologia para brucelose (*Brucella spp.*)
Sorologia para Epstein-Barr (IgG e IgM para EBV)
Sorologia para HIV
Sorologia para citomegalovírus (CMV)
Sorologia para sífilis (VDRL)
Sorologia para toxoplasmose (IgG e IgM para *Toxoplasma gondii*)
Mycobacterium tuberculosis (PPD/IGRA e PCR para Tuberculose)
Pesquisa de anticorpos totais para *Borrelia burgdorferi* (*B. burgdorferi, B. garinii, B. afzelii* e, provavelmente, *B. valaisiana*)
Sorologia para *Coxiella burnetii*, anticorpos IgG e IgM (Febre Q)
Sorologias para esquistossomose, pesquisa de ovos de *Schistosoma* (suspeita de esquistossomose)
Sorologia e PCR para riquétsia
Sorologia para histoplasma, coccidioides e paracoccidioides
Teste para *Legionella* – anticorpos totais e antígeno urinário
Teste para Doença de Chagas (IgG e IgM para *Trypanosoma cruzi*)

HIV: vírus da imunodeficiência humana; IgG: imunoglobulina G; IgM: imunoglobulina M; PCR: proteína C-reativa.
Fonte: Desenvolvido pela autoria.

Quadro 3 – Principais marcadores tumorais

Marcador tumoral	Indicação
CEA (antígeno carcinoembrionário)	Diagnosticar e monitorar tumores de origem colorretal, carcinoma medular da tireoide, pulmão, mama e gastrointestinal[9]
CA 125 (abdome, ovário)	Diagnosticar e monitorar o câncer de ovário. Diagnóstico diferencial das massas pélvicas na pós-menopausa. Também está elevado em carcinomas não ovarianos, como endométrio, pâncreas, pulmão, mama, retal e outros gastrointestinais[1,10]
CA 15-3 e CA 27.29 (mama)	Usados no acompanhamento de pacientes com câncer de mama[1,11]
CA 19-9 (abdome)	Neoplasias pancreáticas, hepatobiliar, gástrica, hepatocelular, colorretal e mamária. Encontra-se elevado também em várias afecções benignas pancreato-hepaticobiliares, endometriose, síndrome de Sjögren, fibrose pulmonar, cistos esplênicos, cistadenoma de ducto hepático e na colecistite xantogranulomatosa[12]
CA 72-4 (gástrico)	Câncer gástrico e, menos comumente, nos cânceres de ovário, mama e cólon[13]
Antígeno tecidual polipeptídeo (TPA)	Ele pode estar aumentado em doenças benignas como hepatite, cirrose, diabetes *mellitus* e colecistite. Níveis elevados (> 100 U/L) são observados em pacientes com carcinoma de pulmão não pequenas células (NSCLC) e parecem estar associados a um pior prognóstico[1]
AFP (alfafetoproteína) – fígado, testículo e ovário	Diagnosticar e monitorar tumores germinativos, de testículo e ovário, hepatocarcinoma[14]
Beta-hCG (gonadotrofina coriônica humana) – tumor de células germinativas	Diagnosticar e monitorar coriocarcinoma, mola hidatiforme e neoplasias de células germinativas como dos ovários e testículos[15]
Beta-2-microglobulina	Marcador prognóstico no mieloma múltiplo e condições associadas com ativação imune ou aumento da renovação celular, como doenças autoimunes e inflamatórias crônicas, doenças infecciosas e doenças linfoproliferativas e mieloproliferativas[16]
Eletroforese de proteínas séricas, proteína M, imunoeletroforese de cadeias leves livres (Kappa e Lambda) – (mieloma múltiplo)	Gamopatias monoclonais (grupo de doenças caracterizadas pela proliferação de um único clone de células plasmáticas que produzem uma imunoglobulina monoclonal homogênea [proteína M]). Mieloma múltiplo, plasmocitoma, amiloidose primária, gamopatia monoclonal de significado indeterminado e macroglobulinemia de Waldeström são alguns exemplos de gamopatia monoclonal[17,18]
PSA total e PSA livre (antígeno prostático específico)	Diagnosticar e monitorar câncer de próstata, hipertrofia benigna da próstata e prostatite. A relação PSA livre/total é útil para diferenciar malignidade[19]

Fonte: Desenvolvido pela autoria.

Nos casos de dores crônicas refratárias, exames complementares devem ser solicitados a fim de auxiliar no diagnóstico diferencial.[6] O Quadro 4 apresenta uma relação de exames laboratoriais e sua indicação de acordo com a suspeita clínica.

O Quadro 5 apresenta a relação de marcadores inflamatórios que devem ser solicitados somente em casos mais complexos com clínica de doença reumatológica, na investigação de lúpus eritematoso sistêmico (LES), esclerose múltipla, síndrome de Sjögren, colagenoses e/ou para pacientes com exames prévios positivos ou inconclusivos.[1,8,20]

Quadro 4 – Exames laboratoriais que devem ser solicitados em casos refratários

Exame laboratorial	Indicação
Eletroforese de hemoglobina	Avaliação de indivíduos com suspeita de traço falciforme
Albumina sérica	Avaliação de fadiga crônica e de outras causas de desnutrição
Eletroforese de proteínas	Avaliação de fadiga crônica e de outras causas de desnutrição
Ferro sérico e capacidade total de ligação de ferro (TIBC)	Avaliação de indivíduos com níveis elevados de ferritina sérica
Vitaminas B6, B1(tiamina) e ácido fólico	Avaliação de casos mais complexos de dor neuropática ou musculoesquelética inexplicada ou que não respondem adequadamente às intervenções convencionais

(Continua)

Quadro 4 – Exames laboratoriais que devem ser solicitados em casos refratários (*Continuação*)	
Exame laboratorial	**Indicação**
Hormônio adrenocorticotrófico (ACTH)	Investigação do eixo hipotálamo-hipófise-adrenal e de sua relação com a sensibilidade à dor
Paratormônio (PTH)	Avaliação da osteoporose em pacientes jovens
Metais pesados (chumbo e mercúrio séricos/urinários)	Avaliação de casos mais complexos de dores musculares, articulares e suspeita de exposição
Homocisteína	Avaliação de indivíduos com doença cardiovascular associada ou suspeita
Ácido metilmalônico (AMM)	Avaliação de deficiência nutricional de vitamina B12
Adiponectina	Somente em casos mais complexos de resistência à insulina, sem resposta às intervenções convencionais
Teste de intolerância alimentar A200	Suspeita de sensibilidades alimentares mediadas por anticorpos IgG
Peptídeo-C	Avaliação da produção de insulina e diagnóstico diferencial de diabetes tipos 1 e 2 e insulinoma.
Insulina pós-prandial	Avaliação do funcionamento das células β pancreáticas
Peptídeo C pós-prandial	Avaliação do funcionamento das células β pancreáticas
Pró-insulina	Avaliação de tumores de células β benignos ou malignos de pâncreas

IgG: Imunoglobulina G.

Fonte: Adaptado de Burtis CA, Bruns DE, 2016; McPherson RA, Pincus MR, 2016.

Quadro 5 – Marcadores de inflamação indicados para avaliação de doenças crônicas de origem inflamatória	
Marcadores	**Indicação**
Alfa-1 glicoproteína ácida (AAGP)	Diagnóstico e avaliação da atividade de condições inflamatórias[1]
Anticorpo antipeptídeo cíclico citrulinado (anti-CCP2 e Anti-CCP3)	Suspeita ou avaliação de artrite reumatoide Anti-CCP2: tem alta especificidade para artrite reumatoide Anti-CCP3: sensibilidade ligeiramente maior em comparação com o anti-CCP2. Pode ser mais eficaz na detecção de artrite reumatoide em pacientes com resultados negativos para o fator reumatoide[21]
Fator antinuclear por imunofluorescência com células HEp-2) (FAN HEp-2):	Teste altamente sensível, porém pouco específico. Se positivo, avaliar também: anti-DNA de cadeia dupla (anti-dsDNA), anti-Ro (SS-A) e anti-La (SS-B), anticorpos antiproteína P ribossomal (anti-RNP) e/ou anti-Smith, conforme suspeita clínica[22]
Interleucinas (IL) 17 e 23	Avaliação da dor crônica neuropática e autoimune, especialmente nas espondiloartrites e na suspeita de artrite psoriática[23]
HLA-DRB1	Suspeita de artrite reumatoide, especialmente na identificação de alelos de risco para essa doença[24]
IL-1β, IL-6, IL-10, fator de necrose tumoral alfa (TNF-α), fator de crescimento transformante beta (TGF-beta), complemento C3 e C4, IL-8	Avaliação de condições inflamatórias crônicas e da sensibilidade periférica nos casos de dor neuropática[25,26]
Calprotectina fecal	Suspeita de doenças inflamatórias intestinais[27,28]
Proteína amiloide A (SAA)	Avaliação de dor crônica associada a condições inflamatórias, reumáticas ou autoimunes, especialmente nos casos de artrite reumatoide, espondilite anquilosante, lúpus eritematoso sistêmico (LES), doença de Crohn, entre outras[29]
Anticorpos antiaquaporina 4 (AQP4)	Suspeita de condições neurológicas específicas, como a neuromielite óptica (NMO) ou doença de Devic e esclerose múltipla. Auxilia no diagnóstico diferencial dessas condições[30]
Acetilcolinesterase plasmática	Suspeita de disfunção autonômica associada à manutenção da dor crônica, como fibromialgia, síndromes dolorosas neuropáticas ou mesmo em algumas condições reumáticas[31]

Fonte: Desenvolvido pela autoria.

O Quadro 6 apresenta a relação de exames que devem ser solicitados nos casos de suspeita de doenças musculoesqueléticas com aumento de creatinaquinase (CK), desidrogenase láctica (LDH) e aldolase.

Apesar de ainda não haver indicação rotineira para a avaliação de marcadores genéticos na investigação da dor crônica, a realização desses exames pode auxiliar em situações específicas, como nos casos de distúrbios familiares raros, na avaliação de eficácia e de efeitos adversos de medicamentos (marcadores farmacogenéticos).[41,42]

O Quadro 7 apresenta uma relação dos marcadores mais indicados para cada situação, entretanto cabe ressaltar que, atualmente, as diretrizes clínicas têm adotado, de forma gradual, recomendações farmacogenéticas (especialmente para genes como CYP2D6 e OPRM1 no uso de opioides), mas muitos marcadores citados a seguir ainda não fazem parte de protocolos clínicos de rotina, apesar da existência de estudos promissores que fornecem evidências para o seu uso.[43] Portanto, a solicitação desses exames, geralmente, é feita em casos de exceção nos centros especializados em dor.

Quadro 6 – Relação de exames complementares para avaliação de distúrbios neuromusculares e neuropáticos

Marcadores	Indicação
Anticorpos antirreceptor de acetilcolina (anti-AChR)	Suspeita de miastenia *gravis*[32,33]
Anticorpos tirosinaquinase músculo- específica (anti-MuSK)	Suspeita de miastenia *gravis*[32,33]
Mioglobina (sérica e urinária)	Pode ser útil como um indicador de lesão muscular e de rabdomiólise. Após traumas ou lesões da musculatura esquelética, ou cardíaca, a concentração sérica se eleva e é rapidamente eliminada na urina, o que pode gerar resultados falso-negativos após algumas horas[1,34]
Anticorpos miosite-específicos (anti-Mi-2) e anti-SRP	Suspeita de miopatia necrosante grave[35]
Anticorpos antigangliosídeos (anti-GM1)	Suspeita de esclerose múltipla e neuropatia multifocal[36]
Anticorpos antigangliosídeos (anti-GQ1b)	Suspeita de neuropatia aguda com ataxia, oftalmoplegia, síndrome de Miller-Fisher e neuropatia motora multifocal/síndromes paraneoplásicas[36]
Fosfatase alcalina óssea	Avaliação do metabolismo ósseo[37,38]
Marcadores de formação óssea (osteocalcina, P1NP)	Avaliação da formação óssea[37,38]
Enzimas mitocondriais (citocromo C-oxidase, ATP-sintase)	Avaliação da função mitocondrial[39]
Beta-2 transferrina	Diagnóstico de fístula de líquido cefalorraquidiano (LCR) em pacientes com cefaleia persistente pós-trauma[40]

P1NP: propeptídeo do colágeno tipo I.

Fonte: Desenvolvida pela autoria.

Quadro 7 – Relação de exames genéticos e farmacogenômicos e suas indicações

Painel farmacogenômico
Citocromo P450 (CYP): identificação de variações genéticas que possam afetar o metabolismo e a resposta a medicamentos. Indicado para pacientes que apresentam resposta atípica a medicamentos, especialmente opioides, polimedicação ou fármacos com alta variabilidade na resposta **CYP2D6** (CYP família 2, subfamília D, membro 6): avaliação do uso de opioides, antidepressivos, antipsicóticos[43] **CYP3A4** (CYP família 3, subfamília A, membro 4): importante na avaliação de doses terapêuticas e na previsão de risco e toxicidade a medicamentos como imunossupressores, estatinas, anticancerígenos, opioides e alguns fármacos usados em Cardiologia e Psiquiatria[44] **CYP2C9** (CYP família 2, subfamília C, membro 9): avaliação da metabolização de fármacos com índices terapêuticos estreitos, como fenitoína e alguns anti-inflamatórios não esteroides (AINEs) e no ajuste de dose terapêutica de anticoagulantes (varfarina) e sulfonilureias[45] **Receptor opioide** **OPRM1** (receptor opioide Mu 1): indicado na avaliação do uso de opioides[43]

(*Continua*)

Quadro 7 – Relação de exames genéticos e farmacogenômicos e suas indicações (*Continuação*)
Painel genético para avaliação da regulação dopaminérgica e sensibilidade a antidepressivos
COMT (catecol-O-metiltransferase): auxilia na estratificação da sensibilidade à dor e pode orientar a personalização de terapias analgésicas (opioides e antidepressivos adjuvantes) em condições como fibromialgia e dor crônica[46] **CACNA1A** (canal de cálcio P/Q): indicativo para diagnóstico de síndromes neurológicas associadas à dor, como a migrânea hemiplégica familiar, e para identificar predisposição à nevralgia do trigêmeo[42] **5-HT2A** (receptor de serotonina 2A): auxilia na avaliação da modulação serotoninérgica em condições de dor crônica, como fibromialgia e disfunção temporomandibular, e pode orientar a seleção de antidepressivos (inibidores seletivos da recaptação de serotonina [ISRS]/inibidores da recaptação de serotonina e norepinefrina [IRSN]) que atuem na via serotoninérgica para melhorar a resposta analgésica[47,48] **DRD2** (receptor de dopamina D2): identifica variantes que modulam a via dopaminérgica envolvida na percepção da dor e no sistema de recompensa, influenciando a sensibilidade à dor e o risco de dependência de opioides[49] **SLC6A4** (transportador de serotonina – 5-HTT): avalia o polimorfismo 5-HTTLPR, que afeta a recaptação de serotonina. Essa informação é útil para prever a eficácia de terapias que atuam na modulação serotoninérgica (como ISRS/IRSN) em pacientes com dor crônica, por exemplo, na fibromialgia, influenciando a escolha e ajuste da medicação[50,51]
Testes genéticos para diagnóstico e avaliação de risco de doenças relacionadas ao metabolismo ósseo
GDF5 (fator de crescimento e diferenciação 5): avaliação de risco genético para osteoartrite[52] **COL1A1** (colágeno tipo I alfa 1): avaliação do risco de fraturas, especialmente, em populações de risco como mulheres pós-menopáusicas e idosos[53] **LRP5** (proteína relacionada ao receptor de lipoproteínas 5): identificação de indivíduos geneticamente predispostos a ter baixa densidade óssea[53] **SQSTM1** (proteína sequestossomo 1): avaliação de mutações genéticas relacionadas à doença de Paget[54]
Testes genéticos para avaliação de inflamação crônica
Polimorfismos em interleucinas (IL-1, -6, -8, -15, -17, -18, -23) e fator de necrose tumoral alfa (TNF-α): avaliação de dor crônica relacionada a processo inflamatório e resposta alterada à terapia anti-inflamatória, especialmente na resposta limitada aos AINEs[55]
Testes genéticos para diagnóstico diferencial de canalopatias
SCN1A (subunidade alfa do canal de sódio dependente de voltagem, tipo1): suspeita de epilepsia generalizada com convulsões febris *plus*, enxaqueca hemiplégica familiar, encefalopatia epiléptica e do desenvolvimento (síndrome de Dravet)[56] **SCN2A** (subunidade alfa do canal de sódio dependente de voltagem, tipo 2): suspeita de convulsões neonatais e infantis familiares benignas, ataxia episódica, encefalopatia epiléptica e do desenvolvimento (síndrome de Dravet), transtorno do espectro autista, deficiência intelectual[56] **SCN9A** (subunidade alfa do canal de sódio dependente de voltagem, tipo 9): suspeita de mutações que alteram a excitabilidade dos neurônios nociceptivos, especialmente nas síndromes de dor extrema – como eritromelalgia e transtorno de dor paroxística extrema (PEPD). Indicado também para orientar o uso de bloqueadores de canais de sódio em pacientes com dor neuropática refratária[57]
Análise genética para diagnóstico de distúrbios mitocondriais
Sequenciamento de DNA mitocondrial (mtDNA): indicado no diagnóstico de neuropatias e miopatias mitocondriais, especialmente na suspeita de síndromes como MERRF (epilepsia mioclônica associada com fibras vermelhas rasgadas), MELAS (miopatia mitocondrial, encefalopatia, acidose láctica e acidente vascular cerebral) e outras condições nas quais a identificação de mutações causais pode explicar a dor crônica do paciente, diferenciando distúrbios mitocondriais de outras doenças neurológicas[58-60]
Painel genético para diagnóstico de neuropatias hereditárias
Sequenciamento de múltiplos genes associados a neuropatias periféricas: com origem genética, incluindo diferentes formas de doença de Charcot-Marie-Tooth, neuropatias sensitivo-autonômicas, neuropatias motoras hereditárias e neuropatia com tendência a paralisias por pressão. É recomendado para pacientes com histórico familiar positivo e sinais compatíveis com a suspeita clínica[61,62]
Testes genéticos associados ao diagnóstico de distúrbios neuromusculares
Painel de miopatias: permite o sequenciamento dos principais genes relacionados a doenças neuromusculares, como as diferentes formas de miopatia congênita, distrofias musculares e miastenias congênitas. Indicado para indivíduos com histórico familiar positivo e suspeita clínica compatível. Nos quadros sugestivos de miopatia hereditária, ainda que a queixa inicial seja dor crônica muscular, deve-se considerar precocemente a realização de um painel genético para distrofias, miopatias e miastenias. É uma importante ferramenta recomendada como abordagem de 1ª linha diante de uma suspeita clínica, a fim de evitar, se possível, o uso de procedimentos invasivos[63] **SLCO1B1** (transportador hepático de fármacos): teste genético para avaliação da sensibilidade às estatinas, indicado para avaliação de miotoxicidade e dores musculares crônicas induzidas por esse fármaco. Importante na avaliação de pacientes em uso de estatinas que apresentaram problemas musculares após prescrição desses medicamentos[64,65]

Fonte: Desenvolvido pela autoria.

INTERPRETAÇÃO CLÍNICA DOS RESULTADOS DE EXAMES LABORATORIAIS HABITUALMENTE UTILIZADOS NA AVALIAÇÃO DE PACIENTES COM DOR CRÔNICA

A interpretação clínica dos resultados de exames laboratoriais é prática essencial na avaliação de pacientes com dor crônica. Entretanto, uma análise criteriosa e contextualizada dos resultados laboratoriais não deve se basear apenas nos valores obtidos, mas também considerar possíveis interferências pré-analíticas uma vez que estas podem repercutir em todas as fases do exame.[66]

A exatidão e a aplicação clínica desses resultados dependem de uma interpretação adequada que leve em conta fatores como a coleta, o preparo do paciente, o armazenamento e o transporte das amostras, além das condições fisiológicas e patológicas do paciente no momento da coleta. Assim, informações importantes como uso de medicamentos, horário da última refeição, prática de exercícios e outras solicitadas, além da situação clínica do paciente, devem ser consideradas para a correta interpretação dos exames laboratoriais.[66]

Portanto, a interpretação clínica dos resultados de exames laboratoriais em pacientes com dor crônica exige uma abordagem holística e integrada, que considere não apenas os números, mas também o contexto clínico e os fatores pré-analíticos[66] Nesse sentido, a comunicação entre o médico e os profissionais do laboratório clínico é fundamental para a garantia da qualidade dos exames realizados e sua correta interpretação, o que beneficia todas as partes envolvidas, mas principalmente os pacientes.

Embora existam numerosos marcadores laboratoriais disponíveis, muitos deles ainda não são rotineiramente empregados na prática clínica diária. Assim, optamos por focar na interpretação clínica dos exames mais comumente solicitados e para tornar a apresentação mais didática e acessível, agrupamos esses exames em perfis distintos, cada um direcionado a diferentes aspectos da avaliação clínica, que incluem os perfis inflamatório, metabólico e reumático.

Ao agrupar os exames em perfis, pretendemos facilitar a compreensão dos leitores sobre quais exames são mais relevantes para avaliação de pacientes com dor crônica em diferentes contextos clínicos.

Cabe ressaltar que os valores de referência dos exames laboratoriais auxiliam os profissionais de Saúde na interpretação dos resultados visando o diagnóstico correto e o tratamento adequado das doenças. Entretanto, estes sofrem influência de fatores individuais e populacionais, como idade, sexo, raça, nível socioeconômico, estado fisiológico, geografia e exposição a agentes químicos, físicos e biológicos. Além disso, os valores de referência podem, ainda, ter variações dependendo da metodologia utilizada. Assim, devem ser analisados levando em consideração todas essas variáveis para uma interpretação correta dos resultados.[67,68]

PERFIL METABÓLICO

Avaliação do metabolismo de carboidratos

A dor crônica traz impacto negativo na qualidade de vida, no humor e na funcionalidade de pessoas com diabetes, causando comorbidades graves, como insônia, ansiedade, depressão e perda de funcionalidade[69]

A neuropatia diabética constitui a complicação crônica mais prevalente, subdiagnosticada e subtratada do diabetes *mellitus* (DM).[70,71]

Glicemia (jejum, pós-prandial e casual)[72,73]

- *Função:* avalia a taxa atual de glicose no sangue.
- *Valores de referência:*
  - *Glicemia de jejum (mg/dL):* normal < 100 mg/dL. Pré-diabetes 100 a 125 mg/dL. DM ≥ 126 mg/dL.
  - *Glicemia pós-prandial (2 horas após uma refeição):* normal: < 140 mg/dL.
  - *Casual:* DM ≥ 200.
- *Significado clínico:*
  - *Valores altos:* indicam diabetes ou resistência à insulina.
  - *Valores baixos:* podem sugerir hipoglicemia.

TTOG (teste de tolerância oral à glicose)[72,73]

- *Função:* avalia a taxa atual de glicose no sangue após uma sobrecarga de glicose.

- *Valores de referência:*
  - *Pós-prandial (TTOG de 1 hora):*
    - normal < 155.
    - pré-diabetes 155 a 208.
    - DM ≥ 209.
  - *Pós-prandial (TTOG de 2 horas):*
    - normal < 140.
    - pré-diabetes 140 a 199.
    - DM ≥ 200.

Hemoglobina glicada (%)*[72,73]

- *Função:* o teste avalia o valor médio de glicemia nos últimos 3 meses.
- *Valores de referência:*
  - Normal < 5,7.
  - Pré-diabetes 5,7 a 6,4.
  - DM ≥ 6,5.
    * Realizada por metodologia certificada pelo National Glycohemoglobin Standardization Program (NGSP), estabelecida para a aplicabilidade no estudo *Diabetes Control and Complications Trial* (DCCT).

Insulina de jejum[72,73]

- *Função:* mede a insulina circulante no estado de jejum.
- *Valores de referência:* 2,90 a 19 mUI/L.
  - *Significado clínico:*
    - *Alto:* indica resistência à insulina.
    - *Baixo:* sugere deficiência de insulina.

Índice HOMA[72,73]

- *Função:* o índice de HOMA é um cálculo que se fundamenta nas dosagens da insulinemia e da glicemia, ambas de jejum. Sua finalidade é determinar a resistência à insulina e a capacidade funcional secretora das células betapancreáticas.
- *Valores de referência:*
  - *Homa-IR:* inferior a 2,5.
  - *Homa beta:* entre 167 e 175.
- *Significado clínico:*
  - *Resistência à insulina.*

  - *Fórmulas utilizadas para obtenção desses índices:*
    - *HOMA beta:* 20 × insulina jejum (mcU/mL)/glicose jejum (mmol/L*) – 3,5.
    - *HOMA-IR:* insulina jejum (mcU/mL) × glicose jejum (mmol/L*)/22,5.
      *Para conversão da glicose de mg/dL para mmol/L, multiplica-se o valor em mg/dL por 0,0555.

Peptídeo C[72,73]

- *Função:* mede a capacidade secretória do pâncreas uma vez que é secretado em concentrações equimolares com a insulina.
- *Valores de referência:* 1,5 e 3,5 ng/mL (0,5 a 1,5 mmol/L).
- *Significado clínico:*
  - *Alto:* insulina excessiva ou tumores pancreáticos.
  - *Baixo:* insuficiência pancreática.

Avaliação da função hepática

O fígado tem papel central no metabolismo, digestão, desintoxicação, síntese, armazenamento e eliminação de substâncias do corpo. Dessa forma, o monitoramento da função hepática torna-se crucial principalmente em pacientes com dor crônica e em tratamento com analgésicos, anti-inflamatórios, antimicrobianos, antidepressivos, uma vez que esses medicamentos são potencialmente hepatotóxicos.

Os testes de função hepática representam uma maneira não invasiva de detectar a presença de doença hepática e medir sua gravidade e progressão, bem como a resposta do paciente ao tratamento. A dor abdominal, especialmente na parte de cima e do lado direito, pode ser um sinal de problemas no fígado.[74,75]

ALT (TGP), AST (TGO), desidrogenase láctica, gama GT, fosfatase alcalina e bilirrubinas

- *Função:* indicadores de integridade e função hepatobiliar.

ALT (TGO) e AST (TGP)

- *Função:* a ALT é mais específica para dano hepático; AST também é encontrada em outros tecidos, como cardíaco e músculo esquelético.
- *Valores de referência:* < 40 U/L.
- *Significado clínico:*
  - *AST elevada:* ingestão alcoólica (geralmente ALT > AST), cirrose, hepatites

virais (geralmente AST > ALT), hemocromatose, colescistite, colestase, anemia hemolítica, hipotireoidismo, infarto agudo do miocárdio (ALT > AST), insuficiência cardíaca, doença musculoesquelética, esteatose, hepatite não alcoólica, metástase hepática, mononucleose, trauma, obstrução intestinal e acidose lática.
  - *ALT elevada:* etilismo, hepatites virais, hepatites não alcoólicas, cirrose, colestase, hemocromatose, anemias hemolíticas, hipotireoidismo, infarto agudo do miocárdio (IAM), insuficiência cardíaca, choque, traumas extensos, pré-eclâmpsia, queimaduras, pancreatites graves, doenças musculoesqueléticas, doença de Wilson e na deficiência de alfa-1-tripsina. Os níveis de AST são superiores à ALT nas hepatites e esteatose não alcoólica.[76-78]

Desidrogenase láctica

- *Função:* esse teste não é tão sensível quanto as aminotransferases séricas na doença hepática e tem baixa especificidade diagnóstica. É mais útil como marcador de hemólise e de doenças proliferativas.
- *Valores de referência:* 120 e 246 UI/L.
- *Significado clínico:*
  - *Alto:* encontra-se elevada em casos de doenças hepáticas, cardíacas, certos tipos de câncer (como linfoma e leucemia), doenças musculares e anemias hemolíticas.
  - *Baixo:* não é um indicativo de problemas, essa diminuição está associada ao consumo excessivo de vitamina C.

Gama GT (gamaglutamiltransferase)

- *Função:* enzima presente nos hepatócitos e nas células epiteliais biliares, bem como nos rins, próstata, pâncreas, baço, coração e cérebro. É um marcador sensível de colestase hepatobiliar e do consumo de álcool.
- *Valores de referência:* < 50 U/L.
- *Significado clínico:*
  - *Alto:* hepatites, icterícia obstrutiva, consumo alcoólico, neoplasias de fígado, durante o uso de fenitoína, fenobarbital, carbamazepina, ácido valproico e contraceptivos.
  - *Baixo:* pode ocorrer no uso de azatioprina, clofibrato, estrógenos e metronidazol.

Fosfatase alcalina

- *Função:* diagnóstico das doenças hepatobiliares e nas doenças ósseas em que a atividade osteoblástica está aumentada. Avalia obstrução biliar ou doenças ósseas.
- *Valores de referência:* 40 a 130 U/L.
- *Significado clínico:*
  - *Alto:* colestase, doença óssea, gestação, doença de Hodgkin, insuficiência cardíaca congestiva, colite ulcerativa, enterites e tumores malignos.
  - *Baixo:* anticoncepcionais orais, hipolipemiantes, anticoagulantes e antiepilépticos.

Bilirrubinas (total e frações)

- *Função:* útil para o diagnóstico diferencial de doenças hepatobiliares e outras causas de icterícia.
- *Valores de referência:* total < 1,2 mg/dL, Direta < 0,3 mg/dL.
- *Significado clínico:*
  - *Alto: bilirrubina direta (conjugada)* – doenças hepáticas hereditárias (Dubin-Johnson, rotor), lesão de hepatócitos (viral, tóxica, medicamentosa, alcoólica) e obstrução biliar (litíase, neoplasias).
  - *Bilirrubina indireta (não conjugada):* anemias hemolíticas, hemólise autoimune, transfusão de sangue, eritropoiese ineficaz e doenças hereditárias (Gilbert, Crigler-Najjar).
  - *Baixo:* uso de fármacos que ativam o sistema microssomal hepático.[76]

Avaliação da função pancreática

As doenças pancreáticas também podem ser responsáveis por fortes dores abdominais, assim como as causas hepáticas e cardíacas. Nesses casos, um diagnóstico diferencial deve ser considerado para esclarecer a origem da dor. Normalmente a dor surge na região epigástrica e provoca uma sensação de ardência. Além disso, outros sinais e sintomas como náuseas e vômitos, abdome distendido e diarreia também podem auxiliar no diagnóstico diferencial. Os biomarcadores mais comuns na investigação da função pancreática são as enzimas digestivas, amilase e lipase.[1,8]

Amilase sérica[1,8]

- *Função:* enzima produzida pelo pâncreas e pelas glândulas salivares. Sua principal indicação é na avaliação da função pancreática.
- *Valores de referência:* 20 a 160 U/L.
- *Significado clínico:*
  - *Alto:* pancreatite aguda ou crônica, obstrução biliar, obstrução intestinal, úlcera perfurada, apendicite aguda, gravidez tubária, cetoacidose diabética, insuficiência renal, caxumba, alguns tipos de tumores.
  - *Baixo:* valores baixos são menos frequentes, mas podem indicar insuficiência pancreática ou doenças graves no fígado.

Lipase sérica[1,8]

- *Função:* enzima produzida majoritariamente no pâncreas e marcador primordial de doença pancreática.
- *Valores de referência:* até 60 U/L.
- *Significado clínico:*
  - *Alto:* pancreatite aguda ou crônica, doença celíaca, úlcera péptica perfurada, câncer de pâncreas, obstrução intestinal, apendicite aguda, doença inflamatória intestinal, doença de Crohn, insuficiência renal, fibrose cística, alcoolismo, uso de medicamentos (como codeína, morfina, metacolina ou colinérgicos).
  - *Baixo:* não tem significado clínico.
    *A lipase é mais específica que a amilase no diagnóstico da pancreatite e mantém a elevação por mais tempo.

Vitaminas e minerais

As vitaminas e minerais desempenham papel fundamental em diversas funções metabólicas e fisiológicas do corpo. A deficiência desses nutrientes pode favorecer ou intensificar dores crônicas, como dores músculo esqueléticas, ósseas e articulares, problemas reumáticos, osteoartrite, hiperestesia, enxaqueca, e outros distúrbios.[79,80]

Vitamina D (25-hidroxivitamina D)[81]

- *Função:* a vitamina D é considerada um pré-hormônio e apresenta papel crucial na homeostase do cálcio (Ca) e, consequentemente, na saúde óssea. Importante na avaliação de indivíduos com diagnóstico ou suspeita de dores musculoesqueléticas, fraqueza muscular e osteomalácia.
- *Valores de referência:* 30 a 100 ng/mL.
- *Significado clínico:*
  - *Alto:* está associado à intoxicação por vitamina D exógena.
  - *Baixo:* está associado com insuficiência dietética de vitamina D, doença hepática, síndrome nefrótica, baixa exposição ao sol e má absorção.

Vitamina B12[82]

- *Função:* avalia níveis de cobalamina (vitamina B12), essencial para a função neurológica e hematopoiética. Importante na avaliação de indivíduos com diagnóstico ou suspeita de neuropatias e disfunções neurológicas.
- *Valores de referência:*
  - *Normal ≥ 299 pg/mL.*
  - *Limítrofe 200 a 298 pg/mL.*
  - *Deficiência < 200 pg/mL.*
- *Significado clínico:*
  - *Alto:* tratamento de reposição, leucemia granulocítica crônica, insuficiência renal crônica, insuficiência cardíaca congestiva, diabetes, obesidade, doença pulmonar obstrutiva crônica, hepatopatias, ingestão de vitamina C, vitamina A ou estrógenos.
  - *Baixo:* anemia megaloblástica, gastrite atrófica, gastrectomia, no alcoolismo, deficiência de ferro e folato, hemodiálise, mieloma múltiplo.

Vitamina B6[1]

("Vitamina B6" é o termo empregado para designar compostos hidrossolúveis que incluem a piridoxina, piridoxal e piridoxamina).

- *Função:* mede a vitamina B6, essencial para metabolismo e síntese de neurotransmissores. Importante na avaliação de indivíduos com diagnóstico ou suspeita de neuropatias.

- *Valores de referência:* 12,6 a 45,2 µg/L.
- *Significado clínico:*
  - *Alto:* pode estar associado à lesão nos nervos, causando dor e dormência nos pés e nas pernas.
  - *Baixo:* neuropatia periférica, síndrome semelhante à pelagra, anemia e convulsões.

Vitamina B1 (tiamina)[1,83]

- *Função:* avalia a tiamina, essencial para o metabolismo de aminoácidos e carboidratos. Importante na avaliação de indivíduos com diagnóstico ou suspeita de dor neuropática.
- *Valores de referência:* 2 a 4 µg/100 mL.
- *Significado clínico:*
  - *Alto:* não apresenta toxicidade.
  - *Baixo:* pode indicar beribéri ou encefalopatia de Wernicke-Korsakoff, síndrome de Leigh.

Ácido fólico[84,85]

- *Função:* importante para síntese de DNA e produção de células vermelhas.
- *Valores de referência:*
  - *normal:* ≥ 6 ng/mL.
  - *limítrofe:* 3 a 5,9 ng/mL.
  - *deficiência:* < 3 ng/mL.
- *Significado clínico:*
  - *Alto:* casos de toxicidade ao ácido fólico são raros, entretanto alguns artigos têm associado doses altas de ácido fólico com reações alérgicas em pessoas mais sensíveis a essa vitamina.
  - *Baixo:* anemia megaloblástica, doenças hepáticas, neoplasias e alguns erros inatos do metabolismo.

Vitamina E[86]

- *Função:* antioxidante, protege células contra danos. Importante na investigação das manifestações neurológicas associadas à deficiência antioxidante.
- *Valores de referência:* 5 a 20 mg/L.
- *Significado clínico:*
  - *Alto:* fraqueza muscular, fadiga, náuseas e diarreia. O risco mais importante é a coagulação sanguínea prejudicada, principalmente com doses > 1.000 mg/dia.
  - *Baixo:* doenças neuromusculares, anemia hemolítica leve e déficit neurológico inespecífico.

Magnésio sérico[1]

- *Função:* um dos principais cátions inorgânicos, sendo cofator de diversas reações

Tabela 1 – Perfil de Ferro[1,87,88]

Perfil de Ferro	Função	Valor de referência	Significado clínico
Ferro sérico	Avalia estoques e transporte de ferro	Masculino: 65,0 a 170,0 µg/dL Feminino: 50,0 a 170,0 µg/dL	*Ferro sérico alto:* hemocromatose ou sobrecarga de ferro, anemia aplástica, intoxicação por ferro, uso de contraceptivos orais *Ferro sérico baixo:* anemia ferropriva, distúrbios inflamatórios crônicos, doação de sangue, hemorragia e menstruação prolongada
Ferritina	Indicador altamente sensível do estoque de ferro	Masculino: 23,9 a 336,2 ng/mL Feminino: 11,0 a 306,8 ng/mL	*Ferritina alta:* marcador inflamatório. Pode estar elevada em condições como hepatopatias, alcoolismo, malignidades, doenças infecciosas e inflamatórias (p. ex., artrite reumatoide), hipertireoidismo, infarto agudo do miocárdio, doença renal avançada e sobrecarga de ferro (hemossiderose e hemocromatose) *Ferritina baixa*: deficiência de ferro
TIBC		TIBC: 250 a 425 µg/dL	*TIBC alto*: anemia ferropriva *TIBC baixo*: doenças inflamatórias crônicas ou malignas

*A ferritina é o melhor indicador do estoque de ferro no corpo e preditor de anemia ferropriva, mas é também um reagente de fase aguda e encontra-se aumentada em casos de infecções, inflamações, doenças hepáticas e doenças malignas.

TIBC: ferro sérico e capacidade total de ligação de ferro.

Fonte: Adaptada de Burtis CA, Bruns DE, 2016; Srivastava AK, Reutovich AA, Hunter NJ, 2023; McCullough K, Bolisetty S, 2020.

enzimáticas. Importante na avaliação de pacientes com fibromialgia ou dores musculoesqueléticas, disfunções na transmissão neuromuscular, sensibilidade à dor, insuficiência renal e função cardiovascular.

- *Valores de referência:* 1,6 a 2,6 mg/dL.
- *Significado clínico:*
  - *Alto:* insuficiência renal, uso de medicamentos com magnésio, doença de Addison, desidratação, trauma, hipotireoidismo, lúpus eritematoso e mieloma múltiplo.
  - *Baixo:* má absorção, suplementação insuficiente, hipervolemia, hiperaldosteronismo, hipertireoidismo, hipoparatireoidismo, cetoacidose diabética, 2° e 3° trimestres de gestação, uso de digitálicos, diuréticos e cisplatina.

Cálcio total e cálcio iônico[1]

O cálcio iônico é a fração fisiologicamente ativa do cálcio e costuma ser considerado 50% do cálcio sérico total. O cálcio é necessário para o funcionamento adequado da contração muscular, condução nervosa, liberação de hormônios e coagulação do sangue.

- *Função:* importantes na avaliação de pacientes com fibromialgia ou dores musculoesqueléticas, avaliar disfunções na transmissão neuromuscular e sensibilidade à dor.
- *Valores de referência:* cálcio total: 8,8 a 10,4 mg/dL. Cálcio ionizado: 4,7 a 5,2 mg/dL.
- *Significado clínico:*
  - *Alto:* hiperparatireoidismo primário, insuficiência renal, algumas neoplasias com ou sem metástases ósseas, mieloma, desidratação, hipervitaminose D, síndrome de imobilidade, hipertireoidismo, acromegalia, hepatopatias, sarcoidose, linfoma, policitemia vera, uso de diuréticos e estrógenos.
  - *Baixo:* hipoparatireoidismo, pseudo-hipoparatireoidismo, deficiência de vitamina D, insuficiência renal crônica, hipomagnesemia, terapia anticonvulsivante prolongada, pancreatite aguda, hiperfosfatemia, hipervolemia, doença tubular renal distal e proximal, alcoolismo, cirrose hepática, hipoalbuminemia, prematuridade neonatal e má absorção intestinal.

Zinco e cobre[1,89]

- *Função:* avaliam deficiências ou excessos relacionados a metabolismo e imunidade.
- *Valores de referência:*
  - *Zinco:* 70 a 120 µg/dL.
  - *Deficiência:* < 30 µg/dL.
- *Significado clínico:*
  - *Alto:* dor abdominal, náusea, vômito, diarreia. Toxicidade crônica pode resultar em deficiência de cobre e pode causar danos nos nervos.
  - *Baixo:* redução no crescimento, humor deprimido, imunidade reduzida, cicatrização lenta de feridas, diarreia, queda de cabelo.

Cobre[89]

- *Adultos*
  - *Masculino:* 70 a 140 µg/dL.
  - *Feminino:* 80 a 155 µg/dL.
  - *Gestantes:* 118 a 302 µg/dL.
- *Significado clínico:*
  - *Alto:* os valores se elevam na doença de Wilson e durante o uso de ácido valproico, carbamazepina, fenobarbital e fenitoína. O excesso de cobre também se associa com disfunções comportamentais, como irritação e depressão.
  - *Baixo:* observado na desnutrição, doença de Menkes, uso de estrógenos, má absorção, doença cardiovascular, anemia e neuropatia.

Fósforo sérico[1,8]

- *Função:* essencial para ossos e energia celular.
- *Valores de referência:* adultos: 2,5 a 4,8 mg/dL.
- *Significado clínico:*
  - *Alto:* terapia intravenosa, insuficiência renal aguda ou crônica, paratormônio (PTH) baixo ou resistência a PTH e intoxicação por vitamina D, destruição celular neoplásica, rabdomiólise, insolação, hipovolemia, acromegalia, metástases ósseas, sarcoidose, hepatopatias, embolismo pulmonar, trombocitose.

– *Baixo:* ocorre em casos de deficiência de vitamina D, má absorção, utilização de aglutinadores de fosfato orais, antiácidos, diuréticos, corticosteroides, glicose endovenosa, excesso de PTH, transplante pós-renal, diálise, desordens tubulares renais, hiperalimentação, recuperação de cetoacidose diabética, alcalose respiratória e sepse.

Avaliação do metabolismo lipídico

Embora não esteja diretamente relacionada ao desenvolvimento de dor crônica, a avaliação do metabolismo lipídico em pacientes com essa condição é importante para detectar fatores que podem estar associados à origem ou ao agravamento de dores em função de complicações cardiovasculares.

Perfil lipídico: triglicerídeos, colesterol total e frações

- *Função:* sua principal aplicação clínica consiste na avaliação do risco cardiovascular e identificação de dislipidemias.
- *Valores de referência:* os valores referenciais para adultos, crianças e adolescentes estão apresentados na Tabela 2. Cabe ressaltar que a V Diretriz de Dislipidemias e Prevenção da Aterosclerose[90] não propõe, para adultos, valores de referência para colesterol da lipoproteína de baixa densidade (LDL-C) e para não HDL-C (colesterol da lipoproteína de alta densidade), mas recomenda metas terapêuticas para esses parâmetros, de acordo com a classificação de risco cardiovascular do paciente, estimada pelo médico solicitante, conforme o Escore de Risco Global (Tabela 3).

Avaliação da função renal

A avaliação da função renal em pacientes com dor crônica é indicada principalmente para monitorar a segurança do tratamento, uma vez que muitos analgésicos, principalmente os anti-inflamatórios não esteroides (AINEs) e certos opioides, podem afetar a função renal.[91] Além disso, é importante o monitoramento de pacientes com dor crônica que apresentam outras condições associadas, como hipertensão e diabetes, a fim de prevenir possíveis complicações da função renal.[92]

Tabela 2 – Valores de referência do perfil lipídico

Parâmetro	Adultos (a partir de 20 anos)	Crianças/adolescentes (mg/dL)
Colesterol total (mg/dL)	Desejável: < 190 (com ou sem jejum)	Desejável: < 170 (com ou sem jejum)
HDL-C (mg/dL)	Desejável: ≥ 40 (com ou sem jejum)	Desejável: > 45 (com ou sem jejum)
Triglicerídeos (mg/dL)	Desejável: < 150 (jejum de 12 horas) ou <175 (sem jejum)	Desejável: Crianças (0 a 9 anos): < 75 (jejum de 12 horas) ou < 85 (sem jejum) Adolescentes (10 a 19 anos): < 90 (jejum de 12 horas) ou < 100 (sem jejum)
LDL-C (mg/dL)		Desejável: < 110 (com ou sem jejum)

HDL-C: colesterol da lipoproteína de alta densidade; LDL-C: colesterol da lipoproteína de baixa densidade.

Fonte: Adaptada de Faludi A, Izar M, Saraiva J, et *al.*, 2017.[90]

Tabela 3 – Metas terapêuticas para o colesterol LDL (mg/dL) para indivíduos conforme sua classificação de risco cardiovascular estimada pelo Escore de Risco Global

Classificação de risco cardiovascular	Meta terapêutica para LDL-C (mg/dL)	Meta terapêutica para colesterol Não-HDL (mg/dL)
Baixo	< 130	< 160
Intermediário	< 100	< 130
Alto	< 70	< 100
Muito alto	< 50	< 80

HDL: lipoproteína de alta densidade; LDL: lipoproteína de baixa densidade.

Fonte: Adaptada de Faludi A, Izar M, Saraiva J, et *al.*, 2017.[90]

Ureia, creatinina, *clearance* de creatinina e estimativa do ritmo de filtração glomerular

- *Função:* avaliam a filtração glomerular e a função renal. A creatinina é mais específica, enquanto a ureia pode variar segundo fatores renais e pós-renais. O *clearance* de creatinina fornece uma estimativa do ritmo de filtração glomerular, entretanto o exame sofre influências significativas de variações pré-analíticas, razão pela qual, na maioria dos casos, deve ser substituído pela estimativa do ritmo de filtração glomerular por meio da equação (CKD-EPI).[1,93,94]
- *Valores de referência*
  - *Ureia 10 a 40 mg/dL.*
  - *Creatinina 0,6 a 1,2 mg/dL.*
  - *Clearance de creatinina > 90 mL/min.*
  - *Estimativa do ritmo de CKD-EPI:* > 90 mL/min/1,73m.[2]

Estágios da doença renal crônica[95,96]

- *Estágio 1:* taxa de filtração glomerular (TFG) normal (≥ 90 mL/min/1,73 m^2) mais albuminúria persistente ou doença renal hereditária, ou estrutural conhecida.
- *Estágio 2:* TFG de 60 a 89 mL/min/1,73 m^2.
- *Estágio 3a:* 45 a 59 mL/min/1,73 m^2.
- *Estágio 3b:* 30 a 44 mL/min/1,73 m^2.
- *Estágio 4:* TFG de 15 a 29 mL/min/1,73 m^2.
- *Significado clínico:*[1,8]
  - *Ureia e creatinina elevados com relação ureia/creatinina normal:* azotemia renal (insuficiência renal aguda ou crônica).
  - *Ureia aumentada isoladamente:* azotemia pré-renal (diminuição da circulação renal, aumento de síntese de ureia).
  - *Ureia e creatinina elevadas:* com aumento desproporcional de ureia (razão ureia/creatinina elevada): azotemia pós-renal (obstrução do trato urinário)
  - *Clearance de creatinina e/ou ritmo de filtração glomerular estimado pela fórmula CKD-EPI reduzidos:* redução da filtração glomerular, podendo ser um indicador precoce de doença renal crônica, cujo estágio vai variar em função dos resultados observados, conforme já descritos.

Albumina urinária

- *Função:* marcador precoce de lesão renal e endotelial, mesmo antes que outros parâmetros da função renal se alterem.
- *Valores de referência:* < 30 mg/24 horas.
- *Significado clínico:*
  - Níveis elevados sugerem nefropatia incipiente, além de serem considerados como fator de risco independente para doenças cardiovasculares.
  - Valores de albumina urinária entre 30 e 300 mg/g são classificados como microalbuminúria, enquanto valores acima de 300 mg/g caracterizam macroalbuminúria.
  - Em pacientes que fazem uso de medicamentos potencialmente nefrotóxicos (como AINEs ou certos opioides), a avaliação periódica da albuminúria permite identificar alterações precoces e ajustar o tratamento para minimizar o risco de insuficiência renal.[1,8,92]

Ácido úrico

- *Função:* embora os níveis elevados de ácido úrico possam estar associados à insuficiência renal e agravar o quadro clínico de pacientes com dor crônica, sua principal aplicação clínica na avaliação de pacientes com dor crônica está associada à avaliação do risco de desenvolvimento de gota, uma condição inflamatória que frequentemente se manifesta com episódios agudos de dor intensa e, se não controlada, pode evoluir para um quadro de dor crônica e alterações articulares. Portanto, a avaliação do ácido úrico auxilia na identificação de uma possível causa subjacente da dor (como a gota) e na orientação do tratamento para reduzir os níveis de ácido úrico e prevenir complicações.
- *Valores de referência:* 2,4 a 6 mg/dL (feminino); 3,4 a 7 mg/dL (masculino).
- *Significado clínico:*
  - Níveis elevados podem ser observados em decorrência de aumento de síntese por dietas ricas em purinas, aumento no catabolismo de purinas, estados de lise celular e renovação aumentada de ácidos nucleicos (tratamento quimioterápico) e/ou por redução na

excreção renal em decorrência de insuficiência renal, acidose lática, cetoacidose, uso de medicamentos (diuréticos de alça e tiazídicos, ácido acetilsalicílico em baixa dose, ciclosporina).[1,8,97]

Perfil proteico

A avaliação do perfil proteico em pacientes com dor crônica pode fornecer informações importantes a respeito do estado nutricional, bem como sobre a intensidade de processos inflamatórios, quando presentes, e, dependendo do caso, contribui para avaliação do risco de complicações como a perda de massa muscular.

Albumina sérica

- *Função:* indicador de função hepática, marcador tardio de estado nutricional e marcador de inflamação crônica.[1]
- *Valores de referência:* 3,5 a 5 g/dL.
- *Significado clínico:*
  - *Níveis diminuídos:* cirrose hepática, hepatite viral, neoplasias malignas, insuficiência cardíaca congestiva, doenças inflamatórias e infecciosas crônicas, ingesta proteica inadequada (desnutrição acentuada), perdas renais glomerulares (síndrome nefrótica) e perdas intestinais.[1,8]
  - *Níveis aumentados:* desidratação.[1,8]

Eletroforese de proteínas

- *Função:* avalia frações de proteínas séricas (albumina, alfa 1 globulinas, alfa 2 globulinas, betaglobulina e gamaglobulinas), sendo útil no diagnóstico e acompanhamento de doenças inflamatórias e paraproteinêmicas (gamopatias).[1,98]
- *Valores de referência:*

Fração Proteica	*Porcentagem do total proteico*
Albumina	55% a 65%
Alfa-1 globulinas	2% a 4%
Alfa-2 globulinas	6% a 10%
Betaglobulinas	8% a 14%
Gamaglobulinas	10% a 20%

- *Significado clínico:* descrito no Quadro 8.

Quadro 8 – Principais causas de alterações das frações proteicas[1,99]

Fração proteica	Principais causas de alterações
Albumina	▪ Redução: síndrome nefrótica, hepatopatias (cirrose, hepatite viral), baixa ingestão proteica, aumento do catabolismo (infecções graves, neoplasias, insuficiência cardíaca congestiva), perdas renais e intestinais
Alfa-1 globulinas	▪ Aumento: processos inflamatórios, infecciosos e imunes ▪ Deficiência: associada ao enfisema panlobular e cirrose infantil
Alfa-2 globulinas	▪ Aumento: infecções, processos inflamatórios e imunes, síndrome nefrótica ▪ Redução: quadros de hemólise, deficiência de ceruloplasmina (doença de Wilson)
Betaglobulinas	▪ Aumento: anemia ferropriva, gravidez e uso de anovulatórios, neoplasias associadas aos linfócitos B ▪ Redução: neoplasias com diminuição de transferrina
Gamaglobulinas	▪ Aumento policlonal: inflamatórias, infecciosas e imunes. ▪ Aumento monoclonal: gamopatias, como o mieloma múltiplo e outras desordens linfoproliferativas (p. ex., macroglobulinemia de Waldenström) ▪ Redução: hipogamaglobulinemia decorrente de imunodeficiências congênitas ou adquiridas, variante de cadeia leve do mieloma múltiplo

Fonte: Adaptado de Burtis CA, Bruns DE, 2016; Savas M, Mehta S, Agrawal N, *et al.*, 2022.[1,99]

Avaliação da função endócrina

A dor severa pode impactar profundamente o sistema endócrino, ativando o sistema hipotálamo-hipófise e, consequentemente, afetar o nível dos hormônios tróficos e seus efeitos no organismo. Dessa forma, alguns perfis hormonais devem ser solicitados em casos específicos, conforme a situação clínica do paciente.[100,101]

Hormônio luteinizante, hormônio folículo estimulante, hormônios sexuais e prolactina

- *Função:* a determinação desse perfil em pacientes com dor crônica tem como objetivo identificar desequilíbrios hormonais que possam influenciar na percepção e modulação da dor, uma vez que alguns hormônios como estrógeno, progesterona e testosterona podem interferir nos mecanismos de transmissão e de inibição da dor. Assim, em mulheres, podem estar relacionados a condições como endometriose, dismenorreia, fibromialgia ou variações na dor ao longo do ciclo menstrual. Em homens, níveis reduzidos de testosterona têm sido associados a mialgias, fadiga e uma menor tolerância à dor.[101]

Testosterona total, testosterona livre, globulina ligadora de hormônio sexual e sulfato de deidroepiandrosterona

- *Função:* atuam na função reprodutiva e metabólica, contribuindo para a instalação da puberdade, fenótipo masculino e síntese proteica. A testosterona pode ser quantificada na forma livre, que é a fração biologicamente ativa, ou na forma total (testosterona livre + testosterona ligada à proteína). A globulina ligadora de hormônio sexual (SHBG) é a principal proteína ligadora de testosterona e seu aumento pode resultar em menor disponibilidade de testosterona ativa. O sulfato de deidroepiandrosterona (DHEA-S) é um precursor da testosterona. Especificamente, no caso de pacientes com dor crônica, há relatos de estudos que associaram baixos níveis de testosterona livre com o aumento da sensibilidade à dor e com maior incidência de dores crônicas.[1,100,101]

Tabela 4 – Valores de referência

Marcador	Valor de referência	
	Masculino	**Feminino**
Testosterona total	300 a 1.000 ng/dL	15 a 70 ng/dL
Testosterona livre	50 a 210 pg/mL	1,1 a 6,1 pg/mL
Globulina ligadora de hormônio sexual (SHBG)	10 a 57 nmol/L	18 a 144 nmol/L
Sulfato de deidroepiandrosterona (DHEA-S)	80 a 560 µg/dL	35 a 430 µg/dL

Fonte: Adaptada de https://helpdeexames.com.br/busca/hermes-pardini-mg.

- *Significado clínico:*
  - *As principais causas de aumento e de diminuição dos níveis de testosterona, SHBG e DHEA-S estão relacionadas no Quadro 9.*

Quadro 9 – Significado clínico das determinações de testosterona total e livre, SHBG e DHEA-S[103]

Marcador	Causas de aumento	Causas de diminuição
Testosterona total	▪ Terapia ou uso exógeno de andrógenos• Tumores androgênicos (ovários ou adrenais, em casos específicos)	▪ Hipogonadismo primário ou secundário ▪ Obesidade e síndrome metabólica ▪ Longevidade e efeitos do uso de certos medicamentos
Testosterona Livre	▪ Diminuição da SHBG • Administração exógena de testosterona	▪ Condições que elevam a SHBG (hiperestrogenismo, hipertireoidismo) ▪ Hipogonadismo (redução da produção testicular)
SHBG	▪ Hipertireoidismo ▪ Terapia estrogênica (especialmente via oral) ▪ • Doenças hepáticas crônicas	▪ Obesidade e resistência insulínica ▪ Hipotireoidismo
Sulfato de DHEA	▪ Hiperplasia adrenal congênita ▪ Tumores adrenais (adenoma ou carcinoma) ▪ Síndrome dos ovários policísticos	▪ Insuficiência adrenal ▪ Longevidade ▪ Hipopituitarismo

DHEA-S: sulfato de deidroepiandrosterona; SHBG: globulina ligadora de hormônio sexual.

Fonte: Adaptado de Al-Sharefi A, Quinton R, 2020.

Prolactina, hormônio luteinizante, hormônio folículo estimulante, estradiol

- *Função:* exercem importantes papéis na função reprodutiva e metabólica, contribuindo para a instalação da puberdade, do fenótipo feminino, manutenção da libido, metabolismo de lipídios, ósseo e função cognitiva. A relação entre esses hormônios e a dor crônica é complexa e multifatorial, mas, de modo geral, um desequilíbrio ocasionado por hiperprolactinemia e/ou diminuição do estradiol com consequente aumento de hormônio luteinizante (LH) e hormônio foliculoestimulante (FSH) pode contribuir para o aumento da sensibilidade à dor e para o desenvolvimento ou agravamento de quadros de dor crônica.[1,8,100]

- *Valores de referência:*
- *Prolactina:*
  - *Masculino adulto:* 4,1 a 15,2 ng/mL.
  - *Feminino adulta não grávida:* 4,8 a 23,3 ng/mL.

Tabela 5 – Valores referenciais para LH, FSH e estradiol

Marcador	Categoria	Valor de Referência
LH	Masculino	1,7 a 8,6 IU/L
	Feminino – fase folicular	1,9 a 12,5 IU/L
	Feminino – pico ovulatório	8,7 a 76,3 IU/L
	Feminino – fase lútea	0,5 a 16,9 IU/L
	Feminino – pós-menopausa	15,9 a 54,0 IU/L
FSH	Masculino	1,5 a 12,4 IU/L
	Feminino – fase folicular	3,5 a 12,5 IU/L
	Feminino – pico ovulatório	4,7 a 21,5 IU/L
	Feminino – fase lútea	1,7 a 7,7 IU/L
	Feminino – pós-menopausa	25,8 a 134,8 IU/L
Estradiol	Masculino	20 a 40 pg/mL
	Feminino – fase folicular	19 a 140 pg/mL
	Feminino – pico ovulatório	110 a 410 pg/mL
	Feminino – fase lútea	30 a 450 pg/mL
	Feminino – pós-menopausa	10 a 50 pg/mL

FSH: hormônio folículo estimulante; LH: hormônio luteinizante.

Fonte: Adaptada de https://helpdeexames.com.br/busca/hermes-pardini-mg.

- *Significado clínico:* está descrito no Quadro 10.

Quadro 10 – Principais causas de aumento e diminuição dos níveis de prolactina, LH, FSH e estradiol alvares[104,105]

Marcador	Causas de aumento	Causas de diminuição
Prolactina	▪ Prolactinoma ▪ Hipotireoidismo primário ▪ Uso de medicamentos (antipsicóticos, antidepressivos.) ▪ Estresse ▪ Lactação ▪ Compressão ou irritação da região mamária	▪ Uso de dopaminérgicos (agonistas como bromocriptina) ▪ Hipopituitarismo ▪ Pós-cirurgia hipofisária
LH	▪ Hipogonadismo primário (falência ovariana ou testicular) ▪ Resistência gonadal	▪ Disfunção hipotalâmica ou hipofisária ▪ Uso de esteroides anabólicos ▪ Distúrbios pituitários
FSH	▪ Menopausa (insuficiência ovariana primária) ▪ Insuficiência testicular primária ▪ Síndromes genéticas	▪ Distúrbios hipotalâmicos ou hipofisários ▪ Uso de contraceptivos orais
Estradiol	▪ Terapia de reposição estrogênica ▪ Tumores produtores de estrogênio ▪ Obesidade (aumento da aromatização de andrógenos) ▪ Hiperestrogenismo idiopático	▪ Menopausa ▪ Distúrbios hipotalâmicos ou hipofisários ▪ Insuficiência ovariana

FSH: hormônio folículo estimulante; LH: hormônio luteinizante.

Fonte: Adaptado de Jayasena CN, Devine K, Barber K, *et al.*, 2024; Alvarez-Payares JC, Bello-Simanca JD, De La Peña-Arrieta EDJ, *et al.*, 2021.

Cortisol matinal e hormônio adrenocorticotrófico

- *Função:* avaliam o eixo HPA (hipotálamo--hipófise-adrenal) contribuindo para o diagnóstico de disfunções relacionadas ao estresse crônico. Tem relevância na avaliação de pacientes com dor crônica, uma vez que esse eixo pode influenciar a modulação resposta inflamatória e da dor.
- *Valores de referência:*[16,17]
  - *Cortisol matinal (08 horas):* 5 a 25 µg/dL.
  - *Hormônio adrenocorticotrófico (ACTH) – 8 horas:* 9 a 52 pg/mL.
- *Significado clínico:* a Tabela 6 apresenta as principais causas de aumento e de diminuição dos níveis de cortisol matinal e do ACTH.

Tabela 6 – Significado clínico dos níveis plasmáticos de cortisol matinal e de ACTH

Marcador	Causas de aumento	Causas de diminuição
Cortisol matinal	▪ Síndrome de Cushing decorrente de adenoma hipofisário, produção ectópica de ACTH ou tumores adrenais ▪ Estresse crônico e condições agudas como infecções graves, traumatismos, cirurgias	▪ Insuficiência adrenal primária (doença de Addison). ▪ Insuficiência adrenal secundária (hipopituitarismo) ▪ Supressão do eixo HPA pelo uso prolongado de corticosteroides
ACTH	▪ Insuficiência adrenal primária (doença de Addison). ▪ Doença de Cushing. ACTH-dependente (pituitária ou ectópica)	▪ Hipopituitarismo (deficiência na produção de ACTH) ▪ Supressão do eixo HPA em razão do uso crônico de corticosteroides (*feedback* negativo).

ACTH: hormônio adrenocorticotrófico.

Fonte: Adaptado de Savas M, Mehta S, Agrawal N, *et al.*, 2022; Lewis A, Thant AA, Aslam A, *et al.*, 2023.[106,107]

Hormônio tireoestimulante, tiroxina livre, triiodotironina livre, tireoglobulina[1,8,102]

- *Função:* avaliam a função tireoidiana, sendo que hormônio tireoestimulante (TSH), tiroxina livre (T4L) e tri-iodotironina livre (T3) livre são marcadores fundamentais para o diagnóstico de hipotireoidismo e de hipertireoidismo, condições que podem contribuir para o desenvolvimento de dor crônica de origem musculoesquelética e fadiga. A tireoglobulina está mais relacionada ao diagnóstico de câncer da tireoide e ao monitoramento de condições inflamatórias.
- *Valores de referência:* a Tabela 7 apresenta os valores de referência para os testes de TSH, T4 livre, T3 livre e tireoglobulina, considerando a população adulta não gestante e sem alterações específicas.

Tabela 7 – Valores de referência para TSH, T4L, T3 livre e tireoglobulina, em população adulta não gestante

Marcador	Valor de referência
TSH	0,27 a 4,20 µUI/mL
T4 livre	0,93 a 1,70 ng/dL
T3 livre	2,3 a 4,2 pg/mL
Tireoglobulina	< 55 ng/mL

T3: tri-iodotironina livre; T4L: tiroxina livre; TSH: hormônio tireoestimulante.

Nota: A interpretação dos resultados de tireoglobulina deve considerar a presença de anticorpos antitireoglobulina.

Fonte: Desenvolvida pela autoria.

- *Significado clínico:*
  - *TSH alto com T4L baixo:* hipotireoidismo primário.
  - *TSH alto com T4L alto:* hipertireoidismo secundário ou terciário.
  - *TSH baixo com T4L alto:* hipertireoidismo primário.
  - *TSH baixo com T4L baixo:* hipertireoidismo secundário ou terciário.
  - *T3L:* geralmente acompanha os níveis de T4 L, com algumas exceções, como no caso do bócio multinodular tóxico (os níveis de T4L podem ser evidenciados dentro dos valores de referência com níveis de T3L elevados e TSH diminuído) e de tireotoxicose factícia pelo uso de T3 (os níveis de T3L estão elevados com redução de T4L e de TSH). Cabe ressaltar, também, que, no hipotireoidismo primário, as alterações dos níveis de T3L demoram um pouco mais para serem evidenciadas em comparação com as alterações de T4L.

Paratormônio[1,8]

- *Função:* atua diretamente na regulação do metabolismo ósseo e dos níveis de Ca no organismo. Auxilia na identificação de distúrbios relacionados à desmineralização óssea, os quais podem causar dores articulares, ósseas e musculoesqueléticas, além de fraqueza muscular e aumento do risco de osteoporose e fraturas, que também contribuem para quadros de dor crônica.
- *Valores de referência:* 10 a 65 pg/mL para adultos.
- *Significado clínico:*
  - *Alto:* hiperparatireoidismo primário, pseudo-hipoparatireoidismo, hipoparatireoidismo secundário.
  - *Baixo:* hipoparatireoidismo primário, hiperparatireoidismo secundário.

PERFIL INFLAMATÓRIO, AUTOIMUNIDADE E REUMATOLÓGICO

Marcadores gerais de inflamação

Os marcadores inflamatórios são substâncias presentes no organismo que aumentam sua concentração em resposta aos processos inflamatórios e desempenham um papel crucial na detecção e monitoramento de doenças inflamatórias.

Esses marcadores podem ser proteínas, enzimas e componentes celulares que refletem a presença e a intensidade da inflamação no corpo. A avaliação desses marcadores é essencial para o diagnóstico e acompanhamento de doenças inflamatórias, como artrite reumatoide (AR), doença inflamatória intestinal e infecções.

Poteína C-reativa

- *Função:* importante no monitoramento dos processos inflamatórios, pois se trata de um sensível reagente de fase aguda. Eleva em quadros infecciosos, traumas, após cirurgias e nas proliferações neoplásicas.
- *Valores de referência:* < 5 mg/L.
- *Significado clínico:*
  - *Elevada em infecção, inflamação e lesões teciduais.*

Proteína C-reativa ultrassensível

- *Função:* os ensaios mais sensíveis, de "alta sensibilidade", são considerados um importante preditor de doença aterosclerótica e risco cardiovascular.
- *Valores de referência:* < 1 mg/L.
- *Significado clínico:*
  - *Níveis intermediários (1 a 3 mg/L) indicam risco moderado de eventos cardiovasculares.*

  Obs.: a interpretação dos valores para risco cardiovascular somente pode ser realizada na ausência de quadros inflamatórios sistêmicos.

Velocidade de hemossedimentação

- *Função:* exame inespecífico, porém útil na avaliação de pacientes com suspeita de processos infecciosos, inflamatórios ou neoplásicos.
- *Valores de referência:* < 20 mm/h (masculino) e < 30 mm/h (feminino).
- *Significado clínico:*
  - *Elevado em doenças inflamatórias crônicas, infecção e malignidades.*

Alfa-1 glicoproteína ácida (orosomucoide)

- *Função:* proteína de fase aguda sintetizada no fígado, sendo o principal constituinte da fração mucoproteínas do plasma.
- *Valores de referência:* 0,6 g/L a 1,2 g/L.
- *Significado clínico:*
  - *Elevada em processos inflamatórios, infecciosos e neoplásicos.*

Fibrinogênio

- *Função:* o fibrinogênio é uma proteína envolvida na coagulação sanguínea e sua concentração aumenta em resposta à inflamação. Avalia inflamação e risco de trombose.
- *Valores de referência:* 200 a 400 mg/dL.
- *Significado clínico:*
  - Níveis elevados de fibrinogênio estão associados a um maior risco de eventos cardiovasculares e podem ser úteis na avaliação do estado inflamatório do organismo.

Autoimunidade e doenças reumáticas

- *Função:* o FR e o anti-CCP são os principais testes utilizados na avaliação diagnóstica e prognóstica de pacientes com AR, que é a doença reumática autoimune mais comum na população. O anti-CCP apresenta sensibilidade semelhante à do FR e especificidade superior à deste, para o diagnóstico da AR, incluindo as formas precoces da doença.

Fator reumatoide (FR)[1,8]

- *Função:* detecta autoanticorpos (AAs) em doenças como AR.
- *Valores de referência:* < 20 IU/mL.
- *Significado clínico:*
  - *Elevado em AR, lúpus e síndrome de Sjögren, esclerose sistêmica e vasculites.*

Anti-CCP (peptídeo citrulinado cíclico)[21]

- *Função:* marcador específico para diagnóstico e prognóstico de AR. São AAs que reagem contra peptídeos citrulinados, formas alteradas de proteínas presentes nas articulações inflamadas de pacientes com AR.
- *Valores de referência:* negativo (< 20 U/mL).
- *Significado clínico:*
  - *Elevado em AR.*

Fator antinuclear[8,22]

- *Função:* a pesquisa de AA contra antígenos celulares é tradicionalmente denominada "teste do FAN". O exame do FAN é um importante auxílio diagnóstico para as doenças reumáticas autoimunes (DRAI), como LES, síndrome de Sjögren, esclerose sistêmica, dermatomiosite/polimiosite e doença mista do tecido conjuntivo (DMTC).

  O teste do FAN é realizado em duas etapas: 1 – triagem para avaliar a presença de AA; se o teste de triagem for positivo parte-se para a etapa 2 – confirmação com testes específicos para determinar qual o anticorpo presente.
- *Valores de referência:* ausência de anticorpos.
- *Significado clínico:*
  - Positivo em lúpus, esclerodermia e doenças mistas do tecido conjuntivo.
  - *Pelo fato de ser um teste com alta sensibilidade, baixa especificidade e baixo valor preditivo positivo, os resultados positivos devem ser analisados de acordo com o contexto clínico do paciente, o título e o padrão de fluorescência celular.*

Anti-DNA de cadeia dupla, anti-Ro, anti-La, anti-RNP e anti-Smith[108]

Anti-dsDNA: indicado quando há forte suspeita de LES em pacientes com teste de FAN positivo, especialmente com padrão homogêneo ou pontilhado grosso e também para acompanhamento de pacientes já diagnosticados.[109,110]

Anti-Ro e SS-B: indicado na suspeita de doenças autoimunes, especialmente, síndrome de Sjögren, LES. Úteis para **confirmar uma suspeita clínica** e não como rastreio generalizado.[110]

Anti-RNP: suspeita de conectivopatia (artrite inflamatória, fenômeno de Raynaud, *rash* cutâneo, miosite, *sicca*), **DMTC** e/ou na avaliação de paciente LES diagnosticado.[111,112]

Anti-Smith: suspeita de LES, principalmente na fase aguda da doença. Apresenta alta especificidade para o LES, porém sua sensibilidade, nesses pacientes, é de apenas 25% a 30%, geralmente durante a fase aguda da doença. É raro aparecer em outras desordens. Dessa forma, alguns estudos associam sua presença com nefrite branda de surto benigno, outros o associam com envolvimento do SNC, quando manifestação única do LES.[111,112]

MARCADORES PARA AVALIAÇÃO NEUROMUSCULAR E ÓSSEA

Avaliação neuromuscular

O laboratório clínico tem uma importante contribuição tanto no diagnóstico como no monitoramento de pacientes já diagnosticados com desordens neuromusculares, seja por meio da determinação de marcadores de lesão muscular, seja como marcadores inflamatórios e metabólicos.

Entre os principais marcadores de lesão muscular, podemos destacar a CK, aldolase, LDH e mioglobina. Esses marcadores contribuem para a detecção e avaliação de danos musculares. Portanto, podem auxiliar no diagnóstico de miopatias inflamatórias, distrofias e miopatias metabólicas. As principais contribuições de cada marcador estão descritas a seguir, entretanto, cabe ressaltar que exames complementares e mais específicos, descritos nas Tabelas 3 a 7, podem ser necessários para uma avaliação mais completa, especialmente para diferenciar a causa/origem da dor apresentada (p. ex., autoimune, deficiência nutricional etc.), a fim de possibilitar um diagnóstico diferencial mais preciso.[113]

Creatina quinase

- *Função:* indicador de danos na musculatura esquelética, sinalizando condições como distrofias, miopatias inflamatórias e rabdomiólise. Auxilia também no monitoramento da toxicidade muscular associada a certos medicamentos, como estatinas, fibratos, antirretrovirais e antagonistas do receptor de angiotensina II.
- *Valores de referência:*
  - *Masculino:* 38 a 174 U/L.
  - *Feminino:* 26 a 140 U/L.
- *Significado clínico:*
  - A atividade de CK está elevada em quase todos os pacientes quando ocorre lesão, inflamação ou necrose do músculo esquelético ou cardíaco, o que justifica a atividade elevada observada em pacientes com IAM. O aumento decorrente do comprometimento muscular pode decorrer de traumas, exercícios intensos ou condições inflamatórias, como miopatias e, muitas vezes, pode ser o único sinal de doença neuromuscular subclínica. Na destruição muscular massiva, como é o caso da rabdomiólise, a atividade CK pode se apresentar significativamente elevada, podendo exceder 200 vezes o limite do valor de referência. Nas distrofias e doenças musculares, a avaliação da atividade de CK pode ser útil tanto no diagnóstico como na avaliação da progressão da lesão muscular. Na distrofia muscular de Duchenne, a atividade enzimática no soro aumenta na infância e pode continuar elevada por muito tempo antes da manifestação clínica da doença. Valores elevados podem ser observados também nos casos de miosite viral, polimiosite e em outras doenças musculares semelhantes, entretanto a atividade de CK não se altera em algumas doenças neurogênicas como, miastenia gravis, esclerose múltipla, polimiosite e doença de Parkinson. Cabe ressaltar que atividade elevada de CK pode ser observada também em pacientes com IAM.[1,114,115]

Desidrogenase láctica

- *Função:* embora seja um marcador inespecífico, já que a enzima é amplamente distribuída entre os tecidos do organismo, em pacientes com dor crônica, a avaliação da atividade de LDH pode auxiliar na avaliação de processos de lesão tecidual e inflamação envolvendo musculatura esquelética.
- *Valores de referência:* 140 a 280 U/L.
- *Significado clínico:*
  - A ampla distribuição tecidual da LDH confere baixa especificidade a esse marcador, sobretudo se analisado isoladamente. Assim, atividade elevada de LDH pode ser observada em diversas situações clínicas como IAM, hepatite, hemólise e em decorrência de doenças pulmonares e musculares. Entretanto, elevações de LDH em pacientes com suspeita clínica ou com diagnóstico de comprometimento muscular sugerem lesão ou necrose no músculo esquelético ou, ainda, processos inflamatórios musculares persistentes. A LDH tem papel relevante nas áreas de Hematologia e de Oncologia, como um marcador de hemólise na anemia megaloblástica e no monitoramento de leucemia, doença de Hodgkin, linfoma não Hodgkin, tumores testiculares, ovarianos e em casos de metástase hepática.[1]

Aldolase

- *Função:* indicador de lesão muscular ou inflamação em doenças musculares, sendo uma importante ferramenta na avaliação de pacientes com dor crônica que apresentem suspeita de envolvimento muscular. Quando combinada com a CK, pode contribuir para o diagnóstico da origem da dor, diferenciando entre causas musculares e outras etiologias, entretanto cabe ressaltar que, geralmente, a atividade de CK se eleva antes da aldolase nas doenças musculares.

- *Valores de referência:* 1 U/L a 7,5 U/L.
- *Significado clínico:*
  - A atividade elevada de aldolase pode ser observada em decorrência de danos ou inflamação do tecido muscular, sugerindo a presença de miopatias inflamatórias como polimiosite, dermatomiosite e condições de degeneração muscular.[1,114]

Lactato e piruvato

- *Função:* são parâmetros importantes na avaliação de distúrbios metabólicos e mitocondriais, os quais podem estar envolvidos na perpetuação da dor. O aumento da produção de lactato a partir do piruvato, processo comum em pacientes com dor crônica, pode indicar metabolismo energético insuficiente, o que ocasiona menor geração de ATP e aumento de metabólitos pró-inflamatórios. Assim, processos inflamatórios podem ser exacerbados pelo acúmulo de lactato e pelo desequilíbrio na razão lactato/piruvato.[1,8]
- *Valores de referência:*
  - *Lactato:* 0,5 a 1,5 mmol/L.
  - *Piruvato:* 0,03 a 0,08 mmol/L.
- *Significado clínico:*
- *Níveis elevados de lactato:* estudos têm demonstrado o aumento dos níveis de lactato em pacientes com fibromialgia, neuropatia diabética e síndrome da fadiga crônica. Além disso, podem ser observados em situações clínicas como choque, hipovolemia e insuficiência ventricular esquerda em decorrência de hipóxia tecidual, e associadas a alterações metabólicas consequentes a doenças como DM, neoplasias, doenças hepáticas, ao uso de medicamentos ou toxicantes (salicilatos, metanol, etanol) e a erros inatos do metabolismo de carboidratos.
- *Níveis diminuídos de lactato:* podem ser observados na alcalose, na hiperventilação e na hipotermia prolongada.
- *Níveis elevados de piruvato:* podem ser decorrentes de deficiência enzimática (piruvato desidrogenase, piruvato carboxilase), intoxicação por arsênio e mercúrio, hipóxia tecidual, doenças glicolíticas e falência hepática.
- *Níveis diminuídos de piruvato:* podem ocorrer no déficit de tiamina, na hipoglicemia prolongada e na insuficiência hepática.
- *Razão lactato/piruvato aumentada:* hipóxia, doenças mitocondriais, intoxicação com agentes que bloqueiam a fosforilação oxidativa (p. ex., cianeto).
- *Razão lactato/piruvato diminuída:* deficiência de LDH, doenças metabólicas hereditárias por deficiência de piruvato desidrogenase (aumento de lactato e piruvato).[1,116]

Marcadores ósseos

A avaliação de marcadores ósseos em pacientes com dor crônica é fundamental não somente nas situações em que os sintomas estão associados a alterações no metabolismo ósseo, mas também para o diagnóstico e monitoramento de condições que possam afetar a estrutura e a qualidade dos ossos com o decorrer do tempo. Assim, podem contribuir para identificar precocemente alterações que possam levar ao comprometimento do metabolismo ósseo, contribuindo, assim, para uma abordagem mais abrangente do paciente.[7,117,118] A seguir, estão descritos os principais marcadores ósseos que podem contribuir para avaliação de pacientes com dor crônica, lembrando que para a avaliação complementar, outros parâmetros já abordados em seções anteriores, devem ser considerados, conforme a situação clínica.

Fosfatase alcalina óssea

- *Função:* indicador de formação óssea global, produzida por osteoblastos durante a fase de maturação da matriz. Tem a meia-vida longa, sendo, portanto, menos sensível que outros marcadores de formação óssea. Entretanto, quando avaliada junto com os resultados de fosfatase alcalina total, fornece altas sensibilidade e especificidade clínica para o diagnóstico e monitoramento da doença de Paget.[1,118,119]
- *Valores de referência:* 5 a 20 μg/L.

- *Significado clínico:*
  - *A atividade de fosfatase alcalina óssea mais elevada tem sido relatada na doença de Paget. Outras situações clínicas que cursam com aumento da atividade da enzima são:* deficiência de vitamina D (osteomalacia e raquitismo); hiperparatireoidismo primário e secundário (aumento moderado); câncer ósseo osteogênico (elevação significativa); osteoporose (levemente aumentada); na cura de fraturas (elevações transitórias); e no crescimento ósseo fisiológico.[117]

Osteocalcina

- *Função:* indicador de formação óssea cujas concentrações se alteram rapidamente em situações que afetam a remodelação óssea, sendo útil no diagnóstico e monitoramento de condições como osteoporose e outras doenças metabólicas ósseas assim como na avaliação da eficácia das intervenções terapêutica.[117]
- *Valores de referência:*
  - *Masculino:* 9,6 a 40μg/mL.
  - *Feminino (menopausa):* 8,4 a 33,9 μg/mL.
  - *Feminino (pós-menopausa) 12,8 a 55 μg/mL.*
- *Significado clínico:*
  - Níveis elevados podem ser observados na doença de Paget, no hiperparatireoidismo primário, no hipertireoidismo e durante a reparação óssea (cicatrização de fraturas).[117]

Propeptídeo do colágeno Tipo I (P1NP)

- *Função:* o colágeno tipo 1 é responsável por 90% da matriz orgânica do osso e a avaliação dos níveis de propeptídeo do colágeno tipo I (P1NP) é útil na avaliação do metabolismo ósseo, tanto em relação ao diagnóstico como no monitoramento de condições que afetam a formação e a remodelação óssea. A determinação de P1NP tem sido recomendada como um marcador de referência para estudos de osteoporose.
- *Valores de referência:*
  - *Masculino:* 38 a 202 μg/L.
  - *Feminino:* 50 a 170 μg/L.
- *Significado clínico:*
  - Níveis elevados são observados no aumento da atividade osteoblástica e de turnover ósseo como doença de Paget, na osteoporose, no hiperparatireoidismo primário e hipertireoidismo.[1,117]

Referências bibliográficas

1. Burtis CA, Bruns DE. Tietz fundamentos de quimica clinica e diagnostico molecular. 7. ed. Rio de Janeiro: Guanabara Koogan. 2016;1-1106.
2. Tracey I, Woolf CJ, Andrews NA. Composite pain biomarker signatures for objective assessment and effective treatment. Neuron. Cell Press. 2019;101:783-800.
3. Eldabe S, Obara I, Panwar C, Caraway D. Biomarkers for chronic pain: significance and summary of recent advances. Pain research and management. Hindawi Limited; 2022.
4. Ellison DL. Physiology of pain. Crit Care Nurs Clin North Am. 2017;29(4):397-406.
5. Ministério da Saúde. Protocolo clínico e diretrizes terapêuticas da dor crônica. 2024. [2025; Mar. 14]. Disponível em: https://www.gov.br/saude/pt-br/assuntos/pcdt.
6. Mackey S, Aghaeepour N, Gaudilliere B, Kao MC, Kaptan M, Lannon E, et al. Innovations in acute and chronic pain biomarkers: enhancing diagnosis and personalized therapy. Reg Anesth Pain Med. 2025;50(2):110-20.
7. Cabral PRF, Pereira Júnior JC, Nunes JRDS, Nascimento JGN Do. Uso de marcadores tumorais para o diagnóstico do câncer: uma revisão de literatura. Research, Society and Development. 2020;9(11):e83891110601.
8. McPherson RA, Pincus MR. Henry's clinical diagnosis and management by laboratory methods. 23. ed. Amsterdã: Elsevier; 2016;1-1584.
9. AbuRahma AF, Avgerinos ED, Chang RW, Darling RC, Duncan AA, Forbes TL, et al. Society for vascular surgery clinical practice guidelines for management of extracranial cerebrovascular disease. J Vasc Surg. 2022;75(1):4S-22S.
10. Whelan E, Kalliala I, Semertzidou A, Raglan O, Bowden S, Kechagias K, et al. Risk factors for ovarian cancer: an umbrella review of the literature. Cancers (Basel). 2022;14(11):2708.
11. Fu Y, Li H. Assessing clinical significance of serum CA15-3 and carcinoembryonic anti-

gen (CEA) levels in breast cancer patients: a meta-analysis. Medical Science Monitor. 2016;22:3154-62.
12. Su SB. Carbohydrate antigen 19-9 for differential diagnosis of pancreatic carcinoma and chronic pancreatitis. World J Gastroenterol. 2015;21(14):4323.
13. Wang W, Seeruttun SR, Fang C, Chen J, Li Y, Liu Z, et al. Prognostic Significance of Carcinoembryonic Antigen Staining in Cancer Tissues of Gastric Cancer Patients. Ann Surg Oncol. 2016;23(4):1244-51.
14. Peng W, Pan Y, Xie L, Yang Z, Ye Z, Chen J, et al. The emerging therapies are reshaping the first-line treatment for advanced hepatocellular carcinoma: a systematic review and network meta-analysis. Therap Adv Gastroenterol. 2024;17.
15. Stabile G, Scalia MS, Stampalija T, Bruno M, Laganà AS, Sartore A, et al. Placental chorangiocarcinoma a specific histological pattern of uncertain incidence and clinical impact: systematic review of the literature. J Clin Med. 2023;12(9):3065.
16. van Westrhenen A, Smidt LCA, Seute T, Nierkens S, Stork ACJ, Minnema MC, et al. Diagnostic markers for CNS lymphoma in blood and cerebrospinal fluid: a systematic review. Br J Haematol. 2018;182(3):384-403.
17. Wang Y, Yang F, Shen Y, Zhang W, Wang J, Chang VT, et al. Maintenance therapy with immunomodulatory drugs in multiple myeloma: a meta-analysis and systematic review. JNCI: Journal of the National Cancer Institute. 2016;108(3).
18. Gertz MA. Waldenström macroglobulinemia: 2023 update on diagnosis, risk stratification, and management. Am J Hematol. 2023;98(2):348-58.
19. Merriel SWD, Pocock L, Gilbert E, Creavin S, Walter FM, Spencer A, et al. Systematic review and meta-analysis of the diagnostic accuracy of prostate-specific antigen (PSA) for the detection of prostate cancer in symptomatic patients. BMC Med. 2022;20(1):54.
20. Cruvinel W de M, Andrade LEC, Dellavance A, Ximenes AC, Bichara CDA, Mangueira CLP, et al. VI Brazilian consensus guidelines for detection of anti-cell autoantibodies on HEp-2 cells. Advances in Rheumatology. 2022;62(1).
21. Rahali FZ, Tarmidi M, Hazime R, Admou B. Clinical significance of anti-cyclic citrullinated peptide (anti-CCP) antibodies in rheumatoid arthritis: literature review. SN Compr Clin Med. 2023;5(1):272.
22. Gordon C, Amissah-Arthur MB, Gayed M, Brown S, Bruce IN, D'Cruz D, et al. The british society for rheumatology guideline for the management of systemic lupus erythematosus in adults. Rheumatology. 2018;57(1):e1-45.
23. Bianchi E, Rogge L. The IL-23/IL-17 pathway in human chronic inflammatory diseases – new insight from genetics and targeted therapies. Genes Immun. 2019;20(5):415-25. [2025 Mar. 14]. Disponível em: https://www.sciencedirect.com/science/article/pii/S1286457919300693.
24. Scally SW, Petersen J, Law SC, Dudek NL, Nel HJ, Loh KL, et al. A molecular basis for the association of the HLA-DRB1 locus, citrullination, and rheumatoid arthritis. Journal of Experimental Medicine. 2013;210(12):2569-82.
25. Kaye AD, Perilloux DM, Hawkins AM, Wester GC, Ragaland AR, Hebert S V, et al. Tumor necrosis factor and interleukin modulators for pathologic pain states: a narrative review. Pain and Therapy. Adis. 2024;13:481-93.
26. Elkoshi Z. TGF-β, IL-1β, IL-6 levels and TGF-β/Smad pathway reactivity regulate the link between allergic diseases, cancer risk, and metabolic dysregulations. Front Immunol. 2024;15.
27. Menees SB, Powell C, Kurlander J, Goel A, Chey WD. A Meta-analysis of the utility of c--reactive protein, erythrocyte sedimentation rate, fecal calprotectin, and fecal lactoferrin to exclude inflammatory bowel disease in adults with IBS. American Journal of Gastroenterology. 2015;110(3):444-54.
28. Bryce C, Bucaj M. Fecal calprotectin for the evaluation of inflammatory bowel disease. Am Fam Physician. 2021;104(3):303. [Acesso em 14 mar. 2025]. Disponível em: www.aafp.org/afp.
29. Sorić Hosman I, Kos I, Lamot L. Serum amyloid a in inflammatory rheumatic diseases: a compendious review of a renowned biomarker. Frontiers in Immunology. Frontiers Media S.A.; 2021;11.
30. Solomon AJ, Arrambide G, Brownlee WJ, Flanagan EP, Amato MP, Amezcua L, et al. Personal view differential diagnosis of suspected multiple sclerosis: an updated consensus approach; 2023;22. [2025 Mar. 14]. Disponível em: www.thelancet.com/neurology.
31. Eldufani J, Blaise G. The role of acetylcholinesterase inhibitors such as neostigmine and rivastigmine on chronic pain and cognitive function in aging: a review of recent clinical applications. Alzheimer's and Dementia: Translational Research and Clinical Interventions. Elsevier Inc. 2019;5:175-83.
32. Qiu R, Wang Z, Wei X, Sui H, Jiang Z, Yu X fan. The pathogenesis of anti-signal recogni-

tion particle necrotizing myopathy: a review. Biomedicine and Pharmacotherapy. Elsevier Masson s.r.l.; 2022;156.
33. Narayanaswami P, Sanders DB, Wolfe G, Benatar M, Cea G, Evoli A, et al. International consensus guidance for management of myasthenia gravis: 2020 Update. Neurology. Lippincott Williams and Wilkins. 2021;96:114-22.
34. Yang BF, Li D, Liu CL, Luo Y, Shi J, Guo XQ, et al. Advances in rhabdomyolysis: a review of pathogenesis, diagnosis, and treatment. Chinese Journal of Traumatology; 2025. [2025 Mar. 14]. Disponível em: https://linkinghub.elsevier.com/retrieve/pii/S1008127525000100.
35. Satoh M, Tanaka S, Ceribelli A, Calise SJ, Chan EKL. A Comprehensive overview on myositis-specific antibodies: new and old biomarkers in idiopathic inflammatory myopathy. Clinical Reviews in Allergy and Immunology. Humana Press Inc.; 2017;52.
36. Wanleenuwat P, Iwanowski P, Kozubski W. Antiganglioside antibodies in neurological diseases. J Neurol Sci. 2020;408:116576.
37. Wu CH, Chang YF, Chen CH, Lewiecki EM, Wüster C, Reid I, et al. Consensus statement on the use of bone turnover markers for short-term monitoring of osteoporosis treatment in the Asia-Pacific region. Journal of Clinical Densitometry. 2021;24(1):3-13.
38. Coates P. Australian family physician. Bone turnover markers; 2013. [2025 Mar. 14]. Disponível em: https://www.racgp.org.au/afp/2013/may/bone-turnover-markers.
39. Zong Y, Li H, Liao P, Chen L, Pan Y, Zheng Y, et al. Mitochondrial dysfunction: mechanisms and advances in therapy. Signal Transduction and Targeted Therapy. Springer Nature; 2024;9.
40. Mantur M, Łukaszewicz-Zajac M, Mroczko B, Kułakowska A, Ganslandt O, Kemona H, et al. Cerebrospinal fluid leakage-Reliable diagnostic methods. Clinica Chimica Acta. 2011;412:837-40.
41. International association for the study of pain. Biomarcadores genéticos de estados de dor; 2022.
42. Naureen Z, Lorusso L, Manganotti P, Caruso P, Mazzon G, Cecchin S, et al. Genetics of pain: from rare mendelian disorders to genetic predisposition to pain. Acta Biomedica. Mattioli 1885;2020(91):1-7.
43. Crews KR, Monte AA, Huddart R, Caudle KE, Kharasch ED, Gaedigk A, et al. Clinical pharmacogenetics implementation consortium guideline for CYP2D6, OPRM1, and COMT Genotypes and Select Opioid Therapy. Clinical Pharmacology and Therapeutics. John Wiley and Sons Inc. 2021;110:888-96.
44. Mulder TAM, van Eerden RAG, de With M, Elens L, Hesselink DA, Matic M, et al. CYP3A4*22 Genotyping in clinical practice: ready for implementation? Frontiers in Genetics. Frontiers Media S.A. 2021;12.
45. Daly AK, Rettie AE, Fowler DM, Miners JO. Pharmacogenomics of CYP2C9: Functional and clinical considerations. Journal of Personalized Medicine. MDPI AG; 2018;8.
46. Korczeniewska OA, Kuo F, Huang CY, Nasri-Heir C, Khan J, Benoliel R, et al. Genetic variation in catechol-O-methyltransferase is associated with individual differences in conditioned pain modulation in healthy subjects. Journal of Gene Medicine. 2021;23(11).
47. Louca Jounger S, Christidis N, Hedenberg-Magnusson B, List T, Svensson P, Schalling M, et al. Polymorphisms in the HTR2A and HTR3A Genes Contribute to Pain in TMD Myalgia. Frontiers in Oral Health. 2021;2.
48. Ovrom EA, Mostert KA, Khakhkhar S, McKee DP, Yang P, Her YF. A Comprehensive review of the genetic and epigenetic contributions to the development of fibromyalgia. Biomedicines. MDPI; 2023;11.
49. Qadri YJ, Bortsov AV, Orrey DC, Swor RA, Peak DA, Jones JS, et al. Genetic polymorphisms in the dopamine receptor 2 predict acute pain severity after motor vehicle collision. Clinical Journal of Pain. 2015;31(9):768-75.
50. Lindstedt F, Berrebi J, Greayer E, Lonsdorf TB, Schalling M, Ingvar M, et al. Conditioned pain modulation is associated with common Polymorphisms in the serotonin transporter gene. PLoS One. 2011;6(3).
51. Huang C, van Wijnen AJ, Im HJ. Serotonin transporter (5-Hydroxytryptamine Transporter, SERT, SLC6A4) and sodium-dependent reuptake inhibitors as modulators of pain behaviors and analgesic responses. Journal of Pain. Elsevier B.V.; 2024;25:618-31.
52. Sun K, Guo J, Yao X, Guo Z, Guo F. Growth differentiation factor 5 in cartilage and osteoarthritis: a possible therapeutic candidate. Cell Prolif. 2021;54(3).
53. La Q, Baloch A, Bachhu S. The role of genetic variants in osteoporosis and fracture susceptibility: implications for precision orthopedic treatment; 2024.
54. Cronin O, Subedi D, Forsyth L, Goodman K, Lewis SC, Keerie C, et al. Characteristics of early paget's disease in SQSTM1 Mutation carriers: baseline analysis of the zipp study cohort. journal of bone and mineral research. 2020;35(7):1246-52.

55. Koper-Lenkiewicz OM, Sutkowska K, Wawrusiewicz-Kurylonek N, Kowalewska E, Matowicka-Karna J. Proinflammatory cytokines (IL-1, -6, -8, -15, -17, -18, -23, TNF-α) Single Nucleotide Polymorphisms in Rheumatoid Arthritis—A Literature Review. Int J Mol Sci. 2022;23(4):2106.
56. Meisler MH, Hill SF, Yu W. Sodium channelopathies in neurodevelopmental disorders. Nat Rev Neurosci. 2021;22(3):152-66.
57. Dormer A, Narayanan M, Schentag J, Achinko D, Norman E, Kerrigan J, et al. A Review of the therapeutic targeting of SCN9A and Nav1.7 for Pain Relief in Current Human Clinical Trials. Journal of Pain Research. Dove Medical Press Ltd; 2023;16:1487-98.
58. El-Hattab AW, Adesina AM, Jones J, Scaglia F. MELAS syndrome: Clinical manifestations, pathogenesis, and treatment options. Mol Genet Metab. 2015;116(1-2):4-12.
59. Lorenzoni PJ, Scola RH, Kay CSK, Silvado CES, Werneck LC. When should MERRF (myoclonus epilepsy associated with ragged-red fibers) be the diagnosis? Arq Neuropsiquiatr. 2014;72(10):803-11.
60. van den Ameele J, Fuge J, Pitceathly RDS, Berry S, McIntyre Z, Hanna MG, et al. Chronic pain is common in mitochondrial disease. Neuromuscular Disorders. 2020;30(5):413-9.
61. Saporta ASD, Sottile SL, Miller LJ, Feely SME, Siskind CE, Shy ME. Charcot-marie-tooth disease subtypes and genetic testing strategies. Ann Neurol. 2011;69(1):22-33.
62. Eggermann K, Gess B, Häusler M, Weis J, Hahn A, Kurth I. Hereditary neuropathies. dtsch arztebl Int; 2018;9.
63. Ng KWP, Chin HL, Chin AXY, Goh DLM. Using gene panels in the diagnosis of neuromuscular disorders: a mini-review. Front Neurol. 2022;13.
64. Oshiro C, Mangravite L, Klein T, Altman R. PharmGKB very important pharmacogene: SLCO1B1. Pharmacogenet Genomics. 2010;20(3):211-6.
65. Tuteja S, Rader DJ. SLCO1B1 and Statin Therapy. Circ Genom Precis Med. 2018;11(9).
66. Oliveira RG de AM de, Silva GAF. Os principais erros da fase pré-analítica de exames laboratoriais. Revista brasileira de análises clínicas. 2022;54(1):16-25.
67. Martinello F, Seidler AB, Anghebem MI. Reference change value: uma ferramenta do laboratório para interpretar resultados de exames. Revista Brasileira de Análises Clínicas. 2024;56(3):211-20.
68. Odhiambo C, Oyaro B, Odipo R, Otieno F, Alemnji G, Williamson J, et al. Evaluation of locally established reference intervals for hematology and biochemistry parameters in western kenya. PLoS One. 2015;10(4):e0123140.
69. Rolim LC, Koga da Silva EM, De Sá JR, Dib SA. A systematic review of treatment of painful diabetic neuropathy by pain phenotype versus treatment based on medical comorbidities. Front Neurol. 2017;8.
70. Feldman EL, Callaghan BC, Pop-Busui R, Zochodne DW, Wright DE, Bennett DL, et al. Diabetic neuropathy. Nat Rev Dis Primers. 2019;5(1):41.
71. Senesi P, Ferrulli A, Luzi L, Terruzzi I. Diabetes mellitus and cardiovascular diseases: nutraceutical interventions related to caloric restriction. Int J Mol Sci. 2021;22(15):7772.
72. Rodacki M, Cobas RA, Zajdenverg L, Silva Júnior WS da, Giacaglia L, Calliari LE, et al. Diagnóstico de diabetes mellitus. In: Diretriz da Sociedade Brasileira de Diabetes; 2024.
73. ElSayed NA, Aleppo G, Bannuru RR, Bruemmer D, Collins BS, Ekhlaspour L, et al. Diagnosis and Classification of Diabetes: Standards of Care in Diabetes-2024. Diabetes Care. 2024;47(1):S20-42.
74. Newsome PN, Cramb R, Davison SM, Dillon JF, Foulerton M, Godfrey EM, et al. Guidelines on the management of abnormal liver blood tests. Gut. 2018;67(1):6-19.
75. Wong CR, Njei B, Nguyen MH, Nguyen A, Lim JK. Survival after treatment with curative intent for hepatocellular carcinoma among patients with vs without non-alcoholic fatty liver disease. Aliment Pharmacol Ther. 2017;46(11-12):1061-9.
76. Guerra-Ruiz AR, Crespo J, López Martínez RM, Iruzubieta P, Casals Mercadal G, Lalana Garcés M, et al. Bilirrubina: medición y utilidad clínica en la enfermedad hepática. Advances in Laboratory Medicine / Avances en Medicina de Laboratorio. 2021;2(3):362-72.
77. Petrelli F, Manara M, Colombo S, De Santi G, Ghidini M, Mariani M, et al. Hepatocellular carcinoma in patients with nonalcoholic fatty liver disease: a systematic review and meta-analysis. Neoplasia. 2022;30:100809.
78. Degasperi E, Colombo M. Distinctive features of hepatocellular carcinoma in non-alcoholic fatty liver disease. Lancet Gastroenterol Hepatol. 2016;1(2):156-64.
79. Jenkins DJA, Spence JD, Giovannucci EL, Kim Y, Josse RG, Vieth R, et al. Supplemental vitamins and minerals for cardiovascular disease

prevention and treatment. J Am Coll Cardiol. 2021;77(4):423-36.

80. Shakarami A. Association between nutrients and cardiovascular diseases. Curr Cardiol Rev. 2024;20(1).
81. Ferreira CES, Maeda SS, Batista MC, Lazaretti-Castro M, Vasconcellos LS, Madeira M, et al. Consensus – reference ranges of vitamin D [25(OH)D] from the Brazilian medical societies. Brazilian Society of Clinical Pathology/Laboratory Medicine (SBPC/ML) and Brazilian Society of Endocrinology and Metabolism (SBEM). J Bras Patol Med Lab. 2017;53(6).
82. Nogueira-de-Almeida CA, Fernandes SL, Soriano E de A, Lourenço DM, Zotarelli Filho IJ, lucif Junior N, et al. Consensus of the Brazilian association of nutrology on diagnosis, prophylaxis, and treatment of vitamin B12 deficiency. International Journal of Nutrology. 2023;16(1).
83. Merck Co Inc. Manual MSD- Versão para profissionais de Saúde; 2025. [2025 Mar. 14]. Disponível em: https://www.msdmanuals.com/pt/profissional/dist%C3%BArbios-nutricionais.
84. Chen Z, Xing Y, Yu X, Dou Y, Ma D. Effect of folic acid intake on infant and child allergic diseases: systematic review and meta-analysis. Front Pediatr. 2021;8.
85. arry MJ, Nicholson WK, Silverstein M, Chelmow D, Coker TR, Davis EM, et al. Folic Acid supplementation to prevent neural tube defects. JAMA. 2023;330(5):454.
86. Ingles DP, Cruz Rodriguez JB, Garcia H. Supplemental vitamins and minerals for cardiovascular disease prevention and treatment. curr cardiol rep. 2020;22(4):22.
87. Srivastava AK, Reutovich AA, Hunter NJ, Arosio P, Bou-Abdallah F. Ferritin microheterogeneity, subunit composition, functional, and physiological implications. Sci Rep. 2023;13(1):19862.
88. McCullough K, Bolisetty S. Ferritins in kidney disease. semin nephrol. 2020;40(2):160-72.
89. Martínez-Morillo E, Bauça JM. Biochemical diagnosis of Wilson's disease: an update. Advances in Laboratory Medicine / Avances en Medicina de Laboratorio. 2022;3(2):103-13.
90. McPherson RA, Pincus MR. Henry's clinical diagnosis and management by laboratory methods. 23. ed. Amsterdã: Elsevier; 2016;1-1584.
91. Faludi A, Izar M, Saraiva J, Chacra A, Bianco H, Afiune Neto A, et al. Atualização da diretriz brasileira de dislipidemias e prevenção da aterosclerose - 2017. Arq Bras Cardiol. 2017;109(1). [2025 Mar. 14]. Disponível em: https://abccardiol.org/wp-content/uploads/articles_xml/0066-782X-abc-109-02-s1-0001/0066-782X-abc-109-02-s1-0001.x60556.pdf.
92. Lucas GNC, Leitaõ ACC, Alencar RL, Xavier RMF, Daher EDF, Silva GB Da. Pathophysiological aspects of nephropathy caused by non-steroidal anti-inflammatory drugs. Brazilian Journal of Nephrology. 2019;41(1):124-30.
93. Dewar MJ, Chin JL. Chronic renal pain: an approach to investigation and management. Canadian Urological Association Journal. 2018;12(6S3):S167-70.
94. Mastroianni KG, Bezerra SJG, Quintiliano BSA, Abensur H, Egídio RJJ, Gomes BM, et al. Estimativa da taxa de filtração glomerular na prática clínica: posicionamento consensual da Sociedade Brasileira de Nefrologia (SBN) e Sociedade Brasileira de Patologia Clínica e Medicina Laboratorial (SBPC/ML); 2024. doi: 10.1590/2175-.
95. International society of nephrology. Kdigo 2012 Clinical practice guideline for the evaluation and management of chronic kidney disease. 2012. [2025 Mar. 14]. Disponível em: www.publicationethics.org.
96. Ministério da Saúde. Protocolo clínico e diretrizes terapêuticas das estratégias para atenuar a progressão da doença renal crônica. Brasília; 2024. [2025 Mar. 14]. Disponível em: https://www.gov.br/saude/pt-br/assuntos/pcdt.
97. Riella MC, Riella MC. Princípios de nefrologia e distúrbios hidreletrolíticos. 6. ed. Rio de Janeiro: Guanabara Koogan; 2018;1-1136.
98. Raj S, Guha B, Rodriguez C, Krishnaswamy G. Paraproteinemia and serum protein electrophoresis interpretation. Annals of Allergy, Asthma & Immunology. 2019;122(1):11-6.
99. Savas M, Mehta S, Agrawal N, van Rossum EFC, Feelders RA. Approach to the patient: diagnosis of cushing syndrome. J Clin Endocrinol Metab. 2022;107(11):3162-74.
100. T Tennant F. The physiologic effects of pain on the endocrine system. Pain Ther. 2013;2(2):75-86.
101. Mercuri M. More good days. hormonal imbalance and pain - Understanding the Connection and Finding Relief; 2024. [2025 Mar. 14]. Disponível em: https://www.moregooddays.com/post/hormonal-imbalance-and-pain#hormonal-imbalance-and-specific-pain-conditions.
102. Laboratório Hermes Pardini. Help de exames. [2025 Mar. 14]. Disponível em: https://helpdeexames.com.br/busca/hermes-pardini-mg. 2025.

103. Al-Sharefi A, Quinton R. Current national and international guidelines for the management of male hypogonadism: helping clinicians to navigate variation in diagnostic criteria and treatment recommendations. Endocrinology and Metabolism. 2020;35(3):526-40.
104. Jayasena CN, Devine K, Barber K, Comninos AN, Conway GS, Crown A, et al. Society for endocrinology guideline for understanding, diagnosing and treating female hypogonadism. Clin Endocrinol (Oxf). 2024;101(5):409-42.
105. Alvarez-Payares JC, Bello-Simanca JD, De La Peña-Arrieta EDJ, Agamez-Gomez JE, Garcia-Rueda JE, Rodriguez-Arrieta A, et al. Common pitfalls in the interpretation of endocrine tests. Front Endocrinol (Lausanne). 2021;12.
106. 1Savas M, Mehta S, Agrawal N, van Rossum EFC, Feelders RA. Approach to the patient: diagnosis of cushing syndrome. J Clin Endocrinol Metab. 2022;107(11):3162-74.
107. Lewis A, Thant AA, Aslam A, Aung PPM, Azmi S. Diagnosis and management of adrenal insufficiency. Clinical Medicine. 2023;23(2):115-8.
108. Laboratório Hermes Pardini. Manual de Exames. Belo Horizonte; 2023.
109. Rojo R, Calvo Alén J, Prada Á, Valor S, Roy G, López-Hoyos M, et al. Recommendations for the use of anti-dsDNA autoantibodies in the diagnosis and follow-up of systemic lupus erythematosus – a proposal from an expert panel. Autoimmunity Reviews. Elsevier B.V.; 2023;22.
110. Shiboski CH, Shiboski SC, Seror R, Criswell LA, Labetoulle M, Lietman TM, et al. 2016 American college of rheumatology/European league against rheumatism classification criteria for primary sjögren's syndrome: a consensus and data-driven methodology involving three international patient cohorts. Arthritis and Rheumatology. 2017;69(1):35-45.
111. Ferrara CA, La Rocca G, Ielo G, Libra A, Sambataro G. Towards early diagnosis of mixed connective tissue disease: updated perspectives. ImmunoTargets and Therapy. Dove Medical Press Ltd. 2023;12:79-89.
112. Benito-Garcia E, Schur PH, Lahita R. Guidelines for immunologic laboratory testing in the rheumatic diseases: anti-sm and anti-rnp antibody tests. Arthritis Care Res (Hoboken). 2004;51(6):1030-44.
113. Altabás-González I, Pérez-Gómez N, Pego--Reigosa JM. How to investigate: suspected systemic rheumatic diseases in patients presenting with muscle complaints. Best Pract Res Clin Rheumatol. 2019;33(4):101437.
114. Yang BF, Li D, Liu CL, Luo Y, Shi J, Guo XQ, et al. Advances in rhabdomyolysis: a review of pathogenesis, diagnosis, and treatment. Chinese Journal of Traumatology. 2025. [2025 Mar. 14]. Disponível em: https://linkinghub.elsevier.com/retrieve/pii/S1008127525000100.
115. Qiu R, Wang Z, Wei X, Sui H, Jiang Z, Yu X fan. The pathogenesis of anti-signal recognition particle necrotizing myopathy: a review. Biomedicine and Pharmacotherapy. Elsevier Masson s.r.l. 2022;156.
116. Kraut JA, Madias NE. Lactic acidosis. new england journal of medicine. 2014;371(24):2309-19.
117. Wu CH, Chang YF, Chen CH, Lewiecki EM, Wüster C, Reid I, et al. Consensus statement on the use of bone turnover markers for short-term monitoring of osteoporosis treatment in the Asia-pacific region. Journal of Clinical Densitometry. 2021;24(1):3-13.
118. Cronin O, Subedi D, Forsyth L, Goodman K, Lewis SC, Keerie C, et al. Characteristics of early paget's disease in SQSTM1 Mutation carriers: baseline analysis of the zipp study cohort. journal of bone and mineral research. 2020;35(7):1246-52.
119. Rosen HN. Uso de marcadores bioquímicos de renovação óssea na osteoporose; 2023. [2025 Mar. 14]. Disponível em: https://www.uptodate.com/contents/use-of-biochemical-markers--of-bone-turnover-in-osteoporosis/print.

Nova Escada – Alfenas

9

Carlos Marcelo de Barros
Rafaela Figueiredo Rodrigues
Paulo Renato Barreiros da Fonseca
Charles Amaral Oliveira
Fabrício Dias Assis
Tiago da Silva Freitas
Lúcio César Hott Silva
Sudhir Amarabhai Diwan
Larissa Helena Lobo Torres Pacheco
Vanessa Bergamin Boralli

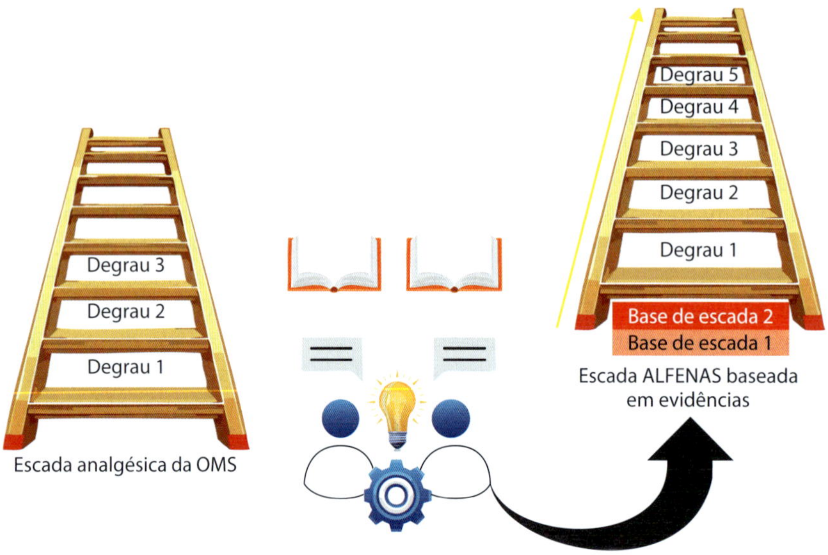

Figura 1 – Resumo gráfico do capítulo.

Fonte: Desenvolvida pela autoria.

INTRODUÇÃO

A dor é uma consequência prevalente e heterogênea do diagnóstico de câncer.[1] De acordo com uma metanálise, a taxa de prevalência de dor foi de 66,4% na doença avançada, metastática ou em estágio terminal; 55% durante o tratamento antineoplásico; e 39% nos sobreviventes após o tratamento farmacológico.[2] A dor do câncer pode ocorrer como resultado dos próprios tumores, dos medicamentos antineoplásicos usados no tratamento ou relacionada a comorbidades não relacionadas ao câncer.[3] Em geral, a dor do câncer pode ser subdividida em aguda e crônica, de acordo com sua duração. A dor aguda, que geralmente desaparece em 3 meses, é autolimitada e pode estar diretamente relacionada ao diagnóstico de câncer ou a intervenções terapêuticas. Já a dor crônica dura mais de 3 meses e está relacionada aos efeitos diretos da neoplasia ou da terapia antineoplásica.[1] Dor irruptiva no câncer (BTcP, do inglês *Breakthrough Cancer Pain*) é a ocorrência de um episódio doloroso agudo e grave dentro de uma dor crônica e persistente que já é controlada por opioides por um tempo, com etiologia variável.[4]

A dor oncológica tem grave impacto na qualidade de vida dos pacientes e está associada a respostas físicas, psicológicas e sociais. Portanto, uma boa avaliação médica deve caracterizar os sintomas, definir a etiologia da dor, identificar o tipo de síndrome dolorosa e direcionar o tratamento mais eficaz para o alívio da dor.[1,5]

Em 1986, a Organização Mundial da Saúde (OMS) propôs a escada analgésica para dor no câncer (Figura 2) para promover alívio adequado da dor em pacientes com câncer. Essa escada consiste inicialmente em três etapas (degraus): a 1ª etapa refere-se ao tratamento de dor leve usando analgésicos não opioides, como anti-inflamatórios não-esteroides (AINEs) ou paracetamol; a 2ª etapa refere-se ao tratamento de dor moderada usando opioides fracos; e a 3ª etapa refere-se ao tratamento de dor intensa e persistente usando opioides potentes. Nas etapas 2 e 3, analgésicos não opioides são adicionados e adjuvantes podem ser usados em cada etapa.[6,7] Adjuvantes são medicamentos de outras classes, indicados para outras condições, mas podem ajudar em uma variedade de condições dolorosas. Antidepressivos tricíclicos (ADTs) (p. ex., amitriptilina e nortriptilina), antidepressivos inibidores da recaptação de serotonina e noradrenalina (IRSNs) (p. ex., duloxetina e venlafaxina), antiepilépticos (p. ex., gabapentina e pregabalina), anestésicos tópicos (p. ex., adesivo de lidocaína), corticosteroides, bifosfonatos e, recentemente, canabinoides são considerados adjuvantes. Essa escada é unidirecional, sempre começando no primeiro degrau e subindo para os próximos conforme a intensidade da dor aumenta.[8]

Entretanto, a escada de dor original não incluía tratamentos não farmacológicos, o que é uma limitação essencial, uma vez que esses tratamentos são fortemente recomendados para tratar dor persistente em combinação com tratamento farmacológico. Portanto, alguns autores adicionaram uma 4ª etapa para visar à qualidade de vida dos pacientes, incluindo intervencionismo e procedimentos minimamente invasivos (p. ex., implantes e bombas analgésicas, bloqueios nervosos e procedimentos ablativos). Essa nova escada de quatro degraus tem uma abordagem bidirecional, permitindo que os médicos desçam a escada analgésica conforme a dor aguda é aliviada ou subam em casos de dor crônica ou dor oncológica[8] (Figura 3).

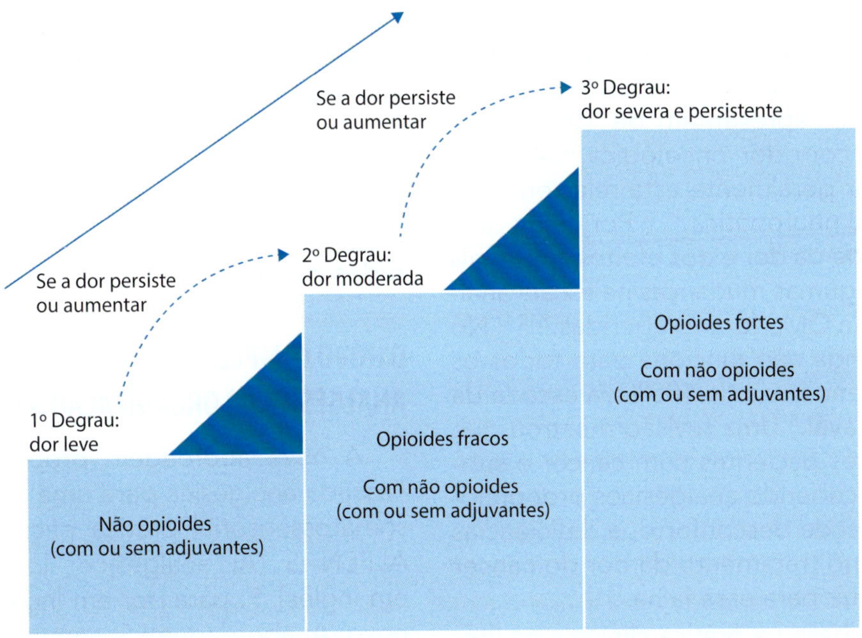

Figura 2 – Escada analgésica da Organização Mundial da Saúde para tratar a dor do câncer.

Fonte: Adaptada de OMS, 1987.

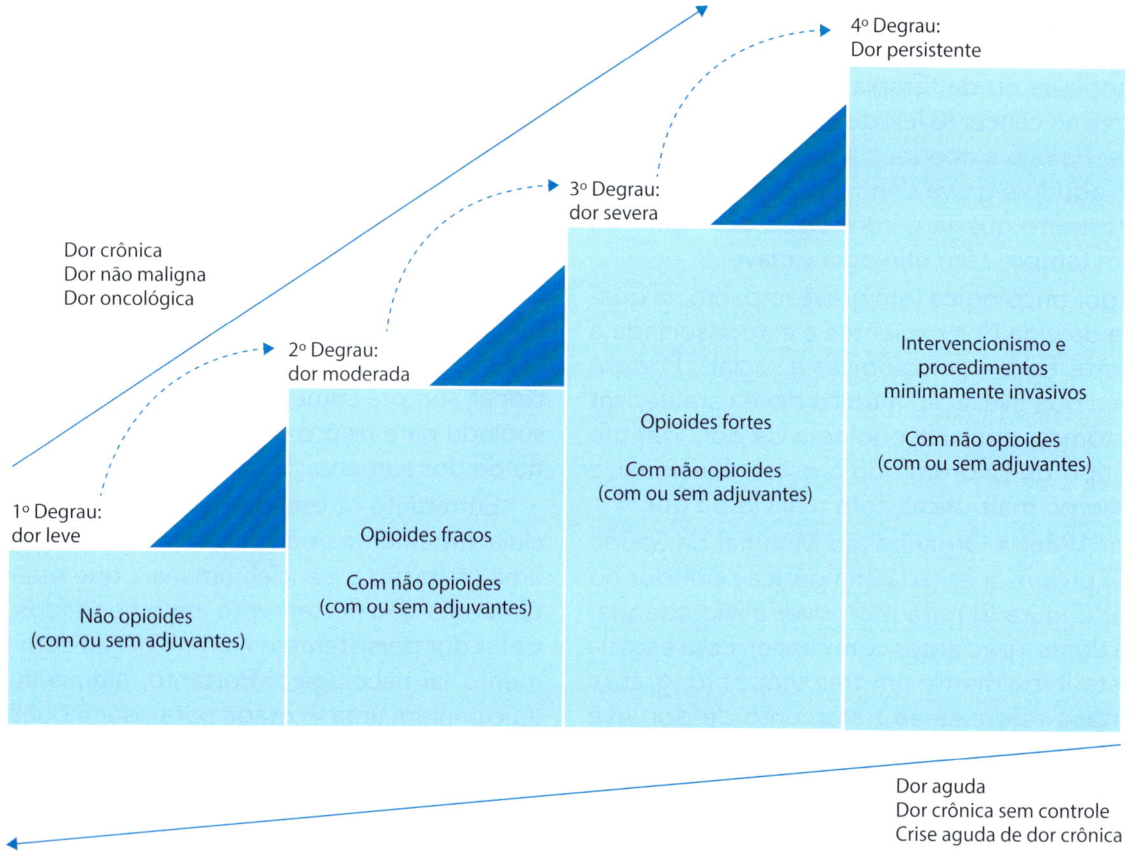

Figura 3 – Escada analgésica com quatro degraus.

Fonte: Adaptada de Vargas-Schaffer, 2010.

Após mais de 35 anos de uso, a escada analgésica ainda demonstra sua utilidade; no entanto, nem todos os pacientes apresentam alívio adequado da dor, mesmo quando a utilizam corretamente;[9] portanto, são necessárias atualizações. Alguns pacientes apresentam refratariedade à dor e representam de 10% a 20% dos pacientes com dor oncológica.[10] A refratariedade à dor geralmente está relacionada à dor irruptiva ou neuropática.[11,12] Por conta dessa refratariedade da dor e dos efeitos colaterais indesejáveis, algumas mudanças na escala analgésica da dor da OMS foram sugeridas.[9,13-17] No entanto, ela ainda não funciona para todos os pacientes, e a eficiência de 100% da escada da dor é questionável.[8] Uma revisão mostrou que um em cada três pacientes com câncer é subtratado, não recebendo analgésicos proporcionais ao seu nível de desconforto, e deficiências na avaliação e no tratamento da dor do câncer podem contribuir para essa falha.[18]

Assim, com base na prática clínica e na literatura de evidências científicas, propomos um complemento à escada analgésica da OMS, incluindo uma abordagem somatossensorial, que pode ser utilizada para a dor oncológica, mas também para outros tipos de dor crônica, levando em consideração os princípios da escada analgésica da OMS, possibilitando o alívio adequado da dor ao considerar o conforto do paciente (nível de dor tolerável para esse paciente) e o impacto em sua qualidade de vida. É importante ressaltar que essa abordagem proposta precisará ser validada por estudos científicos no futuro.

O NOVO COMPLEMENTO PARA A ESCADA ANALGÉSICA DA ORGANIZAÇÃO MUNDIAL DA SAÚDE

A nova abordagem proposta é chamada "escada analgésica para uma nova abordagem somatossensorial prática eficaz", cuja sigla é ALFENAS (A: analgésico; L: escada [*ladder* em inglês]; F: para [*for* em inglês]; E: eficaz; N: novo; A: abordagem; S: somatossensorial).

A abordagem proposta acrescenta uma base de escada, considerando o controle dos sintomas indolores dos pacientes, especialmente pacientes com câncer, e o uso de opioides de resgate. Para o 1° degrau, a proposta é manter os analgésicos não opioides AINEs da OMS ou paracetamol, e o uso de adjuvantes, destacando a importância do uso precoce de adjuvantes. Para o 2° degrau, propomos o uso de opioides fortes em doses baixas (a dose baixa é considerada menor ou igual ao equivalente a 60 mg de morfina) em vez de opioides fracos. Além disso, propomos incluir técnicas intervencionistas desde o 2° degrau caso o paciente apresente todas as indicações. Para o 3° degrau, propomos o uso de opioides fortes em altas doses (doses superiores ao equivalente a 60 mg de morfina). Para o 4° degrau, propomos o uso de vias alternativas para administração de opioides (peridural e intratecal). Para o 5° degrau, propomos o uso de sedação analgésica paliativa para pacientes com dor refratária (Figura 4).

SINTOMAS NÃO DOLOROSOS DURANTE O TRATAMENTO DA DOR DO CÂNCER

O paciente deve ser tratado como um todo, por isso, é essencial tratar a dor em si. Entretanto, outros fatores, como o impacto da dor no estado funcional, fatores físicos (p. ex., tratamento de doenças concomitantes), fisiológicos (p. ex., correção de anormalidades bioquímicas, nível de ansiedade do paciente), sociais (p. ex., problemas e distúrbios psicossociais), fatores espirituais e outros sintomas não dolorosos devem ser considerados.[5,19]

Muitos pacientes com dor oncológica têm sua qualidade de vida muito afetada. Eles podem sofrer desnecessariamente, principalmente com os sintomas causados pela própria doença, direta ou indiretamente; pelos efeitos adversos do tratamento antineoplásico administrado; ou mesmo pela presença de comorbidades não relacionadas ao câncer. O manejo adequado dos sintomas é essencial, porque permite a percepção da doença, pode transformar a qualidade de vida dos pacientes e, indiretamente, auxilia no controle da dor.[20]

Os principais sintomas não dolorosos observados em pacientes terminais com câncer são síndrome de anorexia-caquexia (caracterizada por perda de apetite, perda muscular e de peso e astenia – perda de energia, fraqueza generalizada), ansiedade, depressão, delírio e

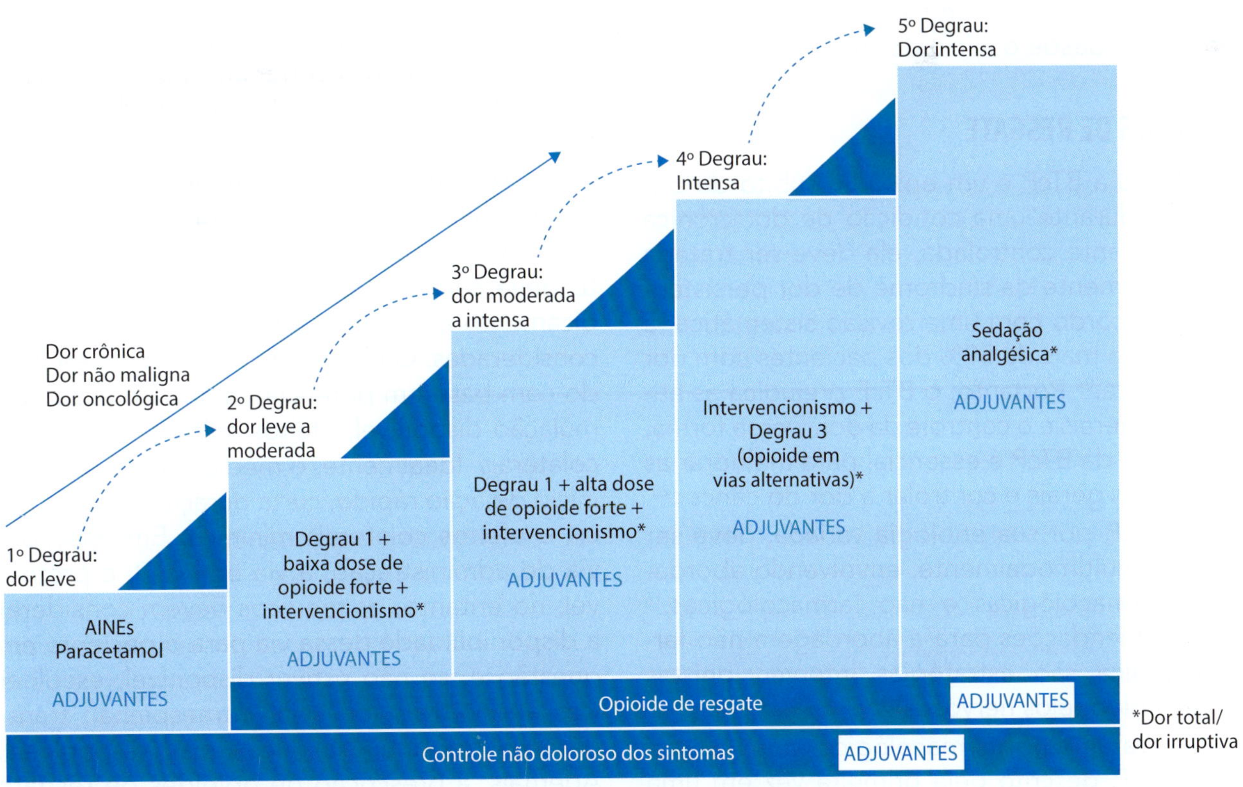

Figura 4 – Escada analgésica para uma nova abordagem somatossensorial prática eficaz (ALFENAS).

Fonte: Desenvolvida pela autoria.

demência, constipação e obstrução intestinal, dispneia (falta de ar ou dificuldade para respirar), tosse crônica, soluços, náuseas e vômitos, problemas orais (boca seca, cáries, hipersensibilidade dentária, infecções orais – candidíase, infecções bacterianas, herpes simples, úlceras aftosas, halitose), problemas de pele (úlcera de decúbito, tumores malcheirosos, prurido) e sintomas urinários (diminuição do débito urinário, hesitação e retenção urinária, incontinência urinária, espasmos da bexiga, hematúria).[20]

De acordo com estudos, a incorporação de cuidados paliativos (como controle de sintomas não dolorosos) ao tratamento oncológico de forma precoce e consistente melhora a qualidade de vida dos pacientes, reduz os sintomas de depressão e melhora o prognóstico de pacientes com câncer avançado. Esses achados reforçam a evidência de que os cuidados paliativos integrados precoces devem ser o padrão de tratamento para pacientes com câncer incurável recém-diagnosticado.[21,22]

É amplamente conhecido que os princípios dos cuidados paliativos devem ser adotados o mais cedo possível durante qualquer doença crônica e eventualmente fatal.[23] Diante do exposto e das recomendações da OMS, propomos a inserção do controle dos sintomas não dolorosos desde o início do tratamento da dor.

OPIOIDES DE RESGATE

Como a BTcP é um episódio súbito de dor intensa durante uma condição de dor crônica relativamente controlada, ela deve ser tratada separadamente da síndrome de dor persistente.[4] De acordo com uma revisão sistemática, a BTcP afeta mais de 59% dos pacientes com dor oncológica.[24] Portanto, o BTcP prejudica as atividades gerais e o controle da dor. Dessa forma, o manejo da BTcP é essencial para melhorar as atividades gerais e controlar a dor do câncer.[25]

A BTcP, por sua etiologia variada, deve ser tratada multimodalmente, envolvendo abordagens farmacológicas e não farmacológicas.[26] As recomendações para a abordagem não farmacológica são estratégias intervencionistas (p. ex., bloqueios nervosos).[26]

O tratamento farmacológico de 1ª linha para BTcP, descrito pela primeira vez em uma diretriz de 2005, é oferecer doses de resgate de opioides, ou seja, oferecer medicação opioide sempre que necessário.[27] Para esse fim, recomenda-se a liberação imediata de opioides potentes (p. ex., morfina e metadona) e a dose deve ser 1/6 da dose diária de opioides já utilizada.[27,28] Essa abordagem ainda é recomendada com morfina como padrão.[26,29]

Entretanto, os opioides orais (p. ex., morfina, metadona, oxicodona e hidromorfona) têm características farmacocinéticas e farmacodinâmicas que nem sempre cobrem a duração da BTcP (em média 35 minutos), principalmente porque o início da analgesia com medicamentos orais ocorreu em média após 37,7 minutos.[30]

Para superar o atraso no início da ação dos opioides orais nos pacientes, algumas formulações de fentanil foram desenvolvidas para ter um rápido início de ação. Essas formulações geralmente são absorvidas rapidamente e evitam o metabolismo de primeira passagem, pois apresentam absorção transmucosa. Exemplos de opioides de início rápido são o citrato de fentanila transmucoso oral, o comprimido bucal de fentanila, a fentanila sublingual, o filme solúvel bucal de fentanila, o *spray* intranasal de fentanila e o *spray* nasal de pectina de fentanila.[31]

Além disso, quando ocorre uma diminuição na concentração plasmática de analgésicos administrados em um horário programado antes da próxima dose, pode ocorrer um episódio de BTcP. Ajuste de dose, redução do intervalo de administração ou troca para outro opioide são recomendados para melhorar esse problema. A rotação de opioides deve ser equianalgésica.[32]

Cada paciente é único, por isso, o tratamento deve ser individualizado; a escolha do medicamento e a via de administração devem ser consideradas. O medicamento deve ser escolhido com base em potência, tempo de ação, formulação disponível, efeitos adicionais e efeitos colaterais. Idealmente, o medicamento deve ter início de ação rápido, curta duração, alta potência e efeitos colaterais mínimos. Em relação à via de administração, a via oral (VO) é preferível; no entanto, os médicos devem considerar a disponibilidade dessa via para o paciente em questão e, se não estiver disponível, escolher vias alternativas (ou seja, intraespinhal, transdérmica, transmucosa) que estejam disponíveis. Ademais, a prescrição de opioides de resgate ajuda a reduzir o risco de *overdose* (não sendo necessário manter uma dose tão alta), e o paciente tem medicação no momento em que sente dor.[32,33]

A prática de uso de opioides de resgate para BTcP já foi recomendada por algumas diretrizes baseadas em evidências;[26,29,34] no entanto, a escada analgésica da OMS não inclui essa abordagem. Em razão da importância do alívio da dor por BTcP para a qualidade de vida dos pacientes e a essas diretrizes, sugerimos incluir o uso de opioides de resgate como um segundo 2° na base da escada analgésica.

IMPORTÂNCIA DO USO DE ADJUVANTES NO INÍCIO DO 1° DEGRAU

Cerca de 50% dos pacientes relataram que o tratamento da dor foi inadequado, mesmo quando os médicos usaram a escada analgésica da OMS.[35] Essa percepção ocorre porque a dor do câncer é uma condição crônica, complexa e de tratamento desafiador. Muitas vezes, esse tipo de dor não responde bem aos analgésicos convencionais (p. ex., paracetamol, AINEs e opioides).[36] A dor não aliviada persistente causada pelo câncer tem efeitos colaterais catastróficos que podem incluir limitações funcionais, exclusão social e sofrimento emocional e espiritual.[37]

Para melhorar o controle da dor, analgésicos adjuvantes são recomendados pela escada analgésica da OMS para tratar a dor do câncer.[6] Os medicamentos cuja indicação principal não é o tratamento da dor, mas que apresentam propriedades analgésicas em situações específicas, são denominados analgésicos adjuvantes e incluem diferentes classes farmacológicas, podendo ser prescritos como monoterapia ou como um complemento a um opioide.[37,38]

Geralmente, antidepressivos (principalmente tricíclicos) e anticonvulsivantes são indicados para o tratamento de dor puramente neuropática ou dor mista. Os inibidores seletivos da recaptação da serotonina, por outro lado, são benéficos para o tratamento de comorbidades, mas têm baixa potência analgésica. Os corticosteroides têm se mostrado úteis no alívio da dor causada pela compressão e em casos de metástases. Agentes tópicos têm se mostrado úteis no tratamento de neuropatias. Os bifosfonatos são essenciais para o tratamento da dor causada pela metástase óssea. Os antagonistas do receptor N-metil-D-aspartato (NMDA) são usados em casos em que os outros adjuvantes não funcionam.[37,38]

Entretanto, é válido ressaltar a importância do uso precoce de analgésicos adjuvantes, ainda no primeiro degrau da escada analgésica, pois essas substâncias podem ser aplicadas em diversos cenários na abordagem da dor oncológica, como dor oncológica mista, dor oncológica puramente neuropática e dor óssea metastática. Além disso, esses medicamentos são benéficos quando há evidências de diminuição da resposta aos opioides ou quando os opioides estão sendo usados em altas doses para controlar a dor.[37,38] Portanto, o tratamento eficaz da dor, incluindo a BTcP, também depende do uso adequado de medicamentos adjuvantes que afetarão positivamente a qualidade de vida, a percepção da dor e a sobrevivência de pacientes com dor oncológica.[36]

Um algoritmo analgésico para tratar síndromes dolorosas difíceis de controlar apresenta medicamentos adjuvantes e suas combinações. Resumidamente, para dor com intensidade maior ou igual a 4 na escala visual analógica (EVA), recomendam-se gabapentinoides (pregabalina, gabapentina) + rotação opioide/opioide ou antidepressivo (tricíclico, duloxetina ou venlafaxina) + rotação opioide/opioide ou gabapentinoide + antidepressivo + rotação opioide/opioide. Além disso, terapias tópicas para alodínia/hiperalgesia cutânea, medicamentos anti-inflamatórios (corticosteroides para dor inflamatória aguda, neuropática), bifosfonatos para dor óssea causada por câncer ou síndrome de dor regional complexa (SDRC), medicamentos antiepilépticos não gabapentinoides (carbamazepina, lamotrigina) + baclofeno para dor intermitente em pontadas devido à neuralgia craniana, antagonistas NMDA e mexiletina podem ser usados.[36]

Estudos isolados mostraram o possível benefício do uso de canabinoides ou produtos derivados da *cannabis* para aliviar a dor. Entretanto, revisões de metanálise mostram que o uso desses produtos pode não ser significativo por conta da baixa qualidade metodológica e ao alto risco de viés dos estudos incluídos. Dessa forma, levanta-se a hipótese de que produtos derivados da *cannabis* ou canabinoides sejam uma alternativa para pacientes com dor refratária, porém mais estudos com melhor qualidade metodológica precisam ser realizados.[39-49]

É importante ressaltar que não há evidências que estabeleçam uma diretriz rigorosa para o uso de analgésicos adjuvantes. Assim, o tratamento deve ser adaptado ao paciente, considerando a natureza e a gravidade da dor, o perfil de efeitos colaterais dos medicamentos, o risco de interações medicamentosas entre adjuvantes e substâncias analgésicas, e a preferência do paciente.[37] Além disso, as diretrizes da Associação Europeia de Cuidados Paliativos (EAPC) sobre o uso de opioides para o tratamento da dor oncológica recomendam o uso de adjuvantes para o tratamento da dor neuropática no câncer.[34]

PRESCRIÇÃO DE OPIOIDE FORTE EM BAIXA DOSE (ATÉ 60 MG DE MORFINA OU EQUIVALENTE) NO LUGAR DE OPIOIDE FRACO NO DEGRAU 2

Alguns autores já vêm buscando há algum tempo a utilidade do 2° degrau da escada analgésica da OMS, evidenciada principalmente na prática clínica, uma vez que a maioria dos pacientes que se enquadra nesse degrau da escada acaba tendo que mudar para o 3° degrau em pouco tempo.[7,18,50,51] Desde então, vários estudos clínicos demonstraram que a morfina em baixas doses reduziu consideravelmente a intensidade da dor em pacientes com câncer e dor moderada em comparação com opioides fracos (p. ex., tramadol, codeína), com boa tolerância e efeito mais precoce. Os autores relatam que morfina em baixa dose é definida como uma dose igual ou inferior a 60 mg/dia.[52-59]

Um estudo multicêntrico randomizado italiano com 240 pacientes mostrou que a redução da dor considerada significativa (> 30%) ou altamente significativa (> 50%) foi maior no grupo de morfina em baixa dose do que no grupo de opioides fracos (tramadol, tramadol + paracetamol, codeína + paracetamol) em 28 dias ($p < 0{,}001$) e, ainda, na primeira semana, somente os pacientes do primeiro grupo conseguiram observar melhora clínica. Além disso, os pacientes no grupo de opioides fracos precisaram mudar de tratamento com mais frequência do que no outro grupo por conta de analgesia inadequada. Ambos os grupos apresentaram a mesma prevalência de efeitos colaterais.[59] Esses resultados também foram observados em outro estudo.[53]

Um ensaio clínico randomizado controlado indiano com 82 pacientes mostrou resultados semelhantes ao estudo italiano quando comparou morfina em baixa dose com tramadol em alta dose para tratar dor moderada em pacientes com câncer.[58]

Um estudo randomizado internacional com 153 pacientes demonstrou que o tempo para início da analgesia foi o mesmo para o grupo que iniciou o tratamento da dor já no degrau 3 (opioide potente – morfina ou oxicodona) e para o grupo que iniciou no degrau 2 (opioides fracos – tramadol ou codeína). Além disso, após 6 dias, o grupo do segundo degrau precisou mudar o tratamento devido à analgesia inadequada. Além disso, o 2° grupo apresentou menos náuseas ($p = 0{,}009$) e menos custo de tratamento em 20 dias de estudo do que o outro grupo.[57]

Evidências clínicas mostraram vários benefícios em iniciar o tratamento da dor moderada do câncer, já usando opioides potentes em doses baixas em vez de opioides fracos. Além disso, as diretrizes da EAPC sobre o uso de opioides para o tratamento da dor oncológica recomendam o uso de opioides potentes em doses baixas como alternativa ao uso de opioides fracos no 2° degrau da escada analgésica.[34] Portanto, também apoiamos a tomada de decisões baseada em evidências; por esse motivo, recomendamos essa abordagem no tratamento da dor.

TÉCNICAS INTERVENCIONISTAS DO DEGRAU 2

O uso indevido de opioides desencadeou uma crise de opioides, primeiramente nos Estados Unidos e, depois, em todo o mundo. Como os opioides são essenciais para o tratamento da dor crônica, há um excelente esforço da comunidade médica e acadêmica para conter essa crise e encontrar alternativas. Como estratégia, estão sendo sugeridos avanços na ciência básica, tratamentos mais eficazes e acessíveis e implementação de políticas públicas, incluindo prevenção.[60,61]

Além disso, tem sido observado na prática clínica que técnicas analgésicas minimamente invasivas e técnicas implantáveis, conhecidas como técnicas intervencionistas, têm reduzido consideravelmente a intensidade da dor e, por esse motivo, esse conjunto de técnicas é indicado como o 4° degrau da escada analgésica da OMS.[9] Recentemente, foi demonstrado que a aplicação dessas técnicas pode reduzir o consumo de analgésicos opioides, afetando positivamente a qualidade de vida dos pacientes. Assim, como visto nos parágrafos anteriores, foi sugerido que procedimentos intervencionistas (técnicas analgésicas minimamente invasivas) sejam realizados no 2° degrau da escada analgésica.

Embora os sintomas de toxicidade opioide sejam a causa mais frequente de bloqueio nervoso, alguns pacientes se beneficiarão de ter um aspecto da dor reduzido por um bloqueio periférico simples.[62] Um estudo de metanálise comparando duas formas de tratamento da dor para câncer celíaco, medicação isolada (controle) e medicação combinada com bloqueio do plexo celíaco, mostrou que no grupo de tratamento combinado a intensidade da dor foi significativamente menor no primeiro mês e a necessidade de medicação analgésica também foi significativamente menor do que no grupo de controle.[63]

Outro estudo mostrou que, antes do degrau 2 da escada analgésica da OMS, a simpatectomia parece melhorar o controle da dor, reduzir o uso de opiáceos e melhorar a qualidade de vida de pacientes com câncer.[64]

Um estudo multicêntrico canadense mostrou que a neurólise do plexo celíaco guiada por ultrassom endoscópico (EUS-CPN) precoce em pacientes com câncer de pâncreas doloroso e inoperável diminui o desconforto e pode minimizar a necessidade de morfina.[65]

Outro estudo mostrou que pacientes com metástases ósseas extraespinhais dolorosas podem se beneficiar da ablação por radiofrequência e cementoplastia combinadas, o que melhora sua qualidade de vida, diminui sua pontuação de dor e reduz sua necessidade de morfina diária.[66]

O uso de técnicas intervencionistas já é bem conhecido na dor oncológica. Com base no que foi discutido, recomendamos, como opção para reduzir o consumo de opioides, que essas técnicas analgésicas minimamente invasivas sejam utilizadas a partir do 2° degrau da escada analgésica, ressaltando que pode ser uma abordagem útil se os pacientes tiverem indicação para tais técnicas. Para que o paciente possa ser indicado para esses procedimentos, ele deve atender aos seguintes requisitos: ter doença que evolua com dor moderada/intensa, comprometimento da qualidade de vida (dor ou tratamento da dor), efeitos colaterais exacerbados com dor aos analgésicos, prognóstico ruim (mesmo que o quadro atual seja bom), uso de opioides (mesmo em baixas doses), risco de intoxicação por opioides, alvo definido (diagnóstico bem definido) e teste de bloqueio positivo, avaliação benefício-risco pela equipe médica e paciente/familiares, percepção do paciente (pacientes têm conhecimento do processo). Além disso, o médico intervencionista da dor deve ter experiência nesse procedimento, garantindo a segurança do paciente. Se os pacientes não atenderem aos requisitos, procedimentos intervencionistas não são recomendados no 2° degrau.[67-71]

ALTA DOSE DE OPIOIDE FORTE (> 60 MG DE MORFINA OU EQUIVALENTE) NO DEGRAU 3

Considerando o que foi discutido no item 4, recomendamos para o degrau 3 o uso de opioides potentes (> 60 mg de morfina ou equivalente), titulando a dose para atingir o efeito desejado. A individualização da dose deve ser feita levando em consideração a situação clínica do paciente (se ele é virgem ou tolerante a opioides e que tipo de dor ele está sentindo). Em caso de perda de analgesia adequada ou presença de efeitos colaterais graves, deve-se avaliar a troca de medicação (rotação de opioides).[72] A rotação de opioides é descrita como a alternância entre diferentes medicamentos opioides ou a alteração da via pela qual um opioide é administrado. A troca de opioides é particularmente benéfica para pacientes com câncer porque eles são expostos a longos períodos de uso e, com a rotação, pesquisas mostram um aumento na sobrevida.[73]

A Quadro 1 mostra os cálculos de conversão de equivalência analgésica para a rotação de opioides. É importante ressaltar que a dose calculada para a rotação dessa classe de medicamentos deve ser segura e eficaz. Portanto, a nova dose deve ser reduzida para um terço da dose diária total do novo opioide.[74,75]

Quadro1 – Doses de equivalência entre opioides (mg)

	Fator		
Fármaco	**EV**	**Oral**	**Apresentação**
Morfina	10	30	Comprimidos/cápsulas de ação curta ou prolongada, solução oral, EV
Buprenorfina	0,3	0,4 (sl)	Comprimidos sublinguais, EV, transdérmica
Codeína	100	200	Comprimidos, solução oral
Fentanil	01	NA	Injetável, transmucosa, transdérmica
Hidrocodona	NA	30	Só disponível em combinação com outros fármacos
Hidromorfona	1,5	7,5	Comprimidos, solução oral, EV, supositórios
Petidina	100	300	Comprimidos, xarope, solução oral, EV
Metadona	1	3	Comprimidos, solução oral
Oxicodona	10	20	Comprimidos/cápsulas de ação curta ou prolongada, solução oral
Oximorfona	1	10	Comprimidos de ação curta ou prolongada, solução oral, EV
Tramadol	100	120	Comprimidos de ação curta ou prolongada, EV

Alguns dos fármacos ou das apresentações mencionadas não estão disponíveis no Brasil.

Fonte: Adaptada de Mary Lynn McPherson. In demystifying opioid conversion calculation. Am Soc of Health-System Pharmacists; 2010.

VIAS ALTERNATIVAS DE OPIOIDES NO DEGRAU 4 (BOMBAS EPIDURAIS E INTRATECAIS E IMPLANTES DE MORFINA)

Na década de 1970, foi demonstrado que a morfina administrada por via intratecal e peridural poderia ser uma boa opção para o controle da dor, tanto em animais experimentais quanto em humanos.[76-79]

Desde então, a administração intratecal de morfina em pacientes com câncer demonstrou vários benefícios em relação a outras vias de administração de analgésicos. Esses benefícios incluem eficácia, redução do risco de efeitos adversos, capacidade de administrar o medicamento continuamente e melhor qualidade de vida. Enquanto isso, quando o medicamento é injetado diretamente no espaço intratecal (na região ao redor da medula espinhal), uma dose menor pode ser necessária para atingir o mesmo nível de alívio da dor que seria necessário por meio de modos convencionais de administração. Isso pode diminuir reações adversas a medicamentos, como náuseas, vômitos e constipação. Além disso, a morfina pode ser administrada constantemente por infusão intratecal, para que o paciente possa tomar um número consistente de analgésicos ao longo do dia sem precisar tomar comprimidos ou injeções adicionais. Os analgésicos também podem melhorar significativamente a qualidade de vida dos pacientes com câncer. Pacientes que recebem morfina por via intratecal podem ter mais mobilidade, dormir melhor e ter menos ansiedade e tristeza relacionadas à dor.[80,81]

Um ensaio clínico randomizado comparando sistemas de administração de medicamentos implantáveis intratecais ao tratamento médico abrangente em pacientes com dor refratária ao câncer descobriu que a administração intratecal melhorou o controle da dor, reduziu a dor, reduziu os efeitos colaterais e melhorou a sobrevida em comparação ao tratamento abrangente.[82]

Por ser um tratamento que requer a colocação invasiva do dispositivo por um médico especialista em tratamento da dor, a Polyanalgesic Consensus Conference definiu alguns critérios relacionados à doença que devem ser avaliados, como tempo de sobrevida, exposição prévia a opioides, sensibilidade aos opioides, localização da dor, tipo de dor, propriedades físico-químicas do medicamento, localização do cateter, estratégia da bomba de infusão, considerações psicológicas e sociais do paciente. Além disso, os critérios do paciente devem ser levados em consideração, principalmente em relação às comorbidades, que podem afetar o nível de depressão respiratória causada pelos opioides, o uso prévio de opioides sistêmicos e o uso de outros medicamentos que podem interferir nos opioides administrados por via intratecal (p. ex., anticoagulantes, antidepressivos, anticonvulsivantes, benzodiazepínicos, relaxantes musculares e etanol).[83]

Portanto, sugerimos incluir vias alternativas de administração de opioides no 4° degrau da escada analgésica, pois esse tipo de tratamento pode ser benéfico para pacientes com dor difícil de controlar ou para pacientes que apresentam sintomas (p. ex., náuseas, vômitos, dificuldade para engolir, obstrução intestinal) que dificultam a administração de opioides por VO.

SEDAÇÃO ANALGÉSICA PALIATIVA NO DEGRAU 5

A sedação paliativa é um conceito que permite o manejo farmacológico de sintomas resistentes e desagradáveis em pacientes com câncer próximos do fim de suas vidas por meio da sedação do paciente. As opções farmacológicas para esses casos são midazolam, levomepromazina, fenobarbital e propofol.[84]

Propomos que o 5° degrau da escada analgésica seja diferente do conceito de sedação paliativa: analgésicos sedativos (denominados sedoanalgesia ou sedação analgésica) em pacientes em qualquer estágio da doença. Devem ser aplicados, não necessariamente em cuidados paliativos, desde que tenham dor total refratária e nenhum dos quatro degraus anteriores seja suficiente para o alívio da dor. Cetamina e lidocaína são opções de medicamentos não opioides potencialmente vantajosas para o tratamento da dor complexa associada ao câncer, especialmente quando a resposta aos opioides é baixa.[85]

Os receptores NMDA parecem estar envolvidos no início e na manutenção da sensibilização central durante a dor. Ao aumentar a regulação dos receptores NMDA glutamatérgicos na medula espinhal, a sensibilização central predispõe os indivíduos a um processamento aprimorado do sinal de dor. Como o agonismo do receptor NMDA é pró-nociceptivo, ele pode causar hiperexcitabilidade e hiperalgesia, e, como resultado, dor crônica refratária; esses receptores parecem estar envolvidos na sensibilização periférica e desconfortos viscerais. Assim, a cetamina e a lidocaína são excelentes opções no arsenal terapêutico para a dor oncológica refratária, uma vez que a primeira é um inibidor do receptor NMDA e a segunda bloqueia o receptor NMDA.[86-89]

A cetamina é um anestésico dissociativo que possui propriedades analgésicas em doses menores que as terapêuticas. Ela foi avaliada em vários contextos, incluindo dor neuropática, dor oncológica, síndromes dolorosas complexas e dor isquêmica.[90,91] O uso de cetamina intravenosa (IV) para tratar dor crônica é apoiado por diretrizes desenvolvidas pela Sociedade Americana de Anestesia Regional e Medicina da Dor, pela Academia Americana de Medicina da Dor e pela Sociedade Americana de Anestesiologistas .[92]

A lidocaína tem sido estudada como um medicamento perioperatório para cirurgias abdominais, cardíacas, ortopédicas e de amigdalectomia, e demonstrou reduzir a dor pós-operatória, o consumo de opioides pós-operatório e a necessidade de anestésicos durante a cirurgia.[88] Além disso, infusões sistêmicas contínuas de lidocaína parecem ser eficazes em casos de dor refratária ao câncer e podem melhorar as classificações de dor ao mesmo tempo em que reduzem as doses de narcóticos.[93]

A University of California San Diego Health aprovou protocolos para uso de infusão de cetamina e lidocaína para tratar dor oncológica refratária a pelo menos três esquemas analgésicos. A dose inicial recomendada de infusão IV de cetamina é de 0,2 a 0,5 mg/kg/h, e a infusão IV de lidocaína é de 1 a 2 mg/kg/h.[85]

Portanto, recomendamos que o uso de infusão de cetamina ou lidocaína pode ser uma opção valiosa para pacientes com dor oncológica refratária.

CONCLUSÃO

Sem dúvida, a escada analgésica da OMS é uma ferramenta essencial para orientar o tratamento da dor do câncer. Entretanto, dado o número de pacientes que não apresentam alívio adequado com o uso da escada de dor proposta pela OMS e o surgimento de novas alternativas para o manejo da dor, propomos uma nova escada analgésica baseada em evidências, composta por cinco degraus, com o objetivo de tratar o paciente como um todo e promover o alívio adequado da dor. Embora a literatura pesquisada seja sobre dor oncológica, essa abordagem também é válida para qualquer tipo de dor crônica. Ressaltamos que a abordagem proposta foi baseada na prática clínica e em evidências científicas, mas para torná-la um instrumento validado, sua eficácia precisa ser comprovada por meio de estudos clínicos futuros.

Referências bibliográficas

1. Portenoy RK, Ahmed E. Cancer pain syndromes. hematol oncol clin north am. 2018;32(3):371-86. doi: 10.1016/j.hoc.2018.01.002.
2. Everdingen MHJV, Hochstenbach LMJ, Joosten EAJ, Tjan-Heijnen VCG, Janssen DJA. Update on prevalence of pain in patients with cancer: systematic review and meta-analysis. J Pain Symptom Manage. 2016;51(6):1070-90. e9. doi: 10.1016/j.jpainsymman.2015.12.340.
3. Breivik H, Cherny N, Collett B, et al. Cancer-related pain: a pan-European survey of prevalence, treatment, and patient attitudes. Annals of Oncology. 2009;20(8):1420-33. doi: 10.1093/annonc/mdp001.
4. Mercadante S, Portenoy RK. Breakthrough cancer pain: twenty-five years of study. Pain. 2016;157(12):2657-63. doi:10.1097/j.pain.0000000000000721.
5. Fink RM, Gallagher E. Cancer pain assessment and measurement. Semin Oncol Nurs. 2019;35(3):229-234. doi: 10.1016/j.soncn.2019.04.003.
6. World Health Organization. Traitement de la douleur cancéreuse; 1987. [2025 Mar. 15]. Disponível em: https://apps.who.int/iris/handle/10665/41712 .
7. Ventafridda V, Tamburini M, Caraceni A, de Conno F, Naldi F. A Validation study of the who method for cancer pain relief. Cancer. 1987;59:850-6.
8. Anekar AA, Cascella M. WHO analgesic ladder. In: StatPearls. Treasure Island (FL): StatPearls Publishing. 2021. [2025 Mar. 15]. Disponível em: https://www.ncbi.nlm.nih.gov/books/NBK554435/.
9. Vargas-Schaffer G. Commentary Is the WHO analgesic ladder still valid? Canadian Family Physician • Le Médecin de famille canadien. 2010;56. [2025 Mar. 15]. Disponível em: www.cfp.ca.
10. Afsharimani B, Kindl K, Good P, Hardy J. Pharmacological options for the management of refractory cancer pain–what is the evidence? Supportive Care in Cancer. 2015;23(5):1473-81. doi: 10.1007/s00520-015-2678-9.
11. Petzke F, Radbruch L, Zech D, Loick G, Grond S. Temporal presentation of chronic cancer pain: transitory pains on admission to a multidisciplinary pain clinic. J Pain Symptom Manage. 1999;17(6):391-401.
12. Grond S, Radbruch L, Meuser T, Sabatowski R, Loick G, Lehmann KA. Assessment and treatment of neuropathic cancer pain following WHO guidelines. Pain. 1999;79:15-20.
13. Gómez-Cortés MD, Rodríguez-Huertas F. Revaluación del segundo escalón de la escaleraanalgésica de la OM S. Rev Soc Esp Dolor. 2000;7:343-4.
14. Araujo AM, Gómez M, Pascual J, Castañeda M, Pezonaga L, Borque JL. [Treatment of pain in the oncology patient]. An Sist Sanit Navar. 2004;27(3):63-75.
15. Eisenberg E, Fricton JR, Giamberardino MA, et al. Time to modify the WHO analgesic ladder. Pain Clin Updates. 2005;13(5). [2025 Mar. 15]. Disponível em: https://www.researchgate.net/publication/283725443.
16. Lema MJ. Invasive procedures for cancer pain. Pain Clin Update. 1998;6(1):1-8.
17. Vadalouca MPFA, Moka ME, Argyra MPE, Sikioti MP, Siafaka MPI. Opioid rotation in patients with cancer: a review of the current literature. J Opioid Manag. 2018;4(4):213. doi: 10.5055/jom.2008.0027.
18. Greco MT, Roberto A, Corli O, et al. Quality of cancer pain management: an update of a systematic review of undertreatment of patients with cancer. Journal of Clinical Oncology. 2014;32(36):4149-54. doi: 10.1200/JCO.2014.56.0383.
19. Meuser T, Pietruck C, Radbruch L, Stute P, Lehmann KA, Grond S. Symptoms during cancer pain treatment following WHO-guidelines: a longitudinal follow-up study of symptom prevalence, severity and etiology. Pain. Published online 2001:247-57. [2025 Mar. 15]. Disponível em: www.elsevier.com/locate/pain.
20. World Health Organization. Symptom relief in terminal illness. World Health Organiztion; 1998.
21. 20. Temel JS, Greer JA, El-Jawahri A, et al. Effects of early integrated palliative care in patients with lung and gi cancer: a randomized clinical trial. Journal of Clinical Oncology. 2017;35(8):834-841. doi: 10.1200/JCO.2016.70.5046.
22. Vanbutsele G, Pardon K, van Belle S, et al. Effect of early and systematic integration of palliative care in patients with advanced cancer: a randomised controlled trial. Lancet Oncol. 2018;19(3):394-404. doi: 10.1016/S1470-2045(18)30060-3.
23. World Health Organization. National Cancer Control Programmes : Policies and Managerial Guidelines; 2002.
24. Deandrea S, Corli O, Consonni D, Villani W, Greco MT, Apolone G. Prevalence of breakthrough cancer pain: a systematic review and a pooled analysis of published literature. J Pain

Symptom Manage. 2014;47(1):57-76. doi: 10.1016/j.jpainsymman.2013.02.015.

25. Tagami K, Okizaki A, Miura T, et al. Breakthrough cancer pain influences general activities and pain management: a comparison of patients with and without breakthrough cancer pain. J Palliat Med. 2018;21(11):1636-40. doi: 10.1089/jpm.2017.0675.
26. Alarcón L, Estevez F, Triado V, Segura P, Comes G. Consensus statement on the management of breakthrough cancer pain: assessment, treatment and monitoring recommendations. Open Journal of Pain Medicine. 2019;3(1):008-014. doi: 10.17352/ojpm.000011.
27. Bennett D, Burton AW, Fishman S, et al. Consensus panel recommendations for the assessment and management of breakthrough pain Part 2 management. P&T. 2005;30(6):354-361. [2025 Mar. 15]. Disponível em: https://www.researchgate.net/publication/237577423.
28. Fisher K, Stiles C, Hagen NA. Characterization of the early pharmacodynamic profile of oral methadone for cancer-related breakthrough pain: a pilot study. J Pain Symptom Manage. 2004;28(6):619-25. doi: 10.1016/j.jpainsymman.2004.03.003.
29. Fallon M, Giusti R, Aielli F, et al. Management of cancer pain in adult patients: ESMO Clinical Practice Guidelines. Annals of Oncology. 2018;29:iv166-iv191. doi: 10.1093/annonc/mdy152.
30. Zeppetella G. Opioids for cancer breakthrough pain: a pilot study reporting patient assessment of time to meaningful pain relief. J Pain Symptom Manage. 2008;35(5):563-7. doi: 10.1016/j.jpainsymman.2007.06.012.
31. Moore N, Darwish M, Amores X, Schneid H. A review of the pharmacokinetic profile of transmucosal fentanyl formulations. Curr Med Res Opin. 2012;28(11):1781-90. doi: 10.1185/03007995.2012.735227.
32. Braun LM, Martins IS, Vigna ABD, Motta TMV, Fonseca PRB da, Barros CM de, et al. Uso de opioides na dor no câncer. In: Tratado de dor oncológica. 1. ed. Atheneu; 2019.
33. McCaffery M, Pasero C. How to choose the best route for an opioid. Nursing (Brux). 2000;30(12):34-9.
34. Caraceni A, Hanks G, Kaasa S, et al. Use of opioid analgesics in the treatment of cancer pain: evidence-based recommendations from the EAPC. Lancet Oncol. 2012;13(2). doi: 10.1016/S1470-2045(12)70040-2.
35. Candido KD, Kusper TM, Knezevic NN. New cancer pain treatment options. Curr Pain Headache Rep. 2017;21(2). doi: 10.1007/s11916-017-0613-0.
36. Knotkova H, Pappagallo M. Adjuvant analgesics. Medical Clinics of North America. 2007;91(1):113-124. doi: 10.1016/j.mcna.2006.10.007.
37. Everdingen MHJ, de Graeff A, Jongen JLM, Dijkstra D, Mostovaya I, Vissers KC. Pharmacological treatment of pain in cancer patients: the role of adjuvant analgesics, a systematic review. Pain Practice. 2017;17(3):409-19. doi: 10.1111/papr.12459.
38. Prommer EE. Pharmacological management of cancer-related pain. Cancer Control. 2015;22(4):412-25.
39. Wang L, Hong PJ, May C, et al. Medical cannabis or cannabinoids for chronic non-cancer and cancer related pain: a systematic review and meta-analysis of randomised clinical trials. The BMJ. 2021;374. doi: 10.1136/bmj.n1034.
40. Meng H, Dai T, Hanlon JG, Downar J, Alibhai SMH, Clarke H. Cannabis and cannabinoids in cancer pain management. Curr Opin Support Palliat Care. 2020;14(2):87-93. doi: 10.1097/SPC.0000000000000493.
41. Maayah ZH, Takahara S, Ferdaoussi M, Dyck JRB. The molecular mechanisms that underpin the biological benefits of full-spectrum cannabis extract in the treatment of neuropathic pain and inflammation. Biochim Biophys Acta Mol Basis Dis. 2020;1866(7). doi: 10.1016/j.bbadis.2020.165771.
42. Häuser W, Fitzcharles MA, Radbruch L, Petzke F. Cannabinoids in pain management and palliative medicine. Dtsch Arztebl Int. 2017;114(38):627-34. doi: 10.3238/arztebl.2017.0627.
43. 41. Chung M, Kim HK, Abdi S. Update on cannabis and cannabinoids for cancer pain. Curr Opin Anaesthesiol. 2020;33(6):825-31. doi: 10.1097/ACO.0000000000000934.
44. Boland EG, Bennett MI, Allgar V, Boland JW. Cannabinoids for adult cancer-related pain: Systematic review and meta-Analysis. BMJ Support Palliat Care. 2020;10(1):14-24. doi: 10.1136/bmjspcare-2019-002032.
45. Moore RA, Fisher E, Finn DP, et al. Cannabinoids, cannabis, and cannabis-based medicines for pain management: an overview of systematic reviews. Pain. 2021;162:S67-S79. doi: 10.1097/j.pain.0000000000001941.
46. Anand U, Pacchetti B, Anand P, Sodergren MH. Cannabis-based medicines and pain: a review of potential synergistic and entourage effects. Pain Manag. 2021;11(4):395-403. doi: 10.2217/pmt-2020-0110.

47. Good P, Haywood A, Gogna G, et al. Oral medicinal cannabinoids to relieve symptom burden in the palliative care of patients with advanced cancer: a double-blind, placebo controlled, randomised clinical trial of efficacy and safety of cannabidiol (CBD). BMC Palliat Care. 2019;18(1). doi: 10.1186/s12904-019-0494-6.
48. King SA. Cannabinoids and pain. 2008;25. doi: 10.1007/978-3-030-69186-8.
49. Ang SP, Sidharthan S, Lai W, et al. Cannabinoids as a potential alternative to opioids in the management of various pain subtypes: benefits, limitations, and risks. Pain Ther. Published online; 2023. doi: 10.1007/s40122-022-00465-y.
50. Zech DFJ, Grond S, Lynch J, Hertel D, Lehmann KA. Validation of World Health Organization Guidelines for cancer pain relief: a 10-year prospective study. Pain. 1995;63:65-76.
51. Zenz M, Willweber-Strumpf A. Opiophobia and cancer pain in Europe. The Lancet. 1993;341:1075-6.
52. Mercadante S, Porzio G, Ferrera P, et al. Low morphine doses in opioid-naive cancer patients with pain. J Pain Symptom Manage. 2006;31(3):242-7. doi: 10.1016/j.jpainsymman.2006.01.001.
53. Marinangeli F, Ciccozzi A, Leonardis M, et al. Use of strong opioids in advanced cancer pain: a randomized trial. J Pain Symptom Manage. 2004;27(5):409-16. doi: 10.1016/j.jpainsymman.2003.10.006.
54. Maltoni M, Scarpi E, Modonesi C, et al. A validation study of the WHO analgesic ladder: a two-step vs three-step strategy. Supportive Care in Cancer. 2005;13(11):888-894. doi: 10.1007/s00520-005-0807-6.
55. Klepstad P, Kaasa S, Borchgrevink PC. Starting step III opioids for moderate to severe pain in cancer patients: Dose titration: a systematic review. Palliat Med. 2011;25(5):424-30. doi:10.1177/0269216310386280.
56. Grond S, Radbruch L, Meuser T, Loick G, Sabatowski R, Lehmann KA. High-dose tramadol in comparison to low-dose morphine for cancer pain relief. J Pain Symptom Manage. 1999;18(3):174-79.
57. Fallon M, Dierberger K, Leng M, et al. An international, open-label, randomised trial comparing a two-step approach versus the standard three-step approach of the WHO analgesic ladder in patients with cancer. Annals of Oncology. Published online December 2022. doi: 10.1016/j.annonc.2022.08.083.
58. Chatterjee S, Gosh S. Low-dose morphine versus high-dose tramadol for management of moderate cancer pain: a comparative study. Journal of Medical Science And clinical Research. 2019;7(6). doi: 10.18535/jmscr/v7i6.116.
59. Bandieri E, Romero M, Ripamonti CI, et al. Randomized trial of low-dose morphine versus weak opioids in moderate cancer pain. Journal of Clinical Oncology. 2016;34(5):436-42. doi: 10.1200/JCO.2015.61.0733.
60. Volkow ND, Blanco C. The changing opioid crisis: development, challenges and opportunities. Mol Psychiatry. 2021;26(1):218-33. doi: 10.1038/s41380-020-0661-4.
61. Coussens NP, Sitta Sittampalam G, Jonson SG, et al. The opioid crisis and the future of addiction and pain therapeutics. Journal of Pharmacology and Experimental Therapeutics. 2019;371(2):396-408. doi: 10.1124/jpet.119.259408.
62. Chambers WA. Nerve blocks in palliative care. Br J Anaesth. 2008;101(1):95-100. doi: 10.1093/bja/aen105.
63. Zhong W, Yu Z, Zeng JX, et al. Celiac plexus block for treatment of pain associated with pancreatic cancer: a meta-analysis. Pain Practice. 2014;14(1):43-51. doi: 10.1111/papr.12083.
64. Amr YM, Makharita MY. Neurolytic sympathectomy in the management of cancer pain - Time effect: a prospective, randomized multicenter study. J Pain Symptom Manage. 2014;48(5):944-956.e2. doi: 10.1016/j.jpainsymman.2014.01.015.
65. Wyse JM, Carone M, Paquin SC, Usatii M, Sahai A v. Randomized, double-blind, controlled trial of early endoscopic ultrasound-guided celiac plexus neurolysis to prevent pain progression in patients with newly diagnosed, painful, inoperable pancreatic cancer. Journal of Clinical Oncology. 2011;29(26):3541-6. doi: 10.1200/JCO.2010.32.2750.
66. Fares A, Shaaban MH, Reyad RM, Ragab AS, Sami MA. Combined percutaneous radiofrequency ablation and cementoplasty for the treatment of extraspinal painful bone metastases: a prospective study. J Egypt Natl Canc Inst. 2018;30(3):117-22. doi: 10.1016/j.jnci.2018.05.002.
67. Bhaskar AK, Simpson KH. Interventional management of pain in cancer and palliative care. Medicine (United Kingdom). 2020;48(1):9-13. doi: 10.1016/j.mpmed.2019.10.014.
68. Sindt JE, Brogan SE. Interventional treatments of cancer pain. Anesthesiol Clin. 2016;34(2):317-339. doi: 10.1016/j.anclin.2016.01.004.

69. Lau J, Flamer D, Murphy-Kane P. Interventional anesthesia and palliative care collaboration to manage cancer pain: a narrative review. Canadian Journal of Anesthesia. 2020;67(2):235-46. doi: 10.1007/s12630-019-01482-w,
70. Tay W, Ho KY, Kok Yuen H. The role of interventional therapies in cancer pain management. Ann Acad Med Singapore. 2009;38(11):889-997.
71. De Leon-Casasola OA. Interventional procedures for cancer pain management: when are they indicated? Cancer Invest. 2004;22(4):630-42. doi: 10.1081/CNV-200027166.
72. Dalal S, Bruera E. Pain management for patients with advanced cancer in the opioid epidemic era. American Society of Clinical Oncology Educational Book 39. Published online 2019:24-35. doi: 10.1200/EDBK.
73. Treillet E, Laurent S, Hadjiat Y. Practical management of opioid rotation and equianalgesia. J Pain Res. 2018;11:2587-2601. doi: 10.2147/JPR.S170269.
74. Meldrum ML. A capsule history of pain management. JAMA. 2003;290:2470-5. [2025 Mar. 15]. Disponível em: http://jama.jamanetwork.com/.
75. McPherson MLM, American Society of Health-System Pharmacists. Demystifying Opioid Conversion Calculations: A Guide for Effective Dosing. American Society of Health-System Pharmacists; 2010.
76. Ventafrida V, Fighuzzi M, Tamburini M, Gori E, Parolaro D, Sala M. Clinical observation on analgesia elicited by intrathecal morphine in cancer patients. Advances in Pain Research and Therapy. Raven Press; 1979;2:559-65.
77. Yaksh TL, Rudy TA. Analgesia mediated by a direct spinal action of narcotics. Science (1979). 1976;192:1357-8.
78. 76. Behar M, Olshwang D, Magora F, Davidson JT. Epidural morphine in treatment of pain. Lancet. Published online. 1979:527-8.
79. 77. Wang JK, Nauss LA, Thomas JE. Pain relief by intrathecally applied morphine in man. Anesthesiology. 1979;50:149-51.
80. 78. Dupoiron D. Intrathecal therapy for pain in cancer patients. Curr Opin Support Palliat Care. 2019;13(2):75-80. doi: 10.1097/SPC.0000000000000427.
81. 79. Bruel BM, Burton AW. Intrathecal therapy for cancer-related pain. Pain Medicine (United States). 2016;17(12):2404-21. doi: 10.1093/pm/pnw060.
82. 80. Smith TJ, Staats PS, Deer T, et al. Randomized clinical trial of an implantable drug delivery system compared with comprehensive medical management for refractory cancer pain: Impact on pain, drug-related toxicity, and survival. Journal of Clinical Oncology. 2002;20(19):4040-9. doi: 10.1200/JCO.2002.02.118.
83. 81. Deer TR, Pope JE, Hayek SM, et al. The polyanalgesic consensus conference (PACC): recommendations on intrathecal drug infusion systems best practices and guidelines. Neuromodulation. 2017;20(2):96-132. doi: 10.1111/ner.12538.
84. 82. Patel C, Kleinig P, Bakker M, Tait P. Palliative sedation: a safety net for the relief of refractory and intolerable symptoms at the end of life. AJGP. 2019;48(12).
85. 83. Hakim RC, Edmonds KP, Atayee RS. Case report: utility of ketamine, lidocaine, and mexiletine as nonopioid adjuvants in complex cancer-associated pain. J Pain Palliat Care Pharmacother. 2018;32(1):15-9. doi: 10.1080/15360288.2018.1463345.
86. 84. Zgaia AO, Irimie A, Sandesc D, et al. The role of ketamine in the treatment of chronic cancer pain. Clujul Medical. 2015;88(4):457-61. doi: 10.15386/cjmed-500.
87. 85. Petrenko AB, Yamakura T, Baba H, Shimoji K. The role of N-methyl-D-aspartate (NMDA) receptors in pain: a review. Anesth Analg. 2003;97(4):1108-16. doi: 10.1213/01.ANE.0000081061.12235.55.
88. 86. Mccarthy GC, Megalla SA, Habib AS. Impact of intravenous lidocaine infusion on postoperative analgesia and recovery from surgery: a systematic review of randomized controlled trials. Drugs. 2010;70(9):1149-63.
89. 7. Gungor S, Fields K, Aiyer R, Valle AG Della, Su EP. Incidence and risk factors for development of persistent postsurgical pain following total knee arthroplasty: a retrospective cohort study. Medicine (United States). 2019;98(28). doi: 10.1097/MD.0000000000016450.
90. 88. Hocking G, Cousins MJ. Ketamine in Chronic pain management: an evidence-based review. Anesth Analg. 2003;97(6):1730-9. doi: 10.1213/01.ANE.0000086618.28845.9B.
91. Amin P, Roeland E, Atayee R. Case report: efficacy and tolerability of ketamine in opioid-refractory cancer pain. J Pain Palliat Care Pharmacother. 2014;28(3):233-42. doi: 10.3109/15360288.2014.938881.
92. Mercadante S, Arcuri E, Tirelli W, Casuccio A. Analgesic effect of intravenous ketamine in cancer patients on morphine therapy: a randomized, controlled, double-blind, crossover, double-dose study. J Pain Symptom Manage. 2000;20(4):246-52.
93. Reeves DJ, Foster AE. Continuous intravenous lidocaine infusion for the management of pain uncontrolled by opioid medications. J Pain Palliat Care Pharmacother. 2017;31(3-4):198-203. doi: 10.1080/15360288.2017.1313356.

Educação em Medicina da Dor

10

Marisa Marquese

Aline Eiko Yugawa

INTRODUÇÃO

No Brasil, assim como em diversos países, a dor tornou-se uma questão de Saúde Pública. Além de provocar sofrimento, ela acarreta consequências psicossociais e econômicas, sendo um dos principais fatores de incapacidade, direta ou indiretamente, para o trabalho. Seja transitória, seja permanente, a dor compromete de forma significativa a qualidade de vida da população.[1]

O Ministério da Saúde (MS) apresenta dados relevantes ao destacar que

> "Estudos populacionais realizados em adultos no Brasil revelam uma prevalência de dor crônica de aproximadamente 40%. A prevalência de dor crônica intensa (intensidade ≥ 8) é de cerca de 10%, enquanto a dor crônica com limitação grave ou generalizada afeta aproximadamente 5% da população. Lombalgia é a dor crônica mais comum, seguida por dor nos joelhos, ombros, cabeça, costas e membros inferiores. Um estudo conduzido em capitais brasileiras registrou prevalências de 77% para dor na coluna, 50% para dor nos joelhos, 36% nos ombros, 28% nos tornozelos, 23% nas mãos e 21% na cervical (Protocolo Clínico e Diretrizes Terapêuticas da Dor Crônica, Anexo da Portaria Conjunta SAES/SAPS/SECTICS n. 1, de 22 de agosto de 2024)."

Esses dados reforçam a relevância do manejo da dor na prática médica e evidenciam a necessidade urgente de incluir o ensino da dor na formação do médico generalista. Essa medida é essencial para a capacitação de profissionais aptos a oferecer os melhores tratamento e cuidado aos pacientes, contribuindo para a redução do sofrimento, promovendo a melhoria da qualidade de vida e facilitando sua reintegração social e laboral.

Entretanto, embora de suma importância para a formação curricular e prática, ainda se encontram falhas e lacunas na oferta desses conteúdos nos projetos pedagógicos dos cursos de graduação em Medicina de modo que poucas escolas médicas oferecem, em sua matriz curricular, conteúdos voltados para o estudo da dor.

A formação no estudo da dor crônica no Brasil continua em expansão. Ainda não é uma especialização médica, mas é considerada uma área de atuação, conforme a Resolução do Conselho Federal de Medicina (CFM) n. 2.380/2024. Para atuar na área de dor, é necessário ter formação especializada e completa sobre o tema, de modo que sejam estudadas estratégias terapêuticas e abordagens apropriadas para diagnóstico, manejo e tratamento da dor crônica, dependendo de uma avaliação precisa de sua causa e do tipo de síndrome de dor crônica.

Além disso, é importante ressaltar as diferentes atuações de forma multidisciplinar que podem formar um profissional da dor. Em particular, a carreira médica tem diversos caminhos que podem convergir no estudo da dor, os quais serão abordados neste capítulo. De modo geral, o objetivo do estudo da dor deve ser abrangente e responsável por caracterizar as diferenciações entre os tipos de dor, neuropática, nociceptiva ou nociplástica e, assim, garantir que o paciente tenha o cuidado mais completo possível.[1]

PANORAMA

Dor

Após receber contribuições de especialistas de todo o mundo, em 2020, a Associação Internacional para o Estudo da Dor (IASP, do inglês International Association for the Study of Pain), sob a presidência de Srinivasa Raja, revisou a definição de dor para: "Uma experiência sensorial e emocional desagradável associada a, ou semelhante àquela associada a, dano real ou potencial ao tecido."[2]

Sobre essa definição, Siqueira e Annes destacam: "A dor é uma experiência consciente que resulta da atividade cerebral em resposta a um estímulo nociceptivo em qualquer local do organismo e está bidirecionalmente relacionada com processos sensitivos, emocionais e cognitivos cerebrais. Não há testes laboratoriais ou procedimento diagnóstico para identificar e mensurar a dor definitiva".[3]

Embora individual, a dor é classificada em diferentes tipos, diferindo de acordo com sua origem, mecanismo de ação e duração.

Para sua classificação, são considerados alguns critérios, como o tempo de duração da dor, que distinguem a dor crônica e a aguda. A dor crônica se caracteriza por durar por mais de 3 meses, já a dor aguda tem uma duração menor de 3 meses e aparece de forma súbita.

Além do tempo de duração, classificam-se as dores pelos seus diferentes mecanismos de ação que se distinguem pela atuação da dor em diferentes meios fisiopatológicos, sendo a dor nociceptiva mais localizada, já a dor visceral, mais difusa. Ainda seguindo essa classificação, existe a dor denominada "neuropática", provocada por lesões no sistema nervoso; a inflamatória, provocada por processos inflamatórios; e a radicular, causada pela compressão ou irritação das raízes nervosas.[4]

Essas classificações auxiliam profissionais da Saúde a compreender melhor a dor, de modo a garantir um melhor tratamento do paciente para cada tipo de dor.[5]

É importante ressaltar também a influência dos fatores psicossociais na percepção da dor do paciente, de modo que cada experiência de dor seja única. Embora existam classificações e parâmetros para mensurar a dor, é fundamental considerar os fatores individuais, como vulnerabilidade, resiliência e aspectos psicológicos, que tornam cada experiência singular. Dessa forma, ao complementar a avaliação do paciente com o modelo biopsicossocial, obtém-se uma visão mais global e completa de sua condição.[6]

A educação em Medicina da dor no Brasil

Tradicionalmente, o ensino da dor no Brasil concentra-se em cursos de pós-graduação ou aperfeiçoamento, visto que não há, nas Diretrizes Curriculares Nacionais (DCNs) da graduação em Medicina (Resolução n. 3, de 20 de junho de 2014), nenhum indicativo sobre a importância de se inserir, nos projetos pedagógicos dos cursos de graduação em Medicina, o ensino da dor. Para sanar essa deficiência, a Sociedade Brasileira para Estudo da Dor (SBED), contribuiu para a construção do PL 336/2024, em tramitação na Câmara dos Deputados, que propõe instituir diretrizes básicas para a melhoria da saúde das pessoas com dor crônica, cria o Dia Nacional de Conscientização e Enfrentamento da Dor Crônica e inclui o ensino da dor crônica como matéria obrigatória no currículo dos cursos da área da Saúde.[6]

Estrutura dos cursos de Medicina no Brasil

O Ministério da Educação (MEC) é o órgão governamental responsável pelas políticas e regulação dos cursos de graduação no país, incluindo o credenciamento das Instituições de Ensino Superior (IES) e a autorização e o reconhecimento de cursos de graduação e de pós-graduação no Brasil.

Para que uma IES inicie suas atividades, é necessário que ela faça uma solicitação de credenciamento de modo a definir o tipo de instituição a ser criada, ou seja, centro universitário, faculdade ou universidade. A partir disso, a instituição passa pelo processo de credenciamento estabelecido pelo MEC, com algumas exceções como os centros universitários que têm legislação específica (Art. 28, § 2°, do Decreto n. 5.773, de 9 de maio de 2006). Assim como alguns cursos, a exemplo das graduações de Direito, Medicina, Odontologia e Psicologia, que dependem da Secretaria de Educação Superior que leva em consideração o Conselho Federal da Ordem dos Advogados do Brasil e o Conselho Nacional de Saúde (Art. 28, § 2°, do Decreto n° 5.773, de 9 de maio de 2006).[7]

Por fim, faz-se necessário o encaminhamento dos processos para reconhecimento e renovação periódicos para inferir a qualidade do ensino e se ele segue as diretrizes e regulamentações padronizadas pelo MEC de modo a se de garantir que todos os cursos oferecidos pelas IESs tenham um mínimo de qualidade.

Para o curso de Medicina, em especial, que é o foco deste capítulo, existe a regulamentação conjunta do MEC junto ao Conselho Nacional de Saúde que garante o reconhecimento às IESs.

Além da graduação de Medicina, que forma médicos generalistas, é importante ressaltar a formação especializada do estudo da dor no Brasil, ainda pouco oferecido pelas IESs, na ementa do curso de Medicina. Ademais, como especialização, existe a formação da dor como área de atuação, oferecida por instituições e hospitais que formam profissionais capacitados para lidar com a dor aguda e crônica dos pacientes.

Os Programas de Residência Médica para a Área de Atuação em Dor no Brasil tiveram aprovação por meio da Resolução CNRM n. 68, de 23 de dezembro de 2021, que aprovou a matriz de competências dos serviços. Nesse documento, estão descritos todos os objetivos e pré-requisitos técnicos para a formação em dor. Assim, para se ter acesso a essa área de atuação, existem alguns programas de residência que permitem o respectivo encaminhamento como Acupuntura, Anestesiologia, Clínica Médica, Medicina Física e Reabilitação, Neurocirurgia, Neurologia, Ortopedia e Traumatologia, Pediatria ou Reumatologia. Dessa forma, após o término nessas residências, o médico pode se especializar em dor, no Brasil, por meio de um programa de 1 ano de especialização. O objetivo desse programa consiste em capacitar médicos para realizar diagnósticos, tratamentos clínicos e cirúrgicos, planejamento terapêutico e discussões interdisciplinares em dor.[8]

Os tópicos exigidos para a habilitação de um médico da dor estão descritos a seguir:

> "1. Dominar aspectos biopsicossociais da dor. 2. Dominar a anatomia, fisiologia e fisiopatologia do sistema nervoso periférico e central. 3. Dominar anamnese, exame físico (geral e específico), formular hipótese diagnóstica e fazer diagnóstico do fenômeno doloroso secundário ou primário. 4. Dominar a solicitação e interpretação dos exames relacionados com a dor distinguindo dores conforme a classificação neurofisiológica (predomínio nociceptivo, neuropático e/ou nociplástico), visando redução do sofrimento envolvido e a melhora da qualidade de vida. 5. Dominar e aplicar os principais instrumentos de avaliação da dor em relação à intensidade, alívio e multimodal. 6. Investigar a natureza e o significado da experiência de dor para o paciente. 7. Dominar os fundamentos das práticas integrativas. 8. Dominar a terapia antálgica medicamentosa multimodal pela via oral (VO) e suas interações. 9. Dominar a farmacologia da dor e as estratégias farmacológicas para a prevenção da dor crônica. 10. Dominar os conhecimentos fundamentais de farmacologia de anestésicos locais, agentes anti-inflamatórios não esteroides, opioides e adjuvantes e demais medicamentos recomendados para o tratamento das dores aguda e crônica. 11. Dominar e formular abordagem não farmacológica da dor. 12. Analisar os exames laboratoriais, de imagem e eletrofisiológicos mais frequentes no diagnóstico de dor. 13. Valorizar a relação com paciente, familiar e/ou rede de apoio no processo de tomada de decisões. 14. Analisar os mecanismos de modulação do sistema cognitivo, afetivo e emocional da dor. 15. Dominar a terapêutica não medicamentosa da dor como eletroestimulação transcutânea, terapia por ondas de choque extracorpórea e outros. 16. Dominar a indicação (riscos, complicações e benefícios) dos procedimentos invasivos ablativos (neurotomias, cordotomias, mielotomia mediana, cingulotomia, talamotomia, entre outros) e procedimentos invasivos não ablativos (estimulação elétrica medular, estimulação cerebral profunda, estimulação de gânglio da

raiz dorsal, bisturi gama, ultrassom focalizado de profundidade, estimulação elétrica transcraniana entre outros) para tratamento de dor nas diferentes especialidades médicas e nas diversas faixas etárias. 17. Valorizar a estratégia hierarquizada de tratamento da dor conhecida como "Escala Analgésica da Organização Mundial da Saúde (OMS)" e suas atualizações, incluindo métodos não farmacológicos para alívio da dor. 18. Dominar a indicação, a solicitação e a interpretação dos resultados dos exames radiológicos como radiografias, tomografia computadorizada, ressonância magnética, exames de termografia, exames de imagem não radiológicos como ultrassonografia e os métodos de radioproteção exames neurofisiológicos como eletroneuromiografia, estudo do potencial evocado motor, estudo do potencial evocado sensitivo, entre outros, na investigação do desconforto doloroso (propedêutica diagnóstica). 19. Dominar a indicação, a solicitação e a interpretação dos resultados dos exames de termografia e de imagem não radiológicos como ultrassonografia e valorizar os métodos de radioproteção na monitorização perioperatória de procedimentos. 20. Dominar a indicação, a solicitação e a interpretação dos resultados de exames neurofisiológicos como eletroneuromiografia, estudo do potencial evocado motor, estudo do potencial evocado sensitivo, mapeamento fisiológico periférico (estimulação de nervos periféricos), de estruturas intrarraquidianas (raízes sensitivas e/ou motoras, medulares, cerebrais corticais e profundas), orientando localização de alvos terapêuticos e avaliando respostas simuladas ou definitivas no período perioperatório (propedêutica terapêutica). 21. Avaliar a natureza multidimensional da dor, incluindo variáveis sensitivas, afetivas, cognitivas, fisiológicas, psicológicas, comportamentais e os mecanismos de modulação do sistema cognitivo, afetivo e emocional da dor nas diversas faixas etárias. 22. Analisar o impacto da idade, gênero, família, cultura, religião, ambiente, mitos e crenças em relação à dor. 23. Reconhecer a magnitude da dor segundo sua epidemiologia no mundo e nas diversas faixas etárias. 24. Compreender os impactos econômicos, sociais e culturais provocados pela limitação, disfunção e incapacidade decorrentes da dor nas diversas faixas etárias. 25. Identificar síndromes concorrentes com a dor, como transtornos psiquiátricos e outras doenças nas diversas faixas etárias. 26. Estabelecer boa relação de comunicação e troca de informações com os demais componentes da equipe. 27. Dominar a adaptação da linguagem ao ambiente, contexto cultural e ciclo vital do paciente nas diversas faixas etárias. 28. Demonstrar atitudes não verbais. 29. Dominar os fundamentos da medicina paliativa. 30. Avaliar a distanásia, ortotanásia e eutanásia. 31. Avaliar as barreiras de acesso às medicações para controle da dor. 32. Valorizar as políticas nacionais de Saúde dirigidas à dor. 33. Compreender o controle da dor como direito humano em todas as faixas etárias. 34. Desenvolver prática reflexiva, identificando lacunas e buscar aprimoramento e atualização, respeitando os princípios éticos de autonomia, beneficência, não malevolência, justiça e equidade. 35. Desenvolver a habilidade de avaliar o próprio desempenho (autoavaliação) no cuidado dos pacientes e continuamente aperfeiçoar conhecimento e habilidades através de um processo permanente de educação em serviço. 36. Produzir um trabalho científico, utilizando o método de investigação adequado e apresentá-lo em congresso médico ou publicar em revista científica, ou apresentar publicamente em forma de monografia".

Esses tópicos mostram a importância de uma formação completa de um profissional que atuará em dor.[9]

Medicina no Brasil

A partir de dados fornecidos pelo MEC a respeito das IESs em relação à quantidade de vagas autorizadas de acordo com cada tipo

Tabela 1 – Vagas de Medicina oferecidas pelas IESs no Brasil em 2024

IES	Soma de qt. vagas autorizadas
Especial	926
Pública Estadual	2.545
Pública Federal	7.206
Pública Municipal	1.700
Privada com fins lucrativos	17.073
Privada sem fins lucrativos	14.392
Total Geral	**43.842**

IES: Instituições de Ensino Superior.

*dados com as quantidades de vagas de Medicina oferecidas pelas IESs no Brasil em 2024.

Fonte: Adaptada de e-MEC – Sistema de Regulação do Ensino Superior. Disponível em: https://emec.mec.gov.br/emec/nova.

de IES, pode-se observar a variedade de vagas oferecidas no país, embora o acesso a elas seja feito de diferentes formas e o custo de cada uma seja específico, deve-se ressaltar que todas garantem a formação de profissionais capacitados para atuar como médico generalista após conclusão do curso.[8]

Além disso, com o gráfico que mostra as divisões de vagas entre os estados, constata-se também a crescente oferta de profissionais formados na região Sudeste em comparação às demais regiões brasileiras, o que mostra o descompasso entre a oferta e a demanda de serviços em âmbito nacional. Contudo, se o desnível já se inicia ainda na formação básica, nota-se onde se encontram os gargalos e as dificuldades em formar médicos especialistas em dor de forma homogênea no país.[10]

Tabela 2 – Vagas de Medicina oferecidas por UF no Brasil em 2024

UF	Soma da quantidade de vagas autorizadas
AC	250
AL	575
AM	685
AP	60
BA	3.459
CE	1.588
DF	626
ES	878
GO	2.138
MA	1.064
MG	5.151
MS	438
MT	548
PA	1.098
PB	1.067
PE	2.046
PI	731
PR	2296
RJ	3.495
RN	585
RO	801
RR	110
RS	1.929
SC	1612
SE	370
SP	9.426
TO	816
Total Geral	**43.842**

UF: unidade federativa.

*dados com as quantidades de vagas de Medicina oferecidas pela UF no Brasil em 2024.

Fonte: Adaptada de e-MEC – Sistema de Regulação do Ensino Superior. Disponível em: https://emec.mec.gov.br/emec/nova.

Dessa forma, embora o caminho para a atuação em dor seja amplo, complexo e de longa duração, ainda existem problemas educacionais que precedem a especialização. Porém, faz-se necessário que o profissional seja capacitado para tratar a dor de pacientes de diferentes contextos sociais e níveis de complexidade desde o nível básico de educação médica, a fim de garantir que pelo menos a maioria dos profissionais seja minimamente capacitada para uma boa atuação.[11]

ESTRATÉGIAS E PROPOSTAS

A graduação de Medicina consiste em um curso de bacharelado oferecido por instituições públicas e privas de ensino no Brasil. O curso tem duração de 6 anos e divide-se em três partes: ciclo básico; ciclo clínico; e internato.

A residência médica, no Brasil, é dividida em acesso direto e indireto, de modo que o recém-formado precisa participar de novo processo seletivo para ter acesso a essa formação com uma duração entre 2 e três anos.

Para a especialização em dor, ainda é exigida uma formação de mais 1 ano para consolidar habilidades necessárias para a prestação de um bom serviço aos pacientes.

Embora existam diferentes caminhos para a formação na área da dor, ainda se trata de um acesso muito restrito a profissionais brasileiros interessados. Assim, a demanda de pacientes, quanto à proporção de profissionais, disponíveis é desproporcional. Contudo, a regulamentação dos Programas de Residência Médica para Área de Atuação em Dor no Brasil ainda é recente, tendo sido homologada em 2021. Dessa forma, observa-se um amplo mercado a ser explorado e construído nos próximos anos.[12]

Portanto, como estratégias e propostas para a expansão desse mercado e ensino, cabe aos órgãos públicos aliados ao setor privado investir mais em programas de Residência Médica para

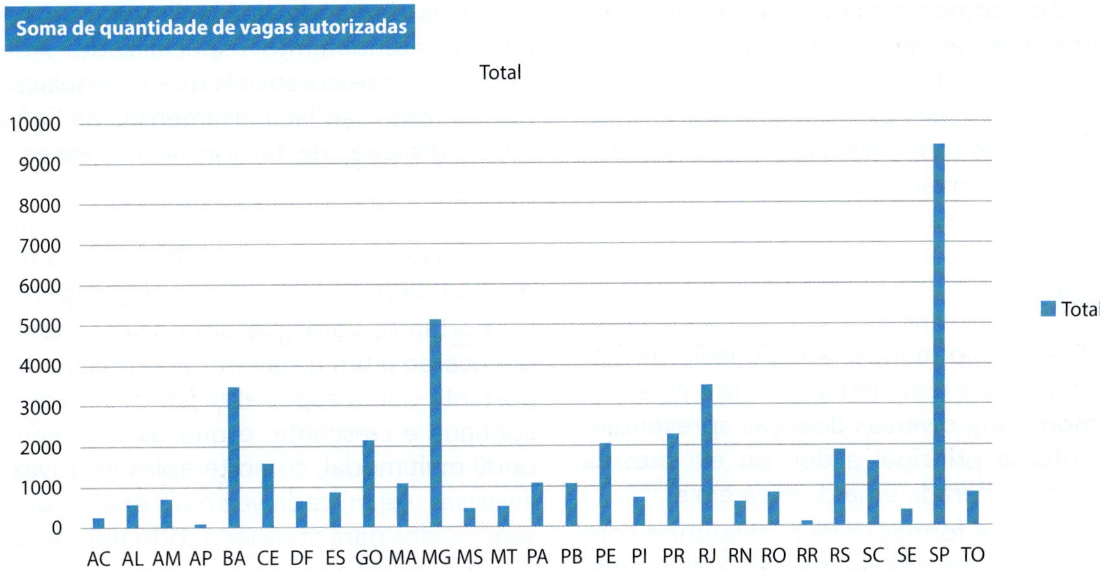

Figura 1 – Quantidades de vagas de Medicina oferecidas por UF no Brasil em 2024.

UF: unidade federativa.

*dados com as quantidades de vagas de Medicina oferecidas por UF no Brasil em 2024.

Fonte: Adaptada de e-MEC – Sistema de Regulação do Ensino Superior. Disponível em: https://emec.mec.gov.br/emec/nova.

Área de Atuação em Dor. Além do MEC, também a SBED e a Associação Brasileira da Dor (ABDOR) participam do esforço nesse sentido. Atualmente, são oferecidas 43 vagas para Dor, que são autorizadas pela Comissão Nacional de Residência Médica (CNRM) no Brasil.[13]

Para a regulamentação da formação desses profissionais, ainda se faz necessário o Exame Nacional para Obtenção do Certificado de Área de Atuação em Dor, sob responsabilidade da Associação Médica Brasileira. Assim, a formação embora completa, ainda requer muitas etapas que estimulam pouco a procura dos profissionais médicos por essa área. Dessa maneira, medidas que incentivem os profissionais a estudarem sobre a dor desde o início da graduação seriam mais efetivas no impacto do interesse acadêmico dos futuros profissionais, a fim de conscientizá-los da importância desse estudo e da melhoria do atendimento e da conduta com quaisquer pacientes em diferentes níveis de atuação e complexidade.[14]

Assim, observa-se a importância da abordagem interdisciplinar para o tratamento da dor crônica que garante que o paciente seja cuidado de forma globalizada e integral com todo o suporte. A dor de um paciente requer atenção além da farmacologia, portanto outras especialidades da saúde são fundamentais para completar esse acompanhamento individualizado. Dessa forma, diminui-se também a dependência do tratamento exclusivamente farmacológico e invasivo, dado o cuidado com abordagens biopsicossociais O cuidado integrado, que combina terapias psicológicas, sociais e físicas, mostrou-se mais eficaz para os pacientes com dor, propiciando grande melhoria da sua qualidade de vida.[15]

A dor crônica é uma questão de suma importância na Saúde Pública, pois, além de acometer uma parcela significativa da população brasileira, necessita de muitos recursos que oneram o sistema de diferentes formas. Logo, o tratamento mais eficiente diminui gastos desnecessários. É fundamental o envolvimento da liderança interdisciplinar, promovendo treinamento, recursos e suporte necessários para maximizar o impacto dos farmacêuticos no manejo da dor crônica.[16]

Apesar de seu impacto ser enorme, o tratamento para a dor ainda é inadequado, principalmente o da dor crônica. Doenças como fibromialgia, artrite e neuropatias são de tratamento desafiador quando abordadas de forma única, necessitando de manejo multidisciplinar. Manejo este que inclui farmacoterapia, intervenções comportamentais e tratamentos específicos para aliviar os sintomas e melhorar a qualidade de vida dos pacientes. Dessa forma, muitas condições associadas à dor crônica são beneficiadas com o tratamento multimodal, proporcionando melhores resultados no manejo dessas condições complexas.[17]

CONCLUSÃO

No Brasil e no mundo, a incidência de pacientes com dor é uma demanda alta e crescente, de modo que diversas doenças apresentam como sintoma principal a dor, ou ela mesma pode ser considerada uma doença em si.[18]

Entretanto, a formação de profissionais com educação em Medicina da dor não acompanha a mesma demanda de pacientes que necessitam de atendimento especializado. Ademais, os impactos psicossociais que a população com dor enfrenta são lacunas imensas na Saúde Pública brasileira, de tal forma que esses distúrbios, quando não bem-diagnosticados ou não manejados de forma inadequada, apenas oneram o sistema de Saúde e dificultam a melhora da qualidade de vida da população geral.[19]

Portanto, para que um paciente tenha amplo acesso a um tratamento de qualidade, é importante que a especialização dos médicos seja contínua e crescente, e que os tratamentos de perfil multimodal, como terapias invasivas e não invasivas, sejam cada vez mais explorados e desenvolvidos para atender a todo tipo de demanda e melhorar a saúde brasileira.[20]

Referências bibliográficas

1. Rosenquist EWK. Approach to the management of chronic non-cancer pain in adults. In: UpToDate, Aronson MD, Reddy S (Eds), UpToDate, Waltham, MA. [2025 Fev. 19]. Disponível em: https://www.uptodate.com/contents/approach-to-the-management-of-chronic--non-cancer-pain-in-adults.
2. Raja SN, Carr DB, Cohen M, Finnerup NB, Flor H, Gibson S, et al. The revised international association for the study of pain definition of pain: concepts, challenges, and compromises. Pain. 2020;23. doi: 10.1097/j.pain.0000000000001939. [2025 Fev. 19]. Disponível em: https://journals.lww.com/pain/abstract/2020/09000/the_revised_international_association_for_the.6.aspx.
3. Siqueira JTT, Annes AH. Quando a dor se torna uma doença em si. Fascículos. [2025 Fev. 19]. Disponível em: https://www.sbed.org/sites/arquivos/downloads/01_quandoadorsetorna.pdf.
4. Institute of Medicine (US) Committee on advancing pain research, care, and education. Relieving pain in America: a blueprint for transforming prevention, care, education, and research. Washington (DC): National Academies Press (US); 2011. [2025 Fev. 19]. Disponível em: https://pubmed.ncbi.nlm.nih.gov/22553896/.
5. Danilov A, Danilov A, Barulin A, Kurushina O, Latysheva N. Interdisciplinary approach to chronic pain management. Postgrad Med. 2020;132(3):5-9. doi: 10.1080/00325481.2020.1757305. [2025 Fev. 19]. Disponível em: https://pubmed.ncbi.nlm.nih.gov/32298161/.
6. Clauw DJ, Essex MN, Pitman V, Jones KD. Reframing chronic pain as a disease, not a symptom: rationale and implications for pain management. Postgrad Med. 2019;131(3):185-198. doi: 10.1080/00325481.2019.1574403. [2025 Fev. 19]. Disponível em: https://pubmed.ncbi.nlm.nih.gov/30700198/.
7. Instituições credenciadas. 2022. [2025 Fev. 19]. Disponível em: http://portal.mec.gov.br/instituicoes-credenciadas-sp-1781541355.
8. e-MEC - Sistema de regulação do ensino superior. [2025 Fev. 19]. Disponível em: https://emec.mec.gov.br/emec/nova.
9. Página 148 do Diário Oficial da União. Imprensa Nacional. 2021;1:242. [2025 Fev. 19]. Disponível em: https://www.gov.br/mec/pt--br/residencia-medica/copy_of_resolucao-residencia-medica/Resolucao_68.pdf.
10. Fajardo-Ortiz G, Robledo H. Management of medical care, a fundamental tool for resident doctors. Cir Cir. 2019;86(1):65-72. English. doi: 10.24875/CIRUE.M18000010. [2025 Fev. 19]. Disponível em: https://pubmed.ncbi.nlm.nih.gov/30951039/.
11. Watson JA, Ryan CG, Cooper L, Ellington D, Whittle R, Lavender M, et al. Pain neuroscience education for adults with chronic musculoskeletal pain: a mixed-methods systematic review and meta-analysis. J Pain. 2019;20(10):1140.e1-1140.e22. doi: 10.1016/j.jpain.2019.02.011. [2025 Fev. 19]. Disponível em: https://pubmed.ncbi.nlm.nih.gov/30831273/.
12. Gatchel RJ, McGeary DD, McGeary CA, Lippe B. Interdisciplinary chronic pain management: past, present, and future. Am Psychol. 2014;69(2):119-30. doi: 10.1037/a0035514.

[2025 Fev. 19]. Disponível em: https://pubmed.ncbi.nlm.nih.gov/24547798/.

13. Mathews M, Davin S. Chronic pain rehabilitation. Neurosurg Clin N Am. 2014;25(4):799-802. doi: 10.1016/j.nec.2014.07.004. [2025 Fev. 19]. Disponível em: https://pubmed.ncbi.nlm.nih.gov/25240666/.
14. Webster F, Bremner S, Oosenbrug E, Durant S, McCartney CJ, Katz J. From opiophobia to overprescribing: a critical scoping review of medical education training for chronic pain. Pain Med. 2017;18(8):1467-75. doi: 10.1093/pm/pnw352. [2025 Fev. 19]. Disponível em: https://www.ncbi.nlm.nih.gov/pmc/articles/PMC5914373/.
15. Purcell N, Zamora K, Tighe J, Li Y, Douraghi M, Seal K. The integrated pain team: a mixed-methods evaluation of the impact of an embedded interdisciplinary pain care intervention on primary care team satisfaction, confidence, and perceptions of care effectiveness. Pain Med. 2018;19(9):1748-63. doi: 10.1093/pm/pnx254. [2025 Fev. 19]. Disponível em: https://pubmed.ncbi.nlm.nih.gov/29040715/.
16. Giannitrapani KF, Glassman PA, Vang D, McKelvey JC, Thomas Day R, Dobscha SK, et al. Expanding the role of clinical pharmacists on interdisciplinary primary care teams for chronic pain and opioid management. BMC Fam Pract. 2018;19(1):107. doi: 10.1186/s12875-018-0783-9. [2025 Fev. 19]. Disponível em: https://pubmed.ncbi.nlm.nih.gov/29970008/.
17. Sirianni J, Ibrahim M, Patwardhan A. Chronic pain syndromes, mechanisms, and current treatments. Prog Mol Biol Transl Sci. 2015;131:565-611. doi: 10.1016/bs.pmbts.2015.01.004. [2025 Fev. 19]. Disponível em: https://pubmed.ncbi.nlm.nih.gov/25744686/.
18. Oliveira Jr JO. Neuroestimulação para controle da dor. Condutas em neurologia. Clínica Neurológica. São Paulo: HC/FMUSP; 1991;161-6. [2025 Fev. 19]. Disponível em: https://www.scielo.br/j/rdor/a/VbzLfkxjWJyTwq4mXJ8v38M/?lang=pt#.
19. Woolf AD, Pfleger B. Burden of major musculoskeletal conditions. Bull World Health Organ. 2003;81(9):646-56. [2025 Fev. 19]. Disponível em: https://pubmed.ncbi.nlm.nih.gov/14710506/.
20. Goldberg DS, McGee SJ. Pain as a global public health priority. BMC Public Health. 2011;11:770. doi: 10.1186/1471-2458-11-770. [2025 Fev. 19]. Disponível em: https://pubmed.ncbi.nlm.nih.gov/21978149/.

Tratamento Multidisciplinar da Dor

11

Juliana Barcellos de Souza

INTRODUÇÃO

O tratamento multidisciplinar se caracteriza por ser realizado por uma equipe de profissionais de Saúde especializados em diferentes áreas do conhecimento científico que colaboram para o tratamento de diversos pacientes. Nesse cenário, os profissionais de Saúde constituem uma unidade E diagnosticam e executam o tratamento em conjunto. Os profissionais de Saúde devem resgatar o seu capital humano e a construção coletiva para promover os melhores efeitos e resultados de cuidado ao paciente.[1] A equipe multidisciplinar (EM) constituiu uma unidade em si. Entretanto, cada paciente recebe a atenção e o cuidado individuais de cada membro da equipe. Inúmeros estudos demonstram que os efeitos são melhores em tratamentos conduzidos por uma EM do que o acompanhamento por um único médico.[2]

A noção de um time de jogo esportivo seria uma analogia para facilitar a compreensão do tratamento multidisciplinar, pois um jogo não pode ser disputado sem a participação da equipe; se faltar um membro da equipe, perde-se por WO, expressão sincopada da palavra em inglês *walkover* cujo significado seria "vitória fácil" (nesse caso, seria uma "perda fácil"). Contudo a sigla também pode ser atribuída a *without opponent*, o que significa "sem oponente" ou que o time oponente está incompleto para jogar. Para aplicar o tratamento multidisciplinar, é fundamental a presença da equipe. Assim como nos jogos, pode haver um rodízio de atleta ou de membro da equipe multidisciplinar, conforme as necessidades do paciente. Por exemplo, no início do tratamento, o objetivo de acurácia diagnóstica pode incluir diversas especialidades médicas, enquanto o plano de tratamento pode envolver outras especialidades profissionais.

Desde meados do século XX, o tratamento da dor tem como objetivo o desafio de prevenir a transição da dor aguda para a dor crônica, facilitar habilidades funcionais (físicas, emocionais e sociais) e aliviar o sofrimento. Apesar de o senso comum se centrar no objetivo de aliviá-la, o tratamento se expande além do sintoma da dor.[3]

Para interpretar e concluir que determinado evento é uma experiência de dor, existe uma interação dinâmica entre incontáveis mecanismos, memórias e expectativas, que se retroalimentam para a percepção, manutenção e tomada de decisão para o enfrentamento da dor. Essas variáveis, incontáveis, influenciam tanto a modulação da dor aguda como da crônica. A dor é uma experiência subjetiva multidimensional, sua percepção envolve tanto fatores intrínsecos como extrínsecos à pessoa acometida ou que sofre com o sintoma. A percepção da dor é influenciada pela ameaça de lesão, pela lesão em si, suas lembranças e experiências anteriores, assim como pelo ambiente onde a pessoa está.

O tratamento da dor é um desafio técnico-científico, apesar das divergências entre os significados culturais atribuídos à dor, a história da humanidade é permeada pela busca de estratégias para minimizar a dor. Em alguns momentos, a dor é romantizada, associada a uma divindade sobrenatural; em outros, a dor é sinônimo de foco e disciplina, descrita como diretamente proporcional ao sucesso e ao desempenho, ou associada a gatilhos para a ressignificação de eventos e replanejamento da vida profissional ou pessoal. Apesar de associada às intuições e reflexões, a dor intensa prejudica diretamente a tomada de decisão, a concentração e a memória.

Pessoas que sofrem com dor crônica precisam de um tratamento que aborde vários segmentos da vida e do ser. O tratamento precisa acolher fatores biológicos, físicos e químicos da dor, da mesma forma que necessita abordar fatores emocionais, espirituais, psicológicos e sociais. A abordagem poderia ser multiprofissional, com foco na colaboração entre profissionais com formação em áreas diferentes; ou multidisciplinar, com a integração das disciplinas/profissionais para abordar o problema da dor de forma holística. Estima-se que, no tratamento multidisciplinar, a colaboração, a comunicação entre a equipe, a estruturação dos processos, a decisão compartilhada e o apoio organizacional sejam elementos que potencializem o tamanho do efeito dos tratamentos em comparação às abordagens aplicadas de forma isolada.[4] O objetivo deste capítulo é abordar o tratamento multidisciplinar da dor destacando contexto histórico, diretrizes para a composição da equipe, recomendações para aumentar a eficácia do tratamento e desafios do tratamento multidisciplinar.

HISTÓRICO DO TRATAMENTO MULTIDISCIPLINAR E DO MODELO MULTIDIMENSIONAL DA DOR

O conceito de multidisciplinaridade data de registros do *Corpus Hippocraticum*,[1] do século IV a.C. Essa coletânea de registros médicos remete à autoria de Hipócrates quando se aborda o tratamento de forma holística envolvendo atividades que hoje estão caracterizadas na Medicina, Enfermagem e Psicologia.[5] Essas três abordagens com alto grau de inter-relacionamento garantiam o cumprimento dos três paradigmas da Medicina Hipocrática: o clínico, que vê o doente como realidade essencial da Medicina; o patológico, que interpreta a enfermidade como um desequilíbrio; e o paradigma que promove a *physis* como força que preserva o equilíbrio cósmico e individual e resulta na cura. Em suma, a frase atribuída a Hipócrates[2] remete à importância da abordagem multidisciplinar: "curar quando possível; aliviar quando necessário; consolar sempre".

A Medicina Galênica é considerada a primeira Medicina da história médica pelos estudos conduzidos por Galeno, no Império Greco-Romano. Galeno trabalhava como "terapeuta", frequentou escolas dogmáticas (que seguiam a teoria humoral de Hipócrates) e escolas empíricas (linha reducionista do saber médico, com ênfase na experiência pessoal, no conhecimento dos fármacos e dos pneumáticos que explicavam a condição de saúde por variação da respiração [pneuma]). Como legado, Galeno[6] publicou seus estudos anatomofisiológicos, de mecânica da respiração, pesquisas sobre sistema nervoso central (SNC) e registos

1 Coletânea de documentos e tratados de textos médicos associados aos registros de Hipócrates (460-377 A.C). Estudiosos da biblioteca de Alexandria, no Egito, provavelmente, durante o século IV a.C., reuniram textos médicos associados com os estudos e ensinamentos de Hipócrates. Historiadores estimam que a fama dos registros em nome de Hipócrates tenha ultrapassado sua produção em vida. Diversos registros médicos em anonimato ou sem identificação do autor foram atribuídos ao *Corpus Hippocraticum*.

2 Vale um destaque a Sócrates, antecessor de Hipócrates, aquele que rompeu com o pensamento naturalista (pré-socráticos) que buscava responder a questões do tipo "o que é a natureza ou o fundamento último das coisas?" e conduziu a reflexões como "o que é a natureza ou a realidade última do homem?".

cirúrgicos. Além de incorporar a higiene como prática médica, a dietética e a prescrição de exercícios físicos para o tratamento. Mantém-se aqui o olhar multiprofissional para o tratamento do indivíduo.

No período das primeiras Cruzadas (1096 a 1099), com o olhar multidisciplinar para o cuidado com os seres humanos, instituíram-se os primeiros modelos de hospitais. Consistiam em instituições subordinadas e mantidas pela Igreja, contavam com a ajuda de atividades médicas e de Enfermagem para o cuidado com os "hóspedes", ou seja, doentes, soldados e civis machucados nos conflitos. Ao longo da Idade Média (séculos V ao XV), historiadores descrevem que esses centros passam a ser depósitos de pessoas excluídas da sociedade, pobres e mendigos. As ciências se desenvolviam subordinadas aos dogmas da Igreja Católica.

Com o Renascimento (século XIV até o fim do século XVI), os cientistas rompem com a ordem tradicional e religiosa.[7] Com o desenvolvimento do método científico, a ruptura da associação com a Igreja resulta em mudanças estruturais, sociais e institucionais. Os hospitais passam a funcionar com a abordagem de cuidado renascentista, reflexão fundamentada pelo pensamento científico. A educação médica começa a desvalorizar o ensino prático, limitando-o à observação e supervalorizando o conhecimento teórico. Com o pensamento cartesiano da época, R. Descartes publica o primeiro modelo teórico da dor: a teoria linear da dor,[7] desconsiderando a modulação da dor e diferenças potenciais na percepção da dor entre os sujeitos.

Além da Idade Média, nos quatro séculos seguintes (do século XVI ao XIX), a Medicina e o estudo da dor distanciam-se da abordagem multidisciplinar. Esse reducionismo na construção do conhecimento resulta, em parte, de não se perceberem cientificamente as diferenças intersujeitos na manifestação da doença e da dor, ou da própria revolução industrial que influenciou a analogia entre o corpo humano e as máquinas. No estudo da dor em si, a segunda teoria é proposta e destaca a especificidade da dor[7] (século XIX), remetendo à especificidade de perceber a diferença entre tipos de estímulo de dor, mas ainda não abordava diferenças na percepção desta entre os indivíduos.

O olhar centrado na dor como um fenômeno único motivou as pesquisas por fármacos para solucionar o problema. Em 1805, o alcaloide da morfina foi isolado por F. Sertuner, mas registros históricos indicam que a utilização do ópio data do período pré-histórico. Em meados do século XIX, várias guerras foram desencadeadas em busca do controle comercial da morfina (Guerra do Ópio, de 1840 a 1850), além de várias guerras entre nações europeias e americanas que possibilitaram a ampla utilização da morfina[8] como, por exemplo, a Guerra Civil Americana (1861 a 1865), Guerra da Crimeia (1853 a 1856) e Guerra Franco-Prussiana (1870 a 1871). Em paralelo ao avanço farmacológico no tratamento da dor, profissões como a Enfermagem e a Psicologia organizaram-se e produziram conhecimento científico.

Desde o início do século XX, o conceito de multidisciplinaridade permeia o universo da Saúde, incentivando um senso de conexão e colaboração entre profissionais da área. As associações de Pediatria e Psiquiatria[2] estão entre as primeiras especialidades médicas a recomendar a e promover o trabalho em equipe multidisciplinar.

A Primeira Guerra Mundial (1914 a 1918) marcou um momento significativo na história, além do cuidado promovido pela Enfermagem, foram recrutadas mulheres para auxiliar na "reconstrução" dos soldados e das pessoas com sequelas da epidemia de poliomielite. Considera-se esse período o início das profissões de fisioterapeuta e terapeuta ocupacional. No período entre as duas Grandes Guerras, por volta de 1930, a proposta multidisciplinar de especialidades médicas parecer ter sido sugerida por seguradoras de Saúde que exigiam um diagnóstico completo e minucioso para serem acionadas,[2] promovendo também a ideia de colaboração.

Durante a Segunda Guerra Mundial (1939 a 1945), J. Bonica, cirurgião do Exército estadunidense, descreveu a dor como

> "a experiência humana mais complexa que já vi" e divulgou a necessidade de atuação multidisciplinar para o respectivo tratamento. Seu livro, publicado em 1953,[9] foi o primeiro a des-

tacar a importância da equipe multidisciplinar, agregando sete especialidades médicas fundamentais que deveriam atuar de forma integrada no tratamento (e no diagnóstico) da dor, a saber: neurologista; anestesiologista; cirurgião; fisiatra; psiquiatra; neurocirurgião; e ortopedista. Além disso, Bonica, considerado o pai do tratamento intervencionista da dor, introduz o termo "clínica de dor"...

No final da década de 1950, do outro lado do Oceano Atlântico, uma mulher britânica chamada Cicely M.S. Saunders,[13] médica com formação prévia em Enfermagem e Serviço Social, ganhou destaque por atuar no tratamento da dor com o olhar multidimensional. Cicely é a autora do conceito de dor total, que inclui as dimensões física, emocional, social e espiritual do sofrimento. O modelo de dor total é amplamente reconhecido no meio da Oncologia e dos Cuidados Paliativos. Ela tem um nome de grande destaque por sua empatia no cuidado, na escuta e no acolhimento ao paciente.

No meio científico (1965 a 1982), o psicólogo R. Melzack e o biólogo P. Wall desenvolveram a teoria das comportas,[10] modelo teórico da dor que considera a modulação do sinal nociceptivo na entrada da medula espinhal e uma segunda modulação da dor que ocorre no nível dos centros superiores. A teoria das comportas foi considerada uma quebra de paradigma, pois descrevia a dor como distinta da nocicepção; além disso, a dor começou a ser abordada de forma multidimensional. Na conjunção desses trabalhos, parte clínico-prática de Bonica e parte científica de Melzack e Wall, Bonica reuniu mais de 300 pesquisadores que endossaram a criação da International Association for Study of Pain (1974).[11] O capítulo brasileiro, a Sociedade Brasileira para Estudo da Dor (SBED), foi fundada em 1983.[12]

A abordagem à restauração da funcionalidade foi incluída nos modelos de manejo do sintoma da dor no início da década de 1960, pelos trabalhos de B. Fordyce e J. Loeser.[2] Em 1969, foram publicados os primeiros resultados das Escolas de Coluna, introduzindo, além dos exercícios, o conceito de educação do paciente com dor. Nesse primeiro momento, a educação era voltada ao conhecimento sobre Anatomia, Biomecânica e Ergonomia.

No final da década de 1970, nos Estados Unidos, destaca-se outra mulher, Josefina Bautista Magno,[14] médica emigrante das Filipinas, que auxiliou na implantação de serviços multidisciplinares para o tratamento da dor e cuidados paliativos da pessoa em fim de vida. Magno também é fundadora da American Academy for Hospice and Palliative Medicine, do National Hospice Foundation e do International Hospice Institute. Após quase 25 anos nos Estados Unidos, ela retorna a seu país para implantar serviços similares, multidisciplinares e de cuidados paliativos.

No século XXI, o modelo multidisciplinar como unidade no tratamento e tomada de decisão compartilhada está mais presente no manejo da dor nos cuidados paliativos que nos modelos de multidisciplinares de dores neuropáticas, musculoesqueléticas etc. Há mais de 40 anos, os serviços de Saúde em dor crônica se adaptaram e seguiram as recomendações de tratamento com equipe multidisciplinar,[15] composta por 20 profissionais de Saúde e 13 disciplinas. A heterogeneidade do grupo se apresenta como um fator operacional de sucesso. Reconhecem-se a necessidade de diagnóstico precoce, modelos de cuidados integrados, uma revisão completa do desenvolvimento da doença e a abordagem colaborativa interprofissionais de Saúde.[16] Porém, desafios de recursos humanos, financeiros, de comunicação e acesso aos grupos de saúde multidisciplinar limitam a abordagem multifacetada da dor crônica utilizando o plano de tratamento holístico.

A Figura 1 apresenta a linha do tempo com marcos da construção do conceito de multidisciplinaridade no tratamento da dor.

EQUIPE MULTIDISCIPLINAR NO TRATAMENTO DA DOR, DIRETRIZES E CONDUTAS

O pensamento em grupo resulta em reflexões que cada indivíduo "sozinho" não alcançaria. A construção do raciocínio é um resultado paradoxal em que cada um ressignifica seu discurso pela sincronização das ideias e construção em consenso do grupo.[17] O discurso e a formulação de reflexões estão diretamente dependentes das fontes de conhecimento e de crenças pessoais e profissionais. A harmonia do grupo, a valorização do conhecimento e o tratamento com base em evidência serão fundamentais para uma reflexão multidisciplinar sustentável, ética e praticável.

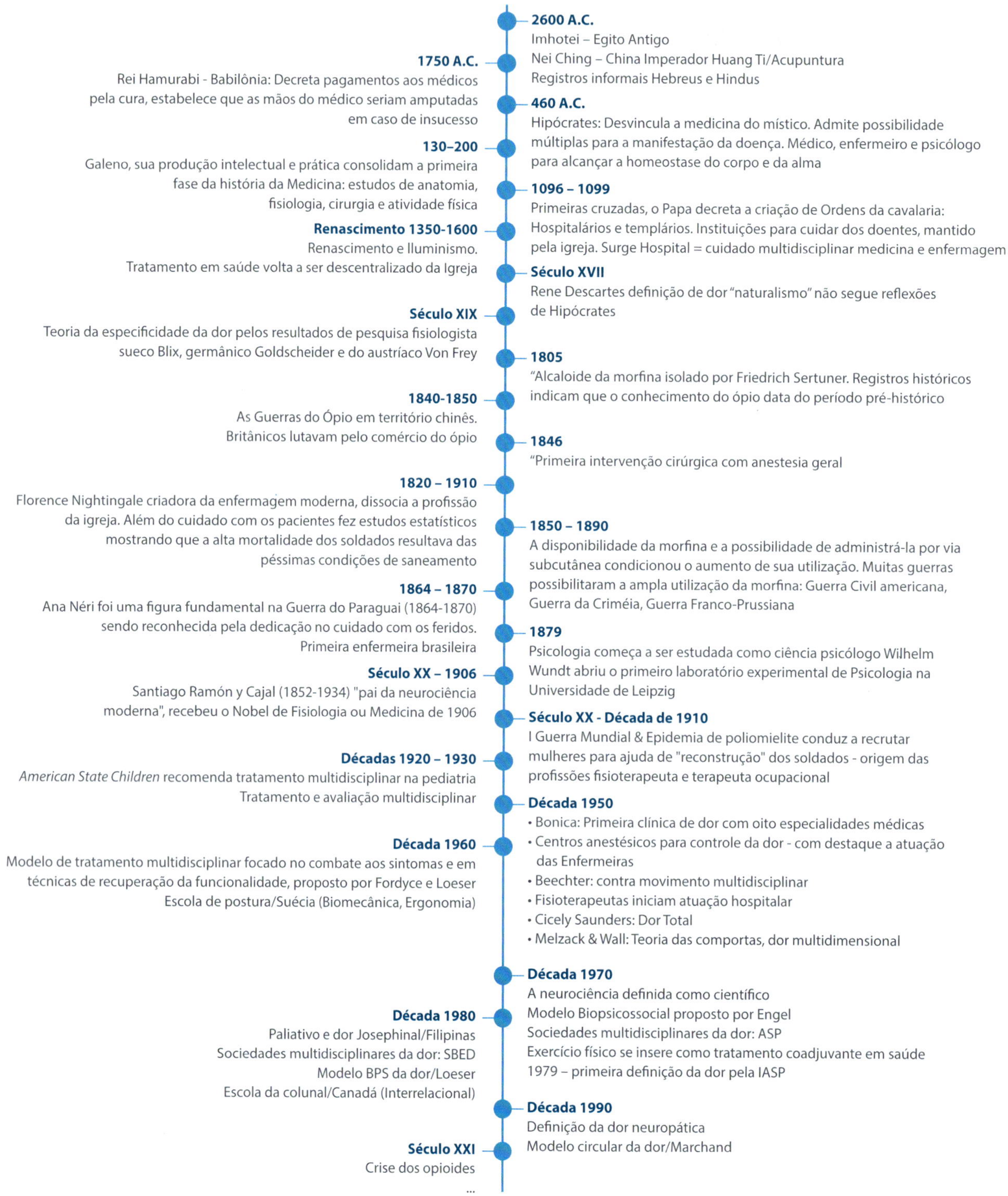

Figura 1 – Ilustração de uma linha do tempo com alguns de alguns marcos na história do tratamento multidisciplinar e do estudo da dor.

Fonte: Desenvolvida pela autoria.

Os conceitos de multidisciplinaridade, interdisciplinaridade e transdisciplinaridade se relacionam profundamente. O termo "disciplinaridade" idealiza a delimitação da área do conhecimento, sua homogeneidade, com a ilusão de não sobreposição entre as disciplinas. A justaposição de diversas disciplinas é conceituada no termo "multidisciplinaridade", sem pressupor necessariamente o trabalho em equipe e coordenado. O termo "interdisciplinaridade" contempla a interação das disciplinas e a intensidade das trocas entre os especialistas. A discussão entre as disciplinas permite a produção de uma "disciplina modificada", como se surgisse um novo campo de estudo proveniente da interação de múltiplas áreas do conhecimento que permeiam as Ciências da Saúde e as Ciências Sociais. Enquanto a transdisciplinaridade propõe a ausência de fronteiras entre as disciplinas, não se restringe às interações de reciprocidade.[18] Por exemplo, no caso do tratamento da dor, o efeito de um analgésico poderia ser influenciado por fatores sociais em que o fármaco, em si, não tem delimitação precisa de sua atuação e é influenciado por elementos psicossociais, genéticos e comorbidades, ou seja, o efeito do medicamento é "confundido" entre as disciplinas. Na Figura 2, há uma ilustração dessa construção teórica dos termos. Na prática do tratamento da dor, o termo "multidisciplinar" está associado à constituição de uma equipe; logo, há uma colaboração direta entre os pares. Ao contrário do tratamento multiprofissional, em que cada profissional conduz diagnóstico e tratamento sem contato direto com os outros profissionais que assistem ao paciente.

No cerne da equipe multidisciplinar, estão os profissionais médicos de primeiro contato (médico da família ou clínico geral), médico anestesiologista, psicólogo, enfermeiro, fisioterapeuta e terapeuta ocupacional.[19] Outros profissionais podem ser incluídos na equipe conforme a necessidade para acurácia diagnóstica, procedimentos, discussão de prognóstico e outras opções de tratamento. Desse modo, conforme a especificidade de cada paciente, assim, cirurgiões, neurologista, intensivista, fisiatra, psiquiatra, assistente social, nutricionista e farmacêutico seriam agregados ao time. Essa constituição da equipe diferencia-se do modelo de clínica de dor proposto inicialmente por Bonica na década de 1950. No primeiro modelo de clínica de dor, incluíam-se exclusivamente especialidades médicas (neurologista, anestesiologista, cirurgião, fisiatra, psiquiatra, neurocirurgião e ortopedista) e o objetivo central era proporcionar o alívio da dor. Por um lado, do ponto de vista científico, o neurocirurgião[19] tem cada vez mais se aproximado da primei-

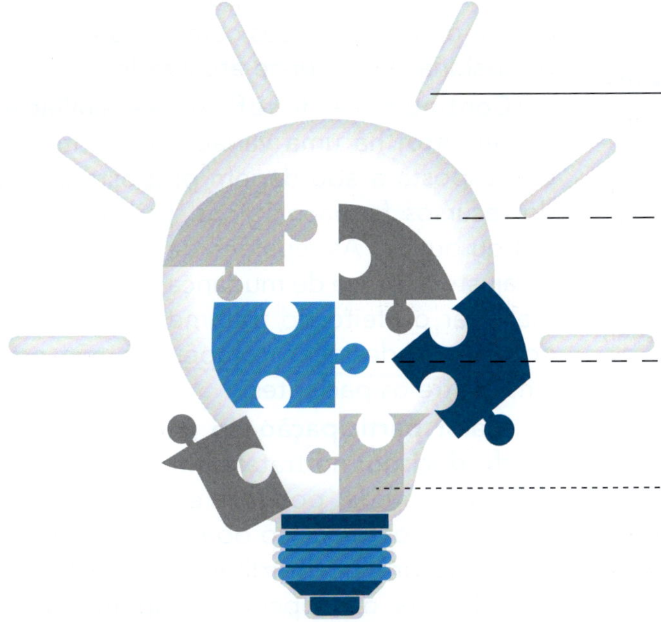

Figura 2 – Ilustração simbólica para compreensão da expansão dos termos "disciplina", "multidisciplinaridade", "interdisciplinaridade" e "transdisciplinaridade".

A peça isolada de quebra-cabeça representa a disciplina isolada e delimitada. A justaposição das peças formando a imagem da lâmpada representa o conceito teórico de multidisciplinaridade. A imagem formada pela lâmpada seria a interdisciplinaridade, representando um conhecimento disciplinar menos delimitado. A transdisciplinaridade é a propriedade do conhecimento se expandir com a interação entre as disciplinas. O conhecimento produzido pelo grupo transcende o conhecimento unidisciplinar.

Fonte: Desenvolvida pela autoria.

ra linha na equipe, colocando-se em um papel mais central no diagnóstico e principalmente no tratamento da dor crônica. Por outro lado, do ponto de vista clínico, no Brasil, o ortopedista é o médico mais presente no tratamento da dor.[20] No século XXI, o tratamento da dor crônica se expande além do controle da dor, englobando a recuperação da funcionalidade física, emocional e social.[21] Desse modo, há necessidade de se redistribuir a disposição dos profissionais na equipe.

A abordagem multidisciplinar no tratamento da dor oferece várias vantagens, incluindo: diagnóstico precoce; manejo da funcionalidade física; melhora da qualidade de vida; redução do estresse emocional; depressão; ansiedade; catastrofização da dor e da incapacidade.[22] Pacientes que aceitam sua condição de dor crônica tendem a apresentar melhor desfecho de alívio desta e melhora da capacidade funcional.[23] A necessidade de aceitação e de compreensão da dor crônica pode ser uma barreira para a evolução clínica dos pacientes, inclusive nos modelos multidisciplinares de tratamento da dor. Contudo, a aceitação pode ser facilitada pela confirmação e pelo acolhimento no discurso dos membros da equipe multidisciplinar, como a coesão dos profissionais no diagnóstico e o início precoce da terapia, nos ajustes frequentes na conduta e na confiança do paciente de estar sendo acompanhado por uma equipe atualizada.

Diagnóstico precoce e abrangente: a investigação anatomopatológica e de diagnóstico clínico conduzida pelos médicos da equipe é complementada por investigação; capacidades; e limitações físicas, emocionais, de lazer, atividades de vida diária e laboral. Além da identificação da doença pela Classificação Internacional de Doenças (CID-11),[24] é recomendada a utilização da Classificação Internacional de Funcionalidade, Incapacidade e Saúde (CIF).[25] A última edição do CID inclui um anexo referente a alguns tópicos funcionais e de incapacidade acessados com maior precisão pela CIF. Vale ressaltar a importância de estabelecer, além do diagnóstico clínico, o de Enfermagem (NANDA-I),[26] do fisioterapeuta (CBDF),[27] do terapeuta ocupacional e o do psicólogo, que estão entre as atribuições de cada profissional conforme definido por seus Conselhos de Classe. Cada profissional avalia individualmente o paciente, esse momento individual é fundamental tanto para o vínculo terapêutico como para a compreensão da dor do paciente.

A descrição de elementos associativos, da casuística da dor e das percepções de incapacidade costuma ter distinções no relato de cada especialidade profissional. Por exemplo, quando os pacientes estão em avaliação com o psicólogo, há tendência a abordar mais seus sentimentos e emoções do que quando avaliado pelos outros profissionais da equipe. Após a avaliação individual, é necessária a discussão clínica entre os profissionais, seguida pela devolutiva ao paciente.

Início precoce do tratamento: o diálogo entre os pares, com anamnese e avaliação multidisciplinar, permite definição precoce dos objetivos e planejamento do tratamento. A presença da equipe acelera o início do tratamento multidisciplinar.

Tratamentos com base em evidências: a necessidade de apresentar aos pares as justificativas para recomendar determinado tratamento incentiva a equipe a estar sempre atualizada nos procedimentos e estratégias para o manejo da dor. Seja por meio de formação continuada, seja por estudos de grupo, a exposição à discussão de casos clínicos com os pares motiva o profissional a manter-se atualizado.

Continuidade de reflexões e avaliação do tratamento: há uma variabilidade intersujeito em resposta à abordagem proposta em razão de recursos farmacológicos, psicológicos, físicos ou outros. As reuniões de equipe auxiliam no ajuste precoce de mudança de conduta para melhorar o efeito do tratamento já que pode ocorrer um desfecho terapêutico não equivalente entre os pacientes.

Maior participação do paciente na tomada de decisão: no tratamento multidisciplinar, a equipe estuda, pondera e define as opções de manejo para o caso do paciente. Com essa discussão prévia abordando os pontos fortes e os limites das opções terapêuticas e fornecendo essas informações ao paciente, fica facilitada a este a participação esclarecida na tomada de decisão. Quando o paciente faz o tratamento de sua dor com vários profissionais que não interagem com frequência, cabe a ele avaliar, ponderar e definir qual tratamento seguir. Essa desconexão entre os profissionais é identificada como um fator adicional ao tratamento dos pacientes em acompanhamento por vários profissionais. Em uma equipe multidisciplinar, o paciente deve ser convidado e estimulado para estar ativamente envolvido no processo de tomada de decisão. Desse modo, o tratamento pode ser mais personalizado segundo as demandas do paciente e execução mais viável.

A dimensão do efeito dos resultados do tratamento multidisciplinar e de seu custo-benefício é superior às respostas terapêuticas dos programas multidisciplinares da dor em confronto com o efeito de uma única especialidade.[1,2,4,19] Entretanto, as barreiras para a implementação vão além dos recursos financeiros e da necessidade de um acompanhamento longitudinal. A gestão de recursos humanos, a interação entre membros da equipe e a co-construção do plano de tratamento requerem muito diálogo, com confrontação de propostas, evidências e perspectivas. Apesar da necessidade de abordagem multidisciplinar, o desafio no processo está na interação da equipe, no diálogo, ponderação e definição do plano de tratamento que será conduzido com a equipe.

ENFRENTAR OS DESAFIOS DO TRATAMENTO MULTIDISCIPLINAR

A abordagem multidisciplinar está diretamente associada ao tratamento com base em evidências e promove uma cultura de aprendizado contínuo e o crescimento profissional individual e do grupo. A cada situação de encontro para discussão da equipe, há uma necessidade intrínseca de justificar, para os demais profissionais, as recomendações de tratamento propostas pelo colega. Essa interação encoraja cada pessoa da equipe a se manter atualizada sobre os procedimentos e estratégias mais recentes para o manejo da dor. Essa exposição a discussões entre os membros da equipe sobre os casos clínicos serve como um poderoso motivador para o desenvolvimento profissional e o comprometimento com as melhores práticas. Entretanto, nem tudo é um mar de rosas, o desafio imposto à equipe, tanto pela comunicação entre os pares como pela exposição das evidências para os pacientes, está longe de ser uma habilidade desenvolvida durante a graduação em Saúde.

Inevitável não destacar os obstáculos do trabalho *multidisciplinary* que surgem desde a formação acadêmica dos profissionais. Nesse ponto, há, no mínimo, dois fatores que parecem contraditórios: a especialidade na área; e o conhecimento transversal. O fator antagônico entre esses aspectos seria, em suma:

- As universidades deveriam otimizar a especialidade aprofundada na área profissional, aumentando a utilização de jargões e a complexidade de cada fenômeno/doença/disfunção?
- Os cursos universitários deveriam facilitar a comunicação entre as áreas de conhecimento, ajustando discurso sem delimitar o conhecimento, delimitando apenas as habilidades de cada classe profissional?
- Será que a formação profissional deveria limitar o aprimoramento profissional em prol da multidisciplinaridade?

Embora criticado por muitos, o modelo cartesiano permitiu (e permite) muitos avanços técnico-científicos. Estudos clínicos, por exemplo, precisam isolar variáveis para aplicar inferência de dados e extrair a porcentagem de mudança associada à intervenção testada. No meio acadêmico, a especificidade do conhecimento é fundamental para os avanços científicos na área. Esse olhar reducionista cartesiano não é necessariamente incompatível com o tratamento multidisciplinar, mas exige do profissional de Saúde a capacidade de abstração do conhecimento, humildade por reconhecer que seu conhecimento se limita a um pondo de vista, além da necessidade de habilidades de escuta e troca de conhecimento. O encanto da multidisciplinaridade está em "aceitar sair da ilha", parafraseando José Saramago: "É preciso sair da ilha para ver a ilha. Não nos vemos se não saímos de nós".[28]

O desejo de cada profissional em aprimorar seu conhecimento e impulsionar a melhora dos seus pacientes/clientes é louvável. Entretanto, essa postura tende a fortalecer a hegemonia do modelo cartesiano biomédico de causa e efeito, subordinado a uma linearidade utópica. A formação acadêmica fragmentada não deveria, em prol da especialidade, ignorar ou menosprezar os resultados (potencializados) pela interação dos agentes, das abordagens, das estratégias multiprofissionais.[18] A interação entre as áreas atuantes em um programa multidisciplinar não resulta na soma dos elementos, mas sim no produto dos fatores. O valor agregado ao tratamento multidisciplinar é maior que cada abordagem realizada separadamente, ou sem uma equipe na condução do processo.[29]

CONSIDERAÇÕES FINAIS

Informações de qualidade são imprescindíveis para o aprimoramento técnico-científico e um planejamento factível de um tratamento multidisciplinar da dor. O confronto de ideias, com ética, respeito e fundamentado cientificamente, é uma das formas de produção de conhecimento, crescimento pessoal e profissional. Agregar o paciente a essa discussão é desafiador e gratificante.

Por muitos séculos, a Medicina se distanciou do modelo multidisciplinar de cuidado. Esse período foi marcado pelo aprofundamento específico no estudo biológico, fisiológico, anatômico; assim como pelo surgimento de várias outras áreas de atuação no cuidado em saúde além da Medicina. O contexto histórico é, de certo modo, esclarecedor, pelos registros das estratégias adotadas para manejar eventos traumáticos de grande escala, como guerras e epidemias, que gradualmente, reaproximaram a necessidade da atuação de várias disciplinas no tratamento da dor e das doenças.

O desafio atual está na dualidade de especializar-se em sua profissão e desenvolver as habilidades de comunicação para construir uma conexão com os vários profissionais que compõem a equipe, com o cuidado de manter o paciente, sua doença, suas expectativas, seus objetivos e suas limitações no centro das tomadas de decisão. Entretanto, o elemento mais relevante é incluir o paciente na tomada de decisão. Agregar à equipe multidisciplinar o diálogo, a ponderação e os limites da tomada de decisão compartilhada: esse poderia ser o grande diferencial da multidisciplinaridade da antiguidade *versus* a multidisciplinaridade no século XXI.

Referências bibliográficas

1. Selby P, Popescu R, Lawler M, Butcher H, Costa A. The value and future developments of multidisciplinary team cancer care. Am Soc Clin Oncol Educ Book. 2019;39:332-40. doi: 10.1200/EDBK_236857.
2. Karassava H, Agorgianitis L, Mavrommatis E. The genesis of multidisciplinary health professionals teams for pain management. A History from the Hellenic Antiquity to Modern Palliative Medicine. Acta Med Acad, 2024;53(1):114-8. doi: 10.5644/ama2006-124.439.
3. Paladini A, Gharibo C, Khalbous S, Salti A, Ergönenç T, Pasqualucci A, et al. Looking back, moving forward in pain medicine. 2023;15(9):e44716. doi: 10.7759/cureus.44716.
4. Scascighini L, Toma V, Dober-Spielmann S, Sprott H. Multidisciplinary treatment for chronic pain: a systematic review of interventions and outcomes. Rheumatology (Oxford). 2008;47(5):670-8. doi: 10.1093/rheumatology/ken021.
5. Neufeld PM. Personalidades da história da saúde II: Hipócrates. Ed. Revista Brasileira de Análises Clínicas. 2018;50(2):102-4.
6. Neufeld PM. Personalidades da história da saúde I: Cláudio Galeno. Editorial. Revista Brasileira de Análises Clínicas. 2018;50(1):5-8.
7. Barcellos S J. Estratégias terapêuticas para o tratamento da dor. Ed. Educa a dor, Florianópolis; 2020.
8. Duarte DF. Uma breve história do ópio e dos opióides. Rev Bras Anestesiol. 2005;55(1):135-46. doi: 10.1590/S0034-70942005000100015.
9. Bonica JJ, Loeser JD, Turk DC, Butle SH, Chapman CR. Bonica' Management of Pain. Lippincott Williams & Wilkins; 2001.
10. Melzack R, Wall PD. Pain mechanisms: a new theory. Science 1965;150:971-9.
11. International assossiation for the study of pain (IASP). International Association for the Study of Pain. [2025 Fev. 14]. Disponível em: www.iasp-pain.org/.
12. Sociedade brasileira para estudo da dor (SBED). [2025 Fev. 14]. Disponível em: www.sbed.org/.
13. Cicely Saunders Institute. [2025 Fev. 14]. Disponível em: www.cicelysaundersinternational.org/.
14. Newman L. Magno JB. BMJ. 2003;327(7417):753.
15. J. Bonica, et al. Basic principles in managing chronic pain. Archives of surgery. 1977;12(6):783-8. doi: 10.1001/ARCHSURG.1977.01370060115017.
16. Gatchel R, McGeary D, McGeary C, Lippe B. Interdisciplinary chronic pain management: past, present, and future. American Psychologist. 2014;69(2):119-30. doi: 10.1037/a0035514.
17. Cicurel R. L'ordinateur ne digérera pas le cerveau (French Edition) . Ed. Sarina. Edição do Kindle; 2013.

18. Costa RP. Interdisciplinaridade e equipes de saúde: concepções. Mental. 2007;8:107-24.
19. Staudt MD. The multidisciplinary team in pain management. Neurosurg Clin N Am. 2022;33(3):241-9. doi: 10.1016/j.nec.2022.02.002.
20. Souza JB, Grossmann E, Perissinotti DMN, Oliveira Jr JO, Fonseca PRB, Posso IP. Prevalence of chronic pain, treatments, perception, and interference on life activities: Brazilian population-based survey. Pain Research & Management; 2017.
21. Souza JB. Pain beyond the brain-centered paradigm. BrJP. 2024;7:e20240063. doi: 10.5935/2595-0118.20240063-en.
22. Pergolizzi J, et al. The development of chronic pain:physiologicalCHANGEnecessitatesamultidisciplinary approach to treatment. Current Medical Research and Opinion.2013:1127-35. doi: 10.1185/03007995.2013.810615.
23. H. Samwel H, et al. Multidisciplinary allocation of chronic pain treatment: effects and cognitive-behavioural predictors of outcome. British journal of health psychology. 2009;14(3):405-21 . doi: 10.1348/135910708X337760.
24. World Health Organization. International Classification of Diseases. ed.11 Revision. Geneva. 2018. [2025 Fev. 14]. Disponível em: https://icd.who.int/en/.
25. World Health Organization. International classification of functioning, disability and health: ICF. Geneva: WHO. 2001.
26. Herdman T, Kamitsuru S, Lopes C. NANDA International nursing diagnoses: definitions and classification 2024-2026. 13 ed. New York: Thieme; 2024. doi: 10.1055/b000000928.
27. Resolução N° 555, de 28 de MARÇO DE 2022 – Institui a Classificação Brasileira de Diagnósticos Fisioterapêuticos – CBDF e dá outras providências. 7 de outubro de 2022 Classificação brasileira de diagnostico fisioterapêutico. https://www.coffito.gov.br/nsite/?s=555#:~:text=RESOLU%C3%87%C3%83O%20N%C2%BA%20555%2C%20DE%2028,CBDF%20e%20d%C3%A1%20outras%20provid%C3%AAncias.
28. Saramago J. O Conto da ilha desconhecida. Companhia das Letras, 1998.
29. Lamper C, Beckers L, Kroese M, Verbunt J, Huijnen I. Interdisciplinary care networks in rehabilitation care for patients with chronic musculoskeletal pain: a systematic review. J Clin Med. 2021;10(9):2041. doi: 10.3390/jcm10092041.

Tratamento Multiprofissional da Dor

12

Josie Resende Torres Silva
Gabrielly Santos Pereira
Marcelo Lourenço da Silva

INTRODUÇÃO

Conceito de dor e sua complexidade

A dor é definida pela Associação Internacional para o Estudo da Dor (IASP, do inglês International Association for the Study of Pain) como "uma experiência sensorial e emocional desagradável associada ou semelhante à associada a dano tecidual real ou potencial".[1] Essa definição reconhece a dor como uma experiência subjetiva, influenciada por fatores biológicos, psicológicos e sociais. A dor pode ser classificada em aguda, geralmente relacionada a lesões teciduais e autolimitada, e crônica, quando persiste por mais de 3 meses e envolve mecanismos mais complexos de sensibilização central e periférica.[2] Além disso, a experiência da dor varia significativamente entre os indivíduos, dependendo de fatores genéticos, ambientais e emocionais.[3]

A complexidade da dor está relacionada a sua natureza multifatorial, envolvendo uma interação dinâmica entre os sistemas nervoso periférico (SNP) e central (SNC). A nocicepção, que é o processo sensorial subjacente à dor, envolve a ativação de nociceptores periféricos por estímulos térmicos, químicos ou mecânicos. No entanto, a dor não é meramente uma resposta fisiológica; ela é modulada por múltiplos fatores, como cognição, emoção e experiências anteriores.[4] Modelos recentes, como a teoria da matriz da dor, sugerem que várias regiões do cérebro, incluindo o córtex somatossensorial, a ínsula e o córtex cingulado anterior, estão envolvidas na percepção da dor e na sua modulação.[5]

A distinção entre dor nociceptiva, neuropática e nociplástica reflete a diversidade de mecanismos subjacentes à experiência dolorosa. A dor nociceptiva resulta da ativação de nociceptores em resposta a lesões teciduais, enquanto a dor neuropática decorre de lesões ou disfunções no sistema nervoso, resultando em sintomas como hiperalgesia e alodinia.[6] Por sua vez, a dor nociplástica, recentemente reconhecida pela IASP, ocorre em condições como a fibromialgia, em que não há evidência clara de dano tecidual, mas uma disfunção nos processos de modulação da dor.[7] Essas distinções são fundamentais para a escolha de abordagens terapêuticas adequadas.

Outro aspecto importante da dor é seu impacto biopsicossocial, o que exige uma abordagem multidimensional para sua avaliação e seu tratamento. A dor crônica, por exemplo, frequentemente se associa a comorbidades psicológicas, como ansiedade e depressão, além de impactos significativos na qualidade de vida dos pacientes.[8] Modelos de cuidado interdisciplinar que integram profissionais de diversas áreas, como Medicina, Fisioterapia, Psicologia e Enfermagem, são essenciais para um manejo eficaz da dor.[9] A educação do paciente e o autocuidado também desempenham papel fundamental na melhora dos resultados clínicos.

O avanço na compreensão dos mecanismos da dor tem impulsionado o desenvolvimento de novas estratégias terapêuticas, desde intervenções farmacológicas e não farmacológicas até abordagens de neuromodulação.[10] No entanto, desafios persistem, como a necessidade de tratamentos personalizados que considerem as particularidades de cada paciente. A complexidade da dor exige um contínuo aprimoramento das práticas clínicas e uma colaboração estreita entre pesquisadores e profissionais de Saúde para otimizar os cuidados aos pacientes que vivem com dor persistente.

Importância da abordagem multiprofissional

A dor é uma condição multifacetada que afeta os indivíduos de maneira global, influenciando aspectos físicos, emocionais e sociais. Diante dessa complexidade, a abordagem multiprofissional é essencial para oferecer um tratamento abrangente e eficaz, garantindo uma assistência integrada e centrada no paciente.[11] Profissionais de diferentes áreas, como Medicina, Fisioterapia, Psicologia, Enfermagem, Odontologia e Nutrição, colaboram para abordar os diversos aspectos da dor, promovendo uma visão holística e personalizada para cada caso.[12] A Organização Mundial da Saúde (OMS) recomenda um modelo de cuidado interdisciplinar para pacientes com dor crônica, enfatizando a necessidade de estratégias combinadas que incluam intervenções farmacológicas e não farmacológicas.[13]

A abordagem multiprofissional permite uma avaliação mais completa da dor, combinando diferentes perspectivas clínicas e técnicas terapêuticas complementares. Estudos demonstram que programas de tratamento que envolvem equipes multiprofissionais resultam em melhores desfechos clínicos, incluindo redução da intensidade da dor, melhora funcional e qualidade de vida.[14] Por exemplo, a combinação de terapias farmacológicas, reabilitação física e suporte psicológico tem mostrado eficácia no tratamento de dores musculoesqueléticas crônicas, como a lombalgia.[15] Além disso, a comunicação eficaz entre os membros da equipe multiprofissional é fundamental para garantir uma abordagem coesa e evitar tratamentos fragmentados ou contraditórios.[16]

A integração de diferentes especialidades também proporciona uma melhor educação do paciente, promovendo o autocuidado e a adesão ao tratamento. Pacientes que compreendem a natureza multifatorial da dor tendem a adotar comportamentos mais saudáveis e a participar ativamente do seu tratamento.[17] A educação em dor é uma estratégia amplamente recomendada para ajudar os pacientes a desenvolverem estratégias de enfrentamento e a reduzirem a catastrofização da dor, um fator frequentemente associado à cronificação do quadro.[18] A abordagem multiprofissional permite uma abordagem educativa eficaz, adaptada às necessidades individuais de cada paciente.

Os benefícios da abordagem multiprofissional também se estendem ao sistema de Saúde, promovendo um uso mais racional dos recursos e reduzindo custos associados a hospitalizações e procedimentos invasivos desnecessários.[19] Estudos indicam que programas de gestão interdisciplinar da dor crônica podem diminuir significativamente o uso de opioides, um dos maiores desafios no manejo da dor crônica em virtude do risco de dependência e eventos adversos.[20] Dessa forma, a colaboração entre diferentes profissionais de Saúde contribui para a implementação de práticas com base em evidências, otimizando o tratamento e melhorando a segurança dos pacientes.

No entanto, apesar das vantagens, a implementação de uma abordagem multiprofissional enfrenta desafios, como a necessidade de treinamento especializado para os profissionais e a adaptação dos sistemas de Saúde para facilitar a colaboração entre diferentes áreas.[21] O sucesso dessa abordagem depende de uma cultura institucional que valorize o trabalho em equipe e do suporte de políticas públicas que incentivem modelos de cuidado integrados.

Desafios e perspectivas no manejo da dor

O manejo da dor apresenta desafios significativos em virtude de sua natureza multifatorial e subjetiva, exigindo uma abordagem integrada e personalizada para cada paciente.[11] Um dos principais desafios está na complexidade da avaliação da dor, que envolve não apenas aspectos fisiológicos, mas também psicológicos e sociais.[22] A falta de uma padronização eficaz nas ferramentas de avaliação pode resultar em subtratamento ou em manejo inadequado, impactando negativamente a qualidade de vida dos pacientes.[12] Além disso, a individualidade da resposta ao tratamento dificulta a implementação de estratégias generalizadas, tornando necessária a personalização do plano terapêutico.[23]

Outro desafio importante é o uso excessivo de opioides no tratamento da dor crônica, o que tem gerado uma crise de Saúde Pública em diversas partes do mundo.[20] Embora os opioides sejam eficazes para o controle da dor aguda, sua prescrição inadequada para dores crônicas pode causar tolerância, dependência e outros efeitos adversos.[24] Nesse contexto, a busca por terapias alternativas, a exemplo de abordagens não farmacológicas (estimulação magnética transcraniana [TMS], estimulação nervosa elétrica transcutânea (TENS), fisioterapia e terapias psicológicas), tem ganhado destaque como estratégias eficazes e seguras no manejo da dor crônica.[25]

A falta de acesso a tratamentos especializados é outro obstáculo relevante, especialmente em regiões de baixa infraestrutura de Saúde.[13] Muitos pacientes com dor crônica enfrentam dificuldades em obter atendimento adequado por causa da escassez de profissionais especializados e dos altos custos dos tratamentos multidisciplinares.[26] Programas de educação continuada para profissionais de Saúde são fundamentais para ampliar a capacitação e promover o manejo eficaz da dor em diferentes níveis de atenção à Saúde.[18]

Com relação às perspectivas, a crescente adoção de tecnologias digitais na Saúde, como a telemedicina e aplicativos móveis para o monitoramento da dor, apresenta oportunidades promissoras para melhorar o acesso e o acompanhamento dos pacientes.[27] Essas ferramentas permitem uma abordagem mais dinâmica e personalizada, promovendo maior engajamento do paciente e facilitando a comunicação entre os membros da equipe multiprofissional.[16] Além disso, o avanço das pesquisas em Neurociência da dor tem contribuído para a identificação de novos biomarcadores e alvos terapêuticos, possibilitando tratamentos mais eficazes e individualizados.[28]

Dessa forma, uma perspectiva promissora no manejo da dor envolve a abordagem com base na Medicina personalizada que leva em consideração fatores genéticos, ambientais e comportamentais para definir a melhor estratégia terapêutica para cada indivíduo.[29] A implementação de modelos preditivos apoiados pela inteligência artificial e pelo aprendizado de máquina pode auxiliar na identificação precoce de pacientes em risco de cronificação da dor, permitindo intervenções mais eficazes e precoces.[30] Assim, superar os desafios do manejo da dor exige um esforço contínuo de integração entre diferentes áreas do conhecimento, políticas públicas e novas tecnologias de Saúde.

AVALIAÇÃO MULTIPROFISSIONAL DA DOR

Instrumentos de avaliação da dor

A avaliação da dor é um processo essencial para o diagnóstico e tratamento eficaz, exigindo o uso de instrumentos validados que possam capturar sua intensidade, impacto e características multidimensionais.[31] A escala visual analógica (EVA) é uma das ferramentas mais utilizadas para mensurar a intensidade da dor, consistindo em uma linha contínua de 10 cm em que o paciente indica a intensidade da dor percebida, variando de "sem dor" a "dor insuportável".[32] Embora seja simples e de fácil aplicação, a EVA pode ser limitada em populações com dificuldades cognitivas ou motoras.[33]

Outro instrumento amplamente utilizado é o *Brief Pain Inventory* (BPI), que avalia a dor em múltiplas dimensões, como intensidade, interferência nas atividades diárias e impacto psicológico.[34] Ele é útil para monitorar a resposta ao tratamento, fornecendo uma visão abrangente do impacto da dor na qualidade de vida.[35] Já o SF-36 (*Short Form Health Survey*), embora não específico para dor, é um questionário de qualidade de vida que avalia aspectos físicos e emocionais impactados por condições dolorosas crônicas.[36] Esses instrumentos, combinados com escalas de funcionalidade e bem-estar emocional, permitem uma abordagem mais completa na avaliação da dor.[37]

Além dessas ferramentas, outras escalas, como o *McGill Pain Questionnaire* e a EVA, também são frequentemente utilizadas em ambientes clínicos e de pesquisa para avaliar os diferentes aspectos da experiência dolorosa.[38] A escolha do instrumento ideal depende do contexto clínico, do objetivo da avaliação e das características do paciente.[39]

Avaliação clínica: abordagem médica, fisioterapêutica e psicológica

A abordagem multiprofissional na avaliação da dor envolve a colaboração de diferentes áreas da Saúde para garantir um diagnóstico abrangente e preciso.[40] A avaliação médica tem foco na história clínica detalhada, no exame físico e nos exames complementares para identificar a causa subjacente da dor e propor um plano terapêutico adequado.[41] O médico utiliza critérios diagnósticos específicos, como os da IASP, para classificar a dor em nociceptiva, neuropática ou mista.[42]

A fisioterapia desempenha um papel fundamental na avaliação funcional da dor, utilizando testes específicos para identificar alterações biomecânicas, déficits de mobilidade e disfunções musculares que contribuem para o quadro doloroso.[43] Métodos como a análise de movimento, testes de força e flexibilidade, e a utilização de escalas específicas, como o *Oswestry Disability Index* (ODI), são essenciais na formulação de um plano de reabilitação eficaz.[44]

No âmbito psicológico, a dor crônica é frequentemente associada a sintomas de depressão, ansiedade e catastrofização que devem ser identificados precocemente para intervenção adequada.[45] Ferramentas como o *Pain Catastrophizing Scale* (PCS) e o *Hospital Anxiety and Depression Scale* (HADS) auxiliam na avaliação do impacto psicológico da dor e na personalização da abordagem terapêutica.[46]

Impacto biopsicossocial da dor

A dor é uma experiência subjetiva que vai além da dimensão fisiológica, envolvendo aspectos psicológicos e sociais que impactam diretamente a funcionalidade e qualidade de vida do indivíduo.[47] O modelo biopsicossocial da dor reconhece que fatores emocionais, comportamentais e sociais desempenham um papel crucial na percepção e cronificação da dor.[48] Estudos demonstram que o suporte social inadequado, o isolamento e o estresse ocupacional podem agravar a percepção da dor e dificultar a adesão ao tratamento.[49]

A dor crônica frequentemente resulta em limitações funcionais significativas, afetando a capacidade de trabalho, o desempenho nas atividades diárias e os relacionamentos interpessoais.[50] A perda da autonomia e a sensação de impotência frente à dor contribuem para o desenvolvimento de transtornos psicológicos, como depressão e ansiedade.[51] Intervenções multiprofissionais, incluindo terapia cognitivo-comportamental e programas de reabilitação funcional, são fundamentais para restaurar a qualidade de vida dos pacientes.[52]

Além disso, o impacto econômico da dor crônica é substancial, gerando custos elevados para os sistemas de Saúde e para a sociedade em termos de absenteísmo, aposentadorias precoces e redução da produtividade.[53] Dessa forma, uma abordagem holística e integrada é essencial para lidar com os múltiplos aspectos da dor e promover uma reabilitação eficaz e sustentável.[54]

ABORDAGEM MÉDICA DA DOR

Farmacologia aplicada ao tratamento da dor

A farmacologia tem papel determinante no manejo da dor, sendo essencial para o controle eficaz das condições dolorosas, sejam agudas, sejam crônicas.[55] Analgésicos simples, como os anti-inflamatórios não esteroides (AINEs), são frequentemente utilizados no tratamento de dores nociceptivas, atuando na redução da inflamação e no alívio da dor.[56] No entanto, seu uso deve ser cuidadosamente monitorado em razão dos efeitos adversos, como lesões gastrintestinais e comprometimento renal, especialmente em tratamentos prolongados.[57]

Os opioides, por sua vez, são indicados para dores mais intensas e agudas, além de serem essenciais no tratamento de dor oncológica.[58] Apesar de sua eficácia, os opioides têm um grande potencial de abuso e dependência, o que exige cautela na prescrição, além de acompanhamento rigoroso.[59] Para dores neuropáticas, medicamentos como antidepressivos tricíclicos (ADTs) e anticonvulsivantes, como a gabapentina, são frequentemente utilizados por causa de sua ação sobre os mecanismos de dor central.[60]

Em casos de dor crônica, a combinação de medicamentos é comum, integrando analgésicos de diferentes classes para alcançar um alívio mais completo.[61] As terapias farmacológicas, no entanto, devem ser acompanhadas de abordagens complementares, como fisioterapia e intervenções psicoterápicas, para uma abordagem mais abrangente e eficaz.[62] A individualização do tratamento é uma das chaves para o sucesso na farmacoterapia da dor, considerando as características específicas do paciente e do tipo de dor.[63]

Procedimentos intervencionistas

Os procedimentos intervencionistas são estratégias que visam o controle da dor por meio de abordagens mais invasivas, quando o tratamento farmacológico não é eficaz ou adequado.[64] As técnicas mais comuns incluem bloqueio de nervos, ablação de nervos e a implantação de dispositivos de estimulação elétrica, como os estimuladores da medula espinhal e os neuroestimuladores periféricos.[65] Essas técnicas visam interromper os circuitos dolorosos ou alterar a percepção da dor no SNC, proporcionando alívio duradouro para o paciente.

A neuroablação é frequentemente utilizada em condições como a dor oncológica ou na dor crônica não tratável por métodos conservadores.[66] Outra técnica intervencionista amplamente utilizada é a medicação epidural, que é indicada para quadros de dor intensa e localizada, como nas condições de hérnia de disco ou síndrome da cauda equina.[67] Essas abordagens, embora eficazes, podem ter complicações associadas, como infecções ou lesões nos nervos.[68]

Nos últimos anos, as intervenções minimamente invasivas, como a radiofrequência e as técnicas de crioablação, têm sido cada vez mais exploradas como alternativas para o controle de dor crônica, especialmente em pacientes com contraindicações para tratamentos mais invasivos.[69] Essas técnicas apresentam um risco reduzido de complicações e têm mostrado resultados promissores, especialmente na dor musculoesquelética e na dor neuropática.[70]

Terapias emergentes e inovação tecnológica

O tratamento da dor tem avançado significativamente nas últimas décadas, com inovações tecnológicas oferecendo novas abordagens terapêuticas e oportunidades para o manejo da dor crônica.[71] Uma dessas inovações é a neuromodulação não invasiva, que inclui técnicas como a TMS e a estimulação elétrica transcraniana (ETCC) que têm mostrado potencial para modificar os processos neuronais envolvidos na percepção da dor.[72] Essas técnicas são não invasivas, com poucos efeitos colaterais, e têm sido estudadas com sucesso em condições como dor neuropática e fibromialgia.[73]

Outra tecnologia emergente é o uso de dispositivos implantáveis de estimulação, como os estimuladores da medula espinhal, que têm se mostrado eficazes em condições de dor crônica severa, como dor lombar persistente e dor de membros fantasma.[74] Além disso, o uso de tecnologias de *biofeedback* tem ganhado espaço no tratamento da dor crônica, permitindo que os pacientes aprendam a regular suas respostas fisiológicas para reduzir a percepção da dor.[75]

A inteligência artificial também está sendo explorada no diagnóstico e no tratamento da dor, com algoritmos capazes de analisar grandes volumes de dados clínicos e gerar recomendações personalizadas para o manejo da dor.[76] A aplicação da inteligência artificial pode permitir uma abordagem mais precisa e personalizada, ajustando os tratamentos conforme as características individuais do paciente, incluindo fatores genéticos e ambientais.[77] Embora essas inovações ainda estejam em fase de desenvolvimento, elas oferecem grandes perspectivas para o futuro do tratamento da dor, especialmente em uma população de pacientes com dor crônica resistente a tratamentos convencionais.[78]

ABORDAGEM FISIOTERAPÊUTICA DA DOR

Recursos fisioterapêuticos no controle da dor

Os recursos fisioterapêuticos são ferramentas fundamentais para o controle da dor em diversas condições clínicas. Técnicas como o uso de calor e frio, terapia manual e modalidades físicas como o ultrassom terapêutico são amplamente utilizadas no controle da dor aguda e crônica.[79] O calor, por exemplo, promove o aumento da circulação sanguínea, aliviando a dor muscular e rigidez, enquanto o frio reduz a inflamação e o inchaço, sendo eficaz em lesões agudas e condições inflamatórias.[80] Essas intervenções podem ser aplicadas de forma isolada ou combinadas para otimizar o alívio da dor.

Além disso, os métodos de terapia manual, como mobilização e manipulação articular, têm mostrado resultados positivos na redução da dor, principalmente em casos de dor lombar crônica e disfunções articulares.[81] A terapia manual, ao restaurar a mobilidade das articulações e aliviar a tensão muscular, contribui para a redução da dor e melhora da função física, sendo uma das abordagens mais indicadas para a dor musculoesquelética.[82] A evidência científica também sugere que essas técnicas podem ajudar a melhorar a postura e reduzir os desequilíbrios musculares, fatores que muitas vezes exacerbam a dor.

A eletroterapia é outro recurso importante, que inclui técnicas como a TENS e a estimulação elétrica de baixa frequência, amplamente usadas no tratamento de dor crônica, como a dor neuropática e a dor nas articulações.[83] A TENS, por exemplo, utiliza correntes elétricas de baixa intensidade para estimular os nervos periféricos, proporcionando alívio imediato da dor, e tem sido considerada uma técnica não invasiva e segura.[84] A estimulação elétrica ajuda a bloquear a transmissão dos sinais dolorosos para o cérebro e pode ser particularmente útil em quadros de dor crônica, em que a modulação central da dor está alterada.

Ademais, o uso de recursos como a terapia com ultrassom terapêutico, *laser* terapêutico e estimulação magnética também tem sido explorado para o alívio da dor. O ultrassom terapêutico é frequentemente utilizado para a regeneração de tecidos e redução da dor inflamatória, sendo eficaz no tratamento de tendinites, bursites e outras condições musculoesqueléticas.[85] O *laser* terapêutico, por sua vez, tem efeito analgésico e anti-inflamatório que ajuda na redução da dor e acelera o processo de cicatrização dos tecidos.[86]

Esses recursos são, muitas vezes, combinados com programas de exercícios terapêuticos, que visam fortalecer os músculos, melhorar a flexibilidade e restaurar a função das articulações, fundamentais no controle da dor e na prevenção de recidivas.[87] Os programas de exercícios, quando bem-direcionados, ajudam a melhorar a resistência física do paciente, reduzir o estresse muscular e melhorar a mobilidade, fatores essenciais para o controle a longo prazo da dor.

Técnicas de eletroterapia e neuromodulação não invasiva

A eletroterapia e as técnicas de neuromodulação não invasiva têm se consolidado como estratégias importantes no manejo da dor. A terapia de TENS é uma das formas mais comuns de eletroterapia, sendo amplamente utilizada no controle de dores agudas e crônicas.[84] A TENS atua por meio da estimulação elétrica de baixa frequência nos nervos periféricos, o que ajuda a bloquear a transmissão dos sinais dolorosos para o cérebro, proporcionando alívio imediato da dor.[85] Sua eficácia tem sido demonstrada em condições como dor lombar crônica, dor no pescoço e dor pós-cirúrgica.[88]

A estimulação magnética transcraniana repetitiva (rTMS) e a estimulação transcraniana por corrente direta (tDCS) são técnicas de neuromodulação não invasiva que atuam diretamente no SNC. O rTMS é uma técnica que utiliza pulsos magnéticos para estimular áreas específicas do cérebro, demonstrando eficácia na redução da dor, especialmente em condições como a dor crônica central e a fibromialgia.[89] Estudos têm mostrado que a rTMS pode alterar a percepção da dor ao modular a atividade cortical, proporcionando alívio em pacientes que não respondem a outras terapias convencionais.[90]

A tDCS, por sua vez, utiliza correntes elétricas de baixa intensidade para modificar a excitabilidade cortical e tem mostrado resultados promissores no tratamento de dores neuropáticas e fibromialgia.[91] As evidências indicam que a tDCS pode reduzir a dor ao alterar a atividade neural em áreas do cérebro associadas ao processamento da dor.[92] Embora a tDCS seja uma técnica relativamente nova, ela tem ganhado atenção por sua simplicidade, seu baixo custo e sua eficácia no manejo da dor crônica.

O uso dessas técnicas de neuromodulação, embora ainda em fase de pesquisa, tem se mostrado promissor para o tratamento de condições dolorosas complexas e resistentes, como a dor neuropática e a dor fibromiálgica, em que os tratamentos convencionais, muitas vezes, falham.[92] A possibilidade de tratar esses tipos de dor de forma não invasiva e sem os efeitos colaterais associados aos medicamentos é uma grande vantagem dessas abordagens, tornando-as opções terapêuticas valiosas no manejo da dor crônica.

A integração dessas técnicas de neuromodulação com outras abordagens fisioterapêuticas, como a terapia manual e os exercícios terapêuticos, pode resultar em um tratamento mais eficaz e abrangente. A combinação de técnicas de estimulação elétrica com programas de reabilitação física pode melhorar a resposta do paciente ao tratamento e acelerar a recuperação funcional, além de reduzir a necessidade de medicações mais agressivas.[93]

Terapias manuais e exercício terapêutico

As terapias manuais e os exercícios terapêuticos são pilares da abordagem fisioterapêutica da dor. A terapia manual, que inclui técnicas como a mobilização articular, a manipulação e o alongamento muscular, tem sido amplamente utilizada para tratar a dor musculoesquelética, como nas condições de dor lombar e nas disfunções articulares.[94] Essas técnicas visam melhorar a mobilidade articular, reduzir a rigidez muscular e melhorar a função física do paciente com o objetivo de reduzir a dor e melhorar a qualidade de vida.[95]

Os exercícios terapêuticos são igualmente essenciais no tratamento de dores crônicas, sendo indicados para fortalecer os músculos, melhorar a flexibilidade e restaurar a funcionalidade do sistema musculoesquelético.[96] Os programas de exercícios, quando adaptados às necessidades do paciente, podem ajudar a aliviar a dor e melhorar o desempenho funcional, além de reduzir o risco de novas lesões.[97] A combinação de exercícios de alongamento, fortalecimento muscular e treino de equilíbrio tem se mostrado particularmente eficaz em pacientes com dor crônica.[98]

Estudos demonstram que a implementação de exercícios terapêuticos aliados a intervenções manuais resulta em melhores resultados a longo prazo, com pacientes relatando menor intensidade de dor e maior capacidade funcional.[99] Esses exercícios também têm benefícios psicológicos, como a redução do estresse e da ansiedade, fatores que frequentemente agravam a dor crônica.[100] A educação do paciente sobre a importância da adesão ao programa de exercícios é essencial para o sucesso do tratamento.[101]

A terapia manual, combinada com exercícios terapêuticos, também é eficaz na reabilitação pós-cirúrgica, em que as técnicas manuais ajudam a restaurar a mobilidade das articulações e a aliviar a dor associada à cicatrização.[102] O uso de exercícios terapêuticos após cirurgias ortopédicas, como a reconstrução de ligamentos ou substituição articular, acelera a recuperação e reduz a dor, promovendo uma recuperação funcional mais completa.[103]

Dessa forma, a aplicação conjunta de terapias manuais e exercícios terapêuticos permite ao fisioterapeuta adaptar o tratamento às necessidades individuais de cada paciente, considerando o tipo de dor, sua localização e os fatores psicológicos que influenciam a percepção da dor. Assim, a fisioterapia se configura como uma abordagem abrangente e eficaz no tratamento da dor crônica e aguda.[103]

ABORDAGEM PSICOLÓGICA DA DOR

Intervenções cognitivo-comportamentais

A dor crônica não é apenas uma experiência física, mas também envolve fatores emocionais e psicológicos que devem ser abordados de forma integral. A psicologia desempenha papel crucial no manejo da dor, especialmente mediante intervenções com base em evidências, como as intervenções cognitivo-comportamentais (TCC). A TCC visa modificar os pensamentos disfuncionais relacionados à dor, ajudando o paciente a desenvolver estratégias para lidar com a dor de maneira mais adaptativa.

Estudos demonstraram que a TCC pode reduzir significativamente a intensidade da dor e melhorar a qualidade de vida dos pacientes com dor crônica ao promover uma mudança no processamento cognitivo da dor e no comportamento relacionado a ela.[104] Além disso, a TCC pode ser eficaz na redução da ansiedade e da depressão associadas à dor crônica, proporcionando aos pacientes habilidades para enfrentamento mais eficazes.[105]

Estratégias de enfrentamento e reabilitação emocional

As estratégias de enfrentamento e reabilitação emocional também são fundamentais no tratamento da dor crônica. Pacientes que aprendem a lidar com a dor de forma adaptativa têm menos probabilidade de desenvolver sofrimento psicológico associado à dor. Programas que ensinam estratégias de enfrentamento, como a reestruturação cognitiva, a aceitação e a redução do estresse, têm se mostrado eficazes em reduzir a percepção da dor.

A aceitação, especialmente, tem sido um foco importante em terapias com base na aceitação e no compromisso (ACT), que ensina os pacientes a aceitarem sua dor e a viverem uma vida significativa apesar dela. Estudos sugerem que a ACT pode melhorar a aceitação da dor e reduzir a dor percebida, além de melhorar o bem-estar emocional.[106] A reabilitação emocional permite que os pacientes lidem de forma mais eficaz com as limitações impostas pela dor e que se concentrem em melhorar sua qualidade de vida.

Mindfulness e terapias complementares

O *mindfulness*, por sua vez, é uma prática terapêutica que também tem mostrado benefícios no manejo da dor crônica. Ele envolve uma atenção plena, e sem julgamento, ao momento presente, permitindo aos pacientes se desvincularem de ruminações sobre a dor e do sofrimento emocional associado. Pesquisas indicam que o *mindfulness* pode diminuir a intensidade da dor, reduzir os sintomas de ansiedade e depressão e melhorar a função global dos pacientes. A prática regular de *mindfulness* tem mostrado efeitos positivos em condições como a fibromialgia e a dor nas costas crônica, ajudando os pacientes a desenvolverem uma nova relação com a dor focada na aceitação e na redução da reatividade emocional.[107] Além disso, o *mindfulness* pode ser combinado com outras terapias psicológicas, como a TCC, para criar uma abordagem mais holística no manejo da dor crônica.

Além disso, outras terapias complementares têm sido exploradas para o tratamento da dor crônica. Técnicas como a musicoterapia, a arteterapia e a terapia ocupacional têm mostrado eficácia em reduzir a percepção da dor e melhorar o estado emocional dos pacientes. Essas abordagens ajudam os pacientes a se engajarem em atividades agradáveis e criativas, o que pode atuar como uma distração eficaz da dor e promover o bem-estar emocional. A utilização de terapias complementares também é um meio de promover a autonomia do paciente e ajudá-lo a lidar com a dor de maneira mais ativa e personalizada.[108] Essas terapias são frequentemente utilizadas como complemento às abordagens tradicionais, oferecendo uma variedade de opções para pacientes que buscam estratégias não farmacológicas para o controle da dor.

Finalmente, a integração da abordagem psicológica no manejo multidisciplinar da dor é essencial para garantir que o paciente receba um tratamento holístico. Ao abordar os aspectos emocionais e comportamentais da dor, os psicólogos contribuem para a melhoria da adesão ao tratamento, diminuição da percepção da dor e promoção de estratégias de enfrentamento mais eficazes. A combinação de intervenções cognitivas e emocionais tem o potencial de reduzir os sintomas da dor, melhorar o estado emocional do paciente e promover melhor controle da dor no longo prazo. Além disso, o trabalho multiprofissional com médicos, fisioterapeutas e outros profissionais de Saúde melhora os resultados globais do tratamento e oferece uma abordagem mais abrangente e eficaz.[109]

ABORDAGEM ODONTOLÓGICA E FONOAUDIOLÓGICA DA DOR

Dor orofacial e sua interface com a odontologia

A dor orofacial é um quadro clínico que envolve uma ampla gama de condições dolorosas, frequentemente relacionadas a distúrbios musculoesqueléticos, neuropáticos ou infecciosos, afetando a região da face, mandíbula, dentes, articulações temporomandibulares (ATM) e estruturas associadas. A Odontologia desempenha um papel fundamental no diagnóstico e manejo dessas condições, dada a proximidade anatômica e funcional dos elementos orais e faciais. A dor orofacial pode ser causada por doenças dentárias, como cáries e periodontites, além de distúrbios relacionados à articulação temporomandibular e a outras condições musculoesqueléticas. Distúrbios como a disfunções temporomandibulares (DTM), bruxismo e disfunções dos músculos mastigatórios frequentemente causam dor orofacial, sendo de grande importância para os odontologistas no diagnóstico diferencial e no planejamento terapêutico.[110]

Além disso, a dor orofacial pode estar relacionada a fatores psicossociais, como o estresse e a ansiedade, que frequentemente exacerbam o quadro de dor, propiciando o desenvolvimento de comportamentos nocivos, como o bruxismo. O tratamento da dor orofacial, muitas vezes, envolve uma abordagem interdisciplinar, com colaboração entre dentistas, médicos, fisioterapeutas e psicólogos, para um manejo eficaz e redução dos sintomas. Estratégias terapêuticas podem incluir o uso de dispositivos intraorais, fisioterapia, tratamentos farmacológicos e, em alguns casos, intervenção psicológica para o controle do estresse.[111]

Disfunções temporomandibulares

As DTMs são um grupo heterogêneo de distúrbios que afetam a articulação temporomandibular (ATM) e os músculos mastigatórios. Essas condições podem ser causadas por uma variedade de fatores, incluindo trauma, estresse, postura inadequada, bruxismo, alterações no funcionamento da ATM, entre outros. A DTM é caracterizada por dor na região temporomandibular, dificuldade de movimentação da mandíbula, estalidos ou crepitações articulares, além de sintomas associados como cefaleias e dores cervicais.[112] A dor associada à DTM pode ser incapacitante e impactar significativamente a qualidade de vida dos pacientes.

O manejo da DTM pode ser multidisciplinar, envolvendo abordagens odontológicas, fisioterapêuticas, psicológicas e médicas. Tratamentos comuns incluem o uso de placas oclusais para prevenir o bruxismo, técnicas de fisioterapia para melhorar a mobilidade e reduzir a dor, medicamentos analgésicos e anti-inflamatórios e terapias comportamentais para reduzir o estresse e a tensão muscular. A identificação precoce e a intervenção adequada são cruciais para prevenir o agravamento das disfunções temporomandibulares e suas complicações a longo prazo.[113] Além disso, estudos recentes sugerem que abordagens terapêuticas inovadoras, como a TMS e terapias de neuromodulação, podem ser úteis no tratamento da dor crônica associada à DTM.[114]

Papel da fonoaudiologia no manejo da dor crônica

A Fonoaudiologia é essencial no tratamento da dor crônica, especialmente em condições que envolvem a musculatura orofacial, como a dor orofacial, as DTMs e o bruxismo. Os fonoaudiólogos são capacitados para avaliar e tratar as condições relacionadas à fala, deglutição, mastigação e respiração, utilizando técnicas terapêuticas que visam aliviar a dor, melhorar a função muscular e promover a reabilitação funcional.[115]

No contexto da dor crônica, a Fonoaudiologia pode colaborar com outros profissionais de Saúde, como fisioterapeutas, dentistas e médicos, para o desenvolvimento de um plano de tratamento integrado. A atuação do fonoaudiólogo inclui o treinamento da musculatura orofacial para reduzir a tensão, exercícios de relaxamento, orientações sobre a postura correta e a utilização de dispositivos para melhorar a função mastigatória e a oclusão dental. Além disso, a Fonoaudiologia pode ser crucial na educação do paciente, fornecendo estratégias para o autocontrole da dor e evitando comportamentos prejudiciais, como o apertamento dental. O tratamento da dor orofacial e das DTMs, quando realizado de maneira interdisciplinar e com a contribuição de profissionais de Fonoaudiologia, pode resultar em uma significativa melhoria na qualidade de vida do paciente, tanto no alívio da dor como na recuperação da função orofacial.[116]

ABORDAGEM NUTRICIONAL DA DOR

Influência da dieta na modulação da dor

A dieta desempenha um papel fundamental na modulação da dor crônica, influenciando a inflamação sistêmica e a resposta imune do organismo. Certos alimentos e padrões alimentares podem agravar ou aliviar os sintomas de dor, dependendo da sua composição nutricional e das suas propriedades bioativas. Dietas ricas em gorduras saturadas, açúcares refinados e alimentos processados podem promover a inflamação, enquanto uma alimentação equilibrada, rica em antioxidantes, fibras e ácidos graxos essenciais, pode ter efeitos protetores sobre a dor.[117]

Recentemente foi identificado que alimentos com propriedades anti-inflamatórias, como frutas, vegetais, peixes ricos em ácidos graxos ômega-3, e especiarias como cúrcuma e gengibre, podem ajudar a reduzir os níveis de marcadores inflamatórios no corpo, o que, por sua vez, pode aliviar a dor. Além disso, padrões alimentares, como a dieta mediterrânea, que favorece o consumo de alimentos integrais, azeite de oliva e peixes, têm sido associados à redução de dores crônicas, como aquelas associadas à artrite e à fibromialgia.[118]

Nutrientes com potencial analgésico e anti-inflamatório

Diversos nutrientes têm sido estudados por seus efeitos analgésicos e anti-inflamatórios. Alguns dos principais incluem:

- *Ácidos graxos ômega-3:* presentes em peixes gordurosos, como salmão e sardinha, e em sementes de linhaça e chia, os ômega-3 apresentam propriedades anti-inflamatórias e têm demonstrado efeitos benéficos no alívio da dor em condições como artrite e doenças cardiovasculares.[119]
- *Curcumina:* o principal composto ativo da cúrcuma, a curcumina, tem fortes propriedades anti-inflamatórias e analgésicas, sendo útil no manejo de dor crônica associada a doenças como artrite reumatoide e osteoartrite. Estudos clínicos sugerem que a curcumina pode ser eficaz na redução da dor e da inflamação.[120]
- *Vitamina D:* a deficiência de vitamina D está associada a vários distúrbios de dor crônica, incluindo fibromialgia, dores nas costas e osteoartrite. A suplementação com vitamina D pode ajudar a reduzir a intensidade da dor em pacientes com deficiência.[121]
- *Antioxidantes (vitaminas C e E, flavonoides):* a ingestão de alimentos ricos em antioxidantes tem sido associada à diminuição da dor inflamatória uma vez que esses compostos ajudam a neutralizar os radicais livres e a reduzir o estresse oxidativo, um dos principais impulsionadores da dor crônica.[122]
- *Magnésio:* esse mineral tem um papel importante na modulação da dor, especialmente em condições como enxaqueca e dor musculoesquelética. O magnésio ajuda na regulação da função neuromuscular e na diminuição da atividade neuronal relacionada à dor.[123]

Estratégias nutricionais para pacientes com dor crônica

A abordagem nutricional no manejo da dor crônica envolve o uso de alimentos e suplementos que ajudem a reduzir a inflamação e modulação da dor, aliada a orientações para a manutenção de um peso saudável e otimização das funções metabólicas. Algumas estratégias incluem:

- *Pacientes com dor crônica:* podem se beneficiar de uma dieta rica em alimentos anti-inflamatórios, como frutas (principalmente *berries*), vegetais de folhas verdes escuras, peixes ricos em ômega-3, azeite de oliva, nozes e sementes. A eliminação ou redução de alimentos processados e ricos em gorduras saturadas também é importante para controlar a inflamação sistêmica.[124]
- *Suplementação com ômega-3 e curcumina:* pode ser uma estratégia eficaz para reduzir a inflamação e melhorar o alívio da dor em pacientes com condições como artrite reumatoide, fibromialgia e doenças inflamatórias intestinais.[125]
- *Pacientes com gota ou artrite gotosa:* é recomendada a redução da ingestão de alimentos ricos em purinas, como carnes vermelhas, frutos do mar e bebidas alcoólicas, que podem agravar a dor e a inflamação.[126]

Garantir a ingestão adequada de vitamina D, magnésio, zinco e antioxidantes é crucial no tratamento da dor crônica, já que esses nutrientes têm um efeito direto na regulação do sistema nervoso e na modulação da dor. A suplementação com esses nutrientes pode ser considerada quando os níveis estão abaixo dos valores recomendados.[127]

Dessa forma, a manutenção de um peso saudável é fundamental para reduzir o impacto da dor crônica, especialmente em condições como osteoartrite e dor musculoesquelética, em que o excesso de peso exerce pressão adicional sobre as articulações e aumenta a inflamação.[128]

ABORDAGEM FARMACÊUTICA NA GESTÃO DA DOR

Papel do farmacêutico clínico na terapêutica da dor

O farmacêutico clínico desempenha um papel essencial no manejo da dor, atuando de maneira integrada com a equipe multidisciplinar para garantir a escolha apropriada de medicamentos e terapias, além de monitorar a eficácia e segurança do tratamento.

O farmacêutico contribui na educação do paciente sobre o uso adequado dos medicamentos, ajustando as dosagens, orientando sobre possíveis efeitos adversos e interações medicamentosas. Além disso, ele é fundamental na individualização da terapia da dor, considerando fatores como a condição clínica do paciente, histórico médico e comorbidades.

O farmacêutico clínico pode colaborar na identificação de padrões de dor e no ajuste de esquemas terapêuticos, escolhendo medicamentos conforme as diretrizes clínicas e as necessidades específicas de cada paciente. Sua atuação também contempla a otimização do uso de analgésicos, incluindo opioides, analgésicos não opioides e adjuvantes, como antidepressivos e anticonvulsivantes, com o objetivo de melhorar o controle da dor e minimizar os efeitos adversos.[129]

Segurança e adesão ao tratamento

A segurança no tratamento da dor envolve garantir que os pacientes recebam os medicamentos corretos na dose adequada, com a frequência apropriada, evitando efeitos colaterais ou interações medicamentosas indesejadas. O farmacêutico clínico é responsável por monitorar os efeitos adversos, orientar o paciente sobre os riscos e fornecer estratégias para a minimização de danos, como a utilização de métodos não farmacológicos para complementar o tratamento farmacológico.

A adesão ao tratamento é um desafio significativo no manejo da dor, especialmente em razão da natureza crônica de muitas condições dolorosas e aos efeitos colaterais associados ao uso prolongado de medicamentos, como os opioides. O farmacêutico pode implementar estratégias para melhorar a adesão ao tratamento, incluindo a educação sobre a importância do uso contínuo e correto dos medicamentos, esclarecimento sobre a prevenção de dependência e abuso de substâncias, além de técnicas para lidar com os efeitos adversos, como náuseas e constipação.[130]

Interações medicamentosas e acompanhamento farmacoterapêutico

As interações medicamentosas são uma preocupação constante no manejo da dor, sobretudo em pacientes com múltiplas comorbidades ou que utilizam vários medicamentos simultaneamente. O farmacêutico clínico é fundamental na identificação e prevenção de interações medicamentosas, especialmente entre analgésicos e outros fármacos, como anticoagulantes, antidepressivos, anticonvulsivantes e ansiolíticos.

O acompanhamento farmacoterapêutico envolve a avaliação contínua do tratamento do paciente, garantindo a adequação da terapia, o ajuste de doses e a escolha de fármacos alternativos quando necessário. O farmacêutico deve monitorar a eficácia do tratamento, intervindo rapidamente em caso de falha terapêutica ou reações adversas graves. Além disso, a colaboração com médicos e outros profissionais de Saúde é essencial para avaliação e reavaliação das terapias, considerando sempre o risco-benefício para o paciente. O uso de tecnologias de apoio, como sistemas de alerta para interações medicamentosas, também pode ser útil na prática clínica.[131]

CONCLUSÃO

A abordagem da dor é um desafio complexo e multifacetado que envolve uma integração de terapias farmacológicas, fisioterapêuticas, psicológicas e nutricionais. Cada uma dessas abordagens tem seu papel específico no alívio da dor, e a combinação adequada de estratégias pode proporcionar um controle mais eficaz e holístico para os pacientes. A fisioterapia, com suas técnicas de eletroterapia, terapia manual e exercícios terapêuticos, oferece alternativas valiosas que visam não apenas reduzir a dor, mas também restaurar a função e melhorar a qualidade de vida. O acompanhamento contínuo e o ajuste das terapias são fundamentais para garantir a eficácia do tratamento ao longo do tempo, especialmente em condições de dor crônica.

O aspecto psicológico da dor, abordado por meio de TCC, estratégias de enfrentamento e técnicas como *mindfulness*, é essencial para auxiliar os pacientes a lidarem com a dor de forma mais adaptativa. A dor crônica tem um impacto profundo não apenas no corpo, mas também no estado emocional e psicológico do indivíduo. Portanto, a combinação de intervenções psicológicas e terapias físicas oferece uma abordagem mais completa, tratando tanto os sintomas como as causas subjacentes da dor, promovendo uma recuperação mais duradoura.

Além disso, a alimentação e os nutrientes desempenham um papel crucial na modulação da dor. Nutrientes com propriedades anti-inflamatórias e analgésicas podem contribuir significativamente para a redução da dor, especialmente em condições como a artrite, fibromialgia e dor neuropática. Estratégias nutricionais adaptadas às necessidades individuais do paciente podem complementar outras terapias e promover uma melhora geral na qualidade de vida, ao mesmo tempo que ajudam a prevenir a progressão de condições dolorosas crônicas.

No contexto farmacoterapêutico, o farmacêutico clínico desempenha um papel fundamental ao monitorar a segurança e a eficácia dos tratamentos. A adesão ao tratamento e a gestão das interações medicamentosas são desafios constantes no manejo da dor, especialmente no uso de opioides e outros analgésicos potentes. A participação ativa do farmacêutico na educação dos pacientes sobre o uso adequado de medicamentos e na prevenção de efeitos adversos é crucial para otimizar o tratamento e minimizar os riscos associados ao uso prolongado de medicamentos.

Por fim, a abordagem integrada e multidisciplinar no tratamento da dor é a chave para o sucesso no manejo de condições dolorosas. O trabalho conjunto de médicos, fisioterapeutas, psicólogos, nutricionistas e farmacêuticos, com a colaboração ativa do paciente, cria um plano de tratamento personalizado que visa não apenas o alívio imediato da dor, mas também a prevenção de recaídas e a promoção do bem-estar geral. A contínua pesquisa e atualização dessas abordagens terapêuticas são essenciais para melhorar os resultados do tratamento e a qualidade de vida dos pacientes que enfrentam a dor crônica.

Referências bibliográficas

1. Raja SN, Carr DB, Cohen M, et al. The revised international association for the study of pain definition of pain: concepts, challenges, and compromises. Pain. 2020;161(9):76-1982.
2. Treede RD, Rief W, Barke A, et al. Chronic pain as a symptom or a disease: the IASP classification of chronic pain for the international classification of diseases (ICD-11). Pain. 2019;160(1):19-27.
3. Fillingim RB. Individual differences in pain: understanding the mosaic that makes pain personal. Pain. 2017;158(1):S11-S18.
4. Woolf CJ. Pain: moving from symptom control toward mechanism-specific pharmacologic management. Ann Intern Med. 2004;140(6):441-451.
5. Melzack R. Pain and the neuromatrix in the brain. J Dent Educ. 2001;65(12):1378-82.
6. Jensen TS, Baron R, Haanpää M, et al. A new definition of neuropathic pain. Pain. 2011;152(10):2204-5.
7. Kosek E, Clauw D, Nijs J, et al. Chronic nociplastic pain: terminology, diagnosis, and treatment. BMJ. 2021;372:n160.
8. Gatchel RJ, Peng YB, Peters ML, et al. The biopsychosocial approach to chronic pain: scientific advances and future directions. Psychol Bull. 2007;133(4):581-624.
9. Turk DC, Wilson HD, Cahana A. Treatment of chronic non-cancer pain. Lancet. 2011;377(9784):2226-35.
10. Baron R, Binder A, Wasner G. Neuropathic pain: diagnosis, pathophysiological mechanisms, and treatment. Lancet Neurol. 2010;9(8):807-19.
11. Nicholas M, Vlaeyen JW, Rief W, et al. The IASP classification of chronic pain for ICD-11: chronic primary pain and chronic secondary pain syndromes. Pain. 2019;160(1):28-37.
12. Gatchel RJ, McGeary DD, McGeary CA, Lippe B. Interdisciplinary chronic pain management: past, present, and future. Am Psychol. 2014;69(2):119-130.
13. World Health Organization. Guidelines on the management of chronic pain in children. Geneva: WHO; 2020.
14. Scascighini L, Toma V, Dober-Spielmann S, Sprott H. Multidisciplinary treatment for chronic pain: a systematic review of interventions and outcomes. Rheumatology (Oxford). 2008;47(5):670-8.
15. Kamper SJ, Apeldoorn AT, Chiarotto A, et al. Multidisciplinary biopsychosocial rehabilitation for chronic low back pain. Cochrane Database Syst Rev. 2014;(9):CD000963.
16. Slater H, Briggs AM, Watkins K, Campbell JM. Translating evidence for integrated pain care: Bridging the gap between knowledge and practice. Pain Reports. 2019;4(4):e759.
17. Louw A, Diener I, Butler DS, Puentedura EJ. The effect of neuroscience education on pain, disability, anxiety, and stress in chronic mus-

culoskeletal pain. Arch Phys Med Rehabil. 2011;92(12):2041-56.

18. Turk DC, Swanson KS, Gatchel RJ. Predicting opioid misuse by chronic pain patients: a systematic review and literature synthesis. Clin J Pain. 2008;24(6):497-508.
19. Lin IB, O'Sullivan PB, Coffin JA, et al. Disabling chronic low back pain as an iatrogenic disorder: a qualitative study in Aboriginal Australians. BMJ Open. 2013;3(4):e002654.
20. Chou R, Hartung D, Turner J, et al. Opioid treatments for chronic pain. Agency for Healthcare Research and Quality (US). 2020.
21. Flor H, Fydrich T, Turk DC. Efficacy of multidisciplinary pain treatment centers: a meta-analytic review. Pain. 1992;49(2):221-30.
22. Breivik H, Eisenberg E, O'Brien T. The individual and societal burden of chronic pain in Europe: the case for strategic prioritization and action. BMC Public Health. 2013;13(1):1229.
23. Clauw DJ. Diagnosing and treating chronic musculoskeletal pain based on the underlying mechanism(s). Best Pract Res Clin Rheumatol. 2015;29(1):6-19.
24. Volkow ND, McLellan AT. Opioid abuse in chronic pain-misconceptions and mitigation strategies. N Engl J Med. 2016;374(13):1253-63.
25. Johnson MI, Paley CA, Jones G, Mulvey MR, Wittkopf PG. Transcutaneous electrical nerve stimulation (TENS) for reducing pain in cancer patients: systematic review and meta-analysis. Pain. 2022;163(3):E342-E354.
26. Reid MC, Eccleston C, Pillemer K. Management of chronic pain in older adults. BMJ. 2015;350:h532.
27. Eccleston C, Fisher E, Fenton B, et al. Delivering psychological therapy for chronic pain remotely: systematic review and meta-analysis. Pain. 2020;161(10):2143-55.
28. Woolf CJ. Central sensitization: implications for the diagnosis and treatment of pain. Pain. 2011;152(3):S2-S15.
29. Dworkin RH, Turk DC, Peirce-Sandner S, et al. Considerations for conducting clinical trials of chronic pain treatments: IMMPACT recommendations. Pain. 2010;149(2):177-193.
30. Attal N, Bouhassira D, Baron R. Diagnosis and assessment of neuropathic pain through questionnaires. Clin J Pain. 2018;34(10):983-93.
31. Merskey H, Bogduk N. Classification of chronic pain: descriptions of chronic pain syndromes and definitions of pain terms. Seattle: IASP Press; 1994.
32. Jensen MP, Karoly P. Self-report scales and procedures for assessing pain in adults. Handbook of pain assessment. 2001;2:15-34.
33. Ferreira-Valente MA, Pais-Ribeiro JL, Jensen MP. Validity of four pain intensity rating scales. Pain. 2011;152(10):2399-404.
34. Cleeland CS, Ryan KM. Pain assessment: global use of the Brief Pain Inventory. Ann Acad Med Singap. 1994;23(2):129-38.
35. Keller S, Bann CM, Dodd SL, et al. Validity of the brief pain inventory for use in documenting the outcomes of patients with noncancer pain. Clin J Pain. 2004;20(5):309-18.
36. Ware JE Jr, Sherbourne CD. The MOS 36-item short-form health survey (SF-36). I. Conceptual framework and item selection. Med Care. 1992;30(6):473-83.
37. Turk DC, Dworkin RH, Allen RR, et al. Core outcome domains for chronic pain clinical trials: IMMPACT recommendations. Pain. 2003;106(3):337-45.
38. Melzack R. The short-form McGill Pain Questionnaire. Pain. 1987;30(2):191-7.
39. Williamson A, Hoggart B. Pain: a review of three commonly used pain rating scales. J Clin Nurs. 2005;14(7):798-804.
40. Gallagher RM. Primary care and pain medicine. Prim Care. 2002;29(3):433-47.
41. Hapidou EG, O'Brien MA, Pierrynowski MR, et al. Fear and avoidance of movement in people with chronic pain. Pain Res Manag. 2006;11(4):181-9.
42. Treede RD, Rief W, Barke A, et al. A classification of chronic pain for ICD-11. Pain. 2015;156(6):1003-7.
43. Meier ML, Vrana A, Schweinhardt P. Low back pain: the potential contribution of supraspinal motor control and proprioception. Neuroscientist. 2019;25(6):583-96.
44. Fairbank JC, Pynsent PB. The oswestry disability index. Spine (Phila Pa 1976). 2000;25(22):2940-52.
45. Vlaeyen JW, Linton SJ. Fear-avoidance model of chronic musculoskeletal pain: 12 years on. Pain. 2012;153(6):1144-7.
46. Sullivan MJ, Bishop SR, Pivik J. The pain catastrophizing scale: development and validation. Psychol Assess. 1995;7(4):524-32.
47. Gatchel RJ, Peng YB, Peters ML, et al. The biopsychosocial approach to chronic pain: scientific advances and future directions. Psychol Bull. 2007;133(4):581-624.
48. Turk DC, Monarch ES. Biopsychosocial perspective on chronic pain. Psychol Rev. 1996;103(4):434-53.
49. Edwards RR, Dworkin RH, Sullivan MD, et al. The role of psychosocial processes in the development and maintenance of chronic pain. J Pain. 2016;17(9):T70-92.

50. Breivik H, Collett B, Ventafridda V, et al. Survey of chronic pain in Europe: prevalence, impact on daily life, and treatment. Eur J Pain. 2006;10(4):287-333.
51. Williams AC, Eccleston C, Morley S. Psychological therapies for the management of chronic pain (excluding headache) in adults. Cochrane Database Syst Rev. 2012;11:CD007407.
52. Gatchel RJ, Okifuji A. Evidence-based scientific data documenting the treatment and cost-effectiveness of comprehensive pain programs for chronic nonmalignant pain. J Pain. 2006;7(11):779-93.
53. Gaskin DJ, Richard P. The economic costs of pain in the United States. J Pain. 2012;13(8):715-24.
54. Van Hecke O, Torrance N, Smith BH. Chronic pain epidemiology and its clinical relevance. Br J Anaesth. 2013;111(1):13-8.
55. Kissin I. The development of new analgesics over the past 50 years: a lack of real breakthrough drugs. Anesthesia & Analgesia. 2010;110(3):780-9.
56. Schug SA, Palmer GM, Scott DA, Halliwell R, Trinca J. Acute pain management: scientific evidence. Australian and New Zealand College of Anaesthetists and Faculty of Pain Medicine; 2015.
57. Bally M, Dendukuri N, Rich B, Nadeau L, Helin-Salmivaara A, Garbe E, Brophy JM. Risk of acute myocardial infarction with NSAIDs in real-world use: bayesian meta-analysis of individual patient data. BMJ. 2017;357: j1909.
58. Ballantyne JC, Mao J. Opioid therapy for chronic pain. New England Journal of Medicine. 2003;349(20):1943-53.
59. Volkow ND, McLellan AT. The role of science in addressing the opioid crisis. New England Journal of Medicine. 2016;375(4):391-4.
60. Finnerup NB, Attal N, Haroutounian S, McNicol E, Baron R, Dworkin RH, et al. Pharmacotherapy for neuropathic pain in adults: a systematic review and meta-analysis. The Lancet Neurology. 2015;14(2):162-73.
61. Gatchel RJ, McGeary DD, McGeary CA, Lippe B. Interdisciplinary chronic pain management: past, present, and future. American Psychologist. 2014;69(2):119.
62. Turk DC, Wilson HD, Cahana A. Treatment of chronic non-cancer pain. The Lancet, 2011;377(9784):2226-35.
63. Dworkin RH, O'Connor AB, Kent J, Mackey SC, Raja SN, Stacey BR, Turk DC. Interventional management of neuropathic pain: NeuPSIG recommendations. Pain, 2010;150(3):295-308.
64. Manchikanti L, et al. Interventional techniques in the management of chronic pain: Part 1. Pain Physician. 2010;13(3):E167-E200.
65. Deer TR, et al. The appropriate use of neurostimulation of the spinal cord and peripheral nervous system for the treatment of chronic pain and ischemic diseases: the NACC guidelines. Neuromodulation: Technology at the Neural Interface. 2014;17(6):515-50.
66. Gofeld M, et al. Radiofrequency denervation for chronic low back pain. Cochrane Database of Systematic Reviews. 2010;1:CD008572.
67. Manchikanti L, et al. A systematic review of the effectiveness of lumbar interlaminar epidural injections in central spinal stenosis. Pain Physician. 2012;15(2):E477-E491.
68. Epstein NE. The risks of epidural and transforaminal steroid injections in the Spine: commentary and a comprehensive review of the literature. Surg Neurol Int. 2013;4(2):S74-93.
69. Chou R, et al. Interventional therapies, surgery, and interdisciplinary rehabilitation for low back pain: an evidence-based clinical practice guideline from the American Pain Society. Spine. 2009;34(10):1066-77.
70. Walsh T, Malhotra R, Sharma M. Radiofrequency techniques for chronic pain. BJA Educ. 2022;22(12):474-83.
71. Dworkin RH, et al. Advances in neuropathic pain: diagnosis, mechanisms, and treatment recommendations. The Clinical Journal of Pain. 2013;29(2):103-10.
72. Lefaucheur JP, et al. Evidence-based guidelines on the therapeutic use of transcranial direct current stimulation (tDCS). Clinical Neurophysiology. 2014;125(11):2159-202.
73. Moshfeghinia R, Shekouh D, Mostafavi S, Hosseinzadeh M, Bahadori AR, Abdollahifard S, et al. The effects of transcranial direct-current stimulation (tDCS) on pain intensity of patients with fibromyalgia: a systematic review and meta-analysis. BMC Neurol. 2023;23(1):395.
74. Kumar K, Hunter G, Demeria D. Spinal cord stimulation in treatment of chronic benign pain: challenges in treatment planning and present status, a 22-year experience. Neurosurgery. 2006;58(3):481-96.
75. Nestoriuc Y, et al. Biofeedback treatment for headache disorders: a comprehensive efficacy review. Applied Psychophysiology and Biofeedback. 2008;33(3):125-40.
76. Matsangidou M, Liampas A, Pittara M, Pattichi CS, Zis P. Machine learning in pain medicine: an up-to-date systematic review. Pain Ther. 2021;10(2):1067-84.

77. Topol EJ. High-performance medicine: the convergence of human and artificial intelligence. Nature Medicine. 2019;25(1):44-56.
78. Patel NP, Bates CM, Patel A. Developmental approaches to chronic pain: a narrative review. Cureus. 2023;15(9):e45238.
79. Malanga GA, Yan N, Stark J. Mechanisms and efficacy of heat and cold therapies for musculoskeletal injury. Postgraduate Medicine. 2015;127(1):57-65.
80. Bleakley C, McDonough S, Gardner E, Baxter GD, Hopkins JT, Davison GW. Cold-water immersion (cryotherapy) for preventing and treating muscle soreness after exercise. Cochrane Database Syst Rev. 2012;2012(2):CD008262.
81. Delitto A, George SZ, Van Dillen L, Whitman JM, Sowa G, Shekelle P, et al. Orthopaedic section of the american physical therapy association. Low back pain. J Orthop Sports Phys Ther. 2012;42(4):A1-57.
82. Bialosky JE, Bishop MD, Price DD, Robinson ME, George SZ. The mechanisms of manual therapy in the treatment of musculoskeletal pain: a comprehensive model. Man Ther. 2009;14(5):531-8.
83. Johnson W, Li L, Kuh D, Hardy R. How has the age-related process of overweight or obesity development changed over time? Co-ordinated Analyses of Individual Participant Data from Five United Kingdom Birth Cohorts. PLoS Med. 2015;12(5):e1001828.
84. Sluka KA, Walsh D. Transcutaneous electrical nerve stimulation: basic science mechanisms and clinical effectiveness. J Pain. 2003;4(3):109-21.
85. Baker KG, Robertson VJ, Duck FA. A review of therapeutic ultrasound: biophysical effects. Phys Ther. 2001;81(7):1351-8.
86. Cotler HB, Chow RT, Hamblin MR, Carroll J. The use of low level laser therapy (LLLT) for musculoskeletal pain. MOJ Orthop Rheumatol. 2015;2(5):00068. doi: 10.15406/mojor.2015.02.00068.
87. Hayden JA, van Tulder MW, Malmivaara A, Koes BW. Exercise therapy for treatment of non-specific low back pain. Cochrane Database Syst Rev. 2005;2005(3):CD000335.
88. Gibson W, Wand BM, Meads C, Catley MJ, O'Connell NE. Transcutaneous electrical nerve stimulation (TENS) for chronic pain - an overview of Cochrane Reviews. Cochrane Database Syst Rev. 2019;2(2):CD011890.
89. Leo RJ, Latif T. Repetitive transcranial magnetic stimulation (rTMS) in experimentally induced and chronic neuropathic pain: a review. J Pain. 2007;8(6):453-9.
90. Yang S, Chang MC. Effect of repetitive transcranial magnetic stimulation on pain management: a systematic narrative review. Front Neurol. 2020;11:114.
91. Fregni F, Boggio PS, Nitsche MA, Rigonatti SP, Pascual-Leone A. Cognitive effects of repeated sessions of transcranial direct current stimulation in patients with depression. Depress Anxiety. 2006;23(8):482-4.
92. Caumo W, Alves RL, Vicuña P, Alves CFDS, Ramalho L, Sanches PRS, et al. Impact of bifrontal home-based transcranial direct current stimulation in pain catastrophizing and disability due to pain in fibromyalgia: a randomized, double-blind sham-controlled study. J Pain. 2022;23(4):641-56.
93. Ogle T, Alexander K, Miaskowski C, Yates P. Systematic review of the effectiveness of self-initiated interventions to decrease pain and sensory disturbances associated with peripheral neuropathy. J Cancer Surviv. 2020;14(4):444-63.
94. Bialosky JE, Bishop MD, Price DD, Robinson ME, George SZ. The mechanisms of manual therapy in the treatment of musculoskeletal pain: a comprehensive model. Man Ther. 2009;14(5):531-8. doi: 10.1016/j.math.2008.09.001.
95. Jiménez-Del-Barrio S, Cadellans-Arróniz A, Ceballos-Laita L, Estébanez-de-Miguel E, López-de-Celis C, Bueno-Gracia E, et al. The effectiveness of manual therapy on pain, physical function, and nerve conduction studies in carpal tunnel syndrome patients: a systematic review and meta-analysis. Int Orthop. 2022;46(2):301-12.
96. Kroll HR. Exercise therapy for chronic pain. Phys Med Rehabil Clin N Am. 2015;26(2):263-81. doi: 10.1016/j.pmr.2014.12.007.
97. Geneen LJ, Moore RA, Clarke C, Martin D, Colvin LA, Smith BH. Physical activity and exercise for chronic pain in adults: an overview of Cochrane Reviews. Cochrane Database Syst Rev. 2017;4(4):CD011279.
98. Hochberg MC, Altman RD, Brandt KD, Clark BM, Dieppe PA, Griffin MR, et al. Guidelines for the medical management of osteoarthritis. Part II. Osteoarthritis of the knee. American College of Rheumatology. Arthritis Rheum. 1995;38(11):1541-6.
99. Turk DC, Okifuji A. Psychological factors in chronic pain: evolution and revolution. J Consult Clin Psychol. 2002;70(3):678-90.
100. Edwards RR, Dworkin RH, Sullivan MD, Turk DC, Wasan AD. The role of psychosocial processes in the development and

maintenance of chronic pain. J Pain. 2016 Sep;17(9):T70-92.
101. Collado-Mateo D, Lavín-Pérez AM, Peñacoba C, Del Coso J, Leyton-Román M, Luque-Casado A, et al. Key factors associated with adherence to physical exercise in patients with chronic diseases and older adults: an umbrella review. Int J Environ Res Public Health. 2021;18(4):2023.
102. Riley SP, Swanson B, Brismée JM, Sawyer SF. A systematic review of orthopaedic manual therapy randomized clinical trials quality. J Man Manip Ther. 2016;24(5):241-52.
103. Hayden JA, Ellis J, Ogilvie R, Malmivaara A, van Tulder MW. Exercise therapy for chronic low back pain. Cochrane Database Syst Rev. 2021;9(9):CD009790.
104. Sturgeon JA. Psychological therapies for the management of chronic pain. Psychol Res Behav Manag. 2014;7:115-24.
105. Ehde DM, Dillworth TM, Turner JA. Cognitive-behavioral therapy for individuals with chronic pain: efficacy, innovations, and directions for research. Am Psychol. 2014;69(2):153-66.
106. Vowles KE, McCracken LM. Acceptance and values-based action in chronic pain: a study of treatment effectiveness and process. J Consult Clin Psychol. 2008;76(3):397-407.
107. Garland EL, Manusov EG, Froeliger B, Kelly A, Williams JM, Howard MO. Mindfulness-oriented recovery enhancement for chronic pain and prescription opioid misuse: results from an early-stage randomized controlled trial. J Consult Clin Psychol. 2014;82(3):448-59.
108. Raudenská J, Šteinerová V, Vodičková Š, Raudenský M, Fulková M, Urits I, et al. Arts therapy and its implications in chronic pain management: a narrative review. pain ther. 2023;12(6):1309-37.
109. Gatchel RJ, Peng YB, Peters ML, Fuchs PN, Turk DC. The biopsychosocial approach to chronic pain: scientific advances and future directions. Psychol Bull. 2007;133(4):581-624.
110. Okeson JP. Evolution of occlusion and temporomandibular disorder in orthodontics: past, present, and future. Am J Orthod Dentofacial Orthop. 2015;147(5):S216-23.
111. Shahid J, Kashif A, Shahid MK. A comprehensive review of physical therapy interventions for stroke rehabilitation: impairment-based approaches and functional goals. Brain Sci. 2023;13(5):717.
112. Al-Khatieeb MM, Nissan LM, Al-Labban YR, Abid M. Occlusal features and temporomandibular joint disorder: a cross-sectional study. Int J Dent. 2024;2024:8715166.
113. Dworkin SF, LeResche L. Research diagnostic criteria for temporomandibular disorders: review, criteria, examinations and specifications, critique. J Craniomandib Disord. 1992;6(4):301-55.
114. Jensen MP, Hakimian S, Sherlin LH, Fregni F. New insights into neuromodulatory approaches for the treatment of pain. J Pain. 2008;9(3):193-9.
115. Barkmeier-Kraemer JM, Clark HM. Speech-language pathology evaluation and management of hyperkinetic disorders affecting speech and swallowing function. Tremor Other Hyperkinet Mov (N Y). 2017;7:489.
116. Glaros AG, Marszalek JM, Williams KB. Longitudinal multilevel modeling of facial pain, Muscle Tension, and Stress. J Dent Res. 2016;95(4):416-22.
117. Kurowska A, Ziemichód W, Herbet M, Piątkowska-Chmiel I. The role of diet as a modulator of the inflammatory process in the neurological diseases. Nutrients. 2023;15(6):1436.
118. Yu X, Pu H, Voss M. Overview of anti-inflammatory diets and their promising effects on non-communicable diseases. Br J Nutr. 2024;132(7):898-918.
119. Zivkovic AM, Telis N, German JB, Hammock BD. Dietary omega-3 fatty acids aid in the modulation of inflammation and metabolic health. Calif Agric (Berkeley). 2011;65(3):106-11.
120. Kou H, Huang L, Jin M, He Q, Zhang R, Ma J. Effect of curcumin on rheumatoid arthritis: a systematic review and meta-analysis. Front Immunol. 2023;14:1121655.
121. Lombardo M, Feraco A, Ottaviani M, Rizzo G, Camajani E, Caprio M, et al. The efficacy of vitamin d supplementation in the treatment of fibromyalgia syndrome and chronic musculoskeletal pain. Nutrients. 2022;14(15):3010.
122. Jarmakiewicz-Czaja S, Ferenc K, Filip R. Antioxidants as protection against reactive oxidative stress in inflammatory bowel disease. Metabolites. 2023;13(4):573.
123. Patel V, Akimbekov NS, Grant WB, Dean C, Fang X, Razzaque MS. Neuroprotective effects of magnesium: implications for neuroinflammation and cognitive decline. Front Endocrinol (Lausanne). 2024;15:1406455.
124. van Zonneveld SM, van den Oever EJ, Haarman BCM, Grandjean EL, Nuninga JO, van de Rest O, et al. An anti-inflammatory diet and its potential benefit for individuals with mental disorders and neurodegenerative diseases-a narrative review. Nutrients. 2024;16(16):2646.

125. Kunnumakkara AB, Hegde M, Parama D, Girisa S, Kumar A, Daimary UD, et al. Role of turmeric and curcumin in prevention and treatment of chronic diseases: lessons learned from clinical trials. ACS Pharmacol Transl Sci. 2023;6(4):447-518.
126. Zhang Y, Chen S, Yuan M, Xu Y, Xu H. Gout and Diet: a comprehensive review of mechanisms and management. Nutrients. 2022;14(17):3525.
127. Tardy AL, Pouteau E, Marquez D, Yilmaz C, Scholey A. Vitamins and minerals for energy, fatigue and cognition: a narrative review of the biochemical and clinical evidence. Nutrients. 2020;12(1):228.
128. Vincent HK, Heywood K, Connelly J, Hurley RW. Obesity and weight loss in the treatment and prevention of osteoarthritis. PM R. 2012;4(5):S59-67.
129. Thapa P, Lee SWH, Kc B, Dujaili JA, Ibrahim MI, Gyawali S. Pharmacist-led intervention on chronic pain management: a systematic review and meta-analysis. Br J Clin Pharmacol. 2021;87(8):3028-42.
130. Shi Y, Wu W. Multimodal non-invasive non-pharmacological therapies for chronic pain: mechanisms and progress. BMC Med. 2023;21(1):372.
131. Mason M, Cho Y, Rayo J, Gong Y, Harris M, Jiang Y. Technologies for medication adherence monitoring and technology assessment criteria: narrative review. JMIR Mhealth Uhealth. 2022;10(3):e35157.

Aspectos Psicológicos e Emocionais da Dor

13

Paola Palatucci Bello

João Pedro Pereira de Morais

INTRODUÇÃO

Nos seus estudos, Cicely Saunders discute a ideia de dor total que engloba dor física, angústia psicológica, desafios sociais e sofrimento espiritual. Esse conceito foi usado para falar dos diferentes aspectos do sofrimento vivenciado por pacientes em estágios avançados de doenças, principalmente o câncer. Ela observou que muitos pacientes não conseguiam aliviar sua dor apenas com analgésicos, pois essa dor era composta de várias camadas que precisavam ser compreendidas para um tratamento eficaz.[1]

Nesse contexto, a dor pode ser definida como uma experiência desagradável que envolve estímulos sensitivos e emocionais, alertando para a presença de ameaças à segurança física ou mental. Esses estímulos são transportados por meio de neurônios sensoriais para os gânglios da raiz dorsal, medula espinhal e regiões cerebrais, onde ocorre a modulação corticolímbica envolvida nas respostas comportamentais e emocionais.[2] Alterações neurobiológicas no sistema límbico, conforme evidenciado por diversas pesquisas, têm demonstrado correlação entre dor crônica e aumento da suscetibilidade à depressão e ansiedade.[3] Além disso, essa conexão pode dar origem a cognições prejudiciais relacionadas à dor, como a catastrofização da dor, que exacerbam ainda mais a percepção geral da dor.[4]

Sobre a dor e o estado emocional do indivíduo, já foi observado que a maneira como a dor é experimentada quando há uma relação entre esses fatores prova ser maior do que o amplamente reconhecido. A dor crônica e os transtornos mentais têm caminhos biológicos que se entrelaçam e se sobrepõem e são mais comuns em áreas com fatores de risco como pobreza, desemprego, trabalho manual pesado e ausência de serviços de saúde mental.[5]

É importante falar que a dor crônica, muitas vezes, está associada a alterações do humor e ansiedade.[3,6] Um humor positivo, por exemplo, pode aliviar a sensação de dor, enquanto um humor negativo pode intensificá-la, demonstrando uma ligação clara entre o estado emocional e a dor.[7] Assim, a saúde mental e a saúde física estão interligadas, especialmente em indivíduos com dor crônica.[6]

É essencial rastrear pacientes que tenham concomitantemente a dor crônica problemas psiquiátricos e comportamentais já que muitas pessoas que têm dor crônica de alto impacto também têm histórico de comorbidade psiquiátrica primária.[8] Depressão, ansiedade, TEPT,[9] abuso de substâncias e outros transtornos psiquiátricos podem apresentar obstáculos para o diagnóstico e tratamento de muitas síndromes de dor.[10]

Esse rastreio deve ser feito porque os sinais e sintomas psiquiátricos concomitantes com a dor crônica podem agravar o quadro. Distúrbios do sono, perda de apetite, falta de energia e diminuição da atividade física contribuem para um estado cada vez mais debilitado e amplificam a dor e a desesperança do paciente. Além disso, a dor crônica pode piorar a depressão e a ansiedade e interferir no tratamento antidepressivo bem-sucedido.[11] Entre os sentimentos descritos pelos pacientes com dor crônica, é comum o relato de falta de prazer (anedonia), pensamento catastrófico, apatia, desesperança, isolamento social, fadiga e ausência de controle em suas vidas. Em casos mais extremos, é possível até se observar associação da dor crônica com um risco maior de suicídio, ideação suicida e tentativas de suicídio.[12]

FISIOPATOLOGIA

De início, é preciso falar que os pensamentos e perspectivas do paciente desempenham um papel fundamental na percepção da dor. Um exemplo disso é a forma como processos emocionais como ansiedade e medo podem amplificar a sensação dolorosa nos casos de alodinia (refere-se à dor que ocorre em resposta a um estímulo que, geralmente, não provoca dor) e hiperalgesia (sensibilidade aumentada ou exagerada à dor).[36] Isso pode decorrer de danos aos neurônios, da existência de vários tipos de células nos gânglios da raiz dorsal, bem como do recrutamento de células imunológicas periféricas referidas como o triângulo neurônio-glia-imune. Esse processo fisiopatológico pode ser agravado pelo estado emocional do paciente em que o estresse e a ansiedade podem aumentar a resposta inflamatória e a sensibilização central, piorando, assim, a percepção da dor.[2] Outros autores também citaram a neuroinflamação como fator envolvido na fisiopatologia da dor. No cérebro, níveis elevados de moléculas pró-inflamatórias liberadas pelas células imunes residentes podem participar da reorganização neural mal adaptativa e contribuir para os componentes sensoriais e afetivos da dor neuropática.[13]

Além disso, a ocorrência de alterações plásticas nas estruturas corticolímbicas (amígdala, hipocampo, córtex cingulado anterior e núcleo accumbens [Nac]) pode estar atrelada à associação entre o emocional e os estímulos dolorosos. Essa neuroplasticidade varia desde alterações funcionais até estruturais nos neurônios e pode servir como biomarcador para dor neuropática.[13]

A amígdala é uma estrutura límbica envolvida em transtornos de humor e afetivos. Ela está ligada à formação e ao armazenamento de memórias emocionais relacionadas à dor. Dessa maneira, quando um estímulo doloroso é recebido, a amígdala pode amplificar a sensação dolorosa por meio da regulação emocional, criando um ciclo vicioso de dor e sofrimento emocional. Já o hipocampo é responsável pela formação de novas memórias, e seu papel, nesse contexto, é vincular e contextualizar experiências dolorosas com emoções passadas, apresentando-se como um nó-chave nas emoções, especialmente na ansiedade e na depressão. Outra estrutura do sistema límbico associada ao processo doloroso é o córtex cingulado anterior, envolvido na percepção da intensidade da dor e da regulação das respostas emocionais. Por fim, tem-se o NAc, considerado uma estrutura do prosencéfalo que mede a percepção da dor por meio de sua função nas vias do sistema de recompensa e integra informações corticais e afetivas para atribuir motivação e valor para a seleção de respostas comportamentais apropriadas a estímulos externos. Portanto, alterações no NAc podem contribuir para a exacerbação da dor crônica e dos sintomas emocionais relacionados.[14] Estudos de imagem demonstraram que algumas pessoas apresentam alterações estruturais nessas áreas do sistema límbico. Foi observado que quanto mais tempo uma pessoa sofre de dor crônica, mais pronunciadas ficam essas alterações. Mudanças dessa natureza podem explicar a relação entre sofrimento emocional e sofrimento doloroso.[15]

Por fim, o estado psicológico e emocional influencia o processamento descendente da percepção da dor pelo cérebro. Estruturas como o córtex pré- frontal dorsolateral, o córtex cingulado anterior rostral e a substância cinzenta periaquedutal são essenciais nesse tipo de processamento e podem ajudar a reduzir a dor. Essas estruturas também estão envolvidas em diversas alterações cognitivas e estados mentais. Assim, os estados emocionais podem não apenas alterar a forma como a dor é percebida, mas também podem alterar a estrutura do cérebro no processo.[2]

DIAGNÓSTICO

Avaliar psicologicamente o indivíduo é fundamental para o manejo da dor crônica, pois a dor e a saúde mental estão frequentemente interligadas e a avaliação psiquiátrica pode ajudar a personalizar o tratamento e melhorar os resultados.[16] Vários estudos investigaram a natureza causal dessa associação e sugerem fortemente uma relação bidirecional. Ou seja, as pessoas podem desenvolver um problema de saúde mental, como depressão ou ansiedade, como consequência de viver com dor crônica, e um histórico de diagnóstico de saúde mental é considerado fator de risco para desenvolver dor crônica.[17]

A avaliação psicológica deve incluir a identificação de cognições problemáticas, emoções e comportamentos como catastrofização, medo, raiva e evitação. Esses fatores psicológicos devem ser documentados, pois essas informações servirão de subsídio para o diagnóstico e a tomada de decisões.[18]

Nesse cenário, os profissionais de Saúde mental são uma parte importante da solução.[17] Embora a designação fornecida pelo médico seja o padrão de referência, diversas ferramentas auxiliares têm sido utilizadas para classificar a dor crônica.[19]

A seguir, são descritos alguns fatores que facilitam a investigação de alterações psicológicas e emocionais concomitante à dor crônica.

Sintomas

A avaliação da dor deve abordar aspectos como início, padrão, localização, qualidade, intensidade, fatores agravantes e de interrupção, tratamentos anteriores e impacto na função física, no bem-estar emocional e no sono.[20] No que diz respeito às dimensões psicológicas e emocionais, é comum que o sofrimento psíquico atinja a maioria das pessoas que sofrem de dor crônica, sendo necessário observar sintomas cognitivos, insônia e fadiga nesses casos. O desconforto gastrointestinal e a sensibilidade a outros estímulos sensoriais também ocorrem com frequência.[19]

Além disso, a dor crônica pode afetar os relacionamentos e a autoestima, estando associada a maiores taxas de divórcio e suicídio, bem como ao aumento do risco de abuso de substância.[19] Uma grande proporção de pessoas com condições dolorosas também apresenta níveis mais elevados de depressão ou ansiedade. Ainda pode estar presente a dificuldade em adormecer e permanecer dormindo na presença de dor crônica.[21]

O que emerge desses conhecimentos é uma interconexão entre dor crônica e os aspectos psicológicos e emocionais relacionados ao tema. Entender essas interações pode ajudar a estabelecer o diagnóstico correto e estratégias de tratamento mais eficazes.[21]

Qualidade de vida

Os pacientes que têm dor crônica frequentemente relatam dificuldades em manter suas atividades diárias e em enfrentar desafios emocionais, trazendo sérios prejuízos a sua qualidade de vida.[16,18]

Desse modo, quando se trata de dor crônica, avaliar a qualidade de vida do paciente é fundamental e requer uma abordagem multidisciplinar para compreensão e estabelecimento do diagnóstico uma vez que a percepção dolorosa pode resultar em sentimentos de desânimo, incapacidade, inutilidade e prejuízo no trabalho.[16,18]

Assim, o impacto na qualidade de vida se manifesta nas seguintes áreas:

- *Dor e perturbação emocional:* a dor crônica pode causar sentimentos de angústia, emoções negativas, tristeza intensa e perda de esperança, afetando a capacidade de realizar tarefas diárias por causa do movimento e das capacidades físicas.[22]
- *Sensação de inutilidade:* os pacientes, muitas vezes, expressam sentimentos de inutilidade em virtude de sua incapacidade de participar das atividades diárias, fazendo-os sentir que não têm propósito ou significado.[22]
- *Prejuízos para a concentração:* nesses casos, há dificuldade de conclusão de tarefas e faltas frequentes no trabalho. Lidar com a dor crônica no ambiente de traba-

lho pode ocasionar exaustão e descontentamento profissional em decorrência do custo psicológico.[22]

Portanto, promover a melhora da dor reflete na melhoria da qualidade de vida. Uma pessoa com boa qualidade de vida tende a ser mais produtiva no trabalho e em seus projetos pessoais em virtude do melhor gerenciamento do tempo e da energia.[23]

Patologias

Como já mencionado algumas vezes, a dor crônica pode coexistir com múltiplas condições psicológicas e emocionais que influenciam a experiência dolorosa e dificultam o tratamento, como depressão, ansiedade,[19,24] estresse e catastrofização.[19] Outras comorbidades comuns incluem transtorno bipolar e esquizofrenia.[25]

Depressão

Em relação à depressão, é bem-conhecido que a ligação entre dor crônica e depressão tem sido amplamente documentada.[21] Acredita-se que a maioria dos pacientes que, a princípio, apresentaram uma queixa de dor seriam diagnosticados com depressão se tivessem sido avaliados para depressão.[17] Segundo a 5ª edição do *Manual Diagnóstico e Estatístico de Transtornos Mentais* (DSM-V), da Associação Americana de Psiquiatria (APA, do inglês American Psychiatric Association), episódios depressivos são caracterizados pela presença de humor deprimido e anedonia, a incapacidade de sentir prazer, por pelo menos 2 semanas. Estes episódios são, frequentemente, acompanhados por outros sintomas, como alterações de peso, perda de apetite, distúrbios do sono, sintomas psicomotores (como sobrecarga ou lentidão), baixa energia, baixa autoestima, sentimentos de desesperança, dificuldade de concentração ou de tomada decisões, falta de energia, menor interesse sexual e pensamentos suicidas (Associação Americana de Psiquiatria). Um episódio depressivo grave pode durar de 6 a 9 meses ou até 2 anos.[26]

A presença de sintomas depressivos comuns é normalmente quantificada por meio de questionários autoavaliativos. Essas entrevistas semiestruturadas funcionam como bons indicadores da presença de transtornos de humor comuns, incluindo transtorno depressivo maior, distimia e transtorno bipolar.[25]

Ansiedade

A ansiedade é um conjunto de emoções que inclui medo, preocupação excessiva e uma natureza preventiva em relação ao futuro. Sintomas de ansiedade incluem também tensão muscular, sensibilidade, inquietação e fadiga.[27] Pesquisas de imagem revelaram que a dor crônica e a ansiedade ativam partes específicas do sistema límbico de maneira similar, como o tálamo, o córtex pré-frontal e o córtex cingulado anterior.[25,36]

Indivíduos que vivenciam a dor crônica apresentam maior prevalência de ansiedade e depressão, isso é significativo porque destaca a importância da avaliação psicológica regular para identificar e abordar essas questões. A coocorrência dessas condições pode exacerbar a dor e dificultar o manejo eficaz.[28]

Nesse contexto, indivíduos com altos níveis de ansiedade podem ser identificados usando-se questionários de triagem, anamnese e avaliação psicológica,[4,25] como o Generalized Anxiety Disorder-7 (GAD-7).[29]

Catastrofização

Outra condição médica bastante associada à ansiedade é a catastrofização,[30] que é uma resposta cognitiva exagerada à dor percebida na qual o indivíduo imagina os piores cenários e acredita que a dor é mais grave e incapacitante do que realmente é.[31] Comumente, não é feita a triagem rotineira para amplificação da dor ou catastrofização, apenas a triagem seletiva. Inclusive, o termo "catastrofização" deve ser evitado, pois, muitas vezes, é visto de forma pejorativa.[32]

A catastrofização da dor pode ser mensurada com questionários específicos, como o Pain Catastrophizing Scale (PCS).[33] Tanto a versão validada de 13 perguntas como uma escala de quatro itens desenvolvida mais recentemente (PCS-4 Item) podem prever melhor os resultados ruins do tratamento funcional, como maior intensidade de dor, hospitalização mais longa, cronificação da dor pós-operatória, incapacidade funcional, insatisfação do paciente e uso indevido de opioides.[32]

Durante essa condição, os pacientes tendem a ter piores resultados em termos de intensidade da dor e limitações funcionais. Assim, a redução da catastrofização pode melhorar significativamente a função física dos pacientes.[31]

Esquizofrenia

Tanto a esquizofrenia como o transtorno bipolar são condições médicas cuja literatura a respeito não é tão abrangente no que se refere à associação com dor crônica.

A esquizofrenia é definida como um transtorno psicótico que envolve sintomas característicos como delírios, alucinações, discurso desorganizado, comportamento grosseiramente desorganizado ou catatônico, e sintomas negativos (diminuição da expressão emocional ou avolição).[34] É uma patologia que pode afetar os níveis de dor crônica, principalmente por causa da instabilidade emocional e equívoca sobre a dor.[18,22]

Transtorno bipolar

O transtorno bipolar é uma doença mental grave caracterizada por alterações extremas de humor, incluindo episódios de mania (extrema euforia ou irritabilidade) e depressão (extrema tristeza ou desesperança). Essas mudanças de humor podem afetar o comportamento, a energia, a atividade e a capacidade de realizar atividades diárias.[35]

Durante um episódio maníaco, algumas pessoas podem relatar uma diminuição da percepção da dor, possivelmente em razão da euforia e da desconexão emocional. Outros não notam alterações ou relatam um aumento da dor associada à irritabilidade e ao comportamento de risco durante esses episódios.[35]

Transtorno de personalidade

Traços de personalidade podem ser importantes para a compreensão e o tratamento da dor.[35] Isso decorre do fato de que muitos portadores de dor crônica apresentam níveis elevados de transtorno de personalidade.[37] A prevalência média internacional estimada desse transtorno na sociedade é de 11%.[38] Porém, eles costumam ser mais predominantes em populações com dor crônica do que em amostras sem dor.[39]

Alguns estudos, inclusive, apontam que essa associação pode estar relacionada ao fato de que a dor pode causar mudanças sutis na anatomia do cérebro, o que pode resultar em mudanças na personalidade.[40]

Vale lembrar que a Classificação Internacional de Doenças, 11ª Revisão (CID-11), abrange apenas uma categoria geral de transtorno de personalidade, caracterizada principalmente pelo grau da disfunção pessoal e interpessoal.[41]

Escalas

Uma forma de auxiliar o diagnóstico da dor crônica em associação com aspectos psicoemocionais pode ser o uso de escalas.

Ferramentas como a escala Multiaxial Pain Classification System (MASK) são utilizadas para esse fim uma vez que realizam a avaliação multidimensional da dor, incluindo dimensões como intensidade, qualidade, localização e duração dolorosa, bem como fatores emocionais e sociais.[16,18]

De forma mais específica, o MASK integra aspectos somáticos e psicossociais da dor em um diagnóstico conjunto, seguindo o modelo biopsicosocial. Composto por um catálogo de diagnósticos, eixos de descrição somática e psicossocial, permite uma especificação contínua e detalhada dos diagnósticos. Os eixos incluem localização, padrão de disseminação, características temporais, gênese e qualidade da dor, além de comportamento, estado emocional, cognição, estressores e características pessoais.[42]

Como já mencionado, a avaliação psicológica é importante para compreender o impacto emocional da dor. Diagnosticar comorbidades psicológicas em pacientes com dor crônica envolve uma avaliação psiquiátrica abrangente, que pode incluir entrevistas semiestruturadas, como o Grupo de Trabalho para Metodologia e Documentação em Psiquiatria (AMDP-System, do alemão Arbeitsgemeinschaft für Methodik und Dokumentation in der Psychiatrie) e o uso de escalas específicas para avaliar a gravidade dos sintomas psiquiátricos.[16]

O Sistema AMDP padroniza a coleta de dados psicopatológicos, desenvolvido por departamentos universitários alemães em 1960. Inclui três formulários anamnésicos, duas escalas de avaliação (psicopatologia com 100 itens e somática com 40 itens) e subescalas para ansiedade, mania/depressão e esquizofrenia.[43]

Atualmente, seu uso se expandiu para incluir uma variedade de ambientes clínicos e de pesquisa, abordando questões metodológicas em Psiquiatria, como frequência e especificidade de sintomas e comparação de escalas de avaliação.[44]

Já para avaliar o impacto da dor na vida diária dos pacientes, incluindo aspectos físicos, emocionais e sociais,[18] podem ser utilizados questionários para avaliar o humor, a qualidade de vida, o comprometimento funcional e a capacidade de lidar com a dor crônica. Como exemplos desse tipo de escala e formulário, há o Questionário Curto de Humor e Sentimentos (SMFQ), a Escala Pediátrica de Qualidade de Vida (PedsQL), o Inventário de Incapacidade Funcional (FDI), o Questionário de Enfrentamento da Dor (PCQ)[28] e o Item Short Form Health Survey (SF-36).[45] A seguir, uma breve descrição desses recursos:

- *Short Mood and Feelings Questionnaire (SMFQ):* ferramenta de triagem de 13 itens para medir humor e sentimentos, com uma escala Likert de zero (verdadeiro) a 3 (não verdadeiro). Um escore de 12 ou mais é considerado positivo para triagem de depressão.[28]
- *Pediatric Quality of Life Inventory (PedsQL):* avalia a qualidade de vida em crianças saudáveis e com doenças crônicas, com subescalas físicas, emocionais, sociais e escolares. Os escores são revertidos de forma que escores mais altos indicam melhor qualidade de vida.[28]
- *Functional Disability Inventory (FDI):* ferramenta de 15 perguntas que mede comprometimentos na funcionalidade física e psicossocial em crianças de 8 a 18 anos, utilizando uma escala Likert de 5 pontos.[28]
- *Pain Coping Questionnaire (PCQ):* ferramenta de 39 perguntas com oito subescalas para medir estratégias de enfrentamento da dor, como busca de informações, resolução de problemas e distração cognitiva.[28]
- *Questionário de 36 itens Short Form Health Survey (SF-36):* recurso conhecido para avaliar a qualidade de vida relacionada à saúde. Essa ferramenta mede oito escalas: funcionamento físico, papel físico, dor corporal, saúde geral, vitalidade, funcionamento social, papel emocional e saúde mental.[46] O SF-36 gera um escore para cada um desses domínios, e esses escores podem ser comparados ao longo do tempo ou entre grupos de pessoas, permitindo identificar áreas nas quais a qualidade de vida pode estar comprometida. O questionário é amplamente utilizado em pesquisas científicas e clínicas para monitorar a saúde e o impacto das intervenções em populações diversas.[45]

Em relação ao diagnóstico de comorbidades psicológicas, escalas e tabelas também podem ser utilizadas como subsídio para as investigações. Esses recursos são cruciais, pois comorbidades, como depressão e ansiedade, frequentemente coexistem com a dor crônica, exacerbando seus efeitos e dificultando o tratamento.[22] A seguir, são mencionados alguns dos recursos usados para o diagnóstico:

- *Beck Depression Inventory (BDI):* mede a gravidade da depressão.[22]
- *Hamilton Rating Scale for Depression:* outra escala que avalia a depressão.[22]
- *Hospital Anxiety and Depression Scale (HADS):* avalia ansiedade e depressão.[22] A implementação de testes farmacogenéticos pode fornecer informações relevantes para adequar o tratamento e melhorar os resultados clínicos.[6]
- *Escala de Catastrofização da Dor (PCS):* medida específica que avalia a catastrofização relacionada à dor que pode piorar a experiência dolorosa.[22]
- *Pain Catastrophizing Scale:* medida específica para avaliar o catastrofismo relacionado à dor que pode piorar a experiência da dor.[22] Questionário de 13 itens no qual os participantes avaliam suas experiências de dor em uma escala de 0 a 4. Escores mais altos indicam maior tendência à catastrofização.[33]
- *Escala GAD-7:* ferramenta de autoavaliação utilizada para diagnosticar e medir a severidade do transtorno de ansiedade generalizada (TAG). Consiste em sete questões, cada uma avaliada de 0 a 3 com base na frequência dos sintomas nas últimas 2 semanas. Pontuações mais altas indicam níveis mais elevados de ansiedade.[29]

Vulnerabilidade social

Por fim, e não menos importante, é preciso estar atento às condições socioeconômicas dos pacientes durante a realização do diagnóstico porque aqueles que apresentam uma vulnerabilidade social maior são muito mais propensos a ter múltiplas condições crônicas, incluindo dor.[47] Um estudo clínico da Colúmbia Britânica, por exemplo, identificou uma taxa de pobreza de 50% entre pacientes com dor crônica.[48] Vale ressaltar que essa associação entre riqueza e saúde está bem-estabelecida há décadas. Essas disparidades estão enraizadas nos determinantes sociais da saúde – pobreza, condições de vida e trabalho, exclusão social, etc. – dentro de arranjos desiguais existentes de opressão e dominação. E essas mesmas pessoas que vivem com dor também frequentemente vivenciam comorbidades como dependência e trazem consigo doenças mentais associadas.[47] Por conta disso, deve-se ficar atento a esses casos.

TRATAMENTO

A dor deve ser tratada de forma total, ou seja, não somente nas dimensões físicas, mas também nas dimensões emocionais, sociais e espirituais do sofrimento.[49]

Antigamente, a dor crônica era tratada apenas sob a perspectiva biomédica. Isso significa que o tratamento se concentrava somente no alívio dos sintomas físicos. Em geral, o indivíduo era submetido apenas a cirurgias, injeções e medicamentos. Infelizmente, menos da metade apresentava melhoria após a maioria dos procedimentos cirúrgicos e farmacológicos, em especial os opiáceos.[17] Como já mencionado, vários estudos epidemiológicos apontam para uma relação recíproca entre dor crônica e perturbações mentais. Isso exige estratégias farmacológicas e comportamentais específicas em ambas as condições.[25] Lamentavelmente, nenhum medicamento ou tratamento cirúrgico sozinho consegue eliminar a dor e melhorar, de forma significativa, o funcionamento físico e emocional.[50] Tratar a dor sem considerar os aspectos psicológicos pode gerar resultados subótimos. Abordagens integradas que combinam tratamento médico e apoio psicológico são essenciais.[16]

Apesar das recomendações para o tratamento interdisciplinar da dor crônica, muitos pacientes ainda esperam soluções imediatas, como cirurgia invasiva ou uso de medicamentos, ou que os colocam em uma posição passiva. É crucial encorajar os pacientes a participar ativamente de sua própria recuperação para melhorar os resultados.[51] Intervenções de autogestão (o paciente como protagonista do seu tratamento) e recuperação multimodal – abrangendo abordagens físicas e psicológicas (p. ex., estratégias cognitivas/comportamentais e exercício) – são destacadas no domínio da educação para indivíduos altamente debilitados ou profundamente perturbados em decorrência da dor crônica.[5]

Em resumo, para mitigar os riscos de dor crônica e uso persistente de medicações é importante fornecer cuidados multidisciplinares coordenados e oferecer analgesia multimodal, intervenções não farmacológicas e estratégias de desmame farmacológico, usando uma abordagem individualizada e centrada no paciente e na família para educar e envolver os pacientes e as famílias na tomada de decisões clínicas.[52]

Apresentamos, a seguir, as principais terapias empregadas para tratar a dor em pacientes que apresentam alterações psicológicas e emocionais.

INTERVENÇÕES FARMACOLÓGICAS

Antes de falar dos medicamentos, é importante trazer algumas considerações. O uso de medicamentos deve estar em consonância com as condições financeiras do paciente para que ele possa aderir ao tratamento. Também é válido ficar atento aos efeitos colaterais dos medicamentos e à aversão do paciente ao seu uso.[53]

O clínico também deve observar se o paciente tem usado quantidades cada vez maiores do fármaco para obter o mesmo efeito. Isso demonstra tolerância e indica que o paciente provavelmente apresentará sintomas de abstinência se parar de usar o fármaco abruptamente.[54] Assim, é fundamental ficar alerta aos possíveis vício e dependência. O vício pode interromper gravemente o desenvolvimento de habilidades de vida e causar déficits crônicos no funcionamento psicossocial uma vez que causa mudanças estruturais e funcionais no cérebro.[55] Por último, deve-se tomar cuidado com a automedicação. Tomar medicamentos sem receita é arriscado, pois pode causar efeitos graves e adversos, dificultando o tratamento.[56]

Antidepressivos

Os tratamentos para depressão e ansiedade incluem a psicoterapia e a farmacoterapia, como o uso de antidepressivos.[57] Inúmeros estudos também apontam os antidepressivos como medicamentos capazes de atuar no tratamento da dor crônica.[58] Por conta disso, muitas vezes, são prescritos para reduzir a dor, podendo ter ação analgésica por meio da regulação da percepção e da transmissão dolorosa.[59,60] Vale ressaltar que a maioria dos antidepressivos pode causar efeitos colaterais, com destaque para os efeitos cardiometabólicos e ganho de peso.[61]

Esses medicamentos podem apresentar diversos mecanismos de ação. Um deles é a atuação como inibidores seletivos da recaptação de serotonina (ISRSs) que, frequentemente, são usados como antidepressivos de 1ª linha em virtude de sua eficácia e tolerabilidade, bem como de sua segurança geral em caso de sobredosagem. A serotonina (5-hidroxitriptamina ou 5-HT) é um neurotransmissor liberado no cérebro por neurônios originários dos núcleos do rafe do tronco cerebral. Os ISRSs diminuem potentemente a ação da bomba de recaptação de serotonina pré-sináptica, aumentando o tempo em que a serotonina está disponível na sinapse e aumentando a ocupação do receptor de serotonina pós-sináptico. Vale lembrar que a inibição da recaptação ocorre logo após o início dos ISRS, e os efeitos terapêuticos completos destes podem não aparecer por 3 a 8 (ou mais) semanas após o início do tratamento. Exemplos de ISRS são a fluoxetina, citalopram, escitalopram, fluvoxamina, paroxetina e sertralina.[62]

Outro mecanismo de ação é como inibidores da recaptação de serotonina e noradrenalina (IRSNs) que tratam a depressão e a percepção dolorosa bloqueando, inicialmente, as proteínas transportadoras pré-sinápticas de serotonina e norepinefrina. Isso inibe a recaptação desses neurotransmissores, o que altera vários mecanismos homeostáticos e, finalmente, aumenta a estimulação dos receptores pós-sinápticos. No entanto, os IRSNs variam em sua afinidade pelo transportador de serotonina e pelo transportador de norepinefrina. Desvenlafaxina, duloxetina e venlafaxina são inibidores mais potentes da recaptação de serotonina do que da recaptação de norepinefrina, enquanto levomilnaciprano e milnaciprano bloqueiam preferencialmente a recaptação de norepinefrina.[63]

Há outros tipos de antidepressivos, como os multimodais, que demonstram afinidade por receptores seletivos de serotonina e pelo transportador de serotonina, resultando em maiores segurança, tolerabilidade e eficácia antidepressiva. Pode-se citar como exemplo a vortioxetina e a vilazodona. Já os inibidores da recaptação de noradrenalina e dopamina (IRNDs) não têm afinidade pelos receptores de serotonina (5-HT1A). Em vez disso, eles inibem seletivamente as bombas de recaptação de dopamina e noradrenalina para aumentar a neurotransmissão de dopamina e noradrenalina. É o caso da bupropiona. Por fim, podem exercer a função de inibidores da monoaminaoxidase (IMAOs) que causa seus efeitos inibindo seletivamente as enzimas monoaminaoxidase-A (MAO-A) e/ou monoaminaoxidadase-B (MAO-B) que, por sua vez, catalisam a desaminação oxidativa das monoaminas.[61]

Anticonvulsivantes

Problemas de manejo de dor podem ser tratados com sucesso com anticonvulsivantes ou antiepilépticos. Eles também trazem benefícios para quem sofre com transtornos como bipolaridade e ansiedade.[64]

Nas últimas décadas, o número de medicamentos anticonvulsivantes disponíveis mais que dobrou. Ao contrário de alguns dos primeiros medicamentos anticonvulsivantes, como fenobarbital, fenitoína e carbamazepina, muitos dos medicamentos anticonvulsivantes atualmente disponíveis têm farmacocinética simples e efeitos mais limitados no metabolismo hepático.[65]

Os anticonvulsivantes podem atuar por vários mecanismos:[66]

- Alguns aumentam a atividade do ácido gama-aminobutírico (GABA), um neurotransmissor que exerce inibição pós-sináptica, diminuindo, assim, a excitabilidade neuronal. O tônus GABAérgico reduzido é visto como proconvulsivante, enquanto o aumento do tônus GABAérgico, geralmente, tem efeito anticonvulsivante.[67]

- Outros atuam nos canais de sódio – ao bloquear os canais de sódio conseguem estabilização das membranas neuronais – para prevenir convulsões.[67]
- Há os que bloqueiam os canais de cálcio, resultando na prevenção de convulsões do tipo T que podem decorrer de epilepsia.[68]
- Existem os que atuam como inibidores do glutamato. Acredita-se que dois receptores ionotrópicos de glutamato, N-metil-D-aspartato (NMDA) e ácido α-amino-3-hidroxi-5-metil-4-isoxazol-propionato (AMPA), desempenham um papel na geração e disseminação de convulsões. Se houver inibição do glutamato, haverá redução da excitabilidade neuronal.[69]

Entre os vários tipos de anticonvulsivantes, estão a gabapentina e a pregabalina, que atendem às neuropatias dolorosas; carbamazepina e oxcarbazepina, que controlam convulsões focais e também são analgésicas; a lamotrigina, usada tanto para controle de convulsões como para transtornos mentais e o ácido valproico, um antiepiléptico que também atua em condições psiquiátricas de transtorno bipolar.[64]

Os efeitos adversos dos anticonvulsivantes mais comuns são náuseas, tonturas, sonolência, constipação, alterações de peso, tontura e xerostomia[67] e têm sido associados a um risco aumentado de ideação suicida e comportamento suicida.[70] Por conta disso, o monitoramento regular do paciente é necessário para ajustar as doses e evitar efeitos indesejados.[64]

Opioides

Os tipos de opioides incluem codeína, hidrocodona, meperidina, oxicodona, hidromorfona, tramadol, oximorfona, morfina e metadona.[71]

Geralmente, os opioides estão associados a melhorias na sensação dolorosa e no funcionamento físico,[72] desempenhando papel importante nas fases iniciais do tratamento da dor.[73] Porém, com o passar do tempo, o alívio da dor pode diminuir consequentemente à tolerância ou à hiperalgesia induzidas por eles.[72] Por isso, todo esforço deve ser feito para evitar prescrever mais opioides do que o necessário.[74]

Além disso, o uso prolongado ou incorreto pode causar experiências emocionais negativas, como sintomas de abstinência, desejo e sensibilidade aumentada ao estresse, sendo considerado um forte obstáculo ao tratamento bem-sucedido.[73] Relatórios com base em evidências também indicam que os opioides não parecem provocar mudanças positivas muito significativas no funcionamento social ou emocional e apresentam risco de efeitos secundários que, por sua vez elevam as probabilidades de náusea, constipação, tontura, sonolência, dor de cabeça, prurido e xerostomia (boca seca).[72]

Assim, por conta de todos os efeitos adversos e principalmente da dependência que os opioides podem causar, surgiu uma crise de Saúde Pública.[52] Vale ressaltar que as taxas crescentes de transtornos do uso de opioides prescritos coincidiram com a maior epidemia de mortes por superdosagem de opioides na história dos Estados Unidos.[75]

Mais informações sobre os opioides, podem ser lidas no Capítulo 11 deste livro.

Canabidiol

O canabidiol (CBD) é um composto terpenofenólico de 21 carbonos com mais de 65 alvos moleculares identificados, como canais receptores de potencial transitório vaniloide (TRPV) e 5-HT1A. O CBD opera no TRPV1 por meio de agonismo de baixa potência que dessensibiliza rapidamente o receptor após a ativação; também interrompe a hidrolase de amida de ácido graxo (FAAH) que, por sua vez, aumenta o nível de anandamida consequente à manipulação da FAAH junto com outros substratos. Além disso, o CBD pode ter efeito na inibição do receptor CB1 por meio da modulação alostérica negativa.[76]

Estudos randomizados descobriram que o CBD é seguro e bem-tolerado, com poucos efeitos adversos, mas as interações com outros medicamentos devem ser monitoradas cuidadosamente, pois o CBD pode inibir as enzimas do citocromo P450.[77]

O CBD exibe efeitos ansiolíticos e antipsicóticos. Estudos de investigação revelaram que o CBD é eficaz na redução dos sintomas de ansiedade, melhora os sintomas psicóticos em pacientes com esquizofrenia e reduz a fobia social.[77]

No tratamento farmacológico da dor crônica, o tetra-hidrocanabinol (THC), em associação ao canabidiol, pode ser considerado para melhorar os resultados.[78]

INTERVENÇÕES PSICOLÓGICAS

As intervenções psicológicas são uma parte importante do cuidado multidisciplinar no tratamento da dor,[5] desde que a técnica utilizada tenha evidências científicas e seja ministrada por um profissional especializado em dor crônica.[79]

Foi demonstrado que comunicações empáticas e afirmativas entre o clínico e o paciente podem melhorar os resultados do tratamento da dor.[80] Muitos autores recomendam realizar uma psicoeducação com o paciente e seus familiares, quando possível, referente à administração do tratamento proposto, fornecendo explicações claras para que os referidos entendam melhor suas condições, compartilhem expectativas e objetivos positivos e negativos de seu tratamento.[81]

A seguir, são feitas algumas sugestões de intervenções com respaldo científico que podem ajudar a melhorar quadros álgicos.

Terapia cognitivo-comportamental

A terapia cognitivo-comportamental (TCC) é amplamente utilizada no tratamento da dor crônica. Tem foco na mudança de pensamentos e comportamentos disfuncionais associados à experiência da dor,[60] o que significa que a TCC se baseia em duas áreas: a cognição; e o comportamento.[82] São utilizadas técnicas como o registro de pensamentos, reestruturação cognitiva e ativação comportamental.[82]

Em resumo, a TCC funciona do seguinte modo: há uma abordagem de como os pensamentos (cognições) do paciente interagem reciprocamente com suas ações (comportamentos). O alvo da terapia são as respostas comportamentais e cognitivas desadaptativas à dor, fatores sociais e ambientais.[83]

Terapia de aceitação e compromisso

A terapia de aceitação e compromisso (TAC) tem como foco central a aceitação, a fim de melhorar a qualidade de vida mesmo na presença de dor.[60] É sustentada pela teoria do quadro relacional e mantém a flexibilidade psicológica como alvo principal da intervenção, buscando um resultado positivo.[50] Essa TCC permite que os indivíduos aceitem seus sentimentos e pensamentos sem tentar alterá-los, ao mesmo tempo que se comprometem com ações consistentes com os seus valores pessoais.[82]

Quando realizada por um profissional especializado, apresenta-se como um instrumento poderoso, recomendado e com uma gama de evidências científicas satisfatórias para lidar com a dor crônica. Trabalhar habilidades de saúde comportamental com o paciente, aliado a uma abordagem multidisciplinar, como a fisioterapia, exercícios, ioga, educação do paciente e, quando indicado, farmacoterapia, pode aliviar consideravelmente o sofrimento.[84]

Mindfulness

Mindfulness é uma técnica definida como uma forma de meditação focada em prestar atenção ao momento presente. O objetivo é manter a atenção plena e estar consciente dos próprios pensamentos, sentimentos e sensações corporais, sem julgá-los ou tentar mudá-los. É uma forma de tratamento que visa treinar a mente para viver o presente, ajudando a reduzir a ansiedade e aumentando a percepção sobre si e o ambiente ao redor.[85]

Durante a prática de *mindfulness*, o praticante observa seu entorno e monitora suas sensações e diálogo interno, sem se preocupar excessivamente com essas percepções. Dessa forma, a consciência de sensações desagradáveis reduz a resposta emocional,[86] diminuindo a sensibilidade à dor e da agonia emocional associada à dor crônica.[31,60]

Assim, verificou-se que, em alguns casos, sem incluir nenhuma medicação ou cirurgia, a prática da atenção plena pode resultar na redução dos sintomas de dor porque aumenta a consciência do corpo e promove técnicas de relaxamento, além de promover a resiliência emocional. Ademais, manifestações mentais como o estresse e a ansiedade acabam sendo tratadas com o uso dessa técnica.[82]

INTERVENÇÕES FÍSICAS

Fisioterapia

A fisioterapia aumenta o envolvimento do paciente no tratamento da dor crônica. Ela abrange diversas técnicas como exercícios terapêuticos e manipulação manual, além de modalidades com calor, gelo, ultrassonografia e eletroterapia que visam restaurar a mobilidade, aumentar a força muscular e reduzir a dor.[87]

Os terapeutas elaboram programas de exercícios individualizados com foco na força, flexibilidade e resistência – além do controle da dor – para melhorar o funcionamento físico. Abordagens manuais, como a mobilização articular e o trabalho com tecidos moles do corpo, têm efeitos diretos no rompimento da dor, bem como no aumento da mobilidade.[88]

Esse assunto é mais bem-abordado no Capítulo 30 (Fisioterapia no Tratamento da dor Crônica) deste livro.

Exercícios físicos regulares

A atividade física regular é importante para o tratamento da dor uma vez que muitas lesões físicas não só resultam no início da dor, mas também comprometem a saúde geral em função de seu impacto.[89]

O treinamento aeróbico e de resistência mostra-se promissor no tratamento de problemas de saúde mental – principalmente depressão e ansiedade.[60] As intervenções físicas têm várias formas de funcionar, incluindo relaxamento muscular, melhoria do fluxo sanguíneo, promoção da liberação de endorfinas, correção de postura e de movimentos.[82]

A atividade física também é uma forma de tratamento complementar, junto com a educação do paciente e a intervenção cognitiva (psicológica), para o tratamento da fibromialgia, um distúrbio crônico e generalizado de dor musculoesquelética de repercussões mentais como distúrbios do sono e transtornos de humor.[90]

Acupuntura

A acupuntura consiste em introduzir agulhas em partes específicas do corpo. Essa prática é um componente de muitos sistemas médicos tradicionais na China, Japão e Coreia, onde é utilizada em estratégias de tratamento multimodais. No Ocidente, porém, a acupuntura pode ser utilizada isoladamente.[57]

Funcionando mediante respostas fisiológicas que ajudam a aliviar a dor sem medicação – como aumentar os níveis de endorfinas e outros produtos neuroquímicos, a acupuntura tem demonstrado eficácia em distúrbios de dor crônica.[88]

INTERVENÇÕES COMPORTAMENTAIS

Educação do paciente

Os programas psicoeducacionais devem procurar formas de envolver mais ativamente os pacientes no tratamento, ou seja, torná-lo um sujeito ativo no seu tratamento. Esses programas incluem:

- Ampliar a compreensão da dor crônica e ensinar estratégias de autogestão.
- Aumentar a eficácia e a conscientização do enfrentamento.[51]

Educar e informar o paciente sobre sua condição, opções de tratamento e estratégias de enfrentamento pode contribuir para que ele participe ativamente em seus autocuidados.[88,91] Assim, deve ser ensinada técnicas de gestão da dor, estratégias de superação e até mesmo a importância de se adotar um estilo de vida saudável.[89]

Modificação do estilo de vida

Para obter melhorias de saúde, é fundamental que o paciente exerça papel ativo em sua saúde e em sua qualidade de vida.[89] Fazer mudanças no estilo de vida, como ajustar hábitos e rotinas diárias, pode promover mais saúde e, ao mesmo tempo, reduzir a dor crônica. Isso abrange iniciativas como a introdução do exercício regular na rotina – o que pode ajudar a controlar a dor de forma mais eficaz do que apenas a medicação – ou o desenvolvimento de padrões de sono e abstenção de ações que pode exacerbar a dor, como fumar ou beber muito.[88] Além disso, parte dessas mudanças deve contemplar a adoção de uma dieta balanceada, saudável e cheia de nutrientes.[89] É fundamental abordar que os cuidados com a dieta precisam ser redobrados. Isso porque a dieta tem papel central no aumento do risco e na progressão de doenças inflamatórias.[92] A dieta ocidental com base em carne processada, alimentos açucarados, grãos refinados e baixa ingestão de frutas e vegetais causa uma produção excessiva de mediadores pró-inflamatórios que sensibilizam os neurônios aferentes periféricos, incluindo interleucinas, histamina, fator de necrose tumoral alfa (TNF-α), 5-hidroxitriptamina, bradicinina, radicais livres e eicosanoides (prostaglandinas, leucotrienos e tromboxano). O desequilíbrio da dieta ocidental também produz menos mediadores anti-inflamatórios, incluindo antioxidantes e defesa antioxidante. A dor crônica, geralmente, resulta de um estado pró- inflamatório persistente. Os padrões alimentares na dor crônica também parecem ter um impacto positivo nas comorbidades, incluindo obesidade, diabetes *mellitus* tipo 2 (DM2), doenças cardiovasculares e depressão.[93]

O alívio da dor crônica pode ser obtido pela redução da ingestão de alimentos pró-inflamatórios e aumento da ingestão de gorduras insaturadas, frutas e vegetais. Os requisitos dessas dietas são atendidos por dietas ricas em grãos integrais, peixes, frutas, vegetais verdes e azeite de oliva.[92,93] Além disso, a restrição calórica, que reduz a ingestão calórica diária sem causar desnutrição, é uma estratégia nutricional que tem demonstrado desempenhar um papel crucial na longevidade e na saúde das pessoas. A curto e longo prazo, aumenta os níveis de glicocorticoides, o que, consequentemente, reduz os sintomas depressivos.[94]

Referências bibliográficas

1. Clark D. "Total pain", disciplinary power and the body in the work of Cicely Saunders, 1958-1967. Soc Sci Med. 1999;49(6):727-36.
2. Murray I, Bhanot G, Bhargava A. Neuron-glia--immune triad and cortico- limbic system in pathology of pain. Cells. 2021;10(6).
3. Bushnell MC, Ceko M, Low LA. Cognitive and emotional control of pain and its disruption in chronic pain. Nat Rev Neurosci. 2013;14(7):502-11.
4. Wilson JM, Colebaugh CA, Flowers KM, Meints SM, Edwards RR, Schreiber KL. Social support and psychological distress among chronic pain patients: the mediating role of mindfulness. Pers Individ Dif. 2022;190.
5. Kohrt BA, Griffith JL, Patel V. Chronic pain and mental health: integrated solutions for global problems. Pain. 2018;159(1):S85-90.
6. Agulló L, Aguado I, Muriel J, Margarit C, Gómez A, Escorial M, et al. Pharmacogenetic guided opioid therapy improves chronic pain outcomes and comorbid mental health: a randomized, double-blind, controlled study. Int J Mol Sci. 2023;24(13).
7. Hnatešen D, Radoš I, Dimitrijević I, Budrovac D, Omrčen I, Pavić R, et al. Influence of the cognitive and emotional status of patients with chronic pain on treatment success (Reduction in pain intensity and adherence to pharmacotherapy): a prospective study. Int J Environ Res Public Health. 2022;19(23).
8. Annagür BB, Uguz F, Apiliogullari S, Kara İ, Gunduz S. Psychiatric disorders and association with quality of sleep and quality of life in patients with chronic pain: a SCID-based study. Pain Med. 2014;15(5):772-81.
9. Siqveland J, Ruud T, Hauff E. Post-traumatic stress disorder moderates the relationship between trauma exposure and chronic pain. Eur J Psychotraumatol. 2017;8(1):1375337.
10. McWilliams LA, Cox BJ, Enns MW. Mood and anxiety disorders associated with chronic pain: an examination in a nationally representative sample. Pain. 2003;106(1):127-33.
11. Fishbain DA, Cole B, Lewis JE, Gao J. Does pain interfere with antidepressant depression treatment response and remission in patients with depression and pain? An evidence-based structured review. Pain Med. 2014;15(9):1522-39.
12. Petrosky E, Harpaz R, Fowler KA, Bohm MK, Helmick CG, Yuan K, et al. Chronic pain among suicide decedents, 2003 to 2014: findings from the national violent death reporting system. Ann Intern Med. 2018;169(7):448- 55.
13. Huang EJ, Reichardt LF. Neurotrophins: roles in neuronal development and function. Annu Rev Neurosci. 2001;24:677-736.
14. Thompson JM, Neugebauer V. Cortico-limbic pain mechanisms. Neurosci Lett. 2019;702: 15-23.
15. Yang S, Chang MC. Chronic Pain: structural and functional changes in brain structures and associated negative affective states. Int J Mol Sci. 2019;20(13).
16. Vogt S, Pfau G, Vielhaber S, Haghikia A, Hachenberg T, Brinkers M. Long- term opioid therapy and mental health comorbidity in patients with chronic pain. Pain Med. 2023;24(7):837-45.
17. Goesling J, Lin LA, Clauw DJ. Psychiatry and pain management: at the intersection of chronic pain and mental health. Curr Psychiatry Rep. 2018;20(2):12.

18. Treede R-D, Rief W, Barke A, Aziz Q, Bennett MI, Benoliel R, et al. Chronic pain as a symptom or a disease: the IASP classification of chronic pain for the international classification of diseases (ICD-11). Pain. 2019;160(1):19-27.
19. Cohen SP, Vase L, Hooten WM. Chronic pain: an update on burden, best practices, and new advances. Lancet (London, England). 2021;397(10289):2082-97.
20. Breazeale S, Barrett S, Holland W, Webb M. CE: Pain and mental health symptoms after traumatic orthopedic injury. Am J Nurs. 2022;122(9):26-37.
21. Scarlata S, Mancini D. Chronic pain management and psychological distress in older adults. ed. 10, Frontiers in medicine. Switzerland; 2023:1201361.
22. Williams AC de C, Fisher E, Hearn L, Eccleston C. Psychological therapies for the management of chronic pain (excluding headache) in adults. Cochrane database Syst Rev. 2020;8(8):CD007407.
23. Björnsdóttir S, Jónsson SH, Valdimarsdóttir UA. Mental health indicators and quality of life among individuals with musculoskeletal chronic pain: a nationwide study in Iceland. Scand J Rheumatol. 2014;43(5):419-23.
24. Wally MK, Hsu JR, Seymour RB. Musculoskeletal pain management and patient mental health and well-being. J Orthop Trauma. 2022;36(5):S19-24.
25. Hooten WM. Chronic pain and mental health disorders: shared neural mechanisms, epidemiology, and treatment. Mayo Clin Proc. 2016;91(7):955-70.
26. Organization WH. Depression and other common mental disorders: global health estimates; 2017.
27. Amiri S, Behnezhad S. Obesity and anxiety symptoms: a systematic review and meta-analysis. Neuropsychiatr Klin Diagnostik, Ther und Rehabil Organ der Gesellschaft Osterr Nervenarzte und Psychiater. 2019;33(2):72-89.
28. Wrona SK, Melnyk BM, Hoying J. Chronic pain and mental health co- morbidity in adolescents: an urgent call for assessment and evidence- based intervention. Pain Manag Nurs Off J Am Soc Pain Manag Nurses. 2021;22(3):252-9.
29. Bushey MA, Kroenke K, Baye F, Lourens S. Composite measures of pain, anxiety, and depressive (PAD) symptoms: construct and predictive validity. Gen Hosp Psychiatry. 2021;72:1-6.
30. van der Veek SM, de Haan E, Derkx H, Benninga MA, Boer F. Psychological factors addressed in cognitive behaviour therapy for paediatric functional abdominal pain: which are most important to target? J Health Psychol. 2019;24(9):1282-92.
31. Wood L, Bejarano G, Csiernik B, Miyamoto GC, Mansell G, Hayden JA, et al. Pain catastrophising and kinesiophobia mediate pain and physical function improvements with Pilates exercise in chronic low back pain: a mediation analysis of a randomised controlled trial. J Physiother. 2023;69(3):168-74.
32. Walton DM, Mehta S, Seo W, MacDermid JC. Creation and validation of the 4-item BriefPCS--chronic through methodological triangulation. Health Qual Life Outcomes. 2020;18:1-9.
33. Kazi A, West E, Rahman S, Kim S, Sima A, Schuman TA. Pain catastrophizing and quality of life in adults with chronic rhinosinusitis. Laryngoscope. 2021;131(9):1939-45.
34. Association AP. Diagnostic and statistical manual of mental disorders. Text Revis; 2000.
35. Travaglini LE, Kuykendall L, Bennett ME, Abel EA, Lucksted A. Relationships between chronic pain and mood symptoms among veterans with bipolar disorder. J Affect Disord. 2020;277:765-71.
36. Vlaeyen JWS, Linton SJ. Fear-avoidance and its consequences in chronic musculoskeletal pain: a state of the art. Pain. 2000;85(3):317-32.
37. Weisberg JN. Personality and personality disorders in chronic pain. Curr Rev Pain. 2000;4(1):60-70.
38. Volkert J, Gablonski T-C, Rabung S. Prevalence of personality disorders in the general adult population in western countries: systematic review and meta-analysis. Br J Psychiatry. 2018;213(6):709-15.
39. Naylor B, Boag S, Gustin SM. New evidence for a pain personality? A critical review of the last 120 years of pain and personality. Scand J pain. 2017;17:58-67.
40. Gustin SM, McKay JG, Petersen ET, Peck CC, Murray GM, Henderson LA. Subtle alterations in brain anatomy may change an individual's personality in chronic pain. PLoS One. 2014;9(10):e109664.
41. Mulder RT. ICD-11 Personality disorders: utility and implications of the new model. Front psychiatry. 2021;12:655548.
42. Hildebrandt J, Pfingsten M, Maier C, Klinger R, Hasenbring M. classification of chronic pain syndromes. multiaxial pain classification MASK. Anasthesiol Intensivmed Notfallmed Schmerzther. 1992;27(6):366-73.

43. Bobon D, Ansseau M. The AMDP-system in clinical psychopharmacology. Pharmacopsychiatry. 1986;19(2):55-7.
44. Stieglitz R-D, Haug A, Fähndrich E, Rösler M, Trabert W. Comprehensive psychopathological assessment based on the association for methodology and documentation in psychiatry (amdp) system: development, methodological foundation, application in clinical routine, and research. Front psychiatry. 2017;8:45.
45. Wang WG, Dong LM, Li SW. SF36 Is a reliable patient-oriented outcome evaluation tool in surgically treated degenerative cervical myelopathy cases: a systematic review and meta-analysis. Med Sci Monit Int Med J Exp Clin Res. 2019;25:7126.
46. Lins L, Carvalho FM. SF-36 total score as a single measure of health- related quality of life: Scoping review. SAGE open Med. 2016;4:2050312116671725.
47. Webster F, Connoy L, Sud A, Pinto AD, Katz J. Grappling with chronic pain and poverty during the COVID-19 pandemic. ed. 4, Canadian journal of pain = Revue canadienne de la douleur. United States; 2020:125-8.
48. May C, Brcic V, Lau B. Characteristics and complexity of chronic pain patients referred to a community-based multidisciplinary chronic pain clinic. Can J pain = Rev Can la douleur. 2018;2(1):125-34.
49. Saunders C. The evolution of palliative care. Patient Educ Couns. 2000;41(1):7-13.
50. Veehof MM, Trompetter HR, Bohlmeijer ET, Schreurs KMG. Acceptance- and mindfulness-based interventions for the treatment of chronic pain: a meta-analytic review. Cogn Behav Ther. 2016;45(1):5-31.
51. Loduca A, Müller BM, Amaral R, Souza ACM da S, Focosi AS, Samuelian C, et al. Retrato de dores crônicas: percepção da dor através do olhar dos sofredores. Rev Dor. 2014;15(1):30-5.
52. Xie A, Hsu Y-J, Speed TJ, Villanueva M, Hanna I, Slupek DA, et al. Patient engagement and prescription opioid use in perioperative pain management. J Opioid Manag. 2022;18(5):421.
53. Ohya Y, Williams H, Steptoe A, Saito H, Iikura Y, Anderson R, et al. Psychosocial factors and adherence to treatment advice in childhood atopic dermatitis. J Invest Dermatol. 2001;117(4):852-7.
54. Chu LF, Clark DJ, Angst MS. Opioid tolerance and hyperalgesia in chronic pain patients after one month of oral morphine therapy: a preliminary prospective study. J Pain. 2006;7(1):43-8.
55. Dennis M, Scott CK. Managing addiction as a chronic condition. Addict Sci Clin Pract. 2007;4(1):45.
56. Ghodkhande KP, Choudhari SG, Gaidhane A. Self-medication practices among the geriatric population: a systematic literature review. Cureus. 2023;15(7):e42282.
57. Asher GN, Gerkin J, Gaynes BN. Complementary therapies for mental health disorders. Med Clin North Am. 2017;101(5):847-64.
58. Portenoy RK. A practical approach to using adjuvant analgesics in older adults. J Am Geriatr Soc. 2020;68(4):691-8.
59. Bonilla-Jaime H, Sánchez-Salcedo JA, Estevez-Cabrera MM, Molina- Jiménez T, Cortes-Altamirano JL, Alfaro-Rodríguez A. Depression and pain: use of antidepressants. Curr Neuropharmacol. 2022;20(2):384-402.
60. Smith PJ, Merwin RM. The role of exercise in management of mental health disorders: an integrative review. Annu Rev Med. 2021;72:45-62.
61. Gill H, Gill B, El-Halabi S, Chen-Li D, Lipsitz O, Rosenblat JD, et al. Antidepressant medications and weight change: a narrative review. Obesity (Silver Spring). 2020;28(11):2064-72.
62. Hirsch M, Birnbaum RJ. Selective serotonin reuptake inhibitors: pharmacology, administration, and side effects. UptoDate Waltham; 2017.
63. Thase ME, Sloan DM. Venlafaxine and desvenlafaxine. Schatzb AF, Nemeroff CB Am Psychiatr Publ Textb Psychopharmacol Am Psychiatr Publ; 2009.
64. Chen K-Y, Li R-Y. Efficacy and safety of different antidepressants and anticonvulsants in central poststroke pain: a network meta-analysis and systematic review. PLoS One. 2022;17(10):e0276012.
65. Perucca E, Brodie MJ, Kwan P, Tomson T. 30 years of second-generation antiseizure medications: impact and future perspectives. Lancet Neurol. 2020;19(6):544-56.
66. Benjamin S, Williams JWJ, Cotton C, Tung J, An H, Sanger S, et al. Anticonvulsants for behavioral and psychological symptoms in dementia: protocol for a systematic review. Syst Rev. 2019;8(1):118.
67. Brodie MJ, Kwan P. Staged approach to epilepsy management. Neurology. 2002;58(8-5):S2-8.
68. Coulter DA, Huguenard JR, Prince DA. Specific petit mal anticonvulsants reduce calcium currents in thalamic neurons. Neurosci Lett. 1989;98(1):74-8.
69. Rogawski MA. Revisiting AMPA receptors as an antiepileptic drug target: revisiting AMPA receptors as an antiepileptic drug target. Epilepsy Curr. 2011;11(2):56-63.

70. Mula M, Kanner AM, Schmitz B, Schachter S. Antiepileptic drugs and suicidality: an expert consensus statement from the task force on therapeutic strategies of the ilae commission on neuropsychobiology. Epilepsia. 2013;54(1):199-203.
71. Weiner SG, Chou S-C, Chang CY, Garner C, El Ibrahimi S, Hallvik S, et al. Prescription and prescriber specialty characteristics of initial opioid prescriptions associated with chronic use. Pain Med. 2020;21(12):3669-78.
72. Busse JW, Wang L, Kamaleldin M, Craigie S, Riva JJ, Montoya L, et al. Opioids for chronic noncancer pain: a systematic review and meta- analysis. JAMA. 2018;320(23):2448-60.
73. Volkow ND, Blanco C. The changing opioid crisis: development, challenges and opportunities. Mol Psychiatry. 2021;26(1):218-33.
74. Han B, Compton WM, Blanco C, Crane E, Lee J, Jones CM. Prescription opioid use, misuse, and use disorders in US adults: 2015 National Survey on Drug Use and Health. Ann Intern Med. 2017;167(5):293-301.
75. Olfson M, Wall MM, Liu S-M, Blanco C. Cannabis use and risk of prescription opioid use disorder in the United States. Am J Psychiatry. 2018;175(1):47-53.
76. Britch SC, Babalonis S, Walsh SL. Cannabidiol: pharmacology and therapeutic targets. Psychopharmacology (Berl). 2021;238(1):9-28.
77. Freeman TP, Hindocha C, Baio G, Shaban NDC, Thomas EM, Astbury D, et al. Cannabidiol for the treatment of cannabis use disorder: a phase 2a, double-blind, placebo-controlled, randomised, adaptive Bayesian trial. The lancet Psychiatry. 2020;7(10):865-74.
78. Henson JD, Vitetta L, Hall S. Tetrahydrocannabinol and cannabidiol medicines for chronic pain and mental health conditions. Inflammopharmacology. 2022;30(4):1167-78.
79. Driscoll MA, Edwards RR, Becker WC, Kaptchuk TJ, Kerns RD. Psychological interventions for the treatment of chronic pain in adults. Psychol Sci public Interes a J Am Psychol Soc. 2021;22(2):52-95.
80. Fields HL. How expectations influence pain. Pain. 2018;159:S3-10.
81. Petersen GL, Finnerup NB, Colloca L, Amanzio M, Price DD, Jensen TS, et al. The magnitude of nocebo effects in pain: a meta-analysis. Pain. 2014;155(8):1426-34.
82. Wenzel A. Basic strategies of cognitive behavioral therapy. Psychiatr Clin North Am. 2017;40(4):597-609.
83. Sturgeon JA. Psychological therapies for the management of chronic pain. Psychol Res Behav Manag. 2014;7:115-24.
84. Debar LL, Kindler L, Keefe FJ, Green CA, Smith DH, Deyo RA, et al. A primary care--based interdisciplinary team approach to the treatment of chronic pain utilizing a pragmatic clinical trials framework. Transl Behav Med. 2012;2(4):523-30.
85. Schuman-Olivier Z, Trombka M, Lovas DA, Brewer JA, Vago DR, Gawande R, et al. Mindfulness and Behavior Change. Harv Rev Psychiatry. 2020;28(6):371-94.
86. Wipplinger F, Holthof N, Andereggen L, Urman RD, Luedi MM, Bello C. Meditation as an adjunct to the management of acute pain. Curr Pain Headache Rep. 2023;27(8):209-16.
87. Hilton L, Hempel S, Ewing BA, Apaydin E, Xenakis L, Newberry S, et al. Mindfulness meditation for chronic pain: systematic review and meta- analysis. Ann Behav Med a Publ Soc Behav Med. 2017;51(2):199-213.
88. Langlois P, Perrochon A, David R, Rainville P, Wood C, Vanhaudenhuyse A, et al. Hypnosis to manage musculoskeletal and neuropathic chronic pain: a systematic review and meta-analysis. Neurosci Biobehav Rev. 2022;135:104591.
89. Friedman SM. Lifestyle (Medicine) and Healthy Aging. Clin Geriatr Med. 2020;36(4):645-53.
90. Arnold LM, Clauw DJ. Challenges of implementing fibromyalgia treatment guidelines in current clinical practice. Postgrad Med. 2017;129(7):709-14.
91. Melnyk BM, Kelly SA, Stephens J, Dhakal K, McGovern C, Tucker S, et al. Interventions to improve mental health, well-being, physical health, and lifestyle behaviors in physicians and nurses: a systematic review. Am J Health Promot. 2020;34(8):929-41.
92. Guagnano MT, D'Angelo C, Caniglia D, Di Giovanni P, Celletti E, Sabatini E, et al. Improvement of inflammation and pain after three months' exclusion diet in rheumatoid arthritis patients. Nutrients. 2021;13(10).
93. Dragan S, Șerban M-C, Damian G, Buleu F, Valcovici M, Christodorescu R. Dietary patterns and interventions to alleviate chronic pain. Nutrients. 2020;12(9).
94. Cuevas-Cervera M, Perez-Montilla JJ, Gonzalez-Muñoz A, Garcia-Rios MC, Navarro-Ledesma S. The effectiveness of intermittent fasting, time restricted feeding, caloric restriction, a ketogenic diet and the mediterranean diet as part of the treatment plan to improve health and chronic musculoskeletal pain: a systematic review. Int J Environ Res Public Health. 2022;19(11).

A Relação entre Sono e a Dor

14

Marcelo Andrade Starling
Enrico Baldini Benetti
Julia Diniz Grossi

INTRODUÇÃO

O sono é um processo fisiológico e comportamental complexo que promove o isolamento parcial do indivíduo em relação ao ambiente externo, e desempenha um papel crucial na recuperação física e psicológica, na consolidação de memórias, na regulação emocional, no desempenho cognitivo e no aprimoramento do aprendizado.[1]

A definição de dor, segundo a Associação Internacional para o Estudo da Dor (IASP, do inglês International Association for the Study of Pain), é explicada por "uma experiência sensorial e emocional desagradável associada a danos reais ou potenciais do tecido".[2] A dor provoca estímulos que geram ativação cortical em todos os estágios do sono e isso, particularmente, pode levar à fragmentação do sono.[3,4] O sono fragmentado contribui para a exacerbação da dor e a dor, por sua vez, piora a qualidade do sono, gerando, assim, o que acredita ser uma relação bidirecional.[1]

Estima-se que as dores crônicas afetam aproximadamente 20% da população mundial, enquanto os distúrbios do sono atingem entre 20% e 30% da população ocidental, e até 45% segundo um estudo realizado na Austrália.[1,5] Quando é analisada a prevalência de indivíduos que sofrem de dor crônica e também relatam distúrbios do sono, essa estimativa pode atingir cerca de 44%, sendo a insônia a condição mais frequentemente encontrada (72%), seguida pela síndrome das pernas inquietas (SPI) (32%) e pela apneia do sono (32%).[6] Esses dados sugerem uma associação significativa entre a dor e o sono, dessa forma, ressalta-se a importância do entendimento dessa interdependência para o manejo clínico adequado.

FISIOLOGIA DO SONO

O ciclo do sono é dividido em duas fases: o sono REM (traduzido do inglês para movimentação rápida dos olhos) e o sono não-REM (NREM: não-movimentação rápida dos olhos). Durante uma noite de sono normal, os estágios NREM e REM alternam de maneira cíclica, com 4 a 6 ciclos ocorrendo por noite, cada ciclo durando em média de 90 a 110 minutos.[7]

O sono de um adulto saudável geralmente inicia na fase NREM, o qual apresenta três estágios e representa 75% a 80% do tempo total de sono.[7,8] O primeiro estágio, chamado N1, geralmente é o início do ciclo, quando o sono é superficial podendo ser interrompido por qualquer estímulo de baixa intensidade, há um movimento lento dos olhos, o tônus e a atividade muscular está diminuída, e esse estágio tem uma duração de 3% a 8% do tempo total de sono. Por sua vez, o segundo estágio, N2, começa aproximadamente 10 a 12 minutos após o estágio N1. Os fusos do sono e os complexos K sinalizam o início do estágio N2. Os fusos do sono são explosões breves e poderosas de disparos neuronais nos giros temporais superiores, cíngulo anterior, córtices insulares e tálamo, induzindo o influxo de cálcio nas células piramidais corticais. Acredita-se que esse mecanismo seja essencial para a plasticidade sináptica.[9] Esse é o estágio mais duradouro ocupando 45% a 50% do tempo total de sono e ocorre uma queda da frequência cardíaca e da temperatura corporal.[9]

O terceiro estágio, N3, é chamado de sono de ondas lentas e é considerado a fase em que o sono se torna mais profundo. É caracterizado pelas ondas delta, frequências mais baixas e amplitudes mais altas. Nessa fase do sono, o despertar se torna mais difícil pelos estímulos externos, como os ruídos, e quando os indivíduos são acordados nessa fase, geralmente ocorre um despertar confusional.[9] Nessa etapa, ocorre a liberação de hormônios, como o hormônio do crescimento (GH) e a testosterona, assim como também ocorre a regulação do metabolismo da glicose.[10]

O sono REM é o estágio do sono no qual ocorre a fase onírica, assim os sonhos estão mais presentes e são mais reais. O sono REM representa de 20% a 25% do tempo total de sono, quando ocorre uma intensa atividade cerebral parecida com a vigília, e seu consumo energético pode ser aumentado em 20%.[9] Uma característica importante dessa fase do sono é a atonia muscular dos músculos antigravitacionais, com exceção do diafragma e dos músculos oculomotores.[7] A frequência cardíaca, a frequência respiratória e a pressão arterial se tornam irregulares nessa fase.

O ciclo entre os estágios NREM e REM se repete de três a cinco vezes durante o sono – com uma duração de cerca de 90 a 110 minutos, havendo a passagem, em ordem, pelos estágios do sono não-REM e terminando com o sono REM. Com o avanço do sono, o estágio 2 se torna predominante e o sono REM se torna mais longo.[1]

Funções do sono

O sono é essencial para a sobrevivência e, de acordo com diversos autores, sua função principal reside na preservação da saúde e do equilíbrio corporal. Ele é considerado um processo fundamental para a manutenção da homeostase, desempenhando um papel crucial na regulação de diversos sistemas fisiológicos, como o metabolismo, o sistema imunológico e a função cognitiva.[11] A privação crônica do sono e as alterações nos ritmos circadianos, como doenças relacionadas ao sono, estão associadas a um aumento significativo no risco de desenvolvimento de obesidade, hipertensão, doenças cardiovasculares e disfunções no sistema imunológico.[12]

A recuperação física e mental, caracterizadas por uma redução da taxa metabólica e da temperatura corporal durante o sono podem ajudar a restaurar a perda de energia que ocorre durante a vigília, portanto, é crucial o papel do sono no metabolismo energético.[13] O sono desempenha um papel na plasticidade sináptica, na neurogênese, na consolidação de memórias e no aprendizado.[13,14] A homeostase sináptica afirma que a vigília traz um aumento geral líquido na força sináptica em muitos circuitos cerebrais que precisam ser normalizados pelo sono.[15]

Huber *et al.* foram pioneiros ao investigar em humanos como o histórico de sono e vigília influencia a excitabilidade cortical, definida como a propensão a responder a um estímulo padronizado. Utilizando estimulação magnética transcraniana (EMT) para medir a resposta do eletroencefalograma (EEG), os autores observaram que a inclinação da resposta inicial do EEG aumentou significativamente após uma noite de privação de sono e diminui após o período de sono de recuperação, indicando uma modulação da excitabilidade cortical em função do estado de sono e vigília.[16]

Garbarino *et al.* exploram os efeitos da privação de sono na regulação imunológica e seu impacto no aumento do risco de doenças crônicas. A revisão destaca que a privação crônica de sono, comum em sociedades modernas, afeta negativamente tanto a imunidade inata quanto a adaptativa, levando a um estado inflamatório crônico. Essa condição está associada a um risco aumentado para diversas doenças, como infecções, doenças cardiovasculares, metabólicas, câncer e doenças neurodegenerativas. Estudos experimentais e epidemiológicos indicam que a privação de sono altera a produção de citocinas pró-inflamatórias, como fator de necrose tumoral alfa (TNF-α) e interleucina-6 (IL-6), desregula o ritmo circadiano e afeta a função imunológica, reduzindo a capacidade de defesa contra patógenos e comprometendo a resposta imunológica às vacinas.[17]

Os mecanismos moleculares que ligam a privação de sono às doenças inflamatórias são: o aumento do estresse oxidativo, as disfunções na microbiota intestinal e as alterações no eixo neuroendócrino. Esses fatores resultam na ativação de vias pró-inflamatórias, como o fator nuclear kappa β (NF-κβ), e contribuem para o desenvolvimento de doenças crônicas.[17]

Irwin *et al.* investigaram o impacto da interrupção do sono na sensibilidade à dor e a ativação inflamatória em adultos saudáveis. O ensaio clínico randomizado e controlado com 95 participantes avaliou os efeitos de dois tipos de condições de sono: sono ininterrupto e sono interrompido com múltiplos despertares forçados. Os resultados demonstraram que a interrupção do sono foi associada a uma redução significativa no sono de ondas lentas (N3) e um aumento na produção de citocinas pró-inflamatórias, como IL-6 e TNF-α. Esses fatores foram correlacionados com uma diminuição no limiar de dor ao calor, indicando maior sensibilidade à dor. A análise de mediação revelou que a perda de sono N3 e o aumento da inflamação celular contribuíram para a intensificação da sensibilidade à dor, com 34,9% dessa relação mediada por esses mecanismos combinados. Esses achados sugerem que a interrupção do sono afeta diretamente a arquitetura do sono e os marcadores inflamatórios, influenciando a experiência de dor em indivíduos saudáveis.[18]

A produção de anticorpos, de citocinas e do fator de necrose tumoral está envolvida com o sono. O sono também desempenha um papel no bem-estar psicológico, e distúrbios do sono podem contribuir para o desenvolvimento de condições psiquiátricas, como ansiedade e depressão.

MECANISMOS DA DOR

A Classificação Internacional de Doenças, 11ª Revisão (CID-11) classifica a dor em aguda ou crônica com base na sua duração. Dores que persistem por menos de 3 meses são categorizadas como agudas, e esse tipo de dor atua como um mecanismo de proteção essencial, desencadeando respostas comportamentais que têm como objetivo afastar o indivíduo de potenciais danos teciduais. Essas respostas podem variar desde reflexos de retirada simples até comportamentos mais complexos, como reações de luta ou fuga, que visam a preservação da integridade física ao minimizar a exposição a agentes lesivos.[19] Já a dor que se mantém por mais de 3 meses é definida como crônica. A CID-11 introduziu, pela primeira vez, a "dor crônica" como uma entidade diagnóstica independente, refletindo a crescente importância do manejo adequado dessa condição na prática clínica.

A dor é, possivelmente, a queixa mais frequente na prática médica, sendo essencial a compreensão de sua fisiopatologia para uma correta interpretação dos pacientes. É fundamental diferenciar os conceitos de nocicepção e dor. A nocicepção refere-se ao processo de detecção de estímulos nocivos pelos nociceptores, seguido pela transdução e transmissão da informação sensorial desde a periferia até o cérebro. Em contraste, a dor envolve o processamento nos centros cerebrais superiores, resultando em uma experiência sensorial e emocional desagradável. Assim, a percepção de dor não é apenas uma resposta direta à nocicepção, mas envolve a interação com diversos fatores, como atenção, dimensões afetivas, variáveis autonômicas e imunológicas. Dessa forma, a dor deve ser entendida sob a perspectiva de uma neuromatriz, que integra múltiplos sistemas no cérebro para gerar a experiência dolorosa.[20]

Quando estímulos térmicos, mecânicos ou químicos atingem uma intensidade capaz de causar dano tecidual, são detectados por nociceptores, que constituem uma subpopulação especializada de fibras nervosas aferentes periféricas. Esses nociceptores estão amplamente distribuídos em tecidos como pele, articulações, vísceras, ossos e músculos, e são responsáveis pela transdução dos sinais nocivos em impulsos elétricos. Esses impulsos são, então, transmitidos ao sistema nervoso central (SNC), onde são processados e interpretados como dor, modulando a resposta ao estímulo lesivo.[20]

O tecido lesionado libera e sintetiza diversos mediadores que ativam diretamente as terminações nervosas periféricas. Esses mediadores incluem globulinas, proteínas quinases, ácido araquidônico (AA), histamina, fator de crescimento nervoso (NGF), substância P (sub-P) e o peptídeo relacionado ao gene da calcitonina (CGRP), entre outros. Esses fatores atuam sobre canais transdutores, sendo os canais de receptores de potencial transitório (TRP) os mais notáveis. Os canais TRP compartilham mecanismos funcionais com canais de potássio voltagem dependentes e canais controlados por nucleotídeos, desempenhando um papel crucial na geração de potenciais receptores, que posteriormente induzem a propagação do potencial de ação nas fibras aferentes, iniciando a transmissão do sinal nociceptivo ao SNC.[20]

Interação entre sono e dor

A dor é o motivo mais comum de procura por atendimento em ambientes hospitalares e clínicos, sendo estimado que esteja envolvida em até 80% das consultas médicas. Além disso, aproximadamente 38% dos pacientes que buscam atendimento em cuidados primários sofrem de dor crônica. A dor crônica é reconhecida como a principal causa de incapacidade entre a população com idade produtiva. Embora a dor afete indivíduos em todas as fases da vida, sua prevalência é particularmente alta entre os adultos mais velhos, afetando cerca de 40% dos idosos que vivem de forma independente, e entre 27% e 83% daqueles que residem em instituições. Nessa população, a dor geralmente está associada a uma ou mais condições de saúde preexistentes, o que agrava seu impacto e sua complexidade de manejo.[21]

A maioria das pessoas que vive com dor crônica apresenta sono de má qualidade, e estima-se que indivíduos com dor crônica tenham 18 vezes mais probabilidade de atender aos critérios para diagnóstico clínico de insônia em comparação com aqueles sem dor. A relação entre sono e dor tem sido amplamente investigada em revisões sistemáticas de estudos correlacionais e experimentais, que demonstram uma interação bidirecional entre esses fatores. No entanto, evidências robustas sugerem que o sono inadequado exerce um impacto mais significativo sobre a intensificação da dor, em vez do inverso. A precedência temporal do sono na relação com a dor pode ser explicada dentro de uma estrutura biopsicossocial, que envolve mecanismos interconectados como o SNC e autônomo, respostas inflamatórias, cognições, humor e comportamentos.[22]

A relação entre sono e dor é uma comorbidade presente em diversos pacientes e, apesar disso, estudos apresentam conflito em afirmar se essa relação é unidirecional ou bidirecional. Na revisão de Babiloni *et al.*, de 2019,[1] argumenta-se que sono e dor apresentam uma conexão unidirecional, na qual o primeiro atua sobre a segunda. Assim, a privação do sono induz a respostas hiperálgicas.[1,23,24] Dessa forma, em alguns casos, essa condição pode ser revertida após um cochilo.[25] Por outro lado, a revisão de Costa *et al.*, de 2023,[26] defende a hipótese bidirecional. Smith *et al.*, em 2007,[27] sugerem participação da via inibitória da dor como a principal envolvida.[26,27] Nesse estudo, argumenta-se que o sono atua na modulação endógena da dor e, por conta da menor produção de serotonina e do aumento de sub-P, tal modulação é reduzida. Ademais, há a presença de citocinas inflamatórias em vários processos relacionados à dor. Entre elas, a IL-6, o TNF-α e a interleucina 1-β (IL-1β) estão envolvidas na regulação do sono, o que demonstra que a dor leva a prejuízos no sono. Outro estudo, relaciona dor, sono e o sistema dopaminérgico mesolímbico, argumentando que um desbalanço neste prejudica o sistema de recompensa e, consequentemente, a modulação da dor.[28,29]

A direção causal inferida tem implicações clínicas significativas, sugerindo que, se melhorias no sono resultam em reduções na dor, o sono, como um comportamento potencialmente modificável, pode ser um alvo viável para intervenções destinadas a reduzir a intensidade da dor. No entanto, intervenções não farmacológicas para melhorar o sono mostraram apenas efeitos modestos na diminuição da intensidade da dor. A compreensão dos mecanismos pelos quais as melhorias no sono influenciam a redução da dor é crucial para otimizar o desenvolvimento de intervenções complexas e híbridas para o tratamento da dor crônica, que incluam componentes voltados para a melhoria do sono. Esse entendimento pode aprimorar a eficácia dessas intervenções e fornecer novas abordagens terapêuticas para o manejo da dor.[22]

Impacto da privação do sono na dor

O sono de boa qualidade é fundamental para a manutenção da saúde e do bem-estar ao longo de toda a vida. A Academia Americana de Medicina de Sono (AASN) cita que a maioria dos adultos precisa dormir entre 7 e 8 horas de sono a cada noite, e quando não se dorme o suficiente, ocorre a privação do sono.[30] Portanto, a privação do sono é definida pela redução do tempo do sono, ou seja, existe uma incompatibilidade entre a necessidade do sono e o tempo de sono, existindo uma falha em obter um sono noturno suficientemente necessário para manter o estado da vigília em alerta.[30]

A Classificação Internacional dos Distúrbios do Sono cita os seguintes critérios diagnósticos para a síndrome do sono insuficiente: queixa de sonolência excessiva, tempo de sono noturno mais curto que o esperado para sua idade, padrão anormal de sono presente por pelo menos 3 meses, teste terapêutico de um episódio de sono mais longo eliminando os sintomas e, quando o horário habitual de sono não é mantido (finais de semana ou férias, por exemplo), ocorre um episódio de sono com duração maior do que o episódio habitual. Os sintomas não são mais bem explicados por um outro distúrbio do sono que causa insônia ou sonolência excessiva e pelo uso de drogas/medicamentos, doenças clínicas, neurológicas ou mentais. A polissonografia evidencia uma latência reduzida para o início do sono e uma eficiência de sono atipicamente alta (> 85%).[30]

O paciente se queixa de sonolência em razão dessa privação de sono crônica voluntária e não intencional. Pode ocorrer também sintomas como irritabilidade, déficit da concentração e da atenção, distração, redução da motivação e da energia, disforia, fadiga, inquietação, incoordenação, mal-estar, perda de apetite, distúrbios gastrointestinais, diplopia, boca seca e dor muscular.[30]

A síndrome do sono insuficiente ou a privação do sono pode causar depressão, diminuição do desempenho no trabalho, afastamento social e acidentes no trânsito ou no trabalho. A falta de sono está associada a várias comorbidades, incluindo obesidade, câncer, diabetes *mellitus* tipo 2, doenças cardiovasculares doenças cerebrovasculares, diabetes, hipertensão e outras patologias.[31]

A restrição do sono aumenta significativamente a sensibilidade à dor e altera a percepção da dor por meio de vários mecanismos, incluindo elevação de marcadores inflamatórios, inibição prejudicada da dor e mudanças no processamento neural.

Estudos recentes mostram que quem está restrito de sono inflama mais e sente mais dor, pois a privação de sono aumenta a liberação de marcadores inflamatórios, representados pela proteína C reativa (PCR) e IL-6.[32] As citocinas pró-inflamatórias (aumento de IL-1β; IL-6, TNF-α) que são liberadas no processo inflamatório provocam dor inflamatória e dor neuropática. Por outro lado, essas IL estão envolvidas na regulação do ciclo sono-vigília pelo SNC.[33] A resposta imune inflamatória pode afetar o sono, por prostaglandinas, citocinas ou outras substâncias reguladas pelo sono, como componentes ou decomposição de produtos de patógenos.[34]

Distúrbios do sono e dor

Distúrbios do sono e dor crônica são considerados importantes problemas de Saúde Pública e frequentemente estão associados, sendo que 44% dos pacientes com dor crônica possuem também diagnóstico de algum distúrbio do sono.[35] Entre esses distúrbios de sono presentes, a insônia é o mais prevalente atingindo 72% dos pacientes, seguido de SPI e apneia obstrutiva do sono (SAOS), ambos presentes em 32%.[1,35]

Insônia é definida pela Classificação Internacional de Distúrbios do Sono (ICSD) como a dificuldade com o início, a duração ou a consolidação do sono, apesar das oportunidades e das circunstâncias adequadas e acarretam consequências diurnas, como fadiga, irritabilidade e comprometimento cognitivo.[30] O Manual Diagnóstico e Estatístico de Transtornos Mentais, quinta edição (DSM-V) define os seguintes critérios diagnósticos para o transtorno de insônia: queixas de insatisfação com a qualidade ou a quantidade do sono que deve estar associada à dificuldade para iniciar o sono ou dificuldade para manter o sono ou despertar antes do horário habitual com incapacidade de retornar o sono. Essa perturbação do sono pode causar sofrimento e prejuízo no funcionamento e deve ocorrer pelo menos 3 noites por semana durante pelo menos 3 meses.[36] A insônia é subclassificada como de curto prazo ou crônica, sendo que a primeira ocorre se os sintomas ocorrem por menos de 3 meses, já a insônia crônica ocorre por 3 meses ou mais.[37]

A insônia está presente em 10% a 15% da população geral e afeta todas as faixas etárias, embora seja mais prevalente em mulheres em transição perimenopausa e pós-menopausa e em adultos mais velhos.[38] Outro fator de risco importante é a condição socioeconômica, pois a insônia é mais prevalente na população de menor estrato socioeconômico. Além dessas condições, há também a viuvez, o divórcio ou a separação e transtornos psiquiátricos.[39]

A insônia é frequentemente associada a várias comorbidades, sendo que a mais comum são os transtornos psiquiátricos, já que a sua presença como sintoma aumenta o risco para vários transtornos mentais, incluindo transtornos de ansiedade, transtorno depressivo maior, transtorno bipolar e transtorno de estresse pós-traumático.[40] A depressão e a ansiedade, inclusive, podem determinar uma relação bidirecional de causa e consequência com o transtorno de insônia.[39] Essa condição somática também aumenta o risco para outras comorbidades, como obesidade, diabetes *mellitus* tipo 2 e doenças cardiovasculares.[41] Outra condição que é frequentemente associada à insônia é a dor. De acordo com Husak e Bair (2020),[42] 40% das pessoas com insônia apresentam dor crônica e essa condição está associada a maiores taxas de mortalidade.[42,43] Uma das principais dores relacionadas à insônia é a cefaleia, a qual pode ser exacerbada se o paciente já apresentar o quadro ou pode ter aumento do risco de início do quadro em um paciente que não o apresentava.[44]

A interação entre dor e insônia é amplamente documentada, com taxas de comorbidade que chegam a 70%. Embora a insônia seja frequentemente considerada secundária à dor, essa perspectiva assume que a insônia decorre exclusivamente da experiência dolorosa. Na realidade, é provável que a insônia siga um curso semi-independente, mas permaneça interligada à dor por meio de uma terceira variável. A insônia pode ser perpetuada por cognições e comportamentos adquiridos que impactam negativamente o sono dos pacientes. Hábitos como cochilos diurnos, tempo excessivo na cama, uso de medicamentos que alteram a propensão e os padrões do sono, além da falta de exercício físico, pode contribuir significativamente para o desenvolvimento da insônia em pessoas com dor. Além disso, diferentes graus de privação de sono têm sido associados à diminuição dos limiares de dor em adultos saudáveis, enquanto a recuperação do sono subsequente exerce um efeito analgésico.[21]

A relação entre insônia e sensibilização central sugere a implicação de mecanismos sobrepostos no SNC, como as vias dopaminérgicas mesolímbicas, que desempenham um papel essencial tanto na regulação do sono quanto na analgesia endógena. Dessa forma, a redução da disponibilidade de dopamina pode explicar tanto os distúrbios do sono quanto a disfunção da analgesia endógena em indivíduos com dor crônica. As vias serotoninérgicas também estão envolvidas em mecanismos modulatórios compartilhados, sendo cruciais para a regulação da dor e do sono. A serotonina desempenha um papel fundamental na modulação descendente da analgesia endógena, assim como no controle do ritmo circadiano. A disfunção da sinalização serotoninérgica pode resultar em padrões alterados de comportamento circadiano e contribuir para a interrupção da homeostase sono-vigília, além de comprometer a analgesia endógena. Embora nenhum desses dois neurotransmissores, isoladamente, possa ser considerado a causa única da ligação entre dor e insônia, ambos parecem ter papéis importantes na explicação dos distúrbios do sono em pessoas com dor crônica.[47]

A disfunção dos sistemas dopaminérgico e serotoninérgico está alinhada à hipótese de que a sensibilização central pode ser exacerbada, ou até mesmo iniciada, por distúrbios do sono. Evidências de estudos pré-clínicos reforçam essa perspectiva, mostrando que agonistas parciais seletivos do receptor MT2 da melatonina possuem propriedades analgésicas, modulando as células "ligadas/desligadas" dos sistemas antinociceptivos descendentes do tronco encefálico em modelos de dor neuropática. A sinalização opioidérgica também está envolvida nos mecanismos modulatórios que regulam a dor e o sono. Os opioides têm um efeito notável sobre o ciclo sono-vigília, em parte por conta de sua influência central no núcleo pré-óptico ventrolateral, uma região-chave na indução do sono comportamental. Estudos demonstram que a morfina, por exemplo, reduz o tempo total de sono profundo e sono REM em humanos, agindo pela inibição da atividade de neurônios promotores do sono na área pré-óptica ventrolateral.[47]

A SAOS é outra condição presente em comorbidade com a dor.[48] A SAOS é um distúrbio comum caracterizado pelo colapso recorrente da via aérea faríngea durante o sono, resultando em episódios de hipoxemia e hipercapnia. Esses eventos são frequentemente acompanhados por despertares breves, cujo objetivo é restabelecer a patência das vias aéreas superiores, permitindo a retomada do fluxo respiratório normal.[49] Os sinais e sintomas mais comuns da SAOS são: roncos, apneias testemunhadas e sonolência excessiva diurna.[50]

A SAOS afeta entre 2% e 14% da população geral, conforme evidenciado em estudos epidemiológicos comunitários, mas sua prevalência é significativamente maior em determinados subgrupos de pacientes. Em indivíduos encaminhados para estudos do sono, em uma coorte selecionada clinicamente, a prevalência varia de 20% a 90%. Homens apresentam risco três vezes maior de desenvolver apneia do sono em comparação com mulheres. Além disso, a prevalência dessa condição aumenta significativamente com o avanço da idade, especialmente em indivíduos com mais de 60 anos, assim como em pessoas com obesidade, destacando a importância de fatores demográficos e antropométricos no desenvolvimento e na progressão dessa patologia.[51]

Um dos distúrbios do sono mais prevalentes em pacientes com dor crônica, particularmente na dor crônica generalizada, é a SPI e os movimentos periódicos dos membros (MPM). Essas condições frequentemente resultam em privação e fragmentação do sono, exacerbando a sintomatologia dolorosa e impactando negativamente a qualidade de vida dos indivíduos afetados.[52]

A SPI, também conhecida como doença de Willis-Ekbom (DWE), é uma condição neurológica sensório-motora comum, frequentemente associada a distúrbios do sono, caracterizada principalmente por sensações desconfortáveis nas pernas ou braços.[52] Seus sintomas apresentam variabilidade circadiana, com piora à noite, e incluem sensações disestésicas nas pernas, juntamente com uma vontade de se movimentar.[53]

A SPI exerce um impacto negativo significativo sobre o sono, a qualidade de vida e a saúde geral dos pacientes. A prevalência dos sintomas da SPI/DWE varia entre 2,4% e 10% nos países ocidentais. Apesar de sua alta frequência, a SPI permanece subdiagnosticada e subtratada. As sensações causadas pela SPI são altamente variáveis, com cerca de 24% dos pacientes relatando que os sintomas são dolorosos.[52]

Embora a SPI e a neuropatia sejam condições neurológicas distintas, elas compartilham características, como comprometimento ou danos nos nervos das pernas ou pés, frequentemente associados a patologias como diabetes *mellitus*, radiculopatia e outras formas de polineuropatia. Estudos indicam que o processamento da dor pelo SNC pode ser amplificado na SPI, possivelmente como uma consequência parcial da fragmentação do sono. Além disso, mesmo pacientes com SPI cujos sintomas estão controlados farmacologicamente podem apresentar risco elevado de desenvolver ou manter condições de dor persistente a longo prazo.[54]

Evidências sugerem uma comorbidade significativa entre SPI, fibromialgia e cefaleia. Pesquisas recentes envolvendo pacientes com SPI revelaram altas taxas de dor moderada a intensa, com esses indivíduos apresentando hiperalgesia mecânica profunda em diversos pontos do corpo. Além disso, a gravidade dos principais sintomas da SPI foi correlacionada com a intensidade da dor, sugerindo uma sobreposição entre as manifestações da SPI e os sintomas dolorosos, o que pode refletir mecanismos patofisiológicos compartilhados entre essas condições.[53]

Gerenciamento da dor e melhora do sono

O acompanhamento multidisciplinar é o pilar fundamental no tratamento da comorbidade sono-dor.[55] Assim, tanto abordagens não farmacológicas quanto farmacológicas devem ser usadas.

Em primeiro plano, sobre o tratamento não farmacológico, há diversas técnicas utilizadas. A primeira delas é a mudança no estilo de vida, como a perda de peso e a cessação do etilismo.[56] Além disso, em distúrbios do sono como a SAOS, a utilização de pressão positiva contínua nas vias aéreas (CPAP) é uma opção de tratamento.[56] Outra técnica utilizada é a terapia cognitivo-comportamental, a qual apresenta evidências de melhoras em casos de dor crônica e de distúrbios do sono.[57-59] Ademais, também podem ser citadas, para o tratamento da comorbidade sono-dor, a acupuntura, a musicoterapia, a aromaterapia e a massagem.[60,61]

A acupuntura é, entre essas terapias, uma das mais utilizadas para contribuir com a melhora do sono e para aliviar as dores dos pacientes.[62-64] Outra opção de tratamento não farmacológico que pode ser utilizada são as técnicas de relaxamento, a qual se mostraram benéficas em estudos.[65] Por fim, uma das técnicas que mais contribui para o tratamento não farmacológico é a higiene do sono, por exemplo, não usar o celular ou outras telas próximas ao horário de dormir.[31,66]

Além disso, podem ser descritas algumas técnicas inovadoras dentro do tratamento não medicamentoso. A primeira que pode ser citada é a utilização de aplicativos em celulares ou dispositivos "vestíveis" (*wearables*), com objetivos que vão desde a produção de ruídos brancos – os quais favorecem o sono – até o monitoramento mais detalhado do sono.[67] Ademais, técnicas de meditação e de *mindfulness* são aliadas no tratamento, melhorando a qualidade do sono e diminuindo a intensidade da dor.[68]

Em segundo plano, o tratamento farmacológico é parte importante na terapêutica. É imprescindível que se tenha cuidado, uma vez que uma medicação para o sono pode afetar o tratamento para a dor ou o contrário, e pode ocorrer interações entre os medicamentos.[55] As Tabelas 1 e 2 apresentam os principais medicamentos utilizados, baseando-se em Duo *et al.* (2023)[55] e em Sateia *et al.* (2017).[69]

Tabela 1 – Associação entre o uso e a classe do medicamento para o tratamento da comorbidade insônia

Uso	Classe do medicamento	Referência
Uso na dor, com efeito no sono	Opioides	70,71
Uso na dor, com efeito no sono	Canabinoides	72
Uso na dor, com efeito no sono	Anticonvulsivantes	73
Uso na dor, com efeito no sono	Antidepressivos tricíclicos	74
Uso no sono, com efeito na dor	Antagonistas de receptores benzodiazepínicos	75
Uso no sono, com efeito na dor	Melatonina	76
Uso no sono, com efeito na dor	Suvorexant	77

Fonte: Adaptada de Duo Lan *et al.*, 2023; Sateia Michael J. *et al.*, 2017.

Tabela 2 – Recomendação sobre o uso ou o não-uso dos medicamentos para cada distúrbio do sono

Recomendação	Medicamento	Distúrbio do sono
Uso	Suvorexant	Insônia de manutenção
Uso	Eszopiclona	Insônia inicial e insônia de manutenção
Uso	Zaleplon	Insônia inicial
Uso	Zolpidem	Insônia inicial e insônia de manutenção
Uso	Triazolam	Insônia inicial
Uso	Temazepam	Insônia inicial e insônia de manutenção
Uso	Ramelteona	Insônia inicial
Uso	Doxepina	Insônia de manutenção
Não-uso	Pregabalina	Insônia inicial e insônia de manutenção
Não-uso	Gabapentina	Insônia de manutenção
Não-uso	Trazodona	Insônia inicial e insônia de manutenção
Não-uso	Tiagabina	Insônia inicial e insônia de manutenção
Não-uso	Difenidramina	Insônia inicial e insônia de manutenção
Não-uso	Melatonina	Insônia inicial e insônia de manutenção
Não-uso	Triptofano	Insônia inicial e insônia de manutenção
Não-uso	Valeriana	Insônia inicial e insônia de manutenção

Fonte: Adaptada de Duo Lan *et al.*, 2023; Sateia Michael J. *et al.*, 2017.

Em ensaios clínicos envolvendo dor neuropática, observou-se que essa condição frequentemente está associada a distúrbios do sono, incluindo a redução do sono de ondas lentas. Estudos com polissonografia indicaram que a administração de pregabalina (600 mg/dia) resultou em melhorias significativas no tempo total de sono, na eficiência do sono e na redução do tempo de vigília após o início do sono, especialmente em pacientes com neuropatia periférica diabética. Além disso, a pregabalina demonstrou uma melhora consistente nas avaliações subjetivas de qualidade do sono relatadas pelos pacientes, com efeitos positivos observados já após uma semana de tratamento, e mantidos ao longo do período terapêutico. Análises de correlação sugerem que a pregabalina exerce, ao menos parcialmente, um efeito direto sobre o sono, contribuindo para a melhora dos distúrbios do sono relacionados à dor neuropática.[78]

Em ensaios clínicos sobre fibromialgia, a polissonografia revelou que a administração de pregabalina, em doses de 150 a 450 mg/dia, resultou em melhorias significativas no tempo de vigília após o início do sono, no tempo total de sono, na latência para o sono persistente, na eficiência do sono e na redução do número de despertares após o início do sono, além de aumentar a quantidade de sono de ondas lentas. A pregabalina, em doses de 300 a 600 mg/dia, também demonstrou uma melhora consistente nas avaliações da qualidade do sono relatadas pelos pacientes, com efeitos positivos geralmente observados após uma semana de tratamento e mantidos ao longo de todo o período terapêutico.[78]

Ainda, é importante fazer algumas ressalvas quanto ao uso desses medicamentos. Deve-se atentar aos opioides, haja vista que o uso crônico pode aumentar o risco de distúrbios respiratórios do sono e de morte em pacientes com dor crônica não oncológica.[79-81] Outro ponto ao qual se deve atentar é a interação medicamentosa entre antagonistas de receptores benzodiazepínicos e opioides, a qual pode levar à morte por overdose ou à depressão respiratória, pontos que justificam a tentativa de evitar essa associação.[82-84]

Por fim, o estudo de Karaman *et al.*, de 2014[85] obteve, como resultado, uma melhora de até 14% na qualidade do sono dos pacientes quando em tratamento adequado para a dor.

CONSIDERAÇÕES PARA A PRÁTICA CLÍNICA

É imprescindível que a avaliação clínica seja integrada, com o objetivo de analisar a comorbidade sono-dor. O diagnóstico de distúrbios do sono deve ser investigado, podendo ser feito com a utilização de questionários como a escala de sonolência de Epworth, índice de qualidade de sono de Pittsburgh, índice de gravidade de insônia, StopBang para apneia, juntamente a uma boa consulta médica com uma anamnese muito bem detalhada. Além disso, a investigação para alguma condição de dor crônica também deve ser feita, podendo também utilizar questionários de avaliação, como vistos em capítulos anteriores. Desse modo, após uma análise biopsicossocial do paciente, o profissional de saúde pode tomar as melhores decisões para a correta abordagem no tratamento da comorbidade sono-dor.

CONCLUSÃO

Conclui-se que há uma comorbidade relevante entre sono e dor. É fundamental entender que, seja unidirecional ou bidirecionalmente, essa associação está presente, com uma impactando na outra. Tanto nos estudos que argumentam que o sono produz respostas hiperálgicas quanto nos que defendem hipóteses como da via inibitória da dor, das citocinas inflamatórias ou do sistema dopaminérgico mesolímbico, a melhora em um dos quadros leva à melhora no outro. Portanto, é fundamental que haja o conhecimento do tratamento não farmacológico, como mudanças no estilo de vida, terapia cognitivo-comportamental, acupuntura, higiene do sono e aplicativos de celulares e do tratamento farmacológico com o uso racional dos medicamentos apropriados para cada paciente de forma individual e personalizada. Opioides, canabinoides, anticonvulsivantes, antidepressivos tricíclicos (ADTs), antagonistas de receptores benzodiazepínicos e melatonina têm suas indicações para comorbidades associadas e devem sempre ser prescritos e acompanhados pelo médico assistente. Assim, faz-se fundamental a abordagem biopsicossocial do paciente, além da abordagem terapêutica estabelecida por este capítulo.

Referências bibliográficas

1. Babiloni A, et al. Sleep and pain: recent insights, mechanisms, and future directions in the investigation of this relationship. Journal of Neural Transmission. 2020;127(4):647-60. doi: 10.1007/s00702-019-02067-z.
2. IASP. International Association for the Study of Pain; 2024. [2025 Fev. 17]. Disponível em: https://www.iasp-pain.org.
3. Bastuji H, et al. Laser evoked responses to painful stimulation persist during sleep and predict subsequent arousals. 2008;137(3):589-99. doi: 10.1016/j.pain.2007.10.027.
4. Frohnhofen H. Pain and sleep: a bidirectional relationship. Zeitschrift Für Gerontologie Und Geriatrie. 2018;51(8):871-74. doi: 10.1007/s00391-018-01461-8.

5. Adams RJ, et al. Sleep health of australian adults in 2016: results of the 2016 sleep health foundation national survey. Sleep Health. 2017;3(1):35-42. doi: 10.1016/j.sleh.2016.11.005.
6. Mathias JL, et al. Sleep disturbances and sleep disorders in adults living with chronic pain: a meta-analysis. Sleep Medicine. 2018;52:198-210. doi: 10.1016/j.sleep.2018.05.023.
7. Chokroverty S, Ferini-Strambi L. Oxford textbook of sleep disorders. Oxford University Press; 2017. doi: 10.1093/med/9780199682003.001.0001.
8. Ghizal F, Siddharth K. Deciphering the role of sleep in fibromyalgia syndrome. [2025 Fev. 17]. Disponível em: www.jscimedcentral.com.
9. Patel AK, et al. Physiology, sleep stages. StatPearls, StatPearls Publishing, 2024. PubMed, [2025 Fev. 17]. Disponível em: http://www.ncbi.nlm.nih.gov/books/NBK526132/.
10. Kim TW, et al. The impact of sleep and circadian disturbance on hormones and metabolism. International Journal of Endocrinology. 2015;2015:1-9. doi: 10.1155/2015/591729.
11. Yamazaki R, et al. Evolutionary origin of distinct NREM and REM sleep. Frontiers in psychology. 2020;11:567618. doi: 10.3389/fpsyg.2020.567618.
12. Nunn CL, et al. Shining evolutionary light on human sleep and sleep disorders. Evolution, Medicine, and Public Health, 2016;1(2016):227-43. doi: 10.1093/emph/eow018.
13. Siegel JM. clues to the functions of mammalian sleep. Nature. 2005;437(7063):1264-71. doi: 10.1038/nature04285.
14. Walker MP, Robert S. Sleep, memory, and plasticity. Annual Review of Psychology, 2006;57(1):139-66. doi: 10.1146/annurev.psych.56.091103.070307.
15. Cirelli C. Sleep, synaptic homeostasis and neuronal firing rates. Current Opinion in Neurobiology. 2017;44:72-79. doi: 10.1016/j.conb.2017.03.016.
16. Huber R, et al. Human cortical excitability increases with time awake. Cerebral Cortex, 2013;23(2):1-7. doi: 10.1093/cercor/bhs014.
17. Garbarino S, et al. Role of sleep deprivation in immune-related disease risk and outcomes. Communications Biology. 2021;4(1):1304. doi: 10.1038/s42003-021-02825-4.
18. Irwin MR, et al. Sleep disruption and activation of cellular inflammation mediate heightened pain sensitivity: a randomized clinical trial' Pain. 2023;164(5):1128-37. doi: 10.1097/j.pain.0000000000002811.
19. Mills EP, et al. Brainstem pain-modulation circuitry and its plasticity in neuropathic pain: insights from human brain imaging investigations. Frontiers in Pain Research, 2021;2:705345. doi: 10.3389/fpain.2021.705345.
20. Chen JS, et al. Physiology, pain. StatPearls, StatPearls Publishing, PubMed; 2024. [2025 Fev. 17]. Disponível em: http://www.ncbi.nlm.nih.gov/books/NBK539789/.
21. Dzierzewski JM, et al. Daily variations in objective nighttime sleep and subjective morning pain in older adults with insomnia: evidence of covariation over time. Journal of the American Geriatrics Society. 2010;58(5):925-30. doi: 10.1111/j.1532-5415.2010.02803.x.
22. Whibley D, et al. sleep and pain: a systematic review of studies of mediation. The clinical journal of pain. 2019;35(6):544-58. doi: 10.1097/AJP.0000000000000697.
23. Schuh-Hofer S, et al. One night of total sleep deprivation promotes a state of generalized hyperalgesia: a surrogate pain model to study the relationship of insomnia and pain. Pain. 2013;154,(9):1613-21. doi: 10.1016/j.pain.2013.04.046.
24. Schuh-Hofer S, et al. Effect of sleep deprivation on the electrophysiological signature of habituation to noxious laser stimuli. European Journal of Pain. 2015;19(8):1197-209. doi: 10.1002/ejp.698.
25. Faraut B, et al. Napping reverses increased pain sensitivity due to sleep restriction. PLOS ONE, organizado por Manabu Sakakibara. 2015;10(2):e0117425. doi: 10.1371/journal.pone.0117425.
26. Costa MSS, et al. Distúrbios do sono em pacientes com dor crônica: estudo transversal. Brazilian Journal Of Pain. 2023;6(4). doi: 10.5935/2595-0118.20230077-pt.
27. Smith MT, et al. The effects of sleep deprivation on pain inhibition and spontaneous pain in women. Sleep. 2007;30(4):494-505. doi: 10.1093/sleep/30.4.494.
28. Zhai L, et al. Sleep duration and depression among adults: a meta-analysis of prospective studies: research article: sleep duration and depression. Depression and Anxiety. 2015;32(9):664-70. doi: 10.1002/da.22386.
29. Finan PH, et al. The association of sleep and pain: an update and a path forward. The Journal of Pain. 2013;14(12):1539-52. doi: 10.1016/j.jpain.2013.08.007.
30. AASM, Clinical Resources. International classification of sleep disorders. American Academy of Sleep Medicine – Association for Sleep Clinicians and Researchers, [2025 Fev. 17]. Disponível em: https://aasm.org/clinical-resources/international-classification-sleep-disorders.

31. Whale K, Gooberman-Hill R. The importance of sleep for people with chronic pain: current insights and evidence. JBMR Plus. 2022;6(7):e10658. doi: 10.1002/jbm4.10658.
32. Simpson N, Dinges DF. Sleep and inflammation. Nutrition Reviews. 2008;65:S244-52. doi: 10.1111/j.1753-4887.2007.tb00371.x.
33. Zhang Lin, Zhong-Xin Z. Objective and subjective measures for sleep disorders. neuroscience bulletin. 2007;23(4):236-40. doi: 10.1007/s12264-007-0035-9.
34. Mullington JM, et al. Sleep loss and inflammation. Best Practice & Research Clinical Endocrinology & Metabolism. 2010;24(5):775-84. doi: 10.1016/j.beem.2010.08.014.
35. Mathias JL, et al. Sleep disturbances and sleep disorders in adults living with chronic pain: a meta-analysis. Sleep Medicine. 2018;52:198-210. doi: 10.1016/j.sleep.2018.05.023.
36. American Psychiatric Association. Manual diagnóstico e estatístico de transtornos mentais DSM-5. 5. ed. Porto Alegre: Artmed; 2014:362.
37. Dopheide J. Insomnia overview: epidemiology, pathophysiology, diagnosis and monitoring, and nonpharmacologic therapy. The Amrican Journal of Managed Care. 2020;26(4):S76-84. doi: 10.37765/ajmc.2020.42769.
38. Kaur H, et al. Chronic insomnia. StatPearls, StatPearls Publishing, 2024. PubMed, [2025 Fev. 17]. Disponível em: http://www.ncbi.nlm.nih.gov/books/NBK526136/.
39. Bacelar A, Pinto Jr LR, et al. Insônia do diagnóstico ao tratamento. Consenso da associação Brasileira do sono. Difusão Editora, 2019.
40. Roth T, Timothy R. Insomnia: epidemiology, characteristics, and consequences. Clinical Cornerstone. 2003;5(3):5-15. doi: 10.1016/S1098-3597(03)90031-7.
41. Van S, Eus JW. Brain mechanisms of insomnia: new perspectives on causes and consequences. Physiological Reviews. 2021;101(3):995-1046. doi: 10.1152/physrev.00046.2019.
42. Husak AJ, Matthew JB. Chronic pain and sleep disturbances: a pragmatic review of their relationships, comorbidities, and treatments. Pain Medicine. 2020;21(6):1142-52. doi: 10.1093/pm/pnz343.
43. Billiard MBA. Is insomnia best categorized as a symptom or a disease? Sleep Medicine. 2004;5:S35-40. doi: 10.1016/S1389-9457(04)90006-8.
44. Boardman Hf, et al. The natural history of headache: predictors of onset and recovery. Cephalalgia. 2006;26(9):1080-88. doi: 10.1111/j.1468-2982.2006.01166.x.
45. Lyngberg AC, et al. Has the prevalence of migraine and tension-type headache changed over a 12-year period? a danish population survey. European Journal of Epidemiology. 2005;20(3):243-49. doi: 10.1007/s10654-004-6519-2.
46. Ødegård SS, et al. The long-term effect of insomnia on primary headaches: a prospective population-based cohort study (HUNT-2 and HUNT-3). Headache: The Journal of Head and Face Pain. 2011;51(4):570-80. doi: 10.1111/j.1526-4610.2011.01859.x.
47. Nijs Jo, et al. Sleep disturbances in chronic pain: neurobiology, assessment, and treatment in physical therapist practice. Physical Therapy. 2018;98(5):325-35. doi: 10.1093/ptj/pzy020.
48. Hamilton GS, et al. Obstructive sleep apnoea and cardiovascular disease. Internal Medicine Journal. 2004;34(7):420-26. doi: 10.1111/j.1445-5994.2004.00596.x.
49. Palombini LO. Fisiopatologia dos distúrbios respiratórios do sono. Jornal Brasileiro de Pneumologia. 2010;36(2):4-9. doi: 10.1590/S1806-37132010001400003.
50. Guimarães GM. História clínica e exame físico em saos: clinical history and physical examination. Jornal Brasileiro de Pneumologia. 2010;36(2):10-2. doi: 10.1590/S1806-37132010001400004.
51. Tentindo GS, et al. The prevalence and awareness of sleep apnea in patients suffering chronic pain: an assessment using the STOP-Bang sleep apnea questionnaire. Nature and Science of Sleep. 2018;10:217-24. PubMed, doi: 10.2147/NSS.S167658.
52. Webster LR, et al. Sleep-disordered breathing and chronic opioid therapy. Pain Medicine. 2008;9(4):425-32. doi: 10.1111/j.1526-4637.2007.00343.x.
53. Edwards RR, et al. Alterations in pain responses in treated and untreated patients with restless legs syndrome: associations with sleep disruption. Sleep Medicine. 2011;12(6)603-09. doi: 10.1016/j.sleep.2010.09.018.
54. Stehlik R, Jan U. (Neuro) Inflammatory component may be a common factor in chronic widespread pain and restless legs syndrome. Current Sleep Medicine Reports. 2020;6(3):121-28. doi: 10.1007/s40675-020-00180-0.
55. Duo L, et al. Sleep disorders in chronic pain and its neurochemical mechanisms: a narrative review. Frontiers in Psychiatry. 2023;14:1157790. doi: 10.3389/fpsyt.2023.1157790.
56. Edwards B, et al. Aging and sleep: physiology and pathophysiology. Seminars in Respiratory and Critical Care Medicine. 2010;31(05):618-33. doi: 10.1055/s-0030-1265902.
57. Terpstra JA, et al. Guided internet-based cognitive-behavioral therapy for patients with

chronic pain: a meta-analytic review. Internet Interventions. 2022;30:100587. doi: 10.1016/j.invent.2022.100587.
58. Qaseem A, et al. Management of chronic insomnia disorder in adults: a clinical practice guideline from the american college of physicians. Annals of Internal Medicine. 2016;165(2):125. doi: 10.7326/M15-2175.
59. Zuo X, et al. Effects of cognitive behavioral therapy on sleep disturbances and quality of life among adults with type 2 diabetes mellitus: a randomized controlled trial. nutrition, metabolism and cardiovascular diseases. 2020;30(11):1980-88. doi: 10.1016/j.numecd.2020.06.024.
60. Bauer B, et al. Complementary and alternative medicine therapies for chronic pain. Chinese Journal of Integrative Medicine. 2016;22:403-11. doi: 10.1007/s11655-016-2258-y.
61. Hrehová L, Kamal M. Non-pharmacologic treatment of insomnia in primary care settings. International Journal of Clinical Practice. 2021;75(6). doi: 10.1111/ijcp.14084.
62. Liu F, et al. Acupuncture for chronic pain-related insomnia: a systematic review and meta-analysis. Evidence-Based Complementary and Alternative Medicine. 2019:10. doi: 10.1155/2019/5381028.
63. Patel M, et al. The role of acupuncture in the treatment of chronic pain. Best Practice & Research Clinical Anaesthesiology. 2020;34(3):603-16. doi: 10.1016/j.bpa.2020.08.005.
64. Shergis JL, et al. A systematic review of acupuncture for sleep quality in people with insomnia. Complementary Therapies in Medicine. 2016;26:11-20. doi: 10.1016/j.ctim.2016.02.007.
65. Miettinen T, et al. Sleep problems in pain patients entering tertiary pain care: the role of pain-related anxiety, medication use, self--reported diseases, and sleep disorders. Pain. 2022;163(7):e812-20. doi: 10.1097/j.pain.0000000000002497.
66. Pawaskar MD, et al. The Influence of co--morbidities on prescribing pharmacotherapy for insomnia: evidence from us national outpatient Data 1995-2004. Journal of Medical Economics. 2008;11(1):41-56. doi: 10.3111/13696990701817491.
67. Ong AA, M BG. Overview of smartphone applications for sleep analysis. world journal of otorhinolaryngology-head and neck surgery. 2016;2(1):45-49. doi: 10.1016/j.wjorl.2016.02.001.
68. Cardle P, et al. Mindfulness and chronic musculoskeletal pain: an umbrella review. Journal of Multidisciplinary Healthcare. 2023;16:515-33. PubMed, doi: 10.2147/JMDH.S392375.
69. Sateia MJ, et al. clinical practice guideline for the pharmacologic treatment of chronic insomnia in adults: an american academy of sleep medicine clinical practice guideline. Journal of Clinical Sleep Medicine. 2017;13(02):307-49. doi: 10.5664/jcsm.6470.
70. Frers A, et al. The relationship between sleep and opioids in chronic pain patients. Journal of Behavioral Medicine. 2021;44(3):412-20. doi: 10.1007/s10865-021-00205-1.
71. Zaidel C, et al. Psychosocial factors associated with sleep quality and duration among older adults with chronic pain. Population Health Management. 2021;24:101-09. doi: 10.1089/pop.2019.0165.
72. McParland, Aidan Leonard, et al. Evaluating the impact of cannabinoids on sleep health and pain in patients with chronic neuropathic pain: a systematic review and meta-analysis of randomized controlled trials. Regional Anesthesia & Pain Medicine. 2023;48(4):180-90. doi: 10.1136/rapm-2021-103431.
73. Ferini-Strambi L. Neuropathic pain and sleep: a review. Pain and Therapy. 2017;6(S1):19-23. doi: 10.1007/s40122-017-0089-y.
74. Bakker MH, et al. Off-label low dose amitriptyline for insomnia disorder: patient-reported outcomes. Pharmacoepidemiology and Drug Safety. 2023;32(4):435-45. doi: 10.1002/pds.5561.
75. Wright SL. Limited utility for benzodiazepines in chronic pain management: a narrative review. Advances in Therapy. 2020;37(6):2604-19. doi: 10.1007/s12325-020-01354-6.
76. Oh S N, et al. Analgesic efficacy of melatonin: a meta-analysis of randomized, double-blind, placebo-controlled trials. Journal of Clinical Medicine. 2020;9(5):1553. doi: 10.3390/jcm9051553.
77. Roehrs T, et al. Sleep and pain in humans with fibromyalgia and comorbid insomnia: double--blind, crossover study of suvorexant 20 Mg versus placebo. Journal of Clinical Sleep Medicine. 2020;16(3):415-21. doi: 10.5664/jcsm.8220.
78. Roth T, et al. A review of the effects of pregabalin on sleep disturbance across multiple clinical conditions. Sleep Medicine Reviews. 2014;18(3):261-71. doi: 10.1016/j.smrv.2013.07.005.
79. Correa D, et al. Chronic opioid use and central sleep apnea: a review of the prevalence, mechanisms, and perioperative considerations. Anesthesia & Analgesia. 2015;120(6):1273-85. doi: 10.1213/ANE.0000000000000672.
80. Garcia AN, Ihsan MS. Polysomnographic sleep disturbances in nicotine, caffeine, alcohol, cocaine, opioid, and cannabis use: a focused

review. The American Journal on Addictions. 2015;24(7):590-98. doi: 10.1111/ajad.12291.
81. Chung, Frances, et al. Predictive factors for sleep apnoea in patients on opioids for chronic pain. BMJ Open Respiratory Research. 2019;6(1):e000523. doi: 10.1136/bmjresp-2019-000523.
82. Dahan A, et al. buprenorphine: a treatment and cause of opioid-induced respiratory depression. British Journal of Anaesthesia. 2022;128(3):402-04. doi: 10.1016/j.bja.2021.12.001.
83. Dowell D, et al. CDC Guideline for prescribing opioids for chronic pain—united states. 2016;315(15):1624. doi: 10.1001/jama.2016.1464.
84. Koffel E, et al. Co-prescribing of opioids with benzodiazepines and other hypnotics for chronic pain and insomnia: trends and health outcomes. Pain Medicine. 2020;21(10):2055-59. doi: 10.1093/pm/pnaa054.
85. Karaman S, et al. Prevalence of sleep disturbance in chronic pain. European Review for Medical and Pharmacological Sciences. 2014;18(17):2475-81.

Aspectos Alimentares no Tratamento da Dor Crônica

15

Lorena Macedo Couto de Barros

Carlos Marcelo de Barros

A dor crônica (DC) é caracterizada por dor persistente ou recorrente, presente por mais de 3 meses, segundo a Associação Internacional para o Estudo da Dor (IASP, do inglês International Association for the Study of Pain). É um problema de saúde global, afetando 20% da população mundial, com a previsão de maior acometimento de pessoas conforme a população aumenta e envelhece. Aspectos nutricionais, seja desnutrição, sejam comportamentos alimentares errôneos, influenciam na ocorrência, no desenvolvimento e no prognóstico da DC.[1]

A associação entre dores crônicas, inclusive musculoesqueléticas, e nutrição tem se tornado aspecto de maior interesse ultimamente. A nutrição adequada tem papel preponderante na percepção da dor, modulando estresse oxidativo, inflamação e promovendo o bem-estar, enquanto a nutrição inadequada perpetua e pode até contribuir para a prevalência da DC.[2]

Quadros de DC estão constantemente conectados com ansiedade, depressão, restrições em mobilidade e até em pequenas atividades diárias, influenciando na qualidade de vida. Intervenções na dieta podem ser uma das formas de tratamento, com efeito sobre a dor e na melhoria da qualidade de vida.[3]

Um consumo adequado de macronutrientes – carboidratos, proteínas e lipídios e micronutrientes –, vitaminas e minerais é fundamental para a saúde de todos e mais ainda para aqueles que sofrem com a DC. Uma dieta inadequada, seja ela de excessos, seja ela de falta de macro e micronutrientes, pode alterar níveis séricos de vários nutrientes. Altos níveis de glutamato e aspartato, por exemplo, foram detectados em pacientes com enxaqueca, fibromialgia e na síndrome de dor do complexo regional. Níveis séricos abaixo do adequado também são comuns. Vitamina D, ácido graxo poli-insaturado ômega-3, vitamina B12, magnésio (Mg), selênio, ferro (Fe) e ácido fólico são alguns dos micronutrientes comumente encontrados abaixo dos valores de referência.[1]

ESTRESSE OXIDATIVO E INFLAMAÇÃO

A DC pode estar, em parte, conectada com o estresse oxidativo e a inflamação e estudos começaram a traçar uma conexão entre ambas as condições e a nutrição. A dieta pode ter efeitos tanto sobre a DC como no nível celular. A inflamação está presente em várias condições dolorosas, assim como a redução da inflamação está conectada com a diminuição nos quadros de dor (Figura 1). Como o estresse oxidativo pode contribuir para a inflamação, juntos podem contribuir como uma base para a DC.[3]

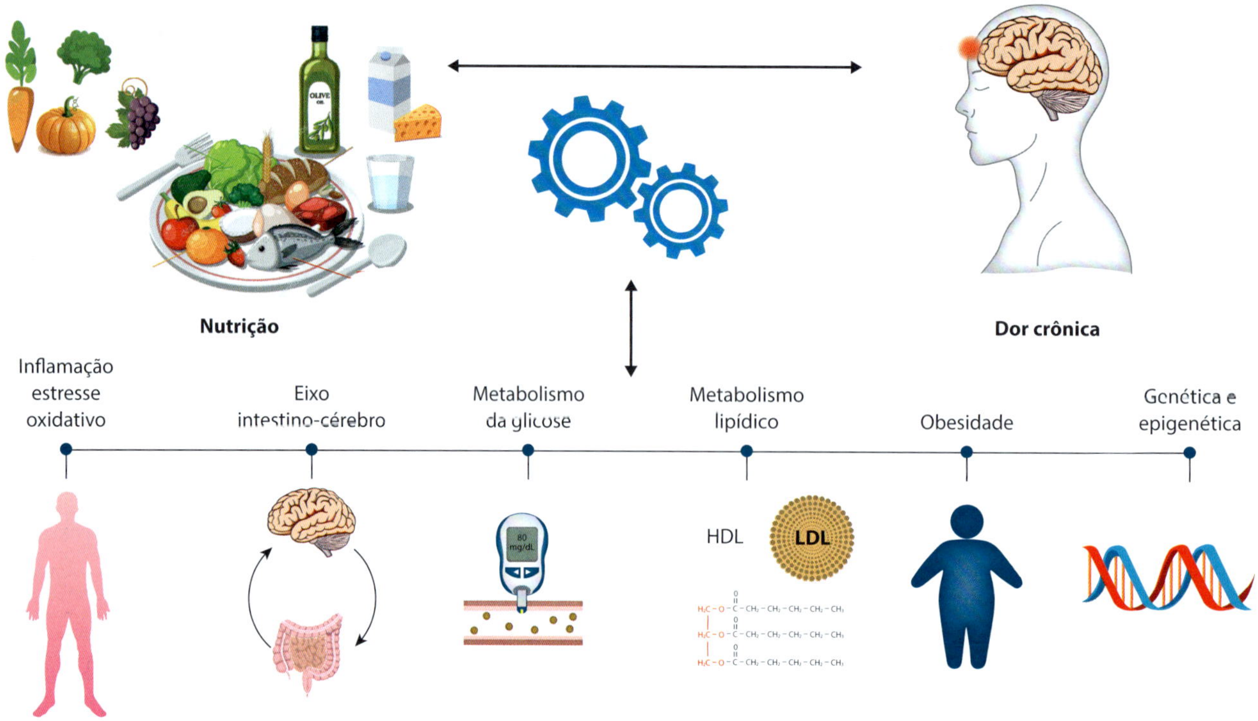

Figura 1 – Potenciais mecanismos da interação entre nutrição e dor crônica.
Fonte: Adaptada de Elma, Ö, Brain, K, Dong HJ, 2022.

O estresse oxidativo ocorre quando compostos de radicais livres, como espécies reativas de oxigênio (ROS, do inglês *reactive oxygen species*) e espécies reativas de nitrogênio (ERN), se sobressaem em relação às células antioxidantes do sistema de defesa humano. Em condições normais, em indivíduos com boa saúde e bons hábitos alimentares, EROS e ERN produzidos são neutralizados por antioxidantes e o organismo fica em equilíbrio. Porém, quando há desequilíbrio pró e antioxidante, altos níveis de radicais livres podem causar danos aos açúcares, proteínas, lipídeos, ácidos nucleicos e a outras estruturas celulares, culminando em inúmeros danos e até apoptose.[3,5] O estresse oxidativo pode contribuir para a dor, exacerbando repostas patológicas.

A inflamação é um mecanismo natural de defesa do organismo, protegendo o corpo contra patógenos, substâncias tóxicas e traumas. Quando ela é persistente, pode ocasionar desenvolvimento de várias condições crônicas, como câncer, obesidade, diabetes e DC. Mediadores inflamatórios, como citocinas, são ativados na inflamação sistêmica de baixo grau, recrutando mais células imunes inflamatórias, criando um ciclo que abastece também os radicais livres, contribuindo para a DC.[3]

A má alimentação tem demonstrado aumentar os radicais livres e impedir a ação dos antioxidantes, culminado no estresse oxidativo. O estresse oxidativo pode ser a causa de uma variedade de sintomas relacionados à dor.

O estresse oxidativo pode estar por trás de uma variedade de manifestações de dor e, quando isso ocorre, há radicais livres em excesso, de difícil controle para o sistema antioxidante de defesa. Uma variedade de antioxidantes pode ser encontrada em frutas, principalmente as vermelhas, castanhas, chocolate amargo, vegetais e chá-verde.[3] Antioxidantes podem ser encontrados também em suplementos, mas a alimentação sempre será a primeira opção.

O PAPEL DA ALIMENTAÇÃO

Sabe-se que o papel dos hábitos alimentares na saúde e bem-estar é crucial. Uma dieta balanceada está associada a um bom controle do peso, prevenção de doenças e melhora nas condições imunológicas.[4]

A ingestão nutricional adequada tem papel na modulação da percepção da dor, no controle da inflamação e na promoção do bem-estar geral. Ao mesmo tempo, comportamentos nutricionais e dieta inadequadas perpetuam ou podem contribuir ainda mais para a DC. O consumo de alimentos ultraprocessados, o excesso de sal e fr açúcar adicionados, o consumo de bebidas alcoólicas e o excesso de gorduras aumentam o risco de doenças crônicas não transmissíveis (DCNT) e podem desenvolver e manter a DC.[1-2,4,6]

A dieta ocidental, que se observa hoje, é marcada por alimentos de baixo valor nutricional e alta densidade calórica, resultando em padrões inadequados de nutrição.[4] É uma dieta rica em carnes vermelhas e processadas, açúcar adicionado, grãos refinados, com baixo consumo de frutas, verduras, legumes, leguminosas e gorduras insaturadas, o que promove a produção excessiva de mediadores pró-inflamatórios como interleucinas (IL), histamina, fator de necrose tumoral alfa (TNF-α), radicais livres e eicosanoides (p. ex., prostaglandinas, leucotrienos, tromboxanos). Essa dieta pode também diminuir a ação de mediadores anti-inflamatórios. Acredita-se que a dieta ocidental pode, não necessariamente, aumentar a inflamação, mas diminuir a ação anti-inflamatória do organismo.[6]

Além da inflamação, a baixa ingestão de alguns micronutrientes como ácidos graxos ômega 3, vitaminas B1, B3, B6, B12 e D, Mg, zinco e β-caroteno também está associada à inflamação vinculada à dor. É importante destacar que a suplementação desses mesmos micronutrientes contribui para o alívio da DC.[6]

Indivíduos com DC constantemente são obesos e consomem dietas ocidentais ricas em açúcares, gordura, sódio, cafeína,[2] reforçando o quadro de DC.

A boa nutrição tem papel central na renovação de tecidos, na redução da inflamação e no bem-estar físico e mental. A nutrição inadequada resulta em, entre outros problemas, sarcopenia e disbiose, que podem predispor indivíduos ao início e/ou à exacerbação da DC.[2]

A dieta, como fator de risco modificável, deve emergir como ferramenta de apoio para o tratamento da DC. Pode contribuir para diminuir perda de massa magra, sarcopenia, restaurar microbiota intestinal (MI) e desempenhar papel primordial, melhorando o bem-estar do paciente.[2] Um plano nutricional estrategicamente traçado torna-se primordial como uma das estratégias de um plano de tratamento de dor.

DIETA ANTI-INFLAMATÓRIA

A dieta anti-inflamatória tem estreita ligação com a dieta do Mediterrâneo (MedDiet). É uma dieta que prioriza alimentos ricos em antioxidantes, polifenóis, carotenoides, ácidos graxos de cadeia longa (ômega 3) e é rica em azeite de oliva, castanhas, nozes e em alimentos com baixo índice glicêmico (IG).[9]

O IG é a medida que classifica os alimentos conforme sua capacidade de aumentar os níveis de glicose (açúcar) no sangue após o consumo. Os alimentos com um IG alto (acima de 70) são rapidamente digeridos e absorvidos, causando um aumento rápido nos níveis de glicose. Já os alimentos com IG baixo (abaixo de 55) são digeridos mais lentamente, resultando em uma liberação gradual de glicose no sangue.[1]

Recentemente, dietas com propriedades anti-inflamatórias têm atraído atenção quanto à prevenção e ao manejo de doenças crônicas e têm mostrado importante redução da inflamação, independentemente da perda de peso.[8] Uma dieta que combine estratégias e alimentos para diminuir a inflamação sistêmica é a melhor e a mais realista direção a se tomar em benefício daqueles que sofrem de DC.[7]

O consumo de alimentos ricos em polifenóis como frutas, verduras e legumes, ervas, especiarias e azeite de oliva pode diminuir a inflamação por sua ação anti-inflamatória e antioxidante. Com essas ações, esses alimentos podem neutralizar a ação de radicais livres. Os polifenóis, antioxidantes com maior presença na dieta, com sua ação anti-inflamatória, têm aparecido associado com a redução da DC.[6,8]

Intervenções nutricionais como mudança no padrão da dieta, no consumo adequado de nutrientes e na frequência das refeições mostraram melhorias nas condições de pacientes com DC musculoesquelética. A MedDiet trouxe alívio nas dores, diminuição na rigidez e controle de marcadores em osteoartrite.[2]

DIETA DO MEDITERRÂNEO

"MedDiet" é um termo utilizado para identificar um padrão alimentar originado nas práticas alimentares de pessoas que vivem na Costa do Mar Mediterrâneo, especialmente Sul da Grécia, Itália e outros pontos da Europa mediterrânea. Respeita sazonalidade, biodiversidade e variedade de alimentos, preferindo produtos locais e frescos. A Organização das Nações Unidas para a Educação, Ciência e Cultura (Unesco) considera a MedDiet um patrimônio cultural imaterial, levando em consideração a interação entre agricultura, dieta e meio ambiente.[11] a MedDiet associada a propriedades imunomoduladoras e com a redução da inflamação por causa da ação de seus componentes, como ácidos graxos monoinstaurados, vitaminas, polifenóis, minerais e micronutrientes.[10,11]

A MedDiet é caracterizada pelo consumo diário de frutas, verduras, legumes, cereais integrais, gorduras saudáveis (especialmente as mono-insaturadas presentes no azeite de oliva). O consumo de carne vermelha e laticínios é limitado, e a ênfase volta-se para o consumo de peixes, carnes de aves, leguminosas e ovos como fonte principal de proteína (Figura 2). A dieta também tem recebido destaque por mostrar melhorias em relação às doenças cardiovasculares e outras doenças crônicas.[3]

Um estudo recente mostrou que a adoção da MedDiet, porém acrescida de viés cetogênico (ingestão de carboidratos < 50 g/dia, com aumento relativo no consumo de proteínas e gorduras boas), trouxe melhoras significativas para pacientes com enxaqueca crônica. Os alimentos presentes na MedDiet, ricos em polifenóis, ômega 3, vitaminas, minerais essenciais e probióticos criaram um cenário ideal para o cérebro, conjuntamente com a melhora da MI.[12]

Outro estudo investigou os efeitos de uma dieta anti-inflamatória nos moldes da mediterrânea, sem glúten, somados a mudanças no estilo de vida, em pacientes com fibromialgia. Os pacientes foram suplementados com Mg, vitamina D e coenzima Q10. Esses recursos não farmacológicos se mostraram promissores no manejo das dores e na saúde geral dos pacientes com fibromialgia. Dietas com base em plantas, também conhecidas como dietas *plant-based*, também foram testadas em pacientes acometidos por fibromialgia, com significante melhora da DC.[13,17-18]

Pacientes com endometriose foram submetidos à MedDiet e a outras dietas rica em polifenóis e fitoestrógenos – composto presente em frutas, grãos, chás, brotos, soja, entre outros, com estrutura e função semelhantes à do estrógeno –, resveratrol, vitamina C, temperos e ervas naturais, alta ingestão de laticínios,

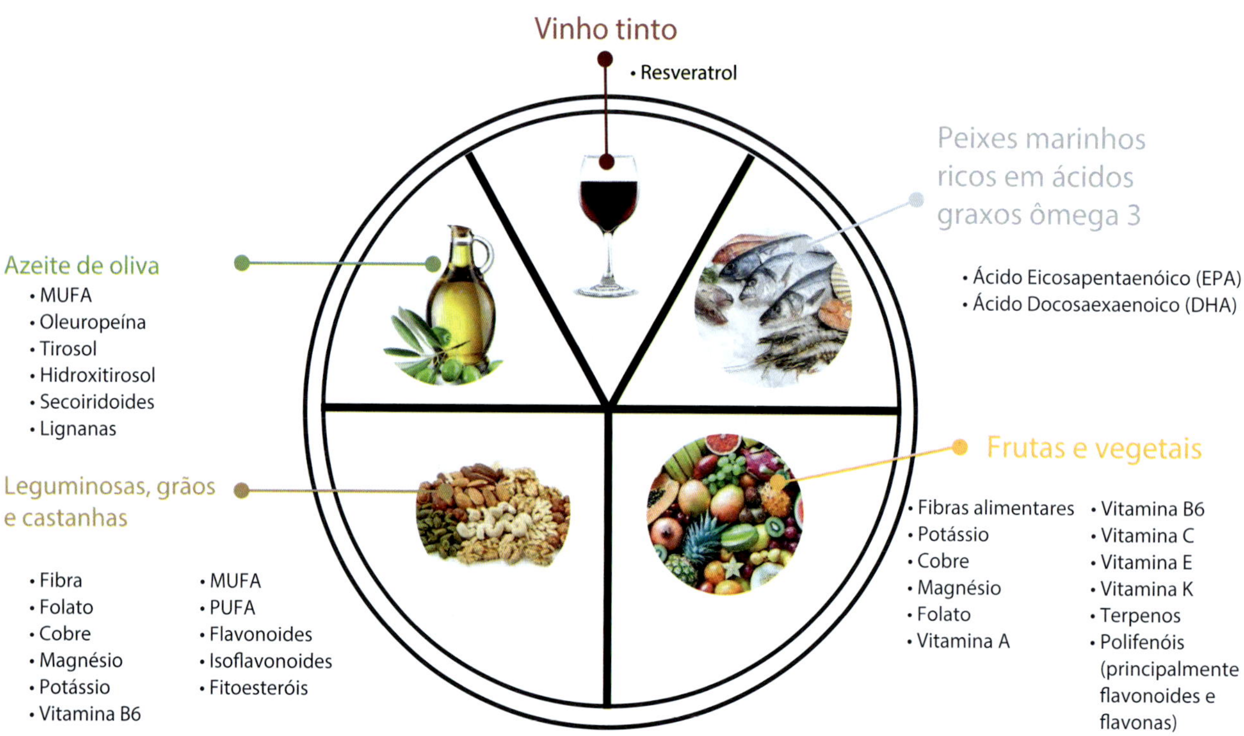

Figura 2 – Representação esquemática das características nutricionais e bioativas dos principais componentes da MedDiet.
MUFA: ácidos graxos monoinsaturados; PUFA: ácidos graxos poli-insaturados.
Fonte: Adaptada de Finicelli M, Di Salle A, Galderisi U, *et al.*, 2022.

peixes, entre outros. Os resultados apontaram melhora da condição e sinalizam um bom caminho a seguir para este público.[14]

Em uma comparação entre dois grupos – dieta baixa em gorduras *vs.* MedDiet –, o grupo MedDiet apresentou importante redução de marcadores inflamatórios como proteína C-reativa (PCR) e interleucina (IL) 6. Destacou-se que o grupo que consumiu mais castanhas e nozes dobrou a redução nos marcadores inflamatórios. O consumo do azeite de oliva aparece, conjuntamente, como importante fator de redução do estresse oxidativo e da inflamação[3]

Para a artrite reumatoide, foi construída uma dieta com alto poder anti-inflamatório, com alimentos da MedDiet e o acréscimo de um iogurte natural, um suco verde, uma dose de chá verde uma fruta com ação enzimática (abacaxi, manga ou mamão), diariamente.[7] Percebeu-se que pequenas alterações na dieta – como adição ou eliminação de um ou dois alimentos, embora sejam de mais fácil manejo para os pacientes – dificilmente trariam diferenças significativas no manejo da dor. Em outra direção, uma mudança mais significativa, introduzindo uma dieta anti-inflamatória, representa uma diferença mais importante na vida dos pacientes que sofrem com DC.[7] Entretanto, buscar uma dieta que não se distancie da realidade do indivíduo pode significar maior adesão a ela.

A MedDiet conduz, ainda, a outro caminho importante: a redução do risco de outras doenças crônicas, como as cardiovasculares, a síndrome metabólica, o diabetes *mellitus* tipo 2 (DM2), a obesidade e a depressão. Importante destacar que essas comorbidades aumentam o risco de desenvolvimento de DC. Esse efeito decorre, mais uma vez, da diminuição do estresse oxidativo e da inflamação e, também, da diminuição de danos endoteliais da melhora na resistência à ação da insulina. A melhora desses quadros pode diminuir, senão retardar o aparecimento de dores crônicas.[15]

A dieta com maior viés anti-inflamatório atualmente é a MedDiet. Entretanto, adaptações podem ser feitas respeitando-se individualidades, cultura, regionalidades, sazonalidades dos alimentos e até comorbidades dos indivíduos. Como citado anteriormente, pacientes com endometriose se beneficiam com maior ingestão de produtos lácteos, enquanto na MedDiet o consumo desses alimentos deve ser moderado. Pacientes com fibromialgia se beneficiam da retirada do glúten, adotando uma dieta com base na do Mediterrâneo que pode respeitar e avaliar outros aspectos nutricionais necessários.[13]

ÍNDICE INFLAMATÓRIO DA DIETA

O índice inflamatório da dieta (DII, do inglês *dietary inflammatory index*) foi criado como uma medida quantitativa para estimar a carga inflamatória de uma dieta. O índice foi construído a partir de uma revisão extensiva de estudos científicos sobre os efeitos de alimentos e nutrientes específicos na inflamação sistêmica. Para isso, foi utilizado um conjunto de 45 componentes dietéticos, incluindo nutrientes como ácidos graxos, antioxidantes, vitaminas, e compostos bioativos presentes em alimentos como frutas, vegetais, óleos e grãos e seis biomarcadores inflamatórios – IL-1B, IL-4, IL-6, IL-10, TNF-α e PCR.[19] Nutrientes e compostos foram divididos em pró-inflamatórios e anti-inflamatórios:

Componentes pró-inflamatórios: alimentos ricos em ácidos graxos saturados (SFA), carboidratos refinados, carnes processadas e alimentos ricos em açúcar tendem a aumentar os níveis de inflamação no corpo.

Componentes anti-inflamatórios: alimentos ricos em fibras, antioxidantes (p. ex., vitaminas A, C e E), ácidos graxos ômega-3 (w-3 FA) e polifenóis que têm efeitos anti-inflamatórios e podem reduzir os marcadores inflamatórios.

O DII é calculado com base na ingestão relativa dos componentes alimentares analisados e como eles se relacionam com a inflamação. O processo envolve a comparação de cada componente da dieta com uma média global de ingestão para determinar se ele tem um efeito pró ou anti-inflamatório. Cada componente da dieta recebe um valor que reflete seu efeito relativo na inflamação. O DII final é a soma ponderada desses valores.[16,19]

- *DII positivo:* indica uma dieta com mais alimentos que aumentam a inflamação (ou seja, dieta inflamatória).
- *DII negativo:* reflete uma dieta com alimentos anti-inflamatórios, que podem reduzir os processos inflamatórios no corpo.

O DII é uma ferramenta importante porque oferece uma maneira quantificável de associar a dieta à inflamação sistêmica e, consequentemente, às doenças crônicas. Estudos mostram que dietas ricas em alimentos anti-inflamatórios podem reduzir o risco de várias condições de saúde, enquanto dietas inflamatórias podem contribuir para o desenvolvimento de doenças. A utilização do DII pode ser um importante passo na promoção da saúde e na prevenção de doenças inflamatórias crônicas.[16,19]

O estudo de prevenção com a dieta mediterrânea e componentes adicionados (PREDMED-*Plus Study*),[19] por exemplo, utilizou os seguintes parâmetros nutricionais para calcular o DII: álcool; carboidrato; colesterol; energia; Fe; fibra; ácido fólico; alho; chá-verde/preto; Mg; ácidos graxos monoinsaturados (MUFA); w-3 FA; ácidos graxos ômega-6; niacina; cebola; proteína; ácidos graxos poli-insaturados (PUFA); riboflavina; SFA; selênio; tiamina; gordura total; ácidos graxos trans (TFA); vitamina A; vitaminas B12, B6, C, D e E; e zinco.

MEDAS (*MEDITERRANEAN DIET ADHERENCE SCREENER*)

Há outra ferramenta importante de trabalho para se avaliar o quão próximo ou distante está um paciente da MedDiet. É o *Mediterranean Diet Adherence Screener* (MEDAS). O questionário MEDAS contém uma série de perguntas que investigam os hábitos alimentares do indivíduo e a frequência com que ele consome alimentos característicos da dieta mediterrânea.[15,21]

O MEDAS é composto por 14 itens, dos quais 12 se baseiam na ingestão de alimentos e 2, na frequência de comportamentos alimentares típicos da dieta mediterrânea (Quadro 1). Esses itens incluem alimentos como azeite de oliva, legumes, frutas, peixe, carne vermelha, vinho, entre outros. Cada pergunta tem uma pontuação associada, e a soma das pontuações de cada item resulta em uma pontuação final, que indica o grau de adesão à dieta mediterrânea.[21]

Cada pergunta é pontuada com 0 ou 1 ponto. Um ponto é atribuído para o uso de azeite de oliva como a principal fonte de gordura para cozinhar, preferir carnes brancas a carnes vermelhas ou para quem consumir quatro ou mais colheres de sopa (1 colher de sopa = 13,5 g) de azeite de oliva/dia (incluindo o usado em frituras, saladas, refeições fora de casa etc.) ou 2 ou mais porções de vegetais/dia; ou 3 ou mais porções de fruta/dia, e assim por diante, considerando cada resposta. Se a condição não é atendida, 0 ponto é registrado para a categoria. A pontuação final varia de 0 a 14 e, quanto maior a pontuação, maior a adesão à dieta mediterrânea.[21]

Quadro 1 – Frequência e os hábitos de ingestão alimentar dietética medidos com o MEDAS de 14 pontos

O questionário MEDAS traz as seguintes questões
1. Você usa azeite de oliva como a principal fonte de gordura para cozinhar?
2. Quanto azeite de oliva você consome por dia (incluindo o usado para frituras, saladas, refeições fora de casa etc.)?
3. Quantas porções de vegetais você consome por dia? Considere acompanhamentos e porções pequenas como ½ ponto; 1 porção completa tem 200 g.
4. Quantas porções de fruta (incluindo suco fresco) você consome por dia?
5. Quantas porções de carne vermelha, hambúrguer ou salsichas você consome por dia? Uma porção completa é de 100 g a 150 g.
6. Quantas porções (12 g) de manteiga, margarina ou creme você consome por dia?
7. Quantas bebidas gaseificadas e/ou adoçadas com açúcar você consome por dia?
8. Você bebe vinho? Quanto você consome por semana?
9. Quantas porções (150 g) de leguminosas você consome por semana?
10. Quantas porções de peixe/mariscos você consome por semana? (100 g a 150 g de peixe, 4 a 5 porções ou 200 g de mariscos)
11. Quantas vezes por semana você consome pastelaria comercial (não caseira), como biscoitos ou bolos?
12. Quantas vezes por semana você consome nozes e castanhas? (1 porção = 30 g)
13. Você prefere comer frango, peru ou peixe em vez de carne bovina, porco, hambúrgueres ou salsichas?
14. Quantas vezes por semana você consome vegetais cozidos, macarrão, arroz ou outros pratos com molho de tomate, alho, cebola ou alho-poró refogados em azeite de oliva?

Fonte: Adaptado de Schröder H, *et al.*, 2011.

O questionário MEDAS tem sido amplamente validado em várias populações, com estudos mostrando sua eficácia na previsão da adesão à dieta mediterrânea e na avaliação de sua relação com a saúde. Pesquisas indicam que um alto grau de adesão à dieta mediterrânea, conforme medido pelo MEDAS, está associado a uma menor incidência de doenças cardiovasculares, DM2, certos tipos de câncer e doenças neurodegenerativas, além de estar relacionado a uma menor mortalidade.[11]

O PODER DOS ALIMENTOS ANTI-INFLAMATÓRIOS

Rondanelli *et al.* (2018)[22] trabalharam uma pirâmide alimentar para o manejo da DC (ver capítulo Nutrição e Dor) com base em alimentos anti-inflamatórios como carboidratos de IG, azeite de oliva, frutas e hortaliças, iogurtes, sementes e castanhas, cúrcuma, gengibre, leguminosas, peixes, entre outros. A pirâmide foi criada, segundo os autores, com o propósito de ajudar os pesquisadores a focarem nas possíveis conexões, muitas vezes ignoradas, entre a nutrição e a DC.[22] Além de ser bem clara e didática, é uma ótima ferramenta de orientação nutricional para os pacientes em tratamento para DC.

NUTRIENTES ANTINOCICEPTIVOS

São aqueles que podem ajudar a reduzir ou a modular a percepção da dor, atuando na redução da inflamação ou diretamente nos mecanismos de dor no corpo (Figura 3). Alguns nutrientes conhecidos por suas propriedades antinociceptivas incluem:[30]

Ácidos graxos ômega-3: encontrados em peixes como salmão e sardinha e em sementes de linhaça e nozes. Os ômega-3 têm propriedades anti-inflamatórias e podem reduzir a DC, como em casos de artrite.

Curcumina: esse composto, encontrado na cúrcuma, tem fortes propriedades anti-inflamatórias e analgésicas. Ela pode ajudar a reduzir a dor associada a inflamações. Estudos têm demonstrado bons efeitos em dores crônicas musculoesqueléticas, como osteoartrite.

Gengibre: conhecido por suas propriedades anti-inflamatórias e analgésicas, pode ser eficaz no alívio de dores musculares e articulares. Estudos sugerem que pode ter propriedades analgésicas semelhantes ao ibuprofeno.

Vitamina D: a deficiência de vitamina D tem sido associada à DC, especialmente dor musculoesquelética. A suplementação com vitamina D pode ajudar a reduzir a dor em algumas condições.

Capsaicina: encontrada na pimenta, é conhecida por ajudar a reduzir a dor ao diminuir a quantidade de substâncias químicas envolvidas na sensação de dor nas células nervosas.

Magnésio: tem efeitos relaxantes sobre os músculos e pode ser útil na redução de dores musculares e câimbras.

Recomendações nutricionais para pessoas acometidas por dor crônica (Quadro 2).

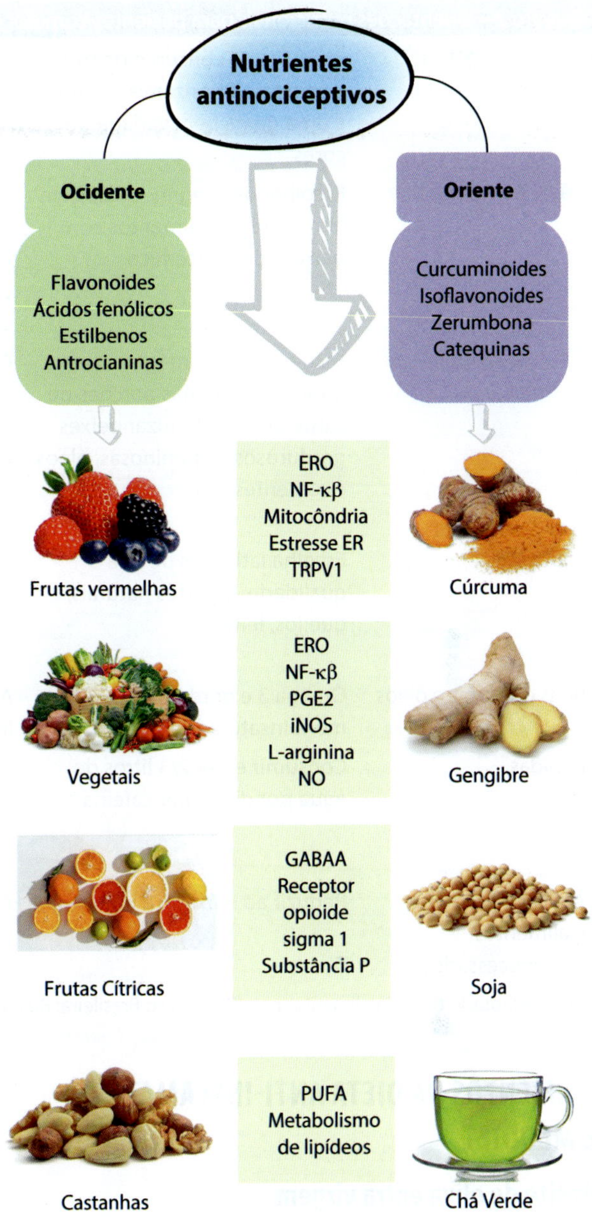

Figura 3 – Nutrientes antinociceptivos em dietas comuns nos países ocidentais e orientais.

ER: retículo endoplasmático; iNOS: sintase de óxido nítrico; NO: óxido nítrico; PGE2: prostaglandina E2; PUFA: ácidos graxos poli-insaturados; ROS: espécies reativas de oxigênio (ROS, do inglês *reactive oxygen species*); TRPV1: receptor de potencial transitório vaniloide 1.

Fonte: Adaptada de Bjørklund G, Aaseth J, Doşa MD, *et al.*, 2019.

Quadro 2 – Orientações nutricionais para pacientes com dor crônica			
Frutas e vegetais	Incentivar o consumo de frutas e vegetais. Priorizar variedade e uma gama bem variada de cores	Frutas e vegetais são ricos em fitoquímicos, que reduzem o estresse oxidativo e a inflamação	Se necessário, sugira congelar frutas e legumes, para agilizar no dia a dia. Os nutrientes não são perdidos no congelamento
Pães, cerais e grãos	Escolher os integrais e ricos em fibras. Preferir alimentos com baixo índice glicêmico	Fornecem energia de forma mais lenta, porém constante. Fibras e prebióticas melhoram a saúde intestinal, ajudando na dor e inflamação	Trocar pães, massas e arroz, por exemplo, pelas versões integrais
Carnes e alternativas à carne	Escolher carnes magras - peixe, frango e pequenas porções de carne bovina. Priorizar peixes gordurosos, leguminosas, óleos e sementes	Gorduras saudáveis reduzem a inflamação. Proteínas ajudam a minimizar perda de massa magra e aumentam força muscular	Trocar carnes processadas por carnes magras. Peixes enlatados podem ser consumidos (atum, sardinha), para agilizar tempo nas preparações
Laticínios	Escolha laticínios de boa qualidade. Iogurtes naturais, queijos, leite	Contém proteínas, variedade de gorduras e importantes vitaminas e minerais	Escolher versões com baixa gordura. Iogurtes (sem açúcar) são opções rápidas e práticas para lanche
Boas gorduras e óleos	Ômega 3 e gorduras monoinsaturadas	Auxiliam na redução da inflamação	Priorize cozinhar e temperar saladas com azeite
Bebidas	Consumir entre 2/3 litros de água por dia. Evitar cafeína	A desidratação aumenta a sensibilidade à dor	Carregar sempre uma garrafa de água. Para lanches, priorize frutas, castanhas, queijos, pães integrais
Açúcar adicionado e alimentos ultraprocessados	Reduzir ao máximo a ingestão	Aumenta a inflamação e o estresse oxidativo	Prefira alimentos *in natura* ou minimamente processados

Fonte: Adaptado do Guia alimentar para População Brasileira; Bustamante MF, Agustín-Perez M, Cedola F, *et al.*, 2020.

ALIMENTOS DA DIETA ANTI-INFLAMATÓRIA E MEDDIET

Azeite de oliva extra virgem

Rico em antioxidantes, principalmente compostos fenólicos, com ação anti-inflamatória e antioxidante. Os compostos fenólicos são encontrados como ácidos fenólicos, derivados da oleuropeína e flavonoides, incluindo oleuropeína, tirosol, hidroxitirosol e oleocantal.[31] Seus efeitos benéficos estão associados aos ácidos graxos presentes, como os monoinsaturados (em maior quantidade), saturados e poli-insaturados (em quantidades moderadas). Estão cada vez mais presentes em estudos para manejo da DC, podendo promover alívio da dor musculoesquelética.[20,28]

- *Consumo:* três ou quatro colheres sopa/dia.
- Pode-se incluir consumo semanal de azeitonas.

Frutas e vegetais

O consumo de frutas e vegetais está inversamente associado com a inflamação e o estresse oxidativo – pesquisas mostram redução de PCR com o consumo desses alimentos ricos em fibras e micronutrientes (como as vitaminas C e E e o folato). Além disso, o consumo de frutas e vegetais estimula a produção de butirato, ácidos graxos de cadeia curta (SCFAs, no inglês; AGCC, em português), produzidos pela fermentação bacteriana da fibra alimentar no cólon, contribuindo positivamente para a MI.[20,22,28]

Frutas e vegetais são importantes na dieta também por seu conteúdo de fitoquímicos (como carotenoides, compostos fenólicos, isoflavonas e indóis). O betacaroteno (pigmentos amarelos e alaranjados), por exemplo, é rico em propriedades anti-infamatórias. A simples adição de frutas na dieta pode trazer melhora das dores crônicas musculoesqueléticas. As frutas vermelhas (morango, mirtilo, amora, framboesa) merecem destaque: podem ser consumidas frescas ou congeladas e contêm flavonoides (flavonóis e antocianinas), ácidos fenólicos (ácidos hidroxicinâmicos e hidroxibenzoicos), taninos (proantocianidinas, elagitaninos e galotaninos) e lignanas.[31]

- *Consumo de frutas:* 3 a 4 porções/dia.
- *Consumo de legumes e verduras:* 3 a 4 porções/dia.
- A ingestão de frutas, verduras e legumes deve ser variada e colorida.

Leguminosas

São incríveis fontes de nutrientes, muitas vezes utilizadas em alternativa à carne. Incluem-se, nesse grupo, os feijões, as ervilhas, grão-de-bico, lentilha, soja e fava. Contêm proteínas, carboidratos complexos, fibras, aminoácidos essenciais e fitoquímicos, iflavonoide-savanóides, antocianinas, tocoferóis, taninos condensados, isoflavonas e lignanas, além de vitaminas e minerais. O consumo de leguminosas também tem sido associado a vários benefícios para a saúde. A soja, por exemplo, reduz a presença de citocinas inflamatórias.[14,31]

- *Consumo:* 3 a 4 porções/dia.

Oleaginosas e sementes

Ricas em gorduras monoinsaturadas e poli-insaturadas, minerais e vitaminas. Nesse grupo, estão as amêndoas, nozes, castanha-do-pará, pistache, amendoim, macadâmias, avelãs, entre outros. As sementes podem ser de chia, linhaça, girassol, abóbora, gergelim.

As nozes, por exemplo, podem combater danos ao endotélio, influenciando na inflamação, e é rica em Mg. Castanha-do-pará é rica em selênio, essencial para o bom funcionamento da tireoide. O pistache é particularmente rico em γ-tocoferol, vitamina K, fitosteróis, carotenoides e alguns minerais (cobre [Cu], Fe e Mg) e vitaminas do complexo B.[31]

Sementes de abóbora têm inúmeros benefícios para a saúde. Além das propriedades anti-inflamatórias e antioxidantes, contém altas concentrações de vitamina E (tocoferol) que protege a membrana lipídica da oxidação.[22] As sementes de abóbora contêm boa quantidade de proteína (14,3% a 38%) e gordura (21,9% a 54,9%). Ao contrário das sementes de frutas, elas são uma boa fonte de aminoácidos – 17 dos 20 aminoácidos que compõem as proteínas humanas.[31]

Ácido alfalinolênico (ALA): um tipo de ácido graxo ômega-3 encontrado principalmente em fontes vegetais, como sementes de linhaça e de chia, nozes e óleo de canola. O ALA é considerado essencial, pois o corpo humano não consegue produzi-lo e, portanto, deve ser obtido por meio da alimentação. Uma vez consumido, o ALA pode ser convertido em outros tipos de ômega-3, como ácido eicosapentaenoico (EPA) e ácido docosaexaenoico (DHA), embora essa conversão seja limitada. O ALA tem benefícios para a saúde, como a redução da inflamação e a promoção da saúde cardiovascular.[22]

- *Consumo:* 30 g/dia, que pode ser em forma de *mix* de tipos de castanhas e sementes.

Especiarias

A MedDiet tem um papel importante na redução da inflamação, afetando a cascata do ácido araquidônico (AA), genes pró-inflamatórios e a atividade das células imunes. Esse padrão alimentar pode reduzir marcadores inflamatórios. O uso de ervas em especiarias vêm ao encontro da MedDiet uma vez que ajuda na redução do sal, graças a seus aromas e sabores. Mas as especiarias têm várias outras propriedades que beneficiam a saúde.[22,28]

Existem muitas ervas com atividade anti-inflamatória significativa. As especiarias com os efeitos anti-inflamatórios mais conhecidos incluem: tomilho; orégano; manjericão; alecrim; hortelã; sálvia; cúrcuma; endro; canela; salsa; cravo; capim-limão; noz-moscada; gengibre; feno-grego; e algumas pimentas.[14]

Os curcuminoides, presentes na cúrcuma (*Curcuma longa*), diminuem inflamação e dores crônicas musculoesqueléticas e inibem a expressão de citocinas pró-inflamatórias (IL-1, IL-8, IL-6) e TNF-α. A curcumina reduz a hiperalgesia induzida por opioides, um dos principais tratamentos para DC, e pode inibir a CaMKIIα (quinase dependente de cálcio/calmodulina tipo II alfa) e sua sinalização a jusante. Além disso, a curcumina tem efeitos antinociceptivos (como mencionado anteriormente) e anti-inflamatórios.[22] Consumir preferencialmente em conjunto com pimenta preta, o que pode aumentar sua biodisponibilidade em até 200%.[14,20]

O gengibre (*Zingiber officinale*) atua reduzindo DC nas articulações[22] e dores musculoesqueléticas e do reumatismo. O gengibre tem várias propriedades benéficas para a saúde, incluindo antioxidante, anti-inflamatória, antimicrobiana e protetora cardiovascular. Seus principais compostos bioativos são fenólicos (gingerol, shogaol, paradol) e terpenos, além de conter polissacarídeos, lipídios, ácidos orgânicos e fibras.[7,31]

Por fim, o β-cariofileno, presente em especiarias como orégano, canela e pimenta preta, é um agonista seletivo do receptor canabinoide tipo 2 (CB2), que ajuda a reduzir a dor neuropática e a neuroinflamação em modelos animais.[28]

Podem ser consumidos diariamente e utilizados nos preparos das refeições, conferindo aroma e sabor.

Iogurte natural

O iogurte natural, sem açúcar, é o mais conhecido meio de adicionar probióticos à dieta. Sua ingestão é recomendada para quase todas as patologias, entretanto deve ser evitado por quem tem alguma intolerância ou alergia, ou pacientes com DC abdominal, que se beneficiam da retirada da lactose.[6] A proteína do iogurte tem propriedades anti-inflamatórias e imunomoduladoras. Há estudos que investigam a relação entre o consumo de iogurte (ou leite fermentado) e o desequilíbrio entre a capacidade antioxidante e o estresse oxidativo, além de marcadores pró/anti-inflamatórios, condições presentes em pacientes com DC.[22]

O consumo de produtos lácteos ricos em cálcio pode reduzir a inflamação e o estresse oxidativo, diminuindo fatores como TNF-α, ROS e IL-6. Além disso, foi observada uma relação inversa entre os níveis de vitamina D e a proteína C-reativa em doenças como aterosclerose e diabetes – o que pode ser relevante para pacientes que sofrem de endometriose e DC advinda dessa condição.[14]

Em resumo, o iogurte regula a MI e citocinas pró-inflamatórias no intestino.[20]

- *Consumo diário:* 1 porção

Peixes

Os peixes que contêm maiores quantidades de ácidos graxos ômega-3 são o salmão, cavala, anchovas, sardinhas, atum e peixe-espada. Todos apresentam propriedades anti-inflamatórias porque contêm ácidos graxos essenciais. Peixes e óleo de fígado de bacalhau são fonte de vitamina D3 (colecalciferol) que desempenha um papel importante na modulação imunológica e na prevenção da proliferação celular. Vale lembrar que a principal fonte de vitamina D é a síntese pela pele, ativada pela radiação ultravioleta B.[14]

Estudos mostram que há uma relação entre o consumo de carne vermelha, de carne branca ou de peixe e o desequilíbrio entre a capacidade antioxidante e o estresse oxidativo, bem como os marcadores pró/anti-inflamatórios, condições presentes em indivíduos com DC.[22] O consumo de óleo de peixe demonstrou diminuir os níveis circulantes de prostaglandinas da série 2 e reduzir a dismenorreia e os sintomas inflamatórios em pacientes com endometriose.[14,20]

- *Consumo:* quatro vezes na semana.

Cereais

Cerais, grãos e tubérculos estão entre os alimentos mais consumidos no mundo. Os principais cereais são trigo, centeio, arroz, cevada, painço e aveia. O consumo de cereais varia pelo mundo, de acordo com a região, cultura e hábitos. O consumo varia, mas a composição dos cereais são bem semelhantes: têm o amido como principal carboidrato disponível; proteínas variam de 7% a 15% (embora com conteúdo limitado em alguns aminoácidos essenciais); os ácidos graxos mono e poli-insaturados são predominantes; e os minerais e oligoelementos diminuem de fora para dentro das células.[31]

A MedDiet enfatiza a ingestão de cereais integrais como parte fundamental da alimentação diária. Esses cereais ajudam a aumentar a saciedade, controlar os níveis de colesterol e fornecer nutrientes essenciais para a saúde cardiovascular e digestiva. Além disso, a dieta também destaca a importância das fibras e prebióticos, que ajudam na manutenção de uma MI saudável e na modulação de processos inflamatórios no corpo, ajudando na modulação da DC.

DIETA, DOR E MICROBIOTA INTESTINAL

A MI compreende uma enorme variedade de micro-organismos, como bactérias, fungos, protozoários, vírus, entre outros. A microbiota é diferente para cada indivíduo, mas apresenta uma estabilidade individual, com mudanças que podem variar com a dieta.[13] Um adulto têm, em média, 3,8 × 10^{13} de micro-organismos, superando o número de células do próprio hospedeiro.[2]

A MI contribui para a digestão dos alimentos e a absorção dos nutrientes e, vale destacar, participa de forma ativa no sistema imune. Os micro-organismos intestinais desempenham papéis importantes na saúde humana, incluindo funções imunológicas, metabólicas e neurocomportamentais. A alimentação e os padrões de dieta influenciam a composição da MI, impactando a saúde. Uma microbiota bem-estruturada e diversificada é essencial para manter uma boa saúde.[3]

Já a disbiose, caracterizada pela diminuição na diversidade e na composição bacteriana intestinal, e alterações na flora interstinal estão associadas à síndrome do intestino irritável e à dores crônicas abdominais. A disbiose pode comprometer a barreira intestinal, aumentando sua permeabilidade e permitindo a translocação de bactérias e produtos microbianos para o sangue, o que provoca inflamação sistêmica e ativação do sistema imune, o que, por sua vez, pode contribuir para a DC.[3,6]

Há, ainda, demonstrações de que a microbiota pode ter papel na regulação cognitiva por meio do complexo sistema eixo intestino-cérebro.[6]

O eixo intestino-cérebro indica uma relação bidirecional entre esses dois órgãos, estabelecendo-se de três maneiras: neurológica – entre nervo vago e o intestino; endócrina – eixo hipotálamo-hipófise-adrenal e a subsequente liberação hormonal; e eixo imununológico, com a liberação de citocinas.[13] Esse eixo é crucial para manter a homeostase dos sistemas gastrointestinal, nervoso central e microbiano em animais. Inicialmente, a conexão microbiota-dor apareceu vinculada à dor visceral, mas descobertas recentes revelaram que a microbiota também desempenha um papel na dor musculoesquelética crônica (Figura 4).[24]

Evidências sugerem que a MI é um dos mais importantes moduladores da dor e pode influenciar a dor no sistema nervoso central (SNC) e periférico. Evidências sugerem que a MI também pode desempenhar um papel crítico em muitos outros tipos de DC, incluindo dor inflamatória, enxaqueca, dor neuropática

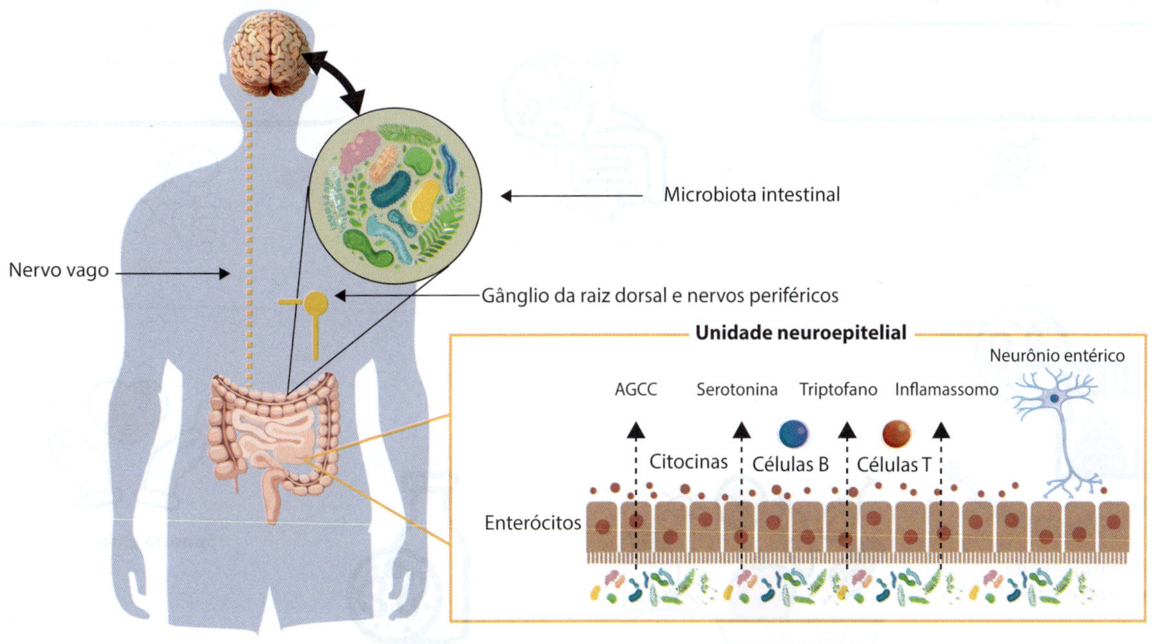

Figura 4 – O sistema nervoso e a microbiota intestinal. Diversos mediadores atravessam a barreira epitelial e, por meio de diferentes rotas, interagem com o sistema nervoso periférico e central.

AGCC: ácidos graxos de cadeia curta.

Fonte: Adaptada de Corriero A, Giglio M, Inchingolo F, *et al.*, 2024.

e tolerância a opioides.[23,25] Alterações na microbiota podem estar vinculadas às alterações na dieta ou, até mesmo, ao uso de antibióticos que pode influenciar o tratamento da dor.[27]

O MI pode produzir metabólitos ativos, como AGCC, aminoácidos aromáticos e ácidos biliares, que funcionam como neuromoduladores e afetam o SNC. Os AGCCs (acetato, butirato e propionato) são subprodutos da fermentação bacteriana de carboidratos e podem interagir com o intestino por meio de receptores acoplados à proteína G. Além disso, os AGCCs podem estimular a liberação de hormônios intestinais, como o peptídeo 1 semelhante ao glucagon (GLP-1) e a leptina, que influenciam o eixo intestino-cérebro, possivelmente por intermédio da interação com o nervo vago e receptores cerebrais.[26]

Segundo alguns estudos, algumas dores crônicas estão associadas a micro-organismos da MI, como dor visceral, enxaqueca, prostatite, dor reumática e fibromialgia. Essa associação dor-microbiota já foi confirmada em vários estudos, mas seu mecanismo exato ainda necessita de mais estudos.[27] Porém, não há dúvida de que a modulação da MI é uma abordagem promissora para o manejo da DC. Em DC neuropática, por exemplo, a modulação virá por meio de uma conjunto de fatores, como dieta, suplementos, probióticos, suporte emocional, podendo até chegar ao transplante fecal (Figura 5).

A quantidade, a qualidade e o teor de fibra na dieta influenciam diretamente na MI.[26]

Estudos têm demonstrado que a inserção de alimentos na dieta, sobretudo de fibras de frutas, grãos integrais, vegetais e de outros alimentos advindos de plantas, afeta significativamente a MI. As fibras inulina, frutanos e galacto-oligossacarídeos têm ação prebiótica, ou seja, são alimentos, substratos para uma microbiota saudável, rica e diversificada, trazendo benefícios e melhor saúde.[13]

Prebióticos como **inulina**, **oligofrutose** e **polifenóis**, encontrados em alimentos como alho-poró, cebola, alho, aspargo, alcachofra-de-jerusalém e chicória, são metabolizados pelas bactérias intestinais. Esses prebióticos ajudam a melhorar a saúde intestinal, promovendo o crescimento de bactérias benéficas e favorecendo a diversidade da MI.[22]

As fibras são cruciais para a preservação da diversidade microbiana. Componentes como polifenóis e o mineral selênio podem promover a proliferação de bactérias benéficas. Já a dieta ocidental, rica em gorduras e proteínas e baixa em fibra, somada ao consumo de alimentos ultraprocessados, ricos em aditivos e o consumo de álcool,

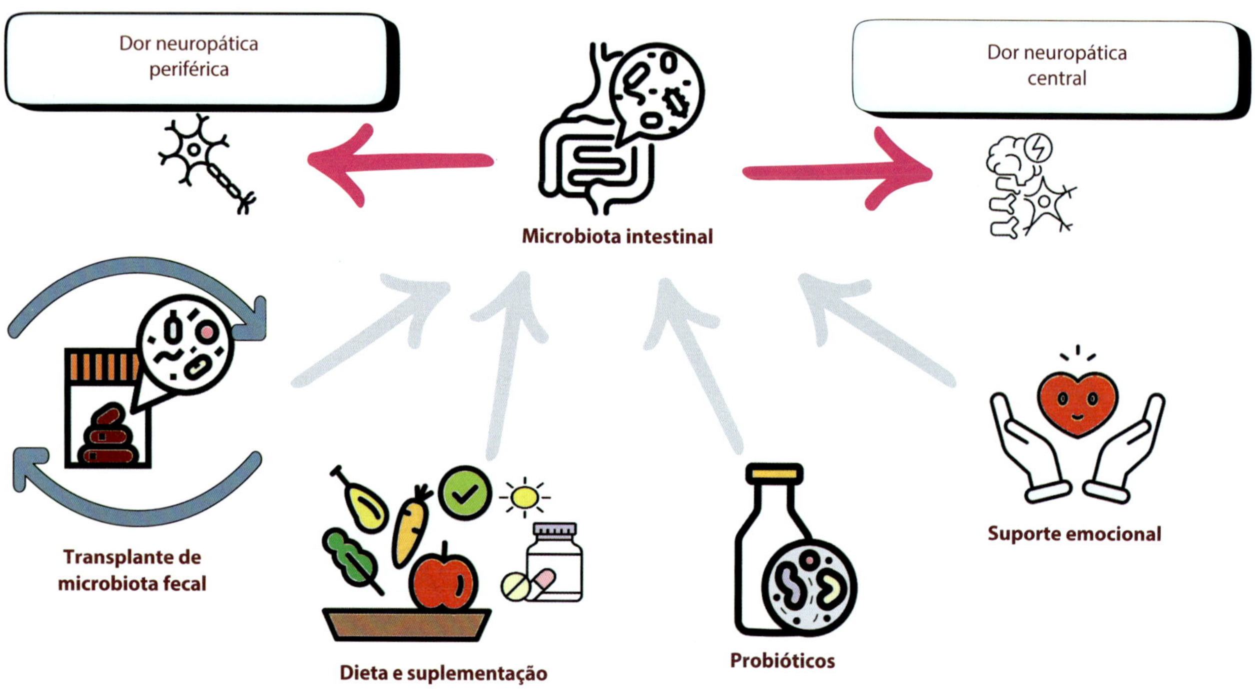

Figura 5 – Estratégias para tratar dores neuropáticas por meio da modulação da microbiota.

Fonte: Adaptada de Corriero A, Giglio M, Inchingolo F, *et al.*, 2024.

reduz as bactérias metabolizadoras de fibras e pode comprometer a barreira intestinal, desencadeando o *leaky gut* (síndrome do intestino permeável) e a disbiose, culminando na inflamação.[3]

CONSTIPAÇÃO INDUZIDA PELO USO DE OPIOIDES

Uma das principais consequências fisiológicas do uso de opioides é a constipação severa em virtude da própria ação do medicamento, que causa diminuição da peristalse, aumento da absorção dos líquidos intestinais, compromete a barreira intestinal, a translocação bacteriana e culmina na constipação.[33] A constipação caracteriza-se por esforço na evacuação, sensação de evacuação incompleta, menos de três evacuações semanais, raros episódios de evacuações sem uso de laxantes e exclusão do quadro de síndrome do intestinal irritável (SII).[22]

Os receptores μ-opioides, localizados no sistema nervoso entérico, influenciam a motilidade intestinal. Sua ativação inibe as vias neuronais excitatórias, diminuindo as contrações peristálticas, e bloqueia as vias inibitórias, aumentando a atividade muscular e o tônus muscular de repouso, o que pode causar espasmos. Esses efeitos resultam em atraso no esvaziamento gástrico e trânsito intestinal lento.[22]

Um estudo mostrou, pela primeira vez, que a morfina causa disbiose microbiana intestinal e altera o metabolismo de colesterol/ácidos biliares. Essas mudanças estão associadas à inflamação persistente, que pode promover a progressão de várias doenças. A mesma pesquisa sugere que estratégias de tratamento que modifiquem o microbioma e os ácidos biliares podem ajudar a reduzir a inflamação causada pela morfina.[33]

Melhorar o tratamento da constipação pode otimizar o uso de medicamentos e evitar a interrupção de opioides, prevenindo a piora da qualidade de vida e a necessidade de novos tratamentos médicos e custos elevados.

A gestão multidisciplinar do paciente, com foco no estilo de vida, deve começar no início do tratamento com opioides e continuar ao longo do tratamento, incluindo aumento de fibra alimentar, ingestão de líquidos e atividade física.[22]

Em pacientes oncológicos, por exemplo, sob tratamento de DC, a ingestão de fibra deve ser aumentada para acima de 30 a 35 g/dia, com relação 3:1 entre fibra insolúvel e solúvel. O uso de probióticos pode ser empregado, mas não sem antes a organização da dieta e da hidratação. Os pacientes em uso de opioides devem ser incentivados a consumir mais alimentos ricos em fibras, como frutas (ameixas, pêssegos e maçãs), vegetais (abóbora, brócolis, cenouras e aipo) e grãos integrais, além de aumentar significativamente a ingestão de líquidos.[22]

Importante destacar que, em casos de pacientes já constipados em uso de opioides, não deve haver incremento da quantidade de fibras diárias enquanto durar a constipação sob o risco de desenvolvimento de obstrução intestinal e fecaloma. A dieta deve ser laxativa com a hidratação aumentada.

ALIMENTAÇÃO À BASE DE PLANTAS (*PLANT-BASED FOODS*) E A MICROBIOTA INTESTINAL

A alimentação à base de plantas é rica em frutas, verduras, legumes, leguminosas, castanhas e cereais integrais que impactam consideravelmente a MI. O consumo de brócolis diminuiu as bactérias prejudiciais e aumentou as bactérias benéficas em alguns estudos. Carboidratos não digeríveis e fermentáveis (amido resistente, fibra dietética e oligossacarídeos), presentes em cereais como cevada integral, arroz integral, aveia e farelo de trigo, são fonte de energia para bactérias e geram a produção de AGCC. Mais uma vez, os polifenóis entram em ação. Alimentos ricos em polifenóis, como extratos de semente de uva, vinho, cacau, chá verde, frutas e verduras, têm efeito de prebióticos na MI, induzindo o crescimento de lactobacilos e bifidobactérias.[29]

ALIMENTOS FERMENTADOS E A MICROBIOTA INTESTINAL

Alimentos fermentados, em sua maioria, contém micro-organismos que podem funcionar como probióticos para os seres humanos. Leite fermentado, iogurte, *kefir*, extrato de chá fermentado e chucrute são alguns alimentos fermentados com benefícios para a microbiota. Os alimentos fermentados podem fornecer probióticos, prebióticos e complexos bioativos que podem melhorar a MI e a saúde. No entanto, suas alterações na microbiota são temporárias, sendo necessário o consumo contínuo para manter altos níveis de probióticos.[29]

Quadro 3 – Recomendações para os profissionais orientarem os pacientes de DC
Fazer dos **alimentos** *in natura* (aqueles obtidos diretamente de plantas ou de animais e adquiridos para o consumo sem que tenham sofrido nenhuma alteração após deixarem a natureza) ou **minimamente processados** (alimentos que passaram por limpeza, remoção de partes não comestíveis, secagem, embalagem, pasteurização, resfriamento, congelamento, moagem e fermentação, sem o acréscimo de outros ingredientes) a base da alimentação, o que inclui uma variedade de alimentos de todos os tipos – grãos, raízes, tubérculos, farinhas (de preferência integrais), legumes, verduras, frutas, castanhas, leite, ovos e carnes – e variedade dentro de cada tipo – feijão, arroz, milho, batata, mandioca, tomate, abóbora, laranja, banana, frango, peixes etc[32]
Utilizar óleos, gorduras, sal e açúcar em pequenas quantidades para temperar e cozinhar alimentos e criar preparações culinárias
Limitar o uso de alimentos processados, consumindo-os em pequenas quantidades – como conservas de legumes, compota de frutas, queijos e pães
Evitar os alimentos ultraprocessados – formulações industriais que modificam completamente o alimento de que são feitas ou usam produtos sintetizados em laboratório. É o caso de biscoitos, sorvetes, refrigerantes, salgadinhos de pacote, barra de cereal, iogurtes, sucos adoçadas, entre outros
Consumir **peixes como sardinha e atum** ao menos duas vezes na semana. Incluir chia e linhaça na rotina. São fontes de ômega 3
Incluir **oleaginosas, abacate e azeite** na alimentação, diariamente. São fontes de gorduras boas
Quando cozinhar, preferir refogar rapidamente, assar, ou cozinhar no vapor, preservando-se a qualidade nutricional dos alimentos. Evitar frituras
O consumo de **vegetais e frutas deve ser abundante e diário,** na média de quatro porções/dia. Incluir frutas vermelhas e vegetais verde-escuros
Consumir diariamente iogurte natural, sem açúcar. Opção ideal para lanches da tarde
Limitar o consumo de carne vermelha e dar prioridade ao consumo de peixes, frango, ovos e leguminosas como fonte de proteína.
Priorizar o consumo de cereais e farinhas integrais, cujas fibras são prebióticas para a microbiota intestinal
Para o tempero de preparações, utilizar especiarias naturais, como cúrcuma, pimenta preta, gengibre, canela, alho, cebola, entre outros
Consumir chás diariamente, como o chá verde, de canela, gengibre e de outras ervas como capim-cidreira, hortelã, erva doce, entre outras. Chocolate amargo, mínimo 50% de cacau, pode ser consumido em quantidades moderadas
O consumo de doces e guloseimas deve ser esporádico e reservado para ocasiões especiais

Fonte: Adaptado do Guia alimentar para População Brasileira; Bustamante MF, Agustín-Perez M, Cedola F, *et al.*, 2020.

CONSIDERAÇÕES FINAIS

Intervenções nutricionais devem fazer parte do manejo da DC. No geral, dietas anti-inflamatórias e MedDiet têm efeito positivo nos resultados da dor. Cada vez mais estudos têm surgido buscando entender como a dieta pode modular a fisiologia relacionada à dor (p. ex., inflamação, estresse oxidativo e excitabilidade do sistema nervoso) e identificar qual população com dor pode se beneficiar de cada intervenção dietética.

A nutrição é uma aliada importante, especialmente quando aplicada de forma personalizada e respeitosa às preferências culturais e alimentares de cada paciente. Ao considerarmos a individualidade e as tradições alimentares, podemos otimizar os resultados do tratamento e proporcionar uma abordagem mais eficaz no combate à dor. Ao integrar alimentos que fazem parte da vida cotidiana e da tradição cultural do paciente, o tratamento se torna mais sustentável a longo prazo e apresenta melhores resultados.

Referências bibliográficas

1. 1 Elma Ö, Brain K, Dong HJ. The importance of nutrition as a lifestyle factor in chronic pain management: a narrative review. J. Clin. Med. 2022;1:5950. doi: 10.3390/jcm11195950.
2. 2 Cuomo A, Parascandolo I. Role of nutrition in the management of patients with chronic musculoskeletal pain. J Pain Res. 2024;17:2223-2238. doi: 10.2147/JPR.S456202.
3. Kaushik AS, Strath LJ, Sorge RE. Dietary interventions for treatment of chronic pain: oxidative stress and inflammation. Pain Ther. 2020;9(2):487-98. doi: 10.1007/s40122-020-00200-5.
4. Zhou R, Zhang L, Sun Y, Yan J, Jiang H. Causal associations between dietary habits and chronic pain: a two-sample mendelian randomiza-

tion study. Nutrients. 2023;15(17):3709. doi: 10.3390/nu15173709.

5. Vasconcelos SML, Goulart MOF, Moura JB de F, Manfredini V, Benfato M da S, Kubota LT. Espécies reativas de oxigênio e de nitrogênio, antioxidantes e marcadores de dano oxidativo em sangue humano: principais métodos analíticos para sua determinação. Quím Nova. 2007;30(5):1323-38. doi: 10.1590/S0100-40422007000500046.
6. Dragan S, Şerban MC, Damian G, Buleu F, Valcovici M, Christodorescu R. Dietary patterns and interventions to alleviate chronic pain. Nutrients. 2020;12(9):2510. doi: 10.3390/nu12092510.
7. Bustamante MF, Agustín-Perez M, Cedola F, Coras R, Narasimhan R, Golshan S, et al. Design of an anti-inflammatory diet (ITIS diet) for patients with rheumatoid arthritis. Contemp Clin Trials Commun. 2020;17:100524. doi: 10.1016/j.conctc.2020.100524.
8. Cooper I, Brukner P, Devlin BL, Reddy AJ, Fulton M, Kemp JL, et al. An anti-inflammatory diet intervention for knee osteoarthritis: a feasibility study. BMC Musculoskelet Disord. 2022;23(1):47. doi: 10.1186/s12891-022-05003-7.
9. Genel F, Kale M, Pavlovic N, Flood VM, Naylor JM, Adie S. Health effects of a low--inflammatory diet in adults with arthritis: a systematic review and meta-analysis. J Nutr Sci. 2020;9:e37. doi: 10.1017/jns.2020.31.
10. Richard C, Couture P, Desroches S, Lamarche B. Effect of the mediterranean diet with and without weight loss on markers of inflammation in men with metabolic syndrome. Obesity (Silver Spring). 2013;21(1):51-7. doi: 10.1002/oby.20239.
11. Finicelli M, Di Salle A, Galderisi U, Peluso G. The mediterranean diet: an update of the clinical trials. Nutrients. 2022;14(14):2956. doi: 10.3390/nu14142956.
12. Olivito I, Simona F, Tarsitano A, Pagliuso M, Tarantino C, De Lorenzo A, et al. Mediterranean ketogenic diet accounts for reduced pain frequency and intensity in patients with chronic migraine: a pilot study. Clin Nutr. 2024;43(8):1781-7. doi: 10.1016/j.clnu.2024.06.015.
13. Metyas C, Aung TT, Cheung J, Joseph M, Ballester AM, Metyas S. Diet and lifestyle modifications for fibromyalgia. Curr Rheumatol Rev. 2024;20(4):405-13. doi: 10.2174/0115733971274700231226075717.
14. Piecuch M, Garbicz J, Waliczek M, Malinowska--Borowska J, Rozentryt P. I am the 1 in 10-what should i eat? a research review of nutrition in endometriosis. Nutrients. 2022;14(24):5283. doi: 10.3390/nu14245283.
15. Ortolá R, García-Esquinas E, Sotos-Prieto M, Struijk EA, Caballero FF, Lopez-Garcia E, et al. Mediterranean diet and changes in frequency, severity, and localization of pain in older adults: the seniors-ENRICA cohorts. J Gerontol A Biol Sci Med Sci. 2022;77(1):122-30. doi: 10.1093/gerona/glab109.
16. Shivappa N, Steck SE, Hurley TG, Hussey JR, Hébert JR. Designing and developing a literature--derived, population-based dietary inflammatory index. Public Health Nutr. 2014;17(8):1689-96. doi: 10.1017/S1368980013002115.
17. Casini I, Ladisa V, Clemente L, Delussi M, Rostanzo E, Peparini S, et al. A personalized mediterranean diet improves pain and quality of life in patients with fibromyalgia. Pain Ther. 2024;13(3):609-20. doi: 10.1007/s40122-024-00598-2.
18. Maddox EK, Massoni SC, Hoffart CM, Takata Y. Dietary effects on pain symptoms in patients with fibromyalgia syndrome: systematic review and future directions. Nutrients. 2023;15(3):716. doi: 10.3390/nu15030716.
19. Gallardo-Alfaro L, et al. Leisure-time physical activity, sedentary behaviour and diet quality are associated with metabolic syndrome severity: the PREDIMED-plus study. Nutrients. 2020;12(4):1013. doi:10.3390/nu12041013.
20. Sala-Climent M, López de Coca T, Guerrero MD, Muñoz FJ, López-Ruíz MA, Moreno L, et al. The effect of an anti-inflammatory diet on chronic pain: a pilot study. Front Nutr. 2023;10:1205526. doi: 10.3389/fnut.2023.1205526.
21. Schröder H, et al. A short screener is valid for assessing Mediterranean diet adherence among older Spanish men and women. The Journal of nutrition. 2011;141(6):1140-5. doi:10.3945/jn.110.135566.
22. Rondanelli M, Faliva MA, Miccono A, Naso M, Nichetti M, Riva A, et al. Food pyramid for subjects with chronic pain: foods and dietary constituents as anti-inflammatory and antioxidant agents. Nutr Res Rev. 2018;31(1):131-51. doi: 10.1017/S0954422417000270.
23. Guo R, Chen LH, Xing C, Liu T. Pain regulation by gut microbiota: molecular mechanisms and therapeutic potential. Br J Anaesth. 2019;123(5):637-54. doi: 10.1016/j.bja.2019.07.026.
24. Morreale C, Bresesti I, Bosi A, Baj A, Giaroni C, Agosti M, et al. Microbiota and pain: save your gut feeling. Cells. 2022;11(6):971. doi: 10.3390/cells11060971.
25. Santoni M, Miccini F, Battelli N. Gut microbiota, immunity and pain. Immunol Lett. 2021;229:44-7. doi: 10.1016/j.imlet.2020.11.010.

26. Corriero A, Giglio M, Inchingolo F, Moschetta A, Varrassi G, Puntillo F. Gut microbiota modulation and its implications on neuropathic pain: a comprehensive literature review. pain ther. 2024;13(1):33-51. doi: 10.1007/s40122-023-00565-3.
27. Alizadeh N, Naderi G, Kahrizi MS, Haghgouei T, Mobed A, Shah-Abadi ME. Microbiota-pain association; recent discoveries and research progress. Curr Microbiol. 2022;80(1):29. doi: 10.1007/s00284-022-03124-9.
28. Kurapatti M, Carreira D. Diet composition's effect on chronic musculoskeletal pain: a narrative review. Pain Physician. 2023;26(7):527-534.
29. Wu Y, Wan J, Choe U, Pham Q, Schoene NW, He Q, et al. Interactions between food and gut microbiota: impact on human health. Annu Rev Food Sci Technol. 2019;10:389-408. doi: 10.1146/annurev-food-032818-121303.
30. Bjørklund G, Aaseth J, Doşa MD, Pivina L, Dadar M, Pen JJ, et al. Does diet play a role in reducing nociception related to inflammation and chronic pain? Nutrition. 2019;66:153-65. doi: 10.1016/j.nut.2019.04.007.
31. Ambroselli D, et al. New advances in metabolic syndrome, from prevention to treatment: the role of diet and food. Nutrients. 2023;15(3)640. doi: 10.3390/nu15030640. Disponível em: https://pubmed.ncbi.nlm.nih.gov/36771347/.
32. Brasil. Ministério da Saúde. Secretaria de atenção à Saúde. Departamento de Atenção Básica. Guia alimentar para a população brasileira / Ministério da Saúde, Secretaria de Atenção à Saúde, Departamento de Atenção Básica. – 2. Ed. 1. reimpr. – Brasília : Ministério da Saúde; 2014.
33. Banerjee S, Sindberg G, Wang F, Meng J, Sharma U, Zhang L, et al. Opioid-induced gut microbial disruption and bile dysregulation leads to gut barrier compromise and sustained systemic inflammation. Mucosal Immunol. 2016;9(6):1418-28. doi: 10.1038/mi.2016.9.

Novas Tecnologias na Medicina da Dor

16

Jonas Lenzi de Araujo
Luisa Maria Affonso Santos
Tatiane Bacchi Gehlen Lenzi de Araújo

INTRODUÇÃO

A dor é um fenômeno intrinsecamente complexo, que envolve tanto componentes sensoriais como emocionais, servindo como um sinal de alerta para danos teciduais potenciais ou reais.[1] Seu papel defensivo visa proteger o organismo, promovendo respostas a lesões ou ameaças. Geralmente, à medida que a lesão é tratada e resolvida, a dor também tende a regredir. Contudo, em algumas circunstâncias, a dor persiste, revelando processos mais profundos no sistema nervoso central (SNC), os quais se associam à cronificação do quadro doloroso.[2]

A cronificação da dor vai muito além da simples extensão temporal da dor. Estudos mostram que ela está frequentemente associada a alterações plásticas no SNC, incluindo processos de aprendizado e memória, que resultam em percepções de dor alteradas e desajustadas, mesmo quando não há evidências estruturais detectáveis por exames de imagem.[3] Dessa forma, a dor crônica é uma condição que reflete a interação dinâmica e contínua das redes neurais, afetando tanto a percepção como a resposta fisiológica à dor. Além disso, é importante ressaltar que a dor crônica pode se manifestar de maneiras diferentes entre pessoas com a mesma condição ou até variar no mesmo paciente ao longo do tempo, ilustrando o caráter único e dinâmico dessa experiência.[4,5]

Diante dessa complexidade, é fundamental adotar uma abordagem biopsicossocial para o manejo da dor crônica, considerando não apenas os fatores biológicos, mas também as influências psicológicas e sociais que afetam a experiência individual da dor.[6] Esse tipo de abordagem é fundamental para reconhecer a subjetividade da dor e garantir um tratamento mais humanizado e eficaz, capaz de atender às nuances de cada paciente.

Os desafios no tratamento da dor crônica são substanciais, tanto do ponto de vista clínico como do econômico. A revisão sistemática de AlMazrou *et al.* (2020) sublinha a dificuldade de se alcançarem conclusões definitivas sobre a eficácia econômica de diversas intervenções terapêuticas em países como Holanda, Noruega e Reino Unido.[7] A ampla gama de tratamentos disponíveis, os critérios variáveis de avaliação e a heterogeneidade dos perfis dos pacientes complicam a formulação de generalizações. Esse cenário reforça a necessidade de uma abordagem personalizada e multifacetada, alinhada ao modelo biopsicossocial proposto por Engel (1977).[8]

Além disso, a avaliação da dor crônica e a eficácia dos tratamentos são complicadas pela própria subjetividade da dor. Breivik *et al.* (2008)

enfatizam a importância de valorizar a perspectiva individual do paciente em todo o processo terapêutico.[9] A variabilidade nos desfechos clínicos e a falta de compreensão completa dos mecanismos subjacentes à dor crônica indicam a necessidade urgente de avanços tanto nas tecnologias como nas estratégias terapêuticas.

Portanto, compreender as complexidades envolvidas no tratamento da dor crônica é essencial para reduzir a variância nos desfechos, melhorar a eficácia do tratamento, diminuir os custos associados ao manejo da dor e, sobretudo, melhorar a qualidade de vida dos pacientes. Com a integração de avanços tecnológicos, como a gestão de dados em saúde e a implementação de técnicas de inteligência artificial (IA), e com a adoção de abordagens que contemplem a individualidade e a multidimensionalidade da experiência dolorosa, será possível fornecer cuidados mais precisos, eficazes e economicamente viáveis.

DADOS EM SAÚDE

A crescente digitalização da sociedade moderna tem gerado um volume colossal de dados e a área da Saúde não é exceção. Dados em Saúde podem ser definidos como qualquer informação coletada, armazenada e utilizada no contexto da saúde de um indivíduo ou da população.[10] Essa vastidão de informações, quando adequadamente coletada, armazenada, analisada e interpretada, tem o potencial de revolucionar o tratamento da dor crônica.

A coleta de dados em Saúde para o manejo da dor crônica pode incluir desde informações demográficas e histórico médico do paciente, até dados obtidos por meio de prontuários eletrônicos e desfechos relatados pelos pacientes, abrangendo registros de medicamentos utilizados, respostas a questionários sobre qualidade de vida e informações fisiológicas coletadas por dispositivos de monitoramento remoto.[11] A variedade de fontes e de formatos de dados exige a implementação de sistemas de informação integrados e interoperáveis, capazes de agregar e processar grandes volumes de dados de forma eficiente.[12]

Os dados em Saúde são considerados sensíveis por causa da natureza altamente pessoal e potencialmente identificável das informações que contêm. Esses dados incluem detalhes sobre a condição médica, histórico de tratamentos, informações genéticas e comportamentais dos pacientes que, se expostos ou mal-utilizados, podem gerar discriminação, estigmatização e outras consequências adversas. Portanto, a armazenagem segura e a gestão ética desses dados são cruciais. Bancos de dados robustos e plataformas de nuvem especializadas em Saúde são frequentemente utilizados com medidas rigorosas de segurança e privacidade para garantir a confidencialidade das informações dos pacientes.[13] A adesão a padrões internacionais de segurança da informação, como a Health Insurance Portability and Accountability Act (HIPAA), nos Estados Unidos, e a Lei Geral de Proteção de Dados (LGPD) no Brasil, é fundamental para garantir a integridade e confidencialidade dos dados. Essas regulamentações estabelecem diretrizes claras sobre como os dados devem ser coletados, armazenados, processados e compartilhados, assegurando que as informações dos pacientes sejam protegidas contra acessos não autorizados e violações de privacidade.

A utilização dos dados em Saúde para o tratamento da dor crônica é vasta e promissora. Os algoritmos de aprendizado de máquina (ML, do inglês *machine learning*) têm o potencial de revolucionar a gestão da dor ao identificar padrões preditivos que podem indicar a cronificação da dor. Além disso, esses algoritmos podem personalizar planos de tratamento com base nas características individuais de cada paciente, monitorar a progressão da dor e a eficácia das intervenções terapêuticas em tempo real e otimizar a alocação de recursos de Saúde. Essa abordagem não apenas melhora a precisão do diagnóstico e do tratamento, mas também promove uma gestão mais eficiente e centrada no paciente.[14]

Apesar do enorme potencial, a utilização de dados em Saúde no contexto da dor crônica enfrenta dificuldades significativas. A heterogeneidade dos dados, a presença de informações incompletas ou inconsistentes e a falta de interoperabilidade entre sistemas são desafios críticos enfrentados por empresas em ambientes complexos.[15] A complexidade dos dados exige competência técnica, e é vital assegurar equidade no acesso a essas informações. Para enfrentar esses desafios, Pang *et al.* (2015) propõem o Serviço de Interoperabilidade de Fonte de Dados, que melhora a colaboração e a integração entre fontes de dados, facilitando a gestão de informações heterogêneas e promovendo decisões mais eficientes.

Superar esses desafios exige esforços conjuntos de pesquisadores, profissionais de Saúde, desenvolvedores de tecnologia, formuladores de políticas públicas e, principalmente, a participação ativa dos pacientes. A construção de um futuro em que os dados em Saúde impulsionam o tratamento individualizado e efetivo da dor crônica depende da criação de um ecossistema de dados confiável, seguro e centrado no paciente.

No Brasil, o Sistema Único de Saúde (SUS) é capaz de gerar grandes volumes de dados, o que poderia alimentar algoritmos que gerariam informações muito importantes para tomadas de decisão tanto em âmbito gerencial como no individual, porém ainda é subutilizado. Portanto, maiores investimentos estratégicos nesse campo, priorizando a valorização em infraestrutura computacional e o treinamento de profissionais qualificados para trabalhar com IA, poderiam alterar a história de muitos pacientes.[16]

INTELIGÊNCIA ARTIFICIAL

A IA é um ramo da ciência da computação dedicado ao desenvolvimento de sistemas capazes de executar tarefas que normalmente requerem inteligência humana, como aprendizado, raciocínio, percepção, reconhecimento de padrões, tomada de decisões e processamento de linguagem natural (NLP, do inglês *natural language processing*).[17] Existem duas categorias principais de IA: a IA fraca (*narrow AI*), que realiza tarefas específicas; e a IA forte (*general AI*), teórica, que poderia executar qualquer tarefa cognitiva humana.[18] Enquanto a IA forte permanece hipotética, a IA fraca é amplamente aplicada na Saúde, incluindo o diagnóstico de doenças, a interpretação de exames de imagem e a gestão de dados clínicos.[19,22]

A IA facilita a análise de grandes volumes de dados, permitindo a descoberta de novos biomarcadores e a compreensão dos mecanismos subjacentes à dor crônica, o que pode propiciar o desenvolvimento de terapias mais eficazes.[18] No contexto da dor crônica, é possível identificar subgrupos de pacientes que respondem de maneira diferente a determinadas terapias, melhorando a personalização das intervenções terapêuticas.[20]

O crescimento da relevância da IA, nos últimos anos, resulta dos avanços tecnológicos, do aumento da capacidade computacional e da disponibilidade de uma abundância de dados, essenciais para treinar algoritmos de ML. Diferentemente das tecnologias convencionais, a IA destaca-se por sua capacidade de aprender com dados, adaptar-se a novas informações e realizar tarefas complexas com um grau de autonomia que emula o raciocínio humano.

Aprendizado de Máquina (ML, do inglês *Machine Learning*) é uma das principais vertentes da IA. Trata-se de um campo dedicado ao desenvolvimento de algoritmos e técnicas que permitem que os sistemas computacionais aprendam a partir de dados e experiências, melhorando seu desempenho sem serem explicitamente programados para cada tarefa específica. Existem diferentes tipos de ML: o aprendizado não supervisionado; o aprendizado supervisionado; e o aprendizado por reforço (RL, do inglês *reinforcement learning*).

No aprendizado não supervisionado, os algoritmos trabalham com dados não rotulados, buscando identificar padrões ocultos ou agrupamentos dentro dos dados. Esse método é particularmente útil para segmentar populações de pacientes com base em características similares, como tratamentos realizados ou medicamentos utilizados. Por exemplo, Keller *et al.* (2022) utilizaram ML não supervisionado em dados de biomecânica para identificar uma estratégia de inclinação para frente no movimento de sentar-se e levantar-se como um biomarcador de controle motor deficiente em pacientes com dor lombar crônica.[21]

Já no aprendizado supervisionado, os algoritmos são treinados utilizando dados rotulados, ou seja, exemplos nos quais tanto as entradas como as saídas desejadas são conhecidas. Esse método é amplamente utilizado em aplicações médicas, como a previsão de desfechos clínicos. Dados de pacientes e os resultados de tratamentos anteriores servem como base para o treinamento dos modelos, permitindo que os algoritmos aprendam a relação entre as variáveis de entrada e as de saídas desejadas. Em muitos estudos, um grande conjunto de dados é dividido em dados de treinamento e dados de teste, geralmente numa proporção de 70% para treinamento e 30% para teste, a fim de avaliar o desempenho do algoritmo em novos dados.[17]

O RL é uma técnica de IA em que um agente aprende a tomar decisões em um ambiente dinâmico com base em tentativa e erro visando maximizar uma recompensa acumulada ao longo do tempo. O agente observa o estado do ambiente, escolhe uma ação, recebe uma recompensa com base nessa ação e ajusta suas escolhas para melhorar o desempenho futuro. O objetivo é encontrar uma política ótima que maximize as recompensas. Diferentemente do aprendizado supervisionado, o RL não usa dados rotulados, mas sim *feedback* contínuo das interações do agente com o ambiente. Esse tipo de aprendizado é aplicado em contextos em que é necessário tomar decisões sequenciais e otimizar ações a partir de *feedbacks* do ambiente.[23]

O Quadro 1 sintetiza as principais formas de atuação dos algoritmos, suas vantagens e suas aplicações na área da Saúde.

As redes neurais artificiais, um subcampo do ML, são sistemas computacionais inspirados no cérebro humano.[24,25] Elas são compostas por neurônios artificiais que processam sinais em várias camadas de unidades computacionais. Uma rede neural típica inclui uma camada de entrada, uma ou mais camadas ocultas para processamento interno e uma camada de saída para resultados.

Essas redes desenvolvem suas próprias regras de comportamento com base em experiências passadas, resultando em sistemas independentes e especializados em tarefas específicas. Exemplos incluem o reconhecimento de fala e imagem, bem como a classificação de dados. Recentemente, a evolução das redes neurais permitiu o aprendizado profundo (DL, do inglês *deep learning*), essencial para a criação de redes mais complexas que podem processar dados avançados, representando uma inovação

Quadro 1 – Principais algoritmos aplicados à área da Saúde

Algoritmo	Descrição sucinta	Vantagens	Aplicações na área da Saúde
Regressão linear	Estima a relação entre variáveis independentes e dependentes	Simples de interpretar, útil para dados lineares	Previsão de progresso de doenças, custos de Saúde
Regressão logística	Classifica dados em categorias binárias	Boa para classificação binária, fácil de interpretar	Diagnóstico de doenças como diabetes ou câncer
Máquinas de vetores de suporte (SVM)	Classifica dados criando uma fronteira ótima entre classes	Eficaz em espaços de alta dimensão, robusta em casos de pouca amostra	Classificação de imagens médicas, detecção de tumores
Árvores de decisão	Usa uma estrutura de árvore para tomar decisões com base em características	Fácil de interpretar, lida bem com dados categóricos e contínuos	Diagnóstico médico, triagem de pacientes
Random forest	Conjunto de árvores de decisão para melhorar a precisão de previsões	Reduz o *overfitting*, alta precisão em classificações complexas	Diagnóstico de doenças complexas, predição de resultados clínicos
K-Nearest neighbors (KNN)	Classifica os dados com base nos vizinhos mais próximos no espaço de características	Simples e eficaz para pequenos conjuntos de dados	Previsão de risco de doenças, classificação de dados genéticos
Naive Bayes	Baseia-se no teorema de Bayes para classificar dados	Rápido, eficaz com grandes conjuntos de dados	Diagnóstico de doenças com base em sintomas, análise de textos médicos
Redes neurais artificiais (ANN)	Simulam o comportamento do cérebro humano para reconhecimento de padrões	Alta capacidade de modelar dados complexos e não lineares	Diagnóstico por imagem, predição de evolução de doenças
Gradient boosting	Combina vários modelos fracos para formar um modelo forte	Alta precisão, bom para problemas complexos de classificação	Diagnóstico de câncer, análise preditiva de risco em pacientes
K-Means	Algoritmo de agrupamento que divide os dados em K grupos	Simples e eficiente para segmentação	Agrupamento de pacientes com base em características genéticas ou clínicas

Fonte: Desenvolvido pela autoria.

significativa em diversas áreas tecnológicas, incluindo, também, avanços na área da saúde.

Inteligência artificial generativa

A IA generativa refere-se a uma classe de algoritmos capazes de gerar novos conteúdos, como textos, imagens, músicas ou dados, a partir de padrões aprendidos de grandes conjuntos de dados. Diferentemente da IA tradicional, que apenas analisa e classifica informações, a IA generativa tem como principal objetivo criar dados novos e realistas, que podem se assemelhar a dados humanos. Esse conceito tem ganhado relevância em razão dos avanços em redes neurais profundas, como as *generative adversarial networks* (GAN) e os *transformer models*, como o *generative pretrained transformer* (GPT).

Uma das características mais marcantes da IA generativa é sua capacidade de aprender a partir de grandes quantidades de dados e gerar resultados que podem ser indistinguíveis dos dados reais. Esse processo envolve dois componentes principais (CP): a modelagem; e a geração. Na modelagem, o algoritmo aprende padrões subjacentes no conjunto de dados de treinamento. Na fase de geração, a IA utiliza o que aprendeu para criar exemplos que seguem os mesmos padrões. Por exemplo, nas GANs, dois modelos de IA são treinados simultaneamente: o gerador, que cria dados; e o discriminador, que avalia a autenticidade desses dados. Esse processo de aprendizado competitivo resulta em gerações cada vez mais sofisticadas e realistas.

O GPT é um modelo de linguagem desenvolvido pela *OpenAI* que utiliza técnicas de DL para gerar textos semelhantes aos humanos com base em entradas textuais. Ele é construído sobre a arquitetura de transformadores, que permite processar sequências de texto de forma eficiente, utilizando mecanismos de autoatenção. O modelo é pré-treinado com grandes quantidades de dados textuais, o que lhe confere a capacidade de realizar uma ampla gama de tarefas relacionadas à linguagem, como geração de texto, tradução e classificação de texto.

Entre as vantagens do GPT, destaca-se sua habilidade de fornecer respostas rápidas e precisas, o que melhora a experiência do usuário em diversas aplicações, como atendimento ao cliente e *marketing*. Além disso, o GPT pode ser utilizado em setores variados, onde pode automatizar interações e oferecer recomendações personalizadas. Na área da Saúde, por exemplo, a IA é utilizada para gerar imagens médicas sintéticas, simulando dados para fins de treinamento e validação de sistemas de diagnóstico.[26] Outra aplicação relevante está no *design* de novos medicamentos, em que modelos generativos são usados para projetar novas moléculas de maneira inversa, ou seja, partindo de uma funcionalidade desejada e buscando a estrutura molecular ideal. Isso acelera a descoberta de materiais, crucial para resolver desafios em áreas como a da Saúde.[27]

Apesar de representar um avanço significativo, é importante considerar os desafios associados ao uso do GPT, como questões de viés, alucinações, privacidade e a necessidade de um controle ético na sua implementação. Existem preocupações éticas relacionadas à IA generativa. A facilidade com que conteúdos falsos podem ser gerados e disseminados é uma das principais críticas. Os *deepfakes*, por exemplo, são vídeos manipulados que podem ser usados para enganar, criando falsas realidades.[28] A manipulação de informações geradas por IA pode ter graves implicações sociais e políticas, como a disseminação de desinformação.

Inteligência artificial e dor

O uso das tecnologias de IA no diagnóstico e na avaliação da dor é promissor, sendo favorável para o desenvolvimento de pesquisas e possíveis tratamentos nessa área. Dessa maneira, para realizar a avaliação dos níveis dolorosos e o direcionamento dos tratamentos álgicos, as tecnologias de IA podem fazer uma análise de vários dados relacionados aos domínios biológico, psicológico e social, visando identificar padrões, causas e previsões futuras de maneira automática. Na atualidade, o uso de sistemas de ML no campo de Medicina da Dor pode ser evidente na identificação e classificação de subgrupos por meio de métodos de agrupamento (*clustering*), nos diagnósticos de pacientes com dor utilizando-se de dados de Saúde, no reconhecimento de fatores de risco, na investigação de biomarcadores, na avaliação de prognóstico e na criação e interpretação de medidas de intensidade da dor.[29]

A aplicação de IA também se mostrou promissora para a gestão de doenças crônicas, como no gerenciamento da dor crônica e de cuidados paliativos, uma vez que essa tecnologia tem a competência de averiguar os dados de longo prazo. A análise a partir de algoritmos de séries temporais pode fornecer novos entendimentos da efetividade dos medicamentos e procedimentos realizados, contribuindo para a orientação de decisões terapêuticas.[30]

As ferramentas de IA podem constatar a dor por meio de expressões faciais, o que auxilia na estimativa mais precisa da intensidade do quadro álgico do paciente. Em adição, essas tecnologias são interessantes na detecção de dor em situações desafiadoras, como em pacientes acamados e gravemente enfermos ou em pacientes que não se comunicam por linguagem verbal, por exemplo. Com base nos dados fornecidos pelas diversas técnicas discutidas, os profissionais da área da Saúde podem oferecer tratamentos e dosagens personalizadas de medicações conforme as necessidades específicas de cada paciente. Pesquisas indicaram que a IA é capaz de superar humanos na diferenciação de dores legítimas e fisionomias fingidas. No entanto, apesar de a análise da expressão facial pelos métodos de IA requerer aprimoramentos, ela tem aptidão para contribuir na avaliação da dor pelos médicos.[31]

Artigos relatam que a inserção da IA/ML no manejo da dor engloba desde o reconhecimento de pacientes que poderiam ter benefícios com uma consulta pré-operatória nos serviços de dor aguda de um hospital até a estimativa da dosagem de opioides desses pacientes.[32] *Brown et al.* usaram técnicas de ML para averiguar diferenças em dados de ressonância magnética funcional (fMRI) de pacientes humanos submetidos a estimulantes térmicos dolorosos e não dolorosos. Foi demonstrado que a análise de ML de varreduras cerebrais completas seria capaz de reconhecer a dor com mais exatidão do que a análise de áreas cerebrais individuais associadas usualmente à nocicepção.[33]

O reconhecimento da dor não foi limitado a métodos de imagem. A fim de realizar a identificação de biomarcadores específicos para a dor, *Gram et al.* utilizaram ferramentas de ML para estudar sinais de eletroencefalograma (EEG) de 81 pacientes com a intenção de presumir quais pacientes responderiam ao tratamento com opioides para dor aguda.[34] Foi verificado um índice de 65% de precisão ao se utilizar a avaliação eletroencefalográfica pré-operatória para identificar pacientes que se beneficiaram da terapia opioide no pós-operatório, representando um avanço significativo na Medicina da Dor.

Araújo *et al.* (2024) aplicaram uma rotina de diferentes técnicas para avaliar a viabilidade e eficácia de NLP. O autor utilizou mineração de texto e análise de sentimentos no *corpus* textual em um prontuário eletrônico para a criação de um banco de dados estruturado, ponto-chave para viabilizar a aplicação de técnicas de ML. Com a análise de CP, uma técnica de ML não supervisionada, foi possível estimar a proporção da variância explicada dos componentes biológicos (CP-1: 39,4%) e psicossocial (CP-2: 12,2%; CP-3: 11%). Os dados revelaram a existência de multicolinearidade entre variáveis associadas ao componente biológico e o peso significativo do componente psicossocial.

No mesmo estudo, foram empregadas técnicas supervisionadas para a predição do diagnóstico de componente de dor miofascial em um conjunto de 924 observações. Na fase de modelagem preditiva, nove diferentes algoritmos foram treinados em 60% da amostra (n = 555) e avaliadas no conjunto de teste (n = 369). Os modelos de gradiente *boosting machine, extreme gradient boosting* com *dropout* e *support vector machine* demonstraram desempenho superior tanto em termos de área sob a curva (AUC) como de acurácia. A análise pelo método SHAP (*Shapley Additive Explanations*) confirmou a importância das variáveis derivadas da mineração de texto e análise de sentimentos na predição da síndrome dolorosa miofascial, revelando que a escala visual analógica (EVA) é menos relevante que o nível de ansiedade como *feature* preditora.

A dor pode ser tanto uma variável dependente, sendo predita com base em um conjunto de variáveis, como uma variável preditora, usada para antecipar outros desfechos clínicos. Nesse caso, a dor pode ser representada de forma binária (presença ou ausência), qualitativa, ordinal (categorias de intensidade) ou quantitativa (medida numérica), o que permite uma análise abrangente. Em outro estudo, Araujo *et al.* (2024) identificaram que a intensidade da dor foi o principal preditor de absenteísmo em ambientes industriais em um conjunto de 15 variáveis estudadas. Da mesma forma, outros desfechos não diretamente relacionados ao quadro clínico da dor, como desempenho no trabalho ou qualidade de vida, podem ser antecipados utilizando modelos de ML. Esses exemplos mostram como a dor pode ser utilizada em diversas análises, contribuindo para melhor compreensão e gestão da saúde dos pacientes.[35]

A cada dia, a IA se aprimora para melhorar a qualidade do atendimento aos pacientes, reduzir o percentual de erros humanos e mitigar a fadiga dos profissionais de Saúde causada por tarefas clínicas rotineiras. No entanto, as decisões clínicas não devem se basear exclusivamente na utilização de algoritmos. A IA não substituirá os profissionais humanos nem os atributos essenciais como atenção, empatia, escuta ativa e validação das queixas dos pacientes, cruciais para uma boa relação médico-paciente. Portanto, seu uso deve sempre ser cauteloso, visando melhorar o gerenciamento do tratamento de pacientes com dor e proporcionar um tratamento humanizado e qualificado.

Tópicos relevantes da aplicação da inteligência artificial

Mesmo com vantagens, o uso da IA tem suas limitações. As principais questões giram em torno da qualidade e quantidade dos dados, das limitações técnicas, bem como das implicações operacionais e éticas. Os dados também podem estar sujeitos a preconceitos (como gênero, orientação, raça etc.) se não forem utilizados corretamente, o que é paradoxal, já que a IA deveria eliminar essas desigualdades e não as perpetuar. Logo, é importante haver colaborações multidisciplinares no campo da IA para que os preconceitos sejam evitados ao máximo e eliminados.[36]

Sistemas de IA podem ser alvos de violações de privacidade. Para isso, é importante serem adotadas leis e políticas internacionais que viabilizem a implantação eficaz de protocolos de segurança. As ferramentas de IA devem ter uma interface de fácil compreensão e utilização acessível, sendo fundamental a implantação de normas que protocolizem o emprego da IA nos sistemas de Saúde, a fim de garantir a manutenção da segurança dos pacientes e dos dados de Saúde empregados nessas tecnologias.[37]

Nem todos os algoritmos são interpretáveis, necessitando-se de estudos de aprimoramento da transparência a fim de elaborar modelos aptos para elucidar as suas evidências e aumentar a compreensão e confiança humana diante de suas previsões.[32] Críticas são feitas especialmente às redes neurais, uma vez que um algoritmo pode transmitir previsões ao médico ou profissional de Saúde, porém não é capaz de fornecer mais informações sobre os motivos pelos quais as previsões foram sintetizadas.

Embora a IA tenha a capacidade autônoma de executar tarefas repetitivas e demoradas, ela se apresenta como um poderoso aliado dos profissionais da Saúde, amplificando sua eficiência e precisão. É importante ressaltar que a tecnologia atua como um copiloto, otimizando o tempo e os recursos do profissional, mas jamais substituindo o olhar humanizado, a experiência clínica e o julgamento individualizado que são a base da Medicina.

REALIDADE VIRTUAL

Tendo em vista que a experiência da dor é mediada por vários fatores (psicológicos, socioculturais, bioquímicos e emocionais) notáveis, a terapia não farmacológica surge como uma forma de minimizar os efeitos colaterais decorrentes de terapias medicamentosas e procedimentos invasivos uma vez que, apesar de terem eficácia terapêutica, apresentam desvantagens consideráveis. Os opioides causam tolerância, dependência e hiperalgesia.

Um exemplo de terapia não farmacológica é a realidade virtual (RV), que compreende uma estratégia de analgesia multimodal a fim de diminuir a dosagem e a necessidade do uso de fármacos. Dessa maneira, nota-se que a tecnologia médica está cada vez mais presente no diagnóstico e tratamento da dor. Porém, há dois desafios principais a serem enfrentados, que são o desenvolvimento de medidas objetivas eficazes para captar a subjetividade da experiência da dor e o posterior fornecimento de novas abordagens para o tratamento da dor mediante inovações tecnológicas.[38]

A RV e a realidade aumentada (RA) são tecnologias que visam simular a realidade por meio de ilusões sensoriais. Enquanto a RV promove uma integração comportamental do indivíduo em um ambiente virtual análogo ao real, a RA tem a capacidade de aumentar o mundo real pela inclusão de informações computacionais/digitais. Assim sendo, a estimulação sensorial dos pacientes utiliza-se de sistemas que incluem *feedback* visual, auditivo e tátil.[38]

De forma geral, a RV representa a elaboração de um ambiente artificial criado por um computador capaz de fornecer visualização tridimensional interativa para substituir as entradas sensoriais do mundo real. É uma tecnologia cada vez mais valorizada como terapia não farmacológica no tratamento da dor. Sua aplicação no contexto da analgesia foi descrita pela primeira vez em 2000, em procedimentos de trocas de curativos de queimaduras.[39] Os aparelhos de RV são capazes de permitir que a interação do usuário com ambientes virtuais pareça real, isto é, permite uma imersão total do paciente por meio de um fenômeno denominado "sensação de presença".[37,40]

O ambiente de RV é apresentado ao paciente por meio de dispositivos de tecnologia visual imersiva, ou seja, utilizando visores montados na cabeça (HMD, do inglês *head-mounted display*) para fornecer a saída visual, controladores manuais e sensores responsáveis por rastrear movimentos da cabeça e do corpo. Esses equipamentos são portáteis e acessíveis ao público, sendo uma ótima opção terapêutica com função analgésica. A RV é interativa e imersiva, havendo o envolvimento de vários sentidos de forma simultânea.[37]

Muitos estudos foram realizados a fim de se avaliar o uso de RV no tratamento de quadros álgicos agudos e crônicos, mas nenhum exemplificou com exatidão o mecanismo de alívio da dor pelo uso da RV. Entretanto, algumas pesquisas apontaram a distração como hipótese explicativa a respeito dos efeitos benéficos da RV no tratamento da dor.[8] O *feedback* presente nessa tecnologia geralmente acontece pela incorporação de sensores que alteram suas configurações de estimulação conforme as respostas dos indivíduos. Dessa forma, pela imersão sensório-motora, os pacientes apresentam uma sensação psicológica de "presença" em ambientes de RV/RA.

O manejo da dor por essas tecnologias relaciona-se a dois mecanismos principais: *feedback*; e distração. A distração abrange o uso do processamento cognitivo ativo, a fim de desviar a atenção do usuário, por meio de jogos e vídeos interativos. Os pacientes relatam que sentem maior tolerância à dor e menos dor em razão da mudança momentânea de atenção do estímulo nocivo, além de melhora no humor e de sensação prazerosa de diversão. A distração da RV também apresenta evidente repercussão no contexto da redução de dor e ansiedade durante procedimentos médicos em pacientes pediátricos, tendo em vista que a ansiedade antecipatória pode gerar mais dor e angústia perante situações de intervenções terapêuticas que possam causar desconforto e sofrimento para o paciente.[30] Outra maneira de alívio da dor envolve a simulação do *feedback* sensório-motor multimodal de forma mais realística possível por meio da incorporação de sensores no coto de membros amputados visando a geração de um preciso *feedback* visual e cinestésico, o que é útil na redução da dor do membro fantasma. Na literatura, há também o uso de eletromiografia (EMG) de superfície para comandar a movimentação de membros virtuais para que seja permitido o restabelecimento da representação de percepção do membro que o paciente tenha perdido.[38]

A aplicabilidade da RV no contexto prático pode ser observada em situações como reabilitação pós-acidente vascular cerebral (AVC), doenças psiquiátricas, reabilitação de doenças neurodegenerativas em idosos e redução da dor.[39,41]

Realidade virtual na dor aguda

A implantação de dispositivos de RV para alívio da dor tem sido alvo de pesquisas e ensaios clínicos. Quatro estudos averiguaram o uso de RV em pacientes com queimaduras agudas durante a troca de curativos, tendo em vista o vasto sentimento de sofrimento, dor e angústia presente nesses casos. O artigo de *Sharar et al.*[42] foi composto por três estudos simultâneos e fazia a inclusão de pacientes pediátricos. No entanto, 41% da população amostral eram adultos (tinham entre 19 e 65 anos). Nesse artigo, cada paciente recebeu um visor comercial para colocar na cabeça. Posteriormente, os pacientes foram expostos ao jogo *SnowWorld* e, durante as trocas de curativos, foram submetidos a um ensaio cruzado, combinando uma sessão com e outra sem RV.

Outros estudos semelhantes foram feitos por Faber *et al.* e Carrougher *et al.*,[43,44] que realizaram o acompanhamento de pacientes durante 48 horas de substituição de curativos. Dados de Carrougher *et al.* foram associados ao estudo de Sharar *et al.* Nas três pesquisas citadas anteriormente, os pacientes relataram redução da dor após a exposição aos dispositivos de RV. Porém, em contrapartida, o último estudo realizado, de Konstantatos *et al.*,[45] que associou procedimento de hipnose e relaxamento guiado de forma eletrônica, evidenciou que a dor foi mais acentuada em comparação com pacientes que não se expuseram a nenhum aparelho de RV. No entanto, a literatura tem demonstrado resultados favoráveis da tecnologia de RV no tratamento de dores agudas.[46]

Realidade virtual na dor crônica

Há uma evidente lacuna na literatura a respeito de estudos associados ao uso de RV no tratamento de dores crônicas, apesar dos rápidos avanços no uso de RV na prática clínica. Foi realizado um estudo-piloto observacional, em que Jones *et al.*[47] realizaram o recrutamento de pacientes com dor neuropática crônica. Esses pacientes foram submetidos a sessões semanais de RV de 20 minutos durante 3 semanas, por meio de um visor colocado na cabeça denominado "óculos Rift" e o jogo interativo *Cool!*. O estudo demonstrou redução da dor, porém não houve resultado significativo na ansiedade e depressão.

Já Bani Mohammad *et al.*[48] realizaram um ensaio clínico randomizado com um grupo heterogêneo de pacientes com câncer de mama em estágios de 1 a 4. Os pacientes tiveram duas experiências distintas de RV, sendo *Ocean Rift* ou um vídeo de relaxamento não interativo *Happy Place* (Wenderdalck, Estocolmo, Suécia). Nesse estudo, houve redução das pontuações de dor relatadas pelos pacientes com câncer de mama expostos ao tratamento com RV associada à morfina em comparação àqueles que receberam apenas morfina.[39,48]

São poucos os estudos encontrados na literatura a respeito dessa temática relacionada à dor crônica. As pesquisas podem ser limitadas por algumas condições, que englobam a heterogeneidade e a diversidade dos equipamentos tecnológicos de *hardware* e de RV, além de uma variedade de *softwares* relacionados à IA, o que resulta em diferenças significativas em relação aos níveis de imersão e de interatividade experimentados por cada indivíduo.

Ademais, o uso da RV na Medicina compreende uma inovação promissora no tratamento de dores agudas e crônicas tendo em vista sua alta flexibilidade, adaptação e aplicação a pacientes de ambos os sexos e diferentes idades e diagnósticos médicos. Dessa maneira, conforme essa tecnologia é aprimorada e os custos reduzidos, a RV terá uma importância fundamental no futuro dos cuidados da saúde.

ROBÓTICA NO MANEJO DA DOR EM CENÁRIOS DE SAÚDE

A robótica tem emergido como uma ferramenta promissora para o gerenciamento da dor em contextos de saúde, com aplicações inovadoras que abrangem desde dispositivos robóticos personalizáveis para alívio da dor crônica até sistemas robóticos avançados em procedimentos cirúrgicos. Essas tecnologias oferecem novas oportunidades para melhorar o cuidado ao paciente, a eficiência dos procedimentos e, principalmente, reduzir o desconforto relacionado à dor.

No campo da dor crônica, os dispositivos robóticos personalizáveis têm ganhado destaque, sendo desenvolvidos com foco nas preferências dos pacientes. Estudos recentes indicam que pacientes com dor crônica preferem dispositivos robóticos que simulem interações humanas, com características como textura macia, aquecimento e controle manual, permitindo uma experiência mais confortável e individualizada. Dispositivos com funcionalidades como massagem, movimentos de deslizamento e estímulos táteis são altamente valorizados, pois proporcionam alívio da dor por meio de estímulos sensoriais agradáveis.[49] Essa personalização, que inclui a capacidade de ajustar a intensidade e o tipo de estímulo, melhora a eficácia do tratamento e dá aos pacientes uma sensação de controle sobre a sua dor.[50]

A robótica também tem transformado o manejo da dor em ambientes cirúrgicos. Técnicas cirúrgicas assistidas por robôs, como na artroplastia total de quadril, têm mostrado uma redução significativa no uso de narcóticos no pós-operatório, acelerando a recuperação e diminuindo a dependência de opioides. Essa redução no uso de opioides é de extrema importância, especialmente no contexto da atual crise de abuso dessas substâncias, e mostra como a robótica pode desempenhar um papel essencial no controle da dor de forma segura.[51]

Adicionalmente, a IA tem sido integrada a procedimentos de anestesia regional, aumentando a precisão dos bloqueios anestésicos. Isso resulta em um manejo da dor mais eficaz tanto durante como após a cirurgia, ao mesmo tempo, em que reduz complicações associadas. O uso da IA em conjunto com a robótica cirúrgica melhora a acurácia dos procedimentos e otimiza o alívio da dor, melhorando os desfechos clínicos.[52]

Tecnologias emergentes, como os modelos robóticos inspirados no cérebro humano, prometem novas revoluções no tratamento da dor. Esses modelos buscam integrar o reconhecimento da dor e respostas adaptativas nos robôs, permitindo que eles reajam em tempo real às necessidades do paciente. Essa abordagem pode transformar a interação entre robôs e pacientes, proporcionando um manejo da dor mais dinâmico e responsivo.[50] Embora essas inovações sejam promissoras, desafios permanecem, incluindo os altos custos, barreiras regulatórias e a necessidade de treinamento especializado para profissionais de Saúde.

A robótica oferece uma abordagem inovadora e eficaz para o manejo da dor, seja em contextos crônicos, seja em cirúrgicos. Dispositivos personalizáveis e tecnologias avançadas permitem uma gestão da dor mais precisa, menos dependente de analgésicos e adaptada às necessidades individuais dos pacientes. No entanto, para que essas tecnologias se tornem mais amplamente acessíveis, é necessário superar desafios econômicos e regulatórios, além de investir no treinamento de profissionais para utilizar essas inovações de maneira eficaz.

Interface cérebro-máquina

A interface cérebro-máquina (ICM) ou interface cérebro-computador (ICC) são dispositivos potencialmente úteis para restabelecer funções neurais perdidas e restaurar funções motoras em razão de doenças neurológicas e musculares, como lesões da medula espinhal, AVC e lesões musculares degenerativas. Por exemplo, sabe-se que, com a progressão da esclerose lateral amiotrófica (ELA), tem-se como consequência o comprometimento motor, que pode resultar no denominado "estado de bloqueio", permanecendo apenas o controle muscular voluntário residual ou, até mesmo, ao estado de bloqueio completo, em que todo o controle muscular voluntário é prejudicado. No entanto, até o momento, nenhum estudo demonstrou que o treinamento a longo prazo, utilizando-se da ICM, pode resultar na plena recuperação neurológica, especialmente em pacientes portadores de lesão medular completa. Porém, em 60% a 80% dos pacientes com lesão da medula espinhal (LME) completa, estudos anatômicos *post-mortem* e avaliações neurofisiológicas relataram a presença de axônios ainda viáveis cruzando o nível da LME. Esse fato levou alguns pesquisadores a suspeitarem de que os axônios restantes encontrados teriam capacidade de mediar algum percentual de recuperação neurológica.[53]

A partir de então, as ICCs compreendem tecnologias capazes de controlar dispositivos externos, ou seja, elas permitem a comunicação entre o tecido cerebral neuronal e serviços de inteligência computacional, sendo viáveis para auxiliar na comunicação de pacientes gravemente paralisados.[33] Baseiam-se na atividade cerebral, que pode ser obtida por métodos responsáveis por quantificar a atividade do sistema nervoso, como a EEG, por imagens produzidas por fMRI, magnetoencefalografia (MEG) e tomografia por emissão de pósitron (PET). Em seguida, a ICM converte o padrão neuronal adquirido pelos registros de atividade cerebral em um comando externo. Dessa forma, pode-se dizer que essa inovação é um meio alternativo à comunicação natural uma vez que tem o domínio de contornar as vias eferentes do corpo.[34] Em outras palavras, pode guiar movimentos físicos utilizando-se do substrato neural ainda existente para determinadas ações, transformando padrões de atividades neuronais em áreas motoras, possibilitando maior independência funcional com a recuperação parcial do movimento, como também a retomada da sensibilidade somatossensorial.[34,54]

A ICM subdivide-se em dois métodos, sendo determinados conforme a localização dos sensores que realizam a captura dos sinais de atividade neural: o método invasivo, no qual há a implantação de eletrodos no córtex cerebral, sendo eficaz para registrar os sinais cerebrais com maiores qualidade e precisão, porém apresenta maiores riscos por causa da necessidade de neurocirurgia, e o método não invasivo, mais escolhido pelos pesquisadores, com base na distribuição de eletrodos na calota craniana e em outros locais do corpo que também mapeiam a atividade eletrofisiológica do cérebro.[34]

É possível gerenciar mecanismos neurais mediante ganhos de *feedback* positivo, tendo em vista que recompensas controladas permitem coordenar conhecimentos com enfoque terapêutico. Esse padrão de resposta cerebral pode ser mantido por estímulos auditivos,[33] visuais,[54] ou hápticos.[55] O *feedback* vibrotátil corresponde a um mecanismo simples e seguro de ser implementado, desenvolvido e utilizado para transmitir informações por meio da interface tátil em situações em que a atenção não é vista como necessária, dispensando o paciente da responsabilidade de ter de manter a atenção visual em certas ocasiões.

A atividade dos neurônios do córtex motor (MI) é capaz de conduzir intenções de movimento satisfatoriamente e pode ser utilizada para fazer a operação de dispositivos artificiais. No entanto, estudos realizados com macacos indicam que as atividades dos neurônios MI podem ser decodificadas em sinais. Esses sinais são adequados para mover cursores de computadores para quaisquer posições no espaço de trabalho. Assim, estudos feitos com base em registros realizados por um grupamento de eletrodos compatíveis para o uso humano apontam que o controle de movimento deve ser possível e praticável em humanos paralisados por meio de dispositivos de ICM.[56]

Interface cérebro-máquina e dor

A dor crônica é caracterizada por eventos de duração e frequência inesperadas, prejudicando o avanço dos estudos dos mecanismos álgicos e suas implicações, que continuam pouco compreendidos. Assim, a permanência da dor contribui para o uso, a tolerância e a dependência de terapias farmacológicas contínuas. Desse modo, é um desafio para a ciência reconhecer com clareza as áreas cerebrais e os circuitos neurais envolvidos no comportamento doloroso, essenciais nos estudos voltados ao processo de codificação neural para a dor tendo em vista que não há um método eficaz para isolar os eventos sintomáticos individuais, dificultando os estudos nessa área.[57]

O córtex cingulado anterior (ACC) e o córtex sensorial primário (S1) são as duas regiões mais pesquisadas no contexto de percepção nociceptiva, entre outras áreas cerebrais que respondem a estímulos dolorosos. O S1 é responsável por codificar o componente sensorial da dor. Já o ACC realiza a codificação do componente aversivo da dor. Entretanto, ambas as áreas não são específicas para contextos álgicos, podendo ser encontradas na codificação de outras respostas emocionais ou sensoriais a outros estímulos não lesivos.[56,58]

A decodificação cerebral realizada por meio da análise de ML das respostas cerebrais é importante para possibilitar novas compreensões a respeito da representação neural das informações dolorosas, além de viabilizar a criação de novas tecnologias médicas.[59] Como não há um córtex primário da dor, o envolvimento de várias regiões corticais na regulação e o processamento dos mecanismos álgicos interferem no desenvolvimento de uma ICM para controle da dor, apresentando diversos obstáculos por causa da dificuldade na decodificação sensorial em tempo real e no controle comportamental direto em pacientes acordados em estudos experimentais, compreendendo uma problemática que vem sendo cada dia mais analisada.[57]

Os dispositivos relacionados à ICM podem funcionar somente lendo padrões de ativação cortical ou também de maneira bidirecional, no qual há o recebimento tanto de sinais aferentes como de sinais eferentes. O funcionamento bidirecional corresponde ao processo de ML, também reconhecido como ICM de circuito fechado. Este pode oferecer analgesia com base na demanda, reduzindo-se, assim, o uso excessivo de medicamentos e melhorando a segurança do tratamento da dor.

O projeto de uma ICM de circuito fechado demanda a criação de um braço de entrada responsável pela detecção de sinal e um braço de saída para o tratamento. Ou seja, a atividade neural é registrada por meio de um sensor, sofrendo posterior processamento por um algoritmo, também denominado "decodificador". Métodos de aprendizagem demonstraram que os sinais neurais do ACC, abrangendo atividades de pico, são capazes de distinguir o tempo de entrada de estímulos nocivos e suas respectivas intensidades com grande especificidade e sensibilidade. Assim, a atividade neuronal do

ACC, por exemplo, pode ser utilizada no contexto de detecção de dor em um modelo de abordagem de ICM, agindo na decodificação do início e da consequente duração de um estímulo sensorial em tempo real em um animal ou ser humano que se mantém acordado, correspondendo ao braço de detecção da ICM. Já para o braço de tratamento, podem ser incluídos alvos cerebrais capazes de propiciar um alívio endógeno da dor. Estudos relatam que os neurônios piramidais da região pré-límbica se projetam para estruturas como o núcleo *accumbens*, substância periaquedutal cinzenta e amígdala a fim de promover o alívio endógeno de estímulos sensoriais e afetivos relacionados a processos de dor agudos e crônicos em modelos de roedores. Dessa maneira, a integração do braço de detecção com o braço de tratamento constitui uma interface neural de circuito fechado.[57]

Tendo em vista que a dor envolve componentes sensoriais e afetivos complexos, a elaboração de tecnologias e dispositivos de captação de sinais e atuadores finais ainda envolve muitas adversidades. Assim, são necessários maiores estudos e trabalhos interdisciplinares que visem construção de algoritmos digitais capacitados para transformar os sinais neuronais obtidos pelos equipamentos em comandos competentes para coordenar os dispositivos atuadores haja vista que, embora haja desafios, o progresso e avanço das tecnologias de ICM em humanos está em constante aceleração.[60]

O uso a longo prazo da ICM possibilita a alteração da representação do corpo cortical. Com isso, a restauração de uma função neural anteriormente perdida ocorre pelo processo de plasticidade cerebral dependente de atividade, isto é, há a sincronização da atividade cerebral correspondente à intenção do movimento com sensações reais obtidas por dispositivos efetores. Acredita-se que a plasticidade espinhal e cortical seja capaz de alterar e modular circuitos neurológicos nas áreas preservadas ao redor da lesão por meio de conexões sensoriais e motoras.[53]

Em um estudo com um total de oito pacientes com LME, foi relatado que esses pacientes foram treinados ao longo de 12 meses por um protocolo de neurorreabilitação progressiva envolvendo um protótipo de ICM não invasivo, com base em EEG. Foi solicitado que os participantes controlassem o cérebro por meio dos atuadores virtuais e mecânicos enquanto estavam recebendo um rico *feedback* visual e tátil a fim de restaurar a locomoção autônoma. Todos os integrantes da pesquisa eram portadores de paralisia parcial (ASIA B) ou total (ASIA A). Ao fim do treinamento, os oito pacientes do estudo apresentaram considerável desempenho na percepção proprioceptiva, nociceptiva, tátil e vibratória, demonstrando a importância e a eficácia de terapias mediadas por ICM.[53]

Referências bibliográficas

1. Bonezzi C, Demartini L, Buonocore M. Chronic pain: not only a matter of time. Minerva Anestesiologica. 2012;78(6):704-11.
2. Pinho-Ribeiro FA, Verri WA, Chiu IM. Nociceptor sensory neuron–immune interactions in pain and inflammation. Trends in Immunology. 2017;38(1): 5-19.
3. Flor H. New developments in the understanding and management of persistent pain. Current Opinion in Psychiatry. 2012;25(2):109-13.
4. Kutch JJ, Labus JS, Harris RE, Martucci KT, Farmer MA, et al. Resting-state functional connectivity predicts longitudinal pain symptom change in urologic chronic pelvic pain syndrome: a MAPP network study. Pain. 2017;158(6):1069-82.
5. Taylor AMW. Corticolimbic circuitry in the modulation of chronic pain and substance abuse. Progress in Neuro-Psychopharmacology and Biological Psychiatry. 2018;87:263-8.
6. Gatchel RJ, Peng YB, Peters ML, Fuchs PN, Turk DC. The biopsychosocial approach to chronic pain: Scientific advances and future directions. Psychological Bulletin. 2007;133(4):581-624.
7. AlMazrou SH, Elliott RA, Knaggs RD, AlAujan SS. Cost-effectiveness of pain management services for chronic low back pain: a systematic review of published studies. BMC Health Services Research. 2020;20(1):194.
8. Engel GL. The need for a new medical model: a challenge for biomedicine. Science. 1977;196(4286):129-36.
9. Breivik H, Borchgrevink PC, Allen SM, Rosseland LA, Romundstad L, Breivik Hals EK, et al. Assessment of pain. British Journal of Anaesthesia. 2008;101(1):17-24.
10. World Health Organization. World health statistics 2018: monitoring health for the SDGs, sustainable development goals. Geneva: WHO,

2018. [2025 FEv. 14]. Disponível em: https://cdn.who.int/media/docs/defaultsource/documents/ddi/facilityanalysis-generalprinciples.pdf?sfvrsn=af706e45_2&download=true.
11. Dressler A, Gillman A, Wasan A. A narrative review of data collection and analysis guidelines for comparative effectiveness research in chronic pain using patient-reported outcomes and electronic health records. Journal of Pain Research. 2019;12:491-500. doi: 10.2147/JPR.S184023.
12. Committee on Patient Safety and Health Information Technology, Institute of Medicine. Health IT and patient safety: building safer systems for better care. Washington (DC): National Academies Press (US); 2011.
13. Reddy, C.K., & Aggarwal, C.C. (Eds.). (2015). Healthcare Data Analytics (1st ed.). Chapman and Hall/CRC. https://doi.org/10.1201/b18588.
14. Nagireddi JN, Vyas A, Sanapati M, Soin D, Manchikanti L. Artificial intelligence and machine learning in pain. Pain Physician. 2022;25:E211-E43.
15. Pang LY, Zhong RY, FANG J, HUANG GQ. Data-source interoperability service for heterogeneous information integration in ubiquitous enterprises. Advanced Engineering Informatics. 2015;29(4):1-13.
16. G. CF. O future da inteligência artificial: algumas direções. Rev USP. Published online 2020.
17. Russell S, Norvig P. artificial intelligence: a modern approach. Pearson.
18. Goodfellow I, Bengio Y, Courville A. Deep learning. MIT Press, 2016.
19. Topol E. Deep medicine: how artificial intelligence can make healthcare human again. Basic Books, 2019.
20. Jiang X, Cao Y, Zheng Y, de Sa VR. Predicting chronic pain outcomes using multimodal data. Nature Biomedical Engineering, 2017;1(7):637-46.
21. Keller AV, Torres-Espin A, Peterson TA, Booker J, O'Neill C, Lotz JC, Bailey JF, et al. Unsupervised machine learning on motion capture data uncovers movement strategies in low back pain. Front Bioeng Biotechnol. 2022;10:868684. doi: 10.3389/fbioe.2022.868684.
22. Bishop CM. Pattern recognition and machine learning. Springer Science & Business Media; 2006.
23. Sutton RS, BARTO AG. Reinforcement learning: an introduction. MIT Press, 2018.
24. Hashimoto DA, Witkowski E, Gao L, Meireles O, Rosman G. Artificial intelligence in anesthesiology: current techniques, clinical applications, and limitations. Anesthesiology. Lippincott Williams and Wilkins; 2020;132:379-94.
25. Reis FJJ, Neves G de A, Carvalho MBL de. Inteligência artificial e dor: oportunidades e desafios para pesquisa e prática clínica. Brazilian Journal of Pain. 2023;6(s1).
26. Preiksaitis C, Rose C. Opportunities, challenges, and future directions of generative artificial intelligence in medical education: scoping review. JMIR medical education. 2023;9:e48785.
27. Sanchez-Lengeling B, Aspuru-Guzik A. Inverse molecular design using machine learning: generative models for matter engineering. Science. 2018;361:360-5. doi: 10.1126/science.aat2663.
28. Chesney R, Citron D. Deepfakes and the new disinformation war: the coming age of post-truth geopolitics. Foreign Affairs. 2019;98(1):47-155.
29. Reis FJJ, Neves G de A, Carvalho MBL de. Inteligência artificial e dor: oportunidades e desafios para pesquisa e prática clínica. Brazilian Journal of Pain. 2023;6(s1).
30. Singhal M, Gupta L, Hirani K. A Comprehensive analysis and review of artificial intelligence in anaesthesia. Cureus; 2023.
31. Karmakar A, Khan MJ, Abdul-Rahman MEF, Shahid U. The advances and utility of artificial intelligence and robotics in regional anesthesia: an overview of recent developments. Cureus; 2023.
32. Hashimoto DA, Witkowski E, Gao L, Meireles O, Rosman G. Artificial intelligence in anesthesiology: current techniques, clinical applications, and limitations. Anesthesiology. Lippincott Williams and Wilkins. 2020;132:379-94.
33. Nijboer F, Furdea A, Gunst I, Mellinger J, McFarland DJ, Birbaumer N, et al. An auditory brain-computer interface (BCI). Journal of Neuroscience Methods. 2008;167(1):43-50.
34. Sousa WSM de, Lopes DC, Silva DAC, Adad AC de M, Ribeiro JP da CM, Deus LRS de, et al. Interface cérebro-máquina: avanços na neurociência e o desenvolvimento de bioeletrodos. Research, Society and Development. 2022;11(12):e489111235046.
35. Araujo JL, de Araujo JL, Gehlen TB, Stramari AS, Catapan MF, Deschamps F. Pain and cognitive load as predictors of absenteeism in industry. Revista De Gestão Social E Ambiental. 2024;18(1):e04805. doi: 0.24857/rgsa.v18n1-058.
36. Bellini V, Rafano Carnà E, Russo M, di Vincenzo F, Berghenti M, Baciarello M, et al. Artificial intelligence and anesthesia: a narrative review. Annals of Translational Medicine. 2022;10(9):528.
37. Eijlers R, Utens EMWJ, Staals LM, de Nijs PFA, Berghmans JM, Wijnen RMH, et al. Systematic review and meta-analysis of virtual reality in pediatrics: effects on pain and anxiety. Anesthesia and Analgesia. Lippincott Williams and Wilkins. 2019;129:1344-53.

38. Zhang S, Seymour B. Technology for chronic pain. Current Biology. Cell Press; 2014;24:R930-5.
39. Chuan A, Zhou JJ, Hou RM, Stevens CJ, Bogdanovych A. Virtual reality for acute and chronic pain management in adult patients: a narrative review. Anaesthesia. Blackwell Publishing Ltd. 2021;76:695-704.
40. Grassini S. Virtual reality assisted non-pharmacological treatments in chronic pain management: a systematic review and quantitative meta-analysis. International Journal of Environmental Research and Public Health. MDPI; 2022.
41. Ioannou A, Papastavrou E, Avraamides MN, Charalambous A. Virtual reality and symptoms management of anxiety, depression, fatigue, and pain: a systematic review. SAGE Open Nursing. SAGE Publications Inc.; 2020.
42. Sharar S, Carrougher G, Nakamura D, et al. Factors influencing the efficacy of virtual reality distraction analgesia during postburn physical therapy: preliminary results from 3 ongoing studies. Archives of Physical Medicine and Rehabilitation 2007;88:S43-S49.
43. Faber A, Patterson D, Bremer M. Repeated use of immersive virtual reality therapy to control pain during wound dressing changes in pediatric and adult burn patients. Journal of Burn Care&Research. 2013;34:563-8.
44. Carrougher G, Hoffman H, Nakamura D, et al. The effect of virtual reality on pain and range of motion in adults with burn injuries. Journal of Burn Careand Research 2009;30:785-91.
45. Konstantatos A, Angliss M, Costello V, Cleland H, Stafrace S. Predicting the effectiveness of virtual reality relaxation on pain and anxiety when added to PCA morphine in patients having burns and dressings changes. Burns. 2009;35:491-9.
46. Garrett B, Taverner T, Masinde W, Gromala D, Shaw C, Negraeff M. A rapid evidence assessment of immersive virtual reality as an adjunct therapy in acute pain management in clinical practice. Clinical Journal of Pain. Lippincott Williams and Wilkins; 2014;30:1089-98.
47. Jones T, Skadberg R, Moore T. A pilot study of the impact of repeated sessions of virtual reality on chronic neuropathic pain. International Journal ofVirtualReality. 2019;18(1):19-34.
48. Bani Mohammad E, Ahmad M. Virtual reality as a distraction technique for pain and anxiety among patients with breast cancer: a randomized control trial. Palliative and Supportive Care. 2019;17:29-34.
49. Higgins A, Llewellyn A, Dures E, Caleb-Solly P. Robotics technology for pain treatment and management: a review. In: Lecture Notes in Computer Science. 2023;13247:551-63.
50. Zhang F, Broz F, Dertien E, Kousi N. Understanding design preferences for robots for pain management: a co-design study. Human-Robot Interaction Conference Proceedings; 2022.
51. Buchan KA, MCallister S, Davidson MP. Robotic-assisted total hip arthroplasty: reducing postoperative narcotic use and improving recovery. Journal of Orthopaedic Surgery. 2023;31(2):167-73.
52. Karmakar MK, WU CL, Cheung KH. Artificial intelligence and regional anesthesia: enhancing procedural accuracy and improving patient outcomes. Regional Anesthesia and Pain Medicine. 2023;48(1):12-19.
53. Donati ARC, Shokur S, Morya E, Campos DSF, Moioli RC, Gitti CM, et al. Long-term training with a brain-machine interface-based gait protocol induces partial neurological recovery in paraplegic patients. Scientific Reports. 2016;6.
54. Hochberg LR, Serruya MD, Friehs GM, Mukand JA, Saleh M, Caplan AH, et al. Neuronal ensemble control of prosthetic devices by a human with tetraplegia. Nature. 2006;442(7099):164-71.
55. Chatterjee A, Aggarwal V, Ramos A, Acharya S, Thakor N v. A brain-computer interface with vibrotactile biofeedback for haptic information. Journal of NeuroEngineering and Rehabilitation. 2007;4.
56. Xiao Z, Hu S, Zhang Q, Tian X, Chen Y, Wang J, et al. Ensembles of change-point detectors: implications for real-time BMI applications. Journal of Computational Neuroscience. 2019;46(1):107-24.
57. Zhang Q, Hu S, Talay R, Xiao Z, Rosenberg D, Liu Y, et al. A prototype closed-loop brain–machine interface for the study and treatment of pain. Nature Biomedical Engineering. 2023;7(4):533-45.
58. Sankaran R, Kumar A, Parasuram H. Role of artificial intelligence and machine learning in the prediction of the pain: a scoping systematic review. Proceedings of the Institution of Mechanical Engineers, Part H: Journal of Engineering in Medicine. SAGE Publications. 2022;236:1478-91.
59. Zhang S, Yoshida W, Mano H, Yanagisawa T, Mancini F, Shibata K, et al. Pain control by co-adaptive learning in a brain-machine interface. Current Biology. 2020;30(20):3935-44.e7.
60. Donoghue JP. Connecting cortex to machines: recent advances in brain interfaces. Nature Neuroscience. 2002;5:1085-8.

Parte 2

FARMACOLOGIA APLICADA À MEDICINA DA DOR

Farmacologia da Dor Crônica

17

Rafaela Figueiredo Rodrigues
Isarita Martins Sakakibara
Daniela Mayra de Oliveira Figueiredo
Márcia Helena Miranda Cardoso Podestá
Sônia Aparecida Figueiredo

INTRODUÇÃO

Em 2020, uma definição mais abrangente para dor foi estabelecida pela Associação Internacional para o Estudo da Dor (IASP, do inglês International Association for the Study of Pain) como "uma experiência sensitiva e emocional desagradável associada, ou semelhante àquela associada, a uma lesão real ou potencial", englobando a diversidade e a complexidade das experiências dolorosas individuais.[1]

A dor crônica afeta mais de 30% da população mundial, pode variar conforme o tipo de estudo realizado e da região investigada e é uma das causas principais de busca por ajuda médica, representando um efeito impactante para os indivíduos, para os familiares e para a sociedade. Esse tipo de dor não é apenas uma manifestação tardia de uma lesão real ou potencial ou de uma doença; pelo contrário, é uma doença distinta e pode ser classificada como nociceptiva (decorrente da lesão tecidual), neuropática (decorrente de uma lesão nervosa), nociplástica (decorrente da sensibilização do sistema nervoso), sensibilização central ou mista (mais de uma etiologia, de forma simultânea), como bem-descrito nos capítulos anteriores. Esse tipo de dor é resultante da combinação de fatores biológicos, psicológicos, sociodemográficos e de estilo de vida; por isso, é complexa. Por esse motivo, a dor crônica tem sua própria classificação, diagnóstico e manejo que é conceitualmente multifatorial.[2,3]

O objetivo principal do manejo farmacológico da dor crônica é reduzir a dor e melhorar as funções diárias, enquanto se monitoram os efeitos colaterais. Para isso, em 1986, a Organização Mundial de Saúde (OMS) propôs a escada analgésica para a dor oncológica com três degraus (Figura 1) de modo a promover alívio adequado da dor para esses pacientes. A recomendação inicial era iniciar o manejo farmacológico pelo primeiro degrau, utilizando analgésicos menos potentes como os analgésicos não opioides, adicionados ou não de medicamentos adjuvantes (não são analgésicos, mas contribuem para o manejo da dor) e avançar para os próximos degraus conforme a intensidade dolorosa aumentasse, aumentando também a potência do analgésico utilizado; por exemplo, utilizando analgésicos opioides fracos (no segundo degrau) ou fortes (no 3º degrau), associados ou não aos medicamentos adjuvantes, de forma unidirecional ascendente, ou seja, "subindo" os degraus.[4,5]

Com o avanço da Medicina, atualizações da noção sobre fisiologia, patologia e manejo da dor foram realizadas, possibilitando a proposição de uma nova escada analgésica com quatro

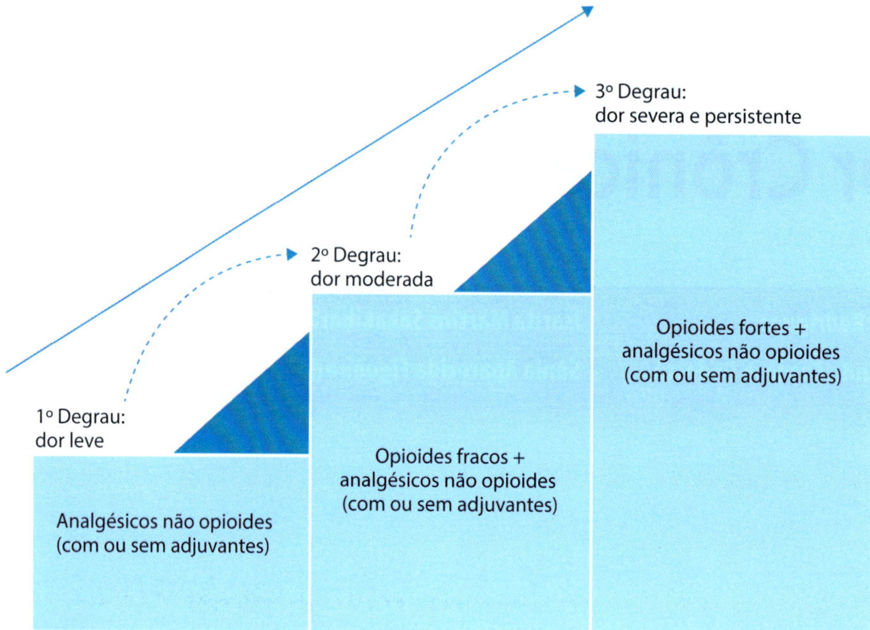

Figura 1 – Escada analgésica da OMS para tratar dor no câncer.

OMS: Organização Mundial de Saúde.

Fonte: Adaptada da Organização Mundial da Saúde, 1987.

degraus, abrangendo o que já havia sido recomendado pela OMS, mas também uma abordagem não farmacológica constituída por tratamentos intervencionistas e minimamente invasivos no último degrau (Figura 2), que não abordaremos neste capítulo.

Para essa nova escada, possibilitou-se a bidirecionalidade no manejo, ou seja, para dor crônica de qualquer origem, continua sendo recomendado o manejo no sentido ascendente (seta em azul); já para dores agudas, dor crônica não controlada e crises agudas de dor crônica, é possível fazer o manejo no sentido contrário ("descendo" os degraus – seta vermelha), conforme o alívio da dor seja alcançado.[6]

No entanto, os médicos observaram que as escadas analgésicas (tanto a de três como a de quatro degraus) poderiam também ser úteis para o manejo farmacológico da dor crônica não oncológica, com necessidade de avaliação sobre o uso de opioides, já que esses medicamentos não são eficazes para alguns tipos de

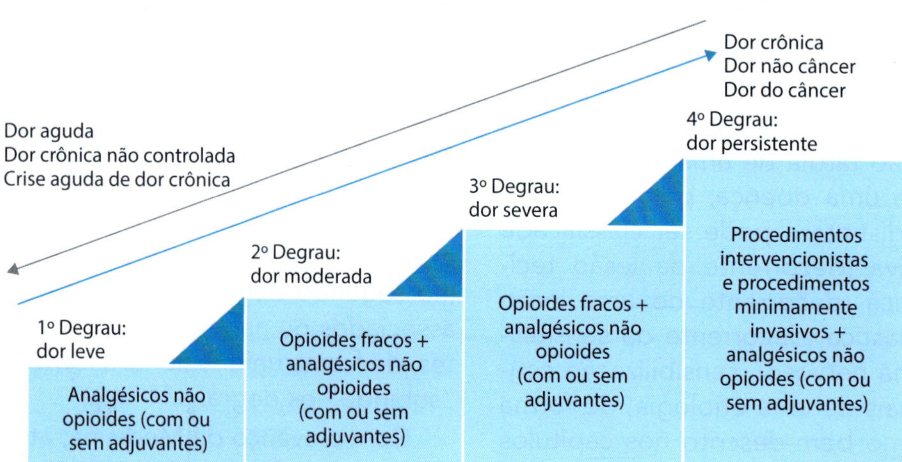

Figura 2 – Atualização da escada analgésica.

Fonte: Adaptada de Vargas-Schaffer G, 2010.

dor crônica não oncológica. Existe um consenso na literatura sobre a prescrição de opioides de que esta deve ser reservada para pacientes nos quais outras terapias não foram eficazes e que não apresentem contraindicações, além de benefício precisar ser maior que o risco. Além disso, a prescrição de opioides deve ser feita optando-se pela menor dose eficaz, pelo menor tempo possível e somente se for possível dimensionar a melhora da função e da qualidade de vida.[7,8]

A melhor escolha para o tratamento farmacológico da dor crônica depende do tipo de síndrome de dor crônica que o paciente tem, (Figura 3), além de outras condições médicas deste, como problemas cardíacos, hepáticos, renais ou cognitivos, já que essas condições podem influenciar a seleção de medicamentos em virtude da possibilidade de efeitos colaterais, depuração (ou *clearance*) e interações medicamentosas.[9]

Neste capítulo, abordaremos apenas o manejo farmacológico da dor crônica de forma geral, trazendo informações sobre farmacocinética, farmacodinâmica, posologias e interações medicamentosas. O manejo farmacológico de condições dolorosas específicas será abordado com mais detalhes em outros capítulos posteriores.

Dessa forma, começaremos discutindo um grupo quimicamente heterogêneo de fármacos, caracterizados por apresentarem, em graus variados, ações analgésicas, antipiréticas e anti-inflamatórias. O ácido acetilsalicílico (AAS) é o protótipo dessa classe que além deste conta com uma diversidade de outros compostos, cada um com eficácia relativa quanto a suas ações analgésicas, antipiréticas e anti-inflamatórias. Para uso clínico, é fundamental considerar tanto a eficácia como a toxicidade relativa desses medicamentos.

Em razão de suas características farmacológicas, a maioria desses fármacos é de venda livre, sendo utilizados para o alívio de dores leves a moderadas ou para redução de febre. Podem ser administrados isoladamente ou em combinação com outros medicamentos. No entanto, o fato de compartilharem a capacidade de provocar reações adversas de diferentes intensidades é motivo de preocupação.

Também discutiremos os fármacos opioides que aliviam a dor por meio da interação com receptores específicos, amplamente distribuídos no sistema nervoso central (SNC) e periférico, sendo usados para o manejo da dor moderada a grave.

Por fim, trataremos dos fármacos adjuvantes no tratamento da dor. Estes são medicamentos

Dor nociceptiva	Considerações sobre o uso de opioides
AINEs	Limitar o uso para quando for extremamente necessário, por exemplo em casos de dor severa que necessite uso potencialmente diário, contínuo e a longo prazo. Recomenda-se limitação da dose e do tempo de uso sempre que possível. Estimula-se o uso conforme necessário, associado ao alcance dos objetivos específicos de atividades
Dor neuropática	**Considerações sobre o uso de opioides**
Antidepressivos [ADTs ou IRSNs] ou antiepilépticos	Limitar o uso para quando for extremamente necessário, por exemplo em casos de dor severa que necessite uso potencialmente diário, contínuo e a longo prazo. Recomenda- se limitação da dose e do tempo de uso sempre que possível. Estimula-se o uso conforme necessário, associado ao alcance dos objetivos específicos de atividades
Sensibilização central	**Considerações sobre o uso de opioides**
Antidepressivos [ADTs ou IRSNs] ou antiepilépticos	Primeiramente deve-se testar todas as opções de tratamentos multidisciplinares possíveis. Somente caso esses tratamentos não tenham sido eficazes, recomenda-se o uso de opioides. Vale ressaltar que frequentemente os opioides pioram os resultados do tratamento da sensibilização central

Figura 3 – Tratamento farmacológico de acordo com o tipo de dor.

ADTs: antidepressivos tricíclicos; AINEs: anti-inflamatórios não esteroides; IRSNs: inibidores da recaptação de serotonina e noradrenalina.

Fonte: Adaptada de US Department of Health and Human Services, 2015.

cuja indicação primária é para outros fins, mas que têm a capacidade de aliviar tipos específicos de dor que não respondem adequadamente a analgésicos tradicionais ou a opioides.

Classificação dos fármacos utilizados no tratamento da dor:

1. Analgésicos-antitérmicos e anti-inflamatórios
1.1. Analgésicos e antipiréticos
1.2. AINEs
   - não seletivos
   - seletivos para COX-2
1.3. Anti-inflamatórios esteroides – Glicocorticoides
2. Analgésicos Opioides
3. Adjuvantes no tratamento da dor
3.1 Anticonvulsivantes
3.2 Antidepressivos
3.3 Agonistas α2-adrenérgicos
3.4 Agonistas de receptores N-metil-D--aspartato (NMDA)
3.5 Canabinoides
3.6 Bifosfonatos e calcitonina
3.7 Agonistas dos receptores do ácido γ-aminobutíricos (GABA)
3.8 Agentes neuroimunobiológicos
3.9 Relaxantes musculares
3.10 Agentes tópicos

ANALGÉSICOS ANTITÉRMICOS E ANTI-INFLAMATÓRIOS

Historicamente, os anti-inflamatórios foram descobertos a partir de experimentos acidentais com plantas e seus extratos usados para aliviar dor, febre e inflamação. O AAS foi comercializado como aspirina entre 1900 e 1904. Posteriormente, outros fármacos como a fenilbutazona, em 1946, e a indometacina, nos anos 1960, foram descobertos. O ibuprofeno foi desenvolvido nas décadas de 1950-1960, no Reino Unido. Em 1971, John Vane elucidou o mecanismo de ação do AAS, demonstrando que esse e outros fármacos inibem a síntese de prostaglandinas (PGs), substâncias envolvidas na mediação da dor, inflamação e febre. A partir dessa descoberta, outros fármacos foram desenvolvidos.[11]

Os anti-inflamatórios não esteroides (AINEs) são conhecidos por inibir a produção de PGs, mediadores químicos que desempenham papel importante na dor e na inflamação. Um dos principais exemplos de AINE é o AAS, que tem propriedades analgésicas, antipiréticas e anti-inflamatórias. O AAS é utilizado como protótipo dessa classe em virtude de sua capacidade de reduzir a inflamação, além de aliviar a dor e diminuir a febre.

Por outro lado, existem analgésicos periféricos que, embora não sejam AINEs, atuam de forma eficaz no alívio da dor e na redução da febre, como o paracetamol e a dipirona. O paracetamol é amplamente utilizado como analgésico e antipirético, mas apresenta uma ação anti-inflamatória mínima.[12] A dipirona também é um analgésico e antipirético eficaz, sendo amplamente utilizada em diversos contextos clínicos. Ambos são preferidos em casos nos quais a ação anti-inflamatória não é prioritária, diferenciando-se dos AINEs. Uma linha do tempo dos AINEs pode ser vista na Figura 4.

Mecanismo geral de ação

Os efeitos terapêuticos e as reações adversas dos AINEs podem ser explicados pela inibição da enzima ciclo-oxigenase (COX) que é responsável pela conversão do ácido araquidônico (AA) em PGs e tromboxanos (TXA2).[13] Esses eicosanoides desempenham papéis cruciais na mediação da dor, inflamação e febre. No entanto, como também são importantes para vários processos fisiológicos, essa inibição poderia ser responsável por várias reações adversas características desse grupo de fármacos.

Eicosanoides

A cascata do AA (Figura 5) é responsável pela formação de eicosanoides, como as PGs, que são metabólitos endógenos que medeiam diversos processos fisiopatológicos importantes, como a resposta inflamatória. A partir de estímulos fisiológicos ou patológicos, há a ativação da enzima fosfolipase A_2 (PLA_2) e esta, quando ativada, cliva os fosfolipídeos da membrana celular e libera o AA, que fica disponível no citoplasma da célula para ser metabolizado. Após sua liberação, o AA pode seguir diferentes rotas metabólicas, dependendo da enzima que o metaboliza: via da lipoxigenase (LOX), em que o AA é convertido a leucotrienos (essa

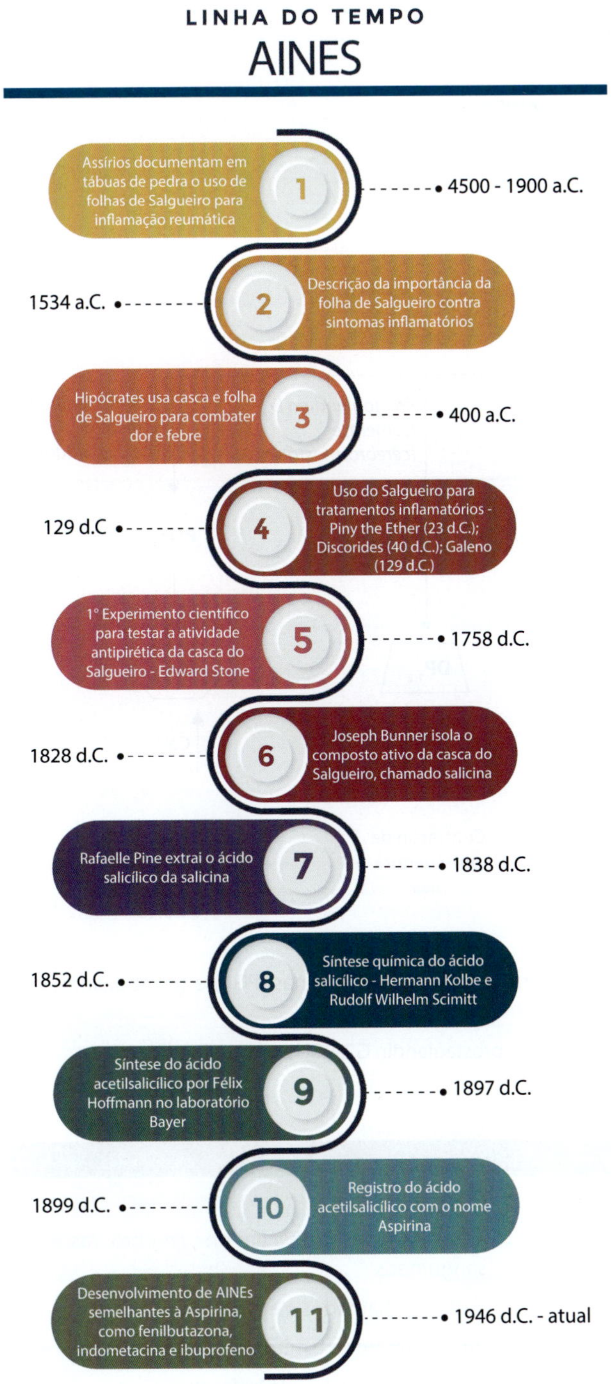

Figura 4 – Linha do tempo dos anti-inflamatórios.

Fonte: Adaptada de Ozleyen A, *et al.*, 2023.

via não será discutida neste capítulo) e a via da COX, também denominada "prostaglandina H_2 sintase" (PGHS).[14]

A COX catalisa duas reações sequenciais, produz inicialmente o hidroperóxido intermediário instável, a prostaglandina G_2 (PGG_2), a segunda etapa consiste na redução da PGG_2 a prostaglandina H_2 (PGH_2) via peroxidase (POX). A PGH_2 é um precursor que gera os prostanoides como prostaglandinas (PGE_2, PGD_2, $PGF_{2\alpha}$), TXA2 e as prostaciclinas (PGI_2), da família dos eicosanoides. Uma vez produzidos, esses eicosanoides atuam em receptores específicos acoplados à proteína G (GIRK), desencadeando cascatas de sinalização que medeiam seus efeitos fisiológicos ou patológicos.[14]

Ciclo-oxigenases

No início da década de 1990, duas isoformas de COX foram claramente identificadas: a ciclo-oxigenase-1 (COX-1), que parecia ser uma isoforma constitutiva; e a COX-2, uma forma induzida associada à inflamação.[14,15] A COX-1 é expressa de modo constitutivo em muitos tecidos e desempenha atividades fisiológicas como homeostasia vascular, manutenção do fluxo sanguíneo renal e gastrointestinal, da função renal, proteção da mucosa gastrointestinal pelas PGE_2, e regulação da função plaquetária (Quadro 1).

Por sua vez, a COX-2 é induzida quando ativada, por exemplo, pelas citocinas inflamatórias e pelo fator de necrose tumoral alfa (TNF-α) e está presente em macrófagos, leucócitos e fibroblastos. Assim, a COX-2 é a principal responsável pela produção dos mediadores prostanoides da inflamação. Entretanto, a despeito de ser induzível, a COX-2 também é expressa constitutivamente, tem alguns tecidos como os rins, gerando prostaciclina, que participa da homeostase renal e do SNC, mas sua função ainda não está clara.[16] A ciclo-oxigenase 3 (COX-3) foi inicialmente identificada em cães como um produto de *splicing* alternativo da COX-1,[17] localizada sobretudo no córtex cerebral e no coração. Trata-se de uma isoforma gerada a partir do gene da COX-1, mas com alterações na sequência que afetam suas propriedades funcionais (Quadro 2).

As PGs são importantes em inúmeros processos fisiológicos, a PGE_2 é relevante na preservação de mecanismos citoprotetores, em que órgãos específicos, como a mucosa gástrica, o miocárdio e o parênquima renal, são resguardados dos efeitos da isquemia por meio da vasodilatação e da regulação do fluxo sanguíneo promovidas por essa PG. No entanto, a mesma PGE_2, quando gerada pela ação da COX-2 em resposta a um estímulo agressivo,

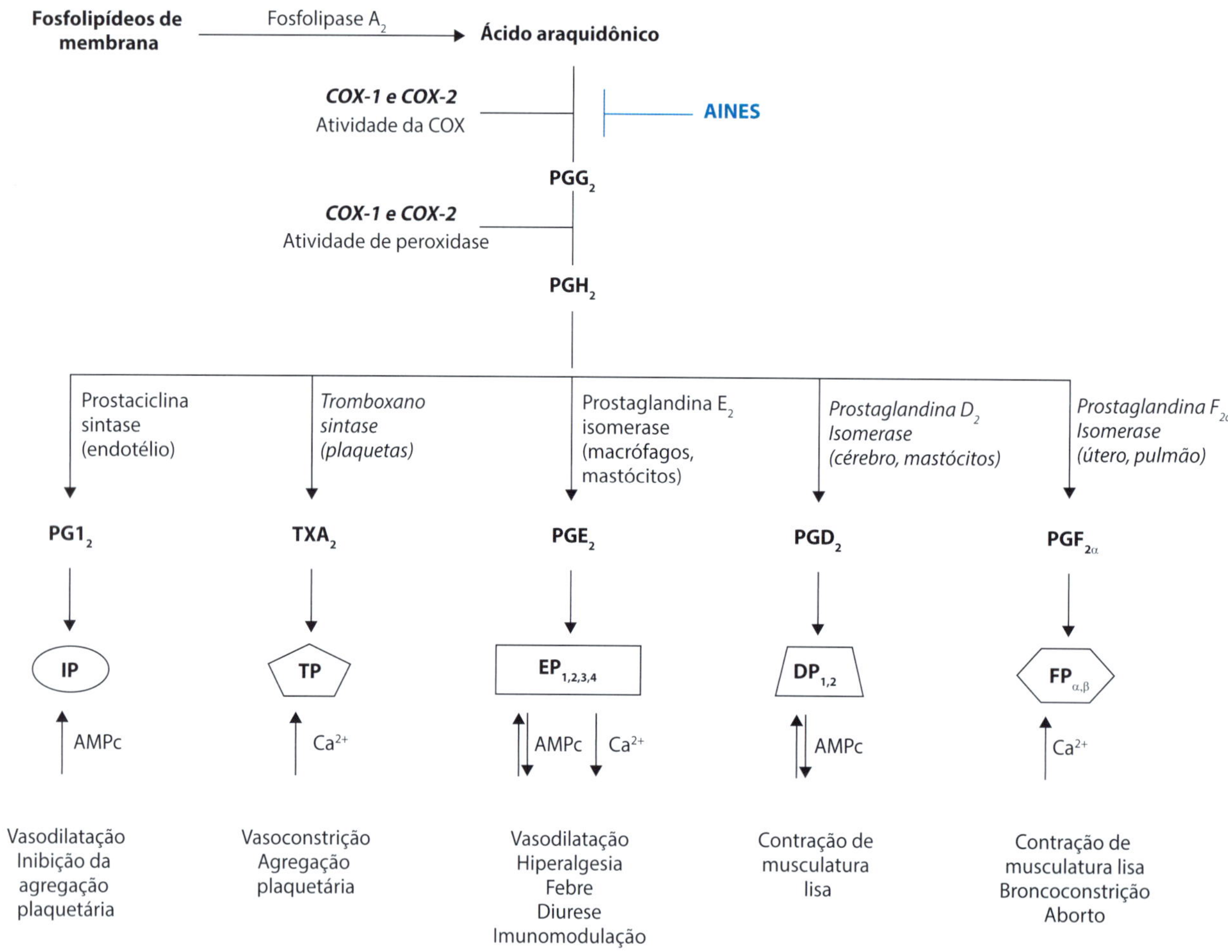

Figura 5 – Representação da cascata de sinalização dos eicosanoides: prostaglandinas, prostaciclinas (PGI_2) e tromboxanos, com seus receptores e mensageiros secundários e local de ação dos AINEs.

AMPc: adenosina monofosfato cíclico; Ca^{2+}: íon cálcio; COX: ciclo-oxigenase; PGG_2: prostaglandin G2; PGH_2: prostaglandina H2.

Fonte: Desenvolvida pela autoria.

Quadro 1 – Diferença entre COX-1 e COX-2

Propriedade	COX-1	COX-2
Expressão	Constitutiva	Induzida *constitutiva em rins, cérebro, vasos sanguíneos
Localização tecidual	Todos os tecidos	Tecidos inflamados e ativados
Função	Proteção e manutenção da homeostasia	Pró-inflamatória e mitogênica
Indução	Não é induzida por fatores externos, é regulada por processos normais do organismo	LPS, TNF-α, IL-2, EGF, Interferon-γ
Inibição	Farmacológica: AINEs não seletivos (ácido acetilsalicílico em baixas doses)	*In vivo*: Glicocorticosteroides, anti-inflamatórios, IL-1b, IL-4, IL- 10, IL-13 Farmacológica: AINEs não seletivos e inibidores de COX-2

AINEs: anti-inflamatórios não esteroides; COX: ciclo-oxigenase; EGF: *Epidermal Growth Factor* – Fator de Crescimento Epidérmico; IL-2: interleucina 2; LPS: Lipopolissacarídeo; TNF-α: fator de necrose tumoral alfa.

Fonte: Desenvolvido pela autoria.

também está envolvida na ativação de células inflamatórias. Além disso, a PGE_2 biossintetizada pela COX-2 e pela PGE_2 sintase em células próximas ao hipotálamo, parece ter um papel importante na febre (Quadro 2).

Os AINEs, de modo geral, inibem a COX, bloqueando, assim, a produção de PGs inflamatórias e, consequentemente, reduzindo a dor, a febre e a inflamação.

Quadro 2 – Produto, síntese, receptores e funções dos prostanoides			
Eicosanoide	**Principais tecidos que expressam a enzima de síntese**	**Receptores e mecanismo de sinalização**	**Funções**
PGD_2	Mastócitos e neutrófilos	DP Gs	▪ Broncoconstrição ▪ Vasodilatação ▪ Inibe agregação plaquetária ▪ Contração da musculatura lisa
PGE_2	Muitos tecidos incluindo mastócitos e macrófagos	EP1 Ga EP2 Gs EP3 Gi EP4 Gs	▪ Vasodilatação ▪ Inibe agregação plaquetária ▪ Contração da musculatura lisa ▪ Pirogênica Hiperalgesia ▪ ↓ da produção ácido gástrica ▪ ↑ da secreção da mucosa gástrica ▪ ↑ da contração uterina
$PGF_{2\alpha}$	Músculo liso vascular Músculo liso uterino	FP Gq	▪ Vasoconstrição ▪ Broncoconstrição ▪ Contração da musculatura uterina
PGI_2	Endotélio vascular	IP Gs	▪ Vasodilatação ▪ Inibição da agregação plaquetária
TXA2	Plaquetas	TP Gq	▪ Vasconstrição ▪ Agregação plaquetária

Todos os receptores são do tipo metabotrópicos acoplados à proteína G.

DP: receptor de PGD2; EP: receptor de PGE_2; FP: receptor de $PGF_{2\alpha}$; IP: receptor de PGI_2; TP: receptor de TXA2.

Fonte: Desenvolvido pela autoria.

ANALGÉSICOS ANTITÉRMICOS

a. Paracetamol

O paracetamol (acetaminofeno, N-acetil-p--aminofenol), um dos medicamentos analgésicos e antipiréticos mais populares e amplamente utilizados em todo o mundo, está disponível sem prescrição médica em preparações monocomponentes e combinações. É reconhecido como o tratamento de escolha para pacientes que não podem usar AINEs em decorrência de condições como asma brônquica, úlcera péptica, hemofilia, hipersensibilidade a salicilatos, além de ser seguro para crianças menores de 12 anos, mulheres grávidas e lactantes. O paracetamol faz parte do primeiro degrau da escada analgésica da OMS, sendo também muito utilizado em associação com outros analgésicos como codeína e tramadol.[18]

Originalmente sintetizado por Joseph von Mering, em 1893, a partir da reação de p-nitrofenol com estanho e ácido acético glacial, o paracetamol evoluiu a partir dos derivados da acetanilida. A acetanilida, por sua vez, foi inicialmente utilizada por engano, em 1884, quando Adolf Kussmaul sugeriu a Cahn e Hepp o uso de naftalina para tratar um paciente com febre e vermes. A farmácia forneceu acetanilida que, surpreendentemente, reduziu a febre do paciente, motivando investigações posteriores. Testes em coelhos e cães confirmaram sua atividade antipirética eficaz, embora de curta duração, e sem toxicidade visível. Posteriormente, a acetanilida foi testada em pacientes e demonstrou boa eficácia na redução da febre, similar à da fenazona, mas com o problema de metemoglobinemia, uma condição que interfere no transporte de oxigênio pela hemoglobina. Isso resultou na busca por derivados químicos mais seguros.

Embora o paracetamol seja amplamente reconhecido e utilizado no mundo inteiro por sua eficácia como antipirético e analgésico e apresente um perfil de segurança em geral consistente em uso normal, ele também é conhecido por sua potencial toxicidade hepática significativa.[19]

Mecanismo de ação

Analgésico e antipirético

Apesar de o mecanismo de ação do paracetamol não ser totalmente esclarecido, alguns mecanismos analgésicos e antipiréticos são propostos.

Inibição da atividade da ciclo-oxigenase

A despeito de ser frequentemente discutido junto com os AINEs, por causa de sua capacidade de inibir a COX, esse fármaco não tem atividade anti-inflamatória significativa, uma vez que é um inibidor muito fraco da enzima COX,[20] o paracetamol inibe preferencialmente a COX no SNC e age sobre o sítio de POX da enzima, diferentemente dos AINEs tradicionais (Figura 6). No entanto, em células danificadas, onde há altas concentrações de hidroperóxido, esse fármaco tem apenas um efeito limitado na inibição da síntese de PGs, o que explica sua menor eficácia em sítios periféricos de inflamação. Essa proteção da COX, que depende do peróxido, explica por que o acetaminofeno tem um efeito mais acentuado no cérebro, onde os níveis de peróxido são baixos, em comparação com áreas periféricas com inflamação, onde os níveis de peróxido são altos.

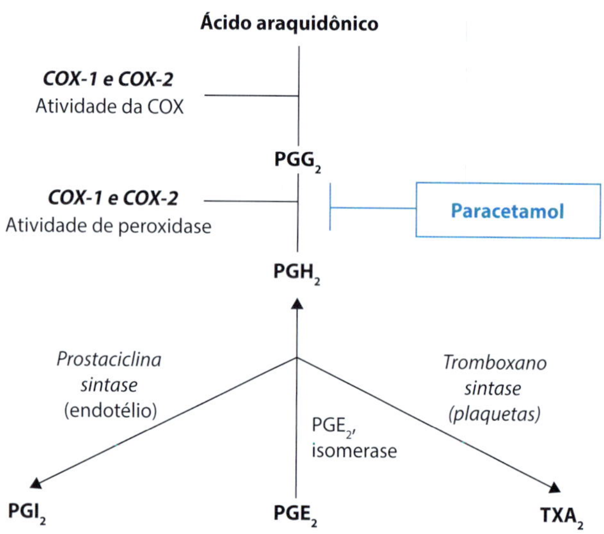

Figura 6 – Local de ação do paracetamol sobre o sítio de peroxidase (POX) da enzima COX.

COX: ciclo-oxigenase; PGE_2: prostaglandina E; PGG_2: prostaglandina G2; PGH_2: prostaglandina H2; PGI_2: prostaciclina; TXA2: tromboxanos.

Fonte: Desenvolvida pela autoria.

Adicionalmente, foi relatado que a terceira isoenzima COX, COX-3, uma variante da COX-1, é particularmente sensível ao paracetamol.[17] Contudo, não foi possível confirmar a atividade enzimática da proteína correspondente, indicando que, apesar da expressão do mRNA da COX-3, a proteína gerada pode não apresentar atividade enzimática relevante. Estudos posteriores mostraram que a COX-3 não está presente em humanos e que o paracetamol não tem efeitos clinicamente significativos sobre as variantes da COX-1 encontradas em humanos.[21] Hoje, considera-se que a inibição da atividade da COX não é o principal mecanismo analgésico do paracetamol.

Ativação dos receptores de potencial transitório vaniloide 1 (TRPV1) e canabinoide tipo 1 (CB1) no cérebro e na medula

O paracetamol contém metabólitos que apresentam atividade analgésica. Seu primeiro metabólito, p-aminofenol, atravessa a barreira hematoencefálica e é convertido em N-araquidonoilfenolamina (AM404) pela amida hidrolase de ácido graxo, um metabólito crucial para a analgesia associada ao paracetamol. Esse metabólito é estruturalmente semelhante à anandamida, um endocanabinoide, que atua nos receptores CB1, promovendo analgesia. Além disso, o AM404 também se liga aos TRPV1, importantes na modulação da dor. Receptores TRPV1 e CB1, presentes em alta concentração no corno dorsal da medula espinhal, podem ser alvos diretos da ação analgésica do paracetamol e seu metabólito AM404[22] (Figura 7).

Outros mecanismos

O efeito analgésico do paracetamol também pode estar associado a sistemas neurotransmissores endógenos, como os sistemas opioide e serotoninérgico. O paracetamol pode ativar vias opioides internas para aliviar a dor, com seus efeitos analgésicos sendo reduzidos por antagonistas dos receptores opioides. A administração de naloxona, um antagonista opioide, diminui a sinergia analgésica na medula espinhal. Além disso, a administração sistêmica de acetaminofeno pode ativar vias serotoninérgicas descendentes e os receptores 5-HT7 espinhais, produzindo efeitos antinociceptivos e anti-hiperalgésicos centrais. Esses resultados sugerem que o acetaminofeno pode atuar tanto por meio de vias opioides endógenas como serotoninérgicas para gerar seu efeito analgésico.[23]

FARMACOCINÉTICA E EFEITOS ADVERSOS

Quando utilizado na dosagem correta, o paracetamol raramente causa efeitos adversos

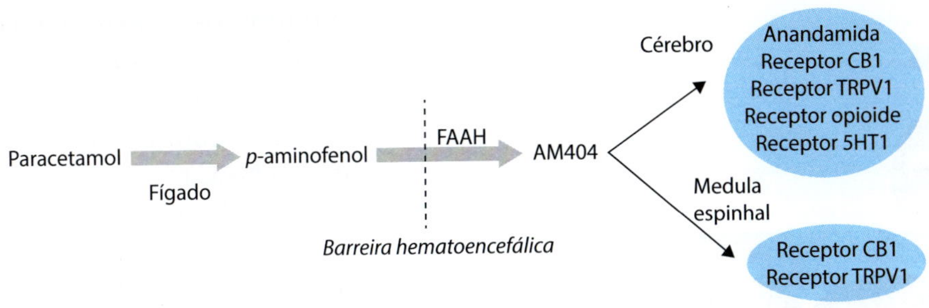

Figura 7 – Mecanismo analgésico do paracetamol.

O paracetamol é metabolizado em p-aminofenol que atravessa facilmente a barreira hematoencefálica e é convertido em AM404 pela FAAH. O AM404 atua principalmente no cérebro e na medula espinhal via COX, anandamida, receptores CB1, TRPV1, opioides e 5-HT3.

AM404: N-araquidonoilfenolamina; CB1: canabinoide tipo 1; COX: ciclo-oxigenase; FAAH: hidrolase de amida de ácido graxo; TRPV1: receptor potencial transitório vaniloide 1.

Fonte: Adapatada de Ohashi N, *et al.*, 2020.

graves, é um dos analgésicos-antitérmicos com melhor perfil de segurança, mas esses efeitos podem incluir náuseas, dores de cabeça e reações alérgicas. A tolerância digestiva ao paracetamol é muito boa. No Brasil, o fármaco é normalmente administrado via oral (VO). A dose adulta recomendada para alívio de dor ou febre é de até 1.000 mg a cada 4 horas, conforme necessário, com um limite diário de 4 g.

Absorção: o valor de proteína quinase A (PKA) do paracetamol é aproximadamente 9,5. Em meio alcalino, encontra-se extensamente não ionizado e sua absorção ocorre sobretudo no intestino delgado, particularmente nas regiões proximais, como o duodeno e o jejuno, por difusão passiva. A biodisponibilidade oral do paracetamol é bastante alta, variando de 60% a 88%.[24] O tempo necessário para atingir a concentração plasmática máxima (Tmax) é de cerca de 1 hora, e sua meia-vida de eliminação (t1/2) é de aproximadamente 2,53 horas.

Eliminação: o metabolismo do paracetamol ocorre no fígado, sendo majoritariamente eliminado por reações de fase II, como a conjugação com ácido glucurônico (40% a 67%), ácido sulfúrico (20% a 46%). Ele atravessa a barreira hematoencefálica e é convertido em AM404. Cerca de 5% do paracetamol é metabolizado por reações de fase I por intermédio da N-hidroxilação mediada pelas enzimas do citocromo P450 (CYP), CYP3A4, CYP1A2 e principalmente a CYP2E1, resultando na formação do metabólito tóxico N-acetil-p-benzoquinoneimina (NAPQI).[24]

Normalmente, o NAPQI é neutralizado pela conjugação com glutationa, sendo convertido em ácido mercaptúrico e eliminado pela urina.[25-27] Portanto, em doses terapêuticas, o paracetamol é seguro. Contudo, quando há consumo excessivo, a reserva de glutationa pode se esgotar, resultando em acúmulo de NAPQI. Esse acúmulo pode reagir com componentes celulares hepáticos, resultando em lesão hepática. Esse quadro também pode ocorrer em pacientes com função hepática comprometida em virtude de fatores como desnutrição, infecção por hepatite C ou consumo excessivo de álcool.

Quando mais de 70% a 80% da glutationa é depletada, o NAPQI começa a causar danos aos hepatócitos, ocasionando necrose centrolobular. Para tratar a toxicidade hepática induzida NAPQI, a administração de N-acetilcisteína (NAC) deve ser iniciada o quanto antes. A maior parte dos metabólitos do paracetamol é excretada pelos rins e cerca de 5% do paracetamol ingerido é eliminado de forma inalterada na urina.[24]

A Figura 8 traz um resumo da metabolização e da excreção do paracetamol.

Hepatotoxicidade

O consumo de paracetamol acima do limite de 4 g/dia está diretamente associado à hepatotoxicidade. Em crianças, essa condição pode ocorrer com uma dose única de 120 a 150 mg/kg, com administrações frequentes em curto espaço de tempo, ou por uso prolongado. No entanto, crianças são geralmente menos suscetíveis à toxicidade hepática em comparação a adultos.[28]

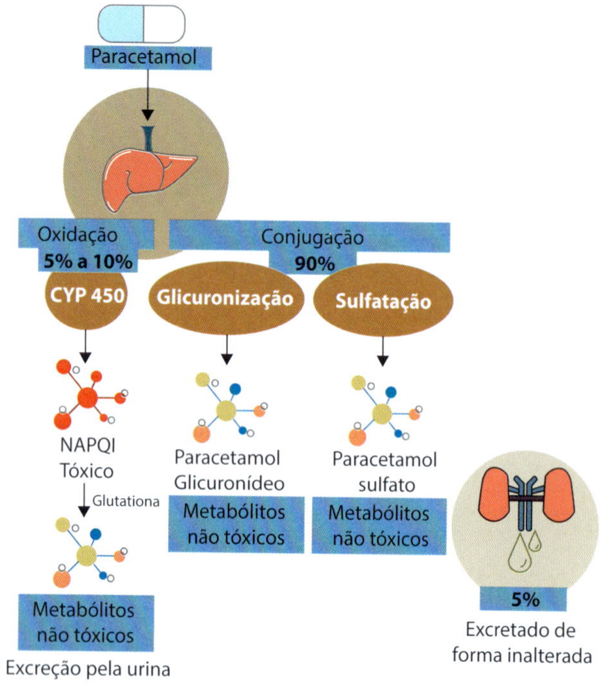

Figura 8 – Metabolização e excreção do paracetamol.

CYP: citocromo P450; NAPQI: N-acetil-p-benzoquinoneimina.

Fonte: Adaptada de SBFTE_2021.

Sobredosagem

O paracetamol é frequentemente utilizado em tentativas de suicídio. Cerca de 50% dos casos de sobredosagem são acidentais. O principal risco da superdosagem é o desenvolvimento de hepatotoxicidade, que pode ser grave, irreversível e, em casos extremos, fatal.

TRATAMENTO DA HEPATOTOXICIDADE

Consiste na administração de NAC, precursor da glutationa. Se administrada precocemente, pode evitar a lesão hepática induzida pelo paracetamol por meio da restauração dos níveis de glutationa que neutralizará o metabólito tóxico NAPQI.[29]

1. *Carvão ativado:* utilizado para limitar a absorção do paracetamol no trato gastrointestinal quando administrado nas primeiras 2 horas após a ingestão (ou até 4 horas em casos de superdosagem grave, ou uso de formulações de liberação prolongada). Ajuda a reduzir o pico de concentração do paracetamol no sangue, diminuindo a necessidade de NAC e o risco de lesão hepática. No Brasil, seu uso é recomendado conforme o tempo de ingestão e as condições clínicas do paciente.
2. *N-acetilcisteína:* considerada o principal antídoto para a sobredose de paracetamol, a NAC repõe a glutationa e neutraliza o NAPQI, prevenindo danos ao fígado. Age de diferentes maneiras: repõe as reservas de glutationa fornecendo cisteína, um precursor essencial na produção de glutationa; liga-se a metabólitos tóxicos e elimina radicais livres; aumenta o fornecimento de oxigênio aos tecidos, aumenta a produção de trifosfato de adenosina (ATP) mitocondrial e altera o tônus microvascular para aumentar o fluxo sanguíneo e o fornecimento de oxigênio ao fígado e a outros órgãos vitais.
   Seu efeito é mais eficaz quando administrada nas primeiras 8 horas após a ingestão. A NAC pode ser administrada VO ou intravenosa (IV), vias igualmente eficazes. A forma IV é preferível em casos de vômito, problemas gastrointestinais ou insuficiência hepática.[30]

   Esquema de dosagem[31]

   a. *Para o protocolo IV de 21 horas:*
      Dose de ataque: 150 mg/kg até 15 g em 200 mL de dextrose 5% água ao longo de 60 minutos.
      Segunda dose (manutenção): 50 mg/kg até um máximo de 5 g em 500 mL de dextrose 5% água ao longo de 4 horas (12,5 mg/kg/hora).
      Terceira dose: 100 mg/kg até 10 g em 1.000 mL de dextrose 5% água ao longo de 16 horas (6,25 mg/kg/hora).
   b. *Para o protocolo NAC oral de 72 horas:*
      Dose de ataque de 140 mg/kg VO.
      Após 4 horas da administração da dose de ataque, 70 mg/kg devem ser administrados a cada 4 horas para mais 17 doses para uma dose total de 1.330 mg/kg. A solução deve ser diluída para 5% e misturada com refrigerante ou suco para aumentar a palatabilidade. Qualquer dose vomitada deve ser readministrada.
3. *Transplante de fígado:* indicado em situações de insuficiência hepática grave

com alto risco de morte sem o procedimento. Os critérios do King's College são usados para avaliar quais pacientes têm maior probabilidade de se beneficiarem do transplante. O transplante é considerado em casos críticos seguindo diretrizes específicas para insuficiência hepática aguda.[32]

Dipirona

A dipirona, também conhecida como "metamizol", é um medicamento utilizado há mais de 100 anos como analgésico e antipirético. Lançada pela Hoechst, em 1922,[33] pertence à família dos derivados pirazolônicos, que inclui outros AINEs, como a fenilbutazona e a oxifembutazona. Embora classificada como um anti-inflamatório não esteroide em razão de sua estrutura química e de seus efeitos analgésicos e antipiréticos, seu efeito anti-inflamatório é considerado relativamente fraco. Além dessas propriedades, o metamizol também apresenta atividade espasmolítica, ajudando a aliviar espasmos musculares.[34]

Após sua introdução no mercado, o metamizol conquistou ampla aceitação clínica, principalmente em decorrência de sua boa tolerabilidade gastrointestinal. Esse perfil favorável facilitou seu uso extensivo no tratamento de dor, incluindo lesões agudas, dor pós-operatória, enxaqueca, cólica e dor oncológica. No entanto, é importante destacar que, por causa do risco de efeitos adversos graves, como agranulocitose e neutropenia, o uso de metamizol é restrito em vários países, como Estados Unidos, Reino Unido, Suécia e Austrália, em função de preocupações com a agranulocitose.

Apesar das restrições em alguns países, a dipirona continua amplamente disponível no mundo todo. Em alguns lugares, é vendida sob prescrição (p. ex., Bélgica, Alemanha, Itália, Portugal, Espanha e Suíça); enquanto em outros, pode ser adquirida sem receita (p. ex., Brasil, China, Israel, México, Polônia, Turquia e Rússia).[35] É considerada um dos analgésicos não opioides mais potentes usados na Medicina. Entre 2006 e 2013, foi o terceiro analgésico mais prescrito na Suíça e o mais prescrito na Alemanha em 2012. No Brasil, é a opção de automedicação mais popular.[36]

Mecanismo de ação

A dipirona é um pró-fármaco e dois de seus metabólitos apresentam propriedade analgésica, o 4-metilaminoantipirina (4-MAA) e o 4-aminoantipirina (4-AA). Apesar de seu mecanismo de ação ainda não ser totalmente conhecido, sabe-se que seu mecanismo envolve mais de uma via:

- *Inibição da COX:* atua como um inibidor da COX-3, uma variante da COX-1 que ocorre principalmente no SNC. Essa inibição reduz a síntese de prostaglandina E2 (PGE_2) no SNC, promovendo uma redução na sensibilidade e da excitabilidade dos nociceptores, resultando em um efeito analgésico. Apesar da potente ação antipirética, esse medicamento tem um perfil distinto de ação antipirética de outros inibidores de COX, e seu mecanismo ainda não está bem-definido.[37]
- *Interação com o sistema canabinoide:* os metabólitos ativos da dipirona, como a MAA e o AA, atuam como agonistas dos receptores CB1 e reduzem a transmissão GABAérgica na substância cinzenta periaquedutal (PAG), desinibindo neurônios ativadores (principalmente glutamatérgicos). Essa desinibição inicia a antinocicepção mediante ativação da via descendente, contribuindo para o efeito analgésico. Com relação à hipotermia, não há participação dos receptores CB1 e TRPV1.[38]
- *Ação sobre o sistema analgésico opioide endógeno:* a dipirona pode ativar o sistema opioidérgico endógeno, contribuindo para seu efeito analgésico. Ela atua na modulação da sensibilização dos nociceptores por meio da ativação da via de sinalização do óxido nítrico (NO). A dipirona eleva os níveis de NO, o que aumenta a concentração de guanosina monofosfato cíclico (GMPc). O aumento de GMPc promove a abertura dos canais de potássio sensíveis ao ATP (K_{ATP}), resultando na hiperpolarização da membrana celular. Essa hiperpolarização diminui a excitabilidade dos nociceptores e, consequentemente, reduz a condução dos impulsos de dor (NO/GMPc/K_{ATP}) e além da hiperpolarização-redução da condução do impulso.[39]

A Figura 9 mostra os mecanismos de ação da dipirona.

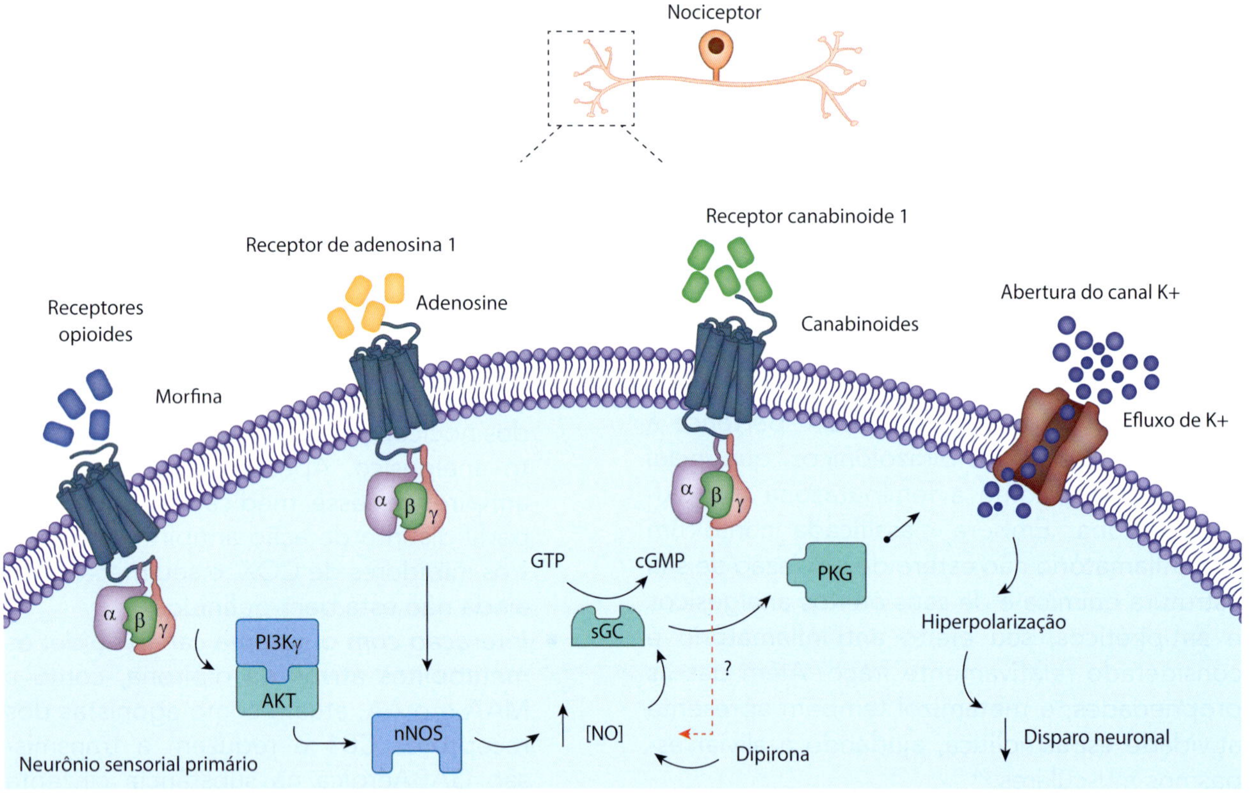

Figura 9 – Mecanismo de ação da dipirona.

AKT: proteína quinase B; cGMP: monofosfato cíclico de guanosina; GTP: guanosinatrifosfato; nNOS: óxido nítrico sintase neuronal; NO: óxido nítrico; PI3Ky: fosfatidilinositol 3-quinase gama; PKG: guanilatociclase solúvel; sGC: guanilatociclase solúvel.

Fonte: Adaptada de Gomes FIF, *et al.*, 2020.

FARMACOCINÉTICA[40]

A dipirona é um pró-fármaco bem-absorvido VO e que também pode ser administrado via parenteral. A dipirona é rapidamente hidrolisada no suco gástrico em seu metabólito ativo, o ácido MAA, que é quase completamente absorvido nessa forma. A farmacocinética do MAA e seus metabólitos secundários foram investigados em voluntários saudáveis após a administração de uma dose única de 1 g de dipirona em diferentes formas: comprimidos; gotas; supositórios; e injeção intramuscular (IM) e IV. A biodisponibilidade do MAA foi de 85% para comprimidos, 89% para gotas, 54% para supositórios e 87% para injeções intramusculares.

Distribuição: nenhum dos principais metabólitos da dipirona tem ligação extensa às proteínas plasmáticas. Estudos *ex vivo* indicam que a taxa de ligação proteica é de 57,6% para MAA, 47,9% para ácido aminofenazona), 17,8% para a forma desmetilada (FAA) e 14,2% para a acetilada.

Biotransformação: o MAA é metabolizado, provavelmente no fígado, por desmetilação, originando o ácido aminofenazona que pode ser transformado diretamente ou via AA em ácido formilaminofenazona (FAA). Embora as isoenzimas específicas do CYP envolvidas nesse processo ainda não tenham sido identificadas, a acetilação do AA para formar ácido acetilaminofenazona é mediada pela N-acetil-transferase hepática cuja atividade polimórfica explica as variações individuais nas concentrações de ácido acetilaminofenazona, observadas, inicialmente, por Goromaru *et al.*

Excreção: a excreção dos metabólitos da dipirona ocorre sobretudo pelos rins, sendo a eliminação predominantemente renal.

Reações adversas

Entre os eventos adversos mais comuns associados ao uso da dipirona, estão náuseas, vômito, cefaleia, fraqueza, febre, dor abdominal, sonolência, vertigem, espasmos musculares, neutropenia, disfunção renal e erupções cutâneas. Comparada a outros AINEs, a dipirona apresenta menor impacto sobre a mucosa gástrica, o que reduz o risco de irritações gástricas e úlceras.

Por outro lado, reações adversas raras, mas potencialmente graves, incluem hipersensibilidade, urticária, angioedema, anafilaxia, síndrome de Stevens-Johnson, nefrite intersticial, taquicardia, hipotensão, choque e agranulocitose. A agranulocitose, caracterizada por diminuição significativa dos granulócitos, é uma das complicações mais graves associadas à dipirona, embora sua ocorrência seja rara. Estudos relatam uma incidência variando de 0,96 casos/milhão de pessoas ao ano até 1 caso/1.602 prescrições de dipirona.[41] Apesar de sua baixa frequência, o risco de agranulocitose induzida pela dipirona é maior quando comparado ao de outros analgésicos, sendo mais comum em mulheres e aumentando com o avanço da idade. Esse risco elevado é a principal razão para a proibição do uso da dipirona em alguns países europeus e nos Estados Unidos.

Os sinais e sintomas de agranulocitose incluem febre alta, infecções recorrentes, úlceras na boca e garganta, dor de garganta, fraqueza, fadiga, dificuldade para engolir, calafrios, sudorese excessiva e sintomas respiratórios, todos resultantes da incapacidade do organismo de combater infecções.

No entanto, uma recente revisão da literatura aponta que o metamizol é um medicamento seguro, com evidências indicando menor incidência de efeitos adversos quando comparado ao paracetamol e ao AAS.[42,43]

ANTI-INFLAMATÓRIOS NÃO ESTEROIDES

Os AINEs formam uma classe de fármacos caracterizada por sua heterogeneidade química e por apresentarem, em diferentes graus, efeitos analgésico, antipirético e anti-inflamatório. Esses efeitos tornam os AINEs úteis para tratar dores musculares, dismenorreia, condições artríticas, pirexia, gota, enxaquecas e usados como agentes poupadores de opioides em certos casos de trauma agudo.[44]

O AAS foi um dos primeiros fármacos a se destacarem nesse grupo e serviu como protótipo dos AINEs.[45] No entanto, seu uso como anti-inflamatório foi reduzido ao longo do tempo consequentemente à necessidade de altas doses para alcançar eficácia (1 g),[46] o que aumenta o risco de efeitos adversos, como distúrbios gastrointestinais.[47] Com o desenvolvimento de novos fármacos, como o ibuprofeno, nas décadas de 1950 e 1960, que apresentava um perfil de segurança mais favorável e eficácia em doses menores, o AAS foi progressivamente substituído por outros AINEs.

Os AINEs são classificados em não seletivos, que inibem ambas as isoformas da COX; e em seletivos, mais recentes e inibem muito mais a COX-2 do que a COX-1, preservando ou mesmo aumentando seu efeito anti-inflamatório e reduzindo os efeitos adversos relacionados à COX-1, como sangramento gastrointestinal.[44]

Os AINEs aprovados pela FDA são divididos em duas categorias principais: não seletivos e seletivos para COX-2. Entre os AINEs não seletivos, encontram-se diclofenaco, diflunisal, etodolaco, fenoprofeno, flurbiprofeno, ibuprofeno, indometacina, cetoprofeno, cetorolaco, ácido mefenâmico, meloxicam, nabumetona, naproxeno, oxaprozina, piroxicam, sulindaco e tolmetina. Já os AINEs seletivos para COX-2 incluem celecoxibe, rofecoxibe e valdecoxibe. No entanto, tanto o rofecoxibe como o valdecoxibe foram retirados do mercado em 2004 e 2005, respectivamente.[48]

ANTI-INFLAMATÓRIOS NÃO ESTEREOIDES NÃO SELETIVOS

Ácido acetilsalicílico

O AAS, ou éster de ácido acético do ácido salicílico, foi sintetizado por Felix Hoffmann, na Bayer Company, em 1897, mais de 100 anos atrás. Naquela época e durante os 50 anos seguintes, a aspirina era usada exclusivamente como um medicamento anti-inflamatório, antipirético e analgésico.[49]

É o mais antigo dos AINEs, amplamente utilizado na dor leve a moderada. Apesar de ter propriedade anti-inflamatória e ter sido usado por isso em doenças inflamatórias como a artrite reumatoide (AR), hoje não é mais utilizado com essa finalidade uma vez que a dose anti-inflamatória é muito alta e gera efeitos colaterais severos.

Mecanismo de ação

Analgésica, antipirética e anti-inflamatória

As ações analgésicas e antipiréticas do AAS estão diretamente relacionadas à diminuição da produção de PGs por inibição da enzima COX. Essa inibição ocorre pela acetilação de uma serina essencial no sítio ativo da enzima que provoca inibição irreversível da COX.[13] Apesar de inibir COX-2 em processos agressivos, o AAS é um inibidor relativamente seletivo da isoforma constitutiva COX-1.[50] O desse fármaco como anti-inflamatório é, geralmente, limitado uma vez que a dose necessária é alta, podendo ocasionar irritação gástrica grave.

Antiagregante plaquetário

O AAS, em baixas doses, atua como um antiagregante plaquetário ao inibir irreversivelmente a enzima COX-1 por meio da acetilação do aminoácido serina 529.[51] Essa acetilação impede a formação do tromboxano A2 (TXA2), um potente agente de agregação plaquetária envolvido na doença cardiovascular. Como as plaquetas são anucleadas e não conseguem sintetizar novas proteínas, a COX-1 permanece inativa durante toda a vida dessas células de aproximadamente 10 dias.[52]

Embora o AAS iniba irreversivelmente as enzimas COX-1 e COX-2 nas células endoteliais, bloqueando a produção de PGI_2, essas células podem sintetizar novas proteínas, restaurando rapidamente a produção de PGI_2, que é um agente antiagregante e vasodilatador.[53]

Assim, a administração de AAS altera o equilíbrio vascular entre TXA2 e PGI_2, favorecendo a vasodilatação, a inibição plaquetária e o efeito antitrombótico. Como o AAS é cerca de 150 a 200 vezes mais potente na inibição da COX-1 plaquetária do que da COX-2 induzível (expressa em resposta a citocinas e estímulos inflamatórios), a dose utilizada como antiplaquetário é menor do que a necessária para seus efeitos analgésico e antipirético, situando-se entre 50 mg e 100 mg.[54]

FARMACOCINÉTICA[55]

O AAS é o salicilato mais usado e é rapidamente absorvido no estômago quando administrado em solução aquosa. Outras formulações têm absorção mais lenta por causa da necessidade de desintegração do comprimido, um processo otimizado em pH alcalino. A taxa de absorção depende da formulação e do esvaziamento gástrico, seguindo a cinética de primeira ordem, com meia-vida de 5 a 16 minutos. É convertido em ácido salicílico por esterases no fígado e no estômago, de modo que apenas 68% da dose atinge a circulação sistêmica na forma de AAS. Ambos se ligam à albumina sérica e distribuem-se na cavidade sinovial, SNC e saliva.

A meia-vida sérica do AAS é de aproximadamente 20 minutos. A queda na sua concentração está associada a rápido aumento na concentração de ácido salicílico. Já meia-vida sérica do ácido salicílico depende da dose; portanto, quanto maior a dose, mais tempo levará para atingir o estado estacionário. Há também evidências de indução enzimática na formação de ácido salicilúrico.

O metabolismo do ácido salicílico ocorre por meio da formação de glicuronídeos (glicuronídeo salicilfenólico e glicuronídeo salicilacil), conjugação com glicina (formando ácido salicilúrico) e oxidação em ácido gentísico. A formação de glicuronídeo salicilfenólico e ácido salicilúrico é facilmente saturada em baixas concentrações de ácido salicílico. Os outros produtos metabólicos seguem a cinética de primeira ordem.

O ácido salicílico é excretado pelos rins, em parte inalterado, e a taxa de eliminação é influenciada pelo pH urinário, pela presença de ácidos orgânicos e pela taxa de fluxo urinário.

Reações adversas

- Transtornos gastrointestinais, desde irritação gástrica até hemorragias. A inibição não seletiva da COX pelo AAS reduz a produção de PGE_2 e PGI_2, ocasionando menor proteção gástrica.
- Neurotoxicidade, em decorrência da inibição da função renal protetora mediada por PGE_2 e PGI_2.
- Bloqueio da agregação plaquetária.
- Inibição da motilidade uterina causada pela inibição da produção fisiológica de PGE_2.

Duas reações adversas singulares incluem:

- *Hiper-reatividade das vias aéreas induzida pela aspirina:* em indivíduos asmáticos, a inibição da COX reduz a produção de PGE_2, mas aumenta a disponibilidade de AA, que é metabolizado pela via da LOX, resultando em maior síntese de leucotrienos cisteinílicos (LTs), potentes mediadores inflamatórios das vias aéreas. Cerca de 5% a 6% da população geral é intolerante à aspirina, e até 20% dos asmáticos são sensíveis à aspirina e a outros AINEs.[56]
- *Síndrome de Reye:* doença pediátrica rara e grave caracterizada por encefalopatia aguda e insuficiência hepática gordurosa. Geralmente ocorre após a recuperação de infecções virais, como influenza A e B, ou varicela, em crianças que receberam aspirina. Os sintomas incluem vômitos, confusão e rápida progressão para coma. Estudos indicam que 80% das crianças diagnosticadas haviam tomado aspirina nas semanas anteriores, o que resultou, a partir de 1980, na recomendação de se evitar seu uso em crianças.[57]

Em crianças, o uso de aspirina é contraindicado por causa do risco de síndrome de Reye, uma condição rara, porém grave. Como alternativa, os médicos prescrevem outros AINEs, como ibuprofeno e naproxeno. No entanto, há evidências de que reações de sensibilidade cruzada ocorrem entre a aspirina e outros AINEs, particularmente com ibuprofeno, naproxeno e diclofenaco, o que reforça a necessidade de precaução no uso desses fármacos em indivíduos com histórico de hipersensibilidade.[58]

Outros anti-inflamatórios não esteroides

A fenilbutazona, desenvolvida em 1946, foi amplamente utilizada por décadas no tratamento de condições inflamatórias dolorosas. No entanto, em razão de associações com agranulocitose, supressão da medula óssea e problemas gastrointestinais, sua popularidade diminuiu, abrindo caminho para o surgimento de AINEs mais seguros. Entre as décadas de 1950 e 1990, surgiram vários outros fármacos, como a indometacina em 1963, o ibuprofeno, o naproxeno e o diclofenaco.[59]

A partir da aprovação do ibuprofeno para venda sem prescrição, na década de 1960, outras empresas farmacêuticas seguiram o exemplo, investindo no desenvolvimento de novos AINEs com diferentes propriedades químicas e biológicas. Embora a maioria dos AINEs compartilhe as três ações terapêuticas (analgésica, antipirética e anti-inflamatória), a eficácia relativa dessas ações varia entre os diferentes fármacos, tornando essa classe de medicamentos versátil no tratamento de diversas condições inflamatórias e dolorosas.[60]

Apesar dos benefícios proporcionados pelos AINEs, esses fármacos atuam apenas suprimindo os sinais e sintomas da inflamação, sem reverter ou promover a resolução completa do processo inflamatório. Em outras palavras, esses medicamentos são eficazes no alívio temporário da dor e da inflamação, mas não tratam a causa subjacente, sendo considerados paliativos e não curativos. Dessa forma, o uso prolongado ou inadequado pode mascarar a progressão de doenças inflamatórias, sem impedir seu avanço.

Em 1990, foi descoberta a enzima COX-2, responsável pela produção de PGs em resposta a estímulos patológicos, gerando dor, inflamação e febre. Com base nessa descoberta, foram desenvolvidos diversos fármacos com o objetivo de inibir seletivamente a COX-2, na esperança de evitar os efeitos adversos causados pela inibição da COX-1, que produz PGs com funções fisiológicas importantes, como a proteção gástrica. Esses novos medicamentos prometeram reduzir os efeitos colaterais associados ao uso prolongado de anti-inflamatórios, preservando sua eficácia terapêutica.[61]

ANTI-INFLAMATÓRIOS NÃO ESTEROIDES SELETIVOS – INIBIDORES DE CICLO-OXIGENASE 2

Os inibidores seletivos da COX-2 foram desenvolvidos para oferecer uma alternativa "mais segura" aos AINEs tradicionais, pois não interferem na proteção gástrica mediada pela PGE_2 gerada pela COX-1 constitutiva. Em 1999, menos de uma década após a descoberta da COX-2, os primeiros coxibes, celecoxibe e rofecoxibe, foram lançados no mercado. Posteriormente, outros fármacos, como etoricoxibe, lumiracoxibe e valdecoxibe, também foram introduzidos.[62]

No entanto, logo surgiram preocupações sobre a segurança cardiovascular desses medicamentos, levantando debates sobre a relação entre benefícios e riscos, além de questionamentos sobre seu uso apropriado em diferentes contextos clínicos. Por consequência do aumento do risco de eventos cardiovasculares, alguns desses fármacos foram retirados do mercado, como o rofecoxibe e o valdecoxibe. Atualmente, os principais coxibes comercializados são o celecoxibe e o etoricoxibe.

O etoricoxibe é altamente seletivo para COX-2, sendo necessária uma concentração aproximada 300 vezes maior para inibir a COX-1 em comparação com a COX-2. Por sua vez, a seletividade do celecoxibe é menos acentuada, sendo cerca de 30 vezes mais seletivo para COX-2.

Além dos inibidores seletivos, vários AINEs desenvolvidos anteriormente foram estudados quanto a sua seletividade para COX-2. O diclofenaco, conhecido como um AINE tradicional, demonstrou uma seletividade para COX-2 semelhante à do celecoxibe. Já o naproxeno e o ibuprofeno são inibidores não seletivos da COX.[63,64]

O Quadro 3 resume a seletividade dos AINEs pelas COX.

Mecanismo de ação[66]

Os AINEs tradicionais, também denominados "AINEs não seletivos", inibem competitiva e reversivelmente a enzima COX. Eles bloqueiam tanto a COX-1 como a COX-2, impedindo que o AA se ligue ao canal hidrofóbico da COX. Com isso, interrompem a conversão do AA em endoperóxidos cíclicos (PGG_2 e PGH_2) reduzindo a produção de PGE_2, envolvida na inflamação, dor e febre. Um ponto importante é a diferença entre o AAS e os demais AINEs. Embora ambos inibam a COX, o AAS o faz de maneira irreversível, enquanto os outros AINEs agem de forma reversível. No caso do AAS, o efeito depende da renovação da COX nos tecidos, enquanto para os outros AINEs, o efeito está ligado ao tempo de eliminação do fármaco, permitindo a retomada da atividade da COX.

Já os AINEs seletivos inibem especificamente a COX-2, que é induzida em condições patológicas. Assim, os AINEs seletivos interferem na COX-2 sem prejudicar as funções protetoras da COX-1.

A Tabela 1 reporta a dosagem usual para adultos de analgésicos não opioides e AINEs.

A nimesulida é um caso à parte já que é um AINE não seletivo, porém com preferência para a COX-2. A dose é de 50 mg a 100 mg, 2 vezes/dia. Para reduzir o risco de hepatotoxicidade, a duração do tratamento deve ser limitada a 15 dias.[68]

Quanto à ação analgésica dos inibidores da COX, sabe-se que ela é dose-dependente. No tratamento da dor crônica, a menor dose efetiva de AINEs deve ser usada sob demanda. O risco cardiovascular associado a COX-2 e AINEs como o diclofenaco, é comprovado, com esse último apresentando risco semelhante ao dos inibidores de COX-2. Naproxeno em baixa dose é preferível para dor aguda, osteoartri-

Quadro 3 – Seletividade dos AINEs pelas COX

Seletividade dos AINEs			
Mais seletivo para COX-1	**Não seletivos**	**5 a 50 vezes seletivo para COX-2**	**Seletividade para COX-2 50 vezes >**
Cetorolaco Cetoprofeno Indometacina AAS Naproxeno Piroxicam Fenamatos	Ibuprofeno Fenoprofeno Salicilado de sódio Diflunisal	Sulindaco Diclofenaco Celecoxibe Meloxicam[a] Etodolaco Nimesulide	Etoricoxibe
Aumento dos efeitos gastrointestinais ←		→	Aumento dos efeitos cardiovasculares

[a]Em altas doses reduz afinidade por COX-2 e aumenta afinidade por COX-1.

AINEs: anti-inflamatórios não esteroides; COX: ciclo-oxigenase.

Fonte: Adaptado de Timpe Behnen E, 2013.

Tabela 1 – Analgésicos não opioides e anti-inflamatórios não esteroides (AINEs): dosagem oral usual para adultos com dor ou inflamação

Medicamento	Dose analgésica usual (oral)	Dose máxima/dia
Analgésicos não opioides		
Paracetamol	325 mg a 650 mg a cada 4 a 6 horas 1.000 mg a cada 6 horas até 3 vezes/dia	3.000 mg 4.000 mg em pacientes selecionados e supervisionados
Dipirona	500 mg a 1.000 mg até 4 vezes/dia	4.000 mg a 5.000 mg
AINEs não seletivos		
Ácidos acéticos		
Diclofenaco	50 mg a cada 8 a 12 horas	150 mg a 200 mg
Etodolaco	200 mg a 400 mg a cada 6 a 8 horas	1.000 mg
Indometacina	25 mg a 50 mg a cada 8 a 12 horas	150 mg a 200 mg
Sulindaco	150 mg a 200 mg a cada 12 horas	400 mg
Fernamatos		
Ácido mefenâmico	250 mg a cada 6 horas ou 500 mg 3 vezes/dia	1.000 mg; para dismenorreia, até 1.500 mg
Não ácido		
Nabumetona	11.000 mg 1 ou 2 vezes/dia	2.000 mg
Oxicams		
Meloxicam	7,5 mg a 15 mg uma vez/dia (comprimido, suspensão oral) 5 mg a 10 mg 1 vez/dia (cápsula)	15 mg (comprimido convencional, suspensão oral) 10 mg (cápsula)
Tenoxicam	20 mg a 40 mg 1 vez/dia	40 mg
Piroxicam	10 mg a 20 mg 1 vez/dia	20 mg
Ácidos propiônicos		
Fenoprofeno	200 mg a cada 4 a 6 horas ou 400 mg a 600 mg a cada 6 a 8 horas	3.200 mg
Ibuprofeno	400 mg a cada 4 a 6 horas ou 600 mg a 800 mg a cada 6 a 8 horas	3.200 mg (agudo), 2.400 mg (crônico)
Cetoprofeno	50 mg a cada 6 horas ou 75 mg a cada 8 horas	300 mg
Naproxeno	250 mg a 500 mg a cada 12 horas ou 250 mg a cada 6 a 8 horas	1.250 mg (aguda); 1.000 mg (crônico); até 1.500 mg – surto
Salicilatos		
Ácido acetilsalicílico	325 mg a 1.000 mg a cada 4 a 6 horas	4.000 mg
Diflunisal	500 mg a cada 8 a 12 horas	1.500 mg
AINEs seletivos para COX-2		
Celecoxibe	200 mg/dia ou 100 mg a cada 12 horas	400 mg
Etoricoxibe	30 mg a 60 mg 1 vez/dia	60 mg (dor crônica e inflamação) 120 mg (dor aguda por até 8 dias)

COX: ciclo-oxigenase.

Fonte: Adaptada de Tauben D, 2025.

te e AR em razão de seu perfil cardiovascular neutro. Pacientes em uso de aspirina em baixa dosagem, como antiplaquetário, devem evitar ibuprofeno ou naproxeno contínuos. Alternativas como diclofenaco ou celecoxibe em baixas doses são adequadas.[69]

Farmacocinética dos anti-inflamatórios não esteroides[70]

A diversidade química dos AINEs resulta em uma ampla variedade de características farmacocinéticas, embora compartilhem certas propriedades. A maioria dos AINEs é de ácidos orgânicos fracos, com exceção da nabufenona, um pró-fármaco que se torna ativo após metabolização. A absorção dos AINEs ocorre quase completamente no intestino delgado. Embora a presença de alimentos possa retardar a velocidade de absorção, normalmente não afeta sua biodisponibilidade. Quando administrados com alimentos ou antiácidos, alguns AINEs podem ter sua absorção retardada. Eles se ligam fortemente às proteínas plasmáticas, principalmente à albumina, com cerca de 95% de ligação, limitando sua distribuição ao compartimento extracelular. Por isso, os volumes aparentes de distribuição são baixos, geralmente menores que 0,2 L/kg.

A eliminação dos AINEs ocorre sobretudo via biotransformação hepática, envolvendo reações de fase I, seguidas de fase II, ou diretamente por reações de fase II, como a glicuronidação. As enzimas CYP3A e CYP2C, da família CYP450 hepática, estão frequentemente envolvidas nas reações de fase I. Embora a principal via de excreção seja renal, com cerca de 5% da dose excretada inalterada, muitos AINEs sofrem excreção biliar e reabsorção (circulação entero-hepática). Após administração repetida, os AINEs podem ser encontrados nos líquidos sinoviais.

Os AINEs podem ser divididos em duas classes quanto à meia-vida: curta (< 6 horas); e longa (> 10 horas). Exemplos de AINEs com meia-vida longa incluem naproxeno, piroxicam e fenilbutazona.

As interações medicamentosas dos AINEs são frequentes por causa de sua alta ligação às proteínas plasmáticas (cerca de 99% em alguns casos). A competição por esses sítios de ligação pode gerar interações com outros fármacos também altamente ligados, como anticoagulantes orais e agentes hipoglicemiantes. Além disso, mecanismos como metabolismo ou excreção renal diminuídos podem estar envolvidos nessas interações.

O Quadro 4 contém as principais características farmacocinéticas dos AINEs.

Quadro 4 – Principais parâmetros farmacocinéticos dos AINEs

Classe farmacológica	Fármaco	Absorção	Biodisponibilidade	Tmax	Ligação às proteínas plasmáticas	Distribuição	Metabolismo	Excreção	Meia-vida	*Clearance*	Ref.
Analgésicos não opioides	Paracetamol	Bem-absorvido VO, principalmente no intestino Pode ter a absorção retardada se administrado concomitantemente à ingesta de alimentos, principalmente os gordurosos	88% VO	90 minutos (comprimido)	Baixa:10% a 25%, quando administrado em doses terapêuticas	Amplamente distribuído pela maioria dos tecidos, exceto na gordura	Hepático, seguindo cinética de primeira ordem 3 vias: glicuronidação, conjugação com sulfato e oxidação via CYP, principalmente CYP2E1	Principalmente na urina, na forma de metabólitos inativos	2 a 3 horas em adultos saudáveis, com doses terapêuticas	----	71

(*Continua*)

Quadro 4 – Principais parâmetros farmacocinéticos dos AINEs (*Continuação*)

Classe farmacológica	Fármaco	Absorção	Biodisponibilidade	Tmax	Ligação às proteínas plasmáticas	Distribuição	Metabolismo	Excreção	Meia-vida	*Clearance*	Ref.
Analgésicos não opioides	Dipirona	Dipirona é hidrolisada no estômago em 4-metil-amino-antipirina (MAA), que é bem absorvido nessa região	Para MAA: 85% VO, comprimidos 89% VO, gotas	1,4 a 2 horas	Baixa: cerca de 60% para dipirona e MAA	Bem-distribuída, o MAA tem VD = 1,15 L/kg	Dipirona sofre hidrólise no estômago, para dar origem à fração ativa MAA O MAA é metabolizado no fígado via c-oxidação, N-desmetilação via CYP3A4, principalmente	Principalmente na urina, na forma de metabólitos inativos e na forma inalterada	MAA: 2,6 a 3,5 horas	MAA: 110 a 180 mL/min	72
AINEs não seletivos: ácido acético	Diclofenaco	Completamente absorvido pelo TGI	60% (sofre metabolismo de primeira passagem)	10 a 40 minutos para solução oral; 1,5 a 2 horas para comprimido	99,7% ligado às proteínas, principalmente albumina; ligação limitada às lipoproteínas (< 1,2%)	Pouco ou moderadamente distribuído, com VD = 0,1 ou 0,2 L/kg Cruzamento limitado da BHE	Sofre metabolismo hepático: oxidação, principalmente via CYP2C9; conjugação com ácido glicurônico, conjugação com sulfato e com taurina	Principalmente na forma de metabólitos inativos, na urina (70%) Pode também ser eliminado nas fezes (30%)	Aproximadamente 2 horas	16 L/hora	73
	Etodolaco	Bem-absorvido, principalmente no intestino delgado	80%	1 a 2 horas para formulação de liberação imediata	> 99% ligado, principalmente à albumina	Bem-distribuído, exceto para gordura, com VD = 390 mL/kg	Sofre extensa metabolização hepática, principalmenteoxidação (via CYP2C19 e CYP3A4) e glicuronidação	Principalmente na urina, na forma de metabólitos inativos	7 a 11 horas	49,1 mL/kg/hora, quando administrado VO, em indivíduos saudáveis	74

(*Continua*)

Quadro 4 – Principais parâmetros farmacocinéticos dos AINEs (*Continuação*)

Classe farmacológica	Fármaco	Absorção	Biodisponibilidade	Tmax	Ligação às proteínas plasmáticas	Distribuição	Metabolismo	Excreção	Meia-vida	*Clearance*	Ref.
AINEs não seletivos: ácido acético	Indometacina	Pronta e rapidamente absorvida pelo TGI	Virtualmente 100% após administração oral	0,9 a 1,5 horas em jejum	90% a 99% de ligação, principalmente albumina	Amplamente distribuída no organismo, com VD = 0,34 a 1,57 L/kg. É distribuída no líquido sinovial, no leite materno, na placenta e atravessa a BHE Extensivamente ligada aos tecidos	Improvável sofrer metabolismo de primeira passagem Sofre metabolismo hepático: oxidação, principalmente via CYP2C9 e glicuronidação	Principalmente na urina (60%), na forma inalterada e na forma de metabólitos inativos	Meia-vida média 4,5 horas	1 a 2,5 mL/kg/min	75
	Sulindaco	Bem-absorvido	90%	–	Sulindaco: 93% ligado; metabólito sulfeto: 98% ligado Ambos ligados principalmente à albumina	–	Sofre metabolização hepática (redução e oxidação, principalmente via CYP2C9) e sofre extensa circulação entero-hepática	Principalmente na urina, na forma de metabólito inativo	7,8 horas	68 a 95 mL/min para pacientes adultos saudáveis	76
AINEs não seletivos: fenamato	Ácido mefenâmico	Rapidamente absorvido	–	–	90% ligado	Distribui-se moderadamente, com VD = 1,06 L/kg em adultos saudáveis	Sofre metabolização hepática, principalmente por oxidação, via CYP2C9 e por glicuronidação	Principalmente na urina, mas também nas fezes, na forma de metabólitos inativos	2 horas	21 a 23 L/hora em adultos saudáveis, após administração oral	77

(*Continua*)

Quadro 4 – Principais parâmetros farmacocinéticos dos AINEs (*Continuação*)

Classe farmacológica	Fármaco	Absorção	Biodisponibilidade	Tmax	Ligação às proteínas plasmáticas	Distribuição	Metabolismo	Excreção	Meia-vida	*Clearance*	Ref.
AINEs não seletivos: não ácido	Nabumetona	Bem-absorvido pelo TGI e sofre metabolismo de primeira passagem A administração com alimentos aumenta a absorção	35% para o metabólito ativo (6-MNA)	6-MNA: varia de 3 a 11 horas	6-MNA é 99% ligado, principalmente à albumina	Tem baixa distribuição nos tecidos, com VD = 0,1 a 0,2 L/kg	É reduzido por enzimas da família aldo-ceto-redutase 1C e 11-beta-desidrogenase Sofre oxidação, principalmente por CYP1A2 e CYP2C9 Também sofre glicuronidação e conjugação com glicina	Principalmente na urina, na forma de metabólitos inativos. Não parece sofrer recirculação entero-hepática	6-MNA: 19 a 36 horas	20 a 30 mL/min	78
AINEs não seletivos; oxicams	Meloxicam	Bem-absorvido no TGI	89% após administração em cápsulas A biodisponibilidade não é alterada com ingestão junto com alimentos	5 a 6 horas após a refeição	99,4% ligado, principalmente à albumina	Bem-distribuído para tecidos altamente perfundidos, com VD = 10 L a 15 L Chega ao fluido sinovial e atravessa a placenta	Metabolismo hepático, principalmente por CYP2C9 e em menor proporção por CYP3A4	Eliminação renal e fecal, principalmente na forma de metabólitos inativos	20 horas	0,42 a 0,48 L/hora	79
	Tenoxicam	Absorção rápida e completa após administração oral	100%	–	99% ligado às proteínas plasmáticas	Distribui-se amplamente para tecidos extracelulares	Metabolismo hepático, principalmente por CYP2C9	Principalmente pela urina, na forma de metabólitos inativos	59 a 74 horas	–	80

(*Continua*)

Quadro 4 – Principais parâmetros farmacocinéticos dos AINEs (*Continuação*)

Classe farmacológica	Fármaco	Absorção	Biodisponibilidade	Tmax	Ligação às proteínas plasmáticas	Distribuição	Metabolismo	Excreção	Meia-vida	*Clearance*	Ref.
AINEs não seletivos; oxicams	Piroxicam AINEs não seletivos; oxicams	Bem-absorvido após administração oral Alimentos podem retardar a absorção, mas não altera a biodisponibilidade	Aproximadamente 100%	2 a 4 horas após administração oral	Amplamente ligado às proteínas, principalmente albumina	Distribuição baixa no organismo, com VD = 0,14 L/kg, com boa penetração no líquido sinovial	Metabolismo hepático, principalmente via CYP2C9	Principalmente na urina, mas também nas fezes, na forma de metabólitos inativos. É excretado no leite materno	30 a 86 horas	–	81
AINEs não seletivos; ácidos propiônicos	Fenoprofeno	Rapidamente absorvido em jejum	90%	2 horas	99% ligado às proteínas, principalmente albumina	Moderadamente distribuído no organismo, com boa penetração no líquido sinovial e no SNC	Metabolismo hepático, principalmente glicuronidação	Principalmente na urina, na forma de metabólitos inativos	3 horas	–	82
	Ibuprofeno	Muito bem-absorvido VO A absorção pode ser retardada se administrado com alimentos, mas não interfere na biodisponibilidade	> 80%	1 a 2 horas	> 99% ligado às proteínas, principalmente albumina	Pouco distribuído no organismo, com VD = 0,1 L/kg	Metabolização hepática, por oxidação, principalmente por CYP2C9 e por glicuronidação	Principalmente na urina, na forma de metabólitos inativados	1,2 a 2 horas em pacientes saudáveis e 3,1 a 3,4 horas em pacientes com função hepática comprometida	3 a 13 L/hora, dependendo da via de administração, tipo de enantiômero e dose administrada	83

(*Continua*)

Quadro 4 – Principais parâmetros farmacocinéticos dos AINEs (*Continuação*)

Classe farmacológica	Fármaco	Absorção	Biodisponibilidade	Tmax	Ligação às proteínas plasmáticas	Distribuição	Metabolismo	Excreção	Meia-vida	*Clearance*	Ref.
AINEs não seletivos; ácidos propiônicos	Cetoprofeno	Rapidamente e bem-absorvido após administração oral	> 90%	0,5 a 2 horas	99% ligado às proteínas, principalmente albumina	Moderadamente distribuído no organismo, com boa penetração no líquido sinovial	Rápida e extensivamente metabolizado pelo fígado, principalmente por glicuronidação	Principalmente na urina, na forma de metabólito inativado	1,1 a 4 horas para cápsulas de liberação imediata e 5,4 horas para cápsulas de liberação prolongada	Para 1 a 2 e diária de 200 mg: 6,9 L/hora para cápsulas de liberação imediata e 6,8 L/hora para cápsulas de liberação prolongada	84
	Naproxeno	Bem-absorvido VO, tanto na forma de ácido livre como na forma de sal sódico	---	1 hora para sal sódico e 2 horas para ácido livre	> 99% ligado às proteínas plasmáticas, principalmente albumina	Pouco distribuído no organismo, com VD = 0,16 L/kg	Extensivamente metabolizado pelo fígado Reações de fase I envolvem as enzimas CYP1A2, 2C8 e 2C9 Reações de fase II envolvem principalmente glicuronidação	Principalmente na urina, na forma de metabólitos inativos	12 a 17 horas	0,13 mL/kg/min	85
AINEs não seletivos; salicilatos	Ácido acetilsalicílico	Geralmente rápida e completa após administração oral, principalmente no estômago e porções iniciais do intestino	Aproximadamente 100% Pode variar dependendo da via de administração, da forma farmacêutica, da taxa de dissolução do comprimido, do conteúdo gástrico, do tempo do esvaziamento gástrico e do pH estomacal	1 a 2 horas	50% a 90% do salicilato (principal metabólito do AAS) é ligado às proteínas, principalmente albumina O AAS praticamente não se liga às proteínas plasmáticas	Distribuído pelos tecidos logo após a administração Atravessa a BHE e a placenta Alcança facilmente o líquido sinovial, os fluidos espinhais, a saliva e o leite	O AAS é hidrolisado no plasma para ácido salicílico que, por sua vez, sofre metabolismo hepático, principalmente glicuronidação e sulfatação	Principalmente na urina, na forma de metabólitos	AAS: 13 a 19 minutos; Salicilato: 3,5 a 4,5 horas	Variável, dependendo de diversos fatores	86

(*Continua*)

Quadro 4 – Principais parâmetros farmacocinéticos dos AINEs (*Continuação*)

Classe farmacológica	Fármaco	Absorção	Biodisponibilidade	Tmax	Ligação às proteínas plasmáticas	Distribuição	Metabolismo	Excreção	Meia-vida	*Clearance*	Ref.
AINEs não seletivos; salicilatos	Diflunisal	Rápida e completamente absorvido após administração oral	80% a 90%	2 a 3 horas	98% a 99% ligado às proteínas	-	Hepático, principalmente por glicuronidação (90%)	Principalmente na urina, na forma de metabólitos inativos	8 a 12 horas	-----	87
AINE preferencialmente seletivo para COX-2	Nimesulida	Rapidamente absorvido após administração oral	Aproximadamente 100%	1,5 a 2,5 horas	> 97,5% ligado às proteínas plasmáticas	-	Extensivamente metabolizado no fígado, principalmente por CYP2C9	Renal (50%) e fecal (29%)	1,8 a 4,7 horas	-	88
AINE seletivo para COX-2: coxibe	Celecoxibe	Rapidamente absorvido no TGI	40%	3 horas Pode aumentar em 1 a 2 horas se for administrado com uma refeição altamente gordurosa	97% ligado às proteínas, principalmente albumina	Amplamente distribuído nos tecidos, com VD = 429 L	Hepático, principalmente por CYP2C9 (mas também por CYP3A4, 2C8 e 2D6) Também passa por glicuronidação	Na urina (27%) e nas fezes (57%), principalmente na forma de metabólitos inativos	11 horas em adultos saudáveis	27,7 L/hora em adultos saudáveis e diminuído em 43% em pacientes com insuficiência renal crônica	89
	Etoricoxibe	Bem-absorvido VO	100%	1 hora em jejum	92% ligado às proteínas plasmáticas	Distribuição moderada no organismo, com boa penetração em líquidos extracelulares	Hepático, principalmente via CYP3A4	Principalmente na urina, na forma de metabólitos inativos	22 horas	-	90

AAS: ácido acetilsalicílico; BHE: barreira hematoencefálica; COX: ciclo-oxigenase; CYP: citocromo P450; VD: volume de distribuição; VO: via oral; SNC: sistema nervoso central; TGI: trato gastrointestinal.

Fonte: Desenvolvido pela autoria.

Efeitos adversos dos anti-inflamatórios não esteroides[70,91,92]

Os AINEs podem causar diversos efeitos adversos em decorrência da inibição não seletiva das COXs. Quando bloqueiam tanto a COX-2, associada à inflamação e dor, como a COX-1, responsável por funções fisiológicas protetoras em diversos tecidos, os AINEs podem gerar as seguintes reações:

1. *Trato gastrointestinal:* dor abdominal, náuseas, anorexia e hemorragia gastrointestinal são frequentemente observadas.

2. *Trato urinário:* retenção de sódio e água, além de piora na função renal, especialmente em pacientes com cirrose, insuficiência renal ou cardíaca.
3. *SNC:* cefaleia, tontura, confusão mental, depressão e redução do limiar convulsivo.
4. *Plaquetas:* inibição da agregação plaquetária, aumentando o risco de sangramentos.
5. *Útero:* prolongamento da gestação e inibição do trabalho de parto.
6. *Hipersensibilidade e reações cruzadas com AINEs:* reações alérgicas e intolerâncias podem ocorrer, especialmente em indivíduos predispostos: os AINEs, incluindo a aspirina, podem desencadear reações de hipersensibilidade em pacientes predispostos, resultando em efeitos graves, como choque anafilático. Entre esses efeitos, a exacerbação da asma é uma complicação frequente, especialmente em pacientes com alergias preexistentes a AINEs. Ao inibirem a via da COX e reduzirem a síntese de PGs, há um aumento da disponibilidade de AA, que é convertido pela via da LOX em leucotrienos, substâncias associadas ao broncoespasmo e à piora da asma (Figura 10).

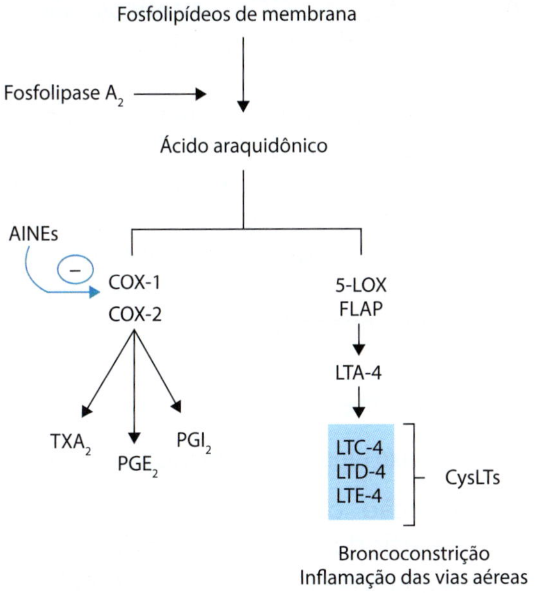

Figura 10 – Mecanismo de exacerbação da asma pelos AINEs.

AINEs: anti-inflamatórios não esteroides; COX: ciclo-oxigenase; FLAP: proteína ativadora da 5-lipoxigenase; LOX: lipoxigenase; LTC: leucotrieno C; LTD: leucotrieno D; LTE: leucotrieno E; PGE2: prostaglandinas E2; PGI2: prostaciclinas; TXA2: tromboxanos.

Fonte: Desenvolvida pela autoria.

EFEITO CARDIOVASCULAR DOS AINES

Os AINEs, em geral, são inibidores reversíveis da COX-2 e variam na extensão e duração da inibição da COX-1 plaquetária, dependendo de suas características farmacocinéticas (como a meia-vida) e farmacodinâmicas (como a seletividade para isoformas da COX). Diferentemente da aspirina, que inibe irreversivelmente a COX-1 nas plaquetas, a maioria dos AINEs não consegue bloquear essa enzima de forma profunda e prolongada. Os inibidores seletivos da COX-2 (coxibes) não afetam significativamente a COX-1, e os AINEs tradicionais, por terem meias-vidas curtas, não mantêm uma inibição sustentada da agregação plaquetária. Uma exceção pode ser o naproxeno em doses elevadas (500 mg 2 vezes/dia), que pode alcançar um efeito antiplaquetário semelhante ao da aspirina, suprimindo a produção de TXA2 por até 12 horas.[93]

O rofecoxibe, um dos primeiros coxibes, foi retirado do mercado em razão de seus efeitos adversos sobre o sistema cardiovascular e renal, incluindo hipertensão, insuficiência renal e cardíaca. Esses eventos podem ser explicados pelo aumento da trombogenicidade associado aos inibidores da COX-2. Essa enzima, expressa constitutivamente no endotélio vascular, é responsável por cerca de metade da produção de PGI_2, uma substância vasodilatadora e antiagregante plaquetária. Em contrapartida o TXA2, produzido pelas plaquetas, tem ação pró-trombótica. O equilíbrio entre PGI_2, regulada pelas COX-1 e COX-2, e TXA2, controlado pela COX-1, é essencial para a manutenção do risco trombótico. No entanto, a inibição seletiva da COX-2 reduz a síntese de PGI_2 sem interferir na produção de TXA2, resultando em um desequilíbrio que aumenta o risco de eventos cardiovasculares.[94]

A Figura 11 mostra o mecanismo de ação dos AINEs no endotélio vascular e nas plaquetas.

TOXICIDADE RENAL DE INIBIDORES SELETIVOS DA COX-2

Os inibidores seletivos da COX-2, como rofecoxibe e celecoxibe, apresentam efeitos renais semelhantes aos dos AINEs não seletivos, incluindo retenção de sódio e redução da taxa de filtração glomerular (TFG), especialmente

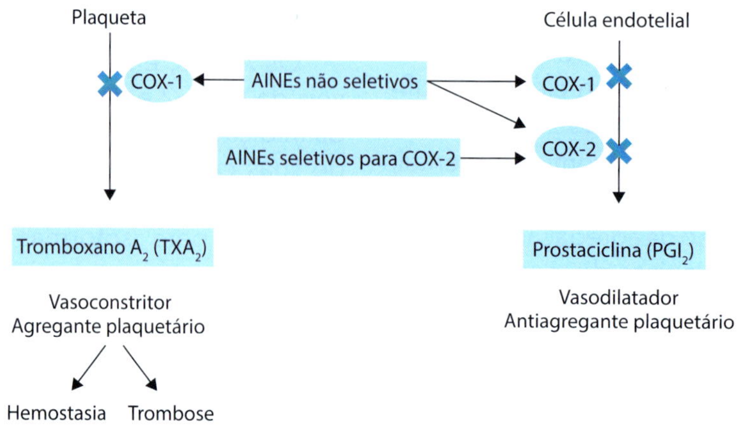

Figura 11 – Efeito dos AINEs no endotélio vascular e plaquetas.
AINEs: anti-inflamatórios não esteroides; COX: ciclo-oxigenase.
Fonte: Desenvolvida pela autoria.

em pacientes de risco. Estudos de 2001 e 2002 indicam que esses fármacos não oferecem vantagens em termos de segurança renal, exigindo as mesmas precauções que os AINEs não seletivos.[95] No entanto, estudos recentes sugerem que o parecoxibe pode reduzir danos renais, inflamação e apoptose celular em casos de lesão renal induzida por sepse, indicando um potencial terapêutico específico. Assim, embora a toxicidade renal seja uma preocupação comum aos inibidores da COX-2, o parecoxibe pode representar uma exceção promissora em determinados contextos clínicos.[96,97]

ANTI-INFLAMATÓRIOS ESTEROIDES – GLICOCORTICOSTEROIDES

Fundamentos e mecanismos de ação

Os glicocorticosteroides (GCs) são hormônios esteroides essenciais para a regulação de diversas funções fisiológicas, incluindo o metabolismo, a resposta ao estresse e a modulação do sistema imunológico. O cortisol é o principal glicocorticosteroide em humanos, enquanto a corticosterona predomina em outras espécies. Esses hormônios exercem potentes efeitos anti-inflamatórios e imunossupressores, sendo fundamentais na regulação da resposta inflamatória. Eles interagem com receptores intracelulares da família dos receptores nucleares, modulando a transcrição gênica e diversas vias de sinalização celular.[98]

A descoberta do papel terapêutico dos GCs representou um marco na Medicina. Em 1950, Philip Hench *et al.* demonstraram, pela primeira vez, os efeitos benéficos da cortisona e do hormônio adrenocorticotrófico (ACTH) no tratamento da AR, revolucionando o manejo das doenças inflamatórias. Edward C. Kendall, que também recebeu o Prêmio Nobel pelo isolamento dos corticosteroides, possibilitou o uso clínico dessas substâncias.[99] Desde então, os GCs tornaram-se essenciais no tratamento de diversas doenças inflamatórias e autoimunes, sendo um dos avanços mais significativos da farmacologia moderna.

Atualmente, os GCs sintéticos são amplamente utilizados no manejo de patologias como asma, doenças alérgicas, reumatológicas, vasculites, doenças inflamatórias intestinais e inflamações oculares. Além disso, desempenham um papel crucial na imunossupressão para transplantes de órgãos e no controle da AR, sendo administrados em doses farmacológicas para regular a inflamação e suprimir respostas imunes exacerbadas.

Fundamentos e mecanismos de ação

Fisiologia do eixo hipotálamo-hipófise-adrenal[100]

A produção de GCs ocorre na glândula adrenal a partir do colesterol, sendo controlada pelo eixo hipotálamo-hipófise-adrenal (HPA), um dos principais reguladores do sistema neuroendócrino. Esse eixo é ativado em resposta a desafios internos e externos, iniciando-se com a liberação do hormônio liberador de corticotropina (CRH) pelo hipotálamo. O CRH estimula a hipófise a secretar o ACTH que, por sua vez, promove a síntese de novo de GCs na zona fasciculada do córtex adrenal.

Esse mecanismo garante a adaptação do organismo a situações de estresse, além de manter um ritmo circadiano de liberação dos GCs com níveis elevados pela manhã e mínimos à noite. A liberação de cortisol é finamente ajustada por um sistema de retroalimentação negativa, garantindo o equilíbrio fisiológico do eixo HPA.

Quando os níveis de cortisol aumentam na circulação, ocorre a inibição da secreção de CRH pelo hipotálamo e de ACTH pela hipófise, reduzindo a estimulação da glândula adrenal e, consequentemente, a produção de novo de cortisol. Esse mecanismo é essencial para evitar a produção excessiva do hormônio e manter a homeostase do organismo, especialmente em resposta ao estresse prolongado.

RECEPTORES ESPECÍFICOS

Entre os receptores, destaca-se o receptor de glicocorticosteroides (GR) e seu membro mais próximo, o receptor de mineralocorticosteroide (MR), ambos derivados da duplicação do gene ancestral CR (AncCR). Esses receptores surgiram na linhagem dos vertebrados há aproximadamente 450 milhões de anos. O GR é ativado pelo cortisol, enquanto o MR é ativado pela aldosterona e pela desoxicorticosterona (DOC). Além disso, o MR também pode se ligar ao cortisol, embora com afinidade consideravelmente menor do que a aldosterona e a DOC.[101,102]

Embora os GCs exerçam sua ação predominantemente por meio do GR, eles também podem interagir com o MR, sobretudo em tecidos nos quais há expressão de ambos os receptores. O MR é encontrado principalmente em órgãos de excreção, como rins, cólon, glândulas salivares e sudoríparas, além do hipocampo, enquanto o GR tem distribuição tecidual mais ampla e é o principal mediador das ações dos GCs. Ambos os receptores são proteínas citoplasmáticas que compartilham domínios estruturais com outros membros da superfamília de receptores nucleares.[103]

EFEITOS METABÓLICOS E SISTÊMICOS

Regulação metabólica

O cortisol aumenta a disponibilidade de nutrientes ao elevar os níveis sanguíneos de glicose, aminoácidos e triglicerídeos. Ele eleva a glicemia ao antagonizar a ação da insulina e promover a gliconeogênese, especialmente durante o jejum. Além disso, estimula o catabolismo das proteínas musculares, aumentando a concentração de aminoácidos no sangue, que podem ser utilizados pelo fígado para a produção de glicose (gliconeogênese).[104]

Outro efeito importante é a estimulação da lipólise, processo em que o cortisol potencializa a ação do hormônio do crescimento sobre os adipócitos, aumentando a atividade da lipase sensível a hormônio e, consequentemente, a liberação de ácidos graxos livres.[105]

Os níveis de cortisol se elevam como parte da resposta ao estresse, desencadeada por eventos como traumatismos, cirurgias, medo, infecções graves e dor. Ao elevar a glicemia, o cortisol garante fornecimento contínuo de nutrientes a órgãos críticos, como o cérebro, ajudando a manter a homeostase energética durante situações de estresse.[106]

Também desempenham um papel fundamental na resposta ao estresse, sendo regulados pelo eixo hipotálamo-hipófise-suprarrenal por meio de um sistema de retroalimentação negativa. Quando os níveis de cortisol estão elevados, ocorre a inibição da liberação do CRH pelo hipotálamo e do ACTH pela hipófise, reduzindo a síntese de cortisol e mantendo o equilíbrio fisiológico.

EFEITOS IMUNOSSUPRESSORES

Os GCs também modulam a resposta imune ao reduzir a atividade dos linfócitos T e B, diminuindo sua proliferação e a produção de anticorpos. Além disso, induzem a apoptose de eosinófilos e linfócitos, reforçando a imunossupressão, e inibem a maturação das células dendríticas, o que limita a ativação das células T.

EFEITOS ANTI-INFLAMATÓRIOS E MECANISMOS DE AÇÃO DOS GLICOCORTICOSTEROIDES

Os GCs são potentes agentes anti-inflamatórios em função de sua capacidade de regular a resposta imunológica e reduzir a expressão de mediadores inflamatórios. Essas ações decorrem da interação dos GCs com receptores intracelulares, pertencentes à família dos receptores nucleares. Na circulação, os GCs, que são lipofílicos, ligam-se à globulina de ligação de corticosteroides (CBG). No entanto, para exercerem seus efeitos, entram nas células-alvo por difusão passiva através da membrana plasmática. No citoplasma, os receptores de GCs permanecem inativos, associados a proteínas estabilizadoras, como a proteína de choque térmico 90 (hsp90). Após a ligação do glicocorticosteroide ao receptor, ocorre a dissociação dessas proteínas, permitindo a formação do complexo hormônio-receptor, que sofre dimerização e é transportado para o núcleo celular. No núcleo, esse complexo se liga a sequências específicas de DNA, conhecidas como elementos de resposta a glicocorticosteroides (GREs), modulando a expressão de genes relacionados à inflamação e ao metabolismo. Aproximadamente 10% dos genes humanos contêm GREs, o que explica o vasto impacto fisiológico dos GCs, incluindo seus efeitos metabólicos e anti-inflamatórios.[107]

Os GCs exercem sua ação anti-inflamatória por dois principais mecanismos moleculares: transativação; e transrepressão. Na transativação, o complexo GC-receptor se liga a regiões promotoras de genes específicos, estimulando a síntese de proteínas anti-inflamatórias, como anexina A1 e as interleucinas (IL) 10 e IL-12. A anexina A1, por exemplo, inibe a PLA_2, reduzindo a liberação de AA e, consequentemente, a produção de mediadores inflamatórios, como PGs e leucotrienos.[108] Além disso, as anexinas atuam em receptores GIRK nos leucócitos, promovendo a inibição de respostas pró-inflamatórias e intensificando mecanismos anti-inflamatórios endógenos. Os GCs também estimulam a transcrição de citocinas anti-inflamatórias, como IL-10 e IL-12.

Na transrepressão, os monômeros do complexo GC-receptor interagem com fatores de transcrição envolvidos na ativação de genes pró-inflamatórios, como fator nuclear kappa β (NF-$\kappa\beta$) e AP-1, reduzindo sua expressão. Isso resulta na supressão da produção de citocinas pró-inflamatórias, como IL-1, IL-2, IL-6, TNF-α e interferon-gama (IFN-y), além da inibição de enzimas inflamatórias, como a óxido nítrico sintase induzida (iNOS) e a ciclo-oxigenase-2 (COX-2).[109] A inibição da COX-2 ocorre por três mecanismos principais: repressão da expressão do gene da COX-2; supressão de citocinas que ativam a COX-2; e limitação da disponibilidade de AA, substrato dessa enzima, mediante bloqueio da PLA_2.

Além dessas ações moleculares, os GCs exercem efeitos diretos sobre as células inflamatórias. Eles inibem a migração de neutrófilos para os locais de inflamação ao reduzir a expressão de moléculas de adesão endoteliais, dificultando o recrutamento leucocitário. Também modulam a função de macrófagos, reduzindo sua diferenciação e atividade fagocítica, inibem a liberação de histamina por mastócitos e diminuem a ativação, proliferação e sobrevivência de linfócitos T, enquanto induzem apoptose de seus precursores.[107] Esses efeitos combinados fazem dos GCs ferramentas essenciais no tratamento de doenças inflamatórias e autoimunes.

No entanto, os efeitos adversos metabólicos dos GCs parecem estar relacionados à indução da expressão gênica. Essas complicações são mais pronunciadas em tratamentos prolongados e com doses elevadas, podendo resultar em osteoporose, intolerância à glicose (diabetes), retenção de sódio e água (hipertensão), miopatias, catarata e atrofia cutânea. Além disso, o uso prolongado de GCs aumenta a suscetibilidade a infecções decorrente de imunossupressão e pode promover o desenvolvimento de resistência ao tratamento, um tema que será abordado mais adiante.[107]

O mecanismo molecular de ação dos GCs está representado na Figura 12.

PRINCIPAIS GLICOCORTICOSTEROIDES UTILIZADOS NO TRATAMENTO DA DOR

Os GCs mais habitualmente empregados no tratamento da dor incluem a prednisona, metilprednisona, triancinolona e dexametasona. As modificações na estrutura do cortisol têm a finalidade de aumentar a relação entre potência anti-inflamatória e retenção de sódio e água.

A Tabela 2 apresenta as características dos principais GCs em termos de atividade anti-inflamatória, meia-vida plasmática e biológica.

A Figura 13 representa a ação dos AINEs, dos GCs e dos indutores da expressão sobre a COX.

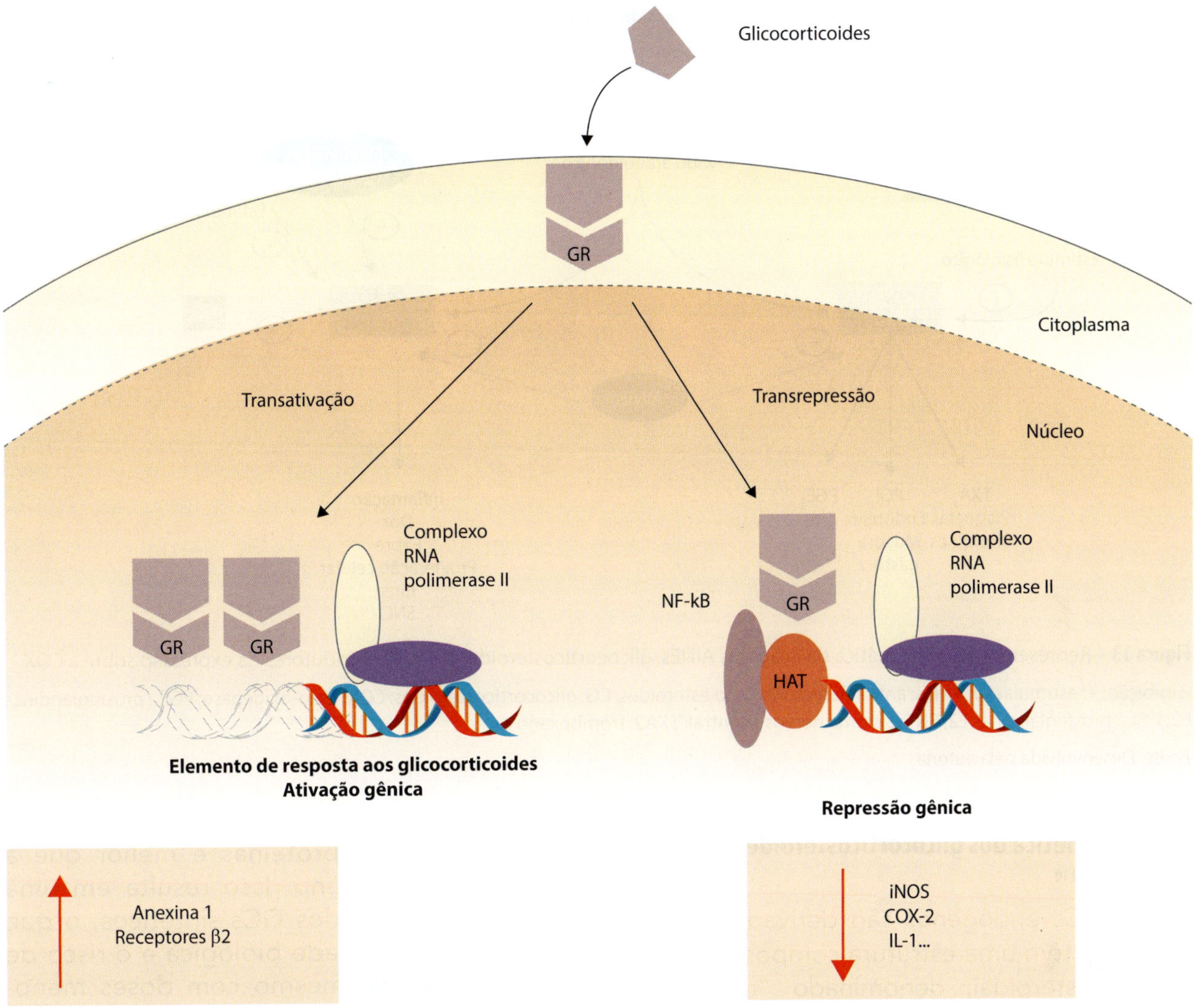

Figura 12 – Mecanismo molecular de ação dos glicocorticosteroides.

COX-2: ciclo-oxigenase 2; GR: receptor de glicocorticosteroides; IL-1: interleucina 1; iNOS: óxido nítrico sintase induzida; NF-κβ: fator nuclear kappa β.

Fonte: Desenvolvida pela autoria.

Tabela 2 – Características de alguns corticosteroides naturais e sintéticos

Corticosteroide	Potência anti-inflamatória (mg)	Retenção de Na+	Dose equivalente (mg)	t1/2 plasmática (min)	Duração de ação
Hidrocortisona	1	1	20	90	Curta/média
Cortisona	0,8	0,8	25	30	Curta/média
Prednisona	4	0,3	5	60	Intermediária
Prednisolona	4 a 5	0,3	5	200	Intermediária
Metilprednisona	5	0,25	4	180	Intermediária
Triancinolona	5	0	4	350	Intermediária
Betametasona	25 a 40	0	0,6	100 a 300	Longa
Dexametasona	30	0	0,75	100 a 300	Longa

Fonte: Desenvolvida pela autoria.

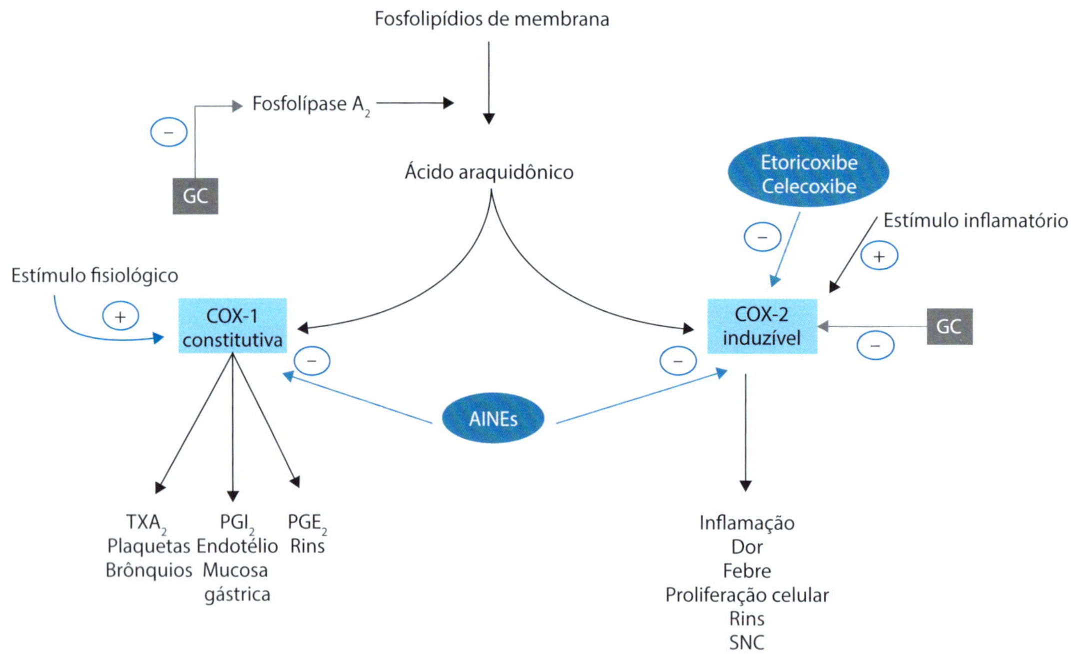

Figura 13 – Representação esquemática da ação dos AINEs, glicocorticosteroides (GC) e dos indutores da expressão sobre a COX.

-: inibição; +: estimulação; AINEs: anti-inflamatórios não esteroides; CG: glicocorticosteroides; COX: ciclo-oxigenase; PGE_2: prostaglandinas E2; PGL_2: prostaglandinas L2; SNC: sistema nervoso central; TXA2: tromboxanos.

Fonte: Desenvolvida pela autoria.

Farmacocinética dos glicocorticosteroides sistêmicos[110]

Os GCs endógenos são derivados do colesterol e têm uma estrutura composta por um núcleo esteroidal, denominado "ciclopentanoperidrofenantreno", que abrange três anéis hexano e um anel pentano. Os GCs sintéticos geralmente são produzidos a partir do ácido cólico, extraído de bovinos, ou de compostos esteroidais presentes em plantas, como as sapogeninas. Tanto os GCs naturais como os sintéticos derivam dessa estrutura básica, sendo necessário um grupo 11-hidroxilo para sua atividade biológica. Modificações nessa estrutura resultam em diferenças de potência, meia-vida, metabolismo e efeitos mineralocorticoides.

Absorção: quando administrados VO, os GCs são rapidamente absorvidos no intestino, sobretudo no jejuno proximal. O pico de concentração plasmática (Tmáx) ocorre entre 30 e 90 minutos após a ingestão. Embora a presença de alimentos possa retardar essa absorção, esta não é significativamente reduzida.

Distribuição: os GCs, tanto naturais como sintéticos, ligam-se às proteínas plasmáticas, como a CBG, mas a afinidade dos GCs sintéticos por essas proteínas é menor que a do cortisol endógeno. Isso resulta em uma fração livre maior dos GCs sintéticos, o que aumenta sua atividade biológica e o risco de efeitos adversos, mesmo com doses menores. Enquanto o cortisol tem baixa afinidade pela albumina, os GCs sintéticos, como a dexametasona, têm alta afinidade pela albumina e não pela CBG.

Metabolismo: os GCs são metabolizados principalmente no fígado e nos rins. Esses órgãos expressam diferentes isoformas da enzima 11β-hidroxiesteroide desidrogenase (11β-HSD), que regula a ativação e inativação dos GCs. A 11β-HSD1, presente no fígado e em outros tecidos como músculo e tecido adiposo, converte a cortisona em cortisol (forma ativa), além de transformar a prednisona em prednisolona. Portanto, a prednisona é um pró-fármaco, necessitando dessa conversão para se tornar ativa. Nos rins, a 11β-HSD2 converte o cortisol ativo de volta em cortisona inativa, protegendo os receptores mineralocorticoides da ativação excessiva pelo cortisol.

Excreção: a maior parte dos GCs e de seus metabólitos é excretada pelos rins. Cerca de 90% do glicocorticosteroide metabolizado é excretado na urina, principalmente na forma de metabólitos conjugados que não são reabsorvidos.

É importante lembrar que a meia-vida plasmática dos GCs não reflete diretamente sua duração de ação biológica. O tempo de supressão da síntese do ACTH é a melhor medida da duração do efeito de um glicocorticosteroide específico.

Reações adversas

Por causa da diversidade de mecanismos de ação dos GCs, esses fármacos podem desencadear uma ampla variedade de efeitos adversos, que variam de leves a severos, sendo alguns inevitáveis. A dose administrada e a duração do tratamento são os principais determinantes da incidência e gravidade dessas reações adversas.[111]

Os efeitos adversos mais graves ocorrem quando os corticosteroides são utilizados em doses "suprafisiológicas", podendo resultar em desde supressão do eixo HPA até infecções potencialmente fatais. Contudo, mesmo a administração prolongada de doses baixas a moderadas pode resultar em reações adversas significativas.[112]

Alguns efeitos adversos seguem um padrão linear de dose-resposta, aumentando em frequência conforme a dose se eleva (p. ex., equimoses, pele atrófica, edema periférico e distúrbios do sono). Outros efeitos só se tornam evidentes após determinado limiar de exposição (p. ex.; ganho de peso e epistaxe com doses de prednisona acima de 5 mg/dia; glaucoma, depressão e hipertensão com doses superiores a 7,5 mg/dia).[113]

Impacto endócrino e metabólico

Os GCs suprimem o eixo HPA, especialmente em doses superiores a 5 mg de prednisona/dia, podendo causar insuficiência adrenal, manifestada por fadiga, hipotensão, náusea e hipoglicemia.[114] Além disso, promovem alterações metabólicas relevantes:

- *Metabolismo dos carboidratos:* há aumento da gliconeogênese hepática e redução da captação periférica de glicose, predispondo à hiperglicemia e à resistência insulínica.
- *Metabolismo lipídico:* há indução da redistribuição da gordura corporal (face, pescoço, tronco e abdome), característica da síndrome de Cushing, associada à hiperinsulinemia e à elevação dos níveis de colesterol e de triglicerídeos, aumentando o risco cardiovascular.[115]
- *Metabolismo proteico:* há redução da síntese proteica, favorecendo obesidade centrípeta, hipertensão, hiperlipidemia e resistência à insulina. Além disso, há prejuízo na produção de colágeno, resultando em afinamento da pele, equimoses, estrias e cicatrização deficiente.[116]

Efeitos sobre o metabolismo ósseo e balanço hidroeletrolítico

Os GCs comprometem o metabolismo ósseo porque reduzem a absorção intestinal de cálcio e inibem sua reabsorção renal, provocando hipocalcemia. Simultaneamente, inibem a atividade dos osteoblastos e estimulam a reabsorção óssea, promovendo osteoporose, sobretudo em pacientes que utilizam doses superiores a 7,5 mg de prednisona por mais de 3 meses. Esse efeito é agravado pela redução dos hormônios sexuais, essenciais à saúde óssea. Mesmo após a interrupção do tratamento, o risco de fraturas persiste, especialmente em mulheres na pós-menopausa.[117]

Efeitos sobre outros sistemas

- *Trato gastrointestinal:* aumento da secreção de ácido gástrico, elevando o risco de úlcera péptica, sangramento gastrointestinal e pancreatite, sobretudo em pacientes que usam AINEs concomitantemente.[118]
- *Sistema ocular:* a terapia com GC pode causar efeitos colaterais oculares, incluindo catarata subcapsular posterior e hipertensão ocular iatrogênica e glaucoma, os quais podem ameaçar a visão.[119]
- *Sistema nervoso central:* com o uso de GCs podem ocorrer euforia, insônia e aumento da atividade motora. Efeitos iniciais podem incluir euforia, seguidos por irritabilidade, labilidade emocional e depressão com uso crônico.

Embora os corticosteroides sejam amplamente utilizados para alívio da dor e controle de processos inflamatórios, seus efeitos adversos podem se manifestar mesmo em tratamentos de curta duração. Assim, a monitorização cuidadosa dos pacientes durante a terapia é essencial para minimizar riscos e garantir maior segurança no uso desses fármacos.

PRECAUÇÕES NO USO DE GLICOCORTICOSTEROIDES EM PACIENTES VULNERÁVEIS

Os GCs devem ser usados com cautela em pacientes com condições preexistentes e, em cada situação, é importante adotar medidas preventivas ou corretivas para mitigar os riscos associados ao tratamento.[120] Aqui estão as orientações para cada caso:

a. *Antecedentes de úlcera ou distúrbios gástricos:* em pacientes com histórico de doenças gastrointestinais, é importante considerar a adição de protetores gástricos, como inibidores da bomba de prótons (p. ex., omeprazol), para prevenir úlceras e sangramentos. Monitorar sintomas gastrointestinais durante o tratamento.
b. *Diabetes latente ou manifestada:* em pacientes diabéticos, ajustar as doses de insulina ou hipoglicemiantes orais para controlar a hiperglicemia induzida por GC. No caso de diabetes latente, monitorar a glicemia regularmente durante o tratamento para detectar elevações nos níveis de açúcar no sangue e, se necessário, iniciar tratamento antidiabético.
c. *Infecções bacterianas ou fúngicas:* antes de iniciar o tratamento com GC, investigar a presença de infecções ativas. Se houver infecção, tratar adequadamente antes de administrar os GCs. Em casos de infecções crônicas ou risco elevado, como vírus da imunodeficiência humana (HIV) ou doenças autoimunes, monitorar atentamente o paciente e considerar o uso de profilaxias, se indicado.
d. *Antecedentes de tuberculose:* realizar testes de triagem para tuberculose latente. Caso a infecção latente seja identificada, considerar o tratamento profilático para tuberculose antes de se iniciar a terapia com GC. Monitorar os sinais de reativação da doença durante o tratamento.
e. *Crianças em idade de crescimento:* utilizar a menor dose eficaz de GC para minimizar os efeitos sobre o crescimento. Monitorar regularmente a altura e o peso da criança. Se o tratamento prolongado for necessário, avaliar a possibilidade de suspender ou reduzir gradualmente a dose de GC ou explorar tratamentos alternativos menos impactantes.
f. *Quadro de osteoporose:* em pacientes com osteoporose ou risco aumentado (p. ex., mulheres pós-menopausa, idosos), realizar densitometria óssea para avaliar a saúde óssea antes do início do tratamento. Iniciar suplementação de cálcio e vitamina D e, se necessário, prescrever bifosfonatos ou outros medicamentos para prevenir a perda óssea. Promover exercícios de fortalecimento ósseo e evitar fatores de risco adicionais, como tabagismo e sedentarismo.

FÁRMACOS OPIOIDES

Os opioides são a principal classe de fármacos utilizados no controle da dor aguda moderada a intensa. Tradicionalmente, esses medicamentos eram mais empregados no tratamento de dores agudas e associadas ao câncer. No entanto, nos últimos anos, passaram a ser usados também no manejo da dor crônica não oncológica.[121,122]

Esses fármacos se caracterizam por interagirem com receptores específicos, denominados "receptores opioides", que estão amplamente distribuídos no SNC e periférico, e a principal consequência terapêutica de sua ativação é a analgesia.[123]

Há uma diferença entre os termos "opioides" e "opiáceos". Opiáceos referem-se aos produtos derivados do ópio, obtido da papoula (*Papaver somniferum*), e aos compostos quimicamente derivados da morfina. Já "opioides" é um termo mais abrangente, que inclui todas as substâncias que se ligam aos receptores opioides no sistema nervoso, provocando efeitos similares aos dos opiáceos. Isso engloba tanto os opiáceos naturais, a exemplo da morfina, como os opioides sintéticos e semissintéticos, como a oxicodona e o fentanil. Embora haja uma distinção, os termos têm sido usados de forma intercambiável há algum tempo.[124,125]

A morfina é o opiáceo natural mais conhecido e historicamente importante, sendo um agonista dos receptores opioides. Ela ainda é de ampla utilização, mas os opioides sintéticos e semissintéticos uma maior flexibilidade farmacocinética.[126]

O sistema opioide endógeno e o mecanismo de ação dos opioides

O sistema opioide endógeno

O sistema opioide endógeno é uma rede complexa de neurônios e receptores distribuídos no SNC e periférico. Ele desempenha diversas funções, desde a modulação da dor (nocicepção) até a regulação de atividades gastrointestinais, endócrinas, autonômicas e emocionais, incluindo mecanismos de recompensa, humor e resposta ao estresse. Esse sistema é composto por três principais componentes: peptídeos opioides endógenos, receptores opioides, enzimas de degradação.[127]

Peptídeos opioides

Os peptídeos opioides são pequenas moléculas produzidas naturalmente no SNC e em glândulas como a hipófise e as adrenais. Eles produzem efeitos similares aos dos opiáceos clássicos, como a morfina, e interagem com receptores opioides por meio de uma sequência comum de aminoácidos (Tyr-Gly-Gly-Phe-Met/Leu) conhecida como "motivo opioide".[128,129]

Esses peptídeos se dividem em três principais famílias, descritas a seguir:

1. *Endorfinas:* destacam-se pela potente atividade analgésica e pelo envolvimento em sensações de bem-estar e euforia.
2. *Encefalinas:* atuam em regiões como a substância gelatinosa da medula espinhal e a PAG, sendo essenciais para a inibição da dor e regulação de sistemas cardiovascular, gastrointestinal e respiratório.
3. *Dinorfinas:* regulam tanto a dor como o comportamento emocional. Em níveis elevados, podem induzir disforia e mal-estar, sendo encontradas no lobo posterior do hipotálamo.

Esses peptídeos atuam de forma sinérgica no controle da dor e na regulação de diversas funções emocionais e fisiológicas.[129]

Receptores opioides e mecanismo de ação

Os receptores opioides pertencem à classe dos receptores acoplados à proteína G inibitória (G_i). A ativação dos receptores desencadeia a inibição da adenililciclase, reduzindo a produção de adenosina monofosfato cíclico (AMPc) e ativando vias de proteína quinase ativada por mitógeno (MAPK); a inibição dos canais de cálcio (Ca^{2+}) pré e pós-sinápticos, reduzindo a liberação de neurotransmissores pró-nociceptivos, a abertura dos canais de potássio (K^+) acoplados à proteína G, hiperpolarizando a membrana e diminuindo a excitabilidade neuronal e o recrutamento de β-arrestina, promovendo a internalização e a dessensibilização do receptor.[130] Esses mecanismos resultam na redução da transmissão nociceptiva e na potencialização do controle inibitório descendente.[131]

Os receptores opioides, seus locais de ação e efeito estão sintetizados no Quadro 5.

Quadro 5 – Receptores opioides, local de ação e efeito

Receptor	Peptideo opioide endógeno	Local de ação	Efeito
MOR, DOR (MOPR = DOR)	β-endorfina	Sistêmico	Analgesia, euforia, constipação, depressão respiratória
		Periférico	Analgesia, constipação, redução da inflamação
DOR, MOR (DOR >> MOR)	Met-encefalina	Sistêmico	Analgesia, convulsão, redução da ansiedade
	Leu-encefalina	Periférico	Analgesia, constipação
KOR, MOR, DOR	Dinorfina A	Sistêmico	Analgesia, diurese, disforia
KOR >> MOR, DOR	Dinorfina B	Periférico	Analgesia, redução da inflamação

Fonte: Adaptado de Stein C, 2016; Rullo L, *et al.*, 2024.

A Figura 14 representa a sinalização intracelular dos receptores opioides.

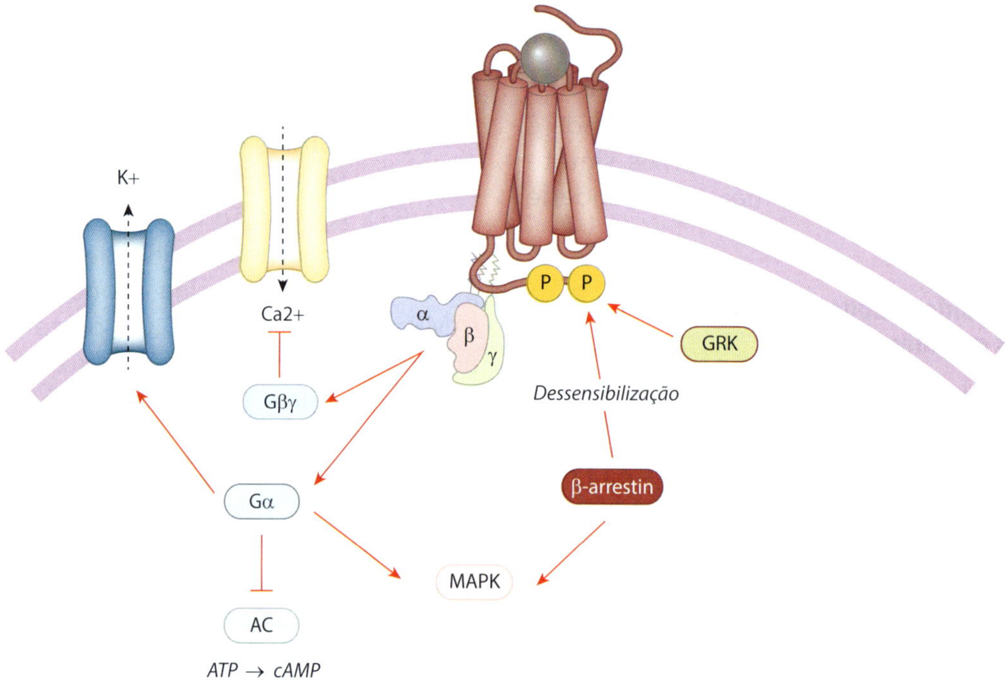

Figura 14 – Sinalização intracelular dos receptores opioides.

A ativação dos receptores opioides desencadeia a dissociação da proteína G inibitória (Gi), resultando na ativação de canais de K^+ e inibição da adenilatociclase (AC), causando hiperpolarização e redução de adenosina monofosfato cíclico (AMPc). A subunidade Gβγ inibe os canais de cálcio, diminuindo o influxo de cálcio. A ativação prolongada da proteína G promove a fosforilação do receptor e o recrutamento de β-arrestina, facilitando a internalização do receptor.

AC: adenilatociclase; ATP: trifosfato de adenosina; Ca^{2+}: íon cálcio; cAMP: monofosfato cíclico de adenosina; Gα: subunidade alfa da proteína G; GBγ: subunidade beta gama da proteína G; GRK: quinase do receptor acoplado à proteína G; K^+: potássio; MAPK: quinase ativada por mitógeno.

Fonte: Adaptada de Rullo L, *et al*., 2024.

Enzimas de degradação

A regulação da sinalização opioide depende da degradação rápida dos peptídeos opioides pelas enzimas neprilisina e aminopeptidase N, que degradam encefalinas; e a catepsina e a endopeptidase neutra, que degradam outros peptídeos opioides.[133]

A Figura 15 representa o mecanismo de ação dos opioides, desde a interação com os receptores até a fisiologia opioide.

CLASSIFICAÇÃO FUNCIONAL DOS OPIOIDES

Os opioides exercem seu efeito analgésico ativando múltiplas vias neuronais por meio da interação com diferentes tipos de receptores no SNC, incluindo os receptores mu (μ), kappa (κ) e delta (δ).[134] Embora compartilhem a mesma finalidade terapêutica – o alívio da dor –, diferentes opioides apresentam mecanismos distintos de ativação e perfis variados de efeitos adversos.

O receptor μ é o principal responsável pela potente analgesia dos opioides, mas também está associado a efeitos adversos relevantes, como depressão respiratória, dependência e constipação. Já os receptores κ e δ contribuem para o efeito analgésico, mas apresentam um perfil de efeitos colaterais diferentes, possivelmente reduzindo o risco de dependência e depressão respiratória em comparação aos opioides que atuam predominantemente no receptor μ.[135]

A diversidade de mecanismos dos opioides explica tanto sua eficácia analgésica como seus efeitos adversos. Para minimizar esses efeitos indesejáveis, pesquisadores estudam novas abordagens, como o uso de agonistas

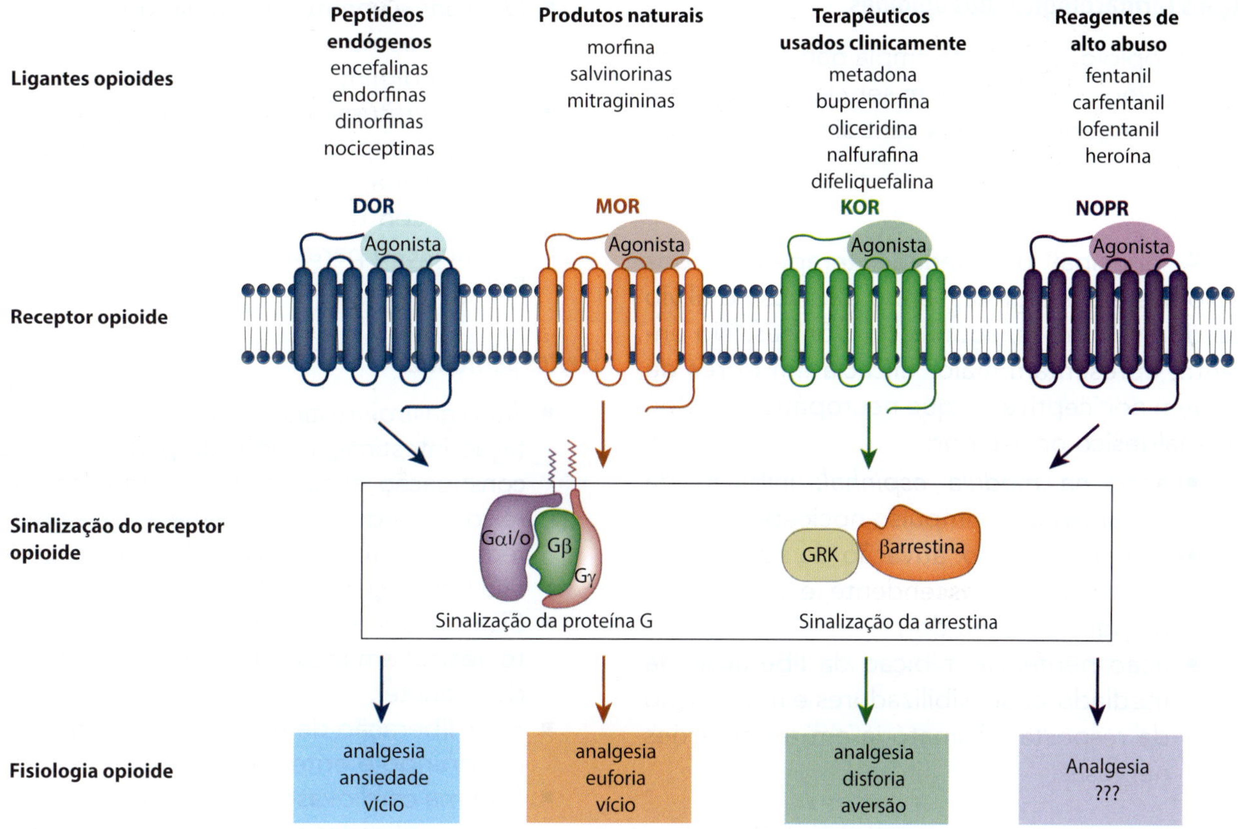

Figura 15 – Mecanismo de ação dos opioides.

A sinalização opioide é iniciada a partir da ligação de diferentes tipos de neurotransmissores ou pequenas moléculas sintéticas aos receptores opioides na membrana celular. A cascata é, então, propagada pela ativação de proteínas G intracelulares e arrestinas. Dependendo da localização das células/neurônios que expressam os receptores opioides, são observadas diferentes respostas comportamentais. O ponto de interrogação sob o receptor de nociceptina (NOPR) indica uma compreensão atualmente incompleta dos efeitos adversos dos agonistas de NOPR. Os efeitos adversos típicos de DOR, MOR e KOR não são observados nos agonistas de NOPR.

DOR: receptor opioide delta; GRK: quinase do receptor acoplado à proteína G; Gy: subunidade gama da proteína G; Gβ: subunidade beta da proteína G; KOR: receptor opioide kappa; MOR: receptor opioide mu.

Fonte: Adaptada de Che T, *et al.*, 2023.

parciais e moduladores alostéricos, que permitem uma ativação mais seletiva dos receptores opioides e um melhor equilíbrio entre analgesia e segurança.

Os opioides podem ser classificados com base em sua interação com os receptores opioides em quatro categorias principais:[136]

- *Agonistas puros:* ligam-se preferencialmente aos receptores μ (μ) e têm alta atividade intrínseca, proporcionando analgesia potente. Exemplos incluem morfina, oxicodona, fentanil, remifentanil, sufentanil, tramadol, metadona e codeína.
- *Agonistas/antagonistas mistos:* atuam como agonistas em alguns receptores, como o κ, enquanto são antagonistas ou agonistas parciais dos receptores μ. Esses fármacos oferecem analgesia com menor risco de depressão respiratória, mas também têm potencial analgésico menor do que os agonistas puros. Exemplos: nalbufina, pentazocina e butorfanol.
- *Agonistas parciais:* ligam-se aos receptores μ e produzem analgesia, mas com menor atividade intrínseca do que os agonistas puros. Isso reduz o risco de efeitos adversos graves e dependência. Exemplo: buprenorfina.
- *Antagonistas puros:* bloqueiam a ativação dos receptores opioides, especialmente os μ, sem produzir efeito analgésico. São usados para reverter overdoses ou efeitos adversos dos opioides. Exemplos: naloxona e naltrexona.

Ações farmacológicas dos opioides

Os opioides têm uma ampla gama de efeitos farmacológicos que podem ser classificados em ações analgésicas, efeitos centrais e periféricos.

Analgesia[136]

A principal propriedade terapêutica dos opioides é a analgesia, sendo eficazes no alívio de dores intensas, agudas ou crônicas. No entanto, apresentam maior eficácia em dores de origem nociceptiva do que neuropática. O efeito analgésico ocorre por:

- *ação na medula espinhal:* inibição da transmissão do impulso nociceptivo;
- *ação no cérebro:* ativação do sistema antinociceptivo descendente e modulação da percepção da dor;
- *ação periférica:* inibição da liberação de mediadores sensibilizadores e modulação da resposta inflamatória em terminações nervosas.

Depressão respiratória[137,138]

A depressão respiratória induzida por opioides é dose-dependente e caracteriza-se por:

- Redução da resposta à hipercapnia → diminuição da frequência respiratória e aumento da pressão parcial do gás carbônico ($PCO_{2)}$.
- Ação nos receptores μ e δ no tronco encefálico → paralisia do centro respiratório em superdosagem.
- Risco aumentado com opioides de alta potência, embora agonistas/antagonistas parciais (p. ex., pentazocina, nalbufina) apresentem menor impacto nesse efeito.

Outras ações centrais[136]

- *Euforia:* sensação de bem-estar e distanciamento mais pronunciada após administração IV.
- *Sedação:* redução da atenção, sonolência e diminuição do nível de consciência, intensificadas em pacientes vulneráveis (p. ex., com demência ou encefalopatia).
- *Hipotermia:* supressão da regulação térmica pelo hipotálamo, ocasionando redução da temperatura corporal.
- *Náuseas e vômitos:* estímulo dos quimiorreceptores na área postrema, efeito que tende a diminuir com uso contínuo.
- *Efeito antitussígeno:* inibição do reflexo da tosse, explorado terapeuticamente (p. ex., codeína, noscapina).
- *Miose:* contração pupilar mediada pela estimulação parassimpática do núcleo de Edinger-Westphal.

Efeitos periféricos[139-142]

- *Trato gastrointestinal:* aumento da segmentação intestinal, inibição do peristaltismo e constipação espástica (uso como antidiarreico); retardo do esvaziamento gástrico e redução do fluxo de bile e de suco pancreático (contração do esfíncter de Oddi).
- *Sistema urinário:* prejuízo do esvaziamento vesical em razão de aumento do tônus do esfíncter.
- *Pele:* liberação de histamina pode ocasionar prurido e eritema cutâneo.
- *Sistema cardiovascular:* em doses normalmente utilizadas para analgesia e anestesia, a morfina tem pouco efeito sobre a pressão arterial e a frequência cardíaca. No entanto, em doses mais elevadas, a liberação de histamina pode causar dilatação arteriolar e venosa, redução da resistência vascular periférica e sistêmica total, além de hipotensão. Exceção: a meperidina pode causar taquicardia.

Farmacocinética geral dos opioides[143]

Os opioides endógenos (p. ex., metencefalina, encefalina e β-endorfina) não são utilizados terapeuticamente, pois são peptídeos que sofrem rápida degradação e têm baixa capacidade de atravessar a barreira hematoencefálica. Esse fator limita seu acesso aos locais de ação, mesmo quando administrados vias parenteral.

Administração e absorção

Os opioides podem ser administrados por diversas vias: oral e retal; sublingual e transmucosa; transdérmica, como no caso do fentanil, cujas altas potência e lipossolubilidade permitem sua aplicação em adesivo transdérmico; e parenteral e espinhal (incluindo vias epidural e intratecal na medula espinhal).

Esses fármacos são bases fracas, com PKA variando entre 6,5 e 8,7. Em solução, dissociam-se em frações ionizadas e não ionizadas, dependendo do pH do meio e de seu PKA. A alta lipossolubilidade facilita a chegada ao sítio de ação (biofase), de modo que quanto maior a lipossolubilidade, mais rápido o início da ação. Embora sejam bem-absorvidos pelo trato gastrointestinal, muitos opioides sofrem intenso metabolismo de primeira passagem quando administrados VO, o que reduz a biodisponibilidade. A morfina, por exemplo, é amplamente metabolizada no fígado, apresentando biodisponibilidade oral limitada.

Metabolismo

A metabolização dos opioides ocorre predominantemente no fígado, onde são transformados em compostos hidrofílicos, ativos ou inativos. Alguns, como a morfina, também passam por metabolismo extra-hepático e são conjugados nos rins. O remifentanil, por sua vez, é metabolizado rapidamente por esterases plasmáticas e teciduais. A morfina, entre outros opioides com grupo hidroxila livre, é conjugada com ácido glicurônico e excretada pelos rins. A glicuronidação na posição 6, ao contrário da posição 3, não compromete a afinidade da morfina pelos receptores opioides.

Eliminação

A eliminação dos opioides ocorre majoritariamente via renal, por meio de filtração glomerular, sendo excretados pela urina e, em menor grau, pela bile. Opioides como a morfina têm excreção parcial pela bile, na forma de glicuronídeos hidrossolúveis.

Ajuste de dose em pacientes com insuficiência renal: em pacientes com comprometimento renal, a dose deve ser ajustada conforme o *clearance* de creatinina para evitar o acúmulo e concentrações tóxicas, que podem causar excitação do SNC e convulsões.

A Tabela 3 resume as principais características farmacocinéticas dos fármacos opioides.

Tabela 3 – Propriedades farmacocinéticas dos opioides

Classe de opioide	Fármaco	Absorção	Biodisponibilidade	Tmax	Ligação às proteínas plasmáticas	Distribuição	Metabolismo	Excreção	Meia-vida	*Clearance*	Ref.
Agonista puro	Morfina	Absorvida em ambientes alcalinos, como porções iniciais do intestino e mucosa retal	80% a 100% (em função do extenso metabolismo de primeira passagem) A dose oral deve ser maior que a parenteral para alcançar o mesmo efeito	Parenteral: 15 minutos Oral: 90 minutos	Morfina: 35% Metabólitos ativos: morfina-3-glicuronídeo: 10% morfina-6-glicuronídeo: 15%	Morfina: distribui-se amplamente no organismo, com boa penetração nos tecidos, inclusive no SNC, com VD = 5,31 L/kg	Metabolização hepática 90% metabolizada por glicuronidação, dando origem aos metabólitos ativos morfina-3-glicuronídeo e morfina-6-glicuronídeo Morfina também pode sofrer sulfatação	Principalmente via urinária (90% a 93%), na forma de metabólitos inativos Apenas 2% a 10% são excretados na forma de fármaco inalterado 7% a 10% são eliminados nas fezes	2 a 3 horas	IV ou SC: 1.600 mL/min	144

(*Continua*)

Tabela 3 – Propriedades farmacocinéticas dos opioides (*Continuação*)

Classe de opioide	Fármaco	Absorção	Biodisponibilidade	Tmax	Ligação às proteínas plasmáticas	Distribuição	Metabolismo	Excreção	Meia-vida	*Clearance*	Ref.
Agonista puro	Morfina					Morfina-6-glicuronídeo: também é amplamente distribuído no organismo, com boa penetração nos tecidos, inclusive no SNC, porém, um pouco menos do que a morfina, com VD = 3,61 L/kg					
	Oxicodona	Bem-absorvida VO	60% a 87%, não sendo afetada por alimentação	Intravenosa: 10 a 15 minutos Oral: liberação imediata: 1 a 2 horas Liberação prolongada: 3 a 5 horas	45% ligada, principalmente à albumina	Amplamente distribuída no organismo, inclusive no SNC, com VD = 2,6 L/kg	Metabolização hepática, principalmente via CYP3A4, 3A5 e 2D6 Os metabólitos ativos são noroxicodona, oximorfona e noroximorfona e são inativados por glicuronidação	Via urinária, principalmente na forma de metabólitos inativados	Liberação imediata: 3,2 horas Liberação prolongada: 4,5 horas Os metabólitos ativos têm meia-vida maior que o fármaco de origem: Noroxicodona: 5,8 horas Oximorfona: 8,8 horas Noroximorfona: 9 horas	1,4 L/min em adultos	145

(*Continua*)

Tabela 3 – Propriedades farmacocinéticas dos opioides (*Continuação*)

Classe de opioide	Fármaco	Absorção	Biodisponibilidade	Tmax	Ligação às proteínas plasmáticas	Distribuição	Metabolismo	Excreção	Meia-vida	*Clearance*	Ref.
Agonista puro	Fentanil	Boa absorção	Variável, conforme a via de administração e a forma farmacêutica No Brasil, só está disponível a forma intravenosa e a forma transdérmica, com biodisponibilidade > 92%	Transdérmico: 12 a 24 horas	80% a 85% ligado, principalmente à albumina	É amplamente distribuído no organismo, inclusive para o SNC, atravessando a BHE e a placenta. O VD é variável, conforme a via de administração	Extensivamente metabolizado pelo fígado, sobretudo via CYP3A4	Principalmente via urinária, na forma de metabólitos inativos	Transdérmico: 17 horas IV: 6 horas	Intravenoso: 13 mL/kg/min Transdérmico: 450 mL/min	146,147
	Remifentanil	– Administração exclusiva via IV	100%	1 a 2 minutos	70% ligado às proteínas plasmáticas	Amplamente distribuído no organismo, com VD = 350 mL/kg	Não sofre metabolismo hepático Sofre hidrólise plasmática por meio de esterases	Principalmente via urinária, na forma de metabólito inativo	1 a 20 minutos	40 mL/kg/min adultos jovens saudáveis	148
	Sufentanil	– A via sublingual não está disponível comercialmente no Brasil, apenas via IV	Intravenosa: 100%	Intravenoso: 1 a 2 minutos	93% ligado, principalmente à glicoproteína alfa ácida em pessoas do sexo masculino 91% em gestantes e 79% nos neonatos	Amplamente distribuído no organismo O tempo de distribuição é de 1,4 minutos e o tempo de redistribuição é de 17 minutos. O VD é de 14 L	Metabolização hepática, principalmente via CYP3A4 Também sofre biotransformação no intestino delgado	Principalmente via urinária, na forma de metabólitos inativos	164 minutos em adultos saudáveis; 97 minutos em bebês e crianças e 434 minutos em neonatos	917 L/min	149

(*Continua*)

Tabela 3 – Propriedades farmacocinéticas dos opioides (*Continuação*)

Classe de opioide	Fármaco	Absorção	Biodisponibilidade	Tmax	Ligação às proteínas plasmáticas	Distribuição	Metabolismo	Excreção	Meia-vida	*Clearance*	Ref.
Agonista puro	Tramadol	Rápida e quase completamente absorvido VO e IM	Oral: 75% (em função do metabolismo de primeira passagem)	Oral: 1,6 a 1,9 horas Intramuscular: 0,75 horas	20% ligado às proteínas plasmáticas	Amplamente distribuído no organismo, com VD = 2,6 a 2,9 L/kg Tramadol tem alta afinidade pelos tecidos Atravessa a BHE em 10 minutos após a administração oral Também atravessa a placenta	Extensiva metabolização hepática de primeira passagem, principalmente via CYP2D6, 3A4 e 2B6, além de conjugação Ampla variabilidade em decorrência do polimorfismo genético para CYP2D6	Principalmente via urinária, na forma de metabólitos inativos	5 a 6 horas	8,50 mL/kg/min em adultos saudáveis e 3,73 mL/kg/min para pacientes com insuficiência renal	150
	Metadona	Bem-absorvida no TGI	Oral: varia de 36% a 100% (em função do amplo metabolismo de primeira passagem, com impacto do polimorfismo genético)	1° pico: 1 a 7,5 horas 2° pico: 4 horas (em função da recirculação entero-hepática)	85% a 90% ligado, principalmente em glicoproteína alfa ácida, mas também se liga à albumina, outras proteínas plasmáticas e teciduais, incluindo lipoproteínas	Altamente distribuída no organismo, inclusive para cérebro, intestino, rim, fígado, músculo e pulmão, com VD variando entre 1 a 8 L/kg (gênero e peso corporam impactam nessa variabilidade) É secretada na saliva, suor, leite materno, líquido amniótico e plasma do cordão umbilical	Sofre metabolismo hepático de primeira passagem extenso, principalmente via CYP 3A4, 2B6 e 2C19 e em menor extensão por CYP2C9, 2C8 e 2D6	Excreção renal e fecal, principalmente na forma de metabólitos inativos	Variável entre 7 e 59 horas	Variável entre 1,4 a 126 L/hora	151

(*Continua*)

Tabela 3 – Propriedades farmacocinéticas dos opioides (*Continuação*)

Classe de opioide	Fármaco	Absorção	Biodisponibilidade	Tmax	Ligação às proteínas plasmáticas	Distribuição	Metabolismo	Excreção	Meia-vida	*Clearance*	Ref.
Agonista puro	Codeína	Bem-absorvida no TGI	50% a 60%	60 minutos	7% a 25%	Extensiva distribuição para os tecidos, com VD = 3 a 6 L/kg	Metabolização hepática: 70% a 80% da dose ingerida de codeína é conjugada com glicuronídeo (codeína-6-glicuronídeo); 5 a 10% da dose ingerida é convertida em morfina, via CYP2D6; 10% da dose ingerida é convertida em norcodeína (inativa), via CYP3A4 Morfina e norcodeína são convertidas por glicuronidação	90% excretado via urinária na forma de metabólitos inativos e 10% na forma inalterada	3 horas	183 mL/min em pacientes adultos saudáveis. Em paciente com insuficiência renal, o *clearance* pode estar reduzido	152
Agonista/Antagonista misto	Nalbufina	----	IM: 81% a 83%	IV: 0,083 horas Intramuscular: 0,250 horas	Não significativamente ligado às proteínas plasmáticas	Amplamente distribuída no organismo, com VD = 315,5L	Metabolização hepática, principalmente via CYP2C9 e 2C19, além de glicuronidação	Os metabólitos são excretados nas fezes Apenas 7% do fármaco inalterado é excretado na urina	IV: 2,48 horas IM: 2,70 horas	–	153-155

(*Continua*)

Tabela 3 – Propriedades farmacocinéticas dos opioides (*Continuação*)

Classe de opioide	Fármaco	Absorção	Biodisponibilidade	Tmax	Ligação às proteínas plasmáticas	Distribuição	Metabolismo	Excreção	Meia-vida	*Clearance*	Ref.
Agonista/Antagonista misto	Pentazocina	Bem-absorvida no TGI	---	0,567 horas	---	---	Metabolização hepática, via CYP3A4 e 2C19 e glicuronidação	Principalmente na urina, na forma de metabólitos. O fármaco inalterado também pode ser encontrado na urina	2 a 3 horas	1,19 L/kg/hora	156,157
	Butorfanol	Rapidamente absorvido após injeçaõ IM	IM: 60% a 70%	IM: 20 a 40 minutos	80% de ligação às proteínas plasmáticas	Amplamente distribuído no organismo, com VD entre 305 L a 901 L	Extensivamente metabolizado no fígado, sobretudo via CYP 3A4 e conjugação com glicuronídeo	Excreção urinária e fecal, principalmente na forma de metabólitos inativos	18 horas A meia-vida dobra em pacientes com insuficiência renal crônica (Cl creatinina < 30 mL/min)	99 L/hora para adultos saudáveis e 82 L/hora para pacientes idosos	158
Agonista parcial	Buprenorfina	-	Biodisponibilidade alta para administração IV ou SC	-	96% ligadA às proteínas plasmáticas, principalmente alfa e betaglobulinas	Extensivamente distribuída no organismo, com rápida penetração pela BHE Atravessa a placenta e as glândulas mamárias VD intravenoso = 188 L a 335 L	Metabolização hepática, principalmente via CYP 3A4 e 3A5, além de glicuronidação	Eliminada principalmente nas fezes, na forma de metabólitos inativos, mas também de 10% a 30% eliminado na urina na forma de metabólitos e fármaco inalterado	Cinética de dissociação lenta, aproximadamente 166 minutos	1042 a 1280 mL/min em pacientes adultos saudáveis	159
Antagonista puro	Naloxona	Bem-absorvida quando administrada via IM ou SC	-	IM: 0,25 horas	45% ligada à albumina	Distribuída rapidamente pelos tecidos Atravessa a BHE e a placenta VD = 200 L	Metabolização hepática, principalmente via conjugação com ácido glicurônico	Após administração oral ou IV, de 25% a 40% são eliminados na urina após 6 horas, 50% em 24 horas, 60% a 70% em 72 horas	1,4 horas quando administrada via IM; 1,2 horas quando administrada via IV	2.500 L/dia	160

(*Continua*)

Tabela 3 – Propriedades farmacocinéticas dos opioides (*Continuação*)

Classe de opioide	Fármaco	Absorção	Biodisponibilidade	Tmax	Ligação às proteínas plasmáticas	Distribuição	Metabolismo	Excreção	Meia-vida	*Clearance*	Ref.
Antagonista puro	Naltrexona	Bem-absorvido no TGI	5% a 40% VO em decorrência do extensivo metabolismo de primeira passagem	Oral: 1 a 2 horas IM: 2 horas	21% ligada às proteínas plasmáticas	Amplamente distribuída no organismo, com VD = 1350 L quando administrada via IV	Extensivamente metabolizado pelo fígado, sobretudo pela enzima aldocetorredutase, formando o metabólito ativo 6-beta-naltrexol Sofre glicuronidação também	Principalmente pela urina, na forma de metabólitos	4 horas para naltrexona e 13 horas para o metabólito ativo 6-beta-naltrexol	3,5 L/min após administração VO	161

BHE: barreira hematoencefálica; CYP: citocromo P450; IM: (via) intramuscular; IV: (via) intravenosa; SNC: sistema nervoso central; TGI: trato gastrointestinal; VD: volume de distribuição; VO: via oral; SC: (via) subcutânea.

Fonte: Desenvolvida pela autoria.

Características diferenciais dos opioides[162]

Agonistas puros

Morfina

A morfina, a codeína (metilmorfina) e seus derivados semissintéticos são os opioides mais amplamente utilizados para controle da dor. A morfina é considerada o opioide de referência com o qual outros são comparados.

Com boa hidrossolubilidade, a morfina é utilizada em diversas formas de administração, atendendo a diferentes necessidades terapêuticas. Por VO, tem curta duração de ação (cerca de 4 horas), exigindo múltiplas doses diárias. Formulações de liberação controlada, que contêm alta dose do opioide, são disponibilizadas para reduzir a frequência de administração, oferecendo analgesia prolongada de 12 a 24 horas.

Para controle de dor intensa, a morfina pode ser administrada via IV ou subcutânea (SC), muitas vezes em dispositivos de analgesia controlados pelo paciente (PCA), usados para dores intensas como as relacionadas ao câncer, trauma, queimaduras, cirurgias e crise de anemia falciforme. A administração epidural ou intratecal permite alcançar altas concentrações no corno dorsal da medula espinal, com duração de ação prolongada em virtude da difusão lenta para a circulação sistêmica, já que a morfina é relativamente hidrofílica.

Codeína

A codeína é um agonista dos receptores opioides de ocorrência natural, menos potente que a morfina em decorrência de sua menor afinidade pelos receptores μ. Embora menos eficaz na analgesia, é utilizada como antitussígeno e antidiarreico, pois apresenta maior disponibilidade oral que a morfina. A ação analgésica resulta principalmente de sua metabolização em morfina pelo fígado. Polimorfismos nas enzimas do CYP, dos subtipos 2D6 e 3A4 podem causar variações na resposta individual à codeína.

Metadona e derivados

A metadona, um potente agonista opioide sintético, liga-se aos receptores μ e aos receptores N-metil-D-aspartato (NMDA) de glutamato, inibindo também a recaptação de serotonina.

Essa combinação de ações potencializa sua capacidade analgésica. Com uma meia-vida plasmática entre 16 e 48 horas, é bem-absorvida VO, o que elimina a necessidade de injeção. A metadona é utilizada para substituir a morfina em casos de intolerância e no tratamento da dependência de drogas, pois sua longa meia-vida reduz os sintomas de abstinência e bloqueia os efeitos eufóricos de opioides como a heroína.

Fentanil e derivados

O fentanil, cerca de 50 a 150 vezes mais potente que a morfina, é um opioide de ação curta com alta lipofilicidade, o que permite várias vias de administração:

- *Espinhal:* penetra rapidamente na medula espinal, proporcionando analgesia profunda e rápida.
- *Transmucosa oral:* utilizada especialmente para evitar administração parenteral em pediatria.
- *Transdérmica:* sob a forma de adesivo para dor crônica, com liberação prolongada.

Derivados como alfentanil e sufentanil têm potências variadas. O remifentanil, com metil éster metabolizado rapidamente por esterases, requer infusão contínua em virtude de curta duração de ação.

Tramadol

Um opioide moderadamente potente com menor potencial de abuso, o tramadol tem afinidade fraca a moderada pelos receptores μ. A analgesia ocorre tanto pela ação nos receptores opioides como pela inibição da recaptação de serotonina e noradrenalina. A combinação dos enantiômeros do tramadol reduz os efeitos adversos respiratórios e gastrointestinais em comparação com outros opioides.

Agonistas parciais e agonistas/antagonistas

Buprenorfina e pentazocina: a buprenorfina atua como agonista parcial nos receptores μ, e sua lenta dissociação desses receptores dificulta a reversão por antagonistas. A pentazocina é antagonista nos receptores μ e agonista nos receptores κ, sendo menos potente que a morfina e de eficácia analgésica moderada.

Antagonistas puros

Antagonistas como a naloxona e a naltrexona anulam os efeitos dos opioides, provocando sintomas de abstinência em dependentes. A naloxona, adequada para uso parenteral por causa da rápida eliminação pré-sistêmica, é usada no tratamento de overdose. Já a naltrexona, mais estável, é administrada oralmente e pode auxiliar no tratamento da dependência de opioides.

FÁRMACOS ADJUVANTES NO TRATAMENTO DA DOR

A ampla classe de medicamentos conhecida como analgésicos adjuvantes foi criada, a princípio, com uma finalidade diferente do que para tratamento da dor. Atualmente, muitos desses medicamentos são usados em determinadas situações para melhorar a analgesia.

O uso de medicamentos adjuvantes é crucial para o sucesso no controle eficaz da dor crônica, principalmente para os casos de dor do tipo muscular, neuropática, nociplástica ou mista; além de serem úteis quando um paciente não consegue obter alívio suficiente da dor com um medicamento analgésico primário (p. ex., dipirona, acetaminofeno ou paracetamol e AINEs) ou ainda opioides.[163]

São considerados analgésicos adjuvantes os anticonvulsivantes, os antidepressivos, os agonistas α_2-adrenérgicos, os agonistas de receptores NMDA, os canabinoides, os bifosfonatos e a calcitonina, os agonistas dos receptores do ácido gama-aminobutírico (GABA), os agentes neuroimunobiológicos, os relaxantes musculares e os agentes tópicos.[163]

Anticonvulsivantes

A principal forma de manejo das convulsões é utilizando os fármacos anticonvulsivantes, cujo objetivo principal é melhorar a qualidade de vida dos pacientes, mediante melhor controle das crises convulsivas e da minimização efeito tóxico dos medicamentos. Como não existe um medicamento único que proporciona esses benefícios para todos os pacientes, diversos medicamentos surgiram ao longo do tempo (Figura 16).

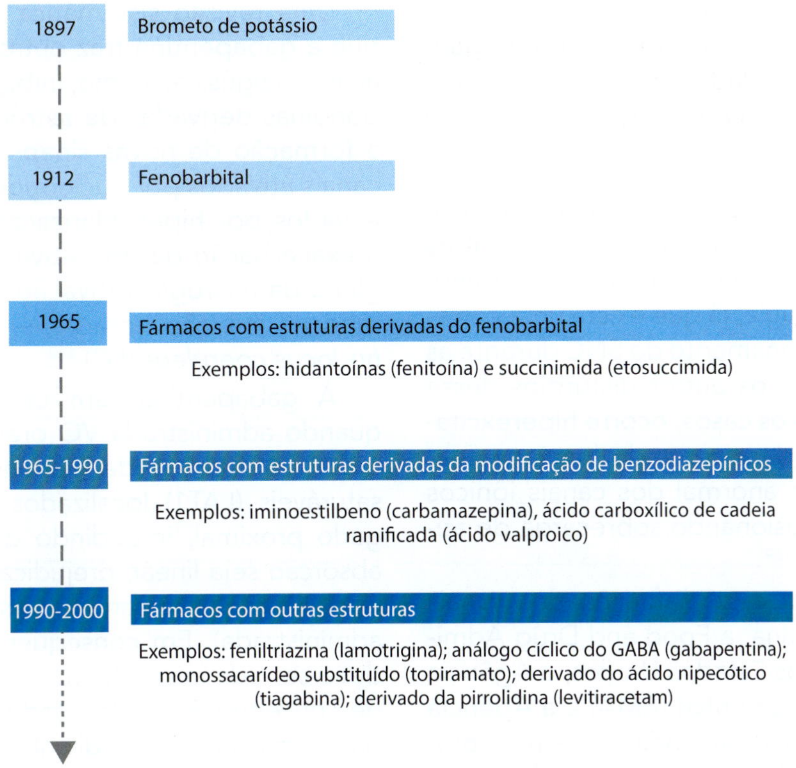

Figura 16 – Linha do tempo dos fármacos anticonvulsivantes.

Fonte: Desenvolvida pela autoria.

Esses fármacos podem ser classificados de acordo com a sua estrutura em:

1. Hidantoínas (p. ex., fenitoína).
2. Benzodiazepínicos (p. ex., diazepam, clonazepam).
3. Barbitúricos anticonvulsivantes (p. ex., fenobarbital, primidona).
4. Iminoestilbenos (p. ex., carbamazepina, oxcarbazepina).
5. Succinimidas (p. ex., etossuximida).
6. Análogos do GABA (p. ex., gabapentina e pregabalina).
7. Outros anticonvulsivantes (p. ex., lamotrigina, topiramato, entre outros).

Mecanismo geral de ação

Independentemente da sua estrutura, de forma geral, os anticonvulsivantes atuam deprimindo o SNC, por diversos mecanismos de ação. Muitas vezes, os fármacos apresentam mecanismo de ação multimodal, ou seja, exercem seu efeito por mais de um mecanismo de ação.

Dessa forma, esses fármacos também podem ser classificados de acordo com esses mecanismos em:[164]

1. Moduladores da neurotransmissão GABAérgica (p. ex., benzodiazepínicos, fenobarbital, felbamato, primidona, topiramato, carbamazepina, oxcarbazepina, estirilpentol, clobazam, tiagabina, vigabatrina).
2. Moduladores da neurotransmissão glutamatérgica (p. ex., os antagonistas dos receptores NMDA, como felbamato; antagonistas dos receptores AMPA/cainato, como fenobarbital, topiramato, perampanel).
3. Alteração dos canais iônicos dependentes de voltagem (p. ex., os moduladores do canal de sódio, como fenitoína, carbamazepina, lamotrigina, felbamato, oxcarbazepina, topiramato, ácido valproico, eslicarbazepina, rufinamida e lacosamida; os bloqueadores de canais de cálcio, como ácido valproico e lamotrigina; os ligantes da subunidade alfa-2-delta dos canais de cálcio, como gabapentina e pregabalina).
4. Alteração das vias de sinalização intracelular (p. ex., os moduladores da proteína quinase C, como o ácido valproico;

os ligantes da proteína SV2A, como levetiracetam e brivaracetam; os ligantes da subunidade alfa-2-delta dos canais de cálcio, como a gabapentina e a pregabalina).

Os anticonvulsivantes são bastante utilizados para o manejo farmacológico de outros distúrbios do SNC, como o do humor, dor neuropática e fibromialgia, já que existe uma correlação entre o funcionamento do SNC durante as crises convulsivas e os outros distúrbios desse sistema. Em todos os casos, ocorre hiperexcitabilidade neuronal decorrente do funcionamento e da expressão anormal dos canais iônicos de membrana, ocasionando sobrecarga de atividade do SNC.[165-169]

Tendo em vista essa disfunção dos canais iônicos de membrana, a Food and Drug Administration (FDA) dos Estados Unidos, a Agência Europeia de Medicamentos (EMA) e a Agência Nacional de Vigilância Sanitária (Anvisa) do Brasil aprovaram a gabapentina, a pregabalina, a carbamazepina e a oxcarbazepina para o tratamento de dores neuropáticas e da fibromialgia. Dessa forma, abordaremos apenas esses três anticonvulsivantes.[165-169]

Gabapentina

A gabapentina tem sua estrutura análoga ao GABA, desenhada racionalmente pela farmacêutica Parke Davis na década de 1990, para facilitar a sua entrada no SNC. Foi inicialmente aprovada para o tratamento da epilepsia em 1994 pela FDA e, quase 10 anos depois (2002), foi aprovada para o tratamento da neuralgia pós-herpética. Atualmente, é aprovada para o tratamento de outras condições neuropáticas também.

O mecanismo de ação da gabapentina é desencadeado sobretudo quando esta se liga, com alta afinidade, à subunidade alfa-2 delta dos canais de cálcio dependentes de voltagem, no SNC, reduzindo a liberação pré-sináptica de neurotransmissores excitatórios, reduzindo, consequentemente, a transmissão do sinal doloroso. Ao contrário do que se pensava, um estudo recente mostrou que a gabapentina reduz a dor neuropática interrompendo a formação de complexos hiperativos de receptores de glutamato do tipo $\alpha2\delta$-1-N-metil-D-aspartato (NMDAR).[170,171]

Uma revisão sistemática de 2022 mostrou que a gabapentina traz outros mecanismos de ação analgésica, como inibição das trombospondinas derivadas de astrócitos, bloqueando a formação de novas sinapses; modulação de canais ativados por nucleotídeos cíclicos (HCN) ativados por hiperpolarização, podendo inibir a exacerbação da dor; ativação das células da glia e da microglia; ativação astroglial, aumentando a inibição noradrenérgica descendente no *locus coeruleus* (LC).[172]

A gabapentina tem caráter hidrofílico e, quando administrada VO oral, é absorvida por meio de sistemas de L-amino-transportadores saturáveis (LAT1) localizados no intestino delgado proximal, impedindo que a sua taxa de absorção seja linear, prejudicando a sua biodisponibilidade (inversamente proporcional à dose administrada). Em consequência, esse fármaco deve ser administrado várias vezes/dia. O pico de concentração é alcançado 2 a 3 horas após sua administração. É distribuída no organismo de forma ampla, já que praticamente não se liga às proteínas plasmáticas. Na prática, a gabapentina não é metabolizada, sendo eliminada na forma inalterada na urina. Sua meia-vida de eliminação é de 5 a 7 horas em pacientes com função renal normal e é aumentada em até 10 vezes em pacientes com doença renal estabelecida.[173]

Para contornar o problema da saturação dos transportadores, foram desenvolvidas as formulações: gastrorretentivas de liberação prolongada, com duração de até 10 horas; e gabapentina encarbil, que é um pró-fármaco de liberação prolongada, absorvida por transportadores presentes em todo o intestino e rapidamente hidrolizada em gabapentina após sua absorção.[171]

O tratamento com gabapentina de liberação imediata deve ser iniciado com uma dose baixa e aumentada de forma gradativa até que se obtenha alívio da dor ou ocorram efeitos adversos limitantes da dose. Normalmente, inicia-se com 300 mg à noite, não ultrapassando a dose diária máxima de 3,6 g. Para verificar se a gabapentina está sendo eficaz no alívio da dor, pode demorar até 2 meses, em decorrência da sua biodisponibilidade prejudicada. Já a formulação gastrorretentiva de ação prolongada deve ser iniciada com 300 mg, 1 vez/dia, podendo ser aumentada até 1.800 mg/dia também 1 vez/dia. A dose da formulação de liberação imediata ou prolongada deve ser ajustada para pacientes com insuficiência renal e deve ser evitada para pacientes com doença renal crônica.[67]

Uma revisão sistemática mostrou que os efeitos adversos mais comuns observados nos pacientes em uso de gabapentina foram aumento de peso, tontura, edema periférico e sonolência.[174] Além disso, a gabapentina associada aos opioides pode aumentar o risco de overdose por opioide e pode ser usada indevidamente em decorrência de seu efeito psicoativo.[67]

Por não ser metabolizada, a gabapentina não apresenta interações medicamentosas do tipo farmacocinéticas. No entanto, pode apresentar efeitos adversos sinérgicos quando administrada juntamente com outros depressores do SNC, como os fármacos opioides e os relaxantes musculares (p. ex., carisoprodol). Além disso, podem aumentar o risco da mortalidade causada por overdose de opioides, por aumento da depressão respiratória, quando administrados concomitantemente.[67,175]

Pregabalina

A pregabalina é um análogo estrutural do GABA e da gabapentina, comercializada pela Pfizer desde 2004, tendo sido aprovada para o tratamento de dor neuropática e central em adultos por diversas agências regulamentadoras.[176]

Apesar de sua semelhança estrutural com o GABA, a pregabalina não é metabolizada em GABA e não apresenta afinidade pelos receptores GABAérgicos. No entanto, em doses mais elevadas, esse fármaco ativa a enzima ácido glutâmico descarboxilase, podendo aumentar a concentração de GABA neuronal.[177-180]

Seu principal mecanismo de ação é desencadeado da mesma forma que o da gabapentina, ou seja, atua se ligando com alta afinidade e especificidade pela subunidade alfa2-delta-1 dos canais de cálcio dependentes de voltagem no SNC, reduzindo a liberação de neurotransmissores excitatórios na fenda sináptica.[181-185]

Outros mecanismos de ação foram observados, como a redução da neurotransmissão glutamatérgica, pela estimulação do transportador de recaptação de glutamato neuronal tipo 3 e ativação dos canais de K_{ATP}, diminuindo a liberação de neurotransmissores excitatórios na medula espinhal.[186,187] Além disso, a pregabalina exerce efeitos anti-inflamatórios, inibindo a ativação do NF-κβ, suprimindo a produção excessiva de TNF-α nos gânglios da raiz dorsal da medula espinhal e a redução da liberação de neuropeptídeos estimulatórios, como substância P (sub P) e peptídeo relacionado ao gene da calcitonina (CGRP). O fármaco também reduz a expressão da enzima COX-2 e modula componentes do sistema imunológico envolvidos na neuropatia periférica, como a atividade das células *natural killer* ativadas e a proliferação de linfócitos associada a lesões nervosas crônicas.[188-191]

Ainda, a pregabalina pode reduzir a sensibilização central, reduzindo a liberação de aminoácidos excitatórios no local.[192-194] Quando administrado de forma aguda, esse fármaco pode ativar a via descendente noradrenérgica, resultando no aumento dos níveis extracelulares de noradrenalina na medula espinhal que, por sua vez, parece estar relacionado à redução da atividade GABAérgica dependente de pH e ao aumento dos níveis de glutamato no LC, promovendo a inibição da nocicepção na medula espinhal. No entanto, ainda não é conhecido se essa ativação da via descendente se mantém em tratamentos prolongados.[195-197]

Outro possível mecanismo de ação desse fármaco é a estimulação da liberação de opioides endógenos, pelo aumento da liberação de NO, conforme demonstrado em modelos animais submetidos à constrição crônica do nervo ciático. Por outro lado, não há evidências de que a pregabalina atue diretamente no sistema endocanabinoide. No entanto, a ação sobre esse sistema pode ser indireta, uma vez que os sistemas opioides e GABAérgicos estão diretamente relacionados com o sistema endocanabinoide.[190,198,199]

A dose inicial recomendada de pregabalina de liberação imediata é de 150 mg, dividida em 2 ou 3 administrações diárias, iniciando-se à noite, podendo ser titulada até 300 mg/dia. Em alguns casos, a dose pode ser aumentada até 600 mg/dia, desde que após 2 a 4 semanas da titulação anterior. É necessário realizar ajuste de dose para pacientes portadores de insuficiência renal, tanto para a formulação de liberação imediata como para a formulação de liberação prolongada. A formulação de liberação prolongada não pode ser utilizada para pacientes portadores de disfunção renal grave.[67]

Uma revisão de literatura recente mostrou que os efeitos adversos mais comumente encontrados em pacientes em uso de pregabalina foram: incoordenação motora; marcha anormal; ataxia; euforia; e aumento de peso.[174] Também foram relatadas sedação e tontura dose-dependentes. Além disso, a pregabalina pode ser objeto de uso indevido em decorrência de seu efeito psicoativo. Ainda, o uso concomitante com opioides pode aumentar o risco de mortalidade causada por opioide.[67]

A pregabalina é rapidamente absorvida após administração VO, alcançando o Tmáx em 1 hora após sua administração. Sua biodisponibilidade é de pelo menos 90%, independentemente da dose administrada. É absorvida sobretudo no duodeno, por meio do sistema L-transportador, uma vez que se trata de um fármaco de caráter hidrofílico. Pelo mesmo sistema transportador, consegue atravessar a barreira hematoencefálica. A ingestão de alimentos com a pregabalina retarda sua absorção, mas não impacta a quantidade de fármaco absorvida. A pregabalina não se liga às proteínas plasmáticas e é bem-distribuída no organismo. Esse fármaco praticamente não sofre metabolização no organismo e é eliminada sobretudo em sua forma inalterada na urina. Sua meia-vida de eliminação é de 3 a 4 horas em crianças de até 6 anos e de 6,3 horas em adultos. A farmacocinética da pregabalina é linear quando administrada na faixa terapêutica.[176,200-202]

Em decorrência da meia-vida curta, há a necessidade de administrar pregabalina várias vezes/dia, aumentando a incidência de efeitos colaterais. Para contornar esses obstáculos, a FDA aprovou, em 2017, os comprimidos revestidos de pregabalina, que têm liberação prolongada, para administração 1 vez/dia para neuropatia diabética e neuralgia pós-herpética. No entanto, essa formulação precisa ser ingerida com uma refeição hipercalórica no período noturno, o que pode piorar o efeito adverso de ganho de peso.[203]

Assim como a gabapentina, a pregabalina por não ser metabolizada, não apresenta interações medicamentosas do tipo farmacocinéticas. No entanto, pode apresentar efeitos adversos sinérgicos quando administrada juntamente com outros depressores do SNC, como os fármacos opioides e os relaxantes musculares (p. ex., carisoprodol). Além disso, pode aumentar o risco da mortalidade causada por overdose de opioides, por aumento da depressão respiratória, quando administrados concomitantemente.[67,175]

Outros anticonvulsivantes

Outros anticonvulsivantes como topiramato e lamotrigina têm sido utilizados esporadicamente para tratamento da dor neuropática, mas apresentam evidência limitada e são reservados para casos em que os pacientes não responderam bem aos tratamentos de 1ª e 2ª linhas.[67]

No entanto, apesar de ter ação limitada para a dor neuropática, a carbamazepina é utilizada como medicamento de primeira escolha para neuralgia do trigêmeo e, caso o paciente não tolere a carbamazepina, a oxcarbazepina pode ser uma alternativa.[67]

A carbamazepina foi descoberta, em 1953, pelo químico suíço Walter de Schindle e foi comercializada, pela primeira vez, em 1962 e começou a ser utilizada para tratar neuralgia do trigêmeo antes de se popularizar como fármaco antiepiléptico. Já a oxcarbazepina é um fármaco derivado da carbamazepina, com perfil de menor incidência de efeitos adversos, porém com aprovação mais recente (anos 2000).

Mecanismo de ação analgésica

Tanto a carbamazepina como a oxcarbazepina são indicadas como 1ª linha de tratamento da neuralgia do trigêmeo, já que a neuralgia clássica do trigêmeo está associada à compressão neurovascular na zona de entrada da raiz do trigêmeo, o que pode provocar desmielinização e desregulação da expressão do canal de sódio controlado por voltagem na membrana.[204]

A carbamazepina modula os canais de sódio dependentes de voltagem (VGSC), causando inibição dos potenciais de ação e diminuição da transmissão sináptica. Semelhante a outros anticonvulsivantes, sugere-se que a carbamazepina se liga à subunidade alfa do VGSC, especificamente em uma bolsa de ligação formada pela alça do poro externo e pela parte do domínio IV que reveste o poro. Os pesquisadores propuseram que a carbamazepina mantém os canais de sódio em estados inativados, o que produz um número menor de canais a serem abertos e, portanto, inibe a geração de potenciais de ação. A carbamazepina também se liga a outros canais iônicos dependentes de voltagem, como os canais de cálcio dependentes de voltagem.[204]

A oxcarbazepina se liga aos canais de sódio e inibe os disparos neuronais repetitivos de alta frequência. Além de inibir a liberação de glutamato.[205]

DOSES

A dose inicial usual de carbamazepina é de 100 a 200 mg 2 vezes/dia. A dose pode ser aumentada gradualmente em incrementos de 200 mg a cada 1 ou 2 semanas, conforme tolerado, até que se obtenha alívio suficiente da dor. A dose total de manutenção típica é de 600 a 800 mg/dia, geralmente administrada em duas doses divididas para comprimidos e cápsulas de liberação prolongada, ou quatro doses divididas para suspensão oral ou comprimidos mastigáveis. A dose total máxima sugerida para neuralgia do trigêmeo é de 1.200 mg/dia.[206]

Já a oxcarbazepina é iniciada em uma dose de 150 a 300 mg 2 vezes/dia. A dose pode ser aumentada conforme tolerado, em incrementos de 300 mg a cada 3 dias, até uma dose diária total de 1.200 mg a 1.800 mg, geralmente administrada em duas doses divididas ou 1 vez/dia se estiver usando o comprimido de liberação prolongada.[206]

Efeitos adversos

Os efeitos adversos da carbamazepina incluem náusea, vômito, diarreia, hiponatremia, erupção cutânea, prurido, sonolência, tontura, visão turva ou dupla, letargia e dor de cabeça. A titulação lenta pode minimizar esses efeitos. A leucopenia induzida pela carbamazepina é comum, mas geralmente é benigna.[206,207]

Os efeitos adversos raros, porém graves, da carbamazepina incluem agranulocitose, anemia aplástica, síndrome de Stevens-Johnson, necrólise epidérmica tóxica, insuficiência hepática, reação medicamentosa com eosinofilia e sintomas sistêmicos (DRESS), dermatite/erupção cutânea, doença do soro, pancreatite, síndrome lúpica e hipogamaglobulinemia.[206,207]

Os efeitos adversos da oxcarbazepina são semelhantes aos da carbamazepina e incluem hiponatremia, náusea, vômito, diarreia, erupção cutânea, prurido, sonolência, tontura, visão turva ou dupla, letargia e dor de cabeça. Reações de hipersensibilidade raras, mas graves, incluindo síndrome de Stevens-Johnson, necrólise epidérmica tóxica e hipersensibilidade de múltiplos órgãos, foram associadas ao uso da oxcarbazepina, geralmente nas primeiras semanas após o início do uso do medicamento.[205]

Pacientes com ascendência do leste asiático ou do Sul da Ásia apresentam maior risco de desenvolver a síndrome de Stevens-Johnson e/ou necrólise epidérmica tóxica ao utilizarem carbamazepina ou oxcarbazepina, pois contêm o alelo HLA-B*15:02. Dessa forma, testes genéticos devem ser realizados para esse grupo de pacientes antes do início do tratamento com carbamazepina ou oxcarbazepina. A carbamazepina deve ser evitada em pacientes com a presença dessa alteração genética. A oxcarbazepina também deve ser evitada nessa população, a menos que os benefícios claramente superem os riscos.[206]

FARMACOCINÉTICA

A carbamazepina apresenta absorção errática e variável após a administração VO, com tempo para alcançar a concentração plasmática variando de 0,5 a 9 horas, dependendo da formulação, e sua biodisponibilidade variando de 75% a 85%.[207,208]

Além disso, esse fármaco se liga 75% às proteínas plasmáticas e é amplamente distribuído no organismo, com volume de distribuição variando de 0,8 a 2 L/kg. A carbamazepina é extensivamente metabolizada pelo fígado, sobretudo pelo CYP3A4, dando origem a seu metabólito ativo (epóxido de carbamazepina). Esse metabólito ativo tem uma taxa de ligação às proteínas plasmáticas de 50% e é equipotente ao fármaco original. Por ser metabolizada por CYP3A4 e indutora dessa mesma CYP, a farmacocinética da carbamazepina não é linear, podendo aumentar em até três vezes sua eliminação após 3 semanas.[207,208]

A urina é a principal via de eliminação da carbamazepina, principalmente na forma de metabólitos inativos. A meia-vida de eliminação da carbamazepina é de 8 a 20 horas em adultos, podendo chegar até 50 horas em idosos.[207,208]

Já a oxcarbazepina é um pró-fármaco do composto farmacologicamente ativo 10-hidroxicarbazepina. A absorção VO é rápida e completa, fazendo o tempo para alcançar a Tmax de 10-hidroxicarbazepina variar de 3 a 6 horas. Esse composto farmacologicamente ativo apresenta biodisponibilidade de 100%, farmacocinética linear e é razoavelmente distribuído pelo organismo, com um volume de distribuição de 0,75 L/kg e taxa de ligação às proteínas plasmáticas, sobretudo albumina, de 40%.[205,208]

A oxcarbazepina é metabolizada em 10-hidroxicarbazepina pelas enzimas citosólicas arilcetona redutase. A 10-hidroxicarbazepina, por sua vez, é metabolizada principalmente por glicuronidação, mas também sofre hidroxilação via CYP. A principal via de excreção é a urinária, sobretudo na forma de metabólitos. A meia-vida de eliminação da 10-hidroxicarbazepina em adultos varia de 8 a 15 horas.[205,208]

Interações medicamentosas[175,208]

A carbamazepina tem seu metabolismo via CYP3A4 facilmente induzível e potentemente inibido, estando sujeita a interações medicamentosas do tipo farmacocinética com outros fármacos. Por exemplo, outros anticonvulsivantes, como clobazam e estiripentol, podem inibir o metabolismo da carbamazepina. Já anticonvulsivantes, como oxcarbazepina, fenitoína e fenobarbital induzem o metabolismo da carbamazepina.

Outros fármacos que também são metabolizados ou induzem ou inibem a CYP3A4 podem interagir com a carbamazepina, como os antifúngicos imidazólicos, os antivirais (p. ex., ritonavir), os opioides (p. ex., morfina, codeína e fentanil, que têm seu metabolismo induzido por carbamazepina; já oxicodona diminui o metabolismo da carbamazepina), alguns AINEs (p. ex., nimesulida e celecoxibe que podem ter seu metabolismo aumentado em decorrência da indução ocasionada por carbamazepina), paracetamol (o metabolismo da carbamazepina pode estar aumentado), entre outros.

Interações farmacocinéticas ligadas à excreção também podem ocorrer quando carbamazepina é administrada concomitantemente com AAS; por exemplo, fazendo diminuir a excreção de carbamazepina.

Além disso, pelo fato de a carbamazepina ser um depressor do SNC, ela pode estar sujeita a interações medicamentosas do tipo farmacodinâmicas. Por exemplo, ao ser administrada concomitantemente ao carisoprodol pode potencializar o efeito sedativo do SNC. Ainda, outras interações podem ser observadas, como risco aumentado de severidade de mielossupressão quando carbamazepina é administrada concomitantemente à dipirona (metamizol); aumento da alteração da função tireoidiana quando administrada concomitantemente à gabapentina.

Já a oxcarbazepina está sujeita a poucas interações medicamentosas. Pode ter seu metabolismo aumentado por outros fármacos anticonvulsivantes como carbamazepina, lacosamida, fenobarbital e fenitoína. Além disso, pode ter o efeito depressor do SNC aumentado se administrado concomitantemente a outros fármacos depressores do SNC, como morfina e outros opioides, gabapentinoides, antidepressivos, como amitriptilina. Além disso, pode ter o efeito sedativo potencializado quando administrado concomitantemente à duloxetina ou ao carisoprodol.

Antidepressivos

Anteriormente à década de 1950, os tratamentos farmacológicos para a depressão eram escassos e ineficientes, na maioria das vezes. Geralmente eram utilizados fármacos como hidrato de cloral, barbitúricos, anfetaminas, derivados de opiáceos, dinitrito succínico, nitrito malônico ou ácido lático. Entretanto, as práticas mais comuns para o tratamento dessa doença mental eram as terapias biológicas, como as terapias de choque, "curas do sono" e comas de insulina, que apenas traziam sofrimento aos pacientes e nenhuma eficácia para o tratamento.[209]

Foi na década de 1950 que o tratamento psicofarmacológico começou a ser revolucionado, sendo considerada a década de ouro da Psicofarmacologia, trazendo ferramentas terapêuticas eficazes para as diferentes doenças psiquiátricas. Essa era inicia-se com a descoberta da imipramina (antidepressivo tricíclico – ADT), do uso psiquiátrico da iproniazida (inibidor da monoamina oxidase – IMAO), da descoberta da ação antimaníaca do lítio (1949), do uso clínico da clorpromazina (1952), do meprobamato (1954) e do clordiazepóxido (1960). Na década de 1970 ocorreu a introdução dos antidepressivos atípicos, heterocíclicos ou de 2ª geração; por exemplo, a maprotilina. Porém, essa classe teve pouca melhora de segurança e de eficácia quando comparada aos antidepressivos clássicos (ADTs e IMAOs). No final da década de 1980, houve outra revolução na Psicofarmacologia, com a introdução dos antidepressivos inibidores seletivos da recaptação de serotonina (ISRS), que abriu portas para a introdução de novas classes de antidepressivos (Figura 17). Independentemente da classe do antidepressivo, o mecanismo de ação é o mesmo, ou seja, modulando a neurotransmissão monoaminérgica no nível sináptico.[209]

Na década de 1960, começaram a aparecer as primeiras investigações acerca do uso de antidepressivos para o tratamento da dor crônica. O motivo de seu uso inicial e a explicação primária para o alívio da dor eram, aparentemente, o fato de os medicamentos reduzirem a depressão concomitante que os pacientes com dor crônica apresentavam. Os primeiros estudos divulgados foram o estudo de Kuipers (1962)[210] que consistia num relato de série de casos nos quais a imipramina era utilizada em pacientes com reumatismo não articular e de 60% a 70% relataram o alívio da dor; e também o estudo de Lance e Curran (1964)[211] que consistia num estudo cruzado, placebo-controlado, utilizando amitriptilina para tratar cefaleia tensional e os autores concluíram que esse fármaco era útil, mas não funcionava como antidepressivo, sugerindo que sua ação decorria de seu efeito vasodilatador.

Desde então, diversos estudos têm sido realizados sobre a utilização de algumas classes de antidepressivos como adjuvantes no tratamento da dor crônica (anteriormente denominados "coanalgésicos" ou "coadjuvantes"), possibilitando a elucidação de seus mecanismos de ação para essa finalidade específica, até se enquadrarem como recomendação no manejo da dor pela OMS, com sua inclusão, na escada analgésica, em 1986. Hoje, sabe-se que o efeito analgésico dos antidepressivos ocorre independentemente das alterações de humor provocadas pelos fármacos.

MECANISMO GERAL DE AÇÃO[163]

Em decorrência de suas muitas interações com as vias nociceptivas do neuroeixo, incluindo inibição descendente, modulação de monoaminas, interações opioides e bloqueio de canais iônicos, os antidepressivos são úteis no tratamento da dor crônica, especialmente para a dor neuropática. As classes mais efetivas para dor neuropática

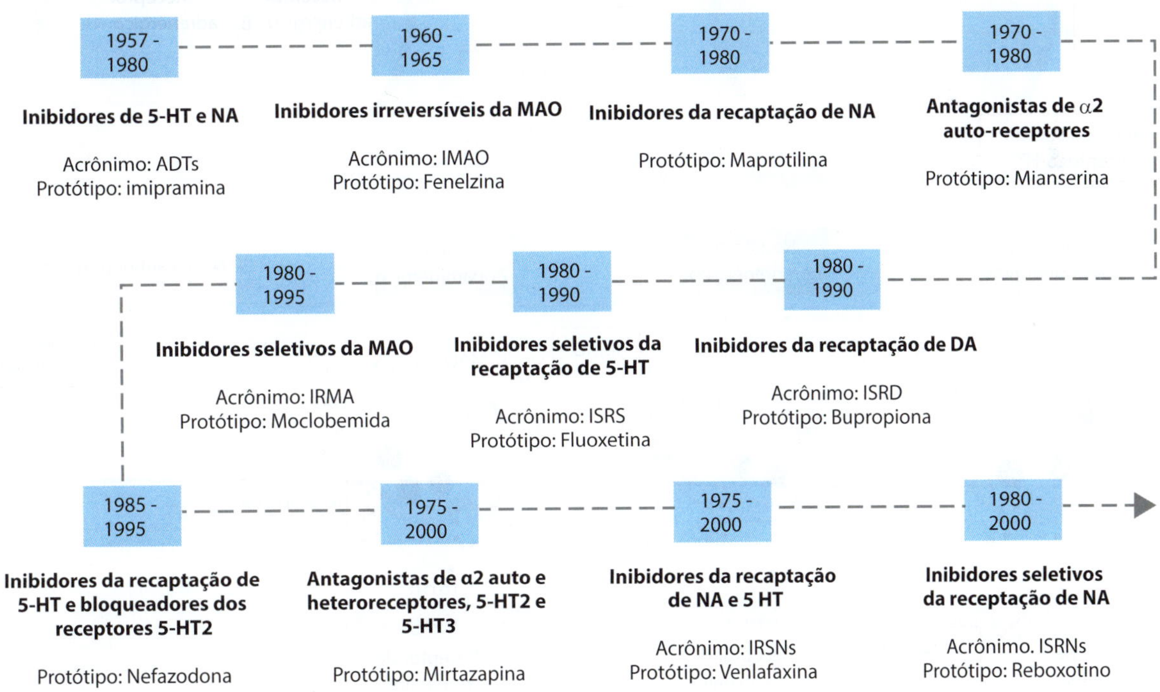

Figura 17 – Linha do tempo dos antidepressivos.

5-HT: serotonina; ADTs: antidepressivos tricíclicos; DA: dopamina; IMAO: inibidor da monoamino-oxidase; IRMA: inibidor seletivo da monoamino-oxidase; IRSNs: inibidores seletivos da recaptação de serotonina e noradrenalina; ISRD: inibidor da recaptação de dopamina; MAO: monoamino-oxidase; NA: noradrenalina.

Fonte: Adaptada de Lopez-Munoz F, *et al.*, 2009.

são: os ADTs; os inibidores da recaptação de serotonina e noradrenalina (IRSNs); e a bupropiona, que é um inibidor da recaptação de dopamina (ISRD) (Figura 18). As demais classes são úteis no tratamento da depressão e da ansiedade, porém não se mostraram eficazes para o alívio da dor, principalmente pela importância da noradrenalina e da serotonina na modulação da dor. Dessa forma, abordaremos nesse capítulo somente as três classes de antidepressivos que são utilizadas para o manejo da dor.

Como foi visto em capítulos anteriores, a serotonina (5-HT) e a noradrenalina (NA) estão envolvidas na via descendente inibitória da dor. A via serotoninérgica medeia a inibição da dor dos neurônios projetados da medula rostro ventomedial (RVM) para o funículo dorsal da medula espinhal. Essa via também está envolvida na ativação da região PAG. Os receptores mais envolvidos são o 5-HT7 (hiperalgesia e hipersensibilidade) e o 5-HT3 (hiperalgesia).[212]

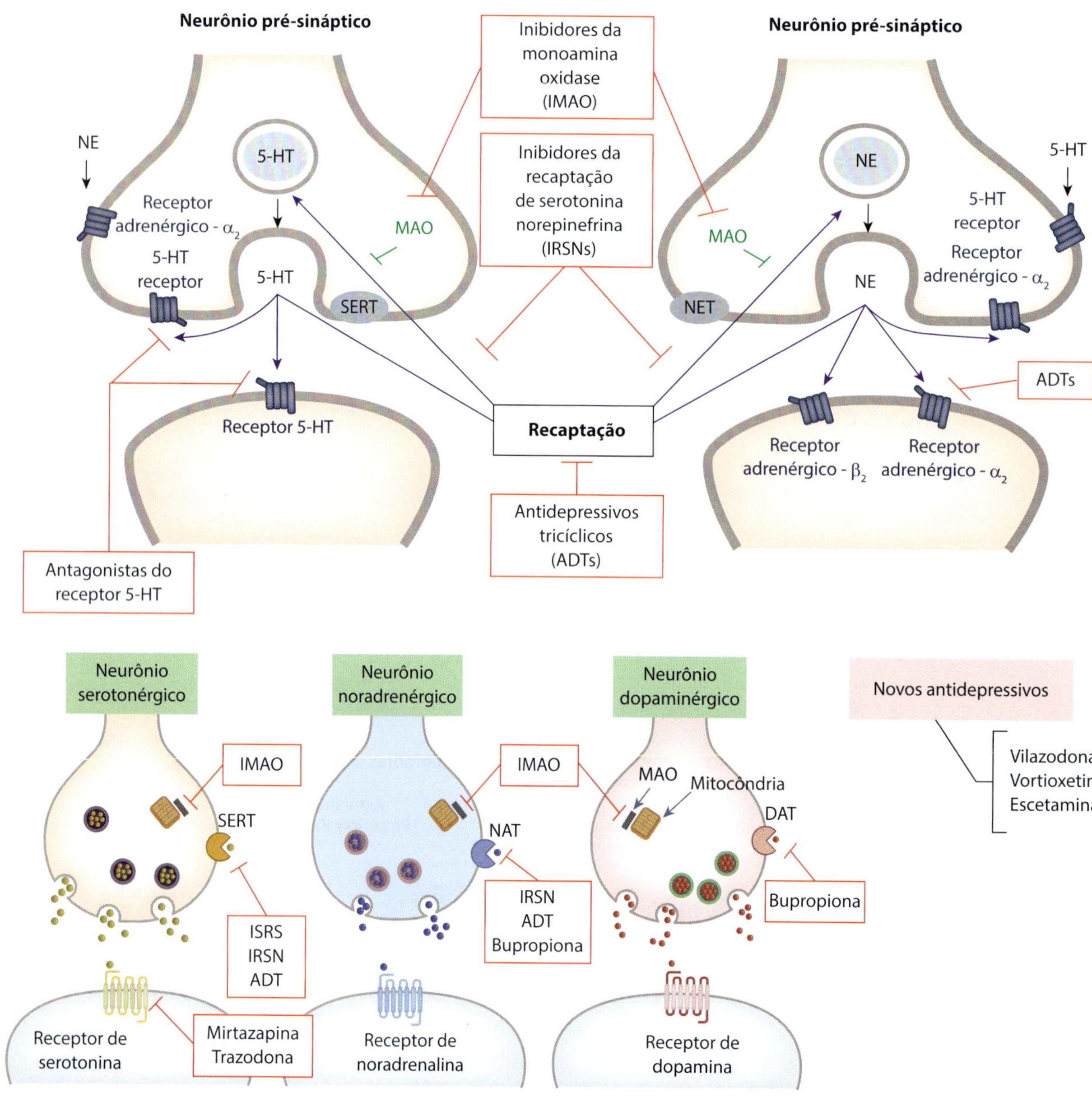

Figura 18 – Principal mecanismo de ação dos antidepressivos.

5-HT: serotonina; ADTs: antidepressivos tricíclicos; IMAO: inibidor da monoamino-oxidase; IRSN: inibidor da recaptação de serotonina e noradrenalina; ISRS: inibidor seletivo da recaptação de serotonina; MAO: monoamino-oxidase; NE: norepinefrina; NET: transportador de norepineprina; SERT: transportador de serotonina.

Fonte: Adaptada de Diniz LRL, *et al.*, 2019.

Nem a PAG nem a RVM contêm neurônios noradrenérgicos, porém interagem com locais noradrenérgicos cruciais para a regulação da dor, como os núcleos A5 (*locus coeruleus*), A6 e A7 (Kölliker-Füse). Desses núcleos noradrenérgicos, originam-se projeções noradrenérgicas diretas significativas para a medula espinhal que podem funcionar para inibir a resposta dos neurônios pré-sinápticos e pós-sinápticos de transmissão da dor espinhal.[210]

A Figura 19 mostra o envolvimento da via descendente inibitória na modulação central da dor.

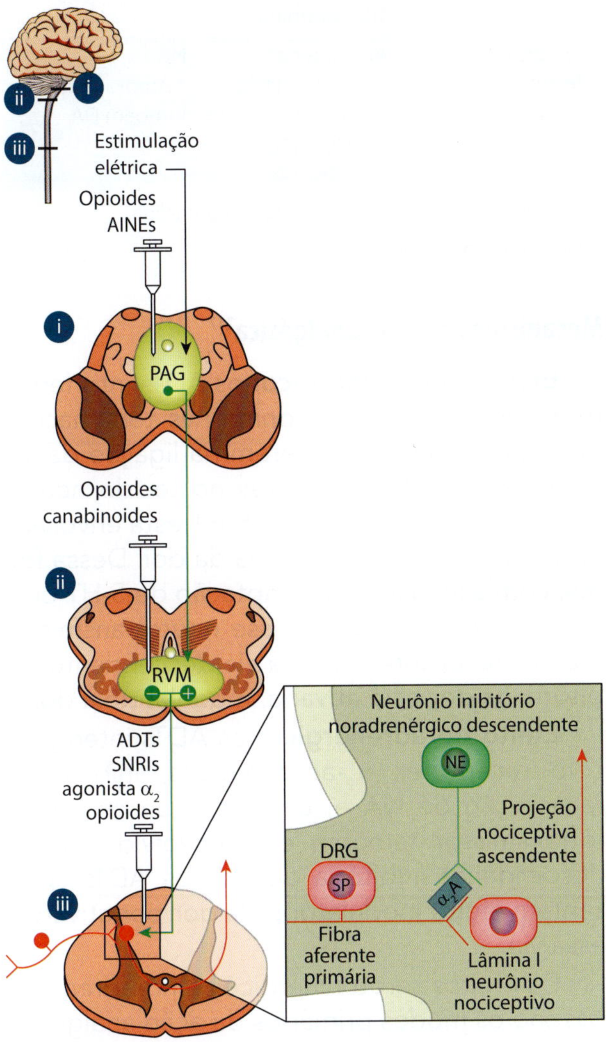

Figura 19 – Representação esquemática da inibição da dor bulboespinhal e alvos potenciais da atividade analgésica.

ADTs: antidepressivos tricíclicos; AINEs: anti-inflamatórios não esteroides; DRG: gânglio da raiz dorsal; IRSN: inibidores da recaptação de serotonina e noradrenalina; NA: norepinefrina; PAG: substância cinzenta periaquedutal; RVM: medula ventromedial rostral.

Fonte: Ossipov MH, *et al.*, 2010.

A inibição da recaptação de NA faz a NA, na fenda sináptica, se ligar aos receptores α_{2A}-adrenérgicos do corno dorsal da medula espinhal. Esses receptores são acoplados à Gi, inibindo os canais de Ca^{2+} dependentes de voltagem pré-sinápticos no corno dorsal da medula espinhal, inibindo, então, a liberação de neurotransmissores excitatórios pelas fibras aferentes primárias. Ao mesmo tempo, os canais para K^+ acoplados à proteína G no corno dorsal da medula espinhal do neurônio pós-sináptico são abertos, promovendo a hiperpolarização celular e, consequentemente, diminuindo a excitabilidade neuronal. Além disso, os antidepressivos IRSNs aumentam a quantidade de NA ao redor do LC e inibem a atividade do LC por meio dos receptores α_2-adrenérgicos. Ainda, inibem os receptores α_2-adrenérgicos pós-sinápticos, além de mediar a inibição dos interneurônios por meio dos receptores α_1-adrenérgicos.[213-216]

De forma periférica, o sistema imune está bastante envolvido com a via noradrenérgica, já que o sistema imune, via sistema opiodérgico, reduz a liberação de NA, além da indução reduzida dos receptores α_2-adrenérgicos reduzir a expressão de citocinas pró-inflamatórias.[213-216]

Quanto à modulação da via descendente inibitória da dor, com o aumento de 5-HT na fenda sináptica, em decorrência da inibição da recaptação desse neutrosmissor, este fica mais disponível para se ligar nos receptores 5-HT_{1A} inibitórios, 5-$HT_{2A/2C}$ excitatórios, 5-HT_3 e 5-HT_7 no corno dorsal da medula espinhal, contribuindo para a modulação da dor. Quando a sensação de dor atinge o cérebro, a via descendente inibitória é ativada, ativando a PAG que controla a medula RVM que, por sua vez, projeta fibras serotoninérgicas para o corno dorsal da medula espinhal, inibindo-a e contribuindo para o processamento da dor.[213-216]

A via ascendente da dor também conta com neurônios serotoninérgicos sendo projetados do núcleo dorsal da rafe (mesencéfalo) para regiões do sistema límbico, controlando o processamento da nocicepção.[213-216]

De forma periférica, também pode ser observado o papel da 5-HT, já que existe a presença dos receptores 5-HT_{2A} e 5-HT_3 nas fibras C periféricas, o que faz a 5-HT atuar localmente, excitando e sensibilizando ectopicamente as fibras aferentes primárias, sobretudo quando atua em conjunto com outros mediadores inflamatórios.[213-216]

Além disso, a 5-HT também está envolvida na redução da percepção dolorosa. Não se sabe ao certo qual é o mecanismo de ação, mas se levanta a hipótese de que quanto maior a quantidade de 5-HT no cérebro, menor a sensibilidade à dor.[213-216]

O aumento da NA e da 5-HT na medula espinhal pela inibição da recaptação, ativando principalmente a via descendente inibitória da dor, reduz, então, a percepção da dor. Esse aumento de monoaminas é considerado o principal mecanismo do efeito terapêutico dos antidepressivos na dor neuropática, independentemente da alteração do humor do paciente.[213-216]

ANTIDEPRESSIVOS TRICÍCLICOS (ADTS)

Em 1891, Thiele e Holzinger sintetizaram o composto iminodibenzil que, posteriormente, deu origem aos outros compostos que hoje são conhecidos como "antidepressivos tricíclicos" (ADTs) por intermédio das modificações do núcleo fenotiazínico, composto por dois anéis benzínicos ligados por átomos de enxofre e nitrogênio (Figura 20). A partir de 1940, essas substâncias foram testadas como possíveis antipsicóticos, porém os pesquisadores constataram, ao acaso, que, na verdade, essas substâncias têm propriedades antidepressivas, sendo classificadas como "fármacos sujos" justamente em decorrência dessa descoberta casual dos efeitos antidepressivos.[209,217]

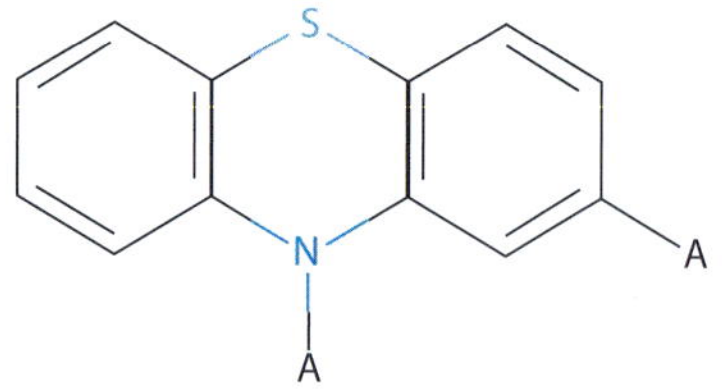

Figura 20 – Representação do núcleo fenotiazínico.

Fonte: Desenvolvida pela autoria.

Esses antidepressivos podem ser classificados de acordo com sua estrutura química (Figura 21) e o efeito farmacológico em duas classes: tricíclicos de aminas terciárias, inibidores da recaptação de 5-HT e NA; e os tricíclicos de aminas secundárias, inibidores da recaptação de noradrenalina[209,217] (Tabela 5).

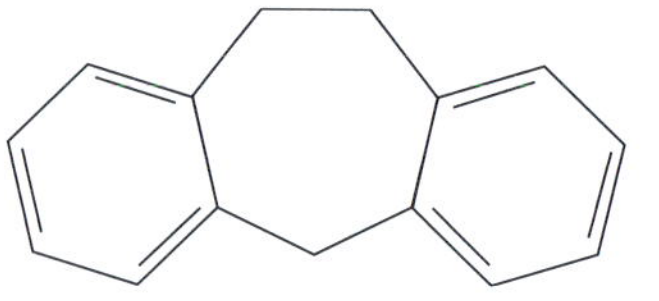

Figura 21 – Núcleo base dos ADTs.

Fonte: Desenvolvida pela autoria.

Tabela 4 – Classificação dos antidepressivos tricíclicos de acordo com a estrutura e com o efeito farmacológico

Classe dos ADTs	Fármacos representantes	Receptores que inibem
Tricíclicos de aminas terciárias	Amitriptilina Clomipramina Doxepina Imipramina Trimipramina	5-HT e NA
Tricíclicos de aminas secundárias	Amoxapina* Desipramina Maprotilina Nortriptilina Protriptilina	NA * Amoxapina inibe também DA

5-HT: serotonina; DA: dopamina; NA: noradrenalina.

Fonte: Desenvolvida pela autoria.

Mecanismos de ação analgésica[217]

Efeito serotoninérgico: os ADTs interferem na recaptação de serotonina nas terminações nervosas e alguns interferem na ligação da serotonina com os receptores no tecido neural. Atualmente, sabe-se que a 5-HT está envolvida na via descendente inibitória da dor. Dessa forma, com a inibição da recaptação de 5-HT ou o aumento da interação desse neurotransmissor com os receptores, mais a via descendente inibitória da dor está ativada, modulando a dor.

Efeito noradrenérgico: os ADTs interagem com receptores α_2-adrenérgicos, inibindo a recaptação de NA e, uma vez que esse neurotransmissor também está envolvido na via descendente inibitória da dor, os ADTs apresentam efeito modulatório da dor por ativarem essa via.

Os efeitos serotoninérgicos e noradrenérgicos são os modos primários da ação analgésica e também da ação antidepressiva dos ADTs.

Efeito opioidérgico: os ADTs, quando administrados a longo prazo, têm apresentado efeito sobre o sistema opiodérgico, tanto aumentando a densidade dos receptores opioides como também aumentando os níveis de opioides em algumas regiões do cérebro, como no núcleo *accumbens* e no corpo estriado, promovendo, assim, a analgesia.

Efeito nos receptores glutamatérgicos: estudos demonstraram que os ADTs, principalmente imipramina e desimipramina se ligam ao complexo de receptores NMDA, prevenindo a entrada de cálcio nas células neuronais (outros ADTs também se ligam, porém com menor intensidade). Além disso, foi observado que a administração a longo prazo dos ADTs altera as características de ligação (diminuindo) com os receptores NMDA e ácido alfa-amino-3-hidroxi-5-metil-4-isoxazolepropiônico (AMPA), reduzindo, assim, a transmissão dolorosa.

Efeito nos receptores de adenosina: os ADTs se ligam aos receptores periféricos de adenosina (receptores A_1) inibindo a recaptação de adenosina nos neurônios, exercendo sua ação antinociceptiva.

Efeito sob canais de sódio: os estudos em animais demonstram que os ADTs bloqueiam os canais de sódio, resultando em que o efeito analgésico dos ADTs esteja também relacionado com esse efeito sob os canais de sódio.

Efeito sobre outros receptores: os ADTs também se ligam a receptores histamínicos, colinérgicos muscarínicos e colinérgicos nicotínicos, inibindo-os, contribuindo para os efeitos analgésicos dos ADTs. Vale ressaltar que, consequentemente a essas interações com esses receptores, é que os efeitos colaterais importantes são desencadeados.

Doses

A recomendação é que sejam prescritas doses baixas para evitar efeitos adversos e aumentar a dose aos poucos e lentamente; em geral com intervalos semanais. As doses iniciais podem variar, dependendo de alguns fatores como índice de massa corporal (IMC), a velocidade de metabolização, a tolerância aos efeitos adversos. Para avaliar a eficácia em reduzir a dor, é necessário que o fármaco atinja o estado de equilíbrio dinâmico (ver mais em "Farmacocinética dos ADTs").[9,67]

Apesar de estarem disponíveis comercialmente no Brasil cinco ADTs (amitriptilina, clomipramina, imipramina, maprotilina e nortriptilina), os mais prescritos como adjuvantes no tratamento da dor são a amitriptilina e a nortriptilina (Tabela 5).

Tabela 5 – Antidepressivos tricíclicos para manejo do tratamento da dor: doses orais para adultos

Fármaco	Dose oral efetiva	Dose oral diária máxima
Amitriptilina	25 mg a 125 mg, 1 vez/dia	300 mg
Nortriptilina	25 mg a 75 mg, 1 vez/dia	200 mg

Fonte: Adaptada de UpToDate: depression in adults: antidepressant doses*; UpToDate: recommended drug classes for treatment of neuropathic pain.

Efeitos adversos[220]

Cada tipo de ADT tem seus próprios efeitos colaterais. No entanto, alguns sintomas são comuns a todos eles porque apresentam afinidade por diversos receptores:

- Em razão do bloqueio dos receptores de histamina H_1, desencadeiam sedação, tontura, confusão, aumento do apetite e ganho de peso.
- Em razão da inibição dos receptores colinérgicos, desencadeiam confusão, tontura, xerostomia (boca seca), constipação, visão turva, retenção urinária, taquicardia (prolongamento do intervalo QT, fibrilação ventricular) e morte cardíaca súbita (especialmente em pacientes com histórico de isquemia cardíaca).
- Em razão do antagonismo dos receptores α_1-adrenérgicos, desencadeiam hipotensão ortostática e sedação.

Em decorrência dos efeitos colaterais no sistema cardíaco, que podem ser fatais, os ADTs são considerados cardiotóxicos. Dessa forma, essa classe de medicamentos deve ser evitada em pacientes com doenças cardíacas.

FARMACOCINÉTICA DOS ANTIDEPRESSIVOS TRICÍCLICOS[220-222]

Em razão da diversidade estrutural dos ADTs, as propriedades farmacocinéticas podem variar amplamente. De forma geral, os tricíclicos são absorvidos VO com rapidez, atingindo o Tmáx após 2 a 8 horas da administração, sendo absorvidos principalmente no intestino delgado. A biodisponibilidade varia de 40% a 50%, por serem fármacos bastante lipossolúveis e por apresentarem alta taxa de ligação às proteínas plasmáticas (90% a 95%), sobretudo albumina. Os ADTs são amplamente distribuídos no organismo, inclusive para os órgãos bem-perfundidos como cérebro e coração, já que apresentam grande volume de distribuição (de 5 a 30 L/kg).

Esses fármacos passam por metabolismo de primeira passagem no fígado e são metabolizados por reações de fase I, como desmetilação e hidroxilação, mediada principalmente pelas isoenzimas CYP2D6, 2C19, 3A3, 3A4 e 1A2, além de passarem por reações de fase II, como a glicuronidação, para serem eliminados 95% pela via renal, na forma de metabólitos inativos. A variabilidade genética em decorrência dos polimorfismos dessas isoenzimas CYP podem impactar diretamente no metabolismo desses fármacos. Por exemplo, cerca de 7% dos pacientes metabolizam os ADTs lentamente, por terem a isoenzima CYP2D6 menos ativa, sendo, então, considerados metabolizadores lentos.

A meia-vida de eliminação varia de 8 a 80 horas, podendo ser acumulados no organismo, além de propiciar que o equilíbrio dinâmico seja atingido após uma média de 15 dias, possibilitando também uma única administração diária (dependendo do medicamento), usualmente na hora de dormir, em decorrência dos efeitos sedativos.

As interações medicamentosas dos ADTs são decorrentes sobretudo porque esses fármacos são extensivamente metabolizados pelas enzimas hepáticas CYP, em especial CYP2D6. Dessa forma, se forem administrados outros fármacos que inibem ou induzem essa família de enzimas, o metabolismo dos ADTs pode ser reduzido, ocasionando efeitos tóxicos ou aumentados, além de efeitos subterapêuticos.

Ademais, os ADTs como a amitriptilina, nortriptilina e imipramina, são conhecidos por inibirem as enzimas hepáticas CYP2D6, podendo desencadear alteração no metabolismo de outros fármacos, como os opioides, antipsicóticos e antiarrítmicos, aumentando suas concentrações plasmáticas, podendo irromper em efeitos tóxicos.

Outro fator que pode contribuir para as interações medicamentosas é a alta taxa de ligação às proteínas plasmáticas. Nesse caso, se o paciente estiver fazendo uso de outras substâncias que competem pelo mesmo sítio de ligação nas proteínas plasmáticas, pode ser desencadeado um aumento de fármaco ADT livre na corrente sanguínea e, consequentemente, promover o aparecimento de efeitos adversos.

Ademais, a longa meia-vida desses fármacos propicia maior contato com outras substâncias, podendo desencadear efeitos tóxicos.

Já com relação aos cuidados na prescrição desses fármacos, destaca-se: uma janela terapêutica relativamente estreita (amitriptilina: 120 a 250 ng/mL; nortriptilina: 50 a 150 ng/mL; imipramina: 150 a 300 ng/mL; desipramina: 125 a 300 ng/mL), com atenção para evitar os efeitos subterapêuticos ou os efeitos tóxicos; pacientes portadores de doenças cardíacas, hepáticas e/ou renais, já que qualquer alteração nesses órgãos afeta diretamente a farmacocinética dos ADTs; pacientes com extremos de idade (crianças e idosos) e pacientes grávidas também precisam de atenção, pois esses grupos apresentam parâmetros fisiológicos diferentes de pacientes adultos, que influenciarão os parâmetros farmacocinéticos.

O Quadro 6 mostra os principais parâmetros farmacocinéticos da amitriptilina e da nortriptilina.

ANTIDEPRESSIVOS INIBIDORES DA RECAPTAÇÃO DE SEROTONINA E NORADRENALINA[225]

Os IRSNs surgiram em decorrência dos efeitos colaterais significativos dos antidepressivos clássicos (ADTs e IMAOs) como estratégia para manter a eficácia e reduzir os riscos associados aos antidepressivos clássicos. Isso propiciou o direcionamento seletivo dos sistemas de neurotransmissores envolvidos na regulação do humor. Primeiramente, foi desenvolvida a zimelidina (1980), um precursor dos ISRS, cujo protótipo da classe foi a fluoxetina (1987), apresentando uma significativa melhora no perfil de toxicidade dos ADTs. Em seguida, com a descoberta do envolvimento da noradrenalina na modulação do humor, foram propostos os IRSNs, cujo protótipo foi a venlafaxina (1993), que se mostrou eficaz e segura, particularmente para pacientes que não respondiam bem utilizando-se apenas um ISRS, já que apresentam ação primária nos neurônios serotoninérgicos e noradrenérgicos, mas produzem efeito pequeno ou inexistente sobre os receptores colinérgicos ou histaminérgicos.

Quadro 6 – Principais parâmetros farmacocinéticos da amitriptilina e da nortriptilina

Fármaco	Absorção	Biodisponibilidade	Tmax	AUC	Ligação à proteína plasmática	Distribuição	Metabolismo	Excreção	Meia-vida	*Clearance*	Ref.
Amitriptilina	Rapdamente absorvida após administração oral, principalmente no intestino delgado	30% a 60% em decorrência do metabolismo de primeira passagem	2 a 12 horas	Diferenças genéticas podem contribuir por alteração na AUC	Sim (95%), principalmente albumina, podendo também se ligar à glicoproteína ácida α1 em menor proporção	Amplamente distribuído pelo organismo (VD = 769 a 1.702 L/kg)	Principalmente pelas enzimas CYP2C19, 3A4 e 2D6, dando origem ao principal metabólito ativo, a nortriptilina. A principal reação de fase II é a glicuronidação, podendo ocorrer também sulfatação	Principalmente via urinária, sendo 50% na forma de metabólitos conjugados e 2% na forma inalterada	10 a 50 horas (dependendo do metabolismo)	Cl = 24 a 53 L/hora Pode estar diminuído em pacientes idosos	223
Nortriptilina	Rapidamente absorvido via oral, sobretudo no intestino Sofre bastante variação em decorrência da variação plasmática	Amplamente variável: 45% a 85% (em decorrência do metabolismo de primeira passagem)	7 a 8,5 horas	___	Sim (93%), principalmente albumina	Amplamente distribuído pelo organismo, atravessando a placenta e chegando ao leite. Vd = 1.460 a 2.030 L/kg	Principalmente pela enzima CYP2D6, com menores participações das enzimas CYP1A2, 2C19 e 3A4. Em seguida, passa por glicuronidação	Principalmente na urina, na forma de metabólitos conjugados. Cerca de 2% é eliminada na forma inalterada	16 a 38 horas	Cl = 16,8 a 39,6 L/hora	224

AUC: *Area Under the Curve* – área sob essa curva.

Fonte: Desenvolvido pela autoria.

Fazem parte dos IRSNs, os fármacos desvenlafaxina, duloxetina, milnacipram, venlafaxina e levomilnacipram (não disponível no Brasil), sendo a duloxetina, a venlafaxina e o milnacipram os mais indicados para o manejo da dor.

Mecanismos de ação analgésica[216,226]

O principal mecanismo de ação analgésica dos IRSNs ocorre por meio da inibição da recaptação de 5-HT e NA na fenda sináptica, desencadeando um aumento da disponibilidade desses neurotransmissores, o que aumenta seus efeitos nas vias descendentes inibitórias da dor no SNC, desencadeando um papel antinociceptivo.

Além disso, esses fármacos também podem aumentar os níveis de dopamina (DA) na fenda sináptica.

Duloxetina e venlafaxina têm preferência pela inibição da recaptação de 5-HT enquanto o milnacipram apresenta preferência pela inibição da recaptação de NA. Em todos os casos, essa inibição da recaptação de neurotransmissores é dose-dependente.

A duloxetina e o milnacipram podem atuar inibindo canais de VGSC, que também pode modular a dor.

Os estudos recentes não demonstram efeitos significativos dos IRSNs em outros receptores que possam contribuir para a atividade antinociceptiva.

Doses

Para evitar efeitos colaterais, recomenda-se iniciar os IRSNs em uma dose baixa e aumentá-la gradualmente até a dose mais baixa que produza a resposta clínica necessária (Tabela 6).[9,67]

Tabela 6 – Antidepressivos inibidores da recaptação de serotonina e noradrenalina para manejo do tratamento da dor: doses orais para adultos

Fármaco	Dose oral efetiva	Dose oral diária máxima
Duloxetina (liberação imediata)	60 mg a 120 mg, 1 vez/dia	120 mg
Venlafaxina (liberação prolongada)	75 mg a 225 mg, 1 vez/dia	375 mg
Milnacipram (liberação imediata)	100 mg a 200 mg, 2 vezes/dia	300 mg

Fonte: Adaptada de UpToDate: Depression in adults: antidepressant doses*; UpToDate: Recommended drug classes for treatment of neuropathic pain; Shelton RC, 2018.

Efeitos adversos dos IRSNs[228]

Geralmente, os IRSNs são mais bem-tolerados dos que os ADTs porque são mais específicos e não atuam em receptores α_1-adrenérgicos, receptores colinérgicos, receptores dopaminérgicos ou receptores histamínicos como os ADTs. Porém, ainda assim, alguns efeitos adversos podem ocorrer frequentemente como os descritos a seguir.

Xerostomia

A NA, ao estimular os neurônios do sistema nervoso simpático, pode desencadear xerostomia por reduzir a produção de saliva. Além disso, tanto a NA como a 5-HT estão envolvidas na regulação da produção de saliva de forma indireta, alterando o equilíbrio de neurotransmissores que regulam o sistema nervoso autônomo.

Insônia

O aumento da NA e da 5-HT pode afetar o ciclo sono-vigília. A NA está envolvida na ativação do estado de alerta e na resposta ao estresse, o que pode dificultar o início e a manutenção do sono. Além disso, a 5-HT influencia o ciclo do sono, e a desregulação de seus níveis pode perturbar o sono.

Além disso, a insônia noturna pode contribuir para a fadiga diurna.

Constipação

A 5-HT desempenha papel importante na motilidade gastrointestinal, regulando as contrações intestinais. O aumento desse neurotransmissor pode causar diminuição da motilidade intestinal, resultando em constipação. Além disso, a NA pode inibir a atividade parassimpática, necessária para o peristaltismo adequado.

Náusea

A 5-HT está amplamente presente no trato gastrointestinal e participa da regulação dos reflexos eméticos. O aumento dos níveis desse neurotransmissor pode estimular os receptores 5-HT3 no trato gastrointestinal e no centro do vômito no tronco cerebral, causando náuseas.

Aparentemente, a náusea é reduzida com o passar do tempo.

Tontura

A tontura pode resultar da interferência dos IRSNs na regulação do sistema cardiovascular e na modulação da pressão arterial, o que pode causar hipotensão postural. Além disso, ambos os neurotransmissores (5-HT e NA) podem afetar a função vestibular e a regulação do equilíbrio.

Cefaleia

A 5-HT, em particular, está envolvida na regulação do tônus vascular cerebral, e sua desregulação pode resultar em cefaleia.

Fadiga

A alteração nos níveis de 5-HT e NA pode afetar o equilíbrio energético e a regulação do humor e motivação, resultando em fadiga.

Ganho de peso

Embora menos comum com essa classe de antidepressivos em comparação a outras, o ganho de peso pode ocorrer por causa de alteração do metabolismo e do apetite, regulados pela 5-HT. A diminuição da atividade física decorrente de fadiga ou de alterações no metabolismo glicídico e lipídico também pode contribuir para o ganho de peso.

Redução na libido

A 5-HT inibe a função sexual ao interferir nos sistemas DA e NA, importantes para a excitação e resposta sexual. O aumento dos níveis de 5-HT pode reduzir o desejo sexual, causar dificuldades em alcançar orgasmo e diminuir a lubrificação ou a ereção.

Fraqueza

A 5-HT e a NA desempenham papéis importantes na regulação do tônus muscular e da resistência, e sua modulação pode alterar a percepção de força e vigor, causando fraqueza.

Outros efeitos colaterais como ideação suicida, hepatotoxicidade, síndrome serotoninérgica e hiponatremia são raros.

Todos os medicamentos dessa classe podem causar síndrome serotoninérgica quando administrados concomitantemente a IMAOs.

Farmacocinética dos IRSNs[227]

Os IRSNs têm propriedades farmacocinéticas diferentes, mas geralmente são bem-absorvidos VO, sobretudo no intestino. A administração concomitante a alimentos diminui sua velocidade de absorção, porém não sua quantidade. Isso pode ser particularmente benéfico para reduzir as náuseas ocasionadas por essa classe de medicamentos.

A duloxetina apresenta alta taxa de ligação às proteínas plasmáticas, enquanto a venlafaxina e o milnacipram apresentam baixas taxas de ligação às proteínas plasmáticas. Essa classe de fármacos também é extensivamente metabolizada pelas enzimas hepáticas, sobretudo CYP2D6, 3A4 e 1A2, com exceção do milnacipram que não é metabolizado no fígado.

A eliminação desses fármacos é, em sua maioria, via renal, na forma de metabólitos conjugados. A meia-vida de eliminação é variável, sendo de aproximadamente 5 horas para a venlafaxina e de aproximadamente 12 horas para a desvenlafaxina (principal metabólito ativo da venlafaxina), para a duloxetina e para o milnacipram.

As interações medicamentosas são provenientes principalmente das interações com as enzimas CYP metabolizadoras, como indução ou inibição desencadeada por outras substâncias ou pela própria duloxetina (inibidora de CYP2D6), variações genéticas para genes de CYP2D6 (metabolizadores lentos a metabolizadores ultrarrápidos) ou das interações farmacodinâmicas, sobretudo por antagonistas de receptores serotoninérgicos ou noradrenérgicos.

Além disso, todos os IRSNs apresentam efeito sinérgico com os IMAOs, aumentando a concentração de 5-HT na fenda sináptica, desencadeando síndrome serotoninérgica.

Ainda, essa classe de medicamentos deve ser evitada em pacientes com doença renal crônica e em pacientes portadores de doenças hepáticas, em decorrência da alteração dos parâmetros farmacocinéticos.

O Quadro 7 traz as principais características farmacocinéticas dos IRSNs mais utilizados no tratamento da dor.

ANTIDEPRESSIVO INIBIDOR DA RECAPTAÇÃO DE DOPAMINA

O principal fármaco dessa classe é a bupropiona. Esse fármaco foi sintetizado pela empresa farmacêutica Eli Lilly, em 1969. Teve sua aprovação para comercialização pela FDA, em 1985,

Quadro 7 – Características farmacocinéticas dos IRSNs mais utilizados no tratamento da dor

Fármaco	Absorção	Biodisponibilidade	Tmax	AUC	Ligação à proteína plasmática	Distribuição	Metabolismo	Excreção	Meia-vida	*Clearance*	Ref.
Duloxetina	Incompleta (sofre hidrólise em meio ácido – necessidade de forma farmacêutica com revestimento entérico)	50% média (faixa: 30% a 80%)	6 horas (9 horas se administrada juntamente com alimentos)	É diminuída se for administrada juntamente com alimentos (10%) ou na hora de dormir (18%), em decorrência do esvaziamento gástrico	Sim (90%), principalmente albumina e glicoproteína ácida-α1	Amplamente distribuída no organismo (VD = 1.620 a 1.800 L/kg), atingindo concentrações maiores no córtex cerebral do que no plasma	Extensivamente metabolizado por CYP1A2 e CYP2D6, em seguida sofre glicuronidação ou sulfatação	70% são excretados na urina na forma de metabolitos conjugados. Os outros 30% são excretados nas fezes, principalmente em sua forma inalterada	12 horas média (faixa: 8 a 17 horas)	amplamente variável entre os indivíduos (57 a 114 L/hora) O estado de equilíbrio é dependente da dose	229
Venlafaxina	Boa absorção oral, sendo absorvida principalmente no intestino	45% (alimentos não afetam a biodisponibilidade)	5,5 horas	Alimentos não afetam a biodisponibilidade	Sim (27%)	Bom distribuída no organismo (VD = 7,5 L/kg)	Extensivamente metabolizado sobretudo por CYP2D6, para formar seu metabílito ativo O-desvenlafaxina ou desvenlafaxina. Pode sofrer metabolização via CYP2C9, 2C19 e 3A4 (em menor proporção) para formar N-desmetilvenlafaxina. A principal reação de fase II é a glicuronidação	87% são excretados na urina, sendo 82% na forma de metabólito conjugado e 5% na forma inalterada	5 horas para venlafaxina e 11 horas para O-desmetilvenlafaxina	Cl = 1,3 L/kg/hora para venlafaxina e 0,4 L/kg/hora para O-desvenlafaxina	230
Milnacipram	Boa absorção VO, principalmente no intestino	85% a 90% Alimentos não afetam a biodisponibilidade	2 a 4 horas para a mistura racêmica e 6 a 8 horas para levomilnacipram	Alimentos não afetam a biodisponibilidade	13% para a mistura racêmica e 22% para levomilnacipram	Amplamente distribuído (VD = 400 L)	Metabolizado principalmente via CYP3A4 e em menores proporções por CYP2C8, 2C19, 2D6 e 2J2. A principal reação de fase II é a glicuronidação	Principalmente via urinária, sendo 58% em sua forma inalterada e 27% na forma de metabólitos conjugados ou inativos	6 a 8 horas para a mistura racêmica	Cl = 40 L/hora	231

AUC: *Area Under the Curve* – área sob essa curva.

Fonte: Desenvolvido pela autoria.

para tratamento do transtorno depressivo maior. Em 1997, a FDA o aprovou para o auxílio da cessação do tabagismo. Também é utilizado para auxiliar na perda de peso quando associado com naltrexona. Além disso, tem sido utilizado *off-label* para a redução dos sintomas do transtorno de déficit de atenção com hiperatividade (TDAH) e como adjuvante analgésico.[232]

A bupropiona tem a estrutura da β-fenetilamina (Figura 22).

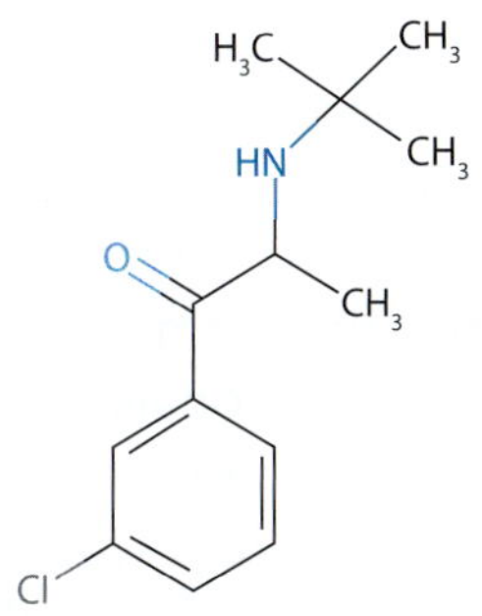

Figura 22 – Estrutura da bupropiona.

Fonte: Desenvolvida pela autoria.

Mecanismo de ação analgésica[232]

Seu mecanismo de ação ainda não foi totalmente elucidado, mas a hipótese principal é que atue inibindo a recaptação de noradrenalina e DA, apresentando maior preferência pela inibição da recaptação de dopamina, por meio do bloqueio dos transportadores de NA e DA. Além disso, também pode envolver a liberação pré-sináptica desses neurotransmissores por meio do transportador vesicular de captação 2 (VMAT2).

Dessa forma, por não inibir a monoamino-oxidase ou a recaptação de serotonina de forma direta, sua ação ocorre aumentando a atividade dos neurônios serotoninérgicos da via descendente inibitória da dor de forma indireta.

Estudos recentes demonstraram que a bupropiona pode ter também ação anti-inflamatória, por aumentar a concentração intracelular de AMPc, inibindo a síntese de TNF-α, um mediador inflamatório. Além disso, a bupropiona também reduz os níveis de interferon-γ.

A bupropiona ainda tem ação analgésica e anti-inflamatória mediada pela inibição da síntese de PGs e provavelmente por um mecanismo de inibição central.

Doses[233,234]

A dose inicial recomendada é de 100 mg/dia, dividida em duas administrações, aumentando a dose em 100 mg/semana, se necessário, até alcançar a dose máxima de 400 mg/dia, divididas em 2 administrações.

É necessário o escalonamento da dose, aumentando-a aos poucos para evitar convulsões.

Efeitos adversos da bupropiona[235]

Os efeitos adversos da bupropiona são decorrentes de sua própria ação sobre a inibição da recaptação de DA e NA em outros sistemas corporais.

Os efeitos adversos mais comuns da bupropiona incluem agitação, ansiedade e irritabilidade, em decorrência do acúmulo de DA na fenda sináptica, seguidos por distúrbios no trato gastrointestinal como boca seca, náusea, vômito e constipação, também em decorrência do acúmulo de DA atuando sobre o sistema gastrointestinal. A terceira classe de efeitos adversos mais comuns são os distúrbios neurológicos, incluindo convulsões (dose-dependentes, principalmente em doses maiores do que 450 mg/dia), dores de cabeça, migrânea, insônia, também decorrentes da inibição da recaptação de DA.

Podem ocorrer também, em menor proporção, taquicardia leve, hipertensão, tremor, em decorrência da ação da NA no sistema circulatório; supressão do apetite, ideação suicida, piora na depressão, crises de pânico, hostilidade, agressividade, impulsividade, ativação da hipomania e, em pacientes bipolares, mania.

A bupropiona deve ser evitada em pacientes com bulimia e em pacientes com distúrbios convulsivos, em decorrência do risco aumentado de convulsões.

A bupropiona também não pode ser utilizada concomitantemente a IMAOs por causa do efeito de indução de crise hipertensiva de ambos.

Farmacocinética da bupropiona[236]

A bupropiona é comercializada na forma de mistura racêmica, sendo o S-enantiômero o mais ativo, em três diferentes formulações: liberação imediata; liberação estendida; e liberação sustentada.

A bupropiona é rapidamente absorvida VO, principalmente no intestino, alcançando o Tmáx após 1,3 a 1,9 horas para a formulação de liberação imediata, 3 horas para a formulação de liberação estendida e 5 horas para a formulação de liberação sustentada. Para a formulação de liberação imediata, a presença de alimentos não influencia em sua absorção. A biodisponibilidade é de 68% para as formulações de liberação estendida.

Esse fármaco se liga amplamente às proteínas plasmáticas (84%), sobretudo albumina, mas não é alto o suficiente para promover alterações clínicas significativas. Além disso, é amplamente distribuído pelo organismo (VD = 19 L/kg), inclusive atravessando a barreira hematoencefálica e a placenta.

A bupropiona passa por um metabolismo de primeira passagem acentuado, principalmente pela enzima CYP2B6, dando origem ao principal metabólito ativo hidroxibupropiona, que compartilha a mesma afinidade pelos transportadores de NA do que a bupropiona. Outras enzimas CYP também estão envolvidas no metabolismo da bupropiona, em menor proporção: CYP2C19; 3A4; 1A2; e 2E1. As principais reações de fase II são a conjugação com glicina e a glicuronidação.

A principal via de eliminação é a urinária, principalmente na forma de metabólito conjugado (88%). Dez por cento dos metabólitos são excretados nas fezes e menos de 1% da bupropiona inalterada é eliminada na urina.

A bupropiona tem meia-vida de eliminação de aproximadamente 21 horas e o *clearance* é reduzido em pacientes com falência renal.

Os principais cuidados com a prescrição de medicamentos envolvem a mais importante enzima metabolizadora (CYP2B6), já que pode sofrer grande variabilidade genética, fornecendo desde perfis de metabolizadores lentos até metabolizadores ultrarrápidos, dependendo da etnia do paciente, desencadeando intensidade de efeito proporcional à ação enzimática. Além disso, essa enzima pode estar suscetível à indução ou inibição exógena, que também está envolvida no metabolismo de outros fármacos como metadona e cetamina. Ainda, é importante ressaltar que a bupropiona e seu principal metabólito ativo, a hidroxibupopriona, podem inibir a CYP2D6, que é responsável pelo metabolismo de diversos outros antidepressivos, como os IRSNs e ADTs, além de alguns β-bloqueadores e haloperidol, podendo aumentar a concentração plasmática desses fármacos.

AGONISTAS ALFA-ADRENÉRGICOS

A identificação de dois tipos distintos de receptores adrenérgicos, alfa (α) e beta (β), por Raymond Ahlquist, em 1948, forneceu a base científica para o desenvolvimento de medicamentos capazes de bloquear seletivamente a função dos adrenoceptores. Esses receptores produzem tanto efeitos excitatórios como inibitórios com base em sua localização. Estudos adicionais propiciaram aos pesquisadores a descoberta de que um dos receptores α inibia a liberação de neurotransmissores do neurônio pré-sináptico; assim, foi realizada uma subclassificação como α1 e α2 (Quadro 8). Mais tarde, muitos fármacos com efeitos agonistas sobre os receptores α2 adrenérgicos foram desenvolvidos para uso na prática clínica, incluindo seu uso como adjuvantes da anestesia, uma vez que têm efeitos tanto no SNC como no periférico.

Quadro 8 – Subtipos de receptores adrenérgicos e funções fisiológicas na estimulação adrenérgica

Receptor	Localização	Ação fisiológica agonista
α1	▪ Rim – secreção de renina ▪ Bexiga ▪ Útero	▪ Diminuição da liberação ▪ Contração ▪ Contração
	▪ Olho – músculo da íris ▪ Glândula lacrimal ▪ Sistema nervoso central ▪ Pulmão	▪ Contração – midríase ▪ Aumento da secreção ▪ Atividade simpática ▪ Inibição da secreção
α2	▪ Neurônio pré-sináptico ▪ Neurônio pós-sináptico ▪ Sistema nervoso central	▪ Inibição da liberação de noradrenalina ▪ Vasoconstrição ▪ Sedação e analgesia
α1 e α2	▪ Vasos sanguíneos ▪ Estômago e intestino	▪ Vasoconstrição ▪ Reduz motilidade e tônus muscular

Fonte: Adaptado de Braga S de M, 2012.

Centralmente, dentro do *locus ceruleus*; por exemplo, α2 agonistas são capazes de produzir sedação, analgesia e efeitos eufóricos e bloqueiam parcialmente os sintomas da síndrome de abstinência em usuários crônicos de opioides. Fármacos mais potentes têm sido formulados para uso clínico como sedativos ou como adjuntos para reduzir a necessidade de administração de sedativos adicionais ou anestésicos gerais. Além disso, agonistas α2 estão ganhando popularidade em hospitais infantis, nos Estados Unidos, na prevenção ou tratamento do *delirium* ao despertar após anestesia geral.[237]

A potência analgésica dos agonistas α2 é leve. No entanto, eles podem ser benéficos dentro de um esquema analgésico multimodal no qual aumentam a eficácia de outros agentes (p. ex., cetamina). Os agonistas α2 centrais causam vários graus de sedação, o que em pacientes gravemente enfermos, muitas vezes, é extremamente útil. Essa combinação de analgesia com sedação também permitiu que a clonidina fosse útil no tratamento da abstinência de opioides. A Figura 23 demonstra o mecanismo de ação analgésica dos agonistas α2.

Vários mecanismos foram bem-estabelecidos para o efeito analgésico dos agonistas dos receptores α2-adrenérgicos (Figura 23). Os adrenoceptores α2 nos terminais da fibra C são acoplados a uma Gi, que reduz a atividade da AC, suprimindo, então, a produção de AMPc e a atividade da PKA. Portanto, a ativação da proteína Gi inibe os canais pré-sinápticos tipo N de Ca2+ dependentes de voltagem e suprime a liberação de glutamato e sub P dos terminais primários da fibra C na medula espinhal. Além disso, ao mesmo tempo, a condutância acoplada à proteína G dos canais de K+ retificadores internos é facilitada nos neurônios do corno dorsal pós-sináptico pelos adrenoceptores α2. Dessa forma, os potenciais de membrana dos neurônios do corno dorsal são hiperpolarizados enquanto a excitabilidade diminui. A clonidina e a dexmedetomidina (um agonista altamente seletivo dos adrenoceptores α2) reduziram as amplitudes das correntes de entrada de capsaicina por uma via prevenida pela ioimbina (antagonista do receptor α2). Além das alterações na condutância dos canais iônicos pré ou pós-sinápticos, a atividade dos receptores α2-adrenérgicos também pode influenciar a expressão e a atividade de vários neurotransmissores, receptores e proteínas.[239]

Talvez a maior desvantagem dos agonistas α2 seja a possibilidade de desenvolver tolerância e abstinência. Com o tempo, os pacientes podem se tornar tolerantes ao medicamento, causando redução da eficácia clínica. Se o uso do medicamento for interrompido abruptamente, pode se instalar uma síndrome de abstinência (p. ex., com taquicardia, hipertensão e ansiedade). A abstinência é predominantemente um problema entre os pacientes que tomam esses medicamentos em regime ambulatorial crônico – mas pode ocorrer em menor grau entre os pacientes internados (especialmente os pacientes que tomam doses mais altas de dexmedetomidina).[239]

A seguir, serão discutidos aspectos referentes aos fármacos agonistas α-adrenérgicos: os mais usados na prática clínica para tratamento da dor são clonidina, dexmedetomidina e tizanidina.

Clonidina

A clonidina (Figura 24), um fármaco agonista α2 adrenérgico, é um derivado bioquímico da imidazolina introduzido na prática clínica, na década de 1940, como um descongestionante nasal de uso tópico. Depois, começou a ser usada, sistemicamente, como potente anti-hipertensivo e analgésico. O cloridrato de clonidina exerce ação analgésica e sinérgica com anestésicos opioides lipofílicos, morfina e anestésicos locais, atuando na estabilização hemodinâmica. É indicado como analgésico de curta duração via intratecal ou epidural, adjuvante em analgesia intratecal ou epidural, adjuvante em analgesia pós-operatória, sendo usado para promover estabilização hemodinâmica, reduzir níveis plasmáticos de catecolaminas, reduzir a demanda por anestésicos opioides e anestésicos gerais, prolongar a anestesia intratecal por tetracaína, reduzir a pressão intraocular em cirurgia oftálmica.[240]

Outros usos relevantes podem ser citados como adjuvante no tratamento da intoxicação por opioides, da retirada de álcool, cessação do tabagismo e minimização da sensação de calor, em mulheres na fase pós-menopausa. Em crianças, a clonidina pode ser usada no tratamento de TDAH, transtornos refratários de conduta, síndrome de Tourette e uso *off-label* no tratamento de distúrbios do sono.[241]

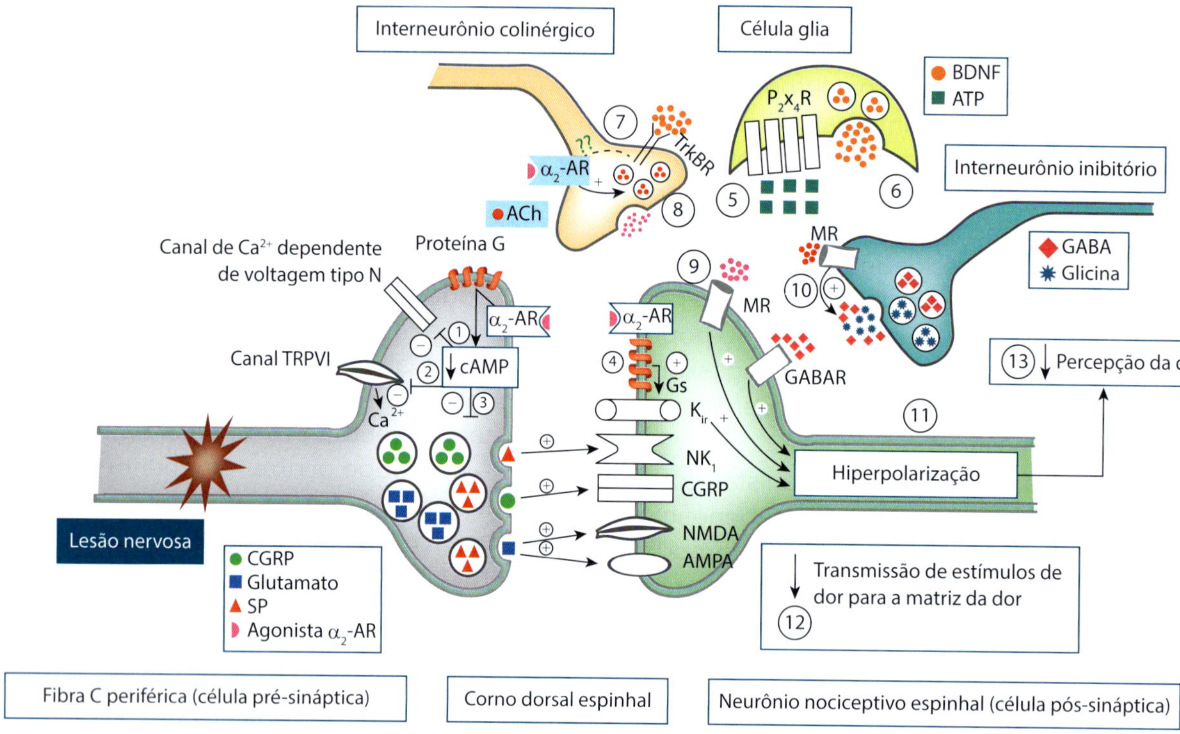

Figura 23 – Mecanismos celulares para efeitos analgésicos de agonistas dos receptores α2-adrenérgicos, localizados tanto nos neurônios sensoriais periféricos como nos neurônios espinhais.

A ativação nas células pré-sinápticas, utilizando um agonista, reduz a atividade da adenilatociclase (AC), suprimindo tanto a produção de adenosina monofosfato cíclico (AMPc) como a atividade da PKA. Então, a supressão da atividade da quinase AMPc ativada inibiu os canais pré-sinápticos de cálcio (Ca2+) dependentes de voltagem do tipo N (1) e a atividade do canal do receptor de potencial transitório vaniloide 1 (TRPV1) (2); subsequentemente, diminuem o influxo de íons Ca2+ para as células pré-sinápticas e a liberação de neurotransmissores estimuladores, como glutamato, substância P e peptídeo relacionado ao gene da calcitonina (CGRP), dos terminais de fibras primárias na medula espinhal (3). Além disso, a aplicação do agonista do receptor α2-adrenérgico aumenta a atividade das proteínas G estimulatórias (Gs) nas células pós-sinápticas, o que aumentou tanto a produção de cAMP como a atividade de PKA e, então, a atividade dos canais de potássio (K^+) e o efluxo de íons K+ são aumentados. O efluxo de íons K + induziu hiperpolarização nos neurônios pós-sinápticos (4). A lesão nervosa aumentou a liberação de trifosfato de adenosina (ATP) do neurônio sensorial periférico e também induziu uma regulação positiva dos receptores P2X4 nas células gliais (5). A atividade dos receptores P2X4 aumentou a liberação de fator neuirotrófico derivado do cérebro (BDNF) das células gliais (6). Ao mesmo tempo, a ativação dos receptores de tropomiosina quinase (TrkB), nos interneurônios colinérgicos (7), e sua interação com os receptores α2-adrenérgicos mediante mecanismos desconhecidos provocaram a liberação de acetilcolina (ACh) (8). A ativação de receptores muscarínicos, diretamente nas células pós-sinápticas (9) ou indiretamente nos interneurônios inibitórios GABAérgicos ou glicinérgicos (10), também pode induzir hiperpolarização nas células pós-sinápticas (11). Portanto, a aplicação de um agonista do receptor α2-adrenérgico provocou hiperpolarização na célula pós-sináptica por intermédio dos mecanismos mencionados acima. A hiperpolarização do neurônio diminuiu a transmissão de estímulos de dor para centros superiores (12) e suprimiu a percepção da dor (13).

AMPA: ácido alfa-amino-3-hidroxi-5-metil-4-isoxazolepropiônico; BDNF: fator neurotrófico derivado do cérebro; Ca^{2+}: íon cálcio; cAMP: monofosfato cíclico de adenosina; GABA: ácido gama-aminobutírico; GABA-R: receptor do ácido gama-aminobutírico; Kir: canal de potássio retificador interno; MR: receptor de mineralocorticoides; NK1: neurocinina 1; NMDA: N-metil-D-aspartato.

Fonte: Adaptada de Bahari Z, Meftahi GH, 2019.

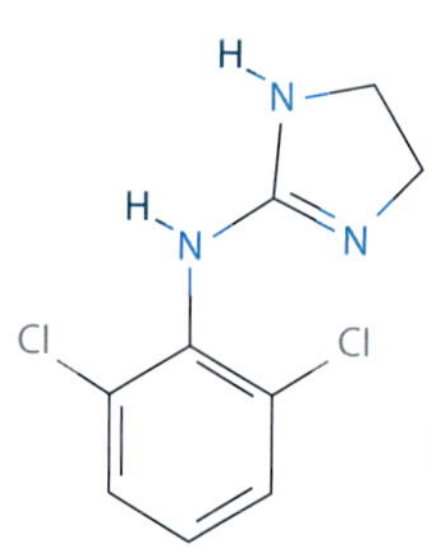

Figura 24 – Estrutura química da clonidina.

Fonte: Desenvolvida pela autoria.

Dose

A literatura discute que o uso de adesivo de clonidina (0,1 mg), trocado a cada 7 dias, em combinação com anticonvulsivantes e/ou antidepressivos, é uma abordagem apropriada nos pacientes adultos com síndrome complexa de dor regional (CRPS) uma vez que traz benefícios terapêuticos com risco baixo de aparecimento de efeitos tóxicos.[242]

O cloridrato de clonidina é administrado via intratecal, epidural, IM, endovenosa (EV):[240]

- *Medicamento pré-anestésico:* as aplicações mais aconselháveis são IM profunda, IV lenta (7 a 10 minutos) ou diluída, por gotejamento IV. Em procedimentos cirúrgicos de longa duração, uma dose adicional de 150 mcg ou manutenção por gotejamento IV pode ser necessária.[240]
- *Na analgesia pós-operatória:* a dose inicial recomendada de clonidina para infusão epidural contínua é de 30 mcg/hora. Embora a dose possa ser titulada para mais ou menos, dependendo do alívio da dor e da ocorrência de reações adversas, a experiência com doses acima de 40 mcg/hora é limitada. A dose usual está entre 2 e 4 mcg/kg via epidural e entre 0,5 a 1 mcg/kg via intratecal. Produz analgesia de curta duração (4 a 6 horas) e deverá ser repetida de acordo com as respostas do paciente. Na aplicação intratecal, a analgesia é de duração dose-dependente.[240]
- *Em associação com outros fármacos:* a posologia deve ser individualizada para cada caso. Nas associações com anestésicos locais (lidocaína, bupivacaína e mepivacaína), o procedimento e a dose mais usuais consistem na adição de 150 mcg de clonidina solução injetável à dose escolhida do anestésico local antes da aplicação.[240]

Efeitos adversos

A maioria das reações adversas é leve e tende a diminuir com a continuação do tratamento.

Esse medicamento pode causar:[240,243]

1. *Efeitos comuns:* hipotensão, hipotensão ortostática; temperatura corporal aumentada; constipação, náusea, dor na garganta, dor abdominal superior, xerostomia; confusão, tontura, insônia, sedação, sonolência; otalgia, zumbido; transtorno emocional na infância, irritabilidade, pesadelos; congestão nasal, infecção respiratória superior; outros: fadiga, depressão do SNC (sedação e sonolência) por meio da ativação dos α-adrenoceptores no tronco cerebral que pode prejudicar habilidades físicas ou mentais; os pacientes devem ser alertados sobre realização de tarefas que requerem atenção mental (p. ex., operar máquinas ou dirigir).
2. *Efeitos graves:* hipotensão, bloqueio atrioventricular.
3. *Em altas doses:* sedação e anormalidades ventilatórias normalmente moderadas. As manifestações de intoxicação resultam da depressão simpática generalizada e incluem miose, letargia, bradicardia, hipotensão, hipotermia, sonolência incluindo coma, depressão respiratória incluindo apneia. Pode ocorrer hipertensão paradoxal resultante de estimulação de receptores α-1 periféricos.

Mecanismo de ação

A clonidina é um agonista α-adrenérgico parcial, com afinidade 200:1 para o receptor α2, em relação ao α1, proporcionando características como sedação e analgesia por atuar em sítios espinhais, com menores efeitos indesejáveis como vômito e depressão respiratória. O perfil farmacológico é complexo, tendo como variáveis principais: a dose; a distribuição dos receptores no SNC, tecidos vasculares e órgãos; via de administração e interação com outros fármacos. Em doses terapêuticas pela via sistêmica age de forma sinérgica com anestésicos opioides lipofílicos e com benzodiazepínicos. A demanda de oxigênio é diminuída. Pelas vias intratecal e epidural, a clonidina exerce efeito analgésico de ação opioide, por interação com receptores adrenérgicos localizados no corno dorsal da medula. Em doses baixas, o efeito hipotensivo é predominante e está relacionado com a inibição dos neurônios catecolaminérgicos na região dos núcleos reticulares no tronco cerebral. Receptores imidazolínicos, situados ventrolateralmente na medula oblonga também estariam envolvidos nesse efeito.[240]

A clonidina estimula os adrenoceptores α2 no tronco cerebral, ativando, assim, um neurônio inibitório, resultando na redução do fluxo simpático do SNC, produzindo uma diminuição na resistência periférica, resistência vascular renal, frequência cardíaca e pressão arterial; a clonidina epidural pode produzir alívio da dor nos adrenoceptores α2 pré-sinápticos e pós-juncionais espinhais, evitando a transmissão do sinal de dor ao cérebro. Quando administrada via peridural produz analgesia dependente da dose, não antagonizada pelos antagonistas opiáceos. A analgesia é limitada às regiões do corpo inervadas pelos segmentos espinhais onde estão presentes concentrações analgésicas do fámacos que são indicados para o tratamento da dor aguda e crônica.[241,242,244]

Farmacocinética

O efeito analgésico inicia-se 15 minutos após a aplicação intratecal, epidural, IM ou IV. A analgesia é potente e de curta duração (4 a 6 horas) para as aplicações intratecais e perdurais; é menos consistente nas aplicações IM e IV. Apenas a administração intratecal segue um perfil dose-dependente: o tempo para o início da analgesia pode ser reduzido para 3 minutos e a duração prolongada para até 14 horas em função da dose.[240]

A farmacocinética do cloridrato de clonidina é dose-dependente, entre 75 e 300 µg/mcg, sendo bem-absorvida, com baixo efeito de primeira passagem hepática. A Tmax é atingida dentro de 1 a 3 horas após administração oral, com porcentagem de 30% a 40% de ligação às proteínas plasmáticas, sendo rápida e amplamente distribuída nos tecidos. A elevada lipossolubilidade da clonidina explica sua distribuição predominante no sistema nervoso. A clonidina administrada via epidural é facilmente distribuída no plasma pelas veias epidurais e atinge concentrações sistêmicas clinicamente significativas. Atravessa as barreiras hematoencefálica e placentária. É metabolizado no fígado principalmente pelas enzimas CYP2D6, 1A2, 3A4, 1A1 e 3A5 e menos de 50% da dose é biotransformada em metabólitos inativos. Seu metabólito principal, a *p*-hidroxiclonidina, é farmacologicamente inativo. Cerca de 70% da dose administrada é excretada pela urina, sobretudo na forma inalterada (40% a 60% da dose). Aproximadamente 20% do total é excretado pelas fezes. A meia-vida de eliminação final varia de 5 a 25,5 horas e pode ser prolongada até 41 horas em pacientes com disfunção renal grave. A farmacocinética do cloridrato de clonidina não é influenciada pela presença de alimentos, nem pela etnia do paciente.[240,243,245]

DEXMEDETOMIDINA

A dexmedetomidina (Figura 25) é um agonista α2 altamente seletivo que atua em receptores do SNC e na medula espinhal, com a grande vantagem de poder ser usada em infusão contínua. Em uma mistura racêmica é o enantiômero ativo, dextrógiro da medetomidina, e atualmente considerada como protótipo dos agonistas α2-adrenérgicos superseletivos. A relação de seletividade entre os receptores α é extremamente elevada, apresentando uma relação de α2 para α1 na ordem de 1600:1. Por apresentar ação no SNC, tem a propriedade de reduzir a necessidade de fármacos anestésicos. Teve seu uso aprovado nos Estados Unidos, pela FDA, em 1999, para pacientes que estavam sob cuidados intensivos, intubados e sob ventilação mecânica, com recomendação para uso do fármaco por tempo não superior a 24 horas.[246]

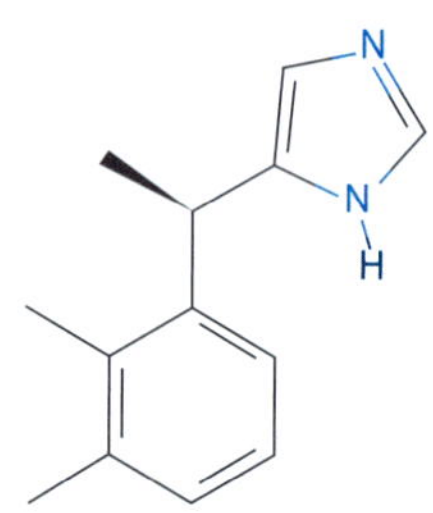

Figura 25 – Estrutura química da dexmedetomidina.
Fonte: Desenvolvida pela autoria.

Mecanismo de ação analgésica

Sedativo eficaz (agonista α2 central) com analgesia moderada. O caráter e a profundidade da sedação podem permitir que pacientes gravemente enfermos, sob ventilação mecânica, sejam interativos ou acordados com facilidade, mas confortáveis. Pode ser usado em pacientes da unidade de terapia intensiva (UTI) sem ventilação mecânica e continuado conforme necessário após a extubação. Reduz os tremores na fase de reaquecimento da hipotermia induzida após a ressuscitação de uma parada cardíaca. Pode causar menos o efeito de delírio, em relação a outras opções de sedativos.[247]

A ativação dos receptores α2-adrenérgicos produz intensa resposta analgésica pelo envolvimento dos receptores supramedular e, principalmente, medular, incluindo a ativação dos receptores α2 pós-sinápticos das vias descendentes noradrenérgicas, dos neurônios colinérgicos e da liberação de NO e de encefalinas. A dexmedetomidina exerce papel importante na modulação da dor, inibindo a condução nervosa através das fibras Aδ e C e liberação local de encefalina. A dexmedetomidina também pode proporcionar antinocicepção por meio de mecanismos não espinhais – a administração intra-articular durante cirurgia do joelho melhora a analgesia pós-operatória, com menos sedação que a via IV.

Com o uso de fármacos de diferentes classes, como é o caso dos α2-agonistas e os opioides, nota-se claramente um efeito sinérgico entre os fármacos, diminuindo, desse modo, a necessidade da utilização de cada componente, o que na prática se torna de grande valor, visto que reduzem os efeitos adversos pertinentes a cada substância. Para demonstrar que α2-agonistas e os opioides causam analgesia por mecanismos distintos, foi utilizado experimentalmente naloxona em pacientes que haviam recebido dexmedetomidina, e observou-se que o efeito analgésico não foi revertido pelo uso do antagonista opioide.[246,248]

Doses[247,249]

Dose de ataque: indução de sedação na UTI: a dose de ataque é de 1 mcg/kg durante 10 minutos, seguida por uma infusão de manutenção que pode oscilar entre 0,2 e 0,7 mcg/kg/hora. Não é necessária a dose de ataque para pacientes que já estão sedados (troca de sedativos) ou que apresentam comprometimento hemodinâmico.

Sedação, procedimentos – dose de ataque: 1 mcg/kg (ou 0,5 mcg/kg para métodos menos invasivos, como os oftálmicos) por 10 minutos, seguida por uma infusão de manutenção de 0,6 mcg/g/hora, para atingir o efeito pretendido; intervalo comum: 0,2 a 1 mcg/Kg/hora.

Craniotomia (off-label) – dose de ataque: 0,5 a 1 mcg/kg por 10 a 20 minutos, seguida por uma infusão de manutenção de 0,5 mcg/kg/hora, para atingir o efeito pretendido; intervalo habitual: 0,1 a 0,7 mcg/kg/hora.

Efeitos adversos

Durante a sedação com dexmedetomidina, podem ocorrer reações adversas como hipotensão, hipertensão, náuseas, bradicardia e fibrilação atrial. Apesar da presença de bradicardia e hipotensão durante as doses de ataque e manutenção, a hipertensão também pode ser notada, sendo que a ocorrência de hipotensão é mais frequente durante o rápido incremento da dose. Também foram relatados casos raros de choque cardiogênico refratário e febre ou hipertermia. Como é metabolizado no fígado mediante gluconidação e CYP2A6, em situações de insuficiência renal e/ou hepática, a dose deve ser reduzida. Não induz a sedação profunda necessária para o bloqueio neuromuscular.[247]

Farmacocinética[246,247]

O início de ação da dexmedetomidina é de, aproximadamente, 15 a 20 minutos com infusão IV contínua, sendo que a biodisponibilidade, pela via oral, é reduzida, pois o fármaco sofre extenso metabolismo de primeira passagem. Quando administrada intranasal, é absorvida pelas mucosas bucais e intranasais (*off-label* para aliviar o desconforto durante procedimentos pediátricos).

Liga-se fortemente às proteínas albumina e α1-glicoproteína (93,7% de ligação). Apresenta meia-vida de distribuição de cerca de 6 minutos, após infusão. É amplamente distribuído no organismo, apresentando um volume de distribuição no estado de equilíbrio em torno de 118 litros (L), sendo variável de aproximadamente 109 L a 223 L, em pacientes gravemente enfermos que recebem infusão de longo prazo.

Sofre extensa biotransformação hepática por múltiplas enzimas do CYP, principalmente via CYP2A6, com < 1% excretado inalterado, sendo seus metabólitos excretado na urina (95%) e nas fezes (5%). Outros fatores específicos do paciente, como hipoalbuminemia, danos aos órgãos-alvo e variabilidade hemodinâmica, contribuem para a alta variabilidade interindividual nos volumes de distribuição e depuração da dexmedetomidina.

Experimentos demonstraram comportamento farmacocinético linear do fármaco, em infusão contínua durante 24 horas. Nessas condições, a meia-vida de eliminação é de cerca de 2 horas, com taxa de excreção aproximada de 39 L/hora. Em pacientes da unidade de terapia intensiva que recebem infusões prolongadas (> 24 horas), a meia-vida de eliminação é ainda mais longa e mais variável (média de 3,7 horas, faixa de 2,4 a 6,9 horas). Deve ser utilizada com cautela em pacientes que apresentam insuficiência hepática e idade avançada, especialmente acima dos 65 anos, porque apresenta efeitos importantes nos parâmetros cardiovasculares, podendo induzir à hipotensão arterial grave.

Pelo fato de apresentar ações cardiocirculatórias, em altas doses, pode provocar vasoconstrição marcada, com alteração no volume de distribuição e na farmacocinética, originando um perfil não linear. No intervalo terapêutico, entre 0,5 e 1 ng/mL, os parâmetros farmacocinéticos são mais bem-descritos pelo modelo tricompartimental. A meia-vida é cerca de 4 minutos, após 10 minutos de infusão contínua, e de 250 minutos, após 8 horas de infusão. Pela via muscular, na dose de 2 μg/kg, apresenta biodisponibilidade de 73%, atingindo um Tmáx de 0,8 ng/mL, em 15 minutos.

TIZANIDINA

A tizanidina (Figura 26) é um fármaco agonista $\alpha 2$, da classe dos relaxantes do músculo esquelético, usado no tratamento da dor causada por neuropatias, em alguns aspectos similar à clonidina, em termos de estrutura e, portanto, efeitos sedativo, ansiolítico e propriedades analgésicas, mas importantes diferenças, como a menor duração da ação e menores efeitos sobre a frequência cardíaca e pressão arterial.[250]

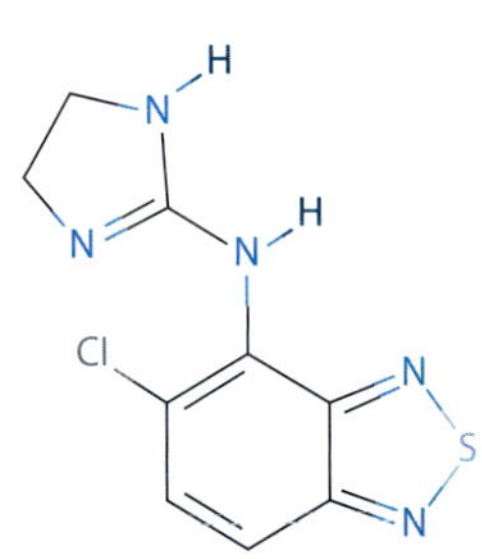

Figura 26 – Estrutura química da tizanidina.
Fonte: Desenvolvida pela autoria.

É usada no alívio dos espasmos e aumento do tônus muscular causado pela esclerose múltipla, acidente vascular cerebral ou danos cerebrais ou espinhais, pois sua ação lenta permite o relaxamento do músculo.[251]

Estudos sugerem que a tizanidina apresenta várias propriedades farmacológicas, como a redução da liberação de aminoácidos excitatórios e sub P em vias polissinápticas, redução pós-sináptica na atividade de transmissão excitatória e inibição da transmissão sináptica do estímulo nociceptivo na via espinhal. Estudos em animais mostraram que a administração intratecal promove a antinocicepção sem produzir mudanças hemodinâmicas pronunciadas.[252]

Mecanismo de ação[253]

Fármaco agonista $\alpha 2$-adrenérgico que diminui a espasticidade aumentando a inibição pré-sináptica, por meio de ações agonistas nos locais dos receptores $\alpha 2$ adrenérgicos; os efeitos são maiores nas vias polissinápticas; o efeito geral é reduzir a facilitação dos neurônios motores espinhais.

O fármaco atua centralmente e reduz a liberação de aminoácidos excitatórios como glutamato e aspartato, que causam disparo neuronal que causa espasmo muscular. Essa redução e a liberação de neurotransmissores excitatórios resultam na inibição pré-sináptica dos neurônios motores. Foi demonstrado que o efeito mais predominante da tizanidina ocorre nas vias polissinápticas espinhais. As atividades antinociceptiva e anticonvulsivante da tizanidina também podem ser atribuídas à ação agonista nos receptores $\alpha 2$, podendo também se ligar com menor afinidade aos receptores α-1, explicando seu efeito leve e temporário no sistema cardiovascular.

Dose

A dose usual, no início do tratamento, é de 2 mg diariamente e pode ser aumentada em 2 mg a cada 3 a 7 dias até uma dose máxima efetiva de 18 mg/dia. Pode causar boca seca, tontura e sedação.[254]

A tizanidina é administrada VO em cápsulas de 2 , 4 e 6 mg ou em comprimidos de 2 mg e 4 mg. A dosagem começa com 2 mg VO e pode ser repetida a cada 6 a 8 horas, conforme necessário. A dosagem pode aumentar gradualmente em 2 mg a 4 mg por dose durante 1 a 4 dias entre eles, até que haja uma redução visivelmente significativa da espasticidade. A dosagem máxima é de três doses a cada 24 horas, até 36 mg/dia. Se a tizanidina for usada por mais de 9 semanas ou administrada em altas doses variando de 20 a 36 mg/dia, a dose deve ser diminuída gradualmente. A recomendação é reduzir, de forma gradual, a dose para 2 a 4 mg/dia para diminuir o risco de taquicardia, hipertensão rebote e aumento da espasticidade.[255]

Faltam dados de alta qualidade sobre o uso de relaxantes musculares esqueléticos em pacientes com dor lombar subaguda e crônica, e a recomendação para usá-los nessa população de pacientes se baseia na eficácia desses medicamentos em pacientes com dor lombar aguda. Em uma revisão sistemática, os relaxantes musculares esqueléticos foram superiores ao placebo para a melhora a curto prazo da dor em pacientes com dor lombar aguda, mas não houve evidências suficientes para determinar se eram eficazes para a dor lombar subaguda ou crônica.[256]

Efeitos adversos[255]

- *Comuns:* sonolência; visão turva; astenia; constipação; discinesia; nervosismo; alucinação; rinite; xerostomia; tontura.
- *Graves:* hepatotoxicidade grave e insuficiência hepática; anafilaxia; dermatite esfoliativa; hipotensão grave; prolongamento do intervalo QT; bradicardia grave; síndrome de Stevens-Johnson; hipocalemia refratária; e nefropatia com perda de K^+.

Farmacocinética[253,255,257]

Início da ação: dose única (8 mg): pico dos efeitos: 1 a 2 horas, com duração de 3 a 6 horas

Absorção: esse fármaco sofre metabolismo de primeira passagem significativo. Após a administração de uma dose oral, a tizanidina é majoritariamente absorvida. A biodisponibilidade oral absoluta da tizanidina é medida em cerca de 40% por cauda do extensivo metabolismo de primeira passagem. Comprimidos e cápsulas são bioequivalentes sob condições de jejum, alcançando o Tmáx após 1 hora da administração (cápsula ou comprimido). Foi demonstrado que os alimentos aumentam a absorção tanto dos comprimidos como das cápsulas. O aumento na absorção com o comprimido (cerca de 30%) foi visivelmente maior do que com a cápsula (~10%). Quando a cápsula e o comprimido foram administrados com alimentos, a quantidade absorvida pela cápsula foi cerca de 80% da quantidade absorvida pelo comprimido. Além disso, na presença de alimentos, o tempo para alcançar o Tmáx é aumentado para 1,5 horas.

É extensivamente distribuída no organismo com volume de distribuição igual a 2,4 L/kg. Apresenta em torno de 30% de ligação às proteínas plasmáticas. Aproximadamente 95% do fármaco é metabolizado no fígado, pela via da CYP1A2, com formação de metabólitos inativos.

A meia-vida de eliminação é de 2,5 horas, com excreção predominante pela urina (60%), mas também significativa pelas fezes (20%). Em casos de pacientes idosos com insuficiência renal, a depuração pode ser mais que 50% (depuração de creatinina < 25 mL/minuto), quando comparada com indivíduos saudáveis, podendo prolongar a duração dos efeitos do fármaco. Em casos de função hepática alterada, não é recomendado o uso, pois poderá haver influência na metabolização do fármaco.

Tizanidina é um fármaco solúvel em lipídios, o que gera a hipótese de sua presença no leite materno, sendo desaconselhável o uso por mulheres que estão amamentando.

Interações medicamentosas[175]

O uso concomitante de agonista α-adrenérgicos e de outras classes farmacológicas para o manejo da dor pode desencadear uma potencialização ou sinergismo do efeito analgésico, o que permite uma redução da dose dos opioides (efeito poupador de opioides), mas também pode aumentar o risco do aparecimento de efeitos adversos porque esses agentes atuam no SNC.

Por exemplo, a hipotensão e a bradicardia podem estar aumentadas quando agonistas α-adrenérgicos são administrados concomitantemente a opioides, ADTs e gabapentinoides. Pode ocorrer sedação excessiva quando os agonistas α-adrenérgicos são administrados concomitantemente a opioides, gabapentinoides e antidepressivos. Além disso, pode ocorrer depressão respiratória potencializada, especialmente quando os agonistas α-adrenérgicos são administrados com opioides e com sedadivos. Ainda, pode aumentar o risco de quedas em idosos, quando administrados concomitantemente a gabapentinoides e antidepressivos. Esses efeitos são característicos de interações medicamentosas do tipo farmacodinâmicas.

Além disso, podem ocorrer interações medicamentosas do tipo farmacocinéticas; por exemplo, quando dexmetedomidina é administrada com paracetamol, pode haver redução no metabolismo do paracetamol já que a dexmetedomidina é inibidora de CYP2D6, que metaboliza o paracetamol. Além disso, quando a clonidina é administrada concomitantemente a paracetamol, pode ocorrer o aumento do metabolismo da clonidina já que o paracetamol é um indutor da CYP3A4 que metaboliza a clonidina.

AGONISTAS DE RECEPTORES NMDA

A dor crônica pode persistir em consequência de um estado de sensibilização no SNC, que é parcialmente controlado pela ligação dos aminoácidos excitatórios, glutamato e aspartato, no receptor NMDA. Diversos antagonistas do receptor NMDA atuam como antinociceptivos em modelos animais, contudo estão ligados a efeitos secundários significativos que restringem a dose. Cetamina, dextrometorfano, memantina e amantadina são exemplos de antagonistas que podem ser usados como adjuvantes analgésicos. Assim, esses fármacos também desempenham papel importante no desenvolvimento da tolerância aos analgésicos opioides, que também são antagonistas de receptores NMDA. A cetamina vem sendo utilizada, por especialistas em Medicina Paliativa, para tratar a dor refratária ao tratamento, geralmente neuropática, sendo que, para outros antagonistas, como memantina, amantadina e dextrometorfano, os resultados dos estudos do uso como analgésico são conflitantes.[258-260]

CETAMINA

A cetamina é um derivado de fenciclidina, sintetizada em 1965 e aprovada pela FDA, em 1970, tendo como principal uso a anestesia em humanos e animais, mas por causa de efeitos como amnésia e paralisia do movimento, sem perda real da consciência, com intensa sensação de dissociação do meio e reconhecida como "anestésico dissociativo".[258-260]

Estudos vêm demonstrando sua eficácia no tratamento da dor crônica, em doses subanestésicas, que originam concentrações plasmáticas em torno de 100 ng/mL, existindo uma correlação altamente significativa entre os níveis plasmáticos do fármaco e o alívio da dor, com ação moduladora de tolerância aos opioides.[258-260]

Estudos clínicos randomizados mostraram que a cetamina inibe a dor aguda causada por vários estímulos, além de ser preferencialmente utilizada em procedimentos cirúrgicos associados à dor intensa e/ou à elevada ansiedade, reduz as exigências pós-operatórias e os efeitos colaterais dos opioides, além de agir sobre o estado epiléptico prolongado. Está na lista de medicamentos essenciais da OMS para pacientes que não respondem mais a altas doses de opioides ou que têm dor de início previsível.[258-260]

Pode, ainda, ser indicada como coadjuvante da morfina e melhorar a eficácia desta na dor oncológica, na neuralgia crônica periférica e central, dor de membros fantasma e isquêmica, fibromialgia, síndrome da dor regional crônica, dor visceral e enxaqueca.[258-260]

Também pode ser indicada no trauma e em procedimentos cirúrgicos de emergência, bem como na Medicina Veterinária, mas o risco de seu uso e, portanto, a segurança para o paciente devem ser avaliados, pois a cetamina pode provocar delírios e comportamentos irracionais durante a recuperação. O uso de cetamina na prática clínica foi limitado durante um período em virtude de efeitos adversos do fármaco no SNC e de seu uso abusivo.[258-260]

Mecanismo de ação

A cetamina é um fármaco hidrossolúvel que apresenta dois enantiômeros: um isômero S(+); e um isômero R(-). O enantiômero S(+) tem uma atividade anestésica/analgésica mais potente, com menor propensão a reações adversas do que o enantiômero R(-). Contudo, as preparações comerciais de cetamina são misturas racêmicas.[258]

A cetamina é um potente antagonista não competitivo do receptor NMDA envolvido tanto na sensibilização dos neurônios centrais como no funcionamento do receptor opioide (Figura 27). O bloqueio do receptor NMDA induzido pela cetamina também inibe a somação

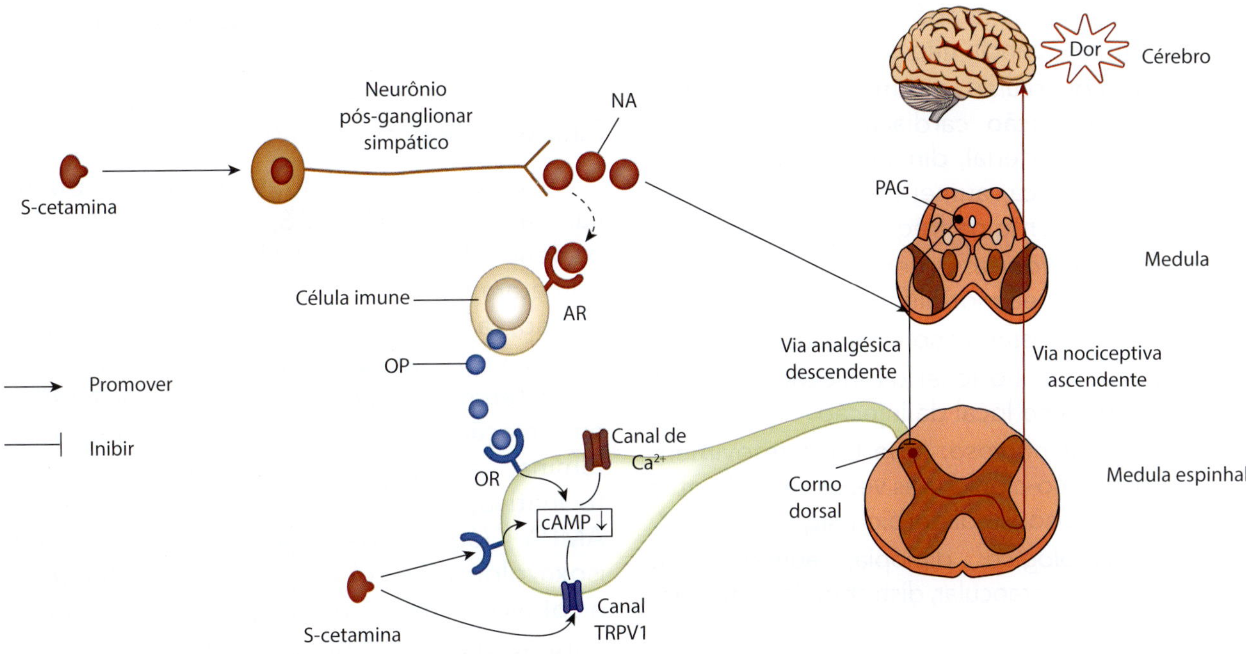

Figura 27 – Mecanismo de ação da cetamina.

A S-cetamina excita os nervos simpáticos, ocasionando a liberação de noradrenalina (NA), que ativa a via analgésica descendente, produzindo efeitos analgésicos. Liga-se também aos adrenoceptores (ARs), promovendo a liberação de opioides (OPs) das células imunes. Tanto a S-cetamina como o OP podem se ligar ao receptor opioide (OR), diminuindo os níveis de adenosina monofosfato cíclico (AMPc) intracelular e, portanto, bloqueando os canais de cálcio (Ca^{2+}) e os receptores de potencial transitório vaniloide 1 (TRPV1) para produzir um efeito analgésico.

Fonte: Adaptada de Recent advances in the study of anesthesia-and analgesia-related mechanisms of S-ketamine, 2023.

temporal de estímulos elétricos e mecânicos repetidos, sugerindo efeito de inibição de sensibilização central. A analgesia também pode ser mediada pela ativação da serotonina e da norepinefrina. Além disso, estudos controlados também demonstraram inibição significativa de diferentes tipos de dor crônica espontânea, incluindo dor neuropática central e periférica, fibromialgia e dor isquêmica crônica, e redução da alodinia, em pacientes com dor neuropática. Reduz os reflexos espinhais polissinápticos.[258,259]

Efeitos adversos

Os efeitos adversos relatados com a cetamina estão comumente relacionados à liberação de catecolaminas, ao aumento do ritmo cardíaco e da pressão arterial sistêmica e à dissociação funcional e eletrofisiológica entre os sistemas límbicos e talamoneocortical, causando principalmente disforia, alucinações, desorientação, sonhos vívidos, ilusões sensoriais e/ou perceptivas. Entretanto, em pacientes adultos, foi demonstrado que as ilusões sensoriais ou perceptivas poderiam ser atenuadas ou prevenidas pela administração de agentes benzodiazepínicos antes da infusão de cetamina.[258]

Podem também ocorrer sialorreia e broncorreia. Já laringoespasmo e apneia são efeitos adversos raros atribuídos a altas doses ou administração rápida de cetamina, podendo ser fatais e, portanto, devem ser monitorados e tratados rapidamente.[258]

O perfil de efeitos colaterais da cetamina, particularmente os efeitos psicotomiméticos (incluindo sintomas de dissociação, alucinações e delírio), pode ser considerado um risco para o paciente a ser avaliado na prática clínica; assim, o uso deve ser para a terapia de curto prazo em um ambiente monitorado. Com base em observações, a administração gradual da dose de cetamina também pode reduzir a incidência de efeitos psicotomiméticos.[258]

Mais do que 10% dos efeitos adversos estão associados ao sistema nervoso, como emergência prolongada da anestesia (12%; inclui agitação, confusão, delírio, estado de sonho, excitação, alucinações, comportamento irracional, imagens vívidas).[258]

Outros sistemas também podem ser impactados, com frequência não definida:[258]

1. *Cardiovascular:* arritmia cardíaca, descompensação cardíaca, diminuição da pressão arterial, diminuição da frequência cardíaca, aumento da pressão arterial, aumento da frequência cardíaca.
2. *Dermatológica:* eritema da pele, erupção cutânea morbiliforme.
3. *Gastrointestinal:* anorexia, náusea, vômito.
4. *Local:* dor no local da injeção, erupção cutânea no local da injeção.
5. *Sistema nervoso:* hipertonia (movimentos tônico-clônicos às vezes semelhantes a convulsões), distúrbio psiquiátrico.
6. *Oftalmológico:* diplopia, aumento da pressão intraocular, distúrbio do nistagmo.

Dose[261,262]

A cetamina pode ser administrada por infusão contínua SC ou IV, infusão breve ou bólus repetido, IM, intranasal, intraóssea ou VO.

Para analgesia, as doses de cetamina são de 0,25 a 0,5 mg/kg (bólus IV), podendo ser repetida se necessário, a uma dose máxima de 2 mg/kg em 30 minutos, e 0,05 a 0,4 mg/kg/hora em infusão contínua.

Pode ser necessário usar doses na faixa mais alta em pacientes tolerantes a opioides ou com hiperalgesia induzida por opioides.

Na dor crônica intratável, antes de usar, deve-se consultar um especialista em dor ou em um serviço com experiência no uso de cetamina nesse cenário. Regimes, doses e duração ideais não foram identificados, portanto, os protocolos institucionais devem ser consultados. A segurança, eficácia e tempo de tratamentos repetidos com cetamina a longo prazo não estão bem-estabelecidos.

Farmacocinética[258,260,261]

A cetamina é substrato para as subfamílias da CYP450, CYP2B6, CYP2C9 e CYP3A4, podendo formar metabólitos ativos, como a norcetamina, formada por meio da N-desmetilação, a hidroxinorcetamina e desidronorcetamina. A norcetamina tem de um quinto a um terço da atividade no receptor NMDA, em relação à cetamina. A 2R,6R hidroxicetamina, antes considerada um metabólito inativo, é um inibidor ativo no glutamato AMPA (ácido α-amino-3-hidroxi-5-metil-4-isoxazolpropiônico) e do receptor colinérgico nicotínico, subtipo $\alpha 7$, o que pode contribuir para os efeitos antidepressivos.

Quando administrada oralmente, as concentrações de norcetamina são maiores, comparando-se às outras vias, por causa do extensivo efeito de primeira passagem. É bem-distribuída no organismo, com volume de distribuição igual a 2,1 a 3,1 L/kg e 10% a 50% de proteínas plasmáticas, atingindo o Tmáx via IM, de 5 a 30 minutos e via intranasal em torno de 10 minutos. A cetamina atravessa facilmente a barreira hematoencefálica e apresenta meia-vida plasmática de 2,3 a ± 0,5 horas. Meia-vida de eliminação de 10 a 15 minutos (alfa) e de 2,5 horas (beta), sendo um fármaco excretado na urina e nas fezes, como norcetamina e derivados hidroxilados, e em torno de 4% na forma inalterada.

A Tabela 7 mostra o início e a duração da ação da cetamina, de acordo com a via de administração.

Tabela 7 – Via de administração e dados relacionados à ação da cetamina

Via de administração	Início da ação	Biodisponibilidade (%)	Duração da ação
Intravenosa	30 segundos	Não se aplica	5 a 10 minutos por dose (bólus)
Intramuscular	2 a 5 minutos	75 a 95	30 a 75 minutos
Intranasal	5 a 10 minutos	25 a 50	45 a 120 minutos
Subcutânea	10 a 30 minutos	75 a 95	45 a 120 minutos
Oral	5 a 20 minutos	10 a 20	2 a 4 horas
Retal	5 a 15 minutos	25 a 30	2 a 3 horas
Tópica	< 2 dias	< 5	Não se aplica

Fonte: Adaptada de Cohen SP, 2018.

Interações medicamentosas[175]

Quando a cetamina é administrada concomitantemente a outros medicamentos utilizados para o tratamento da dor, geralmente ocorrem efeitos sinérgicos, que contribuem para o alívio da dor, mas também podem causar algumas interações medicamentosas do tipo farmacodinâmicas, que podem desencadear alguns efeitos adversos, como aumento da sedação; aumento do o risco de toxicidade renal quando a cetamina é administrada com AINEs; aumento do intervalo QT, aumentando o risco de arritmias cardíacas quando a cetamina é administrada com metadona ou ADTs, como amitriptilina. Pode haver também um aumento do risco de ocorrência de síndrome serotoninérgica quando cetamina é administrada com antidepressivos IRSNs (como duloxetina) ou com antidepressivos seletivos da recaptação de serotonina (como sertralina).

Além disso, como a cetamina é substrato das enzimas CYP, o uso concomitante com outros fármacos indutores ou inibidores dessas enzimas podem ocasionar interações medicamentosas do tipo farmacocinética, interferindo em seu metabolismo. Por exemplo, fármacos como rifampicina, fenitoína e carbamazepina são indutores de CYP3A4, aumentando o metabolismo da cetamina; fármacos como fluoxetina, cetoconazol e ritonavir são inibidores de CYP3A4, reduzindo o metabolismo da cetamina.

Recomendamos sempre que as interações medicamentosas sejam consultadas em base de dados como Drug Interaction Checker do DrugBank, Drugs.com, UptoDate antes de se iniciar um tratamento medicamentoso, principalmente se o paciente já faz uso de outros medicamentos, para que a relação risco-benefício seja avaliada.

SULFATO DE MAGNÉSIO

O magnésio é um elemento importante para a homeostasia do organismo, participando de processos fisiológicos, principalmente em relação ao sistema ósseo. O efeito de atenuação da dor do magnésio foi investigado em pacientes cirúrgicos, sendo o primeiro estudo clínico sobre a administração de sulfato de magnésio durante a cirurgia foi publicado em 1996. Os estudos posteriores demonstraram que uma infusão contínua perioperatória ou uma dose intravenosa única em bólus de sulfato de magnésio pode fornecer analgesia eficaz após a cirurgia, sendo usual uma infusão de dose de ataque de 30 a 50 mg/kg, seguida de uma dose de manutenção de 6 a 20 mg/kg/hora.[263]

O sulfato de magnésio é "analgésico adjuvante" indicado na dor pós-operatória. Suas propriedades analgésicas, relaxante muscular e neuroprotetora parecem estar associada à regulação do influxo de cálcio, nas células, ou ao antagonismo dos receptores NMDA, no SNC. Além disso, sabe-se que o magnésio tem um efeito anti-inflamatório, sendo importante, pois o estado inflamatório pode ser acompanhado de dor pela sensibilização periférica ou central, mas a literatura científica discute que o mecanismo do efeito antinociceptivo do magnésio ainda precisa ser mais estudado para ser esclarecido. Em contrapartida, os estudos mostram os benefícios do magnésio na redução da dor pós-operatória e atenuação da intensidade aumentada da dor, assim o sulfato de magnésio pode auxiliar no manejo do agravamento da dor cirúrgica, causada por múltiplas operações em um curto intervalo de tempo, com redução do uso de opioides.[263,264]

O manejo adequado da dor é evidentemente um aspecto importante do cuidado anestésico e cirúrgico perioperatório. A dor cirúrgica aguda no período pós-operatório imediato é um fator de risco significativo para o desenvolvimento de dor crônica e um alvo de intervenção essencial para reduzir o risco de dor crônica pós-cirúrgica. Para diminuir a incidência do desenvolvimento de dor crônica, o uso de métodos de tratamento multimodal é recomendado por meio da combinação de anestesia regional, analgesia e outros medicamentos analgésicos durante o período perioperatório. Os estudos mostram que o sulfato de magnésio administrado perioperatoriamente aliviou a dor pós-operatória aguda e crônica.[263,264]

Efeitos adversos

Pela via oral, doses menores que 350 mg/dia são consideradas seguras para a maioria dos adultos. Todavia, o magnésio pode causar distúrbios estomacais, náuseas, vômitos, diarreia e outros efeitos colaterais. Doses maiores podem promover excesso, com aparecimento de arritmias, hipotensão, confusão, depressão do SNC e respiratória, retenção urinária, coma e morte. Pode apresentar ação irritante.[265]

Farmacocinética[265,266]

A absorção pela via oral do magnésio é lenta e um terço da dose é absorvida, sendo sua distribuição para os ossos 50% a 60%; fluidos extracelulares 1% a 2%. Apresenta cerca de 30% de ligação à albumina e a excreção é urinária (como magnésio), proporcionalmente à concentração plasmática e filtração glomerular, e fecal, da dose não absorvida, sendo sua meia-vida de 43,2 horas (estudos em neonatos).

Interações medicamentosas[175]

Quando o sulfato de magnésio é administrado concomitantemente a outros medicamentos utilizados para o tratamento da dor, em geral ocorrem efeitos sinérgicos que contribuem para o alívio da dor que, quase sempre, são mais pronunciados do que os efeitos adversos ocasionados por interações medicamentosas do tipo farmacodinâmicas ou farmacocinéticas, como aumento da depressão do SNC, quando administrado com gabapentinoides e antidepressivos, por exemplo. Pode reduzir a excreção renal do magnésio quando administrado concomitantemente com AINEs, porém o risco de hipermagnesemia é pequeno. Além disso, pode aumentar o risco do prolongamento do intervalo QT quando é administrado com ADTs ou com metadona.

Recomendamos sempre que as interações medicamentosas sejam consultadas em base de dados como *Drug Interaction Checker, do DrugBank*, Drugs.com, UptoDate, antes de se iniciar um tratamento medicamentoso, principalmente se o paciente já faz uso de outros medicamentos, para que a relação risco-benefício seja avaliada.

CANABINOIDES

Os canabinoides são compostos terpênicos, provenientes do metabolismo secundário da *Cannabis sativa L.* Desde os tempos antigos, essa planta tem um rico histórico de uso medicinal. O primeiro relato de seu uso medicinal data do século VI antes de Cristo, no Oriente Médio e na Ásia. No entanto, seu uso medicinal tem sido proibido por causa de seu efeito psicoativo. Apenas a partir dos anos 2000 é que tem sido observado o renascimento do emprego médico da *Cannabis* para o tratamento de diversas condições, incluindo dor crônica.[267,268]

Um breve histórico sobre os canabinoides pode ser observado na Figura 28.

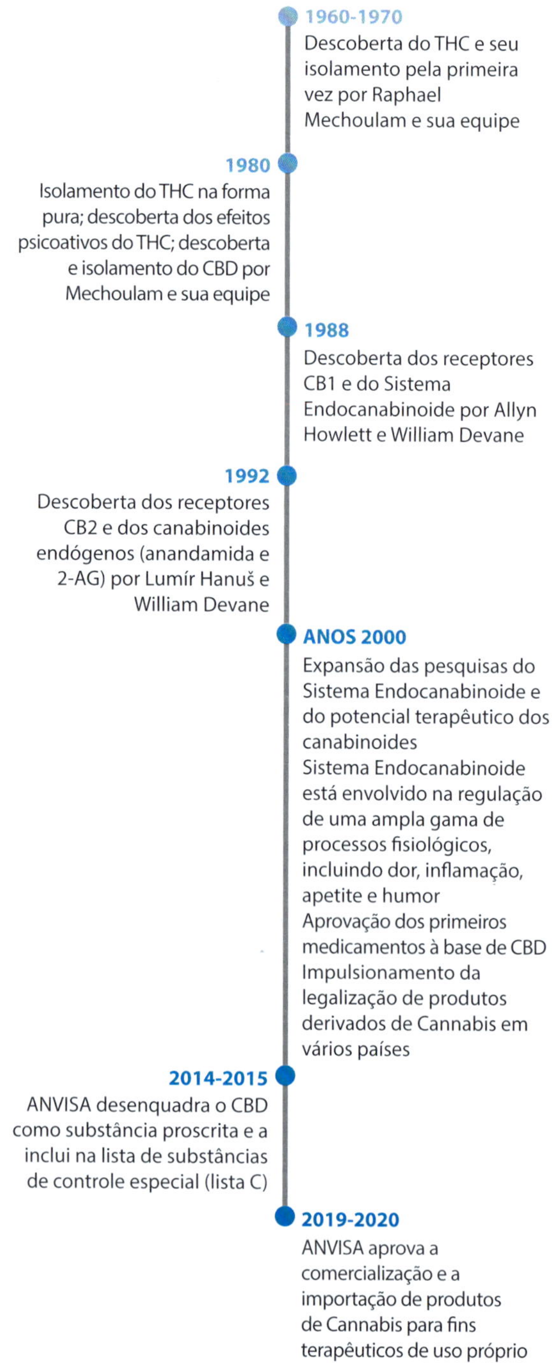

Figura 28 – Breve história da *Cannabis* para fins terapêuticos.

2-AG: 2-araquidonoilglicerol; Anvisa: Agência Nacional de Vigilância Sanitária; CB1: canabinoides tipo 1; CB2: receptores canabinoides tipo 2; CBD: canabidiol; THC: delta-9-trans-tetra-hidrocanabinol.

Fonte: Desenvolvida pela autoria.

Os produtos químicos coletivamente denominados "canabinoides" podem ser organizados em três grandes classes ou categorias: fitocanabinoides (de origem vegetal, podem estar na forma de extrato da planta *Cannabis*, com todos os constituintes moleculares ou os constituintes isolados da planta *Cannabis*), canabinoides sintéticos (canabinoides artificiais) e endocanabinoides (canabinoides produzidos pelo corpo).[268]

SISTEMA ENDOCANABINOIDE

Todos os canabinoides, independentemente de sua origem, atuam no sistema endocanabinoide, que é um sistema neuromodulador, composto pelos receptores canabinoides dos tipos 1 (CB1) e 2 (CB2). Os receptores canabinoides pertencem à superfamília de receptores acoplados à Gi, na subunidade α, que tipicamente inibem a adenilatociclase, fechando, por consequência, os canais de cálcio e abrindo os canais de K^+, reduzindo a concentração de cálcio intracelular, além de estimular as proteínas quinases.[269,270]

Os receptores CB1 são acoplados predominantemente a proteínas Gαi/o e estão localizados sobretudo nos neurônios pré-sinápticos do SNC, particularmente em neurônios GABAérgicos, restringindo a liberação de neurotransmissores. Além disso, foi relatado que os receptores CB1 estão presentes em todos os componentes da membrana plasmática e intracelularmente em endossomos e mitocôndrias. Os receptores CB1 também são expressos por astrócitos, oligodendrócitos e seu precursores e talvez outros subtipos gliais. Em adição, esses receptores podem ser expressos fora do sistema nervoso, incluindo coração, pulmão, próstata, fígado, útero, ovário, testículo, ducto deferente e osso. Dessa forma, quando os receptores CB1 são ativados, reduz a liberação de neurotransmissores excitatórios (p. ex., sub P e glutamato) e aumenta a liberação de neurotransmissores inibitórios (p. ex., GABA), diminuindo, assim, a transmissão de sinais dolorosos no SNC.[271-281]

Os receptores CB2 são acoplados predominantemente a proteínas Gαi/o, e ligado a cascatas de sinalização que envolvem adenililciclase e AMPc, MAPK e a regulação do cálcio intracelular. Ao contrário do receptor CB1, o receptor CB2 é esparsamente expresso no SNC, mas é altamente expresso em células do sistema imunológico (células B, células T, baço, amígdalas) e em células microgliais ativadas. Dessa forma, reduz a liberação de citocinas pró-inflamatórias e inibe a ativação de células microgliais e macrófagos, diminuindo, então, a inflamação e a sensibilização periférica da dor. A ativação desse receptor não causa efeitos psicoativos.[282]

Os receptores canabinoides receberam esse nome por terem sido investigados a partir do delta-9-trans-tetra-hidrocanabinol (THC), primeiramente. No entanto, eles são sobretudo acionados por ligantes canabinoides endógenos, também denominados "endocanabinoides", formando uma rede neuromoduladora. Os dois ligantes endocanabinoides mais extensivamente estudados são a araquidoniletanolamina (ou anandamida ou AEA) e o 2-araquidonoilglicerol (2-AG), embora tenham outros ligantes endógenos lipídicos descritos, como 2-araquidonoilgliceril éter (ou noladina éter), N-araquidonoildpámina (NADA) e virodhamina.[283-287]

A biossíntese dos endocanabinoides (Figura 29) é diferente da biossíntese dos neurotransmissores clássicos, ou seja, os neurotransmissores clássicos são sintetizados no corpo celular, empacotados em vesículas secretoras, que são transportadas para terminais axonais e armazenados para a liberação após a propagação de um potencial de ação. Já a biossíntese de endocanabinoides ocorre "sob demanda", em resposta ao aumento de cálcio intracelular ou ativação da via da fosfolipase C no nível da membrana plasmática, a partir de fosfolipídios de membrana e não ficam armazenados em vesículas, sendo disponibilizados para as células assim que são produzidos. Originam, dessa forma, compostos altamente bioativos e hidrofóbicos, com meia-vida curta (5 minutos), o que determina sua curta duração, além de ação em local direcionado, em resposta a estímulos discretos.[284,288-290]

Os principais agonistas canabinoides endógenos (AEA e 2-AG) são derivados de ácidos graxos poli-insaturados de cadeia longa, principalmente do AA. A AEA é predominantemente biossintetizada pela conversão de N-acilfosfatidiletanolamina (NAPE) pela NAPE fosfolipase tipo D (NAPE-PLD).

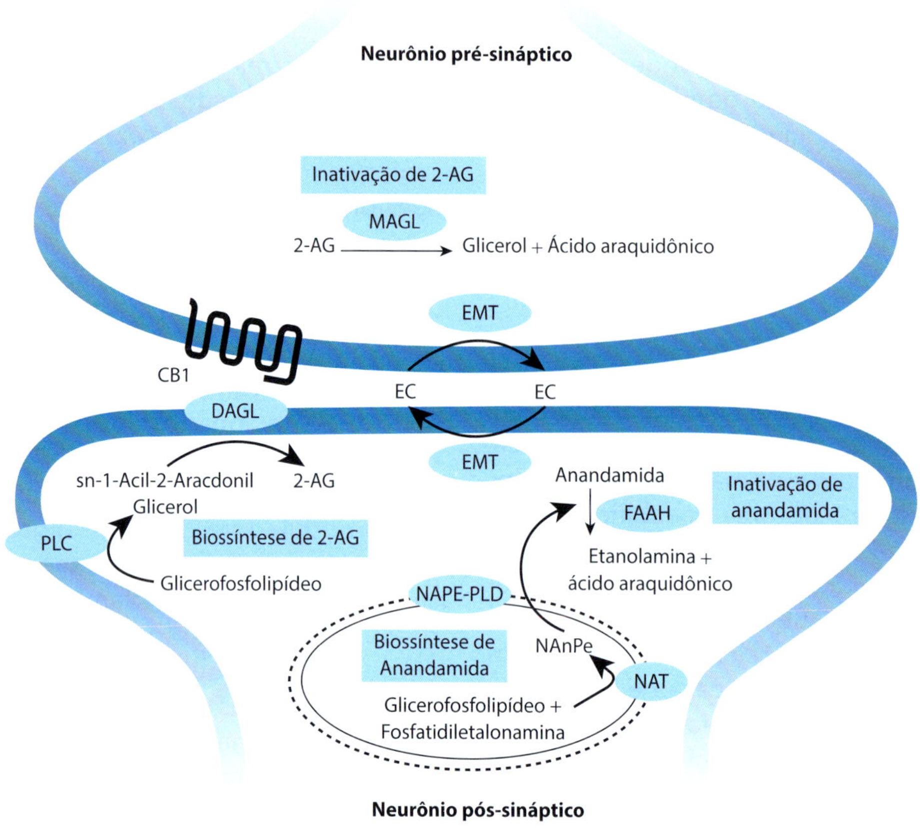

Figura 29 – Biossíntese dos endocanabinoides AEA e 2-AG.

A biossíntese da anandamina se inicia no neurônio pós-sináptico a partir de glicerofosfolipídeo e fosfatidiletanolamina que são convertidos em N-acilfosfatidiletanolamina pela enzima N-aciltransferase (NAT), que é convertida em anadamida pela enzima N-acilfosfatidiletanolamina fosfolipase tipo D (NAPE-PLD). A anandamida é inativada principalmente pela enzima amida hidrolase de ácido graxo (FAAH), originando etanolamina e ácido araquidônico. Por outro lado, também no neurônio pós-sináptico, quando o glicerofosfolipídeo sofre ação da enzima fosfolipase C (PLC), dá origem ao sn-1-acil-2-aracdonilglicerol, que é convertida pela diacilglicerol lipase (DAGL) em 2-araquidonoilglicerol (2-AG). Tanto anandamida como 2-AG são endocanabinoides (EC) e ligam-se ao receptor canabinoide tipo 1 (CB1), no neurônio pré-sináptico. No neurônio pré-sináptico, o 2-AG é inativado pela monoacilglicerol lipase (MAGL), originando glicerol e ácido araquidônico. Os endocanabinoides (EC) podem ser transportados por meio das membranas plasmáticas, permitindo que atravessem a fenda sináptica, pelos carreadores de membrana de endocanabinoides (EMC) nos neurônios pré-sinápticos ou pelos transportadores de membrana de endocanabinoides (EMT) nos neurônios pós-sinápticos.

Fonte: Godoy-Matos, *et al.*, 2006.

No entanto, pode ocorrer também a biossíntese por meio da conversão de N-acil-lisofosfatidiletanolamina (liso-NAPE) por uma lisofosfolipase-D; a conversão de NAPE ou liso-NAPE por α/β-hidrolase 4; a hidrólise de NAPE por fosfolipase C para fosfoanandamida, que é desfosforilada para AEA. Por outro lado, a principal enzima de desativação da anandamida é a amida hidrolase de ácido graxo (FAAH), cujo produto degradativo é o AA. Além disso, a AEA pode ser degradada por oxidação via COX-2, LOXs e monooxigenases do CYP. Independentemente da via de degradação, os produtos derivados oxigenados atuam em vias inflamatórias eicosanoides[268,291] (Figura 29).

Já o 2-AG é biossintetizado principalmente por meio da conversão de diacilglicerois (DAG) pelas diacilglicerol lipases (DAGL). No entanto, outras vias podem estar envolvidas, como: ativação da PLA1 da liso-fosfolipase C (liso-PLC) e a desfosforilação do ácido araquidonoil-liso-fosfatídico. Já a inativação do 2-AG ocorre por meio de hidrólise, principalmente por meio da monoacilglicerol lipase (MAGL) ou, ainda, lipase de acilglicerol alfa/beta-hidrolase contendo 6 (ABHD6) ou contendo 12 (ABHD12), mas também por FAAH, em AA e glicerol; ou é transformado por acilação ou fosforilação, por meio das enzimas COX-2, enzimas do CYP,

LOX, monoacilglicerol quinase e monoacilglicerol aciltransferase[268,291] (Figura 29).

Para AEA e 2-AG, ocorre interação entre as vias metabólicas, principalmente em razão da similaridade estrutural entre PGs e os endocanabinoides. Além disso, os efeitos primários dos endocanabinoides dependem da ativação do receptor acoplado à proteína G (GPCRs) e do tipo de subunidade α acoplada ao receptor.[269]

É importante ressaltar que o sistema endocanabinoide apresenta neurotransmissão retrógrada, diferentemente da neurotransmissão clássica. A neurotransmissão clássica ocorre liberando os neurotransmissores nos terminais pré-sinápticos para atuarem nos receptores dos neurônios pós-sinápticos. Já os endocanabinoides são liberados do neurônio pós-sináptico e viajam retrogradamente pela fenda sináptica para atuar nos receptores canabinoides pré-sinápticos, atenuando a liberação de neurotransmissores pré-sinápticos e modulando a força sináptica.[292]

O sistema endocanabinoide também se diferencia da neurotransmissão clássica em decorrência de sua especificidade de sinalização. Enquanto na neurotransmissão tradicional, a ativação de diferentes vias sinalizadoras é desencadeada por meio da interação de um único neurotransmissor com subtipos distintos de receptores, no sistema endocanabinoide, os canabinoides endógenos promovem seletividade funcional nos receptores CB1 e CB2. Dessa forma, a síntese e a degradação dos canabinoides endógenos exercem rigoroso controle regulatório sobre a ação dessas substâncias. A AEA atua como agonista parcial dos receptores CB1 e CB2, além de se ligar ao TRPV1 e ao receptor acoplado à proteína G 55 (GPR55). Já o 2-AG atua como agonista de alta eficácia nos receptores CB1 e CB2, além de se ligar aos receptores $GABA_A$.[268,293,294]

FITOCANABINOIDES

Até o momento, foram isolados 120 fitocanabinoides das plantas de *Cannabis*, também conhecidos como "canabinoides terpenofenólicos". Esses compostos, apesar de intimamente relacionados, têm estrutura química diversa e, consequentemente, ações farmacológicas distintas. Os principais fitocanabinoides são THC e canabidiol (CBD)[267,268] (Figura 30).

Os efeitos do THC e do CBD ocorrem principalmente por meio da interação com receptores GIRK (VAN DE DONK *et al.*, 2019). Abordaremos, a seguir, cada um desses fitocanabinoides e seus mecanismos de ação de forma mais detalhada.[282]

Mecanismo de ação dos fitocanabinoides

O THC, fitocanabinoide mais encontrado na *Cannabis*, modula a atividade de diversos receptores GIRK (Figura 31). O primeiro receptor modulado pelo THC é o CB1 e é o receptor ativado com maior potência pelo THC. O THC ativa os receptores CB1 como um agonista parcial e modula as funções neuronais reduzindo a liberação de neurotransmissores pré-sinápticos (p. ex., glutamato, GABA e acetilcolina), induzindo plasticidade sináptica e ajustando o metabolismo energético e o fenótipo celular por meio de mudanças na expressão gênica. É também esse receptor que medeia os efeitos psicotrópicos em humanos.[293,295]

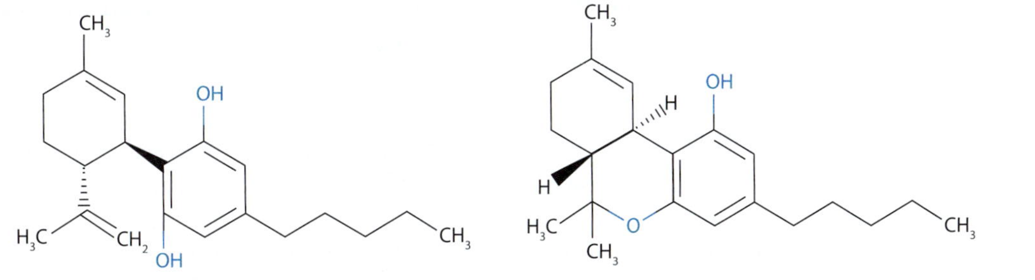

Figura 30 – Estrutura química do CBD e do THC.

Fonte: Desenvolvida pela autoria.

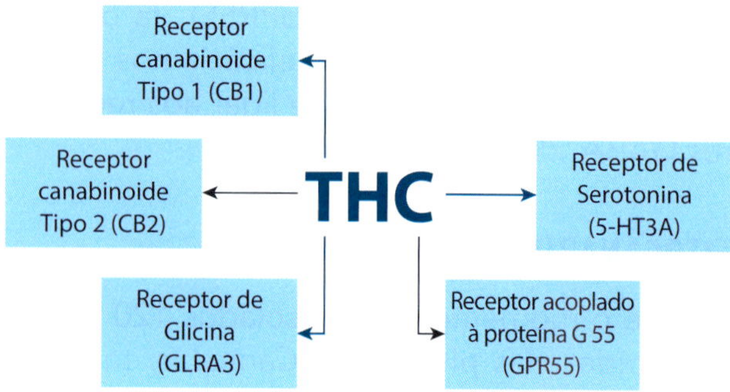

Figura 31 – Alvos moleculares modulados por THC.

A) O THC modula os receptores canabinoides tipo 1 (CB1) e tipo 2 (CB2), , endogenamente ativados por 2-araquidonoilglicerol (2-AG) e anandamida (AEA), e receptores de glicina subunidade alpha-3 (GLRA3), endogenamente ativados por glicina B). O THC modula o receptor acoplado à proteína G 55 (GPR55), endogenamente ativado por lisofosfatidil inositol (LPI) e receptores serotoninérgicos 3A (5-HT3A), endogenamente ativados por serotonina.

Fonte: Adaptada de Stella N, 2023.

O THC também modula os receptores CB2, como agonista parcial, com menos potência do que os receptores CB1, ativando as células gliais e função de células endoteliais, embora não esteja determinado se a modulação de neurônios é direta ou indireta por meio desses tipos de células.[293,295]

Além disso, provavelmente o THC imita a bioatividade da AEA e reduz a bioatividade do 2-AG por sua atividade nos receptores CB1 e CB2.[293,295]

Ainda, o THC modula os receptores de glicina, que também produz um efeito analgésico, independentemente de CB1 e CB2, revelando um novo mecanismo detector de coincidência mediado pela liberação sincronizada de glicina e AEA em células que expressam receptores de glicina. É provável que esse mecanismo detector de coincidência contribuía para inibir localmente a atividade neuronal.[293,295]

O THC ainda atua em outros dois receptores GIRK: agonista parcial no receptor GPR55 pós-sináptico, em neurônios, astrócitos e micróglia reduz a transmissão excitatória; agonista de receptores serotoninérgicos 3A (5-HT3A).[293,295]

Por atuar nesses receptores, o THC apresenta os seguintes efeitos farmacológicos: ação analgésica; anti-inflamatória; anti-pruriginosa; broncodilatadora; antiespasmódica relaxante muscular; além de ser responsável pelas mudanças cognitivas e psicoativas. É o fitocanabinoite responsável pelo efeito psicoativo da *Cannabis* (KING, 2008). O efeito analgésio é mediado principalmente pela interação com receptores canabinoides (CB1, CB2) e receptores de glicina.[295]

Além disso, o THC em baixas doses pode melhorar a qualidade subjetiva do sono e diminuir a insidência de pesadelos. No entanto, se administrado em altas doses, pode promover o efeito contrário, aumentando a insônia.[296]

Já o CBD é o segundo composto mais encontrado na planta de *Cannabis*, não é tão estudado quanto o THC já que não produz os efeitos canabimiméticos comportamentais típicos do THC, não sendo responsável pelos efeitos psicotrópicos da *Cannabis*. Apesar disso, as pesquisas têm demonstrado os diversos efeitos terapêuticos do CBD, como efeito analgésico, anti-inflamatório, anticonvulsivante, ansiolítico, antipsicótico, promotor do sono e neuroprotetor. No entanto, o mecanismo de ação do CBD ainda não foi totalmente elucidado. O que se sabe até agora está reportado a seguir.[269]

O CBD é um antagonista parcial de CB1 e agonista inverso fraco de CB_2, com maior afinidade pelo receptor CB_2. Dessa forma, o CBD realiza a modulação alostérica negativa dos receptores canabinoides, o que indica que seu principal mecanismo de ação é distinto do sistema endocanabinoide. Os estudos frequentemente mostram que os efeitos do CBD são mediados por outros receptores canabinoides, como os receptores serotoninérgicos 1A (5-HT1A), que também são acoplados à proteína G_i. O CBD realiza uma modulação alostérica positiva nos receptores 5-HT1A, mesmo se ligando fracamente ao receptor. É provável que essa interação esteja relacionada com os efeitos antieméticos do CBD.[295,297,298]

Além disso, o CBD atua em diversos outros receptores GIRK, como antagonista do GPR55, que está relacionado com a alteração da configuração da membrana plasmática; agonista inverso pra GPR3, GPR6, GPR12, que são os principais responsáveis pelo crescimento de neuritos, sobrevivência e proliferação celular e no desenvolvimento de dor neuropática. O CBD também se liga a outros receptores GIRK, como os receptores opioides MOR e DOR, receptores dopaminérgicos D2 e receptores de adenosina A2A (acoplados à proteína Gs), regulando a transmissão e a percepção de dor.[269,295,299,300]

Como demonstrou a revisão realizada por Mlost *et al.*, 2020, a atividade do CBD em receptores ionotrópicos contribui significativamente para seus efeitos fisiológicos. Esse fitocanabinoide ativa TRPV1, tipos 2 (TRPV2) e 4 (TRPV4), e ativa receptores de potencial transitório anquirina 1 (TRPA1). É um antagonista de receptores de potencial transitório melastina do tipo 8 (TRPM8). É um modulador alostérico negativo dos receptores de serotonina 3a (5HT3a) e dos receptores nicotínicos de acetilcolina $\alpha 7$ e modula o sítio alostérico de forma positiva dos receptores GABAA e receptores de glicina. Além disso, o CBD inibe canais de cálcio dependentes de voltagem (Cav3.1; Cav3.2 e Cav3.3) e atua em canais aniônicos dependentes de voltagem 1 (VDAC1), reduzindo a hiperexcitabilidade neuronal e a liberação de neurotransmissores pró-nociceptivos, afetando a transmissão da dor.[269]

Além disso, o CBD atua indiretamente no sistema endocanabinoide, pois se liga a transportadores intracelulares de endocanabinoides, inibindo a captação de anandamida, deixando-a mais tempo disponível para exercer seu efeito. Ainda, inibe o transportador de nucleosídeos equilibrados (ENT) e a captação de adenosina, contribuindo para os efeitos anti-inflamatórios e possivelmente promotores do sono.[301-303]

A revisão de Mlost *et al.*, 2020, demonstrou que as enzimas também são alvos importantes do CBD. Esse composto se liga e inibe as enzimas CYP1A1, 1B1, 2C19, 2C9, 3A4, 3A5 e 3A7, que pode impactar na depuração de vários fármacos, incluindo os AINEs. O CBD interage com enzimas do metabolismo lipídico, inibindo a enzima lipo-oxigenase 5 (LOX5) e a 15 (LOX15), inibindo a enzima PLA2, estimulando as enzimas COX-1 e COX-2. O CBD também inibe os complexos mitocondriais I, II e IV, contribuindo para os efeitos analgésicos e anti-inflamatórios do CBD.[269]

O CBD também atua em dois fatores nucleares, que desenvolvem um papel importante no contexto da inflamação: agonista do receptor nuclear proliferador de peroxissomo ativado por receptor gama (PPARγ); e fator nuclear derivado de eritroides 2-like 2 (Nrf2).[304,305]

A Figura 32 mostra os principais alvos moleculares do CBD.

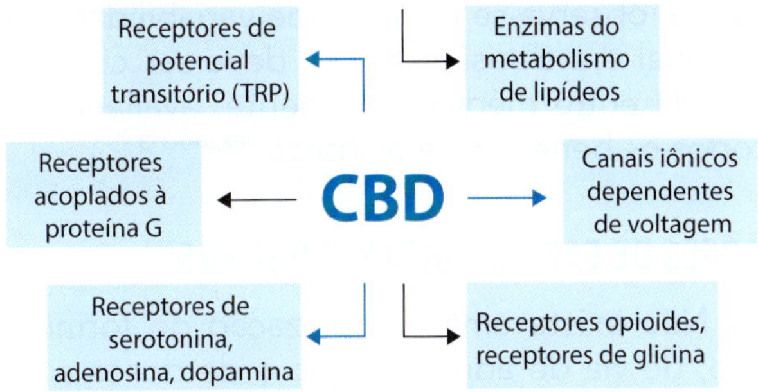

Figura 32 – Resumo dos principais alvos moleculares do CBD.
CBD: canabidiol.
Fonte: Adaptada de Mlost J, *et al.*, 2020.

É importante lembrar que foram descritos os mecanismos de ação para o THC e para o CBD, mas os canabinoides sintéticos, por exemplo dronabinol, nabilona (derivados sintéticos do THC), exercem seu mecanismo de ação de forma semelhante ao THC isolado da *Cannabis*. No entanto, os canabinoides sintéticos podem ser mais potentes e mais seletivos para receptores canabinoides do que as moléculas originais.[306]

Diversos estudos e revisões sistemáticas mostram que já existem bastante evidências do uso terapêutico de *Cannabis* como adjuvante no tratamento da dor crônica, fibromialgia, da espasticidade muscular, náuseas e vômitos induzidos pela quimioterapia e epilepsia infantil intratável. Além disso, existem evidências ainda iniciais para o uso terapêutico de *Cannabis* no tratamento de uma série de distúrbios psiquiátricos, como ansiedade, esquizofrenia, desordens do sono, desordens de estresse pós-traumático, depressão, mania, TDAH. Foi relatado, ainda, que, quando o CBD é associado ao THC, ocorrem sinergismo entre o efeito analgésico e redução dos efeitos adversos psicoativos e cognitivos do THC, como sedação e déficit de memória. O efeito dos fitocanabinoides como moduladores da dor podem reduzir o consumo de opioides.[269,293,307-309]

No entanto, apesar de os mecanismos de ação dos fitocanabinoides claramente indicar o efeito analgésico e o efeito poupador de opioides, o uso desses compostos para o tratamento da dor ainda é controverso, já que foram publicados tanto resultados positivos (Capano *et al.*,

2020; Hoggart *et al.*, 2015; Serpell *et al.*, 2014) como resultados que não diferiram do placebo (Van De Donk, 2019; Lync *et al.*, 2014). Dessa forma, observa-se uma grande variabilidade individual e a decisão do uso deve ser compartilhada entre médico e paciente, avaliando-se todos os benefícios e os riscos.[282,310-313]

DOSES DE CANABINOIDES EXÓGENOS[314]

Não existe uma padronização de formulação, de via de administração e de doses a ser utilizada. No entanto, algumas recomendações devem ser seguidas para auxiliar o uso seguro pelo paciente.

Levantamento do histórico do paciente, incluindo a motivação pela busca dos produtos derivados de *Cannabis*, o histórico da doença, a história psiquiátrica pregressa, uso presente ou passado de *Cannabis*, abuso de substâncias, terapia opioide, distúrbios cognitivos, problemas cardíacos, gravidez e amamentação, interações medicamentosas.

A seleção do paciente deve ser feita com base na análise de risco-benefício do uso de produtos derivados de *Cannabis* e decisão compartilhada entre médico e paciente.

A escolha do produto derivado de *Cannabis* e sua via de administração deve ser feita com cautela, levando-se sempre em consideração os riscos e os benefícios. Para a escolha da forma de apresentação, deve ser levada em consideração a patologia do paciente. Para a escolha da via de administração, deve-se considerar a familiaridade do paciente com o uso de *Cannabis* e de seus derivados. Para pacientes que nunca utilizaram *Cannabis*, a recomendação é se iniciar por administração sublingual, com doses mais baixas e titulação da dose até efeito desejado. Se o paciente já é acostumado a utilizar *Cannabis*, a recomendação é propor uma via de administração e uma dose que reduzirão os riscos. Se a utilização é para aliviar sintomas crônicos, que o uso precisa ser diário, a recomendação é realizar a administração VO.

A escolha da dose inicial deve ser sempre a menor possível e levar em consideração a familiaridade do paciente com o uso de *Cannabis* e de seus derivados. Geralmente, pacientes que não estão familiarizados devem iniciar com produtos contendo partes iguais de TCH e CBD. Já para pacientes que estão familiarizados, a recomendação é a utilização de produtos com predominância de THC. No entanto, o médico deve avaliar individualmente cada caso.

O paciente deve sempre ter a recomendação de uso por escrito para evitar quaisquer confusões e para conseguir a autorização da Agência Reguladora para a aquisição do produto.

Caso seja necessário o aumento da dose, titulação gradual deve ser feita em intervalos regulares (2 a 3 dias).

O paciente deve ser monitorado, principalmente no início do uso, para avaliar o efeito terapêutico e se houve aparecimento de efeitos adversos.

As contraindicações às terapias com canabinoides incluem doenças psiquiátricas, cardiovasculares, renais ou hepáticas significativas.[315]

Efeitos adversos dos fitocanabinoides[269,293,316]

Os efeitos adversos dos fitocanabinoides ocorrem por meio da interação com os mesmos receptores envolvidos em seu mecanismo de ação.

O CBD provou-se seguro e desencadeia apenas efeitos adversos leves em humanos quando se utilizam doses mais baixas, como ataxia, sedação, náusea, dor de cabeça e diminuição do apetite. Os efeitos adversos parecem ser mais intensos quando as doses são mais altas, incluindo diarreia, náuseas, tontura, hipotensão e alterações hepáticas (aumento das enzimas) em alguns pacientes. Apesar de os efeitos adversos do CBD serem dose-dependentes, em muitos casos, ocorrem tolerância e adaptação do organismo ao uso contínuo, desencadeando redução dos efeitos adversos.

Os principais efeitos adversos da *Cannabis* são decorrentes do THC. Os efeitos adversos ocorrem em diferentes âmbitos e os mais comuns incluem os descritos a seguir.

- *Efeitos psicoativos e cognitivos:* euforia ou disforia; ansiedade, pânico ou paranoia; alterações na percepção do tempo e espaço; déficits de memória e atenção; sedação e sonolência.
- *Gastrointestinais:* náuseas e vômitos; xerostomia; aumento do apetite (fome exagerada ou "larica").
- *Cardiovasculares:* taquicardia e hipotensão ortostática.

- *Neurológicos e motores:* tontura; convulsões; alterações na coordenação motora; cefaleia.

Outros efeitos adversos menos comuns podem ocorrer. Porém, são preocupantes: psicose transitória (em doses altas ou em pessoas predispostas); crises de pânico; hipersensibilidade canabinoide (náusea e vômitos paradoxais, como na síndrome da hiperêmese canabinoide); disfunção cognitiva a longo prazo (uso crônico pode afetar memória e o aprendizado, principalmente de adolescentes até 15 anos cujo cérebro ainda está em desenvolvimento).

A administração crônica de THC resulta em tolerância, principalmente por causa da dessensibilização do receptor dependente da fosforilação do receptor CB1 por uma quinase do receptor acoplada à proteína G e interação do receptor canabinoide com a proteína 1A (CRIP1A). Além disso, o uso crônico de altas quantidades de THC impacta a função cerebral e está associado ao aumento da incidência de transtornos de saúde mental, predominantemente transtorno do uso de cannabis (TUC) e psicose ou esquizofrenia. Em adição, pode haver outros riscos graves, como superdosagem, vício, dependência física e psicológica ou até mesmo a transição para a heroína.

Existem relatos de que o uso a curto ou a longo prazo de THC pode desencadear um risco cardiovascular aumentado, como infarto do miocárdio, isquemia miocárdica secundária e acidente vascular cerebral ou, ainda, falência renal, que pode culminar em morte.

Farmacocinética dos fitocanabinoides

A farmacocinética dos fitocanabinoides é dependente da via de administração, da dose administrada, da formulação e da frequência de administrações. Os dados da literatura são bastante heterogêneos e vários estudos apresentam limitações de delineamento experimental, como inclusão de um tamanho amostral grande, inclusão de pacientes de ambos os sexos e uso isolado de THC, como mostrou a revisão realizada por Poyatos *et al.*, 2020. Além disso, existem poucos estudos de farmacocinética em humanos na literatura, provavelmente em decorrência de burocracias governamentais, sobretudo por causa dos efeitos psicotrópicos do THC.[317]

No Brasil, os fitocanabinoides/canabinoides sintéticos só são dispobinibilizados na forma de óleo para administração oral na forma de gotas, com concentração máxima de 0,2% de THC, exceto para pacientes em cuidados paliativos em fase de fim de vida, sem outras alternativas terapêuticas, nos quais é permitida a utilização de THC com concentrações superiores a 0,2%. Não existe restrição de concentração de CBD nas formulações autorizadas no Brasil. Por esse motivo, abordaremos apenas a farmacocinética dos fitocanabinoides administrados na forma de gotas VO.[318]

A absorção do THC e do CBD VO é mais lenta do que pelas demais vias e atinge seu Tmáx após 1 a 3 horas da administração, para ambos os compostos. No entanto, das preparações VO, a forma de gotas (óleo) é a que apresenta melhor biodisponibilidade. Contudo, a biodisponibilidade do THC e do CBD por essa via é bem baixa (~6% para ambos). A dose administrada de THC não apresentou correlação com a concentração plasmática encontrada nos três estudos analisados na revisão realizada por Poyatos *et al.*, 2020, mostrando uma absorção variável. A correlação entre dose e concentração plasmática para o CBD não foi reportada. Além disso, tanto o THC como o CBD sofrem extenso metabolismo de primeira passagem quando administrados VO, diminuindo ainda mais sua biodisponibilidade.[317,319]

Como o THC (log P = 7) e o CBD (logP = 6,5) têm uma natureza lipofílica, eles se distribuem rapidamente para os tecidos vascularizados (p. ex., coração, pulmão, cérebro e fígado), com consequente equilíbrio para os tecidos menos vascularizados. Além disso, atravessam a barreira hematoencefálica e a barreira placentária. Ambos os compostos podem se acumular no parênquima cerebral e também no tecido adiposo, sendo liberado lentamente desses locais. Dessa forma, a distribuição do THC e do CBD pode ser impactada pelo tamanho e peso corporal do paciente. Além disso, o THC tem alta taxa de ligação às proteínas plasmáticas (~97%), enquanto, até o momento, não há relatos sobre ligação às proteínas plasmáticas pelo CBD.[319,320]

O THC sofre extenso metabolismo hepático, principalmente reações de hidroxilação e oxidação por enzimas do CYP (sobretudo CYP2C9, CYP3A4 e CYP2C19). Mais de 80 metabólitos são gerados nessa metabolização, porém apenas dois são bioativos: 11-hidroxi--delta-9-tetra-hidrocanabinol (11-OH-TCH), que é mais potente que o THC e produz efeitos psicológicos e comportamentais, e ácido 11-nor-9-carboxi-delta-9-tetra-hidrocanabinol (THC-COOH), que é menos potente que o THC. O 11-OH-THC e o THC-COOH sofrem glicuronidação para serem excretados.[319,321] O CBD também sofre extenso metabolismo hepático, principalmente pelas isoenzimas CYP2C19, CYP3A4, mas também pelas enzimas CYP1A1, 1A2, 2C9, 2C19. O metabólito primário mais importante do CBD é o 7-hidroxi-canabidiol (7-OH-CBD), que será novamente metabolizano no fígado para ser excretado sobretudo pelas fezes e, em menor extensão, pela urina. No entanto, pouco se sabe sobre a ação dos metabólitos do CBD nos humanos.[319]

Como o THC e o CBD são metabolizados pelo CYP3A4, o CBD compete pelo metabolismo do THC por essa enzima e aumenta os níveis de THC, reduzindo sua conversão em 11-OH-THC.[322]

O THC é excretado principalmente pelas fezes, mas também pode ser excretado na urina, na forma de metabólitos inativos, mas é importante ressaltar que sua depuração é afetada por proteínas do fígado de ligação a ácidos graxos (FABP1). Além disso, pode sofrer reabsorção, o que promove uma eliminação em duas fases: uma mais rápida, com meia-vida de 6 minutos a 4 horas; e uma mais longa, com meia-vida de 22 a 36 horas. O CBD também é excretado principalmente nas fezes e também sofre eliminação em duas fases, sendo a primeira rápida e a segunda longa, com meia-vida variando entre 1 a 5 dias. A fase longa de eliminação para ambos os compostos pode ser ainda mais prolongada em casos de pacientes com sobrepeso ou obesidade. Ainda, por esses fitocanabinoides serem lipofílicos, podem ser eliminados no leite materno.[319,323]

Até o momento da publicação deste livro, não foram detectados muitos estudos que comprovem a interação entre os canabinoides e outros fármacos. No entanto, como são substâncias extensivamente metabolizadas pelo fígado, elas estão propensas às interações medicamentosas do tipo farmacocinéticas (via indução ou inibição de enzimas e transportadores). Além disso, também podem ser observadas interações medicamentosas do tipo farmacodinâmica. Citamos alguns exemplos de interações relatadas em uma revisão sistemática recente, mas deixamos o alerta para que as interações sejam verificadas para cada paciente.[319]

Os fitocanabinoides/canabinoides sintéticos induzem CYP1A2, podendo interferir no metabolismo de outros fármacos metabolizados por essa isoenzima, diminuindo a concentração plasmática desses outros fármacos.[319]

Quando os fitocanabinoides/canabinoides sintéticos são administrados concomitantemente com fluoxetina, podem ocorrer casos de mania nos quais, provavelmente, a CYP2D6 está envolvida. Quando administrados com dissulfiram, podem ocorrer delírio e hipomania, porém o mecanismo não está estabelecido.[319]

O THC é um potente inibidor de CYP2D6, diminuindo a metabolização de substâncias metabolizadas por essa isoenzima.[319]

Além disso, o CBD inibe o transporte de substâncias pela glicoproteína-P (PgP), interferindo na absorção e na disposição de outros fármacos substratos da PgP.[319]

Inibidores ou indutores de CYP3A4 podem influenciar significativamente na concentração plasmática de CBD e THC. Por exemplo, rifampicina (indutor de CYP3A4) diminui drasticamente a concentração plasmática de CBD, enquanto cetoconazol (inibidor de CYP3A4) aumentou, de forma significativa, a concentração plasmática de CBD.[319]

Ainda, o CBD se mostrou um potente inibidor de CYP2C19, impactando a depuração de outros fármacos metabolizados por essa isoenzima.[175,319]

Outras interações podem ser consultadas em base de dados de interações medicamentosas, como DrugBank, Drugs.com e UpToDate. Exemplos: o uso concomitante de CBD e acetaminofeno pode diminuir o metabolismo de acetaminofeno; o uso concomitante de THC e acetaminofeno pode aumentar a concentração plasmática do THC já que acetaminofeno pode inibir a CYP3A4; o uso concomitante de CBD e celecoxibe pode diminuir a excreção de celecoxibe; o uso concomitante de THC com celecoxibe pode diminuir o metabolismo de celecoxibe já que o THC inibe CYP2D6 que metaboliza o celecoxibe; o uso concomitante de CBD ou THC com morfina pode agravar a severidade dos efeitos adversos; a eficácia terapêutica do CBD ou do THC pode estar aumentada quando administrado concomitantemente à pregabalina por efeito aditivo de depressão no SNC.

BIFOSFONATOS E CALCITONINA

Bifosfonatos

Os bifosfonatos são ácidos orgânicos (bifosfônicos), contendo um átomo de carbono ligado a dois fosfatos (P-C-P). Dessa forma, são equivalentes aos pirofosfatos (ppi) fisiológicos, os quais apresentam estrutura P-O-P[324] (Figura 33).

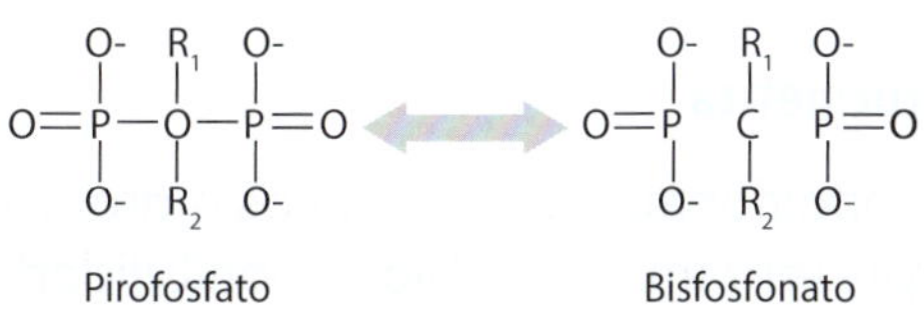

Figura 33 – Estrutura do pirofosfato e dos bifosfonatos.
Fonte: Adaptada de Mollaamin T, *et al.*, 2023.

Anterior ao uso médico, os bifosfonatos eram utilizados com propósitos industriais em razão das ações anticorrosiva e quelante.[324,325]

Os bifosfonatos apresentam forte atração aos minerais presentes no tecido ósseo, sendo adsorvidos e absorvidos pelas células ósseas (osteoclastos); por isso, são utilizados no tratamento de distúrbios ósseos, nos quais a degradação da matriz ocorre de forma excessiva, causando diminuição em sua densidade, bem como favorecendo maior propensão às fraturas. Os osteoclastos são células que atuam na reabsorção da matriz óssea, objetivando a renovação tecidual, enquanto os osteoblastos a produzem, atuando no equilíbrio para a manutenção da densidade óssea.[325]

Há quatro gerações de bifosfonatos que se diferem pela presença ou ausência de átomos e demais ligantes em suas moléculas.[324] A 1ª geração abrange o etidronato e o clodronato. Esses fármacos são menos potentes que os representantes das gerações posteriores, interferindo nas vias dependentes de ATP, afetando a produção de energia celular. O etidronato é capaz de inibir a remineralização óssea na mesma dose terapêutica que a necessária para inibir a reabsorção. Dessa forma, esse fármaco pode causar enfraquecimento do tecido ósseo, por dificultar a fixação do cálcio.[326]

A 2ª geração de bifosfonatos apresenta fármacos nitrogenados, os quais são mais potentes porque inibem enzimas importantes que são essenciais à sinalização da atividade dos osteoclastos.[327] Os fármacos alendronato, zoledronato, pamidronato, risedronato e ibandronato são alguns dos integrantes da 2ª geração.

Apesar de não pertencerem à classe de analgésicos, as moléculas de bifosfonatos colaboram com os fármacos analgésicos atuando de forma sinérgica no controle de distúrbios ósseos dolorosos.

Mecanismo de ação analgésica

Os fármacos bifosfonatos interferem na ação das células responsáveis pela renovação do tecido ósseo. A renovação da matriz óssea é um evento fisiológico; porém, em casos exacerbados, desencadeia fragilidade tecidual e dor. O ppi endógeno é inibidor da reabsorção óssea, mas é muito suscetível à metabolização pela fosfatase alcalina. Dessa forma, os bifosfonatos auxiliam na prevenção e no controle da reabsorção óssea, pois, quando absorvidos e incorporados à matriz óssea, são convertidos enzimaticamente pela aminoacil-transportadora de ácido ribonucleico (aminoacil-tRNA) em análogos estáveis e não hidrolisáveis do ppi, os quais induzem a apoptose dos osteoclastos por interferirem na ação de enzimas mitocondriais que transferem adenosina difosfato/trifosfato adenosina (ADP/ATP). Portanto, a apoptose osteoclástica ocorre em razão da falta de energia celular.[328]

O mecanismo de ação envolvendo interferência nas vias dependentes de ATP contempla os fármacos da 1ª geração de bifosfonatos.[327]

Durante o processo de degradação da matriz óssea, os osteoclastos liberam prótons, os quais ativam os receptores sensíveis a estímulos químicos: os canais iônicos sensíveis a ácidos (ASICs) e TRPV1 que são expressos em neurônios sensoriais. Esse processo resulta em estímulo nociceptivo e ativação de células de defesa na liberação de mediadores inflamatórios. Portanto, o bloqueio da atividade dos osteoclastos reduz tanto a migração de células imunológicas como a concentração de citocinas inflamatórias, colaborando na mitigação da sensação dolorosa[329] (Figura 34).

Os bifosfonatos nitrogenados atuam na via de síntese do mevalonato, inibindo a enzima farnesil difosfatossintase (FPPS) na formação de moléculas lipídicas (ppi de farnesil e ppi de geranilgeranila) que são essenciais à prenilação de proteínas de ligação à guanosina trifosfato (GTP): Rho; Rac; Ras; e Rab.

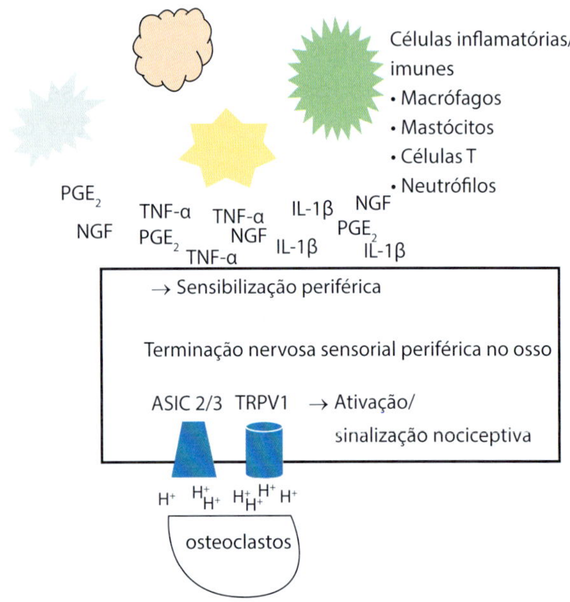

Figura 34 – Mecanismo de ação dos bifosfonatos.

A liberação de prótons pelos osteoclastos ativa as terminações nervosas sensoriais localizadas próximas à matriz óssea. Mediadores inflamatórios são secretados pelas células inflamatórias em resposta à degradação da matriz óssea.

ASIC: canais iônicos sensíveis a ácidos; IL-1β: interleucina-1β; NGF: fator de crescimento nervoso; PGE2: prostaglandina E2; TNF-α: fator de necrose tumoral alfa; TRPV1: receptor de potencial transitório vaniloide 1.

Fonte: Adaptada de Thomas MT, 2019.

Essas proteínas G são indispensáveis para a sinalização dos osteoclastos em processos vitais da célula como diferenciação e sobrevivência.[327] Além disso, em consequência de sua alta atividade quelante, os bifosfonatos ligam-se aos íons cálcio (também importantes na sinalização celular), atenuando a nocicepção[329] (Figura 35).

Farmacocinética

Os bifosfonatos são fármacos hidrossolúveis que apresentam baixa biodisponibilidade oral (até 5% da dose administrada) dessa forma, recomenda-se que a administração do medicamento seja feita em jejum, aguardando-se tempo mínimo de 30 minutos antes da ingestão de alimentos ou de outros medicamentos. Essa recomendação previne a reação entre o fármaco e os cátions divalentes, como cálcio e magnésio (Ca^{+2} e Mg^{+2}) no trato gastrointestinal, prevenindo prejuízo em sua absorção.[326,328]

Os bifosfonatos não sofrem metabolização antes de excretados uma vez que o grupo P-C-P é resistente à hidrólise química e enzimática, prevenindo a metabolização das moléculas. A dose

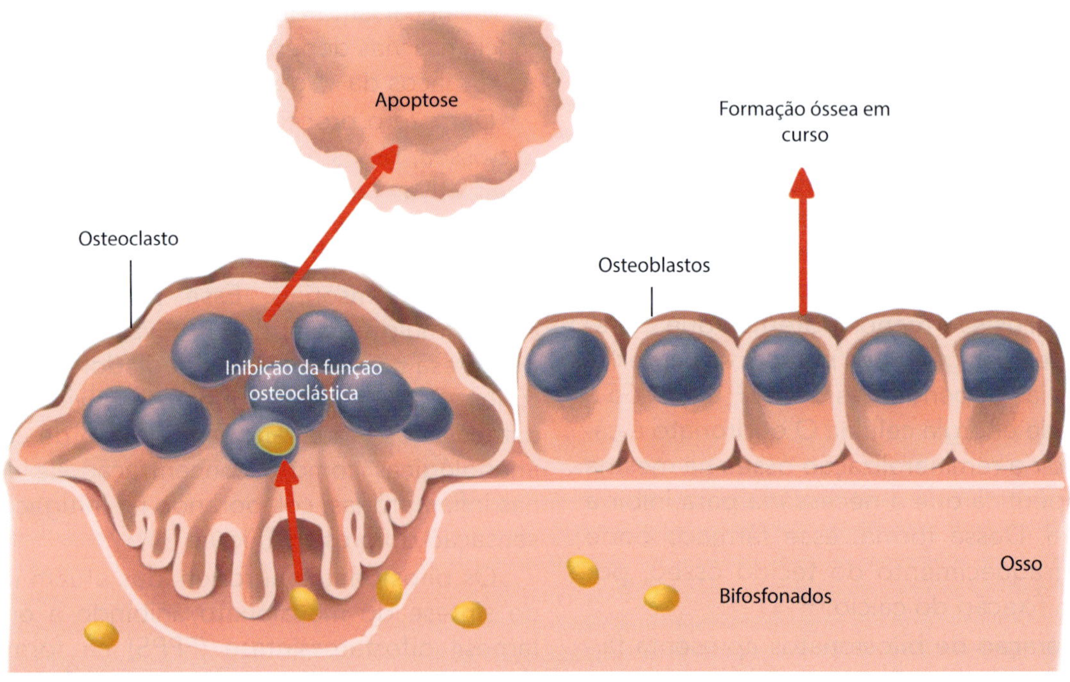

Figura 35 – Deposição de bifosfonatos na matriz óssea e sua absorção pelos osteoclastos.

ATP: trifosfato de adenosina; BPs: bifosfonatos; Non-N-BPs: bifosfonatos não nitrogenados.

Fonte: Adapatada de Kuznik A, *et al.*, 2020.

absorvida, geralmente, é eliminada na urina e a dose não absorvida é eliminada nas fezes.[330]

Esses fármacos apresentam baixa meia-vida no plasma; porém, quando absorvidos pela matriz óssea, podem permanecer por anos em virtude da baixa renovação tecidual induzida por eles mesmos. Cerca de 70% do fármaco absorvido sofre excreção renal e o restante é captado pelos osteoclastos em alta atividade.[326]

Entre os fármacos bifosfonatos para uso oral o alendronato, o risedronato e o ibandronato podem ser administrados em doses diárias ou semanais.

Doses usuais dos fármacos orais para tratamento da osteoporose:[326]

- *Alendronato:* 10 mg 1 vez/dia, ou 70 mg 1 vez/semana.
- *Risedronato:* 5 mg 1 vez/dia, ou 35 mg 1 vez/semana, ou 150 mg 1 vez/mês.
- *Ibandronato:* 150 mg 1 vez/mês.

O zelodronato é utilizado via IV, sendo que a recomendação é de 1 dose de 5 mg 1 vez/ano.[328]

Efeitos adversos dos bifosfonatos

Embora possam desencadear reações adversas, os bifosfonatos são considerados medicamentos seguros, utilizados há mais de quatro décadas para o controle de distúrbios ósseos. Por serem moléculas ácidas, podem causar irritação no trato gastrointestinal e náuseas. Uma reação adversa grave pode ser verificada em pacientes predispostos. Trata-se da osteonecrose de mandíbula, que pode ocorrer entre 1 em 10 mil a 1 em 100 mil pacientes ao ano. Além disso, pode haver fraturas atípicas uma vez que esses fármacos diminuem a capacidade de regeneração endógena de pequenas lesões ósseas. Reações cutâneas também podem ocorrer com o uso desses fármacos, sendo a urticária, a fotossensibilidade e o angioedema as mais comuns.[328]

Contraindicação de fármacos bifosfonatos

Os bifosfonatos são contraindicados em pacientes com intolerância gastrointestinal, pacientes bariátricos e em portadores de doença renal.[326]

Interações medicamentosas

Os bifosfonatos podem potencializar a hipocalcemia induzida por fármacos analgésicos como a dipirona. Já a associação entre bifosfonatos e AINEs aumenta as reações adversas no trato gastrointestinal.[175]

CALCITONINA

A calcitonina é um hormônio polipeptídico composto por 32 aminoácidos. É secretada pelas células da glândula tireoide. Atua na regulação do cálcio sérico, garantindo a manutenção e desenvolvimento da matriz óssea.[331,332]

A calcitonina liga-se ao GPCRs de família B (B1: secretina), o qual é acoplado à proteína heterotrimétrica G estimulatória (Gs). Esse receptor é expresso nas células de vários tecidos, porém é abundante no tecido ósseo. Dessa forma, esse hormônio interfere nas atividades dos osteoclastos e na modulação dos osteoblastos, estimulando-os para a produção de fibras colágenas.[333-336]

Os mecanismos de sinalização celular são desencadeados após a calcitonina se ligar a seu receptor. Essa ligação ativa a proteína G, provocando a dissociação entre suas subunidades α, β e γ. A subunidade Gsα troca GDP por GTP, transmitindo sinal e ativando a adenilatociclase (AC) na produção de AMPc como segundo mensageiro (a partir do ATP), desencadeando várias reações na célula como a ativação de proteínas quinases, resultando na resposta celular à ligação do agonista.[336]

A calcitonina utilizada como adjuvante de dor é um peptídeo análogo proveniente do salmão, o qual se difere na presença de alguns aminoácidos, aumentando a afinidade pelo receptor, potencializando ação farmacológica.[337]

A literatura relata que a calcitonina apresenta propriedades antinociceptivas, potencializando a ação do ácido valproico e da pregabalina na dor nociceptiva aguda, podendo ser utilizada no controle da dor desencadeada por fraturas ósseas ou em pós-cirúrgicos. Entretanto, esse hormônio não se mostrou eficaz no controle da dor crônica, não sendo, portanto, utilizado como fármaco de escolha para o controle de dores ósseas, em função de sua baixa eficácia se comparada à dos bifosfonatos. Entretanto, é aprovado pela FDA para tratamento de osteoporose em pacientes intolerantes aos bifosfonatos, sendo útil também nos casos de hipercalcemia.[337-340]

Mecanismo de ação analgésica

A calcitonina reduz a atividade dos osteoclastos, interferindo na sinalização de processos dolorosos relacionados à degradação da matriz óssea. Além disso, há elevação no limiar de dor e estímulo na liberação de β-endorfinas.[329,340,341]

A administração desse hormônio pode ocorrer pela via nasal, subcutânea e IM, sendo que a dose diária recomendada de calcitonina é de 200 UI. A forma farmacêutica para uso nasal mostrou-se mais eficaz que a preparação subcutânea/IM.[337]

Farmacocinética[342,343]

O início de ação é variável, conforme a condição clínica. Em casos de hipercalcemina, calcitonina administrada via IM ou SC, o início da ação ocorre em aproximadamente 2 horas, durando de 6 a 8 horas após múltiplas doses, e o efeito de hipercalcemia começa a diminuir após 24 a 48 horas. Já para a doença de Paget, o efeito pode ser observado em alguns meses e pode levar até 1 ano para ocorrer a melhora dos sintomas neurológicos.

Utilizando-se a VO, essa substância tende a se agregar irreversivelmente, formando fibrilas amiloides, sendo pouco absorvida e tendo sua biodisponibilidade comprometida (0,01% a 2,7%). Quando é administrada via intracolônica, chega ao intestino, é absorvida rapidamente e distribuída intacta no plasma. Quando a administração é via nasal, a absorção é rápida e variável, com biodisponibilidade de 71% e é menor do que quando administrada via IM (biodisponibilidade de 66%), mesmo com a biodisponibilidade sendo maior. Quando administrada via nasal, a biodisponibilidade é em torno de 3% a 5 %.

O tempo para alcançar o Tmáx via SC é de 23 minutos e via nasal é de 10 a 13 minutos.

A calcitonina é pouco distribuída no organismo, com VD variando entre 0,15 e 0,3 L/kg.

A calcitonina é metabolizada principalmente nos rins, mas também no sangue e no tecido periférico, pelas enzimas N-acetil-beta-glicosaminidase, alanil-aminopeptidase e fosfoglucomutase, dando origem a metabólitos de baixo peso molecular e inativos que são excretados na urina.

Quando é administrada via IV, a meia-vida de eliminação varia entre 10,2 a 37,8 horas, via SC, a meia-vida terminal é de 59 a 64 minutos; via IM, a meia-vida terminal é de 58 minutos e, via nasal, é de 18 a 23 minutos. A taxa de depuração é variável entre 6 e 9 mL/kg/min. A depuração excede a TFG, indicando uma remoção independente da filtração.

Efeitos adversos da administração de calcitonina

Os seguintes efeitos adversos foram relatados com o uso da calcitonina: hipocalcemia; broncoespasmo; anafilaxia; náusea; vômito; rinite; epistaxe; e rubor. A literatura relata que a calcitonina não deve ser utilizada a longo prazo por causa do aumento no risco de desenvolvimento de câncer, o que foi indicado pela EMA e FDA.[337]

Interações medicamentosas

A dipirona, o ibuprofeno e a aspirina podem reduzir a excreção da calcitonina de salmão, resultando em seu elevado nível sanguíneo, o que pode desencadear efeitos adversos. A calcitonina de salmão pode elevar a concentração do paracetamol e da pregabalina em razão da redução na taxa de excreção desses fármacos.[175]

AGONISTAS DOS RECEPTORES ÁCIDO GAMA-AMINOBUTÍRICO

O GABA é um aminoácido (Figura 36) obtido a partir da descarboxilação do L-glutamato. Realiza diversas ações no SNC, em razão de sua presença abundante no cérebro e na medula espinal.

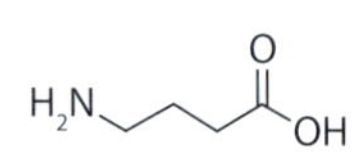

Figura 36 – Fórmula estrutural do GABA.

Fonte: Desenvolvida pela autoria.

O GABA atua como um neurotransmissor inibitório. É produzido pelos neurônios pré-sinápticos gabaérgicos, sendo responsável por desacelerar a neurotransmissão e por controlar a transmissão dolorosa. É removido da fenda sináptica após a transmissão do impulso nervoso pelos transportadores de GABA. Há quatro tipos de transportadores, os quais são denominados "transportador de GABA 1, 2, 3" e "transportador de betaína/GABA1".[344]

Quando há um estímulo doloroso, o GABA é liberado das vesículas sinápticas, podendo atuar em dois tipos de receptores – ionotrópico GABA do tipo A ($GABA_{Um}$) e $GABA_{C}$ -, bem como em receptores metabotrópicos $GABA_B$. Essa ação colabora no controle da dor porque hiperpolariza o neurônio, reduzindo sua excitabilidade.[344]

Os receptores de GABA reduzem a excitabilidade neuronal por meio da entrada de íons cloreto ou pela saída de íons K^+. Os receptores ionotrópicos $GABA_{Um}$ (ou $GABA_A$) e $GABA_C$ são canais de entrada de íons cloreto (Cl^-). Já os receptores metabotrópicos $GABA_B$ são sinalizados pela proteína G, ativando a saída de K^+, hiperpolarizando a célula.[345]

Os receptores ionotrópicos são dependentes de ligantes e agem na transmissão rápida. O receptor metabotrópico exerce transmissão mais lenta dos impulsos nervosos.[346]

Os transportadores de GABA presentes na fenda sináptica, em especial o transportador de ácido gama-aminobutírico-1 (GAT-1), são responsáveis pela homeostasia extracelular do neurotransmissor inibitório. A remoção rápida de GABA por esse transportador causa distúrbios no SNC, colaborando na transmissão de impulsos dolorosos. Dessa forma, o bloqueio no transportador GAT-1 fornece efeito analgésico na dor neuropática.[344]

Enquanto os receptores de $GABA_{Um}$ exercem importância nos eventos relacionados com convulsão, ansiedade e pânico, os receptores $GABA_B$ são relevantes na fisiologia do humor e da dor.[346]

Os neuroesteroides, o etanol, bem como os fármacos benzodiazepínicos, barbitúricos, zolpidem, zopiclona, zaleplon (entre outros) apresentam afinidade pelos receptores $GABA_{Um}$, favorecendo a ação do GABA.[347,348]

Embora os benzodiazepínicos possam agir como adjuvantes analgésicos na dor crônica, seu uso tem sido evitado por causa do risco de dependência.[67]

Em uma revisão narrativa, Steven Wright (2020) buscou estudos a respeito da ação dos benzodiazepínicos como analgésico. A revisão encontrou evidências que comprovaram a eficácia analgésica em apenas duas condições dolorosas entre as 111 exploradas no estudo: síndromes da ardência bucal; e síndrome da pessoa rígida. O estudo mostrou que o uso do clonazepam foi eficaz no tratamento dessas condições dolorosas.[348]

O fármaco clonazepam é um benzodiazepínico que atua como agonista do receptor $GABA_{Um}$, fortalecendo a ação inibitória do GABA, sendo útil na dor neuropática que se relaciona aos processos ansiosos.[262]

O baclofeno é o único fármaco aprovado pela FDA como agonista do receptor $GABA_B$.[349] Exerce ação no relaxamento muscular esquelético,[347] sendo útil no espasmo muscular e na dor.[350] De acordo com Marzia Malcangio (2018), o baclofeno é capaz de diminuir a hiperalgesia na dor óssea induzida por câncer.[349]

Mecanismo de ação analgésica

Após a ligação do agonista ao receptor $GABA_{Um}$, ocorrem a abertura de canal iônico e o aumento na permeabilidade aos íons cloreto, os quais hiperpolarizam a célula, diminuindo a propagação do sinal doloroso.[346]

Quando o receptor de GABA do tipo B recebe o agonista, ocorre a ativação da Gi, que atua em eventos que diminuem a liberação dos neurotransmissores por meio da inibição da produção do segundo mensageiro (AMPc), bem como no bloqueio dos canais de cálcio, os quais são essenciais para a liberação dos neurotransmissores das vesículas sinápticas. Além disso, ocorre hiperpolarização celular em razão da abertura de canais de K^+, reduzindo a excitabilidade, o que colabora para o efeito analgésico.[346]

Doses usuais dos fármacos agonistas do GABA como adjuvantes na dor:

- Clonazepam[351]
  - *Apresentação:*
    - *Comprimidos:* 0,5 mg ou 2 mg;
    - *Comprimidos sublinguais de 0,25 mg;*
    - *Gotas:* 2,5 mg/mL (1 gota = 0,1 mg).

A dose de clonazepam depende do tipo de distúrbio, bem como dos demais fármacos em associação. Para o tratamento da síndrome da boca ardente, a dose recomendada é de 0,25 até 6 mg/dia. O recomendado é se iniciar com doses mais baixas.

- Baclofeno[350]
  - *Apresentação:*
    - *Comprimidos:* 5 mg, 10 mg e 20 mg.

A dose posológica do baclofeno deve ser adequada a cada condição. Para o tratamento do espasmo e/ou dor do músculo esquelético (p. ex., lombalgia, dor no pescoço) com espasmo muscular, a dose oral recomendada é 5 mg a 10 mg até 3 ou 4 vezes/dia.

Farmacocinética

O clonazepam, agonista $GABA_{Um}$ é rapidamente absorvido, apresentando biodisponibilidade de 90%. O início da ação farmacológica ocorre entre 20 e 40 minutos. Distribui-se rapidamente para vários órgãos e tecidos corporais, com captação preferencial por estruturas cerebrais. Sofre metabolismo hepático (principalmente por CYP3A4) e excreção via urinária.[351]

O baclofeno, agonista $GABA_B$, apresenta absorção oral de forma rápida (dependente da dose), com uma biodisponibilidade variando entre 70% e 85%. Por ser hidrossolúvel, não é muito distribuído no organismo e não atravessa a barreira hematoencefálica prontamente. Sofre metabolismo hepático (sobretudo desaminação) e excreção urinária.[350,352]

Efeitos adversos

Em consequência da ação sobre os receptores GABA, esses fármacos podem desencadear, principalmente, sintomas relacionados à depressão no SNC como sonolência, sedação, tontura, comprometimento cognitivo, incoordenação motora. O baclofeno pode desencadear confusão mental, tontura, sonolência, sedação, astenia e parestesia.[350,353]

Contraindicações

Insuficiência respiratória, distúrbios reumatológicos, insuficiência renal, ingestão de bebidas alcoólicas.[350,351]

Interações medicamentosas[175,350,351]

Clonazepam

O paracetamol pode reduzir a concentração sérica do clonazepam em razão do aumento de seu metabolismo. A pregabalina pode aumentar a eficácia terapêutica do clonazepam. O clonazepam aumenta o efeito depressor da morfina e da gabapentina no SNC.

Baclofeno

A associação entre baclofeno e alendronato de sódio (bifosfonato) pode aumentar o risco do desenvolvimento de miopatia, rabdomiólise e mioglobinúria. O baclofeno pode diminuir a taxa de excreção de paracetamol, elevando sua concentração sanguínea. Os AINEs e dipirona diminuem a excreção do baclofeno, aumentando seu nível sérico. A pregabalina pode aumentar a eficácia terapêutica do baclofeno. O baclofeno pode aumentar a ação depressora da morfina e da gabapentina no SNC.

FÁRMACOS BIOLÓGICOS COMO AUXILIARES NO MANEJO DA DOR CRÔNICA

Os biofarmacos são preparações terapêuticas de proteínas ou ácidos nucleicos produzidas por tecnologia de DNA recombinante. Embora proteínas como insulina e hormônio do crescimento tenham sido usadas terapeuticamente por décadas, a era dos biofármacos iniciou-se em 1982 com a insulina humana recombinante (Humulin), produzida por *Escherichia coli* geneticamente modificada.[354]

Na década de 1980, avanços permitiram a produção de hormônio de crescimento recombinante, eritropoietina (Epogen) e ativador de plasminogênio tecidual (tPA), consolidando a indústria biofarmacêutica. Desde então, novas proteínas bioengenheiradas ampliaram o arsenal terapêutico.[354]

Atualmente, os biofarmacos são utilizados de forma ampla no tratamento de doenças crônicas como câncer, psoríase, diabetes *mellitus* e enfermidades reumatológicas autoimunes, como lúpus e AR. Embora não sejam diretamente indicados para dor, o controle eficaz dessas doenças proporciona alívio significativo da dor crônica. Segundo a EMA, biofarmacêuticos derivados de fontes biológicas não apresentam riscos ambientais relevantes.[355] Este capítulo abordará esses medicamentos e seu impacto na terapêutica da dor.

Fármacos biológicos ou biofármacos

Em contraste com os medicamentos convencionais, que são sintetizados quimicamente a partir de compostos de pequenas moléculas ou derivados de plantas, os fármacos biológicos são produzidos a partir de organismos vivos ou de seus componentes, como micro-organismos e células animais. Essas moléculas complexas incluem proteínas, açúcares ou ácidos nucleicos e têm estruturas significativamente mais heterogêneas e diversificadas do que os fármacos tradicionais.[355]

Classificação geral dos biofármacos

Diversos esquemas de classificação foram propostos para biofármacos, considerando diferentes critérios. No entanto, ainda há incerteza por causa da grande variedade desses produtos. Para melhor compreensão, os biofármacos podem ser categorizados em sete grupos principais, com base em suas características biológicas.[356]

1. *Anticorpos:* proteínas especializadas que se ligam a antígenos específicos para neutralizá-los ou eliminá-los. Exemplo:
   - *Trastuzumabe:* anticorpo monoclonal que se liga ao receptor HER2, usado no tratamento de câncer de mama HER2-positivo.
   - *Bevacizumabe:* anticorpo monoclonal contra o fator de crescimento endotelial vascular (VEGF), utilizado para inibir a angiogênese em cânceres.
   - *Anticorpos monoclonais contra o CGRP:* bloqueiam a ação do CGRP, sendo indicados no tratamento da enxaqueca.
2. *Hormônios recombinantes:* moléculas proteicas que interagem com receptores e desencadeiam respostas biológicas. O primeiro hormônio recombinante aprovado foi a insulina terapêutica em 1923, para o tratamento do diabetes.
3. *Enzimas:* proteínas altamente específicas que catalisam reações bioquímicas essenciais para a vida.
4. *Vacinas:* preparações profiláticas que estimulam o sistema imunológico, promovendo imunidade contra patógenos específicos.
5. *Terapias com ácidos nucleicos:* moléculas derivadas de nucleotídeos que regulam genes-alvo. Incluem terapias baseadas em DNA (oligonucleotídeos antisense, aptâmeros de DNA e terapia gênica) e terapias baseadas em RNA (microRNAs, siRNAs, ribozimas e RNAs circulares).
6. *Terapias com células modificadas:* uso de células inteiras como agentes terapêuticos para tratar doenças. Apesar de ainda estar em fase inicial, essa abordagem já conta com 11 tratamentos aprovados.
7. *Outros biofármacos:* categoria que inclui fatores de coagulação não enzimáticos e pequenos peptídeos (< 10 kDa), como os derivados do fator VIII.

PAPEL DOS FÁRMACOS BIOLÓGICOS NA DOR CRÔNICA

A eficácia dos fármacos biológicos deriva, sobretudo, de sua capacidade de agir seletivamente em alvos específicos do sistema imunológico ou de modular proteínas envolvidas em processos inflamatórios. Em doenças como AR, lúpus e espondilite anquilosante – condições associadas, com frequência, à dor crônica – o uso de biológicos pode resultar no controle dos mecanismos patológicos subjacentes, reduzindo significativamente os sintomas dolorosos.[357]

Agentes biológicos em doenças reumáticas autoimunes

Algumas patologias que geram dor como AR, artrite psoriática, lúpus eritematoso sistêmico, espondilite anquilosante fazem uso desses agentes conhecidos como fármacos biológicos modificadores do curso da doença.[358]

Inibidores de células B

Rituximabe[359]

- *Classificação:* anticorpo monoclonal.
- *Mecanismo:* liga-se à proteína CD20 na superfície das células B, promovendo sua destruição.
- *Indicações:* AR.

Bloqueadores de interleucina-1 (IL-1)

Anakinra[360]

- *Classificação:* proteína recombinante (antagonista do receptor de IL-1).
- *Mecanismo:* inibe a ação da IL-1, um mediador inflamatório.
- *Indicações:* AR.

Bloqueadores de interleucina-6

Tocilizumabe[361]

- *Classificação:* anticorpo monoclonal.
- *Mecanismo:* bloqueia a sinalização da IL-6, reduzindo a inflamação.
- *Indicações:* AR, lúpus eritematoso sistêmico.

Inibidores da ativação de células T

Abatacepte[362]

- *Classificação:* proteína de fusão recombinante.
- *Mecanismo:* bloqueia a coestimulação das células T, reduzindo sua ativação e resposta inflamatória.
- *Indicações:* AR.

Inibidores do fator de necrose tumoral alfa

Adalimumabe[363]

- *Classificação:* anticorpo monoclonal.
- *Mecanismo:* liga-se ao TNF-α, impedindo sua interação com receptores celulares e reduzindo a inflamação.
- *Indicações:* AR, artrite psoriática, espondilite anquilosante.

Certolizumabe pegol[364]

- *Classificação:* anticorpo monoclonal.
- *Mecanismo:* liga-se ao TNF-α, impedindo sua ação inflamatória.
- *Indicações:* AR, artrite psoriática, espondilite anquilosante.

Etanercepte[365]

- *Classificação:* proteína de fusão recombinante.
- *Mecanismo:* liga-se ao TNF-α, bloqueando sua ação.
- *Indicações:* AR, artrite psoriática, espondilite anquilosante.

Golimumabe[366]

- *Classificação:* anticorpo monoclonal.
- *Mecanismo:* liga-se ao TNF-α, bloqueando sua ação inflamatória.
- *Indicações:* AR, artrite psoriática, espondilite anquilosante.

Infliximabe[367]

- *Classificação:* anticorpo monoclonal.
- *Mecanismo:* liga-se ao TNF-α, reduzindo sua ação inflamatória.
- *Indicações:* AR, artrite psoriática, espondilite anquilosante.

Inibidores de citocinas anti-interleucina 17

Secuquinumabe[368,369]

- *Classificação:* anticorpo monoclonal.
- *Mecanismo:* inibe a ação da IL-17, reduzindo a inflamação.
- *Indicações:* artrite psoriásica, espondilite anquilosante.

Inibidores de células B no lúpus eritematoso sistêmico

Belimumabe[370]

- *Classificação:* anticorpo monoclonal.
- *Mecanismo:* inibe a proteína estimuladora de linfócitos B, reduzindo a atividade dessas células.
- *Indicações:* lúpus eritematoso sistêmico.

AGENTES BIOLÓGICOS NO CONTROLE DA ENXAQUECA

A enxaqueca é um distúrbio neurológico episódico caracterizado por uma forte dor de cabeça, frequentemente acompanhada de náuseas e/ou sensibilidade à luz e ao som. Trata-se de uma das queixas mais comuns nos consultórios de neurologistas. Sua fisiopatologia envolve uma disfunção neuronal primária, que desencadeia alterações intracranianas e extracranianas, divididas em quatro fases: sintomas premonitórios; aura; dor de cabeça; e pósdromo.[371]

Papel do peptídeo relacionado ao gene da calcitonina na enxaqueca

O CGRP é um neuropeptídeo de 37 aminoácidos expresso nos nervos dos gânglios trigeminais, desempenhando papel essencial na fisiopatologia da enxaqueca. Ele atua como um potente vasodilatador dos lobos cerebrais e durais.[372]

O CGRP está envolvido na transmissão da dor trigeminovascular dos lobos intracranianos para o SNC, além de desempenhar um papel essencial na inflamação neurogênica e na vasodilatação. Durante as crises de enxaqueca, ele contribui para a geração da dor ao facilitar eventos celulares que promovem a sensibilização de neurônios periféricos e centrais envolvidos na transmissão nociceptiva. A estimulação do gânglio trigeminal induz a liberação de CGRP, e sua infusão pode desencadear crises de enxaqueca em pacientes suscetíveis.[373-376]

Receptores do CGRP e cascata de sinalização

O receptor de CGRP é um complexo proteico transmembrana responsável pela mediação dos efeitos desse neuropeptídeo, incluindo a vasodilatação e a modulação da transmissão da dor. Ele pertence à família dos receptores GIRK (GPCRs) e é composto por três subunidades principais:

- *Receptor semelhante à calcitonina (CLR, do inglês calcitonin-like receptor):* é a unidade principal do receptor e pertence à família dos receptores GIRK de classe B, responsável pela interação direta com o CGRP.
- *Proteína modificadora da atividade do receptor 1 (RAMP1, do inglês receptor activity-modifying protein 1):* essencial para a funcionalidade do receptor, RAMP1 permite a ligação do CLR ao CGRP e auxilia na correta localização do receptor na membrana celular.
- *Proteína componente do receptor (RCP, do inglês receptor component protein):* desempenha um papel crucial na ativação da via de sinalização intracelular ao interagir com as proteínas G e regular a resposta celular.[331]

Quando o CGRP se liga ao receptor, há ativação da AC, resultando em um aumento dos níveis intracelulares de AMPc. Esse segundo mensageiro promove uma cascata de eventos que provocam vasodilatação, aumento da permeabilidade vascular e facilitação da transmissão da dor no sistema trigeminovascular (Figura 37).

ANTAGONISTAS DE CGRP

Os antagonistas de CGRP são anticorpos monoclonais direcionados ao ligante do CGRP, considerados a 1ª linha para tratamento de enxaqueca, com base em evidências de alta qualidade para sua eficácia (modesta) e tolerabilidade.[377] Os principais fármacos aprovados pela Anvisa incluem:

- *Eptinezumab:* imunoglobulina G1 (IgG1) humanizada, produzida por tecnologia de DNA recombinante em células de levedura *Pichia pastoris.* Liga-se com alta afinidade às isoformas α e β do CGRP humano, impedindo a ativação do receptor. Esse fármaco apresenta início rápido de ação e efeito clínico prolongado, possivelmente em razão de sua rápida ligação e inativação do CGRP bem como de sua lenta dissociação do peptídeo.
- *Erenumab:* anticorpo monoclonal humano do tipo imunoglobulina G2 (IgG2) obtido a partir de células de ovário de hamster chinês (CHO). Sua ação consiste em inibir de forma potente e competitiva a interação do CGRP com seu receptor.
- *Fremanezumab:* anticorpo monoclonal IgG2 totalmente humanizado, produzido por tecnologia de DNA recombinante em células CHO. Age seletivamente, ligando-se às isoformas α e β do CGRP, bloqueando a ativação do receptor mediada por esse peptídeo.
- *Galcanezumab:* anticorpo monoclonal humanizado da classe imunoglobulina G4 (IgG4), produzido por tecnologia de DNA recombinante em células CHO. Une-se ao CGRP humano com elevada afinidade, prevenindo a ativação do receptor mediada por esse neuropeptídeo. Além disso, o galcanezumabe inibe a vasodilatação induzida por capsaicina, um relaxamento dependente da concentração e mediado pelo CGRP nas artérias coronárias humanas.

Mecanismo de ação

Esses fármacos bloqueiam a sinalização nociceptiva trigeminal, tratando sintomas agudos da enxaqueca e prevenindo sua recorrência[378] (Figura 38).

Farmacocinética

Esses medicamentos são muito grandes para cruzar a barreira hematoencefálica e, portanto, agem de modo periférico. A administração desses anticorpos é feita parenteralmente por causa da baixa biodisponibilidade desses antagonistas

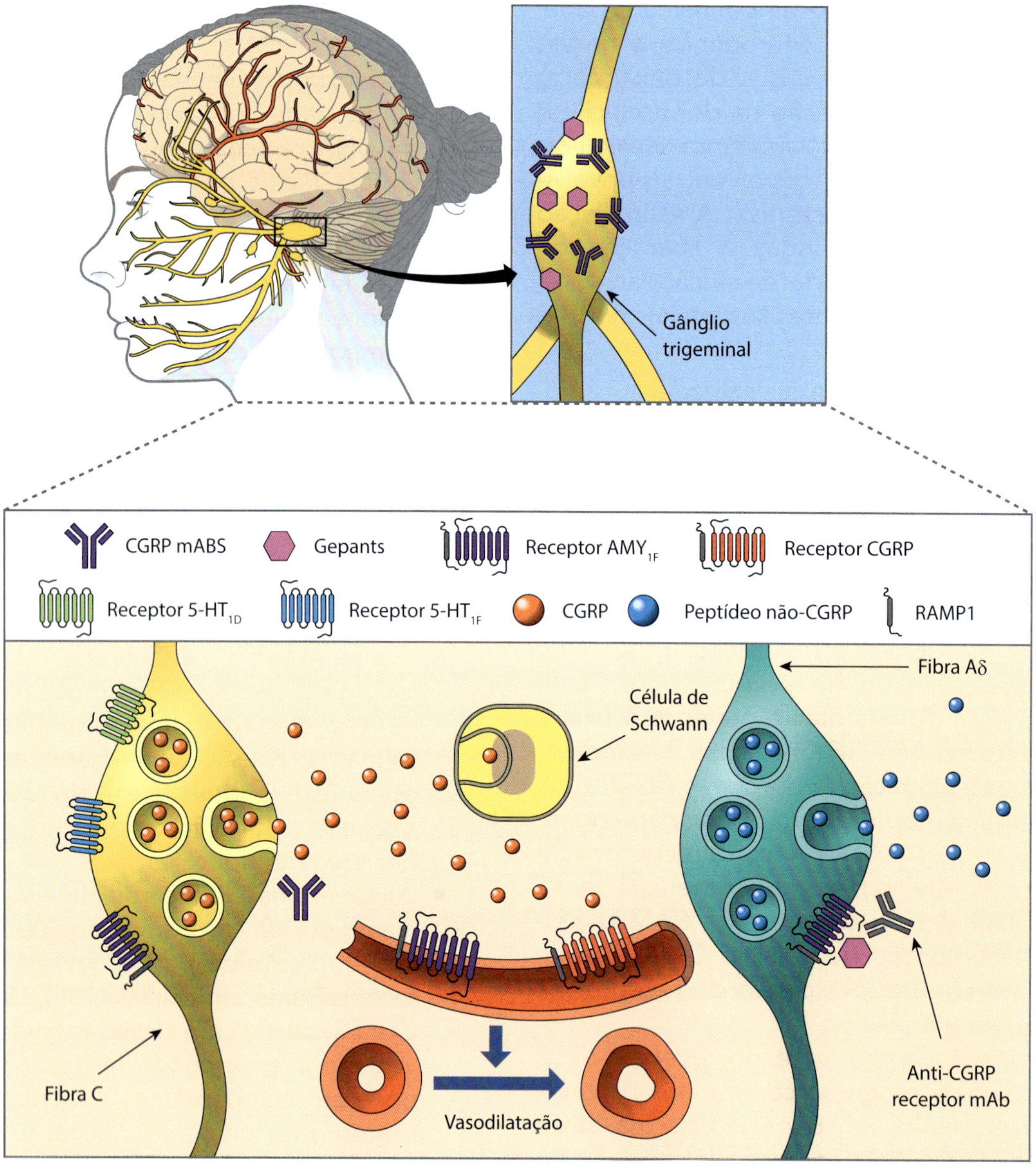

Figura 37 – Medicamentos anti-CGRP e seus locais periféricos de ação no sistema trigeminovascular.

Esquema de terapias com base em peptídeos relacionados ao gene da calcitonina (CGRP) destacando onde os anticorpos monoclonais de CGRP (mAbs) e antagonistas do receptor de CGRP (gepants) têm seu principal local de ação. A expressão dos receptores AMY 1 ainda precisa ser totalmente determinada.

5-HT: receptores serotoninérgicos; RAMP1: proteína modificadora da atividade do receptor 1.

Fonte: Labastida-Ramírez A, *et al.*, 2023.

CGRP. Esses medicamentos também têm meias-vidas que variam de semanas a meses, o que melhora a eficácia da prevenção da enxaqueca e auxilia na adesão do paciente.[379,380]

CONSIDERAÇÕES NO USO DE BIOLÓGICOS

Apesar dos benefícios significativos, o uso de fármacos biológicos exige atenção especial em razão do custo elevado, do potencial para efeitos adversos graves, como infecções oportunistas, e da necessidade de acompanhamento contínuo. Assim, a seleção criteriosa desses medicamentos deve ser orientada por critérios clínicos rigorosos e uma avaliação detalhada da relação risco-benefício.

Embora os fármacos biológicos não sejam classificados como analgésicos, sua contribuição para o manejo da dor crônica não oncológica é inegável, pois promovem o alívio da

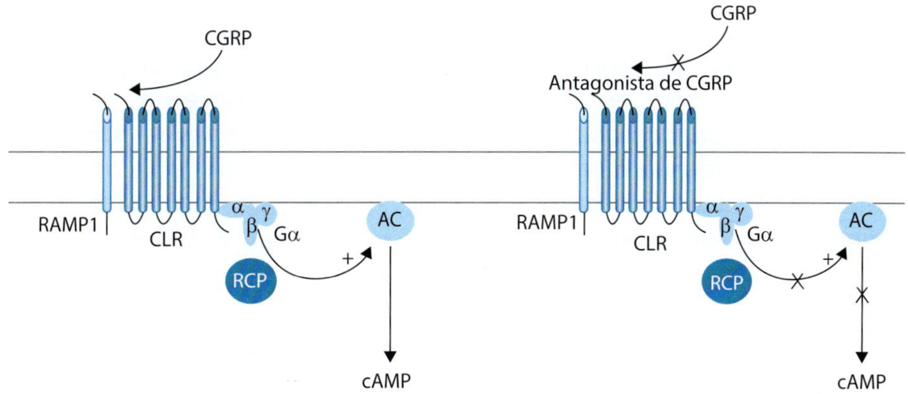

Figura 38 – Ligação ao receptor do peptídeo relacionado ao gene da calcitonina.

O receptor do peptídeo relacionado ao gene da calcitonina (CGRP) é composto por três subunidades: uma proteína principal de sete transmembranas denominada "receptor semelhante à calcitonina" (CLR) e duas subunidades modificadoras, proteína modificadora da atividade do receptor 1 (RAMP1) e proteína componente do receptor (RCP). (A) Quando o CGRP se liga a seu receptor, ele ativa a adenilatociclase para aumentar o AMPc intracelular. (B) Quando o antagonista do CGRP se liga ao receptor do CGRP, o CGRP não é capaz de se ligar ao receptor e não há aumento do AMPc intracelular e as ações celulares do CGRP são bloqueadas.

AC: adenilatociclase; AMPc: adenosina monofosfato cíclico; CLR: receptor semelhante à calcitonina; Gα: proteína Gα; RAMP1: proteína modificadora da atividade do receptor tipo 1; RCP: proteína componente do receptor.

Fonte: Adaptada de Prado BM, Russo AF, 2006.

dor ao controlar patologias subjacentes. Sua inclusão neste capítulo reforça a relevância de uma abordagem interdisciplinar no tratamento da dor crônica, destacando o papel crescente dessas terapias inovadoras.

RELAXANTES MUSCULARES

Os relaxantes musculares têm sido utilizados há décadas no tratamento da dor musculoesquelética, especialmente em condições de dor crônica. Os distúrbios musculoesqueléticos afetam significativamente tanto indivíduos como a sociedade, sendo mais comuns com o envelhecimento, mas podendo ocorrer em qualquer fase da vida, desde a infância até a idade adulta ativa. Essas condições geram alta morbidade por incapacidade e têm um impacto econômico significativo, abrangendo custos com consultas, tratamentos, cirurgias e perdas produtivas resultantes do absenteísmo e do presenteísmo no trabalho. Além disso, demandam gastos com assistência social e apoio familiar. Por fim, muitas dessas doenças reduzem a expectativa de vida, um impacto frequentemente subestimado em decorrência de sua natureza crônica.[381,382]

Os relaxantes musculares mais utilizados englobam agentes antiespasticidade e antiespasmódicos, incluindo baclofeno, carisoprodol, clorzoxazona, ciclobenzaprina, dantrolene, orfenadrina, diazepam e tizanidina. Apesar de sua popularidade, a eficácia a longo prazo desses medicamentos para dor crônica ainda é debatida, com evidências equivocadas sobre seus benefícios.[382,383]

Dessa forma, os relaxantes musculares podem ser úteis em alguns casos de agudização de alguns tipos de dor crônica que envolvem o sistema muscular, quando utilizados por um curto período.

Mecanismo de ação

Diversas condições dolorosas podem estar associadas a músculos sensíveis, a exemplo de quadros musculares de espasticidade, caracterizados pelo aumento do tônus muscular e rigidez muscular, e a casos de espasmos musculares, caracterizados por contrações involuntárias da musculatura esquelética. Os fármacos caracterizados como relaxantes musculares podem ser divididos basicamente em duas classes: antiespásticos (que tratam espasticidade, p. ex., Baclofeno e Dantrolene) e antiespasmódicos (p. ex., ciclobenzaprina, carisoprodol, orfenadrina, clorzoxasona, que tratam espasmos musculares). Ainda, são alternativas o diazepam e a tizanidina que podem ser utilizados tanto como antiespásticos como antiespasmódicos.

No entanto, esses fármacos apresentam diferentes mecanismos de ação. O alívio da dor e a redução dos espasmos sem espasticidade podem estar mais relacionados aos efeitos no SNC, como a sedação, do que a uma ação analgésica propriamente dita. Em casos de espasticidade muscular verdadeira, fármacos antiespásticos, como baclofeno ou tizanidina, podem ajudar a aliviar a dor causada por contrações musculares tônicas persistentes.[67,384,385]

Embora diferentes fármacos possam ser utilizados, a escolha do medicamento é feita com base nas características do paciente, como idade e presença de comorbidade e também com base nas características do fármaco, como reações adversas e interações medicamentosas.

Informações pertinentes como indicações, mecanismo de ação, dosagem, características farmacocinéticas, contraindicações, reações adversas e recomendações dos principais fármacos utilizados como relaxantes musculares, estão dispostas na Quadro 9.

Quadro 9 – Dados de indicação, mecanismo de ação, dosagem, farmacocinética, contraindicações, reações adversas e recomendações referentes aos principais relaxantes musculares utilizados na dor crônica

Medicamento	Indicações	Mecanismo de ação	Dose usual	Farmacocinética	Contraindicações	Reações adversas	Recomendações	Ref.
Baclofeno	Espasticidade, espasticidade espinhal, espasticidade crônica, espasticidade cerebral, espasmo muscular, espasmos musculares, distonia cervical, distonia, soluços, abstinência de álcool, doença de Huntington, prevenção de enxaqueca, neuralgia	Liga-se aos receptores $GABA_β$, inibindo reflexos espinhais e reduzindo a liberação de glutamato Além disso, aumenta a condutância do potássio e diminui a substância P na medula espinhal, contribuindo para o alívio da dor	Dose inicial: 5 mg (VO) 3 vezes/dia. Dose terapêutica: 10 mg a 20 mg 3 vezes/dia	Lipofilicidade do baclofeno ainda é muito baixa (log P = −0,96) Administração oral: absorção rápida pelo TGI, com pico de concentração em 2 a 3 horas Biodisponibilidade absoluta de 70% a 85%. 30% ligado às proteínas plasmáticas Distribuição baixa no organismo, com VD = 0,7 L/kg e não atravessa facilmente a BHE Metabolização: hepática, cerca de 69% a 85%, principalmente por desaminação Eliminado pelos rins Meia-vida observada de 3 a 4 horas	Pacientes com função renal comprometida	Sonolência, fala arrastada, hipotensão, retenção urinária	Independente da via de administração, não retirar repentinamente, pois pode causar alucinações auditivas e visuais, febre, delírio, agitação, ansiedade, tremores, taquicardia e convulsões	383,384,386,387
Carisoprodol		O mecanismo exato ainda não é totalmente compreendido, mas seus efeitos são amplamente associados à ação depressora no sistema nervoso central	Dose inicial: 350 mg, 3 vezes/dia. Dose terapêutica: 350 mg, 4 vezes/dia.	Início da ação em 30 minutos e duração do efeito de 4 a 6 horas Cerca de 60% está ligado às proteínas plasmáticas É moderadamente distribuído no organismo, atingindo os órgãos mais perfundidos e os tecidos extravasculares, com VD = 0,93 a 1,3 L/kg	Efeitos aditivos com álcool e depressores do SNC	Ataxia, potencial de abstinência, tontura, sonolência, náusea e vômito	Em decorrência de seu alto potencial de dependência, seu uso é fortemente desencorajado	

(Continua)

Quadro 9 – Dados de indicação, mecanismo de ação, dosagem, farmacocinética, contraindicações, reações adversas e recomendações referentes aos principais relaxantes musculares utilizados na dor crônica (*Continuação*)

Medicamento	Indicações	Mecanismo de ação	Dose usual	Farmacocinética	Contraindicações	Reações adversas	Recomendações	Ref.
Carisoprodol		Em estudos com animais, o carisoprodol inibe a atividade interneuronal e reduz a transmissão de neurônios polissinápticos na medula espinhal e na formação reticular do cérebro		Metabolismo hepático, principalmente via CYP2C19 Meia-vida: em torno de 2 horas Excreção: via urinária como metabólito				383,388
Clorzoxazona		Atua na medula espinhal e nos níveis subcorticais do cérebro para inibir arcos reflexos polissinápticos	Dose inicial: 250 mg a 500 mg (VO), 4 vezes/dia Dose terapêutica: 500 mg 4 vezes/dia	Início da ação em 1 hora e duração do efeito até 6 horas De 13% a 18% ligado às proteínas plasmáticas Distribui-se moderadamente no organismo, mas consegue atravessar a BHE Metabolismo extensivamente hepático, principalmente via CYP2E1 e glicuronidação Excreção: via urinária Meia-vida: 1 hora	Pacientes com insuficiência hepática	Sonolência, tontura, dor de cabeça, náusea e vômito		383,386,389
Ciclobenzaprina		Semelhante ao da amitriptilina, com receptores de serotonina na medula espinhal ou tronco cerebral para bloquear a excitação do neurônio motor alfa	Dose terapêutica: 10 mg a 20 mg (VO), 3 vezes/dia	Início da ação em 1 hora, com duração do efeito por 12 a 24 horas Biodisponibilidade: 33% a 55% 93% está ligado às proteínas plasmáticas Distribuição extensiva para os tecidos, com VD = 146 L Metabolismo hepático, principalmente via CYP3A4 e CYP1A2, além de glicuronidação Excreção: urina (metabólitos) e fezes (fármaco inalterado) Meia-vida: função hepática normal: faixa: 8 a 37 horas; liberação imediata: 18 horas; liberação prolongada: 32 horas	Pacientes com insuficiência cardíaca congestiva, histórico de infartos do miocárdio e estados hipermetabólicos; idosos; pacientes com hipertireoidismo	Sonolência, tontura, boca seca	Efeitos aditivos com álcool, antidepressivos tricíclicos e depressores do SNC, convulsões com tramadol e IMAO	383,386,390

(*Continua*)

Quadro 9 – Dados de indicação, mecanismo de ação, dosagem, farmacocinética, contraindicações, reações adversas e recomendações referentes aos principais relaxantes musculares utilizados na dor crônica (*Continuação*)

Medicamento	Indicações	Mecanismo de ação	Dose usual	Farmacocinética	Contraindicações	Reações adversas	Recomendações	Ref.
Dantrolene	Indicado para pacientes com espasticidade resistente a outros relaxantes e comumente utilizado na reversão aguda da hipertermia maligna, uma complicação rara da anestesia	Bloqueia o canal de rianodina, inibindo a liberação de cálcio do retículo sarcoplasmático e reduzindo as contrações musculares	Dose inicial: 25 mg/dia. Dose terapêutica: 100 mg 2 vezes/dia	Início do aparecimento do efeito: 1 semana. Após esse período, a duração da dose é de 12 horas Biodisponibilidade após administração oral: 70%. Liga-se significativamente às proteínas plasmáticas, principalmente albumina Ligeiramente distribuído nos tecidos, não atravessa a BHE e atua principalmente nos músculos esqueléticos Metabolismo hepático, principalmente via CYP3A4 Excreção: fezes (45% a 50%) e urina (25% de fármaco inalterado e metabólitos). Meia-vida: neonato (20 horas, crianças de 2 a 7 anos (10 horas), adultos (4 a 11 horas)	Pacientes com doença hepática ativa (hepatite ou cirrose)	Hepatotoxicidade em altas doses e fraqueza muscular	Pancitopenia com uso crônico Não é recomendado para uso a longo prazo	383,386,391
Orfenadrina		Atividade anticolinérgica e anti-histamínica nos receptores H1, além de propriedades antimuscarínicas e bloqueadoras de receptores NMDA	Dose inicial: 100 mg (VO) 2 vezes/dia Dose terapêutica: 100 mg 3 vezes/dia	Início da ação em 1 hora, com duração do efeito por 4 a 6 hora Fácil absorção VO Ligação às proteínas: 95% Ampla distribuição no organismo, inclusive no SNC e no tecido adiposo Acumula-se no tecido adiposo Metabolismo extensivamente hepático, principalmente via CYP3A4 e 2C19 Meia-vida: 14 a 16 hora Excreção: principalmente via urinária (8% fármaco inalterado)	Não é recomendado em pacientes com glaucoma; obstrução pilórica ou duodenal, úlcera péptica estenosante; hipertrofia prostática, obstrução do colo da bexiga; cardioespasmo (megaesôfago); miastenia *gravis*	Taquicardia, tontura, boca seca, náuseas e vômitos, visão turva, retenção urinária		383,386,392

(*Continua*)

Quadro 9 – Dados de indicação, mecanismo de ação, dosagem, farmacocinética, contraindicações, reações adversas e recomendações referentes aos principais relaxantes musculares utilizados na dor crônica (*Continuação*)

Medicamento	Indicações	Mecanismo de ação	Dose usual	Farmacocinética	Contraindicações	Reações adversas	Recomendações	Ref.
Diazepam	Usado para o tratamento da espasticidade em decorrência de lesão da medula espinhal, hemiplegia e esclerose múltipla Além de ser frequentemente prescrito a curto prazo para espasmos musculares associados à dor mecânica nas costas	Atua ligando-se aos receptores GABA A, amplificando a atividade GABAérgica, ao aumentar a condutância do cloreto, o que promove a inibição pré-sináptica na medula espinhal	5 mg (VO), 3 vezes/dia	Início da ação em 30 minutos e a duração do efeito é variável Boa absorção VO com biodisponibilidade > 90% Apesar da alta taxa de ligação às proteínas plasmáticas (98% a 99%), é amplamente distribuído nos tecidos e atravessar a BHE. Pode ficar acumulado no tecido adiposo Metabolismo hepático, principalmente via CYP3A4, 2C19. Além de glicuronidação Excreção urinária, principalmente na forma de metabólitos	Glaucoma de ângulo aberto não tratado; uso em bebês < 6 meses de idade, miastenia *gravis*, comprometimento respiratório grave, comprometimento hepático grave, síndrome da apneia do sono	Sedação, fadiga, ataxia, depressão respiratória, hipotensão, dependência	A cessação abrupta pode gerar sintomas de abstinência, incluindo convulsões	383,386,393
Tizanidina	Tratamento de espasticidade muscular resultante de distúrbios do SNC, como lesão da medula espinhal e acidente vascular cerebral	Inibe a liberação pré-sináptica de neurotransmissores excitatórios, diminuindo a excitabilidade dos neurônios α-adrenérgicos pós-sinápticos e reduzindo a contração anormal de grupos musculares opostos	2 a 8 mg (VO), 3 a 4 vezes/dia	Dose única (8 mg): efeito máximo: 1 a 2 horas com duração de 3 a 6 horas Biodisponibilidade: em torno de 40% (em decorrência do metabolismo de primeira passagem) Ligação a proteínas plasmáticas: em torno de 30% Extensivamente distribuído no organismo Metabolismo: extensivamente hepático, principalmente via CYP1A2 Excreção: urina (60%) e fezes (20%). Meia-vida: 2,5 horas	Pacientes com insuficiência renal. Contraindicado em uso com ciprofloxacino intravenoso em decorrência de inibição do citocromo P450. Uso concomitante a inibidores fortes do CYP1A2	Sonolência, boca seca, tontura, hipotensão, aumento do tônus	Efeitos aditivos com álcool e depressores do SNC, redução da depuração com anticoncepcionais orais	383,386,394

BHE: barreira hematoencefálica; CYP: citocromo P450; GABA: ácido gama-aminobutírico; IMAO: inibidor da monoamina oxidase; NMDA: N-metil-D-aspartato; SNC: sistema nervoso central; TGI: trato gastrointestinal; VD: volume de distribuição; VO: via oral.

Fonte: Desenvolvida pela autoria.

Interações medicamentosas[175]

Quando os relaxantes musculares são administrados concomitantemente a outros fármacos utilizados para o manejo da dor, podem potencializar o efeito terapêutico, mas também podem potencializar os efeitos adversos. Algumas interações entre as principais classes de medicamentos utilizados para o manejo da dor foram consultadas na base de dados *Drugbank interaction checker* e sintetizadas a seguir:

Por exemplo, quando os relaxantes musculares são administrados concomitantemente a opioides, podem ocasionar sedação excessiva do SNC, tontura e risco aumentado de depressão respiratória.

Quando administrados concomitantemente a gabapentinoides, pode ocorrer a potencialização da sedação e da tontura, aumentando o risco de quedas.

Já quando administrados concomitantemente a antidepressivos, pode haver um risco aumentado de síndrome serotoninérgica ou, ainda, um prolongamento do intervalo QT.

Geralmente, o uso concomitante de relaxantes musculares a AINEs é seguro, porém os AINEs podem mascarar dores musculares, propiciando o uso prolongado de relaxantes musculares, o que não é recomendado.

AGENTES TÓPICOS

O uso de substâncias aplicadas à pele para alívio da dor data de mais de mil anos. Entre elas, algumas são usadas até hoje, outras foram desconsideradas por seu efeito prejudicial, houve aquelas esquecidas com o decorrer do tempo e, atualmente, a preocupação é com moléculas que apresentam potencial risco cardiovascular e renal como os AINEs e opioides de uso oral. Vale destacar que a inibição da dor na pele interrompe o ciclo da dor e evita a exposição dos órgãos internos a grandes quantidades de compostos tóxicos. Diante disso, há uma busca por alternativas tópicas não sistêmicas que se enquadram na classe de medicamentos adjuvantes.[395,396]

Um exemplo de adjuvantes administrados por vias alternativas são os agentes tópicos, que consistem em medicamentos aplicados topicamente para proporcionar ação analgésica local ou nas imediações do sítio de aplicação. Sua ação está associada ao aumento da concentração de fármaco no tecido-alvo, reduzindo a absorção sistêmica e, consequentemente, minimizando os efeitos adversos, que são os maiores problemas da administração oral. Além do baixo potencial de absorção sistêmica, essa via de administração apresenta outras vantagens, como facilidade de uso, alta eficácia, segurança, boa adesão do paciente, ausência de necessidade de titulação de dose e caráter não invasivo. Evidências crescentes indicam que os agentes tópicos são eficazes e seguros no controle da dor, desempenhando um papel fundamental na analgesia multimodal.[67,397-399]

Os principais representantes dos agentes tópicos são os anestésicos locais, os analgésicos e AINEs. As formas farmacêuticas em que podem ser comercializados variam entre líquidos, géis, *sprays*, cremes, pomadas, adesivos e até emplastos.[67,400,401]

Os medicamentos tópicos podem ser usados como terapia de primeira escolha para o tratamento de dores nociceptivas ou neuropáticas bem-delimitadas, embora sejam mais frequentemente prescritos como complemento aos medicamentos sistêmicos.[67]

Mecanismo de ação

Os agentes tópicos atuam por meio da modulação das redes neurais nociceptivas presentes nas camadas superficiais da pele, promovendo o bloqueio ou a inibição da via da dor local ou periférica. Para exercer seus efeitos terapêuticos, essas substâncias precisam atravessar o estrato córneo (um obstáculo natural à penetração), que tem sido superado pelo desenvolvimento de intensificadores de permeação. Assim, esses compostos penetram na pele por difusão passiva e podem atingir nociceptores cutâneos, conduzindo o sinal doloroso por meio das fibras A delta e C não mielinizadas e são responsáveis pelo início do ciclo de dor.[397]

Quando há lesões periféricas, os queratinócitos (principais constituintes da camada mais externa da pele) e vasos sanguíneos da derme produzem um fator excitatório que é a sub P (um CGRP e PG) que se liga a receptores das fibras nociceptivas e promove a despolarização de canais dependentes de voltagem, caracterizando, assim, um dos principais alvos dos agentes tópicos.[397]

Entre os compostos amplamente utilizados nesse contexto, destacam-se os AINEs, anestésicos locais e capsaicina, cujas eficácias são respaldadas por extenso histórico clínico. O avanço das terapias tópicas tende a se intensificar com o desenvolvimento de novas formulações direcionadas a mecanismos específicos da dor e melhorias tecnológicas que otimizam a absorção cutânea dos medicamentos.[397]

Os AINEs tópicos agem bloqueando a formação de PGs, que são responsáveis pela indução de dor inflamatória periférica em articulações e ossos (regiões muito inervadas).[402]

Os anestésicos locais causam a perda de sensibilidade na área em que são aplicados por reduzir a excitação das terminações nervosas e inibir a condução dos nervos periféricos. A lidocaína é um exemplo de anestésico que age inibindo os canais de VGSC formados após uma lesão e, consequentemente, reduzindo a excitabilidade de neurônios sensoriais cutâneos, mas não ocorre bloqueio da condução nervosa aferente. A lidocaína também atua inibindo a liberação de mediadores da nocicepção pelos queratinócitos, que participam da sensibilização e despolarização das terminações nervosas sensoriais por meio de receptores purinérgicos (P2X) e da neurocinina NK1, ativada pela sub P.[397,400,402]

A capsaicina, um agonista seletivo de receptores vaniloides, ativa os receptores transitórios potencial do canal catiônico subfamília V membro TRPV1 quando aplicada topicamente, causando um influxo de sódio (Na+) e cálcio (Ca2+) e a despolarização das fibras nervosas nociceptivas, principalmente as fibras C amielínicas. Essa ativação promove a liberação da substância neurotransmissora P (neuropeptídeos vasoativos) nas terminações das fibras nervosas, resultando em irritação e eritema. Como consequência, ocorre uma redução reversível nos estoques de sub P, diminuindo a transmissão da dor para o SNC. Como efeito tardio, os nociceptores tornam-se menos sensíveis a estímulos, promovendo analgesia.[397,402,403]

DEMAIS INFORMAÇÕES

Informações pertinentes referentes aos principais agentes tópicos como indicações, forma farmacêutica comercializada, dosagem, farmacocinética, contraindicações, reações adversas e monitoramento e recomendações estão dispostas no Quadro 10.

LIMITAÇÕES DOS MEDICAMENTOS TÓPICOS[397]

Embora apresentem menor risco de efeitos adversos sistêmicos, os medicamentos tópicos ainda requerem precaução, especialmente em idosos por causa da alta prevalência de comprometimento renal e hepático. A falta de estudos sobre sua segurança nessa população limita seu uso. Além disso, alguns agentes não foram testados em pacientes com essas condições.

As principais desvantagens incluem:

- Necessidade de testes de segurança em larga escala.
- Restrição do uso em áreas com perda de integridade da pele para evitar toxicidade.
- Pungência de contrairritantes, como a capsaicina, reduzindo a adesão ao tratamento.
- Uso *off-label* exige precauções adicionais.
- Dificuldade na penetração da barreira cutânea para garantir uma dose terapêutica eficaz.

É essencial aprimorar os métodos de administração para aumentar a eficácia dos tratamentos tópicos.

CONSIDERAÇÕES FINAIS

O objetivo deste capítulo foi trazer as principais características farmacológicas para que os leitores tenham um bom entendimento sobre os fármacos e uma boa compreensão das interações medicamentosas a respeito dos principais medicamentos utilizados para o manejo da dor crônica e possam embasar suas escolhas.

Recomendamos que as interações medicamentosas sejam sempre consultadas, para cada paciente, de modo que o prescritor possa fazer a análise do risco-benefício e fortalecer a tomada de decisão.

Ainda, recomendamos um cuidado especial com pacientes de populações especiais, a saber: crianças, idosos, gestantes, cardiopatas, hepatopatas, nefropatas e queimados. Recomendação que se faz necessária já que os parâmetros farmacocinéticos podem estar alterados nessas populações, interferindo diretamente no tratamento farmacológico. As populações especiais serão abordadas em outros capítulos.

Quadro 10 – Dados de indicação, forma farmacêutica, dosagem, farmacocinética, contraindicações, reações adversas e monitoramento e recomendações referentes aos principais agentes tópicos utilizados na dor crônica

Medicamento	Indicações	Forma farmacêutica	Dose usual	Farmacocinética	Contraindicações	Reações adversas	Monitoramento e recomendações ao paciente	Ref.
AINEs	Dores musculoesquelética; dor em tecidos moles; doenças reumáticas; várias condições dolorosas: cirurgia oftálmica, lesões de mucosa, úlceras de pele, canulação venosa	Gel, *spray*, creme ou adesivo	Diclofenaco: 2 a 4 g (1 ou 2 adesivos) por 2 ou 3 vezes/dia	Absorção sistêmica total de 3% a 5% da administração oral Toxicidade sistêmica é rara C (máx.) no tecido de 6,8 vezes > que a via oral	História de hipersensibilidade a AINEs, feridas abertas	Erupção cutânea, prurido, irritação, sintomas gastrointestinais	Monitore as reações cutâneas locais; avaliar os efeitos sistêmicos se usado extensivamente	397,401
Lidocaína	Dor neuropática periférica; Dor central induzida por compressão da medula espinhal (tumor metastático no espaço subaracnóideo); neuralgia pós-herpética; neuropatia diabética dolorosa	Adesivo a 5% Gel a 2% Sistema de formação de filme Creme de lidocaína e prilocaína (1:1)	1 adesivo/dia em local dolorido e deixar agir por 12 horas Dose única de 30 g a 50 g	Ligação de proteína: dependente da concentração do fármaco; fração ligada diminui com o aumento da concentração. De 1 a 4 mcg/mL, 60% a 80% ligados à glicoproteína ácida alfa Metabolismo 90% no fígado via CYP1A2 e CYP3A4 Os metabólitos ativos monoetilglicinexilidida (MEGX) e glicinexilidida (GX) podem se acumular e causar toxicidade no SNC Excreção renal (> 80% de metabólitos e < 10% inalterado); meia-vida de 1,6 horas; início de ação em 3 a 5 minutos	Hipersensibilidade grave, feridas abertas	Mais frequente é a irritação local da pele; vermelhidão, sensação de queimação	Lactantes não devem aplicar em partes do corpo com contato direto com bebês (mama, mamilos etc); Monitorar os sinais de toxicidade sistêmica (p. ex., tonturas, tremores); Evitar a aplicação na pele lesionada Creme de lidocaína e prilocaína: é necessário monitorar a função do sistema circulatório, as concentrações de lidocaína, prilocaína e de metemoglobina	397,400,402,404
Capsaicina	Polineuropatia diabética dolorosa; dor crônica no pescoço; neuropatia periférica ao HIV; neuropatia crônica pós-traumática e pós operatória; osteoartrite	Adesivo a 8% Formulações de baixa concentração são apresentadas em formas de adesivos, cremes, pomadas e loções (0,025% 0,375%)	Aplicar de 3 a 4 vezes/dia	Meia-vida na pele é de 24 horas	Hipersensibilidade, pele lesionada ou irritada	Sensação de queimação, eritema, coceira e edema	Monitorar a irritação excessiva da pele; Interromper se ocorrer irritação grave	397,401,402

AINES: anti-inflamatórios não esteroides; C (máx.): concentração máxima; HIV: vírus da imunodeficiência humana; SNC: sistema nervoso central; CYP: citocromo P450.

Fonte: Desenvolvido pela autoria.

Referências

1. Raja SN, Carr DB, Cohen M, Finnerup NB, Flor H, Gibson S, et al. The revised international association for the study of pain definition of pain: concepts, challenges, and compromises. Pain. Lippincott Williams and Wilkins; 2020;161:1976-82.
2. Cohen SP, Vase L, Hooten WM. Chronic pain: an update on burden, best practices, and new advances. The Lancet. 2021;397(10289):2082-97.
3. Mills SEE, Nicolson KP, Smith BH. Chronic pain: a review of its epidemiology and associated factors in population-based studies. Br J Anaesth. 2019;123(2):e273-83.
4. World health organization. traitement de la douleur cancéreuse; 1987. [2025 Mar. 14]. [2025 Mar. 14]. Disponível em: https://iris.who.int/handle/10665/41712.
5. Ventafridda V, Tamburini M, Caraceni A, de Conno F, Naldi F. A validation study of the who method for cancer pain relief. Cancer. 1987;59:850-6.
6. Vargas-Schaffer G. Commentary Is the WHO analgesic ladder still valid? Canadian Family Physician. Le Médecin de famille canadien. 2010;56. [2025 Mar. 14]. [2025 Mar. 14]. Disponível em: www.cfp.ca.
7. Yang J, Bauer BA, Wahner-Roedler DL, Chon TY, Xiao L. The modified WHO analgesic ladder: is it appropriate for chronic non-cancer pain? J Pain Res. 2020;:411-7.
8. Manchikanti L, Kaye AM, Knezevic NN, McAnally H, Slavin K V, Trescot AM, et al. Responsible, safe, and effective prescription of opioids for chronic non-cancer pain: american society of interventional pain physicians (ASIPP) Guidelines. Pain Physician. 2017;20:S3-92. [2025 Mar. 14]. [2025 Mar. 14]. Disponível em: https://www.painphysicianjournal.com/linkout?issn=&vol=20&page=S3.
9. Tauben D, Stacey BR. Approach to the management of chronic non-cancer pain in adults; 2025. [2025 Mar. 14]. [2025 Mar. 14]. Disponível em: www.uptodate.com.
10. U.S. Department of Health and Human Services. Executive summary best practices pain management best practices inter-agency task force report. 2019. [2025 Mar. 14]. [2025 Mar. 14]. Disponível em: https://www.hhs.gov/sites/default/files/pmtf-final-report-2019-05-23.pdf.
11. Rainsford KD. Anti-Inflammatory Drugs in the 21. ed. Century. Subcell Biochem. 2007;42:3-27.
12. Jóźwiak-Bebenista M, Nowak JZ. Paracetamol: mechanism of action, applications and safety concern. Acta Pol Pharm. 2014;71(1):11-23.
13. Vane JR. Inhibition of prostaglandin synthesis as a mechanism of action for aspirin-like drugs. Nat New Biol. 1971;231:232-5.
14. Smith WL, Langenbach R. Why there are two cyclooxygenase isozymes. Journal of Clinical Investigation. 2001;107(12):1491-5.
15. Needleman P, Isakson PC. The discovery and function of COX-2. J Rheumatol Suppl. 1997;49:6-8.
16. Hoffmann C. COX-2 in Brain and Spinal Cord - Implications for therapeutic use. Curr Med Chem. 2000;7(11):1113-20.
17. Chandrasekharan NV, Dai H, Roos KLT, Evanson NK, Tomsik J, Elton TS, et al. COX-3, a cyclooxygenase-1 variant inhibited by acetaminophen and other analgesic/antipyretic drugs: Cloning, structure, and expression. Proceedings of the National Academy of Sciences. 2002;99(21):13926-31.
18. Brasil Ministério da Saúde. Portaria Conjunta SAES/SAPS/SECTICS/MS nº 1, de 22 de agosto de 2024. 2024. Protocolo Clínico e Diretrizes Terapêuticas da Dor Crônica. [2025 Mar. 14]. [2025 Mar. 14]. Disponível em: https://www.gov.br/conitec/pt-br/midias/protocolos/dorcronica-1.pdf.
19. Brune K, Renner B, Tiegs G. Acetaminophen/paracetamol: a history of errors, failures and false decisions. European Journal of Pain. 2015;19(7):953-65.
20. Hanel AM, Lands WEM. Modification of anti-inflammatory drug effectiveness by ambient lipid peroxides. Biochem Pharmacol. 1982;31(20):3307-11.
21. Graham GG, Scott KF. Mechanism of action of paracetamol. Am J Ther. 2005;12(1):46-55.
22. Ohashi N, Kohno T. Analgesic effect of acetaminophen: a review of known and novel mechanisms of action. Front Pharmacol. 2020;11(580289).
23. Dogrul A, Seyrek M, Akgul EO, Cayci T, Kahraman S, Bolay H. Systemic paracetamol-induced analgesic and antihyperalgesic effects through activation of descending serotonergic pathways involving spinal 5-HT7 receptors. Eur J Pharmacol. 2012;677(1-3):93-101.
24. Bertolini A, Ferrari A, Ottani A, Guerzoni S, Tacchi R, Leone S. Paracetamol: new vistas of an old drug. CNS Drug Rev. 2006;12(3-4):250-75.
25. Potter WZ, Davis DC, Mitchell JR, Jollow DJ, Gillette JR, Brodie BB. Acetaminophen-induced hepatic necrosis. III. Cytochrome P-450-Mediated covalent binding in vitro. J Pharmacol Exp Ther. 1973;187(1):203-10.

26. Benson GD, Koff RS, Tolman KG. The therapeutic use of acetaminophen in patients with liver disease. Am J Ther. 2005;12(2):133-41.
27. International Agency for Research on Cancer. IARC working group on the evaluation of carcinogenic risks to humans. Pharmaceutical Drugs: Paracetamol (acetaminophen). Lyon (FR); 1990;50. [2025 Mar. 14]. [2025 Mar. 14]. Disponível em: https://www.ncbi.nlm.nih.gov/books/NBK526213/.
28. Shiffman S, Battista DR, Kelly JP, Malone MK, Weinstein RB, Kaufman DW. Prevalence of exceeding maximum daily dose of paracetamol, and seasonal variations in cold-flu season. Br J Clin Pharmacol. 2018;84(6):1250-7.
29. Chidiac AS, Buckley NA, Noghrehchi F, Cairns R. Paracetamol (acetaminophen) overdose and hepatotoxicity: mechanism, treatment, prevention measures, and estimates of burden of disease. Expert Opin Drug Metab Toxicol. 2023;19(5):297-317.
30. Ershad M, Naji A, Patel P, et al. StatPearls; N--Acetylcysteine; 2025. [2025 Mar. 14]. [2025 Mar. 14]. Disponível em: https://www.ncbi.nlm.nih.gov/books/NBK537183/
31. McNeil Consumer and specialty pharmaceuticals. Guidelines for the Management of acetaminophen overdose. [2025 Mar. 14]. [2025 Mar. 14]. Disponível em: https://www.tylenolprofessional.com/sites/tylenol_hcp_us/files/acetaminphen_overdose_treatment_info.pdf.
32. Ding GKA, Buckley NA. Evidence and consequences of spectrum bias in studies of criteria for liver transplant in paracetamol hepatotoxicity. QJM. 2008;101(9):723-9.
33. Brogden RN. Pyrazolone derivatives. Drugs. 1986;32(4):60-70.
34. Jasiecka A, Maślanka T, Jaroszewski JJ. Pharmacological characteristics of metamizole. Pol J Vet Sci. 2014;17(1):207-14.
35. Lutz M. Metamizole (Dipyrone) and the Liver: a review of the literature. The Journal of Clinical Pharmacology. 2019;59(11):1433-42.
36. Knappmann AL, Melo EB de. Qualidade de medicamentos isentos de prescrição: um estudo com marcas de dipirona comercializadas em uma drogaria de Cascavel (PR, Brasil). Cien Saude Colet. 2010;15(3):3467-76.
37. Malvar D do C, Soares DM, Fabrício AS, Kanashiro A, Machado RR, Figueiredo MJ, et al. The antipyretic effect of dipyrone is unrelated to inhibition of PGE2 synthesis in the hypothalamus. Br J Pharmacol. 2011;162(6):1401-9.
38. Crunfli F, Vilela FC, Giusti-Paiva A. Cannabinoid CB1 receptors mediate the effects of dipyrone. Clin Exp Pharmacol Physiol. 2015;42(3):246-55.
39. Gomes FIF, Cunha FQ, Cunha TM. Peripheral nitric oxide signaling directly blocks inflammatory pain. Biochem Pharmacol. 2020;176:113862.
40. Fux D, Metzner M, Brandl J, Feist M, Behrendt-Wippermann M, von Thaden A, et al. Pharmacokinetics of metamizole (dipyrone) as an add-on in calves undergoing umbilical surgery. PLoS One. 2022;17(3):e0265305.
41. Maciá-Martínez MÁ, Castillo-Cano B, García--Poza P, Martín-Merino E. Risk of agranulocytosis with metamizole in comparison with alternative medications based on health records in Spain. Eur J Clin Pharmacol. 2024;80(10):1503-14.
42. Kötter T, da Costa BR, Fässler M, Blozik E, Linde K, Jüni P, et al. Metamizole-associated adverse events: a systematic review and meta--analysis. PLoS One. 2015;10(4):e0122918.
43. Eleutério OHP, Veronezi RN, Martinez-Sobalvarro JV, Marrafon DAF de O, Eleutério LP, Rascado RR, et al. Safety of metamizole (dipyrone) for the treatment of mild to moderate pain—an overview of systematic reviews. Naunyn Schmiedebergs Arch Pharmacol. 2024;397(11):8515-25.
44. Bacchi S, Palumbo P, Sponta A, Coppolino MF. Clinical pharmacology of non-steroidal anti-inflammatory drugs: a review. antiinflamm antiallergy agents med chem. 2012;11(1):52-64.
45. Otterness IG, Merluzzi V, Adams J. The discovery of drugs to treat arthritis. a historical view. The search for antiinflammatory drugs. Boston: Birkhäuser; 1995:1-26. [2025 Mar. 14]. [2025 Mar. 14]. Disponível em: https://link.springer.com/chapter/10.1007/978-1-4615-9846-6_1.
46. Flower RJ. Drugs which inhibit prostaglandin biosynthesis. Pharmaco.l Rev. 1974;26:33-67.
47. Morris T, Stables M, Hobbs A, de Souza P, Colville-Nash P, Warner T, et al. Effects of low--dose aspirin on acute inflammatory responses in humans. the journal of immunology. 2009;183(3):2089-96.
48. Ghlichloo I, Gerriets V. Nonsteroidal Anti-Inflammatory Drugs (NSAIDs). Em: StatPearls. Treasure Island (FL): StatPearls Publishing; 2025. [2025 Mar. 14]. [2025 Mar. 14]. Disponível em: https://www.ncbi.nlm.nih.gov/books/NBK547742/.
49. Rezabakhsh A, Mahmoodpoor A, Soleimanpour H. Historical perspective of aspirin: a journey from discovery to clinical practice Ancient and modern history. J Cardiovasc Thorac Res. 2021;13(2):179-80.
50. Vane JR, Botting RM. Mechanism of action of aspirin-like drugs. Semin Arthritis Rheum. 1997;26:2-10.

51. Roth GJ, Majerus PW. The mechanism of the effect of aspirin on human platelets. I. Acetylation of a particulate fraction protein. Journal of Clinical Investigation. 1975;56(3):624-32.
52. FitzGerald GA, Oates JA, Hawiger J, Maas RL, Roberts LJ, Lawson JA, et al. Endogenous biosynthesis of prostacyclin and thromboxane and platelet function during chronic administration of aspirin in man. Journal of Clinical Investigation. 1983;71(3):676-88.
53. Jaffe EA, Weksler BB. Recovery of endothelial cell prostacyclin production after inhibition by low doses of aspirin. Journal of Clinical Investigation. 1979;63(3):532-5.
54. Patrono C, García Rodríguez LA, Landolfi R, Baigent C. Low-Dose aspirin for the prevention of atherothrombosis. New England Journal of Medicine. 2005;353(22):2373-83.
55. Needs CJ, Brooks PM. Clinical Pharmacokinetics of the Salicylates. Clin Pharmacokinet. 1985;10(2):164-77.
56. Szczeklik A, Stevenson DD. Aspirin-induced asthma: advances in pathogenesis and managemen. Journal of Allergy and Clinical Immunology. 1999;104(1):5-13.
57. Chapman J, Arnold JK. Reye syndrome. Em: StatPearls. Treasure island (FL): StatPearls Publishing; 2023. [2025 Mar. 14]. [2025 Mar. 14]. Disponível em: https://www.ncbi.nlm.nih.gov/books/NBK526101/.
58. Schrör K. Aspirin and reye syndrome. Pediatric Drugs. 2007;9(3):195-204.
59. Jahnavi K, Pavani Reddy P, Vasudha B, Narender B. Non-steroidal anti-inflammatory drugs: an overview. Journal of Drug Delivery and Therapeutics. 2019;9(1-s):442-8.
60. Rainsford KD. Ibuprofen: pharmacology, efficacy and safety. Inflammopharmacology. 2009;17(6):275-342.
61. Zarghi A, Arfaei S. Selective COX-2 Inhibitors: A review of their structure-activity relationships. Iran J Pharm Res. 2011;10(4):655-83.
62. Moore PA, Hersh EV. Celecoxib and rofecoxib. The Journal of the American Dental Association. 2001;132(4):451-6.
63. Walker C. Are all oral COX-2 selective inhibitors the same? A Consideration of Celecoxib, Etoricoxib, and Diclofenac. Int J Rheumatol. 2018;2018:1-12.
64. Walker C. Erratum to are all oral COX-2 selective inhibitors the same? a consideration of celecoxib, Etoricoxib, and Diclofenac. Int J Rheumatol. 2019;2019:1-1.
65. Timpe Behnen E. Ask the expert: which NSAIDs are most selective for COX-1 and COX-2? Pract Pain Manag. 2013;13(7).
66. Stiller C, Hjemdahl P. Lessons from 20 years with COX-2 inhibitors: Importance of dose–response considerations and fair play in comparative trials. J Intern Med. 2022;292(4):557-74.
67. Tauben D, Stacey BR. Overview of pharmacologic management of chronic pain in adults; 2025. [2025 Mar. 14]. [2025 Mar. 14]. Disponível em: www.uptodate.com.
68. UptoDate. Nimesulide: International drug information (concise). 2025. [2025 Mar. 14]. [2025 Mar. 14]. Disponível em: https://www.uptodate.com/contents/nimesulide-international-drug-information-concise.
69. Rømsing J, Møiniche S. A systematic review of COX-2 inhibitors compared with traditional NSAIDs, or different COX-2 inhibitors for post-operative pain. Acta Anaesthesiol Scand. 2004;48(5):525-46.
70. Bindu S, Mazumder S, Bandyopadhyay U. Non-steroidal anti-inflammatory drugs (NSAIDs) and organ damage: a current perspective. Biochem Pharmacol. 2020;180:114147.
71. DrugBank. Paracetamol. [2025 Mar. 14]. [2025 Mar. 14]. Disponível em: https://go.drugbank.com/drugs/DB00316.
72. DrugBank. Dipirona. [2025 Mar. 14]. [2025 Mar. 14]. Disponível em: https://go.drugbank.com/drugs/DB04817.
73. DrugBank. Diclofenaco. [2025 Mar. 14]. Disponível em: https://go.drugbank.com/drugs/DB00586.
74. DrugBank. Etodolaco. [2025 Mar. 14]. Disponível em: https://go.drugbank.com/drugs/DB00749.
75. DrugBank. Indometacina. [2025 Mar. 14]. Disponível em: https://go.drugbank.com/drugs/DB00328.
76. DrugBank. Sulindaco. [2025 Mar. 14]. Disponível em: https://go.drugbank.com/drugs/DB00605.
77. DrugBank. Ácido Mefenâmico. [2025 Mar. 14]. Disponível em: https://go.drugbank.com/drugs/DB00784.
78. DrugBank. Nabumetona. [2025 Mar. 14]. Disponível em: https://go.drugbank.com/drugs/DB00461.
79. DrugBank. Meloxicam. [2025 Mar. 14]. Disponível em: https://go.drugbank.com/drugs/DB00814.
80. DrugBank. Tenoxicam. [2025 Mar. 14]. Disponível em: https://go.drugbank.com/drugs/DB00469.
81. DrugBank. Piroxicam. [2025 Mar. 14]. Disponível em: https://go.drugbank.com/drugs/DB00554.

82. DrugBank. Fenoprofeno. [2025 Mar. 14]. Disponível em: https://go.drugbank.com/drugs/DB00573.
83. DrugBank. Ibuprofeno. [2025 Mar. 14]. Disponível em: https://go.drugbank.com/drugs/DB01050.
84. DrugBank. Cetoprofeno. [2025 Mar. 14]. Disponível em: https://go.drugbank.com/drugs/DB01009.
85. Drugbank. Naproxeno. [2025 Mar. 14]. Disponível em: https://go.drugbank.com/drugs/DB00788.
86. DrugBank. Ácido Acetilsalicílico. [2025 Mar. 14]. Disponível em: https://go.drugbank.com/drugs/DB00945.
87. DrugBank. Diflunisal. [2025 Mar. 14]. Disponível em: https://go.drugbank.com/drugs/DB00861.
88. DrugBank. Nimesulida. [2025 Mar. 14]. Disponível em: https://go.drugbank.com/drugs/DB04743.
89. DrugBank. Celecoxibe. [2025 Mar. 14]. Disponível em: https://go.drugbank.com/drugs/DB00482.
90. DrugBank. Etoricoxibe. [2025 Mar. 14]. Disponível em: https://go.drugbank.com/drugs/DB01628.
91. Imam KH, Woessner KM. Nonsteroidal anti--inflammatory drug-exacerbated respiratory disease: diagnosis and current management. Pol Arch Intern Med; 2023.
92. Szczeklik A, Nizankowska E. Clinical features and diagnosis of aspirin induced asthma. Thorax. 2000;55(90002):42S-44.
93. Badimon L, Vilahur G, Rocca B, Patrono C. The key contribution of platelet and vascular arachidonic acid metabolism to the pathophysiology of atherothrombosis. Cardiovasc Res. 2021;117(9):2001-15.
94. Schjerning AM, McGettigan P, Gislason G. Cardiovascular effects and safety of (non-aspirin) NSAIDs. Nat Rev Cardiol. 2020;17(9):574-84.
95. Brater DC. Renal effects of cyclooxygyenase-2-selective inhibitors. J Pain Symptom Manage. 2002;23(4):S15-20.
96. van Dorst DCH, Mirabito Colafella KM, van Veghel R, Garrelds IM, de Vries R, Mathijssen RHJ, et al. Cyclooxygenase-2 inhibition prevents renal toxicity but not hypertension during sunitinib treatment. Eur J Pharmacol. 2024;962:176199.
97. Guo Y, Wu B, Chen Q, Min S. Parecoxib ameliorates renal toxicity and injury in sepsis-induced mouse model and LPS-induced HK-2 cells. Drug Dev Res; 2021.
98. Fuller PJ, Lim-Tio SS, Brennan FE. Specificity in mineralocorticoid versus glucocorticoid action. Kidney Int. 2000;57(4):1256-64.
99. Barnes PJ. Glucocorticoids. Chem Immunol Allergy. 2014;311-6.
100. Liyanarachchi K, Ross R, Debono M. Human studies on hypothalamo-pituitary-adrenal (HPA) axis. Best Pract Res Clin Endocrinol Metab. 2017;31(5):459-73.
101. Bridgham JT, Carroll SM, Thornton JW. Evolution of hormone-receptor complexity by molecular exploitation. Science (1979). 2006;312(5770):97-101.
102. Baker ME. Steroid receptors and vertebrate evolution. Mol Cell Endocrinol. 2019;496:110526.
103. Chung S, Son GH, Kim K. Circadian rhythm of adrenal glucocorticoid: Its regulation and clinical implications. Biochimica et Biophysica Acta (BBA) - Molecular Basis of Disease. 2011;1812(5):581-91.
104. Kuo T, McQueen A, Chen TC, Wang JC. Regulation of glucose homeostasis by glucocorticoids. Adv Exp Med Biol. 2015;99-126.
105. Ottosson M, Lönnroth P, Björntorp P, Edén S. Effects of cortisol and growth hormone on lipolysis in human adipose tissue 1. J Clin Endocrinol Metab. 2000;85(2):799-803.
106. Russell G, Lightman S. The human stress response. Nat Rev Endocrinol. 2019;15(9):525-34.
107. Barnes PJ. Anti-inflammatory actions of glucocorticoids: molecular mechanisms. Clin Sci. 1998;94(6):557-72.
108. Bledsoe RK, Montana VG, Stanley TB, Delves CJ, Apolito CJ, McKee DD, et al. Crystal structure of the glucocorticoid receptor ligand binding domain reveals a novel mode of receptor dimerization and coactivator recognition. Cell. 2002;110(1):93-105. v
109. Glass CK, Saijo K. Nuclear receptor transrepression pathways that regulate inflammation in macrophages and T cells. Nat Rev Immunol. 2010;10(5):365-76.
110. Czock D, Keller F, Rasche FM, H??ussler U. Pharmacokinetics and Pharmacodynamics of Systemically Administered Glucocorticoids. Clin Pharmacokinet. 2005;44(1):61-98.
111. Schacke H. Mechanisms involved in the side effects of glucocorticoids. Pharmacol Ther. 2002;96(1):23-43.
112. Saag KG, Koehnke R, Caldwell JR, Brasington R, Burmeister LF, Zimmerman B, et al. Low dose long-term corticosteroid therapy in rheumatoid arthritis: An analysis of serious adverse events. Am J Med. 1994;96(2):115-23.
113. Yasir M, Goyal A, Sonthalia S. Corticosteroid adverse effects. Em: StatPearls. Treasure Island (FL): StatPearls Publishing; 2025. [2025 Mar. 14]. Disponível em: https://www.ncbi.nlm.nih.gov/books/NBK531462/.

114. Lacroix A, Feelders RA, Stratakis CA, Nieman LK. Cushing's syndrome. The Lancet. 2015;386(9996):913-27.
115. Hoes JN, van der Goes MC, van Raalte DH, van der Zijl NJ, den Uyl D, Lems WF, et al. Glucose tolerance, insulin sensitivity and β-cell function in patients with rheumatoid arthritis treated with or without low-to-medium dose glucocorticoids. Ann Rheum Dis. 2011;70(11):1887-94.
116. Burt MG, Johannsson G, Umpleby AM, Chisholm DJ, Ho KKY. Impact of Acute and Chronic Low-Dose Glucocorticoids on Protein Metabolism. J Clin Endocrinol Metab. 2007;92(10):3923-9.
117. Mitra R. Adverse effects of corticosteroids on bone metabolism: a review. PM&R. 2011;3(5):466-71.
118. Caplan A, Fett N, Rosenbach M, Werth VP, Micheletti RG. Prevention and management of glucocorticoid-induced side effects: a comprehensive review. J Am Acad Dermatol. 2017;76(1):11-6.
119. Yorio T, Patel GC, Clark AF. Glucocorticoid--induced ocular hypertension: origins and new approaches to minimize. Expert Rev Ophthalmol. 2020;15(3):145-57.
120. Moghadam-Kia S, Werth VP. Prevention and treatment of systemic glucocorticoid side effects. Int J Dermatol. 2010;49(3):239-48.
121. Minson FP, Assis FD, Vanetti TK, Sardá Junior J, Mateus WP, Del Giglio A. Procedimentos intervencionistas para o manejo da dor no câncer. Einstein (São Paulo). 2012;10(3):292-5.
122. Guerra ÉD, Souza Júnior JGC, Santana e Silva JP, Lima CT, Andrade LVB, Silva AP, et al. Principais medicações utilizadas em cuidados paliativos – Revisão de literatura. Brazilian Journal of Development. 2019;5(11):26862-262876.
123. Zöllner C, Stein C. Opioids. Handb Exp Pharmacol. 2007;177:31-63.
124. Martin WR. Pharmacology of opioids. Pharmacol Rev . 1983;35(4):283-323.
125. Duarte DF. Uma breve história do ópio e dos opióides. Rev Bras Anestesiol. 2005;55(1).
126. Wicks C, Hudlicky T, Rinner U. Morphine alkaloids: History, biology, and synthesis. Alkaloids Chem Biol. 2021;86:145-342.
127. Toubia T, Khalife T. The endogenous opioid system: role and dysfunction caused by opioid therapy. Clin Obstet Gynecol. 2019;62(1):3-10.
128. Remesic M, Sun Lee YJ, Hruby V. Cyclic opioid peptides. Curr Med Chem. 2016;23(13):1288-303.
129. Hughes J, Smith TW, Kosterlitz HW, Fothergill LA, Morgan BA, Morris HR. Identification of two related pentapeptides from the brain with potent opiate agonist activity. Nature. 1975;258(5536):577-9.
130. Che T, Roth BL. Molecular basis of opioid receptor signaling. Cell. 2023;186(24):5203-19.
131. Stein C. Opioid Receptors. Annu Rev Med. 2016;67(1):433-51.
132. Rullo L, Morosini C, Lacorte A, Cristani M, Coluzzi F, Candeletti S, et al. Opioid system and related ligands: from the past to future perspectives. Journal of Anesthesia, Analgesia and Critical Care. 2024;4(1):70.
133. Smith HS. Opioid metabolism. Mayo Clin Proc. 2009;84(7):613-24.
134. Senese NB, Kandasamy R, Kochan KE, Traynor JR. Regulator of G-Protein signaling (RGS) protein modulation of opioid receptor signaling as a potential target for pain management. Front Mol Neurosci. 2020;13.
135. Han MH, Renthal W, Ring RH, Rahman Z, Psifogeorgou K, Howland D, et al. Brain region specific actions of regulator of g protein signaling 4 oppose morphine reward and dependence but promote analgesia. Biol Psychiatry. 2010;67(8):761-9.
136. Trescot AM, Datta S, Lee M, Hansen H. Opioid pharmacology. Pain Physician. 2008;11(2):S133-53.
137. Pattinson KTS. Opioids and the control of respiration. Br J Anaesth. 2008;100(6):747-58.
138. Bachmutsky I, Wei XP, Kish E, Yackle K. Opioids depress breathing through two small brainstem sites. Elife. 2020;9.
139. Müller-Lissner S, Bassotti G, Coffin B, Drewes AM, Breivik H, Eisenberg E, et al. Opioid-induced constipation and bowel dysfunction: a clinical guideline. pain medicine. 2016;1837-63.
140. Inturrisi CE. Clinical pharmacology of opioids for pain. Clin J Pain. 2002;18(1):S3-13.
141. Baldo BA. Toxicities of opioid analgesics: respiratory depression, histamine release, hemodynamic changes, hypersensitivity, serotonin toxicity. Arch Toxicol. 2021;95(8):2627-42.
142. Pathan H, Williams J. Basic opioid pharmacology: an update. Br J Pain. 2012;6(1):11-6.
143. Overholser BR, Foster DR. Opioid pharmacokinetic drug-drug interactions. Am J Manag Care. 2011;17(11):S276-87.
144. DrugBank. Morfina. [2025 Mar. 14]. Disponível em: https://go.drugbank.com/drugs/DB00295.
145. DrugBank. Oxicodona. [2025 Mar. 14]. Disponível em: https://go.drugbank.com/drugs/DB00497.
146. DrugBank. Fentanil. [2025 Mar. 14]. Disponível em: https://go.drugbank.com/drugs/DB00813.

147. Yee LY, Lopez JR. Transdermal fentanyl. Annals of Pharmacotherapy. 1992;26(11):1393-9.
148. Drugbank. Remifentanil. [2025 Mar. 14]. Disponível em: https://go.drugbank.com/drugs/DB00899.
149. Drugbank. Sufentanil. [2025 Mar. 14]. Disponível em: https://go.drugbank.com/drugs/DB00708.
150. Drugbank. Tramadol. [2025 Mar. 14]. Disponível em: https://go.drugbank.com/drugs/DB00193.
151. Drugbank. Metadona. [2025 Mar. 14]. Disponível em: https://go.drugbank.com/drugs/DB00333.
152. Drugbank. Codeína. [2025 Mar. 14]. Disponível em: https://go.drugbank.com/drugs/DB00318.
153. DrugBank. Nalbufina. [2025 Mar. 14]. Disponível em: https://go.drugbank.com/drugs/DB00844.
154. Tymko VG, Tsapko GV, Kovalova KV, Mashchenko SV, Oliinykov DS, Kuznetsov IE. Comparative pharmacokinetics of nalbuphine nasal spray and solution for injection in healthy volunteers. Br J Clin Pharmacol. 2023;89(11):3311-23.
155. Gao X nan, Nie X yang, Gao J lin, Heng T fang, Zhang Y qi, Hua L, et al. Pharmacokinetic study of nalbuphine in surgical patients undergoing general anesthesia with varying degrees of liver dysfunction. Drug Des Devel Ther. 2022:2383-93.
156. DrugBank. Pentazocina. [2025 Mar. 14]. Disponível em: https://go.drugbank.com/drugs/DB00652.
157. Omori T, Aoyama T, Miyamoto A, Matsumoto Y. Pharmacokinetic/pharmacodynamic modeling and simulation of the analgesic effects of pentazocine using perioperative Real-World Data. Biol Pharm Bull. 2022;45(12):b22-00398.
158. DrugBank. Butorfanol. [2025 Mar. 14]. Disponível em: https://go.drugbank.com/drugs/DB00611.
159. DrugBank. Buprenorfina. [2025 Mar. 14]. Disponível em: https://go.drugbank.com/drugs/DB00921.
160. DrugBank. Naloxona. [2025 Mar. 14]. Disponível em: https://go.drugbank.com/drugs/DB01183.
161. DrugBank. Naltrexona. [2025 Mar. 14]. Disponível em: https://go.drugbank.com/drugs/DB00704.
162. National institute of diabetes and digestive and kidney diseases. Opioids, Opioid Antagonists. Em: LiverTox: Clinical and Research Information on Drug-Induced Liver Injury. Bethesda (MD): National Institute of Diabetes and Digestive and Kidney Diseases; 2012. [2025 Mar. 14]. Disponível em: https://www.ncbi.nlm.nih.gov/books/NBK547852/.
163. Knotkova H, Pappagallo M. Adjuvant analgesics. Medical Clinics of North America. 2007;91(1):113-24.
164. Leppik IE, Kelly KM, deToledo-Morrell L, Patrylo PR, DeLorenzo RJ, Mathern GW, et al. Basic research in epilepsy and aging. Epilepsy Res. 2006;68:21-37.
165. Alorfi NM. Pharmacological methods of pain management: narrative review of medication used. int j gen med. 2023;16:3247-56.
166. Dickenson AH, Matthews EA, Suzuki R. Neurobiology of neuropathic pain: mode of action of anticonvulsants. European Journal of Pain. 2002;6(SA):51-60.
167. Perucca P, Scheffer IE, Kiley M. The management of epilepsy in children and adults. Medical Journal of Australia. 2018;208(5):226-33.
168. Jensen TS. Anticonvulsants in neuropathic pain: rationale and clinical evidence. European Journal of Pain. 2002;6(SA):61-8.
169. Bialer M. Why are antiepileptic drugs used for nonepileptic conditions? Epilepsia. 2012;53(s7):26-33.
170. Chen J, Li L, Chen SR, Chen H, Xie JD, Sirrieh RE, et al. The α2δ-1-NMDA Receptor complex is critically involved in neuropathic pain development and gabapentin therapeutic actions. Cell Rep. 2018;22(9):2307-21.
171. Wiffen PJ, Derry S, Bell RF, Rice AS, Tölle TR, Phillips T, et al. Gabapentin for chronic neuropathic pain in adults. Cochrane Database of Systematic Reviews. 2017;2020(2).
172. Russo M, Graham B, Santarelli DM. Gabapentin—Friend or foe? Pain Practice. 2023;23(1):63-9.
173. DrugBank. Gabapentin. [2025 Mar. 14]. Disponível em: https://go.drugbank.com/drugs/DB00996.
174. Meaadi J, Obara I, Eldabe S, Nazar H. The safety and efficacy of gabapentinoids in the management of neuropathic pain: a systematic review with meta-analysis of randomised controlled trials. Int J Clin Pharm. 2023;45(3):556-65.
175. DrugBank. Drug Interaction Checker. [2025 Mar. 14]. Disponível em: https://go.drugbank.com/drug-interaction-checker.
176. Derry S, Bell RF, Straube S, Wiffen PJ, Aldington D, Moore RA. Pregabalin for neuropathic pain in adults. Cochrane Database of Systematic Reviews. 2019;2019(5).

177. Brawek B, Löffler M, Weyerbrock A, Feuerstein TJ. Effects of gabapentin and pregabalin on K+-evoked 3H-GABA and 3H-glutamate release from human neocortical synaptosomes. Naunyn Schmiedebergs Arch Pharmacol. 2009;379(4):361-9.
178. Lanneau C, Green A, Hirst WD, Wise A, Brown JT, Donnier E, et al. Gabapentin is not a GABAB receptor agonist. Neuropharmacology. 2001;41(8):965-75.
179. Taylor CP, Angelotti T, Fauman E. Pharmacology and mechanism of action of pregabalin: The calcium channel α2–δ (alpha2–delta) subunit as a target for antiepileptic drug discovery. Epilepsy Res. 2007;73(2):137-50.
180. Waszkielewicz MA, Gunia A, Sloczynska K, Marona H. Evaluation of anticonvulsants for possible use in neuropathic pain. Curr Med Chem. 2011;18(28):4344-58.
181. Davies A, Hendrich J, Van Minh AT, Wratten J, Douglas L, Dolphin AC. Functional biology of the $\alpha 2\delta$ subunits of voltage-gated calcium channels. Trends Pharmacol Sci. 2007;28(5):220-8.
182. Field MJ, Oles RJ, Singh L. Pregabalin may represent a novel class of anxiolytic agents with a broad spectrum of activity. Br J Pharmacol 2001;132(1):1-4.
183. Gajraj NM. Pregabalin: its pharmacology and use in pain management. Anesth Analg. 2007;105(6):1805-15.
184. Perret D, Luo ZD. Targeting voltage-gated calcium channels for neuropathic pain management. Neurotherapeutics. 2009;6(4):679-92.
185. Vartanian MG, Radulovic LL, Kinsora JJ, Serpa KA, Vergnes M, Bertram E, et al. Activity profile of pregabalin in rodent models of epilepsy and ataxia. Epilepsy Res. 2006;68(3):189-205.
186. Ryu JH, Lee PB, Kim JH, Do SH, Kim CS. Effects of pregabalin on the activity of glutamate transporter type 3. Br J Anaesth. 2012;109(2):234-9.
187. Soares AC, Leite R, Tatsuo MAKF, Duarte IDG. Activation of ATP-sensitive K+ channels: mechanism of peripheral antinociceptive action of the nitric oxide donor, sodium nitroprusside. Eur J Pharmacol. 2000;400(1):67-71.
188. Fehrenbacher JC, Taylor CP, Vasko MR. Pregabalin and gabapentin reduce release of substance P and CGRP from rat spinal tissues only after inflammation or activation of protein kinase C. Pain. 2003;105(1):133-41.
189. Jang Y, Song HK, Yeom MY, Jeong DC. The immunomodulatory effect of pregabalin on spleen cells in neuropathic mice. Anesth Analg. 2012;115(4):830-6.
190. Kremer M, Yalcin I, Nexon L, Wurtz X, Ceredig RA, Daniel D, et al. The antiallodynic action of pregabalin in neuropathic pain is independent from the opioid system. Mol Pain. 2016;12.
191. Park S, Ahn ES, Han DW, Lee JH, Min KT, Kim H, et al. Pregabalin and gabapentin inhibit substance P-induced NF-κB activation in neuroblastoma and glioma cells. J Cell Biochem. 2008;105(2):414-23.
192. Coderre TJ, Kumar N, Lefebvre CD, Yu JSC. Evidence that gabapentin reduces neuropathic pain by inhibiting the spinal release of glutamate. J Neurochem. 2005;94(4):1131-9.
193. Ding L, Cai J, Guo XY, Meng XL, Xing GG. The antiallodynic action of pregabalin may depend on the suppression of spinal neuronal hyperexcitability in rats with spared nerve injury. Pain Res Manag. 2014;19(4):205-11.
194. Latremoliere A, Woolf CJ. Central sensitization: a generator of pain hypersensitivity by central neural plasticity. J Pain. 2009;10(9):895-926.
195. Suto T, Eisenach JC, Hayashida K ichiro. Peripheral nerve injury and gabapentin, but not their combination, impair attentional behavior via direct effects on noradrenergic signaling in the brain. Pain. 2014;155(10):1935-42.
196. Suto T, Severino AL, Eisenach JC, Hayashida K ichiro. Gabapentin increases extracellular glutamatergic level in the locus coeruleus via astroglial glutamate transporter-dependent mechanisms. Neuropharmacology. 2014;81:95-100.
197. Yoshizumi M, Parker RA, Eisenach JC, Hayashida K ichiro. Gabapentin inhibits γ-amino butyric acid release in the locus coeruleus but not in the spinal dorsal horn after peripheral nerve injury in rats. Anesthesiology. 2012;116(6):1347-53.
198. Verma R, Sharma J, Singh N, Jaggi AS. Investigating the possible pain attenuating mechanisms of pregabalin in chronic constriction injury-induced neuropathic pain in rats. International Journal of Neuroscience. 2019;129(12):1155-65.
199. Castañé A, Célérier E, Martín M, Ledent C, Parmentier M, Maldonado R, et al. Development and expression of neuropathic pain in CB1 knockout mice. Neuropharmacology. 2006;50(1):111-22.
200. Bellorio KB, Teixeira L de S, Abreu FC de, Mundim IM, Oliveira KCL da S, Arantes RP. Estudo de bioequivalência entre duas formulações de pregabalina 150 mg cápsulas

em voluntários sadios. RBM rev bras med. 2014;71(6/7):188-92.
201. Ben-Menachem E. Pregabalin pharmacology and its relevance to clinical practice. Epilepsia. 2004;45(s6):13-8.
202. Kim S, Hwang KM, Park YS, Nguyen TT, Park ES. Preparation and evaluation of non-effervescent gastroretentive tablets containing pregabalin for once-daily administration and dose proportional pharmacokinetics. Int J Pharm. 2018;550(1-2):160-9.
203. Food and drug administration (FDA). Approval of Lyrica CR ®. Pregabalin; 2017. [2025 Mar. 14]. Disponível em: https://www.accessdata.fda.gov/drugsatfda_docs/nda/2017/209501Orig1s000Approv.pdf.
204. Gambeta E, Chichorro JG, Zamponi GW. Trigeminal neuralgia: An overview from pathophysiology to pharmacological treatments. Mol Pain. 2020;16.
205. Preuss CV, Randhawa G, Wy TJP, Saadabadi A. Oxcarbazepine. Em: StatPearls. Treasure Island (FL): StatPearls Publishing; 2025. [2025 Mar. 14]. Disponível em: https://www.ncbi.nlm.nih.gov/books/NBK482313/.
206. Ho CC, Khan SA, Whealy MA. Trigeminal neuralgia. UpToDate. 2024; [2025 Mar. 14]. Disponível em: https://www.uptodate.com/contents/trigeminal-neuralgia.
207. Maan JS, Duong TvH, Saadabadi A. Carbamazepine. Em: StatPearls. Treasure Island (FL): StatPearls Publishing; 2025. [2025 Mar. 14]. Disponível em: https://www.ncbi.nlm.nih.gov/books/NBK482455/.
208. Patsalos PN, Spencer EP, Berry DJ. Therapeutic drug monitoring of antiepileptic drugs in epilepsy: a 2018 Update. Ther Drug Monit. 2018;40(5):526-48.
209. Lopez-Munoz F, Alamo C. Monoaminergic neurotransmission: the history of the discovery of antidepressants from 1950s Until Today. Curr Pharm Des. 2009;15(14):1563-86.
210. Kuipers RKW. Imipramine in the treatment of rheumatic patients. Acta Rheumatol Scand. 1962;8(1-4):45-51.
211. Lance JW, Curran DA. Treatment of chronic tension headache. The Lancet. 1964;283(7345):1236-9.
212. Ossipov MH, Dussor GO, Porreca F. Central modulation of pain. Journal of Clinical Investigation. 2010;120(11):3779-87.
213. Martin SL, Power A, Boyle Y, Anderson IM, Silverdale MA, Jones AKP. 5-HT modulation of pain perception in humans. Psychopharmacology (Berl). 2017;234(19):2929-39.
214. Sommer C. Serotonin in pain and analgesia: actions in the periphery. Mol Neurobiol. 2004;30(2):117-26.
215. Pertovaara A. Noradrenergic pain modulation. Prog Neurobiol. 2006;80(2):53-83.
216. Obata H. Analgesic mechanisms of antidepressants for neuropathic pain. Int J Mol Sci. 2017;18(11):2483.
217. McCleane G. Antidepressants as Analgesics. CNS Drugs. 2008;22(2):139-56.
218. UpToDate. Depression in adults: antidepressant doses. [2025 Mar. 14]. Disponível em: https://www.uptodate.com/contents/image?imageKey=PSYCH%2F53818&topicKey=PSYCH%2F1717&search=tricyclic%20antidepressants%20&source=see_link.
219. UpToDate. Recommended drug classes for treatment of neuropathic pain. [2025 Mar. 14]. Disponível em: https://www.uptodate.com/contents/image?imageKey=ANEST/127937.
220. Moraczewski J, Awosika AO, Aedma KK. Tricyclic antidepressants. Em: StatPearls. Treasure Island (FL): StatPearls Publishing; 2024. [2025 Mar. 14]. Disponível em: https://www.ncbi.nlm.nih.gov/books/NBK557791/.
221. Baldaçara L, Freitas R, Baldaçara RP de C. Tricyclic antidepressants: An update. Research, Society and Development. 2024;13(4):e4413445539.
222. Gillman PK. Tricyclic antidepressant pharmacology and therapeutic drug interactions updated. Br J Pharmacol. 2007;151(6):737-48.
223. DrugBank. Amitriptilina. [2025 Mar. 14]. Disponível em: https://go.drugbank.com/drugs/DB00321.
224. DrugBank. Nortriptilina. [2025 Mar. 14]. Disponível em: https://go.drugbank.com/drugs/DB00321.
225. Pereira VS, Hiroaki-Sato VA. A brief history of antidepressant drug development: from tricyclics to beyond ketamine. Acta Neuropsychiatr. 2018;30(6):307-22.
226. Robinson C, Dalal S, Chitneni A, Patil A, Berger AA, Mahmood S, et al. A look at commonly utilized serotonin noradrenaline reuptake inhibitors (SNRIs) in Chronic Pain. Health Psychol Res. 2022;10(2).
227. Shelton RC. Serotonin and Norepinephrine Reuptake Inhibitors. Em; 2018:145-80.
228. Hirsch M, Birnbaum RJ. UpToDate. Tricyclic and tetracyclic drugs: Pharmacology, administration, and side effects; 2023.[2025 Mar. 14]. Disponível em: https://www.uptodate.com/contents/tricyclic-and-tetracyclic-drugs-pharmacology-administration-and-side-effects?sectionName=SIDE%20EFFECTS&search=tricyclic%20antidepres-

sants%20&topicRef=126633&anchor=H19&source=see_link#H5.
229. DrugBank. Duloxetina. [2025 Mar. 14]. Disponível em: https://go.drugbank.com/drugs/DB00476.
230. DrugBank. Venlafaxina. [2025 Mar. 14]. Disponível em: https://go.drugbank.com/drugs/DB00285.
231. DrugBank. Milnacipram. [2025 Mar. 14]. Disponível em: https://go.drugbank.com/drugs/DB04896.
232. Urits I, Peck J, Orhurhu MS, Wolf J, Patel R, Orhurhu V, et al. Off-label antidepressant use for treatment and management of chronic pain: evolving understanding and comprehensive review. Curr Pain Headache Rep. 2019;23(9):66.
233. Maizels M, McCarberg B. Antidepressants and antiepileptic drugs for chronic non-cancer pain. Am Fam Physician. 2005;71(3):483-90.
234. Kroenke K, Bair MJ, Damush TM, Wu J, Hoke S, Sutherland J, et al. Optimized antidepressant therapy and pain self-management in primary care patients with depression and musculoskeletal pain. JAMA. 2009;301(20):2099.
235. Food and Drug Administration (FDA). WELLBUTRIN® (bupropion hydrochloride). 2009. [2025 Mar. 14]. Disponível em: https://www.accessdata.fda.gov/drugsatfda_docs/label/2009/018644s039s040.pdf.
236. Costa R, Oliveira NG, Dinis-Oliveira RJ. Pharmacokinetic and pharmacodynamic of bupropion: integrative overview of relevant clinical and forensic aspects. Drug Metab Rev. 2019;51(3):293-313.
237. Giovannitti JA, Thoms SM, Crawford JJ. Alpha-2 adrenergic receptor agonists: a review of current clinical applications. Anesth Prog. 2015;62(1):31-8.
238. Braga S de M. Uso de fármacos agonistas dos receptores α-2 adrenérgicos em medicina veterinária. Goiânia; 2012:1-30. [2025 Mar. 14]. Disponível em: https://files.cercomp.ufg.br/weby/up/67/o/seminario_1.pdf?1355916103.
239. Bahari Z, Meftahi GH. Spinal α 2 -adrenoceptors and neuropathic pain modulation; therapeutic target. Br J Pharmacol. 2019;176(14):2366-81.
240. Souza JLL. Cloridrato de clonidina. Formulário terapêutico distrital. Brasília; 2019. [2025 Mar. 14]. Disponível em: https://www.saude.df.gov.br/documents/37101/530645/Clonidina.pdf/7771d015-313e-02a2-abaa-9a6c9a5dd63e?t=1648992415222.
241. Wang GS. UptoDate. Clonidine, xylazine, and related imidazoline poisoning. 2024. [2025 Mar. 14]. Disponível em: https://www.uptodate.com/contents/clonidine-xylazine-and-related-imidazoline-poisoning?search=clonidine%20dosage%20pain&source=search_result&selectedTitle=7%7E150&usage_type=default&display_rank=7.
242. Abdi S. UptoDate. Complex regional pain syndrome in adults: treatment, prognosis, and prevention. 2024. [2025 Mar. 14]. Disponível em: https://www.uptodate.com/contents/complex-regional-pain-syndrome-in-adults-treatment-prognosis-and-prevention?search=clonidine%20dosage%20pain&source=search_result&selectedTitle=3%7E150&usage_type=default&display_rank=3.
243. Sleiman KH. Consulta Remédios. Cloridrato de Clonidina. Bula; 2023. [2025 Mar. 14]. Disponível em: https://consultaremedios.com.br/cloridrato-de-clonidina/bula#:~:text=A%20farmacocin%C3%A9tica%20do%20Cloridrato%20de,%C3%A9%20de%2030%2D40%25.
244. Semenchuk MR, Sherman S. Effectiveness of tizanidine in neuropathic pain: An Open-Label Study. J Pain. 2000;1(4):285-92. [2025 Mar. 14]. Disponível em: https://www.jpain.org/action/showPdf?pii=S1526-5900%2800%2992007-8.
245. DrugBank. Clonidina. [2025 Mar. 14]. Disponível em: https://go.drugbank.com/drugs/DB00575.
246. Bagatini A, Gomes CR, Masella MZ, Rezer G. Dexmedetomidina: farmacologia e uso clínico. Rev Bras Anestesiol. 2002;52(5):606-17.
247. Fuchs B, Bellamy C. UpToDate. Sedative-analgesia in ventilated adults: Medication properties, dose regimens, and adverse effects; 2025. [2025 Mar. 14]. Disponível em: https://www.uptodate.com/contents/sedative-analgesia-in-ventilated-adults-medication-properties-dose-regimens-and-adverse-effects?sectionName=DEXMEDETOMIDINE&search=Dexmedetomidine%20analgesic&topicRef=2888&anchor=H970932&source=see_link#H970932.
248. Afonso J, Reis F. Dexmedetomidina: Papel atual em anestesia e cuidados intensivos. Rev Bras Anestesiol. 2012;62(1):118-33. [2025 Mar. 14]. Disponível em: https://www.scielo.br/j/rba/a/HdNtkgKHyKPQcdgRyFWKSQC/?lang=pt&format=pdf.
249. Hospital Sírio-Libanês. Dexmetedomidina; 2023. [2025 Mar. 14]. Disponível em: https://guiafarmaceutico.hsl.org.br/dexmedetomidina.
250. Giovannitti JA, Thoms SM, Crawford JJ. Alpha-2 adrenergic receptor agonists: a review

of current clinical applications. Anesth Prog. 2015;62(1):31-8.

251. Medline Plus. Tizanidine. 2024. [2025 Mar. 14]. Disponível em: https://medlineplus.gov/druginfo/meds/a601121.html.
252. Semenchuk MR, Sherman S. Effectiveness of tizanidine in neuropathic pain: an open-label study. J Pain. 2000;1(4):285-92. [2025 Mar. 14]. Disponível em: https://www.jpain.org/action/showPdf?pii=S1526-5900%2800%2992007-8.
253. DrugBank. Tizanidina. [2025 Mar. 14]. Disponível em: https://go.drugbank.com/drugs/DB00697.
254. Taylor FR. UpToDate. Tension-type headache in adults: Preventive treatment. 2024. [2025 Mar. 14]. Disponível em: https://www.uptodate.com/contents/tension-type-headache-in-adults-preventive-treatment?search=tizanidina&source=search_result&selectedTitle=3%7E35&usage_type=default&display_rank=2.
255. Ghanavatian S, Derian A. Tizanidine. Em: StatPearls. Treasure Island (FL): StatPearls Publishing; 2025. [2025 Mar. 14]. Disponível em: https://www.ncbi.nlm.nih.gov/books/NBK519505/.
256. Chou R. UpToDate. Subacute and chronic low back pain: management. 2025. [2025 Mar. 14]. Disponível em: https://www.uptodate.com/contents/subacute-and-chronic-low-back-pain-management?search=tizanidina%20dosage&source=search_result&selectedTitle=2%7E35&usage_type=default&display_rank=1.
257. UpToDate. Tizanidine: Drug information; 2025. [2025 Mar. 14]. Disponível em: https://www.uptodate.com/contents/tizanidine-drug-information?search=tizanidina&topicRef=3360&source=see_link.
258. Midega TD, Chaves RC de F, Ashihara C, Alencar RM, Queiroz VNF, Zelezoglo GR, et al. Uso de cetamina em pacientes críticos: uma revisão narrativa. Rev Bras Ter Intensiva. 2022;34(2).
259. Vasconcelos SMM, Andrade MDM, Soares PM, Chaves BG, Patrocínio MCA, Sousa FCF, et al. Cetamina: aspectos gerais e relação com a esquizofrenia. Rev Psiq Clín. 2005;32(1):10-6. [2025 Mar. 14]. Disponível em: https://www.scielo.br/j/rpc/a/hhfwnz3BWr6rV9S9Fvf5DhQ/?format=pdf.
260. Cohen SP, Bhatia A, Buvanendran A, Schwenk ES, Wasan AD, Hurley RW, et al. Consensus guidelines on the use of intravenous ketamine infusions for chronic pain from the american society of regional anesthesia and pain medicine, the american academy of pain medicine, and the american society of anesthesiologists. Reg Anesth Pain Med. 2018;1.
261. UpToDate. Ketamine; 2025. [2025 Mar. 14]. Disponível em: https://www.uptodate.com/contents/ketamine-drug-information.
262. Portenoy RK, Ahmed E, Keilson YY. UpToDate. Cancer pain management: Role of adjuvant analgesics(coanalgesics); 2022. [2025 Mar. 14]. Disponível em: https://www.uptodate.com/contents/cancer-pain-management-role-of-adjuvant-analgesics-coanalgesics?search=agonistas%20NMDA&source=search_result&selectedTitle=4%7E150&usage_type=default&display_rank=4.
263. Shin HJ, Na HS, Do SH. Magnesium and pain. Nutrients. 2020;12(8):2184.
264. Shin HJ, Kim EY, Na HS, Kim TK, Kim MH, Do SH. Magnesium sulphate attenuates acute postoperative pain and increased pain intensity after surgical injury in staged bilateral total knee arthroplasty: a randomized, double-blinded, placebo-controlled trial. Pain. 2016;117(4):P497-503. [2025 Mar. 14]. Disponível em: https://www.bjanaesthesia.org/article/S0007-0912(17)30171-X/fulltext.
265. DrugBank. Sulfato de Magnésio. [2025 Mar. 14]. Disponível em: https://go.drugbank.com/drugs/DB00653.
266. UpToDate. Magnesium Sulfate; 2025. [2025 Mar. 14]. Disponível em: https://www.uptodate.com/contents/magnesium-sulfate-drug-information.
267. ElSohly MA, Radwan MM, Gul W, Chandra S, Galal A. Phytochemistry of Cannabis sativa L. Prog Chem Org Nat Prod. 2017;103:1-36.
268. Schurman LD, Lu D, Kendall DA, Howlett AC, Lichtman AH. Molecular mechanism and cannabinoid pharmacology. Em: Handb Exp Pharmacol. 2020:323-53.
269. Mlost J, Bryk M, Starowicz K. Cannabidiol for pain treatment: focus on pharmacology and mechanism of action. Int J Mol Sci. 2020;21(22):8870.
270. Howlett AC. The cannabinoid receptors. Prostaglandins Other Lipid Mediat . 2002;68(9):619-31.
271. Galiègue S, Mary S, Marchand J, Dussossoy D, Carrière D, Carayon P, et al. Expression of central and peripheral cannabinoid receptors in human immune tissues and leukocyte subpopulations. Eur J Biochem. 1995;232(1):54-61.
272. Stella N. Cannabinoid and cannabinoid-like receptors in microglia, astrocytes, and astrocytomas. Glia. 29 de julho de 2010;58(9):1017-30.
273. Ilyasov AA, Milligan CE, Pharr EP, Howlett AC. The endocannabinoid system and oligodendrocytes in health and disease. Front Neurosci. 2018;12.

274. Oliveira da Cruz JF, Robin LM, Drago F, Marsicano G, Metna-Laurent M. Astroglial type-1 cannabinoid receptor (CB1): A new player in the tripartite synapse. Neuroscience. maio de 2016;323:35-42.
275. Han J, Kesner P, Metna-Laurent M, Duan T, Xu L, Georges F, et al. Acute cannabinoids impair working memory through astroglial CB1 Receptor Modulation of Hippocampal LTD. Cell. 2012;148(5):1039-50.
276. Bénard G, Massa F, Puente N, Lourenço J, Bellocchio L, Soria-Gómez E, et al. Mitochondrial CB1 receptors regulate neuronal energy metabolism. Nat Neurosci. 2012;15(4):558-64.
277. Barnett-Norris J, Lynch D, Reggio PH. Lipids, lipid rafts and caveolae: their importance for GPCR signaling and their centrality to the endocannabinoid system. Life Sci. 2005;77(14):1625-39.
278. Bari M, Battista N, Fezza F, Finazzi-Agrò A, Maccarrone M. Lipid rafts control signaling of type-1 cannabinoid receptors in neuronal cells. Journal of Biological Chemistry. 2005;280(13):12212-20.
279. Puighermanal E, Marsicano G, Busquets--Garcia A, Lutz B, Maldonado R, Ozaita A. Cannabinoid modulation of hippocampal long-term memory is mediated by mTOR signaling. Nat Neurosci. 2009;12(9):1152-8.
280. Szabo B, Schlicker E. Effects of cannabinoids on neurotransmission. Handb Exp Pharmacol. 2005;168:327-65.
281. Katona I, Sperlagh B, Sik A, et al. Presynaptically located CB1 cannabinoid receptors regulate GABA release from axon terminals of specific hippocampal interneurons. J Neurosci . 1999;19:4544-58.
282. Van De Donk T, Niesters M, Kowal MA, Olofsen E, Dahan A, Van Velzen M. An experimental randomized study on the analgesic effects of pharmaceutical-grade cannabis in chronic pain patients with fibromyalgia. Pain. 2019;160(4):860-9.
283. Pertwee RG. Endocannabinoids and their pharmacological actions. Handb Exp Pharmacol . 2015;231:1-37.
284. Sugiura T, Kondo S, Sukagawa A, Nakane S, Shinoda A, Itoh K, et al. 2-Arachidonoylgylcerol: a possible endogenous cannabinoid receptor ligand in brain. biochem biophys res commun. 1995;215(1):89-97.
285. Mechoulam R, Ben-Shabat S, Hanus L, Ligumsky M, Kaminski NE, Schatz AR, et al. Identification of an endogenous 2-monoglyceride, present in canine gut, that binds to cannabinoid receptors. Biochem Pharmacol. 1995;50(1):83-90.
286. Devane WA, Hanuš L, Breuer A, Pertwee RG, Stevenson LA, Griffin G, et al. Isolation and structure of a brain constituent that binds to the cannabinoid receptor. Science (1979). 1992;258(5090):1946-9.
287. Blankman JL, Simon GM, Cravatt BF. A Comprehensive Profile of Brain Enzymes that Hydrolyze the Endocannabinoid 2-Arachidonoylglycerol. Chem Biol. 2007;14(12):1347-56.
288. Prescott SM, Majerus PW. Characterization of 1,2-diacylglycerol hydrolysis in human platelets. Demonstration of an arachidonoyl-monoacylglycerol intermediate. J Biol Chem . 1983;258(2):764-5.
289. Wilson RI, Nicoll RA. Endogenous cannabinoids mediate retrograde signalling at hippocampal synapses. Nature. 2001;410(6828):588-92.
290. Willoughby KA, Moore SF, Martin BR, Ellis EF. The biodisposition and metabolism of anandamide in mice. J Pharmacol Exp Ther. 1997;282(1):243-7.
291. Wang J, Ueda N. Biology of endocannabinoid synthesis system. Prostaglandins Other Lipid Mediat. 2009;89(3-4):112-9.
292. Mackie K. Mechanisms of CB1 receptor signaling: endocannabinoid modulation of synaptic strength. Int J Obes. 2006;30(S1):S19-23.
293. Stella N. THC and CBD: Similarities and differences between siblings. Neuron. 2023;111(3): 302-27.
294. Siegel GJ, Agranoff MD, Albers BW, Fisher RW, Uhler SK. Synaptic transmission and cellular signaling: an overview. Basic Neurochemistry. Philadelphia: Lippincott-Raven; 1999.
295. King SA. Cannabinoids and Pain. Psychiatric Times. 2008;25(2).
296. Jetly R, Heber A, Fraser G, Boisvert D. The efficacy of nabilone, a synthetic cannabinoid, in the treatment of PTSD-associated nightmares: a preliminary randomized, double-blind, placebo-controlled cross-over design study. Psychoneuroendocrinology. 2015;51:585-8.
297. Rock E, Bolognini D, Limebeer C, Cascio M, Anavi-Goffer S, Fletcher P, et al. Cannabidiol, a non-psychotropic component of cannabis, attenuates vomiting and nausea-like behaviour via indirect agonism of 5-HT 1A somatodendritic autoreceptors in the dorsal raphe nucleus. Br J Pharmacol. 2012;165(8):2620-34.
298. Tham M, Yilmaz O, Alaverdashvili M, Kelly MEM, Denovan-Wright EM, Laprairie RB. Allosteric and orthosteric pharmacology of cannabidiol and cannabidiol-dimethylheptyl at the type 1 and type 2 cannabinoid receptors. Br J Pharmacol. 2019;176(10):1455-69.

299. Laun AS, Shrader SH, Brown KJ, Song ZH. GPR3, GPR6, and GPR12 as novel molecular targets: their biological functions and interaction with cannabidiol. Acta Pharmacol Sin. 2019;40(3):300-8.
300. Ryberg E, Larsson N, Sjögren S, Hjorth S, Hermansson N, Leonova J, et al. The orphan receptor GPR55 is a novel cannabinoid receptor. Br J Pharmacol. 2007;152(7):1092-101.
301. Mijangos-Moreno S, Poot-Aké A, Arankowsky-Sandoval G, Murillo-Rodríguez E. Intrahypothalamic injection of cannabidiol increases the extracellular levels of adenosine in nucleus accumbens in rats. Neurosci Res. 2014;84:60-3.
302. Carrier EJ, Auchampach JA, Hillard CJ. Inhibition of an equilibrative nucleoside transporter by cannabidiol: a mechanism of cannabinoid immunosuppression. Proceedings of the National Academy of Sciences. 2006;103(20):7895-900.
303. Elmes MW, Kaczocha M, Berger WT, Leung K, Ralph BP, Wang L, et al. Fatty Acid-binding Proteins (FABPs) Are Intracellular Carriers for Δ9-Tetrahydrocannabinol (THC) and Cannabidiol (CBD). Journal of Biological Chemistry. 2015;290(14):8711-21.
304. Juknat A, Pietr M, Kozela E, Rimmerman N, Levy R, Gao F, et al. Microarray and pathway analysis reveal distinct mechanisms underlying cannabinoid-mediated modulation of LPS-Induced activation of BV-2 microglial cells. PLoS One. 2013;8(4):e61462.
305. Granja AG, Carrillo-Salinas F, Pagani A, Gómez-Cañas M, Negri R, Navarrete C, et al. A cannabigerol quinone alleviates neuroinflammation in a chronic model of multiple sclerosis. Journal of Neuroimmune Pharmacology. 2012;7(4):1002-16.
306. Castaneto MS, Gorelick DA, Desrosiers NA, Hartman RL, Pirard S, Huestis MA. Synthetic cannabinoids: epidemiology, pharmacodynamics, and clinical implications. Drug Alcohol Depend. 2014;144:12-41.
307. King SA. Cannabinoids and pain. Psychiatric Times. 2008;25:71-89.
308. Sarris J, Sinclair J, Karamacoska D, Davidson M, Firth J. Medicinal cannabis for psychiatric disorders: a clinically-focused systematic review. BMC Psychiatry. 2020;20(1).
309. Chaves C, Bittencourt PCT, Pelegrini A. Ingestion of a THC-Rich cannabis oil in people with fibromyalgia: a randomized, double-blind, placebo-controlled clinical trial. Pain Medicine (United States). 2020;21(10):2212-8.
310. Serpell M, Ratcliffe S, Hovorka J, Schofield M, Taylor L, Lauder H, et al. A double-blind, randomized, placebo-controlled, parallel group study of THC CBD spray in peripheral neuropathic pain treatment. European Journal of Pain. 2014;18(7):999-1012.
311. Hoggart B, Ratcliffe S, Ehler E, Simpson KH, Hovorka J, Lejčko J, et al. A multicentre, open-label, follow-on study to assess the long-term maintenance of effect, tolerance and safety of THC/CBD oromucosal spray in the management of neuropathic pain. J Neurol. 2015;262(1):27-40.
312. Lynch ME, Cesar-Rittenberg P, Hohmann AG. A double-blind, placebo-controlled, crossover pilot trial with extension using an oral mucosal cannabinoid extract for treatment of chemotherapy-induced neuropathic pain. J Pain Symptom Manage. 2014;47(1):166-73.
313. Capano A, Weaver R, Burkman E. Evaluation of the effects of CBD hemp extract on opioid use and quality of life indicators in chronic pain patients: a prospective cohort study. Postgrad Med. 2020;132(1):56-61.
314. Slawek D, Arnsten JH. UpToDate. 2023. Medical use of cannabis and cannabinoids in adults. [2025 Mar. 14]. Disponível em: https://www.uptodate.com/contents/medical-use-of-cannabis-and-cannabinoids-in-adults?search=THC&source=search_result&selectedTitle=2%7E144&usage_type=default&display_rank=1#H2563058885.
315. Department of Health Australian Government. Australian Public Assessment Report for Nabiximols; 2013. [2025 Mar. 14]. Disponível em: https://www.tga.gov.au/sites/default/files/auspar-nabiximols-130927.pdf.
316. Li J, Zhang Y, Zhou Y, Feng X song. Cannabinoids: recent updates on public perception, adverse reactions, pharmacokinetics, pretreatment methods and their analysis methods. Crit Rev Anal Chem. 2022;52(6):1197-222.
317. Poyatos L, Pérez-Acevedo AP, Papaseit E, Pérez-Mañá C, Martin S, Hladun O, et al. Oral administration of cannabis and Δ-9-tetrahydrocannabinol (THC) preparations: a systematic review. Medicina (B Aires). 2020;56(6):309.
318. Ministério da Saúde - ANVISA. RDC n° 327/2019; 2019. [2025 Mar. 14]. Disponível em: https://www.in.gov.br/en/web/dou/-/resolucao-da-diretoria-colegiada-rdc-n-327-de-9-de-dezembro-de-2019-232669072.
319. Lucas CJ, Galettis P, Schneider J. The pharmacokinetics and the pharmacodynamics of cannabinoids. Br J Clin Pharmacol. 2018;84(11):2477-82.

320. Grant KS, Petroff R, Isoherranen N, Stella N, Burbacher TM. Cannabis use during pregnancy: pharmacokinetics and effects on child development. Pharmacol Ther. 2018;182:133-51.
321. Dinis-Oliveira RJ. Metabolomics of Δ9 -tetrahydrocannabinol: implications in toxicity. Drug Metab Rev. 2016;48(1):80-7.
322. Bornheim LM, Grillo MP. Characterization of cytochrome P450 3A inactivation by cannabidiol: possible involvement of cannabidiol-hydroxyquinone as a P450 Inactivator. Chem Res Toxicol. 1998;11(10):1209-16.
323. Huang H, McIntosh AL, Martin GG, Dangott LJ, Kier AB, Schroeder F. structural and functional interaction of Δ 9 -Tetrahydrocannabinol with Liver Fatty Acid Binding Protein (FABP1). Biochemistry. 2018;57(41):6027-42.
324. Popov K, Oshchepkov M, Tkachenko S, Sergienko V, Oshchepkov A. Bisphosphonates: synthesis, structures, properties, medical and industrial applications. J Mol Liq. 2022;351:118619. [2025 Mar. 14]. Disponível em: https://www.uptodate.com/contents/pharmacology-of-bisphosphonates? search=Pharmacology%20of%20bisphosphonates%20&source=search_result&selectedTitle=2%7E150&usage_type=default&display_rank=1.
325. Mollaamin F, Özcan S, Özcan E, Monajjemi M. Biomedical applications of bisphosphonate chelating agents by metal cations as drug design for prevention and treatment of osteoporosis using QM/MM Method. Biointerface Res Appl Chem. 2022;13(4):329.
326. Rosen HN. Pharmacology of bisphosphonates. UpToDate; 2025.
327. Ebetino FH, Sun S, Cherian P, Roshandel S, Neighbors JD, Hu E, et al. Bisphosphonates: the role of chemistry in understanding their biological actions and structure-activity relationships, and new directions for their therapeutic use. Bone. 2022;156:116289.
328. Kuźnik A, Październiok-Holewa A, Jewula P, Kuźnik N. Bisphosphonates—much more than only drugs for bone diseases. Eur J Pharmacol. 2020;866:172773.
329. Tzschentke TM. Pharmacology of bisphosphonates in pain. Br J Pharmacol. 2021;178(9): 1973-94.
330. Russell RGG, Watts NB, Ebetino FH, Rogers MJ. Mechanisms of action of bisphosphonates: similarities and differences and their potential influence on clinical efficacy. Osteoporosis International. 2008;19(6):733-59.
331. Garelja ML, Hay DL. A narrative review of the calcitonin peptide family and associated receptors as migraine targets: Calcitonin gene-related peptideand beyond. Headache: The Journal of Head and Face Pain. 2022;62(9):1093-104.
332. Kiriakopoulos A, Giannakis P, Menenakos E. Calcitonin: current concepts and differential diagnosis. Ther Adv Endocrinol Metab. 2022;13.
333. Meyer Günderoth M, Bannach-Brown A, Winkler T, Keller J, Zahn RK, Maleitzke T. Calcitonin treatment for osteoarthritis and rheumatoid arthritis – a systematic review and meta-analysis of preclinical data. EFORT Open Rev. 2024;9(7):600-14.
334. Xie J, Guo J, Kanwal Z, Wu M, Lv X, Ibrahim NA, et al. Calcitonin and bone physiology: in vitro, in vivo, and clinical investigations. Int J Endocrinol. 2020;2020:1-20.
335. dal Maso E, Glukhova A, Zhu Y, Garcia-Nafria J, Tate CG, Atanasio S, et al. The molecular control of calcitonin receptor signaling. ACS Pharmacol Transl Sci. 2019;2(1):31-51.
336. Cary BP, Zhang X, Cao J, Johnson RM, Piper SJ, Gerrard EJ, et al. New insights into the structure and function of class B1 GPCRs. Endocr Rev. 2023;44(3):492-517.
337. Rosen HN. Calcitonin in the prevention and treatment of osteoporosis. UpToDate; 2024. [2025 Mar. 14]. Disponível em: https://www.uptodate.com/contents/calcitonin-in-the-prevention-and-treatment-of-osteoporosis?search=calcitonin&source=search_result&selectedTitle=2%7E142&usage_type=default&display_rank=1.
338. Tanna NK, Ong T. Pharmacological options for pain control in patients with vertebral fragility fractures. Osteoporos Sarcopenia. 2022;8(3):93-7.
339. Hamada NM, Ashour RH, Shalaby AA, El-Beltagi HM. Calcitonin potentiates the anticonvulsant and antinociceptive effects of valproic acid and pregabalin in pentylenetetrazole-kindled mice. Eur J Pharmacol. 2018;818:351-5.
340. Kiriakopoulos A, Giannakis P, Menenakos E. Calcitonin: current concepts and differential diagnosis. Ther Adv Endocrinol Metab. 2022;13.
341. Azria M. Possible mechanisms of the analgesic action of calcitonin. Bone. 2002;30(5):80-3.
342. DrugBank. Calcitonina. [2025 Mar. 14]. Disponível em: https://go.drugbank.com/drugs/DB06773.
343. UpToDate. Calcitonin: drug information. [2025 Mar. 14]. Disponível em: https://www.

uptodate.com/contents/calcitonin-drug-information.
344. Ge MM, Chen SP, Zhou YQ, Li Z, Tian XB, Gao F, et al. The therapeutic potential of GABA in neuron-glia interactions of cancer-induced bone pain. Eur J Pharmacol. 2019;858:172475.
345. Kim K, Yoon H. Gamma-aminobutyric acid signaling in damage response, metabolism, and disease. Int J Mol Sci. 2023;24(5):4584.
346. Qian X, Zhao X, Yu L, Yin Y, Zhang XD, Wang L, et al. Current status of GABA receptor subtypes in analgesia. Biomedicine & Pharmacotherapy. 2023;168:115800.
347. Sowaileh MF, Salyer AE, Roy KK, John JP, Woods JR, Doerksen RJ, et al. Agonists of the γ-aminobutyric acid type B (GABAB) receptor derived from β-hydroxy and β-amino difluoromethyl ketones. Bioorg Med Chem Lett. 2018;28(16):2697-700.
348. Wright SL. Limited utility for benzodiazepines in chronic pain management: a narrative review. Adis Journals Figure; 2020. doi: 10.6084/m9.figshare.12145251.v1.
349. Sivakumar D, Ramli R. GABAergic signalling in modulation of dental pain. Eur J Pharmacol. 2022;924:174958.
350. UpToDate. Baclofen: Drug information; 2025.[2025 Mar. 14]. Disponível em: https://www.uptodate.com/contents/baclofen-drug-information.
351. UpToDate. Clonazepam: Drug information; 2025. [2025 Mar. 14]. Disponível em: https://www.uptodate.com/contents/clonazepam-drug-information.
352. DrugBank. Baclofeno; 2025. [2025 Mar. 14]. Disponível em: https://go.drugbank.com/drugs/DB00181.
353. Choy Y. Acute procedural anxiety in adults: Epidemiology, clinical features, assessment, and diagnosis; 2023. [2025 Mar. 14]. Disponível em: https://www.uptodate.com/contents/acute-procedural-anxiety-in-adults-epidemiology-clinical-features-assessment-and-diagnosis.
354. Riggs AD. Making, Cloning, and the expression of human insulin genes in bacteria: the path to humulin. Endocr Rev. 2021;42(3):374-80.
355. Rasmussen ASB, Hammou A, Poulsen TF, Laursen MC, Hansen SF. Definition, categorization, and environmental risk assessment of biopharmaceuticals. Science of The Total Environment. 2021;789:147884.
356. Pande AH, Prasad YR, Anakha J. What are biopharmaceuticals? Exploration of Drug Science. 2025;3:100880.
357. Motejunas MW, Bonneval L, Carter C, Reed D, Ehrhardt K. Biologic therapy in chronic pain management: a review of the clinical data and future investigations. Curr Pain Headache Rep. 2021;25(5):30.
358. Brasil. Ministério da Saúde. Comissão nacional de incorporação de tecnologias no SUS – CONITEC. https://www.gov.br/conitec. Protocolo Clínico e Diretrizes Terapêuticas da Artrite Reumatoide. [2025 Mar. 14]. Disponível em: https://www.gov.br/conitec.
359. Kaegi C, Wuest B, Schreiner J, Steiner UC, Vultaggio A, Matucci A, et al. Systematic review of safety and efficacy of rituximab in treating immune-mediated disorders. Front Immunol. 2019;10.
360. UpToDate. Anakinra: Drug information; 2025. [2025 Mar. 14]. Disponível em: https://www.uptodate.com/contents/anakinra-drug-information.
361. Horneff G, Schulz AC, Klotsche J, Hospach A, Minden K, Foeldvari I, et al. Experience with etanercept, tocilizumab and interleukin-1 inhibitors in systemic onset juvenile idiopathic arthritis patients from the BIKER registry. Arthritis Res Ther. 2017;19(1):256.
362. Blair HA, Deeks ED. Abatacept: a review in rheumatoid arthritis. Drugs. 2017;77(11):1221-33.
363. UpToDate. Adalimumab (including biosimilars): Drug information. 2025. [2025 Mar. 14]. Disponível em: https://www.uptodate.com/contents/adalimumab-including-biosimilars-drug-information.
364. UpToDate. Certolizumab pegol: Drug information; 2025. https://www.uptodate.com/contents/certolizumab-pegol-drug-information. [2025 Mar. 14]. Disponível em: https://www.uptodate.com/contents/certolizumab-pegol-drug-information.
365. UpToDate. Etanercept (including biosimilars): Drug information; 2025. [2025 Mar. 14]. Disponível em: https://www.uptodate.com/contents/etanercept-including-biosimilars-drug-information.
366. UpToDate. Golimumab: Drug information; 2025. [2025 Mar. 14]. Disponível em: https://www.uptodate.com/contents/golimumab-drug-information.
367. UpToDate. Infliximab (including biosimilars): Drug information. 2025 [citado 8 de março de 2025]. [2025 Mar. 14]. Disponível em: https://www.uptodate.com/contents/infliximab-including-biosimilars-drug-information.
368. Reszke R, Szepietowski JC. Secukinumab in the treatment of psoriasis: An Update. Immunotherapy. 2017;9(3):229-38.
369. Baeten D, Sieper J, Braun J, Baraliakos X, Dougados M, Emery P, et al. Secukinumab,

an Interleukin-17A Inhibitor, in Ankylosing Spondylitis. New England Journal of Medicine. 2015;373(26):2534-48.

370. He J, Zhang R, Shao M, Zhao X, Miao M, Chen J, et al. Efficacy and safety of low--dose IL-2 in the treatment of systemic lupus erythematosus: a randomised, double-blind, placebo-controlled trial. Ann Rheum Dis. 2020;79(1):141-9.
371. Cutrer F. Pathophysiology of migraine. Semin Neurol. 2006;26(2):171-80.
372. Benarroch EE. CGRP. Neurology. 2011;77(3):281-7.
373. Lassen L, Haderslev P, Jacobsen V, Iversen H, Sperling B, Olesen J. Cgrp may play a causative role in migraine. Cephalalgia. 2002;22(1):54-61.
374. Goadsby PJ, Edvinsson L, Ekman R. Release of vasoactive peptides in the extracerebral circulation of humans and the cat during activation of the trigeminovascular system. Ann Neurol. 1988;23(2):193-6.
375. Durham PL, Vause CV. Calcitonin gene-related peptide (CGRP) Receptor Antagonists in the Treatment of Migraine. CNS Drugs. 2010;24(7):539-48.
376. Charles A, Pozo-Rosich P. Targeting calcitonin gene-related peptide: a new era in migraine therapy. The Lancet. 2019;394(10210):1765-74.
377. 377. Charles AC, Digre KB, Goadsby PJ, Robbins MS, Hershey A. Calcitonin gene--related peptide-targeting therapies are a first-line option for the prevention of migraine: an American headache society position statement update. Headache: The Journal of Head and Face Pain. 2024;64(4):333-41.
378. de Prado BM, Russo AF. CGRP receptor antagonists: a new frontier of anti-migraine medications. Drug Discov Today Ther Strateg. 2006;3(4):593-7.
379. Urits I, Jones MR, Gress K, Charipova K, Fiocchi J, Kaye AD, et al. CGRP Antagonists for the treatment of chronic migraines: a comprehensive review. Curr Pain Headache Rep. 2019;23(5):29.
380. Deen M, Correnti E, Kamm K, Kelderman T, Papetti L, Rubio-Beltrán E, et al. Blocking CGRP in migraine patients – a review of pros and cons. J Headache Pain. 2017;18(1):96.
381. Humphreys JH, Verstappen SM. The burden of musculoskeletal disease. Medicine. 2022;50(2):82-4.
382. Oldfield BJ, Gleeson B, Morford KL, Adams Z, Funaro MC, Becker WC, et al. Long--term use of muscle relaxant medications for chronic pain. JAMA Netw Open. 2024;7(9):e2434835.
383. Chang WJ. Muscle relaxants for acute and chronic pain. Phys Med Rehabil Clin N Am. 2020;31(2):245-54.
384. Richards BL, Whittle SL, Buchbinder R. Muscle relaxants for pain management in rheumatoid arthritis. Cochrane Database of Systematic Reviews. 2012;2012(1).
385. Karateev AE, Alekseeva LI, Akhtyamov IF, Antonenko LM, Devlikamova FI, Dydykina IS, et al. Complex therapy of musculoskeletal pain: the role of centrally acting muscle relaxants. Modern Rheumatology Journal. 2024;18(5):141-51.
386. de Gray LE, Seth B. Drugs used to treat joint and muscle disease. Anaesthesia & Intensive Care Medicine. 2021;22(1):70-6.
387. Kent CN, Park C, Lindsley CW. Classics in chemical neuroscience: baclofen. acs chem neurosci. 2020;11(12):1740-55.
388. UpToDate. Carisoprodol: drug information. [2025 Mar. 14]. Disponível em: https://www.uptodate.com/contents/carisoprodol-drug--information.
389. UpToDate. Chlorzoxazone: Drug information; 2025. [2025 Mar. 14]. Disponível em: https://www.uptodate.com/contents/chlorzoxazone-drug-information.
390. UpToDate. Cyclobenzaprine: Drug information; 2025. [2025 Mar. 14]. Disponível em: https://www.uptodate.com/contents/cyclobenzaprine-drug-information.
391. UpToDate. Dantrolene: Drug information; 2025. [2025 Mar. 14]. Disponível em: https://www.uptodate.com/contents/dantrolene--drug-information.
392. UpToDate. Orphenadrine: Drug information. 2025. [2025 Mar. 14]. Disponível em: https://www.uptodate.com/contents/orphenadrine--drug-information.
393. UpToDate. Diazepam: Drug information; 2025. [2025 Mar. 14]. Disponível em: https://www.uptodate.com/contents/diazepam--drug-information.
394. UpToDate. Tizanidine: Drug information; 2025. [2025 Mar. 14]. Disponível em: https://www.uptodate.com/contents/tizanidine--drug-information.
395. Adams JD, Wang X. Control of pain with topical plant medicines. Asian Pac J Trop Biomed. 2015;5(4):268-73.
396. Choi E, Nahm FS, Han WK, Lee PB, Jo J. Topical agents: a thoughtful choice for multimodal analgesia. Korean J Anesthesiol. 2020;73(5):384-93.
397. Choi E, Nahm FS, Han WK, Lee PB, Jo J. Topical agents: a thoughtful choice for multimodal analgesia. Korean J Anesthesiol. 2020;73(5):384-93.

398. Flores MP, de Castro APCR, Nascimento J dos S. Topical analgesics. brazilian journal of anesthesiology. 2012;62(2):244-52.
399. Veloso C, Cardoso C, Vitorino C. Topical fixed-dose combinations: a way of progress for pain management? J Pharm Sci. 2021;110(10):3345-61.
400. Mundiya J, Woodbine E. Updates on topical and local anesthesia agents. oral maxillofac surg clin north Am. 2022;34(1):147-55.
401. Cornelius B, Freeman B, Mordecai A. Pharmacology of pain management. nursing clinics of north américa; 2025.
402. Leppert W, Malec–Milewska M, Zajaczkowska R, Wordliczek J. Transdermal and topical drug administration in the treatment of pain. Molecules. 2018;23(3):681.
403. Adams JD, Wang X. Control of pain with topical plant medicines. Asian Pac J Trop Biomed. 2015;5(4):268-73.
404. UpToDate. Lidocaine (local and regional anesthetic) and (systemic): Drug information; 2025. [2025 Mar. 14]. Disponível em: https://www.uptodate.com/contents/lidocaine-local-and-regional-anesthetic-and-systemic-drug-information.

Analgésicos Não Opioides 18

Kalendra Vilete Oliveira de Almeida
Guilherme Totoli Zanetti de Sousa
Pedro Henrique Fernandes

INTRODUÇÃO

A dor é o fenômeno incapacitante de muitas afecções agudas e crônicas, e seu controle constitui a prioridade de uma estratégia terapêutica médica eficaz.

Para sanar a dor, vimos alguns dos fármacos que empiricamente constituem a base do manejo da dor, os "analgésicos clássicos", notadamente os opioides, e os anti-inflamatórios não esteroides (AINEs), que foram abordados em outros capítulos.

No entanto, existe uma terceira classe, não menos importante, utilizada no tratamento da dor em suas mais diversas manifestações, os "analgésicos não opioides", substrato deste capítulo. Fazem parte desse grupo a dipirona e o paracetamol, fármacos amplamente utilizados e comercializados no Brasil,[1] tanto no âmbito hospitalar quanto extra-hospitalar, e comumente figurando entre os campeões de vendas *over-the-counter* nas farmácias. Há, além desses, outras classes que, dependendo da situação, compõem o rol de intervenções analgésicas não opiáceas que auxiliam no controle da dor, como alguns antidepressivos e anticonvulsivantes.

Isso posto, daremos prioridade aos dois fármacos mencionados anteriormente neste capítulo, explorando sua farmacologia, aplicação clínica e relevância analgésica na dor crônica pós-operatória. Adicionalmente, examinaremos também o viminol, fármaco analgésico não opioide de ação central e potência equivalente à da codeína, e cujo espectro de uso vem sendo debatido no contexto da vigente crise de opioides que se iniciou nos Estados Unidos em virtude da utilização indiscriminada de derivados da morfina.[2]

No âmbito pós-operatório, foco deste manual, é válido pontuar que não existe abordagem farmacológica considerada padrão-ouro no manejo da dor, visto que a semiologia e a evolução pós-cirúrgica são variáveis para cada paciente. Entretanto, a abordagem mais tradicional, com analgesia controlada majoritariamente pelo paciente, seja por via oral (VO) ou parenteral, ainda prevalece e o desenvolvimento de novos princípios analgésicos não opioides pela indústria está longe de ser esgotado.

FARMACOLOGIA[3]

Os analgésicos não opioides compreendem um grupo de fármacos que são empregados no controle da dor em circunstâncias em que os analgésicos convencionais são ineficazes ou apresentam efeitos adversos e riscos consideráveis. Esses fármacos usualmente proporcionam alívio sintomático da febre, dor e inflamação.

Diferentemente dos analgésicos opioides, os não opioides não atuam nos receptores endógenos ligados a proteína G conhecidos como receptores de endorfinas (receptores opioides). A afinidade dos peptídeos de um fármaco opiáceo por esses receptores determina sua capacidade de analgesia, ao passo em que a força dessa interação está relacionada ao seu potencial de adição. Para os não opioides, essa lógica muda, pois os mecanismos de ação são idiossincráticos de cada fármaco e sua classe.

Portanto, na dor pós-operatória, o principal desafio para o profissional médico é a escolha de fármacos cuja farmacocinética apresente ação rápida e com alto poder de analgesia, comparáveis aos opiáceos, sem, no entanto, induzir seus efeitos adversos inerentes, como sedação intensa, distúrbios gastrointestinais, depressão respiratória e dependência.

Sob esse prisma, os analgésicos não opioides aqui abordados constituem uma excelente alternativa no tratamento da dor pós-cirúrgica, como veremos adiante (Figura 1).

DIPIRONA

A dipirona, também conhecida como metamizol, é um fármaco analgésico solúvel em água, derivado da pirazolona e de ação similar aos fármacos da classe dos AINEs. Foi introduzida pela primeira vez em 1922 e, desde então, é largamente utilizada como fármaco analgésico, antipirético, antiespasmódico e até

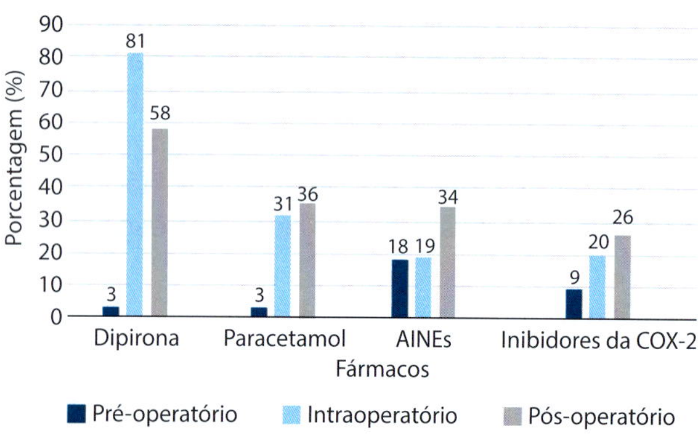

Figura 1 – Uso perioperatório de analgésicos não opioides (em porcentagem).

AINEs: anti-inflamatórios não esteroides; COX-2: ciclo-oxigenase 2.

Fonte: Adaptada de Reist L, *et al.*, 2018.

como anti-inflamatório leve. É utilizada amplamente no Brasil, nas Américas Central e do Sul e na União Europeia, sendo proibida nos Estados Unidos, no Reino Unido, Canadá e Japão.[4,5]

Seu uso é ainda motivo de controvérsia, em função de um artigo publicado na revista *JAMA*,[6] em 1986, que alertava para o risco potencial de desenvolvimento de agranulocitose e anemia aplástica em indivíduos tratados com dipirona.[7] Essas averiguações foram questionadas por estudos subsequentes, que não encontraram associações sólidas entre seu uso e a anemia aplástica, além de destacarem a metodologia questionável[8] e estimarem que a baixa incidência da agranulocitose, cerca de 1,1 caso por milhão, não justifica sua proibição.[9] Não obstante, a dipirona é o analgésico não opioide de venda livre mais utilizado e comercializado no Brasil,[1,10] sendo o analgésico de escolha para tratamento da dor crônica e perioperatória.[11]

A dipirona age sobretudo na inibição da isoforma da ciclo-oxigenase 1 (COX-1), constitutiva da maioria dos tecidos.[12-14] É metabolizada rapidamente por hidrólise no suco gástrico e, posteriormente, por via hepática, contando com a participação de enzimas do citocromo P450 (CYP),[34] atingindo concentração sistêmica máxima entre 1 e 2 horas após a administração e apresentando biodisponibilidade de 85% para comprimidos VO, 89% para gotas VO e 87% por via intramuscular (IM).[11,12] Seus metabólitos ativos, como a metilaminoantipirina-4 (4-MAA), possuem baixa ligação plasmática e são excretados majoritariamente por via renal (60%), podendo ser eliminados também pelo leite materno e ultrapassar as barreiras hematoencefálica e cerebroespinhal.[11-14]

Por conta de sua ação inibitória da síntese de prostaglandinas pela via das ciclo-oxigenase (COX), a dipirona é muitas vezes considerada um AINEs, apesar de, na prática, exibir fraca ação anti-inflamatória. Seus usos principais, no entanto, são como analgésico, antipirético e espasmolítico.[8]

Como antipirético, um estudo de seu mecanismo de ação evidenciou que a dipirona bloqueia a síntese de febre induzida por interleucina-1β (IL-1β), componente majoritário do pirógeno endógeno (EP) – molécula sinalizadora da febre – e não por prostaglandina E, intermediário que propaga o sinal EP responsável por manter o estado febril.[15]

Diferentemente dos AINEs e do paracetamol, não há contraindicações para pacientes com comorbidades gastrointestinais e cardiovasculares, e seu uso é seguro em uma extensa faixa posológica, desde que não ultrapasse a dose diária máxima de 4 g.[11]

Portanto, a dipirona apresenta um bom perfil de segurança. Seus efeitos adversos são geralmente leves e transitórios, podendo incluir náuseas, vômitos e sonolência, além de reações alérgicas cutâneas. Reações anafiláticas podem se manifestar com a presença de sintomas leves, como prurido, ardor, urticária, edema. Podem, ainda, surgir quadros de angioedema e broncoespasmo graves. Como explorado anteriormente, o medicamento pode induzir agranulocitose, ocasionada por mielotoxicidade.[16]

PARACETAMOL

O paracetamol, também conhecido como acetaminofeno, é um fármaco analgésico e antipirético derivado do paraminofenol, sintetizado pela primeira vez há mais de um século. É ainda o analgésico de escolha recomendado pela Organização Mundial da Saúde (OMS)[17] e tem sido, juntamente com a dipirona, o ácido acetilsalicílico (AAS) e o ibuprofeno, os fármacos de venda livre mais utilizados para dores leves e moderadas no Brasil.[1,10]

O paracetamol é um metabólito ativo da fenacetina[20] que atua como inibidor fraco das COX, apresentando seletividade para a isoforma cerebral da ciclo-oxigenase 2 (COX-2). Os efeitos antinociceptivo e antipirético do paracetamol parecem ser mediados pelo metabólito N-acetil-p-benzoquinonaimina (NAPQI), que ativa os receptores canabinoides CB1[15] e os receptores transitórios de anquirina 1 (TRPA1), os quais reduzem as correntes dos canais de sódio e cálcio dependentes de voltagem nos neurônios sensoriais primários, aumentando, assim, o limiar ao estímulo doloroso.[19,20] Outro mecanismo de ação do acetaminofeno envolve a ativação dos canais de potássio Kv7, que diminuem o disparo neuronal contribuindo para a analgesia, sobretudo em regiões periféricas.[21]

O paracetamol difere dos AINEs por não produzir efeitos anti-inflamatórios, não sendo indicado para tratamento de condições inflamatórias crônicas. Em relação ao AAS, é uma alternativa eficaz como analgésico-antipirético, apresentando baixa incidência de efeitos no trato gastrointestinal (TGI), não causando, portanto, ulcerações gástricas e sangramentos em decorrência da inibição plaquetária.[13] Em doses terapêuticas (dose diária máxima de 4 g para pacientes sadios), possui poucos efeitos adversos, porém, sua superdosagem causa grave lesão hepática, levando a um quadro de intoxicação comumente fatal.[38]

O paracetamol apresenta boa disponibilidade por VO (85% a 90%), sendo absorvido sobretudo no intestino delgado. Tem pico de concentração plasmática entre 30 e 60 minutos após ingestão e exibe meia-vida plasmática de cerca de 3 horas. Sua distribuição se dá de maneira uniforme e sua metabolização ocorre por hidroxilação, sendo conjugado principalmente ao ácido glicurônico hepático (60%) e excretado pela urina.[19]

Uma parte do paracetamol sofre N-hidroxilação mediada por enzimas do CYP, formando NAPQI, um intermediário metabólico altamente reativo que é inativado ao reagir com a glutationa (GSH) presente no fígado. Porém, após a ingestão de elevadas doses do fármaco (acima de 10 g ou 150 mg/kg), a formação do metabólito pode causar uma rápida depleção do GSH, contribuindo para os efeitos tóxicos da *overdose*.[22,38]

Quanto aos efeitos adversos, o paracetamol é bem tolerado nas doses terapêuticas, não apresentando efeitos cardiovasculares, respiratórios ou coagulatórios danosos. É sabido, porém, que o consumo crônico de álcool pode exacerbar a toxicidade do paracetamol, uma vez que o metabolismo do etanol em excesso requer a enzima CYP2E1.[23] Ocorrem, ocasionalmente, exantema eritematoso ou urticariforme e outras reações alérgicas pelo uso normal do paracetamol. Como mencionado anteriormente, o maior risco com o uso prolongado ou sobredosagem é a toxicidade hepática, que pode ser fatal dependendo da sua gravidade.

VIMINOL

É um analgésico não opioide, sintético e de ação central cujo único ingrediente ativo é o para-hidroxibenzoato de viminol. Primeiramente descrito em 1968, na Itália, o hidroxibenzoato de viminol é um racemato derivado da piriletonamina e contém 6 estereoisômeros com propriedades únicas. O composto não pertence à classificação dos AINEs nem à dos antipiréticos, e possui uma potência analgésica significativamente maior do que os salicilatos e derivados da pirazolona, além de ser comparável à dos opioides fracos, como codeína.[24]

Embora pouco elucidado, estipula-se que o mecanismo de ação do viminol se dê principalmente pelo isômero R2, que age na inibição da percepção e interpretação dos estímulos algogênicos a nível subcortical. Observou-se, ainda, que os isômeros do viminol podem interagir com receptores opioides, reforçando ainda mais a hipótese de que a ação analgésica do viminol se dê pela interação com endorfinas. Essa interação, no entanto, mostrou-se reduzida quando comparada à morfina, em uma proporção de 1 para 10. Em um estudo clínico recente, constatou-se que o viminol, quando ministrado em doses de 100 mg a 300 mg diários, por um período de 5 a 16 dias, proporcionou importante ação antálgica em paciente com dor crônica intensa, exibindo ótima tolerância e ausência de efeitos adversos nocivos.[24-26]

O viminol 100 mg apresenta potência analgésica equivalente à da codeína 60 mg, conforme demonstrado em um estudo envolvendo sua aplicação na dor pós-parto.[26] Outro estudo, multicêntrico, observou que 5 mg intravenoso (IV) do estereoisômero R2 apresentou mesmo efeito analgésico que 30 mg de pentzocina IV na dor pós-operatória.[25]

O fármaco é metabolizado pelo fígado, com meia-vida de 2,8 horas, e é eliminado sobretudo por via urinária (40%). Fármacos inibidores da CYP3A podem dificultar o metabolismo do viminol, resultando em um aumento de sua concentração plasmática.[24-26]

Quanto aos efeitos adversos, o viminol não interfere nas funções respiratória e cardiocirculatória, e não apresenta efeitos lesivos sobre a mucosa gastrointestinal nem sobre as funções hepática e renal. No entanto, em doses clínicas, foi observado que o fármaco apresenta ação sedativa no centro da tosse, advertindo-se o uso cauteloso em pacientes com doenças respiratórias crônicas, como doença pulmonar obstrutiva crônica (DPOC), ou que utilizam fármacos depressores do sistema nervoso central (SNC), como benzodiazepínicos.[24-26]

Em uso contínuo e com outros fármacos que aumentam sua concentração plasmática, a retirada abrupta do viminol pode causar sintomas da síndrome de abstinência opioide. Desse modo, para pacientes com propensão ao abuso de medicamentos ou dependência de fármacos, orienta-se o uso por curtos períodos e sob supervisão médica.

USO CLÍNICO

Na dor pós-operatória, prefere-se o uso de abordagens analgésicas multimodais que incluam fármacos não opioides e de ação sinérgica, de forma a reduzir o uso de fármacos em altas dosagens e, por conseguinte, diminuir seus efeitos deletérios. Há, ainda, certa evidência de que o uso de opioides no intra e pós-operatório pode favorecer a hiperalgesia, principal componente da dor crônica pós-cirúrgica.[14]

Antes de adentrarmos o uso clínico e a aplicação dos analgésicos não opioides no pós-operatório, é importante resgatarmos a escala analgésica da dor, desenvolvida pela OMS,[27] e que orienta as terapias farmacológicas mais adequadas para o tratamento da dor. Nela, os analgésicos não opioides ocupam os três "degraus" da escala, ora como opção mais recomendada (etapa 1), ora como adjuvantes (etapas 2 e 3), daí sua extrema relevância no tratamento da dor em suas mais diversas manifestações.[13,14]

Embora os princípios da escala da dor da OMS sejam importantes para orientar abordagens de controle álgico pós-cirúrgico, é imprudente descartar abordagens não farmacológicas (não o foco deste manual), igualmente resolutivas quando empregadas por profissionais multidisciplinares capacitados.

É fundamental orientar adequadamente o paciente sobre o uso correto dos medicamentos, a fim de se conter possíveis danos ao organismo provenientes da utilização inadequada dos fármacos, como destacado anteriormente neste capítulo. Outro fator essencial é verificar junto ao paciente a segurança do uso do fármaco escolhido, afastando possíveis reações com potencial risco à vida. Cabe ao médico, portanto, orientar, supervisionar e, quando necessário, controlar a administração de fármacos com poder de adição significativos (como é o caso dos opioides e do viminol).

Paracetamol

O paracetamol é adequado para uso como analgésico e antipirético, sendo particularmente usado em casos em que o AAS é contraindicado (p. ex., pacientes com úlcera péptica, hipersensibilidade etc.). É um analgésico que pode ser utilizado nas dores inflamatórias leves, também sendo útil para o tratamento de dores musculoesqueléticas, odontológicas e da dismenorreia.[28,29]

Sua utilização na dor aguda, incluindo a dor pós-operatória, é importante, pois reduz a necessidade de opioides, fármacos com maiores efeitos adversos e alto poder aditivo que, ao longo dos últimos anos, vêm sendo preteridos em função do aumento alarmante de mortes por superdosagem.[3] Segundo consenso multicêntrico elaborado em 2022, a utilização do paracetamol combinado aos AINEs também é benéfica no manejo da dor pós-operatória, salvo quando seu uso é contraindicado,[30] com alguns estudos sugerindo que o acetaminofeno pode ser mais eficaz do que os AINEs na otalgia e odinofagia pós-operatórias.[31]

Embora haja evidência da aplicabilidade do paracetamol na dor pós-operatória, no que tange à dor crônica, a literatura ainda é escassa e inconclusiva.[31] Em pacientes submetidos a transplante hepático, pode ser administrado desde que a dose seja ajustada (para, no máximo, 2 g/dia).[32]

A dose oral convencional é de 325 mg a 650 mg a cada 4 a 6 horas, estando disponíveis no Brasil comprimidos com 500 mg, 750 mg e 1.000 mg, pó para solução com 100 mg/g e suspensões com 100 mg/mL, sendo que a dose total diária não deve exceder 4 g (2 g em alcoólatras crônicos). Para crianças entre 2 e 11 anos, as doses variam de 160 mg a 480 mg ou 10 mg/kg a depender da idade e do peso.[18,19]

O paracetamol também se encontra disponível nas formulações retal, não disponível no Brasil, e IV.

Dipirona

Diferentemente da maioria dos AINEs, a dipirona não produz efeitos adversos e interações medicamentosas clinicamente relevantes. Isso se dá porque seus metabólitos possuem baixa ligação plasmática, não interferindo na farmacodinâmica de outras substâncias que se ligam à proteína sérica.[5] Pela mesma razão, a dipirona possui fraca ação anti-inflamatória, pois possui baixo volume de distribuição em comparação com os fármacos não esteroidais.[16] As indicações de seu uso variam de dores agudas intensas pós-operatórias, cólica e dor tumoral a sintomas de dores agudas ou intensas, como febre alta, se falha terapêutica inicial.[7]

Em uma revisão sistemática publicada pela *Cochrane*,[4] em 2016, com o objetivo de avaliar a eficácia analgésica da dipirona em doses únicas orais na dor pós-operatória moderada ou intensa, concluiu-se que o fármaco apresentou ótima eficácia na formulação oral de 500 mg, com número necessário para tratar (NNT) de 2,4 e com 73% dos indivíduos apresentando pelo menos 50% de melhora na dor por 4 ou 6 horas. Para a dose de 1.000 mg, 67% dos participantes exibiram ao menos 50% de alívio da dor por 5 horas. Por fim, na formulação IM de 2.000 mg, 74% dos pacientes apresentaram melhora de ao menos 50% no quadro da dor por 5 horas. O artigo ainda comparou a eficácia dos principais analgésicos não opioides no alívio da dor: dipirona 500 mg (75%) e paracetamol 500 mg (67%); dipirona 500 mg (66%) e aspirina 600 mg (49%); dipirona 1 g (67%) e paracetamol 1 g (66%).

Analogamente, outro artigo de revisão de 2017 ressaltou a eficácia analgésica da dipirona, classificando-a como mais segura do que outros AINEs e opioides para uso pós-operatório. Quando comparada a outros fármacos empregados nesse contexto, o risco da agranulocitose induzido pela dipirona se torna aceitável.[12]

Assim, a dipirona se mostrou como o analgésico não opioide mais adequado em uma situação de dor crônica ou perioperatória, visto que sua eficácia e tolerabilidade compensam o baixo risco da agranulocitose.[11]

Em razão de sua eficácia e suas propriedades espasmolíticas, sua utilização é possível no manejo da dor pós-operatória em cirurgias urológicas e viscerais.[11] O uso da dipirona também se mostrou eficaz no tratamento da dor oncológica, sobretudo nas doses de 2 g/3x/dia, apresentando potência equivalente a 60 mg de morfina/dia.[33]

Na prática clínica atual, a dipirona também surge como uma alternativa viável quando se considera o uso exagerado de opioides no pós-operatório, cujos efeitos adversos de depressão respiratória e hipotensão são frequentes e substancialmente danosos. Ademais, essas implicações são dose-limitantes, o que muitas vezes impede a analgesia eficaz, já que o aumento na dosagem de opioides potencializa seus efeitos deletérios. Assim, a adição da dipirona ao arsenal analgésico é proveitosa na redução do uso de opiáceos.[8]

Apesar da excelente ação terapêutica, foi observado que em pacientes com cirrose e doença renal crônica a depuração dos metabólitos da dipirona se apresentou reduzida, resultando em diminuição nos metabólitos eliminados por via urinária.[5] Sugere-se, então, para terapias de uso contínuo, considerar um aumento no intervalo das administrações. No entanto, para doses únicas, ajustes não são necessários.

Não há interações medicamentosas de risco para a dipirona[5] e seu uso é especialmente interessante quando se deseja evitar os efeitos adversos de úlceras e sangramentos no TGI superior causados por AINEs.[8] Além disso, a dipirona é frequentemente associada a outros analgésicos não opioides (58,7%), sendo comumente combinada a AINEs, paracetamol e inibidores de COX-2.[11]

A via preferível de administração de dipirona é a VO, mas há também formulações IV e IM. Sua dose típica para o adulto varia de 500 mg a 1.000 mg por VO, de 2 a 3 vezes/dia, com dose máxima diária recomendada de 4.000 mg VO e 5.000 mg via IV.

Um estudo comparativo entre meloxicam (AINE) e metamizol (dipirona) em modelos animais de sepse polimicrobiana demonstrou que o metamizol emergiu como a opção analgésica preferível, uma vez que proporcionou analgesia eficiente com impacto mínimo na dinâmica da resposta imune. Associada à inibição convencional da COX e da prostaglandina E2 (PGE2), a dipirona exibiu pouco efeito sobre citocinas circulantes e teciduais, mínima interferência na infiltração de células imunes e boa depuração bacteriana.[34]

Dessa forma, a potente propriedade analgésica do metamizol demonstrada nesse e em outros estudos evidencia um potencial promissor na modulação da resposta inflamatória, mesmo quando comparado a outros fármacos anti-inflamatórios.[34]

Viminol

O uso do viminol no pós-operatório se torna interessante à medida que o fármaco possui uma potência analgésica significativamente maior do que a dos salicilatos e a dos derivados da pirazolona, como o AAS e a dipirona, respectivamente.

Em um artigo de revisão,[35] o uso de hidroxibenzoato de viminol é colocado como uma alternativa aos opioides no tratamento da dor pós-operatória aguda leve ou moderada, por conta do bom potencial analgésico e da baixa recorrência de contraindicações. Fato constatado em um estudo de caso publicado na *Brazilian Journal of Pain*, no uso da substância se mostrou positivo no alívio da dor aguda pós-operatória de uma cirurgia de extração do terceiro molar.[36]

Assim, é possível considerar a utilização do viminol no pós-operatório, sempre com rigoroso acompanhamento médico, nos casos em que se deseja efeito próximo ao de opioides, mas com reações adversas controláveis de opioides fracos; quando dipirona e paracetamol são ineficazes ou quando o paciente é alérgico a esses fármacos.

Outras indicações para o uso de viminol é no tratamento de dores osteoarticulares como artralgia, osteoartrose cervical e sacral, e, dores neoplásicas como mieloma múltiplo, leucemia e outras hemopatias dolorosas, sendo o uso associado ou não a outros analgésicos.[24]

A dose inicial indicada para o tratamento é de 70 mg a cada 4 a 6 horas, podendo ser aumentada gradativamente até a dose diária máxima de 560 mg.[35] No tratamento da dor crônica, é recomendado que as doses sejam regularmente distribuídas ao longo do dia e que o uso do fármaco seja cuidadosamente monitorado e controlado pelo médico.

A combinação do viminol com outras substâncias que deprimem o SNC, como álcool, benzodiazepínicos, antidepressivos, neurolépticos e anti-hipertensivos que atuam centralmente, pode potencializar os efeitos sobre o SNC.[37] Dessa forma, deve-se evitar o uso associado.

Quando comparado aos demais analgésicos explorados anteriormente, sugere-se preterir o viminol às opções com menor potencial de adição e com evidência mais robusta de segurança, em especial, a dipirona, fármaco versátil e potente de boa aceitação.

Referências bibliográficas

1. Abradilan. Exclusivo: conheça os 20 analgésicos e antitérmicos mais vendidos no Brasil. Abradilan. 2023. [2025 Mar. 01] Disponível em: https://www.abradilan.com.br/medicamentos/exclusivo-conheca-os-20-analgesicos-e--antitermicos-mais-vendidos-no-brasil.
2. CDC. Understanding the opioid overdose epidemic in overdose prevention center for disease control. (2024). [2025 Mar. 01] Disponível em: ttps://www.cdc.gov/overdose-prevention/about/understanding-the-opioid-overdose--epidemic.html.
3. Fuchs FD, Wannmacher L. Farmacologia clínica e terapêutica. Tratamento da Dor. Analgesia das Dores Agudas e Crônicas. 5a ed. Rio de Janeiro: Guanabara-Koogan (GEN); 2017;20(1):458-507.
4. Hearn L, Derry S, Moore RA. Single dose dipyrone (metamizole) for acute postoperative pain in adults. Cochrane Database of Systematic Reviews. Art. 2016;(4). doi: 10.1002/14651858.CD011421.pub2.
5. Levy M, Zylber-Katz E, Rosenkranz B. Clinical pharmacokinetics of dipyrone and its metabolites. Clinical Pharmacokinetics. 1995;28(3):216-34.
6. Jama. Risks of agranulocytosis and aplastic anemia. A first report of their relation to drug use with special reference to analgesics. The International Agranulocytosis and Aplastic Anemia Study. JAMA. 1986;256(13):1749-57.
7. Cascorbi I. The uncertainties of metamizole Use. Clin Pharmacol Ther. 2021;109(6):1373-5. doi: 10.1002/cpt.2258.
8. Konijnenbelt-Peters J, van der Heijden C, Ekhart C, Bos J, Bruhn J, Kramers C. Metamizole (Dipyrone) as an alternative agent in postoperative analgesia in patients with contraindications for nonsteroidal anti-inflammatory drugs. Pain Pract. 2017;17(3):402-8. doi: 10.1111/papr.12467.
9. Kaufman OW, Kelly JP, Levy M. et al. The drug etiology of agranulocytosis and aplastic anemia. Oxford: Oxford University Press, 1991.
10. Horvatich G. Brasil: losartana, dipirona, sildenafila e tadalafila nas lista dos genéricos mais vendidos em 2023. Conselho Federal de Farmácia. 2024. [2025 Mar. 01] Disponível em: https://site.cff.org.br/noticia/Noticias-gerais/15/02/2024/brasil-losartana--dipirona-sildenafila-e-tadalafila-nas-lista-dos--genericos-mais-vendidos-em-2023.
11. Reist L, Erlenwein J, Meissner W, Stammschulte T, Stüber F, Stamer UM. Dipyrone is the preferred nonopioid analgesic for the treatment of acute and chronic pain. A survey of clinical practice in German-speaking countries. European Journal of Pain. 2018;22(6):1103-12. doi: 10.1002/ejp.1194.
12. Drugs. What is metamizole used for? Drugs.com. 2024. [2025 Mar. 01] Disponível em: https://www.drugs.com/medical-answers/metamizole-3566997/.
13. Ritter JM, Flower R, Henderson G, Loke YK, MacEwan D, Rang HP. Sistema nervoso. Fármacos analgésicos. Farmacologia. 9. ed. Souza D de M, editor. Rio de Janeiro: GEN - Grupo Editorial Nacional S.A. Guanabara--Koogan; 2020;4.
14. Waller DG, Sampson AP. Analgésicos opioides e controle da dor in farmacologia médica e terapêutica. 5. ed. Rio de Janeiro: GEN - Grupo Editorial Nacional. Guanabara-Koogan; 2019;5(19):773-98.
15. Bachmann F, Meyer Zu Schwabedissen HE, Duthaler U, Krähenbühl S. Cytochrome P450 1A2 is the most important enzyme for hepatic metabolism of the metamizole metabolite 4-methylaminoantipyrine. Br J Clin Pharmacol. 2022;88(4):1885-96. doi: 10.1111/bcp.15108.
16. Shimada SG, Otterness IG, Stitt JT. A study of the mechanism of action of the mild analgesic dipyrone. Agents and Actions. 1994;41(3-4):188-92.
17. Lutz M. Metamizol (dipirona) e o fígado: uma revisão da literatura. J Clin Farmacol. Novembro de 2019;59(11):1433-42. doi: 10.1002/jcph.1512.
18. Ennis ZN, Dideriksen D, Vægter HB, Handberg G, Pottegård A. Acetaminophen for chronic pain: a systematic review on efficacy. Basic & Clinical Pharmacology & Toxicology. 2016;118(3):184-9. doi: 10.1111/bcpt.12527.
19. Mazaleuska L, et al. PharmGKB summary: pathways of acetaminophen metabolism at the therapeutic versus toxic doses. P Pharmacogenet Genomics. 2015;25(8):416-26. doi:10.1097/FPC.0000000000000150.
20. Goodman LS, Gilman A. Seção II: Neurofarmacologia. Opioides, analgesia e tratamento da dor in as bases farmacológicas da terapêutica. 12. ed. Brunton LL, Cgabner BA, Knollmann BC, editors. Porto Alegre: AMGH Editora Ltda. 2012;20:435-75.
21. Stampf JL, Ciotu CI, Heber S, Boehm S, Fischer MJM, Salzer I. Analgesic action of acetaminophen via Kv7 channels. Int J Mol Sci. 2022;24(1):650. doi: 10.3390/ijms24010650.

22. Shingina A, Mukhtar N, Wakim-Fleming J, Alqahtani S, Wong RJ, Limketkai BN, Larson AM, et al. Acute liver failure guidelines. Am J Gastroenterol. 2023;118(7):1128-53. doi: 10.14309/ajg.0000000000002340.
23. Eduardo C, Sandro A. Interação da função química do álcool etìlico e paracetamol. Revista Ibero-Americana de Humanidades, Ciências e Educação. 2023;9(10):5900-14.
24. Dividol. São Paulo. Zambon Laboratórios Farmacêuticos Ltda; Ministério da Saúde. [2025 Mar. 01]. Disponível em: ttps://www.saudedireta.com.br/catinc/drugs/bulas/dividol.pdf.
25. Foschi D, Ventresca GP, Lodola E. Analgesic activity of viminol R2 in postoperative pain: comparison with pentazocine and placebo. Curr Ther Res. 1985;28:269-76.
26. Nobili F, Bernardi GC. Evaluation of a new oral analgesic in post-partum pain. Journal of Clinical Pharmacology. Springer-Verlag. Bergamo, Itália. 1971;3:119-22.
27. Anekar AA, Hendrix JM, Cascella M. WHO analgesic ladder. In: StatPearls. Treasure Island (FL): StatPearls Publishing. 2023. [2025 Mar. 01]. Disponível em: https://www.ncbi.nlm.nih.gov/books/NBK554435/.
28. Towheed T, Maxwell L, Judd M, Catton M, Hochberg MC, Wells GA. Acetaminophen for osteoarthritis. Cochrane database of systematic reviews. 2006;1. doi: 10.1002/14651858.CD004257.pub2.
29. Brophy RH, Fillingham YA. AAOS Clinical practice guideline summary: management of osteoarthritis of the knee (Nonarthroplasty), 3. ed. J Am Acad Orthop Surg. 2022;30(9):e721-9. doi: 10.5435/JAAOS-D-21-01233.
30. Mariano ER, Dickerson DM, Szokol JW, Harned M, Mueller JT, Philip BK, et al. A multisociety organizational consensus process to define guiding principles for acute perioperative pain management. Reg Anesth Pain Med. 2022;47(2):118.
31. Ong CK, Seymour RA, Lirk P, Merry AF. Combining paracetamol (acetaminophen) with nonsteroidal antiinflammatory drugs: a qualitative systematic review of analgesic efficacy for acute postoperative pain. Anesth Analg. 2010;110(4):1170.
32. Mathew E, Kim E, Zempsky W. Pharmacologic treatment of pain. Seminars in Pediatric Neurology. 2016;23(3):209-19. doi: 10.1016/j.spen.2016.10.004.
33. Gaertner J, Stamer UM, Remi C, Voltz R, Bausewein C, Sabatowski R, et al. Metamizole/dipyrone for the relief of cancer pain: A systematic review and evidence-based recommendations for clinical practice. Palliat Med. 2017;31(1):26-34. Doi: 10.1177/0269216316655746.
34. Liu N, Sonawane M, Sommerfeld O, Svensson CM, Figge MT, Bauer R, et al. Metamizole outperforms meloxicam in sepsis: insights on analgesics, survival and immunomodulation in the peritoneal contamination and infection sepsis model. Front Immunol. 2024;15:1432307. doi: 10.3389/fimmu.2024.1432307.
35. Hummig W, et al. Viminol hydroxybenzoate as a non-narcotic analgesic pharmacological choice. GSC Advanced Research and Reviews. 2022;12(1):020-5.
36. Hummig W, Grossmann E. Use of viminol in acute pain management after third molars extraction. Case report. Brazilian Journal Of Pain. 2018; 1(2):188-91 doi: 10.5935/2595-0118.20180037.
37. De Barros CM. Dor – Perspectivas e práticas no tratamento clínico. 1. ed. Carlos Marcelo de Barros, editor. São Paulo: Leitura médica, 2024.
38. Ohashi N, Kohno T. Analgesic effect of acetaminophen: a review of known and novel mechanisms of action. Front Pharmacol. 2020;11:580289. doi: 10.3389/fphar.2020.580289.

Anti-Inflamatórios

19

Matheus Pereira de Miranda Grossi
Igor de Oliveira Freire Monteiro
Rita de Cassia Chaves Garcia Barbosa

INTRODUÇÃO

A inflamação é um processo inerente e necessário ao corpo humano, mas não deixa de ter efeitos incômodos, como dor e perda de função, que são característicos dela. Por isso, o ser humano busca moderar tais efeitos indesejados sempre que necessário e, para tanto, utilizou da experimentação e da ciência para, gradualmente, atingir seu objetivo. Hipócrates, em 400 a.C., documentou o início mais conhecido dessa pesquisa com a prescrição de casca e folha de salgueiro para alívio da febre. Depois, no século XV, descobriu-se o composto ativo da salicilina justamente na casca de salgueiro. A partir disso, a busca pela decodificação desse composto em medicamento se intensificou. Após a cristalização da salicilina, em 1929, e seu isolamento em ácido salicílico, em 1836, a companhia alemã Kolbe conseguiu produzir em massa o ácido salicílico em 1859, evoluindo para uma produção de nível industrial em 1974. Contudo, mesmo já sendo usado para o tratamento de gota e febre reumática, ainda havia o entrave de que o fármaco produzido causava efeitos adversos gastrointestinais importantes, além de ter um gosto desagradável. Apenas em 1899, o químico da empresa Bayer, Hoffman, conseguiu diminuir os efeitos adversos do medicamento.[1,2]

Por mais que a comercialização do medicamento tenha se tornado mais palatável para os consumidores e para o mercado, o ácido acetilsalicílico (AAS) ainda guardava seu maior segredo para si: seu mecanismo de ação. No início do século XX, foi descoberta a existência da ciclo-oxigenase (COX) 2 e, com isso, foram formuladas hipóteses de que a COX-1 e a COX-2 tinham ações diferentes no corpo humano. Por volta do início da década de 1960, constataram que os fármacos anti-inflamatórios não esteroides (AINEs) inibiam tanto a COX-1 quanto a COX-2. Com isso, foi possível investigar que os efeitos gastrointestinais tão incômodos e, por vezes, graves podiam ter relação com a inibição específica da COX-1. A partir disso, começou-se uma nova corrida científica, mas agora o objetivo era a criação de um medicamento capaz de inibir seletivamente a COX-2. O campeão dessa competição foi a atual empresa Pfizer, chamada na época de G.D. Searle and Pfizer, em 1999, que produziu o celecoxibe, seguida de perto pelo lançamento do rofecoxibe pela empresa Merck.[1,2]

AINEs são uma classe de medicamentos de ampla comercialização por conta de suas propriedades antipiréticas, analgésicas e anti-inflamatórias, desenvolvendo um papel importante no tratamento de dores, sendo elas de caráter agudo ou crônico. Por serem medicamentos que não necessitam de prescrição médica, seu uso tornou-se indiscriminado, aumentando a incidência de problemas gastrointestinais, cardiovasculares, renais e trombóticos.[3]

AINEs são medicamentos que atuam inibindo a enzima COX, que realiza a transformação do ácido araquidônico (AA) em prostaglandinas (PGs) e tromboxanos.[1,4,5] Primeiramente, o AA é metabolizado em prostaglandina H2 pelas COX (Figura 1). Depois, por meio de PG sintases e isomerases, a prostaglandina H2 forma prostanoides, que são lipídios biologicamente ativos. O grupo dos prostanoides é composto por diferentes tipos de PGs (D2, E2 e F2), prostaciclina (também chamada "prostaglandina I2") e tromboxano A2.[6] O efeito álgico das PG consiste em intensificar o potencial nociceptivo de outras moléculas que induzem a dor, como bradicinina e serotonina, por meio da despolarização e consequente sensibilização das terminações nervosas, facilitando a ativação dos nociceptores por esses outros agentes.[4,5] Das PGs citadas, destaca-se a prostaglandina E2 (PGE2) na promoção da sensibilização dos neurônios dos cornos dorsais da medula e na promoção da resposta inflamatória na periferia.[5]

Essa classe de fármacos pode ser dividida em inibidores de COX-1 e inibidores de COX-2. A COX-1 exerce uma função mais protetora, como a citoproteção epitelial gástrica, expressão nos túbulos renais, plaquetas, miocárdio, endotélio vascular e musculatura lisa, portanto, passa a ser responsável por mais eventos adversos inerentes ao tratamento com AINEs não seletivos.[1,6,7] Sua função homeostática consiste, nesse sentido, em administrar o início do parto, fluxo sanguíneo renal, agregação plaquetária, trombose, função renal e proteção do epitélio gástrico.[6,8] Já a COX-2 é produzida por fibroblastos e macrófagos na presença de dor, febre, trauma, infecção e inflamação,[5,8] como exemplificado pela Figura 2. Tais eventos estressantes levam à liberação de PG dos tipos E e F.[4] Porém, vale ressaltar que a COX-2 também apresenta ação constitutiva fisiológica no sistema nervoso central (SNC), endotélio vascular e córtex renal.[9] Sua presença no endotélio vascular a torna importante para a regulação da pressão arterial por produzir prostaciclinas que protegem a vasculatura ao promover vasodilatação e inibir proliferação de células musculares lisas e agregação plaquetária. Além disso, por ser estimulada por processos estressantes, trata-se da principal fonte de prostanoides durante e após inflamação.[1,6]

Os AINEs são tidos como medicamentos de 1ª linha no tratamento de dor aguda e dor crônica por atuarem tanto em nível periférico, por seu efeito anti-inflamatório quanto em nível central, por induzir analgesia. Frente a essa

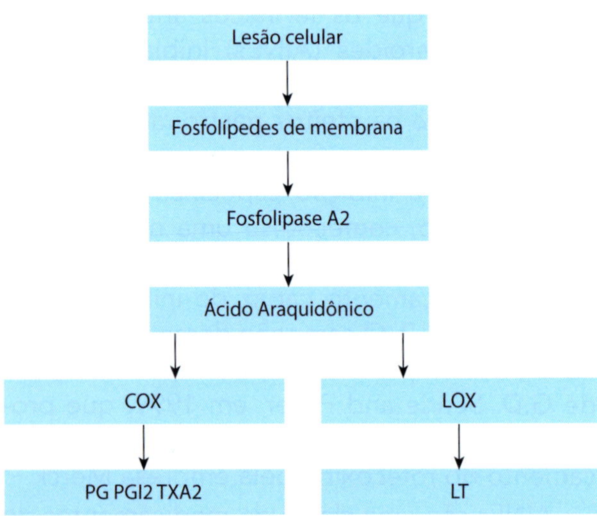

Figura 1 – Mecanismo de lesão celular.

COX: ciclo-oxigenase; LOX: lipo-oxigenase; LT: leucotrieno; PG: prostaglandinas; PGI2: prostaciclinas; TXA2: tromboxano.

Fonte: Desenvolvida pela autoria.

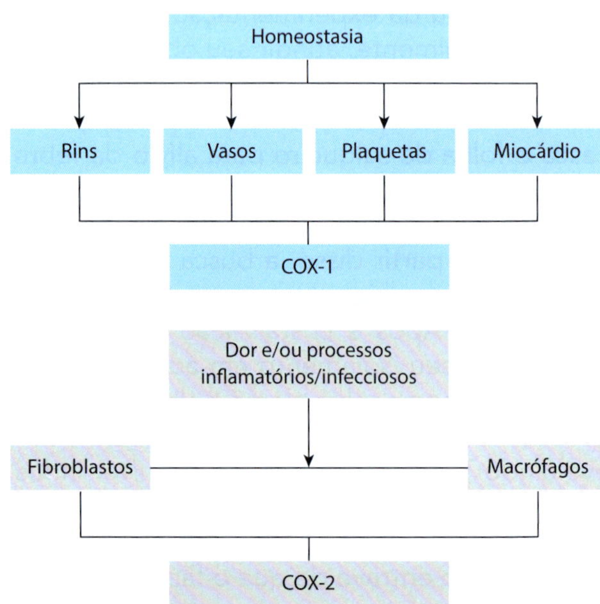

Figura 2 – Estímulos locais de produção das enzimas COX-1 (azul) e COX-2 (cinza).

COX: ciclo-oxigenase.

Fonte: Desenvolvida pela autoria.

atuação em sítios distintos e um melhor controle da dor somática e dinâmica, tal classe proporciona um efeito poupador de opioides, de modo a reduzir seu consumo e incidência de efeitos colaterais como constipação, retenção urinária e prurido. No entanto, os AINEs possuem um efeito-teto para analgesia, ou seja, doses acima das preconizadas não proporcionam uma analgesia mais efetiva, mas um aumento na incidência de efeitos colaterais como sintomas gástricos e nefrotóxicos.[7]

Deve-se ficar atento com a administração de AINEs – principalmente os não seletivos – em pacientes com idade superior a 65 anos, sexo feminino, antecedentes de úlceras pépticas, gastrite hemorrágica, infecção por *Helicobacter pylori,* etilismo, uso de corticoides, uso de AAS, uso de anticoagulantes e presença de insuficiência hepática, renal ou cardíaca. Além disso, por conta de reduzirem a síntese de PG que age de maneira direta no controle do fluxo sanguíneo renal, na filtração glomerular e na liberação de renina, seu uso deve ser evitado quando o paciente estiver em uso de uma terapêutica nefrotóxica, pacientes hipovolêmicos ou em caso de uso de inibidores da enzima de conversão de angiotensina.[7]

INFLAMAÇÃO: DEFINIÇÃO E FISIOPATOLOGIA

A inflamação é constituída por cinco pilares: dor, calor, rubor, edema e perda de função. Uma lesão tecidual ou infecção promove uma vasodilatação por conta da presença de proteínas plasmáticas, aumentando o fluxo sanguíneo de modo a gerar calor e rubor. Além disso, a vasodilatação também aumenta a permeabilidade vascular, de modo a causar o extravasamento do conteúdo líquido dos vasos sanguíneos para o tecido lesionado, ocasionando o edema. Com o tempo, haverá a quimiotaxia de leucócitos para a lesão por intermédio de células endoteliais ativadas, aderindo-se a elas, de forma a permitir que cheguem ao tecido inflamado. Nesse local, essas células de defesa fagocitam patógenos e secretam citocinas pró-inflamatórias, PG e leucotrienos, fazendo com que o efeito inflamatório se intensifique e ocorra maior recrutamento de células inflamatórias. A resolução do quadro pode ou não resultar em fibrose do tecido lesionado.[1]

Resposta inflamatória aguda

A resposta inflamatória aguda é desencadeada por uma lesão ou infecção e possui três finalidades principais: restringir dano ao sítio lesionado, recrutar células de defesa e iniciar mecanismos de reparo tecidual.[1,10]

De modo geral, a inflamação ativará diversas proteínas e, consequentemente, sistemas enzimáticos. Entre as proteínas ativadas, estão as enzimas da cascata de coagulação. Elas impedirão que os microrganismos patogênicos presentes no sítio inflamatório adentrem no sangue e disseminem a infecção. Além disso, teremos a ativação do sistema complemento, que atua, nesse caso, degranulando mastócitos. Os produtos da degranulação – histamina, leucotrienos e PG – promoverão quimiotaxia de neutrófilos, vasodilatação e aumento de permeabilidade vascular, sendo estes dois últimos efeitos potencializados por uma maior produção de bradicinina em razão do estímulo do sistema de cininas pela inflamação.[1,10]

Horas após o início das reações vasculares ao processo inflamatório, os neutrófilos adentram no tecido e fagocitam os patógenos. A partir disso, eles liberam mediadores inflamatórios que atraem macrófagos, permitindo que estes cheguem ao local de inflamação em torno de 6 horas após o início do processo. Além de fagocitar os agentes invasores, os macrógafos liberam citocinas pró-inflamatórias – interleucinas IL-1, IL-6 e fator de necrose tumoral alfa (TNF-α) – que intensificam a resposta inflamatória aguda. Tais mediadores químicos vão aumentar a permeabilidade vascular, induzir coagulação e aumento da adesão dos leucócitos (linfócitos, granulócitos, macrófagos e neutrófilos) ao endotélio, com consequente passagem para os tecidos lesados,[1,10] evidenciado na Figura 3.

Caso o causador da inflamação, seja ele um patógeno ou uma lesão, tenha sido rapidamente neutralizado, o sistema imune necessita iniciar um processo de resolução do processo inflamatório para que não haja fibrose ou perda de função tecidual. Para isso, é cessada a produção de eicosanoides pró-inflamatórios, como PG e leucotrienos, e se inicia a síntese de mediadores lipídicos pró-resolução de inflamação, como resolvinas e protectinas.[10]

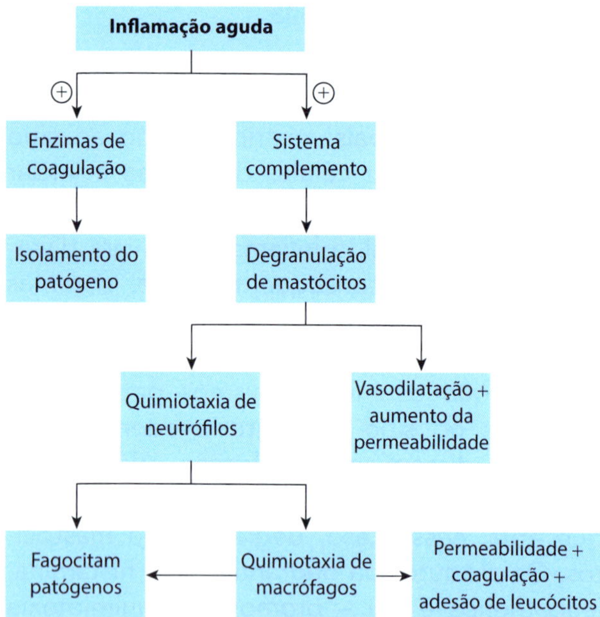

Figura 3 – Mecanismo da reação inflamatória aguda.

Fonte: Desenvolvida pela autoria.

Resposta inflamatória crônica

A inflamação crônica está associada com a manutenção da lesão ou infecção inicial, deficiência na produção de lipídios pró-resolução ou resposta inflamatória exagerada. Tal processo está presente na maioria dos quadros de doença autoimune, câncer, doença cardiovascular, metabólica e neurodegenerativa.[1,10]

Como demonstrado na Figura 4, o processo inflamatório crônico é fundamentado em uma carência de produção de lipídios pró-resolução e síntese excessiva e contínua de citocinas pró-inflamatórias, como TNF-α e IL-1β, e lipídios pró-inflamatórios, como os eicosanoides. Esses fatores inibirão os linfócitos T reguladores ao mesmo tempo em que estimulam o recrutamento de linfócitos TCD4+ auxiliares, a exemplo do Th1 e TH17, linfócitos B e macrófagos pró-inflamatórios.[10]

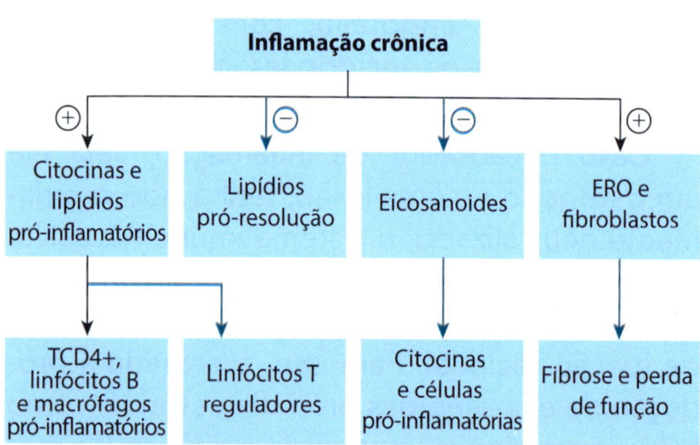

Figura 4 – Mecanismo da reação inflamatória crônica.

Fonte: Desenvolvida pela autoria.

Outro interessante mecanismo de perpetuação da cronificação está relacionado com o desequilíbrio entre endocanabinoides e esfingolipídios. Tais lipídios tem sua produção estimulada por citocinas pró-inflamatórias e atuam na ativação, diferenciação e mobilização de células imunes. A capacidade dessa classe lipídica de estimular a biossíntese de eicosanoides e induzir a ativação da produção de PG pela COX-2 faz com que haja uma importante influência na manutenção de uma resposta inflamatória crônica. Já os endocanabinoides possuem uma função mais relacionada à regulação e resolução do processo inflamatório. Sua capacidade de diminuir a produção de citocinas pró-inflamatórias, recrutamento de células inflamatórias e proliferação de células imunes, assim como induzir diferenciação e apoptose dessas células imunológicas, é importante para a mitigação da inflamação.[10]

Também é marcante o potencial de perda de função tecidual por conta da produção de espécies reativas de oxigênio (ERO) e a substituição de tecidos lesionados por fibróticos. A fibrose tecidual ocorre pela ação de fibroblastos e uma possível formação de granulomas, ou seja, um acúmulo de macrófagos circundados por linfócitos, que auxiliam na promoção de tal perda de funcionalidade.[1]

INFLAMAÇÃO E DOR: MECANISMOS DE ASSOCIAÇÃO

Dor na inflamação

Em razão do processo inflamatório causado pela lesão tecidual, serão secretados diversos mediadores inflamatórios, como serotonina, leucotrienos, bradicinina, prostanoides, neurotrofina, PG e prostaciclinas, sendo essas duas últimas as principais responsáveis por diminuir o limiar de estímulo de nociceptores. Ou seja, todas essas substâncias, em especial as PGs e prostaciclinas, aumentam a sensibilização de nociceptores periféricos. Por isso, o eixo de tratamento analgésico periférico dos AINEs atua justamente na inibição desse mecanismo.[1]

No SNC, as COX-1 e COX-2 liberarão PGs na medula espinhal que vão gerar hiperalgesia e alodinia ao estimular os neurônios dos cornos dorsais da medula, destacando-se a PGE2.[1,5] Em lesões transitórias, essa excitabilidade central é revertida em horas a dias após o estímulo deflagrador. Porém, as doenças inflamatórias crônicas podem gerar uma mudança na arquitetura nociceptiva da medula, ocasionando aumento da duração da excitabilidade nociceptiva e, consequentemente, dor crônica.[1]

Tal estímulo nociceptivo de lesão e inflamação estimula a expressão de COX-2 pelo SNC, aumentando, também, a quantidade de PGE2 a atuar nos cornos dorsais da medula. Acredita-se que isso permite 3 formas da PGE2 sensibilizar os neurônios nociceptivos nesse local: pela sua atuação pré-sináptica, pós-sináptica e em interneurônios. Na fenda pré-sináptica, a PG aumenta a secreção de neurotransmissores nociceptivos, como substância P e glutamato, ao aumentar a abertura de canais de cálcio voltagem-dependentes. Já na fenda pós-sináptica, a PGE2 atua estimulando a despolarização do neurônio que está recebendo a mudança de potencial de ação. Por fim, a PGE2 pode se ligar a receptores na parte terminal de interneurônios inibitórios presentes no corno dorsal, de modo a inibir a liberação de glicina, molécula que regula a excitabilidade dos neurônios nessa região. Isso levaria a um favorecimento da sinalização dolorosa pelo aumento da excitabilidade neuronal.[5]

O efeito de analgesia dos AINEs leva em conta duas principais formas de ação, sendo uma periférica e outra central. Perifericamente, os AINEs possuem o papel de diminuir a produção de PGs. Doenças que cursam com processos estressantes, como traumas e inflamação, induzem a COX-2 a produzir PGs, como vimos anteriormente. Portanto, ao terem sua produção inibida, o limiar de estímulo nociceptivo aumenta para que haja a sensação dolorosa ou para que esta seja intensa. Já a ação central dos AINEs decorre de seu efeito na medula espinhal e em um possível outro local do SNC que ainda não foi bem especificado. Ao inibir a produção de PGs na medula pela COX-2 em eventos estressantes, ocorre a redução da transmissão do estímulo nociceptivo pelas fibras aferentes para os interneurônios no corno posterior.[4] Também foi observado que os AINEs podem estimular vias inibitórias descendentes nociceptivas ao estimular a substância cinzenta periaquedutal e o bulbo rostral ventromedial.[5]

ANTI-INFLAMATÓRIOS NÃO ESTEROIDES (AINES)

Salicilato

Os salicilatos, incluindo a aspirina (também conhecida como AAS), possuem um mecanismo de ação semelhante ao de outros AINEs. No entanto, existem algumas diferenças em relação ao seu efeito inibitório. Os salicilatos são inibidores altamente potentes das enzimas COX-1 e COX-2 em sistemas de células inteiras humanas, com a COX-2 demonstrando maior sensibilidade aos efeitos desse medicamento em comparação à COX-1. Essas distinções na inibição enzimática sugerem que, embora os salicilatos compartilhem mecanismos comuns com outros AINEs, suas particularidades na modulação das isoenzimas COX podem influenciar significativamente seu perfil terapêutico e de efeitos adversos.[11-13]

- *Dose oral (analgésica/antipirética):*
  - 325 mg a 1 g de 4/4 a 6/6 horas.
    - Dose máxima: 4 g/dia.
- *Insuficiência renal e hepática:* não há necessidade de ajuste (evitar o uso com analgesia e anti-inflamatórios se ClCr < 10 mL/min).[14]
- *Contraindicações:* hipersensibilidade a AINEs; paciente com asma, rinite e pólipos nasais; uso em criança ou adolescentes para infecções virais, com ou sem febre.
  - Salicilatos são contraindicados para pacientes com doença hepática crônica.[1]
  - AAS deve ser usado com cautela em pacientes já em uso de anticoagulantes e com insuficiência renal, pois já possui efeito inibitório plaquetário e tem a capacidade de reter água e sal, diminuindo a função renal em pacientes suscetíveis.[8]
  - O uso de AAS é contraindicado em casos de gota, por diminuir excreção de urato e afetar a função de medicamentos uricosídicos. Também é contraindicado em casos de hepatopatia crônica, quando em altas doses, por causar lesão hepática.[8]

Efeitos adversos

Pode propiciar o advento de úlcera gástrica única ou múltipla, ocasionando em hemorragia gastrointestinal indolor e, caso cronifique, resultar em um quadro de anemia ferropriva. Doses diárias de 3 a 4 g/dia podem, inclusive, aumentar a perda de sangue nas fezes de 5 a 13 vezes em relação a um indivíduo não tratado por esse fármaco.[1,13]

Doses altas podem causar salicilismo, ou seja, um quadro neurológico causador de diminuição da audição, zumbidos, vertigens, até náuseas e êmeses. Doses um pouco mais altas podem induzir o centro respiratório a gerar taquipneia e, com isso, alcalose respiratória. Acidose metabólica pode ser observada por conta de uma possível disfunção do AAS no metabolismo de carboidratos e lipídeos.[8]

A reação de hipersensibilidade ao AAS cursa com rinorreia, erupção cutânea e pancitopenia, evoluindo raramente para reação anafilática. Seu uso também está muito relacionado com a síndrome de Reye, que afeta crianças e está relacionada com doença viral que evolui para encefalopatia hepática.[8]

Acetaminofeno

Inibidor reversível não competitivo. Atua reduzindo o sítio peróxido das COX. Efeito antipirético similar ao AAS e analgésico ao elevar o limiar da dor. Não possui bom efeito anti-inflamatório. É metabolizado em NAPQI que, em doses muito altas, pode causar efeitos hepatotóxicos por excesso de metabólitos e desvio para vias alternativas de metabolização.

É encontrado no mundo em formulações via oral (VO), intravenosas (IV) e retal, no Brasil comumente usados por VO. Vale ressaltar que sua administração por via endovenosa (EV) não possui vantagens na diminuição da dor quando comparada com VO, de modo que essa via só deve ser utilizada quando o paciente estiver inabilitado de utilizar a via retal ou oral.[15,16]

Ainda não é bem esclarecido como é o mecanismo do efeito analgésico do acetaminofeno. Por meio de testes em roedores, acredita-se que ele possua ligação com o sistema endocanabinoide. Também é possível que ele exerça um grande efeito no bulbo rostral ventromedial ao inibir a secreção de ácido gama-aminobutírico (GABA) por seus neurônios. Isso estimularia vias inibitórias descendentes pela ativação das fibras serotoninérgicas antinociceptivas do bulbo rostral ventromedial até os cornos dorsais da medula, produzindo analgesia. Além disso, o paracetamol pode atuar nos terminais centrais e periféricos dos nociceptores, ativando e dessensibilizando canais não seletivos de cátions, no caso, da família dos receptores de potencial transitório (TRP) de forma prolongada, induzindo analgesia. Uma última possível via de ação do acetaminofeno consiste na inibição indireta de canais de cálcio supraespinais (Cav3.2, conhecidos por contribuir na promoção da dor neuropática e inflamação), o que geraria influxo de cálcio no neurônio nociceptor e analgesia.[5,17]

Apresenta pico de concentração plasmática entre 30 a 60 minutos de seu uso e tempo de meia-vida de 2 horas, com metabolização hepática e excreção renal. No fígado, 94% do composto original é transformado em metabólito inativo, mas 4% é metabolizada em NAPQI, seu metabólito ativo, tóxico e altamente reativo e danoso para o organismo, o que pode ser inativado ao ser conjugado com glutationa. Entretanto, com doses acima de 4 g/dia em pessoas hígidas e 2 g/dia em hepatopatas, malnutridos ou com grave desordem alcoólica, o mecanismo de conjugação pela glutationa é saturado, promovendo a formação de NAPQI e resultando em seus efeitos adversos, como lesão e necrose hepática.[1,8]

- *Dose oral ou retal (adultos):*
  - *325 mg a 1.000 mg de 4 a 6 horas (dose máxima:* 4 g/dia).
  - *> 50 kg:* 650 mg 4/4 horas ou 1.000 mg 6/6 horas.
  - *< 50 kg ou com alcoolismo crônico ou desnutrição ou desidratação:* 12,5 mg/kg 4/4 horas ou 15 mg/kg 6/6 horas.[18]
- *Dose intravenoso (IV) (adultos):*
  - *> 50 kg:* 650 mg 4/4 horas ou 1.000 mg 6/6 horas.
    - *Dose máxima:* 4 g/dia.
  - *< 50 kg ou com alcoolismo crônico ou desnutrição ou desidratação:* 12,5 mg/kg 4/4 horas ou 15 mg/kg 6/6 horas.
    - *Dose máxima:* 75 mg/kg/dia.
- *Insuficiência renal:*
- *ClCr > 30 mL/min:* sem ajustes.

- *ClCr < 30 mL/min:* dose usual, mas frequência mínima recomendada é de 6/6 horas. (Por conta do acúmulo de metabólitos no compartimento renal).
- *Insuficiência hepática leve e moderada usar com cautela (dose máxima:* 3 g/dia).[19]
- *Insuficiência hepática:*
  - *Leve (Child-pugh classe A):*
    - *Em consumo de álcool:* dose máxima diária recomendada 2 g.
    - *Sem consumo de álcool:* em uso em pequenos períodos (< 14 dias) recomenda uso até 4 g/dia; em uso prolongado (> 14 dias) recomenda uso de até 3 g/dia.[20]
  - *Moderado (Child-pugh classe B):*
    - *Em consumo de álcool:* dose máxima diária recomendada 2 g.
    - *Sem consumo de álcool:* em uso em pequenos períodos (< 14 dias) recomenda uso até 3 g/dia; em uso prolongado (> 14 dias) recomenda uso de até 2 g/dia.[21-23]
  - *Grave (Child-pugh classe C):* uso não recomendado.[21]
- *Principais contraindicações:* hipersensibilidade ao paracetamol ou qualquer componente da formulação; insuficiência hepática grave ou doença hepática ativa grave.[1]

Efeitos adversos

- *Alergia:* a alergia ao uso de paracetamol pode ocasionar desde exantemas até lesões em mucosas e quadros febris.[1]
- *Hepático:* a necrose hepática é o efeito adverso agudo mais grave da intoxicação por paracetamol. Ela ocorre quando há uso do fármaco que satura sua via de metabolização, de modo que seu metabólito ativo, o NAPQI, acarreta uma intensa disfunção hepática. Condições como jejum, desnutrição, consumo exagerado de álcool ou hepatopatia presente diminuem a dose necessária para superdosagem de paracetamol e seus efeitos hepatotóxicos. Nos primeiros 2 dias após superdosagem, há elevação de transaminases e sintomas referentes a danos gástricos, como anorexia, dor epigástrica e náuseas. Entre 2 e 4 dias, o quadro evolui com repercussão clínica hepática, como hepatomegalia dolorosa, dor em hipocôndrio direito, coagulopatia e icterícia. Um grau de lesão elevado pode gerar coma hipoglicêmico.[1]
- *Renal:* a superdosagem de paracetamol pode resultar em necrose tubular renal, que pode evoluir para insuficiência renal.[1]

Ibuprofeno

É um fármaco analgésico não opioide. Inibe reversivelmente as enzimas COX-1 e 2, diminuindo, assim, a formação de PGs. Apresenta efeito antipirético, analgésico e anti-inflamatório.

Apresenta efeito analgésico, ao elevar o limiar de dor, e antipirético similares aos do AAS.[1]

Apresenta um tempo de meia-vida de 2 horas, com pico de concentração plasmática em 1 hora e alta taxa de ligação a proteínas plasmáticas. Possui metabolização hepática e excreção renal.[1]

Comparado com outros AINEs, apresenta um menor risco de causar efeitos adversos gastrointestinais.[15]

- *Dose oral (adultos):*
  - 400 mg a 800 mg de 6/6 a 8/8 horas.
  - *Dose máxima:* 3,2 g/dia.[24]
- *Função renal alterada:*
  - *CrCl maior ou igual a 60 mL/min:* sem ajustes.
  - *CrCl 31 a 59 mL/min:* sem necessidade de ajuste, mas usar menor dose em menor tempo possível. Evitar uso em pacientes com risco de insuficiência renal aguda (idosos, hipertensos ou associados a medicações nefrotóxicas).
  - *CrCl menor ou igual a 30 mL/min:* evitar o uso. Se não for possível, utilizar a menor dose possível em menor tempo possível.[25]
- *Insuficiência hepática:* existem apenas poucos relatos de risco aumentado de toxicidade hepática em pacientes com hepatite C crônica. Não há ajustes fornecidos na bula do fabricante, use com cautela.[22]
- *Principais contraindicações:* hipersensibilidade ao ibuprofeno ou qualquer componente da formulação; histórico de asma ou reação alérgica a aspirina ou ou-

tro AINEs; cirurgia de revascularização de miocárdio.

- Deve ser utilizado com cautela em gestantes e mulheres amamentando em razão de seu efeito no terceiro trimestre e secreção no leite materno.[8]

Efeitos adversos e interação medicamentosa

De 5% a 15% dos indivíduos apresentam efeitos adversos gastrointestinais ao usar ibuprofeno. Outros efeitos, mas que aparecem em menor frequência, incluem, em ordem decrescente, exantema, tontura, cefaleia, retenção hídrica, edema, trombocitopenia, visão turva e ambliopia tóxica.[1]

Interação medicamentosa: interfere na função antiplaquetária do AAS.[1] Ao serem usados em conjunto, há diminuição do efeito anti-inflamatório global e aumento do tempo de sangramento por conta da inibição plaquetária, sendo necessário cautela em pacientes em uso de anticoagulantes ou com uma coagulação já precarizada.[8]

Celecoxibe

É um fármaco analgésico não opioide; medicamento AINEs, seletivo para COX-2. Portanto, inibe a síntese de PGs diminuindo a atividade da enzima. Não inibe a COX-1 em concentração terapêutica. Apresenta ação antipirética, analgésica e anti-inflamatória.

Possui um tempo de meia-vida de 11 horas, com pico de concentração plasmática em torno de 2 horas após administração. Como é metabolizado no fígado, idosos e hepatopatas necessitam de menor dose para alcançar uma concentração terapêutica ou tóxica. Sua excreção é mista, sendo tanto renal quanto fecal.[1]

O celecoxibe é membro dos "coxibes", um grupo de AINEs que inibem seletivamente a COX-2. Esse grupo foi criado com a intenção de diminuir os efeitos adversos de hemorragias gastrointestinais, mas foi observado que causaram um aumento do risco cardiovascular. Sua seletividade para inibição da COX-2, em ordem crescente, consiste em: celecoxibe, parecoxibe, valdecoxibe, etoricoxibe e rofecoxibe.[6]

- *Dose oral (adultos):*
  - *200 mg de 24/24 horas a 12/12 horas.*
  - *Dose máxima:* 400 mg/dia.
- *Função renal alterada:* CrCl maior ou igual a 60 mL/min: sem ajustes:
  - *CrCl 31 a 59 mL/min:* sem necessidade de ajuste, mas usar menor dose em menor tempo possível. Evitar uso em pacientes com risco de insuficiência renal aguda (idosos, hipotensos ou associados a medicações nefrotóxicas).[26]
  - *CrCl menor ou igual a 30 mL/min:* evitar o uso. Se não for possível, utilizar a menor dose possível em menor tempo possível.[26]
- *Insuficiência hepática:*
  - *Leve (Child-pugh classe A):* não é necessário ajustes.
  - *Moderado (Child-pugh classe B):* reduzir em 50 %.
  - *Grave (Child-pugh classe C):* uso não recomendado.

Efeitos adversos

Pode causar edema e hipertensão pela inibição de PGs renais. Confere risco de acidente vascular encefálico (AVE) e infarto agudo do miocárdio (IAM) dependente de dose utilizada e risco cardiovascular do paciente em uso. Seu uso crônico pode lentificar a cicatrização do tendão ao osso e a consolidação de fraturas e, principalmente em homens idosos, diminuir a densidade mineral óssea.[1]

Diclofenaco

É um fármaco analgésico não opioide. Realiza a inibição da COX-1 e 2 (apresentando uma seletividade relativa para COX-2 nas doses recomendadas), diminuindo os precursores de PGs; tem efeito antipirético, analgésico e anti-inflamatório.

Apresenta outras formas de atuação ainda pouco compreendidas, como inibição da quimiotaxia, reduzindo a atuação dos linfócitos, reduzindo a agregação e atividade dos neutrófilos e reduzindo níveis de citocinas inflamatórias.

Sua versão em gel, para uso tópico, possui uma capacidade de alívio de dor maior do que dos demais AINEs tópicos, como cetorolaco, sendo considerado o mais eficiente AINEs tópico. É especialmente efetivo para tratamento de dor musculoesquelética e, em menor grau, para casos de osteoartrites que afetem as mãos e os joelhos.[15,27]

- *Dose oral (adultos):*
  - *Formulações de diclofenaco potássicas ou sódicas:* 100 a 150 mg/dia dividida em 2 a 4 vezes/dia; Liberação prolongada: 100 mg de 24/24 horas.[28]
    - *Dose máxima:* 150 mg/dia.
  - *Ácido diclofenaco:* 18 mg ou 35 mg 8/8 horas:
    - *Dose máxima 105 mg/dia.*[28]
- *Dose tópica:*
  - *Adesivo 1,3%:* aplique sobre área mais dolorida de 1 a 2 vezes/dia.
  - *Gel 1% (uso off-label):* aplicar até 4 g na área afetada até 6/6 horas; dose máxima de 16 g/dia.
- *Função renal alterada:*
  - *CrCl maior ou igual a 60 mL/min:* sem ajustes.
  - *CrCl 31 a 59 mL/min:* sem necessidade de ajuste, mas usar menor dose em menor tempo possível. Evitar uso em pacientes com risco de insuficiência renal aguda (idosos, hipotensos ou associados a medicações nefrotóxicas).
  - *CrCl menor ou igual a 30 mL/min:* uso não recomendado.[29]
- *Insuficiência hepática:* não há ajustes recomendados pelos fabricantes.
- *Efeitos adversos:* os efeitos adversos, de maneira geral, ocorrem em 20% dos pacientes. Pode causar reação de hipersensibilidade, lesão hepática grave, diminuição da função renal, retenção hídrica, edema, exantemas, efeitos neurológicos. O monitoramento das transaminases é necessário para a avaliação de lesão hepática durante as primeiras 8 semanas de tratamento, sendo que sua elevação acima de 3 vezes o limite normal superior indica lesão hepática grave.[1]

Cetoprofeno

É um fármaco analgésico não opioide. Realiza a inibição reversível da COX-1 e COX-2, diminuindo os precursores de PGs; tem efeito antipirético, analgésico e anti-inflamatório.

Apresenta outras formas de atuação ainda pouco compreendidos, como inibição da quimiotaxia, reduzindo a atuação dos linfócitos, reduzindo a agregação e atividade dos neutrófilos e reduzindo níveis de citocinas inflamatórias.

Mesmo não tendo a mesma eficiência do diclofenaco, sua versão tópica ainda possui uma grande eficácia no tratamento de dor musculoesquelética.[27]

- *Dose oral (adultos):*
  - *Liberação imediata:* 50 mg a 75 mg de 6/6 a 8/8 horas.
    - *Dose máxima:* 300 mg/dia.
  - *Liberação prolongada:* 200 mg 24/24 horas.
    - *Dose máxima:* 200 mg/dia.
- *Função renal alterada:*
  - *CrCl maior ou igual a 30 mL/min:* sem ajustes de dosagem. Evitar uso prolongado.
    - *Dose máxima recomendada:* 150 mg/dia.
  - *CrCl < 30 mL/min:* evitar o uso, se não possível usar menor dose possível em menor tempo possível.
    - *Dose máxima recomendada:* 100 mg/dia.
- *Insuficiência hepática:*
  - *Insuficiência hepática e hipoalbuminemia (< 3,5 g/dL), uso com cautela para evitar efeitos indesejáveis.*
  - *Dose máxima recomendada:* 100 mg/dia.
- *Principais contraindicações:* hipersensibilidade ao ibuprofeno ou qualquer componente da formulação; histórico de asma ou reação alérgica a aspirina ou outro AINEs; cirurgia de revascularização de miocárdio.

Naproxeno

É um fármaco analgésico não opioide. Realiza a inibição reversível da COX-1 e COX-2, diminuindo os precursores de PGs; tem efeito antipirético, analgésico e anti-inflamatório.

Apresenta outras formas de atuação ainda pouco compreendidos, como inibição da quimiotaxia, reduzindo a atuação dos linfócitos, reduzindo a agregação e atividade dos neutrófilos e reduzindo níveis de citocinas inflamatórias.

Possui tempo de meia-vida variável de acordo com a idade do paciente, percorrendo a faixa de 9 a 25 horas e ligação praticamente completa de seu conteúdo absorvido às proteínas plasmáticas. Por isso, deve-se receitar menores doses para idosos. Realiza metabolização hepática e excreção renal, além de possuir capacidade de ultrapassar barreira placentária e, inclusive, ser secretado no leite materno a 1% da concentração plasmática no organismo materno.

- *Dose oral (adultos):*
  - *Liberação imediata:* 250 mg a 500 mg de 12/12 horas; liberação prolongada: 750 mg a 1 g 24/24 horas.
  - *Dose máxima:* 1,5 g/dia.[30]
- *Função renal alterada:*
  - *ClCr maior ou igual a 60 mL/min:* sem ajustes.
  - *ClCr 31 a 59 mL/min:* sem necessidade de ajuste, mas usar menor dose em menor tempo possível. Evitar uso em pacientes com risco de insuficiência renal aguda (idosos, hipotensos ou associados a medicações nefrotóxicas).
  - *CrCl menor ou igual a 30 mL/min:* uso não recomendado.[26,31]

- *Insuficiência hepática:* não há ajustes fornecidos na bula do fabricante, use com cautela.
- *Principais contraindicações:* hipersensibilidade ao naproxeno (p. ex., reações anafiláticas, reações cutâneas graves) ou a qualquer componente da formulação; histórico de asma, urticária ou reações alérgicas após tomar aspirina ou outros AINEs; uso no contexto de cirurgia de revascularização do miocárdio.

Efeitos adversos e interação medicamentosa

De 1% a 10% dos usuários de naproxeno apresentam efeitos gastrointestinais adversos, como constipação, diarreia, dispepsia, náuseas, pirose, estomatite e dor abdominal. Também pode causar sonolência, tontura, cefaleia, vertigem, depressão prurido e diaforese.

Interação medicamentosa: interfere na função antiplaquetária do AAS.

Cetorolaco

É um fármaco analgésico não opioide. Realiza a inibição reversível da COX-1 e COX-2, diminuindo os precursores de PGs; tem efeito antipirético, analgésico e anti-inflamatório.[32,33]

Apresenta outras formas de atuação ainda pouco compreendidos como, inibição da quimiotaxia, reduzindo a atuação dos linfócitos, reduzindo a agregação e atividade dos neutrófilos e reduzindo níveis de citocinas inflamatórias.

- *Dose (adultos > 50 kg e < 65 anos):*
  - *IV:* 30 mg em dose única ou 15 mg a 30 mg 6/6 horas.
    - *Dose máxima:* 120 mg/dia.
    - *Duração máxima:* 5 dias.
  - *Intramuscular (IM):* 30 mg a 60 mg dose única ou 15 mg a 30 mg de 6/6 horas.
    - *Dose máxima:* 120 mg/dia.
    - *Duração máxima:* 5 dias.
  - *Oral (apenas para continuação de terapia IM ou EV, não terapia inicial) 10 mg de 6/6 horas.*
    - *Dose máxima:* 40 mg/dia.
    - *Duração máxima:* 5 dias.

- *Dose (adultos < 50 kg e > 65 anos):*
  - *IV:* 15 mg em dose única ou 15 mg 6/6 horas.
    - *Dose máxima:* 60 mg/dia.
    - *Duração máxima:* 5 dias.
  - *IM:* 30 mg dose única ou 15 mg de 6/6 horas.
    - *Dose máxima:* 60 mg/dia.
    - *Duração máxima:* 5 dias.
  - *Oral (apenas para continuação de terapia IM ou EV, não terapia inicial) 10 mg de 6/6 horas.*
    - *Dose máxima:* 40 mg/dia.
    - *Duração máxima:* 5 dias.

- *Função renal alterada*
  - *CrCl maior ou igual a 60 mL/min:* IV, IM e oral sem ajuste.
  - *CrCl 31 a 59 mL/min:* se necessário IV e IM 7,5 mg a 15 mg de 6/6 horas. VO 10 mg a cada 6/6 horas (dose máxima: 40 mg/dia). Todas as vias com menor tempo de duração possível.
  - *CrCl menor ou igual a 30 mL/min:* uso não recomendado.

- *Insuficiência hepática:* não há ajustes.

- *Principais contraindicações:* hipersensibilidade ao cetorolaco, aspirina, outros AINEs ou qualquer componente da formulação; úlcera péptica ativa ou histórica; sangramento ou perfuração gastrointestinal recente ou histórico; histórico de asma, urticária ou reações alérgicas após tomar aspirina ou outros AINEs; doença renal avançada ou pacientes com risco de insuficiência renal por conta da depleção de volume; sangramento cerebrovascular suspeito ou confirmado, diátese hemorrágica, hemostasia incompleta ou alto risco de sangramento; uso concomitante com aspirina, outros AINEs, probenecida ou pentoxifilina; administração epidural ou intratecal (somente injeção); uso no contexto de cirurgia de revascularização do miocárdio; trabalho de parto e parto.

Meloxicam

É um fármaco analgésico não opioide. Realiza a inibição reversível da COX-1 e COX-2 (sendo mais a COX-2 do que COX-1, uma razão de 10:1), diminuindo os precursores de PGs; tem efeito antipirético, analgésico e anti-inflamatorio.[32,33]

Apresenta outras formas de atuação ainda pouco compreendidas, como inibição da quimiotaxia, reduzindo a atuação dos linfócitos, reduzindo a agregação e atividade dos neutrófilos e reduzindo níveis de citocinas inflamatórias.

- *Dose IV (adultos):*
  - *30 mg uma vez ao dia.*
- *Dose oral (adultos):*
  - *Cápsula:* 5 a 10 mg/dia.
    - *Dose máxima:* 10 mg/dia.
  - *Comprimido e suspensão oral:* 7,5 a 15 mg/dia.
    - *Dose máxima:* 15 mg/dia.
- *Função renal alterada:*
  - *CrCl maior ou igual a 60 mL/min:* sem ajustes.
  - *CrCl < 60 mL/min:* uso não recomendado.
- *Insuficiência hepática:* não há ajustes.
- *Principais contraindicações:* hipersensibilidade ao meloxicam ou a qualquer componente da formulação; histórico de asma, urticária ou outras reações alérgicas após tomar aspirina ou outros AINEs; uso no contexto de cirurgia de revascularização do miocárdio; fenilcetonúria (somente comprimido de desintegração oral); pacientes com insuficiência renal moderada a grave que apresentam risco de insuficiência renal devido à depleção de volume (somente injeção).

Efeitos adversos

Pode causar lesão gástrica, sendo maior a probabilidade desse efeito quando utilizado em doses de 15 mg/dia ou maiores.[1]

EFEITOS ADVERSOS

O uso de AINEs está associado a muitos efeitos colaterais, mas seus efeitos indesejados no trato gastrointestinal (TGI), nos rins e no sistema cardiovascular, são considerados os principais problemas com uso crônicos dessa droga.[34]

A base do mecanismo de efeitos adversos do uso de AINEs, de maneira geral, consiste na capacidade citotóxica dos compostos farmacológicos, que afetam desde a mitocôndria até tecidos adjacentes por meio de uma retroalimentação positiva. Por meio da liberação de elétrons da cadeia respiratória mitocondrial, os AINEs promovem estresse oxidativo mitocondrial. Dentro da mitocôndria, os elétrons reduzirão oxigênio em superóxido (O_2-), que danificará a mitocôndria em si, liberando seus componentes para a célula. Por conta dos componentes oxidantes liberados e produzidos, como H_2O_2 e OH-, as macromoléculas celulares, a exemplo do DNA, serão lesadas, ativando, assim, diversas vias de apoptose celular. O DNA mitocondrial lesado que escapa da célula em apoptose atrai células imunológicas fagocíticas. Com a persistência de estresse oxidativo mitocondrial, haverá inflamação tecidual que, com sua cronificação, levará a lesão de órgãos pelo uso de AINEs.[35]

Risco gastrointestinal

Os AINEs provocam lesões gastrointestinais por meio de diversos mecanismos. Enquanto alguns desses danos são atribuídos aos efeitos irritativos próprios dos compostos, a maior parte é causada pela inibição da atividade da COX, que é o principal efeito farmacológico dos AINEs. Embora seja aceito que existam duas vias principais de lesão da mucosa (toxicidade tópica e inibição da síntese de PGs), na prática, é desafiador quantificar a contribuição relativa de cada uma das formas ou determinar com certeza se todos os AINEs apresentam toxicidade tópica independentemente da PG. Além disso, há evidências crescentes de que os efeitos independentes da COX, como a regulação positiva de moléculas de adesão, a inibição do fator de transcrição nuclear (NF-κβ) e das AMP cinases, ou a liberação de TNF-α, também desempenham um papel significativo.[36,37]

O uso de AINEs, mesmo por períodos relativamente curtos, possui uma importante repercussão em efeitos adversos no TGI alto e baixo. Por mais que um pensamento inicial leve a associar úlceras gástricas como é mais comum de ocorrer, úlceras duodenais e hospitalizações por conta de lesões no trato inferior se mostraram mais prevalentes em novas amostragens de dados. Inclusive, para pacientes que já possuem histórico de acometimentos gastrointestinais, há um risco maior de 2% a 5% de complicações com uso de AINEs.[35]

Tradicionalmente, acreditava-se que a inibição da COX-1, por ter um já conhecido efeito gastroprotetor por conta de suas PGs produzidas, acarretaria em dano à mucosa gástrica. Assim, concluía-se que ao inibir seletivamente a COX-2, não haveria mais – ou seriam muito diminuídas – lesões gástricas. Entretanto, estudos recentes demonstraram não só que drogas inibidoras seletivas de COX-2, os "coxib", possuíam um alto risco de lesão do trato superior como evidenciaram que há uma via de lesão da mucosa gástrica por um mecanismo independente de PGs.[35] Contudo, vale ponderar o celecoxibe como um possível AINEs que foge do padrão lesivo dos AINEs, quando comparado com o naproxeno e ibuprofeno, por possuir não só uma importante redução do risco de evento adverso gastrointestinal, mas também renal e cardiovascular.[38]

Possivelmente, como os AINEs são ácidos fracos, eles podem reduzir a hidrofobicidade da membrana fosfolipídica da mucosa gastroduodenal, expondo-a a substâncias agressoras. Além disso, de acordo com a teoria de "captura de íons", o fato de serem ácidos fracos faz com que os AINEs, ao estarem em sua forma não ionizada e, portanto, lipofílica, sejam capazes de atravessar a membrana celular da célula da mucosa gástrica por difusão passiva mais facilmente. Ao adentrarem a célula, o pH citosólico fará com que o AINEs seja ionizado e, assim, torne-se lipofóbico, etapa em que se vê "capturado" pela célula. Com isso, sua presença no interior celular fará com que haja estresse oxidativo mitocondrial e acarrete apoptose pelos mecanismos inicialmente descritos. Isso promoverá uma liberação de citocinas pró-inflamatórias, como NF-κβ, ICAM-1 e TNF-α, na mucosa do estômago, promovendo intensa inflamação.[35]

A secreção de suco gástrico associado com a inibição da produção de PGs pelas COX também auxilia no processo inflamatório da lesão gástrica. O efeito ácido da secreção estomacal em si intensifica o efeito dos fatores de necrose e a erosão da mucosa, além de prejudicar a cicatrização. Contudo, deve-se ser cauteloso com o uso de inibidores de bomba de prótons por conta de seus efeitos adversos na tentativa de tratar tal quadro inflamatório. Para tratar um caso de lesão gástrica por uso de AINEs, é muito mais recomendado uma terapêutica antioxidante do que o uso indiscriminado de supressores ácidos.[35]

Além das lesões gástricas, as lesões do intestino delgado são extremamente prevalentes em pacientes de uso crônico de AINEs, sendo encontradas em aproximadamente 70% deles. Inicialmente, a lesão das mitocôndrias por estresse oxidativo mitocondrial e a inibição das PGs derivadas das COX danificam a mucosa intestinal. Ao ser lesada, enterobactérias gram-negativas invadem a mucosa e, por meio receptor *toll-like* 4, deflagram uma cascata de citocinas pró-inflamatórias. Por meio desse mecanismo, neutrófilos e macrófagos são ativados, levando à propagação de dano oxidativo, intensificação e cronificação da inflamação e apoptose, culminando, por fim, em úlcera. Outras substâncias, como enzimas proteolíticas, suco pancreático e bile, são importantes fatores de agravamento da inflamação, sendo a secreção biliar o fator mais importante de intensificação da lesão intestinal[35] (Figura 5).

Efeitos tópicos

Os efeitos tópicos dos AINEs atuam de cinco formas diferentes e concomitantes: **captura de íons**, **proliferação e apoptose**, **alteração da hidrofobicidade do muco gástrico**, **motilidade gástrica** e **função do ácido gástrico**.

Os AINEs ácidos são geralmente mais tóxicos do que aqueles com um pK neutro. Em um

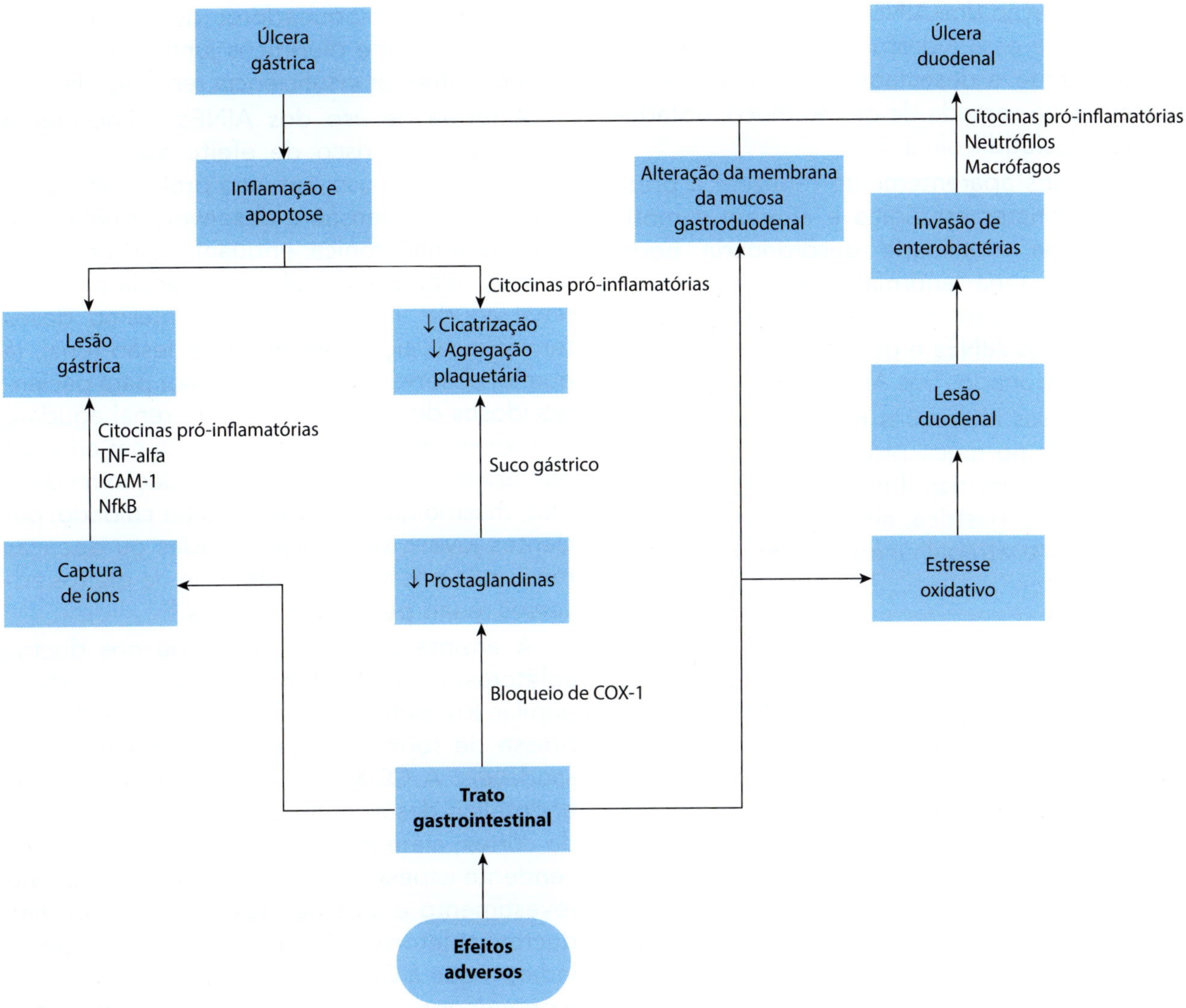

Figura 5 – Efeitos adversos no trato gastrointestinal pelo uso de AINEs.

COX: ciclo-oxigenase; ICAM : ; NF-κβ: fator nuclear *kappa* β; TNF-α: fator de necrose tumoral alfa.

Fonte: Desenvolvida pela autoria.

ambiente gástrico ácido, os AINEs ácidos e a aspirina se encontram ionizados, o que facilita sua solubilidade em lipídios. Essas formas ionizadas e solúveis em lipídios podem penetrar na membrana celular e se acumular nas células epiteliais da mucosa, na qual o pH é aproximadamente 7,4. Esse fenômeno, conhecido como "captura de íons", resulta na retenção das moléculas ionizadas dentro das células, causando danos celulares e, consequentemente, danos vasculares.[36,39]

A integridade da mucosa é um equilíbrio entre proliferação e apoptose; estudos recentes em animais e *in vitro* sugeriu que o TNF-α um modulador extracelular pró-apoptóticas pode atuar de forma importante na regulação da apoptose nas células do epitélio gástrico. Assim, essa descoberta poderá explicar a perda de células epiteliais gástricas comum na gastrite atrófica crônica, extremamente comum em consumidores crônicos de AINEs.[40-42]

A proliferação observada com o uso de pode ser uma reação ao aumento da apoptose ou à descamação, em vez de um efeito direto dos próprios AINEs. O efeito direto dessas alterações pode variar ao longo do tempo e em diferentes modelos, desde a erosão e a hiperplasia da mucosa.[37]

A mucosa gástrica exibe uma superfície hidrofóbica e lipídica, primariamente devido à secreção de um fosfolipídio semelhante a um surfactante na camada de gel do muco gástrico. A ação dos AINEs consiste em reduzir rapidamente essa hidrofobicidade ao interagir quimicamente e desestabilizar os fosfolipídios presentes na camada de gel do muco, notadamente a fosfatidilcolina.[36,43]

Os AINEs aparentemente reduzem a pressão do esfíncter esofágico e alteram a motilidade. Essa motilidade desordenada pode representar uma anormalidade fundamental que contribui para o refluxo gastroesofágico associado aos AINEs e outros subtipos de dispepsia relacionados aos AINEs.[36,38]

Com essas alterações celulares do epitélio e alterações no muco protetor o ácido gástrico apresenta um papel importante potencializando a lesão gástrica, alterando a agregação plaquetária e atrapalhando a cicatrização das lesões.[36]

Efeitos sistêmicos

Apesar de os mecanismos exatos de dano gastrointestinal induzido por AINEs não serem totalmente claros, há uma relação frequente entre o dano causado por esses medicamentos e a inibição da síntese de PGs. As PGs endógenas são fundamentais para a regulação do fluxo sanguíneo na mucosa, a proliferação das células epiteliais, a cicatrização do epitélio, a função dos imunócitos da mucosa, bem como para a secreção de muco, bicarbonato e ácido basal. A inibição da síntese de PGs provavelmente enfraquece as defesas da mucosa gástrica contra irritantes luminais.[36]

Risco renal

Depois dos efeitos colaterais gastrointestinais causados por AINEs, as complicações renais são a segunda maior preocupação associada ao uso dessas medicações.

Os AINEs bloqueiam as isoenzimas COX-1 e COX-2 da COX. Os efeitos adversos nos rins, incluindo a função renal e a excreção de líquidos e eletrólitos urinários, dependem da seletividade entre COX-2 e COX-1 e da dosagem administrada. Enquanto jovens saudáveis raramente sofrem efeitos renais negativos ao usar AINEs, idosos e pacientes com comorbidades, como insuficiência cardíaca congestiva, cirrose hepática ou doença renal crônica (DRC), além daqueles que tomam combinações de medicamentos, como bloqueadores do sistema renina-angiotensina e diuréticos junto com AINEs, podem enfrentar insuficiência renal aguda.[44]

A forma de uso dos AINEs é importante para estimar o risco de efeito adverso renal envolvendo seu uso. Um uso prolongado acarreta maior propensão a desenvolver uma insuficiência renal crônica, enquanto uso de doses altas se relaciona a maior ocorrência de lesão renal aguda. Infelizmente, até mesmo doses terapêuticas significam risco de lesão renal, já que foi observado risco 25% maior para pacientes idosos de desenvolver lesão renal aguda e ocorrência de falência renal aguda em crianças que usaram AINEs sem recomendação médica. Mas, mesmo que ainda se deva ter cuidado, pacientes jovens sem comorbidades ou doenças renais não possuem grande risco de efeitos adversos renais pelo uso de AINEs.[35]

A enzima COX-1 é localizada nos ductos coletores, na vasculatura renal e no interstício papilar. Por outro lado, a COX-2 também é expressa de forma constante em rins humanos saudáveis. A COX-2 está presente nas células endoteliais das artérias, arteríolas e glomérulos do córtex, além de ser encontrada no ramo ascendente espesso cortical da alça de Henle, no revestimento endotelial dos vasos retos e nos ductos coletores. Adicionalmente, pesquisas indicam que a COX-2 é expressa em podócitos e pequenos vasos sanguíneos. Essa distribuição sugere que ambas as isoenzimas desempenham papéis essenciais na fisiologia renal, influenciando processos como o controle da resistência pré-glomerular, vasodilatação, regulação do fluxo sanguíneo renal, filtração glomerular e o equilíbrio de líquidos e eletrólitos. A presença de COX-2 em várias estruturas renais destaca sua importância não apenas em condições normais, mas também em respostas inflamatórias e patológicas, em que a sua regulação pode ter implicações significativas para a saúde renal.[34,35]

Pode-se observar que a função das COX renais está muito relacionada com o local em que se encontram. Nesse sentido, a COX-1 controla, principalmente, a taxa de filtração glomerular (TFG), enquanto a COX-2 atua na retenção de sódio e água.[35]

A inibição das PGs pelos AINEs, embora geralmente não afete a função renal na maioria dos pacientes saudáveis, pode ter consequências severas em indivíduos com fatores de risco, como disfunção renal pré-existente ou perfusão renal comprometida. Em tais casos, os efeitos renais dos AINEs podem se manifestar por meio de uma série de sintomas e condições, incluindo hipercalemia, retenção de sódio, insuficiência renal aguda e redução da TFG. Além disso, esses medicamentos podem levar ao desenvolvimento de síndrome nefrótica acompanhada de nefrite intersticial aguda, necrose papilar renal (NPR) e edema. É importante que se monitore atentamente os pacientes com fatores de risco ao prescrever AINEs, considerando o potencial para complicações renais graves. A compreensão dos mecanismos pelos quais os AINEs afetam a função renal é essencial para a gestão adequada e para a prevenção de danos a longo prazo nos pacientes vulneráveis.[34]

O mecanismo de lesão renal pelos AINEs consiste na inibição da síntese de PGs pelo fármaco, prejudicando a TFG e causando isquemia e necrose tubular aguda. Normalmente, na mácula densa, as PGs iriam inibir a secreção de renina para a homeostase do sistema renina-angiotensina-aldosterona. Contudo, sua inibição acarreta na falta de regulação desse sistema, resultando em reabsorção demasiada de sódio pelo excesso de aldosterona sérica, que pode levar à hipertensão e edema. Deve-se ter cautela ao usar AINEs em contextos que alterem a função renal ou o débito cardíaco, pois aumenta a propensão à lesão renal aguda. Nesse sentido, destacam-se os casos de insuficiência cardíaca, hipovolemia e uso de medicamentos como inibidores da enzima conversora de angiotensina (IECA) e bloqueadores do receptor de angiotensina II (BRA).[35] Tal interação medicamentosa modifica a regulação da pressão sanguínea e a vasculatura renal.[6]

Dentre os comprometimentos adversos renais pelo uso de AINEs, destacam-se:[35]

Hipertensão: a inibição da função das COX em nível renal implica em retenção de sódio e vasoconstrição, gerando hipertensão que pode levar, inclusive, a edema. Tal efeito é possível de ocorrer após um uso de AINEs de 1 a 2 semanas em pacientes com insuficiência renal crônica. Com o aumento do volume de líquido circulante por essa via, associado à incapacidade do rim de metabolizar aldosterona por conta do efeito do AINEs, o paciente pode desenvolver insuficiência cardíaca.

Edema: além da associação com a hipertensão, o edema pode ser induzido pela inibição da COX-2 a levar a uma diminuição da produção de PGs em nível tubular e glomerular. Isso implica tanto no comprometimento da TFG quanto na maior retenção de sódio e água, podendo levar a um edema e contribuindo para insuficiência renal e cardíaca.[38]

Hiponatremia: como as PGs regulam o hormônio antidiurético (ADH), sua inibição faz com que o néfron absorva muita água.

Hipercalemia: como citado anteriormente, o AINE prejudicará a TFG, diminuindo, assim, a secreção de potássio pela bomba de sódio-potássio e pelo ducto colédoco.

Acidose tubular renal: em casos de hipercalemia duradoura, pode haver diminuição da excreção de ácido no néfron distal, resultando em acidose tubular hiperclorêmica e, consequentemente, nefrite.

Nefrite intersticial: consiste em uma inflamação aguda e edema do interstício renal, levando à insuficiência renal. Consiste em 15% dos casos de lesão renal aguda.

Doença de lesão mínima: como as COX são inibidas, haverá maior produção de leucotrienos (LTE), que podem estimular linfócitos T a invadir o glomérulo e lesar os podócitos, levando a doença de lesão mínima.

Necrose papilar: a isquemia causada pela diminuição da TFG ao usar AINEs pode afetar a oxigenação e perfusão da medula e papila renal, podendo causar falência renal[35] (Figura 6).

Risco cardiovascular

As preocupações sobre a segurança cardiovascular dos inibidores de COX-2 (AINEs-COX-2) surgiram pela primeira vez quando o estudo VIGOR demonstrou um risco significativamente aumentado de eventos cardiovasculares de origem tromboembólica com rofecoxibe em comparação com naproxeno. Além disso, o rofecoxibe também mostrou aumentar o número de eventos antiplaquetários, em comparação com o placebo no estudo APPROVE. Esses resultados levaram à retirada mundial do rofecoxibe em 2004.[35,45,46]

Uma hipótese que Fitzgerald propôs foi que o aumento da ativação da agregação plaquetária, resultante do bloqueio seletivo da formação de prostaciclina sem inibição significativa

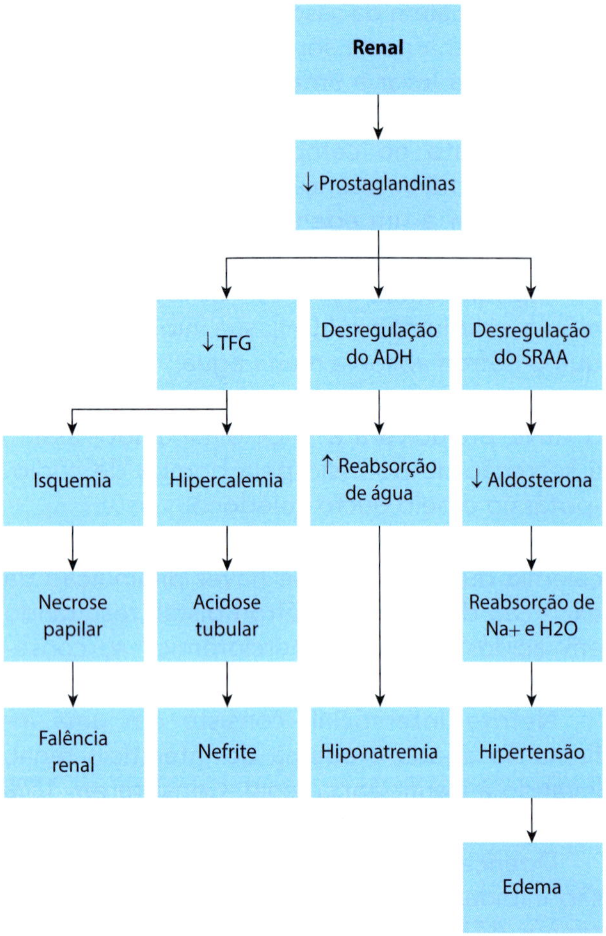

Figura 6 – Efeitos adversos na função renal pelo uso de AINEs.

ADH: hormônio antidiurético; SRAA: sistema renina-angiotensina--aldosterona; TFG: taxa de filtração glomerular.

Fonte: Desenvolvida pela autoria.

do tromboxano A2, derivado de plaquetas, era o mecanismo principal pelo qual os AINEs-COX-2 aumentavam o risco cardiovascular.[47,48] Entretanto, a seletividade para COX-2 varia entre os diferentes AINEs-COX-2, sendo mais alta para lumiracoxibe, rofecoxibe, etoricoxibe e valdecoxibe, e menor para celecoxibe. Além disso, outros mecanismos podem influenciar o risco cardiovascular de um AINEs. Por exemplo, o rofecoxibe tem atividade pró-oxidante, potencialmente pró-aterosclerótica, enquanto o celecoxibe reduz a expressão do fator tecidual endotelial, um iniciador crucial da cascata de coagulação, o que pode oferecer uma proteção contra a trombose.[49] De acordo com os dados do estudo APPROVE, o uso de refocoxibe a longo prazo infere um risco de IAM dobrado em relação a um placebo.[35]

A avaliação do risco cardiovascular do paciente é essencial antes de iniciar a terapia com AINEs. O estudo PRECISION incluiu pacientes com insuficiência cardíaca classes I ou II da New York Heart Association, e os resultados demonstraram uma tolerabilidade cardiovascular aceitável a longo prazo com o uso de AINEs nesse grupo de pacientes. Uma metanálise baseada em dados individuais de pacientes (n = 446.763) apoiou as principais conclusões do estudo PRECISION, indicando que o risco cardiovascular do celecoxibe não é inferior ao do ibuprofeno ou naproxeno. Outros achados importantes da metanálise revelaram que o risco cardiovascular associado aos AINEs é maior com doses diárias elevadas, que o risco cardiovascular não parece aumentar com a duração prolongada da terapia com AINEs, e que o risco de infarto do miocárdio durante o uso de rofecoxibe (especialmente em doses superiores a 25 mg/dia) foi maior comparado ao uso de outros AINEs, incluindo celecoxibe. Recomenda-se que os médicos utilizem doses adequadas, mas não elevadas, de AINEs-c2s, para obter benefícios analgésicos e anti-inflamatórios sem aumentar significativamente o risco cardiovascular.[6,35,37,50,51]

Entre os AINEs, o AAS se destaca em seu efeito cardioprotetor quando usado em doses baixas. Mas, sugere-se que demais AINEs possuam um importante efeito de aumento de risco cardiovascular. Postula-se, atualmente, que a COX-1 presente em células endoteliais é a principal responsável por produzir o prostanoide PGI2, que possui ação antitrombótica e antiagregação plaquetária. A inibição dessa COX por um AINEs leva à diminuição da produção de PGI2 e, assim, prejuízo na cardioproteção. Já a inibição da COX-2 pode deteriorar o equilíbrio entre tromboxano A2 – importante para a síntese e agregação de plaquetas, além de vasoconstrição – e PGI2, fazendo com que receptores para ambos sejam deteriorados e aumentando o risco cardiovascular. Com base nisso, vale frisar que, de maneira geral, inibidores com maior seletividade para COX-1 não possuem menor risco cardiovascular do que inibidores seletivos de COX-2.[35,38]

Além disso, infere-se a possibilidade de haver uma comunicação entre os órgãos tão bem desenvolvida que a resposta de um órgão a uma mudança no organismo pode levar a uma mudança no comportamento de outros órgãos. Nesse contexto, uma conexão entre os rins e o coração faz com que ocorra um possível aumento de dimetilarginina assimétrica (ADMA), que inibe as enzimas óxido nítrico sintases (NOS). A diminuição de produção de óxido nítrico, por sua vez, faz com que haja aumento ou formação de hipertensão, trombose e aterosclerose. A literatura hodierna ainda não converge em uma única explicação sobre o aumento da ADMA. É proposto que tal aumento seja causado pela inibição da COX-2 renal ou por uma disfunção renal que cursa com deleção ou inibição da COX-2, já que a ADMA não sofre alteração quando há função renal normal.[35]

A inibição da COX-2 também foi relacionada com a retenção de sódio e água, fazendo com que haja maior chance de causar ou aumentar hipertensão, remodelamento ventricular e IAM. Também foram encontradas evidências de que o estresse oxidativo mitocondrial tenha relevância no risco cardiovascular, pois a alta demanda energética das células miocárdicas fazem com que seja necessária uma imensa produção de adenosina trifosfato (ATP) pelas mitocôndrias das células cardíacas.[35]

Em relação aos medicamentos com importante repercussão cardiovascular, foi observado que o diclofenaco é um dos AINEs com maior propensão de causar efeitos cardíacos adversos, sendo capaz de formar radicais livres, diminuir atividade proteossômica e estimular apoptose por causar disfunção mitocondrial.[6,38] Foi observado que o diclofenaco, mesmo em baixas doses, possui um risco aumentado de recorrência de IAM, insuficiência cardíaca e mortalidade assim que seu uso é iniciado. Em doses altas, aumenta-se o risco de eventos vasculares isquêmicos, principalmente IAM, para o diclofenaco, inibidores seletivos de COX-2 e ibuprofeno. Deve-se, ainda, ter cuidado com o uso desses medicamentos, dependendo da estratificação de risco cardiovascular do paciente em questão. O risco de eventos cardiovasculares por conta do uso de diclofenaco, inibidores de COX-2 e ibuprofeno em pacientes de alto risco cardiovascular é 5 a 6 vezes maior do que para pacientes de baixo risco. Em oposição ao diclofenaco, o naproxeno se apresenta como o mais seguro para eventos cardiovasculares, não tendo sido relacionado ao aumento do risco de eventos vasculares isquêmicos ou cardiovasculares no geral por diversos estudos. Contudo, em pacientes com insuficiência cardíaca, seu uso foi associado à maior chance de hospitalização por essa patologia, mas com o diclofenaco e ibuprofeno esse risco é mais do que dobrado. Com relação ao risco de morte quando usado em doses altas nesses pacientes, o diclofenaco (> 100 mg/dia) apresentou a maior mortalidade, seguido do rofecoxibe (> 25 mg/dia), ibuprofeno (> 1.200 mg/dia) e celecoxibe (> 200 mg/dia). Doses altas de naproxeno (> 500 mg/dia) também configuram aumento da mortalidade e do risco de readmissão hospitalar por insuficiência cardíaca.[6] Também foi observado que altas doses de diclofenaco, naproxeno (> 750 mg/dia) e ibuprofeno estão relacionadas com um risco de 20% a 50% maior de IAM, mesmo com pouco tempo de uso (8 a 30 dias), sendo o naproxeno e o ibuprofeno mais perigosos nesse caso.[38] Já altas doses de rofecoxibe, diclofenaco, celecoxibe e ibuprofeno apresentaram alto risco de readmissão hospitalar por insuficiência cardíaca, em ordem decrescente, respectivamente.[6]

A aspirina, em contrapartida, apresenta efeito cardioprotetor em doses baixas (≥ 30 mg/dia) por diminuir significativamente a agregação plaquetária sem induzir disfunção das células endoteliais com repercussão clínica. Tal medicamento inibirá a COX-1 plaquetária e das células endoteliais a ponto de inibir a produção de tromboxano A2 nas plaquetas e, inicialmente, de PGI2 pelo endotélio vascular. Diferentemente da duração do efeito do AAS nas plaquetas, que permanece enquanto as plaquetas sobreviverem, a inibição da COX-1 das células endoteliais é rapidamente revertida. Desse modo, a produção de PGI2 não sofre alterações significativas e seu efeito antiagregante a cardioprotetor se mantém mesmo com inibição plaquetária, aumentando o efeito cardioprotetor da aspirina[35] (Figura 7).

Risco hepático

O risco de hepatotoxicidade é aparentemente raro, em torno de 1 a 10 casos por 100 mil prescrições, sendo menos prevalente que efeitos adversos gastrointestinais, renais e cardiovasculares.[35]

De maneira geral, os mecanismos que envolvem efeitos hepatotóxicos são relacionados com a particularidade genética do indivíduo de se sensibilizar com o fármaco. Para verificar acometimentos hepáticos, pode-se utilizar de

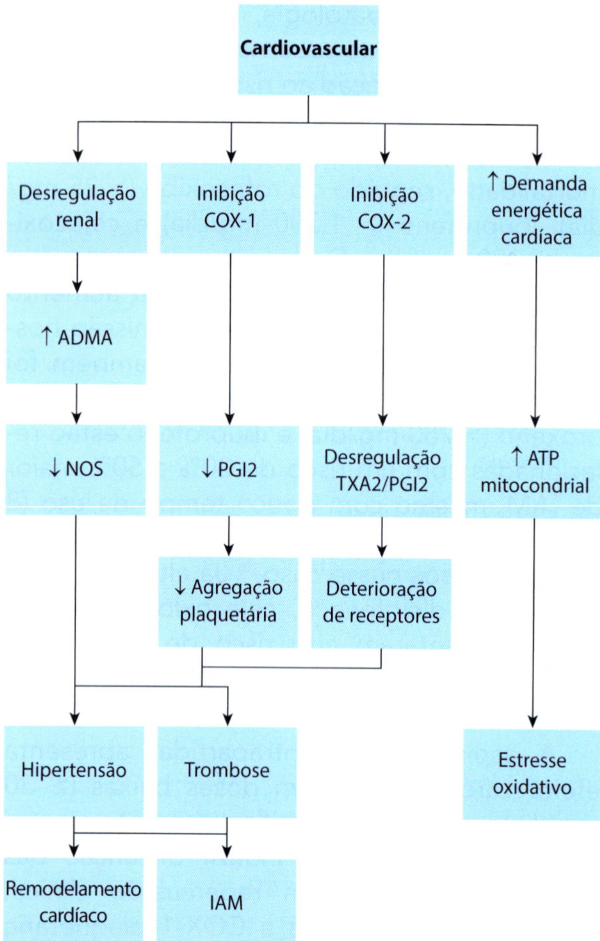

Figura 7 – Efeitos adversos na função cardiovascular pelo uso de AINEs.

ADMA: dimetilarginina assimétrica; AINEs: anti-inflamatórios não esteroides; ATP: adenosina trifosfato; COX: ciclo-oxigenase; IAM: infarto agudo do miocárdio; NOS: óxido nítrico sintase; PGI2: prostaciclina; TXA2: tromboxano.

Fonte: Desenvolvida pela autoria.

marcadores bioquímicos, como alanina aminotransferase (ALT), aspartato aminotransferase (AST), fosfatase alcalina e bilirrubina total, além da observação de repercussões clínicas.

O primeiro mecanismo importante se trata da hipersensibilidade do paciente para com AINEs. Em indivíduos hipersensíveis, normalmente há linfadenopatia, aumento de anticorpos antimúsculo liso (ASMA), fator antinuclear (FAN) e eosinófilos. Nesses casos, é comum o paciente sofrer a mesma reação de hipersensibilidade e hepatotoxicidade ao reiniciar o fármaco ou utilizar outro medicamento com a mesma estrutura química. Outro importante mecanismo consiste em polimorfismo genético que acarreta em aberrações metabólicas, tornando o indivíduo suscetível a diversos AINEs. Ambos os mecanismos levam a uma disfunção da mitocôndria do hepatócito, diminuindo a produção de ATP e causando estresse oxidativo mitocondrial e apoptose.[35]

Foi observado que inibidores não seletivos de COX possuem maior frequência de efeitos adversos hepáticos do que inibidores seletivos de COX-2. Dentre os AINEs, diclofenaco e sulindaco são mais associados à hepatotoxicidade. O diclofenaco, nesses casos, altera o potencial de membrana mitocondrial, levando à produção de radicais livres e oxidação celular, sendo considerado um medicamento mais tóxico para células que metabolizam fármacos. Vale ressaltar que a predisposição genética é um importante fator para que o diclofenaco induza hepatotoxicidade. O sulindaco, em compensação, pode inibir o transporte de bile pelos canalículos biliares e causar colestase. O naproxeno também foi relacionado com hepatotoxicidade por produção de radicais livres. E, mesmo que menos frequente, infere-se que os coxibes, ao inibirem a PGE2 pela COX-2, diminuem Bcl-2, proteína protetora contra apoptose induzida por bile, facilitando a apoptose de hepatócitos.[35]

Risco encefálico

Por conta de os AINEs poderem desregular a função plaquetária, sugere-se que eles podem aumentar o risco de ocorrer hemorragia intracerebral. Nesse sentido, estudos mais recentes passaram a fazer uma forte correlação do uso de AINEs com um aumento do risco de acidentes vasculares encefálicos hemorrágicos (AVEh). Tal efeito adverso derivado do uso de aspirina tem sido muito bem observado pelos clínicos por conta do grande potencial de inibição plaquetária por esse medicamento. Foi evidenciado que seu uso associado a clopidogrel aumenta a probabilidade de ocorrer micro-hemorragias cerebrais, que são marcadoras de hemorragia intracerebral, sendo que também foi constatado que o uso em monoterapia de clopidogrel apresenta menor chance de hemorragia do que a monoterapia de AAS. Contudo, a vantagem do uso de aspirina para prevenir um acidente vascular isquêmico (AVEi) ainda é maior e sua prescrição deve levar sempre em consideração o seu risco hemorrágico.[35]

Risco respiratório

É imprescindível ficar atento aos efeitos colaterais que o uso de AINEs pode ter em pacientes asmáticos, já que 7% deles podem ter um broncoespasmo ao realizar administração de AINEs inibidores de COX-1 e ter uma repercussão possivelmente fatal. A condição mais comum relacionada a essa reação está associada ao uso de aspirina, denominada doença respiratória exacerbada pela aspirina (DREA). Tal patologia cursa com asma, rinite crônica ou recorrente, polipose nasal e reação de hipersensibilidade do trato respiratório, tendo como um importante fator de risco predisponente uma infecção respiratória viral prévia. A DREA ocorre por um excesso de LTE em razão da inibição da COX-1, levando a uma grande liberação de citocinas pró-inflamatórias. Dentre os leucotrienos, destaca-se o LTE4, que atua na fisiopatologia aumentando a sensibilidade do trato respiratório à histamina. Ademais, há a inibição de lipoxinas anti-inflamatórias e inibição do prostanoide PGE2, que atua inibindo tanto eosinófilos quanto mastócitos, deflagra a secreção de uma grande quantidade de histamina e leucotrienos por essas células.[35]

Inibidores seletivos de COX-2 não possuem efeito adverso na função pulmonar por serem moléculas muito grandes, não afetando a secreção de PGE2 por macrófagos, eosinófilos ou quaisquer outras células. Já foi observado, entretanto, que doses de 15 mg de meloxicam podem causar sintomas adversos respiratórios pelo fármaco se comportar parcialmente como inibidor de COX-1 nessas concentrações. Dessa forma, o ideal para pacientes asmáticos com necessidade de uso de AINEs, avaliando apenas o risco potencial de desenvolver DREA, é prescrever inibidores seletivos de COX-2.[35]

Risco em idosos

Com o avanço da idade, o ser humano aumenta a propensão de desenvolvimento de doenças crônicas, desabilitados e que podem cursar com dor. Nesse sentido, idosos passam a ter maior necessidade de consumo de fármacos, mas sua eficácia e toxicidade varia de acordo com características individuais do paciente que estão associadas ao envelhecimento. Observa-se, nessa faixa etária, polifarmácia, diminuição da motilidade do TGI, mudança em hábitos alimentares, atrofia da mucosa, aumento do pH gástrico e diminuição do esvaziamento gástrico, diminuição da secreção de enzimas digestivas e diminuição do fluxo sanguíneo esplênico.[38]

Além dessas mudanças na capacidade de absorção do medicamento, também ocorre clara diminuição da quantidade de água no corpo. Por isso, fármacos que sejam hidrossolúveis, como etodolaco, celecoxibe, etoricoxibe e diclofenaco, alcançam concentrações tóxicas mais facilmente. Inversamente, por conta do aumento do tecido adiposo, principalmente da gordura abdominal, drogas lipossolúveis, como naproxeno, têm sua duração de ação aumentada. Alguns cuidados na administração desses medicamentos podem auxiliar na redução dos efeitos adversos e toxicidades que eles possam vir a apresentar no paciente idoso. Por exemplo, drogas hidrossolúveis podem manter seu intervalo de administração, mas com uma dose reduzida. Já medicações lipossolúveis devem aumentar o intervalo de administração, mesmo mantendo a mesma dose.[38] Para esse grupo de pacientes, o uso de AINEs tópicos apresenta a vantagem de exercer um efeito local, tendo menor efeito de alteração plaquetária e diminuindo significativamente a interação com outros fármacos.[27]

Outra característica marcante é a diminuição da função hepática devido, entre outros fatores, à redução do fluxo sanguíneo hepático. Dessa forma, as funções do fígado se tornam comprometidas. Ocorre a diminuição da atividade de enzimas metabolizadoras, principalmente as envolvidas com o citocromo P-450, ou seja, nas reações de metabolização da fase I, enquanto as enzimas relacionadas com a glicuronidação, a fase II de metabolização, não são significativamente afetadas. Deve-se ficar atento ao risco que medicamentos que são metabolizados na fase I, como o ibuprofeno, em razão do aumento da toxicidade, duração de ação e interações medicamentosas com outros fármacos e alimentos. A redução da função hepática também afeta a produção de albumina sérica, diminuindo-a e, com isso, comprometendo diretamente os medicamentos que possuem alta afinidade de ligação a proteínas, como os AINEs. Por conta disso, o diclofenaco e a acemetacina, por ser biotransformado pela fase II, é um medicamento com uma boa segurança para pacientes idosos com redução da função hepática.[38]

A função renal também é severamente afetada pelo envelhecimento. Tão intenso é seu acometimento, que é estimada sua redução em até 50% até os 70 anos, já que há diminuição da TFG de 0,75 mL/min/ano. Associado a isso, a prática de polifarmácia, seja por receita profissional ou automedicação, e a presença de comorbidades são os principais contribuintes para a ocorrência de efeitos adversos em idosos. Para casos de função renal alterada, é interessante saber a relevância dessa via de excreção para alguns AINEs. Nesse sentido, destacam-se, em ordem crescente de porcentagem de excreção de seu metabólica pela via renal, os seguintes medicamentos: acemetacina (60%), diclofenaco (60%), etodolaco (70%), celecoxibe (80%), ibuprofeno (90%) e naproxeno (95%). No caso de diminuição da função renal, deve-se dar preferência para fármacos com baixa excreção por essa via, como a acemetacina, o diclofenaco e o etodolaco.[38]

CORTICOSTEROIDES

Sabe-se que os corticosteroides desempenham um papel importante no tratamento multimodal da dor, seja ela crônica ou aguda, reduzindo em até 50% o consumo de opioides. Porém, seu uso deve ser feito com cautela por conta do fato de exercerem efeitos fisiológicos no sistema imunológico, cardiovascular e na homeostase de fluidos corporais.[52]

O corticosteroide atua passando pela membrana celular por difusão passiva, ligando-se ao receptor de glicocorticoide do interior da célula e criando um complexo que altera o DNA celular e fatores de transcrição. Isso permite a inibição de fatores de transcrição como o ativador de proteína-1 (AP-1) e fator nuclear *kappa* β (NF-κβ), podendo variar o mecanismo de acordo com o tipo celular.[53,54] Isso promove, assim, a inibição da vasodilatação e permeabilidade vascular, resultando na redução da exsudação plasmática, edema e eritema.[53]

O efeito anti-inflamatório dos corticoides parece estar relacionado com a inibição da produção de citocinas, quimiocinas, PGs, leucotrienos, fatores ativadores de plaquetas e moléculas de adesão, bloqueando a função de leucócitos na periferia, além de diminuir o número de eosinófilos, linfócitos, monócitos e basófilos. Ao afetar a aderência endotelial, diminui a função de neutrófilos, sendo um importante mecanismo de ação dos corticosteroides. Além disso, o antagonismo da ação de citocinas pró-inflamatórias, incluindo a IL-1 e o fator de necrose tumoral, promovem a inibição da ação dos macrófagos e outros apresentadores de antígenos, alterando a quimiotaxia e a atividade bacteriana.[53,54]

Para a escolha do corticoide deve ser levado em consideração o tipo de dor, a via de administração e características do paciente, lembrando que os corticoides são medicações que podem ser administradas VO, parenteral e injeções locais. Os mais comumente utilizados são: dexametasona, metilprednisolona, prednisona e betametasona.[55,56]

Dexametasona: forma ativa de glicorticoide de sintético com ação prolongada, em média de 36 a 72 horas, com aproximadamente 30 vezes mais atividade glicocorticoide que o cortisol. Apresenta pouco efeito colateral, sendo usada na dosagem de 4 mg a 8 mg IV em adultos, na prevenção de náuseas e vômitos no pós-operatório. Além de reduzir náuseas e vômitos, é possível reduzir o consumo de opioide quando usada doses maiores de 0,1 mg/kg.[33,57]

Metilprednisolona: corticoide de ação intermediária, com duração em média de 12 a 36 horas, com 5 vezes mais atividade de glicocorticoide que o cortisol. Quando IV, pode ser usada na dose de 40 a 12 mg/dia, em dose única ou doses fracionadas; quando necessária a realização de "pulso", pode ser usado de 7 a 15 mg/kg/dose ou de 500 mg a 1 g/dose, sendo administrado 1 vez ao dia por 3 a 5 dias. A apresentação oral pode ser usada de 16 a 64 mg/dia em dose única ou doses fracionadas.[57,58]

Prednisolona: forma ativa da prednisona. Tanto a prednisona quanto a prednisolona são corticoides de duração intermediária, em média de 12 a 36 horas, e apresentam aproximadamente 4 vezes mais atividade de glicocorticoides do que o cortisol. A dosagem deve ser individualizada e calculada com base na equivalência a prednisona e deve ser calculada a partir do peso corporal ideal em pacientes obesos. Considera-se, de maneira geral, como sendo uma dose baixa desse medicamento a faixa de 2,5 a 10 mg/dia e dose alta entre 1 e 1,5 mg/kg/dia.[57,59]

Betametasona: corticoide de ação prolongada, em média de 36 a 72 horas, possuindo potência 25 vezes maior do que a sua dose equivalente de hidrocortisona.[1,57]

- *Hidrocortisona:* trata-se do principal glicocorticoide produzido pelo corpo humano, também sendo denominado "cortisol", sendo muito utilizado na prática clínica. Sua produção ocorre, em maior parte, na glândula adrenal, mas pode ser produzida localmente por outros órgãos, como a pele e o timo, apresentando ação localizada nesses casos. Apresenta curta duração de ação, que varia entre 8 e 12 horas, e efeito leve a moderado, dependendo da sua formulação e do modo de aplicação. Possui baixo efeito mineralocorticoide, já que os órgãos sensíveis a essas moléculas, como o rim, metabolizam a hidrocortisona em cortisona, um metabólito inativo, inibindo seu efeito.[4]

EFEITOS ADVERSOS DOS CORTICOSTEROIDES

Como os corticosteroides regulam o eixo hipotálamo-hipófise-suprarrenal (HHSR), os efeitos adversos podem ser decorrentes tanto de uma cessação abrupta de seu uso quanto do uso prolongado, resultando em doses suprafisiológicas.[1]

Os glicocorticoides utilizados no tratamento de doenças crônicas não possuem, em sua maioria, um efeito mineralocorticoide significativo. Portanto, a ocorrência de efeitos adversos se dá de acordo com a morfologia genética dos receptores de glicocorticoides do paciente e da sua capacidade de metabolização dos glicocorticoides, alterando o limiar de toxicidade e de biodisponibilidade entre cada indivíduo. Por conta disso, esses efeitos deletérios são frutos da inibição do HHSR e do desenvolvimento de uma síndrome de Cushing iatrogênica.[60]

Podemos dividir a relação do uso de corticosteroides em um tratamento de acordo com dois principais critérios: dose da medicação e duração do tratamento. Novamente, a característica genética do indivíduo também é um importante fator a ser considerado, mas de difícil verificação no cotidiano médico, além de não ser passível de modificação. Por isso, focaremos nos fatores modificáveis.[1,60]

Dose

A apresentação de efeitos adversos tem sua possibilidade de ocorrência diretamente proporcional à dose administrada de glicocorticoide. Assim, quanto maior for a dose diária administrada, maior será o risco de efeitos adversos. Tal afirmação ainda é válida mesmo no caso de uma superdosagem ser necessária no tratamento de uma enfermidade crônica.[60]

O efeito adverso em razão das doses pode seguir padrões distintos. Primeiramente, pode-se ter uma relação **linear** do efeito adverso com a dose, em que quanto maior for a dose, mais efeitos adversos o indivíduo desenvolve. Entretanto, também pode haver uma relação **limiar**, em que os efeitos se tornam mais comuns a partir de certa dose. Nesse caso, observa-se a ocorrência de aumento ponderal e epistaxe para doses de prednisona maiores que 5 mg/dia e glaucoma, hipertensão arterial e depressão para doses superiores a 7,5 mg/dia.[60]

Doses baixas de glicocorticoides, como doses inferiores a 5 mg de prednisona por dia, possuem menor risco de efeitos adversos. Contudo, há estudos que sugerem que mesmo doses baixas são capazes de inibir o eixo HHSR e desenvolver efeitos deletérios, como catarata. Caso o paciente apresente infecções leves a moderadas, o tratamento pode sofrer dificuldades por conta do uso de baixas doses de corticosteroides.[60]

Já doses de "pulso", ou seja, altas doses de corticosteroides administradas por EV durante dias, podem gerar efeitos deletérios mais graves e intensos, como aumento ponderal, inapetência, insônia, alterações de humor, gastrite e bradicardia, além de, mais raramente, outras alterações cardiovasculares importantes. Usualmente, essa modalidade de administração é implementada como tentativa de controle crítico de doenças autoimunes e reumatológicas exacerbadas.[60]

Duração

Assim como a dosagem, a duração do tratamento é diretamente proporcional à possibilidade de efeitos adversos. Portanto, quanto maior for a duração do tratamento, maior será a chance de ocorrerem efeitos adversos. Contudo, um tratamento de curta duração não descarta apresentar efeitos deletérios para o paciente, inclusive graves, ainda mais se houver a administração de doses altas.[60]

O uso de corticosteroides por 1 a 14 dias aumenta o risco de hemorragia gastrointestinal, insuficiência cardíaca e sepse nos próximos 5 a 30 dias após início do uso. Dentro de 31 a 90 dias após a administração, esse risco é atenuado.[61] Para pacientes menores de 18 anos, no primeiro mês após o uso do corticoide, há um aumento significativo na incidência de sangramento gastrointestinal, sepse e pneumonia, mas não de glaucoma. No caso da sepse, mesmo sendo uma ocorrência rara, ela pode ser mortal. No primeiro mês após administração do tratamento com corticosteroides, a criança possui o dobro de chance de evoluir com sepse, devendo o médico assistencialista ficar atento a qualquer achado que possa predizer esse evento.[62]

Já é bem evidenciado que o uso de corticosteroides por menos de 30 dias aumenta o risco de hemorragia gastrointestinal, tromboembolismo venoso (TEV), sepse e fraturas.[61] A taxa de ocorrência desses efeitos diminuiu significativamente ao longo dos 31 a 90 dias subsequentes.[60]

Efeitos adversos em sistemas específicos

Os efeitos adversos referentes ao uso de glicocorticoides podem ser graves, como infecções oportunistas de difícil tratamento, ou mais amenos, como insônia. Tais adversidades são, usualmente, parcialmente reversíveis após a descontinuação dos medicamentos, com exceção de osteoporose, osteonecrose, catarata, alteração do crescimento linear de crianças e aceleração de doenças ateroscleróticas. Essa reversão pode demorar de meses a anos, caso ocorra.[60]

Alguns desses efeitos, como catarata e osteoporose, podem ser sutis e, até mesmo, assintomáticos, devendo ser devidamente pesquisados em pacientes em uso de corticosteroides. Independentemente do efeito, há altas chances de impacto na qualidade de vida do paciente, mesmo em caso de adversidades temporárias.[60]

Vale salientar que os efeitos adversos, de maneira geral, podem ocorrer mesmo em baixas doses e com curto período de tratamento.[60]

Efeitos endócrinos

Inibição do HHSR: a supressão do eixo HHSR pode ocorrer pela administração de corticosteroides exógenos, mesmo se for em doses baixas e/ou por curtos períodos.[60] O uso prolongado de corticosteroides pode causar atrofia das células da glândula suprarrenal e da hipófise anterior, mas esse mecanismo ainda não é devidamente conhecido. Tanto a supressão quanto a atrofia podem demorar de semanas a meses e, em casos raros, pode durar anos.[1,54] A interrupção abrupta ou uma rápida retirada dos medicamentos pode resultar em sintomas de insuficiência adrenal, podendo, inclusive, gerar uma insuficiência suprarrenal aguda.[60]

A abstinência do efeito de corticosteroides pode resultar em uma crise que é caracterizada por mialgia, artralgia, febre e mal-estar. Por serem sintomas genéricos e comumente achados em doenças em que corticosteroides são utilizados como tratamento, muitas vezes sua diferenciação com a causa base de uso do corticosteroide é dificultada.[1]

Hiperglicemia: além de alterar os receptores das células referentes a captação de glicose, os glicocorticodes podem diminuir o armazenamento de glicose – ao inibir a internalização da glicose no tecido adiposo – e aumentar sua produção – ao aumentar a gliconeogênese hepática. Além disso, como os corticosteroides são usados, em sua maioria, para tratamento de doenças altamente inflamatórias, o caráter de inflamação predispõe maior glicemia e intolerância à glicose.[60]

De maneira mais usual, os corticosteroides podem gerar um sutil aumento da glicemia de jejum e pós-prandial em pacientes sem diabetes *mellitus* (DM) pré-existente. A intensidade da hiperglicemia é dose-dependente, em que quanto maior for a dose, maior será o aumento glicêmico. Os fatores de risco de hiperglicemia de início recente por conta do tratamento com corticosteroides são os usuais: histórico familiar de DM, obesidade, idade avançada e histórico de diabetes *mellitus* gestacional (DMG). Enquanto em uso de glicocorticoides, pacientes sem DM pré-existentes podem desenvolver hiperglicemia de início recente e/ou DM. A diminuição da dose pode diminuir a hiperglicemia e a cessação do uso pode reverter por completo o quadro, mas, em alguns casos, o paciente pode desenvolver uma DM persistente.[60]

Pacientes que apresentam DM subclínica precoce e/ou intolerância à glicose possuem mais chances de evoluir com hiperglicemia de início recente e, mais raramente, cetoacidose diabética ou estado hiperosmolar não cetótico. Já pacientes conhecidamente diabéticos ou com intolerância à glicose podem apresentar pior controle glicêmico em razão do aumento da glicemia pelo efeito do glicocorticoide.[60]

Hiperlipidemia: apesar de haver dificuldade dos estudos em diferenciar a causa de hiperlipidemia entre o uso de corticoide e a doença de base, foi observado que doses de 10 mg/dia de prednisona ou equivalente podem alterar o perfil lipídico de uma maneira dose-dependente.[60]

Características cushingoides: possuem uma relação linear, ao invés de limiar, em relação à dose e duração do corticosteroide, sendo mais raras de ocorrerem para doses menores que a faixa fisiológica, mas ainda possíveis. O paciente apresenta aumento ponderal, face de lua cheia, aumento de gordura corporal com redistribuição em obesidade troncular e acúmulo de gordura em região cervical (corcova de búfalo).[60]

Aumento ponderal: efeito adverso mais comum em pacientes em uso de glicocorticoides, sendo mais comum com doses de 5 mg/dia ou mais de prednisona ou equivalente. As causas mais comuns são o aumento do apetite e aumento da ingestão de alimentos para aliviar sintomas gastrointestinais ou de úlcera péptica. Nota-se, assim, que o aumento ponderal é, normalmente, uma consequência de efeitos adversos pré-existentes.[60]

Efeitos dermatológicos

Equimoses, estrias e atrofia da pele: também são semelhantes à síndrome de Cushing e podem ocorrer em baixas doses. As púrpuras e equimoses não têm relação com edemas locais e afetam, geralmente, áreas de maior exposição à luz solar, como mãos e antebraços.[60]

Sugere-se o uso de fotoprotetores e hidratantes como métodos de prevenção para acometimentos cutâneos, mas ainda não há evidências o suficiente para tomar isso como uma recomendação oficial.[60]

Acne, hirsutismo e edema facial: apresentam uma probabilidade importante para usuários de corticosteroides (2% a 19% para acne e 5% a 8% para hirsutismo), mas o tratamento não difere daquele utilizado para quem não faz uso dessa classe de medicamento.[60]

Efeitos cardiovasculares

Mesmo que as adversidades cardiovasculares sejam dependentes da dose, a baixa dosagem de glicocorticoides pode ocasionar em um risco cardiovascular baixo ou, até mesmo, ausente.[60]

Retenção de fluidos: pode ser ocasionada por altas doses de glicocorticoides, devendo instigar a atenção do médico assistencialista quando o paciente apresentar doença cardíaca ou renal pré-existente. Os demais pacientes não possuem risco para essa adversidade por conta do efeito mineralocortioide, que previne sobrecarga hídrica progressiva.[60]

Hipertensão: ainda não é bem compreendido o mecanismo de aumento da pressão arterial pelos corticosteroides, mas é sabido que esse efeito adverso está relacionado à dose, sendo improvável de ocorrer para doses menores que 10 mg/dia de prednisona ou equivalente. Em pacientes com síndrome de Cushing iatrogênica, a hipertensão está presente em 20% dos casos.[60]

Doença aterosclerótica: doses maiores que 5 mg/dia de prednisolona ou equivalente são suficientes para aumentar o risco de acidentes ateroscleróticos, como AVE, IAM, insuficiência cardíaca e demais consequências. O risco tende a aumentar com a duração do tratamento tanto a médio prazo (< 180 dias) ou a longo prazo (> 180 dias). Doses menores que 5 mg/dia de prednisolona ou equivalente não surtiram riscos significativos para esses efeitos adversos.[60]

Arritmias: novos usuários e usuários a longo prazo possuem maior risco de fibrilação atrial e *flutter* em comparação com usuários antigos. O uso atual de glicocorticoides também se mostrou maior em comparação com quem nunca fez uso. Como dito anteriormente, é possível que ocorra bradicardia sinusal pelo uso de corticosteroides, principalmente se administrados em "pulso" com dose alta.[60]

É indicado monitoramento cardíaco de pacientes com doença cardíaca importante e que façam uso de glicocorticoides em "pulso" – especialmente se em uso de diuréticos ou com distúrbios eletrolíticos – para prevenir adversidades cardíacas graves, incluindo morte súbita.[60]

Eventos trombóticos e êmbolos pulmonares: o uso de corticosteroides se apresenta como um fator de risco independente para ocorrência de embolia pulmonar (principalmente em casos de uso em asma grave e dentro de 30 dias após cirurgia), trombose venosa profunda (também dentro de 30 dias após cirurgia) e TEV. Nesse último caso, o uso de corticosteroides por menos de 30 dias aumentou o risco de TEV nos 30 dias subsequentes do tratamento, que diminuiu ao longo dos próximos 31 a 90 dias.[60]

Efeitos gastrointestinais

Os corticosteroides aumentam o risco de efeito gastrointestinal adverso, que é potencializado pelo uso de AINEs concomitantemente. Usados isoladamente, os glicocorticoides podem aumentar de forma ligeiramente significativa a ocorrência dessas adversidades no TGI. Entretanto, em pacientes que também fazem uso de AINEs, a probabilidade de efeitos gastrointestinais dobra se comparada com o uso isolado de AINEs. Já comparando esse uso combinado de glicocorticoide com AINEs com pacientes que não fazem uso de nenhuma dessas classes, as chances de efeitos adversos no TGI quadruplicam.[60]

Além de mascarar sintomas gastrointestinais graves, o uso de corticosteroides pode resultar em gastrite, úlceras, sangramento gastrointestinal, perfuração visceral e abcesso diverticular sigmoide perfurado.[60]

Vale ressaltar o efeito adverso bem documentado do tocilizumabe e do tofacitinibe em perfurar o TGI inferior, ainda mais se utilizados em associação com prednisona em doses maiores de 5 mg/dia.[60]

Esteatose hepática: ocorre com maior prevalência em pacientes obesos, mas indivíduos com peso dentro da normalidade também podem desenvolver esteatose hepática que, caso induzida pelo uso de corticosteroides, dificilmente evolui para cirrose.[60]

Pancreatite: ainda não se tem um consenso sobre a importância dos glicocorticoides em causar pancreatite. Alguns estudos relatam que seu uso implicou nesse efeito adverso, mas outros informam que a pancreatite é causada pela doença reumatológica/inflamatória pré-existente e que os corticosteroides auxiliam a terapêutica.[60]

Efeitos ósseos e musculares

Osteoporose: os glicocorticoides atuam aumentando a reabsorção óssea (estimulando osteoclastos), diminuindo a formação óssea (inibindo osteoblastos), aumentando a excreção renal de cálcio e diminuindo a absorção intestinal de cálcio. Isso faz com que a osteoporose seja um efeito colateral extremamente comum em pacientes em uso de corticosteroides, possuindo um risco aumentado em pacientes de idade avançada, pós-menopausa e com o aumento da dose e duração do tratamento.[63]

Deve-se estar atento, principalmente, a fraturas em região cervical, que ocorrem nos primeiros meses após o início do tratamento, período de maior perda de massa óssea. Doses de prednisona maiores que 2,5 mg/da já suscitam aumentam do risco de fraturas.[63]

Osteonecrose: a osteonecrose ocorre em razão de uma amálgama de fatores genéticos, metabólicos, mecânicos e vasculares que diminuem o aporte sanguíneo ao osso, aumentam a pressão intraóssea e o estresse ósseo.[64]

Nesse contexto, ainda não há um mecanismo exato de atuação dos costicosteroides, mas é proposto que seu uso altere os lipídios circulantes e cause microêmbolos nas artérias que nutrem o osso. Outra possibilidade é que ocorra um aumento dos adipócitos da medula óssea marrom, bloqueando a retorno venoso e aumentando a pressão intraóssea. Também foi proposto que os glicocorticoides alteram as células endoteliais das veias, diminuindo o fluxo sanguíneo e ocasionando em aumento da pressão intraóssea e necrose.[64]

Independentemente de qual seja o mecanismo, doses menores que 15 a 20 mg/kg de prednisona ou equivalente possuem risco menor do que 3% de causar osteonecrose. A incidência aumenta com o aumento da dose para doses maiores que 20 mg/kg e com o prolongamento do tratamento.[64]

Miopatia: é um efeito adverso raro pelo uso de corticosteroides, sendo relacionada com altas doses. É observada como fraqueza motora proximal indolor nas extremidades superiores e inferiores, sendo mais aguda e intensa em casos de pacientes criticamente doentes.[60]

Efeitos neuropsiquiátricos

O uso de glicocorticoides pode gerar sintomatologias psiquiátricas e cognitivas que se intensificam com o prolongamento do uso e aumento da dose. Os efeitos adversos tendem a ser leves e transitórios na maioria dos pacientes. O risco aumenta no caso de pacientes com histórico de doenças psiquiátrica pré-existente ou idosos.[60]

Insônia: como o ciclo do cortisol ocorre de modo que há uma alta concentração no período diurno e uma baixa concentração no noturno, com menor excreção de cortisol entre 16 e 20 horas, o uso de corticosteroides à noite, principalmente nesse período, aumenta a chance de alteração do ciclo circadiano.[60]

Para evitar essa adversidade, sugere-se realizar o uso da dose diária do glicocorticoide ao acordar, no período da manhã, e evitar o fracionamento de doses durante o dia.[60]

Transtornos de humor: mesmo em doses baixas e moderadas, o uso de glicocorticoides tende a causar uma leve euforia, ansiedade ou atividade no início do tratamento. Com o prolongamento do uso, a depressão se torna o transtorno dominante, que tem seu risco aumentado em pacientes com histórico familiar de depressão ou abuso de álcool.[60]

Em casos de altas doses, graves sintomas psiquiátricos podem se fazer presentes em poucos dias. Normalmente, tais sintomas são transitórios e regridem após um período de tempo da retirada do corticosteroide. Deve-se ficar atento, principalmente com pacientes jovens, do potencial aumento de risco de suicídio advindo do uso de glicocorticoides.[60]

Psicose: o paciente passa a apresentar risco de desenvolver psicose quando em uso de doses maiores de 20 mg/dia de prednisona ou equivalente. Ao diminuir a dose, o sintoma tende a desaparecer, mas cerca de 10% dos pacientes podem evoluir com psicose persistente e necessitar de tratamento específico. Usualmente, o tratamento com neurolépticos possui boa resposta em duas semanas após início do uso.[60]

Comprometimento de memória: a diminuição da cognição e memória é um efeito adverso possível pelo uso de corticosteroides, tendo um maior risco em pacientes idosos. Tal comprometimento pode se iniciar com doses acima de 5 a 40 mg/dia de prednisona ou equivalente durante um ano de uso, mas pacientes idosos podem já sofrer adversidade em sua memória com tempo de uso mais curto, com efeitos se iniciando após 3 meses de tratamento.[60]

Cerca de 1% dos pacientes pode sofrer com demência esteroide, ou seja, perda grave da cognição e memória advindo do tratamento de corticosteroides. Nesses casos, a cessação do uso de glicocorticoide é imperativa para a melhora do quadro, sendo que alguns pacientes podem sofrer com esse efeito adverso de 1 a 11 meses após retirada do medicamento.[60]

Outros sintomas, como **hipomania**, **acatisia**, **labilidade emocional**, **mania**, **confusão ou desorientação**, **delírio** e **inquietação motora** também podem ser observados como efeitos adversos possíveis pelo uso de glicocorticoides. Deve-se ficar atento, particularmente, a depressão, delírio, mania e confusão em pacientes idosos em tratamento com corticosteroides por eles serem mais propensos a esses sintomas.[60]

Efeitos oftalmológicos

Catarata: efeito adverso comum do uso de glicocorticoides, ocorrendo mesmo em doses baixas se o tratamento for crônico. Infelizmente, não há dose mínima segura em relação ao risco de formação de catarata. Usualmente, elas ocorrem bilateralmente na região subcapsular posterior, sendo facilmente distinguíveis de cataratas senis e se desenvolvendo lentamente.[60]

Glaucoma: o uso de corticosteroides pode aumentar a pressão intraocular, especialmente se o paciente fizer uso de colírio de glicocorticoide. Entretanto, pacientes que utilizam doses maiores do que 7,5 mg/dia de prednisona e/ou possuam risco pré-existente para glaucoma podem desenvolver tal efeito adverso quando fazem uso prolongado ou, mais raramente, por curto período de glicocorticoide sistêmico.[60]

Exoftalmia: edema periocular e exoftalmia são complicações raras do uso de corticosteroides.[60]

Coriorretinopatia serosa central: trata-se de um efeito adverso associado a uso de corticosteroide sistêmico, local ou tópico, mas raro. No caso, um edema separa a retina da coroide, fazendo com que a redução da dose de glicocorticoide, caso seja possível durante o tratamento, seja o fator mais importante para tratar tal adversidade.[60]

Efeitos imunológicos

Para fins de efeitos imunológicos, doses < 40 mg/dia de prednisona ou equivalente em adultos ou < 1 mg/kg/dia em crianças são consideradas baixas a moderadas. Doses acima desses valores passam a ter efeitos imunológicos mais presentes a intensos.[65]

A Tabela 1 exemplifica as doses limites para serem consideradas altas e terem um efeito mais proeminente no sistema imunológico:

Tabela 1 – Limite superior da faixa de moderada dose diária de glicocorticoides

Glicocorticoides	Adultos	Crianças	Duração de ação (em horas)
Prednisona	40 mg	1 mg/kg	12 a 36
Hidrocortisona	160 mg	4 mg/kg	8 a 12
Metilprednisolona	31 mg	0,8 mg/kg	12 a 36
Dexametasona	6 mg	0,15 mg/kg	26 a 72
Prednisolona	40 mg	1 mg/kg	12 a 36
Acetato de hidrocortisona	200 mg	5 mg/kg	8 a 12

Fonte: Desenvolvida pela autoria.

Leucocitose e neutrofilia: a leucocitose associada à administração de corticostedoires ocorre em razão da diminuição da aderência vascular causada pelo mecanismo de ação do medicamento. Isso dificulta a saída dos leucócitos da circulação, causando leucocitose e neutrofilia, dificultando, também, a entrada das células de defesa em sítios necessários, como tecidos lesados e focos infecciosos. A neutrofilia também pode ser causada pelo aumento de leucócitos polimorfonucleares maduros na circulação e diminuição da apoptose.[54]

A presença de neutrófilos imaturos pode ser presumida como indício de uma infecção intercorrente. Em doses baixas a moderadas, a capacidade fagocítica de neutrófilos não é significativamente prejudicada. Em altas doses, entretanto, a fagocitose de neutrófilos pode ser inibida.[65]

Monócitos e macrófagos: a migração de macrófagos e monócitos para os tecidos é prejudicada em razão da uma diminuição de expressão de moléculas de adesão, aumentando seus níveis circulantes. A função fagocítica e microbicida também sofre redução. Esses efeitos, associados à maior dificuldade dessas células em apresentar antígenos, diminuem a imunidade adquirida.[65]

Linfopenia aguda: nas primeiras horas após administração, os linfócitos serão redistribuídos para o baço, medula óssea e linfonodos, resultando em uma linfopenia com pico entre 4 e 6 horas após administração. A normalização ocorre entre 24 e 48 horas da exposição inicial.[54]

Células B e imunoglobulinas (Ig): o uso de corticosteroides não altera significativamente o número de células B circulantes. Ocorre uma diminuição de células B imaturas e aumento de células B de memória e reguladoras. Os níveis de IgG e IgA diminuem de 10% a 20% nas primeiras semanas após início do tratamento e tendem a se normalizar após semanas a meses.[65] Se o valor de IgG estiver muito reduzido (< 400 mg/dL), deve-se pesquisar uma causa de imunodeficiência primária associada ao uso de corticosteroides. Mesmo não sendo possível generalizar, pode-se usar a IgA como referência para verificar se a deficiência imunológica do paciente advém de uma causa primária ou devido ao uso de corticosteroides. No caso, se o paciente apresentar imunodeficiência com IgA preservada ou perto do normal, aumenta-se a probabilidade de ser uma imunodeficiência secundária. Porém, se apresentar a deficiência associada a uma IgA reduzida ou ausente, pode-se considerar mais possível como sendo uma imunodeficiência primária.[54] Já os níveis de IgE podem aumentar com o uso do fármaco. As IgM normalmente não sofrem alterações significativas de seu nível pelo uso de corticosteroides. Com o tratamento a longo prazo, alguns pacientes podem desenvolver hipogamaglobulinemia.[65]

Células T: em doses baixas a moderadas, as células T podem sofrer leve redução. Já em doses altas, o uso de corticosteroides produzem uma rápida depleção nas células T circulantes devido a inibir seu crescimento, estimular a saída da circulação, dificultar a saída dos tecidos e induzir apoptose.[65]

Eosinófilos: os glicocorticoides estimulam a apoptose de eosinófilos, diminuindo seus níveis rapidamente.[65]

Mastócitos e basófilos: ocorre a diminuição da produção de citocinas e degranulação pelos mastócitos após o uso de corticosteroides.[65]

Células dendríticas: há redução do número de células dendríticas na circulação após administração de glicocorticoides. Esse fato associado ao efeito inibitório de monócitos e macrófagos auxiliará no prejuízo da imunidade adquirida por diminuir a apresentação de antígenos.[65]

Infecções comuns e oportunistas: o risco de infecção aumenta de forma linear com a dose devido ao crescente acometimento da eficiência dos fagócitos, como neutrófilos, monócitos e macrófagos. Esse risco está particularmente associado ao uso de glicocorticoides sistêmicos. Corticosteroides inalatórios e tópicos não possuem um efeito significativo na taxa de infecção.[65]

Mesmo em doses baixas, o prolongamento do tratamento pode afetar a imunidade adaptativa, de modo que é recomendado a dosagem em dias alternados ou poupar o uso de glicocorticoides quando possível.[65]

Pacientes de idade avançada, debilitados, em uso de outras drogas imunossupressoras e hospitalizados possuem maior risco de desenvolver infecções ou reativar infecções latentes quando em uso de corticosteroides. Tais infecções podem ser de difícil percepção já que os glicocorticoides podem mascarar as respostas inflamatórias iniciais, como a febre, permitindo o avanço sutil da infecção e piorando o prognóstico.[65]

Usualmente, os pacientes em uso de glicocorticoides são suscetíveis a infecções por patógenos comuns, tanto virais (citomegalovírus, herpes zoster, tuberculose, entre outros), como fúngicos (incluindo micoses endêmicas, criptococose, aspergilose e candidíase) e bacterianos.[65]

Infecções oportunistas, por outro lado, tendem a acometer mais pacientes que possuem uma grave debilidade de seu sistema imunológico, ou seja, em tratamento crônico de corticosteroides, em uso de outros medicamentos imunossupressores ou com uma doença imunossupressora subjacente.[65]

Pensando exclusivamente no intuito de diminuir o risco de infecções, deve-se preferir o uso de corticosteroides de ação local, como corticosteroides tópicos, intra-articulares, inalatórios e orais com alto metabolismo de primeira passagem. Outra estratégia é administrar glicocorticoides de curta duração em dias alternados.[65]

Efeitos adversos em populações específicas

Crianças e menores de 18 anos

Um importante acometimento é o comprometimento do crescimento de crianças, que pode ocorrer mesmo com uso de corticosteroide inalatório e pode ser reduzido ao implementar a estratégia de administração de glicocorticoides em dias alternados. Isso se deve ao fato de que os corticosteroides inibem a secreção do hormônio de crescimento endógeno, diminui formação óssea e de colágeno e interferem na retenção de nitrogênio.[66]

O efeito no crescimento tem relação linear com a dose e duração do tratamento, em que doses maiores, de agentes de maior duração e administradas por mais tempo, aumentam o acometimento do crescimento em crianças.[66]

Outros possíveis efeitos adversos observados em ordem decrescente de incidência significativa são: sangramento gastrointestinal, sepse, pneumonia e glaucoma, mesmo com uso dos corticosteroides por menos de 14 dias.[62]

Mulheres

Mulheres em uso de glicocorticoides podem apresentar irregularidade na menstruação e alterações de fluxo e volume.

Gestantes e lactantes

Durante a gravidez, deve-se usar a menor dose possível de corticosteroide no tratamento da gestante, uma vez que pode aumentar o risco de DMG, hipertensão na gravidez, infecção e osteoporose na mãe. No feto, seu uso possui relação com aumento de risco de ruptura prematura das membranas (PROM) e restrição do crescimento intrauterino.[67]

Altas doses de glicocorticoides somente devem ser administradas se há ameaça de órgãos pela doença de base e os benefícios aparentemente superarem os riscos. Nesses casos, a gestante precisa ser devidamente orientada sobre os riscos e benefícios do tratamento.[67]

Entre os corticosteroides usados, a prednisona e a prednisolona, que têm ação curta, mesmo que possuam maior potencial de atravessar a barreira placentária, são encontradas em baixa quantidade no sangue do cordão umbilical por serem bem metabolizadas pela placenta. Já corticoides de longa duração, comuns de serem utilizados, como dexametasona e betametasona, podem atingir maiores concentrações no feto por não sofrerem uma metabolização efetiva pela placenta.[67]

O uso de corticosteroides durante a lactação é permitido, devendo o médico assistencialista ter o cuidado de orientar a paciente a descartar o leite materno nas primeiras 4 horas após o uso de uma dose de corticosteroides maior ou igual a 20 mg de prednisona ou equivalente. Isso se deve ao fato de aumentar o limite de segurança da amamentação já que o pico de concentração de glicocorticoide no leite materno ocorre 2 horas após o uso do medicamento pela mãe lactante.[67]

Referências bibliográficas

1. Brunton LL, Dandan RH, Knollmann BC. As bases farmacológicas da terapêutica de Goodman e Gilman. 13. ed. Porto Alegre: AMGH; 2018. [2025;Fev. 20]. Disponível em: https://integrada.minhabiblioteca.com.br/books/9788580556155.
2. Rao P, Knaus EE. Evolution of nonsteroidal anti-inflammatory drugs (NSAIDs): cyclooxygenase (COX) inhibition and beyond. Journal of Pharmacy & Pharmaceutical Sciences. 2008;11(2):81.
3. Cavalcanti DR, Lira TLD, Cavalcanti JVC, Cavalcanti DR, Neto AGDS, Silva RRD, et al. Uso indiscriminado de anti-inflamatórios não esteroides: uma revisão da literatura. Editora Científica Digital. 2023;4:333-43. [2025;Fev. 20]. Disponível em: https://www.editoracientifica.com.br/books/chapter/231114969.
4. Ritter JM, Flower R, Henderson G, Loke YK, Macewan D, Rang HP. Rang & Dale Farmacologia. 9. ed. Rio de Janeiro: GEN Guanabara Koogan; 2020. [2025 Fev. 20]. Disponível em: https://integrada.minhabiblioteca.com.br/books/9788595157255.
5. D'Arcy Y, Mantyh P, Yaksh T, Donevan S, Hall J, Sadrarhami M, et al. Treating osteoarthritis pain: mechanisms of action of acetaminophen, nonsteroidal anti-inflammatory drugs, opioids, and nerve growth factor antibodies. Postgraduate Medicine. 2021;133(8):879-94.
6. Schjerning AM, McGettigan P, Gislason G. Cardiovascular effects and safety of (non--aspirin) NSAIDs. Nature Reviews Cardiology. 2020;17(9):574-84.
7. Bagatini A, et al. Bases do ensino da anestesiologia. Rio de Janeiro: Sociedade Brasileira de Anestesiologia/ SBA; 2016.
8. Soares VH. Farmacologia da dor e inflamação. 1. ed. São Caetano do Sul: Difusão; 2022. [2025 Fev. 20]. Disponível em: https://middleware-bv.am4.com.br/SSO/unifal-mg/9786588166635.
9. Manica J. Anestesiologia 4. ed. Porto Alegre: Artmed, 2018.
10. Leuti A, Fazio D, Fava M, Piccoli A, Oddi S, Maccarrone M. Bioactive lipids, inflammation and chronic diseases. Advanced Drug Delivery Reviews. 2020;159:133-69.
11. Mitchell JA, Akarasereenont P, Thiemermann C, Flower RJ, Vane JR. Selectivity of nonsteroidal antiinflammatory drugs as inhibitors of constitutive and inducible cyclooxygenase. Proceedings of the National Academy of Sciences. 1993;90(24):11693-7. [2025 Fev. 20]. Disponível em: https://www.ncbi.nlm.nih.gov/pmc/articles/PMC48050/.
12. Salamon DH. NSAIDs (including aspirin): pharmacology and mechanism of action. Furst DE, Rigby WFC ed. UpToDate. [2025 Fev. 20]. Disponível em: https://www.uptodate.com.
13. Abramson SB. Aspirin: mechanism of action, major toxicities, and use in rheumatic diseases. Post TW, ed. UpToDate. [2025 Fev. 20]. Disponível em: http://www.uptodate.com.
14. Drożdżal S, Lechowicz K, Szostak B, Rosik J, Kotfis K, Machoy-Mokrzyńska A, Białecka M, Ciechanowski K, Gawrońska-Szklarz B. Kidney damage from nonsteroidal anti-inflammatory drugs-Myth or truth? Review of selected literature. Pharmacol Res Perspect. 2021 Aug;9(4):e00817. doi: 10.1002/prp2.817. PMID: 34310861; PMCID: PMC8313037.
15. Amaechi O, Huffman MM, Featherstone K. Pharmacologic therapy for acute pain. American Family Physician. 2021;104(1):63-72. [2025 Fev. 20]. Disponível em: https://pubmed.ncbi.nlm.nih.gov/34264611/.
16. Amar PJ, Schiff ER. Acetaminophen safety and hepatotoxicity-where do we go from here? Expert Opin Drug Saf. 2007;6(4):341-55. doi: 10.1517/14740338.6.4.341.
17. Sethi V, Qin L, Cox E, Trocóniz IF, Pasqua OD. Model-based meta-analysis supporting the combination of acetaminophen and topical diclofenac in acute pain: a therapy for mild-to--moderate osteoarthritis pain? Pain and therapy (Print). 2024;13(1):145-59.

18. Amar PJ, Schiff ER. Acetaminophen safety and hepatotoxicity-where do we go from here? Expert Opin Drug Saf. 2007;6(4):341-55. doi: 10.1517/14740338.6.4.341.
19. Martin U, Temple RM, Winney RJ, Prescott LF. The disposition of paracetamol and the accumulation of its glucuronide and sulphate conjugates during multiple dosing in patients with chronic renal failure. Eur J Clin Pharmacol. 1991;41(1):43-6.
20. Hayward KL, Powell EE, Irvine KM, Martin JH. Can paracetamol (acetaminophen) be administered to patients with liver impairment? Br J Clin Pharmacol. 2016;81(2):210-22. doi: 10.1111/bcp.12802.
21. Rogal SS, Hansen L, Patel A, et al. AASLD practice guidance: palliative care and symptom-based management in decompensated cirrhosis. Hepatology. 2022;76(3):819-53. doi: 10.1002/hep.32378.
22. Gupta NK, Lewis JH. Review article: the use of potentially hepatotoxic drugs in patients with liver disease. Aliment Pharmacol Ther. 2008;28(9):1021-1041. doi: 10.1111/j.1365--2036.2008.03822.x.
23. Rogal SS, Hansen L, Patel A, et al. AASLD practice guidance: palliative care and symptom-based management in decompensated cirrhosis. Hepatology. 2022;76(3):819-53. doi:10.1002/hep.32378.
24. Solomon DF. NSAIDs: therapeutic use and variability of response in adults. Post TW, ed. UpToDate. [2025 Fev. 20]. Disponível em: http://www.uptodate.com.
25. Kidney disease: improving global outcomes (KDIGO). KDIGO 2012 clinical practice guideline for the evaluation and management of chronic kidney disease. 2013. [2025 Fev. 20]. Disponível em: https://kdigo.org/wp-content/uploads/2017/02/KDIGO_2012_CKD_GL.pdf.
26. Baker M, Perazella MA. NSAIDs in CKD: are they safe? Am J Kidney Dis. 2020;76(4):546-57. doi: 10.1053/j.ajkd.2020.03.023.
27. Maloney J, Pew S, Wie C, Gupta R, Freeman J, Strand N. Comprehensive review of topical analgesics for chronic pain. Current Pain and Headache Reports. 2021;25(2).
28. Phillips K, Fenton J. Management of isolated musculoskeletal chest pain. Post TW, ed. UpToDate. Waltham, MA: UpToDate Inc. [2025 Fev. 20]. Disponível em: http://www.uptodate.com.
29. Kidney Disease: Improving Global Outcomes (KDIGO) CKD Work Group. KDIGO 2012 Clinical practice guidelines for the evaluation and management of chronic kidney disease. Kidney Int. 2013;3(1):1-150.
30. Solomon DH. NSAIDs: therapeutic use and variability of response in adults. Post TW, ed. UpToDate. Waltham, MA: UpToDate Inc. [2025 Fev. 20]. Disponível em: http://www.uptodate.com.
31. Anttila M, Haataja M, Kasanen A. Pharmacokinetics of naproxen in subjects with normal and impaired renal function. Eur J Clin Pharmacol. 1980;18(3):263-8. doi: 10.1007/BF00563009.
32. Silva DGC, Oliveira VB. Fundamentos da farmacologia: base dos fármacos aplicados à saúde. Curitiba: Intersaberes, 2021. [2025 Fev. 20]. Disponível em: https://plataforma.bvirtual.com.br.
33. Schwenk ES. Nonopioid pharmacotherapy for acute pain in adults. In: UpToDate, Connor RF (Ed), Wolters Kluwer; 2024.
34. Harirforoosh S, Jamali F. Renal adverse effects of nonsteroidal anti-inflammatory drugs. Expert Opinion on Drug Safety. 2009;8(6):669-81.
35. Bindu S, Mazumder S, Bandyopadhyay U. Non--steroidal anti-inflammatory drugs (NSAIDs) and organ damage: a current perspective. Biochemical Pharmacology. 2020;180(1):114147.
36. Lazzaroni M, Bianchi Porro G. Gastrointestinal side-effects of traditional non-steroidal anti--inflammatory drugs and new formulations. Aliment Pharmacol Ther. 2004;20(2):48-58.
37. Bhala N, Emberson J, Merhi A, et al. Vascular and upper gastrointestinal eff ects of non-steroidal anti-infl ammatory drugs: meta-analyses of individual participant data from randomised trials. The Lancet. 2013;382:769-79.
38. Ribeiro H, Rodrigues I, Napoleão L, Lira L, Marques D, Veríssimo M, et al. Non-steroidal anti-inflammatory drugs (NSAIDs), pain and aging: Adjusting prescription to patient features. Biomedicine & Pharmacotherapy. 2022;150:112958.
39. Fromm D. How do non-steroidal anti-inflammatory drugs affect gastric mucosal defenses? PubMed. 1987;10(3):251-8.
40. Fiorucci S. NO-releasing NSAIDs are caspase inhibitors. Trends Immunol. 2001;22(5):232-5.
41. Fiorucci S, Antonelli E, Morelli A. Mechanism of non-steroidal anti-inflammatory drug--gastropathy. Digestive and Liver Disease. 2001;33:S35-43.
42. Uribe A, Johansson C, Rubio C. Cell proliferation of the rat gastrointestinal mucosa after treatment with e2 prostaglandins and indomethacin. Digestion. 1987;36(4):238-45.
43. Bassotti G, Bucaneve G, Furno P, Morelli A, Del Favero A. Double-blind, placebo-controlled study on effects of diclofenac sodium and indomethacin on postprandial gastric motility in man. Dig Dis Sci. 1998;43(6):1172-6.

44. Hörl WH. Nonsteroidal anti-inflammatory drugs and the kidney. pharmaceuticals. 2010;3(7):2291-321. [2025 Fev. 20]. Disponível em: https://www.ncbi.nlm.nih.gov/pmc/articles/PMC4036662/.
45. Bresaleir RS, Sandler RS, Quan H. et al. Cardiovascular events associated with rofecoxib in a colorectal adenoma chemoprevention trial. The New England Journal of Medicine. 2005;352(11):1092-102.
46. Bombardier C, Laine L, Reicin A, et al. Comparação da toxicidade gastrointestinal superior de Rofecoxib e Naproxeno em pacientes com artrite reumatóide. The New England Journal of Medicine. 2000;343(21):1520-28.
47. FitzGerald GA, Patrono C. The coxibs, selective inhibitors of cyclooxygenase-2. The New England Journal of Medicine. 2001;345(6):433-42.
48. Fitz GGA. Coxibs and cardiovascular disease. The New England Journal of Medicine. 2004;351(17):1709-11.
49. Ho KY, Gwee KA, Cheng YK, Yoon KH, Hee HT, Omar AR. Nonsteroidal anti-inflammatory drugs in chronic pain: implications of new data for clinical practice. Journal of Pain Research. 2018;11:1937-48. [2025 Fev. 20]. Disponível em: https://www.dovepress.com/nonsteroidal-anti-inflammatory-drugs-in-chronic-pain-implications-of-n-peer-reviewed-article-JPR.
50. Shephard RJ. Cardiovascular safety of non-steroidal anti-inflammatory drugs: network meta-analysis. Yearbook of Sports Medicine. 2011;2011:87-9.
51. Bally M, Dendukuri N, Rich B, Nadeau L, Helin-Salmivaara A, Garbe E, et al. Risk of acute myocardial infarction with NSAIDs in real world use: bayesian meta-analysis of individual patient data. BMJ. 2017;j1909. [2025 Fev. 20]. Disponível em: https://www.bmj.com/content/357/bmj.j1909.
52. Knezevic NN, Jovanovic F, Voronov D, Candido KD. Do corticosteroids still have a place in the treatment of chronic pain? Front Pharmacol. 2018;9:1229. doi: 10.3389/fphar.2018.01229.
53. Stone S, Malanga GA, Capella T. Corticosteroids: review of the history, the effectiveness, and adverse effects in the treatment of joint pain. Pain Physician. 2021;24(1):S233-S246.
54. Mustafa SS. Steroid-induced secondary immune deficiency. Annals of Allergy, Asthma & Immunology; 2023.
55. Sayed D, Grider J, Strand N, et al. The american society of pain and neuroscience (ASPN) evidence-based clinical guideline of interventional treatments for low back pain. J Pain Res. 2022;15:3729-832. doi: 10.2147/JPR.S386879.
56. Hsu JR, Mir H, Wally MK, Seymour RB, et al. Clinical practice guidelines for pain management in acute musculoskeletal injury. J Orthop Trauma. 2019;33(5):e158-82. doi: 10.1097/BOT.0000000000001430.
57. Frust DE, Saag KG. Overview of the pharmacologic use of glucocorticoids. In: UpToDate, Connor RF (Ed), Wolters Kluwer; 2025.
58. Methylprednisolone: drug information. In: UpToDate, Connor RF (Ed), Wolters Kluwer; 2025.
59. Prednisolone (systemic): drug information. In: UpToDate, Connor RF (Ed), Wolters Kluwer; 2025.
60. Furst DE. Main adverse effects of glucocorticoids systemic. In: UpToDate, Connor RF (Ed), Wolters Kluwer; 2025.
61. Shao SC, Kuo LT, Lai ECC, Chi CC. Oral corticosteroid bursts and severe adverse events: a critical appraisal. British Journal of Dermatology. 2021:4.
62. Yao TC, Wang JY, Chang SM, Chang YC, Tsai YF, Wu AC, et al. Association of oral corticosteroid bursts with severe adverse events in children. JAMA Pediatrics. 2021:19.
63. Rosen HN. Clinical features and evaluation of glucocorticoid-induced osteoporosis. In: UpToDate, Connor RF (Ed), Wolters Kluwer; 2025.
64. Jones LC, Mont MA. Clinical manifestations and diagnosis of osteonecrosis (avascular necrosis of bone). In: UpToDate, Connor RF (Ed), Wolters Kluwer; 2025.
65. Chatam WW. Glucocorticoid effects on the immune system. In: UpToDate, Connor RF (Ed), Wolters Kluwer; 2025.
66. Padilla EJR, Rogol AD. Rogol. Causes of short stature. In: UpToDate, Connor RF (Ed), Wolters Kluwer; 2025.
67. Bermas BL. Safety of rheumatic disease medication use during pregnancy and lactation. In: UpToDate, Connor RF (Ed), Wolters Kluwer; 2025.

Opioides

20

Tamiris Cristina Soares
Rafaela Figueiredo Rodrigues
Lucas de Aguiar Alvarado

INTRODUÇÃO

Opioides são substâncias químicas com ação a partir da interação com receptores opioides principalmente, mas não exclusivamente, localizados no sistema nervoso central (SNC).[1] O complexo sistema opioide existe em todo reino animal. Esse complexo sistema pode proporcionar o alívio da dor, porém também está envolvido em outras funções fisiológicas.[2] O ópio é uma substância extraída da resina de espécies de papoula (*Papaver somniferum*). Já o termo "opiáceo" refere-se especificamente aos alcaloides de ocorrência natural, como a morfina.[1,3]

UMA BREVE HISTÓRIA SOBRE OS OPIOIDES

Há relatos do uso do ópio há milhares de anos (3.400 a.C.), substância esta utilizada por árabes na região da Mesopotâmia e, posteriormente, levada por comerciantes para outros locais como Europa e Ásia Oriental, com destaque para os povos assírios e babilônicos. Documentos coletados no Egito relatam uso do ópio para tratamento da dor. Em 1806, o alemão Friedrich Sertürner publicou um estudo descrevendo o isolamento de uma substância pura do ópio, a qual chamou de morfina, em alusão a Morfeu, deus grego dos sonhos.[3]

A partir do século XX, grandes avanços foram obtidos com o estudo dos opioides como interação entre receptores, ação analgésica e efeitos colaterais. Nas décadas de 1960 e 1970, Martin *et al.*[4] evidenciaram e descreveram três receptores opioides: *mu* (μ), *kappa* (κ) e *sigma* (σ); além disso, também foram descobertas as primeiras substâncias endógenas com efeitos semelhantes aos dos opioides, denominadas inicialmente "encefalinas".[5]

Atualmente, existem diversos medicamentos opioides disponíveis e novos estudos têm sido realizados em busca de substâncias com poder analgésico e que não possuam potencial de abuso. Cerca de 90% dos pacientes que possuem dor crônica recebem tratamento com medicamentos opioides. O uso abusivo de opioides em países como Estados Unidos é uma crise de Saúde Pública, que tem se agravado ano após ano.[6,7]

RECEPTORES OPIOIDES

O questionamento acerca da existência de diferentes receptores opioides surgiu durante a década de 1950, no entanto, apenas em 1975 dois pesquisadores, John Hughes e Hans Kosterlitz, identificaram e caracterizaram os receptores opioides em estudos com morfina e outras substâncias.[8] Eles são considerados pioneiros nas pesquisas que levaram à identificação de diferentes receptores opioides.

Um modo de categorizar os opioides é conforme os tipos de receptores que ativam. Existem três classes de receptores opioides, δ, κ e μ nos quais agem opioides endógenos e exógenos. O receptor sigma (σ), descrito anteriormente, não é mais considerado um receptor opioide, pois não é antagonizado pela naloxona e não possui estereoseletividade, duas características essenciais para um receptor ser considerado opioide.[9]

No início dos anos 2000, a União Internacional de Farmacologia (IUPHAR) modificou a nomenclatura grega dos receptores para KOP (*kappa*, κ), MOP (*mu*, μ) e DOP (*delta*, δ).[10,11] Em 1996, uma quarta classe de receptor opioide foi descrita e, então, denominada "proteína semelhante ao receptor opioide" (NOP, do inglês *nociceptin opioid receptor* ou *opioid like receptor*). A NOP apresenta estrutura química análoga aos receptores opioides, no entanto, sua farmacologia é distinta, uma vez que a molécula de naloxona não se liga a esse receptor e consequentemente não há reversão dos efeitos dos opioides pela naloxona.[11] Por esse motivo, o receptor NOP não é considerado um receptor opioide.

A ligação dos opioides (exógenos ou endógenos) ocorre em dois sítios de ligação no receptor, um intracelular menos específico e um extracelular, mais seletivo aos ligantes opioides.[12,13]

Os receptores opioides estão amplamente distribuídos no corpo humano: encontram-se nos corpos celulares e axônios neuronais no SNC e em menor extensão nos neurônios sensitivos periféricos,[14,15] no sistema imune, na membrana celular de astrócitos e de macrófagos,[3] no trato gastrointestinal (TGI) etc. (Figura 1).

Os receptores opioides são do tipo acoplados à proteína Gi/0 transmembrana, portanto, possuem atividade modulatória.[10] A concentração de moléculas intracelulares como adenosina monofosfato cíclico (AMPc) e proteína quinase A (PKA) interfere na expressão de genes e no ciclo celular. Os dois principais mecanismos de analgesia causada pela ativação dos receptores opioides são: fechamento dos canais de cálcio dependentes de voltagem nos terminais pré-sinápticos, que consequentemente diminui a liberação de neurotransmissores na fenda sináptica; e abertura dos canais de potássio, levando a uma hiperpolarização do neurônio pós-sináptico[13] (Figura 2).

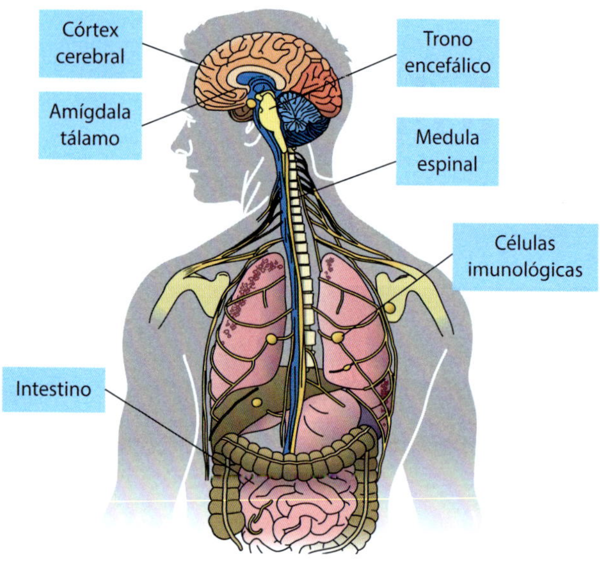

Figura 1 – Locais de maior concentração dos receptores opioides.
Fonte: Desenvolvida pela autoria.

Essas alterações acarretam diminuição da transmissão do estímulo doloroso, levando à analgesia.[16,17]

Todos os receptores opioides possuem efeitos modulatórios na dor, no entanto, os MOP são os que apresentam maior potência analgésica. Contudo, eles também são responsáveis por causar efeitos adversos indesejáveis, como constipação, náusea, vômito, depressão respiratória, tolerância e adicção. Ainda assim, agonistas MOP continuam sendo os fármacos mais eficazes no alívio da dor.[13]

OPIOIDES ENDÓGENOS

Os peptídeos opioides endógenos são substâncias produzidas pelo organismo que interagem com os receptores opioides localizados no SNC e sistema nervoso periférico (SNP) e possuem ação farmacológica semelhante à dos opioides.

Existem quatro famílias principais de ligantes opioides endógenos: β-endorfinas, encefalinas, dinorfinas e nociceptina/orfanina FQ. Esses ligantes são originados a partir de precursores diferentes: proencefalina, prodinorfina, pro-opiomelanocortina e prepronociceptina.

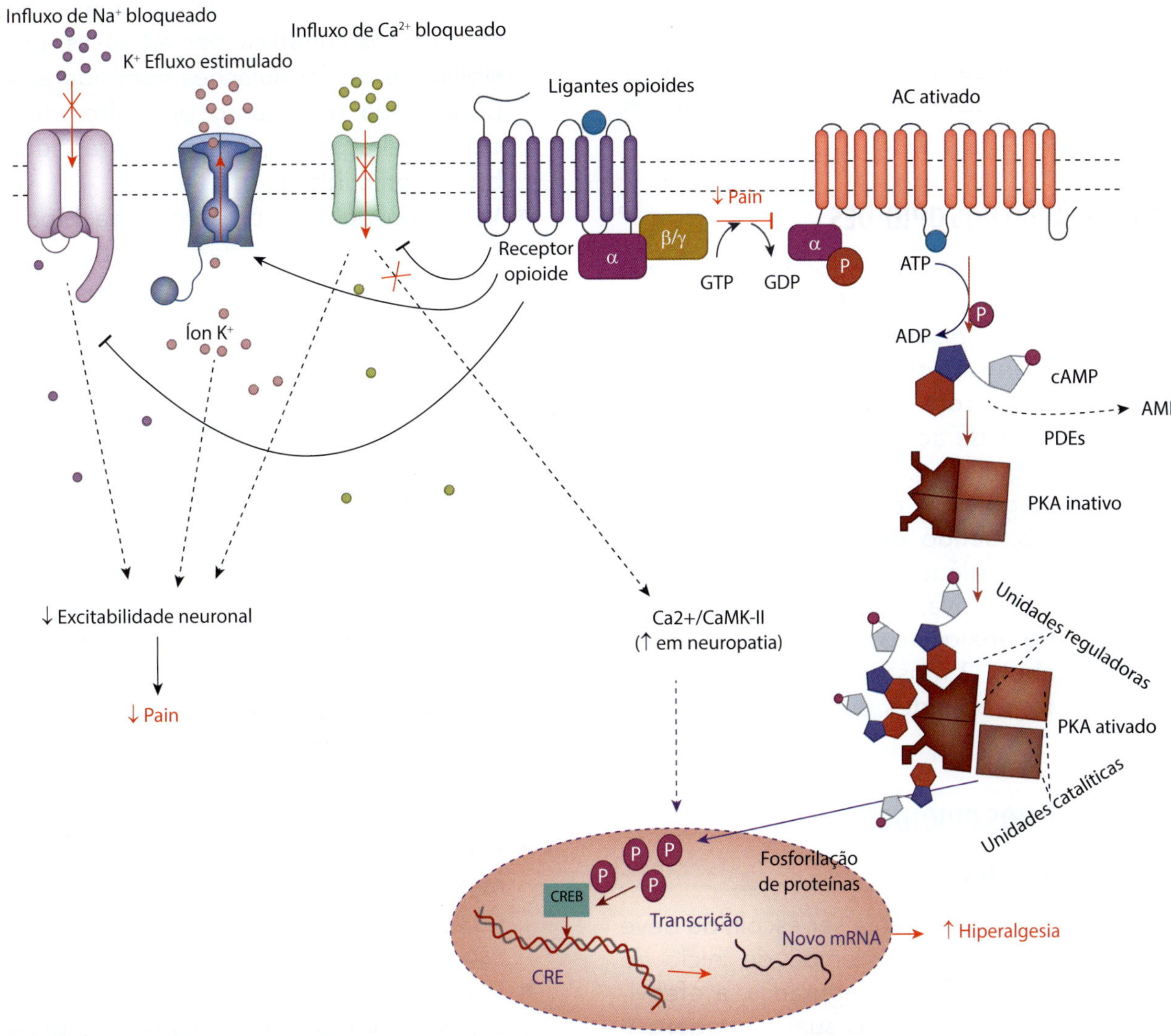

Figura 2 – Efeito dos agonistas opioides na transdução.

ADP: adenosina difosfato; AMP: adenosina monofosfato; AMPc: adenosina monofosfato cíclico; ATP: adenosina trifosfato; Ca2+/CaMK-II: proteína quinase II dependente de Ca2+/calmodulina; CRE: elemento responsivo ao AMPc; CREB: proteína de ligação ao elemento responsivo ao AMPc; GABA: ácido gama-aminobutírico; GDP: difosfato de guanosina; GTP: trifosfato de guanosina; PDEs: fosfodiesterases de nucleotídeos cíclicos; PKA: proteína quinase A.

Seta sólida: ativação forte; seta tracejada: ativação moderada; linha sólida em forma de T: inibição forte; linha tracejada em forma de T: inibição moderada; linha com ×: bloqueio; seta para cima: efeito aumentado; seta para baixo: efeito diminuído.

Fonte: Paul AK *et al.*, 2021.

A afinidade dessas moléculas com os receptores varia conforme a família à qual pertence. A β-endorfina possui maior afinidade pelo MOP. As encefalinas possuem afinidade ligeiramente maior pelo DOP. As dinorfinas ligam-se mais intensamente ao KOP. A orfanina FQ interage com os NOP[3,18] (Tabela 1).

Tabela 1 – Interação dos opioides endógenos com os receptores opioides

Opioide endógeno	MOP	DOP	KOP	NOP
β-endorfina	③	③	①	–
Leuencefalina	②	③	①	–
Metencefalina	②	③	①	–
Dinorfina	①	①	③	–
Orfanina FQ	–	–	–	③

– ausência de afinidade; ① baixa afinidade; ② afinidade moderada; ③ alta afinidade.

Fonte: Adaptada de Rang HP, *et al.*, 2020.

O sistema opioide influencia em diversas funções no organismo, por exemplo: modulação da dor, reações emocionais, resposta imunológica, percepção de estímulos externos, entre outras.[13]

CLASSIFICAÇÃO DOS OPIOIDES

Existem diferentes modos de classificar um medicamento opioide: de acordo com sua natureza, podendo ser de origem natural, semissintético ou sintético; sua intensidade ou potência no controle da dor (fraco ou forte); seu mecanismo de ação, atuando como agonista total, agonista parcial, agonista misto, agonista-antagonista; pela duração do efeito analgésico, sendo de curta, moderada e longa duração. Além disso, pode-se calcular sua potência relativa, ou seja, a comparação de seu efeito analgésico em relação à morfina.[10,20] A Tabela 2 mostra um resumo de alguns fármacos opioides considerando todas essas classificações.

USO CLÍNICO DOS OPIOIDES

Vias de administração[3,23]

A via de administração a ser escolhida deve levar em consideração o tempo de início de ação do medicamento, a segurança, a efetividade terapêutica, além das suas vantagens e desvantagens.

- *Via oral (VO):* facilidade de administração, menos complicações adversas, possibilidade de formulações com liberação prolongada; no entanto, por sofrer efeito de primeira passagem, apresenta menor biodisponibilidade.
- *Via endovenosa:* apresenta alta biodisponibilidade e facilidade de titulação; requer acesso endovenoso e suporte da equipe de enfermagem, além de risco de infecção.
- *Via subcutânea:* rápida titulação e alta biodisponibilidade; exige suporte da equipe de enfermagem e limitado volume de administração (1 a 4 mL/h).
- *Via transdérmica:* longa duração do efeito terapêutico, fácil administração, menor risco de complicações; difícil titulação, efeitos adversos demoram mais a serem revertidos.
- *Via transmucosa:* maior biodisponibilidade quando comparado à administração oral, rápida absorção; custo elevado e curto período de ação.
- *Via retal:* pode não sofrer efeito de primeira passagem, rápida absorção; resistência dos pacientes a essa via de administração, irritação da mucosa anal.
- *Via intramuscular (IM):* pouco utilizada em casos de dor, pois pode causar absorção errática e mais dor nos pacientes.

Tabela 2 – Classificação dos opioides

Medicamento	Origem	Intensidade	Duração da analgesia (horas)	Mecanismo de ação	Potência relativa (morfina)
Morfina	Natural	Forte	4 a 5	Agonista MOP	1
Codeína	Natural	Fraco	3 a 4	Agonista MOP	0,1
Metadona	Sintético	Forte	4 a 6	Agonista MOP	3 a 4
Oxicodona	Semissintético	Forte	3 a 4	Agonista MOP	1,5
Fentanil	Sintético	Forte	1 a 1,5	Agonista MOP	80 a 100
Sufentanil	Sintético	Forte	1 a 1,5	Agonista MOP	500 a 1000
Buprenorfina	Semissintético	Forte	4 a 8	Agonista MOP Antagonista KOP	40
Tramadol	Sintético	Fraco	4 a 8	Agonista MOP Inibidor SERT/NET	0,1
Tapentadol	Sintético	Fraco	4 a 6	Agonista MOP Inibidor NET	0,5

KOP: receptor *kappa* opioide; MOP: receptor *mu* opioide; NET: transportador de norepinefrina; SERT: transportador de serotonina.
Fonte: Adapatada de Yaksh T *et al.*, 2018; Dean M., 2004; Sinatra RS *et al.*, 2011.

OPIOIDES E FUNÇÃO RENAL

Diversos estudos sugerem que os opioides endógenos possuem atividade sobre a função renal.[24-26] Agonistas dos receptores MOP podem provocar, dependendo da dose, alteração na excreção de sódio e, consequentemente, na produção de urina por meio de mecanismos integrados tanto no SNC, na periferia, quanto nos rins.[27] Além de produzir alterações hemodinâmicas com redução da pressão arterial e aumento da secreção de peptídeo natriurético atrial (PNA).

Agonistas dos KOP possuem efeitos diuréticos de origem central e periférica em estudos realizados em ratos. A aplicabilidade desses agonistas em cenários de retenção hídrica e em síndromes hepatorrenais vem sendo estudada.[28]

A maioria dos opioides ou seus metabólitos é excretada na urina e alguns, em menor quantidade, nas fezes. Constante monitoramento em relação à segurança dos opioides e de outros analgésicos no tratamento da dor crônica é necessário, em pacientes com doença renal crônica (DRC). Ajustes na dosagem devem ser realizados para que pacientes com insuficiência renal possam fazer uso dos medicamentos, uma vez que ocorre aumento da sua meia-vida e acumulação no organismo, podendo causar intoxicação ou exacerbação dos efeitos adversos.[29]

Não existe uma regra absoluta e imutável em relação ao uso de opioides em pacientes com insuficiência renal crônica (IRC). O aumento do risco de complicações relacionadas ao uso de opioides não deve excluir necessariamente os pacientes de receberem terapia. O diagnóstico etiológico da dor, a intensidade e as comorbidades devem ser cautelosamente ponderadas e discutidas ao se prescrever um opioide.

Os opioides mais seguros para utilização em doenças renais incluem oxicodona, hidromorfona, fentanil, metadona e buprenorfina.[30] A oxicodona é um dos opioides mais frequentemente prescritos para pacientes com doença renal nos Estados Unidos.[31]

De forma geral, é recomendado que a morfina e codeína não sejam usadas em pacientes com insuficiência renal, pois ambos possuem metabólitos ativos eliminados exclusivamente pela urina.[32-36]

Oxicodona e hidromorfona podem ser utilizadas com cautela, desde que o paciente seja monitorado constantemente. A concentração plasmática da oxicodona pode aumentar em até 50% nos pacientes com insuficiência renal.[37] Em pacientes portadores de disfunção renal grave, há o acúmulo de seus metabólitos. Dessa forma, é recomendado utilizar a dose efetiva mínima da oxicodona.[38]

A hidromorfona tem uma potência 4 a 5 vezes maior do que a morfina. Ela não provoca efeitos depressivos significativos no SNC por conta da ausência do metabólito 6-glucuronídeo. Seu uso pode ser utilizado de forma razoavelmente segura em pacientes com IRC e dialíticos.[30,31]

O tramadol é eliminado principalmente pelos rins, com cerca de 90% de sua eliminação ocorrendo de forma renal.[39] Sua meia-vida pode dobrar em pacientes com IRC. Assim, parece apropriado estender o intervalo entre as doses do medicamento para 8 ou 12 horas em pacientes renais crônicos. Quando a depuração de creatinina for inferior a 30 mL/min, a dose diária de 200 mg não deve ser ultrapassada. Em casos de DRC terminal, a dose recomendada é de 50 mg/2x/dia. A redução da taxa de filtração glomerular (TFG) para abaixo de 10 mL/min contraindica o uso de tramadol.[36,39]

A metadona e seus metabólitos são excretados na urina (25% a 50%) e pelas fezes (10% a 45%). Na vigência de disfunção renal, há aumento da excreção fecal da metadona, podendo ser uma escolha para utilização nesses pacientes.[21,40] Em casos de anúria, a metadona é quase completamente excretada através do TGI.[36,38] Em razão de seu potencial de prolongar o intervalo QTc, as alterações eletrolíticas, como hipo/hiperpotassemia ou hipo/hipermagnesemia, comuns na doença renal, podem aumentar o risco de arritmias.[31]

A buprenorfina, um opioide agonista parcial que possui efeito teto,[41] apesar de produzir um metabólito ativo, a norbuprenorfina, possui apenas 25% da potência da substância original e tem baixa capacidade de acumulação, tornando improvável que leve à toxicidade.[42,43] Nesse contexto, parece ser uma opção relativamente segura para pacientes com IRC. Além disso, diversos estudos analisaram se a disfunção renal poderia afetar a depuração da buprenorfina e concluíram que esse parâmetro era similar em pacientes com função renal comprometida e em pacientes com função renal normal.[37,44] Uma vez que suas propriedades farmacocinéticas permanecem inalteradas, a buprenorfina pode ser administrada de forma segura para pacientes com função renal comprometida e para pacientes em hemodiálise, na dosagem de até 70 µg/h.[37,45]

Aproximadamente 90% do fentanil é transformado em metabólito inativo pelo sistema hepático.[46] Setenta e cinco por cento do fármaco é excretado na forma inativa pela urina, em torno de 10% na forma inalterada e 9% pelas fezes.[37] Embora o fentanil seja um opioide relativamente seguro em portadores de IRC, com evidência limitada, é importante ressaltar que sua taxa de biotransformação pode variar nesse grupo de pacientes, o que aumenta o risco de sonolência e outros eventos adversos.[31,37]

O tapentadol é um agonista dos receptores MOR com ação na inibição de recaptação da noradrenalina.[47,48] Seus metabólitos não possuem atividade analgésica, ou seja, são inativos, o que torna o tapentadol um composto relativamente seguro e eficaz em pacientes com insuficiência renal.[49]

A Tabela 3 ilustra sugestão de doses dos opioides segundo a TFG.

Tabela 3 – Dose recomendada de opioides de acordo com TFG

Fármaco	**TFG 20 a 50 mL/min**	**TFG 10 a 20 mL/min**	**TFG < 10 mL/min**	**Segurança**
Codeína	75% a 100% da dose	50% a 75% da dose ▪ evitar o uso	25% a 50% da dose ▪ usar por períodos curtos, aumentar os intervalos entre as doses, iniciar com dose baixa ▪ evitar o uso	Usar com cautela
Di-hidrocodeína	100% da dose	50% da dose ▪ iniciar com dose baixa, titular ▪ evitar o uso	25% da dose ▪ iniciar com dose baixa, titular ▪ evitar o uso	Usar com cautela
Tramadol	100% da dose	50% da dose ▪ 50 mg a 100 mg, a cada 8 ou 12 horas ▪ aumentar a dose de acordo com tolerância ▪ dose máxima: 200 mg/dia	50% da dose ▪ 50 mg, a cada 8 horas ▪ aumentar a dose de acordo com tolerância ▪ dose máxima: 200 mg/dia ▪ não utilizar	Usar com cautela
Morfina	75% da dose	50% da dose ▪ iniciar com doses menores, aumentar intervalo entre as doses	25% da dose ▪ iniciar com doses menores, aumentar intervalo entre as doses	Usar com cautela
Fentanil	75% a 100% da dose	75% da dose	50% da dose	Seguro
Remifentanil	100% da dose	100% da dose	100% da dose	Seguro
Alfentanil	100% da dose	100% da dose	100% da dose	Seguro
Sufentanil	100% da dose	100% da dose	100% da dose	Seguro
Oxicodona	50% a 100% da dose	50% a 100% da dose	50% da dose ▪ iniciar com dose baixa ▪ evitar uso por conta de alto risco de sedação	Usar com cautela
Buprenorfina	100% da dose	100% da dose ▪ evitar dose alta	▪ 100% da dose para via transdérmica (*Patch*) ▪ 25% a 75% da dose para via sublingual (evitar dose única alta)	Seguro
Metadona	100% da dose	75% a 100% da dose	50% da dose	Seguro
Tapentadol	100% da dose	Não recomendado ▪ sem estudos em pacientes com DRC	Não recomendado – sem estudos em pacientes com DRC	Usar com cautela

DRC: doença renal crônica; TFG: taxa de filtração glomerular.

Fonte: Adaptada de Soltysik A *et al.*, 2022.

USO DE OPIOIDES EM PACIENTES DIALÍTICOS

A depuração dos medicamentos e seus metabólitos por meio da diálise depende de alguns fatores, como o tipo de procedimento realizado, filtro utilizado e características químicas do fármaco como peso molecular, ligação a proteínas plasmáticas e solubilidade em água.[21,50] A diálise pode alterar a estabilidade dos opioides e os pacientes podem apresentar sintomas de abstinência, podendo ser necessária uma dose extra do medicamento antes e/ou após a hemodiálise.[51]

Em uma recente revisão sistemática, Odoma *et al.*[37] reportaram que a codeína é significativamente removida durante a hemodiálise, assim como o tramadol. Tanto a morfina quanto seus metabólitos podem ser removidos na diálise, podendo ser utilizada com extrema cautela.[52] Fentanil e oxicodona não são dialisados, mas podem ser utilizados com relativa segurança e em doses mínimas efetivas nesse perfil de pacientes.[21,50]

Efeitos adversos

A ocorrência de efeitos adversos relacionados aos opioides é influenciada por diversos fatores, incluindo características relacionadas ao paciente e suas comorbidades e fatores relacionados à escolha do medicamento, como dose, via de administração e frequência.[53] De modo geral, a ocorrência e gravidade dos eventos adversos aumentam conforme há o aumento na dose do opioide.[54]

Constipação

A constipação induzida por opioides (CIO) é um efeito adverso muito comum e indesejado.[21] Aproximadamente 40% dos pacientes que fazem uso crônico de opioides apresentam esse efeito adverso.[55] A constipação é causada pela ativação dos receptores MOP no sistema nervoso entérico, que leva à diminuição da motilidade do TGI.[56,57] Menos comum, porém, outro evento adverso é o retardo no esvaziamento gástrico, o que se acredita ser também um fator contribuinte para a CIO.[58]

Ao contrário de outros efeitos adversos, a CIO não regride ao longo do tempo com a administração contínua, como ocorre com a náusea e a sonolência, por exemplo.[59] Mudanças no estilo de vida e abordagens não medicamentosas, como uma dieta rica em fibras e ingesta hídrica adequada, são recomendações primordiais e devem ser o primeiro passo a ser instituído para usuários crônicos de opioides.[59,60] A prescrição profilática de laxativos é recomendada ao se iniciar um opioide para evitar a CIO e os sintomas devem ser frequentemente reavaliados. Prichard *et al.*[61] recomendam iniciar com agentes osmóticos como polietilenoglicol. Se o paciente permanecer constipado por mais de 2 dias, um laxante estimulante como bisacodil ou contendo a planta sene (*Cassia senna* L.) ou supositórios de glicerinas podem ser utilizados.

A Sociedade Americana de Gastroenterologia publicou uma diretriz em 2019 sobre o manejo da CIO.[62] Eles recomendam fortemente o uso de laxantes como tratamento de 1ª linha para CIO – nível de evidência moderado. Os laxantes recomendados incluem o docusato de sódio; diuréticos osmóticos, como o polietilenoglicol; e estimulantes, como sene (*Cassia senna* L.) e o bisacodil. Antes de se considerar o uso dos antagonistas periféricos dos receptores MOP, recomenda-se que o paciente tenha falha terapêutica com a combinação de, pelo menos, dois desses agentes laxativos.

ANTAGONISTAS OPIOIDES

O uso de antagonistas opioides como naloxona e naltrexona parece ser efetivo e eficaz no tratamento da CIO.[61-65] A naloxona, um antagonista de receptores opioides de ação central e periférica, ao atravessar a barreira hematoencefálica (BHE), pode provocar sintomas de retirada, abstinência e dor. Por conta disso, a dose efetiva mínima para reverter a constipação é recomendada.[63,64]

Em razão do alto metabolismo de primeira passagem, sua biodisponibilidade aumenta em paciente com disfunção hepática. Até a presente publicação deste capítulo, a naloxona na apresentação de comprimidos não está disponível no Brasil.

A naltrexona, um antagonista de receptores MOP de ação periférica, é efetiva em restaurar a função gastrointestinal com mínima interferência nas propriedades analgésicas. Atualmente, a metilnaltrexona é aprovada pela agência regulatória dos Estados Unidos, a Food and Drug Administration (FDA), para tratamento de CIO.[65,66] No Brasil, as indicações de uso da naltrexona aprovadas pela Agência Nacional de Vigilância Sanitária (Anvisa) incluem o tratamento do alcoolismo e a atuação como antagonista no tratamento da dependência de opioides administrados exogenamente.[67]

Náusea e vômito

Outro sintoma comum em usuários de longo prazo de opioides são as náuseas e os vômitos, que ocorrem principalmente ao iniciar o tratamento ou com o aumento da dose.[13,68] Embora os pacientes desenvolvam tolerância a esse efeito adverso, é uma causa frequente de interrupção no tratamento. A prevalência de náuseas e vômitos em pacientes que fazem uso crônico de opioides pode chegar a 20%.[69]

Embora o exato mecanismo pelo qual as náuseas e os vômitos aconteçam não esteja completamente elucidado, presume-se que haja envolvimento do aparato vestibular, ativação da zona de gatilho quimiorreceptora e dos receptores opioides do TGI,[70] sendo os principais contribuintes no TGI os receptores DOP e MOP.[68]

O uso de antieméticos antagonistas do receptor de serotonina 5-HT3 (p. ex., ondansetrona) e da neurocinina-1 (NK1) como o aprepitanto têm sido utilizados como medida profilática desses sintomas, inclusive no contexto de dor aguda pós-operatória.

Efeitos sobre o sistema nervoso central

Os opioides, quando atuam no SNC, podem desencadear sintomas como euforia, agitação psicomotora, disforia, alucinações e *delirium*. A inibição de neurônios inibitórios pode acarretar crises convulsivas. O tratamento dessas condições pode ser feito com antipsicóticos (p. ex., haloperidol). No entanto, anticonvulsivantes nem sempre são eficazes para combater as crises causadas por opioides.[19,22]

Pode haver também sedação do paciente, que pode ser terapêutica ou não. Psicoestimulantes como cafeína ou metilfenidato (5 mg a 10 mg pela manhã, com ajustes lentos até obter melhora na sedação induzida por opioides, geralmente alcançando controle satisfatório em doses entre 10 e 30 mg/dia) podem ser utilizados para diminuir a sedação.[19,22]

Depressão respiratória

Em comparação com outros efeitos adversos, a depressão respiratória ocorre com menor frequência, porém possui consequências que podem ser fatais.[55] As manifestações clínicas da depressão respiratória induzida por opioides incluem hipoventilação (redução da frequência e do volume respiratório), hipercapnia, acidose respiratória e consequente queda na saturação de oxigênio,[71,72] o que pode levar à apneia e parada respiratória. Dentre as manifestações citadas, a frequência respiratória é a mais acometida.[71] A redução do volume corrente também ocorre por conta da diminuição da atividade motora dos nervos frênicos.[73]

A depressão respiratória causada por opioides ocorre em razão da ativação de receptores MOP expressos no tronco encefálico (medula oblonga e ponte).[74] A incidência de distúrbios do sono, como apneia obstrutiva do sono e apneia central, também é maior em pacientes usuários crônicos de opioides e é dose-dependente.[74] Além disso, os opioides afetam as fases do sono de movimentos rápidos dos olhos (REM) e de movimentos não rápidos dos olhos (NREM – ondas lentas), o que pode agravar a respiração durante o sono. A ventilação na fase de ondas lentas é inerentemente instável. De fato, os episódios de apneia induzidos por opioides ocorrem principalmente durante o sono não-REM. Enfim, os opioides podem ainda causar rigidez nos músculos esqueléticos respiratórios, incluindo o diafragma, parede torácica e os músculos da via aérea superior, o que pode acelerar a morte relacionada à *overdose* de opioides.[72]

Efeitos sobre o sistema cardiovascular

A morfina estimula a liberação de histamina pelos mastócitos, o que causa vasodilatação. Bradicardia e hipotensão podem ser achados comuns, principalmente ao se levantar.[19,22]

Efeitos sobre o sistema dermatológico

Prurido pode ocorrer com o uso de morfina, provavelmente relacionado à liberação de histamina. Nesses casos, podem ser utilizados medicamentos anti-histamínicos como hidroxizina 25 mg a 100 mg ou loratadina 10 mg.[19,22]

Efeitos sobre o sistema urinário

O uso de opioides pode provocar retenção urinária por espasmo do esfíncter da bexiga, principalmente em homens com hiperplasia prostática.[19,22]

Efeitos sobre o sistema endócrino

O uso de opioides pode acarretar diminuição dos níveis séricos de testosterona em homens. A suplementação de testosterona pode ser indicada, mas a quantidade sanguínea desse hormônio deve ser monitorada, pois níveis elevados estão associados às hiperplasias de próstata.[19,22]

Hiperalgesia induzida por opioides

A hiperalgesia induza por opioides (HIO) pode ser descrita como o aumento da sensibilidade à dor (também pode ser descrita como alodinia)[75] no tratamento de longo prazo com opioides.[72] A hiperalgesia também pode ocorrer em caso de retirada abrupta do medicamento, utilização de antagonista opioide ou no uso crônico de altas doses de opioides. Ela pode ainda se manifestar na forma de tolerância induzida por opioides, uma vez que o aumento da sensibilidade à dor pode neutralizar os efeitos analgésicos dos opioides.[76]

A ativação constante e intensa das vias descendentes inibitórias pelos opioides leva a neuroadaptações na medula rostroventral medial (RVM), resultando em hiperalgesia.[72,76] Em modelos animais, o uso prolongado de opioides reduziu o limiar para estímulos nocivos em *on-cells* (células *on* localizadas na RVM), um mecanismo que se acredita estar associado ao desenvolvimento da HIO.[77]

O uso crônico de opioides pode estimular repetidamente os aferentes primários que expressam os nociceptores de potencial transitório vaniloide 1 (TRPV1), aumentando a entrada nociceptiva e resultando na sensibilização dos neurônios do corno dorsal da medula espinhal.[78]

A distinção entre a hiperalgesia induzida por opioides, tolerância, exacerbação da dor pré-existente e progressão clínica da doença é um desafio na prática clínica. A HIO pode ser descrita como uma dor difusa, frequentemente acometendo regiões além da área de dor inicial, agravando uma condição dolorosa pré-existente.[72]

Quando uma dor pré-existente é subtratada ou, em casos de tolerância, um aumento de 30% a 50% na dose do opioide costuma resultar em alívio significativo da dor. Quando um aumento na dose de um opioide não é efetivo, deve-se pensar em hiperalgesia, após eliminar progressão da doença, tolerância, *breakthroug pain* (dor súbita e severa, não incidental em pacientes que fazem uso de opioides).[72] Nesses casos, é necessário realizar lentamente o desmame do opioide, o que pode levar a um aumento transitório da dor ou sintomas de abstinência.[79]

Infelizmente, até a publicação deste capítulo, não há evidências específicas sobre tratamentos para condições de tolerância e HIO.[72] No entanto, existem várias estratégias e abordagens que podem ser utilizadas e sempre individualizadas para cada paciente:

- Compartilhe as decisões com o paciente, discuta riscos e benefícios.[80]
- Institua uma equipe multidisciplinar. Certifique-se de que os pacientes recebam apoio psicossocial adequado.[81]
- Individualize a taxa de desmame. Quanto maior é a duração da terapia anterior com opioides, maior é o tempo necessário para o desmame gradual. Reduções comuns envolvem uma diminuição da dose de 5% a 20% a cada 4 semanas.[80]
- Inicie e/ou otimize a dose de outros medicamentos analgésicos.
- Terapias complementares, como terapia cognitivo-comportamental (TCC) e técnicas de *mindfulness*, podem auxiliar.[82]
- Transtorno de estresse pós-traumático (TEPT), depressão e ansiedade são comorbidades frequentes em pacientes com condições dolorosas, especialmente naqueles que recebem terapia com opioides a longo prazo.[83] Os sintomas depressivos estão associados ao abandono do processo de desmame dos opioides. Tratar os transtornos mentais pode aumentar as chances de sucesso.[84,85]
- Utilizar medicamentos adjuvantes: a clonidina pode ser utilizada para aliviar os sintomas de abstinência enquanto a dose do opioide está sendo ajustada. A tizanidina pode ajudar a reduzir a ansiedade, bem como a dor muscular associada à abstinência de opioides. A bupropiona pode auxiliar no tratamento dos sintomas de ansiedade.[86]

Tolerância

A tolerância pode ser definida como a necessidade de quantidades significativamente maiores de opioides para alcançar o efeito desejado, ou ainda pelo efeito analgésico reduzido com o uso contínuo da mesma quantidade de um opioide.[80] Ou seja, a tolerância é um processo fisiológico que se manifesta como a diminuição da eficácia do medicamento após uso prolongado e não é um mecanismo exclusivo dos opioides.[87]

É importante ressaltar que existe variabilidade interpessoal no desenvolvimento de tolerância. Vários mecanismos desempenham um papel na tolerância aos opioides,[87] incluindo o aumento do metabolismo do fármaco (tolerância metabólica – ao nível hepático), a dessensibilização da sinalização dos receptores e a diminuição na quantidade de receptores disponíveis a nível medular (*downregulation*).

Segundo o FDA, pacientes tolerantes aos opioides são aqueles que estiveram tomando, por uma semana ou mais, pelo menos 60 mg de morfina diariamente ou oxicodona 40 mg/dia, ou hidromorfona 8 mg/dia.[88] Essa definição é usada para determinar quais pacientes são considerados tolerantes a opioides e podem fazer uso com relativa segurança de certas formulações de opioides fortes (p. ex., fentanil transdérmico).

Um estudo de coorte retrospectivo realizado nos Estados Unidos, publicado no *JAMA* em 2020,[89] utilizou uma base de dados nacional para avaliar a prescrição potencialmente inadequada de medicamentos opioides que exigem tolerância prévia, no período de 2007 a 2016.[89] Entre os principais achados do estudo, menos da metade (47,7%) das prescrições de opioides potentes/fortes envolviam pacientes com evidência de tolerância prévia, o que sugere um risco aumentado de danos associados ao uso de opioides, incluindo *overdose* fatal.

A rotação de opioides e sua administração juntamente com adjuvantes (p. ex., gabapentina, pregabalina, anti-inflamatórios não esteroides [AINEs], cetamina, lidocaína endovenosa, outros anticonvulsivantes, clonidina, dexmedetomidina) devem ser prescritos em conjunto, visando reduzir a tolerância analgésica.[72,90]

Dependência

Segundo a Classificação Internacional de Doenças, 11ª Revisão (CID-11), a dependência aos opiáceos é definida por uma combinação de sintomas comportamentais, cognitivos e fisiológicos e, geralmente, leva a um comportamento compulsivo, tolerância e abstinência.[91-93]

A dependência de opioides pode ser caracterizada por:

1. Necessidade irresistível de usar opioides, apesar das consequências negativas.
2. Tolerância crescente, exigindo doses maiores para obter o mesmo efeito.
3. Sintomas de abstinência quando o uso é interrompido.

Os sintomas de abstinência geralmente começam por volta de 8 a 16 horas após a descontinuação do opioide em indivíduos dependentes. Esse intervalo de tempo parece se aplicar melhor à interrupção do uso de substâncias com meias-vidas mais curtas, como a morfina ou a heroína.[91] Os sintomas incluem mialgia, náuseas, vômitos, agitação psicomotora, sudorese, insônia, convulsões etc.

Atualmente, mais de 2 milhões de pessoas nos Estados Unidos apresentam transtorno de dependência por uso de opioides (OUD, do inglês *opiod use disorder*). Em 2014, ocorreram 90 mortes diárias por *overdose* acidental de opioides, superando o número de óbitos causados por acidentes de trânsito.[94] Essa dependência está intimamente relacionada à prescrição de opioides no período perioperatório por diferentes especialidades. Cerca de 6% dos pacientes submetidos às cirurgias tornaram-se usuários persistentes de opioides, em contraste com apenas 0,4% em uma coorte de controle composta por indivíduos que não passaram por procedimentos cirúrgicos.[95]

DEPENDÊNCIA *VS.* PSEUDOVÍCIO *VS.* VÍCIO

É importante ressaltar que a dependência aos opioides e o pseudovício são condições distintas relacionadas ao uso de medicamentos opioides. O pseudovício ocorre quando os analgésicos prescritos não estão em dose suficiente para tratar adequadamente a dor do paciente.[96] A busca ativa pelo medicamento, nesse caso, não está relacionada a um comportamento compulsivo de vício e, sim, pela dor ou ineficácia analgésica.

Já o vício é definido como uma doença neurobiológica primária, causada por exposição repetida a um opioide e caracterizada pela perda de controle sobre o uso. O paciente apresenta intenso desejo ou *craving* pelo opioide, pensamento obsessivo sobre o fármaco, incapacidade de controle inibitório para evitar o uso do opioide e comportamento compulsivo de consumo.[92,96]

Já a dependência física aos opioides pode ser descrita como um estado de adaptação que se manifesta por uma síndrome de abstinência produzida pela interrupção abrupta, redução rápida da dose, diminuição do nível sanguíneo e/ou administração de um antagonista dos receptores opioides.[97]

A Quadro 1 resume os conceitos e as diferenças entre tolerância, dependência, vício, pseudovício e dependência física.

INDICAÇÕES PARA USO DE OPIOIDES

No contexto de dor crônica não oncológica, não há uma única indicação principal para a prescrição de opioides. As evidências sobre

Quadro 1 – Resumo dos conceitos e das diferenças entre tolerância, dependência, vício, pseudovício e dependência física

Termo	Definição
Tolerância	A necessidade de quantidades maiores de opioides para alcançar o efeito desejado ou o efeito analgésico reduzido com o uso contínuo da mesma quantidade. É um processo fisiológico que diminui a eficácia do medicamento após uso prolongado
Dependência	Caracterizada por uma combinação de sintomas comportamentais, cognitivos e fisiológicos, levando ao comportamento compulsivo, tolerância crescente e sintomas de abstinência
Vício	Uma doença neurobiológica primária, causada pela exposição repetida a um opioide, caracterizada pela perda de controle sobre o uso, desejo intenso pelo opioide, pensamento obsessivo e comportamento compulsivo
Pseudovício	Busca ativa pelo medicamento por conta de dor ou ineficácia analgésica, não relacionada a um comportamento compulsivo de vício
Dependência física	Estado de adaptação manifestado por síndrome de abstinência por conta de interrupção abrupta, redução rápida da dose, diminuição do nível sanguíneo ou administração de um antagonista dos receptores opioides.

Fonte: Desenvolvido pela autoria.

a eficácia de iniciar um opioides para pacientes com dor crônica não oncológica são limitadas. No entanto, os opioides podem ser considerados para dor crônica não relacionadas ao câncer com extrema cautela em circunstâncias específicas:

1. Quando as terapias não opioides foram otimizadas, incluindo medidas não farmacológicas, desde que o paciente não apresente transtorno atual ou passado de abuso de substâncias, ou transtornos psiquiátricos atuais, ou passados, e sem histórico de *overdose* por opioides.[98]
2. Quando os benefícios analgésicos e funcionais superam o risco.[99]
3. No tratamento refratário de condições dolorosas como artrite, dor nas costas e dor musculoesquelética.[100]

É importante reiterar que as diretrizes atuais[99,100] enfatizam cautela na prescrição de opioides para dor crônica:

- A terapia não opioide é a preferida para o tratamento da dor crônica.
- Os opioides devem ser usados apenas após uma cuidadosa consideração e discussão com o paciente sobre os benefícios e riscos.

Morfina

A morfina é um potente opioide natural, sendo o protótipo da classe dos opioides. É utilizada como padrão de comparação em relação à potência analgésica (equivalentes de morfina [MEM]) com outros opioides.[23] É indicada no tratamento de dor moderada a severa, tanto agudas quanto crônicas.

Como características farmacocinéticas, a morfina apresenta seu pico de concentração plasmática em aproximadamente 60 minutos após administração oral. A biodisponibilidade oral varia de 30% a 75% em razão de extenso efeito de primeira passagem hepática, sendo que a biodisponibilidade aumenta com o aumento da dose. A via majoritária de metabolização é a glicuronidação, formando principalmente os metabólitos morfina-3-glicuronídeo (M3G) (inativo) e morfina-6-glicuronídeo (M6G) (ativo). Sua meia-vida varia entre 2 e 3,5 horas, sendo eliminada principalmente na urina.[101]

Como reportado anteriormente, o principal metabólito ativo da morfina é a M6G. Esse metabólito possui propriedades analgésicas significativas, semelhantes ou até superiores à própria morfina. Alguns pontos importantes sobre o M6G:

1. É produzido no fígado por meio da conjugação da morfina com ácido glicurônico.
2. Representa cerca de 10% do metabolismo total da morfina, mas tem importantes implicações clínicas.
3. Possui maior afinidade pelos receptores *mu*-opioides que a morfina original.
4. Contribui significativamente para a eficácia analgésica da morfina.
5. Pode se acumular em pacientes com insuficiência renal, potencializando os efeitos da morfina.

Já a M3G, que é farmacologicamente inativa, pode contribuir para alguns efeitos adversos.[102]

A morfina interage principalmente com os receptores *mu* (μ) e em menor proporção com os receptores *kappa* (κ) e delta (σ).

A dosagem desse fármaco varia conforme a patologia a ser tratada, comorbidades e características demográficas do paciente. O objetivo da prescrição é obter analgesia satisfatória de forma segura e com a menor dose possível.

Dessa forma, a morfina pode ser utilizada por diferentes vias de administração como VO, via endovenosa, subcutânea, IM, epidural e intratecal.[23,103,104] As vias epidural e intratecal são utilizadas principalmente no contexto de dor aguda pós-operatória desde a década de 1980.[105] Em relação à dor crônica, em pacientes oncológicos, a morfina intratecal é indicada quando há falha no controle da dor por vias convencionais ou efeitos adversos limitantes. A eficácia analgésica pela via intratecal é equivalente à morfina oral em uma proporção de 1:300, permitindo o uso de doses menores com menos efeitos adversos.

Para pacientes com dor crônica não relacionada ao câncer, a morfina intratecal pode ser considerada quando outras opções, incluindo a neuromodulação, não são eficazes.

Em relação à administração por VO, existem duas formas disponíveis: a de liberação imediata e a de liberação prolongada. É fundamental destacar que as informações a seguir não devem ser extrapoladas nem generalizadas para todos os pacientes, sendo aplicáveis apenas dentro de contextos específicos de dor relacionada ao câncer.

Em caso de morfina de liberação imediata, a dose inicial usada varia entre 10 mg e 30 mg a cada 4 horas, podendo ser aumentada conforme a necessidade do paciente, sem uma dose máxima estabelecida (ou seja, sem "dose teto"). No entanto, o aumento da dosagem deve ser gradual, uma vez que doses muito altas provocam efeitos adversos de difícil controle. A morfina de liberação prolongada pode ser administrada a cada 8 a 12 horas ou mesmo 1 vez ao dia, a depender do laboratório farmacêutico fabricante.[23,103]

A morfina pode ser administrada pela via parenteral e a dosagem inicial pelas vias subcutânea e IM é de 10 mg de morfina a cada 4 horas (considerando um adulto de 70 kg), podendo ser aumentada gradualmente conforme a necessidade do paciente. Quando administrada por via endovenosa, a dose varia de 2,5 mg a 15 mg, injetadas lentamente a cada 5 minutos.[106]

Codeína

A codeína é um opioide fraco, indicado para casos de dor leve a moderada, supressão da tosse e controle de diarreias persistentes. Em torno de 10% da codeína é metabolizada em morfina.[11,23]

Quando administrada por VO, sofre metabolismo de primeira passagem e sua biodisponibilidade é de aproximadamente 50%. A codeína é considerada um pró-fármaco, sendo metabolizada no fígado à morfina e M6G, que possuem atividade farmacológica. A principal via de excreção do fármaco é a renal, com meia-vida de 3 horas.[11,23]

A codeína atua como agonista opioide fraco nos receptores *mu* e *kappa*, principalmente localizados na região espinal e supraespinhal. Sua função analgésica se deve essencialmente pela metabolização hepática em morfina. Possui efeito antitussígeno moderado, pois diminui as secreções nos bronquíolos, causando espessamento do escarro e diminuição da atividade ciliar.[19,107]

A principal via de administração da codeína é oral. A dose inicial é de 15 mg a 60 mg a cada 4 horas, podendo ser aumentada conforme a necessidade do paciente. A dose máxima diária é de 360 mg.[108]

Comprimidos estão disponíveis em doses de 15 mg, 30 mg e 60 mg. Também é utilizada em conjunto com outros analgésicos, como paracetamol, ibuprofeno e ácido acetilsalicílico.

Quando administrada por via parenteral, a dosagem inicial é de 60 mg a cada 2 horas, por meio de injeção IM ou subcutânea.[108]

Tramadol

O tramadol é considerado um agonista opioide fraco, não seletivo. É utilizado no tratamento de dor moderada a intensa, sendo indicado para analgesia de dor aguda, dor pós-operatória, doenças degenerativas (p. ex., osteoartrite), dores neuropáticas como 2ª linha de tratamento[109] e dor relacionada ao câncer. Seu mecanismo de ação dual permite que seja utilizado também em dor neuropática, apesar de não ser adotado como medicamento de primeira escolha. A dose de 50 mg de tramadol equivale à dose de 5 mg de morfina.

A biodisponibilidade após administração oral do tramadol é de 75%, podendo aumentar para até 90% com uso de doses regulares. Cerca de 60% do tramadol é metabolizado no fígado pelo citocromo P450, enquanto o restante é excretado inalterado. Tanto o tramadol quanto seus metabólitos são excretados na urina, com meia-vida de 5 a 6 horas.

O tramadol possui mecanismo de ação dual, atuando tanto no sistema opioide quanto na recaptação de serotonina e noradrenalina. Ele atua nos três receptores opioides, mas possui maior atividade sobre o MOR. Ao atuar sobre a recaptação de serotonina e noradrenalina, o tramadol aumenta a quantidade desses neurotransmissores na fenda sináptica, estimulando o sistema descendente inibitório da dor.

Para ser administrado por VO, o tramadol possui formulações de liberação imediata (50 mg) ou prolongada (100 mg a 300 mg). A dose inicial é de 50 mg a cada 4 a 6 horas, com dosagem diária máxima de 400 mg. Comprimidos de liberação prolongada são utilizados 1 vez ao dia, com dose inicial de 100 mg. Comprimidos com associação de tramadol com paracetamol também estão disponíveis.

O tramadol também pode ser administrado por vias parenterais, por via IM ou endovenosa. A dosagem é igual à da formulação de liberação imediata (50 mg a 100 mg, a cada 4 a 6 horas). Para evitar acentuação dos efeitos adversos como náusea e vômito, a administração endovenosa deve ser feita lentamente.

Tapentadol

O tapentadol é um opioide forte desenvolvido e aprovado na primeira década dos anos 2000. Assim como o tramadol, apresenta efeito analgésico dual, atuando como agonista opioide e como inibidor de recaptação da noradrenalina. Possui efeito analgésico 2 a 3 vezes menor do que a morfina.[110]

Após administração por VO de tapentadol, sua absorção é de aproximadamente 32%. A maioria do medicamento sofre metabolização de fase 2 (glicuronidação) no fígado, produzindo metabólitos inativos. A meia-vida é de 4 a 6 horas, sendo excretado majoritariamente na urina (99%).[111]

O tapentadol possui ação analgésica central, atuando em dois mecanismos diferentes. Liga-se ao receptor MOR, com afinidade 18 vezes menor quando comparado à morfina; também inibe a atividade de recaptação de noradrenalina, aumentando a concentração desse neurotransmissor na fenda sináptica, consequentemente, ativando as vias inibitória descendente da dor.[111]

É utilizado no tratamento de dor moderada a intensa, aguda ou crônica.

O tapentadol é administrado por VO, podendo ser utilizadas formulações de liberação imediata ou de liberação prolongada. Os comprimidos de liberação imediata possuem concentrações de 50 mg, 75 mg ou 100 mg, que são administradas a cada 4 ou 6 horas, conforme a resposta do paciente. Já os comprimidos de liberação prolongada são formulados em concentrações de 50 mg a 250 mg, utilizados 2 vezes/dia. A dose diária máxima não deve ultrapassar 600 mg.[110]

Metadona

A metadona é um opioide sintético com alta potência analgésica que atua como agonista dos receptores MOR e antagonista dos receptores N-metil-D-aspartato (NMDA).[112,113] Por conta do seu mecanismo de ação dual e por ser um opioide forte, a metadona é indicada para o tratamento de dor moderada a grave relacionada ao câncer, dores neuropáticas como 3ª linha de intervenção[109] e no tratamento de transtornos relacionados à dependência e abuso de opiáceos.[105]

A metadona, diferentemente de outros opioides como a morfina, possui boa absorção pela mucosa gástrica, com biodisponibilidade próxima de 80% (podendo variar de 36% a 100%).[114] A metadona sofre metabolização hepática mediada pelo sistema do citocromo P450, produzindo metabólitos inativos, excretados na urina. Possui caráter altamente lipofílico, que facilita sua distribuição nos diversos tecidos do organismo; isso também permite que ocorra acúmulo no tecido adiposo e, posteriormente, redistribuição, o que aumenta sua meia-vida, que varia de 12 a 150 horas. A meia-vida também pode variar de acordo com a dose.[112] O pH da urina influencia significativamente na taxa de eliminação do medicamento, sendo mais rapidamente eliminada em pH menor que 6.

A potência equianalgésica em relação à morfina também apresenta ampla variação de acordo com a dosagem utilizada.

Para administração por VO, a dose inicial para analgesia em pacientes que não usaram opioides anteriormente é de 2,5 mg a cada 8 a 12 horas. Em razão do risco de acúmulo do medicamento em decorrência de seu caráter lipofílico e longa meia-vida, a dose deve ser aumentada a cada 7 dias (recomendação do fabricante).[115]

Em pacientes com tolerância a opioides, a dose deve ser ajustada de acordo com a quantidade de morfina necessária para analgesia, variando de 0,1% a 10% da dose de morfina, não podendo ultrapassar a dose diária máxima de 40 mg.

As diretrizes de dosagem devem ser interpretadas meramente como proposições preliminares para o que, em essência, constitui uma sequência de deliberações clínicas evolutivas no decurso do manejo álgico individualizado. Esse fármaco apresenta um índice terapêutico notoriamente restrito, particularmente quando em associação com outras substâncias medicamentosas; é imperativo exercer uma vigilância rigorosa e ininterrupta sobre os pacientes, com ênfase na detecção precoce de sinais de depressão respiratória, sobretudo durante o período crítico compreendido entre as primeiras 24 a 72 horas subsequentes à instituição do regime terapêutico.[109,114,115]

Já a dose inicial por via parenteral é de 2,5 mg a cada 8 horas, podendo ser administrada por via IM, subcutânea ou endovenosa (infusão lenta).[115]

No tratamento de pacientes com vício em opioides, a dose varia de 30 a 90 mg/dia.

É imperativo ressaltar que a metadona está independentemente associada a um prolongamento do intervalo QT e progressão para *torsades de pointes*, uma taquiarritmia ventricular polimórfica potencialmente fatal.[116] Na fisiopatologia do prolongamento do intervalo QT, a característica principal é a extensão do processo de repolarização cardíaca, decorrente de alterações nos fluxos iônicos transmembranares de potássio, sódio e cálcio. Estudos *in vitro* demonstraram que a metadona liga-se ao canal iônico cardíaco $KCNH_2$ e prolonga o potencial de ação de maneira dependente da dose.[117] Essa prolongação do potencial de ação cardíaco manifesta-se eletrocardiograficamente como um incremento na duração do intervalo QT.[118]

Os fatores de risco mais comuns para *torsades de pointes* são medicamentos e interações medicamentosas.[116] As principais classes de fármacos que prolongam o intervalo QT incluem antiarrítmicos, anti-histamínicos não sedativos, antibióticos macrolídeos, antidepressivos e antipsicóticos. No entanto, qualquer substância que retarde a repolarização cardíaca ou iniba o metabolismo de outro fármaco que cause esse efeito pode aumentar significativamente o risco de *torsades de pointes*.[116,119]

A triagem eletrocardiográfica deve ser conduzida de forma sistemática, não apenas no início do tratamento, mas também em intervalos regulares durante a terapia, a fim de detectar precocemente alterações significativas no intervalo QTc. Paralelamente, a avaliação bioquímica do potássio sérico deve ser realizada periodicamente, com frequência ajustada de acordo com o perfil de risco individual do paciente e seu regime terapêutico global. Especial atenção deve ser dispensada aos pacientes que fazem uso de diuréticos espoliadores de potássio, uma vez que a associação destes com a metadona pode potencializar o risco de distúrbios eletrolíticos e, consequentemente, de arritmias cardíacas.

Um estudo publicado na revista *JAMA Internal Medicine* observou, em uma população de usuários ativos e ex-usuários de substâncias injetáveis, hospitalizados em um centro de atendimento terciário, uma alta frequência da síndrome do QT longo associada à terapia com metadona. Os pesquisadores sugerem que fatores como a dose de metadona, o uso de inibidores do CYP3A4, níveis séricos baixos de potássio e disfunção hepática contribuem significativamente para o desenvolvimento da síndrome do QT longo induzida por fármacos.[120]

Fentanil

O fentanil e seus derivados (alfentanil, remifentanil e sufentanil) são opioides fortes, que diferem em sua potência analgésica e em sua meia-vida.[121] O fentanil é indicado para tratamento de dor crônica moderada a grave que não responde a opioides mais fracos, primariamente no tratamento de dores relacionadas ao câncer, no contexto de *breakthrough pain* (traduzido como dor incidental).[122] Também é utilizado durante procedimentos que requerem sedação e/ou anestesia geral. A potência analgésica do fentanil é 80 a 100 vezes maior do que a da morfina.[121]

Considerando o contexto do manejo da dor crônica no Brasil fora do ambiente hospitalar, a apresentação de fentanil disponível e utilizada é a forma transdérmica. Essa formulação oferece uma liberação controlada e prolongada do opioide, proporcionando um alívio contínuo da dor, reduzindo a necessidade de administrações frequentes por minimizar as flutuações no níveis plasmáticos do medicamento.

O sistema transdérmico promove a liberação controlada de fentanil por meio de um gradiente de concentração entre a matriz adesiva e a pele. A absorção ocorre de forma gradual, com formação de um reservatório nas camadas superficiais da pele antes da distribuição sistêmica. As concentrações plasmáticas aumentam progressivamente após a aplicação, atingindo um estado de equilíbrio entre 12 e 24 horas e mantendo-se relativamente constantes ao longo das 72 horas de uso.[123,124] Com a utilização contínua, as concentrações sistêmicas elevam-se durante as duas primeiras aplicações, estabelecendo um platô ao final do segundo ciclo de 72 horas. Após a remoção do adesivo (normalmente a cada 72 horas deve ser feita a troca do adesivo), a eliminação do fentanil ocorre de forma gradual, com uma meia vida de aproximadamente 20 a 27 horas, por conta da absorção residual a partir do reservatório cutâneo, tornando a depuração mais lenta em comparação à administração intravenosa (IV) (meia-vida de 3 a 12 horas).[124] A aplicação de calor sobre o adesivo transdérmico pode impactar significativamente a absorção do fármaco, aumentando a exposição sistêmica em até 120% e elevando os níveis plasmáticos máximos em 61%, o que reforça a necessidade de controle rigoroso da temperatura na área de aplicação para evitar o risco de toxicidade.[123,125]

Buprenorfina

A buprenorfina é um opioide sintético que atua como agonista parcial desenvolvido na década de 1960. Foi aprovada pelo FDA para o tratamento de dores crônicas e dependência a opioides.[126] Até a publicação deste capítulo, a buprenorfina está disponível no Brasil exclusivamente na forma de adesivos transdérmicos. De acordo com a Anvisa, essa apresentação é utilizada principalmente para o tratamento de dores moderadas a intensas, especialmente em casos que requerem terapia contínua com opioides para obter analgesia adequada.[127]

A buprenorfina é uma molécula altamente lipossolúvel, o que facilita sua penetração nos tecidos, incluindo o SNC. Sua metabolização ocorre no fígado, pelo sistema do citocromo P450, produzindo o metabólito ativo norbuprenorfina, que possui um quarto da potência analgésica da buprenorfina. Além de atuar como agonista parcial dos receptores mu e delta, ela atua como antagonista dos receptores *kappa*. A buprenorfina se liga aos receptores *mu*-opioides com alta afinidade, possui cinética de dissociação lenta e efeito teto. Isso a distingue de outros agonistas opioides proporcionando sintomas de abstinência mais leves e menos desconfortáveis para o paciente.[127]

A buprenorfina é significativamente mais potente do que a morfina e a potência exata pode variar dependendo da via de administração e da formulação específica. Na literatura, a potência relativa da buprenorfina transdérmica em relação à morfina oral é descrita como 1:75–115.[128]

A via transdérmica representa uma opção terapêutica importante no manejo da dor crônica. O tratamento geralmente é iniciado com adesivos de doses baixas, como 5 µg/h de buprenorfina, e devem ser substituídos a cada 4 a 7 dias, a depender do fabricante. A dosagem inicial deve ser determinada pela intensidade da dor do paciente e seu histórico de uso de opioides. No entanto, formulações com doses mais altas como 35 a 70 µg/h também estão disponíveis. É crucial ressaltar que a transição de outro opioide para a buprenorfina requer cautela clínica. Pacientes em uso de altas doses de outros opioides (equivalentes a mais de 80 mg/dia de morfina oral) podem experimentar sintomas de abstinência durante a transição e, potencialmente, analgesia inadequada.[129]

Após a remoção do adesivo transdérmico de buprenorfina, observa-se uma diminuição gradual das concentrações plasmáticas do fármaco. Em média, há uma redução de aproximadamente 50% nas concentrações séricas de buprenorfina dentro de 12 horas após a remoção do adesivo, com variações individuais que podem estender esse período de 10 a 24 horas. A meia-vida terminal aparente da buprenorfina nessa formulação é de aproximadamente 26 horas, o que contribui para uma ação prolongada mesmo após a remoção do adesivo.[129]

Já a via sublingual, não disponível no Brasil, é utilizada para tratamento de dependência de opioides. A dose varia de 12 a 16 mg/dia, e deve ser administrada 1 vez ao dia. Os comprimidos podem conter também o antagonista opioide naloxona, que auxilia no tratamento da dependência.[127]

Oxicodona

A oxicodona é um opioide sintético derivado da tebaína. Trata-se de um opioide forte, com potência analgésica 1,5 vez maior do que a da morfina. É usada no tratamento de dor aguda ou crônica moderada a intensa.[130]

A oxicodona apresenta alta biodisponibilidade após administração por VO (aproximadamente 60% a 87%). O pico de ação analgésica ocorre em cerca de 1 hora, mas o pico de concentração plasmática leva 2 a 3 horas para ocorrer. Liga-se 45% às proteínas plasmáticas, principalmente à albumina. Sua metabolização ocorre no fígado, pelo sistema do citocromo P450. O principal metabólito é a noroxicodona (via CYP3A4), descrita como um agonista fraco do receptor opioide *mu*, não contribuindo significativamente para o efeito analgésico da oxicodona. A oximorfona (via CYP2D6) é um potente agonista do receptor opioide mu, mas está presente em concentrações muito baixas, apenas 10% dos metabólitos.[130] Em insuficiência hepática leve a moderada, as concentrações plasmáticas de oxicodona e noroxicodona podem ser 50% e 20% mais altas, respectivamente.

A administração pela VO é a principal via utilizada para a administração da oxicodona. Possui diversas formulações: oxicodona de liberação imediata, oxicodona de liberação prolongada e em associação com outros analgésicos (p. ex., paracetamol, ácido acetilsalicílico).

Quando utilizada a fórmula de liberação imediata em pacientes sem uso prévio de opioides, a dosagem inicial é de 2,5 mg a 5 mg a cada 4 horas, se necessário. Os comprimidos de liberação prolongada são indicados após titulação da dose analgésica, e usualmente prescritos a cada 12 horas.[122]

PRESCRIÇÃO E ROTAÇÃO DE OPIOIDES

O Centro de Controle de Doenças dos Estados Unidos (CDC) publicou em 2016 uma diretriz para a prescrição de medicamentos opioides.[100]

A 1ª linha de escolha para o tratamento da dor devem ser tratamentos não farmacológicos e multimodais. Caso haja necessidade de usar medicamentos, os fármacos não opioides devem ser utilizados antes de se instituir terapia com opioides.

O uso de opioides deve ser considerado apenas quando os benefícios potenciais superam os riscos de danos, como dependência, abuso e *overdose*.

Nos casos de dor aguda, como após uma cirurgia ou lesões traumáticas, a recomendação é que os opioides sejam prescritos na menor dose eficaz e por um período limitado. A diretriz alerta que o uso prolongado de opioides após um episódio de dor aguda pode levar ao aumento do risco de dependência, uma vez que o uso contínuo ou repetido pode provocar mudanças neuroquímicas que predispõem o paciente ao abuso de substâncias. Assim, a recomendação é limitar a duração do tratamento com opioides, de modo que ele seja suficiente apenas para o alívio da dor aguda.[100]

Ao iniciar a terapia com medicamentos opioides, devem ser utilizadas formulações de liberação imediata, na menor dose eficaz para o alívio da dor do paciente. As formulações de liberação prolongadas são reservadas para casos de dores intensas e prolongadas. Caso seja necessário o aumento da dose, a titulação deve ser feita com cautela, monitorando a resposta do paciente ao tratamento. No caso de aumento da dose, devem ser feitos ajustes progressivos, apenas quando absolutamente necessário, sempre avaliando os riscos em comparação com os benefícios.

A menor dose inicial para pacientes que nunca usaram opioides é de 5 mg a 10 mg MEM a cada 4 a 6 horas (aproximadamente 20 a 30 MEM/dia). Doses maiores ou iguais a 50 MEM/dia devem ser avaliadas com cautela, pois aumentam substancialmente os riscos sem apresentar melhora significativa no controle da dor.

Para os pacientes que utilizam opioides por períodos prolongados, a interrupção gradual é recomendada quando o medicamento não for mais necessário. O objetivo é reduzir a dose do opioide de maneira progressiva e segura, minimizando os sintomas de abstinência e os riscos associados à interrupção abrupta. A interrupção abrupta ou uma redução rápida da dose de opioides deve ser evitada, a menos que seja clinicamente necessária, por conta de riscos de sintomas graves de abstinência, desregulação emocional e recaída.

Quando é preciso trocar o medicamento opioide, seja por diminuição do efeito analgésico, seja por não tolerabilidade dos efeitos adversos, deve ser realizada a rotação de opioides. O conceito central envolve a substituição de um opioide por outro, aproveitando diferenças farmacocinéticas e farmacodinâmicas para melhorar o balanço entre analgesia eficaz e efeitos adversos.[96,31]

O processo de rotação começa com a avaliação da dor e do motivo para a troca, seguido pelo cálculo da dose equianalgésica com base em tabelas de conversão que auxiliam a orientar o julgamento clínico priorizando sempre a segurança do paciente (Tabela 4). A dose calculada é geralmente reduzida em 25% a 50% para mitigar a tolerância cruzada incompleta,

Tabela 4 – Potência aproximada dos opioides em comparação à morfina via oral

Analgésico	Potência relativa à morfina	Duração de ação (horas)
Codeína	1/10	3 a 6
Tapentadol	1/3	4 a 6
Oxicodona	1,5	3 a 4
Metadona	5 a 10*	8 a 12
Hidromorfona	4 a 5	4 a 5
Buprenorfina (SL)	80	6 a 8
Buprenorfina (TD)	100 (75 a 115)	Formulação-dependente (72 a 168)
Fentanil (TD)	100 (150)	72

*Uma única dose de 5 mg de metadona é equivalente a 7,5 mg de morfina, mas sua meia-vida plasmática longa e variável, juntamente com sua afinidade por uma ampla gama de receptores, resulta em uma potência relativa muito maior do que o esperado quando administrada regularmente – às vezes, muito superior à faixa mencionada.

Fonte: Adaptada de World Health Organization (WHO), 2022;131. Smith HS *et al.*, 2024.

fenômeno em que o paciente pode não ter a mesma tolerância ao novo opioide, o que aumenta o risco de sedação excessiva, intoxicação e depressão respiratória.[96]

Após a troca, o paciente deve ser monitorado frequentemente, com ajustes da dose baseados na resposta clínica, incluindo o controle da dor e a presença de efeitos colaterais. O monitoramento contínuo é essencial para garantir eficácia e segurança, e tratamentos adjuvantes podem ser usados para potencializar a analgesia. A rotação de opioides oferece uma alternativa segura para manter o controle da dor em pacientes que não respondem bem ao tratamento contínuo com um único opioide, mas deve ser realizada com cautela e sob supervisão médica.[131]

Essa abordagem tem se mostrado eficaz, mas é fundamental personalizá-la de acordo com a fisiologia, condição clínica e histórico de tratamento de cada paciente.

CONCLUSÃO

O uso de opioides no tratamento da dor crônica desempenha um papel fundamental e muitas vezes central, proporcionando alívio significativo e melhorando a qualidade de vida dos pacientes. No entanto, para garantir a eficácia terapêutica e a segurança, é essencial fazer a devida seleção dos pacientes e do medicamento a ser utilizado, além de adotar uma abordagem de titulação gradual da dose, permitindo a adaptação individualizada e minimizando o risco de efeitos adversos severos. Além disso, a monitorização cuidadosa e contínua dos pacientes durante o tratamento é imprescindível, não apenas para avaliar a resposta analgésica, mas também para identificar precocemente sinais de eventos adversos, tolerância e dependência, promovendo assim um manejo clínico responsável e equilibrado.

Referências bibliográficas

1. Duarte DF. Uma breve história do ópio e dos opioides [Opium and opioids: a brief history]. Rev Bras Anestesiol. 2005;55(1):135-146.
2. Salzet M, Vieau D, Day R. Crosstalk between nervous and immune systems through the animal kingdom: focus on opioids. Trends Neurosci. 2000;23:550-5.
3. Yaksh T, Wallace M. Opioides, analgesia e tratamento da dor. In: Brunton LL, Hilal-Dandan R, Björn C. Knollmann MD P. As Bases Farmacológicas da Terapêutica de Goodman e Gilman - 13. ed. Artmed Editora; 2018:435-474.
4. Martin WR. History and development of mixed opioid agonists, partial agonists and antagonists. Br J Clin Pharmacol. 1979;7(3):273S-279S. doi: 10.1111/j.1365-2125.1979.tb04700.x.
5. Corbett AD, Henderson G, McKnight AT, Paterson SJ. 75 years of opioid research: the exciting but vain quest for the Holy Grail. Br J Pharmacol. 2006;147(S1).
6. Taylor JL, Samet JH. Opioid use disorder. Ann Intern Med. 2022;175(1):ITC1-16.
7. Benyamin R, Trescot AM, Datta S, Buenaventura R, Adlaka R, Sehgal N, et al. Opioid complications and side effects. Pain Physician. 2008;11(2):S105-20.
8. Hughes J, Smith TW, Kosterlitz HW, Fothergill LA, Morgan BA, Morris HR. Identification of two related pentapeptides from the brain with potent opiate agonist activity. Nature. 1975;258(5536):577-580.
9. Quirion R, Bowen WD, Itzhak Y, Junien JL, Musacchio JM, Rothman RB, et al. A proposal for the classification of sigma binding sites. Trends Pharmacol Sci. 1992;13(3):85-6. doi: 10.1016/0165-6147(92)90030-a.
10. Pathan H, Williams J. Basic opioid pharmacology: an update. Br J Pain. 2012;6(1):11-16. doi:10.1177/2049463712438493.
11. Dhawan BN, Cesselin F, Raghubir R, et al. International union of pharmacology. XII. Classification of opioid receptors. Pharmacol Rev. 1996;48(4):567-592.
12. Borsodi A, Bruchas M, Caló G, Chavkin C, Christie MJ, Civelli O, et al. Opioid receptors in GtoPdb. IUPHAR/BPS Guide to Pharmacology CITE. 2023;2023(1). doi: 10.2218/gtopdb/F50/2023.1.
13. Paul AK, Smith CM, Rahmatullah M, Nissapatorn V, Wilairatana P, Spetea M, et al. Opioid analgesia and opioid-induced adverse effects: a review. Pharmaceuticals (Basel). 2021;14(11):1091. doi: 10.3390/ph14111091.
14. Coggeshall RE, Zhou S, Carlton SM. Opioid receptors on peripheral sensory axons. Brain Res. 1997;764(1-2):126-32. doi: 10.1016/s0006-8993(97)00446-0.
15. Truong W, Cheng C, Xu QG, Li XQ, Zochodne DW. Mu opioid receptors and analgesia at the site of a peripheral nerve injury. Ann Neurol. 2003;53(3):366-75. doi:10.1002/ana.10465.
16. Mark A. Schumacher MA, Allan I. Basbaum AI, Ramana K. Naidu RK. Agonistas e antagonistas opioides. In: Katzung BG, Vanderah TW. Farmacologia básica e clínica. 15. ed. Porto Alegre. Artmed Editora; 2023:572-594.
17. Che T, Roth BL. Molecular basis of opioid receptor signaling. Cell. 2023;186(24):5203-19.
18. Corder G, Castro DC, Bruchas MR, Scherrer G. Endogenous and exogenous opioids in pain. annu rev neurosci. 2018;41:453-73. doi:10.1146/annurev-neuro-080317-061522.
19. Rang HP, Ritter JM, Flower R, Henderson G, MacEwan D, Loke YK. Rang & Dale: farmacologia. 9. ed. Rio de Janeiro: Guanabara Koogan. 2020;43:1735-91.
20. Friedman A, Nabong L. Opioids: pharmacology, physiology, and clinical implications in pain medicine. Phys Med Rehabil Clin N Am. 2020;31(2):289-303. doi:10.1016/j.pmr.2020.01.007.
21. Dean M. Opioids in renal failure and dialysis patients. J Pain Symptom Manage. 2004;28(5):497-504. doi: 10.1016/j.jpainsymman.2004.02.021.
22. Sinatra RS, Jahr JS, Watkins-Pitchford JM. The essence of analgesia and analgesics. Cambridge; New York: Cambridge University Press. 2011:532.
23. BC provincial academic detailing service. Opioids in chronic non-cancer pain. Victo-

ria (BC): BC Government; 2013. [2025 Mar. 01]. Disponível em: https://www2.gov.bc.ca/assets/gov/health/practitioner-pro/provincial-academic-detailing-service/opioids-drug-booklet.pdf.

24. Kapusta DR, Sezen SF, Chang JK, Lippton H, Kenigs VA. Diuretic and antinatriuretic responses produced by the endogenous opioid-like peptide, nociceptin (orphanin FQ). Life Sci. 1997;60(1):PL15-21. doi: 10.1016/s0024-3205(96)00593-0.
25. Kapusta DR, Kenigs VA. Cardiovascular and renal responses produced by central orphanin FQ/nociceptin occur independent of renal nerves. Am J Physiol. 1999;277(4):R987-95. doi: 10.1152/ajpregu.1999.277.4.R987.
26. Shirasaka T, Kunitake T, Kato K, Takasaki M, Kannan H. Nociceptin modulates renal sympathetic nerve activity through a central action in conscious rats. Am J Physiol. 1999;277(4):R1025-32. doi: 10.1152/ajpregu.1999.277.4.R1025.
27. Kapusta DR, Dzialowski EM. Central mu opioids mediate differential control of urine flow rate and urinary sodium excretion in conscious rats. Life Sci. 1995;56(14):PL243-8. doi: 10.1016/0024-3205(95)00065-e.
28. Kapusta DR, Obih JC. Central kappa opioid receptor-evoked changes in renal function in conscious rats: participation of renal nerves. J Pharmacol Exp Ther. 1993;267(1):197-204.
29. Mercadante S, Arcuri E. Opioids and renal function. J Pain. 2004;5(1):2-19. doi: 10.1016/j.jpain.2003.09.007.
30. Roy PJ, Weltman M, Dember LM, Liebschutz J, Jhamb M, et al. Pain management in patients with chronic kidney disease and end-stage kidney disease. Curr Opin Nephrol Hypertens. 2020;29(6):671-80. doi: 10.1097/MNH.0000000000000646.
31. Kimmel PL, Fwu CW, Abbott KC, Eggers AW, Kline PP, Eggers PW. Opioid prescription, morbidity, and mortality in united states dialysis patients. J Am Soc Nephrol. 2017;28(12):3658-70. doi: 10.1681/ASN.2017010098.
32. Vree TB, Verwey-van Wissen CP. Pharmacokinetics and metabolism of codeine in humans. Biopharm Drug Dispos. 1992;13(6):445-60. doi:10.1002/bdd.2510130607.
33. Andersen G, Christrup L, Sjøgren P. Relationships among morphine metabolism, pain and side effects during long-term treatment: an update. J Pain Symptom Manage. 2003;25(1):74-91. doi: 10.1016/s0885-3924(02)00531-6.
34. Mercadante S, Villari P, Ferrera P, Casuccio A, Fulfaro F. Rapid titration with intravenous morphine for severe cancer pain and immediate oral conversion. Cancer. 2002;95(1):203-8. doi: 10.1002/cncr.10636.
35. Pergolizzi J, Böger RH, Budd K, Dahan A, Erdine S, Hans G, et al. Opioids and the management of chronic severe pain in the elderly: consensus statement of an international expert panel with focus on the six clinically most often used world health organization step iii opioids (buprenorphine, fentanyl, hydromorphone, methadone, morphine, oxycodone). Pain Pract. 2008;8(4):287-313. doi: 10.1111/j.1533-2500.2008.00204.x.
36. Soltysik A, Graczyk M, Woroń J. Use of opioid analgesics in chronic kidney disease. Palliat Med. 2022;16:156-66.
37. Odoma VA, Pitliya A, AlEdani E, Bhangu J, Javed K, Manshahia PK, Nahar S, et al. Opioid prescription in patients with chronic kidney disease: a systematic review of comparing safety and efficacy of opioid use in chronic kidney disease patients. Cureus. 2023;15(9):e45485. doi:10.7759/cureus.45485.
38. Dean M. Opioids in renal failure and dialysis patients. J Pain Symptom Manage. 2004;28(5): 497-504, doi: 10.1016/j. jpainsymman.2004.02.021.
39. Parmar MS, Parmar KS. Management of acute and post-operative pain in chronic kidney disease. F1000Res. 2013;2:28. doi: 10.12688/f1000research.2-28.v3.
40. Furlan AD, Pennick V, Bombardier C, van Tulder M, et al. 2009 updated method guidelines for systematic reviews in the Cochrane Back Review Group. Spine (Phila Pa 1976). 2009;34(18):1929-41. doi: 10.1097/BRS.0b013e3181b1c99f.
41. O'Brien T, Ahn JS, Chye R, Le B, Lu H, Olarte G, et al. Understanding transdermal buprenorphine and a practical guide to its use for chronic cancer and non-cancer pain management. J Opioid Manag. 2019;15(2):147-158. doi: 10.5055/jom.2019.0496.
42. Bird HE, Huhn AS, Dunn KE. Fentanyl absorption, distribution, metabolism, and excretion: narrative review and clinical significance related to illicitly manufactured fentanyl. J Addict Med. 2023;17(5):503-8. doi:10.1097/ADM.0000000000001185.
43. Cone EJ, Gorodetzky CW, Yousefnejad D, Buchwald WF, Johnson RE. The metabolism and excretion of buprenorphine in humans. Drug Metab Dispos. 1984;12(5):577-81.
44. Hand CW, Sear JW, Uppington J, Ball MJ, McQuay HJ, Moore RA. Buprenorphine disposition in patients with renal impairment: single and continuous dosing, with special reference

to metabolites. Br J Anaesth. 1990;64(3):276-82. doi:10.1093/bja/64.3.276.
45. Dzierżanowski T, Ciałkowska-Rysz A. The principles of management of pain exacerbations in cancer patients. Medycyna Paliatywna/Palliative Medicine. 2016;8(1):1-8.
46. Lu E, Schell JO, Koncicki HM. Opioid management in CKD. Am J Kidney Dis. 2021;77(5):786-95. doi: 10.1053/j.ajkd.2020.08.018.
47. Schröder W, Tzschentke TM, Terlinden R, et al. Synergistic interaction between the two mechanisms of action of tapentadol in analgesia. J Pharmacol Exp Ther. 2011; 337(1): 312-20, doi: 10.1124/jpet.110.175042.
48. Kress HG. Tapentadol and its two mechanisms of action: is there a new pharmacological class of centrally-acting analgesics on the horizon? Eur J Pain. 2010;14(8):781-3, doi: 10.1016/j.ejpain.2010.06.017.
49. Vadivelu N, Huang Y, Mirante B, et al. Patient considerations in the use of tapentadol for moderate to severe pain. Drug Healthc Patient Saf. 2013;5:151–159. doi: 10.2147/DHPS.S28829.
50. Olsen GD, Bennett WM, Porter GA. Morphine and phenytoin binding to plasma proteins in renal and hepatic failure. Clin Pharmacol Ther. 1975;17(6):677-84. doi: 10.1002/cpt1975176677.
51. Murtagh FE, Chai MO, Donohoe P, Edmonds PM, Higginson IJ. The use of opioid analgesia in end-stage renal disease patients managed without dialysis:recommendations for practice. J Pain Palliat Care Pharmacother. 2007;21(2):5-16.
52. Angst MS, Bührer M, Lötsch J. Insidious intoxication after morphine treatment in renal failure: delayed onset of morphine-6-glucuronide action. Anesthesiology. 2000;92(5):1473-6. doi: 10.1097/00000542-200005000-00038.
53. Alomar MJ. Factors affecting the development of adverse drug reactions (Review article). Saudi Pharm J. 2014;22(2):83-94. doi: 10.1016/j.jsps.2013.02.003.
54. Baldini A, Von Korff M, Lin EH. A Review of potential adverse effects of long-term opioid therapy: a practitioner's guide. Prim Care Companion CNS Disord. 2012;14(3):PCC.11m01326. doi: 10.4088/PCC.11m01326.
55. Labianca R, Sarzi-Puttini P, Zuccaro SM, Cherubino P, Vellucci R, Fornasari D. Adverse effects associated with non-opioid and opioid treatment in patients with chronic pain. Clin Drug Investig. 2012;32:53-63. doi: 10.2165/11630080- 000000000-00000.
56. Streicher JM, Bilsky EJ. Peripherally acting μ-opioid receptor antagonists for the treatment of opioid-related side effects: mechanism of action and clinical implications. J Pharm Pract. 2018;31(6):658-669. doi:10.1177/0897190017732263.
57. Camilleri M. Opioid-induced constipation: challenges and therapeutic opportunities. Am J Gastroenterol. 2011;106(5):835-43. doi: 10.1038/ajg.2011.30.
58. Khansari M, Sohrabi M, Zamani F. The usage of opioids and their adverse effects in gastrointestinal practice: a review. Middle East J Dig Dis. 2013;5(1):5-16.
59. Bell TJ, Panchal SJ, Miaskowski C, Bolge SC, Milanova T, Williamson R. The prevalence, severity, and impact of opioid-induced bowel dysfunction: results of a US and European Patient Survey (PROBE 1). Pain Med. 2009;10(1):35-42. doi: 10.1111/j.1526-4637.2008.00495.x.
60. Swegle JM, Logemann C. Management of common opioid-induced adverse effects. Am Fam Physician. 2006;74(8):1347-54.
61. Prichard D, Norton C, Bharucha AE. Management of opioid-induced constipation. Br J Nurs. 2016;25(10):S4-5,S8-11. doi: 10.12968/bjon.2016.25.10.S4.
62. Crockett SD, Greer KB, Heidelbaugh JJ, Falck-Ytter Y, Hanson BJ, Sultan S; American Gastroenterological Association Institute Clinical Guidelines Committee. American gastroenterological association institute guideline on the medical management of opioid-induced constipation. gastroenterology. 2019;156(1):218-226. doi:10.1053/j.gastro.2018.07.016.
63. Meissner W, Schmidt U, Hartmann M, Kath R, Reinhart K. Oral naloxone reverses opioid-associated constipation. Pain. 2000;84(1):105-109. doi: 10.1016/S0304- 3959(99)00185-2.
64. Burns E, McWilliams K, Ross C. A cautionary tale of oral naloxone. J Pain Symptom Manage. 2014;47(2):e1-2. doi: 10.1016/j.jpainsymman.2013.10.013.
65. Thomas J, Karver S, Cooney GA, Chamberlain BH, Watt CK, Slatkin NE, et al. Methylnaltrexone for opioid-induced constipation in advanced illness. N Engl J Med. 2008;358(22):2332-43. doi: 10.1056/NEJMoa0707377.
66. Michna E, Blonsky ER, Schulman S, Tzanis E, Manley A, Zhang H, et al. Subcutaneous methylnaltrexone for treatment of opioid-induced constipation in patients with chronic, nonmalignant pain: a randomized controlled study. J Pain. 2011;12(5):554-62. doi: 10.1016/j.jpain.2010.11.008.
67. Ministério da Saúde (BR). Nota Técnica N° 100/2012: Princípio Ativo: naltrexona. Brasília:

Ministério da Saúde; 2015 [2025 Mar. 01]. Disponível em: https://www.gov.br/saude/pt-br/composicao/conjur/demandas-judiciais/notas-tecnicas/notas-tecnicas-medicamentos/notas-tecnicas/n/naltrexona-atualizada-em-23-11-2015.pdf.
68. Imam MZ, Kuo A, Ghassabian S, Smith MT. Progress in understanding mechanisms of opioid-induced gastrointestinal adverse effects and respiratory depression. Neuropharmacology. 2018;131:238-55. doi: 10.1016/j.neuropharm.2017.12.032.
69. Moore RA, McQuay HJ. Prevalence of opioid adverse events in chronic non-malignant pain: systematic review of randomized trials of oral opioids. Arthritis Res Ther. 2005;7(5):R1046-51. doi: 10.1186/ar1782.
70. Smith HS, Laufer A. Opioid induced nausea and vomiting. Eur J Pharmacol. 2014;722:67-78. doi: 10.1016/j.ejphar.2013.09.074.
71. Montandon G. The pathophysiology of opioid-induced respiratory depression. Handb Clin Neurol. 2022;188:339-355. doi: 10.1016/B978-0-323-91534-2.00003-5.
72. Fan YZ, Duan YL, Chen CT, Wang Y, Zhu AP. Advances in attenuating opioid-induced respiratory depression: a narrative review. Medicine (Baltimore). 2024;103(29):e38837. doi: 10.1097/MD.0000000000038837.
73. Saunders SE, Levitt ES. Kölliker-fuse/parabrachial complex mu opioid receptors contribute to fentanyl-induced apnea and respiratory rate depression. Respir Physiol Neurobiol. 2020;275:103388. doi: 10.1016/j.resp.2020.103388.
74. Bateman JT, Saunders SE, Levitt ES. Understanding and countering opioid-induced respiratory depression. Br J Pharmacol. 2023;180(7):813-828. doi: 10.1111/bph.15580.
75. Martyn JAJ, Mao J, Bittner EA. Opioid tolerance in critical illness. N Engl J Med. 2019;380(4):365-78. doi: 10.1056/NEJMra1800222.
76. Mercadante S, Arcuri E, Santoni A. Opioid-induced tolerance and hyperalgesia. CNS Drugs. 2019;33(10):943-55. doi: 10.1007/s40263-019-00660-0.
77. Vanderah TW, Suenaga NM, Ossipov MH, Malan TP Jr, Lai J, Porreca F. Tonic descending facilitation from the rostral ventromedial medulla mediates opioid- induced abnormal pain and antinociceptive tolerance. J Neurosci. 2001;21(1):279-86. doi: 10.1523/JNEUROSCI.21-01-00279.2001.
78. Meng ID, Harasawa I. Chronic morphine exposure increases the proportion of on- cells in the rostral ventromedial medulla in rats. Life Sci. 2007;80(20):1915-20. doi: 10.1016/j.lfs.2007.02.022.
79. Zhou HY, Chen SR, Chen H, Pan HL. Opioid-induced long-term potentiation in the spinal cord is a presynaptic event. J Neurosci. 2010;30(12):4460-6. doi: 10.1523/JNEUROSCI.5857-09.2010.
80. Food and Drug Administration (FDA). FDA identifies harm reported from sudden discontinuation of opioid pain medicines and requires label changes to guide prescribers on gradual, individualized tapering. Silver Spring: FDA; 2019. [2025 Mar. 01]. Disponível em: https://www.fda.gov/Drugs/DrugSafety/ucm635038.htm.
81. Mercadante S. Portenoy RK opioid poorly-responsive cancer pain. ed. 3. Clinical strategies to improve opioid responsiveness. J Pain Symptom Manag. 2001;21:338-54.
82. U.S. Department of Health and Human Services (HHS). HHS guide for clinicians on the appropriate dosage reduction or discontinuation of long-term opioid analgesics. Washington, D.C.: HHS; 2019. [2025 Mar. 01]. Disponível em: https://www.hhs.gov/opioids/sites/default/files/2019-10/Dosage_Reduction_Discontinuation.pdf.
83. Dydyk AM, Jain NK, Gupta M. Opioid use disorder. In: StatPearls. Treasure Island (FL): StatPearls Publishing; 2025. Available from: https://www.ncbi.nlm.nih.gov/books/NBK553166/.
84. Sullivan MD. Depression effects on long-term prescription opioid use, abuse, and addiction. Clin J Pain. 2018;34(9):878-84. doi: 10.1097/AJP.0000000000000603.
85. Darnall BD, Ziadni MS, Stieg RL, Mackey IG, Kao MC, Flood P. Patient-centered prescription opioid tapering in community outpatients with chronic pain. JAMA Intern Med. 2018;178(5):707-8. doi: 10.1001/jamainternmed.2017.8709.
86. Fiellin DA, Barry DT, Sullivan LE, Cutter CJ, Moore BA, O'Connor PG, et al. A randomized trial of cognitive behavioral therapy in primary care-based buprenorphine. Am J Med. 2013;126(1):74.e11-7. doi: 10.1016/j.amjmed.2012.07.005.
87. Berna C, Kulich RJ, Rathmell JP. Tapering long-term opioid therapy in chronic noncancer pain: evidence and recommendations for everyday practice. Mayo Clin Proc. 2015;90(6):828-42. doi: 10.1016/j.mayocp.2015.04.003.
88. Food and Drug Administration (FDA). La FDA actualiza la información sobre la prescripción de todos los analgésicos opioides para ofrecer

orientaciones adicionales sobre su uso seguro. Silver Spring: FDA; 2023. [2025 Mar. 01]. Disponível em: https://www.fda.gov/drugs/drug-safety-and-availability/la-fda-actualiza-la-informacion-sobre-la-prescripcion-de-todos-los-analgesicos-opioides-para-ofrecer.
89. Food and Drug Administration (FDA). DURAGESIC® (fentanyl transdermal system) full prescribing information. Silver Spring: FDA; 2009. [2025 Mar. 01]. Disponível em: https://www.accessdata.fda.gov/drugsatfda_docs/label/2009/019813s044lblnew.pdf.
90. Cahill CM, Walwyn W, Taylor AMW, Pradhan AAA, Evans CJ. Allostatic mechanisms of opioid tolerance beyond desensitization and downregulation. Trends Pharmacol Sci. 2016;37(11):963-76. doi: 10.1016/j.tips.2016.08.002.
91. Jeffery MM, Chaisson CE, Hane C, Rumanes L, Tucker J, Hang L, et al. Assessment of potentially inappropriate prescribing of opioid analgesics requiring prior opioid tolerance. JAMA Netw Open. 2020;3(4):e202875. doi: 10.1001/jamanetworkopen.2020.2875.
92. Soffin EM, Lee BH, Kumar KK, Wu CL. The prescription opioid crisis: role of the anaesthesiologist in reducing opioid use and misuse. Br J Anaesth. 2019 ;122(6):e198-e208. doi: 10.1016/j.bja.2018.11.019.
93. Kim EJ, Hwang EJ, Yoo YM, Kim KH. Prevention, diagnosis, and treatment of opioid use disorder under the supervision of opioid stewardship programs: it's time to act now. Korean J Pain. 2022;35(4):361-82. doi: 10.3344/kjp.2022.35.4.361.
94. Vowles KE, McEntee ML, Julnes PS, Frohe T, Ney JP, van der Goes DN. Rates of opioid misuse, abuse, and addiction in chronic pain: a systematic review and data synthesis. Pain. 2015;156(4):569-76. doi: 10.1097/01.j.pain.0000460357.01998.f1.
95. Rudd RA, Aleshire N, Zibbell JE, Gladden RM. Increases in drug and opioid overdose deaths-united states, 2000-2014. MMWR Morb Mortal Wkly Rep. 2016;64(50-51):1378-82. doi: 10.15585/mmwr.mm6450a3.
96. World Health Organization (WHO). ICD-11 for mortality and morbidity statistics (Version: 02/2022). Geneva: WHO; 2022. [2025 Mar. 01]. Disponível em: https://icd.who.int/dev11/l-m/en#/http%3A%2F%2Fid.who.int%2Ficd%2Fentity%2F1120716949.
97. Brady KT, McCauley JL, Back SE. Prescription opioid misuse, abuse, and treatment in the united states: an update. Am J Psychiatry. 2016;173(1):18-26. doi:10.1176/appi.ajp.2015.15020262.
98. Janerås L, Breivik H, Lundeland B, Ringstad GA, Stubhaug A. Long-term intrathecal infusion of low-dose morphine effectively relieves symptoms of severe restless legs syndrome/Willis–Ekbom disease without inducing opioid tolerance. PAIN. 2024;165(12):p2693-7. doi: 10.1097/j.pain.0000000000003311.
99. National Pain Centre. 2024 Canadian opioid prescribing guideline. Hamilton (ON): McMaster University; 2024. [2025 Mar. 01]. Disponível em: https://npc.healthsci.mcmaster.ca/wp-content/uploads/2024/06/2024-Opioid-Prescribing-Guideline-Web.pdf.
100. Dowell D, Haegerich TM, Chou R. CDC Guideline for prescribing opioids for chronic pain—United States, JAMA. 2016;315(15):1624-45. doi: 10.1001/jama.2016.1464.
101. Liu T, Ivaturi V, Gobburu J. Integrated model to describe morphine pharmacokinetics in humans. J Clin Pharmacol. 2019;59(8):1070-7. doi: 10.1002/jcph.1400.
102. Ballantyne JC, LaForge SK. Opioid dependence and addiction during opioid treatment of chronic pain. Pain. 2007;129(3):235-55. doi:10.1016/j.pain.2007.03.028.
103. Smith HS, Pappagallo M, Stahl SM. Essential pain pharmacology: the prescriber's guide. Cambridge; New York: Cambridge University Press; 2012;72:331-9.
104. Rawal N. Intrathecal opioids for the management of post-operative pain. Best Pract Res Clin Anaesthesiol. 2023;37(2):123-32.
105. Lugo RA, Kern SE. Clinical pharmacokinetics of morphine. J Pain Palliat Care Pharmacother. 2002;16(4):5-18. doi: 10.1080/j354v16n04_02.
106. U.S. Food and Drug Administration. Morphine sulfate injection, for intravenous or intramuscular use, CII: Highlights of prescribing information. Silver Spring (MD): FDA; 2016. [2025 Mar. 01]. Disponível em: https://www.accessdata.fda.gov/drugsatfda_docs/label/2016/204223s006lbl.pdf.
107. Espap EB, Oliveira JO Junior, De Almeida MB. Tratamento farmacológico da dor. In: Sociedade Brasileira para Estudo da Dor. Tratado de dor. 1. ed. Rio de Janeiro: Atheneu; 2017;2:1637-764.
108. U.S. Food and Drug Administration. Codeine sulfate tablets: highlights of prescribing information. Silver Spring (MD): FDA; 2013. [2025 Mar. 01]. Disponível em: https://www.accessdata.fda.gov/drugsatfda_docs/label/2013/022402s006lbl.pdf.
109. U.S. Food and Drug Administration. Dolophine (methadone hydrochloride) prescri-

bing information. Silver Spring (MD): FDA; 2021. [2025 Mar. 01]. Disponível em: https://www.accessdata.fda.gov/drugsatfda_docs/label/2021/017116s041lbl.pdf.
110. U.S. Food and Drug Administration. NUCYNTA® (tapentadol) immediate-release oral tablets C-II: highlights of prescribing information. Silver Spring (MD): FDA; 2010. [2025 Mar. 01]. Disponível em: https://www.accessdata.fda.gov/drugsatfda_docs/label/2010/022304s003lbl.pdf.
111. Alshehri FS. Tapentadol: a review of experimental pharmacology studies, clinical trials, and recent findings. Drug Des Devel Ther. 2023;17:851-61.
112. Pasricha SV, Tadrous Minab, Khuu W, Juurlink D, et al. Clinical indications associated with opioid initiation for pain management in Ontario, Canada: a population-based cohort study. PAIN. 2018;159(8):1562-8. doi: 10.1097/j.pain.0000000000001242.
113. Methadone: safe and effective use for pain and opioid dependence. Dunedin (NZ): best practice advocacy centre New Zealand; 2008. [2025 Mar. 01]. Disponível em: https://bpac.org.nz/BPJ/2008/December/docs/bpj18_methadone_pages_24-29.pdf.
114. U.S. Food and Drug Administration. METHADOSE™ (methadone hydrochloride) oral concentrate USP: highlights of prescribing information. Silver Spring (MD): FDA; 2021. [2025 Mar. 01]. Disponível em: https://www.accessdata.fda.gov/drugsatfda_docs/label/2021/017116s041lbl.pdf.
115. Drugs.com. Methadone dosage: usual adult dose for pain. [place unknown]: Drugs.com; 2023. [2025 Mar. 01]. Disponível em: https://www.drugs.com/dosage/methadone.html#Usual_Adult_Dose_for_Pain.
116. Lamont P, Hunt SC. A twist on torsade: a prolonged QT interval on methadone. J Gen Intern Med. 2006;21(11):C9-C12. doi: 10.1111/j.1525-1497.2006.00588.x.
117. Kornick CA, Kilborn MJ, Santiago-Palma J, Schulman G, Thaler HT, Keefe DL, et al. QTc interval prolongation associated with intravenous methadone. Pain. 2003;105(3):499-506. doi: 10.1016/S0304-3959(03)00205-7.
118. Mujtaba S, Romero J, Taub CC. Methadone, QTc prolongation and torsades de pointes: current concepts, management and a hidden twist in the tale? J Cardiovasc Dis Res. 2013;4(4):229-35. doi: 10.1016/j.jcdr.2013.10.001.
119. Viskin S, Justo D, Halkin A, Zeltser D. Long QT syndrome caused by noncardiac drugs. Prog Cardiovasc Dis. 2003;45(5):415-27. doi: 10.1053/pcad.2003.00101.
120. Ehret GB, Voide C, Gex-Fabry M, Chabert J, Shah D, Broers B, et al. Drug-induced long QT syndrome in injection drug users receiving methadone: high frequency in hospitalized patients and risk factors. Arch Intern Med. 2006;166(12):1280-7. doi: 10.1001/archinte.166.12.1280.
121. DrugBank. Fentanyl. Edmonton (CA): DrugBank; 2024. [2025 Mar. 01]. Disponível em: https://go.drugbank.com/drugs/DB00813.
122. World Health Organization. Guidelines for the pharmacologic and radiotherapeutic management of cancer pain in adults and adolescents. Geneva: WHO; 2019. [2025 Mar. 01]. Disponível em: https://www.who.int/publications/i/item/9789241550390.
123. Hadley G, Derry S, Moore RA, Wiffen PJ. Transdermal fentanyl for cancer pain. Cochrane Database Syst Ver. 2013;2013(10):CD010270. Doi: 10.1002/14651858.CD010270.pub2.
124. U.S. Food and Drug Administration. DURAGESIC (fentanyl transdermal system): highlights of prescribing information. Silver Spring (MD): FDA; 2021. [2025 Mar. 01]. Disponível em: https://www.accessdata.fda.gov/drugsatfda_docs/label/2021/019813s081lbl.pdf.
125. Mercadante S, Porzio G, Ferrera P, Fulfaro F, Aielli F, Verna L, et al. Sustained-release oral morphine versus transdermal fentanyl and oral methadone in cancer pain management. Eur J Pain. 2008;12(8):1040-6. Doi: 10.1016/j.ejpain.2008.01.013.
126. Agência Nacional de Vigilância Sanitária (ANVISA). Buprenorfina – novo registro. Brasília (DF): ANVISA; 2024. [2025 Mar. 01]. Disponível em: https://www.gov.br/anvisa/pt-br/assuntos/medicamentos/novos-medicamentos-e-indicacoes/buprenorfina-novo-registro#:~:text=Indica%C3%A7%C3%A3o-,A%20buprenorfina%20%C3%A9%20indicada%20no%20tratamento%20de%20dor%20moderada%20a,opioide%20para%20obter%20analgesia%20adequada.
127. Kumar R, Viswanath O, Saadabadi A. Buprenorphine. In: StatPearls [Internet]. Treasure Island (FL): StatPearls Publishing; 2025.
128. Grünenthal do Brasil. Transtec® – buprenorfina adesivo transdérmico. Bula profissional. [2025 Mar. 01]. Disponível em: https://uploads.consultaremedios.com.br/drug_leaflet/pro/Bula-Transtec-Profissional-Consulta-Remedios.pdf.
129. U.S. Food and Drug Administration. BUTRANS® (buprenorphine) transdermal system, CIII: High-

lights of prescribing information. Silver Spring (MD): FDA; 2023. [2025 Mar. 01]. Disponível em: https://www.accessdata.fda.gov/drugsatfda_docs/label/2023/021306s041lbl.pdf.
130. Kinnunen M, Piirainen P, Kokki H, Lammi P, Kokki M. Updated clinical pharmacokinetics and pharmacodynamics of oxycodone. Clin Pharmacokinet. 2019;58(6):705-25. doi: 10.1007/s40262-018-00731-3.
131. Smith HS, Peppin JF. Toward a systematic approach to opioid rotation. J Pain Res. 2014;7:589-608. doi: 10.2147/JPR.S55782.

Abuso de Analgésicos

21

Ale Ismael Gonzalez Cazares
Frida Paola Viveros Aguilar
Marco Antônio Freire Mendes

Este capítulo será estruturado em quatro principais pontos para oferecer uma visão abrangente e detalhada sobre este complexo e urgente tema, ou seja, o uso abusivo de analgésicos.

No primeiro deles, abordam-se as mudanças fisiopatológicas que ocorrem com o uso prolongado desses medicamentos. Serão discutidas as alterações na sensibilidade à dor e a hiperalgesia induzida por opioides, um fenômeno paradoxal em que o uso contínuo pode aumentar a sensibilidade do paciente à dor. Exploram-se, também, as alterações na função do sistema nervoso central (SNC) e a plasticidade neural, destacando como o uso prolongado de opioides modifica circuitos cerebrais críticos, influenciando o comportamento e a tomada de decisões. A desregulação do sistema endógeno de controle da dor será examinada, explicando como o abuso de analgésicos interfere nos mecanismos naturais do corpo para modulação da dor, comprometendo a eficácia dos tratamentos analgésicos.

O segundo, por sua vez, concentra-se nos desafios farmacológicos associados ao uso prolongado de analgésicos. Esse segmento discutirá a tolerância e a dessensibilização de receptores, fenômenos nos quais a eficácia dos analgésicos diminui com o tempo, exigindo doses cada vez maiores para se obter o mesmo efeito. Serão abordadas as alterações na farmacocinética e no metabolismo dos analgésicos, que complicam ainda mais a gestão da dor crônica. As interações farmacológicas e o sinergismo, em que a combinação de diferentes medicamentos pode gerar efeitos adversos ou aumentar a eficácia terapêutica, também serão examinados em detalhe.

No terceiro ponto, apresentar-se-ão soluções para os desafios identificados. Esse segmento discutirá os desafios no diagnóstico precoce do abuso de analgésicos, enfatizando a importância de ferramentas de triagem eficazes e de monitorização contínua. Serão exploradas abordagens de tratamento multimodal para o abuso de analgésicos, combinando intervenções farmacológicas, psicossociais e comportamentais para proporcionar um tratamento mais eficaz e abrangente. Além disso, serão abordadas estratégias específicas para o manejo da dor em pacientes com histórico de abuso de analgésicos, destacando a necessidade de abordagens terapêuticas personalizadas e integradas para promover a recuperação sustentável e melhorar a qualidade de vida dos pacientes.

Por fim, o quarto ponto se concentrará nas políticas de Saúde Pública e na educação em relação à crise norte-americana de abuso de analgésicos. Será discutido como fatores sociais, a exemplo da acessibilidade e da prescrição inadequada de medicamentos, contribuem para a crise. O papel das campanhas de conscientização, que visam educar tanto profissionais de Saúde como o público geral sobre os riscos associados ao uso inadequado de analgésicos, será analisado. Também serão analisadas as políticas de controle e regulação da prescrição de opioides, considerando a necessidade de equilibrar o acesso ao tratamento para a dor e a prevenção do abuso. A importância de um esforço colaborativo entre governos, instituições de Saúde e comunidades para implementar estratégias eficazes de prevenção e intervenção será um aspecto central nesta discussão.

Com essa estrutura, este capítulo visa oferecer uma análise detalhada e crítica sobre o abuso de analgésicos, sublinhando a necessidade de uma abordagem holística e informada para enfrentar os desafios associados ao uso prolongado desses medicamentos no tratamento da dor crônica.

ALÉM DA DOR: EXPLORAÇÃO DA FISIOPATOLOGIA DO ABUSO DE ANALGÉSICOS

O abuso de analgésicos, especialmente opioides, representa um desafio significativo na gestão da dor crônica, sendo um tema de crescente relevância na Neurociência e na Medicina.

Impactos do abuso de analgésicos	Fisiopatologia do abuso de opioides	Gestão da dor crônica
• Desenvolvimento de tolerância e dependência • Necessidade de doses crescentes para efeito analgésico • Dependência física e psicológica	• Interação com receptores mu-opioide no sistema nervoso central • Modulação da percepção da dor e do prazer; • Impactos no cortex pré-frontal e sistema límbico	• Estratégias para minimizar riscos de opioides • Intervenções multidisciplinares • Desenvolvimento de práticas clínicas mais seguras

Figura 1 – Abuso de analgésicos e sua relevância na gestão da dor crônica.

Fonte: Desenvolvida pela autoria.

O uso prolongado desses medicamentos não apenas pode ocasionar tolerância, em que doses cada vez maiores são necessárias para se obter o mesmo efeito analgésico, mas também desenvolvimento de dependência física e psicológica. A complexidade farmacológica dos opioides envolve a interação com receptores específicos no SNC, que modulam a percepção da dor e o prazer. A fisiopatologia do abuso de opioides é multifacetada, com mudanças neurobiológicas que afetam o equilíbrio dos neurotransmissores, alterando circuitos de recompensa e motivação. Neurobiologicamente, o abuso de opioides impacta áreas cerebrais como o córtex pré-frontal, responsável pelo controle executivo e tomada de decisões, e o sistema límbico, relacionado às emoções e comportamentos. Esses medicamentos ativam intensamente os receptores de mu-opioide, resultando em analgesia, mas também em euforia, o que pode propiciar o uso recreativo e, eventualmente, o vício. Ou seja, o uso prolongado e abusivo pode causar uma série de efeitos adversos, incluindo disfunção cognitiva, depressão e aumento do risco de overdose fatal.

A gestão eficaz da dor crônica exige uma abordagem equilibrada que minimize os riscos associados ao uso de opioides, promovendo alternativas terapêuticas e intervenções multidisciplinares. A compreensão dos mecanismos e consequências do abuso de analgésicos é crucial para desenvolver estratégias que possam prevenir o vício e tratar aqueles que já foram afetados, contribuindo para uma prática clínica mais segura e eficaz.

Alterações na sensibilidade à dor e hiperalgesia induzida por opioides

As alterações na sensibilidade à dor e a hiperalgesia induzida por opioides representam um desafio significativo no manejo da dor crônica. O uso prolongado de analgésicos, especialmente opioides, pode, paradoxalmente, resultar em uma sensibilização aumentada à dor. Ballantyne e Mao afirmam que "a exposição crônica a opioides pode resultar em hiperalgesia, um estado de sensibilização nociceptiva causado pelos próprios opioides".[1] Esse fenômeno é corroborado por Lee *et al.*, que observam que "a hiperalgesia induzida por opioides é caracterizada por uma resposta aumentada a estímulos dolorosos e pode ocorrer mesmo com doses terapêuticas".[2]

Adicionalmente, Angst e Clark destacam que "a hiperalgesia induzida por opioides pode se manifestar como uma sensibilidade aumentada a estímulos dolorosos ou como uma redução no limiar de dor, complicando o manejo da dor crônica".[3] Isso implica que pacientes submetidos a tratamentos prolongados com opioides podem experimentar uma intensificação da dor, em vez do alívio esperado, o que torna a gestão da dor crônica ainda mais complexa e desafiante.

Os mecanismos subjacentes à hiperalgesia induzida por opioides são multifacetados. Roeckel *et al.* acrescentam que "os mecanismos celulares e moleculares subjacentes à hiperalgesia induzida por opioides envolvem múltiplas vias de sinalização, incluindo sistemas glutamatérgicos e neuroinflamatórios".[4] Esses sistemas são cruciais na modulação da dor e, quando alterados pela exposição crônica a opioides, podem causar amplificação das respostas dolorosas.

Essas evidências destacam a necessidade de uma abordagem cautelosa e bem-informada no uso de opioides para o tratamento da dor crônica. É essencial que os profissionais de Saúde estejam cientes dos riscos de hiperalgesia induzida por opioides e considerem alternativas terapêuticas e estratégias de manejo da dor que minimizem a sensibilização paradoxal à dor. A compreensão dos mecanismos envolvidos e a vigilância contínua no tratamento são fundamentais para melhorar os resultados dos pacientes e evitar o agravamento da dor crônica.

Alterações na função do sistema nervoso central e plasticidade neural

As alterações na função do SNC e a plasticidade neural induzidas pelo abuso crônico de analgésicos, especialmente opioides, representam um desafio complexo na Neurociência e na medicina. Volkow e McLellan explicam que "o uso prolongado de opioides leva a alterações na plasticidade neural em regiões cerebrais críticas para o controle do comportamento e a tomada de decisões".[5] Essas mudanças adaptativas no cérebro podem ter consequências duradouras, influenciando significativamente o comportamento dos indivíduos e sua capacidade de tomar decisões racionais.

Adicionalmente, Ewan e Martin observam que "essas alterações podem persistir mesmo após a cessação do uso, contribuindo para a recaída e dificultando a recuperação".[6] Isso sugere que o impacto do uso crônico de opioides não se limita ao período de consumo ativo, mas pode prolongar-se, afetando a recuperação e aumentando o risco de recaídas. A persistência dessas alterações torna a reabilitação um processo mais complexo, exigindo abordagens terapêuticas mais intensivas e personalizadas.

Complementando essas observações, Upadhyay *et al.* demonstram que "o uso crônico de opioides está associado a alterações estruturais e funcionais em regiões cerebrais envolvidas no processamento da dor, recompensa e controle cognitivo".[7] Essas alterações não só afetam a percepção da dor, mas também influenciam os sistemas de recompensa e o controle cognitivo, essenciais para a regulação das emoções e do comportamento. Essas mudanças podem alterar a forma como os indivíduos respondem a estímulos de recompensa e como processam informações, contribuindo para um ciclo vicioso de dependência.

Koob e Volkow enfatizam que "as adaptações neuroplásticas induzidas pelo uso prolongado de analgésicos podem levar a um estado de alostase hedônica, contribuindo para o ciclo de dependência".[8] A alostase hedônica refere-se a um estado em que o cérebro ajusta seus sistemas de recompensa de forma a necessitar de maiores estímulos para alcançar a mesma sensação de prazer, o que pode perpetuar a busca por drogas e dificultar a recuperação da dependência.

Essas evidências destacam a importância de compreender os mecanismos neuroplásticos subjacentes ao uso crônico de opioides e o impacto dessas alterações na função cerebral. O desenvolvimento de estratégias de tratamento eficazes deve levar em consideração essas mudanças adaptativas, visando não apenas a cessação do uso, mas também a reversão ou mitigação das alterações neuroplásticas para facilitar a recuperação e reduzir o risco de recaída. A pesquisa contínua nessa área é crucial para desenvolver intervenções que possam ajudar os indivíduos a recuperar o controle sobre suas vidas e melhorar os resultados a longo prazo.

Desregulação do sistema endógeno de controle da dor

A desregulação do sistema endógeno de controle da dor, causada pelo uso excessivo de analgésicos, representa um problema significativo na gestão da dor crônica. O abuso crônico de analgésicos, especialmente opioides, pode interferir no funcionamento normal dos mecanismos endógenos de modulação da dor. Ossipov *et al.* destacam que "o abuso crônico de analgésicos pode levar a uma desregulação dos sistemas opioides endógenos, alterando a eficácia dos mecanismos naturais de controle da dor".[9] Essa desregulação compromete a capacidade do corpo de controlar a dor de forma eficaz, exacerbando o sofrimento dos pacientes.

Além disso, Chu *et al.* complementam afirmando que "esta desregulação pode resultar em uma diminuição da eficácia analgésica e em um aumento da tolerância aos medicamentos".[10] Isso significa que, à medida que a desregulação progride, os pacientes necessitam de doses cada vez maiores de analgésicos para alcançar o mesmo nível de alívio da dor, o que aumenta o risco de dependência e outros efeitos adversos. A diminuição da eficácia analgésica torna o tratamento da dor crônica ainda mais desafiador e pode gerar um ciclo vicioso de aumento de dosagem e dependência.

Em adição às perspectivas já apresentadas, Fields destaca que "o abuso crônico de analgésicos pode perturbar o equilíbrio entre os sistemas facilitadores e inibidores da dor no cérebro, levando a uma amplificação da percepção da dor".[11] Essa perturbação do equilíbrio resulta em uma percepção aumentada da dor, um fenômeno conhecido como "hiperalgesia", que pode tornar os estímulos dolorosos ainda mais intensos e debilitantes para os pacientes.

Trang *et al.* argumentam que "a desregulação dos sistemas opioides endógenos pelo uso excessivo de analgésicos pode envolver alterações na expressão de receptores opioides e na liberação de peptídeos opioides endógenos".[12] Essas alterações na expressão e liberação de componentes essenciais do sistema opioide endógeno são críticas, pois afetam diretamente a capacidade do corpo de modular a dor de maneira eficaz. A mudança na expressão dos receptores e na liberação de peptídeos opioides endógenos pode provocar a diminuição da sensibilidade aos opioides, complicando ainda mais o tratamento da dor.

Essas evidências sublinham a complexidade da desregulação do sistema endógeno de controle da dor induzida pelo abuso de analgésicos. É crucial que os profissionais de Saúde considerem essas alterações ao formular estratégias de manejo da dor, buscando alternativas que minimizem a interferência nos sistemas naturais de modulação da dor. Abordagens terapêuticas que incluam a redução gradual de opioides, o uso de terapias não farmacológicas e o suporte psicológico podem ser fundamentais para restaurar o equilíbrio dos mecanismos endógenos de controle da dor e melhorar a qualidade de vida dos pacientes.

A COMPLEXIDADE FARMACOLÓGICA DO USO DE ANALGÉSICOS: TOLERÂNCIA, METABOLISMO E INTERAÇÕES

O uso prolongado de analgésicos pode ocasionar várias adaptações no organismo, resultando em tolerância, dessensibilização dos receptores e alterações na farmacocinética e no metabolismo. A tolerância ocorre quando a eficácia do analgésico diminui com o tempo, exigindo doses maiores para se obter o mesmo alívio da dor. Isso resulta, em parte, da dessensibilização dos receptores, em que os receptores que os analgésicos visam se tornam menos responsivos ao medicamento.

De maneira geral, o metabolismo do corpo pode se adaptar ao uso contínuo de analgésicos. As enzimas hepáticas responsáveis pela metabolização dessas drogas podem aumentar em número e atividade, acelerando a decomposição do medicamento e reduzindo sua eficácia. Isso não só contribui para a necessidade de doses maiores, mas também pode aumentar a produção de metabólitos, alguns dos quais podem ser tóxicos. Essas mudanças combinadas aumentam significativamente o risco de dependência, em que o corpo começa a exigir a presença do medicamento para funcionar normalmente. A dependência pode ser acompanhada por sintomas de abstinência quando o uso do analgésico é interrompido. Além disso, o aumento da dose para combater a tolerância pode ocasionar uma série de complicações adversas, incluindo danos ao fígado e a outros órgãos.

Tolerância e dessensibilização de receptores	Alterações na farmacocinética Metabolismo	Interações farmacológicas e sinergismo
• Descrição da tolerância aos analgésicos ao longo do tempo • Mecanismos de dessensibilização dos receptores opioides • Papel das vias de sinalização intracelular na modulação da tolerância	• Impacto do uso crônico de analgésicos nas enzimas hepáticas • Variações genéticas e suas influências na metabolização dos analgésicos • Papel dos transportadores de fármacos na distribuição e eliminação dos analgésicos	• Efeitos das interações entre opioides e outros depressores do sistema nervoso central • Efeitos terapêuticos e tóxicos do sinergismo entre diferentes classes de analgésicos • Estratégias para gerenciar interações farmacodinâmicas no tratamento da dor

Figura 2 – A complexidade farmacológica do uso de analgésicos.

Fonte: Desenvolvida pela autoria.

Compreender essas mudanças é essencial para desenvolver estratégias de tratamento que minimizem os riscos associados ao uso prolongado de analgésicos, garantindo ao mesmo tempo a eficácia terapêutica. Isso pode envolver o monitoramento cuidadoso dos pacientes, o uso de abordagens multimodais para o manejo da dor e a implementação de programas de desmame gradual para evitar a abstinência e outras complicações.

Tolerância e dessensibilização de receptores

O uso prolongado de analgésicos, especialmente opioides, pode ocasionar o desenvol vimento de tolerância, um fenômeno complexo que implica uma redução gradual na eficácia do fármaco. Williams *et al.* afirmam que "a tolerância aos opioides envolve adaptações celulares e moleculares que reduzem a eficácia do fármaco ao longo do tempo".[13] Essas adaptações são críticas para entender por que pacientes necessitam de doses cada vez maiores para obter o mesmo nível de alívio da dor, aumentando o risco de dependência e outros efeitos adversos.

A dessensibilização de receptores opioides é um mecanismo-chave na tolerância. Dumas e Pollack explicam que "a dessensibilização de receptores opioides envolve fosforilação, internalização e regulação negativa dos receptores".[14] A fosforilação dos receptores pode resultar em sua internalização, removendo-os da superfície celular e, assim, diminuindo a resposta ao opioide. Além disso, a regulação negativa reduz o número de receptores disponíveis para interação com o fármaco, contribuindo para a diminuição da eficácia analgésica.

Bohn *et al.* acrescentam que "as vias de sinalização intracelular, como a da β-arrestina, desempenham um papel crucial na modulação da tolerância aos opioides".[15] A β-arrestina, em particular, está envolvida na fosforilação e na internalização dos receptores, promovendo a dessensibilização e contribuindo para a tolerância. Esses processos intracelulares são essenciais para a adaptação das células à presença contínua de opioides, resultando em uma diminuição progressiva da resposta ao tratamento.

Esses mecanismos de tolerância e dessensibilização destacam a necessidade de uma abordagem cautelosa e bem-informada no uso prolongado de opioides. Estratégias terapêuticas que busquem minimizar a dessensibilização de receptores, como a rotatividade de analgésicos ou o uso combinado de diferentes classes de medicamentos, podem ser eficazes para retardar o desenvolvimento de tolerância. Além disso, a pesquisa contínua sobre as vias de sinalização envolvidas na tolerância pode propiciar o desenvolvimento de novos tratamentos que preservem a eficácia dos opioides enquanto reduzem os riscos associados a seu uso prolongado.

Alterações na farmacocinética e metabolismo

O abuso crônico de analgésicos pode gerar alterações significativas na farmacocinética e no metabolismo desses medicamentos. Smith e Kroboth observam que "o uso prolongado de certos analgésicos pode induzir enzimas hepáticas, alterando seu próprio metabolismo e o de outros fármacos".[16] Essa indução enzimática pode resultar em uma aceleração do metabolismo dos analgésicos, reduzindo sua eficácia terapêutica ao longo do tempo e exigindo doses maiores para alcançar o mesmo efeito analgésico.

Além disso, *Trescot et al.* destacam que "variações genéticas nas enzimas metabolizadoras, como o citocromo P450, podem influenciar significativamente a resposta individual aos analgésicos".[17] As diferenças genéticas nas enzimas do citocromo P450 podem produzir variações na taxa de metabolismo dos analgésicos entre diferentes indivíduos, resultando em respostas variáveis ao tratamento. Algumas pessoas podem metabolizar os analgésicos mais rapidamente, necessitando de doses maiores para obter alívio da dor, enquanto outras podem metabolizá-los mais lentamente, aumentando o risco de efeitos adversos.

Kharasch e Greenblatt acrescentam que "alterações na expressão de transportadores de fármacos, como a glicoproteína P, podem afetar a distribuição e eliminação de analgésicos em uso crônico".[18] A glicoproteína P é um transportador de efluxo que desempenha papel crucial na proteção de órgãos e tecidos contra substâncias tóxicas, incluindo medicamentos. Alterações na expressão dessa proteína podem impactar a biodisponibilidade e a eliminação dos analgésicos, influenciando sua eficácia e toxicidade.

Essas mudanças na farmacocinética e no metabolismo dos analgésicos consequentes ao uso crônico sublinham a necessidade de um monitoramento cuidadoso e de uma abordagem personalizada no tratamento da dor. A identificação de variações genéticas que afetam o metabolismo dos fármacos pode ajudar a personalizar as doses e escolher os analgésicos mais adequados para cada paciente, otimizando a eficácia do tratamento e minimizando os riscos de efeitos adversos. Além disso, o monitoramento da expressão de transportadores de fármacos e enzimas hepáticas pode fornecer informações valiosas para ajustar o tratamento ao longo do tempo e melhorar os resultados clínicos.

Interações farmacológicas e sinergismo

O abuso de analgésicos frequentemente envolve o uso concomitante de múltiplas substâncias, o que pode resultar em interações farmacológicas complexas e perigosas. Pergolizzi *et al.* afirmam que "as interações entre opioides e outros depressores do SNC podem potencializar efeitos adversos e aumentar o risco de overdose".[19] Essa potencialização de efeitos adversos ocorre porque ambos os tipos de substâncias deprimem o SNC, o que pode causar uma supressão excessiva das funções vitais, como a respiração, aumentando significativamente o risco de overdose fatal.

Overholser e Foster destacam que "o uso combinado de analgésicos com diferentes mecanismos de ação pode levar a efeitos sinérgicos imprevisíveis, tanto terapêuticos quanto tóxicos".[20] O sinergismo pode, por um lado, potencializar os efeitos terapêuticos, proporcionando um alívio da dor mais eficaz. No entanto, esse mesmo sinergismo pode também amplificar os efeitos tóxicos, aumentando o risco de efeitos adversos graves, como sedação excessiva, depressão respiratória e outras complicações potencialmente fatais.

Raffa *et al.* complementam observando que "o entendimento das interações farmacodinâmicas entre diferentes classes de analgésicos é crucial para o manejo seguro da dor e prevenção do abuso".[21] O conhecimento detalhado das interações farmacodinâmicas permite aos profissionais de Saúde formular estratégias de tratamento que maximizem a eficácia terapêutica enquanto minimizam os riscos de interações adversas. Isso é particularmente importante no contexto de tratamento da dor crônica, em que a combinação de diferentes analgésicos pode ser necessária para obter um alívio adequado da dor.

Essas considerações sublinham a importância de uma abordagem cuidadosa e informada na prescrição e gestão do uso de analgésicos, especialmente em situações nas quais múltiplos medicamentos estão sendo utilizados. A avaliação criteriosa das interações potenciais e o monitoramento contínuo dos pacientes são essenciais para garantir a segurança e a eficácia do tratamento, prevenindo o abuso e as consequências adversas das interações farmacológicas. A educação contínua dos profissionais de Saúde sobre as interações entre diferentes classes de analgésicos e outras substâncias é fundamental para promover práticas de prescrição mais seguras e eficazes.

SUPERANDO OS DESAFIOS DO DIAGNÓSTICO E TRATAMENTO DO ABUSO DE ANALGÉSICOS: ESTRATÉGIAS PRECOCES E ABORDAGENS MULTIMODAIS

O diagnóstico precoce do abuso de analgésicos e o tratamento eficaz requerem uma abordagem multifacetada que combine intervenções farmacológicas, psicossociais e comportamentais. A identificação precoce é crucial para prevenir complicações graves e promover uma recuperação eficaz. Para isso, a implementação de ferramentas de triagem validadas é essencial. Essas ferramentas ajudam a detectar sinais de abuso de opioides em estágios iniciais, permitindo uma intervenção oportuna. A monitorização regular do uso de opioides também é vital, garantindo que o consumo desses medicamentos seja acompanhado de perto para evitar o desenvolvimento de dependência.

Diagnóstico precoce e ferramentas de triagem	**Abordagens de tratamento multimodal**	**Manejo da dor em pacientes com histórico de abuso**
• Implementação de ferramentas de triagem validadas (p. ex., COMM) • Monitorização regular do uso de opioides • Avaliação cuidadosa dos padrões de uso e comportamentos associados	• Terapia cognitivo--comportamental (TCC) • Apoio social e grupos de autoajuda • Promoção de atividades físicas, hobbies, mindfulness e meditação	• Terapia cognitivo--comportamental, mindfulness • Uso preferencial de analgésicos não opioides • Prescrição cuidadosa de opioides, seguindo diretrizes rigorosas e monitoramento contínuo

Figura 3 – Estratégias precoces e abordagens multimodais.

COMM: medida atual sobre abuso de opioides (do inglês, *current opioid misuse measure*).

Fonte: Desenvolvida pela autoria.

Intervenções farmacológicas podem incluir o uso de medicamentos como a buprenorfina, a metadona e a naltrexona, que ajudam a reduzir os sintomas de abstinência e a diminuir os desejos, facilitando o processo de desintoxicação. No entanto, o tratamento não deve se limitar à medicação. Intervenções psicossociais, como a terapia cognitivo-comportamental (TCC), são fundamentais para ajudar os pacientes a entender e modificar os comportamentos e pensamentos que contribuem para o abuso de substâncias. Além disso, programas de apoio social e grupos de autoajuda, como os Narcóticos Anônimos, oferecem uma rede de suporte contínuo, crucial para a recuperação a longo prazo. Abordagens comportamentais também desempenham papel importante, incentivando mudanças no estilo de vida que suportem a abstinência de substâncias. Isso pode incluir a promoção de atividades físicas, *hobbies* e a adoção de práticas de *mindfulness* e de meditação. Em suma, a combinação dessas estratégias cria um ambiente de recuperação robusto, aumentando as chances de uma recuperação sustentável e melhorando a qualidade de vida dos pacientes.

Desafios no diagnóstico precoce do abuso de analgésicos

O diagnóstico precoce do abuso de analgésicos é crucial para a prevenção de danos graves e o tratamento eficaz, mas apresenta desafios significativos. Vowles *et al.* afirmam que "a distinção entre uso terapêutico, uso inadequado e abuso de analgésicos pode ser sutil, exigindo avaliação cuidadosa dos padrões de uso e comportamentos associados".[22] Essa sutileza torna difícil identificar quando o uso legítimo de analgésicos para controle da dor se transforma em abuso, especialmente em pacientes com dor crônica que necessitam de medicação contínua.

A utilização de ferramentas de triagem validadas pode melhorar a detecção precoce do abuso. Butler *et al.* destacam que "o uso de ferramentas de triagem validadas, como o current opioid misuse measure (COMM), pode melhorar a detecção precoce do abuso de opioides em pacientes com dor crônica".[23] Ferramentas como o COMM ajudam a identificar comportamentos e padrões de uso que são indicativos de abuso, fornecendo aos profissionais de Saúde um meio mais estruturado e confiável para avaliar os riscos em seus pacientes.

Chou *et al.* acrescentam que "a monitorização regular do uso de opioides, incluindo testes de urina e revisão de registros de prescrição, é essencial para identificar padrões de uso problemático".[24] A monitorização sistemática permite detectar sinais de abuso, como a obtenção de prescrições de múltiplos médicos (*doctor shopping*) ou resultados inconsistentes em testes de urina, que podem indicar uso inadequado ou não autorizado dos medicamentos.

Essas estratégias, embora eficazes, enfrentam obstáculos na prática clínica. A implementação de triagens regulares e monitorização contínua requer recursos e treinamento adequados, que nem sempre estão disponíveis. Além disso, há a necessidade de equilibrar a vigilância com o respeito à privacidade dos pacientes e a confiança necessária na relação médico-paciente.

Portanto, enquanto o diagnóstico precoce do abuso de analgésicos é uma meta essencial, ele exige uma abordagem multifacetada que combine a utilização de ferramentas de triagem validadas, monitorização regular e avaliação clínica criteriosa. O desenvolvimento contínuo de métodos de detecção mais precisos e a educação dos profissionais de Saúde sobre os sinais e riscos do abuso são fundamentais para enfrentar esses desafios e melhorar os resultados no manejo da dor crônica e na prevenção do abuso de analgésicos.

Abordagens de tratamento multimodal para o abuso de analgésicos

O tratamento eficaz do abuso de analgésicos geralmente requer uma abordagem multifacetada que aborde tanto os aspectos físicos como os psicológicos da dependência. Volkow e McLellan enfatizam que "uma estratégia de tratamento abrangente deve incluir intervenções farmacológicas, psicossociais e comportamentais".[25] Isso significa que o tratamento não pode se limitar à desintoxicação ou ao controle dos sintomas físicos de abstinência, mas deve também considerar as necessidades emocionais e sociais do paciente para promover uma recuperação sustentável.

Koob e Volkow argumentam que "o tratamento deve visar não apenas a dependência física, mas também as alterações neuroadaptativas subjacentes e os fatores psicossociais contribuintes".[26] As alterações neuroadaptativas referem-se às mudanças no cérebro que decorrem do uso prolongado de opioides, como a desregulação dos sistemas de recompensa e a sensibilidade aumentada à dor. Abordar esses aspectos é essencial para reduzir o risco de recaída e ajudar os pacientes a restabelecer o equilíbrio neuroquímico necessário para a recuperação.

Bart observa que "a terapia de substituição com buprenorfina ou metadona, combinada com aconselhamento, tem demonstrado eficácia no tratamento do transtorno por uso de opioides".[27] A buprenorfina e a metadona são medicamentos que ajudam a estabilizar a função cerebral, reduzir os sintomas de abstinência e diminuir os desejos por opioides, permitindo que os pacientes se concentrem em outros aspectos de sua recuperação. Quando combinados com aconselhamento, que pode incluir TCC, terapia familiar e outros tipos de suporte psicossocial, esses tratamentos podem ser especialmente eficazes.

Essas intervenções farmacológicas, psicossociais e comportamentais formam a base de uma abordagem multimodal que é essencial para o tratamento do abuso de analgésicos. Além disso, programas de apoio continuado, como grupos de apoio e seguimento regular com profissionais de Saúde, são vitais para manter a abstinência e ajudar os pacientes a lidarem com os desafios diários da recuperação.

Portanto, o tratamento do abuso de analgésicos deve ser abrangente e adaptado às necessidades individuais dos pacientes, combinando medicamentos, apoio psicológico e intervenções comportamentais. Essa abordagem integrada é essencial para abordar os múltiplos fatores que contribuem para o abuso de analgésicos e para apoiar uma recuperação completa e duradoura.

Manejo da dor em pacientes com histórico de abuso de analgésicos

O tratamento da dor em indivíduos com histórico de abuso de analgésicos apresenta desafios significativos que exigem uma abordagem cuidadosa e integrada. Rosenblum *et al.* afirmam que "estratégias de manejo da dor não farmacológicas, como TCC e técnicas de *mindfulness*, são particularmente importantes nesta população".[28] Essas abordagens não apenas ajudam a reduzir a dependência de opioides, mas também proporcionam aos pacientes ferramentas para lidar com a dor de maneira eficaz sem recorrer a medicamentos potencialmente viciantes.

Manhapra *et al.* destacam que "o uso de analgésicos não opioides e intervenções interdisciplinares pode reduzir a necessidade de opioides em pacientes com histórico de abuso".[29] Medicamentos como anti-inflamatórios não esteroides (AINEs), acetaminofeno e outros analgésicos não opioides são opções preferenciais para o controle da dor nessa população, minimizando os riscos associados ao uso de opioides.

Dowell *et al.* enfatizam que "a prescrição cuidadosa de opioides, quando necessária, deve seguir diretrizes rigorosas e incluir monitoramento contínuo e estratégias de mitigação de riscos".[30] Isso inclui a avaliação cuidadosa dos benefícios *versus* os riscos do uso de opioides, prescrição de doses adequadas e duração limitada do tratamento, além do monitoramento frequente para detectar sinais de abuso ou dependência.

Portanto, o manejo da dor em pacientes com histórico de abuso de analgésicos requer uma abordagem multifacetada que integre estratégias não farmacológicas, o uso prudente de analgésicos não opioides e a prescrição cuidadosa de opioides quando estritamente necessário. Essa abordagem não só visa controlar a dor de maneira eficaz, mas também minimizar os riscos de recorrência ao abuso de substâncias e promover uma recuperação segura e sustentável.

A CRISE NORTE-AMERICANA DE ABUSO DE ANALGÉSICOS

O uso excessivo de opioides, inicialmente prescrito para o tratamento da dor, gerou um ciclo vicioso de dependência e overdoses, afetando milhões de pessoas nos Estados Unidos.[5] Essa situação é o resultado de uma combinação de fatores, incluindo práticas médicas inadequadas, *marketing* agressivo por parte das empresas farmacêuticas e a falta de políticas eficazes de prevenção e tratamento.

A prescrição excessiva de analgésicos opioides foi fundamental na propagação da crise. Nos anos 1990, médicos começaram a tratar a dor crônica com opioides, normalizando seu uso indiscriminado.[24] Essa abordagem, que enfatizava o alívio da dor, desconsiderou os efeitos colaterais e os riscos de dependência.[1] Muitos pacientes foram levados a acreditar que esses medicamentos eram seguros, uma falsa percepção que culminou no uso abusivo.[22] A falta de informação adequada e a confiança em prescrições médicas contribuíram para um ciclo vicioso, resultando em consequências graves para a Saúde Pública e aumentando o número de dependentes.[28] Destaca-se, assim, a necessidade urgente de revisar práticas médicas e educar tanto profissionais como pacientes.

O *marketing* das empresas farmacêuticas foi crucial na crise dos opioides. Campanhas publicitárias agressivas promoviam esses analgésicos como soluções milagrosas, desconsiderando os riscos de dependência.[5] Essa abordagem propiciou o aumento das prescrições e o uso inadequado, criando uma epidemia de abuso.[24] Estudos mostram que várias empresas ocultaram informações sobre os perigos dos opioides, gerando uma falsa sensação de segurança entre médicos e pacientes.[30] Essa desinformação normalizou o uso desses medicamentos, intensificando a crise de dependência e suas consequências trágicas. Assim sendo, constata-se que é urgente implementar regulamentações mais rigorosas sobre a publicidade de medicamentos, a fim de proteger a Saúde Pública.[29]

A escassez de recursos e políticas adequadas para o tratamento de dependentes agrava a crise dos opioides. Embora o número de pessoas afetadas aumente, a infraestrutura de reabilitação permanece insuficiente, com muitos centros caros e inacessíveis.[27] A estigmatização do vício em opioides pode desestimular os indivíduos a procurarem ajuda, exacerbando o problema.[8] A ausência de programas educacionais que enfoquem tanto a prevenção como o tratamento do vício promove uma abordagem reativa, em vez de uma estratégia proativa e eficaz.[3] Essa situação ressalta a necessidade urgente de investimentos em serviços de saúde mental e reabilitação, bem como a promoção de uma maior conscientização sobre o vício, para que mais pessoas possam receber o apoio necessário.

As consequências sociais do abuso de analgésicos opioides são profundamente devastadoras. O aumento das overdoses e mortes não afeta apenas os usuários, mas também suas famílias e comunidades, criando um ciclo de dor e sofrimento.[19] Esse impacto se estende às redes sociais, comprometendo a estrutura familiar e a coesão comunitária. Os custos associados ao tratamento da dependência e às consequências das overdoses, como os gastos com serviços de Saúde e policiamento, sobrecarregam tanto os sistemas públicos como os privados.[5] Essa realidade demanda uma resposta coletiva, que inclua investimentos em prevenção, tratamento e suporte comunitário, visando não apenas a recuperação dos indivíduos, mas também a restauração da saúde social e econômica das comunidades afetadas.

A crise norte-americana de abuso de analgésicos requer, portanto, uma abordagem multidimensional que envolva a reavaliação das práticas de prescrição médica,[30] um controle mais rigoroso sobre a comercialização de medicamentos[24] e a implementação de políticas públicas eficazes voltadas para a educação e tratamento de dependentes. Somente por meio de uma resposta coordenada que considere a complexidade do problema será possível mitigar os efeitos devastadores dessa crise. O combate ao abuso de analgésicos é, assim, uma responsabilidade coletiva que demanda a colaboração de médicos, legisladores e da sociedade civil, visando um futuro em que a dor seja tratada de maneira responsável e humana, sem colocar em risco a saúde e a vida dos pacientes.[11]

Causas e fatores sociais na crise norte-americana de abuso de analgésicos

A crise norte-americana de abuso de analgésicos, especialmente opioides, é um fenômeno complexo que se entrelaça com diversos fatores sociais e econômicos.[5] Para compreender essa crise, recomenda-se analisar como elementos como pobreza, desigualdade e acesso limitado a serviços de Saúde contribuíram para a disseminação do abuso.[5] Embora a situação nos Estados Unidos tenha características próprias, muitos desses fatores também se refletem em contextos latino-americanos, em que a vulnerabilidade social pode agravar o problema.[28]

Um dos principais fatores sociais que impulsionaram a crise nos Estados Unidos é a desigualdade econômica. Regiões com altas taxas de pobreza frequentemente enfrentam maior incidência de problemas de saúde mental e dependência, criando um ciclo vicioso.[5] A falta de oportunidades de emprego e a escassez de recursos financeiros fazem muitas pessoas buscar alívio imediato na automedicação. Nos Estados Unidos, essa realidade se manifestou em comunidades marginalizadas que se tornaram alvo de campanhas agressivas de *marketing* de analgésicos.[24] Assim, o uso indiscriminado desses medicamentos foi visto como uma solução acessível para problemas cotidianos, sem a devida orientação médica. Outro fator relevante é o acesso desigual aos serviços de Saúde. Nos Estados Unidos, muitas pessoas, especialmente aquelas em situação de vulnerabilidade, têm dificuldade em acessar cuidados médicos adequados, resultando em um aumento na automedicação.[22] A falta de recursos e informações sobre os riscos associada ao uso de opioides agrava essa situação.[9] Nos contextos latino-americanos, a precariedade do sistema de Saúde, aliada a altos índices de pobreza, também limita o acesso a tratamentos adequados para dor e dependência, potencializando o uso inadequado de medicamentos.[30]

O estigma relacionado a problemas de saúde mental e de dependência desempenha papel fundamental na perpetuação da crise. Nos Estados Unidos, muitos indivíduos evitam buscar ajuda por medo de serem julgados, causando o agravamento de suas condições.[8] Essa situação é semelhante em muitos países da América Latina, onde a estigmatização do vício e a falta de compreensão sobre a saúde mental impedem que pessoas busquem o tratamento necessário.[11] O resultado é uma população vulnerável, que se sente isolada e sem alternativas, frequentemente optando por soluções rápidas e prejudiciais. Ademais, o *marketing* agressivo das empresas farmacêuticas nos Estados Unidos incentivou a normalização do uso de analgésicos.[5] Essa prática, que enfatizava o alívio da dor como um direito do paciente, desconsiderou os riscos de dependência.[1] Em muitos países latino-americanos, a ausência de regulamentações rigorosas sobre a publicidade de medicamentos pode criar um cenário semelhante, em que a promoção de analgésicos se torna predominante, contribuindo para um aumento no uso inadequado.[19]

A crise norte-americana de abuso de analgésicos serve como um alerta para os países latino-americanos. O entendimento das causas sociais e econômicas que sustentam o abuso é essencial para a implementação de políticas públicas eficazes.[29] A promoção de educação em Saúde, o fortalecimento dos sistemas de Saúde e a redução do estigma são passos fundamentais para prevenir que a história da crise norte-americana se repita em outros contextos.[23] Somente por meio de uma abordagem holística que considere as interconexões entre Saúde, Economia e sociedade será possível enfrentar essa questão de maneira eficaz.

Prescrição e acesso a medicamentos na crise norte-americana de abuso de analgésicos

As práticas de prescrição nos Estados Unidos têm características distintas em comparação com muitos países da América Latina, revelando diferenças significativas na supervisão e regulamentação da distribuição de medicamentos. Essas variações contribuem para a dinâmica do uso inadequado de analgésicos e para os desafios enfrentados em ambos os contextos.

Nos Estados Unidos, a prescrição de analgésicos opioides foi amplamente incentivada durante as últimas décadas, especialmente a partir da década de 1990, quando médicos foram encorajados a tratar a dor de forma agressiva.[1] Essa abordagem resultou em um aumento substancial no número de prescrições, sustentada por uma forte campanha de *marketing* das empresas farmacêuticas, que promoviam os opioides como soluções seguras e eficazes para o alívio da dor.[5] Essa normalização da prescrição não foi, todavia, acompanhada de uma supervisão adequada. Embora existam regulamentações, a fiscalização, muitas vezes, é insuficiente, resultando em práticas inadequadas, como prescrições excessivas e até mesmo fraudulentas.[24]

Em contraste, muitos países da América Latina enfrentam desafios diferentes em relação à prescrição de analgésicos. A burocracia e a escassez de recursos em sistemas de Saúde, frequentemente, limitam o acesso a medicamentos essenciais, incluindo analgésicos. A prescrição de opioides, embora seja uma necessidade para muitos pacientes que sofrem de dor crônica, é, muitas vezes, restringida por regulações severas e pela falta de capacitação dos profissionais de Saúde.[28] Essa situação resulta em subtratamento da dor, resultando em que pacientes busquem alternativas inadequadas ou automedicação. Assim, embora a supervisão na prescrição de opioides seja mais rigorosa em alguns países da América Latina, isso pode causar consequências indesejadas, como a dor não tratada.[5]

A falta de supervisão adequada na prescrição nos Estados Unidos gerou aumento alarmante nas taxas de dependência e superdose. Médicos sem o treinamento apropriado, muitas vezes, prescrevem opioides de forma indiscriminada, contribuindo para o ciclo de abuso.[22] A desinformação sobre os riscos dos opioides, tanto entre médicos como entre pacientes, perpetua a ideia de que esses medicamentos são sempre seguros.[3] Em contrapartida, na América Latina, a falta de acesso a medicamentos eficazes para dor, por causa de barreiras econômicas e regulatórias, pode resultar em um tratamento inadequado, deixando muitos pacientes sem opções viáveis.[30]

Outros pontos a serem considerados são a cultura de Saúde Pública e a educação dos profissionais. Nos Estados Unidos, a conscientização sobre a crise de opioides tem promovido uma revisão nas práticas de prescrição, com muitas organizações médicas recomendando alternativas não opioides e enfatizando a importância de uma abordagem multifacetada para o tratamento da dor.[10] Essa mudança ainda está em andamento e enfrenta, todavia, resistência em alguns setores da medicina. Já na América Latina, o ideal talvez seja promover a educação dos profissionais de Saúde em relação ao manejo da dor e ao uso responsável de analgésicos.[16]

Enquanto os Estados Unidos lidam com as consequências de uma prescrição excessiva e desregulada, a América Latina enfrenta o desafio do subtratamento da dor e da falta de acesso a medicamentos essenciais. A abordagem do manejo da dor deve ser reavaliada em ambos os contextos para garantir que os pacientes recebam o cuidado necessário sem os riscos associados à dependência.[9]

Educação e conscientização na crise norte-americana de abuso de analgésicos

Nos Estados Unidos, embora haja um crescente reconhecimento do problema, a conscientização sobre os riscos de dependência e superdose ainda é insuficiente, tanto entre profissionais de Saúde como na população geral.[5] Comparativamente, países da América Latina, como o Brasil, enfrentam seus próprios desafios relacionados à educação em Saúde, refletindo diferentes níveis de conscientização e acesso à informação.

Nos Estados Unidos, o aumento das taxas de dependência e superdose ocasionaram um movimento de conscientização sobre os perigos dos opioides.[24] A implementação de programas educativos e de treinamento para profissionais de Saúde tem sido, todavia, desigual. Enquanto algumas instituições de Saúde e associações médicas têm promovido diretrizes rigorosas para a prescrição de opioides e a adoção de alternativas não opioides,[1] muitos médicos ainda não receberam formação adequada sobre o manejo da dor e os riscos associados.[11]

Isso resulta em uma abordagem inconsistente, em que a percepção de segurança em relação ao uso de opioides persiste em determinados grupos profissionais. A falta de conscientização entre a população geral também é preocupante. Embora campanhas de informação tenham sido lançadas, muitos pacientes continuam a subestimar os riscos dos analgésicos prescritos. A crença de que medicamentos prescritos são intrinsecamente seguros pode promover o uso irresponsável, contribuindo para o aumento da dependência.[22] A falta de educação em Saúde Básica sobre o manejo da dor e os perigos do uso inadequado é um fator crítico que perpetua a crise.[9]

Em contraste, no Brasil e em outros países latino-americanos, a conscientização sobre o uso de analgésicos é frequentemente marcada por uma abordagem diferente. A cultura de saúde nesses países pode resultar em uma percepção mais restrita sobre o uso de opioides, frequentemente resultante de regulamentos severos e da escassez de acesso a medicamentos.[28] Embora isso ajude a prevenir abusos, muitos pacientes sofrem de dor crônica não tratada, o que destaca uma falta de informação sobre o manejo eficaz da dor.[3] A educação em Saúde é, portanto, essencial para que tanto profissionais como pacientes compreendam os riscos e benefícios dos analgésicos, promovendo um uso responsável. A superação do estigma associado à dependência e à dor é um aspecto vital da conscientização. Nos Estados Unidos, o estigma em torno do vício em opioides pode desincentivar indivíduos a buscar ajuda, agravando a crise.[8] No Brasil e em outros países latino-americanos, a falta de informação sobre dependência e saúde mental pode ter efeitos semelhantes, impedindo que pacientes procurem tratamento adequado para problemas de dor.[29]

Para enfrentar a crise de abuso de analgésicos, é fundamental implementar programas de educação em Saúde que abranjam tanto profissionais como a população geral. Isso inclui a formação contínua de médicos sobre o manejo da dor, a prescrição responsável de opioides e o reconhecimento dos sinais de dependência.[30] Simultaneamente, campanhas de conscientização devem ser ampliadas para informar os pacientes sobre os riscos dos analgésicos e a importância de seguir as orientações médicas. Recomenda-se promover um diálogo aberto sobre a dor e a dependência, reduzindo o estigma e incentivando os indivíduos a buscar tratamento.

Ao se adotar uma abordagem proativa em educação e conscientização, tanto nos Estados Unidos como na América Latina, será possível não apenas mitigar a crise de abuso de analgésicos, mas também garantir que pacientes recebam o tratamento adequado e seguro para suas necessidades de saúde.[16]

Políticas de Saúde Pública na crise norte-americana de abuso de analgésicos

Nos Estados Unidos, diversas iniciativas foram implementadas para combater a epidemia de abuso de opioides, refletindo uma tentativa de abordar não apenas os aspectos médicos, mas também os sociais e econômicos do problema.[5]

As políticas de Saúde Pública nos Estados Unidos incluem a implementação de diretrizes mais rigorosas para a prescrição de opioides, o aumento da supervisão sobre os profissionais de Saúde e a promoção de alternativas não farmacológicas para o tratamento da dor.[24] Foram criados programas de acesso a tratamento para dependentes, como a ampliação de centros de reabilitação e a disponibilização de medicamentos para reversão de superdose, como o naloxona.[30] Essas medidas refletem uma abordagem abrangente, buscando não apenas a prevenção do uso indevido, mas também o tratamento eficaz da dependência.[8] Entretanto, a eficácia dessas políticas tem sido variável, em parte por causa da resistência de alguns setores médicos e da falta de conscientização entre os pacientes sobre os riscos associados ao uso de analgésicos.[22] A crise revela a necessidade de um sistema de Saúde integrado, que una esforços de educação, prevenção e tratamento, além de políticas de apoio social para aqueles afetados pela dependência.[23]

No contexto brasileiro e latino-americano, a aplicação de políticas similares requer uma avaliação crítica das realidades locais. Embora a questão do uso abusivo de analgésicos não tenha atingido as proporções vistas nos Estados Unidos, o aumento do consumo inadequado de medicamentos e a automedicação são preocupações crescentes.[28] Em muitos países da América Latina, o acesso a serviços de Saúde e a medicamentos é limitado, resultando em subtratamento da dor e em uma abordagem muitas vezes excessivamente restritiva quanto ao uso de opioides.[3]

Uma adaptação eficaz das políticas de Saúde Pública norte-americanas deve considerar a necessidade de maior educação sobre o manejo da dor e o uso responsável de analgésicos.[9] Isso inclui capacitar profissionais de Saúde para que possam diagnosticar e tratar a dor de forma adequada, além de informar os pacientes sobre os riscos associados ao uso de opioides.[11] Campanhas de conscientização são essenciais para reduzir o estigma em torno da dependência e promover um diálogo aberto sobre o uso de medicamentos.[29]

Deve-se estabelecer sistemas de monitoramento e avaliação da prescrição de analgésicos, que permitam identificar padrões de uso inadequado e intervenções precoces.[14] A implementação de programas de tratamento para dependência, com ênfase na reabilitação e na reintegração social, também é crucial, especialmente considerando a escassez de recursos em muitas regiões.[19] A colaboração entre governos, organizações não governamentais e comunidades é vital para criar uma rede de suporte que aborde a crise de forma integrada.

As políticas de Saúde Pública devem ser desenhadas de maneira a refletir a realidade local, levando em conta as barreiras econômicas e culturais, e promovendo a equidade no acesso ao tratamento.[16]

Referências bibliográficas

1. Ballantyne JC, Mao J. Opioid therapy for chronic pain. N Engl J Med. 2003;349(20):1943-53.
2. Lee M, Silverman SM, Hansen H, Patel VB, Manchikanti L. A comprehensive review of opioid-induced hyperalgesia. Pain Physician. 2011;14(2):145-61.
3. Angst MS, Clark JD. Opioid-induced hyperalgesia: a qualitative systematic review. Anesthesiology. 2006;104(3):570-87.
4. Roeckel LA, Le Coz GM, Gavériaux-Ruff C, Simonin F. Opioid-induced hyperalgesia: cellular and molecular mechanisms. Neuroscience. 2016;338:160-82.
5. Volkow ND, McLellan AT. Opioid abuse in chronic pain—misconceptions and mitigation strategies. N Engl J Med. 2016;374(13):1253-63.
6. Ewan EE, Martin TJ. Rewiring of the brain in chronic pain. Pain Manag. 2013;3(6):465-76.
7. Upadhyay J, Maleki N, Potter J, Elman I, Rudrauf D, Knudsen J, et al. Alterations in brain structure and functional connectivity in prescription opioid-dependent patients. Brain. 2010;133(7):2098-114.
8. Koob GF, Volkow ND. Neurobiology of addiction: a neurocircuitry analysis. Lancet Psychiatry. 2016;3(8):760-73.
9. Ossipov MH, Dussor GO, Porreca F. Central modulation of pain. J Clin Invest. 2010;120(11):3779-87.
10. Chu LF, Angst MS, Clark D. Opioid-induced hyperalgesia in humans: molecular mechanisms and clinical considerations. Clin J Pain. 2008;24(6):479-96.
11. Fields HL. The doctor's dilemma: opiate analgesics and chronic pain. Neuron. 2011;69(4):591-4.
12. Trang T, Al-Hasani R, Salvemini D, Salter MW, Gutstein H, Cahill CM. Pain and poppies: the good, the bad, and the ugly of opioid analgesics. J Neurosci. 2015;35(41):13879-88.
13. Williams JT, Ingram SL, Henderson G, Chavkin C, von Zastrow M, Schulz S, et al. Regulation of µ-opioid receptors: desensitization, phosphorylation, internalization, and tolerance. Pharmacol Rev. 2013;65(1):223-54.
14. Dumas EO, Pollack GM. Opioid tolerance development: a pharmacokinetic/pharmacodynamic perspective. AAPS J. 2008;10(4):537-51.
15. Bohn LM, Gainetdinov RR, Lin FT, Lefkowitz RJ, Caron MG. Mu-opioid receptor desensitization by beta-arrestin-2 determines morphine tolerance but not dependence. Nature. 2000;408(6813):720-3.
16. Smith HS, Kroboth PD. Pharmacokinetic and pharmacodynamic considerations in abuse-deterrent opioid formulations. Pain Physician. 2017;20(2S):S33-S43.
17. Trescot AM, Datta S, Lee M, Hansen H. Opioid pharmacology. Pain Physician. 2008;11(2):S133-53.
18. Kharasch ED, Greenblatt DJ. Methadone disposition: implementing lessons learned. J Clin Pharmacol. 2019;59(8):1044-8.
19. Pergolizzi JV Jr, Raffa RB, Taylor R Jr, Vacalis S. Abuse-deterrent opioids: an update on current approaches and considerations. Curr Med Res Opin. 2018;34(4):711-23.

20. Overholser BR, Foster DR. Opioid pharmacokinetic drug-drug interactions. Am J Manag Care. 2011;17(11):S276-87.
21. Raffa RB, Pergolizzi JV Jr, Tallarida RJ. The determination and application of fixed-dose analgesic combinations for treating multimodal pain. J Pain. 2010;11(8):701-9.
22. Vowles KE, McEntee ML, Julnes PS, Frohe T, Ney JP, van der Goes DN. Rates of opioid misuse, abuse, and addiction in chronic pain: a systematic review and data synthesis. Pain. 2015;156(4):569-76.
23. Butler SF, Budman SH, Fernandez KC, Houle B, Benoit C, Katz N, et al. Development and validation of the Current Opioid Misuse Measure. Pain. 2007;130(1-2):144-56.
24. Chou R, Fanciullo GJ, Fine PG, Adler JA, Ballantyne JC, Davies P, et al. Clinical guidelines for the use of chronic opioid therapy in chronic noncancer pain. J Pain. 2009;10(2):113-30.
25. Volkow ND, McLellan AT. Opioid abuse in chronic pain-misconceptions and mitigation strategies. N Engl J Med. 2016;374(13):1253-63.
26. Koob GF, Volkow ND. Neurobiology of addiction: a neurocircuitry analysis. Lancet Psychiatry. 2016;3(8):760-73.
27. Bart G. Maintenance medication for opiate addiction: the foundation of recovery. J Addict Dis. 2012;31(3):207-25.
28. Rosenblum A, Marsch LA, Joseph H, Portenoy RK. Opioids and the treatment of chronic pain: controversies, current status, and future directions. Exp Clin Psychopharmacol. 2008;16(5):405-16.
29. Manhapra A, Arias AJ, Ballantyne JC. The conundrum of opioid tapering in long-term opioid therapy for chronic pain: a commentary. Subst Abus. 2018;39(2):152-61.
30. Dowell D, Haegerich TM, Chou R. CDC guideline for prescribing opioids for chronic pain-United States, 2016. JAMA. 2016;315(15):1624-45.

Uso Racional de Opioides

22

Walesca Brito Rabelo
Laura Franco de Oliveira Martins
Carlos Marcelo de Barros

INTRODUÇÃO

Os opioides caracterizam-se por substâncias farmacológicas que atuam, principalmente, sobre o sistema nervoso central (SNC) e periférico (SNP), com efeitos potentes na modulação da transmissão nociceptiva e papel crucial no tratamento da dor, tanto em condições agudas como em crônicas. Apesar de sua inegável importância terapêutica, os opioides estão associados a riscos significativos, incluindo dependência, abuso e efeitos adversos graves, e o uso indiscriminado e inadequado desses medicamentos tem resultado em uma crise global de Saúde Pública, marcada por altas taxas de dependência e *superdose*.

Diante disso, deve-se ter por objetivo a busca por um equilíbrio entre o alívio eficaz da dor e a minimização dos riscos associados. Desse modo, o presente capítulo visa fornecer orientações práticas e com base em evidências quanto aos princípios fundamentais do uso racional de opioides para seu uso responsável e seguro na prática clínica.

CRISE DE OPIOIDES: CENÁRIO NOS ESTADOS UNIDOS E NOS PAÍSES DE EM DESENVOLVIMENTO

A crise de opioides nos Estados Unidos configura-se como uma das epidemias mais devastadoras do País, caracterizada pelo aumento alarmante no abuso de analgésicos opioides prescritos e ilícitos. Desde a década de 1990, o País enfrenta um significativo crescimento no uso indevido e nas superdoses relacionadas a opioides, resultando em taxas alarmantes de mortalidade por *superdose* nas décadas seguintes.

Em 2007, cerca de cem pessoas morriam diariamente por *superdose* de drogas nos Estados Unidos, atingindo uma taxa de mortalidade de 11,8/100 mil habitantes, o triplo de 1991. Entre 2002 e 2022, a taxa ajustada por idade de mortes por *superdose* de drogas aumentou de 8,2 para 32,6/100 mil habitantes, com opioides sintéticos (exceto metadona) relacionados a quase 70% dessas mortes em 2022.[1]

Entre 2000 e 2014, o uso de opioides aumentou 216%, de 46.946 kg para 148.316 kg. O pico de consumo de opioides ocorreu em 2012, com uma redução significativa nas prescrições nos anos seguintes. No entanto, essa queda nas prescrições não foi acompanhada por uma redução nas mortes relacionadas a opioides em virtude do aumento nas mortes por heroína e fentanil sintético ilícito.[1,2]

A crise de opioides sobrecarrega o sistema de Saúde e impõe custos significativos à sociedade, com o uso não médico de opioides custando às seguradoras até 72,5 bilhões de dólares anualmente.[2]

Em contrapartida, em muitos países, observa-se subprescrição de opioides. Em 2014, os Estados Unidos utilizaram aproximadamente 69% do suprimento global de opioides, apesar de representarem apenas 4,6% da população mundial. Em 2021, um relatório da Organização Mundial de Saúde (OMS) apontou que mais de 80% da morfina disponível foi distribuída para consumo na América do Norte, Europa e outros países de alta renda. Nos países em desenvolvimento, que correspondem a cerca de 80% da população mundial, 50% dos entrevistados de países de baixa renda e 18% dos entrevistados de países de renda média-baixa relataram que pelo menos 8 em cada 10 pessoas não receberam morfina ou outros opioides fortes, apesar da necessidade médica.[3]

No Brasil e na América Latina, o subtratamento da dor crônica se mostra evidente, tanto a dor oncológica como a não oncológica, e está intimamente associado aos baixos índices de prescrição de opioides. Esse fato pode ser atribuído a barreiras regulatórias, falta de informação dos profissionais de Saúde ou questões culturais que dificultam a adesão ao tratamento com opioides.[3] Além disso, a baixa adesão às diretrizes internacionais de tratamento, que nem sempre são seguidas pelos profissionais de Saúde, e o tratamento da dor frequentemente guiado pela tradição e experiência pessoal, contribuem para esse cenário. A falta de incentivo ao estabelecimento de centros especializados em tratamento da dor nesses países também agrava a situação.[3,4]

EDUCAÇÃO MÉDICA QUANTO AO USO RACIONAL DE OPIOIDES

Em razão das consequências clínicas, psicológicas e sociais relacionadas à dor, além de uma estigmatização persistente, é essencial que os profissionais médicos recebam treinamento, educação, orientações e recursos adequados para fornecer cuidados apropriados para os pacientes com dor.

Um objetivo importante do manejo da dor é fornecer cuidados centrados na pessoa, com base na confiança entre pacientes e profissionais. Esse cuidado inclui a avaliação adequada para identificar causas potencialmente reversíveis da dor, estabelecer um diagnóstico e definir metas mensuráveis para o tratamento, que se concentrem na melhora da qualidade de vida dos pacientes. Para alcançar esse objetivo, é essencial que os profissionais médicos tenham uma base de conhecimento sólida do assunto a fim de considerar toda a gama de tratamentos farmacológicos e não farmacológicos para a dor.[3,4]

Historicamente, muitos pacientes deixam de receber opioides para manejo da dor em razão de fatores como educação, treinamento e orientação inadequados dos médicos; preconceitos inconscientes e escassez de acesso a especialistas em manejo da dor.[4]

Observam-se, também, os reflexos dessa falha na formação de profissionais na crise dos opioides enfrentada pelos Estados Unidos. Apesar da gravidade dessa crise, uma grande parcela das faculdades de Medicina não oferece treinamento adequado no campo do manejo da dor e ainda menos no campo da dependência.[5]

Reconhecendo a conexão entre a falta de educação adequada, o manejo incoerente e a prescrição excessiva, alguns estados americanos começaram a exigir treinamento adicional em tratamento da dor nas escolas médicas. No entanto, apesar dessas medidas, uma revisão recente da educação sobre dor nas faculdades de Medicina dos Estados Unidos observou que essas instituições ainda dedicam pouco tempo ao ensino do manejo da dor, o que tem sido apontado como insuficiente para atender às necessidades sociais. Mesmo dentro dos programas de educação médica de pós-graduação, os alunos relataram sentir-se, muitas vezes, desconfortáveis e despreparados para manejar a dor, em parte por causa da falta de educação adequada.[6]

Esse cenário, da falta de treinamento em manejo da dor nas escolas médicas, é ainda pior nos países da América Latina, onde, muitas vezes, não existem exigências quanto à obrigatoriedade dessas disciplinas.[3,6]

Diante disso, é essencial que as instituições de ensino médico integrem treinamento contínuo sobre a dor e a dependência nos seus currículos, focando em uma abordagem centrada no paciente e promovendo avanços na prescrição racional de opioides, de forma a não incentivar nem o subtratamento nem as prescrições em excesso dessas medicações.

CRITÉRIOS PARA PRESCRIÇÃO EM DOR NÃO RELACIONADA AO CÂNCER

Os Centros de Controle e Prevenção de Doenças (CDC) publicaram a Diretriz para Prescrição de Opioides para Dor Crônica, em 2016, que contou com uma atualização em 2022. Esse documento apresenta recomendações quanto ao uso de opioides para dor aguda, subaguda e crônica não relacionada ao câncer, a cuidados paliativos e cuidados de fim de vida.

Dor aguda

Os objetivos do controle da dor aguda são aliviar o sofrimento, facilitar a função e melhorar a recuperação; logo, a meta não deve ser a resolução completa da dor, mas sim o alcance de um nível tolerável física e emocionalmente. Para isso, deve-se lançar mão de uma analgesia multimodal e incluir opioides quando necessário.

As abordagens terapêuticas que não envolvem opioides são pelo menos tão eficazes quanto os opioides para muitos tipos comuns de dor aguda (dor lombar e cervical; dor relacionada a lesões musculoesqueléticas como entorses, distensões, tendinite e bursite; dor relacionada a pequenas cirurgias e dor pós-operatória leve; dor dentária, cólica renal e dores de cabeça, incluindo enxaqueca episódica). Desse modo, para essas condições, deve-se, primeiro, otimizar o uso de tratamentos não medicamentosos e de medicamentos não opioides, conforme adequado para a condição e o paciente em questão, e a terapia com opioides para dor aguda só deve ser considerada quando os benefícios puderem superar os riscos para o paciente.[4]

Os opioides desempenham um papel essencial no tratamento da dor aguda causada por lesões traumáticas severas, como esmagamentos e queimaduras, cirurgias invasivas que tipicamente resultam em dor pós-operatória moderada a intensa e outras condições de dor aguda severa, nos casos em que anti-inflamatórios não esteroides (AINEs) e outras terapias são desaconselhados ou provavelmente ineficazes. Uma vez que o diagnóstico e a intensidade da dor aguda justifiquem o uso de opioides, deve-se prescrever opioides de ação imediata na menor dose eficaz possível e apenas pelo tempo necessário para tratar a dor aguda que requer o uso desses medicamentos.[4]

É crucial evitar a prescrição de opioides em quantidades superiores às necessárias uma vez que os comprimidos excedentes se tornam disponíveis para desvio e uso inadequado. Entre as pessoas que usam opioides prescritos de forma não medicinal, mais de 70% obtêm esses medicamentos sem receita médica, e entre 40% a 50% recebem os comprimidos de familiares ou amigos que possuem sobras. A prescrição excessiva também pode propiciar o consumo exagerado, resultando em doses muito altas (geralmente sem benefício funcional) e aumentando o risco de *superdose*. Diversos estudos mostraram que medicamentos opioides são frequentemente prescritos em excesso para diferentes tipos de procedimentos cirúrgicos e após emergências por condições dolorosas e que a maioria dos pacientes mantém os comprimidos excedentes, disponibilizando grandes quantidades de opioides para uso não médico.[7]

Além disso, é recomendado orientar os pacientes a usar a medicação somente quando necessário, e não de forma regular; por exemplo, "hidrocodona 5 mg/acetaminofeno 325 mg, 1 comprimido não mais do que a cada 4 horas, conforme necessário para dor moderada a grave", em vez de uma administração regular (p. ex., a cada 4 horas).[4]

É crucial assegurar que os pacientes estejam plenamente informados sobre os benefícios esperados, os riscos comuns, os riscos graves e as alternativas aos opioides antes de iniciar ou continuar a terapia com esses medicamentos.

Além disso, os pacientes devem ser envolvidos de forma significativa nas decisões sobre o início do tratamento com opioides, considerando-se o seguinte:

- Devem ser orientados que o uso de opioides em curto prazo pode propiciar o uso não intencional de opioides em longo prazo; logo, almeja-se uma interrupção planejada do uso dessas medicações à medida que a dor for resolvida.
- Devem ter acesso a meios de comunicação para informar os médicos sobre dor grave ou não controlada, a fim de providenciar reavaliação e manejo adequado.

- Devem ser informados sobre os efeitos adversos graves dos opioides, incluindo depressão respiratória que pode ser fatal e desenvolvimento de um transtorno de uso de opioides potencialmente grave.
- Também devem ser orientados quanto a outros efeitos adversos, como constipação, boca seca, náusea, vômito, sonolência, confusão, tolerância, dependência física e sintomas de abstinência ao interromper o uso de opioides.
- Devem ser informados que o objetivo do tratamento é reduzir a dor e torná-la controlável, e não eliminá-la.
- Devem ser alertados quanto aos riscos de compartilhar os opioides com pessoas para as quais não foram prescritos, incluindo a possibilidade de elas sofrerem *superdose* com a mesma dosagem ou com uma dosagem menor do que a prescrita para o paciente. Além disso, é importante mencionar que crianças pequenas e animais de estimação estão suscetíveis à ingestão não intencional.
- Também devem ser orientados quanto ao armazenamento de opioides em um local seguro (se possível trancado) e quanto às opções para o descarte seguro dos não utilizados.

Escolha do opioide e titulação

Para dor aguda em pacientes virgens de opioides em âmbito ambulatorial, recomenda-se o uso de opioides de liberação imediata (IR), os quais atingem o pico de ação de 45 a 60 minutos após uso, tornando a obtenção do efeito desejado mais fácil e segura.[4] A superdose não intencional pode ser mais comum se os opioides de ação prolongada são utilizados no início do tratamento.[8]

Os opioides de liberação prolongada devem ser utilizados somente em dor grave e contínua, apenas para pacientes que receberam certas doses de opioides de liberação imediata diariamente por pelo menos 1 semana. A metadona não deve ser a 1ª escolha nesses casos, e apenas os médicos que estão familiarizados com seu perfil de risco único devem considerar a prescrição. Além disso, os opioides devem ser prescritos na menor dose eficaz possível; logo, deve-se iniciar com a menor dose preconizada e aumentar de forma gradual até obter-se uma analgesia satisfatória (melhora de função e/ou redução da dor em pelo menos 30%).[9]

Nos Estados Unidos, as opções para dor aguda são oxicodona, hidrocodona, codeína, tramadol, morfina de liberação imediata e hidromorfona.[10]

No Brasil e demais países da América Latina, alguns opioides não são aprovados para uso pelos órgãos regulatórios, portanto deve-se escolher opções adequadas de acordo com a disponibilidade local. A Tabela 1 traz as doses e o intervalo de uso dos principais opioides.

Tabela 1 Doses e intervalo de uso dos principais opioides

Fármaco	Dose Inicial	Intervalo (horas)
Codeína	15 mg a 30 mg	4 a 6
Tramadol	50 mg	4 a 6
Morfina	5 mg a 10 mg	3 a 4
Metadona	5 mg a 10 mg	8 a 12
Hidromorfona oros	8 mg	24
Oxicodona	10 mg a 20 mg	12
Fentanil transdérmico	12 mg a 24 mg	72

Fonte: Adaptada de Kraychete DC, Siqueira JTT de, Garcia JBS, 2013.

Dor leve

É esperada em dores lombares inespecíficas, extrações dentárias, entorses, procedimentos cirúrgicos superficiais e cefaleias, e os opioides não são indicados nesses casos. Em vez disso, deve-se utilizar AINEs ou inibidores da ciclo-oxigenase 2 (COX-2).[12]

Dor moderada

A dor moderada pode ser esperada em pacientes submetidos a cirurgias laparoscópicas e minimamente invasivas, cirurgias de tecidos moles e fraturas não compostas e não cominutivas. Nesses casos, os opioides podem ser necessários, em adição a outros analgésicos não opioides e, na maioria dos casos, um opioide de ação curta por 3 dias é suficiente. Recomenda-se oxicodona 5 mg, hidrocodona 5 mg, hidromorfona 2 mg e morfina de liberação imediata 7,5 mg. Nos Estados Unidos, evita-se a prescrição de tramadol em função da grande variabilidade no metabolismo, analgesia insuficiente e efeitos adversos em geral. Porém, no Brasil e em outros países da América Latina, seu uso ainda é comum. A dose indicada é de 3 a 4 comprimidos de 50 mg/dia, por até 3 dias.[13]

Dor intensa

A dor intensa é esperada após cirurgias maiores, como cirurgias não laparoscópicas em geral, cirurgias de substituição total de uma articulação, cirurgia maxilofacial, fraturas compostas e fraturas de ossos longos antes da estabilização. Nesses casos, os opioides são geralmente necessários, e pode-se lançar mão de seu uso em doses altas por até 7 dias para manejo adequado da dor. Deve-se evitar opioides de liberação prolongada.[4]

Para dores intensas, após a alta, pode ser necessária uma prescrição de até 7 dias de opioides em doses mais elevadas para controlar adequadamente a dor. No caso de pacientes internados após uma cirurgia ou lesão, o uso de opioides nas 24 horas anteriores à alta pode servir como guia para a prescrição ambulatorial. Por exemplo, se um paciente estiver usando 10 mg de oxicodona a cada 4 horas nas 24 horas anteriores à alta, a prescrição deve ser de 10 a 12 comprimidos de 5 mg de oxicodona para uso no 1° ou 2° dia após a alta, com comprimidos adicionais suficientes para uma redução gradual ao longo de 5 a 7 dias, e os pacientes devem ser orientados quanto a essa redução gradual e a retornarem para acompanhamento caso a dor intensa persista antes da próxima consulta. A instrução aos pacientes deve ser de a tomar de 1 a 2 comprimidos a cada 3 ou 4 horas, conforme necessário, para dor intensa, resultando em uma média de 4 a 6 comprimidos/dia durante o tratamento. As medicações comumente utilizadas nesse caso incluem: oxicodona 5 mg; hidrocodona 5 mg (disponível apenas com acetaminofeno ou ibuprofeno); hidromorfona 2 mg ou morfina IR 15 mg (2 a 3 comprimidos/ dia, ½ a 1 comprimido a cada 3 ou 4 horas, conforme necessário para dor intensa).[13,14]

Vários fatores influenciam na escolha do opioide adequado para o paciente, incluin do idade, possível interação medicamentosa, perfil genético e disponibilidade da medicação, conforme apresentado na Tabela 2.

Tabela 2 – Opioides para dor aguda

Medicamento	Dose inicial para adultos sem exposição prévia a opioides	Início da analgesia	Meia-vida de eliminação	Duração da analgesia	Metabolismo	Comentários
Morfina de liberação imediata	7,5 mg a 15 mg VO, a cada 3 a 4 horas, conforme necessário	Aproximadamente 30 minutos	2 a 4 horas	3 a 5 horas	Metabolizada por enzimas não-CYP em morfina-6-glucuronídeo (analgésico ativo) e morfina-3-glucuronídeo (neurotoxina potencial) Os metabólitos excretados pelos rins	▪ A menor dose disponível em comprimidos é de 15 mg e a solução oral está disponível ▪ Deve-se reduzir a dose e aumentar o intervalo entre doses em pacientes com comprometimento renal ou hepático leve a moderado, em virtude da diminuição do *clearance* (CrCl) dos metabólitos que podem contribuir para a neuroexcitação. ▪ Recomenda-se evitar o uso em pacientes com disfunção renal grave (CrCl < 30 mL/minuto) ▪ Ela pode interagir com drogas que modifiquem o efluxo mediado por P-gp

(Continua)

Tabela 2 – Opioides para dor aguda (*Continuação*)

Medicamento	Dose inicial para adultos sem exposição prévia a opioides	Início da analgesia	Meia-vida de eliminação	Duração da analgesia	Metabolismo	Comentários
Oxicodona de liberação imediata	5 mg a 10 mg VO, a cada 3 a 4 horas, conforme necessário	10 a 15 minutos. Pico: 30 minutos a 1 hora	3 a 6 horas	3 a 6 horas	Metabolismo hepático pelo CYP3A4 e CYP2D6 para os metabólitos ativos noroxicodona e oximorfona, e metabólitos inativos noroximorfona, alfa e betanoroxicodol, e alfa e betaoximorfol Os metabólitos são excretados pelos rins	▪ Deve-se reduzir a dose e aumentar o intervalo de dosagem em pacientes com disfunção renal ▪ Deve-se reduzir a dose em pacientes com disfunção hepática ▪ Observam-se interações medicamentosas com indutores ou inibidores de CYP450 3A4 e 2D6 ▪ Esse medicamento também está disponível em combinações com paracetamol, aspirina ou ibuprofeno
Hidromorfona de liberação imediata *	2 mg a 4 mg VO, a cada 3 a 4 horas, conforme necessário	15 a 30 minutos. Pico: 30 minutos a 1 hora	2 a 3 horas	3 a 4 horas	Metabolizada por glucuronidação (por enzimas não-CYP) para hidromorfona-3-glucuronídeo inativo (potencialmente neuroexcitatório) Os metabólitos são excretados pelos rins	▪ Deve-se reduzir a dose em caso de disfunção hepática ▪ Deve-se reduzir a dose e aumentar o intervalo entre doses nos casos de disfunção renal
Hidrocodona de liberação imediata *	5 mg a 10 mg VO, a cada 4 a 6 horas, conforme necessário	10 a 30 minutos. Pico:1 hora	Aproximadamente 4 horas	4 a 8 horas	Metabolismo hepático via CYP3A4 e CYP2D6 para em metabólitos ativos hidromorfona e noridrocodona	▪ Nos Estados Unidos, a hidrocodona de liberação imediata está disponível somente em combinação com ibuprofeno ou paracetamol ▪ Não se recomenda como 1ª linha como parte da analgesia multimodal ▪ Apresenta interações medicamentosas com indutores ou inibidores do CYP450

(*Continua*)

Tabela 2 – Opioides para dor aguda *(Continuação)*						
Medicamento	**Dose inicial para adultos sem exposição prévia a opioides**	**Início da analgesia**	**Meia-vida de eliminação**	**Duração da analgesia**	**Metabolismo**	**Comentários**
Tramadol de liberação imediata	50 mg a 100 mg por via oral a cada 4 a 6 horas, conforme necessário; Dose máxima: ≤ 75 anos de idade: 400 mg/dia > 75 anos de idade: 300 mg/dia	60 min. Pico: 2 a 3 horas	6 a 9 horas *maior em disfunção hepática ou renal	4 a 6 horas	Metabolismo hepático via CYP3A4 e CYP2D6 para o metabólito ativo O-desmethy tramadol Os metabólitos são excretados pelos rins	▪ Deve-se reduzir a dose em pacientes com disfunção hepática grave e reduzir a dose e aumentar o intervalo entre doses naqueles com disfunção renal ▪ O tramadol apresenta interações medicamentosas com indutores ou inibidores do CYP450 3A4 e 2D6; e pode-se observar efeitos variáveis graças aos polimorfismos do CYP450 ▪ Além de se ligar ao receptor mu opioide, inibe a recaptação de serotonina e norepinefrina ▪ Há risco de síndrome serotoninérgica e convulsão em pacientes que usam outros medicamentos serotoninérgicos (p. ex., medicamentos IMAO, ISRS, IRSN e ADT), e esses efeitos não são revertidos pela naloxona ▪ Está disponível de forma isolada e em combinações com paracetamol, logo aplicam-se limites de dose
Tapentadol de liberação imediata*	50 mg a 100 mg VO a cada 4 a 6 horas, conforme necessário; Dose máxima: 1º dia: 700 mg/dia A partir do 2º dia: 600 mg/dia	60 min. Pico: 1,25 hora	4 horas *maior em disfunção hepática ou renal	4 a 6 horas	Metabolismo hepático principalmente via glucuronidação (não-CYP) em metabólitos inativos tapentadol-O-glucuronide 70% dos metabólitos são excretados pelos rins	▪ Além de se ligar aos receptores mu opioides, também inibe a recaptação de norepinefrina ▪ Deve-se reduzir a dose em casos de disfunção hepática moderada e evitar o uso em disfunção hepática grave e em pacientes com disfunção renal grave (CrCl < 30 mL/minuto) ▪ Há risco de interações medicamentosas serotoninérgicas (semelhante ao tramadol) ▪ Medicamento de alto custo e de disponibilidade limitada, o que limita o uso como medicamento de 1ª linha para dor pós-operatória aguda

(Continua)

Tabela 2 – Opioides para dor aguda (*Continuação*)

Medicamento	Dose inicial para adultos sem exposição prévia a opioides	Início da analgesia	Meia-vida de eliminação	Duração da analgesia	Metabolismo	Comentários
Codeína de liberação imediata	15 mg a 60 mg VO a cada 4 a 6 horas, conforme necessário	30 minutos a 1 hora. Pico: 1,5 hora	Aproximadamente 3 horas	4 a 6 horas	Metabolismo hepático via CYP2D6 para morfina (ativo) e via CYP3A4 para norcodeína (inativo) 90% dos metabólitos são excretados pelos rins	▪ A eficácia analgésica requer a conversão para o metabólito ativo (morfina) pelas enzimas CYP2D6. Logo, por causa da variação genética na atividade dessa enzima, o início de ação e a potência analgésica podem variar amplamente entre os indivíduos ▪ São observadas interações medicamentosas com indutores ou inibidores de CYP450 3A4 e 2D6 ▪ Não se recomenda como 1ª linha como parte da analgesia multimodal

IMAO: inibidores da monoaminoxidase; IRSN: inibidores da recaptação de serotonina e noradrenalina; ISRS: inibidores seletivos da recaptação de serotonina; P-gp: P-glycoprotein; ADTs: antidepressivos tricíclicos; VO: via oral.

Fonte: Adaptada de Nafziger AN, Barkin RL, 2018.

Em pacientes hospitalizados, frequentemente há relatos de controle inadequado da dor mesmo com uso de opioides. Logo, assumindo que os analgésicos não opioides foram otimizados, é essencial verificar se a analgesia é inadequada o tempo todo ou se o alívio da dor desaparece antes da próxima dose:

- Se o paciente não sentir alívio suficiente após tomar o opioide, pode ser necessário aumentar a dose inicial (p. ex., aumentar a oxicodona de 5 mg para 10 mg).
- Se o alívio ocorrer, mas não durar o tempo suficiente, deve-se manter a dose e reduzir o intervalo entre as doses.
- Se pequenas alterações na dose ou no intervalo não proporcionarem alívio adequado, deve-se considerar mudar para um opioide oral diferente em dose equivalente ou administrar opioides intravenosos, em vez de aumentar ainda mais a dose do mesmo medicamento.
- Para pacientes com dor intensa contínua, deve-se avaliar a possibilidade de realizar um bloqueio epidural ou de nervo periférico (se ainda não estiver em uso) ou consultar um serviço de dor aguda especializado para considerar estratégias analgésicas avançadas (como infusão de cetamina ou lidocaína).

Para efeitos colaterais relacionados aos opioides (como náusea, prurido, constipação), recomenda-se trocar para um opioide diferente, ajustar a dose ou interromper completamente a terapia com opioides.[14]

Dor pós-operatória

É comum que pacientes sem exposição prévia a opioides sejam introduzidos a esses medicamentos pela primeira vez após procedimentos cirúrgicos, com estudos demonstrando que 1 em cada 16 pacientes se torna usuário de longo prazo após a cirurgia. É ainda mais preocupante o fato de que 45% dos pacientes que nem sequer tomaram opioides no último dia de internação cirúrgica recebem prescrições de opioides na alta hospitalar.[15]

Observa-se grande variação na prescrição de opioides para pacientes ambulatoriais no momento da alta cirúrgica, mesmo após procedimentos padronizados.

A Diretriz do CDC para a Prescrição de Opioides para Dor Crônica não fornece orientações detalhadas sobre a quantidade de opioides a serem prescritos após a cirurgia, recomendando apenas que não se exceda um suprimento de 7 dias. Isso ainda é problemático, uma vez que um suprimento de 1 dia pode variar até 90 miligramas equivalentes de morfina (MME)/dia, dependendo de como a prescrição é feita. Além disso, o cálculo de suprimentos diários não leva em conta os riscos importantes que acompanham doses mais altas de opioides, como o risco de superdose, que é relativamente menor em prescrições inferiores a 20 MME/dia.[15]

Os diversos procedimentos cirúrgicos comumente realizados diferem entre si quanto à invasividade, ao mecanismo da dor e à intensidade da dor, tudo dependendo das estruturas anatômicas cortadas ou manipuladas. Até o momento, não há diretrizes formais multidisciplinares específicas para procedimentos, mas há algumas recomendações do American College of Surgeons (ACS) e de estados americanos, como Michigan.[13,15] As medicações disponíveis para dor pós-operatória via oral (VO) são as mesmas utilizadas na dor aguda e estão descritas na Tabela 2. Além disso, dispõe-se de formulações na via parenteral, conforme Tabela 3.

Tabela 3 – Opioides na dor pós-operatória por via parenteral

Medicamento	Dose inicial para adultos sem exposição prévia a opioides	Início da analgesia	Meia-vida de eliminação	Duração da analgesia	Metabolismo	Comentários
			Parenteral			
Fentanil	25 mcg a 50 mcg IV para dor moderada ou 50 mcg a 100 mcg para dor mais severa; repetir a cada 2 a 5 minutos conforme necessário até alívio adequado da dor ou surgimento de efeitos colaterais e reavaliar	< 1 minuto. Pico: em alguns minutos	2 a 4 horas para *bolus*	30 a 60 minutos	Metabolizado pelo CYP3A4 para metabólito inativo Os metabólitos são excretados pelos rins As doses iniciais podem ter duração menor em virtude da redistribuição	▪ Apresenta menor liberação de histamina em relação a outros opioides; logo, pode ser preferido na presença de instabilidade hemodinâmica ou broncoespasmo ▪ A realização de doses repetidas frequentes e infusões pode prolongar a duração do efeito analgésico ▪ Apresenta interações medicamentosas com indutores ou inibidores do CYP450 3A4
Morfina	1 mg a 3 mg IV; repetir a cada 5 a 10 minutos conforme necessário até alívio adequado da dor; e, então, 1 mcg a 3 mg IV a cada 1 a 4 horas conforme necessário	5 a 10 minutos. Pico: 20 minutos	2 a 4 horas	3 a 5 horas	Metabolizada por enzimas não-CYP em morfina-6-glucuronídeo (analgésico ativo) e morfina-3-glucuronídeo (neurotoxina potencial) Os metabólitos são excretados pelos rins	▪ Deve-se reduzir a dose e aumentar o intervalo entre doses em pacientes com comprometimento renal ou hepático leve a moderado em razão da diminuição do *clearance* dos metabólitos que podem contribuir para a neuroexcitação ▪ Recomenda-se evitar o uso em pacientes com disfunção renal grave (CrCl < 30 mL/minuto) ▪ Pode interagir com drogas que modifiquem o efluxo mediado por P-gp ▪ A liberação de histamina e venodilatação vagal, hipotensão e bradicardia podem ser intoleráveis para alguns pacientes

(Continua)

Tabela 3 – Opioides na dor pós-operatória por via parenteral (*Continuação*)

Medicamento	Dose inicial para adultos sem exposição prévia a opioides	Início da analgesia	Meia-vida de eliminação	Duração da analgesia	Metabolismo	Comentários
			Parenteral			
Hidromorfona	0,2 mg a 0,5 mg IV; repetir a cada 5 minutos conforme necessário até alívio adequado da dor, e então 0,2 mg a 0,5 mg IV a cada 3 a 4 horas conforme necessário	5 min. Pico: 10 a 20 minutos	2 a 3 horas	3 a 4 horas	Metabolizada por glucuronidação (por enzimas não-CYP) para hidromorfona-3-glucuronídeo inativo (potencialmente neuroexcitatório) Os metabólitos são excretados pelos rins	▪ Deve-se reduzir a dose em caso de disfunção hepática ▪ Deve-se reduzir a dose e aumentar o intervalo entre doses nos casos de disfunção renal

IV: intravenoso. P-gp: P-glycoprotein.

Fonte: Adaptada de Chou R, Gordon DB, de Leon-Casasola OA, *et al.*, 2016; Practice Guidelines for Acute Pain Management in the Perioperative Setting, 2012.[39,40]

Dor aguda em pacientes em abuso do uso de opioides

Pacientes com transtornos relacionados ao uso de opioides podem apresentar episódios de dor aguda consequentes a lesões, doenças ou cirurgias, e devem ter sua dor reconhecida e tratada adequadamente. Estudos mostram que esses pacientes enfrentam altas hospitalares prematuras, uso de drogas dentro do hospital e experiências de estigma e desconfiança em relação ao sistema de Saúde quando a dor não é adequadamente gerenciada.[16,17]

Nos Estados Unidos, os únicos agonistas opioides aprovados para o tratamento do transtorno por uso de opioides (OUD) são a metadona e a buprenorfina. Para quadros de dependência, esses medicamentos são geralmente administrados 1 vez/dia e os efeitos analgésicos duram apenas de 6 a 8 horas; assim, essa dosagem ambulatorial diária única para o OUD não é suficiente para controlar a dor aguda. Isso significa que, para o manejo adequado da dor aguda, doses adicionais e mais frequentes podem ser necessárias além da dosagem-padrão para OUD.[18]

As terapias não farmacológicas e farmacológicas não opioides devem ser otimizadas antes de se considerar o aumento da dosagem de opioides. Terapias não opioides frequentemente são suficientes para tratar dores agudas leves (entorses, dor lombar inespecífica, extrações dentárias e dores de cabeça), e mesmo que essas estratégias não sejam suficientes, elas devem ser mantidas ao se iniciar a terapia com opioides, visando diminuir a necessidade de uso desses medicamentos.[4,18]

As opções de analgésicos não opioides incluem paracetamol, AINEs, cetamina, gabapentinoides, lidocaína intravenosa (IV) e técnicas de anestesia regional. Além disso, pode-se lançar mão de outras abordagens terapêuticas não farmacológicas que englobam medidas físicas (p. ex., aplicação de frio, calor ou uso de talas), terapias integrativas e estratégias de gerenciamento psicossocial ou comportamental.[18,19]

Os gabapentinoides podem ser utilizados para o controle da dor pós-operatória, especialmente em pacientes submetidos a cirurgias muito dolorosas (como mastectomia, toracotomia, cirurgia da coluna e grandes cirurgias abertas). Contudo, é necessário cautela ao usá-los em pacientes idosos e naqueles que também estão tomando opioides uma vez que a administração concomitante de opioides com gabapentina ou pregabalina está associada a aumento na mortalidade relacionada a opioides. Embora esse risco seja menor em ambientes de internação monitorada, ele deve ser considerado ao se decidir sobre a medicação na alta hospitalar, devendo-se avaliar cuidadosamente os riscos e benefícios antes de se iniciar ou continuar o uso de gabapentina na alta de um paciente também em tratamento com opioides.[20]

Além disso, para pacientes que utilizam metadona, é fundamental avaliar as possíveis interações medicamentosas ao se selecionar um analgésico não opioide adequado. Por exemplo, a carbamazepina induz a enzima CYP4503A, que desempenha um papel crucial no metabolismo da metadona, acelerando seu metabolismo e, consequentemente, podendo causar abstinência aguda de opioides.[18]

Dor subaguda e crônica

A utilização de opioides para o tratamento da dor crônica não relacionada ao câncer é controversa em razão da falta de evidências suficientes quanto à sua eficácia a longo prazo e aos riscos significativos associados, e os opioides não devem ser a primeira escolha ou uma terapia regular para dor subaguda ou crônica. Assim como na dor aguda, as terapias não farmacológicas e o uso de não opioides devem ser antes maximizados, conforme apropriado para a condição específica do paciente, e somente se iniciar terapia com opioides se os benefícios esperados para a dor e a função superarem os riscos. Além disso, é importante ressaltar que, para se considerar a prescrição de opioides, a dor deve estar afetando negativamente a função e/ou a qualidade de vida do paciente.[4]

Isso não significa que os pacientes precisem tentar sequencialmente terapias não farmacológicas e não opioides, nem que devam passar por inúmeros tratamentos específicos antes de se considerar a terapia com opioides. Em vez disso, em contextos clínicos específicos, quando os benefícios esperados superam os riscos, em casos como doença grave em pacientes com prognóstico não favorável a retorno à função prévia, somado a contraindicações a outras medicações, os opioides podem ser apropriados, independentemente do tratamento prévio.[4,14]

Antes de iniciar a terapia com opioides para dor subaguda ou crônica, os pacientes devem ser esclarecidos sobre o fato de dificilmente a dor melhorar totalmente, mas que se espera uma melhora na função. Desse modo, em conjunto, médico e paciente devem determinar como o benefício funcional será avaliado e estabelecer metas de tratamento. O ideal é que essas metas incluam a melhora da função (contemplando aspectos sociais, emocionais e físicos), alívio da dor e melhoria da qualidade de vida. Essas metas funcionais devem importantes para os pacientes, como passear com o cachorro, dar uma volta no quarteirão, retornar ao trabalho ou participar de eventos familiares e atividades recreativas e podem, então, ser usadas para avaliar os benefícios da terapia com opioides e ponderar esses benefícios em relação aos riscos da continuação da terapia com opioides para cada paciente.

Os médicos devem avaliar e monitorar a função, a gravidade da dor e a qualidade de vida utilizando ferramentas apropriadas, como a escala de avaliação de três itens PEG (que medem a média da dor, a interferência no prazer da vida e a interferência na atividade geral). Uma melhora clinicamente significativa é definida como uma redução de 30% nos escores de dor e função.[4]

Alguns pontos importantes devem ser discutidos com os pacientes, somados a todos os apresentados no tópico anterior (dor aguda):

- Seja claro e realista ao discutir os possíveis benefícios dos opioides, explicitando que não há evidências conclusivas de que esses medicamentos melhoram a dor ou a função a longo prazo e que a eliminação completa da dor é pouco provável.
- Destaque que o principal objetivo deve ser a melhora na função e que esta pode melhorar mesmo sem a eliminação total da dor.
- Alerte o paciente sobre a fundamental importância da reavaliação periódica para garantir que o uso de opioides esteja efetivamente ajudando a alcançar as metas estabelecidas e identificar qualquer dano potencial causado pelos opioides. Se os opioides não estiverem proporcionando os benefícios esperados ou estiverem causando efeitos adversos, a reavaliação oferece uma oportunidade para considerar a redução gradual da dosagem, até a redução ou interrupção total do uso de opioides.

Em resumo, os opioides só devem ser utilizados no manejo da dor crônica não oncológica quando:

- Outras terapias de menor risco não ofereceram alívio suficiente da dor ou não

puderam ser usadas por causa de contraindicações;
- A função e/ou a qualidade de vida do paciente está sendo afetada negativamente pela dor;
- Foi feita uma análise dos riscos e benefícios da terapia com opioides e os possíveis benefícios superam os possíveis riscos;
- Realizou-se uma discussão com o paciente a respeito de todos os riscos, benefícios e alternativas aos opioides.

Além disso, o uso de opioides só deve ser mantido quando existe um benefício bem-documentado após um período de teste.[4]

Avaliação de risco

Antes de se iniciar a terapia com opioides para pacientes com dor crônica, estes devem ser avaliados quanto à possibilidade de desenvolvimento de transtornos relacionados ao uso de opioides. Para isso, o *checklist* dos CDCs é útil inicialmente (Figura 1).

Além disso, deve-se avaliar o histórico pessoal e familiar do paciente de distúrbios de uso de álcool e drogas e de distúrbios psiquiátricos. Em caso de comorbidades psiquiátricas, estas devem ser tratadas ou o paciente deve ser encaminhado ao serviço especializado de saúde mental. Já nos casos de histórico de abuso de substâncias, deve-se realizar o tratamento em colaboração com o especialista em adicção.[4]

Em países em que ferramentas eletrônicas de monitoramento de prescrições estão disponíveis, como nos Estados Unidos, elas devem ser usadas para avaliar o histórico do paciente. Além disso, são úteis para avaliar se o paciente já está em uso de opioides prescritos previa-

Para prestadores de cuidados primários que tratam adultos (18+) com dor crônica ≥ 3 meses, excluindo câncer, cuidados paliativos e de fim de vida

Ao considerar terapia opioide de longo prazo

☐ Defina metas realistas para dor e função com base no diagnóstico (p. ex., andar ao redor do quarteirão)
☐ Verifique se as terapias não opioides foram testadas e otimizadas
☐ Discuta os benefícios e riscos (p. ex., dependência, overdose) com o paciente
☐ Avalie o risco de dano ou uso indevido
- Discuta os fatores de risco com o paciente
- Verifique os dados do PDMP
- Verifique a triagem de drogas na urina

☐ Defina critérios para interromper ou continuar com opioides
☐ Avalie a dor e a função basais (p. ex., escala PEG)
☐ Agende a reavaliação inicial dentro de 1 a 4 semanas
☐ Prescreva opioides de ação curta usando a menor dosagem na rotulagem do produto; combine a duração com a reavaliação programada

Se renovar sem visita ao paciente

☐ Verifique se a visita de retorno está agendada ≤ 3 meses após a última visita

Ao reavaliar na visita de retorno

Continue com os opioides somente após confirmar melhorias clinicamente significativas na dor e na função sem riscos ou danos significativos

☐ Avalie a dor e a função (p. ex., PEG); compare os resultados com a linha de base
☐ Avalie o risco de dano ou uso indevido:
- Observe o paciente quanto a sinais de sedação excessiva ou risco de overdose
  - Se sim: reduza a dose
- Verifique o PDMP
- Verifique se há transtorno de uso de opioides, se indicado (por exemplo, dificuldade em controlar o uso)
  - Se sim: encaminhe para tratamento

☐ Verifique se as terapias não opioides foram otimizadas
☐ Determine se deve continuar, ajustar, reduzir ou interromper os opioides
☐ Calcule a dosagem de opioides MME
- Se 250 MME/dia no total (≥ 50 mg de hidrocodona; ≥ 33 mg de oxicodona), aumente a frequência do acompanhamento; considere oferecer naloxona
- Evite 290 MME/dia no total (≥ 90 mg de hidrocodona; ≥ 60 mg de oxicodona) ou justifique cuidadosamente; considere encaminhamento a um especialista

☐ Agende reavaliações em intervalos regulares (≤ 3 meses)

Figura 1 – Lista de verificação dos Centros de Controle e Prevenção de Doenças para prescrição de opioides para dor crônica.
Fonte: US Centers for Disease Control and Prevention. Disponível em: https://www.cdc. gov/drugsuperdose/pdf/pdo_checklist-a.pdf.

mente, para os quais não é recomendada uma nova prescrição. No entanto, infelizmente, no Brasil e em outros países da América Latina, não há sistemas únicos de informação que permitam consultar medicações dispensadas aos pacientes, o que dificulta esse controle.[4,11]

A triagem de drogas na urina de base (ou saliva), quando disponível, também pode ser uma estratégia útil para avaliar se os pacientes já estão em uso de opioides, antes de se realizar uma nova prescrição. Porém, esses testes de triagem também têm disponibilidade limitada em muitos países da América Latina.[4,11]

Alguns instrumentos podem ser utilizados para avaliar o risco potencial do paciente, apesar de poucos estudos de alta qualidade terem avaliado a acurácia dessas ferramentas na predição de uso indevido de opioides, e são apresentados a seguir:

- Ferramenta de Risco de Opioides (ORT) – questionário autoadministrável com dez itens aos quais responder "sim" ou "não", divididos em cinco categorias. Resultados de 0 a 3 são associados a baixo risco; de 4 a 7, risco moderado; e acima de 8, alto risco (Tabela 4).
- Screener e avaliação de opioides para paciente com dor (SOAPP) – é um questionário autoadministrável, com 14 itens que capta os principais determinantes de comportamento aberrante em uso de medicamentos. Pontuações maiores ou iguais a 7 identificam cerca de 90% dos pacientes em alto risco (Tabela 5).

Assim, o risco de abuso de opioides, de superdose e de comportamentos aberrantes pode ser estratificado em:

- *Risco baixo:* pacientes sem histórico pessoal ou familiar de transtorno por uso de álcool ou substâncias, transtornos psiquiátricos e/ou que apresentem baixo risco com base em instrumentos de triagem. Podem ser tratados e monitorados por médicos da atenção primária.

Tabela 4 – Ferramenta de risco de opioides (ORT)

Data:				
Nome do paciente:				
		Marque cada caixa que se aplica	Pontuação do item (feminino)	Pontuação do item (masculino)
História familiar de abuso de substâncias	Álcool	[ ]	1	3
	Drogas ilegais	[ ]	2	3
	Medicamentos prescritos	[ ]	4	4
História pessoal de abuso de substâncias	Álcool	[ ]	3	3
	Drogas ilegais	[ ]	4	4
	Medicamentos prescritos	[ ]	5	5
Idade (marque a caixa se tiver entre 16 e 45 anos)		[ ]	1	1
História de abuso sexual pré-adolescente		[ ]	3	0
Doença psicológica	Transtorno de déficit de atenção Transtorno obsessivo compulsivo Bipolar Esquizofrenia	[ ]	2	2
	Depressão	[ ]	1	1
		TOTAL:	_____	_____
		Categoria de risco de pontuação total: Baixo risco: 0 a 3 Risco moderado: 4 a 7 Alto risco: ≥ 8		

Fonte: Webster LR, Webster RM, 2005.

Tabela 5 – Avaliação de rastreadores e opioides para pacientes com dor (SOAPP)

	Nunca	**Raramente**	**Às vezes**	**Frequentemente**	**Muito frequentemente**
	0	**1**	**2**	**3**	**4**
1. Com que frequência você tem alterações de humor?	[ ]	[ ]	[ ]	[ ]	[ ]
2. Com que frequência você fuma um cigarro até 1 hora depois de acordar?	[ ]	[ ]	[ ]	[ ]	[ ]
3. Com que frequência algum membro da sua família, incluindo pais e avós, teve problemas com álcool ou drogas?	[ ]	[ ]	[ ]	[ ]	[ ]
4. Com que frequência algum dos seus amigos mais próximos teve problemas com álcool ou drogas?	[ ]	[ ]	[ ]	[ ]	[ ]
5. Com que frequência outras pessoas sugeriram que você tem problemas com drogas ou álcool?	[ ]	[ ]	[ ]	[ ]	[ ]
6. Com que frequência você participou de reuniões de AA ou NA?	[ ]	[ ]	[ ]	[ ]	[ ]
7. Com que frequência você tomou medicamentos diferentes dos prescritos?	[ ]	[ ]	[ ]	[ ]	[ ]
8. Com que frequência você foi tratado por causa de um problema com álcool ou drogas?	[ ]	[ ]	[ ]	[ ]	[ ]
9. Com que frequência os seus medicamentos foram perdidos ou roubados?	[ ]	[ ]	[ ]	[ ]	[ ]
10. Com que frequência outras pessoas expressaram preocupação com o seu uso de medicamentos?	[ ]	[ ]	[ ]	[ ]	[ ]
11. Com que frequência você sentiu vontade de tomar medicamentos?	[ ]	[ ]	[ ]	[ ]	[ ]
12. Com que frequência você foi solicitado a fazer exames de urina para abuso de substâncias?	[ ]	[ ]	[ ]	[ ]	[ ]
13. Com que frequência você usou drogas ilegais (p. ex., maconha, cocaína etc.) nos últimos 5 anos?	[ ]	[ ]	[ ]	[ ]	[ ]
14. Com que frequência, ao longo da sua vida, você teve problemas jurídicos ou foi preso?	[ ]	[ ]	[ ]	[ ]	[ ]

Por favor, inclua qualquer informação adicional que desejar sobre as respostas dadas. Obrigado.

AA: alcoólatras anônimos; NA: narcóticos anônimos.

** Desde 2019, a Inflexxion, Inc. faz parte da Integrative Behavioral Health, Inc.

- *Risco moderado:* aqueles que apresentam alguns fatores de risco para uso inadequado de opioides, como histórico familiar de abuso ou histórico de transtornos psiquiátricos. Esses pacientes precisam de maior controle e monitoramento e alguns podem, inclusive, se beneficiar de consultas especializadas.
- *Risco alto:* inclui pacientes com histórico pessoal de transtorno por uso de substâncias, superdose ou transtornos psiquiátricos importantes. O uso de opioides nesses pacientes deve ser evitado, sempre que possível, e, se ainda indicado, devem ser monitorados cuidadosamente e tratados em colaboração com um especialista em dependência. Além disso, não se deve prescrever opioides para dor crônica não oncológica em pacientes com vício ativo e não tratado.

Portanto, antes de se iniciar um tratamento para dor crônica com opioides, é essencial ter a documentação completa do paciente, incluindo: avaliação da dor; quadro clínico geral; história psicossocial; condições psiquiátricas; eventual abuso de substância ilícita. Além disso, deve-se dispor de um termo de consentimento informado para o uso de opioide. No Brasil, esse termo deve ser consoante à portaria da Agência Nacional de Vigilância Sanitária (Anvisa) n 859, de 12 de novembro de 2002.[11]

Escolha do opioide e titulação

O tratamento com opioides deve sempre ser iniciado como um teste, podendo ser descontinuado se os objetivos não estiverem sendo alcançados ou se os riscos passarem a superar os benefícios. Como na dor aguda, em pacientes sem experiência prévia com opioides e com dor crônica não oncológica, recomenda-se iniciar o tratamento com agentes de liberação imediata/ação curta (IR/SA) na dose eficaz mais baixa.[4]

Na fase inicial de titulação da dose, alguns profissionais optam por não utilizar medicamentos combinados (p. ex., opioides com paracetamol ou AINEs) uma vez que a titulação da dose pode se tornar difícil em virtude dos riscos de toxicidade associados ao composto não opioide, principalmente se usados ao mesmo tempo que outros medicamentos de venda livre.

A eficácia dos diferentes opioides costuma variar de forma imprevisível entre os pacientes, e é comum que um agente cause grande alívio em alguns pacientes, mas não seja eficaz em outros. Também não é possível prever o regime de dose ideal para determinado paciente, logo deve-se aumentar a dose lentamente, com incrementos de 25% a 50% da dose diária total, após atingir o estado estacionário (ou seja, pelo menos 4 a 5 meias-vidas do medicamento). Em geral, costuma-se estabelecer uma dose máxima diária a ser usada e ajustá-la na próxima consulta mensal após verificada sua eficácia.[4,21]

A cada vez que a dose administrada aumenta, a evidência de benefício permanece fraca a insuficiente, porém a evidência de riscos aumenta com doses mais altas, deslocando a relação risco-benefício. Sabe-se que o risco de superdose aumenta com doses mais altas de opioides, logo os riscos e benefícios da terapia com opioides precisam ser reconsiderados com qualquer aumento de dose; e, se houver benefício mínimo em se manter a terapia com opioides naquela dose, deve-se considerar medicamentos alternativos. Há pouca evidência de melhora de função em doses ≥ 90 MME/dia, então muitos especialistas evitam aumentar a dose até esse ponto.[4]

Pacientes que não obtêm alívio com a terapia opioide após 1 mês provavelmente não terão alívio após 6 meses; desse modo, se os objetivos não estiverem sendo alcançados, a terapia deve ser modificada ou possivelmente descontinuada. A decisão de continuar a terapia com opioides deve ser pautada no fato de os pacientes terem alívio satisfatório da dor com efeitos adversos toleráveis ou manejáveis (com benefícios superando danos), melhora na função e ausência de comportamentos aberrantes relacionados ao uso de medicamentos (Tabela 6).[4]

Tabela 6 – Opioides de liberação imediata na dor crônica

Preparação de liberação imediata	Dose inicial para adultos sem experiência com opioides	Meia-vida
Hidromorfona	2 mg a 4 mg (comprimidos ou solução oral) via oral (VO) a cada 4 a 6 horas conforme necessário	2 a 3 horas
Morfina	5 mg a 15 mg VO a cada 4 horas conforme necessário	2 a 3 horas
Oxicodona	2,5 mg a 10 mg VO a cada 4 a 6 horas conforme necessário	2 a 3 horas
Oximorfona	2,5 mg a 5 mg VO a cada 4 a 6 horas conforme necessário	7 a 9 horas
Tapentadol	50 mg VO a cada 6 horas conforme necessário	4 horas
Tramadol	25 mg a 50 mg VO a cada 6 horas conforme necessário	6 a 9 horas (inclui metabólito ativo)

Fonte: American Geriatrics Society Panel on Pharmacological Management of Persistent Pain in Older Persons, 2009.

Riscos de uso indevido e superdose

Benefícios incertos na dor crônica são observados com o uso de tramadol e tapentadol, opioides de mecanismo misto com inibição adicional da recaptação de norepinefrina e serotonina, e apresentam os mesmos riscos relacionados aos demais opioides, devendo ser usados com cautela. Pode-se considerá-los para pacientes com fibromialgia que não responderam à terapia inicial com outros medicamentos, como tratamento de 2ª ou 3ª linhas. Uma revisão sistemática encontrou que apesar de o tramadol ter melhorado os resultados funcionais e a dor em pacientes com fibromialgia, ele não se mostrou mais eficaz do que os AINEs ou a nortriptilina para o alívio de outras dores crônicas.[22]

Os benefícios do tramadol na dor neuropática ainda não são claros. No entanto, o tapentadol, na forma de liberação prolongada, é o único opioide com uma indicação específica da agência reguladora Food and Drug Administration (FDA), dos Estados Unidos, para dor neuropática, mais especificamente para neuropatia diabética dolorosa.[23]

Apesar de incomum nos Estados Unidos, o tramadol é amplamente utilizado em outros países no manejo da dor oncológica de moderada a severa. Ainda há evidências limitadas que comparam sua eficácia à de outros opioides. É importante ressaltar que a combinação de tramadol ou tapentadol com outros inibidores da recaptação de serotonina (ISRSs) pode aumentar o risco de síndrome serotoninérgica, toxicidade e convulsões.[23]

DOR ONCOLÓGICA

A dor é uma das queixas mais complexas e prevalentes na população com câncer, e praticamente todos os pacientes experimentam alguns episódios de dor aguda durante o curso da doença, seja causada pelo próprio câncer, sea por cirurgias e procedimentos associados. Estima-se uma prevalência de dor de cerca de 40% em pacientes passando por tratamento curativo para o câncer, podendo chegar a 70% a 90% nos pacientes em tratamento paliativo.[24,25]

As modalidades de tratamento mais frequentes no câncer são a cirurgia, a radioterapia e a quimioterapia. A dor aguda após a cirurgia de câncer é comum e pode ser tanto neuropática como nociceptiva, ou uma combinação das duas. Quando submetidos à quimioterapia com agentes neurotóxicos, 90% dos pacientes oncológicos desenvolvem dor neuropática periférica induzida pelo tratamento. A radioterapia também pode cursar com dor neuropática periférica e fibrose, induzidas pela radiação.[24,25]

Apesar de a dor aguda desempenhar certo papel protetor após algumas modalidades de tratamento, ela também tem um papel preditor importante na probabilidade de desenvolvimento de dor crônica durante ou após o tratamento do câncer. A dor aguda, durante o câncer, é definida como aquela até 3 meses após o tratamento. Já a dor crônica é definida como aquela persistente por mais de 3 meses.[24,25]

Subtratamento

Um alívio adequado da dor pode ser alcançado em até 70% dos pacientes oncológicos quando a terapia adequada é implantada, porém ainda observa-se um subtratamento da dor. Foi alcançada uma redução significativa do subtratamento nas últimas décadas, de 25%, entre 2008 e 2013. No entanto, a literatura ainda mostra que cerca de 40% dos pacientes com câncer recebem tratamento analgésico que não está de acordo com as recomendações com base na gravidade da dor.[26]

O tratamento inadequado da dor em pacientes com câncer tem causas multifatoriais, resultando tanto de barreiras relacionadas a profissionais de Saúde e ao sistema como aos próprios pacientes. Os profissionais de Saúde encarregados pelo tratamento, muitas vezes, carecem de conhecimento ou têm receios sobre efeitos colaterais, enquanto os pacientes podem subnotificar a dor por estoicismo ou medo de dependência. Impedimentos relacionados ao sistema de saúde incluem falta de investimento financeiro nos centros de tratamento da dor e a falta de especialistas na área.[24-26]

Nos Estados Unidos, diante do cenário da crise de opioides, diversas regulamentações após 2010 reduziram o uso adequado de opioides para dor oncológica. Em outros países da América Latina, como o Brasil, observa-se baixo índice de prescrições e acesso limitado aos opioides, apesar de esses países não terem tido índices significativos de adicção e morte relacionados a opioides.[3,27] Diante disso, nota-se que regulamentações e leis excessivas promovem um ciclo vicioso de acesso insuficiente aos opioides, uma vez que a necessidade de acesso é subestimada, impactando a quantidade de opioides produzidos ou importados para uso médico em um país.

A dor não controlada causa sofrimento, interfere na realização de atividades diárias e pode, inclusive, comprometer o tratamento oncológico. A conscientização tanto dos profissionais de Saúde como dos pacientes bem como o enfrentamento dessas barreiras são cruciais para melhorar os resultados.[27]

Início do tratamento da dor

A 1ª linha de tratamento para dor crônica moderada a grave no câncer consiste em opioides em razão de sua segurança, disponibilidade de múltiplas vias de administração, facilidade de titulação e eficácia para os diferentes tipos de dor em pacientes oncológicos.[28]

Apesar disso, muitos pacientes com câncer relatam estigma e preocupações com o uso de opioides, expressando, frequentemente, medo da dependência, embora a prevalência de abuso do uso de opioides em pacientes oncológicos seja de cerca de apenas 8%. Essas barreiras colocam as pessoas com câncer em alto risco de sofrerem com dor descontrolada.[29]

Os opioides são recomendados para pacientes com dor moderada a grave relacionada ao tumor primário ou metastático ou às complicações agudas do tratamento.[28]

Antes de se iniciar o tratamento para dor com opioides, é válido avaliar o mecanismo da dor (pode-se lançar mão de exames de imagem, se necessário), a resposta prévia a analgésicos não opioides e a presença de sinais de alarme para uso indevido de opioides. Para avaliar esse risco, existem diversas ferramentas e questionários, e cerca de 15% dos pacientes com câncer terão pontuação positiva. No entanto, eles devem receber opioides do mesmo modo que aqueles com pontuação negativa, isso só significa que deverão ser acompanhados de forma mais próxima e avaliados regularmente.[28]

Escolha do opioide e dosagem

A escolha do opioide mais adequado para cada paciente deve se pautar em fatores como propriedades farmacocinéticas, biodisponibilidade, via de administração, meia-vida, neurotoxicidade e custo dos medicamentos.[28]

Os opioides podem ser classificados, de acordo com sua ação no receptor mu, em agonistas puros, agonistas-antagonistas (com dois subtipos: agonistas parciais e agonistas-antagonistas mistos) e antagonistas puros do receptor mu.

O tratamento da dor oncológica, geralmente, envolve o uso a longo prazo de agonistas puros do receptor mu. Uma exceção é a buprenorfina, que é um agonista-antagonista, utilizada em alguns cenários de dor oncológica. Além disso, em alguns contextos, tramadol e tapentadol, que apresentam alguns efeitos agonistas do receptor mu misturados com outros mecanismos, também são usados.

Agonistas mu puros comumente usados para dor oncológica incluem:

Morfina: droga-padrão para comparação para dor oncológica moderada a grave de acordo com a escada analgésica OMS, apesar de não haver evidência suficiente que indique sua superioridade em relação a outras drogas. Desse modo, a morfina não deve ser considerada a droga de primeira escolha, mas sim uma das opções possíveis. A morfina está disponível em várias formulações, como comprimidos de liberação imediata e comprimidos e cápsulas de liberação modificada (que proporcionam efeitos prolongados após uma dose), em forma de líquido oral, supositório e solução para uso IV e subcutâneo (SC). Deve ser administrada com cautela em pacientes com insuficiência renal e, se houver flutuações na função renal, pode não ser o melhor opioide para o caso uma vez que apresenta risco de acúmulo de metabólitos. Além da dor crônica, a morfina é útil para surtos de dor, em conjunto com uma formulação de ação prolongada.

Oxicodona: liga-se tanto aos receptores mu como aos receptores kappa e não apresentou diferenças sistemáticas quanto à eficácia ou tolerabilidade em comparação à morfina ou a outros agonistas mu.[30]

Hidromorfona: encontrada em diversas apresentações, como líquido oral, comprimidos de liberação imediata, comprimidos de liberação prolongada, supositório e solução para uso IV ou SC. Na forma de liberação prolongada, está disponível nas concentrações de 8 mg, 12 mg e 16 mg, com administração 1 vez/dia. Por ser altamente solúvel em água, uma solução concentrada comercialmente disponível (10 mg/mL) facilita a administração SC ou IV de doses consideradas altas. A hidromorfona pode ser preferida em pacientes renais crônicos em relação à morfina uma vez que seus metabólitos ativos aparecem em concentrações relativamente baixas. No entanto, em comparação com outros opioides, a qualidade das evidências dos benefícios e dos danos da hidromorfona para a dor relacionada ao câncer é muito baixa.[31]

Oximorfona: disponível em comprimidos de liberação imediata e em comprimidos genéricos de liberação modificada e apresenta eficácia analgésica da oximorfona comparável à de outros opioides. A formulação proprietária de liberação prolongada, Opana ER®, foi retirada voluntariamente do mercado dos Estados Unidos em julho de 2017, a pedido da FDA) em consequência dos riscos relacionados ao abuso contínuo de injeções do medicamento que poderiam superar os benefícios.[32]

Hidrocodona: até o presente momento, não está disponível no Brasil. Nos Estados Unidos, a formulação de ação curta está disponível apenas em combinação com paracetamol, o que pode limitar o uso por dificultar a titulação. Já as formulações de ação longa estão disponíveis nos Estados Unidos, sendo indicadas para o manejo de dor severa que requer tratamento analgésico diário, contínuo e de longo prazo, uma vez que outras opções de tratamento se mostraram inadequadas. Dados quanto à eficácia da hidrocodona em pacientes oncológicos provêm somente de estudos observacionais.[33]

Fentanil: pode ser utilizado via parenteral ou em formulações transdérmica ou transmucosa oral por ser altamente lipofílico. O fentanil transdérmico é mais indicado do que opioides de uso oral para pacientes com má absorção gastrointestinal ou disfagia. Além disso, é útil em pacientes com constipação difícil de manejar. Também é uma boa opção para pacientes com doença renal crônica por não ter metabólitos ativos.

Metadona: igualmente eficaz em relação à morfina para dor oncológica e apresenta benefícios como baixo custo, alta biodisponibilidade oral e longa duração de ação. Além disso, a metadona é o único opioide de ação prolongada disponível na forma líquida.[34] Quando dosada adequadamente, pode ser útil em pacientes com doença renal uma vez que somente 20% da dose é eliminada de forma inalterada pelos rins e não apresenta metabólitos ativos. Pode ser uma opção para tratar a dor em pacientes em alto risco de desenvolver uso aberrante de opioides já que é eficaz no tratamento do desejo por opioides em pessoas com dependência de opioides.

A metadona apresenta uma farmacologia única e é associada com um risco de superdose não intencional, logo deve ser prescrita com cautela por profissionais habilitados. Ela não é recomendada para:[35]

- Paciente que mora sozinho ou que apresenta função cognitiva prejudicada e sem cuidador responsável.

- Concomitância com apneia obstrutiva ou central do sono.
- Prognóstico menor que 5 a 7 dias (tempo necessário para atingir o estado estacionário).
- História de prolongamento do intervalo QTc ou alto risco de desenvolvimento (incluindo risco de hipocalemia, hipomagnesemia ou doença cardíaca estrutural).
- Instabilidade clínica.
- Previsão de múltiplas transições de cuidados.

A meia-vida dessa droga é variável, podendo ir de 12 horas a até 1 semana. Por sua meia-vida terminal altamente variável e prolongada, a metadona apresenta o maior risco entre os opioides de acumulação e superdose, tanto na titulação inicial como durante ajustes de dose no uso prolongado. O tempo necessário para que um regime de metadona se torne estável vai de dias a semanas uma vez que necessita-se de 5 a 6 meias-vidas para alcançar as concentrações plasmáticas de equilíbrio. Logo, para a maior parte dos pacientes, é melhor ajustar a dose respeitando-se esse intervalo, por exemplo, a cada 5 a 7 dias.[34,35]

Para pacientes que ainda não usam opioides, pode-se iniciar a metadona em uma dose baixa (2,5 mg 2 ou 3 vezes/dia), em conjunto com outro opioide de ação curta (prescrito para uso quando necessário, até a cada 4 horas) e aumentar a dose gradativamente (não mais que 5 mg/dia). Outra possibilidade é iniciar com uma dose baixa e permitir até três doses de resgate de 2,5 mg/dia. O paciente deve ser observado com cautela nos períodos de mudança de dose.[34,35]

A potência da metadona pode ser muito maior do que outros opioides em decorrência de sua ação concomitante nos receptores de N-metil-D-aspartato (NMDA); portanto, para pacientes que já estão em uso de outros opioides e que desenvolveram tolerância, recomendam-se as seguintes doses:[36]

- Para pacientes recebendo menos de 60 mg de morfina oral/dia ou equivalente (OME), a dose inicial de metadona deve ser no máximo 7,5 mg de metadona oral diária (p. ex., 2,5 mg 3 vezes/dia).
- Para pacientes recebendo de 60 a 199 mg de OME e com menos de 65 anos de idade, usar uma conversão de 10:1 (ou seja, 10 mg de OME para 1 mg de metadona oral).
- Para pacientes recebendo 200 mg ou mais de OME e/ou pacientes com mais de 65 anos de idade, usar uma conversão de 20:1 (ou seja, 20 mg de OME para 1 mg de metadona oral).
- Essas e outras diretrizes também recomendam converter para uma dose de metadona não superior a 30 mg a 40 mg/dia, independentemente da dose anterior de opioide.
- A dose de metadona não deve ser aumentada antes de 5 a 7 dias e não deve ser aumentada em mais de 5 mg/dia até atingir 30 mg a 40 mg/dia, podendo, então, ser aumentada em 10 mg/dia (após 5 a 7 dias).

A metadona pode prolongar o intervalo QTc, predispondo ao desenvolvimento da arritmia em *torsades de pointes*. Desse modo, deve-se considerar esse efeito ao iniciar a terapia ou aumentar a dose. Recomenda-se realizar um eletrocardiograma (ECG) basal antes de iniciar o tratamento com metadona, exceto em pacientes paliativos com prognóstico muito limitado. Se o paciente apresentar um ECG normal no último ano, pode ser suficiente para a prescrição. Não se recomenda usar a metadona em pacientes com intervalo QTc maior que 500 milissegundos. Algumas causas potencialmente reversíveis incluem hipocalemia ou hipocalcemia e devem ser corrigidas se encontradas. É válido considerar ECGs adicionais periódicos se a dose for aumentada.[37]

Quanto à interações medicamentosas, medicamentos que inibem o CYP3A4 podem aumentar os níveis de metadona e, em pacientes que recebem concomitantemente algum desses inibidores, as doses de metadona devem ser reduzidas.

Titulação e retirada

Embora haja poucas evidências sobre estratégias de redução gradual de opioides na população oncológica, a experiência clínica pode ser orientada pela redução gradual em pessoas com dor persistente não oncológica. As doses de opioides podem ser reduzidas mais rapidamente para aqueles que tomam doses mais baixas por períodos curtos sem precipitar a síndrome de abstinência. Para pacientes que tomam doses mais altas de opioides por períodos mais longos, a redução da dose deve ser feita lentamente (5% a 20%/mês) para evitar a síndrome de abstinência e, ao mesmo tempo, otimizar as intervenções não opioides e não farmacológicas para a dor.[28]

Rotação de opioides

O objetivo da rotação de opioides é mudar de forma segura de um opioide, ou de uma via de administração, para um agente alternativo.

A rotação de opioides deve ser considerada para pacientes cuja dor não é aliviada pela titulação da dose de determinado opioide que enfrentam efeitos colaterais difíceis de controlar, preocupações logísticas ou de custo, ou dificuldades com a via de administração ou absorção do opioide.[28]

Além disso, pode ser uma alternativa para o desenvolvimento de tolerância a algum analgésico. Nesses casos, recomenda-se a rotação de opioides em pacientes que responderam anteriormente à terapia com opioides, mas que notaram uma diminuição no controle da dor ao longo do tempo e necessitam de doses cada vez maiores de opioides, especialmente quando essas doses são iguais ou superiores a 50 MME.

Cada medicamento opioide tem uma potência diferente, definida como a dose necessária para produzir determinado efeito. Ao trocar de um opioide para outro, a dose inicial do novo medicamento deve ser determinada com base na diferença de suas potências relativas e deve estar próxima o suficiente da dose equianalgésica prevista para evitar o desenvolvimento de sintomas de abstinência (se a dose do novo medicamento for muito baixa) ou superdose não intencional (se for muito alta).

Diante disso, tabelas de dose equianalgésica foram desenvolvidas como um meio de comparar as potências entre os opioides. No entanto, atualmente, há um debate intenso em torno do uso dessas tabelas e sobre os fatores de conversão uma vez que há muitas ferramentas e aplicativos *online* com informações bastante divergentes. As tabelas de equivalência analgésica atuais assumem valores fixos e bidirecionais, exigindo fórmulas matemáticas mais complexas que podem ser propensas a erros. Além disso, nenhuma dessas ferramentas leva em conta o contexto clínico, que é crucial ao converter opioides e/ou vias de administração. A Sociedade Americana de Oncologia Clínica (ASCO, do inglês American Society of Clinical Oncology) recomenda que, até que haja mais evidências e consenso na área, os profissionais devem escolher um método para calcular uma dose segura e usá-lo consistentemente ao trocar de um opioide para outro ou de uma via de administração para outra.[28]

Se a troca for para qualquer opioide que não seja metadona ou fentanil, deve-se identificar uma "janela de redução automática da dose" de 25% a 50% abaixo da dose equianalgésica calculada a fim de considerar a falta de tolerância cruzada completa.[35,38]

Em relação à metadona, dada a complexidade do perfil farmacocinético dessa droga, a troca de qualquer um dos medicamentos agonistas puros de mu para a metadona é o aspecto mais desafiador da rotação de opioides, e ainda existe um debate sobre qual a melhor maneira de realizar essa troca.[35]

Se a troca for para metadona, recomenda-se:

- Para pacientes que recebem menos de 60 mg de OME, seguir a dosagem para iniciantes em opioides.
- Para pacientes que recebem entre 60 mg e 199 mg de OME e têm menos de 65 anos, utilizar uma conversão de 10:1 (ou seja, 10 mg de OME para 1 mg de metadona oral).
- Para pacientes que recebem 200 mg ou mais de OME e/ou têm 65 anos ou mais, utilizar uma conversão de 20:1 (ou seja, 20 mg de OME para 1 mg de metadona oral).

Além disso, as diretrizes não recomendam uma dose de metadona superior a 30 mg a 40 mg/dia, independentemente da dose do opioide anterior. A dose não deve ser aumentada antes de 5 a 7 dias e não deve ser aumentada em mais de 5 mg/dia até alcançar 30 mg a 40 mg/dia; após esse ponto, pode ser aumentada em 10 mg/dia (após 5 a 7 dias).[35]

EFEITOS ADVERSOS ASSOCIADOS AOS OPIOIDES E MANEJO NO USO CRÔNICO

A terapia com opioides está associada a vários efeitos colaterais, sendo os mais comuns os gastrointestinais e neurológicos, e há uma grande variabilidade individual na sensibilidade a esses efeitos. Pode-se atribuir esse fato a diferenças genéticas, idade, comorbidades ou interações com outros medicamentos.

A avaliação e o manejo dos efeitos colaterais são fundamentais durante o tratamento com opioides, porém, muitas vezes, pode ser difícil alcançar um equilíbrio adequado entre analgesia e efeitos colaterais.

Os principais efeitos adversos esperados e recomendações quanto ao manejo estão descritos no Quadro 1.

Quadro 1 – Efeitos adversos do uso de opioides

Efeito adverso	**Sobre**	**Prevenção e tratamento**
Constipação	Esperada durante todo a duração da terapia com opioides	▪ Descartar outras causas (principalmente causas emergenciais, como obstrução intestinal) ▪ Meta: evacuações a cada 1 ou 2 dias, sem esforço ou dor ▪ Profilaxia: sempre recomendada antes de iniciar os opioides (uma opção é utilizar Senna Alexandrina Mill® diariamente e titular até atingir a meta) ▪ Tratamento: produtos à base de magnésio e laxantes como o bisacodil, são de venda livre e de fácil acesso ▪ PAMORAs – antagonistas periféricos dos receptores opioides mu são eficazes em constipação cuja causa primária são opioides. Algumas opções incluem: metilnaltrexona (disponível no Brasil), naldemedine e noloxegol (não disponível no Brasil) ▪ Se o paciente apresenta náuseas como consequência da constipação, pode-se utilizar supositórios ou enemas (contraindicação: trombocitopenia ou neutropenia)
Delirium e neurotoxicidade	Pode incluir mioclonia, hiperalgesia e déficits de atenção. São reportados em todos os opioides e são mais comuns em doses mais elevadas, principalmente quando usados em conjunto psicofármacos e em pacientes com função renal prejudicada	▪ O *delirium* hipoativo, muitas vezes, passa despercebido enquanto o hiperativo é mais facilmente observado. Logo, deve-se avaliar com cautela ▪ Outras causas devem ser excluídas, principalmente a função renal, uma vez que a maioria dos opioides é eliminada pelos rins (exceto a metadona), portanto seu acúmulo ou de seus metabólitos pode evoluir para o delírio e a neurotoxicidade ▪ Quando o paciente passar por aumento da dose de opioide e apresentar sinais indicativos de *delirium* ou neurotoxicidade, deve-se intervir precocemente ▪ Também é importante retirar outros medicamentos concomitantes quando possível, principalmente os psicoativos. Mas, neurolépticos, como o haloperidol, podem ser benéficos ▪ Pode-se lançar mão de um curto período de hidratação para auxiliar na eliminação dos metabólitos ▪ Em caso de persistência, recomenda-se mudar para outro opioide
Endocrinopatia	Os opioides interferem no eixo hipotálamo-hipófise-gônadas, podendo causar: disfunção erétil, redução da libido, infertilidade, fadiga, depressão, ondas de calor, redução da densidade óssea e aumento do risco de fraturas	▪ Sempre considerar outras causas de endocrinopatias e tratá-las uma vez identificadas ▪ Quando causadas pelos opioides, considerar terapias alternativas para a dor ▪ Fazer reposição de testosterona se os benefícios superarem os riscos ▪ Educar pacientes sobre o assunto
Náusea e vômitos	Dão-se por efeitos centrais dos opioides e pela redução da motilidade gástrica	▪ Deve-se descartar outras causas, como constipação ou outros medicamentos ▪ Medicações de 1ª linha para o tratamento incluem antagonistas de dopamina, como metoclopramida, ou antagonistas dos receptores de serotonina, como ondansetrona

(*Continua*)

Quadro 1 – Efeitos adversos do uso de opioides (*Continuação*)		
Efeito adverso	**Sobre**	**Prevenção e tratamento**
Náusea e vômitos	Frequentes em até 50% dos pacientes ao iniciar terapia com opioides ou ao aumentar a dose Na maioria dos casos, desenvolve-se tolerância aos sintomas em alguns dias	▪ Muitas vezes, a escolha do antiemético para cada paciente pode ser empírica ou se basear na causa presumida (como utilizar um agente pró-cinético para pacientes com retardo do esvaziamento gástrico ou um antiemético anti-histamínico para aqueles com sensibilidade vestibular aumentada) ▪ Para pacientes que relatam náuseas em uso prévio de opioides e estão iniciando uma terapia, deve-se prescrever um antiemético de horário nos primeiros dias como prevenção
Prurido	É observado em 2% a 10% dos pacientes em uso crônico de opioides É mais frequente após administração neuroaxial Também é mais frequente em opiáceos (morfina, codeína) do que em agentes sintéticos Seu mecanismo é incerto	▪ Deve-se descartar outras causas (p. ex., uremia, colestase, algumas doenças malignas, HIV e medicamentos) ▪ Considerar mudança para opioide sintético (p. ex., fentanil) ▪ Se possível, administrar anti-histamínicos não sedativos antes dos opioides ▪ Para tratamento, pode-se utilizar também os anti-histamínicos sedativos, como hidroxizina ou difenidramina, se não houver sedação excessiva ▪ Embora haja conflito de dados, outra opção são os antagonistas do receptor 5-HT3, como ondansetrona ▪ Também pode se considerar os agonistas/antagonistas mistos, como a nalbufina isolada ou em combinação com opioides em uso (porém recomenda-se cuidado em pacientes tolerantes a opioides, uma vez que pode reduzir a analgesia ou levar à abstinência) ▪ Pode-se considerar infusão de naloxona em baixa dose (0,25 mg/kg/h)
Sedação e depressão respiratória	É comum ocorrer algum grau de sedação durante o início do uso dos opioides ou após um aumento da dose, mas geralmente desenvolve-se tolerância após alguns dias A depressão respiratória costuma ser precedida por sedação e é incomum no uso crônico de opioides (quando a terapia é feita de acordo com as recomendações e a dose é titulada com pequenos aumentos)	▪ Deve-se descartar outras causas (uso de novos medicamentos, como benzodiazepínicos e gabapentinoides; falha sistêmica de órgãos) e limitar a polifarmácia o máximo possível, avaliando possíveis interações medicamentosas ▪ Pode-se lançar mão de metilfenidato e outros psicoestimulantes para reduzir a sedação sem reduzir a analgesia ▪ Deve-se considerar prescrever naloxona para quem estiver em uso de mais de 50 MME de morfina como resgate se houver preocupação com o uso não intencional do opioide por crianças ou pessoas vulneráveis (p. ex., com deficiência cognitiva), ou para pacientes que estejam em uso de opioides concomitantemente a benzodiazepínicos, gabapentinoides ▪ ou outras drogas sedativas. Os pacientes e os profissionais de Saúde devem ser instruídos quanto ao uso desse antagonista em caso de superdose e depressão respiratória ▪ Antes de iniciar a terapia com opioides, os pacientes devem ser instruídos quanto ao grau esperado de sedação durante o início do uso a fim de não prejudicar a adesão ao tratamento
Retenção urinária	É mais comum no início do tratamento com opioides e após administração neuraxial. Apresenta maior prevalência em idosos e ocorre em 25% dos pacientes no pós-operatório Pode ser aguda ou crônica	▪ Deve-se excluir outras causas, principalmente a compressão da medula espinhal ▪ Deve-se reavaliar os medicamentos e modificar o regime de uso, quando possível, avaliando a troca para opioides sintéticos (como fentanil) ▪ Em casos agudos, deve-se realizar o cateterismo vesical ▪ Foi relatada resposta ao uso de drogas utilizadas para tratar retenção urinária por hiperplasia prostática em alguns casos. As opções incluem a tansulosina e a doxasozina ▪ Também pode se considerar o uso metilnaltrexona ou naloxona em infusão em baixa dose (0,25 mg/kg/hora)

HIV: vírus da imunodeficiência humana.

Fonte: Adaptado de Paice JA, Bohlke K, Barton D, *et al.*, 2023.

CONSIDERAÇÕES FINAIS

O uso de opioides no manejo de condições dolorosas agudas, crônicas e oncológicas é essencial, porém deve ser feito com cautela, conforme as recomendações. Os pacientes devem ser avaliados quanto ao perfil de risco antes de se iniciar a terapia, e ela somente deve ser empregada quando os benefícios superarem os riscos associados. Além disso, deve-se realizar o acompanhamento longitudinal desses pacientes, de forma integrada, por meio de uma equipe multidisciplinar, a fim de prevenir o uso indevido e o abuso dessas drogas.

Referências bibliográficas

1. Spencer M, Garnett M, Miniño A. Drug overdose deaths in the united states, 2002-2022. National Center for Health Statistics (U.S.); 2023. doi: 10.15620/cdc:135849.
2. Centers for Disease Control and Prevention (CDC). Vital signs: overdoses of prescription opioid pain relievers. United States, 1999-2008. MMWR MorbMortal Wkly Rep. 2011;60(43):1487-92.
3. Geneva: World Health Organization. Left behind in pain: extent and causes of global variations in access to morphine for medical use and actions to improve safe access. 2023. [2025 Fev. 10]. Disponível em: https://iris.who.int/bitstream/handle/10665/369294/9789240075269--eng.pdf?sequence=1.
4. Dowell D, Ragan KR, Jones CM, Baldwin GT, Chou R. CDC Clinical Practice Guideline for Prescribing Opioids for Pain-United States, 2022. MMWR Recommendations and Reports. 2022;71(3):1-95.
5. Volkow ND, Blanco C. The changing opioid crisis: development, challenges and opportunities. Molecular Psychiatry. 2020;26(1):218-33.
6. Head B, Chenault J, Earnshaw L, Pfeifer M, Sawning S, Schapmire T, et al. Improving medical graduate's training in palliative care: advancing education and practice. Advances in Medical Education and Practice. 2016;7:99-113.
7. Han B, Compton WM, Blanco C, Crane E, Lee J, Jones CM. Prescription opioid use, misuse, and use disorders in U.S. Adults: 2015 national survey on drug use and health. Annals of Internal Medicine. 2017;167(5):293.
8. Miller M, Barber CW, Leatherman S, Fonda J, Hermos JA, Cho K, et al. Prescription opioid duration of action and the risk of unintentional overdose among patients receiving opioid therapy. JAMA Internal Medicine. 2015;175(4):608.
9. Hawk K, Weiner S, Dziura J, Fiellin DA, DaEun D, Nelson L, et al. Prescribing opioids safely in the emergency department study: predictors of emergency department discharge with high morphine milligram equivalent prescription. Drug and Alcohol Dependence. 2017;171:e86.
10. Weiner SG, Chou SC, Chang CY, Garner C, El Ibrahimi S, Hallvik S, et al. Prescription and prescriber specialty characteristics of initial opioid prescriptions associated with chronic use. Pain Medicine. 2020;21(12):3669-78.
11. Kraychete DC, Siqueira JTT de, Garcia JBS. Recomendações para uso de opioides no Brasil: parte I. Revista Dor. 2013;14(4):295-300.
12. Jones P, Lamdin R, Dalziel SR. Oral non-steroidal anti-inflammatory drugs versus other oral analgesic agents for acute soft tissue injury. Cochrane Database of Systematic Reviews. 2020;2020(8).
13. Adult prescribing recommendations. Michigan OPEN. [2025 Fev. 10]. Disponível em: https://michigan-open.org/prescribing-recommendations/.
14. Nafziger AN, Barkin RL. Opioid therapy in acute and chronic pain. The Journal of Clinical Pharmacology. 2018;58(9):1111-22.
15. Overton HN, Hanna MN, Bruhn WE, Hutfless S, Bicket MC, Makary MA. Opioid-prescribing guidelines for common surgical procedures: an expert panel consensus. Journal of the American College of Surgeons. 2018;227(4):411-8.
16. Strike C, Robinson S, Guta A, Tan DH, O'Leary B, Cooper C, et al. Illicit drug use while admitted to hospital: patient and health care provider perspectives. Plos one. 2020;15(3):e0229713.
17. Simon R, Snow R, Wakeman S. Understanding why patients with substance use disorders leave the hospital against medical advice: a qualitative study. Substance Abuse. 2020;41(4):519-25.
18. Nicholas TA IV, Robinson R. Multimodal analgesia in the era of the opioid epidemic. Surgical Clinics of North America. 2022;102(1):105-15.
19. Kaye AD, Granier AL, Garcia AJ, Carlson SF, Fuller MC, Haroldson AR, et al. Non-opioid perioperative pain strategies for the clinician: a narrative review. pain and therapy. 2020;9(1):25-39.

20. Gomes T, Juurlink DN, Antoniou T, Mamdani MM, Paterson JM, van den Brink W. Gabapentin, opioids, and the risk of opioid-related death: a population-based nested case–control study. PLOS Medicine. 2017;14(10):e1002396.
21. American Geriatrics Society Panel on the Pharmacological Management of Persistent Pain in Older Persons. Pharmacological Management of Persistent Pain in Older Persons. Journal of the American Geriatrics Society. 2009;57(8):1331-46.
22. Furlan AD. Opioids for chronic noncancer pain: a meta-analysis of effectiveness and side effects. Canadian Medical Association Journal. 2006;174(11):1589-94.
23. Finnerup NB, Attal N, Haroutounian S, McNicol E, Baron R, Dworkin RH, et al. Pharmacotherapy for neuropathic pain in adults: a systematic review and meta-analysis. The Lancet Neurology. 2015;14(2):162-73.
24. van den Beuken-van Everdingen MHJ, de Rijke JM, Kessels AG, Schouten HC, van Kleef M, Patijn J. High prevalence of pain in patients with cancer in a large population-based study in The Netherlands. Pain. 2007;132(3):312-20.
25. Evenepoel M, Haenen V, De Baerdemaecker T, Meeus M, Devoogdt N, Dams L, et al. Pain prevalence during cancer treatment: a systematic review and meta-analysis. Journal of Pain and Symptom Management. 2022;63(3):e317-35.
26. Roberto A, Greco MT, Uggeri S, Cavuto S, Deandrea S, Corli O, et al. Living systematic review to assess the analgesic undertreatment in cancer patients. Pain Practice. 2022;22(4):487-96.
27. Knaul FM, Farmer PE, Krakauer EL, De Lima L, Bhadelia A, Jiang Kwete X, et al. Alleviating the access abyss in palliative care and pain relief-an imperative of universal health coverage: the Lancet Commission report. The Lancet. 2018;391(10128):1391-454.
28. Paice JA, Bohlke K, Barton D, Craig DS, El-Jawahri A, Hershman DL, et al. Use of Opioids for Adults With Pain From Cancer or Cancer Treatment: ASCO Guideline. Journal of Clinical Oncology. 2023;41(4):914-30.
29. Preux C, Bertin M, Tarot A, Authier N, Pinol N, Brugnon D, et al. Prevalence of opioid use disorder among patients with cancer-related pain: a systematic review. Journal of Clinical Medicine. 2022;11(6):1594.
30. Schmidt-Hansen M, Bennett MI, Arnold S, Bromham N, Hilgart JS. Oxycodone for cancer-related pain. Cochrane Database of Systematic Reviews. 2017;2019(3).
31. Li Y, Ma J, Lu G, Dou Z, Knaggs R, Xia J, et al. Hydromorphone for cancer pain. Cochrane Database of Systematic Reviews. 2021;2021(8).
32. Mayyas F, Fayers P, Kaasa S, Dale O. A systematic review of oxymorphone in the management of chronic pain. Journal of Pain and Symptom Management. 2010;39(2):296-308.
33. Baek SK, Shin HW, Choi YJ, Zang DY, Cho DY, Ryoo HM, et al. Noninterventional observational study using high-dose controlled-release oxycodone (CR Oxycodone) for cancer pain management in outpatient clinics. Pain Medicine. 2013;14(12):1866-72.
34. Bruera E, Palmer JL, Bosnjak S, Rico MA, Moyano J, Sweeney C, et al. Methadone versus morphine as a first-line strong opioid for cancer pain: a randomized, double-blind study. Journal of Clinical Oncology. 2004;22(1):185-92.
35. McPherson ML, Walker KA, Davis MP, Bruera E, Reddy A, Paice J, et al. Safe and appropriate use of methadone in hospice and palliative care: expert consensus white paper. Journal of Pain and Symptom Management. 2019;57(3):635-45.
36. Bryson J, Tamber A, Seccareccia D, Zimmermann C. Methadone for treatment of cancer pain. Current Oncology Reports. 2006;8(4):282-8.
37. Reddy S, Hui D, Osta BE, de la Cruz M, Walker P, Palmer JL, et al. The effect of oral methadone on the qtc interval in advanced cancer patients: a prospective pilot study. Journal of Palliative Medicine. 2010;13(1):33-8.
38. Powell VD, Rosenberg JM, Yaganti A, Garpestad C, Lagisetty P, Shannon C, et al. Evaluation of buprenorphine rotation in patients receiving long-term opioids for chronic pain. JAMA Network Open. 2021;4(9):e2124152.
39. Chou R, Gordon DB, de Leon-Casasola OA, Rosenberg JM, Bickler S, Brennan T, et al. Management of Postoperative Pain: A Clinical Practice Guideline From the American Pain Society, the American Society of Regional Anesthesia and Pain Medicine, and the American Society of Anesthesiologists' Committee on Regional Anesthesia, Executive Committee, and Administrative Council. J Pain. 2016 Feb;17(2):131–57.
40. Practice Guidelines for Acute Pain Management in the Perioperative Setting. Anesthesiology. 2012 Feb 1;116(2):248–73.

Anticonvulsivantes

23

Carlos Alexandre de Freitas Trindade
Eduardo Azevedo de Castro
Luciana Bertoco Betti

INTRODUÇÃO

A dor, uma experiência sensorial e emocional complexa, tem sido objeto de constante estudo e redefinição ao longo dos anos. A Associação Internacional para o Estudo da Dor (IASP, do inglês International Association for the Study of Pain) a define atualmente como "uma experiência sensorial e emocional desagradável associada ou semelhante àquela associada a dano tecidual real ou potencial".[1] Essa definição abrangente reconhece a natureza multidimensional da dor, englobando não apenas seus aspectos sensoriais, mas também os componentes emocionais, cognitivos e sociais que a influenciam.

Conceito atual de dor: uma visão biopsicossocial

A dor não é meramente um sinal de alerta de lesão tecidual, mas uma experiência subjetiva moldada por múltiplos fatores. O modelo biopsicossocial da dor enfatiza a interação entre fatores biológicos, psicológicos e sociais na gênese e manutenção da dor crônica. Fatores como genética, inflamação, sensibilização neural, humor, ansiedade, crenças, cultura e suporte social desempenham um papel crucial na percepção e no impacto da dor na vida do indivíduo. Assim, dor e nocicepção são fenômenos diferentes. A dor não pode ser inferida apenas pela atividade em neurônios sensoriais. Por intermédio de suas experiências de vida, os indivíduos aprendem e desenvolvem o conceito de dor.

Fisiopatologia da dor: uma visão geral

A fisiopatologia da dor é complexa e envolve diveros mecanismos inter-relacionados. A nocicepção, ou seja, a detecção de estímulos nocivos, é apenas o primeiro passo na cascata de eventos que culminam na experiência da dor. Os nociceptores, terminações nervosas especializadas, são ativados por estímulos térmicos, mecânicos ou químicos, transmitindo sinais elétricos através de fibras nervosas aferentes primárias (A delta e C) para a medula espinhal e, posteriormente, para o cérebro.

Na medula espinhal, ocorre a modulação da transmissão nociceptiva, com a participação de neurotransmissores excitatórios (glutamato, substância P) e inibitórios (ácido gama-aminobutírico [GABA], glicina). O processamento da informação nociceptiva no cérebro envolve diversas áreas, como o tálamo, o córtex somatossensorial, a ínsula e o córtex cingulado anterior, resultando na percepção consciente da dor.

A dor crônica, por sua vez, é caracterizada por alterações plásticas no sistema nervoso, incluindo a sensibilização periférica e central. A sensibilização periférica ocorre nos nociceptores, tornando-os mais responsivos a estímulos nocivos e não nocivos. A sensibilização central envolve alterações na medula espinhal e no cérebro, amplificando a transmissão e a percepção da dor, mesmo na ausência de lesão tecidual.

Fisiopatologia da dor neuropática: um desafio terapêutico

A dor neuropática, um subtipo de dor crônica, surge como consequência de lesão ou disfunção do sistema nervoso somatossensorial. Essa condição debilitante é caracterizada por dor espontânea (queimação, formigamento, choque), hiperalgesia (resposta aumentada a estímulos dolorosos) e alodínia (dor em resposta a estímulos normalmente não dolorosos). As causas da dor neuropática são diversas, incluindo diabetes *mellitus*, neuralgia pós-herpética, neuropatias compressivas, traumas e doenças neurodegenerativas.

A fisiopatologia da dor neuropática é complexa e multifatorial, envolvendo alterações tanto no sistema nervoso periférico (SNP) como no central (SNC). No SNP, ocorrem alterações na expressão de canais iônicos, aumento da excitabilidade das fibras nervosas lesionadas e liberação de mediadores inflamatórios. No SNC, a sensibilização central, a plasticidade sináptica e a perda da inibição descendente contribuem para a amplificação e perpetuação da dor neuropática.

Fisiopatologia da dor nociplástica e o papel dos anticonvulsivantes

A dor nociplástica representa um desafio diagnóstico e terapêutico para os profissionais da Saúde. Caracterizada pela ausência de evidências claras de dano tecidual ou lesão nervosa, essa condição é frequentemente associada a alterações na modulação da dor no SNC, resultando em sintomas como dor difusa, sensibilidade aumentada e hiperalgesia.

Embora os anticonvulsivantes sejam amplamente utilizados no tratamento da dor neuropática, seu papel na dor nociplástica ainda é controverso e carece de evidências robustas. No entanto, alguns estudos sugerem que esses fármacos podem ser benéficos em determinados casos, especialmente quando a dor nociplástica apresenta características de sensibilização central.

A dor nociplástica é caracterizada por alterações na modulação da dor no SNC, resultando em aumento da excitabilidade neuronal e sensibilização central. Essas alterações podem ser desencadeadas por diversos fatores, como trauma, infecção, inflamação crônica, estresse e distúrbios psicológicos.

Anticonvulsivantes na história da dor

No presente, os anticonvulsivantes constituem uma classe de medicamentos muito importante no tratamento de alguns tipos de dores crônicas. O aprimoramento desses fármacos atravessou um longo tempo de desenvolvimento até os fármacos atuais. Originalmente criado em 1912, o primeiro anticonvulsivante, nomeado "fenobarbital", inaugurou a classe com o objetivo de tratar crises epilépticas. Indiscutivelmente, a atividade do fenobarbital contra as convulsões era muito promissora para a época, mas os efeitos adversos eram indesejados e impulsionaram novas gerações de medicamentos.[2] Depois disso, surgiram os anticonvulsivantes de 2ª geração, que exibiram vantagens em tolerabilidade, interação medicamentosa e segurança[3] e, mais recentemente, após os anos 2000, os de 3ª geração, que oferecem novos mecanismos de ação e farmacocinética favorável à diminuição de efeitos adversos e interações.[4] Ao longo do tempo, o conhecimento da fisiopatologia da dor e do mecanismo de ação dos anticonvulsivantes suscitou a pesquisa dos efeitos desses fármacos no alívio da dor, principalmente do tipo neuropática.[5]

Anticonvulsivantes nos diferentes tipos de dor

Em 2020, a IASP propôs uma nova definição de dor, uma experiência sensorial e emocional desagradável que pode ser associada ou semelhante àquela associada a dano tecidual real ou potencial. O conceito proposto pela IASP também sinaliza que a dor é uma experiência pessoal, influenciada por fatores biológicos, psicológicos e sociais. Adiciona, entre outros pontos, que a dor e a nocicepção são diferentes e que, por meio da experiência, os indivíduos aprendem sobre a dor.[1] Paralelamente às definições, a compreensão dos mecanismos fisiopatológicos dos tipos de dor permitiu à ciência classificá-las, principalmente em dor nociceptiva, neuropática, nociplástica e mista (nociceptiva e neuropática concomitantemente). Diante disso, estudaremos brevemente esses tipos de dor e como se relacionam com o uso de anticonvulsivantes.

A dor nociceptiva envolve a estimulação de nociceptores sob atividade de estímulos nocivos. As fibras do tipo A delta e C são essencialmente nociceptores aferentes primários que viabilizam o sinal nocivo até o SNP e a medula espinal, onde esses estímulos são processados. Esses estímulos podem ser desencadeados em diversas regiões do corpo, como a pele, músculos e órgãos internos e podem ocorrer em fraturas ósseas, cortes, queimaduras, entre outras situações. Portanto, não há evidências que dor nociceptiva se beneficie diretamente dos efeitos dos anticonvulsivantes, pois os mecanismos fisiopatológicos envolvidos não dialogam com a ação desses fármacos no organismo, que envolve principalmente atividade sobre a excitabilidade neuronal e a modulação de sinais dolorosos no sistema nervoso. Por outro lado, os anticonvulsivantes têm influência na dor neuropática, em algumas dores nociplásticas e, consequentemente, na dor mista.[6,7]

A dor neuropática decorre essencialmente de danos nos nervos, os quais colaboram para alterações no sistema nervoso somatossensorial. Após um dano, ocorrem alterações deletérias aos neurônios afetados e nas vias modulatórias do SNC. Um dos mecanismos da dor envolve os axônios danificados que têm a neuroquímica alterada e evoluem com hiperexcitabilidade. Nesse cenário, os canais de sódio e cálcio são essenciais para a compreensão da alteração de impulso nervoso. A lesão nervosa é capaz de afetar diretamente a cinética dos canais iônicos, o que prolonga a entrada de sódio e cálcio e ocasiona hiperexcitabilidade.[8] O uso dos anticonvulsivantes de 2ª e 3ª gerações está principalmente associado à tentativa de modular a excitabilidade neuronal e a transmissão de sinais de dor, influenciando, sobretudo, na modulação de canais iônicos, redução da excitação glutamatérgica e inibição da liberação de neurotransmissores.[9] Contudo, é importante ressaltar que a eficácia do tratamento da dor neuropática é apoiada em abordagens multidisciplinares. A dor neuropática pode decorrer de diversas causas que afetam o SNC e o SNP, como radiculopatias, neuralgia pós-herpética e neuropatia diabética. É uma condição grave, frequentemente resistente a analgésicos e agravada por alodinia.[10]

Já a dor do tipo nociplástica representa um desafio diagnóstico e terapêutico para os profissionais da Saúde. Caracterizada pela ausência de evidências claras de dano tecidual ou lesão nervosa, essa condição é frequentemente associada às alterações na modulação da dor no Snc, resultando em sintomas como dor difusa, sensibilidade aumentada e hiperalgesia.

Embora os anticonvulsivantes sejam amplamente utilizados no tratamento da dor neuropática, seu papel na dor nociplástica ainda é controverso e carece de evidências robustas. No entanto, alguns estudos sugerem que esses fármacos podem ser benéficos em determinados casos, especialmente quando a dor nociplástica apresenta características de sensibilização central.

As dores crônicas, independentemente de se beneficiarem pelo uso de anticonvulsivantes, são mais bem-tratadas com uma abordagem multimodal. Deve-se associar o uso de práticas não farmacológicas, como fisioterapia, exercícios e estimulação nervosa, aos tratamentos farmacológicos.

MECANISMOS DE AÇÃO DOS ANTICONVULSIVANTES

As diferentes gerações de anticonvulsivantes exibem mecanismos de ação heterogêneos. As gerações mais novas apresentam muitos mecanismos já consolidados, mas também apresentam mecanismos novos, que visam influenciar os efeitos adversos e as interações medicamentosas. Muitos fármacos utilizam-se de mais de um mecanismo de ação. Os principais mecanismos permeiam a inibição de canais de sódio e cálcio e a potencialização de receptores GABAérgicos.

Contudo, há outros mecanismos menos frequentes que também têm relevância farmacológica, como a inibição da enzima

GABA-transaminase, inibição da liberação de glutamato, bloqueio do receptor N-metil-D-aspartato (NMDA), bloqueio de receptor α-amino-3-hidroxi-5-metil-4-isoxazol-propionato (AMPA), influência sob a glicoproteína 2A de vesícula sináptica (SV2A) e ativação de canais de potássio.[11,12] Além disso, a compreensão da atividade dos anticonvulsivantes também inclui o entendimento dos principais neurotransmissores envolvidos, o GABA, o glutamato e a glicina.

Inibição da função dos canais de sódio

A inibição da função dos canais de sódio envolve a excitabilidade da membrana neuronal sob ação dos canais de sódio dependentes de voltagem. O bloqueio ocorre em resposta a excitações celulares que geram potenciais anormais de alta frequência de forma repetitiva; e, quanto maior a frequência de disparos, maior é o bloqueio. A capacidade de mensurar o disparo é essencial para que não haja interferência em disparos de baixa frequência de neurônios não afetados. Nesse cenário, os fármacos conseguem se ligar aos canais e impedir que retornem ao estado de repouso e, com isso, reduz-se a quantidade de canais em atividade para gerar potenciais de ação. Os principais fármacos em que se estuda a possível atividade desse mecanismo são a carbamazepina, a fenitoína, a lamotrigina e a lacosamida.[11,12]

Inibição da função dos canais de cálcio

A inibição da função dos canais de cálcio se relaciona com a capacidade de bloquear canais de cálcio ativados por baixa voltagem, essenciais para a despolarização rítmica dos neurônios. Alguns fármacos conseguem se ligar intensamente a subunidades de canais de cálcio regulados por voltagem e diminuir a entrada desse íon, reduzindo a liberação de neurotransmissores na fenda sináptica e, consequentemente, diminuindo a sensação de dor. Os principais fármacos em que se estuda a possível atividade desse mecanismo são a etossuximida, a gabapentina, a pregabalina e a lamotrigina. A inibição dos canais de cálcio e sódio se relacionam com o tratamento da dor que envolve a hiperexcitabilidade, como a dor neuropática.[11,12]

Potencialização da ação dos receptores $GABA_A$

Alguns fármacos são capazes de se ligarem a um sítio regulador alostérico do receptor $GABA_A$ e aumentar a capacidade de abertura dos canais de cloro. Os receptores $GABA_A$ são canais iônicos que, quando ativados por GABA, permitem a passagem de cloro pela membrana e promovem efeito inibitório do sistema nervoso. O excesso de íons cloro, resultante do influxo, resulta em que o neurônio fique menos excitável e com menor probabilidade de disparar potencial de ação. Os principais fármacos em que se estuda a possível atividade desse mecanismo são o fenobarbital e o felbamato.[11,12]

Outros mecanismos

Há, ainda, a atividade de outros mecanismos na atividade de anticonvulsivantes que têm sido estudados ao longo dos últimos anos.

A inibição da enzima GABA-transaminase, que é uma enzima capaz de degradar GABA, e assim, reduzir a excitabilidade da célula neuronal ao preservar maior quantidade desse neurotransmissor inibitório na fenda sináptica. O principal fármaco estudado nesse mecanismo é a vigabratina.[11-13]

O bloqueio do receptor NMDA, que impede cascatas de amplificação de dor. Em condições normais, o receptor atua em resposta ao glutamato e viabiliza a entrada de cálcio e sódio na célula e a saída de potássio, favorecendo a atividade excitatória da célula. Logo, o seu bloqueio impede a excitabilidade. O principal fármaco estudado nesse mecanismo é o felbamato.[11-13]

O bloqueio do receptor de AMPA diminui sinapses excitatórias. Em atividade normal, o receptor mediado por glutamato atua em conjunto com os receptores NMDA. Os receptores AMPA transmitem sinais e os NMDA promovem mudanças de longo prazo na transmissão sináptica. Dessa forma, o bloqueio desses receptores tem grande influência na capacidade excitatória da célula neuronal e, consequentemente, na transmissão dos impulsos dolorosos. Os fármacos estudados nesse mecanismo são o fenobarbital, o topiramato, a lamotrigina e o perampanel.[11-13]

Há também a influência sobre a proteína SV2A, que é uma proteína de membrana capaz de gerir a liberação vesicular de neurotransmissores. Dessa forma, o principal anticonvulsivante estudado, o levetiracetam, parece ser capaz de alterar a liberação de GABA e glutamato, influenciando os sinais de dor.[11,12,14]

Por fim, entre os mecanismos estudados, há a ativação de canais de potássio de baixa voltagem. Nesse mecanismo, a retigabina é o principal fármaco estudado. Nesse contexto, o fármaco se liga a subunidades de canais de potássio e favorece-os a permanecerem abertos, gerando fluxo de potássio para fora da célula, o que promove hiperpolarização e, consequentemente, menor excitação neuronal. Estudos sugerem que esse mecanismo tem grande potencial terapêutico na dor.[11,12,15]

Neurotransmissores

A cinética dos principais neurotransmissores é intrínseca ao entendimento dos anticonvulsivantes. O GABA, neurotransmissor inibitório afetado principalmente por fenobarbital e gabapentina, age em domínio do receptor $GABA_A$ na célula pós-sináptica e favorece inibição excitatória em todo o sistema nervoso, o que representa diminuição da transmissão de dor. O glutamato, neurotransmissor excitatório, tem liberação sináptica diminuída principalmente pela lamotrigina e pelo topiramato, o que influencia nos disparos neuronais e pode diminuir a sensação dolorosa. A glicina, neurotransmissor inibitório restrito a medula espinal e tronco encefálico, pode sofrer modulação de anticonvulsivantes e potencializar o alívio da dor.[11,12]

TRATAMENTO DA DOR

Gabapentina e pregabalina

No tratamento da dor, as evidências científicas demonstram majoritariamente resultados dos anticonvulsivantes na dor neuropática. Entre os fármacos mais estudados, estão a gabapentina e a pregabalina, dois anticonvulsivantes de 2ª geração que compõem a 1ª linha de tratamento de dor neuropática.[16]

Gabapentina

A gabapentina, aprovada em 1993 pela Food and Drug Administration (FDA), foi desenvolvida para o tratamento de convulsões focais e, depois, estudada no tratamento da dor crônica. É um análogo do neurotransmissor GABA, mas não atua diretamente no receptor GABA.[11] A absorção é feita apenas no intestino delgado proximal, por meio de um sistema que sofre saturação, o que torna necessárias pelo menos três administrações por dia. Outras duas formulações surgiram entre 2010 e 2012 visando melhorar a absorção do fármaco. A primeira, que tem liberação prolongada e fica mais tempo no local de absorção do intestino (gastrorretentiva); e a segunda em forma de pró-fármaco (gabapentina enacarbil), que é capaz de utilizar um sistema de transporte encontrado em todo o intestino e, assim, diminuir a frequência de doses.[17] Além disso, não se liga a proteínas plasmáticas.[11,18] A biodisponibilidade oral é em torno de até 65%, a meia-vida é de 5 a 9 horas. Não há metabolização ou indução de enzimas hepáticas, a gabapentina é excretada inalterada.[11] A eliminação primária é feita via excreção renal; logo, esse fármaco deve ser usado com cuidado em pacientes com função renal comprometida.[3]

O mecanismo de ação se baseia na modulação de subunidades alfa-2-delta-1 de canais de cálcio dos tipos N e P/Q regulados por voltagem na membrana neuronal pré-sináptica em todo o SNC e SNP.[11,18,19] Isso afeta a liberação de glutamato e de outros neurotransmissores excitatórios e, consequentemente, a excitabilidade das células. Há evidências que sugerem que a gabapentina também seja capaz de bloquear novas sinapses.[18]

Para dor neuropática em adultos, a gabapentina oral em doses de 1.800 mg a 3.600 mg ou gabapentina enacarbil em doses de 1.200 mg a 3.600 mg diariamente podem proporcionar bom alívio, principalmente para neuralgia pós-herpética e neuropatia diabética moderada a grave. O tratamento pode ser iniciado com 300 mg/dia e sofrer titulações de até 300 mg até que o alívio seja obtido ou os efeitos adversos sejam intoleráveis, considerando a dose máxima de 3.600 mg (Tabela 1).[18] Outros tipos de dor neuropática carecem de evidências robustas.

Os resultados positivos estão relacionados com a interferência no sono, depressão e fadiga. Os principais efeitos colaterais do uso de gabapentina são sonolência, tontura, edema periférico e distúrbios da marcha. Há evidências que sugerem que a gabapentina associada a analgésicos pode promover um resultado superior à monoterapia, ao passo que outras evidências não apontaram diferença.[8] Além disso, interações medicamentosas são insignificantes.[11] Outros estudos aliam a parcela de ineficácia do tratamento com gabapentina em doses abaixo das doses eficazes demonstradas.[16]

Pregabalina

A pregabalina, um análogo da gabapentina, o que as torna muito semelhantes em diversos aspectos, compartilha com esta o mesmo mecanismo de ação e os mesmos efeitos adversos. Aprovada em 2004, a pregabalina também não se liga a proteínas plasmáticas e não é metabolizada. Contudo, apesar de estruturalmente análogas, a pregabalina apresenta-se mais vantajosa do que a gabapentina e foi licenciada para o tratamento da dor neuropática periférica e central em adultos.[11,19]

Existem duas formulações desse fármaco, pregabalina de liberação imediata e de liberação controlada. A formulação de liberação imediata está disponível no Brasil e é comumente administrada em 2 ou 3 vezes/dia. A formulação de liberação controlada foi desenvolvida com o objetivo de facilitar a adesão ao tratamento e a conveniência deste, pois pode ser administrada apenas 1 vez/dia, desde que seja consumida com uma refeição hipercalórica para garantir sua absorção. Contudo, ainda não está disponível no Brasil. Para equiparar a biodisponibilidade da formulação de liberação controlada à da formulação de liberação imediata, a dose foi ajustada com um incremento de 10% em relação à correspondente. Alguns estudos demonstraram que doses de pregabalina de liberação controlada administradas após a refeição noturna são bioequivalentes à dose diária total da formulação de liberação imediata.[20]

Para o tratamento da dor neuropática crônica em adultos, doses orais de 300 mg ou 600 mg diários de pregabalina de liberação imediata podem apresentar efeito importante na dor em pacientes com dor neuropática moderada a grave. A dose máxima é de 600 mg diários e deve ser dividida em duas ou três ingestões orais. Inicia-se o tratamento com a dose de 150 mg; após 3 a 7 dias, é possível aumentar para 300 mg e, após mais 7 dias, é possível aumentar para 600 mg diários (Tabela 1).[19,21] Doses diárias de 600 mg não são essencialmente mais eficazes que as de 300 mg.[16] As doses devem ser aumentadas de acordo com a tolerabilidade e a resposta individual de cada indivíduo. É necessário cuidado com o uso de pregabalina em pacientes com função renal comprometida; nesse contexto, o *clearance* de creatinina norteia as doses máximas diárias (Tabela 2). Há pesquisas que evidenciaram resultados no tratamento da dor neuropática dos tipos neuralgia pós-herpética, neuralgia diabética dolorosa, dor neuropática central e dor neuropática mista. Há evidências limitadas de resultados em dor lombar neuropática e dor neuropática do câncer. Não foram observados efeitos no tratamento da neuropatia do vírus da imunodeficiência humana (HIV).[19]

Tabela 1 – Doses de gabapentina e pregabalina para dor neuropática

	Gabapentina	Pregabalina
Dose efetiva	1.200 mg a 3.600 mg diariamente	150 mg a 600 mg diariamente
Esquema de doses	Dose total dividida em 2 ou 3 doses/dia	Dose total dividida em 2 ou 3 doses/dia
Dose inicial	100 mg a 300 mg/dia	25 mg a 150 mg/dia
Dose máxima	3.600 mg/dia	600 mg/dia
Titulação	Iniciar com 300 mg/dia e aumentar 300 mg/dia a cada 3 a 7 dias até a dose efetiva ou dose máxima	Iniciar com 150 mg, aumentar para 300 mg em 3 a 7 dias e aumentar para 600 mg após mais 7 dias. ou Iniciar com 25 mg a 75 mg, aumentar 75 mg a cada 3 a 7 dias e aumentar 150 mg após mais 3 a 7 dias
Efeitos adversos	Sonolência, tontura, edema periférico e distúrbios da marcha	Sonolência, tontura, edema periférico e distúrbios da marcha

Fonte: Desenvolvida pela autoria.

Tabela 2 – Doses máximas de pregabalina e gabapentina de acordo com a função renal

Clearance de creatinina (mL/min)	Dose máxima/ dia gabapentina	Dose máxima/ dia pregabalina
> 60	3.600 mg	600 mg
30 a 60	1.400 mg	300 mg
15 a 30	700 mg	150 mg
< 15	300 mg	75 mg

Fonte: Desenvolvida pela autoria.

A combinação de terapias medicamentosas para o tratamento da dor neuropática com a pregabalina tem se mostrado benéfica em relação à monoterapia, sendo o uso de antidepressivos tricíclicos, opioides fracos ou tramadol os com melhor evidência de associação.[19]

Há pesquisas sobre o efeito da gabapentina e pregabalina em vários outros tipos de dor neuropática crônica, mas que não evidenciaram resultados modificadores de eficácia. Os tipos mais estudados foram a síndrome dolorosa regional complexa do tipo II, a neuropatia do HIV, a dor de membro fantasma, lesão da medula espinal e neuralgia trigeminal.[19]

Outros anticonvulsivantes

No tratamento de dor crônica neuropática e não neuropática, há, ainda, estudos sobre outros anticonvulsivantes.

Carbamazepina e oxcarbazepina

Carbamazepina e oxcarbazepina constituem o tratamento de 1ª linha para neuralgia do trigêmeo. Essa condição é altamente incapacitante e caracterizada por episódios recorrentes de dor facial muito graves, breves e que se assemelham a choques elétricos. Carbamazepina e oxcarbazepina são capazes de bloquear canais de sódio dependentes de voltagem e reduzir a despolarização do neurônio e, consequentemente, a excitabilidade. A eficácia na dor da neuralgia do trigêmeo pode atingir 90%, mas o tratamento não é, muitas vezes, continuado a longo prazo, pois os efeitos adversos são muito intensos.

Carbamazepina sofre interações medicamentosas, implicando risco a adultos e, principalmente, a idosos que fazem uso de muitos fármacos. Por se tratar de um indutor de enzimas microssômicas hepáticas, a carbamazepina acelera o metabolismo de muitos fármacos e, por isso, é muito importante ter atenção à interação com contraceptivos orais, varfarina, corticosteroides e outros anticonvulsivantes, pois o potencial desses fármacos pode ser diminuído. Por esse motivo, não é aconselhável combinar carbamazepina com outros anticonvulsivantes. Oxcarbazepina tem menos efeitos adversos e menos interações medicamentosas.[11]

Mulheres têm mais tolerabilidade ao usar esses anticonvulsivantes. A eficácia de um dos fármacos não significa a eficácia do outro, pois eles apresentam resposta individual. Logo, se um deles for ineficaz, o outro deve ser testado (200 mg de carbamazepina são equipotentes a 300 mg de oxcarbazepina). Sobre as contraindicações, incluem-se questões cardíacas e reações alérgicas.[22]

Acerca da dose para o tratamento da neuralgia do trigêmeo, a carbamazepina tem dose inicial de 200 mg ou 400 mg e a titulação pode ser feita com 200 mg a cada 3 dias. A faixa de dosagem é de 200 mg a 1.800 mg diariamente e deve ser dividida em 2 a 4 vezes/dia.[22] Os principais efeitos adversos são tonturas, sonolência, fadiga, ataxia, diplopia, náuseas, lentidão cognitiva, hiponatremia e leucopenia. As doses podem ser tituladas e reduzidas de acordo com a resposta clínica. O monitoramento das funções renal, hepática e do cálcio é recomendado, pois há risco de hiponatremia e sinais colestáticos nos testes de função hepática. Embora não sejam clinicamente graves, justificam o acompanhamento para garantir que não haja piora progressiva. Carbamazepina não tem resultados positivos ou modificadores na dor neuropática, principalmente quando testadas para neuropatia periférica diabética. Em muitos casos, os efeitos adversos limitam o uso.[10,22]

O tratamento de oxcarbazepina deve ser iniciado com dose de 300 mg ou 600 mg e a titulação é com a adição de 300 mg a cada 3 dias. A faixa de dosagem é de 300 mg a 2.700 mg/dia e deve ser dividida em 2 a 4 vezes/dia.[22] Oxcarbazepina não apresentou evidência de eficácia na dor neuropática.[16]

Fenitoína

A fenitoína é um anticonvulsivante muito antigo, introduzido em 1938. O mecanismo de ação se baseia na alteração de condutância de íons sódio, potássio e cálcio, da alteração de potenciais de membrana, das concentrações de aminoácidos e neurotransmissores.[11] No tratamento da neuralgia do trigêmeo, a fenitoína foi, gradativamente, substituída por carbamazepina e oxcarbazepina, impulsionadas, sobretudo, pela maior eficácia. No tratamento da dor neuropática, não houve resultados positivos, principalmente quando testadas para neuropatia periférica diabética.[10]

Lamotrigina e outros

Lamotrigina, topiramato e ácido valproico não apresentam evidência de eficácia na dor neuropática.[16]

EVIDÊNCIAS CIENTÍFICAS

O conhecimento da eficácia dos anticonvulsivantes permeia o acesso a publicações de estudos clínicos, em especial no formato de revisões sistemáticas. Nesse campo, as revisões sistemáticas reúnem e sintetizam os resultados, formando um conjunto de dados muito útil para avaliação de eficácia e segurança das terapias testadas em diversos países. As revisões também são essenciais para a avaliação crítica da qualidade das pesquisas e contribuem para a implementação de práticas clínicas. No entanto, as revisões ressaltam alguns pontos de atenção que podem alterar significativamente as estimativas de sucesso dos estudos. A heterogeneidade dos estudos é o maior desafio. A escala de dor, a quantidade da redução de dor considerada significativa, o tempo do ensaio, a quantidade de participantes, o modo de retirada do medicamento e a avaliação da magnitude dos efeitos adversos são os principais pontos de fragilidade. Há, ainda, o risco de viés do pesquisador, problemas de randomização, inadequação de análise estatística e o desenho do estudo, que podem influenciar muito o resultado final.[18]

CONSIDERAÇÕES NO USO DE ANTICONVULSIVANTES EM POPULAÇÕES ESPECIAIS: CRIANÇAS, IDOSOS, GESTANTES E LACTANTES

O uso de anticonvulsivantes em populações especiais, como crianças, idosos, gestantes e lactantes, requer atenção redobrada consequentemente às particularidades farmacocinéticas e farmacodinâmicas e aos riscos potenciais associados a cada grupo. A individualização do tratamento, o monitoramento cuidadoso e a comunicação clara com o paciente são cruciais para garantir a segurança e a eficácia da terapia.

Crianças

Farmacocinética e farmacodinâmica: as crianças apresentam diferenças significativas em relação aos adultos no metabolismo e excreção de fármacos, necessitando de ajustes posológicos individualizados. A imaturidade hepática e renal em neonatos e lactentes exige doses mais baixas e intervalos maiores entre as doses. Além disso, o desenvolvimento do SNC pode influenciar a resposta aos anticonvulsivantes, tornando as crianças mais suscetíveis a efeitos adversos como alterações comportamentais e cognitivas.[23]

Efeitos adversos: as crianças podem apresentar maior risco de efeitos adversos como sonolência, tontura, náuseas, vômitos, alterações comportamentais e erupções cutâneas. O monitoramento regular da função hepática, renal e hematológica é essencial, assim como a avaliação do desenvolvimento neuropsicomotor.[23]

Idosos

Farmacocinética e farmacodinâmica: os idosos, geralmente, apresentam alterações fisiológicas que afetam a farmacocinética dos anticonvulsivantes, como redução da função renal e hepática, diminuição da massa muscular e aumento da gordura corporal. Essas alterações podem resultar em aumento da concentração plasmática do fármaco e em maior risco de toxicidade.

Comorbidades e polifarmácia: a presença de comorbidades e o uso concomitante de múltiplos medicamentos (polifarmácia) são comuns em idosos e podem aumentar o risco de interações medicamentosas e efeitos adversos. É fundamental realizar uma avaliação cuidadosa do histórico médico do paciente e ajustar a dose do anticonvulsivante de acordo com as funções renal e hepática.[24]

Efeitos adversos: os idosos são mais suscetíveis a efeitos adversos como tontura, ataxia, confusão mental e quedas, que podem comprometer a qualidade de vida e aumentar o risco de fraturas. O monitoramento clínico e o ajuste da dose são essenciais para minimizar esses riscos.

Gestantes

Teratogenicidade: o uso de anticonvulsivantes durante a gravidez está associado a um risco aumentado de malformações congênitas, como defeitos do tubo neural, fenda palatina e cardiopatias. O risco varia de acordo com o fármaco, a dose e o período gestacional. É fundamental realizar o aconselhamento pré-concepcional e discutir os riscos e benefícios do tratamento com a paciente.[25]

Monitoramento: durante a gravidez, é importante monitorar cuidadosamente os níveis plasmáticos do anticonvulsivante e ajustar a dose conforme necessário. A suplementação com ácido fólico é recomendada para reduzir o risco de defeitos do tubo neural.

Lactantes

Excreção no leite materno: a maioria dos anticonvulsivantes é excretada no leite materno, podendo expor o lactente a concentrações potencialmente tóxicas do fármaco. É importante avaliar os riscos e benefícios da amamentação e considerar alternativas terapêuticas, como o uso de fármacos com menor excreção no leite materno ou a interrupção temporária da amamentação.[24]

Monitoramento do lactente: em caso de amamentação, é recomendado monitorar o lactente para detectar possíveis efeitos adversos, como sonolência, irritabilidade e alterações no desenvolvimento neuropsicomotor.

O uso de anticonvulsivantes em populações especiais requer atenção especial e individualização do tratamento. A escolha do fármaco, o ajuste da dose e o monitoramento cuidadoso são essenciais para garantir a segurança e a eficácia da terapia. A comunicação clara com o paciente e a abordagem multidisciplinar são fundamentais para otimizar o tratamento e minimizar os riscos.

RECOMENDAÇÕES PRÁTICAS PARA O USO DE ANTICONVULSIVANTES NO TRATAMENTO DA DOR

1. *Individualização do tratamento:* a decisão de utilizar anticonvulsivantes na dor nociplástica deve ser individualizada considerando as características do paciente, a gravidade da dor, a presença de comorbidades e o perfil de efeitos adversos de cada fármaco.
2. *Titulação gradual da dose:* a dose inicial deve ser baixa e gradualmente aumentada até a dose efetiva ou a dose máxima tolerada a fim de minimizar o risco de efeitos adversos.
3. *Monitoramento da função renal e hepática:* alguns anticonvulsivantes são metabolizados pelo fígado e excretados pelos rins, sendo necessário ajustar a dose em pacientes com insuficiência renal ou hepática.
4. *Abordagem multimodal:* o tratamento da dor nociplástica deve ser multimodal, combinando terapias farmacológicas com intervenções não farmacológicas, como fisioterapia, terapia cognitivo-comportamental e intervenções psicológicas.
5. *Acompanhamento regular:* é fundamental o acompanhamento médico regular para avaliar a resposta ao tratamento, ajustar a dose, monitorar os efeitos adversos e garantir a adesão ao tratamento.

CONCLUSÃO

Anticonvulsivantes se mostraram estratégias farmacológicas valiosas no tratamento da dor crônica. Os diversos estudos ao longo dos últimos 80 anos e os estudos ainda em desenvolvimento possibilitam observar a qualidade de sua eficácia nos diversos tipos de dor crônica, destacando-se a dor neuropática, principal alvo de bom desempenho dos anticonvulsivantes. Vale destacar que o tratamento da dor crônica com anticonvulsivantes deve ser individualizado, sob a avaliação cuidadosa da idade e das comorbidades de cada paciente. Somado a isso, o acompanhamento longitudinal do médico, aliado à regularidade no seguimento pelo paciente, é o alicerce sobre o qual se constrói o sucesso de um tratamento eficaz e duradouro.

Referências bibliográficas

1. Raja SN, Carr DB, Cohen M, Finnerup NB, Flor H, Gibson S, et al. The revised international association for the study of pain definition of pain: concepts, challenges, and compromises. Pain. 2020;161(9):1976-82. doi: 10.1097/j.pain.0000000000001939.
2. Kale R, Perucca E. Revisiting phenobarbital for epilepsy. BMJ. 2004;329(7476):1199-200. doi: 10.1136/bmj.329.7476.1199.
3. Perucca E, Brodie MJ, Kwan P, Tomson T. 30 years of second-generation antiseizure medications: impact and future perspectives. Lancet Neurol. 2020;19(6):544-56. doi:
4. 10.1016/S1474-4422(20)30035-1.
5. Vidaurre J, Herbst J. Nuevos fármacos antiepilépticos. Medicina (B Aires). 2019;79(3):48-53. [2025 Fev. 10]. Disponível em: https://pubmed.ncbi.nlm.nih.gov/31603844/.
6. Jensen TS. Anticonvulsants in neuropathic pain: rationale and clinical evidence. Eur J Pain. 2002;6:61-8. doi: 10.1053/eujp.2001.0324.
7. Yam MF, Loh YC, Tan CS, Khadijah Adam SK, Abdul Manan N, et al. General pathways of pain sensation and the major neurotransmitters involved in pain regulation. Int J Mol Sci. 2018;19(8):2164. doi: 10.3390/ijms19082164.
8. Isagulyan ED, Grinshpun J, Isagulyan A, Reznik I. Psychogenic (nociplastic) pain: current state of diagnosis, treatment options, and potentials of neurosurgical management. Neurosurgical Management of Psychiatric Disorders, Part B. 1. ed. Amsterdã: Elsevier; 2022:105-23. doi: 10.1016/bs.pbr.2022.03.008.
9. Finnerup NB, Attal N, Haroutounian S, McNicol E, Barão R, Dworkin RH, et al. Pharmacotherapy for neuropathic pain in adults: a systematic review and meta-analysis. Lancet Neurol. 2015;14(2):162-73. doi: 10.1016/S1474-4422(14)70251-0.
10. Backonja MM. Anticonvulsants (antineuropathics) for neuropathic pain syndromes. Clin J Pain. 2000;16(2):S67-S72. doi: 10.1097/00002508-200006001-00012.
11. Gilron I, Watson PN, Cahill CM, Moulin DE. Neuropathic pain: a practical guide for the clinician. CMAJ. 2006;175(3):265-75. doi: 10.1503/cmaj.060146.
12. Ritter JM, Flower R, Henderson G, Loke YK, MacEwan D, Rang HP. Rang & Dale Farmacologia. 9. ed. Rio de Janeiro: Elsevier; 2020(45):1275-302.
13. Katzung BG, Trevor AJ. Farmacologia básica e clínica. 13. ed. Porto Alegre: AMGH; 2017(25): 395-419.
14. Kessels HW, Malinow R. Synaptic AMPA receptor plasticity and behavior. Neuron. 2009;12;61(3):340-50. doi: 10.1016/j.neuron.2009.01.015.
15. Sarmiento LA. Determinación de levetiracetam en suero mediante HPLC-UV. Rev Med. 2014;22(1):12-9. doi: 10.18359/rmed.493.
16. Schmidt AP, Schmidt SRG. O comportamento dos canais iônicos controlados por diferença de potencial elétrico e dos receptores do tipo Toll na fisiopatologia da dor neuropática. Rev Dor. 2016;17:43-5. doi: 10.5935/1806-0013.20160046.
17. O'Connor AB, Dworkin RH. Treatment of neuropathic pain: an overview of recent guidelines. Am J Med. 2009;122(10):S22-32. doi: 10.1016/j.amjmed.2009.04.007.
18. Thomas BM, Farquhar-Smith P. Gabapentin enacarbil extended release for the treatment of postherpetic neuralgia in adults. Ther Clin Risk Manag. 2013;9:469-75. doi: 10.2147/TCRM.S50212.
19. Wiffen PJ, Derry S, Bell RF, Arroz AS, Tölle TR, Phillips T, et al. Gabapentin for chronic neuropathic pain in adults. Cochrane Database Syst Rev. 2017;(6). doi: 10.1002/14651858.CD007938.pub4.
20. Derry S, Bell RF, Straube S, Wiffen PJ, Aldington D, Moore RA. Pregabalin for neuropathic pain in adults. Cochrane Database Syst Rev. 2019;(1). doi: 10.1002/14651858.CD007076.pub3.
21. Huffman CL, Goldenberg JN, Weintraub J, Sanin L, Driscoll J, Yang R, et al. Efficacy and safety of once-daily controlled-release pregabalin for the treatment of patients with postherpetic neuralgia: a double-blind, enriched enrollment randomized withdrawal, placebo-controlled trial. Clin J Pain. 2017;33(7):569-78. doi: 10.1097/AJP.0000000000000445.
22. Argoff CE. Review of current guidelines on the care of postherpetic neuralgia. Postgrad Med. 2011;123(5):134-42. doi: 10.3810/pgm.2011.09.2469.
23. Lambru G, Zakrzewska J, Matharu M. Trigeminal neuralgia: a practical guide. Pract Neurol.

2021;21(5):392-402. doi:10.1136/practneurol-2020-002782.

24. Rajyadhyaksha S, Kalra V, Potharaju NR, Singhi P, Xá KN, Yardi N, et al. Guidelines for diagnosis and management of childhood epilepsy. Indian Pediatr. 2009;46(8):681-98. [2025 Fev. 10]. Disponível em: https://pubmed.ncbi.nlm.nih.gov/19717860 .
25. Krumholz A, Shinnar S, French J, Gronseth GS, Wiebe S. Evidence-based guideline: management of an unprovoked first seizure in adults report of the guideline development subcommittee of the american academy of neurology and the american epilepsy society. Neurology. 2015;84(16):1705-13. doi: 10.1212/WNL.0000000000001487.
26. Tomson T, Battino D, Bonizzoni E, Craig J, Lindhout D, Perucca E, et al. Comparative risk of major congenital malformations with eight different antiepileptic drugs: a prospective cohort study of the EURAP registry. Lancet Neurol. 2018;17(6):530-8. doi: 10.1016/S1474-4422(18)30107-8.

Antidepressivos

24

Mariana Oliveira Ferreira

Lara Koury

OS ANTIDEPRESSIVOS

Os antidepressivos são medicamentos utilizados primariamente para o tratamento de transtornos psiquiátricos, como depressão e ansiedade. No entanto, seu uso não é limitado a isso. Mesmo não havendo um efeito antinociceptivo direto, são considerados primeira linha de tratamento para os casos de dor neuropática, além de quadros orgânicos (como a síndrome do intestino irritável [SII] e dispepsia funcional), na cessação do tabagismo e, como será visto adiante, em outros tipos de dor crônica.[1,2]

O mecanismo de ação desses medicamentos recai principalmente na chamada Teoria Monoaminérgica ou dos Neurotransmissores, a qual relaciona os sintomas depressivos com a diminuição de três neurotransmissores, sendo eles: noradrenalina, serotonina e dopamina. Dessa forma, esses medicamentos atuarão de modo a aumentar as concentrações dessas substâncias nas fendas sinápticas, por meio de um ou de vários mecanismos. Os medicamentos que possuem mecanismos de ação semelhantes serão agrupados em classes semelhantes. O mais comum relaciona-se à inibição da atividade dos transportadores de serotonina (SERT) e de norepinefrina (NET) de maneira reversível.[25]

As principais classes de antidepressivos são: tricíclicos, inibidores da recaptação de serotonina, inibidores da recaptação de serotonina e noradrenalina (IRSNs) – duais –, inibidores da monoamino-oxidase (MAO), e outros considerados atípicos. Neste capítulo, será dado enfoque àqueles com propriedades analgésicas além das antidepressivas, sendo eles os tricíclicos e os duais.

A MODULAÇÃO DA DOR

Antes da compreensão da modulação da dor como um processo essencialmente neuronal, é importante elucidar a percepção da dor por um paciente como um processo multifatorial, envolvendo fatores como afeto, cognição, comportamento e relações sociais. Para que a autopercepção de um paciente em relação à sua dor seja manejada, todos esses fatores devem ser levados em consideração. Dessa forma, entende-se que, apesar do efeito analgésico dos antidepressivos ser independente de comorbidades psiquiátricas, a concomitância dessas patologias também será beneficiada pelos seus efeitos.[4]

Dor nociceptiva e sensibilização central

A nocicepção, ou a chamada dor nociceptiva, decorre da ativação de uma complexa rede de neurônios. Em um primeiro momento, ocorre a ativação dos neurônios sensoriais altamente especializados (os chamados nociceptores) a partir de um estímulo nocivo, o que leva à abertura de canais iônicos e à geração de um potencial de ação. Com o potencial de ação gerado, os terminais centrais dos nociceptores farão sinapse com os neurônios da camada superficial do corno dorsal da medula espinhal, sendo o glutamato o principal neurotransmissor envolvido nesse processo. Em seguida, a transmissão desses sinais para nível supraespinhal (chamada via ascendente) será responsável pela ativação de áreas cerebrais responsáveis pela percepção da dor, como o córtex somatossensorial, a substância cinzenta periaquedutal, o hipotálamo, a amígdala e as vias córtico-límbicas, como o córtex cingulado anterior (ACC), a ínsula e as regiões do córtex pré-frontal – regiões também envolvidas nos distúrbios afetivos (como depressão e ansiedade) e na modulação do humor. A via descendente, por sua vez, ocorre no caminho inverso a esse, ou seja, de nível supraespinhal para nível espinhal, e é responsável pelo controle da entrada periférica dos nociceptores.[12]

Nesse contexto, a sensibilização central é o processo responsável pelo estímulo sustentado dos nociceptores mesmo na ausência de gatilhos ou lesões teciduais, ou seja, com menor atuação da via descendente e maior estímulo à via ascendente. O aumento da liberação de neurotransmissores e o aumento da função de receptores pós-sinápticos, como o receptor N-metil-D-aspartato (NMDA) do glutamato, estão envolvidos nesse processo. Além disso, o estímulo sustentado à medula espinhal pode induzir a produção de prostaglandinas, as quais também estimulam a via facilitatória excitatória e diminuem a transmissão inibitória, contribuindo para a percepção da dor. Esses processos são relevantes na compreensão do mecanismo de ação dos antidepressivos e nas suas propriedades analgésicas.[4]

Os antidepressivos e a via descendente da dor

O mecanismo analgésico dos antidepressivos difere-se do mecanismo antidepressivo visto nos transtornos de humor. Quando utilizados no tratamento da dor, seus efeitos podem ser percebidos em poucos dias, variando até uma semana. Em contrapartida, o efeito antidepressivo só é visto de 2 a 4 semanas após o início do tratamento. Além disso, as doses utilizadas no contexto presente são inferiores às usadas nos transtornos de humor, o que comprova que os mecanismos de ação para cada situação são diferentes, e a dose necessária para atingir os efeitos analgésicos é inferior à dose necessária para atingir seu efeito antidepressivo.

O efeito analgésico dos antidepressivos está ligado diretamente à sua potência noradrenérgica e serotoninérgica, ao aumentar as concentrações dos neurotransmissores nas fendas sinápticas. A analgesia é promovida pelos seus efeitos diretos no sistema nervoso central, os quais serão elucidados a seguir.

O *Locus Coeruleus* é uma região localizada no tronco encefálico responsável pela maior produção de noradrenalina do sistema nervoso, e relaciona-se com o controle da dor e outras funções fisiológicas, como atenção, sono e resposta ao estresse. Na presença de estímulos nocivos, essa região libera a noradrenalina e ativa o sistema inibitório descendente da dor. Os antidepressivos, por sua vez, ao aumentarem a concentração desse neurotransmissor, também aumentam a sua disponibilidade nesta região. Assim, há uma ativação ainda maior na via descendente da dor, reduzindo a sua percepção pelo paciente. Além disso, em situações de dor crônica, o funcionamento do *Locus Coeruleus* é prejudicado como um todo, e esses medicamentos também contribuem para a sua normalização.

A atuação da noradrenalina nesse processo é crucial, visto que atua majoritariamente nos receptores alfa-2-adrenérgicos localizados no corno dorsal da medula espinhal. A ativação desses receptores levará a uma diminuição da liberação de neurotransmissores excitatórios e, também, a uma diminuição da excitabilidade de células pós-sinápticas. De maneira geral, isso terá como consequência a diminuição da transmissão dos sinais de dor, reduzindo sintomas muito característicos da dor neuropática, como a alodinia e a hiperalgesia (Figura 1).[17]

Outro componente primordial na modulação da dor é o núcleo magno da rafe, localizado no tronco encefálico, responsável pela liberação de serotonina para receptores serotoninérgicos no corno dorsal da medula espinhal. A depender do contexto, a serotonina atua em receptores específicos que podem atuar tanto

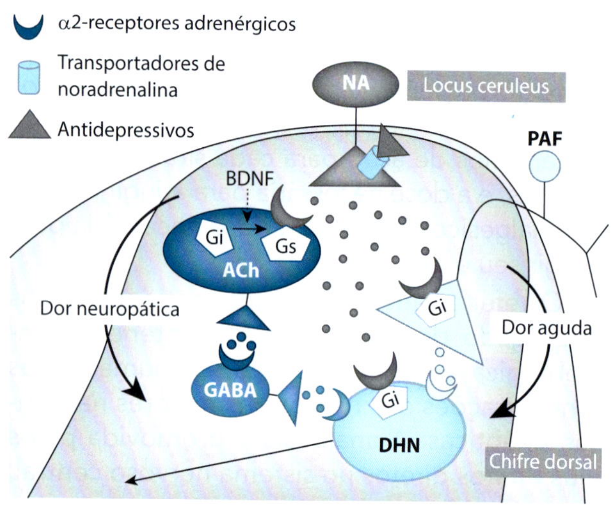

Figura 1 – Efeitos dos antidepressivos no corno dorsal da medula espinhal.

Ach: acetilcolina; DHN: neurônios do corno dorsal; NA: noradrenalina; PAF: fibras aferentes periféricas.

Fonte: Adaptada de Obata H, 2017.

de maneira excitatória como inibitória aos sinais de dor. Isso explica porque o aumento desse neurotransmissor no sistema nervoso central promove algum efeito na diminuição da percepção de dor, principalmente quando associado a outros neurotransmissores, como a noradrenalina e a dopamina.[17]

A partir dessas informações, é possível notar que a noradrenalina possui um papel significativo na modulação da dor quando comparada à serotonina e dopamina, que possuem papel mais auxiliar e sinérgico. Medicamentos que atuam a partir da inibição de apenas um neurotransmissor, como os inibidores seletivos da recaptação de serotonina, não terão um papel tão eficaz quando comparados aos IRSNs, por exemplo, como é o caso dos tricíclicos e os duais.[17]

Além do aumento da concentração das monoaminas, alguns antidepressivos, principalmente os tricíclicos, possuem outras contribuições que aumentam seu efeito analgésico:

- *Bloqueio aos canais de cálcio e sódio:* esses canais estão diretamente relacionados à excitabilidade das células nervosas e à transmissão do impulso doloroso. Bloqueando-os, haverá menos geração de impulsos nervosos e consequente diminuição da dor neuropática.
- *Interação com receptores NMDA:* alguns antidepressivos agem como antagonistas desses receptores localizados na substância gelatinosa da medula espinhal, e tem como consequência a diminuição da sensibilização central.
- *Redução da inflamação:* ocorre redução da produção de prostaglandinas, o que contribui para alívio da dor em condições inflamatórias.

Os antidepressivos tricíclicos possuem superioridade ainda maior quando comparados a outros medicamentos por apresentarem os seguintes efeitos adicionais, além dos já citados: são antagonistas dos receptores alfa-1-adrenérgicos, ativam canais de potássio, interagem com o sistema adenosina e aumentam a função de receptores opioides e gabaérgicos.

Tudo isso deixa claro o motivo de alguns antidepressivos serem mais utilizados do que outros no tratamento da dor crônica, e o porquê os mecanismos de ação não são os mesmos observados no tratamento de transtornos de humor. Enquanto na psiquiatria uma inibição mais abrangente de neurotransmissores é evitada por sua maior gama de efeitos colaterais, no tratamento da dor, essa inibição é visada por aumentar ainda mais os efeitos noradrenérgicos e serotoninérgicos na via inibitória descendente da dor. Além disso, por serem utilizados em doses inferiores às doses utilizadas na psiquiatria, os efeitos colaterais vistos também são menos expressivos, atingindo maior tolerabilidade.

Em resumo, a analgesia dos antidepressivos é vista a partir do reforço da via descendente da dor, explicada pelo seu forte efeito noradrenérgico e serotoninérgico, com maior ou menor contribuição de cada classe medicamentosa dos antidepressivos, as quais serão abordadas separadamente adiante (Tabela 1).

Tabela 1 – Efeitos noradrenérgicos, serotoninérgicos e dopaminérgicos das principais classes de antidepressivos

	Tricíclicos	IRSNs	ISRS
Inibição da recaptação de noradrenalina	++	++	-
Inibição da recaptação de serotonina	++	++	++
Inibição da recaptação de dopamina	+	+	-

Fonte: Adaptada de Dharmshaktu P, Tayal V, Kalra BS, 2012; Obata H, 2017.

Antidepressivos e os efeitos indiretos na modulação da dor

A percepção de dor por um paciente vai muito além de seus aspectos neuronais e envolve fatores como afeto, cognição, comportamento e relações sociais.

Estudos mostram que quase 80% dos pacientes com depressão relatam sintomas como dor de cabeça, dor nas costas, dores estomacais e dores no pescoço; 20% a 40% dos pacientes com fibromialgia também apresentam depressão; e 17,5% dos indivíduos que sofrem com dores na coluna sofrem com algum transtorno de humor. A partir desses dados, nota-se a grande correlação entre dor crônica e comorbidades psiquiátricas, uma vez que interferem diretamente na qualidade de vida e na autopercepção dos pacientes.

Dito isso, os antidepressivos, enquanto classe farmacológica capaz de atuar tanto na modulação da dor quanto na regulação do humor – diminuindo sintomas depressivos e ansiosos –, podem contribuir para a melhoria de aspectos cognitivos, emocionais e sociais dos pacientes que experienciam a dor crônica, reduzindo sua autopercepção de dor e melhorando sua qualidade de vida.[3]

PRINCIPAIS CLASSES DE ANTIDEPRESSIVOS

Inibidores da recaptação de serotonina e noradrenalina

Também conhecidos como duais, os IRSNs são representados pela venlafaxina, desvenlafaxina, duloxetina e milnaciprano. Esses medicamentos atuam bloqueando os SERT/NET (por isso, duais) na fenda pré-sináptica, com pouco ou nenhum efeito em receptores colinérgicos ou histamínicos.

Dentre os medicamentos citados, é possível diferenciá-los em relação à sua influência em cada neurotransmissor. Enquanto desvenlafaxina, duloxetina e venlafaxina atuam de maneira mais potente na inibição da recaptação da serotonina, o milnaciprano atua preferencialmente na recaptação da norepinefrina em relação à serotonina. Além disso, outro fator relevante na ação clínica desses medicamentos recai sobre a dose escolhida. Doses menores podem significar efeitos diferentes dos encontrados em doses aumentadas. Por exemplo, a venlafaxina é conhecida por apresentar maior seletividade à inibição da recaptação da serotonina quando usada em doses mais baixas, como 75 mg/dia. Ao aumentá-la para 225 mg/dia, sua inibição dos NET é mais perceptível.

A menor influência nos receptores alfa-1-adrenérgicos, colinérgicos e histaminérgicos, quando comparados aos antidepressivos tricíclicos, denota uma menor expressão de efeitos colaterais. No entanto, ainda assim podem ser relatados sintomas como náusea, tontura, sudorese, insônia e, principalmente, toxicidade gastrointestinal.

A venlafaxina e a desvenlafaxina são os antidepressivos que apresentam menor ligação às proteínas (27% a 30%), o que pode diminuir o risco de interações medicamentosas. A duloxetina, por sua vez, liga-se fortemente a proteínas (97%) e o comprometimento hepático pode afetar os seus níveis no organismo.[25]

Os IRSNs são contraindicados em pacientes que fizeram uso de inibidores da MAO nas últimas duas semanas em razão do risco de desenvolver a síndrome serotoninérgica ou uma crise hipertensiva.

Antidepressivos tricíclicos

Os tricíclicos foram os medicamentos de escolha para o tratamento da depressão até a introdução dos ISRS na década de 1980. São representados pela amitriptilina, clomipramina, desipramina, imipramina, nortriptilina e doxepina. Dentre eles, a amitriptilina é a responsável pelo maior número de estudos na área da analgesia.

O mecanismo de ação desses medicamentos baseia-se na inibição da recaptação de noradrenalina e serotonina e no bloqueio de receptores histamínicos, alfa-adrenérgicos e muscarínicos-acetilcolina.

Esse bloqueio é o responsável pela sua grande variedade de efeitos adversos, gerando repercussões anticolinérgicas, anti-histaminérgicas e antiadrenérgicas (Tabela 2). Esses efeitos adversos possuem grande relevância clínica, o que gera baixa tolerabilidade pelos pacientes, muitas vezes descontinuando seu uso.

Tabela 2 – Antidepressivos tricíclicos e IRSN e suas principais características

	Amitriptilina	Venlafaxina e desvenlafaxina	Duloxetina	Milnaciprano
Absorção	Intestino	Fígado (enzima CYP2D6)	Fígado (enzimas CYP2D6 e CYP1A2)	Intestino delgado
Meia-vida	31 a 46 horas	5 a 11 horas[19]	12 a 15 horas	6 a 8 horas
Pico de absorção	2 a 12 horas	2 a 4 horas	6 horas	2 a 4 horas
Ligação a proteínas	90%	27%	90%	13%

Fonte: Adaptada de Onghena P, Van Houdenhove B, 1992; Golan DE, Tashjian AH, Armstrong EJ, *et al.*, 2014.

O efeito analgésico dessa classe medicamentosa é visto tanto pela inibição da recaptação das monoaminas, como pelo bloqueio aos canais de cálcio e sódio, interação com receptores NMDA, redução da inflamação e, ainda, são antagonistas dos receptores alfa-1-adrenérgicos, ativam canais de potássio, interagem com o sistema adenosina e aumentam a função de receptores opioides e gabaérgicos. Essas características adicionais colocam os tricíclicos em um nível superior a outras classes no manejo da dor neuropática.

Por se ligarem fortemente às proteínas, também possuem maior interação com outras drogas com propriedades semelhantes.

Outro ponto de importante destaque é em relação às suas doses utilizadas para o controle da dor. Recomenda-se iniciá-los com doses baixas (10 mg a 25 mg, DU, antes de dormir), e escalonar a cada semana (10 mg a 25 mg), de acordo com a tolerância do paciente. Geralmente, as doses utilizadas para o efeito analgésico são inferiores às doses utilizadas para o efeito antidepressivo na psiquiatria, o que contribui também para a menor probabilidade de efeitos colaterais, aumentando a tolerância do paciente. No entanto, a dose máxima pode chegar a 75 mg a 150 mg.

A tolerância é observada a partir dos efeitos colaterais e a sua aderência. Para predizer se a tolerância foi atingida, deve-se utilizar esses medicamentos em uma duração média de 6 a 8 semanas, com pelo menos 1 semana na máxima dose tolerada.

APLICAÇÕES CLÍNICAS

É importante ressaltar que, para que a eficácia de um antidepressivo seja estabelecida perante um quadro clínico doloroso, são necessárias de 2 a 4 semanas de terapia medicamentosa. Esse período relaciona-se ao processo de adaptação e regulação neuroquímica no cérebro, até que o efeito terapêutico seja observado. Outra variável importante é em relação à dose necessária para cada indivíduo. Dessa forma, recomenda-se que, antes de classificar um paciente como refratário ao tratamento medicamentoso, averigue-se se a dose utilizada é terapêutica ou não e se o tempo de duração da terapia medicamentosa foi o necessário.

Dor neuropática

A dor neuropática resulta de uma lesão ou disfunção no sistema somatossensorial, e é o mecanismo responsável por uma série de condições, como neuralgia pós-herpética, polineuropatia diabética, neuropatia pós-traumática, dor central pós acidente vascular cerebral (AVC), dor pós-lesão medular, dor associada à esclerose-múltipla, entre outras.

De maneira geral, ocorre uma hiperexcitabilidade dos nociceptores periféricos e, por consequência, um potencial de ação inadequado com disparos repetitivos, que ocorrem mesmo na ausência do estímulo nocivo. Essa situação promove grande prejuízo na qualidade de vida dos pacientes e na sua funcionalidade.[14]

Os antidepressivos tricíclicos, juntos da duloxetina e da venlafaxina,[8,13] são considerados como primeira linha no tratamento desse tipo de dor. Além do aumento da concentração de neurotransmissores que participam do mecanismo modulatório da dor, os tricíclicos, em altas concentrações plasmáticas, também atuam de modo a bloquear os canais de sódio, alterando a excitabilidade da membrana e reduzindo a eletrogênese anormal vista nesses pacientes, o que também contribui para seu efeito analgésico.[4]

No caso da neuralgia pós-herpética e polineuropatia dolorosa (principalmente neuropatia diabética), a amitriptilina possui grau de evidência 1 para seu tratamento. Já para a neuropatia associada à quimioterapia, a duloxetina mostrou-se eficaz em alguns estudos.[20]

A neuropatia diabética, especificamente, também é tratada de maneira eficaz pela venlafaxina, entrando como uma alternativa para seu manejo. Essa eficácia é observada quando usada em doses de 75 a 225 mg/dia. Dessa forma, seu uso é indicado quando há falha terapêutica com outros medicamentos (como anti-inflamatórios não esteroides [AINEs] e antidepressivos tricíclicos, sendo considerada um medicamento de segunda linha.[5]

Além dessas, alguns estudos apontam a duloxetina como eficaz para o tratamento da neuropatia associada à quimioterapia.

Dentre os subtipos de dor neuropática periférica, alguns estudos apontam que apenas aquelas induzidas pelo HIV, relacionadas à lesão na medula espinhal e à dor no membro fantasma, é que não respondem aos antidepressivos.[4]

Fibromialgia

A fibromialgia é uma doença crônica de etiologia não inflamatória, que acomete principalmente mulheres na faixa de 35 e 44 anos. É caracterizada por uma hiperalgesia difusa e associação com múltiplas comorbidades que contribuem para a piora da qualidade de vida e da percepção da dor do paciente. Dentre as comorbidades, é possível citar depressão, ansiedade, síndrome da fadiga crônica, síndrome miofascial, síndrome do cólon irritável e síndrome uretral inespecífica. Além disso, geralmente é acompanhada de fadiga, distúrbio do sono e transtorno de humor.[14,16]

A etiologia para essa patologia não é bem elucidada, mas estudos mostram uma relação entre ela e distúrbios na neurotransmissão monoaminérgica, tanto de serotonina como de noradrenalina. Dessa forma, os antidepressivos surgem como uma opção para a redução dos seus sintomas,[4] demonstrando alto nível de evidência para melhora da qualidade de vida em curto e médio prazos, e melhora da dor a médio prazo.[6]

O Consenso Brasileiro do Tratamento de Fibromialgia recomenda o uso de alguns antidepressivos específicos dentro de suas respectivas classes, sendo eles: amitriptilina e nortriptilina, do grupo dos tricíclicos; fluoxetina, da classe dos inibidores seletivos da recaptação de serotonina; duloxetina e milnaciprano, da classe dos duais; e, por fim, a moclobemida, do grupo dos inibidores da MAO. A fluoxetina, nesse caso, apresenta sua eficácia quando em doses mais altas, acima de 40 mg, e também quando associada a algum antidepressivo tricíclico. Os demais medicamentos das classes de antidepressivos supracitados não demonstraram o mesmo grau de evidência que os medicamentos recomendados.[16]

Os tricíclicos são recomendados na terapia inicial e demonstraram melhora de 30% nos sintomas de fadiga, distúrbios do sono e, principalmente, na autopercepção da dor pelos pacientes. As doses utilizadas no tratamento para fibromialgia são mais baixas do que as usuais para o tratamento da depressão. A amitriptilina mostrou-se eficaz com 25 a 50 mg/dia, antes de dormir.[4]

Em relação aos IRSNs, a duloxetina e o milnaciprano, de maneira geral, são recomendados quando há falha no tratamento com os TCs.[5]

O milnaciprano, particularmente, tem a inibição da recaptação da norepinefrina três vezes maior do que a recaptação da serotonina, além de não interagir com receptores dopaminérgicos, histaminérgicos, muscarínicos e alfa e beta adrenérgicos, os quais se relacionam com os efeitos colaterais vistos nos tricíclicos (distúrbios sedativos, cardiovasculares e autonômicos). Como consequência, sua tolerabilidade passa a ser maior, com menores chances de abandono ao tratamento.[11]

Ademais, destaca-se aqui a importância da terapia medicamentosa sempre aliada à não medicamentosa, principalmente para os pacientes com fibromialgia moderada a grave ou com comorbidades significativas (como depressão e ansiedade).[14]

Dor musculoesquelética

A duloxetina é o principal medicamento estudado no tratamento de dores musculoesqueléticas, como osteoartrite e lombalgia crônica.[7] No caso de pacientes com lombalgia crônica refratária ao tratamento não farmacológico, está indicada a abordagem com a duloxetina como um fármaco de segunda linha.[12]

Em 2019, a American College of Rheumatology (ACR) recomendou a duloxetina como tratamento da osteoartrite de mão, quadril e joelho. Ela mostrou eficácia tanto isoladamente como em associação com AINEs, mas sempre com a orientação em relação aos seus possíveis efeitos colaterais e tolerabilidade do paciente.[18] A duloxetina mostrou-se com efeito moderado no alívio da dor, melhora funcional, regulação do humor e melhora na qualidade de vida. Também há evidências da sua eficácia em pacientes com osteoartrite associada à depressão e/ou dor generalizada.[9]

Os antidepressivos tricíclicos também são muito utilizados no tratamento da lombalgia crônica,[7] principalmente quando há relação com incapacidade, insônia, depressão ou outras comorbidades.[14]

A dor crônica no pescoço é outro tipo de dor em que os antidepressivos se mostraram efetivos na sua prevenção. Em pacientes com dor cervical crônica de etiologia idiopática e não traumática, a amitriptilina é recomendada em uma dose de 10 mg, promovendo alívio da dor, incapacidade, distúrbios do sono e sintomas de ansiedade e depressão.[10]

Cefaleia

Os antidepressivos tricíclicos são a principal classe medicamentosa utilizada para a prevenção da enxaqueca. Estudos demonstraram que os pacientes com cefaleia tensional e enxaqueca possuem probabilidade duas vezes maior de melhorarem suas queixas ao utilizarem os antidepressivos quando comparados com placebo.

A amitriptilina foi o tricíclico mais estudado, tratando tanto enxaqueca crônica diária como episódica e classificando-se como grau de evidência 1 para esse fim. Sua dose terapêutica varia entre 30 e 150 mg/dia.[14]

Além dos antidepressivos tricíclicos, a venlafaxina também se mostrou eficiente no controle da enxaqueca. Quando usada em doses mais elevadas (aproximadamente 150 mg/dia), observou-se uma redução na frequência das crises de enxaqueca.

No entanto, em estudos comparativos entre os antidepressivos citados e outros medicamentos já utilizados para o tratamento desse tipo de dor (como topiramato e propranolol), os antidepressivos não mostraram superioridade em relação a eles. Dito isso, é importante averiguar as características individuais de cada paciente e os possíveis efeitos colaterais desejados ou não, a fim de escolher a terapia mais apropriada[14] (Tabela 3).

Tabela 3 – Aplicações clínicas no manejo da dor crônica e doses recomendadas dos TCs e IRSNs[14]

Medicamento	Aplicação clínica	Dose recomendada
Duloxetina	Fibromialgia e neuropatias periféricas	60 a 120 mg/dia
Venlafaxina	Enxaqueca e dor neuropática	75 a 150 mg/dia
Milnaciprano	Fibromialgia	Até 200 mg/dia
Amitriptilina	Enxaqueca e cefaleias tensionais	30 a 150 mg/dia
	Neuropatias periféricas	Até 150 mg/dia
	Fibromialgia	25 a 50 mg à noite

Fonte: Adaptada de Schneider J, Patterson M, Jimenez XF, 2019.

ESCOLHA DO ANTIDEPRESSIVO: EFEITOS COLATERAIS E INTERAÇÕES MEDICAMENTOSAS[4]

A escolha do antidepressivo é de caráter individualizado, baseando-se na tolerabilidade e nos efeitos adversos desejáveis ou não para cada paciente. As doses são avaliadas geralmente a cada 4 semanas e ajustadas conforme a sua resposta clínica, podendo haver reajuste para mais ou para menos. A tolerabilidade varia de acordo com a dose, a classe do medicamento e a sensibilidade individual de cada paciente.[21-23]

Os efeitos colaterais são habitualmente específicos para cada subclasse de antidepressivo. No entanto, existem algumas recomendações gerais para todos eles. Por exemplo, há um risco aumentado de pensamentos suicidas em pacientes com menos de 25 anos, associado com a ideação a tentativa de suicídio quando comparado ao placebo. Esse efeito não é visto em indivíduos acima dessa idade.[25]

Antidepressivos tricíclicos

Por se ligarem a diversos canais de receptores pelo organismo, os antidepressivos tricíclicos são a classe de medicamentos com maior número de efeitos colaterais, promovendo principalmente efeitos anticolinérgicos.

- *Efeitos cardiovasculares:* são os efeitos adversos mais temidos dessa classe de medicamentos. Por afetarem os canais de sódio, podem promover atraso na condução cardíaca, tendo como consequências o bloqueio atrioventricular de primeiro grau e bloqueio de ramo, condições potencialmente letais.[26]
- *Efeitos anticolinérgicos:* decorrem do antagonismo aos receptores muscarínicos de acetilcolina. São eles: náusea, vômitos, anorexia, visão turva, boca seca, confusão, constipação, taquicardia e retenção urinária.[26]
- *Efeitos anti-histaminérgicos:* sedação, ganho de peso e confusão.[26]
- *Efeitos antiadrenérgicos:* hipotensão ortostática, taquicardia reflexa, sonolência e tonteira.[26]
- *Psiquiátricos:* podem precipitar mania em pacientes com transtorno afetivo bipolar.

Contraindicações

- *Anormalidades da condução cardíaca:* recomenda-se a realização de um eletrocardiograma para avaliação do risco cardíaco antes da administração do tricíclico.[14]
- *Idade avançada:* em pacientes mais idosos que já possuem múltiplas comorbidades, o uso dos tricíclicos deve ser feito com cautela (ou até mesmo não ser feito) em razão da possível piora de possíveis sintomas pré-existentes, como retenção urinária, glaucoma de ângulo fechado, problemas gastrointestinais e até demência.[14] Além disso, efeitos adversos, como hipotensão ortostática, também são particularmente importantes nessa faixa etária.[26]
- *Epilepsia:* diminuição do limiar convulsivo.[14]
- *Uso concomitante aos inibidores da MAO:* não deve ser feito em associação com os tricíclicos por conta do risco de crise hipertensiva.[14]
- *Risco de suicídio:* doses muito elevadas podem aumentar as chances de o paciente cometer suicídio e não deve ser prescrito para pacientes impulsivos ou suicidas.[14]

Inibidores da recaptação de serotonina e noradrenalina

- *Efeitos noradrenérgicos:* podem gerar aumento da pressão arterial e da função cardíaca. No entanto, não tendem a ser problemáticos na maioria dos pacientes.[25]
- *Toxicidade gastrointestinal:* é o principal efeito colateral. A náusea, em particular, é a principal causa de descontinuação do uso do milnaciprano.
- *Disfunção sexual:* é predominante em todos os IRSN, mas é mais expressivo na venlafaxina.
- *Contraindicações*
  - *Duloxetina:* evitar em pacientes com insuficiência renal ou hepática, em uso concomitante de iMAO ou com hipertensão não controlada.
  - *Milnaciprano:* acompanhar pacientes com clearance de 30 a 49 mL/min ou com insuficiência hepática. É contraindicado para menores de 17 anos (Tabela 4).

Interações medicamentosas

As principais interações medicamentosas analisadas em estudos dos antidepressivos e outros medicamentos são elucidadas nas Tabelas 5 e 6.

Tabela 4 – Principais efeitos colaterais e contraindicações dos tricíclicos e IRSN

Medicamento	Efeitos colaterais	Contraindicação
Tricíclicos	▪ Bloqueio de condução cardíaca ▪ Predisposição a arritmias ▪ Convulsões ▪ Agravamento da depressão com pensamentos suicidas ▪ Crise hipertensiva ▪ Risco de suicídio	▪ Anormalidades de condução cardíaca ou arritmias que prolongam o intervalo QT ▪ Uso concomitante de inibidores da monoamina oxidase
Inibidores da recaptação de serotonina e noradrenalina	▪ Hipertensão ▪ Perda de peso ▪ Sudorese ▪ Distúrbios do TGI ▪ Visão turva ▪ Disfunção sexual ▪ Risco de suicídio	▪ Uso concomitante de inibidores da monoamina oxidase

Fonte: Desenvolvida pela autoria.

Tabela 5 – Principais interações medicamentosas entre antidepressivos tricíclicos e outros medicamentos

Antipsicóticos	Risco de alterações na pressão sanguínea, convulsões e disritmias
Anticonvulsivantes	Aumento do metabolismo dos tricíclicos e redução do limiar convulsivo
ISRS	Síndrome serotoninérgica
Anticoagulantes	Exigem análise do tempo de protrombina
Anti-hipertensivos	Perda do efeito anti-hipertensivo
Bloqueadores H2	Risco de toxicidade

Fonte: Adaptada de Campigotto KF, Teixeira JJV, Cano FG *et al.*, 2008; Prakash S, Rathore C, Rana K, *et al.*, 2021.

Tabela 6 – Principais interações medicamentosas entre antidepressivos inibidores da recaptação de serotonina e noradrenalina e outros medicamentos

Antipsicóticos	Aumento do pico plasmático, aumentando seus efeitos adversos
ISRS	Síndrome serotoninérgica
Anticoagulantes	Aumento do risco de sangramento

Fonte: Adaptada de Moreno RA, Moreno DH, Soares MBM, 1999.

De maneira geral, os antidepressivos podem sofrer efeitos aditivos quando associados com agentes que possuam as mesmas propriedades farmacológicas. Os antidepressivos, que aumentam a concentração de serotonina quando associados entre si, podem gerar a síndrome serotoninérgica, a qual será abordada adiante.

Os antidepressivos IRSNs são metabolizados no fígado pela enzima CYP2D6. Assim, medicamentos que sejam metabolizados por essa mesma enzima também sofrerão interação medicamentosa entre si. A duloxetina, por exemplo, é um potente inibidor da mesma e pode impedir a conversão de opioides (como codeína, hidrocodona e oxicodona) em seus metabólitos ativos.[15]

Síndrome serotoninérgica

A síndrome serotoninérgica é uma condição deflagrada pelo uso concomitante de medicamentos cujo mecanismo de ação envolve o aumento da concentração de serotonina na fenda sináptica. Também pode ocorrer por uma superdosagem de um mesmo medicamento, com esse mesmo mecanismo de ação.[21,22] Estudos indicam que o principal mecanismo fisiopatológico envolvido é o estímulo dos receptores 5-HT1A e 5-HT2A, que, quando estimulados de forma excessiva, podem desencadear essa síndrome.[23]

Os principais sinais e sintomas dessa condição envolvem, especialmente, o aumento da excitabilidade neuromuscular, alteração do estado mental do paciente e alguns efeitos autonômicos. Esses sintomas podem variar de sintomas mais leves aos mais graves, a depender de cada caso.[21]

- *Sintomas neuromusculares:* tremores, espasmos e hiperreflexia.
- *Sintomas autonômicos:* febre, sudorese e taquicardia.
- *Sintomas mentais:* confusão e agitação.

O diagnóstico é feito clinicamente, a partir dos Critérios de Hunter (HSTC, do inglês *Hunter Serotonin Toxicity Criteria*), no qual o clônus é a principal característica analisada. O diagnóstico pode ser feito na presença de pelo menos um dos seguintes: clônus espontâneo, clônus induzido, clônus ocular, tremor associado à hiperreflexia e tremor associado ao aumento da temperatura corporal (acima de 38 °C). O clônus espontâneo envolve movimentos rápidos e repetitivos de maneira involuntária; o clônus induzido ocorre a partir de algum estímulo, geralmente acompanhado de sudorese; e o clônus ocular envolve movimentos oculares.[21,22]

Por conta de sua alta mortalidade, o tratamento envolve uma abordagem rápida ao paciente. A principal intervenção é a suspensão dos medicamentos causadores da síndrome, seguido de cuidados de suporte como hidratação e sintomáticos para os possíveis sintomas autonômicos, principalmente (febre, taquicardia, hipertensão). Antagonistas de serotonina também são utilizados, principalmente a cipro-heptadina, clorpromazina e olanzapina.[23]

Síndrome da descontinuação

A síndrome da descontinuação é caracterizada pelo surgimento de sintomas indesejados após a interrupção abrupta da tomada dos antidepressivos. Os sintomas surgem de 2 a 5 dias após a descontinuação e podem durar de 7 a 14 dias. Envolve tanto sintomas mais leves, como tontura, insônia, enxaqueca e vômitos, quanto mais intensos, como depressão, ansiedade, pânico e outros sintomas psiquiátricos.

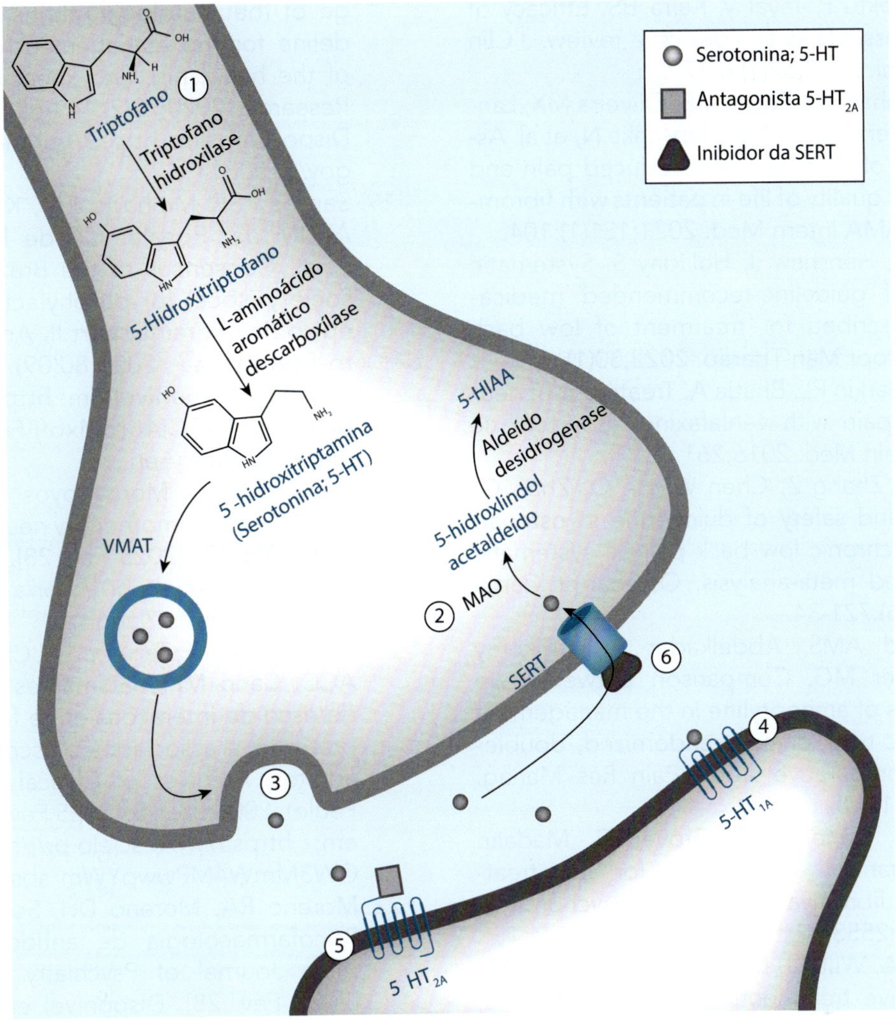

Figura 2 – Mecanismos que podem deflagrar a síndrome serotoninérgica.

1: aumento dos níveis de triptofano (precursor da serotonina); 2: inibição da monoaminoxidase; 3: aumento da liberação de serotonina; 4: ativação do receptor 5-HT1A; 5: antagonismo ao receptor 5-HT2A; 6: inibição da recaptação de serotonina pelo bloqueio da SERT.[24]

Fonte: Adaptada de Poian LR, 2022.

Nesse contexto, os antidepressivos tricíclicos possuem uma margem de segurança maior por conta de sua meia-vida mais longa quando comparado com os outros antidepressivos. No entanto, recomenda-se sempre a atenção quanto à tomada desses medicamentos e o desmame gradual, a fim de evitar esse tipo de acontecimento.[14]

Referências bibliográficas

1. Finnerup NB, Attal N, Haroutounian S, McNicol E, Baron R, Dworkin RH, et al. Pharmacotherapy for neuropathic pain in adults: a systematic review and meta-analysis. The Lancet Neurology. 2015;14(2):162-73. [2025 Fev. 28]. Disponível em: https://www.thelancet.com/journals/laneur/article/PIIS1474-4422(14)70251-0/fulltext.
2. Salerno SM, Browning R, Jackson JL. The effect of antidepressant treatment on chronic back pain. Archives of Internal Medicine. 2002;162(1):19.
3. Onghena P, Van Houdenhove B. Antidepressant-induced analgesia in chronic non-malignant pain: a meta-analysis of 39 placebo-controlled studies. Pain. 1992;49(2):205-19.
4. Verdu B, Decosterd I, Buclin T, Stiefel F, Berney A. Antidepressants for the treatment of chronic pain. Drugs. 2008;68(18):2611-32.

5. Dharmshaktu P, Tayal V, Kalra BS. Efficacy of antidepressants as analgesics: a review. J Clin Pharmacol. 2012;52(1):6-17.
6. Mascarenhas RO, Souza MB, Oliveira MX, Lanna ME, Mendonça LMB, Henschke N, et al. Association of therapies with reduced pain and improved quality of life in patients with fibromyalgia. JAMA Intern Med. 2021;181(1):104.
7. Price MR, Henshaw J, Holliday S. Systematic review of guideline-recommended medications prescribed for treatment of low back pain. Chiropr Man Therap. 2022;30(1).
8. Aiyer R, Barkin RL, Bhatia A. Treatment of neuropathic pain with venlafaxine: a systematic review. Pain Med. 2016;261.
9. Weng C, Zhang Z, Chen W, He Q, Zhao Q. Efficacy and safety of duloxetine in osteoarthritis or chronic low back pain: a systematic review and meta-analysis. Osteoarthr Cartil. 2020;28(6):721-34.
10. Mahmoud AMS, Abdelkader AM, Elkomy HM, Asker MG. Comparison between two low doses of amitriptyline in the management of chronic neck pain: a randomized, double-blind, comparative study. Pain Res Manag. 2021;2021:1-8.
11. Gupta H, Banerjee S, Grover G, Madaan N, Madaan H. Milnacipran for the treatment of fibromyalgia. Health Psychol Res. 2021;9(1):25532.
12. Qaseem A, Wilt TJ, McLean RM, Forciea MA. Noninvasive treatments for acute, subacute, and chronic low back pain: a clinical practice guideline from the american college of physicians. Ann Intern Med. 2017;166(7):514.
13. Gilron I, Baron R, Jensen T. Neuropathic pain: principles of diagnosis and treatment. Mayo Clin Proc. 2015;90(4):532-45.
14. Schneider J, Patterson M, Jimenez XF. Beyond depression: other uses for tricyclic antidepressants. Cleve Clin J Med. 2019;86(12):807-14.
15. Frampton JE, Plosker GL. Duloxetine. CNS Drugs. 2007;21(7):581-609.
16. Heymann RE, Paiva ES, Helfenstein M Jr, Pollak DF, Martinez JE, Provenza JR, et al. Consenso brasileiro do tratamento da fibromialgia. Rev Bras Reumatol. 2010;50:56-66.
17. Obata H. Analgesic mechanisms of antidepressants for neuropathic pain. Int J Mol Sci. 2017;18(11).
18. Kolasinski SL, Neogi T, Hochberg MC, Oatis C, Guyatt G, Block J, et al. American college of rheumatology/arthritis foundation guideline for the management of osteoarthritis of the hand, hip, and knee. Arthritis Care & Research. 2020;72(2):149-62. [2025 Fev. 28]. Disponível em: https://pubmed.ncbi.nlm.nih.gov/31908149/.
19. Santos PSF, Melhado EM, Kaup AO, Costa ATNM da, Roesler CA de P, Piovesan ÉJ, et al. Consensus of the Brazilian headache society (sbce) for prophylactic treatment of episodic migraine: part II. Arquivos de Neuro-Psiquiatria. 2022;80(09):953-69. [2025 Fev. 28]. Disponível em: https://www.scielo.br/j/anp/a/kFCt4Br3MxbfFFd6zq5LjXK/?format=pdf&lang=en.
20. Caponero R, Montarroyos ES, Tahamtani SMM. Post-chemotherapy neuropathy. Revista Dor. 2016;17. [2025 Fev. 28]. Disponível em: https://www.scielo.br/j/rdor/a/qmmvGgSzqgcjrvM7mGkBpMs/?lang=e.
21. Campigotto KF, Teixeira JJV, Cano FG, Sanches ACC, Cano MFF, Guimarães DSL. Detecção de risco de interações entre fármacos antidepressivos e associados prescritos a pacientes adultos. Archives of Clinical Psychiatry (São Paulo). 2008;35:1-5. [2025 Fev. 28]. Disponível em: https://www.scielo.br/j/rpc/a/GbztCncFGW3MmW4MPwwpYWm/abstract/?lang=pt.
22. Moreno RA, Moreno DH, Soares MB de M. Psicofarmacologia de antidepressivos. Brazilian Journal of Psychiatry. 1999;21:24-40. [2025 Fev. 28]. Disponível em: https://www.scielo.br/scielo.php?script=sci_arttext&pid=S1516-44461999000500006.
23. Prakash S, Rathore C, Rana K, Patel H. Antiepileptic drugs and serotonin syndrome - a systematic review of case series and case reports. Seizure. 2021;91:117-31.
24. Poian LR. Análise da incidência da síndrome serotoninérgica em pacientes internados no instituto de psiquiatria do hospital das Clínicas da Faculdade de Medicina da Universidade de São Paulo no período de um ano. São Paulo. Dissertação [Mestrado em Ciências] - Universidade de São Paulo; 2022.
25. Katzung BG, Trevor AJ. Farmacologia básica e clínica. 12. ed. Porto Alegre: AMGH Editora; 2014:1273.
26. Golan DE, Tashjian AH, Armstrong EJ, Armstrong AW. Princípios de farmacologia: a base fisiopatológica da farmacologia. 3. ed. Rio de Janeiro: Guanabara Koogan; 2014.

Outros Adjuvantes

25

Igor Prat Medeiros
João Luís Wolf Choueri
Carlos Marcelo de Barros

Em casos em que regimes medicamentosos de primeira escolha não produzem os resultados desejados, pode ser necessário adotar uma abordagem mais exploratória e inovadora. Entre as opções disponíveis, está a introdução de medicamentos adjuvantes com o intuito de potencializar ou complementar os efeitos analgésicos dos tratamentos em curso. No entanto, para mitigar a polifarmácia e seus riscos associados, é fundamental adotar uma estratégia criteriosa na prescrição e administração desses medicamentos visto que a combinação de certos medicamentos pode não somente introduzir novos efeitos adversos, mas também não proporcionar efeitos analgésicos sinérgicos.[1] Dessa forma, caso os adjuvantes não proporcionem benefício clínico evidente ao paciente, a descontinuação do uso deve ser considerada.

Além disso, vale ressaltar que a introdução de novos medicamentos para contrabalancear efeitos colaterais provocados pelo tratamento analgésico é raramente recomendada porque pode elevar a complexidade do caso sem oferecer benefícios mensuráveis.

Uma exceção a essa recomendação é a terapia profilática com o uso de laxantes em tratamentos com opioides a fim de reduzir a constipação induzida por opioides. Os opioides podem provocar redução da peristalse e inibição do esvaziamento gástrico, resultando em absorção retardada de medicamentos e aumento na absorção de fluidos, favorecendo o endurecimento das fezes e a constipação.[2] A ocorrência da constipação induzida por opioides independe da dose e do tempo de uso e, diferentemente de outros efeitos adversos, os pacientes não se aclimatam à constipação, fatores que justificam a abordagem profilática. Pacientes com constipação refratária ao uso de laxantes podem responder aos antagonistas periféricos dos receptores μ-opioides, como o naloxegol.[3]

AGENTES TÓPICOS

O tratamento da dor por via tópica vem se tornado uma opção cada vez mais atrativa para dores localizadas por realizar a entrega do medicamento diretamente ao sítio específico da dor, proporcionar alívio com doses diárias mais baixas, além do alto índice de aceitação do paciente pela facilidade de aplicação. A baixa taxa de absorção sistêmica de agentes tópicos diminui a incidência de efeitos colaterais e reduz as complicações provocadas por interações medicamentosas, especialmente do metabolismo de primeira passagem.[4]

A absorção e a subsequente penetração de um medicamento nos tecidos mais profundos são processos complexos limitados por vários fatores morfológicos, bioquímicos e fisiológicos de cada tecido. Os capilares presentes nesses tecidos fornecem a rota para a entrega sistêmica do medicamento, mas ainda não está totalmente compreendido até que ponto a difusão, a absorção sistêmica e a redistribuição, ou uma combinação de desses fatores, afetam a eficácia do medicamento no tratamento da dor local.[5] Entre as principais limitações para o uso de medicamentos por via tópica, está inclusa a necessidade de que os agentes apresentem tanto solubilidade aquosa como lipídica para melhorar a penetração e a variabilidade na permeabilidade da pele entre os pacientes, além de evitar irritação local da pele e outros efeitos adversos cutâneos.[6]

Capsaicina

A capsaicina é um composto isolado das plantas do gênero *Capsicum* que causam a sensibilização do receptor de potencial transitório vaniloide 1 (TRPV1) expresso por neurônios nociceptivos aferentes. O contato ou consumo da capsaicina provoca uma abertura do canal iônico TRPV1, reduzindo seu limiar de ativação, o que permite o influxo de Ca^{2+} e Na^{+} e causa excitação celular. Inicialmente, o estímulo doloroso induz a liberação de mediadores vasoativos com sensação de queimação e eritema.[7] A exposição prolongada à capsaicina resulta na dessensibilização do canal e na inibição da transmissão de sinais dolorosos, produzindo uma ação terapêutica analgésica.

O efeito analgésico da capsaicina é dose-dependente. Baixas doses de capsaicina tópica não aparentam provocar efeitos a logo prazo, proporcionando uma analgesia moderada e transiente. Em contraste, altas doses podem provocar uma desfuncionalização do receptor TRPV, degeneração de fibras nervosas e redução na densidade de fibras nervosas na epiderme, culminando em uma ação analgésica duradoura.[7]

Atualmente, a capsaicina está disponível em apresentações como cremes e géis (0,025% a 0,1%) que podem ser adquiridas sem prescrição médica e são indicadas como adjuvantes no tratamento de neuralgia pós-herpética e condições musculoesqueléticas, oferecendo analgesia leve a moderada, no entanto não apresentam efeitos perceptivos no tratamento de neuropatias. Os cremes de capsaicina devem ser aplicados de 3 a 4 vezes/dia.[8]

A capsaicina também é encontrada como *patch* de alta concentração (8%) que requer prescrição médica e deve ser aplicado por um profissional capacitado sobre a superfície dolorosa por 60 minutos. As aplicações podem ser repetidas a cada 6 meses.

Consequentemente ao efeito de degeneração das fibras nervosas nociceptoras, a capsaicina em altas doses é recomendada para o tratamento de neuropatias como a neuropatia diabética e a neuropatia associada ao vírus da imunodeficiência humana (HIV), além de neuralgia pós-herpética e dor musculoesquelética.[7,8]

Fármacos anti-inflamatórios não esteroides transdérmicos

A principal relevância clínica da formulação tópica de anti-inflamatórios não esteroides (AINEs) resulta da menor incidência de efeitos colaterais sistêmicos quando comparados às formulações orais. Os AINEs são frequentemente recomendados para o manejo de sintomas associados às osteoartrites (OA). No entanto, os riscos de complicações gastrointestinais, renais e cardiovasculares dificultam sua aplicação, em especial para pacientes idosos mais vulneráveis a esses eventos. A aplicação de AINEs em formulações de géis, cremes ou *sprays* reduz a biodisponibilidade do fármaco (5% a 15% em comparação à administração oral), o que favorece uma inibição das enzimas ciclo-oxigenase no sítio de aplicação em detrimento da inibição sistêmica. Apesar de reduzidos, os riscos sistêmicos ainda estão presentes, enquanto erupções cutâneas leves são a principal reação adversa.[6]

Uma extensa revisão sistemática com 10.631 pacientes avaliando o efeito analgésico de diclofenaco e cetoprofeno tópicos comparados ao placebo em casos de OA concluiu que os AINEs evidenciaram bom alivio da dor para uma minoria dos pacientes, sem indícios de eficácia para outras condições de dor crônica. Além disso, ambos os grupos apresentaram índices semelhantes e baixos de efeitos adversos sistêmicos, sendo as erupções cutâneas o efeito colateral mais comum em pacientes recebendo o diclofenaco.[9]

Lidocaína tópica

A lidocaína tópica atua de forma local reduzindo a descarga e a propagação de sinais dolorosos em fibras aferentes A delta e C por meio do bloqueio não seletivo dos canais de sódio das membranas celulares.[6]

A lidocaína é comercializada em diversas formulações tópicas, sendo o *patch* de lidocaína a 5% indicado como tratamento de 1ª ou 2ª linha para dores crônicas localizadas de caráter neuropático, em especial a neuralgia pós-herpética. Cada *patch* de lidocaína a 5% contém 700 mg e, no máximo, apenas 5 mg são absorvidos de forma sistêmica após a aplicação. Podem ser aplicados até três *patches* simultaneamente sobre o sítio da dor, por um total de 12 horas, sendo necessário aguardar 12 horas para uma nova aplicação.

Além da neuralgia pós-herpética, estudos apresentam certo grau de evidência da eficácia do uso da lidocaína em casos de neuropatia periférica diabética, dor lombar crônica, síndrome do túnel do carpo, OA e dor persistente pós-cirúrgica.[10] Frente ao desejo de uma abordagem poupadora de opioides preconizada por diversas autoridades de Saúde, a lidocaína tópica se apresenta como alternativa em razão de seu perfil risco-benefício favorável, oferecendo baixos riscos sistêmicos em uma estratégia de manejo multimodal da dor.[10]

BLOQUEADORES N-METIL-D-ASPARTATO

O interesse pelos receptores N-metil-D-aspartato (NMDA) e pelos moduladores desses receptores como uma possível modalidade terapêutica para o manejo da dor tem crescido significativamente desde sua descoberta há mais 3 décadas. Os receptores NMDA estão relacionados aos mecanismos fisiopatológicos de diversas condições psiquiátricas e neurológicas, além de estarem envolvidos no processo patológico da dor pelo fenômeno de *wind-up*. Esse fenômeno refere-se ao processamento nociceptivo central da entrada da fibra C para a medula espinhal decorrente da ativação dos receptores NMDA frente a um estímulo doloroso repetitivo ou sustentado. A despolarização pós-sináptica progressiva aumenta o influxo de cálcio tanto através dos receptores NMDA como dos receptores dos canais de cálcio, resultando na sensibilização central e amplificação dos estímulos dolorosos. A literatura também sugere que os receptores NMDA estão envolvidos na sensibilização periférica e na dor visceral.[11]

A cetamina é um bloqueador dos receptores NDMA com propriedades analgésicas, anestésicas, amnésicas e psicossensoriais e é o fármaco dessa classe sobre o qual há mais estudos de aplicação para a dor crônica. A cetamina pode ser administrada por múltiplas vias, como oral (VO), intravenosa (IV), transnasal, transmucosa, subcutânea (SC) e tópica. No entanto, em razão de sua baixa disponibilidade decorrente do metabolismo de primeira passagem, a via IV é a preferencial para efeitos terapêuticos.[11]

O uso de cetamina IV como adjuvante é recomendado principalmente para pacientes com dor refratária ou que tenham restrições para o uso de opioides. Apesar de os níveis de evidência serem baixos, infusões de cetamina podem proporcionar significativa analgesia em casos de síndrome de dor regional complexa (SDRC), dor neuropática e outros estados de dor crônica intratáveis.[12]

Estudos apontam para um efeito dose-dependente da cetamina no manejo da dor, preconizando uma infusão de ao menos 80 mg ao longo de pelo menos 2 horas, operando em uma faixa de 0,5 a 2 mg/kg/h.[12] As infusões devem ser feitas em ambiente controlado sob supervisão médica. Um efeito adverso importante associado a esse medicamento são as manifestações psicotrópicas, como alucinações e experiências dissociativas. Embora não sejam observados demais efeitos adversos significativos, pouco se sabe sobre as consequências a longo prazo de múltiplas infusões de cetamina.

Apesar da baixa biodisponibilidade, ainda há evidências de baixo nível para o uso de cetamina oral em casos de dor neuropática em doses de 150 mg/dia ou 0,5 mg/kg a cada 6 horas. No entanto, a prescrição de cetamina oral deve ser feita com cautela em virtude de seu alto potencial de abuso.[12]

Estudos sobre outros bloqueadores NMDA como a dextrometorfana, a memantina e o sulfato de magnésio indicaram pouca ou nenhuma utilidade clínica, sendo necessária a realização de ensaios clínicos randomizados mais robustos, com populações de dor claramente definidas, para que se possa chegar a uma conclusão sobre o uso de antagonistas dos receptores NMDA.[11]

NEUROLÉPTICOS

Os antipsicóticos são divididos em duas categorias: 1ª geração; e 2ª geração. Antipsicóticos de 1ª geração atuam nas vias dopaminérgicas do cérebro bloqueando receptores dopaminérgicos (D2) pós-sinápticos não seletivamente. Essa não seletividade ocasiona inibição nas vias nigroestriadas, mesolimbicas e mesocorticais, podendo resultar em reações adversas indesejadas como prolongamento do intervalo QT, efeitos colaterais anticolinérgicos e efeitos colaterais extrapiramidais. Já os de 2ª geração, ainda que apresentem certa inibição de D2, se ligam preferencialmente aos receptores de serotonina do tipo metabotrópico (acoplado à proteína G) (5-HT2A) apresentando um perfil de melhor eficácia na modulação da dor de forma mais segura e menor possibilidade de efeitos extrapiramidais.[13] Agentes antipsicóticos de 1ª geração também foram postulados como oferecendo analgesia, mas múltiplos estudos falharam em demonstrar sua eficácia no manejo da dor crônica.

Uma das poucas revisões sistemáticas presentes na literatura sobre o uso de neurolépticos para o tratamento da dor crônica, ainda que destaque a baixa quantidade de ensaios duplo-cegos randomizados, realçou a olanzapina e a quetiapina como os fármacos mais estudados e a olanzapina como a única droga com resultados mais promissores para o tratamento de situações específicas. A revisão ainda apresenta relatos de sucesso sobre o uso de risperidona, aripiprazol e ziprasidona no manejo da dor crônica,[14] entretanto ensaios randomizados de maior porte e qualidade são necessários para a recomendação destes fármacos.

A olanzapina atua preferencialmente nos receptores 5-HT2A/2C, H1, muscarínicos e $\alpha 1$, demonstrando eficácia no tratamento da enxaqueca e papel importante como adjuvante em terapias multimodais em síndromes dolorosas associadas a doença psiquiátrica, além de papel antiemético em terapias com morfina e regulação do sono em neuropatias.[13] No entanto, sua utilização para o manejo de fibromialgia apresenta achados conflitantes, por mais que apresente boa evidência preliminar de resultados positivos de analgesia em um estudo randomizado,[14] outros autores questionam sua aplicação em razão da incidência de efeitos adversos como ganho de peso (que pode agravar casos de dor crônica), dislipidemia e desregulação glicêmica.[15]

A quetiapina pode ter utilidade no manejo da fibromialgia, pois pode proporcionar alívio na sintomatologia geral da fibromialgia semelhante ao obtido com amitriptilina. Entretanto, o uso da quepiatina deve ser feito com cautela por causa da baixa tolerabilidade dos neurolépticos e dos possíveis efeitos colaterais, raros, porém perigosos como a ampliação do intervalo QT e síndrome neuroléptica maligna, além de apresentar alto potencial de abuso.[14]

BIFOSFONATOS

O potencial analgésico dos bifosfonatos tem se tornado cada vez mais reconhecido. Estudos pré-clínicos demonstraram eficácia em diversos modelos animais de dor. A literatura clínica ainda apresenta diversos relatos dos efeitos analgésicos dos bifosfonatos em diferentes doenças associadas à dor, em especial àquelas com acometimento ósseo, como pacientes oncológicos com metástases ósseas. Ensaios clínicos evidenciam a utilidade do neridronato na SDRC,[16] enquanto não foi possível replicar, em humanos, os efeitos positivos do zoledronato em modelos animais para o tratamento da OA.[17]

Várias hipóteses foram propostas para explicar os efeitos analgésicos dos bifosfonatos, mas, no momento, os mecanismos subjacentes a esses efeitos ainda permanecem, em grande parte, desconhecidos. Ainda que existam diferenças nos mecanismos de ação subjacentes dos diferentes bifosfonatos, acredita-se que todos compartilhem mecanismos comuns que contribuem para a analgesia.

A explicação mais amplamente aceita na literatura clínica para o efeito analgésico dessa classe de medicamentos deriva da ação dos bifosfotanos na inibição dos osteoclastos, reduzindo a degradação e reabsorção óssea. Durante a atividade osteoclástica, ocorre a secreção de prótons, culminando na acidificação extracelular. A inibição dos osteoclastos provocada pelos bifosfonatos reduz a acidificação e diminui da ativação de nociceptores aferentes primários em ossos, mediados por canais iônicos sensíveis a ácidos e receptores TRPV1.[16]

Uma compreensiva metanálise recente evidencia a eficácia e segurança dos bifosfonatos parenterais na analgesia em casos de SDRC do tipo 1, além de proporcionar diminuição da alodinia, hiperalgesia e edema. Apesar da ausência de recomendações publicadas, segundo os autores, os resultados positivos e o perfil favorável de poucos eventos adversos autolimitantes (principalmente a reação de fase aguda) apoiam a recomendação dos bifosfonatos, administrados via parenteral, como 1ª linha no tratamento da SDRC do tipo 1.[18]

Dessa forma, mesmo improvável que os bifosfonatos sejam amplamente difundidos como tratamento para diversas condições de dor crônica, eles configuram uma via alternativa promissora para o tratamento de condições raras e severas, como a SDRC, cuja terapia ainda é particularmente desafiadora.

TOXINA BOTULÍNICA

A toxina botulínica-A (BTX-A) confere uma opção de tratamento para diversas neuropatias. A BTX-A modula a liberação de acetilcolina nas junções neuromusculares, causando uma denervação química reversível e diminuindo a contratilidade muscular. No entanto, os efeitos analgésicos da toxina botulínica não derivam apenas do relaxamento muscular, o que a torna particularmente interessante para o manejo da dor neuropática. A BTX-A induz a depleção de neuropeptídeos como a substância P, peptídeo relacionado ao gene da calcitonina (CGRP) e o glutamato, além de desativar canais de sódio.[19]

A BTX-A tem sido utilizada no tratamento de dor neuropática em humanos e demonstrou eficácia em várias condições. Existem evidências de nível 1 para a aplicação da toxina botulínica na analgesia em casos de neuralgia pós-herpética, neuralgia pós-trauma e neuralgia do trigêmeo. Ainda há relatos de sucesso no manejo da dor em diversas outras condições como cefaleias, enxaquecas, radiculopatia dolorosa, neuropatia diabética e síndrome do piriforme.[19,20]

Os ensaios clínicos randomizados, apesar de demonstrarem eficácia e segurança da aplicação de BTX-A para dores neuropáticas, falham em fornecer dados consistentes sobre o as condições de administração, doses adequadas, duração da analgesia e diversos outros fatores. Esse cenário limita o potencial de inclusão da toxina botulínica em diretrizes sobre o tratamento da dor neuropática visto que a titulação adequada do fármaco é um componente essencial para a inclusão em diretrizes. Atualmente, a BTX-A é recomendada como 3ª linha de tratamento para neuropatias periféricas crônicas específicas.[19,20]

α2-AGONISTAS

Os fármacos α2-agonistas são aplicados principalmente como agentes anti-hipertensivos. Essa classe de medicamentos também apresenta efeito analgésico e sedativo bem-estabelecido para casos de dor aguda pós-operatória. Os medicamentos dessa classe promovem a excitação dos receptores adrenérgicos α2 nos interneurônios do corno dorsal da medula espinhal (antes e depois das sinapses nos neurônios), inibindo a liberação de neurotransmissores excitatórios como o glutamato e o aspartato, diminuindo a transmissão do estímulo doloroso.[21]

A clonidina é um fármaco dessa classe cuja administração intratecal mostrou inibir a ativação neuroimune associada a estados de dor neuropática. Ademais, a clonidina exerce efeito inibitório nas células da glia, reduzindo a liberação de citocinas pró-inflamatórias que contribuem para a intensificação de estados de dor.[22] A clonidina é recomendada para o uso combinado com opioides ou anestésicos locais em consequência de seu efeito poupador de opioide, especialmente em casos de dor pós-operatória. Não há estudos que recomendem o seu uso de forma isolada para qualquer tipo de dor. O efeito analgésico desse fármaco aparenta ser dose-dependente e seus principais efeitos adversos associados são a bradicardia, sedação e a hipotensão.[22]

ANTICORPOS MONOCLONAIS

Os anticorpos monoclonais (mAbs) conferem uma alternativa terapêutica promissora para o tratamento da dor crônica apresentando poucos efeitos colaterais (consequente à alta seletividade) e virtualmente nenhuma interação farmacodinâmica e farmacocinética (consequente ao caráter imunogênico dos anticorpos). São especialmente interessantes por atuarem de forma direcionada contra moléculas alvo-específicas nas vias de sinalização e processamento da dor. No entanto, em decorrência de seu alto custo, o uso terapêutico com mAbs costuma ser preconizado especialmente para casos refratários a outras vias de tratamento.[23]

Os mAbs são glicoproteínas sintéticas produzidas a partir de uma γ-imunoglobulina (IgG) desenvolvidas de forma que a região de hipervariabilidade do anticorpo, o fragmento de ligação do antígeno (Fab), reconheça um antígeno específico e ligue-se a ele, bloqueando a exacerbação patológica provocada pelo antígeno. Os mAbs, portanto, podem ser aplicados em diferentes vias de sinalização de acordo com a doença a ser tratada. Os principais tipos de anticorpos monoclonais utilizados para o tratamento da dor crônica são: antifator de crescimento nervoso (anti-NGF); inibidores do fator de necrose tumoral (TNF); inibidores do CGRP; e bloqueadores de interleucinas (IL).[23]

Anti-NGF e inibidores TNF

A ativação da via da proteína quinase ativada por mitógenos (MAPK) é fundamental para a consolidação da dor neuropática, sensibilização e mediação inflamatória. Nesse contexto, a inativação de citocinas, como o TNF e o fator de crescimento nervoso (NGF), são alvos importantes para mAbs no tratamento da dor. Esses peptídeos são precursores da ativação da cascata MAPK, elevando a excitabilidade pós-sináptica e na perpetuação da dor, tanto nociceptiva como neuropática.[24] O NGF também promove a sensibilização periférica, aumentando a expressão de canais iônicos e receptores em neurônios aferentes e a liberação de mediadores da dor.[23]

Vários ensaios clínicos ensaios de fases II e III sobre o uso de mAbs anti-NGF para dor na OA foram realizados nos últimos anos demonstrando a eficácia do tanezumabe, fulranumabe e fasinumabe em indivíduos com OA dolorosa e dor lombar. Metanálises realizadas com dados de ensaios clínicos de anticorpos anti-NGF mostraram que esses agentes têm um efeito significativo, embora modesto, sendo superiores ao placebo. No entanto, o efeito comparativo quanto à análise comparativa do tanezumabe com AINEs ou opiáceos apresentou resultados conflitantes. Além disso, as análises realçam um risco aumentado de efeitos neurológicos adversos ao tanezumabe como parestesia, hipoestesia e neuropatias periféricas.[26]

Ainda há estudos que relatem a eficácia do uso de anticorpos anti-NGF para situações específicas de dor neuropática. Pacientes em uso de tanezumabe obtiveram redução significativa da dor em casos de neuropatia diabética periférica. No entanto, pouco ou nenhum efeito foi observado em pacientes com neuralgia pós-herpética.[23]

Os mAbs inibidores TNF, por sua vez, são amplamente estudados para o tratamento da artrite reumatoide (AR), com inúmeros ensaios clínicos avaliando a eficácia do uso desses anticorpos (infliximabe, adalimumabe, golimumabe e certolizumabe). Inibidores de TNF previnem o recrutamento de células pró-inflamatórias, proporcionando alívio rápido dos sintomas, diminuindo a dor, melhorando a função e reduzindo danos progressivos nas articulações em casos de AR. No entanto, são apenas recomendados em associação ao metotrexato quando outros medicamentos falham, e seu alto custo e eficácia em diferentes estágios da AR ainda estão sob estudo. Além disso, devem ser aplicados com cautela em virtude de seu efeito imunossupressor, podendo reativar infecções latentes.[23]

Inibidores do CGRP

A ação inibitória dos mAbs sobre o CGRP reduz a atividade da cascata MAPK diminuindo a progressão da dor. O CGRP é um neuropeptídeo produzido no sistema nervoso central (SNC) e no sistema nervoso periférico (SNP) que se liga a receptores semelhantes à calcitonina, ativando a cascata MAPK e modificando a atividade da proteína modificadora de receptores 1 (RAMP1), reduzindo sua funcionalidade. O CGRP é essencial para a transmissão nociceptiva, junto com a substância P e receptores de serotonina.[23]

Os que atuam no CGRP ou em seu receptor foram estudados em diversos ensaios clínicos de fases II e III, demonstrando eficácia significativa tanto no tratamento agudo como na prevenção da migrânea (erenumabe, eptinezumabe, fremanezumabe e galcanezumabe). Os resultados evidenciam reduções significativas na frequência de episódios de migrânea e cefaleia. Todos os estudos indicam que os mAbs anti-CGRP são bem-tolerados, com perfil de segurança aceitável.[23] No entanto, em decorrência do alto custo desse método, a recomendação desse tipo de tratamento é vedada a pacientes com migrânea refratária a ao menos duas outras opções de tratamento, ou para uso preventivo quando outros métodos não puderem ser usados em razão de comorbidades, efeitos colaterais ou baixa adesão.[27]

Bloqueadores de IL-6 e IL-20

As interleucinas (IL) como IL-6 e IL-20, quando expressas em excesso, exercem importante papel na inflamação relacionada à dor e na sensibilização periférica e central, aumentando a transmissão da dor. O uso de mAbs para bloquear a atividade da IL-6 reduz a ativação das vias MAPK e STAT3 mediadas por IL-6, enquanto o bloqueio da IL-20 reduz a produção de IL-6, TNF e IL-1β pelas células da glia. Essa produção favorece um ambiente pró-inflamatório com elevada atividade neural, promovendo dor neuropática e desregulação de cálcio intracelular.[23,25]

Ensaios clínicos com pacientes de AR que não responderam ao metotrexato mostraram que o mAbs bloqueador de IL-6 tocilizumabe melhorou significativamente a dor e reduziu a fadiga. Metanálises confirmam que a IL-6 pode ser alvo para aliviar a dor inflamatória, e agentes anti-IL-6 ou antirreceptor de IL-6 parecem aliviar alodinia e hiperalgesia.[28]

Ainda que não haja evidência clínica de sua eficácia em humanos, ensaios pré-clínicos em modelos animais realçam os mAbs anti-IL-20 como uma alternativa promissora para o tratamento de neuropatias induzidas por quimioterapia. A administração repetida de um mAbs anti-IL-20 e de um mAbs do receptor IL-20, após o desenvolvimento da neuropatia, foi capaz de melhorar os danos nervosos atenuando a alodinia, prevenindo a hipoestesia térmica e melhorando os defeitos na coordenação motora em ratos.[29]

CONSIDERAÇÕES

As principais aplicações clínicas, bem como a posologia, via de administração e principais efeitos adversos dos fármacos abordados nesse capítulo são apresentados no Quadro 1. Vale ressaltar que as recomendações clínicas aqui dispostas não são absolutas e nem mesmo indicações de 1ª ou 2ª linha de tratamento. As recomendações citadas referem-se a condições clínicas que apresentam algum nível de evidência, mesmo que baixo, para a eficácia do tratamento ou mitigação dos sintomas com o uso do fármaco correspondente. Por se tratar, em maior parte, de novas alternativas promissoras para auxiliar na abordagem multimodal do manejo da dor crônica, o esquema terapêutico e a posologia do uso de cada adjuvante para cada tipo específico de dor crônica ainda não são bem-elucidados.

Quadro 1 – Outros fármacos adjuvantes, aplicações e principais efeitos adversos

Medicamento	Recomendação	Administração	Efeitos adversos
Capsaicina tópica	Neuropatia diabética, neuropatia associada ao HIV, neuralgia pós-herpética e dor musculoesquelética	▪ Cremes e géis (0,025% a 1%) aplicados de 3 a 4 vezes/dia ▪ *Patch* (8%) aplicado 1 vez/ dia por 60 minutos	Eritema e dor no sítio da aplicação
Fármacos anti-inflamatórios não esteroides transdérmicos	Dores nociceptivas localizadas; Osteoartrites	▪ Cremes, géis, soluções e adesivos de ibuprofeno, cetoprofeno e diclofenaco; Aplicação direta sobre sítio da dor	Eritema e dor no sítio da aplicação; erupções cutâneas
Lidocaína tópica	1ªou 2ª linha para neuralgia pós-herpética; neuropatia periférica diabética, neuropatias crônicas localizadas	▪ *Patch* (1,8% ou 5%) máximo de 3 aplicações simultâneas por um período de 12 horas, seguido de 12 horas sem aplicação	Eritema e dor no sítio da aplicação
Cetamina IV	Síndrome da dor regional complexa, dor neuropática; dores crônicas refratárias e intratáveis[12]	▪ Ao menos 80 mg ao longo de pelo menos 2 horas; operando em uma faixa de 0,5 a 2 mg/kg/h[12]	Manifestações psicotrópicas[12]

(*Continua*)

Quadro 1 – Outros fármacos adjuvantes, aplicações e principais efeitos adversos

Medicamento	Recomendação	Administração	Efeitos adversos
Cetamina Oral	Síndrome da dor regional complexa, dor neuropática; dores crônicas refratárias e intratáveis[12]	▪ 150 mg/dia ou 0,5 mg/kg a cada 6 horas	Manifestações psicotrópicas; alto potencial de abuso[12]
Olanzapina	Migrânea; adjuvante em síndromes dolorosas associadas a doenças psiquiátricas, terapias com morfina e neuropatias[15]	▪ Via oral: de 2,5 a 35 mg/dia	Ganho de peso, dislipidemia e desregulação glicêmica[15]
Quetiapina	Fibromialgia[14]	▪ Via oral: de 300 a 600 mg/dia[15]	Baixa tolerabilidade; ampliação do intervalo QT, síndrome neuroléptica maligna, alto potencial de abuso[14]
Bifosfonatos (neridronato)	Pacientes oncológicos com metástases ósseas síndrome da dor regional complexa[16]	▪ via oral ou intramuscular[16]	Poucos eventos adversos autolimitantes: reação de fase aguda[19]
Toxina botulínica	Neuralgia pós-herpética, neuralgia pós-trauma e neuralgia do trigêmeo[19]	▪ Intramuscular; titulação não é bem-estabelecida	Sem efeitos colaterais notáveis relatados[19]
α2-agonistas (clonidina)	Dor pós-cirúrgica[22]	▪ Intratecal	Bradicardia, sedação e hipotensão[22]
mAbs anti-NGF	Osteoartrite[26]	▪ Parenteral	Parestesia, hipoestesia e neuropatias periféricas[26]
mAbs inibidores do TNF	Artrite reumatoide[23]	▪ Parenteral	Imunossupressão[23]
mAbs inibidores do CGRP	Migrânea[27]	▪ Parenteral	Sem efeitos colaterais notáveis relatados[27]
mAbs anti IL-6	Artrite reumatoide[28]	▪ Parenteral	Sem efeitos colaterais notáveis relatados[29]

anti-NGF: anti fator de crescimento nervoso; HIV: vírus da Imunodeficiência humana; mAbs: anticorpos monoclonais; TNF: fator de necrose tumoral.

Fonte: Desenvolvido pela autoria.

Em geral, são necessários novos ensaios populacionais randomizados duplo-cegos para avaliar os efeitos benéficos e possíveis consequências a longo prazo da aplicação desses adjuvantes antes que ela seja disseminada e até recomendada em diretrizes internacionais para o tratamento da cor crônica.

Referências bibliográficas

1. Dale R, Stacey B. Multimodal treatment of chronic pain. Med Clin North Am. 2016;100(1):55-64. doi: 10.1016/j.mcna.2015.08.012.
2. Leppert W. The impact of opioid analgesics on the gastrointestinal tract function and the current management possibilities. Contemp Oncol (Pozn). 2012;16(2):125-31.
3. Liu JJ, Brenner DM. Opioid-related constipation. Gastroenterol Clin North Am. 2022;51(1):107-21. doi: 10.1016/j.gtc.2021.10.007.
4. Birngruber T, Vought K, Schwingenschuh S, Reisenegger P, Maibach H, Lissin D. Topical delivery systems effectively transport analgesics to areas of localized pain via direct diffusion. Pharmaceutics. 2023;15(11):2563. doi: 10.3390/pharmaceutics15112563.
5. Mohammed Y, Holmes A, Kwok PCL, Kumeria T, Namjoshi S, Imran M, et al. Advances and future perspectives in epithelial drug delivery. Adv Drug Deliv Rev. 2022;186:114293. doi: 10.1016/j.addr.2022.114293.
6. Stanos S. Topical analgesics. Phys Med Rehabil Clin N Am. 2020;31(2):233-44. doi: 10.1016/j.pmr.2020.02.002.
7. Zhang W, Zhang Y, Fan J, Feng Z, Song X. Pharmacological activity of capsaicin: mechanisms

and controversies (Review). Mol Med Rep. 2024;29(3):38. doi: 10.3892/mmr.2024.13162.
8. Arora V, Campbell JN, Chung MK. Fight fire with fire: neurobiology of capsaicin-induced analgesia for chronic pain. Pharmacol Ther. 2021;220:107743. doi: 10.1016/j.pharmthera.2020.107743.
9. Derry S, Conaghan P, Da Silva JA, Wiffen PJ, Moore RA. Topical NSAIDs for chronic musculoskeletal pain in adults. Cochrane Database Syst Rev. 2016;4(4):CD007400. doi: 10.1002/14651858.CD007400.pub3.
10. Voute M, Morel V, Pickering G. Topical lidocaine for chronic pain treatment. Drug Des Devel Ther. 2021;15:4091-103. doi: 10.2147/DDDT.S328228.
11. Kreutzwiser D, Tawfic QA. Expanding role of NMDA receptor antagonists in the management of pain. CNS Drugs. 2019;33(4):347-74. doi: 10.1007/s40263-019-00618-2.
12. Cohen SP, Bhatia A, Buvanendran A, Schwenk ES, Wasan AD, Hurley RW, et al. Consensus guidelines on the use of intravenous ketamine infusions for chronic pain from the american society of regional anesthesia and pain medicine, the american academy of pain medicine, and the american society of anesthesiologists. Reg Anesth Pain Med. 2018;43(5):521-46. doi: 10.1097/AAP.0000000000000808.
13. Ciaramella A. Psychopharmacology of chronic pain. Handb Clin Neurol. 2019;165:317-337. doi: 10.1016/B978-0-444-64012-3.00019-8.
14. Jimenez XF, Sundararajan T, Covington EC. A Systematic review of atypical antipsychotics in chronic pain management: olanzapine demonstrates potential in central sensitization, fibromyalgia, and headache/migraine. Clin J Pain. 2018;34(6):585-91. doi: 10.1097/AJP.0000000000000567.
15. Khouzam HR. Psychopharmacology of chronic pain: a focus on antidepressants and atypical antipsychotics. Postgrad Med. 2016;128(3):323-30. doi: 10.1080/00325481.2016.1147925.
16. Tzschentke TM. Pharmacology of bisphosphonates in pain. Br J Pharmacol. 2021;178(9):1973-94. doi: 10.1111/bph.14799.
17. Cai G, Aitken D, Laslett LL, Pelletier JP, Martel-Pelletier J, Hill C, et al. Effect of intravenous zoledronic acid on tibiofemoral cartilage volume among patients with knee osteoarthritis with bone marrow lesions: a randomized clinical trial. JAMA. 2020;323(15):1456-66. doi: 10.1001/jama.2020.2938.
18. Fassio A, Mantovani A, Gatti D, Rossini M, Viapiana O, Gavioli I, et al. Pharmacological treatment in adult patients with CRPS-I: a systematic review and meta-analysis of randomized controlled trials. Rheumatology (Oxford). 2022;61(9):3534-46. doi: 10.1093/rheumatology/keac060.
19. Datta Gupta A, Edwards S, Smith J, Snow J, Visvanathan R, Tucker G, et al. A systematic review and meta-analysis of efficacy of botulinum toxin a for neuropathic pain. Toxins (Basel). 2022;14(1):36. doi: 10.3390/toxins14010036.
20. Lacković Z. Botulinum toxin and pain. Handb Exp Pharmacol. 2021;263:251-64. doi: 10.1007/164_2019_348.
21. Guo X, Xue Y, Ji W, Liang J, Qingshi Z. Effects of administration of α2 adrenergic receptor agonist into psoas major muscle on inflammatory pain induced by injection of complete Freund's adjuvant in rats. Mol Pain. 2022;18:17448069221107810. doi: 10.1177/17448069221107810.
22. De Andres J, Hayek S, Perruchoud C, Lawrence MM, Reina MA, De Andres-Serrano C, et al. Intrathecal drug delivery: advances and applications in the management of chronic pain patient. Front Pain Res (Lausanne). 2022;3:900566. doi: 10.3389/fpain.2022.900566. Erratum in: Front Pain Res (Lausanne). 2023;4:1190014. doi: 10.3389/fpain.2023.1190014.
23. Sánchez-Robles EM, Girón R, Paniagua N, Rodríguez-Rivera C, Pascual D, Goicoechea C. Monoclonal antibodies for chronic pain treatment: present and future. Int J Mol Sci. 2021;22(19):10325. doi: 10.3390/ijms221910325.
24. Mai L, Zhu X, Huang F, He H, Fan W. p38 mitogen-activated protein kinase and pain. Life Sci. 2020;256:117885. doi: 10.1016/j.lfs.2020.117885.
25. Sebba A. Pain: a review of interleukin-6 and its roles in the pain of rheumatoid arthritis. Open Access Rheumatol. 2021;13:31-43. doi: 10.2147/OARRR.S291388.
26. Wise BL, Seidel MF, Lane NE. The evolution of nerve growth factor inhibition in clinical medicine. Nat Rev Rheumatol. 2021;17(1):34-46. doi: 10.1038/s41584-020-00528-4.
27. Charles A, Pozo-Rosich P. Targeting calcitonin gene-related peptide: a new era in migraine therapy. Lancet. 2019;394(10210):1765-74. doi: 10.1016/S0140-6736(19)32504-8.
28. Atzeni F, Nucera V, Masala IF, Sarzi-Puttini P, Bonitta G. Il-6 Involvement in pain, fatigue and mood disorders in rheumatoid arthritis and the effects of Il-6 inhibitor sarilumab. Pharmacol Res. 2019;149:104402. doi: 10.1016/j.phrs.2019.104402.
29. Chen LH, Yeh YM, Chen YF, Hsu YH, Wang HH, Lin PC, et al. Targeting interleukin-20 alleviates paclitaxel-induced peripheral neuropathy. Pain. 2020;161(6):1237-54. doi: 10.1097/j.pain.0000000000001831.

Miorrelaxantes

26

Ana Flavia Vieira Leite

Guilherme Totoli Zanetti de Sousa

INTRODUÇÃO

Muitas enfermidades do sistema nervoso central (SNC) resultam em um aumento do tônus muscular, que, com frequência, é acompanhado de dor. São exemplos de espasticidade decorrente de lesão central as paralisias e a esclerose múltipla, que, ao progredirem, causam aumento da rigidez muscular e dos espasmos. Para tratar essas condições, existem fármacos que atuam centralmente para reduzir o tônus muscular e aqueles que não agem centralmente, mas que trazem efeitos espasmolíticos, a serem abordados com mais detalhes neste capítulo.[1]

Os fármacos que interferem na função do músculo esquelético são divididos em dois grupos terapêuticos: os bloqueadores neuromusculares; e os antiespasmódicos. Esses últimos, conhecidos como "relaxantes musculares.[2] Os bloqueadores são empregados durante procedimentos cirúrgicos, atendimento de urgência e emergência e em unidades de terapia intensiva (UTI) para indução de paralisia muscular previamente à intubação orotraqueal; já os antiespasmódicos reduzem a espasticidade muscular em uma variedade de condições dolorosas, sejam elas agudas, sejam crônicas.[2]

FARMACOLOGIA

Os miorrelaxantes ou antiespasmódicos atuam centralmente e têm o efeito de reduzir o tônus muscular basal sem comprometer o controle voluntário. Eles têm mecanismos diversos de promoção de relaxamento muscular, como será descrito. Além disso, esses fármacos quase sempre produzem reações adversas significativas, como sonolência e confusão mental.[1]

Farmacocinética geral

Os relaxantes musculares apresentam características farmacocinéticas distintas que influenciam diretamente sua eficácia e perfil de segurança. A seguir, são abordados os principais processos envolvidos na farmacocinética desses fármacos.

Absorção

A absorção dos relaxantes musculares pode variar conforme a via de administração utilizada. Para aqueles administrados via oral (VO), a biodisponibilidade depende da solubilidade do fármaco e de fatores relacionados à absorção no trato gastrointestinal, como o pH gástrico. A maioria dos relaxantes musculares tem início de ação entre 30 minutos a 1 hora após administração oral. Formas injetáveis, como intramuscular (IM) ou intravenosa (IV), apresentam início de ação mais rápido em virtude da administração direta na corrente sanguínea.[3]

Distribuição

Após a absorção, os relaxantes musculares são distribuídos pelo corpo, sendo amplamente ligados às proteínas plasmáticas, principalmente à albumina. A ligação proteica afeta a quantidade de fármaco livre disponível para exercer efeitos farmacológicos. Relaxantes musculares altamente ligados às proteínas plasmáticas tendem a ter uma distribuição mais limitada aos tecidos, enquanto aqueles com menor ligação proteica apresentam maior concentração livre no plasma. Adicionalmente, o volume de distribuição pode ser influenciado por fatores como idade, massa corporal e a presença de doenças hepáticas ou renais.[3]

Metabolização

A metabolização dos relaxantes musculares ocorre predominantemente no fígado, via sistema enzimático do citocromo P450. Variantes genéticas que alteram a atividade dessas enzimas podem impactar a metabolização do fármaco, resultando em diferentes perfis de eficácia e toxicidade entre os pacientes. Em alguns casos, metabólitos ativos podem se formar, prolongando os efeitos terapêuticos ou causando efeitos colaterais. Pacientes com insuficiência hepática podem apresentar risco de acúmulo do fármaco, necessitando de ajustes na dosagem ou até contraindicando seu uso.[3]

Excreção

A excreção dos relaxantes musculares ocorre majoritariamente via renal, com eliminação dos metabólitos inativos na urina. A meia-vida desses fármacos varia conforme o perfil de cada substância, influenciando a frequência de administração. Pacientes com insuficiência renal grave devem ser monitorados de perto já que a eliminação pode ser comprometida, aumentando o risco de efeitos adversos. Em casos específicos, o ajuste da dose pode ser necessário para evitar acúmulo e toxicidade.[3]

Também conhecidos como "relaxantes musculares", atuam regularmente de maneira central reduzindo a espasticidade, que se define pela ativação involuntária e sustentada dos miócitos.[4] Os relaxantes musculares atuam reduzindo a espasticidade em diferentes níveis, como:

1. *Inibição da transmissão nervosa:* alguns relaxantes atuam nos neurotransmissores, reduzindo a excitabilidade dos neurônios motores e, consequentemente, a contração muscular.[4]
2. *Relaxamento muscular direto:* outros atuam diretamente nos músculos, diminuindo a tensão muscular.[4]
3. *Modulação do reflexo espinhal:* alguns medicamentos agem nas vias neurais que controlam os reflexos, ajudando a reduzir as respostas musculares exageradas.[4]

Ao diminuírem a atividade muscular excessiva, os relaxantes ajudam a melhorar a mobilidade e a função, proporcionando alívio para condições que envolvem espasticidade, como esclerose múltipla ou lesões na medula espinhal.[5] Além disso, os antiespasmódicos diminuem o tônus muscular basal (estresse muscular), reduzindo a dor provocada pela inflamação.[6]

São empregados principalmente no tratamento de dores crônicas, como lombalgias, doenças neurodegenerativas e dor perioperatória. Os espasmolíticos carisoprodol, ciclobenzaprina e orfenadrina, como veremos, estão entre os mais prescritos para o alívio da dor lombar, cervical, cefaleias tensionais e fibromialgia.[5]

Na dor aguda, entretanto, esses medicamentos não são primeira escolha, pois são menos eficazes que dipirona, paracetamol e anti-inflamatórios,[5] fármacos abordados nos capítulos anteriores.[7]

Os relaxantes musculares, de maneira simplista, atuam com base na teoria de que a dor decorrente de lesões teciduais induz espasmo e que este também é capaz de provocar a dor. Naturalmente, ao reduzirem espasmo, por seus diversos mecanismos conforme citado anteriormente, os miorrelaxantes reduzirão a dor.[8]

FÁRMACOS

Diazepam

O diazepam é um fármaco sedativo-hipnótico da classe dos benzodiazepínicos, caracterizada pela ação depressora do SNC, e que atua inibindo os receptores de ácido gama-aminobutírico (GABA) do tipo A.[2] O receptor $GABA_A$ é um receptor ionotrópico, que se liga ao neurotransmissor GABA.[2] Quando ativado, o receptor $GABA_A$ permite a entrada de íons cloreto (Cl-) na célula, resultando em um efeito inibitório na atividade neuronal. Essa inibição ajuda a regular a excitabilidade neuronal e é fundamental para funções como controle do medo, ansiedade e relaxamento muscular.[1]

É comumente empregado no contexto perioperatório como indutor anestésico em razão da facilidade de interrupção de seu efeito pela administração de um antagonista seletivo, o flumazenil.[6]

O diazepam é bem-absorvido pelo trato gastrointestinal após administração oral, com a biodisponibilidade em torno de 90%. O início de ação é, geralmente, em 30 minutos a 2 horas.[3]

Ele se liga fortemente às proteínas plasmáticas (cerca de 98%), o que influencia sua distribuição nos tecidos. Ele se distribui rapidamente pelo corpo, incluindo o cérebro, em razão de sua alta lipossolubilidade. É metabolizado sobretudo no fígado por enzimas do citocromo P450 (particularmente CYP2C19 e CYP3A4). O metabolismo resulta em metabólitos ativos, como o desmetildiazepam, que também têm propriedades ansiolíticas.[3]

Os metabólitos e as pequenas quantidades de diazepam são excretados principalmente pela urina. A meia-vida do diazepam varia de 20 a 50 horas, dependendo de fatores individuais, como idade e função hepática.[3]

Os efeitos colaterais são característicos dos benzodiazepínicos, como sedação, amnésia anterógrada, hipotensão, retenção urinária e depressão respiratória.

Baclofeno

Fármaco antiespasmódico que atua como agente mimético atípico ao GABA e é agonista dos receptores $GABA_B$, receptores metabotrópicos, ou seja, não formam canais iônicos diretamente. Em vez disso, sua ativação desencadeia uma cascata de sinais intracelulares por meio de proteínas G.[2] Isso resulta em efeitos inibitórios na atividade neuronal, como a redução da liberação de neurotransmissores e a hiperpolarização das células, contribuindo para a modulação da excitabilidade neuronal. Eles estão envolvidos em funções como o controle da ansiedade, a modulação da dor e a regulação do tônus muscular.[3]

Sua formulação farmacêutica é uma mistura racêmica, sendo a forma levógira mais eficaz que a dextrógira.[6]

Nos neurônios pré-sinápticos, o baclofeno reduz a liberação de neurotransmissores excitatórios, como glutamato e aspartato, enquanto nos neurônios pós-sinápticos, a ativação dos receptores $GABA_B$ provoca a abertura de canais de potássio e/ou cloreto, impedindo a neurotransmissão. Ambos mecanismos de ação resultam em redução da hipertonia.[6]

O baclofeno é utilizado, sobretudo, para o tratamento de espasticidade associada a doenças dos neurônios motores, como esclerose múltipla, distonias, parkinsonismos e traumatismo medular, sendo tão eficaz quanto o diazepam na redução da espasticidade e tendo o benefício de produzir menos sedação. Observações clínicas sugerem que o baclofeno também pode modular a dor e a cognição.[9]

O baclofeno é rapidamente absorvido pelo trato gastrointestinal após administração oral, com uma biodisponibilidade de aproximadamente 70% a 85%. O pico de concentração plasmática ocorre em 2 a 3 horas.[9]

Ele apresenta baixa ligação às proteínas plasmáticas (30%), o que significa que uma boa fração do fármaco permanece disponível para distribuição nos tecidos. O volume de distribuição é relativamente pequeno.[3]

O baclofeno é minimamente metabolizado, sendo excretado quase na sua totalidade de forma inalterada. Esse perfil reduz o risco de interações farmacocinéticas com outros medicamentos metabolizados no fígado.[6]

A excreção ocorre sobretudo pelos rins, com cerca de 85% do fármaco sendo eliminado de forma inalterada. A meia-vida de eliminação é de 3 a 4 horas, podendo ser prolongada em pacientes com insuficiência renal, exigindo ajustes de dose.[9]

Os efeitos colaterais, sobretudo a sonolência, são bem-tolerados. Porém, tendem a diminuir com a administração crônica.[7] Uma eventual superdosagem pode ocasionar visão turva, hipotensão, depressão cardiorrespiratória e coma.[6] A ação do baclofeno é potencializada por antidepressivos tricíclicos em razão de sua capacidade de aumentar a disponibilidade de neurotransmissores inibitórios, como a serotonina e a norepinefrina, o que pode intensificar os efeitos relaxantes do baclofeno. Além disso, a administração conjunta de baclofeno com morfina epidural é contraindicada já que ambos atuam no SNC e podem potencializar os efeitos sedativos e depressivos um do outro, aumentando a probabilidade de complicações graves, como dificuldade respiratória e diminuição da consciência.[9]

Não é indicado para pacientes epilépticos em virtude do aumento da atividade convulsiva; e para grávidas, por ser teratogênico. Seu uso deve ser interrompido gradualmente, sobretudo em pacientes em uso crônico, por causa do risco de síndrome de abstinência aguda e de hiperespasticidade.[9]

Tizanidina

Fármaco imidazolínico que atua como agonista α2-adrenérgico nos receptores pré-sinápticos no neurônio motor, inibindo a liberação pré-sináptica de neurotransmissores excitatórios, como o glutamato e a aspartato.[3] Sua ação espasmolítica sobre o músculo se dá pela inibição da transmissão sináptica e nociceptiva na medula espinhal, reduzindo a liberação de aminoácidos excitatórios, como glutamato exercendo moderado efeito analgésico central, reduzindo a atividade neuronal no *locus ceruleus*.[10]

Estudos relataram eficácia próxima à do diazepam no alívio do espasmo muscular, mas também um espectro variado de efeitos colaterais em consequência da ação menos específica, como sonolência, xerostomia, hipotensão, astenia e tontura.[6]

A tizanidina é rapidamente absorvida após administração oral, com um pico de concentração plasmática em cerca de 1 a 2 horas. A biodisponibilidade é relativamente baixa (cerca de 40%) em razão do efeito de primeira passagem no fígado.[10]

Ela é amplamente distribuída pelo organismo, com um volume de distribuição de aproximadamente 2,4 L/kg e liga-se moderadamente às proteínas plasmáticas, com uma taxa de ligação em torno de 30%. A tizanidina é extensivamente metabolizada pelo fígado, sobretudo pela enzima CYP1A2. Seus metabólitos são inativos em relação ao efeito relaxante muscular. A eliminação ocorre principalmente via renal, sendo excretada na forma de metabólitos. Sua meia-vida de eliminação é de cerca de 2,5 horas, mas pode ser prolongada em pacientes com insuficiência renal, exigindo ajustes na dose.[6]

Seu uso deve ser especialmente monitorado, pois seu metabolismo é hepático e sua concentração plasmática aumenta com a inibição da CYP1A2, o que resulta em interações medicamentosas consideráveis. Em idosos com insuficiência renal, o *clearance* se reduz em 50%, sendo necessário o ajuste de dose.[1]

A tizanidina pode aumentar a concentração sérica de substâncias depressoras do SNC, dos β-bloqueadores e dos inibidores da monoaminaoxidase (IMAO),[1,2] conforme descrito a seguir:

- *Substâncias depressoras do SNC:* a tizanidina tem efeito depressor direto sobre o SNC e, quando combinada com outras substâncias com propriedades semelhantes, como benzodiazepínicos, opioides e antidepressivos sedativos, pode haver uma amplificação dos efeitos sedativos. Esse efeito se dá principalmente pela soma dos efeitos farmacodinâmicos depressivos no SNC, o que aumenta o risco de sedação intensa, hipotensão, depressão respiratória e outras reações adversas.[2]
- *β-bloqueadores:* a interação entre tizanidina e β-bloqueadores, como o propranolol, pode ocorrer em virtude da inibição da metabolização hepática. Como a tizanidina é metabolizada pela enzima hepática CYP1A2, seu uso concomitante com medicamentos que também utilizam ou inibem essa via, como alguns β-bloqueadores, pode ocasionar um acúmulo de ambas as substâncias no organismo. Esse acúmulo pode resultar em efeitos hipotensivos acentuados, bradicardia e até desmaios.[2]
- *IMAO:* o uso de tizanidina com IMAOs é contraindicado consequentemente ao risco de interação farmacodinâmica e farmacocinética. Os IMAOs interferem no metabolismo das aminas simpaticomiméticas e podem aumentar a sensibilidade do SNC a efeitos depressivos, exacerbando a sedação e a hipotensão causada pela tizanidina.[1]

Ciclobenzaprina

Fármaco de ação central utilizado no alívio de espasmo agudo causado por traumatismo tecidual local ou distensão muscular.[3] É o fármaco protótipo desse grupo, composto, entre outros, por carisosprodol, clorbenzaprina e orfenadrina. É um composto estruturalmente semelhante aos antidepressivos tricíclicos, atuando como potencializador da norepinefrina e causando efeitos colaterais antimuscarínicos, como forte sedação.[2]

Atua no tronco encefálico principalmente inibindo os reflexos de estiramento muscular, reduzindo o tônus muscular por meio de uma ação central.[7] Embora seu mecanismo exato ainda não seja completamente elucidado,[4] acredita-se que envolva as seguintes ações:

- *Modulação dos neurônios noradrenérgicos:* a ciclobenzaprina aumenta a atividade de neurotransmissores noradrenérgicos nas vias descendentes do tronco encefálico. Esse aumento de atividade noradrenérgica contribui para inibir a resposta reflexa muscular, reduzindo a excitabilidade dos motoneurônios alfa que controlam o tônus muscular.[3,4]
- *Inibição das vias serotoninérgicas:* a ciclobenzaprina apresenta similaridades estruturais com antidepressivos tricíclicos, o que a faz também inibir a recaptação de serotonina. Ao aumentar os níveis de serotonina na medula espinhal, ela promove um efeito inibitório nas vias que controlam o tônus muscular e os reflexos de estiramento.[4]

A ciclobenzaprina é bem-absorvida via oral, com pico de concentração plasmática alcançado entre 3 e 8 horas após a administração. Apresenta alta ligação às proteínas plasmáticas, o que ajuda na sua ampla distribuição pelo organismo. É metabolizada no fígado principalmente pelas enzimas do citocromo P450 (CYP1A2, CYP3A4 e CYP2D6), formando metabólitos inativos e é eliminada sobretudo através da urina, com meia-vida de eliminação longa, entre 18 e 36 horas, o que possibilita uma ação prolongada, mas também pode aumentar o risco de acúmulo em casos de uso repetido.[2,3,5]

Esse perfil indica que a ciclobenzaprina tem ação prolongada, com efeitos que podem perdurar mesmo após o fim da administração em função de sua longa meia-vida e de seu metabolismo hepático.[4]

Causa efeitos colaterais semelhantes aos antidepressivos tricíclicos em razão da similaridade estrutural e de seu mecanismo de ação. Assim como os tricíclicos, a ciclobenzaprina age bloqueando receptores de histamina (H1), muscarínicos (colinérgicos) e, em menor grau, adrenérgicos.[2] Alguns desses efeitos são: sedação; tontura; xerostomia; e fadiga. Confusão mental, cefaleia e agitação também podem aparecer.[3]

A ciclobenzaprina pode potencializar os efeitos do álcool, de barbitúricos, de anticolinérgicos e de outros depressores do SNC por sua ação aditiva e sinérgica nesses sistemas,[4] conforme explicado a seguir:

- *Depressores do SNC (p. ex., álcool, barbitúricos e benzodiazepínicos):* a ciclobenzaprina tem um efeito depressor leve sobre o SNC. Quando combinada com outras substâncias depressoras, como o álcool e os barbitúricos, o efeito cumulativo pode aumentar a sedação, a sonolência e o risco de depressão respiratória.[1,3]
- *Anticolinérgicos:* como a ciclobenzaprina produz efeitos anticolinérgicos (bloqueio dos receptores muscarínicos), o uso concomitante com outros anticolinérgicos pode aumentar esses efeitos, causando maior secura da boca, constipação, visão turva e risco de retenção urinária. Em idosos, esse efeito sinérgico pode ocasionar delírio, confusão e risco de quedas.[3]
- *Risco de sedação e prejuízo psicomotor:* o efeito aditivo pode afetar funções cognitivas e motoras, aumentando o risco de acidentes, especialmente em atividades que requerem atenção, como dirigir.[3]

A ciclobenzaprina é ineficaz no tratamento do espasmo muscular decorrente de paralisia cerebral ou no tratamento de lesões na medula espinal porque seu mecanismo de ação é voltado para a redução de espasmos musculares de origem periférica e não atua de forma eficaz em condições de espasticidade causada por lesões neurológicas centrais, como nas doenças mencionadas.[12] Nessas condições, o espasmo muscular decorre de um descontrole do SNC sobre o tônus muscular consequente a um dano em circuitos motores superiores, algo que a ciclobenzaprina não consegue controlar adequadamente.[12]

A ciclobenzaprina é eficaz sobretudo para o tratamento de espasmos musculares agudos relacionados a dores musculoesqueléticas, como aqueles decorrentes de tensões, distensões ou lesões musculares menores.[13] Nesses casos, a contração muscular se dá por reflexos locais, que a ciclobenzaprina consegue inibir ao atuar no tronco encefálico. Por isso, é comumente usada em condições como dores lombares, contraturas e outras lesões agudas musculoesqueléticas.[11,12]

Carisoprodol

O carisoprodol é um relaxante muscular de ação central que age como um sedativo no SNC.[5] Seu mecanismo de ação exato ainda não é completamente compreendido, mas acredita-se que ele funcione por meio da potenciação dos efeitos inibitórios do neurotransmissor GABA. Isso ocorre de maneira semelhante aos barbitúricos, pois o carisoprodol modula os receptores $GABA_A$, aumentando a atividade do GABA no SNC e promovendo o relaxamento muscular e a sedação.[3]

Além disso, o carisoprodol é metabolizado no organismo para formar meprobamato, um composto com propriedades ansiolíticas e sedativas também relacionadas ao GABA. Essa metabolização contribui para os efeitos depressivos sobre o SNC, o que explica parte de sua ação relaxante e sedativa nos músculos.[2]

O carisoprodol é rapidamente absorvido após administração oral, com pico plasmático em cerca de 1,5 a 2 horas. Ele se distribui bem nos tecidos e atravessa facilmente a barreira hematoencefálica em razão de sua lipossolubilidade, o que contribui para seus efeitos no SNC.[2] O carisoprodol é metabolizado no fígado pela enzima CYP2C19, produzindo meprobamato, um metabólito ativo que contribui para seus efeitos ansiolíticos e sedativos, conforme citado anteriormente.[6] A variabilidade genética dessa enzima pode ocasionar diferentes níveis de meprobamato entre os indivíduos. É eliminado principalmente pelos rins, e sua meia-vida de eliminação é de cerca de 2 horas para o carisoprodol e de 6 a 17 horas para o meprobamato, o que prolonga os efeitos sedativos. Por ser metabolizado via CYP2C19, o carisoprodol aumenta o efeito e a toxicidade dos fármacos depressores do SNC e do álcool, além de apresentar efeitos sinérgicos com psicotrópicos.[2]

O uso concomitante de carisoprodol e opioides deve ser cuidadosamente avaliado em virtude de interações farmacocinéticas e farmacodinâmicas.

Interações Farmacocinéticas:

- *Metabolismo:* ambos são metabolizados pelo fígado (especialmente pelo CYP2C19). Inibições ou induções podem alterar suas concentrações, aumentando o risco de efeitos adversos.[4]
- *Meia-vida:* carisoprodol tem meia-vida de 2 a 4 horas, e seus metabólitos podem ter meias-vidas mais longas, potencializando efeitos.[4]

Interações Farmacodinâmicas:

- *Efeitos sedativos:* ambos têm propriedades sedativas, aumentando o risco de sedação excessiva e depressão do SNC.
- *Depressão respiratória:* a combinação pode elevar o risco de depressão respiratória, especialmente em pacientes vulneráveis.

Considerações clínicas:

- *Monitoramento:* avaliações regulares para sedação e respiração.
- *Ajustes de dose:* modificações podem ser necessárias para minimizar riscos.
- *Educação:* pacientes devem ser informados sobre sinais de alerta e a importância de não ajustar a medicação sem orientação.

O uso do carisoprodol pode causar letargia, dores de cabeça e confusão. Reações mais graves incluem síncopes e adicção.[5] É contraindicado em grávidas, pois pode ultrapassar a barreira placentária e pode ser eliminado no leite materno.[3] A suspensão não titulada do medicamento pode causar síndrome de retirada, caracterizada por dor abdominal, insônia, tremores, náusea e euforia.[5]

Orfenadrina

Fármaco anticolinérgico e anti-histamínico, de ação central, que atua como antagonista dos receptores muscarínicos e histamínicos (H1),[2] usado no alívio de espasmo agudo causado por traumatismo tecidual local ou distensão muscular.[11] Apesar da fraca ação periférica, o composto apresenta propriedades anestésicas leves e restaura o equilíbrio serotoninérgico-dopaminérgico na síndrome de Parkinson.[9]

A orfenadrina é bem-absorvida pelo trato gastrointestinal, com picos de concentração plasmática ocorrendo em cerca de 1 a 2 horas após a administração oral. A substância é amplamente distribuída nos tecidos, com uma alta ligação a proteínas plasmáticas (cerca de 80%). A droga atravessa a barreira hematoencefálica, o que contribui para seus efeitos no SNC. Ela é metabolizada principalmente pelo fígado, envolvendo o sistema do citocromo P450, e produz metabólitos que podem ser ativos.[2,3]

A eliminação é predominantemente renal, com a maior parte da dose excretada na urina como metabólitos. A meia-vida de eliminação varia, mas geralmente é de cerca de 10 a 14 horas.[2]

A orfenadrina é metabolizada no fígado, sobretudo pelas enzimas CYP2D6 e CYP3A4,[3] portanto o uso concomitante de álcool deve ser evitado em razão de:

- *Inibição enzimática:* o álcool pode inibir as enzimas do CYP, aumentando as concentrações de orfenadrina no plasma, o que eleva o risco de efeitos adversos.
- *Potencialização dos efeitos sedativos:* a combinação pode intensificar sedação, sonolência e depressão do SNC, aumentando o risco de comprometimento da coordenação e depressão respiratória.
- *Efeitos colaterais:* os riscos de efeitos colaterais, como boca seca e constipação, também aumentam.

O uso de orfenadrina pode causar xerostomia, confusão, constipação e dor de cabeça.[6]

A orfenadrina é contraindicada em:

- *Glaucoma:* pode aumentar a pressão intraocular, agravando o glaucoma.
- *Miastenia grave:* pode piorar a fraqueza muscular consequente a efeitos anticolinérgicos.
- *Úlcera péptica:* pode agravar complicações ao afetar a motilidade e secreção gástrica.
- *Obstrução intestinal:* pode relaxar o trato gastrointestinal, aumentando o risco de complicações.
- *Prostatismo:* pode causar retenção urinária, piorando os sintomas.
- *Distúrbios da bexiga:* pode dificultar a micção e aumentar a retenção urinária.

São dignos de menção a gabapentina e a pregabalina, fármacos antiepilépticos que apresentam certa atividade espasmolítica em indivíduos portadores de esclerose múltipla, possivelmente por inibirem canais de cálcio do tipo L, reduzindo a liberação de neurotransmissores excitatórios.[5]

USO CLÍNICO

Apesar de não serem superiores aos anti-inflamatórios não esteroides (AINEs) no tratamento de mialgias, como as lombalgias, os miorrelaxantes são opções de segunda escolha e frequentemente empregados com outros coadjuvantes aos analgésicos e anti-inflamatórios.[12,13]

Na dor crônica, os relaxantes musculares são opções consideradas no tratamento de síndromes associadas com espasticidade e dor miofascial, sendo esses fenômenos os alvos da ação terapêutica dos antiespasmódicos.[5] Os medicamentos mais usados nesses casos são a ciclobenzaprina, o baclofeno e a tizanidina.[12] No geral, os benzodiazepínicos e o carisoprodol são preteridos aos citados anteriormente no manejo da dor crônica em virtude de seus efeitos adversos sedativos e a seu potencial de abuso.[12]

Embora exista alguma evidência de sua aplicação nos distúrbios de dor aguda musculoesquelética, sua eficácia é questionável em muitas dessas síndromes.[11] Portanto, a eficácia dos miorrelaxantes no tratamento da dor ainda é discutível e, em consequência de efeitos adversos decorrentes de sua ação central, seu uso é mais indicado como coadjuvantes no manejo da dor.[5]

Diazepam

Benzodiazepínico frequentemente indicado para alívio a curto prazo de espasmos e rigidez musculares. Caracterizado pela ação depressora do SNC, o fármaco é altamente eficaz na redução do tônus muscular.

É utilizado com segurança no manejo de doenças do neurônio motor e desordens convulsivas, bem como sedativo no tratamento de certas doenças psiquiátricas, por exemplo a ansiedade intensa.[7]

Diferentemente do baclofeno, há evidência mais robusta de sua aplicabilidade na paralisia cerebral, sendo aprovado para uso em crianças acima de 6 meses para redução de sintomas.[7]

Adverte-se a respeito do uso de diazepam que, pelo elevado potencial aditivo e sendo o seu efeito dose-dependente, o controle médico e posológico tornam-se imprescindíveis. A utilização contínua não deve ser interrompida subitamente por causa do risco de síndrome de abstinência aguda.

O uso concomitante a outros benzodiazepínicos, opioides e álcool não é recomendado. Casos de apneia do sono, miastenia aguda e glaucoma são contraindicações para o diazepam, e sua utilização pode ser fatal.

Dose inicial e posologia

- **Adultos:**
  - *Dose inicial:* 5 mg a 10 mg via oral (VO), 2 a 3 vezes/dia.
  - *Dose de manutenção:* pode ser aumentada gradualmente, se necessário, até 30 mg/dia, dependendo da resposta clínica.
- **Crianças** *(acima de 6 meses):*
  - *Dose inicial:* 0,1 a 0,2 mg/kg, 2 a 3 vezes/dia.
  - *Dose de manutenção:* geralmente, não ultrapassa 10 mg/dia, ajustada conforme o peso e a resposta.
- **Ajustes de dose**
  - *Idosos:* recomendado iniciar com doses mais baixas (2,5 mg a 5 mg) em razão do aumento da sensibilidade e do risco de sedação excessiva.
  - *Doença renal crônica:* ajustes de dose podem ser necessários, pois a eliminação do diazepam pode ser comprometida.
  - *Doença hepática crônica:* em casos de insuficiência hepática, a dose deve ser reduzida, pois a metabolização do diazepam pode ser significativamente afetada.
  - *Doenças cardíacas:* pode ser necessário monitorar de perto a resposta ao tratamento e ajustar a dose conforme necessário, especialmente se houver insuficiência cardíaca.
- **Uso em grávidas**
  - *Gravidez:* o diazepam deve ser evitado durante a gravidez, especialmente no 1° trimestre, em virtude de potencial risco de malformações congênitas e de síndrome da abstinência neonatal. Se o uso for absolutamente necessário, deve ser feito sob rigorosa supervisão médica.

Baclofeno

Utilizado para tratar espasticidade em doentes com esclerose múltipla, mielopatia, encefalopatia, espasticidade vesical, paralisia cerebral, doença de Huntington, distonia, rigidez parksoniana e dor neuropática.[5]

A administração intratecal do baclofeno pode controlar a espasticidade grave e a dor muscular refratária à medicação por outras vias. Na formulação oral, o baclofeno se mostra efetivo no controle da espasticidade leve. Na forma grave da espasticidade, a administração intratecal e, em doses menores, é mais indicada.[9]

Na literatura atual, há evidências promissoras, ainda que limitadas, de que o baclofeno pode ser utilizado no tratamento de pacientes com paralisia cerebral para alívio sintomático em curtos períodos de tempo.[6]

Idosos apresentam menos tolerabilidade a seus efeitos adversos, e pacientes epilépticos podem ter o limiar convulsivo rebaixado pelo uso do baclofeno, uma vez que ele atua como um agonista do receptor $GABA_B$, aumentando a inibição neuronal e potencialmente reduzindo a atividade epiléptica.[9] O uso concomitante ao álcool é contraindicado, pois tanto o baclofeno como o álcool têm efeitos depressivos no SNC, aumentando o risco de sedação excessiva, comprometimento da coordenação e depressão respiratória.[2,3]

Posologia

- *Dose inicial:* 15 mg, 2 vezes/dia.
- *Aumento da dose:* aumentar gradualmente, em 5 mg a cada 3 dias, conforme tolerância, até um máximo de 100 mg/dia.
- **Considerações por grupo**
  - *Adultos:* a dose inicial e o aumento mencionados são adequados.

- *Crianças:* a dose deve ser ajustada com base no peso corporal, geralmente em 0,5 a 2 mg/kg/dia, divididos em várias tomadas.
- *Idosos:* iniciar com uma dose mais baixa (5 mg), pois podem ter menor tolerância e maior risco de efeitos adversos.
- *Grávidas:* o uso deve ser avaliado com cautela. Baclofeno não é amplamente estudado em grávidas, e seu uso deve ser considerado apenas se os benefícios superarem os riscos.[9]
- *Portadores de doenças cardíacas:* a dose pode ser ajustada, monitorando a resposta, já que o baclofeno pode causar hipotensão.
- *Portadores de doenças hepáticas e renais:* o uso deve ser feito com cautela, pois a função hepática ou renal comprometida pode afetar a eliminação do baclofeno. O ajuste de dose deve ser considerado conforme a gravidade da condição.

Ressalta-se que, quando disponível, a tizanidina é preferível ao baclofeno por apesentar eficácia similar e efeitos adversos reduzidos.[10]

Tizanidina

É um fármaco de ação rápida indicada para manejo de dor e espasticidade decorrentes de lesão musculoesquelética e de espasmo muscular resultante de esclerose, derrame cerebral ou lesão medular.[10] Também é eficaz para tratamento de cervicalgias, lombalgias e dor pós-operatória ortopédica.[11]

Seu uso concomitante a outros fármacos reguladores de pressão arterial, como clonidina e amiodarona, é advertido em decorrência do risco de efeitos aditivos na hipotensão e sedação excessiva, que podem resultar em quedas e comprometimento da coordenação.[2,3] Administração conjunta com antibióticos fluorquinolônicos, como levofloxacino e ciprofloxacino, deve ser evitada, pois esses fármacos podem aumentar as concentrações plasmáticas da tizanidina.[4]

Posologia

- *Dose inicial:* 2 mg a cada 6 ou 8 horas, não ultrapassando 6 mg em 24 horas.
- *Limite máximo:* doses acima de 36 mg/dia são hepatotóxicas.
- **Considerações por grupo**
  - *Adultos:* a dose inicial e o limite mencionado são adequados para adultos.
  - *Crianças:* a segurança e a eficácia da tizanidina em crianças não estão bem-estabelecidas; portanto, seu uso em Pediatria deve ser feito com cautela e sob supervisão médica.
  - *Idosos:* recomenda-se iniciar com uma dose mais baixa (1 mg) por causa do aumento da sensibilidade e do risco de efeitos adversos, ajustando conforme a resposta.
  - *Grávidas:* o uso deve ser evitado durante a gravidez, a menos que os benefícios superem os riscos, pois não há informações suficientes sobre sua segurança.
  - *Portadores de doenças cardíacas:* monitoramento é necessário, pois a tizanidina pode causar hipotensão.
  - *Portadores de doenças hepáticas:* o uso deve ser feito com cautela, com possível ajuste de dose, pois a tizanidina é metabolizada pelo fígado, e a função hepática comprometida pode aumentar o risco de hepatotoxicidade.
  - *Portadores de doenças renais:* a dose deve ser ajustada e monitorada, pois a eliminação pode ser afetada em pacientes com insuficiência renal.

Ciclobenzaprina

É indicada para tratamento de espasmos associados a lesões musculares, como lombalgias e cervicalgias. É mais eficaz que o diazepam, nesses casos, por atuar na neurotransmissão de neurônios motores periféricos.[11]

A Food and Drug Administration (FDA), agência regulatória de fármacos dos Estados Unidos, aponta resultados estatísticos muito positivos para o uso da ciclobenzaprina em lesões musculoesqueléticas agudas. Porém, não é indicado para paralisia cerebral.[6]

É benéfico para o tratamento da fibromialgia, apresentando número necessário para tratar (NNT) de 4,8.[12] Não há evidência suficiente para seu uso nas síndromes miofasciais.[13] Seu uso em conjunto com IMAOs, álcool e fármacos serotoninérgicos é contraindicado consequentemente ao risco aumentado de síndrome serotoninérgica, depressão do SNC e potencialização de efeitos sedativos, o que pode gerar consequências graves, como coma ou morte.[2,3] O tratamento com ciclobenzaprina não deve ser continuado a longo prazo e a interrupção abrupta pode causar síndrome de abstinencia.[4]

Superdosagem pode causar efeitos adversos como tremores e agitação intensos, confusão mental e alucinações, podendo culminar em parada e arritmias cardíacas.

Posologia

- *Doses usuais:*
  - *Comprimidos orais:* 5 mg e 10 mg, até 3 vezes/dia.
  - *Formulações de liberação prolongada:* 15 mg e 30 mg, geralmente administradas 1 vez/dia.
  - *Dose máxima:* não deve ultrapassar 60 mg diários.
- **Considerações por grupo**
  - *Adultos:* as doses mencionadas são adequadas.
  - *Crianças:* o uso geralmente não é recomendado em crianças menores de 15 anos e, se utilizado, deve ser sob supervisão médica com ajuste de dose conforme o peso.
  - *Idosos:* recomenda-se iniciar com a menor dose (5 mg) para reduzir o risco de efeitos adversos e sedação excessiva.
  - *Grávidas:* a ciclobenzaprina deve ser evitada durante a gravidez, especialmente no 1° trimestre em função da falta de dados sobre segurança.
  - *Portadores de doenças cardíacas:* monitoramento é necessário, pois a ciclobenzaprina pode causar hipotensão e sedação.
  - *Portadores de doenças hepáticas:* o uso deve ser feito com cautela e, se necessário, a dose deve ser reduzida, uma vez que a metabolização é hepática.
  - *Portadores de doenças renais:* a dose pode precisar de ajuste, pois a eliminação do fármaco pode ser afetada.

Carisoprodol

É indicado para uso em conjunto com repouso, fisioterapia e reabilitação muscular para redução de espasticidade, câimbras e entorses.[12]

O carisoprodol é um fármaco depressor do SNC e sua indicação deve ser supervisionada cuidadosamente pelo médico. A suspensão de seu uso deve ser gradual em razão do risco de síndrome de retirada.[2,3]

Posologia

- *Dose recomendada:* 350 mg via oral, 3 vezes/dia.
- **Considerações por grupo**
  - *Adultos:* a dose recomendada é adequada.
  - *Crianças:* o uso em crianças não é amplamente estudado e, portanto, não é recomendado. Se necessário, deve ser feito sob supervisão médica, com dose ajustada conforme o peso e a resposta.
  - *Idosos:* a dose pode ser mantida, mas deve-se ter cautela por causa do aumento da sensibilidade a efeitos sedativos e ao risco de quedas.
  - *Grávidas:* o carisoprodol deve ser evitado durante a gravidez, especialmente no 1° trimestre em razão da falta de dados sobre segurança e riscos potenciais para o feto.
  - *Portadores de doenças cardíacas:* o uso deve ser feito com cautela, monitorando-se a resposta, pois pode causar sedação e hipotensão.
  - *Portadores de doenças hepáticas:* o uso deve ser evitado ou cuidadosamente monitorado, pois o carisoprodol é metabolizado no fígado, e a função hepática comprometida pode aumentar o risco de efeitos adversos.
  - *Portadores de doenças renais:* o uso deve ser cauteloso, já que a eliminação do fármaco pode ser afetada.

Orfenadrina

Também indicada para uso em conjunto com repouso, fisioterapia e reabilitação muscular para redução de espasticidade, câimbras e entorses.[11] Não é incomum o seu emprego como anticolinérgico e agente antidiscinesia.

Potente agente na síndrome de Parkinson, a orfenadrina neutraliza o efeito colinérgico induzido pela deficiência de dopamina no núcleo estriado, resultando em um relaxamento dos espasmos musculares.[4]

Posologia

- *Dose usual:* comprimidos de 100 mg via oral, até 2 vezes/dia.
- **Considerações por grupo**
  - *Adultos:* a dose recomendada é adequada.
  - *Crianças:* o uso em crianças não é bem-estabelecido e deve ser feito com cautela, sob supervisão médica. A dose deve ser ajustada conforme o peso e a resposta.
  - *Idosos:* a dose pode ser mantida, mas é recomendado iniciar com a menor dose possível (50 mg) em virtude do aumento da sensibilidade a efeitos adversos e ao risco de sedação.
  - *Grávidas:* a orfenadrina deve ser evitada durante a gravidez, especialmente no 1° trimestre, pois há pouca informação sobre sua segurança.
  - *Portadores de doenças cardíacas:* o uso deve ser monitorado porque a orfenadrina pode causar efeitos anticolinérgicos que podem impactar a função cardiovascular.
  - *Portadores de doenças hepáticas:* o uso deve ser cauteloso, com possível ajuste de dose já que a metabolização ocorre no fígado.
  - *Portadores de doenças renais:* a dose deve ser ajustada com cautela, pois a eliminação do fármaco pode ser afetada.

Referências bibliográficas

1. Ritter JM, Flower R, Henderson G, Loke YK, MacEwan D, Rang HP. Transmissão colinérgica. Farmacologia. 9. ed. Rio de Janeiro: GEN - Grupo Editorial Nacional S.A. 2020;4(14):579-645.
2. Waller DG, Sampson AP. Distúrbios do movimento e espasticidade. Farmacologia Médica e Terapêutica. 5. ed. Rio de Janeiro: GEN - Grupo Editorial Nacional. 2019;5(24):964-88.
3. Katzung BG, Trevor AJ. Relaxantes do músculo esquelético. LANGE Farmacologia Básica e Clínica. 13. ed. Porto Alegre: AMGH Editora Ltda. 2017;5(27):465-82.
4. Golan DE, Tashjian Jr. AH, Armstrong EJ, Armstrong AW. Parte 2 – Princípios de neurofarmacologia, princípios de farmacologia: a base fisiopatológica da farmacologia. 3. ed. Rio de Janeiro: GEN - Grupo Editorial Nacional. 2014;2:310-39.
5. Teixeira MJ, Figueiró JB, Yong LT, Andrade DC. Dor: manual para o clínico. 2. ed. Porto Alegre: Editora Atheneu; 2018.
6. Peck J, Urits I, Crane J, McNally A, Noor N, Patel M, et al. Oral muscle relaxants for the treatment of chronic pain associated with cerebral palsy. Psychopharmacol Bull. 2020;50(4-1):142-62.
7. Zanetti M, Lima S, Alves C, et al. Efficacy and safety of muscle relaxants in acute low back pain: a systematic review and network meta-analysis. CMAJ. 2021;193(1). doi: 10.1503/cmaj.200059.
8. Kalso E, Edwards J, Moore RA, et al. Pharmacological treatment of acute pain in adults: a systematic review of systematic reviews. Pain. 2020;161(7):1439-47. doi: 10.1097/j.pain.0000000000001940.
9. Bhatia A, Khanna A, Rao R. Efficacy of baclofen for spasticity in patients with multiple sclerosis: a meta-analysis. Neurology. 2020;94(14). doi: 10.1212/WNL.0000000000000037.
10. Cameron M, Bowe SJ, D'Arcy S. A review of the efficacy and safety of tizanidine in the treatment of spasticity: a focus on multiple sclerosis. Ther Clin Risk Manag. 2019;15:1105-17. doi: 10.2147/TCRM.S197641.
11. Bonnema E, Goudman L, Lemaire A, et al. Muscle relaxants in the treatment of acute low back pain: a systematic review of the literature. Eur J Pain. 2021;25(4):753-61. doi: 10.1002/ejp.1688.
12. Klein S, Munoz F, Reddel S, et al. Comparative efficacy and safety of muscle relaxants for acute musculoskeletal pain: a systematic review. Pain Physician. 2021;24(2). doi: 10.36076/ppj.2021/24-2E1.
13. Baker D, Naylor J. The role of muscle relaxants in the management of musculoskeletal pain: a systematic review. BMC Musculoskelet Disord. 2019;20(1):173. doi: 10.1186/s12891-019-2537-3.

Canabinoides

27

Camila Castelo Branco Pupe
Fabiano Aires Freitas
Rafael Moraes de Albuquerque Pessoa
Ana Luiza Morgado Costa

INTRODUÇÃO

Definição e história do uso medicinal de *Cannabis*

Conhecida historicamente como "cânhamo da Índia", a *Cannabis sativa L.*, uma planta herbácea anual da família *Cannabaceae*, tem sido amplamente estudada nas últimas décadas pela comunidade científica, com suas composições variando conforme o solo, clima e outros fatores ambientais.[1] O uso medicinal da *Cannabis sativa* faz parte da história da humanidade, com registros do cultivo na Ásia em 8000 a.C., com indicações como para a dor, distúrbios do sono e doenças psiquiátricas.[2]

Os chineses são os primeiros a descreverem o uso medicinal no grande livro de farmacologia escrito há 2.000 anos, o *Pen-Ts'ao Ching*.[2] Porém, também historicamente, há relatos do uso recreativo da planta, que provocou a desaprovação de sua aplicação. Diante de campanhas anti-drogas, a *Cannabis* tornou-se alvo da criminalização como droga ilícita nos anos 1930, atrelada ao apelo social de estigmatização, o que desvinculou seu potencial terapêutico. A criminalização da *Cannabis* em terras brasileiras tem início sob o governo do presidente Getúlio Vargas, que baixou o Decreto-Lei n. 891, proibindo o plantio, a cultura, a colheita e a exploração da maconha em todo o território nacional.[2]

O cenário acerca do uso medicinal da *Cannabis* é modificado quando, após anos de dedicação, nos anos 1960, a pesquisa extensa de Raphael Mechoulam e Yehiel Gaoni, na Universidade Hebraica de Jerusalém, trouxe à tona a descoberta dos compostos químicos da *Cannabis sativa L.*, tendo sido descritos, inicialmente, o canabidiol (CBD) e o delta 9-tetrahidrocanabinol (THC).[3] Em um contexto dificultado do estudo com uma droga ilícita, o grupo de estudiosos se manteve dedicado a entender o potencial da *Cannabis sativa L.* Diante do isolamento das moléculas e do entendimento dos possíveis efeitos benéficos e maléficos atribuíveis a elas, as pesquisas no tema tornaram-se cada vez mais exploradas, com intuito de entender o potencial terapêutico e os limites do uso em relação aos efeitos recreativos e adversos.

A primeira molécula a ser descrita foi o CBD, após seu isolamento em 1939 pelo norte-americano Roger Adams, e, posteriormente, com a análise detalhada da sua cadeia química, em 1963, pela equipe do Prof. Raphael Mechoulam.[4] Os autores constataram que mudanças como posição do grupo hidroxila e alterações na cadeia carbônica geram moléculas similares e que, mais tarde, foram estudadas como outros canabinoides, como o canabinol (CBN), já descrito no primeiro estudo.[5] Na análise inicial com uso de espectrofotômetro, o THC também é descrito pelos autores, embora menos explorado farmacologicamente.[5] Em 1970, o cenário torna-se mais claro quando um estudo realizado pelo grupo de pesquisadores evidenciou que os efeitos relacionados ao uso recreativo da *Cannabis sativa L.* estavam atrelados ao THC de forma isolada.[6] Assim, euforia e alterações de humor, de percepção e de habilidade cognitiva foram relacionadas a essa molécula exclusivamente.[6]

O desenho do estudo acompanhou macacos que foram divididos em três grupos: um grupo foi exposto a uma combinação de canabinoides (que incluía CBD, canabigerol [CBG], canabiciclol [CBL] e CBN) de forma isolada; o segundo grupo que foi exposto aos mesmos canabinoides, porém em associação com THC; e o terceiro grupo, exposto exclusivamente ao THC.[6] Os grupos expostos ao THC tiveram as alterações comportamentais compatíveis aos efeitos recreativos, com cessação em cerca de 3 horas de observação, enquanto aqueles que não foram expostos não tiveram nenhuma alteração observada.[6]

Nesse mesmo desenho de estudo, os pesquisadores fizeram uma análise da composição da planta e concluíram que pequena parte do volume total gera o produto THC em comparação à infinidade de produtos canabinoides, além de outras moléculas que serão abordadas a seguir.[6] Esse estudo foi imprescindível para distinguir o uso recreativo do uso terapêutico, sendo o ponto de inflexão para as novas pesquisas na área.[6]

Ao longo das décadas, foram identificados mais de 650 compostos na *Cannabis sativa L.*; entre eles, mais de 104 diferentes tipos de canabinoides,[7] sendo o THC e o CBD os principais. Além disso, foram encontrados terpenoides, flavonoides, compostos nitrogenados e algumas outras moléculas na planta.[8] O efeito farmacológico dessas tantas outras substâncias continua em fase de investigação.

Vale destacar que um estudo israelense confirmou um fenômeno conhecido como "efeito *entourage*", termo em francês traduzido como "efeito comitiva".[9] O autor descreve que o uso combinado das substâncias fitocanabinoides, como CBD e THC, geram um efeito somativo além do efeito isolado de cada uma dessas moléculas.[9] Isso significa que há plausibilidade biológica para o uso combinado das substâncias e da sua aplicabilidade clínica por um efeito mais potente, embora com mais variáveis envolvidas e possíveis efeitos adversos.

O sistema endocanabinoide no corpo humano

Após a identificação de diversos compostos presentes na *Cannabis sativa L.*, intensificaram-se as pesquisas para elucidar os mecanismos subjacentes à interação dessas moléculas com o organismo humano. Com base em um raciocínio científico que envolvia a atividade mediada por proteínas, os cientistas demonstraram grande interesse em compreender como essas moléculas interagem com os receptores no corpo humano e a razão pela qual esses receptores estavam presentes, especialmente considerando que, inicialmente, essas moléculas não eram conhecidas como endógenas.

A primeira descoberta relevante que trouxe à luz o sistema endocanabinoide foi a identificação de um receptor que responde à estimulação pelo THC. Em 1988, Allyn C. Howlett e William A. Devane publicaram um estudo[10] que descrevia a presença de um receptor acoplado à proteína G em cérebros de ratos que demonstrou alta afinidade pelo THC.[10] O estudo sugeriu que as características do receptor descrito eram comparáveis à inibição da adenilatociclase *in vitro* e à atividade analgésica desses compostos in vivo.[10] Até aquele momento, o receptor era descrito de forma genérica como um receptor canabinoide, terminologia que mais tarde evoluiu para a designação receptor CB1(CB1r).

Em 1993, um segundo receptor para canabinoides, denominado "CB2" (CB2r), foi descrito por Munro *et al.*[11] como um receptor periférico, não tendo sido encontrado de forma expressiva no sistema nervoso central (SNC), porém visto na zona marginal do baço, o que evidenciou uma possível relação inicial com a atividade imunológica do órgão.[11]

Em 1995, a descoberta da anandamida (AEA) mudou o cenário acerca do sistema endocanabinoide. Publicado pelo grupo de pesquisadores comandado por Raphael Mechoulam, com a descoberta dos CB1r e CB2r, pesquisas foram iniciadas para identificar ligantes endógenos.[12] Por meio de uma estratégia de busca baseada no CB1r para triagem, foram isoladas etanolamidas de ácidos graxos insaturados a partir de preparações de cérebro de porcos. Entre esses, a N-araquidonoiletanolamina (anandamida – AEA) se destacou, sendo amplamente estudada por sua capacidade de se ligar aos CB1r e CB2r, inibir a produção de monofosfato cíclico de adenosina (cAMP) e mimetizar muitos dos efeitos do THC, o principal composto ativo da *Cannabis*. A substância foi denominada dessa forma, pois a palavra "ananda", de origem sânscrita, significa "alegria", "êxtase" ou "felicidade suprema".

No mesmo estudo, foi isolado um segundo tipo de ligante para receptores canabinoides, o 2-araquidonoilglicerol (2-AG), um éster isolado do trato gastrointestinal de cães. Esse é o primeiro ligante endógeno potencial para receptores canabinoides isolado de um tecido periférico.[12] O relatório incluiu a elucidação da estrutura do 2-AG e uma avaliação da sua atividade canabinol mimética, utilizando uma variedade de testes biológicos estabelecidos em tecidos que já demonstraram sensibilidade aos efeitos dos canabinoides. Foram analisadas as características de ligação do 2-AG em células com CB1r e CB2r, bem como os efeitos desse ligante potencial na atividade da adenilatociclase em células do baço de camundongos, contrações elétricas evocados dos vasos deferentes isolados de camundongos e efeitos comportamentais em camundongos. Na conclusão do estudo, os autores sugerem um efeito imunológico importante do 2-AG.[12]

As evidências mais atuais descrevem uma infinidade de moléculas e efeitos possíveis no sistema endocanabinoide, que inclui, por definição os receptores, os endocanabinoides e as enzimas de síntese e degradação. Em uma conceituação mais recente, o termo "endocanabinoidoma" inclui também novas moléculas descritas, com novos ligantes, outros receptores e novas interações possíveis nesse sistema.

Em relação aos receptores, é relevante destacar que estudos indicam que os canabinoides interagem com outros receptores além dos já conhecidos CB1r e CB2r.[13] Esses compostos também se ligam a receptores metabotrópicos, como receptores acoplados à proteína G (GPR) – GPR55, GPR3, GPR12, GPR19 –; a receptores vaniloides dos tipos receptor de potencial transitório vaniloide (TRPV) – TRPV1, TRPV2, TRPV3, TRPV4 –, receptor de potencial transitório aquirina 1 (TRPA1) e o receptor de frio e mentol (TRPM8).[13]

Outros achados demonstram a interação com enzimas e proteínas de diferentes classes, resultando em atividade de modulação química. Os CB1r e CB2r, os primeiros identificados como receptores de canabinoides, são acoplados à proteína G e têm atividade relacionada à adenilciclase. A ativação desses receptores desencadeia uma série de eventos que culminam na inibição da via, redução dos níveis de cAMP e da atividade da proteína quinase A, o que justifica, por exemplo, a diminuição da sensibilidade nociceptiva. A estimulação do CB1r ativa a proteína quinase mitogênica relacionada ao ciclo de morte celular, controle metabólico e proliferação celular. No que concerne ao CB1r, sua expressão já foi mapeada em diversos tecidos, incluindo o sistema cardiovascular, trato gastrointestinal, sistema reprodutivo, pâncreas, fígado e, sobretudo, o cérebro, onde foi inicialmente descrito.[13]

Estudos demonstram que a sequência de aminoácidos do CB1r apresenta u alta similaridade entre ratos e humanos (97% a 99%), o que permite a extrapolação dos resultados experimentais e o estudo dos efeitos mediados por esse receptor.[13] As pesquisas de topografia do CB1r no SNC apontam para um potencial terapêutico significativo. Um dado essencial para a farmacologia da *Cannabis* é que o CB1r é pouco expresso em regiões responsáveis pelo controle respiratório e cardíaco, justificando, assim, a ausência de relatos de morte por overdose associada ao uso recreativo da *Cannabis*.[13]

O CB1r é amplamente expresso no hipocampo, córtex cerebral, hipotálamo, amígdala, cerebelo e gânglios da base.[13] Essas áreas são associadas a funções cognitivas e motoras, além de controle do apetite e das emoções, tornando o CB1r um alvo importante para o estudo de condições neurodegenerativas. No sistema nervoso periférico, o CB1r é expresso em terminais nervosos simpáticos, como no gânglio do trigêmeo e na cadeia dorsal, o que explica seu envolvimento na modulação da dor nociceptiva. Além disso, os CB1r são expressos em regiões atípicas dos neurônios, comportando-se como neurotransmissores atípicos e modulando a liberação de neurotransmissores como ácido gama-aminobutírico (GABA), dopamina e glutamato. O mecanismo retrógrado de sinalização, no qual a célula pós-sináptica modula a atividade da pré-sináptica, também está envolvido na ativação do CB1r.[13]

O potencial terapêutico da *Cannabis* foi explorado em outros órgãos, pois a atividade do CB1r no trato gastrointestinal e em glândulas endócrinas, como o pâncreas, indica a modulação da secreção de fluídos, hormônios e a regulação do balanço e do metabolismo de gorduras e carboidratos. Um achado relevante é a baixa expressão do CB1r no fígado; contudo, quando ativado, está associado a desfechos metabólicos adversos, como resistência insulínica, lipogênese e fibrose hepática, questões que ainda demandam mais investigações. Há, também, a descrição de um receptor mitocondrial de CB1r envolvido na regulação da atividade oxidativa e no metabolismo do piruvato.[13]

No que se refere ao CB2r, sua expressão é predominante em tecidos do sistema imunológico, como linfonodos, baço e medula óssea, além de tecidos como ossos, pele, fígado e pâncreas. O CB2r também foi identificado no SNC, em áreas como o cerebelo e hipocampo, embora em menor quantidade do que o CB1.[13]

Com base na elucidação estrutural da AEA, diversas outras moléculas lipídicas endógenas foram identificadas, sendo geralmente classificadas como N-aciletanolaminas (NAEs). Entre essas moléculas, estão o 2-AG, N-oleoiletanolamina (OEA), 2-araquidonoilgliceril éter (noladina, 2-AGE), virodamina, N-araquidonoildopamina (NADA) e N-palmitoiletanolamina (PEA). Entre os ligantes endógenos, a AEA e o 2-AG destacam-se como os mais estudados. No entanto, a pesquisa sobre endocanabinoides segue em expansão, revelando novos receptores, bem como seus mediadores lipídicos e vias de sinalização associadas.[13] A síntese e a degradação dos ligantes endógenos dos receptores canabinoides envolvem complexos processos enzimáticos. A biossíntese da AEA pode ocorrer por meio de vias independentes de N--aciltransferase, que não dependem de cálcio (iNAT), mas também pelas vias dependentes de cálcio. Nesse processo, a N-araquidonoil--fosfatidiletanolamina (NArPE) é convertida em N-araquidonoiletanolamina pela ação da enzima fosfolipase D, específica para fosfatidiletanolaminas (NAPE-PLD).[13]

Em relação ao 2-AG, sua formação ocorre em duas etapas. Primeiro, o 1,2-diacilglicerol (DAG) é sintetizado após a clivagem de um fosfolipídio de membrana pela enzima fosfolipase C (PLC). Em seguida, o DAG é esterificado pela enzima diacilglicerol-lipase (DAGL), resultando na formação de 2-AG.[13]

A inativação dos canabinoides endógenos se dá por meio de um mecanismo de recaptação celular, que envolve transportadores de membrana (EMT). Posteriormente, ocorre a degradação intracelular desses compostos mediada por enzimas hidrolíticas. A AEA é predominantemente metabolizada pela enzima hidrolase de amidas de ácidos graxos (FAAH), enquanto o 2-AG é degradado pela monoacilglicerol-lipase (MAGL), gerando ácido araquidônico (AA) e glicerol como produtos finais.[13]

Diferentemente dos neurotransmissores clássicos, os endocanabinoides são considerados mensageiros atípicos, uma vez que modulam a comunicação neuronal de maneira retrógrada. Esse mecanismo envolve a transmissão de informações de terminais pós-sinápticos para terminais pré-sinápticos. Os ligantes endógenos são sintetizados conforme a demanda ou em resposta à atividade neuronal, a partir da clivagem da membrana fosfolipídica, sendo liberados imediatamente após sua biossíntese para atuar como fatores pró-homeostáticos, interagindo com receptores específicos.[13]

FISIOLOGIA

Papel dos CB1r e CB2r na regulação da dor

O CB1r está presente majoritariamente no SNC, enquanto o CB2r está mais nos tecidos imunológicos. Como já discutido, a localização de maior expressão dos receptores está diretamente associada à capacidade de modulação das respostas, permitindo distinguir entre a ação induzida pela percepção da dor em regiões de processamento como as amígdalas e o córtex cerebral; e a atividade inflamatória desencadeada pela dor, que está mais relacionada aos nervos periféricos e ao sistema imunológico. Portanto, os mecanismos de regulação da dor podem ser abordados a partir de duas perspectivas distintas: o processamento emocional; e a inflamação propriamente dita. Diante do enfoque da comunidade científica de entender o potencial do CB2r para a terapêutica da dor, muitos estudos foram realizados.[14]

Um estudo sugeriu que a ativação dos receptores canabinoides desencadeia uma resposta imunomediada que resulta na liberação de mediadores anti-inflamatórios, como macrófagos, interleucina (IL) 10, interferon gama (INF-γ) e IL-12.[14] Outra pesquisa indicou que o CBD pode regular mediadores como a prostaglandina E, contribuindo para a diminuição de mediadores pró-inflamatórios.[15] Esse equilíbrio na regulação imunológica sugere uma redução da dor inflamatória crônica, com impacto na proliferação, ativação e apoptose de células do sistema imunológico. Com base na revisão de estudos em modelos animais, os agonistas seletivos dos CB2r mostraram-se promissores na redução de estados de dor inflamatória e neuropática.[16] Embora a ativação aguda dos CB2r tenha apresentado resultados favoráveis, ainda há incertezas quanto à eficácia em tratamentos prolongados.

Outros estudos focaram no CB1r como alvo terapêutico, em um nível molecular, e mostraram que a ativação dos receptores canabinoides envolve proteínas G(i/o) que reduzem os níveis de cAMP e ativam canais de potássio.[17] A ativação dos receptores acoplados a proteínas G envia sinais para as várias possíveis cascatas enzimáticas intracelulares e pode influenciar a liberação de GABA e glutamato, ambos conhecidos por impactar a via da dor.

É pertinente observar que o estudo questiona a possibilidade de os canabinoides serem uma alternativa aos opioides, especialmente em face da crise dos opioides, caracterizada pelo uso abusivo e dependência, nos Estados Unidos, nos últimos anos. O desenho do estudo utiliza opioides associados a agonistas de CB2 e as conclusões fornecem informações relevantes, como a redução da dose total de opioides, efeito poupador de opioide, associada à melhoria na percepção da dor e à diminuição dos efeitos adversos associados ao uso dessas substâncias.[18]

Mecanismos de ação dos canabinoides na modulação da dor

O THC atua como um agonista parcial dos CB1r e CB2r, o que significa que ele se liga a esses receptores, mas não os ativa completamente, resultando em uma resposta submáxima. É um ligante mais importante no CB1r e, portanto, está mais associado aos efeitos da *Cannabis* no SNC. Há evidências de que a administração aguda de THC, mediada por CB1r, aumenta a liberação de acetilcolina no hipocampo de ratos, de acetilcolina, glutamato e dopamina no córtex pré-frontal de ratos e de dopamina em camundongos, o que foi alvo da ação desses compostos para modulação da percepção da dor.[19]

O THC pode aumentar a liberação de dopamina no núcleo *accumbens* ao atuar nos CB1r, inibindo a liberação de glutamato sobre os neurônios gabaérgicos que se projetam do núcleo *accumbens* para a área tegmental ventral. Nessa região, esses neurônios exercem efeito inibitório sobre a atividade dos neurônios dopaminérgicos, os quais se projetam de volta para o núcleo *accumbens*. Este, além de seu papel no sistema de recompensa, participa, também, da modulação da dor, estando envolvido em processos de analgesia e influenciando a percepção da dor por meio de neurotransmissores, como a dopamina e os endocanabinoides.[19]

Além disso, a liberação de acetilcolina no córtex pré-frontal é regulada por neurônios GABAérgicos inibitórios que se projetam do núcleo *accumbens*. Dessa forma, o THC pode aumentar a liberação de acetilcolina no córtex por meio de um processo desinibitório que envolve a supressão mediada por CB1r da liberação de GABA sobre os neurônios que controlam a liberação de acetilcolina. O córtex pré-frontal, além de seu papel na cognição e nas tomadas de decisão, exerce função moduladora importante na percepção da dor, afetando como esta é processada, especialmente em contextos emocionais e cognitivos.[19]

Foi ainda proposto que o efeito estimulante do THC na liberação de dopamina no núcleo *accumbens* justifica sua capacidade de aumentar a liberação de acetilcolina no córtex pré-frontal e no hipocampo. Esse último, além de ser fundamental para memória e aprendizado, também desempenha papel relevante na modulação emocional da dor, especialmente na dor crônica.[19]

É importante destacar que os resultados de pesquisas em animais não possibilitam, necessariamente, a aplicação direta das mesmas conclusões em seres humanos. Fatores como a maior expressão dos receptores em determinadas regiões do cérebro, a variabilidade na atividade das proteínas G acopladas a esses receptores e as diferenças nas vias de neurotransmissores envolvidas impedem que os efeitos observados em modelos animais, como ratos ou primatas, sejam sempre diretamente aplicáveis aos humanos. Embora os receptores sejam bastante semelhantes entre as espécies, essas diferenças funcionais e fisiológicas podem impactar significativamente os resultados, dificultando a generalização dos achados experimentais para seres humanos.[19]

É imprescindível o conceito do agonista parcial para o entendimento do funcionamento do THC, uma vez que isso pode resultar em um comportamento de antagonismo, mas também de agonismo a depender do cenário. A mudança no comportamento do THC de agonista para antagonista está relacionada à quantidade e à sensibilidade dos receptores canabinoides. Quando ocorre uma *down regulation* (diminuição na quantidade ou sensibilidade) desses receptores, o THC, por ser um agonista parcial, pode não os ativar de forma suficiente, competindo com agonistas naturais sem gerar uma resposta completa. Isso o faz atuar mais como um antagonista, bloqueando a ativação total dos receptores. Por outro lado, em situações de *up regulation* (aumento na quantidade ou sensibilidade) dos receptores, como se observa em algumas doenças, o THC tem sua eficácia aumentada, amplificando seu efeito agonista. Dessa forma, a variação na expressão e na sensibilidade dos receptores explica por que o THC pode atuar como agonista ou antagonista, dependendo do contexto fisiológico. Por exemplo, em modelos de dor neuropática em ratos ou camundongos, há evidências de aumento na expressão de CB1r em neurônios do tálamo, de CB1r e CB2r na medula espinhal, em neurônios do gânglio da raiz dorsal e em neurônios aferentes primários, e de CB2r em microglia ativada da medula espinhal. Além disso, como a densidade e a eficiência de acoplamento dos CB1r variam entre diferentes neurônios do SNC, é provável que o THC não ative ou que bloqueie todos os CB1r da mesma maneira em todas as vias.[20]

Em relação ao CBD, as pesquisas iniciais indicaram que há baixa afinidade desse fitocanabinoide aos receptores. Embora o CBD tenha afinidade relativamente baixa, grande parte da pesquisa farmacológica sobre o CBD tem se concentrado na busca e na caracterização de modos de ação independentes desses receptores.[19] No entanto, surgiram evidências de que o CBD pode, apesar de sua baixa afinidade, interagir com esses receptores em concentrações razoavelmente baixas. Estudos demonstraram que o CBD é capaz de antagonizar agonistas dos CB1r e CB2r com valores de constante de dissociação (Kb) aparentes na faixa de baixíssimos nanomolares.[19]

Em outras palavras, mesmo com sua baixa afinidade, o CBD pode influenciar a atividade dos CB1r e CB2r, antagonizando (ou seja, bloqueando) a ação de outros compostos que se ligam a esses receptores. A conclusão em relação a essa atividade do CBD é que a sua influência é sobre outros sistemas, como opioidérgicos e serotoninérgicos. Também é descrito um efeito de antagonismo não competitivo, de forma que pode influenciar a ação do THC, o agonista direto do CB1, alterando o tipo de resposta, mas sem a bloquear. Os efeitos observados em outros receptores da via serotoninérgica (como 5-TH1A) é uma forma de explicação dos possíveis efeitos ansiolíticos, que se relaciona com a percepção da dor em muitos casos.[20]

Um estudo demonstrou que a ligação no CB2 se relaciona com a redução da inflamação e da geração de estresse oxidativo, o que reduz a dor consequentemente.[21] Também destaca a importância de outro canabinoide, o CBG nesse mecanismo de redução de inflamação, tornando-o alvo de pesquisas com dor.[21]

DOR ONCOLÓGICA

Definição e característica da dor oncológica

O câncer é uma das principais causas de morbidade e mortalidade no mundo, com cerca de 14 milhões de novos casos e mais de 8 milhões de óbitos a cada ano, representando aproximadamente 13% das mortes globais.[22,23]

A dor oncológica é um desafio a ser manejado na prática clínica. A dor está presente no diagnóstico em cerca de 30% a 50% dos casos e, com a evolução da doença, de 70% a 90% das vezes. A dor relacionada ao câncer é descrita como angustiante ou intolerável por mais de um terço dos pacientes.[24,25] Em pacientes com câncer avançado, entre 75% e 90% relatam que a dor tem um impacto significativo nas atividades diárias.[25]

A dor em pacientes com câncer pode ser causada por fatores primariamente relacionados à doença (Quadro 1), decorrente de procedimentos terapêuticos ou de manipulações, resultante de lesões secundárias ou não relacionadas ao câncer/tratamento.[26] Pode ser de origem nociceptiva, causada pela ativação e sensibilização de nociceptores presentes na pele, nos tecidos subcutâneos, nos músculos, no sistema esquelético ou nas vísceras. Essa dor pode variar de localizada a generalizada, superficial a profunda ou, ainda, ser regional ou referida. Sua intensidade pode ir de leve a intensa, e a dor pode se manifestar de forma contínua, espontânea ou intermitente.[27,28] Quando há lesão neuropática, o paciente pode sentir sensações paroxísticas, como choques, pontadas ou queimação nas áreas afetadas.[29]

Uso de canabinoides no tratamento de dor oncológica

A dor oncológica deve ser entendida em toda sua singularidade e tratada adequadamente.

Quadro 1 – Dor associada diretamente ao câncer

Possíveis lesões	Quadro clínico
Invasão ou distorção óssea e de outras estruturas do sistema locomotor	Mieloma múltiplo, metástases (neoplasias da mama, próstata ou pulmão) ou fraturas ósseas
Infiltração e/ou compressão de troncos nervosos periféricos ou do neuroeixo	Pode ter características neuropáticas, nociceptivas, como no caso da hipertensão intracraniana; ou ser mista, como na carcinomatose meníngea
Acometimento das vísceras ocas ou parenquimatosas	Pode ser mal-localizada, episódica ou constante, além de ser referida a locais distantes
Oclusão de vasos sanguíneos ou linfáticos	Resulta em estase venosa ou linfática, edema, isquemia tecidual e, consequentemente, causa dor e claudicação
Infiltração ou ulceração das mucosas e/ou do tegumento	A necrose dessas áreas pode ser uma causa de dor significativa, especialmente em pacientes com neoplasias orais, proctológicas ou geniturinárias

Fonte: Adaptado de Twycross RG, *et al.*, 1982; Fabiola PM, *et al.*, 2021.[30,31]

Os estudos demonstram que a serotonina e a noradrenalina, neurotransmissores estudados na depressão, estão em níveis mais baixos nesses pacientes e esse mecanismo retroalimenta a dor, com uma percepção da dor aumentada por redução do limiar nociceptivo. A dor oncológica é subdiagnosticada e subtratada, tendo um arsenal terapêutico limitado, com efeitos adversos importantes que dificultam a adesão, cenário no qual os canabinoides são uma alternativa alvo de novas pesquisas.[29]

Estudos experimentais em modelos de dor aguda e crônica indicam que os canabinoides e opioides podem exercer efeitos analgésicos sinérgicos. Observou-se que os receptores de canabinoides e de opioides estão localizados nas mesmas áreas do cérebro e da medula espinhal responsáveis pela modulação da dor. Além disso, foi demonstrada a liberação de precursores de opioides endógenos após o uso de canabinoides, sugerindo um possível efeito benéfico na combinação dessas substâncias. No entanto, ensaios clínicos em humanos ainda não são conclusivos sobre a eficácia dessa associação no tratamento da dor oncológica.[32]

Um estudo prévio revelou apenas um efeito analgésico moderado em pacientes com dor oncológica que receberam 10 mg ou 20 mg diários de THC;[33] nos quais a dose de 10 mg foi bem-tolerada, apresentando efeitos analgésicos, com poucos efeitos colaterais; enquanto a dose de 20 mg causou sonolência, tontura, ataxia e visão turva. Tentativas de replicação desses resultados em ensaios clínicos randomizados não obtiveram sucesso.

Em um estudo controlado por placebo, observou-se que a solução de THC foi mais eficaz na redução da intensidade da dor, embora o uso de opioides não tenha diminuído. Contudo, pacientes que usaram THC apresentaram maior incidência de náuseas e vômitos comparados aos do grupo placebo.[34]

Uma revisão recente mostrou que o uso de nabiximols e THC por via oral (VO) não apresentou diferenças significativas em relação ao placebo na redução da dor, melhora do sono ou diminuição do uso de opioides. No entanto, mais pacientes relataram melhora geral com o uso de canabinoides em comparação ao placebo, ainda que o número necessário para tratar (NNT) fosse de 16. Por outro lado, o abandono do estudo consequente a eventos adversos, com um número necessário para causar dano (NNH) de 20, foi maior com o uso de nabiximols e THC, resultando em uma relação NNT-NNH desfavorável para o uso clínico de canabinoides nesse contexto.[35]

Outra revisão relatou que, em pacientes com dor oncológica, houve redução na intensidade da dor, melhora na qualidade do sono e diminuição no uso de opioides com o uso de THC e CBD. As doses variaram de 2,7 a 43,2 mg/dia de THC e 0 a 40 mg/dia de CBD, e doses mais altas foram associadas a efeitos colaterais como confusão mental, sonolência e euforia.[36]

No entanto, para sintomas como náuseas e vômitos, que frequentemente afetam pacientes oncológicos ou em cuidados paliativos, os canabinoides podem ser úteis. Em um estudo com nabiximols, 71,4% dos pacientes no grupo de tratamento apresentaram alívio completo de náuseas e vômitos, em comparação a 22,2% no grupo placebo. Embora novos fármacos, como os antagonistas dos receptores 5-HT3, ofereçam bom controle desses sintomas, alguns casos podem ser refratários, justificando o uso de canabinoides como tratamento complementar ou em situações nas quais as terapias de 1ª e 2ª linhas falham.[37]

Apesar dessas observações, uma análise quantitativa da literatura não identificou superioridade dos canabinoides em relação ao placebo no tratamento da dor em pacientes com câncer. A Associação Multinacional de Cuidados de Suporte ao Câncer (MASCC) publicou diretrizes com base nessas revisões, destacando que não há evidências de redução no uso de opioides com canabinoides no manejo da dor oncológica e, por isso, não recomenda seu uso, sugerindo cautela por causa de potenciais riscos e efeitos adversos.[38]

DOR NEUROPÁTICA

Definição e características da dor neuropática

Segundo a Associação Internacional para o Estudo da Dor (IASP, do inglês International Association for the Study of Pain), a dor neuropática é provocada por lesão ou doença do sistema nervoso somatossensorial.[39] Muitos pacientes relatam sentir dor espontânea contínua ou intermitente. Embora diversos termos possam ser utilizados para descrever essa dor, como "dor em queimação", "pontada", "sensação de picada", "sensação de alfinetadas e agulhadas", "sensação de aperto" ou "sensação de frio intenso". Como consequência da lesão no sistema nervoso, podem surgir sensações anormais que não são necessariamente dolorosas. Essas sensações incluem a disestesia, que são anormais e desagradáveis; e a parestesia, que é uma sensação anormal, mas não desagradável. Os pacientes, mais frequentemente, relatam dor provocada por toque ou frio.

Durante o exame, podem ser encontrados sinais de alodinia (dor causada por um estímulo que normalmente não a provoca) e hiperalgesia (aumento da dor diante de um estímulo que normalmente a provoca) a estímulos mecânicos ou térmicos, além de perda sensorial. Também pode haver dor persistente após o fim da estimulação; hiperpatia, uma reação dolorosa anormal e muitas vezes explosiva a um estímulo, especialmente a um estímulo repetitivo, além de um aumento no limiar de dor; e sensações referidas, em que a dor ou sensações não dolorosas são referidas às áreas denervadas quando áreas adjacentes são estimuladas.

Na nova Classificação Internacional de Doenças, 11ª revisão (CID-11), a dor neuropática é, primeiramente, organizada em dor neuropática periférica e central, conforme a localização da lesão ou doença no sistema nervoso somatossensorial periférico, ou central.[40] Dentro de cada uma dessas categorias, a dor é classificada em diferentes condições de dor neuropática com base na doença subjacente (Quadro 2).

Quadro 2 – Classificação da dor neuropática

Dor neuropática periférica		**Dor neuropática central**
Neuralgia do trigêmeo	Neuralgia pós-herpética	Dor central pós-acidente vascular encefálico (AVE)
Dor neuropática após lesão de nervo periférico	Radiculopatia dolorosa	Dor neuropática por lesão medular
Polineuropatia dolorosa	Dor pós-amputação	Dor central por esclerose múltipla

Fonte: Adaptado de Finnerup NB, *et al.*, 2021.

A dor neuropática tem alta prevalência e impactos socioeconômicos importantes, sendo limitadora na qualidade de vida e na produtividade econômica da população. As pesquisas demonstram que os pacientes são subdiagnosticados e subtratados e o arsenal terapêutico é limitado.[41] Os produtos de *Cannabis* tornaram-se alvo de uma nova abordagem possível.

Uso de canabinoides no tratamento de dor neuropática

No que se refere ao uso de canabinoides no tratamento de dor neuropática, uma metanálise mostrou que o NNT varia de 3,6 para antidepressivos tricíclicos a 7,7 para pregabalina e o NNH varia de 13,4 a 13,9, respectivamente, destacando as limitações das terapias disponíveis para dor crônica.[41]

O CBD apresenta atividades imunomoduladoras e neuroprotetoras, o que pode contribuir para o manejo dessa condição.[42] Numa revisão com metanálise incluiu pacientes com dor neuropática e comparou a administração de *spray* oral de CBD e THC com placebo, foi observado o alívio na intensidade da dor maior do que o obtido com estratégias analgésicas convencionais, sugerindo a possível utilidade dos canabinoides no tratamento da dor neuropática.[43]

Um estudo de Wallace *et al.*,[44] em 2020, comparou doses de aerossol de THC, em diferentes concentrações, com placebo em termos de intensidade da dor e cognição após 4 horas. Além disso, amostras de sangue foram coletadas para quantificar a concentração plasmática de THC em diferentes momentos após a administração. Os resultados demonstraram que nem os níveis plasmáticos baixos nem os níveis plasmáticos altos de THC resultaram em redução da dor, enquanto concentrações numa faixa terapêutica subjetiva, entre 16 e 31 ng/mL, induziram a analgesia. Esse efeito pode estar relacionado à presença do receptor canabinoide tipo 1 (CB1) em áreas com lesão nervosa, sugerindo o CB1r como um possível alvo terapêutico para a neuropatia periférica diabética. O receptor canabinoide tipo 2 (CB2), amplamente encontrado em áreas periféricas, também pode ser um alvo relevante para o tratamento da dor causada por lesões neuronais.[44]

Outra metanálise, que envolveu pacientes com dor neuropática, avaliou o uso de canabinoides seletivos, como dronabinol e nabilona, em comparação com tratamentos convencionais (medicamentos e fisioterapia) e placebo. Embora a redução da dor com o uso de canabinoides não tenha sido significativa, os autores concluíram que eles podem ser uma alternativa importante para pacientes que não respondem a tratamentos convencionais ou que sofrem com efeitos colaterais. Além disso, muitos pacientes relataram melhorias na qualidade do sono e na qualidade de vida, sem efeitos adversos graves.[45]

Estudos de eficácia realizados na Europa compararam extratos de THC, CBD e uma mistura de THC e CBD (na proporção 1:1) com placebo. Houve resultado positivo para uso de *spray* bucal de THC e CBD combinado na redução da dor, analisado por meio da redução da percepção da dor pela Escala Visual Analógica (EVA) (2,6 pontos a menos que placebo). O corte de redução significativa na EVA foi de 2 pontos, o que foi questionado pelos autores, por resultados variáveis de 1,5 a 1,7 em uso de CBD isolado que podem ser também válidos e, posteriormente, reavaliados. O benefício dos derivados na dor neuropática foi estudado e os resultados evidenciaram que há potencial terapêutico a ser explorado de várias etiologias como esclerose múltipla, lesão raquimedular, lesões traumáticas do plexo braquial, compressão de nervos periféricos, neuralgia pós-herpética e síndrome de dor regional complexa tipo II.[46-48]

Em um estudo publicado por Whiting *et al.*, em 2015[49]no JAMA, uma revisão de 28 ensaios clínicos randomizados com 2.454 participantes revelou que o uso de canabinoides resultou em maior redução da dor em comparação ao placebo.[49]

Em 2017, a Academia Nacional de Ciência, Engenharia e Medicina dos Estados Unidos confirmou "evidências conclusivas ou substanciais" da eficácia de *Cannabis* no tratamento da dor crônica.[50]

Outro estudo no JAMA, por Hill *et al.*, em 2015,[51] apontou "evidências de alta qualidade" para o uso de *Cannabis* no tratamento de dores crônicas e neuropáticas, com base em múltiplos ensaios clínicos.[51]

A Sociedade Canadense de Dor classifica os canabinoides seletivos como uma opção de 3ª linha para o tratamento da dor neuropática.[52] Por outro lado, a IASP aponta que as evidências ainda são insuficientes para uma recomendação definitiva, mas sugere que o uso de canabinoides pode ser mantido em pacientes que apresentam melhora, com o acompanhamento de um especialista.

DOR NOCICEPTIVA (MUSCULOESQUELÉTICA E OSTEOARTRITE)

Definição e características da dor nociceptiva

A dor nociceptiva é definida como uma resposta direta à ativação de nociceptores, que são terminações nervosas especializadas em detectar estímulos potencialmente prejudiciais, como traumas mecânicos, temperaturas extremas ou agentes químicos, classificada em dor somática e dor visceral[53] (Quadro 3).

Esse tipo de dor ocorre quando há lesão tecidual ou inflamação, em que os nociceptores detectam o estímulo lesivo e geram impulsos elétricos que são conduzidos através das fibras nervosas A-delta e C para a medula espinhal, esses sinais são, então, transmitidos para diferentes áreas do cérebro, que processa a intensidade e a localização da dor. Os mecanismos de modulação da dor nociceptiva pelo sistema endocanabinoide ocorrem com a redução de liberação de neurotransmissores excitatórios, como o glutamato, e ao promover a liberação de substâncias anti-inflamatórias, reduzindo a inflamação associada à dor e atuando como um "filtro", o que ajuda a limitar a intensidade do sinal de dor que atinge o cérebro.[54,55]

Uso de canabinoides no tratamento de dor musculoesquelética

A dor musculoesquelética foi uma das principais condições que motivaram a prescrição de produtos de *Cannabis* para adultos. Em uma revisão sistemática que analisou 11 estudos, sete deles mostraram que os canabinoides proporcionam alívio significativo da dor, além de benefícios em sintomas associados, como melhora nos padrões de sono, diminuição da rigidez muscular e redução da espasticidade. Com efeitos adversos leves e, em geral, foram bem tolerados.[56]

Uma revisão recente chamou a atenção para a falta de ensaios clínicos suficientes que avaliem o efeito dos canabinoides na dor musculoesquelética.[56] Contudo, os estudos disponíveis observaram melhoras nos níveis de dor e em sintomas secundários, como o bem-estar psicológico, além da diminuição do uso de analgésicos, especialmente opioides e medicamentos adjuvantes para controle da dor.

Quadro 3 – Classificação da dor nociceptiva

Tipo de dor	Características
Dor somática	Geralmente, é bem-localizada e descrita como uma sensação latejante ou penetrante
Dor visceral	Dor difusa, de difícil localização, e, muitas vezes, é descrita como uma sensação de pressão ou peso

Fonte: Adaptado de Classification of Chronic Pain, 2025; Dubin AE, *et al.*, 2010.

Uso de canabinoides no tratamento de osteoartrite

A osteoartrite, uma das condições musculoesqueléticas mais frequentes, é caracterizada principalmente pela dor. A presença dos CB1r e CB2r no tecido sinovial indica uma possível participação do sistema endocanabinoide nessa patologia. Entretanto, a inibição da enzima hidrolase de FAAH não produziu alívio da dor em pacientes com osteoartrite de joelho. Assim, o uso de canabinoides como tratamento para essa condição ainda é incerto.[57]

Um estudo clínico randomizado, com duração de 12 semanas e participação de 320 indivíduos, avaliou a aplicação tópica de CBD na região dos joelhos de pacientes com osteoartrite que foram divididos em três grupos: um grupo-controle (placebo) e dois grupos que utilizaram gel de CBD a 4,2%, em doses de 250 e 500 mg/dia. A análise principal não encontrou alterações significativas nas pontuações de dor. No entanto, a análise secundária apontou uma melhora superior a 30% na função física. Homens tiveram uma resposta melhor que as mulheres, e os efeitos colaterais mais comuns incluíram boca seca e dor de cabeça.[57]

Por outro lado, o uso de CBD sintético (nabiximols) por 12 semanas em 136 pacientes com osteoartrite nas mãos não resultou em melhora da dor, da qualidade do sono ou do humor.[57]

DOR NOCIPLÁSTICA (AGUDA, FIBROMIALGIA, VISCERAL/PÉLVICA E CEFALEIA/OROFACIAL)

Definição e características da dor nociplástica

A dor nociplástica é caracterizada como aquela que surge de uma alteração na nocicepção, sem evidências claras de dor nociceptiva ou neuropática. A nocicepção é definida como o processo neural de codificação de estímulos nocivos, que resulta em mudanças autonômicas ou comportamentais,[58] enquanto a dor nociplástica resulta de alterações na nocicepção, sem evidência clara de dano real ou de ameaça ao tecido que causaria a ativação dos nociceptores periféricos, sem doença ou lesão no sistema somatossensorial que explicaria a dor.

Os critérios para identificar uma possível dor nociplástica incluem dor regional crônica, que não se origina apenas de componentes sensoriais, como a dor nociceptiva ou neuropática, mas também de dores evocadas, como alodinia e sensação dolorosa prolongada. Para confirmar uma provável dor nociplástica, é importante adicionar a esses critérios a hipersensibilidade à dor em relação a diversos estímulos e comorbidades associadas a sentidos especiais aumentados.[59]

Uso de canabinoides no tratamento de dor aguda

Há mais estudos investigando o uso de canabinoides para tratamento de dor crônica do que para o manejo da dor aguda, resultando em evidências publicadas limitadas. Uma revisão sistemática com metanálise, em 2020,[60] que incluiu seis ensaios clínicos randomizados controlados por placebo com 678 participantes com dor pós operatória aguda, observou uma redução significativa nas pontuações subjetivas de dor nos grupos que receberam canabinoides em comparação ao grupo placebo.[60] Entretanto, a redução da dor foi observada apenas com a via de administração intramuscular (IM), que não está amplamente disponível em muitos países. Além disso, a revisão apresentou limitações e inconsistências na apresentação dos resultados. Houve uma heterogeneidade significativa entre os estudos, incluindo variações no tipo de canabinoide, dosagem, duração e via de administração.

Em outra metanálise publicada em 2020,[61] que avaliou canabinoides para o manejo da dor pós-operatória aguda em diferentes tipos de cirurgias, não foi encontrada diferença significativa na intensidade da dor ou no consumo de morfina oral em comparação aos grupos de controle.[61]

Uso de canabinoides no tratamento de fibromialgia

A disfunção do sistema endocanabinoide é considerada um fator que contribui para a dor em pacientes com fibromialgia uma vez que esse sistema tem um papel crucial na modulação de diversas funções, como a inflamação, o sistema endócrino, a cognição, a memória, e o controle de náuseas e vômitos, além da dor em si. Dessa forma, os canabinoides são vistos como uma possível opção de tratamento.[62]

Entretanto, vários estudos que investigaram o uso de nabilona e dronabinol no manejo da fibromialgia relataram alta incidência de efeitos adversos, resultando em uma baixa tolerância, adesão limitada ao tratamento e resultados insatisfatórios.[63] Pesquisas mais recentes com nabilona e diferentes proporções de THC e CBD também não apresentaram resultados positivos.[64]

Em uma revisão sistemática que analisou apenas dois ensaios clínicos com 72 participantes, a tolerância foi considerada baixa, com queixas de tontura, sonolência e vertigem. Ademais, não houve melhorias significativas nos sintomas da fibromialgia em comparação ao placebo. Os autores sugeriram que a proporção entre THC e CBD pode ter impactado os resultados, sugerindo que o THC pode ter um perfil mais adequado para o manejo da dor nessa condição.[64]

Um ensaio clínico que utilizou óleo rico em THC de forma sublingual, com doses médias de 4,4 mg de THC e 0,08 mg de CBD, revelou uma redução significativa nos escores de impacto da fibromialgia, além de melhorias no bem-estar, na dor e na fadiga.[65] Estudos observacionais que administraram canabinoides por várias vias relataram melhorias na dor, na qualidade do sono e na qualidade de vida. Os efeitos adversos mais frequentemente mencionados foram sonolência, boca seca, tosse e sintomas gastrointestinais, acompanhados de melhorias no humor e na libido.[66,67]

Uso de canabinoides no tratamento de dor visceral e pélvica

Modelos experimentais de pancreatite, esofagite, hepatite e cistite mostraram que a ativação dos receptores canabinoides pode ter efeitos protetores nos tecidos, além de propriedades analgésicas e anti-hiperalgésicas.[68]

Estudos focados no tratamento de síndrome do intestino irritável sugerem que, embora os canabinoides não provoquem a remissão da doença, eles podem aliviar a dor, a ansiedade e a depressão, reduzir a necessidade de opioides (minimizando seus efeitos colaterais) e, em última instância, melhorar a qualidade de vida. No entanto, a recomendação para o uso clínico regular de canabinoides para esses distúrbios ainda não é apropriada.[69-71]

Uso de canabinoides no tratamento de dor orofacial e cefaleia

Em uma metanálise[72] que abrangeu 12 estudos, incluindo relatos de casos e séries de casos com 1.980 participantes, diferentes doses de canabinoides foram administradas por várias vias para avaliar seus efeitos no tratamento abortivo e preventivo da enxaqueca. Os participantes que utilizaram canabinoides mostraram uma redução significativa no número de episódios mensais, além de diminuição das náuseas e vômitos durante as crises. Contudo, essa melhora não persiste além do 6º mês de uso. Produtos que combinam CBD e THC apresentaram efeito semelhante ao da amitriptilina na redução dos episódios mensais. A associação de ambos os medicamentos (amitriptilina + canabinoides) resultou em um efeito aditivo na redução dos episódios, embora efeitos colaterais moderados tenham sido reportados em 43,75% dos pacientes, incluindo o desenvolvimento de tolerância e a necessidade de aumentar as doses. Há escassez de estudos que justifiquem a prescrição rotineira de canabinoides para enxaquecas e outras cefaleias.

Além disso, poucos ensaios clínicos avaliaram o uso de canabinoides para dor orofacial. Em uma revisão sistemática,[73] a administração oral de canabinoides como prevenção em procedimentos orofaciais não mostrou superioridade em comparação ao ibuprofeno ou naproxeno. No entanto, o grupo que utilizou canabinoides apresentou menor consumo de analgésicos nas primeiras 8 horas, embora isso não tenha alcançado uma diferença significativa. Ao se compararem a dor durante a mobilização e o repouso da mandíbula, não houve diferença significativa entre os grupos de canabinoides e placebo. A aplicação tópica de canabinoides na região do masseter, por sua vez, reduziu significativamente a dor em relação ao placebo, acompanhada de diminuição na atividade eletromiográfica e na dor em repouso.

Uma revisão sistemática[74] sobre dor facial aguda e crônica incluiu cinco estudos com 288 participantes. Esses estudos apresentaram heterogeneidade em relação às formulações de canabinoides, vias de administração, populações-alvo e diagnósticos.

FORMULAÇÕES, EFEITOS COLATERAIS E INTERAÇÕES MEDICAMENTOSAS

Formulação e vias de administrações

As formulações de produtos de *Cannabis* podem variar conforme o tipo de espectro dos compostos, afetando diretamente os perfis terapêuticos e os efeitos observados pelos pacientes. A formulação de espectro completo (*Full Spectrum*) contempla todos os componentes da planta, dos canabinoides (incluindo tanto o THC como o CBD) aos terpenoides e flavonoides, podendo ser subdividido em três subclasses: predominante CBD; predominante THC; e balanceado (Quadro 4).[75]

A formulação de amplo espectro contém quase todos os componentes da planta (canabinoides, terpenoides e flavonoides), com exceção apenas de um dos canabinoides, ou o THC, ou o CBD (na maioria das vezes, não tem THC). Já a formulação isolada se refere ao produto que contém apenas THC ou CBD, sem nenhum outro canabinoide, terpenoide ou flavonoide envolvido.[75]

Os canabinoides podem ser administrados por VO, sublingual, inalatória, transdérmica, tó-

Quadro 4 – Formulações de espectro completo	
Predominante CBD	Maior concentração de CBD em relação ao THC
Predominante THC	Maior concentração de THC em relação ao CBD
Balanceado	Mesma concentração de CBD e THC

Fonte: Adaptado de https://www.*Cannabis*esaude.com.br/cbd-isolado-full-spectrum-e-broad-spectrum-e-thc-isolado-entenda-a-diferenca-entre-os-oleos-de-*Cannabis*.

pica ou retal; podendo ser extraídos da planta, obtidos por isomerização de CBD ou fabricados sinteticamente. A VO oferece absorção mais lenta, mas prolongada dos compostos, com efeitos que podem durar várias horas.[76] A via sublingual permite uma absorção mais rápida do que a VO, por meio da mucosa da boca, resultando em um início de ação mais ágil.[77] Enquanto a via inalatória proporciona absorção rápida dos canabinoides pelos pulmões, resultando em efeitos imediatos, embora de curta duração.[78]

Efeitos adversos comuns

O CBD é o componente principal responsável pelos efeitos terapêuticos, enquanto o THC gera majoritariamente os efeitos adversos psicoativos. É crucial ter atenção redobrada ao prescrever produtos de *Cannabis* para pacientes com predisposições genéticas específicas ou transtornos psiquiátricos, como psicose, transtorno bipolar, síndrome do pânico, ansiedade, fobias, paranoia, disfunções hepáticas ou renais, síndrome amotivacional da adolescência e esquizofrenia.[79]

Os efeitos adversos mais comuns associados ao THC incluem ansiedade, síndrome do pânico, sonolência, boca seca, euforia, relaxamento, hilaridade e percepção alterada de distâncias. Doses mais altas podem causar medo, agitação, manifestações psicóticas e comprometimento da atenção e da memória. É importante notar que até mesmo doses baixas podem resultar em efeitos adversos em indivíduos com sensibilidade aumentada. Por sua vez, os efeitos adversos relacionados ao CBD costumam ser limitados a alterações na consistência das fezes, sonolência e hipotensão.[79]

Sintomas de intoxicação aguda por altos níveis de canabinoides, principalmente THC, incluem taquicardia, agitação, sonolência, náusea/vômito, alucinações, irritabilidade, hipertensão, psicose, palpitações, perda de consciência, dor no peito, ansiedade e alucinações. Não há relatos de overdose ou de óbito relacionado ao uso de canabinoides.[79]

Em virtude do risco teórico associado, pacientes com psicose, esquizofrenia, transtorno do humor bipolar, depressão grave e doenças cardíacas instáveis não deveriam fazer uso de canabinoides.[80] Por conta da sua natureza lipofílica, a molécula de THC tem potencial de atravessar a barreira placentária e alcançar níveis detectáveis no leite materno, sendo, então, contraindicado para gestantes e lactantes por oferecer risco tanto para a mãe como para o bebê.[81,82]

Alguns estudos não conclusivos apontam para possíveis efeitos negativos do uso de THC em pacientes menores de 25 anos (principalmente menores de 18 anos).[83,84] Alterações de humor, cognição, memória, aprendizado, atenção e aumento do risco de esquizofrenia foram observados nessa faixa etária, não havendo evidências que apontem para riscos associados ao uso em idosos. O uso de THC, portanto, mostra-se como uma contraindicação relativa, devendo o benefício de seu uso ser avaliado ante o possível risco.

Esses efeitos adversos são, em sua maioria, dependentes da dose de THC e podem ser minimizados ajustando-se as doses de forma gradual. A maioria das contraindicações ao uso de canabinoides está relacionada ao THC e também é dependente da dose.

Interações medicamentosas

Os canabinoides são metabolizados pelas enzimas microssomais do complexo citocromo P450 (CYP450) no fígado, uma via metabólica comum a vários medicamentos. Indutores do CYP450, como a rifampicina, podem reduzir a concentração plasmática máxima e a área sob a curva do THC e do CBD, enquanto inibidores como o cetoconazol tendem a aumentar esses parâmetros. Assim, é importante estar atento para evitar possíveis interações medicamentosas.[85]

O THC pode reduzir as concentrações séricas de medicamentos como clozapina, haloperidol, duloxetina, olanzapina, ciclosporina, ciclobenzaprina e teofilina, pois todos compartilham a mesma via metabólica. Em contrapartida, o CBD pode aumentar as concentrações séricas de diversos fármacos, incluindo haloperidol, antipsicóticos, antidepressivos tricíclicos, bloqueadores dos canais de cálcio, atorvastatina, sinvastatina, betabloqueadores, anti-histamínicos, antirretrovirais, opioides, clobazam, macrolídeos, sildenafil, ciclosporina, tamoxifeno e varfarina. As interações farmacológicas mais comuns envolvem depressores do SNC, como álcool e benzodiazepínicos. O uso de pimozida é uma contraindicação absoluta por causa do risco aumentado de prolongamento do intervalo

QT. Portanto, avaliações regulares dos pacientes e ajustes graduais de dose são essenciais para monitorar efeitos adversos e garantir a adesão ao plano de tratamento, que deve ser interrompido em caso de ineficácia, efeitos adversos persistentes ou falta de adesão ao que foi acordado entre médico e paciente.[86-88]

Interações farmacológicas potencialmente prejudiciais também podem ocorrer em pacientes em tratamento oncológico com imunoterapia por inibidores de *checkpoint*. Células tumorais expressam receptores canabinoides, que podem tanto suprimir o crescimento e a metástase tumoral como estimular o crescimento neoplásico e a metástase. Como os canabinoides têm propriedades imunossupressoras, eles podem prejudicar a resposta a tratamentos imunoterápicos e estudos sugerem que o uso concomitante pode reduzir o tempo de progressão tumoral e a sobrevida.[89,90]

Testes de função hepática são recomendados para pacientes com histórico de distúrbios hepáticos ativos ou passados uma vez que os canabinoides são metabolizados no fígado. Esses testes devem incluir aspartato aminotransferase (AST), alanina aminotransferase (ALT), bilirrubina, gamaglutamil transferase, fosfatase alcalina, desidrogenase lática, proteínas totais e tempo de protrombina.[91] O acompanhamento clínico deve ser realizado com base nos resultados iniciais, repetindo-se os testes a cada 3 meses. Caso ocorram alterações, o tratamento com canabinoides deve ser interrompido e as causas, investigadas.[91]

PERSPECTIVAS FUTURAS E PESQUISAS

Vantagens e desafios no uso de canabinoides

Destaca-se a capacidade dos canabinoides, como o THC e o CBD, de modularem a percepção da dor por meio de sua interação com o sistema endocanabinoide. Isso pode resultar em uma redução significativa da dor, sendo uma opção terapêutica adjuvante ou substitutiva ao uso de analgésicos convencionais.[92]

Além disso, os produtos de *Cannabis* têm o potencial de reduzir a dependência de opioides em pacientes com dor crônica. Estudos mostram que pacientes que usam produtos de *Cannabis* para o controle da dor podem reduzir o uso de opioides, o que pode diminuir os riscos de dependência e overdose, problemas frequentes associados aos opioides.[92-94]

Outra vantagem é a variedade de vias de administração e formulações disponíveis que permite uma abordagem mais personalizada, ajustando-se a dosagem e a composição de canabinoides segundo as necessidades de cada paciente. A flexibilidade no tratamento, com a escolha de diferentes espectros de canabinoides, permite minimizar efeitos adversos como a sedação excessiva, mantendo a eficácia no alívio da dor.

No entanto, há desafios significativos. O primeiro é a variabilidade na resposta individual aos produtos de *Cannabis*, o que pode dificultar a padronização do tratamento. Diferentes pacientes podem reagir de forma distinta às mesmas doses e formulações, o que exige uma abordagem cautelosa e monitoramento constante.[95] Esse aspécto, além dos efeitos psicoativos do THC, pode limitar o uso desses produtos em alguns pacientes, principalmente naqueles que precisam de alívio da dor sem os efeitos adversos no desempenho cognitivo e motor. O desenvolvimento de formulações com baixo teor de THC ou que isolam o CBD, no entanto, busca mitigar esse problema.[96]

Por fim, outro desafio importante é a falta de ensaios clínicos controlados e de longo prazo que possam fornecer diretrizes claras sobre dosagem e segurança, considerando-se especialmente o uso prolongado.[97]

Avanços na pesquisa com canabinoides

O uso de produtos de *Cannabis* tem passado por um processo de desestigmatização social nas últimas três décadas. Após anos de campanhas antidrogas, muitos ainda encontram dificuldade em reconhecer seu potencial terapêutico, resistindo à ruptura com conceitos previamente estabelecidos. No entanto, a mobilização social tem expandido o alcance desse tema para novos públicos, como o caso das mães de pacientes com epilepsia refratária e outras condições neurológicas, como o autismo. Esses pacientes, que muitas vezes não respondem adequadamente aos tratamentos convencionais, enxergam nos canabinoides uma possível esperança de melhora, com relatos de impacto positivo na qualidade de vida.[98]

Embora os estudos disponíveis não ofereçam conclusões definitivas quanto à eficácia dos canabinoides, os especialistas destacam que limitações metodológicas podem enviesar os resultados. Na prática clínica, a percepção dos prescritores é variada: enquanto alguns observam benefícios significativos em determinados perfis de pacientes, outros não relatam os mesmos efeitos. A heterogeneidade dos resultados pode ser atribuída, em parte, à complexa interação entre os canabinoides e o sistema endocanabinoide de cada indivíduo, influenciada por fatores como idade, patologia de base e o uso concomitante de outras medicações. Em 2021, a *Cannabis* é reconhecida como tratamento nos *guidelines* de epilepsias refratárias, demarcando um avanço da aplicabilidade e na efetividade dos produtos de *Cannabis* nessa patologia.[99]

Portanto, é fundamental reconhecer os avanços recentes. A comunidade científica tem direcionado crescente atenção ao tema, gerando novas informações de forma contínua. Nos próximos anos, espera-se uma mudança de paradigma em relação ao uso de produtos de *Cannabis*, com um entendimento cada vez mais aprofundado de suas aplicações na prática clínica.

Regulamentação e aceitação médica dos canabinoides

A Lei de Drogas (Lei n. 11.343/2006) prevê, em seu artigo 2°, parágrafo único, que a União pode autorizar o cultivo e a colheita de plantas como a *Cannabis sativa* exclusivamente para fins medicinais ou científicos, com rigorosa fiscalização. No entanto, desde sua vigência, essas autorizações nunca foram formalmente aplicadas.[100]

Em 2015, a Agência Nacional de Vigilância Sanitária (Anvisa) flexibilizou o uso de derivados da *Cannabis*, permitindo a importação de produtos à base de CBD para tratamento médico mediante prescrição, por meio da Resolução da Diretoria Colegiada (RDC) n. 3. Já em 2016, a Anvisa autorizou o registro de medicamentos contendo tanto CBD como THC, com concentrações de até 30 mg/mL para ambos os compostos. Posteriormente, em 2017, a Anvisa reconheceu a *Cannabis sativa* como planta medicinal e, em 2019, por meio da RDC n. 327, estabeleceu critérios para a fabricação e importação de produtos à base de *Cannabis* para uso medicinal, limitando o teor de THC a 0,2%, exceto em casos de cuidados paliativos.[101]

Além disso, a RDC n. 327 determina que o paciente ou seu representante legal deve assinar um Termo de Consentimento Livre e Esclarecido (TCLE) que inclui informações detalhadas sobre o produto de *Cannabis* prescrito. Esse documento deve seguir o modelo estipulado no Anexo III da referida resolução e ser assinado em duas vias, sendo uma retida pelo paciente e a outra arquivada pelo médico.

Conforme a Portaria SVS/MS n. 344/1998, a prescrição de alguns medicamentos deve ser feita apenas com receituário especial, inclusive produtos derivados da *Cannabis*. Dessa forma, a prescrição dos referidos produtos é permitida apenas para médicos e dentistas devidamente inscritos nos seus respectivos Conselhos Regionais.[102]

O Projeto de Lei 5.511/2023, de autoria da senadora Mara Gabrilli (PSD-SP), busca criar um marco legal mais abrangente para a regulamentação do uso de produtos de *Cannabis* para fins medicamentosos no Brasil. Esse projeto visa autorizar o cultivo pessoal mediante prescrição médica, além de incentivar a produção nacional e a pesquisa de novos medicamentos derivados da planta, com supervisão e fiscalização pela Anvisa. O objetivo é aumentar o acesso a tratamentos e reduzir a dependência da importação, que é cara e lenta, impactando negativamente muitas famílias que necessitam desses medicamentos.[103]

Outro aspecto do projeto é a possibilidade de que farmácias do Sistema Único de Saúde (SUS) possam cultivar *Cannabis sativa* e produzir medicamentos à base dessa planta, o que facilitaria o acesso da população a esses produtos. Também está prevista a permissão para que associações de pacientes sem fins lucrativos cultivem, processem e forneçam produtos à base de *Cannabis* a seus associados, com suporte de linhas de crédito em bancos oficiais.

Ainda que existam avanços na regulamentação, alguns médicos têm prescrito produtos à base de CBD para tratar condições como autismo, Alzheimer, Parkinson, dores crônicas e ansiedade, assumindo o risco de enfrentar processos éticos por prescrição *off-label*, ou seja, fora das indicações aprovadas oficialmente. Esse panorama demonstra os esforços contínuos, no Brasil, para expandir o acesso a tratamentos à base de *Cannabis*, ainda que existam desafios legais, éticos e de implementação.

Referências bibliográficas

1. Honório KM, Arroio A, Silva ABF. Aspectos terapêuticos de compostos da planta cannabis sativa. Química Nova. 2006;29:318-325.
2. Cannabis sativa: a comprehensive ethnopharmacological review of a medicinal plant with a long history - PubMed. [2025 Mar. 13]. Disponível em: https://pubmed.ncbi.nlm.nih.gov/30205181/.
3. Crippa JAS, et al. Dr. Raphael Mechoulam, cannabis and cannabinoids research pioneer and his legacy for Brazilian pharmacology. Brazilian Journal of Psychiatry. 2023;45:201-2.
4. Appendino G. The early history of cannabinoid research. Rendiconti Lincei. Scienze Fisiche e Naturali. 2020;31(4):919-29.
5. Mechoulam R, SHVO Y. Hashish. I. The structure of cannabidiol. Tetrahedron. 1963;19(12):2073-8.
6. Chemical basis of hashish activity - PubMed. [2025 Mar. 13]. Disponível em: https://pubmed.ncbi.nlm.nih.gov/4987683/.
7. ElSohly MA, Gul W. Handbook of cannabis. Oxford, UK: Oxford University Press. Constituents of cannabis sativa; 2014:20.
8. American herbal pharmacopoeia. cannabis inflorescence: cannabis spp.: Standards of identity, analysis, and quality control. Scott's Valley, CA: American Herbal Pharmacopoeia; 2013.
9. An entourage effect: inactive endogenous fatty acid glycerol esters enhance 2-arachidonoyl-glycerol cannabinoid activity - PubMed. [2025 Mar. 13]. Disponível em: https://pubmed.ncbi.nlm.nih.gov/9721036/.
10. DEVANE, W. A. et al. Determination and characterization of a cannabinoid receptor in rat brain. Molecular Pharmacology. 1988;34(5):605–13.
11. Molecular characterization of a peripheral receptor for cannabinoids - PubMed. [2025 Mar. 13]. Disponível em: https://pubmed.ncbi.nlm.nih.gov/7689702/.
12. Mechoulam R, et al. Identification of an endogenous 2-monoglyceride, present in canine gut, that binds to cannabinoid receptors. Biochemical Pharmacology. 1995;50(1):83-90.
13. Rezende B, et al. Endocannabinoid system: chemical characteristics and biological activity. Pharmaceuticals. 2023;16(2):148.
14. Klein TW. Cannabinoid-based drugs as anti-inflammatory therapeutics. Nature Reviews. Immunology. 2005;5(5):400-11.
15. Cannabinoid signalling - ScienceDirect. [2025 Mar. 13]. Disponível em: https://www.sciencedirect.com/science/article/abs/pii/S0024320505006727?via%3Dihub.
16. Guindon J, Hohmann AG. Cannabinoid CB2 receptors: a therapeutic target for the treatment of inflammatory and neuropathic pain. British Journal of Pharmacology. 2008;153(2):319-34.
17. Milligan AL, Szabo-Pardi TA, Burton MD. Cannabinoid Receptor Type 1 and Its Role as an Analgesic: an opioid alternative? Journal of Dual Diagnosis. 2020;16(1):106-19.
18. Grenald SA, et al. Synergistic attenuation of chronic pain using mu opioid and cannabinoid receptor 2 agonists. Neuropharmacology. 2016;116:59.
19. Pertwee RG. The diverse CB1 and CB2 receptor pharmacology of three plant cannabinoids: Δ9-tetrahydrocannabinol, cannabidiol and Δ9-tetrahydrocannabivarin. British Journal of Pharmacology. 2007;153(2):199.
20. Russo EB, Burnett A. Agonistic properties of cannabidiol at 5-HT1a receptors - PubMed. 2005;30(8):1037-43. [2025 Mar. 13]. Disponível em: https://pubmed.ncbi.nlm.nih.gov/16258853/.
21. Franco R, Morales P. The binding mode to orthosteric sites and/or exosites underlies the therapeutic potential of drugs targeting cannabinoid CB2 Receptors - PMC. [2025 Mar. 13]. Disponível em: https://pmc.ncbi.nlm.nih.gov/articles/PMC8889005/.
22. International Agency for Research on Cancer. Globocan 2012: Estimated cancer incidence, mortality and prevalence worldwide in 2012. [2025 Mar. 13]. Disponível em: globocan.iarc.fr/Pages/fact_sheets_cancer.aspx.
23. Stewart BW, Wild CP. World cancer report 2014. Lyon: international agency for research on cancer, 2014.
24. Breivik H, Cherny N, Collett B, Conno F, Filbet M, Foubert AJ, et al. Cancer-related pain: a pan-European survey of prevalence, treatment, and patient attitudes. Annals of Oncology 2009;20(8):1420-33. doi: 10.1093/annonc/mdp001.
25. Beuken-van EMH, Hochstenbach LM, Joosten EA, Tjan-Heijnen VC, Janssen DJ. Update on prevalence of pain in patients with cancer: systematic review and meta-analysis. Journal of Pain and Symptom Management. 2016;51(6):1070-90. doi: 10.1016/j.jpainsymman.2015.12.340.
26. Caraceni A, Portenoy RK. An international survey of cancer pain characteristics and syndromes. IASP Task Force on Cancer Pain. International Association for the Study of Pain. Pain. 1999;82(3):263-74.
27. Oliveira Jr JO. Dor oncológica. Acta Oncol Bras. 1994;14:11-5.

28. Teixeira MJ. Síndromes dolorosas. Rev Med, São Paulo, 1997;76:21.26.
29. Foley KM - Pain syndromes in patients with cancer. In: Bonica JJ, Ventrafridda V. (eds), Advances in Pain Research and Therapy, New York:, Raven press. 1979;2:59-78.
30. Twycross RG, Fairfield S. Pain in far-advanced cancer. Pain. 1982;14(3):303-10.
31. Peixoto FM, et al. II Consenso nacional de dor oncológico; 2021.
32. Maguire DR, France CP. Impact of efficacy at the μ-opioid receptor on antinociceptive effects of combinations of μ-opioid receptor agonists and cannabinoid receptor agonists. J Pharmacol Exp Ther. 2014;351:383-9.
33. Noyes R, Brunk SF, Avery DH, Canter A. The analgesic properties of delta-9-tetrahydrocannabinol and codeine. Clin Pharmacol Ther. 1975;18:84-9.
34. Johnson JR, Burnell-Nugent M, Lossignol D, Ganae-Motan ED, Potts R, Fallon MT. Multicenter, double-blind, randomized, placebo-controlled, parallel-group study of the efficacy, safety, and tolerability of THC: CBD extract and THC extract in patients with intractable cancer-related pain. 2010; 39(2)167-79 .
35. Häuser W, Welsch P, Klose P, Radbruch L, Fitzcharles MA. Efficacy, tolerability and safety of cannabis-based medicines for cancer pain management – An overview reviews. Eur J Pain. 2018;22(3):455-470 .
36. Häuser W, Finn DP, Kalso E, et al. European pain federation (EFIC) position paper on appropriate use of cannabis-based medicines and medical cannabis for chronic pain management. Eur J Pain. 2018;22:1547-64.
37. Duran M, et al. Preliminary efficacy and safety of an oromucosal standardized cannabis extract in chemotherapy-induced nausea and vomiting. British Journal of Clinical Pharmacology. 2010;70(5):656-63.
38. To J, Davis M, Sbrana A, et al. MASCC guideline: cannabis for cancer-related pain and risk of harms and adverse events. Support Care Cancer. 2023;31:202.
39. IASP. IASP taxonomy; 2019. [2025 Mar. 13]. Disponível em: https://www.iasp-pain.org/terminology?navItemNumber=576.
40. Scholz J, Finnerup NB, Attal N, Aziz Q, Baron R, Bennett MI, et al. The IASP classification of chronic pain for ICD-11: chronic neuropathic pain. Pain. 2019;160:53-9. doi:10.1097/j.pain.0000000000001365.
41. Finnerup NB, et al. Pharmacotherapy for neuropathic pain in adults: a systematic review and meta-analysis. The Lancet. Neurology. 2015;14(2):162-73.
42. Finnerup NB, Kuner R, Jensen TS. Neuropathic pain: from mechanisms to treatment. Physiological Reviews. 2021;101(1):259–301.
43. Dykukha I, Malessa R, Essner U, Überall MA. Nabiximols in chronic neuropathic pain: a meta-analysis of Randomi.
44. Wallace MS, Marcotte TD, Atkinson JH, Padovano HT, Bonn-Miller M. A secondary analysis from a randomized trial on the effect of plasma tetrahydrocannabinol levels on pain reduction in painful diabetic peripheral neuropathy. J Pain. 2020;21:1175-86.
45. 12 Meng H, Johnston B, Englesakis M, Moulin DE, Bhatia A. Selective cannabinoids for chronic neuropathic pain. Anesth Analg. 2017;125:1638-52.
46. Nurmikko TJ, Serpell MG, Hoggart B, Toomey PJ, Morlion BJ, Haines D. Sativex successfully treats neuropathic pain characterized by allodynia: a randomised, double-blind, placebo-controlled clinical trial. Pain. 2007;133(1-3):210-20.
47. Iskedjian M, Bereza B, Gordon A, Piwko C, Einarson TR. Meta-analysis of cannabis based treatments for neuropathic and multiple sclerosis-related pain. Current medical research and opinion. 2007;23(1):17-24.
48. Serpell M, Ratcliffe S, Hovorka J, Schofield M, Taylor L, Lauder H, et al. A double-blind, randomized, placebo-controlled, parallel group study of THC/CBD spray in peripheral neuropathic pain treatment. European Journal of Pain. 2014;18(7):999-1012.
49. Whiting PF, Wolff RF, Deshpande S, et al. Cannabinoids for medical use: a systematic review and meta-analysis. JAMA. 2015;313(24):2456-73.
50. The health effects of cannabis and cannabinoids: the current state of evidence and recommendations for research. Washington, D.C.: National Academies Press, 2017.
51. Hill KP. Medical marijuana for treatment of chronic pain and other medical and psychiatric problems: a clinical review. JAMA. 2015;313(24):2474-83.
52. Moulin D, Boulanger A, Clark A, et al. Pharmacological management of chronic neuropathic pain: revised consensus statement from the canadian pain society. Pain Res Manag. 2014;19:328-35.
53. Scholz J, Woolf CJ. Can we conquer pain? Nature Neuroscience. 2002;5:1062-7.
54. Classification of chronic pain, second edition (Revised). International Association for the Study of Pain (IASP). [2025 Mar. 13]. Disponível em:

https://www.iasp-pain.org/publications/free--ebooks/classification-of-chronic-pain-second-edition-revised/.
55. Dubin AE, Patapoutian A. Nociceptors: the sensors of the pain pathway. The Journal of Clinical Investigation. 2010;120(11):3760-72.
56. Furrer D, Kröger E, Marcotte M, et al. Cannabis against chronic musculoskeletal pain: a scoping review on users and their perceptions. J Cannabis Res. 2021;3:41.
57. Boehnke KF, Häuser W, Fitzcharles MA. Cannabidiol (CBD) in rheumatic diseases (Musculoskeletal Pain). Curr Rheumatol Rep. 2022;24:238-46.
58. Kosek E, Cohen M, Baron R, Gebhart GF, Mico JA, Rice ASC, et al. Do we need a third mechanistic descriptor for chronic pain states? Pain. 2016;157:1382–6. doi: 10.1097/j.pain.0000000000000507.
59. Walsh DA. Nociplastic pain: helping to explain disconnect between pain and pathology. Pain. 2021;162:2627-8. doi: 10.1097/j.pain.0000000000002323.
60. Gazendam A, et al. Cannabinoids in the management of acute pain: a systematic review and meta-analysis. cannabis and cannabinoid research. 2020;5(4):290-7.
61. Abdallah FW, Hussain N, Weaver T, Brull R. Analgesic efficacy of cannabinoids for acute pain management after surgery: a systematic review and meta-analysis. Reg Anesth Pain Med. 2020;45:509-19.
62. Khurshid H, Qureshi IA, Jahan N, et al. A systematic review of fibromyalgia and recent advancements in treatment: is medicinal cannabis a new hope? Cureus. 2021;13:e17332.
63. Weber J, Schley M, Casutt M, Gerber H, Schuepfer G, Rukwied R, et al. Tratamento com tetrahidrocanabinol (Delta 9-THC) em pacientes com dor neuropática central crônica e fibromialgia: resultados de uma pesquisa multicêntrica. Anesthesiology Research and Practice. 2009;2009:pii: 827290.
64. Walitt B, Klose P, Fitzcharles MA, Phillips T, Häuser W. Cannabinoids for fibromyalgia. Cochrane Database Syst Rev. 2016;7:CD011694.
65. Chaves C, Bittencourt PCT, Pelegrini A. Ingestion of a THC-Rich cannabis oil in people with fibromyalgia: a randomized, double-blind, placebo-controlled clinical trial. Pain Med. 2020;21:2212-8.
66. Fitzcharles MA, Rampakakis E, Sampalis JS, et al. Use of medical cannabis by patients with fibromyalgia in Canada after cannabis legalisation: a cross-sectional study. Clin Exp Rheumatol. 2021;39:115-9.
67. Bourke SL, Schlag AK, O'Sullivan SE, Nutt DJ, Finn DP. Cannabinoids and the endocannabinoid system in fibromyalgia: a review of preclinical and clinical research. Pharmacol Ther. 2022;240:108216.
68. Abalo R, Martín-Fontelles MI. Cannabis, cannabinoids, and visceral pain. in: handbook of cannabis and related pathologies. Elsevier; 2017:439-49. [2025 Mar. 13]. Disponível em: https://linkinghub.elsevier.com/retrieve/pii/B978012800756300051X.
69. Picardo S, Kaplan GG, Sharkey KA, Seow CH. Insights into the role of cannabis in the management of inflammatory bowel disease. Therap AdvGastroenterol.2019;12:175628481987097.
70. Bogale K, Raup-Konsavage W, Dalessio S, Vrana K, Coates MD. Cannabis and cannabis derivatives for abdominal pain management in inflammatory bowel disease. Med Cannabis Cannabinoids. 2021;4:97-106.
71. Goyal H, Singla U, Gupta U, May E. Role of cannabis in digestive disorders. Eur J Gastroenterol Hepatol. 2017;29:135-43.
72. Okusanya BO, Lott BE, Ehiri J, McClelland J, Rosales C. Medical cannabis for the treatment of migraine in adults: a review of the evidence. Front Neurol. 2022;13:871187.
73. Grossman S, Tan H, Gadiwalla Y. Cannabis and orofacial pain: a systematic review. Br J Oral Maxillofac Surg. 2022;60:e677-90.
74. Votrubec C, Tran P, Lei A, et al. Cannabinoid therapeutics in orofacial pain management: a systematic review. Aust Dent J. 2022;67:314-27.
75. CBD isolado: O que é, benefícios e formas de consumo. [2025 Mar. 13]. Disponível em: https://www.cannabisesaude.com.br/cbd-isolado-full-spectrum-e-broad-spectrum-e-thc-isolado-entenda-a-diferenca-entre-os-oleos-de-cannabis/.
76. Maccallum CA, Russo EB. Practical considerations in medical cannabis administration and dosing. European Journal of Internal Medicine. 2018;49:12-19.
77. Millar SA, Stone NL, Yates AS, O'Sullivan SE. A systematic review on the pharmacokinetics of cannabidiol in humans. Frontiers in Pharmacology. 2019;10:1365.
78. Wilsey B, Marcotte T, Deutsch R, Gouaux B, Sakai S, Donaghe H. Low-dose vaporized cannabis significantly improves neuropathic pain. The Journal of Pain. 2013;14(2):136-48.
79. Courts J, et al. Signs and symptoms associated with synthetic cannabinoid toxicity: systematic review. Australasian Psychiatry. 2016;24.

80. Memedovich KA, et al. The adverse health effects and harms related to marijuana use: an overview review. CMAJ open. 2018;6(3):E339-46.
81. Hutchings DE, Martin BR, Gamagaris Z, Miller N, Fico T. Plasma concentrations of delta-9--tetrahydrocannabinol in dams and fetuses following acute or multiple prenatal dosing in rats. Life Sciences 1989;44(11):697-701. doi: 10.1016/0024-3205(89)90380-9.
82. Perez-Reyes M, Wall ME. Presence of delta9-tetrahydrocannabinol in human milk. The New England Journal of Medicine. 1982;307(13):819-20.
83. Bossong MG, Niesink RJM. Adolescent brain maturation, the endogenous cannabinoid system and the neurobiology of cannabis-induced schizophrenia. Progress in Neurobiology. 2010;92(3):370-85.
84. Rubino T, Zamberletti E, Parolaro D. Adolescent exposure to cannabis as a risk factor for psychiatric disorders. Journal of Psychopharmacology (Oxford, England). 2012;26(1):177-88.
85. Dryburgh LM, Bolan NS, Grof CPL, et al. Cannabis contaminants: sources, distribution, human toxicity and pharmacologic effects. Br J Clin Pharmacol. 2018;84:2468-76.
86. Chesney E, Oliver D, Green A, et al. Adverse effects of cannabidiol: a systematic review and meta-analysis of randomized clinical trials. Neuropsychopharmacology. 2020;45:1799-806.
87. United Nations. World Drug Report 2019. Booklet 5: Cannabis and hallucinogens. Vienna, Austria; 2019. 2025 Mar. 13]. Disponível em: https://wdr.unodc.org/wdr2019/prelaunch/WDR19_Booklet_5_CANNABIS_HALLUCINOGENS.pdf.
88. MacCallum CA, Russo EB. Practical considerations in medical cannabis administration and dosing. Eur J Intern Med. 2018;49:12-9.
89. Taha T, Meiri D, Talhamy S, Wollner M, Peer A, Bar-Sela G. Cannabis impacts tumor response rate to nivolumab in patients with advanced malignancies. Oncologist. 2019;24:549-54.
90. Côté M, Trudel M, Wang C, Fortin A. Improving quality of life with nabilone during radiotherapy treatments for head and neck cancers. Ann Otol Rhinol Laryngol. 2016;125:317-24.
91. Lucas CJ, Galettis P, Schneider J. The pharmacokinetics and the pharmacodynamics of cannabinoids. British Journal of Clinical Pharmacology. 2018;84(11):2477-82.
92. Russo EB. Clinical endocannabinoid deficiency (CECD) revisited: Can this concept explain therapeutic benefits of cannabis in migraine, fibromyalgia, irritable bowel syndrome and other treatment-resistant conditions? Neuroendocrinology Letters. 2018;29(2):192-200.
93. Lucas P, Walsh,Z. Medical cannabis access, use, and substitution for prescription opioids and other substances: a survey of authorized medical cannabis patients. Harm Reduction Journal. 2017;14(1):1-10.
94. Nielsen S, Sabioni P, Trigo JM, Ware MA, Betz--Stablein BD, Murnion B, et al. Opioid-sparing effect of cannabinoids: a systematic review and meta-analysis. Neuropsychopharmacology. 2017;42(9):1752-65. doi: 10.1038/ npp.2017.51.
95. Fine PG, Rosenfeld MJ. The endocannabinoid system, cannabinoids, and pain. Rambam Maimonides Medical Journal. 2013;4(4):e0022.
96. Manzanares J, Julian M, Carrascosa A. Role of the cannabinoid system in pain control and therapeutic implications for the management of acute and chronic pain episodes. Current Neuropharmacology. 2006;4(3):239-57.
97. National Academies of Sciences, Engineering, and Medicine. The health effects of cannabis and cannabinoids: The current state of evidence and recommendations for research. National Academies Press; 2017.
98. Moreira GA. et al. Cannabidiol for the treatment of refractory epilepsy in children: a critical review of the literature. Revista Paulista de Pediatria. 2022;41:e2021197.
99. Canabidiol 200 mg/ml para o tratamento de crianças e adolescentes com epilepsia refratária a medicamentos antiepilépticos. — Comissão Nacional de Incorporação de Tecnologias no Sistema Único de Saúde - CONITEC. [2025 Mar. 13]. Disponível em: https://www.gov.br/conitec/pt-br/midias/consultas/relatorios/2021/Sociedade/20210602_resoc246_cbd_epilepsia_final.pdf/view.
100. Lei no 11.343. [2025 Mar. 13]. Disponível em: https://www.planalto.gov.br/ccivil_03/_ato2004-2006/2006/lei/l11343.htm.
101. Anvisa autoriza mais três produtos derivados de Cannabis. [2025 Mar. 13]. Disponível em: https://www.gov.br/anvisa/pt-br/assuntos/noticias-anvisa/2022/anvisa-autoriza-mais--tres-produtos-deriv ados-de-cannabis.
102. Ministerio da Saude. Disponível em: https://bvsms.saude.gov.br/bvs/saudelegis/svs/1998/prt0344_12_05_1998_rep.html.
103. Projeto cria marco legal da cannabis medicinal no Brasil — Rádio Senado. [2025 Mar. 13]. Disponível em: https://www12.senado.leg.br/radio/1/noticia/2023/12/20/projeto-cria-marco-legal-da-cannabis-medicina l-no-brasil.

Nutracêuticos e Fitoterápicos

28

Fabio Costa

José Fábio Lana

INTRODUÇÃO

A dor musculoesquelética é uma condição prevalente que afeta milhões de pessoas globalmente (Figura 1), resultando em significativa diminuição da qualidade de vida e da produtividade.[1] Tradicionalmente, o manejo da dor tem se concentrado em intervenções farmacológicas e cirúrgicas. No entanto, há um crescente interesse no uso de abordagens não intervencionistas, como nutracêuticos e fitoterápicos (Figura 2), para o tratamento e alívio da dor.[2-5]

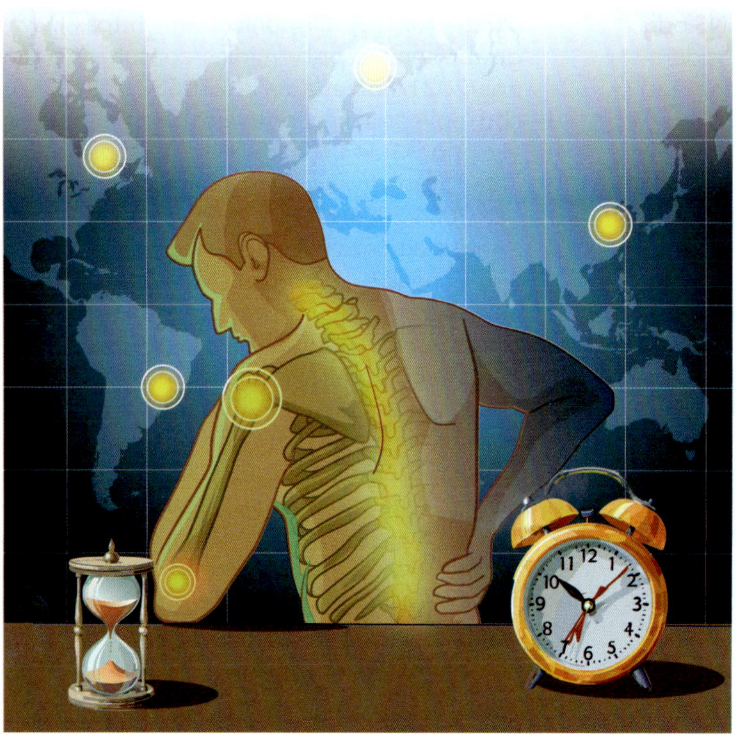

Figura 1 – Impacto global da dor musculoesquelética.

A ilustração retrata a prevalência e o impacto da dor musculoesquelética em escala global representados por áreas iluminadas em um mapa mundial. As regiões destacadas indicam altas incidências de transtornos musculoesqueléticos. A figura central, um homem experienciando dor em várias partes de suas costas e ombros, simboliza o fardo pessoal dessas condições. A imagem sublinha a urgência por abordagens terapêuticas inovadoras no tratamento da dor musculoesquelética, que é uma grande preocupação mundial de saúde. A inclusão de um relógio e de uma ampulheta simboliza a natureza persistente e sensível ao tempo do manejo da dor crônica.

Fonte: Desenvolvida pela autoria.

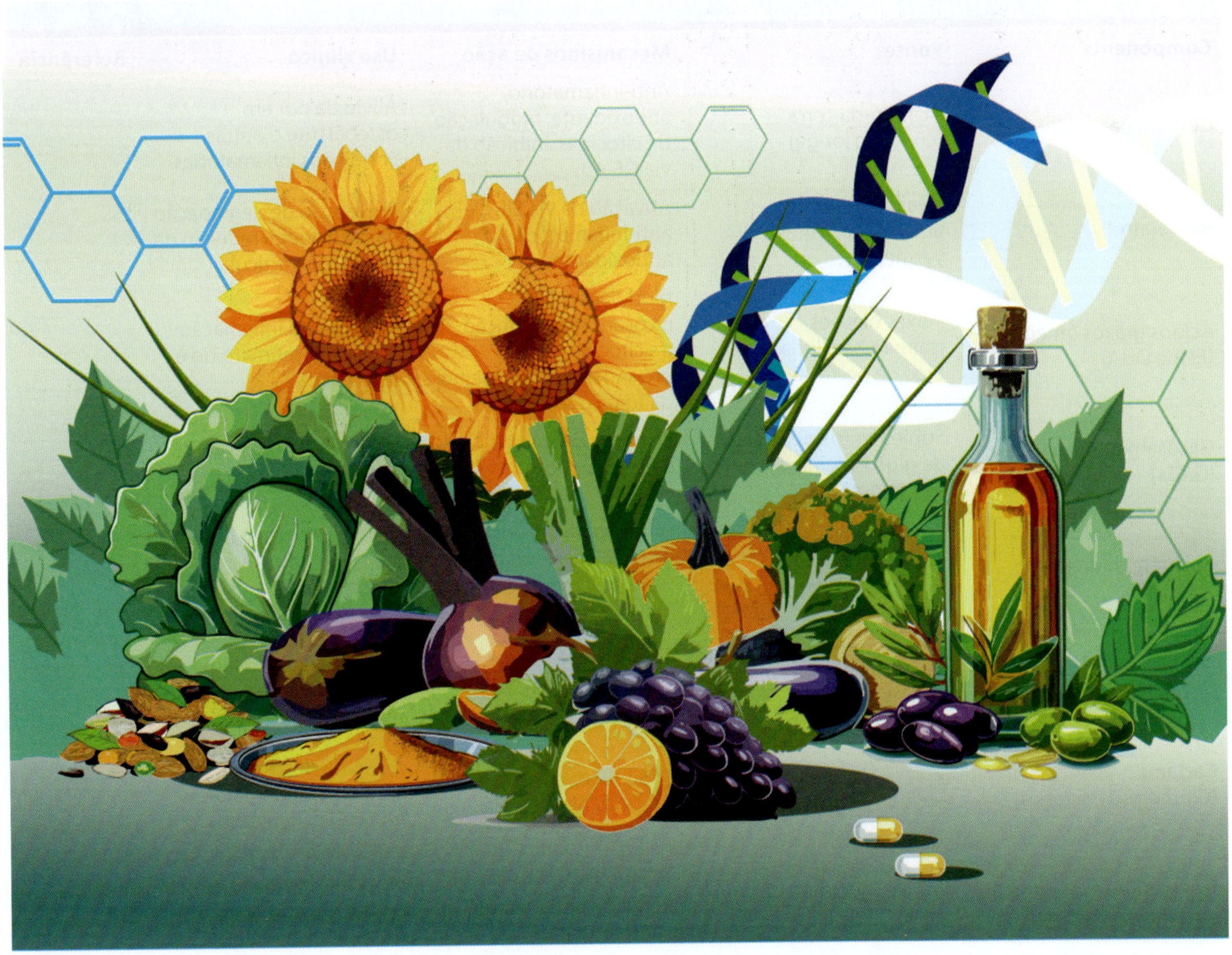

Figura 2 – Diversidade dos nutracêuticos e fitoterápicos.

A ilustração vibrante exibe uma variedade de produtos naturais e seus compostos bioativos, demonstrando a diversidade e a riqueza dos nutracêuticos e fitoterápicos. A imagem inclui frutas, vegetais, ervas e suplementos, fontes de nutrientes essenciais e compostos bioativos usados na promoção da saúde e na prevenção de doenças. As estruturas moleculares ao fundo e a hélice de DNA simbolizam a exploração científica de como esses elementos naturais contribuem para a saúde em nível molecular, destacando seus papéis em aumentar atividades antioxidantes, anti-inflamatórias e de modulação imunológica. A Figura enfatiza a integração de produtos naturais numa abordagem holística de saúde e bem-estar.

Fonte: Desenvolvida pela autoria.

Nutracêuticos são componentes bioativos encontrados em alimentos que apresentam benefícios à saúde além de seu valor nutricional básico.[6] Fitoterápicos, por sua vez, são derivados de plantas medicinais e têm sido utilizados há séculos em diversas culturas.[5,7] Ambos têm mostrado potencial significativo no manejo da dor, especialmente em virtude de suas propriedades anti-inflamatórias e antioxidantes.[8,9] Uma análise mais detalhada sobre esses componentes e seus mecanismos pode ser encontrada no Quadro 1.

Nos últimos anos, a pesquisa científica tem elucidado os mecanismos moleculares pelos quais esses compostos exercem efeitos terapêuticos. Curcumina, resveratrol, ácidos graxos ômega-3, GAGs, colágeno hidrolisado, *Boswellia serrata*, cártamo e quercetina são apenas alguns dos vários nutracêuticos e fitoterápicos que têm demonstrado eficácia em estudos clínicos e pré-clínicos.[10-15]

Este capítulo tem como objetivo explorar esses mecanismos de ação e discutir a eficácia dos nutracêuticos e fitoterápicos na Medicina Regenerativa e no tratamento da dor musculoesquelética. Por intermédio de análise detalhada dos estudos disponíveis, esperamos fornecer uma visão abrangente do papel desses compostos na Medicina da Dor.

Quadro 1 – Nutracêuticos e fitoterápicos populares

Componente	Fonte	Mecanismos de ação	Uso clínico	Referência
Curcumina	Açafrão-da-terra (cúrcuma longa)	Anti-inflamatório, antioxidante, modulação de citocinas, inibição da via NF-κβ	Alívio da dor em osteoartrite e outras condições inflamatórias	1
Resveratrol	Uvas, vinho tinto, amendoim, frutas vermelhas	Ativação da via SIRT1, anti-inflamatório, antioxidante	Prevenção de degradação da cartilagem, redução da inflamação articular	2
Ácidos graxos ômega-3 (EPA e DHA)	Peixes oleosos (salmão, sardinha), óleo de peixe, algas	Modulação de eicosanoides, redução de citocinas pró-inflamatórias, melhora da função sinovial	Redução da inflamação em artrite reumatoide e osteoartrite	3
Glicosaminoglicanos (GAGs)	Suplementos de sulfato de glucosamina e sulfato de condroitina	Estímulo da síntese de proteoglicanos e colágeno na cartilagem	Alívio da dor e melhora da função em osteoartrite	4
Colágeno hidrolisado	Colágeno animal (bovino, marinho)	Estímulo da produção de colágeno endógeno, suporte à integridade da matriz extracelular	Melhora da dor e função articular, suporte à regeneração de tecidos conectivos	5
Boswellia serrata (ácido boswéllico)	Resina da árvore *Boswellia serrata*	Inibição da via 5-lipoxigenase, redução da produção de leucotrienos	Alívio da dor e inflamação em osteoartrite e artrite reumatoide	6
Cártamo (*Carthamus tinctorius*)	Óleo de cártamo	Anti-inflamatório, antioxidante	Alívio da dor em condições inflamatórias musculoesqueléticas	7
Quercetina	Frutas, vegetais, chás	Inibição da liberação de histamina, atividade antioxidante e anti-inflamatória	Redução da inflamação e alívio da dor em condições musculoesqueléticas	8

Fonte: Desenvolvido pela autoria.

Conceitos e definições dos nutracêuticos e fitoterápicos

Nutracêuticos são produtos derivados de alimentos que oferecem benefícios à saúde além de seu valor nutricional básico.[16] Esses produtos podem ajudar na prevenção e no tratamento de doenças, promovendo a saúde e o bem-estar geral.[16] O termo "nutracêutico" é uma combinação das palavras "nutriente" e "farmacêutico" e foi cunhado por, Stephen DeFelice, em 1989.[17,18] Existem diferentes tipos de nutracêuticos, a exemplo dos suplementos dietéticos, que fornecem nutrientes como vitaminas, minerais, aminoácidos e outros compostos benéficos em formas concentradas; alimentos funcionais, que são alimentos integrais ou processados com ingredientes adicionados para proporcionar benefícios à saúde; e bebidas funcionais, que contêm antioxidantes, probióticos, vitaminas e minerais com benefícios específicos à saúde.[19]

A relevância dos nutracêuticos reside na sua capacidade de melhorar a saúde e prevenir doenças crônicas, oferecer uma abordagem complementar aos tratamentos médicos tradicionais, reduzir a dependência de medicamentos sintéticos e proporcionar uma forma natural e acessível de melhorar a qualidade de vida.[20]

Por sua vez, os fitoterápicos são medicamentos derivados de plantas ou de partes de plantas, como folhas, raízes e sementes, utilizados para tratar doenças ou promover a saúde.[21] A fitoterapia é uma prática médica tradicional que utiliza as propriedades curativas das plantas. Os fitoterápicos podem ser encontrados em várias formas, como infusões e chás, preparados a partir de partes de plantas imersas em água quente; extratos, substâncias concentradas obtidas de plantas por processos como maceração ou destilação; tinturas, que são soluções alcoólicas ou hidroalcoólicas de plantas;

e cápsulas e comprimidos, que contêm extratos ou pós de plantas.[20,22,23]

Os fitoterápicos são relevantes, pois representam uma alternativa natural aos medicamentos sintéticos, muitas vezes com menos efeitos colaterais.[24,25] Eles vêm sendo utilizados há séculos em várias culturas, oferecendo um histórico de segurança e eficácia.[7,26] Além disso, promovem a sustentabilidade, pois muitas plantas podem ser cultivadas e colhidas de forma renovável, e oferecem uma variedade de compostos bioativos que podem atuar sinergicamente para proporcionar benefícios à saúde.[27]

As crescentes aceitação e utilização de nutracêuticos e fitoterápicos refletem uma mudança significativa na abordagem da saúde e do bem-estar, buscando métodos mais naturais e menos invasivos para a prevenção e o tratamento de doenças.[19,21,28] A combinação dessas práticas com a Medicina tradicional pode oferecer um caminho mais holístico e integrado para o cuidado da saúde.

Trajetória

O uso de nutracêuticos e fitoterápicos na Medicina tem raízes profundas que remontam a milênios. As primeiras evidências de uso medicinal de plantas datam de cerca de 3000 a.C., com registros antigos de civilizações como a suméria e a egípcia que documentaram o uso de plantas medicinais em placas de argila e papiros.[29,30] Na China antiga, o texto *Shen Nong Ben Cao Jing* (Compêndio de Matéria Médica), compilado por volta de 200 a.C., listava várias plantas e seus usos terapêuticos,[31] e a ayurveda indiana, uma prática medicinal que data de aproximadamente 1500 a.C.,[32,33] também faz extenso uso de fitoterápicos.

Durante a Idade Média, o conhecimento sobre o uso medicinal das plantas foi preservado e expandido nos mosteiros europeus, onde monges estudavam e cultivavam ervas medicinais.[34] A fitoterapia continuou a evoluir com a descoberta do Novo Mundo, quando os europeus entraram em contato com novas plantas medicinais utilizadas pelos nativos americanos.[35,36]

No século XIX, com o avanço da Química e da Farmacologia, muitos dos compostos ativos das plantas começaram a ser isolados e estudados. Foi nessa época que o termo "nutracêutico" começou a ganhar forma, embora ainda não fosse usado explicitamente.[30] Com a industrialização da Medicina, muitos compostos naturais passaram a ser sintetizados e vendidos como medicamentos, mas o interesse pelos remédios naturais nunca desapareceu completamente.[37,38]

O termo "nutracêutico" foi cunhado, em 1989, por Stephen DeFelice, fundador e presidente da Fundação para Inovação em Medicina.[17] Ele definiu nutracêuticos como alimentos ou partes de alimentos que proporcionam benefícios médicos ou de saúde, incluindo a prevenção e o tratamento de doenças.[17] Desde então, a pesquisa e o interesse pelos nutracêuticos cresceram exponencialmente, impulsionados pela crescente demanda por abordagens mais naturais e holísticas para a saúde.[20]

Nos últimos anos, o uso de nutracêuticos e de fitoterápicos foi amplamente estudado em ensaios clínicos e revisões sistemáticas, solidificando seu lugar na Medicina moderna. Estudos destacaram a eficácia de vários nutracêuticos e fitoterápicos populares no tratamento de doenças crônicas e na promoção da saúde e bem-estar geral.[39-46] Além disso, as regulamentações e os padrões de qualidade para a produção de nutracêuticos vêm recebendo aprimoramentos, garantindo produtos mais seguros e eficazes para os consumidores.[47-50]

Importância na medicina regenerativa

Nutracêuticos e fitoterápicos desempenham um papel essencial na Medicina Regenerativa, oferecendo alternativas naturais e menos invasivas aos medicamentos tradicionais.[51] Com propriedades anti-inflamatórias e antioxidantes (Figura 3), esses compostos ajudam a reduzir a inflamação e o estresse oxidativo, fatores críticos na degeneração tecidual e na dor crônica.[52-55] Eles promovem a regeneração de tecidos danificados, melhorando a síntese de colágeno, proteoglicanos (PGs) e outras moléculas essenciais para a saúde das articulações, por exemplo.[56-58]

Além disso, nutracêuticos e fitoterápicos modulam o sistema imunológico (Figura 4), reduzindo a produção de mediadores inflamatórios e aliviando a dor associada a condições crônicas inflamatórias.[56-59] Ao diminuir a necessidade de medicamentos sintéticos, como analgésicos e anti-inflamatórios não esteroides (AINEs), esses compostos minimizam os efeitos colaterais a longo prazo, oferecendo uma abordagem holística e segura para o manejo da dor.[3]

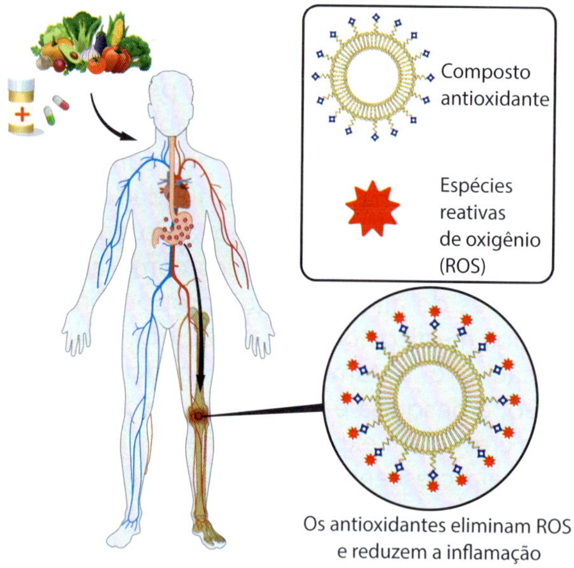

Figura 3 – Mecanismo de ação antioxidante na Medicina Musculoesquelética.

O diagrama ilustra a aplicação de nutracêuticos e fitoterápicos na Medicina Musculoesquelética, destacando suas propriedades antioxidantes. Mostra como fontes dietéticas de antioxidantes (representadas como vegetais e suplementos) são metabolizadas e como esses compostos interagem dentro do corpo humano para combater o estresse oxidativo. A figura central demonstra áreas-alvo onde o estresse oxidativo é prevalente, particularmente em articulações e músculos, e o fluxo de antioxidantes em direção a essas regiões. As inserções detalhadas representam a interação molecular em que compostos antioxidantes neutralizam espécies reativas de oxigênio (ROS), reduzindo, assim, a inflamação e mitigando danos teciduais. Esta representação visual enfatiza o papel crítico dos antioxidantes dietéticos na manutenção da saúde musculoesquelética e na prevenção de inflamações crônicas.

Fonte: Desenvolvida pela autoria.

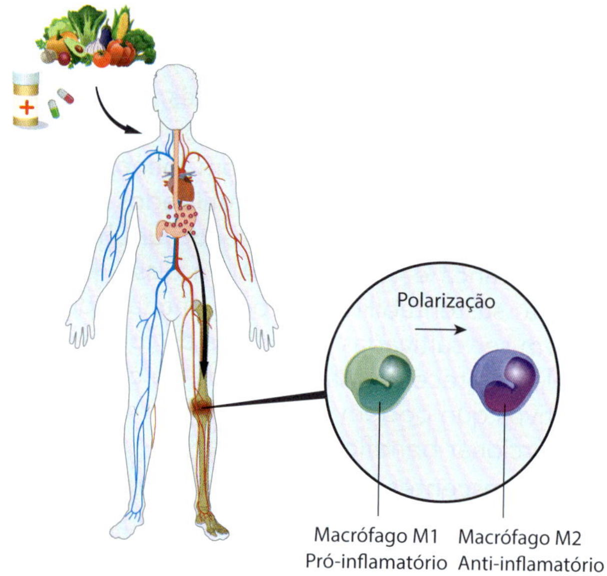

Figura 4 – Imunomodulação mediada por nutracêuticos e fitoterápicos.

O diagrama ilustra os efeitos imunomoduladores dos nutracêuticos e fitoterápicos dentro do sistema musculoesquelético. Destaca as transições de macrófagos pró-inflamatórios M1 para anti-inflamatórios M2, um processo-chave na redução da inflamação crônica e na promoção da reparação tecidual. Componentes dietéticos como frutas e suplementos, simbolizados pelos vegetais e pílulas representados, desempenham um papel crucial nessa modulação. A visualização demonstra como a ingestão desses compostos bioativos gera efeitos sistêmicos, particularmente em áreas inflamadas ou lesionadas, mostrando seu potencial para alterar o comportamento das células imunes e contribuir para a cura e manutenção da saúde em condições musculoesqueléticas.

Fonte: Desenvolvida pela autoria.

Justificativa para o uso de nutracêuticos e fitoterápicos

A justificativa para o uso de nutracêuticos e fitoterápicos é não só sua longa trajetória histórica, mas também a eficácia comprovada em diversos estudos (Quadro 2) aliada a um perfil de segurança favorável.[10-15]

Quadro 2 – Estudos clínicos e evidências dos nutracêuticos

Nutracêutico	Estudo	População e duração	Resultados	Análise crítica	Referência
Curcumina	Revisão sistemática sobre os efeitos da curcumina em osteoartrite	17 ensaios clínicos (1.758 pacientes); duração variando de 4 semanas a 8 meses	Melhora significativa nos escores de dor e função articular (WOMAC e VAS)	Variação na biodisponibilidade entre formulações, necessidade de estudos de longo prazo	Shokri-Mashhadi *et al.*, 2021[93]
	Metanálise da eficácia de curcumina em osteoartrite do joelho	15 ensaios clínicos (1.670 pacientes); até 6 meses	Redução significativa da dor e melhora da função articular em comparação com placebo	Tamanho da amostra e duração curtos, variabilidade na dosagem eficaz	Feng *et al.*, 2022[94]
Resveratrol	Ensaio clínico randomizado com resveratrol em dor crônica em mulheres pós-menopáusicas	125 mulheres pós-menopáusicas; 24 meses	Melhora significativa na percepção da dor, sintomas da menopausa e bem-estar geral	Estudo de longo prazo que mostra benefícios amplos, mas focado em uma população específica de mulheres pós-menopáusicas	Zaw *et al.*, 2020[95]

Fonte: Desenvolvido pela autoria.

Esses compostos oferecem uma abordagem natural para o tratamento de várias condições, geralmente com menos efeitos colaterais em comparação aos medicamentos sintéticos.[60] Além disso, a crescente demanda por tratamentos naturais e holísticos aumenta a adesão dos pacientes, tornando-os uma escolha prática e acessível.[60] Sua capacidade de reduzir a dependência de analgésicos e AINEs justifica ainda mais sua utilização na prática clínica.[3]

FISIOPATOLOGIA

A fisiopatologia das dores ortopédicas e musculoesqueléticas, especialmente em condições como a osteoartrite (OA), envolve um complexo conjunto de processos inflamatórios e degenerativos (Figura 5). Esses processos resultam na degradação das articulações, cartilagens, ossos e tecidos conectivos, causando dor, rigidez e perda de função.[61-63] Na OA e em outras condições musculoesqueléticas, a inflamação crônica desempenha papel crucial. Os processos inflamatórios são mediados por notáveis agressores moleculares (Quadro 3), incluindo citocinas pró-inflamatórias como as IL-1β, IL-6, IL-15, IL-17, IL-18, fator de necrose tumoral alfa (TNF-α), proteases e outros fatores de transcrição que são liberados em resposta ao dano articular.[64] Esses mediadores promovem a degradação da matriz extracelular (MEC), induzindo a perda de colágeno e (PGs), componentes essenciais da cartilagem. A inflamação contínua resulta em dor e disfunção articular.[61-64]

O estresse oxidativo é outro fator relevante na fisiopatologia das dores ortopédicas e musculoesqueléticas. Como ilustrado pela Figura 6, a produção excessiva de espécies reativas de oxigênio (ROS) pode danificar células e tecidos, contribuindo para a degradação articular.[65]

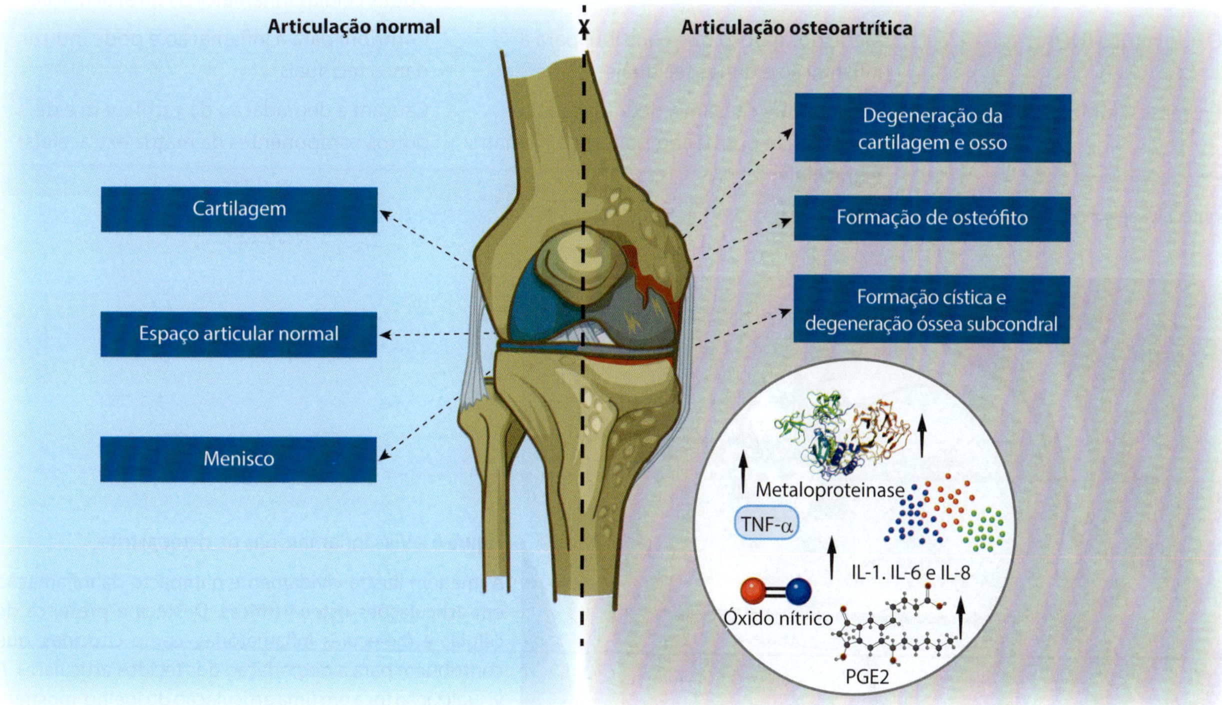

Figura 5 – Anatomia comparativa de articulações normais e osteoartríticas.

O diagrama fornece uma comparação, lado a lado, de uma articulação normal e uma afetada pela osteoartrite. O lado esquerdo ilustra as estruturas típicas de uma articulação saudável, incluindo cartilagem intacta, espaço articular normal e um menisco saudável. O lado direito detalha as mudanças patológicas características da osteoartrite, como a degradação da cartilagem, formação de osteófitos e cistos ósseos subcondrais. Além disso, a ampliação molecular destaca os marcadores-chave inflamatórios e degenerativos envolvidos na progressão da osteoartrite, incluindo citocinas (TNF-α, IL-1, IL-6, IL-8), óxido nítrico, prostaglandina E2 (PGE2) e metaloproteinases, fornecendo *insights* sobre os processos bioquímicos que impulsionam a degeneração articular. A ilustração enfatiza os contrastes marcantes entre tecidos saudáveis e osteoartríticos, exibindo tanto os fundamentos estruturais como os moleculares dessa condição degenerativa comum.

IL: interleucina; TNF-α: fator de necrose tumoral alfa.

Fonte: Desenvolvida pela autoria.

Quadro 3 – Mediadores inflamatórios

Mediador inflamatório	Função	Impacto
Interleucina-1 (IL-1)	Citocina pró-inflamatória que promove a degradação da matriz extracelular	Promove a degradação da matriz extracelular, induzindo perda de colágeno e de proteoglicanos
Fator de necrose tumoral alfa (TNF-α)	Citocina pró-inflamatória que promove a degradação da matriz extracelular	Promove a degradação da matriz extracelular, induzindo perda de colágeno e de proteoglicanos
Interleucina-6 (IL-6)	Citocina pró-inflamatória que estimula a produção de proteínas de fase aguda e ativação de linfócitos	Contribui para a degradação da cartilagem e a inflamação nas articulações
Prostaglandinas (PGE2)	Mediadores lipídicos que aumentam a permeabilidade vascular e sensibilizam os neurônios à dor	Aumentam a permeabilidade vascular e sensibilizam os neurônios à dor
Leucotrienos (LTB4)	Quimiotáticos que atraem leucócitos para o local da inflamação	Contribuem para inflamação e dor articular
Interleucina-17 (IL-17)	Citocina pró-inflamatória que estimula a produção de outras citocinas e quimiocinas	Promove a inflamação e a destruição da cartilagem nas articulações
Fator de crescimento transformador beta (TGF-β)	Pode ter papel pró-inflamatório e fibrogênico em doenças crônicas	Pode contribuir para remodelação e fibrose tecidual
Quimiocinas (MCP-1, RANTES)	Atraem leucócitos para o local da inflamação	Facilitam a infiltração de macrófagos e outras células inflamatórias na articulação
Óxido nítrico (NO)	Mediador gasoso que contribui para a inflamação e danos teciduais	Contribui para a inflamação e pode induzir danos teciduais
Proteases (MMPs, ADAMTS)	Enzimas que causam a degradação da cartilagem e outros componentes da matriz extracelular	Causam a degradação da cartilagem e de outros componentes da matriz extracelular

Fonte: Desenvolvido pela autoria.

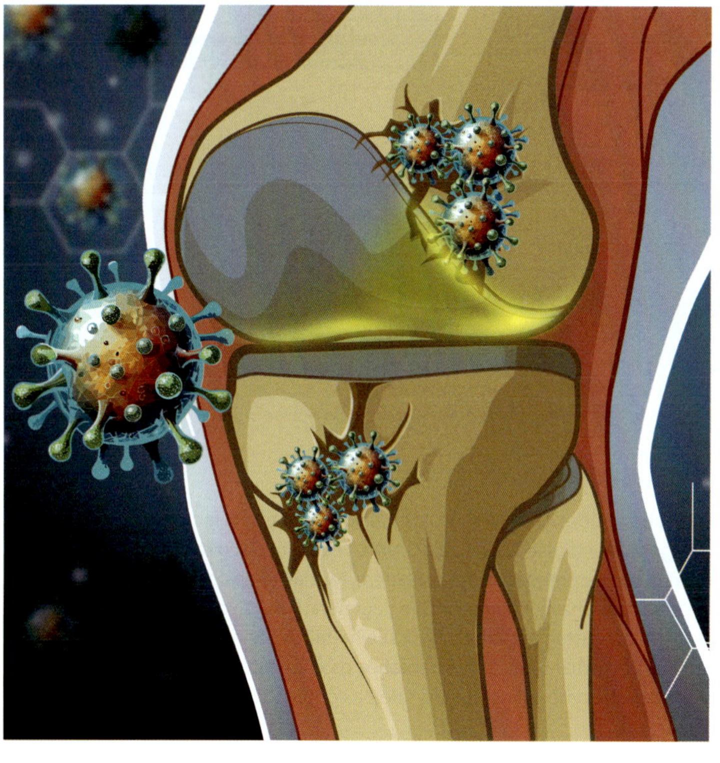

Figura 6 – Vias inflamatórias na osteoartrite.

A imagem ilustra vividamente o impacto da inflamação em articulações osteoartríticas. Destaca a presença de células e moléculas inflamatórias, como citocinas, que contribuem para a degradação dos tecidos articulares. A visualização foca em uma articulação do joelho, mostrando tanto a cartilagem articular como o osso subjacente, visivelmente afetados pelos processos inflamatórios. As representações moleculares de vírus representam agentes inflamatórios generalizados que exacerbam a degradação da cartilagem, gerando sintomas dolorosos associados à osteoartrite. A figura enfatiza o papel crítico da inflamação na progressão da osteoartrite e sublinha a importância de direcionar essas vias nas intervenções terapêuticas.

Fonte: Desenvolvida pela autoria.

Na OA, por exemplo, o equilíbrio entre a produção de ROS e a capacidade antioxidante do organismo é perturbado, resultando em danos oxidativos às células da cartilagem e aos sinoviócitos.[65] Esse desequilíbrio exacerba a inflamação e a progressão da degeneração articular.[65] A degradação da cartilagem é um evento central na fisiopatologia de distúrbios degenerativos das articulações (Figura 5). Enzimas degradativas como as metaloproteinases da matriz (MMPs) são ativadas em resposta aos mediadores inflamatórios, resultando na destruição do colágeno e dos PGs na cartilagem.[61-63] A perda desses componentes estruturais compromete a integridade e a função da cartilagem, além de fragilizar o compartimento subcondral, resultando na exposição e no desgaste dos ossos subjacentes e nervos, o que causa dor e rigidez.[61-63]

A MEC é reconhecida por ser uma das estruturas mais complexas nos organismos. Ela é composta por uma rede intricada de colágenos, PGs, fibronectina, lamininas, elastina, GAGs e glicoproteínas, que fornecem suporte essencial para células, tecidos e órgãos, além de conferir propriedades mecânicas e químicas únicas a esses componentes.[66] Essa rede complexa, juntamente com outras proteínas e fatores de crescimento, é responsável pelas características químicas e mecânicas específicas de cada tecido.[66] A integridade da MEC na cartilagem articular é crucial para o funcionamento adequado das articulações.[66] As alterações biomecânicas e bioquímicas na OA também afetam os ossos subjacentes às articulações.[62] A remodelação óssea pode promover a formação de osteófitos e de esclerose subcondral, que alteram a morfologia articular e contribuem para a dor e a disfunção.[62] Essas alterações estruturais são respostas adaptativas ao aumento do estresse mecânico e à perda de cartilagem.[67]

A fisiopatologia das dores ortopédicas e musculoesqueléticas é um campo complexo que envolve uma rede de processos biológicos interconectados. Compreender esses mecanismos é essencial não só para desenvolver intervenções terapêuticas eficazes, mas também para garantir uma interpretação aprofundada e precisa dos diagnósticos.[68] O conhecimento detalhado da progressão patológica permite uma análise mais precisa dos exames clínicos, incluindo imagens e biomarcadores de inflamação.[69]

DIAGNÓSTICO E ABORDAGEM TERAPÊUTICA

Critérios para a seleção de pacientes

A seleção de pacientes para tratamento tanto com terapias convencionais como com alternativas deve considerar diversos fatores clínicos e pessoais para maximizar os benefícios terapêuticos. Primeiramente, é essencial realizar uma avaliação completa do histórico clínico dos pacientes, verificando diagnósticos de condições musculoesqueléticas.[70] Pacientes com sintomas persistentes que afetam a qualidade de vida podem ser candidatos ideais.

A avaliação dos sintomas, incluindo a severidade da dor, inflamação e limitação funcional, ajuda a determinar quais pacientes podem se beneficiar mais de determinados tipos de intervenção.[4,71] Exames complementares como biomarcadores inflamatórios fornecem *insights* sobre o estado inflamatório e, portanto, podem auxiliar na seleção de tratamentos adequados.[62,72] Mas também é importante considerar as preferências e expectativas dos pacientes em relação a tratamentos naturais ou complementares, especialmente as daqueles preocupados com os efeitos colaterais de terapias convencionais. Além disso, a resposta a tratamentos anteriores deve ser avaliada identificando-se pacientes que não tiveram resultados satisfatórios ou que experimentaram efeitos adversos com medicamentos tradicionais.

O monitoramento contínuo do tratamento é crucial, permitindo ajustes nas dosagens e estratégias terapêuticas conforme necessário. Os pacientes devem ser acompanhados regularmente para avaliar a eficácia do tratamento e a adesão ao regime proposto.

Por fim, a presença de condições de saúde concomitantes, como doenças cardiovasculares ou metabólicas, deve ser considerada na escolha dos nutracêuticos, aproveitando seus benefícios adicionais, por exemplo, a melhora da saúde cardiovascular no caso de ácidos graxos ômega-3.[73] Essa abordagem personalizada e criteriosa na seleção de pacientes assegura que as terapias com nutracêuticos sejam adequadas às necessidades individuais, proporcionando uma melhora significativa na qualidade de vida dos pacientes.

Um rigoroso processo de seleção de pacientes para o tratamento com nutracêuticos é essencial para garantir a eficácia das intervenções. As condições clínicas mais relevantes para os nutracêuticos discutidos neste capítulo são apresentadas no Quadro 4.

Avaliação pré-tratamento e monitoramento dos pacientes

Antes de se iniciar o tratamento com nutracêuticos, é crucial realizar uma avaliação completa do paciente, incluindo o histórico médico e a gravidade dos sintomas, como dor e inflamação. Exames de imagem, como ressonância magnética, e laboratoriais, como a medição de biomarcadores inflamatórios, ajudam a orientar a escolha dos nutracêuticos antes e durante o tratamento para o melhor ajuste de dosagens.[62,74,75] O monitoramento contínuo é essencial para avaliar a eficácia e a segurança do tratamento. Consultas regulares permitem revisar a progressão dos sintomas, ajustar doses conforme necessário e garantir a adesão ao tratamento. *Feedback* do paciente sobre a resposta ao tratamento também é importante para adaptar o plano terapêutico. Essa abordagem assegura que os pacientes recebam o máximo benefício terapêutico, melhorando sua saúde e qualidade de vida.

Protocolos de tratamento

O uso de nutracêuticos no manejo da dor em condições musculoesqueléticas requer a adesão a protocolos de tratamento que considerem dosagens adequadas e formas de administração. O Quadro 5 apresenta as dosagens recomendadas, formas de administração e possíveis efeitos colaterais de cada nutracêutico. Esses compostos podem ser eficazmente combinados com outros tratamentos, como fisioterapia e farmacoterapia, para potencializar os efeitos terapêuticos. A duração do tratamento varia conforme a condição clínica e a resposta individual, com monitoramento contínuo para ajustar o plano terapêutico conforme necessário.

Estudos clínicos e evidências

Os nutracêuticos e fitoterápicos abordados neste capítulo têm sido objeto de diversos estudos e ensaios clínicos que investigam sua eficácia em condições musculoesqueléticas. O Quadro 2 resume os principais achados desses estudos, oferecendo uma visão clara dos efeitos terapêuticos observados, bem como das limitações e recomendações para futuras pesquisas.

Quadro 4 – Condições clínicas, nutracêuticos eficazes e mecanismos de ação

Condição clínica	Nutracêuticos eficazes	Mecanismo de ação	Referência
Osteoartrite (OA)	Curcumina, glicosaminoglicanos, colágeno hidrolisado, *Boswellia serrata*	▪ **Curcumina:** inibe as vias inflamatórias (NF-κβ), reduz citocinas pró-inflamatórias	
		▪ **Glicosaminoglicanos (glucosamina e condroitina):** estimulam a síntese de proteoglicanos na cartilagem	1-4
		▪ **Colágeno hidrolisado:** fornece aminoácidos essenciais para a reparação do tecido cartilaginoso	
		▪ **Boswellia serrata:** inibe leucotrienos, reduzindo a inflamação e a dor articular	
Artrite reumatoide (AR)	Curcumina, resveratrol, ácidos graxos ômega-3	▪ **Curcumina:** reduz inflamação crônica e estresse oxidativo	
		▪ **Resveratrol:** antioxidante potente que modula a expressão de citocinas inflamatórias	1,5,6
		▪ **Ácidos graxos ômega-3:** inibem a produção de eicosanoides inflamatórios (prostaglandinas, leucotrienos)	

NF-κβ: fator nuclear kappa β.

Fonte: Desenvolvido pela autoria.

Quadro 5 – Dosagem, efeitos, indicação e protocolo

Nutracêutico/ fitoterápico	Dosagem recomendada	Forma de administração	Aplicação	Possíveis efeitos colaterais	Contraindicações	Combinação com outros tratamentos	Duração do tratamento	Referência
Curcumina	500 mg a 2 g/dia divididos em 2 a 3 doses	Oral, preferencialmente com pimenta preta (bioperina) ou gorduras	Redução da dor e da inflamação em condições como osteoartrite	Problemas gastrointestinais, interações com anticoagulantes e medicamentos para diabetes	Gravidez e amamentação, distúrbios da vesícula biliar	Pode ser combinada com fisioterapia para maximizar a redução da dor	2 a 6 meses, com avaliação regular dos sintomas	1
Resveratrol	150 mg a 500 mg/dia	Oral, em cápsulas ou em comprimidos	Propriedades anti-inflamatórias e antioxidantes benéficas para a saúde das articulações e regeneração tecidual	Problemas gastrointestinais em doses elevadas, interações com anticoagulantes	Gravidez e amamentação, distúrbios de coagulação	Pode ser combinado com antioxidantes e terapias anti-inflamatórias	3 a 6 meses, ajustando-se conforme resposta clínica	2

Fonte: Desenvolvido pela autoria.

Considerações sobre a eficácia e segurança

A regulação de produtos medicinais no Brasil, incluindo nutracêuticos e fitoterápicos, é realizada pela Agência Nacional de Vigilância Sanitária (Anvisa), responsável por garantir a segurança, eficácia e qualidade desses produtos antes de sua comercialização.[76] No Brasil, os nutracêuticos são frequentemente classificados como suplementos alimentares e devem atender às normas de segurança e de rotulagem definidas pela Anvisa.[77,78] Para serem comercializados, os produtos precisam ser registrados na Agência reguladora, o que exige a apresentação de dados sobre a composição, indicação de uso, dosagem recomendada e estudos de segurança.[77,78] Os rótulos devem conter informações claras sobre a composição do produto, modo de uso, contraindicações e possíveis efeitos adversos, e não é permitido fazer alegações terapêuticas não comprovadas.[77,78]

Os fitoterápicos são definidos como medicamentos obtidos a partir de matérias-primas vegetais, caracterizados pelo conhecimento da eficácia e dos riscos de seu uso, além de sua constância de qualidade.[79] A regulamentação de fitoterápicos segue a Resolução da Diretoria Colegiada (RDC) nº 26 de 2014, e todos os fitoterápicos devem ser registrados na Anvisa.[79] O processo de registro requer a apresentação de dados técnicos e científicos que comprovem a segurança e a eficácia do produto. A Agência pode exigir a realização de ensaios clínicos para comprovar a eficácia e a segurança dos fitoterápicos, especialmente para novos produtos.[81] Os fabricantes de fitoterápicos devem seguir as Boas Práticas de Fabricação (BPF) para garantir a qualidade dos produtos, o que inclui o controle rigoroso das matérias-primas, de processos de fabricação e de armazenamento.[80,81] Assim como os nutracêuticos, os produtos fitoterápicos devem conter, em seus rótulos, informações detalhadas sobre a composição, indicação, posologia, contraindicações, precauções e efeitos adversos, e não é permitido fazer alegações terapêuticas não aprovadas pela Anvisa.[82]

A Agência realiza o monitoramento contínuo dos produtos disponíveis no mercado para garantir que estejam em conformidade com as normas de segurança e eficácia. Em caso de descumprimento das normas, a Anvisa pode aplicar sanções que variam desde a exigência de correções na rotulagem até a retirada do produto do mercado e a aplicação de multas.[83] A Agência, frequentemente, abre consultas públicas para discutir novas regulamentações ou atualizações das normas existentes, permitindo a participação de profissionais da área de Saúde, da indústria e da sociedade civil.[84] Além disso, a Anvisa colabora com outras agências reguladoras internacionais para harmonizar normas e práticas regulatórias, promovendo a segurança e a qualidade dos produtos comercializados.[85]

Logo, a regulação de nutracêuticos e fitoterápicos no Brasil, pela Anvisa, é fundamental para assegurar que esses produtos sejam seguros e eficazes para o consumo. O processo de registro, rotulagem e fiscalização rigorosa assegura que os consumidores tenham acesso a produtos de alta qualidade e que as alegações de saúde se baseiem em evidências científicas.

MECANISMOS GERAIS DE AÇÃO

Atividade anti-inflamatória

Muitos nutracêuticos e fitoterápicos atuam na redução da inflamação, um processo subjacente a várias doenças crônicas, como a OA, doenças cardiovasculares e distúrbios metabólicos.[52,86,87]

Esses compostos podem inibir a produção de citocinas pró-inflamatórias como IL-1, IL-6 e TNF-α, mediadores cruciais na resposta inflamatória.[52,87] Além disso, eles modulam vias de sinalização inflamatórias, como a via do fator nuclear kappa B (NF-$\kappa\beta$), responsável pela expressão de vários genes envolvidos na inflamação.[52,87] A regulação dessas vias resulta em uma menor expressão de mediadores inflamatórios, contribuindo para a redução da inflamação e seus sintomas associados.[52,87]

Propriedades antioxidantes

Os nutracêuticos e fitoterápicos também são amplamente conhecidos por suas propriedades antioxidantes (Figura 3). Esses compostos neutralizam ROS e outros radicais livres que causam danos celulares e estão envolvidos na patogênese de diversas doenças.[52,86]

Além disso, muitos nutracêuticos estimulam a produção de antioxidantes endógenos, como a superóxido dismutase (SOD) e a catalase, fortalecendo as defesas naturais do organismo contra o estresse oxidativo.[88]

Modulação do sistema imunológico

A modulação do sistema imunológico é outro mecanismo-chave pelo qual os nutracêuticos e fitoterápicos exercem seus efeitos benéficos (Figura 4). Esses compostos podem influenciar a atividade de células imunológicas, incluindo macrófagos e linfócitos T e B, além de regular a produção de citocinas imunomoduladoras.[59,89] Essa modulação é essencial para manter o equilíbrio do sistema imunológico, prevenindo tanto a imunossupressão como a hiperatividade imunológica, que pode resultar em condições autoimunes.

Integração dos mecanismos

Esses mecanismos de ação não operam de maneira isolada; em vez disso, eles, frequentemente, se interconectam para proporcionar um efeito terapêutico abrangente. Por exemplo, a redução do estresse oxidativo pode diminuir a inflamação, já que ambos estão fortemente relacionados.[65,90] Logo, a melhoria das defesas antioxidantes pode atenuar os danos celulares induzidos por inflamação crônica.

Da mesma forma, a modulação imunológica pode reforçar a capacidade do organismo de responder a inflamações e infecções, promovendo a saúde geral e prevenindo doenças.[91] A combinação desses mecanismos permite que os nutracêuticos e fitoterápicos ofereçam um amplo espectro de benefícios para a saúde, desde a prevenção de doenças crônicas até a promoção da longevidade e do bem-estar geral.[92] Essa abordagem holística é o que torna esses compostos particularmente valiosos na Medicina moderna e na saúde preventiva. Os principais nutrientes, seus respectivos compostos bioativos e efeitos biológicos foram resumidos no Quadro 1.

CONCLUSÃO

Neste capítulo, exploramos alguns nutracêuticos e fitoterápicos populares, destacando como esses compostos podem modular o processo fisiopatológico de condições musculoesqueléticas. As principais descobertas mostram que esses produtos naturais têm grande potencial para reduzir a inflamação, neutralizar radicais livres e fortalecer as defesas imunológicas do organismo. Essas propriedades são particularmente valiosas no manejo de condições crônicas, como OA, doenças cardiovasculares e distúrbios metabólicos.

A aplicação prática dessas descobertas é promissora na Medicina Regenerativa e no tratamento da dor, em que a integração de nutracêuticos e fitoterápicos pode complementar terapias convencionais, oferecendo abordagens menos invasivas e com menos efeitos colaterais.

Embora o uso de nutracêuticos e fitoterápicos, na Medicina Regenerativa, seja promissor, há áreas que ainda necessitam de mais investigação. Estudos futuros devem focar na padronização dos extratos, doses efetivas e na compreensão detalhada dos mecanismos moleculares envolvidos. Além disso, há um potencial significativo na combinação de nutracêuticos e fitoterápicos com terapias convencionais para melhorar os resultados clínicos.

Os desafios incluem a necessidade de regulamentação mais rigorosa, estudos clínicos robustos de longa duração para confirmar a eficácia e segurança dos medicamentos e dos tratamentos e o desenvolvimento de diretrizes clínicas com base em evidências. Contudo, essas dificuldades são acompanhadas de oportunidades para inovar e expandir o campo da Medicina Regenerativa, tornando esses tratamentos mais acessíveis e eficazes para a população.

Referências bibliográficas

1. Liu S, Wang B, Fan S, Wang Y, Zhan Y, Ye D. Global burden of musculoskeletal disorders and attributable factors in 204 countries and territories: a secondary analysis of the Global Burden of Disease 2019 study. BMJ Open. 2022;12(6):e062183.
2. Mendonça CR, Noll M, Castro MCR, Silveira EA. Effects of nutritional interventions in the control of musculoskeletal pain: an integrative review. Nutrients. 2020;12(10):3075.
3. Heffernan SM, Conway GE, Heffernan SM, Conway GE. Nutraceutical alternatives to pharmaceutical analgesics in osteoarthritis. in: pain management - practices, novel therapies and bioactives. IntechOpen; 2021. [2025 Fev. 11]. Disponível em: https://www.intechopen.com/chapters/75480.
4. Mishra G, Singh P, Molla M, Shumet Yimer Y, Ewunetie A, Yimer Tadesse T, et al. Nutraceuticals: a source of benefaction for neuropathic pain and fibromyalgia. Journal of Functional Foods. 2022;97:105260.
5. Lopes CMC, Lima SMRR, Veiga EC de A, Soares-Jr JM, Baracat EC. Phytotherapeutic medicines: reality or myth? Rev Assoc Med Bras. 2019;65:292-4.
6. Casale R, Symeonidou Z, Ferfeli S, Micheli F, Scarsella P, Paladini A. Food for special medical purposes and nutraceuticals for pain: a narrative review. Pain Ther. 2021;10(1):225-42.
7. Simão VP, Tavares GMZ, Santos GS, Macedo AP de, Azzini GOM, Domingues RB, et al. The clinical use of cannabinoids for pain. World Journal of Advanced Research and Reviews. 2024;21(3):1295-302.
8. Gupta SC, Prasad S, Aggarwal BB. Anti-inflammatory nutraceuticals and chronic diseases. Cham: springer international publishing; Advances in Experimental Medicine and Biology; ed. 928; 2016. Disponível em: http://link.springer.com/10.1007/978-3-319-41334-1.
9. Howes MJR, Chatterjee S, Jungraithmayr W, Bagchi D. Chapter 28 - Phytochemicals as anti-inflammatory nutraceuticals and phytopharmaceuticals. Immunity and Inflammation in Health and Disease. Academic Press; 2018:363-88. Disponível em: https://www.sciencedirect.com/science/article/pii/B9780128054178000287.
10. Panknin TM, Howe CL, Hauer M, Bucchireddigari B, Rossi AM, Funk JL. Curcumin supplementation and human disease: a scoping review of clinical trials. Int J Mol Sci. 2023;24(5):4476.
11. Thaung Zaw JJ, Howe PRC, Wong RHX. Long-term resveratrol supplementation improves pain perception, menopausal symptoms, and overall well-being in postmenopausal women: findings from a 24-month randomized, controlled, crossover trial. Menopause. 2020;28(1):40-9.
12. Deng W, Yi Z, Yin E, Lu R, You H, Yuan X. Effect of omega-3 polyunsaturated fatty acids supplementation for patients with osteoarthritis: a meta-analysis. J Orthop Surg Res. 2023;18(1):381.

13. Zhu X, Sang L, Wu D, Rong J, Jiang L. Effectiveness and safety of glucosamine and chondroitin for the treatment of osteoarthritis: a meta-analysis of randomized controlled trials. J Orthop Surg Res. 2018;13:170.
14. Martínez-Puig D, Costa-Larrión E, Rubio-Rodríguez N, Gálvez-Martín P. Collagen supplementation for joint health: the link between composition and scientific knowledge. Nutrients. 2023;15(6):1332.
15. Yu G, Xiang W, Zhang T, Zeng L, Yang K, Li J. Effectiveness of Boswellia and Boswellia extract for osteoarthritis patients: a systematic review and meta-analysis. BMC Complementary Medicine and Therapies. 2020;20.
16. Santini A, Tenore GC, Novellino E. Nutraceuticals: a paradigm of proactive medicine. Eur J Pharm Sci. 2017;96:53-61.
17. DeFelice SL. The nutraceutical revolution: its impact on food industry R&D. Trends in Food Science & Technology. 1995;6(2):59-61.
18. Kalra EK. Nutraceutical-definition and introduction. AAPS PharmSci. 2003;5(3):E25.
19. Nasri H, Baradaran A, Shirzad H, Rafician-Kopaei M. New concepts in nutraceuticals as alternative for pharmaceuticals. Int J Prev Med. 2014;5(12):1487-99.
20. Puri V, Nagpal M, Singh I, Singh M, Dhingra GA, Huanbutta K, et al. A comprehensive review on nutraceuticals: therapy support and formulation challenges. Nutrients. 2022;14(21):4637.
21. Kim SW. Phytotherapy: emerging therapeutic option in urologic disease. Transl Androl Urol. 2012;1(3):181-91.
22. Naderi N, Akhavan N, Aziz Ahari F, Zamani N, Kamalinejad M, Shokrzadeh M, et al. Effects of hydroalcoholic extract from salvia verticillata on pharmacological models of seizure, anxiety and depression in mice. Iran J Pharm Res. 2011;10(3):535-45.
23. Marks R, Allegrante JP. Comorbid disease profiles of adults with end-stage hip osteoarthritis. Medical Science Monitor; 2002.
24. Shui Y, Li J, Lyu X, Wang Y. Phytotherapy in the management of denture stomatitis: a systematic review and meta-analysis of randomized controlled trials. Phytother Res. 2021;35(8):4111-26.
25. Lazarou R, Heinrich M. Herbal medicine: who cares? the changing views on medicinal plants and their roles in british lifestyle. Phytother Res. 2019;33(9):2409-20.
26. Ferreira TS, Moreira CZ, Cária NZ, Victoriano G, SILVA Jr WF, Magalhães JC. Phytotherapy: an introduction to its history, use and application. Rev bras plantas med. 2014;16:290-8.
27. Gawish AS, ElMofty MS, Jambi S, Felemban D, Ragheb YS, Elsayed SA. Phytotherapy in periodontics as an effective and sustainable supplemental treatment: a narrative review. J Periodontal Implant Sci. 2023;11.
28. Oliveira DF de, Martins JA, Oliveira CR. Pharmacological aspects of Citrus aurantium (RUTACEAE) in anxiety disorders. Brazilian Journal of Natural Sciences. 2022;4(3):E1532022-8.
29. Hardy K. Paleomedicine and the evolutionary context of medicinal plant use. Rev Bras Farmacogn. 2021;31(1):1-15.
30. Petrovska BB. Historical review of medicinal plants' usage. Pharmacogn Rev. 2012;6(11):1-5.
31. Lin Z. Ganoderma (Lingzhi) in traditional chinese medicine and chinese culture. Adv Exp Med Biol. 2019;1181:1-13.
32. Kumar S, Dobos GJ, Rampp T. The significance of ayurvedic medicinal plants. J Evid Based Complementary Altern Med. 2017;22(3):494-501.
33. Shirodkar JA, Sayyad MG, Nanal VM, Yajnik CS. Anguli parimana in ayurveda and its association with adiposity and diabetes. J Ayurveda Integr Med. 2014;5(3):177-84.
34. Petryshyn MJ, Zahaiska HM, Liubimova OV, Todoshchuk VH. Medicinal herbs and plants in medieval medical practice (based on the latin poem "de viribus herbarum" by macer floridus). Wiad Lek. 2022;75(11-2):2872-7.
35. Setzer WN. The phytochemistry of cherokee aromatic medicinal plants. Medicines (Basel). 2018;5(4):121.
36. Leonti M, Verpoorte R. Traditional mediterranean and european herbal medicines. Journal of Ethnopharmacology. 2017;199:161-7.
37. Welz AN, Emberger-Klein A, Menrad K. Why people use herbal medicine: insights from a focus-group study in Germany. BMC Complement Altern Med. 2018;18(1):92.
38. Tengku Mohamad TAS, Islahudin F, Jasamai M, Jamal JA. Preference, perception and predictors of herbal medicine use among malay women in malaysia. Patient Prefer Adherence. 2019;13:1829-37.
39. Newell J, Nithura J, Isaac J, Melians MA, Thenmozhi AJ, Sampath N, et al. Clinical application and trials with nutraceuticals. Nutraceuticals for alzheimer's disease: a promising therapeutic approach. Singapore: Springer Nature; 2023:287-317. doi: 10.1007/978-981-99-0677-2_16.

40. Aghamohammadi D, Dolatkhah N, Bakhtiari F, Eslamian F, Hashemian M. Nutraceutical supplements in management of pain and disability in osteoarthritis: a systematic review and meta-analysis of randomized clinical trials. Sci Rep. 2020;10(1):20892.
41. Valsamidou E, Amerikanou C, Tzavara C, Skarpas G, Mariolis-Sapsakos TD, Zoumpoulakis P, et al. A standardized nutraceutical supplement contributes to pain relief, improves quality of life and regulates inflammation in knee osteoarthritis patients; A randomized clinical trial. Heliyon. 2023;9(9):e20143.
42. Ilari S, Proietti S, Russo P, Malafoglia V, Gliozzi M, Maiuolo J, et al. A systematic review and meta-analysis on the role of nutraceuticals in the management of neuropathic pain in in vivo studies. Antioxidants (Basel). 2022;11 (12):2361.
43. Worasing K, Sungthong B, Phimarn W. Effectiveness of zingiber montanum herbal compress remedy for pain management: an updated systematic review and meta-analysis. Scientia Pharmaceutica. 2023;91(2):24.
44. Wang F, Shi L, Zhang Y, Wang K, Pei F, Zhu H, et al. A traditional herbal formula xianlinggubao for pain control and function improvement in patients with knee and hand osteoarthritis: a multicenter, randomized, open-label, controlled trial. Evidence-Based Complementary and Alternative Medicine. 2018;2018(1):1827528.
45. Altman RD, Marcussen KC. Effects of a ginger extract on knee pain in patients with osteoarthritis. Arthritis Rheum. 2001;44(11):2531-8.
46. Alipour Z, Asadizaker M, Fayazi S, Yegane N, Kochak M, Zadeh MHH. The effect of ginger on pain and satisfaction of patients with knee osteoarthritis. Jundishapur J Chronic Dis Care. 2017;6(1). Disponível em: https://brieflands.com/articles/jjcdc-13625#abstract.
47. Coppens P, da Silva MF, Pettman S. European regulations on nutraceuticals, dietary supplements and functional foods: a framework based on safety. Toxicology. 2006;221(1):59-74.
48. Carvalho ACB, Ramalho LS, Marques RF de O, Perfeito JPS. Regulation of herbal medicines in Brazil. J Ethnopharmacol. 2014;158(Pt-B):503-6.
49. Bansal R, Dhiman A. Nutraceuticals: a comparative analysis of regulatory framework in different countries of the World. Endocr Metab Immune Disord Drug Targets. 2020;20(10):1654-63.
50. Giunta R, Basile G, Tibuzzi A. Legislation on nutraceuticals and food supplements: a comparison between regulations in USA and EU. Bio-farms for nutraceuticals: functional food and safety control by biosensors. Boston, MA: Springer US; 2010:322-8. doi: 10.1007/978-1-4419-7347-4_24.
51. Onaolapo AY, Onaolapo OJ. Nutraceuticals and diet-based phytochemicals in type 2 diabetes mellitus: from whole food to components with defined roles and mechanisms. Current Diabetes Reviews. 2020;16(1):12-25.
52. Dama A, Shpati K, Daliu P, Dumur S, Gorica E, Santini A. Targeting metabolic diseases: the role of nutraceuticals in modulating oxidative stress and inflammation. Nutrients. 2024;16(4):507.
53. Salehi B, Quispe C, Sharifi-Rad J, Giri L, Suyal R, Jugran AK, et al. Antioxidant potential of family cucurbitaceae with special emphasis on cucurbita genus: a key to alleviate oxidative stress-mediated disorders. Phytotherapy Research. 2021;35(7):3533-57.
54. Chandran R, Abrahamse H. Identifying plant-based natural medicine against oxidative stress and neurodegenerative disorders. Oxid Med Cell Longev. 2020;2020:8648742.
55. Lin Z, Zhu D, Yan Y, Yu B, Wang Q, Shen P, et al. An antioxidant phytotherapy to rescue neuronal oxidative stress. Evid Based Complement Alternat Med. 2011;2011:519517.
56. Shedoeva A, Leavesley D, Upton Z, Fan C. Wound healing and the use of medicinal plants. Evidence-Based Complementary and Alternative Medicine. 2019;2019(1):2684108.
57. Cedillo-Cortezano M, Martinez-Cuevas LR, López JAM, Barrera López IL, Escutia-Perez S, Petricevich VL. Use of medicinal plants in the process of wound healing: a literature review. Pharmaceuticals. 2024;17(3):303.
58. Albahri G, Badran A, Hijazi A, Daou A, Baydoun E, Nasser M, et al. The therapeutic wound healing bioactivities of various medicinal plants. Life (Basel). 2023;13(2):317.
59. Davoodvandi A, Sahebnasagh R, Mardanshah O, Asemi Z, Nejati M, Shahrzad MK, et al. Medicinal plants as natural polarizers of macrophages: phytochemicals and pharmacological effects. Curr Pharm Des. 2019;25(30):3225-38.
60. AlAli M, Alqubaisy M, Aljaafari MN, AlAli AO, Baqais L, Molouki A, et al. Nutraceuticals: transformation of conventional foods into health promoters/disease preventers and safety considerations. Molecules. 2021;26(9):2540.
61. Lana JF, Macedo A, Ingrao ILG, Huber SC, Santos GS, Santana MHA. Leukocyte-rich PRP

for knee osteoarthritis: current concepts. journal of clinical orthopaedics and trauma; 2019.
62. Azzini GOM, Santos GS, Visoni SBC, Azzini VOM, Santos RG dos, Huber SC, et al. Metabolic syndrome and subchondral bone alterations: the rise of osteoarthritis; A review. Journal of Clinical Orthopaedics and Trauma; 2020.
63. Lana JFSD, Lana AVSD, da Fonseca LF, Coelho MA, Marques GG, Mosaner T, et al. Stromal vascular fraction for knee osteoarthritis. An Update. J Stem Cells Regen Med. 2022;18(1):11-20.
64. Liu S, Deng Z, Chen K, Jian S, Zhou F, Yang Y, et al. Cartilage tissue engineering: from proinflammatory and anti-inflammatory cytokines to osteoarthritis treatments (Review). Molecular Medicine Reports. 2022;25(3):1-15.
65. Setti T, Arab MGL, Santos GS, Alkass N, Andrade MAP, Lana JFSD. The protective role of glutathione in osteoarthritis. Journal of Clinical Orthopaedics and Trauma; 2020.
66. Alcaide-Ruggiero L, Cugat R, Domínguez JM. Proteoglycans in articular cartilage and their contribution to chondral injury and repair mechanisms. Int J Mol Sci. 2023;24(13):10824.
67. Fan T, Chen S, Zeng M, Li J, Wang X, Ruan G, et al. Osteophytes mediate the associations between cartilage morphology and changes in knee symptoms in patients with knee osteoarthritis. Arthritis Res Ther. 2022;24:217.
68. Tong L, Yu H, Huang X, Shen J, Xiao G, Chen L, et al. Current understanding of osteoarthritis pathogenesis and relevant new approaches. Bone Res. 2022;10(1):1-17.
69. Mobasheri A, Saarakkala S, Finnilä M, Karsdal MA, Bay-Jensen AC, van Spil WE. Recent advances in understanding the phenotypes of osteoarthritis. F1000Res. 2019;8:F1000.
70. Davis JL, Murray JF. History and physical examination. Murray and Nadel's Textbook of Respiratory Medicine. 2016;263-77.e2.
71. Ruben MA, van Osch M, Blanch-Hartigan D. Healthcare providers' accuracy in assessing patients' pain: a systematic review. Patient Educ Couns. 2015;98(10):1197-206.
72. Lim YZ, Wang Y, Cicuttini FM, Hughes HJ, Chou L, Urquhart DM, et al. Association between inflammatory biomarkers and nonspecific low back pain: a systematic review. Clin J Pain. 2020;36(5):379-89.
73. Li JJ, Dou KF, Zhou ZG, Zhao D, Ye P, Zhao JJ, et al. Role of omega-3 fatty acids in the prevention and treatment of cardiovascular diseases: a consensus statement from the experts' committee of national society of cardiometabolic medicine. Front Pharmacol. 2022;13. [2025 Fev. 11]. Disponível em: https://www.frontiersin.org/journals/pharmacology/articles/10.3389/fphar.2022.1069992/full.
74. Eldabe S, Obara I, Panwar C, Caraway D. Biomarkers for chronic pain: significance and summary of recent advances. Pain Res Manag. 2022;2022:1940906.
75. Sneag DB, Abel F, Potter HG, Fritz J, Koff MF, Chung CB, et al. MRI Advancements in Musculoskeletal Clinical and Research Practice. Radiology. 2023;308(2):e230531.
76. Patel P, Cerqueira DM, Santos GML, de Lima Soares R, Sousa VD, Liberti L, et al. A baseline analysis of regulatory review timelines for ANVISA: 2013-2016. Ther Innov Regul Sci. 2020;54(6):1428-35.
77. Molin TRD, Leal GC, Müller LS, Muratt DT, Marcon GZ, de Carvalho LM, et al. Regulatory framework for dietary supplements and the public health challenge. Rev Saude Publica. 2019;53:90.
78. Abe-Matsumoto LT, Sampaio GR, Bastos DHM. Suplementos vitamínicos e/ou minerais: regulamentação, consumo e implicações à saúde. Cad Saúde Pública. 2015;31:1371-80.
79. Caccia-Bava M do CGG, Bertoni BW, Pereira AMS, Martinez EZ. Disponibilidade de medicamentos fitoterápicos e plantas medicinais nas unidades de atenção básica do Estado de São Paulo: resultados do programa nacional de melhoria do acesso e da qualidade da atenção básica (PMAQ). Ciênc saúde coletiva. 2017;22:1651-9.
80. Resolução RDC nº 26, de 13 de maio de 2014 — Ministério da Saúde. [2025 Fev. 11]. Disponível em: https://www.gov.br/saude/pt-br/composicao/sectics/daf/pnpmf/orientacao-ao-prescritor/Publicacoes/resolucao-rdc-no-26-de-13-de-maio-de-2014.pdf/view.
81. Anvisa ANDVS. RESOLUÇÃO-RDC Nº 48, DE 16 DE MARÇO DE 2004. DOU 18 de março de 2004. Rev Fitos. 2005;1(02):74-9.
82. Carvalho ACB, Branco PF, Fernandes LA, Marques RFDO, Cunha SC, Perfeito JPS. Regulação Brasileira em Plantas Medicinais e Fitoterápicos. Rev Fitos. 2012;7(01):5-16.
83. Geyer ARC, Sousa VD, Silveira D. Quality of medicines: deficiencies found by brazilian health regulatory agency (ANVISA) on good manufacturing practices international inspections. PLoS One. 2018;13(8):e0202084.
84. Nishioka S de A, Sá PFG de. A Agência Nacional de Vigilância Sanitária e a pesquisa clínica no Brasil. Rev Assoc Med Bras. 2006;52:60-2.

85. Silva APJ, Tagliari POP. Iniciativas de convergência regulatória em saúde nas Américas: histórico, evolução e novos desafios. Rev Panam Salud Publica. 2016;39:281-7.
86. Wang A, Leong DJ, Cardoso L, Sun HB. Nutraceuticals and osteoarthritis pain. Pharmacol Ther. 2018;187:167-79.
87. Jahromi B, Pirvulescu I, Candido KD, Knezevic NN. Herbal medicine for pain management: efficacy and drug interactions. Pharmaceutics. 2021;13(2):251.
88. Ramli NZ, Yahaya MF, Tooyama I, Damanhuri HA. A mechanistic evaluation of antioxidant nutraceuticals on their potential against age-associated neurodegenerative diseases. Antioxidants. 2020;9(10):1019.
89. Di Sotto A, Vitalone A, Di Giacomo S. Plant-Derived nutraceuticals and immune system modulation: an evidence-based overview. Vaccines. 2020;8(3):468.
90. Lana JV, Rios A, Takeyama R, Santos N, Pires L, Santos GS, et al. Nebulized glutathione as a key antioxidant for the treatment of oxidative stress in neurodegenerative conditions. Nutrients. 2024;16(15):2476.
91. Strzelec M, Detka J, Mieszczak P, Sobocińska MK, Majka M. Immunomodulationa general review of the current state-of-the-art and new therapeutic strategies for targeting the immune system. Front Immunol. 2023;14:1127704.
92. Vignesh A, Amal TC, Sarvalingam A, Vasanth K. A review on the influence of nutraceuticals and functional foods on health. Food Chemistry Advances. 2024;5:100749.
93. Shokri-Mashhadi, N., Bagherniya, M., Askari, G., Sathyapalan, T., & Sahebkar, A. (2021). A systematic review of the clinical use of curcumin for the treatment of osteoarthritis. Studies on biomarkers and new targets in aging research in Iran: focus on turmeric and curcumin, 265-282.
94. Zhao J, Liang G, Zhou G, Hong K, Yang W, Liu J, Zeng L. Efficacy and safety of curcumin therapy for knee osteoarthritis: A Bayesian network meta-analysis. J Ethnopharmacol. 2024 Mar 1;321:117493. doi: 10.1016/j.jep.2023.117493. Epub 2023 Nov 28. PMID: 38036015.
95. zaw et al — haung Zaw JJ, Howe PRC, Wong RHX. Long-term resveratrol supplementation improves pain perception, menopausal symptoms, and overall well-being in postmenopausal women: findings from a 24-month randomized, controlled, crossover trial. Menopause. 2020 Aug 31;28(1):40-49. doi: 10.1097/GME.0000000000001643. PMID: 32881835.

Terapias Infusionais para o Tratamento da Dor

29

Rodrigo Fornari Muller
Carlos Marcelo de Barros
Kézia Karina de Andrade Pires
Kamila Blaka
Igor Prat Medeiros

INTRODUÇÃO

A dor crônica representa um dos maiores desafios no campo da Medicina, impactando profundamente a qualidade de vida dos pacientes e apresentando uma complexidade de tratamento que exige abordagens especializadas e multiprofissionais. Entre as opções terapêuticas disponíveis, as terapias infusionais têm se destacado, especialmente quando se trata de dores crônicas refratárias aos tratamentos convencionais.

Diferentemente da dor aguda, que é uma resposta imediata a um estímulo nocivo, a dor crônica persiste por períodos prolongados e, geralmente, desvincula-se do estímulo nociceptivo inicial, tornando-se uma condição autossustentada por mecanismos neurofisiológicos complexos. O mecanismo da cronificação da dor envolve uma série de mudanças neuroplásticas no sistema nervoso central (SNC) e periférico (SNP), incluindo sensibilização central, alterações nos canais iônicos, modulação anormal de neurotransmissores e ativação desregulada de receptores excitatórios, como os receptores N-metil-D-aspartato (NMDA), gerando um estado de excitabilidade neuronal, que resulta em uma percepção exacerbada e persistente da dor.[1] Essas alterações perpetuam o ciclo da dor, tornando-a resistente a muitos tratamentos convencionais. Assim, a identificação de novos alvos terapêuticos e o uso de medicamentos capazes de modular esses mecanismos se tornam essenciais para o manejo da dor crônica.

É nesse cenário que a terapia infusional se destaca. Ao se administrarem medicamentos diretamente no sistema venoso, de forma contínua ou em doses controladas, esses fármacos têm a capacidade de modular os mecanismos responsáveis pela cronificação da dor, oferecendo um alívio eficaz. O uso de substâncias que atuam na dessensibilização das vias nociceptivas tem se mostrado eficaz especialmente nos tipos de dor neuropática, nociceptiva, nociplástica e suas formas mistas, quebrando o ciclo doloroso e proporcionando um controle mais eficiente da dor.[2]

Este capítulo revisa as principais terapias infusionais utilizadas no manejo tanto da dor aguda como da crônica. Abordaremos as substâncias mais comuns, suas propriedades farmacológicas, mecanismos de ação e suas indicações, sem deixar de lado os efeitos adversos, riscos, modos de administração e precauções necessárias durante a infusão, sempre com enfoque clínico e rigor científico.

FÁRMACOS UTILIZADOS NAS TERAPIAS INFUSIONAIS

Lidocaína

Propriedades farmacológicas: a lidocaína é um anestésico local da classe das amidas, muito utilizada na prática clínica para uma ampla gama de procedimentos, além de ser um pilar no tratamento da dor. Sua estrutura química, que inclui um anel aromático lipofílico e uma cadeia amida, permite rápida penetração nas membranas celulares, conferindo-lhe excelente estabilidade e risco reduzido de reações alérgicas quando comparada a anestésicos do tipo éster.[3,4] Após administração intravenosa (IV), a lidocaína é rapidamente distribuída no organismo, alcançando tanto os compartimentos centrais (plasma e órgãos bem-perfundidos) como os periféricos (músculos e tecido adiposo). A biodisponibilidade intravenosa é de 100%, com início de ação entre 1 e 2 minutos e meia-vida de eliminação de 1,5 a 2 horas.[5,6]

O metabolismo ocorre principalmente no fígado, onde é processada pelas enzimas do citocromo P450 (CYP1A2 e CYP3A4), gerando metabólitos ativos, incluindo a monoetilglicinaxilidida (MEGX), que tem propriedades analgésicas, contribuindo para os efeitos prolongados. Aproximadamente 10% da dose é excretada de forma inalterada pelos rins.[7,8]

Mecanismo de ação: a lidocaína age principalmente no bloqueio dos canais de sódio dependentes de voltagem, prevenindo sua despolarização e impedindo, consequentemente, a condução dos impulsos nervosos dolorosos. Esse efeito é reversível e ocorre tanto nas fibras nervosas periféricas como nas centrais, modulando também receptores NMDA e canais de cálcio, fundamentais na sensibilização central e na perpetuação da dor crônica[9,10]Além disso, estudos demonstram que a lidocaína apresenta efeitos anti-inflamatórios, reduzindo a migração de neutrófilos e a liberação de citocinas pró-inflamatórias, o que contribui para seu uso em condições dolorosas com componente inflamatório e neuropático.[11,12]

Estudos recentes indicam que a lidocaína pode atuar diretamente na medula espinhal, inibindo a hiperexcitabilidade neuronal, essencial para o controle da dor crônica. Esse efeito foi demonstrado em modelos experimentais que mostram a capacidade da lidocaína em silenciar a atividade dos gânglios da raiz dorsal (GRD), reduzindo a excitação neuronal nas vias de dor.[13,14] Essa modulação é essencial para a eficácia da lidocaína em casos de dor crônica complexa e refratária.

Indicações: a infusão IV de lidocaína tem mostrado eficácia no controle de dores neuropáticas refratárias, como a neuralgia pós-herpética e a neuropatia diabética, além de ser uma opção importante no tratamento de fibromialgia, cefaleias refratárias, dor lombar crônica e outras condições de dor difusa com sensibilização central.[15,16] Em contextos perioperatórios, a lidocaína ajuda a reduzir a dor pós-operatória, a necessidade de opioides e a cronificação da dor em procedimentos de grande porte.[17,18]

Modo de administração: o protocolo de infusão varia conforme a indicação clínica e a resposta do paciente. Em dor crônica, uma dose inicial de 1 a 2 mg/kg deve ser administrada ao longo de 30 a 60 minutos. Em seguida, a manutenção é ajustada entre 1 e 5 mg/kg/hora, com monitoramento contínuo para avaliar a eficácia e possíveis efeitos adversos. Em pacientes idosos ou com disfunção hepática, ou renal, recomenda-se iniciar com doses menores e realizar ajustes conforme a resposta, minimizando o risco de toxicidade.[19,20]

Para controle da dor pós-operatória, a infusão pode começar no intraoperatório e estender-se até o pós-operatório imediato, ajustando-se a velocidade da administração conforme a resposta analgésica. Esse protocolo tem demonstrado benefícios em cirurgias oncológicas, abdominais, mamárias e ortopédicas, promovendo recuperação mais rápida e reduzindo a necessidade de opioides.[21,22]

Efeitos adversos e potenciais riscos: entre os efeitos adversos mais comuns, estão tonturas, parestesia e sonolência. A toxicidade sistêmica por anestésicos locais (LAST) é uma complicação grave, que pode causar convulsões, arritmias e hipotensão em casos de sobredosagem. O risco de LAST aumenta em pacientes com comprometimento hepático ou renal, uma vez que o metabolismo e a excreção da lidocaína podem estar reduzidos.[23,24] Para mitigar esses riscos, recomenda-se a disponibilidade de emulsão lipídica IV para manejo de eventos tóxicos.[25,26]

Cuidados durante a infusão: durante a administração intravenosa, é fundamental realizar o monitoramento contínuo dos sinais vitais, especialmente em pacientes com condições cardiovasculares ou em situações perioperatórias. No contexto da dor crônica, ajustes graduais da dose são essenciais para otimizar os benefícios terapêuticos, ao mesmo tempo que minimizam riscos. A lidocaína é conhecida por interagir com outros anestésicos locais e medicamentos metabolizados pelo fígado, exigindo cautela ao usá-la em combinação com essas substâncias.[27,28]

Contraindicações: a lidocaína é contraindicada em pacientes com hipersensibilidade ao fármaco, bloqueios cardíacos avançados sem marca-passo e disfunção hepática grave. Cautela é necessária em pacientes que fazem uso de antiarrítmicos de classe I em virtude do risco de efeitos aditivos e potencial toxicidade. Pacientes com histórico de convulsões ou doenças cardíacas graves devem ser cuidadosamente avaliados antes da infusão.[29,30]

Aspectos clínicos: clinicamente, a infusão de lidocaína se destaca por sua capacidade de modular a atividade neuronal nas vias de dor, proporcionando alívio eficaz em pacientes com dor crônica refratária. A resposta ao tratamento varia conforme o tipo de dor e a condição clínica do paciente, sendo essencial um acompanhamento rigoroso. Estudos têm demonstrado que a lidocaína pode não apenas controlar a dor, mas também promover uma recuperação mais rápida em pacientes submetidos a intervenções cirúrgicas. No entanto, é crucial ajustar a dose conforme a resposta individual e o risco de efeitos adversos, especialmente em pacientes com comorbidades cardiovasculares ou hepáticas.[15,23]

Cetamina e escetamina

Propriedades farmacológicas: a cetamina é um anestésico dissociativo da classe das aril-ciclo-hexilaminas, amplamente utilizado tanto para analgesia como para anestesia. Ela é composta por dois enantiômeros: o enantiômero S(+)-cetamina (conhecida como escetamina); e o R(-)-cetamina. A escetamina apresenta maior afinidade pelos receptores NMDA, o que lhe confere uma potência analgésica aproximadamente três vezes maior em comparação à do enantiômero R(-). Além disso, a escetamina tem incidência reduzida de efeitos psíquicos, como alucinações, o que a torna preferível para o tratamento de dor crônica e condições psiquiátricas, como a depressão resistente ao tratamento.[31,32]

Após administração intravenosa, ambos os compostos se distribuem rapidamente, alcançando altas concentrações no SNC e em órgãos altamente perfundidos. Os enantiômeros são metabolizados no fígado pelas enzimas do citocromo P450, resultando em metabólitos ativos, como a norcetamina, que também tem propriedades analgésicas. A eliminação dos compostos ocorre predominantemente pelos rins, com uma excreção rápida, o que facilita seu uso em infusões contínuas ou doses em bólus controladas.[33,34]

Mecanismo de ação: o mecanismo primário de ação da cetamina e da escetamina envolve o bloqueio dos receptores NMDA no SNC. Esses receptores são fundamentais na sensibilização central e perpetuação da dor crônica, e seu bloqueio diminui a transmissão de impulsos dolorosos, inibindo a excitabilidade neuronal e a perpetuação do ciclo de dor persistente. Além disso, elas também atuam sobre outros sistemas, incluindo receptores opioides, receptores α-amino-3-hidroxi-5-metil-4-isoxazol-propionato (AMPA), canais de sódio e ainda exercem efeitos anti-inflamatórios, reduzindo possivelmente a liberação de citocinas pró-inflamatórias e a ativação da microglia, o que contribui para o manejo de dores neuropáticas e inflamatórias.[35-37]

Estudos demonstram que a cetamina e a escetamina têm efeitos benéficos na redução da neuroinflamação e são particularmente eficazes no tratamento de dores crônicas refratárias, sobretudo em condições de dor neuropática complexa, como a síndrome dolorosa complexa regional (SDCR). Esses efeitos sobre a modulação da dor e a sensibilização central também se mostraram benéficos no tratamento da fibromialgia e de dores pós-operatórias de grande porte.[38,39]

Indicações: a cetamina e a escetamina são indicadas para o tratamento de dores neuropáticas refratárias, incluindo neuralgia pós-herpética, neuropatia diabética e dor oncológica. São eficazes também no manejo da SDCR, fibromialgia e dores pós-operatórias, especialmente em cirurgias de grande porte. Nesses contextos, o uso de cetamina reduziu a necessidade de opioides e beneficiou a recuperação pós-operatória.[40-42] Além disso, em contextos psiquiátricos, a escetamina está aprovada para depressão resistente ao tratamento, destacando-se por seus efeitos rápidos e robustos no alívio de sintomas depressivos, muitas vezes relacionados ao quadro de dor crônica.[43]

Modo de administração: a administração de cetamina e escetamina deve seguir protocolos específicos segundo a condição clínica do paciente. Para dor crônica, uma dose inicial de 0,1 a 0,5 mg/kg é administrada ao longo de 30 a 60 minutos, seguida por infusão contínua entre 0,1 e 1 mg/kg/hora. A escetamina, em virtude de sua maior potência analgésica, pode ser utilizada em doses mais baixas, oferecendo o controle da dor com menor incidência de efeitos psíquicos adversos.[44-46]

Efeitos adversos e potenciais riscos: os principais efeitos adversos incluem alucinações, despersonalização, euforia e agitação, particularmente em infusões rápidas ou doses elevadas. Outros efeitos incluem aumento da pressão arterial, náuseas e reações cardiovasculares, como taquicardia. Esses riscos são minimizados com infusões lentas e com o uso concomitante de sedativos, especialmente em protocolos que empregam a escetamina para evitar os efeitos dissociativos mais intensos.[47,48]

Cuidados durante a infusão: durante a infusão de cetamina ou escetamina, é crucial o monitoramento dos sinais vitais e dos sintomas psíquicos dos pacientes, ajustando-se as doses conforme necessário para garantir a segurança e eficácia do tratamento. Essas substâncias devem ser administradas em ambiente clínico controlado, com supervisão rigorosa, principalmente em pacientes com histórico de doenças psiquiátricas ou cardiovasculares.[49]

Contraindicações: a cetamina e a escetamina são contraindicadas em pacientes com hipertensão descontrolada, doenças psiquiátricas graves, como esquizofrenia, e condições cardiovasculares severas que possam ser exacerbadas pelos efeitos simpaticomiméticos da cetamina. Além disso, a cetamina deve ser utilizada com cautela em pacientes com histórico de abuso de substâncias, dada a possibilidade de causar dependência.[50]

Aspectos clínicos: a aplicação de cetamina e escetamina no tratamento da dor crônica deve ser abordada com uma visão integrada dos fatores clínicos, farmacológicos e dos efeitos adversos potenciais. O manejo clínico adequado começa com a seleção rigorosa dos pacientes, levando em consideração a natureza da dor, a resposta a tratamentos anteriores e o perfil de risco do paciente.

Em termos de eficácia, a cetamina é particularmente eficaz na redução de dores neuropáticas complexas, como a SDCR, e em casos de dor crônica refratária nos quais outras terapias convencionais não foram suficientes. Estudos demonstram que a cetamina oferece alívio significativo da dor em pacientes com esses quadros, especialmente quando utilizada de forma crônica em doses controladas.[38,39] A escetamina, com sua ação mais potente e menores efeitos psíquicos adversos, se destaca como uma opção preferencial em pacientes que necessitam de tratamento contínuo sem o risco de psicose, sendo útil também em pacientes com dor crônica associada a distúrbios psiquiátricos, como a depressão resistente.

A escolha entre cetamina e escetamina deve ser orientada não apenas pela potência analgésica, mas também pelos efeitos secundários e pela resposta individual ao tratamento. Pacientes com histórico de doenças psiquiátricas devem ser monitorados de perto, especialmente no início do tratamento, para avaliar os efeitos psicotomiméticos, que podem ocorrer com doses mais elevadas ou infusões rápidas. A adaptação da dosagem, a escolha do método de administração (infusão contínua *versus* bólus) e a titulação cuidadosa são cruciais para maximizar os benefícios enquanto minimizam os efeitos adversos.

Além disso, o monitoramento clínico constante durante a infusão é vital para detectar precocemente quaisquer alterações cardiovasculares, como aumento da pressão arterial ou taquicardia, que podem surgir em consequência de efeitos simpaticomiméticos da cetamina. Pacientes com hipertensão descontrolada ou doenças cardíacas graves devem ser excluídos da terapia com cetamina por causa do risco de exacerbação desses quadros. O manejo das infusões, por sua vez, deve ser realizado em ambiente controlado e com equipe treinada para ajustar as infusões conforme a resposta clínica.

A escetamina, em virtude de sua maior potência analgésica, permite doses menores, proporcionando uma abordagem mais segura para pacientes com risco elevado de efeitos adversos, tornando-se uma alternativa terapêutica vantajosa quando a redução de opioides é necessária, como em pacientes com dor pós-operatória ou em casos de dor crônica não controlada.[44,45,46]

Sulfato de magnésio

Propriedades farmacológicas: o sulfato de magnésio é um mineral essencial amplamente utilizado na Medicina por suas propriedades neuromoduladoras e relaxantes musculares. Ele atua como uma fonte crucial de magnésio, um íon indispensável para várias funções celulares, atuando como cofator em reações bioquímicas, incluindo a síntese de ATP e a regulação de canais de cálcio e potássio.[51,52] Quando administrado por via intravenosa, eleva rapidamente os níveis plasmáticos de magnésio, com efeito direto sobre os tecidos musculares e nervosos.

O magnésio tem meia-vida curta e é excretado sobretudo pelos rins. Por esse motivo, seu uso em infusões IV deve ser monitorado com muito cuidado para evitar níveis excessivos, especialmente em pacientes com disfunção renal. Sua eliminação renal rápida torna o sulfato de magnésio uma opção de curta duração, mas eficaz, no manejo de dores agudas.[53]

Mecanismo de ação: o sulfato de magnésio age bloqueando principalmente os receptores NMDA no SNC, impedindo a entrada de íons cálcio nas células neuronais. Esse bloqueio reduz a transmissão de impulsos dolorosos e diminui a sensibilização central, uma das causas subjacentes da dor crônica e neuropática.[54,55] O sulfato de magnésio também atua nos canais de cálcio e potássio dependentes de voltagem, estabilizando as membranas celulares e promovendo relaxamento muscular, além de ter efeito ansiolítico útil no manejo de dores associadas à tensão muscular.[56] Estudos recentes também indicam que o magnésio apresenta propriedades anti-inflamatórias, podendo reduzir a produção de citocinas pró-inflamatórias e modular a resposta imunológica, o que amplia sua aplicabilidade no tratamento de dores com componente inflamatório.[57]

Indicações: o sulfato de magnésio IV é amplamente utilizado no manejo de dores neuropáticas e mistas, como fibromialgia, dor lombar crônica e enxaquecas, em que a disfunção dos receptores NMDA e a sensibilização central desempenham papéis importantes.[58,59] No contexto perioperatório, tem demonstrado eficácia na redução da dor pós-operatória, controle de espasmos musculares e diminuição do consumo de opioides em cirurgias de grande porte.[60-62] Além disso, o sulfato de magnésio é fundamental no manejo de condições obstétricas como eclâmpsia e pré-eclâmpsia, em razão de seu efeito vasodilatador e estabilizador neuromuscular.[62]

Modo de administração: a dosagem e o modo de administração do sulfato de magnésio dependem da indicação clínica e da tolerância do paciente. Tipicamente, inicia-se com uma dose de carga de 30 a 50 mg/kg, administrada ao longo de 30 a 60 minutos, seguida por uma infusão de manutenção ajustada conforme a resposta e tolerância do paciente. Em casos de dor pós-operatória, doses mais baixas são recomendadas para evitar efeitos adversos e garantir analgesia eficaz.[63,64] Em pacientes com disfunção renal, recomenda-se a redução da dose e monitoramento rigoroso dos níveis séricos de magnésio, essenciais para prevenir a toxicidade.

Efeitos adversos e potenciais riscos: o sulfato de magnésio geralmente é bem-tolerado, mas pode causar efeitos adversos, especialmente em doses elevadas. Os efeitos adversos mais comuns incluem hipotensão, náusea, rubor facial e sonolência. Em casos de sobredosagem, pode ocorrer toxicidade por magnésio, que se manifesta como fraqueza muscular, diminuição dos reflexos tendinosos profundos, depressão respiratória e, em casos graves, parada cardíaca.[65] A toxicidade é mais comum em pacientes com disfunção renal, uma vez que a eliminação do magnésio está comprometida.

Cuidados durante a infusão: durante a infusão de sulfato de magnésio, é crucial monitorar continuamente os sinais vitais do paciente e realizar avaliações neurológicas periódicas para detectar sinais precoces de toxicidade, como reflexos diminuídos ou respiração comprometida. Equipamentos de suporte à vida devem estar prontamente disponíveis em casos de emergência, e o gluconato de cálcio deve estar acessível como antídoto para a toxicidade por magnésio.[66] Recomenda-se ajustar a dose em pacientes com insuficiência renal, monitorando frequentemente os níveis séricos de magnésio e evitando infusões prolongadas.

Contraindicações: o sulfato de magnésio é contraindicado em pacientes com bloqueio cardíaco avançado, insuficiência renal grave e em situações de hipermagnesemia. Também deve ser evitado em pacientes com miastenia gravis, pois pode exacerbar a fraqueza muscular. Cautela é recomendada em pacientes que utilizam bloqueadores de canais de cálcio ou outros medicamentos que possam potencializar o efeito do magnésio.[67,68]

Aspectos clínicos: na prática clínica, o uso de sulfato de magnésio oferece uma opção eficaz para o manejo da dor em situações específicas. Estudos mostram que seu uso perioperatório pode reduzir significativamente o consumo de opioides e melhorar o controle da dor pós-operatória.[61] Em pacientes com dores neuropáticas, como fibromialgia, sua capacidade de modular os receptores NMDA é particularmente valiosa. Entretanto, em razão de sua excreção renal, é fundamental uma avaliação cuidadosa da função renal antes e durante a terapia, ajustando doses conforme necessário para evitar complicações.[68]

Clonidina e dexmedetomidina

Propriedades farmacológicas: clonidina e dexmedetomidina são agonistas alfa-2 que atuam sobretudo no SNC, especialmente no *locus coeruleus*, onde se ligam aos receptores alfa-2 adrenérgicos, reduzindo a liberação de norepinefrina. Isso promove efeitos sedativos, analgésicos e ansiolíticos.[69] A clonidina foi inicialmente desenvolvida como anti-hipertensivo, mas suas propriedades analgésicas e sedativas a tornaram amplamente utilizada no manejo da dor.[70] Já a dexmedetomidina é um análogo mais seletivo, com uma afinidade superior pelos receptores alfa-2, o que lhe confere perfil mais potente para efeitos sedativos e analgésicos.[71]

Após a administração IV, a clonidina apresenta início de ação entre 15 e 30 minutos e meia-vida de eliminação de aproximadamente 12 a 16 horas, enquanto a dexmedetomidina apresenta uma fase de distribuição inicial rápida com meia-vida de 6 minutos, seguida de uma eliminação terminal com meia-vida de cerca de 2 horas.[72] Ambas são metabolizadas no fígado e excretadas pelos rins, portanto, pacientes com insuficiência hepática ou renal podem necessitar de ajustes de dose.[73]

Mecanismo de ação: ambos os fármacos atuam nos receptores alfa-2 adrenérgicos, exercendo efeitos sedativos e analgésicos ao reduzir a liberação de norepinefrina. A clonidina age tanto em receptores pré-sinápticos como em pós-sinápticos no SNC e periférico, resultando em efeitos sedativos e anti-hipertensivos.[74] A dexmedetomidina, por sua alta seletividade, exerce ação mais potente no SNC, minimizando os efeitos cardiovasculares.[75]

Indicações: a clonidina é utilizada para hipertensão e como adjuvante no manejo da dor. Além disso, é utilizada para tratar a síndrome de abstinência de opioides, reduzindo sintomas como irritabilidade e insônia.[76] A dexmedetomidina é utilizada principalmente como sedativo em unidades de terapia intensiva (UTI) e em procedimentos cirúrgicos que requerem monitoramento constante, proporcionando sedação sem a necessidade de intubação em muitos casos; porém também tem aplicações no manejo da dor como adjuvante analgésico para reduzir a necessidade de opioides.[77,78]

Modo de administração: a clonidina pode ser administrada via oral (VO) ou intravenosa, sendo a via intravenosa utilizada para controle de dor aguda e sedação. As doses iniciais variam geralmente de 1 a 2 mcg/kg, com manutenção ajustada conforme a resposta clínica.[79] A dexmedetomidina é administrada exclusivamente via IV, com dosagem inicial de 0,2 a 0,7 mcg/kg/hora, podendo ser ajustada conforme a necessidade do paciente.[80]

Efeitos adversos e potenciais riscos: ambos os fármacos compartilham alguns efeitos adversos, como bradicardia, hipotensão, sedação excessiva e boca seca, mas a dexmedetomidina tem um perfil de efeitos adversos mais favoráveis, especialmente em relação à pressão arterial.[81] A clonidina, por ser menos seletiva, pode causar redução mais acentuada da pressão arterial, sobretudo em doses mais altas. Outros efeitos adversos incluem náuseas, constipação e, raramente, efeitos no SNC, como depressão respiratória em pacientes suscetíveis.[82]

Contraindicações: os alfa-2-agonistas são contraindicados em pacientes com hipotensão, bradicardia ou bloqueios cardíacos avançados. Também deve ser usada com cautela em pacientes com insuficiência renal ou hepática, pois a excreção e o metabolismo do fármaco podem estar prejudicados.[83] Também deve ser evitada em pacientes com histórico de reações adversas a alfa-2-agonistas.[84]

Comparação entre clonidina e dexmedetomidina: embora ambos os fármacos compartilhem mecanismos de ação semelhantes, a dexmedetomidina se destaca por sua maior seletividade pelos receptores alfa-2, o que resulta em um perfil de efeitos adversos mais favoráveis. A clonidina, em razão de sua menor seletividade, pode causar uma queda maior da pressão arterial, especialmente em pacientes com risco de hipotensão. Em termos de eficácia analgésica e sedativa, a dexmedetomidina tem mostrado superioridade, sobretudo para sedação prolongada e controle da dor perioperatória.[85] A clonidina, entretanto, continua a ser uma boa opção em contextos de dor neuropática e controle de sintomas de abstinência de opioides.

Aspectos clínicos: no contexto clínico, tanto a clonidina como a dexmedetomidina desempenham um papel significativo no manejo de dores complexas e no controle da sedação em pacientes críticos. A clonidina é especialmente útil para o tratamento de dor neuropática, em que sua ação sobre os receptores alfa-2 pode ajudar a reduzir a hipersensibilidade ao estímulo doloroso.[79] Em adição, sua utilização no tratamento da síndrome de abstinência de opioides tem se mostrado eficaz, aliviando sintomas como ansiedade e insônia, que frequentemente complicam o quadro clínico.[70]

A dexmedetomidina, por sua vez, se destaca no manejo da dor perioperatória e na sedação de pacientes em unidades de terapia intensiva (UTI). Sua alta seletividade pelos receptores alfa-2 permite controle mais eficiente da dor, sem os efeitos adversos cardiovasculares indesejados que podem ocorrer com outros agentes sedativos.[77] A dexmedetomidina também se mostra eficaz na redução da necessidade de opioides em pacientes pós-operatórios, sendo cada vez mais adotada para reduzir os riscos associados ao uso excessivo de analgésicos narcóticos.[78]

Vitamina C

Propriedades farmacológicas: a vitamina C, ou ácido ascórbico, é um antioxidante essencial e hidrossolúvel que desempenha funções importantes na proteção contra radicais livres, o que é especialmente útil em condições de estresse oxidativo e inflamação, frequentemente presentes em pacientes com dor crônica.[86] Sua estrutura molecular contém grupos de hidroxila que permitem a neutralização desses radicais. A vitamina C é bem absorvida tanto VO como IV, sendo a administração IV associada a uma absorção mais rápida e a níveis plasmáticos mais elevados. Após a administração, é amplamente distribuída nos tecidos corporais e eliminada sobretudo pelos rins, com eliminação de metabólitos e vitamina C inalterada. O pico de concentração ocorre cerca de 2 horas após a administração intravenosa.[87,88]

Mecanismo de ação: a vitamina C atua como um potente antioxidante, reduzindo o estresse oxidativo que pode contribuir para a sensibilização da dor. Estudos indicam que, em condições como síndrome de dor regional complexa (SDRC), a vitamina C ajuda a reduzir a inflamação e a hiperexcitabilidade dos neurônios sensitivos, que são fatores-chave na manutenção da dor crônica. Além disso, a vitamina C participa da síntese de colágeno e na manutenção da integridade da matriz extracelular, o que é essencial para o suporte estrutural em pacientes com algumas condições de dor persistente.[89]

Indicações: a vitamina C é frequentemente utilizada como uma terapia adjuvante no manejo da dor crônica predominantemente neuropática, especialmente em condições como neuropatia diabética, SDRC e dor pós-herpética, entre outras. O ácido ascórbico também parece apresentar benefícios nas outras condições dolorosas que envolvem mecanismo inflamatório e sensibilização central. Sua ação antioxidante e neuroprotetora oferece benefícios significativos, auxiliando na redução da sensibilização periférica e central e proporcionando alívio em pacientes cuja dor é resistente a outras abordagens terapêuticas.[90,91]

Modo de administração: para o manejo da dor neuropática e crônica, a vitamina C pode ser administrada em doses de 500 mg a 1 g IV, 1 ou 2 vezes/semana, conforme a resposta individual e a tolerância do paciente. Em casos de SDRC, doses de 1 g/semana, durante até 10 semanas, têm mostrado eficácia na prevenção da progressão da dor.[88]

Efeitos adversos e potenciais riscos: a administração de vitamina C, especialmente em doses elevadas via IV, é geralmente segura, mas podem ocorrer efeitos adversos leves, como náuseas, diarreia e desconforto gastrointestinal. Em doses muito altas, há o risco de formação de pedras nos rins em razão de acúmulo de oxalato, especialmente em pacientes com histórico de nefrolitíase.[92,93]

Cuidados durante a infusão: a infusão de vitamina C deve ser administrada lentamente, sobretudo em pacientes com histórico de distúrbios renais, para evitar sobrecarga de fluidos e o risco de nefrolitíase. A taxa de infusão pode ser ajustada caso o paciente apresente desconforto, e o monitoramento da função renal é recomendado para evitar efeitos adversos em pacientes de risco.[88]

Contraindicações: a vitamina C é contraindicada em pacientes com histórico de cálculos renais oxalato-dependentes e em indivíduos com distúrbios do metabolismo do ferro, como hemocromatose, por causa do risco de sobrecarga de ferro. Pacientes com insuficiência renal grave devem evitar o uso de doses elevadas, pois há risco de toxicidade.[93]

Aspectos Clínicos: a combinação de terapias infusionais, como o bloqueio simpático venoso e a vitamina C, tem mostrado benefícios sinérgicos no controle da dor, principalmente em quadros complexos. É importante, no entanto, individualizar o tratamento, considerando-se as características do paciente, o tipo de dor e a resposta terapêutica. O manejo adequado e a supervisão contínua são essenciais para alcançar os melhores resultados clínicos.

Vitaminas do complexo B

Propriedades farmacológicas: as vitaminas do complexo B compreendem um grupo de vitaminas hidrossolúveis que desempenham papéis importantes no sistema nervoso, especialmente no metabolismo neuronal e na modulação da resposta inflamatória. Na terapia infusional para dor crônica, vitaminas como tiamina (B1), piridoxina (B6) e cobalamina (B12) são frequentemente usadas em virtude de seu efeito neuroprotetor e de suaa capacidade de apoiar a regeneração nervosa.[94]

Administradas via IV, as vitaminas B têm alta biodisponibilidade e alcançam rapidamente os tecidos e o SNC. A B1 e a B6 têm meia-vida curta e são rapidamente metabolizadas e excretadas pelos rins, enquanto a vitamina B12 é armazenada no fígado, o que permite uma ação prolongada e possibilita intervalos maiores entre as infusões.[95]

Mecanismo de ação: as vitaminas do complexo B exercem efeitos neuroprotetores, ajudando a reduzir o estresse oxidativo e promovendo a regeneração dos nervos. A B1 é essencial para o metabolismo da glicose e para a manutenção das funções neuronais, enquanto a B6 participa na síntese de neurotransmissores, como a serotonina e a dopamina, modulando a resposta à dor. A B12 promove a regeneração da bainha de mielina e reduz a inflamação, sendo especialmente útil no tratamento de neuropatias.[96]

Indicações: as vitaminas do complexo B são indicadas no manejo da dor neuropática, como em neuropatias diabéticas e em casos de alcoolismo, além de serem usadas em situações de dor crônica onde há deficiência ou risco de deficiência dessas vitaminas. Elas favorecem a regeneração nervosa e ajudam a reduzir a intensidade da dor neuropática, complementando outras terapias dessensibilizadoras.[97]

Modo de administração: as vitaminas do complexo B são geralmente administradas em infusão lenta, em doses combinadas de 100 mg de B1, 100 mg de B6 e 1.000 mcg de B12, 1 vez/semana, dependendo da condição e da resposta clínica do paciente. Para pacientes com neuropatia severa, doses de manutenção podem ser administradas mensalmente após uma fase inicial intensiva.[98]

Efeitos adversos e potenciais riscos: as vitaminas do complexo B são, geralmente, bem-toleradas. No entanto, alguns pacientes podem experimentar reações leves, como rubor, náuseas e sensação de calor durante a infusão. Em doses muito elevadas, a B6 pode causar neuropatia sensorial reversível, e a B1, embora raramente, pode induzir reações alérgicas.[99]

Cuidados durante a infusão: monitorar sinais de reações alérgicas, como erupções cutâneas ou prurido, é importante, especialmente durante a primeira infusão. Em pacientes com histórico de sensibilidade a vitaminas do complexo B, a infusão deve ser administrada com cautela, e o paciente deve ser monitorado durante e após o procedimento para observar possíveis efeitos adversos.[100]

Contraindicações: as vitaminas do complexo B são contraindicadas em pacientes com hipersensibilidade a qualquer componente da formulação. A B6 em altas doses deve ser evitada em pacientes com neuropatia sensorial preexistente em virtude do risco de exacerbação dos sintomas. Recomenda-se cautela em pacientes com insuficiência renal, pois a excreção das vitaminas pode estar comprometida.[101]

Aspectos clínicos: a utilização de vitaminas do complexo B tem se destacado como uma intervenção terapêutica importante no manejo de várias formas de dor neuropática crônica, especialmente em condições como neuropatia diabética e neuropatia alcoólica. O uso dessas vitaminas, particularmente B1, B6 e B12, pode ser um recurso valioso, especialmente em pacientes com deficiências vitamínicas associadas ao quadro clínico. As vitaminas do complexo B têm efeitos neuroprotetores e contribuem para a regeneração nervosa, sendo fundamentais em situações em que a dor neuropática é um desafio constante.

Neuropatia diabética e vitaminas do complexo B

A neuropatia diabética é uma das complicações mais comuns do diabetes *mellitus* e uma causa frequente de dor neuropática crônica. Nesses casos, a deficiência de vitaminas do complexo B, especialmente de B1, B6 e B12, é comum e agrava os sintomas dolorosos. A B1 é essencial para o metabolismo da glicose, e sua deficiência pode contribuir para a neuropatia diabética. A B6 tem um papel crucial na síntese de neurotransmissores que modulam a dor, enquanto a B12 favorece a regeneração da bainha de mielina, o que é essencial para a função nervosa e a redução da dor associada à neuropatia.[97]

Estudos clínicos demonstram que a suplementação intravenosa de vitaminas do complexo B, administrada de forma combinada, pode reduzir significativamente a intensidade da dor e melhorar a qualidade de vida dos pacientes com neuropatia diabética. Um estudo destacou que as infusões de B1, B6 e B12, quando administradas em doses adequadas, demonstraram eficácia não apenas na redução da dor, mas também na melhora funcional dos pacientes. A B12, em particular, tem sido associada à regeneração da mielina e à melhora clínica significativa nos pacientes com neuropatia diabética.[98]

Neuropatia alcoólica

A neuropatia alcoólica é uma condição comum em indivíduos com abuso crônico de álcool, que, com frequência, apresentam deficiência de vitaminas do complexo B, particularmente a B1. A deficiência de B1 pode ocasionar danos irreversíveis nos nervos periféricos, exacerbando a dor neuropática. A vitamina B12, com sua capacidade de regenerar a mielina, desempenha um papel crítico na melhora da função nervosa. O tratamento com vitaminas do complexo B em pacientes alcoólicos tem mostrado resultados positivos na redução da dor neuropática, especialmente quando administrado via IV.

Estudos sugerem que as infusões intravenosas de vitaminas B1, B6 e B12 podem ajudar a restaurar os níveis vitamínicos em pacientes com neuropatia alcoólica e melhorar significativamente os sintomas dolorosos. A administração dessas vitaminas também demonstrou eficácia na prevenção de danos nervosos adicionais em pacientes com histórico de alcoolismo crônico.[97,99]

Considerações terapêuticas e monitoramento

A terapia com vitaminas do complexo B, embora geralmente bem-tolerada, exige cuidados específicos durante a administração. Durante as infusões intravenosas, o monitoramento clínico é essencial para detectar possíveis reações alérgicas ou efeitos adversos, como erupções cutâneas, que podem ocorrer especialmente nas primeiras infusões. A monitorização contínua é ainda mais importante em pacientes com insuficiência renal ou histórico de neuropatia sensorial, visto que a excreção das vitaminas pode ser comprometida, exigindo ajustes na dosagem.[100,101]

De forma geral, a abordagem terapêutica com vitaminas do complexo B se mostra promissora no manejo da dor neuropática, com um impacto positivo na regeneração nervosa e controle da dor, especialmente em pacientes com neuropatias relacionadas ao diabetes e alcoolismo, condições que, com frequência, apresentam deficiências dessas vitaminas. A utilização das vitaminas B1, B6 e B12, em doses adequadas e sob supervisão médica, tem sido cada vez mais recomendada, oferecendo alívio significativo para pacientes cujas condições de dor são resistentes a tratamentos convencionais.[94,97]

Propofol

Propriedades farmacológicas: o propofol é um agente sedativo e hipnótico pertencente à classe dos derivados fenólicos. É amplamente utilizado por suas propriedades anestésicas de curta duração e rápida recuperação. Em doses subanestésicas, oferece efeitos analgésicos e ansiolíticos, tornando-se útil no manejo da dor e da ansiedade. Sua estrutura lipofílica permite rápida penetração nas membranas celulares, principalmente no SNC, facilitando seu efeito de ação rápida.[102]

Após administração IV, o propofol tem rápido início de ação, variando em torno de 30 a 60 segundos. É rapidamente distribuído para os tecidos. Sua meia-vida inicial é curta (2 a 4 minutos), seguida de uma fase de eliminação mais longa por causa da redistribuição para tecidos periféricos, com meia-vida terminal de cerca de 1 a 3 horas. O metabolismo ocorre predominantemente no fígado, e sua eliminação é principalmente renal.[103]

Mecanismo de ação: o propofol atua como um modulador positivo do receptor ácido gama-aminobutírico (GABA) do tipo A, intensificando a ação inibitória do neurotransmissor GABA, o que promove sedação e relaxamento. Esse efeito sobre o GABA contribui para o alívio da dor, especialmente em dores neuropáticas, em que a excitabilidade neuronal é aumentada. Além disso, o propofol reduz a atividade de circuitos neuronais relacionados ao estresse e à ansiedade, oferecendo um efeito ansiolítico.[104]

Indicações: o propofol é indicado como coadjuvante no manejo de dores neuropáticas e dores associadas à ansiedade, particularmente em pacientes refratários a outras terapias. Também pode ser utilizado em contexto perioperatório para o controle de dores intensas e para sedação.[105]

Modo de administração: para o manejo da dor neuropática, o propofol é administrado em doses subanestésicas, geralmente entre 0,5 r 1 mg/kg, seguido por uma infusão contínua de 0,3 a 0,6 mg/kg/hora. A dose é ajustada segundo a resposta clínica e os efeitos adversos, com monitorização contínua durante todo o procedimento.[106]

Efeitos adversos e potenciais riscos: os principais efeitos adversos do propofol incluem hipotensão, bradicardia e depressão respiratória, especialmente em doses mais altas ou infusões prolongadas. Em raros casos, pode ocorrer a síndrome de infusão de propofol (PRIS), caracterizada por acidose metabólica, rabdomiólise e insuficiência cardíaca, o que exige cautela em infusões de longa duração.[107]

Cuidados durante a infusão: o monitoramento dos sinais vitais é essencial durante a infusão de propofol por causa do risco de depressão respiratória e hipotensão. Recomenda-se ajustar a dose, para evitar sedação excessiva, e monitorar a função cardíaca. Em pacientes com insuficiência hepática ou renal, ajustes de dose podem ser necessários para evitar acúmulo do fármaco.[108]

Contraindicações: o propofol é contraindicado em pacientes com alergia conhecida ao medicamento ou aos componentes lipídicos de sua formulação. Deve ser evitado em pacientes com insuficiência cardíaca severa ou distúrbios metabólicos em virtude do risco de PRIS em infusões prolongadas.[109]

Aspectos clínicos: o propofol tem demonstrado benefícios importantes no manejo de condições dolorosas crônicas e neuropáticas, especialmente em pacientes que não respondem bem às terapias tradicionais. A literatura recente tem evidenciado sua eficácia não só como sedativo, mas também como um fármaco analgésico significativo, particularmente útil em neuropatias complexas.

O propofol pode atuar diretamente nos mecanismos periféricos de modulação da dor, além de sua ação no SNC. Sua capacidade de reduzir a excitabilidade neuronal em áreas do cérebro e da medula espinhal envolvidas na percepção da dor é particularmente relevante para o tratamento da dor neuropática. Em estudos, observou-se que a administração subanestésica do propofol ajuda a controlar a dor crônica ao interagir com os sistemas neurotransmissores que modula a resposta à dor.[103,104]

Outro benefício do propofol no manejo da dor é sua ação ansiolítica. Pacientes com dor crônica frequentemente apresentam um quadro de ansiedade, que amplifica a percepção da dor. O efeito ansiolítico do propofol pode ajudar a interromper esse ciclo, proporcionando não apenas alívio da dor, mas também melhorando a qualidade de vida do paciente.[105]

É importante notar que, embora o propofol ofereça um alívio significativo da dor e da ansiedade, seu uso deve ser monitorado de perto. O risco de complicações, como a PRIS, enfatizou a necessidade de um protocolo de administração cuidadoso, especialmente em infusões prolongadas.[109]

Em termos de dosagem, a flexibilidade do propofol permite um tratamento personalizado, ajustado às necessidades do paciente. Contudo, a dosagem deve ser cuidadosamente monitorada para evitar a sedação excessiva, sobretudo em pacientes com comorbidades, como insuficiência hepática ou renal. Ajustes específicos de dose são necessários nesses casos para evitar o risco de toxicidade e acúmulo do fármaco no organismo.[108]

Em resumo, o propofol é uma opção eficaz para o tratamento de dor crônica e neuropática, especialmente em pacientes que apresentam resistência a outras formas de terapia. A chave para o sucesso no uso de propofol reside em um planejamento cuidadoso da dosagem, monitoramento rigoroso e reconhecimento precoce de possíveis complicações, como a PRIS.

Ácido zoledrônico e outros bifosfonatos

Propriedades farmacológicas: o ácido zoledrônico é um bifosfonato intravenoso que inibe a reabsorção óssea ao se ligar fortemente à hidroxiapatita nos ossos, tornando-o eficaz em condições de dor óssea, como metástases ósseas e SDRC.[110] Outros bifosfonatos intravenosos, como o pamidronato e o ibandronato, compartilham um mecanismo de ação semelhante, mas diferem na potência e na frequência de administração. O pamidronato, por exemplo, é usado para tratamento de hipercalcemia maligna e metástases ósseas e, embora menos potente que o ácido zoledrônico, também proporciona alívio da dor óssea.[111]

Após administração intravenosa, o ácido zoledrônico rapidamente se deposita no osso e permanece ligado em virtude de sua alta afinidade pela matriz óssea. Aproximadamente 60% da dose administrada é excretada pelos rins em 24 horas, e a meia-vida óssea é muito longa, permitindo intervalos de administração de semanas a meses.[112] O pamidronato e o ibandronato também apresentam alta afinidade pelo osso, mas com perfis de administração que variam, sendo o pamidronato geralmente administrado a cada 3 a 4 semanas, enquanto o ibandronato pode ser administrado em intervalos mensais.[113]

Mecanismo de ação: os bifosfonatos intravenosos, atuam inibindo a atividade dos osteoclastos, as células responsáveis pela reabsorção óssea. Essa ação ajuda a reduzir a remodelação óssea excessiva observada em doenças como metástases ósseas e osteoporose, o que alivia a dor e estabiliza o tecido ósseo em risco de fratura.[114] Além disso, esses bifosfonatos têm propriedades anti-inflamatórias que ajudam a diminuir a resposta inflamatória no osso, beneficiando o alívio da dor. O ácido zoledrônico é o mais potente desses agentes, enquanto o pamidronato oferece uma alternativa eficaz, especialmente em pacientes que necessitam de uma opção com menor frequência de administração.[115]

Indicações: o ácido zoledrônico é indicado para o manejo da dor associada a metástases ósseas, osteoporose, doença de Paget e SDRC. Ele proporciona alívio duradouro e estabilização do osso em pacientes com dor óssea e risco de fratura.[116] O pamidronato e o ibandronato também são usados em metástases ósseas e hipercalcemia associada ao câncer.[117]

Modo de administração: o ácido zoledrônico é administrado por infusão IV, geralmente em doses de 4 mg a cada 3 a 4 semanas para o manejo da dor associada a metástases ósseas. Para condições como SDRC, doses menores e intervalos mais longos podem ser apropriados. A infusão deve ser feita lentamente, em 15 minutos, para minimizar os efeitos adversos.[118] O pamidronato é administrado em infusões mais lentas, em geral com duração de cerca de 2 horas, especialmente em casos de metástases ósseas e hipercalcemia.[119] O ibandronato também pode ser administrado via IV em doses mensais, oferecendo uma alternativa de administração prática para o controle de dor óssea.[120]

Efeitos adversos e potenciais riscos: os efeitos adversos mais comuns incluem sintomas semelhantes aos da gripe, como febre, dor muscular e fadiga, que ocorrem geralmente após a primeira dose e tendem a diminuir em infusões subsequentes. Em casos raros, o ácido zoledrônico, pamidronato e ibandronato podem causar osteonecrose da mandíbula, especialmente em pacientes com histórico de procedimentos dentários invasivos.[121] Outros riscos incluem hipocalcemia e insuficiência renal, exigindo monitoramento atento.

Cuidados durante a infusão: durante a infusão, é recomendável monitorar os níveis de cálcio, creatinina e função renal, especialmente em pacientes de alto risco. A hidratação adequada antes e após a infusão é essencial para reduzir o risco de insuficiência renal e prevenir hipocalcemia. Pacientes devem ser orientados a evitar procedimentos dentários invasivos antes e durante o tratamento para minimizar o risco de osteonecrose da mandíbula.[122]

Contraindicações: o ácido zoledrônico e outros bifosfonatos intravenosos, são contraindicados em pacientes com insuficiência renal grave, hipocalcemia não corrigida e alergia conhecida a bifosfonatos. Pacientes com alto risco de osteonecrose da mandíbula ou distúrbios dentários graves devem ser cuidadosamente avaliados antes da administração.[123]

Aspectos clínicos: a utilização dos bifosfonatos intravenosos, como o ácido zoledrônico, pamidronato e ibandronato, tem mostrado resultados promissores no tratamento da dor associada a metástases ósseas e outras condições dolorosas relacionadas à remodelação óssea. Esses agentes são particularmente eficazes em reduzir a dor óssea e em estabilizar o osso, o que pode prevenir fraturas patológicas em pacientes com câncer metastático.[110]

No entanto, o tratamento com bifosfonatos exige monitoramento cuidadoso, principalmente em relação aos efeitos adversos que podem ocorrer. Pacientes com metástases ósseas podem experimentar alívio significativo da dor e melhoria na qualidade de vida após o uso desses medicamentos,[114] mas os efeitos adversos, como osteonecrose da mandíbula e hipocalcemia, precisam ser gerenciados adequadamente. A prevenção da osteonecrose da mandíbula é uma das principais preocupações, especialmente em pacientes submetidos a procedimentos dentários invasivos. Portanto, a avaliação odontológica prévia é altamente recomendada para minimizar esses riscos.[121]

Além disso, o risco de insuficiência renal, embora raro, também deve ser monitorado rigorosamente. Estudos sugerem que a hidratação adequada antes e após a infusão pode ajudar a mitigar esse risco.[122] A infusão IV de bifosfonatos deve ser administrada com cautela, respeitando-se os tempos de infusão recomendados para reduzir reações adversas, como febre e dor muscular, que são comuns após a primeira dose.[119]

Em pacientes com SDRC, o uso de doses menores e intervalos de administração mais longos podem ser apropriados, visto que essas condições exigem uma abordagem mais personalizada para evitar efeitos adversos.[116]

No geral, os bifosfonatos intravenosos continuam a ser uma ferramenta terapêutica fundamental para o manejo da dor óssea associada a condições malignas e a outras doenças ósseas, sempre com o devido acompanhamento clínico para garantir a segurança do paciente.[123]

Imunoglobulina intravenosa

Propriedades farmacológicas: a imunoglobulina intravenosa (IVIG) é uma solução concentrada de anticorpos derivados de doadores humanos. Composta predominantemente por imunoglobulina G (IgG), a IVIG modula a resposta imunológica e é utilizada em condições de dor neuropática autoimune e inflamatória, nas quais uma resposta imunológica anormal contribui para a dor.[124]

IVIG é administrada exclusivamente via IV, atingindo níveis séricos máximos entre 1 e 2 horas após a infusão. Sua meia-vida é longa, variando de 18 a 32 dias, permitindo efeitos duradouros e intervalos mais amplos entre as infusões. A imunoglobulina é metabolizada no sistema reticuloendotelial, com pequenas quantidades excretadas pelos rins.[125]

Mecanismo de ação: IVIG exerce efeitos imunomoduladores, regulando autoanticorpos, modulando a função dos linfócitos e interferindo na atividade de citocinas inflamatórias. Esses efeitos reduzem a inflamação e protegem contra a destruição neuronal em condições autoimunes, além de promover a imunotolerância e normalizar a resposta imunológica.[126]

Indicações: IVIG é indicada para o manejo de dores neuropáticas de origem autoimune e inflamatória. Em pacientes com resposta inflamatória exacerbada, IVIG ajuda a reduzir a dor e melhorar a função neurológica, modulando a atividade imunológica.[127]

Modo de administração: IVIG é administrada em doses de 1 a 2 g/kg de peso corporal, distribuídas em várias infusões ao longo de 2 a 5 dias consecutivos, conforme a condição e a resposta clínica do paciente. A infusão deve se iniciar lentamente, aumentando-se gradualmente a taxa conforme a tolerância do paciente. Para condições crônicas, como algumas neuropatias autoimunes, a administração periódica a cada 4 a 6 semanas pode ser necessária para manter o efeito terapêutico.[128]

Efeitos adversos e potenciais riscos: os efeitos adversos mais comuns de IVIG incluem cefaleia, febre e calafrios, geralmente durante ou logo após a infusão. Reações alérgicas, embora raras, podem ocorrer e, em casos graves, podem resultar em anafilaxia. Outros riscos incluem trombose e insuficiência renal aguda, especialmente em pacientes com fatores de risco, como insuficiência renal preexistente.[129]

Cuidados durante a infusão: a infusão de IVIG requer monitoramento cuidadoso, principalmente nas primeiras administrações. Recomenda-se monitorar os sinais vitais, incluindo pressão arterial, frequência cardíaca e temperatura, para identificar precocemente qualquer reação adversa. Em pacientes com insuficiência renal, recomenda-se hidratação adequada e infusão lenta para reduzir o risco de insuficiência renal aguda.[130]

Contraindicações: IVIG é contraindicada em pacientes com deficiência de IgA e em indivíduos com alergia grave a proteínas humanas. Recomenda-se precaução em pacientes com insuficiência renal, histórico de trombose e fatores de risco cardiovascular. Pacientes com sobrecarga de volume também devem ser monitorados com cuidado durante a infusão para evitar complicações.[131]

Aspectos clínicos: a IVIG tem sido amplamente utilizada no tratamento de uma variedade de condições autoimunes e inflamatórias, especialmente em doenças neurológicas e neuropatias autoimunes, em que a resposta imunológica exacerbada contribui para a dor crônica. O uso clínico da IVIG visa a modulação da resposta imune, proporcionando alívio da dor e promovendo a recuperação neurológica. O tratamento com IVIG é eficaz na gestão de condições como síndrome de Guillain-Barré, neuropatia inflamatória crônica e neuropatia associada a doenças autoimunes, como o lúpus eritematoso sistêmico e a síndrome de Sjögren. Além disso, tem sido utilizado em doenças neuromusculares, como a miastenia *gravis*, em que a IVIG ajuda a reduzir a produção de anticorpos autoimunes que atacam as junções neuromusculares, aliviando os sintomas e promovendo a recuperação funcional.[124]

Em relação à eficácia, a IVIG tem mostrado resultados positivos, com a redução de marcadores inflamatórios e melhoria das condições clínicas dos pacientes tratados, especialmente na redução da dor neuropática. Esse efeito é mediado pela capacidade da IVIG de modular a função dos linfócitos T e B e de inibir a produção de anticorpos patológicos, o que diminui a inflamação local e promove a regeneração nervosa. Os pacientes com doenças autoimunes crônicas, como a polirradiculoneuropatia, também podem se beneficiar do uso de IVIG, que ajuda a reduzir a progressão da doença e melhora a função nervosa, resultando em alívio de sintomas e em melhor qualidade de vida.[126]

Efeitos adversos são relativamente comuns, como cefaleia, febre e calafrios, frequentemente relatados após a infusão. A incidência de reações adversas graves, como anafilaxia e insuficiência renal, é rara, mas é mais comum em pacientes com fatores de risco subjacentes, como insuficiência renal preexistente ou história de trombose.[127] Os efeitos adversos podem ser minimizados com monitoramento contínuo durante as infusões e ajustes na velocidade de infusão, especialmente em pacientes com comorbidades. O controle rigoroso da pressão arterial, da frequência cardíaca e da temperatura, durante a infusão, é recomendado para detectar e tratar rapidamente quaisquer reações adversas.[130]

Contraindicações incluem pacientes com deficiência de IgA, uma vez que a IVIG é derivada de plasma humano e pode induzir uma reação alérgica grave. Também deve ser evitada em pacientes com histórico de insuficiência renal grave ou trombose. A IVIG requer cuidados especiais em pacientes com histórico de sobrecarga de volume, pois a infusão pode aumentar o risco de complicações cardíacas e renais.[131]

A administração periódica da IVIG é necessária para o tratamento de condições crônicas, como neuropatias autoimunes, com infusões a cada 4 a 6 semanas, dependendo da resposta clínica do paciente. O regime de infusão deve ser individualizado conforme a condição específica do paciente e sua resposta ao tratamento. A dose típica varia entre 1-2 g/kg de peso corporal, podendo ser dividida em várias infusões ao longo de 2 a 5 dias consecutivos em tratamentos iniciais.[128]

Esses aspectos clínicos demonstram a versatilidade e eficácia da IVIG no manejo de diversas condições autoimunes e inflamatórias, especialmente nas doenças neurológicas, mas também ressaltam a importância de monitoramento contínuo e ajuste de dose para minimizar riscos e otimizar os benefícios do tratamento.

INTEGRAÇÃO TERAPÊUTICA COM FÁRMACOS ADJUVANTES

Na terapia infusional para o tratamento da dor crônica, a combinação de fármacos dessensibilizadores com analgésicos e outros medicamentos adjuvantes permitem um controle mais abrangente da dor. Ao atuar em múltiplos mecanismos envolvidos na transmissão e na percepção da dor, essa abordagem multidimensional potencializa o efeito terapêutico e pode reduzir a necessidade de altas doses de cada agente. O uso desses adjuvantes tem como objetivos principais modular os sistemas de transmissão da dor, reduzir a sensibilização central e proporcionar alívio da dor tanto em crises agudas como em quadros de exacerbação de dor crônica.

Analgésicos simples (dipirona e paracetamol): dipirona e paracetamol são analgésicos e antipiréticos amplamente utilizados por causa de seu perfil de segurança favorável e eficácia em casos de dor leve a moderada. Ambos são úteis como adjuvantes na terapia infusional, fornecendo alívio sintomático adicional em combinação com agentes dessensibilizadores e anti-inflamatórios, sem grandes riscos de efeitos adversos. Esses fármacos, ao proporcionarem um alívio rápido e pontual, ajudam a reduzir o consumo de opioides e outros analgésicos mais potentes.

Anti-inflamatórios não esteroides (AINEs): os AINEs, como cetoprofeno, parecoxibe, cetorolaco, tenoxicam, entre outros, têm propriedades analgésicas e anti-inflamatórias particularmente eficazes em casos de dor crônica associada a processos inflamatórios, como artrite reumatoide e espondilite anquilosante. Seu uso pode reduzir o edema e a inflamação dos tecidos afetados, facilitando a ação de agentes dessensibilizadores. É importante monitorar o uso dos AINEs em pacientes com risco gastrointestinal ou renal, uma vez que seu uso prolongado pode aumentar o risco de lesões gástricas e insuficiência renal. Em situações de dor crônica com exacerbações periódicas (*flare-up*), a utilização de AINEs pode ser benéfica em curtos períodos e sob monitoramento.

Corticosteroides: fármacos como metilprednisolona e dexametasona são potentes agentes anti-inflamatórios e imunomoduladores, usados em pacientes com dor crônica causada por condições inflamatórias ou autoimunes, como artrite reumatoide, lúpus e neuropatias autoimunes. Os corticosteroides intravenosos podem reduzir rapidamente a inflamação, criando um ambiente menos reativo para que os dessensibilizadores, como lidocaína e cetamina, ajam com mais eficácia e duração. O uso cuidadoso e intermitente dos corticosteroides minimiza os efeitos adversos a longo prazo, como ganho de peso, hiperglicemia e osteoporose. Em contextos de crises inflamatórias agudas, os corticosteroides auxiliam no controle rápido da dor, evitando que a inflamação prolongada agrave o quadro doloroso.

Opioides: fármacos como tramadol, morfina, fentanil e principalmente metadona, entre outros, são fármacos com poderosa ação analgésica e podem ser considerados para dor crônica intensa e refratária que não responde adequadamente a outros tratamentos. Administrados em doses cuidadosamente monitoradas, os opioides intravenosos podem aliviar crises agudas de dor e proporcionar alívio em pacientes que já recebem terapias dessensibilizadoras. A metadona é particularmente útil por seu efeito antagonista NMDA. Contudo, o risco de dependência e desenvolvimento de tolerância requer que o uso de opioides seja de curta duração e realizado sob supervisão rigorosa, reservando-os para pacientes sem alternativa de alívio da dor.

Considerações práticas na integração de fármacos adjuvantes: a adição desses fármacos adjuvantes ao plano terapêutico deve ser individualizada, levando-se em conta o histórico clínico do paciente, os mecanismos de dor envolvidos, as comorbidades e a tolerância aos fármacos. A monitoração regular é essencial para ajustar as dosagens e evitar efeitos adversos. Quando se combinam essas medicamentos, é possível reduzir o uso de doses elevadas de cada agente isoladamente, o que diminui o risco de toxicidade e efeitos adversos acumulados. A integração dos adjuvantes na terapia infusional visa uma abordagem mais eficaz e segura para o manejo da dor crônica, melhorando a qualidade de vida dos pacientes e permitindo o controle mais rápido de exacerbações ou crises agudas de dor.

Esse protocolo de manejo multifatorial não só proporciona alívio imediato e duradouro como também oferece a possibilidade de redução de uso contínuo de opioides e outros agentes de alta potência, promovendo um controle equilibrado e sustentável da dor crônica.

OTIMIZANDO A SEGURANÇA E A EXPERIÊNCIA DO PACIENTE

A administração de terapias infusionais para o manejo da dor crônica e aguda requer uma abordagem cuidadosa e atenta para garantir a segurança e o conforto do paciente. A seguir, são descritos os principais cuidados e estratégias que visam aprimorar a experiência do paciente e maximizar a eficácia terapêutica.

Avaliação prévia do paciente: antes de se iniciar a infusão, é essencial realizar uma avaliação abrangente do paciente, incluindo histórico médico, comorbidades (p. ex., insuficiência renal ou hepática) e possíveis contraindicações para cada fármaco utilizado. É importante verificar alergias e intolerâncias a medicamentos, além de considerar fatores que podem influenciar a resposta ao tratamento como idade, peso e estado nutricional.

Orientações para o paciente: orientar o paciente sobre o que esperar durante a infusão ajuda a reduzir o estresse e a ansiedade, criando uma experiência mais tranquila. Explicar os possíveis efeitos adversos e como serão gerenciados aumenta a confiança do paciente e promove a adesão ao tratamento. Detalhar o processo e responder a perguntas pode ajudar a aliviar temores e a estabelecer uma relação de confiança.

Ambiente confortável e aconchegante: a criação de um ambiente calmo, com iluminação suave e temperatura controlada, ajuda a reduzir o estresse e promove o relaxamento do paciente. É importante permitir que o paciente escolha uma posição confortável, com apoio adequado para as costas e o pescoço, minimizando o desconforto durante infusões prolongadas.

Presença de um acompanhante: a presença de um familiar ou cuidador durante a infusão proporciona conforto emocional e segurança ao paciente. Em infusões mais longas ou repetitivas, essa presença é ainda mais importante para garantir tranquilidade e suporte psicológico, principalmente para pacientes ansiosos ou com dificuldades de comunicação.

Monitoramento contínuo: durante a infusão, o monitoramento contínuo dos sinais vitais, especialmente frequência cardíaca, pressão arterial e saturação de oxigênio, é fundamental para identificar precocemente qualquer sinal de instabilidade, toxicidade ou reação adversa. Esse cuidado é particularmente importante em infusões de fármacos com potenciais efeitos cardiovasculares e respiratórios, garantindo uma resposta rápida em caso de complicações.

Prevenção de complicações: é fundamental estabelecer um protocolo de prevenção de complicações, incluindo a disponibilidade de medicamentos de emergência, como adrenalina para tratar reações anafiláticas. Esse preparo permite uma resposta eficaz em situações críticas, reduzindo o risco de sequelas graves ou fatalidades.

Ajuste de dose e velocidade de infusão: cada paciente responde de forma individual ao tratamento, sendo necessário ajustar a dose e a velocidade de infusão conforme a resposta clínica. A infusão deve começar em baixa velocidade, especialmente no início do tratamento, para minimizar o risco de efeitos adversos e permitir que o corpo do paciente se adapte ao medicamento. Em caso de efeitos leves, como náuseas ou sonolência, a velocidade de infusão pode ser temporariamente reduzida.

Efeitos adversos e controle de sintomas: os sintomas mais comuns durante as infusões incluem náuseas, tontura e sonolência. Medicamentos sintomáticos podem ser administradas para aliviar esses efeitos, conforme a avaliação clínica. Para pacientes ansiosos, a administração de ansiolíticos leves pode ajudar a tornar o procedimento mais confortável e evitar o desconforto associado à ansiedade.

Uso de recursos de entretenimento: oferecer opções de entretenimento, como música relaxante, fones de ouvido, livros ou dispositivos eletrônicos, ajuda a tornar o tempo de infusão mais agradável e reduz a percepção de desconforto. Esse recurso pode ser particularmente útil em infusões mais prolongadas, contribuindo para uma experiência mais positiva.

Hidratação adequada e alimentação leve: manter-se hidratado antes da infusão pode reduzir sintomas como hipotensão e mal-estar. Em infusões de longa duração, oferecer pequenas porções de líquidos ou alimentos leves, se permitido pelo medicamento utilizado, também pode melhorar o bem-estar do paciente durante o tratamento, evitando desconforto gástrico e queda de energia.

Técnicas de relaxamento guiadas: orientar o paciente a praticar técnicas de respiração profunda ou relaxamento muscular progressivo durante a infusão pode ajudar a reduzir a ansiedade. Esses métodos são especialmente benéficos para pacientes com histórico de experiências desconfortáveis em infusões, promovendo uma sensação de controle e tranquilidade durante o procedimento.

Feedback constante do paciente: manter uma comunicação aberta permite que o paciente informe sobre qualquer desconforto ou sintoma adverso durante a infusão. Esse *feedback* possibilita ajustes rápidos na velocidade de infusão ou na administração de medicamentos auxiliares, garantindo uma experiência mais confortável e segura.

Observação pós-procedimento: após o término da infusão, é recomendável manter o paciente em observação por um período, monitorando potenciais efeitos tardios e assegurando que ele esteja estável antes de ser liberado. Esse cuidado é especialmente importante em infusões de medicamentos que podem ter efeitos prolongados ou tardios.

Orientações pós-procedimento: forneça ao paciente informações sobre possíveis efeitos adversos que podem surgir após a infusão, como cansaço ou tontura, e oriente-o sobre quando procurar assistência médica. Disponibilizar um contato de emergência é uma boa prática para que o paciente se sinta seguro em caso de dúvidas ou sintomas inesperados.

Acompanhamento e avaliação de resultados: o acompanhamento contínuo permite avaliar a eficácia da terapia infusional e ajustar o tratamento de forma personalizada. Monitorar a resposta à terapia e realizar ajustes periódicos nas doses e protocolos é fundamental para o sucesso do tratamento e para melhorar a qualidade de vida do paciente, mantendo um controle efetivo da dor ao longo do tempo.

Essas estratégias e cuidados proporcionam uma experiência de infusão mais segura e confortável para o paciente, permitindo que os benefícios terapêuticos sejam maximizados enquanto os riscos e desconfortos são minimizados. A abordagem cuidadosa e integrada é essencial para o sucesso da terapia infusional e para promover uma recuperação e controle da dor mais efetivos.

CONSIDERAÇÕES FINAIS

As terapias infusionais no manejo da dor crônica e aguda representam uma estratégia essencial, especialmente para pacientes que não respondem adequadamente aos tratamentos convencionais. Cada fármaco utilizado apresenta um mecanismo de ação distinto que contribui para uma abordagem complementar no controle da dor, sendo particularmente eficaz em condições de sensibilização central nas quais os estímulos dolorosos são intensificados.

Embora os benefícios das terapias infusionais sejam amplos, a segurança e eficácia dependem de uma administração cuidadosa e monitoramento rigoroso. Cada paciente apresenta necessidades únicas, e ajustes nas doses e protocolos são fundamentais para alcançar os efeitos terapêuticos desejados com o mínimo de efeitos adversos. Além disso, estratégias para melhorar a experiência do paciente, como ajuste gradual da taxa de infusão, preparo adequado e orientações antes e durante o tratamento, são aspectos valiosos para garantir adesão ao tratamento e um ambiente mais confortável e seguro.

A escolha do fármaco e do protocolo de infusão deve se basear em uma avaliação criteriosa das características individuais de cada paciente, incluindo condições clínicas, comorbidades e respostas anteriores a outros tratamentos. Embora as terapias infusionais não sejam indicadas para todos os casos, elas oferecem uma alternativa eficaz para pacientes com dor difícil de tratar, ampliando o arsenal terapêutico e reduzindo a dependência de opioides e de outras abordagens com maior risco de efeitos adversos.

Pesquisas contínuas são necessárias para aprimorar o uso dessas terapias, incluindo a otimização de doses, segurança e investigação de novos alvos moleculares. Esses estudos possibilitam o refinamento das terapias infusionais, ampliando seu papel no controle da dor e explorando novas possibilidades para pacientes com condições dolorosas complexas.

Em resumo, as terapias infusionais ocupam um papel crucial no manejo avançado da dor, proporcionando alívio significativo e melhor qualidade de vida para pacientes com condições dolorosas resistentes. O uso integrado e personalizado dessas terapias representa um avanço valioso no tratamento multidisciplinar da dor, contribuindo para uma abordagem mais eficaz, segura e centrada nas necessidades do paciente.

Referências bibliográficas

1. Latremoliere A, Woolf CJ. Central Sensitization: a generator of pain hypersensitivity by central neural plasticity. The Journal of Pain. 2009;10(9):895-926.
2. Finnerup NB, Attal N, Haroutounian S, et al. Pharmacotherapy for neuropathic pain in adults: a systematic review and meta-analysis. Lancet Neurol. 2015;14(2):162-173.
3. Colaric KB, Overton DT, Moore K. Pain reduction in lidocaine administration through buffering and warming. American Journal of Emergency Medicine. 1998;16(4):353-356. doi: 10.1016/S0735-6757(98)90126-7.
4. Roos JC, Dunning AJ. Effects of lidocaine on impulse formation and conduction defects in man. American Heart Journal. 1975;89(6):686-699. doi: 10.1016/0002-8703(75)90183-0.
5. Reeves DJ, Foster AE. Continuous intravenous lidocaine infusion for the management of pain uncontrolled by opioid medications. Journal of Pain & Palliative Care Pharmacotherapy. 2017;31(2):137-43. doi: 10.1080/15360288.2017.1313356.
6. Kendall MC, McCarthy RJ, Panaro S, et al. The effect of intraoperative systemic lidocaine on postoperative persistent pain using immpact criteria assessment following breast cancer surgery: a randomized, double-blind placebo controlled trial. Pain Practice. 2021.
7. Kurabe M, Furue H, Kohno T. Intravenous administration of lidocaine directly acts on spinal dorsal horn and produces analgesic effect: An in vivo patch-clamp analysis. Scientific Reports. 2016;6:26253. doi: 10.1038/srep26253.
8. Yatziv S, Devor M. Suppression of neuropathic pain by selective silencing of DRG ectopia using nonblocking concentrations of lidocaine. Pain. 2019;160(6):1361-71. doi: 10.1097/j.pain.0000000000001602.
9. Berger C, Rossaint J, Van Aken H, et al. Lidocaine reduces neutrophil recruitment by abolishing chemokine-induced arrest and transendothelial migration in septic patients. The Journal of Immunology. 2014;192(1):367-76. doi: 10.4049/jimmunol.1301363.
10. Werdehausen R, Mittnacht S, Bee LA, et al. The lidocaine metabolite N-ethylglycine has antinociceptive effects in experimental inflammatory and neuropathic pain. Pain. 2015;156(9):1647-1659. doi: 10.1097/j.pain.0000000000000206.
11. Moulin DE, Morley-Forster PK, Pirani Z, Rohfritsch C, Stitt L. Intravenous lidocaine in the management of chronic peripheral neuropathic pain: a randomized-controlled trial. Canadian Journal of Anesthesia. 2019;66(8):933-942. doi: 10.1007/s12630-019-01395-8.
12. Staud R, Weyl EE, Bartley E, Price DD, Robinson ME. Analgesic and anti-hyperalgesic effects of muscle injections with lidocaine or saline in patients with fibromyalgia syndrome. European Journal of Pain. 2014;18(6):803-12.
13. Chang YC, Liu CL, Liu TP, et al. Effect of perioperative intravenous lidocaine infusion on acute and chronic pain after breast surgery: a meta-analysis of randomized controlled trials. Pain Practice. 2016. doi: 10.1111/papr.12442.
14. Weibel S, Pace NL, Helf A, et al. Continuous intravenous perioperative lidocaine infusion for postoperative pain and recovery in adults. Cochrane Database of Systematic Reviews. 2018(6). doi: 10.1002/14651858.CD009642.pub3.

15. Daykin H. The efficacy and safety of intravenous lidocaine for analgesia in the older adult: a literature review. British Journal of Pain. 2017;11(1):23-31.
16. Oliveira CMB, Issy AM, Sakata RK. Intraoperative intravenous lidocaine. Revista Brasileira de Anestesiologia. 2010;60(3):325-33.
17. Kim KT, Cho DC, Sung JK, et al. Intraoperative systemic infusion of lidocaine reduces postoperative pain after lumbar surgery: a double-blinded, randomized, placebo-controlled clinical trial. The Spine Journal. 2013;13(10):1383-89.
18. Vigneault L, Turgeon AF, Côté D, et al. Perioperative intravenous lidocaine infusion for postoperative pain control: a meta-analysis of randomized controlled trials. Canadian Journal of Anesthesia. 2011;58(1):22-37.
19. Neal JM, Mulroy MF, Weinberg GL. American society of regional anesthesia and pain medicine checklist for managing local anesthetic systemic toxicity: 2017 version. regional anesthesia and pain medicine. 2018;43(2):150-3.
20. Yardeni IZ, Beilin B, Mayburd E, et al. The effect of perioperative intravenous lidocaine on postoperative pain and immune function. Anesthesia & Analgesia. 2009;109(5):1464-9.
21. Weinberg G, Di Gregorio G, Hiller D, et al. Lipid emulsion infusion rescues dogs from bupivacaine-induced cardiac toxicity. Regional Anesthesia and Pain Medicine. 2003;28(3):198-202.
22. Kranke P, Jokinen J, Pace NL, et al. Continuous intravenous perioperative lidocaine infusion for postoperative pain and recovery (Review). Cochrane Database of Systematic Reviews. 2015;(7).
23. Peixoto RD, Hawley P. Intravenous lidocaine for cancer pain without electrocardiographic monitoring: a retrospective review. Journal of Palliative Medicine. 2015;18(4):373-377. doi: 10.1089/jpm.2014.0279.
24. Marmura MJ, Rosen N, Abbas M, Silberstein SD. Intravenous lidocaine in the treatment of refractory headache: a retrospective case series. Headache. 2009;49(3):286-91. doi: 10.1111/j.1526-4610.2008.01281.x.
25. Foo I, Macfarlane AJR, Srivastava D, et al. The use of intravenous lidocaine for postoperative pain and recovery: international consensus statement on efficacy and safety. Anaesthesia. 2020;75(6):784-800. doi: 10.1111/anae.15098.
26. MacGregor RR, Thorner RE, Wright DM. Lidocaine inhibits granulocyte adherence and prevents granulocyte delivery to inflammatory sites. Blood. 1980;56(2):203-9. doi: 10.1182/blood.V56.2.203.bloodjournal562203.
27. Lee IW-S, Schraag S. The use of intravenous lidocaine in perioperative medicine: anaesthetic, analgesic and immune-modulatory aspects. Journal of Clinical Medicine. 2022;11(3543). doi: 10.3390/jcm11123543.
28. Schafranski MD, Malucelli T, Machado F, et al. Intravenous lidocaine for fibromyalgia syndrome: An open trial. Clinical Rheumatology. 2009;28(7):853-5.
29. Nickel JC, Moldwin R, Lee S, et al. Intravesical alkalinized lidocaine (PSD597) offers sustained relief from symptoms of interstitial cystitis and painful bladder syndrome. BJU International. 2008;103(6):910-918. doi: 10.1111/j.1464-410X.2008.08162.x.
30. Iacob E, Hagn EE, Sindt J, et al. Tertiary care clinical experience with intravenous lidocaine infusions for the treatment of chronic pain. Pain Medicine. 2017;18(4):836-843. doi: 10.1093/pm/pnx167.
31. Schwenk ES, Viscusi ER, Buvanendran A, et al. Ketamine in the perioperative setting: clinical implications and recommendations for practice. Journal of Anesthesia & Analgesia. 2018;126(2):620-32. doi: 10.1213/ANE.0000000000002547.
32. Hirota K, Lambert DG. Ketamine: New uses for an old drug? British Journal of Anaesthesia. 2011;107(1):123-6. doi: 10.1093/bja/aer214.
33. Niesters M, Martini C, Dahan A. Ketamine for chronic pain: risks and benefits. British Journal of Clinical Pharmacology. 2014;77(2):357-67. doi: 10.1111/bcp.12094.
34. Visser E, Schug SA. The role of ketamine in pain management. Journal of the Australasian Anaesthesia. 2006;34(4):473-8.
35. Peltoniemi MA, Hagelberg NM, Olkkola KT, Saari TI. Ketamine: a review of clinical pharmacokinetics and pharmacodynamics in anesthesia and pain therapy. Clinical Pharmacokinetics. 2016;55(9):1059-77. doi: 10.1007/s40262-016-0383-6.
36. Subramaniam K, Subramaniam B, Steinbrook RA. Ketamine as adjuvant analgesic to opioids: a quantitative and qualitative systematic review. Journal of Pain. 2004;5(9):481-90. doi: 10.1016/j.jpain.2004.08.002.
37. Hocking G, Cousins MJ. Ketamine in chronic pain management: an evidence-based review. Anesthesia & Analgesia. 2003;97(6):1730-9.
38. Cvrcek P. Side Effects of ketamine in the long-term treatment of neuropathic pain. Pain Physician. 2008;11(6):871-9.
39. Schwartzman RJ, Alexander GM, Grothusen JR, et al. Ketamine produces effective long-term pain relief in patients with complex regional pain syndrome type 1. Pain Medicine. 2009;10(2):276-8. doi: 10.1111/j.1526-4637.2008.00527.x.

40. Noppers IM, Niesters M, Aarts LP, et al. Ketamine for the treatment of chronic non-cancer pain: a meta-analysis and literature review. European Journal of Pain. 2010;14(3):150-5.
41. Michelet D, Brasher C, Horlin AL, Bellon M, Julien-Marsollier F, Vacher T, et al. Ketamine for chronic non-cancer pain: a meta-analysis and trial sequential analysis of randomized controlled trials. Eur J Pain. 2018;22(4):632-46. doi: 10.1002/ejp.1153.
42. Blonk MI, Koder BG, van den Bemt PM, Huygen FJ. Use of oral ketamine in chronic pain management: a review. European Journal of Pain. 2010;14(5):466-72.
43. Niesters M, Dahan A. Ketamine's dose-dependent effects in acute and chronic pain patients. British Journal of Anaesthesia. 2012;108(6):968-9.
44. Sigtermans MJ, van Hilten JJ, Bauer MC, et al. Ketamine produces effective and long-term pain relief in patients with complex regional pain syndrome type 1. Pain Medicine. 2009;10(2):276-85.
45. McCartney CJ, Sinha A, Katz J. A qualitative systematic review of the role of n-methyl-d-aspartate receptor antagonists in preventive analgesia. Anesthesia & Analgesia. 2004;98(5):1385-400.
46. Bell RF, Eccleston C, Kalso E. Ketamine as an adjunct to opioids for cancer pain. Cochrane Database of Systematic Reviews. 2017;6.
47. Katalinic N, Lai R, Somogyi A, et al. Ketamine as an analgesic adjuvant for acute pain in the emergency setting: a systematic review. Pain Medicine. 2013;14(12):1934-44. doi: 10.1111/pme.12203.
48. Schwenk ES, Viscusi ER, Buvanendran A, et al. Consensus guidelines on the use of intravenous ketamine infusions for acute pain management from the american society of regional anesthesia and pain medicine, the american academy of pain medicine, and the american society of anesthesiologists. Regional Anesthesia and Pain Medicine. 2018;43(5):456-66.
49. Borsook D, Hargreaves R, Bountra C, Porreca F. Lost but making progress-where will new analgesic drugs come from? science translational medicine. 2012;4(153):153sr9.
50. Cohen SP, Bhatia A, Buvanendran A, et al. Consensus guidelines on the use of intravenous ketamine infusions for chronic pain from the american society of regional anesthesia and pain medicine, the american academy of pain medicine, and the american society of anesthesiologists. Regional Anesthesia and Pain Medicine. 2018;43(5):521-46.
51. Fawcett WJ, Haxby EJ, Male DA. Magnesium: physiology and pharmacology. British Journal of Anaesthesia. 1999;83(2):302-20. doi: 10.1093/bja/83.2.302.
52. McKee JA, Brewer LA, Macy G, et al. Magnesium sulfate and perioperative pain management: a meta-analysis. European Journal of Anaesthesiology. 2015;32(7):448-60. doi: 10.1097/EJA.0000000000000213.
53. Ryu JH, Kang MH, Park KS, et al. Effects of magnesium sulfate on postoperative analgesia after orthopedic surgery. Pain Medicine. 2011;12(7):1105-10. doi: 10.1111/j.1526-4637.2011.01174.x.
54. Begon S, Pickering G, Eschalier A, Dubra yC. Magnesium and NMDA receptors in the central nervous system. Magnesium Research. 2002;15(2):111-6.
55. Wilder-Smith CH, Knöpfli R, Rifat K, et al. Perioperative magnesium infusion and postoperative pain. British Journal of Anaesthesia. 1997;79(5):723-6. doi: 10.1093/bja/79.5.723.
56. Woolf CJ, Thompson SW. The influence of magnesium on nociceptive processing. Neuroscience Letters. 1991;129(2):215-8. doi: 10.1016/0304-3940(91)90763-B.
57. Zeng C, Li H, Yang T, et al. Anti-inflammatory effects of magnesium in the management of pain: a systematic review and meta-analysis. Journal of Pain Research. 2015;8:545-53. doi: 10.2147/JPR.S86637.
58. Tramer MR, Schneider J, Marti RA, Rifat K. Role of magnesium sulfate in postoperative analgesia. anesthesia & analgesia. 1996;82(4):810-6. doi: 10.1097/00000539-199604000-00022.
59. Shin HJ, Kim HI, Kim TY, et al. Perioperative magnesium infusion in patients with chronic pain conditions: efficacy in pain management. Journal of Anesthesia. 2013;27(2):346-50. doi: 10.1007/s00540-012-1515-8.
60. Koinig H, Wallner T, Marhofer P, Andel H, Horauf K, Mayer N. Magnesium sulfate reduces intra- and postoperative analgesic requirements. Anesthesia & Analgesia. 1998;87(1):206-10. doi: 10.1097/00000539-199807000-00039.
61. Albrecht E, Kirkham KR, Liu SS, Brull R. Perioperative intravenous magnesium to prevent postoperative pain: a meta-analysis of randomized controlled trials. Anesthesia & Analgesia. 2013;117(1):228-236. doi: 10.1213/ANE.0b013e3182917da3.
62. Belfort MA, Saade GR, Grunewald C, Varner MW. Magnesium sulfate for the prevention of eclampsia. New England Journal of Medicine. 1997;336(21):1509-10. doi: 10.1056/NEJM199705223362114.
63. Lysakowski C, Dumont L, Czarnetzki C, Tramèr MR. Magnesium as an adjuvant to postoperative analgesia: a systematic review of randomized

trials. Anesthesia & Analgesia. 2007;104(6):1532-9. doi: 10.1213/01.ane.0000261250.59984.e4.

64. Ko SH, Lim HR, Kim DC, et al. Magnesium sulfate does not reduce postoperative analgesic requirements. Anesthesia & Analgesia. 2001;93(6):1613-7. doi: 10.1097/00000539-200112000-00047.
65. James MF. Clinical use of magnesium infusion in anesthesia. Anesthesia & Analgesia. 1992;74(4):663-76. doi: 10.1097/00000539-199204000-00025.
66. Graziottin A, Gambini D. Magnesium sulfate as an antagonist of n-methyl-d-aspartate receptors in chronic pain management. European Journal of Pain. 2005;9(5):383-90. doi: 10.1016/j.ejpain.2004.09.007.
67. Morrison AP, Hunter JM. The impact of magnesium on nociceptive processing and pain control. Pain. 2005;114(1-2):1-27. doi: 10.1016/j.pain.2004.11.013.
68. Ohmichi T, Nagase H, Kakinuma A, et al. The effects of magnesium on calcium channels in pain management. Journal of Pharmacology & Experimental Therapeutics. 2002;301(2):345-50. doi: 10.1124/jpet.301.2.345.
69. Maze M, Fujinaga M. Alpha-2 adrenoceptors in pain modulation: which subtype should be targeted to produce analgesia? Anesthesiology. 2000;92(3):934-6.
70. Michelson D, Galliven E, Hill L, et al. Clonidine inhibits opioid withdrawal through receptor activation. Arch Gen Psychiatry. 2000;57(8):761-8.
71. Hsu YW, Cortinez LI, Robertson KM, et al. Dexmedetomidine pharmacodynamics: part II: crossover study comparing the sedative, amnestic, and analgesic effects of dexmedetomidine and propofol in healthy volunteers. Anesthesiology. 2004;101(5):1077-83.
72. Dahmani S, Paris A, Jannsen C, et al. Pharmacokinetics of clonidine: a review. Br J Anaesth. 2005;95(2):121-30.
73. Weerink MA, Struys MM, Hannivoort LN, et al. Clinical pharmacokinetics and pharmacodynamics of dexmedetomidine. Clin Pharmacokinet. 2017;56(8):893-913.
74. Bravo-Cuellar A, et al. Analgesia and alpha-2 adrenergic agonists in the central nervous system. Curr Neuropharmacol. 2012;10(3):273-8.
75. Sanders RD, Maze M. Alpha-2 adrenoceptor agonists. Curr Opin Anaesthesiol. 2007;20(4):405-10.
76. Tennant F. Treatment of opioid withdrawal using alpha-2 agonists: A clinical perspective. Pain Med. 2012;13(8):967-75.
77. Riker RR, Shehabi Y, Bokesch PM, et al. Dexmedetomidine vs midazolam for sedation of critically ill patients. JAMA. 2009;301(5):489-99.
78. Sun S, Chen P, Lin J, et al. The use of dexmedetomidine as an adjuvant therapy for pain management. J Pain Res. 2017;10:1905-10.
79. Dworkin RH, Backonja M, Rowbotham MC, et al. Advances in neuropathic pain treatment: clonidine as an adjuvant. Pain. 2003;105(1-2):197-205.
80. Gerlach AT, Dasta JF. Dexmedetomidine: an updated review of pharmacologic characteristics and clinical applications. Expert Opin Drug Metab Toxicol. 2007;3(5):747-65.
81. Tan JA, Ho KM. Use of dexmedetomidine as a sedative and analgesic agent in critically ill adult patients: a meta-analysis. Intensive Care Med. 2010;36(6):926-39.
82. Ebert TJ, Hall JE, Barney JA, et al. The effects of increasing plasma concentrations of dexmedetomidine in humans. Anesthesiology. 2000;93(2):382-94.
83. Belleville JP, Ward DS, Bloor BC, Maze M. Effects of intravenous dexmedetomidine in humans. Anesthesiology. 1992;77(6):1125-33.
84. Egan TD, Shafer SL. Anesthesia and alpha-2 agonists: what have we learned? Br J Anaesth. 2007;98(4):407-9.
85. Hoy SM, Keating GM. Dexmedetomidine as an alternative to clonidine: comparison of safety and efficacy. Drugs. 2011;71(10):1347-56.
86. Jacob RA, Sotoudeh G. Vitamin C function and status in chronic disease. Nutr Clin Care. 2002;5(2):66-74.
87. Levine M, Rumsey SC, Daruwala R, et al. Criteria and recommendations for vitamin C intake. JAMA. 1999;281(15):1415-23.
88. Monti DA, Mitchell E, Bazzan AJ, et al. High-dose intravenous vitamin C in the treatment of patients with advanced cancer. Integr Cancer Ther. 2012;11(3):234-40.
89. Cameron E, Pauling L. Supplemental ascorbate in the supportive treatment of cancer: prolongation of survival times in terminal human cancer. Proc Natl Acad Sci U S A. 1976;73(10):3685-9.
90. Vollbracht C, Raithel M, Krick B, et al. Intravenous vitamin C in the treatment of shingles: results of a multicenter prospective cohort study. Med Sci Monit. 2018;24:4937-45.
91. Spoelstra SL, Given CW, Given BA, et al. An intervention to improve post-acute care in cancer patients: the effects of vitamin C. Cancer Nurs. 2009;32(3):179-88.
92. Padayatty SJ, Sun H, Wang Y, et al. Vitamin C pharmacokinetics: implications for oral and intravenous use. Ann Intern Med. 2004;140(7):533-7.
93. Rucker RB, Suttie JW, McCormick DB, Machlin LJ. Handbook of Vitamins. CRC Press; 2001.

94. Bailey LB. Modern nutrition in health and disease. 11. ed. Philadelphia: Lippincott Williams & Wilkins; 2012.
95. Combs GF. The Vitamins: fundamental aspects in nutrition and health. 4. ed. Elsevier; 2012.
96. Bender DA. Nutritional biochemistry of the vitamins. 2. ed. Cambridge University Press; 2003.
97. Paulis L, et al. Vitamin B and neuropathy in clinical practice. Clin Nutr. 2017;36(4):1104-12.
98. Martínez Y, et al. B vitamins in pain management: clinical applications. Curr Pain Headache Rep. 2018;22(12):79.
99. Zempleni J, et al. Handbook of Vitamins. 5. ed. CRC Press; 2013.
100. Calderón-Ospina CA, Nava-Mesa MO. B vitamins in the nervous system: current knowledge of the biochemical modes of action and therapeutic applications. Curr Med Chem. 2020;27(12):2071-92.
101. Spies TD, Bean WB, Stone RE. The treatment of pernicious anemia by massive doses of the vitamin B complex. J Am Med Assoc. 1940;114(4):322-9.
102. Trapani G, Altomare C, Liso G, et al. Propofol in anesthesia. Mechanism of action, structure-activity relationships, and drug delivery. Curr Med Chem. 2000;7(2):249-71.
103. Shafer SL. Pharmacokinetics and pharmacodynamics of propofol. Clin Pharmacokinet. 1993;24(2):135-55.
104. Borgeat A, Dessibourg C, Suter PM. Propofol and pain: mechanisms of action in peripheral analgesia. Anesth Analg. 1990;70(6):676-81.
105. Macario A, Weinger M, Truong P, Lee M. Which clinical anesthesia outcomes are important to avoid? The perspective of patients. Anesth Analg. 1999;89(3):652-8.
106. Devlin JW, Roberts RJ. Pharmacology of commonly used analgesic agents. Crit Care Clin. 2009;25(4):803-23.
107. Bray RJ. Propofol infusion syndrome in children. Paediatr Anaesth. 1998;8(6):491-99.
108. Sahinovic MM, Struys MM, Absalom AR. Clinical pharmacokinetics and pharmacodynamics of propofol. Clin Pharmacokinet. 2018;57(12):1539-58.
109. Kam PCA, Cardone D. Propofol infusion syndrome. Anaesthesia. 2007;62(7):690-701.
110. Russell RG, Xia Z, Dunford JE, et al. Bisphosphonates: An update on mechanisms of action and how these relate to clinical efficacy. Ann N Y Acad Sci. 2007;1117:209-57.
111. Hortobagyi GN, Theriault RL, Porter L, et al. Efficacy of pamidronate in reducing skeletal complications in patients with breast cancer and lytic bone metastases. N Engl J Med. 1996;335(24):1785-91.
112. Green J, Clézardin P. The molecular basis of bisphosphonate activity: a preclinical perspective. Semin Oncol. 2010;37(1).
113. Body JJ. A review of dose and administration of bisphosphonates in the treatment of bone metastases. Oncologist. 2003;8(6):539-48.
114. Coleman RE. Clinical features of metastatic bone disease and risk of skeletal morbidity. Clin Cancer Res. 2006;12(20 Pt 2):6243s-49s.
115. Body JJ, Von Moos R. Ibandronate in metastatic bone disease: A review of preclinical and clinical data. Oncologist. 2007;12(10):1220-7.
116. McClung MR. Bisphosphonates in osteoporosis: recent clinical experience. Am J Med Sci. 2008;336(2):197-204.
117. Saad F, et al. Long-term efficacy and safety of zoledronic acid for the prevention of skeletal complications in patients with bone metastases. J Natl Cancer Inst. 2004;96(11):879-82.
118. Khan AA, et al. Diagnosis and management of osteonecrosis of the jaw: a systematic review and international consensus. J Bone Miner Res. 2015;30(1):3-23.
119. Eastell R, et al. Management of hypocalcemia in patients receiving bisphosphonates for cancer-related bone disease. J Clin Endocrinol Metab. 2003;88(12):5341-7.
120. Ruggiero SL, et al. American association of oral and maxillofacial surgeons position paper on bisphosphonate-related osteonecrosis of the jaws-2009 update. J Oral Maxillofac Surg. 2009;67(5):2-12.
121. Adler RA, Gill RS. Clinical use of bisphosphonates in osteoporosis and metastatic bone disease. Endocr Pract. 2011;17(2):35-43.
122. Van Poznak CH, Temin S, Yee GC, et al. American society of clinical oncology clinical practice guideline update on the role of bone-modifying agents in metastatic breast cancer. J Clin Oncol. 2011;29(9):1221-7.
123. Reid IR. Bisphosphonates: new indications and methods of administration. Curr Opin Pharmacol. 2002;2(6):748-53.
124. Dalakas MC. Intravenous immune globulin in autoimmune neuromuscular diseases. JAMA. 2004;291(19):2367-75.
125. Gelfand EW. Intravenous immune globulin in autoimmune and inflammatory diseases. N Engl J Med. 2012;367(21):2015-25.
126. Kazatchkine MD, Kaveri SV. Immunomodulation of autoimmune and inflammatory diseases with intravenous immune globulin. N Engl J Med. 2001;345(10):747-55.

127. Stiehm ER. Adverse effects of human immunoglobulin therapy. Transfus Med Rev. 2013;27(3):171-8.
128. Orange JS, Hossny EM, Weiler CR, et al. Use of intravenous immunoglobulin in human disease: a review of evidence by members of the primary immunodeficiency committee of the American Academy of Allergy, Asthma and Immunology. J Allergy Clin Immunol. 2006;117(4).
129. Ballow M. The role of intravenous immune globulin in immune-mediated diseases. J Allergy Clin Immunol. 2011;127(2).
130. Jolles S, Sewell WA, Misbah SA. Clinical uses of intravenous immunoglobulin. Clin Exp Immunol. 2005;142(1):1-11.
131. Berger M. Adverse effects of IgG therapy. J Allergy Clin Immunol Pract. 2013;1(6):558-66.

Parte 3

TRATAMENTO CLÍNICO NÃO MEDICAMENTOSO

Fisioterapia no Tratamento da Dor Crônica

30

Marcelo Lourenço da Silva
Gabrielly Santos Pereira
Josie Resende Torres Silva
Laura Afonso Maia

IMPORTÂNCIA DO FISIOTERAPEUTA NO MANEJO DA DOR CRÔNICA

O fisioterapeuta desempenha um papel fundamental na abordagem das dores crônicas, promovendo a reabilitação funcional, a redução da dor e a melhoria da qualidade de vida dos pacientes. A abordagem das dores crônicas como um problema de Saúde Pública é de grande importância por conta do impacto significativo que essas condições têm na qualidade de vida dos indivíduos afetados. Além disso, as dores crônicas representam um grande desafio para os sistemas de saúde, em razão dos altos custos associados ao tratamento e à reabilitação desses pacientes.[1]

As dores crônicas podem causar incapacidade funcional, limitações nas atividades diárias, distúrbios do sono e impactos emocionais, afetando diretamente a autonomia e o bem-estar dos pacientes. Dessa forma, a atuação do fisioterapeuta vai além do alívio sintomático, incluindo a educação do paciente, a promoção da autogestão e a reabilitação por meio de movimentos. Uma abordagem integrada é fundamental para tratar dor crônica, uma vez que reconhecer e abordar fatores emocionais, psicológicos e sociais podem influenciar a dor.[2]

Existem diferentes tipos de dores crônicas, cada uma com características e sintomas específicos. A dor neuropática, por exemplo, é causada por lesões ou disfunções no sistema nervoso periférico (SNP) ou central (SNC), resultando em sensações de queimação, formigamento e choque elétrico. Já a dor musculoesquelética está relacionada a problemas em músculos, ossos, articulações e tecidos moles, manifestando-se como dor localizada ou difusa. Por sua vez, a dor visceral é originada nos órgãos internos do corpo e pode ser descrita como uma sensação de pressão ou desconforto profundo.[3] Nesse contexto, o fisioterapeuta tem papel crucial na avaliação e no tratamento dessas diferentes condições, adaptando as intervenções específicas para cada tipo de dor, por meio de técnicas manuais e exercícios terapêuticos.

Diversos fatores de risco estão associados ao desenvolvimento das dores crônicas, incluindo idade avançada, obesidade, sedentarismo e histórico familiar do paciente com relação à condição. O envelhecimento da população e o aumento da prevalência da obesidade têm contribuído para o aumento dos casos de dores crônicas em todo o mundo. Além disso, a falta de atividade física regular e a predisposição genética também desempenham um papel importante na manifestação dessas condições dolorosas.[4] Diante desses fatores, por meio de uma avaliação detalhada de estilo de vida e personalizada a cada tipo de condição clínica, o fisioterapeuta identifica precocemente fatores de risco, como fraqueza muscular, equilíbrio postural, além de promover a educação em saúde, capacitando os pacientes a uma vida saudável, reduzindo a dependência funcional e o impacto da dor crônica na qualidade de vida.[5]

É claro que uma abordagem multidisciplinar no tratamento das dores crônicas é essencial para garantir assistência integral aos pacientes. Profissionais de diversas áreas da saúde, como médicos especialistas em dor, psicólogos, farmacêuticos e nutricionistas, devem trabalhar em conjunto com o fisioterapeuta para oferecer um cuidado abrangente e personalizado aos indivíduos com dores crônicas. Essa abordagem integrada permite uma avaliação mais completa dos aspectos físicos, emocionais e sociais envolvidos na experiência da dor crônica.[5]

A prevenção das dores crônicas é essencial para reduzir o impacto negativo dessas condições na saúde da população. A adoção de hábitos saudáveis, como alimentação equilibrada, prática regular de atividades físicas e acompanhamento médico preventivo, são medidas eficazes na prevenção das dores crônicas. Nesse contexto de promoção à saúde, o fisioterapeuta tem um papel crucial, ajudando os indivíduos a manterem uma vida ativa e funcional. Ademais, a educação sobre os fatores de risco associados às dores crônicas são estratégias importantes para evitar o desenvolvimento dessas condições dolorosas.[6]

Em suma, a compreensão abrangente das dores crônicas como um problema complexo que afeta a saúde física, emocional e social dos indivíduos é essencial para orientar estratégias eficazes no enfrentamento dessa condição dolorosa. O fisioterapeuta é um dos pilares importantes na abordagem multidisciplinar, orientando no manejo da dor e na reabilitação desses pacientes. Além disso, ao atuar também na atenção primária, o fisioterapeuta desempenha um papel vital na prevenção e promoção à saúde, além da melhora da qualidade de vida dos pacientes já afetados por essas condições debilitantes.

DOR CRÔNICA

A dor crônica é uma condição complexa e muitas vezes subestimada por aqueles que não a vivenciam diariamente. Ela pode ser definida como uma dor persistente que dura mais de três meses, podendo ser contínua ou intermitente. A complexidade da dor crônica está relacionada à sua natureza multifacetada, envolvendo aspectos físicos, emocionais e sociais que impactam significativamente a qualidade de vida do indivíduo.[3]

A dor crônica pode ser apresentada de diversas maneiras, cada uma com características específicas que influenciam a forma como ela é percebida e tratada. A dor neuropática, por exemplo, é originada por lesões nos nervos e pode se manifestar como sensações de queimação, formigamento ou choque elétrico. Ela ocorre em áreas do corpo onde não há lesão visível. Já a dor musculoesquelética afeta os músculos, ossos e articulações, resultando em rigidez, inflamação e limitação dos movimentos, sendo frequentemente observada em condições como osteoartrite, fibromialgia e lesões traumáticas. Por sua vez, a dor visceral está relacionada aos órgãos internos e pode ser descrita como uma sensação de pressão, cólica ou desconforto profundo e está associada a condições como a síndrome do intestino irritável, doenças inflamatórias intestinais e distúrbios urinários.[3] Cada tipo de dor envolve mecanismos fisiopatológicos particulares e um tratamento personalizado, considerando tanto os aspectos físicos quanto os emocionais e psicossociais.

As causas da dor crônica são diversas e podem incluir desde lesões físicas decorrentes de acidentes ou cirurgias até condições de saúde crônicas, como artrite reumatoide, fibromialgia e síndrome do intestino irritável. Além disso, fatores genéticos, psicológicos e ambientais também podem contribuir para o desenvolvimento da dor crônica. No Brasil, por exemplo, a prevalência de dor crônica é alta, principalmente em mulheres e com maior incidência na região Centro-Oeste, embora a região Sudeste seja alvo de estudos. O entendimento das causas subjacentes é essencial para o diagnóstico preciso e o planejamento do tratamento adequado.[7]

Contudo, é importante o diagnóstico precoce da dor crônica para garantir que o paciente receba o tratamento adequado no início da condição, minimizando as consequências a longo prazo. Identificar a dor crônica rapidamente permite não apenas aliviar o sofrimento do indivíduo, mas também a prevenção de complicações mais graves e a redução das capacidades funcionais do paciente. Além disso, um diagnóstico rápido pode melhorar significativamente a qualidade de vida do paciente ao restaurar a função física e emocional. Profissionais de saúde, especialmente fisioterapeutas, médicos e psicólogos, devem estar atentos aos sinais e sintomas da dor crônica para realizar uma avaliação abrangente e personalizada.[8]

As consequências físicas e psicológicas da dor crônica não tratada podem ser devastadoras. A dor persistente aumenta significativamente o risco de incapacidade funcional, prejudicando a mobilidade, a força muscular e a capacidade de realizar atividades cotidianas. Com o tempo, acontece a diminuição da qualidade de vida dos pacientes, afetando seu estado físico e emocional. Ademais, a dor crônica não tratada pode levar ao desenvolvimento de transtornos mentais como depressão e ansiedade. Cria-se, então, um círculo vicioso entre a dor crônica e a depressão, ansiedade e distúrbios do sono, o que agrava ainda mais o sofrimento. O isolamento social, muitas vezes associado aos transtornos psicológicos, também é comum entre pessoas com dor crônica não tratada, aumentando ainda mais o sofrimento emocional.[4,8]

As abordagens multidisciplinares no tratamento da dor crônica têm se mostrado eficazes na melhoria da qualidade de vida dos pacientes. Essas abordagens envolvem uma combinação de medicamentos para aliviar a dor, fisioterapia para fortalecer os músculos enfraquecidos, melhorar a mobilidade e corrigir desequilíbrios posturais, práticas integrativas e complementares como acupuntura ou massagem para reduzir o desconforto físico, além do acompanhamento psicológico para lidar com as questões emocionais relacionadas à condição dolorosa.[4]

Dessa forma, a definição da dor crônica vai muito além da simples percepção sensorial do desconforto físico. A dor crônica é uma condição multifacetada, que envolve não apenas os aspectos fisiológicos do corpo, mas também fatores emocionais, psicológicos e sociais que influenciam diretamente a experiência do paciente. Compreender essa complexidade é essencial para oferecer um cuidado integral e eficaz às pessoas que convivem com essa condição debilitante.[9]

IMPACTO DA DOR CRÔNICA NA VIDA DOS PACIENTES

A dor crônica exerce impacto significativo na vida dos pacientes, afetando não apenas o aspecto físico, mas também emocional, social e financeiro. No que diz respeito aos impactos físicos, os pacientes enfrentam limitações de movimentos por conta da intensidade da dor, o que resulta em fadiga constante e dificuldade para realizar atividades do dia a dia. Além disso, a dor crônica pode levar à redução da qualidade de vida dos pacientes, interferindo diretamente em sua capacidade de desempenhar tarefas simples e rotineiras.[3]

As consequências psicológicas da dor crônica são igualmente relevantes, uma vez que os pacientes podem desenvolver ansiedade, depressão e alterações no humor como resultado do convívio constante com a dor. O isolamento social também é uma realidade para muitos pacientes, que se veem afastados de suas atividades sociais e familiares em razão do desconforto causado pela dor crônica. Esses aspectos psicológicos contribuem para agravar ainda mais o quadro clínico dos pacientes, tornando o enfrentamento da dor ainda mais desafiador.[10]

No âmbito financeiro, os gastos com medicamentos, consultas médicas e práticas integrativas e complementares representam um peso adicional para os pacientes com dor crônica. Além disso, possíveis afastamentos do trabalho por conta da incapacidade de lidar com a dor podem acarretar perdas financeiras significativas, impactando diretamente a qualidade de vida e o bem-estar dos indivíduos afetados pela condição.[11]

As mudanças nos relacionamentos interpessoais dos pacientes com dor crônica também merecem destaque, uma vez que as dificuldades de comunicação e a falta de compreensão por parte de familiares e amigos podem gerar conflitos familiares e sociais. A falta de apoio emocional e compreensão por parte do círculo social pode intensificar o sofrimento dos pacientes, tornando ainda mais desafiador o processo de enfrentamento da dor crônica.[12]

A influência da dor crônica na qualidade de vida dos pacientes se manifesta por meio do comprometimento do sono, baixa autoestima e perda de interesse em atividades antes prazerosas. A constante convivência com a dor pode levar à exaustão física e emocional, prejudicando não apenas a saúde física dos pacientes, mas também seu bem-estar psicológico e social.[10]

Diante desses desafios impostos pela dor crônica, torna-se essencial o suporte familiar e social no enfrentamento da condição. O apoio emocional, a compreensão das limitações impostas pela dor e o incentivo para buscar tratamentos adequados são elementos essenciais para auxiliar os pacientes no processo de recuperação e adaptação à nova realidade imposta pela condição crônica.[12]

Por fim, a necessidade de uma abordagem multidisciplinar no tratamento da dor crônica se faz indispensável para garantir um cuidado integral e personalizado aos pacientes. A atuação conjunta do fisioterapeuta e profissionais de diferentes áreas da saúde é essencial para oferecer suporte adequado aos pacientes, considerando não apenas os aspectos físicos da condição, mas também os aspectos emocionais, sociais e financeiros envolvidos no enfrentamento da dor crônica. A integração desses diferentes saberes contribui para promover uma abordagem holística no tratamento da condição dolorosa crônica.

ABORDAGEM FISIOTERAPÊUTICA

A abordagem fisioterapêutica no tratamento de dores crônicas desempenha um papel essencial na busca pela melhora da qualidade de vida dos pacientes, considerando a visão holística do ser humano. A fisioterapia não se limita apenas ao alívio da dor, mas também busca identificar as causas subjacentes ao problema, promovendo a reabilitação e a prevenção de recorrências. A abordagem holística envolve a avaliação não apenas dos sintomas físicos, mas também dos aspectos emocionais, sociais e ambientais que podem influenciar o quadro de dor crônica.[13]

Dentre as diferentes técnicas e abordagens utilizadas pela fisioterapia no tratamento de dores crônicas, destacam-se a terapia manual, os exercícios terapêuticos e as modalidades físicas. A terapia manual inclui manipulações articulares e teciduais para melhorar a mobilidade e reduzir a dor. Os exercícios terapêuticos visam fortalecer músculos enfraquecidos, melhorar a flexibilidade e promover o condicionamento físico. Já as modalidades físicas, como o uso de calor ou frio, estimulação elétrica e ultrassom, podem auxiliar no controle da dor e na promoção da cicatrização tecidual.[14]

Uma avaliação completa e individualizada do paciente é essencial para determinar o melhor plano de tratamento fisioterapêutico para dores crônicas. O fisioterapeuta deve considerar não apenas o diagnóstico médico, mas também as queixas do paciente, seu histórico clínico, suas atividades diárias e seus objetivos de tratamento. A avaliação inicial pode incluir uma anamnese completa, testes de flexibilidade, força muscular, sensibilidade tátil e propriocepção para identificar deficiências funcionais que possam contribuir para a dor crônica.[14]

A educação do paciente desempenha um papel importante no processo de tratamento das dores crônicas. O fisioterapeuta deve fornecer orientações sobre postura adequada no trabalho e nas atividades cotidianas, ergonomia em casa e no ambiente de trabalho, além de ensinar técnicas de relaxamento e autocuidado para o controle da dor. O paciente precisa compreender a importância da adesão ao tratamento proposto pelo fisioterapeuta e das mudanças comportamentais necessárias para alcançar resultados positivos a longo prazo.[15]

Os benefícios da fisioterapia no controle da dor crônica são inúmeros, incluindo a redução da intensidade da dor, melhora da função física e prevenção de complicações secundárias. Além disso, o tratamento fisioterapêutico pode contribuir para a diminuição do uso de medicamentos analgésicos ou anti-inflamatórios que podem causar efeitos adversos indesejados. A abordagem multidisciplinar da fisioterapia permite uma intervenção mais abrangente nos diversos aspectos que envolvem a dor crônica.[1]

A atuação interdisciplinar da fisioterapia no tratamento das dores crônicas é essencial para garantir um cuidado integrado e eficaz ao paciente. Em parceria com outros profissionais de Saúde, como médicos especialistas em dor, psicólogos, farmacêuticos e nutricionistas, o fisioterapeuta pode oferecer um suporte completo ao paciente com dor crônica. A troca de informações entre os membros da equipe multidisciplinar permite uma abordagem mais abrangente das necessidades individuais do paciente.

O acompanhamento contínuo e personalizado do paciente com dor crônica pela equipe de fisioterapia é essencial para manter os resultados alcançados durante o tratamento e promover o bem-estar geral do indivíduo. O plano terapêutico deve ser revisado periodicamente conforme a evolução clínica do paciente, ajustando as metas estabelecidas conforme necessário. Além disso, o suporte emocional oferecido pelo fisioterapeuta ao longo do processo de reabilitação pode ser determinante para a adesão ao tratamento e para o sucesso na gestão da dor crônica a longo prazo.

EVIDÊNCIAS CIENTÍFICAS NO TRATAMENTO

A utilização de tratamentos baseados em evidências para o manejo das dores crônicas é essencial para garantir a eficácia e a segurança do cuidado oferecido aos pacientes. Contudo, o alto grau de evidência científica, sozinho, não garante que um tratamento específico funcione igualmente bem para todos os pacientes. As práticas de saúde precisam ser individualizadas, sendo construídas a partir da combinação de conhecimento técnico e científico e a experiência clínica do profissional acerca do paciente.[16]

A caracterização do tratamento, portanto, depende de diferentes fatores, como a experiência individual de cada profissional, a presença de comorbidades e as características emocionais do paciente. Além disso, é fundamental respeitar a preferência do paciente acerca do tratamento, visto que ele pode ser extremamente eficaz e bem entendido pela comunidade científica, mas pode não funcionar para uma intervenção específica se o paciente não se sentir confortável.[16]

Dentre as diferentes abordagens terapêuticas disponíveis para o tratamento das dores crônicas, destacam-se os medicamentos analgésicos, anti-inflamatórios, antidepressivos e anticonvulsivantes, que podem ser prescritos por profissionais habilitados, conforme a intensidade e o tipo de dor apresentada pelo paciente. Além disso, a fisioterapia, acupuntura, terapias cognitivo-comportamentais, mudança no estilo de vida e intervenções não farmacológicas também são opções válidas no manejo da dor crônica.[17]

A escolha da melhor abordagem terapêutica deve ser multidisciplinar, baseada em evidências científicas sólidas e na avaliação individualizada do paciente, levando em consideração as suas características físicas, emocionais e sociais, além das suas necessidades específicas e preferências pessoais, garantindo resultados satisfatórios e possibilitando minimizar possíveis complicações.[17]

Os profissionais de Saúde enfrentam desafios significativos na escolha do tratamento mais adequado para as dores crônicas, dada a variedade de opções disponíveis no mercado. Embora existam diversas opções terapêuticas positivas por evidências, os profissionais enfrentam desafios ao determinar o melhor tratamento, principalmente por conta da falta de consenso entre especialidades e à variabilidade dos resultados em estudos comparativos. Nesse sentido, a atualização constante sobre as evidências científicas mais recentes relacionadas ao tratamento da dor crônica é indispensável a fim de oferecer um cuidado seguro e eficaz aos pacientes.[14]

AVALIAÇÃO INICIAL E IDENTIFICAÇÃO DE FATORES BIOMECÂNICOS E PSICOSSOCIAIS

Uma boa avaliação inicial no tratamento de dores crônicas desempenha um papel essencial na identificação e compreensão da origem e intensidade da dor, permitindo um diagnóstico preciso e direcionado. É por meio dessa avaliação que os profissionais de Saúde podem determinar a melhor abordagem terapêutica para cada paciente, levando em consideração as características individuais e particularidades de cada caso. A partir da avaliação inicial, é possível estabelecer um plano de tratamento personalizado e eficaz, visando não apenas ao alívio dos sintomas, mas também à melhoria da qualidade de vida do paciente a longo prazo.[18]

Diversos métodos são utilizados na avaliação inicial de pacientes com dores crônicas, incluindo questionários de sintomas, exames físicos detalhados e testes específicos para identificar possíveis causas subjacentes. A combinação desses diferentes métodos permite uma análise abrangente da condição do paciente, possibilitando a identificação de fatores desencadeantes ou agravantes das dores crônicas. Além disso, a utilização de múltiplas ferramentas na avaliação inicial contribui para uma abordagem mais completa e precisa, auxiliando na definição do melhor plano terapêutico individualizado.[18]

A relação entre a avaliação psicológica e as dores crônicas é um aspecto importante a ser considerado durante a avaliação inicial. Fatores emocionais e psicológicos podem influenciar significativamente na percepção e intensidade da dor, podendo até mesmo potencializar ou prolongar o quadro doloroso. Portanto, é essencial realizar uma avaliação psicológica cuidadosa durante a avaliação inicial, identificando possíveis aspectos emocionais que possam estar relacionados às dores crônicas do paciente.

O histórico médico do paciente desempenha um papel importante na avaliação inicial de dores crônicas. Informações sobre lesões anteriores, condições pré-existentes e tratamentos realizados anteriormente são fundamentais para compreender o contexto clínico do paciente e orientar o processo diagnóstico. A análise minuciosa do histórico médico permite identificar possíveis fatores predisponentes ou desencadeantes das dores crônicas, contribuindo para um diagnóstico mais preciso e individualizado.[25]

Avaliar os hábitos de vida do paciente durante a avaliação inicial é essencial para identificar possíveis fatores desencadeantes ou agravantes das dores crônicas. Aspectos como alimentação inadequada, sedentarismo ou distúrbios do sono podem influenciar diretamente o quadro doloroso apresentado pelo paciente. Portanto, é importante realizar uma investigação detalhada dos hábitos de vida durante a avaliação inicial, visando identificar possíveis modificações que possam contribuir para o controle das dores crônicas.[19]

Além disso, é essencial adotar uma postura atenta à escuta ativa. Permitir que o paciente expresse suas preocupações, medos e expectativas em relação ao tratamento das dores crônicas é fundamental para estabelecer uma relação terapêutica sólida e empática. A escuta atenta durante a avaliação inicial não apenas facilita o estabelecimento de um vínculo terapêutico positivo com o paciente, como também fornece informações valiosas que podem orientar o processo diagnóstico e terapêutico.[19]

Ferramentas de avaliação

No manejo da dor crônica, o uso de questionários padronizados e certificados é fundamental para uma avaliação abrangente e precisa. Os questionários validados nos permitem uma avaliação ampla e reduzem a subjetividade do profissional ao mensurar sintomas e aspectos avaliados dos pacientes. Por serem aplicados em diferentes momentos do tratamento, os questionários também servem como parâmetro de evolução de cada caso clínico. Isso facilita a avaliação e a eficácia das intervenções, além de facilitar os ajustes terapêuticos. Ainda, ao responder ao questionário, o paciente reflete sobre sua condição de saúde e esse processo promove o autoconhecimento sobre sua dor, contribuindo no tratamento. Dessa forma, os questionários são ferramentas práticas, econômicas e validadas cientificamente que aprimoram o cuidado com o paciente.

O Inventário Breve da Dor (BPI, do inglês *Brief Pain Inventory*) é um questionário amplamente utilizado para avaliar dor em pacientes em um contexto clínico e em cenários de pesquisas. Esse questionário avalia a intensidade da dor em escalas numéricas, geralmente de 0 a 10, sendo 10 a pior dor já sentida na vida. A escala mensura como a dor está no momento da avaliação, a dor mais intensa, menos intensa e a dor média nas últimas 24 horas. Além de mensurar a intensidade da dor, ele avalia o impacto funcional dessa dor na vida diária, proporcionando uma visão clara de como a dor afeta aspectos como humor, sono e atividades físicas. Assim, o BPI se torna uma ferramenta bastante útil para o fisioterapeuta na avaliação abrangente da dor, auxiliando na compreensão e localização da dor.[20]

Outro exemplo prático utilizado quando se trata de dor crônica é o Questionário de Dor Neuropática (DN4), que auxilia na identificação de características típicas da dor neuropática, como formigamento, dormência e sensação de choque elétrico. O DN4 é composto por 10 itens que avaliam diferentes aspectos da dor como as características sensoriais, presença de parestesias ou disestesias, além de focar em alterações neurológicas e alodinia, sendo essencial para um diagnóstico diferencial mais assertivo.[21]

Questionários especializados, como os de DN4 ou BPI, ajudam a diferenciar tipos de condições e identificar características específicas. Ainda há outros questionários, como o McGill de dor, que avalia a qualidade e intensidade da dor com descritores sensoriais e afetivos. A escala visual analógica (EVA) é uma das mais usadas atualmente para medir a intensidade da dor de 0 a 10, na qual 10 é a pior dor possível. Ademais, o questionário de Catastrofização da Dor (PCS, do inglês *Pain Catastrophizing Scale*) mede o impacto psicológico da dor e fatores emocionais.[21]

Existem ainda questionários específicos para cada tipo de caso clínico, como o Questionário de Impacto da Fibromialgia (FIQ), utilizado para identificação de casos de fibromialgia e seu impacto funcional. Esses questionários, isoladamente ou em conjunto, permitem uma avaliação abrangente para melhor manejo da dor crônica.[21]

Além dos questionários, o fisioterapeuta dispõe de uma série de ferramentas práticas para avaliar aspectos físicos relacionados à dor crônica. Instrumentos como o martelo de reflexos ajudam a verificar a integridade neurológica, e avaliações específicas de postura, marcha e movimento proporcionam uma análise minuciosa sobre alterações biomecânicas que podem estar relacionadas à dor.[18]

O goniômetro, por exemplo, é usado para medir a extensão do movimento articular, enquanto a fita métrica auxilia na avaliação de atrofias musculares ou edemas em diferentes regiões do corpo. A avaliação da força muscular, seja por meio de dinamômetros ou testes manuais, permite identificar fraquezas que possam contribuir para limitações funcionais e dor. Há também plataformas de força e baropodálicas que analisam a distribuição do peso e desequilíbrio corporal.[18]

Todos esses objetos e questionários são fundamentais para a avaliação e tratamento de pacientes com dores crônicas. Eles nos permitem uma análise detalhada do quadro doloroso e disfunções associadas, auxiliando na elaboração de um plano terapêutico eficaz para cada paciente. Em conjunto, todas essas tecnologias conseguem não apenas mensurar a intensidade da dor, mas também entender suas causas subjacentes e limitações essenciais para o progresso terapêutico.

TRATAMENTOS

Técnicas de mobilização articular e manipulação

As técnicas de mobilização articular e manipulação proporcionam alívio imediato e duradouro aos pacientes, contribuindo para um manejo mais adequado para as dores crônicas. A mobilização articular visa restaurar a amplitude de movimento e reduzir a rigidez nas articulações afetadas, enquanto a manipulação busca corrigir disfunções articulares por meio de movimentos rápidos e precisos. Ambas as técnicas são amplamente utilizadas por profissionais de Saúde, como fisioterapeutas e quiropráticos, por conta de seus benefícios terapêuticos no manejo da dor crônica.[22]

A diferença entre mobilização articular e manipulação reside nos seus objetivos e abordagens. Enquanto a mobilização é mais suave e progressiva, visando melhorar a função articular gradualmente, a manipulação é mais enérgica e direcionada para corrigir disfunções específicas. A mobilização é indicada para pacientes com dores crônicas leves a moderadas, enquanto a manipulação é reservada para casos mais graves ou agudos. Ambas as técnicas pretendem restaurar a função articular, reduzir a dor e melhorar a qualidade de vida dos pacientes.[22]

Os principais métodos utilizados na mobilização articular incluem tração, deslizamento e compressão. A tração consiste na aplicação de forças longitudinais para aumentar o espaço articular e reduzir a compressão nos tecidos circundantes. O deslizamento envolve movimentos suaves para restaurar o deslizamento normal entre as superfícies articulares, enquanto a compressão visa estimular os receptores sensoriais nas cápsulas articulares para promover relaxamento muscular e alívio da dor. Esses métodos podem ser aplicados de forma segura e eficaz com base na avaliação individualizada do paciente.

Ao realizar técnicas de manipulação, é essencial adotar cuidados específicos para garantir a segurança do paciente. Antes de iniciar o procedimento, é essencial realizar uma avaliação detalhada da condição do paciente, incluindo histórico médico, exame físico e testes específicos para identificar possíveis contraindicações. Além disso, o profissional responsável pela manipulação deve possuir qualificação adequada e experiência na técnica utilizada para minimizar os riscos de complicações durante o procedimento.[23,24]

Existem algumas contraindicações importantes das técnicas de mobilização articular e manipulação em casos de dores crônicas que devem ser consideradas. Pacientes com fraturas recentes, instabilidade articular grave, infecções locais ou distúrbios neurológicos devem evitar essas técnicas para minimizar danos adicionais às estruturas articulares. Além disso, indivíduos com condições médicas preexistentes, como osteoporose ou artrite avançada, também podem apresentar maior risco de lesões durante a mobilização ou manipulação.[24]

As técnicas de mobilização articular e manipulação estão frequentemente associadas a outras abordagens terapêuticas no tratamento das dores crônicas. A fisioterapia pode complementar essas técnicas ao fortalecer os músculos ao redor das articulações afetadas e melhorar o equilíbrio postural dos pacientes.

Estudos científicos têm demonstrado consistentemente a eficácia das técnicas de mobilização articular e manipulação no alívio das dores crônicas. Pesquisas clínicas controladas mostraram que essas intervenções são capazes de reduzir significativamente a intensidade da dor, melhorar a função física dos pacientes e diminuir o uso de medicamentos analgésicos a longo prazo. Esses resultados evidenciam o papel importante dessas técnicas no manejo multidisciplinar das dores crônicas e reforçam sua relevância no campo da saúde como estratégias seguras e eficazes para o tratamento dessas condições debilitantes.[23]

Cinesioterapia, fortalecimento muscular e mobilidade

A prática regular de exercícios físicos, incluindo a cinesioterapia, tem se mostrado essencial na redução da dor crônica, uma vez que promove o fortalecimento muscular e a melhora da mobilidade. A cinesioterapia, que envolve a associação de movimentos terapêuticos específicos, favorece a restauração da função e a redução da dor ao melhorar a resistência muscular. O aumento da força e resistência dos músculos auxilia na estabilização das articulações, reduzindo a sobrecarga sobre as estruturas dolorosas. Além disso, a prática de exercícios aeróbicos pode estimular a liberação de endorfinas, substâncias naturais do corpo que atuam como analgésicos, contribuindo para o alívio da dor e melhora da qualidade de vida dos pacientes.[22]

A fisioterapia desempenha papel importante no tratamento das dores crônicas, utilizando técnicas de cinesioterapia, massagem, alongamento e fortalecimento para aliviar o desconforto e melhorar a mobilidade dos pacientes. Por meio do trabalho conjunto entre fisioterapeuta e paciente, é possível identificar as causas da dor e desenvolver um plano de tratamento individualizado que visa não apenas ao alívio dos sintomas, mas também à prevenção de recorrências.[1]

O exercício físico desempenha um papel essencial no tratamento de dores crônicas, sendo o fortalecimento muscular uma estratégia eficaz para melhorar a qualidade de vida dos pacientes. O fortalecimento muscular contribui para a estabilidade das articulações, reduzindo a sobrecarga nos tecidos moles e promovendo uma postura adequada. Além disso, o aumento da força muscular pode ajudar na prevenção de lesões e no controle da dor, proporcionando maior independência funcional e bem-estar físico.[22]

A perda da mobilidade em pacientes com dores crônicas em razão da fraqueza muscular, rigidez articular ou limitações causadas pela dor é frequente. Por isso, trabalhar na melhoria da mobilidade é de extrema importância para a manutenção da função e qualidade de vida. Por exemplo, para realização de atividades básicas no dia, como agachar e pegar algum objeto acima, é necessária a mobilidade das articulações além da flexibilidade. Exercícios específicos, como alongamentos, movimentos controlados e técnicas de cinesioterapia, são fundamentais para restaurar a amplitude de movimento das articulações e melhorar a flexibilidade muscular. Ter boa mobilidade não ajuda somente a reduzir a dor, mas também contribui para a prevenção de lesões.

Para cada tipo de dor crônica, existem diferentes tipos de exercícios cinesiológicos e de fortalecimento recomendados, levando em consideração as limitações e necessidades individuais. Por exemplo, para dores lombares, exercícios de fortalecimento do core e alongamentos podem ser indicados, enquanto para dores cervicais, exercícios de mobilidade e fortalecimento dos músculos do pescoço podem ser mais adequados. É essencial que os exercícios sejam prescritos por profissionais qualificados, levando em conta a condição física e as preferências do paciente.[22]

A prática regular de atividades físicas é essencial para prevenir e controlar os sintomas das dores crônicas, promovendo a saúde geral do corpo e da mente. Portanto, é importante incentivar os pacientes a adotarem um estilo de vida ativo e saudável.[2]

Ao iniciar um programa de exercícios para tratar dores crônicas, é essencial tomar cuidados para evitar lesões e piora dos sintomas. A orientação de profissionais deve ser feita para garantir que os exercícios sejam realizados corretamente e com segurança. É importante respeitar os limites individuais de cada paciente e progredir gradualmente nos treinos.[6]

Estimulação nervosa elétrica transcutânea (TENS)

A TENS tem se mostrado uma ferramenta importante no tratamento de dores crônicas, proporcionando alívio aos pacientes que sofrem com esse tipo de condição. A TENS atua por meio da aplicação de correntes elétricas de baixa intensidade na pele, estimulando as fibras nervosas e interferindo na transmissão dos sinais de dor ao cérebro. Esse método não invasivo e seguro tem sido amplamente utilizado em diversas especialidades médicas, como a fisioterapia e a medicina esportiva, demonstrando resultados positivos na redução da dor e melhora da qualidade de vida dos pacientes.[25]

Existem diferentes tipos de TENS disponíveis no mercado, cada um com características específicas que se adequam a diferentes necessidades terapêuticas. A TENS convencional, por exemplo, utiliza correntes de alta frequência (geralmente entre 50 Hz a 100 Hz) para estimular as fibras nervosas superficiais, enquanto a TENS de baixa frequência (10 Hz) atua nas fibras mais profundas, proporcionando um alívio mais duradouro da dor. Além disso, a TENS modulada em amplitude combina diferentes frequências e intensidades para um tratamento mais personalizado, atendendo às demandas individuais dos pacientes.[26]

Os mecanismos de ação da TENS envolvem a ativação das vias nervosas descendentes inibitórias, que bloqueiam a transmissão dos sinais de dor na medula espinhal e no cérebro. Além disso, a liberação de endorfinas e outros neurotransmissores durante a estimulação elétrica contribui para o alívio da dor crônica. Esses mecanismos complexos demonstram a eficácia da TENS como uma terapia complementar no controle da dor persistente.[27]

Além do alívio da dor crônica, a TENS oferece benefícios adicionais aos pacientes, como a melhora da circulação sanguínea local e o relaxamento muscular. Esses efeitos auxiliam no processo de reabilitação física e contribuem para o bem-estar geral do indivíduo. No entanto, é importante ressaltar que existem contraindicações e precauções que devem ser consideradas ao utilizar a TENS, como em casos de gravidez, presença de dispositivos eletrônicos implantados ou feridas abertas na região de aplicação.[28]

Estudos científicos comprovam a eficácia da TENS no controle da dor crônica em diversas condições clínicas, como artrite reumatoide, fibromialgia e neuropatias periféricas. Pesquisas recentes destacam os benefícios duradouros da TENS em comparação com outras terapias convencionais, consolidando seu papel como uma opção segura e eficaz no manejo das dores persistentes.[25]

As perspectivas futuras para o uso da TENS no tratamento de dores crônicas incluem o desenvolvimento de novas tecnologias e abordagens terapêuticas que ampliem sua eficácia e alcance clínico. Avanços na Neurociência e na engenharia biomédica têm impulsionado pesquisas sobre novos protocolos de estimulação elétrica e dispositivos mais sofisticados para otimizar os resultados terapêuticos. A integração da TENS com outras modalidades terapêuticas também representa uma tendência promissora na abordagem multidisciplinar das dores crônicas.

Fotobiomodulação

A fotobiomodulação é outra ferramenta eficaz no tratamento de dores crônicas, proporcionando benefícios significativos como a redução da inflamação e o alívio da dor. Estudos têm demonstrado que a luz emitida por equipamentos como *lasers* e LEDs é capaz de atuar nas células do organismo, estimulando processos bioquímicos que resultam na regeneração tecidual e na diminuição da sensação dolorosa. Além disso, a fotobiomodulação também pode aumentar a produção de adenosina trifosfato (ATP) nas mitocôndrias, favorecendo a recuperação celular e a melhora da função dos tecidos lesionados.[29]

Os diferentes tipos de equipamentos utilizados na fotobiomodulação apresentam aplicações específicas no tratamento de dores crônicas. Enquanto os *lasers* são mais indicados para tratamentos mais profundos e localizados, os LEDs são utilizados em áreas mais extensas do corpo. Ambos os dispositivos emitem luz de comprimentos de onda específicos, absorvidos pelas células, e desencadeiam uma série de reações bioquímicas responsáveis pelos efeitos terapêuticos observados.

Os mecanismos de ação da fotobiomodulação no organismo envolvem a interação da luz com os cromóforos presentes nas células, como citocromos e porfirinas. Essa interação desencadeia uma cascata de eventos que resultam na ativação de vias celulares relacionadas à regeneração tecidual e à modulação da resposta inflamatória. Além disso, a fotobiomodulação também pode estimular a liberação de substâncias analgésicas endógenas, contribuindo para o alívio da dor em pacientes com quadros crônicos.[29]

Educação em dor

A educação em dor é uma abordagem essencial quando se trabalha com dor crônica e os fisioterapeutas desempenham um papel fundamental nesse processo. Como já falado, a dor crônica é complexa e multifatorial, envolvendo não somente o aspecto físico como também o emocional. Ajudar os pacientes a entender qual tipo de dor ele está lidando e explicar sobre a sensibilização central dessa dor os ajudam a reduzir a ansiedade e gerenciá-la positivamente.[15]

A partir da abordagem educativa e explicativa na linguagem de cada paciente, os fisioterapeutas ensinam como a sua dor acontece e ajudam-nos a reconhecer e entender os gatilhos da dor como os padrões de movimentos inadequados, estresse ou posturas prolongadas ao longo do dia.

Ao entender como seu corpo funciona e como o sistema nervoso reage à dor, os pacientes criam um novo mundo de possibilidades. Por exemplo, um paciente que sente muitas dores no pescoço e fica o dia todo na mesma posição sem se movimentar, é orientado por um profissional ao controle da respiração, alongamentos durante o dia e fortalecimento muscular pode não sentir mais dores recorrentes.

Em muitos casos de dores crônicas, as pessoas entendem que o ideal é ficar em repouso ou se sentem limitadas pela dor, o que pode levar a comportamentos de evitação e catastrofização do movimento. A fisioterapia, através da orientação, busca desmistificar esses medos, mostrando que a dor não é motivo para parar a vida ou se limitar a algo. Com isso, os pacientes ganham confiança em suas capacidades, promovendo um estilo de vida mais saudável e funcional mesmo com a dor crônica.[30]

Práticas integrativas

Acupuntura

A acupuntura tem se destacado como uma prática integrativa eficaz na redução da dor crônica, estimulando pontos específicos do corpo para promover o equilíbrio energético e aliviar sintomas dolorosos. A fisioterapeuta acupunturista integra essa técnica juntamente com a reabilitação física tratando uma ampla gama de condições crônicas.[31]

A acupuntura é uma prática tradicional que envolve a inserção de agulhas muito finas nos pontos e meridianos chamados "pontos de acupuntura" que são canais energéticos que percorrem o nosso corpo segundo as crenças da medicina chinesa e conceitos filosóficos. A teoria diz que o corpo é um sistema vital com energias interligadas e a saúde depende dessa energia em harmonia. . Evidências sugerem que a acupuntura modula vias neurais relacionadas à percepção da dor e induz a liberação de opioides endógenos.[32]

Há diferentes tipos de pontos que percorrem todo corpo humano. Um dos pontos muito conhecidos também é o *Hegu* (LI4) localizado na mão, entre o polegar e o indicador, este ponto é comum para tratamento de dores de cabeça, tensão no pescoço e dor facial.[33]

Ao combinar técnicas de fisioterapia e acupuntura, o fisioterapeuta acupunturista considera tanto a dor quanto as causas subjacentes das condições que afetam a funcionalidade do paciente, uma vez que a acupuntura pode estimular a liberação de substâncias anti-inflamatórias e analgésicas naturais do corpo, contribuindo para o controle da dor crônica de forma não invasiva e segura.

A acupuntura pode estimular a liberação de substâncias anti-inflamatórias e analgésicas naturais do corpo, contribuindo para o controle da dor crônica de forma não invasiva e segura.[34] A inserção de agulhas finas em pontos estratégicos ativa vias nervosas que bloqueiam a transmissão da dor ao cérebro, proporcionando alívio imediato e duradouro, além de melhorar a circulação sanguínea e promover a regeneração de tecidos.

CASO CLÍNICO

O caso clínico abordado neste estudo envolve um paciente do sexo masculino, com 45 anos, que apresenta dores crônicas na região lombar há mais de cinco anos. Os sintomas relatados incluem dor constante e intensa na região lombar, limitação dos movimentos, dificuldade para realizar atividades diárias e distúrbios do sono. O impacto na qualidade de vida do paciente é significativo, interferindo em sua capacidade de trabalho, lazer e relacionamentos interpessoais.

A abordagem terapêutica utilizada neste caso incluiu a prescrição de analgésicos e anti-inflamatórios para o controle da dor, sessões de fisioterapia para fortalecimento muscular com exercícios específicos de core e alongamentos para estabilização da coluna. Foi sugerida a melhora da postura e orientações sobre ergonomia no ambiente de trabalho. Além disso, foram realizadas intervenções não farmacológicas como acupuntura e terapias cognitivo-comportamentais para o manejo do estresse e ansiedade associados à dor crônica.[5,14]

Ao longo do tratamento, o paciente apresentou melhorias significativas em relação à intensidade da dor, ganho de mobilidade e retorno às atividades cotidianas.

A acupuntura foi capaz de atuar no alívio da dor, promovendo relaxamento muscular e estimulando a liberação de endorfinas, proporcionando alívio duradouro.[9]

No entanto, surgiram complicações como episódios de recorrência da dor após períodos prolongados de inatividade física. A equipe multidisciplinar envolvida no caso foi essencial para ajustar o plano terapêutico e oferecer suporte emocional ao paciente durante esses momentos desafiadores.

A relação entre as dores crônicas e o estado emocional do paciente é um aspecto importante a ser considerado no tratamento. Portanto, foi essencial abordar não apenas a questão física, mas também as questões emocionais do paciente para um tratamento mais efetivo.

DESAFIOS ENFRENTADOS POR PACIENTES COM DOR CRÔNICA

Os pacientes com dores crônicas enfrentam uma série de desafios no acesso a tratamentos adequados e especializados. Muitas vezes, a demora no diagnóstico correto e a falta de profissionais capacitados para lidar com esse tipo de dor podem resultar em sofrimento prolongado e desnecessário. Além disso, a dificuldade em encontrar serviços de saúde que ofereçam abordagens integradas e personalizadas para cada caso específico pode dificultar ainda mais o processo de recuperação e qualidade de vida dos pacientes.

A abordagem multidisciplinar no tratamento das dores crônicas é essencial para garantir uma assistência completa e eficaz aos pacientes. A colaboração entre profissionais de diferentes áreas da saúde, como médicos, fisioterapeutas, psicólogos e terapeutas ocupacionais, permite uma visão holística do problema e a implementação de estratégias terapêuticas mais abrangentes. Dessa forma, é possível atender às necessidades individuais de cada paciente e promover uma melhora significativa em sua condição clínica.

Os fatores psicossociais desempenham papel significativo no desenvolvimento e manutenção das dores crônicas. O estresse, a ansiedade e a depressão são aspectos psicológicos que podem influenciar diretamente a percepção da dor e sua intensidade. Indivíduos que lidam com altos níveis de estresse tendem a apresentar maior sensibilidade à dor, enquanto aqueles que sofrem de ansiedade ou depressão podem experimentar uma amplificação dos sintomas dolorosos. Além disso, esses fatores psicossociais podem contribuir para a cronificação da dor, tornando-a mais persistente e difícil de ser controlada.

A relação entre os fatores psicossociais e a percepção da dor é complexa e multifacetada. Crenças, expectativas e experiências passadas podem influenciar diretamente a intensidade e duração do sintoma doloroso. Indivíduos que possuem crenças negativas sobre sua capacidade de lidar com a dor tendem a experimentá-la de forma mais intensa, enquanto aqueles que têm expectativas positivas em relação ao tratamento podem apresentar uma melhora significativa em sua condição. Portanto, é essencial considerar esses aspectos na avaliação e no manejo das dores crônicas.

As estratégias de enfrentamento utilizadas por indivíduos com dores crônicas desempenham um papel importante na qualidade de vida desses pacientes. O suporte social, o autocontrole emocional e a resiliência são fatores importantes que podem impactar diretamente a maneira como as pessoas lidam com a dor. Indivíduos que contam com o apoio de amigos e familiares tendem a apresentar uma melhor adaptação à condição dolorosa, enquanto aqueles que possuem habilidades de autocontrole emocional conseguem gerenciar melhor o desconforto associado à dor crônica.

FATORES CONTRIBUINTES E COMORBIDADES ASSOCIADAS À DOR CRÔNICA

A identificação dos fatores que contribuem para as dores crônicas é de grande importância no contexto do tratamento dessas condições, uma vez que possibilita a elaboração de estratégias terapêuticas mais eficazes e personalizadas para cada paciente. A compreensão dos diferentes elementos que podem desencadear ou agravar as dores crônicas, como questões genéticas, emocionais, ambientais e sociais, é essencial para uma abordagem mais completa e abrangente. Dessa forma, torna-se fundamental considerar a complexidade e a diversidade dos fatores envolvidos nesse quadro clínico, a fim de promover uma intervenção mais assertiva.

A abordagem multidisciplinar na identificação desses fatores se mostra como uma estratégia eficaz e necessária para uma compreensão mais ampla e integrada dessas condições, possibilitando uma análise holística do paciente, contribuindo para um tratamento mais completo e efetivo.

Muitas vezes, as dores crônicas estão associadas a fatores emocionais como estresse, ansiedade ou depressão, o que reforça a importância de uma avaliação integral do paciente. Nesse sentido, é indispensável que os profissionais de Saúde estejam atentos à inter-relação entre os diferentes aspectos da vida do paciente para uma compreensão mais completa das causas das dores crônicas.

Realizar uma avaliação detalhada do histórico do paciente também é importante, uma vez que leva em conta seu estilo de vida, hábitos alimentares, nível de estresse e outras variáveis que possam influenciar no quadro de dor crônica. Dessa forma, é possível identificar padrões recorrentes ou comportamentos prejudiciais do paciente que possam estar contribuindo para a manutenção das dores crônicas.[19]

Utilizar ferramentas específicas para identificar esses fatores, como questionários de avaliação da dor, exames laboratoriais e testes psicológicos são recursos importantes na investigação dos diversos elementos envolvidos nesse quadro clínico complexo. Essas ferramentas permitem uma análise mais detalhada dos sintomas apresentados pelo paciente e auxiliam na elaboração de um plano terapêutico adequado às suas necessidades individuais.[18]

A importância de acompanhar o paciente ao longo do tratamento na reavaliação constante desses fatores contribuintes para a manutenção das dores crônicas não pode ser subestimada. A evolução da condição clínica do paciente ao longo do tempo pode demandar ajustes nas estratégias terapêuticas adotadas inicialmente. Dessa forma, os ajustes garantem a individualização e a assertividade do tratamento.[18]

Fatores genéticos, ambientais e comportamentais são fatores também contribuintes para as condições dolorosas e podem desempenhar um papel significativo na sua manifestação.

Estudos têm demonstrado que a predisposição genética pode aumentar a vulnerabilidade de um indivíduo às dores crônicas, enquanto fatores ambientais, como estilo de vida sedentário e exposição a agentes nocivos, podem desencadear ou agravar essas condições. Além disso, comportamentos como o uso excessivo de substâncias psicoativas e a falta de autocuidado também podem contribuir para o surgimento das dores crônicas.[7]

A relação entre comorbidades e dores crônicas é complexa e multifacetada. Pacientes com condições sistêmicas como obesidade, diabetes e doenças cardiovasculares têm maior probabilidade de desenvolver dores crônicas por conta dos mecanismos fisiopatológicos envolvidos nessas doenças. A obesidade, por exemplo, pode causar sobrecarga articular e inflamação crônica de baixo grau, contribuindo para condições dolorosas como osteoartrite. A presença de comorbidades pode potencializar as sensações dolorosas e dificultar o tratamento das dores crônicas, tornando essencial uma abordagem integrada e multidisciplinar que leve em consideração todas as condições associadas.[30]

Pacientes com comorbidades e fatores associados enfrentam diversos desafios no tratamento das dores crônicas. A dificuldade de adesão ao tratamento, em razão da necessidade de lidar simultaneamente com múltiplas condições de saúde, pode comprometer a eficácia das intervenções terapêuticas. Além disso, o impacto na qualidade de vida desses pacientes pode ser significativo, afetando suas atividades diárias e seus relacionamentos interpessoais.[30]

ABORDAGEM MULTIDISCIPLINAR

A abordagem multidisciplinar no tratamento das dores crônicas é de grande importância por conta da complexidade e multifatorialidade dessa condição. Diferentes áreas de conhecimento, como medicina, psicologia, fisioterapia, entre outras, podem contribuir de maneira significativa para um tratamento mais eficaz e abrangente. A integração dessas diversas disciplinas em uma equipe multidisciplinar proporciona uma visão mais ampla e integrada do problema, permitindo uma abordagem mais completa e personalizada para cada paciente.[13]

Benefícios da abordagem integrada

A abordagem integrada no tratamento de dores crônicas oferece uma série de benefícios significativos para os pacientes. Ao combinar diferentes técnicas e terapias, como medicamentos, fisioterapia, psicoterapia e acupuntura, é possível abordar o problema de forma holística, considerando não apenas os sintomas físicos, mas também os aspectos emocionais e psicológicos envolvidos. Essa abordagem mais abrangente pode levar a um alívio mais eficaz e duradouro das dores crônicas, proporcionando aos pacientes uma melhora significativa em sua qualidade de vida.[13]

A colaboração entre profissionais de Saúde de diferentes áreas é essencial para o sucesso da abordagem integrada no tratamento das dores crônicas. Médicos, fisioterapeutas, psicólogos e nutricionistas podem trabalhar em conjunto para oferecer um tratamento completo e personalizado aos pacientes, levando em consideração suas necessidades individuais e promovendo uma abordagem multidisciplinar. Essa colaboração permite uma avaliação mais abrangente da condição do paciente e a implementação de estratégias terapêuticas mais eficazes.[5]

Além disso, a abordagem integrada no tratamento das dores crônicas pode ajudar os pacientes a desenvolver habilidades de autocuidado e autogerenciamento da dor. Por meio de orientações sobre técnicas de relaxamento, exercícios físicos adequados e estratégias para lidar com o estresse, os pacientes podem aprender a controlar melhor sua dor no dia a dia e promover seu bem-estar geral. Isso contribui para maior autonomia dos pacientes em relação ao seu próprio tratamento.[13]

No aspecto emocional, a abordagem integrada também traz benefícios significativos para os pacientes com dores crônicas. Por meio da inclusão de terapias cognitivo-comportamentais, por exemplo, é possível auxiliar no controle da ansiedade, depressão e estresse associados à condição de dor crônica. O suporte emocional oferecido por profissionais qualificados pode ajudar os pacientes a lidar melhor com as dificuldades emocionais decorrentes da dor crônica.[5,13]

ESTUDOS E PESQUISAS

Os estudos e as pesquisas na área de dores crônicas desempenham um papel essencial no avanço do tratamento e na compreensão dessas condições. Por meio da investigação científica, é possível identificar novas estratégias terapêuticas, compreender melhor os mecanismos fisiopatológicos envolvidos nas dores crônicas e desenvolver abordagens mais eficazes para o manejo desses sintomas debilitantes. Além disso, a pesquisa em dores crônicas contribui para a redução do estigma associado a essas condições, promovendo maior conscientização e sensibilização da sociedade em relação aos desafios enfrentados pelos pacientes.

Dentre os principais métodos utilizados em estudos e pesquisas sobre dores crônicas, destacam-se os ensaios clínicos, as revisões sistemáticas e os estudos epidemiológicos. Os ensaios clínicos são fundamentais para avaliar a eficácia de novas intervenções terapêuticas, enquanto as revisões sistemáticas permitem sintetizar o conhecimento existente sobre determinado tema.[35] Já os estudos epidemiológicos são essenciais para estimar a prevalência das dores crônicas na população e identificar fatores de risco associados a essas condições.[36]

Recentes estudos e pesquisas na área de dores crônicas têm proporcionado importantes descobertas e avanços científicos. Novas terapias farmacológicas, como os opioides de liberação prolongada, têm se mostrado eficazes no controle da dor crônica em determinados subgrupos de pacientes. Além disso, avanços na Neurociência têm permitido melhor compreensão dos mecanismos neurobiológicos envolvidos na geração e manutenção da dor crônica, abrindo caminho para o desenvolvimento de terapias mais direcionadas.[37]

CONCLUSÃO

A abordagem das dores crônicas como um problema de Saúde Pública é de grande importância, considerando o impacto significativo na qualidade de vida dos indivíduos e os altos custos para o sistema de saúde. Estima-se que milhões de pessoas em todo o mundo sofrem com dores crônicas, o que resulta em incapacidade funcional, perda de produtividade no trabalho e aumento da utilização de serviços de saúde. Portanto, é essencial que haja mais atenção e investimento na prevenção, diagnóstico e tratamento dessas condições para melhorar a qualidade de vida dos pacientes e reduzir os custos associados ao seu manejo.

As principais causas das dores crônicas são multifatoriais, envolvendo fatores genéticos, ambientais, psicológicos e comportamentais. A interação complexa entre esses elementos pode contribuir para o desenvolvimento e a perpetuação das dores crônicas em diferentes indivíduos. Dessa forma, é essencial uma abordagem holística no tratamento dessas condições, considerando não apenas os aspectos físicos, mas também os emocionais e sociais que podem influenciar a experiência da dor.

Por fim, os desafios no diagnóstico das dores crônicas são inúmeros, dada a complexidade em identificar a origem da dor e os mecanismos subjacentes envolvidos. Muitas vezes, as dores crônicas são subestimadas ou mal compreendidas pelos profissionais de Saúde, o que pode levar a diagnósticos errôneos e tratamentos ineficazes. Portanto, é importante adotar uma abordagem multidisciplinar no diagnóstico e tratamento das dores crônicas, envolvendo diferentes especialidades médicas e profissionais de Saúde para garantir uma avaliação completa e individualizada de cada paciente.

Referências bibliográficas

1. Gosling AP. Mecanismos de ação e efeitos da fisioterapia no tratamento da dor. Rev Dor. 2012;13(1):65-70. doi: 10.1590/s1806-00132012000100012.
2. Gifford LS, Butler DS. The integration of pain sciences into clinical practice. J Hand Ther. 1997;10(2):86-95. doi: 10.1016/s0894-1130(97)80063-4.
3. Rosa A, Macedo B, Assunção D, Virgolino G, Almeida J, Rocha L, et al. Manual de avaliação e tratamento da dor. Editora da Universidade do Estado do Pará - Eduepa; 2021.

4. Wijma AJ, van Wilgen CP, Meeus M, Nijs J. Clinical biopsychosocial physiotherapy assessment of patients with chronic pain: the first step in pain neuroscience education. Physiother Theory Pract. 2016;32(5):368-84. doi: 10.1080/09593985.2016.1194651.
5. Maemura L. Avaliação de uma equipe multidisciplinar no tratamento da dor crônica: estudo intervencionista e prospectivo. BrJP, São Paulo. 2021:327-31.
6. Soares MM, Rocha KSC, Castro KCE de, Amâncio N de FG. A importância de hábitos saudáveis e adequados na prevenção de doenças crônicas não transmissíveis. Res Soc Dev. 2023;12(1):e18012139295. doi: 10.33448/rsd-v12i1.39295.
7. Aguiar DP, Souza C PQ, Barbosa WJM, et al. Prevalência de dor crônica no Brasil: revisão sistemática. BrJP. 2021:257-67.
8. Oliveira RC, Dos Reis CG, Da Cunha ZRM, De Figueiredo TVL, De Sousa PRS, Margoto RM. Dor crônica e qualidade de vida: revisão da literatura. Braz J Hea Rev. 2023;6(1):4189-206. doi: 10.34119/bjhrv6n1-326.
9. Scientia: revista científica multidisciplinar. 2025;10(4). [2025 Fev. 28]. Disponível em: https://www.revistas.uneb.br/index.php/scientia.
10. Loduca, Adrianna & Müller, Barbara & Samuelian, Claudio & Yeng, Lin & Teixeira, Manoel.. Resiliência, ansiedade e depressão em pacientes com dor crônica de várias etiologias: análise interdisciplinar. Brazilian Journal Of Pain. 2024;17. 1-7.
11. Maurício NM, Gomes OGNS. Estresse financeiro e dor, o que surge após uma crise econômica? Revisão integrativa. Brazilian Journal of Pain. 2020;280-4.
12. Brotto AM, Guimarães AB. A influência da família no tratamento de pacientes com doenças crônicas. Psicologia Hospitalar. São Paulo; 2017.
13. Mendonça JC de, Martins V de S, Rodrigues MPD, Fernandes CHF, Fernandes IF. Abordagens multidisciplinares para o tratamento da dor crônica: uma revisão das terapias integrativas e estratégias de manejo da dor crônica, incluindo medicamentos, fisioterapia e terapias alternativas. Braz J Implantol Health Sci. 2023;5(5):129-44. doi: 10.36557/2674-8169.2023v5n5p129-144.
14. Alves Guimarães MK, Da Silva Amaro N, Mendes de Souza Fontes Gomes C, do Val Gonzaga P, Almeida Ramos Jaegge N. Tratamentos atuais na gestão da dor crônica: uma abordagem abrangente. Braz J Implantol Health Sci. 2023;5(5):3527-38. doi:10.36557/2674-8169.2023v5n5p3527-3538.
15. Pontin JC, Baldocchi, Di Gioia KC, Simões, Dias A, Silva, et al. Efeitos positivos de um programa de educação em dor em pacientes com dor crônica: estudo observacional. Brazilian Journal of Pain. 2021;(2):130-5.
16. Schneider LR, Pereira RPG, Ferraz L. A prática baseada em evidência no contexto da atenção primária à saúde. Saúde em Debate. 2018;42(118):594-605. doi:10.1590/0103-1104201811804.
17. De Souza JA, De Oliveira AP, Bertaglia R dos S, De Pinho SCB, Ortiz WM, Ribeiro ALS, et al. Manejo clínico da dor crônica: uma revisão atualizada das estratégias de tratamento. Braz J Hea Rev. 2023;6(4):19265-78. doi:10.34119/bjhrv6n4-413.
18. Dutton MF. Exame, avaliação e intervenção. Artmed; 2010.
19. Santos BJ. Brasília méd. Santos, João Barberino. 1999;36(3):90-5.
20. Menezes CN. Validação de uma versão brasileira do inventário breve de dor. Ribeirão Preto. 2011;125.
21. Santos CC dos, Pereira LSM, Resende MA de, Magno F, Aguiar V. Aplicação da versão Brasileira do questionário de dor Mcgill em idosos com dor crônica. Acta Fisiátr. 2006;13(2):75-82. doi: 10.11606/issn.2317-0190.v13i2a102586.
22. Donald A. Cinesiologia do aparelho musculoesquelético: fundamentos para reabilitação. Neumann Visão geral. Guanabara Koogan; 2018.
23. Kisner C, Colby LA, Borstad J. Exercícios terapêuticos: fundamentos e técnicas. 2021.
24. Bracher ESB, Benedicto CDC, Facchinato APA. Quiropraxia. Rev Med. 2013;92(3):173. doi: 10.11606/issn.1679-9836.v92i3p173-182.
25. Ceylan MF, Aktürk S, Celik O. Efficacy of conventional transcutaneous electrical nerve stimulation (TENS) for the treatment of postherpetic neuralgia: a randomized controlled trial. Clinical Journal of Pain. 2016;(1):64-71.
26. Johnson MI, Bjordel JM. Transcutaneous electrical nerve stimulation (TENS) for Pain Relief. Pain Medicine. 2021;(7):1613-20.
27. Vance C. Using TENS for pain control: update on the state of the evidence. Medicina. 2022;58(10).
28. Mark AI. Transcutaneous Electrical Nerve Stimulation (TENS). Oxford. 2014.
29. Oliveira AFS, Silva De, Silva J, Lúcio Da, Camillo CA, Marcal, et al. A fotobiomodulação melhora o desempenho e a recuperação muscular? Uma revisão sistemática. Revista Brasileira de Medicina do Esporte. 2023;29. doi: 10.1590/1517-86922023290421.
30. Siqueira JTT de. Pain education: from the idea to action! Braz J Pain. 2018;1(3). doi: 10.5935/2595-0118.20180038.
31. Castro MMC, Quarantini LC, Daltro C, Pires-Caldas M, Koenen KC, Kraychete DC, et al. Comorbidade de sintomas ansiosos e depressivos em pacientes com dor crônica e o impacto sobre a qualidade de vida. Rev Psiquiatr Clin. 2011;38(4):126-9. doi: 10.1590/s0101-60832011000400002.

Práticas Integrativas e Complementares no Tratamento da Dor

31

Luciene Alves Moreira Marques
Tiago Marques dos Reis
Thatiane Bárbara de Barros

INTRODUÇÃO

O uso de práticas integrativas e complementares (PIC) pelo mundo tem aumentado desde a década de 1990. Em 2002, a Organização Mundial da Saúde (OMS) elaborou um documento normativo cujo objetivo era o desenvolvimento e a regulamentação das PICs, bem como a ampliação do acesso, do uso racional e de estudos científicos que comprovassem sua efetividade e segurança.[1]

A OMS adotou a denominação "Medicinas Tradicionais, Complementares e Integrativas" (MTCI) para as modalidades que abrangem:

a. Racionalidades médicas como a Medicina Tradicional Chinesa (MTC), aiurveda indiana, homeopatia e Medicina Antroposófica.
b. Práticas terapêuticas, as quais incluem as intervenções mente e corpo, terapias de manipulação corporal, naturais e energéticas.[2]

No Brasil, essas diferentes práticas foram denominadas "práticas integrativas e complementares", as PICs.

Historicamente, no Brasil, em junho de 2003, representantes das associações nacionais de Fitoterapia, Homeopatia, Acupuntura e Medicina Antroposófica se reuniram com o então Ministro da Saúde, ocasião em que, por solicitação dele, foi instituído um grupo de trabalho para discussão e elaboração de um plano de política nacional.[3] Foram criados subgrupos e, após a consolidação dos trabalhos e a elaboração da proposta de Política Nacional de Medicina Natural e Práticas Complementares, o documento foi submetido à avaliação das Câmaras Técnicas do Conselho Nacional de Secretários de Saúde (Conass) e do Conselho Nacional de Secretarias Municipais de Saúde (Consems) e, após aprovado, foi apreciado pela Comissão Nacional de Incorporação de Tecnologias no Sistema Único de Saúde (Conitec) e pactuado na Comissão Intergestores Tripartite em 17 de fevereiro de 2005.[3]

Após reuniões entre técnicos do Ministério da Saúde (MS) e as comissões, a proposta de política foi novamente submetida ao Conselho Nacional de Saúde (CNS) e aprovada com restrições. Nessa mesma ocasião, o CNS recomendou a revisão do texto da MTC/acupuntura e a inclusão da prática do termalismo social/crenoterapia.[3]

O documento final da política foi aprovado, em fevereiro de 2006, por unanimidade, pelo CNS e consolidou-se, assim, a Política Nacional de Práticas Integrativas e Complementares no Sistema Único de Saúde (PNPIC), publicada na forma das Portarias Ministeriais nº 971, de 3 de maio de 2006, e nº 1.600, de 17 de julho de 2006.[3] As primeiras PICs aprovadas foram a MTC (acupuntura), o uso de plantas medicinais e a fitoterapia, a homeopatia, o termalismo social/crenoterapia e a medicina antroposófica.

Em 2017, a PNPIC foi ampliada em 14 outras práticas a partir da publicação da Portaria GM nº 849/2017, a saber: arteterapia; osteopatia; aiurveda; biodança; dança circular; *shantala*; meditação; ioga; musicoterapia; naturopatia; quiropraxia; reflexoterapia; *reiki* e terapia comunitária integrativa. Totalizaram-se, assim, 19 PICs aprovadas para uso no Sistema Único de Saúde (SUS).[4] No ano seguinte, 2018, o MS incluiu dez novas práticas: terapia de florais; apiterapia; aromaterapia; bioenergética; constelação familiar; cromoterapia; geoterapia; hipnoterapia; imposição de mãos; e ozonioterapia. Ainda em 2018, foi publicado o *Manual de Implantação de Serviços de Práticas Integrativas e Complementares no SUS*, visando fornecer um plano de implantação e facilitar o desenvolvimento das PICs em todo o território nacional.[4]

Este capítulo fará uma breve abordagem às PICs que podem, de alguma forma, auxiliar no tratamento da dor crônica, com ênfase nas práticas de auriculoterapia, *reiki*, florais de Bach e aromaterapia.

PICS E SUAS APLICAÇÕES NO MANEJO DA DOR CRÔNICA

Terapia de florais

Terapia criada pelo Dr. Edward Bach (1886-1936) que utiliza essências derivadas de 38 flores para atuar nos campos emocional e mental do indivíduo. Atualmente, existem outros sistemas florais: australianos; californianos; de Minas; de Saint Germain; do cerrado; Joel Aleixo; Mystica; do Alaska; do Havaí.[5]

Essa prática será mais bem-descrita adiante.

Acupuntura

A MTC é um extenso campo que alia tradição, conhecimentos milenares e ciência. Várias técnicas, como acupuntura, uso de plantas medicinais, massagens, exercícios físicos e dietas alimentares, fazem parte da MTC. Na MTC, o organismo é composto de duas partes, ligadas estruturalmente e opostas entre si, denominadas *yin* e *yang* (parassimpático e simpático, na Medicina ocidental). O estado de normalidade do corpo representa o equilíbrio entre essas duas partes e a doença é vista como o rompimento desse equilíbrio ocasionado pelo meio ambiente ou por emoções retidas.[6]

A acupuntura auricular utiliza o estímulo da superfície externa do microssistema da orelha para aliviar problemas identificados pelo corpo.[7] A técnica chinesa foi estudada e adaptada pelo francês Paul Nogier, na década de 1950. Ele se baseou no fato de que, quando uma função ou órgão se desequilibra (sintomático ou não), o ponto auricular correspondente fica mais evidente, tornando-se mais sensível (pontos álgicos) e modificando sua coloração (hipercrômicos ou hipocrômicos), além de diminuir a resistência elétrica.[8] A técnica inclui a utilização de pontos fixos para iniciar (ponto zero) e finalizar o tratamento (ponto síntese) e de pontos álgicos, hipercrômicos, hipocrômicos e somatotópicos. A somatotopia é um conceito mais ocidental, pois é a estimulação dos pontos correspondentes aos sintomas relatados pelo paciente.[8]

As evidências de que a auriculoterapia pode ser efetiva no alívio de dor se relacionam com os estímulos realizados no pavilhão auricular, transmitidos via nervos espinhais e cranianos para o sistema nervoso central (SNC), o que libera neurotransmissores que regulam os mecanismos endógenos de controle da dor. Dessa forma, quando a via neural libera opioides endógenos (endorfinas) no corno posterior da medula espinhal, a propagação e percepção do estímulo doloroso pelo SNC é dificultada.[9]

Essa prática será mais bem-descrita adiante.

Fitoterapia

A fitoterapia é um tratamento medicamentoso caracterizado pelo uso de plantas medicinais em diferentes formas farmacêuticas (cápsulas, xarope, cremes etc.), sem a utilização de substâncias ativas isoladas, que exercem ação terapêutica e devem ser usadas com cuidado, pois podem interagir com outros medicamentos e alimentos e produzir efeitos adversos. Além disso, podem ter contraindicações que precisam ser respeitadas.[5]

Há evidências de que o *Harpagophytum procumbens* (garra do diabo) tem eficácia semelhante à da diacereína no tratamento da osteoartrite (OA), além de apresentar efeitos adversos com menor frequência.[10, 11]

A *Cordia verbenacea*, que dá origem ao medicamento Acheflan® nas formas farmacêuticas de creme e aerossol, tem atividade analgésica e anti-inflamatória. A *Cordia verbenacea* é indicada para contusões musculares e dores miofasciais, redução de edema e tendinite crônica, quando usada topicamente; e para processos reumáticos, nevrálgicos e artríticos, quando usada via oral (VO).[12]

Termalismo

Consiste no uso da água como recurso terapêutico. "Balneologia" (Balneology) representa o estudo da balneoterapia, e é o descritor mais utilizado nas publicações científicas internacionais, muitas vezes como sinônimo de "termalismo". A eficiência do termalismo no tratamento de saúde está associada à composição química da água (sulfurosa, bicarbonatada, ferruginosa etc.), à forma de aplicação e a sua temperatura.[5] Problemas musculares e vasculares, infecções, doenças que afetam o sistema respiratório ou digestório, hipertensão, diabetes, ansiedade e depressão são alguns exemplos de problemas de saúde que se beneficiam do tratamento com águas termais.

Estudos têm demonstrado que a balneoterapia pode auxiliar no tratamento de diversas condições como OA, fibromialgia, dor lombar, entre outras.[13] Dezesseis estudos clínicos randomizados (ECRs) foram incluídos. A balneoterapia é eficaz na redução da intensidade da dor, incapacidade e depressão. Esse efeito foi mantido em 1, 3 e 6 meses para intensidade da dor e incapacidade. Os efeitos positivos foram sustentados por até 6 meses de acompanhamento.[14]

Aiurveda

É uma das mais antigas formas de cuidado do mundo. É de origem indiana e significa ciência ou conhecimento da vida. Nascida da observação, experiência e o uso de recursos naturais para desenvolver um sistema único de cuidado, agrega em si princípios relativos à saúde do corpo físico e dos estados mental e espiritual. Segundo a OMS, o aiurveda não é apenas um tratamento, mas um modo de vida que visa prevenir e curar doenças. No aiurveda, o corpo humano é composto por cinco elementos (éter: o espaço cósmico e interno; ar: o elemento do movimento e dinamismo; fogo: a energia transformadora; água: a coesão e lubrificação e terra: a solidez e a estabilidade) que também compõem os estados energéticos e emocionais e, em desequilíbrio, podem induzir o surgimento de doenças. A investigação diagnóstica a partir de suas teorias fundamentais, como a avaliação dos humores, leva em consideração tecidos corporais afetados, local em que a doença está localizada, resistência e vitalidade, rotina diária, hábitos alimentares, gravidade das condições clínicas, digestão, características pessoais, sociais, situação econômica e ambiental da pessoa. Os tratamentos aiurvédicos consideram a particularidade de cada pessoa e utilizam técnicas de relaxamento, massagens, plantas medicinais, minerais, posturas corporais, técnicas respiratórias, posições e exercícios e cuidados dietéticos. Para o aiurveda, indivíduo saudável é aquele que tem os humores em equilíbrio, os tecidos com nutrição adequada, as excreções eliminadas adequadamente e apresenta alegria e satisfação na mente e espírito.[5]

Ervas como *Ashwagandha*, *Guggul*, cúrcuma e *Boswellia* que compõem a fitoterapia aiurvédica, têm propriedades anti-inflamatórias e analgésicas naturais e podem auxiliar no controle da dor crônica.

Meditação

Prática mental individual milenar, descrita por diferentes culturas tradicionais, que consiste em treinar a focalização da atenção de modo não analítico ou discriminativo, a diminuição do pensamento repetitivo e a reorientação cognitiva, promovendo alterações favoráveis no humor e melhora no desempenho cognitivo, além de proporcionar maior integração entre mente, corpo e mundo exterior. A meditação amplia a capacidade de cognição e a regulação do corpo, mente e emoções; desenvolve habilidades de observação e de como lidar com os pensamentos; facilita o processo de autoconhecimento, autocuidado e autotransformação; e aprimora as interrelações (pessoal, social, ambiental), incorporando a promoção da saúde a sua eficiência.[5]

Em uma metanálise realizada por Hilton *et al.* (2017),[15] foram incluídos 38 ECRs, sendo sete deles sobre segurança. Os autores encontraram evidências de baixa qualidade de que a meditação *mindfulness* está associada a uma pequena diminuição da dor em comparação com todos os tipos de controles em 30 estudos. Ao final, os pesquisadores concluíram que, embora a meditação *mindfulness* melhore a dor, os sintomas de depressão e a qualidade de vida, são necessários ECRs adicionais, bem-elaborados, rigorosos e em larga escala, para fornecer estimativas decisivas da eficácia da meditação *mindfulness* para dor crônica.[15]

Osteopatia

Prática que utiliza várias técnicas manuais para auxiliar no tratamento de doenças, entre elas a manipulação do sistema músculo esquelético (ossos, músculos e articulações), o alongamento, os tratamentos para a disfunção da articulação temporomandibular e a mobilidade para vísceras.[5]

Na metanálise conduzida por Dal Farra *et al.* (2021),[16] dez artigos foram incluídos. Os estudos investigaram o tratamento manipulativo osteopático (n = 6), liberação miofascial (n = 2), tratamento craniossacral (n = 1) e manipulação visceral osteopática (n = 1). A osteopatia revelou-se mais eficaz do que as intervenções de controle na redução da dor e na melhora do estado funcional. Os autores concluíram que as evidências sugerem que a osteopatia é eficaz em reduzir os níveis de dor e melhorar o estado funcional de pacientes com dor lombar crônica. Os autores sugerem que mais ECRs devem ser realizados comparando diversas modalidades de osteopatia para produzir mais evidências.[16]

Quiropraxia

Prática integrativa que lida com o diagnóstico, tratamento e a prevenção das alterações mecânicas do sistema neuro musculoesquelético e seus efeitos na função normal do sistema nervoso e na saúde geral. Enfatiza o tratamento manual, como a terapia de tecidos moles e a manipulação articular, que conduz ajustes na coluna vertebral e outras partes do corpo, visando a correção de problemas posturais e o alívio da dor e favorecendo a capacidade natural do organismo de autocura.[5]

No estudo controlado randomizado de Vining *et al.* (2020)[17], 110 militares da ativa com dor lombar autorreferida foram incluídos no tratamento quiroprático. Após o tratamento, houve melhora na força e resistência, além de redução na intensidade da dor lombar e incapacidade no grupo tratado quando comparado com o grupo-controle.[17]

Reflexoterapia

Nessa prática, os microssistemas e pontos reflexos do corpo existentes nos pés, mãos e orelhas são estimulados para auxiliar na eliminação de toxinas, no controle da dor e no relaxamento. O corpo é atravessado por meridianos que o dividem em diferentes regiões, as quais têm o seu reflexo, principalmente nos pés ou nas mãos, e permitem, quando massageados, atingir a homeostase e o equilíbrio nas regiões com algum tipo de bloqueio.[5]

Vários artigos abordam esse tema, no entanto a maioria está em russo e alemão, inviabilizando a leitura para os não falantes dessas línguas. Entre autores brasileiros, o ECR de Medeiros *et al.* (2018).[18] realizado com 36 pessoas com dor lombar aguda. revelou que a reflexoterapia podal foi eficaz em reduzir a dor, havendo diferença significativas em relação ao controle. No entanto, os próprios autores reconhecem que o tamanho amostral da pesquisa foi pequeno e que novos estudos devem ser conduzidos com número maior de participantes.[18]

Reiki

Prática que busca promover o equilíbrio energético necessário ao bem-estar físico e mental por meio da canalização da energia vital com a imposição de mãos. Visa fortalecer os locais nos quais se encontram bloqueios ("nós" energéticos), eliminando as toxinas, equilibrando o pleno funcionamento celular e restabelecendo o fluxo de energia vital – Qi.[5]

Mais adiante, essa PIC será descrita de forma mais detalhada.

Ioga

Prática corporal e mental de origem oriental utilizada para controlar corpo e mente, associada à meditação. Apresenta modalidades específicas, como *mantra-yoga*, *hatha-yoga*, *laya-yoga*, que se referem a tradições especializadas e trabalham todos os aspectos do indivíduo (físico, mental, emocional, energético e espiritual) com vistas à unificação do ser humano em si e por si. Entre os principais benefícios obtidos por meio da prática da ioga, estão a redução do estresse, a regulação do sistema nervoso e respiratório, a regulação do sono, o aumento da vitalidade psicofísica, o equilíbrio da produção hormonal, o fortalecimento do sistema imunológico, o aumento da capacidade de concentração e de criatividade e a promoção da reeducação mental com consequente melhoria dos quadros de humor, o que impacta na qualidade de vida dos praticantes.[5]

No estudo de Anheyer *et al.* (2022),[19] 30 artigos em 27 estudos individuais (2.702 participantes no total) foram elegíveis para revisão. Em comparação com o controle passivo, a ioga foi associada à melhoria a curto prazo na intensidade da dor (15 ECRs); incapacidade relacionada à dor (15 ECRs), saúde mental (7 ECRs) e funcionamento físico (9 ECRs). Exceto para a saúde mental, todos os efeitos foram sustentados a longo prazo.[19]

Aromaterapia

A aromaterapia é uma prática que utiliza óleos essenciais, que são produzidos pelo metabolismo secundário das plantas, e que são altamente concentrados, para promover saúde e o bem-estar do corpo, mente e espírito.[5] Os óleos essenciais podem ser usados por via tópica, inalatória ou VO. No entanto, a VO deve ser indicada apenas por profissionais altamente capacitados e com cautela por causa do risco de toxicidade.

Mais adiante, essa PIC será descrita de forma mais detalhada.

Geoterapia

Prática que tem o objetivo de amenizar desequilíbrios físicos e emocionais e cuidar deles por meio de diferentes tipos de energia e propriedades químicas de elementos como argila, barro e lamas medicinais, assim como pedras e cristais (frutos da terra). A geoterapia facilita o contato com o eu interior e trabalha terapeuticamente as zonas reflexológicas, amenizando e cuidando de desequilíbrios físicos e emocionais por meio de pedras e cristais como ferramentas de equilíbrio dos centros energéticos e meridianos do corpo. A energia dos raios solares ativa os cristais e os elementos, desencadeando um processo dinâmico e vitalizador capaz de beneficiar o corpo humano.[5]

A argila tem componentes que podem ajudar a reduzir a inflamação, aliviando, assim, a dor associada a condições inflamatórias, como artrite e lesões musculares. A aplicação de compressas de argila pode proporcionar alívio da dor em áreas afetadas em razão de seu efeito refrescante e de sua capacidade de promover a circulação sanguínea local.[20,21]

DESCRIÇÃO DETALHADA DAS PIC SELECIONADAS

Florais de Bach

Os florais de Bach são uma forma popular e amplamente disponível de medicina integrativa e complementar desenvolvida, na década de 1930, pelo médico britânico Dr. Edward Bach que dedicou sua vida à descoberta de 38 essências florais que correspondem a 38 estados emocionais negativos.[22]

As 38 essências florais de Bach abordam cada uma das sete causas psicológicas da doença: medo; incerteza; interesse insuficiente nas circunstâncias presentes; solidão; hipersensibilidade a influências e ideias; desânimo ou desespero; e preocupação excessiva com o bem-estar de terceiros. Cada paciente recebe essências florais específicas, dependendo do problema agudo em questão, que devem ser adaptados e ajustados individualmente durante o curso da terapia.[22]

Um fator importante no tratamento da dor é o alívio da ansiedade e dos "pensamentos angustiantes". Além disso, a dor tem uma dimensão emocional e sensorial, e o relaxamento demonstrou-se efetivo no tratamento de muitas condições de saúde, como a dor crônica.[23]

A influência do estado emocional na percepção e intensidade da dor crônica é amplamente reconhecida na literatura científica.[24,25] A dor crônica não pode ser explicada apenas por fatores sensoriais, mas também por componentes emocionais e psicológicos. Almeida (2018)[26] relata, em sua dissertação, como fatores psicológicos podem agravar a dor lombar crônica, sugerindo que intervenções que considerem esses aspectos podem ser benéficas no manejo da dor.[26]

Em um estudo quase experimental conduzido com gestantes em trabalho de parto, estas foram divididas em dois grupos: um recebeu uma combinação de florais (Impatiens®; Star of Bethlehem® e Cherry Plum® em *brandy*, uma mistura de água mineral e conhaque), enquanto o grupo placebo recebeu somente o *brandy*. Foram administradas 16 gotas inicialmente como dose de ataque e 4 gotas a cada 15 minutos como dose de manutenção, durante o intervalo de 60 minutos, totalizando 32 gotas. A dilatação cervical, níveis de ocitocina, níveis de cortisol, contrações uterinas e tempo do trabalho de parto foram analisados e apresentaram diferenças significativas para o grupo floral quando comparado ao placebo. No entanto, não houve diferenças significativas em relação à dor e à ansiedade entre os grupos.[27]

Uma revisão sistemática conduzida por Ernst (2010)[28] que incluiu sete ECRs, em que as abordagens eram as mais diversas, como gestantes em trabalho de parto, estudantes em período pré-exame, alunos com transtorno de déficit de atenção com hiperatividade (TDAH), não demonstrou eficácia quando comparados com o placebo. Na maioria dos países, os florais não são considerados medicamentos e, portanto, não há obrigatoriedade de que demonstrem eficácia.[28]

No trabalho conduzido por Howard (2007),[23] foram avaliados 384 estudos de caso enviados por estudantes do curso de treinamento da Fundação Dr. Edward Bach.[23] Os resultados foram: proporção aproximada de mulheres/homens de 2:1, de faixa etária de 7 a 72 anos. Cerca de 299 (78%) apresentaram problemas mentais, espirituais, psicológicos ou emocionais; 87 (23%) apresentaram uma condição física como principal preocupação. Destes, 41 estavam sentindo dor física. Assim, quase 50% dos que apresentavam uma condição física estavam com dor. Destes 41, 46% relataram melhora da dor física. Os florais usados foram os mais variados possíveis, uma vez que eram selecionados conforme as características de cada indivíduo. O autor conclui que os florais de Bach têm potencial como agente terapêutico no alívio da dor e faz-se necessária investigação qualitativa e quantitativa adicional por meio de estudos robustos e devidamente delineados para investigar o papel dos florais de Bach na dor.

Em estudo desenvolvido por Rivas-Suarez *et al.* (2017),[29] 43 pacientes com síndrome do túnel do carpo, em sua maioria do sexo feminino, foram alocados em três grupos: placebo; florais (cego); florais (não cego). Todos os pacientes já tinham sido encaminhados para cirurgia, pois o tratamento conservador havia falhado. O estudo consistiu na aplicação tópica de cinco florais (*Ulmus procera* [alívio da dor], *Ornithogalum umbellatum* [recuperação após trauma], *Verbena officinalis* [redução da inflamação], *Clematis vitalba* [redução da dormência e formigamento] e *Carpinus betulus* [recuperação da força]) os quais foram combinados em uma única fórmula cuja base foi o petrolato sólido. Os pacientes aplicaram o creme duas vezes/dia durante 21 dias. Melhorias significativas foram observadas na gravidade dos sintomas autorrelatados e na intensidade da dor nos grupos que receberam os florais com grandes tamanhos de efeito (η 2 parcial > 0,40). Além disso, todos os sinais observados durante o exame clínico mostraram melhorias significativas entre os grupos, bem como sintomas de dor, dor noturna e formigamento, também com grandes tamanhos de efeito (ϕ > 0,5). Dessa forma, os autores concluíram que o creme à base de florais pode ser uma intervenção útil em pacientes com síndrome do túnel do carpo de leve a moderada.[29]

Embora a maioria dos trabalhos publicados sobre o uso de florais de Bach no tratamento da dor seja sobre dor aguda, pode-se inferir que os florais possivelmente atuam na dor crônica. São necessários estudos clínicos robustos com pacientes portadores de dor crônica para melhor avaliar a efetividade dessa PIC.

Ao pesquisar no PubMed com as palavras-chave *Bach flower* and *pain*, a busca resultou em dez artigos. Ao se refinar a busca, usando-se a palavra-chave *chronic pain*, a busca não trouxe nenhum resultado. Isso reforça a necessidade de mais estudos sobre a aplicação dos florais de Bach no tratamento da dor crônica.

Reiki

O *reiki* é considerado um método de terapia bioenergética que se baseia no uso da energia corporal. Trata-se uma antiga forma japonesa de cura por imposição das mãos. O termo vem da combinação de duas palavras japonesas: *rei*, um espírito universal; e *ki*, que significa "energia vital universal". Apesar de ser uma forma japonesa de cura, o uso do *reiki* já se espalhou pelo mundo todo. Ele é usado principalmente para alívio de dores.[30]

Em pesquisa realizada pelo MS, em 2004, entre as PICs encontradas no Brasil, o *reiki* foi reconhecido como a prática mais adotada pelo SUS num percentual de 25,6%.[31] O fato pode ser explicado por vários motivos: não necessitar de procedimentos invasivos; existem raros registros de contraindicação; não necessitar de esforço físico; e restabelecimento de energia de acesso simples e fácil.

Em pesquisa realizada no PubMed, com as palavras-chave *reiki and pain*, foram encontrados mais de mil artigos. Ao se refinar a busca usando-se as palavras-chave *reiki and chronic pain*, resultou em pouco mais de cem artigos.

Em trabalho realizado por SevgiÜnal & Çetinkaya (2023)[32] com pacientes acometidos por artrite reumatoide, os níveis de dor e fadiga diminuíram após intervenções de *reiki* e massagem com as mãos quando comparados aos do grupo-controle. Além disso, a intervenção de *reiki* foi mais eficaz na redução da dor e fadiga em comparação à intervenção de massagem com as mãos.[32]

Em outro estudo com mulheres que sofreram histerectomia total, as pacientes foram divididas em três grupos: um de *reiki*; um de massagem nas costas; e um grupo-controle. Cada grupo foi composto por 34 pacientes. *Reiki* ou massagem nas costas foram aplicados às pacientes por 20 minutos, 1 vez/dia. Os dados foram coletados usando-se um formulário de informações do paciente, a "escala visual analógica (EVA)" e o "Formulário de Acompanhamento de Sinais Vitais e Analgésicos Pós-Operatórios". Foram observadas diferenças significativas na intensidade da dor e no uso de analgésicos no grupo que recebeu *reiki*.[33]

Ferraz *et al.* (2017)[30] realizaram uma revisão sistemática que identificou 1.866 títulos em diversas bases de dados, mas apenas 34 estudos foram selecionados para avaliação detalhada. Por fim, verificou-se que apenas três estudos que incluíram 343 pacientes eram elegíveis para a revisão. Dois estudos abordaram a prática do *reiki* para mulheres pós-cesáreas e um deles abordou a meditação com oração. Esse estudo sugeriu que *Reiki* e meditação com oração podem estar associados com a redução da dor, no entanto apresentou evidência com alto risco de viés.[30]

O estudo de Assefi *et al.* (2008),[34] realizado com pacientes que sofrem de fibromialgia, trabalhou com quatro grupos: *reiki* por contato direto; *reiki* à distância; *reiki* de contato direto simulados por atores; e *reiki* à distância simulado por atores. Todos receberam dois tratamentos semanais por 8 semanas. O desfecho primário foi dor subjetiva medida pela EVA nas semanas 4, 8 e 20 (3 meses após o fim do tratamento). Os desfechos secundários foram funcionamento físico e mental, uso de medicamentos e visitas a profissionais de Saúde. Não houve nenhuma melhora em relação à fibromialgia nos grupos que receberam *reiki*.[34]

Um estudo brasileiro com 11 pacientes com fibromialgia que receberam dez sessões de *reiki* demonstrou melhora em todas as variáveis estudadas após a aplicação dessa técnica terapêutica.[35] No entanto, há que se considerar o pequeno número de participantes.

Olson *et al.* (2003)[36] compararam dor, qualidade de vida e uso de analgésicos em uma amostra de pacientes com dor oncológica (n = 24) que receberam tratamento-padrão com opioides mais repouso (braço A) ou tratamento-padrão com opioides mais *reiki* (braço B). Os participantes do braço B experimentaram melhor controle da dor e melhor qualidade de vida, mas nenhuma redução geral no uso de opioides.[36]

Auriculoterapia

A auriculoterapia é uma técnica terapêutica que utiliza pontos específicos da orelha para tratar diversas condições físicas e emocionais, que pode ser utilizada como um método complementar no tratamento da dor crônica. Essa prática tem suas raízes na MTC e foi, posteriormente, desenvolvida na França por Paul Nogier, e considera a orelha um microssistema que reflete todo o corpo humano.[37]

A auriculoterapia é um complemento à acupuntura tradicional e, nos últimos 60 anos, desenvolveu-se em um sistema de tratamento distinto. Ela se baseia em um conjunto de mapas anatômicos sobrepostos na orelha. A estimulação de um ponto no mapa é proposta para afetar o órgão anatômico bruto associado a esse ponto. Para a orelha, os pontos auriculares podem ser estimulados com:

1. Agulhas auriculares (pequenas agulhas são inseridas nos pontos de reflexos da orelha para estimular as vias nervosas associadas à dor).
2. Esferas magnéticas ou sementes (aplicadas com adesivos, promovem estimulação contínua e podem ser utilizadas entre as sessões terapêuticas).
3. Eletroauriculoterapia e/ou *laser* (utiliza estímulos para potencializar os efeitos analgésicos e reguladores do sistema nervoso).[38]

A estimulação de pontos específicos ativa conexões neurais que modulam a percepção da dor e promovem efeitos terapêuticos, como:

1. *Modulação do SNC:* a estimulação dos pontos auriculares influencia a liberação de neurotransmissores como endorfinas e serotonina, reduzindo a percepção da dor.[39]
2. *Regulação do sistema nervoso autônomo:* estudos indicam que a auriculoterapia pode equilibrar a atividade simpática e parassimpática, contribuindo para a redução da tensão muscular e da inflamação.[40]
3. *Melhora do fluxo sanguíneo:* a ativação dos pontos auriculares pode aumentar a circulação sanguínea em áreas afetadas, promovendo alívio da dor e relaxamento muscular.[41]

O diagnóstico auricular é realizado por meio da inspeção e palpação, buscando por alterações na anatomia auricular e pontos dolorosos que possam estar relacionados com as queixas de saúde do paciente e deverão ser usados no tratamento terapêutico.[42,43] Grande parte dos protocolos (seguindo a auriculoterapia chinesa) utiliza a prevalência de alguns pontos em todos os estudos, como o *shen men*, rim e simpático.

O ponto *shen men* age na estimulação do tronco e córtex cerebral, em que atua no processo de receber, decodificar, modular e condicionar os reflexos dos próximos pontos estimulados, impedindo desequilíbrios e novas patologias, agindo também pela analgesia proporcionada por meio da liberação de endorfinas, sendo um dos principais pontos a serem utilizados no tratamento de alívio da dor.[44] Segundo Souza,[45] o ponto do rim parece ter sua ação analgésica relacionada à ativação de retiradas de toxinas, à redução de linfedemas e ao aumento da capacidade de oxigenação dos tecidos. Já o ponto simpático atua na promoção do equilíbrio geral do organismo, acelerando e regulando a atividade neurovegetativa, equilibrando as funções simpáticas e parassimpáticas do indivíduo ao promover o reequilíbrio do sistema nervoso autônomo, mostrando-se de alta importância na promoção da analgesia e no relaxamento de fibras musculares e ação anti-inflamatória.[44]

Diversos estudos, há décadas, vêm demonstrando os benefícios da auriculoterapia para o manejo da dor crônica, sendo essa terapia estudada por seus efeitos analgésicos e reguladores do sistema nervoso. Estudos iniciais de auriculoterapia demonstraram efeitos benéficos na dor crônica, incluindo aquela associada ao câncer,[46] artroscopia de joelho,[47] fratura de quadril e artroplastia de quadril.[48] Vários pequenos estudos sugeriram que a auriculoterapia sozinha pode aliviar a dor e a ansiedade na fase de transporte pré-hospitalar de fratura de quadril[48,49] e reduzir as dores a uma variedade de causas no ambiente do departamento de emergência.[50] Essas descobertas ampliaram a base de evidências sobre a eficácia dessa abordagem complementar no tratamento da dor persistente.

Visando examinar a viabilidade de um protocolo de auriculoterapia para a avaliação e gestão da dor em pacientes com câncer, Yeh *et al.*[51] montaram um protocolo com os pontos auriculares subcórtex, simpático e os correspondentes pontos dos locais de dor, totalizando de cinco a nove pontos. Nesse estudo, a auriculoterapia reduziu significativamente a intensidade da dor nos pacientes, além de promover a diminuição do uso de medicamentos para dor, o que pode ter um efeito positivo na diminuição do risco de problemas potenciais relacionados ao uso de analgésicos em pacientes com câncer.

Achados encontrados por Moura[52] em um ensaio clínico randomizado realizado na Universidade de Minas Gerais, com adultos e idosos que apresentavam dor crônica em qualquer região da coluna por 3 meses ou mais, utilizou-se protocolo padronizado com pontos auriculares: *shen men*; rim; simpático; pontos de restabelecimento do equilíbrio energético correspondente a um órgão e uma víscera (*zang fu*); e vértebras correspondentes ao local da dor. Ao final do estudo, evidenciou-se que a auriculoterapia foi eficaz na redução da incapacidade decorrente da dor e aumentou significativamente a temperatura tecidual nos indivíduos do estudo, o que pode ser altamente desejável[9] para o restabelecimento das condições dolorosas crônicas.[52]

Artioli[53] utilizou, em seu protocolo, a região da concha cava (estimulação vagal) como uma possibilidade de atender vastas condições dolorosas musculoesqueléticas, com resultados favoráveis e promissores. Os pontos auriculares mais utilizados para o alívio de diferentes condições dolorosas, de acordo com o mapa auricular chinês foram: fígado (F); pulmão (P); rim (R); Shen Men (SM); simpático (SP); subcórtex (SB); e tálamo (T). A Figura 1 mostra a localização desses pontos mais utilizados para dor crônica.

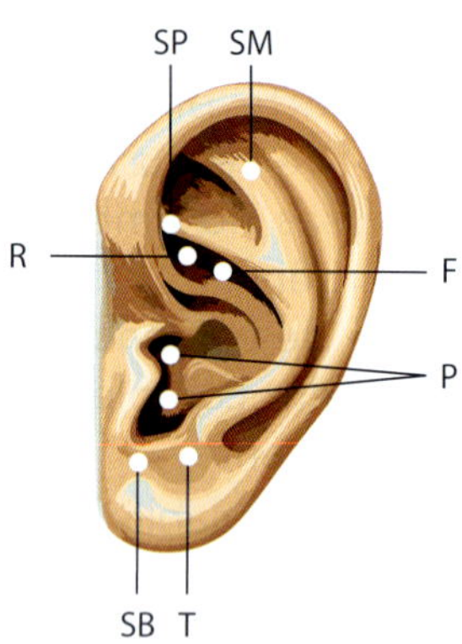

Figura 1 – Localização dos pontos auriculares mais utilizados para dor crônica.

F: fígado; P: pulmão; R: rim; SB: subcórtex; SM: *shen men*; SP: simpático; T: tálamo.

Fonte: Adaptada de Artioli DP, 2019.

Em uma revisão de 2019, a auriculoterapia mostrou sua eficácia no tratamento da dor crônica nas costas,[54] na dor crônica em geral[55] e no joelho,[56] sendo essa técnica mais eficaz que intervenções de controle no manejo e no alívio da dor crônica, com uma análise de sensibilidade de melhores efeitos para acupressão auricular e eletroestimulação auricular. Esses resultados positivos foram observados a curto, médio e longo prazo, e notou-se maior eficácia que a da técnica de relaxamento do treinamento autógeno na redução da dor no joelho após 4 semanas.[56]

Os estudos mais recentes sobre a eficácia clínica da estimulação do nervo vago auricular no tratamento da dor relatam melhor evidência sobre sua eficácia, disponível para as indicações de dor lombar crônica, síndrome cervical crônica, dor abdominal crônica e enxaqueca crônica. Além disso, uma redução significativa na ingestão de analgésicos ou opiáceos foi evidente na maioria dos estudos. Em três ensaios clínicos randomizados em pacientes com dor crônica, foi demonstrada uma redução sustentável da dor ao longo de até 12 meses.[57]

Com isso, nota-se que a auriculoterapia apresenta-se como uma abordagem complementar promissora para o manejo da dor crônica e uma técnica minimamente invasiva e segura, integrada a outras formas de tratamento, para otimizar os resultados terapêuticos.

Aromaterapia

A aromaterapia pode ser definida como uma técnica natural que usa os aromas de partículas liberadas por diferentes óleos essenciais. Utilizada como terapia complementar para estimular diferentes partes do cérebro, contribui para aliviar diversos sintomas, promover o bem-estar, fortalecer as defesas do corpo, auxiliando na saúde física, mental e emocional.[58] A lei brasileira define a aromaterapia como prática terapêutica secular que consiste no uso intencional de concentrados voláteis extraídos de vegetais, os óleos essenciais; e, desde 2018, é reconhecida como PIC para a saúde, mediante homologação junto ao MS por meio da Portaria nº 702 de 2018, inserindo-a na PNPIC e permitindo, assim, sua inserção no SUS, atendendo ao público de forma individual e coletiva.[58] Os métodos não farmacológicos para o alívio da dor, incluindo a aromaterapia, apresentam diversos pontos positivos em sua utilização, pois se mostram como alternativa complementar ao tratamento, além de serem de fácil aplicação, configurarem-se em formas não invasivas de aplicação e serem de baixo custo.[59]

A aromaterapia tem diversas formas de aplicação, podendo se destacar para uso nesse contexto:

1. Via tópica (na qual os óleos essenciais são aplicados diretamente na pele, sendo absorvidos pelo tecido epitelial e distribuídos na corrente sanguínea).

2. VO (são ingeridos, passando pelo processo de absorção no intestino e distribuídos na corrente sanguínea, esta via deve ser indicada apenas por profissionais qualificados em decorrência do risco de toxicidade).
3. Via inalatória (envolve a estimulação dos nervos olfatórios pela inalação de substâncias voláteis presentes nos óleos essenciais).[60] De forma geral, entende-se que essas substâncias são transportadas até o sistema límbico, uma região do cérebro associada às emoções e à memória.[61]

O uso da aromaterapia vem sendo utilizado como uma abordagem complementar para o alívio dos sintomas ocasionados pela dor crônica e têm sido estudados por seus efeitos analgésicos e anti-inflamatórios.[62] Sua atuação na dor crônica pode ocorrer por diferentes mecanismos, entre os quais destacam-se:

1. *Modulação do SNC:* alguns compostos voláteis, como o linalol (presente na lavanda), interagem com receptores de ácido gama-aminobutírico (GABA) no cérebro, promovendo relaxamento e alívio da dor;[63]
2. *Propriedades analgésicas:* com a utilização dos óleos essenciais analgésicos, a percepção da dor é atenuada. Óleos como os de bétula, camomila, cravo-da-índia, hortelã, lavanda e olíbano apresentam essa ação. Pode-se destacar também os óleos de alecrim, capim-limão, eucalipto, funcho, limão, manjericão, pimenta negra, sálvia-esclareia, tomilho e *tea tree* (ou melaleuca). Segundo a literatura, através da inalação, certos componentes analgésicos presentes no óleo essencial podem afetar os neurotransmissores de dopamina, serotonina e noradrenalina em receptores cerebrais, como o óleo essencial de bergamota, que pode afetar a plasticidade sináptica dos neurotransmissores. Pesquisas mostram que certos componentes dos óleos essenciais têm efeitos analgésicos quando tomados oralmente, por exemplo, o óleo de hortelã-pimenta e cápsulas de óleo de hortelã-pimenta com revestimento entérico.[64]
3. *Propriedades anti-inflamatórias:* a inflamação é um processo complexo cuja função é restaurar o corpo para que ele funcione normalmente o mais rápido possível e pode apresentar como sintomas vermelhidão, inchaço, calor e dor. Alguns óleos essenciais atuam sobre a inflamação; nesse caso, as moléculas terpênicas diminuem a intensidade inflamatória, pois têm compostos bioativos que reduzem mediadores inflamatórios. Entre os óleos que apresentam ação anti-inflamatória, estão a camomila-romana, cardamomo, cravo-da-índia, eucalipto, gerânio, hortelã-pimenta, lavanda, noz-moscada, pinheiro-anão, *tea tree* (ou melaleuca), gengibre e copaíba.[65]
4. *Melhora da circulação sanguínea:* o óleo de hortelã-pimenta contém mentol, que tem ação vasodilatadora e pode aliviar dores musculares e enxaquecas.[66]
5. *Propriedades antiespasmódicas:* os óleos antiespasmódicos também são de grande valia no tratamento da dor. Os óleos essenciais que têm propriedades antiespasmódicas estão entre os que reúnem duas grandes famílias bioquímicas, os éteres (presente nos óleos da cânfora, eucalipto-hortelã, hortelã-pimenta, sálvia dalmaciana e tuia) e os ésteres terpênicos (encontrados nos óleos de anis-estrelado, camomila-romana, cardamomo, cravo-da-índia, gerânio-rosa, lavanda, lavandim, manjericão, petitgrain de laranja-amarga, *wintergreen* e *ylang-ylang*). Os éteres diminuem bem os espasmos neuromusculares e os ésteres são úteis na modulação dos espasmos nervosos.[67]

Há mais de uma década, diversos estudos apontam os benefícios da aromaterapia na redução da dor e Yim *et al.*,[68] por meio de um ensaio clínico, puderam retratar a melhora no sono e na dor generalizada em pacientes com fibromialgia em uso de óleo essencial de camomila. Outro estudo randomizado controlado, utilizando o óleo essencial de lavanda por meio de massagem em pacientes com OA, relatou redução significativa da dor em comparação com o grupo-controle.[69] Em 2016, outro estudo, no Irã, utilizando o óleo de lavanda também por meio de massagem, como terapia complementar em pacientes com OA no joelho, identificou melhora significativa nas atividades de vida diária uma semana após a intervenção, entretanto, após 4 semanas não foram observadas diferenças significativas, concluindo-se que a aromaterapia pode reduzir a incapacidade nas atividades de vida diária, mas sugerindo-se mais estudos que analisem dosagens e vias de administração diferentes.[70]

A literatura relata que a aromaterapia tem se mostrado eficaz também nas dores resultantes da artrite, fibromialgia e enxaquecas. Uma pesquisa utilizando o óleo de hortelã-pimenta, quando aplicado topicamente, reduziu a intensidade da dor em pacientes com cefaleia tensional, fortalecendo, com o estudo, uma abordagem complementar no manejo da dor, sugerindo seu potencial uso integrado a terapias convencionais.[71]

Em 2019, um estudo que envolveu 95 pacientes em uso de óleo de lavanda, eucalipto e gengibre diluídos em óleo de amêndoa doce e caroço de damasco (via tópica), em indivíduos com OA no joelho, relatou a redução dos índices de dor no joelho e melhorou o estado de funcionamento físico, validando o uso da aromaterapia.[72] Ainda no mesmo ano, Pehlivan *et al.*,[73] utilizaram em pacientes idosos com OA de joelho óleo de gengibre e alecrim e, segundo o estudo, houve aumento significativo na qualidade de vida, redução da dor, estado de rigidez e estado funcional, sugerindo o uso da aromaterapia nos pacientes.

É importante destacar um estudo que investigou a eficácia da inalação do óleo essencial de gengibre no alívio de náuseas induzidas por quimioterapia em crianças com câncer, o qual constatou que 67% dos pacientes relataram melhora, embora sem diferença estatística significante, e mostrou que esse recurso foi bem-recebido e bem-tolerado e que é não tóxico e não invasivo.[74] As manifestações clínicas inerentes ao câncer avançado são fatores que contribuem para rebaixar a qualidade de vida relacionada à saúde do paciente, enquanto intervenções terapêuticas que ofereçam benefícios físicos, psicológicos e espirituais, como a aromaterapia e outras PIC, podem promover a melhora, apoiando os cuidados paliativos e o enfrentamento de doenças.[75]

Outro estudo utilizou óleo de hortelã-pimenta (forma inalatória) sob efeitos de náusea, vômito e ânsia em pacientes com câncer submetidos à quimioterapia, durante 5 dias seguintes à administração da quimioterapia, junto ao tratamento antiemético de rotina (granisetrona, dexametasona, metoclopramida e ondansetrona), e esse estudo aponta que a incidência de náusea, vômito e ânsia diminuiu significativamente nos pacientes submetidos à intervenção com aromaterapia.[76] Além disso, outro estudo testou o óleo essencial de hortelã-pimenta no alívio de dores, náuseas e vômitos no período pós-operatório e concluiu que o óleo pode ser usado em conjunto com a respiração controlada para promover a redução dos sintomas.[77]

Um estudo realizado no Irã avaliou o efeito, sobre a dor e qualidade de vida em pacientes com artrite reumatoide, do óleo de eucalipto (via inalatória). O escore de dor diminuiu significativamente em comparação ao grupo-controle, em especial após as 3ª e 4ª semanas da intervenção, havendo redução significativa da dor no grupo de intervenção, bem como aumento significativo da qualidade de vida. Nesse estudo, dois pacientes afirmaram que o óleo causou dor de cabeça e três afirmaram que observaram aumento da frequência e intensidade dos sintomas relacionados. Por fim, o estudo apontou que a dosagem utilizada reduziu a frequência dos sintomas em quase todos os pacientes.[78]

Recentemente, nos Estados Unidos, 230 pacientes do pronto-socorro participaram da pesquisa que analisou a percepção da dor e a redução do uso de opioides. Foram utilizados óleos de lavanda, manjerona doce e toranja rosa, por via inalatória, através de tubos inaladores nasais, havendo redução significativa na percepção da dor no grupo de aromaterapia. Entretanto, não foram identificadas diferenças significativas em relação ao uso de opioides.[53,79]

Contudo, a aromaterapia se apresenta como uma abordagem complementar promissora para o alívio da dor crônica, sendo bem-tolerada e de baixo custo. No entanto, observa-se, mediante estudos, que foi utilizado em terapia complementar e é essencial que seja feito sob orientação profissional de modo a garantir o uso adequado e seguro dos óleos essenciais.

CONSIDERAÇÕES FINAIS

As PICs têm conquistado cada vez mais reconhecimento no manejo da dor crônica, promovendo uma abordagem holística que considera não apenas os sintomas físicos, mas também os aspectos emocionais e mentais dos indivíduos. Entre essas práticas, os florais de Bach, auriculoterapia, *reiki* e aromaterapia se destacam como ferramentas possivelmente efetivas e seguras, oferecendo alívio e bem-estar sem os efeitos adversos comuns a tratamentos convencionais.

Conforme a definição do MS, as **PICs** são abordagens terapêuticas cujo objetivo é prevenir agravos à saúde, promover e recuperar a saúde, enfatizando a escuta acolhedora, a construção de laços terapêuticos e a conexão entre ser humano, meio ambiente e sociedade. Essa conduta, centrada no ser humano e não na doença, contribui para o sentimento de integração e pertencimento.

Ainda, de acordo com o MS, as PICs **não substituem o tratamento convencional**. Elas são um complemento ao tratamento e devem ser indicadas por profissionais específicos conforme as necessidades de cada paciente.

Portanto, integrar essas práticas ao cuidado da dor crônica pode proporcionar benefícios significativos, especialmente quando associadas a um acompanhamento profissional qualificado. Embora ainda haja a necessidade de mais estudos científicos que aprofundem a compreensão de seus mecanismos de ação, a experiência clínica e os relatos de pacientes reforçam a importância das PICs como uma abordagem integrativa e complementar promissora e efetiva. Ao ampliar as possibilidades terapêuticas, essas práticas poderão promover um cuidado mais humanizado e centrado no paciente, contribuindo para a melhoria da sua qualidade de vida.

Referências bibliográficas

1. Oliveira RL, Moura CC, Gradim CVC, Stefanello J, Iunes DH, Prado RR. Implementação, acesso e uso das práticas integrativas e complementares no Sistema Único de Saúde: revisão da literatura. Ciência & Saúde Coletiva. 2019;24(11):4239-50.
2. Conselho regional de enfermagem de são paulo manual de práticas integrativas e complementares / conselho regional de enfermagem de São Paulo. São Paulo: COREN-SP; 2023.
3. Brasil. Ministério da Saúde. Secretaria de Atenção à Saúde. Departamento de Atenção Básica. Política nacional de práticas integrativas e complementares no SUS: atitude de ampliação de acesso / Ministério da Saúde. Secretaria de Atenção à Saúde. Departamento de Atenção Básica. – 2. ed. – Brasília : Ministério da Saúde; 2015:96.
4. Brasil. Ministério da Saúde. Secretaria de Atenção à Saúde. Departamento de Atenção Básica. Manual de implantação de serviços de práticas integrativas e complementares no SUS / Ministério da Saúde, Secretaria de Atenção à Saúde, Departamento de Atenção Básica. – Brasília : Ministério da Saúde; 2018:56.
5. Brasil. Ministério da Saúde. Recursos terapêuticos PICS. [2025 Mar. 13]. Disponível em: https://www.gov.br/saude/pt-br/composicao/saps/pics/recursos-teraupeticos.
6. Doria MCS, Lipp MEN, Silva DF. Acupunture effectiveness for stress symptoms. Psicologia: Ciência e Profissão. 2012;32(1):34-51.
7. Martini L, Cardoso M, Santos MC. Medicina tradicional chinesa no tratamento da obesidade. PortalBiocursos; 2012. [2025 Mar. 13]. Disponível em: http://portalbiocursos.com.br/ohs/data/docs/13/36_- _A_Medicina_Tradicional_Chinesa_no_Tratamento_da_Obesidade.pdf.
8. Oleson T. Auriculoterapia. Sistemas chino y occidental de acupuntura auricular. 3. ed. Buenos Aires: Editorial Médica Panamericana S.A. 2008.
9. Artioli DP, Tavares ALF, Bertolini GRF. Auriculoterapia: neurofisiologia, pontos de escolha, indicações e resultados em condições dolorosas musculoesqueléticas: revisão sistemática de revisões. BrJP, São Paulo. 2019;2(4):356-61.
10. Chantre P, Cappelaere A, Leblan D, Guedon D, Vandermander J, Fournie B. Efficacy and tolerance of Harpagophytum procumbens versus diacerhein in treatment of osteoarthritis. Phytomedicine. 2000;7(3):177-83. doi: 10.1016/S0944-7113(00)80001-X.
11. Leblan D, Chantre P, Fournié B. Harpagophytum procumbens in the treatment of knee and hip osteoarthritis. Four-month results of a prospective, multicenter, double-blind trial versus diacerhein. Joint Bone Spine. 2000;67(5):462-7.

12. Martim JKP, Maranho LT, Costa-Casagrande TA. Review: role of the chemical compounds present in the essential oil and in the extract of Cordia verbenacea DC as an anti-inflammatory, antimicrobial and healing product. J Ethnopharmacol. 2021;265:113300. doi: 10.1016/j.jep.2020.113300.
13. Cheleschi S, Tenti S, Seccafico I, Gálvez I, Fioravanti A, Ortega E. Balneotherapy year in review 2021: focus on the mechanisms of action of balneotherapy in rheumatic diseases. Environmental Science and Pollution Research. 2022;29(6):8054-73.
14. García-López H, García-Giménez MT, Obrero--Gaitán E, Lara-Palomo IC, Castro-Sánchez AM, Rey RR, et al. Effectiveness of balneotherapy in reducing pain, disability, and depression in patients with fibromyalgia syndrome: a systematic review with meta-analysis. Int J Biometeorol. 2024;68(10):1935-51. doi: 10.1007/s00484-024-02732-3.
15. Hilton L, Hempel S, Ewing BA, Apaydin E, Xenakis L, Newberry S, et al. Mindfulness meditation for chronic pain: systematic review and meta--analysis. Ann Behav Med. 2017;51(2):199-213. doi: 10.1007/s12160-016-9844-2.
16. Dal Farra F, Risio RG, Vismara L, Bergna A. Effectiveness of osteopathic interventions in chronic non-specific low back pain: a systematic review and meta-analysis. Complement Ther Med. 2021;56:102616. doi: 10.1016/j.ctim.2020.102616.
17. Vining R, Long CR, Minkalis A, Gudavalli MR, Xia T, Walter J, et al. Effects of chiropractic care on strength, balance, and endurance in active-duty U.S. military personnel with low back pain: a randomized controlled trial. J Altern Complement Med. 2020;26(7):592-601. doi: 10.1089/acm.2020.0107.
18. Medeiros GMDS, Sasso GTMD, Schlindwein AD. Resultados da reflexoterapia na dor lombar aguda da equipe de enfermagem: ensaio clínico randomizado controlado. BrJP. 2018;1:305-9.
19. Anheyer D, Haller H, Lauche R, Dobos G, Cramer H. Yoga for treating low back pain: a systematic review and meta-analysis. Pain. 2022;163(4):e504-17. doi: 10.1097/j.pain.0000000000002416.
20. Lopes JB, Veiga ABBD, Fagundes RCDS. A eficácia da aplicação da argila verde em padelistas com quadro de dores musculares crônicas. BrJP. 2024;7:e20240039.
21. Delfino MT, Medeiros GMDSD, Schlindwein AD. Argila medicinal verde no tratamento da dor lombar inespecífica: ensaio clínico. BrJP. 2020;3:213-6.
22. Thaler K, Kaminski A, Chapman A, Langley T, Gartlehner G. Bach flower remedies for psychological problems and pain: a systematic review. BMC Complement Altern Med. 2009;9:16. doi: 10.1186/1472-6882-9-16.
23. Howard J. Do bach flower remedies have a role to play in pain control? A critical analysis investigating therapeutic value beyond the placebo effect, and the potential of Bach flower remedies as a psychological method of pain relief. Complement Ther Clin Pract. 2007;13(3):174-83. doi: 10.1016/j.ctcp.2007.03.001.
24. Villemure C, Bushnell MC. Mood influences supraspinal pain processing separately from attention. J Neurosci. 2009;29(3):705-15. doi: 10.1523/JNEUROSCI.3822-08.2009.
25. Schweinhardt P, Bushnell MC. Pain imaging in health and disease-how far have we come? J Clin Invest. 2010;120(11):3788-97. doi: 10.1172/JCI43498.
26. Almeida NA. Desamparo em pacientes com dor lombar crônica: estudo psicanalítico e neurocientífico. São Paulo: Universidade de São Paulo, Instituto de Psicologia; 2018. doi: 10.11606/D.47.2018.tde-14112018-101323.
27. Pitilin EB, Sbardelotto T, Soares RB, Resende TC, Tavares D, Haag F, et al. Flower therapy in the evolution of childbirth and in the pain-anxiety-stress triad: quasi-experimental study. Acta Paul Enferm. 2022;35:eAPE02491.
28. Ernst E. Bach remédios florais: uma revisão sistemática de ensaios clínicos randomizados. Swiss Med Wkly. 2010;140(3334):w13079. [2025 Mar. 13]. Disponível em: https://smw.ch/index.php/smw/article/view/1167.
29. Rivas-Suárez SR, Águila-Vázquez J, Suárez-Rodríguez B, Vázquez-León L, Casanova-Giral M, Morales-Morales R, et al. Exploring the effectiveness of external use of bach flower remedies on carpal tunnel syndrome: a pilot study. J Evid Based Complementary Altern Med. 2017;22(1):18-24. doi: 10.1177/2156587215610705.
30. Ferraz GAR, Rodrigues MRK, Lima SAM, Lima MAF, Maia GL, Pilan CA Neto, et al. Is reiki or prayer effective in relieving pain during hospitalization for cesarean? a systematic review and meta-analysis of randomized controlled trials. Sao Paulo Med J. 2017;135(2):123-32. doi: 10.1590/1516-3180.2016.0267031116.
31. Barbosa GP, Silva DS, de Oliveira SL, Peres KDP, Torres JDPRV, Souza MS. Reiki como pratica integrativa e complementar: uma revisão integrativa. Revista Eletrônica Acervo Saúde. 2016;8(3):893-7.
32. SevgiÜnal Aslan K, Çetinkaya F. The effects of Reiki and hand massage on pain and fatigue

in patients with rheumatoid arthritis. Explore (NY). 2023;19(2):251-5. doi: 10.1016/j.explore.2022.06.006.
33. Utli H, Yağmur Y. The effects of reiki and back massage on women's pain and vital signs post-abdominal hysterectomy: a randomized controlled trial: the effects of reiki and back massage on women's pain and vital signs. Explore (NY). 2022;18(4):467-74. doi: 10.1016/j.explore.2021.07.004.
34. Assefi N, Bogart A, Goldberg J, Buchwald D. Reiki for the treatment of fibromyalgia: a randomized controlled trial. J Altern Complement Med. 2008;14(9):1115-22. doi: 10.1089/acm.2008.0068.
35. Bourscheidt MTR. Síndrome da fibromialgia: tratamento com terapia complementar técnica reiki. Revista Brasileira de Práticas Integrativas e Complementares em Saúde. 2015;4(4):91-101.
36. Olson K, Hanson J, Michaud M. A phase II trial of reiki for the management of pain in advanced cancer patients. J Pain Symptom Manage. 2003;26(5):990-7. doi: 10.1016/s0885-3924(03)00334-8.
37. Brasil. Ministério da Saúde. Portaria nº 971, de 03 de maio de 2006. Dispõe sobre a Política Nacional de Práticas Integrativas e Complementares (PNPIC) no Sistema Único de Saúde. Brasília: Ministério da Saúde; 2006.
38. Round R, Litscher G, Bahr F. Auricular acupuncture with laser. Evid Based Complement Alternat Med. 2013;1-22.
39. Oleson T. Auriculotherapy manual: chinese and western systems of ear acupuncture. Churchill Livingstone; 2014.
40. Acar HV, Cuvaş O, Ceyhan A, Dikmen B. Acupuncture and auriculotherapy in pain management. Current Pain and Headache Reports. 2013;17(4):318.
41. Usichenko TI, Lehmann C, Ernst E. Auricular acupuncture for postoperative pain control: a systematic review of randomised clinical trials. Anesthesia & Analgesia. 2007;104(5):1263-70.
42. Hsing YC, Lichun H. Comprehensive and systematic auricular diagnosis protocol. Medical Acupuncture. 2013;25(6):423-36.
43. Oleson TD, Kroening RJ, Bresler DE. An experimental evaluation of auricular diagnosis: the somatotopic mapping or musculoskeletal pain at ear acupuncture points. Pain. 1980;8(2):217-29.
44. Ruela LO, et al. Efetividade da auriculoterapia na dor de pessoas portadoras de câncer em tratamento quimioterápico: um ensaio clínico randomizado. Rev Esc Enferm USP. 2018;52(03402).
45. Souza MP. Tratado de auriculoterapia. Atlas; Look. 2012;358.
46. Alimi D, Rubino C, Pichard-Leandri E, et al. Efeito analgésico da acupuntura auricular para dor oncológica: um ensaio randomizado, cego e controlado. J Clin Oncol. 2003;21:4120-6. doi: 10.1200/JCO.2003.09.011.
47. Usichenko TI, Kuchling S, Witstruck T, et al. Acupuntura auricular para alívio da dor após cirurgia ambulatorial do joelho: um ensaio randomizado. CMAJ. 2007;176:179-83. doi: 10.1503/cmaj.060875.
48. Usichenko TI, Dinse M, Hermsen M, et al. Acupuntura auricular para alívio da dor após artroplastia total do quadril: um estudo controlado randomizado. Dor. 2005;114:320-7. doi: 10.1016/j.pain.2004.08.021.
49. Barker R, Kober A, Hoerauf K, et al. Acupressão auricular fora do hospital em pacientes idosos com fratura de quadril: um ensaio randomizado duplo-cego. Acad Emerg Med. 2006;13:19-23. doi: 10.1197/j.aem.2005.07.014.
50. Goertz CM, Niemtzow R, Burns SM, et al. Acupuntura auricular no tratamento de síndromes de dor aguda: um estudo piloto. Mil Med. 2006;171:1010-4. doi: 10.7205/milmed.171.10.1010.
51. Yeh CH, Chien L-C, Ren D, Suen LK-P. Auricular point acupressure as an adjunct analgesic treatment for cancer patients: a feasibility study. Pain Management Nursing. 2015;16(3):285-93. [2025 Mar. 13]. Disponível em: https://pubmed.ncbi.nlm.nih.gov/25439120/.
52. Moura CC. Ação da auriculoacupuntura em pessoas com dor crônica na coluna vertebral: ensaio clínico randomizado. Revista Latino-Americana de Enfermagem. 2018;26:e3050. [2025 Mar. 13]. Disponível em: https://www.scielo.br/j/rlae/a/b6yFZ4vcM54qm735xxc39kH/?format=pdf&lang=pt.
53. Brown, A. N., et al. (2023). Randomized controlled study in the use of aromatherapy for pain reduction and to reduce opioid use in the emergency department. Journal of Emergency Nursing, 49(6), 890-898. Recuperado em 13 de março de 2025, de https://www.mendeley.com/catalogue/0d7b9d10-3850-31f3-9032-a9e0e3262733/.
54. Smith LA, Oldman AD, McQuay HJ, Moore AR. Teasing apart quality and validity in systematic reviews: an example from acupuncture trials in chronic neck and back pain. Pain. 2000;86(1):119-32. [2025 Mar. 13]. Disponível em: http://content.wkhealth.com/linkback/openurl?sid=WKPTLP:landingpage&an=00006396- 200005010-00017.

55. Zhao HJ, Tan JY, Wang T, Jin L. Auricular therapy for chronic pain management in adults: a synthesis of evidence. Complement Ther Clin Pract. 2015; 21(2):68-78. doi: 10.1016/j.ctcp.2015.03.006.
56. Yuan J, Kerr D, Park J, Liu XH, McDonough S. Treatment regimens of acupuncture for low back pain- a systematic review. Complement Ther Med. 2008;16(5):295-304. [2025 Mar. 13]. Disponível em: https://linkinghub.elsevier.com/retrieve/pii/S0965229908000435.
57. Duff IT, Likar R, Perruchoud C, Kampusch S, Köstenberger M, Sator S, et al. Clinical efficacy of auricular vagus nerve stimulation in the treatment of chronic and acute pain: a systematic review and meta-analysis. Pain Ther. 2024;13(6):1407-27. doi: 10.1007/s40122-024-00657-8.
58. Pacheco VAP, Moraes FC. Aromaterapia e saúde integral. 2021.
59. Lehugeur D, Strapasson MR, Fronza E. Manejo não farmacológico de alívio da dor em partos assistidos por enfermeira obstétrica. Rev. Enferm. UFPE on line. 2017;4929-37.
60. Wolffenbuttel AN, Fogaça LZ, Schveitzer MC, Portella CFS, Ghelman R. Mapa de evidências sobre a efetividade clínica da aromaterapia: informe executivo. São Paulo: BIREME/OPAS/OMS; 2022.
61. Gnatta JR, Kurebayashi LFS, Turrini RNT, Silva MJP da. Aromaterapia e enfermagem: concepção histórico-teórica. Revista da Escola de Enfermagem da USP. 2016;50(1):127-33. doi: 10.1590/S0080-623420160000100017.
62. Lis-Balchin M. Aromatherapy science: a guide for healthcare professionals. Pharmaceutical Press. 2006.
63. Peana AT, D'Aquila PS, Panin F, Serra G, Pippia P. Moretti MDL. Anti-inflammatory activity of linalool and linalyl acetate constituents of essential oils. Phytomedicine. 2003;9(8):721-26.
64. Khanna R, MacDonald JK, Levesque BG. Peppermint oil for the treatment of irritable bowel syndrome: a systematic review and meta-analysis. J Clin Gastroenterol. 2014;48(6):505-12. doi: 10.1097/MCG.0b013e3182a88357.
65. Ali BH, Blunden G, Tanira MO, Nemmar A. Some phytochemical, pharmacological and toxicological properties of ginger (Zingiber officinale Roscoe): A review. Food and Chemical Toxicology. 2008;46(2):409-20.
66. Gobbo-Neto L, Lopes NP. Medicinal plants: factors of influence on the content of secondary metabolites. Química Nova. 2007;30(2):374-81.
67. Baudoux D. O grande manual de aromaterapia de Dominique Baudoux. Trad.: Mayra Corrêa e Castro. Belo Horizonte. Editora Lazslo; 2018.
68. Yim VW, Ng AK, Tsang HW, Leung AY. A review on the effects of aromatherapy for patients with depressive symptoms. J Altern Complement Med. 2009;15(2):187-95. doi: 10.1089/acm.2008.0333.
69. Göbel H, Heinze A, Heinze-Kuhn K, Göbel A, Göbel C. Oleum menthae piperitae (Pfefferminzöl) in der akuttherapie des kopfschmerzes vom spannungstyp [peppermint oil in the acute treatment of tension-type headache]. Schmerz. 2016;30(3):295-310. German. doi: 10.1007/s00482-016-0109-6.
70. Nasiri A, Mahmodi MA, Nobakht Z. Effect of aromatherapy massage with lavender essential oil on pain in patients with osteoarthritis of the knee: a randomized controlled clinical trial. Complement Ther Clin Pract. 2016;25:75-80. doi: 10.1016/j.ctcp.2016.08.002.
71. Lakhan SE, Sheafer H, Tepper D. The effectiveness of peppermint oil in the treatment of tension-type headache. Pain Medicine. 2016;17(6):1055-61.
72. Efe AD, Kutluturkan S, Korkmaz M. The effect of aromatherapy massage on knee pain and functional status in participants with osteoarthritis. Pain Manag Nurs. 2019;20(1):62-9. doi: 10.1016/j.pmn.2017.12.001.
73. Pehlivan S, Karadakovan A. Effects of aromatherapy massage on pain, functional state, and quality of life in an elderly individual with knee osteoarthritis. Jpn J Nurs Sci. 2019;16(4):50-458. doi:10.1111/jjns.12254.
74. Evans A, Malvar J, Garretson C, Kolovos EP. The use of aromatherapy to reduce chemotherapy-induced nausea in children with cancer: a randomized, double-blind, placebo-controlled trial. J Pediatr Oncology Nurs. 2018;35(6):392-8. doi: 10.1177/1043454218782133.
75. Mendes DS, Moraes FS, Lima GO, Silva PR, Cunha TA, Crossetti MGO, et al. Benefícios das práticas integrativas e complementares no cuidado de enfermagem. J Health NPEPS. 2019;4(1):302-18. doi: 10.30681/252610103452.
76. Efe EN, Tasci S. The effects of peppermint oil on nausea, Vomiting and retching in cancer patients undergoing chemotherapy: an open label quasirandomized controlled pilot study. Complement Ther Med. 2021;56:102587. doi: 10.1016/j.ctim.2020.102587.
77. Sites DS, Johnson NT, Miller JA, Torbush PH, Hardin JS, Knowles SS, et al. Controlled breathing with or without peppermint aromatherapy for postoperative nausea and/or

vomiting symptom relief: a randomized controlledtrial. J Perianesth Nurs. 2014;29(1):12-9. doi: 10.1016/j.jopan.2013.09.008.
78. Varkaneh ZK, et al. The effect of eucalyptus inhalation on pain and the quality of life in rheumatoid arthritis. Contemp Clin Trials Commun. 2022:29. doi: 10.1016/j.conctc.2022.100976.
79. Brown AN, et al. Randomized controlled study in the use of aromatherapy for pain reduction and to reduce opioid use in the emergency department. Journal of Emergency Nursing. 2023;49(6):890-8. [2025 Mar. 13]. Disponível em: https://www.mendeley.com/catalogue/0d7b9d10-3850-31f3-9032-a9e0e3262733/?utm_source=desktop&utm_medium=1.17.11&utm_campaign=open_ catalog&userDocumentId=%7Bef0f09d8-9b46-40bb-82e9-fad93bb5ed4d%7D.

Acupuntura

32

André Wan Wen Tsai

Marina Dourador Carneiro

INTRODUÇÃO

A Acupuntura é um dos tratamentos da Medicina Tradicional Chinesa (MTC), iniciado na China há milênios para promover a saúde e também precaver enfermidades.[1] Desde então, esse conhecimento se espalhou pelo mundo, sendo recomendada pela Organização Mundial de Saúde (OMS) após o reconhecimento da eficácia do tratamento para determinadas condições de saúde, desde 1979.[2,3] A Acupuntura envolve a estimulação de pontos específicos pelo uso de agulhas, estimulação elétrica, calor, digitopressão, magnetos e *laser* de potências variadas. Esses pontos compõem uma estrutura dinâmica formada por elementos envolvidos na transmissão e sensação de dor e de estímulos que podem ser interpretados como nocivos ou não, que são as terminações nervosas, mastócitos, vasos sanguíneos e inúmeros receptores; entre eles, os receptores de potencial transitório vaniloide do tipo 1 (TRPV1).[4] Decerto, a escolha desses pontos não é delimitada por sintomas isolados, mas por uma visão que integra diversas esferas, como as questões psicológicas as, biológicas e da relação com o ambiente em que o ser humano vivencia suas experiências de saúde e doença.[5]

É importante salientar que a MTC e a Medicina ocidental não se excluem, podendo atuar de melhor forma somando forças para que o melhor tratamento seja oferecido ao paciente. Por essa razão, é preciso que seja estabelecido o diagnóstico nosológico para avaliar quais serão os benefícios e limites de se adotar a terapia chinesa – podendo esta ser a principal ou complementar. Da mesma forma que os sintomas não podem ser vistos isoladamente, sobretudo em se tratando de dor, o tratamento também precisa ser abrangente e incluir tanto a subjetividade do indivíduo como a sensibilidade perceptiva do profissional.

Quando se trata de Medicina da Dor, a união das medidas convencionais de tratamento com a Acupuntura mostra-se benéfica para os pacientes por regular como a intensidade dos estímulos dolorosos é percebida pelo sistema nervoso central (SNC), bem como a percepção da dor pelo paciente. Dessa forma, sua associação com o uso de medidas farmacológicas tem as vantagens de reduzir a dose necessária dos medicamentos – e, por consequência, a intensidade dos efeitos colaterais –, reduzir o estresse associado ao tratamento e também os danos do uso excessivo de analgésicos por longos períodos. Com o avanço da ciência, os estudos sobre a prática milenar progrediram e esse ramo da MTC deixou de ser uma terapia tida como alternativa, pois há evidências científicas sobre sua validade. Sua prática deixou de ser justificada por relatos de casos isolados e passou a ser apoiada por metanálises e estudos clínicos randomizados controlados.[6] Essa terapia, que se tornou especialidade médica no Brasil em 1995, tem efeitos no SNC e também no sistema nervoso periférico por causar modificações na atividade nervosa e em zonas de conexão funcional cerebrais relacionadas com a analgesia e homeostase do organismo.[7]

Como todo tratamento, a Acupuntura tem indicações específicas nas quais será benéfico aplicá-la e também tem seus riscos principalmente quando aplicada por profissionais cujo treinamento foi insuficiente.[8]

FUNDAMENTOS

Cada sessão de tratamento pode durar de 20 a 40 minutos e são estimulados entre 5 e 20 pontos em uma sessão-padrão, realizada de uma a três vezes na semana, porém esses parâmetros são definidos a partir do diagnóstico e podem variar.[5] Uma vez que a singularidade de cada paciente é respeitada, o tempo das sessões, a frequência e a duração do tratamento vão sendo individualizados. O objetivo é alcançar um estado de completo bem-estar e completude para o paciente, considerada pela MTC o equilíbrio dinâmico da substância vital que flui pelo corpo humano, chamada de *Qi*.[9] A fim de que essa harmonia seja atingida, a causa do desequilíbrio é investigada a partir de três pilares: *Yin-Yang*; *Qi*; e os cinco elementos ou movimentos (Água, Fogo, Terra, Madeira e Metal).

Qi

Qi não deve ser traduzido e permeia todas as coisas do universo e conecta-as. De acordo com a MTC, Qi circula pelos meridianos descritos como canais do corpo humano e, quando há intercorrências nesse fluxo, acontece o adoecimento. Quando um ponto de Acupuntura é estimulado corretamente, acontece o fenômeno "De Qi", que é a chegada do *Qi* ao local. Isso gera uma sensação de choque, parestesia, dormência ou formigamento, podendo ou não se irradiar.[10]

Yin-Yang

O *Yin* e o *Yang* podem ser entendidos como opostos que se complementam e são usados para descrever tudo o que existe na natureza. O *Yin* simboliza o concreto, associa-se ao frio, à escuridão e à tranquilidade. O *Yang* simboliza o abstrato, impalpável, associa-se ao calor, à luz e à agitação.[11] Para a MTC, o equilíbrio dinâmico entre esses dois opostos é o que determina o estado de saúde do indivíduo.

Os cinco elementos

Os cinco elementos são compreendidos como constituintes fundamentais de tudo o que existe na natureza, como o *Yin-Yang*, e também como características de fases de um ciclo contínuo, igual às estações do ano. Eles são chamados de "terra", "Água", "Fogo", "Madeira" e "Metal". São correlacionados aos órgãos e vísceras[12] e servem para descrever estados de saúde e para entender a dinâmica fisiológica de cada ser humano.

Esses pilares são observados durante o exame do paciente e sistematizados de acordo com o método conhecido como "quatro procedimentos", que contemplam: inspeção; anamnese; olfação; e ausculta e palpação. Por fim, o diagnóstico é elaborado, e o tratamento é instituído.

MECANISMO DE AÇÃO

A Acupuntura age principalmente por meio da neuromodulação, atuando nas vias de transmissão e processamento da dor. O agulhamento dos pontos sensibiliza receptores presentes na pele e em todos os tecidos estimulados que enviam sinais para a medula espinhal por meio de neurônios aferentes e chegam até estruturas cerebrais.

O estímulo dos pontos de acupuntura ativa receptores locais das vias aferentes neuronais, especialmente as fibras do tipo A delta, que estimulam os interneurônios inibitórios do corno posterior da medula espinhal, resultando em analgesia. Além disso, ao ativar os pontos de Acupuntura a circulação sanguínea nesse local aumenta.[13]

Os principais mecanismos envolvidos na estimulação de pontos de Acupuntura localmente envolvem o trifosfato de adenosina (ATP) e os canais TRPV. Com relação ao SNC, acontece a modulação da ação de opioides, endocanabinoides, serotonina e noradrenalina. Dessa forma, o efeito analgésico é otimizado. Ademais, foi observada uma redução nas concentrações periféricas de prostaglandinas e de outras citocinas pró-inflamatórias por modular a ativação das glândulas suprarrenais pela hipófise.[14]

No caso da eletroacupuntura (EA), a frequência do estímulo determina a via que será ativada e aonde esse estimulo chegará. Frequências de 2 Hz a 4 Hz incitam a liberação de opioides endógenos (encefalina e betaendorfina) no nível da medula espinhal, do mesencéfalo e do hipotálamo, que interferem no funcionamento da hipófise. Frequências de 100 Hz atuam apenas na medula espinhal e estimulam a liberação das dinorfinas; tanto é assim que o uso de fármacos antagonistas de opioides (naloxona) inibe os efeitos da acupuntura.[15]

Estudos feitos em modelos animais demonstraram que a inflamação induzida em algum órgão visceral gera pontos de inflamação neurogênica na superfície da pele. Esses pontos coincidem com a localização clássica dos pontos de acupuntura. Quando esses locais específicos são estimulados, há maior eficácia terapêutica em relação ao estímulo de pontos que não foram afetados.[16]

Medula espinhal

A EA é capaz de limitar a atividade das células da glia pela redução dos níveis de quimiocina CX3CL1 (pró-inflamatória) e o aumento dos níveis da interleucina-10 (IL-10) (anti-inflamatória). Esse processo promove uma via de sinalização inativadora da micróglia espinal, astrócitos e oligodendrócitos. Essas células envolvem os neurônios e cooperam para a hiperalgesia. Em torno de 15 dias de tratamento já é possível observar diminuição da atividade de astrócitos e, em apenas 2 dias, já é possível notar redução da atividade da micróglia.[17] Nesse contexto, a Acupuntura reduz a inflamação e os fatores relacionados a respostas exacerbadas aos estímulos dolorosos, resultando em analgesia a curto e a longo prazo.

Cérebro

Imagens de ressonância magnética funcional do cérebro foram estudadas para avaliar as modificações que a Acupuntura por eletroestimulação gera e qual a relação disso com pontos específicos. As áreas do hipotálamo, tálamo, hipocampo e o córtex têm sua atividade aumentada, ao passo que as áreas adjacentes têm a atividade suprimida quando o ponto LI4 (localizado entre as bases do polegar e do indicador) é estimulado. O ponto PC6 potencializa a atividade do córtex e do tálamo, porém inibe o hipotálamo e o hipocampo.[18] Além de alterar o funcionamento dessas estruturas, também existe o efeito de direcionar o fluxo sanguíneo para certas regiões como o sistema límbico e estruturas subcorticais, aumentando a oxigenação destas.[19] Como o sistema límbico está intrinsecamente ligado à percepção da dor e à atribuição de significado a ela, a Acupuntura tem o potencial de reduzir o nível de sofrimento do doente.

Via descendente

A inibição da atividade do córtex citada anteriormente ativa os receptores opioides da porção rostral do córtex cingulado anterior, melhorando a analgesia. Os sistemas histaminérgico, dopaminérgico e noradrenérgico da substância cinzenta periaquidutal do mesencéfalo também são acionados, colaborando para a redução da sensação da dor.[20] O bulbo rostral ventromedial e o estímulo do ponto GB20 aumenta os níveis de serotonina nesse local, o que reduz a transmissão dos estímulos nociceptivos pelo corno dorsal da medula.[21]

EFEITOS ADVERSOS

A Acupuntura é considerada uma prática segura quando exercida por profissionais qualificados. Entretanto, existem relatos na literatura científica de complicações graves que põem em risco a vida. A princípio, há riscos inerentes a todo tipo de manuseio de materiais perfurocortantes como ferimentos, lacerações, sangramento e transmissão de doenças infectocontagiosas.

Existe também o risco de que pequenos fragmentos da agulha fiquem presos na pele, além do risco de lesão aos nervos, aumento da dor, parestesia, dermatite de contato, infecção por micro-organismos e até mesmo hemorragia em pacientes com predisposição ou em uso de medicamentos anticoagulantes.[22]

Os efeitos adversos mais sérios já relatados foram pneumotórax, pneumoperitôneo, tamponamento cardíaco, perfuração de órgãos e osteomielite.[23]

Os efeitos que não necessariamente foram causados pela Acupuntura, mas estão possivelmente relacionados, são ataques de asma, mal-estar geral, crise hipertensiva, hematoma, edema, tonturas, equimose, reação vasovagal.[24] O estado mental do paciente no momento da sessão também está relacionado a possíveis complicações como a reação vaso-vagal, especialmente nas primeiras sessões de pessoas com ansiedade e/ou medo de agulhas. Nesse caso, o paciente estará sudoreico, nauseado, relatando mal-estar e escurecimento da visão. Nesse contexto, o profissional deve, primeiramente, retirar as agulhas e, em seguida, o paciente deve assumir a posição de decúbito dorsal com os membros inferiores levantados acima da altura do coração. Também pode ser realizado o estímulo manual do ponto GV26 ou massagear vigorosamente o esterno. É importante lembrar que, muitas vezes, uma ativação do sistema nervoso parassimpático é desejável, como em tratamentos de hipertensão, taquicardia, entre outros, mas é preciso acompanhar o paciente para que não ocorram os sintomas, aqui descritos, da crise vaso-vagal.

Esses efeitos adversos podem ser evitados pelo uso de agulhas descartáveis, boa assepsia e pela capacitação adequada dos profissionais.

As contraindicações absolutas são escassas. Elas compreendem casos de neutropenia severa.[25] Em portadores de cardioversor desfibrilador implantável e/ou marca-passo, a EA não deve ser realizada; no entanto, a Acupuntura manual pode ser utilizada por não causar interferência no funcionamento desses dispositivos.[26] Ressalte-se que a inserção de agulhas em locais de infecções ativas ou com neoplasias deve ser contraindicada para evitar complicações.

Os casos em que é necessário ponderar o risco-benefício, porém não configuram contraindicações, são gestação, distúrbios de coagulação e uso de anticoagulantes. Na gestação, alguns pontos podem induzir as contrações do parto.[27] Já no caso dos distúrbios de coagulação, a ponderação deve ocorrer por conta do risco aumentado de hemorragias.[28]

INDICAÇÕES CLÍNICAS

Oncologia

De acordo com a Sociedade Americana de Oncologia Clínica (ASCO), a Acupuntura deve ser considerada para tratar a dor causada pelo próprio tumor, pelo tratamento e para a dor após o tratamento.[29] Esse tipo de terapia ajuda no combate aos efeitos colaterais dos medicamentos utilizados, como as náuseas, vômitos e a neuropatia periférica causados pela quimioterapia, e também ajuda no gerenciamento do estresse subjacente à doença, fadiga, ansiedade, dispneia e problemas do sono. Quatro anos depois, essa mesma sociedade reforçou os benefícios da prática principalmente nas dores articulares, gerais ou musculoesqueléticas, casos pós-cirúrgicos e pacientes tratados com inibidores de aromatase e tamoxifeno.[30]

Dor lombar

A Acupuntura produz alívio na dor lombar aguda e crônica e seus resultados já aparecem nos primeiros 7 dias de tratamento.[31] Ensaios clínicos e metanálises constataram que essa técnica é mais efetiva do que os tratamentos medicamentosos usuais que usam principalmente analgésicos não opioides.[32] Uma revisão de diretrizes dos países da Europa sobre os tratamentos de dor lombar e dor cervical evidenciou a existência de amplo consenso da recomendação do uso de terapias não farmacológicas, principalmente a Acupuntura, nessas condições.[33]

Osteoartrite de joelho

Nesses casos, a Acupuntura apresenta uma taxa de eficácia superior quando aliada ao tratamento conservador-padrão, que usa fisioterapia e anti-inflamatórios quando comparada ao tratamento conservador-padrão isolado.[34] Dessa forma, é vantajoso que o paciente receba os dois tipos de tratamento para poder alcançar os melhores resultados possíveis. Considerando-se também que esta é uma doença crônica, quanto mais medidas não farmacológicas puderem ser usadas para otimizar o tratamento, melhor serão os resultados a longo prazo.

Enxaqueca

Um estudo clínico randomizado apontou que a Acupuntura tem eficácia equivalente à do tratamento medicamentoso no quesito prevenção de crises. Em relação ao grupo que não recebeu nenhum tratamento, os pacientes que receberam a acupuntura apresentaram menos dias com dor.[35]

Dismenorreia

Uma revisão sistemática com metanálise mostrou que a Acupuntura é superior na redução das dores associadas ao período menstrual em comparação ao uso de anti-inflamatórios não esteroides (AINEs) e ao grupo sem tratamento.[36] Não só a Acupuntura manual mostrou-se efetiva, mas também a autoacupressão orientada por um aplicativo de *smartphone* mostrou benefícios quando usada em conjunto com o cuidado habitual e grande adesão.[37] Nesse estudo, também foi percebido que houve redução na quantidade de dias em que as pacientes sentiram dor e também na quantidade de vezes que recorreram ao uso de medicações. Além disso, a eficácia aumentou ao longo do tempo. Também há evidências de que a acupuntura é útil no tratamento de sintomas menstruais relacionados à endometriose nos quesitos redução da intensidade e duração da dor, bem como a melhora no bem-estar.[38] Desse modo, a Acupuntura e a acupressão mostram-se medidas apropriadas no manejo das dores associadas ao período menstrual não só pela eficácia, mas também pelo baixo custo e pela possibilidade de adesão ao tratamento ser alta.

Síndrome do intestino irritável

Existem evidências clínicas do alívio dos sintomas da síndrome do intestino irritável usando a Acupuntura como tratamento. Além de reduzir a intensidade dos sintomas, como as alterações do hábito intestinal, também reduz o nível de dor abdominal.[39] Levando-se em consideração que essa síndrome tem forte relação com o estado emocional do paciente e que a Acupuntura ajuda a reduzir a ansiedade, esse tipo de abordagem atua tanto nos fatores desencadeantes de crises como nos sintomas, fato que embasa sua indicação clínica.

Fibromialgia

A Acupuntura mostrou-se eficaz no tratamento da dor e na melhora da qualidade de vida dos indivíduos portadores de fibromialgia. Uma metanálise de estudos randomizados mostrou que esse tipo de terapia mostra resultados satisfatórios mesmo quando aplicada isoladamente, e também não houve efeitos adversos severos nos estudos clínicos analisados.[7] Ela é útil tanto no manejo da dor como no dos outros sintomas associados à doença como fadiga e ansiedade.[40]

Dor pós-operatória

Os pacientes em cuidados pós-cirúrgicos tendem a ser tratados com analgésicos opioides, os quais podem causar dependência e tolerância com o uso a longo prazo. Quando a Acupuntura é aplicada nesses casos, a dor relatada pelos pacientes é menor e o uso de opioides também, pelo efeito modulador que a Acupuntura tem sobre a dor e por ativar o sistema inibitório desta.[41] Além disso, ao se associar esse tipo de tratamento no manejo do paciente pós-cirúrgico, há redução nos sintomas comumente relatados nesse período, como náuseas, vômitos, melhora da analgesia e redução do tempo necessário para recuperar a função intestinal.[42]

Dor no parto

A Acupuntura utilizada para tratar as dores associadas ao parto normal mostrou resultados positivos. Ela está associada a menor necessidade do uso de medicamentos, aumento da satisfação em relação ao controle da intensidade da dor e a uma experiência mais positiva.[43]

Dor miofascial

Na síndrome dolorosa miofascial, a Acupuntura é aplicada principalmente nos pontos-gatilho, que estão nas bandas musculares tensas. O seu efeito inicia-se no momento da aplicação e é uma técnica de baixo custo. Ela reduz a intensidade da dor e reduz a necessidade de medicamento.[44] Essa técnica é uma intervenção mecânica que cessa a disfunção muscular que causa dor e contração, mesmo quando não é acompanhada da injeção intramuscular de substâncias analgésicas.[45]

Disfunção temporomandibular

A Acupuntura é efetiva no tratamento da disfunção temporomandibular por aliviar a tensão na musculatura. Seu efeito é comparável ao uso da placa oclusal e ao uso de medicamentos.[46] Ela é uma medida que pode ser usada como emergência para aliviar a dor do paciente e também no tratamento a longo prazo e pode ser associada a outras terapias, se necessário.

MICROSSISTEMAS

Reflexologia

Nesse tipo de tratamento, áreas específicas dos pés e das mãos são tidas como correspondentes de outros órgãos e glândulas do corpo humano. Assim, a estimulação dessas áreas utilizando técnicas de aplicação de pressão promove mudanças fisiológicas no organismo que melhoram a sintomatologia de diversas doenças. Ela promove o relaxamento e a redução da dor, o que melhora a qualidade de vida dos pacientes.[47]

Acupuntura escalpeana

Esse procedimento terapêutico consiste na inserção de agulhas em áreas específicas do couro cabeludo para tratar a dor. Nesse contexto, a modulação acontece fundamentalmente no SNC.[48] Seu uso se dá principalmente em condições dolorosas associadas aos músculos da face,[46] mas também é aplicada na reabilitação em pacientes pós-acidente vascular cerebral.[49]

Auriculoterapia

Essa técnica é uma das variações da Acupuntura com maior aceitação dos pacientes por não envolver necessariamente o uso de agulhas, sendo comum, em vez destas, o uso de sementes. Ela parte do princípio de que a orelha simboliza um feto de cabeça para baixo. Sua utilização se dá em casos de cefaleia, lesões por esforço repetitivo, lombociatalgia, dor no ombro, artroses, fibromialgia e dismenorreia.[50]

Referências bibliográficas

1. Lu HC HO. The yellow emperor's book of acupuncture. The Academy of Oriental Heritage; 1973.
2. White A, Ernst E. A brief history of acupuncture. Rheumatology (Oxford). 2004;43(5):662-3.
3. Bland J. Acupuncture. 1979:2-30.
4. Yang XY, Shi GX, Li QQ, Zhang ZH, Xu Q, Liu CZ. Characterization of deqi sensation and acupuncture effect. ed. 2013, Evidence-based Complementary and Alternative Medicine; 2013.
5. Kaptchuk TJ. Acupuncture: theory, efficacy, and practice. 2002. [2025 Fev. 11]. Disponível em: www.annals.org.
6. Stephan AS. Acute pain management: scientific evidence. 2020.
7. Zhang X chang, Chen H, Xu W tao, Song Y yang, Gu Y hui, Ni G xia. Acupuncture therapy for fibromyalgia: a systematic review and meta-analysis of randomized controlled trials. J Pain Res. 2019;12:527-42.
8. Vickers A. Acupuncture: qual saf health care. 2002;11(1):92-7.
9. Birch S, Sherman K. Zhong Yi. Acupuncture and low-back pain: traditional chinese medical acupuncture differential diagnoses and treatments for chronic lumbar pain. The Journal of Alternative and Complementary Medicine. 1999;5(5):415-25.
10. MacPherson H, Asghar A. Acupuncture needle sensations associated with de qi: a classification based on experts' ratings. The Journal of Alternative and Complementary Medicine. 2006;12(7):633-7.
11. MAciocia G. the foundations of chinese medicine. Churchill Livingstone; 1989.
12. Ross J. Zang fu: the organ systems of traditional Chinese; 1985.
13. Carlsson C. Acupuncture mechanisms for clinically relevant long-term effects – reconsideration and a hypothesis. Acupuncture in Medicine. 2002;20(2-3):82-99.
14. Lin JG, Kotha P, Chen YH. Understandings of acupuncture application and mechanisms. 2022. [2025 Fev. 11]. Disponível em: https://www.ncbi.nlm.nih.gov/pmc/articles/PMC8991130/.
15. Ulett GA, Han J, Han S. Traditional and evidence-based acupuncture; 1998.
16. Kim DH, Ryu Y, Hahm DH, Sohn BY, Shim I, Kwon OS, et al. Acupuncture points can be identified as cutaneous neurogenic inflammatory spots. Sci Rep. 2017;7(1):15214.
17. Zhang S, Wang X, Yan CQ, Hu SQ, Huo JW, Wang ZY, et al. Different mechanisms of contralateral- or ipsilateral-acupuncture to modulate the brain activity in patients with unilateral chronic shoulder pain: a pilot fmri study. J Pain Res. 2018;11:505-14.
18. Ho TJ, Duann JR, Chen CM, Chen JH, Shen WC, Lu TW, et al. Carryover effects alter fmri

statistical analysis in an acupuncture study. Am J Chin Med (Gard City N Y). 2008;36(01):55-70.
19. Li Y, Zheng H, Witt CM, Roll S, Yu S guang, Yan J, et al. Acupuncture for migraine prophylaxis: a randomized controlled trial. Can Med Assoc J. 2012;184(4):401-10.
20. Murotani T, Ishizuka T, Nakazawa H, Wang X, Mori K, Sasaki K, et al. Possible involvement of histamine, dopamine, and noradrenalin in the periaqueductal gray in electroacupuncture pain relief. Brain Res. 2010;1306:62-8.
21. Ma Y, Dong M, Zhou K, Mita C, Liu J, Wayne PM. Publication Trends in acupuncture research: A 20-year bibliometric analysis based on pubmed. PLoS One. 2016;11(12):e0168123.
22. Lao L, Hamilton GR, Fu J, Berman BM. Is acupuncture safe? A systematic review of case reports. Altern Ther Health Med. 2003;9(1):72-83.
23. White A, Hayhoe S, Hart A, Ernst E. Adverse events following acupuncture: prospective survey of 32 000 consultations with doctors and physiotherapists. BMJ. 2001;323(7311):485-6.
24. Lin JG, Lo MW, Wen YR, Hsieh CL, Tsai SK, Sun WZ. The effect of high and low frequency electroacupuncture in pain after lower abdominal surgery. Pain. 2002;99(3):509-14.
25. Filshie J. Safety aspects of acupuncture in palliative care. Acupuncture in Medicine. 2001;19(2):117-22.
26. Lau E, Birnie D, Lemery R, Tang A, Green M. Acupuncture triggering inappropriate ICD shocks. Europace. 2005;7(1):85-6.
27. Smith CA, Crowther CA, Grant SJ. Acupuncture for induction of labour. Cochrane database of systematic reviews. Chichester, UK: John Wiley & Sons; 2013.
28. Kwon CY, Lee B. Clinical effects of acupressure on neck pain syndrome (nakchim): a systematic review. Integr Med Res. 2018;7(3):219-30.
29. Lyman GH, Greenlee H, Bohlke K, Bao T, DeMichele AM, Deng GE, et al. Integrative therapies during and after breast cancer treatment: ASCO endorsement of the sio clinical practice guideline. Journal of Clinical Oncology. 2018;36(25):2647-55.
30. Mao JJ, Ismaila N, Bao T, Barton D, Ben-Arye E, Garland EL, et al. Integrative medicine for pain management in oncology: society for integrative oncology– ASCO Guideline. Journal of Clinical Oncology. 2022;40(34):3998-4024.
31. Amaral LKB, Souza MB, Campos MGM, Mendonça VA, Bastone A, Pereira LSM, et al. Efficacy of conservative therapy in older people with nonspecific low back pain: a systematic review with meta-analysis and GRADE recommendations. Arch Gerontol Geriatr. 2020;90:104177.
32. Rubinstein SM, van Middelkoop M, Kuijpers T, Ostelo R, Verhagen AP, de Boer MR, et al. A systematic review on the effectiveness of complementary and alternative medicine for chronic non-specific low-back pain. European Spine Journal. 2010;19(8):1213-28.
33. Corp N, Mansell G, Stynes S, Wynne-Jones G, Morsø L, Hill JC, et al. Evidencebased treatment recommendations for neck and low back pain across Europe: a systematic review of guidelines. ed. 25, European Journal of Pain (United Kingdom). Blackwell Publishing; 2021:275-95.
34. Scharf HP, Mansmann U, Streitberger K, Witte S, Krämer J, Maier C, et al. Acupuncture and knee osteoarthritis. Revista Internacional de Acupuntura. 2007;1(1):41-2.
35. Linde K, Streng A, Jürgens S, Hoppe A, Brinkhaus B, Witt C, et al. Acupuncture for patients with migraine. JAMA. 2005;293(17):2118.
36. Woo HL, Ji HR, Pak YK, Lee H, Heo SJ, Lee JM, et al. The efficacy and safety of acupuncture in women with primary dysmenorrhea. Medicine. 2018;97(23):e11007.
37. Blödt S, Pach D, Eisenhart-Rothe S von, Lotz F, Roll S, Icke K, et al. Effectiveness of app-based self-acupressure for women with menstrual pain compared to usual care: a randomized pragmatic trial. Am J Obstet Gynecol. 2018;218(2):227.e1-227.e9.
38. Li PS, Peng XM, Niu XX, Xu L, Hung Yu Ng E, Wang CC, et al. Efficacy of acupuncture for endometriosis-associated pain: a multicenter randomized singleblind placebo-controlled trial. Fertil Steril. 2023;119(5):815-23.
39. Yang Y, Rao K, Zhan K, Shen M, Zheng H, Qin S, et al. Clinical evidence of acupuncture and moxibustion for irritable bowel syndrome: a systematic review and meta-analysis of randomized controlled trials. Front Public Health. 2022;10.
40. Vas J, Modesto M, Aguilar I, Santos-Rey K, Benítez-Parejo N, Rivas-Ruiz F. Effects of acupuncture on patients with fibromyalgia: study protocol of a multicentre randomized controlled trial. Trials. 2011;12(1):59.
41. Wu MS, Chen KH, Chen IF, Huang SK, Tzeng PC, Yeh ML, et al. The Efficacy of acupuncture in post-operative pain management: a systematic review and meta-analysis. PLoS One. 2016;11(3):e0150367.
42. Shah S, Godhardt L, Spofford C. Acupuncture and postoperative pain reduction. Curr Pain Headache Rep. 2022;26(6):453-8.
43. Smith CA, Collins CT, Levett KM, Armour M, Dahlen HG, Tan AL, et al. Acupuncture or acupressure for pain management during labour.

Cochrane database of systematic reviews. John Wiley and Sons; 2020.

44. Li X, Wang R, Xing X, Shi X, Tian J, Zhang J, et al. Acupuncture for myofascial pain syndrome: a network meta-analysis of 33 randomized controlled trials. Pain Physician. 2017;20(6):E883-902.
45. Borg-Stein J. Treatment of fibromyalgia, myofascial pain, and related disorders. Phys Med Rehabil Clin N Am. 2006;17(2):491-510.
46. Peixoto KO, da Silva Bezerra A, Melo RA, de Resende CMBM, de Almeida EO, Barbosa GAS. Short-Term effect of scalp acupuncture on pain, sleep disorders, and quality of life in patients with temporomandibular disorders: a a randomized clinical trial. Pain Medicine. 2021;22(4):905-14.
47. Greenlee H, Neugut AI, Falci L, Hillyer GC, Buono D, Mandelblatt JS, et al. Association between complementary and alternative medicine use and breast cancer chemotherapy initiation. JAMA Oncol. 2016;2(9):1170.
48. Wise S, Lorenc A. Anatomical and clinical characteristics of scalp acupuncture systems: a scoping review and synthesis. J Acupunct Meridian Stud. 2023;16(5):159-75.
49. Hsing WT, Imamura M, Weaver K, Fregni F, Azevedo Neto RS. Clinical effects of scalp electrical acupuncture in stroke: a sham-controlled randomized clinical trial. The Journal of Alternative and Complementary Medicine. 2012;18(4):341-6.
50. Silvério-Lopes S, Seroiska MA. Auriculoterapia para analgesia: analgesia por acupuntura. Omnipax; 2013:1-22.

Nutrição e Dor

33

Luiza Azevedo Santa Barbara
Bruno Felipe Pereira da Costa
Simone Chaves de Miranda Silvestre
Ana Flávia Paulino Silva

DEFINIÇÕES

A dor crônica (DC) impacta de maneira significativa o bem-estar emocional e físico dos pacientes e pode ser definida como dor persistente que dura mais de 3 meses, surgindo a partir de variadas etiologias.[1] Configura-se, pois, como uma dor debilitante e prevalente com impactos no individuo e na sociedade como um todo uma vez que afeta potencialmente a vida dos pacientes, causando-lhes sofrimento emocional e incapacidade funcional.[2]

Visando reduzir os impactos da DC, a abordagem integral do indivíduo mostra-se fundamental por centralizar o cuidado no paciente, incentivando a adoção de medidas preventivas e curativas para a melhora da dor, otimizando o seu tempo de vida plenamente produtivo. Uma parte importante dessa abordagem se baseia em mudanças no estilo de vida. O foco está em promover estratégias ativas para promoção de mudanças biopsicossociais, sendo capaz de transformar suas experiências de dor com uma ótima positiva. Como parte dessas estratégias, é imprescindível abordar dieta, saúde mental, sono e mobilidade a fim de que se melhore a qualidade de vida do portador de dor crônica.[3] De maneira contrária, a obesidade, sobrepeso ou a desnutrição e dietas carentes em nutrientes, associadas ao tabagismo e a altos níveis de estresse, impactam negativamente a evolução da nocicepção.[2]

Uma dieta rica em nutrientes é um dos pilares de uma vida saudável e usada como prevenção e tratamento para uma série de doenças. Seguir uma dieta equilibrada e rica em nutrientes acarreta inúmeros benefícios à saúde, incluindo a melhora da função imunológica, controle do peso corpóreo, além da prevenção de doenças.[1] Em contrapartida, uma dieta que contempla excesso de alimentos industrializados e processados, uma pobre ingestão de nutrientes e o consumo em excesso de sal, açúcar, gorduras saturadas e hidrogenadas associam-se a maior risco de desenvolvimento de condições crônicas como diabetes, doenças cardiovasculares e obesidade.[1]

INFLAMAÇÃO E DOR CRÔNICA

A inflamação é um processo biológico comum que ocorre em resposta a um dano tecidual, lesão química ou infecção. Ela é causada a partir da migração das células imunes dos vasos sanguíneos e a liberação de mediadores no local lesado, configurando-se como um meio de alerta capaz de recrutar leucócitos e outros mecanismos de defesa do corpo humano a fim de evitar danos maiores aos tecidos.[4] A partir desse processo, há recrutamento de células inflamatórias, liberação de citocinas pró-inflamatórias e espécies reativas de oxigênio. Entre as citocinas liberadas, podemos citar as interleucinas (IL) 1, 2, 6, fator de necrose tumoral alfa (TNF-α) e o interferon gama (IFN-y). Todo esse processo ocorre com duas finalidades: erradicar os patógenos; e recompor os tecidos lesados.[5]

Quando essa inflamação se manifesta de forma sistêmica, pode estar associada à dor crônica e a várias outras condições adicionais que impactam tanto a saúde física como a mental dos pacientes. Essa condição pode influenciar a doença crônica em várias dimensões, afetando o tecido conjuntivo e o nervoso.[3]

Além disso, a ingesta deficiente de micronutrientes, como ácidos graxos ômega-3, vitaminas B1, B3, B6, B12 e D, magnésio, zinco e β-caroteno, pode ser associada à dor neuropática ou crônica.[2]

Inflamação, hiperinsulinemia e dor crônica

A escolha alimentar influencia de forma complexa a regulação da inflamação sistêmica. Os mecanismos metabólicos relacionados à hiperglicemia pós-prandial e aos aumentos frequentes e prolongados nos níveis de insulina no plasma sanguíneo, induzidos pela ingestão de alimentos, podem desencadear o processo inflamatório.[2]

É estimado que os alimentos processados e ultraprocessados, ricos em gorduras hidrogenadas, saturadas e em açúcares, representem um terço da dieta média americana. Estudos mostram que o consumo médio anual de açúcar nos Estados Unidos varia entre 30 kg a 60 kg, enquanto o de farinha refinada pode chegar a 55 kg a 65 kg por ano. Esses alimentos de alto índice glicêmico geram picos de insulina no sangue e são conhecidos por favorecer compulsão alimentar. Assim, há aumento de ingestão calórica e de irritabilidade e possível promoção de um microambiente mais propício à inflamação.[6] Ainda, alimentos processados promovem redução do pH sanguíneo, diminuindo a concentração de produtos provenientes de diversas reações enzimáticas fisiológicas. Essas alterações propiciam ainda mais a ocorrência da dor crônica uma vez que promovem inflamação sistêmica a partir da redução da ação dos processos enzimáticos naturais que promovem a homeostase.[6]

A dieta ocidental se baseia em alimentos de alto índice glicêmico como grãos refinados, açúcares, carne processada e baixa ingesta de vegetais e frutas. A partir disso, vê-se que a ingestão excessiva desses alimentos colabora para o estresse oxidativo e inflamação uma vez que altera o fator nuclear kappa b (NF-kβ), responsável por regular a transcrição de genes variados que codificam citocinas pró-inflamatórias[5]. Além disso, há geração de óxido nítrico (NO) a partir dos picos excessivos da glicose pós-prandial, resultando na produção de peroxinitrito, uma molécula pró-oxidante potente e de longa duração. Além disso, a ingestão de grandes quantidades de açúcares simples eleva os níveis de proteína C-reativa (PCR), IL-6, E-selectina, molécula de adesão celular vascular solúvel-1, entre outros marcadores inflamatórios que colaboram para uma inflamação sistêmica e consequente aumento da dor crônica.[5]

Pode-se observar a manifestação da nocicepção por meio do sistema nervoso central (SNC), uma vez que a inflamação sistêmica também se manifesta como neuroinflamação.[2] As células da neuraglia, mediadoras desse processo, ativam-se por meio das dietas densas em açúcares e pobres em nutrientes, por meio de estresse oxidativo, inflamação periférica e até mesmo alterações no eixo intestino-cérebro. Assim, o SNC se sensibiliza e contribui ainda mais com o processo álgico.[2]

Respeitando-se a premissa do cuidado integral do paciente, dietas que priorizem alimentos com baixo teor glicêmico, em detrimento de alimentos com alto índice glicêmico, melhoram o bem-estar dos indivíduos, protegendo-os da diminuição do pH enzimático, do estresse oxidativo, do excesso de citocinas inflamatórias, entre outros fatores que promovem a diminuição do bem-estar e aumentam a vulnerabilidade do paciente à dor crônica.

Aumento da hemoglobina glicada na dor crônica generalizada

A hemoglobina glicada (HbA1C) ou hemoglobina A1C é um teste clínico amplamente utilizado para estimar a média de glicemia e diagnóstico de diabetes *mellitus* (DM). É útil na prática clínica porque não requer jejum prévio. Em adultos, os níveis de HbA1C acima de 6,5% em duas ocasiões são critérios de diagnóstico para diabetes e os níveis de HbA1C entre 5,7% e 6,4% para pré-diabetes.[7] A hemoglobina formada nas hemácias do sangue entra na circulação ligada a poucas moléculas de glicose. Porém, as células vermelhas são conhecidas por sua permeabilidade à glicose. Logo, se a glicose sanguínea se eleva de maneira transitória, há a formação de aldiminas (glicose ligada a grupos amino disponíveis), proporcionais à concentração de glicose.[7] Essa reação é reversível. Entretanto, a formação recorrente de cetoaminas é irreversível, mantendo a glicose ligada à amina ao longo de sua vida útil. Quando a hemoglobina é glicada, o seu grau de glicação reflete a exposição média das células vermelhas à glicose ao longo da meia-vida da hemoglobina no sangue, que é de aproximadamente 60 dias[8] (Tabela 1).

O paciente com diagnóstico de DM2 apresenta hiperglicemia consequentemente à perda progressiva de secreção de insulina das células beta e a resistência à insulina.[8] Em razão dessa condição, há elevação de citocinas inflamatórias como IL-6, PCR, entre outras, colaborando para a inflamação sistêmica. Além disso, ocorre intensificação do estresse oxidativo celular em virtude de alteração do NF-kβ. O conjunto dessas alterações acarreta manutenção da dor crônica, a qual deriva do espectro inflamatório para se manifestar e se agravar.[2] A orientação e o acompanhamento dietético para pacientes diagnosticados com dor crônica, diabetes ou ambos, com o objetivo de controle glicêmico, são dois dos pontos-chave para a compensação e o tratamento do quadro. Essa orientação baseia-se na limitação da ingestão de carboidratos simples ou açúcares, principalmente os refinados, priorizando uma alimentação rica em fibras, verduras, legumes, carnes magras e óleos insaturados, promovendo, também, perda de peso nos pacientes que apresentam um índice de massa corporal ou composição corporal com alto teor de gordura.

Tabela 1 – Níveis de A1C e glicemia

Nível de A1C (percentual):	Equivalente do nível médio de açúcar no sangue nos últimos 2 a 3 meses, aproximadamente	
	mg/dL	(mmol/L)
5	97	5,4
6	126	7
7	154	8,6
8	183	10,2
9	212	11,8
10	240	13,3
11	269	15
12	298	16,5
13	326	18,1
14	355	19,7

A1C: hemoglobina glicada.

Fonte: Adaptada de Inzucchi S, Lupsa B, 2023.

Sarcopenia e dor crônica

A sarcopenia é a perda de massa muscular e queda na qualidade e função musculares. Essa condição, evidenciada, a princípio, em idosos e que atualmente está relacionada à inflamação crônica associada às alterações supracitadas, pode ser consequência de distúrbios que envolvem outros sistemas orgânicos diabetes *mellitus* tipo 2 (DM2) e doenças cardiovasculares, câncer e obesidade.[9]

O músculo esquelético é importante no metabolismo da glicose induzido pela insulina. A perda de massa muscular esquelética, juntamente com o acúmulo de gordura dentro dos músculos, resulta em prejuízos na função contrátil muscular e em anormalidades metabólicas. Esses fatores estão associados a diversas patologias, influenciadas por estresse oxidativo, citocinas inflamatórias, disfunção mitocondrial, resistência à insulina e inatividade física.[10] Esses mesmos fatores, como já mencionado, são responsáveis por promover a inflamação sistêmica e a manutenção e o potencial agravo da dor crônica.

Em um estudo realizado com camundongos, percebeu-se que a injeção de IL-6 na musculatura dos animais foi responsável por causar atrofia e aumento do catabolismo proteico. Concluiu-se que a exposição a esses agentes predispõe o individuo a maior fragilidade. Essa IL-6 é uma das citocinas inflamatórias que se elevam com a hiperglicemia promovida pela alimentação rica em açúcares e alimentos processados.[11]

Sabemos que a sarcopenia é mais prevalente em idosos com dor crônica em comparação àqueles idosos que não apresentam quadros de dor e também que existe uma correlação positiva entre dor crônica e o aumento do risco de sarcopenia. Mecanismos como inflamação crônica e atividade física reduzida foram apontados como possíveis causas dessas relações. Contudo, é importante ressaltar que os mecanismos de relação entre a sarcopenia e a dor crônica ainda não são completamente elucidados e mais estudos nessa área são necessários[12] (Figura 1).

Síndrome metabólica e dor

A síndrome metabólica (Met-S) é a condição em que se observa acúmulo excessivo de gordura visceral associado à hiperglicemia em jejum, níveis alterados de lipídios e pressão arterial elevada, predispondo o indivíduo a doenças cardiovasculares, DM2 e câncer. Entre suas principais causas, está o aumento da resistência à insulina (RI) que acarreta uma hiperinsulinemia compensatória, suprimindo a glicogênese e acelerando a degradação proteica. Além disso, esse processo aumenta a quantidade de miostatina, que reduz o musculoesquelético e induz sarcopenia.[10]

A proteína 1c de ligação ao elemento regulador de esterol (SREBPs) é responsável por regular enzimas ativas no processo de síntese de colesterol, ácidos graxos e triglicérides. De acordo com descobertas recentes, a atividade das SREBPs é regulada pelos metabólitos de vitamina D presentes no corpo humano. Contudo, a RI altera o seu funcionamento, causando o aumento de sua expressão. Esse descontrole acarreta o aumento da oferta de ácidos graxos livres circulantes e alteração do transporte de triglicerídeos

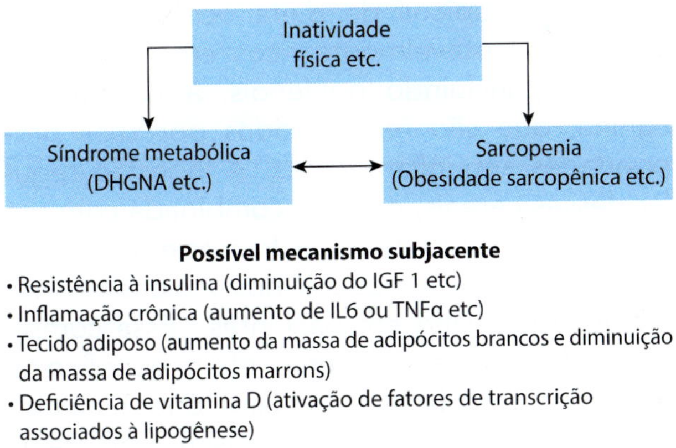

Figura 1 – Correlação entre a síndrome metabólica e a sarcopenia.

IGF: fator de crescimento semelhante à insulina; NAFLD: doença hepática gordurosa não alcoólica (DHGNA).

Fonte: Nishikawa H, *et al.*, 2021.

a partir da inibição da β-oxidação. Por fim, esse processo culmina em acúmulo de triglicerídeos no indivíduo, contribuindo para o agravamento da Met-S.[10]

No corpo humano, o tecido adiposo pode ser dividido em parte branca e marrom. As células que compõem a parte branca são responsáveis por armazenar o excesso de energia que o corpo não pode utilizar como triglicerídeos, e as células marrom atuam na redução da gordura, consumindo energia. No paciente obeso e com Met-S, os adipócitos brancos são hipertróficos e hiperplásicos e penetrados por macrófagos inflamatórios. A partir disso, tem-se o aumento da produção de moléculas inflamatórias sistêmicas. O tecido adiposo, então, torna-se responsável por produzir citocinas inflamatórias, como TNF-α, IL-6 e PCR, afetando ainda mais a resistência à insulina e reduzindo a síntese de proteína muscular.[10] Com essa quantidade de mediadores inflamatórios presentes nas células e a inflamação sistêmica acarretada, mais uma vez há o estímulo da nocicepção.[13]

DIETA ANTI-INFLAMATÓRIA NO COMBATE À DOR CRÔNICA

Estudos atuais identificaram que algumas escolhas alimentares têm a capacidade de auxiliar o alívio da nocicepção por conta de componentes antioxidantes e anti-inflamatórios. Esses mesmos estudos demonstraram que a dor crônica pode ser diminuída a partir de dietas com ingestão de gorduras insaturadas, frutas, legumes e vegetais. É possível inferir, assim, que fatores de estilo de vida e escolhas alimentares influenciam mais a ocorrência, manutenção e até mesmo a percepção da dor.[2]

A alimentação é composta por macronutrientes que são os carboidratos, proteínas e lipídios, responsáveis por fornecer ao corpo substrato energético, estrutura, substrato para síntese de hormônios, além de terem papéis-chave nos processos anabólicos. Outros componentes de uma alimentação adequada são os micronutrientes: vitaminas e minerais, muitos com funções antioxidantes, presentes em frutas, vegetais, leguminosas e oleaginosas.

O consumo adequado, conforme as recomendações diárias para cada faixa etária e sexo de alimentos ricos nessas substâncias, pode, portanto, ser benéfico à saúde uma vez que elas são capazes de neutralizar os radicais livres e atuar na prevenção de várias doenças.

Entre os micronutrientes, estão os flavonoides, compostos fenólicos que protegem as células contra radicais livres, com efeito considerável nas funções do sistema imunológico e nas células inflamatórias. Seus efeitos antioxidantes promovem redução na expressão de NO, ciclo-oxigenase (COX) e lipoxigenase na célula, inibindo a formação de um processo inflamatório.[12]

É importante considerar que uma dieta saudável também pode ter efeito de dessensibilização no SNC, principalmente por seus componentes com efeitos anti-inflamatórios.[14] Visando otimizar a alimentação de pessoas portadoras de DC, diversos estudos foram realizados a fim de se entender qual a alimentação ideal para esses pacientes.

Proposta por Rondanelli *et al.*, em 2018, a pirâmide alimentar para indivíduos com dor crônica[2] (Figura 2) visa orientar com conselhos dietéticos pacientes que buscam o seu alívio. Ela serve de guia aos profissionais da Saúde e seus pacientes e está dividida nas seguintes categorias:

a. Alimentos que devem ser consumidos diariamente.
b. Alimentos que devem ser consumidos uma, duas ou quatro vezes na semana.
c. Alimentos que podem ser consumidos de maneira ocasional.

O topo da pirâmide evidencia a necessidade de suplementação para a maioria dos indivíduos com vitaminas B12 e D, ácidos graxos e fibras.[2]

A base da pirâmide é constituída por alimentos com baixo índice glicêmico, frutas, iogurte, porções específicas de vinho tinto e azeite extravirgem. Nos alimentos que devem ser consumidos, com menor frequência, encontram-se legumes e peixes, carne branca, ovos e queijo fresco. Carnes processadas devem ser consumidas no máximo uma vez durante a semana. Doces ou ultraprocessados e industrializados só são permitidos ocasionalmente.

Água

Para a homeostase, é imprescindível a ingestão adequada de água. Afinal, ela faz parte de todos os processos fisiológicos do corpo humano. Sua ingestão deve ser variável de acordo com idade, sexo, ambiente no qual o individuo está inserido e seu grau de atividade física. Por meio do teste de pressão ao frio, estudos analisaram efeitos da desidratação na nocicepção e relataram que a hipo-hidratação pode modificar a resposta cerebrovascular no teste e aumentar a sensibilidade à dor.[2]

Frutas e vegetais

A dor crônica associada à inflamação, mediada por citocinas inflamatórias e estresse oxidativo, pode ser mitigada com o consumo regular de frutas e vegetais. Esses alimentos são fontes ricas de vitaminas, minerais e antioxidantes, que desempenham um papel crucial na redução do estresse oxidativo. Comparações entre dietas ricas em frutas e vegetais e a dieta ocidental típica indicam que a primeira é mais eficaz na diminuição do estresse oxidativo. Além disso, estudos têm demonstrado que dietas abundantes em frutas e vegetais estão associadas à redução dos níveis de PCR, um marcador inflamatório.[2] Os fitonutrientes presentes em frutas e vegetais têm propriedades antioxidantes, e uma dieta diversificada nesses alimentos pode auxiliar na modulação da nocicepção crônica.[3]

Carboidratos com baixo índice glicêmico

Os grãos integrais caracterizados por baixo índice glicêmico distinguem-se significativamente dos carboidratos comuns encontrados nos pratos típicos da dieta ocidental. Esses grãos são notavelmente ricos em compostos bioativos, incluindo polifenóis, ácido fítico e lignina, que são reconhecidos por suas propriedades anti-inflamatórias.[5] A ingestão regular desses cereais, quando combinada com um elevado consumo de frutas frescas e secas, tem sido associada à redução nos índices de dor crônica multissítio em pacientes.[1] Essa combinação dietética pode exercer efeito benéfico na modulação de processos inflamatórios e na percepção da dor, promovendo, assim, melhora na qualidade de vida dos indivíduos afetados por condições de dor crônica. A presença de compostos bioativos nos grãos integrais e nas frutas contribui para a atividade anti-inflamatória,

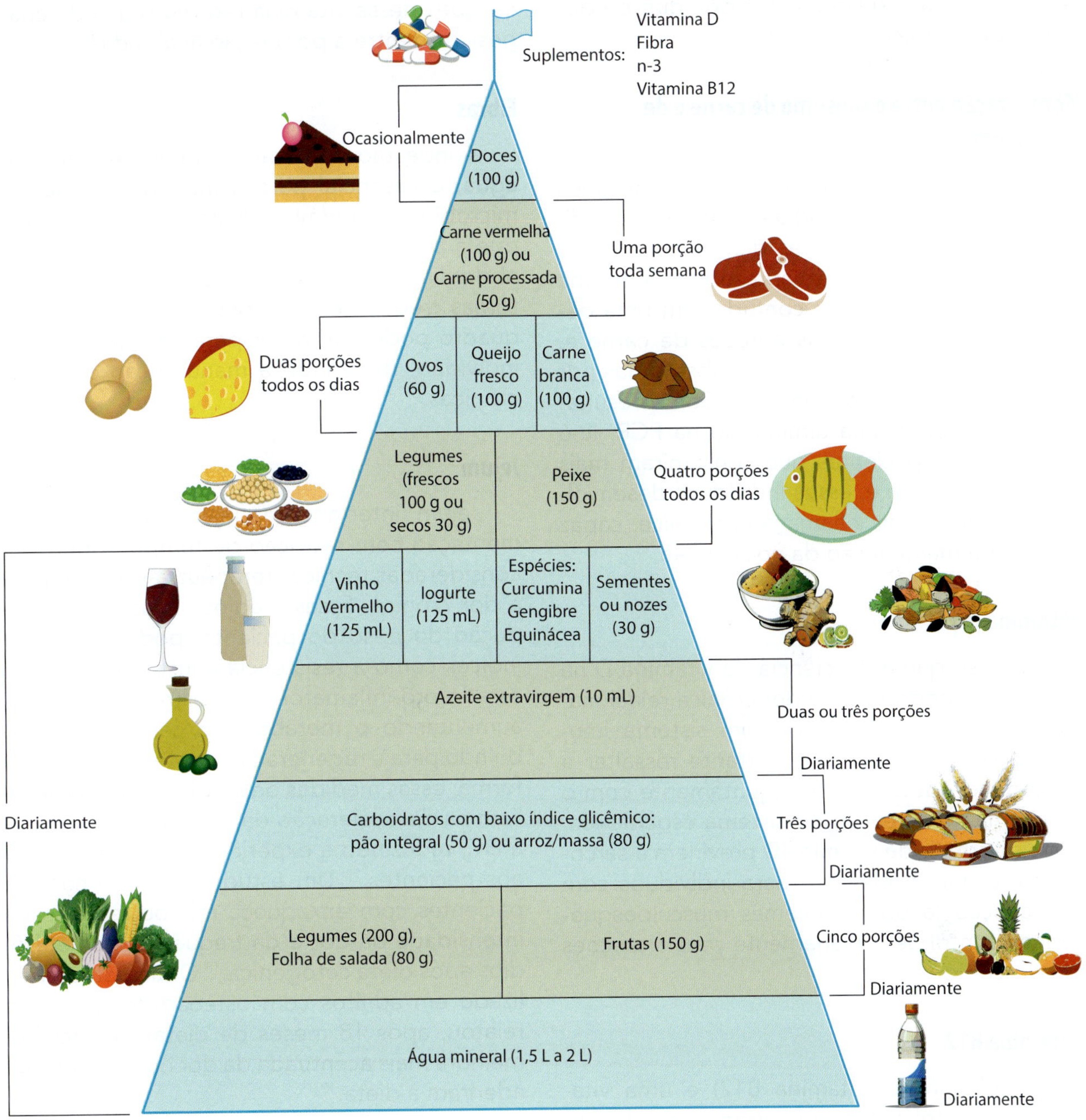

Figura 2 – Pirâmide alimentar para o manejo dietético da dor crônica.

Fonte: Adaptada de Rondanelli M, *et al.*, 2018.

destacando a importância de uma dieta diversificada e rica em alimentos integrais para a gestão eficaz da dor crônica.

Óleos omega-3 e omega-6

Os ácidos graxos polinsaturados ômega-3 e ômega-6 configuram-se como nutrientes essenciais que podem ser obtidos na dieta com alimentos como atum, sardinha, nozes, azeite de oliva, entre outros. Eles promovem vias anti-inflamatórias e têm sido investigados no combate a cefaleias pela alteração dos mediadores nociceptivos.[6]

Entretanto, é importante estar atento à proporção entre o consumo desses compostos, priorizando o consumo do omega-3. A alimentação com predominância de gordura ômega-6, vista nas dietas ocidentais, demonstrou promover inflamação sistêmica por promover a oxidação do ácido araquidónico e acarretar uma cascata inflamatória que predispõe a dor crônica.[3]

Comparação entre o consumo de carne e de leguminosas

Um estudo recente selecionou indivíduos com DM tipo II e os dividiu em dois grupos diferentes com intervenções dietéticas distintas por 8 semanas. As dietas apresentam a mesma quantidade de calorias; contudo, em uma delas eram oferecidas duas porções de carne e, em outra, essas porções eram substituídas por duas porções de leguminosas.[8] Como resultado, observou-se uma diminuição na PCR, IL-6 e TNF-α nos pacientes que consumiram mais leguminosas, isto é, esses indivíduos desenvolveram uma menor inflamação sistêmica, capaz de inibir a manutenção da nocicepção.[15]

Vitamina D

Sabe-se que a deficiência de vitamina D na população portadora de dor crônica relaciona-se com inflamação e com um sistema imunológico deficiente.[6] É importante ressaltar a importância dessa vitamina, juntamente com o cálcio, na manutenção do sistema esquelético. Níveis normais de vitamina D previnem a sarcopenia, o que é relevante para indivíduos com nocicepção já que problemas musculoesqueléticos contribuem diariamente para situações de desconforto.[1]

Vitamina B12

A cobalamina (vitamina B12) é uma vitamina hidrossolúvel e encontrada em alimentos de origem animal. Diversos estudos têm destacado os efeitos desse micronutriente na nocicepção. Um estudo recente realizado em ratos demonstrou que a administração de vitamina B12 inibiu indiretamente receptores de N-metil-D-aspartato (NMDA) e a síntese de NO. Além disso, estudos com animais apontam seus efeitos anti-inflamatórios, considerando seu potencial no tratamento da dor neuropática crônica.[2] É evidente, também, que a disfunção neurológica e dor crônica são consequências da deficiência dessa vitamina. Um estudo realizado em pacientes que não eram deficientes em cobalamina relatou que a administração de injeções dessa vitamina reduziu o uso de analgésicos dentre a população analisada.[6]

Fibras

A ingestão de fibras, juntamente com a de água, é essencial para a manutenção de um microbioma saudável.[3] É importante ressaltar que a baixa ingesta de fibras pode causar dor abdominal, cólicas e distensão abdominal, sintomas frequentes de constipação. Todo esse quadro pode contribuir para um mal-estar do indivíduo, realizando a manutenção de dores crônicas.[2]

Jejum

Jejum intermitente, jejum parcial ou alimentação com restrição de tempo podem ser consideradas técnicas terapêuticas no combate a dor crônica. Essas medidas ocasionam a redução do peso do paciente, podendo alterar índices como a resistência à insulina, reduzir o estado pró-inflamatório e o estresse oxidativo, aumentando o metabolismo celular e contribuindo para a regeneração dos tecidos.[16] Dessa forma, essas medidas de restrição calórica auxiliam na desaceleração da inflamação associada à DC, reduzindo a experiência dolorosa nociva aos pacientes.[17] Um estudo realizado com 96 pacientes com enxaqueca relatou redução da intensidade da dor e da frequência dos episódios após dieta cetogênica.[18] Outro estudo realizado em adultos com osteoartrite de joelho relatou, após 18 meses de dieta e exercícios, melhora mais acentuada da dor nos grupos que aderiram à dieta.[19]

CONCLUSÃO

Percebe-se que a inflamação e o estresse oxidativo são as principais vias fisiopatológicas da dor crônica.[2]

Dietas ricas em componentes anti-inflamatórios, como ácidos graxos omega-3, carboidratos de baixo índice glicêmico, frutas, legumes, oleaginosas e vegetais, promovem a redução na produção de citocinas pró-inflamatórias, tendo como consequência a redução da inflamação sistêmica, melhorando a nocicepção. Da mesma forma, a ingestão de sal em excesso, ultraprocessados e embutidos, alimentos que causam hiperglicemia e picos de insulina podem agravar sintomas da dor crônica a partir do estresse oxidativo promovido, bem como a produção de IL-6, PCR, entre outras citocinas.[1] Uma alimentação rica em trigo e outros grãos de cereais também pode ativar vias pró-inflamatórias.[20]

É importante enfatizar para os pacientes a responsabilidade individual no acompanhamento dos alimentos ingeridos, bem como a atenção de uma equipe multidisciplinar que conte com médicos, nutricionistas e outros profissionais capazes de promover uma atenção integral ao portador de dor crônica.[2]

Referências bibliográficas

4. Zhou R, et al. Causal associations between dietary habits and chronic pain: a two-sample mendelian randomization study. Nutrients; 2023.
5. Dragan S, et al. Dietary patterns and interventions to alleviate chronic pain. nutrients; 2020.
6. Brain K, et al. Diet and chronic non-cancer pain: the state of the art and future directions. Journal of Clinical Medicine; 2021.
7. Swieboda P, Filip R, Prystupa A, et al. Assessment of pain: types, mechanism and treatment. Ann Agric Environ Med. 2013;1:2-7.
8. Rondanelli M, et al. Food pyramid for subjects with chronic pain: foods and dietary constituents as anti-inflammatory and antioxidant agents. Nutrition Research Reviews; 2018.
9. Tick H. Nutrition and pain. Physical Medicine and Rehabilitation Clinic of North America; 2015.
10. Inzucchi S, Lupsa B. Clinical presentation, diagnosis, and initial evaluation of diabetes mellitus in adults. UpToDate; 2023.
11. Selvin E. Measurements of chronic glycemia in diabetes mellitus. UpToDate; 2022.
12. Ortega E. Approach to the patient with muscle weakness. UpToDate; 2024.
13. Nishikawa H, et al. metabolic syndrome and sarcopenia. Nutrients; 2021.
14. Haddad F, Zaldivar F, Cooper DM, Adams GR. IL-6-induced skeletal muscle atrophy. J. Appl. Physiol. 2005;98:911-7.
15. Chen J, et al. Sarcopenia and chronic pain in the elderly: a systematic review and meta-analysis. Journal of Pain Research; 2023.
16. Després JP, Lemieux I. Metabolic syndrome: past, present and future. Nutrients; 2020.
17. Elma O, et al. Diet can exert both analgesic and pronociceptive effects in acute and chronic pain models: a systematic review of preclinical studies. Nutritional Neuroscience; 2021.
18. Niazi-Hosseinpour S, et al. Non-soya legume-based therapeutic lifestyle change diet reduces inflammatory status in diabetic patients: a randomised cross-over clinical trial. British Journal of Nutrition; 2015.
19. Patterson RE, et al Intermittent Fasting and Human Metabolic Health. J. Acad. Nutr. Diet; 2015.
20. Michalsen A, Li C. Fasting therapy for treating and preventing dissesse- current state of evidence. Forsch Komplementmed; 2013.
21. Lorenzo C Di, et al. Migraine improvement during short lasting ketogenesis: a proof-of-concept study. European Journal of Neurology; 2015.
22. Messier S, et al. Effects of Intensive diet and exercise on knee joint loads, inflammation, and clinical outcomes among over-weight and obese adults with knee osteoarthritis. Jama Network; 2013.
23. Punder K, Pruimboom L. The dietary intake of wheat and other cereal grains and their role in inflammation. Nutrients; 2013.

Medicina Funcional e Integrativa no Tratamento da Dor

34

Karol Bezerra Thé
Thania Gonzalez Rossi
Julliana Lianzza Fernandes Silva Pinheiro
Helena Maria Caleiro Acerbi Penha

INTRODUÇÃO

A dor é uma das experiências mais universais e impactantes que um ser humano pode enfrentar e, quando presente há mais de 3 meses, deixa de ser um sintoma de uma condição patológica específica, torna-se crônica e passa a ser uma doença própria. A dor crônica prejudica a qualidade de vida, afeta o bem-estar físico e emocional, limita a mobilidade e gera incapacidades. Apesar da expansão crescente de novos medicamentos e técnicas intervencionistas e regenerativas no manejo da dor crônica, explorar um novo paradigma da Medicina contemporânea tem sido alvo crescente da comunidade médica, reconhecendo a necessidade de uma abordagem mais funcional e integrativa no seu manejo.[1,2]

A abordagem funcional e integrativa tem como pilar a atenção integrada e individualizada na saúde. É amparada na ciência, centrada na pessoa e baseia-se em práticas e técnicas tradicionais associadas ao cuidado do indivíduo como um todo com vista às raízes causais do problema. O paciente deve ser incluído ativamente no processo terapêutico, sendo o protagonista do cuidado.[3]

A natureza multidimensional da experiência de dor exige tratamento multimodal; assim, a abordagem funcional e integrativa tem papel singular.

Neste capítulo, exploraremos conceitos importantes da abordagem funcional e integrativa com ênfase no papel da nutrição e dos nutracêuticos no tratamento da dor crônica. Ao adotarmos essa abordagem ampla e personalizada, esperamos fornecer, aos profissionais de Saúde, ferramentas terapêuticas adicionais que complementem sua prática clínica de maneira eficiente e com base nas principais evidências científicas da atualidade.

ABORDAGEM FUNCIONAL NA DOR CRÔNICA

A abordagem funcional se concentra na identificação das causas-raízes das doenças, considerando-se a interconexão complexa entre genética, ambiente e estilo de vida na saúde de um indivíduo. Ela é uma perspectiva terapêutica que se concentra na função do corpo como um todo, considerando não apenas os aspectos físicos e emocionais, mas também os bioquímicos e nutricionais.[4]

A abordagem funcional, na Medicina da Dor, avalia estilo de vida, nutrição, genética e bioquímica para entender os mecanismos envolvidos na dor crônica. A terapêutica com base na abordagem funcional deve ser dirigida de forma complementar ao tratamento médico-padrão com o objetivo de reduzir efeitos adversos inerentes às terapias medicamentosas conhecidas e aumentar a eficiência e a efetividade do tratamento.

Estresse oxidativo e a disfunção mitocondrial na dor crônica

O estresse oxidativo e a disfunção mitocondrial desempenham papel significativo na dor crônica. Durante o estresse oxidativo, ocorre um desequilíbrio entre a produção de espécies reativas de oxigênio (ROS, do inglês *reactive oxygen species*) e a capacidade do organismo de neutralizá-las, o que acarreta danos celulares. Isso pode resultar em inflamação crônica e dor persistente. Além disso, as mitocôndrias (MAMs), que são as principais produtoras de energia nas células, exercem papel essencial na regulação da dor.[5-7] A disfunção mitocondrial pode causar diminuição da produção de adenosina trifosfato (ATP), afetando negativamente a função celular e contribuindo para o desenvolvimento da dor crônica.[5,8]

O estresse oxidativo é definido como um desequilíbrio entre os níveis mais altos de ROS e espécies reativas de nitrogênio (RNS, do inglês *reactive nitrogen species*), denominados "radicais livres", e os mecanismos de defesa antioxidante. As ROS são formadas em vias de reações de oxidação-redução e, quando geradas sob condições fisiológicas, são essenciais para a vida, uma vez que estão envolvidas na atividade bactericida da fagocitose, vias de transdução de sinais e regulação de células de crescimento.[6,7]

As ROS, ainda, são moléculas instáveis, reativas, que apresentam um elétron que tende a se ligar a outras moléculas de carga positiva, com as quais reage, e oxida. Os principais radicais livres são: peróxido de hidrogênio; radical hidroxila; e ânion superóxido. O óxido nítrico (NO), gerado pela enzima óxido nítrico sintetase (NOS, do inglês *nitric oxide synthase*), é a mais importante espécie reativa de nitrogênio. O estresse oxidativo pela geração de radicais livres em excesso, como eventos primário ou secundário, tem sido visto como importante papel na fisiopatologia da dor crônica, especialmente na fibromialgia.[5]

As ROS têm sido identificadas em células humanas dos discos intervertebrais. Pesquisas recentes como a de Wang[8] *et al.* (2022) confirmam que o desequilíbrio entre a geração excessiva de ROS e a capacidade antioxidante intrínseca resulta na degeneração do disco intervertebral. O estresse oxidativo pode promover a sensibilização periférica e central, afetando a nocicepção, além de estar relacionado à intensidade da dor. Portanto, a relação entre dor e o desequilíbrio entre produtos da oxidação e as defesas antioxidantes têm sido estabelecidos (Figura 1).

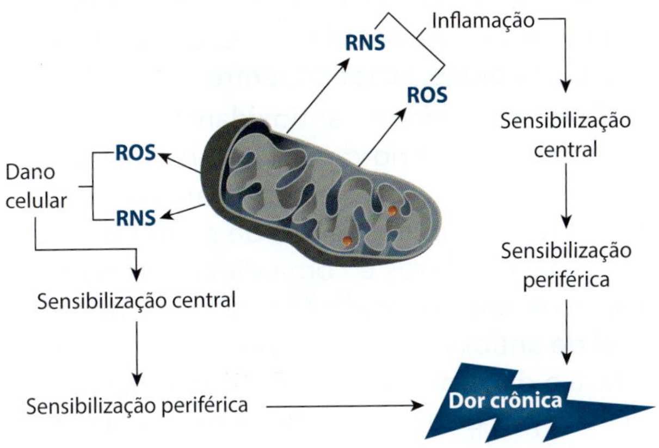

Figura 1 – Relação causal entre o estresse oxidativo e a dor crônica. RNS: espécie reativa de nitrogênio; ROS: espécie reativa de oxigênio.
Fonte: Desenvolvida pela autoria.

Estudos têm mostrado que intervenções dirigidas para reduzir o estresse oxidativo e melhorar a função mitocondrial podem ser eficazes no tratamento da dor crônica. Isso inclui estratégias como o uso de antioxidantes naturais ou suplementos para reduzir o estresse oxidativo, bem como terapias que visam melhorar a função mitocondrial, como o exercício físico regular. Além disso, abordagens terapêuticas integradas que visam otimizar aspectos nutricionais e metabólicos também podem ajudar na redução do estresse oxidativo e na melhoria da função mitocondrial, contribuindo, assim, para o manejo da dor crônica.[9] Por exemplo, em um estudo de 2022, Fernández-Araque[9] *et al.* mostraram que suplementos antioxidantes, como as vitaminas C e E, podem ter um impacto positivo na redução da dor em pacientes com condições como artrite reumatoide e fibromialgia.

Na neuropatia diabética periférica dolorosa, o excesso de glicose gera estresse oxidativo que contribui para a dor. A associação da produção de ROS e a hiperglicemia pode aumentar diretamente a sinalização dolorosa periférica e central, ou o efeito pode ser indireto, mediado por disfunção mitocondrial e neuroinflamação.[10]

Os antioxidantes são substâncias que removem as ROS diminuindo o dano oxidativo e podem ser endógenos e exógenos. Antioxidantes endógenos não enzimáticos são a glutationa, coenzima Q10, ácido alfalipoico; e os enzimáticos são a superoxidodesmutase (SOD), a catalase e a glutationaperoxidase. Os antioxidantes exógenos são as vitaminas E e C, betacarotenos, flavonoides, licopeno, entre outros.[10,11]

Com as defesas antioxidantes, o corpo mantém o equilíbrio do sistema redox, evitando que os radicais livres na quantidade certa gerem dano. Um dos meios de conter o excesso de radicais livres é coma dieta com nutrientes, ricos em antioxidantes, já que um maior nível de antioxidante no corpo eleva a proteção contra o dano oxidativo. Em pessoas com fibromialgia, por exemplo, o aumento dos níveis de antioxidantes reduz a dor.[12]

O estresse oxidativo gera disfunção mitocondrial e inflamação crônica de baixo grau que representa inúmeras alterações metabólicas celulares, resultando no aumento de citocinas inflamatórias. A consequência de o sistema imunológico estar constantemente ativado pela inflamação crônica de baixo grau é a disfunção de um órgão; depois, uma lesão; uma degeneração e; por fim, a doença.[13]

Relação entre disfunção mitocondrial e dor crônica

As mitocôndrias desempenham um papel fundamental tanto na saúde como na doença, não só para produção de energia, mas também está relacionada a múltiplos mecanismos que variam da homeostase do ferro e do cálcio à produção de hormônios e de neurotransmissores como a melatonina. As mitocôndrias estão intrinsicamente ligadas à sinalização e comunicação, em todos os níveis físicos, por meio da interação com outras organelas, o núcleo e o ambiente externo.[14]

Dentro das células, as mitocôndrias são ancoradas e transportadas através do citoesqueleto e das membranas celulares. A densidade mitocondrial é especialmente alta no nível perinuclear e perto do retículo endoplasmático na maioria das células (também nas áreas sinápticas dos neurônios). As interações físicas dos domínios estruturais, conhecidos como "membranas associadas às mitocôndrias", são contatos físicos entre organelas, como o núcleo, lisossomos, retículo endoplasmático, aparelho de Golgi, que regulam mensagens por meio da transferência de íons e metabólitos que, por sua vez, atuam como um centro de sinalização. Isso regula as demandas de substrato ATP e ROS, entre outros (Figura 2).[14]

Os mecanismos de *crosstalk* entre mitocôndrias e relógios circadianos, a microbiota intestinal e o sistema imunológico já são bem-conhecidos.[15] Desse modo, sabe-se que a disfunção mitocondrial está relacionada a um grande número de doenças. De patologias pulmonares, urinárias e metabólicas a doenças neurológicas e proliferativas.[16] As mitocôndrias auxiliaram a adaptação e evolução dos humanos, permitindo respostas fisiológicas flexíveis a novos ambientes.[17] Elas fazem a intersecção entre experiências externas e respostas biológicas ao estresse. Reciprocamente, estressores fisiológicos agudos se tornaram um ponto-chave para o funcionamento mitocondrial e a saúde em geral.[18] Deficiências mitocondriais podem propiciar várias condições fisiopatológicas consequentes à produção diminuída de ATP, aumento da produção de ROS que danifica componentes celulares, incluindo lipídios, proteínas e ácido desoxirribonucleico (DNA), contribuindo para a sinalização da dor e ativação de vias de apoptose celular.[19] Funções mitocondriais prejudicadas e quantidades reduzidas de mitocôndrias foram demonstradas em várias condições de dor crônica em pacientes humanos e modelos animais.[20]

A disfunção mitocondrial pode surgir de vários fatores, incluindo estresse oxidativo, toxinas, mutações genéticas e estressores ambientais. A neuroinflamação é um mecanismo importante relacionado a síndromes dolorosas. Várias vias estão associadas à neuroinflamação, incluindo aumento do estresse oxidativo, inflamação periférica e alterações no microbioma intestinal. A neuroinflamação de longa duração ocasiona sensibilização do sistema nervoso central (SNC), resultando em dor crônica.[21]

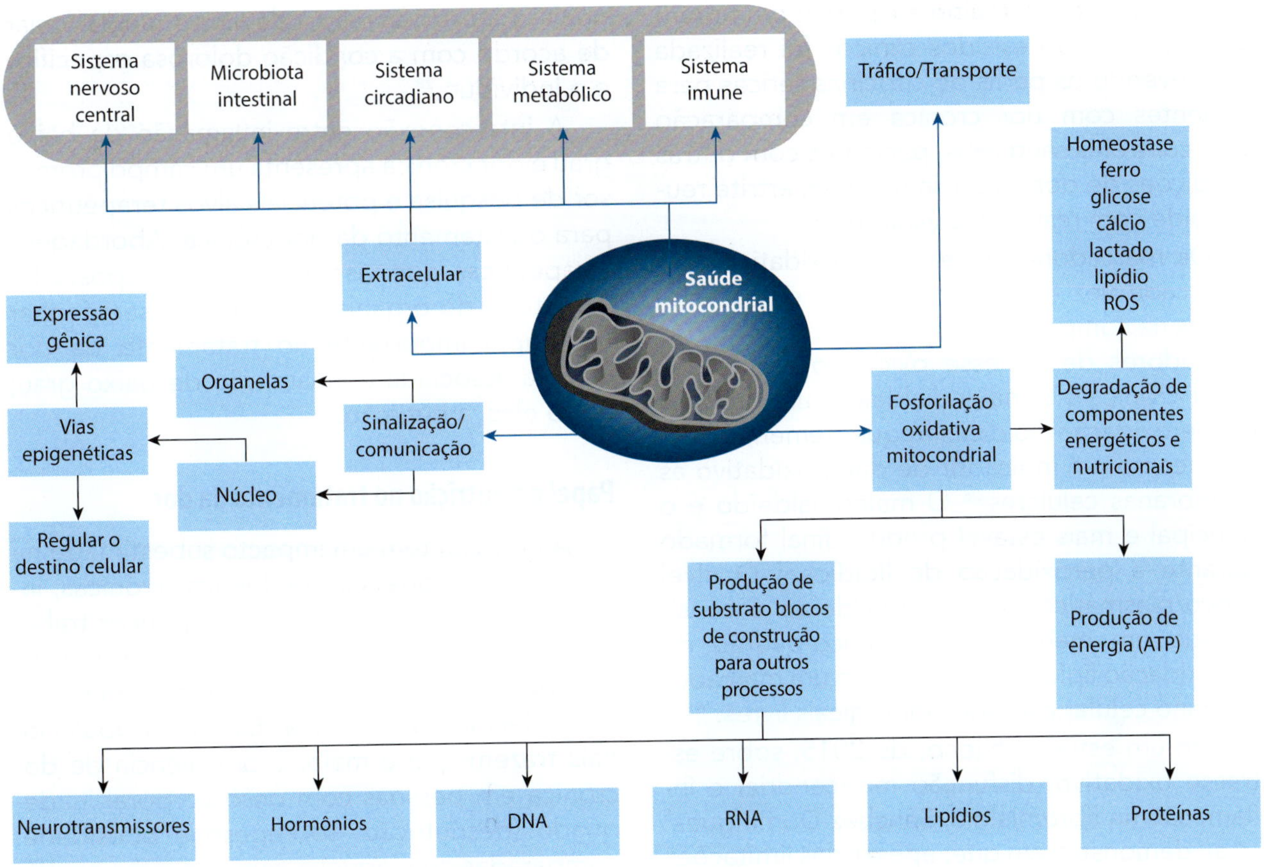

Figura 2 – Esquema sobre as funções das mitocôndrias.

ATP: adenosina trifosfato; DNA: ácido desoxirribonucleico; RNA: ácido ribonucleico; ROS: espécies reativas de oxigênio.

Fonte: Adaptada de Casanova A, *et al.*, 2023.

Danos mitocondriais resultam na liberação de padrões moleculares associados a danos (DAMPs), como o DNA mitocondrial (mtDNA). Esses DAMPs podem desencadear respostas inflamatórias com a produção de citocinas pró-inflamatórias (IL-1β, TNF-α) que sensibilizam os nociceptores (receptores de dor), elevando a percepção aumentada da dor, sensibilizando ainda mais as vias da dor e contribuindo para o desenvolvimento de condições de dor crônica.[22]

Em alguns casos, a normalização da função mitocondrial por meio da biogênese (processo de produção de novas mitocôndrias) pode ajudar a aliviar a dor. Certos regimes de exercícios ou nutracêuticos que melhoram a função mitocondrial estão sendo explorados como potenciais estratégias terapêuticas para o tratamento da dor crônica.

Relação entre inflamação de baixo grau e a dor crônica

A inflamação de baixo grau é caracterizada por resposta inflamatória persistente e de baixa intensidade, que pode estar associada a uma série de condições crônicas, como doenças cardiovasculares, diabetes *mellitus* tipo 2 (DM2), obesidade e artrite reumatoide. Estudos têm mostrado que a dor crônica pode estar ligada à inflamação de baixo grau em diferentes níveis. Por exemplo, a presença de células imunes, como os macrófagos e linfócitos T, no tecido afetado pela dor crônica, sugere um processo inflamatório ativo nessa região.[23]

Outros estudos identificaram citocinas pró-inflamatórias, como a interleucina (IL) 6 e o fator de necrose tumoral alfa (TNF-α), fortemente associadas à sensibilização dos nociceptores e ao aumento da resposta à dor. Além disso, a inflamação sistêmica pode desencadear a ativação de células gliais no SNC, promovendo a neuroinflamação e a amplificação da dor.[24]

A presença de biomarcadores de inflamação fornece evidências objetivas de doenças subjacentes, entretanto o diagnóstico de inflamação de baixo grau na dor crônica ainda não foi estabelecido. Na última década, uma grande variedade de estudos clínicos foi realizada descrevendo os perfis de citocinas séricas para pacientes com dor crônica em comparação com controles saudáveis, pacientes com outras condições de dor ou pacientes com artrite reumatoide com resultados variados.[25]

Os marcadores de estresse oxidativo têm sido cada vez mais reconhecidos como relevantes na compreensão da dor crônica. Um dos marcadores de estresse oxidativo associados à dor crônica é o malondialdeído, um produto da peroxidação lipídica, frequentemente utilizado como um indicador de dano oxidativo às membranas celulares.[26] O malondialdeído é o principal e mais estável produto final formado durante a peroxidação de lipídios.[27] O nível sérico/plasmático de malondialdeído é considerado um marcador bioquímico-padrão de peroxidação lipídica e serve como um marcador de dano celular causado por radicais livres.[26]

Em um estudo chileno, de 2015, sobre estresse oxidativo, disfunção mitocondrial e inflamação na fibromialgia, Sánchez-Domínguez[5] *et al.* demonstraram que, apesar das limitações das medições de malondialdeído, um aumento de seus níveis é diretamente proporcional ao dano oxidativo do DNA. Embora não sejam marcadores tradicionais, a medição das ROS, peróxido de hidrogênio e radical hidroxila pode indicar níveis elevados de estresse oxidativo. A diminuição de glutationaperoxidase (enzima que protege as células do estresse oxidativo) pode indicar um estado pró-oxidante. Os valores de normalidade para glutationaperoxidase se situam entre 4.171 U/L e 10.881 U/L. A glutationa (0,118 ± 0,003 mg/dL) diminuída também pode ser um marcador de estresse oxidativo e pode estar relacionada à dor crônica.

Os níveis elevados de marcadores de estresse oxidativo ou diminuídos de antioxidantes podem exacerbar a dor crônica ao afetar a sinalização neuronal e promover processos inflamatórios. A compreensão do papel do estresse oxidativo na dor crônica pode abrir novas possibilidades para intervenções terapêuticas, como o uso de antioxidantes. A avaliação desses marcadores pode ajudar na compreensão da dor crônica e na busca por terapias eficazes complementares aos tratamentos convencionais. No entanto, a relação entre inflamação e dor crônica é complexa e a determinação de quais marcadores são relevantes pode variar de acordo com a condição dolorosa específica e o indivíduo.[28]

A interconexão entre inflamação de baixo grau e dor crônica apresenta um campo promissor de pesquisa e potenciais alvos terapêuticos para o tratamento da dor crônica. Abordagens terapêuticas que visam reduzir a resposta inflamatória do organismo podem desempenhar um papel importante no tratamento da dor crônica associada à inflamação de baixo grau; entre eles, a nutrição.

Papel da nutrição no tratamento da dor

A nutrição tem um impacto subestimado na saúde e na ocorrência de doenças crônicas, incluindo a dor crônica. Apesar de poucos trabalhos com qualidades metodológicas robustas, a influência da dieta na dor crônica vem sendo estabelecida na literatura. Estudos populacionais trazem que é maior a prevalência de dor crônica em pessoas com peso corporal inadequado (desnutrição, sobrepeso e obesidade) comparadas com aquelas que têm peso saudável. Hipócrates, o pai da Medicina, aconselhou: "Deixe o alimento ser seu remédio e o remédio ser seu alimento". Ele não poderia ter aconselhado isso se mudanças alimentares não fossem eficazes, já há 2.400 anos, no controle e prevenção de doenças.[29,30]

Nos últimos anos, a literatura explodiu com referências transversais, estudos de coorte observacionais, ensaios clínicos abertos, revisões sistemáticas e metanálises, contribuindo para um campo emergente da Nutrição e da dor crônica.

A relação entre Nutrição e dor crônica é complexa e pode envolver muitos mecanismos como o estresse oxidativo, a inflamação de baixo grau e o metabolismo da glicose. Inúmeras revisões sistemáticas sustentam que otimizar a qualidade da dieta e incorporar alimentos anti-inflamatórios, como frutas, vegetais, fibras, antioxidantes e ácidos graxos poli-insaturados (PUFAs), reduz a gravidade da dor.[29,31]

A dor crônica pode afetar o comportamento e o padrão alimentares das pessoas e o inverso também ocorre. A nutrição pode ter um impacto na dor, enquanto os analgésicos também podem ter um impacto na nutrição. As pessoas devem ser educadas para ter uma dieta balanceada em favor do controle eficaz da dor.[32]

A relação entre dor e Nutrição inclui múltiplos fatores, como níveis séricos de vitaminas, índice de massa corporal, comportamento psicológico na escolha do padrão alimentar, alteração de absorção no trato gastrointestinal, interações de alimentos com medicamentos e outros efeitos biologicamente ativos. A interação do controle da dor com a nutrição é semelhante a um círculo vicioso. Embora uma dieta ruim possa aumentar a gravidade da dor crônica, é provável que a dor crônica promova um padrão alimentar desfavorável.[30]

Quais as evidências das intervenções nutricionais em pessoas com dor crônica?

O conhecimento de que dieta ocidental causa inflamação e estresse oxidativo já está claro, entretanto ainda há poucas pesquisas sobre como as alterações metabólicas geradas pela inflamação e estresse oxidativo se associam à neuroplasticidade mal adaptativa na dor crônica e se elas poderiam ser controladas com uma abordagem nutricional dirigida.

Um trabalho sobre tipos de dieta e intensidade de dor mostrou que mais da metade dos estudos demonstrou a redução da dor, estudos estes agrupados por tipo de dieta e tipo de dor. A conclusão foi de um efeito positivo em todas as dietas de alimentos naturais na dor e sugeriu que todas elas atuam na modulação da dor (inflamação, estresse oxidativo e excitabilidade central).[33]

Em uma revisão sistemática que mostrou a relação entre padrões alimentares e a dor crônica musculoesquelética, 7 dos 12 artigos elegíveis mostraram efeitos de alívio de dor com alguns padrões alimentares. Nesse trabalho, dieta com alta ingesta de açúcar e gordura foi associada a maior intensidade de dor e, entre as dietas naturais, a *plant-based* foi a que mais mostrou alívio na dor musculoesquelética.[34] Outra revisão sistemática e metanálise avaliou o impacto das intervenções nutricionais na intensidade da dor crônica não oncológica. Doze de dezesseis estudos mostraram que todas as dietas modificadas tiveram uma significativa redução na dor de todos os participantes, mostrando a importância e a efetividade das intervenções nutricionais nas pessoas com dor crônica.[35]

Duas grandes revisões sistemáticas avaliaram quais dietas teriam mais impacto nos sintomas e inflamação em pacientes om fibromialgia. Os resultados desses estudos mostraram que as dietas livres de glúten, vegetariana, hipocalórica e as consideradas anti-inflamatórias tiveram efeito estatisticamente significante na melhora da dor, da fadiga, de sintomas de ansiedade e depressão, da qualidade de vida, de sintomas gastrointestinais e, ainda, mostravam redução de biomarcadores inflamatórios.[36,37]

Uma das mais recentes revisões sistemáticas e metanálise avaliou a associação entre os padrões dietéticos saudáveis e dor crônica não oncológica em adultos > 18 anos. Dos 20 estudos incluídos, 10 mostraram associação inversa entre um padrão dietético saudável e dor, sendo a dieta do Mediterrâneo a mais citada.[38]

As limitações metodológicas presentes nesses estudos estão relacionadas à falta de homogeneidade das condições dolorosas, das características demográficas e de escalas multidimencionais de avaliação da dor.

Em resumo, as recomendações nutricionais para pessoas com dor crônica, visam diminuir a inflamação e o estresse oxidativo e aumentar a sensibilidade a dor e são elas: aumentar o consumo de frutas e vegetais variadas e coloridos, escolher grãos integrais e opções ricas em fibras, além de alimentos com baixo índice glicêmico; carnes magras (p. ex., frango, peixe) e pequena quantidade de carne vermelha na semana; priorizar óleo de peixe, legumes, castanhas e sementes; escolher laticínios de boa qualidade (leite, queijo e iogurte); utilizar omega-3; consumir de 2 a 3 litros de água diariamente e restringir a cafeína, alimentos ultraprocessados e açúcar refinado.[30,39]

Nutracêuticos na dor crônica

Um nutracêutico é definido como qualquer alimento ou parte de um alimento que supostamente fornece benefícios médicos ou de saúde, incluindo a prevenção e o tratamento de doenças. Recentemente, os nutracêuticos têm estado no centro do interesse e atraído a atenção por causa das evidências científicas potenciais de eficácia. São classificados como naturais e sintéticos, com métodos de processamento que incluem isolamento e purificação de compostos bioativos, processos de fermentação hidrolisada e aplicação de Biotecnologia por meio de Engenharia Genética para melhorar o conteúdo de compostos bioativos de inúmeros alimentos.[40-42]

Na Comunidade Europeia, os nutracêuticos foram introduzidos com legislação específica como uma categoria de medicamentos para o tratamento de indicações específicas. No entanto, na maior parte do mundo, especialmente nos Estados Unidos, os nutracêuticos são regulamentados como alimentos.[43]

Esses agentes podem influenciar a dor por uma variedade de mecanismos, incluindo ação antioxidante, redução da inflamação, melhora dos níveis de neurotransmissores ou alteração da composição de vias moduladoras centrais da dor.

Ômega 3

Os ácidos graxos poli-insaturados ômega-3 (PUFA-n3), conjunto de lipídios, incluindo os ácidos linolênico (AL), eicosapentaenoico (EPA) e docoxa-hexaenoico (DHA), têm como características mais importantes a capacidade de influenciar a dor e o desconforto nas articulações uma vez que regulam negativamente a produção de eicosanoides e adipocinas inflamatórias, exercendo, assim, efeitos antioxidantes ou regulando genes que codificam enzimas inflamatórias, receptores celulares e citocinas pró-inflamatórias. o AL é um ácido graxo essencial presente em óleos de origem vegetal e marinha, especialmente no óleo de linhaça, óleo de canola, óleo de soja e nozes. Por sua vez, o DHA e o EPA podem ser sintetizados em pequena quantidade a partir do AL e, predominantemente, por meio do consumo de peixes, óleos de peixe e algas.[44]

A dor crônica, com frequência, envolve a ativação de vias inflamatórias periféricas e centrais, com a liberação de vários mediadores que podem ser quantificados em amostras de sangue. Um crescente corpo de evidências tem mostrado que os PUFAs-n3 podem atuar em várias vias envolvidas no processo inflamatório, reduzindo os níveis de algumas citocinas pró-inflamatórias, como o TNF-α e IL-6.[45] Resultados semelhantes foram descritos na modulação de algumas quimiocinas e de componentes do complemento. Além disso, os PUFAs ajudam a reduzir a produção de prostaglandinas, tromboxanos e leucotrienos que podem modular a produção de citocinas, minimizando o estado inflamatório.[44]

Descobertas iniciais para o uso de ômega-3 demonstraram o efeito antinociceptivo em modelos animais. Outras pesquisas descobriram que o consumo de ômega-3, geralmente, reduz a dor de certas doenças, náuseas, dores de cabeça e alterações no fluxo sanguíneo cerebral durante estímulos nociceptivos. Essas descobertas mostraram que os ácidos graxos ômega-3 têm o potencial de reduzir a hiperalgesia evocada por dor inflamatória, neuropática, oncológica e pós-cirúrgica.[46]

Os PUFAs n-3, tanto o EPA (20:5 n-3) como o DHA (22:6 n-3), mais amplamente estudados, demonstraram desempenhar um papel na prevenção e no tratamento da dor crônica em estudos pré-clínicos e clínicos.[45]

Deve-se notar que apenas o DHA exibe efeitos analgésicos potentes, embora o EPA possa contribuir em menor extensão. Cientistas notaram uma associação forte e direta entre a ingestão alimentar (especialmente de peixes) e os níveis circulantes de PUFAs n-3 de cadeia longa e dor crônica, particularmente dor associada a origens inflamatórias e neuropáticas, como artrite reumatoide e neuropatia diabética, respectivamente. Além de seu perfil, quase sempre baixo, de efeitos colaterais , há um benefício considerável no fato de que, mesmo na ausência de efeitos modificadores da doença, os PUFAs n-3 permanecem eficazes no tratamento de sintomas e na melhora da função articular. Embora as doses necessárias para controlar a dor crônica sejam de aproximadamente 2 a 4 g/dia de PUFAs, os efeitos adversos são menores. Da mesma forma, o uso combinado de PUFAs n-3 com analgésicos ou anti-inflamatórios padrão pode facilitar a redução apropriada das doses necessárias na terapia multimodal.[47]

Em relação à dosagem, um ensaio randomizado, duplo-cego e multicêntrico incluiu 202 pacientes, com osteoartrose de joelho e dor regular no joelho, divididos em dois grupos. Um grupo recebeu óleo de peixe em alta dose (4,5 g de ácidos graxos ômega-3) 15 mL/dia; o outro grupo, óleo de peixe em baixa dose (0,45 g de ácidos graxos ômega-3) de 15 mL/dia. O ensaio mostrou que doses baixas apresentam melhor efeito anti-inflamatório que doses elevadas, com melhora da dor e função em osteoartrite de joelho.

A população com suplementação de doses maiores apresentou maior ganho de peso, o que pode ter interferido no resultado.[48]

A suplementação de PUFA, principalmente o ômega-3 de origem animal na dose > 2 g/dia, pode ter efeito no controle de atividade de doenças inflamatórias de origem reumática (com controle dor, função articular e marcadores inflamatórios), podendo ser uma terapia adjuvante, quando associados a tratamentos antirreumáticos modificadores de doença. O tempo mínimo encontrado nos estudos para observar resposta é de 3 a 6 meses. Os principais efeitos colaterais relatados são gastrointestinais como diarreia, constipação e flatulência.[49]

A administração de ômega-3 com refeições gordurosas é determinante para aumentar sua biodisponibilidade.[50]

As evidências do papel do ômega-3 no controle das diversas dores crônicas ainda são contraditórias. Os motivos disso são inúmeros e decorrem do número limitado de estudos, diferentes doses utilizadas, diferentes origens dos produtos, diferentes períodos de intervenção, diferentes características basais dos pacientes, assimetria de viés de relato e excesso de heterogeneidade do estudo, o que indica evidências de baixa qualidade. A despeito da dificuldade metodológica, tem-se a suplementação de ácido graxo poli-insaturado de cadeia longa PUFA v-3 como uma terapia adjuvante segura para tratamento de dor crônica em adultos.

Curcumina

A curcumina, um composto polifenólico obtido da raiz da *Curcuma longa L.*, tem sido amplamente usada na medicina ayurvédica e chinesa por mais de 4 mil anos para gerenciar condições inflamatórias. As atividades farmacológicas da curcumina são bem documentadas, e seus efeitos antinociceptivos receberam muita atenção sistemática em investigações científicas.[51,52]

Os principais mecanismos de ação para as atividades anti-inflamatórias da curcumina estão relacionados à inibição da produção de citocinas pró-inflamatórias, incluindo TNF-α, IL-1, IL-6 e IL-8. Ao mesmo tempo, a ação analgésica da curcumina tem sido relacionada à modulação do sistema opioide endógeno. Além disso, a curcumina também pode afetar as proteínas quinases ativadas por mitógeno e a ciclooxigenase-2; isso pode alterar a expressão do fator nuclear kappa B (NF-$\kappa\beta$) e suprimir a fosforilação da quinase 2 ativada por Janus e do transdutor de sinal e ativador de transcrição 3. Assim, de acordo com os dados disponíveis, a curcumina reduziria a percepção da dor.[51-53]

Todas essas propriedades farmacológicas da curcumina apresentam uma ampla gama de diversidade suficiente para confirmar sua ação potencial no tratamento da dor. O tratamento com curcumina demonstrou reduzir a expressão e a síntese de vários marcadores inflamatórios,[52] especialmente da glia espinhal.[54] Além disso, foi observada a regulação positiva de vias anti-inflamatórias, como o receptor γ do proliferador-ativador do peroxissoma, o fator nuclear eritroide 2 relacionado ao fator 2 e a hemeoxigenase 1. Vários marcadores cruciais de inflamação foram estudados, e o efeito da curcumina em certos mediadores inflamatórios é considerado um dos mecanismos mais estudados em humanos.[54,55]

Estudos mostraram que mediadores pró-inflamatórios e anti-inflamatórios reduzidos pela curcumina auxilia significativamente no controle da dor. Foi comprovado que a curcumina, além das qualidades anti-inflamatórias e analgésicas, é capaz de reduzir o estresse oxidativo, diminuindo, assim, a inflamação crônica de baixo grau. É eficaz ainda na dor neuropática porque promove a liberação de norepinefrina.[52]

Ensaios pré-clínicos e clínicos demonstraram que a curcumina, como terapia única ou adjuvante, tem atividade analgésica promissora. Nos estudos pré-clínicos, a curcumina foi capaz de inibir processos envolvidos na patogênese da dor crônica por meio da modulação de vários mediadores inflamatórios, neurotransmissores, canais iônicos e receptores. Além disso, a curcumina foi capaz de reverter a hiperalgesia e a alodinia em um modelo animal de dor crônica.[56]

Ensaios em humanos indicam melhora sustentada da dor, função, rigidez e qualidade de vida, com a curcumina demonstrando segurança e excelente adesão.[57] Os dados que suportam o uso de curcumina vêm de ensaios randomizados e metanálises.[58,59] Para osteoartrose de joelho uma revisão com dez artigos utilizando metodologia prisma mostrou que cúrcuma tem impacto em melhora da dor e da funcionalidade, não é inferior ao uso de anti-inflamatório e seu efeito aumenta com o tempo. A incidência de efeitos colaterais no grupo da cúrcuma é baixa que se manifestam como náuseas, gases e alteração motilidade do trato gastrointestinal.[60]

Em uma revisão sistemática de 2021, Shokri-Mashhadi[61] *et al.* estimaram os efeitos da curcumina na osteoartrite e concluíram que diferentes tipos de compostos de curcumina podem ser benéficos como um agente alternativo ou complementar o tratamento da osteoartrite. Além disso, certos compostos de curcumina com maior biodisponibilidade, como a nano, tendem a mostrar efeitos mais positivos.

Vários ensaios clínicos com curcumina foram publicados, independentemente de suas limitações, como variações no *design* e dosagens; eles adicionaram força à evidência sobre a eficácia da curcumina na dor crônica. Os que incluíram a curcumina para o tratamento da dor crônica relatam cursos de 5 a 8 semanas de tratamento, com doses variando de 120 a 1.500 mg/dia durante 4 a 36 semanas em dosagens divididas.[62]

A curcumina foi categorizada como nível A, indicando sua janela terapêutica segura que começa em 12 g/dia. A baixa biodisponibilidade da curcumina em humanos na dose de 12 g/dia é consequência da baixa absorção no intestino delgado, metabolismo rápido no fígado e rápida eliminação sistêmica.[63] Vários estudos de toxicidade usaram com sucesso a curcumina em doses que variam de 360 a 1.800 mg/dia por até 4 meses. Com base em ensaios clínicos, os efeitos adversos comumente relatados incluem os gastrointestinais, como flatulência, náusea e aumento da frequência das fezes, que ocorrem em até 4% a 15% dos pacientes que recebem curcumina. A maioria dos efeitos adversos é descrita como leve a moderada e resolve-se espontaneamente.[60,62]

Especificamente para osteoartrose de joelho, existe a recomendação de manter, por pelo menos 12 semanas, dose de 250 a 1.000 mg/dia com finalidade de alívio da dor, redução de edema e melhora da função articular, e os estudos mostram a não inferioridade em relação ao anti-inflamatório não esteroides (AINEs) e com melhor perfil de tolerância.[62,64]

De acordo com a Food and Agriculture Organization/Organização Mundial da Saúde (FAO/OMS) e a Autoridade Europeia para Segurança dos Alimentos (EFSA), o valor de ingestão diária aceitável de curcumina é 0 a 3 mg/kg, aprovado também pela Food and Drug Administration (FDA), dos Estados Unidos. A dose aceitável para obter eficácia da curcumina é 4 g a 8 g/ao dia.[62,64] A dose de 8 g/dia foi segura em ensaios fases I e II e a dose de até 12 g tem tolerância em humanos.[65] A cúrcuma não é inferior aos anti-inflamatórios não hormonais no controle da dor e, quando os dois são associados, a potência do resultado analgésico aumenta sem aumentar o efeito adverso.[62,64]

Estudos farmacocinéticos afirmaram a segurança da curcumina para uso a longo prazo. É essencial melhorar sua exposição plasmática para maximizar os resultados terapêuticos. Várias estratégias foram sugeridas para aumentar a biodisponibilidade da curcumina, incluindo modificação química, nanotecnologia e/ou a administração de curcumina com agentes fixados nas mesmas vias metabólicas ou de transporte, sendo a piperina, o alcaloide da pimenta-do-reino, o adjuvante mais amplamente utilizado para aumentar a biodisponibilidade da curcumina.[66]

Em humanos que receberam uma dose de 2 g de curcumina sozinha, os níveis séricos desta foram indetectáveis ou muito baixos. A administração concomitante de 20 mg de piperina com curcumina, no entanto, produziu concentrações muito maiores em 30 minutos a 1 hora após o tratamento medicamentoso; a piperina aumentou a biodisponibilidade da curcumina em 2.000%.[67]

A associação com cimetidina, famotidina, ranitidina e inibidor de bomba de prótons pode reduzir sua eficácia. Em relação à gravidez e à amamentação, o uso de cúrcuma não é recomendado em virtude da falta de estudos clínicos, assim como em pacientes com cálculos biliares ou obstrução biliar.[68] Em suma, a cúrcuma e a curcumina parecem ser extremamente seguras e bem-toleradas, mesmo em altas doses (até 8 g), sem efeitos tóxicos,[69,70] e podem ser uma estratégia segura e eficaz na melhora da intensidade da dor crônica, necessitando de mais estudos para avaliar benefícios a longo prazo.[64,71]

Coenzima Q10

A coenzima Q10 (CoQ10) é uma molécula orgânica presente em todas as membranas celulares e especialmente nas mitocôndrias, tanto na forma reduzida (ubiquinol) como na oxidada (ubiquinona) (Figura 3). No ser humano, ela é denominada "CoQ10" ou "ubiquinona". Essa molécula pode sustentar ciclos contínuos de oxidação-redução e é uma excelente transportadora de elétrons.[72]

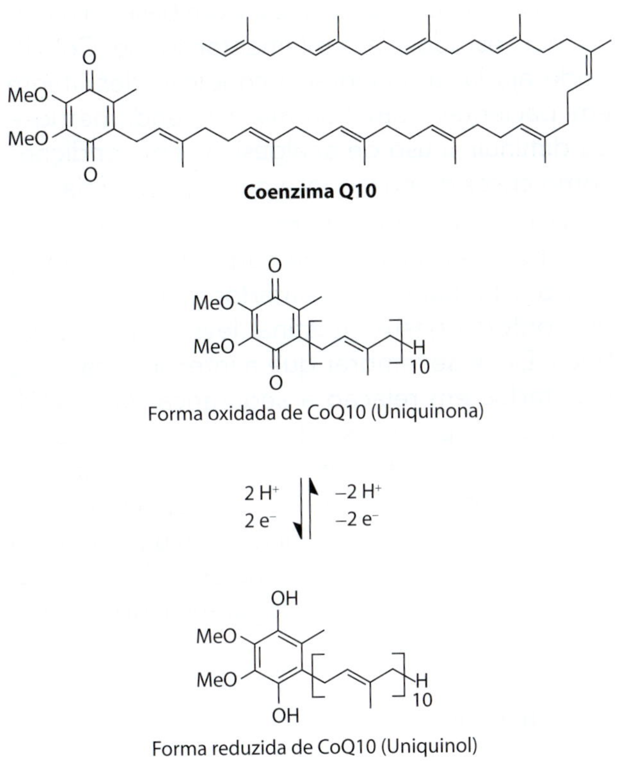

Figura 3 – Estrutura química da coenzima Q10.

Fonte: Martelli A *et al.*, 2020.

Forma reduzida de CoQ10 (Uniquinol)

Os níveis de CoQ10 são elevados em órgãos com alto metabolismo, como coração, rins e fígado, mas podem ser reduzidos pelo envelhecimento, fatores genéticos, medicamentos (p. ex., estatinas), doenças cardiovasculares, distúrbios musculares degenerativos e doenças neurodegenerativas.[74] Como a CoQ10 é dotada de características antioxidantes e anti-inflamatórias significativas, úteis para prevenir danos induzidos por radicais livres e ativação da via de sinalização inflamatória, sua depleção resulta na exacerbação de processos inflamatórios. Portanto, a suplementação exógena de CoQ10 pode ser útil como um adjuvante no tratamento de doenças cardiovasculares, como insuficiência cardíaca, fibrilação atrial e infarto do miocárdio, e fatores de risco associados, com hipertensão, resistência à insulina, dislipidemias e obesidade.[72,75]

A CoQ10 é produzida principalmente no fígado e pode ser proveniente da dieta, em particular, dos peixes gordurosos (salmão, sardinha e atum), além de soja, espinafre e nozes. No entanto, a ingestão pela dieta é significativa apenas em condições de deficiência.[76] A depleção de CoQ10 está associada a maior propensão ao desenvolvimento de respostas inflamatórias imunes por meio da ativação de processos inflamatórios, como o NF-$\kappa\beta$.[73]

A depleção dos níveis de CoQ10 causa diminuição concomitante na eficiência bioenergética necessária para converter CoQ10 recentemente reduzida em sua forma oxidada. Consequentemente, a atividade de transporte de elétrons por meio da sequência complexa da cadeia respiratória diminui, promovendo aumento nos equivalentes redutores que não estão alinhados com à síntese de ATP. Em combinação com uma dieta restritiva, não é possível manter a eficiência bioenergética da cadeia de transporte de elétrons, o que promove disfunção mitocondrial.[73]

As evidências sugerem que a CoQ10 pode ser eficaz no tratamento da dor crônica, embora essa atividade não surja de um protocolo padronizado. O perfil de efeitos colaterais é bom, com distúrbios gastrointestinais e reações alérgicas sendo os efeitos colaterais mais comumente relatados. Essas reações alérgicas envolvem principalmente coceira na pele, erupção cutânea, rubor ou tontura após a primeira dose. Em decorrência desses potenciais efeitos colaterais, as diretrizes sobre o uso desse suplemento são muito importantes.[77]

Segundo Hidaka[78] *et al.* (2008), a ingestão diária aceitável de CoQ10 foi definida em 12 mg/kg/dia, ou seja, ≥ 600 mg/dia para adultos pesando 50 kg.

A seguir, são descritos alguns estudos importantes relacionados aos efeitos da CoQ10 na dor crônica:

1. A sintomatologia clínica e os parâmetros eritrocitários e mitocondriais em pacientes com fibromialgia são melhorados

pela suplementação de CoQ10: um estudo piloto. Nesse estudo, 20 pacientes com fibromialgia foram suplementados com CoQ10 (300 mg/dia) após diagnosticados com síndrome da fadiga crônica. Depois de 3 meses, as características avaliadas de acordo com o Questionário de Impacto da Fibromialgia (FIQ) mostraram melhorias significativas em comparação com o valor basal. Melhorias nos parâmetros disfuncionais mitocondriais combinados na função do fator de transcrição e nos parâmetros indiretamente relacionados à deficiência secundária de CoQ10 também foram observadas.[79]
2. Deficiência de coenzima Q10 e resposta à suplementação na enxaqueca pediátrica e adolescente. Nesse estudo, os níveis séricos de CoQ10 foram medidos no início do estudo e estavam significativamente mais baixos nos grupos de estudo pediátrico e adolescente em comparação com os controles adultos. Esses níveis baixos aumentaram com a suplementação no acompanhamento de 90 dias.[80]
3. Coenzima Q10 no tratamento da enxaqueca. As descobertas do estudo levaram à conclusão de que "uma dose diária de coenzima Q10 de 100 mg a 300 mg parece ter um efeito preventivo na enxaqueca em adultos".
4. Um estudo randomizado duplo-cego cruzado de coenzima Q10 na profilaxia da enxaqueca. Os pesquisadores, nesse estudo, observaram resultados positivos com tratamentos de doses variadas de CoQ10 em pacientes pediátricos e adolescentes, bem como em pacientes adultos.[81] Os resultados para enxaqueca foram mais significativos na população pediátrica e adolescente do que na adulta.

Muitos dos resultados obtidos nesses estudos se alinham com os resultados de artigos publicados recentemente e comprovam a eficácia dos suplementos de CoQ10 na enxaqueca.

Embora não haja estudos suficientes para apoiar o uso rotineiro de CoQ10 no tratamento de pacientes com dor crônica nesse momento, essa evidência ressalta a necessidade de ensaios de alta qualidade, duplo-cegos e controlados por placebo que sejam adequadamente alimentados e durem períodos mais longos do que os estudos citados anteriormente.[82]

Com formulações diferentes, a heterogeneidade de ensaios clínicos e medicamentos usados nos estudos, a interpretação dos resultados em relação à eficácia ainda é incerta. No entanto, parece que uma quantidade crescente de pesquisas demonstra a eficácia da suplementação de CoQ10 no alívio da dor e/ou na melhora das condições de saúde em vários estados patológicos associados à dor crônica. Com base na maioria dos estudos, a suplementação de CoQ10 pode ajudar a melhorar a condição debilitante em pacientes com fibromialgia, endometriose ou diminuir o uso de analgésicos em condições como crises de enxaqueca ou histerectomia.[82,83]

A coenzima Q10 parece ser bem-tolerada com base em ensaios de curto e longo prazo, embora tenham sido relatados principalmente desconforto gastrointestinal leve e dor de cabeça. Deve-se lembrar que a interpretação dos resultados em relação à segurança da CoQ10 é discutível por causa do número limitado de participantes e de ensaios de curto prazo na maioria dos casos. Ensaios clínicos randomizados de longo prazo que incluíssem um tamanho de amostra relativamente maior seriam necessários para confirmar a segurança dos suplementos de CoQ10.[84]

Ácido alfalipoico

O ácido alfalipoico (ALA) é uma molécula anfipática com propriedades anti-inflamatória e antioxidante. É sintetizado em mamíferos e desempenha papel crítico como catalisador na produção de energia a partir dos alimentos. O ALA é um cofator na conversão de glicose em energia e, como tal, exerce papel essencial no metabolismo energético mitocondrial. Sua principal importância está relacionada ao controle da dor e à cognição, embora tenha sido usado para o tratamento e a prevenção de diferentes doenças.[85].

O ALA é frequentemente denominado o "antioxidante mestre" entre os compostos redox-ativos, pois não só atua como um antioxidante, por si só, por meio da eliminação direta de radicais ou quelação de metais, mas também pode regenerar outros antioxidantes, como a glutationa e as vitaminas C e E. Dessa forma, o ALA participa de vários processos de regulação *redox* intracelular que interferem na sinalização, transcrição e funções proteicas. Além disso, é um cofator em complexos multienzimáticos no metabolismo energético humano, o que o torna uma substância semelhante a uma vitamina.[86]

No corpo humano, o ALA é encontrado principalmente nos rins, coração, fígado e músculo esquelético e, em menor extensão, nas glândulas exócrinas e endócrinas. Está em vários alimentos, como carne vermelha e vísceras como fígado e rim, juntamente com alimentos de origem vegetal como espinafre, brócolis, batata, inhame, beterraba e cenoura.[87] No sangue, a fração em massa é ligada às proteínas plasmáticas, e a fração não ligada apresenta meia-vida curta. A maior parte do ALA metabolizado é excretada pelos rins em 3 horas após a ingestão na forma de sulfóxidos e sulfonas, entre outros produtos de degradação. Depois disso, a síntese endógena deve ser responsável por quaisquer quantidades presentes no corpo.[88,89]

O ALA ele inibe a progressão e a perda celular observadas em casos de danos oxidativos, nitroxidativos e inflamação. Dados o aumento de ROS e os baixos níveis da forma reduzida de glutationa em pacientes com dor crônica, a maioria dos estudos se concentrou nas propriedades antioxidantes do ALA. A propriedade mais conhecida é a produção de energia na qual o ALA atua nas mitocôndrias, onde é transformado na forma reduzida de ácido di-hidrolipoico, atuando como um cofator nas reações de desidrogenase mitocondrial e eliminador de radicais livres.[90]

O aumento de ROS visto em pacientes com dor crônica é capaz de ativar a inflamação. O aumento de marcadores inflamatórios foi observada em humanos que tiveram maior percepção de dor e fadiga. No nível antioxidante, foi observado que a administração de ALA em pacientes com dor crônica pode modificar esses marcadores, normalizando os níveis.[9]

O ALA tem um bom perfil de segurança e dados clínicos sugerem que dosagens intravenosas de 1.800 mg e 2.400 mg diários e doses de 600 mg e 1.200 mg administrados via oral (VO) para neuropatia diabética mostraram boa tolerabilidade.[91] Em pacientes tomando amitriptilina, o ALA demonstrou menos eventos adversos e nenhuma diferença significativa em eventos adversos relacionados à medicação entre ALA e placebo, com apenas eventos adversos leves, como gosto amargo, que não fizeram diferença na adesão ao medicamento.[92]

Estudos clínicos e pré-clínicos mostraram que o ALA é seguro e eficaz e não é apenas um tratamento complementar ou alternativo para dor crônica, mas também tem muitas vantagens sobre o padrão atual de tratamento, incluindo tratamentos para as condições subjacentes que são menos seguras do que o ALA e as necessidades não atendidas dos pacientes para dor crônica.[93,94]

O ALA sozinho ou combinado com outras substâncias ativas tornou-se uma parte indispensável do tratamento de polineuropatias e neuropatia diabética dolorosa. O ALA combinado com outros medicamentos para dor idiopática crônica está mostrando boa eficácia, auxiliando na redução da dor e na melhoria da qualidade de vida. Os medicamentos atualmente autorizados são eficazes em ensaios clínicos.[95,96]

Os benefícios do ALA no uso clínico em um amplo espectro de sintomas podem promovê-lo como bom tratamento de 1ª linha. Mais ensaios são necessários para confirmar sua segurança e eficácia a longo prazo.

Carnitina

A L-carnitina (LC) é um aminoácido biologicamente ativo produzido de forma natural no fígado, cérebro e rins. Esse aminoácido é produzido endogenamente a partir de dois aminoácidos essenciais, metionina e lisina, quando não é recebido da dieta. Como os músculos esqueléticos e cardíacos têm as maiores quantidades de L-carnitina, eles são incapazes de sintetizar e devem obtê-la do plasma. Os micróbios no trato intestinal destroem sobretudo o LC não absorvido. A carnitina é quase totalmente intracelular (99%).[97] O metabolismo dos carboidratos é influenciado pela carnitina. Anormalidades regulatórias da carnitina foram atribuídas a complicações diabéticas, trauma, hemodiálise, fome, obesidade, cardiomiopatia, jejum, desequilíbrios endócrinos, interações medicamentosas e outras condições.[98] Seu crescente interesse na dor crônica pode estar ligado às suas atividades no sistema nervoso central (SNC) e no periférico (SNP) e no sistema imunológico.[97,99]

A L-carnitina pode modular respostas inflamatórias em várias vias celulares e moleculares. No nível celular, a L-carnitina é capaz de inibir a liberação de vários mediadores inflamatórios, bem como a geração de ROS. Além disso, pode modular o fator NF-κβ, um complexo proteico que controla a transcrição do DNA, a produção de citocinas e a sobrevivência celular. Como a inflamação está envolvida na gênese e no desenvolvimento de muitas condições dolorosas, como aquelas caracterizadas por sensibilização do nervo periférico, lesões musculoesqueléticas, artrite e neuropatias pós-cirúrgicas ou mecânicas, o uso de um medicamento anti-inflamatório, como a L-carnitina, pode representar uma abordagem adjuvante ou alternativa para reduzir esses níveis de dor.[97-99]

A carnitina demonstrou potencial para tratar uma série de doenças neurológicas, incluindo a de Alzheimer e a de Parkinson, além de encefalopatia hepática, transtorno do espectro autista e outras neuropatias dolorosas.[100]

Em relação aos mecanismos da dor, a L-carnitina e seus derivados têm efeito anti-inflamatório e antioxidante, previnem a disfunção mitocondrial e modulam a expressão de uma série de genes controladores de apoptose e autofagia para promover a sobrevivência celular.[101] Esse aminoácido modula neurotransmissores cerebrais como acetilcolina, serotonina e dopamina e atua em fatores neurotróficos como fator de crescimento nervoso (NGF) e receptores de glutamato metabotrópico (mGlu) por meio de mecanismos epigenéticos. É importante ressaltar que induz a expressão de mGlu2 em terminais nervosos, dando origem à analgesia e prevenindo a sensibilização espinhal. Também foi descoberto que tem atividade neurotrófica e analgésica de longo prazo em modelos experimentais de dor inflamatória crônica e neuropática (Figura 4).[102]

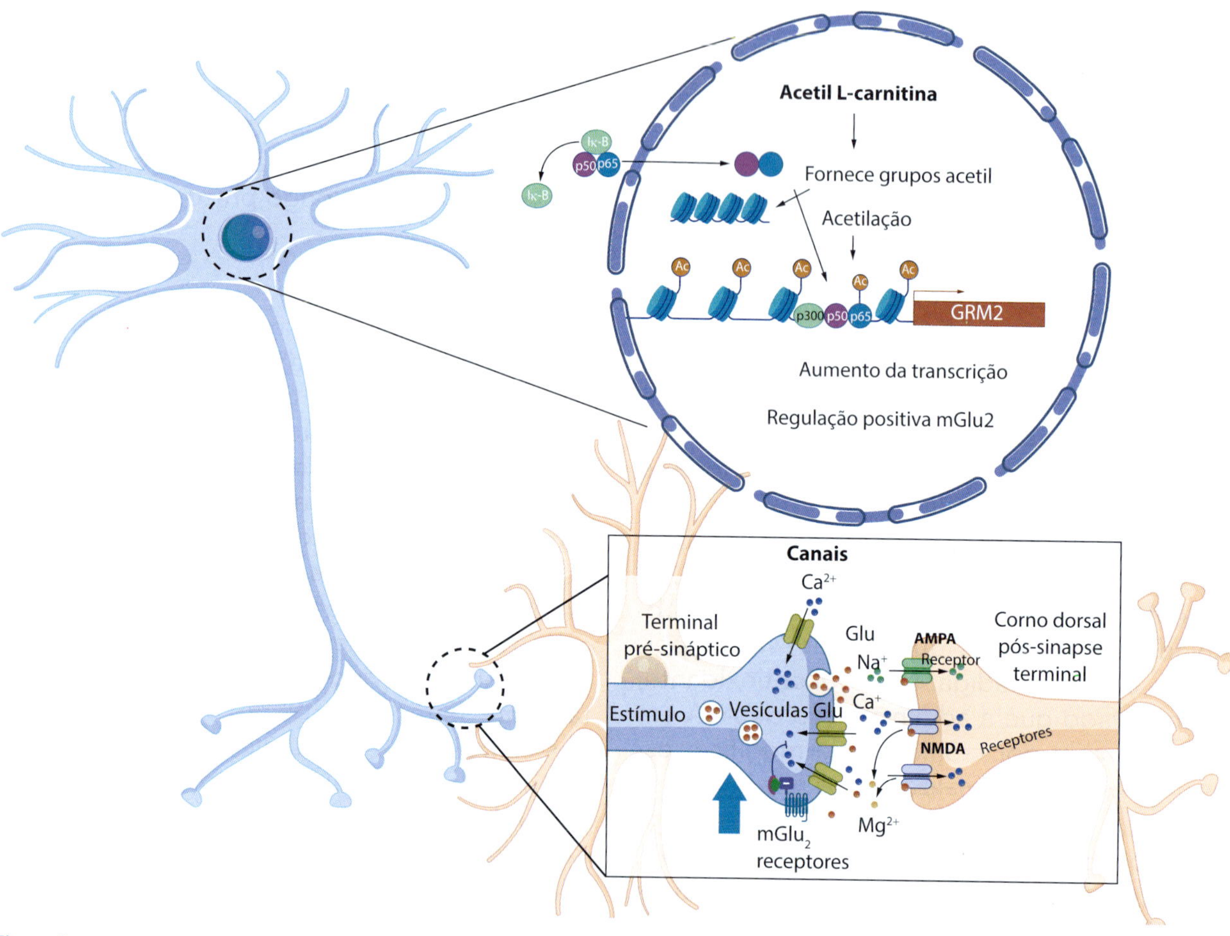

Figura 4 – Sinapse nociceptiva espinhal.

Ampa: ácido aminometilfosfônico; GLU: Glutamato; GRM2: Gene Metabotropic Glutamate Receptor 2; MGlu: receptores de glutamato metabotrópico, MGlu2: receptores de glutamato metabotrópico tipo 2; NMDA: N-metil-D aspartato.

Fonte: Adaptado de Modificado de Sarzi-Puttini P, *et al.*, 2021.

Uma revisão de 2021 resumiu as evidências atuais sobre o uso de L-carnitina em pacientes com dor crônica e transtornos cognitivos e de humor, investigou a justificativa subjacente a seu uso em pacientes com síndrome de fibromialgia, caracterizada por alterações nociplásticas que aumentam a sensibilidade do sistema nervoso à dor. Ficou demonstrado que L-carnitina tem um amplo espectro de efeitos farmacológicos que afetam principalmente o sistema nervoso. É neuroprotetor e neurotrófico, modula a produção e atividade de neurotransmissores, regula a função neuronal, protege contra radicais livres, aumenta a capacidade antioxidante celular e o reparo e restaura e estabiliza a atividade mitocondrial, tudo com efeitos colaterais mínimos se na dosagem corretamente. Seu complexo mecanismo de ação permite efeito imediato (ou seja, mais rápido do que os antidepressivos convencionais).[102]

A L-carnitina pode ser útil no tratamento da dor neuropática porque suas atividades neurotróficas e analgésicas (principalmente por causa de alterações epigenéticas) têm efeitos de longo prazo em modelos experimentais de dor crônica inflamatória e neuropática, reduzindo a dor e as recaídas. Esse aminoácido induz a expressão dos receptores metabotrópicos de glutamato (mGlu2R), resultando, assim, em analgesia e prevenindo a sensibilização espinhal. Um aumento nos níveis de proteína mGlu2R nos cornos dorsais da medula espinhal espelha a analgesia duradoura relacionada à L-carnitina.[103]

Um ensaio clínico randomizado multicêntrico de 2007, avaliou eficácia da L-carnitina em 102 pacientes com fibromialgia, com diagnóstico confirmado pelos critério do American College of Rheumatology. O tratamento consistiu em 2 cápsulas/dia de 500 mg de L-carnitina ou placebo mais uma injeção intramuscular de 500 mg de L-carnitina ou placebo por 2 semanas. Durante as 8 semanas seguintes, os pacientes tomaram 3 cápsulas diárias contendo 500 mg de L-carnitina ou placebo. A maioria das pontuações pela escala visual analógica (EVA) para dor melhorou significativamente em ambos os grupos. Ambos os grupos apresentaram uma diminuição significativa no número de pontos sensíveis e no "escore miálgico total" até a 6ª semana. Na 10ª semana, o grupo LAC continuou a mostrar melhorias, enquanto o grupo placebo manteve os mesmos níveis da 6ª semana, resultando em uma diferença significativa entre os grupos.

O grupo LAC mostrou melhorias significativamente maiores em vários parâmetros do questionário SF36 em comparação com o grupo placebo.

Uma diferença estatisticamente significativa entre os grupos foi observada para depressão e dor musculoesquelética. O tratamento com L-carnitina foi bem-tolerado. Embora essa experiência mereça mais estudos, seus resultados indicam que a L-carnitina pode ser benéfica em pacientes com fibromialgia, proporcionando melhora na dor, bem como na saúde geral e mental desses pacientes.[104]

A L-carnitina está envolvida na liberação e reciclagem de aminoácidos excitatórios cuja superestimulação pode aumentar a vulnerabilidade neuronal a danos e também pode aumentar a sinalização da dor. Além disso, ela tem efeitos monoaminérgicos fracos para a regulação positiva do ácido gama-aminobutírico (GABA), dopamina e acetilcolina, cada um dos quais tem ação inibitória na liberação de neurotransmissores e na percepção da dor.[105,106]

Nos músculos, a L-carnitina está presente em concentrações de cerca de 20 mg a 100 mg/100 g . A suplementação dietética é frequentemente recomendada para aqueles que não conseguem obter L-carnitina suficiente e/ou como um auxílio ergogênico. Fontes de L-carnitina na dieta são predominantemente produtos de carne vermelha, peixe e laticínios, com menor teor em outros alimentos, como frutas e vegetais.[107]

A suplementação com L-Carnitina rapidamente demonstrou ser mais eficaz do que a suplementação com vitaminas para aumentar a resistência muscular.[107]. Duas das formas mais comuns de L-carnitina usadas em estudos humanos para pessoas com problemas de dor muscular são o tartarato de L-carnitina e a acetil L-carnitina. O tartarato de L-carnitina tem taxa de oxidação mais alta e pode ser oficialmente denominado "nutriente essencial". A acetil L-carnitina pode passar pela barreira hematoencefálica e é, com frequência, usada para ajudar a reduzir a depressão.[108,109]

A L-carnitina é, em geral, reconhecida como segura em indivíduos saudáveis e é amplamente aceita como um suplemento benéfico em indivíduos mais velhos e naqueles que têm dieta pobre em carne. A dose recomendada é uma diretriz geral com recomendações de terapia dependentes do peso corporal; adultos podem consumir 2 g a 6 g diários de L-carnitina que é predominantemente absorvida no intestino delgado; foi relatado que ela nutre bactérias gastrointestinais benéficas. Qualquer ingestão excessiva de L-carnitina não é prejudicial e é secretada na urina.[108,109]

Um estudo de 1995 investigou os efeitos da suplementação oral de L-carnitina na dor (EVA), sensibilidade (limiares de dor) e liberação de creatinaquinase (CK) induzida por um esforço excêntrico de 20 minutos do músculo quadríceps. A L-carnitina reduziu significativamente a dor, a sensibilidade e a liberação de CK após o esforço em relação ao placebo. Em contraste, nenhuma diferença significativa foi encontrada nos parâmetros medidos entre os dois testes realizados sem medicação. Conclui-se que a L-carnitina tem um efeito protetor contra dor e danos causados por esforço excêntrico. Esse efeito é atribuído principalmente à propriedade de vasodilatação do composto, que melhora o metabolismo energético do músculo danificado por hipóxia e aumenta a eliminação de substâncias pró-inflamatórias, como as prostaglandinas do tipo E2.[110]

Magnésio

O magnésio (Mg) é o segundo cátion intracelular mais abundante nas células, depois do potássio, necessário para o funcionamento adequado de mais de 300 enzimas e vários processos celulares. Grande parte do armazenamento de magnésio do corpo é intracelular, com o músculo esquelético sendo o local primário e, por esse motivo, os níveis séricos refletem apenas cerca de 0,3% do magnésio corporal total. Por esse motivo, medir os níveis séricos para fins de diagnóstico ou pesquisar o papel biológico do magnésio é desafiador. As principais fontes alimentares de magnésio incluem nozes (em particular, amêndoas), sementes (abóbora e gergelim) e grãos integrais (quinoa, arroz integral e pães integrais). Leguminosas (feijão preto, grão-de-bico, feijão-fradinho e edamame), vegetais de folhas verdes (em particular, espinafre e acelga) e abacates também são boas fontes.[111,112]

O sedentarismo, o consumo de alimentos ultraprocessados, açúcar refinado e o consumo excessivo de café e bebida alcoólica resultam em menor concentração sérica de magnésio. Algumas das principais funções do magnésio no organismo dizem respeito à função muscular e nervosa, à produção de energia, ao papel que desempenha no sistema imunológico e no suporte à saúde óssea.[113]

A deficiência de magnésio é um problema comum e pode ocasionar dor crônica. Vários fatores importantes contribuem para a prevalência da deficiência de magnésio, incluindo baixa ingestão alimentar, uso de bloqueadores de bomba de próton, diuréticos e quimioterápicos. Estudos populacionais mostram ingestão inadequada de magnésio para aproximadamente 50% da população, mesmo em países onde as pessoas têm fácil acesso a alimentos ricos macronutriente. Sua deficiência também é altamente prevalente entre subpopulações que apresentam maior risco de dor crônica. Pessoas com dor crônica podem apresentar sintomas relacionados à deficiência de magnésio, como câibras musculares, fraqueza muscular, espasmos, irritabilidade, confusão mental e alterações de personalidade. A deficiência de magnésio também está associada a uma resposta inflamatória aumentada, que pode exacerbar a dor.[114]

A teoria subjacente ao uso do magnésio no tratamento da dor decorre de sua atividade como um bloqueador dependente de voltagem do receptor N-metil-D aspartato (NMDA). As evidências sugerem que a sensibilização central depende dos receptores NMDA e que a ativação desses receptores desempenha um papel na neuropatia. Quando uma sinapse atinge certa voltagem por causa da ativação do glutamato dos receptores NMDA, isso resulta na liberação de magnésio para bloquear o receptor NMDA, reduzindo a excitabilidade e a condução dos potenciais de ação.[115]

Ao avaliar a eficácia do magnésio para dor lombar aguda, um ensaio randomizado aberto avaliou pacientes com dor lombar aguda (< 2 semanas de duração dos sintomas) randomizados para receber um AINE indólico, o etodolaco 400 mg, 2 vezes/dia, e magnésio 365 mg, 1 vez/dia; etodolaco 400 mg, 2 vezes/dia sozinho; ou etodolaco 400 mg e paracetamol 500 mg, 2 vezes/dia. O estudo indicou que entre a visita inicial e o 4° dia após o início da terapia, os indivíduos no grupo etodolaco mais magnésio tiveram melhora estatisticamente significativa na dor, conforme avaliado pela EVA. No entanto, a melhora foi menor que 1 em uma escala de 10 pontos, o que não resulta em significância clínica significativa. Além disso, não houve diferença entre os grupos no dia 10 após a avaliação inicial, indicando que qualquer benefício, se não mínimo, não foi prolongado.[116]

Vários estudos avaliaram o efeito do magnésio intravenoso (IV) na redução da dor pós-operatória e, em associação, na redução do consumo de opioides pós-operatórios. Uma metanálise de 2020 avaliando 51 desses estudos descobriu que os pacientes que receberam magnésio IV em comparação ao placebo tiveram um tempo estatisticamente significativo maior para a primeira solicitação de analgésico e reduziram o consumo de morfina pós-operatória em 24 horas.[117]

Os efeitos colaterais do magnésio obtido de produtos alimentícios, geralmente, não são um risco, pois o rim elimina o excesso de magnésio na urina. A suplementação de magnésio, no entanto, é comumente associada ao efeito colateral da diarreia e, de fato, o citrato de magnésio é comercializado e, com frequência, usado para o tratamento da constipação. A diarreia com suplementação de magnésio é causada pelos sais não absorvidos que induzem atividade osmótica no cólon e induzem a motilidade gástrica. Sais de magnésio que apresentam maior risco para o efeito colateral de diarreia são cloreto, gluconato e óxido de magnésio. Embora a diarreia seja geralmente um efeito colateral autogerenciado e não grave, grandes doses de suplementação de magnésio (> 5.000 mg/dia) foram associadas à toxicidade do magnésio, que pode incluir sintomas leves como hipotensão, náusea, vômito e depressão antes de progredir para sintomas graves como fraqueza muscular, dificuldade para respirar e parada cardíaca.[118,119]

Uma revisão de 2021 investigou ensaios clínicos randomizados sobre a eficácia do tratamento com magnésio na dor e no consumo de analgésicos em situações que incluem dor pós-operatória, enxaqueca, dor renal, dor crônica, dor neuropática e fibromialgia. A busca bibliográfica identificou 81 estudos (n = 5.447 pacientes) sobre tratamento com magnésio na dor. O nível de evidência para a eficácia do magnésio na redução da dor e do consumo de analgésicos é globalmente modesto e os estudos não são muito numerosos na dor crônica. Várias lacunas foram identificadas na literatura que precisam ser abordadas, especialmente em metodologia, doença reumática e câncer. Ensaios clínicos adicionais são necessários para atingir um nível suficiente de evidência e otimizar melhor o uso de magnésio para dor e comorbidades de dor a fim de melhorar a qualidade de vida de pacientes com dor.[120]

A suplementação de magnésio é uma das prescrições da abordagem funcional para o tratamento da dor crônica. Vários produtos de venda livre estão disponíveis, incluindo quelatos de magnésio, citrato, malato e óxido, com essas diferentes formas mostrando variações na biodisponibilidade. A forma mais usada e estudada de magnésio é o citrato, pois este é relativamente bem-absorvido e tem um pH inicial neutro. Preocupações sobre toxicidade da suplementação de magnésio são incomuns porque a população geral, com frequência, apresentará sintomas incluindo diarreia e dor abdominal.[111,121]

Não há recomendações de dosagem específicas atualmente para o tratamento da dor crônica porque a pesquisa é limitada, mas uma dose típica de suplementação de magnésio é de 300 a 450 mg/dia.[121] Muitos profissionais têm usado uma dose de magnésio de até 800 mg, embora dados de vários estudos sobre magnésio e dor crônica tenham mostrado benefícios de 400 mg a 600 mg em diferentes tipos de dor crônica.

Vitamina D

A vitamina D existe em duas formas principais: vitamina D2 (ergocalciferol); e vitamina D3 (colecalciferol). A primeira é obtida com a dieta principalmente de fungos e também de plantas, enquanto a última pode ser obtida com a dieta (produtos de origem animal) ou sintetizada na pele a partir da conversão do precursor do colesterol 7-desidrocolesterol após exposição à radiação ultravioleta B adequada. Uma dieta ocidental típica é pobre em vitamina D. Para aumentar a ingestão de vitamina D, alguns países aplicaram uma política de enriquecimento de produtos lácteos com vitamina D, enquanto o uso de lâmpadas para exposição artificial aos raios UVB é outra ferramenta para aumentar sua síntese.[122]

A vitamina D apresenta atividades endócrina e autócrina importantes no alivio da dor relatados em estudos que empregam várias síndromes dolorosas crônicas. A etapa inicial sugerida ao se colocar um paciente em terapia com vitamina D para o controle da dor é ter os níveis sanguíneos de 25-hidroxivitamina D avaliados em 25 ng/mL a 30 ng/mL. A maioria dos trabalhos sugeriu tratar síndromes dolorosas usando-se suplementos de 25-hidroxivitamina D quando os níveis avaliados são < 30 ng/mL.[123,124]

Diretrizes para níveis de vitamina D e doses de tratamento/manutenção de suplementos alimentares de vitamina D não foram desenvolvidas especificamente para uma população com dor crônica. A prática atual deve, portanto, confiar em diretrizes estabelecidas para adultos saudáveis e para aqueles em risco de deficiência de vitamina D. O 25(OH)D sérico é o biomarcador recomendado para avaliar a exposição à vitamina D. Para a Sociedade Brasileira de Endocrinologia e Metabologia (SBEM), os valores considerados atualmente são:

1. Maior do que 20 ng/mL é o desejável para população geral saudável.
2. Entre 30 ng/mL e 60 ng/mL é o recomendado para grupos de risco como idosos, gestantes, pacientes com osteomalácia, raquitismos, osteoporose, hiperparatireoidismo secundário, doenças inflamatórias, doenças autoimunes e renal crônica e pré-bariátricos.
3. Entre 10 ng/mL e 20 ng/mL é considerado baixo com risco de aumentar remodelação óssea e, assim, perda de massa óssea, além do risco de osteoporose e fraturas.
4. Menor do que 10 ng/mL é um valor muito baixo e com risco de evoluir com defeito na mineralização óssea, que é a osteomalácia, e raquitismo.[125]

A vitamina D3 é necessária para o movimento humano e desempenha muitos papéis adicionais na saúde, incluindo atenuar a dor, abrandar a ação simpática como um hormônio, evitar a adesão móvel e a duplicação de bactérias intestinais saudáveis. Todas as células humanas têm receptores para a forma ativa da vitamina D3, o calcitriol, um hormônio esteroide endócrino derivado do lumisterol e calcidiol, que requerem irradiação ultravioleta B antes de entrar no sangue como derivados de D3. É bem-reconhecido que a vitamina D3 facilita a homeostase do cálcio e do magnésio por meio de suas ações semelhantes às dos hormônios que ocorrem no duodeno (para absorção de cálcio), nos rins (para reabsorção de cálcio e fosfato e ativação da enzima de produção de calcitriol) e nos vasos (para inibição da hiperplasia do músculo liso e prevenção da aterosclerose).[126]

Um limite de 4 mil unidades de vitamina D3 é seguro para a maioria dos adultos. Esse limite superior suporta um nível sérico de 25(OH)D no sangue abaixo de 200 nmol/L. A maioria reconhece que a toxicidade da vitamina D ocorre tipicamente quando associada à hipervitaminose D ou a concentrações sanguíneas acima de 150 nmol/L. Dados de ensaios clínicos mostram que doses de até 10 mil unidades de vitamina D3/dia são seguras para a maioria dos pacientes, mas esses ensaios foram de curta duração; há informações limitadas sobre a segurança da administração de altas doses e longo prazo.[126]

Indivíduos com dor crônica podem ter maior risco de deficiência de vitamina D, especialmente se obesos, com probabilidade de ter exposição solar reduzida, baixos níveis de atividade física, dietas pobres em alimentos ricos em vitamina D ou problemas de má absorção. Anticonvulsivantes e esteroides comumente usados para tratar dor crônica e condições reumáticas (p. ex., fibromialgia) podem reduzir os níveis de vitamina D.[127] Além disso, doenças hepáticas ou renais concomitantes podem reduzir a capacidade do corpo de metabolizá-la.[127,128] Embora não haja evidências concretas de que sua suplementação seja um tratamento eficaz para dor crônica, não há contraindicações para seu entre pacientes com dor crônica, pois a vitamina D representa um baixo risco à saúde em geral, é geralmente bem aceita e é barata.[128,129] A suplementação adequada de vitamina D deve ser recomendada quando os níveis forem insuficientes ou deficientes de acordo com os fatores de risco adicionais dos indivíduos (p. ex., medicamentos atuais, nível de obesidade e exposição à luz solar).[123]

Embora as estimativas gerais de deficiência na população tenham vindo de grandes estudos populacionais, as evidências da prevalência de deficiência de vitamina D [níveis séricos de 25(OH)D ≤ 50 nmol/L] em populações com dor reumática e crônica geralmente vêm de estudos clínicos menores. A prevalência de hipovitaminose D foi de 86% em uma população ambulatorial de Reumatologia suíça.[130] As estimativas variam de até 93% entre indivíduos com dor persistente e inespecífica e tão baixa quanto 26% em uma amostra de pacientes com dor crônica sendo tratados em uma clínica de dor. Entre novos pacientes consecutivos em uma clínica de Reumatologia, a prevalência de deficiência de vitamina D foi de 70% [25(OH) D sérica ≤ 53 nmol/L] e a deficiência grave foi de 26% [25(OH)D sérica ≤ 25 nmol/L], com deficiência entre as condições musculoesqueléticas associadas à dor crônica da seguinte forma: doenças inflamatórias das articulações/doenças do tecido conjuntivo, 69%; reumatismo dos tecidos moles, 77%; osteoartrite, 62%; dor lombar musculoesquelética inespecífica, 75%; e osteoporose, 71%. Os resultados de uma auditoria de 25(OH)D em pacientes ambulatoriais de Reumatologia indicam que os níveis foram menores entre os pacientes de Reumatologia quando comparados com pacientes osteoporóticos/osteopenia, com os níveis mais baixos encontrados em pacientes com artrite inflamatória e fibromialgia/dor crônica em geral.[123]

Revisões sistemáticas e metanálises nos últimos anos sintetizaram evidências de ensaios experimentais usando vitamina D terapeuticamente para o tratamento de dor crônica. Uma revisão Cochrane, de 2015, identificou dez estudos que atendiam a seus critérios de ensaios duplo-cegos de uso de suplementação de vitamina D em comparação a placebo ou comparadores ativos para o tratamento de condições dolorosas crônicas.[128] Os estudos incluídos foram considerados metodologicamente de baixa qualidade, bem como heterogêneos, ou seja, variando por condição crônica dolorosa, dosagem de vitamina D e medidas de desfecho investigadas.[128] Os resultados de outras revisões sistemáticas também chegaram às mesmas conclusões, segundo as quais há um nível moderado de evidência de que a suplementação de vitamina D não foi útil para tratar pacientes com dor musculoesquelética crônica inespecífica[131] e evidências inconclusivas de um efeito positivo definitivo da vitamina D em estados de dor crônica.[132]

Uma revisão sugere que a deficiência de vitamina D é frequentemente observada em pacientes com fibromialgia e dor musculoesquelética crônica e a suplementação com vitamina D pode ser proposta para reduzir a dor e melhorar a qualidade de vida nesse grupo de indivíduos. Os resultados da metanálise sugerem que a reposição seja por VO diária ou semanal, sendo possivelmente mais benéfica que a via injetável e em altas doses, uma vez que estudos prévios mostraram tendência a aumento no risco de queda e de fratura quando feita reposição dessa forma. Níveis séricos abaixo de 10 ng/mL a 20 ng/mL necessitam de reposição de 50 mil UI VO semanal (podendo ser dividida em doses diárias), tanto para melhorar a dor como para o risco de osteoporose e de raquitismo, já entre 20 ng/mL e 30 ng/mL necessitam manter 7 mil UI a 14 mil UI VO semanal (1 mil UI a 2 mil UI dose diária oral), para controle de dor.[133]

Ginseng

Ginseng refere-se a qualquer uma das 11 espécies identificadas do gênero *Panax*, que são nativas da América do Norte, Leste Asiático e Leste da Sibéria.[134] O polissacarídeo do *ginseng*, o ginsenosídeo, e outros constituintes têm o potencial de modular inúmeras vias de sinalização no corpo e apresentam propriedades anti-inflamatórias, antioxidantes e neuroprotetoras, que podem ser úteis no tratamento da dor.[135]

O *ginseng* tem sido amplamente utilizado para modular vários tipos de dor crônica, como dor neuropática, inflamatória e outros tipos de dor crônica. Pelo menos dez saponinas do *ginseng* podem inibir o fator de transcrição NF-κβ, bem como reduzir a expressão da NO-sintase inflamatória, enquanto alguns ginsenosídeos têm efeito direto contra a dor neuropática que bloqueia os canais de cálcio em neurônios nociceptivos.[134]

Os componentes bioativos do *ginseng* têm certos efeitos terapêuticos na dor neuropática. Recentemente, Lee[136] *et al.* (2019) avaliaram os efeitos do *ginseng* branco extraído com etanol (GS-KG9) na dor neuropática diabética induzida por estreptozotcina (STZ) em ratos. Eles descobriram que a administração oral de GS-KG9 reduziu os níveis de glicose no sangue e inibiu a ativação microglial na posição L4-L5 da medula espinhal em ratos hiperglicêmicos induzidos por STZ. Esse efeito analgésico do GS-KG9 foi mediado pela inibição da ativação microglial por meio da redução dos níveis de glicose no sangue. O GS-KG9 também inibe a hiperexcitabilidade dos neurônios do corno dorsal da medula espinhal, atenuando, assim, a alodínia e a hiperalgesia.

Pesquisas demonstraram que diferentes vias fundamentam os efeitos do *ginseng* na percepção da dor, amplamente capturados como um impacto no SNC, redução na inflamação e respostas anti-inflamatórias, bem como modulação do sistema imunológico, mudanças no eixo hipotálamo-hipófise-adrenal, modulação de neurotransmissores, proteção neuronal e modulação da proliferação de células-tronco neurais.[135]

A via pela qual o *ginseng* exerce seus efeitos sobre a dor não se limita a um único modo de ação e estende-se além de suas ações dentro do SNC. Foi demonstrado que o *ginseng* atua tanto no sistema imunológico como no nervoso, onde a atividade das células *natural killers* (NKs) e a proliferação de células T, bem como a produção de interferon, são afetadas. Também há relatos de que o *ginseng* pode reduzir o estresse e a ansiedade e melhorar o desempenho cognitivo. Os ginsenosídeos mostraram efeitos específicos na transmissão da dor. Portanto, é essencial entender que, em diferentes estudos pré-clínicos com animais, os efeitos benéficos do *ginseng* também incluem a modulação do sistema endocanabinoide.[137]

Um estudo descobriu que o extrato de *ginseng*, especialmente os ginsenosídeos RG1 e Rb1, tem potencial protetor nas células neuronais PC12. Os ginsenosídeos têm efeitos neuromoduladores, possivelmente por meio da liberação de serotonina e de glutamato no córtex, hipocampo e hipotálamo e, além de seu papel na inibição da sensibilidade à dor, têm também efeitos neuroprotetores ao reduzir a prostaglandina E2 e o TNF-α envolvidos na inflamação, e esse efeito é crucial no tratamento de condições de dor crônica.[134]

A modulação dos níveis de dopamina pode ocorrer pelo efeito calmante do *ginseng*. Estresse, ansiedade e depressão regulados pelas alterações neuroendócrinas no eixo hipotálamo-hipófise-adrenal podem ser controlados pelo aumento dos níveis de ginsenosídeos ou *ginseng*, condições frequentes associadas à dor crônica. A tolerância é um efeito colateral comum quando os pacientes recebem opioides a longo prazo; portanto, se o *ginseng* for combinado com opioides, também poderia ser benéfico na redução da dose.[137]

Riboflavina (vitamina B2)

A riboflavina, também conhecida como "vitamina B2", é uma vitamina hidrossolúvel que pertence ao grupo do complexo de vitaminas B. Os médicos frequentemente prescrevem a riboflavina como parte de uma formulação combinada com outras vitaminas do complexo B como um suplemento profilático para controlar e tratar a deficiência de vitamina B2. A deficiência de riboflavina é uma condição rara, pois está presente em várias escolhas alimentares. No entanto, indivíduos que seguem uma dieta pobre em carne e leite, considerados as melhores fontes de riboflavina, e certos grupos específicos, como mulheres grávidas, crianças e atletas, podem ser mais suscetíveis a essa deficiência.[138]

A riboflavina tem importantes propriedades antioxidantes, essenciais para o funcionamento correto das células. Ela é necessária para a conversão da glutationa oxidada para a forma reduzida e para a cadeia respiratória mitocondrial, pois os complexos I e II contêm flavoproteínas redutases e flavoproteínas de transferência de elétrons. A deficiência de riboflavina demonstrou prejudicar o estado oxidativo do corpo, especialmente em relação ao estado de peroxidação lipídica, em estudos com animais e humanos. No sistema nervoso, a riboflavina é essencial para a síntese de mielina e sua deficiência pode determinar a ruptura das lamelas de mielina. A condição hereditária de absorção e utilização restritas de riboflavina, relatada em cerca de 10% a 15% da população mundial, justifica uma investigação mais aprofundada quanto à associação com as principais doenças neurodegenerativas. Vários ensaios bem-sucedidos testando riboflavina para prevenção de enxaqueca foram realizados, e esse medicamento é atualmente classificado como um medicamento de nível B para enxaqueca de acordo com a classificação com base em evidências da Academia Americana de Neurologia, com evidências apoiando sua eficácia.[139]

A vitamina B2 é uma precursora do flavina-mononucleotídeo e flavina-adenina-dinucleotídeo envolvidos na cadeia de transporte de elétrons na membrana mitocondrial. É considerada útil na prevenção da enxaqueca em razão de seu papel na manutenção dos estoques de energia do corpo.[140]

Uma revisão sistemática e metanálise de 2021 teve como objetivo avaliar o impacto da suplementação de vitamina B2 nos dias, duração, frequência e pontuação de dor do ataque de enxaqueca. A análise conjunta de ensaios clínicos randomizados controlados disponíveis demonstrou que a suplementação de vitamina B2 400 mg/dia por 3 meses teve efeito significativo nos dias, duração, frequência e pontuação de dor dos ataques de enxaqueca.[140]

Em outra revisão sistemática, um total de 11 ensaios clínicos revelou efeito misto da riboflavina na profilaxia da enxaqueca. Cinco ensaios clínicos mostram um efeito terapêutico positivo consistente em adultos; quatro ensaios clínicos mostram um efeito misto em pacientes pediátricos e adolescentes e dois ensaios clínicos de terapia combinada não mostraram benefício. As reações adversas com riboflavina geralmente foram leves. O estudo concluiu que a riboflavina é bem-tolerada e barata e demonstrou eficácia na redução da frequência de enxaqueca em pacientes adultos. Dados adicionais são necessários, no entanto, para resolver questões farmacocinéticas e implicações farmacogenômicas da terapia.[141]

Metilcobalamina (vitamina B12)

A vitamina B12 (B12), também conhecida como "cobalamina", exerce papel essencial em várias funções corporais, incluindo a saúde dos nervos, a formação de glóbulos vermelhos e a síntese de DNA. Sua relação com a dor crônica é multifacetada e está principalmente ligada a seu impacto na saúde neurológica e síndromes de dor específicas.[142]

As formas biologicamente ativas no corpo humano são metilcobalamina e adenosilcobalamina. Além disso, a cianocobalamina, como a forma química mais durável, é usada na indústria farmacêutica como substância ativa para a produção de medicamentos e suplementos alimentares. Aproximadamente 30 reações enzimáticas estão envolvidas na síntese da B12. Os eucariotos não sintetizam cobalamina de novo, e seu metabolismo é limitado à metioninassintase e à metilmalonil-CoA-mutase.[142]

Um estudo prospectivo, duplo-cego, controlado por placebo, investigou o efeito da normalização dos níveis de B12 com metilcobalamina oral (1 g/dia) por 1 ano em pacientes com neuropatia diabética. Nesse estudo, foram selecionados 90 pacientes com diabetes tipo 2 em uso de metformina por pelo menos 4 anos, com neuropatia diabética periférica e autonômica randomizados para um grupo de tratamento ativo (n = 44) recebendo B12 e um grupo controle (n = 46) recebendo placebo.[142]

Todos os pacientes tinham níveis de B12 menores que 400 pmol/L. O tratamento aumentou os níveis plasmáticos de B12 e melhorou todos os parâmetros neurofisiológicos, função sudomotora, escore de dor e qualidade de vida, entretanto, não melhorou o reflexo autonômico cardiovascular, tampouco o *Michigan Neuropathy Screening Instrument Examination* (MNSIE – avaliação física que combina testes sensoriais e visuais, oferecendo uma visão mais completa da saúde neurológica do paciente).[143]

Um estudo de 2022 verificou a correlação entre os níveis de B12 e a frequência de ataques de enxaqueca e a gravidade da dor. Foram incluídos, nesse estudo, 127 pacientes com enxaqueca e 45 controles saudáveis. A frequência de ataques de enxaqueca, a duração e a gravidade da dor foram registradas nos sintomáticos. A gravidade da dor foi avaliada usando-se uma EVA. Níveis de B12 abaixo de 300 ng/L foram considerados baixos. Os níveis de B12 em pacientes com enxaqueca foram significativamente menores do que aqueles no grupo controle (227,30 ± 104,72 ng/L *vs.* 278,44 ± 149,83 ng/L; p = 0,047). Os níveis de B12 de pacientes com enxaqueca crônica foram menores do que aqueles em pacientes com ataques de enxaqueca menos frequentes (197,50 ± 69,16 ng/L *vs.* 278,56 ± 147,91 ng/L; p = 0,019). A proporção de níveis de B12 de 300 ng/L e acima em pacientes com enxaqueca crônica foi menor do que a de pacientes com enxaqueca episódica ($p < 0,05$). Junto com a frequência dos ataques e a avaliação da gravidade da dor, é importante que os acompanhamentos da enxaqueca incluam medições regulares dos níveis de B12.[144]

CONSIDERAÇÕES FINAIS

A abordagem funcional e integrativa no tratamento da dor crônica permite um olhar centrado na pessoa e não na doença específica. É alicerçada pela ciência e, por meio dela, muitas estratégias terapêuticas vêm sendo estudadas e mostram evidências interessantes a serem utilizadas de forma complementar no manejo da dor crônica.

O estresse oxidativo, a disfunção mitocondrial e a inflamação crônica de baixo grau são conceitos importantes, na abordagem funcional e integrativa, que devem ser compreendidos como mecanismos fisiopatológicos promotores de doença e alvos da nutrição e dos nutracêuticos, estudados neste capítulo.

O padrão nutricional, bem como os nutracêuticos podem contribuir para a saúde geral, além de apoiar a função imunológica, reduzir a neuroinflamação e regular neurotransmissores, fatores estes que precisam ser controlados para reduzir a sensibilização periférica e central da dor. Os nutracêuticos oferecem uma alternativa natural e segura aos medicamentos convencionais para dor, podendo ser complementares ou usados isoladamente quando há baixa tolerância ou efeitos adversos aos medicamentos padrões.

Com uma grande variedade de nutracêuticos disponíveis, os profissionais de Saúde podem adaptar o tratamento da dor às necessidades e respostas individuais dos pacientes, potencialmente resultando em um gerenciamento mais eficaz, para que os pacientes possam experimentar uma melhora clínica mais sustentável.

Pesquisas crescentes apoiam o papel de vários nutracêuticos no manejo da dor, embora ensaios clínicos mais rigorosos sejam necessários para estabelecer diretrizes e dosagens definitivas.

Referências bibliográficas

1. Treede RD, Rief W, Barke A, Aziz Q, Bennett MI, Benoliel R, et al. Chronic pain as a symptom or a disease: the IASP classification of chronic pain for the international classification of diseases (ICD-11). Pain. 2019;160(1):19-27.
2. Dydyk AM, Conermann T. Chronic pain: statpearls. treasure island (FL): StatPearls Publishing; 2024. [2025 Fev. 11]. Disponível em: https://www.ncbi.nlm.nih.gov/books/NBK553030/.
3. Kalariya Y, Kumar A, Ullah A, Umair A, Neha F, Madhurita F, et al. Integrative medicine approaches: bridging the gap between conventional and renal complementary therapies. Cureus. 2023;15(9):e46033.
4. Hanaway P. Form follows function: a functional medicine overview. Perm J. 2016;20(4):16-109.
5. Sánchez-Domínguez B, Bullón P, Román-Malo L, Marín-Aguilar F, Alcocer-Gómez E, Carrión AM, et al. Oxidative stress, mitochondrial dysfunction and, inflammation common events in skin of patients with Fibromyalgia. Mitochondrion. 2015;21:69-75.
6. Leyane TS, Jere SW, Houreld NN. Oxidative stress in ageing and chronic degenerative pathologies: molecular mechanisms involved in counteracting oxidative stress and chronic inflammation. Int J Mol Sci. 2022;23(13):7273.
7. Liu M, Dudley SC Jr. Magnesium, oxidative stress, inflammation, and cardiovascular disease. Antioxidants (Basel). 2020;9(10):907.
8. Wang DK, Zheng HL, Zhou WS, Duan ZW, Jiang SD, Li B, et al. Mitochondrial dysfunction in oxidative stress-mediated intervertebral disc degeneration. Orthop Surg. 2022;14(8):1569-82.
9. Fernández-Araque A, Verde Z, Torres-Ortega C, Sainz-Gil M, Velasco-Gonzalez V, González-Bernal JJ, et al. Effects of antioxidants on pain perception in patients with fibromyalgia-a systematic review. J Clin Med. 2022;11(9):2462.
10. Ye D, Fairchild TJ, Vo L, Drummond PD. Painful diabetic peripheral neuropathy: Role of oxidative stress and central sensitisation. Diabet Med. 2022;39(1):e14729.
11. Zhang Z, Huang Q, Zhao D, Lian F, Li X, Qi W. The impact of oxidative stress-induced mitochondrial dysfunction on diabetic microvascular complications. Front Endocrinol (Lausanne). 2023;14:1112363.
12. Ponnampalam EN, Kiani A, Santhiravel S, Holman BWB, Lauridsen C, Dunshea FR. The importance of dietary antioxidants on oxidative stress, meat and milk production, and their preservative aspects in farm animals: antioxidant action, animal health, and product quality-invited review. Animals (Basel). 2022;12(23):3279.
13. Nesci S, Spagnoletta A, Oppedisano F. Inflammation, mitochondria and natural compounds together in the circle of trust. Int J Mol Sci. 2023;24(7):6106.

14. Casanova A, Wevers A, Navarro-Ledesma S, Pruimboom L. Mitochondria: it is all about energy. Front Physiol. 2023;14:1114231.
15. Aguilar-López BA, Moreno-Altamirano MMB, Dockrell HM, Duchen MR, Sánchez-García FJ. Mitochondria: an integrative hub coordinating circadian rhythms, metabolism, the microbiome, and immunity. Front Cell Dev Biol. 2020;8:51.
16. Tian C, Liu Y, Li Z, Zhu P, Zhao M. Mitochondria related cell death modalities and disease. Front Cell Dev Biol. 2022;10:832356.
17. Wallace DC. Mitochondrial DNA variation in human radiation and disease. Cell. 2015;163(1):33-8.
18. Navarro-Ledesma S, Pruimboom L, Lluch E, Dueñas L, Mena-Del Horno S, Gonzalez-Muñoz A. The relationship between daily physical activity, psychological factors, and vegetative symptoms in women with fibromyalgia: a cross-sectional observational study. Int J Environ Res Public Health. 2022;19(18):11610.
19. Clemente-Suárez VJ, Redondo-Flórez L, Beltrán-Velasco AI, Ramos-Campo DJ, Belinchón-deMiguel P, Martinez-Guardado I, et al. Mitochondria and brain disease: a comprehensive review of pathological mechanisms and therapeutic opportunities. Biomedicines. 2023;11(9):2488.
20. Khan T, Waseem R, Zehra Z, Aiman A, Bhardwaj P, Ansari J, Hassan MI, et al. Mitochondrial dysfunction: pathophysiology and mitochondria-targeted drug delivery approaches. Pharmaceutics. 2022;14(12):2657.
21. Chen G, Zhang YQ, Qadri YJ, Serhan CN, Ji RR. Microglia in pain: detrimental and protective roles in pathogenesis and resolution of pain. Neuron. 2018;100(6):1292-311.
22. Nakahira K, Hisata S, Choi AM. The roles of mitochondrial damage-associated molecular patterns in diseases. Antioxid Redox Signal. 2015;23(17):1329-50.
23. Pahwa R, Goyal A, Jialal I. Chronic inflammation: statpearls. Treasure Island (FL): StatPearls Publishing; 2024.
24. Zhang JM, An J. Cytokines, inflammation, and pain. Int Anesthesiol Clin. 2007;45(2):27-37.
25. Eldabe S, Obara I, Panwar C, Caraway D. Biomarkers for chronic pain: significance and summary of recent advances. Pain Res Manag. 2022;2022:1940906.
26. Nielsen F, Mikkelsen BB, Nielsen JB, Andersen HR, Grandjean P. Plasma malondialdehyde as biomarker for oxidative stress: reference interval and effects of life-style factors. Clin Chem. 1997;43(7):1209-14.
27. Bhadwat VR, Borade VB. Increased lipid peroxidation in lepromatous leprosy. Indian J Dermatol Venereol Leprol. 2000;66(3):121-5.
28. Olufunmilayo EO, Gerke-Duncan MB, Holsinger RMD. Oxidative Stress and Antioxidants in Neurodegenerative Disorders. Antioxidants (Basel). 2023;12(2):517.
29. Zhou R, Zhang L, Sun Y, Yan J, Jiang H. Causal associations between dietary habits and chronic pain: a two-sample mendelian randomization study. Nutrients. 2023;15(17):3709.
30. Elma Ö, Brain K, Dong HJ. The Importance of nutrition as a lifestyle factor in chronic pain management: a narrative review. J Clin Med. 2022;11(19):5950.
31. Kaushik AS, Strath LJ, Sorge RE. Dietary interventions for treatment of chronic pain: oxidative stress and inflammation. Pain Ther. 2020;9(2):487-98.
32. Castro-Barquero S, Lamuela-Raventós RM, Doménech M, Estruch R. Relationship between mediterranean dietary polyphenol intake and obesity. Nutrients. 2018;10(10):1523.
33. Field R, Pourkazemi F, Turton J, Rooney K. Dietary interventions are beneficial for patients with chronic pain: a systematic review with meta-analysis. Pain Med. 2021;22(3):694-714.
34. Elma Ö, Yilmaz ST, Deliens T, Coppieters I, Clarys P, Nijs J, et al. Do Nutritional Factors Interact with Chronic Musculoskeletal Pain? A Systematic Review. J Clin Med. 2020;9(3):702.
35. Brain K, Burrows TL, Rollo ME, Chai LK, Clarke ED, Hayes C, et al. A systematic review and meta-analysis of nutrition interventions for chronic noncancer pain. J Hum Nutr Diet. 2019;32(2):198-225.
36. Silva AR, Bernardo A, Costa J, Cardoso A, Santos P, de Mesquita MF, et al. Dietary interventions in fibromyalgia: a systematic review. Ann Med. 2019;51(1):2-14.
37. Maddox EK, Massoni SC, Hoffart CM, Takata Y. Dietary effects on pain symptoms in patients with fibromyalgia syndrome: systematic review and future directions. Nutrients. 2023;15(3):716.
38. Chand RR, Blyth FM, Khalatbari-Soltani S. Healthy dietary indices and noncancer pain: a systematic review of cross-sectional and longitudinal studies. Pain. 2023;164(4):e177-e189.
39. Rondanelli M, Faliva MA, Miccono A, Naso M, Nichetti M, Riva A, et al. Food pyramid for subjects with chronic pain: foods and dietary constituents as anti-inflammatory and antioxidant agents. Nutr Res Rev. 2018;31(1):131-51.
40. Kaur K, Hernandez V, Al Hajaj SW, Ebrahim AM, Razack M, ElSharief MW, et al. The ef-

ficacy of herbal supplements and nutraceuticals for prevention of migraine: can they help? Cureus. 2021;13(5):e14868.
41. Makkar R, Behl T, Bungau S, Zengin G, Mehta V, Kumar A, et al. Nutraceuticals in neurological disorders. Int J Mol Sci. 2020;21(12):4424.
42. Oppedisano F, Bulotta RM, Maiuolo J, Gliozzi M, Musolino V, Carresi C, et al. The role of nutraceuticals in osteoarthritis prevention and treatment: focus on n-3 PUFAs. Oxid Med Cell Longev. 2021;2021:4878562.
43. Santini A, Cammarata SM, Capone G, Ianaro A, Tenore GC, Pani L, et al. Nutraceuticals: opening the debate for a regulatory framework. Br J Clin Pharmacol. 2018;84(4):659-72.
44. Gammone MA, Riccioni G, Parrinello G, D'Orazio N. Omega-3 polyunsaturated fatty acids: benefits and endpoints in sport. Nutrients. 2018;11(1):46.
45. Gambari L, Cellamare A, Grassi F, Grigolo B, Panciera A, Ruffilli A, et al. Targeting the inflammatory hallmarks of obesity-associated osteoarthritis: towards nutraceutical-oriented preventive and complementary therapeutic strategies based on n-3 polyunsaturated fatty acids. Int J Mol Sci. 2023;24(11):9340.
46. Herrera Vielma F, Valenzuela R, Videla LA, Zúñiga-Hernández J. N-3 polyunsaturated fatty acids and their lipid mediators as a potential immune-nutritional intervention: a molecular and clinical view in hepatic disease and other non-communicable illnesses. Nutrients. 2021;13(10):3384.
47. Russell FD, Bürgin-Maunder CS. Distinguishing health benefits of eicosapentaenoic and docosahexaenoic acids. Mar Drugs. 2012;10(11):2535-59.
48. Hill CL, March LM, Aitken D, Lester SE, Battersby R, Hynes K, et al. Fish oil in knee osteoarthritis: a randomised clinical trial of low dose versus high dose. Ann Rheum Dis. 2016;75(1):23-9.
49. Sigaux J, Mathieu S, Nguyen Y, Sanchez P, Letarouilly JG, Soubrier M, et al. Impact of type and dose of oral polyunsaturated fatty acid supplementation on disease activity in inflammatory rheumatic diseases: a systematic literature review and meta-analysis. Arthritis Res Ther. 2022;24(1):100.
50. Krupa KN, Fritz K, Parmar M. Omega-3 fatty acids: statpearls. Treasure Island (FL): StatPearls Publishing; 2024.
51. Gomes TPO, Souza JIN, Somerlate LC, Mendonça VA, Lima NM, Carli GP, et al. Miconia albicans and curcuma longa herbal medicines positively modulate joint pain, function and inflammation in patients with osteoarthritis: a clinical study. Inflammopharmacology. 2021;29(2):377-91.
52. Razavi BM, Ghasemzadeh Rahbardar M, Hosseinzadeh H. A review of therapeutic potentials of turmeric (Curcuma longa) and its active constituent, curcumin, on inflammatory disorders, pain, and their related patents. Phytother Res. 2021;35(12):6489-513.
53. Memarzia A, Khazdair MR, Behrouz S, Gholamnezhad Z, Jafarnezhad M, Saadat S, et al. Experimental and clinical reports on anti-inflammatory, antioxidant, and immunomodulatory effects of curcuma longa and curcumin, an updated and comprehensive review. Biofactors. 2021;47(3):311-50.
54. Hasriadi, Dasuni Wasana PW, Vajragupta O, Rojsitthisak P, Towiwat P. Mechanistic insight into the effects of curcumin on neuroinflammation-driven chronic pain. Pharmaceuticals. 2021;14(8):777.
55. Nurcahyanti ADR, Cokro F, Wulanjati MP, Mahmoud MF, Wink M, Sobeh M. Curcuminoids for metabolic syndrome: meta-analysis evidences toward personalized prevention and treatment management. Front Nutr. 2022;9:891339.
56. Hu X, Huang F, Szymusiak M, Tian X, Liu Y, Wang ZJ. PLGA-curcumin attenuates opioid--induced hyperalgesia and inhibits spinal camkiiα. PLoS One. 2016;11(1):e0146393.
57. Shep D, Khanwelkar C, Gade P, Karad S. Safety and efficacy of curcumin versus diclofenac in knee osteoarthritis: a randomized open-label parallel-arm study. Trials. 2019;20(1):214.
58. Morgia G, Russo GI, Urzì D, Privitera S, Castelli T, Favilla V, et al. A phase II, randomized, single-blinded, placebo-controlled clinical trial on the efficacy of curcumina and calendula suppositories for the treatment of patients with chronic prostatitis/chronic pelvic pain syndrome type III. Arch Ital Urol Androl. 2017;89(2):110-3.
59. Hajimirzaei P, Eyni H, Razmgir M, Abolfazli S, Pirzadeh S, Ahmadi Tabatabaei FS, et al. The analgesic effect of curcumin and nano--curcumin in clinical and preclinical studies: a systematic review and meta-analysis. Naunyn Schmiedebergs Arch Pharmacol. 2024.
60. Paultre K, Cade W, Hernandez D, Reynolds J, Greif D, Best TM. Therapeutic effects of turmeric or curcumin extract on pain and function for individuals with knee osteoarthritis: a systematic review. BMJ Open Sport Exerc Med. 2021;7(1):e000935.
61. Shokri-Mashhadi N, Bagherniya M, Askari G, Sathyapalan T, Sahebkar A. A systematic re-

view of the clinical use of curcumin for the treatment of osteoarthritis. Adv Exp Med Biol. 2021;1291:265-82.

62. Zeng L, Yang T, Yang K, Yu G, Li J, Xiang W, et al. Efficacy and safety of curcumin and curcuma longa extract in the treatment of arthritis: a systematic review and meta-analysis of randomized controlled trial. Front Immunol. 2022;13:891822.
63. Prasad S, Tyagi AK, Aggarwal BB. Recent developments in delivery, bioavailability, absorption and metabolism of curcumin: the golden pigment from golden spice. Cancer Res Treat. 2014;46(1):2-18.
64. Hsiao AF, Lien YC, Tzeng IS, Liu CT, Chou SH, Horng YS. The efficacy of high- and low-dose curcumin in knee osteoarthritis: A systematic review and meta-analysis. Complement Ther Med. 2021;63:102775.
65. Dandekar P, Dhumal R, Jain R, Tiwari D, Vanage G, Patravale V. Toxicological evaluation of pH-sensitive nanoparticles of curcumin: acute, sub-acute and genotoxicity studies. Food Chem Toxicol. 2010;48(8-9):2073-89.
66. Sasaki H, Sunagawa Y, Takahashi K, Imaizumi A, Fukuda H, Hashimoto T, Wada H, Katanasaka Y, Kakeya H, Fujita M, Hasegawa K, Morimoto T. Innovative preparation of curcumin for improved oral bioavailability. Biol Pharm Bull. 2011;34(5):660-5.
67. Shoba G, Joy D, Joseph T, Majeed M, Rajendran R, Srinivas PS. Influence of piperine on the pharmacokinetics of curcumin in animals and human volunteers. Planta Med. 1998;64(4):353-6.
68. Rasyid A, Lelo A. The effect of curcumin and placebo on human gall-bladder function: an ultrasound study. Aliment Pharmacol Ther. 1999;13(2):245-9.
69. Sharifi-Rad J, Rayess YE, Rizk AA, Sadaka C, Zgheib R, Zam W, et al. Turmeric and Its Major Compound Curcumin on Health: Bioactive Effects and Safety Profiles for Food, Pharmaceutical, Biotechnological and Medicinal Applications. Front Pharmacol. 2020;11:01021.
70. Hao M, Chu Y, Lei J, Yao Z, Wang P, Chen Z, et al. Pharmacological mechanisms and clinical applications of curcumin: Update. Aging Dis. 2023;14(3):716-49.
71. Sahebkar A, Henrotin Y. Analgesic efficacy and safety of curcuminoids in clinical practice: a systematic review and meta-analysis of randomized controlled trials. Pain Med. 2016;17(6):1192-202.
72. Testai L, Martelli A, Flori L, Cicero AFG, Colletti A. Coenzyme Q10: clinical applications beyond cardiovascular diseases. Nutrients. 2021;13(5):1697.
73. Martelli A, Testai L, Colletti A, Cicero AF. G. Coenzyme Q10: clinical applications in cardiovascular diseases. antioxidants. 2020;9(4).
74. Gutierrez-Mariscal FM, Yubero-Serrano EM, Villalba JM, Lopez-Miranda J. Coenzyme Q10: from bench to clinic in aging diseases, a translational review. Crit Rev Food Sci Nutr. 2019;59(14):2240-57.
75. Garrido-Maraver J, Cordero MD, Oropesa-Ávila M, Fernández Vega A, de la Mata M, Delgado Pavón A, et al. Coenzyme q10 therapy. Mol Syndromol. 2014;5(3-4):187-97.
76. Weber C, Bysted A, Hłlmer G. The coenzyme Q10 content of the average danish diet. Int J Vitam Nutr Res. 1997;67(2):123-9.
77. Sawaddiruk P, Apaijai N, Paiboonworachat S, Kaewchur T, Kasitanon N, Jaiwongkam T, et al. Coenzyme Q10 supplementation alleviates pain in pregabalin-treated fibromyalgia patients via reducing brain activity and mitochondrial dysfunction. Free Radic Res. 2019;53(8):901-9.
78. Hidaka T, Fujii K, Funahashi I, Fukutomi N, Hosoe K. Safety assessment of coenzyme Q10 (CoQ10). Biofactors. 2008;32(1-4):199-208.
79. Cordero MD, Alcocer-Gómez E, de Miguel M, Culic O, Carrión AM, Alvarez-Suarez JM, et al. Can coenzyme q10 improve clinical and molecular parameters in fibromyalgia? Antioxid Redox Signal. 2013;19(12):1356-61.
80. Hershey AD, Powers SW, Vockell AL, Lecates SL, Ellinor PL, Segers A, et al. Coenzyme Q10 deficiency and response to supplementation in pediatric and adolescent migraine. Headache. 2007;47(1):73-80.
81. Shoeibi A, Olfati N, Soltani Sabi M, Salehi M, Mali S, Akbari Oryani M. Effectiveness of coenzyme Q10 in prophylactic treatment of migraine headache: an open-label, add-on, controlled trial. Acta Neurol Belg. 2017;117(1):103-9.
82. Dahri M, Sarafan Sadeghi A, Pahlavani N, Nattagh-Eshtivani E, Hashemilar M, Asghari-Jafarabadi M, et al. The effects of coenzyme Q10 supplementation on oxidative status and lipid profile in migraine patients: a randomized double-blinded controlled clinical trial. Clin Nutr Res. 2023;12(4):257-68.
83. Akarca-Dizakar SÖ, Demirel MA, Coşkun Akçay N, Sipahi M, Karakoç Sökmensüer L, Boyunaga H, et al. The therapeutic effects of coenzyme Q10 on surgically induced endo-

metriosis in sprague dawley rats. J Obstet Gynaecol. 2022;42(7):3290-8.

84. Mantle D, Hargreaves IP. Efficacy and safety of coenzyme Q10 supplementation in neonates, infants and children: an overview. Antioxidants (Basel). 2024;13(5):530.
85. Mendoza-Núñez VM, García-Martínez BI, Rosado-Pérez J, Santiago-Osorio E, Pedraza--Chaverri J, Hernández-Abad VJ. The effect of 600 mg alpha-lipoic acid supplementation on oxidative stress, inflammation, and rage in older adults with type 2 diabetes mellitus. Oxid Med Cell Longev. 2019;2019:3276958.
86. Moura FA, de Andrade KQ, dos Santos JC, Goulart MO. Lipoic acid: its antioxidant and anti-inflammatory role and clinical applications. Curr Top Med Chem. 2015;15(5):458-83.
87. Maczurek A, Hager K, Kenklies M, Sharman M, Martins R, Engel J, et al. Lipoic acid as an anti--inflammatory and neuroprotective treatment for Alzheimer's disease. Adv Drug Deliv Rev. 2008;60(13-14):1463-70.
88. Brufani M, Figliola R. (R)-α-lipoic acid oral liquid formulation: pharmacokinetic parameters and therapeutic efficacy. Acta Biomed. 2014;85(2):108-15.
89. Maglione E, Marrese C, Migliaro E, Marcuccio F, Panico C, Salvati C, et al. Increasing bioavailability of (R)-alpha-lipoic acid to boost antioxidant activity in the treatment of neuropathic pain. Acta Biomed. 2015;86(3):226-33.
90. Maciejczyk M, Żebrowska E, Nesterowicz M, Żendzian-Piotrowska M, Zalewska A. α-Lipoic acid strengthens the antioxidant barrier and reduces oxidative, nitrosative, and glycative damage, as well as inhibits inflammation and apoptosis in the hypothalamus but not in the cerebral cortex of insulin-resistant rats. Oxid Med Cell Longev. 2022;2022:7450514.
91. Abubaker SA, Alonazy AM, Abdulrahman A. Effect of alpha-lipoic acid in the treatment of diabetic neuropathy: a systematic review. Cureus. 2022;14(6):e25750. doi: 10.7759/cureus.25750.
92. Ali SHK, Raja KWA, Irfan N, Habeeb M, Ismail Y. Antioxidants supplementation in acute amitriptyline abuse for pain. Appl Biochem Biotechnol. 2022;194(1):556-69.
93. Kamarudin MN, Mohd Raflee NA, Hussein SS, Lo JY, Supriady H, Abdul Kadir H. (R)-(+)-α-lipoic acid protected NG108-15 cells against H_2O_2--induced cell death through PI3K-Akt/GSK-3β pathway and suppression of NF-κβ-cytokines. Drug Des Devel Ther. 2014;8:1765-80.
94. Brami C, Bao T, Deng G. Natural products and complementary therapies for chemotherapy-induced peripheral neuropathy: a systematic review. Crit Rev Oncol Hematol. 2016;98:325-34.
95. Esposito C, Ugo Garzarella E, Santarcangelo C, Di Minno A, Dacrema M, Sacchi R, et al. Safety and efficacy of alpha-lipoic acid oral supplementation in the reduction of pain with unknown etiology: a monocentric, randomized, double-blind, placebo-controlled clinical trial. Biomed Pharmacother. 2021;144:112308.
96. Orellana-Donoso M, López-Chaparro M, Barahona-Vásquez M, Santana-Machuca A, Bruna-Mejias A, Nova-Baeza P, et al. Effectiveness of alpha-lipoic acid in patients with neuropathic pain associated with type I and type II diabetes mellitus: a systematic review and meta-analysis. Medicine (Baltimore). 2023;102(44):e35368.
97. Cave MC, Hurt RT, Frazier TH, Matheson PJ, Garrison RN, McClain CJ, et al. Obesity, inflammation, and the potential application of pharmaconutrition. Nutr Clin Pract. 2008;23(1):16-34.
98. Guerra JVS, Dias MMG, Brilhante AJVC, Terra MF, García-Arévalo M, Figueira ACM. Multifactorial basis and therapeutic strategies in metabolism-related diseases. Nutrients. 2021;13(8):2830.
99. Berg JM, Tymoczko J L, Stryer L. Biochemistry. 8. ed. W.H. Freeman and Company, 2015.
100. Malaguarnera M. Acetyl-L-carnitine in hepatic encephalopathy. Metab Brain Dis. 2013;28(2):193-9.
101. Zheng HL, Zhang HY, Zhu CL, Li HY, Cui S, Jin J, et al. L-Carnitine protects against tacrolimus--induced renal injury by attenuating programmed cell death via PI3K/AKT/PTEN signaling. Acta Pharmacol Sin. 2021;42(1):77-87.
102. Sarzi-Puttini P, Giorgi V, Di Lascio S, Fornasari D. Acetyl-L-carnitine in chronic pain: a narrative review. Pharmacol Res. 2021;173:105874.
103. Notartomaso S, Mascio G, Bernabucci M, Zappulla C, Scarselli P, Cannella M, et al. Analgesia induced by the epigenetic drug, L-acetylcarnitine, outlasts the end of treatment in mouse models of chronic inflammatory and neuropathic pain. Mol Pain. 2017;13:1744806917697009.
104. Rossini M, Di Munno O, Valentini G, Bianchi G, Biasi G, Cacace E, et al. Double--blind, multicenter trial comparing acetyl l-carnitine with placebo in the treatment of fibromyalgia patients. Clin Exp Rheumatol. 2007;25(2):182-8.
105. Fariello RG, Ferraro TN, Golden GT, DeMattei M. Systemic acetyl-L-carnitine elevates nigral levels of glutathione and GABA. Life Sci. 1988;43(3):289-92.

106. Liu J, Head E, Kuratsune H, Cotman CW, Ames BN. Comparison of the effects of L--carnitine and acetyl-L-carnitine on carnitine levels, ambulatory activity, and oxidative stress biomarkers in the brain of old rats. Ann N Y Acad Sci. 2004;1033:117-31.
107. Fielding R, Riede L, Lugo JP, Bellamine A. l-Carnitine supplementation in recovery after exercise. nutrients. 2018;10(3):349. doi: 10.3390/nu10030349.
108. Al-Dhuayan IS. Biomedical role of L-carnitine in several organ systems, cellular tissues, and COVID-19. Braz J Biol. 2023;82:e267633.
109. Alhasaniah AH. l-carnitine: nutrition, pathology, and health benefits. Saudi J Biol Sci. 2023;30(2):103555.
110. Giamberardino MA, Dragani L, Valente R, Di Lisa F, Saggini R, Vecchiet L. Effects of prolonged L-carnitine administration on delayed muscle pain and CK release after eccentric effort. Int J Sports Med. 1996;17(5):320-4.
111. Schwalfenberg GK, Genuis SJ. The importance of magnesium in clinical healthcare. Scientifica (Cairo). 2017;2017:4179326.
112. Fiorentini D, Cappadone C, Farruggia G, Prata C. Magnesium: biochemistry, nutrition, detection, and social impact of diseases linked to its deficiency. Nutrients. 2021;13(4):1136.
113. Levy J, Miranda AAM, Teixeira JA, Carli E, Benseñor IJM, Lotufo PA, et al. Magnesium intake in a longitudinal study of adult health: associated factors and the main food sources. Cien Saude Colet. 2020;25(7):2541-2550.
114. Tarleton EK, Kennedy AG, Rose GL, Littenberg B. Relationship between magnesium intake and chronic pain in U.S. Adults. Nutrients. 2020;12(7):2104.
115. Rondón LJ, Privat AM, Daulhac L, Davin N, Mazur A, Fialip J, et al. Magnesium attenuates chronic hypersensitivity and spinal cord NMDA receptor phosphorylation in a rat model of diabetic neuropathic pain. J Physiol. 2010;588(21):4205-15.
116. Bayram S, Şahin K, Anarat FB, Chousein CM, Kocazeybek E, Altan M, et al. The effect of oral magnesium supplementation on acute non-specific low back pain: prospective randomized clinical trial. Am J Emerg Med. 2021;47:125-30.
117. Ng KT, Yap JLL, Izham IN, Teoh WY, Kwok PE, Koh WJ. The effect of intravenous magnesium on postoperative morphine consumption in noncardiac surgery: a systematic review and meta-analysis with trial sequential analysis. Eur J Anaesthesiol. 2020;37(3):212-23.
118. Aboghanem A, Prasad GVR. Disorders of potassium homeostasis after kidney transplantation. World J Transplant. 2024;14(3):95905.
119. National Institutes of Health (NHAI). Office of dietary supplements. magnesium: fact sheet for consumers, 2020. [2025 Fev. 11]. Disponível em: https://ods.od.nih.gov/pdf/factsheets/Magnesium-Consumer.pdf.
120. Morel V, Pickering ME, Goubayon J, Djobo M, Macian N, Pickering G. Magnesium for pain treatment in 2021? state of the art. Nutrients. 2021;13(5):1397.
121. Hicks MA, Tyagi A. Magnesium sulfate, 2024. In: StatPearls. Treasure Island (FL). [2025 Fev. 11]. Disponível em: https://www.ncbi.nlm.nih.gov/books/NBK554553/.
122. Rebelos E, Tentolouris N, Jude E. the role of vitamin d in health and disease: a narrative review on the mechanisms linking vitamin d with disease and the effects of supplementation. Drugs. 2023;83(8):665-85.
123. Martin KR, Reid DM. Is there role for vitamin D in the treatment of chronic pain? Ther Adv Musculoskelet Dis. 2017;9(6):131-5.
124. Martinaityte I, Kamycheva E, Didriksen A, Jakobsen J, Jorde R. Vitamin D stored in fat tissue during a 5-Year intervention affects serum 25-Hydroxyvitamin D levels the following year. J Clin Endocrinol Metab. 2017;102(10):3731-8.
125. Sociedade Brasileira de Endocrinologia e Metabologia (SBEM). Vitamina D: novos valores de referência. [2025 Fev. 11]. Disponível em: https://www.endocrino.org.br/vitamina-d-novos-valores-de-referencia/.
126. Bikle DD. Vitamin D: production, metabolism and mechanisms of action. South Dartmouth (MA);2021.
127. Holick MF, Binkley NC, Bischoff-Ferrari HA, Gordon CM, Hanley DA, Heaney RP, et al. Evaluation, treatment, and prevention of vitamin D deficiency: an endocrine society clinical practice guideline. J Clin Endocrinol Metab. 2011;96(7):1911-30. doi: 10.1210/jc.2011-0385.
128. Straube S, Derry S, Moore RA, McQuay HJ. Vitamin D for the treatment of chronic painful conditions in adults. Cochrane Database Syst Rev. 2010;(1):CD007771. doi: 10.1002/14651858.CD007771.pub2.
129. Kragstrup TW. Vitamin D supplementation for patients with chronic pain. Scand J Prim Health Care. 2011;29(1):4-5.
130. Stoll D, Dudler J, Lamy O, Hans D, So A, Krieg MA, et al. High prevalence of hypovitaminosis D in a Swiss rheumatology outpatient population. Swiss Med Wkly. 2011;141:w13196.

131. Gaikwad M, Vanlint S, Mittinity M, Moseley GL, Stocks N. Does vitamin D supplementation alleviate chronic nonspecific musculoskeletal pain? A systematic review and meta-analysis. Clin Rheumatol. 2017;36(5):1201-8.
132. Shipton EE, Shipton EA. Vitamin D deficiency and pain: clinical evidence of low levels of vitamin D and supplementation in chronic pain states. Pain Ther. 2015;4(1):67-87.
133. Lombardo M, Feraco A, Ottaviani M, Rizzo G, Camajani E, Caprio M, et al. The efficacy of vitamin D supplementation in the treatment of fibromyalgia syndrome and chronic musculoskeletal pain. Nutrients. 2022;14(15):3010.
134. Li MX, Wei QQ, Lu HJ. Progress on the elucidation of the antinociceptive effect of ginseng and ginsenosides in chronic pain. Front Pharmacol. 2022;13:821940.
135. Wang N, Wang X, He M, Zheng W, Qi D, Zhang Y, et al. Ginseng polysaccharides: a potential neuroprotective agent. J Ginseng Res. 2021;45(2):211-7.
136. Lee S, Rhee DK. Effects of ginseng on stress-related depression, anxiety, and the hypothalamic-pituitary-adrenal axis. J Ginseng Res. 2017;41(4):589-94.
137. Hou W, Wang Y, Zheng P, Cui R. Effects of ginseng on neurological disorders. Front Cell Neurosci. 2020;14:55.
138. Peechakara BV, Sina RE, Gupta M. Vitamin B2 (Riboflavin). Treasure Island (FL): StatPearls Publishing; 2024.
139. Plantone D, Pardini M, Rinaldi G. Riboflavin in neurological diseases: a narrative review. Clin Drug Investig. 2021;41(6):513-27.
140. Chen YS, Lee HF, Tsai CH, Hsu YY, Fang CJ, Chen CJ, et al. Effect of vitamin B2 supplementation on migraine prophylaxis: a systematic review and meta-analysis. Nutr Neurosci. 2022;25(9):1801-2.
141. Thompson DF, Saluja HS. Prophylaxis of migraine headaches with riboflavin: a systematic review. J Clin Pharm Ther. 2017;42(4):394-403.
142. Halczuk K, Kaźmierczak-Barańska J, Karwowski BT, Karmańska A, Cieślak M. Vitamin B12--Multifaceted in vivo functions and in vitro applications. Nutrients. 2023;15(12):2734.
143. Didangelos T, Karlafti E, Kotzakioulafi E, Margariti E, Giannoulaki P, Batanis G, et al. Vitamin B12 supplementation in diabetic neuropathy: A 1-Year, randomized, double-blind, placebo-controlled trial. Nutrients. 2021;13(2):395.
144. Üstün Özek S. A study on the correlation between pain frequency and severity and vitamin B12 levels in episodic and chronic migraine. Arq Neuropsiquiatr. 2022;80(6):586-92.

Neuromodulação Cerebral Não Invasiva

35

Marcelo Lourenço da Silva
Josie Resende Torres Silva
Gabrielly Santos Pereira

HISTÓRICO E EVOLUÇÃO DA NEUROMODULAÇÃO NÃO INVASIVA

Neuromodulação é uma área da Medicina e Neurociência que busca modificar a atividade do sistema nervoso por meio de estímulos elétricos, químicos ou magnéticos. A neuromodulação cerebral não invasiva, em particular, refere-se à modificação da atividade neural por meio de estímulos elétricos ou magnéticos direcionados a áreas específicas do sistema nervoso. Segundo Kesikburun *et al.*,[1] a Sociedade Internacional de Neuromodulação (INS, do inglês Intrernational Neuromodulation Society) define neuromodulação como "a alteração da atividade nervosa por meio da administração direcionada de um estímulo, como estimulação elétrica ou agentes químicos, a locais neurológicos específicos do corpo". Essa abordagem terapêutica tem sido utilizada para tratar uma variedade de condições, desde dores crônicas até distúrbios neurológicos, como depressão, epilepsia e doenças motoras.

Para entender o desenvolvimento da neuromodulação moderna, é fundamental explorar suas raízes históricas e a evolução tecnológica que permitiu sua aplicação clínica.

O conceito de influenciar o sistema nervoso por meio de estímulos elétricos e magnéticos remonta ao século V a.C., quando Hipócrates, o pai da medicina ocidental, discutiu a ideia de uma certa "energia" que animava o corpo, posteriormente associada por cientistas ao magnetismo e à eletricidade estática. Essa visão inicial lançaria as bases para futuras investigações sobre as interações entre eletricidade e o corpo humano.

No período clássico, há relatos do uso de peixes elétricos como forma de controle da dor. Scribonius Largus, médico romano do século I d.C., utilizava esses peixes para tratar dores de cabeça e gota. Embora rudimentar, essa prática pode ser vista como um precursor das modernas técnicas de neuromodulação não invasiva, que utilizam estímulos elétricos para influenciar o sistema nervoso e tratar condições de dor e outros distúrbios. A ideia de aplicar energia elétrica para modificar a atividade neural tem, portanto, raízes antigas, que evoluíram para os sofisticados métodos de estimulação cerebral usados atualmente.[2]

Em 1780, Luigi Galvani fez descobertas fundamentais que estabeleceriam a base para a compreensão da eletricidade biológica. Ele demonstrou que a eletricidade podia causar a contração de músculos quando aplicada ao nervo ciático de rãs, um fenômeno que ele denominou "bioeletricidade".[3] Essas descobertas foram cruciais para o desenvolvimento futuro da neuromodulação, pois forneceram evidências científicas de que a eletricidade era uma força que podia alterar a função neural. A partir dessa compreensão, surgiram as bases para o desenvolvimento de tecnologias que modulam a atividade cerebral de forma não invasiva.

Outro pioneiro no uso de eletricidade para fins médicos foi Charles Le Roy, que, no século XVIII, realizou um experimento no qual aplicou corrente elétrica no crânio de um paciente cego, com o objetivo de reverter a cegueira. Embora o experimento não tenha sido bem-sucedido em restaurar a visão, ele observou que a passagem da corrente elétrica pelo crânio provocava a percepção de manchas luminosas, mesmo sem estímulo visual externo. Esse achado foi um indicativo precoce de que a eletricidade podia interagir com áreas do cérebro envolvidas na percepção sensorial, fornecendo evidências de que o cérebro respondia de forma direta à estimulação elétrica.

Um marco importante na história da neuromodulação ocorreu em 1874, quando Robert Bartholow realizou experimentos pioneiros ao aplicar estimulação elétrica diretamente no córtex motor de humanos. Utilizando correntes farádicas e galvânicas, Bartholow conseguiu induzir contrações musculares e outras respostas, como reações emocionais e convulsões, ao estimular áreas específicas do cérebro.[4] Esses experimentos forneceram evidências diretas de que áreas específicas do cérebro controlavam o movimento corporal, representando um avanço significativo na Neurociência e estabelecendo as bases para as modernas técnicas de estimulação cerebral.

Embora os experimentos de Galvani, Le Roy e Bartholow tenham sido fundamentais, a neuromodulação clínica moderna começou a se desenvolver significativamente no século XX. Em 1967, Norman Shealy introduziu o primeiro estimulador da medula espinhal (EEC) para tratar dores crônicas, marcando o início do uso da neuromodulação para fins terapêuticos. Na década de 1980, com o avanço tecnológico e o desenvolvimento de baterias de longa duração e eletrodos de alta precisão, a Estimulação Cerebral Profunda (ECP) emergiu como um tratamento eficaz para distúrbios do movimento, como a doença de Parkinson.[5]

Paralelamente à estimulação elétrica, a estimulação magnética transcraniana (EMT) foi introduzida em 1985 por Anthony Barker. Essa técnica não invasiva utiliza campos magnéticos para induzir correntes elétricas no cérebro, sendo inicialmente aplicada para estudos de neurofisiologia. Posteriormente, a EMT evoluiu para o tratamento de depressão resistente e outras condições neurológicas. A estimulação magnética transcraniana repetitiva (rTMS) tornou-se uma ferramenta importante no tratamento de distúrbios como dor crônica e epilepsia, expandindo ainda mais o campo da neuromodulação.[5]

APRESENTAÇÃO DAS TÉCNICAS DE NEUROMODULAÇÃO NÃO INVASIVA

A neuromodulação não invasiva modula a atividade cerebral e tem se mostrado promissora no tratamento de diversas condições neurológicas e psiquiátricas. As técnicas de estimulação cerebral não invasiva oferecem uma alternativa não farmacológica segura e eficaz aos métodos tradicionais, permitindo modular a excitabilidade neuronal em regiões específicas do cérebro. As técnicas de estimulação cerebral não invasiva atuam por meio de diversos mecanismos, incluindo a modulação da plasticidade sináptica, a alteração da atividade de neurotransmissores e a influência em redes neuronais específicas. A escolha da técnica e dos parâmetros de estimulação dependerá da condição a ser tratada e das características individuais de cada paciente.

A estimulação transcraniana por corrente contínua (ETCC) refere-se à aplicação de corrente elétrica constante/direta sem frequências por meio de eletrodos de superfície. Essa técnica busca modular neurônios que estão abaixo da calota craniana e abaixo do sistema liquórico, dois grandes dispersores da corrente elétrica. Os aparelhos de ETCC são projetados para superar a alta impedância inicialmente encontrada durante a estimulação, que pode chegar a cerca de 50 mil ohms (ou 50 kiloohms) – uma impedância consideravelmente alta, quando comparada com a pele em regiões sem proeminências ósseas. Além disso, esses aparelhos são preparados para oferecer correntes de até 10 mA.

A estimulação magnética é um conjunto de técnicas de estimulação não invasiva do sistema nervoso central (SNC) e periférico por meio de pulsos magnéticos. Fundamentalmente, a EMT apresenta um avanço na Neurociência, pois utiliza pulsos magnéticos para estimular regiões específicas do cérebro. Ao contrário da estimulação elétrica direta, como na ETCC, a EMT não exige a aplicação de eletrodos diretamente sobre a pele. O equipamento funciona a partir de campos magnéticos, no qual induz corrente elétrica. Portanto, uma bobina magnética é colocada próxima ao crânio, permitindo que os campos magnéticos atravessem o osso sem dor ou necessidade de procedimentos invasivos.[6]

Ambas as técnicas são amplamente utilizadas em pesquisas e para tratamento de várias condições neurológicas e crônicas. Por conta da precisão de atingir regiões específicas do cérebro, modulando a atividade cerebral.

As técnicas de neuromodulação cerebral não invasiva, como na ETCC e a EMT, têm sido amplamente investigadas e aplicadas no manejo de diversos tipos de dor crônica. Entre as condições mais estudadas, destacam-se as cefaleias crônicas, como a enxaqueca, em que essas técnicas demonstraram reduzir a frequência e a intensidade das crises. Na dor neuropática, como a neuralgia do trigêmeo, a Neuromodulação Cerebral Não Invasiva (NIBS, do inglês *Non-Invasive Brain Stimulation*) tem se mostrado promissora em casos refratários aos tratamentos convencionais. Além disso, a fibromialgia, caracterizada pela sensibilização central, e dores musculoesqueléticas crônicas apresentam melhorias significativas em sintomas como dor e fadiga com essas intervenções. Por fim, estudos emergentes sugerem que pode ser uma ferramenta eficaz no controle da dor oncológica, ampliando as opções terapêuticas para pacientes com dor refratária. Esses achados evidenciam a versatilidade e o potencial dessas técnicas no tratamento de diferentes formas de dor crônica.[6]

EQUIPAMENTOS

A neuromodulação magnética, fundamentalmente a EMT, é uma técnica não invasiva que utiliza campos magnéticos para estimular ou modular a atividade cerebral. O conceito da estimulação magnética baseia-se no eletromagnetismo, parte da física relacionada a cargas elétricas e campos magnéticos. Dessa forma, a estimulação é fundamentada em dois princípios do eletromagnetismo: cargas elétricas em movimento geram campo magnético e a variação de fluxo magnético produz campo elétrico.

O equipamento de estimulação magnética é composto por partes essenciais que trabalham em conjunto para gerar o campo magnético necessário à estimulação cerebral, seguindo o eletromagnetismo. A unidade principal é o ponto central do equipamento, responsável por possuir o estimulador magnético e o sistema de carga que é conectado à tomada e carrega os capacitores de alta voltagem (Figura 1). O sistema de carga é ligado a bobina de estimulação, um componente chave onde a corrente elétrica passa em tal velocidade gerando o campo magnético. O tiristor que controla a passagem de fluxo pode inverter a direção da corrente em frações de segundos, criando variações que produzem um campo magnético. Quando os capacitores são descarregados pelo tiristor, eles transferem uma corrente elétrica para as bobinas que têm contato direto com o local que será estimulado. Dessa forma, ao

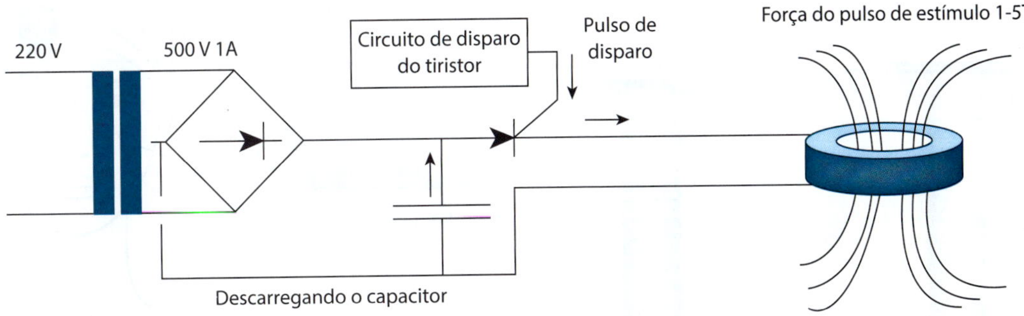

Figura 1 – Diagrama do princípio da estimulação magnética transcraniana (EMT). A forte corrente na bobina produz um campo magnético perpendicular ao plano da bobina. O campo magnético passa através do crânio e induz uma corrente elétrica de direção oposta no cérebro.

Fonte: Desenvolvida pela autoria.

conectar a unidade principal do estimulador magnético na tomada, o sistema de carga é iniciado e começa a armazenar energia elétrica. Quando o tiristor é acionado, o sistema é descarregado liberando energia para a bobina, então as cargas em movimento geram um campo magnético ao redor da bobina, e as variações no fluxo magnético resultam na produção de um campo elétrico dentro dela. Esse campo elétrico induzido, por sua vez, gera uma corrente elétrica induzida na bobina e esse ciclo se repete a cada pulso, permitindo a modulação da intensidade e frequência da estimulação.

Além disso, as bobinas podem ser circulares, que criam um campo magnético menos focal, mas com maior profundidade ou em formato de "8", no qual o campo magnético se concentra no ponto de interseção dos anéis, criando um campo mais focal e menos profundo. Outro tipo, mais especializado, é a duplo cone, que possui um formato curvado e se ajusta melhor ao crânio, permitindo maior profundidade de estimulação e mais conforto ao paciente (Figura 2).

A técnica de estimulação magnética é utilizada em tratamentos clínicos para uma variedade de condições, incluindo dor crônica, depressão, transtornos de ansiedade e reabilitação motora, além de ser usado para diagnóstico e investigação quando está em intensidades mais baixas.

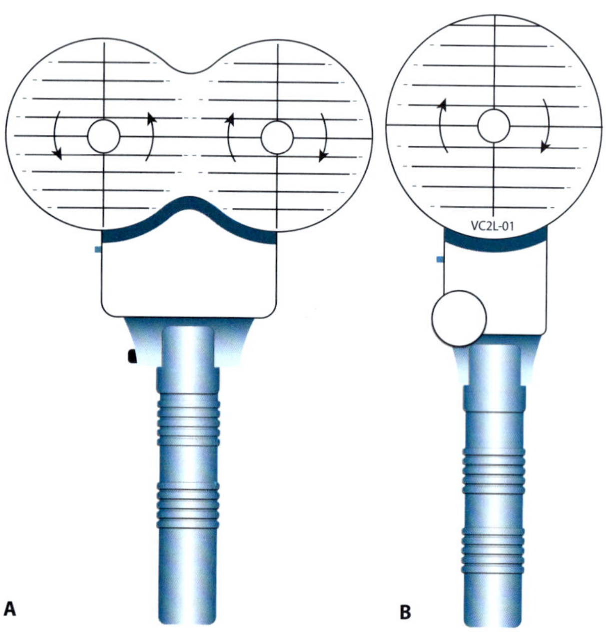

Figura 2 – Tipos de bobinas: em 8 (A) e circular (B).

Fonte: Desenvolvida pela autoria.

Já a ETCC funciona de maneira diferente, porém com a mesma finalidade de modular a atividade cerebral. Ao invés de usar campo magnético, a ETCC aplica uma corrente elétrica de baixa intensidade diretamente no couro cabeludo por meio de eletrodos.

O aparelho de ETCC opera a partir de um par de eletrodos, um positivo (ânodo) e outro negativo (cátodo), que são colocados em pontos específicos do escalpo. A diferença de potencial elétrico entre os pontos cátodo e ânodo gera uma corrente contínua que estimula o cérebro. O cátodo tende a diminuir a excitabilidade do cérebro já o ânodo aumenta a excitabilidade neuronal abaixo da região onde está o eletrodo. Dessa forma, a posição e localização dos eletrodos é essencial para o sucesso do tratamento (Figura 3).

Os eletrodos utilizados na ETCC são geralmente feitos de materiais que permitem condução elétrica, como silicone combinado com partículas condutoras de carbono que normalmente é utilizado em aparelhos de estimulações. Esses eletrodos garantem um contato com a pele de forma mais eficiente fazendo com que a corrente passe de maneira precisa. Além disso, a área de contato com a pele também influencia a distribuição da corrente, uma vez que eletrodos maiores dispersam a corrente em áreas maiores e eletrodos menores concentram a corrente em locais menores.

A corrente elétrica segue o caminho de menor resistência. A calota craniana e o líquido cefalorraquidiano atuam como isolantes,

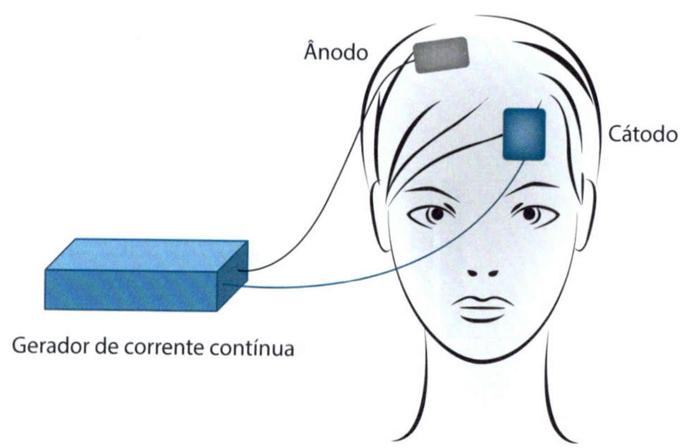

Figura 3 – Aparelho de ETCC. Gerador de corrente contínua (A) e par de eletrodos, um positivo (ânodo) e outro negativo (cátodo).

ETCC: estimulação transcraniana por corrente contínua.

Fonte: Desenvolvida pela autoria.

aumentando a resistência elétrica do tecido cerebral. Para vencer essa resistência, os dispositivos de ETCC permitem personalizar a estimulação para cada indivíduo e maximizar os efeitos terapêuticos. Aparelhos de ETCC geram uma alta voltagem para impulsionar a corrente elétrica através dos tecidos. Essa impedância pode variar ao longo da sessão. Diferentemente da EMT, a ETCC não tem conexão direta à rede elétrica, pois o crânio do paciente faz parte do circuito elétrico.

A intensidade da corrente é o principal parâmetro ajustado pelo terapeuta e a eficácia da estimulação depende desse parâmetro, além da distribuição da corrente elétrica. Dentre os parâmetros, a voltagem determina a força com que a corrente é empurrada através dos tecidos, enquanto a amperagem define a quantidade de corrente que flui.

A densidade de corrente, por sua vez, relaciona a quantidade de corrente com a área do eletrodo, influenciando a intensidade da estimulação local. Outros parâmetros, como carga elétrica, densidade de carga, potência e energia, fornecem informações sobre a quantidade total de eletricidade entregue durante a sessão e a taxa com que essa energia é transferida. O campo elétrico e a densidade de potência descrevem a força exercida sobre as cargas elétricas dentro dos tecidos e a potência por unidade de volume, respectivamente.

NEUROFISIOLOGIA APLICADA À NEUROMODULAÇÃO NÃO INVASIVA

Os neurônios são células especializadas do sistema nervoso que possuem a capacidade de gerar e conduzir impulsos elétricos, desempenhando um papel importante na transmissão de informação para todo corpo. Constituído pelo corpo celular, que contém núcleo, dendritos e axônios, os neurônios são responsáveis pela comunicação e atuam como verdadeiros mensageiros por meio de longos prolongamentos que fazem as sinapses.

As sinapses são junções especializadas, nas quais são liberados neurotransmissores, como dopamina, ácido gama-aminobutírico (GABA) e glutamato que fazem a comunicação entre uma célula e outra.

Para neuromodulação, isso é muito importante, pois o campo elétrico, seja ele gerado por placas elétricas (que geram correntes elétricas) ou induzidos por campos magnéticos, induzirá os neurônios de alguma forma. Os neurônios são influenciados de maneira distintas quando aplicadas correntes diferentes. Os campos magnéticos induzem corrente elétrica localmente no tecido e nos neurônios, na passagem do dendrito e do axônio para o corpo celular. Essa corrente influencia diretamente o potencial de membrana dos axônios e dendritos. A passagem da corrente elétrica causada pelo campo magnético afeta a excitabilidade dos neurônios ao longo do corpo celular com menor influência nos dendritos apicais. A ação leva à excitação ou inibição desses neurônios dependendo do direcionamento da corrente.[7]

Já estimulações elétricas, por corrente contínua, influenciam principalmente os dendritos apicais gerando um efeito oposto ao que acontece no corpo celular. A corrente elétrica emitida influencia os dendritos apicais das células piramidais no córtex cerebral, pois são orientados de forma perpendicular à superfície do córtex.

Uma corrente anódica pode causar despolarização dos dendritos apicais aumentando a excitabilidade, enquanto essa mesma corrente pode hiperpolarizar o corpo celular, diminuindo a excitabilidade. Isso acontece porque o corpo celular e os dendritos apicais respondem de forma distinta em razão da posição espacial e potencial distribuídos. Essa modulação é essencial para o controle da atividade neural.

As células da glia, como os oligodendrócitos, micróglia e astrócitos, desempenham papéis cruciais no SNC e na atividade desses neurônios. Os oligodendrócitos produzem bainha de mielina fazendo com que a velocidade de transmissão dos impulsos aumente. A micróglia atua como defensor do sistema imunológico. Os astrócitos fornecem suporte estrutural, metabólico e imunológico aos neurônios. A estimulação magnética pode influenciar de maneiras diferentes a função glial, podendo induzir a expressão de células tronco no hipocampo e zona subventricular, promovendo neurogênese mediada por liberação de neurotransmissores e facilitando a transmissão sináptica mediada por estimulação da glia. Então, a glia exerce um papel importante no efeito final da neuromodulação e não só na atividade neuronal.[7]

A atividade elétrica dos neurônios, representada pelo potencial de ação, é dependente da movimentação de íons por meio de canais específicos. Essa dinâmica iônica pode ser influenciada por técnicas de neuromodulação, como a EMT, que induzem a despolarização neuronal e faz com que entrem e saiam esses íons. A duração do potencial de ação, que normalmente dura cerca de 1 milissegundo, pode ser modulada por essas técnicas, permitindo uma intervenção mais precisa na atividade cerebral.

Contudo, o tipo de neurônio também tem importância e desempenha um papel crucial. Existem neurônios sensoriais (aferentes), neurônios motores (eferentes), interneurônios e neurônios de projeção. Os neurônios aferentes captam estímulos do ambiente externo e levam informação para o SNC. Entre eles, destacam-se os neurônios pseudounipolares, que possuem o corpo celular fora do SNC, geralmente em gânglios sensoriais e periféricos.[8]

Os eferentes transmitem informação de forma *top-down*, geralmente são multipolares, com o corpo celular no SNC. Os interneurônios atuam conectando os neurônios aferentes e eferentes. Já os neurônios de projeção são neurônios multipolares no córtex cerebral, como os neurônios piramidais da camada 5, no qual seus dendritos se estendem para a parte mais superficial, como a camada 4, e seus axônios formam as vias de projeção que controlam os movimentos voluntários e conectam diferentes regiões. Cada tipo de neurônio possui um padrão de disparo que gera um potencial de ação (*spikes*) e que influencia a resposta frente à estimulação. Os disparos rítmicos e regulares são comuns em neurônios de projeção, como os neurônios piramidais do córtex cerebral que disparam em intervalos regulares e em ritmos constantes.

Nesse caso, a regularidade é mantida por canais iônicos que permitem uma rápida recuperação após o potencial de ação. Os disparos tipo *burst* estão associados ao processamento sensorial e acontece em neurônios talâmicos e hipotalâmicos que emitem uma série rápida de impulsos elétricos seguidos por períodos sem atividade. Já os disparos fásicos disparam apenas quando o estímulo atinge um limiar, ou seja, é breve e intenso, ocorrendo em neurônios sensoriais. Por fim, os disparos adaptativos que disparam rapidamente, mas a frequência diminui com o tempo.

As técnicas de neuromodulação são usadas para ajustar a excitabilidade neuronal de forma controlada. A EMT modula diretamente padrões de disparos, aumentando a excitabilidade com a alta frequência ou diminuindo com a baixa frequência. Quando colocada em alta frequência, pode aumentar a excitabilidade dos neurônios corticais em disparos rítmicos, promovendo a plasticidade neuronal em sessões repetitivas. Em baixas frequências, a EMT dispara na forma de *burst* ou adaptativa aumentando a adaptação, e em altas frequências diminui a adaptação, pois aumenta a excitabilidade.

A ETCC anódica tende a aumentar a excitabilidade dos neurônios, reforçando os disparos rítmicos, e a catódica diminui a regularidade dos disparos rítmicos, por diminuir a excitabilidade. Ainda mais, a ETCC anódica pode facilitar os disparos *burst*, tônicos e fásicos; já a catódica pode ter efeitos opostos, reduzindo-os ao diminuir a excitabilidade. Já na forma de disparo adaptativo, a ETCC anódica pode diminuir a adaptação e a catódica pode aumentar.

Os neurônios pseudounipolares são particularmente relevantes na neuromodulação, uma vez que são responsivos a estímulos periféricos como toque, dor ou pressão, que são componentes relevantes para transdução de sinais. Eles são frequentemente alvos de estímulos periféricos para tratar dor crônica e para regular a transmissão sensorial. Os neurônios multipolares, como os neurônios piramidais, modulam a atividade cortical. Tanto a EMT ou a ETCC tem como alvo esses neurônios para tratamento de depressão ou reabilitação após acidente vascular cerebral (AVC). Ainda há os neurônios motores, unipolares, que exibem padrões de disparos tônicos e fásicos, atendendo a estimulação elétrica funcional (FES).

Além disso, há o termo acoplamento, que precisa ser abordado de forma minuciosa referindo-se à capacidade dos neurônios e das fibras nervosas de se sincronizarem com a estimulação que está sendo aplicada. Em frequências mais baixas, os neurônios disparam de forma sincronizada com a estimulação; já em frequências altas, como em correntes alternadas de ruído randômico, perde-se um pouco do acoplamento.[8]

Os neurônios gabaérgicos (inibitórios) e glutamatérgicos (excitatórios) desempenham um papel fundamental, atuando como os freios e o acelerador da atividade neuronal. Além disso, os neurônios dopaminérgicos, utilizando a dopamina, modulam a atividade neuronal, influenciando funções como recompensa e controle motor. Por fim, os neurônios facilitatórios, com neurotransmissores como acetilcolina, serotonina e noradrenalina, ajustam a excitabilidade neuronal, impactando diversos processos cognitivos e emocionais. A neuromodulação não invasiva, ao interferir de forma precisa na atividade cerebral, pode influenciar no comportamento, nas emoções e nas funções cognitivas.[9]

ESTIMULAÇÃO MAGNÉTICA TRANSCRANIANA

Efeitos e parâmetros

A EMT de alta frequência (> 5 Hz) aumenta a excitabilidade de áreas corticais, como o córtex motor primário (M1), que desempenha um papel crucial na modulação da dor. O aumento da atividade cortical nessas áreas pode levar a um aumento na liberação de neurotransmissores e à ativação das vias descendentes que modulam a dor. A EMT de baixa frequência (≤ 1 Hz) diminui a excitabilidade cortical, o que pode ser útil no tratamento de áreas cerebrais hiperexcitáveis associadas à dor crônica, como o córtex somatossensorial, que é hipersensível em algumas condições dolorosas.

A estimulação repetitiva do M1 tem mostrado efeitos positivos no alívio de dores crônicas neuropáticas e outras formas de dor, como dor orofacial e fibromialgia. Isso ocorre porque o M1 está envolvido na modulação das vias descendentes que controlam a resposta à dor.

O aumento da atividade no M1 pode promover o controle inibitório sobre as áreas do cérebro envolvidas na percepção dolorosa, como o córtex cingulado anterior (ACC) e o tálamo, que são regiões essenciais na rede de processamento da dor. Pacientes com dor neuropática frequentemente apresentam disfunção nas vias sensoriais. A EMT pode ajudar a reequilibrar essa disfunção ao estimular áreas específicas do cérebro que modulam as sensações dolorosas.[10]

Estudos indicam que sessões repetidas de EMT no M1 podem reduzir a intensidade da dor neuropática por períodos prolongados, muitas vezes com uma redução significativa da necessidade de medicamentos analgésicos.

A EMT induz neuroplasticidade, permitindo a reorganização das redes neurais envolvidas no processamento da dor. Isso contribui para efeitos de alívio a longo prazo, pois o cérebro se adapta às novas condições de excitabilidade.

Os efeitos da EMT na dor dependem diretamente dos parâmetros utilizados, que incluem frequência, intensidade, localização dos estímulos, duração das sessões e número total de sessões aplicadas. A alta frequência (≥ 5 Hz) geralmente é aplicada no tratamento da dor, especialmente sobre o M1. Frequências mais altas aumentam a excitabilidade cortical e facilitam a modulação das vias descendentes da dor. Frequências de 10 Hz são comumente utilizadas em protocolos para dor crônica. A baixa frequência (≤ 1 Hz) é usada para inibir a atividade de áreas cerebrais hiperexcitáveis, como o córtex somatossensorial, em condições em que a sensibilização central exacerba a dor.

A intensidade da EMT é tipicamente ajustada em relação ao limiar motor do paciente, que é a menor intensidade capaz de gerar uma resposta motora visível (contração muscular) em um músculo-alvo. Geralmente, as intensidades usadas variam de 80% a 120% do limiar motor. Intensidades mais altas, acima de 100% do limiar motor, são frequentemente usadas para gerar efeitos mais profundos e duradouros, especialmente em pacientes com dor resistente ao tratamento.

A área mais comum de estimulação para o tratamento da dor é o M1, contralateral à área de dor. Outras regiões, como o córtex pré-frontal dorsolateral (CPFDL) e o córtex somatossensorial, também podem ser alvos dependendo do tipo e da localização da dor.

As sessões de EMT geralmente duram entre 20 a 30 minutos, dependendo do protocolo e da condição a ser tratada. Sessões muito curtas podem não ser eficazes, enquanto sessões mais longas podem aumentar a possibilidade de desconforto ou fadiga, sem necessariamente aumentar os efeitos terapêuticos. A EMT é mais eficaz quando aplicada em sessões repetidas ao longo de várias semanas. Protocolos comuns incluem de 10 a 20 sessões, aplicadas em dias consecutivos ou alternados. Tratamentos de manutenção podem ser necessários para garantir que os benefícios sejam duradouros, especialmente em pacientes com dor crônica de longa duração.[10]

Princípios e mecanismos

Os princípios da EMT baseiam-se na indução de campos magnéticos que atravessam o crânio e interagem com os neurônios. A EMT utiliza uma bobina eletromagnética posicionada sobre o couro cabeludo do paciente, que gera campos magnéticos rápidos e breves, capazes de induzir correntes elétricas no cérebro. Essas correntes modulam a atividade neuronal, aumentando ou inibindo a excitabilidade de áreas específicas do cérebro, dependendo da frequência e intensidade do estímulo aplicado.

O mecanismo subjacente à EMT está enraizado nas leis de Faraday sobre indução eletromagnética. Quando um campo magnético alternado atravessa uma região do cérebro, ele gera uma corrente elétrica que pode despolarizar os neurônios, provocando potenciais de ação e a modulação da atividade cerebral. Essa modulação ocorre de maneira controlada, permitindo a estimulação ou inibição de redes neurais, dependendo dos parâmetros da estimulação. A rTMS, por exemplo, tem se mostrado eficaz no tratamento de condições como dor crônica e depressão, utilizando frequências baixas (< 1 Hz) para inibição ou frequências altas (≥ 5 Hz) para excitação neuronal.[11]

Os principais efeitos da EMT sobre o cérebro incluem a plasticidade sináptica, que é a capacidade do cérebro de reorganizar suas conexões neurais em resposta à experiência ou à estimulação externa. Esse fenômeno é crucial no tratamento de condições como dor crônica, em que há uma desregulação da sinalização neuronal. Estudos sugerem que a EMT pode restaurar o equilíbrio entre áreas hiperativas e hipoativas no cérebro, aliviando os sintomas de dor ao modular circuitos neurais que processam essa sensação.

Tipos de estimulação magnética transcraniana

A EMT pode ser aplicada de forma repetitiva ou única, com diferentes frequências e intensidades, dependendo do objetivo terapêutico.

Dentre os tipos de EMT repetitiva, que consiste na aplicação de trens de pulsos em alta frequência (> 5 Hz), que induz aos efeitos excitatórios ou baixa frequência (< 1 Hz) que faz efeito contrário inibindo a atividade cerebral.

A EMT *theta burst* utiliza trens de pulso em alta frequência agrupados em *burst*, mas com frequências de modulação baixas.

A EMT de pulso único ou pares de pulso são utilizadas principalmente para fins de diagnóstico e para avaliar a conectividade entre diferentes áreas.

ESTIMULAÇÃO TRANSCRANIANA POR CORRENTE CONTÍNUA

Efeitos e parâmetros

A ETCC exerce seus efeitos a partir da modulação da excitabilidade neuronal, que pode ser inibitória ou excitatória, dependendo da polaridade da corrente aplicada. A estimulação anódica aumenta a excitabilidade cortical, facilitando a ativação dos neurônios. Esse tipo de corrente é frequentemente aplicado no tratamento da dor, pois ajuda a ativar regiões do cérebro envolvidas na modulação da dor, como o M1 e o córtex pré-frontal. Por outro lado, a estimulação catódica diminui a excitabilidade neuronal, inibindo a ativação de áreas hipersensibilizadas do cérebro que podem estar envolvidas na amplificação da dor.[12]

Esses efeitos são alcançados alterando-se o limiar de ativação dos neurônios. Ao modificar a excitabilidade cortical, a ETCC pode reorganizar os circuitos neurais, ajudando a normalizar a atividade cerebral em pacientes com dor crônica. Ela é particularmente útil para modular as vias descendentes da dor, responsáveis por regular a resposta do cérebro à dor percebida.

Estudos indicam que a ETCC tem efeitos benéficos no tratamento da dor neuropática, uma condição na qual os nervos danificados enviam sinais de dor para o cérebro, mesmo sem estímulos nocivos. A ETCC, aplicada de forma anódica sobre o M1, pode reduzir a intensidade de da dor neuropática ao promover uma reorganização das vias corticais e subcorticais que modulam a dor.

Além disso, em pacientes com dor crônica, há frequentemente um aumento da sensibilização central, onde o sistema nervoso amplifica a percepção da dor. A ETCC pode reverter esse processo ao regular a excitabilidade das áreas cerebrais envolvidas no processamento da dor, como o córtex somatossensorial, diminuindo a resposta exagerada à dor e facilitando o retorno a uma atividade neural mais equilibrada. A ETCC tem efeitos sobre diversas regiões envolvidas na modulação da dor, incluindo o ACC, CPFDL e córtex somatossensorial primário, todas áreas que desempenham papéis na percepção da dor, na regulação emocional e no controle cognitivo. Ao alterar a atividade nessas áreas, a ETCC pode reduzir a dor e melhorar a qualidade de vida dos pacientes.[12]

Os parâmetros da ETCC determinam a eficácia da técnica no alívio da dor. Eles incluem a intensidade da corrente, a duração da sessão, a localização dos eletrodos e a frequência das sessões de tratamento. A intensidade típica da corrente elétrica utilizada na ETCC é de 1 mA a 2 mA.

Intensidades mais baixas (< 1 mA) podem ser insuficientes para produzir efeitos terapêuticos, enquanto intensidades acima de 2 mA podem ser desconfortáveis para os pacientes sem aumentar necessariamente os efeitos benéficos.

A duração das sessões de ETCC geralmente varia entre 20 e 30 minutos. Estudos demonstram que sessões de 20 minutos são eficazes na modulação da atividade cortical e na redução da dor em pacientes com dor crônica. Sessões mais curtas podem ter efeitos limitados, enquanto sessões mais longas (> 30 minutos) não parecem aumentar os benefícios.[13-15]

A localização dos eletrodos é fundamental para direcionar o tratamento da dor. A estimulação anódica sobre o M1 é uma das abordagens mais comuns para o alívio da dor neuropática e dores crônicas. Outras áreas de estimulação incluem o CPFDL, responsável pela regulação cognitiva e emocional da dor, e o córtex somatossensorial, que processa diretamente as sensações de dor.

A frequência das sessões varia dependendo da condição tratada, mas um protocolo comum envolve sessões diárias ou em dias alternados, por um período de 2 a 4 semanas.

Tratamentos mais longos, com manutenção periódica (p. ex., uma vez por semana após o protocolo inicial), são recomendados para prolongar os efeitos terapêuticos e evitar recaídas.

A polaridade anódica é geralmente usada para aumentar a excitabilidade cortical, enquanto a polaridade catódica é usada para diminuir a excitabilidade. Para o tratamento da dor, a maioria dos estudos foca na aplicação anódica sobre o córtex motor para reduzir a dor, enquanto a corrente catódica pode ser usada para áreas hipersensíveis.

Por fim, o número total de sessões pode variar de acordo com a condição do paciente, mas é comum que os tratamentos consistam em 10 a 20 sessões ao longo de várias semanas para alcançar alívio sustentado da dor.

Princípios e mecanismos

A ETCC, por sua vez, baseia-se no princípio da aplicação de correntes elétricas de baixa intensidade diretamente no couro cabeludo, influenciando a excitabilidade neuronal de maneira não invasiva. A ETCC utiliza eletrodos posicionados em áreas específicas do crânio, a partir dos quais uma corrente elétrica constante (geralmente entre 1 mA a 2 mA) é aplicada, modulando a atividade cortical.

Os mecanismos da ETCC são distintos daqueles da EMT, pois ela não gera potenciais de ação diretos, mas altera o limiar de excitabilidade dos neurônios. Dependendo da polaridade da corrente aplicada, a ETCC pode ter um efeito excitador ou inibidor. A corrente anódica geralmente aumenta a excitabilidade neuronal, enquanto a corrente catódica diminui. Essa modulação facilita ou dificulta a ativação dos neurônios, o que pode influenciar a plasticidade cortical e a reorganização sináptica.[16]

Assim como a EMT, a ETCC tem sido amplamente utilizada no tratamento da dor crônica, sendo aplicada com sucesso em condições como cefaleias crônicas e dor neuropática. A modulação da atividade cortical por meio da ETCC pode alterar a percepção da dor, ajudando a reverter padrões de atividade cerebral desregulados que perpetuam a sensação de dor.[16]

SEGURANÇA E EFEITOS COLATERAIS

A EMT e a ETCC são técnicas consideradas seguras, quando aplicadas corretamente, mas podem estar associadas a alguns efeitos adversos. A segurança dessas técnicas depende de fatores como a dosagem, o número de sessões e as condições de saúde individuais dos pacientes.

A EMT é amplamente considerada segura quando aplicada por profissionais capacitados e com protocolos bem estabelecidos. A técnica é aprovada por órgãos reguladores como o Food and Drug Administration (FDA) para o tratamento de depressão resistente e tem sido estudada extensivamente para outras condições, como dor crônica. Antes de iniciar o tratamento, é importante avaliar o histórico médico do paciente, especialmente no caso de pacientes com histórico de convulsões, epilepsia ou lesões cerebrais, pois esses fatores podem aumentar o risco de complicações.

O efeito adverso mais comum da EMT é uma leve dor de cabeça ou desconforto no local da estimulação. Isso ocorre por conta da contração dos músculos faciais durante a aplicação do campo magnético. Normalmente, a dor é leve e transitória, desaparecendo após a sessão. Sensações de formigamento ou desconforto no couro cabeludo podem ocorrer durante a aplicação, mas são temporárias e desaparecem rapidamente. Em raros casos, a EMT pode causar tontura ou uma leve sensação de náusea durante ou após a estimulação. Esses sintomas geralmente são breves e resolvem-se espontaneamente. Embora raro, o risco mais grave associado à EMT é a indução de uma convulsão, especialmente em indivíduos predispostos. No entanto, esse risco é mínimo quando os protocolos de segurança são seguidos corretamente. O uso de altas frequências (> 10 Hz) em pacientes com histórico de epilepsia deve ser evitado, e a intensidade deve ser ajustada conforme necessário.

A EMT é contraindicada para pacientes que possuem implantes metálicos no crânio, como marcapassos, implantes cocleares ou clips de aneurismas, pois os campos magnéticos podem interferir nesses dispositivos. Pacientes com histórico de epilepsia, lesões cerebrais ou outros distúrbios neurológicos que predispõem às convulsões devem ser avaliados com cautela.[17]

Para a ETCC, embora seja considerada segura, também pode apresentar efeitos colaterais leves. A ETCC utiliza correntes de baixa intensidade (geralmente entre 1 mA e 2 mA), sendo bem tolerada pela maioria dos pacientes. Como a corrente é aplicada de forma contínua e difusa, o risco de efeitos adversos graves é mínimo.

O efeito adverso mais comum da ETCC é uma leve sensação de formigamento, coceira ou ardência no local de aplicação dos eletrodos. Isso geralmente ocorre nos primeiros minutos da estimulação e desaparece rapidamente. Alguns pacientes relatam dores de cabeça leves após as sessões de ETCC, mas essas são geralmente de curta duração e respondem bem a analgésicos simples. A vermelhidão ou irritação no local onde os eletrodos são posicionados é outro efeito adverso comum, mas normalmente é temporário e não requer tratamento específico. Em alguns casos, os pacientes podem sentir sonolência ou uma leve sensação de fadiga após as sessões de ETCC. Esses sintomas são transitórios e resolvem-se em poucas horas. Se os eletrodos não forem aplicados corretamente ou se houver mau contato com a pele, pode haver um pequeno risco de queimaduras superficiais na pele. Para evitar isso, é essencial usar esponjas condutivas adequadas e manter o contato completo entre os eletrodos e o couro cabeludo durante a aplicação.[18]

Pacientes com dispositivos eletrônicos implantáveis, como marcapassos ou implantes cocleares, não devem ser submetidos à ETCC sem consulta a um especialista, pois a corrente elétrica pode interferir com o funcionamento desses dispositivos. A ETCC não é recomendada para pacientes com lesões abertas no couro cabeludo ou com distúrbios dermatológicos graves na área de aplicação dos eletrodos.

CONCLUSÃO

Tanto a ETCC quanto a EMT têm mostrado resultados positivos no tratamento de várias condições dolorosas, como dor neuropática, fibromialgia e síndrome de dor complexa regional. Essas terapias atuam modulando diretamente a excitabilidade cortical e a rede de processamento da dor, o que pode resultar em redução significativa da percepção de dor e melhora da qualidade de vida. A EMT, por exemplo, demonstrou eficácia na modulação do córtex motor e do córtex pré-frontal, áreas envolvidas no controle da dor e na modulação de respostas emocionais à dor. A ETCC, por sua vez, tem mostrado benefícios em aumentar ou inibir a excitabilidade neural dependendo do tipo de corrente (anódica ou catódica), sendo eficaz em condições de dor crônica.

Os efeitos da ETCC e da EMT no tratamento da dor dependem de diversos parâmetros, como intensidade, duração e frequência das sessões. Além disso, o local de estimulação precisa ser cuidadosamente selecionado com base no tipo de dor que está sendo tratada. Isso destaca a importância de uma abordagem personalizada, em que o profissional de Saúde ajusta os parâmetros e protocolos de acordo com as necessidades individuais de cada paciente.

A ETCC e a EMT podem ser integradas com outros tratamentos, como fisioterapia, medicamentos analgésicos e técnicas comportamentais. Essa combinação pode potencializar os efeitos terapêuticos e contribuir para uma abordagem multimodal, maximizando os benefícios no controle da dor. Além disso, essas terapias podem reduzir a necessidade de medicamentos opioides, oferecendo uma alternativa segura e com menos efeitos adversos.

Ambas as técnicas são amplamente consideradas seguras, com efeitos adversos mínimos, como dores de cabeça leves ou desconforto no couro cabeludo. A segurança dessas técnicas, combinada com a ausência de efeitos adversos sistêmicos, faz da ETCC e da EMT opções atraentes, especialmente para pacientes que apresentam intolerância ou contraindicações a tratamentos farmacológicos.

Embora promissoras, ainda há desafios a serem superados. A heterogeneidade dos resultados clínicos em diferentes populações de pacientes indica a necessidade de mais estudos controlados e de longo prazo para padronizar protocolos e identificar quais subgrupos de pacientes são mais beneficiados. O custo e a disponibilidade desses tratamentos também são fatores que limitam seu uso em larga escala, especialmente em países em desenvolvimento.

A ETCC e a EMT representam um avanço significativo no tratamento da dor crônica, oferecendo opções não invasivas, seguras e com boa tolerabilidade. Embora ainda seja necessário refinar os protocolos e compreender plenamente os mecanismos subjacentes à sua eficácia, essas técnicas já estão desempenhando um papel importante no manejo da dor em diversas condições. A integração dessas modalidades com outras terapias pode transformar o cuidado do paciente, promovendo alívio da dor e melhoria da qualidade de vida.

Referências bibliográficas

1. Kesikburun S. Non-invasive brain stimulation in rehabilitation. Turk J Phys Med Rehabil. 2022;68(1):1-8. doi: 10.5606/tftrd.2022.10608.
2. Scarborough J. Roman medicine. Ithaca: Cornell University Press; 1969.
3. Piccolino M. Luigi Galvani and animal electricity: two centuries after the foundation of electrophysiology. Trends Neurosci. 1997;20(10):443-8. doi: 10.1016/s0166-2236(97)01101-6.
4. Bartholow R. Experimental researches in physiology and medicine. Philadelphia: JB Lippincott & Co. 1874.
5. Gildenberg P. History of electrical neuromodulation for chronic pain. Pain Medicine. 2006;7:S7-S13. doi: 10.1111/j.1526-4637.2006.00118.x.
6. Davidson B, Bhattacharya A, Sarica C, Darmani G, Raies N, Chen R, et al. Neuromodulation techniques - from non-invasive brain stimulation to deep brain stimulation. Neurotherapeutics. 2024;21(3):e00330. doi: 10.1016/j.neurot.2024.e00330.
7. Siebner HR, Funke K, Aberra AS, Antal A, Bestmann S, Chen R, et al. Transcranial magnetic stimulation of the brain: what is stimulated? - a consensus and critical position paper. Clin Neurophysiol. 2022;140:59-97. doi: 10.1016/j.clinph.2022.04.022.
8. Holzer P. Efferent-like roles of afferent neurons in the gut: blood flow regulation and tissue protection. Auton Neurosci. 2006;125(1-2):70-5. doi: 10.1016/j.autneu.2006.01.004.
9. Sears SM, Hewett SJ. Influence of glutamate and GABA transport on brain excitatory/inhibitory balance. Exp Biol Med (Maywood). 2021;246(9):1069-83. doi: 10.1177/1535370221989263.
10. Di Lazzaro V, Pilato F, Dileone M, Profice P, Oliviero A, Mazzone P, et al. Low-frequency repetitive transcranial magnetic stimulation suppresses specific excitatory circuits in the human motor cortex. J Physiol. 2008;586(18):4481-7.
11. Eldaief MC, Dickerson BC, Camprodon JA. Transcranial magnetic stimulation for the neurological patient: scientific principles and applications. Semin Neurol. 2022;42(2):149-157.
12. Klomjai W, Katz R, Lackmy-Vallée A. Basic principles of transcranial magnetic stimulation (TMS) and repetitive TMS (rTMS). Ann Phys Rehabil Med. 2015;58(4):208-213.

13. Zaghi S, Heine N, Fregni F. Brain stimulation for the treatment of pain: a review of costs, clinical effects, and mechanisms of treatment for three different central neuromodulatory approaches. J Pain Manag. 2009;2(3):339-52.
14. Moshfeghinia R, Shekouh D, Mostafavi S, Hosseinzadeh M, Bahadori AR, Abdollahifard S, et al. The effects of transcranial direct-current stimulation (tDCS) on pain intensity of patients with fibromyalgia: a systematic review and meta-analysis. BMC Neurol. 2023;23(1):395.
15. Lloyd DM, Wittkopf PG, Arendsen LJ, Jones AKP. Is transcranial direct current stimulation (tDCS) effective for the treatment of pain in fibromyalgia? a systematic review and meta-analysis. J Pain. 2020;21(11-12):1085-1100.
16. Reinhart RM, Cosman JD, Fukuda K, Woodman GF. Using transcranial direct-current stimulation (tDCS) to understand cognitive processing. Atten Percept Psychophys. 2017;79(1):3-23.
17. Rossi S, Antal A, Bestmann S, Bikson M, Brewer C, Brockmöller J, et al. Basis of this article began with a consensus statement from the IFCN Workshop on "Present, Future of TMS: Safety, Ethical Guidelines", Siena. 2018:17-20. updating through April 2020. Safety and recommendations for TMS use in healthy subjects and patient populations, with updates on training, ethical and regulatory issues: Expert Guidelines. Clin Neurophysiol. 2021;132(1):269-306.
18. Thair H, Holloway AL, Newport R, Smith AD. Transcranial direct current stimulation (tDCS): a beginner's guide for design and implementation. Front Neurosci. 2017;11:641.

Bibliografia consultada

Antal A, Paulus W. Transcranial direct current stimulation and visual perception. Perception, 2008;37(3):367-74. doi: 10.1068/p5872.

Brunoni AR, Ferrucci R, Bortolomasi M, Scelzo E, Boggio PS, Fregni F, et al. Interactions between transcranial direct current stimulation (tDCS) and pharmacological interventions in clinical studies: A review. Brain Stimulation. 2013;6(2):194-206. doi: 10.1016/j.brs.2012.03.003.

Fregni F, Pascual-Leone A. Technology insight: noninvasive brain stimulation in neurology--perspectives on the therapeutic potential of rTMS and tDCS. Nature Clinical Practice Neurology. 2007;3(7):383-93. doi: 10.1038/ncpneuro0530.

Galhardoni R, Correia GS, Araujo H, Yeng LT, Fernandes DT, Kaziyama HH, et al. Repetitive transcranial magnetic stimulation in chronic pain: a review of the literature. Archives of Physical Medicine and Rehabilitation. 2015;96(4):S156-S172. doi: 10.1016/j.apmr.2014.11.010.

Parte 4

DOR CRÔNICA EM POPULAÇÕES ESPECIAIS

Dor em Pediatria

36

Danielle Masetto Cadide
Sandra Caires Serrano
Lívia Pinke Pinheiro
Ana Clara de Albuquerque Botura Viotto
Elcira Cindy Vilcahuanán Yarlequé

INTRODUÇÃO

De acordo com a Associação Internacional para o Estudo da Dor (IASP, do inglês International Association for the Study of Pain), dor é conceituada como "uma experiência sensitiva e emocional desagradável associada, ou semelhante àquela associada, a uma lesão tecidual real ou potencial".[1] A dor é uma experiência individual e subjetiva[2] de avaliação complexa, especialmente tratando-se da dor pediátrica. Convenciona-se distinguir os conceitos de percepção e de reação à dor, os quais, embora inter-relacionados, são passíveis de análise separada. O sofrimento decorrente da dor é frequentemente mais influenciado pela resposta subjetiva a ela do que pela sua intensidade objetiva. Fatores como ansiedade, contexto cultural, gênero, faixa etária, experiências pregressas e expectativas em relação ao alívio da dor desempenham papel determinante na forma como o indivíduo reage a essa sensação. A dor, portanto, não se restringe às estruturas anatômicas e aos processos fisiológicos, mas abrange também aspectos psicológicos, sociais, culturais e cognitivos.

As vias sinalizadoras funcionais envolvidas na experiência da dor em recém-nascidos diferem daquelas dos adultos.[3] Foram necessários anos para o reconhecimento médico de que nocicepção e experiência dolorosa estão presentes em neonatos; atualmente, a avaliação e o tratamento da dor fazem parte do atendimento pediátrico.[3] Acreditava-se que as vias da nocicepção estariam ainda imaturas no recém-nascido, ou seja, que a mielinização das fibras nervosas não estaria ainda completa ao nascimento, além de que a transmissão dos estímulos nos tecidos nervosos imaturos seria diferente, não existindo percepção de dor. Além disso, admitia-se a existência de maior concentração plasmática de betaendorfinas no neonato, associada a maior permeabilidade da barreira hematoencefálica nessa população.[4,5] Como resultado, procedimentos cirúrgicos e outros tratamentos invasivos eram realizados em neonatos sem o uso de anestesia ou analgesia adequada.[6] Na década de 1990, evidências científicas passaram a demonstrar que as vias nociceptivas estão presentes e ativas em neonatos, e que a dor não tratada poderia levar a comprometimentos como hiperatividade das vias nociceptivas no futuro, causando sensibilização crônica à dor.[7] Evidências posteriores demonstraram que recém-nascidos não apenas sentiam dor, mas que também poderiam ter respostas amplificadas à dor em comparação aos adultos. Taddio & Katz (2004) examinaram o impacto da exposição repetida à dor sem tratamento em neonatos e observaram a ocorrência de hiperalgesia após múltiplos procedimentos dolorosos sem analgesia.[8]

A partir dos anos 2000, a comunidade médica adotou diretrizes e práticas com base em evidências para o manejo da dor em neonatos. As diretrizes de Lago *et al.* (2009), publicadas na Acta Paediatrica, fornecem recomendações específicas para o manejo da dor em recém-nascidos submetidos a procedimentos invasivos, incluindo medidas farmacológicas e não farmacológicas.[9] Posteriormente, o manejo da dor neonatal passou a ser abordado de forma multidimensional e individualizada, considerando fatores clínicos e respostas comportamentais dos recém-nascidos frente à nocicepção. As diretrizes da American Academy of Pediatrics (AAP, 2006) enfatizam a necessidade de protocolos padronizados para o tratamento da dor em neonatos, recomendando uma combinação de intervenções medicamentosas e não medicamentosas para a assistência ao cuidado.[10] Um dos principais desafios do controle da dor neonatal é a falta de conhecimento de profissionais que subestimam a dor. Dessa forma, recomenda-se o uso de protocolos claros para o tratamento da dor neonatal em unidades de terapia intensiva neonatal (UTINs), treinamento de equipes de Saúde quanto reconhecimento adequado da dor e realização de intervenção correta e adequada.[11]

Atualmente, o manejo da dor pediátrica vem sendo reconhecido como necessidade fundamental para garantir o bem-estar e o desenvolvimento saudável das crianças, e a transformação do entendimento e das práticas a respeito da dor pediátrica representa uma conquista significativa para a comunidade médica, com impactos positivos a curto e longo prazo no desenvolvimento físico e emocional pediátrico.

EPIDEMIOLOGIA

Estudos epidemiológicos mundiais demonstram que, embora a compreensão da dor em crianças tenha se aprimorado, a dor pediátrica é frequentemente subdiagnosticada e subtratada, apesar de sua alta prevalência, especialmente em unidades de terapia intensiva (UTIs), ambientes cirúrgicos e no tratamento de condições crônicas como o câncer. A percepção errônea de que crianças (especialmente neonatos) são menos suscetíveis à dor continua a impactar de forma negativa o manejo adequado da dor pediátrica. Globalmente, a prevalência da dor pediátrica varia de modo significativo dependendo do ambiente clínico e da população estudada. A dor crônica em crianças atinge de 20% a 35% da população pediátrica em alguns países, sendo uma das principais causas de sofrimento infantil, segundo a AAP. Contudo, esses números podem ser ainda maiores em cenários hospitalares intensivos,[10] mas principalmente em regiões desenvolvidas onde a sobrevivência de neonatos prematuros e crianças com doenças crônicas é maior.[12] Nos Estados Unidos, estima-se que cerca de 1 em cada 5 crianças sofra de algum tipo de dor crônica, incluindo dor musculoesquelética, cefaleias e dores abdominais.[10] No Reino Unido, a prevalência de dor crônica em crianças varia entre 15% e 28%, com um aumento progressivo entre adolescentes.[13]

A dor neonatal é particularmente prevalente em UTINs, onde os bebês, especialmente os prematuros, são submetidos a múltiplos procedimentos médicos dolorosos. Os dados do estudo de Carbajam R *et al.* (2008) mostram que neonatos em UTINs podem ser submetidos a uma média de 7 a 17 procedimentos dolorosos por dia, como punções venosas, aspiração nasotraqueal e intubação. No entanto, mais de 50% desses procedimentos ainda são realizados sem o uso adequado de analgesia ou medidas não farmacológicas de alívio da dor, mesmo em países desenvolvidos.[14] Um estudo de 2003 realizado em 243 UTINs, na América do Norte, revelou que, embora haja maior conscientização sobre a dor neonatal, o tratamento efetivo da dor ainda é insuficiente, com menos da metade dos bebês recebendo intervenções adequadas antes de procedimentos dolorosos.[15]

A dor aguda em crianças é comum em uma variedade de contextos, incluindo doenças infecciosas, traumas, cirurgias e tratamentos oncológicos. Nos Estados Unidos, aproximadamente 45% das crianças hospitalizadas relatam dor moderada a severa, com uma parcela significativa recebendo analgesia inadequada.[16] Em países europeus, a prevalência de dor aguda em crianças hospitalizadas varia entre 40% e 60%, com taxas semelhantes observadas no Canadá e na Austrália.[17] No Brasil, um estudo de 2020 indicou que 56% das crianças internadas em hospitais gerais relatam dor significativa, sendo que apenas 30% dessas crianças receberam tratamento adequado para o alívio da dor.[18]

A dor crônica, definida como dor persistente ou recorrente ou que dura por mais de 3 meses, afeta de 15% a 30% das crianças globalmente, com variações dependendo do país e do contexto socioeconômico. Um estudo conduzido no Reino Unido revelou que aproximadamente 28% das crianças de 5 a 16 anos relataram dor crônica em algum momento, sendo a dor musculoesquelética a mais comum.[19] No Brasil, um estudo publicado em 2021 identificou prevalência de 22% de dor crônica entre crianças em idade escolar, com destaque para dores de cabeça e abdominal.[20]

Numerosos estudos populacionais recentes forneceram estimativas da prevalência de dor crônica em crianças. Por exemplo, a prevalência de transtornos primários de dor de cabeça em crianças e adolescentes em estudos populacionais recentes variou de 19,4% a 66,4%, enquanto as estimativas da prevalência de distúrbios gastrointestinais funcionais variaram de 4,6% a 31,2%. A ampla variação nas estimativas de prevalência dificulta uma visão clara sobre a epidemiologia da dor crônica em crianças e adolescentes. Essa incerteza em relação ao número real de jovens afetados pode prejudicar a correta distribuição de recursos clínicos, que são fundamentais, considerando as graves consequências a longo prazo da dor crônica nessa população. A falta de clareza nas estatísticas pode limitar a oferta de tratamentos adequados para essas crianças e adolescentes, que frequentemente enfrentam desafios significativos em seu bem-estar físico e emocional.[21]

Crianças que experimentaram dor crônica têm maior risco de depressão e ansiedade, ausências escolares, isolamento social e pior qualidade de vida. Cerca de 5% das crianças com dor crônica experienciaram níveis graves de dor que afetaram, de modo significativo, sua qualidade de vida diária.[21] Infelizmente, muitas crianças que sofrem de dor crônica continuam a sentir os sintomas na vida adulta. Um estudo mostrou que 35% das crianças com dor abdominal funcional ainda relataram dores recorrentes quando reavaliadas na fase adulta. De maneira semelhante, 19% dos adolescentes com dores de cabeça frequentes ainda tinham dores semanais na juventude. Essas taxas são comparáveis a relatos de adultos com dor crônica que dizem ter começado a sentir dores ainda na infância ou adolescência. Um estudo com adultos revelou que 17% atribuíram o início da sua dor crônica a essa fase da vida. A continuidade da dor crônica desde a infância tem um impacto significativo, tanto social como econômico. Crianças com dor crônica estão em maior risco de abuso de opioides e problemas psiquiátricos na fase adulta. Além disso, essa condição ocasiona aumento no número de consultas médicas e visitas a emergências e hospitalizações, elevando os custos de Saúde. Estima-se que o custo total da dor crônica pediátrica, nos Estados Unidos, atinja 19,5 bilhões de dólares/ano.[21]

Uma revisão de 2011 sobre a dor crônica em crianças estimou que a prevalência dessa condição variava de 11% a 38%, com maiores taxas entre meninas e com o aumento da idade. A dor crônica estava associada a fatores psicossociais, como baixa autoestima, depressão e ansiedade. No entanto, desde essa revisão, outros fatores como o sono e o estresse pós-traumático foram identificados como contribuintes, mas ainda não foram amplamente estudados. Além disso, há lacunas importantes no entendimento da dor crônica em crianças, como a falta de estudos longitudinais e a inconsistência na definição de dor entre as pesquisas, o que dificulta a obtenção de estimativas precisas de prevalência.[21]

Apesar dos avanços na compreensão da dor pediátrica, o manejo adequado da dor continua a ser um grande desafio, especialmente em países de baixa e média renda. Em muitas regiões da África e da Ásia, a falta de recursos médicos, medicamentos analgésicos essenciais e treinamento adequado para profissionais de Saúde resulta em um tratamento ineficaz da dor infantil.[22] A Organização Mundial da Saúde (OMS) relata que, em muitos países de baixa renda, as crianças que necessitam de tratamento para dor intensa, como em casos de câncer, muitas vezes, não recebem cuidados paliativos adequados em razão da falta de opioides e de outros medicamentos essenciais.[23]

Nos países desenvolvidos, embora o acesso a medicamentos seja maior, a subutilização de opioides em crianças, por medo de dependência, continua a ser um problema. Um estudo realizado por Taddio & Katz (2004) demonstrou que o medo de efeitos colaterais e do vício em opioides, muitas vezes, impede o uso adequado desses medicamentos para o alívio da dor em crianças que deles necessitam.[24] Além disso, fatores culturais, percepção da dor e diferenças no treinamento médico entre países influenciam a maneira como a dor pediátrica é gerenciada.[25]

As intervenções não farmacológicas desempenham papel crucial no manejo da dor pediátrica, complementando as terapias medicamentosas. Estudos recentes mostram que práticas como a amamentação, o uso de soluções de sacarose e o "método canguru" são eficazes para reduzir a dor em neonatos durante procedimentos como punções e coletas de sangue.[26] Em um estudo de Codipietro *et al.* (2008), observou-se que a amamentação durante o procedimento de punção do calcanhar reduziu significativamente a dor em neonatos a termo.[27]

O manejo psicológico da dor, como distração, hipnose e técnicas de relaxamento, tem se demonstrado eficaz no alívio da dor aguda e crônica em crianças. Essas técnicas são particularmente importantes em casos de dor crônica, em que o tratamento farmacológico pode ser insuficiente ou ter efeitos colaterais indesejados.[28] Nesse sentido, a dor não tratada em crianças, especialmente em neonatos, pode ter consequências duradouras. Estudos indicam que a exposição repetida à dor durante os primeiros dias de vida pode ocasionar sensibilização crônica ao estímulo doloroso e a alterações no sistema nervoso central (SNC).[29] Crianças que sofrem de dor crônica também estão em maior risco de desenvolver problemas emocionais, transtornos de humor e dificuldades de socialização.[30]

FISIOPATOLOGIA DA DOR PEDIÁTRICA

O primeiro evento que origina o fenômeno sensitivo doloroso é a transformação de estímulos intensos em potenciais de ação cuja transferência ocorre a partir de fibras nervosas do sistema nervoso periférico (SNP) para o SNC. Os receptores responsáveis por receber o estímulo doloroso são denominados "nociceptores", e sua classificação é feita a partir do tipo de estímulo que recebem (nociceptores térmicos, químicos e mecânicos). A partir de sua ativação, a transdução em potenciais de ação limita-se à região da membrana axonal das fibras amielínicas do tipo C (condução lenta, de velocidade inferior a 2 m/s) ou mielinizadas do tipo A-δ (condução rápida, de velocidade de 25 m/s a 50 m/s).[31] Há também fibras A-β, de maior diâmetro, mielinizadas, mas existentes essencialmente nos nervos da pele e cuja atividade não provoca dor.[6]

Os nociceptores reagem a estímulos químicos (radicais, capsaicina, bradicinina serotonina, fatores tróficos), mecânicos (pressão) e/ou térmicos (calor e frio). Incluem os canais dependentes de trifosfato de adenosina (ATP), os canais iônicos ativados pelo calor nocivo, os canais regulados por prótons (ASIC) e que detectam acidez ou pH abaixo de 6,5 e o canal de Na+ resistente à tetrodotoxina, entre outros. Há também nociceptores que, em condições normais, não são responsivos a esses estímulos "nociceptores silenciosos", que se tornam ativos quando ocorrem lesão tecidual e exposição aos elementos inflamatórios.[31]

Guyton e Hall (2006) descrevem que a transmissão do sinal nociceptivo para o SNC ocorre a partir da penetração dos sinais dolorosos pelas fibras A-δ e C nas raízes dorsais da medula espinhal, fazendo sinapse com neurônios do corno dorsal da medula espinhal, e a decussação ocorre diretamente nessa região. A partir desse ponto, a informação segue até o encéfalo pela via neoespinotalâmica ou paleoespinotalâmica. A via neoespinotalâmica é responsável pela condução de informações de dor rápida, temperatura e tato não discriminativo e, ao atingir o tálamo, ocorre sinapse com um neurônio de terceira ordem atingindo, por fim, o córtex sensorial. A via paleoespinotalâmica, por sua vez, é responsável pela condução de informações de dor lenta e pela resposta emocional à dor e realiza sinapses no sistema límbico anterior à chegada ao tálamo. A sensação dolorosa referente à dor rápida é bem-localizada e não ultrapassa a duração do estímulo desencadeador, sendo, então, a via neoespinotalâmica responsável pelo aspecto discriminativo-perceptivo da dor. Dessa forma, o estímulo nocivo é analisado por sua localização, duração e intensidade. Por sua vez, a via paleoespinotalâmica é responsável pela condução da dor lenta, tem conexões importantes no sistema reticular ascendente e envia projeções difusas para o hipotálamo, tálamo, córtex frontal, ínsula e estruturas do sistema límbico, como o giro do cíngulo e amígdala. Sendo assim, essa via é responsável pelo aspecto afetivo-emocional da dor, ou seja, pelas reações aversivas e desagradáveis desencadeadas pela dor.[32] Em contraposição às vias nociceptivas ascendentes, existe um complexo sistema neural descendente que modula o limiar da dor, conhecido como sistema supressor da dor ou sistema analgésico-endógeno. Esse sistema origina-se em estruturas suprassegmentares, corticais e límbicas, que, por meio de neurotransmissores como serotonina, noradrenalina e endorfinas, liberados em regiões específicas do tronco encefálico, notadamente na substância cinzenta periaquedutal (PAG) do mesencéfalo e nos núcleos da rafe, interferem diretamente nas estruturas do corno posterior da medula espinhal. Essa interferência provoca significativas alterações na atividade neuronal, resultando na modulação da dor.[32]

De forma geral, a via da nocicepção desenvolve-se cedo. Às 6 semanas de gestação, já existem sinapses entre as células do corno dorsal da medula e os neurônios sensitivos em desenvolvimento. Estes crescem perifericamente, atingindo a pele dos membros por volta das 11 semanas de idade gestacional; do tronco, por volta das 15 semanas; e das restantes superfícies cutâneas e mucosas, pelas 20 semanas. Assim, ao fim da gestação, a densidade de terminações nervosas nociceptivas no recém-nascido é tão boa quanto no adulto, o que se traduz em uma plena capacidade para sentir dor logo ao nascimento.[33]

As conexões sinápticas das fibras C não parecem estar maduras funcionalmente até o 3º trimestre da gestação. Entretanto, o SNC dos prematuros nascidos antes do 3º trimestre é capaz de utilizar temporariamente as fibras A-β para transmitir estímulos dolorosos até que se conclua a maturação das fibras C. Por volta das 20 semanas da gestação, o neocórtex fetal atinge o número total de 109 neurônios; por volta da 24ª semana, ocorrem as conexões talamocorticais e, por volta da 30ª semana, as vias nervosas relacionadas com a nocicepção estão totalmente mielinizadas no nível talâmico. Às 37 semanas, considera-se completa a mielinização das radiações talamocorticais nociceptivas.[10] Além disso, outras descobertas adicionais mostram que as respostas somatossensoriais a estímulos dolorosos, medidas com o NIRS (*near infrared spectroscopy*) são mais proeminentes do lado esquerdo do córtex, de maior intensidade no sexo masculino, e estão diretamente relacionadas com a idade pós-natal e inversamente relacionadas com a idade gestacional.[33]

CLASSIFICAÇÃO DA DOR PEDIÁTRICA

A classificação da dor em Pediatria segue os mesmos princípios da dor em adultos; porém, com adaptações para as diferentes faixas etárias e níveis de desenvolvimento. De acordo com a OMS, a dor pode ser classificada conforme descrito a seguir.

Dor nociceptiva

A dor nociceptiva é a forma mais comum de dor que ocorre como resposta a estímulos nocivos que danificam os tecidos do corpo. Ela pode ser dividida em dois subtipos principais: dor somática; e dor visceral.

Dor somática

A dor somática é originada de estruturas corporais como pele, músculos, ossos e articulações. Em crianças, esse tipo de dor geralmente é descrito como localizada e aguda, sendo, com frequência, associada a traumas físicos, como fraturas, cortes ou queimaduras. A dor somática tende a ser bem-delimitada e frequentemente piora com o movimento ou toque, o que facilita seu reconhecimento. Em Pediatria, a dor somática também pode ser observada em condições inflamatórias, como a artrite juvenil.[34]

Dor visceral

A dor visceral é associada a danos ou distúrbios nos órgãos internos, como intestinos, fígado ou rins. Diferentemente da dor somática, ela tende a ser mais difusa e de localização menos clara. Em crianças, a dor visceral é, com frequência, descrita como uma dor surda, mal-localizada e com uma sensação de pressão ou aperto, sendo, muitas vezes, associada a condições gastrointestinais, como cólica abdominal ou apendicite. O desafio em Pediatria é que crianças menores podem ter dificuldades em descrever a dor visceral, muitas vezes apresentando sinais como agitação, choro contínuo e recusa em se alimentar.[35]

Dor neuropática

A dor neuropática surge quando há lesão ou disfunção no sistema nervoso, incluindo os nervos periféricos ou o SNC. Esse tipo de dor não é causado diretamente por um dano tecidual, mas sim por um "mau funcionamento" dos caminhos neurais que normalmente processam a dor. Em crianças, a dor neuropática pode ser mais difícil de identificar por causa da dificuldade de expressão de sintomas subjetivos, como queimação, formigamento ou sensação de agulhadas. No entanto, crianças mais velhas podem relatar esses sintomas, permitindo melhor classificação. Exemplo clássico de dor neuropática pediátrica inclui neuropatias decorrentes de quimioterapias em crianças com câncer, bem como lesões traumáticas no SNP.[36] Crianças com condições como diabetes também podem desenvolver neuropatia periférica, caracterizada por dor persistente e, em alguns casos, falta de sensibilidade nas extremidades.[37] A dor neuropática pode ser crônica e, muitas vezes, é difícil de tratar, exigindo a combinação de medicamentos anticonvulsivantes e antidepressivos que modulam as vias de dor.[38]

Dor mista

A dor mista combina elementos de dor nociceptiva e neuropática, tornando-a mais complexa em termos de classificação e tratamento. Um exemplo típico em Pediatria é a dor oncológica, em que a criança pode apresentar tanto dor nociceptiva causada pelo tumor que comprime tecidos, como dor neuropática consequente a lesões nervosas resultantes de tratamentos agressivos, como cirurgias ou radioterapia.[39] Além disso, condições como a síndrome da dor complexa regional (SDCR) podem apresentar características de dor mista em crianças. Essa condição, caracterizada por dor persistente e desproporcional a qualquer lesão física, pode envolver alterações sensoriais, como hipersensibilidade, além de sinais inflamatórios locais. O manejo da dor mista, geralmente, exige uma abordagem multimodal, combinando analgésicos tradicionais com terapias direcionadas ao SNC.[38]

Dor psicogênica

A dor psicogênica é aquela em que os fatores emocionais ou psicológicos desempenham papel central na percepção da dor. Não significa que a dor não é "real", mas que o sofrimento pode ser amplificado ou desencadeado por estados emocionais, como ansiedade, depressão ou estresse. Em crianças e adolescentes, a dor psicogênica pode se manifestar em condições como a cefaleia tensional ou dores abdominais recorrentes, em que não é possível identificar uma causa orgânica clara. Esses sintomas frequentemente coincidem com momentos de estresse escolar, conflitos familiares ou outras situações emocionais desafiadoras.[40]

O tratamento da dor psicogênica em crianças, muitas vezes, requer abordagem integrativa, combinando psicoterapia, como terapia cognitivo-comportamental (TCC), com abordagens de manejo da dor, como exercícios de relaxamento e técnicas de distração.[34]

Avaliar a dor em crianças pode ser particularmente desafiador em razão de sua capacidade limitada de comunicar claramente a intensidade, localização e natureza da dor. Por isso, a avaliação precisa considerar idade, o desenvolvimento cognitivo e emocional e a capacidade de verbalização da criança. Há várias ferramentas e métodos de avaliação adaptados para cada faixa etária e condição clínica.

Dor nociplástica

A dor nociplástica é uma categoria relativamente recente de dor, que se diferencia da dor nociceptiva e da dor neuropática. Segundo a IASP, a dor nociplástica é definida como aquela que surge de uma alteração na nocicepção, apesar de não haver evidência clara de dano tecidual que ative receptores nociceptivos, nem de doença ou lesão do sistema somatossensorial que cause dor (IASP, 2017).[41] Em Pediatria, a dor nociplástica é um desafio particular, pois envolve mecanismos complexos de sensibilização central, o que pode resultar em dor crônica sem uma lesão ou condição médica identificável. A dor nociplástica envolve o processamento anormal da dor no SNC, resultando em uma amplificação da dor sem um estímulo nocivo claro. Em crianças, isso pode se manifestar como dor generalizada, persistente e difusa, que pode estar associada a condições como a SDCR e a fibromialgia juvenil. Crianças com dor nociplástica, frequentemente, relatam dor intensa, mesmo na ausência de inflamação ou lesão visível, e a dor pode ser exacerbada por fatores emocionais e psicológicos, como estresse e ansiedade.[42]

Além disso, é comum que essas crianças apresentem hipersensibilidade a estímulos não dolorosos, como toque leve ou mudanças de temperatura, uma condição conhecida como "alodinia". Também pode haver hiperalgesia, que é uma resposta aumentada a estímulos normalmente.[43] Algumas condições pediátricas são comumente associadas à dor nociplástica, incluindo:

- *Fibromialgia juvenil:* crianças com fibromialgia juvenil, com frequência, apresentam dor muscular e esquelética difusa, fadiga e problemas de sono. Essa condição é amplamente caracterizada pela amplificação central da dor, em que os estímulos sensoriais são processados de forma anormal, ocasionando uma sensibilização aumentada.[44]
- *Síndrome da dor complexa regional:* em crianças, a SDCR pode se manifestar como dor intensa, geralmente em um membro, sem evidência de uma lesão ou inflamação grave. A dor é desproporcional ao estímulo e, com frequência, acompanhada por alterações autonômicas, como mudanças de temperatura e coloração da pele.[36]

Os mecanismos exatos que resultam em dor nociplástica, em Pediatria, ainda estão sendo investigados, mas acredita-se que envolvam uma sensibilização central, na qual o SNC se torna mais sensível e responsivo a estímulos. Em algumas crianças, isso pode ser desencadeado por uma lesão inicial ou por um processo inflamatório, mas, com o tempo, o SNC continua a amplificar os sinais de dor, mesmo na ausência de estímulos nocivos continuados.[43]

A plasticidade do sistema nervoso exerce papel central na dor nociplástica, e a neuroimagem funcional de pacientes com dor crônica, frequentemente, mostra alterações nas áreas do cérebro responsáveis pela modulação da dor. Além disso, fatores psicossociais, como estresse e traumas emocionais, podem contribuir para a perpetuação dessa dor.[42]

O diagnóstico da dor nociplástica, em Pediatria, é desafiador porque muitas crianças apresentam exames clínicos e laboratoriais normais. Não há marcadores biológicos ou exames de imagem que possam confirmar diretamente a presença de dor nociplástica. O diagnóstico é, geralmente, clínico, com base na história detalhada do paciente, incluindo o padrão de dor, a ausência de lesão identificável e a presença de sintomas como fadiga e distúrbios do sono. Os profissionais de Saúde também devem considerar a possibilidade de fatores emocionais e psicológicos contribuírem para a dor. Por exemplo, crianças com antecedentes de trauma emocional, estresse prolongado ou ansiedade podem ser mais propensas a desenvolver dor nociplástica.[36]

AVALIAÇÃO DA DOR EM PEDIATRIA

A avaliação da dor em crianças que não conseguem expressá-la verbalmente é um desafio frequente em Pediatria. Em situações em que a comunicação verbal é limitada, como em recém-nascidos, lactentes ou crianças com deficiências cognitivas, as escalas comportamentais desempenham papel crucial na identificação da dor. No Brasil, várias escalas comportamentais foram adaptadas e validadas para uso clínico, permitindo que os profissionais de Saúde identifiquem e tratem a dor com maior precisão.[45]

Para pacientes pré-verbais e crianças pequenas (idades entre 2 e 3 anos), devem-se utilizar métodos que envolvem a combinação da observação comportamental, como expressão facial e choro, com parâmetros fisiológicos. Para crianças com idades pré-escolar e escolar precoce (3 ou 4 anos a 8 anos), que são capazes de fornecer algum autorrelato, as escalas de dor passam a incorporar essas medidas. No grupo mais jovem (entre 3 e 4 anos), a dor pode ser expressa apenas de forma binária (presente ou ausente), mas no início da idade escolar as crianças podem ser capazes de comunicar uma variedade de níveis de dor. O medo e a ansiedade podem complicar a avaliação da dor em crianças e, em alguns casos, pode levá-las a superestimar ou subestimar a dor. Por esse motivo, muitas escalas de comportamento são consideradas medidas de "sofrimento, que combinam dor, medo e ansiedade".[45]

FERRAMENTAS COMPORTAMENTAIS

Escala FLACC (*face, legs, activity, cry, consolability*)

A escala FLACC (Quadro 1) foi desenvolvida para avaliar a dor em crianças que não podem se comunicar verbalmente, como recém-nascidos, lactentes e crianças pequenas, e foi validada para uso em português no Brasil. A escala atribui uma pontuação de 0 a 2 para cinco categorias de comportamento: expressão facial (*face*); movimento das pernas (*legs*);atividade corporal (*activity*); choro (*cry*); e consolabilidade (*consolability*).

- *Face:* avalia se há expressão de desconforto, como franzir a testa ou caretas.
- *Pernas:* observa-se se as pernas estão agitadas, flexionadas ou rígidas.
- *Atividade:* avalia o movimento corporal, se a criança está quieta, agitada ou se contorcendo.
- *Choro:* considera se a criança está chorando e a intensidade do choro.
- *Consolabilidade:* analisa se a criança pode ser confortada por meio de cuidados como segurar no colo ou conversar.

A soma dos pontos resulta em uma pontuação total que varia de 0 a 10, indicando a intensidade da dor, onde 0 significa que o paciente está "sem dor", a pontuação que varia de 1 a 3 significa "dor leve", 4 a 6 significa "dor moderada" e 7 a 10 indica "dor intensa".[46]

- **Aplicação:**
  - *População-alvo:* recém-nascidos, lactentes, crianças pequenas (até 7 anos) ou com deficiência cognitiva.
  - *Como usar:* a enfermeira ou o médico observa a criança e pontua cada uma das cinco categorias com base no comportamento da criança. A avaliação pode ser repetida em intervalos regulares para monitorar mudanças na intensidade da dor.

Ao utilizar a escala FLACC para avaliação da dor em Pediatria, é importante tomar alguns cuidados para garantir que os resultados sejam precisos e que a dor da criança seja interpretada

Quadro 1 – Escala FLACC

Pontuação			
Categorias	**0**	**1**	**2**
Face	Nenhuma expressão especial ou sorriso	Caretas e sobrancelhas franzidas de vez em quando, introversão, desinteresse	Tremor frequente do queixo, mandíbulas cerradas
Pernas	Normais ou relaxadas	Inquietas, agitadas, tensas	Chutando ou esticadas
Atividade	Quieta, na posição normal, movendo-se facilmente	Contorcendo-se, movendo-se para frente e para trás, tensa	Curvada, rígida ou com movimentos bruscos
Choro	Sem choro (acordada ou dormindo)	Gemidos ou choramingos; queixa ocasional	Choro continuado, grito ou soluço; queixa com frequência
Consolabilidade	Satisfeita, relaxada	Tranquilizada por toques, abraços ou conversas ocasionais; pode ser distraída	Difícil de consolar ou confortar

Exemplo de aplicação: Imagine-se uma criança de 2 anos que sofreu um procedimento cirúrgico. Ela está deitada, com as pernas agitadas e expressando dor em seu rosto, sem chorar, mas não se acalma ao ser consolada. Usando a escala FLACC, seria possível atribuir:

- Face: 1 (expressão ocasional de dor),
- Pernas: 2 (pernas agitadas),
- Atividade: 1 (levemente inquieta),
- Choro: 0 (sem choro),
- Consolabilidade: 1 (dificuldade em consolar).

A pontuação final seria 5, indicando dor moderada.

Fonte: Adaptado de Ferreira EB, *et al.*, 2011.

corretamente. Aqui estão alguns pontos-chave a serem considerados:

Considerar a condição de saúde e o contexto da criança

- *População-alvo:* a escala FLACC foi desenvolvida principalmente para crianças pequenas (até 7 anos) que não conseguem se comunicar verbalmente sobre sua dor. Ela também pode ser usada em crianças com comprometimentos cognitivos ou naquelas sedadas em UTIs.
- *Contexto clínico:* a condição clínica da criança pode afetar os comportamentos observados. Por exemplo, em uma criança com distúrbios neurológicos ou espasticidade, o movimento anormal das pernas pode não estar relacionado à dor, e sim à condição subjacente. Nesse caso, é importante ajustar a interpretação dos escores.[47]

Interpretação subjetiva

- A avaliação por meio da FLACC é observacional, o que significa que ela depende da interpretação subjetiva do profissional de Saúde. Diferentes observadores podem atribuir pontuações ligeiramente diferentes ao comportamento da criança. É essencial que os profissionais que aplicam a escala estejam treinados para observar os sinais corretamente.
- Consolabilidade: essa categoria pode ser influenciada pela percepção do observador sobre o estado emocional da criança. Crianças que estão nervosas ou assustadas podem parecer inconsoláveis, mesmo quando sua dor física é mínima. Por isso, é importante diferenciar entre dor e outras fontes de desconforto emocional.

Reavaliar regularmente

- *Monitoramento contínuo:* a dor pode mudar rapidamente, sobretudo em um ambiente clínico, como pós-operatório ou UTI. É importante usar a escala FLACC em intervalos regulares para monitorar alterações no estado de dor da criança e ajustar o tratamento conforme necessário.
- *Avaliação multidimensional:* sempre que possível, combine a FLACC com outras ferramentas de avaliação, como escalas autorreferidas, para crianças mais velhas que podem verbalizar sua dor. Isso proporciona uma avaliação mais completa da dor.

Adaptar a crianças com deficiências cognitivas

Embora a FLACC tenha sido validada para uso em crianças com deficiências cognitivas, os comportamentos observados nessas crianças podem não refletir dor de maneira consistente. Por exemplo, uma criança com paralisia cerebral (PC) pode ter uma postura muscular alterada que não resulta da dor. Nesses casos, é crucial conhecer bem a criança e seu comportamento típico para evitar atribuir falsamente comportamentos à dor.[46]

Uso em crianças com sedação ou ventilação mecânica

Em crianças sedadas ou em ventilação mecânica, os comportamentos podem ser minimamente observáveis ou completamente ausentes. Embora a FLACC possa ser utilizada, é importante considerar que sinais fisiológicos (p. ex., frequência cardíaca e respiratória) podem ser mais indicativos da presença de dor nesses casos, e complementar a avaliação com outros parâmetros clínicos.

Diferenciar dor de outros fatores de estresse

Nem todo comportamento agitado ou desconfortável está relacionado à dor. Crianças podem chorar, se contorcer ou apresentar agitação por causa de fome, medo, frustração ou sono. É importante investigar outras causas de desconforto antes de concluir que a criança está com dor.[48]

Cuidado ao utilizar em crianças maiores

Embora a FLACC seja útil para crianças menores, à medida que as crianças crescem e desenvolvem a capacidade de se comunicar, é preferível usar escalas autorreferidas, como a Escala de Faces ou a escala visual analógica (EVA), sempre que possível. Crianças mais velhas podem oferecer relatos mais precisos sobre sua dor, o que torna o uso exclusivo da FLACC desnecessário em muitos casos.

Escala NIPS (*Neonatal Infant Pain Scale*)

A escala NIPS (Quadro 2) foi especificamente desenvolvida para avaliar a dor em recém-nascidos e validada no Brasil. Ela avalia seis indicadores comportamentais e fisiológicos: expressão facial; choro; padrão respiratório; movimento dos braços e das pernas; além do estado de vigília. Cada um desses itens recebe uma pontuação de 0 a 1, exceto o choro, que pode variar de 0 a 2. A soma total pode variar de 0 a 7, com escores mais altos indicando maior intensidade da dor.[49]

- *Expressão facial:* observa-se se há presença de caretas, franzimento de testa ou tensão facial.
- *Choro:* avalia a presença e a intensidade do choro (ausente, fraco ou vigoroso).
- *Padrão respiratório:* considera-se se há aumento da frequência respiratória ou respiração irregular.
- *Movimento dos braços:* verifica-se se os braços estão relaxados ou se há movimento excessivo.
- *Movimento das pernas:* similar aos braços, observa-se se as pernas estão tensas ou agitadas.
- *Estado de vigília:* analisa se o recém-nascido está dormindo tranquilo, inquieto ou agitado.

- **Aplicação:**
  - *População-alvo:* recém-nascidos em situações como procedimentos invasivos, pós-operatório ou cuidados intensivos.
  - *Como usar:* o profissional de Saúde avalia cada item durante o comportamento da criança e anota a pontuação correspondente. É particularmente útil em UTIs neonatais.

Comfort-B

A escala COMFORT-Behavior ou COMFORT-B (Quadro 3) foi validada no Brasil para uso em crianças em UTIs, sobretudo aquelas sedadas ou ventiladas mecanicamente. Avalia comportamentos relacionados à dor e ao desconforto, incluindo seis parâmetros: expressão facial; choro (ou vocalização); movimentos corporais; estado de alerta; estado de calma/agitação; e pressão arterial/ritmo cardíaco. Cada item é classificado de 1 a 5, totalizando uma pontuação entre 6 e 30, em que pontuações mais altas indicam maior desconforto ou dor.[50]

- *Expressão facial:* observa-se se há tensão muscular facial, como franzir a testa ou apertar os olhos.
- *Choro/vocalização:* em crianças não verbais, considera-se o choro; em crianças ventiladas, observam-se vocalizações como gemidos.
- *Movimentos corporais:* avalia se a criança está tranquila ou se há movimentação agitada ou incontrolável.

Quadro 2 – Escala NIPS

Parâmetro	0 ponto	1 ponto	2 pontos
Expressão facial	Relaxada	Contraída	-
Choro	Ausente	"Resmungos"	Vigoroso
Respiração	Relaxada	Diferente do basal	-
Braços	Relaxados	Flexão ou extensão	-
Pernas	Relaxadas	Flexão ou extensão	-
Estado de alerta	Dormindo ou calmo	Desconfortável	-
A dor é diagnosticada quando a pontuação for maior ou igual a 4			

Exemplo de aplicação: Um recém-nascido, após um procedimento invasivo, apresenta uma careta, choro fraco, respiração rápida, com braços tensos e pernas agitadas. Usando-se a escala NIPS, os escores atribuídos seriam:

- Expressão facial: 1 (careta),
- Choro: 1 (choro fraco),
- Padrão respiratório: 1 (respiração irregular),
- Movimento dos braços: 1 (tensos),
- Movimento das pernas: 1 (agitados),
- Estado de vigília: 1 (inquieto).

O escore total seria 6, indicando dor severa.

Fonte: Adaptado de Reis DC, *et al.*, 2016.

Quadro 3 – Escala COMFORT-B
Nível de consciência: alerta
Sono profundo 1
Sono superficial 2
Letárgico 3
Acordado e alerta 4
Hiperalerta 5
Calma/agitação
Calma 1
Ansiedade leve 2
Ansioso 3
Muito ansioso 4
Amedrontado 5
Resposta respiratória (apenas se paciente em ventilação mecânica)
Ausência de tosse e de respiração espontânea 1
Respiração espontânea com pouca ou nenhuma resposta à ventilação 2
Tosse ou resistência ocasional ao ventilador 3
Respirações ativas contra o ventilador ou tosse regular 4
Compete com o ventilador, tosse 5
Choro (apenas se paciente com respiração espontânea)
Respiração silenciosa, sem som de choro 1
Resmungando/choramingando 2
Reclamando (monotônico) 3
Choro 4
Gritando 5
Movimento físico
Ausência de movimento 1
Movimento leve ocasional 2
Movimento leve frequente 3
Movimento vigoroso limitado às extremidades 4
Movimento vigoroso que inclui tronco e cabeça 5
Tônus muscular
Totalmente relaxado 1
Hipotônico 2
Normotônico 3
Hipertônico com flexão dos dedos e artelhos 4
Rigidez extrema com flexão de dedos e artelhos 5
Tensão facial
Músculos faciais totalmente relaxados 1
Tônus facial normal, sem tensão evidente 2
Tensão evidente em alguns músculos faciais 3
Tensão evidente em toda a face 4
Músculos faciais contorcidos 5

Exemplo de aplicação: Uma criança sedada na UTI apresenta movimentos corporais ocasionais, expressões faciais de desconforto e elevação na frequência cardíaca. Usando-se a escala COMFORT-B:

- Expressão facial: 3 (leve tensão),
- Choro: 2 (gemidos suaves),
- Movimentos corporais: 3 (movimentos esporádicos),
- Estado de alerta: 2 (sedação leve),
- Calma/agitação: 2 (relativamente calma),
- Parâmetros fisiológicos: 3 (leve aumento da frequência cardíaca).

O escore total seria 15, sugerindo dor moderada que deve ser tratada.

Adaptada de Amaral JB, et al., 2008).

- *Estado de alerta:* considera-se o nível de alerta ou sedação da criança.
- *Calma/agitação:* avalia-se quão tranquila ou agitada a criança está.
- *Parâmetros fisiológicos:* aumento da frequência cardíaca e pressão arterial também são considerados sinais de dor ou desconforto.

- **Aplicação:**
  - *População-alvo:* crianças sedadas ou ventiladas mecanicamente em UTIs.
  - *Como usar:* a avaliação é feita regularmente, observando-se os comportamentos e sinais vitais da criança. É útil, em especial, quando as crianças não podem se comunicar em decorrência da sedação.

FERRAMENTAS DESCRITIVAS/AUTORRELATO

As ferramentas de autorrelato são preferidas em crianças que já apresentam habilidades cognitivas e verbais suficientes para descrever sua dor. Essas ferramentas permitem que as crianças expressem sua dor de forma mais direta e personalizada; muitas vezes, resultando em uma avaliação mais precisa.

Escala de faces de Wong-Baker

A Escala de Faces de Wong-Baker (Figura 1) é uma das ferramentas de autorrelato mais amplamente usadas em Pediatria. Ela apresenta uma série de seis rostos, variando de uma expressão sorridente (sem dor) a uma expressão chorosa e de angústia (dor extrema). A criança é orientada a apontar para o rosto que melhor representa o que ela está sentindo. Essa escala é especialmente útil para crianças a partir de 3 anos de idade, quando elas ainda têm dificuldades de verbalizar a intensidade da dor, mas já conseguem entender representações visuais.[51]

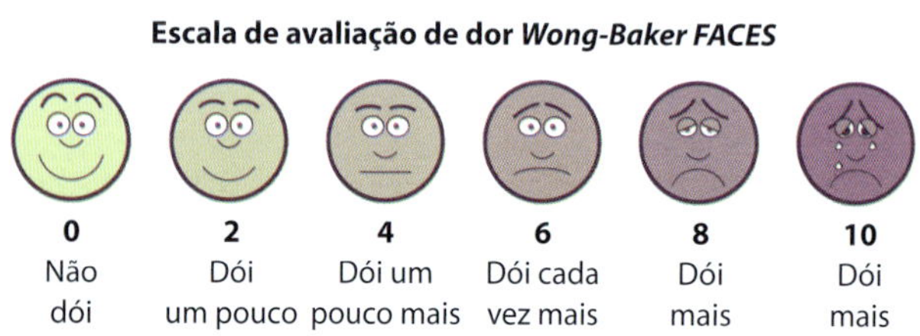

Figura 1 – Escala de faces de Wong-Baker.

Fonte: Adaptada de https://wongbakerfaces.org.

- **Aplicação:**
  - *População-alvo:* crianças a partir dos 3 anos que podem entender representações visuais.
  - *Como usar:* a criança é orientada a apontar para a face que melhor representa sua dor no momento da avaliação.

Escala de faces revisada e adaptada

A Escala de Faces revisada (FPS-R), desenvolvida por Hicks *et al.* (2001),[51] é uma das ferramentas mais amplamente utilizadas no mundo para a avaliação da dor em crianças. Ela evoluiu a partir da necessidade de um método simples, compreensível e eficaz para aplicar em crianças de diferentes idades e culturas. O objetivo principal da revisão foi criar uma escala que permitisse a comparação intercultural dos escores de dor, ao mesmo tempo que permanecesse compreensível para crianças de várias faixas etárias (Figura 2).

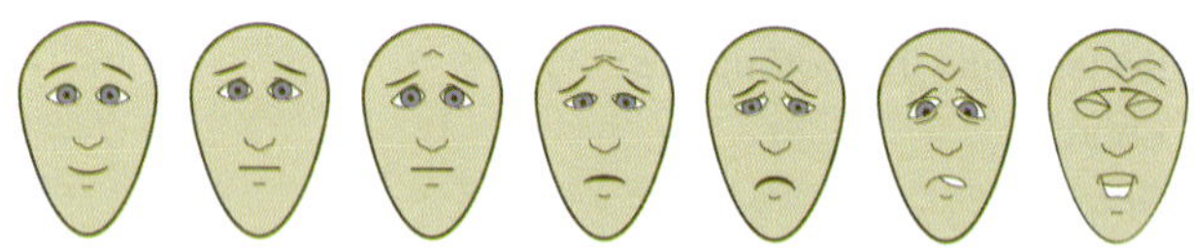

Figura 2 – Escala de Faces revisada (FPS-R).

Fonte: Adaptada de Hicks CL, *et al.*, 2001.

A FPS-R utiliza uma série de seis rostos, variando de uma expressão sorridente a uma expressão de angústia extrema. Cada rosto está associado a uma pontuação numérica, que varia de 0 (sem dor) a 10 (dor intensa). Diferentemente da Escala de Faces de Wong-Baker, que utiliza uma escala de 0 a 5, a FPS-R padroniza uma escala de 0 a 10, alinhando-se a outras escalas de dor numéricas, permitindo maior comparabilidade em estudos clínicos e pesquisas.[51]

- Aplicação:
  - *População-alvo:* a FPS-R é adequada para crianças a partir dos 4 anos de idade, quando começam a compreender a relação entre as expressões faciais e os sentimentos de dor.
  - *Como usar:* a criança é instruída a apontar para o rosto que melhor representa sua dor no momento da avaliação. As crianças podem, muitas vezes, se identificar com uma face emocionalmente, o que torna a escala mais acessível e fácil de aplicar em ambiente clínico.

Escala de Faces da Turma da Mônica

A Escala de Faces da Turma da Mônica foi desenvolvida no Brasil com o objetivo de criar uma ferramenta de avaliação da dor pediátrica que fosse culturalmente relevante e de fácil compreensão para as crianças brasileiras. Ela se baseia nos famosos personagens da Turma da Mônica, criada pelo cartunista Mauricio de Sousa, que são extremamente populares no Brasil. A utilização desses personagens visa aumentar a identificação emocional das crianças com as expressões faciais, facilitando a comunicação sobre a dor. A escala é composta por cinco rostos de personagens da Turma da Mônica, que variam de uma expressão feliz (sem dor) a uma expressão de choro e sofrimento (dor extrema). Cada expressão está associada a uma pontuação de 0 a 5, onde 0 representa "sem dor" e 5 "a pior dor possível". O uso de personagens conhecidos e queridos tornam o processo de avaliação da dor menos ameaçador para as crianças, que se sentem mais à vontade para se expressar usando um recurso familiar.[52]

- **Aplicação**
  - *População-alvo:* para crianças mais novas, geralmente a partir dos 3 anos, que já estão familiarizadas com os personagens.
  - *Como usar:* o método de aplicação é semelhante ao da FPS-R: a criança aponta para o personagem que melhor representa a intensidade da sua dor. Essa escala tem a vantagem de ser uma *ferramenta culturalmente adaptada, aumentando a probabilidade de compreensão e identificação emocional, sobretudo em crianças brasileiras.*

Tabela 1 – Comparação entre a FPS-R e a Escala de Faces da Turma da Mônica

Aspecto	FPS-R	Escala de Faces da Turma da Mônica
Faixa etária	A partir de 4 anos	A partir de 3 anos
Pontuação	0 a 10	0 a 5
Personagens	Expressões faciais neutras	Personagens da Turma da Mônica
Aplicabilidade	Internacional	Principalmente no Brasil
Vantagem	Comparabilidade com outras escalas	Identificação emocional com os personagens
Limitação	Exige maior abstração cognitiva	Menos sensível a pequenas variações

Fonte: Desenvolvido pela autoria.

Escala numérica de dor

A Escala Numérica de Dor (Figura 3) é mais adequada para crianças a partir dos 7 anos, que apresentam maior desenvolvimento cognitivo. Nessa escala, a criança é convidada a classificar sua dor em uma escala de 0 a 10, onde 0 indica "sem dor" e 10 indica "a pior dor possível".[53]

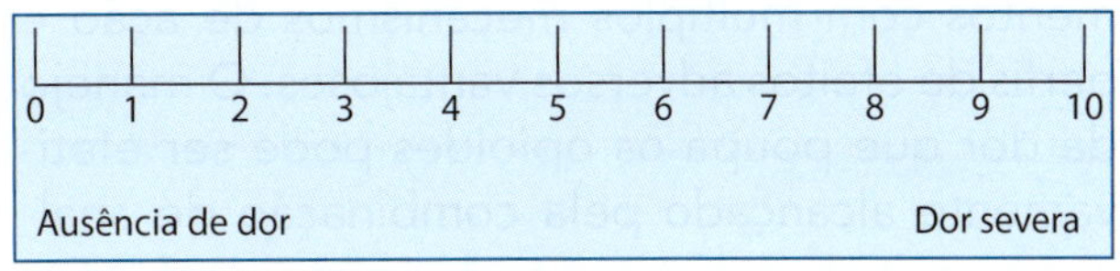

Figura 3 – Escala Numérica de Dor.

Adaptado de Torritesi P, et al., 1998.

- **Aplicação:**
  - *População-alvo:* crianças a partir dos 7 anos que conseguem quantificar a intensidade da dor.
  - *Como usar:* o profissional de Saúde pede à criança que atribua uma pontuação a sua dor, de 0 a 10. A escala pode ser usada repetidamente para monitorar a evolução da dor.

Escala visual analógica

A Escala Visual Analógica (EVA) (Figura 4) é frequentemente usada em adolescentes e crianças mais velhas que apresentam habilidades de abstração mais desenvolvidas. A EVA é representada por uma linha de 10 cm, em que uma extremidade representa "sem dor" e a outra "pior dor possível". A criança ou adolescente marca, na linha, o ponto que melhor reflete sua dor.[54]

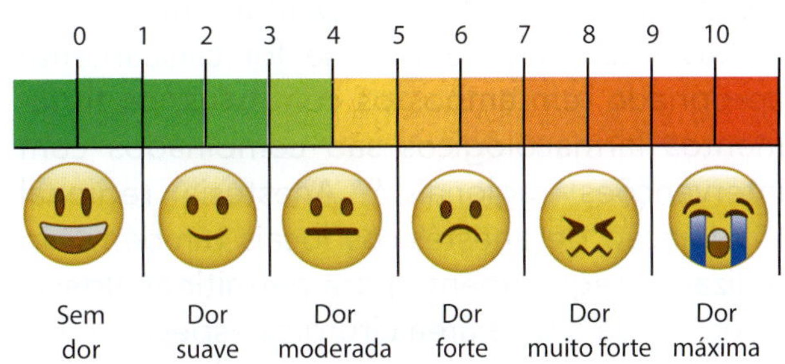

Figura 4 – Escala Analógica Visual da Dor.

Fonte: Adaptada de Champion *et al.*, 1998.

- **Aplicação:**
  - *População-alvo:* adolescentes ou crianças mais velhas que podem usar escalas abstratas.
  - *Como usar:* a criança marca, em uma linha reta, onde está localizada a intensidade de sua dor, de acordo com seu próprio julgamento.

ANALGESIA MULTIMODAL

A analgesia multimodal é uma abordagem de tratamento da dor que combina medicamentos com múltiplos mecanismos de ação e perfis de efeitos adversos vantajosos. O manejo da dor que poupa os opioides pode ser efetivamente alcançado pela combinação de analgesia multimodal com anestesia regional.[55] Foi demonstrado que a combinação de terapias farmacológicas e integrativas não farmacológicas, que operam por meio de diferentes modos de ação, diminui o uso de opioides e os efeitos colaterais adversos relacionados no período perioperatório, bem como melhora os sintomas de dor aguda e o bem-estar emocional.[56]

O manejo da dor aguda e crônica em crianças é cada vez mais caracterizado por uma abordagem de analgesia multimodal ou preventiva, na qual doses menores de analgésicos opioides e não opioides, como anti-inflamatórios não esteroides (AINEs), anestésicos locais, antagonistas de N-metil-D-aspartato (NMDA), os agonistas alfa-adrenérgicos e as proteínas alfa-2 delta do canal de cálcio dependentes de voltagem, são combinados sozinhos e em combinação com opioides para maximizar o controle da dor e minimizar os efeitos colaterais adversos induzidos por drogas.[57,58]

As terapias integrativas não farmacológicas incluem modalidades como TCC, atenção plena, hipnose médica, acupuntura, massagem e musicoterapia.[59] Conforme for clinicamente apropriado, em ambos os contextos, os tratamentos farmacológicos são combinados com intervenções regionais.[60] Anestesia regional e a injeção de anestésicos locais também são utilizadas regularmente para permitir analgesia direcionada a uma área cirúrgica específica. Esses agentes proporcionam analgesia e sedação seguras e eficazes e podem ajudar a reduzir a necessidade de terapias com opioides.[61]

Abordar diretamente os processos cognitivo-afetivos pode aumentar o repertório de estratégias de enfrentamento dos jovens para controlar a dor (a curto e longo prazo), regular o humor, melhorar o bem-estar psicológico e a resiliência e, potencialmente, proteger contra o uso indevido de opioides.[62]

O organograma da Figura 5 mostra o esquema de analgesia multimodal associando o tratamento medicamentoso com o não farmacológico, dando evidência ao papel da intervenção na população pediátrica.[63]

ABORDAGEM FARMACOLÓGICA

De forma geral, o tratamento farmacológico da dor baseia-se em diretrizes propostas por organizações, sociedades e entidades de acreditação. O uso adequado de medicações com finalidade analgésica em Pediatria segue conceitos simples: doses em intervalos regulares; uso da via mais adequada de administração; e adaptação à individualidade. As crianças que apresentam dor devem ser tratadas com técnicas farmacológicas e/ou não farmacológicas independentemente de a causa subjacente ser ou não identificada. A incapacidade para estabelecer uma causa subjacente de dor não deve ser uma razão para concluir que a dor não é real.[64]

Os analgésicos simples de uso comum não devem ser subestimados. O paracetamol é o analgésico simples mais frequentemente utilizado na infância em razão de seu perfil de segurança, com alta biodisponibilidade oral e concentrações plasmáticas máximas atingidas em cerca de 30 minutos. O paracetamol é metabolizado no fígado, predominantemente via glucuronização e sulfatação. Situações como jejum prolongado, vômitos incoercíveis, hipovolemia, desidratação, sepse e doença hepática preexistente depletam os estoques de glutationa e glicuronida, substâncias críticas ao metabolismo e à eliminação de paracetamol e de seus metabólitos, podendo causar necrose hepática. Crianças com problemas renais, cardíacos e hepáticos, ou com distúrbios de coagulação, apresentam maior risco para reações adversas ao paracetamol.[64] A dipirona (metamizol) é um analgésico importante no cenário pediátrico, inclusive no período neonatal, apesar dos poucos estudos clínicos em menores de 6 anos de idade. A dipirona atua por meio da

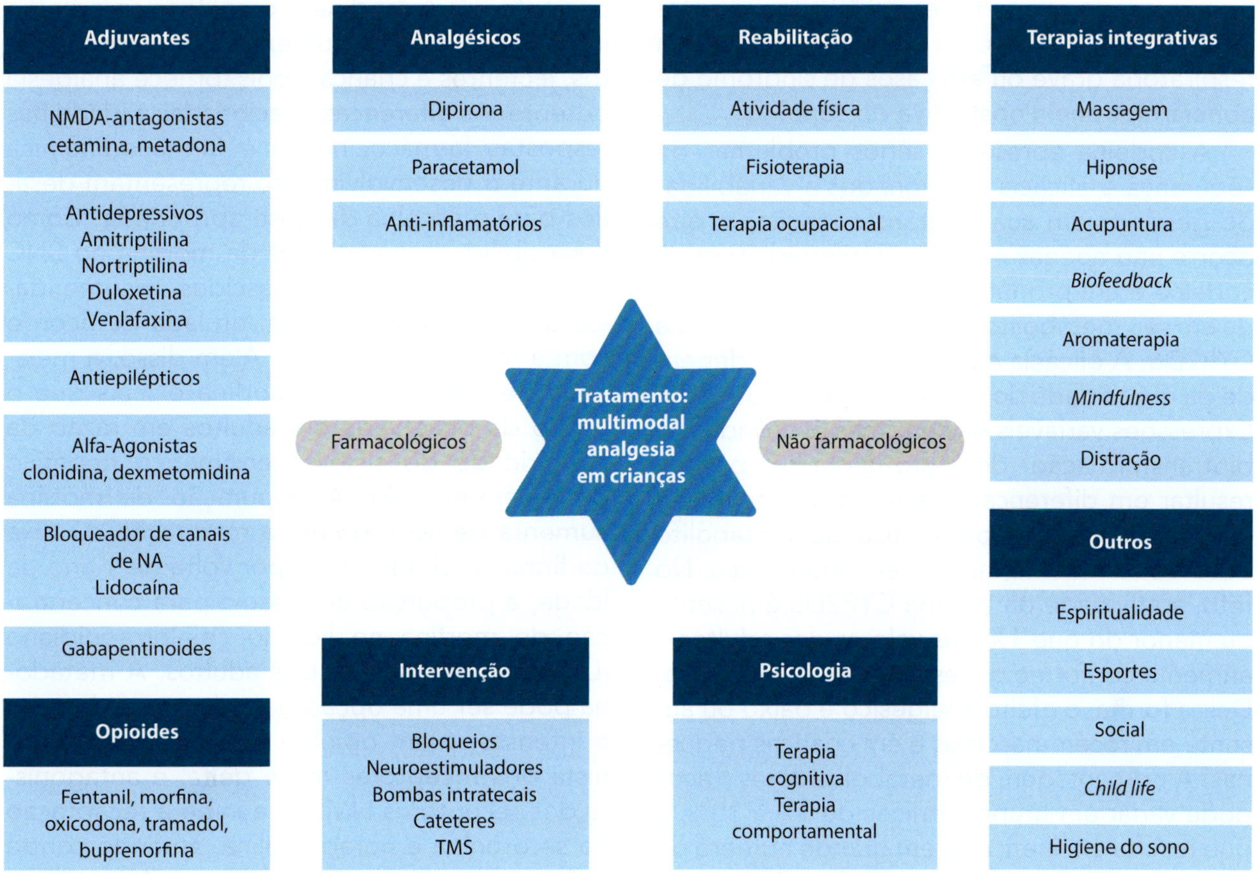

Figura 5 – Analgesia multimodal pediátrica: a implementação de algumas ou várias modalidades no tratamento da dor.

Fonte: Desenvolvida pela autoria.

inibição periférica da síntese de prostaglandinas, com ação na sensibilização de algoreceptores e no nível talâmico. Em 2015, um grande estudo prospectivo, multicêntrico, observacional, realizado em seis centros pediátricos avaliou 1.177 crianças que receberam dose única de dipirona no período perioperatório, não demonstrou nenhum efeito adverso respiratório ou agranulocitose. A dipirona mostra-se eficaz em dores espasmódicas e de caráter visceral. A probabilidade de reações anafiláticas e alterações hemodinâmicas graves foram menores que 0,3%.[65,66] O ibuprofeno é um anti-inflamatório não hormonal que apresenta ação central e periférica dose-dependente, com ação antitérmica e/ou analgésica (5 a 10 mg/kg/dose ou 20 a 40 mg/kg/dia),[67] e anti-inflamatória (15 a 20 mg/kg ou em média 60 mg/kg/dia).[68] Os anti-inflamatórios não hormonais e os corticosteroides são particularmente eficazes no tratamento da dor óssea, mas têm seu uso limitado em função dos riscos relacionados ao uso prolongado.

Diretrizes recentes da OMS (2021) para o manejo da dor crônica em crianças orientam intervenções físicas, psicológicas e farmacológicas recomendadas para o alívio da dor entre 0 e 19 anos. As evidências científicas atuais recomendam três áreas de intervenção: Fisioterapia; Psicoterapia; e manejo farmacológico que pode incluir o uso de morfina para cuidados de final de vida, ou quando a dor crônica está associada a condições que limitam a vida. A Escada analgésica da OMS (2021) orienta estratégia para analgesia conforme a intensidade da dor em 2 degraus, sendo indicado, no 1° degrau (dor leve a moderada), o uso de analgésicos periféricos e AINEs, isolados ou em associação, e no 2° degrau (dor moderada a intensa) o uso associado de analgésico opioide. Orienta-se administração de analgésico opioide em intervalos regulares e, se necessário uso, de doses de resgate para controle de dor; e escolher a via de administração mais simples, eficaz e menos dolorosa. Atualmente o uso de analgésicos opioides fracos (codeína, tramadol) não é recomendado em menores de 12 anos, e entre 12 e 18 anos, em caso de obesidade, patologia respiratória grave ou em casos de síndrome de apneia/hipopneia obstrutiva do sono.

A codeína apresenta sérios problemas de segurança e eficácia relacionados à variabilidade genética em sua biotransformação, o que ocorre não apenas na faixa etária pediátrica. A codeína é um pró-fármaco, ou seja, é convertida em seu metabólito ativo morfina pela enzima CYP2D6. A eficácia de um pró-fármaco depende da quantidade do metabólito ativo formado. Expressões variáveis das enzimas envolvidas na biotransformação dos pró-fármacos podem resultar em diferenças nas taxas de conversão e da concentração plasmática do metabólito ativo de forma interindividual e interétnica. No feto, a atividade da enzima CYP2D6 é ausente ou menor do que 1% dos valores dos adultos e aumenta conforme o crescimento do indivíduo. Dessa forma, o efeito analgésico é baixo ou ausente em recém-nascidos e em crianças pequenas. A porcentagem de metabolizadores fracos pode variar em grupos étnicos de 1% a 30%, o que resulta em ineficácia em grande número de adultos e crianças.[69,70] Ao contrário, indivíduos que metabolizam a codeína de forma rápida e em alta proporção apresentam risco variável de toxicidade, em função da conversão rápida e descontrolada de codeína em morfina. A codeína não deve mais ser recomendada por causa de óbitos pediátricos, principalmente nos metabolizadores ultrarrápidos do citocromo P450 2D6.[69,70] O tramadol é um analgésico opioide agonista parcial, e parte do seu efeito analgésico se efetiva por inibição da recaptação da serotonina e noradrenalina. O tramadol parece continuar desempenhando papel fundamental em cirurgia ambulatorial e no tratamento de episódios de inconsolabilidade em crianças com condições neurológicas, metabólicas ou cromossômicas progressivas e comprometimento do SNC. Apesar de seus efeitos favoráveis no controle da dor na infância, há necessidade de mais estudos clínicos que corroborem sua eficácia e segurança nessa população.[69,70]

As crianças com dor moderada a intensa necessitam de analgésico opioide forte, sendo a morfina a primeira escolha. A opção por outro analgésico opioide forte deverá ser guiada pela segurança, disponibilidade, custo, conveniência e fatores relacionados à individualidade do paciente.[71,64] A morfina é o analgésico opioide intravenoso mais comumente usado em neonatos, lactentes e crianças, pois fornece analgesia potente. As diferenças relacionadas à idade nas respostas farmacocinética e farmacodinâmica durante o desenvolvimento representam desafios para a escolha da dose apropriada. Como a sensibilidade aos efeitos da morfina no SNC é aumentada em recém-nascidos, recomenda-se dose inicial mais baixa, titulada de acordo com a resposta individual. Além disso, a meia-vida de eliminação da morfina é mais que o dobro da observada em adultos em razão da imaturidade do sistema enzimático hepático do recém-nascido. A depuração da morfina aumenta de acordo com a maturação da taxa de filtração glomerular e por volta de 1 ano de idade, a proporção de plasma para concentração de morfina no líquido cefalorraquidiano (LCR) é comparável à dos adultos. A metadona pode ser uma opção para dores moderadas a intensas: é um opioide sintético forte, agonista dos receptores *mu* e *delta*, é antagonista dos receptores NMDA, e inibe a recaptação da serotonina e noradrenalina, atuando contra a dor nociceptiva e neuropática.[69] Além disso, a metadona apresenta características farmacológicas peculiares, incluindo a disponibilidade de formulação oral líquida, ausência de metabólitos ativos, eliminação intestinal, meia-vida longa, e baixo custo.[69,71]

Os sistemas de liberação transdérmica de analgésicos opioides são eficazes para controle de dor crônica em pediatria. A buprenorfina é agonista parcial e potente do receptor μ-opioide, agonista completo do receptor opioide tipo 1 (ORL1) e antagonista dos receptores δ e κ. A estrutura química da buprenorfina é responsável por sua lipofilicidade que, associada ao baixo peso molecular, possibilitou a formulação transdérmica. Atualmente, a buprenorfina transdérmica é muito utilizada no tratamento de dores crônicas moderadas e intensas também em Pediatria.[69,73] O fentanil transdérmico é um analgésico opioide forte aprovado para uso em crianças em 2002, cerca de 80 a 100 vezes mais potente que a morfina, e disponível para controle de dor crônica e intensa em pediatria. Um estudo prospectivo multicêntrico demonstrou melhora no controle de dor e qualidade de vida em crianças de 2 a 16 anos de idade, com necessidade de analgesia opioide forte para controle de dor intensa, oncológica, e na dor crônica não oncológica.[71]

Os analgésicos adjuvantes podem melhorar o controle da dor quando associados a analgesia simples e/ou opioide, especialmente em dores neuropáticas e viscerais. Os analgésicos adjuvantes constituem um grupo heterogêneo que inclui gabapentinoides (gabapentina e pregabalina), antidepressivos tricíclicos (ADTs) (como amitriptilina e nortriptilina), neurolépticos (clorpromazina e haloperidol), agonistas alfa-2-adrenérgicos (como clonidina ou dexmedetomidina), os bloqueadores de canal de NMDA, como cetamina em dose baixa), e bloqueadores de canal de sódio (como lidocaína), entre outros graves.[69,71] A amitriptilina é um antidepressivo tricíclico importante no tratamento da dor em Pediatria, atuando no sono, ansiedade e depressão, cuja ação analgésica resulta basicamente da inibição da recaptação da noradrenalina e da serotonina, embora outras propriedades farmacológicas possam contribuir para a analgesia como a redução da atividade simpática, o bloqueio dos canais de sódio, a atividade anticolinérgica e o antagonismo dos receptores NMDA.[69,70]

A gabapentina é usada amplamente no controle da dor nociceptiva, nociplastica e neuropática em Pediatria, com bom perfil de segurança e tolerância. A pregabalina é uma molécula derivada da gabapentina, com perfil farmacocinético mais favorável, sendo usada com bons resultados na infância e na adolescência.[69,70] Segundo dados pediátricos observacionais, a gabapentina reduziu significativamente a irritabilidade inexplicável relacionada a sintomas intestinais em um estudo observacional retrospectivo de nove crianças com comprometimento neurológico grave. Em outra série de casos, 21 de 22 crianças (95%) com comprometimento neurológico grave demonstraram redução significativa (maior que 50%) na frequência e gravidade dos episódios de dor com gabapentina, com muitas demonstrando tolerância alimentar melhorada. A gabapentina reduz a liberação de neurotransmissores neuroexcitatórios implicados na dor neuropática central e na hiperalgesia visceral, e também inibe a sensibilização central em estudos com animais e humanos. Além disso, a gabapentina é menos sedativa do que os antidapressivos tricíclicos e também pode melhorar a distonia, que exacerba significativamente a dor em muitas crianças com comprometimento neurológico grave. Na prática, a gabapentina costuma ser bem-tolerada na população pediátrica, embora os efeitos sedativos possam ser profundos em alguns pacientes.[72] Outros fármacos como fenitoína, carbamazepina, valproato de sódio e clonazepam apresentam relatos de benefício no tratamento da dor neuropática, mas sua utilização deve ser monitorada em função de potenciais efeitos secundários, em especial distúrbios metabólicos, hepatotoxicidade e supressão da medula óssea.[69,70]

A mistura de anestésicos locais a 4% de gel de tetracaína, com mistura eutética de anestésicos locais (EMLA) – lidocaína e prilocaína – como creme ou adesivo, possibilitam alívio da dor em crianças submetidas a procedimentos dolorosos, inclusive relacionados ao câncer.[73] Estudos envolvendo pacientes de 3 a 21 anos demonstraram benefício na redução da dor associada à punção lombar e venosa e ao acesso venoso central.[74] Essas preparações não devem ser usadas em bebês prematuros em virtude do risco de toxicidade anestésica local.[73] Informações sobre doses das medicações mais usadas no manejo da dor pediátrica estão disponíveis no Tabela 2.[23,92-95]

INTERVENÇÃO EM DOR PEDIÁTRICA

Os procedimentos intervencionistas (IPM) são uma modalidade amplamente aceita para o tratamento da dor em adultos. O uso dessas técnicas em crianças é apoiado apenas por relatos de casos, séries de casos e muito poucos estudos controlados randomizados.[75] O IPM abrange uma ampla variedade de técnicas, incluindo injeções neuroaxiais, bloqueios de nervos periféricos, infiltrações articulares, neuromodulação, aplicação de toxina botulínica e denervação por radiofrequência. Embora os dados de eficácia pediátrica sejam limitados, os procedimentos realizados de forma adequada podem desempenhar um papel importante no plano de tratamento de uma criança, especialmente após o fracasso das medidas conservadoras.[76] Embora os IPMs possam ser eficazes no tratamento da dor oncológica, esses procedimentos são raramente utilizados em coortes pediátricas. Essa subutilização de IPM pode ser apoiada por um déficit de estu-

Tabela 2 – Principais medicamentos para manejo da dor em Pediatria

	Medicamento	Mecanismo de ação	Reações adversas	Contraindicações
Dor leve	PARACETAMOL	Efeito analgésico possivelmente mediado por receptoras Nmetil-D-aspartato na medula espinhal, pela inibição central da síntese de prostaglandinas Pico de ação: 30 a 60 minutos. Meia-vida: 2 horas	Crianças desnutridas tem maior probabilidade de intoxicação em dose padrão Poucos efeitos colaterais gastrointestinais	Necrosa hepética potencialmente fatal em casos do overdose
	DIPIRONA Derivado da pirazolona Excelente analgésico Antitérmico Antiespasmódico Baixo Custo	Inibição periféria da síntese de prostaglandinas Ação na sensibilização de algoreceptores Ação em nível talâmico Eficaz nas dores espasmódicas e de caráter visceral	Não liberada nos Estados Unidos (FDA), Reino Unido, Índia por efeitos adversos (agranulocitose e anemia aplásica), as novas formulações da dipirona diminuíram os seus efeitos colaterais	
	NAPROXENO AINEs	Dor leve a moderada Dor desencadeada ao movimento Dor intensa em associação a outros agentes e técnicas Usado em pacientes > 12 anos	Úlcera péptica cok ou sem sangramento ou perfuração, sangramento gastrointestinal, hematêmese, melena	Asma, rinite, pólipos nasais ou urticária pelo uso de ácido acetilsalicílico ou outros antiinflamatórios não esteroides (AINEs) Ambos os tipos de reações apresentam potencial risco de morte. reações graves como anafilaxia foram relatadas em tais pacientes. Sangramento ativo ou antecedente de sangramento gastrointestinal ou perfuração relacionado ao uso anterior de AINEs Doença ativa ou antecedente de úlcera péptica recorrente/ hemorragia, (dois ou mais episódios distintos de úlcera ou sangramento comprovados)
	IBUPROFENO AINEs		Dispepsia Obstipação intestinal Anorexia Vômitos	Úlcera ativa Hemorragia digestiva recente Usar com precaução em: Hipovolemia, cirrose hepática, insuficiência cardíaca, hipertensão arterial, asma brônquica, risco renal

(*Continua*)

Tabela 2 – Principais medicamentos para manejo da dor em Pediatria *(Continuação)*

	Medicamento	Mecanismo de ação	Reações adversas	Contraindicações
Dor leve	CETOROLACO Derivado do ácido heteroatilacético, é um analgésico potente	Início de ação: 10 min. Pico: 40 a 60 min.	Sangramento gastrointestinal Diminuição da agregação plaquetária Nefrite intersticial.	Risco de sangramento (teórico): por inibição do ciclo-oxigenasse e redução nos níveis de tromboxano A2 que causa inibição reversível da agressão plaquetária; cuidado com uso em casos de trauma
Dor moderada	OPIOIDES Os principais: Tramedel Morfina Fentanil Metadona	Derivado do opôs (retirada da papoula do ópio). Incluem os alcaloides vegetais naturais, como morfina, codeína e muitos derivados semissintéticos. Os opioides agem em 3 receptores opioides: MU + Kappa + Delta. Dependendo de qual(is) receptor(es) agir, os opioides produzem efeitos diferentes. Sistema nervoso: variam da analgesia aos efeitos na motivação e na euforia, excitação. Periferia: podem alterar motilidade gastrointestinal (obstipação e íleo paralítico) e o tônus da musculatura lisa (retenção urinária e cólica biliar). Sistema cardiocirculatório: pode causar comprometimento hemodinâmico como resultado da diminuição do tônus simpático (dilatação periférica arterial e venosa)		Usados com cautela em pacientes com disfunção renal como metabólitos ativos que podem acumular e prolongar a duração dos efeitos. Agente de reversão: Naloxone EV 1 a 10 mcg/Kg. Repetir a cada 1-2 min, na intoxicação: 100 mcg/Kg ou 0,1 mg/Kg
Dor moderada	**Dose**		**Dose máxima**	
PARACETAMOL	<30 dias: 5 a 10mg/kg, a cada 6 ou 8 horas 10 mg/kg a cada 4/4 horas >3 meses até < 1 ano: 10 a 15mg/kg a cada 4 ou 6 horas 1-12 anos: 5 a 10 mg/kg, a cada 6 ou 8 horas - máximo 1gr dose **Tem apresentação EV		Neonatos e crianças maiores: 4 doses/dia Dose diária máxima absoluta 100 mg/Kg/peso (dose diária por não mais que 72 horas) Crianças: 40 mg/kg/dia	

(Continua)

Tabela 2 – Principais medicamentos para manejo da dor em Pediatria (*Continuação*)

	Dose	**Dose máxima**
DIPIRONA	10 a 20 mg/kg a cada 6 horas Infusão continua EV, 2,5mg/kg/hora equivalente a 60 mg/kg/dia (1000 mg em 40 mL de SF; 1 mL = 25 mg)	
NAPROXENO	10 mg/Kg a cada Gh	
IBUPROFENO	5 a 10 mg/kg a cada 6 ou 8 horas	Crianças: 40 mg/kg/dia
CETOROLACO	Dose: >3 anos Ataque: 0,5 a 1 mg/Kg/dose; Manutenção: 0,3 a 0,5 mg/kg/dose IV 6/6 horas, por até 5 dias. Dose >12 anos: 30 mg/dose Não usar por >3 a 5 dias	
FENTANIL	1 a 2 mcg/kg/dose Contínuo: 1 a 4 mcg/kg/hora Adulto: 25 a 50 mg/dose Contínuo (adulto): 50 a 500 mcg/hora Morfina VO: 0,2 a 0,5 mg/kg/dose até a cada 4 horas IV/IM/SC: 0,05 a 0,2 mg/kg/dose até a cada 4 horas Contínuo: 0,01 a 2,5 mg/kg/hora	
MORFINA	VO: 0,2 a 0,5 mg/kg/dose até a cada 4 horas IV/IM/SC: 0,05 a 0,2 mg/kg/dose até a cada 4 horas Contínuo: 0,01 a 2,5 mg/kg/hora	
METADONA	IV/VO: 0,1 mg/kg/dose a cada 12 horas (máx: 10 mg/dose)	
NALBUFINA	SC, IM e EV. - Doses: pré-medicação: 0,2 mg/Kg Máx. 20 mg/dose - Analgesia: 0,1 a 0,15 mg/Kg cada 3-6 horas	
CODEÍNA	Em criança 0,5 a 1 mg por kg/dose a cada 4 a 6 horas	
TRAMADOL	1 a 2 mg kg. Dose cada 4 a 6 horas	
	Características	**Reações adversas**
CODEÍNA	Pouca afinidade por receptores opioide Metabolização hepática Excreção de predominio urinário Antitussigeno Obstipante Nauseas, Vómitos Levemente sedativo Vida Média 2,5 horas Inicio de ação: 30 a 45 minutos	
TRAMADOL Análogo sintético da codeína	Eficaz no tratamento das dores brandas e moderadas. - Pode ser utilizado por via IV, SC, IMe VO Deve ser evitado em < 12 anos, devido ao epileptogenico ou epilépticos risco de depressão respiratório (FDA) Estimula a liberação de serotonina e inibe a recaptação de serotonina e noradrenalina Disponível na forma oral ou parenteral Opioide considerado efetivo para dor moderada Se a intensidade da dar associada a uma doença é avaliada como moderada ou intensa	Vertigem e sonolência (>10%) + Obstipação e náuseas Reduz o limiar convulsivo-desafiador em tumores do SNC ou associação com outras drogas de potencial Graves: IAM + Pancreatite + Convulsões + Alucinações

(*Continua*)

Tabela 2 – Principais medicamentos para manejo da dor em Pediatria (*Continuação*)

	Características	**Reações adversas**	
NALBUFINA	Indicação na dor moderada	Fadiga em 10%, sonolência; liberação de histamina; depressão respiratória	
MORFINA	Interagem com receptor MU para produzir analgesia. É lipossolúvel e lenta entrada no SNC Cirrose hepática, choque séptico e insuficiência renal: maior toxicidade e efeito prolongado Droga segura se usado adequadamente, na dose certa, diluído	Depressão respiratória, sonolência, prurido, constipação (crônico), retenção urinária Estimula a liberação de histaminica, podendo causar vasodilatação e hipotensão, além de prurido	
METADONA	Opioide agonista MU de potência comparável A literatura existente apoia a segurança da metadona em à mortina. Média vida: 19 horas, podendo assim fornecer analgesia mais contínua Muito utilizada na terapia intensiva na sindrome de abstinencia ao opioide	A literatura existente apoia a segurança da metadona em pacientes pediátricos, apesar de sua propensão a causar prolongamento do Q	
FENTANIL	Opioide sintético e muito potente (100x + potente que a morfina) Vantagem: meia-vida mais curta, rápido início de ação e estabilidade hemodinâmica. Altamente lipossolúvel, com isso rápida penetração na barreira hematoencefalica. Inicio de ação: praticamente imediato. Duração: 30 a 60 min Professor AE: por apresentar meia vida curta, leva a tolerância, necessitando de mais doses ao passar do tempo para ter o mesmo efeito Não provoca liberação histaminica, sendo mais seguro que a mortina, com mais vasodilatação e hipotensão arterial	Pode provocar depressão respiratória, principalmente ao ser associada aos benzodiazepinicos Em infusões rápidas pode causar rigidez torácica, não existe nenhum trabalho de rigidez torácica em infusão contínua (exceto bolos), somente na infusão rápida Os trabalhos mostram que a administração de fentanil intermitente evita a abstinência, mas por outro lado aumentam as chances de rigidez torácica	
	Características	**Doses**	**Efeitos adversos**
GABAPENTINA	Liga-se a uma subunidade do canal de cálcio que atua na analgesia Modera a atividade dos canais de cálcio nos neurônios, reduzindo a liberação de neurotransmissores que estimulam os neurônios Reduz a excitabilidade neuronal → atua no controle de convulsões, controle de dor e da ansiedade Eficaz na dor neuropática e não neuropática Ausência de interações medicamentosas Perfil discreto de efeitos colaterais Na insuficiência hepática: sem necessidade de ajuste na dose Na insuficiência renal: ajuste posológicos Interrupção de uso: redução gradual para suspensão em 7 dias.	> 30 kg: iniciar com 1 cápsula 300 mg 1x ao dormir → aumentar até alívio da dor ou efeitos colaterais intoleráveis	Sonolência, tontura, ataxia, fadiga, perda de concentração, distúrbios TOL nistagmo, edema em pés.

(*Continua*)

Tabela 2 – Principais medicamentos para manejo da dor em Pediatria (*Continuação*)

	Características	Doses	Efeitos adversos
PREGABALINA	Mecanismo de ação: através da ligação a subunidade alfa2-delta, dos canais de cálcio ativados por voltagem no SNC, inibindo a transmissão do neurotransmissor excitatório. Desenhada como um análogo lipotílico do ácido gama-aminobutírico (GABA) para facilitar a difusão através da barreira hematoencefálica. Indicação: para dor inflamatória nociceptiva resistente à gabapentina Eficácia quando comparado ao placebo em várias condições de dor neuropática	Infantes < 1 ano; 4,5 mg/kg/dose de 6/6 horas Dose máxima 18 mg/kg/dose de 6/6 horas	
AMITRIPTILINA	Modifica a reabsorção pré-sinóptica de aminas em vias analgésicas → mais tempo ativas na fenda sináptica Alteração da ação catecolaminas e indolaminas Bloqueio de receptores H1 e H2. Indicações: dano ou inflamação do nervo, neuropatia induzida por vincristina, invasão tumoral, ressecção do nervo.	Dose: 0,2 a 0,5 mg/kg/dia via oral aumento de 25% cada 3 dias, efeito analgésico entre 2 e 7 dias, efeito antidepressiva mais tardio.	
FLUOXETINA	Uso a partir de 8 anos	Iniciar com 20 mg 1x dia	Sono/apetite CAUTELA: ECG PRÉVIO: verificar cardiomiopatia e alterações de ritmo/ condução cardíaca.
BACLOFENO	Ação agonista em receptores GABA-B Indicação: Dor miofascial Dor neuropática Neuralgia do Trigêmeo, Neuralgia pós-herpética Rigidez Espasticidade Dolorosa Espasticidade na esclerose múltipla e lesões medulares	Dose inicial em Crianças: 2,5 a 5mg/dia até 30 mg/dia (crianças entre 2 e 7 anos) Até 60 mg/dia (crianças maiores de 8 anos)	

Fonte: Desenvolvida pela autoria.

dos randomizados e controlados e de literatura sobre seu papel nas populações pediátricas com câncer. Particularmente porque a literatura sobre a eficácia dos tratamentos intervencionistas em populações adultas pode não ser diretamente traduzida para populações pediátricas, são necessárias mais pesquisas sobre o papel dos IPM no tratamento da dor oncológica pediátrica para uma compreensão reforçada do tratamento da dor oncológica pediátrica.[77]

Um estudo retrospectivo com 98 crianças e adolescentes submetidos a 314 bloqueios diagnósticos e terapêuticos para dor demonstrou que 76 dos 112 bloqueios diagnósticos (68%) foram associados à redução de 50% na intensidade da dor, durante pelo menos 4 semanas após o procedimento. Cento e sessenta e seis dos 202 bloqueios terapêuticos (82%) foram associados a benefícios em curto prazo. Setenta e dois dos 98 pacientes (73%) referiram redução de 50% na intensidade da dor (17%) ou tiveram recuperação total 6 meses após os procedimentos (56%). A comorbidade psiquiátrica e a idade mais avançada foram fatores associados à não resposta aos IPM, demonstrando que a utilização de IPM pode representar uma opção terapêutica válida, associada a resultados clínicos positivos dentro de um programa multidisciplinar.[76]

IPM para controle álgico na dor pediátrica pode ser empregado na dor aguda e na dor crônica. Há diversos artigos na literatura comparando a utilização da intervenção ao uso apenas de medicações para pacientes pós-operatórios, demonstrando superioridade no controle álgico quando há presença da intervenção. Um ensaio clínico randomizado comparando um bloqueio do compartimento da fáscia ilíaca a um analgésico sistêmico tradicional para fraturas de fêmur, em um pronto-socorro pediátrico, foi realizado em 55 pacientes, 26 no grupo do bloqueio do nervo do compartimento da fáscia ilíaca e 29 no grupo de sulfato de morfina, com idades variando de 16 meses a 15 anos. Quantidade menor de medicamentos adicionais foi administrada aos pacientes que receberam bloqueio do nervo do compartimento da fáscia ilíaca. Nenhuma complicação do bloqueio nervoso ocorreu. Entre a equipe médica, os escores de satisfação foram maiores com o bloqueio do nervo do compartimento da fáscia ilíaca. O bloqueio proporcionou controle da dor clinicamente superior quando comparado ao sulfato de morfina intravenoso 30 minutos após o início do estudo, e durante as 6 horas iniciais de tratamento médico.[78]

Outro objetivo importante da intervenção em Pediatria são os bloqueios diagnósticos para dor. Esses bloqueios podem confirmar ou descartar um diagnóstico clínico, como no caso dos "*entrapments* nervosos" (aprisionamentos de feixes nervosos), que ocorrem como nos casos de dor crônica na parede abdominal. Uma revisão de literatura conduzida por Skinne e Lauder descreveu sete pacientes pediátricos (idades entre 11 e 16 anos) com dor crônica na parede abdominal que obtiveram alívio significativo com um bloqueio da bainha do reto (RSB). A etiologia da dor na parede abdominal foi considerada relacionada com compressão do nervo cutâneo abdominal, lesão iatrogênica do nervo periférico, síndrome da dor miofascial ou desconhecida. Todos os pacientes apresentaram melhora inicial significativa da dor e da qualidade de vida. Três pacientes necessitaram apenas do RSB para que pudessem ficar sem dor e retornar aos estudos e às atividades físicas normais. Duas crianças receberam alívio completo por mais de 1 ano. Na maioria dos casos, o procedimento foi realizado sob anestesia geral (AG) como procedimento ambulatorial. Anestésico local e esteroides foram usados. Esse foi o primeiro relato do uso bem-sucedido dessa técnica no tratamento da dor crônica em crianças.[79]

Além dos bloqueios, há outras modalidades de intervenções para controle álgico como a cifoplastia utilizada para controle de dor intratável, causada por fraturas por compressão vertebral. As fraturas por compressão vertebral são resultado comum de osteoporose e osteopenia secundária ao uso de esteroides e tratamento quimioterápico. A cifoplastia com balão é uma opção de tratamento com resultados bons a excelentes, bem-descritos em adultos. Embora alguns estudos recentes tenham sido publicados sobre o uso da cifoplastia em crianças, não existe indicação formal para a população pediátrica. Uma revisão da literatura realizada por Hoashi *et al.* demonstrou os resultados de três pacientes pediátricos submetidos à cifoplastia com balão. Todos os pacientes relataram alívio significativo da dor (variação de 0 a 2) e melhora da função física com a cifoplastia.[80]

Muitas intervenções em dor na criança apresentam outro objetivo, além do controle álgico e diagnóstico, que é o de devolver a funcionalidade e, muitas vezes, a autonomia. Um estudo realizado por Punj *et al.* demonstrou que os bloqueios simpáticos são inestimáveis para prevenir a morbidade do fenômeno de Raynaud (RP). A RP pode ocorrer em crianças com distúrbios reumatológicos e causa dor intensa, descoloração dos dedos, gangrena e autoamputação. Foram realizados 68 bloqueios de simpatectomia: 28 USGB (do inglês, *Ultrasound-Guided Block*) bilaterais; 2 USGB unilaterais; e 10 injeções intratecais. Muitas intervenções em um único dia eram frequentemente necessárias. Por segurança, todas as USGB foram realizadas com ultrassonografia, com estrita adesão ao volume do anestésico local, com monitoramento periprocedimento de 2 a 3 horas. Todos os bloqueios foram realizados por um especialista experiente. Todas as crianças relataram alívio imediato da dor com prevenção de amputações maiores.[81] No Tabela 3, são apresentados os IPMs utilizados atualmente para o manejo de dor pediátrica.

Tabela 3 – Procedimentos intervencionistas para o manejo de Dor Pediátrica

Procedimentos de coluna (cervical, torácica e lombar)
Injeções epidurais de esteroides.
Injeções transforaminals
Injeção caudal de esteroide
Injeções de bloqueio facetário
Injeções de bloqueio de ramo medial
Injeções de esteroides, na articulação sacroilíaca
Ablação por radiofrequência
Paravertebral unilateral
Paravertebral bilateral
Bloqueios de nervos periféricos
Bloqueio do nervo occipital
Bloqueio do nervo ílio-inguinal
Bloqueio do nervo ílio-hipogástrico
Bloqueio do nervo supraescapular
Bloqueio do nervo intercostal
Bloqueio do nervo supratroclear
Bloqueio do nervo supraorbital
Bloqueio de nervo infraorbital
Bloqueio do nervo genitofemoral
Bloqueio do nervo auricular
Bloqueio do nervo loterescalênico
Bloqueio do nervo infraclavicular
Bloqueio do nervo axilar
Bloqueio do nervo mediana, ulnar e radial
Bloqueio do plexo cervical superficial
Bloqueio da bainha retus
Bloqueio peniano
Bloqueio fáscia ilíaca
Bloqueio do nervo cutâneo lateral do fêmur
Bloqueio do nervo poplíteo
Bloqueio do nervo tornozelo
Bloqueio do nervo digital
Injeções de neuroma de cicatriz
Bloqueio do nervo pudendo
Bloqueio do plano transverso do abdome

Bloqueios Simpáticos
Bloqueio simpático lombar
Bloqueio do gânglio Gasseriano
Bloqueio do plexo celíaco
Bloqueio do plexo hipogástrico
Bloqueio ímpar ganglionar
Bloqueio gânglio estrelado
Bloqueio do ganglio esfenopalatino
Procedimentos musculares, articulares e bursais
Injeção de ponto-gatilho
Injeção de piriforme
Injeção de Botox para enxaquecas, espasticidade
Injeção na articulação do joelho
Injeção na articulação do ombro
Injeções na bursa trocantérica maior
Procedimentos diversos
Infusões intravenosas de lidocaína
Infusões intravenosas de cetamina
Punção lombar para fins diagnósticos e terapêuticos (atrofia muscular espinhal)
Ensaio intratecal de baclofeno
Recarga da bomba intratecal de baclofeno
Interrogação e programação da bomba intratecal de baclofeno
Implantação de estimulador de nervo periférico
Cifoplastia/Vertebroplastia
Femuroplastia
Cimentação da articulação sacroilíaca.

Fonte: Desenvolvida pela autoria.

BLOQUEIOS DE NERVOS PERIFÉRICOS

O bloqueio de nervo periférico envolve a administração de medicamentos anestésicos locais, ocasionalmente com adjuvantes, como agonistas alfa-2 ou corticosteroides, na proximidade de um nervo periférico para produzir um bloqueio sensorial direcionado. Essa técnica pode ser empregada como injeção única, injeções repetidas através de um cateter ou como infusão contínua.[75] Um estudo realizado por Suresh *et al.* demonstrou a eficácia dos bloqueios seriados do nervo ilioinguinal usando orientação ultrassonográfica para o tratamento da dor inguinal crônica secundária à neuralgia ilioinguinal persistente em adolescentes. Essa série de casos consiste em dois adolescentes que apresentavam dor inguinal persistente secundária à neuralgia ilioinguinal e que foram tratados com analgésicos convencionais que não aliviaram a dor. Bloqueios seriados do nervo ilioinguinal foram realizados com solução anestésica local guiada por ultrassom em ambiente ambulatorial. Ambos os adolescentes tiveram alívio completo dos sintomas dolorosos e puderam retomar as atividades normais. Não houve efeitos adversos associados aos bloqueios.[82] A escolha da concentração de anestésico local mais adequada para uma determinada situação é imprescindível. Em crianças, os bloqueios bem-sucedidos podem ser realizados usando uma concentração média de aminoamida (p. ex., levobupivacaína a 0,25%). No entanto, uma solução mais fraca (p. ex., 0,125%) é mais apropriada para neonatos, quando a deambulação é importante e quando há risco significativo de síndrome compartimental. Em algumas circunstâncias, a administração de concentrações mais fortes de anestésico local (p. ex., 0,5%) pode ser indicada; por exemplo, quando os espasmos musculares pós-operatórios são um problema importante. As complicações potenciais do bloqueio de nervos periféricos incluem sangramento, lesão nervosa e toxicidade sistêmica do anestésico local. No entanto, o uso generalizado da ultrassonografia mitiga esses riscos mediante a detecção de anatomia relevante e da visualização direta da propagação do anestésico local.[83] Técnicas anestésicas regionais pediátricas: indicações comuns e volume sugerido de anestésico local para procedimentos de bloqueio de nervos periféricos em Pediatria são apresentadas na Tabela 4.

Tabela 4 – Técnicas anestésicas regionais pediátricas: indicações comuns e volume sugerido de anestésico local

Bloquear	Indicação	Volume anestésico local (mL/kg)
Auricular maior	Citoplastia mastectomia	1,0-3,0
Infraorbital	Reparação de lábio leporino Cirurgia endoscópica dos seios	Bebês: 0,5-1,0 Crianças: 1,0-2,0
Supraorbital e supratrocical	Incisões frontais no couro cabeludo; p. ex., cirurgia plástica pequena simples, craniotomia frontal	0,1-0,2
Plexo cervical superficial	Citoplastia Cirurgia de timpanomastoide Implante coclear	1,0-3,0
Occipital maior	Cirurgia da fossa posterior Neuralgia occipital, enxaquecas	1,0-2,0
Nervo de Arnold	Miringotomia	0,5-1,0
Interescalênico	Cirurgia do ombro	0,3-0,5
Infraclavicular	Cirurgia de braço	0,3-0,5
Axilar	Cirurgia de cotovelo e antebraço	0,3-0,5
Mediana, ulna e radial	Cirurgia de sindactilia	0,1-0,3
TAP, unilateriais[A] TAP, bilaterial[A]	Apendicectomia aberta Hemiorrafia inguinal Formação de colostomia Laparotomia mediana subumbilical	0,3-0,5 por lado
TAP subcostal	Colecistectomia PEG	0,3-0,5 por lado
Bainha refuse	Herniotomia umbilical Piloromiotomia[B]	0,2-0,3 por lado
Ilioinguinal	Hemiotomia inguinal	0,2-0,3
Peniano	Circuncisão Hipospádia distal	0,1 de cada lado

(Continua)

Tabela 4 – Técnicas anestésicas regionais pediátricas: indicações comuns e volume sugerido de anestésico local (*Continuação*)

Bloquear	Indicação	Volume anestésico local (mL/kg)
Paravertebral unilateral Paravertebral bilateral	Toracotomia; por exemplo, TOF Cirugia renal Especgotomia Cirurgia de Pectus[C]	0,3-0,5 por lado
Intercostal	Inserção de drena torácico Toracoscopia	0,5
Plexo lombar	Cirurgia de quadril	0,5
Femoral	Fratura do femur epífise femoral superior escorregada (combinada ao LFC)	0,2-0,4
Fascia ilíaca	Fratura do femur Epifise femoral superior escorregada	0,5
Cutâneo lateral do femur	Biopsia do músculo da coxa	0,1
Ciático proximal[D]	Reparação do ligamento cruzado	0,3-0,5
Poplíteo[D]	Transferência/alogamento de tendão	0,3-0,5
Tornozelo	Cirurgia de sindactilia	0,1-0,2
Nervo digital	Cirurgia distal do dedo do pé	0,05-0,1

[A] Nenhum volume foi citado para as técnicas guiadas por USG, pois o ponto final deve ser quando o nervo é circundado por solução anestésica local. Para bloqueios do plano fascial guiados por USG, os volumes são os mesmos das técnicas baseadas em pontos de referência.

[B] A analgesia sistêmica para dor visceral é essencial.

[C] Sempre bilaterais.

[D] Dependendo da operação, um bloqueio do nervo femoral ou safeno pode ser necessário para analgesia completa.

LFC: cutâneo femoral lateral; PEG: gastrostomia endoscópica percutânea; TAP: plano transverso do abdome; TOF: fistula traqueoesofágica.

Fonte: Adaptada de https://www.nysora.com/p/T%C3%B3picos/subespecialidades/anestesia-pedi%C3%A1trica/nervo-perif%C3%A9rico-bloqueia-crian%C3%A7as/#:~:text=Este%20bloqueio%20%C3%A9%20realizado%20para,cm%20proximal%20a%20esse%20local

BLOQUEIOS SIMPÁTICOS

O bloqueio simpático é utilizado no tratamento de síndromes dolorosas regionais complexas em crianças, mas não existem dados sobre a eficácia ou sobre o(s) mecanismo(s) pelo(s) qual(is) produz alívio da dor.[84] O bloqueio simpático, comumente usado para tratar condições dolorosas, como síndrome de dor regional complexa dos tipos 1 e 2, herpes-zóster, neuropatia periférica diabética e insuficiência vascular, tem sido aplicado no tratamento da dor oncológica pediátrica. Mais comumente, o bloqueio do plexo celíaco (CEC) é usado para combater a dor abdominal visceral no contexto de doenças malignas do trato gastrointestinal superior, como câncer de pâncreas, fígado, vesícula biliar, baço, estômago e intestino delgado.[82] Petra *et al.* demonstraram, por meio de seu estudo, que o bloqueio simpático lombar com pequenas doses de lidocaína produz graus variáveis de alívio da dor, com reduções gerais significativamente maiores nas medidas específicas de dor em crianças com SDRC em comparação com as mesmas doses de lidocaína administradas via intravenosa. Esses dados forneceram evidências de que um componente da dor pode ser mediado por atividade simpática eferente anormal.[84] Punj *et al.* demonstraram a utilidade de bloqueio de gânglio estrelado com ultrassom que é seguro em crianças, e a clonidina é um complemento útil para vasodilatação e prolongamento do efeito das simpatectomias em crianças.[81] Quanto à idade mínima para intervenções em crianças de bloqueio simpático, não há consenso na literatura. Porém, há um relato de caso, escrito por Ayad *et al.*, de uma menina de 18 meses em uso de doses máximas de gabapentina e amitriptilina para seu peso corporal, sem possibilidade de iniciar a reabilitação em decorrência de fortes dores e alodinia. Foi realizado bloqueio simpático lombar no 3° nível vertebral lombar, guiado por fluoroscopia e sob AG. A dor e a alodinia foram completamente aliviadas na sala de recuperação. No acompanhamento após 3 e 8 semanas, os pais relataram melhora de 80% na dor e na alodinia, melhora de 70% no sono, ganho de peso de 900 g e que ela havia iniciado a reabilitação.[85] O bloqueio diagnóstico dos nervos simpáticos com anestésicos locais ajuda no reconhecimento da dor mediada por simpático e pode ser útil em pacientes com evidência clínica de disfunção vasomotora ou sudomotora e dor severa.

ANALGESIA EPIDURAL

A analgesia peridural está agora firmemente estabelecida na prática anestésica pediátrica e sua popularidade continua a crescer. Apesar da falta de estudos controlados em crianças, a combinação de excelente alívio da dor e efeitos colaterais mínimos proporciona alta satisfação ao paciente quando comparada com outros métodos de analgesia. Deve-se considerar o uso de analgesia epidural como parte da abordagem multimodal para o manejo da dor aguda e crônica em crianças.[86] A analgesia peridural é empregada para diminuir a dor relacionada ao câncer secundária à infiltração tumoral que é refratária ao aumento da terapia com opioides. A analgesia peridural pode ser realizada como "injeção única" ou como infusão epidural contínua de anestésico local e/ou medicação opioide através de um cateter. A colocação de cateter é frequentemente preferida, pois proporciona terapia de longo prazo. Em pacientes pediátricos, o cateter é, em geral, tunelado via subcutânea para evitar o deslocamento durante a atividade e diminuir o risco de infecção.[75]

ANATOMIA

Existem várias considerações anatômicas. A relação da extremidade caudal da medula espinhal e do espaço subaracnóideo com o corpo vertebral é apresentada na Tabela 5:

a. A medula espinhal e o saco dural terminam em níveis vertebrais mais baixos em neonatos e bebês com até 12 meses de idade, em comparação com crianças mais velhas e adultos (Tabela 5).
b. Uma linha imaginária traçada entre as duas cristas ilíacas superiores (linha intercristal) fica abaixo do nível inferior da medula espinhal em qualquer idade; a localização de bloqueios, nesse nível, reduz a incidência de danos à medula espinhal.
c. O sacro não se funde posteriormente até o fim da adolescência; portanto, bloqueios epidurais sacrais são possíveis.
d. O hiato sacral resulta da falha na fusão dos arcos posteriores da 5ª (ocasionalmente, 4ª e 3ª) vértebra sacral; é coberto pela membrana sacrococcígea. O hiato sacral é relativamente maior e mais alto em neonatos. Anomalias sacrais são encontradas em cerca de 5% das crianças.
e. O espaço epidural contém menos tecido adiposo e fibroso; portanto, é mais fácil inserir cateteres em níveis mais elevados a partir de abordagens mais baixas.

Deve-se ressaltar que complicações potenciais incluem punção acidental da dura-máter com dor de cabeça pós-punção associada, torção do cateter, deslocamento acidental ou infecção no local de colocação. Apesar desses riscos, a analgesia peridural pode ser uma opção segura e eficaz para o tratamento da dor relacionada com o cancro em crianças.[77]

TERAPIAS INTRATECAIS

A administração intratecal (TI) de opioides e outros adjuvantes têm sido usada para tratar a dor associada ao câncer refratário. Esse método demonstrou ser relativamente seguro e eficaz e associado, com frequência, a menos efeitos colaterais sistêmicos quando comparado à administração oral ou intravenosa de

Tabela 5 – Relação da extremidade caudal da medula espinhal e do espaço subaracnóideo com o corpo vertebral

Idade	Terminação da medula espinhal	Terminação do espaço subaracnóideo
Recém-nascidos e lactentes	L3	S3-S4
Crianças e adultos	L1	S1-S2

Fonte: Daxandra Patel, Epidural analgesia for children. Continuing Education in Anaesthesia Critical Care & Pain, Volume 6, Issue 2, April 2006 Pages 63-66.

opioides. Embora os sistemas de TI de medicamentos (IDDS) sejam regularmente usados na população adulta com câncer para o tratamento da dor crônica refratária, há evidências limitadas de uso semelhante no ambiente pediátrico.[87] Cateteres intratecais e bombas de dor implantadas permitem a infusão contínua de opioides e anestésicos locais, com alguns relatos de casos descrevendo a adição de medicamentos como clonidina e sufentanil para dor oncológica pediátrica.[88]

Uma menina de 15 anos com síndrome de imunodeficiência combinada, diagnosticada com câncer de células escamosas metastático do ânus, apresentou dor significativa secundária ao condiloma vulvar-perianal. O tratamento convencional com analgésicos orais e intravenosos foi limitado por efeitos colaterais significativos de alterações do estado mental e retenção urinária, resultando em deterioração clínica que impediu tentativas de quimioterapia. Foi implantada uma bomba intratecal no cenário desafiador de neutropenia. Houve uma melhora drástica em sua qualidade de vida e na capacidade de tolerar mais quimioterapia.[87] Tashiro *et al.* apresentaram um paciente pediátrico de 10 anos de idade com câncer cuja dor oncológica foi tratada com sucesso com bloqueio neurolítico intratecal. A dor oncológica do paciente incluía dor neuropática e dor somática nociceptiva. A terapia analgésica sistêmica não conseguiu atenuar a dor de modo adequado. No entanto, um bloqueio neurolítico intratecal com fenol aliviou completamente a dor no membro inferior direito. Após o bloqueio neurolítico, a qualidade de vida da paciente melhorou e ela passou seu último tempo com a família sem fortes dores.[89] Outra medicação que pode ser utilizada intratecal é o baclofeno, estudos suportam o uso não somente para controle de espasticidade, mas também para diminuição de dores musculares em pacientes com PC. Barney *et al.*, fez uma análise prospectiva que apoia a evidência anedótica e retrospectiva de que a dor musculoesquelética diminui na PC após o implante da bomba intratecal de baclofeno. O maior efeito parece estar na duração da experiência de dor. A dor não diminuiu para todos os indivíduos e valeria a pena uma investigação mais aprofundada para melhor compreender a relação entre as características do paciente e os resultados da dor. Os dados existentes, embora limitados e de baixo nível de evidência, sugerem que a administração de medicamentos por TI tem sido eficaz na população pediátrica.

RADIOFREQUÊNCIA: ABLAÇÃO E PULSADA

A ablação por radiofrequência (RFA) é uma modalidade terapêutica prevalente no tratamento de várias condições de dor crônica. Envolve a aplicação de uma corrente elétrica para gerar calor, que é usado para fazer a ablação de várias estruturas, como os nervos que inervam as articulações espinhais. Dor intensa e persistente de origem oncológica e não oncológica em pacientes pediátricos pode representar um desafio significativo de manejo. A aplicação da RFA em pacientes pediátricos para o manejo da dor não é bem-relatada na literatura. Diwan *et al.* apresentaram casos pediátricos em que foi realizado tratamento com radiofrequência pulsada em dores refratárias em crianças. A primeira criança do sexo masculino, 8 anos, pesando 22 kg, com PC grave do tipo paraparesia espástica, foi submetida à osteotomia de rotação em varo do quadril esquerdo, tenotomia dos isquiotibiais e osteotomia supracondilar do fêmur, apresentando dor refratária. Inseriu-se cânula de RF de calibre 0 cm de 10 cm, com ponta ativa de 10 mm nos plexos lombar e sacral em sucessão, cuja posição da ponta foi confirmada com estimulação motora a 2 MHz. Eventualmente, o PRF foi feito a 42 °C por 2 minutos. Por fim, foram injetados 10 mL de bupivacaína a 0,25% e 2 mg de dexametasona em cada cânula. Em 24 horas após o procedimento houve remissão da dor e, no acompanhamento de 6 meses, a criança continuou sem dor. Outro estudo avaliou RF-DRG (radiofrequência pulsada no ganglio da raiz dorsal) em 17 pacientes consecutivos com PC com espasmos graves dos flexores/adutores do quadril acompanhados de dor ou dificuldades no cuidado. Em 11 crianças subsequentes, foram encontradas melhorias em todas as pontuações EVA, num intervalo comparável às opções de tratamento convencionais. A RF-DRG é uma nova opção de tratamento promissora para espasticidade grave em pacientes com PC, e sua eficácia definitiva ainda precisa ser definida em um ensaio clínico randomizado. A radiofrequência pulsada do nervo supraescapular tem demonstrado eficácia em adultos com dor crônica no ombro, mas seu uso em Pediatria é relativamente novo. Apresentamos um caso de uso bem-sucedido de radiofrequência pulsada no tratamento de dor crônica refratária no ombro em um paciente adolescente de 14 anos, com história médica de artrite séptica do ombro esquerdo no 1° mês de vida, o que provocou dor persistente durante a infância, dor progressiva a partir dos 12 anos, refratária a analgésicos, incluindo opioides e injeção intra-articular de anestésico local e esteroides. Após RFA pulsada do nervo supraescapular, obtiveram-se significativo alívio da dor e melhora da amplitude de movimento, com permanência do controle de sintomas por seguimento de até 6 meses.[90]

VERTEBROPLASTIA/CIFOPLASTIA

A incidência de osteoporose induzida por glicocorticoides é de aproximadamente 50% em pacientes tratados por mais de 6 meses e, no uso prolongado, o risco de fratura é de aproximadamente 34%. A conscientização sobre fraturas vertebrais pediátricas consequente à osteoporose induzida por glicocorticoides está aumentando. Embora a maioria dessas fraturas seja assintomática, um pequeno número de crianças pode sentir dor intensa.[91] A cifoplastia com balão é uma opção de tratamento com resultados bons a excelentes bem-descritos em adultos. Embora alguns estudos recentes tenham sido publicados sobre o uso da cifoplastia em crianças, não existe indicação formal para a população pediátrica.[80] Em um relato de caso, uma menina de 9 anos, que apresentou fratura vertebral em L3 consequente à osteoporose induzida por glicocorticoide tratada por cifoplastia, refratária ao tratamento conservador, foi submetida à cifoplastia com balão nas vértebras em L3. No controle de 8 anos, a altura vertebral em L3 foi quase totalmente restaurada com índice de compressão de 10% sem nenhum problema clínico e controle álgico expressivo.[91] Embora não tenha havido relatos de complicações nesse estudo de caso, complicações raras da cifoplastia incluem vazamento de cimento, embolia pulmonar, dessaturação e hipotensão durante a aplicação do cimento.[80] Apesar dessas preocupações, esse relatório mostra que a cifoplastia com balão pode ser uma opção segura para o tratamento da dor na população pediátrica.

CONCLUSÃO

O uso de intervenções era tipicamente reservado para dor refratária que não respondia ao tratamento não invasivo. Isso pode mostrar uma tendência para o conservadorismo na população pediátrica em comparação com a adulta, provavelmente em virtude de maior medo de complicações nas crianças em comparação com os adultos. Futuros ensaios randomizados e controlados sobre o manejo intervencionista da dor em pacientes pediátricos oncológicos e não oncológicos são necessários para determinar sua verdadeira eficácia nessa população e potencialmente produzir melhores resultados no controle de dor nessas crianças.

Referências bibliográficas

1. Raja SN, Carr DB, Cohen M, Finnerup NB, Flor H, Gibson S, et al. The revised international association for the study of pain definition of pain: concepts, challenges, and compromises. Pain. 2020;161(9):1976-82. doi: 10.1097/j.pain.0000000000001939.
2. SBED - Sociedade Brasileira de Estudos da Dor. 2016. [2025 Fev. 11]. Disponível em: http://www.sbed.org.br.
3. Simons SH, Tibboel D. Pain perception development and maturation. Semin Fetal Neonatal Med. 2006;11(4):227-31. doi: 10.1016/j.siny.2006.02.010.
4. Anand KJS, Hickey PR. Pain and its effects in the human neonate and fetus. New England Journal of Medicine. 1987:317(21):1321-9. doi: 10.1056/nejm198711193172105.
5. Carbajal R, Gall O, Annequin D. Pain management in neonates. Expert Rev Neurother. 2004;4(3): 491-505. doi: 10.1586/14737175.4.3.49.
6. Fauci A, Braunwald E, Kasper D, Hauser S, Longo D, Jameson J, et al. Harrison's principles of internal medicine. 17. Ed. Mc Graw Hill. 2008.
7. Anand KJS. Assessment of neonatal pain. UpToDate Review. 2016.
8. Taddio A, Katz J. Pain, opioid tolerance and sensitisation to nociception in the neonate. Best Pract Res Clin Anaesthesiol. 2004;18(2):291-302.

9. Lago P, Garetti E, Merazzi D, Pieragostini L, Ancora G, Pirelli A, et al. Guidelines for procedural pain in the newborn. Acta Paediatr. 2009;98(6):932-9.
10. American academy of pediatrics committee on fetus and newborn; american academy of pediatrics section on surgery; Canadian Paediatric Society Fetus and Newborn Committee, Batton DG, Barrington KJ, Wallman C. Prevention and management of pain in the neonate: an update. Pediatrics. 2006;118(5):2231-41.
11. Sharek PJ, Powers R, Koehn A, Anand KJ. Evaluation and development of potentially better practices to improve pain management of neonates. Pediatrics. 2006;118(2):S78-86.
12. King S, Chambers CT, Huguet A, MacNevin RC, McGrath PJ, Parker L, et al. The epidemiology of chronic pain in children and adolescents revisited: a systematic review. Pain. 2011;152(12):2729-38.
13. Perquin CW, Hazebroek-Kampschreur AA, Hunfeld JA, Bohnen AM, van Suijlekom-Smit LW, Passchier J, et al. Pain in children and adolescents: a common experience. Pain. 2000;87(1):51-8. doi: 10.1016/S0304-3959(00)00269-4.
14. Carbajal R, Rousset A, Danan C, Coquery S, Nolent P, Cabrol D, et al. Epidemiology and treatment of painful procedures in neonates in intensive care units. JAMA. 2008;300(1):60-70.
15. Simons SHP, Anand KJS, van Dijk M, Roofthooft D, van Lingen RA, Tibboel D. Do we still hurt newborn babies? A prospective study of procedural pain and analgesia in neonates. Arch Pediatr Adolesc Med. 2003;157(11):1058-64.
16. Friedrichsdorf SJ, Postier A, Eull D, Weidner C, Foster L, Gilbert M, et al. Pain outcomes in a US children's hospital: a prospective cross-sectional survey. Hosp Pediatr. 2015;5(1):18-26.
17. Williams G, Howard RF. Epidemiology of chronic pain in children and adolescents. Br J Anaesth. 2014;111(2):276-83.
18. Serpa AB, Guinsburg R, Balda RC, dos Santos AM, Areco KC, Peres CA. Multidimensional pain assessment of preterm newborns at the 1st, 3rd, and 7th days of life. Sao Paulo Med J. 2007;125(1):29-33.
19. Huguet A, Miro J. The severity of chronic pediatric pain: an epidemiological study. J Pain. 2008;9(3):226-36.
20. Silva JM, Santana JC, Britto ATB, Araujo GC, Leal JC, Dantas MO. Prevalence of chronic pain in schoolchildren. Rev Dor. 2021;22(3):230-7.
21. Tutelman PR, Langley CL, Chambers CT, Parker JA, Finley GA, Chapman D, et al. Epidemiology of chronic pain in children and adolescents: a protocol for a systematic review update. BMJ Open. 2021;11(2):e043675.
22. Powell RA, Mwangi-Powell FN, Radbruch L, Mwangi-Powell FN, Radbruch L, Mwangi-Powell FN, et al. Putting children's palliative care on the global health agenda. Palliat Med. 2013;27(8):697-9.
23. World Health Organization. WHO Guidelines on the pharmacological treatment of persisting pain in children with medical illnesses. Geneva: World Health Organization; 2012.
24. Taddio A, Katz J. Pain, opioid tolerance and sensitisation to nociception in the neonate. Best Pract Res Clin Anaesthesiol. 2004;18(2):291-302.
25. Stevens B, Yamada J, Estabrooks CA, Haggerty J, Choinière M, Forgeron P, et al. Pain in hospitalized children: effect of a multidimensional knowledge translation strategy on pain process and clinical outcomes. Pain. 2014;155(1):60-8.
26. Shah PS, Herbozo C, Aliwalas LL, Shah V. Breastfeeding or breast milk for procedural pain in neonates. Cochrane Database Syst Rev. 2012;12.
27. Codipietro L, Ceccarelli M, Ponzone A. Breastfeeding or oral sucrose solution in term neonates receiving heel lance: a randomized, controlled trial. Pediatrics. 2008;122(3).
28. Gold JI, Mahrer NE. Hypnosis for pediatric pain management: State of the science. Children's Health Care. 2012;41(1):60-77.
29. Walker SM. Long-term effects of neonatal pain. Semin Fetal Neonatal Med. 2019;24(4):101005.
30. Simons SHP, Tibboel D. Pain perception development and maturation. Semin Fetal Neonatal Med. 2006;11(4):227-31.
31. Béjar VR. Dor psíquica, dor corporal. São Paulo: Blucher; 2017:306-402.
32. Lemos S, Ambiel RC. Dor em pediatria: fisiopatologia, avaliação e tratamento. Rev Saúde e Pesquisa. 2010; 3(3):371-378.
33. Vidal IFFC. Dor no recém-nascido. Coimbra: Universidade de Coimbra, 2010.
34. Merskey H, Bogduk N. Classificação da dor: descrições das síndromes dolorosas. IASP Press, 2012.
35. Stevens B. Avaliação da dor em recém-nascidos: um desafio clínico. Journal of Pain Research, 2014.
36. Howard R. et al. Dor neuropática em pediatria. Pediatric Pain Management, 2017.
37. Oberlander TF. Neuropatias pediátricas: avaliação e manejo. *Journal of Pediatric Neurology, 2001.
38. Finley GA, et al. Dor e cuidados paliativos pediátricos. Pediatric Pain, 2018.

39. Twycross A, et al. Dor crônica e oncológica em crianças: abordagem multidisciplinar. Pediatric Pain Management, 2015.
40. von Baeyer CL. Dor psicogênica em adolescentes. Journal of Pediatric Psychology, 2013.
41. IASP. Revisão da definição de dor. International Association for the Study of Pain, 2017.
42. Fitzcharles MA, Cohen SP, Clauw DJ, Littlejohn G. Chronic primary pain: a scientifically convenient fiction or a clinical reality? Pain, 2018.
43. Latremoliere A, Woolf CJ. Central sensitization: a generator of pain hypersensitivity by central neural plasticity. The Journal of Pain, 2009.
44. Yunus MB. Fibromyalgia and overlapping disorders: the unifying concept of central sensitivity syndromes. Seminars in Arthritis and Rheumatism, 2008.
45. Minson, Waskman R, Farah OGD et al. Sociedade Beneficente Israelita Brasileira. Manual de especialização: dor. – Santana de Parnaíba (SP): Manole, 2024.
46. Ferreira EB, de Sousa FF, de Lima Ferreira PH. Escala FLACC: tradução e validação para o Brasil. *Revista Brasileira de Enfermagem*, 2011.
47. Merkel SI, Voepel-Lewis T, Shayevitz JR, Malviya S. A escala FLACC: avaliação comportamental da dor em crianças. Pediatric Nursing, 1997.
48. Lawrence J, et al. Escala de comportamento da dor neonatal. Pain in Neonates, 1993.
49. Reis DC, Barreto RS, Silva TP. Escala de dor neonatal NIPS: validação no Brasil. *Pain Research and Management*, 2016.
50. Amaral JB, Troster EJ, Clemente WT. Validação da escala COMFORT-B para crianças ventiladas mecanicamente. *Revista Brasileira de Terapia Intensiva*, 2008.
51. Hicks CL, et al. A Escala de faces de dor. Pediatric Pain, 2001.
52. Nascimento LC, et al. Escala de faces da Turma da Mônica: uma proposta brasileira para avaliação de dor em crianças. *Revista Brasileira de Enfermagem*, 2015.
53. Torritesi P, Vendrúsculo DMS. A dor na criança com câncer: modelos de avaliação. Rev Latino-Am Enfermagem. 1998;6(4):49-55. doi: 10.1590/S0104-11691998000400007.
54. Champion GD, et al. Escala visual analógica na avaliação da dor pediátrica. Journal of Pediatric Pain, 1998.
55. Charipova K, Gress KL, Urits I, Viswanath O, Kaye AD. Maximization of non-opioid multimodal analgesia in ambulatory surgery centers. Cureus. 2020;12:0.
56. Friedrichsdorf SJ. Contemporary pediatric palliative care: myths and barriers to integration into clinical care. Curr. Pediatr. Rev. 2016;13:8-12. doi: 10.2174/1573396313666161116101518.
57. Brindle ME, Heiss K, Scott MJ, et al. Embracing change: the era for pediatric ERAS is here. Pediatr Surg Int. 2019;35:631-4. doi: 10.1007/s00383-019-04476-3.
58. Yaster M. Multimodal analgesia in children. Eur J Anaesthesiol. 2010;27(10):851-7. doi: 10.1097/EJA.0b013e328338c4af.
59. Tick H, Nielsen A, Pelletier KR, Bonakdar R, Simmons S, Glick R, et al. Evidence-based nonpharmacologic strategies for comprehensive pain care: the consortium pain task force white paper. Explore (NY) 2018;14:177-211. doi: 10.1016/j.explore.2018.02.001.
60. Waldman S. Pain Management. 2. ed. Elsevier; Philadelphia, PA, USA: 2011.
61. Odell S, Logan DE. Pediatric pain management: the multidisciplinary approach. J. Pain Res. 2013;6:785-90. doi: 10.2147/JPR.S37434.
62. Wren AA, Ross AC, D'Souza G, Almgren C, Feinstein A, Marshall A, et al. Multidisciplinary pain management for pediatric patients with acute and chronic pain: a foundational treatment approach when prescribing opioids. Children (Basel). 2019;6(2):33. doi: 10.3390/children6020033.
63. Cadide DM, Taqueda Neto J, Falconi AGV, Rosa PJB, Matos G. O Papel das Condutas Intervencionistas no tratamento multimodal analgésico em pediatria. Jornal dos Comites, SBED. 2021;5(3). doi: 10.5935/2675-7133.20210045.
64. WHO guidelines on the pharmacological treatment of persisting pain in children with medical illnesses. WHO 2012. [2025 Fev. 11]. Disponível em: http://www.who.int/about/licensing/copyright_form/en/index.html.
65. Fieler M, Eich C, Becke K, Badelt G, Leimkuler K, Messroghli L, et al. Metamizole for postoperative pain therapy in 1177 children. Eur J Anaesthesiol 2015; 32:839-43.
66. Rollason V, Desmeules JÁ. Use of metamizole in children and the risk of agranulocytosis. Invited Commentary Eur J Anaesthesiol 2015;32:837-8.
67. Hersh EV, et al. Ibuprofen liquigel for oral surgery pain. Clinical Therapeutics. 2000;22:1306-18.
68. Pizza FX, et al. Anti-inflammatory doses of ibuprofen: effects on neutrophils and exercise-induce muscle injury. Int J Sports Med. 1999;20:98-102.
69. Serrano SC, Barbosa SMM, Queiroz EJ, Campos FG, Santos APSV. Peculiaridades da dor neuropática na criança. Rev Dor. São Paulo, 2016;17(1):S110-2.

70. Toste S, Palhau LI, Amorim R. Dor neuropática em idade pediátrica. Rev Soc Portuguesa Med Fís Reabil. 2015;27(1):22-9.
71. Serrano SC, Campos FG. Tratamento farmacológico da dor oncológica na criança e adolescente. In: Posso IP, Grossmann, Eds. Tratado de Dor. Rio de Janeiro: Atheneu, 2017:1629-1634.
72. Warlow TA, Hain RDW. 'Total Pain' in children with severe neurological impairment. Children (Basel). 2018;5(1):13. doi: 10.3390/children5010013.
73. Krane EJ, Casillas J, Zeltzer LK. Pain and symptom management, in: Pizzo PA, Poplack DG, Principles and practice of pediatric oncology, Ed.Wolters Kluwer 2016;1067-93.
74. Goldman R. Hain S. Liben. Oxford Textbook of palliative care for children. 2. ed. New York: Oxford University Press; 2012.
75. Shah RD, Suresh S, Cappiello D. Interventional procedures for chronic pain in children and adolescents: a review of the current evidence. Pain Pract. 2016;16:359-69. doi: 10.1111/papr.12285.
76. Vega E, Rivera G, Echevarria GC, Prylutskyy Z, Perez J, Ingelmo P. Interventional procedures in children and adolescents with chronic non-cancer pain as part of a multidisciplinary pain treatment program. Paediatr Anaesth. 2018;28(11):999-1006. doi: 10.1111/pan.13494.
77. Le-Short C, Katragadda K, Nagda N, Farris D, Gelter MH. Interventional pain management for the pediatric cancer patient: a literature review. Children (Basel). 2022;9(3):389. doi: 10.3390/children9030389.
78. Wathen JE, Gao D, Merritt G, Georgopoulos G, Battan FK. A randomized controlled trial comparing a fascia iliaca compartment nerve block to a traditional systemic analgesic for femur fractures in a pediatric emergency department. Ann Emerg Med. 2007;50(2):162-71. doi: 10.1016/j.annemergmed.2006.09.006.
79. Skinner AV, Lauder GR. Rectus sheath block: successful use in the chronic pain management of pediatric abdominal wall pain. Paediatr Anaesth. 2007;17(12):1203-11. doi: 10.1111/j.1460-9592.2007.02345.x.
80. Hoashi JS, Thomas SM, Goodwin RC, Gurd DP, Hanna R, Kuivila TE. Balloon kyphoplasty for managing intractable pain in pediatric pathologic vertebral fractures. J Pediatr Orthop. 2017;37(4):e286-e291. doi: 10.1097/BPO.0000000000000886.
81. Punj J, Garg H, Gomez G, Bagri NK, Thakur JP, Singh LD, et al. Sympathetic blocks for raynaud's phenomena in pediatric rheumatological disorders. Pain Med. 2022;23(7):1211-6. doi: 10.1093/pm/pnac015.
82. Suresh S, Patel A, Porfyris S, Ryee MY. Ultrasound-guided serial ilioinguinal nerve blocks for management of chronic groin pain secondary to ilioinguinal neuralgia in adolescents. Paediatr Anaesth. 2008;18(8):775-8. doi: 10.1111/j.1460-9592.2008.02596.x.
83. Muñoz-Leyva F, Cubillos J, Chin KJ. Managing rebound pain after regional anesthesia. Korean J. Anesthesiol. 2020;73:372-83. doi: 10.4097/kja.20436.
84. Bengali R, Huang MS, Gulur P. The use of an intrathecal pump to manage intractable cancer pain in a pediatric patient: a case report. J. Pediatric Hematol. Oncol. 2014;36:e162-4. doi: 10.1097/MPH.0b013e31828e5dca.
85. Ayad AE, Agiza NA, Elrifay AH, et al. Lumbar sympathetic block to treat crps in an 18-month-old girl: a breaking barriers case report and review of literature. Pain Ther. 2024 doi: 10.1007/s40122-024-00650-1.
86. Davandra Patel, Epidural analgesia for children, Continuing Education in Anaesthesia Critical Care & Pain. 2006;6(2):63-6. doi: 10.1093/bjaceaccp/mkl001.
87. Kenfield M, Zacharias N, Abd-Elsayed A. Intrathecal drug delivery for the treatment of cancer-associated chronic pain in children. Neuromodulation. 2023;26(6):1153-63. doi: 10.1111/ner.13535.
88. Bengali R, Huang MS, Gulur P. The use of an intrathecal pump to manage intractable cancer pain in a pediatric patient: A case report. J. Pediatric Hematol. Oncol. 2014;36:e162-4. doi: 10.1097/MPH.0b013e31828e5dca.
89. Tashiro S, Godai K, Daitoku Y, Sato T, Enohata K, Kiyonaga N, et al. Successful intrathecal neurolytic block for the management of cancer pain in a 10-year-old child: a case report. JA Clin Rep. 2021;7(1):33. doi: 10.1186/s40981-021-00438-8.
90. Cristiani F, Hernandez MA. Suprascapular nerve pulsed radiofrequency for chronic shoulder pain in a pediatric patient. Case Rep Anesthesiol. 2020;2020:5709421. doi: 10.1155/2020/5709421.
91. Ulunay K, Baybars A, Mustafa Ö, et al. Kyphoplasty for intractable pain due to glucocorticosteroid-induced osteoporotic vertebra fracture of a 9-Year-Old patient with systemic lupus erythematosus: 8-Year Follow-up. Journal of Pediatric Orthopaedics. 2015;35(6):e55-9. doi: 10.1097/BPO.0000000000000346.
92. Marcatto JO, Tavares EC, Silva YP. Anestesia tópica em recém-nascidos prematuros: uma reflexão acerca da subutilização deste

recurso na prática clínica. Rev Bras Ter Intensiva. 2010;22(1):69-76. doi:10.1590/S0103-507X2010000100012

93. Smith HAB, Besunder JB, Betters KA, Johnson PN, Srinivasan V, Stormorken A, et al. 2022 Society of Critical Care Medicine Clinical Practice Guidelines on Prevention and Management of Pain, Agitation, Neuromuscular Blockade, and Delirium in Critically Ill Pediatric Patients With Consideration of the ICU Environment and Early Mobility. Pediatr Crit Care Med. 2022 Feb 1;23(2):e74-e110. doi: 10.1097/PCC.0000000000002873. PMID: 35119438
94. Friciu M, Roullin VG, Leclair G. Stability of gabapentin in extemporaneously compounded oral suspensions. PLoS One. 2017;12(4):e0175208. doi: 10.1371/journal.pone.0175208.
95. Friedrichsdorf SJ, Goubert L. Pediatric pain treatment and prevention for hospitalized children. Pain Rep. 2020;5(1):e804. doi: 10.1097/PR9.0000000000000804.

Dor na Pessoa Idosa

37

Diogo Kallas Barcellos
Pedro Henrique Inácio Bento
Bianca Figueiredo Barros

EPIDEMIOLOGIA E PREVALÊNCIA

O Brasil é o quinto país mais populoso do mundo, com mais de 200 milhões de habitantes, e passa por um dos mais rápidos processos de envelhecimento demográfico do Planeta, um fato que se intensificará ao longo do século XXI. Segundo dados do Instituto Brasileiro de Geografia e Estatística (IBGE), o País apresenta 31,5 milhões de pessoas com 60 anos ou mais. Em uma projeção, em 2050, o Brasil contará com 66,5 milhões de idosos.[1]

Diante desse novo cenário, novas estratégias deverão ser colocadas em prática visto que, com o envelhecimento da população, haverá também o aumento da prevalência de doenças crônicas degenerativas e de incapacidades funcionais, o que inclui o desenvolvimento da dor crônica.[2,3]

Estudos revelam que a dor crônica afeta entre 29,7% e 89,9% dos idosos da comunidade, sendo comum nos membros, costas, pescoço, articulações, face, abdome, joelhos, quadris, tórax e reto. Essa dor é relatada como de intensidade moderada a grave. Entre os idosos, há uma associação entre a presença da dor crônica, sua intensidade e duração prolongada e uma pior percepção de saúde.[2] Além disso, estima-se que entre 25% e 76% dos idosos que vivem em comunidade e de 85% a 93% daqueles em instituições de cuidados residenciais enfrentam essa condição de maneira persistente.[4]

Em uma revisão sistemática publicada em 2019, foi descrito que a dor musculoesquelética é a mais prevalente, podendo chegar a 50% da etiologia primária da dor persistente em idosos. Essa dor pode ser relacionada com osteoartrite e relatada em regiões de costas, joelho e quadril. Outras etiologias destacadas são a neuropatia periférica/diabética, contando com cerca de 24% dos casos, a dor oncológica, por volta de 16%, a osteoporose e suas consequências responsáveis por aproximadamente 11%, cefaleia e fibromialgia com 8% cada e, em menores proporções, radiculopatias, neuralgia pós-herpética, gota, artrite reumatoide, esclerose múltipla,[5] fraturas por compressão vertebral, insuficiência de órgãos em estágio terminal e sequelas de acidente vascular cerebral (AVC).[6]

Ademais, a dor crônica envolve múltiplos fatores físicos, psicológicos e sociais, os quais são classificados como fatores de risco demográficos, relacionados ao estilo de vida e de comportamento, relacionados com aspectos clínicos ou enquadrados em outros fatores.[3] De maneira geral, estudos populacionais apontam que dores crônicas aparecem com maior incidência em mulheres, idosas, obesas, sedentárias, portadoras de multimorbidades, de baixa escolaridade e índices socioeconômicos desfavoráveis.[7]

IMPACTO DA DOR CRÔNICA NA VIDA DA PESSOA IDOSA

É conhecido que a dor crônica engloba aspectos psicológicos, fisiológicos e sociais no contexto do envelhecer.[3,7] As condições dolorosas estão ligadas a uma significativa incapacidade de mobilidade e atividade, além de quedas, depressão, ansiedade, problemas de sono, isolamento social, distúrbio do sono, transtorno de humor, sedentarismo, aumento de doenças cardiovasculares, fragilidade, polifarmácia, desnutrição, hospitalização e internação prolongada, aumento da demanda por serviços de Saúde e dos custos destinados a isso, declínio cognitivo, maior risco de institucionalização e aumento de mortalidade.[4,6]

Nesse âmbito, estudos comprovam que a dor crônica em idosos não é devidamente tratada, sobretudo na parcela que tem problemas para a comunicação.[4] Em idosos com demência, o tratamento da dor é ainda mais difícil em razão da dificuldade para avaliação e diagnóstico do processo álgico.[8]

A dor crônica está associada a custos elevados com saúde, redução da produtividade e piores índices de qualidade de vida.[3,6,7] Logo, a dor não é uma experiência natural do envelhecimento e, mesmo que seu manejo seja difícil por causa do declínio da função orgânica, da presença de doenças concomitantes e à polifarmácia, deve ser tratada corretamente com o intuito de diminuir os riscos de institucionalização e de morbimortalidade.[3,4,7]

DESAFIOS NO MANEJO DA DOR NO PROCESSO DE ENVELHECIMENTO

O manejo da dor em pessoas idosas costuma ser desafiador uma vez que essa parcela populacional atravessa inúmeras alterações de âmbito biopsicossocial, como dificuldade de comunicação, declínio cognitivo, déficits sensoriais, polifarmácia, multimorbidades, insuficiência social e familiar.

No que se refere à dificuldade na avaliação, idosos com comprometimento cognitivo, como demência, podem ter dificuldades em comunicar efetivamente as características, localização e intensidade dessa dor, dificultando o diagnóstico e o tratamento adequados.[9]

No Brasil, um estudo demonstra que a prevalência de pelo menos um medicamento de uso crônico entre idosos foi de 93% e cerca de 18% são polimedicados, ou seja, utilizavam pelo menos cinco medicamentos.[10] O consumo medicamentoso, associado às doenças e às alterações próprias do envelhecimento, produz efeitos colaterais e interações medicamentosas com graves consequências aos pacientes nessa faixa etária.[11] Esses fatores precisam ser cuidadosamente considerados quando novos tratamentos estão sendo introduzidos para que o risco de interações medicamentosas e reações adversas graves sejam minimizados.[12]

ENVELHECIMENTO E ALTERAÇÕES NOS MECANISMOS DA DOR

Limiar e tolerância

Com o intuito de mensurar as alterações no processamento da dor, diversos trabalhos foram feitos. Grande parte dos dados deriva de experimentos em animais e a maioria dos estudos em humanos se limita à avaliação das alterações de limiar e da tolerância à dor.[13,14] Em relação à tolerância, há redução com o envelhecimento, já os impactos da idade no limiar da dor são contraditórios[15] em um primeiro momento, já que revisões narrativas sugerem que os idosos apresentam limiar de dor aumentado; porém, alguns estudos apontam que o limiar para estímulos nocivos como pressão e temperatura podem estar reduzidos. Em relação à dor visceral, há aumento do limiar como na isquemia miocárdica. Ademais, o consenso emergente delimita que a resposta neurofisiológica à lesão tecidual e ao dano nervoso se altera conforme o avanço da idade, de maneira que a hiperalgesia e a soma temporal são mecanismos que hipoteticamente afetam mais os idosos.[16,17]

Sistema nervoso periférico

No que se refere às mudanças nos nervos e receptores periféricos, uma pesquisa conduzida somente com voluntários saudáveis demonstrou o comprometimento de fibras

A delta em idosos, as quais são responsáveis por transmitir a dor aguda bem-localizada. Logo, o seu comprometimento pode elucidar a alteração de dor epicrítica alterada em adultos mais velhos.[18] Por outro lado, com o avançar da idade, há diminuição na densidade das fibras periféricas, tanto mielinizadas como não mielinizadas, assim como aumento acentuado no número de fibras sensoriais danificadas ou degeneradas, esse processo pode causar leve redução na velocidade de condução nervosa periférica.[9,19] Além disso, há comprometimento seletivo nas fibras nociceptivas mielinizadas, o que afeta as funções de alerta precoce das fibras A delta.[15,20] Por fim, fica evidenciado que os níveis de adenosina trifosfato (ATP), fosfato de creatina endoneural e de fluxo sanguíneo nervoso diminuem com o avançar dos anos, assim como a expressão de C-nociceptores que respondem ao calor e ao estressor físico mecânico, de modo a diminuir a condução das fibras C.[9,14,20]

Medula espinhal

Em relação à medula espinhal e aos sistemas modulares descendentes, há perda gradual de neurônios noradrenérgicos e serotoninérgicos na camada superficial do corno posterior. Esses neurônios são cruciais para o controle inibitório descendente bulboespinhal, e sua perda pode comprometer os mecanismos endógenos de supressão da dor.[9,13] Ademais, pesquisas sobre a soma temporal da dor provocada pelo calor sustentam a ideia de que a inibição endógena da dor diminui com a idade. A incapacidade de regular os processos dolorosos contribui para maior vulnerabilidade ao desenvolvimento de dor crônica após lesões ou doenças.[9]

Encéfalo

No que diz respeito às alterações cerebrais e supraespinhais, o processo de envelhecimento afeta a estrutura do cérebro, de maneira que morte neural, perda de arborização dendrítica e apresentação de anormalidades neurofibrilares abrangem todo o córtex cerebral e em menor grau o mesencéfalo e tronco cerebral.[21] A concentração de neurotransmissores como ácido gama-aminobutírico (GABA), serotonina, dopamina, noradrenalina, glutamato e opioides endógenos sofre decréscimo com o passar dos anos, assim como os receptores de glutamato e serotonina estão diminuídos no córtex pré-frontal do cérebro.[13,15] A diminuição da concentração de GABA é correlacionada a dores com maior intensidade em pacientes com osteoartrite crônica dolorosa e fibromialgia, assim como em pessoas idosas com dores crônicas.[9] A redução dessa substância indica desinibição de regiões cerebrais, como o córtex cingulado anterior, ativando o mecanismo que aumenta a gravidade da dor.[22]

ALTERAÇÕES FARMACOCINÉTICAS E FARMACODINÂMICAS

Referente às alterações farmacocinéticas e farmacodinâmicas, é sabido que há alterações com o passar dos anos, inclusive na distribuição compartimental, de maneira que há redução de 20% a 30% de água corporal, diminuição de massa muscular e aumento de 20% a 30% de tecido adiposo. Essas alterações fisiológicas têm repercussão na distribuição de fármacos, assim como na meia-vida e nas concentrações dos fármacos no organismo, o que facilita a repercussão de efeitos adversos aos medicamentos.

A biodisponibilidade de princípios ativos é afetada por causa da função hepática diminuída intrínseca ao processo de envelhecimento, sobretudo aos fármacos que passam pela metabolização de fase I, que envolve oxidação, hidrólise e redução. Mesmo que haja variação interindividual significativa, é descrito o aumento da biodisponibilidade de substâncias que passam pelo metabolismo de primeira passagem em razão da deficiência de extração durante essa fase.[13,23,24]

Ocorre também alteração renal consequentemente à redução da depuração relacionada com a diminuição do fluxo sanguíneo renal e das funções reabsortiva e secretiva tubulares. Essas mudanças podem estar potencializadas se o indivíduo for portador de doenças crônicas como diabetes *mellitus* (DM) e hipertensão arterial sistêmica ou faça uso crônico de medicamentos nefrotóxicos, como os anti-inflamatórios não esteroides (AINEs). A junção dessas alterações aumenta a concentração sistêmica e a meia-vida de fármacos que são excretados pelos rins.[13]

Podem ocorrer modificações quanto à absorção por via oral (VO) consequentemente à hipocloridria secundária às alterações tróficas, diminuição da motilidade gastrointestinal, redução da velocidade de esvaziamento gástrico, do fluxo esplâncnico, das vilosidades intestinais e elevação do pH gástrico.[23,24]

A respeito das alterações farmacodinâmicas, estas são mais difíceis de serem percebidas uma vez que o processo é complexo e depende do número e afinidade dos receptores, dos mecanismos de transdução de sinal, das respostas celulares e da regulação homeostática.[13,23] Em estudos *in vivo*, que utilizam animais, é possível determinar com precisão onde é o sítio da anormalidade, fato que se difere se comparado aos estudos em humanos. Envelhecer tem ação direta na resposta frente a determinada concentração de fármaco, de maneira que a responsividade tende a cair em idosos se comparada à dos jovens.[13]

TRATAMENTO DA DOR NA PESSOA IDOSA

As diretrizes atuais sugerem que o tratamento da dor no idoso deve se basear na premissa básica para a população geral, ao usar intervenções farmacológicas incorporadas a uma abordagem abrangente e multidisciplinar, que inclua intervenção psicológica, atividade física e terapias complementares.[25]

É possível tratar adequadamente a dor persistente em pacientes idosos desde que o profissional de Saúde tenha conhecimento adequado sobre as alterações próprias do envelhecimento. É essencial familiarizar-se com a farmacologia dos principais medicamentos analgésicos, compreender como o envelhecimento pode influenciar a Farmacologia (maior incidência de efeitos adversos e estreitamento da janela terapêutica) e conhecer as possíveis interações entre fármacos e comorbidades, além das interações medicamentosas propriamente ditas.

Manejar adequadamente os medicamentos analgésicos e seus efeitos adversos é crucial.[26] Entretanto, o diagnóstico e o planejamento do tratamento não devem se basear exclusivamente na idade cronológica do paciente, e sim na funcionalidade e no resgate da qualidade de vida.

A adequada identificação e a avaliação têm suas importâncias por inúmeras implicações físicas, psíquicas e sociais. Sugere-se, assim, uma sistematização abrangente da dor no envelhecimento, a qual envolve a caracterização do idoso, avaliação/mensuração álgica e o seu tratamento, o qual denominou abordagem CAT.[27]

Ao caracterizar o idoso com dor, é importante avaliar sua capacidade funcional, determinada por:

1. Capacidade intrínseca.
2. Ambiente.
3. Interação entre esses dois domínios, intimamente relacionados à perda da capacidade funcional, tem-se o nível de fragilidade do idoso.

Em relação à avaliação/mensuração, até o momento, não dispomos de um instrumento-padrão, único e exclusivo para o idoso, que permita a avaliação global da dor, sendo livres de vieses e erros de medição, mas existem, e são estimuladas, medidas para a sua avaliação e mensuração.[28]

Instrumentos de mensuração unidimensionais

São maneiras simples de avaliar a magnitude da intensidade dolorosa. Entre essas medidas, encontram-se as escalas de descritores numéricos verbais ou visuais, que quantificam a dimensão sensorial da dor e que apresentam a vantagem de rápida e fácil aplicação. Ainda, essas escalas se mostram fidedignas e viáveis para a mensuração da dor em idosos saudáveis.[29,30]

As melhores e preferidas escalas de medidas unidimensionais pelos idosos são aquelas com descritores verbais e com números. No Brasil, um estudo com idosos longevos identificou que, entre as várias medidas de dor unidimensionais, as escolhidas foram as escalas facial e a numérica verbal.[31-35]

Instrumentos de mensuração multidimensionais

Não avaliam apenas a intensidade da dor, mas também outros aspectos da experiência dolorosa. Foram construídos para serem autoaplicados, porém, um profissional poderá ajudar na sua compreensão. No nosso meio, geralmente, não são resultantes do baixo nível socioeducacional da população.[36] Os instrumentos multidimensionais ainda são poucos utilizados em idosos, apesar de especialmente importantes, pois podem permitir melhores definições de intensidade, qualidade e tipo de dor.

O instrumento multidimensional denominado "Medida de Dor em Geriatria" (GPM) foi desenvolvido especialmente para a população idosa e buscou avaliar a dor e o seu impacto sobretudo na funcionalidade, no humor, no engajamento social e na qualidade de vida. A sua versão curta já foi validada para a língua portuguesa (GPM8-P).

O Questionário de Dor de McGill é outro instrumento multidimensional já validado para a língua portuguesa, contudo sua utilização junto aos idosos apresenta grandes dificuldades, sobretudo no aspecto de sua compreensão, além de não ter sido desenvolvido especificamente para a pessoa idosa.[37,38]

TRATAMENTO FARMACOLÓGICO DA DOR CRÔNICA EM IDOSOS

A Organização Mundial de Saúde (OMS), em 1986, estabeleceu alguns princípios para o tratamento da dor oncológica, que são, hoje, também utilizados na dor crônica de qualquer etiologia:[39]

4. O tratamento deve ser VO ou transdérmica, se possível, o que permite maior grau de independência e conforto.
5. O tratamento deve ser pelo relógio, ou seja, prescrição de doses fixas que respeitem o tempo de ação de cada fármaco, permitindo alívio constante da dor.
6. O tratamento deve se basear na intensidade dolorosa, guiando-se pela escada analgésica, porém, atualmente, com evidências para a possibilidade de flexibilização da mesma.
7. O tratamento deve ser individualizado considerando-se suas necessidades e permitindo controle adequado da dor com efeitos adversos mínimos.
8. O tratamento deve ocorrer com atenção a detalhes e reavaliações frequentes, possibilitando a adequação do tratamento aos hábitos e às rotinas do paciente e prevenindo efeitos adversos previsíveis.

A OMS, no mesmo ano, também preconizou, para o tratamento da dor, uma "escada analgésica", conforme a intensidade dolorosa:[39]

- O primeiro degrau corresponde à dor de leve intensidade, com pontuação 1 a 4 na escala visual analógica (EVA), em que estão os analgésicos não opioides ou anti-inflamatórios.
- O segundo degrau corresponde à dor moderada, com pontuação 5 a 7 na EVA, sendo indicados os opioides fracos associados ou não aos medicamentos do primeiro degrau, flexibilizando o uso de opioides fortes em doses baixas na dor oncológica moderada.
- O terceiro degrau corresponde à dor de forte intensidade, com pontuação 8 a 10 na EVA, em que se encontram os opioides fortes.
- Mais recentemente, o quarto degrau, para a dor refratária ou eventos adversos à farmacoterapia, no qual estão os procedimentos intervencionistas.
- Em qualquer degrau devem ser associados medicamentos adjuvantes.

Fármacos mais utilizados na terapêutica da dor em pessoas idosas

Analgésicos simples

Paracetamol

Apresenta ação analgésica e antipirética, sem ação anti-inflamatória significativa. Tem mecanismo de ação pouco conhecido, porém sugere-se também ter ação central. É metabolizado pelo fígado e excretado pelos rins. Nos idosos, recomenda-se dose máxima de 2 g/dia, com intervalo de 6 a 8 horas, respeitando o tempo de ação de 8 horas a fim de evitar sobredose e sugere cautela quando há insuficiência hepática e renal.[40]

Dipirona

Demonstra ação analgésica e antipirética, atua no sistema nervoso central (SNC) e inibe perifericamente as ciclo-oxigenases. Pode ser administrada VO, retal, intramuscular (IM), subcutânea (SC) e endovenosa (EV), sendo uma excelente opção por causa da versatilidade. Nos idosos, recomenda-se dose máxima de 4 g/dia, com intervalo de 6 a 8 horas, respeitando o tempo de ação de 8 horas, a fim de evitar sobredose e redução do risco de hipotensão transitória.[40]

Viminol

Tem ação analgésica parcialmente esclarecida, parece inibir os estímulos nociceptivos por ação no SNC no nível subcortical, atuando na inibição da percepção e elaboração dos estímulos algogênicos. Induz analgesia, sem interferência significativa no estado de consciência, coordenação motora, no sistema respiratório ou no sistema cardíaco. Além de analgésico, tem efeito antitussígeno. Para os idosos, recomenda-se seguir a dose-padrão de adulto jovem.[40]

Analgésicos anti-inflamatórios

São eficazes nas lesões e inflamações dos tecidos, em dores somáticas (linfadenomegalia, metástase óssea ou lesão cutânea), viscerais (distensão da cápsula hepática) ou neuropáticas (compressão medular). Devem ser usados com muito critério em virtude de maior incidência de efeitos adversos (toxicidade cardíaca, lesão gastrointestinal, lesão renal e hepática, *delirium*, discrasia sanguínea, entre outros).[40]

No que tange à prescrição, embora os estudos sugiram que os AINEs possam ser eficazes no tratamento da dor inflamatória leve em comparação com o acetaminofeno (paracetamol), as diretrizes mais recentes da Sociedade Geriátrica Americana para o controle da dor recomendam que os AINEs sejam considerados "muito raramente e com extrema cautela" e por curto período, não são recomendados na abordagem de dor crônica em pessoas idosas.[41]

Os anti-inflamatórios hormonais são indicados sobretudo na analgesia em dor oncológica, especialmente quando presentes compressão de estruturas nervosas, compressão de medula espinhal e metástase óssea.[42] Devemos ter muita cautela por causa dos efeitos adversos como hiperglicemia, confusão mental, insônia, hipertensão arterial, supressão da resposta imunológica, síndrome de Cushing, risco de fraturas e osteoporose, aumento da pressão intraocular e arterial e fraqueza muscular.[43] Para a população idosa, os glicocorticoides são, em geral, mais seguros quando administrados localmente, seja na forma tópica ou via intra-articular, minimizando, assim, os efeitos sistêmicos.[44]

Antidepressivos tricíclicos

Essa classe de medicamentos atua no bloqueio da recaptação de noradrenalina e serotonina na fenda sináptica, aumentando, assim, a concentração desses neurotransmissores.[45] Agem também em receptores colinérgicos muscarínicos e receptores de histamina, os quais geram os efeitos adversos dessas substâncias.[46] Sobre sua metabolização, esta ocorre no fígado e a excreção é realizada por via renal.[47] A meia-vida desses fármacos em idosos tende a ser aumentada, o que pode gerar efeitos adversos mais pronunciados e possível acumulação gradual. Por essa característica, conforme os critérios de Beers, os antidepressivos tricíclicos (ADTs) são classificados como inapropriados para uso em idosos.[48]

No que tange aos efeitos adversos, esse conjunto de fármacos promove efeitos anticolinérgicos importantes e interrompe a regulação autonômica, o que pode gerar disfunção cognitiva, sedação, hipotensão ortostática, boca seca, visão turva, constipação e retenção urinária. Igualmente, efeitos cardiovasculares também são encontrados.[49] Cabe citar o alargamento do intervalo QT, que pode gerar arritmias cardíacas, além do aumento do risco da morte súbita. Como forma de controle de danos, é encorajado realizar o exame eletrocardiográfico antes da prescrição desses medicamentos.[50]

A interação medicamentosa desses fármacos é bem-descrita e pronunciada, de forma que interagem com outros fármacos, como antipsicóticos e esteroides, metabolizados pelas enzimas do citocromo P450 (CYP) no fígado.[47,51] Importante ressaltar a potencialização do efeito do álcool e de anestésicos e a diminuição do efeito de fármacos anti-hipertensivos.

Antidepressivos inibidores de receptação de noradrenalina e serotonina

É uma classe medicamentosa que tem seu uso preconizado para o tratamento de dores de origem neuropática (p. ex., neuropatia diabética periférica), fibromialgia, osteoartrite e outras de origem musculoesquelética.[52,53]

Seu mecanismo de ação é similar aos ADTs, entretanto, apresenta efeitos adversos reduzidos, principalmente os cardiovasculares e anticolinérgicos.[26,52] São possíveis eventos adversos: constipação ou diarreia, náusea, sonolência, tontura, queda, embaçamento visual e insônia.

Recomenda-se iniciar o tratamento em pessoas idosas sempre com doses baixas e titulação lenta pelo período de 14 a 30 dias, de preferência durante o período matutino, em virtude do risco de insônia.

- *Duloxetina:* iniciar com 30 mg, dose máxima de 120 mg/dia.
- *Venlafaxina:* iniciar com 37,5 mg; dose máxima de 225 mg/dia.[45]

Anticonvulsivantes

Representam uma classe de fármacos que atuam principalmente na transmissão e modulação das vias dolorosas via bloqueio de canais iônicos, sobretudo sódio e cálcio.

Destacam-se, na prática clínica, a carbamazepina (atualmente recomendada com cautela em pacientes idosos com nevralgia trigeminal e neuropatias periféricas), os gabapentinoides (gabapentina e pregabalina), a lamotrigina e a oxcarbazepina.[53]

As prescrições de gabapentinoides triplicaram entre 2002 e 2015, com um aumento especialmente acentuado entre adultos acima de 64 anos e aqueles com várias comorbidades.[54] Essa tendência é preocupante, pois novos dados do Sistema de Notificação de Eventos Adversos da Food and Drug Administration (FDA), a agência regulatória dos Estados Unidos, sugerem que esses medicamentos podem intensificar a depressão respiratória quando combinados com outros depressores do SNC, como opioides e benzodiazepínicos.[55] Entre os efeitos adversos destacamos: sonolência diurna; tontura; e edema de membros inferiores.

Recomenda-se ajuste posológico conforme a função renal e hepática.

- *Gabapentina:* dose inicial 300 mg à noite (em dias alternados), dose máxima 3.600 mg, intervalo de 8; em idosos com *clearance* renal alterado, considerar o intervalo de 12 horas.
- *Pregabalina:* dose inicial 25 mg a 50 mg à noite, dose máxima de 300 mg/dia, fracionada a cada 12 horas ou dose única, evitar dose fixa inicial de 75 mg com administração a cada 12 horas em pessoas idosas.

Canabinoides

Os canabinoides estão cada vez mais disponíveis, mas sua eficácia e segurança em idosos são incertos. O interesse no uso de produtos derivados da *Cannabis* no tratamento da dor crônica vem aumentando nos últimos anos, inclusive entre os idosos que acreditam ser os canabinoides um remédio natural, sem efeitos adversos. Poucos estudos científicos abordam o uso dessas substâncias nessa população. A maioria contempla participantes mais jovens, e potenciais efeitos adversos em pessoas mais velhas, como alterações cognitivas, cardiovasculares e de marcha, são pouco avaliados.

Os canabinoides são fármacos lipossolúveis. Em razão do aumento da massa de gordura em detrimento da perda de água na pessoa idosa, o volume de distribuição do fármaco é aumentado. Sua metabolização hepática ocorre via citocromo 450, aumentando o risco de interações medicamentosas, principalmente em pessoas idosas polimedicadas.[53]

Os efeitos adversos mais comuns aos canabinoides são: tonturas; boca seca; náuseas; zumbido; euforia; confusão; desorientação; e sonolência. Quanto às propriedades analgésicas dos canabinoides, as evidências são conflitantes em relação às dores nociceptivas, nociplásticas e neuropáticas.

Uma revisão da Cochrane recomendou, com base em evidências de benefícios pequenas a moderadas, que os canabinoides devem ser considerados como 3ª e 4ª linhas de tratamento em dores neuropáticas crônicas após falha terapêutica com antidepressivos duais, tricíclicos e gabapentinoides.[56,57]

Relaxantes musculares

Certas diretrizes de qualidade recomendam evitar o uso dessa classe de medicamentos em pacientes com 65 anos ou mais. Contudo, essa recomendação se baseia em opinião de especialistas em detrimento dos estudos publicados. O risco de dano relacionado ao uso por essa população é pequeno, entretanto significativo. Dessa forma, o emprego de relaxantes musculares deve ser abordado com prudência em indivíduos com 65 anos ou mais. Antes de prescrever, é necessário realizar a avaliação da relação custo-benefício e ponderar, individualmente, se o uso é benéfico.[58] Esses medicamentos são comumente prescritos para dores musculares de caráter miofascial e para o tratamento de dor lombar aguda; contudo, sua utilização está frequentemente associada a efeitos adversos, que incluem sedação, tontura, efeitos anticolinérgicos e fraqueza muscular.[26]

Opioides

Essa classe medicamentosa, quando utilizada em tratamento multimodal da dor em idosos cuidadosamente selecionados e monitorados, pode fornecer melhora significativa da dor.[59] A ação farmacocinética em adultos com idade avançada sofre alterações, ademais, há divergências significativas entre idosos. Grande parte dessas alterações está relacionada com a diminuição da depuração renal, mecanismo responsável por excretar os metabólitos dessa classe, e com as alterações do volume de distribuição do fármaco.[60] Evidências apontaram que os opioides, em dosagens similares para adultos jovens e para idosos, desempenham maior alívio na dor com uma duração de efeito maior em idosos se comparados a adultos jovens.[61]

Entre os efeitos adversos mais frequentes, destacamos a constipação intestinal, náuseas, vômitos, retenção urinária, boca seca, sedação, tontura e tolerância. Menos comumente, observam-se alterações cognitivas, *delirium*, hiperalgesia, mioclonia, prurido, quedas, alterações cardíacas, imunológicas ou hormonais, distúrbio do sono e euforia.

Por isso, recomenda-se que a titulação da dose seja realizada de forma lenta e cuidadosa em idosos, respeitando-se tempo de ação e evitando-se sobredose.[62,63]

Tramadol

Análogo sintético da codeína, opioide atípico com mecanismo de ação dual, ativando os receptores μ e inibindo a recaptação de serotonina e noradrenalina. Cerca de 5 mg de tramadol correspondem a 1 mg de morfina oral.

- *Dosagem:* apresenta como opções: solução oral 100 mg/mL (40 gotas = 100 mg), ideal para iniciar com doses reduzidas; solução injetável em ampola de 2 mL (50 mg/mL), que pode ser administrada via EV e SC. Prescrito na dose de 50 mg a 100 mg, a cada 6 a 8 horas. Se a formulação for de liberação prolongada, recomendam-se 50 mg a 100 mg a cada 12 horas.

Este fármaco sofre metabolização hepática via CYP3A4 e CYP2D6, sendo necessário reduzir sua dose ou prolongar seu intervalo de administração em pacientes com insuficiência hepática.

Esse fármaco é eliminado via renal. Por esse motivo, sua dose deve ser reduzida, assim como os intervalos de administração devem ser aumentados em pacientes com insuficiência renal. Esse fármaco pode ser prescrito em insuficiência renal dialítica, após ajuste de dose.

O tramadol pode ocasionar redução do limiar convulsivo, portanto não se deve exceder a dose de 400 mg em 24 horas. Recomenda-se evitar seu uso em indivíduos com tumores cerebrais ou com quadros neurológicos com predisposição a atividades epilépticas.[63]

Codeína

É um fármaco derivado natural do ópio, agonista total receptores μ. Considerada um pró-fármaco, é metabolizada *in vivo* em morfina. Tem potente ação antitussígena; 10 mg de codeína são correspondentes a 1 mg de morfina oral.

- *Apresentações:* comprimido ou solução oral (3 mg/mL); associação com AINEs (evitar essa associação em idosos) ou paracetamol.
- *Dosagem:* em razão do tempo de ação, em idosos, sugere-se prescrição de doses a cada 6 a 8 horas. Recomenda-se iniciar com 7,5 mg a 15 mg para evitar sobredose e efeitos adversos.

Esse fármaco sofre metabolização hepática via CYP2D6. Além disso, sofre eliminação renal. Sabe-se que fármacos cujos metabólitos são de excreção renal, sua dose deve ser reduzida, assim como os intervalos de administração devem ser aumentados em pacientes com insuficiência renal. Deve-se evitar o uso em pacientes com disfunção renal grave.[63]

Tapentadol

Opioide mais recente no Brasil, tem ação agonista moderada nos receptores μ, além de atuar na inibição da recaptação da noradrenalina. Esse duplo mecanismo contribui para o tratamento de dor nociceptiva, neuropática ou crônica com componente neuropático. As apresentações orais são de 50 mg, 100 mg, 150 mg, 200 mg e 250 mg. Se a formulação for de liberação retardada (*retard*), a administração deve ser feita a cada 12 horas. Não é necessário o ajuste de dose para pacientes portadores de insuficiência hepática ou renal leve a moderada. Apresenta baixo risco de interações medicamentosas e boa tolerabilidade gastrointestinal, sendo opção útil inclusive para idosos frágeis.[63]

Oxicodona – oxicodona/naloxona

A oxicodona é um opioide semissintético, analgésico potente que, em diversos estudos, demonstrou eficácia similar à da morfina, sendo bem-tolerada no tratamento da dor oncológica.[64] Em idosos frágeis que são mais suscetíveis a sobredoses de opioides, a titulação de doses utilizando solução oral de oxicodona apresentou bons resultados. Além disso, essa formulação facilita a administração em pacientes com dificuldade para deglutir e permite titulação mais precisa quando doses pequenas de opioides são priorizadas.[26]

Apresenta absorção bifásica no organismo, sendo o primeiro pico plasmático com menos de 1 hora da administração e o segundo, após cerca de 6 horas. Apesar de ser 1,5 a 2 vezes mais potente que a morfina, parece ter menor incidência de tolerância e efeitos adversos.

Dosagem: comprimidos de 10 mg, 20 mg e 40 mg, tempo de ação de até 25 horas, podendo ser prescritos a cada 12 a 24 horas em idosos e não podem ser triturados. Como a oxicodona não apresenta comprimidos de ação imediata e formulação injetável, é necessário utilizar morfina de liberação imediata nas doses de resgate. Na dose de até 20 mg/dia, é considerado um opioide fraco.[11,14] A associação com naloxona, disponível nas dosagens de 5 mg de oxicodona + 2,5 mg de naloxona; 10 mg + 5 mg (oxicodona:naloxona); 20 mg + 10 mg (oxicodona:naloxona); e 40 mg (oxicodona) + 20 mg (naloxona), promove redução da constipação intestinal.

A oxicodona sofre metabolismo hepático via CYP3A4 e CYP2D6, sendo necessário ajuste de dose em pacientes com insuficiência hepática moderada.

Além disso, esse fármaco sofre eliminação renal. Dessa forma, o ajuste da dose é necessário se a taxa de filtração glomerular estiver entre 50 mL/min e 10 mL/min.[63]

Morfina

É um opioide natural, agonista total de receptores μ. Apresenta baixo custo, eficiência e segurança quando respeitadas as recomendações para o uso. Não apresenta teto posológico, sendo a dose ideal aquela que oferece o máximo de analgesia com o mínimo de efeitos adversos, devendo ser titulada conforme a necessidade do paciente.

- *Apresentações:* solução oral (10 mg/mL), comprimidos de liberação imediata (10 mg e 30 mg), comprimidos de liberação lenta (com 30 mg, 60 mg e 100 mg), além de ampolas para uso EV (2 mg/mL ou 10 mg/mL), SC, IM e supositório.
- *Posologia:* a morfina de liberação rápida tem início de ação em 30 minutos e duração de ação de aproximadamente 4 horas; por isso, deve ser prescrita em intervalos fixos de 4. A morfina de liberação lenta tem início de ação em aproximadamente 1 hora, com duração de ação de 12 horas, cuja prescrição deve ser feita a cada 12 horas. Pacientes virgens de opioides, ou seja, que nunca utilizaram opioides, e pacientes idosos devem iniciar o tratamento com dose menor e/ou intervalo maior para redução de efeitos adversos (2,5 mg a 5 mg de a cada 8 a 6 horas até intervalo de 4 horas).

Para conversão da via de administração da morfina, considerar o seguinte: oral para SC, metade da dose; VO para EV, um terço da dose; da VO para retal, mesma dose.

A morfina sofre metabolização hepática, principalmente por glicuronidação.

Além disso, seus metabólitos são excretados no rim. Dessa forma, a dose e a frequência de administração devem ser reduzidas em pacientes com insuficiência renal.[63]

Fentanil transdérmico

O fentanil é um opioide forte utilizado frequentemente no Brasil em sua forma transdérmica para o manejo de dor oncológica.[64] A avaliação global da terapia com fentanil transdérmico tem sido mais favorável em pacientes acima de 65 anos em comparação com adultos mais jovens.[65] Entretanto, mesmo com efeitos adversos menos pronunciados, em razão da alta potência do fentanil transdérmico, não se recomenda iniciar o tratamento com opioides, sendo sugerido apenas para rotação ou substituição de opioides.[64]

- *Dosagem:* os adesivos contêm 2,5 mg, 5 mg, 7,5 mg e 10 mg de fentanil e proporcionam a liberação, respectivamente, de 25 mcg, 50 mcg, 75 mcg ou 100 mcg do medicamento a cada hora. Deve ser prescrito em dose equipotente ao total de morfina oral usado em 72 horas. A absorção, em pacientes oncológicos, pode variar bastante a depender da situação clínica.[17] Seu efeito analgésico tem início aproximadamente em 24 a 48 horas após a aplicação e a duração é de 72 horas. Após a remoção do adesivo, pode haver manutenção da concentração plasmática do fentanil por até 8 a 12 horas, com efeitos adversos tardios.

O fentanil sofre metabolismo hepático via CYP3A4, sem necessidade de ajuste em pacientes portadores de insuficiência hepática leve a moderada. Além disso, esse fármaco sofre eliminação renal, sendo necessário o ajuste de dose se a taxa de filtração glomerular for menor que 10 mL/kg/min.

O adesivo contém metal que pode ocasionar lesões por queimaduras cutâneas durante a realização de ressonância nuclear magnética (RNM). Deve-se sempre remover o adesivo de fentanil antes da realização de RNM e substituí-lo após o exame.[63]

Buprenorfina

Opioide semissintético, atípico por ser um agonista parcial receptor μ e antagonista δ- κ, sendo utilizado no Brasil na forma de adesivo, para administração transdérmica. Cerca de 30 a 60 vezes mais potente que a morfina, porém com menos efeitos adversos. Promove analgesia completa e estável durante o tratamento. Ideal para pacientes polimedicados, com dificuldade de deglutição ou quadros dispépticos.

- *Apresentações:* adesivos de 5 mg, 10 mg, 20 mg, 30 mg e 40 mg. Devem ser trocados a cada 3 ou 7 dias. Dose máxima de 40 mg, sendo permitida combinação de adesivos; demoram cerca de 72 horas para alcançar efeito máximo. Recomenda-se manter analgesia VO nos primeiros 3 dias até início de ação do adesivo transdérmico. Doses maiores de 40 mg/dia são ideais para dor crônica oncológica.

A buprenorfina sofre metabolismo hepático, principalmente por glicuronidação. A sua eliminação é predominantemente fecal, não havendo necessidade de ajuste de doses para pacientes com alteração de função renal visto que sua excreção é biliar, apresentando baixo risco de interação medicamentosa.

Comparada a outros opioides, apresenta bom perfil de segurança, com uma baixa incidência de efeitos adversos[63] e perfil de efeitos adversos mais favoráveis em comparação com a maioria dos outros opioides: há um limite máximo para o efeito colateral da depressão respiratória, além de um impacto menor na redução dos tempos de trânsito gastrointestinal do que outros opioides.[66]

Medicamentos tópicos

Os medicamentos tópicos constituem uma alternativa à VO, pois apresentam menos probabilidade de efeitos adversos. Além disso, podem ser mais adequados para pacientes em regimes medicamentosos complexos em que há necessidade de redução de polifarmácia ou aqueles com dificuldade de deglutição.[67,68] Entre os medicamentos tópicos, destacamos: anti-inflamatórios; emplastros de lidocaína; e capsaicina.

INTERVENÇÕES NÃO FARMACOLÓGICAS NO TRATAMENTO DA DOR EM PESSOAS IDOSAS

Embora o tratamento inicial da dor se baseie, com frequência, , no uso de medicamentos, é amplamente recomendado que uma combinação de abordagens farmacológicas e não farmacológicas seja adotada. Essa integração de métodos é geralmente considerada mais eficaz do que a intervenção farmacológica isolada, proporcionando um alívio mais completo e sustentável dos sintomas dolorosos.[69]

Intervenções psicológicas

As abordagens psicológicas podem ser valiosas como complemento ao tratamento farmacológico ou como primeira escolha terapêutica, dependendo da preferência do paciente.[70] Nessa perspectiva, as técnicas psicológicas podem agir ao aliviar o sofrimento e restaurar a função cerebral.

Terapia cognitiva-comportamental (TCC)

A TCC busca modificar pensamentos e comportamentos desadaptativos relacionados à dor crônica. Ela altera a percepção da dor, desafiando pensamentos negativos e promovendo pensamentos positivos. Além de abordar respostas emocionais como medo e ansiedade, a TCC utiliza técnicas como terapia de exposição e treinamento de relaxamento. A TCC também concentra-se em fatores de estilo de vida que podem influenciar a dor, como sono, dieta e atividade física.[71] É essencial que os estudos futuros avaliem os efeitos sustentados, a frequência e a duração ideal das sessões, bem como o valor das sessões de reforço.

Meditação (atenção plena ou *mindfulness*)

Considerada uma prática que ajuda a redirecionar a mente para o presente e aprimorar a percepção das sensações internas e do ambiente ao redor. Isso proporciona ao indivíduo a capacidade de se distanciar e reavaliar suas experiências. Pesquisas por meio de neuroimagem demonstram que a prática de atenção plena influencia a atividade e a conectividade de várias regiões cerebrais cruciais para o processamento da dor, incluindo o córtex pré-frontal, o córtex cingulado anterior, a ínsula, o tálamo e a amígdala. Em revisão sistemática, foi apontado que existem evidências de baixa qualidade que a meditação está associada à diminuição da dor em comparação com o grupo-controle, o que justifica a necessidade de estudos mais aprimorados para fornecer dados precisos sobre a eficiência dessa técnica no manejo da dor crônica.[72]

Hipnose

Consiste em uma abordagem terapêutica que utiliza sugestões para a indução de um estado alterado de consciência, caracterizado por concentração profunda e relaxamento intenso. Nesse estado, o paciente se torna mais receptivo a sugestões, permitindo uma modificação eficaz na percepção da dor e no manejo de questões emocionais. Por meio desse foco aumentado e da abertura para sugestões, a hipnose facilita o tratamento de condições como dor crônica e problemas emocionais intrínsecos à dor, ajudando na redução do medo e da ansiedade, no enfrentamento e na autoeficácia. A hipnose apresenta bons resultados quando utilizada como tratamento adjuvante e/ou combinado com terapias farmacológicas, físicas e psicológicas.[73,74]

Práticas integrativas e complementares

Terapias integrativas e complementares são práticas que não fazem parte do sistema médico tradicional, mas são empregadas para complementar os tratamentos convencionais.

Acupuntura

Acupuntura refere-se à estimulação de pontos de acupuntura tradicionais chineses por meio de agulhamento, moxabustão e ventosaterapia. Estudos apontam que a acupuntura é superior ao tratamento tradicional da dor crônica lombar.[75]

Tai Chi e ioga

São práticas de mente-corpo que podem aliviar a dor crônica e promover o bem-estar ao harmonizar aspectos fisiológicos e psicológicos. Assim como o exercício físico moderno, essas práticas tradicionais têm a capacidade de equilibrar funções essenciais e facilitar o manejo da dor. A prática de ioga, de tai chi e de exercícios físicos pode, além de ajudar com dores crônicas lombares e as relacionadas à osteoartrite, reduzir efetivamente a dor e melhorar a função em uma variedade de outras condições. O tai chi demonstrou-se útil na dor lombar crônica, especificamente na população mais velha.[76]

Terapias manuais

As terapias manuais abrangem uma série de técnicas práticas, como mobilização articular e manipulação de tecidos moles destinadas a restaurar a mobilidade e a função. O mecanismo atrelado a essa terapia é a ativação de mecanorreceptores cutâneos e modulação do processamento espinhal de sinais sensoriais da periferia.[76] São exemplos a massoterapia, a osteopatia e a quiropraxia. É fundamental evitar forças e frequências excessivas durante a manipulação para prevenir lesões, especialmente em idosos, nos quais pode ser necessário adotar técnicas mais suaves para garantir a segurança e a eficácia do tratamento.

Exercícios físicos

Quanto à atividade física, essa é uma abordagem terapêutica eficaz e amplamente comprovada para condições de dor crônica, oferecendo benefícios significativos na redução da dor, melhoria do sono, otimização da função cognitiva e aprimoramento da função física.[77] Para o manejo da dor persistente, preconiza-se o uso de programas de treinamento físico que incluem atividades de fortalecimento, flexibilidade e resistência.[78]

Fisioterapia

Desempenha papel vital no incentivo à prática contínua de atividades físicas em grupo, como alongamento, fortalecimento muscular, treinamento de equilíbrio e caminhadas. Ela também promove a reeducação postural por meio de programas especializados. Além disso, contribui para a adaptação de ambientes e mobiliário, melhorando a acessibilidade e prevenindo acidentes, como quedas, e reduzindo a prevalência de lesões crônicas relacionadas ao trabalho.[79]

Na reabilitação, a fisioterapia abrange treinamentos de resistência, equilíbrio e flexibilidade. Pode fornecer atendimento individualizado tanto em unidades de Saúde como no domicílio, especialmente para idosos acamados.

Entre as intervenções comuns, estão a estimulação nervosa elétrica transcutânea (TENS), a massagem, terapias térmicas e a cinesioterapia.

TERAPIAS INTERVENCIONISTAS NO MANEJO DA DOR CRÔNICA EM PESSOAS IDOSAS

As terapias intervencionistas têm um efeito poupador de medicamentos, sendo, assim, uma opção interessante, pois podem reduzir os riscos de eventos adversos. Entretanto, é fundamental optar pelo método mais adequado ao idoso que está sendo tratado, respeitando-se suas condições clínicas funcionais.

As terapias intervencionistas no tratamento da dor crônica englobam uma variedade de bloqueios neurais e procedimentos minimamente invasivos.[80]

São exemplos de terapias intervencionistas:

- Injeções peridurais de esteroides.
- Adesão peridural percutânea.
- Injeções de facetas articulares.
- Denervação por radiofrequência.
- Neuromodulação.
- Infusões neuroaxiais contínuas.
- Injeções articulares periféricas intra-articulares.

TERAPIAS CIRÚRGICAS EM PESSOAS IDOSAS

Artroplastia

A artroplastia total de joelho tem como principal objetivo restaurar a forma e o alinhamento da articulação, promovendo a estabilidade e a mobilidade do joelho. Além disso, visa reduzir a dor, melhorar a função e, consequentemente, elevar a qualidade de vida do paciente.[81] Em geral, as artroplastias de joelho têm sucesso com diminuição dos sintomas álgicos; entretanto, até 19% dos pacientes ficam insatisfeitos com o resultado, de maneira que a eficácia do tratamento está intrinsecamente correlacionada com a expectativa do paciente.[82] Assim como na artroplastia de joelho, mesmo com a operação tecnicamente alinhada às expectativas, de 7% a 15% dos pacientes ficam insatisfeitos com a artroplastia total de quadril e podem apresentar dor e perda da função física.[82-84]

Vertoplastia e cifoplastia

Fraturas vertebrais osteoporóticas representam uma causa frequente de dor aguda em idosos, uma condição que pode perdurar por semanas ou até meses, persistindo ainda após a consolidação da fratura. Duas cirurgias minimamente invasivas foram defendidas como tratamento preferencial em caso de fratura de vértebras osteoporóticas. A vertoplastia e a cifoplastia são utilizadas e estudos comprovam a melhora na dor nas costas, na função física, na mobilidade e qualidade de vida do paciente se comparadas à terapia médica convencional. Entretanto, as evidências são conflitantes uma vez que, foram encontrados, mediante procedimento simulado, os mesmos benefícios observados em pacientes submetidos ao procedimento cirúrgico.[70]

CONCLUSÃO

Em face de uma população que envelhece rapidamente, torna-se relevante o conhecimento sobre suas peculiaridades e necessidades. Entre os maiores desafios assistenciais da população idosa, está o manejo da dor, uma condição clínica de alta prevalência e de impactos clínicos funcionais significativos. Seu manejo adequado envolve uma análise multidimensional do paciente, seguida de uma proposta racional de tratamento. Dessa forma, podemos minimizar os impactos da dor e melhorar a qualidade de vida deste indivíduo.

Referências bibliográficas

1. Nações Unidas, departamento de assuntos econômicos e sociais, divisão de população. Perspectivas da população mundial: a revisão de 2022. [2025 Fev. 11]. Disponível em: http://esa.un.org/unpd/wpp/.
2. Pereira LV, de Vasconcelos PP, Souza LA, Pereira Gde A, Nakatani AY, Bachion MM. Prevalence and intensity of chronic pain and self-perceived health among elderly people: a population-based study. Rev Lat Am Enfermagem. 2014;22(4):662-9. doi: 10.1590/0104-1169.3591.2465.
3. Mills SEE, Nicolson KP, Smith BH. Chronic pain: a review of its epidemiology and associated factors in population-based studies. Br J Anaesth. 2019;123(2):e273-e283. doi: 10.1016/j.bja.2019.03.023.
4. Guerriero F. Guidance on opioids prescribing for the management of persistent non-cancer pain in older adults. World J Clin Cases. 2017;5(3):73-81. doi: 10.12998/wjcc.v5.i3.73.
5. Jassal M, Egan G, Dahri K. Opioid prescribing in the elderly: a systematic review. J Pharm Technol. 2020;36(1):28-40. doi: 10.1177/8755122519867975.
6. Kanematsu JS, et al. Impacto da dor na qualidade de vida do paciente com dor crônica. Revista de Medicina. 2022;101(3)e-192586. doi: 10.11606/issn.1679-9836.v101i3e-192586.
7. Ciola G, Silva MF, Yassuda MS, Neri AL, Borim FSA. Chronic pain in older adults and direct and indirect associations with sociodemographic and health-related characteristics: a path analysis. Rev bras geriatr gerontol. 2020;23(3):e200065. doi: 10.1590/1981-22562020023.200065.
8. Hunt LJ, Covinsky KE, Yaffe K, Stephens CE, Miao Y, Boscardin WJ, et al. Pain in community-dwelling older adults with dementia: results from the national health and aging trends study. J Am Geriatr Soc. 2015;63(8):1503-11. doi: 10.1111/jgs.13536.
9. Tinnirello A, Mazzoleni S, Santi C. Chronic pain in the elderly: mechanisms and distinctive features. Biomolecules, 2021;11(8):1256.
10. Ramos LR, Tavares NU, Bertoldi AD, Farias MR, Oliveira MA, Luiza VL, et al. Polypharmacy and polymorbidity in older adults in brazil: a public health challenge rev saude publica. 2016;50(2):9s.
11. Rozenfeld S. Prevalence, associated factors, and misuse of medication in the elderly: a review. Cad Saúde Pública. 2003;19(3):717-24.
12. O'Neill A, O'Sullivan K, McCreesh K. Lower levels of physical activity are associated with pain progression in older adults, a longitudinal study. Eur J Pain. 2021;25(7):1462-1471.
13. Mccleane G. Pharmacological pain management in the elderly patient. Clinical interventions in aging, 2008;2:637–643.
14. Lautenbacher S, et al. Age changes in pain perception: a systematic-review and meta-analysis of age effects on pain and tolerance thresholds. Neuroscience & biobehavioral reviews/Neuroscience and biobehavioral reviews, 2017;75:104-13.
15. Karp JF, et al. Advances in understanding the mechanisms and management of persistent pain in older adults. British journal of anaesthesia, 2008;101(1)111-20.
16. Gagliese L. Pain and Aging: the emergence of a new subfield of pain research. J. Pain. 2009;10:343-53.
17. Edwards RR. Age differences in the correlates of physical functioning in patients with chronic pain. J. Aging Health. 2006;18:56-69.
18. Chakour MC, et al. The effect of age on Aδ- and C-fibre thermal pain perception. Pain. 1996;64(1):143-52.

19. Verdú E, et al. Influence of aging on peripheral nerve function and regeneration. Journal of the Peripheral Nervous System. 2000;5(4):191-208.
20. Taguchi T, et al. Cutaneous C-fiber nociceptor responses and nociceptive behaviors in aged Sprague–Dawley rats. Pain. 2010;151(3):771-82.
21. Farmer MA, Baliki MNA, APKARIAN V. A dynamic network perspective of chronic pain. Neuroscience letters. 2012;520(2):197-203.
22. Weyer AD, et al. Nociceptor sensitization depends on age and pain chronicity. ENeuro. 2016;3(1)0115-15.
23. Hammerlein A, Derendorf H, Lowenthal DT. Pharmacokinetic and pharmacodynamic changes in the elderly. Clinical pharmacokinetics. 1998;35(1):49-64.
24. Hanlon JT, SHIMP LA, SEMLA TP. Recent advances in geriatrics: drug-related problems in the elderly. Ann Pharmacother. 2000;34(3):360-5.
25. Guerriero F. Guidance on opioids prescribing for the management of persistent non-cancer pain in older adults. World journal of clinical cases, 2017; 5(3):73.
26. Schwan J, Sclafani J, Tawfik VL. Chronic pain management in the elderly. Anesthesiology clinics. 2019;37(3)547-60.
27. Santos FC, Bettin VP. Avaliação e Mensuração da dor no envelhecimento in: Santos FC, Barcellos DK. Dor no idoso. Rio de Janeiro. 2023.
28. Souza FAEF. Dor: o quinto sinal vital. Rev Latino Am-Enfermagem. 2002(10): 446-7.
29. AGS Panel on Persistent Pain in Older Persons. The management of persistent pain in older persons. J Am Geriatr Soc. 2002;50(6):S205-S224.
30. AGS Panel on Persistent Pain in Older Persons. Pharmacological management of persistent pain in older persons. J Am Geriatr Soc. 2009; 57:1331-46.
31. Gagliese L, Weizblit N, Ellis W, Chan VW. The measurement of postoperative pain: a comparison of intensity scales in younger and older surgical patients. Pain. 2005;117(3):412-20.
32. Herr K, Spratt K, Mobily PP, Richardson G. Pain intensity assessment in older adults: use of experimental pain to compare psychometric properties and usability of selected scales in adult and older populations. Clin J Pain. 2004;20:207-19.
33. Jones KR, Fink R, Hutt E, Vojir C, Pepper G A, Scott-Cawiezell J., et al. Measuring pain intensity in nursing home residents. J Pain Symptom Manage. 2005,30(6):519-27.
34. Peters ML, Patijn J, Lamé I. Pain assessment in younger and older pain patients: psychometric properties and patient preference of five commonly used measures of pain intensity. Pain Medicine. 2007;8(7):601-10.
35. Santos FC, Moraes NS, Pastore A, Cendoroglo MS. Chronic pain in long-lived elderly: prevalence, characteristics, measurements and correlation with serum vitamin D level. Rev Dor. 2015,16(3):171-75.
36. Santos FC, Souza PM. Dor no idoso. Rev Bras Med. 2010;67(12):21-30.
37. Pimenta CA, Teixeira MJ. Questionario de dor McGill: proposta de adaptacao para a lingua portuguesa. Ver Esc Enf USP. 1996;30(3):473-83.
38. Motta T, Gambaro RC, Santos FC. Mensuracao da dor em idosos: avaliação das propriedades psicométricas da versão em Português do Geriatric Pain Measure. Rev Dor. 2015;16(2):52-5.
39. Silva FRD, Moraes NS, Bersani ALF. Abordagem da dor oncológica. In: Santos FC, Souza PMR. Força tarefa na dor em idosos. São Paulo: Moreira Jr.; 2011:31-44.
40. Moraes NS, Bersani ALF. Tratamento farmacológico da dor crônica em idosos. In: Bersani ALF, Barros BF, Moraes NS, et al, editores. Terapêutica da dor no idoso guia prático. São Paulo: Atheneu, 2018.
41. Malec M, Shega JW. Pain management in the elderly. Medical clinics of North America. 2015;99(2):337-50.
42. Souza PMR, Subi KRR. Dor oncológica e cuidados paliativos. In: Bersani ALF, Barros BF, Moraes NS, et al, editores. Terapêutica da dor no idoso guia prático. São Paulo: Atheneu, 2018.
43. Jaward LR, et al. Differences in adverse effect profiles of corticosteroids in palliative care patients. The American journal of hospice & palliative care. 2018;36(2):158-68.
44. Szwedowski D, et al. Intra-articular injection of platelet-rich plasma is more effective than hyaluronic acid or steroid injection in the treatment of mild to moderate knee osteoarthritis: a prospective, randomized, triple-parallel clinical trial. Biomedicines. 2022;10(5)99.
45. Bonilla-Jaime H, et al. Depression and pain: use of antidepressants. Current neuropharmacology. 2022;20(2):384-402.
46. Richelson E. Antimuscarinic and other receptor-blocking properties of antidepressants. Mayo Clinic proceedings. 2024;58(1).
47. Gillman PK. Tricyclic antidepressant pharmacology and therapeutic drug interactions updated. British journal of pharmacology, 2007;151(6):737-748.
48. American geriatrics society 2015 Updated Beers criteria for potentially inappropriate medication use in older adults. Journal of the American Geriatrics Society. 2015;63(11):2227-46.

49. Trindade E, Menon D, Topfer LA, Coloma C. Adverse effects associated with selective serotonin reuptake inhibitors and tricyclic antidepressants: a meta-analysis. CMAJ. 1998;159(10):1245-52.
50. Fanoe S, et al. Risk of arrhythmia induced by psychotropic medications: a proposal for clinical management. European heart jornal. 2014;35(20):1306-15.
51. Friedrich ME, et al. Drug-Induced liver injury during antidepressant treatment: results of AMSP, a drug surveillance program. International journal of neuropsychopharmacology. 2015;19(4):pyv126.
52. American geriatrics society panel on pharmacological management of persistent pain in older persons. Pharmacological management of persistent pain in older persons. J Am Geriatr Soc. 2009;57(8):1331-46.
53. Thé KB, Santos FC, Barros BF. Especificidades do tratamento da dor neuropatica no idoso. In: Palladini MC. Tratado de dor neuropática. São Paulo: Atheneu; 2021:425-31.
54. Johansen ME. Gabapentinoid Use in the United States 2002 Through 2015. JAMA internal medicine. 2018;178(2):292.
55. Throckmorton DC, Gottlieb S, Woodcook J. The FDA and the next wave of drug abuse — proactive pharmacovigilance. New England journal of medicine. 2018;379(3):205-07.
56. MacNair I, et al. Medical cannabis authorization patterns, safety, and associated effects in older adults. Journal of Cannabis Research; 2022:50.
57. Porter, et al. Cannabidiol (CBD) Use by older adults for acute and chronic pain. J Gerontol Nurs. 2021;47(7).
58. Billups SJ, Delate T, Hoover B. Injury in an elderly population before and after initiating a skeletal muscle relaxant. Annals of Pharmacotherapy. 2011;45(4):485-91.
59. Opioids for persistent pain: summary of guidance on good practice from the British Pain Society. British journal of pain. 2012;6(1)9-10.
60. Cherny NI. Opioid analgesics. Drugs. 1996;51(5):713-37.
61. Bellville JW, Forrest WH Jr, Miller E, Brown BW Jr. Influence of age on pain relief from analgesics. A study of postoperative patients. JAMA. 1971;217(13):1835-41.
62. Vestergaard P, Rejnmark L, Mosekilde L. Fracture risk associated with the use of morphine and opiates. J Intern Med. 2006;260(1):76-87. doi: 10.1111/j.1365-2796.2006.01667.x.
63. Barros FB, Foraciepe M. Manejo de opioides no envelhecimento. in: Santos, FC; Barcellos, DK. Dor no idoso. Rio de Janeiro. Doc, 2023.
64. Abdulla A, Adams N, Bone M, Elliott AM, Gaffin J, Jones D, et al. Guidance on the management of pain in older people. Age Ageing. 2013;42(1):i1-57. doi: 10.1093/ageing/afs200.
65. Otis J, Rothman M. A Phase III study to assess the clinical utility of low-dose fentanyl transdermal system in patients with chronic non-malignant pain. Current medical research and opinion. 2006;22(8):1493-501.
66. Griessinger N, Sittl R, Likar R. Transdermal buprenorphine in clinical practice – a post-marketing surveillance study in 13 179 patients. Current Medical Research and Opinion. 2005;21(8):1147-56.
67. Peppin JF, Albrecht PJ, Argoff C, et al. Skin matters: a review of topical treatments for chronic pain. Part One: Skin Physiology and Delivery Systems. Pain Ther. 2015;4(1):17-32.
68. Jorge LL, Feres CC, Teles VE. Topical preparations for pain relief: efficacy and patient adherence. J Pain Res. 2010;4:11-24.
69. Adams ML, Arminio GJ. Non-Pharmacologic pain management intervention. Clinics in podiatric medicine and surgery. 2008;25(3):409-29.
70. Abdulla A, et al. Guidance on the management of pain in older people. Age and ageing. 2013;42(1):i1–i57.
71. Knoerl R, Lavoie Smith EM, Weisberg J. Chronic pain and cognitive behavioral therapy: an integrative review. West J Nurs Res. 2016;38(5):596-628.
72. Hilton L, et al. Mindfulness meditation for chronic pain: systematic review and meta-analysis. Annals of behavioral medicine. 2016;51(2)199-213.
73. Jensen MP. Hypnosis for chronic pain management: a new hope. Pain, 2009;146(3):235-7.
74. Jensen M, Patterson DR. Hypnotic treatment of chronic pain. Journal of behavioral medicine. 2006;29(1):95-124.
75. Uritis I, et al. A Comprehensive review of alternative therapies for the management of chronic pain patients: acupuncture, Tai Chi, Osteopathic Manipulative Medicine, and Chiropractic Care. Advances in therapy. 2020;38(1):76-89.
76. Cerritelli F, et al. The challenges and perspectives of the integration between virtual and augmented reality and manual therapies. Frontiers in neurology. 2021;12(30).
77. Ambrose KR, Golightly YM. Physical exercise as non-pharmacological treatment of chronic pain: Why and when. Best Pract Res Clin Rheumatol. 2015;29(1):120-30.
78. Hasegawa R, et al. Effects of combined balance and resistance exercise on reducing knee pain in community-dwelling older adults. Physical & Occupational Therapy In Geriatrics. 2010;28(1):44-56.

79. Aveiro MC, et al. Perspectivas da participação do fisioterapeuta no programa saúde da família na atenção à saúde do idoso. Ciência & Saúde Coletiva. 2011;16(1):1467-78.
80. Ozialçyn NS. Minimal invasive treatment modalities for geriatric pain management. The journal of the Turkish Society of Algology. 2024;16(2).
81. Hernandez JH, Almeida AM. Artroplastia total do joelho In: Filho TEPB, Camargo OP, Camanho GL. Clinica ortopédica. 1. ed. Barueri, SP: Manole; 2012:1154-8.
82. Flierl MA, et al. Evaluation of the painful total knee arthroplasty. Journal of the American Academy of Orthopaedic Surgeons. 2019;27(20):743-51.
83. Anakwe RE, Jenkins PJ, Moran M. Predicting dissatisfaction after total hip arthroplasty: a study of 850 Patients. The Journal of arthroplasty. 2011;26(2):209-13.
84. Palazzo C, et al. Determinants of satisfaction 1 year after total hip arthroplasty: the role of expectations fulfilment. BMC musculoskeletal disorders. 2014;15(1):24.

Dor no Paciente com Lesão Medular

38

Juan Ignacio Reyes Torres
Bethânia Lissa da Silva Rosa
José Daniel Galván Soltero

INTRODUÇÃO

A lesão medular espinhal (LME) é um tema intrigante que desperta a curiosidade e, de certa forma, estimula a criatividade a fim de buscar soluções para um problema grave, praticamente irreversível, e implica a queda significativa da qualidade de vida e a dependência de inúmeras medidas adaptativas, tanto em âmbito privado como em âmbito comunitário. Em uma sociedade em que se valorizam o trabalho e a produtividade, pessoas com LME, diversas vezes, tornam-se financeiramente dependentes em decorrência da incapacidade laboral física, da falta de incentivo e de oportunidades, da falta de suporte e de adaptação dos espaços urbanos e trabalhistas, além de diversas outras adversidades encontradas em ambientes não inclusivos, até mesmo no ambiente médico e na assistência à saúde. Quando pensamos no gasto financeiro com cuidados em Saúde nessa população, estima-se que, nos Estados Unidos, mais de U$9,7 bilhões são gastos anualmente.[1] Já no Brasil, cerca de U$300 milhões são gastos anualmente,[2] indicando o tamanho do problema tanto individualmente como no âmbito da Saúde Pública.

Epidemiologia

Para quantificar e facilitar a análise sobre a morbidade e a mortalidade das doenças, desenvolveram-se os conceitos de Carga Global de Doenças (GBD), Anos Perdidos Devido à Incapacidade (YLDs) e Anos de Vida Perdidos Ajustados por Incapacidade (DALY), em que se usa o tempo como medida para quantificar e comparar os estados de saúde não fatais e os anos de vida perdidos consequentemente à mortalidade, bem como o impacto dessas doenças sobre a qualidade de vida das doenças, além de permitir comparar as situações de saúde de diversos países e, assim, projetar previsões e planejar ações futuras que mudem a incidência e os efeitos dessas doenças.[3]

O DALY é calculado pela soma de outros dois indicadores: os Anos de Vida Perdidos por Morte Prematura (YLL) e o YDL, sendo esse último descrito como anos vividos com uma saúde precária em relação à ideal. Utilizando-se uma análise estatística e epidemiológica com esses conceitos, é possível definir a perda de funcionalidade em uma escala de 0 a 1, em que 1 representa ausência de problemas de saúde e 0 representa a morte.[4] Apesar de críticas sobre a forma como esses parâmetros são ajustados, é possível fazer um bom panorama acerca da Carga Global das Lesões Medulares, correlacionando-os a outros dados epidemiológicos e, assim, entendermos como esse tema é relevante e precisa ser mais valorizado e estudado.

Entre todas as lesões, a principal causa de incapacidade a longo prazo são as lesões medulares, sendo aquelas que ocorrem abaixo do nível cervical, as responsáveis pelo maior nível de incapacidade. De 1990 a 2019, a incidência, prevalência e YLDs aumentaram significativamente, o que pode ser justificado pelo crescimento e envelhecimento populacional e pelas melhorias no acesso e na qualidade dos cuidados de saúde. Em 2019, havia 20,6 milhões de indivíduos com LME no mundo, sendo que a incidência foi estimada em 0,9 milhão de novos casos, com aumento de cerca de 52,7%. A LME teve aproximadamente 6,2 milhões de anos estimados para YDLs, correspondendo a um aumento de 65,4%. A prevalência de LME aumentou em 81,5% entre 1990 e 2019.[1]

Em termos de incidência e prevalência, a América do Norte tem as maiores taxa por idade, com incidência de 22 casos/100 mil habitantes e 437 casos/100 mil habitantes de prevalência, enquanto na América Latina a incidência varia entre 4 e 14 casos/100 mil habitantes, na região andina e tropical, respectivamente, sendo a primeira com as menores taxas e maior redução encontradas até 2019 e com prevalência de 135 casos/100 mil habitantes.[1] A América Central apresenta as maiores reduções nas taxas de prevalência globais. Os dados indicam que regiões desenvolvidas têm taxas mais altas e isso pode se relacionar com a qualidade dos dados e com os métodos de notificação. Em contraste, a incidência de LME traumática pode ser maior em países em desenvolvimento, refletindo diferenças regionais.[1]

Quando analisamos o perfil de idade, vemos que houve mudança em relação a 1990, com redução na incidência global em jovens menores de 25 anos, sendo que, em 2019, houve predomínio de pessoas acometidas nas faixas etárias de 30 a 34 e de 50 a 54 anos. Quanto ao gênero, em 2019 havia 9,2 milhões de casos de LME em mulheres e 11,5 milhões em homens, os quais representam 53,4% dos casos no mundo, muito se relacionando com a maior exposição a causas traumáticas. A partir dos 54 anos, a proporção de LMEs traumáticas entre homens e mulheres se iguala, embora continue sendo superior nos homens de modo geral.[1]

A prevalência de lesões no nível cervical é de 10,8 milhões de casos, em comparação com as lesões abaixo desse nível, que são 9,7 milhões de casos, representando, assim, 52,7% e 47,3% dos casos, respectivamente.[1] Avaliando-se as causas das lesões, observa-se que as quedas representam 477 mil casos (6,2 casos/100 mil habitantes), seguidas por lesões em acidentes de trânsito, com 230 mil casos (3 casos/100 mil habitantes).[1] Os países com o maior aumento nas taxas de LME entre 1990 e 2019 foram Síria, Iêmen, Afeganistão e Líbia, todos com a particularidade de estarem envolvidos em conflitos durante esse período. O Brasil segue a tendência mundial em termos de causas, sendo as quedas a principal causa, seguidas por acidentes de trânsito, violência e atividades esportivas e recreativas.[4]

Embora a expectativa de vida para indivíduos com LME seja menor do que a da população geral, estudos indicam diminuição na mortalidade desde 1944, porém mantendo uma discrepância entre países desenvolvidos e nos em desenvolvimento.[1] Nesse contexto, deparamo-nos com cerca de 40% a 60% dos pacientes com LME convivendo não apenas com as adaptações físicas, custo elevado de tratamento e as dificuldades diárias de locomoção, mas também com a realidade da dor neuropática (DN), chegando a atingir cerca de 80% dos pacientes na fase subaguda e cerca de dois terços dos pacientes crônicos.[2] Entre os diversos tipos de LME, a DN se destaca como um dos empecilhos no cotidiano desses pacientes e cabe a nós, enquanto profissionais da Saúde, buscar estratégias a fim de garantir o alívio da dor e, consequentemente, colaborar para a melhoria da qualidade de vida dessa população.

Diante desse cenário, infelizmente constata-se a ausência de evidências científicas e de estudos robustos capazes de impactarem na prática clínica. Há, de fato, uma vasta literatura acerca do tema, porém os desenhos metodológicos e o desenrolar das análises nem sempre trazem confiabilidade científica, apresentando uma série de falhas e de pouco impacto estatístico. Precisamente por essa razão, continua sendo necessário realizar mais estudos, sobretudo aqueles com maior relevância estatística, para corroborar os achados dos diversos estudos disponíveis. Por isso, este capítulo explorará aquilo que é usado de forma mais comum na prática clínica e discutirá algumas inovações e prospecções promissoras para o futuro do manejo da dor em pacientes com LME.

ANATOMIA DA LESÃO MEDULAR ESPINHAL

A LME acomete o sistema nervoso central (SNC) e provoca redução ou ausência de funções motoras e da estimulação sensorial inadequada. O trauma é o principal mecanismo da LME, sendo a região cervical a mais acometida.[5] Para melhor compreender essas lesões, é importante relembrar a anatomia desse segmento corporal.

A medula espinhal mede aproximadamente 45 cm, estendendo-se até o nível de T11, onde forma o cone medular e a cauda equina. Da medula, partem as raízes nervosas que emergem em cada segmento, em um total de 31 pares. Ela é envolvida e protegida pela coluna vertebral, constituída de 33 vértebras. Dessa forma, a localização do segmento da medula espinhal não segue a mesma altura das vértebras, já que as raízes cervicais emergem cranialmente, enquanto as demais emergem caudalmente à vértebra, conforme vemos na Figura 1. Além disso, são formados os dermátomos, de onde o SNC recebe estímulos sensoriais, e os miótomos, constituídos de grupamentos musculares inervados pela mesma raiz nervosa.[2]

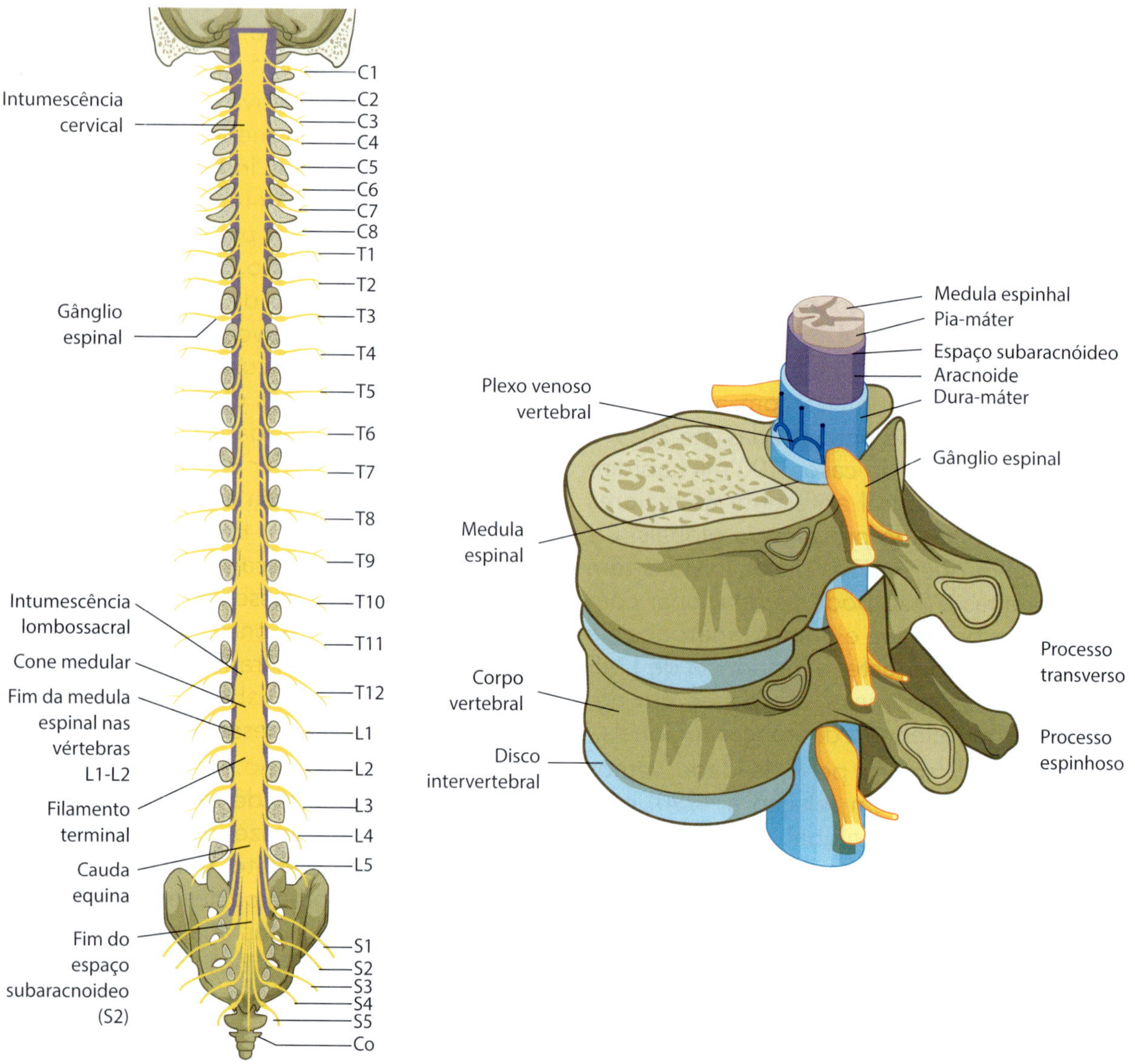

Figura 1 – Anatomia da medula espinhal.

Fonte: Adaptada de CUNHA, Í.Í.B.R.D. *et al.*, 2023.

A disposição anatômica dos neurônios na medula espinhal determina a formação da substância branca perifericamente e da substância cinzenta no centro, além de formarem tratos longitudinais que fazem a comunicação com o encéfalo e são divididos conforme o tipo de estímulo transmitido. No corno anterior da medula, localizam-se os corpos celulares de neurônios aferentes, motores e visceromotores. No corno posterior, localizam-se os neurônios sensitivos eferentes e, no corno lateral, estão os neurônios do sistema simpático[2] representados na Figura 2. A junção de cada trato e dos neurônios permite a formação dos nervos e a integração das diversas funções nervosas, garantindo o funcionamento motor e sensitivo que recebe informações no meio externo e responde a esses estímulos conforme a integração e processamento do SNC.

FISIOLOGIA DA LESÃO MEDULAR ESPINHAL E DA DOR

Considerando a etiologia traumática, o rompimento das fibras nervosas está associado à hemorragia local, o que desencadeia um processo inflamatório intenso, com proliferação de células da glia e formação de tecido cicatricial acompanhado de edema e, com o passar do tempo, necrose da substância cinzenta.

O edema e a hemorragia comumente geram lesão secundária por redução do fluxo sanguíneo às partes não lesadas inicialmente e ocasionam a morte dessas células. Além disso, o rompimento dos axônios gera uma despolarização súbita associada à falha de repolarização da membrana pelo dano celular do trauma, causando os sintomas imediatos da LME.[2] Após essas alterações, sabe-se que as fibras nervosas rompidas estabelecem novas conexões com brotamentos nervosos de fibras adjacentes, porém o restabelecimento total das conexões originais não é possível pela alteração estrutural e do microambiente celular que envolve a arquitetura do tecido nervoso.[6] As cicatrizes gliais, proliferação ependimária, de oligodendrócitos e astrócitos promovem diferentes respostas, porém sem ganhos funcionais importantes.

A plasticidade do tecido nervoso e a dinâmica que determina esse remodelamento não é bem-compreendida. Em meio a um processo inflamatório agudo, intenso, repleto de proliferações celulares e de fatores de crescimento e citocinas, pode ocorrer uma neuroplasticidade desadaptativa, em que os novos brotamentos neuronais originam circuitos erráticos, com hiperexcitabilidade neuronal, redução do limiar de ativação em algumas regiões, privação comunicativa e perda da atividade inibitória de outras regiões, o que estimula ainda mais a remodelação, inclusive no nível central,[5] e justifica o surgimento de alodinia (dor provocada por estímulos normalmente não dolorosos), hiperalgesia, disestesia (sensação anormal provocada por outro estímulo) e parestesia, assim como o estabelecimento da DN.

TIPOS DE LESÃO MEDULAR ESPINHAL

A LME pode ser completa quando apresenta comprometimento total da sensibilidade e da função motora em segmentos sacrais baixos

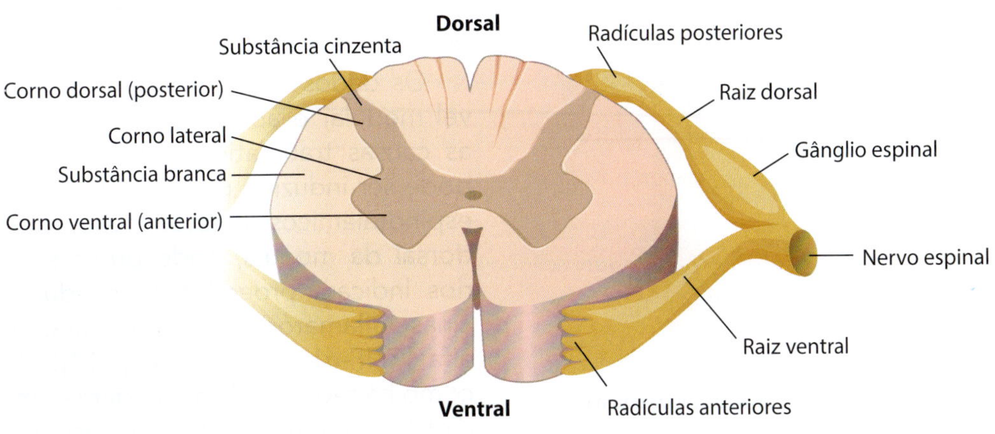

Figura 2 – Corte transversal da medula espinhal.
Fonte: Adaptada de CUNHA, IIBRD, *et al.*, 2023.

da medula espinhal; ou pode ser incompleta, quando a função motora e sensitiva é parcialmente comprometida abaixo do nível neurológico da lesão.[7] O surgimento de síndromes medulares é determinado conforme a extensão e a região afetada na LME[2] esquematizado na Figura 3.

A **síndrome da medula central** costuma acometer mais a região cervical e apresentar comprometimento importante mais em membros superiores do que nos membros inferiores.

Na **síndrome da medula anterior**, há preservação da propriocepção, mas com perda variável da função motora e da sensibilidade dolorosa.

Na **síndrome de Brown-Séquard**, existem a hemissecção medular e a perda motora e da propriocepção ipsilateral, com perda da sensibilidade contralateral à lesão.

A **síndrome da medula posterior** consiste em preservação da função motora e da sensibilidade, mas com alteração da propriocepção.

A **síndrome do cone medular** geralmente acomete o nível ósseo de T12-L1 e cursa com incontinência fecal, vesical e alteração da função sexual, com anestesia em sela e ausência do reflexo bulbocavernoso.

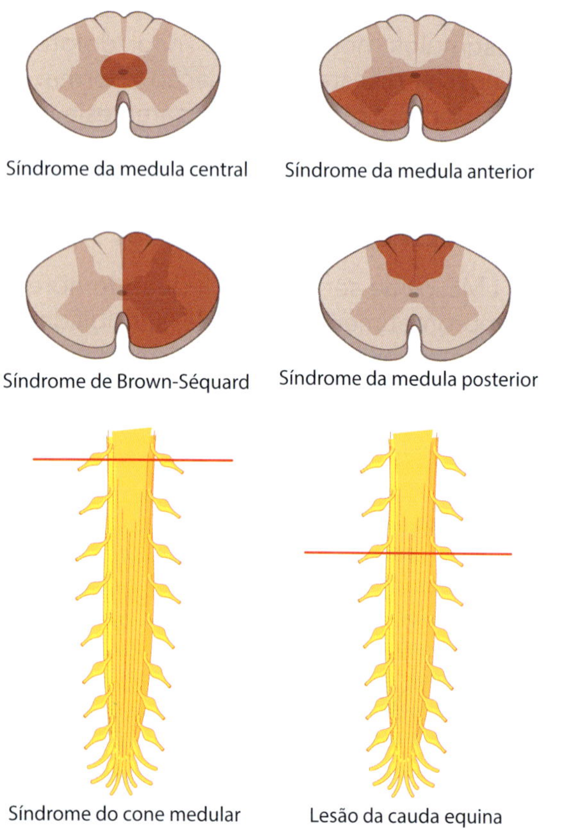

Figura 3 – Representação esquemática das síndromes medulares.

Fonte: Desenvolvida pela autoria.

A **lesão da cauda equina** ocorre em fraturas distais a L1-L2 e os sintomas dependem da raiz acometida, podendo apresentar paresia, arreflexia, distúrbios de sensibilidade, incontinência fecal e vesical.[2]

Os termos "tetraplegia" e "paraplegia" referem-se, respectivamente, à perda das funções motoras e sensitivas no nível cervical e à perda das funções motoras e sensitivas no nível torácico, lombar ou sacral.[2]

MECANISMO DA DOR E SÍNDROMES DOLOROSAS

Como já discutido anteriormente, as alterações drásticas no tecido medular desencadeiam um processo de plasticidade das conexões nervosas. Porém, esse rearranjo altera as vias de modulação central, inclusive com a presença maior de determinados aminoácidos e neurotransmissores excitatórios, com perda dos processos inibitórios normais e aumento da atividade neuronal espontânea e evocada, e tudo isso relaciona-se diretamente com o estabelecimento da dor crônica em diversas síndromes dolorosas, resumidas na Figura 4.[7]

Para melhor compreensão dessas síndromes dolorosas, vamos caracterizar melhor a dor. Primeiro, podemos localizá-la em relação ao nível da LME, localização que pode ser acima, na mesma altura da LME ou abaixo dela. A LME pode se instalar de forma aguda e persistente, como pode desenvolver-se e aumentar progressivamente com o tempo, sendo esse último mais comum na DN. A intensidade e a extensão dependem das atividades diárias e do ambiente psicossocial no qual o paciente está inserido e o quanto a dor interfere em seu dia a dia.[8]

Os dados atuais indicam que a dor no nível medular e abaixo dele se relacionam com as causas traumáticas em si.[8,9] A dor central pode ser induzida pela atividade em aferentes espinotalâmicos intactos localizados no corno dorsal da medula, onde processos inflamatórios indicam proeminente produção de citocinas inflamatórias (fator de necrose tumoral alfa [TNF-α], interleucina [IL]-1β, IL-6), assim como há redução de ácido gama-aminobutírico (GABA)[10] e mudanças nos receptores de glutamato e inibidores da recaptação de serotonina e noradrenalina (IRSNs), de opioides e de ácido gama-aminobutírico, junto à regulação positiva de canais de sódio.

A degeneração de alguns neurônios do trato espinotalâmico com axônios lesionados no nível da lesão pode ser responsável pela ativação local da micróglia. Além disso, lesões espinhais interrompem as vias inibitórias descendentes oriundas do tronco encefálico, e justamente essa reorganização dos neurônios talâmicos determina a neuroplasticidade do córtex cerebral e das vias espinotalâmicas, modulando a intensidade dolorosa e aumentando a sensibilidade aos estímulos periféricos.[8,9]

A hiperexcitabilidade desses neurônios localizados muito abaixo do nível da lesão pode, então, ser a base do "gerador de dor espinhal", representado na Figura 4. Os medicamentos para DN atuam nesse mecanismo e têm demonstrado maior efetividade no controle da dor.[8,9]

A partir disso, temos a definição de dor nociceptiva, a qual decorre de lesões em tecidos não neuronais, principalmente de origem musculoesquelética, acometendo cerca de 50% dos pacientes. Tem qualidade surda ou dolorida, piora com o movimento e à palpação das estruturas musculoesqueléticas, aliviando com o uso de medicamentos anti-inflamatórios ou opioides. Muito se relaciona com a compensação da perda funcional dos membros e pelo uso da cadeira de rodas, com grande acometimento em ombros. Quando a lesão ocorre acima do nível T6, é frequente associar-se com cefaleia por disreflexia autonômica.[8,11]

Já a DN, sendo a mais frequente, está diretamente relacionada ao dano no tecido nervoso. É, via de regra, localizada abaixo do nível da LME e justifica os fenômenos sensoriais de alodinia e hiperalgesia, pelo acometimento uni ou bilateral de até três dermátomos abaixo do envolvido na lesão. Pode surgir meses ou anos após a lesão e pode ser um sinal de siringomielia pós-traumática. É uma dor em queimação, formigamento, alfinetada, aperto, calafrio, elétrica ou pulsante. As dores no nível da lesão podem indicar lesões de raiz nervosa.[8,11]

As síndromes dolorosas que podemos citar[8] são descritas a seguir.

A **instabilidade mecânica da coluna**, frequente após lesão da coluna cervical, decorrente de lesão nas estruturas de suporte (ruptura de ligamentos e fraturas ósseas).

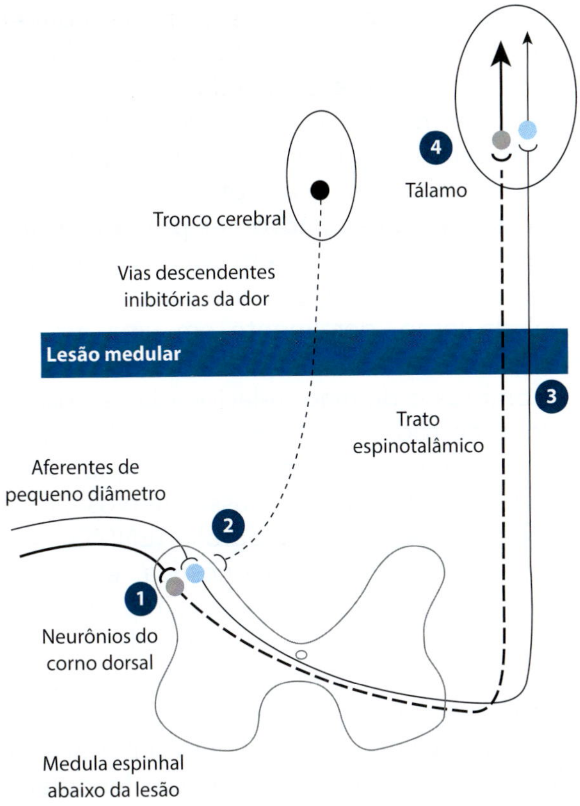

Figura 4 – Fisiologia da dor abaixo do nível após lesão medular espinhal.

A LME (barra cinza) lesiona a maioria dos axônios do trato espinotalâmico (linha tracejada), gerando reações retrógradas (possivelmente degeneração) dos neurônios correspondentes no corno dorsal (círculo sombreado). Aferentes espinotalâmicos residuais, que não foram afetados pela lesão (linha fina sólida), desenvolveram atividade contínua que contribui para a DN central. A atividade patológica pode surgir de neurônios intactos do corno dorsal (círculo preenchido) em razão de processos inflamatórios associados à degeneração de terminais axonais e neurônios vizinhos no corno dorsal (1), como resultado da desinibição resultante de lesão das vias inibitórias descendentes da dor (linha pontilhada) após a LME (2), ou de axônios ascendentes do trato espinotalâmico dentro da matéria branca danificada próxima à lesão (3). Mudanças na excitabilidade e nos padrões de descarga nos neurônios talâmicos podem ser desencadeadas pela atividade contínua nesses aferentes espinotalâmicos intactos (4).

Fonte: Adaptada de Wasner G, Lee BB, Engel S, *et al.*, 2008.

É uma dor aguda, semelhante à musculoesquelética, que pode irradiar para tronco e extremidades e não é radicular. Pode ser identificada com exames de imagem (radiografias, tomografia computadorizada (TC) e ressonância magnética (RM)) e o tratamento é a imobilização associada ao uso de opiáceos e anti-inflamatórios não esteroides (AINEs), podendo-se fazer a artrocentese, ou fusão cirúrgica das vértebras, se refratária.

A **dor do espasmo muscular** é comum em pacientes com a sensibilidade parcialmente preservada, como é o caso da lesão incompleta. A dor, em geral, é abaixo do nível da lesão e pode ser tratada com antiespasmódicos orais ou intratecais, como o baclofeno, além de analgésicos orais. Já as **síndromes por sobrecarga secundária** são comuns em pacientes paraplégicos, atingindo regiões inervadas acima do nível da lesão, geralmente em uma área de pressão ou de sobrecarga, como articulações dos ombros e da mão, relacionadas ao uso da cadeira de rodas, podendo desenvolver a síndrome do túnel do carpo, por exemplo. Se forem decorrentes de compressão nervosa, pode ser feita a eletroneuromiografia (ENMG) ou a RM para confirmação diagnóstica, e o tratamento é com proteção do local e repouso, com o possível uso de AINEs e de opioides.[8]

A **dor visceral** é do tipo nociceptiva, caracterizada por ser surda, em queimação, em cólica ou do tipo câibra, de frequência intermitente, relacionada ao nervo vago e com fenômenos autonômicos, localizada no tórax, abdome ou pelve. Não é muito bem-definida e acredita-se ser originária de estruturas viscerais. Não há um tratamento bem-estabelecido na literatura.[8,11]

Já o **encarceramento de raiz nervosa** é uma dor radicular lancinante, em queimação ou em facada, que acomete o território do nervo envolvido e raramente é bilateral. Ocorre no nível da lesão e pode estar associada à instabilidade mecânica. Quando envolve o plexo sacral ou braquial, pode ser identificada à ENMG e outros métodos de imagem podem ajudar no diagnóstico. O tratamento é, geralmente, feito com opioides ou medicamentos para DN. A instabilidade pode ser corrigida de forma cirúrgica.[8]

Na **lesão na cauda equina**, há desnervamento com alterações na conectividade central e na atividade neuronal por danos às raízes, onde estímulos periféricos podem gerar atividade anormal no local da lesão. A inflamação da aracnoide pode resultar em sensibilização local e irritação mecânica. É uma dor de caráter refratário, principalmente em dermátomos lombares e sacrais, em queimação ou em pontada. O tratamento mais indicado é a estimulação medular.[8]

A **siringomielia** aparece após a lesão traumática, com formação de uma cavidade ou cisto (siringe) no interior da medula espinhal. Tem início tardio, anos após a LME. É uma dor constante e em queimação, associada à alodinia e, frequentemente, a novos déficits neurológicos em níveis mais altos do que a lesão original, com perda da sensação de dor e temperatura que pode evoluir e afetar todas as funções sensoriais e motoras. O diagnóstico é feito por meio da RM e o tratamento é por descompressão cirúrgica e alívio do bloqueio da cicatriz aracnóideia a fim de se restaurar o fluxo do líquido espinhal. Pode-se optar pela drenagem com inserção de um tubo no espaço subaracnóideo drenando para a cavidade peritoneal, porém com menor eficácia a longo prazo. Podem ser usados medicamentos para DN se a dor persistir após o colapso da siringe.[8]

A **dor de zona de transição** ou **dor de desnervação segmentar** acomete a pele entre 2 e 4 segmentos ao redor da LME, em faixa e bilateral. Tem caráter em queimação, associada à alodinia e hiperpatia (resposta exagerada à dor). Desenvolve-se, geralmente, nos primeiros meses após a lesão e pode ser tratada com medicamentos para DN, bloqueios de raízes ou epidurais, lesões DREZ (dorsal root entry zone, ou "zona de entrada da raiz dorsal") ou estimulação medular.[8]

A **síndrome de disestesia central** é a mais difícil de se manejar. Ocorre abaixo do nível da lesão e pode ser visceral, disestésica, superficial ou semelhante à síndrome de dor regional complexa (SDRC). É descrita como formigamento ou dormência, latejante e compressiva. É, geralmente, bilateral, constante, mas pode flutuar com humor ou atividade. Responde mal aos opioides orais ou a outros medicamentos. Cordotomia ou outros procedimentos ablativos raramente são bem-sucedidos e a estimulação espinhal ou cerebral não tem boa resposta.[8]

Por fim, mas não menos importante, as **síndromes dolorosas cognitivas, afetivas e ambientais** dizem respeito a qualquer dor crônica que pode afetar significativamente a qualidade de vida e são moduladas pelas interpretações cognitivas, afetivas e ambientais. Estratégias psicológicas correspondem à melhor abordagem nesses casos.[8]

DIAGNÓSTICO

A anamnese detalhada sobre a dor, visando entender sua duração, instalação, qualidade,

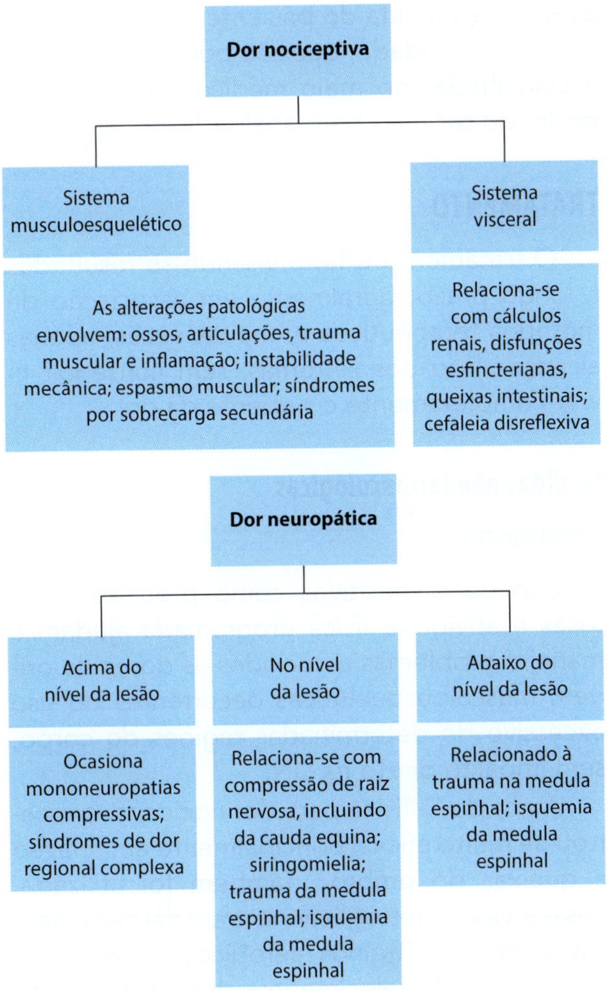

Figura 5 – Classificação de dor após lesão medular espinhal.

Fonte: Adaptada de Siddall P, Loeser J, 2001.

distribuição, intensidade, fatores de alívio ou piora, localização, irradiação, evolução e sintomas associados, faze parte do exame clínico básico para o diagnóstico adequado.

Pode-se utilizar a escala visual analógica (EVA) (leve, 1 a 3; moderada, 4 a 6; severa, 7 a 10) para melhor compreensão da intensidade da dor.[7]

O exame físico deve sempre ser realizado buscando-se definir a situação neurológica do paciente e a relação com a queixa de dor a partir da avaliação dos reflexos profundos e superficiais, assim como a avaliação da sensibilidade tátil, dolorosa e vibratória e da função motora, classificada em graus de 0 a 5.[2] Além disso, todo histórico de tratamentos prévios e cirúrgicos realizados deve ser investigado.

Na suspeita de instabilidade da coluna vertebral, esta deve sempre ser garantida, protegida e confirmada com exames de imagem. Pacientes inconscientes vítimas de acidentes automobilísticos têm probabilidade de lesão na coluna cervical de cerca de 5% a 10%.[2] A instabilidade da coluna é um indicativo de que realmente pode haver envolvimento medular associado e cursa, geralmente, com dor local com irradiação para membros, espasmo muscular e incapacidade funcional. Assim, as medidas de resgate e primeiro atendimento devem ser rigorosas e devem priorizar a proteção da coluna até que as lesões sejam descartadas com avaliação clínica e com exames de imagem. Outros exames, fora do contexto do trauma, como a ENMG, podem ser úteis para determinar melhor o nível da lesão e o acometimento nervoso periférico.[7]

Existem ainda algumas escalas para a classificação da DN e sua melhor diferenciação e caracterização. A escala de dor Self report Leeds Assessment of Neuropathic Symptoms and Signs (S-LANSS) é um dos instrumentos desenvolvidos para diferenciar os casos de DN de dor não neuropática, foi traduzido e validado para a língua portuguesa, com pontuação de zero a 24, especificidade de 80% e sensibilidade de 85%. As respostas devem ser fornecidas considerando-se o período referente à última semana antes da avaliação. O questionário demora cerca de 30 minutos para aplicação. O instrumento considera cinco grupos de sintomas: disestesia; alodinia; dor paroxística; alterações autonômicas; e sensação de queimação local. A alodinia e a evocação de dor com estímulo, utilizando uma agulha, são confirmadas pelo exame físico, sempre se comparando com a área contralateral à dor. Se o resultado for menor que 12, sugere que a causa da dor seja outra que não neuropática. Se igual ou maior que 12, há probabilidade de o mecanismo envolvido ser neuropático. Existe uma versão autoaplicável do questionário, o S-LANSS, em que o próprio paciente avalia as características e realiza os testes, porém com menores especificidade e sensibilidade.[12,13]

A escala Douleur neuropathique 4 questions (DN4) já tem enfoque mais no rastreio da DN do que na sua distinção, com valor de zero a 10 pontos, sensibilidade de 83% e especificidade de 90%. Contém quatro itens de avaliação clínica e três itens para exame físico, em que são pontuados se a resposta for positiva e não recebem pontuação se a resposta for negativa. Se o resultado for maior ou igual a quatro, é considerado DN.[12,14]

Tem-se ainda o Neuropathic Pain Symptom Inventory (NPSI), usado para avaliar os efeitos do tratamento nas síndromes de DN e é o único validado para dores de origem central e periférica. Conta com a utilização de dez descritores sintomáticos e dois itens de exame físico para avaliação de dor espontânea e paroxística espontânea.[12,15] As escalas citadas encontram-se ao fim do capítulo, nos anexos 1 e 2.

Quando há lesão do primeiro neurônio motor, pode-se observar perda de resposta ao estímulo doloroso, não realização de movimentos voluntários, padrão respiratório diafragmático, perda de controle de esfíncteres, priapismo e reflexo patológico de Babinski. O choque neurogênico, caracterizado pela bradicardia e hipotensão, é outra possibilidade no contexto do trauma.[2]

Além disso, estudos apontam uma relação diretamente proporcional entre a percepção da dor e os aspectos psicológicos que envolvem o paciente, em que se observa que quanto maiores a disfunção psicológica e o sofrimento ao qual aquele paciente está exposto, maiores serão sua percepção dolorosa e a interferência da dor nas suas atividades cotidianas.[16] A localização da dor também guarda relação intrínseca e desigual com a percepção psicológica e disfunção apresentada, e a dor em membros inferiores está mais relacionada à disfunção psicológica, enquanto a lombalgia, sendo o tipo mais comum, é mais atribuída à própria fisiologia dolorosa.

Assim, reforça-se a importância de caracterizar de forma detalhada a queixa dolorosa e explicitar as particularidades de localização e de extensão desse sintoma, além da caracterização global da dor, pois, dessa forma, é possível compreender os impactos e individualizar quais as melhores abordagens práticas para cada queixa apresentada.[16]

Após firmado o diagnóstico de LME, a escala International Standards for Neurological Classification of Spinal Cord Injury (ASIA) mostra-se como um importante instrumento de avaliação e classificação desses pacientes por ser mais preciso e detalhista acerca dessa patologia tão complexa, que traz tantas alterações e adaptações à vida do paciente, cada qual com sua particularidade, que são pouco conhecidas e trabalhadas no meio médico e da Saúde,[17] podendo ser mais bem-analisada na Figura 6.

TRATAMENTO

O tratamento é feito visando-se resultados a longo prazo, geralmente em associação de métodos terapêuticos e, muitas vezes, apenas alcança alívio dos sintomas, sem conseguir livrar completamente o paciente da dor.

Medidas não farmacológicas

Atividade física

Uso de dispositivos como próteses e órteses e atividade física programada ajudam a manejar problemas associados às dores de origem musculoesqueléticas decorrentes do uso excessivo de determinadas regiões do corpo, sem impacto direto na DN.[7]

A atividade física para dor nociceptiva mostrou-se muito eficaz, principalmente em relação a queixas do ombro.[7] Também foi utilizada, nesses casos, nitroglicerina transdérmica para alívio da dor.[8] Treinos aeróbicos e de carga, assim como fortalecimentos domiciliares, movimentos otimizados, alongamentos e educação em reabilitação (transferências, elevações e propulsões com a cadeira de rodas) tiveram grande impacto na qualidade de vida, melhora da dor crônica nociceptiva em ombros, principalmente em pacientes com depressão.[19]

Terapia psicológica

A terapia cognitivo-comportamental (TCC) é útil para o manejo da dor de características neuropáticas, pois aborda tanto os componentes emocionais como os cognitivos da dor, reestrutura os pensamentos negativos e desenvolve novas formas de enfrentamento de maneira adaptativa, tudo isso visando diminuir a percepção da dor e melhorar a qualidade de vida.[20] A TCC auxilia no processo de reabilitação e de adaptação funcional às novas circunstâncias após uma LME, o que exige esforço não apenas do paciente, mas também de todo o ambiente familiar, laboral e social. Como foi observado, o contexto psicossocial do paciente interfere diretamente na percepção da dor decorrente da LME.[7]

Ilusões visuais

Acredita-se que a DN possa ser modulada por estímulos corticais visuais com base na consciência proprioceptiva, e a realidade virtual (RV) surgiu como uma ferramenta promissora na reabilitação de pacientes com LME para oferecer potenciais benefícios em diversas áreas de tratamento.[21] Segundo a literatura médica, a RV pode melhorar a função motora, o equilíbrio e a função aeróbica e reduzir a DN em indivíduos com LME.[22,23]

Na RV, os pacientes se viam andando. Alguns estudos foram desenvolvidos com resultados promissores e alguns associados ao uso de estimulação elétrica transcraniana[8,23] e um ensaio clínico piloto avaliou a viabilidade e os benefícios potenciais da meditação clínica e da imaginação em pacientes com diagnóstico de LME crônica.[24,25] Embora o grupo-controle tenha apresentado maior diminuição na interferência da dor, o grupo estudado apresentou melhorias na intensidade da dor, na sintomatologia depressiva e na percepção da dor, sugerindo que a intervenção clínica de meditação e de imagens é viável e aceitável para essa população, mas ainda são necessárias mais pesquisas para confirmar seus benefícios.[25]

Acupuntura e massoterapia

Ambas podem ter efeito na maioria dos pacientes tanto com DN como com dor nociceptiva,[8] assim como a acupuntura auricular.[19] Métodos osteopáticos, isolados ou em combinação com pregabalina, demonstraram efeitos satisfatórios e ampliados do alívio da dor.[24]

Estimulação nervosa elétrica transcutânea

Estimulação nervosa elétrica transcutânea (TENS) é um método utilizado terapeuticamente, no qual, por meio de correntes elétricas, as fibras nervosas sensoriais são estimuladas, aliviando a dor consequentemente à modulação proporcionada pela inibição de sinais ao cérebro e facilitando a liberação endógena de endorfinas. A aplicação do método foi mais eficaz que o efeito da ilusão visual,[19] apresentando bons resultados na redução da intensidade da dor. Uma metanálise mostrou que a aplicação da TENS pode ter efeitos terapêuticos clínicos positivos, porém o mesmo estudo menciona que são necessários mais ensaios clínicos para confirmar esses resultados.[26] A aplicação da TENS é uma das ferramentas de reabilitação mais comuns para o manejo da dor, sendo útil como adjuvante na reabilitação a longo prazo de pacientes com LME.[26,27]

Da mesma forma, a TENS da medula espinhal tem demonstrado potencial na recuperação da função motora, especialmente nas extremidades superiores. Estudos indicam que pode facilitar a neuroplasticidade, razão pela qual há melhorias sustentadas no controle motor e na função das extremidades superiores, mesmo em casos de paralisia completa.[28,29]

Dieta anti-inflamatória

A dieta anti-inflamatória tem como foco a melhoria da saúde geral e a redução da inflamação crônica por meio da modificação no consumo de determinados nutrientes. Um exemplo disso, segundo a literatura, é a dieta com base no modelo mediterrâneo. Essa dieta inclui elevado consumo de frutas, vegetais, especialmente de folhas verdes, cereais integrais, legumes, peixes e gorduras consideradas saudáveis, como o azeite de oliva extravirgem. Também é limitado o consumo de carne vermelha, de açúcares e de gorduras saturadas.[30,31] Foi observado que o aumento na ingestão de nutrientes com propriedades anti-inflamatórias, como vitaminas A, C e E, ácidos graxos e ômega-3, pode ser benéfico para reduzir os mediadores inflamatórios. A diminuição do consumo de nutrientes pró-inflamatórios, como ácidos graxos trans, cafeína e sódio, também é importante.[31,32]

A redução da dor, especialmente das características neuropáticas, parece responder à dieta anti-inflamatória, que se pensa estar relacionada com a redução de citocinas e prostaglandinas E2 (PGE2). No entanto, o uso de palmitoiletanolamida ultramicronizada, suplemento alimentar desenvolvido a partir do ácido graxo de mesmo nome e presente em alguns alimentos como ovo, amendoim e soja, não se mostrou eficaz.[19]

Medidas farmacológicas

Ainda há um número insuficiente de estudos clínicos e dados comparativos entre as

ASIA — American Spinal Injury Association | **Padrões internacionais para classificação neurológica de lesão da medula espinhal (ISNCSCI)** | ISCOS

Nome do paciente ____________ Data/Hora do Exame ____________

Nome do examinador ____________ Assinatura ____________

Direita

Músculos motores-chave		Motor	Toque Leve (LTR)	Picada de alfinete (PPR)
	C2			
	C3			
	C4			
USD (extremidade superior direita) — *Extensores de cotovelo*	C5			
Extensores de punho	C6			
Extensores de cotovelo	C7			
Flexores dos dedos	C8			
Abdutores dos dedos (dedo mínimo)	T1			
	T2			
	T3			
	T4			
	T5			
	T6			
	T7			
	T8			
	T9			
	T10			
	T11			
	T12			
	L1			
EID (Extremidade inferior direita) — *Flexores do quadril*	L2			
Extensores do joelho	L3			
Dorsiflexores do tornozelo	L4			
Extensores longos dos dedos	L5			
Flexores plantares do tornozelo	S1			
	S2			
	S3			
	S4-5			
TOTAIS DIREITOS (MÁXIMO)		(50)	(56)	(56)

Comentários *(Músculo não chave? Motivo do NT? Dor? Condição não-LM?):*

(CAV) Contração Anal Voluntária (Sim/Não) ☐

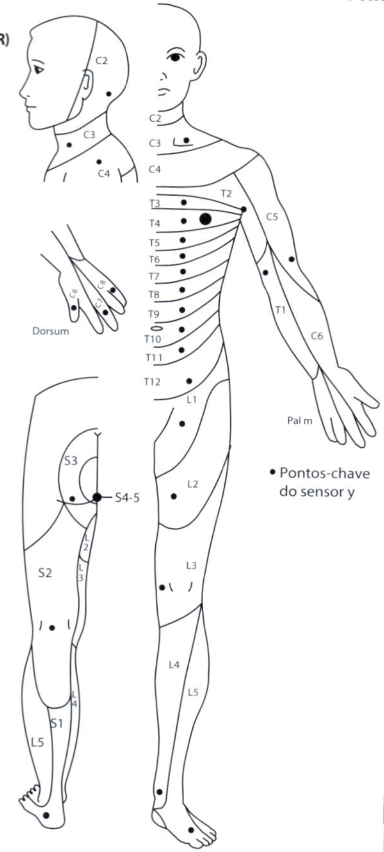

Esquerda

	Toque Leve (LTL)	Picada de alfinete (PPL)	Motor	Músculos motores-chave
C2				
C3				
C4				
C5				*Extensores de cotovelo* — **USE** (Extremidade superior esquerda)
C6				*Extensores de punho*
C7				*Extensores de cotovelo*
C8				*Flexores dos dedos*
T1				*Abdutores dos dedos (dedo mínimo)*
T2				
T3				
T4				
T5				
T6				
T7				
T8				
T9				
T10				
T11				
T12				
L1				
L2				*Flexores do quadril* — **EIE** (Extremidade inferior esquerda)
L3				*Extensores do joelho*
L4				*Dorsiflexores do tornozelo*
L5				*Extensores longos dos dedos*
S1				*Flexores plantares do tornozelo*
S2				
S3				
S4-5				
TOTAIS ESQUERDOS (MÁXIMO)	(56)	(56)	(50)	

MOTOR
(PONTUAÇÃO NO VERSO)

0 = Paralisia total
1 = Contração palpável ou visível
2 = Movimento ativo, gravidade elimina
3 = Movimento ativo, contra a gravidade
4 = Movimento ativo, contra alguma resistência
5 = Movimento ativo, contra resistência total
NT = Não testável
0, 1*, 2*, 3*, 4*, NT* = Condição não-SCI presente*

SENSORIAL
(PONTUAÇÃO NO VERSO)

0 = Ausente
1 = Alterada
2 = Normal
NT = Não testável
0, 1*, NT* = Não-SCI condição presente*

(PAP) Pressão Anal Profunda (Sim/Não) ☐

SUBPONTUAÇÕES MOTORAS

USD ☐ + USE ☐ = *USMS TOTAL* ☐ — *MAX (25)*, *(25)*, *(50)*

EID ☐ + EIE ☐ = *EIMS TOTAL* ☐ — *MAX (25)*, *(25)*, *(50)*

SUBPONTUAÇÕES SENSORIAL

LTR ☐ + LTL ☐ = *LT TOTAL* ☐ — *MAX (56)*, *(56)*, **(112)**

PPR ☐ + PPL ☐ = *PP TOTAL* ☐ — *MAX (56)*, **(56)**, *(112)*

NÍVEIS NEUROLÓGICO
Etapas 1 a 6 para classificação como reversa

	R	L
1. SENSORIAL		
2. MOTOR		

3. NÍVEL NEUROLÓGICO DE LESÃO (NLI) ☐

4. COMPLETO OU INCOMPLETO? ☐
Incompleto = Qualquer função sensorial ou motora em S4-5

5. ESCALA DE DEFICIÊNCIA DA ÁSIA (AIS) ☐

6. ZONA DE PARCIAL PRESERVAÇÃO
(Em lesões com ausência de função motora OU sensorial apenas em S4-5)
Níveis mais caudais com qualquer inervação

	R	L
SENSORIAL		
MOTOR		

Página 1/2

Citar: Rupp et al.: ISNCSCI: Revisado em 2019: doi.org/10.46292/sci2702-1

REV 04/19

Classificação da função muscular

0 = Paralisia total
1 = Contração palpável ou visível
2 = Movimento ativo, amplitude total de movimento (ROM) com gravidade eliminada
3 = Movimento ativo, amplitude de movimento total contra a gravidade
4 = Movimento ativo, amplitude de movimento total contra a gravidade e resistência moderada em um posição específica do músculo
5 = Movimento ativo (normal), amplitude de movimento total contra a gravidade e resistência total em uma posição muscular funcional esperada de uma pessoa sem deficiências
NT = Não testável (ou seja, devido à imobilização, dor intensa de tal forma que o paciente não pode ser classificado, amputação de membro ou contratura de > 50% da amplitude de movimento normal)
0*, 1*, 2*, 3*, 4*, NT* = Condição não-SCI presente[a]

Classificação sensorial

0 = Ausente **1** = Sensação alterada, diminuída/prejudicada ou hipersensibilidade
2 = Normal **NT** = Não testável
0*, 1*, NT* = Condição não-SCI presente[a]

[a]Nota: Pontuações motoras e sensoriais anormais devem ser marcadas com um '*' para indicar um comprometimento devido a uma condição não SCI. A condição não SCI deve ser explicada na caixa de comentários junto com informações sobre como a pontuação é classificada para fins de classificação (pelo menos normal / não normal para classificação)

Quando testar músculos não essenciais:

Em um paciente com classificação AIS B aparente, funções musculares não-chave mais de 3 níveis abaixo do nível motor em cada lado devem ser testadas para classificar a lesão com mais precisão (diferenciar entre AIS B e C).

Movimento	Root level
Ombro: Flexão, extensão, abdução, adução, rotação interna e externa **Cotovelo:** Supinação	C5
Cotovelo: Pronação **Pulso:** Flexão	C6
Dedo: Flexão na articulação proximal, extensão **Dedão:** Flexão, extensão e abdução no plano do polegar	C7
Dedo: Flexion at MCP joint **Dedão:** Oposição, adução e abdução perpendicular à palma	C8
Dedo: Abdução do dedo indicador	T1
Quadril: Adução	L2
Quadril: Rotação externa	L3
Quadril: Extensão, abdução, rotação interna **Joelho:** Flexão **Tornozelo:** Inversão e eversão **Dedo do pé:** Extensão MP e IP	L4
Hálux e Dedo do Pé: Flexão e abdução DIP e PIP	L5
Hálux: Adução	S1

Escala de Deficiência da Ásia (AIS)

A = Completo. Nenhuma função sensorial ou motora é preservada nos segmentos sacrais S4-5

B = Sensorial incompleto. Função sensorial, mas não motora é preservado abaixo do nível neurológico e inclui o segmentos sacrais S4-5 (toque leve ou picada de alfinete em S4-5 oupressão anal profunda) E nenhuma função motora é preservada mais de três níveis abaixo do nível do motor em ambos os lados do corpo

C = Motor incompleto. A função motora é preservada nos segmentos sacrais mais caudais para contração anal voluntária (VAC) OU o paciente atende aos critérios para sensorial estado incompleto (função sensorial preservada no máximo segmentos sacrais caudais S4-5 por LT, PP ou DAP), e tem alguma preservação da função motora mais de três níveis abaixo o nível motor ipsilateral em ambos os lados do corpo (Isso inclui funções musculares importantes ou não importantes para determinar *status* incompleto do motor.) Para AIS C – menos da metade da chavefunções musculares abaixo do NLI único têm um músculo grau ≥ 3

D = Motor incompleto. Estado incompleto do motor como definido acima, com pelo menos metade (metade ou mais) do músculo-chave funções abaixo do NLI único com grau muscular ≥ 3

E = Normal. Se a sensação e a função motora forem testadas com os ISNCSCI são classificados como normais em todos os segmentos, e o paciente tinha déficits anteriores, então o grau AIS é E. Alguém sem um SCI inicial não recebe uma nota AIS

Usando ND: Para documentar os níveis sensoriais, motores e NLI, o grau da Escala de Deficiência da ASIA e/ou a zona de deficiência parcial preservação (ZPP) quando não podem ser determinados com base nos resultados dos exames

AMERICAN SPINAL INJURY ASSOCIATION

PADRÕES INTERNACIONAIS PARA CONTROLE NEUROLÓGICO CLASSIFICAÇÃO DA LESÃO DA MEDULA ESPINHAL

INTERNATIONAL SPINAL CORD SOCIETY

Etapas da classificação

A seguinte ordem é recomendada para determinar a classificação de indivíduos com LM

1. Determine os níveis sensoriais dos lados direito e esquerdo
O nível sensorial é o dermátomo mais caudal e intacto tanto para picada de alfinete e sensação de toque leve.

2. Determinar os níveis motores para os lados direito e esquerdo
Definido pela função muscular mais baixa que tem uma pontuação de pelo menos 3 (em teste supino), fornecendo as principais funções musculares representadas por segmentos acima desse nível são considerados intactos (classificados como 5)
Nota: em regiões onde não há miótomo para testar, o nível motor é presume-se que seja o mesmo que o nível sensorial, se a função motora for testável acima desse nível também é normal

3. Determinar o nível neurológico da lesão (NLI)
Isso se refere ao segmento mais caudal da medula com sensibilidade e força da função muscular antigravitacional (3 ou mais), desde que haja função sensorial e motora normal (intacta) rostralmente, respectivamente
O NLI é o mais cefálico dos níveis sensoriais e motores determinados em passos 1 e 2

4. Determinar se a lesão é completa ou incompleta
(ou seja, ausência ou presença de preservação sacral)
Se contração anal voluntária = ***Não*** *E todas as pontuações sensoriais S4-5 =* ***0***
E pressão anal profunda= ***Não****, então a lesão é* ***Completo***
Caso contrário, a lesão é ***Incompleto***

5. Determine o grau de deficiência na Escala de Deficiência da ASIA (AIS)
É lesão <u>Complete</u>? If YES, AIS=A

NÂO ↓

Is injury <u>Motor Completo?</u> Se SIM, AIS=B

NÂO ↓ (Não = contração anal voluntária OU motora funcionar mais de três níveis abaixo do <u>motor nível</u> de um determinado lado, se o paciente tiver sensibilidade classificação incompleta

São <u>pelo menos</u> metade (metade ou mais) dos músculos principais abaixo do <u>nível neurológico da lesão</u> nota 3 ou melhor?

SIM ↓ **AIS=C** **SIM ↓** **AIS=D**

Se a sensibilidade e a função motora forem normais em todos os segmentos, AIS=E
Nota: O AIS E é usado em testes de acompanhamento quando um indivíduo com uma doença documentada a SCI recuperou a função normal. Se no teste inicial não forem encontrados déficits, o indivíduo está neurologicamente intacto e a Escala de Deficiência da ASIA não se aplica

6. Determine a zona de preservação parcial (ZPP)
O ZPP é usado apenas em lesões com ausência motora (sem VAC) OU sensorial função (sem DAP, sem LT e sem sensação de PP) nos segmentos sacrais mais baixos S4-5, e refere-se aos dermátomos e miótomos caudais ao sensorial e níveis motores que permanecem parcialmente inervados. Com preservação sacral de função sensorial, a ZPP sensorial não é aplicável e, portanto, "NA" é
registrado no bloco da planilha. Assim, se VAC estiver presente, o
O motor ZPP não é aplicável e é indicado como "NA"

Figura 6 – International Standards for Neurological Classification of Spinal Cord Injury (ISNCSCI – ASIA), 2019.

Fonte: Adaptada de Rupp R, Biering-Sørensen F, Burns SP, *et al.*, 2021.

opções farmacológicas identificadas, com considerações importantes no quesito metodológico que dificultam a padronização de um tratamento farmacológico mais assertivo. Uma revisão sistemática mostrou que a pregabalina aparece como o principal medicamento com maior número de estudos e de dados sobre seus reais efeitos sobre a dor, principalmente a de caráter neuropático. A amitriptilina aparece como segunda opção de tratamento em razão de sua eficácia na redução da dor nos estudos avaliados, enquanto a gabapentina e a cetamina mostram-se como opções para associação como 1ª linha de tratamento e para o efeito a curto prazo, têm-se os anestésicos locais como boas opções. Ainda se fazem necessários mais estudos buscando soluções com maior eficácia e menos efeitos colaterais, além de analisar os impactos das terapias combinadas.[19]

Opioides

Deve-se aplicar uma abordagem multimodal e personalizada em pacientes com DN, pois nenhum medicamento único é completamente eficaz para todos os pacientes. Por isso, a combinação de diferentes terapias pode ser a estratégia mais adequada, incluindo a administração de opioides, entre outros medicamentos. Os opioides atuam sobre diferentes receptores, principalmente pela ativação dos receptores μ (MOR) no SNC e sistema nervoso periférico (SNP). Sua ativação reduz a transmissão dos sinais de dor para o cérebro, interrompendo as transmissões pré e pós-sinápticas e ativando proteções inibitórias supraespinhais.[33]

O tapentadol é um opioide com IRSNs e baixa afinidade pelos receptores MOR. Esse duplo mecanismo de ação o torna uma opção adequada para pacientes com LME, em que as características da dor sejam predominantemente neuropáticas. Pode ser utilizado como tratamento a longo prazo por apresentar menor risco de efeitos colaterais gastrointestinais.[34]

Dores disestésicas respondem pouco a altas doses de opioides. Parece haver uma redução significativa na dor contínua e na alodinia com o uso de alfentanil em bólus na dose de 7 mcg e uma infusão subsequente de 0,6 mcg/kg/minuto. A aplicação peridural de 5 mg de morfina teve uma resposta positiva em alguns estudos, mas a presença de efeitos adversos (EAs) foi frequente.[7,24]

O tramadol tem um efeito melhor no tratamento da DN, porém com EAs significativos em mais de 90% dos pacientes estudados, com recomendação de uso com cautela a curto prazo. A oxicodona demonstrou efeito quando combinada com anticonvulsivantes e a morfina endovenosa não teve bons efeitos.[8,24]

Produtos de Cannabis

Os resultados dos estudos sobre o uso de produtos de Cannabis são contraditórios, especialmente considerando-se diferentes tamanhos de amostras e de desenhos diferentes dos estudos, mas os benefícios podem superar os EAs, de acordo com uma revisão sistemática da Cochrane.[35,36]

Os canabinoides orais (2,7 mg de delta-9--tetrahidrocanabinol e 2,5 mg de canabinol) demonstraram-se eficazes em ensaios de DN associada à esclerose múltipla e no tratamento da DN periférica refratária com alodinia; porém, em outros ensaios com condições de DN semelhantes, os resultados não foram positivos. Seus efeitos colaterais mais comuns incluem tontura, fadiga, sonolência e náusea.[37] Não foram observados efeitos positivos sobre a dor com derivados de Cannabis, como o dronabinol, mas o spray de Cannabis mostrou alguma eficácia no tratamento da DN central.[8,24] Dito isto, a literatura tem demonstrado que os produtos de Cannabis podem ser bons como adjuvantes no tratamento da DN.

O uso de produtos de Cannabis para o tratamento da DN crônica em pacientes com LME também tem sido objeto de investigação, mas os resultados são mistos e devem ser interpretados com cautela. De acordo com uma metanálise de ensaios clínicos randomizados, não foi encontrada diferença significativa no alívio da dor entre canabinoides e placebo em pacientes com LME, embora tenha sido observada uma probabilidade aumentada de eventos adversos, como tonturas e sonolência.[38] Isso sugere que os canabinoides não devem ser recomendados rotineiramente para o tratamento da dor nesses pacientes.

Agonistas alfa-adrenérgicos

Esses medicamentos atuam sobre os receptores adrenérgicos $\alpha 2$, que estão distribuídos tanto no SNC como no periférico, resultando em uma redução da liberação de neurotransmissores excitatórios, como a norepinefrina (NE). Em pacientes com LME, a clonidina demonstrou-se eficaz no controle da dor, aplicada sistemática ou localmente, com ou sem associação à morfina. A aplicação epidural teve melhores efeitos que a morfina. A aplicação intratecal de morfina e/ou clonidina só mostrou efeito quando estas foram combinadas.[7,20]

Antidepressivos

Os antidepressivos tricíclicos (ADTs) parecem ter bons resultados no controle da DN, associados ao mecanismo de IRSNs nas fendas sinápticas, o que aumenta os mecanismos inibitórios da dor. Vários estudos demonstraram que os antidepressivos podem melhorar significativamente a qualidade de vida dos pacientes ao reduzir a dor crônica e, em alguns casos, também ajudar com os sintomas depressivos que acompanham a dor persistente.[39,40]

A resposta ao tratamento com antidepressivos pode variar entre os pacientes, sendo necessário monitorar seus efeitos colaterais, como distúrbios gastrointestinais ou sedação.[41] Seu uso em combinação com anticonvulsivantes é bem-difundido.[7,24] O uso de trazodona 150 mg/dia não teve impacto no controle da dor.[7]

A amitriptilina é bastante utilizada, mas controversa, com uma redução de até 40% da dor, tendo melhor efeito em pacientes com sintomas depressivos. A venlafaxina e a duloxetina – IRSNs – têm ação analgésica, além de atuarem na diminuição dos sintomas de depressão e ansiedade, porém não apresentaram efeito contra a DN, sendo que a duloxetina mostrou eficácia apenas na dor periférica.[8,24]

Um estudo multicêntrico, duplo-cego, conhecido como "COMBO-DN", avaliou a eficácia da combinação de duloxetina e pregabalina em comparação com monoterapia em altas doses de cada um desses medicamentos em pacientes com DN periférica diabética. Os resultados indicaram que não havia diferença significativa na redução da dor entre a terapia combinada e a monoterapia em altas doses, ainda que a combinação tenha mostrado uma tendência a ser mais eficaz em algumas análises secundárias.[42] Outro estudo também constatou que a combinação de baixas doses de pregabalina e duloxetina não foi inferior à monoterapia com pregabalina em termos de redução da dor, com perfis de EAs semelhantes.[43]

É necessário, ainda, monitorar seus EAs mais comuns, como náuseas, sonolência e aumento da pressão arterial.[44]

Anticonvulsivantes

Atuam por meio da ligação à subunidade $\alpha2\delta$ dos canais de cálcio dependentes de voltagem (Cavs) nos neurônios, o que provoca a diminuição da liberação de glutamato, substância P (sub P) e do peptídeo relacionado ao gene da calcitonina (CGRP), todas substâncias excitatórias. Os anticonvulsivantes ajudam a reduzir a DN ao diminuir a excitabilidade neuronal e a amplificação de sinais dolorosos no SNC.[37] É a classe com o maior número de estudos, e destacam-se a pregabalina e a gabapentina. A gabapentina causou redução da intensidade e frequência da dor e é recomendada para uso na DN, com doses entre 300 e 3.600 mg/dia, tendo como efeitos colaterais a sonolência e a tontura, principalmente em idosos. A pregabalina é o segundo mais recomendado e teve efeito melhor do que o placebo em alguns estudos na redução de até 65% da dor, com doses entre 150 e 600 mg/dia, além de ter efeito sobre a ansiedade e sobre o sono. A lamotrigina não teve o efeito esperado, podendo agir de forma moderada em pacientes com lesão incompleta e DN, tendo efeito comparável à amitriptilina em alguns estudos. O ácido valproico e o levetiracetam não tiveram resultados positivos comparados aos placebos, assim como a carbamazepina (CBZ), a qual se mostrou útil apenas no controle da dor radicular ou segmentar.[7,8,19,24] O clonazepam não apresentou comprovação de eficácia, apesar do amplo uso clínico.[7]

A mirogabalina tem surgido como um novo fármaco promissor no tratamento de DN, com resultados positivos na melhora da dor crônica.[24]

Anestésicos locais

Atuam bloqueando os canais de sódio dependentes de voltagem (Navs) nas membranas neuronais. Esse mecanismo de ação inibe a geração e a propagação dos potenciais de ação, reduzindo a excitabilidade neuronal e anestesiando centros neuronais ativos e errantes. Os anestésicos locais demonstraram reduzir temporariamente a intensidade da DN.

A lidocaína IV (5 mg/kg em 30 minutos) apresenta bons resultados na DN no nível da lesão e em níveis inferiores, incluindo alodinia. Os estudos também mostram seu uso intratecal em modelos animais, pois parece suprimir a hiperexcitabilidade dos neurônios do corno dorsal da medula espinhal, o que poderia contribuir para seu efeito analgésico na DN.[7,45,46] Como 1ª linha de tratamento para neuropatias periféricas localizadas, têm sido prescritas capsaicina e lidocaína transcutâneas.[8] O uso desses fármacos deve ser cuidadosamente monitorado por causa dos efeitos colaterais, como arritmias cardíacas, convulsões e potenciais riscos de toxicidade sistêmica.[47]

Antagonistas de receptores N-metil-D-aspartato

Os receptores de N-metil-D-aspartato (NMDA) são um subtipo de receptores de glutamato, importantes para a plasticidade sináptica, pois estão distribuídos no SNC e ativam-se em resposta ao glutamato. Após uma LME, a ativação dos receptores NMDA aumenta a geração de dor em razão da perda de inibição e do aumento da excitabilidade dos neurônios espinhais.[48] O uso de cetamina 60 mcg em bólus mais 6 mcg/kg/minuto teve bons resultados na DN, inclusive melhores do que o uso de lidocaína endovenosa e de gabapentina,[7] porém com efeitos colaterais leves a moderados.[24] Mostrou-se como bom adjuvante à terapia com gabapentina via oral (VO), porém a curto prazo.[19]

Baclofeno

Baclofeno é um agonista do receptor $GABA_B$, que atua na inibição pré-sináptica da liberação de neurotransmissores excitatórios (glutamato e aspartato), promovendo a hiperpolarização neuronal e reduzindo a excitabilidade das células nervosas.[49] Mostrou-se bom para o alívio de dores por espasmos musculares em uso intratecal. Houve redução da intensidade e do impacto da DN nas atividades diárias.[24] É usado no tratamento de espasticidade, com administração intratecal.[8] Porém, ainda faltam mais estudos com maior relevância estatística.[19]

Bumetanida e mexiletina

A bumetanida é um inibidor do cotransportador sódio-potássio-cloreto (NKCC1) e demonstrou potencial no tratamento de lesões na medula espinhal, influenciando a homeostase do cloreto e a inibição sináptica. A disfunção na homeostase do cloreto é um fator-chave na espasticidade e hiper-reflexia pós-LM, além de a bumetanida poder ajudar a restaurar o equilíbrio iônico alterado.[50] A mexiletina não teve efeito no controle da dor em pacientes com LME.[24]

Medidas cirúrgicas

Bloqueio neural

Há poucas evidências sobre a efetividade do controle da dor após bloqueio espinhal nos pacientes com dor abaixo do nível da lesão e o alívio, quando ocorre, parece ser temporário.[8]

O bloqueio neural é uma técnica potencialmente útil para o manejo da dor em pacientes com LME, sua aplicação e eficácia podem variar dependendo do tipo de bloqueio e das características individuais do paciente. Há pouca evidência sobre a eficácia do monitoramento após raquianestesia em pacientes com menores níveis de lesão e o alívio, quando ocorre, parece ser temporário.[8] Além disso, o bloqueio neural é utilizado na prática clínica para o tratamento da DN, embora as evidências controladas sobre sua eficácia sejam limitadas. Observou-se que os bloqueios nervosos, especialmente os simpáticos, podem ser úteis no tratamento da DN refratária, mas é preciso mais estudos controlados para confirmar sua eficácia.[51-53]

Toxina botulínica A

A toxina botulínica tipo A (BTX-A) é produzida pela bactéria Clostridium botulinum. Seu principal mecanismo de ação reside na inibição da liberação de acetilcolina (Ach) na junção neuromuscular. No contexto da DN, sua ação ocorre sobre as terminações dos nervos periféricos, onde inibe a sub P, o glutamato e o CGRP, resultando em diminuição da percepção da dor pela redução da ativação das fibras nervosas. Estudos demonstraram alívio significativo em mais de 20% dos pacientes.[19,24,54]

Cirurgias

A estabilização da coluna vertebral com procedimentos neurocirúrgicos e ortopédicos após trauma e visando a descompressão de raízes nervosas são bem efetivas quando a origem da dor se relaciona com essas causas. A siringomielia também pode ser tratada com cirurgia de lise das aderências, porém sem garantia de eliminação total da dor após o procedimento.[7]

Terapias de estimulação

Estimulação da medula espinhal (SCS): a neuroestimulação epidural utiliza impulsos elétricos aplicados diretamente na medula espinhal, estimulando redes neuronais e facilitando a recuperação das funções motoras e autonômicas em pacientes com LME. Por isso, pode ser útil na LME incompleta, de caráter neuropático, como na aracnoidite, porém é questionável. Tem maior efetividade na zona de transição medular e em dores radiculares. Eles têm pouca eficácia a longo prazo. Para tratar a espasticidade, a ênfase tem sido colocada na definição do nível ideal de estimulação, e um estudo inicial mostra que a colocação de eletrodos caudal à lesão melhora significativamente o estado espástico.[55]

Estimulação cerebral: a estimulação transcraniana por corrente contínua (tDCS) aparece como método promissor, com capacidade de induzir mudanças metabólicas na medula, córtex cingulado anterior (ACC) subgenual, córtex pré-frontal e dorsolateral esquerdo, sendo segura e com certa efetividade isoladamente ou em conjunto com o método de ilusão visual. Porém, não foi mais bem-avaliada do que a atividade física, quando comparadas.[24] Já a estimulação magnética transcraniana (TMS) tem resultados ainda conflitantes na literatura, com diferentes efeitos em suas versões repetitiva e simulada. Houve aumento do limiar de dor ao calor e efeito na DN a médio prazo, porém sem diferença com o placebo a longo prazo.

Procedimentos ablativos

O sucesso dos procedimentos ablativos depende do tipo específico de dor envolvida, com baixa taxa de resolução, principalmente para as dores abaixo do nível da lesão. Os dois tipos com maior taxa de sucesso são:

- *Lesões DREZ (Dorsal Root Entry Zone):* há poucas evidências sobre esse procedimento, mas acredita-se que, em lesões de 2 a 3 segmentos espinhais, seja efetivo, desde que a dor tenha originalmente uma extensão maior e mais localizada e seja de origem radicular. Há risco de alterações sensoriais, de função motora e de vazamento de líquor. A destruição das áreas mencionadas demonstrou bom efeito, porém com consequências pós-operatórias como fraqueza muscular, disfunção sexual e miccional e deficiência sensorial.[7]
- *Cordotomia:* uso controverso na literatura, com resultado em 56% dos casos em pacientes paraplégicos. É feita a remoção de 2 a 3 segmentos acima do nível da lesão espinhal, acreditando-se que, assim, é removido o gatilho espinhal.

Outros procedimentos

Descompressão anterior da medula espinhal, comissurotomia, simpatectomia cirúrgica, e rizotomia dorsal foram demonstradas na literatura.[7] Outras formas de estimulação elétrica não tiveram efetividade comprovada.[8]

Referências bibliográficas

1. Safdarian M, Trinka E, Rahimi-Movaghar V, Thomschewski A, Aali A, Abady GG, et al. Global, regional, and national burden of spinal cord injury, 1990-2019: a systematic analysis for the Global Burden of Disease Study 2019. Lancet Neurol. 2023;22(11):1026-47.
2. Defino HLA. Trauma raquimedular. Medicina (Ribeirão Preto). 1999;32.4:388-400. [2025 Fev. 19]. Disponível em: https://www.revistas.usp.br/rmrp/article/view/7741.
3. Department of Data Analytics. WHO methods and data sources for global burden of disease estimates 2000-2019. Geneva; 2020. [2025 Fev. 19]. Disponível em: https://www.who.int/docs/default-source/gho-documents/global-health-estimates/ghe2019_daly-methods.pdf.
4. Lee BB, Cripps RA, Fitzharris M, Wing PC. The global map for traumatic spinal cord injury epidemiology: Update 2011, global incidence rate. Spinal Cord. 2014;52(2):110-6.
5. Nees TA, Finnerup NB, Blesch A, Weidner N. Neuropathic pain after spinal cord injury: the impact of sensorimotor activity. Pain. Lippincott Williams and Wilkins; 2017;158:371-6.

6. Johansson BB. Regeneration and plasticity in the brain and spinal cord. Journal of Cerebral Blood Flow and Metabolism. 2007;27:1417-30.
7. Siddall P, Loeser J. Pain following spinal cord injury. Spinal Cord. 2001;39(2):63-73. [2025 Fev. 19]. Disponível em: https://www.nature.com/articles/3101116.
8. Rekand T, Hagen EM, Grønning M. Chronic pain following spinal cord injury. Tidsskr Nor Legeforen nr. 2012;8:974-9.
9. Wasner G, Lee BB, Engel S, McLachlan E. Residual spinothalamic tract pathways predict development of central pain after spinal cord injury. Brain. 2008;131(9):2387-400.
10. Huynh V, Rosner J, Curt A, Kollias S, Hubli M, Michels L. Disentangling the effects of spinal cord injury and related neuropathic pain on supraspinal neuroplasticity: a systematic review on neuroimaging. Frontiers in Neurology. Frontiers Media S.A. 2020;10.
11. Widerström-Noga E, Biering-Sørensen F, Bryce TN, Cardenas DD, Finnerup NB, Jensen MP, et al. The international spinal cord injury pain basic data set (version 2.0). Spinal Cord. 2014;52(4):282-6.
12. Eckeli FD, Teixeira RA, Gouvêa ÁL. Neuropathic pain evaluation tools. Revista Dor. 2016;17:20-2. [2025 Fev. 19]. Disponível em: http://www.gnresearch.org/doi/10.5935/1806-0013.20160041.
13. Schestatsky P, Félix-Torres V, Fagundes Chaves ML, Câmara-Ehlers B, Mucenic T, Caumo W, et al. Brazilian portuguese validation of the leeds assessment of neuropathic symptoms and signs for patients with chronic pain. Pain Med. 2011;12(10):1544-50. [2025 Fev. 19]. Disponível em: https://pubmed.ncbi.nlm.nih.gov/21883875/.
14. Santos JG, Brito JO, de Andrade DC, Kaziyama VM, Ferreira KA, Souza I, et al. Translation to portuguese and validation of the douleur neuropathique 4 questionnaire. J Pain. 2010;11(5):484-90. [2025 Fev. 19]. Disponível em: https://pubmed.ncbi.nlm.nih.gov/20015708/.
15. de Andrade DC, Ferreira KASL, Nishimura CM, Yeng LT, Batista AF, de Sá K, et al. Psychometric validation of the portuguese version of the neuropathic pain symptoms inventory. Health Qual Life Outcomes. 2011;9. [2025 Fev. 19]. Disponível em: https://pubmed.ncbi.nlm.nih.gov/22128801/.
16. Miró J, Gertz KJ, Carter GT, Jensen MP. Pain location and functioning in persons with spinal cord injury. PM and R. 2014;6(8):690-7.
17. Derby R, Melnik I, Lee JE, Fernandez R. International spine intervention society – 2013 21. ed. Annual Scientific Meeting Research Abstracts. Pain Medicine. 2013;14(8):1269-76. [2025 Fev. 19]. Disponível em: https://academic.oup.com/painmedicine/article-lookup/doi/10.1111/pme.12219.
18. Rupp R, Biering-Sørensen F, Burns SP, Graves DE, Guest J, Jones L, et al. International standards for neurological classification of spinal cord injury. Topics in Spinal Cord Injury Rehabilitation. Thomas Land Publishers Inc; 2021;27.
19. Teasell RW, Mehta S, Aubut JAL, Foulon B, Wolfe DL, Hsieh JTC, et al. A systematic review of pharmacologic treatments of pain after spinal cord injury. Archives of Physical Medicine and Rehabilitation. 2010;91:816-31.
20. Eccleston C, Morley S, Williams A. Psychological therapies for the management of chronic and recurrent pain in children and adolescents. Cochrane Database of Systematic Reviews. 2014;2014(5):CD003968.
21. Wang L, Zhang H, Ai H, Liu Y. Effects of virtual reality rehabilitation after spinal cord injury: a systematic review and meta-analysis. J Neuroeng Rehabil. 2024;21(1):191. doi: 10.1186/s12984-024-01492-w.
22. Scalise M, Bora TS, Zancanella C, Safa A, Stefini R, Cannizzaro D. Virtual reality as a therapeutic tool in spinal cord injury rehabilitation: a comprehensive evaluation and systematic review. J Clin Med. 2024;13(18):5429. doi: 10.3390/jcm13185429.
23. Oishi R, Takeda I, Ode Y, Okada Y, Kato D, Nakashima H, et al. Neuromodulation with transcranial direct current stimulation contributes to motor function recovery via microglia in spinal cord injury. Sci Rep. 2024;14(1):18031. doi: 10.1038/s41598-024-69127-7.
24. Asgardoon MH, Jazayeri SB, Behkar A, Dabbagh Ohadi MA, Yarmohammadi H, Ghodsi Z, et al. Pharmacologic therapies of pain in patients with spinal cord injury: a systematic review. Spinal Cord Ser Cases. 2022;8(1).
25. Zanca JM, Gilchrist C, Ortiz CE, Dyson-Hudson TA. Pilot clinical trial of a clinical meditation and imagery intervention for chronic pain after spinal cord injury. J Spinal Cord Med. 2022;45(3):339-53. doi: 10.1080/10790268.2021.1970894.
26. Yang Y, Tang Y, Qin H, Xu J. Efficacy of transcutaneous electrical nerve stimulation in people with pain after spinal cord injury: a meta-analysis. Spinal Cord. 2022;60(5):375-81. doi: 10.1038/s41393-022-00776-z.

27. Zeb A, Arsh A, Bahadur S, Ilyas SM. Effectiveness of transcutaneous electrical nerve stimulation in management of neuropathic pain in patients with post traumatic incomplete spinal cord injuries. Pak J Med Sci. 2018;34(5):1177-80. doi: 10.12669/pjms.345.156594.
28. Inanici F, Brighton LN, Samejima S, Hofstetter CP, Moritz CT. Transcutaneous spinal cord stimulation restores hand and arm function after spinal cord injury. IEEE Trans Neural Syst Rehabil Eng. 2021;29:310-9. doi: 10.1109/TNSRE.2021.3049133.
29. Singh G, Sharma P, Forrest G, Harkema S, Behrman A, Gerasimenko Y. Spinal cord transcutaneous stimulation in cervical spinal cord injury: a review examining upper extremity neuromotor control, recovery mechanisms, and future directions. J Neurotrauma. 2024;41(17-18):2056-2074. doi: 10.1089/neu.2023.0438.
30. Bernardi M, Fedullo AL, Bernardi E, Munzi D, Peluso I, Myers J, et al. Diet in neurogenic bowel management: a viewpoint on spinal cord injury. World J Gastroenterol. 2020;26(20):2479-97. doi: 10.3748/wjg.v26.i20.2479.
31. Fedullo AL, Ciccotti M, Giannotta P, Alviti F, Bernardi M, Raguzzini A, et al. Hormetic effects of bioactive compounds from foods, beverages, and food dressing: the potential role in spinal cord injury. Oxid Med Cell Longev. 2021;2021:6615752. doi: 10.1155/2021/6615752.
32. Allison DJ, Beaudry KM, Thomas AM, Josse AR, Ditor DS. Changes in nutrient intake and inflammation following an anti--inflammatory diet in spinal cord injury. J Spinal Cord Med. 2019;42(6):768-77. doi: 10.1080/10790268.2018.1519996.
33. Shinu P, Morsy MA, Nair AB, Mouslem AKA, Venugopala KN, Goyal M, et al. Novel therapies for the treatment of neuropathic pain: potential and pitfalls. J Clin Med. 2022;11(11):3002. doi: 10.3390/jcm11113002.
34. Baron R, Eberhart L, Kern KU, Regner S, Rolke R, Simanski C, et al. Tapentadol prolonged release for chronic pain: a review of clinical trials and 5 years of routine clinical practice data. Pain Pract. 2017;17(5):678-700. doi: 10.1111/papr.12515.
35. Meng H, Johnston B, Englesakis M, Moulin DE, Bhatia A. Selective cannabinoids for chronic neuropathic pain: a systematic review and meta-analysis. Anesth Analg. 2017;125(5):1638-52. doi: 10.1213/ANE.0000000000002110.
36. Mücke M, Phillips T, Radbruch L, Petzke F, Häuser W. Cannabis-based medicines for chronic neuropathic pain in adults. Cochrane Database Syst Rev. 2018;3(3):CD012182. doi: 10.1002/14651858.CD012182.pub2.
37. Attal N, Bouhassira D. Pharmacotherapy of neuropathic pain: which drugs, which treatment algorithms? Pain. 2015;156(1):S104-S114. doi: 10.1097/01.j.pain.0000460358.01998.15.
38. Tsai SHL, Lin CR, Shao SC, Fang CH, Fu TS, Lin TY, et al. Cannabinoid use for pain reduction in spinal cord injuries: a meta-analysis of randomized controlled trials. Front Pharmacol. 2022;13:866235. doi: 10.3389/fphar.2022.866235.
39. Kim SP, Davis SW, Sell GH. Amitriptyline in severely depressed spinal cord-injured patients: rapidity of response. Arch Phys Med Rehabil. 1977;58(4):157-61.
40. Cardenas DD, Warms CA, Turner JA, Marshall H, Brooke MM, Loeser JD. Efficacy of amitriptyline for relief of pain in spinal cord injury: results of a randomized controlled trial. Pain. 2002;96(3):365-73. doi: 10.1016/S0304-3959 .0100483-3.
41. Siddall PJ, Middleton JW. A proposed algorithm for the management of pain following spinal cord injury. Spinal Cord. 2006;44(2):67-77. doi: 10.1038/sj.sc.3101824.
42. Tesfaye S, Wilhelm S, Lledo A, Schacht A, Tölle T, Bouhassira D, et al. Duloxetine and pregabalin: high-dose monotherapy or their combination? The "COMBO-DN study"-a multinational, randomized, double-blind, parallel-group study in patients with diabetic peripheral neuropathic pain. Pain. 2013;154(12):2616-25. doi: 10.1016/j.pain.2013.05.043.
43. K K, Dutt S, Rattan P, Dadhania A, Gupta R, Joshi D, et al. Fixed dose combination of low dose pregabalin and duloxetine, or pregabalin monotherapy for neuropathic pain: a double-blind, randomized, parallel-group study. F1000Res. 2023;12:353. doi: 10.12688/f1000research.130345.1.
44. Vranken JH, Hollmann MW, van der Vegt MH, Kruis MR, Heesen M, Vos K, Pijl AJ, et al. Duloxetine in patients with central neuropathic pain caused by spinal cord injury or stroke: a randomized, double-blind, placebo-controlled trial. Pain. 2011;152(2):267-73. doi: 10.1016/j.pain.2010.09.005.
45. Cheng KI, Lai CS, Wang FY, Wang HC, Chang LL, Ho ST, et al. Intrathecal lidocaine pretreatment attenuates immediate neuropathic pain by modulating Nav1.3 expression and decreasing spinal microglial activation. BMC Neurol. 2011;11:71. doi: 10.1186/1471-2377-11-71.
46. Ma W, Du W, Eisenach JC. Intrathecal lidocaine reverses tactile allodynia caused by nerve injuries and potentiates the antiallodynic effect of

the COX inhibitor ketorolac. Anesthesiology. 2003;98(1):203-8. doi: 10.1097/00000542-200301000-00031.

47. Tremont-Lukats IW, Hutson PR, Backonja MM. A randomized, double-masked, placebo-controlled pilot trial of extended IV lidocaine infusion for relief of ongoing neuropathic pain. Clin J Pain. 2006;22(3):266-71. doi: 10.1097/01.ajp.0000169673.57062.40.
48. Amr YM. Multi-day low dose ketamine infusion as adjuvant to oral gabapentin in spinal cord injury related chronic pain: a prospective, randomized, double blind trial. Pain Physician. 2010;13(3):245-9.
49. McIntyre A, Mays R, Mehta S, Janzen S, Townson A, Hsieh J, et al. Examining the effectiveness of intrathecal baclofen on spasticity in individuals with chronic spinal cord injury: a systematic review. J Spinal Cord Med. 2014;37(1):11-8. doi: 10.1179/2045772313Y.0000000102.
50. Hashemizadeh S, Gharaylou Z, Hosseindoost S, Sardari M, Omidi A, Hosseini Ravandi H, et al. Long-term administration of bumetanide improve functional recovery after spinal cord injury in rats. Front Pharmacol. 2022;13:932487. doi: 10.3389/fphar.2022.932487.
51. Varrassi G, Paladini A, Marinangeli F, Racz G. Neural modulation by blocks and infusions. Pain Pract. 2006;6(1):34-8. doi: 10.1111/j.1533-2500.2006.00056.x.
52. Grabinsky A. Mechanisms of neural blockade. Pain Physician. 2005;8(4):411-6.
53. Abram SE. Neural blockade for neuropathic pain. Clin J Pain. 2000;16(2):S56-61. doi: 10.1097/00002508-200006001-00010.
54. Ranoux D, Attal N, Morain F, Bouhassira D. Botulinum toxin type a induces direct analgesic effects in chronic neuropathic pain. Annals of Neurology, 2008;64(3):274-83. doi: 10.1002/ana.21427.
55. Chalif JI, Chavarro VS, Mensah E, Johnston B, Fields DP, Chalif E J, et al. Epidural spinal cord stimulation for spinal cord injury in humans: a systematic review. Journal of Clinical Medicine. 2024;13(4):1090. doi: 10.3390/jcm13041090.
56. Cunha ÍÍBRD, et al. Considerações anatômicas da medula espinhal, trauma raquimedular, choque neurogênico e choque medular. 1. ed. Amplla Editora; 2023.

ANEXO 1 – VERSÃO BRASILEIRA DA ESCALA DE LANSS

Nome: ______________________ Data: ______________________

Essa escala de dor ajuda a determinar como os nervos que carregam a informação de dor estão funcionando. É importante obter esse tipo de informação, pois ela pode ajudar na escolha de um tratamento específico para seu tipo de dor.

A. Questionário de dor

- Pense na dor que você vem sentindo na última semana.
- Por favor, diga se qualquer uma das características abaixo se aplica a sua dor. Responda apenas SIM ou NÃO.

1. A sua dor se parece com uma sensação estranha e desagradável na pele? Palavras do tipo "agulhadas", "choques elétricos" e "formigamento" são as que melhor descrevem essa sensação?
   a. NÃO – Minha dor não se parece com isso .... [0]
   b. SIM – Tenho esse tipo de sensação com frequência .... [5]
2. Sua dor faz a cor da pele dolorida mudar? Palavras do tipo "manchada" ou "avermelhada ou rosada" descrevem a aparência da sua pele?
   a. NÃO – Minha dor não afeta a cor da minha pele .... [0]
   b. SIM – Percebi que a dor faz com que minha pele mude de cor .... [5]
3. Sua dor faz deixa a pele afetada sensível ao toque? A ocorrência de sensações desagradáveis e/ou dolorosas ao toque leve ou mesmo ao toque da roupa ao se vestir descreve essa sensibilidade anormal?
   a. NÃO – Minha dor não deixa minha pele mais sensível nessa área .... [0]
   b. SIM – Minha pele é mais sensível ao toque nessa área .... [3]
4. Sua dor se inicia de repente, sem nenhuma razão aparente, quando você está parado? Palavras tipo "choques elétricos", "dor em pontada" ou "dor explosiva" descrevem essa sensação?
   a. NÃO – Minha dor não é sentida dessa forma .... [0]
   b. SIM – Tenho essas sensações com muita frequência .... [2]
5. Sua dor faz a temperatura da pele na área dolorida mudar? Palavras tipo "calor" e "queimação" descrevem essa sensação?
   a. NÃO – Não tenho esse tipo de sensação .... [0]
   b. SIM – Tenho essas sensaçãos com frequência .... [1]

B. Exame da sensibilidade: a sensibilidade da pele pode ser examinada comparando-se a área dolorida com a área contralateral ou nas áreas adjacentes não doloridas avaliando a presença de alodinia e alteração do limiar de sensação ao estímulo da agulha (LSA).

6. Alodinia: examine a resposta ao toque leve com algodão sobre a área não dolorida e, a seguir, na área dolorida.

   Caso sensações normais forem percebidas no lado não dolorido e, ao contrário, se dor ou sensações desagradáveis (sensação tipo "picada" ou "latejante") forem percebidas na área afetada, a alodinia está presente.

   a. NÃO – Sensação normal em ambas as áreas .... [0]

   b. SIM – Alodinia somente na área dolorida .... [5]

7. Alteração do limiar por estímulo de agulha (LEA)

   a. Determine o LEA por meio da comparação da resposta a uma agulha de espessura 23 (cor azul) conectada a uma seringa de 2 mL – sem a parte interna – suavemente colocada nas áreas doloridas da pele e depois nas não doloridas.

   b. Caso uma sensação de agulhada normal for sentida na área da pele não dolorida, mas uma sensação diferente for sentida na área dolorida, por exemplo "nenhuma sensação" ou "somente sensação de toque" (LEA aumentado) ou "dor muito intensa" (LEA diminuído), isso significa que há um LEA alterado.

   c. Caso a sensação de agulhada não seja percebida em nenhuma área, conecte a parte interna da seringa à agulha para aumentar o peso e repita a manobra.

      a. NÃO – Sensação igual em ambas as áreas .... [0]

      b. SIM – Limiar por estímulo de agulha alterado no lado dolorido .... [3]

Escore: some os valores entre parênteses nos achados descritivos e de exame da sensibilidade para obter um escore global.

Escore total (máximo 24): ______________

- Se o escore < 12, é improvável que mecanismos neuropáticos estejam contribuindo para a dor do paciente.
- Se escore ≥ 12, provavelmente mecanismos neuropáticos estão contribuindo para a dor do paciente.

Fonte: Schestatsky P, Félix-Torres V, Fagundes Chaves ML, *et al.*, 2011.

ANEXO 2 – VERSÃO BRASILEIRA DA ESCALA DE DN4

Questionário para diagnóstico de dor neuropática – DN4

Por favor, nas quatro perguntas abaixo, complete o questionário marcando uma resposta para cada número:

- **Entrevista do paciente**

Questão 1. Sua dor tem uma ou mais das seguintes características?

	SIM	NÃO
1. Queimação	☐	☐
2. Sensação de frio dolorosa	☐	☐
3. Choque elétrico	☐	☐

Questão 2. Há presença de um ou mais dos seguintes sintomas na mesma área de sua dor?

	SIM	NÃO
4. Formigamento	☐	☐
5. Alfinetada/agulhada	☐	☐
6. Adormecimento	☐	☐
7. Coceira	☐	☐

- **Exame do paciente**

Questão 3. A dor está localizada numa área onde o exame físico pode revelar uma ou mais das seguintes características?

	SIM	NÃO
8. Hipoestesia ao toque	☐	☐
9. Hipoestesia à picada de agulha	☐	☐

Questão 4. Na área dolorosa, a dor pode ser causada ou aumentada por:

	SIM	NÃO
10. Escovação	☐	☐

- **Escore**

0 – Para cada item negativo

1 – Para cada item positivo

Dor neuropática: escore total a partir de 4/10

( ) Dor nociceptiva ( ) Dor neuropática

Fonte: Santos JG, Brito JO, de Andrade DC, *et al.*, 2010.

Dor no Nefropata

39

Marco Antonio Narváez Tamayo
Miguel Andrés Narváez Encinas
Cristian Henrry Mamani Condori

INTRODUÇÃO

O controle da dor em pacientes com doença renal crônica (DRC) é um desafio complexo, que exige uma compreensão profunda da interação entre a função renal comprometida e a farmacologia analgésica. Uma série de obstáculos específicos é enfrentada no tratamento da dor nesses pacientes, desde a seleção adequada do analgésico até o gerenciamento de efeitos adversos e interações medicamentosas.

EPIDEMIOLOGIA DA DOR NA DOENÇA RENAL CRÔNICA

A dor é uma complicação comum em pacientes com DRC. Estudos epidemiológicos indicam que mais de 50% dos pacientes com DRC apresentam algum tipo de dor crônica, e aproximadamente 20% a 30% sofrem de dores intensas que afetam significativamente sua qualidade de vida. A dor pode estar relacionada à doença renal em si, como nefropatia diabética e osteodistrofia renal, ou pode resultar de comorbidades comuns nessa população, como neuropatia diabética, osteoartrite e doença cardiovascular.[1]

Impacto da dor em pacientes com doença renal

A dor crônica em pacientes com DRC não afeta apenas seu bem-estar físico, mas também tem repercussões significativas em sua saúde mental e emocional. A presença de dor crônica tem sido associada a um aumento na incidência de depressão, ansiedade e distúrbios do sono, o que pode complicar a adesão ao tratamento renal e prejudicar a qualidade de vida geral do paciente. Além disso, a dor pode limitar a capacidade do paciente de participar de atividades físicas e sociais, exacerbando sentimentos de isolamento e diminuindo a capacidade funcional.[2]

Considerações farmacológicas no tratamento da dor

A função renal comprometida afeta a farmacocinética e a farmacodinâmica de muitos medicamentos analgésicos, aumentando o risco de toxicidade e efeitos colaterais. Os médicos devem estar bem informados sobre como a insuficiência renal altera a eliminação de medicamentos e como ajustar as doses com segurança. É essencial considerar as vias metabólicas dos medicamentos, a possibilidade de acúmulo de metabólitos ativos e as interações medicamentosas que podem ocorrer em pacientes que frequentemente tomam vários medicamentos.[3]

Desafios no tratamento da dor na DRC:

a. Ajuste de dose.
b. Seleção de medicamentos.
c. Gerenciamento de efeitos colaterais.
d. Comorbidades.
e. Interações medicamentosas.

Abordagem multidisciplinar

O tratamento da dor em pacientes com DRC requer uma abordagem multidisciplinar envolvendo nefrologistas, especialistas em dor, farmacologistas, fisioterapeutas e psicólogos. Essa abordagem colaborativa garante que todos os aspectos da dor sejam abordados, desde uma avaliação precisa até a implementação de um plano de tratamento abrangente e personalizado. A educação do paciente e da família também é fundamental para melhorar a adesão ao tratamento e o controle da dor em casa.[4]

AVALIAÇÃO DA DOR

A avaliação precisa da dor em pacientes com nefropatia é crucial para um tratamento eficaz. A complexidade desses pacientes exige uma avaliação multidimensional que considere tanto os aspectos físicos quanto os emocionais e sociais da dor. O uso de ferramentas de avaliação validadas possibilita uma melhor compreensão da dor e seu impacto na qualidade de vida do paciente, o que é essencial para o desenvolvimento de um plano de tratamento adequado.[4]

Fatores a considerar na avaliação da dor

Uma história clínica detalhada é essencial para entender o contexto da dor do paciente, desde a identificação da causa subjacente da DRC (diabetes, hipertensão, glomerulonefrite etc.) até a presença de comorbidades como diabetes, doenças cardiovasculares e neuropatias que podem afetar o controle da dor.

Os medicamentos atuais também devem ser avaliados para identificar possíveis interações e efeitos colaterais que podem contribuir para a dor.[5]

Avaliação renal funcional

O grau de insuficiência renal afeta a escolha e a dosagem dos analgésicos:

- Medição da taxa de filtração glomerular (TFG): o TFG pode ser calculado usando a seguinte fórmula de Cockroft-Gault:

$$\text{TGF} = (140 - \text{edad}) \times \frac{\text{Peso}}{72} \times \text{creatinina sérica}$$

  Valor multiplicado por 0,85 no caso das mulheres.
- Testes de função renal: incluem a medição da creatinina sérica, ureia e outros marcadores da função renal.
- Avaliar a função renal por meio do cálculo da TFG é essencial para ajustar as doses dos medicamentos.

Abordagem multidisciplinar para avaliação da dor

A avaliação da dor em pacientes com DRC deve ser um esforço colaborativo:

- *Nefrologistas:* para ajustar a medicação e controlar a doença renal subjacente.
- *Especialistas em dor:* para elaborar e monitorar o plano de controle da dor.
- *Psicólogos e psiquiatras:* para abordar o componente emocional da dor e tratar transtornos de humor associados.
- *Fisioterapeutas e terapeutas ocupacionais:* para melhorar a função física do paciente e a adaptação às atividades diárias.

Uma avaliação abrangente da dor é o primeiro passo crucial para o tratamento eficaz da dor em pacientes com DRC. Usando ferramentas validadas e uma abordagem multidimensional, os médicos podem desenvolver um plano de tratamento personalizado que aborda todas as facetas da dor, melhorando assim a qualidade de vida do paciente.[4]

SELEÇÃO DE MEDICAMENTOS

A seleção de medicamentos para o controle da dor em pacientes com DRC é uma tarefa complexa que requer uma compreensão profunda da farmacologia analgésica e consideração cuidadosa da função renal do paciente. As opções de tratamento, ajustes de dose necessários e considerações específicas para minimizar riscos e maximizar a eficácia são detalhadas adiante.

Analgésicos não opioides

Paracetamol (acetaminofeno)

O paracetamol é geralmente considerado seguro para pacientes com DRC quando usado em doses terapêuticas. É o analgésico de escolha para dores leves a moderadas por conta de seu perfil de segurança e baixa incidência de efeitos colaterais gastrointestinais e renais.

- *Dose:* a dose máxima recomendada é de 3 g/dia, embora em pacientes com insuficiência renal grave seja recomendado reduzir a dose para 2 g/dia.[6]
- *Precauções:* monitore a função hepática, especialmente em pacientes com comorbidades hepáticas ou consumo crônico de álcool.

Medicamentos anti-inflamatórios não-esteroides

O uso de anti-inflamatórios não-esteroides (AINEs) em pacientes com DRC é controverso em razão de sua potencial nefrotoxicidade. Os AINEs podem reduzir o fluxo sanguíneo renal, diminuir a filtração glomerular e agravar a insuficiência renal.[7]

- *Alternativas:* se for absolutamente necessário, considere usar AINEs com menor risco de nefrotoxicidade, como o celecoxibe, e limite seu uso a um curto prazo.
- *Dose e monitoramento:* use a menor dose eficaz pelo menor tempo possível e monitore regularmente a função renal e a pressão arterial.

OPIOIDES

Há uma compreensão deficiente da farmacocinética e farmacodinâmica dos opioides entre pacientes com taxa de filtração glomerular estimada (TFGe) gravemente reduzida. Tendo em vista o potencial de toxicidade grave, preparações de liberação normal (ação curta) são preferidas às preparações de liberação modificada (ação prolongada), quando disponíveis.

Tramadol

Tramadol é um opioide de ação moderada que pode ser usado com cautela em pacientes com DRC. É útil para o tratamento de dores moderadas a intensas, especialmente quando analgésicos não opioides não são eficazes.[8]

- *Dose:* em pacientes com TFG < 30 mL/min, a dose deve ser ajustada com uma dose máxima de 200 mg/dia.
- *Precauções:* monitore sinais de efeitos colaterais, como náusea, tontura e risco de convulsão, especialmente em pacientes com outros fatores de risco.

Oxicodona

A oxicodona é um opioide potente que pode ser usado em pacientes com DRC grave, com ajustes de dose adequados para evitar o acúmulo de metabólitos ativos.

- *Dose:* a dose inicial em pacientes com insuficiência renal moderada a grave deve ser de 5 mg a cada 12 horas, titulada de acordo com a resposta e tolerância do paciente.[8]
- *Precauções:* monitore atentamente os sinais de depressão respiratória e sedação excessiva.

Hidromorfona

A hidromorfona é uma opção preferencial em pacientes com DRC por conta do seu perfil de metabolização favorável e menor risco de acúmulo de metabólitos tóxicos.[9]

- *Dose:* comece com 2 mg a 4 mg a cada 12 horas, ajustando de acordo com a resposta e tolerância do paciente.
- *Precauções:* assim como acontece com outros opioides, é essencial monitorar efeitos colaterais como sedação e depressão respiratória.

Fentanil

O fentanil é rapidamente metabolizado no fígado e apenas 5% a 10% são excretados inalterados na urina. Seus metabólitos são considerados inativos. Não parece haver nenhum acúmulo clinicamente significativo de fentanil quando administrado a pacientes com DRC avançada.[10]

- *Dose:* o adesivo transdérmico de fentanil é uma forma conveniente de administração, começando com uma dose de 12 mcg/hora e titulada com base na resposta do paciente.
- *Precauções:* evite o uso em pacientes com intolerância a opioides por conta do alto risco de depressão respiratória.

Metadona

A metadona é útil para o tratamento de dor crônica intensa em pacientes com DRC avançada. É excretada principalmente nas fezes e 20% são excretados inalterados na urina. Em pacientes anúricos, é excretada exclusivamente nas fezes, sem acúmulo no plasma.

O medicamento original e seus metabólitos não parecem ser removidos pela hemodiálise, portanto, a metadona suplementar não é necessária no tratamento pós-diálise. Esses fatores sugerem que a metadona pode ser um analgésico seguro e eficaz para uso em pacientes com DRC avançada por aqueles familiarizados com seu uso, pois o monitoramento cuidadoso, incluindo o monitoramento do prolongamento do intervalo QT, é essencial.

Além disso, pode ser mais eficaz para dor neuropática do que outros opioides por conta de sua atividade contra o antagonismo do receptor N-metil-D-aspartato (NMDA).

NEUROMODULADORES

Antidepressivos tricíclicos (ADTs) e antiepilépticos

ADTs e antiepilépticos são eficazes no controle da dor neuropática, uma causa comum de dor em pacientes com DRC.

- *Gabapentina e pregabalina:* eles são particularmente úteis, mas requerem ajustes de dosagem em pacientes com insuficiência renal:
  - *Gabapentina:* a dose deve ser ajustada de acordo com a TFG. Para TFG de 30 a 59 mL/min, a dose recomendada é de 200 a 700 mg/dia; para TFG de 15 a 29 mL/min, a dose é de 100 a 300 mg/dia; e para FG < 15 mL/min, a dose é de 100 a 200 mg/dia.
  - *Pregabalina:* comece com 25 mg/dia e aumente gradualmente de acordo com a tolerância e resposta do paciente, com uma dose máxima de 75 mg/dia em pacientes com insuficiência renal grave.[12]
- *Antidepressivos tricíclicos:* são úteis em pacientes com doença renal, têm baixa eliminação renal e extenso metabolismo hepático, portanto, podem ser usados com segurança.
  - *Amitriptilina:* comece com doses iniciais de 12,5 mg e aumente gradualmente até uma dose máxima de 50 mg, se necessário.[13]

Anestésicos locais

Anestésicos locais (ALs) podem ser úteis no tratamento de certos tipos de dor, como dor neuropática localizada e dor pós-operatória.

- *Lidocaína tópica:* opção segura para o alívio da dor neuropática localizada, disponível em adesivos transdérmicos.[13]
- *Bloqueios nervosos:* realizados por especialistas em dor, eles podem proporcionar alívio significativo em casos de dor refratária.

TERAPIAS COMBINADAS

A combinação de diferentes classes de medicamentos é uma estratégia eficaz para maximizar o alívio da dor e minimizar os efeitos colaterais. Esse é o princípio da analgesia multimodal.

- *Opioides com adjuvantes:* a combinação de opioides com gabapentina ou pregabalina pode ser particularmente eficaz no tratamento da dor neuropática.
- *Terapia multimodal:* o uso de uma combinação de opioides, adjuvantes e AINEs (quando seguro e apropriado) pode proporcionar um alívio mais completo da dor e reduzir a dose necessária para cada medicamento individual, minimizando assim o risco de efeitos colaterais.

A seleção adequada de medicamentos para o controle da dor em pacientes com DRC requer uma abordagem cuidadosa e personalizada, considerando a farmacocinética e a farmacodinâmica alteradas nesses pacientes. Usando uma combinação de analgésicos não opioides, opioides e adjuvantes, e ajustando as doses de acordo com a função renal, os médicos podem fornecer alívio eficaz e seguro da dor, melhorando assim a qualidade de vida dos pacientes com DRC.[8]

TERAPIAS NÃO FARMACOLÓGICAS

O tratamento da dor em pacientes com DRC não deve depender exclusivamente de intervenções farmacológicas. Terapias não farmacológicas são essenciais para proporcionar alívio abrangente da dor e melhorar a qualidade de vida dos pacientes. Essas intervenções podem ser especialmente úteis em pacientes com limitações no uso de medicamentos por conta da função renal comprometida ou que apresentam efeitos colaterais significativos de analgésicos.

Modalidades físicas

Fisioterapia

A fisioterapia desempenha um papel crucial no controle da dor, especialmente da dor musculoesquelética. Fisioterapeutas podem criar programas de exercícios personalizados que melhoram a mobilidade, fortalecem os músculos e reduzem a dor.[14]

1. *Exercícios de fortalecimento:* focados na melhora da força muscular e da estabilidade das articulações, o que pode ajudar a reduzir a dor e melhorar a função física.
2. *Terapias de mobilidade:* incluem alongamentos e exercícios de amplitude de movimento para manter a flexibilidade e prevenir a rigidez das articulações.
3. *Modalidades de fisioterapia:* como calor, frio, terapia de ultrassom e estimulação nervosa elétrica transcutânea (TENS), que podem proporcionar alívio da dor em curto prazo.

Terapia ocupacional

A terapia ocupacional (TO) concentra-se em ajudar os pacientes a adaptar suas atividades diárias para controlar melhor a dor e melhorar sua qualidade de vida.[15]

1. *Adaptações ambientais:* modificações em casa e no local de trabalho para reduzir as demandas físicas e prevenir dores.
2. *Aconselhamento sobre atividades da vida diária:* ensino de técnicas para executar tarefas cotidianas de maneira a minimizar a dor e a fadiga.
3. *Dispositivos de assistência:* uso de ferramentas e equipamentos especiais para facilitar as atividades diárias sem agravar a dor.

Modalidades psicológicas

Terapia cognitivo-comportamental

A terapia cognitivo-comportamental (TCC) é uma intervenção psicológica eficaz para o tratamento da dor crônica. Concentra-se na mudança de padrões de pensamento e comportamento que podem agravar a dor.[17]

1. *Reestruturação cognitiva:* ajuda os pacientes a identificar e mudar pensamentos negativos e distorcidos relacionados à dor.
2. *Técnicas de relaxamento:* incluem exercícios de respiração profunda, relaxamento muscular progressivo e imagens guiadas para reduzir o estresse e a tensão muscular.
3. *Treinamento de habilidades de enfrentamento:* ensina aos pacientes estratégias para melhor gerenciar a dor e os desafios emocionais associados.

Atenção plena e meditação

Técnicas de atenção plena e meditação podem ser muito úteis para pacientes com dor crônica. Essas práticas ajudam os pacientes a desenvolver maior consciência de suas experiências físicas e emocionais e a responder a elas de maneira mais equilibrada.

1. *Meditação de atenção plena (mindfulness):* concentra a atenção no momento presente, ajudando a reduzir a percepção de dor e sofrimento associado.
2. *Meditação guiada:* usa orientação verbal para ajudar os pacientes a atingir um estado de relaxamento profundo e foco mental.
3. *Ioga e Tai Chi:* incorporam elementos de atenção plena, respiração e movimentos suaves para melhorar a flexibilidade, a força e o relaxamento.

Terapias complementares e alternativas

Acupuntura

Acupuntura é uma técnica da medicina tradicional chinesa que envolve a inserção de agulhas finas em pontos específicos do corpo. Pode ser eficaz para alguns tipos de dor crônica e geralmente é segura em pacientes com DRC.

1. *Alívio da dor crônica:* estudos demonstraram que a acupuntura pode reduzir significativamente a dor crônica e melhorar a função física.
2. *Efeitos colaterais mínimos:* a acupuntura tem um perfil de segurança favorável e

poucos efeitos colaterais quando realizada por um profissional treinado.

Massagens terapêuticas

Massagens terapêuticas podem aliviar a tensão muscular, melhorar a circulação e reduzir a dor em pacientes com DRC.[18]

1. *Terapia de massagem:* pode incluir técnicas como massagem sueca, massagem de tecidos profundos e massagem com pedras quentes.[19]
2. *Benefícios para o relaxamento:* além de aliviar a dor, a massagem pode promover relaxamento e reduzir a ansiedade.

Estimulação nervosa elétrica transcutânea

A TENS é uma técnica que usa correntes elétricas de baixa intensidade para aliviar a dor.[19]

1. *Aplicação:* eletrodos são colocados na pele sobre ou perto das áreas doloridas, proporcionando alívio de curto prazo.
2. *Eficácia:* pode ser especialmente útil para dores neuropáticas e musculoesqueléticas.

Realidade virtual

A realidade virtual (RV) é uma tecnologia emergente no tratamento da dor crônica, que usa ambientes virtuais imersivos para distrair e reduzir a percepção da dor.[20]

1. *Distração da dor:* a imersão em ambientes virtuais pode desviar a atenção do paciente da dor, reduzindo sua percepção.
2. *Aplicações terapêuticas:* os programas de RV podem incluir exercícios de reabilitação, meditação guiada e *biofeedback*.

Terapias não farmacológicas são parte integrante do controle da dor em pacientes com DRC. Ao combinar modalidades físicas, psicológicas e complementares, os médicos podem fornecer uma abordagem holística que melhora significativamente a qualidade de vida do paciente e reduz a dependência de medicamentos para aliviar a dor.

CONSIDERAÇÕES ESPECIAIS

O controle da dor em pacientes com DRC apresenta desafios específicos que exigem atenção especial. Considerações especiais para pacientes em diálise e transplante são descritas a seguir, com foco na dosagem e em referências atualizadas.

Pacientes em diálise

Ajuste de medicação

A diálise afeta a farmacocinética de muitos medicamentos, exigindo ajustes cuidadosos na dosagem.

1. *Medicamentos dialisáveis:* alguns analgésicos e adjuvantes podem ser eliminados durante o processo de diálise, reduzindo sua eficácia e aumentando a necessidade de ajustes de dose. Por exemplo, gabapentina e pregabalina exigem redução significativa da dose e programação pós-diálise:[8]
   - *Gabapentina:* recomenda-se uma dose de 200 mg a 300 mg administrada após cada sessão de diálise para manter níveis terapêuticos adequados.
   - *Pregabalina:* comece com 25 a 50 mg/dia, titulando de acordo com a tolerância e eficácia, preferencialmente administrado após a diálise.
2. *Intervalos de dosagem:* administrar alguns medicamentos imediatamente após uma sessão de diálise pode ajudar a manter níveis terapêuticos estáveis. Por exemplo, opioides de ação curta devem ser administrados após a diálise para evitar a eliminação prematura.

Controle de acesso vascular

O acesso vascular é uma parte vital do tratamento de diálise, e o controle da dor deve evitar comprometer sua funcionalidade.[9]

1. *Evite AINEs:* os AINEs podem aumentar o risco de complicações no acesso vascular, como trombose e infecção. Eles devem ser evitados ou usados com extrema cautela.
   - *Alternativas:* se for absolutamente necessário, AINEs com menor nefrotoxicidade, como o celecoxibe, podem ser considerados na dose de 100 mg a cada 12 horas, com monitoramento rigoroso da função renal e da pressão arterial.

2. *Opioides de escolha:* fentanil e hidromorfona são opções preferidas por conta do menor risco de acúmulo na insuficiência renal:
   - *Fentanil:* uso transdérmico iniciando com 12 mcg/hora, titulando de acordo com a resposta e tolerância do paciente.
   - *Hidromorfona:* comece com 1 mg a 2 mg a cada 4 a 6 horas, conforme necessário, titulando com base na resposta clínica e tolerância.

DOR RELACIONADA À DIÁLISE

A dor pode ser uma consequência direta dos procedimentos de diálise.

1. *Inserção de agulhas:* a dor associada à inserção da agulha pode ser controlada com técnicas de anestesia local, como o uso de creme ou adesivos de lidocaína antes do procedimento:
   - *Lidocaína tópica:* aplique creme a 5% no local da punção 30 a 60 minutos antes do procedimento.
2. *Dor musculoesquelética:* ficar sentado por muito tempo durante sessões de diálise pode causar dores musculoesqueléticas, que podem ser controladas com fisioterapia e mudanças posturais:
   - *Exercícios posturais:* sessões de fisioterapia 2 a 3 vezes por semana para melhorar a flexibilidade e reduzir a rigidez.

PACIENTES TRANSPLANTADOS

Interações medicamentosas

Pacientes transplantados tomam vários medicamentos imunossupressores que podem interagir com analgésicos.[21]

1. *Inibidores da calcineurina:* medicamentos como ciclosporina e tacrolimo podem interagir com opioides e AINEs, aumentando o risco de nefrotoxicidade e outros efeitos adversos:
   - *Monitoramento:* monitore os níveis plasmáticos de imunossupressores ao iniciar ou ajustar analgésicos.
2. *Monitoramento de níveis:* é essencial monitorar os níveis plasmáticos de imunossupressores ao iniciar ou ajustar analgésicos para evitar toxicidade ou rejeição do enxerto.

PREVENÇÃO DA DOR CRÔNICA

Dores pós-operatória e crônica são preocupações significativas em pacientes transplantados.

1. *Analgesia multimodal:* o uso de múltiplas modalidades analgésicas, como opioides, AINEs (quando seguro) e adjuvantes, pode proporcionar melhor controle da dor e reduzir a necessidade de altas doses de opioides:
   - *Paracetamol:* 500 mg a 1.000 mg a cada 6 a 8 horas como base para o controle da dor, com um máximo de 3 g/dia.
   - *Tramadol:* iniciar com 25 mg a 50 mg a cada 8 a 12 horas, ajustando de acordo com a resposta e tolerância.[10]
2. *Intervenções precoces:* a implementação de estratégias de controle da dor desde o período pré-operatório e pós-operatório inicial pode prevenir a dor crônica.

CONCLUSÃO

O controle da dor em pacientes com DRC é uma tarefa complexa, que exige uma compreensão profunda da interação entre a função renal comprometida e a farmacologia dos analgésicos. Os desafios incluem seleção adequada de medicamentos, prevenção de toxicidade, gerenciamento de efeitos adversos e integração de terapias não farmacológicas.

A avaliação da dor em pacientes com DRC deve ser abrangente e multidimensional. Uma história clínica completa, incluindo a etiologia da DRC, comorbidades e medicamentos atuais, é essencial para entender o contexto da dor do paciente e desenvolver um plano de tratamento eficaz.

A seleção de medicamentos para o controle da dor em pacientes com DRC deve ser cuidadosa e personalizada. O paracetamol continua sendo o analgésico de escolha para dores leves a moderadas por conta de seu perfil de segurança. Os AINEs devem ser usados com extrema cautela. Em relação aos opioides, o tramadol pode ser usado com ajustes de dose, enquanto a oxicodona e a hidromorfona são opções preferidas em razão do menor risco de acúmulo de metabólitos tóxicos. O fentanil, administrado em adesivos transdérmicos, é uma opção segura por conta do seu metabolismo hepático predominante. Adjuvantes como gabapentina e pregabalina são eficazes para dor neuropática, mas requerem ajustes de dose em pacientes com insuficiência renal.

Terapias não farmacológicas são parte integrante do controle da dor em pacientes com DRC. A fisioterapia e a TO podem melhorar a mobilidade, a força muscular e a adaptação às atividades diárias. Modalidades psicológicas, como TCC e técnicas de atenção plena, ajudam os pacientes a controlar o componente emocional da dor.

O manejo da dor em pacientes com DRC é um processo complexo que requer uma abordagem personalizada e multidisciplinar. A integração de estratégias farmacológicas e não farmacológicas, juntamente com ajustes cuidadosos da medicação, pode proporcionar alívio eficaz da dor e melhorar a qualidade de vida desses pacientes. A avaliação contínua e a colaboração entre profissionais de Saúde são essenciais para abordar os desafios específicos dessa população e otimizar os resultados do tratamento.

Referências bibliográficas

1. Davison SN, Rathwell S, Ghosh S, et al. The prevalence and severity of chronic pain in patients with chronic kidney disease: a systematic review and meta-analysis. Can J Kidney Health Dis. 2021;8:2054358121993995.
2. Kimmel PL, Emont SL, Newmann JM, et al. ESRD patient quality of life: symptoms, spiritual beliefs, psychosocial factors, and ethnicity. Am J Kidney Dis. 2003;42:713.
3. Claxton RN, Blackhall L, Weisbord SD, Holley JL. Undertreatment of symptoms in patients on maintenance hemodialysis. J Pain Symptom Manage. 2010;39:211.
4. Barnard A, Gwyther E. Pain management in palliative care. SA Fam Pract. 2006;48(6):30-33.
5. Weiss SC, Emanuel LL, Fairclough DL, Emanuel EJ. Understanding the experience of pain in terminally ill patients. Lancet. 2001;357(9265):1311-5.
6. Evans M, Fored CM, Bellocco R, et al. Acetaminophen, aspirin and progression of advanced chronic kidney disease. Nephrol Dial Transplant. 2009;24:1908.
7. Wongrakpanich S, Wongrakpanich A, Melhado K, Rangaswami J. A comprehensive review of non-steroidal anti-inflammatory drug use in the elderly. Aging Dis; 2018.
8. Ishida JH, McCulloch CE, Steinman MA, et al. Opioid analgesics and adverse outcomes among hemodialysis patients. Clin J Am Soc Nephrol; 2018.
9. Davison SN, Mayo PR. Pain management in chronic kidney disease: the pharmacokinetics and pharmacodynamics of hydromorphone and hydromorphone-3-glucuronide in hemodialysis patients. J Opioid Manag 2008;4:335.
10. Institute for clinical systems improvement. health care guideline: pain, assessment, non-opioid treatment approaches and opioid management. 8. ed. 2017.
11. Randinitis EJ, Posvar EL, Alvey CW, et al. Pharmacokinetics of pregabalin in subjects with various degrees of renal function. J Clin Pharmacol 2003;43:277.
12. Dworkin RH, O'Connor AB, Backonja M, et al. Pharmacologic management of neuropathic pain: evidence-based recommendations. Pain 2007;132:237.
13. Finnerup NB, Otto M, McQuay HJ, et al. Algorithm for neuropathic pain treatment: an evidence based proposal. Pain 2005;118:289.
14. Smith EM, Sonis ST, Peterson DE. Dental management of the chronic graft-versus-host disease patient. In: Vogelsang GB, Pavletic SZ, editors. Chronic graft versus host disease: Interdisciplinary management. Cambridge: Cambridge University Press. 2009:295-313.
15. Davison SN, Jhangri GS, Johnson JA. Cross-sectional validity of a modified edmonton symptom assessment system in dialysis patients: a simple assessment of symptom burden. Kidney Int. 2006;69:1621.
16. Leinau L, Murphy TE, Bradley E, Fried T. Relationship between conditions addressed byhemodialysis guidelines and non-ESRD-specific conditions affecting quality of life. Clin JAm Soc Nephrol. 2009;4:572.
17. Cohen SD, Patel SS, Khetpal P, et al. Pain, sleep disturbance, and quality of life in patientswith chronic kidney disease. Clin J Am Soc Nephrol. 2007;2:919.

18. Zaza C, Baine N. Cancer pain and psychosocial factors: a critical review of the literature. J Pain Symptom Manage. 2002;24(5):526-42.
19. Bronfort G, Haas M, Evans R, Leininger B, Triano J. Effectiveness of manual therapies: the uk evidence report. Chiropr Osteopat. 2010;18:3.
20. Zeidan F, Vago DR. Mindfulness meditation-based pain relief: a mechanistic account. Ann N Y Acad Sci. 2016;1373(1):114-27.
21. Davison SN, Koncicki H, Brennan F. Pain in chronic kidney disease: a scoping review. Semin Dial. 2014;27:188.

Dor no Hepatopata

40

Carlos Marcelo de Barros
Rafaela Figueiredo Rodrigues
Jonatan Egian Ramos

INTRODUÇÃO

A dor é um sintoma comum em pacientes com cirrose e que pode surgir de condições diretamente relacionadas, a exemplo de ascite (ocasionando dores abdominais e lombares) ou de ginecomastia (ocasionando mastalgia) como indiretamente relacionadas, pois esses pacientes também podem desenvolver dor a partir de uma condição não relacionada à sua doença hepática.

O fígado é responsável pela captação seletiva, pela concentração, pelo metabolismo e pela excreção da maioria dos medicamentos. Tanto medicamentos comercializados sob prescrição como aqueles de venda livre podem causar hepatotoxicidade por meio de uma variedade enorme de mecanismos e, portanto, algumas condutas como ajuste de dose do medicamento podem ajudar a prevenir reações adversas a medicamentos em pacientes com cirrose.

A cirrose hepática é um estágio avançado de fibrose progressiva do fígado caracterizado pela distorção da arquitetura hepática e pela formação de nódulos regenerativos. Nos estágios iniciais, pode ser controlada ou revertida com tratamento da causa subjacente; entretanto, quando descompensada, pode necessitar de transplante hepático para prolongar a sobrevida,[1,2] resultando em diversas complicações e impactando significativamente o prognóstico e a qualidade de vida.

Entre as causas mais comuns, estão:

- Hipertensão portal, resultando em hemorragia varicosa e gastropatia hipertensiva.[3]
- Ascite, consequência do aumento da pressão venosa portal e da retenção de sódio, frequentemente complicada por peritonite bacteriana espontânea (PBE).[4,5]
- Encefalopatia hepática, resultante do acúmulo de toxinas neuroativas no cérebro.[6]
- Síndrome hepatorrenal, caracterizada por disfunção renal grave em pacientes com cirrose avançada[7]
- Síndrome hepatopulmonar e hipertensão portopulmonar, que afetam a oxigenação e a função pulmonar.[8]
- Carcinoma hepatocelular (CHC), uma das principais causas de morte em pacientes cirróticos.[9]

O prognóstico da cirrose é altamente variável e depende de múltiplos fatores, como etiologia, grau de descompensação e presença de comorbidades. A classificação Child-Pugh e o escore de modelo para doença hepática crônica em estágio final (MELD) são usados para estimar a sobrevida e a necessidade de transplante hepático,[10] num contexto em que pacientes com cirrose compensada têm sobrevida média superior a 12 anos e pacientes com cirrose descompensada apresentam alta mortalidade, podendo sua sobrevida ser inferior a 6 meses em casos mais graves.

A cirrose continua sendo um problema de Saúde Pública com impacto global significativo. O manejo deve focar na prevenção de complicações, otimização da função hepática e avaliação precoce para transplante nos casos descompensados.

DOR E SEU MANEJO NO PACIENTE HEPATOPATA

A dor é um sintoma comum entre pacientes com cirrose já que a prevalência de dor em pacientes com doença hepática terminal variou de 30% a 79%.[11] Dessa forma, podem precisar frequentemente de medicamentos analgésicos, sejam isentos de prescrição, sejam prescritos por médicos.[11,12] Um estudo mostrou que a prescrição de opioides chegou próximo aos 50% dos pacientes.[12]

Para reduzir o risco de efeitos adversos, precisamos ajustar as doses dos medicamentos, além de monitorar pacientes com cirrose,[13,14] apesar de ser incerto o momento exato no qual as doses do medicamento devem ser alteradas, as modificações na prescrição devem ser, geralmente, pensadas em todos os pacientes com cirrose, sobretudo quando acompanhadas por complicações de hipertensão portal ou por insuficiência renal.

Alguns fatores podem guiar a decisão para o ajuste de dose e seleção dos medicamentos mais adequados:[15-18]

- Diagnóstico e necessidade de terapia de longo prazo.
- Características farmacocinética do medicamento, pois o metabolismo do fármaco é afetado pela função hepática, fluxo sanguíneo hepático, ligação do fármaco nas proteínas plasmáticas e excreção biliar.
- Possíveis efeitos colaterais do fármaco.
- Condições coexistentes (p. ex., insuficiência renal).
- Uso de medicamentos concomitantes (que podem aumentar o risco de interação medicamentosa).
- Gravidade da doença hepática, pois pacientes que não desenvolveram uma complicação importante são classificados como portadores de cirrose compensada, enquanto pacientes que têm uma complicação (p. ex., sangramento varicoso, ascite de início recente, PBE, encefalopatia hepática) são classificados como portadores de cirrose descompensada.

O manejo da dor pode ser feito associando-se medidas não farmacológicas e farmacológicas, com o devido monitoramento do paciente.

As terapias não farmacológicas podem desempenhar papel importante e reduzir a necessidade de medicamentos para a dor. Essas terapias podem ser categorizadas em: terapia de exercícios; intervenções psicoeducacionais (p. ex., terapia cognitivo-comportamental); terapias mente-corpo (p. ex., redução do estresse com base em atenção plena); e intervenções físicas (p. ex., fisioterapia, acupuntura e massagem).[19-23]

As terapias farmacológicas, geralmente, envolvem os mesmos medicamentos utilizados para tratar dores crônicas, conforme o tipo de dor do paciente, incluindo anti-inflamatórios não esteroides (AINEs), analgésicos não opioides, analgésicos opioides e adjuvantes. Após se iniciar ou ajustar o medicamento, o monitoramento do paciente é individualizado com base no risco de toxicidade do fármaco, na gravidade da febre e nas condições coexistentes do paciente. Em geral, monitoramos pacientes com febre para sinais de descompensação (p. ex., ascite e encefalopatia hepática) ou efeitos adversos extra-hepáticos (p. ex., erupção cutânea). Também pedimos aos pacientes que relatem quaisquer efeitos colaterais (p. ex., anorexia, náusea, constipação).[24]

ANALGÉSICOS NÃO OPIOIDES

Paracetamol

Contraindicações e precauções

Uso muito restrito em pacientes com hepatite associada ao álcool e lesão hepática aguda.

Antes de prescrever paracetamol, deve-se revisar a lista de medicamentos do paciente e alertá-lo para evitar preparações combinadas (sem prescrição) contendo paracetamol, como associações com codeína ou tramadol, que são muito comuns no Brasil. O paciente deve ser aconselhado a ler cuidadosamente os rótulos dos medicamentos e a discutir, com seu médico, quaisquer novos medicamentos sem receita, pois pode haver o risco de lesão hepática com o uso de fármacos que combinam paracetamol e opioides ou outros medicamentos.

Pacientes que não usam álcool: o paracetamol é um analgésico amplamente disponível, eficaz e seguro para pacientes com cirrose que não usam álcool, desde que se respeite a dose-limite de paracetamol de 2 g/dia.[25] Para uso de muito curto prazo ou dose única, uma dose máxima de até 4 g/dia pode ser considerada em pacientes com cirrose bem-compensada que não consomem álcool. Com base no rótulo do medicamento do fabricante, a dose diária máxima recomendada para é de 3 g, enquanto uma dose diária máxima de 4 g pode ser prescrita a critério do clínico.[26] O paracetamol parece seguro em pacientes com cirrose quando usado na dose recomendada ou abaixo dela.[27,28]

Entretanto, está bem-estabelecido que o fármaco é hepatotóxico em doses maiores que as recomendadas e, em doses maiores que 10 g, causa necrose hepática grave e insuficiência hepática aguda (Figura 1). Para indivíduos que não usam álcool, apenas uma fração do paracetamol é metabolizada pelo sistema enzimático do citocromo P450 para o composto hepatotóxico N-acetil-p-benzoquinona imina (NAPQI). Para pacientes que usam álcool cronicamente, o sistema P450 é induzido (sobretudo via CYP2E1) e, portanto, mais NAPQI é gerado. A hepatoxicidade do NAPQI é diminuída pela conjugação da glutationa. No entanto, pacientes com uso crônico de álcool podem ter estoques reduzidos de glutationa secundários à respectiva produção prejudicada e ao mau estado nutricional.

Pacientes que usam álcool: pacientes com cirrose que usam pequenas quantidades de álcool (menos de 10 a 20 g/dia) podem usar paracetamol com cautela, limitando a dose a 2 g/dia e interrompendo o uso do medicamento após curto período (ou seja, ≤ 7 dias). Para pacientes que usam álcool, deve-se restringir

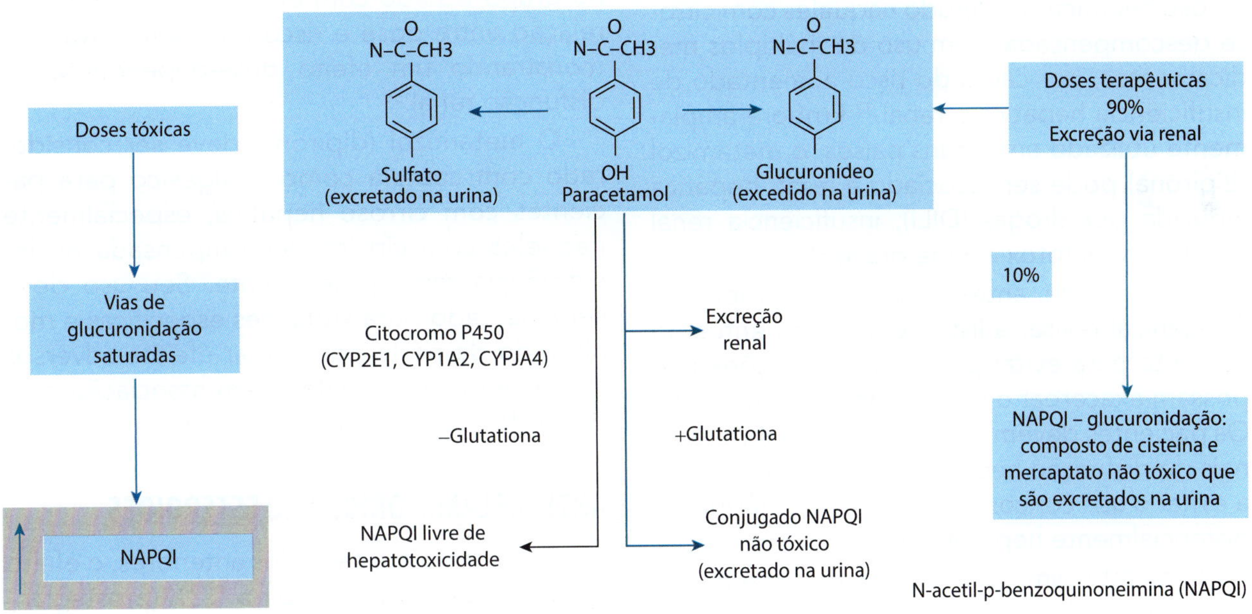

Figura 1 – Hepatotoxicidade do paracetamol.

Aproximadamente 90% do paracetamol é metabolizado no fígado por conjugação com sulfato e glucuronídeo, formando compostos que são excretados na urina. Dos 10% restantes, cerca de metade é eliminada inalterada pela urina, enquanto a outra metade é metabolizada pelo sistema enzimático do citocromo P450, principalmente pelas isoenzimas CYP2E1, CYP1A2 e CYP3A4, resultando na formação de N-acetil-p-benzoquinonaimina (NAPQI), um metabólito hepatotóxico. Em condições normais, o NAPQI é rapidamente neutralizado pela conjugação com a glutationa hepática, formando compostos não tóxicos que são excretados na urina. No entanto, em casos de superdosagem, as vias de sulfatação e glucuronidação tornam-se saturadas, aumentando a formação de NAPQI. Quando as reservas de glutationa são depletadas, o NAPQI acumula-se, resultando em lesão hepatocelular e possível necrose hepática.

Fonte: Adaptada de Yoon E, Babar A, Choudhary M, *et al.*, 2016; Bunchorntavakul C, Reddy KR, 2013;17(4):587-607; Larson AM, 2007.[76-78]

o uso de paracetamol a doses baixas, o uso a curto prazo é apoiado pela experiência clínica, medicamento não está bem estabelecido.[29-31]

Em um estudo placebo-controlado com 201 pacientes hospitalizados por transtorno em virtude do uso de álcool, comparou-se o uso de 4 g de paracetamol/dia durante, 2 dias, a placebo, e não houve diferenças significativas nas enzimas hepáticas ou na razão normalizada internacional (INR) entre os grupos.[31]

No entanto, em outro estudo incluindo 67 pacientes com uso ativo de álcool, que desenvolveram lesão hepática induzida por paracetamol, 60% ingeriram ≥ 4 g/dia.[30] A maioria dos pacientes (90%) apresentou níveis de aspartato aminotransferase (AST) variando de 3 mil a 48 mil unidades/L, indicando necrose hepática grave.

Dipirona (ou metamizol)

Contraindicações e precauções

O metamizol (dipirona) é um analgésico eficaz, mas deve ser prescrito com cautela ou, preferencialmente, evitado em pacientes com cirrose hepática, sobretudo naqueles com cirrose descompensada e em uso de múltiplos medicamentos, por causa do risco aumentado de insuficiência hepática e renal.[32] Embora amplamente utilizado em alguns países, o metamizol (dipirona) pode ser associado à lesão hepática induzida por drogas (DILI), insuficiência renal aguda e hepatotoxicidade grave.[33,37]

Dessa forma, antes de prescrever dipirona, é essencial revisar a lista de medicamentos do paciente para evitar potenciais interações que possam exacerbar o risco de hepatotoxicidade. Os pacientes devem ser informados sobre os sinais de disfunção hepática e renal e orientados a evitar o uso concomitante de outros fármacos potencialmente hepatotóxicos.

O metabolismo do metamizol ocorre principalmente no fígado, onde seus metabólitos primários, como 4-metil-aminoantipirina (4-MAA) e 4-aminoantipirina (4-AA), podem induzir apoptose de células hepáticas, sobretudo em doses elevadas. Portanto, seu uso em pacientes com cirrose deve ser limitado e criteriosamente monitorado.[37]

A lesão hepática induzida pelo metamizol (dipirona) ocorre predominantemente no padrão hepatocelular.[34] Estudos demonstraram que 14,9% dos casos relatados em um centro terciário na Alemanha foram atribuídos à dipirona, tornando-o o segundo agente mais frequentemente relacionado a essa condição. Além disso, histopatologias hepáticas mostraram necrose centrolobular severa em 35,3% dos casos analisados.[36]

Metamizol (dipirona) e risco de insuficiência renal na cirrose

A insuficiência renal é uma complicação comum em pacientes com cirrose, e o uso de metamizol (dipirona) pode agravar essa condição. Embora não seja um inibidor clássico da ciclo-oxigenase (COX), o metamizol (dipirona) pode reduzir a produção de prostaglandinas renais, resultando em um efeito semelhante ao dos AINEs, aumentando o risco de lesão renal aguda.[38,39]

Em um estudo com 523 pacientes com cirrose, aqueles que usaram metamizol (dipirona) apresentaram uma incidência de insuficiência renal aguda de 79%, em comparação com 49% no grupo tratado com opioides. Além disso, a relação entre dose e risco foi significativa, demonstrando um efeito dose-dependente na disfunção renal.[38]

O metamizol (dipirona) deve ser considerado com cautela como analgésico para pacientes com cirrose hepática, especialmente naqueles com cirrose descompensada ou insuficiência renal preexistente. Seu uso deve ser reservado para situações específicas e monitorado de perto para evitar efeitos adversos graves e deve ser evitado em associação com outros fármacos hepatotóxicos.[33-38]

ANTI-INFLAMATÓRIOS NÃO ESTEROIDES

Como visto em capítulos anteriores, o efeito primário dos AINEs é inibir a COX (prostaglandinassintase), isoformas 1 (COX-1) e 2 (COX-2), prejudicando, assim, a transformação final do ácido araquidônico em prostaglandinas, prostaciclina e tromboxanos.

Contraindicações e precauções

O uso de AINEs não seletivos deve ser restrito em pacientes com cirrose complicada por hipertensão portal (p. ex., ascite, varizes gastroesofágicas) e em pacientes com histórico de sangramento gastrointestinal. Podendo ser usado por curto período (ou seja, ≤ 7 dias) em pacientes com cirrose compensada que não têm outros fatores de risco para eventos adversos como histórico de sangramento gastrointestinal ou insuficiência renal, pois esses fármacos foram associados a risco aumentado de lesão hepática, sangramento gastrointestinal e ascite resistente a diuréticos.[29]

Efeitos adversos

- *Efeitos gastrointestinais:* o risco geral de toxicidade gastrointestinal, como úlcera péptica, pode ser maior em pacientes com cirrose descompensada, embora a associação entre sangramento varicoso e uso de AINEs não seja clara,[3,40] mas já está demonstrada uma tendência não significativa em direção a maior risco de sangramento para pacientes com cirrose compensada ou descompensada, pois seu próprio mecanismo de ação favorece tanto a inibição da proteção da mucosa gastrointestinal, ao inibir prostaglandinas, como a diminuição da agregação plaquetária, a diminuição da agregação plaquetária e a hemostasia prejudicada, ao inibir a síntese de tromboxanos.[40]
- *Efeitos renais:* a cirrose e o uso de diuréticos são fatores de risco para lesão renal aguda induzida por AINEs. Além disso, a lesão renal aguda induzida por AINEs está frequentemente associada a condições que comprometem a perfusão renal e a autorregulação do fluxo sanguíneo glomerular. Entre os principais fatores predisponentes, destacam-se os estados de depleção volêmica, como vômitos intensos, diarreia, sepse e hemorragia, que reduzem significativamente o volume circulante efetivo. Ainda, o uso concomitante de determinados fármacos, como diuréticos, inibidores da enzima conversora de angiotensina, bloqueadores dos receptores de angiotensina II e inibidores da calcineurina, pode potencializar o risco de disfunção renal ao interferir na regulação hemodinâmica do rim. Algumas doenças sistêmicas, como cirrose hepática, insuficiência cardíaca congestiva e síndrome nefrótica, também contribuem para a predisposição à lesão renal uma vez que alteram o equilíbrio de fluidos e a perfusão renal. Distúrbios metabólicos, como hipercalcemia grave, e condições estruturais, como doença renal crônica e estenose da artéria renal, representam fatores de risco adicionais para a disfunção renal induzida pelos AINEs. A idade avançada também é um fator relevante visto que a redução progressiva da reserva funcional renal torna os pacientes idosos mais vulneráveis aos efeitos nefrotóxicos desses medicamentos. Diante desses fatores, a identificação precoce das condições predisponentes é essencial para prevenir complicações renais e garantir a segurança no uso de AINEs, especialmente em populações de risco.[41] Além disso, dados limitados sugeriram que o uso de AINEs em pacientes com ascite resultou em taxas de filtração glomerular reduzidas.[42]
  Além da lesão renal aguda mediada hemodinamicamente, os AINEs podem induzir nefrite intersticial aguda que pode ser acompanhada por síndrome nefrótica. A nefrite intersticial aguda e talvez a síndrome nefrótica estão diretamente relacionadas à síntese reduzida de prostaglandina.
- *Lesão hepática induzida por medicamentos:* a lesão hepática aguda é incomum com o uso de AINEs, no entanto existem relatos desse efeito adverso sendo causado principalmente por sulindaco e diclofenaco.[43-45]
- *Interação medicamentosa com diuréticos:* pacientes com cirrose e ascite são frequentemente tratados com diuréticos, e os AINEs não seletivos diminuem os efeitos natriuréticos dos diuréticos em pacientes com ascite, promovendo a depuração de água livre prejudicada e a piora da ascite e do edema periférico.[42]

Inibidores seletivos de COX-2

O uso de inibidores seletivos de COX-2 em pacientes com cirrose não é recomendado uma vez que os dados de segurança são limitados. Dessa forma, é indicado manter a recomendação de uso desses fármacos para pacientes com cirrose compensada que não têm complicações de hipertensão portal por curtos períodos (ou seja, ≤ 7 dias).[42,46]

Os inibidores da COX-2 são analgésicos eficazes que têm sido associados a menor risco de toxicidade gastrointestinal e renal. No entanto, os inibidores da COX-2 também têm sido associados a maior incidência de eventos cardiovasculares adversos. Os dados publicados sobre o uso de inibidores da COX-2 em pacientes com cirrose foram limitados. Estudos comparativos em adultos com cirrose que foram hospitalizados com sangramento gastrointestinal, o uso de COX-2 não foi associado a aumento do risco de sangramento gastrointestinal, enquanto o uso de não seletivos foi associado a maior risco de sangramento[42,46]

OPIOIDES

Como visto em capítulos anteriores, os opioides exercem seu efeito analgésico por meio de pelo menos quatro grupos de receptores e provavelmente outras subpopulações também. A distribuição desses receptores por todo o corpo, juntamente com suas densidades de tecido dentro de vários sistemas de órgãos, é responsável pelos efeitos globais e variados desses medicamentos. Os opioides são metabolizados principalmente pelo fígado por meio da oxidação hepática e glucuronidação. A depuração dos opioides depende da ligação às proteínas plasmáticas, do fluxo sanguíneo hepático e da capacidade das enzimas hepáticas. As vias enzimáticas oxidativas e a depuração dos opioides são prejudicadas na cirrose, o que pode resultar em acúmulo de metabólitos tóxicos.[47,48]

O manejo da dor em pacientes com disfunção hepática é sempre um desafio para os médicos por causa das reações adversas dos medicamentos, especialmente os opioides. Os opioides devem ser usados com cautela, pois podem causar sedação, constipação e efeitos súbitos de encefalopatia. Como a depuração desses medicamentos em pacientes com insuficiência hepática é reduzida, a dose inicial deve ser diminuída, os intervalos entre as doses devem ser aumentados e alguns pacientes precisam ser avaliados continuamente.[49]

Para esse grupo de pacientes, em geral, são utilizados fentanil e morfina, sendo mais restrito o uso de oxicodona, codeína, meperidina e tramadol.[25,48,50]

Oxicodona deve ser evitada em razão de seu início variável e de sua eficácia analgésica em pacientes com cirrose, assim como codeína e meperidina, porque os efeitos são difíceis de prever. Alternativamente a esses opiodies, pode-se utilizar fentanil ou morfina, pois podem ser mais bem-tolerados. Tramadol em pacientes com cirrose descompensada e em pacientes com risco de convulsões deve ser evitado.[25,48,50]

Princípios gerais para dosagem de opioides em pacientes com cirrose

Para o manejo inicial da dor em pacientes com cirrose, deve-se introduzir sempre o opioide em dose baixa e com intervalos maiores entre as doses. Se o paciente tolerar o medicamento com a dosagem inicial, o incremento de dose deve ser feito lentamente até uma dose segura para obter alívio sintomático, minimizando, assim, o risco de efeitos adversos. Normalmente, os opioides são mais bem-indicados para períodos de exacerbação da dor e por períodos curtos de uso (ou seja, ≤ 7 dias). O uso de opioides por longo prazo só deve ser prescrito quando, claramente, os benefícios superam os riscos da terapia; caso contrário, devem ser evitados.[49]

A prescrição também deve ser restrita em pacientes com maior probabilidade de constipação, pois isso aumenta o risco de encefalopatia hepática.[51-53] Estudos sugerem que o uso de opioides está associado ao aumento do risco de encefalopatia hepática após o ajuste para fatores de confusão como idade, etiologia da cirrose e hipertensão portal. A constipação induzida por opioides aumenta a absorção de metabólitos tóxicos do intestino.[25,29,53]

Fármacos comumente utilizados

Fentanil

Para pacientes com cirrose, o fentanil como um adesivo transdérmico pode ser uma opção razoável para iniciar a terapia, reduzindo-se a dose usual em 50%. Para pacientes que recebem uma dose única de fentanil por qualquer via de administração, nenhum ajuste de dose é necessário.

Esse fármaco também é uma opção razoável para pacientes com cirrose e insuficiência renal. O fentanil é um opioide sintético, lipossolúvel e aproximadamente 80 a 100 vezes mais potente que a morfina. Ele é convertido por hidroxilação e desalquilação no fígado em metabólitos inativos e não tóxicos. Em um estudo de pacientes com cirrose confirmada histologicamente, a farmacocinética do fentanil não foi alterada quando comparada com indivíduos sem doença hepática. No entanto, os pacientes com cirrose apresentaram valores de albumina sérica normais, e os tempos de protrombina eram apenas ligeiramente anormais. Esse fato levanta dúvidas sobre o metabolismo do fentanil em pacientes com cirrose descompensada.[54]

Morfina

Pode ser usada com cautela em pacientes com cirrose, reduzindo a dose e a frequência de administração em aproximadamente 50% em comparação a pacientes sem cirrose, obedecendo o mesmo critério de ajuste de dose gradual para evitar o acúmulo do medicamento ativo. Entretanto, em pacientes com cirrose associada à insuficiência renal, devemos evitar o uso de morfina, pois o acúmulo de metabólitos hidrofílicos pode resultar em atividade convulsiva, depressão respiratória e encefalopatia hepática.[55]

A morfina sofre rápida glucuronidação no fígado com subsequente metabolismo sistêmico. Geralmente, a glucuronidação permanece preservada em pacientes com função hepática diminuída; no entanto, vários estudos demonstraram que a depuração da morfina foi retardada em até 60% em pacientes com cirrose, o que pode ocasionar efeitos tóxicos. Além disso, em decorrência da redução do metabolismo hepático de primeira passagem em pacientes com cirrose, a biodisponibilidade oral fica aumentada.[47,56,57]

Metadona

A metadona parece ser segura em pacientes com cirrose, pelo menos para administração de curto prazo, já que dados limitados e a experiência clínica sugeriram que o uso de metadona de curto prazo não foi associado a aumento do risco de toxicidade em pacientes com cirrose que não tenham insuficiência hepática aguda. Além disso, os perfis farmacocinéticos da metadona não foram significativamente diferentes entre os grupos de pacientes que tinham transtorno de uso de álcool e cirrose com pacientes que tinham uso de álcool somente.[58]

Além disso, vale ressaltar que a metadona é um opioide de ação prolongada, em decorrência da sua meia-vida longa. Por isso, é frequentemente usada para tratar transtorno de uso de opioides. Embora a meia-vida do medicamento em pacientes com cirrose descompensada possa ser levemente prolongada, o acúmulo do medicamento não é significativamente alterado, devendo-se manter o mesmo critério de evolução gradual da dosagem.[58]

Buprenorfina

A buprenorfina é metabolizada por enzimas hepáticas, além de induzir disfunção hepática. Como a atividade do CYP3A pode estar diminuída em pacientes com doença hepática crônica (cirrose Child-Pugh B ou C), é possível que o metabolismo desse fármaco fique também diminuído nesses pacientes, podendo resultar em acúmulo de buprenorfina no organismo. Apesar de a glucuronidação, outra via de metabolização da buprenorfina, ser menos afetada pela cirrose em comparação com a oxidação hepática, a transformação e a eliminação da buprenorfina podem ser comprometidas. Dessa forma, esse fármaco pode ser utilizado com cautela em pacientes com comprometimento hepático leve a moderado e deve ser evitada em pacientes hepatopatas crônicos.[59,60] No entanto, até a data de publicação deste livro, não existem dados suficientes na literatura que recomendem qual a dose inicial, como a titulação da dose deve ser feita ou a dose máxima de buprenorfina para pacientes com doenças hepáticas leves a moderadas. Sugere-se, então, que a dose inicial seja mais baixa e a titulação seja cautelosa.

Codeína

A codeína requer a capacidade da enzima oxidativa do fígado para converter o pró-fármaco em seus metabólitos ativos, diminuindo potencialmente sua eficácia em pacientes com cirrose, o que inviabiliza seu uso nestes.[61,62]

Oxicodona

O risco de toxicidade com oxicodona pode ser aumentado em pacientes com cirrose, pois a droga é metabolizada no fígado em compostos ativos pelo CYP2D6 e CYP3A4, o que pode resultar em um tempo prolongado para o início de ação e gerar eficácia analgésica variável e risco aumentado de acúmulo nesses pacientes.[64,66] Se a oxicodona for usada, a dose e a frequência de administração devem ser reduzidas em pelo menos 50%.

Tramadol

Tem uso restrito em pacientes com cirrose, apesar de poder ser usado com cautela em pacientes com cirrose bem-compensada, reduzindo-se a dose para 25 mg a cada 8 horas e por curto período. Em pacientes com cirrose, o metabolismo do tramadol pode ser diminuído porque requer conversão para O-desmetiltramadol por oxidação hepática. Isso pode resultar em efeitos analgésicos imprevisíveis porque os metabólitos ativos podem ter concentrações variáveis.[63,65] O tramadol pode interagir com medicamentos serotoninérgicos, incluindo antidepressivos, elevando o risco de síndrome serotoninérgica nesses pacientes, portanto mais estudos são necessários para estabelecer a segurança do tramadol em pacientes com cirrose.

Fármacos para dor neuropática

A prescrição de anticonvulsivantes, antidepressivos tricíclicos, sempre deve ser iniciada com uma dose baixa e gradualmente titulada até a dose ideal, monitorando-se o alívio dos sintomas e os efeitos adversos.

Anticonvulsivantes

Gabapentinoides

As doses iniciais para medicamentos anticonvulsivantes são:

- *Gabapentina:* 300 mg/dia via oral (VO).
- *Pregabalina:* 50 mg por VO 2 vezes/dia.

A dose pode ser gradualmente titulada ao longo de várias semanas porque os medicamentos têm início de ação gradual. Ambos os medicamentos requerem ajustes de dose em pacientes com insuficiência renal. Porém, não requerem ajuste de dose para pacientes com doenças hepáticas já que gabapentina e pregabalina são fármacos anticonvulsivantes que não são metabolizadas pelo fígado e não se ligam às proteínas plasmáticas. Esses medicamentos dependem da função renal para depuração. Os efeitos adversos incluem sedação, ataxia, tontura e náusea. Além disso, esses medicamentos não devem ser interrompidos abruptamente em virtude do risco de sintomas de descontinuação (p. ex., náusea, insônia, ansiedade) e/ou convulsões de rebote.[25,48]

Quando administrada VO, a gabapentina exibe uma absorção saturável, ou seja, um processo não linear no qual a concentração plasmática não aumenta proporcionalmente ao aume6nto da dose. Já a pregabalina apresenta absorção linear (de primeira ordem), com as concentrações plasmáticas aumentando proporcionalmente ao aumento da dose. Dessa forma, a farmacocinética da pregabalina é previsível e a da gabapentina não é previsível.[66]

Carbamazepina

Por ser um indutor potente de enzimas hepáticas, a carbamazepina tem sido associada à hepatotoxicidade e pode precipitar descompensação hepática rápida, devendo, portanto, ser evitada em pacientes com cirrose.[25,48]

Antidepressivos tricíclicos

As doses iniciais dos antidepressivos tricíclicos são:

- *Amitriptilina:* 10 mg VO todas as noites.
- *Nortriptilina:* 10 mg VO todas as noites.

A progressão da dosagem deve ser gradual ao longo de várias semanas, em decorrência do seu início de ação lento; com isso, há redução do risco de acúmulo das substâncias inalteradas e de seus metabólitos.[25,48]

Os antidepressivos tricíclicos têm extenso metabolismo hepático de primeira passagem e efeitos colaterais anticolinérgicos e cardiovasculares relacionados à dose,[25,48] com o acúmulo de metabólitos em pacientes portadores de insuficiência hepática sendo menos provável com nortriptilina do que com amitriptilina.

Outros fármacos

Lidocaína tópica: podemos usar lidocaína tópica, sem nenhum ajuste de dose, para alívio local da dor em áreas limitadas de pele intacta em pacientes com cirrose, pois as taxas de absorção sistêmica através da pele intacta são baixas (em torno de 3%).[67]

Cannabis: o uso de produtos de *Cannabis* em pacientes com cirrose e dor ainda não tem segurança bem -estabelecida.[68] Além disso, as políticas do Centro de Transplante dos Estados Unidos sobre o uso de *Cannabis* são variáveis, e a positividade do teste toxicológico para delta-9-tetra-hidrocanabinol (THC) na urina pode impactar negativamente o processo de seleção para transplante de fígado.

Os efeitos a longo prazo da *Cannabis* na doença hepática são incertos, pois em pacientes com infecção pelo vírus da hepatite C o uso diário de *Cannabis* sugeriu estar associado à esteatose e à fibrose hepática;[69-71] entretanto, outros estudos com pacientes com coinfecção pelo vírus da hepatite C e o da imunodeficiência humana (HIV) não encontraram associação entre o uso de *Cannabis* e a progressão da fibrose hepática.[72,73] A intoxicação por *Cannabis* pode piorar ou imitar a encefalopatia hepática.

O componente psicoativo da *Cannabis* é o THC, e há dois receptores canabinoides conhecidos (CB1 e CB2). O THC é metabolizado pelo CYP2C9 e CYP3A4 no fígado. Na cultura de células, a ativação do receptor CB1 está associada à ativação das células estreladas hepáticas, inflamação e fibrose. Por sua vez, a ativação do receptor CB2 inibe a fibrose hepática.[74,75]

Referências bibliográficas

1. Murray CJ, Atkinson C, Bhalla K, et al. The state of US health, 1990-2010: burden of diseases, injuries, and risk factors. JAMA. 2013;310(6):591-608.
2. Asrani SK, Larson JJ, Yawn B, et al. Underestimation of liver-related mortality in the United States. Gastroenterology. 2013;145(2):375-82.
3. Liao WC, Hou MC, Chang CJ, et al. Potential precipitating factors of esophageal variceal bleeding: a case-control study. Am J Gastroenterol. 2011;106(1):96-103.
4. Ge PS, Runyon BA. The changing role of beta--blocker therapy in patients with cirrhosis. J Hepatol. 2014;60(3):643-53.
5. Mandorfer M, Bota S, Schwabl P, et al. Nonselective β blockers increase risk for hepatorenal syndrome and death in patients with cirrhosis and spontaneous bacterial peritonitis. Gastroenterology. 2014;146(7):1680-90.
6. Sundaram V, Shaikh OS. Hepatic encephalopathy: pathophysiology and emerging therapies. Med Clin North Am. 2009;93(4):819-39.
7. Hadengue A, Benhayoun MK, Lebrec D, Benhamou JP. Pulmonary hypertension complicating portal hypertension: prevalence and relation to splanchnic hemodynamics. Gastroenterology. 1991;100(2):520-8.
8. Zardi EM, Abbate A, Zardi DM, et al. Cirrhotic cardiomyopathy. J Am Coll Cardiol. 2010;56(7):539-49.
9. Singal AG, Volk ML, Jensen D, et al. A sustained viral response is associated with reduced liver-related morbidity and mortality in patients with hepatitis C virus. Clin Gastroenterol Hepatol. 2010;8(3):280-8.
10. Pugh RN, Murray-Lyon IM, Dawson JL, et al. Transection of the oesophagus for bleeding oesophageal varices. Br J Surg. 1973;60(8):646-9.
11. Scascighini L, Toma V, Dober-Spielmann S, Sprott H. Multidisciplinary treatment for chronic pain: a systematic review of interventions and outcomes. Rheumatology (Oxford) 2008; 47:670.
12. Day MA, Brinums M, Craig N, et al. Predictors of responsivity to interdisciplinary pain management. Pain Med 2018;19:1848.
13. Louw A, Diener I, Butler DS, Puentedura EJ. The effect of neuroscience education on pain, disability, anxiety, and stress in chronic musculoskeletal pain. Arch Phys Med Rehabil 2011;92:2041.
14. Saracoglu I, Akin E, Aydin Dincer GB. Efficacy of adding pain neuroscience education to a multimodal treatment in fibromyalgia: a systematic review and meta-analysis. Int J Rheum Dis 2022;25:394.
15. Ordoñez-Mora LT, Morales-Osorio MA, Rosero ID. Effectiveness of interventions based on pain neuroscience education on pain and psychosocial variables for osteoarthritis: a systematic review. Int J Environ Res Public Health 2022;19.
16. Skelly AC, Chou R, Dettori JR, et al. Noninvasive nonpharmacological treatment for chronic pain: a systematic review, agency for healthcare research and quality (US); 2018.
17. Wertli MM, Rasmussen-Barr E, Held U, et al. Fear-avoidance beliefs-a moderator of treatment efficacy in patients with low back pain: a systematic review. Spine J. 2014;14:2658.

18. Bartels EM, Juhl CB, Christensen R, et al. Aquatic exercise for the treatment of knee and hip osteoarthritis. Cochrane Database Syst Rev 2016;3:CD005523.
19. Geneen LJ, Moore RA, Clarke C, et al. Physical activity and exercise for chronic pain in adults: an overview of cochrane reviews. Cochrane Database Syst Rev 2017;4:CD011279.
20. Chou R, Deyo R, Friedly J, et al. Nonpharmacologic therapies for low back pain: a systematic review for an american college of physicians clinical practice guideline. Ann Intern Med 2017;166:493.
21. Qaseem A, Wilt TJ, McLean RM, et al. Noninvasive treatments for acute, subacute, and chronic low back pain: a clinical practice guideline from the american college of physicians. Ann Intern Med. 2017;166:514.
22. Sherman KJ, Cherkin DC, Wellman RD, et al. A randomized trial comparing yoga, stretching, and a self-care book for chronic low back pain. Arch Intern Med. 2011;171:2019.
23. Stanos SP, McLean J, Rader L. Physical medicine rehabilitation approach to pain. Med Clin North Am. 2007;91:57.
24. Amarapurkar DN. Prescribing medications in patients with decompensated liver cirrhosis. Int J Hepatol. 2011;2011:519526. doi: 10.4061/2011/519526.
25. Lewis JH, Stine JG. Review article: prescribing medications in patients with cirrhosis - a practical guide. Aliment Pharmacol Ther. 2013;37(12):1132-56. doi: 10.1111/apt.12324.
26. Acetaminophen. US Food & Drug Administration (FDA) approved product information. US National Library of Medicine. [2025 Fev. 21]. Disponível em: https://dailymed.nlm.nih.gov/dailymed/fda/fdaDrugXsl.cfm?setid=1b164780-ec84-4187-8afa-6f8a0da550fc&type=display.
27. Benson GD. Acetaminophen in chronic liver disease. Clin Pharmacol Ther. 1983;33(1):95-101. doi: 10.1038/clpt.1983.14.
28. Benson GD, Koff RS, Tolman KG. The therapeutic use of acetaminophen in patients with liver disease. Am J Ther. 2005;12(2):133-41. doi: 10.1097/01.mjt.0000140216.40700.95.
29. Rakoski M, Goyal P, Spencer-Safier M, Weissman J, Mohr G, Volk M. Pain management in patients with cirrhosis. Clin Liver Dis (Hoboken). 201826;11(6):135-40. doi: 10.1002/cld.711.
30. Zimmerman HJ, Maddrey WC. Acetaminophen (paracetamol) hepatotoxicity with regular intake of alcohol: analysis of instances of therapeutic misadventure. Hepatology. 1995;22(3):767-73.
31. Kuffner EK, Dart RC, Bogdan GM, Hill RE, Casper E, Darton L. Effect of maximal daily doses of acetaminophen on the liver of alcoholic patients: a randomized, double-blind, placebo-controlled trial. Arch Intern Med. 2001;161(18):2247-52. doi: 10.1001/archinte.161.18.2247.
32. Schulte B, Tergast TL, Griemsmann M, Menti D, Deveci N, Kahlhöfer J, et al. Metamizole-associated risks in decompensated hepatic cirrhosis. Dtsch Arztebl Int. 2022;119:687-93. doi: 10.3238/arztebl.m2022.0280.
33. Preveden N, Liechti ME, Oettl T, Erb S. Metamizole as a rare cause of drug-induced liver injury. EJCRIM. 2022;9: doi:10.12890/2022_003349.
34. Weber S, Benesic A, Neumann J, Gerbes AL. Liver injury associated with metamizole exposure: features of an underestimated adverse event. Drug Saf. 2021;44(6):669-80. doi: 10.1007/s40264-021-01049-z. 2021.
35. Ciftel S, Suleyman B, Mammadov R. et al. Adverse effects of metamizole on heart, lung, liver, kidney, and stomach in rats. BMC Pharmacol Toxicol. 2024;25(55). doi: 10.1186/s40360-024-00780-4.
36. Sebode M, Reike-Kunze M, Weidemann S, et al. Metamizole: An underrated agent causing severe idiosyncratic drug-induced liver injury. Br J Clin Pharmacol. 2020;86:1406-1415. doi: 10.1111/bcp.14254.
37. Lupu GI, Pall E, Cenariu M, Nan MI, Andrei S. Effects of metamizole, 4-methylaminoantipyrine, and 4-aminoantipyrine on lx-2 liver cell line viability and apoptosis. Molecules 2025;30:17. doi: 10.3390/molecules30010017.
38. Schulte B, Tergast TL, Griemsmann M, Menti D, Deveci N, Kahlhöfer J, et al. Metamizole--associated risks in decompensated hepatic cirrhosis. Dtsch Arztebl Int. 2022;119(41):687-93. doi: 10.3238/arztebl.m2022.0280.
39. Nadim MK, Kellum JA, Forni L, Francoz C, Asrani SK, Ostermann M, Allegretti AS, et al. Acute kidney injury in patients with cirrhosis: acute disease quality initiative (ADQI) and international club of ascites (ICA) joint multidisciplinary consensus meeting. J Hepatol. 2024;81(1):163-83. doi: 10.1016/j.jhep.2024.03.031.
40. Simon TG, Duberg AS, Aleman S, Chung RT, Chan AT, Ludvigsson JF. Association of aspirin with hepatocellular carcinoma and liver-related mortality. N Engl J Med. 2020;382(11):1018-28. doi: 10.1056/NEJMoa1912035.
41. Su L, Li Y, Xu R, et al. Association of ibuprofen prescription with acute kidney injury among hospitalized children in china. JAMA Netw Open. 2021;4(3):e210775. doi: 10.1001/jamanetworkopen.2021.0775.
42. Clària J, Kent JD, López-Parra M, Escolar G, Ruiz-Del-Arbol L, Ginès P, et al. Effects of ce-

lecoxib and naproxen on renal function in nonazotemic patients with cirrhosis and ascites. Hepatology. 2005;41(3):579-87. doi: 10.1002/hep.20595.
43. Tarazi EM, Harter JG, Zimmerman HJ, et al. Sulindac-associated hepatic injury: analysis of 91 cases reported to the food and drug administration. Gastroenterology 1993;104:569.
44. Scully LJ, Clarke D, Barr RJ. Diclofenac induced hepatitis. 3 cases with features of autoimmune chronic active hepatitis. Dig Dis Sci. 1993;38:744.
45. Helfgott SM, Sandberg-Cook J, Zakim D, Nestler J. Diclofenac-associated hepatotoxicity. JAMA. 1990;264:2660.
46. Lee YC, Chang CH, Lin JW, Chen HC, Lin MS, Lai MS. Non-steroidal anti-inflammatory drugs use and risk of upper gastrointestinal adverse events in cirrhotic patients. Liver Int. 2012;32(5):859-66. doi: 10.1111/j.1478-3231.2011.02739.x.
47. Tegeder I, Lötsch J, Geisslinger G. Pharmacokinetics of opioids in liver disease. Clin Pharmacokinet. 1999;37(1):17-40. doi: 10.2165/00003088-199937010-00002.
48. Chandok N, Watt KD. Pain management in the cirrhotic patient: the clinical challenge. Mayo Clin Proc. 2010;85(5):451-8. doi: 10.4065/mcp.2009.0534.
49. Soleimanpour H, Safari S, Shahsavari Nia K, Sanaie S, Alavian SM. Opioid drugs in patients with liver disease: systematic review. Hepat Mon. 2016;16(4):e32636. doi: 10.5812/hepatmon.32636.
50. Krčevski Škvarč N, Morlion B, Vowles KE, Bannister K, Buchsner E, Casale R, et al. European clinical practice recommendations on opioids for chronic noncancer pain - Part 2: special situations. Eur J Pain. 2021;25(5):969-85. doi: 10.1002/ejp.1744.
51. Tapper EB, Henderson JB, Parikh ND, Ioannou GN, Lok AS. Incidence of and risk factors for hepatic encephalopathy in a population-based cohort of americans with cirrhosis. Hepatol Commun. 2019;3(11):1510-9. doi: 10.1002/hep4.1425.
52. Tapper EB, Zhao L, Nikirk S, Baki J, Parikh ND, Lok AS, et al. Incidence and bedside predictors of the first episode of overt hepatic encephalopathy in patients with cirrhosis. Am J Gastroenterol. 2020;115(12):2017-25. doi: 10.14309/ajg.0000000000000762.
53. Holman A, Parikh N, Clauw DJ, Williams DA, Tapper EB. Contemporary management of pain in cirrhosis: toward precision therapy for pain. Hepatology. 2023;77(1):290-304. doi: 10.1002/hep.32598.
54. Haberer JP, Schoeffler P, Couderc E, Duvaldestin P. Fentanyl pharmacokinetics in anaesthetized patients with cirrhosis. Br J Anaesth. 1982;54(12):1267-70. doi: 10.1093/bja/54.12.1267.
55. Tegeder I, Geisslinger G, Lötsch J. Einsatz von opioiden bei leber- oder niereninsuffizienz [Therapy with opioids in liver or renal failure]. Schmerz. 1999;13(3):183-95. German. doi: 10.1007/s004829900019.
56. Crotty B, Watson KJ, Desmond PV, Mashford ML, Wood LJ, Colman J, et al. Hepatic extraction of morphine is impaired in cirrhosis. Eur J Clin Pharmacol. 1989;36(5):501-6. doi: 10.1007/BF00558076.
57. Hasselström J, Eriksson S, Persson A, Rane A, Svensson JO, Säwe J. The metabolism and bioavailability of morphine in patients with severe liver cirrhosis. Br J Clin Pharmacol. 1990;29(3):289-97. doi: 10.1111/j.1365-2125.1990.tb03638.x.
58. Novick DM, Kreek MJ, Arns PA, Lau LL, Yancovitz SR, Gelb AM. Effect of severe alcoholic liver disease on the disposition of methadone in maintenance patients. Alcohol Clin Exp Res. 1985;9(4):349-54. doi: 10.1111/j.1530-0277.1985.tb05558.x.
59. Elkader A, Sproule B. Buprenorphine: clinical pharmacokinetics in the treatment of opioid dependence. Clin Pharmacokinet. 2005;44(7):661-80. doi: 10.2165/00003088-200544070-00001.
60. Verrando R, Robaeys G, Matheï C, Buntinx F. Methadone and buprenorphine maintenance therapies for patients with hepatitis C virus infected after intravenous drug use. Acta Gastroenterol Belg. 2005;68(1):81-5.
61. Klotz U, McHorse TS, Wilkinson GR, Schenker S. The effect of cirrhosis on the disposition and elimination of meperidine in man. Clin Pharmacol Ther. 1974;16(4):667-75. doi: 10.1002/cpt1974164667.
62. Pond SM, Tong T, Benowitz NL, Jacob P, Rigod J. Presystemic metabolism of meperidine to normeperidine in normal and cirrhotic subjects. Clin Pharmacol Ther. 1981;30(2):183-8. doi: 10.1038/clpt.1981.146.
63. Klinge M, Coppler T, Liebschutz JM, et al. The assessment and management of pain in cirrhosis. Curr Hepatol Rep. 2018;17:42.
64. Bosilkovska M, Walder B, Besson M, et al. Analgesics in patients with hepatic impairment: pharmacology and clinical implications. Drugs 2012;72:1645.
65. Stamer UM, Lehnen K, Höthker F, Bayerer B, Wolf S, Hoeft A, Stuber F. Impact of CYP2D6 genotype on postoperative trama-

dol analgesia. Pain. 2003;105(1-2):231-8. doi: 10.1016/s0304-3959(03)00212-4.

66. Bockbrader HN, Wesche D, Miller R, Chapel S, Janiczek N, Burger P. A comparison of the pharmacokinetics and pharmacodynamics of pregabalin and gabapentin. Clin Pharmacokinet. 2010 Oct;49(10):661-9. doi: 10.2165/11536200-000000000-00000.
67. Campbell BJ, Rowbotham M, Davies PS, Jacob P, Benowitz NL. Systemic absorption of topical lidocaine in normal volunteers, patients with post-herpetic neuralgia, and patients with acute herpes zoster. J Pharm Sci. 2002;91(5):1343-50. doi: 10.1002/jps.10133.
68. Millar SA, Stone NL, Bellman ZD, Yates AS, England TJ, O'Sullivan SE. A systematic review of cannabidiol dosing in clinical populations. Br J Clin Pharmacol. 2019;85(9):1888-1900. doi: 10.1111/bcp.14038.
69. Hézode C, Roudot-Thoraval F, Nguyen S, Grenard P, Julien B, Zafrani ES, et al. Daily cannabis smoking as a risk factor for progression of fibrosis in chronic hepatitis C. Hepatology. 2005;42(1):63-71. doi: 10.1002/hep.20733.
70. Hézode C, Zafrani ES, Roudot-Thoraval F, Costentin C, Hessami A, Bouvier-Alias M, et al. Daily cannabis use: a novel risk factor of steatosis severity in patients with chronic hepatitis C. Gastroenterology. 2008;134(2):432-9. doi: 10.1053/j.gastro.2007.11.039.
71. Ishida JH, Peters MG, Jin C, Louie K, Tan V, Bacchetti P, et al. Influence of cannabis use on severity of hepatitis C disease. Clin Gastroenterol Hepatol. 2008;6(1):69-75. doi: 10.1016/j.cgh.2007.10.021.
72. Kelly EM, Dodge JL, Sarkar M, French AL, Tien PC, Glesby MJ, et al. marijuana use is not associated with progression to advanced liver fibrosis in HIV/Hepatitis C virus-coinfected women. Clin Infect Dis. 2016;63(4):512-8. doi: 10.1093/cid/ciw350.
73. Brunet L, Moodie EE, Rollet K, Cooper C, Walmsley S, Potter M, et al. Canadian co-infection cohort investigators. marijuana smoking does not accelerate progression of liver disease in HIV-hepatitis C coinfection: a longitudinal cohort analysis. Clin Infect Dis. 2013;57(5):663-70. doi: 10.1093/cid/cit378.
74. Parfieniuk A, Flisiak R. Role of cannabinoids in chronic liver diseases. World J Gastroenterol. 2008;14(40):6109-14. doi: 10.3748/wjg.14.6109.
75. Gotfried J, Naftali T, Schey R. Role of cannabis and its derivatives in gastrointestinal and hepatic disease. Gastroenterology. 2020;159(1):62-80. doi: 10.1053/j.gastro.2020.03.087.
76. Yoon E; Babar A; Choudhary M; Kutner M; Pyrsopoulos N. Acetaminophen-induced hepatotoxicity: a comprehensive update. J Clin Transl Hepatol. 2016;4(2):131-42. doi: 10.14218/JCTH.2015.00052. Epub 2016 Jun 15.
77. Bunchorntavakul C; Reddy KR. Acetaminophen-related hepatotoxicity. Clin Liver Dis. 2013;17(4):587-607, viii. doi: 10.1016/j.cld.2013.07.005. Epub 2013 Sep 4.
78. Larson AM. Acetaminophen hepatotoxicity. Clin Liver Dis. 2007;11(4):525-48.

Dor na Gestante

41

Raquel Fernandes Schult

Júlia Quintão Guimarães

INTRODUÇÃO

Dor durante a gestação é comum e pode ser decorrente das diversas alterações anatômicas e fisiológicas que ocorrem ao longo da gestação e favorecem o aparecimento de quadros dolorosos ou podem intensificar condições dolorosas pré-existentes.[1] A relativa falta de informação sobre o tratamento das síndromes dolorosas na gravidez é agravada por alterações na farmacodinâmica e farmacocinética dos medicamentos durante a gravidez, quando os analgésicos seguros são limitados por conta da escassez de estudos sobre a segurança farmacológica na gestação e do risco potencial de toxicidade ou teratogenicidade dos agentes farmacológicos.[2]

Estar grávida não deve impedir que as mulheres recebam analgesia apropriada para o controle da dor. A situação se torna mais relevante quando a dor aguda malconduzida torna-se crônica ou quando a paciente com histórico de dor crônica engravida, pois o arsenal terapêutico é imediatamente reduzido,[3] seja pela disponibilidade de medicamentos seguros ou pela falta de conhecimento do problema, que pode levar ao estresse materno, à depressão, à privação de sono e hipertensão, afetando potencialmente o feto em desenvolvimento e afetando adversamente os resultados da gravidez.[1]

Considerações farmacológicas

Ao prescrever uma medicação para uma gestante, devemos considerar a relação risco-benefício tanto para a mãe quanto para o feto. Essa análise deve ser baseada nos dados de segurança disponíveis e na avaliação clínica dos riscos associados à dor mal tratada para ambos.[2] Para minimizar os riscos associados a possíveis interações medicamentosas, devemos utilizar a menor dose terapêutica eficaz e, quando as doses administradas estiverem insuficientes para o alívio adequado da dor, é preferível titular o agente para a dose máxima tolerada em vez de adicionar uma nova classe de analgésico, para minimizar a exposição fetal e os riscos de interações medicamentosas e "efeitos de coquetel".[1]

É importante ressaltar, e informar, as pacientes de que o risco basal para todas as malformações congênitas é de 3% a 5%[4] (Figura 1).

Teratogenicidade e toxicidade

Uma vez confirmada a gravidez, a primeira conduta é minimizar o uso de medicamentos e otimizar as terapias não farmacológicas, sempre que possível.[5]

A exposição do feto depende da capacidade da droga em atravessar a barreira placentária e entrar na circulação fetal. Quase todos os medicamentos atravessam a barreira placentária; a intensidade dessa transferência depende das características farmacocinéticas da droga, como ligação proteica, lipossolubilidade, peso molecular e a taxa de metabolização.[2]

O risco de exposição fetal depende do momento dessa exposição. Nas primeiras 4 semanas, há um "efeito tudo ou nada", ou seja, o embrião morre ou a gravidez continua sem prejudicar o feto. O momento de maior risco teratogênico é durante a organogênese, entre a 4ª e 10ª semana. Após a 10ª semana, os efeitos dos medicamentos podem afetar os órgãos fetais, reduzir a quantidade de líquido amniótico, gerar crescimento intrauterino restrito (CIUR), atrasar o parto ou desencadear síndromes ou criar hipertensão pulmonar fetal.[5,6]

A Food and Drug Administration (FDA) recomenda uma classificação de 5 categorias[7,8] baseada nos estudos disponíveis para determinar o risco *versus* benefício do medicamento na gravidez:

- *Categoria A:* estudos adequados em mulheres grávidas não mostraram risco para o feto no primeiro trimestre e não há evidência de risco tardio na gravidez.
- *Categoria B:* estudos em animais não mostraram efeitos adversos no feto, mas não há ensaios clínicos em mulheres grávidas.
- *Categoria C:* estudos em animais mostraram efeito adverso no feto, mas não há estudos clínicos adequados em mulheres grávidas. O medicamento pode ser útil em mulheres grávidas, apesar dos riscos potenciais.
- *Categoria D:* há evidências de risco para o feto humano, mas os benefícios potenciais do uso em mulheres grávidas podem ser aceitáveis, apesar dos riscos potenciais.
- *Categoria X:* estudos em animais ou humanos mostram anormalidades fetais, ou os relatos de reações adversas indicam evidências de risco fetal. Os riscos envolvidos são claramente maiores do que os benefícios potenciais.

Recentemente, a FDA criou um registro para a exposição a medicamentos durante a gravidez e propôs uma nova classificação adicional que considera quatro componentes:

- Risco para o feto.
- Considerações clínicas (risco de exposição inadvertida).
- Decisão de prescrever (indicação e tempo durante a gravidez).
- Seção de dados (discussão detalhada da literatura existente).

Para isso, está coletando informações de mulheres, empresas ou médicos sobre os efeitos percebidos pelas gestantes quando estavam fazendo uso de um medicamento. Os registros existentes incluem doenças autoimunes, asma, câncer, epilepsia, HIV/AIDS e transplantes.

A Tabela 1 foi desenvolvida para exemplificar os medicamentos conforme a categorização da FDA, facilitando a prática médica.

Tabela 1 – Categorização de medicamentos de acordo com a FDA

Medicação	FDA	Medicação	FDA
Amitriptilina	C	Ácido mefenâmico	C
Adesivos de lidocaína a 5%	B	Meloxicam	C (< 30ª semana)
Infiltrações de lidocaína	B	Naproxeno	C
Bupivacaína	C	Oxcarbazepina	C
Ciclobenzaprina	B	Oxicodona	B
Buprenorfina	C	Paracetamol	B
Bupropiona	C	Piroxicam	C
Cafeína	C	Remifentanil	C
Capsaicina tópica	B	Sertralina	C
Codeína	C	Tramadol	C
Hidrocodona	C	Triancinolona	C
Dexametasona	B	Hidrocortisona	C
Diclofenaco	C	Toxina botulínica A	C
Duloxetina	C	Venlafaxina	C
Fentanil	C	Desvenlafaxina	C
Fluoxetina	C	Propranolol	C
Gabapentina	C	Metoprolol	C
Pregabalina	C	Carbamazepina	D
Olanzapina	C	Clonazepam	D
Hidromorfona	C	Diazepam	D
Sumatriptan	C	Fenitoína	D
Ibuprofeno	C	Imipramina	D
Meperidina	C	Meloxicam	D (> 30ª semana)
Naloxona	C	Fenobarbital	D
Cetoprofeno	C	Ácido acetilsalicílico	D

(*Continua*)

Tabela 1 – Categorização de medicamentos de acordo com a FDA (*Continuação*)			
Medicação	**FDA**	**Medicação**	**FDA**
Lamotrigina	C	Topiramato	D
Celecoxibe	C	Divalproato de sódio	D
Metadona	C	Ácido valproico	D
Butorfanol	C	Atenolol	D
Morfina	C		

Fonte: Adaptada da Resolução da Diretoria Colegiada (RDC) nº 60, de 17 de dezembro de 2010.

A Austrália tem um sistema de classificação diferente,[9] que leva em consideração os eventos prejudiciais conhecidos para o feto em desenvolvimento, incluindo defeitos congênitos, efeitos que podem ou não ser reversíveis e problemas mais tarde na vida, como é ilustrada na Tabela 2 e exemplificada na Tabela 3.

Tabela 2 – Categorias australianas para prescrição de medicamentos durante a gravidez	
Categorias	**Definição**
A	Medicamentos tomados por muitas mulheres grávidas, sem um aumento da frequência de malformações ou de outros efeitos nocivos diretos ou indiretos no feto humano
B1	Medicamentos que foram usados apenas por um número limitado de mulheres grávidas, sem observação de aumento na frequência de malformações ou outros efeitos nocivos diretos ou indiretos no feto humano. Estudos em animais não mostraram evidências de um aumento da incidência de danos fetais
B2	Medicamentos que foram usados apenas por um número limitado de mulheres grávidas, sem observação de aumento na frequência de malformações ou outros efeitos nocivos diretos ou indiretos no feto humano. Os estudos em animais são inadequados, mas os dados existentes não mostram evidências de um aumento da incidência de danos fetais
B3	Medicamentos que foram usados apenas por um número limitado de mulheres grávidas, sem observação de aumento na frequência de malformações ou outros efeitos nocivos diretos ou indiretos no feto humano. Estudos em animais mostraram evidências de um aumento da incidência de danos fetais, e seu significado é considerado incerto em seres humanos
C	Medicamentos que causaram ou são suspeitos de causar efeitos nocivos ao feto humano ou ao recém-nascido, sem causar malformações. Esses efeitos podem ser reversíveis
D	Medicamentos que causaram ou são suspeitos de terem causado ou esperado causar maior incidência de malformações fetais humanas ou danos irreversíveis. Esses medicamentos também podem ter efeitos farmacológicos adversos
X	Medicamentos com alto risco de produzir danos fetais permanentes e que não devem ser usados durante a gravidez ou quando houver possibilidade de gravidez

Fonte: Adaptada de https://www.tga.gov.au/products/medicines/find-information-about-medicine/prescribing-medicines-pregnancy-database.

Tabela 3 – Categorização australiana de medicamentos de acordo com o risco teratogênico			
Medicação	**Categoria**	**Medicação**	**Categoria**
Alfentanil	C	Labetalol	C
Amitriptilina	C	Lorazepam	C
Aspirina	C	Levetiracetam	B3
Bupivacaína	1	Levobupivacaína	B3
Buprenorfina	C	Lidocaína	1
Bupropiona	B2	Ácido mefenâmico	C
Cafeína	1	Meloxicam	C
Capsaicina tópica	Não há dados disponíveis	Morfina	C
Carbamazepina	D	Naloxona	B1
Clonazepam	C	Naproxeno	C
Codeína	1	Óxido nitroso	1
Dexametasona	1	Oxcarbazepina	D

(Continua)

Tabela 3 – Categorização australiana de medicamentos de acordo com o risco teratogênico (*Continuação*)

Medicação	Categoria	Medicação	Categoria
Diazepam	C	Oxicodona	C
Diclofenaco	C	Paracetamol	1
Di-hidroergotamina	C	Paracetamol + codeína	1
Duloxetina	B3	Parecoxib	C
Etoricoxibe	C	Piroxicam	C
Fentanil	C	Pregabalina	B3
Fluoxetina	C	Propofol	C
Fenitoína	D	Remifentanil	C
Gabapentina	B1	Sertralina	C
Hidrocortisona	1	Sumatriptan	C
Hidromorfona	C	Sulindac	C
Hioscina	B2	Tramadol	C
Ibuprofeno	C	Triancinolona	1
Imipramina	C	Toxina botulínica	B3
Inibidores da ECA	C	Valproato	D
Cetamina	1	Venlafaxina	B2
Cetoprofeno	C		

Fonte: Adaptada de https://www.tga.gov.au/products/medicines/find-information-about-medicine/prescribing-medicines-pregnancy-database.

Um estudo que comparou a classificação de 236 medicamentos pelos sistemas dos Estados Unidos, da Austrália e da Suécia descobriu que apenas 25% dos medicamentos foram classificados de forma semelhante na mesma categoria de risco.

ANALGÉSICOS SIMPLES

Paracetamol

Apesar de o paracetamol atravessar a barreira placentária, é considerado como tendo um perfil de segurança favorável na gravidez.[5] Dessa forma, o paracetamol continua sendo o primeiro medicamento de escolha para mulheres grávidas que necessitam de um analgésico simples quando as medidas não farmacológicas são ineficazes. A dose não deve exceder os 4 g/dia recomendados e, idealmente, o uso não deve ser prolongado.[11]

Embora considerado seguro, ensaios clínicos relataram efeitos adversos do paracetamol no feto quando a exposição ao fármaco ocorre entre a 8ª e 14ª semana gestacional, podendo afetar o desenvolvimento reprodutivo fetal, causar distúrbios do neurodesenvolvimento, autismo, asma, doenças alérgicas e diminuir o quociente de inteligência. Em 2015, a FDA revisou os riscos do fármaco durante a gravidez, sugerindo uma possível ligação entre o paracetamol e transtorno do déficit de atenção com hiperatividade (TDAH) em crianças, embora as evidências sejam inconclusivas.[8]

Dipirona

A dipirona, também conhecida como metamizol, é um derivado não opioide da pirazolona usado como analgésico e antipirético. Seu mecanismo de ação não está completamente elucidado, mas é sabido que os efeitos analgésicos são alcançados por meio da supressão da síntese de prostaglandinas via inibição das enzimas ciclo-oxigenase (COX), especialmente a COX-3, e outros mecanismos associados, como a ativação dos sistemas endocanabinoide e opioidérgico.[12] Apesar de proibida em vários países, é prescrita na Alemanha e em outros países europeus, e seu uso aumentou nos últimos anos, sendo amplamente utilizada em todo o mundo, principalmente no Brasil, onde é um dos principais analgésicos utilizados pela população em geral.[2] Os metabólitos da dipirona atravessam a barreira placentária, como acontece com a maioria dos analgésicos e anti-inflamatórios não esteroides (AINEs). A inibição sistêmica da síntese de prostaglandinas durante o terceiro trimestre tem sido associada ao fechamento prematuro do canal arterial, insuficiência renal no feto, oligoidrâmnia e atraso no trabalho de parto. Embora o metamizol esteja no mercado há quase um século, as evidências de seus efeitos na gravidez e na amamentação são escassas. Estudos realizados não encontraram associação entre seu uso com anomalias congênitas, morte intrauterina, parto prematuro ou baixo peso ao nascer,[13] apesar de alguns relatos de casos terem indicado possíveis ligações com oligoâmnio e hipertensão pulmonar em recém-nascidos. A conclusão foi que não existem evidências de risco teratogênico com o uso de dipirona durante a gestação. Doses únicas nos primeiros 6 meses podem ser aceitáveis se outros analgésicos não puderem ser usados.[12,13]

Agentes anti-inflamatórios não esteroides

Os AINEs são úteis em uma variedade de condições de dor por conta de suas ações analgésicas e anti-inflamatórias mediadas pela inibição das enzimas COX. Todos os AINEs atravessam facilmente a placenta e seu perfil de segurança na gravidez depende do momento, da dose e da duração da exposição.[11]

O uso de AINEs deve ser evitado no primeiro trimestre em razão do risco de aborto espontâneo e após a 30ª semana devido por conta de oligoidrâmnia ou fechamento prematuro do ducto com efeito na circulação fetal, além das mesmas anormalidades hemostáticas observadas com o uso de aspirina no terceiro trimestre.[8] A inibição das prostaglandinas leva a uma vasoconstrição dos rins sem oposição em recém-nascidos e é provável que seja esse mesmo mecanismo que está por trás do comprometimento renal no feto.[8]

Aspirina

A aspirina e seu metabólito, o salicilato, são biologicamente ativos no feto e têm uma ação maior e dependente da dose no feto em comparação com a mãe por conta das concentrações plasmáticas relativamente mais altas.[2]

O uso de aspirina tardiamente em doses mais altas (> 650 mg/dia) pode resultar em anormalidades hemostáticas no binômio mãe-neonato, podendo levar ao aumento do sangramento materno, inibição da função plaquetária neonatal e hemorragia intracraniana em neonatos. Outras complicações associadas ao uso do terceiro trimestre incluem fechamento prematuro do canal arterial e oligoidrâmnio.[11] A aspirina em baixas doses (< 150 mg/dia) não foi associada a essas complicações.[2]

AGENTES ANTICONVULSIVANTES

Os medicamentos anticonvulsivantes estão sendo cada vez mais utilizados no tratamento de diversas síndromes dolorosas, como enxaqueca e dor neuropática. De maneira geral, estão associados a malformações fetais maiores (cardíacas, urogenitais, do sistema nervoso central [SNC], lábio leporino e fissura palatina) e menores (CIUR, microcefalia e déficits cognitivos), sendo o período de vulnerabilidade à droga até o dia 70 pós-conceptual.[1] Os anticonvulsivantes de nova geração, incluindo pregabalina, gabapentina, topiramato, levetiracetam e lamotrigina, são mais utilizados na gravidez.[8,14]

Ao prescrever antiepilépticos para dor durante a gravidez, deve-se usar a menor dose eficaz de um único agente da nova geração. E deve-se aconselhar a suplementação de ácido fólico (5 mg) no primeiro trimestre.[1]

Gabapentinoides

Os gabapentinoides, como a gabapentina e a pregabalina, são eficazes para o tratamento sobretudo de dores neuropáticas, mas seu uso em gestantes levanta preocupações por conta de possíveis efeitos adversos.[8] Revisões de literatura sugerem que a exposição pré-natal a gabapentinoides pode ser neurotóxica para o feto, com relatos de malformações congênitas. Porém, não houve risco aumentado de malformações registradas na monoterapia com gabapentina e pregabalina. As mulheres devem ser informadas sobre a escassez de dados de acompanhamento neurodesenvolvimento de longo prazo com o uso de pregabalina e gabapentina.[1,8]

Topiramato

Estudos mostram que o uso de topiramato durante a gravidez aumenta a incidência de fenda oral em 2,5 vezes em comparação com mulheres anteriormente expostas a outros medicamentos antiepilépticos e em 5,4 vezes em comparação com mulheres com perfis médicos semelhantes que não foram expostas ao topiramato. Portanto, é recomendado evitar a prescrição desse medicamento durante o período gestacional.[15]

Antidepressivos

Os antidepressivos são frequentemente utilizados no tratamento da dor crônica, seja como adjuvantes no manejo analgésico, seja como tratamento primário da depressão concomitante.[1]

Dentre os antidepressivos, os inibidores da recaptação de serotonina e noradrenalina (IRSNs) e os tricíclicos (ADTs) são comumente usados como adjuvantes analgésicos para o controle da dor crônica. Há informações limitadas, mas geralmente tranquilizadoras, sobre sua segurança e eficácia na gravidez.

A decisão de prescrever um antidepressivo para dor durante a gravidez deverá ser baseada na análise de risco-benefício diferente em comparação com os antidepressivos prescritos para condições psiquiátricas maternas. Para mulheres que estavam tomando antidepressivos para dor crônica antes da gravidez, a decisão de continuar o tratamento durante a gravidez pode ser apropriada em certas situações clínicas e com consentimento materno informado. Se for tomada a decisão de interromper um antidepressivo na gravidez, a dose deve ser reduzida gradualmente, sempre que possível, e a condição clínica deve ser monitorada de perto.[1]

ANTIDEPRESSIVOS TRICÍCLICOS: AMITRIPTILINA

O uso de doses terapêuticas durante a gravidez parece ser seguro. Nenhuma associação direta foi relatada com malformações fetais, embora haja relatos de síndrome de abstinência fetal por conta da supressão do ADT. Os ADTs têm sido usados na gravidez por um longo período, sem grandes preocupações com o surgimento de resultados adversos na gravidez.[2,11,16]

Inibidores da recaptação de serotonina e noradrenalina: venlafaxina e doluxetina

Essa classe de antidepressivos demonstra eficácia no tratamento da dor, embora haja poucos estudos sobre seu uso em mulheres grávidas. O uso de duloxetina durante gestação está associada, segundo alguns estudos, a um aumento na incidência de aborto espontâneo, mas não há relatos de malformações. Quanto à venlafaxina, um estudo populacional não encontrou evidências de efeitos teratogênicos relacionados ao seu uso durante a gravidez.[2]

Um pequeno número de estudos avaliou os resultados após o uso de IRSNs (venlafaxina ou duloxetina) na gravidez e não encontrou efeitos teratogênicos importantes. A quantidade de dados para duloxetina é muito menor, mas não sugere um risco aumentado clinicamente importante para malformações graves.[11]

Inibidores seletivos da recaptação de serotonina: sertralina e fluoxetina

É uma das classes de antidepressivos mais estudadas em relação ao uso durante a gravidez, porém é menos eficaz no manejo da dor em comparação com os IRSNs e ADTs.[1,11]

RELAXANTES MUSCULARES

Ciclobenzaprina

A ciclobenzaprina é uma amina tricíclica usada como relaxante muscular. Seu uso foi autorizado pela FDA para o tratamento sintomático de curto prazo (máximo de 2 semanas) da dor do espasmo muscular. É considerada segura durante a gravidez e amplamente empregada.[2]

OPIOIDES

Os opioides não são 1ª linha de tratamento para dor leve a moderada em gestantes. Existem diferenças de risco para o uso de opioides em curto e longo prazo. Quando a dor aguda justifica o uso de opioides, os benefícios para o tratamento da dor podem superar esse risco.[2,8] Em razão de seu baixo peso molecular e de sua alta lipofilicidade, os opioides atravessam a placenta e a barreira hematoencefálica rapidamente. Dependendo da intensidade e do tipo de dor, ciclos curtos de codeína, oxicodona, fentanil ou morfina podem ser eficazes e não foram associados a aumento do risco de desfechos maternos ou fetais adversos. Uso mais prolongados de opioides só devem ser prescritos quando clinicamente indicados por conta do risco de dependência e de síndrome de abstinência fetal. Gestantes em uso crônico de opioides devem tomar a menor dose efetiva ou, se possível, interromper seu uso.[2] Porém, opioides nunca devem ser descontinuados abruptamente por conta da síndrome de abstinência, que pode produzir irritação uterina e aborto espontâneo ou parto prematuro.

Sempre que forem necessárias infusões de opioides, a sugestão é o uso de opioides sem metabólitos ativos. A meperidina não deve ser administrada em doses repetidas por conta da meia-vida longa (18 horas) do metabólito ativo; a normeperidina, que se acumula após várias doses e produz excitação do SNC, resulta em manifestações como mioclonia e convulsões generalizadas.[5]

A exposição prolongada no útero a opioides de ação curta e prolongada pode levar ao acúmulo no feto e aumentar o risco de síndrome de abstinência neonatal (NAS) no nascimento.[17] O risco de NAS é menor com o uso de opioides em curto prazo em comparação com uso a longo prazo e com opioides de ação mais curta em comparação com preparações de ação mais longa ou liberação prolongada, também é um risco associado à exposição prolongada a opioides de ação curta, especialmente quando usado no final da gravidez.[17,18]

Tramadol

Agonistas opioides de baixa afinidade, como tramadol e tapentadol tem sido cada vez mais prescrito para a dor, em parte por conta da percepção de que o potencial de abuso e dependência é menor em comparação com os agonistas opioides completos. O tramadol tem utilidade na dor somática e visceral, e pode ser eficaz na dor neuropática. Juntamente com seus metabólitos ativos, o tramadol atravessa prontamente a placenta, mas os estudos que avaliam sua segurança na gravidez são limitados. É recomendado evitar seu uso no início da gestação, mas caso ocorra exposição, o risco absoluto é pequeno e as malformações observadas tendem a não ser graves.[8]

Não há estudos avaliando o uso de tapentadol na gravidez, embora isso provavelmente mude à medida que o tapentadol é cada vez mais usado no tratamento da dor aguda e crônica. Uma revisão recente dos dados de segurança pós-comercialização do tapentadol que analisou casos de bancos de dados clínicos e de segurança não mostrou defeitos congênitos e, em sua maioria, partos saudáveis a termo entre mulheres expostas ao tapentadol.[1,2,11,17]

Morfina

Sua farmacocinética é modificada pela gravidez, resultando em maior depuração, meia-vida reduzida e rápida transferência através da placenta.[1] Essas alterações devem ser consideradas na prescrição da morfina para gestantes. A exposição pré-natal à morfina pode levar a maior risco de parto prematuro, baixo peso ao nascer, problemas respiratórios e dificuldades na alimentação do recém-nascido.[17] Estudos também indicam impactos significativos a longo prazo no desenvolvimento cognitivo e comportamental da criança.[17]

Fentanil

O fentanil é um opioide potente, cujo uso na forma de adesivo transdérmico pode ser uma opção segura para o tratamento da dor crônica em gestantes. Esse raciocínio poder ser extrapolado para as preparações transdérmicas buprenorfina, embora não haja estudos avaliando os resultados da gravidez em mulheres que usam esse medicamento.[2,11]

Benzodiazepínicos

No primeiro trimestre, os benzodiazepínicos estão associados a um maior risco de malformações congênitas, com associação entre diazepam, e maior risco de fissura labiopalatina e hérnia inguinal congênita. O uso de benzodiazepínicos no período periparto pode produzir hipotermia fetal, hiperbilirrubinemia e depressão respiratória. Além disso, o metabolismo neonatal desses medicamentos é muito lento, com metabólitos encontrados na circulação do bebê até 10 dias após uma dose única administrada à mãe durante o período periparto. Por todos esses motivos, o uso desses medicamentos não é recomendado durante o primeiro trimestre, periparto ou amamentação.[10]

ANESTÉSICOS LOCAIS

Anestésicos locais são indicados em bloqueios nervosos em síndromes de dor aguda ou para controle da dor neuropática em adesivos ou outras preparações tópicas. Nenhuma evidência de associação com grandes classes de malformações foi encontrada. A absorção sistêmica é mínima e, portanto, a transferência transplacentária é provavelmente insignificante.[8]

De acordo com a classificação da FDA, os adesivos de lidocaína a 5% são da categoria B, mas não há ensaios controlados em humanos para confirmar essa informação. Consequentemente, essa terapia deve ser usada apenas quando o médico considerar que o benefício supera qualquer risco.[5]

TOXINA BOTULÍNICA

Há boas evidências sobre o uso de toxina botulínica na enxaqueca, síndrome da dor miofascial, dor neuropática e dor nas articulações.[19]

No entanto, o conhecimento sobre seu uso durante a gravidez ainda é limitado. A FDA já aprovou a toxina botulínica para o tratamento de enxaqueca crônica, mas ainda realiza estudos sobre sua aplicação em outros tipos de dor crônica. Assim, a decisão sobre o uso de toxina botulínica no período perinatal deve ser tomada com base em uma análise cuidadosa dos riscos e benefícios potenciais para a gestante e o feto.[3]

MÉTODOS NÃO FARMACOLÓGICOS

O tratamento não farmacológico desempenha um papel fundamental no alívio das síndromes dolorosas em gestantes, pois geralmente reduz a necessidade de tratamento medicamentoso, além de funcionar como profilaxia de alguns quadros álgicos e de diminuir a exposição do feto à teratogenicidade.[14]

É importante ressaltar que as técnicas não farmacológicas não são inócuas, sendo necessário considerar os potenciais riscos e benefícios de cada intervenção não farmacológica ao tratar a dor em gestantes, garantindo a segurança tanto para a mãe quanto para o feto.[5]

Fisioterapia

Exercícios de condicionamento e boa postura são recomendados para prevenir dores lombares. Quando a dor já está presente, há relatos de bons resultados com exercícios de relaxamento e educação sobre posições para dormir. Exercícios aeróbicos na água ajudam a melhorar a dor por conta da redução das cargas gravitacionais nos músculos maternos.[5,14]

Estimulação nervosa elétrica transcutânea

A Estimulação nervosa elétrica transcutânea (TENS) também é útil na dor muscular localizada e não tem efeitos adversos no feto. Deve ser aplicado mantendo baixa densidade de corrente e evitando pontos de acupuntura usados para induzir o parto.[5,14]

Acupuntura

A acupuntura provou ser útil na dor musculoesquelética durante a gravidez. Em geral, são necessárias pelo menos seis sessões, sempre evitando pontos de referência uterinos e cervicais para não desencadear o trabalho de parto. A acupuntura também parece ser útil no tratamento da cefaleia tensional.[14,20,14]

Para melhor orientar essas decisões, foi desenvolvida uma tabela que visa facilitar as recomendações de algumas dessas terapias não farmacológicas, destacando os momentos mais apropriados para sua utilização durante a gestação (Tabela 4).

DOR RELACIONADA COM A GESTAÇÃO

As alterações anatômicas e fisiológicas que ocorrem ao longo da gestação podem ser geradoras de dor. Dentre elas o aumento progressivo do útero gravídico leva ao aumento das forças articulares e ao aumento da lordose lombar, com progressivo alongamento do ligamento longitudinal anterior, além do alongamento, fraqueza e separação dos músculos abdominais. A frouxidão articular (efeito hormonal) que afeta os ligamentos longitudinais anterior e posterior da coluna lombar tem sido implicada na dor pélvica relacionada à gravidez. Há aumento significativo da inclinação anterior da pelve, necessitando de maior uso de abdutores extensores do quadril e flexores plantares do tornozelo. A dor abdominal inferior tem sido atribuída ao estiramento dos ligamentos redondos. Os principais fatores são, portanto, provavelmente mecânicos em decorrência da alteração postural necessária para carregar a massa crescente no abdome.

Tabela 4 – Terapias alternativas utilizadas durante a gestação			
Terapia	**Primeiro trimestre**	**Segundo trimestre**	**Terceiro trimestre**
Acupuntura	Usar com cautela Evitar pontos de estimulação uterina e cervical	Usar com cautela Evitar pontos de estimulação uterina e cervical	Usar com cautela Evitar pontos de estimulação uterina e cervical
Fisioterapia	Seguro	Seguro	Seguro
Hidroterapia	Seguro	Seguro	Seguro
Terapia cognitivo-comportamental, *biofeedback*	Seguro	Seguro	Seguro
Terapias manuais (quiropraxia) (osteopatia)	Usar com cautela Evitar pressão no abdome	Seguro	Usar com cautela Evitar pressão no abdome
TENS	Corrente baixa Evitar pontos de acupressão estimulação uterina e cervical	Corrente baixa Evitar pontos de acupressão estimulação uterina e cervical	Corrente baixa Evitar pontos de acupressão estimulação uterina e cervical

TENS: estimulação nervosa elétrica transcutânea.

Fonte: Adaptada de Shah S, Banh ET *et al.*, 2015.

As alterações hormonais resultam em alterações nos ligamentos, gerando instabilidade das articulações da coluna vertebral e pelve e, assim, pode ser comprometida no estado gestacional levando à dor musculoesquelética.[5,8,14,20,21]

Dor musculoesquelética

As causas mais frequentes de dor musculoesquelética incluem dor lombar superior (10%), dor lombar inferior (41%) e sacroileíte (48%). A dor da sínfise púbica é menos frequente, embora seja mais incapacitante. Na dor pélvica posterior relacionada à gravidez (PPPR), a frouxidão das articulações sacroilíacas tem sido proposta como causa.[8,14]

Dor lombar

A lombalgia afeta aproximadamente metade das gestações. As estimativas de prevalência global variam de 24% a 90%. Em geral, as alterações normais da gravidez incluem tensão mecânica do útero gravídico em expansão e consequente ajuste da lordose lombar, causando tensão anormal nos elementos axiais da região lombar.[5] Além disso, o aumento do ganho de peso e a frouxidão ligamentar podem, em conjunto, impedir a posição anatômica neutra. Essas alterações estão relacionadas às mudanças na postura com aumento da tensão mecânica no sistema musculoesquelético axial e pélvico, bem como frouxidão ligamentar e diminuição do controle neuromuscular.[2,20] A diminuição do suporte ligamentar para as articulações sacroilíacas pode causar dor pela combinação de uma amplitude de movimento exagerada nessas articulações e distensão e aumento da tensão mecânica.

A avaliação diagnóstica deve ser focada na história e exame físico, embora a maioria das dores nas costas relacionadas à gravidez seja de origem miofascial. Exames imagem complementares devem ser realizados quando houver déficits motores, sensoriais ou de síndrome da cauda equina.[22]

Uma vez feito o diagnóstico, a abordagem inicial deve incluir educação e abordagens não farmacológicas.[5] Estratégias educativas focam em medidas de cuidado com as costas, como ergonomia, fisioterapia, modificações posturais, fortalecimento das costas, alongamentos e técnicas de automobilização. A estabilidade funcional pode ser mantida durante toda a gravidez.

Acupuntura, terapia manual (osteopatia), hidroterapia, TENS. Recomenda-se manter a densidade de corrente baixa e evitar certos pontos de acupressão e cintos de estabilização.[14] A prescrição de repouso prolongado deve ser evitada.

Quando as abordagens não farmacológicas são inadequadas, o paracetamol é o primeiro analgésico a ser considerado para dores lombares menores. Os AINEs, apesar de eficazes para dor musculoesquelética, não devem ser usados no terceiro trimestre, quando a lombalgia é geralmente mais intensa.[2]

A dor nas costas mais intensa pode exigir tratamento com opioides, de preferência de tipos menos potentes, como codeína, tramadol ou tapentadol, embora o uso deva ser limitado ao curto prazo.[8]

Dor pélvica

A causa da dor pélvica relacionada à gravidez é multifatorial. A influência das concentrações elevadas dos hormônios relaxina e estrógeno está associada ao aumento da frouxidão ligamentar, levando a um aumento da movimentação da cintura pélvica, e da expansão da sínfise púbica durante a 10ª a 12ª semanas de gestação.[5] Esse alargamento pode ser doloroso, pois permite o aumento da mobilidade das articulações. Essa dor é exacerbada pelo exercício e, às vezes, pelo esforço mecânico.

A educação da paciente é uma parte importante do manejo da dor pélvica relacionada à gravidez, como informações sobre ergonomia e atividade física, evitando sustentação desigual de peso nas pernas, abdução do quadril e atividades que sobrecarregam as articulações ao extremo.

As modalidades não farmacológicas incluem massagem, hidroginástica, acupuntura, cintos pélvicos e exercícios.[5,14] O paracetamol é o medicamento de escolha para dor pélvica durante a gravidez. Os AINEs podem oferecer alívio superior da dor; no entanto, eles devem ser usados com cautela e devem ser evitados no terceiro trimestre.[1]

A dor pélvica relacionada à gravidez é tipicamente descrita como uma condição autolimitada, e os sintomas geralmente desaparecem após o parto, apresentando um bom prognóstico.[1]

Dor articular

Artralgia geralmente surge no terceiro trimestre, sendo a articulação interfalangiana proximal da mão a mais comumente acometida. Alterações fisiológicas normais observadas na gravidez, como edema tecidual e frouxidão articular, também são consideradas predisposições à dor articular. Alterações hormonais ao longo da gravidez, incluindo aumento dos níveis de estrogênio, progesterona, relaxina e cortisol, também têm sido associadas a esses sintomas articulares, resultando em dor e rigidez e, às vezes, artralgia.[5]

O prognóstico foi geralmente bom, com a maioria dos casos melhorando espontaneamente.

Mulheres com doença inflamatória preexistente frequentemente experimentam atividade alterada da doença durante a gravidez. Espera-se que, em gestantes com lúpus eritematoso sistêmico (LES), haja aumento da atividade da doença, enquanto em gestantes com artrite reumatoide (AR) haja diminuição da atividade da doença.[5] A literatura atual sobre o manejo da dor articular em gestantes previamente saudáveis é limitada.

Dor neuropática

As condições mais comuns que produzem dor neuropática em mulheres grávidas incluem síndrome do túnel do carpo e meralgia parestésica.[8]

Síndrome do túnel do carpo

A síndrome do túnel do carpo na gravidez tem uma prevalência que varia de 2,3% a 35% em gestantes. Alterações hormonais fisiológicas associadas à gravidez e edema tecidual associado têm sido atribuídas ao aprisionamento nervoso, principalmente durante o segundo trimestre.

O tratamento inclui o uso de talas em posição neutra durante a noite, fisioterapia, infiltração de anestésico local e esteroides de liberação lenta e, em casos extremos, descompressão cirúrgica. Os sintomas geralmente desaparecem após o parto na maioria dos casos.[12,23]

Meralgia parestésica

Meralgia parestésica é uma mononeuropatia sensitiva que envolve especificamente o nervo cutâneo femoral lateral da coxa. Ocorre quando o nervo cutâneo femoral lateral é comprimido.[8] Os pacientes geralmente descrevem um início insidioso de uma sensação dolorosa de queimação na face lateral da coxa, agravada durante o sono lateral e a posição sentada ou em pé prolongada.

A gravidez, juntamente com obesidade, diabetes e certas posturas, favorece a meralgia parestésica. O exame físico revelará lordose lombar exagerada e déficit sensitivo na face lateral da coxa, com função motora e reflexos preservados. O tratamento em gestantes envolve preferencialmente medidas comportamentais, como a prática de fisioterapia e alongamentos. Em casos refratários, no entanto, pode-se recorrer ao bloqueio local do nervo com anestésico e esteroide para alívio da dor. O prognóstico é favorável, visto que o quadro doloroso tende a desaparecer após o parto.[14] Infiltração local de esteroides e anestésicos, fisioterapia e conduta expectante foram descritas.

DOR CRÔNICA

A dor crônica é uma doença e não um sintoma.[1] Numerosas condições clínicas podem levar a estados de dor crônica, onde a dor pode ser resultado, por exemplo: da ativação do nociceptor devido a danos teciduais e inflamação (como na AR ou dor oncológica) ou disfunção do sistema nervoso (como nas radiculopatias e neuropatia diabética).[1] São condições comuns de dor crônica a enxaqueca, cefaleia, dor lombar, fibromialgia (FM) e dor oncológica.[24]

A gravidez torna o tratamento da dor crônica mais complexo por conta das incertezas relacionadas à teratogenicidade, ao risco de aborto espontâneo e às possíveis consequências no neurodesenvolvimento.[1] Muitas mulheres engravidam de forma inesperada, o que aumenta o risco para o feto, já que a exposição a fatores teratogênicos pode acontecer nas primeiras semanas, antes que a gestação seja reconhecida. Isso gera um risco ainda maior para aquelas que sofrem dor crônica.

O princípio básico no manejo da dor na gestante é minimizar o uso de medicamentos, considerando qualquer dano potencial ao feto em desenvolvimento durante o curso da gravidez. A gestante deve desempenhar um papel ativo na tomada de decisões sobre seu manejo e deve ser totalmente informada sobre a incerteza que existe em relação a muitos dos tratamentos disponíveis no momento.[17]

A abordagem geral para o manejo da dor crônica na gravidez, independentemente da patologia subjacente: abordagem multidisciplinar, tratamentos não farmacológicos e analgesia simples em primeira instância.[24] O tratamento não farmacológico abrange uma variedade de técnicas, como relaxamento, meditação, massagem, aplicação de calor local e acupuntura, além da fisioterapia, para melhorar a mobilidade e fortalecer os músculos. O aconselhamento psicológico também é essencial, especialmente considerando que questões emocionais podem estar ligadas à dor crônica, oferecendo suporte emocional necessário.[24]

Atualmente, para o manejo de dores crônicas, a analgesia multimodal, que utiliza uma combinação de diferentes medicamentos com mecanismos de ação distintos, como acetaminofeno, agonistas alfa-2 (clonidina e dexmedetomidina) e anestésicos locais (lidocaína intravenosa ou em adesivo), seja uma das melhores opções em casos em que analgésicos simples, como o paracetamol, não são eficazes, pois essa abordagem pode potencializar os efeitos analgésicos e reduzir os efeitos colaterais dos opioides.[17]

DOR DE CABEÇA

Gestantes com história de enxaqueca são frequentes. As cefaleias primárias são responsáveis pela maioria das dores de cabeça na gravidez, sendo as mais frequentes a cefaleia tensional e enxaqueca, que geralmente melhoram durante a gravidez. Em geral, a enxaqueca melhora durante a gravidez, em particular durante o primeiro trimestre.[3] Estudos relatam uma melhora de até 70%, tanto na frequência quanto na gravidade das crises, dependendo do tipo de enxaqueca, possivelmente relacionadas ao aumento do estradiol associado à gravidez.[1]

A gravidez é um fator de risco para cefaleia secundária e patologias como trombose venosa cerebral, pré-eclâmpsia, síndrome de encefalopatia posterior reversível e acidente vascular cerebral (AVC) isquêmico e hemorrágico. Quando uma gestante apresenta cefaleia intensa ou com padrão de dor diferente da cefaleia habitual, deve-se distinguir as causas primárias das causas secundárias mais graves. Pacientes que apresentam sua primeira cefaleia intensa durante a gravidez devem fazer um exame neurológico completo e ser fortemente consideradas para diagnóstico por imagem.

Abordagens não farmacológicas devem ser o passo inicial no manejo de cefaleias primárias na gravidez, e há evidências de que exercícios de relaxamento, *biofeedback*, fisioterapia e terapia cognitiva-comportamental podem ser eficazes.[1]

Os médicos devem perguntar e aconselhar sobre fatores de estilo de vida que podem exacerbar as dores de cabeça, como sono ruim, estresse e escolhas alimentares.

Quando essas terapias falham, o tratamento medicamentoso de 1ª linha é o paracetamol limitado a 2 a 3 dias por semana. O uso de ibuprofeno é apoiado, embora não no terceiro trimestre por conta do risco de fechamento prematuro do canal arterial. O uso de aspirina em doses de 500 mg a 1.000 mg pode ser eficaz para crises de enxaqueca e não parece ser teratogênico em gestações estabelecidas, embora o uso regular de aspirina em altas doses deva ser evitado, principalmente no terceiro trimestre, em razão dos mesmos riscos observados com AINEs.

Os triptanos devem ser evitados no terceiro trimestre por conta do ligeiro aumento no risco de atonia uterina e hemorragia periparto. A literatura não demonstrou ou descartou uma relação de teratogenicidade.[11]

Os betabloqueadores não demonstraram ser teratogênicos. O baixo peso fetal foi relatado como resultado de uma redução moderada do fluxo sanguíneo placentário por conta do baixo débito cardíaco materno. Desse grupo de medicamentos, propranolol, metoprolol, nadolol e timolol são considerados categoria C, enquanto atenolol é considerado categoria D.[11]

FIBROMIALGIA

A FM é um distúrbio de dor crônica com mecanismos fisiopatológicos pouco claros. Além da dor, a paciente apresenta outros sintomas, como sono não reparador, fadiga crônica, névoa cerebral, depressão, rigidez muscular e enxaqueca. Há evidências crescentes de que as mulheres com FM experimentam um agravamento dos sintomas na gravidez, particularmente durante o terceiro trimestre e após o parto.

Uma abordagem multidisciplinar, combinando tratamento farmacológico com modalidades complementares, incluindo terapia cognitivo-comportamental (TCC), treinamento físico aeróbico e de fortalecimento e até terapias de movimento meditativo.[24,25]

ARTRITE INFLAMATÓRIA

Evidências sobre o uso de analgesia em condições inflamatórias específicas são limitadas, não havendo recomendações específicas sobre o manejo da dor em gestantes com artrite inflamatória.[5]

A segurança dos medicamentos usados para o controle da AR na gravidez recomendou que AINEs ou aspirina fossem usados para surtos leves de doença durante a gravidez, mas não após a 30ª semana de gestação, devido ao risco de fechamento prematuro do canal arterial.[1]

Em pacientes com doença leve, considerar interromper seus medicamentos, pois os sintomas melhoram para muitas durante a gravidez. Mulheres com doença mais grave devem considerar seriamente a continuação de seus medicamentos modificadores da doença, como azatioprina e inibidores do fator de necrose tumoral, para os quais há evidências crescentes de segurança durante a gravidez.[1]

DOR ONCOLÓGICA

Aproximadamente 1 em 2 mil gestações é complicada pelo câncer e a incidência vem aumentando nas últimas décadas, sendo os cânceres mais frequentes: mama, colo do útero, melanoma, linfoma e leucemias.[22] Os pacientes com câncer geralmente experimentam dores complexas e subtratadas. O manejo da dor relacionada ao câncer em pacientes que também estão grávidas aumenta o desafio para o manejo adequado da dor.[26] A terapia para o controle da dor deve ser guiada pela causa e pelo mecanismo da dor. A dor nociceptiva resulta de danos aos tecidos somáticos ou viscerais que podem ser causados diretamente pelo câncer. Esse tipo de dor pode ser controlado em pacientes grávidas usando paracetamol e/ou AINEs, como agentes de 1ª linha.[27] Na dor nociceptiva não tratada por analgésicos não opioides, a buprenorfina é recomendada para aqueles que necessitam de opioides crônicos para ajudar a controlar a dor. A dor neuropática que resulta de danos ao sistema nervoso periférico ou central também pode ser causada diretamente pelo câncer, particularmente pela quimioterapia. Em pacientes grávidas, duloxetina e gabapentina devem ser consideradas primeiro. Venlafaxina, pregabalina, antidepressivos ADTs e bloqueadores dos canais de sódio devem ser evitados, se possível. A dor nociplástica não é causada diretamente pelo câncer, mas pode ser causada por entrada nociceptiva periférica contínua ou uma condição anterior ao diagnóstico de câncer. A duloxetina e a gabapentina são agentes razoáveis a serem considerados para o tratamento da dor nociceptiva em pacientes gestantes. A ciclobenzaprina também pode ser útil para a dor nociplástica.[22,26]

O uso de *cannabis* para dores oncológicas está sendo estudado, com relatos de que o *spray* oromucoso (nabiximols), que contém tetra-hidrocanabinol (THC) e canabidiol (CBD), foi testado no Canadá e melhorou o quadro de dor incontrolável no câncer. No entanto, faltam evidências sólidas sobre a segurança do uso de *cannabis* durante a gravidez, necessitando mais estudos.[28]

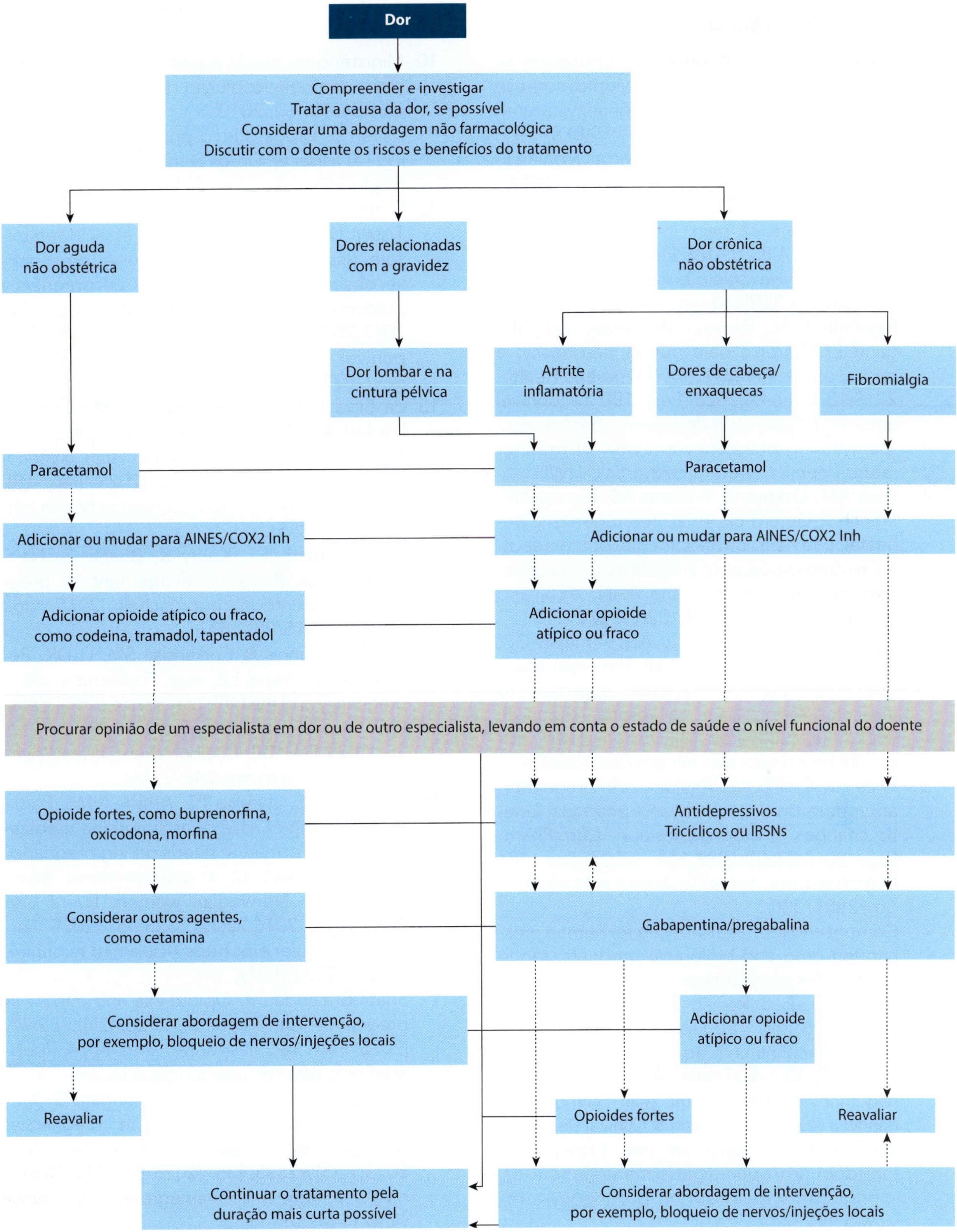

Figura 1 – Algoritmo para tratamento farmacológico da dor na gravidez.

AINEs: anti-inflamatório não esteroides; COX-2 Inh: inibidor de COX-2; IRSNs: inibidores da recaptação de serotonina e noradrenalina.

Fonte: Adaptada de Black E., *et al.*, 2019.

Referências bibliográficas

1. Black E, Khor KE, Kennedy D, Chutatape A, Sharma S, Vancaillie T, et al. Medication use and pain management in pregnancy: a critical review. Pain Practice. 2019;19(8):875-99. [2025 Fev. 18]. Disponível em: https://onlinelibrary.wiley.com/doi/full/10.1111/papr.12814.
2. Aragão FF de, Tobias AF. Pharmacological treatment of pain in pregnancy. BrJP. 2019;2(4):374-80. [2025 Fev. 18]. Disponível em: https://www.scielo.br/j/brjp/a/HfxQFjJNvfbFFjgJkrzckTb/?lang=en.
3. Ray-Griffith SL, Wendel MP, Stowe ZN, Magann EF. Chronic pain during pregnancy: a review of the literature. Int J Womens Health. 2018;10:153-64. [2025 Fev. 18]. Disponível em: https://www.dovepress.com/chronic-pain-during-pregnancy-a-review-of-the-literature-peer-reviewed-fulltext-article-IJWH.
4. Pack AM, Oskoui M, Williams RS, Donley DK, French J, Gerard EE, et al. Teratogenesis, perinatal, and neurodevelopmental outcomes after in utero exposure to antiseizure medication: practice guideline from the AAN, AES, and SMFM. Neurology. 2024;102(11):e209279.
5. Fiat F, Merghes PE, Scurtu AD, Almajan GB, Dehelean CA, Varan N, et al. The main changes in pregnancy-therapeutic approach to musculoskeletal pain. Medicina (Kaunas). 2022;58(8). [2025 Fev. 18]. Disponível em: https://pubmed.ncbi.nlm.nih.gov/36013582/.
6. Price HR, Collier AC. Analgesics in pregnancy: an update on use, safety and pharmacokinetic changes in drug disposition. Curr Pharm Des. 2017;23(40):6098-114. [2025 Fev. 18]. Disponível em: https://pubmed.ncbi.nlm.nih.gov/28847300/.
7. Content and format of labeling for human prescription drug and biological products; requirements for pregnancy and lactation labeling. Final rule. Fed Regist. 2014;79(233):72063-103. [2025 Fev. 18]. Disponível em: https://pubmed.ncbi.nlm.nih.gov/25509060/.
8. Kumar K, QutaibaTawfic, Armstrong K. Management of non-obstetric pain during pregnancy: a review. Anesthesia & Clinical Research. 2020;11(9):1-5. Disponível em: https://www.longdom.org/open-access/management-of-nonobstetric-pain-during-pregnancy-a-review-57802.html.
9. Prescribing medicines in pregnancy database | Therapeutic Goods Administration (TGA). [2025 Fev. 18]. Disponível em: https://www.tga.gov.au/products/medicines/find-information-about-medicine/prescribing-medicines-pregnancy-database.
10. Ministério da saúde agência nacional de vigilância sanitária resolução da diretoria colegiada-RDC No 60; 2010.
11. Källén B. Drugs during pregnancy: methodological aspects. Drugs During Pregnancy: Methodological Aspects. 2016;1-111.
12. Dathe K, Padberg S, Hultzsch S, Meixner K, Tissen-Diabaté T, Meister R, et al. Metamizole use during first trimester-A prospective observational cohort study on pregnancy outcome. Pharmacoepidemiol Drug Saf. 2017;26(10):1197-204. [2025 Fev. 18]. Disponível em: https://pubmed.ncbi.nlm.nih.gov/28771890/.
13. da Silva DPT, Schüler-Faccini L, Mengue SS, Fischer MI. Dipyrone use during pregnancy and adverse perinatal events. Arch Gynecol Obstet. 2009;279(3):293-7. [2025 Fev. 18]. Disponível em: https://pubmed.ncbi.nlm.nih.gov/18568358/.
14. Shah S, Banh ET, Koury K, Bhatia G, Nandi R, Gulur P. Pain management in pregnancy: multimodal approaches; 2015. doi: 10.1155/2015/987483.
15. Mines D, Tennis P, Curkendall SM, Li DK, Peterson C, Andrews EB, et al. Topiramate use in pregnancy and the birth prevalence of oral clefts. Pharmacoepidemiol Drug Saf. 2014;23(10):1017-25. [2025 Fev. 18]. Disponível em: https://pubmed.ncbi.nlm.nih.gov/24692316/.
16. Amundsen S, Øvrebø TG, Amble NMS, Poole AC, Nordeng H. Use of antimigraine medications and information needs during pregnancy and breastfeeding: a cross-sectional study among 401 Norwegian women. Eur J Clin Pharmacol. 2016;72(12):1525-35. [2025 Fev. 18]. Disponível em: https://pubmed.ncbi.nlm.nih.gov/27624901/.
17. Shatil B, Landau R. Opioid use and misuse in pregnancy. Clin Perinatol. 2020;47(4):769-77. [2025 Fev. 18]. Disponível em: https://pubmed.ncbi.nlm.nih.gov/33153661/.
18. Nafula EW, Weru J, Yennurajalingam S. Management of cancer pain in pregnancy: can opioids be used? Ann Palliat Med. 2023;12(5):92535-935. [2025 Fev. 18]. Disponível em: https://apm.amegroups.org/article/view/114415/html.
19. Patil S, Willett O, Thompkins T, Hermann R, Ramanathan S, Cornett EM, et al. Botulinum toxin: pharmacology and therapeutic roles in pain states. Curr Pain Headache Rep. 2016;20(3):1-8. [2025 Fev. 18]. Disponível em: https://pubmed.ncbi.nlm.nih.gov/26879873/.

20. Kvorning N, Holmberg C, Grennert L, Åberg A, Åkeson J. Acupuncture relieves pelvic and low-back pain in late pregnancy. Acta Obstet Gynecol Scand. 2004;83(3):246-50. [2025 Fev. 18]. Disponível em: https://onlinelibrary.wiley.com/doi/full/10.1111/j.0001-6349.2004.0215.x.
21. Thangarajah F, Baur C, Hamacher S, Mallmann P, Kirn V. Emergency department use during pregnancy: a prospective observational study in a single center institution. Arch Gynecol Obstet. 2018;297(5):1131-5. [2025 Fev. 18]. Disponível em: https://link.springer.com/article/10.1007/s00404-018-4684-x.
22. Hepner A, Negrini D, Hase EA, Exman P, Testa L, Trinconi AF, et al. Cancer during pregnancy: the oncologist overview. World J Oncol. 2019;10(1):28-34. [2025 Fev. 18]. Disponível em: https://pubmed.ncbi.nlm.nih.gov/30834049/.
23. Osterman M, Ilyas AM, Matzon JL. Carpal tunnel syndrome in pregnancy. Orthopedic Clinics of North America. 2012;43(4):515-20.
24. Pritham UA, Mckay L. Safe management of chronic pain in pregnancy in an era of opioid misuse and abuse. J Obstet Gynecol Neonatal Nurs. 2014;43(5):554-67. [2025 Fev. 18]. Disponível em: https://pubmed.ncbi.nlm.nih.gov/25123962/.
25. Zakka TRM, Yeng LT, Teixeira MJ. Síndrome fibromiálgica e gestação. Relato de caso. Revista Dor. 2014;15(2):149-51. [2025 Fev. 18]. Disponível em: https://www.scielo.br/j/rdor/a/nRqMDPKsstL4yFPLBXqGrXh/?lang=pt.
26. Nafula EW, Weru J, Yennurajalingam S. Management of cancer pain in pregnancy: can opioids be used? Ann Palliat Med. 2023;12(5):925-35.
27. Pirbudak L, Sevinç A, Kervancioğlu S, Kervancioğlu P, Ateş D. Pulsed radiofrequency treatment of piriformis syndrome in a pregnant patient with malignant mesenchymal tumor. Agri. 2016;28(4):194-8.
28. Sarrafpour S, Urits I, Powell J, Nguyen D, Callan J, Orhurhu V, et al. Considerations and implications of cannabidiol use during pregnancy. Curr Pain Headache Rep. 2020;24(7):1-10. [2025 Fev. 18]. Disponível em: https://link.springer.com/article/10.1007/s11916-020-00872-w.

Manejo da Dor no Paciente Queimado

42

Juan Felipe Vargas Silva
Alefe Luiz Gonçalves Rabelo
Juan Sebastián Infante Martínez

INTRODUÇÃO

Queimaduras são um problema global significativo de Saúde Pública, dada a sua alta incidência e os impactos físicos, psicossociais e financeiros potencialmente devastadores em indivíduos, famílias e comunidades. Mais de 90% das vítimas de queimaduras vivem em países de baixa e média rendas e podem não ter acesso a sistemas de tratamento e emergência de queimaduras bem planejados e organizados. O controle da dor é um dos maiores desafios no tratamento de queimaduras, desde o momento da lesão até a reabilitação. A dor por queimadura é considerada uma das mais difíceis de controlar por conta da natureza das intervenções necessárias, como trocas de curativos, desbridamentos e enxertos, o que muitas vezes intensificam a dor. O controle eficaz da dor está associado a melhor cicatrização de feridas, qualidade do sono, participação em atividades diárias, qualidade de vida e recuperação. O tratamento da dor aguda em pacientes gravemente queimados não deve se concentrar apenas nos componentes somáticos e neuropáticos da dor. Ainda assim, ele também deve abordar componentes emocionais, físicos e psicossociais para fornecer tratamento abrangente, tanto farmacológico quanto não farmacológico.

EPIDEMIOLOGIA

De acordo com a Organização Mundial da Saúde (OMS), estima-se que 18 milhões de pessoas sofram queimaduras anualmente, resultando em aproximadamente 300 mil mortes. Queimaduras por fogo, calor e substâncias quentes são o quarto tipo mais comum de trauma civil no mundo, depois de acidentes de trânsito, quedas e violência interpessoal. Em razão da falta de coleta sistemática de dados sobre queimaduras e atividades mínimas de vigilância de queimaduras em muitas áreas do mundo, muitos dados disponíveis usados para estimar a carga de queimaduras ou tendências temporais são coletados por meio de registros hospitalares, plataformas de relatórios agregados, relatórios policiais e de bombeiros, registros de mortalidade e pesquisas populacionais esporádicas. Em uma revisão europeia de 76 relatórios envolvendo 186.500 pacientes, a incidência anual de queimaduras que exigiram internação em um centro multidisciplinar de queimados variou de 2 a 29 por 100 mil pessoas. Em um estudo nos Estados Unidos, 8% dos pacientes queimados avaliados em um departamento de emergência foram internados ou transferidos para um centro regional de queimados. Entre 100 mil e 350 mil pessoas morrem a cada ano em decorrência de queimaduras. A maioria dessas mortes ocorre em países de baixa e média rendas, que geralmente não estão equipados para prevenir ou tratar queimaduras e onde os dados para informar iniciativas de prevenção e promover cuidados de alta qualidade são escassos.[1-3]

DIFICULDADES E CONSEQUÊNCIAS DO TRATAMENTO

Em geral, pacientes queimados que necessitam de ventilação mecânica (p. ex., por conta de lesão por inalação ou reposição volêmica maciça), que precisam de monitoramento cardíaco ou hemodinâmico para orientar a terapia de reposição ou para outras indicações, ou que têm fatores de risco para falência de múltiplos órgãos, devem ser tratados em uma unidade de terapia intensiva (UTI).[2,4] A dor aguda e crônica por queimaduras apresenta desafios significativos ao tratamento por conta dos vários componentes que precisam ser abordados, além das mudanças nos padrões de dor ao longo do tempo.[5] Fatores como variabilidade da intensidade da dor, titulação da medicação, farmacocinética e tolerância aos efeitos analgésicos complicam o tratamento desses pacientes. Apesar dos avanços nas abordagens terapêuticas para o tratamento de pacientes com queimaduras graves, incluindo reposição volêmica otimizada, técnicas aprimoradas de cobertura de feridas, controle aprimorado de infecções e tratamento de lesões por inalação, as consequências de uma queimadura grave são profundas e resultam em alterações metabólicas complexas que podem comprometer todos os sistemas orgânicos.[2,5] O tratamento de um paciente com queimadura grave é um processo prolongado que abrange não apenas o tratamento local da ferida, mas também as consequências sistêmicas, psicológicas e sociais da lesão.[5]

As principais consequências da dor subtratada incluem problemas físicos e psicológicos de longo prazo. Portanto, melhorar o controle da dor é essencial para mitigar essas consequências adversas e promover a cura. Apesar dos avanços significativos no tratamento moderno de queimaduras, o controle da dor continua abaixo do ideal e inconsistente em todos os estágios do tratamento.[5] Dor maltratada pode levar a ansiedade crônica, transtorno de estresse pós-traumático (TEPT) e atraso na cicatrização de feridas. A falta de abordagens padronizadas e a influência das preferências pessoais e institucionais no tratamento da dor são fatores críticos, juntamente com a complexidade decorrente de fatores anatômicos, fisiológicos, farmacológicos e psicossociais.[2] Os mecanismos de dor em queimaduras incluem dor nociceptiva inflamatória imediata e dor neuropática durante o processo de cicatrização.[2] A dor é influenciada por vários fatores, como a profundidade e extensão da queimadura, bem como a resposta individual à lesão. O tratamento eficaz da dor aguda em pacientes queimados é crucial para melhorar a morbidade e a mortalidade associadas ao trauma, além de reduzir a probabilidade de desenvolver comorbidades psiquiátricas e condições de dor crônica.[1,2,4,6,7]

FISIOPATOLOGIA

Dano celular, nociceptivo, neuropático

Queimaduras são frequentemente consideradas lesões de pele causadas por calor excessivo. De maneira mais ampla, as queimaduras resultam de lesões traumáticas na pele ou em outros tecidos, causadas principalmente por exposições térmicas ou outras exposições agudas.[4] Queimaduras ocorrem quando algumas ou todas as células da pele ou outros tecidos são destruídos por calor, descarga elétrica, fricção, produtos químicos ou radiação. São feridas agudas resultantes de uma lesão isolada e não recorrente e, idealmente, a cicatrização progride rapidamente por meio de uma série ordenada de estágios. As feridas por queimaduras geralmente não são uniformes em profundidade, muitas delas apresentando uma mistura de componentes profundos e superficiais.[8] A avaliação precisa da profundidade da ferida de queimadura pode ser desafiadora no início, pois essas feridas são dinâmicas e podem evoluir, convertendo-se em feridas mais profundas, o que pode levar vários dias para uma determinação final. A American Burn Association classifica a profundidade das queimaduras nos seguintes níveis: espessura superficial, parcial e total.[3,8]

Superficial: queimaduras superficiais ou epidérmicas envolvem apenas a camada epidérmica da pele. Essas queimaduras não formam bolhas, mas são dolorosas, secas, vermelhas e esbranquiçadas com a pressão.[3]

Espessura parcial: queimaduras de espessura parcial envolvem a epiderme e partes da derme. São categorizadas como superficiais ou profundas.[3]

Espessura parcial superficial: essas queimaduras geralmente formam bolhas entre a epiderme e a derme em 24 horas. Elas ficam doloridas, vermelhas, lacrimejantes e brancas quando pressionadas. Eles geralmente cicatrizam em 7 a 21 dias.[3]

Espessura parcial profunda: queimaduras de espessura parcial profundas estendem-se até a derme mais profunda e são caracteristicamente diferentes de queimaduras de espessura parcial superficiais. Queimaduras profundas danificam os folículos capilares e o tecido glandular. Elas são dolorosas apenas à pressão e quase sempre formam bolhas (com bolhas facilmente destampadas), podem ser úmidas ou secas e cerosas, e têm uma cor manchada variável que vai do branco irregular ao vermelho.[3]

Espessura total: queimaduras de espessura total estendem-se e destroem todas as camadas da derme e frequentemente lesionam o tecido subcutâneo subjacente. A escara da queimadura, que é a derme morta e desnaturada, geralmente permanece íntegra. Se for circunferencial, a escara pode comprometer a viabilidade de um membro ou tronco. Essas queimaduras são geralmente anestésicas ou hipoestésicas.[3,6] Além disso, queimaduras produzem estresse fisiológico grave, cuja magnitude aumenta proporcionalmente ao tamanho da queimadura. A resposta a esse estresse fisiológico difere entre pacientes mais velhos e mais jovens em razão das mudanças relacionadas à idade e à redução da reserva fisiológica. A incapacidade de controlar adequadamente a dor após uma queimadura tem consequências significativas e duradouras.[3,8] Os nociceptores dentro do tecido queimado respondem à estimulação mecânica e química e são ativados diretamente pelo calor. Pacientes com dor aguda e crônica associada a queimaduras geralmente apresentam componentes de dor neuropática, abrangendo todas as sensações de dor causadas por disfunção ou lesão no sistema nervoso periférico (SNP) ou sistema nervoso central (SNC). A dor resultante é tipicamente descrita como sensações de queimação, pontadas ou choque elétrico, muitas vezes chamadas de "formigamento".[3,4,9,10]

Diferentes perfis de percepção e queixas de dor levam a diferentes abordagens analgésicas.[6] Assim, existem diferentes fases e variabilidades da dor por queimadura que podem ser organizadas em cinco fases de ocorrência:

Dor persistente: essa dor está presente enquanto o paciente está em repouso e resulta da própria lesão térmica do tecido. Geralmente é de intensidade baixa a moderada e longa duração. Espera-se que a dor persistente diminua com o tempo, à medida que a ferida da queimadura e os locais de enxerto de pele do doador associados cicatrizam. É crucial ajustar o tratamento da dor ao estado funcional do paciente e avaliar regularmente a dor, incluindo perguntas sobre o nível de atividade e a qualidade do sono. A analgesia pode ser reduzida à medida que a dor diminui em intensidade e frequência. O tratamento ideal da dor persistente depende de analgesia multimodal regular ou programada para manter concentrações plasmáticas estáveis do medicamento e mitigar os efeitos colaterais de qualquer agente.[3,8]

Dor decorrente do procedimento: refere-se à dor breve, mas intensa, gerada pelo desbridamento da ferida, trocas de curativos e atividades de reabilitação (como fisioterapia e terapia ocupacional). As trocas de curativos produzem dor mais intensa e de menor duração do que a dor persistente e são idealmente controladas usando uma combinação de sedativos, analgésicos e ansiolíticos. As necessidades do paciente de sedação e analgesia durante as trocas de curativos devem ser revisadas regularmente e adequadamente reduzidas. O uso completo de estratégias analgésicas multimodais, como bloqueios nervosos, deve ser considerado para reduzir a necessidade de sedação. Técnicas não farmacológicas (como fornecer informações, distração e relaxamento) servem como complementos essenciais ao tratamento farmacológico.[3,8]

Dor irruptiva: refere-se a um aumento inesperado nos níveis de dor que ocorre quando os efeitos analgésicos atuais são excedidos, seja em repouso, durante procedimentos ou com ansiedade.[3] A dor irruptiva ocorre quando o conforto proporcionado pelo tratamento da dor persistente é superado, manifestando-se como picos de dor repentinos e mais intensos. Pode resultar de um aumento no nível de atividade, desenvolvimento de tolerância a opioides ou alterações na ferida da queimadura que aumentam a dor (como a proliferação de brotos cutâneos epidérmicos durante o processo espontâneo de cicatrização da queimadura ou infecção da ferida da queimadura). Ajustes no tratamento farmacológico e/ou não farmacológico da dor devem ser feitos após anamnese e exame abrangentes para determinar a causa mais provável.[3,4,8]

Dor pós-operatória: essa dor é previsível e temporária. Ela ocorre após a excisão de queimadura, coleta de pele do doador e enxerto, por conta da criação de novas feridas dolorosas no processo. A duração da dor é normalmente de 2 a 5 dias.[3,4]

Dor crônica: essa dor dura de 3 a 6 meses ou persiste após a cicatrização de todas as queimaduras e locais de enxerto de pele do doador. A forma mais comum de dor crônica é a dor neuropática, resultante de danos nas terminações nervosas da pele. A dor crônica está associada à redução da qualidade de vida.[4,9] O estudo da dor crônica e da hiperalgesia na população de pacientes queimados está em seus estágios iniciais de investigação, e a fisiopatologia permanece pouco compreendida. Revisões retrospectivas descobriram que 33% a 50% dos pacientes com queimaduras sofrem de dor crônica que persiste por anos após a cura das queimaduras.[3,9]

OPÇÕES DE CONTROLE DA DOR

Não farmacológicas

Aromaterapia

Uma abordagem não farmacológica que pode ser usada no tratamento da dor em pacientes com queimaduras é a aromaterapia. O efeito da aromaterapia no alívio da dor foi estudado usando óleo essencial de lavanda para reduzir a gravidade da dor do parto e pós-cirúrgica, a intensidade da dor durante inserções de agulhas vasculares em hemodiálise e o aumento do alívio da ansiedade em pacientes com queimaduras.[11]

A aromaterapia estimula o sistema nervoso parassimpático por meio do hipotálamo, alterando assim a frequência cardíaca, a frequência respiratória, o consumo de oxigênio, os níveis de estresse/ansiedade e a percepção da dor. Entretanto, evidências clínicas para essa abordagem são escassas. Froutan *et al.*[11] sugerem benefício para reduzir a intensidade da dor, sedativos e necessidades de analgésicos durante as trocas de curativos no local doador do enxerto de pele durante o período pós-operatório, oferecendo uma alternativa adicional de baixo risco para reduzir a dor multifatorial no paciente queimado.[11]

Realidade virtual

Outra terapia não farmacológica que pode ser adotada para pacientes com queimaduras é a realidade virtual (RV). Ela foi explorada como um método adjuvante para reduzir a dor e a ansiedade em pacientes adultos e pediátricos submetidos a trocas de curativos para queimaduras.[12] Analgesia associada à RV envolve o uso de tecnologia imersiva para distrair os pacientes, bloqueando sua visão do mundo real e imergindo-os em um ambiente virtual desconectado da realidade por meio de óculos de RV de alta qualidade.[12] Essa abordagem aumenta a distração durante procedimentos médicos, como trocas de curativos e sessões de fisioterapia. Os pacientes que usaram RV durante esses procedimentos relataram reduções significativas na intensidade do desconforto, tempo gasto durante os procedimentos e, mais importante, da dor.[12]

Os pacientes também notaram um aumento de três vezes no prazer ao usar a RV, indicando uma vivência positiva, sendo citada como "uma experiência divertida" com a tecnologia.[12] Ao melhorar a experiência geral do paciente e reduzir a dor, a RV demonstrou o potencial de melhorar a adesão à terapia, particularmente em procedimentos dolorosos e emocionalmente desafiadores, levando a resultados de longo prazo mais satisfatórios para pacientes de reabilitação de queimaduras.[12,13]

Quando comparado ao uso de analgésicos padrão, estudos com crianças de 6 a 17 anos com queimaduras graves revelaram que aquelas que usaram RV relataram significativamente menos dor durante o tratamento da ferida em comparação com aquelas que não usaram RV. Isso destaca o potencial da RV como uma terapia adicional para o controle da dor em pacientes pediátricos queimados.[12]

Apesar de desafios como custo e implementação em UTI, crianças com queimaduras extensas relataram redução moderada da dor usando RV, o que é crucial para garantir o conforto do paciente e a experiência geral do tratamento. Dessa maneira, a RV pode ser vista como uma alternativa às intervenções farmacológicas, reduzindo potencialmente a necessidade de altas doses de analgésicos opioides em determinadas situações.[12,14] Embora estudos demonstrem resultados promissores, como redução da dor e do desconforto durante o tratamento de feridas e exercícios de reabilitação, é importante reconhecer que ainda há limitações no atual conjunto de evidências. Estas incluem um número limitado de estudos, variações nas abordagens de intervenção e qualidade metodológica variável, e a indisponibilidade da tecnologia de RV em todos os serviços, especialmente nos serviços públicos, por conta de seu alto custo de aquisição e manutenção.[12]

Em resumo, a RV demonstrou redução considerável da dor durante procedimentos de tratamento de feridas, especialmente em pacientes queimados. No entanto, nem todos os pacientes respondem de maneira semelhante a essa tecnologia, e fatores como idade, etnia e gênero não demonstraram influenciar de forma consistente e igual a eficácia da RV no tratamento da dor em pacientes queimados.[6,15]

Uma revisão sistemática e metanálise, por Lou *et al.*,[14] foi conduzida para analisar o impacto das intervenções de RV no tratamento da dor em pacientes queimados. A metanálise incluiu 21 ensaios e os resultados demonstraram que as intervenções de RV podem reduzir efetivamente a intensidade da dor, a intensidade do desconforto da dor e o tempo gasto pensando sobre a dor durante o tratamento de feridas e fisioterapia para pacientes queimados.[14] A partir da perspectiva dos profissionais de Saúde responsáveis pelo cuidado desses pacientes, a percepção era de que, ao incorporar a RV aos protocolos de tratamento de queimaduras, eles poderiam potencialmente reduzir o uso de analgésicos tradicionais e fornecer aos pacientes uma abordagem mais holística ao tratamento de queimaduras. A dor e os procedimentos levaram menos tempo.[12,14]

A vantagem da RV na reabilitação reside principalmente no seu potencial para planos de tratamento personalizados e direcionados de acordo com as preferências de cada paciente, fornecendo *feedback* em tempo real sobre o progresso dos pacientes e permitindo programas de reabilitação totalmente adaptáveis.[14] A RV tem o potencial de revolucionar o tratamento da dor e as estratégias de reabilitação para pacientes queimados, oferecendo uma abordagem inovadora para melhorar os desfechos dos pacientes e aprimorar sua experiência de reabilitação, sendo uma valiosa intervenção de controle complementar para pacientes queimados e uma forma de analgesia auxiliar no tratamento desses pacientes. É necessário que os formuladores de políticas de Saúde e os administradores de Saúde considerem equipar enfermarias ou unidades de queimados com equipamentos de RV para estabelecer uma nova base tecnológica para o tratamento de feridas e intervenções de fisioterapia para pacientes queimados.[13-15]

TRATAMENTO FARMACOLÓGICO

Tratamentos tópicos

Lidocaína

A lidocaína é uma opção terapêutica promissora para o controle da dor em pacientes queimados. Em razão de seus efeitos vasodilatadores mínimos e da ausência de irritação tecidual, a lidocaína pode ser particularmente útil no desbridamento e curativo de queimaduras extensas. Além disso, a lidocaína pode reduzir a necessidade de analgésicos opioides, como a morfina, mitigando o risco de dependência psicológica associada ao uso prolongado de opioides.[16] O risco de dependência psicológica da morfina ressalta a importância de expandir o uso de lidocaína e outras modalidades analgésicas não opioides entre profissionais de Saúde.[16]

Mecanismo de ação da lidocaína

A lidocaína, em razão dos seus efeitos vasodilatadores mínimos e da ausência de irritação tecidual, pode representar uma opção terapêutica ideal para melhorar a dor associada ao desbridamento e curativo de queimaduras extensas. Pesquisas demonstraram a utilidade potencial da lidocaína diluída para diversas aplicações, incluindo bloqueios peridural e do plexo braquial. A lidocaína oferece vantagens aos pacientes ao reduzir a necessidade de outros agentes analgésicos, como a morfina.[16]

O risco de dependência psicológica da morfina destaca a importância de expandir o uso de lidocaína e outras modalidades analgésicas não opioides entre profissionais de Saúde.[16]

A lidocaína exerce seu efeito analgésico ligando-se reversivelmente às subunidades dos canais de sódio dependentes de voltagem na membrana nervosa, inibindo assim a condução nervosa. Essa inibição impede a transmissão de sinais de dor, proporcionando alívio significativo. Além disso, a lidocaína possui propriedades anti-inflamatórias, essenciais para a supressão da dor em pacientes queimados.[16]

Propriedades anti-inflamatórias da lidocaína

Queimaduras desencadeiam a liberação de agentes inflamatórios, como histamina, serotonina e prostaglandinas, que provocam impulsos nociceptivos. As propriedades anti-inflamatórias da lidocaína ajudam a reduzir essa resposta inflamatória, contribuindo para o alívio da dor. Foi demonstrado que a lidocaína sistêmica melhora a eficácia analgésica e minimiza a necessidade de altas doses de opioides por conta de sua capacidade de deprimir a condução nos nervos aferentes, inibir a transmissão neural no corno dorsal e modificar a percepção cerebral da dor.[16-18]

Aplicações clínicas da lidocaína

Estudos indicam que a adição de lidocaína à analgesia controlada pelo paciente (ACP) com morfina resulta em um aumento menor nos escores de dor em comparação ao placebo. A administração de lidocaína é segura e bem tolerada, sem efeitos adversos significativos.[19] A lidocaína pode ser usada em várias aplicações clínicas, incluindo bloqueios epidurais e do plexo braquial, proporcionando alívio da dor em procedimentos associados ao tratamento de queimaduras.[19]

Embora nenhuma redução significativa no consumo de opioides tenha sido observada com o uso adjuvante de lidocaína intravenosa (IV), uma diferença pequena, mas estatisticamente significativa, nas pontuações de dor sugere um potencial benefício analgésico. A lidocaína é uma opção segura e eficaz para o controle da dor em pacientes queimados, especialmente quando usada em conjunto com outros métodos analgésicos.[19]

Pesquisas futuras devem se concentrar em ensaios utilizando o esquema Cassuto, que introduz lidocaína IV imediatamente após a lesão e continua a infusão por vários dias após uma queimadura aguda. Investigações adicionais sobre os efeitos anti-inflamatórios da lidocaína e seu impacto na cicatrização de feridas são recomendadas, considerando os efeitos conhecidos dos anestésicos locais na modulação da resposta inflamatória.[19,20]

Opioides tópicos

A terapia tópica com opioides provou ser uma abordagem eficaz e inovadora para o controle da dor em pacientes queimados, oferecendo vantagens como alívio direcionado e redução da incidência de efeitos colaterais sistêmicos. A aplicação direta de opioides no local da ferida permite a ativação de receptores opioides periféricos, reduzindo assim a transmissão de sinais de dor sem os riscos de sedação ou depressão respiratória comumente associados à administração sistêmica. Esse método é benéfico em queimaduras de primeiro e segundo graus, em que a pele inflamada facilita a ação dos opioides, conforme demonstrado por Cheppudira *et al.*[21] em sua revisão de opioides tópicos em doenças dermatológicas.

Estudos como o de Cheppudira *et al.*,[21] em modelos animais, também reforçam a eficácia da aplicação tópica de opioides, usando formulações como géis organogéis de lecitina plurônica (PLO), que proporcionam liberação controlada do fármaco no local da lesão. Esse modelo mostrou uma redução significativa na hiperalgesia induzida por queimaduras, sugerindo que, ao administrar analgesia diretamente no local da inflamação, a absorção sistêmica é minimizada, tornando o tratamento mais seguro. Isso é especialmente relevante em pacientes pediátricos ou populações mais vulneráveis, nas quais opioides sistêmicos representam um risco aumentado.[21]

Além disso, a literatura aponta para a potencial combinação de opioides tópicos com outros agentes para otimizar o controle da dor. De acordo com uma revisão de DeJesus,[22] a combinação de opioides com outros analgésicos tópicos pode amplificar os efeitos analgésicos locais e reduzir ainda mais a necessidade de opioides sistêmicos. Isso ressalta a importância de explorar novas formulações e combinações para maximizar os benefícios da terapia tópica. Da mesma forma, estudos clínicos[23] em humanos indicam que a aplicação de opioides tópicos em queimaduras de 2° grau resultou em alívio substancial da dor com absorção sistêmica insignificante, demonstrando seu potencial de segurança e eficácia em ambientes clínicos.[21]

Embora os resultados sejam promissores, é importante observar que a aplicação tópica de opioides ainda requer mais ensaios clínicos em larga escala antes que possa ser amplamente adotada como prática padrão no tratamento da dor por queimaduras. A combinação de diferentes veículos tópicos, como PLO, com opioides tradicionais, como morfina ou fentanil, pode aumentar a eficácia. No entanto, essas descobertas precisam ser validadas por meio de ensaios clínicos mais robustos.[21]

Dessa forma, a terapia tópica com opioides apresenta-se como uma alternativa viável e inovadora para o tratamento da dor por queimadura, oferecendo um perfil de segurança superior e eficácia direcionada. Entretanto, a incorporação dessa prática nas rotinas clínicas dependerá de mais evidências, principalmente no que se refere à formulação, segurança em longo prazo e combinações terapêuticas apropriadas.[21]

Hidrogel

A utilização de diferentes curativos para queimaduras agudas durante o transporte do paciente queimado para o hospital é um desafio em razão de variáveis como extensão e tipo da queimadura, protocolos dos prestadores de serviço, disponibilidade de materiais e distância até os serviços de saúde.[24] Todos os pacientes com queimaduras são submetidos a procedimentos dolorosos e angustiantes, o que destaca a importância crucial do tratamento eficaz da dor.[24]

Uma intervenção alternativa para pacientes pediátricos são os curativos de hidrogel. A aplicação de curativos de hidrogel pode ser parte integrante de um plano abrangente de tratamento da dor, elaborado por equipes multidisciplinares para tratar eficazmente a dor aguda em pacientes pediátricos queimados.[24]

Os curativos de hidrogel consistem em uma almofada de espuma de poliéster uretano estéril de 3 mm de espessura infundida com um gel contendo mais de 90% de água purificada e propilenoglicol. Esses curativos são tipicamente aplicados diretamente no local da queimadura, proporcionando hidratação e alívio da dor por meio de efeitos de convecção e resfriamento evaporativo. As propriedades analgésicas dos curativos de hidrogel visam melhorar as estratégias de controle da dor em pacientes pediátricos queimados, garantindo maior conforto e resultados de tratamento mais satisfatórios durante o processo de recuperação.[24]

Apesar das potenciais vantagens dos curativos de hidrogel, seu significado clínico permanece desconhecido. A comparação de diferentes moléculas não mostrou uma diminuição importante nos escores de dor entre as moléculas, embora isso possa ser um efeito da dor basal.[24]

Opioides

O controle da dor em pacientes queimados apresenta um dos desafios mais significativos na prática clínica, dadas as características únicas dessa população, como dor intensa, lesões extensas e a necessidade de intervenções cirúrgicas repetidas. A dor associada a queimadura é multifatorial, decorrente de danos diretos aos tecidos, processos inflamatórios subsequentes e procedimentos invasivos necessários para o tratamento dessas lesões.[25] Historicamente, os opioides têm sido a base do tratamento para aliviar a dor aguda e grave em pacientes com queimaduras por conta de sua eficácia. No entanto, o uso prolongado e muitas vezes desnecessário desses agentes tem sido associado a um risco aumentado de complicações como dependência, transtorno do uso de opioides (TUO) e desenvolvimento de hiperalgesia induzida por opioides (HIO).[25] Este capítulo fornece uma análise detalhada e abrangente dos desafios associados ao uso de opioides em pacientes queimados, com base nas evidências disponíveis e nas melhores práticas clínicas.

O uso de opioides no tratamento de pacientes queimados geralmente segue padrões que, em muitos casos, excedem o necessário para o controle da dor aguda. Estudos retrospectivos revelam que uma proporção substancial de pacientes continua usando opioides por períodos prolongados, muitas vezes além do tempo necessário para o alívio da dor relacionada ao trauma inicial. Em um estudo de Yeung,[25] descobriu-se que mesmo após a fase aguda do tratamento, muitos pacientes permanecem tomando opioides, aumentando o risco de efeitos adversos em longo prazo. A ausência de diretrizes padronizadas para redução gradual de opioides em pacientes queimados e a falta de acompanhamento adequado após a alta hospitalar contribuem para essa prática excessiva, destacando a necessidade urgente de protocolos de tratamento da dor mais rigorosos e personalizados.[25]

Além disso, a revisão retrospectiva de Yenikomshian *et al.*[26] enfatiza que a continuação do uso de opioides em ambiente ambulatorial é frequentemente mal administrada, com muitos pacientes mantendo altas doses de opioides muito tempo depois que o controle da dor aguda foi alcançado. Esse estudo reforça a importância do monitoramento contínuo e da educação do paciente sobre os riscos associados ao uso prolongado de opioides, bem como a necessidade de uma estratégia de redução gradual cuidadosamente planejada desde os estágios iniciais do tratamento.[25,26]

Fatores de risco para transtorno do uso de opioides

O desenvolvimento do TUO em pacientes queimados é uma complicação multifatorial que resulta da interação de fatores clínicos, genéticos, psicológicos e ambientais. Estudos recentes[23,27] identificaram e elaboraram uma série de fatores de risco que podem predispor esses pacientes ao desenvolvimento de TUO, ressaltando a necessidade de uma avaliação abrangente e individualizada durante o tratamento da dor.[23,26,27]

Gravidade e extensão das queimaduras

A extensão das queimaduras é um dos principais preditores do uso prolongado de opioides, o que, por sua vez, aumenta o risco de TUO. Pacientes com queimaduras que envolvem uma grande área da superfície corporal geralmente necessitam de múltiplas intervenções cirúrgicas e cuidados intensivos prolongados, levando ao uso contínuo e, às vezes, crescente de opioides. De Jesus,[22] em seu estudo, demonstra que pacientes com queimaduras cobrindo mais de 20% da superfície corporal têm significativamente mais probabilidade de continuar usando opioides após a fase aguda em comparação com aqueles com ferimentos menores.[22]

Histórico pessoal de uso de substâncias

Outro fator de risco crítico é um histórico pessoal de uso de substâncias, incluindo álcool e outras drogas ilícitas. Pacientes com histórico de uso de substâncias têm predisposição biológica e psicológica para desenvolver dependência de opioides.[22] Esses indivíduos podem apresentar uma resposta de reforço mais intensa aos efeitos eufóricos dos opioides, juntamente com comprometimento do controle dos impulsos, facilitando o uso contínuo e o eventual aumento da dose.[22]

Comorbidades psiquiátricas

Comorbidades psiquiátricas, como depressão, transtornos de ansiedade e TEPT, são comumente observadas em pacientes com queimaduras e constituem fatores de risco significativos para TUO. Esses distúrbios podem aumentar a percepção da dor, prolongar a necessidade de analgesia e levar ao uso inadequado de opioides como forma de automedicação. A revisão conduzida por Wright e Lee[23] destaca que a presença de TEPT em pacientes queimados está associada a uma maior probabilidade de uso prolongado de opioides e ao subsequente desenvolvimento de TUO, ressaltando a necessidade de intervenções psicológicas precoces e integradas para mitigar esse risco.[23]

Fatores socioeconômicos e ambientais

O contexto socioeconômico também desempenha um papel significativo na predisposição ao desenvolvimento de TUO. Pacientes com baixa renda, níveis educacionais mais baixos e aqueles sem acesso adequado a cuidados de saúde tendem a apresentar maior risco de uso prolongado de opioides e de desenvolver TUO.[26] Além disso, o apoio social limitado pode agravar o risco, pois esses indivíduos podem não ter os recursos ou redes de apoio necessários para lidar com a dor crônica e a dependência. Estudos mostram que o acompanhamento inadequado e o acesso precário a cuidados multidisciplinares aumentam significativamente o risco de dependência de opioides em pacientes queimados.[26]

Genética e fatores biológicos

Evidências emergentes[28] sugerem que fatores genéticos também podem influenciar a suscetibilidade ao TUO em pacientes queimados. Polimorfismos em genes relacionados ao sistema opioide, como o receptor µ-opioide (OPRM1), têm sido associados a variações na resposta à dor e na analgesia opioide, o que pode afetar a probabilidade de dependência. Embora essa área de investigação ainda esteja em desenvolvimento, é fundamental considerar essas variáveis na avaliação de risco, pois podem orientar a personalização do tratamento.[28]

Esses fatores de risco ilustram a complexidade envolvida no gerenciamento do uso de opioides em pacientes queimados. Uma abordagem personalizada que inclua uma avaliação precoce e contínua desses riscos, a integração de apoio psicológico e social e a adaptação de estratégias de controle da dor com base nas características individuais é essencial para prevenir o desenvolvimento de TUO e melhorar os resultados clínicos para esses pacientes.[28]

Hiperalgesia induzida por opioides

A HIO representa uma complicação paradoxal e desafiadora do uso prolongado de opioides, caracterizada por uma maior sensibilidade à dor em vez do alívio esperado. Essa condição é particularmente problemática em pacientes com queimaduras, cuja dor já é inerentemente difícil de controlar. De acordo com a revisão de Holtmann,[29] a HIO resulta de alterações de neuroplasticidade e aumento da ativação dos receptores N-metil-D-aspartato (NMDA) no SNC, mecanismos que contribuem para a intensificação da dor em resposta ao uso contínuo de opioides. Esse fenômeno ressalta a necessidade de uma abordagem cautelosa ao tratamento da dor com opioides, particularmente em pacientes que necessitam de analgesia prolongada.[29]

O reconhecimento precoce da HIO é crucial, pois a resposta tradicional de aumentar as doses de opioides para controlar a dor pode, paradoxalmente, agravar a condição. O estudo de Hill *et al.*[30] sobre o uso ambulatorial de opioides enfatiza que estratégias alternativas de manejo da dor, como a introdução de antagonistas dos receptores NMDA, como a cetamina, e a implementação de analgesia multimodal, são essenciais para prevenir e tratar a HIO. Essas estratégias incluem a combinação de analgésicos não opioides e técnicas não farmacológicas, como fisioterapia e intervenções psicossociais, para reduzir a dependência de opioides e minimizar os riscos associados.[30]

Seleção de opioides: diferenças moleculares e considerações terapêuticas

Nem todos os opioides têm o mesmo perfil de eficácia ou segurança, especialmente no contexto de dor por queimadura. Diferenças moleculares entre opioides podem influenciar significativamente o controle da dor, a ocorrência de efeitos adversos e o potencial de abuso. Crítica de Emery e Eitan[28] compara a eficácia e o risco de dependência de diferentes opioides, como morfina, fentanil e hidromorfona, no tratamento da dor relacionada a queimaduras. A morfina, um dos opioides mais comumente usados, é eficaz no controle da dor aguda, mas está fortemente associada a um maior risco de HIO e dependência com o uso prolongado.[28]

Por outro lado, o fentanil, apesar de sua potência e seu rápido início de ação, deve ser usado com cautela por conta de seu alto potencial de abuso e do risco de depressão respiratória, especialmente em pacientes com funções fisiológicas comprometidas. A hidromorfona, embora seja menos propensa a causar HIO em comparação à morfina, ainda requer monitoramento cuidadoso por conta de seu perfil de dependência. Essas diferenças destacam a necessidade de uma seleção cautelosa de opioides, considerando as características individuais do paciente, a extensão da queimadura e os potenciais efeitos adversos em longo prazo.[28]

Fentanil

O fentanil é um opioide sintético altamente potente, com alta afinidade pelos receptores opioides µ (*mu*) no SNC, resultando em efeitos analgésicos e sedativos marcantes, e também pode ser usado na terapia de pacientes com queimaduras. Apresenta rápido início de ação, principalmente quando administrado por via IV, com duração de ação entre 30 e 60 minutos, o que se torna vantajoso na realização de procedimentos nesses pacientes.[27] É amplamente utilizado em anestesia geral, tanto para indução e manutenção quanto no tratamento de dor aguda e crônica, incluindo dor pós-operatória e dor associada ao câncer. Portanto, parece ser um medicamento comum em serviços de Saúde.[27,31]

Diferentes vias de administração IV, transdérmica, transmucosa, intranasal e sublingual possibilitam um controle eficaz da dor, adaptando-se às necessidades específicas dos pacientes. O controle da dor em pacientes com queimaduras pode ser melhorado porque o fentanil intranasal controlado pelo paciente (PCIN) é tão eficaz quanto a morfina oral para dor de queimadura. Na ACP, na revisão sistemática de Prakash *et al.*,[27] a dose ideal para tratar a dor de queimadura era 30 μg e não foi observada instabilidade hemodinâmica ou depressão respiratória.[27,31]

Em pacientes pediátricos, ao comparar o fentanil com a morfina, embora a eficácia seja semelhante, mais de 80% das crianças preferiram o fentanil, principalmente porque o fentanil tem melhor controle da ansiedade quando comparado à morfina. Uma associação interessante do fentanil para esses pacientes é com a clonidina.[32] A clonidina pode reduzir o consumo de fentanil e melhorar a qualidade analgésica quando os pacientes apresentam dor menos intensa. Efeitos hemodinâmicos, como redução da pressão arterial e da frequência cardíaca, são observados quando a clonidina é administrada juntamente com o fentanil.[32]

Analgesia controlada pelo paciente

A ACP é um método de administração de analgésicos que possibilita aos pacientes autoadministrarem doses de medicamentos, geralmente opioides, conforme necessário para o controle da dor.[33] Esse sistema utiliza uma bomba de infusão programável que fornece uma quantidade predefinida de medicamento quando o paciente pressiona um botão de demanda. A ACP é particularmente eficaz no tratamento da dor aguda pós-operatória e em contextos de dor crônica grave, proporcionando uma abordagem personalizada para o alívio da dor.[33]

Esse método possibilita aos pacientes ajustarem a administração de analgésicos conforme necessário, resultando em alívio da dor mais imediato e eficaz. Isso é especialmente benéfico durante procedimentos dolorosos, em que o aumento da dose analgésica pode melhorar significativamente o conforto do paciente.[33] O controle proporcionado pela ACP também dá aos pacientes a sensação de autonomia e reduz a ansiedade, pois eles não precisam esperar a administração dos medicamentos pela equipe médica. A ACP oferece vários benefícios significativos no controle da dor em pacientes queimados.[33]

Em primeiro lugar, a ACP proporciona um controle mais personalizado da dor, permitindo que os pacientes autoadministrem analgésicos conforme necessário, resultando em um alívio da dor mais imediato e eficaz. Essa capacidade de ajuste é especialmente valiosa durante procedimentos dolorosos, como trocas de curativos e desbridamento, em que os pacientes podem pré-regular a dosagem para mitigar o desconforto associado.[27,33]

Além disso, a ACP tem sido associada a uma redução no consumo total de opioides, minimizando os efeitos colaterais e o risco de dependência sem comprometer a eficácia analgésica.[33,34] Esse controle autônomo da administração de analgésicos pela ACP também proporciona aos pacientes uma sensação de autonomia e alivia a ansiedade relacionada à espera por intervenções médicas, promovendo assim uma melhora psicológica significativa. Essa autonomia e alívio efetivo da dor contribuem para uma melhor qualidade do sono, pois a ACP permite a administração controlada de doses ao longo da noite, resultando em menos interrupções relacionadas à dor. Coletivamente, esses benefícios não apenas melhoram o controle da dor, mas também aumentam a satisfação geral do paciente com o tratamento, contribuindo para uma recuperação mais rápida e melhor qualidade de vida geral.[33,34]

Por outro lado, o uso de ACP em pacientes queimados também apresenta desafios. O risco de *overdose* e o desenvolvimento de tolerância a opioides são preocupações significativas, exigindo uma programação cuidadosa do dispositivo para evitar administração excessiva.[33] Além disso, pacientes com queimaduras nas mãos ou nos braços podem ter dificuldade em operar o dispositivo, às vezes necessitando de assistência de um cuidador para garantir a administração adequada. Como qualquer outra técnica de controle da dor, a ACP tem indicações e contraindicações específicas.[33,34] Notavelmente, uma das indicações é a dor aguda resultante de procedimentos cirúrgicos extensos, o que geralmente é aplicável a pacientes com queimaduras. Outra indicação comum é em pacientes oncológicos. As contraindicações incluem pacientes que não conseguem entender ou operar o dispositivo, aqueles com histórico de abuso de substâncias e pacientes contraindicados para uso de opioides.[27,33]

Shih *et al.*[33] demonstram que a ACP pode levar a uma redução no consumo total de opioides em comparação aos métodos tradicionais, sem comprometer o alívio da dor. Além disso, pacientes que usam ACP frequentemente relatam melhora na qualidade do sono, pois conseguem controlar a dor de maneira mais eficaz durante a noite. Um estudo envolvendo 100 pacientes queimados mostrou que aqueles que usaram ACP relataram redução significativa na intensidade da dor, com diminuição média de 30% em comparação aos métodos convencionais, e uma taxa de satisfação de 85%.[33]

A escolha e a combinação de medicamentos são cruciais para otimizar o alívio da dor e minimizar os efeitos colaterais. Prakash *et al.*[27] enfatizam que opioides, como morfina e fentanil, são frequentemente usados por conta de sua eficácia no controle da dor intensa. A morfina é administrada em bólus de 1 mg a 2 mg com intervalos de bloqueio de 5 a 10 minutos, enquanto o fentanil, por sua potência, é ajustado em doses de 10 mg a 20 mg.[27,31]

A combinação de opioides com analgésicos não opioides, como paracetamol e anti-inflamatórios não-esteroides (AINEs), é comum para reduzir a dosagem necessária de opioides e diminuir os efeitos adversos.[27] Adjuvantes como cetamina e anestésicos locais também são empregados para aumentar a analgesia, particularmente em casos de dor refratária. Personalizar a ACP é essencial, começando com doses mais baixas e ajustando com base na resposta e tolerância do paciente.[34] As configurações típicas incluem dose em bólus, intervalo de bloqueio e dose limite horária, que devem ser cuidadosamente ajustadas para evitar *overdose* e garantir alívio eficaz da dor.[27,33,34]

A ACP representa uma abordagem centrada no paciente para o controle da dor, destacando a importância do controle personalizável e eficaz no tratamento da dor. No entanto, a implementação segura e eficaz da ACP requer treinamento adequado dos profissionais de Saúde e seleção cuidadosa dos pacientes para maximizar os benefícios e minimizar os riscos associados a esse sistema.[27,33,34]

Conclusão do uso de opioides em pacientes queimados

O manejo da dor em pacientes queimados é uma tarefa complexa, que requer uma abordagem multidisciplinar e personalizada. Embora os opioides sejam essenciais para aliviar a dor aguda, seu uso deve ser cuidadosamente controlado para evitar complicações como dependência, TUO e HIO. As evidências sugerem que o reconhecimento precoce dos fatores de risco, a seleção cuidadosa dos opioides e a implementação de estratégias multimodais são fundamentais para otimizar os desfechos clínicos e melhorar a qualidade de vida dos pacientes queimados.[23,25,26] A integração de protocolos padronizados para redução gradual de opioides e acompanhamento rigoroso após a alta hospitalar são medidas essenciais para minimizar os riscos associados ao uso prolongado de opioides.[23,28,30]

Gabapentinoides

A adoção de gabapentinoides como parte do tratamento de analgesia multimodal para queimaduras tem sido recomendada em vários artigos de revisão[35] e diretrizes de prática, de acordo com as diretrizes da American Burn Association,[3] e os especialistas recomendam considerar o uso de agentes como gabapentina ou pregabalina como adjuvantes aos opioides para o tratamento da dor neuropática em pacientes que apresentam dor neuropática ou que não respondem adequadamente à terapia padrão (Nível C).[3]

Pregabalina e gabapentina são análogos do ácido γ-aminobutírico, que se ligam à proteína $\alpha 2\delta$, que inibe o influxo de cálcio e a liberação de neurotransmissores excitatórios. Vale ressaltar que o volume de distribuição da gabapentina e da pregabalina assemelha-se ao da água corporal total por conta de sua alta solubilidade aquosa e da ausência de capacidade significativa de ligação a tecidos ou proteínas. Pacientes com dor neuropática resultante de queimaduras tratadas com pregabalina relatam alívio significativo.[35]

O benefício analgésico dos gabapentinoides em queimaduras agudas pode ser influenciado por vários fatores. Em primeiro lugar, os pacientes com queimaduras graves frequentemente passam por fases de ressuscitação e hipermetabólicas, o que leva a mudanças fisiológicas de líquidos entre os compartimentos do corpo e concentrações de proteínas séricas altamente variáveis.[35] Em segundo lugar, queimaduras de 2º grau são conhecidas pela dor intensa, e o tempo necessário para a reepitelização completa varia entre os indivíduos. A eficácia dos gabapentinoides pode ser atribuída à redução da dor neuropática e à modulação da hiperalgesia após lesões térmicas, em vez da dor causada por outros mecanismos.[35,36]

Entretanto, os gabapentinoides proporcionam benefícios analgésicos modestos para pacientes com queimaduras durante as três primeiras semanas após a lesão, conforme indicado pela metanálise de Chiang *et al.*[35] Além disso, deve-se observar que houve uma tendência ao aumento do risco de sonolência e tontura associada ao uso de gabapentinoides no tratamento da dor em pacientes queimados. Portanto, é crucial monitorar esses efeitos adversos cuidadosamente ao considerar a prescrição desses medicamentos.[35]

Um benefício da gabapentina é sua capacidade de aliviar o prurido em pacientes com queimaduras. Quando comparado à cetirizina, o primeiro demonstrou ser mais eficaz no alívio do prurido pós-queimadura. O prurido pós-queimadura é multifatorial e requer terapia combinada para tratamento. Massagem com emolientes e gabapentina oferece alívio eficaz da coceira.[35,37] Entretanto, a terapia combinada não apresenta nenhuma vantagem sobre a monoterapia com gabapentina. A relação entre gabapentina e morfina parece ser satisfatória, pois a gabapentina reduz o consumo de morfina e a dor pós-operatória em pacientes queimados, além de aumentar o efeito analgésico da própria morfina sem efeitos colaterais.[35,37,38]

Duloxetina

A duloxetina é um antidepressivo inibidor da recaptação de serotonina e noradrenalina (IRSNs) que funciona aumentando os níveis de serotonina e norepinefrina no cérebro. Em razão de seu duplo mecanismo de ação, é frequentemente usada como regulador do humor e desempenha um papel satisfatório na modulação da dor.[39]

A duloxetina tem efeitos analgésicos significativos em diversas condições de dor, incluindo neuropatia diabética, fibromialgia e osteoartrite, tornando-a uma opção apropriada e segura para tratar a dor em pacientes com queimaduras. Os efeitos analgésicos da duloxetina podem começar já no final da primeira semana de tratamento, uma vez que o tratamento geralmente dura mais de uma semana.[39]

A duloxetina atua principalmente nos componentes nociceptivos e neuropáticos da dor, reduzindo efetivamente a sensação de queimação e a intensidade da dor. Dessa maneira, sua ação como analgésico reduzirá efetivamente a intensidade da dor persistente e a gravidade da dor do procedimento em pacientes queimados.[39] Ademais, aumentará a eficácia de outros analgésicos quando usada em combinação com analgésicos como morfina, paracetamol e gabapentina, pois é bem tolerada quando combinada com esses medicamentos, tornando-se um medicamento complementar adequado para pacientes queimados que não respondem adequadamente aos analgésicos padrão.[39]

A adição de 60 mg/dia de duloxetina aos esquemas analgésicos padrão pode reduzir significativamente a intensidade, a ardência, a agudeza e a dor superficial como domínios da Escala de Dor Neuropática e apresentar uma diminuição sutil nos escores da escala visual analógica (EVA), oferecendo um resultado positivo na dor associada a queimaduras.[39]

Embora a duloxetina não tenha diminuído a dose cumulativa de outros analgésicos, ela pode ser considerada uma medicação complementar eficaz para pacientes queimados que não responderam satisfatoriamente aos analgésicos usuais. Apesar de alguns efeitos adversos relatados, como náuseas e insônia, a duloxetina tem sido geralmente bem tolerada em ensaios clínicos, tornando-se uma opção viável e indicada, em combinação com outros medicamentos, para o tratamento da dor em pacientes queimados.[39]

Dexmedetomidina

A dexmedetomidina (DEX) é classificada como um agonista $\alpha 2$-adrenérgico seletivo com importantes propriedades sedativas, analgésicas e ansiolíticas. Atua ligando-se aos receptores α2-adrenérgicos do SNC, levando à inibição da liberação de norepinefrina e subsequente hiperpolarização dos neurônios, resultando em sedação e analgesia.[40] Uma de suas vantagens é que tem rápido início de ação e meia-vida curta, o que o torna adequado para sedação durante o procedimento e uma ótima opção para pacientes que precisam trocar seus curativos de queimaduras diariamente.[40-42]

Em uma revisão sistemática de Asmussen *et al.*,[42] os resultados sugerem que a DEX como um adjuvante aos tratamentos analgésicos pode proporcionar sedação superior em comparação a outras terapias, com benefícios significativos na prevenção da hipertensão durante as trocas de curativos.[42] Entretanto, não houve diferença estatisticamente significativa em termos de analgesia. Por outro lado, destacam-se as propriedades não analgésicas do DEX, mostrando-se uma escolha promissora para melhorar os resultados em ambientes de terapia intensiva e no cuidado de pacientes com queimaduras.[42]

Quando comparada ao midazolam, a DEX demonstrou mais distúrbios hemodinâmicos, mas apresentou menos depressão respiratória, tornando-a mais segura para pacientes com queimaduras. Quando combinados com butorfanol, os escores de sedação foram semelhantes para DEX e midazolam; no entanto, mais pacientes apresentaram hipotensão no grupo que combinou DEX e butorfanol em comparação ao grupo midazolam-butorfanol, destacando a necessidade de monitoramento rigoroso dos parâmetros hemodinâmicos ao usar DEX para sedação. Outro medicamento ao qual o DEX foi comparado foi a cetamina, que proporcionou alívio da dor superior à DEX.[40,41]

A DEX apresenta benefícios considerados fundamentais para o cuidado de pacientes com queimaduras, que outros analgésicos isoladamente não oferecem, como sedação superior, prevenção da hipertensão e estabilidade hemodinâmica, além de meia-vida curta.[40] Portanto, ao proporcionar sedação mais profunda e melhor em comparação a outros sedativos durante procedimentos de queimaduras, sendo eficaz na prevenção da hipertensão em pacientes queimados e tendo uma eliminação de aproximadamente 2 horas, a DEX pode proporcionar conforto e tolerância do paciente ao procedimento, sendo um complemento valioso durante trocas de curativos e outros procedimentos, levando a uma melhor estabilidade hemodinâmica.[40,41]

Embora menos potente no alívio da dor, a DEX oferece melhor qualidade de sedação e menos efeitos adversos. Sua combinação com cetamina ou butorfanol pode ser benéfica e superior a outros analgésicos.[41]

CETAMINA

O controle da dor em pacientes queimados é um dos desafios mais complexos da medicina clínica. A dor intensa e muitas vezes prolongada associada a queimaduras graves exige estratégias eficazes e inovadoras de controle da dor. Entre as várias opções, a cetamina surgiu como um analgésico adjuvante promissor.[43] Este capítulo se aprofunda no uso da cetamina para dor de queimadura, examinando seu mecanismo de ação, dosagem ideal e como ela se integra a outras estratégias de controle da dor.[43]

A cetamina é um anestésico único com propriedades analgésicas distintas. Ao contrário dos opioides e AINEs tradicionais, a cetamina funciona bloqueando os receptores NMDA no cérebro.[43] Essa ação ajuda a evitar que o SNC fique excessivamente sensível, um problema em pacientes com dor crônica e intensa. Ao interferir nessas vias de dor, a cetamina oferece uma alternativa aos métodos mais convencionais de alívio da dor.[43]

Pesquisas sobre a melhor maneira de usar cetamina para pacientes com queimaduras mostraram resultados promissores. Por exemplo, um estudo de Grossmann *et al.*[44] explorou o quão bem a cetamina funciona quando administrada por via retal em crianças submetidas a tratamento de queimaduras. Esse método provou ser eficaz e ajudou a identificar as dosagens apropriadas para controlar a dor, minimizando os efeitos colaterais.[43,44]

Para adultos, a combinação de cetamina com outros analgésicos demonstrou ser benéfica. A pesquisa de Zor *et al.*[45] destaca como o uso de cetamina junto com opioides ou anestesia regional pode melhorar o alívio da dor. Essa abordagem ajuda a reduzir a necessidade de altas doses de opioides, diminuindo assim o risco de efeitos colaterais relacionados aos opioides.[45]

Uma revisão sistemática de Mcguinness *et al.*[43] fornece uma visão abrangente da eficácia da cetamina. Ela revela que a cetamina é bastante eficaz na redução da dor, especialmente quando os métodos tradicionais não são suficientes. Essa revisão indica que a cetamina pode reduzir a quantidade de opioides necessária, o que pode ajudar a evitar os problemas associados ao uso prolongado de opioides.[43]

No entanto, embora a cetamina seja geralmente bem tolerada, é importante estar ciente dos possíveis efeitos colaterais. Isso pode incluir sintomas dissociativos e alterações na pressão arterial, embora geralmente sejam controláveis com dosagem e monitoramento adequados. A principal conclusão é que a cetamina deve ser usada como parte de um plano mais amplo de controle da dor, em que seus benefícios são maximizados e os riscos potenciais minimizados.[43]

Combinar cetamina com outras estratégias de controle da dor geralmente é a abordagem mais eficaz. O uso de cetamina junto com opioides, AINEs e anestésicos locais pode proporcionar melhor alívio da dor e reduzir a dependência de qualquer medicamento individualmente. Por exemplo, a cetamina em baixas doses combinada com opioides pode melhorar o controle geral da dor e reduzir o uso de opioides.[45]

Em crianças, especialmente quando o uso tradicional de opioides pode ser problemático, a cetamina retal oferece uma alternativa não invasiva que tem sido eficaz durante procedimentos de queimaduras. Esse método é particularmente útil quando a administração IV é desafiadora ou indesejável.[44]

A cetamina provou ser uma ferramenta valiosa no controle da dor por queimaduras. Sua capacidade única de bloquear os receptores NMDA e sua eficácia na redução das necessidades de opioides a tornam uma opção importante nas estratégias de controle da dor.[44,45] Ao integrar a cetamina a um plano multimodal de controle da dor, os profissionais de Saúde podem obter melhor controle da dor e melhorar os resultados dos pacientes. É essencial uma atenção cuidadosa à dosagem e ao monitoramento para garantir que os benefícios da cetamina sejam alcançados, minimizando os riscos associados.[43,44]

ANESTESIA REGIONAL

A dor em pacientes queimados requer estratégias de tratamento específicas. Portanto, a anestesia regional é um ponto-chave no tratamento da dor persistente relacionada a queimaduras, pois atua em vias nervosas específicas e proporciona alívio eficaz da dor. Diferentes regiões queimadas requerem bloqueios nervosos específicos para um controle eficaz da dor.[46] Portanto, para que seja seguro e obtenha bons resultados, a compreensão dos dermátomos, do suprimento nervoso e da anatomia da área queimada é essencial para a aplicação bem-sucedida da anestesia regional no tratamento da dor persistente.[46,47]

Dentre as possibilidades de anestesia regional, a técnica de crioneurólise guiada por ultrassom, quando utilizada em conjunto com bloqueios nervosos, é eficaz no controle da dor associada à retirada de enxertos de pele e trocas de curativos em pacientes com queimaduras.[46] Essa combinação de crioneurólise e bloqueios nervosos anestésicos locais apresenta uma estratégia promissora para fornecer analgesia prolongada e reduzir o consumo de opioides. A crioneurólise proporciona um bloqueio prolongado que dura dias ou semanas, induzindo lesão axonal e subsequente regeneração.[47]

Os pacientes que podem se beneficiar mais da crioneurólise incluem aqueles que são intolerantes a opioides, com histórico de abuso de opioides, pacientes com dor crônica e aqueles que requerem analgesia prolongada para tratar feridas ou locais doadores de enxertos de pele.[46,47] Considerações de custo mostram que as despesas iniciais e operacionais são relativamente baixas, tornando-a uma opção potencialmente econômica e viável. Pesquisas adicionais por meio de ensaios controlados são necessárias para avaliar seus riscos, como mudança de coloração da pele e dormência, e seus benefícios com mais precisão.[47]

Bloqueios periféricos e neuroaxiais também podem proporcionar alívio eficaz da dor em pacientes queimados. Nessa técnica, a escolha dos bloqueios nervosos apropriados com base na localização da queimadura e nas necessidades do paciente é crucial para o sucesso do controle da dor.[46] Portanto, mais uma vez, é necessário entender cuidadosamente os dermátomos e o suprimento nervoso da área lesionada, para que um exame completo e detalhado dos pacientes ajude a desenvolver um plano de tratamento sólido, que pretenda utilizar bloqueios periféricos e neuroaxiais, na maior área queimada possível, evitando concentrações tóxicas de anestésicos locais.[46,47]

A analgesia caudal é uma técnica comprovadamente eficaz para aliviar a dor pós-operatória na população pediátrica em cirurgias infraumbilicais, mas pouco se sabe sobre seu uso em cirurgias de queimaduras e não foi associada à redução do consumo de opioides no pós-operatório.[48]

ALGORITMO DE TRATAMENTO

Propusemos um algoritmo (Figura 1) que fornece uma abordagem estruturada para o manejo da dor em pacientes queimados, dividindo as intervenções em três pilares principais: opioides, terapias não opioides e tratamentos adjuvantes/complementares.

A avaliação inicial, que avalia a intensidade da dor e o risco de transtorno por uso de opioides, serve como ponto de partida para decisões terapêuticas.

Opioides, como morfina ou fentanil, são recomendados em doses controladas para dores intensas, com preferência para ACP em casos de dor aguda. Terapias não opioides, como lidocaína tópica e AINEs, são utilizadas para reduzir a necessidade de opioides, enquanto adjuvantes como gabapentina ou pregabalina são indicados para dor neuropática. Estratégias complementares, como a RV, contribuem para o alívio da dor sem dependência excessiva de tratamentos farmacológicos. Revisões semanais das doses de opioides e ajustes nas terapias complementares são etapas essenciais para garantir a segurança e a eficácia, adaptando o tratamento às necessidades individuais do paciente.

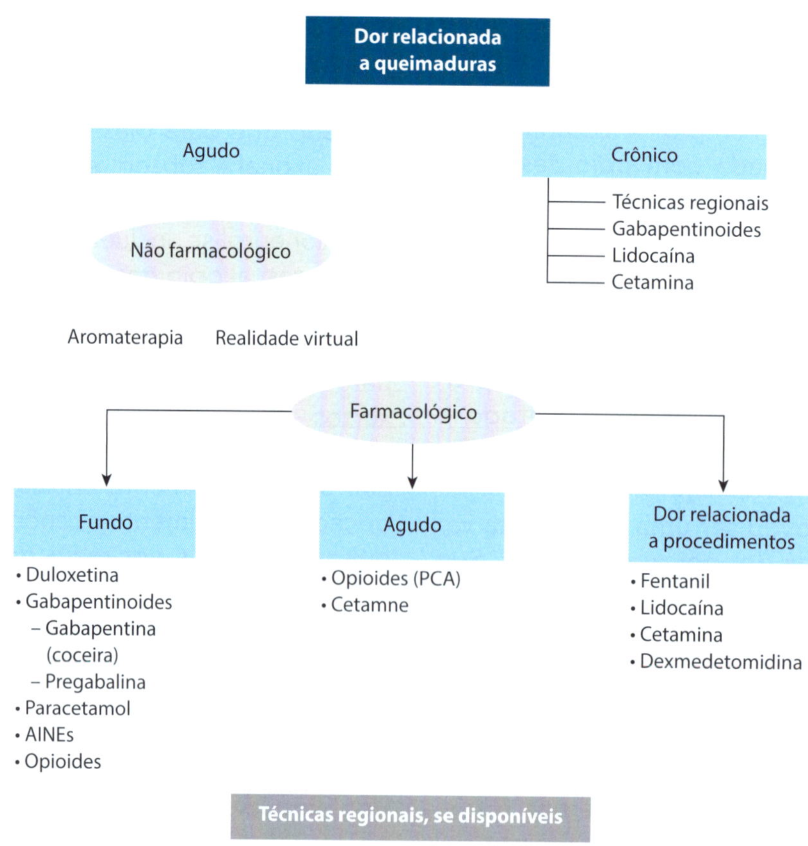

Figura 1 – Algoritmo de tratamento para dor no paciente queimado.
Fonte: Desenvolvida pela autoria.

CONCLUSÕES

O tratamento da dor em pacientes queimados requer uma abordagem integrada que combine o uso criterioso de opioides com alternativas farmacológicas e não farmacológicas. Apesar dos avanços terapêuticos, a dor continua sendo uma complicação significativa que impacta diretamente a recuperação física e psicológica dos pacientes. A inclusão de terapias como opioides tópicos, anestesia regional e intervenções não convencionais, como RV, contribui para a redução da dor sem a necessidade de altas doses de opioides, minimizando assim o risco de dependência e outras complicações.

Ainda há muito a ser explorado, principalmente no uso de tecnologias emergentes e na padronização de protocolos de tratamento. No entanto, o futuro aponta para uma abordagem cada vez mais individualizada, em que o controle eficaz da dor acelera a recuperação e melhora a qualidade de vida dos pacientes queimados.

Referências bibliográficas

1. Forjuoh SN. Burns in low- and middle-income countries: a review of available literature on descriptive epidemiology, risk factors, treatment, and prevention. Burns. 2006;32:529-37.
2. Herndon DN, Tompkins RG. Support of the metabolic response to burn injury Trauma II. Lancet. 2004;363. [2025 Mar. 15]. Disponível em: www.thelancet.com.
3. Pham TN, Bettencourt AP, Bozinko GM, Chang PH, Chung KK, Craig CK, et al. 2018 ABLS Provider Manual; 2017.
4. Carrougher GJ, Ptacek §JT, Sharar SR, Wiechman S, Honari S, Patterson DR, et al. Comparison of patient satisfaction and self-reports of pain in adult burn-injured patients; 2003.
5. Pomahac B, Matros E, Semel M, Chan RK, Rogers SO, Demling R, et al. Predictors of survival and length of stay in burn patients older than 80 years of age: Does age really matter? Journal of Burn Care and Research. 2006;27(3):265-9.
6. Askay SW, Patterson DR, Sharar SR, Mason S, Faber B. Pain management in patients with burn injuries. International Review of Psychiatry. Informa Healthcare; 2009;21:522-30.
7. Cuignet O, Mbuyamba J, Pirson J. The long-term analgesic efficacy of a single-shot fascia iliaca compartment block in burn patients undergoing skin-grafting procedures. Journal of Burn Care and Rehabilitation. 2005;26(5):409-15.
8. Klifto KM, Dellon AL, Hultman CS. Prevalence and associated predictors for patients developing chronic neuropathic pain following burns. Burns Trauma. 2021;8.
9. Nosanov LB, Brandt JL, Schneider DM, Johnson LS. Pain management in burn patients. Current Trauma Reports. Springer Science and Business Media Deutschland GmbH; 2020;6:161-73.
10. Smith HS, Peppin JF. Toward a systematic approach to opioid rotation. Journal of Pain Research. Dove Medical Press Ltd. 2014;7:589-608.
11. Froutan R, Tavousi SH, Sedaghat A, Sadeghnia HR, Layegh M, Mazlom SR. The effect of inhalation aromatherapy on sedation level, analgesic dosage, and bispectral index values during donor site dressing in patients with burns: a randomized clinical trial. Adv Skin Wound Care. 2022;35(1):1-9.
12. Hoffman HG, Patterson DR, Rodriguez RA, Peña R, Beck W, Meyer WJ. Virtual reality analgesia for children with large severe burn wounds during burn wound debridement. Front Virtual Real; 2020;1.
13. Patterson DR, Drever S, Soltani M, Sharar SR, Wiechman S, Meyer WJ, et al. A comparison of interactive immersive virtual reality and still nature pictures as distraction-based analgesia in burn wound care. Burns. 2023;49(1):182-92.
14. Lou J, Li JL, Fan Y, Zhang C, Huang N. Effects of virtual reality on analgesia in wound care and physical therapy for burn patients: a systematic review and meta-analysis. Pain Management Nursing; 2024.
15. Soltani M, Drever SA, Hoffman HG, Sharar SR, Wiechman SA, Jensen MP, et al. Virtual reality analgesia for burn joint flexibility: A randomized controlled trial. Rehabil Psychol. 2018;63(4):487-94.
16. Lillieborg S, Aanderud L. Original article EMLA anaesthetic cream for debridement of burns: a study of plasma concentrations of lidocaine and prilocaine and a review of the literature. Int J Burn Trauma. 2017;7. [2025 Mar. 15]. Disponível em: www.IJBT.org.
17. Pedersen JL, Callesen T, Møiniche S, Kehlet H. Analgesic and anti-inflammatory effects of lignocaine-prilocaine (EMLA) cream in human burn injury. Br J Anaesth. 1996;76(6):806-10.
18. Wasiak J, Spinks A, Costello V, Ferraro F, Paul E, Konstantatos A, et al. Adjuvant use of intravenous lidocaine for procedural burn pain relief:

a randomized double-blind, placebo-controlled, cross-over trial. Burns. 2011;37(6):951-7.
19. Abdelrahman I, Steinvall I, Elmasry M, Sjoberg F. Lidocaine infusion has a 25% opioid-sparing effect on background pain after burns: a prospective, randomised, double-blind, controlled trial. Burns. 2020;46(2):465-71.
20. Yousefnezhad O, Meskar H, Abdollahi, A, Frouzanian, M, Pahnabi A, Faghani-Makrani N. Comparing the efficacy of diluted lidocaine solution and placebo in reducing pain perception during burn wound dressing change. Journal of Burn Care and Research. 2024;45(1):200-4.
21. Cheppudira B, Christy R, Clifford J. (358) Antinociceptive effects of pluronic lecithin organo (PLO) opioid gels in rats with thermal injury. J Pain. 2016;17(4):S64-5.
22. DeJesus J, Shah NR, Franco-Mesa C, Walters ET, Palackic A, Wolf SE. Risk factors for opioid use disorder after severe burns in adults. Am J Surg. 2023;225(2):400-7.
23. Wright M, Lee JA. Multimodal analgesia and discharge opioid requirements in burn patients. In: Journal of Burn Care and Research. Oxford University Press; 2020:963-6.
24. Holbert MD, Kimble RM, Chatfield M, Griffin BR. Effectiveness of a hydrogel dressing as an analgesic adjunct to first aid for the treatment of acute paediatric burn injuries: a prospective randomised controlled trial. BMJ Open. 2021;11(1).
25. Yeung C, Kiss A, Rehou S, Shahrokhi S. Prescribing patterns of opioids and adjunctive analgesics for patients with burn injuries. Burns. 2021;47(4):776-84.
26. Yenikomshian HA, Curtis EE, Carrougher GJ, Qiu Q, Gibran NS, Mandell SP. Outpatient opioid use of burn patients: a retrospective review. Burns. 2019;45(8):1737-42.
27. Prakash S, Fatima T, Pawar M. Patient-controlled analgesia with fentanyl for burn dressing changes. Anesth Analg. 2004;99(2):552-5.
28. Emery MA, Eitan S. Drug-specific differences in the ability of opioids to manage burn pain. Burns. Elsevier Ltd. 2020;46:503-13.
29. Holtman JR, Jellish WS. Opioid-induced hyperalgesia and burn pain. Journal of Burn Care and Research. 2012;33(6):692-701.
30. Hill DM, Deboer E. State and future science of opioids and potential of biased-ligand technology in the management of acute pain after burn injury. Journal of Burn Care and Research. 2023;44(3):524-34.
31. Finn J, Wright J, Fong J, Mackenzie E, Wood F, Leslie G, et al. A randomised crossover trial of patient controlled intranasal fentanyl and oral morphine for procedural wound care in adult patients with burns. Burns. 2004;30(3):262-8.
32. Viggianol M, Badetti' C, Roux2 F, Mendizabal H, Berninil V, Manellil JC. Analgbsie contr616e par le patient brfil6 : effet d%pargne de fentanyl par la clonidine. Ann Fr Anvsth Rkutim; 1998.
33. Shih BF, Huang FY, Shen SJ, Zheng CW, Lee CW, Yang MW, et al. An alternative to opioid-based intravenous patient controlled analgesia in severe burn patients undergoing full thickness split graft in upper limbs. J Plast Surg Hand Surg. 2023;58:56-61.
34. Lin YC, Huang CC, Su NY, Lee CL, Lao HC, Lin CS, et al. Patient-controlled analgesia for background pain of major burn injury. Journal of the Formosan Medical Association. 2019;118(1P2):299-304.
35. Chiang LJ, Lai PC, Huang YT. Effectiveness and adverse events of gabapentinoids as analgesics for patients with burn injuries: a systematic review with meta-analysis and trial sequential analysis. Journal of Clinical Medicine. Multidisciplinary Digital Publishing Institute (MDPI); 2023;12.
36. Gray P, Kirby J, Smith MT, Cabot PJ, Williams B, Doecke J, et al. Pregabalin in severe burn injury pain: a double-blind, randomised placebo-controlled trial. Pain. 2011;152(6):1279-88.
37. Ahuja RB, Gupta R, Gupta G, Shrivastava P. A comparative analysis of cetirizine, gabapentin and their combination in the relief of post-burn pruritus. Burns. 2011;37(2):203-7.
38. Rimaz S, Emir Alavi C, Sedighinejad A, Tolouie M, Kavoosi S, Kouchakinejad L. Effect of gabapentin on morphine consumption and pain after surgical debridement of burn wounds: a double-blind randomized clinical trial study. Archieve of Tauma Research. 2012;1(1):38-43.
39. Najafi A, Zeinali Nejad H, Nikvarz N. Evaluation of the analgesic effects of duloxetine in burn patients: An open-label randomized controlled trial. Burns. 2019;45(3):598-609.
40. Ding X, Cui H, Ma P, Chen X, Sun Y, Qu M, et al. Efficacy of dexmedetomidine versus midazolam when combined with butorphanol for sedation and analgesia during burn dressing changes: A randomized clinical trial. Front Pharmacol. 2022;13.
41. Kundra P, Velayudhan S, Krishnamachari S, Gupta SL. Oral ketamine and dexmedetomidine in adults' burns wound dressing - a randomized double blind cross over study. Burns. 2013;39(6):1150-6.
42. Asmussen S, Maybauer DM, Fraser JF, Jennings K, George S, Maybauer MO. A meta-analysis of analgesic and sedative effects of

dexmedetomidine in burn patients. Burns. 2013;39(4):625-31.

43. Mcguinness SK, Wasiak J, Cleland H, Symons J, Hogan L, Hucker T, et al. Acute pain section review article a systematic review of ketamine as an analgesic agent in adult burn injuries. Pain Med. 2011;(10):1551-8.
44. Grossmann B, Nilsson A, Sjöberg F, Nilsson L. Rectal ketamine during paediatric burn wound dressing procedures: a randomised dose-finding study. Burns. 2019;45(5):1081-8.
45. Zor F, Ozturk S, Bilgin F, Isik S, Cosar A. Pain relief during dressing changes of major adult burns: Ideal analgesic combination with ketamine. Burns. 2010;36(4):501-5.
46. Wardhan R, Fahy BG. Regional anesthesia and acute pain management for adult patients with burns. Journal of Burn Care and Research. 2023;44(4):791-9.
47. Finneran JJ, Swisher MW, Gabriel RA, Fiallo A, Hamilton JR, Lee JG, et al. Ultrasound-guided lateral femoral cutaneous nerve cryoneurolysis for analgesia in patients with burns. Journal of Burn Care and Research. 2020;41(1):224-7.
48. Yao PY, Shaw SJ, Gabriel RA, Soria CS. Does caudal analgesia improve pain control for pediatric burn surgery: A retrospective study. Paediatric and Neonatal Pain. 2023;5(1):10-5.

Dor no Paciente em Terapia Intensiva

43

Fabricio Gomes da Silva

Augusto Heyden Boczar

INTRODUÇÃO E EPIDEMIOLOGIA

A dor é uma experiência individual e complexa, caracterizada por componentes sensoriais e emocionais, definida pela Associação Internacional para o Estudo da Dor (IASP, do inglês International Association for the Study of Pain) como "uma experiência sensorial e emocional desagradável associada a dano tecidual real ou potencial, ou descrita em termos de tal dano".[1]

No contexto de unidades de terapia intensiva (UTIs), trata-se de um desafio significativo, pois, no paciente crítico, esse importante sinal vital é frequentemente subdiagnosticado em razão de diversos fatores como dificuldade de comunicação do paciente com a equipe multidisciplinar uma vez que o paciente crítico em diversas situações pode se encontrar em uso de analgossedação, em uso de ventilação mecânica, com quadro de rebaixamento do nível de consciência ou em estados de *delirium* e essas situações limitam a capacidade do paciente crítico em expressar desconforto, o que aumenta o risco de subdiagnóstico de dor em UTI, resultando em tratamento inadequado.[2,3]

O manejo ineficaz da dor em UTI está associado a piores desfechos clínicos. Quando negligenciada, a dor pode causar complicações como aumento da mortalidade e da morbidade, *delirium*, prolongamento do uso de ventilação mecânica, desenvolvimento de dor crônica após a alta e elevar o tempo de internação e de custos hospitalares. Esses fatores justificam a necessidade de melhor manejo e treinamento de toda equipe multidisciplinar para a abordagem de um paciente com dor aguda no contexto de terapia intensiva, buscando não somente o alivio álgico imediato, mas também uma constante reavaliação dos pacientes quanto à presença ou não de dor.[4,5]

Impacto da dor na terapia intensiva

A dor em pacientes críticos é amplamente reconhecida como um problema prevalente e desafiador. Sua alta incidência é bem-conhecida em diferentes cenários da terapia intensiva, com variações significativas dependendo do estado clínico do paciente, das intervenções realizadas, de seus antecedentes patológicos e de sua capacidade de comunicação.[6]

No contexto de internação em UTI, a dor pode ser causada por múltiplos fatores, incluindo as condições subjacentes graves que ocasionaram a internação, como sepse, trauma ou cirurgias de grande porte, bem como pelos procedimentos invasivos necessários para o suporte à vida, como intubação orotraqueal, punção de cateteres venosos centrais, uso de sondas vesicais, punções e biópsias, entre outros.[3]

Muitos pacientes relatam desconforto significativo mesmo quando em repouso, o que ressalta a importância de avaliações regulares, inclusive quando o paciente está sob sedação ou não consegue se comunicar verbalmente. A dor durante procedimentos, como aspiração traqueal, trocas de curativos ou mobilização tende a ser mais intensa e é frequentemente subestimada pelos profissionais de Saúde.[5]

As diferenças no manejo da dor entre países e instituições refletem desafios locais, como a disponibilidade de ferramentas de avaliação, treinamento em analgesia e acesso a medicamentos. Além disso, fatores como idade, comorbidades, gravidade da doença e histórico de dor crônica contribuem para a variabilidade na prevalência e na intensidade da dor.[7]

A compreensão de que a dor não tratada adequadamente pode gerar complicações físicas e psicológicas a longo prazo, como dificuldade no desmame da ventilação mecânica ou desenvolvimento de dor crônica, reforça a necessidade de intervenções sistemáticas para avaliação e manejo. Estratégias com base em evidências são cruciais para minimizar o impacto da dor e melhorar a qualidade do cuidado em UTI.[5,8]

A dor não tratada adequadamente está associada a:[4-6]

- Aumento do risco de *delirium*, especialmente quando combinada com sedação inadequada.
- Maior incidência de distúrbios psicológicos, como estresse pós-traumático, ansiedade e depressão, tanto durante a internação como após a alta da UTI.
- Complicações fisiológicas, incluindo resposta autonômica exagerada (hipertensão, taquicardia) e dificuldades no desmame da ventilação mecânica.
- Desenvolvimento de dor crônica observado em até 63% dos pacientes críticos após a alta da UTI, o que impacta negativamente a qualidade de vida a longo prazo.

Populações de risco

Certos grupos de pacientes apresentam maior vulnerabilidade à dor na terapia intensiva, seja pela gravidade de suas condições, seja pela natureza dos procedimentos realizados ou por limitações na comunicação. A seguir, são listadas algumas dessas populações de risco.[5,7]

a. Pacientes pós-cirúrgicos
   - Pacientes submetidos a cirurgias de grande porte, as cirurgias cardíacas, abdominais ou ortopédicas, têm maior risco de dor intensa, especialmente nas primeiras 72 horas após o procedimento.
   - A dor pós-operatória inadequadamente tratada pode contribuir para complicações respiratórias, como atelectasias e hipoventilacão alveolar, gerando hipóxia, e também pode gerar dificuldade na mobilização precoce do paciente, o que pode aumentar o período de internação em UTI.

b. Pacientes vítimas de trauma
   - Politraumatizados frequentemente apresentam múltiplas fontes de dor, incluindo fraturas, lesões orgânicas e contusões. A combinação de trauma físico e intervenções invasivas agrava a percepção da dor.

c. Pacientes queimados
   - A dor em pacientes com queimaduras é severa e persistente, sendo exacerbada durante trocas de curativos e procedimentos de debridamento. Esse grupo requer atenção especial para manejo multimodal e um cuidado especial de toda equipe multidisciplinar.

d. Pacientes em ventilação mecânica
   - *Indivíduos sob ventilação mecânica enfrentam desafios únicos. A presença de tubos endotraqueais, as aspirações traqueais, os procedimentos frequentes como troca de curativos e fixações, além da imobilização prolongada, aumentam o risco de dor subdiagnosticada, especialmente em pacientes sedados ou com delirium.*

e. Pacientes sedados ou não comunicativos
   - Sedação profunda e condições como delirium ou distúrbios neurológicos dificultam a expressão verbal da dor. Nesses casos, ferramentas de avaliação comportamental, como a Critical Care Pain Observation Tool (CPOT) e a Behavioral Pain Scale (BPS), são in-

dispensáveis para identificar a dor de maneira objetiva.

f. Pacientes com doenças crônicas
   - Indivíduos com histórico de dor crônica podem apresentar sensibilização aumentada, o que os torna mais suscetíveis a experiências dolorosas exacerbadas durante a internação na UTI.

DIAGNÓSTICO DE DOR EM UTI

A elevada prevalência de dor em UTIs resulta da combinação de diversos fatores, incluindo desafios na comunicação, uma vez que muitos pacientes estão sedados, intubados ou apresentam condições neurológicas que impedem a expressão adequada da dor. Além disso, o foco insuficiente na analgesia contribui para o subtratamento, pois, em muitas UTIs, protocolos para analgesia adequada não são seguidos de maneira sistemática. A complexidade das condições clínicas também desempenha papel significativo, já que doenças graves podem gerar dores difusas e de difícil caracterização, tornando o manejo ainda mais desafiador.[5,8]

A dor está presente de forma significativa na experiência dos pacientes internados em UTIs, sendo particularmente frequente durante procedimentos invasivos. Mesmo em repouso, de 10,1% a 61% desses pacientes referem presença de dor. A incidência de dor durante procedimentos pode variar entre 27,4% e 94%, dependendo do tipo de intervenção realizada. Assim, uma parcela considerável dos pacientes relata a presença de dor como um dos aspectos mais negativos da internação, o que pode contribuir para maior estresse psicológico, piora da qualidade do sono e aumento do tempo de recuperação. O subtratamento da dor permanece um problema comum, impactando negativamente os desfechos clínicos e reforçando a necessidade de estratégias sistemáticas para sua avaliação e controle.[1,5,6]

Métodos para avaliação de dor em UTI

A fragilidade no manejo clínico da dor é algo evidente e, em UTIs, pelos diversos motivos citados, é ainda mais. A Organização Mundial da Saúde (OMS) evidencia que aproximadamente 83% da população mundial vive em países com acesso precário ou inexistente para tratamento de dor.[22]

Juntamente à dor, a presença de agitação e *delirium* compõem a tríade clínica da UTI e os componentes dessa tríade formam um esquema de retroalimentação positiva, no qual o paciente com dor tende a se tornar agitado, o que aumenta a incidência final de *delirium*.[23]

Por muitos anos, o uso de alterações em sinais vitais, como taquicardia, hipertensão e taquipneia, foi a base para o diagnóstico de dor em pacientes críticos, mas esse método é falho e não necessariamente está relacionado à presença de dor, sendo que procedimentos dolorosos ou indolores podem cursar com alterações nesses sinais, além de que patologias comuns em UTI como sepse, arritmias, pós-operatório de cirurgias grande porte podem causar alterações em sinais vitais, dificultando o diagnóstico de dor por meio da análise desses fatores. A partir desse fato, foram criadas diversas ferramentas específicas e validadas para diagnóstico e acompanhamento do paciente crítico com dor.

Uma busca ativa constante e regular deve ser realizada em todos pacientes internados em leito de terapia intensiva quanto à presença ou não do quadro de dor e, para isso, a autoavaliação é uma das melhores ferramentas, mas por depender de diversos fatores que podem estar alterados na UTI, como o nível de consciência, cooperação do paciente e relação paciente-examinador, algumas outras ferramentas também foram descritas para o diagnóstico de dor em UTI.[24] Em diversos momentos, ocorre a indisponibilidade da autoavaliação de dor em pacientes de UTI, sendo o uso de escalas comportamentais amplamente estudado e validado para essa população.[24-27]

Escala visual analógica

A escala visual analógica (EVA) é validada há anos para autoavaliação da dor em diversos cenários clínicos;[28,29] mas, para sua aplicação, fazem-se necessárias a colaboração e a compreensão do paciente, situação que, por muitas vezes, se torna inviável em um ambiente de UTI. Outro ambiente que dificulta a aplicação da escala é o das UTIs pediátricas e neonatais em virtude da dificuldade de comunicação do paciente com o examinador.

A escala (Figura 1) consiste em uma reta graduada em intervalos de números naturais, iniciando-se pelo 0 (zero) até chegar ao 10 (dez). Associados aos números, encontram-se desenhos relacionados à dor apresentada pelo paciente, e um terceiro elemento visual presente na escala é a variação colorimétrica. A escala inicia-se em uma coloração azul e, conforme aumenta o nível numérico de dor, há uma modificação na intensidade do tom e na cor, até alcançar o espectro de cor vermelha, o qual representa uma dor de forte intensidade.

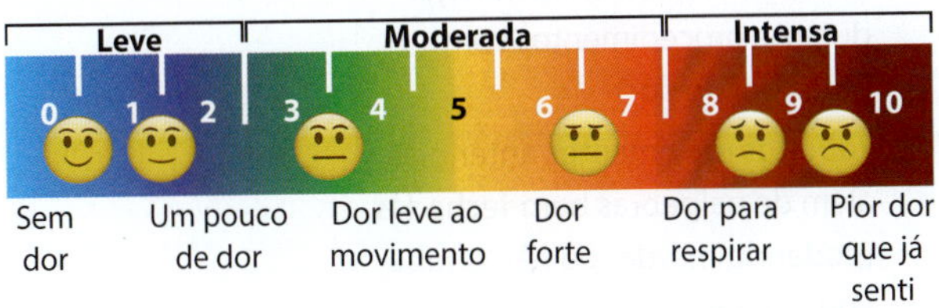

Figura 1 – Escala visual analógica (EVA).

Fonte: Adaptada de Barbosa M de O, 2014.[30]

Behavioral Pain Scale

Em pacientes sedados ou incapazes de realizar a autoavaliação de sua dor, o uso de escalas padronizadas pode auxiliar no diagnóstico de dor.[25] Nesse intuito, a BPS (Quadro 1) foi desenvolvida por Payen *et al.*, (2001), sendo inicialmente validada em inglês e, depois, validada em português brasileiro por Azevedo-Santos *et al.* (2017). Em razão de ser uma escala comportamental e não avaliar somente sinais vitais, apresenta boa confiabilidade para detectar dor durante procedimentos com o paciente em terapia intensiva.[26,32] Essa escala é composta por três itens de avaliação comportamental:

a. Expressão facial.
b. Movimento dos membros superiores.
c. Adaptação à ventilação mecânica.

Cada item pode ser pontuado de 1 a 4 pontos, e a somatória dessa pontuação resultando em valores maiores que 5 indica a presença de dor e a necessidade de alguma intervenção para controle álgico.[31]

Critical Care Pain Observation Tool

A escala CPOT foi inicialmente desenvolvida em francês por Gélinas *et al.* (2006), sendo, depois, traduzida e validada para diversos idiomas, entre eles o português.[34] Essa escala (Quadro 2) é composta por quatro categorias comportamentais, sendo elas:

a. Expressões faciais.
b. Movimentos corporais
c. Tensão muscular

Quadro 1 – Escala comportamental de dor

Indicador	Descrição	Pontuação
a) Expressão facial	Relaxado	1
	Parcialmente contraída (sobrancelhas franzidas)	2
	Completamente contraída (pálpebras fechadas)	3
	Caretas	4
b) Movimento de membros superiores	Sem movimentos	1
	Parcialmente fletidos	2
	Muito fletidos com flexão dos dedos	3
	Retraído com resistência aos cuidados	4
c) Adaptação à ventilação mecânica	Tolera a ventilação	1
	Tosse, mas tolera a ventilação a maior parte do tempo	2
	Luta contra o ventilador, mas a ventilação ainda é possível algumas vezes	3
	Incapaz de controlar a ventilação	4

Pontuação > 2 → Indica a presença de dor

Fonte: Adaptado de Payen JF, Bru O, Bosson JL, *et al.*, 2001.

d. Adaptação à ventilação mecânica (em caso de pacientes intubados) ou verbalização (para pacientes que não estão em uso de ventilação mecânica). Um resultado maior que 2 indica a presença de dor.[24]

Quadro 2 – Escala de observação da dor em cuidados intensivos

Indicador	Descrição	Exemplificação	Pontuação
a) Expressão facial (Figura 2)	Relaxada, neutra	Nenhuma tensão muscular	0
	Tensa	Franzimento da testa, abaixamento da sobrancelha, estreitamento da órbita ou qualquer outra alteração (p. ex., abrir os olhos ou lacrimejar durante procedimentos com potencial de dor)	1
	Fazendo careta	Todos os movimentos anteriores além de pálpebras bem-fechadas (podendo morder ou não o tubo endotraqueal)	2
b) Movimentos corporais	Ausência de movimentos ou posição neutra	Não se move de forma alguma ou mantém posição "neutra" (movimentos não direcionados ao local da dor ou não realizados com propósito de proteção)	0
	Movimentos de proteção	Movimentos lentos, tocando ou esfregando o local da dor	1
	Inquietação/agitação	Tentativa de puxar o tubo, sentar-se ou levantar-se, movimentar os membros/se debater, não seguir comandos	2
c) Tensão muscular Avaliada durante a mobilização passiva do paciente	Relaxado	Nenhuma resistência aos movimentos passivos	0
	Tenso ou rígido	Resistencia aos movimentos passivos	1
	Muito tenso ou muito rígido	Forte resistência aos movimentos passivos ou incapacidade de completá-los	2
d) Adaptação à ventilação mecânica (pacientes intubados) OU Verbalização (demais pacientes)	Bem-adaptado à ventilação mecânica	Alarmes não ativados, sem assincronias	0
	Tosse, mas ainda tolerando ventilação mecânica	Tosse, os alarmes podem ser disparados, mas param espontaneamente	1
	Ventilação de combate	Assincronias, bloqueio da ventilação, alarmes frequentemente ativos	2
	Falando em tom normal ou sem som	---	0
	Suspirando, gemendo	---	1
	Chorando, soluçando	---	2

Pontuação > 2 → Indica a presença de dor

Fonte: Adaptado de Gélinas C, Fillion L, Puntillo KA, 2006.

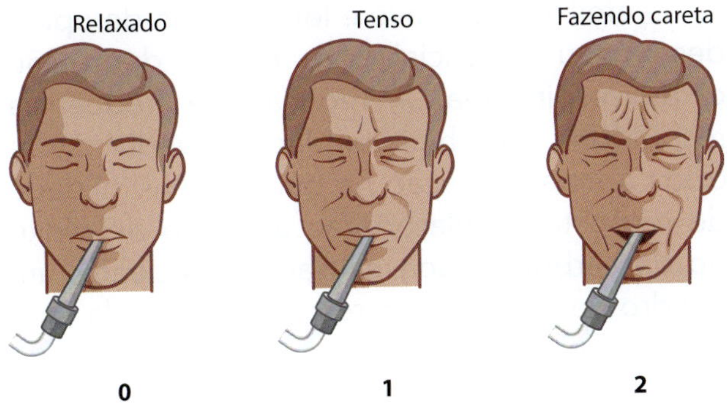

Figura 2 – CPOT, expressão facial.

CPOT: *critical-care pain observation tool.*

Fonte: Adaptada de Kotfis K, Zegan-Barańska M, Szydłowski Ł, 2017.

Outros métodos de avaliação

Na população de pacientes de terapia intensiva, alguns casos excepcionais necessitam de sedação mais profunda, como em crises convulsivas reentrantes, ou podem estar em uso de bloqueadores neuromusculares de forma contínua como na síndrome da angústia respiratória aguda (SARA) ou na hipertensão intracraniana refratária (HIC), nesses casos, mesmo as escalas já referidas podem apresentar alguma dificuldade para mensurar o nível de dor dos pacientes por causa da ausência de movimentação ou de contração muscular e/ou por causa de alteração em ventilação mecânica. Para realizar o diagnóstico de dor nessa população específica, métodos alternativos têm sido estudados, por exemplo, a pupilometria. Mesmo na ausência de um diagnóstico especifico para dor, esses pacientes também devem ser avaliados e procedimentos que sabidamente cursem com dor devem ter medidas para reduzir a incidência desse desconforto.[25]

MEDIDAS FARMACOLÓGICAS PARA CONTROLE DA DOR EM UNIDADE DE TERAPIA INTENSIVA

Para iniciar a abordagem de um quadro de dor em pacientes de terapia intensiva, primeiro, deve-se ter a noção de que o autorrelato de dor é o ponto crucial do tratamento em pacientes que conseguem expressar suas queixas e que "qualquer queixa do paciente em relação à dor" deve ser valorizada, pois, se o paciente "sente", a dor existe.[35] Mas na ausência da interação médico-paciente por diversos fatores comuns numa UTI, o uso de escalas comportamentais como a BPS e a CPOT devem ser adotado periodicamente para avaliar a presença de dor.[36,37]

O uso de opioides ainda é considerado a linha de frente no combate à dor em UTI, mas na vanguarda se tem utilizado terapias adjuvantes analgésicas no contexto de terapia intensiva que demonstram resultados similares aos obtidos pelo uso de opioides.[5]

Opioides

Consistindo como uma pedra angular na terapia medicamentosa para alivio álgico no contexto de terapia intensiva, os opioides devem ser utilizados com cautela, pois, atualmente, há uma crise "epidêmica" do uso de derivados do ópio, sobretudo em território norte-americano, onde o número de óbitos por superdose de opioides supera o de óbitos em acidentes de trânsito; outro ponto de atenção, além do risco de adicção e abuso, no uso desses medicamentos, é a possibilidade de sensibilização nociceptiva, ocasionando efeito contraditório de hiperalgesia.[38]

O mecanismo de ação dos opioides se baseia na sua ação em receptores mu, kappa e delta. Sendo o receptor mu, em sua subunidade m1, o principal receptor de opioides que está associado ao efeito analgésico. Esses receptores se localizam tanto em tecidos do sistema nervoso central (SNC) como no periférico (SNP).[39]

Entre algumas peculiaridades das diferentes medicações pertencentes a essa classe, o fentanil, por sua alta lipofilicidade, tem rápido início de ação quando administrado via intravenosa (IV), de 1 a 2 minutos, diferentemente da morfina que tem seu início de ação a partir de 5 a 10 minutos.[39,40] A metadona, um opioide sintético, tem como característica diferencial o seu efeito de agonismo em receptores de N-metil-D-aspartato (NMDA), o que torna seu uso interessante em quadros de dores neuropáticas.[39]

A grande maioria dos opioides tem metabolização hepática com eliminação renal, por isso seu uso em pacientes hepatopatas e nefropatas deve ser cauteloso.[39] O remifentanil é uma exceção dentro da classe dos opioides, por ser hidrolisado por meio de esterases plasmáticas, apresentando perfil farmacocinético mais seguro e previsível nessas populações.[40] Um fator determinante para o metabolismo dos principais opioides utilizados em terapia intensiva, morfina e fentanil, é a taxa de extração hepática, sendo que pacientes hipoperfundidos como em quadros de choque séptico podem apresentar uma alteração importante na depuração desses fármacos.[39]

Em contexto de UTI, a principal via de administração de medicações opiáceas é a IV, pois, em pacientes hemodinamicamente instáveis, podem ocorrer alterações que acarretem imprevisibilidade na concentração sérica de medicações administradas via oral (VO), transdérmica ou intramuscular (IM).[39]

Entre os efeitos adversos mais comuns do uso de opioides, encontram-se distúrbios gastrointestinais como enjoos, vômitos, redução do trânsito intestinal e constipação, a ativação de receptores opioides, principalmente mu e delta, gera alteração na concentração de eletrólitos como potássio e cálcio, diminuindo a excitabilidade neuronal com inibição na liberação de neurotransmissores, o que ocasiona alterações na função gastrointestinal. Estudos prévios em pacientes em uso de sedação contínua com fentanil demonstraram retardo no esvaziamento gástrico se constituindo como fator de risco para o desenvolvimento de pneumonia nosocomial. As alterações no aparelho gastrointestinal aumentar a mortalidade em pacientes críticos por meio de imunossupressão mediada por opioides e por alterações na função da microbiota intestinal, o que eleva o risco de infecção.[41,42]

Uma reposta paradoxal ao uso de opioides, em que o paciente se torna cada vez mais sensível a estímulos dolorosos específicos, a hiperalgesia, é um dos efeitos colaterais do uso dessa classe. O mecanismo da hiperalgesia está associado à sensibilização da via pronociceptiva com alterações neuroplásticas que envolvem o sistema glutaminérgico central. O tratamento dessa complicação se baseia na redução progressiva da dosagem de opioides e o no uso adjunto de moduladores NMDA como a cetamina ou a própria metadona.[43]

A ocorrência de *delirium* em UTI é muito prevalente e gera grande impacto na recuperação do paciente. Sua etiologia é multifatorial, mas diversos estudos demonstraram que a exposição a opioides se apresenta como fator de risco para sua etiopatogênese, sendo a meperidina a medicação com mais evidência de relação direta entre o respectivo uso e a incidência de *delirium*.[44-46]

O efeito mais grave e letal do uso de opioides é seu potencial para causar depressão cardiorrespiratória. A redução na frequência respiratória com hipoventilação alveolar associada a uma alteração na quimiossensibilidade de resposta ventilatória ao acúmulo de dióxido de carbono pode causar, no paciente, um quadro de insuficiência respiratória aguda, que se não tiver uma abordagem de emergência de vias aéreas com resgate da ventilação e oxigenação associado ao uso de antagonista específico dos receptores opioides, a naloxona, pode resultar em óbito.[47]

Apesar de o atual cenário convergir para um uso mais racional e direcionado de opioides em contexto de terapia intensiva, a total abolição dessa classe medicamentosa para analgesia em pacientes críticos é inviável. Mas seu uso deve ser restrito a casos específicos e, em algumas situações, o uso de medicações adjuvantes ou substitutas aos opiáceos se torna uma opção favorável; por exemplo, em contexto de sedação para ventilação mecânica, em que doses mínimas de opioides ou a troca por medicações adjuvantes como agonistas alfa 2 ou dextrocetamina se apresentam como melhores práticas.[38]

Terapias adjuvantes a opioides em unidades de terapia intensiva

Dipirona

A dipirona (metamizol) é um dos principais analgésicos e antipiréticos utilizados em território brasileiro, tanto em âmbito ambulatorial como em serviços de emergência. No entanto, são escassos os estudos que sustentem seu uso em terapia intensiva. Seu mecanismo de ação ainda não é totalmente esclarecido, mas a principal hipótese é que envolva a inibição não seletiva da enzima ciclo-oxigenase (COX), o que impede a síntese de prostaglandinas. Além disso, de maneira similar ao paracetamol, a ação de metabólitos da dipirona em receptores canabinoides tem sido recentemente investigada, sugerindo uma contribuição adicional para seu efeito analgésico. Outro provável sítio de ação da dipirona está relacionado à ativação de canais de potássio sensíveis a trifosfato de adenosina (ATP), o que também contribui para seu efeito analgésico.[49] As doses de dipirona para controle álgico em um adulto variam em um amplo espectro, podendo ser desde 500 mg VO como até 2.000 mg por dose IV.[48,50]

Seu uso permanece restrito em alguns países em virtude do risco de agranulocitose, caracterizada por queda expressiva no número de neutrófilos; em decorrência desse efeito colateral raro, foi retirada dos mercados norte-americano, britânico e japonês;[51] já outros países como Espanha e Alemanha, permitem seu uso de forma restrita para casos específicos.[49] Outro efeito colateral que compromete seu uso em UTI é a associação dose-dependente com injúria renal aguda, além de poder também estar associado a uso prologando de drogas vasopressoras.[48] Em contraste com estudos internacionais, um estudo brasileiro de 2019 não demonstrou a presença de efeitos colaterais significativos com o uso de dipirona em ambiente de terapia intensiva, demonstrando, pelo contrário, benefícios como a redução do consumo de opioides e tempo menor de ventilação mecânica.[52] Uma metanálise também demonstrou pontos positivos para o uso da dipirona em pacientes oncológicos, apresentando perfil de efeitos colaterais a longo prazo mais toleráveis do que com o uso de anti-inflamatórios não esteroides (AINEs).[53]

Paracetamol

O paracetamol (acetaminofeno) tem sido amplamente empregado como uma medicação adjuvante para controle de dor em UTI e diversos estudos demonstraram a redução do consumo de opioides a partir do uso do paracetamol.[54] O mecanismo de ação do paracetamol se baseia principalmente na inibição da enzima COX no SNC, o que culmina em menor produção de prostaglandinas mediadoras de dor; outros possíveis sítios de ação do acetaminofeno são receptores endocanabinoides e vias serotoninérgicas descendentes.[55] Sua dosagem mais comumente utilizada é de 1 g a cada 6 horas,[5] sendo seu uso estimulado por VO, retal ou por IV (forma de administração que recentemente chegou ao Brasil).

Um estudo prévio com 194 crianças de 0 a 3 anos demonstrou a segurança dessa medicação como analgésico na população pediátrica que necessita de cuidados intensivos, demonstrando também uma importante redução no consumo de opioides.[56] Uma revisão sistemática apresentou resultados conflitantes no contexto de UTI neonatais e uso de paracetamol isolado como medicação analgésica, sendo sua maior eficácia na redução do consumo de opioides, mas não como analgésico isolado.[57]

Outro efeito benéfico demonstrado em um estudo com 121 pacientes de pós-operatório de cirurgia cardíaca foi o uso do paracetamol com adjuvante analgésico associado a propofol ou dexemedetomidina resultando em menor incidência de *delirium* pós-operatório no ambiente de terapia intensiva.[58] O uso de paracetamol como adjuvante em UTI parece apresentar melhores benefícios em pacientes que tenham maior risco de desenvolver náuseas e vômitos ou íleo metabólico com uso de opioides (p. ex., cirurgias abdominais de grande porte).[5]

Um dos problemas do uso de acetaminofeno em UTI é seu principal efeito colateral, a insuficiência hepática aguda, uma patologia que exige urgência em seu tratamento com suporte hemodinâmico, respiratória e renal, e administração de N-acetilcisteína, e em casos graves, considerar o transplante hepático.[59] Outros pontos deletérios a se pensar durante o uso de paracetamol em UTI são a ocorrência de hipotensão que pode acometer até metade dos pacientes que realizaram seu uso; e seu custo que pode ser elevado a depender da via de administração desejada e da disponibilidade de formulações venosas.[5]

Anti-inflamatórios não esteroides

O mecanismo de ação dos AINEs se baseia na inibição da enzima COX em suas isoformas 1 e 2, assim gerando seus efeitos sistêmicos os anti-inflamatórios, analgésicos e antitérmicos.[60] A inibição seletiva da COX 1 está comumente associada a um dos principais efeitos adversos do uso de AINEs, o desenvolvimento de lesões da mucosa gástrica; já a inibição seletiva da COX 2 gera os efeitos anti-inflamatórios e analgésicos desejados com o uso de AINEs, mas este também está associado ao desenvolvimento de doenças cardiovasculares.[60] Estudos sugerem que o uso pontual e por curtos períodos de tempo de AINEs, principalmente os seletivos para COX 2, traz benefício para o controle álgico de pacientes em terapia intensiva, associando-se também a menor consumo de opioides, mas seu uso deve ser feito com cautela em razão dos efeitos adversos.[60]

O uso de AINEs como medida analgésica é, em sua grande maioria, seguro, mas no ambiente de terapia intensiva, onde os pacientes podem se encontrar malperfundidos, sépticos, com disfunção cardíaca prévia entre outras patologias, pode precipitar a ocorrência de efeitos colaterais. A redução na síntese de prostaglandinas provocada pelo uso de AINEs causa isquemia e hipofluxo renal, o que pode acarretar injúria renal aguda. A dose, o tipo de medicamento e a duração do tratamento são os principais fatores associados ao desenvolvimento dessa complicação.[61] Outra complicação comum com uso de AINEs, especialmente os inibidores não seletivos da enzima COX, é a ocorrência de úlceras pépticas, sendo que que a inibição da isoforma COX 1 reduz produção de prostaglandinas e a proteção da mucosa gástrica, precipitando o surgimento de lesões nessa mucosa. É evidenciado que os AINEs com menor risco de desenvolvimento para lesão de mucosa gástrica são os seletivos para COX 2, da "família" *coxibes*, como o celecoxibe e parecoxibe.[62]

Estratégias atuais com as quais se deve sempre ter atenção ao se prescrever AINEs para pacientes de terapia intensiva são:

1. Ressuscitação volêmica precoce e adequadamente guiada por metas
2. Controle diário de função renal com dosagem de creatinina.
3. Profilaxia de úlcera gástrica por estresse com inibidores da bomba de prótons.
4. Utilizar a menor dose e pelo menor período de tempo possível, de preferência menos do que 5 dias.[60]

Ao seguir essas orientações, o uso dessa classe se torna uma possibilidade no arsenal de medicamentos para controle álgico em um ambiente de UTI.

Cetamina

Um analgésico dissociativo com efeito dose dependente, a cetamina, vem se mostrando cada vez mais uma opção viável para uma analgesia multimodal em contexto de terapia intensiva. Seu principal sitio de ação se concentra em receptores NMDA, mas sua ação também já foi demonstrada em outros receptores como: colinérgicos nicotínicos; muscarínicos; monoaminérgicos; e opioides.[63] Apresenta duração de ação de aproximadamente 30 a 45 minutos com rápido início de ação. Suas ações consistem em uma sedação dissociativa com amnésia anterógrada e analgesia, não provocando alterações significativas no padrão respiratório.[33] Doses para infusão contínua dessa medicação variam de 1 a 5 mg/kg/hora, podendo chegar a valores menores quando se buscar somente efeito analgésico.[64]

Pacientes que utilizaram altas doses de opioides em infusão contínua se demonstraram como uma população altamente susceptível aos benefícios do uso de cetamina em infusão contínua em UTI em razão de seu potencial de auxiliar na redução do consumo de opioides em pacientes que apresentam hiperalgia induzida por drogas.[65]

A cetamina também parece estar associada à redução da disfunção cognitiva pós-operatória, mas a interação de infusões contínuas ou bólus único de cetamina com a incidência de *delirium* em UTI ainda permanece incerta, sendo necessários mais estudos para validar seu uso nesse cenário.[65] Em pacientes neurocríticos, o uso de cetamina foi, por muitos anos, controverso por causa de estudos antigos demonstrarem o aumento da pressão intracraniana (PIC) a partir do seu uso, mas revisões sistemáticas mais recentes evidenciaram a segurança do uso dessa medicação sem alterações significativas na PIC, constituindo-se numa alternativa para analgossedação em pacientes neurocríticos.[66]

O uso de cetamina em doses analgésicas (abaixo da dose dissociativa) como um adjuvante a terapias padrões de analgesia e sedação em UTI se torna uma opção viável em razão de sua estabilidade cardiovascular e com mínima alteração em padrão respiratório.[64,67]

Lidocaína

Pertencente à classe amida dos anestésicos locais e considerada um antiarrítmico de classe I, a lidocaína tem efeitos analgésicos e anti-inflamatórios. Igualmente a todos outros anestésicos locais, seu mecanismo de ação se baseia no bloqueio de canais de sódio.[68]

O uso IV desse anestésico em infusões contínuas demonstrou benefício em pacientes cirúrgicos, em pós-operatório de cirurgias abdominais de grande porte, com retorno mais rápido da função intestinal, menor tempo de internação e menor consumo de opioides.[68] Em contexto de UTI, o uso de lidocaína IV demonstrou-se um interessante adjuvante no tratamento da dor aguda, principalmente em pacientes refratários a opioides.[69]

Uma das vantagens desse anestésico local são as suas múltiplas vias de administração, uma recente revisão sistemática em pacientes submetidos à cirurgia cardíaca demonstrou uma redução em índices de dor e no consumo de opioides a partir do uso tópico de lidocaína como na sua administração intrapleural durante o intraoperatório.[70]

A presença de disfunção cognitiva pós-operatória mostra-se uma entidade cada vez mais comum em UTI; com o objetivo de reduzir esse evento, uma recente revisão sistemática demonstrou que o uso de lidocaína IV demonstrou menores incidência e gravidade de disfunção cognitiva nesses pacientes.[71] Outro uso interessante da lidocaína em contexto de anestesiologia e de terapia intensiva é em período de extubação no qual pacientes que apresentam maior risco de desenvolver laringoespasmos, uma complicação potencialmente fatal, podem receber infusões IV profiláticas de lidocaína com objetivo de reduzir a incidência dessa grave complicação.[72]

Apesar de estudos demonstrarem o benefício do uso desse agente, o risco de toxicidade sistêmica por anestésicos locais (LAST, do inglês local *anesthetic systemic toxicity*) exige monitorização constante dos níveis plasmáticos de lidocaína, pois níveis séricos > 5 mg/mL podem causar alterações no SNC como convulsões focais, *status epilepticus*, coma e até parada cardiorrespiratória.[68]

Dexmedetomidina

A classe dos agonistas adrenérgicos alfa 2 é composta pela clonidina e a dexmedetomidina, essa última sendo bem mais seletiva para os receptores alfa 2 (1620:1) em comparação à clonidina (220:1). Receptores adrenérgicos alfa 1 neutralizam os efeitos sedativos alfa 2; por essa razão, a maior seletividade da dexmedetomidina promove efeito sedativo mais pronunciado.[73] A ação analgésica ocorre por meio da ativação de receptores alfa 2 no *locus ceorelus*, que promovem uma redução do segundo mensageiro AMP cíclico (AMPc) mediante a inibição da enzima adenililciclase, o que resultará em uma hiperpolarização celular. No *locus ceorelus*, também se encontra a origem da via adrenérgica meduloespinhal descendente, que é um ponto crucial na neurotransmissão nociceptiva, e a ativação dessas áreas pode promover uma redução no disparo de neurônios nociceptores estimulados por fibras A e C periféricas, associada também à inibição de seus neurotransmissores.[74]

A ativação de receptores alfa 2 adrenérgicos periféricos promovem uma ação simpaticolítica que resulta principalmente em bradicardia e hipotensão, mas a administração rápida pode cursar com hipertensão transitória por ação vasoconstritiva direta. Uma grande vantagem de seu uso em pacientes críticos é a mínima depressão da função respiratória.[75]

Em virtude de sua rápida distribuição plasmática com metabolismo hepático, pacientes hipoalbuminêmicos, hepatopatas ou com patologias que resultam em baixo débito cardíaco podem ter a farmacocinética da dexmedetomidina significativamente alterada.[75]

Apesar de suas propriedades analgésicas, o grande uso de dexmedetomidina em UTI se encontra como uma alternativa aos clássicos benzodiazepínicos que estão associados a maior incidência de agitação, *delirium* e distúrbios cognitivos. Por sua ação *locus ceorelus* não dependente do sistema GABAérgico, a dexmedetomidina promove sedação semelhante ao sono fisiológico, com padrões de onda eletroencefalográficas semelhantes ao estágio 2 do sono, podendo promover uma "sedação cooperativa" ou, como descrita em alguns estudos, "sedação consciente".[73]

Gabapentinoides

Gabapentina e pregabalina, as duas principais medicações da classe dos gabapentinoides, originalmente descritas como anticonvulsivantes, podem ser administradas como adjuvantes analgésicos em UTI, com importante notoriedade em contexto de dores neuropáticas.[38]

O mecanismo de ação desses medicamentos se baseia na sua interação com canais de cálcio dependentes de voltagem, especialmente na membrana pré-sináptica reduzindo a liberação de neurotransmissores excitatórios (glutamato e norepinefrina).[76] Em virtude de seu perfil farmacocinético de absorção mais previsível, o uso de pregabalina é preferível, sendo o esquema posológico mais comumente utilizado: 75 mg a 150 mg VO, 1 ou 2 vezes/dia.[38] Os efeitos colaterais mais comuns do uso dos gabapentinoides se resumem a alterações visuais, tontura e graus variáveis de sedação.[5,38]

O uso de gabapentinoides já é validado para quadro de dores neuropáticas ou em contexto cirúrgicos para seu uso tanto no pré como no pós-operatório de cirurgias torácicas, cardíacas e oncológicas, com redução do consumo de opioides e menores escores álgicos, além do bom perfil de segurança em doses usuais.[77-79]

DOR E *DELIRIUM*

Definições de *delirium*

A dor e o *delirium* são complicações prevalentes nas UTIs, que afetam o bem-estar e a recuperação dos pacientes. Embora muitas vezes tratadas como condições separadas, elas frequentemente coexistem e compartilham fatores etiológicos e mecanismos fisiopatológicos, como inflamação e alterações neuroquímicas. A dor não gerenciada de modo adequado pode agravar o *delirium*, aumentando a morbidade, prolongando o tempo de ventilação mecânica e piorando os desfechos clínicos gerais.[5,9]

O *delirium* é definido como um distúrbio agudo e flutuante na atenção e cognição, frequentemente associado a alterações no nível de consciência. Trata-se de uma síndrome neuropsiquiátrica aguda causada por uma disfunção transitória do SNC. Sua fisiopatologia é multifatorial e envolve desde fatores predisponentes (p. ex., idade, demência e etilismo), até alterações em neurotransmissores, inflamação sistêmica, estresse metabólico e alterações na barreira hematoencefálica.[5,10,11]

O *delirium* em UTI é subdiagnosticado, sobretudo em sua forma hipoativa, que pode ser confundida com depressão ou sedação excessiva. A avaliação clínica pode não ser suficiente por causa de características flutuantes dos sintomas e pelo uso de sedativos. O reconhecimento do *delirium* na UTI deve ser sistemático e com base em ferramentas validadas para seu rastreamento. A detecção precoce e o manejo adequado do *delirium* impactam diretamente na redução de complicações e resultam em melhor recuperação funcional dos pacientes após a alta da UTI.[10,12]

Epidemiologia do *delirium*

A incidência de *delirium* em pacientes críticos em UTI varia de 33% até mais de 80%, dependendo da população e do critério diagnóstico utilizado. As incidências em populações específicas de pacientes incluem:[5,10-13]

- 9,2% em pacientes não ventilados em UTIs cirúrgicas.
- 91% em pacientes com câncer sob ventilação mecânica.
- Até 80% em pacientes sob ventilação mecânica na UTI.
- 54,9% dos pacientes com *delirium* apresentaram o subtipo misto.
- 43,5% dos pacientes com *delirium* apresentaram o subtipo hipoativo.

Os fatores de risco para o *delirium* em pacientes críticos são múltiplos e geralmente estão interrelacionados (Quadro 3). Podem ser divididos em fatores predisponentes (modificáveis e não modificáveis) e fatores precipitantes (relacionados ao ambiente ou ao tratamento médico na UTI).

Quadro 3 – Fatores de risco para o *delirium* em pacientes críticos

Fatores predisponentes	**Fatores precipitantes**	
Idade avançada	Distúrbios metabólicos	Anticolinérgicos
Distúrbio cognitivo prévio	Uso de benzodiazepínicos	Ventilação mecânica
Múltiplas comorbidades	Hipotensão	Controle inadequado de dor
Fragilidade	Uso de opioides	Corticosteroides
Uso de álcool e drogas	Sepse	Distúrbios do sono
Doença de alta gravidade	Sedação profunda	Cirurgia (abdominal, cardíaca, quadril)

Fonte: Adaptado de Hayhurst CJ, Pandharipande PP, Hughes CG, 2016.

O reconhecimento dos grupos de maior risco é essencial para a implementação de estratégias preventivas e terapêuticas, visando minimizar as consequências a longo prazo e melhorar os desfechos dos pacientes críticos.[14]

Fisiopatologia

O *delirium* é um distúrbio neuropsiquiátrico complexo, resultante de múltiplas alterações neuroquímicas, inflamatórias e metabólicas que comprometem a função cerebral. A fisiopatologia do *delirium* ainda não é compreendida em sua totalidade, teoricamente envolvendo diversos fatores, como disfunções neuroquímicas, inflamação sistêmica, disfunção da barreira hematoencefálica, hipóxia cerebral, distúrbios metabólicos e outros. Entender esses mecanismos permite melhores prevenção e tratamento da condição em pacientes críticos, com foco no controle de inflamação, otimização da oxigenação e uso racional de medicamentos.[14-16]

O cérebro funciona por meio de um equilíbrio preciso entre neurotransmissores excitatórios e inibitórios. No *delirium*, há uma disfunção desse equilíbrio, ocasionando déficits cognitivos, confusão e alterações comportamentais.[10,15]

O sistema colinérgico é um dos principais moduladores da atenção, memória e cognição. Uma redução na atividade colinérgica pode gerar dificuldades na atenção e no processamento de informações. O uso de fármacos anticolinérgicos está associado diretamente ao desenvolvimento de *delirium*. A dopamina desempenha papel na regulação do comportamento e consciência. A hiperatividade do sistema dopaminérgico está vinculada ao *delirium* hiperativo, causando sintomas como agitação e alucinações. Os sistemas GABAérgico e glutamaérgico são fundamentais para o equilíbrio excitatório e inibitório cerebral. O uso de benzodiazepínicos aumenta a atividade do ácido gama-aminobutírico (GABA), predispondo ao desenvolvimento de *delirium*, principalmente em idosos. A toxicidade glutamaérgica decorrente de hipóxia cerebral pode agravar a disfunção neuronal, resultando em *delirium*.[5,11,16]

A inflamação sistêmica, desencadeada por sepse, trauma ou cirurgia, libera citocinas que atravessam a barreira hematoencefálica e contribuem para a neuroinflamação. Isso afeta a função cerebral e agrava os sintomas do *delirium*. A disfunção da barreira hematoencefálica também facilita a entrada de substâncias inflamatórias no cérebro, exacerbando o quadro.[10,14,15]

A hipóxia cerebral e o estresse oxidativo gerados pela inflamação sistêmica e pela perfusão inadequada de oxigênio também desempenham papéis críticos na fisiopatologia do *delirium*. Esses fatores podem prejudicar a função cognitiva e intensificar os sintomas, especialmente em pacientes com insuficiência respiratória e complicações metabólicas.[15,16]

Os diferentes fatores envolvidos no *delirium* interagem de maneira complexa para produzir o quadro clínico. A inflamação sistêmica pode provocar disfunção da barreira hematoencefálica, facilitando a entrada de citocinas inflamatórias no cérebro e comprometendo a neurotransmissão colinérgica e dopaminérgica. A hipóxia cerebral pode agravar a disfunção da neurotransmissão glutamatérgica e aumentar a produção de radicais livres, resultando em dano neuronal. A interação entre neurotransmissores alterados e a resposta inflamatória pode resultar em diferentes subtipos de *delirium* (hiperativo, hipoativo ou misto).[5,16-18]

As implicações clínicas da fisiopatologia do *delirium* são cruciais para a abordagem terapêutica dos pacientes críticos. O entendimento das disfunções neuroquímicas sugere que a modulação dos sistemas neurotransmissores pode ser um alvo importante no tratamento. Por exemplo, evitar o uso de fármacos anticolinérgicos e benzodiazepínicos, que agravam a disfunção colinérgica e GABAérgica, pode ajudar a prevenir o *delirium*. Além disso, a inflamação sistêmica e a disfunção da barreira hematoencefálica ressaltam a necessidade de controle rigoroso de condições como sepse, trauma e disfunção orgânica, minimizando a neuroinflamação. O manejo da hipóxia cerebral e o controle rigoroso dos níveis de glicose também são fundamentais para reduzir o risco de *delirium*. Em conjunto, uma abordagem multidisciplinar que inclua a prevenção da hipoxia, o controle da dor e a gestão dos fatores predisponentes pode melhorar significativamente os desfechos clínicos, reduzir a gravidade do *delirium* e diminuir o tempo de internação na UTI.[5,9,15,16]

Escalas diagnósticas para *delirium*

O diagnóstico do *delirium* na UTI é um desafio clínico significativo em razão de sua apresentação heterogênea e da complexidade do ambiente crítico. Os pacientes internados na UTI frequentemente apresentam múltiplos fatores predisponentes e precipitantes para o *delirium*, como doenças graves, uso de sedativos, ventilação mecânica, distúrbios metabólicos e inflamação sistêmica. Além disso, a condição pode se manifestar de forma sutil e flutuante, dificultando sua identificação, especialmente nos casos de *delirium* hipoativo, em que os sintomas podem ser confundidos com depressão ou efeitos colaterais de medicamentos.[19]

A importância do diagnóstico precoce reside no fato de que o *delirium* está associado a piores desfechos clínicos, incluindo aumento da mortalidade, maior tempo de internação, complicações neurológicas e risco aumentado de comprometimento cognitivo persistente após a alta hospitalar. Dessa forma, a detecção rápida e precisa do *delirium* é fundamental para a implementação de intervenções que possam minimizar suas complicações.[13,20]

O diagnóstico é essencialmente clínico e baseia-se na observação dos sintomas característicos. No entanto, como muitos pacientes nas UTIs estão sedados ou em ventilação mecânica, o reconhecimento do *delirium* pode ser dificultado. Além disso, diagnósticos diferenciais como encefalopatia metabólica, efeitos de sedativos e doenças neurológicas primárias podem mimetizar ou coexistir com o *delirium*. A condição é detectada por critérios clínicos específicos, como os descritos na 5ª edição do *Manual Diagnóstico e Estatístico de Transtornos Mentais* (DSM-5) e é frequentemente avaliada com ferramentas como o *Confusion Assessment Method for the ICU* (CAM-ICU) ou *Intensive Care Delirium Screening Checklist* (ICDSC). O uso dessas ferramentas de rastreamento específicas ajuda a identificar a condição de maneira precoce e padronizada.[5,13,17,20]

O DSM-5[17] define o *delirium* como um distúrbio neurocognitivo agudo, caracterizado pelos seguintes critérios:

- *Critério A:* déficit na atenção e consciência
  - O paciente apresenta redução da capacidade de manter, direcionar, focar e alternar a atenção.
  - Há diminuição da consciência quanto ao ambiente.
- *Critério B:* desenvolvimento agudo e curso flutuante
  - Os sintomas surgem rapidamente (horas a poucos dias).
  - A gravidade dos sintomas flutua ao longo do dia
- *Critério C:* alteração cognitiva adicional
  - Pode incluir déficits de memória recente, desorientação, alteração na linguagem ou distúrbios perceptivos (p. ex., alucinações ou ilusões).
- *Critério D:* exclusão de outros transtornos neurocognitivos
  - As perturbações descritas nos critérios A e C não podem ser mais bem-explicadas por doenças preexistentes, como demência ou transtornos psiquiátricos.
- *Critério E:* evidência de uma causa subjacente
  - O delirium é atribuído a uma condição médica subjacente, intoxicação ou abstinência de substâncias, exposição a toxinas ou múltiplas etiologias.

O **CAM-ICU** é um método amplamente utilizado para avaliar *delirium* em pacientes críticos, incluindo aqueles sob ventilação mecânica e sob sedação leve. Ele avalia quatro critérios e, para que o *delirium* seja diagnosticado, os critérios 1 e 2 devem estar presentes, além de pelo menos um entre os critérios 3 ou 4.[5,20]

- *Critério 1:* início agudo ou curso flutuante
  - O *delirium* se caracteriza por início **súbito** e por apresentar mudanças ao longo do dia.
  - Deve-se verificar se houve alterações no estado mental do paciente nas últimas 24 horas.
- *Critério 2:* déficit de atenção
  - Avalia-se se o paciente tem **dificuldade em manter a atenção**.
  - Um método comum para avaliar o déficit de atenção é pedir ao paciente que pressione a mão do avaliador ao ouvir determinada letra (p. ex., durante a leitura das letras "SAVEAHAART", o paciente deve apertar a mão apenas ao ouvir a letra "A"). Se cometer mais de **três erros**, o critério é considerado positivo.

- *Critério 3:* pensamento desorganizado
  - *Avalia-se a* **coerência das respostas do paciente**.
  - Perguntas simples como "uma pedra flutua na água?" ou "tem peixes no mar?" ajudam a identificar alterações no raciocínio. Respostas ilógicas indicam **pensamento desorganizado**.
- *Critério 4:* alteração do nível de consciência
  - *Utiliza-se a* **escala de sedação e agitação de Richmond (RASS)**.
  - *Se o paciente apresentar qualquer pontuação diferente de* **0 (alerta e calmo)**, *considera-se alteração do nível de consciência.*

O CAM-ICU tem sensibilidade de 75% e especificidade de 95%, sendo a ferramenta mais específica para detecção de *delirium*. Ele permite diagnóstico rápido e repetitivo, o que auxilia na detecção precoce, além de reduzir o subdiagnóstico, especialmente do *delirium* hipoativo. No entanto, pode ser menos eficaz em pacientes profundamente sedados (RASS -4 a -5).[5,20]

O ICDSC é outra ferramenta validada para a triagem de *delirium* **em pacientes internados na UTI**, incluindo aqueles sob sedação e ventilação mecânica. Diferentemente do **CAM-ICU**, que oferece diagnóstico mais dicotômico (*delirium* presente ou ausente), o **ICDSC** fornece **pontuação gradativa**, permitindo monitoramento da gravidade e da evolução do quadro. Ele consiste na avaliação de oito itens clínicos ao longo de 24 horas. Cada item recebe 1 ponto, se presente, ou nenhum ponto, se ausente. Caso o paciente apresente de 0 a 3 pontos, há baixo risco de *delirium*.[5,20] Pontuação maior ou igual a 4 indicam *delirium* provável. Quanto maior a pontuação, maior a gravidade. Os itens são:

- *Nível alterado de consciência:* usa-se a RASS para avaliar se o paciente está hipoativo, hiperativo ou flutuante.
- *Início agudo e curso flutuante:* o quadro clínico mudou nas últimas 24 horas? Há piora intermitente?
- *Déficit de atenção:* o paciente responde adequadamente a comandos simples e consegue manter a atenção?
- *Desorientação:* o paciente demonstra confusão quanto ao tempo, espaço ou à identidade?
- *Alucinações ou ilusões:* o paciente apresenta alucinações visuais/auditivas ou interpretações errôneas do ambiente?
- *Agitação ou retardo psicomotor:* o paciente está inquieto, agressivo ou, ao contrário, extremamente lento e inerte?
- *Fala incoerente ou pensamento desorganizado:* o discurso é desorganizado, desconexo ou sem lógica?
- *Distúrbios do ciclo sono-vigília:* o paciente tem sono fragmentado, inversão do ciclo circadiano ou sonolência excessiva?

O ICDSC tem a capacidade de avaliar a gravidade do *delirium* ao longo do tempo, sendo mais sensível para detectar *delirium* hipoativo, especialmente em pacientes sedados ou em ventilação mecânica. Além disso, seu escore gradativo permite monitoramento contínuo, auxiliando na identificação precoce de piora clínica. No entanto, suas limitações incluem menor especificidade em comparação ao CAM-ICU, podendo gerar falsos positivos, além da necessidade de observação contínua da equipe por 24 horas para uma avaliação precisa. Outro desafio é a subjetividade na interpretação de alguns critérios, o que pode impactar a reprodutibilidade dos resultados entre diferentes avaliadores.[5,11]

O uso de escalas estruturadas melhora a qualidade da assistência e reduz o impacto negativo do *delirium* na recuperação dos pacientes críticos. Tanto o CAM-ICU como o ICDSC são ferramentas recomendadas por diretrizes internacionais que facilitam a detecção sistemática e reprodutível do *delirium*, promovendo abordagem padronizada e com base em evidências. A implementação dessas ferramentas na rotina da UTI permite que a equipe de Saúde identifique precocemente os fatores precipitantes do *delirium*, possibilitando intervenções direcionadas como ajustes na sedação, controle da dor, reorientação cognitiva e medidas para melhorar o ciclo sono-vigília.[5,11]

Subtipos de *Delirium*

O *delirium* pode se manifestar de diferentes formas e é classificado pelo DSM-5 em três subtipos principais, de acordo com a atividade motora: hiperativo; hipoativo; e misto. Essa diferenciação é essencial, pois influencia o diagnóstico, a abordagem terapêutica e os desfechos clínicos dos pacientes críticos.[5,11,17]

O *delirium* hiperativo é caracterizado por um estado de agitação e de inquietação, frequentemente associado a comportamento agressivo e resistência à equipe médica. Os pacientes podem apresentar alucinações e delírios paranoides, além de tentativas de remoção dos dispositivos invasivos, como tubos endotraqueais, sondas e cateteres. Esse subtipo é mais facilmente reconhecido, pois os sintomas são mais evidentes; no entanto, seu manejo pode ser desafiador uma vez que a contenção física e o uso inadequado de sedativos podem agravar o quadro e prolongar o tempo de ventilação mecânica e a internação.[10,11,17]

Já o *delirium* hipoativo se apresenta de forma mais discreta e, por isso, frequentemente é subdiagnosticado. Os pacientes parecem letárgicos, apáticos e com pouca interação com o ambiente. Muitas vezes, há diminuição do nível de consciência e lentificação dos movimentos, o que pode ser confundido com depressão ou sedação excessiva. Esse subtipo está associado a piores desfechos, incluindo maior tempo de internação, maior risco de mortalidade e declínio cognitivo persistente após a alta.[10,11,17]

O *delirium* misto é marcado pela alternância entre períodos de agitação e letargia, combinando características dos dois subtipos anteriores. Essa flutuação pode ocorrer ao longo do dia ou durante toda a internação, tornando o diagnóstico mais desafiador. Esse subtipo é frequentemente associado a quadros clínicos mais graves e a pior evolução dos pacientes. Em decorrência da imprevisibilidade dos sintomas, exige um monitoramento rigoroso e intervenções individualizadas para reduzir as complicações associadas.[10,11,17]

Reconhecer os diferentes subtipos do *delirium* é essencial para a conduta adequada na UTI. O *delirium* misto é o subtipo mais frequente, ocorrendo em 54,9% dos pacientes acometidos. Por sua natureza flutuante, requer abordagem dinâmica e vigilância constante. O subtipo hipoativo é o segundo mais frequente, ocorrendo em 43,5% dos casos, e exige atenção redobrada para evitar atrasos no diagnóstico e na intervenção. O *delirium* hiperativo puro é o menos frequente (1,6%) e demanda estratégias para controlar a agitação sem comprometer a segurança do paciente.[5,21]

Prevenção e tratamento

A prevenção do *delirium* na UTI pode ser realizada por meio de estratégias não farmacológicas que se mostram eficazes na redução da incidência e gravidade da condição. A mobilização precoce ajuda a evitar fraqueza muscular e o comprometimento neurológico, reduzindo o tempo de internação e de ventilação mecânica. A reorientação cognitiva, por meio da comunicação frequente e da manutenção de objetos familiares, auxilia na redução da confusão mental. O controle ambiental, ajustando-se luz e ruído para preservar o ciclo circadiano, também é essencial, assim como o suporte familiar que promove conforto emocional e melhora a percepção do paciente sobre seu ambiente.[5,10,11]

A contenção física deve ser evitada sempre que possível, sendo indicada apenas em situações restritas, quando o paciente representa risco iminente para si mesmo ou para a equipe de Saúde e outras alternativas falharam. Seu uso pode exacerbar o *delirium*, aumentar a agitação e gerar complicações, como lesões musculoesqueléticas e psicológicas. Medidas como maior supervisão da equipe, envolvimento da família e ajuste da abordagem terapêutica devem sempre ser priorizadas antes de se recorrer à contenção física, garantindo que seu uso seja o mais breve possível e acompanhado de reavaliação contínua.[11,12]

Além disso, a redução da sedação e a otimização do desmame ventilatório são fundamentais para minimizar o risco de *delirium*. A sedação deve ser reavaliada continuamente e ajustada de modo cuidadoso, evitando sedação excessiva e o uso de benzodiazepínicos e priorizando agentes com menor impacto cognitivo, como a dexmedetomidina. A interrupção diária da sedação permite avaliar a real necessidade de mantê-la e favorece o despertar precoce, reduzindo o tempo de ventilação mecânica. O desmame ventilatório estruturado, realizado por meio de testes diários de respiração espontânea, acelera a retirada da ventilação e diminui complicações associadas à sedação prolongada.[12]

O protocolo ABCDEF, amplamente utilizado na terapia intensiva, aborda o manejo da dor como um de seus pilares fundamentais, reconhecendo que a dor malcontrolada é um fator de risco significativo para o desenvolvimento de *delirium* e outros desfechos negativos. A etapa "A" do protocolo enfatiza a necessidade de avaliação sistemática da dor por meio de escalas validadas, como a CPOT e a BPS, garantindo que o tratamento seja individualizado e eficaz. Além disso, a escolha dos analgésicos na etapa "C" deve priorizar estratégias multimodais que reduzam a necessidade de opioides e minimizem seus efeitos colaterais. O controle adequado da dor também facilita a mobilização precoce, melhora a qualidade do sono e reduz a necessidade de sedação profunda, integrando-se às demais etapas do protocolo para otimizar a recuperação do paciente crítico e reduzir a incidência de *delirium*. A aplicação dessas medidas tem demonstrado impacto positivo na redução da incidência e duração do *delirium*, além de contribuir para melhores desfechos funcionais e menor tempo de internação.[5,9,12]

O uso de medicamentos no manejo do *delirium* deve ser criterioso e reservado para situações em que os sintomas comprometem a segurança do paciente ou interferem na continuidade do tratamento. Em casos de agitação grave, os antipsicóticos podem ser considerados, sendo o haloperidol um dos mais utilizados em virtude de sua ação sobre os sintomas psicóticos e de ausência de efeito sedativo significativo. No entanto, seu uso deve ser monitorado de perto, pois pode causar efeitos adversos como prolongamento do intervalo QT e sintomas extrapiramidais. Alternativas como a quetiapina e a olanzapina podem ser empregadas em pacientes que necessitam de um perfil sedativo mais leve e de uma menor interferência na função cognitiva, embora também exijam acompanhamento rigoroso quanto a seus efeitos metabólicos e cardiovasculares. Ainda assim, o uso prolongado de antipsicóticos não é recomendado, e a descontinuação deve ser feita assim que os sintomas agudos forem controlados.[11,12]

A dexmedetomidina tem se mostrado opção mais segura para pacientes críticos, especialmente aqueles sob ventilação mecânica, pois promove sedação leve sem causar depressão respiratória e apresenta menor impacto negativo sobre a função cognitiva. Seu uso pode, ainda, reduzir a incidência e a duração do *delirium*, além de possibilitar um estado de sedação responsiva no qual o paciente mantém a capacidade de interagir com o ambiente. Entretanto, a dexmedetomidina não está isenta de riscos, sendo seus principais efeitos adversos a bradicardia e a hipotensão, o que exige monitorização cuidadosa, especialmente em pacientes instáveis hemodinamicamente. Em todos os casos, a decisão pelo uso de fármacos deve ser individualizada, considerando-se os riscos e benefícios para cada paciente, e sempre acompanhada de estratégias não farmacológicas para potencializar a recuperação do estado cognitivo.[12]

O manejo adequado da dor e do *delirium* em pacientes críticos é essencial para melhorar os resultados na terapia intensiva e pode ser alcançado por meio da combinação de estratégias baseadas em evidências que incluem intervenções não farmacológicas e o uso criterioso de medicamentos. A abordagem multidisciplinar, com o suporte da equipe assistencial e da família, é crucial para prevenir e tratar essas condições, promovendo a recuperação funcional e cognitiva dos pacientes. A contínua evolução das pesquisas oferece novas ferramentas e métodos para o diagnóstico precoce e tratamento personalizado, tornando o cuidado intensivo mais eficaz e garantindo não só a sobrevivência, mas também a qualidade de vida dos pacientes após a alta.

CONSIDERAÇÕES FINAIS

A dor é uma questão epidemiológica relevante, comum e subestimada que afeta a maioria dos pacientes em algum momento durante sua internação em UTIs. Populações de risco requerem atenção especial, com abordagens personalizadas para melhor avaliação e manejo. O reconhecimento precoce e o tratamento apropriado são fundamentais para melhorar os desfechos clínicos e a qualidade de vida dos pacientes. A introdução de ferramentas validadas é fundamental para melhorar a identificação e o manejo da dor, particularmente em pacientes não verbais. Dessa forma, abordar a dor em UTI exige abordagem sistemática, centrada no paciente e respaldada por protocolos clínicos que devem ser divulgados e treinados para participação de toda equipe multidisciplinar.

Referências bibliográficas

1. Lami T, Marchetti C, Pallavicini P, Carravetta M, Turi S. Pain monitoring and management in intensive care unit: a narrative review. ICU Manag Pract. 2024;24(3).
2. Pota V, Coppolino F, Barbarisi A, et al. Pain in intensive care: a narrative review. Pain Ther. 2022;11(2):359-67. doi: 10.1007/s40122-022-00366-0.
3. Zakeri H, Mahtosh P, Radmehr M, et al. Pain management strategies in intensive care unit: challenges and best practice. Galen medical journal. 2024;13:e3264. doi: 10.31661/GMJ.V12I.3264.
4. Tavares CLC, Pinheiro I de O, Brito MPA, et al. Avaliação e manejo da dor na unidade de terapia intensiva. Revista Contemporânea. 2023;3(6):5936-5954. doi: 10.56083/RCV3N6-065.
5. Devlin JW, Skrobik Y, Gélinas C, et al. Clinical practice guidelines for the prevention and management of pain, agitation/sedation, delirium, immobility, and sleep disruption in adult patients in the ICU. Crit Care Med. 2018;46(9):e825-e873. doi: 10.1097/CCM.0000000000003299.
6. Alves IG, Bezerra RD, Brito BB de. Incidência e impactos da dor em unidades de terapia intensiva: revisão sistemática. Brazilian Journal Of Pain. 2023;6(3). doi: 10.5935/2595-0118.20230084-pt.
7. Tsuruta R, Fujita M. Comparison of clinical practice guidelines for the management of pain, agitation, and delirium in critically ill adult patients. Acute Medicine & Surgery. 2018;5(3):207-212. doi: 10.1002/ams2.337.
8. Nordness MF, Hayhurst CJ, Pandharipande P. Current perspectives on the assessment and management of pain in the intensive care unit. J Pain Res. 2021;14:1733-44. doi: 10.2147/JPR.S256406.
9. Leong AY, Burry L, Fiest KM, Doig CJ, Niven DJ. Does pain optimisation impact delirium outcomes in critically ill patients? A systematic review and meta-analysis protocol. BMJ Open. 2024;14(1):e078395. doi: 10.1136/bmjopen-2023-078395.
10. Mart MF, Williams Roberson S, Salas B, Pandharipande PP, Ely EW. Prevention and management of delirium in the intensive care unit. Semin Respir Crit Care Med. 2021;42(1):112-26. doi: 10.1055/S-0040-1710572.
11. Hayhurst CJ, Pandharipande PP, Hughes CG. Intensive carc unit delirium: a review of diagnosis, prevention, and treatment. Anesthesiology. 2016;125(6):1229-41. doi: 10.1097/ALN.0000000000001378.
12. Arumugam S, El-Menyar A, Al-Hassani A, et al. Delirium in the intensive care unit. j emerg trauma shock. 2017;10(1):37-46. doi: 10.4103/0974-2700.199520.
13. Pandharipande PP, Patel MB, Barr J. Management of pain, agitation, and delirium in critically ill patients. Pol Arch Intern Med. 2014;124(3):114-123. doi: 10.20452/pamw.2136.
14. Slooter AJC, Van De Leur RR, Zaal IJ. Delirium in critically ill patients. Handb Clin Neurol. 2017;141:449-66. doi: 10.1016/B978-0-444-63599-0.00025-9.
15. Inouye SK, Westendorp RG, Saczynski JS. Delirium in elderly people. The Lancet. 2014;383(9920):911-22. doi: 10.1016/S0140-6736(13)60688-1.
16. Fan YY, Luo RY, Wang MT, Yuan CY, Sun YY, Jing JY. Mechanisms underlying delirium in patients with critical illness. Front Aging Neurosci. 2024;16. doi: 10.3389/fnagi.2024.1446523.
17. American Psychiatric Association. Diagnostic and statistical manual of mental disorders: DSM-5. 5. ed. (American Psychiatric Association, ed.); 2013.
18. Wu TT, Vernooij LM, Duprey MS, et al. Relationship between pain and delirium in critically Ill adults. Crit Care Explor. 2023;5(12):e1012. doi: 10.1097/CCE.0000000000001012.
19. Azevedo LCP de, et al. Medicina intensiva: abordagem prática. 5. ed. Manole; 2022.
20. Hajjar LA, et al. Medicina de emergência: abordagem prática. 18. ed. Manole; 2024.
21. Peterson JF, Pun BT, Dittus RS, et al. Delirium and its motoric subtypes: a study of 614 critically Ill patients. J Am Geriatr Soc. 2006;54(3):479-84. doi: 10.1111/j.1532--5415.2005.00621.x.
22. Seya MJ, Gelders SFAM, Achara OU, Milani B, Scholten WK. A First Comparison Between the Consumption of and the Need for Opioid Analgesics at Country, Regional, and Global Levels. J Pain Palliat Care Pharmacother. 2011;25(1):6-18. doi: 10.3109/15360288.2010.536307.
23. Barr J, Fraser GL, Puntillo K, et al. Clinical practice guidelines for the management of pain, agitation, and delirium in adult patients in the intensive care unit. Crit Care Med. 2013;41(1):263-306. doi: 10.1097/CCM.0b013e3182783b72.
24. Kotfis K, Zegan-Barańska M, Szydłowski Ł, Żukowski M, Ely WE. Methods of pain asses-

sment in adult intensive care unit patients - polish version of the CPOT (Critical Care Pain Observation Tool) and BPS (Behavioral Pain Scale). Anaesthesiol Intensive Ther. 2017;49(1):66-72. doi:10.5603/AIT.2017.0010.

25. Wojnar-Gruszka K, Sega A, Płaszewska-Żywko L, Wojtan S, Potocka M, Kózka M. Pain assessment with the BPS and CCPOT behavioral pain scales in mechanically ventilated patients requiring analgesia and sedation. Int J Environ Res Public Health. 2022;19(17):10894. doi: 10.3390/ijerph191710894.
26. Suzuki T. Does the combination use of two pain assessment tools have a synergistic effect? J Intensive Care. 2017;5(1):1. doi: 10.1186/s40560-016-0195-7.
27. Emsden C, Schäfer UB, Denhaerynck K, Grossmann F, Frei IA, Kirsch M. Validating a pain assessment tool in heterogeneous ICU patients: Is it possible? Nurs Crit Care. 2020;25(1):8-15. doi: 10.1111/nicc.12469.
28. Chiarotto A, Maxwell LJ, Ostelo RW, Boers M, Tugwell P, Terwee CB. Measurement properties of visual analogue scale, numeric rating scale, and pain severity subscale of the brief pain inventory in patients with low back pain: a systematic review. J Pain. 2019;20(3):245-263. doi: 10.1016/j.jpain.2018.07.009.
29. Heller GZ, Manuguerra M, Chow R. How to analyze the visual analogue scale: myths, truths and clinical relevance. Scand J Pain. 2016;13(1):67-75. doi: 10.1016/j.sjpain.2016.06.012.
30. Barbosa M de O. Características da dor neuropática em indivíduos com lesão medular: a propósito de diferentes instrumentos de avaliação. Universidade Estadual da Paraíba; 2014.
31. Payen JF, Bru O, Bosson JL, et al. Assessing pain in critically ill sedated patients by using a behavioral pain scale. Crit Care Med. 2001;29(12):2258-63. doi: 10.1097/00003246-200112000-00004.
32. Azevedo-Santos IF, Alves IGN, Cerqueira Neto ML de, Badauê-Passos D, Santana-Filho VJ, Santana JM de. Validação da versão Brasileira da escala comportamental de dor (Behavioral Pain Scale) em adultos sedados e sob ventilação mecânica. Brazilian Journal of Anesthesiology. 2017;67(3):271-7. doi: 10.1016/j.bjan.2015.11.006.
33. Gélinas C, Fillion L, Puntillo KA, Viens C, Fortier M. Validation of the critical-care pain observation tool in adult patients. American journal of critical care . 2006;15(4):420-7.
34. Marques R, Araújo F, Fernandes M, Freitas J, Dixe MA, Gélinas C. Validation testing of the european portuguese critical-care pain observation tool. Healthcare. 2022;10(6):1075. doi: 10.3390/healthcare10061075.
35. McCaffery M, Beebe A. Pain: clinical manual for nursing practice. 2. ed. (Mosby Yearbook, ed.); 1994.
36. Dehghani H, Tavangar H, Ghandehari A. Validity and reliability of behavioral pain scale in patients with low level of consciousness due to head trauma hospitalized in intensive care unit. Arch Trauma Res. 2014;3(1). doi: 10.5812/atr.18608.
37. Lee J, Jung J, Noh J, Yoo S, Hong Y. Perioperative psycho-educational intervention can reduce postoperative delirium in patients after cardiac surgery: a pilot study. Int J Psychiatry Med. 2013;45(2):143-158. doi: 10.2190/PM.45.2.D.
38. Harvin JA, Kao LS. Pain management in the surgical ICU patient. Curr Opin Crit Care. 2020;26(6):628-633. doi:10.1097/MCC.0000000000000773.
39. Devlin JW, Roberts RJ. Pharmacology of commonly used analgesics and sedatives in the ICU: benzodiazepines, propofol, and opioids. Crit Care Clin. 2009;25(3):431-49. doi: 10.1016/j.ccc.2009.03.003.
40. Young PJ, De Jong A. New insights into the comparative effectiveness of fentanyl and morphine infusions in ICU patients. am j respir crit care med. 2021;204(11):1243-5. doi: 10.1164/rccm.202109-2112ED.
41. Yan Y, Chen Y, Zhang X. The effect of opioids on gastrointestinal function in the ICU. Crit Care. 2021;25(1):370. doi: 10.1186/s13054-021-03793-1.
42. Mefford B, Donaldson JC, Bissell BD. The immunomodulatory effects of opioids and implications for intensive care unit populations. Pharmacotherapy: The Journal of Human Pharmacology and Drug Therapy. 2021;41(8):668-675. doi: 10.1002/phar.2602.
43. Lee M, Silverman SM, Hansen H, Patel VB, Manchikanti L. A comprehensive review of opioid-induced hyperalgesia. Pain Physician. 2011;14(2):145-161.
44. Swart LM, van der Zanden V, Spies PE, de Rooij SE, van Munster BC. The comparative risk of delirium with different opioids: a systematic review. Drugs Aging. 2017;34(6):437-443. doi: 10.1007/s40266-017-0455-9.
45. Fong HK, Sands LP, Leung JM. The role of postoperative analgesia in delirium and cognitive decline in elderly patients: a systematic review. Anesth Analg. 2006;102(4):1255-1266. doi: 10.1213/01.ane.0000198602.29716.53.

46. O'Neil CK, Hanlon JT, Marcum ZA. Adverse effects of analgesics commonly used by older adults with osteoarthritis: focus on non-opioid and opioid analgesics. Am J Geriatr Pharmacother. 2012;10(6):331-342. doi: 10.1016/j.amjopharm.2012.09.004.
47. Nagappa M, Weingarten TN, Montandon G, Sprung J, Chung F. Opioids, respiratory depression, and sleep-disordered breathing. Best Pract Res Clin Anaesthesiol. 2017;31(4):469-85. doi: 10.1016/j.bpa.2017.05.004.
48. Stueber T, Buessecker L, Leffler A, Gillmann HJ. The use of dipyrone in the ICU is associated with acute kidney injury. Eur J Anaesthesiol. 2017;34(10):673-680. doi: 10.1097/EJA.0000000000000627.
49. de Leeuw TG, Dirckx M, Gonzalez CA, Scoones GP, Huygen FJPM, de Wildt SN. The use of dipyrone (metamizol) as an analgesic in children: what is the evidence? A review. Pediatric Anesthesia. 2017;27(12):1193-1201. doi: 10.1111/pan.13257.
50. Hearn L, Derry S, Moore RA. Single dose dipyrone (metamizole) for acute postoperative pain. In: Derry S, ed. Cochrane Database of Systematic Reviews. John Wiley & Sons, Ltd; 2014. doi: 10.1002/14651858.CD011421.
51. Gillmann HJ, Reichart J, Leffler A, Stueber T. The antipyretic effectiveness of dipyrone in the intensive care unit: a retrospective cohort study. PLoS One. 2022;17(3):e0264440. doi: 10.1371/journal.pone.0264440.
52. Besen BAMP, Nassar Júnior AP, Lacerda FH, et al. Pain management protocol implementation and opioid consumption in critical care: an interrupted time series analysis. Rev Bras Ter Intensiva. 2019;31(4). doi: 10.5935/0103-507X.20190085.
53. Gaertner J, Stamer UM, Remi C, et al. Metamizole/dipyrone for the relief of cancer pain: a systematic review and evidence-based recommendations for clinical practice. Palliat Med. 2017;31(1):26-34. doi: 10.1177/0269216316655746.
54. Memis D, Inal MT, Kavalci G, Sezer A, Sut N. Intravenous paracetamol reduced the use of opioids, extubation time, and opioid-related adverse effects after major surgery in intensive care unit. J Crit Care. 2010;25(3):458-462. doi:10.1016/j.jcrc.2009.12.012.
55. Abdel SC, Ferreira GE, Dmitritchenko A, et al. The efficacy and safety of paracetamol for pain relief: an overview of systematic reviews. Medical Journal of Australia. 2021;214(7):324-31. doi: 10.5694/mja2.50992.
56. Zeilmaker-Roest G, de Vries-Rink C, van Rosmalen J, et al. Intermittent intravenous paracetamol versus continuous morphine in infants undergoing cardiothoracic surgery: a multi-center randomized controlled trial. Crit Care. 2024;28(1):143. doi: 10.1186/s13054-024-04905-3.
57. Ohlsson A, Shah PS. Paracetamol (acetaminophen) for prevention or treatment of pain in newborns. In: Ohlsson A, ed. Cochrane Database of Systematic Reviews. John Wiley & Sons, Ltd; 2014. doi: 10.1002/14651858.CD011219.
58. Subramaniam B, Shankar P, Shaefi S, et al. Effect of intravenous acetaminophen vs placebo combined with propofol or dexmedetomidine on postoperative delirium among older patients following cardiac surgery. JAMA. 2019;321(7):686. doi: 10.1001/jama.2019.0234.
59. Ledgerwood C, Villgran V, Mardirossian N, Dumont T, DiSilvio B. Acute liver failure. crit care nurs Q. 2022;45(3):248-57. doi: 10.1097/CNQ.0000000000000409.
60. Ma CH, Tworek KB, Kung JY, et al. Systemic nonsteroidal anti-inflammatories for analgesia in postoperative critical care patients: a systematic review and meta-analysis of randomized control trials. Crit Care Explor. 2023;5(7):e0938. doi: 10.1097/CCE.0000000000000938.
61. Taber SS, Mueller BA. Drug-associated renal dysfunction. Crit Care Clin. 2006;22(2):357-74. doi: 10.1016/j.ccc.2006.02.003.
62. Kanno T, Moayyedi P. Who needs gastroprotection in 2020? Curr Treat Options Gastroenterol. 2020;18(4):557-573. doi: 10.1007/s11938-020-00316-9.
63. Annetta M, Iemma D, Garisto C, Tafani C, Proietti R. Ketamine: new indications for an old drug. Curr Drug Targets. 2005;6(7):789-94. doi: 10.2174/138945005774574533.
64. Pendleton KM, Stephenson LE, Goeden N, et al. Ketamine Infusion for Sedation and analgesia during mechanical ventilation in the ICU: a multicenter evaluation. Crit Care Res Pract. 2022;2022:1-7. doi: 10.1155/2022/9853344.
65. Mion G. Ketamine infusions for sedation in ICU. Anaesth Crit Care Pain Med. 2019;38(4):397-398. doi: 10.1016/j.accpm.2018.11.010.
66. Oddo M, Crippa IA, Mehta S, et al. Optimizing sedation in patients with acute brain injury. Crit Care. 2016;20(1). doi: 10.1186/S13054-016-1294-5.
67. Bauerschmidt A, Al-Bermani T, Ali S, et al. Modern sedation and analgesia strategies in neurocritical care. Curr Neurol Neurosci Rep. 2023;23(4):149-158. doi: 10.1007/s11910-023-01261-7.

68. Ehieli E, Yalamuri S, Brudney CS, Pyati S. Analgesia in the surgical intensive care unit. Postgrad Med J. 2017;93(1095):38-45. doi: 10.1136/postgradmedj-2016-134047.
69. Mo Y, Thomas MC, Antigua AD, Ebied AM, Karras GE. Continuous lidocaine infusion as adjunctive analgesia in intensive care unit patients. The Journal of Clinical Pharmacology. 2017;57(7):830-836. doi: 10.1002/jcph.874.
70. Boswell MR, Moman RN, Burtoft M, et al. Lidocaine for postoperative pain after cardiac surgery: a systematic review. J Cardiothorac Surg. 2021;16(1):157. doi: 10.1186/s13019-021-01549-0.
71. Geng C, Hu B, Jiang J, et al. The effect of intravenous lidocaine on postoperative cognitive dysfunction: a systematic review and meta--analysis. BMC Anesthesiol. 2023;23(1):299. doi: 10.1186/s12871-023-02202-0.
72. Khan M, Saleem U. Intravenous lidocaine and postextubation laryngospasm. Saudi J Anaesth. 2018;12(1):1. doi: 10.4103/sja.SJA_504_17.
73. Quintard H, Sztark F. Dexmedetomidine, a revolution for sedation in ICU? Anaesth Crit Care Pain Med. 2016;35(1):5-6. doi: 10.1016/j.accpm.2015.10.001.
74. Afonso J, Reis F. Dexmedetomidine: current role in anesthesia and intensive care. Brazilian Journal of Anesthesiology. 2012;62(1):118-133. doi: 10.1016/S0034-7094(12)70110-1.
75. Weerink MAS, Struys MMRF, Hannivoort LN, Barends CRM, Absalom AR, Colin P. Clinical pharmacokinetics and pharmacodynamics of dexmedetomidine. Clin Pharmacokinet. 2017;56(8):893-913. doi: 10.1007/s40262-017-0507-7.
76. Bonnet U, Richter EL, Isbruch K, Scherbaum N. On the addictive power of gabapentinoids: a mini-review. Psychiatr Danub. 2018;30(2):142-149. doi: 10.24869/psyd.2018.142.
77. Gaber S, Saleh E, Elshaikh S, et al. Role of perioperative pregabalin in the management of acute and chronic post-thoracotomy pain. Open Access Maced J Med Sci. 2019;7(12):1974-1978. doi: 10.3889/oamjms.2019.556.
78. Mahran E, Hassan M. Comparison of pregabalin versus ketamine in postoperative pain management in breast cancer surgery. Saudi J Anaesth. 2015;9(3):253. doi: 10.4103/1658-354X.154697.
79. Pesonen A, Suojaranta-Ylinen R, Hammarén E, et al. Pregabalin has an opioid-sparing effect in elderly patients after cardiac surgery: a randomized placebo-controlled trial. Br J Anaesth. 2011;106(6):873-881. doi: 10.1093/bja/aer083.

Dor em Pacientes em Cuidados Paliativos e em Fim de Vida

44

B. Carolina Hernández Porras
Ricardo Plancarte Sanchez
Mario Sánchez Franco

INTRODUÇÃO

Os pacientes com doença oncológica avançada podem apresentar diferentes sintomas. Os sintomas mais frequentes são fadiga, anorexia, dor, depressão, confusão, ansiedade, dispneia, insônia, náusea, constipação e diarreia.

Os sintomas podem resultar de vários fatores, como os gerados pela própria doença (dor óssea metastática, derrame pleural maligno), os gerados pelo tratamento oncológico (esofagite por radioterapia), de outras comorbidades pré-existentes que pioram em concomitância com a doença oncológica (osteoartrite) ou de medicamentos presctitos para tratar a dor (boca seca, constipação).

AVALIAÇÃO DA DOR

A Tabela 1 resume os fatores mais importantes a serem identificados ao avaliar a dor em pacientes com câncer.

Tabela 1 – Resumo dos fatores mais importantes a serem identificados ao avaliar a dor em pacientes com câncer

Localização	▪ Local de origem da dor ▪ Irradiação, dor referida
Intensidade	▪ Últimas 24 horas e atual ▪ Em repouso e em movimento
Interferência da dor nas atividades	▪ Atividades, distúrbios de humor, diminuição do apetite, deambulação, diminuição da capacidade de trabalhar
Temporalidade	▪ Início, duração, persistência, intermitência
Qualidade	▪ Penetrante, dolorimento, opressiva, lancinante, cólica, aguda, queimação, choque elétrico, formigamento etc.
Fatores que aumentam e diminuem a dor	
Tratamento analgésico atual	▪ Farmacológico e não farmacológico ▪ Medicamentos controlados, dosagem, via de administração, frequência
Esquemas analgésicos anteriores	▪ Esquema prescrito, duração e resposta ao tratamento
Problemas associados à dor	▪ Significado e consequências da dor no paciente e sua família ▪ Crenças culturais e espirituais ▪ Avaliar o uso de terapias integrativas ▪ Eventos adversos e fatores de risco para uso indevido de opioides
Apoio psicológico	▪ Angústia do paciente ▪ Família e outros apoios ▪ Avaliar a possibilidade de *burnout* (síndrome de exaustão) ▪ História psiquiátrica

Fonte: Desenvolvida pela autoria.

Existem escalas uni e multidimensionais. As primeiras avaliam a intensidade da dor; já as multidimensionais incluem outros aspectos relacionados à dor. Essas escalas foram discutidas em capítulos anteriores.

No contexto dos cuidados paliativos, Nekolaichuk *et al.*, em nome da European Palliative Care Research Collaborative, desenvolveram um sistema de classificação da dor que consiste em cinco características: mecanismo da dor, dor incidental, sofrimento psicológico, comportamento viciante e função cognitiva. A avaliação é realizada pelo médico com base em história do paciente, entrevista, exame físico, prontuário clínico e exames de imagem. Esse sistema, chamado Edmonton Classification System for Cancer Pain (ECS-CP), fornece três valores – zero, um e desconhecido –, dependendo da presença das cinco características descritas anteriormente. Sugere-se que a ECS-CP pode ser uma ferramenta útil para classificar as características da dor em pacientes com vários tipos de câncer.[1]

A dor crônica relacionada ao câncer é aquela que persiste além do tempo esperado de cura e está associada ao processo oncológico, levando a um impacto negativo na qualidade de vida e a uma deterioração significativa no bem-estar geral.

Essa dor pode resultar de muitos fatores, como invasão tumoral, efeitos colaterais de terapias oncológicas ou reativação da doença.

Dor nociceptiva

A dor nociceptiva é o primeiro tipo de dor crônica relacionada ao câncer e é desencadeada pela estimulação direta dos receptores de dor pelo tecido saudável que invade o tumor. Esse tipo de desconforto geralmente se limita a uma experiência penetrante, incômoda ou dolorosa. Os tumores exercem pressão sobre estruturas adjacentes (p. ex., ossos, órgãos ou nervos), o que pode causar dor nociceptiva e, à medida que o câncer cresce em tecidos mais profundos ou superfícies de cartilagem, também pode ocorrer dor nociceptiva.

Dor neuropática

Outra forma de dor crônica relacionada ao câncer é a dor neuropática, causada por danos aos nervos periféricos ou ao sistema nervoso central (SNC), por invasão tumoral ou como resultado de tratamentos contra o câncer (p. ex., radioterapia ou quimioterapia). Esse tipo de dor pode ser descrita como queimação, formigamento, pontada ou choque elétrico. Ela geralmente se manifesta em regiões acometidas por compressão ou lesão nervosa, como extremidades inferiores ou região lombossacra. A dor neuropática é muito problemática porque é crônica e não responde bem à terapia padrão.

Dor mista

Dor mista, composta de mecanismos nociceptivos e induzidos por neuropatia, é tipicamente comum em pacientes com câncer avançado, pois o tumor danifica tanto a estrutura do tecido quanto os nervos. Essa dor, específica da dor do câncer, apresenta-se com dor localizada por conta da metástase que comprime órgãos, juntamente com dor visceral que afeta a dor neuropática. Seu manejo requer tratamentos adjuvantes para tratar a dor neuropática.

Dor referida

A outra forma de dor crônica no câncer é a experiência sensorial de dor em um local distante do local da lesão tumoral ou fluxo invasivo, comumente chamada dor referida. Esse fenômeno ocorre em razão da complexa relação entre os nervos sensoriais e o SNC. Por exemplo, a dor abdominal causada por câncer de pâncreas pode ser descrita como irradiando para as costas, o que às vezes dificulta a determinação da origem precisa da dor.

Dor psicogênica

A dor psicogênica pode se desenvolver como resultado dos aspectos psicológicos de ansiedade, estresse e depressão, que exacerbam a percepção da dor em pacientes com câncer. A dor psicogênica não tem causa estrutural direta e afeta significativamente a qualidade de vida do paciente, levando à necessidade de tratamento farmacológico e psicossocial.

Diagnóstico e tratamento

O diagnóstico e o tratamento da dor crônica do câncer devem ser abrangentes para abordar os fenótipos biológicos da dor e o contexto psicológico e social da dor.[2]

Dor crônica relacionada ao câncer, de acordo com a classificação da Associação Internacional para o Estudo da Dor (IASP, do inglês International Association for the Study of Pain) para a Classificação Internacional de Doenças, 11ª Revisão (CID-11), segundo a classificação IASP, está resumida na Tabela 2.

DOR TOTAL

O conceito de "dor total" refere-se à interação complexa dos componentes físicos, emocionais, sociais e espirituais da dor vivenciada por pacientes com doença avançada. Esse conceito busca abordar não apenas a dor somática, mas também aqueles sofrimentos que não podem ser explicados apenas por fatores fisiológicos. Dessa forma, amplia-se a noção de dor, reconhecendo que, em pacientes terminais, a dor física pode ser exacerbada ou influenciada por fatores psicológicos, sociais e espirituais. Compreender esse fenômeno é essencial para o manejo integral da dor em cuidados paliativos, que deve ser abordada sob uma perspectiva multidisciplinar.

Tabela 2 – Dor crônica relacionada ao câncer, de acordo com a classificação da IASP

Tipo de dor	Definição
Dor crônica do câncer	Dor crônica causada por câncer primário ou metástase
Dor visceral crônica por câncer	Dor crônica causada por danos ou lesões em órgãos viscerais por conta do câncer, geralmente mal localizada e presente nas cavidades torácica, abdominal ou pélvica
Dor óssea crônica causada por câncer	Dor crônica resultante da destruição do osso pelo câncer, frequentemente associada a metástases ósseas ou edema da medula óssea
Dor neuropática crônica causada pelo câncer	Dor crônica causada pela compressão ou destruição dos nervos sensoriais por conta do tumor, o que pode resultar em alterações neuropáticas no tecido alvo
Dor crônica após tratamento de câncer	Dor crônica que surge como resultado de tratamentos de câncer (como cirurgia, quimioterapia ou radioterapia) e não está diretamente relacionada à doença
Outras dores crônicas pós-tratamento	Dor crônica causada por tratamentos oncológicos que não é classificada como dor relacionada à medicina do câncer, radioterapia ou cirurgia, e cuja etiologia é conhecida[3]

IASP: Associação Internacional para o Estudo da Dor (IASP, do inglês International Association for the Study of Pain).

Fonte: Elaborada pela autoria.

O termo "dor total" foi cunhado pela Dra. Cicely Saunders, uma pioneira em Medicina Paliativa, que fundou o primeiro hospice moderno em Londres em 1967. Saunders reconheceu que a dor sentida por pacientes com câncer e outras doenças terminais não poderia ser entendida apenas de uma perspectiva física, mas que também era necessário considerar os aspectos emocionais, espirituais e sociais da doença. Por meio de seu trabalho, Saunders promoveu uma abordagem holística que abordaria todas as dimensões do sofrimento humano, formando uma base fundamental para o desenvolvimento dos cuidados paliativos como os conhecemos hoje.[4]

A dor total implica que, para que o tratamento paliativo seja eficaz, todas as dimensões da dor devem ser reconhecidas e tratadas. Isso requer não apenas o uso adequado de analgésicos e outros tratamentos farmacológicos para controlar a dor física, mas também intervenções para lidar com a ansiedade, a depressão, o medo e a angústia que muitos pacientes vivenciam. Além disso, é necessário considerar as implicações sociais e espirituais, como o impacto da doença na família do paciente, nas relações sociais e no sentido da vida. Portanto, o controle geral eficaz da dor não apenas melhora a qualidade de vida dos pacientes, como também tem impacto positivo em seu bem-estar emocional e psicológico.

O tratamento abrangente da dor envolve uma avaliação abrangente e contínua dos pacientes, usando ferramentas físicas de medição da dor, bem como a observação de sinais e sintomas emocionais, sociais e espirituais. Na prática clínica, isso significa que os profissionais de cuidados paliativos devem trabalhar em equipe para fornecer cuidados personalizados. A intervenção deve ir além da farmacoterapia e incluir estratégias como psicoterapia, apoio espiritual e intervenções familiares. Além disso, a abordagem deve ser flexível, adaptando-se às mudanças nas necessidades do paciente ao longo do processo da doença.

A integração do conceito de dor total nos cuidados paliativos teve um impacto profundo na maneira como o cuidado é fornecido aos pacientes com doenças avançadas. A implementação desse modelo de cuidado levou a uma abordagem mais humana e compassiva no tratamento de pacientes com dor, com foco não apenas no alívio da dor física, mas também no fornecimento de suporte abrangente às pessoas no fim da vida. A adoção generalizada desses princípios transformou os cuidados paliativos, permitindo que os pacientes tenham uma melhor qualidade de vida em seus últimos dias.[5,6]

DOR NO DELÍRIO

Dois estudos investigaram sinais comportamentais de dor em pacientes com delírio, de acordo com médicos: um em pacientes pós-operatórios mais velhos e outro em pacientes em cuidados paliativos. Esses estudos identificaram vocalizações e alterações na expressão facial (gemidos, caretas) como as principais manifestações de dor.[7,8]

Alguns instrumentos de monitoramento da dor desenvolvidos para pessoas com demência foram descritos (p. ex., PAINAD, Escala de dor Abbey ou Doloplus). Para pacientes com delírio em ambientes de terapia intensiva, evidências preliminares mostraram resultados promissores para a Ferramenta de Observação da Dor em Cuidados Críticos (CPOT) e a Escala Comportamental da Dor para pacientes não intubados[9] (Tabela 3).

Até o momento, a avaliação da dor em pacientes com delírio é complexa, e até mesmo o próprio delírio pode ser confundido com uma expressão de dor. Portanto, ferramentas validadas são necessárias no campo de pacientes com câncer e aqueles com delírio.

DOR IRRUPTIVA E EPISÓDICA

O tratamento da dor continua sendo um problema insuficientemente resolvido nos cuidados paliativos do câncer. Apesar dos diferentes medicamentos existentes, diretrizes de prática clínica e acesso à informação, os estudos concluem que o manejo da dor em unidades de cuidados paliativos agudos é inferior ao obtido durante um contexto controlado e padronizado como em ensaios clínicos.[11,12]

Tanto o paciente quanto o médico devem estabelecer os objetivos do tratamento da dor, ou seja, a intensidade de dor mais aceitável ou tolerável para o paciente. Isso requer avaliações repetidas das intensidades de dor (ID) mais intensas e

Tabela 3 – Escala PAINAD

Comportamento	0 ponto	1 ponto	2 pontos
Respiração (independente da vocalização)	Normal	Respiração ligeiramente irregular, alterações ocasionais (p. ex., suspiros)	Respiração difícil, ofegante, muito irregular ou ruidosa
Vocalização negativa	Ausente (sem gemidos, lamentos, choro)	Queixas leves ou esporádicas, gemidos ocasionais	Vocalizações negativas frequentes ou contínuas (reclamações constantes, gemidos, soluços, gritos)
Expressão facial	Relaxado ou sorridente	Ocasionalmente franze a testa ou faz caretas	Franzir a testa com frequência ou constantemente, fazer caretas, expressar medo ou pânico
Linguagem corporal	Postura e movimentos relaxados e normais	Inquieto, tenso, se contorce ou treme levemente	Movimentos de retirada ou resistência (rígidos, agressivos, muito agitados)
Consolabilidade	Não requer conforto, calma	Responde a medidas de conforto não verbais (acariciar, contato físico, falar em tom suave)	Difícil de consolar ou acalmar, permanece angustiado apesar das tentativas

Interpretação da pontuação total (0 a 10):
0: nenhuma dor aparente; 1 a 3: dor leve; 4 a 6: dor moderada; 7 a 10: dor intensa.[10]

Fonte: Desenvolvida pela autoria.

médias. Sabe-se que a dor associada ao câncer pode oscilar e aumentar em virtude da progressão do câncer e das intervenções terapêuticas.[13]

Para definir a dor episódica de surgimento súbito (BTcP, do inglês de *breakthrough cancer pain*), é importante entender que esses episódios não têm um padrão ou ritmo e que seis critérios devem ser levados em consideração:

1. Os pacientes devem receber um esquema analgésico estável e eficaz que controle bem a dor persistente durante a maior parte do dia.
2. O pico de BTcP deve ser de intensidade moderada a intensa e deve ser claramente distinguível da intensidade da dor persistente/basal. Foi relatado que pelo menos 3 pontos de diferença na escala visual analógica (EVA) são suficientes para solicitar medicação.[14]
3. Elas apresentam um padrão temporal. O início da BTcP é relativamente curto, atingindo um pico em menos de 10 minutos em aproximadamente dois terços dos casos. O final é variável, com duração média de 45 minutos, podendo variar de minutos a 1 a 2 horas. A maioria desses episódios desaparece espontaneamente. A persistência da dor não tratada após 1 a 2 horas sugere que a dor subjacente não está bem controlada e requer um ajuste na dosagem de opioides.
4. A BTcP pode ser espontânea ou incidental. A BTcP espontânea ou idiopática não tem causa reconhecível ou evento precipitante. Na BTcP incidental, a dor é desencadeada por um fator identificável, que pode ou não ser previsível. Geralmente tem início rápido e curta duração (p. ex., dor óssea induzida pelo movimento; dor ao engolir por conta de mucosite oral).

   Em pacientes com câncer avançado, a apresentação da BTcP pode ser variada, com formas concomitantes de BTcP com mecanismos diferentes, incluindo episódios previsíveis e imprevisíveis.
5. Três a quatro episódios de BTcP por dia são considerados aceitáveis quando a dor persistente é controlada pelo resto do dia. Do ponto de vista terapêutico, o objetivo deve ser tentar otimizar a analgesia basal com base no uso personalizado de opioides, eventualmente usando analgésicos adjuvantes.

   Algumas formas de dor neuropática podem produzir episódios de BTcP com início e fim de alguns segundos ou minutos. Nesse caso, nenhum medicamento terá esse padrão de tempo e os episódios de BTcP devem ser prevenidos com o uso profilático de medicamentos adjuvantes, em vez de tratar o episódio único de BTcP.
6. Pacientes com câncer de cabeça e pescoço relatam um número maior de episódios previsíveis de BTcP, sendo a ingestão de alimentos o principal evento precipitante; pacientes com dor pancreática frequentemente relatam dor pós-prandial.
7. A BTcP é frequentemente um evento sentinela de dor mal controlada, pois o tratamento analgésico anterior perde eficácia, o que significa que a BTcP está relacionada à terapia opioide insuficiente. O desenvolvimento de episódios mais frequentes de BTcP é um marcador de analgesia deficiente.

No cenário paliativo, vários estudos mostraram que pacientes com câncer avançado, com uma pontuação de Karnofsky baixa e possivelmente gravemente doentes, tendem a apresentar menos episódios de dor incidente e têm uma BTcP de início mais lento e menos previsível do que pacientes avaliados em uma clínica de dor ou unidade de oncologia, possivelmente atendidos em um estágio inicial do câncer.

O conhecimento dos diferentes tipos de BTcP pode permitir um planejamento de cuidados individualizado e um melhor resultado geral. As características da dor, a otimização da dor persistente, o estado da doença e a preferência do paciente devem ser a base para o tratamento da BTcP, que provavelmente mudará ao longo do tempo.[14,15]

TERAPIAS PALIATIVAS

Farmacológicas

Escada analgésica da Organização Mundial da Saúde

Antes de 1986, nenhum consenso havia sido publicado para o tratamento da dor de origem oncológica. Com a publicação da Escada Analgésica da Organização Mundial da

Saúde (OMS), um algoritmo de tratamento criado por uma equipe multidisciplinar foi considerado pela primeira vez.

Esse algoritmo baseia-se na intensidade da dor e correlaciona-se com três degraus, cada uma com um tipo diferente de tratamento. Os médicos deveriam tratar a dor com base em sua intensidade (leve, moderada, grave) e iniciar o tratamento com um anti-inflamatório não esteroide (AINE) ou paracetamol. Se a dor persistisse ou piorasse, um opioide fraco (tramadol, codeína) era iniciado, e em caso de piora ou persistência da dor, um opioide potente ou mais forte (morfina) era iniciado.[16]

Além dos degraus, eles estabeleceram cinco princípios básicos da prescrição:

1. Via de administração oral (VO). Sempre que possível.
2. Analgésicos precisam ser tomados em intervalos regulares. Com base na meia-vida dos medicamentos indicados.
3. Analgésicos devem ser prescritos com base na intensidade da dor.
4. A dose deve ser individualizada. Cada paciente responde de maneira diferente a uma dose, e a dose deve atingir o melhor efeito analgésico com o menor número de efeitos adversos.
5. Analgésicos serão prescritos com atenção aos detalhes. Uma vez alcançados os ajustes analgésicos necessários, o paciente deve receber um programa escrito e personalizado.

Entre as propostas feitas para a Escada Analgésica estão a eliminação do 2° degrau, adaptando-o em função da intensidade e fisiopatologia da dor, tornando-o um elevador ou mesmo acrescentando um 4° degrau para procedimentos intervencionistas na dor.[17]

A dor deve ser questionada em todos os pacientes em tratamento paliativo oncológico em cada consulta médica e início em pacientes com dor oncológica de intensidade moderada (4 a 6 na escala visual analógica [EVA]) a intensa (7 a 10). Os principais objetivos no tratamento da dor são otimizar a analgesia, minimizar eventos adversos e evitar comportamentos aberrantes associados à prescrição de opioides.

A escolha dos medicamentos deve ser baseada na fisiopatologia da dor, com a titulação dos opioides iniciada com cautela. Permitir doses de resgate de 10% a 20% da dose total de opioide em 24 horas, até a cada hora, conforme necessário. Monitoramento e indicação de medicação profilática para possível apresentação de eventos adversos associados aos opioides.[18]

ROTAÇÃO DE OPIOIDES

Pacientes com câncer podem necessitar de mudanças na terapia com opioides durante o curso da doença, como aqueles sob cuidados paliativos por conta da progressão da doença, mudanças nas características da dor, uso prolongado de opioides ou presença de danos renais ou hepáticos.

O objetivo da rotação, ou troca de um opioide para outro, é obter uma quantidade de opioide equivalente à dose anterior usada. As evidências atuais são escassas na determinação dos fatores de conversão de opioides, em razão da ausência de estudos controlados.

É importante levar em consideração ao calcular a dose equivalente de morfina que:

- Os fatores de conversão equianalgésicos não levam em consideração a variabilidade individual.
- Ao calcular a dose de um novo opioide, deve-se começar com a dose mínima eficaz e, no caso da metadona, o fator de conversão aumenta quando se usam doses mais altas.
- Se a redução de opioides for indicada, reduza a dose em 25% a 50% ao longo de 24 horas para evitar abstinência de opioides ou crises de dor. Evite o uso de antagonistas.
- O equilíbrio entre analgesia e diminuição da consciência deve ser baseado nas preferências do paciente.
- Individualizar as vias de administração, de acordo com os fatores de recomendação estabelecidos.

Metadona

É um agonista opioide com propriedades antagonistas no receptor de glutamato N-Metil-D-aspartato (NMDA), que parece ser responsável pela menor sensibilização do sistema opioide observada com metadona em comparação com outros medicamentos opioides.

Seu pico de concentração plasmática ocorre em 2,5 a 4 horas, independentemente da dose, com um segundo pico plasmático em 4 horas, a biodisponibilidade oral é de 35% a 100% e pode ter absorção transmucosa: por via retal atinge 76%, mas está associada à proctite.

A metadona é N-desmetilada em 12 metabólitos inativos por enzimas hepáticas e intestinais relacionadas ao citocromo P450 (CYP450), principalmente CYP3A4, com alguma contribuição do CYP2D6. Seu principal metabólito, normetadona, é inativo.

Em doenças hepáticas extremamente graves, alguns ajustes podem ser necessários, embora a perda de tecido de armazenamento possa ser mais importante do que o metabolismo alterado. Esse opioide é sequestrado em tecidos periféricos ricos em lipídios, o que pode alterar a meia-vida por conta da dose cumulativa, saturação do tecido ou alterações em sua eliminação, com uma variação relatada entre 5 horas e 130 horas com uma média de 35 horas.

É metabolizado pelo fígado e posteriormente eliminado pelos rins e pelas fezes. Cerca de 20% a 50% dos metabólitos da metadona são excretados pelos rins.[19]

A metadona, portanto, não requer ajustes adicionais na lesão renal, e seu uso tem sido descrito no tratamento da dor no contexto paliativo.[20]

A metadona em baixas doses tem sido descrita em diversas séries de casos retrospectivos como adjuvante, sugerindo seu uso em casos de dor de difícil controle, sem interrupção da dose basal de opioide, melhorando a intensidade da dor nos pacientes, sem efeitos adversos importantes.[21]

Um ensaio clínico recente com 92 pacientes avaliou a eficácia e tolerabilidade da metadona em baixa dose como adjuvante analgésico. A dose diária de metadona foi inicialmente de 3 mg, aumentando para 9 mg no dia 7 e 10 mg no dia 14. As intensidades da dor na escala numérica diminuíram significativamente de 7 para 4. Não foram relatados eventos adversos relacionados ao risco de prolongamento do intervalo QT, sobredosagem ou interações medicamentosas.[22]

Radioterapia

Existem cenários clínicos em que a radioterapia é muito útil para aliviar vários sintomas, como sangramento e dor, principalmente dor óssea, sendo considerada a radioterapia paliativa.

A eficácia foi demonstrada em cursos de tratamento paliativo com doses de 8 Gy a 30 Gy administradas em 1 a 10 frações. Além disso, embora seja verdade que uma alta dose por fração de tratamento possa acarretar um risco maior de toxicidade tardia se a mesma dose total for administrada, o que é frequentemente esquecido ou ignorado é que um único tratamento de 8 Gy tem menor risco de efeitos tardios do que 30 Gy em 10 frações ou 40 Gy em 20 frações. Da mesma maneira, maior toxicidade aguda está associada a um curso de 30 Gy em 10 frações em comparação com uma única fração de 8 Gy.

A seleção da dose de radioterapia paliativa depende não apenas do prognóstico, mas também do estado funcional, comorbidades, risco de toxicidade aguda, tratamento prévio, administração de terapia sistêmica e desejo do paciente.

Os objetivos do tratamento podem ser tratar os sintomas causados pelo tumor primário, pela doença metastática ou por ambos. Em geral, há fatores associados a uma expectativa de vida mais curta: fatores do paciente (ou seja, mau estado funcional, idade avançada, perda de peso significativa, doenças comórbidas graves), fatores de câncer (doença metastática, histologia agressiva) ou fatores associados ao tratamento (ou seja, má resposta à terapia sistêmica, radioterapia anterior).

Os sintomas de metástases ósseas incluem: fratura patológica, compressão da medula espinhal, hipercalcemia. Quando combinada com o uso adequado de outras medidas, como um esquema de medicação para dor, estabilização cirúrgica, tratamentos sistêmicos (antirreabsortivos e radiofármacos), a radioterapia externa é o tratamento mais eficaz e bem tolerado para metástases ósseas dolorosas.

Vários estudos prospectivos e randomizados documentaram alívio parcial da dor de 60% a 80% e alívio completo da dor de 30% a 50% em pacientes de 3 a 4 semanas após o início da radioterapia externa paliativa. Os resultados de um estudo recente também confirmam que a reirradiação em um local ósseo previamente tratado pode proporcionar alívio da dor em aproximadamente metade dos pacientes.

Vários estudos prospectivos randomizados avaliaram esquemas de fracionamento para metástases ósseas, descobrindo que esquemas de 30 Gy em 10 frações, 24 Gy em 6 frações, 20 Gy em 5 frações e 1 única fração de 8 Gy oferecem alívio equivalente da dor. As taxas de retratamento no mesmo local são de aproximadamente 8% em pacientes que recebem múltiplas frações e cerca de 20% naqueles que recebem uma única fração, embora as vantagens de conveniência da terapia de fração única sejam claras.

Uma única fração de 8 Gy não demonstrou efeitos nocivos aparentes, mesmo ao avaliar a tolerância tardia da medula espinhal em pessoas que receberam tratamento nos ossos da coluna.[23,24]

Intervencionismo paliativo

O tratamento da dor oncológica depende de uma avaliação adequada, e o uso de opioides continua sendo essencial, embora as técnicas intervencionistas sejam importantes para o tratamento da dor refratária, para pacientes que as solicitam e para pacientes que necessitam de uso reduzido de opioides por conta de eventos adversos.

Atualmente, existem diversas alternativas para pacientes que usam orientação por ultrassom, fluoroscopia ou por tomografia computadorizada (TC). Citaremos os mais importantes, sem nos determos na técnica e em outros aspectos já discutidos em capítulos anteriores.[25]

INIBIÇÃO DO SISTEMA SIMPÁTICO

O sistema simpático é uma fonte de dor, e existem técnicas intervencionistas para seu controle, incluindo a inibição do gânglio estrelado para dor nos membros torácicos, cervicais, de cabeça e orofaciais.

Inibição da cadeia simpática torácica

A inibição da cadeia simpática torácica é usada para o tratamento da síndrome de dor regional complexa (SDRC), dor neuropática no peito e neoplasias do esôfago, cárdia, brônquios, pleura e pulmão.

Inibição dos nervos esplâncnicos e do plexo celíaco

Os nervos esplâncnicos são importantes na área da algologia para reduzir a dor visceral intratável, e sua inibição é indicada na dor visceral do hemiabdome superior secundária ao envolvimento do pâncreas, estômago, fígado etc. A neurólise do plexo celíaco demonstrou eficácia na dor do câncer visceral no abdome superior, reduzindo o uso de opioides.

Inibição da cadeia simpática lombar

A inibição do plexo simpático lombar é usada para o tratamento de dor visceral, com componente simpático, bem como dor nos membros pélvicos. O plexo é composto por gânglios pareados localizados adjacentes aos corpos vertebrais L2 a L4. As indicações incluem de procedimentos intervencionistas na cadeia simpática lombar incluem obejtivos analgésicos e não analgésicos, oncológicas e não oncológicas, com vários tipos de intervenção, como anestesia local, esteroides, neurólise química ou ablação por radiofrequência.

Inibição do plexo hipogástrico superior

O plexo hipogástrico superior está localizado retroperitonealmente no nível do promontório sacral, fornecendo inervação para estruturas pélvicas, como bexiga, uretra, vagina, próstata etc. É indicado para dor no hemiabdome inferior secundária a câncer cervical, de próstata, testicular, de cólon descendente e de ovário, e também para eventos adversos induzidos por opioides.

Gânglio ímpar

O gânglio ímpar é uma estrutura solitária localizada na região anterior da articulação sacrococcígea, associada à dor na região perineal e no canal anal. As indicações incluem proctite pós-radioterapia, dor perineal, vulvar, vaginal, sensação de corpo estranho e dor no canal anal.

DOR CRANIOFACIAL

No câncer de cabeça e pescoço, a dor é frequente, intensa e difícil de controlar, com diversas estruturas anatômicas coexistindo em uma área pequena e bem inervada. Estruturas para modulação ou inibição nervosa incluem o gânglio esfenopalatino, o nervo trigêmeo, o gânglio de Gasser, o nervo glossofaríngeo, o nervo vago e o gânglio estrelado.

Gânglio esfenopalatino

O bloqueio do gânglio esfenopalatino é usado para tratar a dor de tumores craniocefálicos e SDRC das extremidades superiores, e no caso de dores crônicas relacionadas ao tratamento do câncer em crises vasomotoras (ondas de calor), bem como cefaleias por metástase e nevralgias. As abordagens ao bloqueio podem ser transnasais, transorais e infrazigomáticas, com técnicas que incluem anestesia local, esteroides de depósito, lise química, ablação por radiofrequência e neuroestimulação.

Nervo trigêmeo (periférico e central)

O nervo trigêmeo tem funções sensoriais e motoras, sendo responsável pela sensibilidade da pele da face, dentes, língua, nariz e cavidade oral. As inibições ou estimulações do trigêmeo podem ser periféricas ou centrais, com procedimentos sendo realizados para modular a dor no gânglio de Gasser quando todos os três ramos estão envolvidos.

Nervo glossofaríngeo

O nervo glossofaríngeo (IX nervo craniano) possui propriedades parassimpáticas, sensoriais e motoras, proporcionando sensibilidade ao ouvido, base da língua, faringe e fossa tonsilar. O bloqueio diagnóstico é útil para corroborar o diagnóstico clínico da neuralgia do glossofaríngeo e, após um bloqueio diagnóstico positivo, pode ser realizado o bloqueio terapêutico com lise química ou térmica.

Nervo vago

O nervo vago (nervo craniano X) desempenha um papel importante entre o controle autonômico, o tronco encefálico e o SNC, com atividade motora, sensorial e autonômica que inerva as vísceras. A modulação do nervo vago pode ser realizada por injeção de anestésico local e esteroide ou por estimulação, embora seja importante considerar possíveis complicações, como trauma na veia jugular interna e na artéria carótida.

DOR ÓSSEA

As metástases esqueléticas acometem um grupo significativo de pessoas com câncer, e a dor óssea oncológica é incidental ao movimento por conta da instabilidade mecânica gerada pelas lesões ósseas. Aumento vertebral, como vertebroplastia percutânea e xifoplastia, é usado como opção de tratamento minimamente invasivo para fraturas vertebrais por compressão.

A instabilidade espinhal associada a tumores na coluna é avaliada usando a Escala de Instabilidade Espinhal (SINS), que possibilita categorizar a instabilidade espinhal e estabelece uma referência para tratamento minimamente invasivo ou cirúrgico. Vários sistemas de pontuação prognóstica, como o escore de Tokuhashi e Tomita, auxiliam na tomada de decisões sobre o tratamento conservador, minimamente invasivo ou neurocirúrgico de tumores metastáticos da coluna vertebral.

Vertebroplastia e xifoplastia

A vertebroplastia e a xifoplastia envolvem a administração percutânea de polimetilmetacrilato no corpo vertebral, enquanto a xifoplastia com balão cria uma cavidade para injeção de cimento com menos pressão. Esses procedimentos são apropriados para pacientes com dor intensa e danos neurológicos causados por metástases espinhais, pacientes com instabilidade espinhal ou aqueles com contraindicações cirúrgicas abertas.

Esqueleto apendicular

A administração percutânea de cimento ósseo foi estendida aos ossos longos, representando outra causa de morbidade no caso de fratura patológica. A femoroplastia, descrita pela primeira vez por Plancarte-Sánchez, oferece uma opção de tratamento intervencionista para lesões líticas no colo do fêmur com alto risco de fratura.

Femoroplastia

A Escala Mirels é utilizada para quantificar o risco de fratura patológica em osso longo, com indicações para femoroplastia em metástases de fêmur proximal e alto risco de fratura, e osteoporose grave no fêmur proximal. A femoroplastia é indicada para pacientes com metástase no úmero proximal e alto risco de fratura, necessitando de fluoroscopia para sua realização.

DOR NEUROPÁTICA

A dor neuropática geralmente é refratária ao tratamento farmacológico e não intervencionista, com evidências limitadas de recomendações firmes sobre o tratamento intervencionista. O bloqueio do plano interfascial tem como alvo um plano fascial específico para deposição de anestésico local, usado por sua facilidade, rapidez, segurança e baixo custo de administração.

Bloqueio do nervo peitoral

Um bloqueio do nervo peitoral (PECS) fornece analgesia à parede torácica anterior superior, visando a anestesia do músculo peitoral. As indicações incluem dor crônica por conta de tumores no peitoral maior, síndromes pós-mastectomia e pós-toracotomia e cirurgia para inserção de expansores de mama e próteses retromusculares.

Bloqueio do músculo serrátil anterior

O bloqueio do plano serrátil é uma técnica recente, pouco estudada, de fácil execução e com baixo potencial de efeitos adversos, proporcionando analgesia das paredes anterior e lateral do tórax. É usado para dor crônica em virtude de tumores no músculo peitoral maior, cirurgia para inserção de expansores mamários e próteses retromusculares, síndrome pós-toracotomia e síndrome de mastectomia.

Bloqueio do plano transverso do abdome

O bloqueio do plano transverso do abdome (bloqueio TAP) proporciona analgesia à parede abdominal anterolateral ao bloquear os nervos toracolombares originados das raízes espinhais T6 a L1. Esse bloqueio é usado para dor na parede abdominal por conta de tumores e dor abdominal crônica pós-operatória.

Bloqueio do nervo pericapsular

O bloqueio do nervo pericapsular (PENG) é realizado porque a cápsula anterior do quadril é inervada pelo nervo femoral, pelo nervo obturador e pelo nervo obturador acessório. O bloqueio PENG é indicado para dor no quadril em razão de metástases ósseas e dor por conta de fratura de quadril.

Bloqueio do quadrado lombar

O bloqueio do quadrado lombar visa banhar as fibras dos nervos ilioinguinal, ilio-hipogástrico e ramos ventrais de T12 a L2, proporcionando analgesia à parede abdominal e ao quadril. Suas indicações incluem dor de cirurgia colorretal, dor de histerectomia, tumores da parede abdominal, amputação acima do joelho, cirurgia de quadril e dor óssea em decorrência de metástases no quadril.

BLOQUEIO DO PLANO ERETOR DA ESPINHA

O bloqueio do plano eretor da espinha é um bloqueio fascial paravertebral que inibe a transmissão dos nervos espinhais torácicos ventrais e abdominais, proporcionando analgesia nas regiões anterior, posterior e lateral das paredes torácica e abdominal.

DOR PÓS-OPERATÓRIA CRÔNICA

A dor pós-operatória crônica desenvolve-se ou aumenta em intensidade após a cirurgia e persiste por pelo menos 3 meses, após exclusão de quaisquer outras causas possíveis. Os fatores de risco incluem sexo feminino, faixa etária adulta jovem, dor pré-operatória intensa, uso de opioides no pré-operatório e sintomas psicológicos pré-operatórios. Qualquer um dos bloqueios regionais descritos anteriormente pode ser usado, bem como os descritos a seguir.

Toxina botulínica

A toxina botulínica é utilizada no campo da dor graças aos seus múltiplos mecanismos de ação analgésica, incluindo a inibição da liberação de acetilcolina em diferentes neurônios. Suas indicações para dor de origem oncológica incluem dor neuropática por conta da compressão do nervo por um tumor, dor crônica pós-cirúrgica, dor pós-radioterapia e dor em decorrência de contratura muscular.

NEURÓLISE QUÍMICA INTRATECAL

A interrupção das vias da dor com agentes neurolíticos é uma modalidade estabelecida no tratamento da dor oncológica e é uma opção para pacientes com dor refratária. A anatomia relevante para a realização da neurólise intratecal inclui a coluna vertebral e seu conteúdo, como a medula espinhal, os ligamentos e as meninges.

Indicações e contraindicações

A administração de fenol ou álcool pode aliviar a dor em pacientes com expectativa de vida entre 3 meses e 1 ano, sendo a dor refratária ao câncer uma indicação geral. As contraindicações incluem as absolutas, como coagulopatias e infecções, e as relativas, como dor inespecífica, neuropática, mediada pelo sistema simpático e depressão.

Técnica

A técnica de neurólise intratecal pode ser realizada sob orientação fluoroscópica ou por marcos anatômicos, com o paciente acordado e monitorado. Após a administração do neurolítico, é importante manter a posição do paciente e examinar os dermátomos para avaliar a difusão adequada.

Administração de álcool e fenol

A administração de álcool deve ser feita cuidadosamente, na quantidade de 0,1 mL a cada 3 a 5 minutos, com exame dos dermátomos para avaliar a difusão. O fenol é administrado na concentração de 4% a 10%, diluído em glicerol, sendo importante a posição do paciente por ser um agente hiperbárico.

Efeitos adversos e complicações

Após a neurólise intratecal, o paciente pode apresentar efeitos colaterais sistêmicos, como náusea, cefaleia, queimação, disestesia ou parestesia. As complicações incluem disfunção da bexiga, paresia ou paralisia, distúrbios da motilidade intestinal, meningite e abscessos epidurais.

Terapia implantável

Várias técnicas podem ser oferecidas para melhorar o controle da dor abordando a medula espinhal, como terapia intratecal temporária ou permanente, estimulação dos cordões posteriores e inibição do gânglio da raiz dorsal.

Terapia intratecal

A administração intratecal (IT) é um meio de otimizar os efeitos terapêuticos e reduzir os efeitos colaterais, sendo a morfina considerada o padrão-ouro. A literatura recente indica que a terapia IT não é apenas uma terapia de resgate, mas que sua escolha depende de muitos fatores, como a localização da dor, o tipo de dor e as propriedades físico-químicas dos medicamentos.

Infusão de opioides por via administração intratecal

A infusão IT de opioides merece consideração especial dentro do algoritmo de tomada de decisão, parecendo ser mais segura quando comparada à administração sistêmica de opioides. A aplicação da terapia intervencionista e a seleção da medicação devem ser avaliadas em conjunto com uma série de fatores, incluindo o medicamento proposto, a sustentabilidade de um esquema, o estágio da doença e a expectativa de vida.

COMPLICAÇÕES DA TERAPIA INTRATECAL

Podem surgir complicações com a terapia IT, como aquelas relacionadas à bomba em si, recargas da bolsa da bomba, erros de preparação e efeitos adversos relacionados ao implante. Os efeitos adversos associados ao uso de opioides intratecais incluem endocrinopatia, constipação, náuseas, vômitos, retenção urinária, edema periférico e prurido.

Infusão neuroaxial

A infusão neuroaxial, que envolve a colocação de medicamentos no espaço epidural ou intratecal, é uma opção para pacientes com câncer, dor relacionada ao tratamento oncológico e que são refratários ou intolerantes à farmacoterapia sistêmica. A IT de medicamentos é mais comumente usada para dor relacionada ao câncer, com sistemas de infusão intratecal implantáveis desenvolvidos para fornecer administração direcionada de medicamentos ao SNC.

Bomba de infusão intratecal implantável

É um sistema totalmente fechado e implantável, em que o cateter é localizado no espaço intradural no nível L3 e L4 e é tunelizado até o abdome. Após a implantação do dispositivo intratecal, a dose é ajustada com base na resposta do paciente ao tratamento, exigindo várias consultas.

Neuroestimulação

A estimulação da medula espinhal (SCS) tem sido usada há mais de 40 anos para tratar dor neuropática localizada crônica clinicamente refratária envolvendo extremidades e tronco. A SCS tipicamente não é usada para o tratamento de dor relacionada à doença da medula espinhal e raramente é usada para pacientes com câncer avançado, sendo o melhor candidato um paciente com dor focal intratável de origem neuropática.

Estimulação dos cordões posteriores

O procedimento consiste na implantação de eletrodos dispostos de forma linear, conectados a uma bateria (gerador de pulsos), no espaço epidural sob controle de fluoroscópio. Na estimulação do gânglio da raiz dorsal (DRG), o eletrodo é localizado próximo ao DRG que inerva a área nervosa da qual a dor neuropática é gerada.

Outras opções terapêuticas

A administração intraventricular de opioides pode ser apropriada para certos pacientes com dor de câncer de cabeça e pescoço, embora as evidências sejam fracas. A estimulação elétrica desempenha um papel na modulação da dor, e qualquer parte do sistema nervoso pode ser estimulada para melhorar a qualidade de vida.

DOR REFRATÁRIA/CORDOTOMIA

A IT de opioides pode proporcionar analgesia potente, mas requer sedação profunda ou anestesia geral, acompanhamento médico regular, limita a mobilidade do paciente e apresenta riscos de infecção. Em pacientes com câncer avançado e/ou terminal, a cordotomia C1 e C2 guiada por TC pode oferecer alívio imediato da dor por meio da ablação seletiva do trato espinotalâmico lateral, que transmite sensações de dor, temperatura e toque profundo.

Esse procedimento é barato, não requer centro cirúrgico, internação hospitalar ou acompanhamento em unidade de cuidados intermediários. Além disso, a cordotomia pode reduzir a *overdose* e os transtornos de memória associados ao tratamento com altas doses de opioides, possibilitando uma melhor interação interpessoal para pacientes no fim da vida.

O procedimento começa com um mielograma cervical. Para punção C1 e C2, a agulha é direcionada para a medula espinhal cervical lateral, anterior ao ligamento dentado. O trato espinotalâmico tem um eixo somatotópico ventromedial a dorsolateral. Para dor incontrolável nas extremidades inferiores, a agulha é direcionada 1 mm a 2 mm anterior ao ligamento para atingir a porção dorsolateral, enquanto para dor nas extremidades superiores a agulha é direcionada 2 mm a 3 mm anterior ao ligamento para atingir a porção ventromedial. Depois que a agulha externa penetra na dura-máter, o estilete é trocado pelo eletrodo interno. As medições de impedância elétrica do eletrodo fornecem *feedback* em tempo real sobre a localização anatômica. Quando o eletrodo é posicionado corretamente de acordo com a TC, a sedação é retirada e a posição funcional é confirmada pela estimulação.

Com estimulação sensorial de alta frequência (50 Hz a 100 Hz, 0,2 V a 1,5 V), os pacientes devem relatar aumento do calor até uma sensação de ardor no membro contralateral sintomático, o que idealmente não deve provocar uma resposta motora. Um teste de ablação é realizado com a ponta a 80 °C por 60 segundos, então o paciente é reavaliado. Se as alterações sensoriais relatadas pelo paciente forem aceitáveis, duas ablações por radiofrequência adicionais são realizadas, durante as quais o paciente deve permanecer sedado. O procedimento leva entre 2 e 3 horas para ser concluído; se disponível, a fluoroscopia por TC pode reduzir esse tempo, mas o principal fator determinante da duração é a sedação alternada do paciente.[26]

DOR NOS ÚLTIMOS DIAS DE VIDA

Identificar a dor em pacientes em fase final de vida é muito importante para melhorar sua qualidade de vida nesses últimos dias. Essa dor geralmente é complicada e pode se manifestar de maneiras sutis, exigindo cuidados muito rigorosos e especializados. A avaliação contínua com uma variedade de abordagens, como a observação de mudanças fisiológicas e comportamentais, é fundamental, especialmente em pacientes que não conseguem falar por conta de delírio ou inconsciência.

É necessário analisar se os métodos tradicionais de avaliação são eficazes nessas situações e adotar uma visão mais crítica. Aqui, o uso de escalas de dor adaptadas e intervenções não farmacológicas pode ajudar. A preocupação com o bem-estar do paciente e o apoio emocional demonstraram ser cruciais para validar a dor que ele sente.[27] Portanto, treinar profissionais de Saúde nesses assuntos é essencial para melhorar o tratamento e o manejo da dor nessa fase delicada da vida.

O manejo da dor não verbal em pacientes com delírio ou inconsciência apresenta desafios significativos que exigem análise detalhada. Nessas situações, os cuidadores devem utilizar instrumentos de avaliação que não dependam da linguagem, como escalas de observação que medem respostas fisiológicas como aumento da frequência cardíaca ou mudanças no comportamento.[28] No entanto, é importante considerar que esses indicadores podem não ser suficientes para capturar completamente a experiência da dor. Muitos pacientes com comprometimento cognitivo podem sentir dor que não é comunicada verbalmente.

A abordagem deve ser abrangente, tratando a dor como um fenômeno físico, emocional e espiritual.[28] Assim, as equipes de Saúde devem implementar estratégias integradas de manejo dos sintomas, garantindo que os pacientes obtenham o alívio necessário sem afetar sua dignidade nos últimos dias.[29]

Por fim, questões éticas e legais no tratamento da dor no fim da vida são altamente relevantes para garantir que as decisões respeitem os desejos do paciente, o que convida a um debate ponderado e informado. O uso correto de opioides, por exemplo, deve ser equilibrado entre o alívio do sofrimento e o risco de sedação excessiva.[30]

É essencial distinguir entre sedação paliativa e eutanásia, um tema que continua a gerar debate; os profissionais devem estar bem informados para garantir que suas práticas sigam normas e princípios éticos.[31] Também é essencial respeitar as preferências do paciente e realizar decisões compartilhadas, o que fortalece o vínculo da equipe de Saúde com o paciente e sua família.[32] Isto não só melhora a experiência de cuidado, mas também cria um ambiente de confiança e empatia nos momentos mais vulneráveis da vida.[33] Portanto, é importante manter um diálogo aberto e reflexivo que permita a revisão e o ajuste constantes das abordagens aos cuidados no fim da vida.

Identificação da dor em pacientes na fase de morte

Durante a fase de agonia, reconhecer a dor em pacientes é muito difícil em razão de alterações fisiológicas e possíveis estados de inconsciência. Isso requer uma avaliação cuidadosa que considere não apenas o que o paciente diz, mas também o que ele demonstra sem palavras. É essencial ter em mente que a maneira como a dor é sentida pode ser muito diferente entre os pacientes; o que é normal para um pode não ser normal para outro. Por esse motivo, é fundamental que os profissionais de Saúde tenham ferramentas e conhecimentos que os ajudem a detectar esses sinais sutis de desconforto e a refletir sobre sua própria formação e possíveis vieses na avaliação da dor.[34-36]

Além disso, a escassez de estudos focados na dor em pediatria destaca a necessidade de mais pesquisas nesse campo para melhorar a compreensão dos sintomas em diferentes grupos.[37,38] Saber como identificar a dor não apenas melhora a qualidade de vida do paciente, mas também possibilita a realização de intervenções que aliviam o sofrimento nos últimos dias de vida, levando à consideração de como adaptar as estratégias de controle da dor às necessidades de cada paciente.

Reconhecer a dor em pacientes delirantes ou inconscientes é um grande desafio nos cuidados paliativos. Não há manifestações verbais, por isso é difícil identificar o sofrimento. Portanto, é importante observar sinais não verbais, como expressões faciais, alterações na frequência cardíaca ou na respiração. Nos casos de delírio, em que os sintomas são muitas vezes difíceis de tratar, como indicado em estudos, é necessário um manejo cuidadoso e ético da dor, considerando o uso de sedação paliativa para aliviar o sofrimento extremo.[39,40]

A comunicação clara e o apoio emocional são muito importantes na tomada de decisões, tanto para os pacientes como para as suas famílias.[41]

Considerações éticas e legais no tratamento da dor

O tratamento abrangente da dor em pacientes recebendo cuidados paliativos opera em uma área em que considerações éticas e legais se cruzam, definindo tanto os limites quanto as oportunidades na prática médica. No plano ético, o desejo de preservar a mais alta qualidade de vida possível força o profissional a lidar com a interação entre autonomia do paciente, beneficência e não maleficência.[42,43] Nessa perspectiva, a administração de analgésicos potentes, como os opioides, não visa apenas amenizar o sofrimento, mas também reconhecer o direito da pessoa de regular seu próprio limiar de dor, aceitar as implicações associadas e, eventualmente, abordar a potencial aceleração do desfecho da vida. Essa dinâmica complexa exige uma comunicação profunda e transparente entre a equipe de Saúde, o paciente e seus familiares.[44] A identificação clara dos objetivos terapêuticos, combinada com a obtenção de consentimento verdadeiramente informado, possibilita uma intervenção que preserva a dignidade individual. Além do exposto, a dimensão ética não se restringe ao plano clínico; é essencial incorporar a reflexão bioética e considerar a diversidade de valores que emergem de diferentes ambientes sociais, culturais e espirituais.[42,43]

No campo jurídico, as regulamentações que envolvem o uso de opioides e outras drogas controladas, bem como as leis que garantem o acesso a cuidados paliativos, formam uma estrutura complexa que varia dependendo da jurisdição. Essas disposições visam, por um lado, prevenir o uso indevido de medicamentos e, por outro, garantir sua disponibilidade para aqueles que realmente precisam deles. Portanto, o profissional de Saúde deve ter respaldo legal e ético que impeça a criminalização ao prestar analgesia no contexto paliativo.[42,44]

Uso apropriado de opioides

O bom controle da dor em pacientes em cuidados paliativos geralmente depende do uso claro e justificado de opioides. No entanto, é importante examinar criticamente os benefícios claros que esses medicamentos oferecem, em comparação com os medos e mitos que ainda existem sobre seu uso, como dependência e efeitos colaterais, que podem limitar seu uso. Portanto, uma abordagem educacional focada na redução desses mitos, baseada em evidências científicas, é essencial, uma vez que o conhecimento e a atitude do pessoal de Saúde são fundamentais para a administração adequada de opioides.[28,45] Dadas as eventualidades no setor da Saúde que ocorreram principalmente na América do Norte, foi até sugerido o uso do consentimento informado, explicando ao paciente em que consiste o uso de opioides, bem como as prováveis complicações.[29,40] Somente integrando essas considerações, incluindo uma análise crítica das regulamentações e das experiências de outros profissionais, é possível garantir um tratamento da dor que respeite as preferências do paciente e melhore sua qualidade de vida no estágio final.

Distinção entre sedação paliativa e eutanásia

A natureza do sofrimento em pacientes terminais requer uma reflexão ética cuidadosa, principalmente ao diferenciar entre sedação paliativa e eutanásia. A sedação paliativa é vista como uma intervenção que visa aliviar a dor e o sofrimento, utilizando meios proporcionais para atingir um fim positivo.[46] Esse dilema moral levou a comunidade médica a tomar diversas posições; muitos dizem que a sedação paliativa respeita os princípios da ética médica, focando no bem-estar do paciente, enquanto a eutanásia, por não atender a alguns critérios éticos, é excluída da prática médica aceita.[36,47] Portanto, a diferença entre essas duas práticas é importante do ponto de vista ético e também impacta a maneira como a dor é gerenciada no fim da vida.

Respeito pelas preferências dos pacientes e decisões compartilhadas

O processo de cuidados paliativos deve ser altamente atento às experiências e desejos do paciente, o que significa respeito significativo às suas preferências e decisões compartilhadas. Para tornar uma intervenção eficaz, é muito importante que os profissionais de Saúde não apenas reconheçam, mas também considerem as perspectivas culturais e linguísticas dos pacientes. Compreender as experiências de migração dos pacientes e construir confiança são aspectos essenciais para fornecer cuidados personalizados, onde o equilíbrio entre segurança e conforto é essencial.[33] Além disso, o foco na participação ativa dos familiares foi identificado como uma estratégia útil para reduzir tensões e melhorar a qualidade de vida do paciente durante o processo de tomada de decisão.[48] Dessa forma, o respeito às preferências do paciente, juntamente com a tomada de decisões colaborativa, não apenas melhora sua experiência, mas também os ajuda a acessar cuidados que sejam verdadeiramente significativos e aceitáveis para eles e seu contexto.

BARREIRAS E DESAFIOS NO MANEJO DA DOR EM PACIENTES EM CUIDADOS PALIATIVOS

Dificuldades no acesso a opioides e recursos de cuidados paliativos são uma das maiores barreiras ao controle da dor em pacientes que recebem cuidados paliativos. A disponibilidade limitada de analgésicos, especialmente em ambientes com poucos recursos, não só resulta em controle inadequado da dor, como também levanta questões sobre justiça e equidade no atendimento médico, já que esse problema afeta diretamente a qualidade de vida dos pacientes. Além disso, a falta de treinamento específico sobre o controle da dor no fim da vida limita a capacidade da equipe médica de tomar decisões informadas e apropriadas, afetando assim a eficácia das intervenções para aliviar o sofrimento.

Uma alta porcentagem de programas de cuidados paliativos tem indicado problemas no controle da dor, destacando a necessidade de treinamento contínuo e especializado para os profissionais de Saúde, ressaltando a importância da revisão dos métodos de treinamento atuais e sua utilização prática.[38] Além disso, em contextos com suporte de saúde limitado, o controle da dor torna-se mais complicado, levando a uma reconsideração da necessidade de criar modelos de cuidado sustentáveis e flexíveis. Portanto, é essencial enfrentar esses obstáculos para oferecer um cuidado mais integral e eficaz, além de promover um diálogo aberto sobre possíveis soluções e alternativas que possam melhorar a situação atual.[40]

Dificuldades no acesso a opioides e recursos paliativos

A falta de acesso a cuidados paliativos adequados é um grande desafio para o controle da dor em pacientes com doença avançada. Em vários hospitais na Índia, observou-se que mais de 70% dos pacientes com doenças incuráveis não recebem morfina, que é uma ferramenta fundamental para o controle da dor e cuidados paliativos.[44] Embora tenha havido esforços para promover terapias para a dor, conceitos errôneos sobre o vício e o uso de opioides como opções limitadas no fim da vida afetam a disposição dos médicos de prescrever esses medicamentos.[45] Isso torna necessário abordar a falta de treinamento de profissionais de Saúde no tratamento da dor e também implementar políticas que garantam a disponibilidade de opioides em todos os ambientes, especialmente em locais com poucos recursos.

FALTA DE FORMAÇÃO ESPECÍFICA EM GESTÃO DA DOR NO FIM DA VIDA

Nos últimos dias de vida, o reconhecimento e o controle da dor são um desafio significativo, especialmente porque muitos no setor da Saúde não têm o treinamento necessário. Essa falta de treinamento não só limita a capacidade dos profissionais de controlar a dor, mas também levanta preocupações sobre a qualidade dos cuidados paliativos, o que é sério, pois esses pacientes merecem tratamento integral e humano. Especialistas em cuidados paliativos sabem que devem avaliar e controlar a dor com base nas necessidades do paciente e de sua família; no entanto, muitas vezes enfrentam obstáculos por conta da ausência de diretrizes claras[27] e da falta de programas educacionais que expliquem os mitos e medos sobre o uso de opioides.

A crítica construtiva à falta de ensino nessa área é essencial, pois a implementação de programas adequados pode não só melhorar as habilidades dos profissionais, mas também é essencial para garantir um tratamento mais humano a esses pacientes.[28] Isso nos leva a questionar como as políticas de treinamento estão sendo criadas no setor de Saúde e se as necessidades dos pacientes em fase final de vida estão realmente sendo atendidas.

Gestão da dor em ambientes de poucos recursos

O acesso a recursos de controle da dor em ambientes com poucos recursos é um grande desafio nos cuidados paliativos. É importante entender as causas desse problema. A falta de opioides e de treinamento em seu uso são barreiras significativas que afetam a qualidade de vida dos pacientes, levando à reflexão sobre como superar esses desafios.

Os profissionais de Saúde muitas vezes não têm o treinamento necessário para tratar a dor de forma eficaz, o que destaca a necessidade urgente de desenvolver programas educacionais para esses profissionais. Isso não deve apenas fornecer conhecimento, mas também incentivar mudanças na prática clínica. Além disso, a integração de cuidados paliativos em ambientes com recursos limitados requer novas estratégias que façam melhor uso dos recursos disponíveis, promovendo cuidados focados nas necessidades do paciente. Isso levanta a questão de como maximizar o impacto de cada ação. Portanto, é crucial que as políticas de saúde se concentrem na melhoria da infraestrutura e na educação continuada, garantindo que todos os pacientes, independentemente de sua origem, recebam o alívio da dor de que precisam e que melhorias reais nos sistemas de Saúde sejam alcançadas.

CONCLUSÕES E PERSPECTIVAS FUTURAS

O atendimento personalizado no tratamento da dor é muito importante para melhorar a vida dos pacientes em cuidados paliativos. Os dados mostram que uma abordagem individualizada ajuda a identificar e tratar melhor sintomas específicos, levando em consideração as preferências e necessidades de cada paciente. Novas técnicas e tratamentos aumentaram as opções disponíveis, fornecendo aos profissionais de Saúde ferramentas mais eficazes para gerenciar situações complicadas, como dor em pacientes com delírio ou inconsciência, onde a comunicação verbal é deficiente.[40] À medida que a importância dos cuidados paliativos se torna mais amplamente compreendida, é necessário promover a educação e a conscientização entre os profissionais de Saúde e a comunidade. Isso não só ajudará a eliminar as barreiras atuais ao acesso a opioides e recursos paliativos, como também apoiará cuidados mais compassivos e centrados no paciente.[36]

Importância do cuidado individualizado no tratamento da dor

O manejo da dor em cuidados paliativos requer uma abordagem que leve em consideração as características de cada paciente, principalmente nos últimos dias de vida. Tornar o tratamento mais personalizado não só melhora a qualidade de vida, mas também respeita a dignidade do paciente. As evidências indicam que as preferências pessoais e o contexto cultural são importantes na decisão sobre o tratamento da dor, o que é consistente com o que os estudos dizem sobre a criação de um ambiente de cuidado flexível.[38,49] Além disso, a comunicação entre o paciente, o cuidador e os prestadores de serviços é fundamental, pois afeta a sensação de dor e a eficácia do tratamento.[40,50] Portanto, a criação de um sistema de cuidados personalizado não apenas atende às necessidades do paciente, mas também estabelece um modelo sustentável de cuidados paliativos.

Inovações em técnicas e medicamentos para dor paliativa

O tratamento da dor em cuidados paliativos ainda está evoluindo, motivado pela necessidade de proporcionar aos pacientes alívio eficaz e humano em seus últimos dias. Entre as inovações mais importantes estão os medicamentos adjuvantes, que são usados junto com opioides, levantando questões sobre se esses medicamentos realmente melhoram a situação em comparação aos tratamentos mais tradicionais. Além disso, métodos de administração de medicamentos que permitem analgesia mais rápida e menos invasiva, como a infusão contínua de medicamentos,[51] requerem análise de sua eficácia e possíveis efeitos colaterais.

Estratégias não farmacológicas, como terapia cognitivo-comportamental (TCC) e musicoterapia, têm se mostrado mais eficazes em ajudar a diminuir a percepção da dor, especialmente em pacientes com delírio ou inconsciência em certos contextos.[52] No entanto, é importante avaliar como essas técnicas se combinam com tratamentos medicamentosos e se elas são igualmente eficazes em diferentes cenários clínicos. Esses avanços demonstram não apenas melhorias no gerenciamento da dor, mas também uma abordagem abrangente que considera as preferências do paciente e o contexto familiar, melhorando assim sua qualidade de vida. No entanto, mais pesquisas são necessárias para garantir que essas abordagens sejam baseadas em evidências e não em modismos temporários.

Referências bibliográficas

1. Nekolaichuk V, Fainsinger R, Aass A, Hjermstad M. The edmonton classification system for cancer pain: comparison of pain classification features and pain intensity across diverse palliative care settings in eight countries. Journal of palliative medicine. 2013;16(5)516-23.
2. Bennett M I, Kaasa S, Barke A, Korwisi B, Rief W. Clasificación IASP del dolor crónico para CIE-11: dolor crónico relacionado con el cáncer. Pain Reports. 2020;5(5):e822.
3. Bennett MI, Kaasa S, Barke A, Korwisi B, Rief W, Treede RD, et al. The IASP classification of chronic pain for ICD-11: chronic cancer-related pain. PAIN. 2019;160(1):38-44. doi: 10.1097/j.pain.0000000000001363.
4. Saunders C. The management of cancer pain. The Lancet. 1967;290(7513):1364-8.
5. Kirk TW, Simmonds MR, McKee A. Palliative care and pain management. Journal of Pain and Symptom Management. 2005;30(3):227-36.
6. Higginson IJ, Thomas K. The impact of palliative care on quality of life. Palliative Medicine. 2002;16(2):47-58.
7. Decker SA. Behavioral indicators of postoperative pain in older adults with delirium. Clin Nurs Res 2009;18:336-47. doi: org/10.1177/1054773809341734.
8. Gagliese L, Rodin R, Chan V, et al. How do healthcare workers judge pain in older palliative care patients with delirium near the end of life? Palliat Support Care. 2016;14(2):151-8.
9. Sampson EL, West E, Fischer T. Pain and delirium: mechanisms, assessment, and management. Eur Geriatr Med. 2020;11:45-52. doi: 10.1007/s41999-019-00281-2.
10. García-Soler Á, Sánchez-Iglesias I, Buiza C, Alaba J, Navarro A, Arriola E, et al. Adaptación y validación de la versión española de la escala de evaluación del dolor en personas con demencia avanzada: PAINAD-Sp. Revista Española de Geriatría y Gerontología. 2014;49(1):10-4.
11. Lohre ET, Thronaes M, Brunelli C, Kaasa S, Klepstad P. An in-hospital clinical care pathway with integrated decision support for cancer pain management reduced pain intensity and needs for hospital stay. Support. Care Cancer 2020;28:671-82.
12. Thronaes M, Lohre ET, Kvikstad A, Brenne E, Norvaag R, Aalberg KO, et al. Interventions and symptom relief in hospital palliative cancer care: results from a prospective longitudinal study. Support. Care Cancer. 2021;29:6595-603.
13. Løhre ET, Jakobsen G, Solheim TS, Klepstad P, Thronæs M. Breakthrough and episodic cancer pain from a palliative care perspective. Curr. Oncol. 2023;30:10249-59. doi: 10.3390/curroncol30120746.
14. Mercadante S, Adile C, Torta R, et al. Meaningful cut-off pain inten- sity for breakthrough pain changes in advanced cancer patients. Curr Med Res Opin. 2013;29:93-7. doi: 10.1185/03007995.2012.755120.
15. Mercadante S. Once again... breakthrough cancer pain: an updated overview. J Anesth Analg Crit Care. 2023;3(1):23. doi: 10.1186/s44158-023-00101-x.
16. Raffa R, Pergolizzi JV. A modern analgesics pain 'pyramid' Journal of Clinical Pharmacy and Therapeutics. 2014;39:4-6.
17. Vargas G. Is the WHO analgesic ladder still valid? Twenty-four years of experience. Can Fam Physician 2010;56:514-517.
18. Swarm RA, Paice JA, Anghelescu DL, Are M, Bruce JY, Buga S, et al. Adult cancer pain, Version 3.2019, NCCN Clinical Practice Guidelines in Oncology. J Natl Compr Canc Netw. 2019;17(8):977-1007. doi: 10.6004/jnccn.2019.0038.
19. Joshep H, Stancliff S, and Langrod J, Methadone maintenance treatment (MMT): a review of historical and clinical issues, Mt Sinai J Med. 2000;67(5-6):347-64.
20. Chalker C, O'Neill H, Cranfield F. Efficacy of low-dose and/or adjuvant methadone in palliative medicine. BMJ Support Palliat Care. 2022;12(e6):e730-e735. doi:10.1136/bmjspcare-2018-001695.
21. Kurosaki F, Takigami A, Takeuchi M, et al. Successful pain control with add-on methadone for refractory neuropathic pain due to radiation necrosis in pontine metastatic lesion: a case report. BMC Palliat Care. 2024;23(1):216. doi:10.1186/s12904-024-01547-8.
22. Treillet E, Perceau-Chambard E, Economos G, et al. Low-dose methadone added to another opioid for cancer pain: a multicentre prospective study. Support Care Cancer. 2024;32(11):716. doi: 10.1007/s00520-024-08835-2.
23. Lutz ST, et al. Role of radiation therapy in palliative care of the patient with cancer. JCO. 2014;32:2913-19. doi: 10.1200/JCO.2014.55.1143.
24. Wu SY, Singer L, Boreta L, Garcia MA, Fogh SE, Braunstein SE. Palliative radiotherapy near the end of life. BMC palliative care. 2019;18:1-8.
25. Kurita GP, Sjøgren P, Klepstad P, Mercadante S. Interventional techniques for the management of cancer-related pain: clinical and critical aspects. Cancers. 2019;11(4):443.

26. Shepherd TM, Hoch BA, Cohen MT, Bruno E. Fieremans G. Palliative CT-Guided Cordotomy for Medically Intractable Pain in Patients with Cancer American Journal of Neuroradiology. 2017;38(2):387-90. doi: 10.3174/ajnr.A4981.
27. Cassel AJT. Del Fabbro B, et al, Fashioning Appropriate Regulation of Opioids for Palliative Care. VCU Scholars Compass; 2018.
28. Sonja A, A Project to Improve Nurses' Knowledge of, and Attitudes Towards, Pain Management at End of Life. 2016.
29. Boland J, Martin J, Ross JR, Ross JR, Wells AU, Wells AU. Palliative care for people with non-malignant lung disease: summary of current evidence and future direction, SAGE Publications; 2013.
30. Bannin De WJ, Bell ML, Brenes-Salazar JA, Britten N, Bruneau B, Carole Parsons, et al. There's a Catch-22. The complexities of pain management for people with advanced dementia nearing the end of life: a qualitative exploration of physicians' perspectives, SAGE Publications; 2016.
31. Harding R, Higginson IJ, Marconi K, O'Neill JF, Stewart K. Current HIV/AIDS end-of-life care in sub-Saharan Africa: a survey of models, services, challenges and priorities. BioMed Central; 2003.
32. Jenny A, Palliative Care and Dementia. Alzheimer's Australia; 2006.
33. Green A, Green M, Jerzmanowska N, Lobb E. Death is difficult in any language: a qualitative study of palliative care professionals. experiences when providing end-of-life care to patients from culturally and linguistically diverse backgrounds; 2018.
34. Bosma H, Cadell S, Davies B, Fletcher J, Meghan S, Hal SR, Straatman Lynn. Research priorities in pediatric palliative care: a delphi study. Scholars Commons @ Laurier; 2008.
35. Babatunde GO, Davidson OJ, Nnenna NC, Ensuring quality of life in palliative care physiotherapy in developing countries, Frontiers Media S.A.; 2024.
36. Aslanpour Z, Mataqi M. Factors influencing palliative care in advanced dementia : a systematic review. BMJ; 2019.
37. Poggiali E, Orsi L, Bertè R. When emergency medicine embraces palliative care; 2022.
38. Christensen K, Grov EK, Husebø B, Staats K, Tranvåg O. Healthcare professionals' perceptions of dignity-preserving care for older home-dwelling women with incurable cancer in Norway. Informa UK Limited; 2021.
39. Agar M, Bruera E, Bush SH, Currow DC, Hosie A, Lawlor PG, et al. End-of-life delirium: issues regarding recognition, optimal management and the role of sedation in the dying phase; 2014.
40. Owens A, Docherty A, Gagnon P, et al. Knowledge and information needs of informal caregivers in palliative care : a qualitative systematic review. SAGE Publications; 2008.
41. Cohen-Almagor R, Ely EW. Euthanasia and palliative sedation in Belgium. BMJ; 2018.
42. Birch D, Draper J. A critical literature review exploring the challenges of delivering effective palliative care to older people with dementia in the acute hospital setting; Wiley; 2008.
43. Abela J, Mallia P. Maltese doctors : views and experiences on end of life decisions and care. Malta Medical Journal; 2016.
44. Unbearable Pain: india's obligation to ensure palliative care, Human Rights Watch; 2009.
45. Braithwaite C, Bunton R, Clark J, Currow DC, et al. Views and experiences of opioid access amongst palliative care providers and public representatives in a low-resource setting: a qualitative interview study. Public Library of Science; 2023.
46. DePergola PA, et al. Euthanasia, assisted-suicide, and palliative sedation: a brief clarification and reinforcement of the moral logic. The aquila digital community; 2018.
47. Smith PT. A distinction without a moral difference? an essay on the difference between palliative sedation and physician-assisted death; 2013.
48. Liberati A, Finke B, et al. Key features of palliative care service delivery to Indigenous peoples in Australia, New Zealand, Canada and the United States: A comprehensive review; 2018.
49. Afifi M, Haya A, Reema A. Awareness and attitude of undergraduate nursing students at king saud bin abdul-aziz university regarding palliative care. Evidence-Based Nursing Research; 2021.
50. Bercovitch BA, Freedman DC, International Narcotics Control Board, International Narcotics Control Board, Oguz, Sapir, Stjernswärd, Stjernswärd, Ward, Wright, "A comparative review of palliative care development in six countries represented by the Middle East Cancer Consortium (MECC)", Elsevier; 2009.
51. Outlook Magazine, Winter 2015, Digital Commons Becker, 2015.
52. Atkinson J, Marples GS, Gail AW. End of life care: an educational pathway for community nurses. RCN Publishing Ltd; 2014.

Dor no Atleta

45

Gabriel de Melo Salgado
Igor Prat Medeiros
Artemis Paula Marques Rezende
Felipe Tiango Vilela
Fabrício Souza Gomes

INTRODUÇÃO

A dor é um sintoma comum em lesões esportivas, podendo também ocorrer independentemente delas ou persistir após a recuperação. Quanto mais prolongada for a dor, maior será a influência de fatores psicológicos e ambientais, podendo levar à incapacidade funcional e influenciar diretamente a *performance* do atleta. O manejo da dor em atletas deve envolver a identificação das causas e do tipo de dor, além do desenvolvimento de estratégias terapêuticas que considerem os aspectos fisiológicos, biomecânicos e psicossociais. A compreensão desses fatores é essencial para a escolha de intervenções que maximizem os benefícios e minimizem os riscos.

Atletas frequentemente experimentam diferentes tipos de dor, variando desde a dor muscular tardia (DOMS, do inglês *delayed onset muscle soreness*), caracterizada por dor muscular e rigidez que ocorrem após exercícios intensos ou não habituais, até dores neuropáticas e inflamatórias associadas a lesões estruturais. Essa distinção é fundamental para o manejo adequado da dor, pois enquanto algumas manifestações são esperadas e fazem parte do processo adaptativo ao treinamento, outras podem indicar riscos de lesões mais graves e necessidade de intervenção clínica.[1]

A literatura científica propõe a diferenciação entre a dor induzida pelo exercício (EIP, do inglês *exercise-induced pain*) e dores patológicas. A EIP é transitória e resulta da ativação metabólica e neuromuscular associada à prática esportiva intensa. Durante exercícios de resistência, a percepção da dor está frequentemente relacionada à acumulação de metabólitos, como íons hidrogênio, substância P (sub P), histaminas, prostaglandinas e bradicininas, que ativam nociceptores musculares. Esse tipo de dor pode ser modulado por estratégias de treinamento progressivo, condicionamento psicológico e intervenções específicas para reduzir a percepção dolorosa durante o esforço. No entanto, dores persistentes ou desproporcionalmente intensas podem indicar falhas nos mecanismos inibitórios da dor, sendo um fator de risco para o desenvolvimento de síndromes dolorosas crônicas.[1]

Wu *et al.* (2022) discutem os efeitos da hipoalgesia EIP e seus mecanismos neurais, destacando como a prática de atividades físicas pode modular a percepção da dor por meio de adaptações no sistema nervoso central (SNC). Esse fenômeno é influenciado por diversas vias neurofisiológicas, incluindo a ativação de sistemas inibitórios descendentes da dor e a liberação de neurotransmissores envolvidos no alívio da dor.[2] Além disso, estudos indicam que a intensidade e a duração do exercício podem impactar a magnitude da resposta hipoalgésica, sugerindo que diferentes modalidades de treinamento podem ser mais eficazes dependendo do contexto clínico e das características individuais.[2]

Adicionalmente, pesquisas indicam que a DOMS, frequentemente observada em atletas após exercícios intensos, não afeta os mecanismos de modulação inibitória da dor. Isso sugere que a dor muscular decorrente do esforço físico não interfere nos sistemas de analgesia endógena, a menos que o estímulo doloroso seja mais intenso, prolongado ou associado a uma lesão estrutural. Assim, os testes de modulação da dor, como a analgesia por deslocamento (OA, do inglês *offset analgesia*) e a modulação condicionada da dor (CPM, *conditioned pain modulation*), permanecem válidos mesmo na presença de dor muscular EIP, reforçando a ideia de que esses sistemas são relativamente robustos e não são facilmente moduláveis por dores transitórias.[3]

Atletas de todos os níveis muitas vezes não conseguem diferenciar entre dores relacionadas à atividade e uma lesão real, que pode ser prejudicial para sua saúde a curto e longo prazo. O médico deve distinguir em quais condições o atleta pode competir com segurança daquelas que exigem a sua remoção da competição. Embora a dor seja algo comum no contexto esportivo, muitos médicos especialistas em tratamento da dor não têm formação em Medicina do Esporte, e grande parte dos médicos do esporte não possui expertise específica em dor. Essa falta de integração entre as áreas resulta em uma deficiência no conhecimento sobre como lidar com a dor em atletas, além de uma diferença cultural na abordagem dos aspectos específicos da dor nessa população.

Dessa forma, compreender os mecanismos de dor no atleta é essencial para diferenciar processos fisiológicos normais de sinais de alerta para possíveis lesões. O treinamento adequado, o monitoramento da carga de esforço e estratégias de manejo da dor podem auxiliar na maximização do desempenho esportivo sem comprometer a saúde do atleta. Além disso, um olhar atento sobre a resposta individual à dor pode contribuir para a personalização de intervenções que otimizem o rendimento e previnam o desenvolvimento de quadros dolorosos persistentes.

Epidemiologia da dor no esporte

A dor musculoesquelética é altamente prevalente entre atletas, especialmente em esportes de contato, resistência e alto impacto. Atletas de elite frequentemente experimentam dor persistente por conta da alta carga de treinamento e competições. A dor lombar é particularmente prevalente em atletas, destacando-se como uma das principais causas de dor e afastamento das atividades esportivas. A prevalência pontual de dor lombar em atletas pode variar de 18% a 80%, dependendo do esporte e da metodologia do estudo.[4] Fatores de risco comuns para dor lombar incluem histórico de episódios anteriores de dor, alto volume de treinamento, períodos de aumento de carga e anos de exposição ao esporte.[4]

A compreensão da epidemiologia da dor em atletas é essencial para o desenvolvimento de estratégias eficazes de prevenção, manejo e reabilitação, garantindo maior longevidade esportiva e qualidade de vida.

Tipos de lesão

O Comitê Olímpico Internacional (COI) define lesão esportiva como qualquer queixa musculoesquelética nova ou recorrente ocorrida durante competições ou treinamentos que necessite de atenção médica, independentemente da necessidade de afastamento da atividade.[5]

Lesão por sobrecarga

Lesões por sobrecarga são resultantes de forças repetitivas que excedem a capacidade de recuperação dos tecidos, levando ao desgaste progressivo e eventual lesão. O desenvolvimento da lesão ocorre por conta do desequilíbrio entre o volume e a carga aplicadas no treinamento e o período de descanso e a recuperação insuficientes para regenerar e recuperar dos estímulos aplicados. Essas lesões podem resultar de microtraumas repetitivos em tecidos saudáveis ou da aplicação contínua de forças menores sobre um tecido já lesionado.

Lesão traumática aguda

A lesão traumática aguda refere-se a qualquer dano súbito e significativo ao sistema musculoesquelético (ossos, articulações, músculos, ligamentos, tendões e outras estruturas relacionadas) causado por um trauma físico externo. É essencial que se realize uma avaliação detalhada do histórico do atleta para identificar falhas no treinamento que possam ter contribuído para a lesão e descartar uma lesão por sobrecarga prévia, que pode ter favorecido a lesão traumática aguda.

Lesão recorrente subaguda ou condição degenerativa crônica

Uma lesão recorrente subaguda é uma lesão que ocorre repetidamente em uma mesma região anatômica, geralmente associada a um trauma prévio mal curado, sobrecarga contínua ou retorno precoce à atividade física sem a recuperação completa. Embora as condições degenerativas possam surgir sem relação com lesões esportivas, algumas delas são consequência de traumas agudos ou de esforços repetitivos, evoluindo para problemas crônicos decorrentes do uso excessivo.

Principais tipos de dor

A dor em atletas pode ser classificada em diferentes categorias, de acordo com sua origem e evolução. A dor pode ser considerada aguda (até 6 semanas), subaguda (6 a 12 semanas) ou crônica (mais que 3 meses). Outra forma de classificação se refere ao mecanismo da dor: dor nociceptiva, neuropática e nociplástica.

Dor nociceptiva: é a dor que resulta de danos ou inflamação nos tecidos periféricos. É o tipo de dor mais comum e está associada a lesões físicas, como cortes, queimaduras ou inflamações, em que os nociceptores (receptores de dor) são ativados por conta de estímulos prejudiciais.

Dor neuropática: esse tipo de dor é desencadeado por danos ou patologias que afetam o sistema nervoso somatossensorial. Apresenta-se com sensações como ardência, formigamento ou choques elétricos, e costuma estar associada à alodínia e à hiperalgesia.

Dor nociplástica/algopática/nocipática: dor que surge de uma nocicepção alterada, sem evidência clara de dano tecidual real ou potencial que ative os nociceptores periféricos, nem de doença ou lesão do sistema somatossensorial que justifique a dor.

Dor de origem desconhecida: dor que não pode ser classificada como nociceptiva, neuropática ou nociplástica/algopática/nocipática.

Fatores de risco

Diversos fatores contribuem para o desenvolvimento e a persistência da dor em atletas: carga elevada de treinamento e competição, aumentando o risco de microtraumas e fadiga muscular. Uma recuperação insuficiente e o controle inadequado da dor podem resultar em inflamação persistente e redução do desempenho. Fatores psicológicos, incluindo estresse competitivo e medo da dor, podem alterar a percepção dolorosa e levar à piora do quadro clínico.

Impacto no desempenho e na carreira

A dor pode comprometer significativamente o desempenho esportivo, reduzir a tolerância ao treinamento e levar a afastamentos prolongados das competições. Em casos extremos, a persistência da dor pode contribuir para a aposentadoria precoce do atleta. Além disso, muitos atletas optam por competir mesmo sentindo dor, aumentando o risco de lesões mais graves e a necessidade de tratamentos como cirurgias ou uso crônico de analgésicos

Tratamento da dor no atleta e *doping*

O manejo da dor em atletas é um desafio complexo, pois deve equilibrar o alívio dos sintomas com a preservação do desempenho esportivo e a prevenção de efeitos adversos. Além disso, o uso de determinados medicamentos pode ser considerado *doping*, trazendo implicações éticas e regulamentares. O uso de substâncias proibidas não apenas compromete a integridade esportiva, mas também pode colocar a saúde do atleta em risco. O manejo da dor deve priorizar métodos seguros e eficazes, evitando a dependência química e garantindo uma recuperação adequada para a longevidade na carreira esportiva.

O médico que atua no tratamento da dor no atleta deve se manter atualizado e sempre consultar *guidelines*, bulas e informações dos medicamentos que o atleta consumirá. Todas as informações necessárias para um bom controle *antidoping* está disponível no *site* da Agência Mundial de Antidoping[1] (WADA, do inglês *World Anti-Doping Agency*) e da Associação Brasileira de Controle Antidopagem[2] (ABCD).

Além da constante atenção do médico responsável, é importante orientar o atleta sobre os riscos do uso de medicação, suplementos e alimentos sem consulta prévia, o que pode ocasionar um resultado positivo no teste *antidoping*. Os atletas e seus familiares também devem ser orientados quanto a necessidade de se identificar como atleta profissional em caso de atendimento em ambiente hospitalar não monitorizado pelo médico, informando sempre as restrições de administração de medicamentos na lista da WADA.

A gama de medicamentos que atletas podem fazer uso é vasta, e envolve o uso de anti-inflamatórios não esteroides (AINEs) por diferentes vias, incluindo oral, injetável e transdérmica. Além disso, podem utilizar paracetamol, opioides, anestésicos (injetáveis e transdérmicos), assim como canabinoides, antidepressivos, ansiolíticos, relaxantes musculares e anticonvulsivantes . Além disso, em razão de seus treinamentos e de competições específicas, bem como do acesso a suporte médico especializado, atletas tendem a usar mais de uma medicação concomitantemente, potencializando o risco de efeitos colaterais.

Os medicamentos analgésicos são remédios utilizados para aliviar a dor (ou seja, "analgésicos") sem perda de consciência ou percepção sensorial (em contraste com os anestésicos). Muitos medicamentos possuem essas propriedades, incluindo opioides (narcóticos), AINEs e paracetamol. Os opioides exigem prescrição médica e são proibidos no esporte. Os AINEs (como ibuprofeno, indometacina, cetoprofeno, naproxeno, ácido acetilsalicílico e diclofenaco) e o paracetamol são vendidos sem receita e atualmente não são classificados como agentes de dopagem.

Dado que a capacidade de um atleta de tolerar a dor pode ser um fator importante no desempenho em exercícios de alta intensidade, é compreensível que os medicamentos analgésicos tenham sido investigados no contexto do desempenho de resistência e neuromuscular.

Epidemiologia do uso de medicamentos para dor no esporte

Anti-inflamatórios não esteroides

Os AINEs são os medicamentos para dor mais frequentemente estudados e relatados como os mais utilizados entre atletas.[5] Eles são frequentemente utilizados por atletas para gerenciar a dor muscular e acelerar a recuperação, embora seu uso para melhorar o desempenho não seja suportado por evidências robustas.[6]

Os AINEs possuem a capacidade de inibir as enzimas ciclo-oxigenase (COX), que são fundamentais na síntese de prostaglandinas. Existem duas isoformas principais de COX: COX-1 e COX-2. A COX-1 é constitutiva e está envolvida em funções fisiológicas normais, como a proteção da mucosa gastrointestinal, a manutenção da perfusão renal e a homeostase vascular. A COX-2, por outro lado, é induzida em resposta a estímulos inflamatórios e está associada à mediação da dor e inflamação.[7,8]

A inibição da COX-1 pelos AINEs pode levar a efeitos colaterais gastrointestinais, como úlceras e sangramentos, por conta da redução da produção de prostaglandinas protetoras no trato gastrointestinal.[9] Além disso, a inibição das COX-1 e COX-2 nos rins pode comprometer a perfusão renal, resultando em retenção de sódio e água, o que pode precipitar hipertensão e insuficiência cardíaca.[10,11] No sistema cardiovascular, a inibição da COX pode alterar o equilíbrio entre prostaglandinas vasodilatadoras e tromboxanos, aumentando o risco de eventos trombóticos.[12,13]

Os AINEs seletivos para COX-2 foram desenvolvidos para minimizar os efeitos gastrointestinais, mas ainda apresentam riscos cardiovasculares, especialmente em uso prolongado ou em altas doses.

Assim, ao indicar AINEs para atletas, é fundamental avaliar o perfil de risco de cada indivíduo e acompanhar possíveis efeitos colaterais, principalmente em grupos de risco, como

1 WADA: www.wada-ama.org.
2 ABCD: www.abcd.org.br.

aqueles com histórico de doenças cardiovasculares ou renais.

Analgésicos simples

Paracetamol ou acetaminofeno

O paracetamol (também conhecido como acetaminofeno) é um dos analgésicos e antipiréticos mais utilizados no mundo. Ele é frequentemente usado por atletas para tratar dores musculares, dores de cabeça e outras dores não inflamatórias. É uma alternativa aos AINEs, especialmente para atletas que não podem ou não querem usar medicamentos com efeitos colaterais gastrointestinais ou renais. Alguns estudos sugerem que o paracetamol pode melhorar o desempenho em atividades de resistência, possivelmente em razão de sua capacidade de reduzir a percepção de esforço e dor durante o exercício. No entanto, as evidências ainda são limitadas e controversas. O efeito adverso mais grave do paracetamol é a hepatotoxicidade, geralmente causado por *overdose*. Doses acima de 4 g diárias estão associadas à ocorrência de lesão hepática. A lesão hepática ocorre pela depleção de glutationa, levando ao acúmulo de metabólitos tóxicos no hepatócito e necrose centrolobular.[14]

O paracetamol não está na lista de substâncias proibidas da WADA e pode ser usado livremente por atletas, sem necessidade de Autorização de Uso Terapêutico (AUT).

Dipirona

A dipirona (também conhecida como metamizol) é um analgésico e antipirético amplamente utilizado em muitos países, embora seu uso seja restrito ou proibido em alguns lugares por conta de preocupações com efeitos colaterais raros, como a agranulocitose. A dipirona é frequentemente usada por atletas para tratar dores musculares, dores de cabeça e outras dores não inflamatórias.

O mecanismo de ação do dipirona (metamizol) é complexo e envolve múltiplas vias, tanto periféricas quanto centrais. A dipirona é um pró-fármaco que é rapidamente hidrolisado em seus metabólitos ativos, principalmente 4-metilaminoantipirina (4-MAA) e 4-aminoantipirina (4-AA), que desempenham papéis cruciais em seus efeitos analgésicos e antipiréticos.

A dipirona não está na lista de substâncias proibidas da WADA e pode ser usada por atletas sem necessidade de AUT. No entanto, é importante verificar as regulamentações locais, pois seu uso pode ser restrito em algumas regiões.

Opioides

Cottler *et al.* entrevistaram 644 atletas aposentados da National Football League (NFL) sobre o uso de opioides durante e após suas carreiras na liga.[15] Eles descobriram que 52% dos atletas haviam usado opioides prescritos durante sua carreira na NFL, dos quais 71% haviam feito uso indevido desses medicamentos.[15]

Os opioides são analgésicos eficazes que atuam principalmente a partir da ativação dos receptores opioides μ (*mu*) no SNC. Esses receptores estão amplamente distribuídos em várias regiões dos sistemas nervosos central e periférico, incluindo os neurônios entéricos, o que explica tanto seus efeitos analgésicos quanto os efeitos adversos associados.[16,17]

O mecanismo de ação dos opioides envolve a ligação aos receptores *mu*, que são acoplados a proteínas G. Essa ligação resulta na inibição da adenilato ciclase, diminuição dos níveis de AMP cíclico, fechamento dos canais de cálcio dependentes de voltagem e abertura dos canais de potássio. Esses eventos levam à hiperpolarização neuronal e à redução da liberação de neurotransmissores, resultando em analgesia.[16,17]

Os efeitos adversos dos opioides, como náuseas, constipação, sedação e risco de dependência, estão relacionados à ativação dos mesmos receptores mu em diferentes locais do corpo. Por exemplo, a constipação é causada pela redução da motilidade gastrointestinal e aumento do tônus muscular liso, enquanto a sedação resulta da depressão do SNC.[16] O risco de dependência está associado à regulação persistente dos receptores *mu* em um estado ativo, o que pode levar à tolerância e dependência.[18]

No contexto de atletas, o uso de opioides para manejo da dor deve ser cuidadosamente considerado por conta do potencial de efeitos adversos que podem impactar o desempenho e a saúde geral. E o mais importante são substâncias proibidas e consideradas *doping*. O tramadol foi incluído na Lista de Substâncias Proibidas pela WADA a partir de 1° de janeiro de 2024. Isso significa que seu uso em competições esportivas é proibido. Atletas que necessitam de tramadol por razões médicas devem solicitar uma AUT antes de competir. Sem essa autorização, o uso do medicamento pode resultar em sanções antidopagem.

Corticosteroides

Os corticosteroides são uma classe de medicamentos com potentes efeitos anti-inflamatórios, imunossupressores e analgésicos. São uma classe de medicamentos frequentemente usados para tratar lesões como tendinites, bursites e epicondilites, em que a inflamação é a principal causa da dor. Eles podem ser administrados por via oral (VO), tópica ou injetável, dependendo da condição e da gravidade.

O uso de corticoide também está na lista de Substâncias e Métodos proibidos no Esporte da WADA no item 4.1.3: "Substâncias proibidas apenas em competição: S9. Glicocorticoides: Todos os glicocorticoides são proibidos quando administrados por VO, intravenosa (IV), intramuscular (IM) ou retal. O uso tópico (cremes, pomadas) e inalatório (para asma) é permitido, desde que não resulte em níveis significativos no sangue ou na urina. Atletas que necessitam de corticosteroides por razões médicas devem solicitar uma AUT".

Anticonvulsivantes e antidepressivos

Os antidepressivos e anticonvulsivantes são classes de medicamentos originalmente desenvolvidos para tratar depressão e epilepsia, respectivamente, mas que também são amplamente utilizados no manejo da dor crônica, incluindo a dor em atletas. Esses medicamentos atuam modulando vias neuroquímicas envolvidas na transmissão e percepção da dor.

Os antidepressivos, como os antidepressivos tricíclicos (ADTs) e os inibidores da recaptação de serotonina e noradrenalina (IRSNs), são eficazes no tratamento da dor neuropática. O mecanismo de ação desses medicamentos envolve a inibição dos transportadores de monoaminas, o que aumenta a disponibilidade de noradrenalina e serotonina no SNC. Isso facilita a ativação dos sistemas inibitórios descendentes da dor.

Esses medicamentos são escolhidos com base em suas propriedades analgésicas, que são independentes de seus efeitos antidepressivos ou anticonvulsivantes, e são considerados tratamentos de primeira linha para a dor neuropática.

A maioria dos antidepressivos e anticonvulsivantes não está na lista de substâncias proibidas pela WADA. No entanto, atletas devem verificar as regulamentações específicas, especialmente para medicamentos com efeitos estimulantes ou sedativos.

Canabinoides

Canabinoides como o tetraidrocanabinol (THC) e o canabidiol (CBD) são usados por alguns atletas para tratar dores crônicas, como as associadas a lesões ou artrite. O CBD, em particular, ganhou popularidade por seus efeitos analgésicos e anti-inflamatórios sem os efeitos psicoativos do THC.

O receptor canabinoide mais abundante e expresso principalmente no SNC, canabinoide tipo 1 (CB1), está ligado a áreas como substância cinzenta periaqueductal, medula rostral ventromedial, corno dorsal da medula espinhal e na periferia do SNC, zonas de transmissão e modulação da dor. Os receptores CB1, localizados na porção pré-sináptica dos axônios, estão envolvidos no mecanismo de modulação da dor, pois inibem o impulso nervoso da dor por supressão da adenilato ciclase, que desencadeia a reação mencionada anteriormente.[19-23]

O THC está na lista dos proibidos em competição pela WADA, enquanto o CBD foi retirado dessa lista em 2018 e pode ser utilizado. Produtos à base de CBD podem conter traços de THC, o que pode levar a testes positivos. É essencial escolher produtos canabinoides de qualidade e verificar a composição. Atletas que necessitam de canabinoides por razões médicas devem consultar um médico e, se necessário, solicitar uma AUT para o THC.

TRATAMENTO DA DOR NAS LESÕES DO ESPORTE

Dor em ombro

Lesões do manguito rotador

Introdução

As lesões do manguito rotador (MR) representam uma das principais causas de dor e incapacidade funcional do ombro, com prevalência estimada entre 7% e 30% na população de esportista, aumentando para mais de 50% em indivíduos acima de 60 anos na população em geral.[24,25] Em atletas, especialmente aqueles envolvidos em esportes *overhead* (como tênis e beisebol), a incidência é ainda maior por conta da repetição de movimentos acima da cabeça.[26] Essas lesões variam de tendinopatias degenerativas a rupturas completas, impactando significativamente a qualidade de vida e a capacidade laboral. A escolha entre tratamento conservador e cirúrgico permanece um desafio clínico, exigindo avaliação individualizada baseada em fatores como idade, tamanho da lesão e demanda[24,27] (Figura 1).

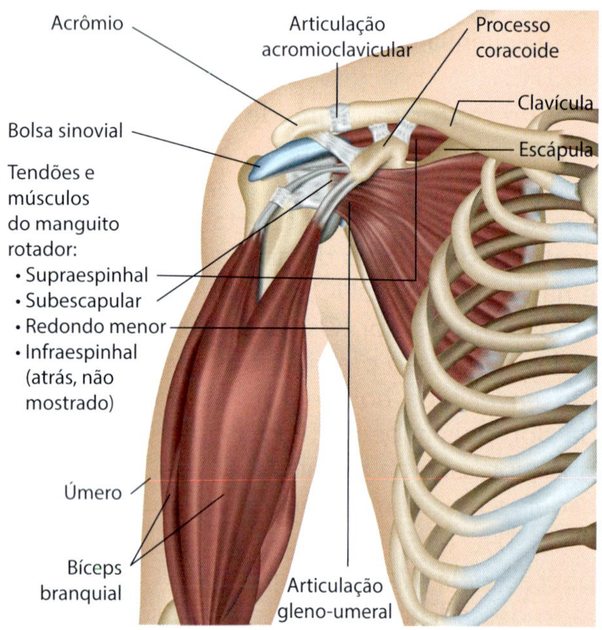

Figura 1 – Anatomia do manguito rotador.

Fonte: Desenvolvida pela autoria.

Fisiopatologia

A fisiopatologia das lesões do MR envolve mecanismos intrínsecos e extrínsecos. Fatores intrínsecos incluem degeneração tendinosa relacionada a idade, redução da vascularização na região crítica do supraespinhal e alterações bioquímicas que comprometem a reparação tecidual, conforme pode ser observado suas relações anatômicas na Figura 1.[25] Em contrapartida, fatores extrínsecos estão associados ao impacto subacromial, em que a compressão mecânica repetitiva durante a elevação do braço lesiona os tendões, principalmente em atletas com disfunções na cinética escapular.[26] Rupturas traumáticas agudas são menos comuns, mas podem ocorrer em quedas ou movimentos bruscos. Estudos de imagem demonstram que até 44% das lesões parciais evoluem para rupturas completas em cinco anos, especialmente quando envolvem mais de 50% da espessura tendinosa.[24,26]

Diagnóstico

O diagnóstico inicia-se com anamnese detalhada, destacando a localização da dor (frequentemente noturna ou em arcos de movimento específicos) e a presença de fraqueza muscular. O exame físico inclui a inspeção estática, palpação, avaliação da amplitude de movimento (ADM) e da força muscular, especialmente em rotação externa e abdução, e, por fim, com testes especiais direcionados.

Exames de imagem são essenciais para a confirmação do diagnóstico. A ultrassonografia (USG) é preferida, inicialmente, por sua acessibilidade e capacidade de avaliação dinâmica, com sensibilidade de 84% para rupturas.[27] A ressonância magnética (RM) é superior na detecção de lesões parciais e na avaliação de complicações como retração tendínea e infiltração gordurosa muscular.[26] Em casos de dúvida, a artroressonância magnética (artro-RM) pode identificar lesões labrais associadas, comuns em atletas jovens.[26]

Tratamento

O tratamento não cirúrgico é preferível para lesões parciais, pequenas rupturas (< 1 cm) e pacientes idosos com comorbidades. Protocolos de reabilitação são divididos em quatro fases:

1. Controle de dor e inflamação com crioterapia e anti-inflamatórios.
2. Recuperação da ADM e fortalecimento excêntrico do MR.
3. Exercícios funcionais específicos para o esporte.
4. Retorno gradual às atividades.[25]

Infiltração de corticosteroide subacromial são controversas por conta do risco de fragilização tendínea, mas podem ser úteis em casos refratários, limitadas a três aplicações anuais.[25]

O plasma rico em plaquetas (PRP) tem ganhado destaque, com metanálises indicando redução significativa da dor em longo prazo (12 meses) comparado a placebo, embora seu efeito na função seja menos consistente.[27] Estudos sugerem que a combinação de PRP com ácido hialurônico potencializa a regeneração tendínea, mas evidências de longo prazo ainda são necessárias.[27]

A abordagem cirúrgica é indicada para rupturas completas sintomáticas, falha do tratamento conservador após 3 a 6 meses e lesões agudas em pacientes ativos.

Tendinopatia do bíceps

Introdução

A tendinopatia do bíceps braquial, especificamente do tendão da cabeça longa do bíceps (TCLB), conforme demonstrado na Figura 2, é uma condição comum que pode causar dor anterior no ombro e limitar a funcionalidade do membro superior.[28] Essa patologia está frequentemente associada a outras lesões do ombro, como rupturas do MR e instabilidade glenoumeral, mas também pode ocorrer de forma isolada, especialmente em atletas que realizam movimentos repetitivos acima da cabeça. O diagnóstico preciso e o tratamento adequado são essenciais para aliviar a dor e restaurar a função do ombro.[28]

Fisiopatologia

O TCLB origina-se no tubérculo supraglenoidal e no lábio glenoidal superior, passando pela goteira bicipital antes de se inserir no músculo bíceps braquial. Lesões nessa região podem ocorrer por conta de trauma direto, movimentos repetitivos ou degeneração tendinosa associada ao envelhecimento.[28]

A tendinopatia do TCLB pode ser primária ou secundária. A forma primária é rara e geralmente está associada a anomalias anatômicas, como a tendinite em "ampulheta", em que há hipertrofia do tendão proximal, causando bloqueio mecânico e inflamação. A forma secundária é mais comum e está frequentemente relacionada a patologias como rupturas do MR, instabilidade do ombro e impacto subacromial. Nessas condições, o TCLB pode sofrer atrito contra estruturas adjacentes, levando à inflamação, degeneração e, em casos graves, ruptura.[28,29]

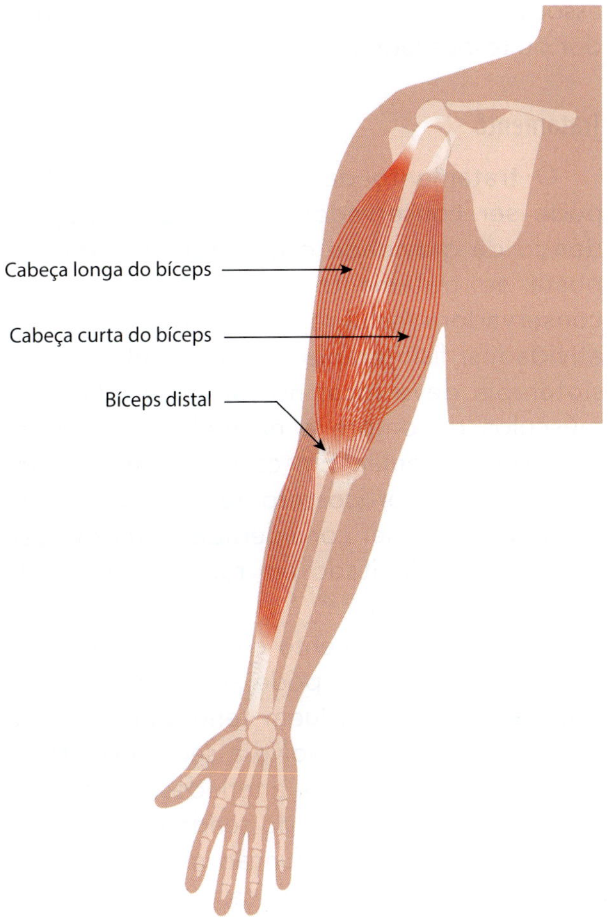

Figura 2 – Cabeça longa do bíceps.

Fonte: Desenvolvida pela autoria.

Diagnóstico

O diagnóstico da tendinopatia do TCLB baseia-se em história clínica, exame físico e exames de imagem. Os pacientes geralmente relatam dor anterior no ombro, que pode irradiar para o braço, e piora com atividades que envolvem elevação ou rotação externa. O exame físico inclui a palpação da goteira bicipital, que pode ser dolorosa, e testes específicos, como o teste de *Speed* e o teste de Yergason, que avaliam a integridade do TCLB. O teste de *Speed*, que envolve a resistência à elevação do braço com o cotovelo estendido e o antebraço supinado, é altamente específico para lesões do TCLB, embora sua sensibilidade seja moderada.[28,29]

A USG e a RM são os exames de imagem mais utilizados para confirmar o diagnóstico. A USG é particularmente útil para avaliar a presença de efusão peritendinosa e alterações na estrutura do tendão, enquanto a RM pode fornecer informações detalhadas sobre lesões associadas, como rupturas do manguito rotador ou lesões labrais.[28,29]

Tratamento

O tratamento da tendinopatia do TCLB pode ser conservador ou cirúrgico, dependendo da gravidade dos sintomas e da resposta ao tratamento inicial. A abordagem conservadora inclui repouso, modificação de atividades, fisioterapia e uso de AINEs. A fisioterapia deve focar no fortalecimento dos músculos do ombro e na melhora da estabilidade escapular. Em casos refratários, infiltrações de corticosteroides na bainha do tendão podem ser consideradas, embora seu uso deva ser limitado em razão do risco de ruptura tendinosa.[28,29]

Quando o tratamento conservador falha, a intervenção cirúrgica pode ser necessária. As opções cirúrgicas incluem tenotomia e tenodese. A tenotomia envolve a secção do TCLB próximo à sua origem, e a tenodese, por outro lado, envolve a fixação do tendão cortado ao úmero, preservando a função muscular e evitando a deformidade estética.

Síndrome do impacto

Introdução

A prática esportiva de alto nível, especialmente em modalidades que exigem movimentos repetitivos acima da cabeça, como natação, vôlei, handebol e beisebol, frequentemente coloca os atletas em risco para o desenvolvimento da síndrome do impacto subacromial (SIS). Essa condição, caracterizada pela compressão de estruturas como o tendão do supraespinhal e a bursa subacromial, entre o úmero e o arco coracoacromial, surge como uma resposta a microtraumas cumulativos. Estudos epidemiológicos apontam que até 44% dos jogadores de handebol de elite relatam dor no ombro durante a temporada, enquanto nadadores têm incidência anual de 23% a 38%.[30] A combinação de gestos técnicos repetidos, associada a fatores anatômicos e biomecânicos, cria um cenário propício para o desgaste das estruturas do ombro, comprometendo não apenas o desempenho, mas também a longevidade esportiva.

Fisiopatologia

A fisiopatologia da SIS em atletas é multifatorial. Movimentos como o arremesso em beisebol ou o saque no tênis envolvem uma sequência complexa de rotação externa, abdução e elevação do braço, que, quando realizados repetidamente, geram estresse mecânico na região subacromial. A instabilidade glenoumeral, comum em arremessadores, permite uma translação anterior excessiva da cabeça do úmero, reduzindo o espaço subacromial e aumentando o atrito. Além disso, a discinesia escapular – movimento inadequado da escápula durante a elevação do braço – contribui para a compressão, especialmente quando há fraqueza dos músculos estabilizadores, como o serrátil anterior. A morfologia do acrômio também desempenha um papel crítico: acrômios curvados ou em gancho (tipos II e III de Bigliani, observados na Figura 3) estão associados a maior risco de impacto, conforme evidenciado em estudos de imagens. Em atletas mais jovens, o estágio inicial da SIS manifesta-se como inflamação e edema, enquanto em casos crônicos, a degeneração tendínea e as rupturas parciais do manguito rotador tornam-se prevalentes.

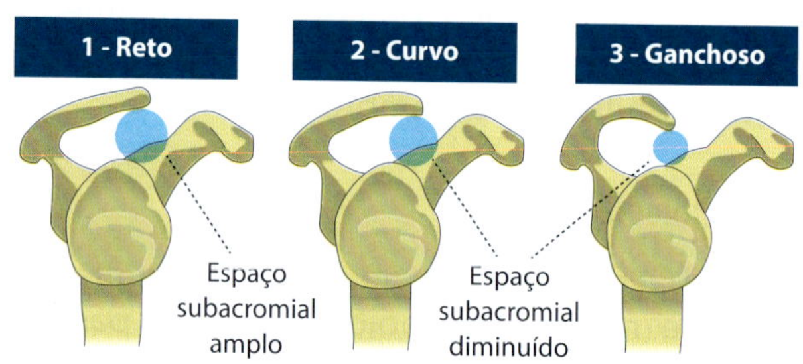

Figura 3 – Variações anatômicas do acrômio.
Fonte: Desenvolvida pela autoria.

Diagnóstico

Para ser realizado o diagnóstico da SIS em atletas, é necessária uma abordagem clínica detalhada, combinando história esportiva, avaliação funcional e testes específicos. A revisão sistemática de Liaghat *et al.* (2023) destacou a importância de testes como o de apreensão (sensibilidade de 94% para instabilidade anterior) e o *Biceps Load II* (razão de verossimilhança positiva de 26,38 para lesões do complexo bíceps-labrum), que ajudam a identificar estruturas comprometidas.[30] O exame físico deve incluir a avaliação da ADM, com atenção ao déficit de rotação interna (GIRD), comum em arremessadores, e testes provocativos como os de Neer e de Hawkins-Kennedy, que reproduzem a dor ao simular a compressão subacromial. A ultrassonografia dinâmica (USD) tem ganhado espaço como ferramenta de primeira linha, permitindo visualizar o tendão do supraespinhal durante a elevação do braço e identificar bursite ou espessamento tendíneo. Em casos complexos, a RM auxilia na detecção de rupturas do MR ou alterações labrais, embora sua utilidade seja limitada em estágios iniciais da doença.[30]

Tratamento

No tratamento, a reabilitação funcional é o pilar central. Programas de exercícios estruturados, como o Oslo Sports Trauma Research Center Shoulder Injury Prevention, reduzem em 28% o risco de lesões em handebolistas ao combinarem fortalecimento excêntrico do MR, mobilidade torácica e treino sensório-motor.[30] Alongamentos modificados da cápsula posterior, como o *modified sleeper stretch* e o *modified cross-body stretch*, demonstraram em ensaios clínicos melhorar significativamente a rotação interna e reduzir a dor durante atividades esportivas. No estudo de Tahran e Yesilyaprak (2020), atletas submetidos a esses alongamentos por 4 semanas tiveram ganhos de 22° na rotação interna, comparados a apenas 8° no grupo controle, com redução clínica relevante na incapacidade medida pelo QuickDASH.[31]

Para casos refratários, infiltrações subacromiais com corticosteroides podem ser usadas como adjuvantes, embora seu efeito seja temporário. A cirurgia, como a acromioplastia artroscópica, é reservada para falha terapêutica após 6 a 9 meses de tratamento conservador. No entanto, metanálises recentes questionam sua superioridade em relação à fisioterapia intensiva, destacando a importância de abordagens individualizadas que considerem a demanda esportiva e a anatomia do atleta

A prevenção permanece como a estratégia mais eficaz. Programas como o FIFA 11+ Shoulder, desenvolvido para goleiros, incorporam exercícios de fortalecimento escapular e controle neuromuscular, reduzindo em 72% a incidência de lesões. A educação sobre técnicas adequadas de arremesso, ajustes ergonômicos (como a altura da rede no vôlei) e o monitoramento da carga de treinamento são essenciais para preservar a integridade articular e garantir um retorno seguro ao esporte.

DOR EM COTOVELO

Epicondilite medial e lateral

A dor crônica na região lateral ou medial do cotovelo, conhecida respectivamente como epicondilite lateral e medial, é uma queixa prevalente, especialmente em praticantes de esportes como tênis (epicondilite lateral) e golfe (epicondilite medial), além de indivíduos envolvidos em atividades laborais que demandam esforço repetitivo dos membros superiores. Essa condição dolorosa está associada a alterações patológicas crônicas nos tendões que se originam nas proeminências ósseas do cotovelo, especificamente nos tendões extensores (epicondilite lateral) e flexores (epicondilite medial) do punho e dedos. Apesar da alta incidência e do impacto na qualidade de vida, os mecanismos fisiopatológicos precisos que desencadeiam e perpetuam essas tendinopatias ainda não são completamente compreendidos, representando um desafio para o desenvolvimento de estratégias terapêuticas mais eficazes. Fatores como sobrecarga mecânica, microtraumas repetitivos, predisposição genética e alterações na vascularização e inervação tendínea têm sido investigados como possíveis contribuintes para o desenvolvimento dessas condições.[32,33]

Fisiopatologia

A tendinopatia do cotovelo, comum em atletas que realizam movimentos repetitivos do braço e punho (como tenistas, golfistas, arremessadores e praticantes de musculação), é caracterizada por um processo degenerativo crônico do tendão, e não por uma inflamação aguda. Essa degeneração, denominada tendinose, envolve alterações na estrutura do tendão, com desorganização das fibras de colágeno e proliferação anormal de vasos sanguíneos (neovasos) e fibroblastos (células produtoras de colágeno). Estudos de imagem, como USG com Doppler colorido, demonstram que a formação desses neovasos na origem do tendão extensor comum (no caso da epicondilite lateral, comum em tenistas – "cotovelo de tenista") está relacionada à dor. O músculo extensor radial curto do carpo é o mais frequentemente afetado na epicondilite lateral. Já na epicondilite medial ("cotovelo de golfista"), a lesão ocorre no tendão flexor comum, que é uma bainha que envolve os tendões dos músculos flexores do punho e dos dedos, como pode ser observado na Figura 4. Em atletas, sobrecarga repetitiva, microtraumas, técnica inadequada de movimento, desequilíbrios musculares e fatores biomecânicos individuais contribuem para o desenvolvimento da tendinose.[32-34]

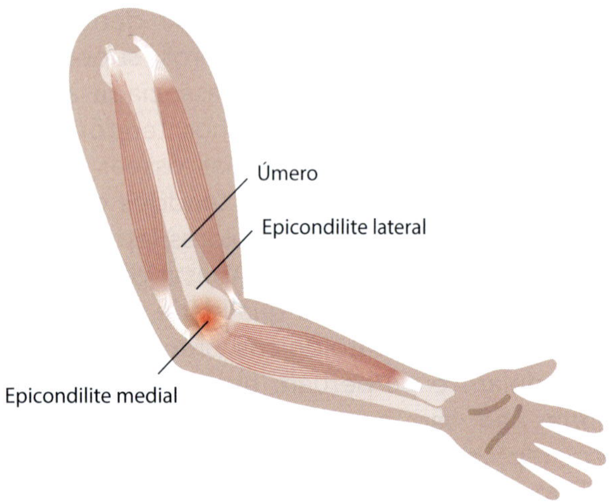

Figura 4 – Posição anatômica da epicondilites lateral e da epicondilite medial.

Fonte: Desenvolvida pela autoria.

Diagnóstico

A tendinopatia do cotovelo, abrangendo a epicondilite lateral (comumente conhecida como "cotovelo de tenista") e a epicondilite medial ("cotovelo de golfista"), é diagnosticada, na maioria dos casos, clinicamente. O diagnóstico fundamenta-se em uma combinação de história clínica detalhada e sugestiva, achados característicos ao exame físico e, em situações selecionadas, achados confirmatórios na USG musculoesquelética. Atletas com tendinopatia do cotovelo frequentemente relatam dor localizada em um dos epicôndilos (proeminências ósseas na face lateral ou medial do cotovelo), com desenvolvimento gradual ao longo de semanas ou meses. Referem, em geral, a realização de movimentos repetitivos do punho e do antebraço, relacionados à sua prática esportiva (como o *swing* do tênis ou do golfe, arremessos, exercícios de musculação) ou a atividades laborais.[32,33,35]

No exame físico, o achado mais consistente é a presença de sensibilidade focal à palpação na origem dos tendões. Na epicondilite lateral, observa-se sensibilidade na origem dos músculos extensores do punho e dos dedos (no epicôndilo lateral), exacerbada pela flexão passiva completa do punho. Na epicondilite medial, a sensibilidade localiza-se na origem dos músculos flexores do punho e dos dedos (no epicôndilo medial), sendo agravada pela extensão passiva completa do punho. Em atletas, a USG pode ser particularmente útil para diferenciar a tendinopatia de outras causas de dor no cotovelo, como lesões ligamentares, compressão nervosa ou osteoartrite.[32,33,35]

Tratamento

Embora tradicionalmente utilizados no manejo da tendinopatia do cotovelo, os tratamentos anti-inflamatórios apresentam evidências limitadas de eficácia e crescente controvérsia, especialmente em condições degenerativas crônicas. A crioterapia, em conjunto com exercícios excêntricos, não demonstrou superioridade em relação ao treinamento excêntrico isolado na tendinopatia lateral do cotovelo (TLE). Os AINEs podem proporcionar alívio sintomático e melhora funcional a curto prazo (até 6 semanas), mas seu uso prolongado é desencorajado por conta dos potenciais efeitos adversos e da fisiopatologia da tendinopatia. AINEs tópicos apresentam benefício limitado em casos agudos.[32,33,35]

As injeções de glicocorticoides, apesar de demonstrarem melhora em desfechos de curto prazo na TLE, não previnem recidivas e podem estar associadas a resultados inferiores a longo prazo. Deve-se evitar infiltrações repetidas por seu potenciais efeitos adversos: necrose, atrofia tecidual e consequente ruptura tendínea. Para evitar essas complicações, a infiltração não deve ser intratendinosa nem muito superficial.

Diversas terapias promissoras para a tendinopatia do cotovelo estão sob investigação, refletindo a evolução do conhecimento sobre a fisiopatologia dessa condição. Os mecanismos de ação de muitos desses tratamentos permanecem incertos, embora se especule sobre o envolvimento de fatores de crescimento tecidual e a indução de respostas pró-inflamatórias para remodelar o tendão. Algumas dessas terapias são: a nitroglicerina tópica, cujo óxido nítrico liberado pode estimular a síntese de colágeno; o ácido hialurônico, componente da matriz extracelular, que pode contribuir para a lubrificação articular e reparo tecidual; a tenotomia percutânea por agulha guiada por ultrassom, procedimento que envolve a fenestração do tecido tendíneo doente, quebra de calcificações e, se necessário, raspagem do osso subjacente, sob anestesia local e guiada por ultrassom.[32,33,35] A terapia por ondas de choque extracorpóreas (ESWT, *extracorporeal shock wave therapy*) tem sido amplamente estudada e demonstrou eficácia na redução da dor e na melhoria da força de preensão em pacientes com epicondilite lateral. Estudos indicam que a ESWT pode ser mais eficaz do que outras terapias conservadoras.[36]

Tendinopatia do tríceps

A tendinopatia do tríceps, uma inflamação do tendão do tríceps braquial na sua inserção no olécrano (cotovelo), é uma condição cada vez mais comum, afetando tanto atletas quanto trabalhadores que realizam movimentos repetitivos. O conhecimento de fisiopatologia, diagnóstico e tratamento é crucial para a recuperação e prevenção de recorrências. Essa tendinopatia é considerada uma lesão por uso excessivo, causada por microtraumas repetidos que sobrecarregam o tendão, superando sua capacidade de regeneração. Atividades que envolvem extensão forçada do cotovelo (arremessos, levantamento de peso, esportes com raquetes) geram estresse excessivo, levando à degeneração do tendão e inflamação. Fatores como biomecânica inadequada, desequilíbrios musculares, técnica incorreta e sobrecarga de treinamento contribuem para o problema. Os sintomas incluem dor na parte posterior do cotovelo, piorando com a extensão resistida e atividades que exigem a contração do tríceps. A palpação do tendão no olécrano geralmente revela sensibilidade. Em casos crônicos, pode haver rigidez e crepitação no cotovelo. A dor noturna é comum em estágios avançados.[37]

Diagnóstico

O diagnóstico da tendinopatia do tríceps em atletas fundamenta-se na conjunção de história clínica e exame físico. A dor, em geral, manifesta-se de forma insidiosa e progressiva, exacerbando-se com o aumento do volume e/ou intensidade dos movimentos que impõem sobrecarga ao tríceps, como arremessos repetitivos. O exame físico revela achados característicos que corroboram o diagnóstico. A palpação evidencia sensibilidade na região de inserção do tendão do tríceps no olécrano ou em sua porção proximal. A dor é agravada pela extensão do cotovelo contra resistência, quando o paciente tenta estender o membro superior contra a força aplicada pelo examinador, teste que avalia a função e a integridade do tendão do tríceps.[37,38]

Exames de imagem complementares podem ser solicitados. Radiografias simples podem apresentar-se normais nos estágios iniciais da tendinopatia; em casos crônicos, podem demonstrar a presença de osteófitos na região distal do tendão, indicativos de alterações degenerativas. A USG e a RM, embora frequentemente não revelem alterações significativas na tendinopatia, são importantes para excluir outras condições que podem apresentar quadro clínico semelhante, como rupturas parciais ou completas do tendão do tríceps, bursite olecraniana e lesões ligamentares. A RM, em particular, apresenta maior sensibilidade para detectar alterações sutis no tendão e lesões associadas. A combinação da história clínica compatível, exame físico característico e, quando necessário, exames de imagem para excluir outras patologias, permite estabelecer o diagnóstico de tendinopatia do tríceps com segurança.[37,38]

Tratamento

O diagnóstico da tendinopatia do tríceps é essencialmente clínico, baseado na história do paciente e no exame físico. Testes que envolvem a extensão do cotovelo contra resistência ajudam a reproduzir a dor. O tratamento visa aliviar a dor, promover a cicatrização do tendão e restaurar a função do cotovelo. Inicialmente, a abordagem é conservadora: repouso relativo, gelo, compressão, elevação (RICE, do inglês *rest, ice, compression, elevation*), analgésicos e AINEs. A fisioterapia é fundamental, incluindo alongamento, fortalecimento do tríceps, terapia manual e eletroterapia. Se o tratamento conservador falhar, injeções de corticosteroides podem ser usadas para controle da dor, mas seus efeitos a longo prazo são.[37,38]

Dor em punho e mão

Síndrome do túnel do carpo

A síndrome do túnel do carpo (STC) é uma neuropatia compressiva, a mais frequente encontrada na prática clínica, caracterizada por um conjunto de sinais e sintomas decorrentes da compressão do nervo mediano em seu trajeto pelo túnel do carpo, localizado no punho. Em atletas, a STC pode ser desencadeada ou agravada por movimentos repetitivos do punho e mão, preensão forte e prolongada, ou vibração, comuns em diversas modalidades esportivas como ciclismo, esportes com raquete, musculação e ginástica.

Os sintomas típicos incluem dor, dormência e formigamento (parestesias) na área de distribuição do nervo mediano, que compreende a face palmar do polegar, indicador, dedo médio e metade radial do dedo anelar. Em casos mais avançados, ou quando a compressão nervosa é mais severa, pode ocorrer fraqueza muscular nos músculos da mão inervados pelo mediano, comprometendo a capacidade de preensão e a realização de movimentos finos, o que impacta significativamente o desempenho esportivo e as atividades diárias.

A STC, embora possa afetar qualquer indivíduo, apresenta maior incidência em mulheres e em determinadas profissões ou atividades que envolvem os fatores de risco mencionados, tornando-se um importante diagnóstico diferencial em atletas com queixas de dor e disfunção no punho e mão.[39-41]

Fisiopatologia

A fisiopatologia da STC é multifatorial e complexa. O elemento central no desenvolvimento da STC sintomática é a elevação da pressão no interior do túnel do carpo, um canal osteofibroso inextensível localizado na região do punho. Embora a etiologia precisa desse aumento pressórico permaneça incerta, evidências experimentais sugerem que a compressão anatômica e a inflamação atuam como mecanismos contribuintes.

A compressão anatômica do nervo mediano pode resultar em lesão direta das fibras nervosas, interrupção do transporte axonal ou compressão dos *vasa nervorum*, levando à isquemia. Essa compressão pode ser causada pelo aumento do volume de quaisquer estruturas contidas no túnel do carpo. Outras causas potenciais incluem um túnel do carpo constitucionalmente estreito, lesões ocupacionais de espaço (cistos, neoplasias, artéria mediana persistente) e edema ou condições inflamatórias secundárias a doenças sistêmicas, a exemplo da artrite reumatoide.

Em suma, a compressão mecânica do nervo mediano, decorrente do aumento da pressão intrínseca ao túnel do carpo, constitui um fator fisiopatológico crucial na STC, culminando em disfunção nervosa e na sintomatologia característica da síndrome.[39-41]

Diagnóstico

A acurácia do diagnóstico clínico da STC correlaciona-se diretamente com a quantidade de sintomas típicos, fatores desencadeantes e de alívio presentes, os quais constituem critérios diagnósticos para a síndrome. Dentre esses critérios, destacam-se as manifestações clínicas características, como sensação de dor em peso ou desconforto na mão, antebraço ou no braço; parestesias (formigamento, dormência) na mão; diminuição da força ou da destreza manual; e a manifestação de quaisquer desses sintomas na área de distribuição do nervo mediano (face palmar do polegar, indicador, dedo médio e metade radial do dedo anelar).

Fatores que agravam os sintomas incluem o sono, pois os sintomas frequentemente se intensificam durante a noite, por conta da posição do punho; a manutenção prolongada de posturas específicas das mãos ou dos braços, como segurar um telefone, ler ou dirigir; e atividades manuais repetitivas, com movimentos repetidos do punho e da mão. Em contrapartida, fatores que aliviam os sintomas englobam a modificação da posição das mãos, evitando flexão ou extensão prolongadas, e o movimento de "sacudir" as mãos, que frequentemente proporciona alívio temporário. Quanto maior for o número desses critérios presentes, maior será a probabilidade de um diagnóstico clínico preciso de STC.[39-41]

Tratamento

Como tratamento inicial não cirúrgico, sugere-se a imobilização noturna do punho em posição neutra e/ou a injeção de glicocorticoides no túnel do carpo. Ambas as opções podem reduzir os sintomas e potencialmente evitar ou adiar a cirurgia em casos leves. A tala de punho mantém o punho neutro, evitando flexão ou extensão excessivas, o que pode reduzir a pressão dentro do túnel do carpo. Um período de teste de 1 a 2 meses é razoável para avaliar a resposta. A imobilização pode ser continuada se houver melhora. Caso contrário, outras terapias podem ser adicionadas.[39-41]

Tratamento cirúrgico

Em atletas com STC que apresentam sinais evidentes de lesão nervosa progressiva e severa, e quando não se identifica uma causa subjacente reversível (como um fator biomecânico específico do esporte que possa ser corrigido), a intervenção cirúrgica, por meio da liberação do túnel do carpo, torna-se a opção terapêutica prioritária. O objetivo da cirurgia, nesses casos, é descomprimir o nervo mediano, aliviando a pressão dentro do túnel e impedindo a progressão do dano neural, o que poderia levar a déficits motores e sensitivos permanentes na mão, comprometendo drasticamente o desempenho esportivo.[39]

Tenossinovite de Quervain

A tenossinovite de Quervain é uma condição que acomete os tendões abdutor longo do polegar (APL) e extensor curto do polegar (EPB), localizados no primeiro compartimento extensor do punho, junto à estiloide radial. Clinicamente, manifesta-se por dor e sensibilidade na região lateral do punho, sobre o processo estiloide do rádio. Em atletas, a tenossinovite de Quervain pode ser desencadeada ou exacerbada por atividades que envolvem movimentos repetitivos do punho e polegar, preensão forte e desvios radiais e ulnares do punho, comuns em esportes como tênis, golfe, remo, esportes de arremesso e levantamento de peso. Embora o uso excessivo seja frequentemente implicado, a etiologia exata da tendinopatia de Quervain permanece, em muitos casos, idiopática, ou seja, sem uma causa claramente identificável. Fatores como predisposição anatômica, alterações hormonais (comum na gravidez e pós-parto) e microtraumas repetitivos podem contribuir para o desenvolvimento da condição, mesmo na ausência de uma sobrecarga evidente.[42,43]

Fisiopatologia

A etiopatogenia da tenossinovite de Quervain permanece, em grande parte, obscura. Historicamente, a condição era frequentemente atribuída a atividades laborais ou recreativas que demandam movimentos repetitivos do polegar, particularmente aqueles envolvendo extensão e abdução radial (afastamento do polegar em relação à palma da mão). A tenossinovite de Quervain afeta os tendões APL e EPB no ponto em que eles transitam através de um túnel fibro-ósseo restrito (o primeiro compartimento extensor do punho), em seu trajeto do antebraço para a mão. Esses tendões são responsáveis pela abdução radial do polegar, ou seja, pelo movimento de afastamento do polegar em relação à mão, no plano da palma. De maneira análoga ao que ocorre no dedo em gatilho (tenossinovite estenosante dos flexores), a tenossinovite de Quervain envolve um espessamento não inflamatório, tanto dos tendões quanto da bainha sinovial que os reveste, restringindo o deslizamento tendíneo fisiológico durante os movimentos do polegar e do punho, o que gera dor e limitação funcional, impactando o desempenho esportivo.[42,43]

Diagnóstico

O estabelecimento do diagnóstico da tenossinovite de Quervain fundamenta-se na presença de uma história clínica característica de dor na região radial do punho, de aparecimento atraumático, e nos seguintes achados do exame físico: sensibilidade e edema localizados, com dor à palpação e possível espessamento na região do primeiro compartimento extensor do punho, sobre a estiloide radial; e teste de Finkelstein positivo, com dor intensa na estiloide radial desencadeada pelo alongamento ativo ou passivo dos tendões do polegar (abdutor longo e extensor curto) por meio da manobra de Finkelstein (o paciente fecha o punho com o polegar dentro dos outros dedos e, então, realiza um desvio ulnar do punho ou o examinador realiza esse movimento.[42,43]

O diagnóstico da tenossinovite de Quervain é essencialmente clínico, baseado nos sintomas relatados pelo paciente e nos achados do exame físico, não sendo mandatórios exames de imagem para confirmá-lo na maioria dos casos. Radiografias simples, quando realizadas, geralmente apresentam-se normais. A USG pode revelar alterações como espessamento do retináculo extensor, hipervascularidade ao Doppler, espessamento dos tendões APL e EPB e, em alguns casos, afilamento parcial do tendão EPB. Embora a USG possa auxiliar na confirmação diagnóstica e na exclusão de outras condições, ela não é imprescindível para o diagnóstico da tenossinovite de Quervain.[42]

Tratamento

A tenossinovite de De Quervain, embora dolorosa, geralmente é autolimitada e não progressiva, com resolução dos sintomas em cerca de um ano e baixa taxa de recorrência. As opções terapêuticas visam principalmente o alívio dos sintomas. A abordagem inicial é tipicamente conservadora, incluindo imobilização com tala bloqueando o polegar (que inclui o polegar, mas deixa a articulação interfalângica livre), uso de AINEs e aplicação local de gelo. Em casos de dor persistente, apesar dessas medidas, ou em pacientes com sintomas graves desde o início, pode-se considerar a infiltração local com glicocorticoide. A cirurgia é reservada para casos refratários às demais abordagens.[42]

Síndrome complexa de dor regional

A síndrome de dor regional complexa (SDRC), também conhecida como distrofia simpático-reflexa, é uma condição crônica caracterizada por dor neuropática intensa e persistente, que afeta uma região específica do corpo, predominantemente as extremidades.

Em atletas, a SDRC pode ser precipitada por eventos traumáticos, como fraturas (mesmo as de menor gravidade), entorses, lesões de tecidos moles (contusões severas, lesões ligamentares) ou procedimentos cirúrgicos (artroscopias, reparos ligamentares). A sintomatologia da SDRC é desproporcional à lesão inicial e manifesta-se por uma combinação de dor intensa (descrita como queimação, pontada ou choque), edema significativo, limitação da ADM articular, instabilidade vasomotora (alterações na coloração e temperatura cutâneas, sudorese anormal) e alterações tróficas da pele (pele fina e brilhante, alopecia, crescimento ungueal alterado). Em estágios avançados, observa-se desmineralização óssea regional (osteopenia) na área afetada, detectável por exames radiográficos.

No contexto esportivo, a SDRC apresenta-se como uma condição particularmente debilitante, uma vez que a dor e a limitação funcional comprometem severamente o treinamento e o desempenho, podendo resultar em afastamento prolongado das atividades e, em casos graves, interrupção definitiva da carreira. O diagnóstico precoce e a abordagem terapêutica multidisciplinar são imperativos para minimizar as sequelas e otimizar o prognóstico funcional do atleta.[44]

Fisiopatologia

A etiopatogenia da SDRC permanece obscura, a despeito dos avanços no conhecimento da dor crônica. Diversos mecanismos intrincados, envolvendo interações complexas entre os sistemas nervosos periférico e central, são propostos para elucidar a fisiopatologia da SDRC. Embora essa síndrome não seja classicamente considerada uma doença inflamatória, evidências sugerem que processos inflamatórios locais, com liberação de mediadores inflamatórios (como citocinas e prostaglandinas), podem contribuir para a sensibilização dos nervos periféricos e para a gênese dos sintomas, particularmente nas fases iniciais da síndrome. A inflamação neurogênica, outro mecanismo proposto, envolve a liberação de neuropeptídeos (sub P, peptídeo relacionado ao gene da calcitonina [CGRP]) pelas terminações nervosas periféricas, em resposta a estímulos nocivos ou mesmo na ausência destes. Esses neuropeptídeos promovem vasodilatação, aumento da permeabilidade vascular (resultando em edema) e sensibilização de nociceptores, contribuindo para a dor, o edema e as alterações vasomotoras características da SDRC.[44-46]

Ademais, a SDRC envolve uma disfunção complexa no processamento dos estímulos sensoriais, incluindo a dor, pelo sistema nervoso. Observa-se sensibilização central, com amplificação da percepção dolorosa (hiperalgesia e alodínia) e alterações na representação cortical do membro afetado. Essas alterações podem ser decorrentes de plasticidade neuronal mal adaptativa, ou seja, uma reorganização anormal do sistema nervoso em resposta à lesão inicial ou à dor persistente. Adicionalmente, a disfunção do sistema nervoso autônomo, em especial o simpático, o qual controla funções como a sudorese e o fluxo sanguíneo, também apresenta um papel fisiopatológico importante na SDRC, um resumo da fisiopatologia pode ser observado na Figura 5.[44-46]

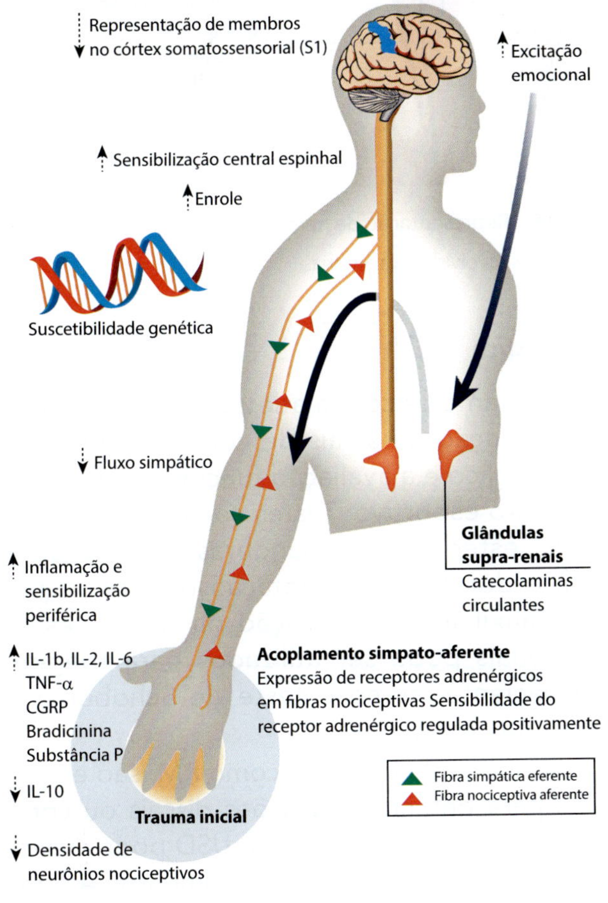

Figura 5 – Resumo da fisiopatologia da síndrome complexa de dor regional.

CGRP: peptídeo relacionado ao gene da calcitonina; IL: interleucina; TNF-α: fator de necrose tumoral alfa.

Fonte: Desenvolvida pela autoria.

Diagnóstico

O diagnóstico da SDRC é clínico e baseia-se nos Critérios de Budapeste, que exigem a presença de dor contínua e desproporcional ao evento desencadeante. Além disso, o paciente deve apresentar um conjunto específico de sinais e sintomas, distribuídos em quatro categorias: sensoriais (hiperestesia, alodínia), vasomotoras (alterações de temperatura e cor da pele), sudomotoras/edema (alterações no suor e inchaço) e motoras/tróficas (diminuição da ADM, fraqueza, tremores, distonia, alterações em pelos, unhas e pele). Para o diagnóstico clínico, o paciente deve relatar sintomas em pelo menos três dessas categorias e apresentar sinais em pelo menos duas durante o exame físico. Critérios mais rigorosos, utilizados em pesquisa, exigem a presença de sintomas e sinais em todas as quatro categorias. É crucial que não exista outro diagnóstico que explique melhor o quadro clínico do paciente. A combinação desses critérios com uma avaliação clínica minuciosa permite estabelecer o diagnóstico de SDRC.[44-46]

Tratamento

O manejo da SDRC em todos os pacientes envolve uma abordagem multidisciplinar abrangente. Inicialmente, a orientação do paciente é fundamental; fornecer informações detalhadas sobre a natureza da SDRC, seu curso clínico, opções terapêuticas e prognóstico, promovendo o engajamento do paciente e o alinhamento de expectativas. A reabilitação, por meio da fisioterapia e terapia ocupacional, deve ser instituída precocemente após o diagnóstico, visando à restauração da função, analgesia, melhora da mobilidade, prevenção de contraturas e promoção da autonomia nas atividades cotidianas. A avaliação psicossocial é crucial para identificar e abordar fatores psicológicos e comportamentais (como ansiedade, depressão e catastrofização da dor) que possam influenciar a percepção álgica e a resposta terapêutica, considerando a possibilidade de integração de estratégias psicoterapêuticas. Por fim, o controle da dor, por meio de tratamento farmacológico, é individualizado, iniciando-se, em geral, com medicamentos de menor risco, levando em consideração a idade do paciente, comorbidades, medicações concomitantes, potenciais interações medicamentosas e perfil de efeitos adversos.[42,44,46]

DISCOPATIA

Introdução

Atletas de alto rendimento estão expostos a demandas biomecânicas intensas por conta da repetição de movimentos de alta velocidade, impacto ou carga axial. Essas exigências contribuem para o desenvolvimento de discopatias degenerativas, especialmente em regiões lombares, que podem evoluir para hérnias discais e comprometer a carreira esportiva (Figura 6).

O manejo clínico dessas condições requer equilíbrio entre a resolução sintomática e a preservação funcional, considerando as particularidades de cada modalidade. Por exemplo, ginastas demandam flexibilidade extrema, enquanto levantadores de peso necessitam de estabilidade vertebral sob carga elevada.[47]

A dor lombar, embora comum na população geral, assume complexidade adicional em atletas em razão da necessidade de retorno precoce às atividades, o que pode mascarar sintomas e favorecer recidivas.[48] Entre atletas profissionais, a alta demanda física e a repetição de movimentos de alto impacto aumentam a predisposição para quadros subagudos (4 a 12 semanas) e crônicos (> 12 semanas) de dor lombar. Embora a maioria dos casos seja classificada como "inespecífica" (sem causa estrutural definida), atletas frequentemente enfrentam desafios únicos por conta da necessidade de retorno rápido às atividades, o que pode levar a recidivas ou agravamento de lesões pré-existentes.[48]

Fisiopatologia

Em atletas, a fisiopatologia das lesões vertebrais em atletas envolve microtraumas cumulativos decorrentes de movimentos como flexão, rotação ou hiperextensão. Esses mecanismos geram fissuras no ânulo fibroso dos discos, permitindo a extrusão do núcleo pulposo e compressão radicular. Modalidades assimétricas, como tênis ou golfe, exacerbam desequilíbrios posturais, acelerando a degeneração em segmentos específicos da coluna. Processos inflamatórios mediados por citocinas (fator de necrose tumoral alfa [TNF-α], interleucina 6 [IL-6]) amplificam a dor, enquanto a redução da vascularização discal em atletas acima de 30 anos limita a capacidade regenerativa.[47] A fraqueza de músculos estabilizadores, como o transverso do abdome, agrava a instabilidade lombar, perpetuando ciclos de lesão.[49]

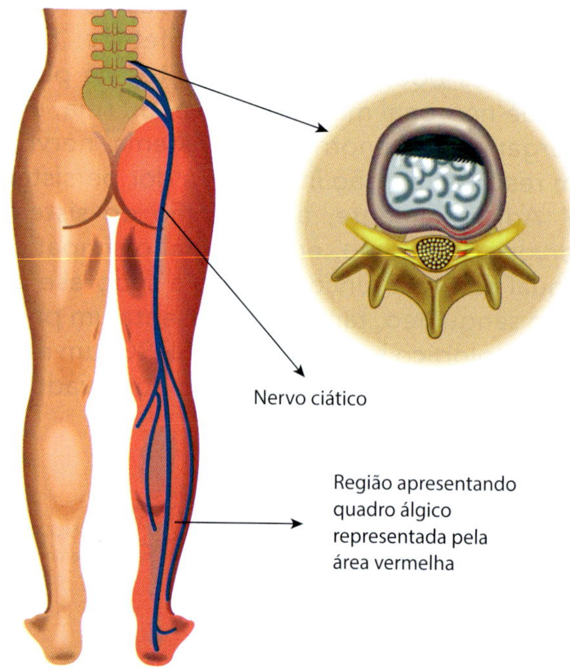

Figura 6 – Representação de hérnia lombar.

Fonte: Desenvolvida pela autoria.

Diagnóstico

O exame físico em atletas deve priorizar a identificação de sinais de comprometimento neurológico e a avaliação funcional específica do gesto esportivo. Testes como elevação da perna estendida ou manobras que reproduzem a dor durante a rotação do tronco podem auxiliar na localização da lesão. Testes funcionais pode ser utilizados para triagem do paciente, como o teste de Schober e o teste de Lasègue.

Métodos de imagem, como RM, são essenciais para detectar alterações discais ou compressão nervosa, enquanto a USD pode avaliar tecidos moles durante o movimento. Atletas com suspeita de radiculopatia podem ser submetidos a bloqueios anestésicos seletivos para confirmação diagnóstica, embora esses procedimentos exijam cautela para evitar interferências na reabilitação.[50]

Tratamento

A pressão por retorno precoce ao esporte aumenta o risco de cronificação da dor. Programas multidisciplinares, envolvendo fisioterapeutas, médicos do esporte e psicólogos, são fundamentais para equilibrar recuperação e desempenho. A correção de padrões biomecânicos defeituosos e o monitoramento contínuo de carga de treino reduzem recidivas, enquanto a educação sobre sinais de alerta (p. ex., dor noturna ou irradiada) previne complicações graves.[49]

O tratamento de problemas na coluna em atletas deve ser realizado de forma integrada, enfatizando métodos que promovam alívio da dor, mantenham a funcionalidade e assegurem um retorno seguro à atividade esportiva. A abordagem inicial é geralmente conservadora, envolvendo terapias físicas e ajustes no treinamento. A fisioterapia desempenha papel essencial, utilizando técnicas de mobilização articular, liberação miofascial e fortalecimento muscular, com atenção especial à musculatura que estabiliza o tronco. O emprego de eletroterapia, como estimulação nervosa elétrica transcutânea (TENS) e ultrassom, pode ser útil para o controle da dor, enquanto exercícios focados em reeducação postural e controle motor contribuem para a melhoria da biomecânica do atleta.[49]

O tratamento inicia-se com abordagens conservadoras, incluindo ajustes de treino, fisioterapia e medicamentos. Na fase aguda, reduz-se a carga esportiva em 50% a 70%, associando AINEs (p. ex., celecoxibe) por 7 a 10 dias e técnicas de eletroterapia para modulação da dor. Exercícios de fortalecimento do core, como o método Pilates Clínico, são introduzidos gradualmente para restaurar a estabilidade lombar.[49]

Além disso, é fundamental realizar alterações na intensidade do treino para prevenir o excesso de pressão na coluna, sendo ideal uma adaptação gradual das práticas e posturas esportivas. O uso de medicações pode englobar AINEs para gerenciar a inflamação, além de relaxantes musculares para diminuir espasmos. Em casos refratários, infiltrações com corticosteroides ou radiofrequência (RF) pulsada oferecem alívio temporário, permitindo a progressão da reabilitação.[48] Bloqueios anestésicos orientados por métodos de imagem oferecem alívio temporário, permitindo que o processo de reabilitação continue. A terapia de RF pulsada é uma alternativa para interferir na transmissão pacífica da dor em nervos afetados. Intervenções cirúrgicas são reservadas para déficits neurológicos ou falha terapêutica prolongada.[48]

Tratamento cirúrgico

A indicação de tratamento cirúrgico para discopatias em atletas deve ser considerada em algumas situações. Primeiramente, quando há falha do tratamento conservador, sem melhora após intervenções não cirúrgicas, ou em casos de sintomas persistentes, como dor intensa que limita a função. Também é necessário avaliar o comprometimento neurológico, como fraqueza ou formigamento, e a presença de instabilidade vertebral que não responde a tratamentos conservadores.[48]

Reabilitação

A etapa final da reabilitação consiste em se preparar para o retorno às atividades esportivas, assegurando que o atleta recupere a força, a flexibilidade e a resistência indispensáveis para prevenir novas lesões. Avaliações funcionais são fundamentais para verificar se a recuperação foi total. A reabilitação pós-tratamento prioriza a prevenção de recidivas por meio de programas periodizados. Fases iniciais focam em ativação isométrica de músculos profundos, evoluindo para exercícios dinâmicos com resistência elástica e simulação de gestos esportivos. Dispositivos *wearable* monitoram torque lombar durante treinos, enquanto ajustes periodizados na carga reduzem o risco de sobrecarga.[47] A educação do atleta sobre sinais de alerta, como dor noturna ou irradiada, complementa estratégias de autocuidado, incluindo hidratação adequada e alongamento pós-treino.[48]

Radiculopatias

Introdução

A radiculopatia é uma condição neurológica que ocorre por conta da compressão ou inflamação das raízes nervosas, sendo uma causa comum de dor irradiada e disfunção motora.[51,52] Entre os atletas profissionais, essa condição pode comprometer significativamente a *performance* esportiva, levando à limitação de movimentos e até afastamento temporário ou definitivo da prática esportiva. A radiculopatia pode afetar tanto a coluna cervical quanto a lombar, sendo mais frequente em esportes de contato e em atividades que exigem movimentos repetitivos e de alta intensidade.[51] O diagnóstico precoce e o manejo adequado são fundamentais para evitar a progressão da condição e possibilitar a recuperação plena do atleta.

Fisiopatologia

A radiculopatia está diretamente relacionada à compressão das raízes nervosas, podendo ter como causas principais a hérnia de disco (Figura 6), a espondilose, a hipertrofia dos ligamentos ou a presença de osteófitos.[51,52] A compressão gera inflamação e pode levar à isquemia do nervo, resultando em sintomas como dor irradiada, fraqueza muscular, dormência e redução dos reflexos.[51,52] No caso dos atletas, a sobrecarga mecânica crônica e os microtraumas repetitivos contribuem para a degeneração discal precoce e para o desenvolvimento da condição. A resposta inflamatória pode agravar a sensibilização do nervo, exacerbando os sintomas e limitando a mobilidade do atleta.[51]

Diagnóstico

O diagnóstico da radiculopatia em atletas envolve uma abordagem clínica detalhada, incluindo anamnese, exame físico e exames de imagem. A anamnese deve explorar a história dos sintomas, a presença de dor irradiada, fatores desencadeantes e o impacto na performance esportiva. O exame físico inclui testes específicos para avaliar a presença de compressão radicular, diferenciando a radiculopatia cervical da lombar.[52]

Diagnóstico da radiculopatia cervical

A radiculopatia cervical ocorre por conta da compressão das raízes nervosas na região do pescoço, frequentemente afetando atletas que realizam movimentos repetitivos com os membros superiores.[52] Os sintomas incluem dor irradiada para braços, ombros e mãos, além de fraqueza muscular e formigamento na região afetada.[52] Os testes utilizados para o diagnóstico da radiculopatia cervical são:

- *Teste de Spurling:* aplicação de pressão axial sobre a cabeça do paciente com extensão e inclinação lateral para provocar sintomas de compressão radicular cervical.
- *Teste de Hoffmann:* avaliação da resposta reflexa para identificar sinais de comprometimento neurológico.
- *Reflexos do bíceps, tríceps e braquiorradial:* podem estar reduzidos ou ausentes em casos de compressão radicular significativa.
- *Testes de força e sensibilidade:* avaliação da fraqueza nos músculos do braço e da perda sensorial na distribuição do nervo afetado.

Diagnóstico da radiculopatia lombar

A radiculopatia lombar é mais comum em atletas que realizam movimentos de flexão repetitiva do tronco, levantamento de peso ou impactos constantes na coluna. Os sintomas incluem dor irradiada para os membros inferiores, especialmente ao longo do trajeto do nervo ciático, além de dormência, fraqueza muscular e redução dos reflexos nos membros inferiores.[52] Os principais testes semiológicos especiais utilizados para auxiliar no diagnóstico da radiculopatia lombar são:

- *Teste de Lasègue (SLR, do inglês Straight Leg Raise):* avaliação da irritação do nervo ciático ao elevar passivamente a perna do paciente enquanto ele está deitado.
- *Reflexos patelar e aquileu:* testes para verificar déficits neurológicos associados à compressão radicular.
- *Testes de força e sensibilidade:* avaliação da fraqueza nos músculos dos membros inferiores e da redução da sensibilidade ao longo do dermátomo acometido.

Além do exame clínico, exames de imagem são fundamentais para a confirmação diagnóstica. A RM é o exame de escolha para avaliar a integridade dos discos intervertebrais, a presença de hérnias e a compressão das raízes nervosas.[6] A tomografia computadorizada (TC) pode ser utilizada para avaliar alterações ósseas associadas, enquanto a eletroneuromiografia (ENMG) pode ser indicada para identificar comprometimentos funcionais do nervo afetado.[51]

Tratamento

O tratamento da radiculopatia em atletas deve ser individualizado, levando em consideração a gravidade dos sintomas, o impacto na mobilidade e a necessidade de um retorno seguro à prática esportiva. O tratamento inicial é conservador e inclui medidas para controle da dor, redução da inflamação e recuperação da função neuromuscular.[51]

A fisioterapia desempenha papel central na reabilitação, combinando técnicas de terapia manual, fortalecimento muscular e reeducação postural. Técnicas de mobilização neural, liberação miofascial e manipulação articular são frequentemente empregadas para aliviar a compressão radicular e restaurar a mobilidade da coluna.[51,52] O fortalecimento da musculatura estabilizadora do tronco, incluindo exercícios para o core, é essencial para reduzir a sobrecarga na coluna vertebral e prevenir recorrências.[51]

O suporte farmacológico pode incluir o uso de AINEs para alívio da dor e da inflamação, relaxantes musculares para redução de espasmos e analgésicos para controle sintomático.[52] Em casos mais graves, bloqueios anestésicos e infiltrações com corticosteroides podem ser indicados para proporcionar alívio da dor e permitir a continuidade da reabilitação.[52]

Nos casos em que o tratamento conservador não apresenta resultados satisfatórios, abordagens minimamente invasivas podem ser consideradas.[6] A radiofrequência pulsada (RFP) é uma técnica utilizada para modulação da dor em nervos comprometidos, enquanto a cirurgia pode ser indicada em situações extremas, como hérnias discais extrusas com déficits neurológicos significativos.[52]

Tratamento cirúrgico

A cirurgia para radiculopatias em atletas deve ser considerada quando o tratamento conservador falha, os sintomas persistem, há comprometimento neurológico ou dificuldades funcionais significativas. A instabilidade da coluna e a necessidade de um retorno rápido ao esporte, especialmente em atletas profissionais, também são fatores relevantes.[52]

Reabilitação

O retorno ao esporte deve ser gradual e supervisionado, com avaliações funcionais periódicas para garantir que o atleta tenha recuperado força, mobilidade e resistência adequadas. A prevenção de recidivas envolve a correção de padrões de movimento inadequados, fortalecimento contínuo da musculatura estabilizadora e monitoramento da carga de treinamento para evitar sobrecarga na coluna vertebral. Com um manejo adequado e um programa de reabilitação bem estruturado, a maioria dos atletas consegue retornar ao esporte sem limitações e com menor risco de recorrência da lesão.[51]

Síndrome dolorosa miofascial

Introdução

A síndrome dolorosa miofascial (SDM) é uma condição musculoesquelética regional, comum em atletas, caracterizada pela presença de pontos-gatilho miofasciais. Esses pontos são descritos como nódulos palpáveis, altamente sensíveis e localizados em bandas tensas de músculos esqueléticos ou em sua fáscia (tecido conjuntivo que envolve os músculos). A compressão desses pontos-gatilho provoca dor local intensa, que pode se irradiar para outras áreas (dor referida), seguindo padrões específicos, além de poder gerar sensibilidade aumentada e, ocasionalmente, reações autonômicas (como sudorese, piloereção e alterações na temperatura da pele). Em atletas, a SDM pode ser desencadeada ou agravada por sobrecarga muscular, movimentos repetitivos, desequilíbrios musculares, lesões traumáticas, estresse e postura inadequada. A SDM apresenta algumas semelhanças clínicas com a fibromialgia, como a presença de dor musculoesquelética e sensibilidade aumentada, mas difere desta em aspectos como a localização da dor (mais localizada na SDM e difusa na fibromialgia) e a presença dos pontos-gatilho característicos, embora ambas as condições possam coexistir.[53]

Fisiopatologia

A fisiopatologia da SDM permanece, em grande parte, elucidada, embora diversas teorias que buscam explicar sua gênese. As hipóteses etiológicas propostas para a dor miofascial abrangem lesões microscópicas repetitivas na junção neuromuscular, desequilíbrios bioquímicos nos tecidos periféricos e fenômenos de sensibilização central da dor, atuando, provavelmente, de forma sinérgica.[53-55]

Traumatismos agudos ou microtraumas repetitivos, frequentes em atividades esportivas ou laborais, podem induzir à estimulação exacerbada das placas motoras, resultando em hipertonia muscular localizada e no desenvolvimento dos pontos-gatilho característicos. Estudos revelam que, adjacente aos pontos-gatilho ativos, ocorre um desequilíbrio metabólico local, com elevação da concentração de substâncias pró-inflamatórias e algogênicas, sugerindo um componente de neuroinflamação. Adicionalmente, a centralização da dor, processo pelo qual o SNC passa a interpretar de maneira anômala os estímulos dolorosos (sensibilização central), desempenha um papel relevante na SDM, podendo levar à perpetuação da dor mesmo após a resolução da lesão tecidual inicial, configurando a denominada síndrome da dor disfuncional.[53-55]

Tratamento

O manejo terapêutico da dor miofascial, em muitos aspectos, assemelha-se ao da fibromialgia, com ênfase em abordagens multidisciplinares. Contudo, um diferencial importante no tratamento da dor miofascial reside na eficácia de intervenções locais direcionadas aos pontos-gatilhos. Técnicas como a aplicação de *spray* refrigerante (crioterapia), seguida de alongamento passivo do músculo afetado, podem reduzir a tensão muscular e a irritabilidade dos pontos-gatilho. As injeções nos pontos-gatilho, consideradas um tratamento minimamente invasivo, realizadas com diferentes modalidades – agulhamento seco (sem injeção de substâncias, buscando um efeito mecânico de desativação do ponto-gatilho), infiltração com solução salina (que promove um efeito de lavagem e diluição de substâncias algogênicas no local) ou aplicação de toxina botulínica (que atua bloqueando a liberação de acetilcolina na junção neuromuscular, promovendo relaxamento muscular prolongado) – têm demonstrado resultados positivos em estudos clínicos, proporcionando redução da dor, melhora da ADM e da funcionalidade em pacientes com dor miofascial.[53-55]

DOR EM QUADRIL

Impacto femoroacetabular

Introdução

O impacto femoroacetabular (IFA) se configura como uma das causas mais prevalentes de dor no quadril em atletas, frequentemente associado a lesões labrais e a defeitos na cartilagem articular.[56] O IFA pode ocasionar alterações degenerativas progressivas no quadril, como a osteoartrite.[11] As lesões do lábio acetabular também são comumente observadas em atletas que apresentam dor no quadril, tanto em indivíduos sintomáticos quanto assintomáticos, podendo manifestar-se isoladamente ou em concomitância com o IFA.[56]

O IFA subdivide-se em três tipos: CAM, caracterizado pela presença de uma proeminência óssea na região do colo femoral, a qual provoca impacto contra a borda acetabular íntegra; Pincer, que decorre de uma cobertura acetabular aumentada, resultando em contato com o colo femoral de morfologia normal; e Misto, que se define pela coexistência das deformidades supracitadas (CAM e Pincer), sendo a apresentação mais frequentemente encontrada.[56-57]

Fisiopatologia

A fisiopatologia da IFA não é bem esclarecida, porém existem dois tipos principais de IFA: o impacto tipo Pincer e o impacto tipo came.[12] O impacto em Pincer ocorre quando há contato entre uma borda anormal do acetábulo e a encontrada entre a cabeça e o colo do fêmur.[57] Isso geralmente acontece por conta de um acetábulo profundo ou de uma sobrecobertura anterossuperior focal, resultante da retroversão acetabular.[57] Como consequência, podem surgir hematomas labrais, rupturas degenerativas e, em alguns casos, até ossificação dos lábios.[12] Já o impacto do tipo came ocorre quando uma alteração na cabeça-colo femoral entra em contato com o acetábulo.[57] Esse tipo de impacto costuma estar associado a uma cabeça-colo anterolateral de formato irregular ou a sequelas de doenças do quadril na infância. Isso provoca estresse de cisalhamento no acetábulo anterossuperior, podendo levar à delaminação da cartilagem, ao descolamento ou até mesmo à ruptura dos lábios.[57] Vale destacar que a maioria dos pacientes com IFA apresenta uma combinação dos dois tipos de impacto, tanto quanto a Pincer conforme pode ser visto na Figura 7.

Diagnóstico

O exame clínico do quadril deve ser prolongado de maneira sistemática, uma vez que a dor nessa região é frequentemente relacionada em situações como permanecer sentado por períodos prolongados, levantar-se, calçar sapatos, entrar e sair de um carro e cruzar as pernas. Esse desconforto tende a se intensificar com atividades que envolvem contato anormal entre o fêmur e o acetábulo.[57]

A avaliação inclui a observação da marcha, da mobilidade do quadril, da coluna, dos joelhos e do sistema neurovascular. A palpação pode indicar sensibilidade ao redor das inserções musculares, possivelmente por conta de tendinopatia ou distensão. Em pacientes com IFA, pode haver limitações dos movimentos de flexão e rotações internas do quadril.[57] Diversos testes clínicos auxiliaram na identificação do problema, como:

- **FADIR** *(flexão, adução e rotação interna):* realizado com o paciente deitado e o quadril flexionado a 90°, podendo reproduzir dor na virilha, o que sugere alteração na borda acetabular ou patologia labral.[57]
- **FABERE** *(flexão, abdução e rotação externa):* pode indicar comprometimento intra-articular do quadril ou disfunção sacroilíaca se houver dor ou limitação na mobilidade.[57]

O diagnóstico se torna mais preciso ao associar o histórico clínico, os achados do exame físico e a análise por imagem. Exames de imagem, como radiografias, são fundamentais e, na maioria dos casos, suficientes para o diagnóstico. Para uma análise mais detalhada da morfologia do impacto tipo veio ou Pincer, TC ou artro-RM podem auxiliar a aprofundar o estudo.[57]

Tratamento

A escolha pelo tratamento conservador considera diversos aspectos, como o grau da deformidade, a idade do paciente, suas atividades diárias e lesões associadas. O tratamento inicial envolve o uso de analgésicos simples e AINEs em conjunto com a fisioterapia focada no equilíbrio muscular. Além disso, é essencial evitar atividades que provoquem impacto, especialmente aquelas que demandem grande ADM ou envolvam rotações e flexões excessivas.[57] A dor nociceptiva, que é mais comum em IFA, pode responder melhor a intervenções que reduzem a inflamação e melhoram a função articular, como fisioterapia e injeções de corticosteroides.

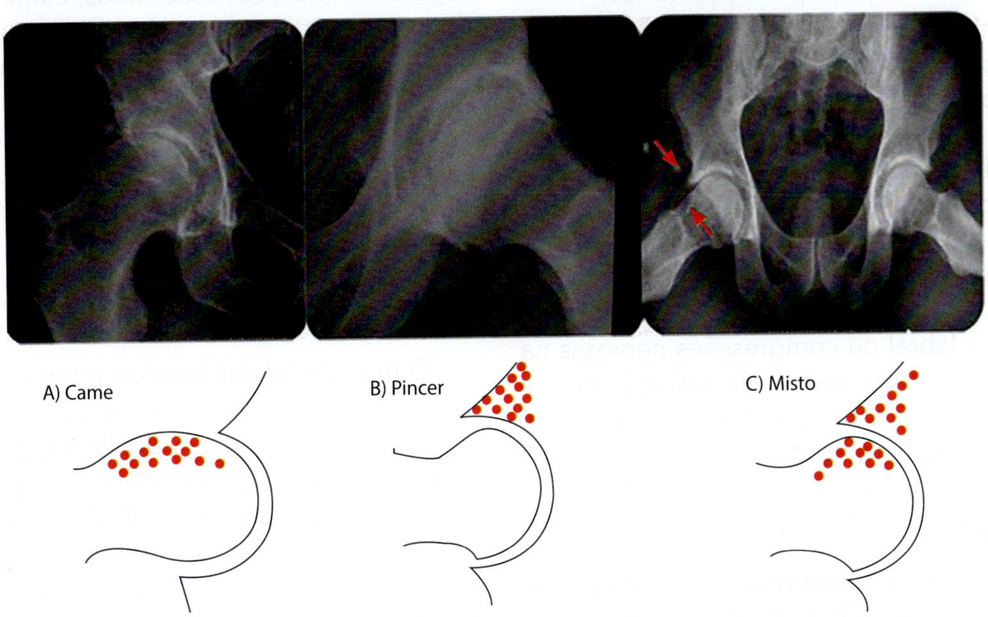

Figura 7 – Impacto do tipo: Came, Pincer e Misto.

Fonte: Desenvolvida pela autoria.

As injeções de corticosteroides podem ser utilizadas para aliviar a dor e inflamação, proporcionando uma janela de oportunidade para a reabilitação física. No entanto, a eficácia dessas injeções é variável e elas podem ser mais úteis para adiar a necessidade de cirurgia em alguns pacientes.[58]

Tratamento cirúrgico

Como o IFA está diretamente associado ao desenvolvimento da coxartrose, a cirurgia pode ser recomendada em casos de sintomas leves, sem lesões condrolabrais severas, mas com significativa deformidade óssea, visando desacelerar a progressão da doença. Nesse sentido, o procedimento cirúrgico visa eliminar a deformidade responsável pelo impacto e pode ser realizado por meio de técnicas abertas ou artroscópicas.[57]

Dor glútea (síndrome da dor trocantérica maior)

Introdução

A dor glútea é uma das causas principais de dor na região posterior do quadril em atletas. A síndrome da dor trocantérica maior (SDTM) pode ser definida pela presença de dor na região glútea devido o acometimento não discogênico e extrapélvico do nervo ciático no espaço glúteo profundo, região caracterizada por ser a extensão posterior do espaço peritrocantérico.[59,60]

A prática esportiva em nível profissional está associada a uma maior predisposição para o desenvolvimento de complicações na região do quadril, especialmente quando há exposição prolongada a impactos repetitivos, redução da força muscular dos abdutores e adaptações biomecânicas durante o exercício. A complexidade diagnóstica da SDTM surge pela sobreposição de sintomas com outras condições, como lesões na estrutura labral ou compressões nervosas na coluna lombar, o que demanda avaliação clínica detalhada e exames complementares, como RM ou USG, para confirmação.[59,60]

Fisiopatologia

A tendinopatia glútea resulta do excesso de uso dos músculos glúteo médio e mínimo, estruturas que podem ser analisadas na Figura 8, essenciais para movimentos do quadril e estabilidade pélvica.[60] Rupturas nesses músculos levam à sobrecarga compensatória do tensor da fáscia lata. A RM evidencia manifestações variáveis, como inflamação, lesões tendinosas, atrofia muscular e alterações estruturais.[60]

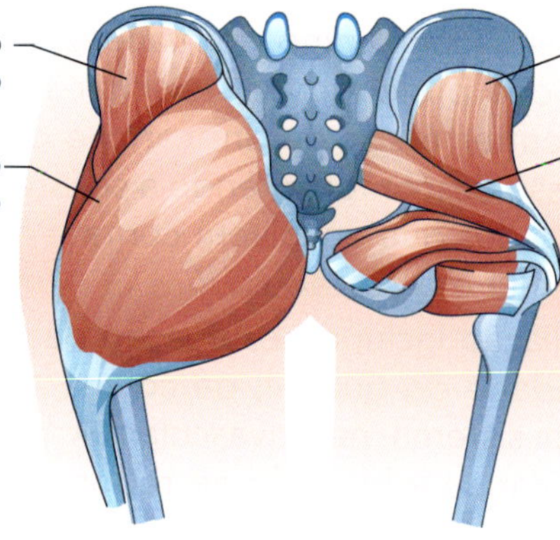

Figura 8 – Anatomia do músculo glúteo médio e músculo glúteo mínimo.

Fonte: Desenvolvida pela autoria.

Diagnóstico

Avaliação inicial com observação da postura, padrão de marcha e possíveis assimetrias corporais. Palpação de pontos dolorosos e correlação anatômica é fundamental. A ADM geralmente é preservada. Limitações significativas sugerem condições associadas, exigindo investigação complementar. A radiografia convencional pode servir para identificar outras causas durante a realização do diagnóstico diferencial. A USG é uma opção barata e acessível, porém examinador dependente, a RM fornece uma visão mais detalhada da lesão e outras patologias que possam existir.[59,60]

Tratamento

O manejo inicial prioriza intervenções não invasivas, incluindo protocolos de fortalecimento excêntrico da musculatura glútea, técnicas de liberação da banda iliotibial e, em situações persistentes, terapias adjuvantes como aplicações locais guiadas por imagem ou estimulação por ondas de choque.[59,60] O tratamento da dor glútea pode incluir terapia medicamentosa, infiltrações e terapias alternativas, dependendo da causa subjacente e da gravidade dos sintomas. A terapia medicamentosa geralmente envolve o uso de AINEs para controlar a dor e a inflamação, além de analgésicos para alívio sintomático. Injeções de corticosteroides podem ser utilizadas para reduzir a inflamação em casos de tendinite ou bursite glútea, proporcionando alívio temporário e melhorando a mobilidade. Além disso, infiltrações com anestésicos locais podem ser realizadas para proporcionar alívio imediato da dor em condições específicas.[59,60]

As terapias alternativas também podem ser consideradas como parte do tratamento. Técnicas como acupuntura, quiropraxia e massagens terapêuticas podem ajudar a aliviar a dor e melhorar a função glútea. A recidiva é observada com frequência entre esportistas que retomam a carga de treinamento precocemente, sem a restauração completa da função muscular, reforçando a necessidade de orientação especializada e reequilíbrio funcional como pilares da prevenção.[59,60]

Tendinopatias isquiotibiais

Introdução

A lesão dos isquiotibiais é uma lesão comum entre atletas, ocorrendo frequentemente durante atividades esportivas que envolvem contrações excêntricas forçadas, como corrida de alta velocidade e esportes que exigem chutes repetitivos. Essas lesões podem ocorrer em diferentes locais do complexo muscular isquiotibial, incluindo o tendão proximal na tuberosidade isquiática, a substância do ventre muscular ou a inserção distal no tendão na tíbia ou fíbula[61] (Figura 9).

Os músculos bíceps femoral, semitendíneo e o semimembranoso são responsáveis principalmente pela extensão do quadril, flexão do joelho e rotação externa do quadril e da perna. Uma das funções biomecânicas é a realização da desaceleração durante a corrida, pois a contração muscular excêntrica desacelera o membro inferior durante a fase de balanço para frente da corrida.[62]

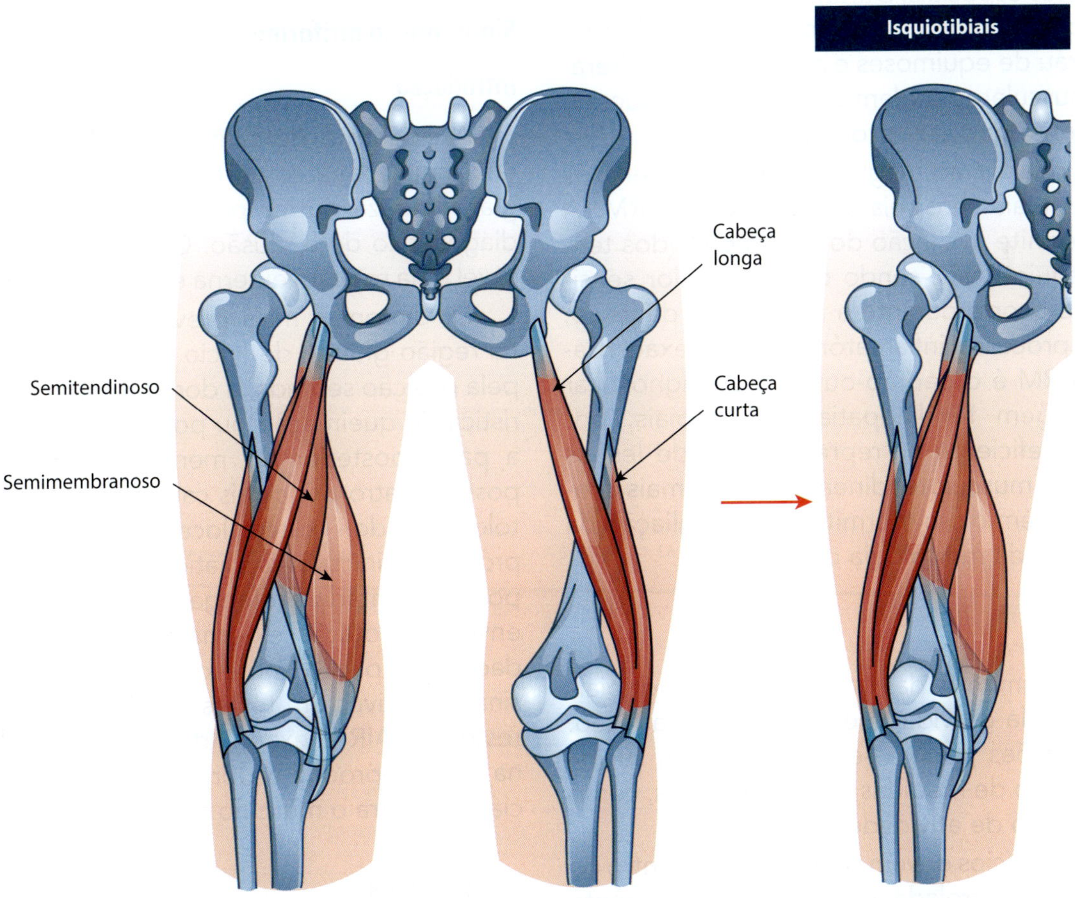

Figura 9 – Músculos isquiotibiais.

Fonte: Desenvolvida pela autoria.

Fisiopatologia

O mecanismo de lesão mais comum é a força excêntrica, ou seja, quando os músculos são alongados enquanto estão contraindo. Isso pode acontecer durante atividades que exigem movimentos rápidos e explosivos, como corrida, aceleração, desaceleração ou mudanças abruptas de direção.[63,64]

Diagnóstico

Os atletas com lesões dos isquiotibiais queixam frequentemente de dores agudas e súbitas na região posterior da coxa, nádega profunda, principalmente ao praticar exercícios físicos.[62,63] A palpação direta é fundamental para localizar a área exata da lesão. É possível perceber um defeito ao toque no músculo ou na unidade musculotendínea em atletas que apresentam rupturas completas.

Inicialmente, o exame físico baseia-se na abordagem semiológica clássica: inspeção, palpação, avaliação de ADM, teste de força e, por fim, testes especiais. Durante o exame físico, os achados na amplitude do joelho, força do tendão, grau de equimoses e a presença de alterações musculares ajudam a classificar a lesão e o tratamento que será proposto.

Em relação ao diagnóstico por imagem, os exames mais sensíveis são a USG e a RM. A USG permite avaliação do movimento dos tendões isquiotibiais, sendo que sua maior sensibilidade ocorre durante a fase aguda da lesão, pois o processo inflamatório é mais exacerbado.[64] A RM é o padrão-ouro para diagnosticar por imagem tendinopatias isquiotibiais, por ser mais eficiente na representação de lesões na região musculotendínea em áreas mais profundas. Além disso, permite maior avaliação da retração e da morfologia dos tendões.[63]

Tratamento

O tratamento das lesões nos isquiotibiais depende da gravidade e localização da lesão. Muitas lesões podem ser tratadas com sucesso por meio de medidas não operatórias, como modificação de atividades e fisioterapia.

Os exercícios devem ser realizados dentro de uma ADM controlada, evitando o alongamento excessivo do tendão isquiotibial.[62] A progressão para a próxima fase do treinamento pode acontecer quando o atleta conseguir caminhar e correr lentamente sem dor, além de realizar contração isométrica do tendão isquiotibial em posição de decúbito ventral a 90°, sem dor e com resistência submáxima de 50% a 70%.[61,64] A administração de AINES, como ibuprofeno, ou analgésicos, como paracetamol, ajudam a limitar o quadro álgico. O uso de PRP no tratamento de lesões nos isquiotibiais tem ganhado atenção como uma abordagem para promover a regeneração tecidual e acelerar a recuperação. No entanto, a eficácia do PRP ainda é um tema em debate, com resultados variados dependendo do protocolo utilizado, da gravidade da lesão e da resposta individual do paciente.[64]

Tratamento cirúrgico

Lesões mais graves, como avulsões proximais completas ou lesões musculotendíneas de alto grau, podem exigir reparo cirúrgico para restaurar a função pré-lesão e minimizar o risco de recorrência.[64]

Síndrome do piriforme

Introdução

A síndrome do piriforme (SP) consiste em uma neuropatia compressiva, cuja sintomatologia mimetiza outras patologias, ou seja, é um diagnóstico de exclusão. O piriforme é responsável pela rotação externa e abdução do quadril.

Os sintomas mais prevalentes incluem dor na região glútea, de início gradual, exacerbada pela posição sentada, a dor apresenta a característica de queimação ou pontada, e irradia para a parte posterior do membro inferior.[65] A SP possui quatro principais características sintomatológicas: dor glútea, localizada externamente próxima à incisura isquiática; dor agravada por posição sentada prolongada ou atividades que envolvem rotação externa do quadril; sensibilidade à palpação sobre o músculo piriforme; e sinais positivos em testes provocativos, como o teste de FAIR (Flexão, Adução e Rotação Interna), que reproduz a dor ao comprimir o nervo ciático contra o músculo piriforme.[65]

Fisiopatologia

A SP é caracterizada pelo aprisionamento do nervo isquiático (ciático), o qual possui trajeto anatômico inferior ao músculo piriforme.[65] Além disso, em algumas pessoas, por conta de variações anatômicas, o nervo ciático passa diretamente pelo músculo piriforme, aumentando o risco de compressão (Figura 10).

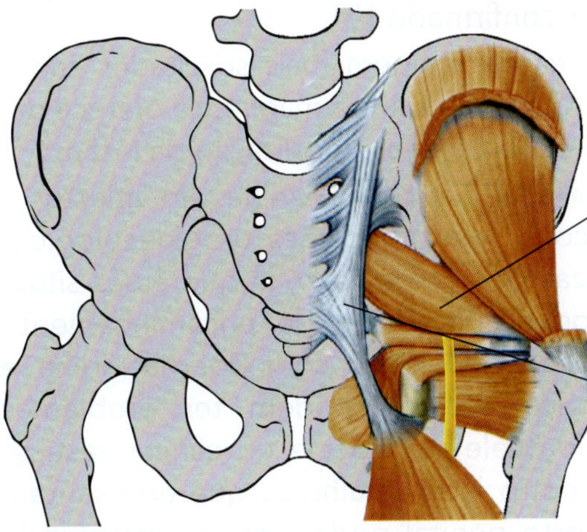

Figura 10 – Relação entre o músculo piriforme e o nervo ciático.
Fonte: Desenvolvida pela autoria.

Essa síndrome pode ser causada por diversos fatores, como traumas, que envolvem lesões diretas ou impactos na região glútea; sobrecarga muscular por conta de atividades repetitivas ou esforços excessivos, como em corredores e atletas de esportes que exigem mudanças rápidas de direção; e espasmos musculares, nos quais o piriforme se contrai excessivamente, comprimindo o nervo ciático.[65]

Diagnóstico

O diagnóstico é geralmente clínico, baseado na história do paciente e na exclusão de outras condições. A USG é eficaz no diagnóstico de contusões de tecidos moles, lacerações musculares e tendíneas. Já a RM é considerada o padrão-ouro para o diagnóstico.[65]

Adicionalmente aos métodos supracitados, destaca-se a injeção intra-articular de glicocorticoides ou anestésicos locais, guiada por USG ou fluoroscopia, como ferramenta diagnóstica em quadros álgicos.[65] Esse procedimento é útil para diferenciar lesões intra-articulares de extra-articulares. A resolução do quadro álgico após a injeção sugere fortemente uma patologia intra-articular.[65] A ausência de melhora, embora não exclua a possibilidade de acometimento articular, aumenta a probabilidade de uma patologia extra-articular.

Teste semiológicos que podem ser utilizados durante o exame físico da SP: Freiberg (rotação medial da coxa em extensão), PACE (abdução e rotação lateral contra resistência), Beatty (reprodução de dor glútea profunda em permanecer com joelho afastado da mesa de exame em decúbito lateral). No teste de PACE, o paciente, em posição sentada, resiste à abdução e rotação externa do quadril. A presença de dor durante o teste caracteriza um resultado positivo.[65] O sinal semiológico da cadeira, associado à síndrome, é identificado quando o paciente se mostra incapaz de permanecer sentado por conta da intensidade da dor, a qual pode estar acompanhada de parestesias.[65]

Tratamento

O tratamento abrange diversas modalidades terapêuticas, desde a fisioterapia, com foco no fortalecimento da região pélvica e do quadril, além de alongamento do músculo piriforme.[65] O tratamento medicamentoso envolve o uso de analgésicos simples, AINEs e fármacos direcionados para o tratamento da dor neuropática, como pregabalina e amitriptilina. Outras opções de tratamento são injeções de glicocorticoides guiadas por USG. O tratamento cirúrgico está reservado a casos refratários ou graves, e envolve a descompressão do nervo ciático.

Pubalgia

Introdução

A pubalgia no atleta é uma condição dolorosa que afeta a região púbica e as estruturas adjacentes, como os músculos adutores, o tendão do reto abdominal e a articulação do púbis. É mais comum em homens e ocorre frequentemente em esportes como hóquei, futebol, rúgbi e futebol americano, em que movimentos intensos, como a flexão do tronco e a abdução das pernas, são comuns. Embora mais prevalente em alguns esportes, a condição pode afetar atletas de diversas modalidades.[66]

Fisiopatologia

A pubalgia é frequentemente causada por desequilíbrios musculares, sobrecarga ou microtraumas nas estruturas que envolvem a articulação pubiana. A tensão excessiva nos músculos adutores ou nos músculos abdominais, associada à instabilidade da região púbica, pode levar à inflamação e dor.[66]

A fisiopatologia da pubalgia é caracterizada por tensão excessiva e sobrecarga nos músculos adutores, como o adutor longo, e nos músculos abdominais, especialmente o reto abdominal. Essas estruturas podem sofrer estiramentos excessivos por conta de atividades de alta intensidade ou movimentos repetitivos, causando microtraumas nas fibras musculares[66] (Figura 11).

Diagnóstico

O diagnóstico se baseia principalmente na história clínica, na qual o paciente relata dor na virilha ou na sínfise púbica, sendo que o quadro álgico tende a ser de forma unilateral.[66,67] A dor pode ser tanto de caráter insidioso quanto agudo, principalmente em atividades que levam à abdução e extensão do quadril.[66,67] A dor irradia para o abdome inferior, principalmente para a inserção do reto abdominal, mas também pode irradiar para parte interna da coxa e períneo por meio da linha média. Pode ser relatado como fator de piora esforços na região pélvica, como o ato de colocar força para evacuar, algumas atividades físicas que utilizam as estruturas abdominais inferiores e adutores.[66]

Achados clínicos que sugerem pubalgia: sensibilidade na sínfise púbica, nas inserções dos tendões; sensibilidade sobre o anel inguinal profundo; dilatação e/ou dor no anel inguinal externo sem a comprovação de hérnia; sensibilidade na origem do músculo adutor longo; e dor difusa na virilha, no períneo ou na parte interna da coxa. Na presença de três desses achados clínicos, o diagnóstico de pubalgia pode ser confirmado.[67]

Exames de imagem mais solicitados são a RM e USG. A ressonância magnética oferece dados sobre a extensão e localização da lesão.[66,68]

Ao avaliar a dor na virilha em atletas, é crucial considerar condições uroginecológicas específicas para cada sexo, já que essas situações podem necessitar de encaminhamento especializado. Homens com dor na virilha e desconforto escrotal podem ter problemas como hidrocele, varicocele ou câncer testicular. Por outro lado, mulheres que apresentam desconforto genital podem estar enfrentando endometriose, doença inflamatória pélvica ou disfunção do assoalho pélvico.[66,68]

Tratamento

O tratamento da pubalgia é geralmente conservador e inclui repouso relativo, evitando atividades que agravam a dor, além de fisioterapia com exercícios de alongamento e fortalecimento para estabilizar a região pélvica e corrigir desequilíbrios musculares. O uso de anti-inflamatórios ajuda a controlar a dor e a inflamação, e, em alguns casos, infiltrações com corticosteroides podem ser indicadas para alívio dos sintomas.[66,68]

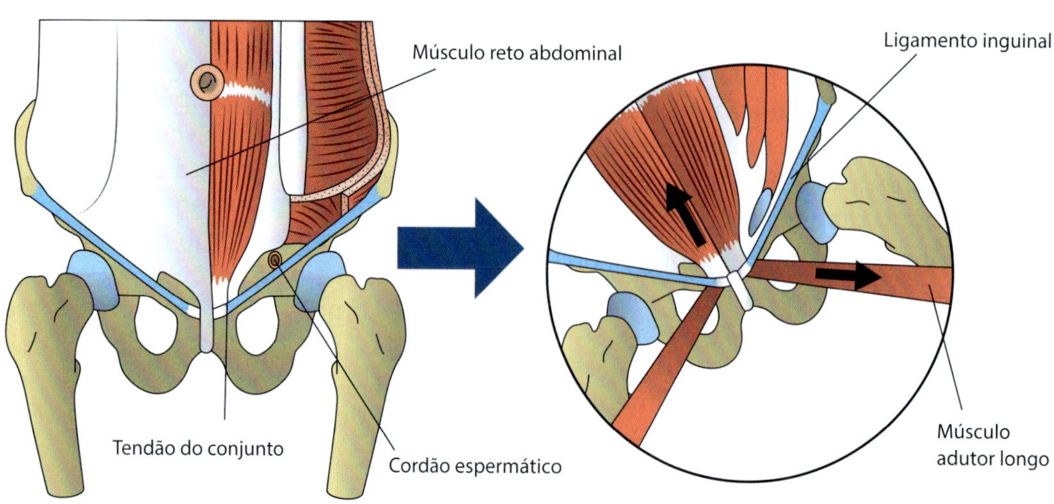

Figura 11 – Fisiopatologia da pubalgia.

Fonte: Desenvolvida pela autoria.

DOR EM JOELHO

Lesões do menisco

Introdução

Lesões nos meniscos do joelho são frequentes, especialmente em atletas. As rupturas meniscais agudas, em geral, resultam de traumas torcionais, comuns em esportes que envolvem mudanças rápidas de direção, como futebol, basquete e esqui. Já as rupturas degenerativas crônicas são mais prevalentes em atletas mais velhos ou com histórico de sobrecarga articular prolongada, podendo ocorrer mesmo com traumas mínimos ou movimentos cotidianos. Rupturas meniscais extensas e complexas, se negligenciadas, podem comprometer a biomecânica normal do joelho, causando bloqueio articular, derrames (acúmulo de líquido na articulação) e, a longo prazo, acelerar o desenvolvimento de osteoartrite (desgaste da cartilagem). As lesões meniscais podem ocorrer isoladamente, mas frequentemente estão associadas a lesões ligamentares, como rupturas do ligamento colateral medial (LCM), ligamento colateral lateral (LCL) ou ligamento cruzado anterior (LCA), o que torna o quadro clínico e o tratamento mais complexos.[69]

Diagnóstico

O diagnóstico de uma lesão meniscal aguda em atletas pode ser um desafio, pois os sintomas e sinais clínicos muitas vezes são sutis e inespecíficos, com a dor nem sempre bem localizada ou claramente definida. Adicionalmente, em atletas mais experientes ou com histórico de sobrecarga crônica no joelho, podem ocorrer lesões meniscais degenerativas, sem um evento traumático específico associado. Um diagnóstico presuntivo de lesão meniscal, em atletas, baseia-se em uma combinação de fatores: o mecanismo da lesão, em casos agudos (frequentemente envolvendo um movimento de torção do joelho com o pé fixo no solo, comum em esportes como futebol, basquete e esqui); a presença de sintomas característicos, como sensação de bloqueio ou travamento do joelho, estalos ou crepitações; e achados positivos no exame físico, como dor à palpação da linha articular (espaço entre o fêmur e a tíbia, onde o menisco se localiza) e testes provocativos positivos (como o teste de McMurray ou o teste de Apley), que buscam reproduzir a dor ou a sensação de bloqueio ao manipular o joelho em posições específicas. A combinação desses elementos, juntamente com a história clínica detalhada do atleta, permite estabelecer uma suspeita diagnóstica e guiar a conduta subsequente, que pode envolver exames de imagem (como a RM) para confirmar o diagnóstico e avaliar a extensão da lesão.[69-71]

Tratamento

O tratamento conservador para lesões do menisco é uma abordagem não cirúrgica que visa aliviar os sintomas, promover a cicatrização e restaurar a função do joelho. Ele é geralmente recomendado para lesões meniscais menores, degenerativas ou em pacientes que não são candidatos ideais para cirurgia.[69-71]

O controle da dor e inflamação é feito com analgésicos e AINEs, infiltrações com corticosteroides ou ácido hialurônico podem ser indicadas para casos selecionados.[69-71]

O objetivo é proteger a articulação e permitir a redução da inflamação. A crioterapia, a partir da aplicação de compressas frias (gelo) no joelho por períodos de 15 a 20 minutos, a cada 4 a 6 horas, com o membro inferior elevado, auxilia na redução da dor, do edema e do processo inflamatório. O uso de muletas pode ser recomendado em casos de dor intensa ao apoiar o peso no membro afetado, proporcionando maior conforto e segurança, além de evitar a sobrecarga do joelho lesionado. Essas medidas iniciais visam controlar os sintomas agudos e proteger o joelho, preparando-o para a fase de reabilitação, em que o foco é a fisioterapia para fortalecimento muscular, melhora da mobilidade e reequilíbrio articular.[69-71]

Tratamento cirúrgico

O tratamento subsequente pode envolver fisioterapia, fortalecimento muscular e, em alguns casos, intervenção cirúrgica, dependendo da gravidade e do tipo da lesão meniscal, e da resposta ao tratamento conservador.[69-71]

Lesões de cartilagem/síndrome patelofemoral

Introdução

A síndrome da dor patelofemoral (SDPF), frequentemente referida como "joelho do corredor", é uma condição ortopédica comum em atletas, caracterizada por dor na região anterior do joelho, especificamente ao redor ou posterior à patela (rótula). A SDPF é considerada uma lesão por sobrecarga (*overuse*), resultante de estresse repetitivo ou excessivo na articulação patelofemoral, em que a patela se articula com o fêmur. Em atletas, a dor é tipicamente exacerbada por atividades que aumentam a carga e a pressão nessa articulação, como correr, saltar, agachar, subir e descer escadas, e ajoelhar-se, movimentos comuns em diversas modalidades esportivas.

É crucial diferenciar a SDPF de outras condições que também causam dor anterior no joelho, como lesões meniscais, tendinopatia patelar, bursite, plica sinovial patológica e osteoartrite. O diagnóstico da SDPF é, portanto, um diagnóstico de exclusão, feito após a avaliação clínica cuidadosa e, quando necessário, exames de imagem para descartar outras patologias intra e periarticulares.

A SDPF pode afetar atletas de todos os níveis, desde recreativos até profissionais, e seu manejo envolve uma abordagem multidisciplinar.[72-74]

Diagnóstico

A SDPF é diagnosticada clinicamente com base na história clínica e no exame físico, inexistindo um sinal ou sintoma patognomônico que confirme, isoladamente, o diagnóstico. Na maioria dos casos, uma anamnese detalhada e um exame físico minucioso são suficientes para estabelecer o diagnóstico, sendo, contudo, imperativo que o médico exclua outras condições que possam apresentar quadro clínico semelhante à SDPF.

A dor no joelho, característica da SDPF, tipicamente se intensifica com atividades como agachamento, corrida, sedestação prolongada ("sinal do cinema") e movimentação em escadas (subida e descida). A localização da dor é frequentemente referida como difusa, "subpatelar" ou "peripatelar", e sua qualidade é, em geral, descrita como "dolorosa", embora possa apresentar-se como "aguda" em determinadas situações.[73,75,76]

Tratamento

O tratamento da SDPF visa à redução da dor, à otimização do alinhamento e movimento da patela em relação ao fêmur (trilho patelofemoral) e à restauração da funcionalidade do paciente ao nível mais alto possível. O tratamento é dividido em duas fases: aguda e de recuperação. Na fase aguda, que compreende a primeira semana, o foco principal é o controle da dor. A modificação das atividades é crucial, sendo a sobrecarga considerada um fator chave no desenvolvimento da SDPF. Portanto, atividades que desencadeiam dor devem ser evitadas durante a reabilitação e ajustes de volume e carga de treino devem ser realizados.

Para manter o condicionamento cardiovascular, atividades sem impacto no joelho, como bicicleta ergométrica (reclinada ou vertical), bicicleta de braço, natação, corrida em piscina (*deep running*) ou outras, podem ser realizadas, desde que não causem dor.

O uso de AINEs não apresenta evidências que justifiquem sua utilização prolongada na SDPF. Estudos limitados sugerem algum benefício no alívio da dor a curto prazo (2 a 3 semanas), com o naproxeno demonstrando maior eficácia que o placebo, enquanto a aspirina não apresentou o mesmo resultado. A aplicação de gelo (crioterapia) no joelho pode ser utilizada para analgesia, embora não existam estudos formais que comprovem sua eficácia na SDPF. Não há evidências científicas que sustentem o uso de ultrassom, iontoforese, fonoforese ou estimulação elétrica no tratamento da SDPF. Após o controle da dor aguda, a fase de recuperação concentra-se na correção de fatores de risco modificáveis e déficits biomecânicos, por meio de um programa de reabilitação fisioterapêutica.[73,75,76]

Síndrome do trato iliotibial

Introdução

A síndrome do trato iliotibial (STIT) é uma lesão por sobrecarga (*overuse*) que afeta a região lateral do joelho, sendo uma das causas mais comuns de dor nessa área em atletas, especialmente corredores, ciclistas e praticantes de esportes que envolvem flexão e extensão repetitiva do joelho. A síndrome foi descrita inicialmente na década de 1970. A dor característica da STIT manifesta-se na região onde o trato iliotibial (uma faixa espessa de tecido fibroso que se estende da região lateral do quadril até a tíbia) passa sobre o epicôndilo lateral do fêmur, uma proeminência óssea na parte externa do joelho, próximo à linha articular. Acredita-se que a dor seja causada pela fricção e compressão repetitiva do trato iliotibial contra o epicôndilo femoral, levando à inflamação e irritação dos tecidos moles adjacentes, incluindo a bursa (uma pequena bolsa cheia de líquido que reduz o atrito entre os tecidos).[77,78]

Diagnóstico

O diagnóstico da STIT em atletas é eminentemente clínico, fundamentado na conjunção de uma anamnese detalhada e achados característicos ao exame físico objetivo. Atletas acometidos pela STIT frequentemente relatam um início insidioso e progressivo de dor localizada na face lateral do joelho, especificamente sobre o epicôndilo lateral do fêmur, proeminência óssea na porção externa da articulação.

Inicialmente, a dor pode manifestar-se apenas durante atividades prolongadas, como corridas de longa distância ou ciclismo por tempo extenso. Com a progressão da síndrome, a dor intensifica-se e surge mais precocemente durante o exercício, sendo tipicamente descrita como aguda ou em queimação. Os momentos críticos de exacerbação da dor são a fase de apoio da corrida (contato do pé com o solo) ou a fase de extensão do joelho durante a pedalada.

Ao exame físico, os achados mais relevantes para o diagnóstico de STIT são a presença de sensibilidade localizada à palpação do epicôndilo lateral do fêmur e a positividade do teste de Noble, um teste provocativo que busca reproduzir a dor característica da STIT a partir da compressão do epicôndilo lateral durante a flexoextensão do joelho. A combinação desses elementos (história clínica compatível e exame físico elucidativo) permite estabelecer o diagnóstico com elevado grau de certeza.[78-80]

Tratamento

O manejo terapêutico inicial da STIT envolve repouso relativo, suspendendo-se temporariamente as atividades que desencadeiam ou intensificam a dor no joelho, como corrida, ciclismo ou outras atividades esportivas que sobrecarregam o trato iliotibial, com o objetivo de reduzir a irritação e inflamação local. A crioterapia é recomendada, a partir da aplicação de compressas frias (gelo) na região lateral do joelho por períodos de 10 a 15 minutos, várias vezes ao dia.[78-80]

A analgesia é obtida com o uso de medicamentos analgésicos e AINEs orais, como ibuprofeno ou naproxeno, ou analgésicos simples, como paracetamol, para controlar a dor e a inflamação. Embora não existam estudos específicos sobre o uso de AINEs tópicos na STIT, alguns clínicos consideram que eles podem ser úteis nessa fase inicial, visando a uma ação anti-inflamatória local. Em casos persistentes, infiltrações com corticosteroides podem ser indicadas para reduzir a inflamação local.[78-80]

Essas medidas iniciais visam reduzir a dor, a inflamação e a irritação do trato iliotibial, proporcionando condições para a recuperação tecidual. Após esse período inicial, o tratamento geralmente envolve um programa de reabilitação fisioterapêutica, com exercícios de alongamento, fortalecimento e correção de desequilíbrios biomecânicos.[78-80]

Tendinopatia patelar

Introdução

A tendinopatia patelar, frequentemente denominada "joelho do saltador", é uma lesão por sobrecarga (*overuse*) que afeta o tendão patelar, estrutura que conecta a patela à tíbia. Essa condição é particularmente prevalente em atletas, especialmente aqueles envolvidos em esportes que exigem saltos frequentes e explosivos, aterrissagens com impacto e mudanças rápidas de direção, como basquete, voleibol, atletismo (saltos em distância e altura), futebol e handebol.

A tendinopatia patelar não se restringe, porém, a atletas de alto rendimento; pode acometer também praticantes de atividades físicas recreativas e indivíduos envolvidos em trabalhos que demandam flexões repetitivas do joelho ou impacto na região. A sobrecarga crônica e repetitiva no tendão patelar, associada a fatores biomecânicos (como desalinhamentos dos membros inferiores, pronação excessiva dos pés, encurtamento muscular), desequilíbrios musculares (fraqueza do quadríceps e/ou dos músculos do quadril) e erros de treinamento (aumento abrupto na intensidade ou volume dos treinos, falta de aquecimento adequado), leva a microlesões no tendão, alterações degenerativas em sua estrutura e, consequentemente, ao desenvolvimento da dor e da limitação funcional.[81]

A dor, sintoma principal, localiza-se na região anterior do joelho, logo abaixo da patela, e tende a piorar com atividades que sobrecarregam o tendão, como saltar, correr, agachar, subir e descer escadas. Em casos mais graves, a dor pode estar presente mesmo em repouso.[81]

Diagnóstico

O diagnóstico da tendinopatia patelar, na maioria dos casos, é estabelecido clinicamente, fundamentado na combinação de: história detalhada de atividade física compatível (esportes com saltos e/ou corrida, ou atividades de longa duração); desenvolvimento insidioso de dor na região anterior do joelho, especificamente localizada inferiormente à patela, com exacerbação durante atividades que sobrecarregam o tendão patelar (saltos, agachamentos, corrida, subir/descer escadas); e presença de sensibilidade focal à palpação no polo inferior da patela ou na região imediatamente distal a ela (no próprio tendão patelar). Em atletas, a identificação desses elementos, concomitantemente à exclusão de outras possíveis causas de dor no joelho, permite estabelecer o diagnóstico com elevado grau de confiabilidade.

Exames de imagem, como a USG musculoesquelética e a RM, embora não sejam mandatórios, podem ser empregados para confirmar o diagnóstico em casos duvidosos, avaliar a magnitude da lesão tendínea e, principalmente, excluir outras patologias que possam mimetizar a tendinopatia patelar, como lesões meniscais, lesões ligamentares, síndrome da dor femoropatelar e bursites.[81-83]

Tratamento

O manejo inicial da tendinopatia patelar envolve determinar se a magnitude dos sintomas exige a interrupção temporária de atividades que impõem carga ao tendão, notadamente saltos e corridas, e reduzir a dor a um nível tolerável. A crioterapia (aplicação de gelo) e um curto período de uso de AINEs, orais ou tópicos, podem auxiliar no alívio sintomático na fase inicial.[36-38] Atualmente, as evidências científicas sobre o uso de PRP no tratamento da tendinopatia patelar são limitadas e inconclusivas. Estudos indicam que, embora o PRP seja uma opção terapêutica considerada por alguns profissionais, não há comprovação definitiva de sua eficácia superior em comparação a outras abordagens conservadoras.[81-83]

Testes funcionais, como o "*step-down*" unilateral, afundos, saltos unipodais e bipodais e saltos em caixa, são empregados para identificar assimetrias e déficits biomecânicos na cadeia cinética, abrangendo tronco, pelve, joelhos e tornozelos. Alterações como queda pélvica (indicativa de fraqueza dos músculos do quadril), valgismo dinâmico do joelho, limitação da dorsiflexão do tornozelo e encurtamento dos músculos isquiotibiais e quadríceps devem ser identificadas e corrigidas por meio de intervenções fisioterapêuticas específicas.[81-83]

Adicionalmente, fatores de risco extrínsecos, como volume excessivo de treinamento ou aumentos abruptos na carga (frequência, intensidade e duração dos treinos), devem ser investigados e ajustados. O objetivo é identificar e corrigir todos os fatores contribuintes para a sobrecarga do tendão patelar, promovendo sua recuperação e prevenindo recidivas.[81-83]

A base da reabilitação da tendinopatia patelar consiste em um programa de fortalecimento muscular progressivo, com exercícios que gradualmente aumentam a carga sobre o tendão, preparando-o para suportar as exigências do esporte ou de atividades laborais intensas.[81-84]

DOR EM PÉ E TORNOZELO

Entorse do tornozelo

Introdução

As entorses de tornozelo figuram entre as lesões mais prevalentes em serviços de emergência e atenção primária, com uma incidência notável em atletas. A predominância é observada em homens entre 15 e 24 anos, frequentemente associada à prática esportiva, embora mulheres acima de 30 anos apresentam taxas superiores em relação aos homens da mesma faixa etária.[85]

A dor lateral no tornozelo, sintoma comum nesses casos, pode ser indicativa de outras lesões além da entorse, o que reforça a importância de um diagnóstico preciso para evitar o desenvolvimento de condições crônicas. As entorses laterais, resultantes da inversão do pé em flexão plantar, afetam o complexo ligamentar lateral, composto pelos ligamentos talofibular anterior, calcaneofibular e talofibular posterior. A gravidade da lesão varia desde um estiramento ligamentar com rupturas microscópicas (grau I), apresentando leve edema e sensibilidade, sem instabilidade articular significativa, até uma ruptura ligamentar parcial (grau II), com dor moderada, edema, equimose e instabilidade articular leve a moderada, limitando a funcionalidade. O grau mais severo (grau III) envolve a ruptura ligamentar completa, caracterizada por dor intensa, edema significativo, equimose e instabilidade mecânica grave, impossibilitando a sustentação de peso. No contexto esportivo, em que a demanda física é elevada, as entorses de tornozelo, especialmente as de graus II e III, podem comprometer significativamente o desempenho e a carreira do atleta, exigindo um tratamento adequado e reabilitação criteriosa para o retorno seguro às atividades.[85-87]

Diagnóstico

Em atletas, o diagnóstico de entorses de tornozelo de gravidade leve a moderada é, geralmente, clínico, baseado em uma história de trauma agudo no tornozelo (como uma inversão ou eversão forçada durante a prática esportiva) e achados característicos no exame físico. Profissionais de saúde familiarizados com a USG musculoesquelética à beira do leito podem utilizar essa ferramenta para avaliar a integridade e função dos ligamentos e tendões em todos os graus de entorse, auxiliando na confirmação diagnóstica e na identificação de lesões associadas. No entanto, exames de imagem adicionais, como radiografias simples, TC ou RM, normalmente não são necessários, exceto em situações específicas: quando o mecanismo da lesão envolve alta energia (como em quedas de altura, colisões em alta velocidade ou traumas esportivos de grande impacto); quando há suspeita de lesões que se estendam além de uma entorse isolada (como fraturas, lesões osteocondrais ou lesões sindesmóticas); ou quando as Regras de Ottawa para o tornozelo (critérios clínicos utilizados para determinar a necessidade de radiografia) não podem ser aplicadas (p. ex., em pacientes com alteração do nível de consciência, múltiplas lesões dolorosas ou incapacidade de cooperar com o exame). Nesses casos, a imagem diagnóstica, geralmente iniciando com radiografias simples, é realizada para investigar a presença de outras lesões associadas, como fraturas, que podem exigir um manejo diferente.[85-87]

Tratamento conservador

O manejo inicial das entorses de tornozelo, independentemente da gravidade, concentra-se no controle da dor e na preservação da ADM, precedendo a introdução de exercícios físicos.

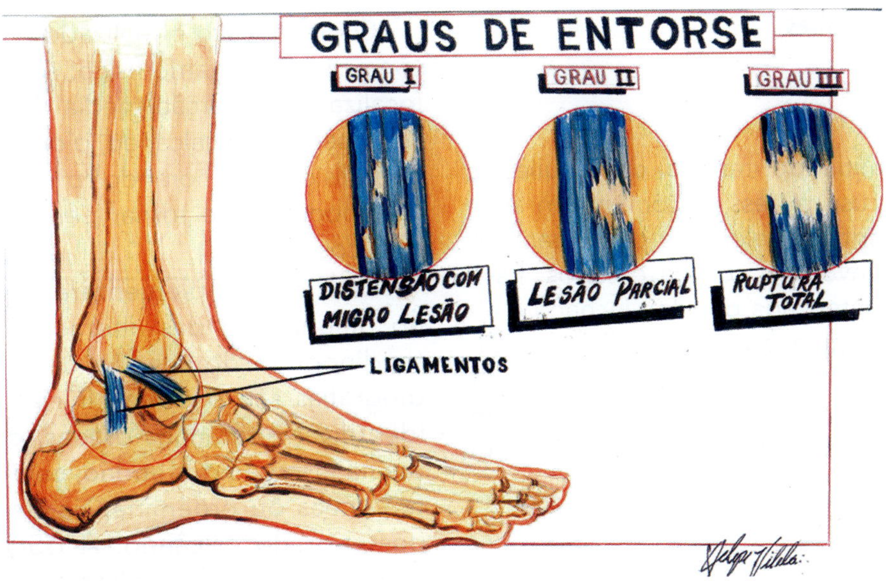

Figura 12 – Graus de entorses de tornozelo.

Fonte: Desenvolvida pela autoria.

A conduta clínica comumente adotada envolve imobilização precoce, por meio de bandagem elástica, tala ou órtese, conjugada a repouso, crioterapia e elevação do membro afetado[86]

Analgésicos e AINEs são frequentemente prescritos para o alívio da dor, embora evidências sugiram maior eficácia dos AINEs tópicos em condições agudas. Contudo, o uso de AINEs sistêmicos exige cautela, por conta de potencial interferência no processo de cicatrização. Terapias como ultrassom, *laser* de baixa intensidade, oxigenoterapia hiperbárica e PRP não apresentam evidências de eficácia no tratamento da entorse aguda de tornozelo. Em suma, a abordagem terapêutica deve priorizar a imobilização inicial, quando necessária, seguida de um programa de reabilitação funcional individualizado, ajustado à severidade da lesão, visando otimizar a recuperação do paciente.[85-87]

Tratamento cirúrgico

A intervenção cirúrgica em lesões ortopédicas do tornozelo é geralmente reservada para casos de maior gravidade, como lesões ligamentares de grau III, ou em situações de cronicidade e falha do tratamento conservador. As principais indicações cirúrgicas incluem fraturas instáveis, lesões sindesmóticas, rupturas tendíneas, luxações, lesões penetrantes da articulação e instabilidade crônica refratária às abordagens não cirúrgicas.[86]

Tendinopatia do Aquiles

Introdução

A tendinopatia do tendão de Aquiles é uma lesão por uso excessivo comum em atletas, especialmente aqueles que participam de esportes que envolvem corrida e saltos. Essa condição é caracterizada por dor, inchaço e alterações na estrutura e propriedades mecânicas do tendão, o que pode levar a limitações funcionais e medo de movimento, impactando negativamente a participação e o desempenho esportivo.[88,89]

Fisiopatologia

A tendinopatia do tendão de Aquiles pode ser classificada em duas categorias principais com base na localização anatômica: tendinopatia insercional e não insercional.[89] A etiologia é multifatorial, envolvendo fatores intrínsecos e extrínsecos, e está associada a uma resposta de cicatrização falha e alterações degenerativas no tendão.[89] Estudos histológicos demonstraram aumento no número de tenócitos, concentração de glicosaminoglicanos, desorganização e fragmentação do colágeno, além de neovascularização[89] (Figura 13).

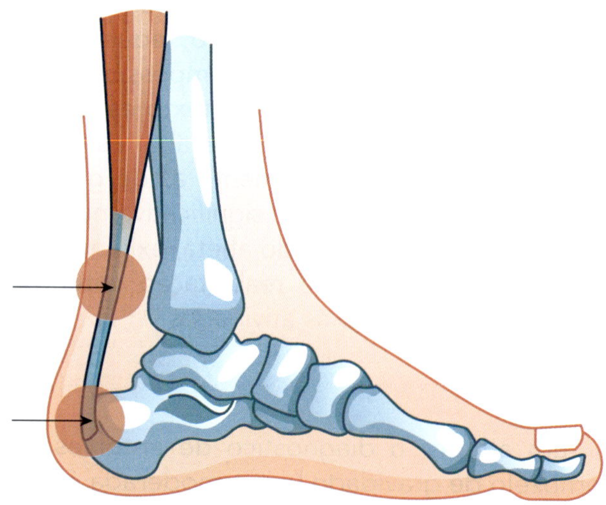

Figura 13 – Representação esquemática da tendinopatia do tendão de Aquiles.

Fonte: Desenvolvida pela autoria.

Diagnóstico

O diagnóstico é realizado por meio de história clínica e exame físico. A dor costuma ser localizada na porção média do tendão ou em sua inserção no calcâneo, piorando com a atividade física e melhorando com o repouso inicial, mas podendo se tornar persistente em casos crônicos.[89]

Exames complementares podem auxiliar no diagnóstico das alterações associadas à tendinopatia do tendão de Aquiles. As radiografias são o exame inicial utilizado para identificar alterações ósseas, como entesófitos na inserção do tendão, calcificações intratendíneas ou proeminência da tuberosidade posterior do calcâneo. A USG é o método mais utilizado para avaliação inicial, enquanto a RM pode ser indicada em casos de dúvida diagnóstica.[89]

Tratamento

O manejo da tendinopatia do tendão de Aquiles geralmente começa com tratamentos conservadores, que incluem modificação de atividades, fisioterapia, e, em alguns casos, terapias como ondas de choque extracorpóreas.[90] Infiltrações com PRP são uma alternativa em casos resistentes ao tratamento convencional, embora as evidências sobre sua eficácia ainda sejam inconclusivas.[90]

LESÕES MUSCULARES

Introdução

A dor muscular no atleta é particularmente um desafio quando se trata de diferenciar entre dor decorrente de um exercício intenso, DOMS e lesão muscular secundária a dano tecidual.

As lesões musculares são as mais comuns e representam de 10% a 55% de todas as lesões esportivas, consideradas as mais prevalentes lesões musculoesqueléticas entre quase todas as modalidades esportivas. Consistem principalmente em contusões, estiramentos e lacerações, podendo decorrer de um trauma direto ou indireto, sendo relacionadas principalmente ao mecanismo de contração excêntrica do músculo. Os músculos mais comumente afetados são os isquiotibiais, quadríceps e gastrocnêmios, músculos estes biarticulares, que estão mais sujeitos às forças de aceleração e desaceleração.[91,92]

Fisiopatologia

O reparo muscular ocorre em três fases principais: a fase inflamatória começa imediatamente após a lesão e dura de 1 a 3 dias, caracterizando-se pela ruptura de vasos sanguíneos, formação de coágulos e migração de células imunológicas, como neutrófilos e macrófagos, para remover tecido danificado. Mediadores inflamatórios, como citocinas e fatores de crescimento, são liberados, preparando o ambiente para a regeneração.[93-94]

A fase proliferativa inicia-se por volta do 3º dia e dura até 2 a 3 semanas. Nessa etapa, fibroblastos produzem colágeno, formando tecido de granulação, enquanto células satélites são ativadas, diferenciando-se em mioblastos para formar novas fibras musculares. A angiogênese também ocorre, criando vasos sanguíneos para nutrir o tecido em reparo, com o objetivo de reconstruir a estrutura muscular.[95]

Por fim, a fase de remodelação começa por volta da 3ª semana e pode durar meses ou anos. O colágeno é reorganizado, aumentando a resistência e elasticidade do tecido, enquanto as fibras musculares amadurecem e se integram ao músculo existente.

Diagnóstico

Podemos classificar as lesões musculares citando a região anatômica envolvida na lesão. Outra forma de classificar é em relação ao tempo: aguda (3 a 6 semanas) e crônica (> 6 semanas), porém, não existe consenso na literatura em relação ao período exato. Lesões crônicas tendem a ter uma evolução pior quando comparadas às lesões tratadas na fase aguda. Outra classificação muito utilizada separa as lesões em leve, moderada e grave a partir dos aspectos clínicos revelados.[96]

Estiramentos e contusões leves (grau I) representam uma lesão de apenas algumas fibras musculares com pequeno edema e desconforto, acompanhadas de nenhuma ou mínima perda de força e restrição de movimentos. Não é possível palpar-se qualquer defeito muscular durante a contração muscular. Apesar de a dor não causar incapacidade funcional significativa, a manutenção do atleta em atividade não é recomendada por conta do grande risco de aumentar a extensão da lesão.[97]

Estiramentos e contusões moderadas (grau II) provocam um dano maior ao músculo com evidente perda de função (habilidade para contrair). É possível palpar-se um pequeno defeito muscular, ou *gap*, no sítio da lesão, e ocorre a formação de um discreto hematoma local com eventual equimose dentro de 2 a 3 dias. A evolução para a cicatrização costuma durar de 2 a 3 semanas e, por volta de um mês, o paciente pode retornar à atividade física de forma lenta e cuidadosa.[97]

Uma lesão estendendo-se por toda a sessão transversa do músculo e resultando em virtualmente completa perda de função muscular e dor intensa é determinada como estiramento ou contusão grave (grau III). A falha na estrutura muscular é evidente e a equimose costuma ser extensa, situando-se muitas vezes distante do local da ruptura. O tempo de cicatrização dessa lesão varia de 4 a 6 semanas. Esse tipo de lesão necessita de reabilitação intensa e por períodos longos de até 3 a 4 meses. O paciente pode permanecer com algum grau de dor por meses após a ocorrência e tratamento da lesão.[97]

O quadro clínico mais evidente é a dor, que surge como o primeiro sinal e tende a diminuir com o passar do tempo; outros sinais e sintomas são edema, equimose, hematoma e diminuição da força.

O diagnóstico se inicia com uma anamnese completa, avaliação da modalidade esportiva e gesto que levou à lesão, finalizando com o exame físico e exames complementares. O exame físico deve se iniciar pela inspeção (procurar por deformidades visíveis, hematomas e equimoses), seguida da palpação da região acometida em busca de *gaps* (espaço palpável) e, por fim, a avaliação e graduação da força do membro acometido, sempre em comparação com o lado contralateral.

Os exames complementares envolvem a realização de radiografias (em busca de fraturas/avulsões associadas), USG e RM quando necessário. A USG é o método mais utilizado por conta do baixo custo e acessibilidade, porém, é examinador dependente.

A RM é um método mais caro e menos disponível, mas é considerado o padrão-ouro para diagnóstico e estadiamento da lesão.

Tratamento

Alguns fatores influenciarão o sucesso do tratamento das lesões musculares, entre eles gravidade da lesão, lesão muscular prévia, idade, estado nutricional, descanso e reabilitação. O tratamento não farmacológico para lesões musculares envolve uma variedade de abordagens que visam promover a recuperação e restaurar a função muscular sem o uso de medicamentos.

Na fase aguda utiliza-se o protocolo RICE. A justificativa do uso do princípio RICE é por ele ser muito prático, visto que as cinco medidas clamam por minimizar o sangramento do sítio da lesão.[96] Colocando-se o membro lesionado em repouso logo após o trauma, previne-se uma retração muscular tardia ou formação de um *gap* muscular maior por se reduzir o tamanho do hematoma e, subsequentemente, o tamanho do tecido conectivo cicatricial. Com relação ao uso do gelo, mostrou-se que o uso precoce de crioterapia está associado a um hematoma significativamente menor no *gap* das fibras musculares rompidas, menor inflamação e regeneração acelerada.[98] Finalmente, a elevação do membro acima do nível do coração resulta na diminuição da pressão hidrostática, reduzindo o acúmulo de líquido no espaço intersticial.

Após a fase aguda, a fisioterapia deve enfatizar a movimentação precoce para auxiliar na vascularização local e regeneração adequada e orientada das fibras musculares. O atleta deve ser acompanhado por uma equipe multidisciplinar para conduzir seu retorno ao esporte.

O uso controlado de medicação AINE na fase aguda da lesão é uma boa opção para minimizar o processo inflamatório da lesão sem efeitos adversos no processo de cura e da capacidade de alongamento e contração da fibra muscular.[99,100] Não é recomendado o uso crônico dessa mesma medicação, que pode favorecer uma nova lesão, assim como o uso de corticoides. Sua ação pode dificultar a absorção do hematoma e das células necróticas, retardar a regeneração muscular e reduzir a capacidade do retorno da força muscular no nível anterior à lesão.[99,100] A inflamação é uma parte essencial do processo de regeneração muscular, e a supressão excessiva pode atrasar a recuperação.[101]

Tratamento cirúrgico

A maioria das lesões musculares são de tratamento conservador, sendo o tratamento cirúrgico reservado ao casos em que houve falha do não cirúrgico, ou em casos selecionados:[102]

1. Hematoma intramuscular de grande volume.
2. Lesão muscular grau III sem musculatura agonista.
3. Lesão muscular grau II com mais de 50% das fibras lesada sem musculatura agonista.
4. Dor persistente proporcionando déficit de extensão após 4 meses de tratamento conservador.

Referências bibliográficas

1. O'Malley CA, Smith SA, Mauger AR, Norbury R. Exercise-induced pain within endurance exercise settings: definitions, measurement, mechanisms and potential interventions. Experimental Physiology. John Wiley and Sons Inc. 2024;109:1446-60.
2. Wu B, Zhou L, Chen C, Wang J, Hu L, Wang X. Effects of exercise-induced hypoalgesia and its neural mechanisms. Med Sci Sports Exerc. 2022;54(2):220-31.
3. Szikszay TM, Adamczyk WM, Wojtyna E, Luedtke K. Pain inhibition is not affected by exercise-induced pain. Pain Rep. 2020;5(2).
4. Wilson F, Ardern CL, Hartvigsen J, Dane K, Trompeter K, Trease L, et al. Prevalence and risk factors for back pain in sports: a systematic review with meta-analysis. Br J Sports Med. 2021;55(11):601-7.
5. Engebretsen L, Soligard T, Steffen K, Alonso JM, Aubry M, Budgett R, et al. Sports injuries and illnesses during the London Summer Olympic Games 2012. Br J Sports Med. 2013;47(7):407-14.
6. Matava MJ. Injectable nonsteroidal anti-inflammatory drugs in sport. Clinical Journal of Sport Medicine. 2018;28(5):443-50.
7. Vane JR, Botting RM. Mechanism of action of nonsteroidal anti-inflammatory drugs. Am J Med. 1998;104(3):2S-8S.
8. Taylor S, Gruen M, KuKanich K, X Lascelles BD, Monteiro BP, Sampietro LR, et al. 2024 ISFM and AAFP consensus guidelines on the long-term use of NSAIDs in cats. J Feline Med Surg. 2024;26(4).
9. Bjarnason I, Scarpignato C, Holmgren E, Olszewski M, Rainsford KD, Lanas A. Mechanisms of damage to the gastrointestinal tract from nonsteroidal anti-inflammatory drugs. Gastroenterology. 2018;154(3):500-14.
10. Carey RM, Calhoun DA, Bakris GL, Brook RD, Daugherty SL, Dennison-Himmelfarb CR, et al. Resistant hypertension: detection, evaluation, and management: a scientific statement from the american heart association. Hypertension. 2018;72(5).
11. Wehling M. Non-steroidal anti-inflammatory drug use in chronic pain conditions with special emphasis on the elderly and patients with relevant comorbidities: management and mitigation of risks and adverse effects. Eur J Clin Pharmacol. 2014;70(10):1159-72.
12. Grosser T, Theken KN, FitzGerald GA. Cyclooxygenase inhibition: pain, inflammation, and the cardiovascular system. Clin Pharmacol Ther. 2017;102(4):611-22.
13. Antman EM, Bennett JS, Daugherty A, Furberg C, Roberts H, Taubert KA. Use of nonsteroidal antiinflammatory drugs. Circulation. 2007;115(12):1634-42.
14. Chun LJ, Tong MJ, Busuttil RW, Hiatt JR. Acetaminophen hepatotoxicity and acute liver failure. J Clin Gastroenterol. 2009;43(4):342-9.
15. Cottler LB, Ben Abdallah A, Cummings SM, Barr J, Banks R, Forchheimer R. Injury, pain, and prescription opioid use among former national football league (NFL) players. Drug Alcohol Depend. 2011;116(1-3):188-94.
16. Imam MZ, Kuo A, Ghassabian S, Smith MT. Progress in understanding mechanisms of opioid-induced gastrointestinal adverse effects and respiratory depression. Neuropharmacology. 2018;131:238-55.
17. Paul AK, Smith CM, Rahmatullah M, Nissapatorn V, Wilairatana P, Spetea M, et al. Opioid analgesia and opioid-induced adverse effects: a review. pharmaceuticals. 2021;14(11):1091.
18. Sadee W, Oberdick J, Wang Z. biased opioid antagonists as modulators of opioid dependence: opportunities to improve pain therapy and opioid use management. Molecules. 2020;25(18):4163.
19. Toth CC, Jedrzejewski NM, Ellis CL, Frey WH. Cannabinoid-mediated modulation of neuropathic pain and microglial accumulation in a model of murine type i diabetic peripheral neuropathic pain. Mol Pain. 2010;6.
20. Ulugol A. The endocannabinoid system as a potential therapeutic target for pain modulation. Balkan Med J. 2014;31(2):115-20.
21. Berger ND, Gadotti VM, Petrov RR, Chapman K, Diaz P, Zamponi GW. NMP-7 inhibits chronic inflammatory and neuropathic pain via block of Cav3.2 T-type calcium channels and activation of CB2 receptors. Mol Pain. 2014;10:77.
22. Lau BK, Vaughan CW. Targeting the endogenous cannabinoid system to treat neuropathic pain. Front Pharmacol. 2014;5:28.
23. Fine PG, Rosenfeld MJ. The endocannabinoid system, cannabinoids, and pain. Rambam Maimonides Med J. 2013;4(4).
24. Longo UG, Ambrogioni LR, Candela V, Berton A, Carnevale A, Schena E, et al. Correction to: conservative versus surgical management for patients with rotator cuff tears: a systematic review and META-analysis. BMC Musculoskelet Disord. 2021;22(1):752.

25. Rodriguez-Santiago B, Castillo B, Baerga-Varela L, Micheo WF. Rehabilitation management of rotator cuff injuries in the master athlete. Curr Sports Med Rep. 2019;18(9):330-7.
26. Plancher KD, Shanmugam J, Briggs K, Petterson SC. Diagnosis and management of partial thickness rotator cuff tears: a comprehensive review. Journal of the American Academy of Orthopaedic Surgeons; 2021.
27. A Hamid MS, Sazlina SG. Platelet-rich plasma for rotator cuff tendinopathy: A systematic review and meta-analysis. PLoS One. 2021;16(5):e0251111.
28. Chen RE, Voloshin I. Long head of biceps injury: treatment options and decision making. Sports Med Arthrosc Rev. 2018;26(3):139-44.
29. Anil U, Hurley ET, Kingery MT, Pauzenberger L, Mullett H, Strauss EJ. Surgical treatment for long head of the biceps tendinopathy: a network meta-analysis. J Shoulder Elbow Surg. 2020;29(6):1289-95.
30. Liaghat B, Pedersen JR, Husted RS, Pedersen LL, Thorborg K, Juhl CB. Diagnosis, prevention and treatment of common shoulder injuries in sport: grading the evidence – a statement paper commissioned by the Danish Society of Sports Physical Therapy (DSSF). Br J Sports Med. 2023;57(7):408-16.
31. Tahran Ö, Yeşilyaprak SS. Effects of modified posterior shoulder stretching exercises on shoulder mobility, pain, and dysfunction in patients with subacromial impingement syndrome. Sports Health: A Multidisciplinary Approach. 2020;12(2):139-48.
32. Reece CL, Li D, Susmarski AJ. Medial Epicondylitis. 2025.
33. Lenoir H, Mares O, Carlier Y. Management of lateral epicondylitis. Orthopaedics & Traumatology: Surgery & Research. 2019;105(8):S241-6.
34. Millar NL, Silbernagel KG, Thorborg K, Kirwan PD, Galatz LM, Abrams GD, et al. Tendinopathy. Nat Rev Dis Primers. 2021;7(1):1.
35. Ahmed AF, Rayyan R, Zikria BA, Salameh M. Lateral epicondylitis of the elbow: an up-to-date review of management. European Journal of Orthopaedic Surgery & Traumatology. 2022;33(2):201-6.
36. Yao G, Chen J, Duan Y, Chen X. Efficacy of extracorporeal shock wave therapy for lateral epicondylitis: a systematic review and meta-analysis. Biomed Res Int. 2020;2020(1).
37. Radunovic G, Vlad V, Micu MC, Nestorova R, Petranova T, Porta F, et al. Ultrasound assessment of the elbow. Med Ultrason. 2012;14(2):141-6.
38. Buntragulpoontawee M, Chang KV, Vitoonpong T, Pornjaksawan S, Kitisak K, Saokaew S, et al. The effectiveness and safety of commonly used injectates for ultrasound-guided hydrodissection treatment of peripheral nerve entrapment syndromes: a systematic review. Front Pharmacol. 2021;11.
39. Osiak K, Elnazir P, Walocha JA, Pasternak A. Carpal tunnel syndrome: state-of-the-art review. Folia Morphol (Warsz). 2022;81(4):851-62.
40. Harinesan N, Silsby M, Simon NG. Carpal tunnel syndrome. 2024:61-88.
41. Padua L, Cuccagna C, Giovannini S, Coraci D, Pelosi L, Loreti C, et al. Carpal tunnel syndrome: updated evidence and new questions. Lancet Neurol. 2023;22(3):255-67.
42. Fakoya AO, Tarzian M, Sabater EL, Burgos DM, Maldonado Marty GI. De Quervain's disease: a discourse on etiology, diagnosis, and treatment. Cureus; 2023.
43. Tamura H, Shikino K, Uchida S, Ikusaka M. de Quervain's tenosynovitis. BMJ Case Rep. 2020;13(12):e240129.
44. Moretti A, Palomba A, Paoletta M, Liguori S, Toro G, Iolascon G. Complex regional pain syndrome in athletes: scoping review. Medicina (B Aires). 2021;57(11):1262.
45. Smart KM, Wand BM, O'Connell NE. Physiotherapy for pain and disability in adults with complex regional pain syndrome (CRPS) types I and II. Cochrane Database of Systematic Reviews. 2016;2016(3).
46. Limerick G, Christo DK, Tram J, Moheimani R, Manor J, Chakravarthy K, et al. Complex regional pain syndrome: evidence-based advances in concepts and treatments. Curr Pain Headache Rep. 2023;27(9):269-98.
47. Gause PR, Godinsky RJ, Burns KS, Dohring EJ. Lumbar disk herniations and radiculopathy in athletes. Clin Sports Med. 2021;40(3):501-11.
48. Sayed D, Grider J, Strand N, Hagedorn JM, Falowski S, Lam CM, et al. The American Society of pain and neuroscience (ASPN) Evidence-Based Clinical Guideline of Interventional Treatments for Low Back Pain. J Pain Res. 2022;15:3729-832.
49. El Melhat AM, Youssef ASA, Zebdawi MR, Hafez MA, Khalil LH, Harrison DE. Non-surgical approaches to the management of lumbar disc herniation associated with radiculopathy: a narrative review. J Clin Med. 2024;13(4):974.
50. Shahien R, Beiruti Wiegler K, Dekel L, Sharabi-Nov A, Abu Saleh S. Retrospective study assessing the efficacy of i.v. dexamethasone, SNRB, and nonsteroidal treatment for radiculopathy. Medicine. 2022;101(28):e29272.

51. Kuligowski T, Skrzek A, Cieślik B. Manual therapy in cervical and lumbar radiculopathy: a systematic review of the literature. Int J Environ Res Public Health. 2021;18(11):6176.
52. Zaina F, Côté P, Cancelliere C, Di Felice F, Donzelli S, Rauch A, et al. A systematic review of clinical practice guidelines for persons with non-specific low back pain with and without radiculopathy: identification of best evidence for rehabilitation to develop the WHO's package of interventions for rehabilitation. Arch Phys Med Rehabil. 2023;104(11):1913-27.
53. Galasso A, Urits I, An D, Nguyen D, Borchart M, Yazdi C, et al. A comprehensive review of the treatment and management of myofascial pain syndrome. Curr Pain Headache Rep. 2020;24(8):43.
54. Lew J, Kim J, Nair P. Comparison of dry needling and trigger point manual therapy in patients with neck and upper back myofascial pain syndrome: a systematic review and meta-analysis. Journal of Manual & Manipulative Therapy. 2021;29(3):136-46.
55. Urits I, Charipova K, Gress K, Schaaf AL, Gupta S, Kiernan HC, et al. Treatment and management of myofascial pain syndrome. Best Pract Res Clin Anaesthesiol. 2020;34(3):427-48.
56. Bojicic KM, Meyer NB, Yablon CM, Brigido MK, Gaetke-Udager K. Hip Pain. Clin Sports Med. 2021;40(4):713-29.
57. Matar HE, Rajpura A, Board TN. Femoroacetabular impingement in young adults: assessment and management. Br J Hosp Med. 2019;80(10):584-8.
58. Andronic O, Claydon-Mueller LS, Cubberley R, Karczewski D, Lu V, Khanduja V. No evidence exists on outcomes of non-operative management in patients with femoroacetabular impingement and concomitant Tönnis Grade 2 or more hip osteoarthritis: a scoping review. Knee Surgery, Sports Traumatology, Arthroscopy. 2023;31(6):2103-22.
59. Torres A, Fernández-Fairen M, Sueiro-Fernández J. Greater trochanteric pain syndrome and gluteus medius and minimus tendinosis: nonsurgical treatment. Pain Manag. 2018;8(1):45-55.
60. Barratt PA, Brookes N, Newson A. Conservative treatments for greater trochanteric pain syndrome: a systematic review. Br J Sports Med. 2017;51(2):97-104.
61. Allahabadi S, Salazar LM, Obioha OA, Fenn TW, Chahla J, Nho SJ. Hamstring injuries: a current concepts review: evaluation, nonoperative treatment, and surgical decision making. Am J Sports Med. 2024;52(3):832-44.
62. Pietrzak JR, Kayani B, Tahmassebi J, Haddad FS. Proximal hamstring tendinopathy: pathophysiology, diagnosis and treatment. Br J Hosp Med. 2018;79(7):389-94.
63. Goom TSH, Malliaras P, Reiman MP, Purdam CR. Proximal hamstring tendinopathy: clinical aspects of assessment and management. Journal of Orthopaedic & Sports Physical Therapy. 2016;46(6):483-93.
64. Chu SK, Rho ME. Hamstring Injuries in the Athlete. Curr Sports Med Rep. 2016;15(3):184-90.
65. Mullen S, Hadley M, Vopat B, Wolf M. Core muscle injury producing groin pain in the athlete: diagnosis and treatment. Journal of the American Academy of Orthopaedic Surgeons; 2023.
66. Forlizzi JM, Ward MB, Whalen J, Wuerz TH, Gill TJ. Core muscle injury: evaluation and treatment in the athlete. Am J Sports Med. 2023;51(4):1087-95.
67. Sheen AJ, Stephenson BM, Lloyd DM, Robinson P, Fevre D, Paajanen H, et al. Treatment of the sportsman's groin: british hernia society's 2014 position statement based on the manchester consensus conference. Br J Sports Med. 2014;48(14):1079-87.
68. Serafim TT, Oliveira ES, Migliorini F, Maffulli N, Okubo R. Return to sport after conservative versus surgical treatment for pubalgia in athletes: a systematic review. J Orthop Surg Res. 2022;17(1):484.
69. Gee SM, Posner M. Meniscus anatomy and basic science. Sports Med Arthrosc Rev. 2021;29(3):e18-23.
70. Wells ME, Scanaliato JP, Dunn JC, Garcia EJ. Meniscal Injuries: Mechanism and Classification. Sports Med Arthrosc Rev. 2021 Sep;29(3):154-7.
71. Ozeki N, Seil R, Krych AJ, Koga H. Surgical treatment of complex meniscus tear and disease: state of the art. Journal of ISAKOS. 2021;6(1):35-45.
72. Pereira PM, Baptista JS, Conceição F, Duarte J, Ferraz J, Costa JT. Patellofemoral pain syndrome risk associated with squats: a systematic review. Int J Environ Res Public Health. 2022;19(15):9241.
73. Bump JM, Lewis L. Patellofemoral syndrome; 2025.
74. Kakouris N, Yener N, Fong DTP. A systematic review of running-related musculoskeletal injuries in runners. J Sport Health Sci. 2021;10(5):513-22.
75. Zago J, Amatuzzi F, Rondinel T, Matheus JP. Osteopathic manipulative treatment versus exercise program in runners with patellofemo-

ral pain syndrome: a randomized controlled trial. J Sport Rehabil. 2021;30(4):609-18.
76. Heintjes EM, Berger M, Bierma-Zeinstra SM, Bernsen RM, Verhaar JA, Koes BW. Pharmacotherapy for patellofemoral pain syndrome. Cochrane Database of Systematic Reviews. 2004;2008(4).
77. Hadeed A, Tapscott DC. Iliotibial band friction syndrome; 2025.
78. McKay J, Maffulli N, Aicale R, Taunton J. Iliotibial band syndrome rehabilitation in female runners: a pilot randomized study. J Orthop Surg Res. 2020;15(1):188.
79. Friede MC, Innerhofer G, Fink C, Alegre LM, Csapo R. Conservative treatment of iliotibial band syndrome in runners: Are we targeting the right goals? Physical Therapy in Sport. 2022;54:44-52.
80. Opara M, Kozinc Ž. Stretching and releasing of iliotibial band complex in patients with iliotibial band syndrome: a narrative review. J Funct Morphol Kinesiol. 2023;8(2):74.
81. Theodorou A, Komnos G, Hantes M. Patellar tendinopathy: an overview of prevalence, risk factors, screening, diagnosis, treatment and prevention. Arch Orthop Trauma Surg. 2023;143(11):6695-705.
82. Muaidi QI. Rehabilitation of patellar tendinopathy. J Musculoskelet Neuronal Interact. 2020;20(4):535-40.
83. Rosen AB, Wellsandt E, Nicola M, Tao MA. Clinical management of patellar tendinopathy. J Athl Train. 2022;57(7):621-31.
84. Núñez-Martínez P, Hernández-Guillen D. Management of patellar tendinopathy through monitoring, load control, and therapeutic exercise: a systematic review. J Sport Rehabil. 2022;31(3):337-50.
85. Marín Fermín T, Al-Dolaymi AA, D'Hooghe P. Acute ankle sprain in elite athletes. Foot Ankle Clin. 2023;28(2):309-20.
86. Ruiz-Sánchez FJ, Ruiz-Muñoz M, Martín-Martín J, Coheña-Jimenez M, Perez-Belloso AJ, Pilar Romero-Galisteo R, et al. Management and treatment of ankle sprain according to clinical practice guidelines: a prisma systematic review. Medicine. 2022;101(42):e31087.
87. Dhillon MS, Patel S, Baburaj V. Ankle sprain and chronic lateral ankle instability. Foot Ankle Clin. 2023;28(2):297-307.
88. Silbernagel KG, Hanlon S, Sprague A. Current clinical concepts: conservative management of achilles tendinopathy. J Athl Train. 2020;55(5):438-47.
89. Li HY, Hua YH. Achilles tendinopathy: current concepts about the basic science and clinical treatments. Biomed Res Int. 2016;2016:1-9.
90. Chen J, Janney CF, Khalid MA, Panchbhavi VK. Management of insertional achilles tendinopathy. Journal of the American Academy of Orthopaedic Surgeons; 2022.
91. Malliaropoulos N, Isinkaye T, Tsitas K, Maffulli N. Reinjury after acute posterior thigh muscle injuries in elite track and field athletes. Am J Sports Med. 2011;39(2):304-10.
92. Edwards T. Clinical sports medicine, 3. ed. Br J Sports Med. 2007;41(3):183.3-184.
93. Chargé SBP, Rudnicki MA. Cellular and molecular regulation of muscle regeneration. Physiol Rev. 2004;84(1):209-38.
94. Tidball JG. Inflammatory processes in muscle injury and repair. American Journal of Physiology-Regulatory, Integrative and Comparative Physiology. 2005;288(2):R345-53.
95. Järvinen TAH, Järvinen TLN, Kääriäinen M, Äärimaa V, Vaittinen S, Kalimo H, et al. Muscle injuries: optimising recovery. Best Pract Res Clin Rheumatol. 2007;21(2):317-31.
96. Fernandes TL, Pedrinelli A, Hernandez AJ. Lesão muscular: fisiopatologia, diagnóstico, tratamento e apresentação clínica. Rev Bras Ortop (Sao Paulo). 2011;46(3):247-55.
97. SantAnna JPC, Pedrinelli A, Hernandez AJ, Fernandes TL. Lesão muscular: fisiopatologia, diagnóstico e tratamento. Rev Bras Ortop (Sao Paulo). 2022;57(01):1-13.
98. Hurme T, Rantanen J, Kaliomo H. Effects of early cryotherapy in experimental skeletal muscle injury. Scand J Med Sci Sports. 1993;3(1):46-51.
99. Hoksrud A, Torgalsen T, Harstad H, Haugen S, Andersen TE, Risberg MA, et al. Ultrasound-guided sclerosis of neovessels in patellar tendinopathy. Am J Sports Med. 2012;40(3):542-7.
100. Ferrero G, Fabbro E, Orlandi D, Martini C, Lacelli F, Serafini G, et al. Ultrasound-guided injection of platelet-rich plasma in chronic Achilles and patellar tendinopathy. J Ultrasound. 2012;15(4):260-6.
101. Urso ML. Anti-inflammatory interventions and skeletal muscle injury: benefit or detriment? J Appl Physiol. 2013;115(6):920-8.
102. Bruno Estevan G, Dario S, Barquilha GG. Lesões esportivas: um estudo com atletas do basquetebol bauruense. 2010;31(3).

Parte 5

SÍNDROMES DOLOROSAS

Enxaqueca

46

Franklin Reis

Luisa Maria Affonso Santos

INTRODUÇÃO

As cefaleias são transtornos comuns do sistema nervoso, sendo subdivididas em primárias e secundárias. As cefaleias primárias compreendem a própria doença, ao passo que as cefaleias secundárias são sintomas de doenças subjacentes mais sérias e preocupantes, relacionadas a contextos de alta mortalidade e morbidade.[1]

Enxaqueca ou migrânea compreende um tipo de cefaleia primária, sendo o protótipo dessa classe. É uma doença bastante comum, afetando de 12% a 15% da população geral, sendo mais evidenciada na faixa etária de 25 a 34 anos e mais frequente em pessoas do sexo feminino do que nas do sexo masculino, tendo também uma importante base genética.[2,3] Com um grande impacto socioeconômico e pessoal, a enxaqueca é categorizada como uma das principais causas de incapacidade em todo o mundo, ficando atrás apenas da dor lombar.[3,4]

A migrânea é um transtorno que pode se apresentar de duas formas, episódica ou crônica, cujo principal sintoma é uma dor de cabeça moderada a intensa, usualmente unilateral e, por vezes, relacionada a auras extenuantes de náusea, sensibilidade ao som (fonofobia) e/ou à luz (fotofobia), compreendendo queixas bastante comuns vivenciadas nas consultas clínicas diárias.[5,6] Essa enfermidade pode ser subdividida em dois tipos principais: migrânea sem aura; e migrânea com aura. De forma geral, o primeiro subtipo é descrito como uma cefaleia com particularidades específicas e sintomas relacionados. Já o segundo subtipo é menos comum e caracteriza-se por sintomas neurológicos focais transitórios que podem anteceder ou, até mesmo, acompanhar a cefaleia.[7]

FISIOPATOLOGIA DA ENXAQUECA

Ainda que a fisiopatologia das enxaquecas seja complexa, heterogênea e não totalmente elucidada, presume-se que as enxaquecas ocorram após perturbação dos nociceptores meníngeos, disfunção dos peptídeos vasoativos e ativação do sistema ganglionar trigeminal.[1] Ambos os principais tipos de enxaqueca são representados por uma disfunção da fisiologia humana normal, partilhando os mesmos mecanismos patogênicos.[8]

As disfunções neuronais primárias geram uma série de alterações intra e extracranianas responsáveis pela enxaqueca. Dessa forma, a enxaqueca típica é subdividida em quatro fases clínicas, sendo: (I) ródromo ou fase prodrômica/ premonitória; (II) aura; (III) cefaleia, em que ocorre a dor propriamente dita; (IV) pós-dromo.

Antigamente, acreditava-se que o período da aura da enxaqueca antecedia o fenômeno da cefaleia. Porém, atualmente a literatura já aponta que a aura pode aparecer de forma concomitante à cefaleia e surge em 25% dos pacientes que têm enxaqueca.[9]

Fase premonitória

A fase premonitória da enxaqueca envolve sintomas prodrômicos, que são demasiadamente desconfortáveis e experimentados horas a alguns dias antes do episódio da enxaqueca. São sintomatologias consideradas confiáveis preditoras de episódios de episódios de enxaqueca. Não incluem aura, mas englobam distúrbios de humor, como a irritabilidade, fadiga, bocejos constantes, dificuldades de foco e concentração, náusea, palidez, rigidez de nuca e visão turva, podendo ocorrer também aumento dos sintomas sensoriais, sejam fonofóbicos e/ou fotofóbicos.[11]

Considera-se que o hipotálamo tenha um papel importante para o fenômeno da enxaqueca. Mudanças comportamentais que envolvem humor, apetite e disposição indicam envolvimento hipotalâmico durante essa fase tendo em vista que exames de neuroimagem de pacientes portadores de enxaqueca evidenciaram conexões entre o hipotálamo e áreas corticais envolvidas no processamento da dor e nos sistemas autonômicos.[12] Logo, estudos demonstram que o hipotálamo exerce função significativa na amplificação da dor durante uma crise de enxaqueca[13] uma vez que neurotransmissores hipotalâmicos, como orexina, colecistocinina, somatostatina, hormônio antidiurético (ADH), dopamina e melatonina estão envolvidos na neurobiologia da enxaqueca. Pesquisas foram realizadas principalmente na fase premonitória da enxaqueca a fim de se comprovar a atuação da dopamina.[11] Evidências demonstram que a administração de domperidona, um antagonista do receptor de dopamina, pode cessar ataques de enxaqueca se sua administração ocorrer na fase premonitória, compreendendo um possível alvo terapêutico para essa enfermidade.[14]

Fase da aura

A aura da enxaqueca engloba um distúrbio neurológico reversível e incômodo que acomete até um terço dos pacientes com diagnóstico de enxaqueca, mas não é necessária ou autossuficiente para induzir fenômenos de migrânea. Auras são definidas por sintomas neurológicos focais, geralmente presentes como escotomas cintilantes exemplificados como lampejos claros e escuros nos campos de visão do paciente.[10] Tem uma duração média de 5 a 60 minutos, podendo ser superior a 1 hora em mais de 20% dos pacientes e estender-se por até 4 horas sem estar associada a eventos adversos ou comorbidades. São descritas em diversas variações, sendo estas visuais, sensoriais, de linguagem, motora, tronco cerebral e aura retinal.[11]

A aura visual abrange as condições mais comuns e normalmente se inicia como um pequeno escotoma ou como uma pequena região de perda visual ou ponto brilhante que afeta o ponto de fixação visual. Esses distúrbios visuais são momentâneos e podem expandir-se após 5 minutos a 1 hora do início dos sintomas, afetando campos visuais maiores e atingindo um quadrante ou um hemicampo de visão.[1] Além disso, as auras visuais podem ser unilaterais ou bilaterais e podem ser vistas formas geométricas ou linhas em zigue-zague. As perturbações visuais positivas geralmente assumem uma forma de foice ou de C e expandem-se no decorrer do tempo em direção ao campo visual periférico. Dessa forma, vão deixando como rastro um escotoma ou até mesmo áreas completas de perda visual. Assim, conforme a aura se move para o campo visual periférico, adquire aspecto cintilante. Ao passo que esse fenômeno visual se resolve, a visão retorna de forma gradativa, começando pelas áreas de visão central, uma vez que são primeiramente afetadas pela aura.[1,10]

As auras sensoriais são, com frequência, relacionadas a enxaquecas, podendo acontecer seguidamente às auras visuais, em minutos. Iniciam-se como um formigamento ou parestesia unilateral de um membro ou da face, mas também são relatadas na direção da linha média, sendo acompanhadas por uma dormência momentânea que pode permanecer até 1 hora após o fenômeno.[10] A lenta disseminação de cintilações ou formigamento (sintomas positivos) acompanhada de escotoma ou dormência (sintomas negativos) compreende um atributo característico da aura da enxaqueca. Esse fato não é típico de eventos isquêmicos, ou seja, à medida que a aura se inicia com um lento avanço de sintomas positivos e é seguida por sintomatologias negativas, não é considerada um evento típico de eventos vasculares agudos, sendo importante a investigação de quadros de enxaqueca nos indivíduos com essas condições.[1]

As auras de linguagem ou disfásicas são menos frequentes do que as sensoriais e visuais. Elas provocam problemas passageiros que variam de afasia anômica leve com discreta dificuldade para a formulação de palavras até uma disfagia nítida com erros parafásicos.[1,10] As auras motoras, por sua vez, são as mais raras e compreende um fenômeno em que há notável fraqueza unilateral da face ou membros. Pode estar presente na fraqueza hemiplégica, no qual há o envolvimento de variadas extremidades. Esse tipo de aura geralmente expressa uma base genética e é evidenciado em situações de enxaqueca atípicas. A sintomatologia pode ocorrer de forma isolada ou em sequência, não sendo comum a simultaneidade de sintomas.[1,10]

Alguns pacientes podem ter aura sem apresentar cefaleia. Dessa forma, a aura de enxaqueca sem cefaleia é também denominada "enxaqueca acefálgica" e manifesta-se por fenômenos isolados de aura. As auras sem cefaleia são mais evidentes em pacientes com idade superior a 50 anos que já tiveram algum antecedente de enxaqueca com aura. Os sintomas mais comuns incluem auras visuais seguidas por sintomatologias de auras sensoriais de parestesia, anormalidades da fala e auras motoras, com sintomas de fraqueza ou paralisia. A apresentação clínica mais comum é a progressão gradativa dos sintomas relacionados à aura com a propagação de déficits neurológicos transitórios durante vários minutos. Essas condições podem ser confundidas com ataques isquêmicos transitórios.[1]

Fase de cefaleia

O processo de percepção do fenômeno doloroso em pessoas portadoras de enxaqueca engloba uma conjuntura multifatorial induzida por substâncias mediadoras e inibidoras da dor, vivências dolorosas anteriores, além de uma tolerância geneticamente reduzida a estímulos sensoriais. Vários estudos são realizados com o objetivo de favorecer e elucidar o entendimento da rede de ativação da dor na enxaqueca.[16] Essa rede é formada por estruturas aferentes periféricas e estruturas do sistema nervoso central (SNC) que realizam conexões corticais, vasculares e autonômicas. As estruturas aferentes periféricas englobam fibras C nociceptivas não mielinizadas do gânglio trigêmeo (TG), que expressam o peptídeo relacionado ao gene da calcitonina (CGRP) envolvido nas crises de enxaqueca; e também fibras Aδ (A delta) mielinizadas que, por sua vez, expressam o receptor de CGRP.[11] Essas estruturas nervosas são responsáveis pela inervação da vascularização craniana e das meninges, além de terem contribuição na sensação dolorosa. As fibras aferentes do TG acabam convergindo com as fibras aferentes superiores cervicais de C1-C2 no núcleo caudal do trigêmeo (TNC) na medula caudal. Assim, o TNC, juntamente com as fibras aferentes C1-C2, origina-se no complexo trigeminocervical (TCC). A literatura aponta que neuropeptídeos como o polipeptídeo ativador de adenilatociclase hipofisária e CGRP estão intimamente ligados ao processo de ativação trigeminal, que é uma etapa essencial no processamento da dor evidenciada por indivíduos com enxaqueca.[17]

O CGRP compreende um eficiente vasodilatador encontrado na divisão oftálmica do nervo trigêmeo, sendo capaz de causar uma vasodilatação extensa e de grande intensidade, além de apresentar efeito neuromodulador. Apesar de não provocar diretamente extravasamento proteico, o CGRP pode aumentar esse processo justamente por favorecer a ação da substância P (SP), outro neurotransmissor liberado pelas fibras trigeminais não mielinizadas do tipo C. A SP também provoca vasodilatação, porém de uma maneira mais curta e de moderada intensidade, atuando como uma substância neuromoduladora do tônus vascular. Tanto o CGRP como a SP são elementos indicadores de ativação do sistema trigeminal, sendo importantes para a fisiopatologia da enxaqueca.[25]

Estruturas aferentes nociceptivas de segunda ordem do TNC são projetadas para o núcleo medial do tálamo posterior e para o núcleo do tálamo posteromedial ventral. O tálamo, por sua vez, tem comunicação bidirecional com outras regiões corticais, como o córtex somatossensorial, ínsula, amígdala, hipotálamo e regiões do sistema límbico. Há hipóteses de que a área do hipotálamo anterior seja responsável por iniciar as crises de enxaqueca, enquanto a região do hipotálamo posterior provoca a fase de cefaleia propriamente dita.[18]

Já a enxaqueca crônica é compreendida por processos multifatoriais, nos quais os pacientes sofrem com essa enfermidade de 8 ou, até mesmo, 15 dias em 1 mês. As explicações para essa condição baseiam-se no comprometimento das vias descendentes de modulação da dor. As principais estruturas envolvidas nas vias descendentes capazes de amplificar ou diminuir os sinais nocivos englobam a substância cinzenta periaquedutal, o núcleo ventromedial da medula espinhal e o *locus coeruleus*.[17,18] Dessa forma, o aumento da sensação dolorosa pode ocorrer por causa da maior facilitação da dor com uma menor resposta aos estímulos dolorosos pelas vias descendentes. Com isso, a intensificação do estado doloroso provoca o aumento da ativação dos neurônios do TG aferentes de primeira ordem em um processo denominado "sensibilização periférica". Logo após, entradas nociceptivas constantes e repetidas para o TNC resultam em um aumento da sensibilidade dos neurônios do TNC de segunda ordem e dos neurônios de terceira, ordem no tálamo, por intermédio do processo de sensibilização central.[11,17] Dessa maneira, presume-se que haja aumento do campo receptivo responsável pela nocicepção no TNC e diminuição do limiar de entrada para a ativação da enxaqueca.[11] Assim, nos quadros de enxaqueca crônica são demonstradas modificações da conectividade funcional em repouso e persistentes alterações cerebrais.[17] Os locais responsáveis pelo processamento afetivo da dor, como as regiões da amígdala e da ínsula, são capazes de alterar a conectividade cerebral no estado de repouso em comparação a pacientes saudáveis.[20] Assim, constataram-se correlações importantes envolvendo o tempo que os pacientes são portadores de enxaqueca crônica e a intensidade de conexões entre a ínsula anterior com o tálamo mediodorsal e a substância cinzenta periaquedutal, que são reconhecidos por englobarem as regiões de modulação central da dor.[20]

Fase Pós-dromo

Essa fase compreende o tempo desde a resolução dos sintomas relacionados à cefaleia até a retomada do estado basal após uma crise de enxaqueca, sendo o último estágio dessa enfermidade. Os pacientes relatam que, nessa fase, com frequência, manifestam sintomas neuropsiquiátricos, gastrointestinais e sensoriais, além de mal-estar e indisposição, que limitam suas atividades diárias. Os sintomas mais relatados incluem rigidez da nuca, dificuldade de foco e concentração, exaustão, sensibilidade à luz, nervosismo, náusea e palidez.[21] Os indivíduos podem associar esses sintomas aos efeitos colaterais dos medicamentos utilizados, porém não há nenhuma comprovação da relação entre a periodicidade dos sintomas pós-drômicos e a anterior administração de medicamentos utilizados durante crises de enxaqueca.[11]

Os sintomas relacionados à fase pós-drômica apresentam uma duração média de 25,2 horas após a fase de cefaleia. Ademais, pesquisas de imagens cerebrais funcionais demonstraram modificações em várias regiões do cérebro nas horas subsequentes a uma crise de enxaqueca. Ativações cerebrais ocorreram de forma similar no decorrer das fases premonitória e de pós-dromo. Logo, ambas as fases são reconhecidas por compartilharem as mesmas redes neurais.[21] Além disso, estudos observaram diminuição do fluxo sanguíneo cerebral durante crises de enxaqueca e ao longo da fase de pós-dromo, o que pode ter contribuído para as sintomatologias observadas nessa fase. Subentende-se que essa redução do fluxo sanguíneo cerebral seja ocasionada pela ativação de alguns núcleos do tronco cerebral, como o *locus coeruleus*, que, por sua vez, ativam receptores adrenérgicos alfa-2, causando uma notável vasoconstrição. Outra hipótese capaz de explicar essa condição engloba o fenômeno CSD (do inglês, *Cortical Spreading Depression*), que compreende uma onda despolarizante que acontece nas células gliais e nos neurônios, sendo seguida de um silenciamento momentâneo da atividade neuronal espontânea, capaz de afetar o metabolismo energético e o fluxo sanguíneo.[11]

Base genética da enxaqueca

A enxaqueca é compreendida como um distúrbio sindrômico cerebral multifatorial, podendo ser também advinda de uma herança familiar. A base genética dessa doença é ainda complexa e bastante estudada. Pessoas propícias a sofrerem de enxaqueca apresentam um limiar genético que as deixam vulneráveis a ataques agudos dessa doença, a depender do equilíbrio entre os sistemas excitatórios e inibitórios do sistema nervoso. Assim, pequenas anomalias em canais de membrana, sistemas enzimáticos e conjunto de receptores foram correlacionadas à enxaqueca em determinados grupos populacionais.

Um estudo populacional de Merikangas *et al.* evidenciou que o risco do desenvolvimento de enxaqueca em familiares portadores da doença era três vezes superior do que o risco de familiares de indivíduos-controle sem enxaqueca.[22] Pesquisas nacionais realizadas com gêmeos monozigóticos *versus* dizigóticos chegaram a uma estimativa de que a herança genética é responsável por 40% a 45% de predisposição de um indivíduo desenvolver enxaqueca.[23]

Apesar do aumento do número de estudos nesse assunto, a base genética das formas mais clássicas de enxaqueca (enxaqueca com e sem aura) ainda não foi elucidada. Diversos genes foram objetos de estudos genéticos da enxaqueca, entre eles o KCNK18 que faz a codificação do TRESK (um canal de potássio de dois poros) e o CSNK1D, que codifica a isoforma delta da caseinaquinase. No entanto, ainda não está evidente quais genes e *loci* estão de fato relacionados à patogênese da enxaqueca, uma vez que os subtipos mais comuns de enxaqueca envolvem complexos distúrbios genéticos. Assim, vários genes em diversos locais genômicos atuam associadamente com agentes ambientais para atribuir tanto a predisposição como as qualidades das crises de enxaqueca em pacientes diagnosticados com essa doença. Um grande obstáculo para esses estudos é a dificuldade de replicação de evidências em relatórios posteriores. Uma explicação plausível para essa dificuldade se baseia no fato de que determinados polimorfismos genéticos são constantemente testados para a associação com a patogênese da enxaqueca. Porém, os testes são feitos em populações significativamente pequenas, em que apenas uma parcela dos indivíduos é portadora de enxaqueca oriunda das variantes estudadas, enquanto a outra porção dos indivíduos dessa mesma população tem enxaqueca com base genética distinta. Mesmo com adversidades, o reconhecimento dos genes fundamentais para a constituição da base genética da enxaqueca, em pacientes de forma individualizada, é muito importante uma vez que pode ser preditor do tipo de tratamento ao qual o paciente se adaptará melhor.[24]

Fatores precipitantes e agravantes

Diversos estímulos tanto alimentares como ambientais são descritos como provocadores de quadros de enxaqueca. Em uma pesquisa realizada com 1.750 indivíduos diagnosticados com enxaqueca, em torno de 75% destes revelaram ao menos um gatilho para quadros agudos de enxaqueca, como menstruação, estímulos visuais, estresse emocional, variações climáticas, jejum, má qualidade do sono, inalação de fumaça, calor, ingestão de bebidas alcoólicas, exercícios físicos, odores, alimentação e, até mesmo, atividades sexuais.[26]

CARACTERÍSTICAS CLÍNICAS DA ENXAQUECA E SUBTIPOS

Uma enxaqueca clássica se manifesta frequentemente, mas nem sempre, de maneira unilateral e pode persistir por até 24 horas ou dificilmente ultrapassar 3 dias.[5,6] É descrita como dores de forte intensidade e de caráter pulsante ou latejante.[1] Conforme a gravidade da crise de enxaqueca se estende por 1 a várias horas, os pacientes relatam náuseas e vômitos. Como pode ser acompanhada de fotofobia e fonofobia, muitos pacientes descrevem que, durante as crises de enxaqueca, optam por se deitarem em locais escuros e silenciosos a fim de obter alívio para a dor extenuante que, muitas vezes, é diminuída com o sono.[1]

Há vários subtipos característicos de enxaqueca na literatura. De acordo com a 3ª edição da *International Classification of Headache Disorders* (ICHD-3), pode-se citar: migrânea sem aura; migrânea com aura (migrânea com aura típica e migrânea com aura do tronco cerebral); migrânea hemiplégica (migrânea hemiplégica familiar [FHM]; migrânea hemiplégica esporádica [SHM]; migrânea retiniana; migrânea crônica; e migrânea vestibular).[7]

Migrânea sem aura

Previamente denominada "enxaqueca comum" ou "hemicrania simples", é caracterizada por uma cefaleia de caráter recorrente e que se manifesta em crises com duração de 4 a 72 horas.

Além disso, é localizada unilateralmente, tem caráter pulsátil, uma intensidade moderada ou até mesmo forte, além de ser exacerbada por exercícios físicos habituais. A cefaleia provocada pela migrânea ocorre usualmente na região frontotemporal e, em crianças e adolescentes com idade inferior a 18 anos, em geral, se apresenta bilateralmente. A dor unilateral, clássica da enxaqueca, manifesta-se no fim da adolescência e no começo da vida adulta. Os sintomas relativos à fase prodrômica podem ser evidenciados horas ou, ainda, 1 ou 2 dias antes dos outros sintomas típicos de enxaqueca sem aura e incluem exaustão, dificuldades de manter o foco, rigidez na região cervical, sensibilidade ao som e/ou à luz, visão embaçada e palidez. Já os sintomas relacionados à fase de pós-dromo, como prostração, dificuldade de concentração e rigidez na região da nuca podem continuar após a resolução da cefaleia e perdurar por até 48 horas. Uma pequena parcela da população feminina apresenta crises de enxaqueca em períodos menstruais, sendo a maioria dessas crises sem aura, mas com maior duração, e frequentemente associadas a náuseas de maior intensidade, quando comparadas às crises de enxaqueca vivenciadas fora do ciclo menstrual. Ademais, a migrânea sem aura é o subtipo mais propício a cursar com a cronificação da doença quando há uso constante e inadequado de medicações sintomáticas.[1]

Estudos demonstraram que moléculas como a serotonina (5-HT), óxido nítrico (NO) e CGRP estão envolvidas na patogênese da migrânea sem aura. Mesmo que essa enfermidade tenha um fundamento primariamente vascular, fenômenos de sensibilização das vias associadas à dor e a possível teoria de que as crises tenham seu início no SNC são bastante estudados nos últimos tempos. Nota-se, também, o envolvimento do sistema trigeminal na transmissão neurológica dos estímulos periféricos, do *núcleo caudalis* do nervo trigêmeo, da substância cinzenta do mesencéfalo central e do tálamo na patogênese da dor causada pela enxaqueca. Assim, medicamentos utilizados em crises agudas abrangem agonistas dos receptores serotoninérgicos, denominados "triptanos", agonistas de receptores de serotonina e antagonistas do receptor de CGRP, que demonstraram êxito no tratamento agudo dessas crises.[1]

Critérios diagnósticos da migrânea sem aura, por sua vez, abrangem:

a. Pelo menos cinco crises de migrânea evidenciadas que preencham os critérios de B a D descritos a seguir.
b. As crises devem ter uma duração entre 4 e 72 horas (mesmo sem tratamento ou com tratamento inefetivo). Ou seja, se o paciente dormir durante a crise de enxaqueca e acordar com a mesma dor, a duração da crise é considerada até o momento do despertar.
c. Presença de no mínimo duas das seguintes características relacionadas à cefaleia:
    1. Localização unilateral da dor.
    2. Caráter pulsátil.
    3. Intensidade álgica de moderada a forte.
    4. Intensificação da dor por exercícios físicos habituais, como caminhar e subir escadas.
d. Verifica-se a associação de ao menos uma das seguintes sintomatologias durante a cefaleia, sendo:
    1. Náusea e/ou vômito.
    2. Fonofobia e fotofobia.
e. O último critério diagnóstico da migrânea sem aura engloba a não explicação dessa enfermidade por outro diagnóstico demonstrado na ICHD-3.

Dessa maneira, pode-se concluir que o diagnóstico da migrânea é clínico, baseado em uma história clínica compatível, exame físico e o cumprimento dos critérios diagnósticos supramencionados.[7]

Migrânea com aura

A migrânea com aura inclui crises de características recorrentes e duração de minutos, com sintomatologias unilaterais visuais, sensoriais ou advindas do SNC, que são, por sua vez, plenamente reversíveis. Esses sintomas são desenvolvidos de forma gradual e frequentemente acompanhados de cefaleia e outros sintomas relacionados. A grande maioria dos pacientes portadores de migrânea com aura também apresenta crises sem aura. Assim, esses pacientes devem ser classificados como portadores de ambas as categorias.

A aura envolve o conjunto de sintomas neurológicos focais que ocorrem, em geral, antes da fase de cefaleia propriamente dita, podendo também ter seu início e persistir durante a fase de cefaleia. A aura visual é a classificação mais comum entre os demais tipos de aura, sendo presente em mais de 90% dos pacientes portadores de migrânea com aura. Logo depois, está a aura sensorial e, com menor frequência, há aura de linguagem ou afásica, de difícil classificação.

Quando há múltiplas sintomatologias de aura, geralmente há o seguimento sucessivo desses sintomas, a começar pelos sintomas visuais, seguindo pelos sintomas sensoriais e, posteriormente, os sintomas afásicos. No entanto, outras sequências de sintomatologias já foram observadas. A duração considerada satisfatória para a maioria dos sintomas relacionados às auras é de 1 hora, porém os sintomas associados à aura motora têm maior duração. Dessa forma, como muitos indivíduos têm dificuldade em descrever os sintomas de aura, eles são indicados a receberem instruções e orientações para registrarem e cronometrarem esses sintomas sempre que possível, a fim de esclarecer seu quadro clínico. Falhas frequentes envolvem relatos errôneos de lateralização, de início repentino ao contrário de gradual e de disfunções visuais monoculares em vez de homônimas, além de imprecisão a respeito da duração dos sintomas de aura e confusão na diferenciação entre fraqueza e perda sensitiva. Em alguns casos, a aura migranosa pode acontecer sem a presença de cefaleia.[7]

Anteriormente ou de forma simultânea ao início das sintomatologias relacionadas à aura, o fluxo sanguíneo cerebral regional expande-se no córtex cerebral coincidente com a área acometida. Porém, nota-se uma redução do fluxo sanguíneo observado posteriormente, que atinge a região anterior, estando geralmente acima do limiar isquêmico. Após 1 hora ou várias, há a transição gradual nessa região com evidente presença de hiperemia. Assim, a depressão alastrante de Leão ou depressão cortical alastrante (CSD) compreende o mecanismo neurofisiológico mais importante na patogênese da enxaqueca uma vez que esse fenômeno consegue ativar o núcleo espinhal do trigêmeo e está associado à liberação de CGRP e NO.[25]

Os sintomas da fase prodrômica ou premonitória podem ter início horas ou 1 ou 2 dias antes das outras sintomatologias de uma migrânea com aura, mas não incluem a aura. Já os sintomas pós-drômicos podem também persistir por até 48 horas após a resolução da enxaqueca com aura e englobam sensação de fadiga e cansaço, rigidez cervical e dificuldade de manter a concentração.[7]

Os critérios diagnósticos para a migrânea com aura incluem:

a. No mínimo duas crises de enxaqueca com aura evidenciadas, que cumprem os critérios B e C a seguir.
b. Uma ou mais das seguintes sintomatologias de aura reversíveis: visual, sensorial, motor, fala e/ou linguagem, tronco cerebral e retiniano.
c. Pelo menos três das seis das seguintes características, sendo:
    1. No mínimo um sintoma de aura expande-se gradativamente por um período maior ou igual a 5 minutos.
    2. Dois ou mais sintomas de aura ocorrem sucessivamente.
    3. Cada sintoma individual de aura tem uma duração de 5 a 60 minutos. Por exemplo, se três sintomas acontecerem durante a aura, o tempo máximo de duração da aura é de 3 × 60 minutos. Além disso, sintomas motores podem ter uma duração de até 72 horas.
    4. Pelo menos um sintoma de aura é unilateral. Alguns sintomas como a afasia são sempre unilaterais. Já a disartria pode ou não assumir padrão unilateral.
    5. Pelo menos um sintoma de aura é positivo. Por exemplo, cintilações e sensações de formigamento (parestesia) são considerados sintomas positivos de aura.
    6. A aura é seguida por cefaleia em até 60 minutos.
d. O último critério diagnóstico da migrânea sem aura engloba a não explicação dessa enfermidade por outro diagnóstico demonstrado na ICHD-3.[7]

Migrânea com aura típica

A aura presente nessa enfermidade é compreendida por sintomatologias visuais e/ou de fala ou linguagem e/ou sensoriais, mas que não englobam sensação de fraqueza motora. Apresenta um desenvolvimento gradativo, no qual o tempo de duração de cada queixa não ultrapassa 1 hora. Além disso, notam-se a presença de sintomas positivos e negativos e sua completa reversibilidade.

Como critérios diagnósticos dessa doença, há:

a. Crises que contemplam os critérios demonstrados na seção *Migrânea com aura* e o item B a seguir.
b. Inexistência de sintomatologias motoras, retinianas ou do tronco cerebral.

A aura típica pode vir acompanhada ou não de cefaleia. Dessa maneira, uma aura típica com cefaleia engloba crises de migrânea típicas seguidas por quadros de cefaleia em até 60 minutos. No entanto, a cefaleia que acompanha a aura pode ter ou não características de migrânea. Já a aura típica sem cefaleia compreende uma migrânea com aura típica no qual a aura não é seguida por nenhum quadro de cefaleia em um período de 60 minutos.

Dessa forma, pode-se concluir que, em certos indivíduos, uma aura típica é acompanhada de cefaleia do tipo migrânea, porém muitos pacientes também apresentam, de forma adicional, crises com aura que não são seguidas por cefaleia ou, por sua vez, são sucedidas por uma cefaleia de outro subtipo.

Algumas situações devem ser analisadas com maior atenção, como aquelas em que o primeiro fenômeno de aura descrito pelo paciente ocorrer após os 40 de idade, ou quando as sintomatologias forem estritamente negativas (como hemianopsias) ou, até mesmo, em casos em que a aura compreender períodos muito longos ou muito curtos. Nesses casos, outras etiologias devem ser excluídas, como o ataque isquêmico transitório (AIT).[7]

Migrânea com aura do tronco cerebral

A migrânea com aura do tronco cerebral, também descrita anteriormente como enxaqueca/migrânea da artéria basilar, é um subtipo incomum de migrânea com sintomas de aura que nitidamente se originam no tronco cerebral, mas que não há sintomatologia de fraqueza muscular. Ela ocorre de maneira mais frequente em mulheres e o seu início se dá, geralmente, entre 7 e 20 anos de idade. As auras englobam um conjunto de sintomas relacionados, como disartria, vertigem, diplopia, zumbido, ataxia, hipoacusia e diminuição do nível de consciência. As crises de migrânea com aura do tronco cerebral, comumente, abrangem dois ou mais sintomas de aura associadas ao tronco cerebral, e os ataques desse subtipo de migrânea podem progredir para subtipos mais comuns de enxaqueca com o decorrer do tempo.

Em adição aos sintomas do tronco cerebral, há sintomas típicos de aura na grande maioria das crises. Assim, os indivíduos que apresentarem crises com aura do tronco cerebral e que relatarem outras crises envolvendo auras típicas devem ser classificados como portadores de migrânea com aura típica e de migrânea com aura do tronco cerebral.

Como critérios diagnósticos da migrânea com aura originada no tronco cerebral, são utilizados:

a. Crises que cumprem os critérios da seção *Migrânea com Aura* e os da letra B mencionados a seguir.
b. A aura deve conter ambos os aspectos, sendo:
    1. Ter no mínimo duas das seguintes sintomatologias do tronco cerebral completamente reversíveis, englobando:
        a. Disartria (que não deve ser confundida com afasia).
        b. Vertigem (que não deve ser confundida com tontura).
        c. Zumbido.
        d. Hipoacusia.
        e. Diplopia.
        f. Ataxia que não seja atribuída a lesões ou anomalias dos órgãos sensoriais.
        g. diminuição evidente do nível de consciência, com uma pontuação menor ou igual a 13 na escala de coma de Glasgow (GCS).
    2. Inexistência de sintomatologias motoras, pois estas devem ser classificadas no subtipo de migrânea hemiplégica, detalhadas na próxima seção.[7]

Na ausência de uma segunda sintomatologia do tronco cerebral, outras etiologias que envolvem diminuição da consciência, como síncope cardiogênica e convulsões, devem ser analisadas cautelosamente. Ademais, o quadro de migrânea com aura do tronco cerebral deve ser diagnosticada somente se a sintomatologia de fraqueza muscular for inexistente, tendo em vista que pacientes portadores de migrânea hemiplégica familiar podem apresentar sintomas advindos do tronco cerebral.

Migrânea hemiplégica

A migrânea hemiplégica compreende quadros de migrânea com aura que inclui sensação de fraqueza motora. Assim, a principal qualidade que diferencia a enxaqueca hemiplégica de outros subtipos de migrânea é a sintomatologia de fraqueza motora comumente unilateral durante a fase de aura. Além disso, outros sintomas das crises de enxaqueca hemiplégica são relatados como cefaleia de forte intensidade, presença de escotomas cintilantes, disfunções nos campos visuais, afasia, parestesia, dormência, letargia, coma e crises convulsivas. A enxaqueca do tipo hemiplégica pode estar presente tanto em pacientes individuais de forma esporádica como em agrupamentos familiares por meio da herança genética.

Segue como critérios diagnósticos:

a. Crises que preenchem os critérios da seção *Migrânea com Aura* e o item B a seguir.
b. Aura que se constitui de ambos os aspectos, sendo:
    1. Fraqueza motora reversível completamente.
    2. Sintomatologias visuais, de linguagem ou fala e sensoriais também reversíveis. Esses sintomas geralmente têm duração menor que 72 horas. No entanto, a fraqueza motora pode persistir por até semanas em determinados pacientes.

Migrânea hemiplégica familiar

Corresponde à enxaqueca com aura que inclui fraqueza motora e presente adicionalmente em no mínimo um familiar de 1° ou 2° graus. É comum a migrânea hemiplégica familiar apresentar-se com sintomas advindos do tronco cerebral, além dos sintomas de aura típica propriamente ditos. A cefaleia, geralmente, está presente. No entanto, nesse subtipo, também podem ocorrer alterações de consciência, como confusões, febre e até mesmo coma, mas são manifestações consideradas raras. É uma doença que pode ser confundida com epilepsia e desencadeada por trauma cranioencefálico (TCE) leve, por exemplo. A ataxia cerebelar de caráter progressivo pode ser vista em torno de 50% das famílias portadoras de enxaqueca hemiplégica familiar (FHM) e instala-se de maneira independente das crises de enxaqueca.

Dessa forma, os tópicos A e B englobam os critérios diagnósticos desta enfermidade, sendo:

a. Presença de crises álgicas que cumprem os requisitos mencionados na seção *Migrânea Hemiplégica.*
b. Pelo menos um membro da família de 1° ou 2° grau deve também ter apresentado crises que preenchem os critérios da seção *Migrânea Hemiplégica.*

Os três primeiros tipos de FHM são considerados canalopatias, ou seja, doenças consequentes a anomalias decorrentes de disfunções de canais iônicos. Na FHM1, há variações do gene CACNA1A no cromossomo 19, que codifica para um canal de cálcio. Na FHM2, há mutações do gene ATP1A2 no cromossomo 1, responsáveis pela codificação para uma K-Na ATPase. Já na FHM3, há variantes do gene SCN1A no cromossomo 2, codificando para um canal de sódio. Além disso, variações genômicas de PRRT2 também podem contribuir para a FHM, podendo ainda haver outros *loci* não reconhecidos de genes envolvidos nessa classificação de migrânea.[25]

Migrânea hemiplégica familiar do tipo 1 (FHM1)

Apresenta como critérios diagnósticos a presença de crises que englobam os critérios de migrânea hemiplégica familiar e uma evidência de mutação no gene CACNA1A demonstrada por testes genéticos.

Migrânea hemiplégica familiar do tipo 2 (FHM2)

Os critérios diagnósticos são embasados na presença de crises que cumpram os critérios para migrânea hemiplégica familiar e uma demonstração de mutação no gene ATP1A2.

Migrânea hemiplégica familiar do tipo 3 (FHM3)

Os critérios diagnósticos dessa condição baseiam-se na presença de crises que cumpram os critérios para migrânea hemiplégica familiar e uma comprovação de mutação no gene SCN1A.

Migrânea hemiplégica familiar advindas de outros loci

Os critérios diagnósticos são evidenciados na presença de crises que cumpram os critérios para migrânea hemiplégica familiar e na testagem genética negativa de mutações nos genes CACNA1A, ATP1A2 ou SCN1A.

Migrânea hemiplégica esporádica

A migrânea hemiplégica esporádica (SHM) compreende quadros de aura migranosa com fraqueza motora e a inexistência de familiares de 1° ou 2° grau que apresentem a mesma enfermidade, sendo estes os critérios diagnósticos para essa doença. As crises evidenciadas na SHM têm os mesmos atributos clínicos das crises ocorridas na migrânea hemiplégica familiar (FHM). A princípio, um caso supostamente esporádico com mutações FHM reconhecidas e posterior identificação de um familiar de 1° ou 2° grau portador de migrânea hemiplégica deve ter seu diagnóstico alterado.

Os casos de migrânea hemiplégica de etiologia esporádica necessitam de exames de neuroimagens a fim de desconsiderar outras causas prováveis para a doença, sendo fundamentais para a progressão adequada das condutas clínicas.[7]

Migrânea retiniana

Engloba uma rara condição caracterizada por ataques repetidos de distúrbios visuais monoculares, como escotomas, cintilações ou, até mesmo, quadros de cegueira/amaurose com período de duração inferior a 1 hora, com episódios de cefaleia ocorrendo de forma concomitante ou depois dessa sintomatologia. Ademais, a migrânea retiniana pode ser considerada uma causa rara de perda monocular da visão transitória.

Os critérios diagnósticos da migrânea retiniana envolvem:

a. Crises que apresentam as características de migrânea com aura e o critério B a seguir.
b. A aura deve conter ambas as caracterizações:
   1. Englobar distúrbio visual positivo e/ou negativo, monocular e que pode ser revertido, como cintilações, amaurose e escotomas. Esses fenômenos podem ser confirmados ao longo de uma crise por meio de uma ou de ambas as formas seguintes:
      a. Exame clínico do campo visual.
      b. Desenho realizado pelo paciente após instruções capazes de demonstrar anormalidades de campo monocular.
   2. Conter no mínimo duas das seguintes informações:
      a. Expandir-se gradativamente dentro de 5 minutos ou mais.
      b. Os sintomas devem ter uma duração entre 5 e 60 minutos.
      c. Não ser mais bem-explicada por outros diagnósticos de cefaleia descritos no ICHD-3, além de terem sido descartadas outras etiologias de amaurose fugaz.[7]

Migrânea crônica

A enxaqueca crônica é compreendida como uma cefaleia presente 15 ou mais dias durante 1 mês por mais de 3 meses. Essa cefaleia, por sua vez, deve ter as qualidades de cefaleia migranosa por no mínimo 8 dias em 1 mês.

Os critérios diagnósticos abrangem:

a. Presença de cefaleia, como a migrânea-símile ou tipo tensional-símile ≥15 dias por mês por mais de 3 meses e cumprir os critérios B e C.
b. Ocorrer em um paciente que tenha relatado no mínimo cinco crises, encaixando-se nos critérios B-D para migrânea sem aura e/ou os critérios B e C relacionados na seção de *Migrânea com Aura.*
c. Em ≥ 8 dias/mês por > 3 meses, abrangendo qualquer uma das seguintes afirmações:
   1. Apresentar os critérios C e D para migrânea sem aura.
   2. Apresentar os critérios B e C para migrânea com aura.

3. Ser relatada pelo próprio paciente como migrânea em sua fase inicial e, posteriormente, ser aliviada por um medicamento triptano ou derivado do ergot.

d. Não ser mais bem-explicada por outro diagnóstico presente na ICHD-3.[7]

O motivo para a separação da migrânea crônica dos demais subtipos de migrânea episódica é a impossibilidade de fazer a distinção dos episódios individuais de cefaleia nos pacientes que apresentam cefaleia com acentuada frequência e recorrência, uma vez que as características das cefaleias podem sofrer variação diversas vezes em apenas um único dia e não apenas de um dia para o outro. Assim, esses pacientes são frequentemente medicados de maneira contínua, não sendo viável, no entanto, a observação da história natural das cefaleias em questão. Portanto, as crises de enxaqueca com ou sem aura, além de cefaleias migrânea-símile e do tipo tensão-símile são todas avaliadas, exceto as cefaleias secundárias.

A etiologia mais frequente dos eventuais sintomas de migrânea crônica é compreendida pelo uso abundante e inadequado de medicamentos. Dessa forma, em torno de 50% dos pacientes com diagnóstico sugestivo de migrânea crônica revertem o quadro para um subtipo de migrânea episódica após a cessação do uso dos fármacos, devendo ser diagnosticados novamente de acordo com cada caso.[7]

Migrânea vestibular

Migrânea vestibular ou também denominada "vertigem migranosa" compreende sintomatologia de vertigem transitória, que pode incluir tanto sintomas de vertigem interna (em que se tem uma falsa percepção de automovimento) ou de vertigem externa (no qual há uma falsa sensação de que os arredores visuais estão em caráter fluido e giratório) em pacientes com antecedentes de crises de enxaqueca propriamente ditas ou de outros atributos clínicos típicos de enxaqueca, como fotofobia, fonofobia, auras visuais e de linguagem. No entanto, não há testes capazes de comprovar o diagnóstico de enxaqueca vestibular. Assim, urge que outros distúrbios, como a doença vascular do tronco cerebral e a doença de Ménière, sejam descartados.[27]

DIAGNÓSTICO DIFERENCIAL

O diagnóstico diferencial da enxaqueca é vasto e integra outros subtipos de cefaleias primárias (como a cefaleia tensional, cefaleia em salvas e cefaleias autonômicas do trigêmeo) e cefaleias secundárias que, por sua vez, englobam disfunções cerebrovasculares, lesões intracranianas, TCE, entre outras cefaleias causadas por outros distúrbios preexistentes.

Dessa forma, o diagnóstico diferencial das crises migranosas inclui ataque isquêmico transitório (AIT), convulsões, síncope e fenômenos vestibulares. Alguns atributos são úteis para diferenciar os diversos tipos de ataques neurológicos transitórios, como as características dos sintomas, sua evolução e duração, as sintomatologias presentes antes e depois dos ataques e se há sintomas neurológicos focais ou não focais. Como os sintomas associados ao AIT e à enxaqueca apresentam reversibilidade, a neuroimagem não é eficaz para ambos os fenômenos.[28] Entretanto, condições como um acidente vascular cerebral isquêmico (AVCi) e um AIT evoluem com um quadro sintomatológico de início súbito. Já a enxaqueca é marcada por uma evolução progressiva e gradativa dos sintomas. Ademais, eventos de origem isquêmica são de curso pouco provável com sintomatologias positivas (como parestesia e cintilações visuais) e com sintomas relacionados às crises migranosas que envolvem fotofobia, fonofobia e náuseas, facilitando-se, assim, a formulação de diagnósticos adequados.[29]

As condições clínicas que justificam a realização de neuroimagem incluem: a primeira ou mais intensa cefaleia relatada pelo paciente; alterações notórias do padrão, frequência ou intensidade das cefaleias; sinais ou sintomatologia inexplicáveis ou recentes; cefaleias que acometem sempre o mesmo lado; e cefaleias resistentes ao tratamento proposto, as que se iniciam repentinamente após os 50 anos de idade, aquelas de início abrupto em pacientes portadores de câncer ou infecção pelo vírus da imunodeficiência humana (HIV) e cefaleias com sintomas relacionados, como febre, rigidez de nuca, comprometimento cognitivo e papiledema evidente. Normalmente, a tomografia computadorizada (TC) da região da cabeça, realizada sem e com contraste, é satisfatória e suficiente em casos em que a neuroimagem é necessária.[28]

TRATAMENTO DA ENXAQUECA

Inicialmente, deve-se explicar ao paciente que a enxaqueca é uma doença episódica e recorrente e que, embora não tenha cura evidenciada, se for tratada adequadamente, pode permitir que o paciente tenha uma qualidade de vida satisfatória. No entanto, o tratamento ineficaz das crises migranosas aumenta consideravelmente o risco de cronificação da enxaqueca. As terapêuticas envolvem tanto opções não farmacológicas como farmacológicas.[30]

Tratamento não farmacológico da enxaqueca

O tratamento não farmacológico da enxaqueca envolve mudanças no estilo e hábitos de vida. Assim, elementos como hábitos alimentares, sono, estresse e atividades físicas impactam na evolução da enxaqueca. A relação entre cefaleia e sono tem aspecto bidirecional uma vez que enquanto uma má qualidade do sono é capaz de piorar e intensificar o fenômeno da enxaqueca, a enxaqueca pode, por sua vez, reduzir a qualidade do sono, prejudicando o efeito revigorante de uma boa noite de descanso.

É de suma importância que o paciente tenha rotinas preestabelecidas e horários fixos para realizar as tarefas do cotidiano. Além disso, recomenda-se que o paciente portador de enxaqueca tenha uma noite suficiente de sono e de descanso, fundamental para a melhoria das crises migranosas. Em adição, é interessante que ele esteja sempre bem-hidratado, evite o jejum e realize exercícios aeróbicos regularmente tendo em vista que há evidências que demonstram a função preventiva e benéfica do exercício moderado realizado constantemente.[30]

Assim, é essencial que o paciente se afaste de circunstâncias estressantes e que pratique atividades de relaxamento e atenção plena, como ioga e fisioterapia. Ademais, recomenda-se que pacientes com enxaqueca não excedam 200 mg/dia de ingestão de cafeína e que avaliem a ingestão de aspartame uma vez que esse adoçante artificial foi relatado como um potente gatilho para as crises de enxaqueca, devendo, portanto, ser evitado.[30]

Tratamento farmacológico da enxaqueca

Há duas modalidades principais que envolvem tanto tratamento abortivo das crises álgicas como o tratamento profilático da enxaqueca.

Nos últimos 50 anos, os medicamentos aprovados pela Food and Drug Administration (FDA) para o tratamento da enxaqueca englobam especialmente duas classes. Uma reúne fármacos específicos para a condição de enxaqueca aguda, que incluem os agonistas do receptor 5-HT (ditans) e os fármacos com ação antagonista do receptor CGRP (peptídeos relacionados ao gene da calcitonina), denominados "gepants". São drogas consideradas terapêuticas promissoras no tratamento de enxaqueca aguda em razão da evidente eficácia associada a menores efeitos colaterais. Já a segunda classe abrange os analgésicos mais comuns, como os inibidores da COX, a exemplo do ibuprofeno, aspirina e celecoxibe, utilizados de forma ampla nas diversas síndromes associadas à dor.[31]

Sob essa perspectiva, a terapia sintomática dos episódios de migrânea deve ser estratificada desde o princípio.[30] A escolha de fármacos específicos depende de fatores individuais de cada paciente, como a gravidade da enxaqueca, o caráter e a qualidade dos sintomas, comorbidades, respostas anteriores dos pacientes a determinadas terapêuticas farmacológicas, presença de sintomatologia associada como náuseas e vômitos, risco cardiovascular, preferências medicamentosas e o ambiente em que o paciente está sendo atendido (unidade de pronto atendimento ou unidade ambulatorial).[32] É de fundamental importância que o paciente seja instruído para ser capaz de reconhecer suas crises de enxaqueca uma vez que o tratamento realizado de forma precoce é essencial para a resolução das crises.

O tratamento de quadros agudos de migrânea pode ser subdividido em tratamentos específicos, não específicos e adjuvantes, que serão detalhados a seguir.

Tratamento farmacológico não específico para crises agudas de migrânea

Para crises de enxaqueca de leve intensidade sem associação de sintomas como náuseas ou vômitos graves, são empregados analgésicos simples, como anti-inflamatórios não esteroides (AINEs) (p. ex., ácido acetilsalicílico, diclofenaco, dexcetoprofeno e ibuprofeno), ou analgésicos combinados que compreendem a primeira terapêutica farmacológica ofertada para essas ocasiões, tendo em vista que podem ser eficazes para a resolução das sintomatologias, além de serem mais acessíveis do que os fármacos específicos para enxaqueca.[33,34] O medicamento paracetamol (acetaminofeno), embora menos potente, é, geralmente, utilizado como primeira escolha para pacientes intolerantes a AINEs ou aspirina, sendo um fármaco bastante utilizado na enxaqueca gestacional e na infância.[35]

A associação de um AINE com um triptano pode ter mais eficiência do que o uso de AINEs de forma isolada, sendo recomendada para pacientes que não respondem apenas aos analgésicos. Os medicamentos adjuvantes utilizados são, sobretudo, antieméticos de uso oral e retal e neurolépticos antagonistas de receptores D2 de dopamina, como domperidona, clorpromazina e metoclopramida. Além de eficientes para as sintomatologias de náuseas ou vômitos, também são capazes de auxiliar na absorção dos demais medicamentos administrados. No entanto, os pacientes devem ser constantemente monitorados, após o uso desses fármacos, tendo em vista os potenciais efeitos adversos relatados, como sintomas extrapiramidais, discinesia tardia, hipotensão ortostática e sedação.[36] Ademais, não é recomendado que sejam feitas associações de analgésicos com codeína, tramadol, cafeína e barbitúricos, pois podem contribuir para a cronificação da doença e ocasionar o desenvolvimento de cefaleia pelo uso exagerado de medicamentos.[37]

Tratamento farmacológico específico para crises agudas de migrânea

Para ataques de enxaqueca de intensidade moderada a grave, os triptanos compreendem a terapia farmacológica de escolha. São medicamentos agonistas da serotonina 1b/1d específicos e eficazes para tratamento das crises de migrânea. Porém, em consequência de efeitos vasoconstritores, seu uso não é indicado para pacientes hipertensos não controlados, portadores de doença coronariana, vascular periférica e cerebrovascular.[38] Os triptanos podem ser associados a anti-inflamatórios,[33] e os efeitos colaterais relacionados aos triptanos envolvem palpitações, sensação de aperto no peito, disgeusia e desconforto laríngeo. A escolha de um medicamento da classe dos triptanos deve ser feita de forma individualizada para cada paciente. Deve se basear no padrão da gravidade do início das crises (isto é, se sua progressão é rápida ou insidiosa), no grau de incapacidade e na frequência das crises.[39]

Para quadros em que os pacientes não demonstram resultados satisfatórios com o uso de triptanos, podem ser utilizados medicamentos antagonistas do CGRP. Além disso, quando as crises são acompanhadas de sintomatologias como náuseas e vômitos, as crises de enxaqueca podem ser tratadas com fármacos antieméticos ou medicações específicas para enxaqueca cuja via de administração não seja oral, como sumatriptana subcutânea e nasal e a zolmitriptana, di-hidroergotamina parenteral ou zavegepant nasal.

Todos os fármacos da classe dos triptanos realizam a inibição dos peptídeos vasoativos, promovendo vasoconstrição e bloqueando as vias da dor no tronco cerebral.[40] De forma mais específica, os triptanos realizam a inibição da transmissão de estímulos dolorosos no TNC, dificultando a entrada aferente para neurônios de segunda ordem. São também capazes de promover a ativação dos receptores 5-HT 1b/1d nas vias de modulação da dor do tronco cerebral descendente, bloqueando-se, assim, a nocicepção dural.[41] Entre os medicamentos da classe dos triptanos, os que estão disponíveis atualmente englobam:[30]

- *Eletriptano:* suas formulação e dosagem compreendem comprimidos de 40 mg, sendo utilizados em quadros de enxaquecas recorrentes de intensidade moderada a alta.
- *Rizatriptano:* suas respectiva formulação e dosagem englobam comprimidos de dissolução oral, com dosagens de 10 mg. Utilizados em crises de enxaqueca de grande intensidade e de curta duração.
- *Sumatriptano:* com uma formulação de comprimidos com dosagem de 50 mg, *sprays* nasais de 10/20 mg ou injeções de 6 mg, é utilizado em crises de enxaqueca de alta intensidade resistentes à terapia medicamentosa oral e nasal. Bastante utilizado em crianças, adolescentes e em pacientes grávidas.
- *Zolmitriptano:* apresentado na forma de comprimidos convencionais de 5/2,5 mg,

comprimidos de dissolução oral de 5/2,5 mg e *sprays* nasais com dosagem de 5/2,5 mg. Recomendado para crises de enxaqueca que ocorrem durante o sono e para ataques padrão.

- *Almotriptano:* sua formulação se baseia em comprimidos de 12,5 mg. É utilizado em ataques-padrão de eventos de enxaqueca, além de quadros de intolerância a outros medicamentos triptanos.
- *Frovatriptano:* apresenta formulação em comprimidos de 2,5 mg. Utilizados em enxaquecas de intensidade leve, porém de longa duração (períodos > 24 horas) e/ou com frequentes recorrências de cefaleia. Recomendado de forma profilática nos casos de enxaqueca menstrual e de intolerância a outros triptanos.
- *Naratriptano:* apresenta formulação em comprimidos de 2,5 mg e é recomendado para quadros de enxaqueca de intensidade leve e de longa duração (superior a 24 horas) e/ou frequente recidiva de quadros de cefaleia.

Dessa forma, pode-se combinar triptanos com AINEs ou paracetamol ou, também, utilizar métodos com vias alternativas de administração, como *sprays* nasais ou injetáveis que podem apresentar resultados mais satisfatórios do que o uso de comprimidos convencionais de dose-padrão. Caso a primeira dose de triptano não seja efetiva, uma segunda dose pode ser repetida após 1 hora nas primeiras 24 horas, com monitorização contínua da pressão arterial do paciente (PA). Além disso, o uso de triptanos deve ser limitado a um máximo de 10 dias de uso por mês a fim de evitar quadros de cefaleia por uso abundante e excessivo de medicamentos.[42]

Recentes medicamentos específicos para o tratamento de crises de enxaqueca aguda foram desenvolvidos. Entre eles, há o fármaco lasmiditan, considerado um agonista seletivo do receptor de serotonina 1F (ao contrário dos triptanos, que são agonistas de receptores 5-HT 1B/1D). Dessa forma, o medicamento não tem ação vasoconstritora, podendo ser utilizado em pacientes que apresentam contraindicações ao uso de triptanos em razão de risco cardiovasculares. Porém, pelo fato de a sonolência englobar um dos efeitos colaterais, os pacientes devem ser orientados a não dirigirem antes de 8 horas a contar da administração de lasmiditan.[43]

Outras classes farmacológicas para o tratamento de crises de enxaquecas agudas englobam os antagonistas CGRP que buscam mediar a transmissão de estímulos dolorosos trigeminovasculares na enxaqueca. Medicamentos orais ou nasais de antagonistas do CGRP de pequenas moléculas são também denominados "gepants". Há também anticorpos monoclonais direcionados contra o receptor ou ligante de CGRP, sendo administrados por injeções periódicas a fim de prevenir a enxaqueca. Esses medicamentos são, geralmente, utilizados em pacientes com contraindicação ou resposta ineficiente ao uso de triptanos e compreendem os seguintes fármacos:

- *Ubrogepant:* administrado na formulação de um comprimido oral único de 50 mg ou 100 mg, com uma dose diária máxima permitida de 200 mg. Sua administração durante a fase do pródromo da enxaqueca pode ser efetiva na prevenção do início da cefaleia aguda.
- *Rimegepant:* administrado em comprimidos de 75 mg em apenas uma única dose oral. Esse medicamento também foi aprovado pela FDA a fim de prevenir quadros de enxaqueca quando utilizado na dosagem de 75 mg 1 vez a cada 2 dias.[44]
- *Zavegepant:* administrado via nasal em uma única pulverização na dosagem de 10 mg.

Tratamento profilático para crises de migrânea

O tratamento profilático e preventivo para as crises de enxaqueca tem o propósito de melhorar a qualidade de vida e diminuir os riscos de prejuízo funcional dos pacientes.[30] Considera-se que tratamentos preventivos de enxaqueca são eficazes se conseguirem diminuir as crises de enxaqueca em no mínimo 50% em 3 meses.[45] Além disso, a terapia profilática compreende a base do tratamento da cefaleia, devendo ser empregada nas seguintes situações:[38]

a. Cefaleias constantes (quatro ou mais crises migranosas/mês ou por 8 ou mais dias com sintomas de cefaleia em 1 mês).
b. Em casos de ineficácia, efeitos colaterais, contraindicações ou excesso de uso de medicamentos agudos para o tratamento de enxaqueca.

c. Escolha do paciente.
d. Presença de auras de grande duração, evidenciadas na migrânea hemiplégica e na aura do tronco cerebral, tendo em vista que estas não respondem de forma eficaz ao tratamento agudo das sintomatologias migranosas.
e. Em casos de enxaqueca menstrual.

Logo, os fármacos orais utilizados na profilaxia das crises de enxaqueca compreendem a classe farmacológica dos antidepressivos, antiepilépticos e anti-hipertensivos. Em se tratando dos anticonvulsivantes, os mais utilizados para esse fim englobam o topiramato, gabapentina e ácido valproico.[30] Já os antidepressivos podem ser utilizados na prevenção da enxaqueca mesmo se não houver quadros depressivos associados e envolvem principalmente a amitriptilina e a venlafaxina. Por fim, os medicamentos anti-hipertensivos utilizados nesses casos incluem os betabloqueadores, sendo o propranolol o mais comum e amplamente administrado.[30]

Por fim, é de extrema importância o encaminhamento do paciente para um profissional neurologista em casos nos quais há dúvidas evidentes a respeito do diagnóstico, ineficácia de tratamentos prévios, quadros de enxaqueca com auras prolongadas ou, até mesmo, atípicas e em casos de enxaqueca crônica, visando proporcionar um tratamento completo, integral e individual para os pacientes que sofrem com essas enfermidades.

Outras abordagens terapêuticas no tratamento da enxaqueca

Bloqueio e radiofrequência de nervos periféricos

Como sintetizado anteriormente, sabe-se que o TCC, localizado no interior do tronco cerebral, exerce importante função na sensibilização central e patogênese das cefaleias, sendo o principal local de convergência dos aferentes cervicais de pequeno diâmetro, durais, nociceptivos, trigeminais e musculares. Em adição,

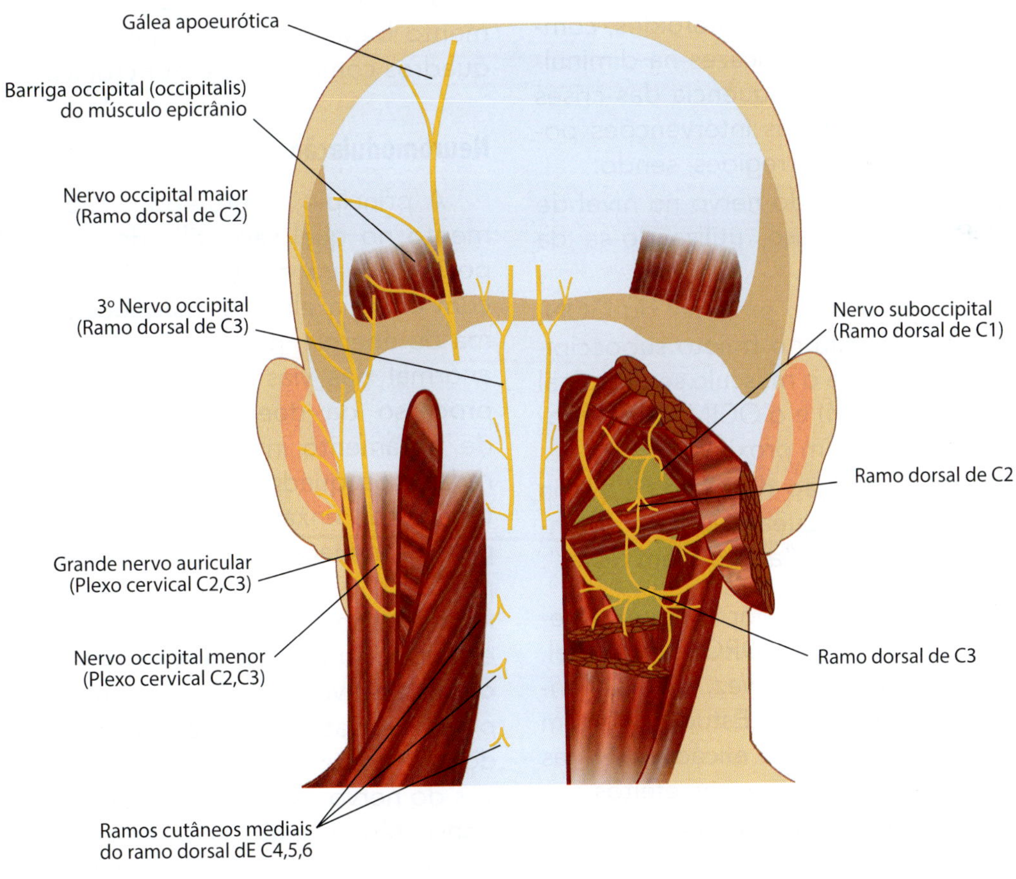

Figura 1 – Ilustração do complexo trigeminocervical (TCC).
Fonte: Adaptada de https://www.davidzulak.com/resources/PPT%20-%20The%20Trigeminocervical%20Complex%20%28TCC%29.pdf .

o nervo occipital maior (GON) é responsável pelos aferentes cervicais, musculares e supratentoriais (ou viscerais) e desempenha papel essencial na sensibilização central e na hiperexcitabilidade da rede neuronal convergente que integra o TCC. Dessa maneira, estudos apontam que procedimentos como o bloqueio ou modulação das entradas sensoriais do GON para o TCC podem ser benéficos em casos de refratariedade dos quadros álgicos de cefaleia ou dor craniofacial.[46]

O GON compreende o ramo sensitivo dorsal do nervo espinhal C2, ou seja, o gânglio da raiz dorsal ou "DRG". Essa estrutura atravessa cranialmente a região suboccipital por meio do músculo oblíquo inferior da cabeça (OCIM) e continua seu trajeto cranialmente na porção superior do crânio no decurso da artéria occipital até o vértice do crânio. De forma resumida, o GON, juntamente com o nervo occipital menor, realiza a inervação da pele da região occipital até o vértice craniano. Assim, bloqueios do nervo occipital maior (NOM) direcionados por ultrassonografia (USG) ou pontos de referências anatômicos (PRA), com anestésicos locais (AL) e/ou toxina botulínica ou esteroides, compreendem procedimentos eficazes na diminuição da intensidade e da frequência das crises álgicas de enxaqueca. Essas intervenções podem ser realizadas em três regiões, sendo:

1. Próxima à origem do nervo no nível de C2 DRG; nesse caso, utilizando-se da "abordagem DRG".
2. Ao longo da porção proximal do GON, enquanto ele está no trajeto suboccipital no plano entre o músculo semiespinal da cabeça (SSCM) e o OCIM, utilizando-se da "abordagem proximal".
3. Ao longo da porção distal do GON, na altura da linha nuqueal superior, abrangendo a técnica de "abordagem distal".

Outrossim, a orientação por imagem é necessária para a abordagem DRG e proximal. A abordagem distal, por sua vez, é geralmente realizada sob uso de PRA. Estudos indicam que não há superioridade de eficácia entre as abordagens supracitadas e que os efeitos adversos do procedimento, independentemente da abordagem, são mínimos.

No entanto, o procedimento do bloqueio do nervo occipital maior utilizando-se de injetáveis como AL e esteroides para o tratamento dos variados distúrbios de cefaleia tem ação de curto prazo, com duração de semanas a alguns meses. Dessa forma, com o objetivo de ampliar a duração do tratamento das crises de enxaqueca, foi elaborada, recentemente, uma nova técnica denominada "neuromodulação por radiofrequência pulsada" (PRFN), que engloba procedimentos que aplicam ondas de radiofrequência geradas por correntes elétricas nos nervos a fim de evitar a transmissão de sinais nociceptivos. Embora o mecanismo de ação deste procedimento ainda não seja completamente elucidado, presume-se que haja o envolvimento de alterações na transmissão sináptica, gerando um efeito neuromodulador. Outros mecanismos estudados abrangem prováveis danos térmicos microscópicos às fibras A delta mielinizadas e às fibras C não mielinizadas e também a redução de citocinas pró-inflamatórias associadas.

Assim, a técnica de PRFN demonstrou apresentar duração mais prolongada no alívio da dor, por um período considerado de meses a mais de 1 ano, compreendendo um procedimento benéfico e essencial no tratamento de quadros complexos de dor crônica.[46]

Neuromodulação

A princípio, neuromodulação é o procedimento no qual são utilizados dispositivos específicos para excitar o SNC ou o periférico com energia elétrica, magnética ou outra forma de energia, para ajustar o comportamento anormal das vias neurais em decorrência do processo da doença. Abrange modalidades de tratamento invasivas e não invasivas para reduzir os quadros álgicos de pacientes portadores de enxaqueca. Sua atuação se efetiva pela estimulação dos constituintes do SNC e periférico relacionados à fisiopatologia da enxaqueca, como o nervo trigêmeo do gânglio esfenopalatino ou o nervo vago. Dessa forma, os dispositivos de neuromodulação validados pela FDA para o gerenciamento e profilaxia da doença contemplam estimuladores não invasivos do nervo vago (estimulador do nervo vago transcutâneo), estimuladores magnéticos transcranianos de pulso único, neuroestimuladores supraorbitais transcutâneos e sistema de neuromodulação cerebral multicanal não invasivo.

Os eletrodos de nervos periféricos, por sua vez, são dispositivos invasivos, alimentados por geradores similares aos eletrodos e utilizados para estimulação medular epidural.

Em adição, o processo de neuromodulação é constituído pela ativação, alteração ou modificação de atividades no SNC ou periférico mediante estimulação direcionada de um estímulo elétrico, magnético, químico ou térmico em locais neurais específicos a fim de realizar a moderação da atividade nervosa. É um procedimento reversível, benéfico e adaptável, que oferece muitas vantagens, principalmente para pacientes com maior vulnerabilidade, como mulheres grávidas ou pacientes que tenham dificuldade com a tolerância ou até mesmo a eficácia de medicamentos.

Dessa forma, a neuromodulação tem um mecanismo de ação que se baseia em pulsações elétricas ou magnéticas capazes de estimular ou influenciar as vias centrais ou periféricas relacionadas à dor cujo objetivo é controlar os sintomas álgicos e minimizar as pontuações de dor relatadas pelos pacientes. Com isso, os neurotransmissores centrais podem ser modificados com o estímulo dos circuitos da dor. Sabe-se que, com a neuromodulação, é possível tanto interromper os ataques de enxaqueca como bloquear os processos responsáveis pela geração dos ataques, sendo útil também no tratamento das crises agudas de enxaqueca. Ademais, os dispositivos estimuladores podem também atuar preventivamente, processo no qual as consequentes modificações nas vias da dor são capazes de reduzir o processo de sensibilização central responsável pelos quadros de enxaqueca crônicos, o que caracteriza um importante avanço no tratamento e manejo da doença.[47]

Referências bibliográficas

1. Hernandez J, Molina E, Rodriguez A, Woodford S, Nguyen A, Parker G, et al. Headache disorders: differentiating primary and secondary etiologies. Journal of Integrative Neuroscience. IMR Press Limited; 2024.
2. Lipton RB, Stewart WF, Diamond S, et al. Prevalência e carga da enxaqueca nos Estados Unidos: dados do American Migraine Study II. Dor de cabeça 2001;41:646.
3. Ashina M, Katsarava Z, Do TP, et al. Enxaqueca: epidemiologia e sistemas de cuidado. Lancet 2021;397:1485.
4. GBD 2016 Headache Collaborators. Carga global, regional e nacional de enxaqueca e cefaleia tensional, 1990-2016: uma análise sistemática para o Global Burden of Disease Study 2016. Lancet Neurol 2018;17:954.
5. Cutrer FM. Fisiopatologia da enxaqueca. Seminários em Neurologia. 2006;26:171-80.
6. Ashina M. Enxaqueca. O New England Journal of Medicine. 2020;383:1866-76.
7. Macedo DDP, Silva-Néto RP. Classificação internacional das cefaleias.OMNfarma. 2019. [2025 Fev. 11]. Disponível em: https://ichd-3.org/wp-content/uploads/2019/06/ICHD-3-Brazilian-Portuguese-translation-25062019.pdf.
8. Purdy RA. Migraine with and without aura share the same pathogenic mechanisms. Neurological Sciences. 2008;29(1).
9. Charles A. The evolution of a migraine attack - a review of recent evidence. Headache. 2013;53:413-9.
10. Cutrer FM, Huerter K. Migraine aura. The Neurologist. 2007;13:118-25.
11. Qubty W, Patniyot I. Migraine Pathophysiology. Pediatr Neurol. 2020;107:1-6. doi: 10.1016/j.pediatrneurol.2019.12.014.
12. Moulton EA, Becerra L, Johnson A, Burstein R, Borsook D. Altered hypothalamic functional connectivity with autonomic circuits and the locus coeruleus in migraine. PLoS One. 2014;9:e95508.
13. Dodick DW. A phase-by-phase review of migraine pathophysiology. Headache. 2018;58:4e16.
14. Maniyar FH, Sprenger T, Monteith T, Schankin C, Goadsby PJ. Brain activations in the premonitory phase of nitroglycerin-triggered migraine attacks. Brain. 2014;137:232e241.
15. Viana M, Linde M, Sances G, et al. Migraine aura symptoms: duration, succession and temporal relationship to headache. Cephalalgia. 2016;36:413e421.
16. Schwedt TJ, Zuniga L, Chong CD. Low heat pain thresholds in migraineurs between attacks. Cephalalgia. 2015;35:593e599.
17. Iyengar S, Johnson KW, Ossipov MH, Aurora SK. CGRP and the trigeminal system in migraine. Headache. 2019;59:659e681.
18. Schulte LH, Allers A, May A. Hypothalamus as a mediator of chronic migraine evidence from high-resolution fMRI. Neurology. 2017;88:2011e2016.
19. Yoshida K, Nonaka T, Nakamura S, Araki M, Yamamoto T. Microinjection of 26RFa, an en-

dogenous ligand for the glutamine RF-amide peptide receptor (QRFP receptor), into the rostral ventromedial medulla (RVM), locus coelureus (LC), and periaqueductal grey (PAG) produces an analgesic effect in rats. Peptides. 2019;115:1e7.
20. Schwedt TJ, Schlaggar BL, Mar S, et al. Atypical resting-state functional connectivity of affective pain regions in chronic migraine. Headache. 2013;53: 737e751.
21. Bose P, Karsan N, Goadsby PJ. The migraine postdrome. Continuum (Minneap Minn). 2018;24:1023e1031.
22. Merikangas KR, Risch NJ, Merikangas JR, et al. Migraine and depression: association and familial transmission. J Psychiatr Res. 1988;22:119.
23. Honkasalo ML, Kaprio J, Winter T, et al. Migraine and concomitant symptoms among 8167 adult twin pairs. Headache 1995;35:70.
24. de Vries B, Anttila V, Freilinger T, et al. Systematic re-evaluation of genes from candidate gene association studies in migraine using a large genome-wide association data set. Cephalalgia. 2016;36:604.
25. Vincent M. Fisiopatologia da enxaqueca (ou migrânea). Medicina (Ribeirão Preto) [Internet]. 30° de dezembro de 1997;30(4):428-36. [2025 Fev. 11]. Disponível em: https://www.revistas.usp.br/rmrp/article/view/6797.
26. Kelman L. The triggers or precipitants of the acute migraine attack. Cephalalgia 2007;27:394.
27. Beh SC, Masrour S, Smith SV, Friedman DI. The spectrum of vestibular migraine: clinical features, triggers, and examination findings. Headache 2019;59:727.
28. Evans RW. Diagnostic testing for migraine and other primary headaches. Neurol Clin 2009;27:393.
29. Scutelnic A, Bracher J, Kreis LA, Beyeler M, Fischer U, Arnold M, et al. Symptoms and patterns of symptom propagation in incipient ischemic stroke and migraine aura. Front Hum Neurosci. 2023;16:1077737. doi: 10.3389/fnhum.2022.1077737.
30. Aguilar-Shea AL, Membrilla JA, Diaz-de-Teran J. Migraine review for general practice. Atención primaria. 2022;54(2):102208-8. [2025 Fev. 11]. Disponível em: https://www.ncbi.nlm.nih.gov/pmc/articles/PMC8605054/.
31. Farzin Z, Aziza ben K, Attwood MM, Chubarev VN, Tarasov VV, Schiöth HB, et al. Pharmacological treatment of migraine: drug classes, mechanisms of action, clinical trials and new treatments. British journal of pharmacology. 2021;178(23):4588–607. [2025 Fev. 11]. Disponível em: https://bpspubs.onlinelibrary.wiley.com/doi/10.1111/bph.15657.
32. Ashina M, Buse DC, Ashina H, et al. Migraine: integrated approaches to clinical management and emerging treatments. Lancet. 2021;397:1505.
33. Becker WJ. Acute Migraine Treatment in Adults. Headache 2015;55:778.
34. Raskin NH. Repetitive intravenous dihydroergotamine as therapy for intractable migraine. Neurology 1986;36:995.
35. Derry SMR. Paracetamol (acetaminophen) with or without an antiemetic for acute migraine headaches in adults. Cochrane Database Syst Rev. 2013;2013.
36. Marmura MJ, Silberstein SD, Schwedt TJ. The acute treatment of migraine in adults: the American Headache Society evidence assessment of migraine pharmacotherapies. Headache. 2015;55:3-20.
37. Santos-Lasaosa S, et al. Ediciones SEN; 2020. Manual de práctica clínica en cefaleas: recomendaciones diagnóstico-terapeúticas de la sociedad Española de Neurología; 2020.
38. Johnston MM, Rapoport AM. Triptans for the management of migraine. Drugs. 2010;70:1505-18.
39. Gladstone JP, Dodick DW. Acute migraine: which triptan? Pract Neurol. 2004;4:6-19.
40. Tfelt-Hansen P, De Vries P, Saxena PR. Triptans in migraine: a comparative review of pharmacology, pharmacokinetics and efficacy. Drugs 2000;60:1259.
41. Bartsch T, Knight YE, Goadsby PJ. Activation of 5-HT(1B/1D) receptor in the periaqueductal gray inhibits nociception. Ann Neurol. 2004;56:371.
42. Cameron C, Kelly S, Hsieh SC, Murphy M, Chen L, Kotb A, et al. Triptans in the acute treatment of migraine: a systematic review and network meta-analysis. Headache. 2015;55(S4):221-35.
43. Oswald JC, Schuster NM. Lasmiditan for the treatment of acute migraine: a review and potential role in clinical practice. J Pain Res 2018;11:2221.
44. Lipton RB, Blumenfeld A, Jensen CM, et al. Efficacy of rimegepant for the acute treatment of migraine based on triptan treatment experience: pooled results from three phase 3 randomized clinical trials. Cephalalgia 2023;43:3331024221141686.
45. Silberstein SD. Preventive migraine treatment. Contin Lifelong Learn Neurol. 2015;21:973–989.
46. Oliveira K de, Dhondt N, Englesakis M, Goel A, Hoydonckx Y. Pulsed radiofrequency neuromodulation of the greater occipital nerve for the treatment of headache disorders in adults: a systematic review. Canadian Journal of Pain. 2024;8.
47. Tiwari V, Agrawal S. Migraine and neuromodulation: a literature review. Cureus; 2022.

Fibromialgia

47

Cecilia Daniele de Azevedo Nobre

Gabriel Dixini Paiva

INTRODUÇÃO

A definição de dor ao longo dos anos vem se modificando a fim de englobar novas condições e características observadas nos processos dolorosos. Nesse sentido, segundo a Associação Internacional para o Estudo da Dor (IASP, do inglês International Association for the Study of Pain), a dor é definida como uma experiência sensorial e emocional desagradável associada ou semelhante àquela associada a dano tecidual real ou potencial.[1]

Observando tal definição, hoje é sabido que a experiência dolorosa não se restringe ao dano tecidual e, dessa maneira, é necessário estudar outros mecanismos responsáveis pelo processo de dor. Nesse âmbito, a sensibilização central tem recebido atenção por estar associada a diversos quadros, dentre os quais encontramos a síndrome de fibromialgia (SFM).[2]

A sensibilização central é definida como um processo aumentado da estimulação neural ao nível do sistema nervoso central (SNC) e gera repercussões na interpretação de estímulos periféricos, o que parece explicar a hiperalgesia e alodinia percebidas nos pacientes com SFM.[3] A dor experimentada pelos pacientes com SFM é denominada nociplástica, termo cunhado em 2017 pela IASP, que abrange os processos dolorosos crônicos em tecidos isentos de lesões e neuropatias, portanto, não podendo ser enquadrada nos conceitos de dores nociceptiva e neuropática.[4]

Por sua vez, a SFM é definida como um processo doloroso musculoesquelético crônico, caracterizado como uma dor nociplástica e ligada ao fenômeno de sensibilização central, associado às queixas sistêmicas, como fadiga, distúrbios cognitivos, sintomas psiquiátricos e sintomas somáticos.[5] Em decorrência da complexidade da síndrome, os quadros geram forte impacto na qualidade de vida dos pacientes, podendo ocasionar perda considerável nos papéis desempenhados pelo indivíduo, tanto no âmbito pessoal quanto no profissional.[6]

Essas características propiciam desafios reais no atendimento, diagnóstico e acompanhamento da síndrome, o que corrobora para que a SFM seja apontada como a condição que mais gera frustração para médicos e outros profissionais de Saúde.[7]

FISIOPATOLOGIA

A fisiopatologia completa da SFM ainda é discutível, entretanto, como mencionado anteriormente, os poucos achados existentes apontam a sensibilização central como sendo o possível cerne da síndrome. Essa afirmativa é guiada, principalmente, pelos achados em punções do líquido cefalorraquidiano, as quais demonstraram presença elevada de citocinas e quimiocinas, dentre elas substância P (sub P) e glutamato, importantes estimuladores na via ascendente dos estímulos provenientes da periferia.[8] Adicionalmente a essas evidências, achados em ressonância magnética funcional (fMRI) em pacientes com SFM demonstraram atividade neuronal aumentada nas regiões cerebrais responsáveis pelo processamento da dor, como a ínsula, o que, além de reforçar a presença da sensibilização central, parecem explicar a maior sensibilidade a estímulos visuais, sonoros e olfativos referida pelos pacientes com SFM.[9]

Com relação à via descendente inibitória da dor, nota-se no paciente fibromiálgico a diminuição dos neurotransmissores e receptores – noradrenalina, serotonina, dopamina e opioides – responsáveis pela inibição do estímulo doloroso, como será descrito na sequência. Estudos apontam a diminuição da liberação de dopamina nos núcleos da base durante o processo doloroso. Essa diferença, quando comparada com o grupo controle, parece se relacionar com a sensação amplificada de dor percebida durante os experimentos.[10] Mudanças são percebidas relativamente aos receptores opioides, os quais, ao nível central, parecem estar reduzidos em quantidade.[11] De forma geral, o sistema endógeno de analgesia parece estar deficiente no paciente fibromiálgico.[12]

A via ascendente hiperestimulada e via descendente deficiente corroboram para o quadro álgico duradouro e generalizado característico da síndrome, existindo ainda outros pontos a serem esclarecidos. Concomitante a esses mecanismos, estudos recentes sugerem a participação do papel do sistema imune na fisiopatologia da SFM e isso se respalda na recorrência observada de eventos prévios ao aparecimento da síndrome nos pacientes fibromiálgicos, como infecções e traumas, gatilhos associados ao grupo de doenças e síndromes autoimunes.[13]

Ademais, a relação da síndrome e distúrbios psiquiátricos não deve existir necessariamente, mas evidencia grande concomitância e já se questiona o papel do estresse e dos processos depressivos no impacto direto na evolução da SFM.[2]

A Figura 1 traz um resumo da fisiopatologia da SFM.

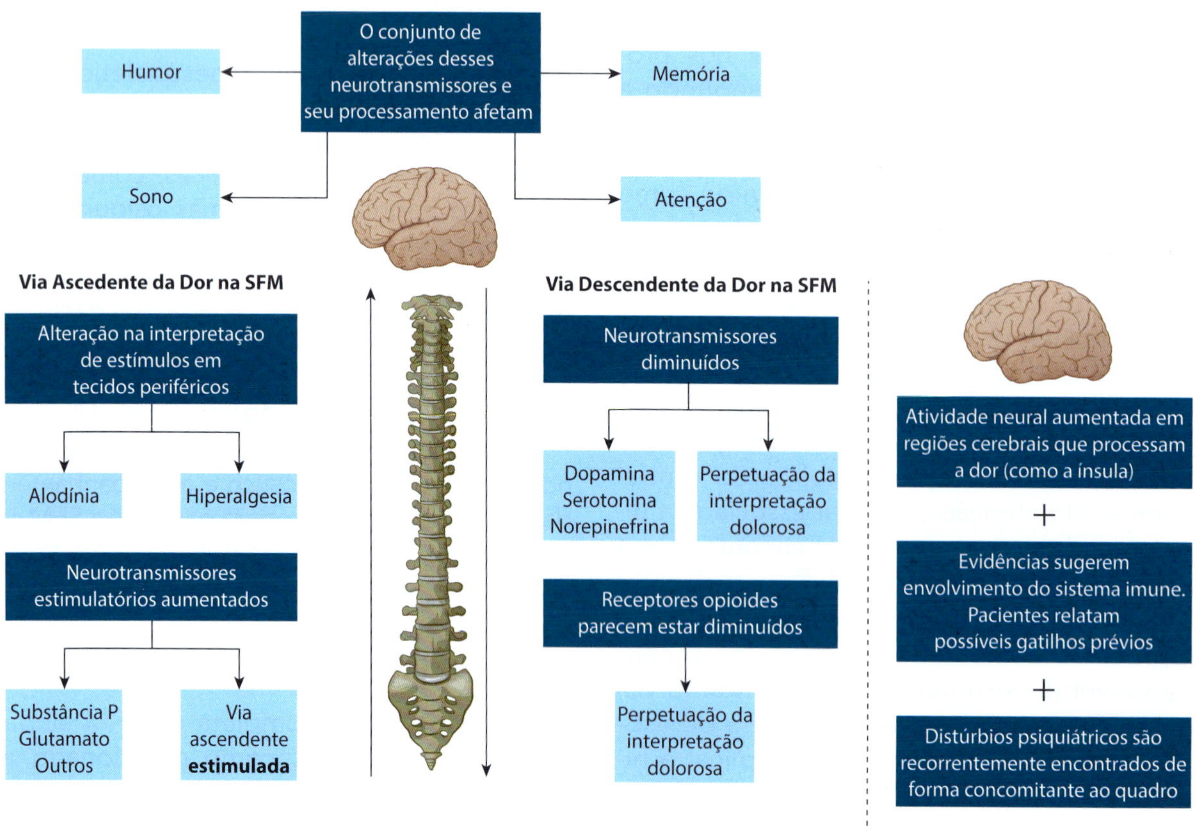

Figura 1 – Fisiopatologia da síndrome de fibromialgia.
*A fisiopatologia da síndrome de fibromialgia ainda não é totalmente esclarecida
Fonte: Acervo da autoria.

DIAGNÓSTICO

A não existência de marcadores biológicos específicos da SFM representa um grande desafio no processo de diagnóstico. O diagnóstico é feito a partir dos sintomas observados pelo paciente, e essa via isolada acaba por proporcionar incerteza e subjetividade no processo.[14]

A partir de 1990, o Colégio Americano de Reumatologia (ACR) tem guiado os profissionais por meio do estabelecimento de alguns critérios. Inicialmente, foi proposta a presença de dor generalizada por mais de 3 meses e a presença de pelo menos 11 pontos dolorosos dos 18 pontos sensíveis específicos apontados pelo ACR.[15] Entretanto, a aplicação prática da análise dos pontos dolorosos não apresentava uma padronização mínima e não contemplava satisfatoriamente a proposta. Assim, em 2010, o ACR propôs novos critérios, os quais além de excluir a necessidade dos pontos dolorosos, incluiu outras escalas relacionadas aos sintomas prevalentes evidenciados na personalidade fibromiálgica.[16]

Desse modo, a partir de 2010 o diagnóstico de SFM baseia-se no índice de dor generalizada (IDG) e na escala de gravidade dos sintomas (EGS). O IDG avalia a presença de dor no corpo do paciente, dividindo-o em 19 segmentos específicos. Ao questionar o paciente sobre em quais dessas áreas ele sente dor, é atribuído um ponto para cada segmento doloroso identificado. Dessa forma, o escore final varia entre 0 e 19, refletindo a quantidade de regiões dolorosas relatadas. Já a EGS abrange fadiga, sintomas cognitivos, sono não reparador e sintomas somáticos. Para os três primeiros aspectos, aplica-se um questionário para cada um, o qual possui pontuação de 0 a 3, sendo que o paciente escolhe:

a. Para nenhum problema.
b. Para problemas leves ou intermitentes.
c. Para problemas moderados ou frequentemente presentes.
d. Para problemas intensos ou contínuos, de acordo com cada aspecto.

Os sintomas somáticos também são avaliados por meio de um questionário com a mesma escala de 0 a 3, onde 0) indica ausência de sintomas:

a. Corresponde a poucos sintomas.
b. Representa um número moderado de sintomas.
c. Indica muitos sintomas.

A soma dessas pontuações resulta em um escore total que varia de 0 a 12, sendo que valores mais altos refletem maior gravidade dos sintomas. Os critérios se mantiveram desde então, tendo sido apenas atualizados em 2016, e são norteadores no diagnóstico, que é realizado da seguinte forma:

1. presença de dor generalizada, definida como dor em pelo menos 4 ou 5 regiões.
2. sintomas estiverem presentes em um nível similar por pelo menos 3 meses.
3. IDG maior ou igual a 7 e EGS maior ou igual a 5 ou o IDG entre 4 e 6 e EGS maior ou igual à 9.[17]

Reitera-se que o diagnóstico de SFM não é um diagnóstico de exclusão, logo, pode haver outras condições paralelamente.[17]

Mesmo com esse novo modelo, não há um consenso nem uma satisfação geral com os critérios propostos. Dessa forma, novos modelos têm sido apresentados, como o diagnóstico da síndrome por meio da aplicação da análise de cinco dimensões:[18]

1. Critérios diagnósticos essenciais.
2. Características comuns.
3. Comorbidades médicas comuns.
4. Consequências neurobiológicas, psicológicas e funcionais.
5. Supostos mecanismos neurobiológico e psicossocial, fatores de risco e fatores protetores.

De maneira geral, o que se pode concluir é que ainda existe um desafio no diagnóstico e ainda não há um padrão-ouro para a realização de tal ato.[18]

Um direcionamento para o diagnóstico da SFM pode ser observado na Figura 2.

DIAGNÓSTICOS DIFERENCIAIS

Os diagnósticos diferenciais de dor crônica generalizada serão abordados em outro

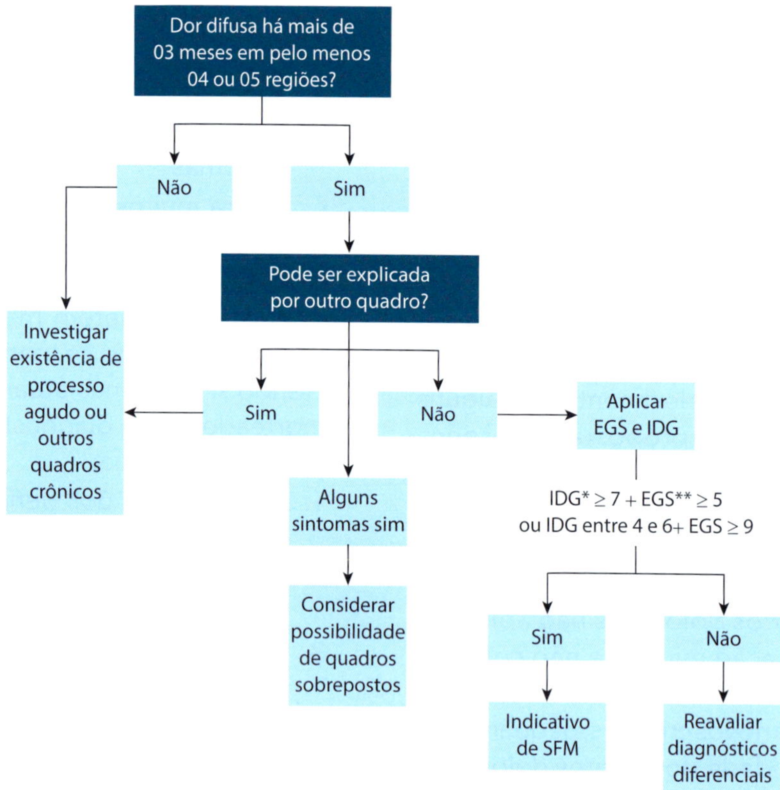

Figura 2 – Direcionamento para o diagnóstico da síndrome de fibromialgia.

EGS: escala de gravidade de sintomas; IDG: índice de dor generalizada.

Fonte: Acervo da autoria.

capítulo do livro e envolvem condições sistêmicas como doenças reumatológicas, neurológicas, endócrinas e infecciosas.[18]

Cabe ressaltar mais uma vez que o diagnóstico de SFM não é um diagnóstico de exclusão. Assim, é imperativo que o profissional médico se atente aos sinais e sintomas que possam sugerir condições concomitantes. Além disso, é importante que o paciente seja reavaliado ao longo do tratamento, uma vez que novos quadros podem surgir e ser confundidos com os sintomas já relatados.

Tratamento

Dores nociplásticas exigem tratamento multimodal, contemplando atividades físicas, manejo emocional, tratamento farmacológico e educação do paciente.[19] Observa-se que terapias isoladas não possuem assertividade no manejo da SFM, assim, é de suma importância que o paciente esteja aberto e seja estimulado a assumir seu papel como peça-chave nesse processo.

A SFM, como discutida nos tópicos anteriores, além de ser um quadro doloroso, pode apresentar fadiga intensa, sono não reparador e distúrbios cognitivos, e pode estar relacionada, em paralelo, com quadros depressivos e ansiosos. Assim, a escolha terapêutica deve ser feita conforme as manifestações do paciente, a fim de melhorar não somente o quadro álgico, mas o conjunto de sintomas que provoca perda em sua qualidade de vida.[19] Diante da heterogeneidade da presença e intensidade dos sintomas na SFM, é necessário individualizar a estratégia terapêutica, não havendo, até então, um padrão-ouro a ser seguido pela comunidade médica.

Entendendo a base da parte da fisiopatologia hoje aceita, vislumbra-se que o tratamento deve ser estruturado a fim de estimular a via descendente (inibitória) e inibir a via ascendente (estimulatória), juntamente com o controle dos sintomas associados.[20] Nessa busca, medicamentos e atividades utilizadas em outras condições têm sido estudados para o manejo da SFM. Nota-se nos últimos anos aumento significativo das opções terapêuticas, mas, ainda, poucas possuem estudos robustos e evidências fortes e são aprovadas pela Food and Drug Administration (FDA).[20]

Tratamento não farmacológico

Atualmente, o tratamento não farmacológico para a SFM apresenta uma gama variada de atividades, das quais se pode citar exercícios físicos, acupuntura, hidroterapia e fitoterápicos – uso tradicional e natural de plantas com baixo processamento –, entretanto, vale reafirmar que as evidências científicas ainda são escassas em relação à sua eficácia absoluta. Atualmente, as terapias não farmacológicas que possuem evidência 1A são: educação, psicoterapia e exercícios físicos.[5]

EDUCAÇÃO EM SAÚDE

O sucesso no tratamento da SFM depende do protagonismo do paciente, e isso implica que ele entenda a complexidade da condição e como pode auxiliar no processo.[21] Como ponto de partida, é importante que o profissional médico valide a dor e o sofrimento experienciado e que legitime esse quadro perante o doente e a rede de apoio. Os pacientes relatam serem questionados e subestimados no que diz respeito às experiências álgicas, fadiga e demais sintomas, e isso adiciona ansiedade e frustração no enfrentamento da síndrome, uma vez que passam a questionar a própria interpretação e passam a se sentir menos assistidos. A reafirmação pelo profissional médico pode reestruturar essa rede, o que auxilia na compreensão e no suporte durante o tratamento.

Ademais, ao entender os mecanismos existentes, o paciente passa a compreender a lógica que embasa a estratégia terapêutica e isso gera auto responsabilidade e o coloca como personagem ativo no processo.

TERAPIA COGNITIVO-COMPORTAMENTAL

A abordagem da terapia cognitivo-comportamental auxilia na identificação de crenças desadaptativas e negativas e atua como importante coadjuvante na redução de sintomas como estresse, além de auxiliar o processo de ansiedade e depressão, caso haja.[22] Esse tipo de abordagem permite atendimentos individuais e em grupo, e sua aplicação já apresenta resultados em outros pontos que podem auxiliar indiretamente no quadro fibromiálgico, como cessação de tabagismo, melhora da insônia e melhora da dor lombar. Consultas psiquiátricas paralelas podem ser solicitadas, caso o profissional veja necessidade.[19]

EXERCÍCIOS FÍSICOS

O sintoma de fadiga intensa pode dificultar a adesão inicial dos pacientes aos exercícios físicos, entretanto, é um ponto que deve ser fortemente encorajado por apresentar as maiores evidências no tratamento não farmacológico.[23] Os treinos usualmente sugeridos são aeróbios e de força e os objetivos do treinamento, além de liberar neurotransmissores que auxiliam o controle da dor, são a melhoria geral da aptidão física, perda de peso (e, consequentemente, melhora no quadro inflamatório relacionado à obesidade) e a manutenção dos tecidos e da funcionalidade do corpo.[5,24] É de suma importância que o paciente entenda os benefícios dessa abordagem e que as expectativas sejam alinhadas, uma vez que a dor e a fadiga podem aumentar com o início abrupto das práticas. Assim, é necessário que a introdução dos programas de exercícios seja gradual e progressiva.

Variáveis como tempo, frequência, intensidade e modalidade ainda são debatidas, mas as evidências apontam predileção para os exercícios aeróbios de baixo impacto (como ciclismo, hidroginástica e caminhadas em ritmo acelerado) e treinamentos de força ou que combine aeróbios e de resistência.[5,24] Ensaios clínicos randomizados encontram resultados satisfatórios na redução da dor e gravidade da síndrome na seguinte apresentação: 1) Atividades aeróbias com tempo entre 30 e 60 minutos (intensidade: 50% a 80% da frequência cardíaca máxima) de 2 a 3 vezes por semana pelo período de 4 a 6 meses. 2) Em conjunto com exercícios de fortalecimento, a partir de 8 a 11 exercícios, com 8 a 10 repetições e carga inicial de 45% do teste de força máxima do paciente.[23] Abordagens alternativas como ioga, exercícios de alongamento, *qigong* e *Tai chi* parecem corroborar no tratamento, já existindo ensaios clínicos randomizados, evidenciando melhora dos sintomas igual ou maior do que os exercícios aeróbios.[25,26] Dependendo da condição do paciente e de suas singularidades, outras técnicas podem ser indicadas, como acupuntura, reflexologia, massoterapia, liberação miofascial, microagulhamento, auriculoterapia e hidroterapia, ainda que possuam menor nível de evidência. Os benefícios dessas opções devem ser observados individualmente para serem incluídos como adjuvantes efetivos.

SONO

Muito ainda se discute sobre a relação exata entre sono e dor e se uma variável precede a outra ou exerce uma relação bidirecional, mas é sabido que pacientes com SFM apresentam melhora significativa no quadro geral a partir da regularização do sono. Em contrapartida, um estudo que analisa informações sobre sono e vigília de pacientes com SFM demonstrou que uma noite de sono mal dormida geralmente proporciona dia subsequente com maior sensação dolorosa, e um dia com maior sensação de dor leva a uma noite de sono de menor qualidade, o que novamente reafirma a possível relação direta entre essas duas variáveis.[27] Embora haja terapias farmacológicas para esse fim, as quais serão discutidas posteriormente, é necessário que o paciente seja instruído sobre as estratégias para a otimização do sono. Dentre as indicações, a higiene do sono possui grande relevância, sendo recomendado repousar em local escuro, silencioso e sem estimulações visuais, afastamento das telas pelo menos 30 minutos antes do início do sono e controle de ruídos e estimulantes (como cafeína e atividades agitadas).[28] Um consenso internacional e multidisciplinar de especialistas, utilizando o método Delphi, aponta que a higiene do sono é indicada para a melhoria da dor, fadiga, sono e depressão, reafirmando a importância dessa prática.[29]

Como será descrito a seguir, medicamentos utilizados no manejo da SFM, como a classe dos antidepressivos tricíclicos (ADTs), relaxantes musculares e anticonvulsivantes, exercem efeito benéfico nesse sintoma, entretanto, caso o quadro de insônia ou sono não reparador se perpetue, a inclusão de outros medicamentos deve ser avaliada, podendo ser necessária a avaliação pela psiquiatria.

TRATAMENTO FARMACOLÓGICO

Como mencionado anteriormente, não existe um padrão-ouro para o tratamento da SFM, entretanto, o número de classes de medicamentos utilizados para o tratamento da síndrome vem aumentando nos últimos anos. Muitos medicamentos ainda precisam de mais estudos, assim, embora alguns outros já sejam utilizados corriqueiramente para o quadro, apenas a pregabalina, a duloxetina e a milnaciprana são reconhecidas pela FDA para o tratamento nos Estados Unidos.[20] Atualmente, nota-se que terapia medicamentosa com um único medicamento não tem apresentado melhora satisfatória nos pacientes, e as classes mais utilizadas são: ADT, antidepressivos duais, relaxantes musculares e anticonvulsivantes.[19,30]

Vale relembrar que, por se tratar de um processo de sensibilização central, o mecanismo utilizado nos tratamentos visa beneficiar a via descendente (inibitória) e bloquear ou desestimular a via ascendente (excitatória), tal entendimento deixa mais claro o raciocínio por trás das inclusões dos medicamentos. Em adição, vale também relembrar que o desafio do tratamento da SFM não se restringe ao manejo da dor, logo, a escolha dos medicamentos deve visar ao controle dos sintomas associados, seja ele sono não reparador, distúrbios cognitivos, fadiga intensa, ou outros relatados.

Ademais, é de responsabilidade médica investigar qualquer outra causa que justifique os sintomas experienciados pelo paciente, a fim de que o tratamento seja iniciado de forma séria e assertiva. Vale ressaltar que a SFM não é um diagnóstico de exclusão, assim, é preciso considerar o tratamento paralelo de outras condições que possam estar correlatas com o quadro do paciente.[31] Por fim, é de responsabilidade do profissional reavaliar o quadro do paciente com SFM ao longo do tratamento a fim de reafirmar a ausência de outras condições sobrepostas, uma vez que o surgimento de outros quadros após o diagnóstico de SFM pode ser mascarado.

Antidepressivos

De maneira geral, os antidepressivos agem ao nível central, poupando a recaptação de neurotransmissores, como serotonina, noradrenalina e dopamina, os quais atuam na via descendente (inibitória) da dor. Atualmente, duas classes desse grupo de medicamentos têm sido utilizadas no tratamento da SFM, os tricíclicos e os duais.[19,30]

Antidepressivos tricíclicos

Os representantes dessa classe são a amitriptilina e a nortriptilina e recebem esse nome por apresentarem três anéis de carbono em sua estrutura. Eles atuam na inibição da recaptação de serotonina, noradrenalina e, em menor medida, dopamina, aumentando a proporção desses neurotransmissores na fenda sináptica. Esses fármacos são indicados para diversos transtornos, como transtorno depressivo maior, transtorno de ansiedade generalizada, transtorno de pânico, transtorno de atenção com hiperatividade e no tratamento de dores neuropáticas. Entretanto, por conta dos efeitos adversos, como ganho de peso, taquicardia, boca seca (e outros efeitos anticolinérgicos), sedação e perda de libido, os ADT têm sido substituídos pelos inibidores seletivos de recaptação de serotonina no tratamento de muitos quadros.

Na SFM, entretanto, eles se mantêm como fármacos de 1ª linha de tratamento e, além de apresentarem resultados na melhora da dor, proporcionam efeito moderado no sono e leve na fadiga.[19,32] Embora seja amplamente utilizado, não há indicação formal de grandes entidades como a FDA. Nesse contexto, estudos têm sido realizados e já demonstram o impacto positivo do seu uso, como é o exemplo da revisão sistemática e metanálise de ensaios clínicos randomizados que compararam o uso da duloxetina e amitriptilina e demonstraram que a duloxetina possui melhor eficácia no controle da dor e depressão, enquanto a amitriptilina atua melhor no sono, na fadiga e na melhora da qualidade de vida como um todo.[33]

A terapia com os ADT deve ser iniciada com doses baixas e ser titulada gradualmente até que haja benefício terapêutico, sendo preconizado o uso da menor dose possível a fim de mitigar efeitos adversos. Inicia-se com uma dose de 5 mg a 10 mg com aumentos progressivos até que seja atingida a dose ideal, para alcançar a faixa terapêutica entre 25 mg e 50 mg.[34] As doses devem ser administradas preferencialmente entre 1 e 3 horas antes do horário de dormir e deve-se ficar atento principalmente com pacientes idosos, por conta do risco de queda elevado que o medicamento pode oferecer.[34] Essas doses são consideradas subterapêuticas para o tratamento de depressão, dor neuropática e outras condições.[35] A eficácia dos ADT pode ser reduzida com o passar do tempo em alguns pacientes, cabe ao médico reavaliar o uso ao longo do tratamento.[34]

Antidepressivos duais – inibidores da recaptação de serotonina e noradrenalina

Os representantes dessa classe são duloxetina, milnaciprana e venlafaxina. Como citado anteriormente neste capítulo, a duloxetina e milnaciprana são aprovadas pela FDA para o tratamento de SFM nos Estados Unidos e apresentam resultados em múltiplos ensaios randomizados.[20]

A duloxetina é utilizada em dose diária que varia de 60 mg a 120 mg, sendo iniciada na sua menor dose e aumentada progressivamente ao longo das semanas até a dose que oferece benefícios para o paciente e o menor risco de efeitos adversos.[28] Deve ser orientado o uso pela manhã e acompanhado de alimentação.[28] O medicamento tem mostrado benefício no controle da dor, do humor deprimido e melhoria na qualidade de vida, entretanto, parece não atuar na fadiga.[19] Seus efeitos adversos incluem insônia, hipotensão ortostática, hepatotoxicidade, náuseas, vômitos e impotência sexual, sendo responsáveis pelo abandono da medicação em índices que variam de 9% a 27,2% a depender do período de uso.[19] Embora já existam evidências de seus benefícios no tratamento de SFM, a portaria conjunta publicada pela Secretaria de Atenção Especializada à Saúde (SAES), Secretaria de Atenção Primária à Saúde (SAPS) e Secretaria de Ciência, Tecnologia e Inovação e do Complexo Econômico-Industrial da Saúde (SECTICS), publicada em agosto de 2024, não inclui a duloxetina entre os medicamentos preconizados e oferecidos pela rede pública no tratamento de SFM.

A milnaciprana é utilizada em dose diária que varia de 100 a 200 mg/dia, sendo iniciada com 12,5 mg e aumentada até a dose adequada para o paciente, sempre optando pela menor dose possível.[28] A administração diária deve ser iniciada pela manhã, podendo ser administrada em duas doses diárias, a depender da tolerância do paciente. Pode atuar na melhora da dor, fadiga, disfunção cognitiva e melhoria da qualidade de vida, mas não apresenta resultados significativos na melhora do sono. No Brasil, não é um medicamento popularmente receitado e não é encontrado em todas as redes.

A venlafaxina não é abordada em muitos estudos e parece apresentar menores resultados que a duloxetina e milnaciprana, não sendo indicada formalmente para o tratamento de SFM, contudo, tem se mostrado um fármaco útil no manejo da fadiga.[36] Observa-se benefício em pacientes que apresentam paralelamente transtorno de ansiedade, entretanto, há maior dificuldade de titulação e suspensão em função de sua meia vida mais longa, e a ação farmacológica mantida de seu metabólito.

Diferentemente dos ADTs, os antidepressivos duais são utilizados em faixas terapêuticas que podem proporcionar benefícios para quadros de depressão associados à SFM. Nesses quadros, é necessário o acompanhamento do especialista a fim de que o manejo desse fármaco seja efetivo e seguro no tratamento mútuo das duas condições, e para isso, é fundamental que a estratégia seja acompanhada em conjunto com a psiquiatria.[28]

Anticonvulsivantes

Nessa classe de medicamentos, encontramos a pregabalina e a gabapentina, as quais atuam nos canais de cálcio voltagem-dependentes e reduzem a liberação de neurotransmissores excitatórios, como a sub P e glutamato. Nesse sentido, atuam na via ascendente da dor e apresentam resultados significativos no manejo de diversas dores crônicas. Ambos parecem apresentar benefícios, porém, a pregabalina se destaca por ser amplamente utilizada em ensaios clínicos randomizados e, por conseguinte, atualmente apresenta melhores evidências. Seguindo essa linha, a gabapentina é indicada nos casos de intolerância à pregabalina.[37] Os efeitos adversos dessa classe envolvem sonolência, tontura, edema de membros inferiores, alterações cognitivas e, raramente, depressão respiratória.[28]

O uso da pregabalina deve ser iniciado com uma dose entre 25 mg e 50 mg e deve ser progredido até que atinja a meta para o paciente.[28] Pode ser administrada em dose única antes de dormir ou em duas doses, de acordo com a tolerância do paciente. A dose terapêutica tem se mostrado bastante variável, existindo pacientes que se beneficiam do uso de 35 mg a 50 mg noturnas e outros que necessitam de doses maiores, atingindo 450 mg/dia. Os benefícios abrangem controle da dor, do sono e melhora na qualidade de vida, mas os estudos não apontam melhora nos transtornos de humor e fadiga.[38] Na prática clínica, entretanto, há pacientes que relatam essa melhora, o que é relevante e deve ser analisado. Por fim, assim como a duloxetina, a portaria conjunta SAES/SAPS/SECTICS não inclui a pregabalina na rede pública como medicamento para tratamento de SFM.

Gabapentina pode ser iniciada com dose de 300 mg antes de dormir, sendo aumentada ao longo das semanas até que se atinja a dose diária recomendada, que é entre 1.200 mg e 2.400 mg.[28,35] É imperativo ressaltar que a manipulação desses medicamentos pode gerar custos que não se enquadram na realidade dos pacientes, assim, é importante que a introdução seja individualizada, deixando claro que não existe um padrão ouro para a progressão de doses de qualquer um desses medicamentos no tratamento de SFM. Pacientes podem responder a doses menores, assim, é importante avaliar a introdução a fim de oferecer a menor dose possível ao paciente. A dose pode ser fracionada em até três vezes.[28]

RELAXANTES MUSCULARES

Dá-se à ciclobenzaprina o grande enfoque desse grupo. Embora seja amplamente utilizada e receitada como um relaxante muscular, a ciclobenzaprina apresenta similaridade molecular e mecanismo de ação com os ADTs e oferece efeitos benéficos no controle da dor, da fadiga e do sono.[32,36] Esse medicamento atua na inibição da recaptação de serotonina e em quadros de sintomatologia moderada pode ser uma opção alternativa à amitriptilina. Seu uso não apresenta evidência no manejo de distúrbios depressivos e sua dose recomendada é de 10 a 40 mg/dia.[28] A introdução, assim como os outros medicamentos, deve ser feita de forma gradual e preferencialmente próxima ao horário de dormir. Recomenda-se a inclusão em doses de 5 mg a 10 mg e aumentar até a dose tolerável ou satisfatória.[28] Seus efeitos adversos são similares aos ADTs.

A Figura 3 mostra um resumo do direcionamento para o tratamento para a SFM.

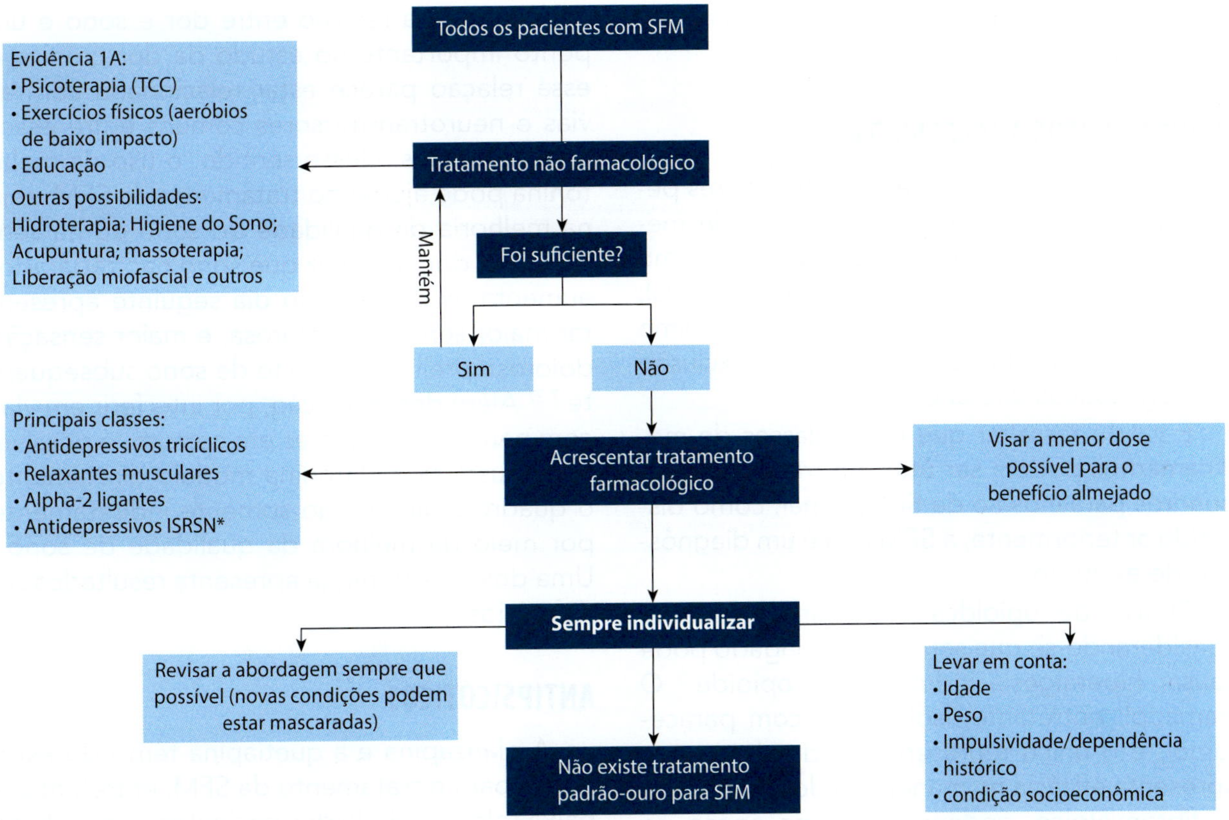

Figura 3 – Direcionamento para o tratamento da síndrome de fibromialgia.

ISRSN: inibidores seletivos de recaptação de serotonina e noradrenalina.

Fonte: Acervo da autoria.

OUTRAS CLASSES FARMACOLÓGICAS E SUAS POSSÍVEIS CONTRIBUIÇÕES

Cannabis e canabinoides

O uso de *Cannabis* e canabinoides é uma realidade nos Estados Unidos, sendo que a FDA já respalda o uso desses medicamentos para o tratamento de algumas doenças e condições clínicas. No Brasil, o debate sobre o uso dessa classe se torna vivo, ainda cercado por burocracias, mas com avanços consideráveis nos últimos anos. Hoje, no Brasil, de acordo com consulta na plataforma da Agência Nacional de Vigilância Sanitária (Anvisa), estão regulamentados mais de dez medicamentos contendo *Cannabis* na formulação, os quais já são utilizados para diversos quadros, como é o caso de dores crônicas e doenças neurodegenerativas.[39]

A denominação *Cannabis sp.* refere-se a um gênero de plantas, já a denominação canabinoide é um termo genérico para se referir a compostos naturais ou artificiais que exercem interação com o sistema endocanabinoide. As espécies do gênero *Cannabis* apresentam em sua composição mais de cem canabinoides ativos diferentes, sendo os mais relevantes e estudados atualmente o delta-9-tetra-hidro-canabinol (THC) e canabidiol (CBD). O THC apresenta efeitos psicoativos no SNC e, por isso, apresenta um risco aumentado de efeitos adversos, nesse sentido há predileção pelo uso CBD.[40] Atualmente, há disponíveis medicamentos que utilizam associação de CBD e THC em sua composição. Já existem estudos que demonstram melhora significativa e superior ao uso isolado dos compostos no quadro álgico, entretanto, para consenso em se tratando das proporções desses fitocompostos e sua relação no manejo, ainda carecem de estudos mais completos.[19]

O uso desses compostos na dor crônica é a indicação mais bem analisada nos estudos que abordam essa classe, entretanto, ainda se fazem necessários estudos com coortes maiores, duração prolongada e com metodologias mais robustas. Em estudo brasileiro recente, o uso de canabinoides não foi recomendado para pacientes com SFM.[41]

MEDICAMENTOS ANALGÉSICOS

A SFM, diferentemente de outras dores periféricas, não responde bem a classes de medicamentos comuns no manejo da dor, como os anti-inflamatórios não esteroides (AINEs), opioides e corticosteroides, sendo até mesmo um critério importante na avaliação e exclusão de diagnósticos diferenciais.[5]

É válido ressaltar que essas classes de medicamentos podem ser úteis no tratamento de quadros paralelos ao da SFM, afinal, como discutido anteriormente, a SFM não é um diagnóstico de exclusão.

O uso de opioides é bastante limitado, considerando-se que seu uso prolongado pode causar hiperalgesia induzida por opioide.[5] O tramadol, entretanto, isolado ou com paracetamol, é o único representante da classe que apresenta eficácia no manejo da dor do paciente fibromiálgico, podendo ser uma opção no tratamento.[19] Paralelo a isso, o uso de opioides deve ser ponderado e feito após análise diagnóstica criteriosa por conta do potencial de abuso.

Coenzima Q-10 e melatonina

Essas duas substâncias têm sido apontadas como possíveis adjuvantes no tratamento da SFM, entretanto estudos novos e mais robustos devem ser desenvolvidos.

A Coenzima Q-10 (CoQ10) é uma coenzima que participa na produção da adenosina trifosfato (ATP) e tem sido apontada como um importante antioxidante, e seu uso reduz o estresse oxidativo nas mitocôndrias e na inflamação. Um estudo demonstrou que o seu uso concomitante com a pregabalina pode ser benéfico para melhorar os resultados no controle da dor e ansiedade.[38] O mesmo estudo sugere que o uso da CoQ10 isoladamente pode ser mais efetiva que a pregabalina, entretanto, novos estudos devem ser realizados, e ainda não se sabe exatamente quais os efeitos da CoQ10.

A melatonina é um hormônio que está relacionado intimamente com o sono e seu uso já demonstrou efeitos benéficos para o tratamento de dores neuropáticas e inflamatórias. Sabe-se que a relação entre dor e sono é um ponto importante no estudo da dor crônica e essa relação parece estar relacionada com as vias e neurotransmissores comuns entre esses dois processos. Nesse sentido, o uso da melatonina pode ajudar no tratamento da SFM, seja na melhoria da qualidade do sono ou na sensação de dor, uma vez que sono não reparador aumenta as chances do dia seguinte apresentar maior sensação dolorosa, e maior sensação dolorosa prejudica a noite de sono subsequente.[7,27] Além dessa relação, por interferir em vias com neurotransmissores em comum, é possível que o uso da melatonina module diretamente o quadro álgico e não somente indiretamente por meio da melhora da qualidade de sono.[7] Uma dose de 10 mg já apresenta resultados satisfatórios.

ANTIPSICÓTICOS

A olanzapina e a quetiapina têm sido estudadas para o tratamento da SFM, entretanto, a baixa tolerabilidade dos pacientes a essa classe limita os estudos.[7] Ensaios clínicos randomizados sugerem que a quetiapina impacta positivamente os sintomas da SFM como um todo e é comparada aos resultados da amitriptilina.[37] Seu uso prolongado não é aconselhado até que novos estudos sejam delineados. Além disso, sua utilização na estratégia terapêutica deve ser estabelecida em conjunto com a psiquiatria.

CONCLUSÃO

O paciente com SFM é um paciente complexo e dinâmico, podendo manifestar diferentes queixas e diferentes sintomas, não havendo um padrão típico na distribuição dos pontos dolorosos ou na evolução dos casos. É um quadro desafiador por muitos motivos: não existem parâmetros objetivos e marcadores biológicos para auxiliar na investigação diagnóstica, não há um padrão ouro para tratamento, pode coexistir com outras condições (inclusive quadros psiquiátricos) e, por muitas vezes, é subestimada pela rede de apoio do paciente.

Antes de qualquer abordagem e indicação, farmacológica ou não, o profissional médico assume o papel de validar o que aquele ser humano sente, sofre e vive, e é nesse sentido que a intervenção deve ocorrer baseada em uma relação médico-paciente próxima e positiva. O papel da comunicação se faz crucial nesse processo, uma vez que, por não haver instrumento de mensuração que identifique o quadro de forma objetiva e sistemática, a percepção, avaliação e fala do paciente são o cerne da investigação.

Muitos estudos têm sido desenvolvidos, mas ainda não se sabe a fisiopatologia completa e o papel exato de cada classe de medicamento nesse processo. É imperativo que esta busca continue, a fim de oferecer cada vez mais qualidade de vida e funcionalidade para os pacientes com SFM.

Referências bibliográficas

1. Raja SN, Carr DB, Cohen M, et al. The revised international association for the study of pain definition of pain: concepts, challenges, and compromises. Pain. 2020;161(9):1976-82.
2. Sluka KA, Clauw DJ. Neurobiology of fibromyalgia and chronic widespread pain. Neuroscience. 2016;338:114-29.
3. Turk DC, Okifuji A, Sinclair JD, et al. Differential responses by psychosocial subgroups of fibromyalgia syndrome patients to an interdisciplinary treatment. Arthritis Care Res. 1998;11(5):397-404.
4. Kosek E, Clauw D, Nijs J, et al. Chronic nociplastic pain affecting the musculoskeletal system: clinical criteria and grading system. Pain. 2021;162(11):2629-34.
5. Clauw DJ. Fibromyalgia: a clinical review. JAMA. 2014;311(15):1547-55.
6. Schmidt-Wilcke T, Clauw DJ. Fibromyalgia: from pathophysiology to therapy. Nat Rev Rheumatol. 2011;7(9):518-27.
7. de Barros CM. Dor: perspectivas e práticas no tratamento clínico. Sociedade Brasileira para Estudos da Dor (SBED). 2024.
8. Kosek E, Altawil R, Kadetoff D, et al. Evidence of different mediators of central inflammation in dysfunctional and inflammatory pain - Interleukin-8 in fibromyalgia and interleukin-1 beta in rheumatoid arthritis. J Neuroimmunol. 2015;280:49-55.
9. Gracely RH, Petzke F, Wolf JM, Clauw DJ. Functional magnetic resonance imaging evidence of augmented pain processing in fibromyalgia. Arthritis Rheum. 2002;46(5):1333-43.
10. Croghan I, Hurt R, Ganesh R, et al. The association of current tobacco status with pain and symptom severity in fibromyalgia patients. Mayo Clin Proc Innov Qual Outcomes. 2021;5(3):614-24.
11. Harris RE, Clauw DJ, Scott DJ, McLean SA, Gracely RH, Zubieta JK. Decreased central mu-opioid receptor availability in fibromyalgia. J Neurosci. 2007;27(37):10000-6.
12. Jensen KB, Kosek E, Petzke F, et al. Evidence of dysfunctional pain inhibition in Fibromyalgia reflected in rACC during provoked pain. Pain. 2009;144(1-2):95-100.
13. Bazzichi L, Giacomelli C, Consensi A, et al. One year in review 2020: fibromyalgia. Clin Exp Rheumatol. 2020;38(123-1):3-8.
14. Wolfe F, Butler SH, Fitzcharles M, et al. Revised chronic widespread pain criteria: development from and integration with fibromyalgia criteria. Scand J Pain. 2019;20(1):77-86.
15. Wolfe F, Smythe HA, Yunus MB, et al. The american college of rheumatology 1990 criteria for the classification of fibromyalgia. Report of the Multicenter Criteria Committee. Arthritis Rheum. 1990;33(2):160-72.
16. Wolfe F, Clauw DJ, Fitzcharles MA, et al. The american college of rheumatology preliminary diagnostic criteria for fibromyalgia and measurement of symptom severity. Arthritis Care Res (Hoboken). 2010;62(5):600-10.
17. Wolfe F, Clauw DJ, Fitzcharles MA, et al. 2016 Revisions to the 2010/2011 fibromyalgia diagnostic criteria. Semin Arthritis Rheum. 2016;46(3):319-29.
18. Arnold LM, Bennett RM, Crofford LJ, et al. AAPT Diagnostic criteria for fibromyalgia. J Pain. 2019;20(6):611-28.
19. Sarzi-Puttini P, Giorgi V, Marotto D, et al. Fibromyalgia: an update on clinical characteristics, aetiopathogenesis and treatment. Nat Rev Rheumatol. 2020;16(11):645-60.
20. Calandre EP, Rico-Villademoros F, Slim M. An update on pharmacotherapy for the treatment of fibromyalgia. Expert Opin Pharmacother. 2015;16(9):1347-68.
21. Macfarlane GJ, Kronisch C, Dean LE, et al. EULAR revised recommendations for the management of fibromyalgia. Ann Rheum Dis 2017;76:318.
22. Lebow J. Overview of psycotherapies. UpToDate; 2024. [2025 Fev. 18]. Disponível em: https://www.uptodate.com/contents/overview-of-psychotherapies?search=Lebow%20J.Overview%20of%20psycotherapies.%20UpToDate.%202024&source=search_re

sult&selectedTitle=1%7E150&usage_type=default&display_rank=1.

23. Sosa-Reina MD, Nunez-Nagy S, Gallego--Izquierdo T, Pecos-Martín D, Monserrat J, Álvarez-Mon M. Effectiveness of therapeutic exercise in fibromyalgia syndrome: a systematic review and meta-analysis of randomized clinical trials. Biomed Res Int. 2017;2017:2356346.
24. Bidonde J, Busch AJ, Schachter CL, et al. Aerobic exercise training for adults with fibromyalgia. Cochrane Database Syst Rev. 2017;6(6):CD012700.
25. Wang C, Schmid CH, Fielding RA, et al. Effect of tai chi versus aerobic exercise for fibromyalgia: comparative effectiveness randomized controlled trial. BMJ. 2018.
26. Vasileios P, Styliani P, Nifon G, Pavlos S, Aris F, Ioannis P. Managing fibromyalgia with complementary and alternative medical exercise: a systematic review and meta-analysis of clinical trials. Rheumatol Int. 2022.
27. Spaeth M, Rizzi M, Sarzi-Puttini P. Fibromyalgia and sleep. Best Pract Res Clin Rheumatol. 2011;25(2):227-39.
28. Goldenberg DL, Kaplan M. Fibromyalgia: treatment in adults. UpToDate. 2024. [2025 Fev. 18]. Disponível em: https://www.uptodate.com/contents/fibromyalgia-treatment-in-adults?search=goldenberg%20DL%2C%20Kaplan%20M.%20Fibromyalgia%3A%20Treatment%20in%20adults.&source=search_result&selectedTitle=2%7E150&usage_type=default&display_rank=2.
29. Kundakci B, Hall M, Atzeni F, et al. International, multidisciplinary delphi consensus recommendations on non-pharmacological interventions for fibromyalgia. Semin Arthritis Rheum. 2022;57:152101.
30. Halpern R, Shah SN, Cappelleri JC, et al. Evaluating guideline-recommended pain medication use among patients with newly diagnosed fibromyalgia. Pain Pract. 2016;16(8):1027-39.
31. Berwick R, Barker C, Goebel A, guideline development group. The diagnosis of fibromyalgia syndrome. Clin Med (Lond). 2022;22(6):570-4.
32. Goldenberg D, Mayskiy M, Mossey C, et al. A randomized, double-blind crossover trial of fluoxetine and amitriptyline in the treatment of fibromyalgia. Arthritis Rheum. 1996;39(11):1852-9.
33. Farag HM, Yunusa I, Goswami H, Sultan I, Doucette JA, Eguale T. Comparison of amitriptyline and us food and drug administration-approved treatments for fibromyalgia: a systematic review and network meta-analysis. JAMA Netw Open. 2022;5(5):e2212939.
34. Rico-Villademoros F, Slim M, Calandre EP. Amitriptyline for the treatment of fibromyalgia: a comprehensive review. Expert Rev Neurother. 2015;15(10):1123-50.
35. Chinn S, Caldwell W, Gritsenko K. Fibromyalgia patogenesis and treatment options update. Curr Pain Headache Rep. 2016;20(4):25.
36. Heymann RE, Paiva ES, Martinez JE, et al. Novas diretrizes para o diagnóstico da fibromialgia. Rev Bras Reumatol.2017;57(S2):S467-S476.
37. Calandre E, Rico-Villademoros F. The role of antipsychotics in the management of fibromyalgia. CNS Drugs. 2012;26(2):135-53.
38. Sawaddiruk P, Apaijai N, Paiboonworachat S, et al. Coenzyme Q10 supplementation alleviates pain in pregabalin-treated fibromyalgia patients via reducing brain activity and mitochondrial dysfunction. Free Radic Res. 2019;53(8):901-9.
39. Consultas - agência nacional de vigilância sanitária, 2025. [2025 Fev. 18]. Disponível em: https://consultas.anvisa.gov.br/#/cannabis/q/?substancia=26256.
40. Mayorga-Anaya HJ, Ortiz MPT, Valencia DHF, et al. Efficacy of cannabinoids in fibromyalgia: a literature review. Colomb J Anesthesiol. 2021.
41. de Barros GAM, Pos AM, Sousa ÂM, et al. Cannabinoid products for pain management: recommendations from the São Paulo State Society of Anesthesiology. Braz J Anesthesiol. 2024;74(4):844513.

Diagnóstico Diferencial de Dor Crônica Generalizada

48

Carlos Marcelo de Barros
Gabriel Dixini Paiva
Catarina Letícia Rodrigues Barbalho
Yago Machado Brito

VISÃO GERAL

A definição de dor tem se modificado nos últimos anos, sendo atualmente definida pela Associação Internacional para o Estudo da Dor (IASP, do inglês International Association for the Study of Pain) como "uma experiência sensorial e emocional desagradável associada ou semelhante àquela associada a dano tecidual real ou potencial".[1]

No estudo da dor, existem três grandes grupos – dor nociceptiva, dor neuropática e dor nociplástica –, que foi adicionado, em 2016, para definir uma dor que não se enquadra em nenhuma terminologia. De acordo com a IASP, a dor nociceptiva está associada a dano real ou potencial aos tecidos não nervosos. Sua propagação se dá por intermédio da ativação dos neurônios nociceptores e seus receptores periféricos e tende a ser inibida se o mecanismo gerador de dano for retirado do sistema. Quando há risco de dano potencial ao tecido, esse mecanismo serve como um alerta antecipado. A dor inflamatória, desenvolvida em quadros inflamatórios crônicos que, por meio de neuromediadores pró-inflamatórios, promovem neuroangigênese e hiperalgesia, se enquadra nesse tipo de dor.[2] A dor neuropática, por sua vez, é causada por dano real ou doença do sistema nervoso somatossensorial, podendo ser periférica ou central. Por fim, a dor nociplástica reflete a condição na qual a dor emerge da nocicepção alterada mesmo na ausência de evidências claras de dano tecidual real ou potencial que ativaria os nociceptores periféricos ou de sinais de doença ou lesão no sistema somatossensorial que causariam a dor. É explicada por um processo de amplificação da sensibilização central, de modo que há um aumento nas respostas mediante qualquer estímulo potencialmente doloroso (hiperalgesia) ou sensação dolorosa frente a um estímulo que habitualmente não causa dor (alodinia).[3-7]

Em relação à duração, dividimos em quadros agudos e crônicos, sendo a dor crônica generalizada definida pelo Colégio Americano de Reumatologia (ACR), em 1990, como dor com duração superior a 3 meses, acometendo ambos os lados do corpo, localizada acima e abaixo da cintura e no esqueleto axial, de origem desconhecida.[3,6]

Em razão das dificuldades para o enfrentamento da dor crônica pela ausência de uma classificação adequada, a IASP contatou a Organização Mundial de Saúde (OMS) e formou uma Força-Tarefa para a Classificação da Dor Crônica. A Força-Tarefa determinou que a abordagem para a classificação da dor deve se concentrar, primeiramente, em sua etiologia; depois, nos mecanismos fisiopatológicos subjacentes; e, por último, na localização anatômica da dor. Além disso, desenvolveu uma nova e pragmática classificação de dor crônica para a próxima revisão da *Classificação Internacional de Doenças*, 11ª Revisão (CID-11). Logo, sete categorias para dor crônica foram sugeridas: primária; do câncer; pós-traumática ou pós-operatória; neuropática; cefaleia ou dor orofacial; visceral; e musculoesquelética.[8]

A dor pode acarretar diversas e sérias consequências, como depressão, incapacidade para o trabalho, interrupção das relações sociais e até pensamentos suicidas. Diante disso, é encorajado que a dor não seja vista isoladamente como um sintoma, mas sim como um estado de doença e, sobretudo, um problema de Saúde Pública que não pode ser tratado com descaso. Somente assim, o equívoco diagnóstico e o subtratamento serão contornados.[9]

Um estudo de revisão sistemática relevou que a prevalência de dor crônica, no Brasil, varia entre 23,02% e 76,17%, com uma média nacional de 45,59%, afetando predominantemente o sexo feminino. Em relação aos mecanismos de dor, segundo a classificação da IASP, a dor possivelmente nociceptiva foi predominante (36,70%), seguida da dor neuropática (14,5%) e nociplástica (12,5%).[10]

ATENDIMENTO INICIAL AO PACIENTE COM DOR CRÔNICA

Como contemplado nas definições descritas anteriormente, hoje, o quadro álgico é abordado como um processo complexo e multidimensional, abrangendo a esfera biológica, mas também a psicossocial. Nesse sentido, a abordagem desses pacientes pelo profissional de Saúde deve ser minuciosa e a anamnese deve ser completa e contemplar todos os fatores que margeiam a experiência dolorosa.

A anamnese é parte crucial do processo de diagnóstico no paciente com queixa de dor crônica generalizada, sendo a principal ferramenta utilizada para investigação. Deve-se atentar para as características da dor relatada, buscando-se informações sobre a localização (se é difusa, localizada ou generalizada), intensidade (escalas numéricas podem ser utilizadas para quantificar a intensidade subjetiva), irradiação (se a dor se irradia para algum membro, trajeto de irradiação, qualidade (descrição do caráter da dor, como queimação, pulsação, lancinante, profunda, duração (avaliar o início do quadro e diferenciar quadros de dor aguda de quadros de dor crônica), se há fatores de alívio e de agravamento associados ao quadro álgico, presença de manifestações concomitantes (sintomas que acompanham ou que surgem em momentos de crises), além do uso de medicações associados (seja para tratamento de outras condições, sejam relacionadas ao tratamento da dor em questão).[11] O decálogo da dor é um método que pode ser aplicado de forma eficaz durante a consulta para colher informações relevantes no momento da consulta (Figura 1).

Nesse contexto, é esperado que haja a preocupação de se estabelecer uma relação forte entre médico e paciente, a qual é a base para que as estratégias terapêuticas sejam acolhidas de forma positiva e apresentem resultados satisfatórios.[12] Paralelamente, esse ambiente de confiança estrutura condições para que o efeito placebo seja utilizado como adjuvante no tratamento do paciente com dor crônica.[13]

Uma vez que há inúmeras condições clínicas que podem acarretar dor crônica generalizada, comumente associadas à presença de dor musculoesquelética crônica, fadiga, distúrbios do sono, sintomas psicossomáticos, é necessária

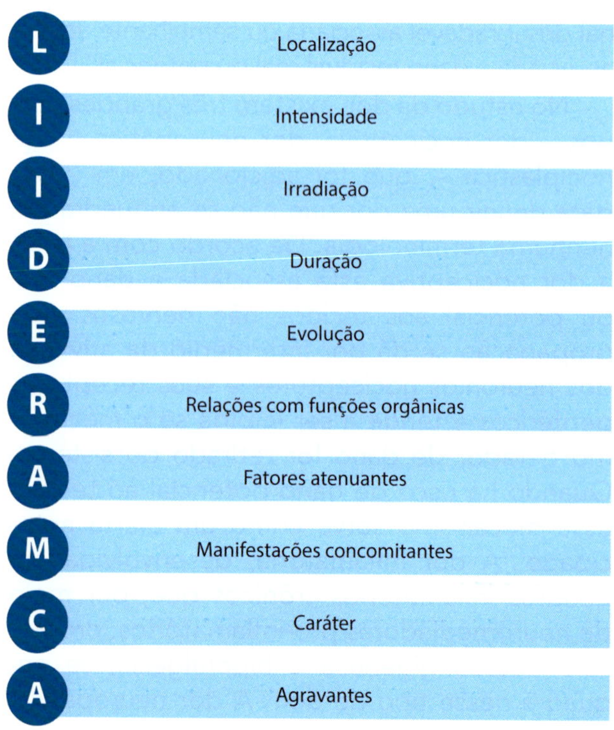

Figura 1 – Decálogo da dor.

Fonte: Acervo da autoria.

uma análise cuidadosa do profissional para exclusão diferencial de distúrbios que possam estar sobrepostos ao avaliar um paciente. A experiência do profissional, somada a uma história clínica e exames físicos bem-feitos, é primordial durante o processo de diagnóstico de doenças que causam dor generalizada.

DISTÚRBIOS REUMATOLÓGICOS

Os principais distúrbios reumatológicos que se manifestam com dor crônica generalizada estão representados na Figura 2. Em decorrência da apresentação de sintomatologia semelhante e, muitas vezes, inespecífica, pode haver

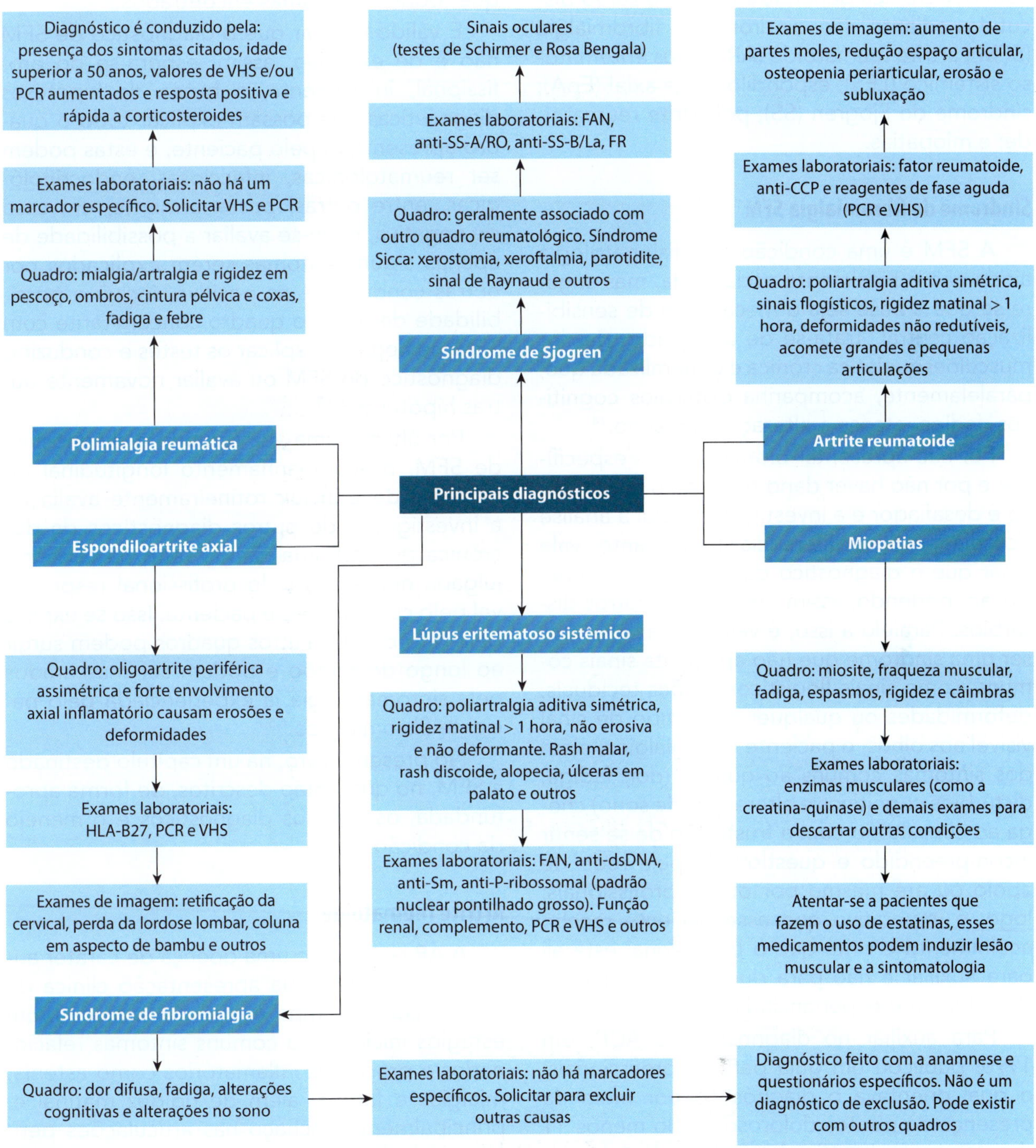

Figura 2 – Diagnósticos diferenciais para distúrbios reumatológicos.
Anti-CPP: Anticorpos Anti-Peptídeos Cíclicos Citrulinados; Anti-dsDNA: Anticorpos Anti-DNA de Cadeia Dupla; Anti-P-ribossomal: Anticorpos Anti-Proteínas Ribossômicas P; Anti-Sm: Anticorpos Anti-Smith; FAN: Fator Antinuclear ou Anticorpos Antinucleares; HLA-B27: Antígeno Leucocitário Humano B27
Fonte: Acervo da autoria.

confusões durante o diagnóstico de determinadas doenças. Desse modo, o profissional de Saúde deve estar atento quanto ao diagnóstico diferencial dessas condições, de modo a evitar diagnósticos precoces e precipitados consequentes à sobreposição de sintomas, que pode resultar em um tratamento ineficiente. As principais condições reumatológicas cursam com dor crônica generalizada, e que serão discutidas adiante, são: síndrome de fibromialgia (SFM); artrite reumatoide (AR); lúpus eritematoso sistêmico (LES); espondiloartrite axial (EpA); síndrome de Sjogren (SS); poliartrite reumatoide; e miopatias.

Síndrome de fibromialgia SFM

A SFM é uma condição cuja fisiopatologia ainda não é totalmente esclarecida, mas sugere-se que a base seja o mecanismo de sensibilização central. Trata-se de um quadro de dor musculoesquelética crônica e generalizada que, paralelamente, acompanha distúrbios cognitivos, fadiga intensa e alterações no sono.[14]

Por não apresentar biomarcadores específicos e por não haver dano tecidual, o diagnóstico é desafiador e a investigação inclui a análise dos diagnósticos diferenciais; entretanto, vale frisar que o diagnóstico de SFM não é de exclusão, podendo, assim, existir com outros distúrbios. Paralelo a isso, é válido frisar que, por ser uma síndrome que não apresenta sinais comuns, como sinais flogísticos, lesões teciduais, deformidades ou qualquer outro tipo de sinal visível aos olhos, o paciente fibromiálgico, além dos sintomas comuns ao quadro (dor, fadiga, distúrbios cognitivos e alterações de sono) chega ao consultório com a frustração de se sentir incompreendido e questionado pela rede de apoio ou até mesmo por outros profissionais; logo, é imperativo que esse paciente receba acolhimento e sinta que o profissional está ali para auxiliar e não para duvidar da dimensão de sofrimento experienciada.[3-6]

Para auxiliar no diagnóstico, o ACR, em 1990, publicou um guia para os profissionais, o qual orientava o diagnóstico por meio da presença de pontos dolorosos (pelo menos 11 dos 18 pontos sinalizados pelo Colégio).[6] Entretanto em 2010, o ACR publicou novos critérios, retirando os pontos dolorosos e incluindo duas ferramentas: índice de dor generalizada (IDG), o qual contempla 19 regiões e é pontuado de acordo com a sensação de dor referida pelo paciente; e a escala de gravidade dos sintomas (EGS), que avalia os principais sintomas da SFM, incluindo fadiga, distúrbios cognitivos e sono.[7] Adicionalmente, para diagnóstico de SFM, a dor deve ter duração mínima de 3 meses e não deve haver outro quadro que explique todos os sintomas encontrados.[7]

É válido reiterar que o diagnóstico de SFM não é de exclusão; assim, espera-se do profissional, inicialmente, a busca de hipóteses diagnósticas que possam explicar todo o quadro apresentado pelo paciente, e estas podem ser reumatológicas, infecciosas, endocrinológicas, entre outras; posteriormente, em caso de negativa, deve-se avaliar a possibilidade de apenas alguns sintomas serem explicados por outras condições – se positivo, incluir a possibilidade de haver o quadro concomitante com SFM; se negativo, aplicar os testes e conduzir o diagnóstico de SFM ou avaliar novamente outras hipóteses.[2,3,5]

Por último, uma vez fechado o diagnóstico de SFM, o acompanhamento longitudinal do paciente deve incluir rotineiramente avaliação e investigação de outros diagnósticos de dor crônica generalizada, sendo feito na cadência julgada necessária pelo profissional responsável pelo cuidado desse paciente. Isso se explica pelo fato de que outros quadros podem surgir ao longo do tempo e podem ser mascarados pela sintomatologia já experienciada pelo paciente fibromiálgico.[4,5,7]

No presente livro, há um capítulo destinado à SFM, no qual estão descritos, de forma aprofundada, os critérios diagnósticos e o manejo da condição.

Artrite reumatoide

A AR se trata de uma doença de caráter autoimune que tem sua apresentação clínica de acordo com o tempo e grau de evolução. Em estágios iniciais, são comuns sintomas relacionados a processos inflamatórios como astenia, mialgias e fadiga, além de rigidez matinal e, principalmente, inchaço nas articulações periféricas de forma simétrica.[15,16] Por outro lado, frente a uma AR não tratada corretamente, pode-se verificar determinada complexidade na manifestação da doença, com acometimento sistêmico graves do sistema respiratório, linfático, vascular, hematologia e ósseo, corroborando um quadro crônico da doença. Embora a etiologia da AR ainda não esteja completamente esclarecida, a literatura tem apontado fatores genéticos, epigenéticos e ambientais como contribuintes para o desenvolvimento da AR. A autoimunidade se releva como sinovite, a partir da ativação de células imunes (células B e T modificadas) na cápsula articular causando um estado de inflamação crônica que ocasiona a manifestação clássica de dor e de inchaço nas regiões acometidas.[17]

A doença acomete de duas a três vezes mais mulheres, impactando cerca de 1% da população global, com maiores índices próximos aos 80 anos.[18-20] Um estudo de acompanhamento clínico e radiológico com 290 pacientes com AR revelou que aqueles com progressão radiológica rápida no primeiro ano após o diagnóstico apresentaram maior probabilidade de desenvolver incapacidade funcional ao longo de 8 anos. Outro estudo, envolvendo 42 pacientes com AR inicial, encontrou erosões ósseas em 45% dos pacientes em 4 meses após o diagnóstico.[21,22]

O diagnóstico pode ser feito a partir da análise dos índices clínicos do paciente, sendo necessário o exame físico das articulações que revelam aumento da sensibilidade e inchaço, apontando para a presença de poliartrite inflamatória, em concomitância aos achados laboratoriais, como reagentes de fase aguda elevados (proteína C-reativa [PCR] e velocidade de hemossedimentação [VHS]), presença e quantificação de autoanticorpos (fator reumatoide [FR] e anticorpos antipeptídeo citrulinado cíclico). A ultrassonografia (USG) e a ressonância magnética (RM) são exames de imagem complementares no diagnóstico e monitoramento da AR, permitindo a avaliação das articulações, visualização de erosões ósseas, detecção de sinovite ativa por meio do Doppler na USG, identificação de edema ósseo na RM e análise da neoangiogênese associada à inflamação sinovial.[17,19,23]

Além disso, é possível classificar a AR a partir dos critérios do ACR/Liga Europeia Contra o Reumatismo (EULAR) de 2010, por meio dos quais se pode avaliar os sinais e sintomas por um esquema de pontuação, auxiliando o profissional no processo de diagnóstico desse distúrbio.[23,24]

Lúpus eritematoso sistêmico (LES)

O LES consiste em uma doença autoimune heterogênea que apresenta manifestações clínicas um tanto quanto variadas, com sinais e sintomas que podem variar de leve a grave ao longo do tempo. As manifestações características da doença incluem erupções cutâneas, principalmente na região malar com formato típico de "borboleta", pleurisia e serosite, alopecia e nefrite lúpica. É comum que portadores de LES apresentam sintomas musculoesqueléticos, como dor, fadiga, artrite e artralgias, tornando seu diagnóstico um pouco desafiador frente a outras doenças que cursam com manifestações equivalentes.[25-27] A dor crônica no LES está associada a um processo inflamatório que acomete as articulações e músculos, provocando quadros de artralgias e mialgias por todo o corpo. Ademais, a inflamação sistêmica juntamente com o desenvolvimento de vasculite exacerbado pela doença gera comprometimento dos tecidos e órgãos por exacerbação da resposta autoimune e diminuição de fluxo sanguíneo, respectivamente.[27,28]

O diagnóstico é feito a partir da história clínica, sinais e sintomas e estudos de biomarcadores sorológicos que são característicos na doença e, essencialmente, da exclusão de outras doenças. Os testes buscam por anormalidades imunológicas, como autoanticorpos, anticorpos antinucleares (ANA), anticorpos anti-Ro, anti-La e antifosfolípides.[25] A positividade para ANA tem uma sensibilidade entre 96% e 99% no LES, sendo considerada o principal teste de triagem para diagnóstico. Por sua vez, anti-Ro, anti-La e antifosfolípides não mostram especificidade suficiente para o LES, porém apresentam confiabilidade em resultados de testes de rotinas e favorecem o diagnóstico.[29,30]

O diagnóstico precoce tem por objetivo prevenir crises e danos teciduais resultantes da exacerbação da doença. Autoanticorpos foram detectados no soro de pacientes com LES cerca de 3 a 9 anos antes do diagnóstico. Um estudo realizado no Reino Unido revelou que, nos 5 anos que antecederam o diagnóstico, pacientes com LES consultaram seus médicos de atenção primária com o dobro de frequência em comparação a pacientes sem a doença, apresentando sintomas como artrite, erupção cutânea, fadiga, serosite, febre, entre outros.

Além disso, existem variáveis epidemiológicas no que diz respeito à gravidade das manifestações, de modo que indivíduos negros e hispânicos apresentam maiores riscos quanto ao agravamento do LES.[25,30]

Nesse sentido, é de extrema importância o julgamento clínico de um profissional experiente no momento do diagnóstico uma vez que a LES apresenta ampla variedade de manifestações clínicas que podem estar presentes em outras doenças.

Espondiloartrite axial

Pacientes com EpA normalmente apresentam dor crônica inflamatória nas costas, sobretudo na região pélvica e inferior das costas, rigidez da coluna e fadiga. As principais queixas estão relacionadas à dor lombar com duração superior a 3 meses, rigidez matinal que melhora com o movimento, mas se mantém durante o repouso, além de limitação de movimento da coluna nos planos axiais e coronais.[31,32] Também é comum que distúrbios do sono estejam associados, com despertares noturnos decorrentes de dores na coluna, colaborando para um sono não reparador e a fadiga do paciente.[33]

A EpA apresenta uma prevalência entre 9 e 30/10 mil, afetando cerca de 0,5% da população global de modo geral, sendo três vezes mais frequentes em pacientes com idade superior a 45 anos e que apresentam alguma condição reumatológica.[34,35] O principal fator etiológico corresponde à hereditariedade e à autoimunidade, associadas ao complexo de histocompatibilidade HLA, principalmente HLA-B27. A modificação na regulação da atividade do sistema imune é responsável por desencadear respostas inflamatórias nas articulações. Além disso, outras condições capazes de desencadear um estado inflamatório no organismo são fatores agravantes para o desenvolvimento da EpA, como doenças crônicas inflamatórias, obesidade, infecções virais ou bacterianas, entre outras.[35,36]

O diagnóstico da EpA se baseia principalmente no histórico clínico e familiar do paciente, além de exames laboratoriais e de imagem que auxiliam no diagnóstico. O clínico deve buscar por inflamações articulares periféricas, inchaço e sensibilidade aumentada, dor lombar, entesites, alterações de pele e fâneros (unhas psoriáticas e psoríase cutânea). A utilização do teste de Schober apresenta variabilidade em indivíduos hígidos, de modo que não apresenta grande utilidade para o diagnóstico. Índices elevados de PCR e VHS são vistos em cerca de 25% a 40% dos pacientes. Estudos demonstram que a positividade para HLA-B27 entre pacientes com EpA varia significativamente de acordo com a região geográfica. Aproximadamente 89% dos pacientes diagnosticados com EpA, na Ásia, apresentam positividade para o HLA-B27, enquanto nas populações do Oriente Médio e do Norte da África esse índice é de cerca de 65%. Na América Latina, a taxa de positividade é de 81%, e nas regiões da Europa e América do Norte, atinge aproximadamente 78% dos pacientes. Essas variações regionais sugerem uma associação importante entre o HLA-B27 e a EpA, refletindo tanto a influência genética como fatores ambientais no desenvolvimento da doença.[31,35,37,38]

Síndrome de Sjogren (SS)

A SS se trata de uma doença crônica inflamatória autoimune associada a danos nas glândulas salivares e lacrimais. Indivíduos portadores da doença cursam com manifestações associadas à síndrome *sicca*, ou síndrome seca, em que a disfunção glandular resulta em um quadro clássico de xerostomia (boca seca) e xeroftalmia (olhos secos). Além disso, pode haver impactação de superfícies mucosas, afetando os tratos respiratório, digestivo e genital, esse último apenas no sexo feminino.[39]

A SS é uma doença que frequentemente está relacionada a outras doenças autoimunes, principalmente a AR e o LES, caracterizando-se como SS secundária. Nesses casos, é bastante comum que os pacientes apresentem sintomas inespecíficos da SS, mas comuns na AR e LES, como fadiga, artralgias e mialgias com ou sem sinais inflamatórios associados com dor crônica generalizada, depressão e ansiedade ocasionando distúrbios do sono e impactando negativamente a qualidade de vida.[40-42] Em um estudo feito por Ele *et al.*,[39] realizado com 509 pacientes diagnosticados com AR, 14,5% preencheram critérios para ambas doenças. Além disso, cerca de 62% apresentaram sintomas de síndrome *sicca* (caracterizada por xerostomia e xeroftalmia em pacientes com SS) após diagnóstico de AR.

Estima-se que a doença ocorra em cerca de 1% a 3% da população adulta global, sendo prevalente majoritariamente em indivíduos do sexo feminino, com uma proporção de 9:1, e mais comum na faixa etária superior a 50 anos de idade. A etiologia da doença se apoia em fatores genéticos e ambientais como potenciais para o desenvolvimento. A literatura atual aponta que a ativação policlonal de células B e proliferação de células Th1 e Th17, associadas a autoanticorpos como FR e anticorpos anti-Ro/SSA e anti-La/SSB, implicam de forma significativa para a evolução da doença. Ademais, acredita-se que fatores associados à imunidade inata, como a superexpressão de genes induzidos por IFN e a liberação elevada de citocinas inflamatórias, também estejam relacionados com a progressão e desenvolvimento da SS.[40,42]

O diagnóstico da SS pode ser difícil em alguns casos por causa da inespecificidade dos sintomas e da sobreposição com outras doenças de caráter autoimune. Os principais critérios diagnósticos incluem a presença de autoanticorpos como anti-Ro/SSA e anti-La/SSB, assim como a evidência de inflamação crônica e de infiltrado de linfócitos a partir da biópsia das glândulas salivares. O teste de Schirmer, embora não específico para SS, pode ser útil para diferenciação da xerostomia causada pela SS de outras condições, apresentando uma produção lacrimal menor que 5 mm de umidade no papel-filtro utilizado no teste. Embora os sintomas de secura ocular e bucal sejam comuns à doença, ambos podem estar presentes em outras doenças como fibromialgia e lúpus, sendo necessário ter atenção quanto à diferenciação durante o diagnóstico. Exames de imagem, como USG das glândulas, têm demonstrado grande utilidade no auxílio para melhorar a acurácia diagnóstica.[42,43]

Nesse sentido, a combinação da história clínica, estudos histopatológicos e imunológicos, e exames de imagem quando necessário, consiste na principal abordagem para diagnóstico eficaz da SS.

Polimialgia reumática (PMR)

A PMR é uma doença de caráter inflamatório que afeta as bursas e articulações sinoviais do sistema musculoesquelético. É observada principalmente em indivíduos com idade superior a 50 anos, sendo mais prevalente a faixa etária acima dos 70, acometendo cerca de três vezes mais mulheres do que homens.[44]

A principal manifestação clínica está relacionada à dor e à rigidez matinal prolongada, com duração maior que 30 minutos, na região do pescoço, ombros e quadril, com características bilaterais e simétricas na maioria dos casos. Na PMR, a rigidez tende a melhorar com a movimentação ao longo do dia. Em decorrência do caráter inflamatório sistêmico, a presença de fadiga, de febre baixa, de perda de peso e de mal-estar pode estar acompanhada dos sintomas musculoesqueléticos. Nesse sentido, é bastante comum a associação com fraqueza funcional em decorrência da limitação da mobilidade em virtude dos quadros álgicos e de rigidez musculoesquelética.[45,46]

O diagnóstico da PMR não segue um padrão definido. Ao contrário de muitas outras síndromes reumáticas, não há manifestações clínicas específicas, nem resultados laboratoriais ou sorológicos característicos. No entanto, o diagnóstico de PMR, geralmente, se baseia na seguinte combinação de critérios na prática clínica diária: presença de novos sintomas como rigidez matinal e dor na região da cintura escapular e pélvica em indivíduos com 50 anos ou mais, por pelo menos 2 semanas; evidência de inflamação sistêmica com altos níveis de VHS e/ou PCR; e uma resposta rápida e dramática aos corticosteroides (GCs).[45,47]

A resposta aos glicocorticoides, na PMR, é uma característica marcante e essencial para o diagnóstico e manejo da doença. A prednisona é o principal medicamento utilizado e, mesmo em doses baixas, é capaz de impactar significativamente em uma melhora da dor e rigidez decorrente do processo inflamatório. Essa resposta rápida está relacionada à ação do glicocorticoide na redução da inflamação, atuando na inibição da produção de citocinas pró-inflamatórias e, consequentemente, impedindo a progressão da doença e da sintomatologia sistêmica relacionada. A partir disso, o profissional deve se atentar ao manejo e à manutenção das doses do medicamento no tratamento do paciente. Além disso, a ausência de resposta objetiva e clara aos GCs resulta no sinal de alerta para investigação de outras condições que possam causar dor e rigidez, como AR, SFM e EpA.[45]

O uso de exames de imagem tem por objetivo não só diagnosticar a doença, mas também a exclusão de outras doenças com quadros semelhantes ou comorbidades associadas, como vasculite. A USG é a principal modalidade na investigação da PMR, permitindo detectar inflamação articular e periarticulares nas regiões acometidas, além de ser de fácil acesso e de baixo custo quando comparada a outros exames. A RM é mais sensível que a USG na detecção de inflamação principalmente em estágios iniciais, sendo útil sobretudo nos casos em que o diagnóstico não está claro. Já a radiografia convencional pode ser aplicada não para diagnóstico direto, mas para exclusão de condições como AR, espondiloartrite, osteoartrite (OA) e fratura.[45,48,49]

Miopatias

O termo "miopatia" é utilizado para definir distúrbios musculares nos quais as fibras musculares apresentam disfunções, resultando em fraqueza muscular e fadiga, em decorrência de etiologias diversas. É importante ressaltar que a dor, quase sempre, é um sintoma ausente em indivíduos com miopatias, permitindo diferenciação de outras condições que apresentam o sintoma. Além disso, é comum a apresentação de espasmos, rigidez e câimbras associadas ao quadro.[50]

Cabe destaque para as miopatias inflamatórias idiopáticas (MII), um grupo de doenças sistêmicas que afetam os músculos, gerando quadros de fraqueza muscular proximal e manifestações extramusculares, como perda de peso, erupção cutânea e febre. Podem ser classificadas de acordo com os padrões de apresentação clínica, levando-se em consideração a idade de início e as características imuno-histopatológicas de pele e músculo. Entre as principais, estão a dermatomiosite, polimiosite, miopatia necrosante imunomediada e a miosite esporádica de corpos de inclusão.[50,51]

A dermatomiosite manifesta-se classicamente com erupções cutâneas eritematosas e fotossensíveis com poiquilodermia, edema periorbital, erupção cutânea, heliotrópio e telangiectasias periungueais. As erupções abrangem grande parte do corpo, afetando face, pescoço, tronco, dedos e extremidades. Além disso, a fraqueza muscular é proximal e tem padrão de desenvolvimento ao longo de semanas a meses. No exame laboratorial, é possível observar elevação das enzimas musculares no sangue. Necessário estar atento a diferenciação para LES quanto às manifestações cutâneas em ambas doenças. Por sua vez, a polimiosite, apresenta padrão semelhante à dermatomiosite, porém sem erupções cutâneas.[50]

O diagnóstico dessas condições é feito por meio da história e da apresentação clínica, somadas a biópsias musculares. Na dermatomiosite, observa-se exsudato inflamatório de células mononucleares distribuído na região perivascular e perifascicular, além de degeneração e regeneração de fibras musculares somadas à atrofia perifascicular. Já na polimiosite, o teste imuno-histopatológico revela células T citotóxicas CD8+ invadindo as fibras musculares não necróticas.[50,51]

Pacientes com dislipidemias em uso contínuo de estatinas compõem um grupo de risco para desenvolvimento de sintomas musculares relacionados aos efeitos adversos provenientes da medicação. As estatinas podem apresentar efeitos adversos no processo da síntese de coenzima Q10, responsável por atuar de forma direta na produção energética das células musculares. Estudos apontam que a redução dessa enzima pode acarretar lesão muscular induzida por estatina, principalmente em pacientes em tratamento com doses altas, o que implica toxicidade muscular.[51]

Estima-se que 10% a 25% dos pacientes em tratamento relatam sintomas musculares associados ao uso de estatinas (SAMS), os quais podem variar em intensidade, indo desde dor muscular leve a moderada, fraqueza ou fadiga, até casos graves de rabdomiólise, que podem ser fatais. As principais manifestações clínicas são mialgia, fraqueza e fadiga, dor na região lombar, musculatura proximal e tendões, além de câimbras noturnas.[50,51]

A sintomatologia se inicia quase concomitante ao tratamento e tende a desaparecer com a descontinuação da medicação, pode haver recidivas em caso de reinício ou nova administração. Com base nesse aspecto de apresentação, o diagnóstico pode se tornar difícil uma vez que biomarcadores de lesão muscular frequentemente são normais em exames laboratoriais de pacientes sintomáticos. A dosagem de proteína CK, biomarcador associado a dano muscular, não é sensível para miopatia associada a estatinas.[51,52]

O diagnóstico é realizado em três fases: a primeira busca avaliar o paciente com base na apresentação clínica, como sintomas musculares, localização e tempo de início, tipo e dosagem de estatina em uso, e níveis de biomarcadores. Já a segunda etapa consiste na descontinuação do tratamento por 2 a 4 semanas, buscando-se observar a possibilidade de remissão da sintomatologia muscular. Por fim, a última etapa consiste em uma nova administração de estatina, podendo ser utilizada a mesma em uso anteriormente ou uma nova. Casos em que há recidiva dos sintomas são sugestivos de associação dos SAMS ao uso de estatinas.[50-52]

DISTÚRBIOS INFECCIOSOS

Alguns agentes infecciosos são capazes de causar sintomas de dor difusa ou generalizada, resultando em artralgias, mialgias e fadiga. Infecções virais e bacterianas como gripe, chikungunya, dengue, covid-19, hepatites, Aids, sepse, tuberculose, entre outras, podem ter como apresentação dor muscular generalizada, mal-estar, fadiga, febre e outros sinais sistêmicos de infecção.[7,14,15,17]

A diferenciação de causas infecciosas, seja aguda, seja crônica, é confirmada a partir de evidências em testes laboratoriais, sorológicos ou culturais específicos para a condição suspeita. Na infecção, é possível observar a presença de resposta antimicrobiana e antiviral, alteração no hemograma, cultura positiva na vigência de infecção ativa, além de reagentes de fase aguda que podem ser observados.[3,4,7,14]

Nesse sentido, é necessária a atenção do profissional quanto à história clínica atual e pregressa do doente frente a um cenário de dor generalizada, levando sempre em consideração a exposição prévia a determinados patógenos, localidades endêmicas, contato com pessoas infectadas e hábitos de vida do paciente.

Doença de Lyme

A doença de Lyme, também conhecida por "borreliose de Lyme", se trata de uma enfermidade multissistêmica causada pela bactéria *Borrelia burgdorferi* e transmitida por vetores como carrapatos. É endêmica em países temperados, responsável por uma média de 30 mil casos anuais nos Estados Unidos, sendo rara no território brasileiro em razão das condições climáticas. A doença comumente se apresenta em três estágios de manifestação clínica distintos que se sobrepõem.[52,53]

O primeiro estágio, denominado "primário" ou "localizado precoce", se instala em até 30 dias a partir da picada do carrapato infectado, com duração de 1 a 2 semanas após a retirada do vetor infectante. As primeiras manifestações apresentadas são eritema migrans (EM) no local da picada, com erupção cutânea. Em 50% dos casos, estão presentes sintomas constitucionais leves como febre, fadiga, mal-estar, calafrios, oligoartralgia, mialgia, cefaleia e rigidez nucal.[52-54]

O segundo estágio se observa de semanas a meses, variando entre 3 a 20 semanas desde o contato com o vetor, originando um quadro disseminado precocemente. Observa-se presença de EM múltiplos secundários, distantes da picada inicial, resultante de disseminação hematogênica e/ou linfática. Nesse estágio, pode ocorrer envolvimento sistêmico, evidenciado por mialgias, entesites poliarticular migratória que acomete joelho, tornozelo ou punhos, meningite linfocítica, paralisia do nervo facial, encefalopatia, sintomas cardiovasculares e respiratórios.[52-54]

Já o terceiro estágio se inicia quando a doença não é tratada em tempo hábil, resultando em um estado crônico. Manifesta-se por acrodermatite crônica atrófica em virtude de infecção persistente que gera resposta imune exacerbada. Além disso, sintomas articulares são mais evidentes nessa fase da doença, expressos por mono ou oligoartritres, sendo a artrite de joelho a principal marca da doença de Lyme cronificada. O paciente pode evoluir com sintomas neuropsiquiátricos associados com encefalomielite, paraparesias progressivas ou quadriparesias, fibromialgia, neuropatia periférica, além de exacerbação dos sintomas sistêmicas presentes no estágio anterior.[52-54]

O diagnóstico da doença de Lyme pode ser difícil, principalmente em regiões não endêmicas para a doença, tendo em vista que as lesões cutâneas resultantes podem mimetizar outras condições dermatológicas. Assim, o diagnóstico é feito a partir do histórico da picada de carrapato, sobretudo em casos de viagem para regiões endêmicas, associada a manifestações proporcionais e à presença de sorologia positiva. Em situações nas quais não são observadas lesões cutâneas, deve-se atentar para presença de neurite craniana, meningite linfocítica, dor radicular com neuropatia sensório-motora em padrões dermatomais, cardite ou inchaço articular que podem ser indicativas da doença de Lyme. Nesses casos, é necessário realizar sorologia ou teste de Immunoblot positivo para confirmação do diagnóstico.[52-54]

A sorologia para diagnóstico é feita por meio da concatenação de informação de dois testes de triagem. Pode-se utilizar um dos exames ELISA, EIA, ELFA ou FIA somado à confirmação de testes positivos ou duvidosos em Western Immunoblot. Anticorpos IgM para *B. burgdorferi* são detectados em 2 a 4 semanas a partir do surgimento de lesões cutâneas, enquanto IgG tende a aumentar em até 6 meses, mantendo-se com valores elevados por meses a anos. A sensibilidade desses testes para o diagnóstico de doença de Lyme varia conforme as manifestações do quadro clínico. Foram relatadas sensibilidade próxima de 50% para EM, 77% para neuroborreliose e 97% para acrodermatite crônica atrófica.[52-54]

DISTÚRBIO ENDÓCRINOS E METABÓLICOS

Os distúrbios endócrinos são causas importantes a serem consideradas no diagnóstico diferencial da dor crônica generalizada. Entre os principais, destaca-se o hipotireoidismo, que pode ocasionar mialgias e artralgias em virtude de diminuição do metabolismo basal e de acúmulo de mucopolissacarídeos nos tecidos. A doença de Addison, caracterizada pela insuficiência adrenal, também pode causar dor muscular e articular, além de fadiga intensa. O hiperparatireoidismo, por sua vez, pode resultar em dor óssea e muscular em razão de aumento da reabsorção óssea e da hipercalcemia. A síndrome de Cushing, decorrente do aumento dos níveis de cortisol, acarreta inflamação com dor difusa e generalizada. Além disso, o diabetes *mellitus*, especialmente quando malcontrolado, pode causar neuropatia diabética, uma condição que provoca dor neuropática crônica. Quando associada a um quadro de hipertensão e/ou obesidade, acarreta síndrome metabólica. A Figura 3 ilustra de forma geral os principais distúrbios endócrinos que devem ser levados em consideração no diagnóstico diferencial de dor crônica generalizada.

Síndrome metabólica

A síndrome metabólica é um conjunto de fatores que aumentam o risco cardiovascular, risco de desenvolvimento e descompensação de diabetes *mellitus* e desenvolvimento de outros problemas de saúde. Ela é diagnosticada a partir da aferição da pressão arterial, medição da circunferência abdominal e análise sérica dos níveis de glicose e lipídios e está intimamente ligada à perda progressiva da qualidade de vida dos pacientes.[55-57]

A dor crônica, em pacientes diabéticos, pode estar relacionada à neuropatia diabética, uma complicação que resulta de lesões nos nervos periféricos em razão de hiperglicemia crônica. Embora a neuropatia diabética seja frequentemente descrita como uma dor localizada em extremidades, muitos pacientes relatam um padrão de dor mais difusa, envolvendo várias áreas do corpo. A dor neuropática é, com frequência, descrita como queimação, formigamento ou hipersensibilidade e pode ser desproporcional ao estímulo físico. O diagnóstico é feito por meio de uma combinação de história clínica, exame neurológico e testes específicos, como a dosagem de hemoglobina glicada e avaliação da função nervosa.[58]

A relação entre a síndrome metabólica e a dor crônica se dá por muitos fatores, os quais abrangem inflamação sistêmica, disfunção endotelial e sobrecarga musculoesquelética:

Inflamação sistêmica: o paciente com síndrome metabólica mantém um estado inflamatório crônico de baixo grau, o qual interfere na sensibilização do sistema nervoso central (SNC) e beneficia a perpetuação de quadros dolorosos por aumentar a percepção de dor. Pacientes que já apresentam algum quadro de dor crônica podem sofrer com a exacerbação dos sintomas a partir dessa inflamação constante proporcionada pela síndrome metabólica.[56]

Disfunção endotelial: o paciente com síndrome metabólica frequentemente apresenta lesões vasculares e comprometimento da oferta de oxigênio e nutrientes nos tecidos, o que, por conseguinte, pode desencadear estresse celular e subsidiar processos dolorosos.[56]

Sobrecarga musculoesquelética: o excesso de peso, por si só, promove uma sobrecarga nas articulações e músculos, os quais passam a apresentar desgastes e lesões que resultam

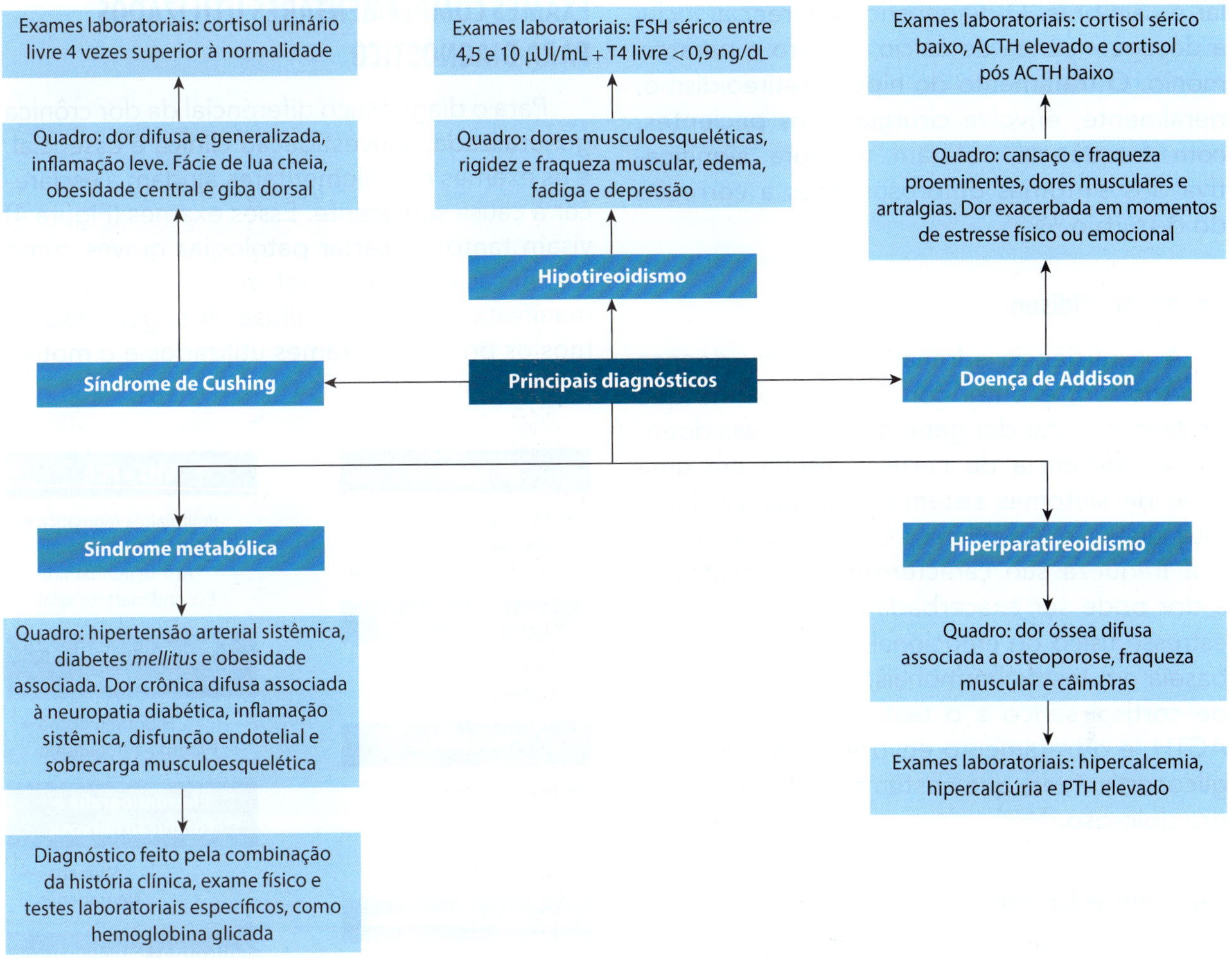

Figura 3 – Distúrbios endócrinos associados à dor crônica generalizada.
ACTH: hormônio adrenocorticotrófico (do inglês, *adrenocorticotropic hormone*); FSH: hormônio folículo-estimulante (do inglês, *follicle-stimulating hormone*).
Fonte: Acervo da autoria.

em dor e provocam perda da qualidade de vida e funcionalidade do paciente. Esses componentes se retroalimentam e o quadro piora progressivamente. Paralelo a isso, a obesidade favorece o acúmulo de gordura visceral, a qual pode liberar substâncias pró-inflamatórias, exacerbando a percepção de dor.[56,58]

Hipotireoidismo

Um dos distúrbios endócrinos mais comuns associados à dor crônica é o hipotireoidismo. Nessa condição, a baixa produção de hormônios tireoidianos pode gerar uma série de sintomas inespecíficos, como fadiga, depressão e dores musculoesqueléticas difusas. Pacientes com hipotireoidismo frequentemente apresentam dores musculares e articulares em decorrência da retenção de fluido nos tecidos, além de rigidez e fraqueza muscular. O exame físico pode revelar edema discreto e sensibilidade ao toque, mas os exames laboratoriais são essenciais para confirmar o diagnóstico, com destaque para os níveis do hormônio tireoestimulante (TSH) e T4 livre. O tratamento adequado com reposição hormonal, geralmente, resulta em alívio significativo da dor.[55-57]

Hiperparatireoidismo

Além disso, distúrbios do metabolismo do cálcio, como o hiperparatireoidismo, também podem ser causas de dor crônica generalizada. O excesso de paratormônio resulta em aumento da reabsorção óssea, causando osteoporose e, consequentemente, dores ósseas difusas. Esses pacientes podem descrever uma dor vaga, profunda, associada à fraqueza muscular e câimbras. O diagnóstico diferencial inclui a dosagem sérica de cálcio, fósforo e paratormônio. O tratamento do hiperparatireoidismo, geralmente, envolve cirurgia, e os pacientes, com frequência, relatam melhora significativa dos sintomas dolorosos após a correção do distúrbio.[3,56-59]

Doença de Addison

A insuficiência adrenal crônica, ou doença de Addison, é outra condição endócrina que pode manifestar dor generalizada. Nessa doença, a deficiência de cortisol resulta em uma série de sintomas sistêmicos, incluindo dores musculares e articulares. O cansaço extremo e a fraqueza são características marcantes, e a dor pode ser exacerbada em momentos de estresse físico ou emocional. O diagnóstico se baseia em testes hormonais, como a dosagem de cortisol sérico e o teste de estímulo com ACTH, e o tratamento envolve a reposição de glicocorticoides, que costuma melhorar o quadro doloroso.[55,60,61]

Síndrome de Cushing

Além dos distúrbios mencionados, o hiperaldosteronismo, a síndrome de Cushing e a obesidade, por sua associação com a inflamação crônica e sobrecarga mecânica, também podem contribuir para quadros de dor difusa e generalizada. A inflamação de baixo grau, comum em condições metabólicas, pode amplificar a sensibilidade à dor por alterar a resposta imune e promover a liberação de mediadores inflamatórios, como as citocinas. Esse processo pode desencadear ou agravar a dor crônica, ocasionando um ciclo de dor e inflamação difícil de interromper sem a abordagem correta.[3,60,61]

Portanto, é essencial que os clínicos considerem os distúrbios endócrinos e metabólicos no diagnóstico diferencial da dor crônica generalizada, pois o reconhecimento e o tratamento desses distúrbios podem gerar melhora substancial dos sintomas dolorosos. Uma avaliação criteriosa, com ênfase na história clínica, exames laboratoriais e na resposta ao tratamento específico, pode proporcionar alívio significativo para o paciente e evitar tratamentos desnecessários ou ineficazes.

EXAMES COMPLEMENTARES UTILIZADOS PARA DIAGNÓSTICO

Para o diagnóstico diferencial da dor crônica generalizada, a investigação clínica é essencial, e os exames complementares ajudam a esclarecer a causa subjacente. Esses exames (Figura 4) visam tanto descartar patologias graves como identificar condições tratáveis, que podem se manifestar como dor difusa. A seguir, discutimos os principais exames utilizados e o motivo de sua relevância clínica.

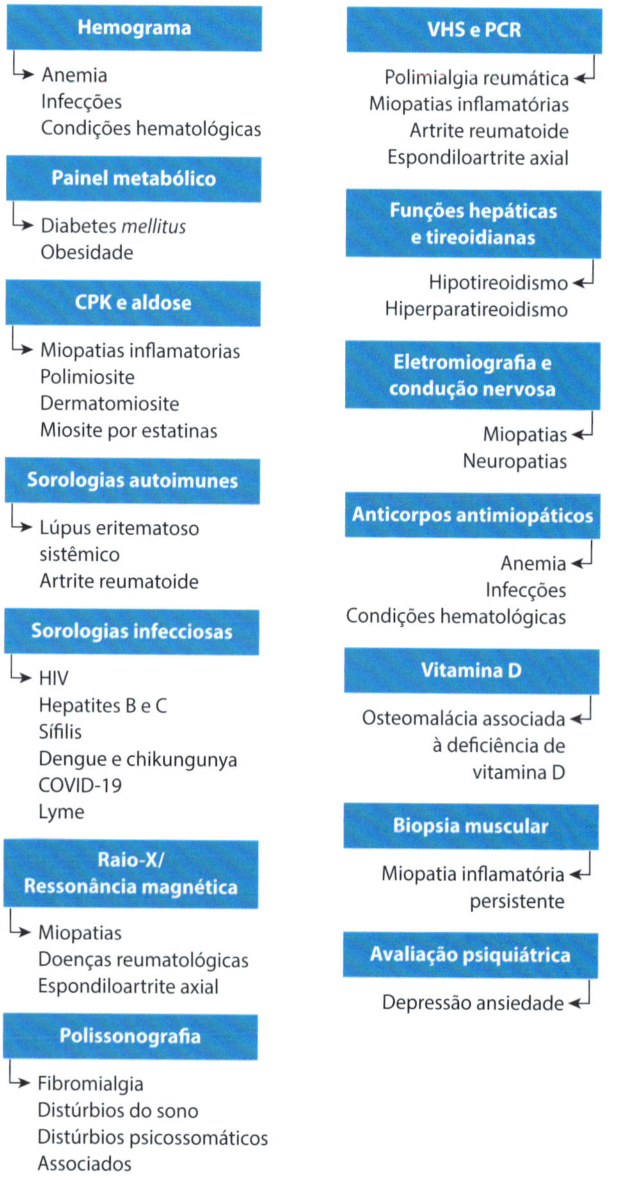

Figura 4 – Exames complementares utilizados para auxílio no diagnóstico diferencial de dor crônica generalizada.

HIV: vírus da imunodeficiência humana; PCR: proteína C-reativa; VHS: velocidade de hemossedimentação.

Fonte: Desenvolvida pela autoria.

Um hemograma completo é frequentemente solicitado para avaliar a presença de anemia, infecções ou condições hematológicas que possam estar associadas à dor crônica. Por exemplo, a anemia pode causar fraqueza muscular e mialgias, enquanto a leucocitose pode indicar um processo inflamatório ou infeccioso ativo. Embora raramente forneça um diagnóstico direto, o hemograma pode revelar pistas importantes para o diagnóstico diferencial.[62]

A VHS e a PCR são marcadores inflamatórios de grande utilidade na avaliação de processos inflamatórios subjacentes. Elevações, nesses exames, sugerem a presença de inflamação sistêmica, auxiliando no diagnóstico de doenças como PMR, miopatias inflamatórias, AR, em que a dor generalizada é frequentemente acompanhada de inflamação muscular ou articular. Esses exames são particularmente úteis para diferenciar condições inflamatórias de doenças não inflamatórias, como a fibromialgia, em que esses marcadores, geralmente, se mantêm normais.[17,19,23,63]

O painel metabólico, que inclui a dosagem de glicose, ureia, creatinina e eletrólitos, também pode ser de grande valor. Alterações como hipocalemia (baixa de potássio) ou hipercalcemia (aumento de cálcio) podem provocar mialgias e fraqueza muscular, enquanto disfunções renais ou hepáticas podem associar-se a síndromes dolorosas. Além disso, a avaliação de distúrbios metabólicos, como diabetes, que podem causar neuropatia dolorosa, é fundamental para compreender a origem da dor difusa.[62-64]

As funções hepática e tireoidiana também devem ser avaliadas em pacientes com dor crônica generalizada. O hipotireoidismo, por exemplo, pode causar miopatia com dor muscular difusa e fraqueza, enquanto disfunções hepáticas podem causar manifestações sistêmicas, incluindo mialgias. A avaliação da função tireoidiana, por meio da dosagem do TSH e das enzimas hepáticas, auxilia no diagnóstico de doenças que, embora tratáveis, podem não ser imediatamente suspeitadas.[63,64]

Marcadores de lesão muscular, como a creatinafosfoquinase (CPK) e a aldolase, são fundamentais no diagnóstico de miopatias inflamatórias. A elevação desses marcadores indica lesão muscular e sugere doenças como polimiosite ou dermatomiosite. Nesses casos, o paciente apresenta dor muscular difusa, acompanhada de fraqueza, sendo essencial a avaliação bioquímica para confirmar a suspeita clínica.[19,23,45,48,62]

Em casos nos quais há suspeita de envolvimento neuromuscular, a eletromiografia (EMG) e os estudos de condução nervosa são recomendados. Esses exames ajudam a avaliar a integridade dos nervos periféricos e músculos, sendo úteis no diagnóstico de miopatias e neuropatias. Condições como a neuropatia periférica, que pode ocorrer em pacientes com diabetes ou doenças autoimunes, podem manifestar-se com dor difusa, e a EMG ajuda a localizar o ponto exato do comprometimento.[62]

A investigação de doenças autoimunes por meio de exames sorológicos, como o FR, o anticorpo anti-CCP e os ANA, anticorpos anti-Ro, anti-La e antifosfolípide, é essencial para excluir condições inflamatórias e autoimunes. Doenças como o LES e a AR, frequentemente, se manifestam com dor difusa e fadiga. A presença desses autoanticorpos pode direcionar o diagnóstico para uma dessas condições, justificando terapias imunossupressoras adequadas.[17,19,29,30]

Além das doenças autoimunes, infecções crônicas podem ser responsáveis pela dor generalizada. Sorologias para HIV, hepatites B e C, sífilis, dengue e chikungunya e Lyme são frequentemente solicitadas, pois essas infecções podem causar manifestações musculoesqueléticas e neuropáticas. Por exemplo, o vírus da hepatite C é conhecido por causar poliartralgia e mialgia crônica, condições frequentemente confundidas com doenças reumatológicas.[3,4,53]

A avaliação dos níveis de vitamina D é outro aspecto importante no manejo da dor crônica generalizada. A deficiência de vitamina D pode causar osteomalácia, uma condição que se manifesta com dor óssea e muscular difusa. A suplementação, quando necessária, pode melhorar significativamente os sintomas de dor em alguns pacientes.[65]

Em casos nos quais há suspeita de comprometimento muscular significativo ou doenças inflamatórias, a RM pode ser usada para visualizar o tecido muscular e articular. A RM é útil para detectar inflamação, edema muscular ou alterações estruturais que possam estar associadas a miopatias ou doenças reumatológicas, ajudando a confirmar ou descartar suspeitas clínicas.[32,45,63]

Quando a suspeita de miopatia inflamatória persiste, uma biópsia muscular pode ser indicada para confirmar a presença de inflamação ou necrose muscular. A biópsia permite a análise direta do tecido muscular, sendo o exame definitivo em muitos casos de miopatias

Distúrbios do sono frequentemente acompanham a dor crônica. A polissonografia, utilizada para avaliar a qualidade do sono, pode ser uma ferramenta valiosa, especialmente em pacientes com fibromialgia, nos quais as queixas de sono não reparador são comuns. Alterações nos padrões do sono podem exacerbar a percepção da dor, e a correção desses distúrbios pode melhorar o controle da dor.[45,50]

Finalmente, a avaliação do impacto psicológico da dor crônica não deve ser negligenciada. Exames psiquiátricos e escalas de avaliação psicológica ajudam a identificar a presença de transtornos como depressão e ansiedade que, frequentemente, existem com a dor crônica. Essas condições podem amplificar a sensação dolorosa e complicar o manejo clínico, sendo essenciais para um tratamento mais amplo e multidisciplinar.[7,13]

CONCLUSÃO

A dor crônica generalizada pode se manifestar de diversas formas e padrões e tem etiologias complexas e, por vezes, multifatoriais, o que representa desafio importante na prática médica. É imperativo que o profissional médico tenha um olhar amplo a fim de contemplar todos os diagnósticos diferenciais que possam estar relacionados com o quadro clínico observado; afinal, alguns sintomas e sinais podem estar presentes em condições variadas.

Essa investigação deve ser feita de forma racional e assertiva, sendo solicitados apenas os exames necessários e visando sempre o acolhimento e o entendimento do perfil do paciente, o qual, em razão do quadro de dor crônica, pode se apresentar de forma poliqueixosa e com outras condições associadas, incluindo distúrbios psiquiátricos, os quais podem dificultar a adesão e a colaboração no tratamento.

Referências bibliográficas

1. Raja SN, Carr DB, Cohen M, et al. The revised international association for the study of pain definition of pain: concepts, challenges, and compromises. Pain. 2020;161(9):1976-82.
2. Machairiotis N, Vasilakaki S, Thomakos N. Inflammatory mediators and pain in endometriosis: a systematic review. Biomedicines. 2021;9(1):54. doi: 10.3390/biomedicines9010054.
3. Wolfe F, Butler S, Fitzcharles M, Häuser W, Katz R, Mease P, et al. Critérios revisados para dor crônica generalizada: desenvolvimento e integração com critérios de fibromialgia. Scand J Pain. 2020;20(1):77-86. doi: 10.1515/sjpain-2019-0054.
4. Woolf CJ. Central sensitization: implications for the diagnosis and treatment of pain. Pain. 2011;152(3). doi: 10.1016/j.pain.2010.09.030.
5. Sarzi-Puttini P, Atzeni F, Masala IF, Salaffi F, Chapman J, Choy E. Are the ACR 2010 diagnostic criteria for fibromyalgia better than the 1990 criteria? Autoimmun Rev. 2018;17(1):33-5. doi: 10.1016/j.autrev.2017.11.007.
6. Wolfe F, Smythe HA, Yunus MB, Bennett RM, Bombardier C, Goldenberg DL, et al. Critérios de 1990 do American college of rheumatology para a classificação da fibromialgia. Arthritis Rheum. 1990;33(2):160-72. doi: 10.1002/art.1780330203.
7. Wolfe F, Clauw DJ, Fitzcharles MA, Goldenberg DL, Katz RS, Mease P, et al. The American college of rheumatology preliminary diagnostic criteria for fibromyalgia and measurement of symptom severity. Arthritis Care Res (Hoboken). 2010;62(5):600-10. doi: 10.1002/acr.20140.
8. Treede RD, Rief W, Barke A, Aziz Q, Bennett MI, Benoliel R, et al. A classification of chronic pain for ICD-11. Pain. 2015;156(6):1003-7.
9. Goldberg DS, McGee SJ. Pain as a global public health priority. BMC Public Health. 2011;11(1):770. doi: 10.1186/1471-2458-11-770.
10. Aguiar DP, Souza JB, Ashmawi HA, Alves Neto O. Prevalence of chronic pain in Brazil: systematic review. BrJP. 2021;4(3):257-67. doi: 10.5935/2595-0118.20210041.
11. Porto CC. Semiologia médica. 8. ed. Rio de Janeiro: Guanabara Koogan; 2019.
12. Scott JG, Scott RG, Miller WL, et al. Healing relationships and the existential philosophy of Martin Buber. Philos Ethics Humanit Med. 2009;4:11.
13. Belcher AM, Ferré S, Martinez PE, et al. Role of placebo effects in pain and neuropsychia-

tric disorders. Prog Neuropsychopharmacol Biol Psychiatry. 2018;87:298.

14. Clauw DJ. Fibromyalgia: a clinical review. JAMA. 2014;311(15):1547-55.
15. Aletaha D, Neogi T, Silman AJ, Funovits J, Felson DT, Bingham CO, et al. Critérios de classificação de artrite reumatoide: uma iniciativa colaborativa do Colégio Americano de reumatologia/liga europeia contra o reumatismo. Arthritis Rheum. 2010;62(9):2569-81. doi: 10.1002/art.27584.
16. Mjaavatten MD, Bykerk VP. Artrite reumatoide precoce: o desempenho dos critérios ACR/EULAR de 2010 para o diagnóstico de AR. Best Pract Res Clin Rheumatol. 2013;27(4):451-66. doi: 10.1016/j.berh.2013.09.001.
17. Lin YJ, Anzaghe M, Schülke S. Update on the pathomechanism, diagnosis, and treatment options for rheumatoid arthritis. Cells. 2020;9(4):880. doi: 10.3390/cells9040880.
18. Smolen JS, Aletaha D, McInnes IB. Rheumatoid arthritis. Lancet. 2016;388:2023-38. doi: 10.1016/S0140-6736(16)30173-8.
19. Crowson CS, Matteson EL, Myasoedova E, Michet CJ, Ernste FC, Warrington KJ, et al. The lifetime risk of adult-onset rheumatoid arthritis and other inflammatory autoimmune rheumatic diseases. Arthritis Rheum. 2011;63(3):633-9. doi: 10.1002/art.30155.
20. Silman AJ, Hochberg MC. Epidemiologia descritiva da artrite reumatoide. In: Hetherington P, Ingram J, Forgione L, editors. Artrite reumatoide. Mosby; Maryland Heights, MO, EUA: Elsevier; Filadélfia, PA, EUA; 2009:15-22.
21. Van den Broek M, Dirven L, Kroon HM, et al. Inchaço e sensibilidade local precoce estão associados a danos em grandes articulações após 8 anos de tratamento para atingir pacientes com artrite reumatoide de início recente. J Rheumatol. 2013;40(5):624-9.
22. Gibofsky A. Epidemiology, pathophysiology, and diagnosis of rheumatoid arthritis: a synopsis. Am J Manag Care. 2014;20(7).
23. Steiner G, Van Hoovels L, Csige D, Gatto M, Iagnocco A, Szekanecz Z. Os critérios ACR/EULAR devem ser revisados, alterando as pontuações de RF e ACPA? Autoimmun Rev. 2024;23(1):103421. doi: 10.1016/j.autrev.2023.103421.
24. Nishimura K, Sugiyama D, Kogata Y, Tsuji G, Nakazawa T, Kawano S, et al. Meta-analysis: diagnostic accuracy of anti-cyclic citrullinated peptide antibody and rheumatoid factor for rheumatoid arthritis. Ann Intern Med. 2007;146(11):797-808. doi: 10.7326/0003-4819-146-11-200706050-00008.
25. Lazar S, Kahlenberg JM. Systemic lupus erythematosus: new diagnostic and therapeutic approaches. Annu Rev Med. 2023;74:339-52. doi: 10.1146/annurev-med-043021-032611.
26. Gheita TA, Noor RA, Abualfadl E, Abousehly OS, El-Gazzar II, El Shereef RR, et al. Adult systemic lupus erythematosus in Egypt: the national spectrum of 3661 patients and world-wide viewpoint. Lupus. 2021;30:1526-35. doi: 10.1177/09612033211014253.
27. Aringer M, Johnson SR. Classifying and diagnosing systemic lupus erythematosus in the 21st century. Rheumatology (Oxford). 2020;59(5). doi: 10.1093/rheumatology/keaa379.
28. Aringer M, Costenbader K, Daikh D, et al. 2019 EULAR/ACR classification criteria for systemic lupus erythematosus. Ann Rheum Dis. 2019;78:1151-9.
29. Dörner T, Furie R. New paradigms in systemic lupus erythematosus. Lancet. 2019;393:2344-58. doi: 10.1016/S0140-6736(19)30546-X.
30. Rees F, Doherty M, Lanyon P, et al. Early clinical features in systemic lupus erythematosus: can they be used to achieve earlier diagnosis? A risk prediction model. Arthritis Care Res. 2017;69:833-41.
31. Sieper J, Poddubnyy D. Espondiloartrite axial. Lancet. 2017;390(10089):73-84. doi: 10.1016/s0140-6736(16)31591-4.
32. Sieper J, Rudwaleit M, Baraliakos X, Brandt J, Braun J, Burgos-Vargas R, et al. The assessment of spondyloarthritis international society (ASAS) handbook: a guide to assess spondyloarthritis. Ann Rheum Dis. 2009;68(2). doi: 10.1136/ard.2008.104018.
33. Bianchi WA, Elias FR, Carneiro S, Bortoluzzo AB, Gonçalves CR, da Silva JAB, et al. Assessment of fatigue in a large series of 1492 Brazilian patients with spondyloarthritis. Mod Rheumatol. 2014;24(6):980-4. doi: 10.3109/14397595.2014.906049.
34. Exarchou S, Lindström U, Askling J, et al. A prevalência de espondilite anquilosante clinicamente diagnosticada e suas manifestações clínicas: um estudo de registro nacional. Arthritis Res Ther. 2015;17:118.
35. Wang R, Ward MM. Epidemiology of axial spondyloarthritis: an update. Curr Opin Rheumatol. 2018;30(2):137-43. doi: 10.1097/BOR.0000000000000475.
36. Walsh JA, Magrey M. Clinical manifestations and diagnosis of axial spondyloarthritis. J Clin Rheumatol. 2021;27(8). doi: 10.1097/RHU.0000000000001575.
37. van Gaalen FA, Rudwaleit M. Challenges in the diagnosis of axial spondyloarthritis. Best

Pract Res Clin Rheumatol. 2023;37(3):101871. doi: 10.1016/j.berh.2023.101871.
38. Fattorini F, Gentileschi S, Cigolini C, Terenzi R, Pata AP, Esti L, et al. Axial spondyloarthritis: one year in review 2023. Clin Exp Rheumatol. 2023;41(11):2142-50. doi: 10.55563/clinexprheumatol/9fhz98.
39. Ele J, Ding Y, Feng M, Guo J, Sun X, Zhao J, et al. Características da síndrome de Sjögren na artrite reumatoide. Reumatologia. 2013;52(6):1084-9. doi: 10.1093/rheumatology/kes374.
40. Mohammed K, Pope J, Le Riche N, Brintnell W, Cairns E, Coles R, et al. Associação de poliartrite inflamatória grave na síndrome de Sjögren primária: análise clínica, sorológica e HLA. J Rheumatol. 2009;36(9):1937-42. doi: 10.3899/jrheum.080234.
41. Ramos-Casals M, Brito-Zerón P, Siso-Almirall A, Bosch X. Síndrome de Sjögren primária. BMJ. 2012;344(14 1). doi: 10.1136/bmj.e3821.
42. Negrini S, Emmi G, Greco M, Borro M, Sardanelli F, Murdaca G, et al. Sjögren's syndrome: a systemic autoimmune disease. Clin Exp Med. 2021. doi: 10.1007/s10238-021-00728-6.
43. Manfrè V, Cafaro G, Riccucci I, Zabotti A, Perricone C, Bootsma H, et al. One year in review 2020: comorbidities, diagnosis and treatment of primary Sjögren's syndrome. Clin Exp Rheumatol. 2020;38(126):10-22.
44. Raheel S, Shbeeb I, Crowson CS, Matteson EL. Epidemiology of polymyalgia rheumatica 2000-2014 and examination of incidence and survival trends over 45 years: a population-based study. Arthritis Care Res (Hoboken). 2017;69(8):1282-5. doi: 10.1002/acr.23132.
45. Lundberg IE, Sharma A, Turesson C, Mohammad AJ. An update on polymyalgia rheumatica. J Intern Med. 2022;292(5):717-732. doi: 10.1111/joim.13525.
46. Kermani TA, Warrington KJ. Polymyalgia rheumatica. Lancet. 2013;381(9860):63-72. doi: 10.1016/S0140-6736(12)60680-1.
47. Salvarani C, Cantini F, Hunder GG. Polymyalgia rheumatica and giant-cell arteritis. Lancet. 2008;372(9634):234-45. doi: 10.1016/S0140-6736(08)61077-6.
48. Figus FA, Skoczyńska M, McConnell R, Massazza G, Iagnocco A. Imaging in polymyalgia rheumatica: which technique to use? Clin Exp Rheumatol. 2021;39(4):883-8. doi: 10.55563/clinexprheumatol/5qmpcb.
49. Mackie SL, Koduri G, Hill CL, Wakefield RJ, Hutchings A, Loy C, et al. Accuracy of musculoskeletal imaging for the diagnosis of polymyalgia rheumatica: systematic review. RMD Open. 2015;1(1). doi: 10.1136/rmdopen-2015-000100.
50. Ernste FC, Reed AM. Idiopathic inflammatory myopathies: current trends in pathogenesis, clinical features, and up-to-date treatment recommendations. Mayo Clin Proc. 2013;88(1):83-105. doi: 10.1016/j.mayocp.2012.10.017.
51. Vinci P, Panizon E, Tosoni LM, Cerrato C, Pellicori F, Mearelli F, Biasinutto C, et al. Statin-associated myopathy: emphasis on mechanisms and targeted therapy. Int J Mol Sci. 2021;22(21):11687. doi: 10.3390/ijms222111687.
52. Mahajan VK. Lyme disease: an overview. Indian Dermatol Online J. 2023;14(5):594-604. doi: 10.4103/idoj.idoj_418_22.
53. Bobe JR, Jutras BL, Horn EJ, Embers ME, Bailey A, Moritz RL, et al. Recent progress in lyme disease and remaining challenges. Front Med (Lausanne). 2021;8:666554. doi: 10.3389/fmed.2021.666554.
54. Coburn J, Garcia B, Hu LT, Jewett MW, Kraiczy P, Norris SJ, et al. Lyme disease pathogenesis. curr issues mol biol. 2021;42:473-518. doi: 10.21775/cimb.042.473.
55. Cohen M, Quintner J, Buchanan D. Is chronic pain a disease? Pain Med. 2013;14(9):1284-8.
56. Kim D, Chae Y, Park HJ, Lee IS. Effects of chronic pain treatment on altered functional and metabolic activities in the brain: a systematic review and meta-analysis of functional neuroimaging studies. Front Neurosci. 2021;15:685838.
57. Seifert F, Maihöfner C. Functional and structural imaging of pain-induced neuroplasticity. Curr Opin Anaesthesiol. 2011;24(5):515-23.
58. Aroke EN, Powell-Roach KL. A metabolômica das condições de dor crônica: uma revisão sistemática. Biol Res Nurs. 2020;22(4):458-71.
59. Tamburin S, Magrinelli F, Zanette G. Diagnostic and therapeutic pitfalls in considering chronic pain as a disease. Pain Med. 2014;15(4):623-5.
60. Pergolizzi JV Jr, Raffa RB, Taylor R Jr. Treating acute pain in light of the chronification of pain. Pain Manag Nurs. 2014;15(1):380-90.
61. Popoviciu MS, Paduraru L, Nutas RM, Ujoc AM, Yahya G, Metwally K, et al. Diabetes mellitus secundário a doenças endócrinas: uma atualização das particularidades de diagnóstico e tratamento. Int J Mol Sci. 2023;24(16):12676.
62. Perrot S, Choy E, Petersel D, Ginovker A, Kramer E. Survey of physician experiences and perceptions about the diagnosis and treatment of fibromyalgia. BMC Health Serv Res. 2012;12:356.
63. MacFarlane GJ, Kronisch C, Atzeni F, et al. EULAR recommendations for management of fibromyalgia. Ann Rheum Dis. 2017;76:318-28.

64. Fitzcharles MA, Ste-Marie PA, Goldenberg DL, et al. Canadian pain society and canadian rheumatology association recommendations for rational care of patients with fibromyalgia. Pain Res Manag. 2013;18(3):119-26.

65. Lombardo M, Feraco A, Ottaviani M, Rizzo G, Camajani E, Caprio M, et al. The efficacy of vitamin D supplementation in the treatment of fibromyalgia syndrome and chronic musculoskeletal pain. Nutrients. 2022;14(15):3010. doi: 10.3390/nu14153010.

Dor Neuropática

49

Pedro Hilton de Andrade Filho
Bruna Nunes Fernando
Bruno Campostrini Sily
Bianca Guimarães Holtz

INTRODUÇÃO

Definição e Epidemiologia

A dor neuropática (DN) é classificada pela Associação Internacional para o Estudo da Dor (IASP, do inglês International Association for the Study of Pain) como um tipo de dor crônica ocasionada por lesão ou patologia do sistema nervoso somatossensorial.[1] Datada de 2011, a definição atual substitui a prévia, de 1994, que postulava a DN como uma "dor iniciada ou causada por uma lesão primária, disfunção ou perturbação transitória do SNP ou central".[2] Nessa nova definição, elimina-se a disfunção como critério fundamental, evidenciando-se a necessidade de acometimento do sistema somatossensorial.[3] Em revisão narrativa de 2019, a IASP estabeleceu a nova definição de DN a ser inserida na 11ª atualização da Classificação Internacional de Doenças da Organização Mundial da Saúde (CID-11/OMS).[4] Nesse contexto, a definição atual tornou-se mundialmente aceita para a DN. Em suma, a atualização conceitual demonstra que a DN pode ser entendida como o produto de uma ativação atípica da via nociceptiva (fibras de pequeno calibre e trato espinotalâmico).[5]

Epidemiologicamente, entre as síndromes dolorosas crônicas, a DN representa uma parte substancial das queixas de dor. Em 2015, uma revisão sistemática com metanálise estimou a prevalência mundial da DN em 6,9% a 10%.[6] Ademais, a DN apresenta distribuição irregular, sendo mais frequente em mulheres (8% contra 5,7% em homens) e com maior incidência em pacientes de idade superior a 50 anos (8,9% contra 5,6% em pacientes com idade < 49 anos).[7,8]

Especificamente no Brasil, em 2019 conduziu-se um estudo com 2.118 pacientes que estimou a prevalência da DN em 14,5% (IC 95%: 13% a 16%), sendo a maioria dos diagnosticados do sexo feminino (n = 247, 80,5%), pardos (n = 136, 44,3%), com idade média de 52,5 anos (desvio padrão = 13,9), dados consistentes com a distribuição global supracitada.[9] A reduzida quantidade de pesquisas epidemiológicas brasileiras envolvendo a DN revela a necessidade do estudo sobre o tema no País.

Etiologia

Na CID-11, a DN aparece classificada em central e periférica, conforme a localização da lesão ou doença no sistema nervoso somatossensorial. Essa classificação define as causas e condições mais comuns da neuropatia dolorosa crônica, como mostrado na Figura 1.[3]

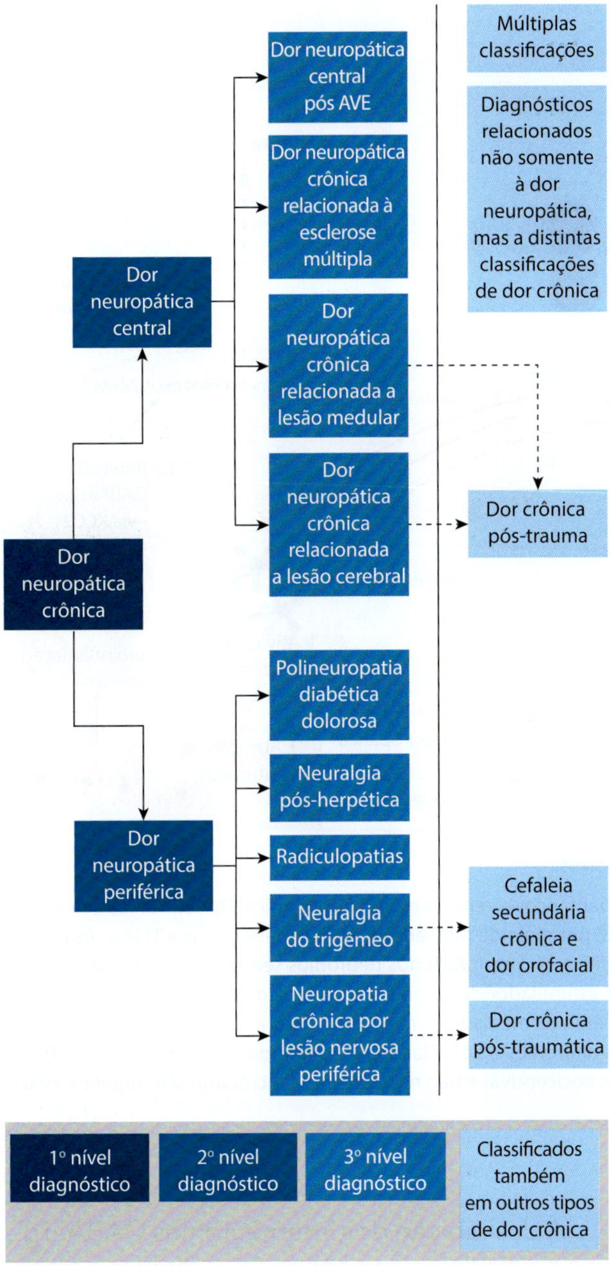

Figura 1 – Fluxograma da Etiologia e Classificação da dor neuropática .

Fonte: Adaptada de Scholz J FNANAQBRBM, 2019.

Em linhas gerais, a DN pode surgir a partir de lesão traumática nervosa, de uma doença adjacente (p. ex., neuropatia diabética) ou por causa infecciosa (neuropatia pós-herpética).[10]

FISIOPATOLOGIA

A DN é causada por lesões no sistema nervoso, resultando em perda sensorial e dor. A ativação de microglia e de astrócitos contribui para a morte de neurônios secretores de ácido gama-aminobutírico (GABA), reduzindo a inibição e aumentando a sensibilização. A dor pode ser classificada por etiologia, mas os mecanismos e fenótipos de dor variam. A neuralgia pós-herpética (NPH) persiste em 5% a 20% dos pacientes após herpes-zóster, especialmente em idosos.[11,12]

Os mediadores derivados da glia, vias sinápticas e mecanismos moleculares envolvidos na DN incluem:

- A ativação de microglia e astrócitos resulta na liberação de mediadores neuroinflamatórios que promovem a sensibilização neuronal (Figura 2).[11,13]
- Fatores como o de necrose tumoral alfa (TNF-α), interleucinas (IL-10, IL-1β, IL-4, IL-17) e fractalquina (CX3CL1 – ligante 1 da quimiocina) que são liberados e expressados por microglia e astrócitos.[11,13-15]
- Liberação de mediadores inflamatórios promovem morte de neurônios GABAérgicos, resultando em aumento da excitabilidade neuronal e liberação de fatores neurotróficos cerebrais.
- Os receptores N-metil D-aspartato (NMDA), de ryanodina (RyR), receptor de potencial transitório vaniloide 1 (TRPV1) e o receptor de potencial transitório da melastatina 8 (TRPM8) contribuem para a sensibilização central e periférica.
- Canais de sódio e canais de potássio Kcn2 afetam a excitabilidade neuronal.

A secreção de fator neurotrófico derivado do cérebro (BDNF) está relacionada à DN, pois é liberada pela microglia ativada e por neurônios sensoriais, promovendo a sensibilização central e a modulação da dor.[16,17] O BDNF altera os gradientes de cloreto mediado por cotransportador de cloreto de potássio 2 (KCC2) nos neurônios espinhais, resultando em desinibição e aumento da excitabilidade neuronal.[14,18] Essa dinâmica contribui para a manutenção e amplificação da DN, tornando o BDNF um alvo potencial para intervenções terapêuticas.[16,17]

A atividade patológica nas aferências periféricas está diretamente relacionada à ativação microglial, pois lesões nos nervos periféricos resultam na liberação de mediadores inflamatórios, como o fator estimulador de colônias 1 (CSF1) (Figura 3).[19] Esse mediador ativa a microglia na medula espinhal, resultando em uma resposta inflamatória que amplifica a dor.

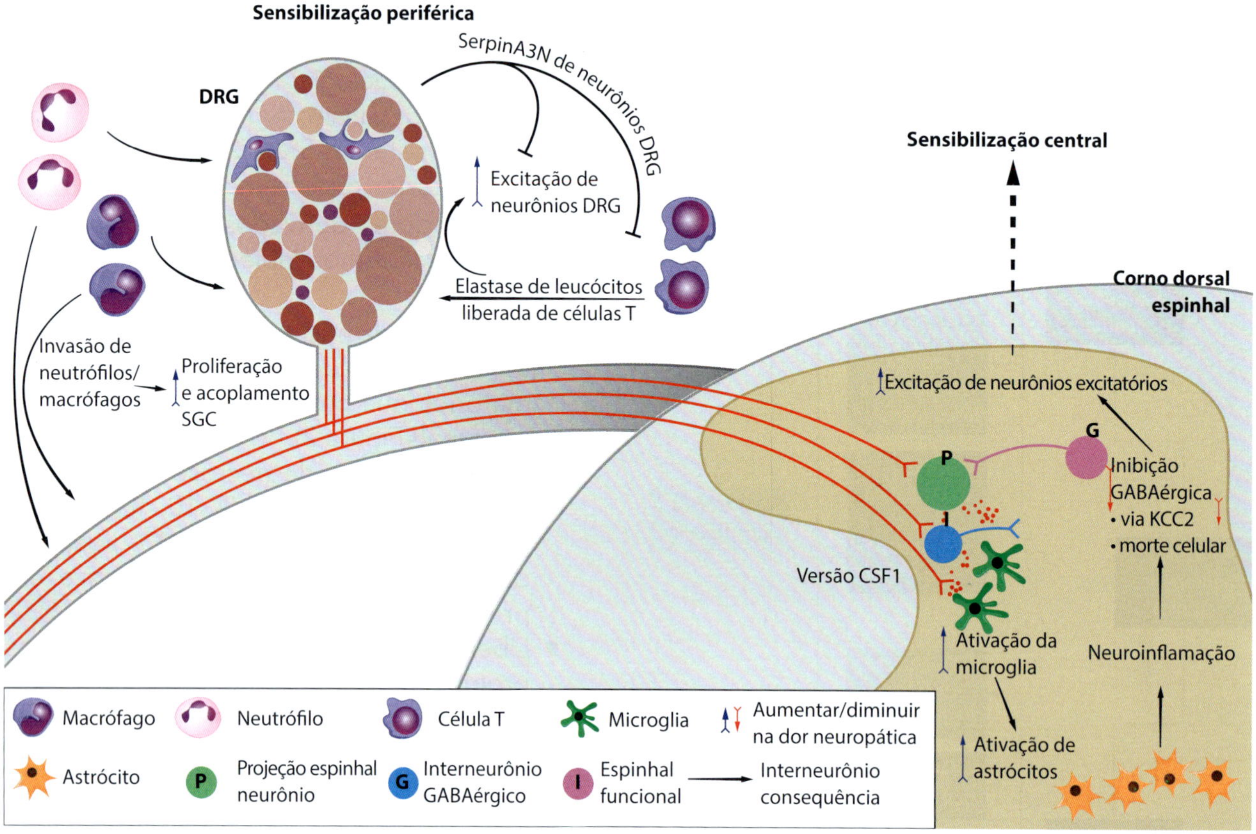

Figura 2 – Ativação da microglia e liberação de mediadores inflamatórios.

Resultados temporais e a relevância dos processos neuroinflamatórios periféricos e centrais na dor neuropática. Os neutrófilos e macrófagos sensibilizam os neurônios sensoriais no gânglio da raiz dorsal (DRG) por meio de mediadores como interleucinas e TFN-α. As células T liberam elastase de leucócitos que é neutralizada pela regulação positiva de SerpinA3N nos neurônios sensoriais durante os estágios iniciais da dor neuropática. Os aferentes sensibilizados liberam o fator estimulador de colônia 1 (CSF1) na medula espinhal, ativando a microglia, que, então, ativa e prolifera os astrócitos. A liberação subsequente de mediadores neuroinflamatórios causa a morte celular dos neurônios GABAérgicos e uma mudança na condutância de cloreto dos neurônios-alvo na lâmina I, resultando na diminuição da inibição e na sensibilização dos neurônios espinhais que processam informações nociceptivas e não nociceptivas. O acrônimo SGC significa "célula ganglionar satélite".

Fonte: Adaptada de Finnerup NB KRJT, 2021.

A ativação microglial, por sua vez, contribui para a sensibilização central, perpetuando a DN.[11,13,14]

Os tipos de macrófagos envolvidos na DN são os M1 que promovem a sensibilização e a inflamação, liberando mediadores pró-inflamatórios que intensificam a dor e contribuem para a alodinia neuropática, os macrófagos M2 inibem a sensibilização e promovem a cicatrização, ajudando na reparação tecidual e na resolução da inflamação.[20,21] A expressão do receptor de angiotensina 2 em macrófagos invadindo o local da lesão nervosa também está ligada à atenuação da alodinia neuropática.[22] A interação entre esses dois tipos de macrófagos é importante para a modulação da DN, com um equilíbrio entre suas funções determinando a gravidade da dor.

A desinibição dos interneurônios GABAérgicos na medula espinhal pode aumentar a transmissão nociceptiva, pois a redução da atividade inibitória resulta em maior excitabilidade dos neurônios nociceptivos ocasionando a amplificação da sinalização da dor e contribuindo para a hipersensibilidade e a alodinia.[23,24] Portanto, a disfunção dos interneurônios GABAérgicos é influenciada pela expressão gênica presente nos mecanismos da DN e, associada à redução da atividade destes, tem influência no desenvolvimento e na gravidade da alodinia.

O TRPV1 é ativado por estímulos nocivos, como calor e substâncias químicas, resultando em despolarização das fibras nervosas nociceptivas. Na DN, a expressão e a sensibilidade do TRPV1 podem estar aumentadas, resultando em

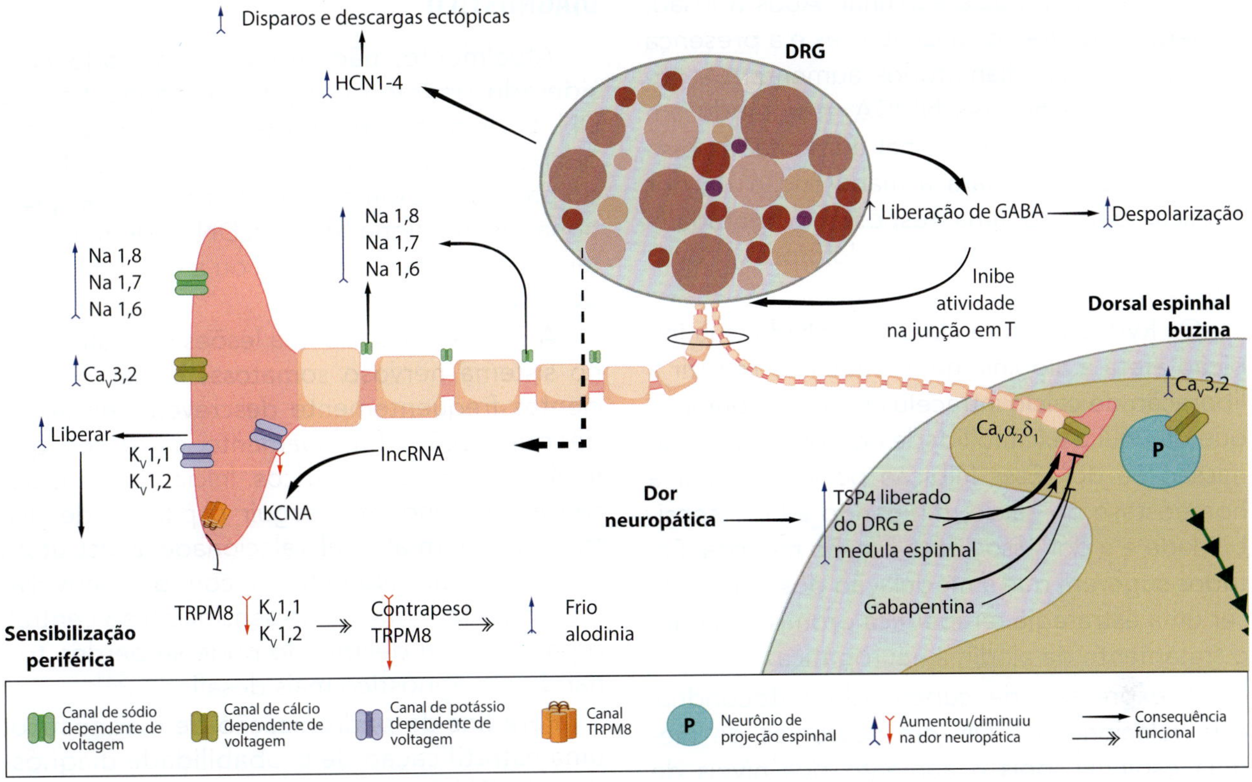

Figura 3 – Desregulação iônica e mecanismos moleculares envolvidos na dor neuropática.

A desregulação dos canais iônicos nas vias sensoriais e espinhais está associada à dor neuropática. A super-regulação, o aumento da densidade e a função dos canais de íons pró-excitatórios, como os canais de sódio dependentes de voltagem (Navs), os canais de cálcio dependentes de voltagem (Cavs) e os canais dependentes de nucleotídeos cíclicos ativados por hiperpolarização (HCNs), aumentam a liberação de neurotransmissores, a excitabilidade e o disparo ectópico em neurônios sensoriais periféricos. Isso é exacerbado pela desregulação dos canais de potássio, como a supressão do KCNA pelo RNA não codificante longo (lncRNA) e a menor repressão do potencial melastatina 8 do receptor transiente do transdutor frio (TRPM8) pelos canais de potássio dependentes de voltagem (Kvs). O Tsp1-4, atuando nas subunidades α2δ1 do Cav, promove a sinaptogênese em resposta à atividade. DRG refere-se ao gânglio da raiz dorsal.

Fonte: Adaptada de Finnerup NB KRJT, 2021.

hipersensibilidade e dor persistente, como a alodinia. Além disso, a ativação do TRPV1 contribui para a liberação de neurotransmissores e neuropeptídeos, exacerbando a resposta inflamatória e a percepção da dor.[25,26]

Pacientes com DN apresentam, com maior frequência, sensação de frio associada à alodínia do que de calor, porém ambos os tipos de sensação podem estar presentes. Alodinia fria está comumente associada à dor central, à neuropatia de fibras finas e à fase aguda da quimioterapia com oxaliplatina.[27] Dores neuropáticas periféricas causam sensibilização de diferentes fibras aferentes primárias e, a depender da etiologia, podem causar alodinia fria. Bloqueio compressivo diferencial de fibras-A alivia a alodinia fria causada pela oxaliplatina, evidenciando possível envolvimento dessas fibras em sua fisiopatologia. Sensibilização periférica ao frio com geração espontânea de potenciais de ação em nociceptores aferentes primários C foi observada na microneurografia de pacientes com neuropatia de fibras finas, e a expressão anormal de TRPM8 ou desinibição de fibras Aδ podem explicar essa sensibilização.[25,27,28]

A ativação dos receptores NMDA está relacionada à DN por causa da sensibilização central dos neurônios espinhais. A liberação de D-serina por astrócitos aumenta a atividade dos receptores NMDA, resultando em uma maior excitabilidade neuronal e contribuindo para a amplificação da dor. Essa ativação ocasiona alterações na plasticidade sináptica que perpetuam a sensação de dor mesmo na ausência de estímulos nocivos.[29] Os receptores NMDA também estão relacionados à dor persistente após lesão nervosa periférica, pois eles são fundamentais para a sensibilização central que ocorre na medula espinhal. Após a lesão, a liberação de neurotransmissores e a presença de mediadores inflamatórios aumentam a atividade dos receptores NMDA, resultando em uma excitabilidade neuronal aumentada. Essa ativação contribui para a manutenção da dor crônica, gerando uma resposta exagerada a estímulos normalmente não dolorosos, como a alodinia.[11,13,29]

Os RyRs são outra classe envolvida, sua inibição afeta a alodinia neuropática ao reduzir a liberação de cálcio intracelular em neurônios, o que diminui a excitabilidade neuronal e a transmissão da dor. Essa inibição pode restaurar a homeostase do cálcio, mitigando a hipersensibilidade e a dor associadas à lesão nervosa. Estudos sugerem que a modulação dos RyR pode ser uma estratégia terapêutica promissora para o tratamento da alodinia neuropática.[30]

A expressão de superóxido mitocondrial está relacionada à DN em neurônios da medula espinhal, pois o aumento dos níveis de superóxido contribui para a sensibilização dos neurônios excitatórios. Esse superóxido eleva a frequência das correntes sinápticas excitatórias, intensificando a transmissão da dor. Além disso, a superóxido dismutase-2, que reduz os níveis de superóxido, demonstrou proteger contra a alodinia neuropática induzida por lesão nervosa.[31]

Os canais de potássio Kcna2 desempenham papel relevante na hipersensibilidade neuropática. Sua expressão reduzida após lesão nervosa resulta em uma diminuição da corrente de repolarização, aumentando a excitabilidade neuronal. Essa desregulação contribui para a amplificação da dor, facilitando a transmissão de sinais nocivos.[28] Os canais de sódio também estão envolvidos na gênese da DN, pois são responsáveis pela despolarização e excitabilidade dos neurônios nociceptivos. A superexpressão de canais de sódio, como Nav1.6, Nav1.7 e Nav1.8, em condições neuropáticas, resulta em uma redução dos limiares de ativação e aumento da atividade ectópica, contribuindo para a hipersensibilidade à dor (Figura 2).[32,33] Além disso, mutações nesses canais têm sido associadas a várias condições de DN, tornando-os alvos para intervenções terapêuticas.[34]

DIAGNÓSTICO

Atualmente, não existe um método considerado padrão-ouro para o diagnóstico de DN. O diagnóstico é baseado, sobretudo, nas queixas clínicas e no exame físico detalhado do paciente. Exames complementares e questionários direcionados para DN podem, no entanto, aumentar a acurácia ou a especificidade do diagnóstico.

A DN está associada a lesões ou disfunções no sistema nervoso somatossensorial. Os pacientes frequentemente descrevem sensações de queimação, formigamento ou dores que lembram choques elétricos. Inicialmente, essas sensações tendem a seguir o padrão de distribuição dermatomal relacionado à estrutura neural lesada.[35] No entanto, com o desenvolvimento de fenômenos de sensibilização central, o padrão bem-delimitado pode se perder, tornando o diagnóstico mais desafiador.[5,11]

Para fins de padronização de diagnóstico, uma estratificação de probabilidade diagnóstica de DN foi proposta por Finnerup *et al.* (Figura 4).[5,11]

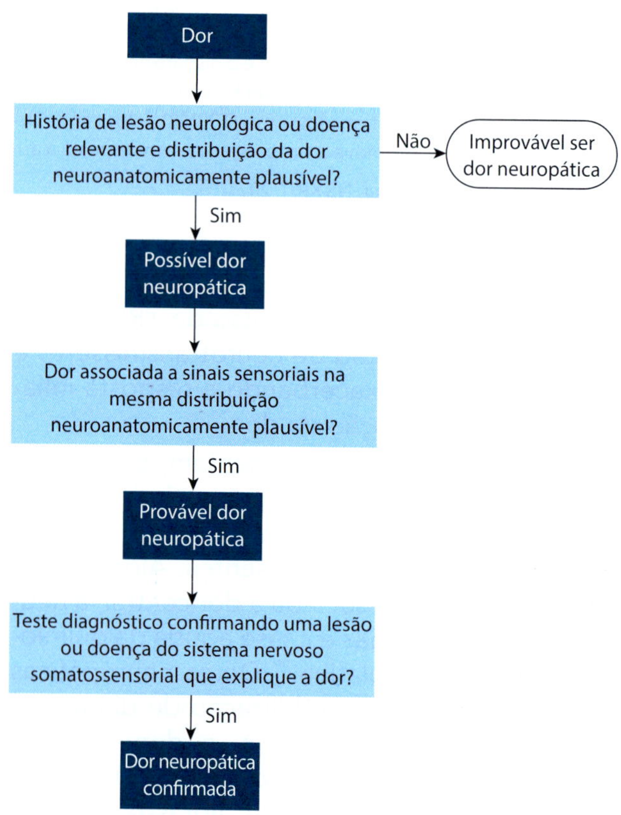

Figura 4 – Fluxograma da probabilidade diagnóstica de dor neuropática.

Fonte: Adaptada de Finnerup *et al.*, 2016.

O uso de questionários de triagem também pode ser determinante para o diagnóstico de DN. Entre os diversos questionários aplicáveis, apenas quatro são validados para a língua portuguesa: *Leeds Assessment of Neuropathic Symptoms and Signs* (LANSS); *Douleur Neuropathique 4 Questions* (DN4); *Neuropathic Pain Symptom Inventory* (NPSI); e *Pain Quality Assessment Scale* (PQAS). Esses questionários ajudam a diferenciar a DN de outras formas de dor, como a dor nociceptiva, sendo especialmente úteis para não especialistas.[36,37] No entanto, o uso desses questionários não substitui a avaliação clínica completa.

Testes diagnósticos adicionais podem ser necessários para confirmar a presença de uma lesão ou doença no sistema somatossensorial. O Grupo de Interesse Especial em Dor Neuropática da IASP (NeuPSIG) recomenda a realização de Testes de Sensibilidade Quantitativa (QST), como avaliações de perda de sensibilidade térmica, sensibilidade tátil ou o teste de *pinprick*, particularmente em casos de neuropatias de fibras pequenas. A biópsia de pele para medir a densidade de fibras nervosas intraepidérmicas pode ser útil em pacientes com disfunção de fibras pequenas.[37]

Exames neurofisiológicos, como potenciais evocados por *laser*, são métodos confiáveis para avaliar a função nociceptiva e podem ser combinados com respostas autonômicas e psicofísicas para aumentar a precisão diagnóstica. Além disso, estudos de condução nervosa (NC) e potenciais evocados somatossensoriais podem ser utilizados para explorar sistemas não nociceptivos que podem estar simultaneamente afetados. Para dores neuropáticas proveniente de grandes nervos periféricos ou quaisquer lesões distais ao gânglio da raiz dorsal (DRG). os estudos de velocidade de condução e potenciais evocados somatossensoriais fornecerão grande embasamento para o diagnóstico. Dores neuropáticas provenientes de fibras finas ou não mielinizadas, por sua vez, demandarão testes específicos.[38]

Em resumo, o diagnóstico da DN deve se basear em uma combinação de história clínica, exame físico, questionários de triagem e testes diagnósticos específicos, conforme recomendado por várias sociedades, incluindo a NeuPSIG e a American Society of Pain and Neuroscience.[37,39]

Por fim, é importante destacar que o diagnóstico de características neuropáticas de uma dor não exclui a possibilidade de outros mecanismos de nocicepção envolvidos. A dor de um paciente com pé diabético infectado é um bom exemplo de somação de mecanismos de nocicepção, tendo em vista que, além da neuropatia diabética, esses pacientes apresentam também dor nociceptiva proveniente da lesão tecidual de músculo e tendões infectados e/ou isquêmicos.

TRATAMENTO CLÍNICO

O tratamento clínico da DN inclui o uso de medicamentos como antidepressivos tricíclicos (ADTs), gabapentina, pregabalina e inibidores da recaptação de serotonina e noradrenalina (IRSNs) que são recomendados como 1ª linha. Outras opções com recomendações mais fracas incluem adesivos de capsaicina, adesivos de lidocaína e injeções subcutâneas de toxina botulínica tipo A. Embora haja evidências para o uso de tramadol e opioides, eles não são geralmente recomendados para dor crônica não relacionada ao câncer.[11,40]

Os IRSNs aumentam a disponibilidade desses neurotransmissores nas sinapses, o que pode melhorar a modulação da dor. Esses neurotransmissores atuam em vias descendentes que inibem a transmissão nociceptiva na medula espinhal, resultando em alívio da dor. IRSNs, como a duloxetina 30 mg e a desvenlafaxina 50 mg, são frequentemente recomendados como opções de 1ª linha para o manejo da DN.[41,42]

A capsaicina, o ingrediente ativo das pimentas, atua ao se ligar ao receptor TRPV1, causando a dessensibilização das fibras nervosas nociceptivas e a redução da dor.[43,44] A capsaicina em forma de adesivo de alta concentração (8%) é aplicada na pele por 30 a 60 minutos, com repetições a cada 3 meses. Essa aplicação provoca uma diminuição na densidade das fibras nervosas intraepidérmicas, resultando em alívio da DN.

Os gabapentinoides, como gabapentina e pregabalina, atuam no tratamento da DN ao inibir canais de cálcio voltagem-dependentes, reduzindo a liberação de neurotransmissores excitatórios e, assim, diminuindo a excitabilidade neuronal. As doses iniciais geralmente variam de 300 a 900 mg/dia para gabapentina e de 150 a 600 mg/dia para pregabalina, podendo ser ajustadas conforme a resposta do paciente e a tolerância.[41,45] Esses medicamentos também são frequentemente utilizados como terapia de 1ª linha para DN em razão de sua eficácia e de seu perfil de segurança.

Os ADTs são eficazes no tratamento da DN, pois inibem a recaptação de serotonina e noradrenalina, modulando a transmissão da dor e aumentando a atividade dos sistemas de analgesia descendentes. A amitriptilina é, frequentemente, considerada o melhor fármaco da classe, com doses iniciais recomendadas entre 10 a 25 mg/dia, podendo ser aumentadas gradualmente até 150 mg/dia, conforme a resposta e a tolerância do paciente.[41,42] Os ADTs são uma opção de 1ª linha em virtude de sua eficácia e do histórico de uso em DN, porém devem ser utilizados com cautela por causa das diversas interações medicamentosas e da ocorrência de complicações graves pelo seu potencial arritmogênico.

Os adesivos de lidocaína são utilizados especialmente em condições como a NPH por proporcionar um bloqueio local da dor por intermédio da inibição dos canais de sódio, estabilizando as membranas neuronais e reduzindo a excitabilidade. Para utilização, o adesivo de lidocaína 5% deve ser aplicado diretamente na área afetada por até 12/dia, podendo ser utilizado em ciclos de 12 horas de uso seguidas por 12 horas sem uso.[46] Essa abordagem permite alívio da dor com efeitos colaterais sistêmicos mínimos, tornando-a uma opção segura e eficaz.

A injeção subcutânea de toxina botulínica A (BTX-A) reduz a liberação de neurotransmissores e de neuropeptídeos, o que pode diminuir a inflamação e a excitabilidade neuronal na área afetada. A aplicação é, geralmente, feita a cada 3 meses, injetando a toxina diretamente na região onde a DN é sentida, com doses que variam conforme a condição e a resposta do paciente. Embora os mecanismos exatos de alívio da dor não sejam totalmente compreendidos, estudos demonstram que a toxina botulínica pode ser eficaz em alguns pacientes com DN persistente.[47]

TRATAMENTO INTERVENCIONISTA

O domínio do uso de tratamentos intervencionistas para o controle de DN se faz essencial para médicos especialistas em dor tendo em vista que menos de 50% dos pacientes obtém alívio adequado da dor com os tratamentos medicamentosos.[48]

É importante destacar que o tratamento intervencionista tem como base o profundo conhecimento da anatomia envolvida na DN do paciente, seja ela decorrente de neuropatias de fibras finas, seja fibras não mielinizadas ou, até mesmo, de fibras mais espessas e mielinizadas. É preciso entender todas as relações das estruturas neurais envolvidas na dor para, assim, fazer o diagnóstico dos mais diversos tipos de lesões por trauma, compressão, avulsão ou qualquer outro mecanismo envolvido.

As abordagens intervencionistas da DN podem envolver desde bloqueios simples, com o uso de anestésicos locais associados ou não a corticosteroides, a descompressões percutâneas e, até mesmo, procedimentos ablativos ou de neuroestimulação. Os conceitos essenciais de cada uma dessas terapias já foram abordados no capítulo de procedimentos intervencionistas (IPM); neste capítulo, discutiremos apenas as nuances de alvos e terapias relacionadas à DN.

O planejamento de IPM para dores neuropáticas pode envolver desde alvos periférico, até mesmo o DRG correspondente à inervação lesada. É importante a diferenciação do tipo de estrutura neural abordada para definição do planejamento terapêutico, de forma que os benefícios propostos superem os eventuais riscos do procedimento.

Usualmente, alvos anatômicos que têm função motora não devem ser submetidos a procedimentos ablativos. No entanto, há casos em que o benefício do procedimento ablativo supera a perda funcional, especialmente quando falamos de crioablações, em que, apesar da morte axonal, o citoesqueleto celular permanece preservado, o que reduz risco de dores por desaferentação. Como exemplo dessa consideração, citem-se pacientes com dores neuropáticas de origem intercostal que podem, eventualmente, ser submetidos a procedimentos ablativos da inervação correspondente ao nível acometido tendo em vista que a perda motora da musculatura intercostal de apenas um nível não trará grandes prejuízos funcionais.[49-51] Tanto a American Society of Anesthesiologists quanto a American Society of Regional Anesthesia and Pain

Medicine recomendam a crioablação para pacientes selecionados com DN periférica, como dor pós-toracotomia e dor lombar mediada por ramo medial.[52]

Por sua vez, pacientes com lesões neurais de nervos de grande contribuição funcional, como o mediano ou o nervo isquiático, não serão candidatos a procedimentos ablativos, apenas a procedimentos moduladores de dor, como bloqueios anestésicos, toxina botulínica ou radiofrequências pulsadas (RFPs).[47,53-55]

Enquanto os mecanismos de ação dos bloqueios perineurais e do uso da toxina botulínica já são amplamente estudados, os mecanismos exatos pelos quais a radiofrequência (RF) pulsada atua no controle da DN ainda são incertos, tendo em vista uma ampla gama de efeitos que vão desde melhora na ultraestrutura do DRG com promoção de autofagia microglial espinhal à modulação da expressão de canais Cav2.2 no corno dorsal da medula espinhal e no DRG, aliviando a DN.[47,54-56] A despeito da ampla gama de racionais fisiológicos para sua eficácia, ainda há necessidade de maior quantidade de estudos clínicos randomizados de alta qualidade para consolidar um consenso de indicação dessa opção terapêutica.[53,54,56-59]

É importante destacar que, embora a maioria dos estudos científicos sobre o tratamento intervencionista da DN avalie a eficácia de terapias isoladas para determinar o tamanho de seu efeito no controle da dor, na prática clínica, é comum a necessidade de combinar diferentes terapias em casos refratários.

De modo geral, assim como em outras síndromes dolorosas crônicas, os IPMs para controle da DN devem ser selecionados de forma proporcional à intensidade da dor e à refratariedade às terapias anteriores. Dessa forma, o implante de dispositivos pode ser evitado se o paciente apresentar uma boa resposta às terapias percutâneas que não envolvem implantes.

Por fim, quando discutimos as opções de neuroestimulação para controle da DN, o uso da neuroestimulação medular pode ser considerado e já está bem-consolidado na literatura.[60-62] No entanto, o surgimento da neuroestimulação direta do DRG tem se consolidado como uma opção promissora, tendo em vista as alterações estruturais e funcionais que ocorrem no nível de DRG em pacientes com dores de caráter neuropático.[63] Além do mais, também é descrita a opção de implante de neuroestimuladores diretamente no nervo periférico lesado.[64-66]

Referências bibliográficas

1. Study IAft. International Association for the Study; 2021. [2025 Fev. 18]. Disponível em: https://www.iasp-pain.org/resources/terminology/.
2. Merskey HBN. Classification of chronic pain: descriptions of chronic pain syndromes and definitions of pain terms. WA: IASP Press. 1994.
3. Scholz J. The IASP classification of chronic pain for ICD-11: chronic neuropathic pain. Pain. 2019:53-59.
4. Van Hecke O. Neuropathic pain in the general population: a systematic review of epidemiological studies. Pain. 2014:654-662.
5. Finnerup NB. Neuropathic pain: an updated grading system for research and clinical practice. Pain. 2016:1599-1606.
6. Bouhassira DAN. Diagnosis and assessment of neuropathic pain: the journey of clinical tools. Pain. 2011:S74-83.
7. Bouhassira D. Prevalence of chronic pain with neuropathic characteristics in the general population. Pain. 2008:380-387.
8. Torrance N. The epidemiology of chronic pain of predominantly neuropathic origin. results from a general population survey. The Journal of Pain. 2006:281-289.
9. Udall M. Epidemiology of physician-diagnosed neuropathic pain in Brazil. J Pain Res. 2019:243-53.
10. Bostock H. Temperature-dependent double spikes in C-nociceptors of neuropathic pain patients. Brain. 2005:2154-2163.
11. Finnerup NB. Neuropathic pain: from mechanisms to treatment. Physiol Rev. 2021:259-301.
12. Yezierski RP. Inflammatory and neuropathic pain from bench to bedside: what went wrong? The Journal of Pain. 2018: 571-88.
13. Ji RR. Pain regulation by non-neuronal cells and inflammation. Science. 2016:572-577.
14. Salter MW. Sublime microglia: expanding roles for the guardians of the CNS. Cell. 2014:15-24.
15. Moehring F. Uncovering the cells and circuits of touch in. Neuron. 2018:349-60.
16. Dhandapani R. Control of mechanical pain hypersensitivity in mice through ligand-targeted photoablation of TrkB-positive sensory neurons. Nat Commun 9. 2018.

17. Sikandar S. Brainderived neurotrophic factor derived from sensory neurons plays a critical role in chronic pain. Brain. 2018:1028-39.
18. Coull JAM. Trans-synaptic shift in anion gradient in spinal lamina I neurons as a mechanism of neuropathic pain. Nature. 2003:938-42.
19. Guan Z. Injured sensory neuron-derived CSF1 induces microglial proliferation and DAP12-dependent pain. Nat Neurosci. 2016:94-101.
20. Trevisan G. TRPA1 mediates trigeminal neuropathic pain in mice downstream of monocytes/macrophages and oxidative stress. Brain. 2016:1361-77.
21. Yu X. Dorsal root ganglion macrophages contribute to both the initiation and persistence of neuropathic pain. Nat Commun. 2020:264.
22. De Logu F. Schwann cell TRPA1 mediates neuroinflammation that sustains macrophage-dependent neuropathic pain in mice. Nat Commun. 2017:1887.
23. Du X. Local GABAergic signaling within sensory ganglia controls peripheral nociceptive transmission. J Clin Invest. 2017:1741-56.
24. Duan B. Identification of spinal circuits transmitting and gating mechanical pain. Cell. 2014:1417-32.
25. Binder A. Transient receptor potential channel polymorphisms are associated with the somatosensory function in neuropathic pain patients. PLoS One. 2011:e17387.
26. Cobos EJ. Mechanistic differences in neuropathic pain modalities revealed by correlating behavior with global expression profiling. Cell. 2018:1301-2.
27. Campero M. Human cutaneous C fibres activated by cooling, heating and menthol. J Physiol. 2009:5633-52.
28. González A. Role of the excitability brake potassium current IKD in cold allodynia induced by chronic peripheral nerve injury. J Neurosci. 2017:3109-26.
29. Inquimbert P. NMDA receptor activation underlies the loss of spinal dorsal horn neurons and the transition to persistent pain after peripheral nerve injury. Cell. 2018:2678-89.
30. Godai K. Ryanodine receptor to mitochondrial reactive oxygen species pathway plays an important role in chronic human immunodeficiency virus gp120MN-induced neuropathic pain in rats. Anesth Analg. 2019:276-86.
31. Bae C. Mitochondrial superoxide increases excitatory synaptic strength in spinal dorsal horn neurons of neuropathic mice. Mol Pain. 2018.
32. Bennett DL. The role of voltage-gated sodium channels in pain signaling. Physiol Rev. 2019:1079-151.
33. Dib-Hajj SD WS. Sodium channels in human pain disorders: genetics and pharmacogenomics. Annu Rev Neurosci. 2019:87-106.
34. Blesneac I. Rare NaV1.7 variants associated with painful diabetic peripheral neuropathy. Pain. 2018:469-80.
35. Gilron I. Neuropathic pain: principles of diagnosis and treatment. Mayo Clin Proc. 2015:532-45.
36. Ashina M. Migraine: epidemiology and systems of care. Lancet. 2021:1485-95.
37. Haanpaa M. NeuPSIG guidelines on neuropathic pain assessment. Pain. 2011:14-27.
38. L GL. Objective pain diagnostics: clinical neurophysiology. Neurophysiol Clin. 2012:187-97.
39. Pritzlaff SG. Pain Education and knowledge (PEAK) consensus guidelines ofr neuromodulation: a proposal for standardization in fellowship and training programs. J Pain Res. 2023:3101-17.
40. Attal N BD. Translational neuropathic pain research. Pain. 2019:S23-S28.
41. Kremer M. Antidepressants and gabapentinoids in neuropathic pain: mechanistic insights. Neuroscience. 2016:183-206.
42. Sindrup SH. Antidepressants in the treatment of neuropathic pain. Basic Clin Pharmacol Toxicol. 2006:399-409.
43. Anand PBK. Topical capsaicin for pain management: therapeutic potential and mechanisms of action of the new high-concentration capsaicin 8% patch. Br J Anaesth. 2011:490-502.
44. Polydefkis M. The time course of epidermal nerve fibre regeneration: studies in normal controls and in people with diabetes, with and without neuropathy. Brain. 2004:1606-15.
45. Patel RDA. Mechanisms of the gabapentinoids and a 2 d-1 calcium channel subunit in neuropathic pain. Pharmacol Res Perspect. 2016:e00205.
46. Devor M. Systemic lidocaine silences ectopic neuroma and DRG discharge without blocking nerve conduction. Pain. 1992:261-68.
47. Park J. Botulinum toxin for the treatment of neuropathic pain. Toxins. 2017:260.
48. Bouhassira D. Stratification of patients based on the neuropathic pain symptom inventory: development and validation of a new algorithm: development and validation of a new algorithm. Pain. 2021:1038-46.
49. Daubié S. Cryoneurolysis in patients with dorsal neuropathic pain secondary to tumor invasion. J Vasc Interv Radiol. 2020:917-24.
50. 5Kim CH. Cryoablation for the treatment of occipital neuralgia. Pain Physician. 2015: E363-368.

51. Yoon JH. Cryoneurolysis in patients with refractory chronic peripheral neuropathic pain. J Vasc Interv Radiol. 2016:239-43.
52. Anesthesiologists ASo. Practice guidelines for chronic pain management: an updated report by the american society of anesthesiologists task force on chronic pain management and the american society of regional anesthesia and pain medicine. Anesthesiology. 2010:810-33.
53. Vuka I. Efficacy and safety of pulsed radiofrequency as a method of dorsal root ganglia stimulation in patients with neuropathic pain: a systematic review. Pain Med. 2020:3320-43.
54. Chen R. High-voltage pulsed radiofrequency improves ultrastructure of DRG and enhances spinal microglial autophagy to ameliorate neuropathic pain induced by SNI. Sci Rep. 2024:4497.
55. Egeo G. Botulinum neurotoxin for the treatment of neuropathic pain. Frontiers in Neurology. 2020:11.
56. Cai Z. High-voltage long-duration pulsed radiofrequency attenuates neuropathic pain in CCI rats by inhibiting Cav2.2 in spinal dorsal horn and dorsal root ganglion. Brain Res. 2022:1478-92.
57. Kwak S. Management of neuropathic pain induced by cubital tunnel syndrome using pulsed radiofrequency: Two case reports. Medicine (Baltimore). 2019:e15599.
58. Eker HE. Management of neuropathic pain with methylprednisolone at the site of nerve injury. Pain Medicine. 2012:443-51.
59. Bates D. A comprehensive algorithm for management of neuropathic pain. Pain Medicine. 2021:S2-S12.
60. Aló KMHJ. New trends in neuromodulation for the management of neuropathic pain. Neurosurgery. 2020:690-704.
61. Olmsted ZT. Recommendations for neuromodulation in diabetic neuropathic pain. Frontiers in Pain Research; 2021.
62. Knotkova H. Neuromodulation for chronic pain. The Lancet. 2021:2111-24.
63. Esposito MF. Unique characteristics of the dorsal root ganglion as a target for neuromodulation. Pain Medicine. 2019:S23-S30.
64. Reverberi C. Using peripheral nerve stimulation (PNS) to treat neuropathic pain: a clinical series. Neuromodulation: Technology at the Neural Interface. 2014:777-83.
65. Ferreira-Silva N. Ultrasound-guided percutaneous peripheral nerve stimulation for chronic refractory neuropathic pain: a unique series. Pain Management. 2023:15-24.
66. Li AH-Y. Role of peripheral nerve stimulation in treating chronic neuropathic pain: an international focused survey of pain medicine experts. Regional Anesthesia & Pain Medicine. 2023:312-8.

Neuropatia Pós-Herpética

50

Angel Manuel Juárez Lemus

Fabrício Souza Gomes

INTRODUÇÃO

O vírus varicela-zóster (VZV) é o agente patológico da varicela, popularmente conhecido como "catapora", herpes-zóster ou "cobreiro".[1-3] Doença que se apresenta de forma autolimitada e caracterizada principalmente pela formação de exantemas que se apresenta como erupções maculopapulares avermelhadas que evoluem para vesículas, pústulas e crostas, conforme demonstrado Figura 1.[1,3] São estruturas altamente dolorosas, nas quais o quadro álgico pode persistir por longos períodos até a resolução.[1,3] Essa dor persistente, cujo período ultrapassa 3 meses após a formação das erupções, é denominada "neuralgia pós-herpética" (NPH). sendo a principal complicação do herpes-zóster.[4,5] A queda da imunidade mediada por células em razão de envelhecimento, estresse, doenças, medicamentos e certas causas desconhecidas predispõem à NPH.[2]

A NPH é definida como uma síndrome neuropática caracterizada por dor aguda, ardente ou penetrante, que persiste por longos períodos e é frequentemente refratária aos tratamentos.[4,6] Em muitos casos, essa condição é acompanhada por sinais neuropáticos centrais e periféricos, como a presença de alodinia.[6] Esses sintomas resultam em um declínio significativo na qualidade de vida dos pacientes,

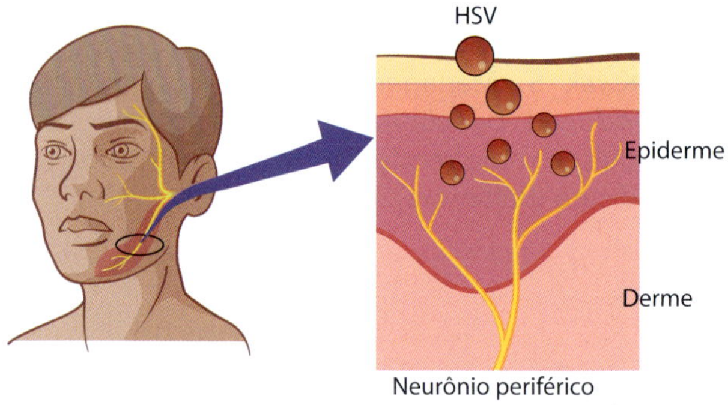

Figura 1 – Fisiopatologia do VZV.

Fonte: Desenvolvida pela autoria.

especialmente pelo aumento do risco de desenvolverem ansiedade, depressão, distúrbios do sono e até propensão ao suicídio, sobretudo entre idosos, que apresentam maior prevalência e incidência de NPH.[6] Estudos indicam que a incidência da NPH aumenta com a idade; além disso, a prevalência de NPH em idosos imunocompetentes pode variar de 27% a 68% 1 mês após o início do herpes-zóster (HZ).[7]

A DN localizada é um conceito relevante nesse contexto, sendo definida como DN confinada a uma área circunscrita do corpo, geralmente menor que uma mão estendida.[8] A definição foi elaborada por meio de uma reunião consensual de seis especialistas em dor que revisaram a literatura pertinente e as considerações clínicas.[8] Esse processo teve como objetivo criar uma definição prática e baseada em evidências para orientar as decisões de tratamento, especialmente para a aplicação de tratamentos tópicos.[8] A NPH, por apresentar dor intensa e localizada nas áreas previamente afetadas pelo herpes-zóster, é, frequentemente, considerada um exemplo clássico de DN localizada, sendo, portanto, tratada com terapias tópicas como uma das abordagens.[1,4]

A incidência de NPH aumenta a cada ano, com os idosos sendo o principal grupo afetado, e esses pacientes são mais suscetíveis aos efeitos colaterais dos medicamentos.[9] Além disso, os custos públicos e privados associados ao tratamento da NPH estão em ascensão, pois sua patogênese envolve diversos mecanismos que exigem múltiplas abordagens terapêuticas para o controle da dor.[5] Aproximadamente 20% dos pacientes com herpes-zóster desenvolvem NPH, apresentando sintomas neuropáticos como coceira e dor que podem ser agudas, lancinantes ou até mesmo em forma de queimação na área das erupções cutâneas.[1,4]

PATOGÊNESE

A patogênese da NPH pode ser explicada por duas teorias que não são mutuamente exclusivas.[4] A primeira teoria defende que o vírus VZV persiste no dermátomo após o episódio de zóster agudo e que seus níveis estão mais altos do que durante a latência que gera o quadro álgico.[4] A segunda teoria propõe que, após a resolução da infecção aguda, ocorre um aumento da excitabilidade neuronal. Esse fenômeno resulta em uma alteração na percepção da dor, decorrente do dano ao sistema nervoso, levando ao quadro de neuralgia crônica característica da NPH.[4]

Com relação à sensibilização, o vírus do HZ, durante a fase inflamatória, induz a fibrose dos nervos periféricos, esse dano causa sensibilização por diminuir o limiar de excitabilidade dessas estruturas que promove a manutenção da dor após o fim do dano tecidual.[10] A diminuição do limiar de excitabilidade decorre de mudanças nos canais iônicos dos neurônios excitatórios.[10]

Ou seja, a principal característica da NPH é um quadro álgico (alodinia ou hiperalgesia) em virtude de uma hiperexcitabilidade espinhal ou ganglionar pós-infecção do VZV.[10] O que precede a NPH é o herpes-zóster agudo, mas vale ressaltar que dor da NPH é diferente da dor aguda herpética.[9] Esse acontecimento decorre da reativação do VZV que gera uma inflamação do nervo periférico, da raiz dorsal e do gânglio desta.[10] Esse trajeto de infecção do vírus resulta do transporte do patógeno pelo nervo periféricos que tem como consequência a neurite aguda, sendo que a NPH no gânglio trigeminal é uma das localizações mais frequentes e complexas por apresentar distinções fisiopatológicas.[11]

Além desses fatos supracitados, deve-se destacar que a NPH age nas células do sistema imune e que se tornam hiperativas a estímulos externos ao sofrerem alterações em sua sensibilidade após a infecção do VZV.[10] Outro panorama que deve ser mencionado e a que a NPH pode induzir são as alterações estruturais nos pacientes, como a atrofia do corno dorsal, perda celular, axonal e de mielina com fibrose no gânglio sensorial.[12] Níveis aumentados de GABA e creatina total no pré-cúneo sugerem anormalidades dos neurônios gabaérgicos nos mecanismos fisiopatológicos da NPH.[13]

Entre os vários os fatores de risco independentes de NPH, é possível mencionar a idade maior ou igual a 50, lesões nos membros superiores e ombros, hipertensão, asma, diabetes, tabagismo, baixo peso ou obesidade, sexo feminino e tratamentos imunossupressores.[4] Pacientes com neoplasias, especialmente aqueles submetidos a tratamentos imunossupressores como quimioterapia e radioterapia, apresentam um risco aumentado de desenvolver HZ e NPH. A imunossupressão causada por neoplasias e seus tratamentos pode predispor esses pacientes às complicações do HZ.[14] Um estudo analisou os fatores de risco para NPH em pacientes com HZ e os resultados demonstraram que a gravidade da dor na fase aguda (NRS-11), o uso de antivirais e o estágio do tumor foram fatores importantes para o desenvolvimento da NPH [4,15] (Quadro 1).

Quadro 1 – Fatores de risco para a NPH
Idade avançada (maiores de 60 anos)
Imunossupressão grave
Diabetes *mellitus*
Maior gravidade da erupção cutânea
Dor concomitante e localização oftálmica da infecção por VZV
Pacientes oncológicos[14]

Fonte: Adaptado de Forbes *et al.*, 2016.

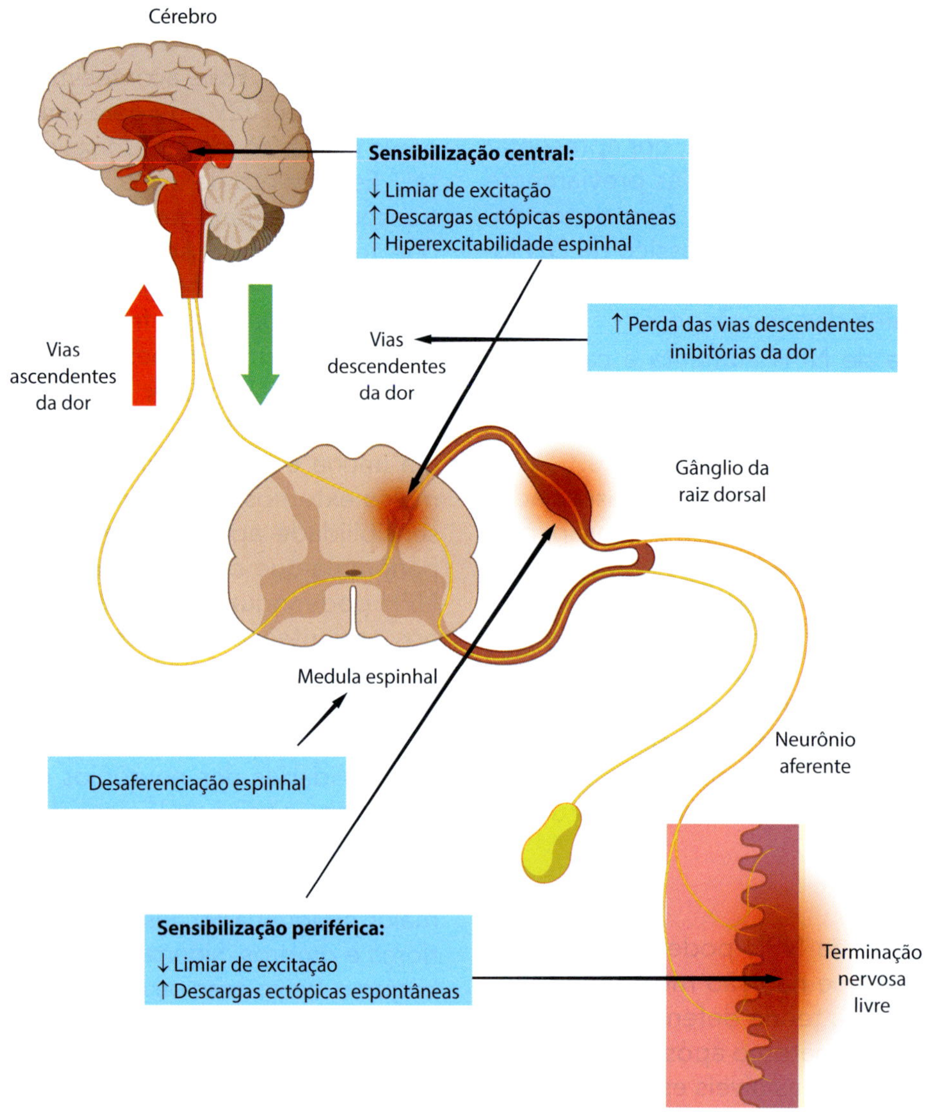

Figura 2 – Resumo das alterações sensoriais experimentadas em decorrência da neuralgia pós-herpética.

Sensibilização nociceptora periférica com diminuição do limiar de excitação neuronal, aparecimento de descargas ectópicas espontâneas nos axônios periféricos e centrais e perda dos controles inibitórios descendentes da dor. Por sua vez, a sensibilização central decorre de sensibilização neuronal, associado a hiperexcitabilidade espinhal.

Fonte: Desenvolvida pela autoria.

Estudos de neuroimagem como a ressonância magnética (RM) e sua variedades comprovaram anormalidades funcionais e estruturais na matriz da dor, que incluem o tálamo, a ínsula, o giro para-hipocampal, a amígdala, o córtex pré-frontal dorsolateral e o giro pré-central.[5] Essas anormalidades afetam a regulação e a modulação do processamento da dor da NPH, incluindo percepção da dor, reações afetivas, atividade emocional, memória e funções; além disso, os mecanismos neurofisiológicos subjacentes à NPH podem ser afetados por interrupções em várias redes, como rede de saliência e sistema límbico. Isso aumenta a complexidade da fisiopatologia da NPH.[5] A ínsula, local de grande importância em várias etapas da fisiologia sensorial e cognitiva, principalmente pelo fato de ser local de encontro de várias funções socioemocionais, sensório-motor, oftalgustativos e cognitivas.[5]

Modificações metabólicas como o aumento de concentração de colina e a regulação agonista do receptor muscarínico M2 no córtex insular posterior se relacionam com os limiares da dor; em que a redução do volume da substância cinzenta foi associada com a degeneração neural, pois a perda do volume da substância cinzenta insular em portadores de NPH pode alterar a neurotransmissão da colina e a expressão dos receptores muscarínicos M2 resultante em alodinia mecânica.[5]

Alterações estruturais na ínsula podem diminuir a capacidade do paciente de discriminar informações autogeradas e externas, isso promove alterações da função cognitiva gerando alucinações de dor em pacientes com NPH, pois reduz a capacidade de discriminar informações autoproduzidas e externas.[5]

Em íntima relação com a ínsula, encontra-se a amígdala que, em pacientes com NPH, pode ser hiperativada, gerando o processamento aumentado de emoções negativas.[5] Mudanças estruturais estão relacionadas à dor neuropática em razão do tálamo ser uma estrutura relacionada ao centro ser um centro de convergência de dados do processamento da dor. Por causa da alodinia e a dor crônica envolvidas no quadro da NPH, pode haver alterações das funções talâmicas, provocando a atrofia dessa estrutura promovendo a redução de seus neurotransmissores inibitórios (ácido gama-aminobutírico, GABA).[5] Essas alterações estão associadas à disritmia talamocortical que pode induzir a alodinia associada à NPH.[5]

A amígdala tem funções cruciais na resposta emocional-afetiva relacionada à dor e na modulação desta, em que deve ser destacada a parte que relaciona a integração da experiência sensorial e da excitação emocional à moderação da associação emocional.[5] Estudos relacionam anormalidades na amígdala contribuem para a cronificação da dor. A deficiência da substância branca subjacente à amígdala pode comprometer a integridade da rede de conectividade funcional e dificultar o controle da inibição descendente, causando dor adicional e reações emocionais desagradáveis.[5] A desregulação do circuito relacionado à amígdala pré-frontal está altamente relacionada ao aumento da ansiedade e da depressão. A dor prolongada também pode causar deficiências cognitivas, como tomada de decisões prejudicada, associadas à desativação do córtex pré-frontal provocada pela amígdala.[5] A conectividade funcional interrompida da amígdala em pacientes com NPH pode afetar sua capacidade de tomar decisões importantes, de evitar escolhas perigosas e de agir com objetivos.[5]

PREVENÇÃO

Como essa síndrome provoca quadro álgicos dolorosos que podem persistir desde meses, anos ou, até mesmo, a vida toda, a prevenção pode ser dividida em duas formas: evitar a aquisição do vírus; e evitar os quadros álgicos.

Prevenção do herpes-zóster

A principal proteção contra a NPH consiste na vacinação. Ela pode oferecer proteção de aproximadamente 77,2% no primeiro ano após a vacinação, entretanto a eficácia diminui para 51,3% após 7 anos da imunização.[4] Há duas vacinas disponíveis para evitar o surgimento do HZ: Zostavax, de um vírus vivo atenuado; e Shingrix, uma vacina recombinante. As duas são seguras e eficientes, particularmente em pacientes com mais de 65 anos, com a Shingrix demonstrando eficácia de 70% com duas doses e 57% com apenas uma. É fundamental observar que essas vacinas não tratam HZ ou NPH, nem evitam a infecção primária por VZV.[16]

Prevenção dos quadros álgicos

A hipovitaminose D (25 di-hidroxivitamina D < 75 nmol/L) está intimamente associada aos quadros álgicos da NPH, dos quais os principais achados científicos indicam que os quadros de hipovitaminose D se relacionam a alodinias mais frequentes, principalmente em paciente na faixa etária entre 50 e 85 anos.

Além desses métodos, a estimulação nervosa elétrica transcutânea (TENS) também pode ser utilizada na prevenção da NPH em pacientes no estágio agudo da infecção por HZ,[6,17] na qual deve-se evitar colocar as pás de estimulação diretamente sobre ampolas ou pústulas.

Estudos demonstraram que o tratamento precoce com amitriptilina em baixa concentração atua diminuindo a prevalência da dor em pacientes idosos com HZ agudo.[6]

MANIFESTAÇÕES CLÍNICAS

A NPH vai se demostrar como um postergamento dos sintomas que se iniciaram durante a fase agudizada do herpes-zóster. Entretanto, vale ressaltar que os vírus podem estar latentes, porém os sintomas são persistentes. A dor associada à síndrome NPH será mencionada por meio de diversos descritores pelo paciente como ardente, pruriginosa, aguda, de caráter penetrante, constante ou, até mesmo, intermitente.[1]

Um fator típico na manifestação clínica da NPH e de sua apresentação típica é o acometimento de um nervo específico localizado em um dermátomo cujo fator em destaque é que 90% dos pacientes apresentam alodinia tátil (Quadro 2)[1].

Quadro 2 – Resumo dos descritores da dor
Como a dor pode ser descrita pelos pacientes?
Dor espontânea, contínua, latejante e ardente
Dor aguda, semelhante a choque, paroxística
Hiperalgesia ou alodinia

Fonte: Adaptado de Forbes HJ, Thomas SL, Smeeth L, *et al.*, 2016; Li HL, Gong G, Wang JL, *et al.*, 2023.

Como supracitado, os nervos torácicos mais acometidos pela NPH e pelo HZ são aqueles entre T4 e T6, cervicais e trigêmeos. Os portadores da NPH geralmente relatam alterações sensoriais nos dermátomos afetados como anestesias, sensações térmicas, vibratórias e picadas.[1] Deve-se destacar que as alterações podem extrapolar margens dos dermátomos, mas frequentemente a região contralateral não é atingida. Nessa região, o toque leve fará o paciente sentir dor, ou seja, ele terá alodínea tátil.[1] O envolvimento do nervo trigêmeo no HZ pode resultar em complicações mais graves, incluindo NPH, em razão da alta densidade de terminações nervosas e da importância funcional dessa região. A localização do HZ em dermátomos trigêmeos é um fator de risco com relação ao trigêmeo, o ramo mais afetado é o oftálmico (Quadro 3).[11]

Quadro 3 – Resumo das principais manifestações clínicas da NPH
Alodinia tátil
Região entre T4 e T6, regiões cervical e trigeminal
Déficits sensoriais nos dermátomos atingidos

Fonte: Adaptado de Baron R., 2008; Allegri M, Baron R, Hans G, *et al.*, 2016.

Em decorrência de alterações sensoriais, os pacientes podem apresentar áreas cicatriciais onde houve erupção vesicular, essas áreas cicatriciais podem ser relativamente elevadas por causa do ato de o paciente se coçar, o que aumenta os danos na derme.[11]

DIAGNÓSTICO

Um fato que pode ajudar durante o diagnóstico da NPH é que paciente com o quadro de herpes zoster que perdura por mais de 4 semanas tem maior probabilidade de desenvolver NPH. Outro fator que auxilia para a realização do diagnóstico é a dor referida na região do nervo periférico, esse quadro álgico pode perdurar por mais de 3 meses na mesma região. Durante a coleta da história do paciente, frequentemente, este relaciona que essa região ocorreram episódios de erupção dérmica bolhosa. Ou seja, é de suma importância realizar um aprofundamento na história clínica, o que[1] deve ser feito para se identificar os principais dados da síndrome como a dor prodrômica e a erupção dermatomal unilateral.[1] Além desses, podem ser identificados sintomas oftálmicos em pacientes imunossuprimidos grave (Quadro 4).[1]

Quadro 4 – Critérios que podem auxiliam no diagnóstico de neuralgia pós-herpética
Dor prodrômica
Episódio de erupção dérmica bolhosa unilateral
Sintomas oftálmicos em imunocomprometidos

Fonte: Allegri M, Baron R, Hans G, *et al.*, 2016.

O exame físico ajuda a realizar o diagnóstico, pois, com a inspeção do corpo do paciente, principalmente da região torácica, trigeminal e cervical, podem ser observadas áreas previamente afetas pelo VZV com cicatrizes, erupções cutâneas, descoloração, edema e alterações sensoriais como hiperalgesia, alodinia e disestesia.[1] Com relação às alterações sensoriais, quando presentes, recomenda-se utilizar a escala DN4.[1]

Diagnosticar o HZ não eruptivo é um desafio por causa da ausência de erupções vesiculares, o que dificulta ainda mais o diagnóstico de NPH. Entretanto, vários métodos diagnósticos foram desenvolvidos para identificar o HZ nesses casos, com foco na detecção do VZV utilizando-se novos métodos de detecção de antígenos. A detecção de antígenos como Derma Quick VZV foi testada. É útil no diagnóstico de HZ facial, mesmo na ausência de erupção cutânea. Esse método envolve esfregar a conjuntiva para se detectar antígenos de VZV e é eficaz por ser altamente sensível e específico em 10 minutos.[19]

A amplificação isotérmica (LAMP) é outra ferramenta de diagnóstico rápido que pode detectar DNA de VZV em pacientes sem vesículas detectáveis. Esse método foi utilizado com sucesso para diagnosticar herpes em uma gestante com quadro semelhante à foliculite, mostrando sua eficácia em casos sem sintomas crônicos.[19] Reação em cadeia da polimerase (PCR) ainda é um método de referência. O HZ deve ser detectado antes que as bolhas apareçam. O exame pode detectar DNA do VZV em biópsias de pele mesmo quando apenas pele eritematosa está presente, configurando-se em método confiável para diagnóstico precoce.[19]

Exames complementares

A RM com contraste pode ser realizada para pacientes com apresentações atípicas, pois alguns deles podem ter o VZV, mas não apresentaram a erupção cutânea.[20] A neurografia por ressonância magnética (MRN) é utilizada para avaliar a clareza entre a morfologia do gânglio da raiz dorsal (DRG) e os sintomas clínicos em pacientes com NPH, mostrando que o volume e a intensidade do sinal dos DRG e nervos espinhais são significativamente maiores no lado lesado pela NPH.[20]

Essas técnicas são particularmente úteis em pacientes com sintomas persistentes de NPH, como dor, alodinia, prurido e dormência, em que a identificação precisa das alterações morfológicas pode guiar a realização do diagnóstico. A MRN também pode ser uma ferramenta complementar útil quando os exames de imagem convencionais e os estudos de condução nervosa (NC) não são efetivos (Quadro 5).[20]

Quadro 5 – Diagnósticos diferenciais da NPH

Diagnóstico diferencial	Principais pontos
Herpes-zóster agudo recorrente	▪ **NPH:** após a cicatrização das lesões cutâneas, a dor não desaparece e continua por mais de 3 meses ▪ **Herpes-zóster recorrente:** caracterizado por surtos frequentes de lesões vesiculares com dor associada, geralmente no mesmo dermátomo, o que não ocorre na NPH *Uma característica distintiva do herpes-zóster agudo recorrente é a presença de novas lesões cutâneas durante a recorrência
Radiculopatia aguda	▪ **NPH:** a dor está localizada em um dermátomo que já foi afetado por herpes-zóster e não mostra sinais motores ▪ **Radiculopatia aguda:** acompanha problemas motores e sensitivos na distribuição de uma raiz nervosa, pode ser causada por compressão nervosa ou hérnia de disco ▪ **Diferenciação:** a NPH geralmente não mostra problemas motores ou reflexos, enquanto a radiculopatia pode causar hipotonia muscular leve e perda de reflexos
Neuropatia do trigêmeo	▪ **NPH:** quando afeta a face, a dor é limitada a uma distribuição de dermátomos (como V1, V2 ou V3) e surge após um herpes-zóster ▪ **Neuropatia do trigêmeo:** dor paroxística severa e recorrente no nervo trigêmeo, que pode ser causada por estímulos táteis ou mastigação e não tem história de infecção viral anterior *A neuropatia trigeminal surge sem história de herpes, enquanto a NPH surge após uma infecção pelo herpes-zóster. Ademais, a NPH afeta principalmente o ramo oftálmico e neuralgia trigeminal afeta geralmente os 2º e 3º ramos (aranha)
Amiotrofia diabética	▪ **NPH:** DN localizada em um dermátomo específico, sem muito movimento ▪ **A miotrofia diabética:** condição que geralmente ocorre em pacientes com diabetes *mellitus* e é caracterizada por dor e fraqueza muscular intensas associadas à atrofia dos músculos proximais das pernas, geralmente os quadríceps *A atrofia e a fraqueza musculares que acompanham a amiotrofia diabética não são características da NPH
Neuropatia radiculoplexo lombossacral idiopática	▪ **NPH:** restrita a dermátomos afetados pelo herpes-zóster ▪ **Neuropatia radiculoplexo lombossacral Idiopática:** envolve várias raízes nervosas e causa DN difusa na região lombar e membros inferiores, bem como perda de sensibilidade e de forças musculares *Neuropatia radiculoplexo lombossacral afeta vários nervos, enquanto a neuropatia NPH, geralmente, afeta apenas um dermátomos e regiões próximas à trajetória destes
Outras formas de dor em região cranial	▪ **NPH:** quando alguém tem herpes-zóster na face ou couro cabeludo que causa dor constante em áreas específicas do corpo ▪ **Outras dores cranianas:** podem ser causadas por diferentes fatores, como crises de cefaleia intensa, dor em pontadas, ou podem ser relacionadas a estruturas cranianas e faciais ▪ Por exemplo, cefaleias em salvas, neuralgia occipital, dor orofacial *As dores cranianas têm diferentes etiologias e padrões de dor episódica, enquanto a NPH se distingue pela história de infecção viral e pelo padrão de DN crônica

DN: dor neuropática; NPH: neuralgia pós-herpética.

Fonte: Cao X, Wen D, Yu S, *et al.*, 2023.

PROGNÓSTICO

O prognóstico da NPH pode envolver limitações funcionais e impactos psicossociais que impactam diretamente a qualidade de vida dos portadores.[1] Geralmente, os pacientes que têm NPH relatam dificuldades ao caminhar, trabalhar e dormir.[1] O principal grupo afetado pela NPH é de idosos e muitos deles necessitam de suporte adequado como hospitalização.[1] Somando esses fatos supracitados, é possível notar como consequência da NPH a redução da autonomia dos pacientes.[1] Além desses fatores, os pacientes mencionam ansiedade e depressão em consequência do medo de quadros álgicos intermitentes.[1]

Sabe-se que a NPH afeta diretamente a qualidade de vida do paciente. A incidência da NPH aumenta com a idade, sendo mais prevalente em indivíduos com mais dor crônica associada à NPH, persiste por meses ou anos, impactando qualidade de vida diretamente.[14] Dessa maneira, com a finalidade de mensurar qualitativamente o impacto da NPH na vida do paciente, pode-se aplicar o Zoster Brief Pain Inventory para avaliar o impacto desse quadro álgico. A NPH e seu prognóstico são influenciados por vários fatores de risco, incluindo idade avançada, imunossupressão e sintomas.[14]

TRATAMENTO

Um dos principais pontos que deve ser considerado na dor da NPH, em razão de seu aspecto crônico, é que a terapia a longo prazo apresenta efeitos colaterais frequentes. Além disso, a monoterapia é inferior à terapia combinada com diferentes mecanismos, pois esta tem menores doses, menos efeitos adversos (EAs) e maiores efeitos analgésicos.[2,6] A Figura 3 ilustra um algorítimo proposto para o tratamento da NPH.[18]

Recomenda-se preferir a administração tópica, a menos que esteja contraindicada por condições da pele. Seguindo o algoritimo da Figura 3, podemos definir como tratamentos sistêmicos de 1ª linha a gabapentina ou a pregabalina, inibidores do SNRI (duloxetina, venlafaxina) e antidepressivos tricíclicos (ADTs). O uso de opioides potentes são opções que reservamos como 3ª linha por motivos de segurança, mas sem descartar o potencial desses fármacos fracos para o controle de sintomas agudos nas fases inciais.[18]

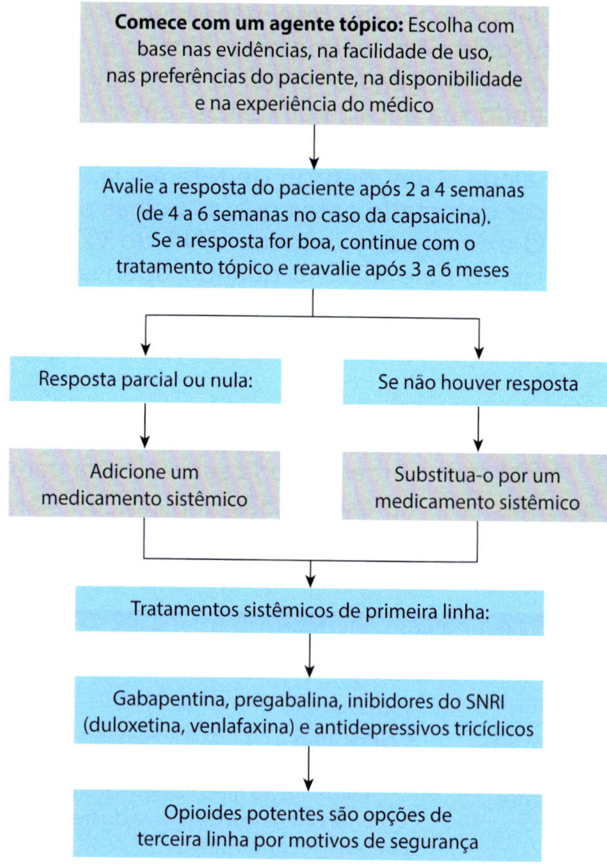

Figura 3 – algoritmo para o tratamento da NPH.

NPH: neuralgia pós-herpética; SNRI: inibidores seletivos da recaptação de serotonina e noradrenalina.

Fonte: Desenvolvida pela autoria.

Em relação ao encaminhamento ao especialista em dor ele pode ser realizado qualquer momento mas deve ser imediato em caso de doença progressiva, hiperalgesia extrema ou sinais de alerta como fadiga inexplicável ou perda de peso.[18] Os Quadros 6 e 7 resumem os principais tratamentos sugeridos.

Terapia tópica

A terapia tópica é considerada a 1ª linha de tratamento para pacientes com quadro álgico leve.[2] Em decorrência de a NPH Ser geralmente uma condição de acometimento localizado,

Quadro 6 – Tratamento da NPH leve

Dor leve – Tratamento
Capsaicina
Lidocaína

NPH: neuralgia pós-herpética.

Fonte: Adaptado de Argoff CE, 2011.

Quadro 7 – Tratamento da NPH moderada e grave	
Dor moderada e grave	
Linhas de tratamento	▪ Tratamento
1° linha	▪ Pregabalina ▪ Gabapentina ▪ ADT ▪ ISRS (duloxetina e venlafalezina)
2ª linha	▪ Opioides
3ª linha	▪ Toxina botulínica ▪ Neuroestimulação ▪ Terapia intratecal ▪ Terapia cognitiva comportamental

ADT: antidepressivos triciclos; ISRS: inibidores seletivos da receptação de serotonina; NPH: neuralgia pós-herpética.

Fonte: Adaptado de Argoff CE, 2011.

recomenda-se o uso de agentes tópicos, principalmente em combinação com medicações orais.[2] As principais ferramentas terapêuticas são os adesivos de capsaicina 8% e o de lidocaína 5%, porém deve-se destacar que são administrados em conjunto com terapias farmacológicas orais para aumentar a eficiência.[2]

Capsaicina

A capsaicina é de origem da pimenta e pode ser administrada nas formas de creme ou adesivo.[1] Ela é um neuropeptídeo agonista dos receptores vaniloides, o TPRV1, cuja ação diminui a concentração da substância P (sub P) dos terminais nervosos no decorrer do tempo.[6] Deve ser usada no tratamento da NPH quando as vesículas e as erosões se curarem.[6] Formulada para uso tópico com concentração de 5% a 8%, cujo objetivo final é diminuir a sensibilidade a vários estímulos.[1] A dosagem padrão utilizada é até quatro adesivos a 8% por 1 hora a cada 3 meses.[1]

Os pacientes que têm maior predileção para o tratamento tópico são os idosos que não toleraram os efeitos adversos do tratamento farmacológico oral. Entretanto, o tratamento tópico será, geralmente, associado ao oral para a elevação da eficiência terapêutica.[6]

O creme deverá ser aplicado até 4 vezes/dia entre intervalos constantes e os adesivos de alta concentração, diferentemente do creme, têm como base a administração de 1 hora e será apenas 1 vez/dia. Estudos demonstram que a aplicação de capsaicina a 8% aplicada separadamente durante 30 a 90 minutos diminui a dor por 8 a 12 semanas.[6] A aplicação da capsaicina pode levar a um aumento temporário da dor nas primeiras 48horas após a aplicação, esse fenômeno pode ocorrer antes do início dos efeitos analgésicos.[21] Para controlar a dor local causada pela aplicação de capsaicina, muitas vezes, é recomendado o pré-tratamento com um anestésico local como a lidocaína.[21]

Os principais efeitos colaterais são queimação e eritema.[1,6] A aplicação da capsaicina por períodos maiores está relacionada com diarreia, náuseas, vômitos, fadiga, infecções, distúrbios musculoesqueléticos, hipertensão, vertigem e cefaleia.[6]

Lidocaína 5%

A lidocaína age no bloqueio do canal de sódio dependente de voltagem nas fibras C não mielinizadas e fibras Aδ mielinizadas, estrutura que atua na transdução da dor.[6,22] Dessa forma, o potencial de membrana neuronal é estabilizado e reduz as descargas ectópicas diminuindo a intensidade da dor e a região dolorosa após o tratamento, agindo principalmente em hiperalgesia e alodinias.[6]

Sendo um anestésico local clássico, tem como grande qualidade a atuação rápida aliviando as dores causadas pela NPH.[22]

O recomendado é que inicie com aplicação do adesivo a cada 12 horas, mas podem ser colocados até 3 adesivos/dia, o que promove redução de 50% do quadro álgico em 33% dos pacientes; além disso, a lidocaína pode produzir um alívio da dor em meia hora após a aplicação do adesivo. Esse método de tratamento é utilizado considerando-se sua segurança e boa adesão e é uma importante opção para pacientes idosos e os frágeis.[6] Antes da prescrição, deve-se atentar para a espessura da pele do paciente e para a vascularização, pois a profundidade de penetração do fármaco é de aproximadamente 8 mm a 10 mm, sendo o principal EA da lidocaína 5% uma irritação cutânea leve e transitória.[6]

Como método alternativo, existe opção de *spray* tópico formador de filme de bupivacaína que cria uma camada transparente sobre a epiderme.[6] Essa camada aumenta a disponibilidade e o armazenamento do fármaco no córneo para que a liberação na circulação seja mais lenta.[6]

Os mecanismos de ação da lidocaína tópica em adesivo podem ser resumidos nos seguintes tópicos:

- *Inibição dos canais de sódio regulados por voltagem:* atua como um inibidor dos canais de sódio dependentes de voltagem (Navs), direcionando-se especificamente para os canais de sódio Nav1.7 e Nav1.8 que funcionam anormalmente (sensibilizados) nos nociceptores das fibras A delta e C da derme. Essa inibição reduz a atividade elétrica desses nervos, proporcionando analgesia.[23]
- *Efeitos anti-inflamatórios:* tem um efeito inibidor sobre os processos inflamatórios. Regula a atividade das células T e suprime a produção de óxido nítrico, o que contribui para suas propriedades anti-inflamatórias.[23]
- *Ativação dos canais TRP:* pode ativar diretamente os canais de potencial receptor transitório (TRP), especificamente o receptor de potencial transitório vaniloide 1 (TRPV1) e o receptor de potencial transitório anquirina 1 (TRPA1), que se expressam nos neurônios sensoriais nociceptivos. Essa ativação reduz a atividade elétrica nos nervos que contêm o TRP, contribuindo para a analgesia por meio da despolarização da membrana.[23]
- *Proteção mecânica:* o curativo medicinal proporciona proteção mecânica à pele, ajudando a reduzir a dor ao prevenir uma maior irritação ou lesão na área afetada.[23]
- *Exposição sistêmica baixa:* é liberada continuamente no local de aplicação do curativo, e apenas uma pequena porcentagem (aproximadamente 3 ± 2%) chega à circulação sistêmica. Essa baixa exposição sistêmica minimiza o risco de efeitos colaterais sistêmicos, tornando-a uma opção mais segura para uso a longo prazo.[23]

Terapia farmacológica inicial

A 1ª linha de tratamento farmacológico da NPH baseia-se principalmente em gapapentinoides (pregabalina e gabapentina) e ADTs.

Gabapentinoides

São substâncias que atuam na unidade α-2-δ do canal de cálcio inibindo essa estrutura, causando aumento do Gaba e redução do glutamato; desse modo, controlam a dor central.[1,6] Essa classe de anticonvulsivantes inclui a gabapentina e a pregabalina.[1] Estudos demostraram que a gabapentina é adequada para diminuir a DN crônica e pode reduzir a alodinia e a hiperalgesia.[6] A pregabalina é um medicamento considerado de 1ª linha de tratamento para a NPH, e estudos comprovam sua superioridade sobre a gabapentina.[22]

Esses medicamentos são indicados para pacientes com dor moderada a grave na qual o tratamento tópico não teve eficiência desejada.[6] Na terapia inicial, há predileção pela gabapentina em virtude do menor preço comercial e de menos EAs. Além disso, a gabapentina é iniciada com uma dose mais baixa a fim de evitar EAs. Em geral, são indicados entre 1.800 e 3.600 mg/dia conforme o Quadro 8.[6]

As doses menores são tituladas a fim de amenizar os EAs dos pacientes e proporcionar alívio. A pacientes que relatarem alívio insuficiente ou não mencionarem melhora no quadro álgico após 30 dias com uma dose total diária de 1.800 mg é indicado mudar a terapia para um antidepressivo tricíclico. Sendo que a associação é mais eficiente que a monoterapia.[6]

A dose máxima é de 3.600 mg diários de gabapentina fracionada em 3 doses. Ou seja, em pacientes que tiverem uma melhora parcial ineficaz, a gabapentina pode ser aumentada até atingir a dosagem máxima.[6] Com relação aos EAs da gabapentina, estes são bem-tolerados e os principais são sonolência, tontura, edema periférico, taxia e ganho de peso.[6]

A gabapentina tem três formulações de liberação: de liberação imediata; gastrorretentiva; e a enacarbil.[6]

A gabapentina de liberação prolongada na qual é titulado conforme o esquema: a dose alvo é de 1.800 mg, que deve ser alcançada através de uma titulação cuidadosa: iniciar com 300 mg no primeiro dia, aumentar para 600 mg no segundo dia, 900 mg do terceiro ao sexto dia, 1.200 mg do sétimo ao décimo dia, 1.500 mg do décimo primeiro ao décimo quarto dia, e finalmente 1.800 mg no décimo quinto dia. (Quadro 8) cujo principal grupo-alvo são pacientes com insuficiência renal grave; por isso, é de suma importância realizar ajustes para não sobrecarregar os rins desses pacientes.[6]

Quadro 8 – Administração da gabapentina de liberação prolongada	
Dose da gabapentina	**Dia**
300 mg	1º dia
300 mg 2 vezes, ou seja, 600 mg	2º dia
300 mg 3 vezes durante o 3º dia	3º dia
Aumentar conforme a necessidade em 300 mg a cada 3 dias até 600 mg 3 vezes/dia	Dias subsequentes

Fonte: Adaptado de Tang J, Zhang Y, Liu C, *et al.*, 2023.

A gabapentina gastrorretentiva tem sua absorção saturável no trato gastrointestinal superior, principalmente em refeições ricas em lipídeos.[6] Desse modo, ingerido com alimentos, o comprimido entra em contado com o suco gástrico liberando a gabapentina a uma taxa de aproximadamente 8 a 10 horas para a absorção no intestino delgado superior.[6] Para o tratamento da NPH, a dose inicial é de 300 mg ou 600 mg diariamente, em 2 semanas, e o paciente deve tomar o comprimido antes de dormir.[6] Note-se que a gabapentina gastrorretentiva não deve administrada em paciente em hemodiálise ou com a depuração de creatina menor que 30 mL/min.[6]

A gabapentina enacarbil é formulada em pró-fármaco para ser absorvida pelos transportadores de alta capacidade presentes no intestino.[6] A hidrólise rápida pelas enzimas carboxilesterases não é específica para gabapentina, resultando em uma exposição proporcional à dose ingerida e também com níveis de concentrações menos variáveis.[6] Para o tratamento da NPH, recomendam-se 600 mg de gabapentina enacarbil por 3 dias e, no 4° dia, a 1.200 mg.[6] Além dos EAs comuns à classe desse fármaco, o paciente pode desenvolver eosinofilia, porém esse efeito é raro[6] (Quadro 9).

Foram desenvolvidas novas formas de titulação e absorção da pregabalina para melhorar a adesão dos pacientes ao tratamento, visto que estratégias farmacológicas que possibilitam menores frequências de titulações orais promovem a melhor adesão do paciente ao tratamento.[6]

A pregabalina de liberação rápida é indicada ser administrada em 2 ou 3 vezes/dia conforme o Quadro 10.[6]

Quadro 9 – Gabapentina	
Modelos de gabapentina	Principais vantagens
Gabapentina gastrorretentiva	Frequência de dosagem mais baixa e uma duração de ação mais longa
Gabapentina enacarbil	Efeito proporcional à dose em vez de absorção saturável e produz maior biodisponibilidade. Oferece a exposição mais sustentada e menos flutuante ao longo do dia

Fonte: Adaptado de Tang J, Zhang Y, Liu C, *et al.*, 2023.

Quadro 10 – Administração da pregabalina de liberação rápida	
Dose	Administração
75 mg	2 vezes/dia por 1 semana
150 mg	2 vezes/dia por 1 a 3 semanas

Fonte: Adaptado de Huerta M, Garcia MM, García-Parra B, *et al.*, 2023.

A pregabalina de liberação lenta (liberação sustentada) está disponível, e sua grande vantagem é poder ser administrada 1 vez/dia, pois, dessa forma, resolve alguns problemas relacionados à absorção variável da pregabalina de liberação controlada porque, em sua farmacodinâmica, apresenta uma estreita janela de absorção.[6] Esse medicamento tem uma tecnologia que funciona a partir de mecanismos gastrorretentivos flutuantes e intumescentes.[6]

O manejo da titulação é o mesmo usado na pregabalina de liberação imediata, sendo a dose inicial de 150 mg/dia e a dose máxima de 600 mg por/dia.[6] Com relação à interrupção da medicação, deve ser mencionado que esta pode causar sintomas de abstinência; portanto, recomenda-se a redução progressiva, se possível, durante 1 semana. Quanto aos EAs, deve-se mencionar que os principais são sonolência, tontura, edema periférico, dor de cabeça e constipação.[6]

Além disso, a pregabalina deve ser administrada ajustadamente em pacientes com insuficiência renal; por isso, deve-se monitorar a função renal.[1]

Embora a dose máxima de pregabalina para NPH seja de 600 m/dia, fatores individuais do paciente, como idade e tolerância ao medicamento, devem ser levados em consideração. Podem ser necessárias doses mais baixas para minimizar os EAs, especialmente em adultos mais velhos. Terapias combinadas e medicamentos alternativos também podem ser explorados para otimizar os resultados do tratamento.[24]

Antidepressivos tricíclicos

São considerados medicamentos de 1ª linha para o tratamento da NPH junto com os gabapentinoides; a combinação de gabapentina ou pregabalina com um antidepressivo é vista como uma alternativa melhor que a monoterapia.[1] Essa classe de medicamentos se demonstrou eficiente no controle da dor da NPH.[6]

Esses medicamentos têm como principal função a inibição da recaptação de norepinefrina (NE) e de serotonina em que a analgesia ocorre por meio da percepção sensorial do sistema nervoso central (SNC) mediante o bloqueio de canais de Navs e de receptores alfa-adrenérgicos.[1,6] Os principais ADTs usados para o tratamento da NPH são a amitriptilina, nortriptilina, desipramina e imipramina.[6]

Os antidepressivos devem ser administrados em pacientes que não responderam adequadamente à terapia tópica e ao uso dos gabapentinoides. Sugere-se que o fármaco inicial para o tratamento da NPH seja a amitriptilina, seguida da nortriptilina ou da desipramina.[6]

A amitriptilina deve ser usada com cuidado em pacientes idosos, cardíacos graves, epilepsia ou glaucoma. A relação entre médico e paciente durante o tratamento com esse remédio deve ser bem-explorada, pois caberá ao médico conscientizar o paciente sobre os efeitos colaterais do tratamento, principalmente os anticolinérgicos e cardiotóxicos.[1] Além disso, esclarecer que a terapia poderá levar semanas para promover efeitos mais eficazes no controle da dor[1] (Quadro 11).

Na prática clínica, a dose inicial comum é de 10 mg, especialmente para condições como cefaleias crônicas e síndrome do intestino irritável, conforme descrito na literatura médica. A titulação é feita em incrementos de 10 mg para melhorar a tolerabilidade e minimizar os EAs. A escolha de se iniciar com doses mais baixas, como 10 mg, baseia-se na necessidade de minimizar EAs, como sedação diurna e boca seca, que são comuns com antidepressivos. A disponibilidade de comprimidos de 25 mg não influencia diretamente a dose inicial recomendada.[25]

Quadro 11 – Administração de amitriptilina

Dose	Administração
Inicial	10 mg à noite
Ajuste	Conforme a necessidade até 50 mg/noite
Máxima	150 mg com monitorização dos EAs

EAs: efeitos adversos.

Fonte: Adaptado de Ngo AL, Urits I, Yilmaz M, *et al.*, 2020.

A nortriptilina é iniciada com 10 mg/noite, antes de dormir, e pode ser aumentada de 10 a 20 mg/semana de acordo a tolerância do paciente, e a dosagem máxima é de 100 mg.[6] A dosagem de rotina é, geralmente, iniciada com 25 mg diariamente.[6] Os principais EAs são boca seca, constipação, ganho de peso, hipotensão postural, sonolência, retenção urinária e sedação.[6] Os efeitos cardiotóxicos devem ser considerados em grupos populacionais idosos e naquelas com doenças cardíacas ou epilepsia.[6] O médico deve informar aos pacientes que o tratamento para amenizar o quadro álgico pode levar semanas e os EAs devem ser monitorados.[6]

A desipramina é iniciada com 25 mg/noite, antes de dormir, e pode ser ajustada com o aumento de 25 mg/semana até se conseguir o controle do quadro álgico, mas deve-se atentar ao fato de a dose máxima ser de 150 mg.[2] Quanto à comparação entre os ADTs amitriptilina e desipramina e os antidepressivos seletivos serotonina e fluoxetina, pode-se mencionar que todos reduzem a dor causada pela NPH entretanto a desipramina proporciona o maior controle álgico, em aproximadamente 80% dos paciente.[2] O antidepressivo desipramina está relacionado a menos EAs colaterais anticolinérgicos quando comparado com a amitriptilina.[2]

Com relação aos EAs, deve-se destacar que os ADTs da 3ª geração podem induzir náuseas, constipação e principalmente a toxissíndrome. Por isso, devem ser administrados em pacientes idosos com maior cautela.[6] Além disso, recomenda-se que esses medicamentos sejam evitados em pacientes portadores de epilepsia, glaucoma e em pacientes com doenças cárdicas, como principal efeito nota-se que os antidepressivos tricíclicos (ADTs) alargam o QRS do eletrocardiograma (ECG). Os efeitos colaterais que se destacam são sedação e boca seca.[6]

Os antidepressivos inibidores da recaptação de serotonina e noradrenalina (IRSNs), além de ajudar no controle do quadro álgico, têm atuação em síndromes depressivas. Os principais IRSNs são a venlafaxina e a duloxetina. A dose inicial de venlafaxina, que é de 75 mg/dia, pode ser aumentada em incrementos de até 75 mg/dia, conforme necessário. Esses aumentos devem ser feitos em intervalos de no mínimo 4 dias, para permitir que os níveis plasmáticos do medicamento e seus principais metabólitos atinjam o estado de equilíbrio na maioria dos pacientes. Em estudos clínicos que estabeleceram a eficácia da venlafaxina, a titulação para cima foi permitida em intervalos de 2 semanas ou mais. Geralmente, o controle da dor ocorre com doses em torno de 150 mg a 225 mg. A duloxetina tem um mecanismo que atua na inibição da recaptação de serotonina e NE, e os estudos comprovam que ela atua no mesmo nível de evidência da amitriptilina, porém seus efeitos cardiovasculares são de menor risco.[6] A duloxetina é, inicialmente, administrada em 30 mg/dia.[6] Caso os sintomas não sejam controlados, pode-se incrementar 30 mg/dia até se titular a dose.[6] A dose em que, geralmente, se obtém o controle da dor é de 60 a 120 mg/dia. Deve-se realizar o monitoramento dos EAs, pois esse fármaco pode causar hiponatremia de início rápido e delírio.[26] Casos de hiponatremia são descritos associado à síndrome de disfunção inapropriada de hormônio antidiurético causada por duloxetina.[26] Os sintomas de hiponatremia podem incluir confusão, fraqueza e, em casos mais graves, delírio. A hiponatremia é mais comum em pacientes idosos e naqueles que tomam diuréticos ou que estão depletados de volume.[26] A descontinuação da duloxetina e a intervenção médica são recomendadas em casos de hiponatremia.[26]

Terapias adjuvantes

São utilizadas quando os sintomas são refratários às terapias de 1ª linha (gabapentinoides e ADTs). Entre as terapias adjuvantes, deve-se mencionar injeções de toxina botulínica, analgésicos opioides orais ou transdérmicos e injeções intratecais de glicocorticoides.[1,6]

Opioides

Os opioides são potentes analgésicos e exercem sua função pelo agonismo com receptores μ opioides localizados no SNC.[19] Considerados a 3ª linha no tratamento da NPH em razão de seus EAs como sedação e constipação, e principalmente pelo fato que o risco de uso indevido ou abuso.[1,6]

Os opioides ajudam os pacientes com dor de difícil controle sob as terapias iniciais, ou seja, na 2ª linha de tratamento da dor NPH, recomenda-se administração concomitantemente à de outros fármacos não opioides.[20,27] Uma grande vantagem é a disponibilidade em diferentes formulações de absorção: curta e longa. Recomenda-se iniciar com doses mais baixas e titulados a fim de atingir o controle do quadro álgico; além disso, sua retirada deve ser feita gradualmente porque pode induzir síndrome de abstinência.[27]

Os fármacos oxicodona, morfina, tramadol e metadona são frequentemente utilizados para tratar a NPH[6] e opioides fortes como oxicodona, morfina e metadona demonstraram melhor eficácia no controle álgico quando comparados com antidepressivos.[1,6]

Além destes, deve-se mencionar o tramadol que tem um mecanismo duplo SNRI e agonista opioide muito fraco, ou seja, é um fármaco que pode ser considerado no tratamento da NPH.[6] Recomenda-se que a dose inicial de tramadol seja de 50 mg 1 ou 2 vezes/dia a ser administrada a cada 3 a 7 dias, com uma dose máxima de 400 mg/dia; entretanto, para pacientes idosos, a dose máxima é de 300 mg/dia.[27]

Recomendamos o ajuste da dose, principalmente quando pacientes com transtornos convulsivos, pois o tramadol diminui o limiar convulsivo, o que aumenta o risco desses pacientes.[28]

Para pacientes que não respondem adequadamente às terapias convencionais, são recomendadas as terapêuticas seguintes.

Toxina botulínica

A toxina botulínica é uma proteína neurotóxica que inibe a liberação de neurotransmissores dos neurônios por meio do bloqueio da liberação de acetilcolina (Ach) interrompendo a fusão da vesícula contendo o Ach.[1] Essa toxina pode quebrar SNAP-25 para inibir a liberação de neurotransmissores, como a substância do peptídeo relacionado ao gene da calcitonina (CGRP), substância P e glutamato.[1,6]

O tratamento da NPH com a administração da toxina do tipo A (onabotulinumtoxinA), em alguns estudos, demonstrou-se eficaz para a NPH. A recomendação é que as aplicações da toxina botulínica tipo A sejam realizadas por um profissional experiente. Pode ser administrada de 100 UI a 200 UI simultaneamente a 2 cm da região dolorosa com a finalidade de diminuir o quadro álgico do paciente com NPH; além disso, pode-se obter como efeito benéfico melhora na qualidade do sono e diminuição do uso de opioides.[1]

Esses efeitos são observados aproximadamente 7 dias após a injeção e duram cerca de 3 meses. Deve ser mencionado ao paciente que a toxina botulínica pode causar EAs como fraquezas, dores pelo corpo, dor de cabeça e hematomas. O tratamento dever ser individualizado e pode ser contraindicado em alguns pacientes.[1]

Neuromodulação

A neuromodulação entra na 3ª linha de tratamento da NPH e pode atuar em conjunto com fármacos. Essa técnica se baseia no princípio de estimular nervos periféricos ou na medula central a fim de modular a sinalização neuronal e os processos inflamatórios. A estimulação da medula espinhal (SCS) é uma opção válida principalmente para paciente com NPH que apresentam resistência aos fármacos, e é especialmente relevante para pacientes portadores de comorbidades graves.[29] Fato que se destaca pela mínima invasividade da neuroestimulação, alta eficácia somada à capacidade de controlar o quadro álgico.[29]

Os principais tipos de neuroestimulação usados para NPH podem ser divididos em estimulação tradicional, estimulação de alta frequência, estimulação de explosão e estimulação do DRG.[29]

A TENS é um meio seguro e não invasivo considerado sem efeitos colaterais prejudiciais.[6] Atua por meio estimulação resultante em uma inibição do corno segmentar, no corno dorsal e nas vias segmentares descendentes numa ação em conjunto com a estimulação da liberação de opioides.[1,6]

A estimulação nervosa periférica (ENP) atua no sistema nervoso periférico (SNP) ao estimular fibras A-β para ativar neurônios do DRG para iniciar os sinais nociceptivos das fibras supracitadas. Além disso, a ENP estimula o SNP resultando na alteração de neurotransmissores como gaba, serotonina e dopamina que alteram as vias da dor.[6] O principal uso dessa modalidade de estimulação é em pacientes com HZ em regiões oftálmicas; desse modo, diminui o risco de NPH.[6]

TENS pode ser aplicada por 30 minutos/dia durante 4 a 8 semanas, para melhorar o controle da dor e a qualidade do sono.[29] Esse método se baseia em colocar eletrodos temporários para se avaliar a eficácia da estimulação por um período de teste de aproximadamente 7 a 10 dias e o sistema é todo colocado apenas se os testes forem positivos.[29]

Com a intenção de aliviar a dor na área, a TENS usa uma corrente elétrica de baixa voltagem aplicada à pele. Considerada uma terapia adjuvante, a maioria dos estudos que avaliam a TENS a incluem como terapia em conjunto com um tratamento farmacêutico, como lidocaína, cobalamina ou pregabalina, em que foram avaliados quanto à intensidade da dor e à interferência no sono.[29] A TENs com injeção subcutânea de pregabalina ganha efeito na 4ª semana, enquanto a TENs com injeção subcutânea de cobalamina local demonstrou eficácia.[6]

A estimulação de explosão os impulsos são fornecidos em séries de cinco, na qual os impulsos são de 100 μ seg a uma frequência de 500 Hz com uma duração total de cada explosão de 1 mseg. A frequência de explosões são de 40 Hz, e as repolarizações passivas ocorrem entre as explosões e duram aproximadamente 5 mseg.[29] Esse período sem pulso é nomeado "intervalo entre explosões".[29] A amplitude da estimulação de explosão deve ser individualizada com referência nas parestesias que o paciente sentir, segundo seu relato de desconforto e até mesmo de parestesias dolorosos.[29] A estimulação de explosão difere da dos outros tipos de resposta celular.[29] Isso acontece porque esse tipo de estimulação afeta os receptores não Gaba e não ativa as vias parestésicas.[29] A estimulação de explosão tem como mecanismo analgésico adicional a ativação de interleucinas (IL) 10 e o aumento da regeneração das fibras nervosas.[29]

A SCS para o "gânglio da raiz dorsal" tem sido utilizada no tratamento da síndrome dolorosa relacionada ao DRG por mais de meio século.[29] O DRG está sendo utilizado com mais frequência nos últimos tempos como uma abordagem principal para o manejo da NPH.[29]

A eficácia da SCS como um analgésico foi testada por diversos estudos.[29] Esse procedimento foi destacado como uma alternativa médica viável para pacientes que não respondem às terapias farmacológicas para[29] a DRG, é um método eficiente em casos que a estimulação convencional da medula espinhal não é totalmente eficiente, principalmente em razão de áreas limitadas como virilha, regiões do pé ou espaços intercostais.[29] O principal mecanismo da DRG é a ativação seletiva das fibras Aβ-, Aδ- e C por meio da aplicação de baixas frequências que geram potenciais de ação em frequências muito baixas.[29] Ativação do potencial de ação por meio dessas frequências resulta na ativação de receptores opioides, sem a necessidade de ativação do sistema gaba diretamente, que resulta no bloqueio de estímulos de dor.[29] Deve-se destacar também a hiperpolarização das membranas de fibras C por causa dos canais de cálcio ativados que impedem que os estímulos de dor cheguem ao SNC.[29] Ademais, é de suma importância a individualização da situação do paciente na escolha da estratégia de tratamento mais eficiente a fim de se promover a analgesia ideal e melhorar a qualidade de vida do paciente.[29]

ABLAÇÃO CIRÚRGICA E OUTROS PROCEDIMENTOS INTERVENCIONISTAS

A pacientes que têm NPH por longos períodos ou com lesões cutâneas em algumas áreas específicas, os fármacos podem não ofertar o alívio almejado.[6] Os procedimentos intervencionistas (IPM) podem ajudar esse grupo de pacientes na prevenção do quadro álgico.[6] Os principais métodos intervencionistas têm como alvo os nervos, a medula espinhal e o gânglio da raiz dorsal.[6]

Bloqueio nervoso

Esse método se baseia na injeção de substâncias nos gânglios, raízes nervosas ou espaço epidural para retardar a transdução nervosa.[6] Durante as fases inicias da NPH, o bloqueio nervoso demonstrou promover uma analgesia prolongada e um melhor prognóstico, principalmente quando combinada com a radiofrequência pulsada (RFP).[6] O bloqueio paravertebral consiste em injetar medicamentos no espaço epidural para aliviar a NPH, principalmente intratável em curto prazo.[6] Bloqueio paravertebrais sozinhos ou em ação com outros métodos de tratamento adjuvantes proporcionaram a redução da dor e a redução do uso de medicamentos.[6]

Bloqueio do nervo simpático

A relação entre o sistema nervoso simpático e a NPH não está totalmente elucidada, porém sabe-se que esse sistema está intimamente relacionado com o processo de controle da dor.[1] A lesão neural e a inflamação causada pelo VZV promovem ligações entre gânglios simpáticos e neurônios aferentes que auxiliam na sensibilização de receptores nociceptivos.[6] O gânglio estrelado é uma estrutura do sistema nervoso simpático cujo bloqueio pode resultar na diminuição de excitabilidades anormais, melhorar o fluxo sanguíneo e diminuir danos nervosos, substância P, 5-hidroxitriptamina, angiotensina II e cortisol.[6] O bloqueio do gânglio estrelado diminui a incidência de NPH e diminuiu a dosagem dos fármacos das terapias adjuvantes.[6]

As intervenções nos gânglios estrelados têm sido aplicadas em várias condições de dor crônica, como o CRPS, a NPH, cefaleia e dor facial e demonstraram eficácia no tratamento dessas condições.[30] O tratamento com RF do SG pode prolongar o período de remissão efetiva sem complicações graves em comparação com a SGB, destacando seu potencial como uma opção de tratamento mais segura e duradoura.[30]

Para avaliar a eficácia e a segurança dos métodos de intervenção nos gânglios estrelados, como o SG PRF e o SG CRF, são necessários mais estudos, incluindo ensaios prospectivos controlados e aleatórios no tratamento da dor crônica.[30]

Os tratamentos com radiofrequência pulsada (PRF) e radiofrequência contínua (CRF) para o gânglio estrelado envolvem a aplicação de correntes elétricas para modular a atividade nervosa. Essas técnicas podem proporcionar um alívio da dor mais duradouro em comparação com um único bloqueio ganglionar estrelado (SGB), que frequentemente tem efeitos de curto prazo.[30]

MECANISMOS PERIFÉRICOS E CENTRAIS DA INTERVENÇÃO DO GÂNGLIO ESTRELADO

Mecanismos periféricos

- *Interação entre as fibras simpáticas eferentes e aferentes:* após uma lesão do nervo periférico, novas inervações se formam entre o DRG e os terminais das fibras eferentes simpáticas. Essa interação pode provocar atividades e respostas anormais nas fibras aferentes periféricas, contribuindo para a dor.[30]
- *Sensibilidade à NE:* os nociceptores cutâneos das fibras C que expressam os receptores alfa-2 adrenérgicos tornam-se sensíveis à estimulação do nervo simpático e ao NE após lesão do nervo periférico. Essa sensibilidade pode agravar a dor, e o SGI pode ajudar a mitigar esse efeito.[30]
- *Brotação simpática:* a brotação simpática no DRG envolve a proliferação de terminais nervosos simpáticos que invadem os neurônios sensoriais e formam estruturas semelhantes a cestas. Essas estruturas podem ser ativadas repetidamente pela estimulação simpática, mantendo a dor. O SGI pode inibir essa brotação e reduzir a dor.[30]

Mecanismos centrais

- *Ativação de conglomerados nos neurônios DRG:* após lesão do nervo periférico, ocorre uma atividade espontânea anormal nos neurônios DRG, caracterizada pela ativação sincrônica e esporádica dos grupos adjacentes. Essa ativação de conglomerados é provocada pela atividade simpática e mediada pelo NE. A intervenção do gânglio estrelado (SGI) pode ajudar a regular essa atividade anormal, reduzindo, assim, a dor.[30]
- *Modulação simpática:* os efeitos analgésicos do SGI são multifatoriais e envolvem mecanismos periféricos e centrais. Ao modular a atividade simpática, o SGI pode inibir a formação de estruturas nervosas anormais e prevenir a ativação repetida dos neurônios sensoriais, aliviando, assim, a dor.[30]

Destruição do gânglio da raiz dorsal

A DRG é uma estrutura muito importante no quadro da NPH.[6] Localiza-se na medula espinhal, entre os forames intervertebrais (Tang J *et al.*, 2023). Os neurônios sensoriais do DRG servem como nós na via aferente da dor para o córtex cerebral.[6] Em virtude desses fatos, a destruição do DRG é uma alternativa intervencionista segura e com bastante evidências e baixos EAs.[6]

A punção do DRG guiada por tomografia computadorizada (TC) é um método muito utilizado para tratar a NPH, mas pode ser difícil no segmento torácico superior, especialmente nos segmentos T1-T3, em razão de variações anatômicas e da dificuldade de acesso. A técnica de punção, porém, é considerada uma opção válida para pacientes com dor persistente e debilitante que não respondem a tratamentos mais conservadores.[6]

Injeção intratecal de metilprednisolona

Em virtude da fisiopatologia do VZV, a reativação do VZV promove a inflamação e a necrose das estruturas nervosas que são responsáveis por seus respectivos dermátomos.[6] Durante esses processos, os linfócitos são recrutados ao redor da medula espinhal e, por consequência, ocorre o aumento da concentração da IL-8.[6] A injeção intratecal de metilprednisolona é realizada para promover ação anti-inflamatória e, desse modo, reduzir a concentração da IL-8.[6] Uma combinação para o tratamento da NPH é a metilprednisolona com a lidocaína injetadas de forma subcutânea.[6]

O objetivo da anestesia espinhal, como o bloqueio espinhal e a anestesia intratecal, é impedir que os sinais de dor cheguem à medula espinhal. Estudos mostram que bloquear temporariamente a condução nervosa pode reduzir a sensação de dor e, em alguns casos, dar alívio por longo período. A anestesia espinhal pode aliviar a DN da NPH por meio do bloqueio dos impulsos dolorosos nas vias nociceptivas. No entanto, os mecanismos precisos por meio dos quais a anestesia espinhal funciona ainda não são totalmente compreendidos. Além disso, o uso da anestesia intratecal associada a drogas como morfina e bupivacaína para o tratamento da dor crônica em pacientes com NPH está ganhando interesse crescente. Para determinar se a anestesia espinhal é segura e eficaz no tratamento da

NPH a longo prazo, estudos adicionais são necessários, incluindo ensaios clínicos controlados. A anestesia espinhal, por sua vez, é uma abordagem promissora para tratar a DN refratária.

TERAPIAS COGNITIVAS E COMPORTAMENTAIS

Esse método de tratamento não farmacológico é indicado em pacientes que não obtiveram o controle do quadro álgico, principalmente aqueles que não toleraram os EAs ou aqueles com sintomas refratários. A melhoria da qualidade de vida foi constatada com o uso de terapia cognitivo-comportamento como adjuvante clínico juntamente com pacientes com NPH com pregabalina, além de uma regulação negativa significativa da expressão de mRNA de IL-6 e não de mTORC1, sintomas depressivos e catastrofização relacionados à dor.[31] Desse modo terapias cognitivo-comportamentais (TCC) podem ser uma adição benéfica a um regime de tratamento multimodal que inclui medicamentos e intervenções, ajudando a abordar os componentes biopsicossociais.[31]

CONCLUSÃO

A vacina contra o HZ, especialmente a vacina recombinante RZV (Shingrix), demonstrou eficácia significativa na prevenção da NPH, particularmente em pessoas idosas. Sua integração nos programas de vacinação pode reduzir a incidência de NPH e melhorar a qualidade de vida dos pacientes de alto risco. O manejo da NPH foca no controle sintomático, já que não existe um tratamento modificador da doença. As terapias tópicas, como os adesivos de lidocaína e capsaicina, demonstraram ser eficazes e seguras, devendo ser consideradas a 1ª linha de tratamento. Os ADTs, gabapentina e pregabalina têm respaldo científico como tratamentos sistêmicos de 1ª linha para a NPH. No entanto, os opioides devem ser reservados para casos nos quais outras terapias não foram eficazes, sendo necessário monitoramento rigoroso em razão dos riscos associados. Procedimentos como a PRF mostraram-se eficazes no manejo da NPH refratária, especialmente em casos de dor trigeminal ou em pacientes idosos. Esses procedimentos oferecem uma opção terapêutica duradoura e com bons resultados na redução da dor. Apesar dos avanços no tratamento da NPH, ainda é necessária mais pesquisa em estudos controlados e prospectivos para avaliar novas intervenções, como as relacionadas à modulação do gânglio estrelado e outras abordagens de neuromodulação.

Referências bibliográficas

1. Ngo AL, Urits I, Yilmaz M, Fortier L, Anya A, Oh JH, et al. Postherpetic neuralgia: current evidence on the topical film-forming spray with bupivacaine hydrochloride and a review of available treatment strategies. Adv Ther. 2020;37(5):2003-16.
2. Argoff CE. Review of current guidelines on the care of postherpetic neuralgia. Postgraduate Medicine. 2011:134-42.
3. Zhu S, Viejo-Borbolla A. Pathogenesis and virulence of herpes simplex virus. Virulence. 2021;12(1):2670-702.
4. Forbes HJ, Thomas SL, Smeeth L, Clayton T, Farmer R, Bhaskaran K, et al. A systematic review and meta-analysis of risk factors for postherpetic neuralgia. Pain. 2016;157(1):30-54.
5. Tang Y, Wang M, Zheng T, Xiao Y, Wang S, Han F, et al. Structural and functional brain abnormalities in postherpetic neuralgia: a systematic review of neuroimaging studies. Brain Res. 2021;1752.
6. Tang J, Zhang Y, Liu C, Zeng A, Song L. Therapeutic strategies for postherpetic neuralgia: mechanisms, treatments, and perspectives. Current pain and headache reports. Springer; 2023:307-19.
7. Schmader K. Postherpetic neuralgia in immunocompetent elderly people. Vaccine. 1998;16(18):1768-70.
8. Godinho L, Anastcio M, Pereira AS, Martins MC, Valentim A. Treatment resistant postherpetic neuralgia - new treatments, better outcome. Anaesthesia, Pain and Intensive Care. 2020;24(4):453-6.
9. Zhou H, Wang Z, Jin H, Chen X, Lei L. A systematic review and meta-analysis of independent risk factors for postherpetic neuralgia. Ann Palliat Med. 2021;10(12):12181-9.
10. Kong E, Hua T, Li J, Li Y, Yang M, Ding R, et al. HSV-1 reactivation results in post-herpetic neuralgia by upregulating Prmt6 and inhibiting cGAS-STING. Brain. 2024;147(7):2552-65.

11. Baron R. Mechanisms of postherpetic neuralgia – We are hot on the scent. Pain. 2008; 140(3):395-6.
12. Watson CPN, Deck JH, Morshead C, Van der Kooy D, Evans RJ. Post-herpetic neuralgia: further post-mortem studies of cases with and without pain. Pain. 1991;44(2):105-17.
13. Wu X, Yuan J, Yang Y, Han S, Dai H, Wang L, et al. Elevated GABA level in the precuneus and its association with pain intensity in patients with postherpetic neuralgia: an initial proton magnetic resonance spectroscopy study. Eur J Radiol. 2022;157.
14. Li HL, Gong G, Wang JL, Li FB. Analysis of risk factors for postherpetic neuralgia in patients with postmalignancy herpes zoster. Pain Physician. 2023;26(4):E397-403.
15. Li HL, Gong G, Wang JL, Li FB. Analysis of risk factors for postherpetic neuralgia in patients with postmalignancy herpes zoster. Pain Physician. 2023;26(4):E397-403. [2025 Fev. 18] Disponível em: https://pubmed.ncbi.nlm.nih.gov/37535787/.
16. Sampathkumar P, Drage LA, Martin DP. Herpes Zoster (Shingles) and Postherpetic Neuralgia. Mayo Clin Proc. 2009;84(3):274-80.
17. Chen JY, Lin YT, Wang LK, Hung KC, Lan KM, Ho CH, et al. Hypovitaminosis D in postherpetic neuralgia—high prevalence and inverse association with pain: a retrospective study. Nutrients. 2019;11(11):2787.
18. Allegri M, Baron R, Hans G, Correa-Illanes G, Rojals VM, Mick G, et al. A pharmacological treatment algorithm for localized neuropathic pain. Current medical research and opinion. Taylor and Francis Ltd; 2016;377-84.
19. Tanaka R, Kawashima Y, Zhu Y, Fujio Y, Konohana I, Kurihara Y. Conjunctival swab sample using varicella-zoster virus antigen kit enables rapid diagnosis of herpes zoster ophthalmicus. Australasian Journal of Dermatology. 2020;61(4):367-8.
20. Cao X, Wen D, Yu S, Zheng H, Wu G, Zhang X. MRI-based radiomics features uncover the micro-change of dorsal root ganglia lesion for patients with post-herpetic neuralgia. Front Neurol. 2023;14:1257648.
21. Baranidharan G, Laklouk M. Profile of the capsaicin 8% patch for the management of neuropathic pain associated with postherpetic neuralgia: safety, efficacy, and patient acceptability. Patient Prefer Adherence. 2016;10:1913-8.
22. Huerta M, Garcia MM, García-Parra B, Serrano-Afonso A, Paniagua N. Investigational drugs for the treatment of postherpetic neuralgia: systematic review of randomized controlled trials. International Journal of Molecular Sciences. Multidisciplinary Digital Publishing Institute (MDPI); 2023.
23. Überall MA, Eerdekens M, Hollanders E, Bösl I, Sabatschus I. Lidocaine 700 mg medicated plaster for postherpetic neuralgia: real-world data from the german pain e-registry. Pain Manag. 2022;12(2):195-209.
24. Wang SL, Wang H, Nie HY, Bu G, Shen XD, Wang H. The efficacy of pregabalin for acute pain control in herpetic neuralgia patients: a meta-analysis. Medicine (United States). Lippincott Williams and Wilkins; 2017.
25. Keefer L, Ko CW, Ford AC. AGA clinical practice update on management of chronic gastrointestinal pain in disorders of gut–brain interaction: expert review. Clinical Gastroenterology and Hepatology. 2021;19(12):2481-2488.e1.
26. Yoshida K, Aburakawa Y, Suzuki Y, Kuroda K, Kimura T. Acute hyponatremia resulting from duloxetine-induced syndrome of inappropriate antidiuretic hormone secretion. Internal Medicine. 2019;58(13):1939-42.
27. Raja SN, Haythornthwaite JA, Pappagallo M, Clark MR, Travison TG, Sabeen S, et al. Opioids versus antidepressants in postherpetic neuralgia. Neurology. 2002;59(7):1015-21.
28. Borrelli PPMEP, Bratberg PFapJ, Greaney PMML, Kogut PMRpSJ. Tramadol utilization among patients with higher risk of adverse drug events: a claims analysis of commercially insured and medicare advantage members. J Opioid Manag. 2023;19(3):257-71.
29. Isagulyan E, Tkachenko V, Semenov D, Asriyants S, Dorokhov E, Makashova E, et al. The effectiveness of various types of electrical stimulation of the spinal cord for chronic pain in patients with postherpetic neuralgia: a literature review. Pain Research and Management. Hindawi Limited; 2023.
30. Luo Q, Wen S, Tan X, Yi X, Cao S. Stellate ganglion intervention for chronic pain: a review. Ibrain. 2022;8(2):210-8.

Neuropatia Periférica Induzida por Quimioterapia

51

Iasmin Sindeaux Botinelly
Thaynara de Souza Mingoti
Mariana Florencio Ferro

O diagnóstico de câncer afeta não só o componente psicológico dos pacientes, mas de toda a família, e os efeitos colaterais da doença e de seu tratamento podem ser muito limitantes. Notadamente, a neuropatia periférica induzida por quimioterapia (NPIQ) é a complicação neurológica mais frequente e, apesar de ocorrer com qualquer antineoplásico, os comumente associados são as platinas, os taxanos, os vinca-alcaloides, bortezomibe e a talidomida.[1]

Usualmente, os sintomas reduzem com o término do esquema quimioterápico, entretanto pode piorar ou mesmo iniciar meses após a cessação do tratamento. Em razão da permanência do fármaco no organismo por longos períodos (como a cisplatina), os sintomas podem se iniciar até mesmo anos após a conclusão do tratamento.[2,3]

A prevalência da NPIQ varia conforme o medicamento utilizado, podendo chegar a 68% no 1° mês de tratamento, 60% no 3°e entre 30% a 40% após 6 meses ou mais. Para os taxanos e a oxaliplatina, a prevalência pode chegar até em 80% entre 6 meses e 2 anos de tratamento.[4]

A alta frequência de NPIQ, eventualmente persistindo mesmo após a interrupção do tratamento, causa prejuízos significativos nas atividades diárias de muitos pacientes, afetando de forma negativa seu convívio social e familiar. Diante disso, sua compreensão é de suma importância na condução desse grupo de paciente.[5]

FISIOPATOLOGIA DA NEUROPATIA PERIFÉRICA

Taxanos

Taxanos, como paclitaxel e o docetaxel, são agentes estabilizadores de microtúbulos (MTSAs), conhecidos por pertencerem ao grupo dos fármacos que causam NPIQ e cursam com neuropatia periférica em cerca de 30% dos pacientes. A incidência desses efeitos é influenciada tanto pela dose utilizada por ciclo como pela dose acumulada, além das comorbidades associadas ao paciente assistido, podendo ocorrer em até 3 anos após o término da quimioterapia.[6,7]

Entre os taxanos, o paclitaxel causa mais neurotoxicidade do que o docetaxel.[8] A NPIQ envolve classicamente os axônios mais longos e as alterações encontradas, tanto na morfologia como na fisiologia molecular, resultam em sintomas sensoriais em maior proporção e, motores menos comumente.[6]

A NPIQ é caracterizada sobretudo pela neuropatia sensorial, comumente descrita como profunda, acompanhada de síndrome de dor aguda, incluindo mialgia e artralgia.[9] A perda sensorial acontece pela perda da densidade das fibras nervosas intraepidérmicas, degeneração walleriana, desmielinização e remodelação da membrana axonal.[8]

Os sintomas agudos surgem até 24 horas após a infusão, manifestando-se com formigamento nas pontas dos dedos das mãos e dos pés.[7] Quando os microtúbulos sofrem um ataque, a função de transportar fica comprometida, causando alterações tanto morfológicas como fisiológicas, resultando no desenvolvimento característico de distribuição simétrica em meia e luva.[8]

Menos comumente, ocorre neuropatia motora, resultando em leve fraqueza muscular e, mais raramente, queda do pé. Em média, os sintomas se resolvem entre 4 e 5 dias.[7]

Mecanismo de ação

Os taxanos têm afinidade pela porção interna da subunidade b-tubulina dos microtúbulos, bloqueando a mitose e, consequentemente, a proliferação de células tumorais.[8] Quando danificados, ocorrem alterações na transmissão de sinais ao longo dos axônios, prejudicando a transmissão de impulsos.[10]

A ruptura dos microtúbulos e a alteração da atividade dos canais iônicos desencadeiam uma neuroinflamação consequente a danos na transcrição do ácido desoxirribonucleico (DNA) mitocondrial, resultando na liberação de espécies reativas de oxigênio (EROs) e na desmielinização dos neurônios periféricos.[11]

As alterações associadas aos canais iônicos, sinalização de cálcio, neuroinflamação e ativação de nociceptores cursam com um perfil sensorial positivo (alodinia, hiperalgesia, queimação, formigamento, pontadas). Além disso, sabe-se que o paclitaxel perpetua a neuroinflamação aumentando a produção e liberação de citocinas pró-inflamatórias (fator de necrose tumoral alfa (TNF-α) e interleucina (IL) 1 beta (IL-1β)) e diminuindo as citocinas anti-inflamatórias (IL-4 e IL-10).[8]

Quando ocorre o dano mitocondrial, gera-se uma descarga espontânea anormal, com hipersensibilidade na via dos receptores de sensibilidade mecânica e ao frio, TRPA1, e dos receptores de hiperalgesia ao calor, receptor de potencial transitório vaniloide 1 (TRPV1). A excitabilidade contínua no corno dorsal ativa células gliais, microglia e astrócitos, os quais atuam tanto no aumento das citocinas pró-inflamatórias como no fator neurotrófico derivado do cérebro (BDNF).[8,12]

Antraciclinas

A doxorrubicina tem mecanismos bastante diversos quando comparada a outros medicamentos e são dependentes da dose, duração e dos fatores de risco individuais.[13] Apresenta um efeito citotóxico por múltiplos mecanismos, embora nem todos tenham sido identificados de forma conclusiva. Em geral, esses mecanismos incluem formação de radicais livres induzida pela intercalação da doxorrubicina no DNA.[14]

A incidência e a severidade da neuropatia periférica são influenciadas pelo esquema de administração do quimioterápico, pela via de administração e pelo uso simultâneo de outros agentes. Por exemplo, a combinação de bortezomibe com antraciclinas aumenta significativamente tanto a taxa como a gravidade dessa condição.[15]

Mecanismo de ação

Antraciclinas são transportadas por difusão passiva e também por transportadores de cátions orgânicos.[13] A intercalação de doxorrubicina no DNA resulta na inibição da atividade de DNA polimerase e ácido ribonucleico (RNA) polimerase, induzindo quebra no DNA com aberrações cromossômicas e alterações nas membranas celulares.[14]

A alta afinidade por membranas carregadas negativamente permite que a antraciclina se ligue à membrana mitocondrial. A aglicona ativa reações mitocondriais, que liberam elétrons e geram ERO, causando danos em tecidos não alvo durante a quimioterapia tumoral.[13]

É importante ressaltar que a produção de ERO está associada à perda do potencial da membrana mitocondrial, potencializando o efeito citotóxico. Entre as antraciclinas, a aclarubicina gera uma concentração menor de ERO.[16]

Platinas

Os derivados de platinas, como cisplatina, oxaliplatina e carboplatina, têm sido apontados como a principal fonte de neuropatia induzida pelo tratamento em pacientes com câncer.[17] A NPIQ depende do tempo, da dose e do paciente, com sintomas que podem aparecer desde a primeira dose ou após 12 ciclos de terapia, independentemente do pré-tratamento, idade, sexo, tipo de tumor e cotratamento com outros quimioterápicos. Além disso, alguns pacientes podem experimentar sintomas iniciais somente após a conclusão da terapia.[18]

A cisplatina é um agente antineoplásico amplamente utilizado desde a década de 1970 e, apesar de sua eficácia, seu uso é limitado pela sua significativa neurotoxicidade, que se manifesta sobretudo como uma neuropatia sensorial.[19]

Sendo assim, a neurotoxicidade é uma das principais razões para o desenvolvimento de compostos alternativos com menor toxicidade, como carboplatina e oxaliplatina.[20] A carboplatina desenvolve uma neuropatia menos grave observada em 13% a 42% dos pacientes tratados, enquanto a oxaliplatina induz uma neuropatia aguda e transitória em 65% a 98% dos pacientes nas horas seguintes após cada infusão.[8]

Apesar de a toxicidade aguda ocorrer apenas com a oxaliplatina, uma proporção significativa dos pacientes que recebem platinas pode persistir e cronificar mesmo após o término do tratamento, resultando na deterioração da qualidade de vida do paciente.[17]

Mecanismo de ação

O mecanismo de ação da cisplatina envolve sua ligação ao DNA e interferência na sua síntese, ocasionando anormalidades nos nucléolos das células ganglionares. A neurotoxicidade ocorre pela sua captação preferencial nos gânglios da raiz dorsal (DRG), confirmada por meio de estudos em modelos animais demonstrando danos axonais severos, com atrofia neuronal e perda significativa de neuropeptídios.[19]

Os sais de platina induzem a ativação das células da glia, que por sua vez provocam a ativação das células do sistema imunológico e a liberação de citocinas pró-inflamatórias. Em consequência leva à sensibilização dos nociceptores e à hiperexcitabilidade neuronal periférica, juntamente com danos na barreira hematoencefálica até o desenvolvimento da neuroinflamação. O estudo de Stage, em 2021, destaca a complexidade dos mecanismos de transporte envolvidos na neurotoxicidade dos quimioterápicos a base de platinas, estando a neuropatia periférica fortemente ligada à captação e efluxo destes por diversos transportadores, como CTR1, OCTN2 e MATE1.[18]

Além disso, tanto a oxaliplatina quanto a cisplatina formam compostos os quais se ligam ao DNA mitocondrial (mDNA), que sem sistema de reparação de DNA, conjugam proteínas anormais. Diante disso, o dano mitocondrial gera comprometimento da cadeia respiratória e consequente estresse oxidativo com a produção de espécies reativas de oxigênio (ERO), tanto nos neurônios sensoriais quanto na medula espinhal, ativando processos apoptóticos e promovendo a ruptura da estrutura celular (e por sua vez a desmielinização).[8]

As ERO também podem acompanhar uma desregulação da homeostase do cálcio e das vias de sinalização, induzindo alterações apoptóticas nos nervos periféricos e nas células ganglionares da raiz dorsal. Um aumento da concentração intracelular de Ca2+ pode resultar na ativação da calpaína (uma potente protease), levando à proteólise desregulada e desencadeando degeneração axonal diretamente. Por sua vez, o oxalato derivado da hidrólise da oxaliplatina é um quelante de Ca2+ e pode levar a um aumento na condutância do Na+[8].

Vinorelbina

A vinorelbina, um alcaloide da vinca semissintético utilizado no tratamento de diversos tipos de câncer, incluindo câncer de pulmão, uterino e mama metastático, é conhecida por efeitos colaterais como mielossupressão, efeitos hematológicos, náusea, vômito, exaustão e neuropatia.[21]

Um caso raro de tetraplegia induzida por vinorelbina em uma paciente com câncer de mama foi relatado por Bayram *et al.*[21] No caso reportado, uma paciente de 66 anos, em tratamento com vinorelbina após progressão de metástases pulmonares e ósseas, apresentou fraqueza, cansaço e dificuldade para caminhar depois de uma dose total de 180 mg, evoluindo para tetraplegia. O tratamento com vinorelbina foi interrompido, resultando na regressão da paresia dos membros superiores, enquanto a força muscular dos membros inferiores permaneceu inalterada. Esse caso destaca uma apresentação incomum e grave de neuropatia, enfatizando a necessidade de vigilância para sintomas neurológicos severos durante o tratamento.

Franco-Enzástiga *et al.*[22] investigaram como a vinorelbina, uma quimioterapia conhecida por ativar a sinalização de genes estimuladores do interferon (STING), provoca dor neuropática. O estudo demonstra que os interferons do tipo I (IFNs) aumentam a excitabilidade dos neurônios do DRG por meio da ativação da sinalização de tradução MNK-eIF4E, promovendo a sensibilização à dor.

Além disso, doses de 10 mg/kg intravenosas (IV) podem provocar alodinia tátil em camundongos WT, aumentando p-IRF3 e proteínas IFN tipo I nos nervos periféricos. Observou-se, também, que a vinorelbina aumentou p-eIF4E nos gânglios da raíz dorsal (DRG) de animais WT, mas não em camundongos StingGt/Gt ou Mknk1−/− (KO MNK1), e o efeito pró-nociceptivo foi atenuado em camundongos KO MNK1. Portanto, os achados indicam que a ativação da sinalização de STING no sistema nervoso periférico causa um estado de dor neuropática mediado pela sinalização dos IFNs tipo I nos nociceptores dos DRG.[22]

Citarabinas

A citarabina, também conhecida como "citosina-arabinosídeo (ara-C)", é um análogo da pirimidina que inibe competitivamente a DNA-polimerase, afetando a fase S do ciclo celular. A citarabina é um fármaco utilizado no tratamento de malignidades hematológicas como leucemia aguda e linfoma e é conhecida por seus efeitos colaterais, incluindo supressão da medula óssea, síndrome cerebelar e cardiotoxicidade. Ao contrário dos sais de platina e dos taxanos, é um quimioterápico que não costuma propiciar o desenvolvimento de neuropatia, podendo ocorrer com doses elevadas do fármaco ou em combinação com outros agentes como daunorrubicina e asparaginase.[23]

Mecanismo de ação

A fisiopatologia da neuropatia periférica induzida pela citarabina ainda é pouco elucidada por causa da infrequência dos casos relacionados a seu uso isolado. A literatura dispõe de raros relatos de casos de pacientes que desenvolveram a neuropatia após altas doses de ara-C. Saito *et al.*[24] relataram o caso de um paciente em tratamento de leucemia mieloide aguda que, após atingir a remissão completa, recebeu tratamento com altas doses de citarabina (2 g/m^2 2 vezes/dia durante 5 dias; totalizando, 20 g/m^2) como terapia de consolidação. O primeiro ciclo de altas doses não resultou em sintomas incomuns, mas no 21° dia do segundo curso de tratamento, o paciente queixou-se de parestesia no membro inferior direito. Estudos de eletromiografia e condução nervosa mostraram neuropatia periférica em ambos os nervos fibulares, que desapareceu gradualmente. Síndrome de Horner e neuropatia periférica desmielinizante severa também foram descritas por Nevill *et al.*[25]

Outro estudo retrospectivo realizado por Openshaw *et al.*,[26] na Califórnia (Estados Unidos), analisou registros de 153 pacientes com leucemia aguda que receberam 194 ciclos de ara-C, em busca de evidências de neuropatia periférica grave. A polineuropatia desmielinizante ocorreu em aproximadamente 1% dos cursos de ara-C e produziu incapacidade motora grave, progredindo para tetraparesia. O autor concluiu que a imunossupressão causada pode desencadear uma neuropatia imunomediada, associada também a possível efeito neurotóxico direto nas células de Schwann.

Embora a literatura atual ainda careça de mais estudos sobre o papel da citarabina na neuropatia periférica e ainda não haja mecanismo fisiopatológico bem-estabelecido, podemos observar que, ainda que em raras ocasiões, o uso desse medicamento em altas doses pode gerar quadros graves de doença desmielinizante e de tetraparesia com necessidade de ventilação mecânica. Mais estudos são necessários para avaliar a ação direta da citarabina sobre as células neuronais.

APRESENTAÇÃO CLÍNICA DA NPIQ

Os sintomas relacionados mais característicos incluem: parestesias e disestesias; dormência; fraqueza; formigamento; termoalgesia; perda de equilíbrio; e dor.[27] A gravidade da dor pode ser tão intensa em alguns pacientes que requer a interrupção do tratamento, limitando, assim, o uso dessa quimioterapia.[28]

Afeta principalmente as fibras Aβ e, em menor grau, as fibras Aδ e C, em uma distribuição em luva e meia, representada pela Figura 1, que tende a piorar com o tratamento e melhorar gradualmente após sua cessação. No entanto, uma porcentagem significativa de pacientes ainda relata sintomas anos após o tratamento.[29]

Esses sintomas tendem a se intensificar à noite, prejudicando o sono e dificultando a realização de tarefas cotidianas. Estudos destacam que a dormência pode ser até mais intensa que a dor.

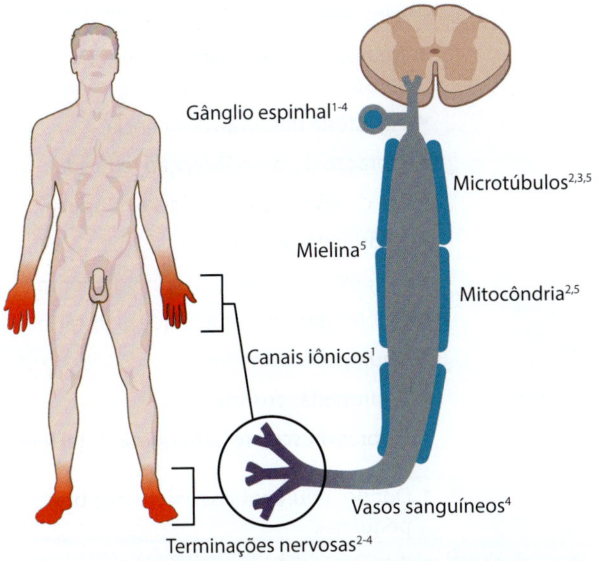

1 Derivados de platina (p. ex., oxaliplatina)
2 Taxanos (p. ex., paclitaxel, docetaxel)
3 Alcaloides da vinca (p. ex., vincristina)
4 Imunomoduladores (p. ex., talidomida)
5 Inibidores do proteassoma (p. ex., bortezomibe)

Figura 1 – Alvos putativos de toxicidade de agentes quimioterápicos. A neurotoxicidade dos diferentes agentes quimioterápicos é mediada pela interferência em diversas estruturas celulares e componentes do sistema nervoso periférico.

Fonte: Adaptada de Maihöfner C, *et al.*, 2021.

De qualquer maneira, a dor e a dormência nas mãos e pés fazem os pacientes trocarem o tipo de calçado que usam e passam a enfrentar dificuldades para correr, ficar de pé por períodos prolongados, pentear os cabelos, escrever, segurar pequenos objetos etc.[30]

Na sua forma aguda e transitória, podem surgir rigidez muscular, cãibras, parestesias e disestesias nos membros e região perioral, agravadas pelo frio, principalmente após o uso das oxaliplatinas. Os mecanismos desse fenômeno parecem resultar da acidificação do pH intracelular dos neurônios dos gânglios dorsais da medula.[31]

A perda de equilíbrio é outro grave problema associado à NPIQ e aumenta o risco de quedas e fraturas. Isso limita a mobilidade do paciente que, por medo de cair ou dirigir, acaba ficando restrito ao domicílio ou precisando de ajuda para se locomover.[32] A ataxia sensorial (incoordenação) pode ser uma manifestação incapacitante em pessoas com neuropatia grave.[19]

Algumas particularidades podem estar presentes a depender do tipo de quimioterápico utilizado. No caso das platinas, também foi descrito o sintoma de Lhermitte, sensação semelhante a um choque elétrico ao flexionar o pescoço, que passa pela coluna, podendo se irradiar para braços e pernas, provavelmente causado pela degeneração centrípeta das colunas posteriores. Os sinais associados incluem perda sensorial de grandes fibras (sensação de vibração e de posição articular reduzidas) e reflexos de estiramento muscular diminuídos ou ausentes.[31]

A toxicidade motora mais comumente relatada é a fraqueza associada à neuropatia motora distal. Em geral, os pacientes sentem uma leve fraqueza em uma área específica do corpo, como um lado do corpo, um membro ou um músculo, o que os impede de realizar suas atividades diárias.[27]

A ocorrência dessa neuropatia é influenciada por vários fatores predisponentes, incluindo idade avançada, esquema e duração do tratamento, dose por ciclo, administração concomitante de medicamentos neuropsiquiátricos e presença de neuropatia preexistente ou comorbidades como diabetes *mellitus* de longa data.[33,34] Essa nova condição pode ter um impacto profundo no bem-estar emocional e social do paciente, resultando em seu isolamento.[27]

A Tabela 1 representa, de forma condensada, os principais quimioterápicos da prática atual e sua respectiva associação com os sintomas mais prevalentes:

Tratamento não farmacológico

Os tratamentos para essa condição continuam indefinidos em virtude da dificuldade de se encontrar um medicamento que atue exatamente no mecanismo envolvido. Além disso, a gama de efeitos adversos relacionada à terapia farmacológica colabora com a necessidade de buscar alternativas.[35] Dessa forma, terapêuticas

Tabela 1 – Perfil de toxicidade específica de agentes quimioterápicos neurotóxicos

Terapia de câncer		Risco aumentado de neurotoxicidade	Incidência		Sintomas
Substância	**Classe**		**1° a 2° Grau**	**3° a 4° Grau**	
Cisplatina[1,2]	Platina	> 300 a 350 mg/m²	14% a 63%	7% a 21%	▪ Neuropatia predominantemente sensorial ▪ Parestesia dolorosa, dormência, formigamento, sensação vibratória prejudicada, ataxia sensorial
Oxaliplatina[1,2,4,6]	Platina	> 550 mg/m²	18% a 100%	12% a 39%	▪ Parestesia térmica ao frio aguda, cãimbras, fasciclações e neuropatias sensoriais crônicas
Paclitaxel[1,2,4]	Taxano	> 250 a 300 mg/m²	20% a 50%	6% a 20%	▪ Neuropatia predominantemente sensorial
Docetaxel[1,2,4]		> 100 mg/m²			▪ Parestesia dolorosa, dormência ▪ Vibração ou propriocepção reduzida ▪ Em doses maiores, mialgia e miopatia
Vincristina[1,2]	Vinca alcaloide	> 2 a 6 mg/m²	35% a 45%		▪ Neuropatia sensorial ▪ Hipoestesia (até 100%), formigamento ▪ Cãibras musculares e fraqueza distal leve ▪ Neuropatia autonômica
Talidomida[1,5]	Imunomodulador agente antiangiogênico	> 20 g	≤ 83%	≤ 35%	▪ Neuropatia sensorial ▪ Cãibras musculares e fraqueza distal leve
Bortezomibe[1,2,3]	Inibidor de proteassomo	> 16 a 26 mg/m²	≤ 50%	≤ 30%	▪ Dor por neuropatia sensorial de fibras pequenas ▪ Parestesia dolorosa, queimação, ataxia sensorial ▪ Neuropatia autonômica incluindo hipotensão ortostática
Eribulin	Inibidor de microtúbulo	N.a.	N.a.	N.a.	▪ Neuropatia sensorial ▪ Mialgia
Nota: quase todos os pacientes são previamente tratados com (múltiplas) terapias neurotóxicas					

[1] Doses únicas altas são associadas com maior neurotoxicidade.

[2] Doses cumulativas aumentadas são associadas com maior neurotoxicidade.

[3] Relação de limite de dose, risco aumenta até atingir um platô em 40 a 45 mg/m².

[4] Infusão de longa duração pode reduzir neurotoxicidade.

[5] Tratamentos de longa duração aumentam o risco de neurotoxicidade.

[6] regimes *stop-and-go* (pequenos períodos de ação com interrupções regulares) podem ser associados com menor neurotoxicidade.

N.a: não aplicável.

* escala NCI-CTCAE.

Fonte: Adaptada de Maihöfner C, *et al.*, 2021.

emergentes apontam intervenções não farmacológicas como uma opção.[36]

No momento, não existe um consenso que indique um ou outro tipo de intervenção.[37] Mesmo sem uma indicação com forte evidência, existem opções a serem consideradas: acupuntura; ioga; exercícios físicos; *scrambler therapy*; fotobiomodulação; fisioterapia; crioterapia; e terapia de compressão.[36,37]

A crioterapia, com resfriamento das extremidades durante a administração da quimioterapia, parece auxiliar na redução da severidade da neuropatia, quando o desenvolvimento ou a piora dos sintomas é suspeitada.[38,39]

A acupuntura já está disponível para tratamentos alternativos na terapia da dor, incluí-la em NIPQ permite uma intervenção sem presença de efeitos colaterais.[36,37] Pode ser utilizada em combinação com outra abordagem ou em monoterapia.[40] Diante da fisiopatologia da NIPQ, Burguess J revisou 19 ensaios clínicos randomizados, envolvendo 1174 pacientes, nos quais a acupuntura foi aplicada. Os resultados indicaram a melhora nos escores de dor e também da velocidade da condução nervosa.[41]

O método aplicado da ioga consiste em uma terapia de movimento meditativo que melhora o condicionamento corporal, flexibilidade e equilíbrio, utilizando o consciente do binômio corpo-mente. A melhora encontrada inclui tratamento com tempo superior a 8 semanas, com resultados relacionados à dor e melhora na funcionalidade. Existem proposições que indicam que a ioga aumenta o fluxo sanguíneo e, em decorrência disso, ocorre o aumento do suprimento de oxigênio e, por consequência, desenvolve-se um efeito neuroprotetor. Mas há também postulações que sugerem uma regulação positiva do sistema nervoso parassimpático.[42] Uma vantagem encontrada na aplicação da ioga é a possibilidade de desenvolvimento da atividade de forma virtual, possibilitando a inclusão de pacientes isolados territorialmente.[37]

O exercício físico, bem como a fisioterapia, auxilia nos sintomas inerentes ao câncer como fadiga, dor, indisposição, queda na qualidade de vida e distúrbios do sono. Sua prática influencia beneficamente a circulação, reduz inflamação, aumenta a liberação de neurotransmissores, fatores de crescimento e neuroplasticidade.[36] Já a fisioterapia durante o período de quimioterapia apresenta também benefícios relacionados à prevenção e ao retardo da NIPQ. O bem-estar geral do paciente colabora com a adesão ao tratamento.[37]

A crioterapia e a terapia de compressão, apesar de pouca evidência de benefício, agem sob a vasoconstrição local, reduzindo a sensibilidade dos nociceptores e, por conseguinte, diminuem a liberação de vasodilatadores.[36,37] Além de reduzir a velocidade de condução do impulso nervoso e reduzir a excitabilidade muscular.[37]

Terapia *scrambler* é um tratamento que inclui um neuroestimulador de forma não invasiva, cutâneo, já utilizado na dor crônica. Um estudo comparativo demonstrou que os resultados do tratamento com essa terapia são promissores, mas é preciso considerar ensaios clínicos mais abrangentes. A fotobiomodulação é o uso da luz *laser* não ionizante de baixa potência, a qual apresentou redução da neuropatia documentada pelas pontuações reduzidas em escore de neuropatia. No entanto, é necessário cautela em sua utilização, pois apresenta pouca evidência de eficácia.[36]

Como terapias emergentes, algumas intervenções relacionadas ao comportamento do paciente foram investigadas. Terapias que incluem o conhecimento teórico sobre NIPQ, documentação de sintomas diariamente e compartilhamento de experiências em grupo indicam a possibilidade de autogerenciamento e a redução de sintomas. Apesar de seu potencial, o tipo de intervenção apresenta um limitante – o grau intelectual para o entendimento da abordagem e a disponibilidade devem ser levados em consideração.[42]

Muitos dos mecanismos do tratamento com intervenções não farmacológicas partem do princípio da fisiopatologia e de seus diversos aspectos. A identificação de opções de tratamentos não farmacológicos colabora com a fomentação de novos ensaios clínicos randomizados que abrangem uma população maior.[43]

Tratamento farmacológico

Conforme descrito ao longo do capítulo e reforçado nas diretrizes da American Society of Clinical Oncology (ASCO), apesar da similaridade entre as neuropatias secundárias aos diferentes quimioterápicos, sua fisiopatologia difere e ainda não há completa compreensão de seu mecanismo. Dessa forma, seu tratamento ainda é desafiador, sendo, por vezes, necessárias a redução, a interrupção ou a mudança do tratamento antineoplásico.

As opções para o tratamento farmacológico incluem os anticonvulsivantes, antidepressivos tricíclicos e duais, bem como os opioides. Entretanto, o único medicamento indicado nas diretrizes para tratamento da NPIQ é a duloxetina.[1,44]

Essa recomendação se baseia no estudo de fase III de Smith *et al.*,[45] em 2013, randomizado, duplo-cego, placebo-controlado, que encontrou redução significativa nos escores de dor, principalmente quando induzida pelas platinas.

No estudo de Hammack *et al.*,[46] em 2002, também de fase III, em pacientes com neuropatia periférica induzida por cisplatina, não houve melhora evidente com o uso de nortriptilina, além de outros dois estudos placebo-controlados com amitriptilina não indicarem evidência na prevenção e nem no tratamento.[47,48]

Mishra *et al.*,[49] em 2012, compararam o tratamento entre amitriptilina, gabapentina e pregabalina, tendo a última se mostrado superior ao placebo e também às duas outras opções terapêuticas, corroborando o estudo de fase III, randomizado, duplo-cego, placebo-controlado de Rao *et al.*[50] em 2007, que não encontrou melhora nos escores de dor e nem da disfunção sensorial com a gabapentina.

Entretanto, em razão da baixa evidência de terapias farmacológicas com resultados significativos e da demonstração de benefício para outras neuropatias, tanto os gabapentinoides como os tricíclicos e os duais podem ser indicados para o tratamento da neuropatia induzida por quimioterápicos.[1]

Referências bibliográficas

1. Maihöfner C, Diel I, Tesch H, Quandel T, Baron R. Chemotherapy-induced peripheral neuropathy (CIPN): current therapies and topical treatment option with high-concentration capsaicin. Supportive Care in Cancer. 2021;29:42234238.
2. Hershman DL, Lacchetti C, Dworkin RH, Lavoie Smith EM, Bleeker J, Cavaletti G, et al. Prevention and management of chemotherapy-induced peripheral neuropathy in survivors of adult cancers: American Society of Clinical Oncology clinical practice guideline. J Clin Oncol 2020;32(18):1941-67.
3. Beijers AJ, Mols F, Vreugdenhil G. A systematic review on chronic oxaliplatin-induced peripheral neuropathy and the relation with oxaliplatin administration. Support Care Cancer 2014;22(7):1999-2007.
4. Hou S, Huh B, Kim BK, Kim K, Abdi S. Treatment of chemotherapy-induced peripheral neuropathy: systematic review and recommendations. Pain Physician 2018;21:571-92.
5. Velasco R, Bruna J. Chemotherapy-induced peripheral neuropathy: an unresolved issue. Neurología (English Edition). 2010;25(2):116-31.
6. Starobova H, Vetter I. Pathophysiology of chemotherapy-induced peripheral neuropathy. Front Mol Neurosci. 2017;10:174. doi: 10.3389/fnmol.2017.00174.
7. Gutiérrez-Gutiérrez G, Sereno M, Miralles A, Casado-Sáenz E, Gutiérrez-Rivas E. Chemotherapy-induced peripheral neuropathy: clinical features, diagnosis, prevention and treatment strategies. Clin Transl Oncol. 2010;12(2):81-91. doi: 10.1007/S12094-010-0474-z.
8. Laforgia M, Laface C, Calabrò C, Ferraiuolo S, Ungaro V, Tricarico D, et al. Peripheral neuropathy under oncologic therapies: a literature review on pathogenetic mechanisms. Int J Mol Sci. 2021;22(4):1980. doi: 10.3390/ijms22041980.
9. Fernandes R, Mazzarello S, Hutton B, Shorr R, Majeed H, Ibrahim MF, et al. Taxane acute pain syndrome (TAPS) in patients receiving taxane-based chemotherapy for breast cancer-a systematic review. Support Care Cancer. 2016;24(8):3633-50. doi: 10.1007/s00520-016-3256-5.
10. Areti A, Yerra VG, Naidu V, Kumar A. Oxidative stress and nerve damage: role in chemotherapy induced peripheral neuropathy. Redox Biol. 2014;2:289-95. doi: 10.1016/j.redox.2014.01.006.
11. Avallone A, Bimonte S, Cardone C, Cascella M, Cuomo A. Pathophysiology and therapeutic perspectives for chemotherapy-induced peripheral neuropathy. Anticancer Res. Oct 2022;42(10):4667-78. doi: 10.21873/anticanres.15971.
12. Colvin LA. Chemotherapy-induced peripheral neuropathy: where are we now? Pain. 2019;160(1):S1-S10. doi: 10.1097/j.pain.0000000000001540.
13. Mattioli R, Ilari A, Colotti B, Mosca L, Fazi F, Colotti G. Doxorubicin and other anthracyclines in cancers: activity, chemoresistance and its overcoming. Mol Aspects Med. 2023;93:101205.
14. Speth PA, van Hoesel QG, Haanen C. Clinical pharmacokinetics of doxorubicin. Clin Pharmacokinet. 1988;15(1):15-31. doi: 10.2165/00003088-198815010-00002.
15. Callander N, Markovina S, Eickhoff J, Hutson P, Campbell T, Hematti P, et al. Acetyl-L-carnitine (ALCAR) for the prevention of chemotherapy-induced peripheral neuropathy in

patients with relapsed or refractory multiple myeloma treated with bortezomib, doxorubicin and low-dose dexamethasone: a study from the Wisconsin Oncology Network. Cancer Chemother Pharmacol. 2014;74(4):875-82. doi: 10.1007/s00280-014-2550-5.

16. Murzyn A, Orzeł J, Obajtek N. et al. Aclarubicina: insights contemporâneos sobre seu mecanismo de ação, toxicidade, farmacocinética e posição clínica. Cancer Chemother Pharmacol; 2024.
17. Brozou V, Vadalouca A, Zis P. Pain in platin-induced neuropathies: a systematic review and meta-analysis. Pain and Therapy. 2018;7:105-19.
18. Stage TB, Hu S, Sparreboom A, Kroetz DL. Role for drug transporters in chemotherapy induced peripheral neuropathy. Clinical and translational science. 2021;14(2):460-7.
19. Albers JW, Chaudhry V, Cavaletti G, Donehower RC. Interventions for preventing neuropathy caused by cisplatin and related compounds. Cochrane Database of Systematic Reviews. 2014(3).
20. Sałat K. Chemotherapy-induced peripheral neuropathy: part 1-current state of knowledge and perspectives for pharmacotherapy. Pharmacological reports. 2020;72:486-507.
21. Ertugrul B, et al. Vinorelbine-related tetraplegia due to severe peripheral neuropathy. Journal of Oncology Pharmacy Practice; 2023. doi: 10.1177/1081552231191469.
22. Franco-Enzástiga Ú, et al. Vinorelbine causes a neuropathic pain-like state in mice via STING and MNK1 signaling associated with type I interferon induction. Iscience. 2024;27(2).
23. Karki K, Adhikari S, Shrestha S, Bhandari J, Baral B, Baral A. Cytarabine-induced peripheral neuropathy in a young patient with acute myeloid leukemia: a case report. Annals of Medicine and Surgery. 2024;86(5):3082-5.
24. Saito T, Asai O, Dobashi N, Yano S, Osawa H, Takei Y, et al. Peripheral neuropathy caused by high-dose cytosine arabinoside treatment in a patient with acute myeloid leukemia. Journal of infection and chemotherapy. 2006;12:148-51.
25. Nevill TJ, Benstead TJ, McCormick CW, Hayne OA. Horner's syndrome and demyelinating peripheral neuropathy caused by high dose cytosine arabinoside. American journal of hematology. 1989;32(4):314-5.
26. Openshaw H, Slatkin NE, Stein AS, Hinton DR, Forman SJ. Acute polyneuropathy after high dose cytosine arabinoside in patients with leukemia. Cancer: Interdisciplinary International Journal of the American Cancer Society. 1996;78(9):1899-905.
27. Martin LG, Silva MD. Chemotherapy-induced peripheral neuropathy: a literature review. Einstein (São Paulo). 2011;9(4):538-44.
28. Cerles O, Gonçalves TC, Chouzenoux S, Benoit E, Schmitt A, Bennett Saidu NE, et al. Preventive action of benztropine on platinum-induced peripheral neuropathies and tumor growth. Acta neuropathologica communications. 2019;7:1-23.
29. Burgess J, Ferdousi M, Gosal D, Boon C, Matsumoto K, Marshall A, et al. Chemotherapy-induced peripheral neuropathy: epidemiology, pathomechanisms and treatment. Oncology and therapy. 2021;1:1-66.
30. Bakitas MA. Background noise: the experience of chemotherapy-induced peripheral neuropathy. Nursing research. 2007;56(5):323-31.
31. Was H, Borkowska A, Bagues A, Tu L, Liu JY, Lu Z, et al. Mechanisms of chemotherapy-induced neurotoxicity. Frontiers in pharmacology. 2022;13:750507.
32. Shimozuma K, Ohashi Y, Takeuchi A, Aranishi T, Morita S, Kuroi K, et al. Taxane-induced peripheral neuropathy and health-related quality of life in postoperative breast cancer patients undergoing adjuvant chemotherapy: N-SAS BC 02, a randomized clinical trial. Supportive Care in Cancer. 2012;20:3355-64.
33. Tan QW, Luo T, Zheng H, Tian TL, He P, Chen J, et al. Weekly taxane–anthracycline combination regimen versus tri-weekly anthracycline-based regimen for the treatment of locally advanced breast cancer: a randomized controlled trial. Chinese journal of cancer. 2017;36:1-8.
34. Zajączkowska R, Kocot-Kępska M, Leppert W, Wrzosek A, Mika J, Wordliczek J. Mechanisms of chemotherapy-induced peripheral neuropathy. International journal of molecular sciences. 2019;20(6):1451.
35. Frediani JK, Lal AA, Kim E, Leslie SL, Boorman DW, Singh V. The role of diet and non-pharmacologic supplements in the treatment of chronic neuropathic pain: a systematic review. Pain Pract. 2024;24(1):186-210. doi: 10.1111/papr.13291.
36. Li Y, Lustberg MB, Hu S. Emerging pharmacological and non-pharmacological therapeutics for prevention and treatment of chemotherapy-induced peripheral neuropathy. Cancers (Basel). 2021;13(4):766. doi: 10.3390/cancers13040766.
37. Ronconi G, Gatto DM, Codazza S, Ariani M, Martire E, Cerretti L, et al. Conserva-

tive non-pharmacological treatments for chemotherapy-induced peripheral neuropathies in women treated for breast cancer: a systematic review. Eur J Phys Rehabil Med. 2024;60(3):505-13. doi: 10.23736/S1973-9087.24.08197-8.

38. Beijers AJM, Bonhof CS, Mols F, Ophorst J, de Vos-Geelen J, Jacobs EMG, et al. Multicenter randomized controlled trial to evaluate the efficacy and tolerability of frozen gloves for the prevention of chemotherapy-induced peripheral neuropathy. Ann Oncol. 2020;31(1):131-6.
39. Hanai A, Ishiguro H, Sozu T, Tsuda M, Yano I, Nakagawa T, et al. Effects of cryotherapy on objective and subjective symptoms of paclitaxelinduced neuropathy: prospective self-controlled trial. J Natl Cancer Inst. 2018;110(2):141-8.
40. Liampas A, Rekatsina M, Vadalouca A, Paladini A, Varrassi G, Zis P. Non-pharmacological management of painful peripheral neuropathies: a systematic review. Adv Ther. 2020;37(10):4096-106. doi: 10.1007/s12325-020-01462-3.
41. Burgess J, Ferdousi M, Gosal D, Boon C, Matsumoto K, Marshall A, et al. Chemotherapy-induced peripheral neuropathy: epidemiology, pathomechanisms and treatment. Oncol Ther. 2021;9(2):385-450. doi: 10.1007/s40487-021-00168-y.
42. Tanay MAL, Armes J, Moss-Morris R, Rafferty AM, Robert G. A systematic review of behavioural and exercise interventions for the prevention and management of chemotherapy-induced peripheral neuropathy symptoms. J Cancer Surviv. 2023;17(1):254-77. doi: 10.1007/s11764-021-00997-w.
43. Knoerl R, Giobbie-Hurder A, Berfield J, Berry D, Meyerhardt JA, Wright AA, et al. Yoga for chronic chemotherapy-induced peripheral neuropathy pain: a pilot, randomized controlled trial. J Cancer Surviv. 2022;16(4):882-91. doi: 10.1007/s11764-021-01081-z.
44. Loprinzi CL, Lacchetti C, Bleeker J, Cavaletti G, Chauhan C, Hertz DL, et al. Prevention and management of chemotherapy-induced peripheral neuropathy in survivors of adult cancers: ASCO guideline update. Journal of Clinical Oncology. 2020;38(28):3325-48. doi: 10.1200/jco.20.01399.
45. Smith EM, et al. Effect of duloxetine on pain, function, and quality of life among patients with chemotherapy-induced painful peripheral neuropathy: a randomized clinical trial. JAMA. 2013;309(13):1359-67.
46. Hammack JE, Michalak JC, Loprinzi CL, Sloan JA, Novotny PJ, Soori GS, et al. Phase III evaluation of nortriptyline for alleviation of symptoms of cis-platinum-induced peripheral neuropathy. Pain. 2002;98(1-2):195-203.
47. Kautio AL, Haanpää M, Saarto T, Kalso E. Amitriptyline in the treatment of chemotherapy-induced neuropathic symptoms. J Pain Symptom Manag. 2008;35(1):31-9.
48. Kautio AL, Haanpää M, Leminen A, Kalso E, Kautiainen H, Saarto T. Amitriptyline in the prevention of chemotherapy--induced neuropathic symptoms. Anticancer Res. 2009;29(7):2601-6.
49. Mishra S, Bhatnagar S, Goyal GN, Rana SPS, Upadhya SP. A comparative efficacy of amitriptyline, gabapentin, and pregabalin in neuropathic cancer pain: a prospective randomized double-blind placebo-controlled study. Am J Hosp Palliat Care. 2012;29(3):177-82.
50. Rao RD, Michalak JC, Sloan JA, Loprinzi CL, Soori GS, Nikcevich DA, et al. Efficacy of gabapentin in the management of chemotherapy-induced peripheral neuropathy: a phase 3 randomized, double-blind, placebo--controlled, crossover trial (N00C3). Cancer. 2007;110(9):2110-8.

Neuropatia Diabética

52

Anita Perpetua Carvalho Rocha de Castro
Larissa Maria Puridade Maciel
Disnei Felix Barbosa Matos
Lara Ribeiro de Pádua

INTRODUÇÃO

Aproximadamente 450 milhões de adultos conviviam com diabetes *mellitus* ao redor do mundo em 2017, e a estimativa é a de que esse número ultrapasse 700 milhões até 2045, já que são observadas condições epidêmicas na incidência da condição, com mais de 350 milhões de pessoas desenvolvendo neuropatia diabética (ND). Isso pode justificar os 12% dos gastos globais em saúde na conjuntura atual, direcionados especificamente para diabetes e suas possíveis complicações. Nessa perspectiva, o álcool aparece como a segunda principal causa da doença, seguido de deficiência de vitamina B12, doença renal crônica, entre outras razões.[1-7]

A ND é definida pela "presença de sintomas e/ou sinais de disfunção nervosa periférica em pessoas previamente diagnosticadas com diabetes após a exclusão de outras causas". Sua forma mais prevalente é a da neuropatia periférica diabética (NPD), a qual é definida como uma "lesão difusa, simétrica, distal e progressiva".[8-10]

Sua prevalência é incerta, pois os resultados dos estudos são variáveis, mas a estimativa é de que, do montante de pacientes diabéticos, cerca de 50% sofrem de NPD e destes, de 16% a 26% dos pacientes sofrem de dor neuropática crônica. Ademais, entre os que sofrem da modalidade dolorosa, mais de 39% nunca receberam qualquer tratamento para suas dores.[5,8,11-13]

Apesar de mais de 50% dos casos de NPD serem assintomáticos, o quadro clínico mais comum se caracteriza por sintomas positivos, como dor, e também por sintomas negativos, como fraqueza. Ele se inicia principalmente nas extremidades dos membros, em pés, pernas e mãos, e os sintomas são, na maior parte das vezes, simetricamente distribuídos, com sensações desagradáveis descritas como queimação, choques elétricos ou agulhadas. Paradoxalmente às queixas de hipersensibilidade, pacientes relatam ainda perda da sensibilidade com analogia da sensação de estarem andando usando meias grossas ou com os pés embrulhados.[8,14-16]

A polineuropatia do tipo dolorosa é causada por uma lesão ou doença no sistema somatossensorial, com sintomas de dor contínua ou intermitente por mais de três meses. Nesse contexto, é possível classificar a dor na NPD em manifestações distintas, sendo elas: dor evocada (como alodinia ou hiperalgesia), dor paroxística (como choques elétricos), dor profunda (como compressão e aperto), dor superficial (como queimação) e parestesia/disestesia (como formigamento).[5,8,14,17-19]

Pode acometer tanto fibras finas quanto fibras grossas, afetando sensações e provocando parestesia, além de levar à perda do reflexo aquileu e, em estágios mais graves, à ataxia sensorial por conta do comprometimento da propriocepção. Essa última perda sensorial especificamente, associada a outras complicações causadas pelo diabetes, pode ser responsável ainda por incidência de queda de duas a três vezes maior em relação aos não portadores de NPD.[14,20]

A sintomatologia é relatada como mais grave no período noturno, levando à diminuição da qualidade de vida associada a piores padrões de sono, ansiedade ou até depressão, que configuram como comorbidades associadas à NPD.[15]

Outras complicações estão associadas principalmente a problemas microvasculares (nefropatias e retinopatias) e macrovasculares (doença arterial periférica e doenças cardiovasculares).[14]

Além disso, a Organização Mundial de Saúde (OMS) estima que, a cada 30 segundos, uma extremidade inferior é perdida no mundo como consequência da diabetes, sendo esta a principal causa das amputações não traumáticas. Isso ocorre em virtude da maior ocorrência de úlceras nos pés de pacientes com NPD (cerca de sete vezes maior do que pacientes sem NPD), em razão da vulnerabilidade nervosa que eles apresentam, levando à predisposição de infecção local, que pode acometer tecidos e ossos, o que justifica a amputação das extremidades.[14,20]

CLASSIFICAÇÕES DAS NEUROPATIAS DIABÉTICAS

As ND se dividem entre neuropatias difusas e focais. No espectro das difusas, têm-se modalidades como a polineuropatia distal simétrica (PNDS) e neuropatias autonômicas, como a cardiovascular, gastrointestinal, urogenital e sudomotora, além de formas atípicas, como caquexia diabética e neuropatia induzida pelo tratamento. No espectro das focais, tem-se a existência das mononeuropatias e das radiculopatias[1,3,9,15] (Figura 1).

A forma mais comum certamente é a PNDS, que se caracteriza por uma manifestação sensoriomotora crônica, comprimento-dependente (conhecido como padrão em "bota e luva"), que reflete os danos das porções mais distais dos axônios que precedem aqueles nas regiões proximais. O acometimento pode ser tanto em fibras finas – levando a problemas na nocicepção e sensação protetiva, com sintomatologia como dor em choque elétrico, queimação ou pontada, além de sinais clínicos como redução ou ausência de capacidade discriminativa térmica e da sensibilidade no teste de agulhamento –, quanto em fibras grossas, alterando funções como o equilíbrio, gerando dormência, formigamento e desequilíbrio, adjunto à redução ou ausência de reflexos, de percepção vibratória e de propriocepção.[3,21-23]

Formas autonômicas da neuropatia também podem ser encontradas e envolvem neurônios do sistema nervoso autônomo simpático, parassimpático ou de ambos. É fundamental a identificação dos respectivos órgãos acometidos, de acordo com sinais e sintomas apresentados.[14]

A neuropatia autonômica cardíaca (NAC) é a mais comum destas e tem maior morbimortalidade, com alto risco de arritmias e de morte súbita por processos silenciosos de isquemia miocárdica, doença arterial coronariana, acidente vascular cerebral, entre outros. Seus sintomas incluem taquicardia sinusal em repouso, intolerância ao exercício, hipotensão ortostática, tontura, síncope e valores alterados de pressão arterial. Sua prevalência no diabetes *mellitus* pode chegar a 20%, segundo o critério diagnóstico para tal manifestação, o qual

Difusas			Focais	
Polineuropatia sensitivo motora	**Polineuropatia autonômica**	**Polineuropatia atípica**	**Mononeuropatia**	**Raduculoneuropatia**
Fibras finas Fibras grossas Fibras mistas (mais comum)	Cardiovascular Genitourinária Metabólica Sudomotora Gastrointestinal	Caqueixa Diabética Induzida por tratamento	Mononeuropatia Túnel do carpo Túnel do tarso Fibular (pé caído) Meralgia parestésica Ocular	Torácica Lombar Amiotrofia

Figura 1 – Classificação das neuropatias diabéticas.

Fonte: Desenvolvida pela autoria.

depende de testes cardiovagais com resultados anormais. Quadro mais grave da doença pode ser indicado com constatação de hipotensão ortostática adjunta à frequência cardíaca anormal. Ainda, é importante ressaltar que NAC pode ser indicativo de pior prognóstico e pode predizer eventos cardiovasculares ou acometimento por nefropatia.[14,15,21,24-26]

Outra modalidade de neuropatia é a que acomete o sistema autonômico gastrointestinal, em que é possível observar gastroparesia, com sintomas como náuseas, vômitos pós-prandiais, eructações, saciedade precoce, inapetência, constipação ou diarreia diabética e disfunções esofágicas (que podem resultar em disfagia para sólidos, queimação e refluxo gástrico). Há ainda neuropatia autonômica com acometimento de aparelho geniturinário em que predominam sintomas de disfunção urinária (com retenção, urgência ou incontinência miccional, noctúria) e, também, disfunção sexual (com impotência e ejaculação precoce em homens, dor durante relação sexual e baixa lubrificação em mulheres, além de diminuição de libido em ambos os sexos). Ademais, pode haver neuropatia autonômica acometendo a função sudomotora que leva a quadros de anidrose ou sudorese gustativa, esta caracterizada por uma intensa sudorese de cabeça e pescoço antes ou durante a alimentação.[3,15]

Por outro lado, há manifestações difusas, de estabelecimento agudo, com sintomas semelhantes às neuropatias diabéticas crônicas, mas com diferenças nos sinais neurológicos. São chamadas "neurite insulínica" ou "neuropatia induzida por tratamento", já que seu aparecimento é associado a situações de controle súbito da glicemia, após longo período de descontrole desse parâmetro, como em casos de tratamento de cetoacidose. O prognóstico nesse caso é favorável, pois tem resolução completa dos sintomas.[1,3,27]

Quanto às formas focais de neuropatia, elas são mais incomuns e consistem nas mononeuropatias e nas radiculopatias. As mononeuropatias levam ao envolvimento de lesões em um único nervo, principalmente o radial, ulnar, femoral ou peroneal. O acometimento de nervos cranianos é mais raro, mas, quando acontece, geralmente afeta os nervos oculomotor, troclear, abducente ou facial. Há ainda a possibilidade de ocorrer mononeuropatia múltipla, em que mais de um nervo é acometido simultaneamente, mas em regiões distintas do corpo, não simétricas entre si. Já as radiculopatias, também chamadas "polirradiculoneuropatias" ou "amiotrofias diabéticas", são manifestações da neuropatia que acometem principalmente o plexo lombossacral.[15,21,27]

FISIOPATOLOGIA

A polineuropatia diabética consiste numa degeneração nervosa progressiva, que afeta primeiramente fibras sensoriais e autonômicas e, posteriormente, fibras motoras. A hiperglicemia crônica e outros fatores contribuem para alterações metabólicas e vasculares, ativando as principais vias envolvidas na patogênese da ND, como a via do poliol, da hexosamina, da proteína quinase C (PKC), além do estresse oxidativo e da inflamação.[3,5,22,27]

A hiperglicemia em estado prolongado altera diversos processos e sobrecarrega diversas vias para metabolização da glicose em excesso. Uma das alternativas para lidar com o excesso desse substrato é por meio da exacerbação do processo da glicólise, que resulta em produção também exagerada de espécies reativas de oxigênio (EROs).[28-30]

Outra adversidade advinda da via da glicólise é em relação ao metabólito metilglioxal, o qual pode promover estresse oxidativo por ser extremamente reativo. Ele tem capacidade de modificar proteínas celulares e suas respectivas funções, além de poder alterar canais iônicos, conduzindo a condições de hiperexcitabilidade neuronal. Estudos apontam que sua concentração está aumentada em pacientes diabéticos.[3]

Ainda há a ampliação do fluxo pela via do poliol por aumento de osmolaridade, com aumento do consumo de fosfato de dinucleotídeo de nicotinamida reduzida (NADPH), o que reduz os níveis dessa molécula, promovendo o estresse oxidativo, já que ela se mostra fundamental na regeneração da molécula antioxidante da glutationa. Com isso, os níveis de EROs aumentam no interior da célula, o que leva a um aumento subsequente da inflamação, comprometendo processos de vasodilatação, agregação plaquetária e formação de trombos.[14,28]

Outra via é a da hexosamina, que está ligada à inflamação e seus respectivos danos. Nesse caso, a hiperglicemia leva a alterações na expressão genética, causando danos no endotélio por aumento de fatores de crescimento transformador beta 1 (TGF-β1) e ativador do plasminogênio tipo 1 (PAI-1).[14,28]

A hiperglicemia leva ainda à geração de produtos de glicação avançada (AGEs) por conta de reações não enzimáticas, cuja participação na patogênese da neuropatia se dá mediante uma desregulação proteica. Uma vez fora da célula, esses produtos se ligam a receptores de superfície e sinalizam cascatas inflamatórias, promovendo o processo de oxidação de NADPH e, também, gerando estresse oxidativo. Como essa modificação de AGEs não tem reversibilidade, sua permanência é estabelecida mesmo com rígido controle glicêmico, o que sugere uma possível "memória glicêmica da neuropatia diabética".[14,28]

Células da glia também estão envolvidas na problemática. As células de Schwann, por exemplo, e estão envolvidas na produção e manutenção da mielina, além de produzirem citocinas e fatores pró-nocicepetivos que estão envolvidos na manutenção dos estados persistentes de dor. Ainda, a glicose pode adentrar não somente em axônios, mas também nas células de Schwann, cada qual por transportadores específicos. A exemplo do transportador de glicose presente nos axônios, o qual possibilita a entrada de glicose independentemente da ação da insulina, para metabolização dela em piruvato no citoplasma e, posteriormente, em trifosfato de adenosina (ATP) nas mitocôndrias. Já as células de Schwann contam com o transportador para captação da glicose, a qual será metabolizada em piruvato e em lactato (além de poder ser transportado para o axônio através dos canais de monocarboxilato tipo 1 e tipo 2). Em quadros de síndrome metabólica, em que há insuficiência insulínica com falha na captação da glicose por células do sistema nervoso periférico, o mecanismo de suporte fornecido por células de Schwann é prejudicado uma vez que há prejuízo no processo de transferência de lactato no percurso ao longo do axônio. Quando isso ocorre, esgotam-se os estoques energéticos, predispondo lesões nervosas em regiões mais distais. No nervo com neuropatia, a hiperglicemia, que leva ao aumento do fluxo de glicose pelo transportador de glicose presente nos axônios, faz com que essas moléculas excedam a capacidade de metabolização, aumentando a ativação das vias envolvidas na neuropatia, como as do poliol, entre outras. Isso desencadeia um processo inflamatório e bloqueia inclusive a atividade da bomba de Na/K ATPase, que culmina em dano mitocondrial cuja tendência de ser duradouro e acumulativo sujeita a célula também aos danos por falha energética.[22,31,32]

Igualmente, há hipóteses de que, em fibras mielinizadas, a desmielinização e remielinização precedem defeitos axonais e alterações eletrofisiológicas, sugerindo que o comprometimento das células de Schwann circundantes é mais precoce na ND. O processo de regeneração depende da ativação dessas células e de macrófagos, os quais têm mostrado ter atividade mais lenta em pacientes com diabetes *mellitus*[14] (Figura 2).

Outra abordagem importante para o entendimento do processo fisiopatológico da doença é em relação às alterações na microvasculatura, uma vez que os nervos periféricos são circundados e consequentemente irrigados por vasos endoneurais, perineurais e epineurais. Esses vasos sofrem com proliferação endotelial que culmina no espessamento da membrana basal, o que resulta na redução do diâmetro do lúmen e consequentemente em situação de isquemia. Essa disfunção endotelial que ocorre na ND deve ser considerada com maior visibilidade, já que a regulação de tônus arterial e fluxo sanguíneo é mediada a partir de substâncias vasoativas secretadas por essas células endoteliais, como é o caso do óxido nítrico e da prostaciclina, e outros fatores que mediam o processo de vasodilatação e vasoconstrição. No contexto da ND, todavia, ocorrem tanto disfunções endoteliais quanto alteração na produção de fatores produzidos por essas células.[14,33]

Ainda, a patologia se relaciona diretamente ao contexto anatômico dos nervos periféricos, os quais compartilham grandes diferenças entre seus corpos celulares e seus respectivos axônios, representando um grande desafio para a manutenção da função nervosa adequada, já que o transporte de mitocôndrias deve ser feito por todo o percurso do axônio para suprir demandas energéticas. A falha nesse transporte leva à perda do suprimento energético inicialmente em regiões mais distais, levando ao mecanismo lesivo nesses axônios.[22]

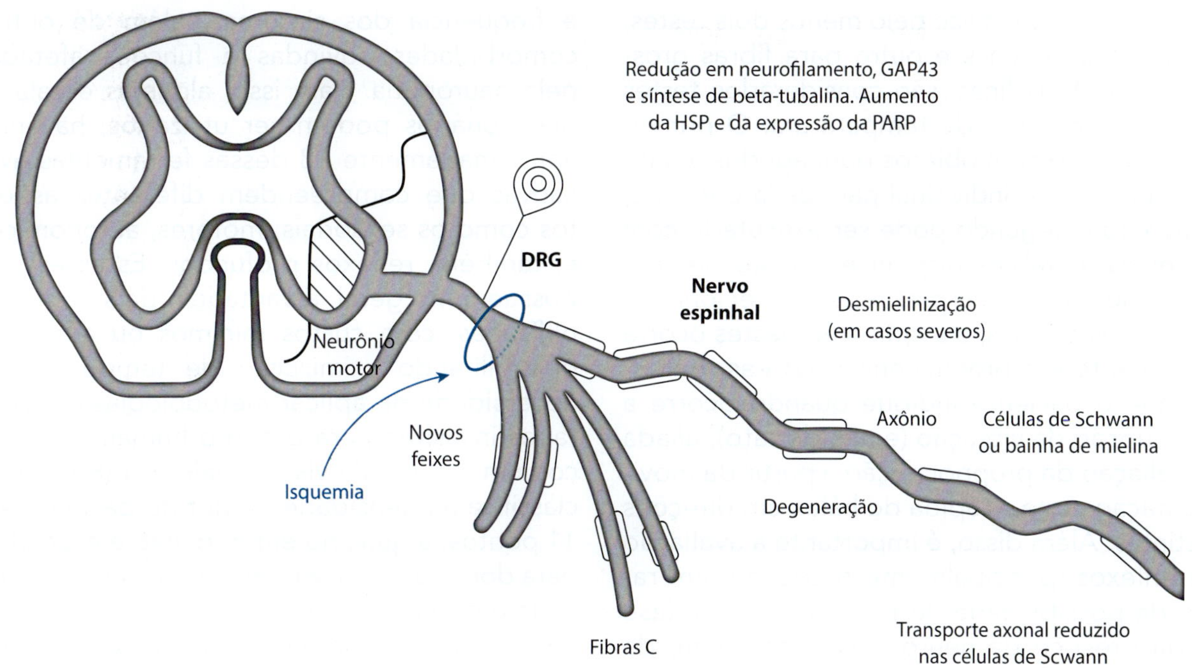

Figura 2 – Esquema representativo da fisiopatologia das neuropatias diabéticas – acometimento de fibras nervosas.
DRG: estimulação do gânglio da raiz dorsal.
Fonte: Feldman *et al.*, (2019).

Quanto aos mecanismos desencadeadores de dor neuropática, existem processos centrais e periféricos envolvidos. Os mecanismos centrais se resumem à sensibilização central e informação nociceptiva mediada pelo sistema modulador descendente da dor (o qual pode inibir ou facilitar a transmissão de informações). Quanto aos mecanismos periféricos, estes incluem mudanças na expressão e distribuição de canais iônicos, alterações de fluxo sanguíneo periférico, brotamento de fibras simpáticas, danos a fibras finas, bem como processos de atrofia, regeneração e/ou degeneração axonal.[3,22,27,34,35]

Por fim, há alterações que podem ser percebidas em ressonância magnética funcional (fMRI) de centros cerebrais superiores, ressaltando diferenças entre pacientes que apresentam a ND com manifestação de dor e sem, como redução de conectividade entre tálamo e córtex cerebral, bem como mudanças no volume da substância cinzenta.[3,36]

DIAGNÓSTICO

O diagnóstico da ND é principalmente clínico, precisando, às vezes, ser auxiliado por outros exames. Para pacientes com quadros típicos e bem demarcados da doença, somente a anamnese e o exame físico são suficientes. Todavia, podem ser necessários exames mais aprofundados e, por vezes, até referenciamento para Neurologia, em caso de sintomatologia atípica, como um estabelecimento rápido dos sintomas, presença de sinais assimétricos, manifestação independentemente do comprimento ou perdas motoras maiores do que as perdas sensoriais.[14,27]

A história da doença deve ser minuciosamente coletada, desde o descobrimento do diabetes *mellitus* em si e de outras comorbidades, considerando, inclusive, sintomatologia apresentada, descrição e caracterização da dor pelo paciente. O exame físico deve avaliar ambos os tipos de fibras e, nesse caso, o acometimento de fibras finas tende a preceder o de fibras grossas, apesar de não ser um padrão rigidamente observado em alguns casos.[14,22]

Os testes são direcionados para cada tipo de fibra. Deve-se começar numa região em que se esperam respostas normais (p. ex., na fronte), seguido de avaliação do local onde são esperadas as alterações, mais precisamente, iniciando no hálux e percorrendo em direção proximal.

O ideal é que se utilize pelo menos dois testes, um para fibras finas e outro para fibras grossas. Para fibras finas, são considerados testes de agulhamento e de temperatura. O primeiro é realizado com objetos pontiagudos, como alfinetes de uso individual para cada paciente, enquanto o segundo pode ser executado com materiais metálicos disponíveis. Teste de sensação vibratória e de pressão são direcionados para fibras grossas, e a aplicação destes ocorre geralmente em proeminências ósseas, pedindo que o paciente indique quando ocorre a interrupção da vibração (e não do tato), aliada à avaliação da propriocepção a partir da movimentação curta e rápida do hálux em direções distintas. Além disso, é importante a avaliação de reflexos (principalmente o aquileu) em razão da possibilidade de perda destes na fase ainda precoce da neuropatia e, também, da fraqueza dos músculos dos pés, principalmente os dorsiflexores, queixa esta que está presente principalmente em casos mais graves da neuropatia.[2,9,14,37]

Há critérios mínimos utilizados para definir a PNDS típica, com alguns deles mais específicos para prática clínica e outros para pesquisa. Portanto, classifica-se a PNDS como subclínica, possível, provável ou confirmada. A condição subclínica não apresenta sinais nem sintomas de neuropatia, mas os estudos de condução nervosa (ECN) mostram anormalidade, com medidas compatíveis às neuropatias. Quando considerada possível, a condição poderá apresentar sintomas de neuropatia (com sintomas positivos e/ou negativos) ou sinais (com diminuição simétrica distal da sensibilidade) ou diminuição/ausência do reflexo aquileu. Já para classificar como provável PNDS, o quadro deve apresentar dois ou mais dos seguintes parâmetros: sintomas neuropáticos, sinais neuropáticos ou diminuição/ausência de reflexo aquileu. Por fim, para PNDS confirmada, é necessário preencher os requisitos exigidos para provável PNDS e, adjunto a isso, apresentar anormalidade constatada em ECN ou de fibras nervosas intraepidérmicas (FNIE). Caso esses estudos sejam normais, deve-se basear em medidas padronizadas e validadas que identifiquem neuropatia de fibras finas.[20,21]

Como outras condições, é importante acompanhar a dor manifestada pelo paciente, a partir de parâmetros como intensidade e frequência dos sintomas, além de outras comorbidades advindas e funções afetadas pela neuropatia. Para isso, algumas escalas e questionários podem ser utilizados, havendo aproximadamente 18 dessas ferramentas avaliativas que compreendem diferentes aspectos como os sensoriais, motores, autonômicos e, também, reflexos profundos. Essas escalas possuem, no geral, a vantagem de serem simplificadas, com custos mínimos ou ausentes, possibilitando otimização de tempo e sem necessidade de aplicar metodologias consideradas invasivas para o corpo humano. A mais comum é a escala visual analógica (EVA), que classifica a intensidade da dor do paciente em 11 pontos, a qual, no entanto, não é específica para dor neuropática nem para a condição avaliada em questão, mas pode ser uma boa ferramenta para acompanhar a evolução da dor durante tratamentos estabelecidos.[9,22,38]

É importante lembrar que existem outras ferramentas de avaliação do paciente com dor, as quais foram desenvolvidas para avaliar a dor neuropática, para representarem instrumentos de avaliação multidimensionais ou para permitir o acompanhamento dos sintomas associados à dor, como humor e qualidade de vida. Dentre elas, destacam-se: *Neuropathic Pain Symptoms Inventory* (NPSI), *Brief Pain Inventory* (BPI), *Neuropathic Pain Questionnaire* (NPQ), *McGill Pain Questionnaire* (MPQ), *Quality of Life in Neurological Disorders* (NeuroQol) e o *Norfolk Quality of Life Scale* (Norfolk QoL).[3,9,15,22]

Por fim, o escore de comprometimento neuropático (ECN/NDS), que é baseado nos sinais e sintomas da doença, pode ser usado tanto para fibras finas quanto grossas, e é validado em português, sendo assim recomendado para o diagnóstico definitivo da ND periférica. Outros questionários, como *Neuropathy Impairment Score* (NIS) e também referente aos membros inferiores (NIS-LL), o *Neuropathy Disability Score* (NDS), o questionário de Michigan, o de Utah e o de Toronto modificado, podem ajudar no diagnóstico; no entanto, eles podem não ter validação em português, o que dificulta a avaliação. Portanto, a recomendação oficial da Sociedade Brasileira de Diabetes (SBD) consiste no uso do ECN/NDS.[9,39]

De acordo com o *guideline* publicado pela Associação Americana de Diabetes (ADA) de 2018, deve constar no exame anual a avaliação da sensibilidade protetora plantar, testada por meio dos monofilamentos de Semmes Weinstein, os quais têm capacidade de indicar a perda sensitiva relacionada ao desenvolvimento de úlceras nos pés e possíveis amputações. No entanto, esse teste tem menor sensibilidade e deve ser usado com cuidado, sendo direcionado a avaliações de quadros mais graves de perda sensorial, não devendo ser a única opção de teste sensorial.[2,9,14,40,41]

Há ferramentas para detecção, como é o caso da biópsia de pele, considerada padrão-ouro para diagnóstico de neuropatia em fibras finas. Esse mecanismo de detecção avalia FNIE a partir de amostras retiradas de partes mais distais da perna, geralmente da panturrilha. Um simples fragmento de aproximadamente 3 mm de diâmetro é submetido à imuno-histoquímica e imunofluorescência, passando por contagem e análise morfométrica (com verificação de tamanhos e densidades a serem comparados com valores pré-estabelecidos dentro de uma faixa de normalidade), que também avalia componentes que podem estar relacionados a processos inflamatórios ou regenerativos, como a sub P e a proteína GAP-43. A avaliação da densidade dessas fibras pode ser usada como diagnóstico, mas predominantemente tem fins científicos e experimentais. Dados recentes mostram que a densidade dessas fibras diminui precocemente na ND, em até 12 meses após o diagnóstico de diabetes *mellitus* tipo 2 (DM2). No entanto, os resultados da biópsia de pele podem indicar diminuição na densidade das fibras na neuropatia, mesmo em pacientes com ECN sem anormalidades. Isso sugere que danos nervosos podem ocorrer ainda precocemente. Além disso, em alguns estudos, há a indicação de menor densidade de FNIE em pacientes com neuropatia dolorosa em comparação com aqueles que apresentavam neuropatia sem dor. Ainda não há consenso entre as entidades de saúde, as quais discutem sobre a técnica diagnóstica, resultando em níveis de recomendação que variam de A a C.[2,15,22,41]

Outra ferramenta mais direcionada para o diagnóstico em pesquisas é a microscopia confocal da córnea (MCC), por meio da qual se avaliam as fibras nervosas que são tão vastas na córnea humana e que advêm do nervo trigêmeo. É um exame que oferece como vantagens seu caráter não invasivo, a possibilidade de avaliação das fibras finas e a grande eficácia dada a sofisticação do método. A avaliação das fibras nervosas na córnea também faz comparações com valores dentro de uma faixa de normalidade e inclui parâmetros como a densidade (ou seja, a quantidade de nervos por mm^2), o comprimento (comprimento de todas as fibras e ramos em mm/mm^2), além de fatores morfológicos como a tortuosidade das fibras e suas ramificações. A partir disso, já podem ser identificadas alterações desde o início da ND, com redução progressiva tanto da densidade quanto do comprimento, à medida que a doença se agrava. A sensibilidade do método, segundo estudos, pode variar entre 70% e 90%.[9,14,42-44]

Além dessas opções, há ferramentas mais objetivas (por isso utilizadas principalmente em pesquisas) que focam na avaliação de fibras grossas, como é o caso dos ECN, a exemplo da eletroneuromiografia (ENMG). A ENMG é considerada o padrão-ouro nesse contexto e serve como referência para outros testes diagnósticos. Representa um *point of care* em razão da facilidade de aplicação, por permitir uma avaliação dos potenciais de ação e das velocidades de condução de nervos sensoriais. A partir de um estimulador nervoso e de um sensor sobreposto a uma distância fixa um do outro, aplica-se uma corrente de 100 mA, que se distribui pelo nervo em investigação (mais comumente o nervo sural, mas também o peroneal e o tibial). Vale lembrar que anormalidades nesse tipo de teste podem indicar de forma precoce a neuropatia, sendo muitas vezes o primeiro indicativo objetivo da condição. Com o agravamento da doença, vai sendo observada a diminuição da velocidade e da amplitude da condução nervosa. A validade e eficácia do método demonstraram sensibilidade de aproximadamente 80% em estudos recentes.[9,14,15,22]

DPNcheck é outro método *point of care* em que, a partir de uma ferramenta portátil, podem ser analisadas amplitudes e velocidades da condução nervosa do nervo sural. Tem se mostrado uma excelente alternativa, pois possibilita avaliação rápida, confiável e com custo acessível, sem demandar equipamentos ou profissionais ultracapacitados. Apesar de ser um método com poucos estudos que o ratifiquem, conseguiu resultados que demonstraram até 95% de sensibilidade.[9,22,45]

Há, por fim, análise de imagens para avaliação de nervos periféricos e de estruturas mais centrais, mas as evidências para a ND ainda são insuficientes. Um exemplo é a fMRI, que demonstra que, apesar de a ND ser considerada um acometimento predominantemente em sistema nervoso periférico, evidências baseadas em imagens desse método sugerem também o acometimento de algumas partes do sistema nervoso central, com alterações no volume cerebral e em regiões que processam a dor no cérebro (principalmente no córtex cingulado anterior [ACC]).[14,46]

Outros testes promissores e emergentes incluem o vibratip, a vibrometria de multifrequência, o neuroquick e outros. O vibratip é um dispositivo pequeno e descartável que conta com motor vibratório movido à bateria, usado com a finalidade de testar a capacidade do paciente em discriminar entre a vibração e a ausência dela. Estudos mostraram boa acurácia para detecção de neuropatia, chegando até resultados de maior eficácia em comparação ao diapasão de 128 Hz. Já a vibrometria de multifrequência avalia a capacidade do paciente em perceber todo um espectro de frequências vibratórias (entre 8 Hz e 500 Hz) de forma análoga a testes de audiometria.[14,47]

Já o Neuroquick é um dispositivo que conta com uma ventoinha com emissão de ar frio ajustada em 10 velocidades distintas. O teste ajuda a determinar a capacidade do paciente em determinar a sensação do vento em seu pé, permitindo definir a velocidade mínima do fluxo de ar que é sentido. A partir dele é possível uma avaliação de fibras nervosas finas, sendo eficaz para detecção precoce de neuropatia.[14,48]

Há ainda a possibilidade de detecção por teste com vibrações geradas por *smartphones* (esses dispositivos constam com a instalação de um *software* específico e sua avaliação mostrou acurácia maior do que testes com diapasão de 128 Hz e monofilamentos de 10 g) e medida de autofluorescência da pele (avaliação não invasiva e segura, de forma quantitativa, do acúmulo de AGEs em certos tecidos a partir da frequência de luz emitida que é refletida por eles).[14]

Não se deve esquecer dos testes que avaliam funções sudomotoras, como o Neuropad e o Sudoscan, além de formas mais complexas como o Teste Quantitativo do Reflexo Axonal Sudomotor (QSART do inglês, *Quantitative Sudomotor Axon Reflex Test*) e o Teste Quantitativo Direto e Indireto (QDIRT do inglês, *Quantitative Direct and Indirect Test*). O Neuropad é um teste visual não invasivo que avalia a produção de sudorese inadequada por meio da mudança de coloração de azul para rosa num adesivo composto de cobalto anidro, resultante de uma reação química – caso a mudança não ocorra em até 10 minutos após o início do teste, o resultado é considerado anormal. Embora haja poucos estudos, eles já indicam alta sensibilidade, que pode alcançar quase 100%. No entanto, sua especificidade é considerada baixa, de aproximadamente 60%. Assim, sua maior vantagem consiste no valor preditivo negativo que apresenta, sendo uma boa opção para rastreio de exclusão da ND. Por isso, demanda outros testes para confirmação do diagnóstico, além de contribuir principalmente para diagnóstico de neuropatia em DM2 e, de forma precoce, em pré-diabetes.[9,15,22,49]

O Sudoscan, por sua vez, consiste num teste não invasivo com eletrodos que medem a condutância eletroquímica de íons cloreto do suor, a partir de eletrodos posicionados na palma da mão e na sola do pé. Estudos mostram que os pacientes com ND apresentam resultados de menor condutância.[9,22]

Para a NAC, por exemplo, o diagnóstico se concentra nos sintomas e sinais, incluindo variabilidade da frequência cardíaca, presença de taquicardia em repouso e de hipotensão ortostática, contanto que se excluam outras comorbidades. Além disso, a avaliação de intervalo QT e o monitoramento ambulatorial da pressão arterial são outros testes indicados para esses pacientes. Ainda, a avaliação desse tipo de neuropatia é crucial para delinear o risco cardiovascular do paciente, possuindo como padrão-ouro os testes de reflexos cardiovasculares. Testes que avaliem a função simpática e parassimpática cardíaca também são possíveis e, quando combinados com testes da função sudomotora, diagnosticam com maior acurácia a presença de NAC. No entanto, critérios para diagnosticá-la ainda são discutidos, e a sugestão é de que haja pelo menos 2 testes de frequência cardíaca com resultados anormais para confirmação. Além disso, pacientes com disfunções autonômicas como taquicardias inexplicáveis ou baixa tolerância ao exercício devem ser analisados mais cuidadosamente.[3,15,21]

A detecção de neuropatias gastrointestinais, por sua vez, é mais dificultada, e o padrão-ouro para tal consiste na técnica da cintilografia para avaliação do esvaziamento gástrico, o qual é prejudicado, com atraso na sua conclusão, pela hiperglicemia aguda, resultando, assim, nas disfunções observadas. A ultrassonografia (USG) também pode ser útil nesses casos, a depender do grau de obesidade ou de gases intestinais.[3,15,21]

Outros testes devem ser executados ainda com a finalidade de excluir a possibilidade de doença celíaca, crescimento bacteriano anormal, presença de úlceras pépticas ou até mesmo efeitos colaterais de medicações. Outras neuropatias também devem ser pormenorizadas. Naquela que afeta o sistema geniturinário, o enfoque deve ser dado à disfunção erétil e hiperplasia prostática benigna para homens, ou de condições do trato urinário inferior para mulheres. Deve ser avaliada ainda taxa de fluxo urinário, volumes residuais após micção, entre outros parâmetros que podem ter relação com a neuropatia.[15]

DIAGNÓSTICOS DIFERENCIAIS

Deve-se considerar ainda que o diagnóstico da ND é um diagnóstico de exclusão, sendo fundamental a investigação de outras doenças que podem mimetizar as características da poliND, inclusive outras neuropatias como as causadas por álcool, medicações (como é o caso de quimioterápicos ou medicamentos para tratamento do vírus da imunodeficiência humana (HIV), entre outras. Além disso, exames laboratoriais podem ser necessários para afastar outras hipóteses. O médico deve fazer requerimento das medições de vitamina B12, principalmente para pacientes diabéticos em uso de metformina, além de dosagem de hormônios tireoidianos, indicadores metabólicos, hemograma completo, níveis de ácido fólico e demais exames para avaliação genética. Diagnósticos diferenciais incluem doenças de diferentes etiologias, como é o caso das doenças inflamatórias, infecciosas (como HIV, hepatite B, doença de Lyme), metabólicas (advindo de problemas renais ou tireoidianos), sistêmicas (como vasculites e paraproteinemia), além de doenças por déficit nutricional (como aquele subsequente a cirurgia bariátrica) ou por interferência de outros agentes (como organofosforados, drogas, álcool e metais).[3,15,21,40,50]

PREVENÇÃO E FATORES DE RISCO

Além disso, segundo a ADA, a avaliação para rastreio da ND deve ser executada no momento do diagnóstico da doença em pacientes com DM2 e, em pacientes com diabetes *mellitus* tipo 1 (DM1), cinco anos após o diagnóstico – sendo que ambos devem ser submetidos anualmente ao mesmo processo caso o rastreio inicial tenha resultado negativo. Ademais, pacientes pré-diabéticos com sintomas de neuropatia devem também ser rastreados com a mesma finalidade.[9,15,22]

Como a patogênese da polineuropatia diabética é multifatorial, são essenciais intervenções que contemplem um amplo espectro de especialidades. Nessa vertente, a prevenção, segundo a mesma organização, preza pela manutenção do estilo de vida com dieta adequada, programa de exercícios regulares e perda de peso para retardar a progressão da neuropatia. Essas intervenções precoces foram associadas a um melhor prognóstico.[22]

Os fatores de risco para o desenvolvimento de NPD devem ser cuidadosamente observados e manejados, e incluem: duração do diabetes, controle glicêmico prejudicado, idade, índice de massa corporal ou obesidade central, circunferência da cintura, hipertensão, dislipidemia (com associação do aumento de LDL e triglicérides em contraponto aos níveis baixos de HDL), tabagismo, síndrome metabólica ou outras complicações por diabetes. Estudos sugerem ainda que os dois primeiros fatores são os principais preditores de neuropatia, uma vez que se encontram geralmente associados às outras comorbidades.[3,14,22,51,52]

MANEJO COMPLEMENTAR

O primeiro entendimento a respeito do tratamento da ND está relacionado à necessidade de controle da glicemia, da dor e de outros sintomas. Ainda assim, apenas cerca de 15% dos pacientes com ND dolorosa têm realmente o alívio da dor.[22]

A princípio, são consideradas medidas que podem alterar a história natural da doença, como as mudanças no estilo de vida, adjuntas ao autocuidado, à terapia psicossocial e nutricional, atividades físicas e apoio na cessação do tabagismo. Apesar de a neuropatia ser uma condição irreversível após seu estabelecimento, é importante retardar sua progressão e prevenir possíveis complicações.[9,16,53]

Alguns estudos sugerem que intervenções nesse estilo de vida por 6 anos obtiveram redução de 47% na incidência de retinopatia grave nos 20 anos seguintes. Ademais, o cuidado deve contar com exame anual minucioso para neuropatia, além de recomendações acerca do cuidado adequado com os pés e do uso de sapatos confortáveis. Há outras recomendações de intervenções comportamentais, como a terapia cognitivo-comportamental e o *mindfulness*.[14,15,22]

O controle glicêmico tem sido o foco principal para retardar ou evitar o desenvolvimento da neuropatia e, como indicam os estudos a respeito, a eficácia dessa estratégia é relevante principalmente para DM1. Para esses pacientes, há indícios de que a medida leve à redução do risco de incidência da neuropatia em até 80%, o que não é observado no caso de pacientes com DM2, com apontamento de redução discreta de 5%, portanto, podem manifestar neuropatia ainda que com contenção adequada da glicemia. Acredita-se que esse resultado discrepante coincida com a presença de outras comorbidades apresentadas por pacientes com DM2, os quais, além disso, podem ser prejudicados ainda por questões relativas à polifarmácia. Por esse motivo, para eles, uma abordagem mais ampla, que inclua mudanças mais gerais no estilo de vida, parece ser mais significativa.[1,3,9,14,15,22,27,54]

Por fim, exercícios físicos são tendências emergentes na prevenção de ND, principalmente para indivíduos com DM2 ou pré-DM. Eles são vinculados à melhora da sensibilidade insulínica, do controle glicêmico, do peso corporal e da dislipidemia, bem como auxiliam não só no controle da pressão arterial e na perfusão de sangue nos órgãos, mas também na redução de processos como a oxidação e a inflamação. Estudos apontam, por exemplo, a possibilidade dessa prática estar associada ao aumento da densidade de FNIE, melhores resultados em ENMG, entre outros benefícios.[1,9,55]

MANEJO FARMACOLÓGICO

Outra abordagem necessária no manejo da doença é a de restauração da funcionalidade do paciente, zelando pelo tratamento dos sintomas, o qual deve ser multidisciplinar, por meio de terapias farmacológicas e não farmacológicas.[9,14,27]

Um estudo comparou os três medicamentos mais prescritos na 1ª linha de atuação contra a ND (amitriptilina, pregabalina e duloxetina), e mostrou que eles têm um efeito analgésico muito similar, principalmente quando são titulados até o máximo de suas respectivas doses. No estudo OPTION-DM, foi demonstrado que a combinação entre os três tratamentos teve efeito parecido no alívio da dor.[9,14,27,56,57]

Há quatro classes medicamentosas mais recomendadas: os antidepressivos de ação dual, os antidepressivos tricíclicos, fármacos gabapentinoides e bloqueadores de canais de sódio. A escolha da terapêutica deve se basear não somente em eficácia, mas também em tolerabilidade, contraindicações, comorbidades e custos, uma vez que os efeitos benéficos entre esses medicamentos são similares. Pregabalina e duloxetina são aprovados para ND pela maioria dos órgãos reguladores, no entanto, os antidepressivos tricíclicos não são aprovados pelo Food and Drug Administration (FDA) para esse tipo de dor neuropática. Por conta dos riscos de efeitos adversos e dependência, os opioides não são recomendados nem como primeira nem como 2ª linha, apesar de o tapentadol ter regulação no Canadá, mesmo com baixas evidências.[15,22]

As recomendações usuais são de abordagem de 1ª linha com os duais, antidepressivos tricíclicos e anticonvulsivantes gabapentinoides, no entanto, estudos que os comparem entre si são escassos. A diretriz mais recente da SBD preza pela sequência de primeira, segunda e terceira linhas. Os fármacos de 1ª linha são os antidepressivos tricíclicos, como imipramina, nortriptilina e amitriptilina; os antidepressivos duais, como duloxetina, venlafaxina, e os anticonvulsivantes, como a gabapentina. Os medicamentos de 2ª linha de tratamento são a pregabalina ou a associação de dois fármacos de 1ª linha com mecanismos de ação diferentes. Por fim, recomendam-se as estratégias de 3ª linha com terapias complementares, como estimulação da medula espinhal (SCS), acupuntura e terapia tópica, esta representada pelos adesivos de lidocaína 5% ou capsaicina a 8% e pela de toxina botulínica. Vale ressaltar que tópicas encontram-se indicadas apenas para a dor neuropática localizada, a qual é definida como aquela que acomete uma área menor que 20 cm × 30 cm. Alternativas aos tratamentos citados são a vitamina B1 e B12, benfotiamina, clonidina tópica, carbamazepina, lamotrigina, oxcarbazepina, acetil-L-carnitina, clonazepam, midazolam, paracetamol e capsaicina tópica em concentração inferior a citada anteriormente, abordagens que carecem de evidências mais robustas para fortalecerem o seu uso[3,9,57,58] (Figura 3).

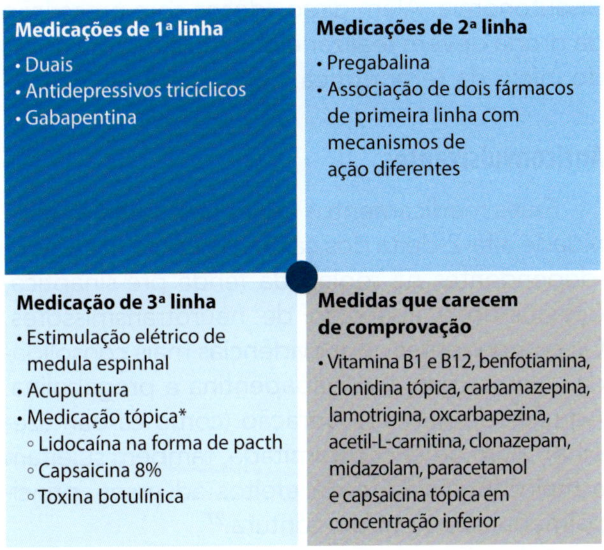

*Dor neuropática localizada

Figura 3 – Recomendações de manejo das neuropatias diabéticas.
Fonte: Desenvolvida pela autoria.

Depois de quatro semanas, o indivíduo deve ser reavaliado, com investigação da eficácia do tratamento para dor, insônia e humor, em que, de acordo com a melhora observada, é estabelecida nova estratégia. Em caso de melhora completa dos sintomas, o tratamento deve ser mantido. Em caso de melhora parcial, isto é, de mais de 30% da intensidade na EVA, pode ser associado outro fármaco ou aumentada a dose do fármaco vigente. No entanto, em caso de ausência ou baixa resposta, deve ser feita a troca por outro fármaco de mecanismo de ação distinto. Nos dois últimos cenários, ou seja, naquelas situações com resposta insatisfatória ou parcial, deve-se então considerar tratamento com medidas não farmacológicas.[9]

Ainda, há tratamentos direcionados para as modalidades autonômicas de neuropatia. A exemplo da NAC, a recomendação é de repleção de volume, baixas doses de fludrocortisona, uso de meias de compressão, além de exercícios físicos para melhora do condicionamento. Para gastroparesia, a recomendação é do uso do procinético metoclopramida por curto período, uma vez que pode associar-se à acatisia, distonia aguda ou discinesia tardia. Outro cuidado recomendado é evitar drogas que alteram a motilidade intestinal, como opioides e anticolinérgicos. Para disfunções urogenitais, recomenda-se o uso de inibidor de fosfodiesterase 5. Por fim, no caso de sudorese gustativa, orienta-se o uso de antimuscarínicos tópicos.[3,15]

Outra abordagem aventada se refere ao tratamento baseado no fenótipo da dor apresentada, considerando os sinais e sintomas relatados. Isso pode ser possível a partir de estudos dos perfis de sensibilidade de cada paciente, incluindo a qualidade e quantidade desse parâmetro, associado a exames de microneurografia e do reflexo de Hoffmann. No entanto, os estudos ainda são emergentes e a evidência para tal prática ainda não é um consenso na literatura. Os achados de quatro estudos demonstraram que há maior resposta à pregabalina em casos de dor neuropática e que, para parestesia ou disestesia, os benefícios são maiores com doses altas da duloxetina em monoterapia. Essa mesma revisão traz à discussão um olhar diferente, considerando que o tratamento não baseado no fenótipo esteja associado ao máximo de 50% de alívio da dor. É importante lembrar que a dor não é o único sintoma apresentado. Muitos pacientes com ND cursam com outras queixas e outras patologias, as quais deverão ser abordadas de forma específica. É comum a coexistência de ND com ansiedade, depressão, obesidade, nefropatia e retinopatia, além de doenças cardiovasculares e arteriais periféricas.[5,22,59,60]

Acredita-se que o objetivo do tratamento da ND deva ser mais amplo, envolvendo não apenas o controle da dor, mas também a melhora da qualidade de vida e da funcionalidade do paciente.[5,61]

Inibidores da recaptação de serotonina e noradrenalina

Classe de fármacos que proporciona alívio da dor por aumento da disponibilidade sináptica de serotonina e noradrenalina nas vias descendentes da dor. Evidências de sua eficácia são significativas, no entanto, os efeitos adversos de inibidores da recaptação de serotonina e noradrenalina (IRSNs) costumam ser mais severos, mais do que os dos anticonvulsivantes, com relatos de tontura, fadiga, náusea e insônia.[3,27]

A duloxetina é o representante mais expressivo e está associada à melhor qualidade de vida dos pacientes, inclusive com seu efeito antidepressivo, o que complementa o efeito analgésico do medicamento. Sua eficácia é relatada entre doses de 60 a 120 mg/dia. Seus efeitos colaterais são geralmente dose-dependentes e incluem náuseas, sonolência, tontura, constipação ou diarreia, xerostomia, diminuição do libido, insônia e inapetência, motivos que levam a uma maior taxa de desistência de uso por parte dos pacientes. Esses efeitos têm piores desfechos em idosos, devendo ainda ser evitados em pacientes com hepatopatias.[3,15,27,40]

Outra representante, a venlafaxina, também se demonstra eficaz no alívio da dor. A administração do medicamento deve estar entre 75 e 225 mg/dia. Pode ter eventos cardiovasculares como efeitos colaterais, além de outras manifestações também encontradas com o uso da duloxetina. Além disso, sua retirada abrupta está relacionada a possíveis convulsões, sendo importante cautela e titulação em caso de descontinuação.[15,27]

Tricíclicos

São responsáveis por promoverem analgesia para estímulos sensoriais a partir de seu mecanismo de ação na IRSNs na via central descendente. Além disso, também agem no antagonismo de receptores n-metil-D-aspartato (NMDA), mediando alívio da dor associada à alodinia e hiperalgesia.[27]

Seus representantes, amitriptilina e imipramina podem ter vantagem em relação a mecanismos noradrenérgicos da nortriptilina e da desipramina, pois atuam também na serotonina. No entanto, aos dois últimos, que possuem menor propriedade anticolinérgica, está associada melhor tolerância e segurança, sendo preferíveis para idosos.[3,27,56]

Amitriptilina é o tricíclico mais prescrito no mundo e o mais presente nas recomendações. Um terço dos pacientes pode não tolerar os efeitos do medicamento mesmo em sua dosagem mínima, o qual deve ser iniciado com doses de 10 a 25 mg/dia, progredindo para a dose ideal de 25 a 100 mg/dia. No entanto, uma revisão recente da Cochrane questionou sua eficácia, apesar de não haver nenhuma outra evidência de ineficácia da mesma.[15,56]

No geral, os efeitos adversos dos tricíclicos incluem sonolência, tontura e xerostomia (sendo este o efeito anticolinérgico mais comum observado), além de terem maior risco de provocarem cardiotoxicidade nos pacientes. Suas contraindicações absolutas incluem pacientes com histórico cardiovascular, demência, glaucoma e disautonomia. Além disso, idosos com prescrição da droga devem realizar eletrocardiograma antes do início da terapêutica.[5,9,15,62]

Anticonvulsivantes

Esses medicamentos agem na ligação à subunidade alfa-2-delta dos canais de cálcio voltagem-dependentes na região da fenda pré-sináptica, diminuindo a liberação de neurotransmissores. Os componentes com evidências mais consolidadas, nesse caso, são gabapentina e pregabalina. Aqueles de primeira geração (como carbamazepina), além de eficácia limitada, também sujeitam a maior intensidade de efeitos adversos, principalmente sonolência e tontura.[27]

Gabapentina é o principal expoente, principalmente por conta de seu perfil farmacocinético, o qual não possui linearidade, demandando, portanto, mais de uma administração diária, com titulação que pode levar mais de 60 dias para evitar intoxicações. Ainda assim, geralmente é usada em subdose, possuindo como dosagem ideal entre 900 a 3.600 mg/dia. Está associada a maior ganho ponderal, edema periférico, sonolência, tontura, ataxia e fadiga, além de que pode haver eventos adversos mais graves como síndrome de Stevens-Johnson. Seu custo geralmente é mais acessível, tendo, portanto, um papel importante em tratamentos de baixo custo.[27,40,56]

Pregabalina, por sua vez, já possui uma absorção mais linear, com início de ação mais rápido e menor necessidade de titulação. Deve ser administrada com doses entre 300 e 600 mg/dia. Tem como efeitos adversos tontura, sonolência, edema periférico, cefaleia, ganho ponderal, fadiga, ataxia e xerostomia. No entanto, estudos sugerem que pacientes com dor refratária não se beneficiam tanto de seus efeitos.

É o componente dos tricíclicos com mais estudos vinculados, com melhora de pelo menos 50% da dor.[3,15,27,40]

Há contraindicações gerais tanto à pregabalina quanto à gabapentina, como é o caso de pacientes com edema periférico. Além disso, há a possibilidade de efeitos adversos mais severos em idosos, devendo ser, portanto, atenuados com doses iniciais mais baixas.[3,15,27]

Lamotrigina e lacosamida, por sua vez, apresentaram alguma eficácia, mas a qualidade dos estudos relativos a isso era questionável. Já em relação ao topiramato, houve relatos de melhora da dor e de perda ponderal associados à melhora de parâmetros lipídicos e pressóricos. No entanto, a porcentagem de tratamentos interrompidos foi significativa.[27]

Capsaicina tópica

Esse medicamento age na dor mediante redução de estímulos dolorosos por depleção de substância P (Sub P). Apresenta como vantagem menor interação com outras medicações, assim como a possibilidade de causar menos efeitos adversos e, por isso, é desnecessário ter sua introdução baseada na titulação de doses. Portanto, a recomendação de seu uso estabelece a necessidade de mais de uma aplicação, com a sugestão entre três e quatro vezes no dia, o que pode ser visto como uma desvantagem do método. Adesivos de capsaicina estão associados a menos efeitos adversos centrais quando comparados a medicações orais. No entanto, pode haver dor intensa em queimação no local da aplicação, o que deve ser evitado em pacientes com lesões dermatológicas.[5,27,40,63]

Lidocaína

A modalidade intravascular da lidocaína demonstra em estudos obter benefícios da dor em dosagem de cerca de 5 mg/kg por aproximadamente 30 minutos. No entanto, a administração oral não foi possível. É fundamental o monitoramento por eletrocardiografia durante a administração do medicamento. Por conta disso, seu uso se restringe a casos refratários da neuropatia dolorosa.[27]

A modalidade tópica em adesivo de lidocaína 5% se mostra, no entanto, a que ganha mais destaque no tratamento, com seu mecanismo de inibição de canais de sódio dependentes de voltagem nos nervos periféricos danificados pela patologia. A recomendação típica de uso consiste na aplicação de um a quatro adesivos por até 18 horas, com ação significativa na analgesia. A melhora dos sintomas não esteve associada com eventos adversos graves, principalmente quando comparada com medicamentos sistêmicos, todavia, são necessários mais estudos acerca do tema.[63,64]

Ácido alfa-lipoico

Esse é tido como o único agente com capacidade de alterar o curso da doença, por conta de seu efeito antioxidante. Seu uso deve ser considerado para casos de neuropatia de leve a moderada gravidade, com o objetivo de melhorar a força muscular dos pacientes e amenizar o prejuízo nervoso. A dose recomendada é de 600 mg ao dia. Apesar das evidências não terem a qualidade ideal, um estudo SYDNEY2 submeteu pacientes com neuropatia a doses diárias de 600 mg, 1.200 mg ou 1.800 mg do ácido, os quais obtiveram diminuição da sintomatologia próxima aos 50% para as três dosagens, com a menor dessas doses obtendo melhor risco-benefício. Além disso, outro longo estudo NATHAN 1 avaliou a utilização dessa menor dosagem por quatro anos, confirmando a eficácia e segurança da terapia. Apesar disso, ainda não houve aprovação de órgãos como o FDA.[3,27]

Opioides

O componente opioide mais estudado na mediação da ND é o tramadol. Esse medicamento tem ação central, com mecanismo atuando em vias opioides e das monoaminas. Tem menor potencial de abuso do que aquele encontrado em opioides convencionais, com menor registro de desenvolvimento de tolerância. Em alguns estudos, a dose de alívio maior que 200 mg/dia foi eficaz para alívio da dor sustentado por 6 meses.[27]

Outra opção, o tapentadol mostrou eficácia na ND, com ação semelhante ao tramadol, que também tem eficácia duradoura. Tapentadol de liberação prolongada age tanto como agonista de receptores mi-opioides quanto inibidor de recaptação de noradrenalina, podendo otimizar a dor na neuropatia.[3,15]

Assim, apesar das evidências de eficácia na redução da dor, seu uso prolongado não é recomendado, principalmente em razão dos riscos de abuso, dependência, *overdose* e morte súbita. Além disso, são relatados efeitos adversos como sedação, cefaleia e prejuízo na motilidade gastrointestinal, sendo que o uso deve ser evitado principalmente em idosos. Apesar disso, a maioria dos estudos sugere que seu uso é comum por conta da falta de eficácia das outras terapêuticas.[3,22,40]

O último posicionamento da ADA não os recomenda como primeira nem 2ª linha de tratamento para a ND, e órgãos como Academia Americana de Neurologia (AAN do inglês, American Academy of Neurology) e Centros de Controle e Prevenção de Doenças (CDC, do inglês Centers for Disease Control and Prevention) salientam o uso com grande cautela para pacientes com dores crônicas sem causa oncológica. Em consenso a isso, a Diretriz da SBD de 2022 coloca essas drogas como uma opção em casos de resgate para dor severa, no entanto, devem ser administrados opioides fracos e por curto intervalo de tempo.[3,9]

MANEJO NÃO FARMACOLÓGICO

Quando terapias farmacológicas não são efetivas no tratamento da dor ou quando se deseja aplicar medidas poupadoras de medicações, algumas alternativas não farmacológicas podem ser necessárias. Algumas dessas medidas serão discutidas a seguir. Vale ressaltar que o objetivo deste capítulo não é esgotar os tópicos expostos, mas, sim, trazer alguns elementos introdutórios.

Segundo a SBD, são recomendadas como 3ª linha de tratamento a terapia tópica, a acupuntura e a SCS.[9]

Acupuntura

Técnica milenar, de mecanismo de ação múltiplo, que promove a modulação do sistema opioide endógeno, dessensibiliza nociceptores periféricos e inibe a liberação de citocinas pró-inflamatórias. Acredita-se que promova melhora generalizada da qualidade de vida, além de otimização da condução nervosa, diminuição de dor neuropática e redução do uso de analgésicos.[9,65,66]

Apesar de muitos estudos serem enviesados, há indícios de que seu uso, de uma a duas vezes na semana, em tempo prolongado de 12 semanas, esteve associado a melhora da dor, mas com o retorno da mesma após a 18ª semana. Ainda assim, mostra-se um bom tratamento, com custo-benefício satisfatório.[9,65]

Grandes vantagens do método incluem o baixo custo e menores efeitos adversos em um grupo de pacientes mais complexo, acompanhados da melhora de diversos sintomas. Estudos sugerem que pode ser um tratamento adjunto para pacientes com neuropatia, com nível B de evidência, principalmente para aqueles com dor refratária que não responderam bem às opções de tratamento de 1ª ou 2ª linha, em especial idosos com comorbidades ou com dor miofacial significativa.[9,65,67]

Neuromodulador

A estimulação da medula espinhal (SCS) é uma forma invasiva de tratamento de outras dores neuropáticas. Apresenta efeitos espinhais e supraespinhais. Trata-se de um dispositivo conectado a um gerador de impulsos elétricos, que é implantado no espaço epidural.[68,69]

O primeiro estudo sugerindo o uso da SCS na ND foi publicado em 1996. Desde então, outros trabalhos foram realizados, apesar de poucos serem direcionados especificamente para condições de ND. Os resultados existentes parecem promissores, com diminuição de aproximadamente 60% da intensidade da dor em pacientes de um ensaio clínico multicêntrico randomizado, com aumento relevante da qualidade de vida. Outro grande ensaio foi publicado por Petersen *et al.* (2021) referente ao tema, e concluiu que houve resposta satisfatória e segura no controle da dor, a qual foi sustentada por 6 meses após estimulação de alta frequência (10 kHz) em pacientes com ND dolorosa refratária.[68,70]

Um dos grandes desafios do método, no entanto, está relacionado ao seu alto custo e a possíveis complicações advindas com a técnica (como infecções, mobilização do dispositivo, parestesia, hematoma epidural, dano neural), devendo resguardá-la para pacientes refratários às outras abordagens farmacológicas e não farmacológicas.[71]

Toxina botulínica A

Opção para tratamento tanto de dor neuropática quanto de espasticidade, é utilizado principalmente como um tratamento adjunto aos outros. Apesar de serem limitados, os estudos apontam com nível de evidência B a eficácia do método para controle da dor usando de 50 a 100 unidades por injeção de dor neuropática, tendo eficácia inclusive em câimbras queixadas pelos pacientes. Sua ação depende da inibição de mediadores da dor, como a sub P, nas terminações nervosas e no gânglio da raiz dorsal, além de atuar bloqueando a liberação de acetilcolina nas membranas pré-sinápticas das junções neuromusculares.[65]

Bloqueio anestésico

Como o sistema nervoso simpático está relacionado à dor da neuropatia periférica, o bloqueio desses nervos aparece como alternativa para analgesia, principalmente para casos refratários, ou para aqueles pacientes que aguardam por neuroestimulador ou descompressão cirúrgica. Um estudo investigou por 26 meses o bloqueio de 9 nervos lombares, com obtenção de melhora na dor e na qualidade de vida por mais de dois anos subsequentes. No entanto, é necessária cautela pois níveis de evidência C embasam essas recomendações.[65]

Descompressão cirúrgica

Um dos grandes desafios do uso da descompressão cirúrgica como tratamento atualmente pode ser o imbróglio de se reconhecer inequivocamente um nervo como comprimido, levando o paciente a um procedimento invasivo sem a real necessidade. No começo do século, foi sugerida a capacidade da descompressão cirúrgica em alterar a história natural da neuropatia, no entanto, tal afirmativa pode ter sido prematura diante dos resultados, os quais foram investigados e posteriormente questionados quanto aos vieses.[72]

Alguns estudos sugerem que a percepção da dor diminui significativamente após o procedimento, com efeitos que chegam a durar mais de 3 anos após o procedimento. No entanto, o nível de evidência para tal prática é B. No entanto, a própria condição do diabetes já é um fator de risco para procedimentos cirúrgicos, dado o alto risco de complicações pós-operatórias. AAN proscreveu a prática dessa cirurgia em suas recomendações de 2006, apesar de diversos estudos subsequentes terem mostrado certa eficácia no método. A descompressão mostrou nesses casos melhorar grandemente a dor dos pacientes, bem como a qualidade de vida destes.[65]

Referências bibliográficas

1. Zilliox LA, Russell JW. Physical activity and dietary interventions in diabetic neuropathy: a systematic review. Clinical Autonomic Research. Dr. Dietrich Steinkopff Verlag GmbH and Co. KG; 2019;29:443-55.
2. Dillon BR, Ang L, Pop-Busui R. spectrum of diabetic neuropathy: new insights in diagnosis and treatment; 2024. doi: 10.1146/annurev-med-043021-.
3. Feldman EL, Callaghan BC, Pop-Busui R, Zochodne DW, Wright DE, Bennett DL, et al. Diabetic neuropathy. Nature Reviews Disease Primers. Nature Publishing Group; 2019;5.
4. Callaghan BC, Price RS, Feldman EL. Distal symmetric polyneuropathy a review. JAMA – Journal of the American Medical Association. American Medical Association; 2015;314:2172-81.
5. Rolim LC, da Silva EMK, De Sá JR, Dib SA. A systematic review of treatment of painful diabetic neuropathy by pain phenotype versus treatment based on medical comorbidities. Front Neurol. 2017;8.
6. Cho NH, Shaw JE, Karuranga S, Huang Y, da Rocha FJD, Ohlrogge AW, et al. IDF diabetes atlas: global estimates of diabetes prevalence for 2017 and projections for 2045. Diabetes Res Clin Pract. 2018;138:271-81.
7. Sun H, Saeedi P, Karuranga S, Pinkepank M, Ogurtsova K, Duncan BB, et al. IDF diabetes atlas: global, regional and country-level diabetes prevalence estimates for 2021 and projections for 2045. Diabetes Res Clin Pract. 2022;183:109119.
8. Rolim LCSP, da Silva EMK, Flumignan RLG, Abreu MM, Dib SA. Acetyl-l-carnitine for the treatment of diabetic peripheral neuropathy. Cochrane Database of Systematic Reviews. John Wiley and Sons Ltd; 2019.
9. Rolim LC, Thyssen PJ, Flumignan RL, Andrade DC de, Dib SA, Bertoluci M. Diagnóstico e

tratamento da neuropatia periférica diabética. In: Diretriz Oficial da Sociedade Brasileira de Diabetes. Conectando Pessoas; 2022.
10. Boulton AJM, Vinik AI, Arezzo JC, Bril V, Feldman EL, Freeman R, et al. Diabetic Neuropathies. Diabetes Care. 2005;28(4):956-62.
11. Song M, Huai B, Shi Z, Li W, Xi Y, Liu Z, et al. The efficacy and safety of Chinese herbal medicine in the treatment of painful diabetic neuropathy: a systematic review and meta-analysis. Frontiers in Pharmacology. Frontiers Media SA; 2023;14.
12. Hoffman EM, Staff NP, Robb JM, St. Sauver JL, Dyck PJ, Klein CJ. Impairments and comorbidities of polyneuropathy revealed by population-based analyses. Neurology. 2015;84(16):1644-51.
13. Abbott CA, Malik RA, van Ross ERE, Kulkarni J, Boulton AJM. Prevalence and characteristics of painful diabetic neuropathy in a large community-based diabetic population in the U.K. Diabetes Care. 2011;34(10):2220-4.
14. Bönhof GJ, Herder C, Strom A, Papanas N, Roden M, Ziegler D. Emerging biomarkers, tools, and treatments for diabetic polyneuropathy. Endocrine Reviews. Oxford University Press; 2018;40:153-92.
15. Pop-Busui R, Boulton AJM, Feldman EL, Bril V, Freeman R, Malik RA, et al. Diabetic neuropathy: a position statement by the American diabetes association. Diabetes Care. 2017;40(1):136-54.
16. Callaghan BC, Little AA, Feldman EL, Hughes RA. Enhanced glucose control for preventing and treating diabetic neuropathy. Cochrane Database of Systematic Reviews. 2012;13.
17. Attal N, Fermanian C, Fermanian J, Lanteri-Minet M, Alchaar H, Bouhassira D. Neuropathic pain: are there distinct subtypes depending on the aetiology or anatomical lesion? Pain. 2008;138(2):343-53.
18. Finnerup NB, Attal N, Haroutounian S, McNicol E, Baron R, Dworkin RH, et al. Pharmacotherapy for neuropathic pain in adults: a systematic review and meta-analysis. Lancet Neurol. 2015;14(2):162-73.
19. Bouhassira D, Letanoux M, Hartemann A. Chronic pain with neuropathic characteristics in diabetic patients: a french cross-sectional study. PLoS One. 2013;8(9):e74195.
20. Baicus C, Purcarea A, von Elm E, Delcea C, Furtunescu FL. Alpha-lipoic acid for diabetic peripheral neuropathy. Cochrane Database of Systematic Reviews. 2024;2024(1). doi: 10.1002/14651858.CD012967.pub2.
21. Tesfaye S, Boulton AJM, Dyck PJ, Freeman R, Horowitz M, Kempler P, et al. Diabetic neuropathies: update on definitions, diagnostic criteria, estimation of severity, and treatments. Diabetes Care. 2010;33(10):228-93.
22. Elafros MA, Andersen H, Bennett DL, Savelieff MG, Viswanathan V, Callaghan BC, et al. Towards prevention of diabetic peripheral neuropathy: clinical presentation, pathogenesis, and new treatments. The Lancet Neurology. Elsevier Ltd; 2022;2:922-36.
23. Divisova S, Vlckova E, Hnojcikova M, Skorna M, Nemec M, Dubovy P, et al. Prediabetes/early diabetes-associated neuropathy predominantly involves sensory small fibres. Journal of the Peripheral Nervous System. 2012;17(3):341-50.
24. Astrup AS, Tarnow L, Rossing P, Hansen BV, Hilsted J, Parving HH. Cardiac autonomic neuropathy predicts cardiovascular morbidity and mortality in type 1 diabetic patients with diabetic nephropathy. Diabetes Care. 2006;29(2):334-9.
25. Spallone V, Ziegler D, Freeman R, Bernardi L, Frontoni S, Pop?Busui R, et al. Cardiovascular autonomic neuropathy in diabetes: clinical impact, assessment, diagnosis, and management. Diabetes Metab Res Rev. 2011;27(7):639-53.
26. Zilliox L, Peltier AC, Wren PA, Anderson A, Smith AG, Singleton JR, et al. Assessing autonomic dysfunction in early diabetic neuropathy. Neurology. 2011;76(12):1099-105.
27. Tesfaye S, Vileikyte L, Rayman G, Sindrup SH, Perkins BA, Baconja M, et al. Painful diabetic peripheral neuropathy: consensus recommendations on diagnosis, assessment and management. Diabetes/Metabolism Research and Reviews. 2011;27:629-38.
28. Callaghan BC, Cheng HT, Stables CL, Smith AL, Feldman EL. Diabetic neuropathy: clinical manifestations and current treatments. The Lancet Neurology. 2012;11:521-34.
29. Dunnigan SK, Ebadi H, Breiner A, Katzberg HD, Lovblom LE, Perkins BA, et al. Conduction slowing in diabetic sensorimotor polyneuropathy. Diabetes Care. 2013;36(11):3684-90.
30. Mizisin AP, Shelton GD, Wagner S, Rusbridge C, Powell HC. Myelin splitting, schwann cell injury and demyelination in feline diabetic neuropathy. Acta Neuropathol. 1998;95(2):171-4.
31. Philips T, Rothstein JD. Oligodendroglia: metabolic supporters of neurons. Journal of Clinical Investigation. 2017;127(9):3271-80.
32. Jha MK, Morrison BM. Lactate transporters mediate glia-neuron metabolic crosstalk in homeostasis and disease. Front Cell Neurosci. 2020;14.

33. Thrainsdottir S, Malik RA, Dahlin LB, Wiksell P, Eriksson KF, Rosén I, et al. Endoneurial capillary abnormalities presage deterioration of glucose tolerance and accompany peripheral neuropathy in man. Diabetes. 2003;52(10):2615-22.
34. Tesfaye S, Boulton AJM, Dickenson AH. Mechanisms and management of diabetic painful distal symmetrical polyneuropathy. Diabetes Care. 2013;36(9):2456-65.
35. Wang L, Gao P, Zhang M, Huang Z, Zhang D, Deng Q, et al. Prevalence and ethnic pattern of diabetes and prediabetes in China in 2013. JAMA. 2017;317(24):2515.
36. Selvarajah D, Wilkinson ID, Maxwell M, Davies J, Sankar A, Boland E, et al. Magnetic resonance neuroimaging study of brain structural differences in diabetic peripheral neuropathy. Diabetes Care. 2014;37(6):1681-8.
37. England JD, Gronseth GS, Franklin G, Miller RG, Asbury AK, Carter GT, et al. Distal symmetric polyneuropathy: a definition for clinical research. Neurology. 2005;64(2):199-207.
38. Cruccu G, Anand P, Attal N, Garcia-Larrea L, Haanpää M, Jørum E, et al. EFNS guidelines on neuropathic pain assessment. Eur J Neurol. 2004;11(3):153-62.
39. Hirschfeld G, von Glischinski M, Blankenburg M, Zernikow B. Screening for peripheral neuropathies in children with diabetes: a systematic review. Pediatrics. 2014;133(5):e1324-30.
40. Pop-Busui R, Ang L, Boulton A, Feldman E, Marcus R, Mizokami-Stout K, et al. Diagnosis and treatment of painful diabetic peripheral neuropathy. ADA Clinical Compendia. 2022;2022(1):1-32.
41. Ang L, Mizokami-Stout K, Eid SA, Elafros M, Callaghan B, Feldman EL, et al. The conundrum of diabetic neuropathies – past, present, and future. J Diabetes Complications. 2022;36(11):108334.
42. Tavakoli M, Quattrini C, Abbott C, Kallinikos P, Marshall A, Finnigan J, et al. Corneal confocal microscopy. Diabetes Care. 2010;33(8):1792-7.
43. Ahmed A, Bril V, Orszag A, Paulson J, Yeung E, Ngo M, et al. Detection of diabetic sensorimotor polyneuropathy by corneal confocal microscopy in type 1 diabetes. Diabetes Care. 2012;35(4):821-8.
44. Alam U, Jeziorska M, Petropoulos IN, Asghar O, Fadavi H, Ponirakis G, et al. Diagnostic utility of corneal confocal microscopy and intra-epidermal nerve fibre density in diabetic neuropathy. PLoS One. 2017;12(7):e0180175.
45. Lee JA, Halpern EM, Lovblom LE, Yeung E, Bril V, Perkins BA. Reliability and validity of a point-of-care sural nerve conduction device for identification of diabetic neuropathy. PLoS One. 2014;9(1):e86515.
46. Hsieh PC, Tseng MT, Chao CC, Lin YH, Tseng WYI, Liu KH, et al. Imaging signatures of altered brain responses in small-fiber neuropathy. Pain. 2015;156(5):904-16.
47. Dahlin LB, Güner N, Elding Larsson H, Speidel T. Vibrotactile perception in finger pulps and in the sole of the foot in healthy subjects among children or adolescents. PLoS One. 2015;10(4):e0119753.
48. Ziegler D, Siekierka-Kleiser E, Meyer B, Schweers M. Validation of a novel screening device (neuroquick) for quantitative assessment of small nerve fiber dysfunction as an early feature of diabetic polyneuropathy. Diabetes Care. 2005;28(5):1169-74.
49. Tsapas A, Liakos A, Paschos P, Karagiannis T, Bekiari E, Tentolouris N, et al. A simple plaster for screening for diabetic neuropathy: a diagnostic test accuracy systematic review and meta-analysis. Metabolism. 2014;63(4):584-92.
50. Yang W, Cai X, Wu H, Ji L. Associations between metformin use and vitamin B 12 levels, anemia, and neuropathy in patients with diabetes: a meta-analysis. J Diabetes. 2019;11(9):729-43.
51. Callaghan BC, Xia R, Banerjee M, de Rekeneire N, Harris TB, Newman AB, et al. Metabolic syndrome components are associated with symptomatic polyneuropathy independent of glycemic status. Diabetes Care. 2016;39(5):801-7.
52. Tesfaye S, Chaturvedi N, Eaton SEM, Ward JD, Manes C, Ionescu-Tirgoviste C, et al. Vascular risk factors and diabetic neuropathy. New England Journal of Medicine. 2005;352(4):341-50.
53. Martin CL, Albers JW, Pop-Busui R. Neuropathy and related findings in the diabetes control and complications trial/epidemiology of diabetes interventions and complications study. Diabetes Care. 2014;37(1):31-8.
54. Reduction in the Incidence of Type 2 Diabetes with Lifestyle Intervention or Metformin. New England Journal of Medicine. 2002;346(6):393-403.
55. Polydefkis M, Hauer P, Sheth S, Sirdofsky M, Griffin JW, McArthur JC. The time course of epidermal nerve fibre regeneration: studies in normal controls and in people with diabetes, with and without neuropathy. Brain. 2004;127(7):1606-15.
56. Tesfaye S, Sloan G, Petrie J, White D, Bradburn M, Julious S, et al. Comparison of amitriptyline supplemented with pregabalin, pregabalin

supplemented with amitriptyline, and duloxetine supplemented with pregabalin for the treatment of diabetic peripheral neuropathic pain (OPTION-DM): a multicentre, double-blind, randomised crossover trial. The Lancet. 2022;400(10353):680-90.
57. Finnerup NB, Attal N, Haroutounian S, McNicol E, Baron R, Dworkin RH, et al. Pharmacotherapy for neuropathic pain in adults: a systematic review and meta-analysis. Lancet Neurol. 2015;14(2):162-73.
58. Ang CD, Alviar MJM, Dans AL, Bautista-Velez GGP, Villaruz-Sulit MVC, Tan JJ, et al. Vitamin B for treating peripheral neuropathy. Cochrane Database of Systematic Reviews; 2008;16.
59. Bouhassira D, Wilhelm S, Schacht A, Perrot S, Kosek E, Cruccu G, et al. Neuropathic pain phenotyping as a predictor of treatment response in painful diabetic neuropathy: data from the randomized, double-blind, COMBO-DN study. Pain. 2014;155(10):2171-9.
60. Holbech JV, Bach FW, Finnerup NB, Brøsen K, Jensen TS, Sindrup SH. Imipramine and pregabalin combination for painful polyneuropathy. Pain. 2015;156(5):958-66.
61. Ballantyne JC, Sullivan MD. Intensity of chronic pain – the wrong metric? New England Journal of Medicine. 2015;373(22):2098-9.
62. Boyle J, Eriksson MEV, Gribble L, Gouni R, Johnsen S, Coppini DV, et al. Randomized, placebo-controlled comparison of amitriptyline, duloxetine, and pregabalin in patients with chronic diabetic peripheral neuropathic pain. Diabetes Care. 2012;35(12):2451-8.
63. Alam U, Sloan G, Tesfaye S. Treating pain in diabetic neuropathy: current and developmental Drugs. Drugs. 2020;80(4):363-84.
64. Zin CS, Nissen LM, Smith MT, O'Callaghan JP, Moore BJ. An update on the pharmacological management of post-herpetic neuralgia and painful diabetic neuropathy. CNS Drugs. 2008;22(5):417-42.
65. Xu L, Sun Z, Casserly E, Nasr C, Cheng J, Xu J. Advances in interventional therapies for painful diabetic neuropathy: a systematic review. Anesth Analg. 2022;134(6):1215-28.
66. Chao MT, Schillinger D, Nguyen U, Santana T, Liu R, Gregorich S, et al. A randomized clinical trial of group acupuncture for painful diabetic neuropathy among diverse safety net patients. Pain Medicine. 2019;20(11):2292-302.
67. Sang P, Zhao J, Yang H. The efficacy of electroacupuncture in among early diabetic patients with lower limb arteriosclerotic wounds. Int Wound J. 2024;21(4).
68. de Vos CC, Meier K, Zaalberg PB, Nijhuis HJA, Duyvendak W, Vesper J, et al. Spinal cord stimulation in patients with painful diabetic neuropathy: a multicentre randomized clinical trial. Pain. 2014;155(11):2426-31.
69. Han YF, Cong X. Comparison of the efficacy of spinal cord stimulation and dorsal root ganglion stimulation in the treatment of painful diabetic peripheral neuropathy: a prospective, cohort-controlled study. Front Neurol. 2024;15.
70. Petersen EA, Stauss TG, Scowcroft JA, Brooks ES, White JL, Sills SM, et al. Effect of High-frequency (10-kHz) Spinal Cord Stimulation in Patients With Painful Diabetic Neuropathy. JAMA Neurol. 2021;78(6):687.
71. Ziegler D, Tesfaye S, Spallone V, Gurieva I, Al Kaabi J, Mankovsky B, et al. Screening, diagnosis and management of diabetic sensorimotor polyneuropathy in clinical practice: international expert consensus recommendations. Diabetes Res Clin Pract. 2022;186:109063.
72. Albers J, Jacobson R. Decompression nerve surgery for diabetic neuropathy: a structured review of published clinical trials. Diabetes Metab Syndr Obes. 2018;11:493-514.

Neuropatia por HIV

53

Jesus Rafael Medina Rascon

Thaís Cristina de Aquino Lima

INTRODUÇÃO

O vírus da imunodeficiência humana (HIV), sem dúvida, revolucionou a prática médica no que se refere às doenças infectocontagiosas. Isolado pela primeira vez em 1983,[1] a transmissão desse RNA-vírus tem origem zoonótica e causou uma verdadeira epidemia nas décadas de 1980 e 1990.[2]

Até o fim de 2022, a estimativa era de que havia 30,9 milhões de pessoas vivendo com HIV no mundo, além das 40,4 milhões de mortes por complicações virais também registradas até esse mesmo ano.[3]

Nesse contexto, surgem como protagonistas as comorbidades e complicações associadas à infecção pelo vírus HIV, incluindo a síndrome da imunodeficiência adquirida (aids), sarcoma de Kaposi, meningites infecciosas, cânceres e linfomas.[4]

No entanto, apesar da existência de múltiplas entidades secundárias ao vírus, a neuropatia por HIV é um tema que deve ser especialmente discutido por se apresentar como uma complicação relativamente comum dessa infecção.[5] O objetivo deste capítulo é explorar os aspectos relacionados à dor e ao manejo da dor neuropática por HIV, analisando sua fisiopatologia, seu diagnóstico e seu tratamento.

FISIOPATOLOGIA DO HIV

Para compreender a neuropatia por HIV, é necessário entender previamente a fisiopatologia dessa infecção. Embora a principal via de transmissão seja o contato sexual, o vírus também pode ser transmitido via maternofetal e pelo contato com secreções contaminadas, como sangue, secreção vaginal, secreção espermática e leite materno.[6] A infecção aguda por HIV pode ser assintomática ou ocasionar a denomionada "síndrome *mono-like*", um conjunto de sinais e sintomas que se assemelha ao que ocorre na mononucleose infecciosa, sendo os principais a linfonodomegalia, febre, astenia, inapetência e odinofagia.[7]

Com tropismo pelos linfócitos T CD4+, o vírus HIV causa uma verdadeira guerra imunológica, cujo resultado é a depleção expressiva da quantidade dessa linhagem linfocitária, enfraquecendo significativamente a capacidade de resposta imune às infecções e aumentando a morbimortalidade por infecções oportunistas.[2] Outras células imunes também podem ser afetadas pela presença do patógeno, como as células dendríticas, macrófagos e outras linhagens linfocitárias, de modo que diferentes vias da resposta imunológica ficam comprometidas.

Esse prejuízo imune intenso é o elemento principal da fisiopatologia geral da infecção por HIV, visto que essa capacidade de destruição imunitária permite que o vírus se replique intensamente e escape dos mecanismos imunológicos que seriam capazes de atuar em outra conjuntura fisiopatológica.[6]

A infecção, quando não diagnosticada nem abordada farmacologicamente, pode evoluir para a assim denominada "aids", estágio mais avançado da doença, caracterizado pela presença de infecções oportunistas e sintomatologia secundária ao quadro de deficiência imunológica avançada. Ainda, a Organização Mundial de Saúde (OMS) define essa doença avançada associada ao HIV por parâmetros laboratoriais de contagem de linfócitos CD4+ menor que 200 células/mm^3 de sangue.[2] Para crianças menores de 5 anos, todas as que são infectadas pelo vírus são incluídas no grupo de portadores de doença avançada.[2]

Atualmente, o recurso de tratamento medicamentoso para indivíduos infectados pelo vírus HIV é a terapia antirretroviral (TARV). A TARV é composta pela combinação de três a quatro fármacos cujo mecanismo de ação se baseia na inibição da replicação viral visando facilitar a restauração do estado imune para uma *condição* minimamente competente.[10] Embora esse recurso farmacológico tenha melhorado significamente a história natural da infecção pelo HIV, é preciso considerar que a Medicina ainda tem grandes desafios na abordagem dessa condição, e um deles é o manejo da neuropatia secundária ao HIV.

CONCEITOS EM NEUROPATIA POR HIV

O estudo cuidadoso das neuropatias é muito relevante pela considerável morbidade relacionada a essa condição. Seu manejo é de alta complexidade haja vista seu caráter multissistêmico de acometimento e a necessidade de abordagem multidisciplinar. Em se tratando de pacientes com infecção por HIV, a neuropatia apresenta alto potencial incapacitante, algo preocupante quando se considera o manejo do paciente infectado de modo geral, principalmente em virtude do uso de fármacos imunomoduladores que constituem seu tratamento central.[8]

Por definição, a neuropatia por HIV é uma condição do tipo sensorial cujo padrão de apresentação mais comum é a polineuropatia simétrica distal (PSD), acompanhada ou não por acometimento autonômico.[9]

Prevalência da neuropatia por HIV

A PSD induzida por HIV (PSD-HIV) é considerada a complicação neurológica mais frequente nos pacientes infectados, algo preocupante por sua capacidade de ocasionar perda funcional. *A priori*, a prevalência combinada dessa complicação neuropática é de 38% (IC 95%, prevalência variável de 29% a 48%), valor obtido em uma metanálise publicada no *European Journal of Neurology* em 2021.[11] Esse dado epidemiológico, no entanto, apresenta uma variação heterogênea explicada pela irregularidade no uso da TARV entre os pacientes avaliados pelos estudos incluídos, ou seja, o uso de diferentes fármacos, a presença ou ausência de sintomas, a adesão ao tratamento e o nível de imunossupressão.

Fatores de risco e impacto da terapia antirretroviral

Os dois principais fatores de risco documentados como fortemente associados ao desenvolvimento da neuropatia são uma quantidade baixa de linfócitos T CD4+ e uma carga viral elevada, ou seja, o que, por definição, é o HIV avançado.[12] Dessa maneira, o advento e a ampla utilização da TARV modificaram não apenas o curso da infecção, mas também da complicação neurológica associada.

Além das alterações imunológicas diretamente relacionadas à fisiopatologia do HIV, outros fatores de risco para a neuropatia podem ser a associação com comorbidades metabólicas como a dislipidemia e o diabetes *mellitus*, bem como a idade avançada.

FISIOPATOLOGIA DA NEUROPATIA POR HIV

A fisiopatologia da neuropatia por HIV se baseia, de modo geral, em vias mediadas por citocinas inflamatórias,[8] mas também há uma importante relação com um processo de disfunção mitocondrial e consequente degeneração nervosa sensorial propriamente dita.[13]

A infecção pelo HIV causa um estado pró-inflamatório generalizado em função do comprometimento imune típico dessa condição. Além das citocinas, um importante componente da agressão ao tecido nervoso é a secreção da proteína GP120. Essa proteína compõe o envelope do vírus HIV e é secretada pelas células infectadas, cujo aparato celular é mobilizado para as funções virais.[14] Ou seja, o mecanismo central da neuropatia se baseia na neuroinflamação, um processo de resposta imune que gera danos nervosos centrais e periféricos, princípio este compartilhado por neuropatias ocasionadas por outras causas além do HIV.[14]

A GP120 apresenta considerável interação com mecanismos neuronais de sistema nervoso periférico e central, pois aumenta a resposta entre neurônios e células gliais. Tudo isso proporciona o caráter sustentado da dor neuropática típica da PSD-HIV. Essa interação se baseia na degradação distal de axônios e gânglios da raiz dorsal e diminuição da densidade de fibras nervosas intraepidérmicas.[15] É importante destacar que a presença de receptores CD4 expressos na superfície celular é um critério fundamental para infecção pelo vírus HIV, por isso, ela ocorre essencialmente nos macrófagos e células da micróglia. Assim, embora os neurônios não sejam diretamente infectados, o malefício da neuropatia por HIV se dá pela reação imune e das células da glia ao contato com o vírus.[8,15]

Nesse sentido, a ação neurologicamente prejudicial que resulta na neuropatia por HIV se deve ao efeito das citocinas produzidas pelo sistema macrofágico-linfocitário, por ação viral propriamente dita e pela expressão da glicoproteína GP120.[8] A GP120, por seu potencial pró-inflamatório mediado por citocinas, é capaz de promover infiltração macrofágica, aumento da calcemia intracelular e síntese de espécies reativas de oxigênio.[16] Na Figura 1, é possível visualizar uma representação gráfica desse mecanismo para complementar o entendimento.

Além do dano e da degeneração celulares propriamente ditos, esse potencial inflamatório causa a desmielinização das fibras nervosas.[13] Deve-se considerar, no entanto, que há uma linha de estudos que indica que a proteína GP120 também pode causar lise neuronal e de células de Schwann perineuronais por ligação

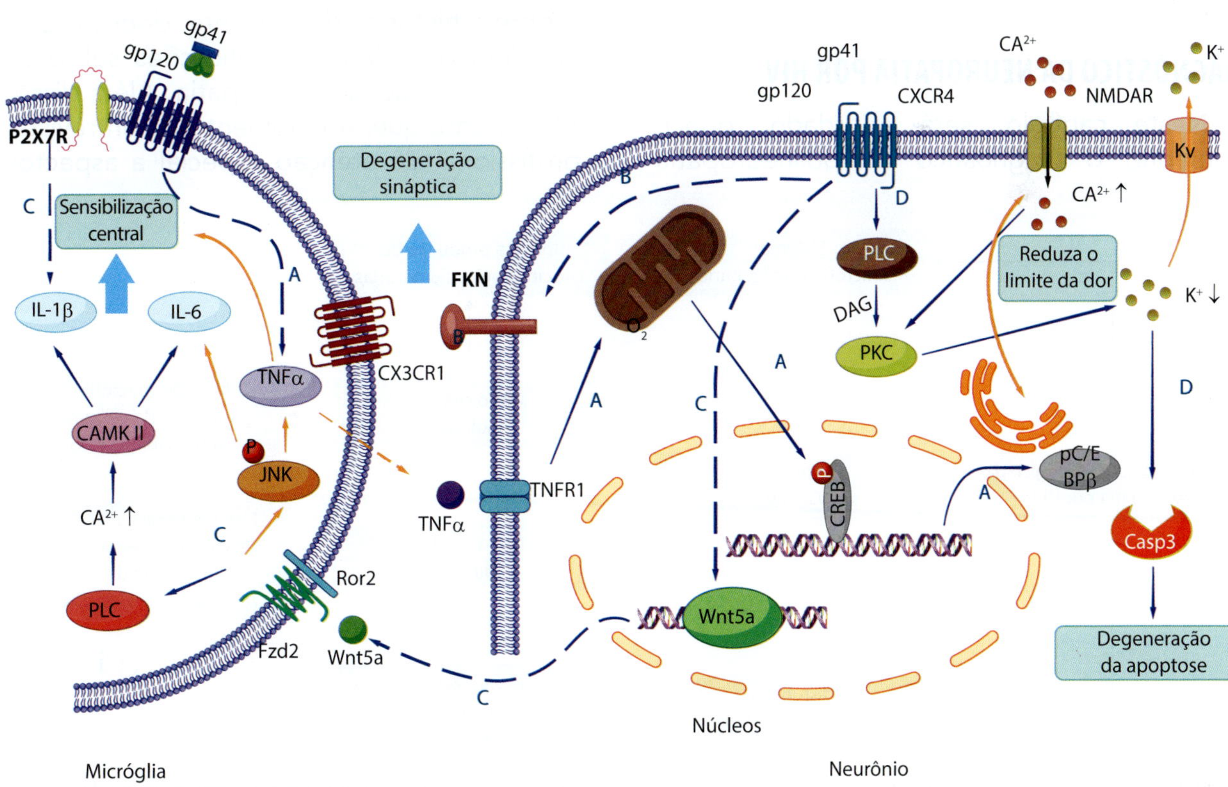

Figura 1 – Representação do mecanismo responsável pela dor neuropática do paciente portador de HIV. É possível visualizar as vias de sinalização e a ação da proteína GP120 nesse processo.

Fonte: Adaptada de Lu HJ, Fu YY, Wei QQ, *et al.*, 2021.

direta a receptores do tipo CXCR4 expressos por esses tipos celulares, sem a mediação de citocinas.[16] Existem evidências de que a degeneração nervosa oriunda da presença da GP120 explica diretamente os sintomas de hiperalgesia e alodinia típicas da PSD-HIV.[17] Sabe-se, ainda, que, nos pacientes HIV-positivos que apresentam a dor neuropática, os níveis de GP120 no corno dorsal da medula espinal são dez vezes maiores do que naqueles que não apresentam.[17]

Já o componente fisiopatológico associado à disfunção mitocondrial, por sua vez, tem relação com níveis elevados de deleção de DNA mitocondrial (mtDNA) no paciente infectado por HIV. Esse mtDNA danificado tende a se acumular em fibras nervosas distais, o que é consideravelmente compatível com o quadro de polineuropatia simétrica distal.[17]

Nesse sentido, é possível dizer que a dor associada à neuropatia por HIV tem caráter neuropático periférico. É importante considerar, ainda, além do mecanismo fisiopatológico da neuroinflamação, o efeito neurotóxico do vírus propriamente dito, fator recentemente esclarecido como importante na fisiopatologia dessa condição (Figura 2).[17]

DIAGNÓSTICO DA NEUROPATIA POR HIV

Neste capítulo, será abordado, principalmente, o diagnóstico da polineuropatia simétrica distal, a qual é a forma mais incidente da neuropatia por HIV. O diagnóstico, além de guiar o tratamento principal, também deve incluir a identificação de disfunções adicionais que podem piorar a neuropatia de base, como a associação com baixos níveis de vitamina B12.[18]

O diagnóstico da neuropatia por HIV começa no diagnóstico da infecção por HIV propriamente dita que pode ser feita por busca de RNA viral e sorologia, inclusive por meio de testes rápidos, dependendo do tempo estimado entre a realização do teste e o evento que possivelmente causou a infecção.[2]

Tendo sido estabelecido o diagnóstico dessa infecção de base, a identificação da neuropatia é norteada pela avaliação clínica, predominantemente, e por testes laboratoriais e/ou experimentais complementares.

O diagnóstico clínico da neuropatia por HIV se dá pela anamnese e pelo exame físico neurológico detalhados.

Anamnese e avaliação da dor neuropática

A anamnese deve ser detalhada e perguntar sobre o histórico do paciente, doenças crônicas além do HIV e especificações sobre os sintomas associados à neuropatia. Além disso, é interessante que, no momento da entrevista, o profissional dê atenção especial a aspectos

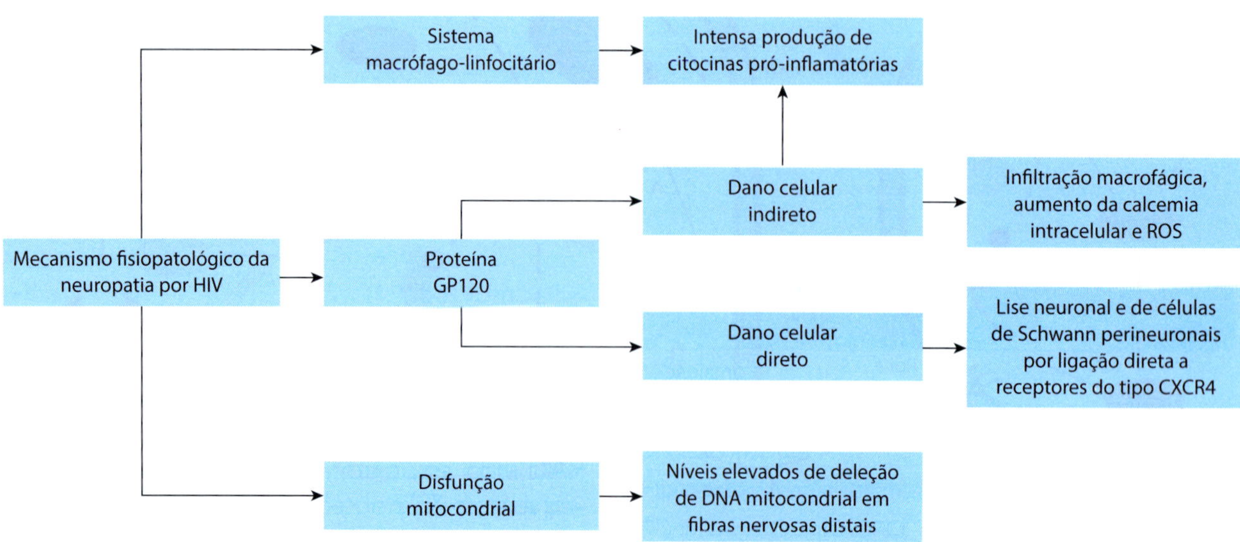

Figura 2 – Fluxograma com os principais mecanismos fisiopatológicos da neuropatia causada por HIV e o modo pelo qual ocorre o dano nervoso que provoca a neuropatia.

DNA: ácido desoxirribonucleico; HIV: vírus da imunodeficiência humana; ROS: espécies reativas de oxigênio.

Fonte: Desenvolvida pelos autores.

psicossociais, uso de medicamentos, nuances da dor e desconforto diário.[20]

Na polineuropatia simétrica distal por HIV, é possível identificar dor em caráter de queimação, "agulhada" e/ou formigamento com progressão proximal, ou seja, começa distalmente, sobretudo dedos dos pés, e progride para região proximal dos membros.[18] É necessário aplicar o decálogo da dor, perguntando sobre localização, intensidade, caráter, irradiação, duração, evolução, disfunções orgânicas associadas, fatores de piora ou melhora e manifestações concomitantes.[21]

Ainda em se tratando da dor neuropática por HIV, ela pode ser agravada pela estimulação nociceptiva da pele no território álgico, como o contato com cobertores ou lençóis.[21] Em alguns pacientes, essa dor chega a ser relatada como lancinante.[22] Vale lembrar que, tipicamente, a neuropatia por HIV tem cinco apresentações clássicas descritas como "dor", "queimação", "frio", "dormência" e "formigamento".[20]

Por meio da caracterização da dor, é possível avaliar parâmetros importantes do quadro neuropático do paciente, determinando sua evolução, perda funcional e prejuízo em atividades cotidianas. O uso de escalas que padronizam a descrição do nível de dor também é uma ferramenta diagnóstica importante, sendo possível adaptar a mensuração ao nível cognitivo e à capacidade de resposta do paciente. Algumas sugestões incluem a utilização de valores numéricos de 0 a 10, sendo 0 nenhuma dor e 10 a pior dor já sentida; e a escala visual analógica (EVA). No entanto, por se tratar de uma dor neuropática, a melhor alternativa para esse tipo de avaliação é a *Neuropathic Pain Scale* (NPS).[26] Na próxima seção, essa escala será explicada com mais detalhes.

A dor é normalmente bilateral e pode vir associada com perda de equilíbrio, disfunção autonômica (p. ex., vertigem), alterações urinárias, desmaio e sensação de fraqueza muscular distal. O paciente também pode relatar a sensação de cãibras intensas em extremidades inferiores, sobretudo em quadros de neuropatia mais grave.[18]

É importante lembrar que parece haver uma relação direta entre a intensidade da neuropatia e da imunossupressão, sendo que a contagem reduzida de linfócitos T CD4+ é capaz de agravar o quadro neuropático, assim como a idade avançada, anemia e perda de peso.[9]

Outro aspecto que deve ser abordado cuidadosamente é o contexto psicossocial, o nível de desconforto diário e o espectro de dor apresentado pelos pacientes.[19] Também é importante avaliar o abuso de álcool e de substâncias ilícitas, o uso de medicamentos e o histórico familiar de neuropatias.[19]

Instrumentos de descrição específica da dor neuropática

Embora a escala de graduação da dor 0 a 10 e a EVA sejam ferramentas interessantes, elas podem dificultar a compreensão das nuances típicas da dor neuropática, principalmente no domínio sensorial. Nesse sentido, há instrumentos confiáveis e validados que podem ser utilizados, entre eles a NPS, a *Douleur Neuropathique 4 Questions* (DN4), a escala Gracely (GPS, do inglês *Gracely Pain Scale*), o *Sensory Peripheral Neuropathy Screen* (SPNS), o *The NIH Patient-Reported Outcomes Measurement Information System* (PROMIS) e o Mapa de Dor Corporal.[20,26]

Neuropathic pain scale

A NPS tem como objetivo avaliar mais especificamente as diferentes qualidades de dor que podem estar incluídas no espectro da dor neuropática. Composta por dez itens, essa escala se divide em dois domínios: o primeiro domínio é composto por dois itens, visando analisar a intensidade e o nível de desconforto da dor; o segundo é composto por oito itens e observa a qualidade da dor, ou seja, como o paciente descreve a dor.[26]

Cada um desses itens é escalonado de 0 a 10, sendo 0 o valor atribuído quando o paciente nega a presença de determinada característica e 10 quando ele descreve a sensação como a pior que já sentiu. Os valores entre 0 e 10 são graduações que permitem que o profissional avalie dores que não são nem tão fracas e nem tão fortes.[26] No Quadro 1, apresentamos os itens que constituem essa escala.

Quadro 1 – Descrição das perguntas que constituem a NPS com sugestões de direcionamento que podem facilitar a entrevista do paciente

Avaliação da intensidade e nível de desconforto da dor
1. De 0 a 10, o quão intensa é a sensação de dor que você sente? Dê uma nota para sua dor, sendo "0" se não tiver dor e "10" se for a dor mais intensa que você já sentiu na vida
2. De 0 a 10, o quão desagradável é a sensação de dor para você? Aqui, é importante que o profissional que está aplicando a escala diferencie a dor intensa de desagradável, embora estejam intimamente relacionadas. Dê uma nota para sua dor, sendo "0" se não for nada desagradável e "10" se for a dor mais desagradável que você já sentiu na vida (muitas vezes, descrita como "intolerável")
Avaliação da qualidade da dor
1. De 0 a 10, o quão "afiada" é a sua sensação de dor? Nesse caso, temos a caracterização de uma dor em pontada, agulhada, "choque" ou "facada". Dê uma nota para sua dor, sendo "0" se sua dor não tiver caráter "afiado" e "10" se sua dor simular uma "faca entrando na sua pele"
2. De 0 a 10, o quão em queimação é a sua sensação de dor? Nesse caso, temos a caracterização de uma dor em queimação. Dê uma nota para sua dor, sendo "0" se sua dor não tiver caráter de queimação e "10" se sua dor simular a sensação de sua pele está "pegando fogo"
3. De 0 a 10, o quão incômoda ou "chata" é a sua sensação de dor? Nesse caso, temos a caracterização de uma dor que incomoda constantemente, simulando a sensação de que a região em que ela ocorre está "dolorida". Dê uma nota para sua dor, sendo "0" se sua dor não for constantemente incômoda e "10" se sua dor for constantemente incômoda (aqui, o paciente pode usar expressões de que sua dor é como uma "dor de dente" ou um dolorimento após um hematoma, por exemplo)
4. De 0 a 10, o quão "fria" é a sua sensação de dor? Nesse caso, temos a caracterização de uma dor em que o paciente refere que a região em que sente dor está fria ou, até mesmo, "congelando". Dê uma nota para sua dor sendo "0" se sua dor não tiver caráter de frio e "10" se sua dor simular a sensação de sua pele está "congelando"
5. De 0 a 10, o quão a sensação de dor afeta sua pele? Nesse caso, temos a caracterização de uma dor em que o paciente refere que a dor parece acometer especificamente a pele da região, como se ela estivesse sendo "rasgada", em "carne viva (*sic*)" ou tivesse sido afetada por uma queimadura de sol. Dê uma nota para sua dor, sendo "0" se sua dor não tiver esse caráter e "10" se sua dor acometer sua pele, como a pior sensação possível de que está sendo "rasgada"
6. De 0 a 10, o quão sua sensação de dor simula um prurido? Nesse caso, temos a caracterização de uma dor em que o paciente refere que a dor tem aspecto pruriginoso, descrevendo como se fosse uma "picada de mosquito". Dê uma nota para sua dor, sendo "0" se sua dor não se relacionar com prurido e "10" se sua dor causar sensação de prurido insuportável
7. Em relação ao tempo, descreva a frequência com que você sente dor. Aqui, o profissional deve direcionar o paciente perguntando se: 7.1. Você sente dois tipos de dor, sendo uma "dor de base ou de fundo" o tempo todo no qual se interpõem períodos de crise. Descreva sua dor basal que é constante e a dor que você sente durante as crises 7.2. Você sente um único tipo de dor o tempo todo? Descreva 7.3. Você sente um único tipo de dor apenas algumas vezes, em crise, mas fica em alguns momentos sem nenhum tipo de dor? Descreva
8. Você sente dor profunda e superficial? Se sim, diferencie as dores e descreva sua intensidade no mesmo modelo de 0 a 10. Esse questionamento é difícil para o paciente; por isso, é importante direcionar a descrição dos eventos. Uma sugestão é descrever de modo bem-detalhado para o paciente a definição de cada uma das dores 8.1. De 0 a 10, o quão forte é sua sensação de dor mais profunda? Dê uma nota para sua dor, sendo "0" se sua dor não tiver caráter profundo e "10" se sua dor de caráter profundo parece ser a pior possível ou a pior que você já sentiu 8.2. De 0 a 10, o quão forte é sua sensação de dor mais superficial? Dê uma nota para sua dor, sendo "0" se sua dor não tiver caráter superficial, apenas profundo, e "10" se sua dor de caráter superficial parece ser a pior possível que você já sentiu

Fonte: Adaptado de Galer e Jensen, 1997.

Douleur neuropathique 4 questions

A DN4 é uma escala para rastreio de dor neuropática. Ela é constituída por um total de dez itens, em que sete deles se baseiam na descrição de sintomas e três, no exame físico. A pontuação da escala é dada conforme a presença (que pontua como 1) ou ausência do sinal (que pontua como 0). Como o valor final é dado por uma soma, há um ponto de corte, que é 4: se for obtido um valor maior que 4, a sugestão é que o paciente apresenta uma neuropatia.[50] Destaca-se que a DN4 é um instrumento cujo melhor nível de evidência é o que é aplicado em sua versão em português, chegando a uma sensibilidade de 100% e especificidade de 93,2% nesse idioma.[50] No Quadro 2 apresentamos os itens que constituem essa escala:

Quadro 2 – Descrição das perguntas que constituem a DN4 com sugestões de direcionamento que podem facilitar a entrevista do paciente

1. Sua dor tem um ou mais das seguintes características?	
1.1. Queimação	Sim: pontua 1; Não: pontua 0
1.2. Sensação dolorosa de frio	Sim: pontua 1; Não: pontua 0
1.4 Sensação de choque elétrico	Sim: pontua 1; Não: pontua 0
2. Um ou mais dos seguintes sintomas estão presentes na área em que você sente dor?	
2.1. Formigamento	Sim: pontua 1; Não: pontua 0
2.2. Fincada ou "agulhadas"	Sim: pontua 1; Não: pontua 0
2.3. Dormência	Sim: pontua 1; Não: pontua 0
2.4. Prurido ou coceira	Sim: pontua 1; Não: pontua 0
3. Ao exame físico: a dor está localizada em uma área onde o exame físico identifica uma ou mais das seguintes características?	
3.1. Hipoestesia ao toque	Sim: pontua 1; Não: pontua 0
3.2. Hipoestesia ao toque com agulha	Sim: pontua 1; Não: pontua 0
4. Ao exame físico: na área dolorosa, a dor pode ser causada ou aumentada por:	
4.1. "Escovação" ou toque no local	Sim: pontua 1; Não: pontua 0
Se a pontuação somar mais que 4 em 10, há suspeição de que esse paciente apresenta dor neuropática	

Fonte: Adaptado de Bouhassira *et al.*, 2005.

Escala de dor de Gracely

A escala de dor GPS se baseia na distribuição de 13 pontos escalonados no modelo Likert, ou seja, baseando-se na descrição evolutiva do sintoma: desde ausente até extremamente intenso. A GPS é constituída por 13 descritores que avaliam a dor conforme a intensidade, com atenção especial para o pior nível de dor e seu valor médio ao longo de 24 horas.[20] Além de permitir a descrição mais ampla do quadro, esse instrumento é econômico e de fácil aplicação quando se trata da neuropatia por HIV. No Quadro 3, os valores e respectivos significados atribuídos à GPS estão descritos.

Sensory peripheral neuropathy scree

Essa ferramenta é especificamente direcionada para avaliação da neuropatia de caráter sensorial. Nela, o paciente descreve o caráter da dor (queimação, formigamento ou dormência), localização (geralmente em membros) e gravidade do sintoma, graduando-o de 0 a 10. A partir dessas informações, é necessário avaliar dois parâmetros: a média dos níveis de dor para obter o *Average Severity Score*; e a pior pontuação de gravidade obtida.[20]

Quadro 3 – 13 descritores em inglês e traduzidos para português avaliados na *Gracely Pain Scale* e a pontuação atribuída a cada um deles

Valor	Nível de intensidade da dor
1	Nenhuma dor (*nothing*)
2	Dor extremamente fraca (*extremely weak pain*)
3	Dor muito fraca (*very weak pain*)
4	Dor fraca (*weak pain*)
5	Dor muito leve/ suave (*very mild pain*)
6	Dor leve (*mild pain*)
7	Dor moderada (*moderate pain*)
8	Dor pouco forte (*barely strong pain*)
9	Dor ligeiramente forte (*slightly intense pain*)
10	Dor forte (*strong pain*)
11	Dor intensa (*intense pain*)
12	Dor muito intensa (*very intense pain*)
13	Dor extremamente intensa (*extremely intense pain*)

Observa-se que essa escala propicia uma graduação da dor muito mais específica e ampliada do que uma escala rotineira de avaliação de intensidade da dor.

Fonte: Adaptado de Anastasi e Pakhomova, 2020.

The NIH patient-reported outcomes measurement information system (PROMIS)

O PROMIS é uma metodologia avaliativa que não leva em conta o tipo de dor, mas sim a gravidade e a perda funcional associada. A avaliação é realizada de modo retrospectivo com base nos últimos 7 dias.[24] Também utilizando a escala Likert, aplica-se às três perguntas expressas no Quadro 4.

Quadro 4 – Perguntas utilizadas para a definição do PROMIS. A resposta para as perguntas é graduada em escala Likert, com respostas indo de "nenhuma" até "muito grave", estabelece-se uma pontuação de 1 a 5

Perguntas e direcionamento para aplicação do PROMIS
1. Nos últimos 7 dias, o quão intensa foi sua dor no momento em que ela foi pior? Perguntar ao paciente, em um retrospecto de 7 dias, qual foi o nível da pior dor que ele sentiu durante esse período. O nível é medido de 0 a 5 na escala Likert
2. Nos últimos 7 dias, o quão intensa foi a média de sua dor? Perguntar ao paciente, em um retrospecto de 7 dias, qual foi o nível de dor em média, ou seja, pedir para o paciente fazer uma média dos valores que representam a dor que sentiu na última semana e quantificar qual a intensidade dessa dor
3. Qual é o seu nível de dor agora? Perguntar ao paciente em qual dos 5 níveis possíveis da escala PROMIS ele se enquadra em se tratando de sua dor no momento da entrevista

PROMIS: *The NIH Patient-Reported Outcomes Measurement Information System.*

Fonte: Adaptado de Cella *et al.*, 2010.

As três perguntas devem ser respondidas por meio de pontuações numéricas de 1 a 5, sendo 1 – nenhuma dor, 2 – dor leve, 3 – dor moderada, 4 – dor grave e 5 – dor muito grave.

Mapa de dor

Para aplicar esse instrumento, a orientação é mostrar ao paciente uma ilustração de todo o corpo que consiste no chamado "mapa de dor",[32] como representado na Figura 3, e solicitar que ele relate a localização, caráter (considerando os cinco possíveis dentro da neuropatia por HIV) e duração dos episódios de dor.[20]

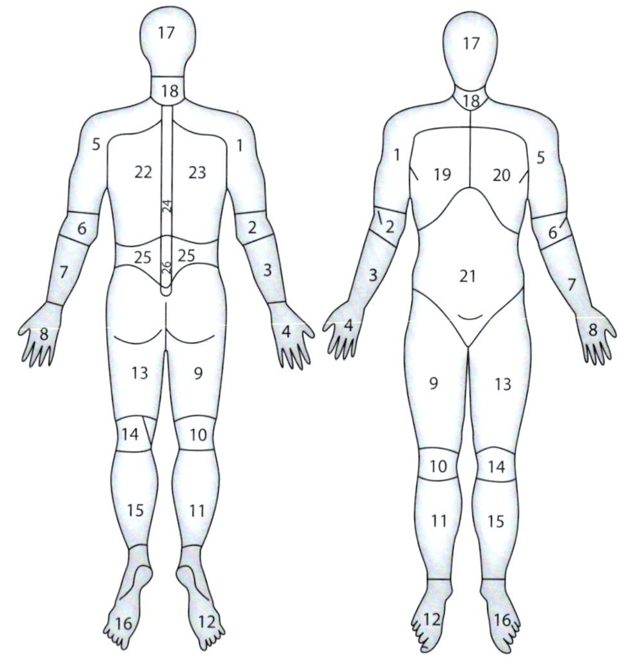

Figura 3 – Imagem representativa dos territórios a serem questionados sobre presença de dor.

Fonte: Adaptada de van den Hoven LH, Gorter KJ, Picavet HS, 2010.

Exame físico neurológico

Ao exame físico, a modificação mais significativa é a alteração da sensibilidade superficial nos domínios tátil, térmico e doloroso. Durante o exame, ao pressionar um objeto pontiagudo contra a pele, o paciente sente pouca ou nenhuma dor, além de sentir menos estímulos como toques e variação de temperatura, tudo isso na clássica distribuição em "meia e luva", isto é, de extremidades.[18] Em relação à sensibilidade profunda, há redução do domínio vibratório, mas a propriocepção é raramente afetada, estando restrita apenas a aproximadamente 20% dos pacientes.[25] Em relação à presença de reflexos profundos, pode haver hiporreflexia ou arreflexia, principalmente no tornozelo, mas, em geral, os reflexos acima do joelho estão preservados e normorreativos.[25]

A avaliação da preservação ou da perda de força pode ser feita por meio do exame neurológico tradicional graduado de 0 a 5, sendo 0 a paresia total e 5 a preservação completa da força.[23] Classicamente, na neuropatia por HIV não há alteração da força, apenas da sensibilidade.[18]

Exame físico da sensibilidade

Por ser uma condição de acometimento predominantemente sensorial, é preciso avaliar com mais cuidado esse domínio durante o exame, especialmente em membros inferiores, a localização mais acometida. Combinado ao relato do paciente colhido durante a anamnese, o teste sensorial permite que o profissional avaliador mensure a *situação* de progressão da doença. Entre os instrumentos recomendados para avaliar a sensibilidade, é possível citar os monofilamentos de Semmes-Weinstein, filamentos de Von Frey e diapasão de Rydel-Seiffer.[20]

O mais utilizado para esse tipo de teste são os monofilamentos de Semmes-Weinstein (Figura 4) que simulam a sensação de toque por meio da aplicação de um monofilamento de 10 g no local a ser testado, perguntando se o paciente é capaz ou não de sentir esse estímulo. Sugere-se que a avaliação seja realizada na face plantar do hálux, 3° e 5° metatarsos.[20] Já os filamentos de Von Frey consistem em um conjunto de filamentos de náilon graduados de 0,026 g até 110 g. O diapasão de Rydel-Seiffer, por sua vez, serve para avaliação da sensibilidade vibratória, sendo esta graduada em 8 pontos, com o uso de frequência para testagem de 64 Hz ou 128 Hz.

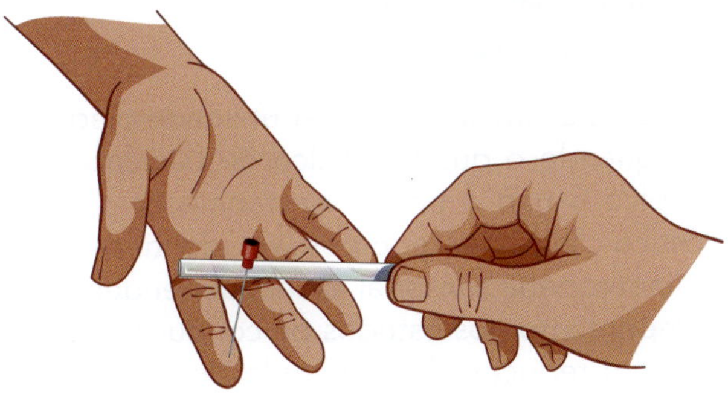

Figura 4 – *Kit* de monofilamentos de Semmes-Weinstein para testes de sensibilidade.

Fonte: Acervo da autoria.

Exames laboratoriais complementares

Em se tratando de exames complementares, não existe uma correlação direta entre uma alteração laboratorial e a polineuropatia simétrica distal associada ao HIV. A realização de exames complementares se fundamenta na identificação de condições que podem se somar à neuropatia por HIV e piorar a *condição* neurológica basal desse paciente,[18] mas que não integram seu espectro fisiopatológico propriamente dito.

Na avaliação laboratorial, indica-se solicitar a glicemia de jejum, hemoglobina glicada, lipidograma, função renal (creatinina e ureia) e hepática (aspartato aminotransferase (AST), alanina aminotransferase (ALT), gamaglutamiltransferase (Gama-GT) e fosfatase alcalina, autoanticorpos para doenças do tecido conjuntivo, níveis séricos de vitaminas B12 e folato, hormônio tireoestimulante (TSH) e T4 livre e sorologias para doenças infectocontagiosas epidemiologicamente importantes de acordo com o país.[18] No Brasil, sugerem-se, por exemplo, a sorologia para as hepatites B e C, exame para identificação de tuberculose e toxoplasmose (Quadro 5).

Quadro 5 – Exames laboratoriais complementares sugeridos para o paciente com HIV para rastreio de comorbidades associadas que podem se sobrepor ou ser um diagnóstico diferencial da neuropatia por HIV

Exame laboratorial	Justificativa diagnóstica/prognóstica
Glicemia de jejum e hemoglobina glicada	Diagnóstico ou acompanhamento de diabetes *mellitus* já estabelecida para prevenção de neuropatia diabética ou dano nervoso por hiperglicemia
Lipidograma	Identificação de dislipidemia e/ou acompanhamento de doença preestabelecida. Atenção especial se paciente em uso de estatina
Função renal e hepática	Avaliação do estado renal e prévio do paciente levando em consideração o uso contínuo de medicação com potencial nefrotóxico e hepatotóxico (TARV)
Autoanticorpos para doenças do tecido conjuntivo	Diagnóstico diferencial e identificação de associação da neuropatia por HIV com doenças que possam simular quadro neuropático de redução de sensibilidade ou de lesão de tecido nervoso por ação autoimune. Monitoramento de condição de sobreposição imune ao HIV
Níveis séricos de vitamina B12 e folato	Diagnóstico diferencial e identificação de associação da neuropatia por HIV com neuropatia periférica induzida por deficiência de vitamina B12, folato ou associação de ambos
TSH e T4 livre	Diagnóstico diferencial e identificação de associação da neuropatia por HIV com danos nervosos causados sobretudo por hipotireoidismo
Sorologias	Variam conforme a epidemiologia de principais doenças infectocontagiosas do país. Pode ser usado para rastreio de outras doenças que podem agravar o quadro basal e HIV e, consequentemente, da neuropatia
Hemograma e carga viral	Acompanhamento do HIV e nível de evolução da doença. Correlacionar com os achados clínicos da neuropatia

HIV: vírus da imunodeficiência humana; TARV: terapia antiretroviral; TSH: hormônio tireoestimulante.

Fonte: Adaptado de Egan, *et al.*, 2021.

Nesse contexto, a avaliação de deficiências nutricionais, principalmente de vitamina B12 e folato, apresenta alto valor diagnóstico pela possibilidade de sobreposição da PSD-HIV a quadros neuropáticos causados por baixos níveis dessas substâncias ou mesmo como diagnóstico diferencial. Portanto, a avaliação de parâmetros bioquímicos é importante, pois comorbidades de cunho metabólico podem agravar ou se confundir com a neuropatia por HIV, indicando a necessidade de ajuste ou associação de medicamentos.[19]

Por meio da avaliação sanguínea do paciente, também é possível quantificar diretamente biomarcadores como as citocinas pró-inflamatórias e anti-inflamatórias, o que permite monitorar o estado inflamatório do indivíduo e seu impacto no tecido nervoso.[34] Esse recurso, porém, é pouco utilizado e pode ser considerado um exame complementar em potencial para, principalmente, realizar o diagnóstico diferencial entre neuropatias.[20]

Além disso, é necessário avaliar o hemograma do paciente com atenção especial para a linhagem linfocitária e leucocitária, bem como fazer o monitoramento da carga viral, elementos que fazem parte do fluxo de rotina de acompanhamento do paciente com HIV.

Análise do líquido cefalorraquidiano e biópsia

A avaliação do líquido cefalorraquidiano (LCR) não oferece informações que possam direcionar o diagnóstico ou a definição de prognóstico da neuropatia por HIV, embora possa haver pleocitose no LCR de pacientes com tratamento antirretroviral não implementado ou feito de modo inadequado.

A biópsia, por outro lado, não é um procedimento de rotina para fins diagnósticos ou prognósticos, sendo reservada para casos em que há suspeita de sobreposição de neuropatias de diferentes causas ou nos quais é necessário realizar diagnóstico diferencial, como quando a apresentação de sintomas é atípica (p. ex., quando os sintomas são assimétricos ou com padrão de mononeurite múltipla).[20] Vale lembrar que a biópsia do tecido nervoso não é capaz de identificar material genético ou proteínas virais do HIV.

A biópsia de pele das regiões em que há alteração de sensibilidade, por sua vez, é indicada como padrão-ouro em casos em que a afecção nervosa é intraepidérmica e reservada à neuropatia de fibras pequenas.[15]

Medoc Pathway System

O uso desse sistema se baseia na avaliação conjunta do déficit sensorial neuropático e da temperatura da região para identificar o limiar de sensibilidade. Isso é realizado por meio da utilização de um tipo de eletrodo denominado "termodo", próprio do equipamento,[27] que nada mais é que um dispositivo que, em contato com a pele, é capaz de testar a sensibilidade subjetiva por meio de estímulos de aquecimento e resfriamento. Durante esse exame, o aplicador orienta que o paciente aperte um botão quando começa a sentir o estímulo térmico e, depois, quando este se torna doloroso.[27]

Estudos de condução nervosa e eletroneuromiografia

Esses exames podem ter utilidade diagnóstica quando o quadro clínico do paciente não é típico e não é possível estabelecer o diagnóstico clinicamente. É possível identificar uma polineuropatia sensorial axonal dependente de comprimento nos estudos de condução nervosa, com redução da amplitude dos potenciais de ação, enquanto a velocidade de condução nervosa fica reduzida ou preservada.[9] Na eletroneuromiografia, tipicamente, não são encontradas alterações, mas pode haver uma neuropatia axonal em músculos distais de membro inferior.[25]

DIAGNÓSTICO DIFERENCIAL

O diagnóstico diferencial da neuropatia por HIV é feito, essencialmente, com condições cujo dano nervoso se baseia na inflamação, ou seja, que têm fisiopatologia semelhante à da doença causada pelo HIV. Dessa forma, os principais diagnósticos diferenciais são a polirradiculoneuropatia desmielinizante inflamatória aguda (PDIA) e crônica (PDIC), neuropatia tóxica antirretroviral do HIV (NTA-HIV) e polirradiculopatia progressiva.

Polirradiculoneuropatia desmielinizante inflamatória aguda

Causada pela síndrome de Guillain-Barré em seu polo desmielinizante, essa condição pode ter o mesmo padrão de apresentação clínico da PSD-HIV.[28] O diferencial é feito pelo fato de que, na PDIA, ocorre perda de força ascendente de progressão rápida associada à arreflexia, enquanto, na PSD-HIV, é reservada a alguns casos. Além disso, essa condição pode estar presente na fase de infecção aguda do HIV, quando está ocorrendo a soroconversão.[13]

Polirradiculoneuropatia desmielinizante inflamatória crônica

A PDIC é um importante diagnóstico diferencial por comumente acometer pacientes com infecção prolongada por HIV.[28] Essa condição progride ao longo de cerca de 8 semanas, e esse tempo de evolução lentificado é o principal fator de confusão com a neuropatia por HIV. O diferencial, no entanto, se dá pelo fato de que a PDIC tem baixo dano sensorial, ao contrário da PSD-HIV, em que esta é a principal perda. Outra diferença importante é que a polirradiculoneuropatia desmielinizante inflamatória crônica apresenta melhora mediante o uso de corticosteroides sistêmicos, enquanto a neuropatia por HIV não apresenta melhora com esse recurso.

Neuropatia tóxica antirretroviral do HIV

Embora seja uma entidade também relacionada ao HIV, a NTA-HIV se diferencia por ter relação com o tratamento antirretroviral mais antigo (estavudina e a zalcitabina) e não com a fisiopatologia propriamente dita. O mecanismo fisiopatológico da NTA-HIV se baseia no dano e na redução da capacidade mitocondrial, em especial das células nervosas.[29] As duas neuropatias são extremamente semelhantes em se tratando de sintomas, mas o diferencial se dá pela melhora do quadro mediante a descontinuidade do recurso terapêutico de ação neurotóxica.[30]

Polirradiculopatia progressiva

Nos pacientes com HIV, a polirradiculopatia progressiva apresenta como sintomas a redução da força e a sensação de parestesia em membros inferiores, bem como perda do controle esfincteriano e arreflexia. Com exceção da alteração de sensibilidade, esses achados são pouco comuns na PSD-HIV. Outro elemento diferencial com a PSD-HIV se dá pela presença de alteração no exame de imagem, mais especificamente uma hiperintensidade de raízes nervosas em região de coluna lombar na ressonância magnética. Essa neuropatia merece especial atenção por estar associada à coinfecção do paciente com HIV por citomegalovírus (CMV). Assim, um recurso que pode auxiliar na diferenciação com a neuropatia própria do HIV é a realização do exame de cadeia de polimerase viral (PCR-viral) em busca do DNA do CMV.[31]

TRATAMENTO DA NEUROPATIA POR HIV

Primariamente, pela grande relação entre o acometimento neuropático e o estágio de evolução da doença associada ao HIV, o tratamento da neuropatia por HIV tem como um de seus pilares a TARV tríplice adequada.[18] É importante incentivar que o paciente seja aderente ao TARV e ao acompanhamento profissional cuidadoso de comorbidades, sejam elas associadas ou não a sua imunodeficiência.

Além de ajudar no controle do vírus HIV propriamente dito, a TARV também é capaz de melhorar os sintomas da neuropatia em si, visto que pode reduzir a dor e a perda de sensibilidade térmica e nociceptiva. A associação estabelecida pelos estudos é que há uma redução sintomatológica mediante o aumento da contagem de linfócitos T CD4+, aumento este resultante da TARV adequadamente implementada.[33]

A princípio, o tratamento da polineuropatia simétrica distal por HIV é sintomático, não havendo um medicamento específico capaz de modificar a história natural dessa condição. Assim, com foco nos sintomas, são utilizados opioides, anticonvulsivantes, anti-inflamatórios não esteroides (AINEs), antidepressivos (em especial os tricíclicos) e anestésicos tópicos, embora não haja evidência de que algum deles seja capaz de reduzir a dor expressivamente.[20]

Há revisões sistemáticas na área que sugerem que o uso de *Cannabis sp.* fumada, fator de crescimento recombinante para nervo humano (rhNGF) e capsaicina tópica 8% apresentam superioridade no controle da dor em relação ao grupo placebo dos ensaios clínicos avaliados.[20] Por outro lado, há estudos que contrariam essa premissa e afirmam que essas medidas terapêuticas são ineficazes para essa finalidade.[35] Em se tratando do uso de *Cannabis sp.*, ademais, é preciso ter cuidado em pacientes com predisposição a transtornos psiquiátricos ou que já tenham quadros estabelecidos.

A lamotrigina e a gabapentina também se mostraram eficazes no tratamento da PSD-HIV quando comparadas ao grupo placebo dos estudos analisados.[18] Ainda, a aplicação de técnicas de estimulação da medula espinal também teve resultados eficientes na melhora da qualidade de vida e diminuição do consumo de opioides.[36]

Além dessas conclusões iniciais sobre o tratamento farmacológico, existem medidas que podem e devem ser implementadas para o paciente com neuropatia por HIV visando a redução de sintomas e prevenção de complicações.

Medidas gerais de tratamento da neuropatia por HIV

São medidas que podem ser implementadas para pacientes que tenham qualquer tipo de neuropatia ou mesmo que tenham HIV ainda sem acometimento neuropático estabelecido. Uma das bases dessas intervenções é o trabalho multidisciplinar do médico em conjunto com podólogos, fisioterapeutas, enfermeiros, psicólogos e nutricionistas. No contexto da Medicina, é interessante que a abordagem do paciente seja conduzida por uma parceria entre neurologistas, médicos da dor, ortopedistas e psiquiatras.

Cuidados com os pés e pernas

Assim como ocorre na neuropatia diabética, a PSD-HIV causa redução de sensibilidade e perda de propriocepção, especialmente em extremidades de membros inferiores. Dessa maneira, é preciso dedicar atenção especial aos pés desses pacientes, visto que estão sob risco de ulcerações, cortes, calosidades, hematomas, bolhas e fissuras que podem infectar e evoluir com complicações. Portanto, o cuidado com os pés deve ser implementado como uma medida de tratamento clínico.[37]

É necessário orientar o paciente a respeito de medidas de higiene, uso de calçados adequados e prevenção de quedas e traumas. Com relação à higiene, a orientação mais recente dos Centros de Controle e Prevenção de Doenças dos Estados Unidos (CDC) é higienizar os pés com água morna e sabão neutro.[38] Os calçados devem ser largos e preferencialmente fechados, porém de material que não crie umidade nem pressione os membros.[38] Se o paciente apresentar dificuldades para deambular e quedas e/ou tropeços frequentes, é válido indicar o uso de bengalas, a instalação de piso antiderrapante e barras de apoio na sua residência, além da remoção de tapetes, objetos que possam viabilizar tropeços e cuidado com animais de estimação.[38]

Alimentação e exercício físico

A prática de exercícios físicos aeróbicos de intensidade moderada é fortemente encorajada a fim de melhorar a qualidade de vida e a condição metabólica e reduzir a dor, assim como uma alimentação balanceada e rica em nutrientes.[39]

Acometimento psicológico e psiquiátrico

O paciente que apresenta a neuropatia pelo HIV pode ter sua condição psicológica duplamente comprometida: pela dor e por ter uma doença crônica ainda estigmatizante, a infecção por HIV. Dessa maneira, esse paciente deve ser acompanhado no que se refere à possibilidade de transtornos que acometem a saúde mental, principalmente a depressão.[40] Também é importante se atentar ao abuso de álcool e substâncias, hábito que pode ser um gatilho para questões psiquiátricas. É importante considerar, ademais, que o paciente com Neuropatia Periférica Distal associada ao HIV (PSD-HIV) tem aproximadamente o dobro de chance de apresentar distúrbios psiquiátricos e problemas com abuso de substâncias com relação à população saudável.[41]

Comorbidades associadas

Durante o diagnóstico, é recomendada a identificação de comorbidades, como o diabetes *mellitus*, que podem se sobrepor ou causar um tipo de neuropatia diferencial. É necessário rastrear e abordar essas condições para aliviar os sintomas neuropáticos, evitando a evolução de outros tipos de acometimento capazes de causar dano nervoso.[41] Ao longo do tratamento, dessa maneira, é importante manter esse rastreamento visando acompanhar aquilo que já está estabelecido ou diagnosticar novos quadros.

Medidas específicas de tratamento farmacológico da neuropatia por HIV

As medidas específicas de tratamento são sintomáticas haja vista que não existem evidências suficientes que indiquem intervenções farmacológicas capazes de modificar a história natural da PSD-HIV. Medicamentos eficazes no tratamento de outras neuropatias não tiveram a mesma eficácia na neuropatia por HIV. Dessa maneira, o objetivo da abordagem terapêutica é a melhora da qualidade de vida do paciente, promovendo o controle de sintomas com a menor quantidade de efeitos adversos possíveis.

É importante ressaltar para os pacientes que os sintomáticos atenuam a expressão da neuropatia, mas não promovem sua cura nem impedem sua evolução. Ademais, a ação farmacológica principal se dá nos sintomas positivos, enquanto, nos negativos, sua ação é mais limitada.[20] Os sintomas positivos são aqueles que causam ganho somatossensorial, ou seja, formigamento, sensação dolorosa contínua e hipersensibilidade. Já os negativos causam perda somatossensorial e incluem perda de reflexos profundos, dormência e redução da percepção sensorial distal.[20]

Para a terapia sintomática inicial, a gabapentina e a pregabalina são consideradas 1ª linha. Qualquer uma das duas pode ser escolhida, dependendo da disponibilidade e do poder aquisitivo do paciente.[35] A escolha do tratamento também pode ser influenciada pela presença de comorbidades de base, principalmente as psiquiátricas: existem antidepressivos que podem ter ação simultânea na neuropatia propriamente dita e em doenças psicogênicas, como a depressão. Para esses casos, uma escolha interessante pode ser a duloxetina e/ou os antidepressivos tricíclicos.[36]

Em se tratando de fármacos, é importante, ainda, ter atenção especial com os possíveis efeitos adversos, suspendendo o medicamento sempre que os efeitos adversos forem intoleráveis ou que exponham o paciente a algum tipo de risco.

Nas seções seguintes, serão apresentados os principais medicamentos utilizados no controle sintomático em termos farmacológicos da PSD-HIV, discutindo sua posologia e possíveis efeitos adversos.

Gabapentina e pregabalina

Como supracitado, a gabapentina e a pregabalina, ambas anticonvulsivantes, são a 1ª linha de tratamento sintomático conforme as diretrizes da HIV Medicine Association.[19] Os dois medicamentos promovem analgesia por mecanismos semelhantes, inibindo canais de cálcio voltagem-dependentes pós-sinápticos.[42] A diretriz afirma, ainda, que, no paciente sem quadro depressivo e/ou com insônia, a gabapentina é mais recomendada. No Quadro 6, apresentamos a posologia indicada.

Quadro 6 – Posologia recomendada de gabapentina e pregabalina e sugestão de como realizar a progressão da dose em caso de refratariedade ao tratamento

Medicamento	Dose inicial	Progressão de dose
Gabapentina	100 mg a 300 mg, 1 a 3 vezes/dia, via oral	Aumentar a dose a cada semana até melhora dos sintomas ou até a dosagem diária máxima de 2.400 mg/dia
Pregabalina	25 mg a 75 mg, 2 vezes/dia, via oral	Aumentar dose até 200 mg 2 vezes/dia

Fonte: Adaptado de Bruce RD, *et al.*, 2020.

Os efeitos adversos são compartilhados por ambas os medicamentos e incluem ataxia, tontura, confusão mental, sonolência, aumento do peso, náusea, diarreia, edema e dependência. Para ambos, também é indicado ter cuidado com idosos: a recomendação é iniciar a administração do medicamento com dose mais baixa e progredir a dose com cautela, principalmente em razão de maior risco de confusão mental e, consequentemente, de queda. Também é necessário acompanhar cuidadosamente pacientes com histórico ou abuso atual de substâncias em virtude do risco de recaídas e de lapsos decorrentes do fator causador do vício.[19]

Duloxetina

A duloxetina, um inibidor da recaptação de serotonina e noradrenalina (IRSNs), é uma opção interessante para os pacientes que apresentam depressão como comorbidade associada à neuropatia por HIV, em especial naqueles que apresentam alguma disfunção autonômica que contraindica o uso de antidepressivos tricíclicos.[19] Para os pacientes que já utilizam algum medicamento antidepressivo, é recomendado avaliar a troca pela duloxetina. Não é indicado associá-la com outros IRSNs ou tricíclicos pelo risco de síndrome serotoninérgica.[42]

Vale destacar que a duloxetina é amplamente utilizada em outras síndromes neuropáticas, mas na neuropatia por HIV sua eficácia continua sendo avaliada, havendo estudos, inclusive, que não demonstram superioridade desse medicamento para reduzir sintomas em comparação ao placebo.[43] No Quadro 7 apresentamos a posologia indicada.

Quadro 7 – Posologia recomendada de duloxetina e sugestão de como realizar a progressão da dose em caso de refratariedade ao tratamento

Medicamento	Dose inicial	Progressão de dose
Duloxetina	30 mg a 60 mg/dia, via oral	Aumentar a dose para até 120 mg/dia. Pode realizar a progressão de modo titulado ou em administração única, 1 vez ao dia

Fonte: Adaptado de Bruce RD, *et al.*, 2020.

Os efeitos colaterais da duloxetina incluem insônia, fadiga, tontura, disfunção sexual e efeitos gastrointestinais como constipação, náuseas, vômito e risco de hepatite hepatocelular. Com relação aos sintomas gastrointestinais, o médico deve orientar que o medicamento seja ingerido após uma refeição para minimizá-los.[42] Esse medicamento também não é recomendado para pacientes que tenham um quadro basal de insuficiência hepática ou renal grave e glaucoma.

Antidepressivos tricíclicos

O uso de antidepressivos tricíclicos na PSD-HIV é indicado por sua eficácia na abordagem de outros tipos de neuropatia: na neuropatia por HIV, seus benefícios continuam em investigação e alguns estudos indicam que sua efetividade é limitada visto que não apresentaram superioridade terapêutica em relação ao placebo.[42] No Quadro 8, apresentamos a posologia recomendada.

Quadro 8 – Posologia recomendada de antidepressivos tricíclicos e sugestão de como realizar a progressão da dose em caso de refratariedade ao tratamento

Medicamento	Dose inicial	Progressão de dose
Antidepressivos tricíclicos (amitriptilina, nortriptilina)	10 mg a 25 mg, via oral, antes de dormir	Aumentar a dose gradualmente até atingir 75 mg a 100 mg, via oral. Administrar 1 vez/dia, preferencialmente antes de dormir

Fonte: Adaptado de Bruce RD, *et al.*, 2020.

Um dos principais malefícios dos tricíclicos são seus efeitos adversos exuberantes que incluem sonolência excessiva, confusão mental, aumento de peso (aumento do apetite), xerostomia, disfunção sexual, constipação e retenção urinária, tontura, hipotensão ortostática e arritmia cardíaca, como prolongamento do intervalo QT.[19]

O uso dessa classe de medicamentos, além disso, é contraindicado em idosos, portadores de doenças cardiovasculares (em especial, anormalidades de condução), disautonomias, epilepsia e glaucoma.[42]

Opioides

Os opioides são os medicamentos classicamente escolhidos para o tratamento de dores moderadas a intensas. Para compreender seu potencial no controle álgico, é interessante explorar seu modo de atuação farmacológico. Os receptores opioides estão distribuídos no sistema nervoso central e no periférico e podem ser do tipo *mu*, *kappa* e *delta*, embora seu efeito analgésico seja predominantemente mediado pelos receptores *mu*.[51] Os fármacos agem como agonistas desses receptores.

Sua utilização na neuropatia por HIV, porém, impõe desafios semelhantes ao que ocorre em outras condições causadoras de dor crônica. Desde que a prescrição seja realizada de modo consciente e associada a medidas não farmacológicas, esses fármacos podem ser muito interessantes para pacientes com dor não responsiva a outras terapias, sobretudo em se tratando da abordagem dolorosa a longo prazo.

Segundo a diretriz HIV Medicine Association,[19] o opioide de escolha para os casos de dor moderada a grave refratária a outras classes de medicamentos é o tramadol. No Quadro 9, apresentamos a posologia recomendada.

Quadro 9 – Posologia recomendada de tramadol e sugestão de como realizar a progressão da dose em caso de refratariedade ao tratamento		
Medicamento	**Dose inicial**	**Progressão de dose**
Tramadol	37,5 mg, via oral, a cada 6 horas	Não há progressão de dose. A recomendação é manter 37,5 mg de horário (a cada 6 horas) conforme a necessidade (presença de dor aguda de moderada a grave)

Fonte: Adaptado de Bruce RD, *et al.*, 2020.

Para a dor crônica e a neuropática, de modo geral, também existem opções interessantes de opioides que podem ser utilizados empiricamente. Esses medicamentos não estão diretamente associados à neuropatia por HIV, mas são recursos que podem ter resultados importantes por sua importante eficácia no controle da dor.

O tapentadol é um desses recursos, tendo em vista sua importante ação na dor do tipo neuropática. Em ensaios clínicos com uso de 100 mg a 500 mg desse medicamento/dia, houve uma redução significativa da dor crônica (nesse caso, dor lombar crônica) em comparação ao grupo placebo.[52] Esse tipo de resultado ocorreu de modo semelhante em outros ensaios clínicos com populações diferentes.

Já a metadona é um opioide sintético de alta potência que age nos receptores N-metil-D-aspartato (NMDA) pré-sinápticos e atua como um modulador endógeno da dor. Embora ainda não haja evidências da superioridade desse medicamento no tratamento da dor crônica em relação a outros da mesma classe, sua ação em episódios agudos de dor é interessante, sobretudo no pós-operatório imediato.[53]

É importante, no entanto, sempre orientar o paciente quanto à importância do uso racional dos opioides, tendo uma atenção especial no momento da prescrição e explicação da posologia recomendada. Isso se dá pela ocorrência de efeitos adversos oriundos dessa classe farmacológica, como constipação, retenção urinária, náuseas, vômitos, sonolência, tontura e alterações psicológicas. Por serem administrados conforme o nível de dor, é necessário que o médico organize a prescrição com atenção e oriente a rede de apoio do paciente a se atentar com superdosagem, *overdose* e interação medicamentosa.[43]

É indicado evitar ou reduzir o uso do tramadol e outros opioides em idosos, pacientes com insuficiência renal ou hepática, epilépticos ou em pacientes que têm histórico de abuso de substâncias.

Adesivo de capsaicina 8%

A via de administração tópica é interessante em virtude da potencial redução de efeitos colaterais sistêmicos. No entanto, opções é uma opção de tratamento de acesso limitado e que ainda necessita de mais evidências sobre sua eficácia.

O adesivo dérmico de capsaicina 8% deve ser aplicado por 30 minutos a cada 3 meses. O principal desafio para o uso desse recurso é sua administração, que deve ser realizada em ambiente clínico controlado e com manutenção do paciente em observação por pelo menos 2 horas. Também pode ser necessária a aplicação tópica de lidocaína no local da pele em que o adesivo é colado para evitar a sensação de queimação.[44] Essa medida proporciona alívio apenas nos sintomas tópicos, não tendo efeitos sistêmicos na PSD-HIV.[8]

A sugestão é que os adesivos sejam aplicados na pele das regiões mais dolorosas, geralmente nos pés. Até quatro adesivos podem ser utilizados simultaneamente, mas respeitando o tempo máximo de 30 minutos, com repetição da aplicação a cada 3 meses conforme a reincidência da dor.[44]

Os efeitos adversos incluem ardor, dor, eritema e prurido locais. Esse tipo de recurso deve ser evitado em pacientes com pele sensível ou irritada ou que apresentem algum tipo de doença dermatológica crônica.

Adesivo de lidocaína 5%

Esse recurso já é classicamente utilizado no tratamento da neuropatia diabética e vem sendo testado para os pacientes com PSD-HIV, embora os dados de sua eficácia nessa condição ainda sejam limitados.[45] Podem ser aplicados até três adesivos simultaneamente por no máximo de 12 horas cada um. A sugestão, assim como para os adesivos de capsaicina, é que sejam administrados nas regiões mais dolorosas, em especial nos pés. O paciente deve permanecer sem o adesivo por 12 horas e só depois realizar a reaplicação. Os efeitos adversos e contraindicações são os mesmos do adesivo de capsaicina.

Acupuntura

Existem algumas terapias não farmacológicas que podem auxiliar na melhora do quadro clínico do paciente e podem ser consideradas como alternativas.

A aplicação de acupuntura é controversa uma vez que há estudos que indicam redução nos sintomas neuropáticos e outros que afirmam não existir essa relação positiva.[46] Os trabalhos que defendem a melhora dos portadores de PSD-HIV ressaltam que ela só ocorre quando é feita a associação entre acupuntura e uma infusão de folhas de artemísia queimadas.[46]

Tratamentos intervencionistas e neuromodulação

Uma opção para o tratamento da dor por neuropatia por HIV são os procedimentos intervencionistas. Em linhas gerais, esses procedimentos atuam na neuromodulação, modificando e reduzindo a percepção dolorosa do paciente.

Um deles é a aplicação de tratamentos de estimulação da medula espinhal.[37] Além da redução do quadro álgico propriamente dito, essa técnica diminui o uso de analgésicos orais e, consequentemente, o risco de dependência de opioides. Assim como outros recursos, essa medida terapêutica é mais estudada e aplicada em outros tipos de neuropatia e síndromes dolorosas, como dor pós-amputação e lesão medular.[54] No contexto da PSD-HIV, o uso da neuromodulação da medula espinhal é sugerido por Knezevic *et al.*[36] por meio da colocação de sistemas de estimulação da medula espinhal (SCS) no espaço epidural, apresentando um caso em que o paciente relatou uma melhora de 90% a 95% no nível de dor após o procedimento.[54] Para aplicação desse recurso, é realizado um teste com eletrodos removíveis, seguido do monitoramento da melhora da dor: caso os resultados sejam satisfatórios no controle álgico, o SCS é implantado. No mesmo estudo, é apresentado um segundo caso com desfecho semelhante também em um paciente com neuropatia por HIV, com melhora de 95% no nível de dor depois da instalação do dispositivo permanente.

Esses procedimentos se baseiam na neuromodulação por meio de dispositivos implantáveis e são considerados eficazes na PSD-HIV, mas, nesse caso, sua eficácia depende diretamente do controle da doença de base, ou seja, o HIV.[55]

Em se tratando da neuropatia por HIV propriamente dita, a evidência de uso de recursos de neuromodulação ainda exige estudos mais aprofundados do ponto de vista metodológico. No entanto, já existem relatos de que o uso desse tipo de tratamento é capaz de produzir resultados promissores.[55]

Nesse sentido, uma possibilidade com resultados promissores no paciente com PSD-HIV é o uso da técnica *Scrambler*, ferramenta já validada pela Food and Drug Administration (FDA), dos Estados Unidos, para dor neuropática crônica não associada ao HIV.[56] A terapia *Scrambler* é uma técnica não invasiva que se baseia na estimulação nervosa elétrica transcutânea (TENS) para modular o estímulo doloroso por meio da redução da sua complexidade, seguindo o princípio de eletroanalgesia[57] (Figura 5). Em linhas gerais, a ideia é estimular artificialmente para que uma informação de "não dor" seja transmitida e, com isso, bloqueie a sensação dolorosa de base. Embora essa terapia seja mais extensamente utilizada na dor oncológica crônica, Smith *et al.*[58] apresentam um caso de melhora álgica considerável com sua utilização: o paciente tratado com *Scrambler* evoluiu de uma dor em membro inferior esquerdo classificada em 8/10 na EVA para 1/10, o que incentiva a replicação da intervenção em mais estudos de modo a corroborar essa medida terapêutica.

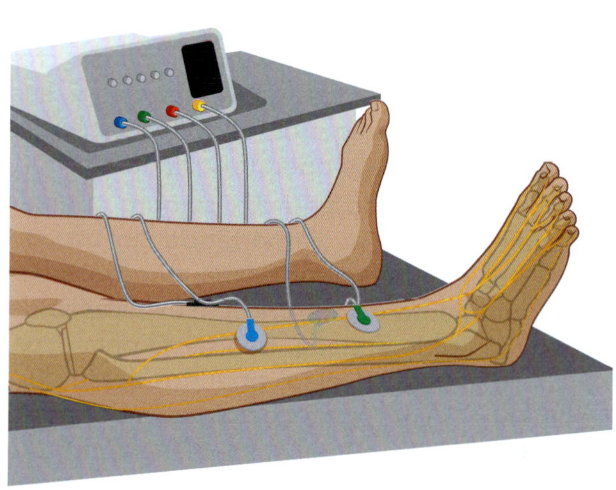

Figura 5 – Representação da técnica de *Scrambler* com posicionamento de eletrodos no membro inferior.

Fonte: Adaptada de Cleveland Clinic. https://consultqd.clevelandclinic.org/scrambler-technology-life-changing-for-many-patients-with-neuropathic-pain.

Outro recurso atestado por uma série de relatos de casos é a administração intratecal de medicamentos analgésicos, mas, nessa técnica, é necessário o aprofundamento do nível de evidência para de fato indicar esse recurso como tratamento.[47]

Em se tratando de procedimentos intervencionistas, ainda, a radiofrequência pulsada de gânglios nervosos também pode ser uma opção. Muito utilizada para dor discogênica e, até mesmo, dores no nível cervical, a radiofrequência pode ser uma opção para a neuropatia por HIV pelo seu padrão típico de dor, com destaque para o quadro álgico de membros inferiores.[18] Embora ainda não haja estudos robustos sobre esse procedimento da PSD-HIV, é importante refletir sobre como o potencial de modulação dolorosa da radiofrequência pulsada em gânglio dorsal é capaz de melhorar substancialmente o prognóstico e a dor neuropática do paciente acometido por HIV.[59] Ou seja, é possível expandir o raciocínio de uso de radiofrequência atualmente aplicado a outros tipos de neuropatia para a neuropatia ocasionada por HIV.

AVALIAÇÃO DA RESPOSTA AO TRATAMENTO

Além de implementar a terapia farmacológica ou não farmacológica, é fundamental que o profissional acompanhe esse paciente de modo longitudinal. É interessante ser mais incisivo nessa avaliação durante as primeiras semanas e, uma vez que o tratamento implementado demonstre eficácia, a observação pode ser mais espaçada, a cada 3 meses.

Para os pacientes que respondem parcialmente ao tratamento, a recomendação é que seja adicionado à terapia inicial um segundo medicamento, mas que apresente um mecanismo de ação diferente, para se obter sinergia na ação farmacológica.[19] Se em uso de gabapentina ou pregabalina, a recomendação é adicionar duloxetina e, se esta não for bem-tolerada, um antidepressivo tricíclico. Se a terapêutica for iniciada com duloxetina, a indicação é adicionar gabapentina ou pregabalina.

Se o paciente for refratário ao tratamento, indica-se alterar o agente farmacológico. Para pacientes em uso de gabapentina, pregabalina ou duloxetina, ou que por algum motivo não podem utilizar essas medicações, a indicação é introduzir a lamotrigina em dosagem de 200 mg a 400 mg/ dia, mas é importante ter cuidado com farmacodermias e evitá-la em caso de doença cardíaca.[49]

CONSIDERAÇÕES FINAIS

O tratamento da polineuropatia simétrica distal por HIV ainda é um desafio para a Medicina por combinar duas entidades a serem equilibradas e controladas: uma doença infectocontagiosa; e uma disfunção neurológica. Além de envolver aspectos psicológicos, o uso da TARV é um fator a ser considerado na definição do prognóstico da neuropatia e também na história natural do HIV.

Embora ainda não existam recursos farmacológicos específicos para o tratamento desse acometimento neuropático, o controle de sintomas e a aplicação de medidas gerais utilizadas em outros tipos de neuropatia são importantes para a melhora da qualidade de vida do paciente. É importante lembrar, além disso, que o controle da doença de base, a infecção por HIV, é um pilar do tratamento visto que um desfecho infeccioso inadequado piora o quadro neuropático.

Para o futuro, o objetivo é que mais pesquisas sejam realizadas a fim de investigar melhor instrumentos de diagnóstico e tratamento que possam facilitar a abordagem da neuropatia por HIV, em especial no âmbito das terapias intervencionistas e uso de moduladores de citocinas da neuroinflamação por meio do controle da liberação de citocinas. A neuroinflamação, especialmente, é um agente de interesse tendo em vista seu grande potencial de controle da evolução da neuropatia e melhoria sintomática por modulação imune, portanto a neuropatia por HIV é uma condição que exige estudos futuros que explorem melhor recursos que podem alterar sua história natural.

Referências bibliográficas

1. Gallo RC, Montagnier L. The chronology of AIDS research. Nature. 1987;326(6112):435-6. doi: 10.1038/326435a0.
2. Murphy K, Weaver C. Janeway imunologia. espectro springer; Berlim/Heidelberg, Alemanha: Das erworbene Immunschwächesyndrom (AIDS). 2018;743-9.
3. World Health Organization. HIV/AIDS. Published 2020. [2025 Fev. 12]. Disponível em: https://www.who.int/health-topics/hiv-aids.
4. Erlandson KM, Karris MY. HIV and Aging: reconsidering the approach to management of comorbidities. Infect Dis Clin North Am. 2019;33(3):769-86. doi: 10.1016/j.idc.2019.04.005.
5. Iyagba A, Onwuchekwa A. Diagnostic modalities for HIV distal symmetrical peripheral neuropathy: a review. Int J Health Sci Res. 2016;6:297-301.
6. Shaw GM, Hunter E. HIV transmission. Cold Spring Harb Perspect Med. 2012;2(11):a006965. doi: 10.1101/cshperspect.a006965.
7. van Heuvel Y, Schatz S, Rosengarten JF, Stitz J. Infectious RNA: Human Immunodeficiency Virus (HIV) Biology, Therapeutic Intervention, and the Quest for a Vaccine. Toxins (Basel). 2022;14(2):138. doi: 10.3390/toxins14020138.
8. Arts EJ, Hazuda DJ. HIV-1 antiretroviral drug therapy. Cold Spring Harb. Perspect. Med. 2012;2:a007161. doi: 10.1101/cshperspect.a007161.
9. Jazebi N, Evans C, Kadaru HS, Kompella D, Raji M, Fang F, et al. HIV-related Neuropathy: Pathophysiology, Treatment and Challenges. J Neurol Exp Ne. 2021;7(1):21;7(1):15-24. doi: 10.17756/jnen.2021-082.
10. Tagliati M, Grinnell J, Godbold J, Simpson DM. Peripheral nerve function in HIV infection: clinical, electrophysiologic, and laboratory findings. Arch Neurol. 1999;56(1):84-9. doi: 10.1001/archneur.56.1.84.
11. Julian T, Rekatsina M, Shafique F, Zis P. Human immunodeficiency virus-related peripheral neuropathy: a systematic review and meta-analysis. Eur J Neurol. 2021;28(4):1420-1431. doi: 10.1111/ene.14656.
12. Childs EA, Lyles RH, Selnes OA, Chen B, Miller EN, Cohen BA, et al. Plasma viral load and CD4 lymphocytes predict HIV-associated dementia and sensory neuropathy. Neurology. 1999;52(3):607-13. doi: 10.1212/wnl.52.3.607.
13. Hu Y, Liu J, Zhuang R, Zhang C, Lin F, Wang J, et al. Progress in pathological and therapeutic research of HIV-related neuropathic pain. Cell Mol Neurobiol. 2023;43(7):3343-3373. doi: 10.1007/s10571-023-01389-7.
14. Gonzalez-Duarte A, Robinson-Papp J, Simpson DM. Diagnosis and management of HIV-associated neuropathy. Neurol Clin. 2008;26(3):821-32. doi: 10.1016/j.ncl.2008.04.001.
15. Polydefkis M, Yiannoutsos CT, Cohen BA, Hollander H, Schifitto G, Clifford DB, et al. Reduced intraepidermal nerve fiber density in HIV-associated sensory neuropathy. Neurology. 2002;58(1):115-9. doi: 10.1212/wnl.58.1.115.
16. Datta G, Miller NM, Afghah Z, Geiger JD, Chen X. HIV-1 gp120 Promotes lysosomal exocytosis in human schwann cells. Front Cell Neurosci. 2019;13:329. doi: 10.3389/fncel.2019.00329.
17. Lu HJ, Fu YY, Wei QQ, Zhang ZJ. Neuroinflammation in HIV-related neuropathic pain. Front Pharmacol. 2021;12:653852. doi: 10.3389/fphar.2021.653852.
18. Egan KE, Caldwell GM, Eckmann MS. HIV Neuropathy-a review of mechanisms, diagnosis, and treatment of pain. Curr Pain Headache Rep. 2021;25(8):55. doi: 10.1007/s11916-021-00971-2.
19. Bruce RD, Merlin J, Lum PJ, Ahmed E, Alexander C, Corbett AH, et al. 2017 HIV medicine association of infectious diseases society of america clinical practice guideline for the management of chronic pain in patients living with human immunodeficiency virus. Clin Infect Dis. 2017;65(10):1601-06. doi: 10.1093/cid/cix848.
20. Anastasi JK, Pakhomova AM. Assessment and Management of HIV distal sensory peripheral neuropathy: understanding the symptoms. J Nurse Pract. 2020;16(4):276-280. doi: 10.1016/j.nurpra.2019.12.019.
21. Porto CC. Semiologia Médica. 8. ed. Rio de Janeiro: Guanabara Koogan; 2019.
22. Fuller GN, Jacobs JM, Guiloff RJ. Nature and incidence of peripheral nerve syndromes in HIV infection. J Neurol Neurosurg Psychiatry. 1993;56(4):372-81. doi: 10.1136/jnnp.56.4.372.
23. Thomas S, Ajroud-Driss S, Dimachkie MM, Gibbons C, Freeman R, Simpson DM, et al. Peripheral neuropathy research registry: a prospective cohort. j peripher nerv syst. 2019;24(1):39-47. doi: 10.1111/jns.12301.
24. Cella D, Riley W, Stone A, et al. The patient-reported outcomes measurement information system (PROMIS) developed and tested its first wave of adult self-reported health outcome item banks: 2005-2008. J Clin Epi-

demiol. 2010;63(11):1179-94. doi: 10.1016/j.jclinepi.2010.04.011.
25. Bouhassira D, Attal N, Willer JC, Brasseur L. Painful and painless peripheral sensory neuropathies due to HIV infection: a comparison using quantitative sensory evaluation. Pain. 1999;80(1-2):265-72. doi: 10.1016/s0304-3959(98)00227-9.
26. Galer BS, Jensen MP. Development and preliminary validation of a pain measure specific to neuropathic pain: the Neuropathic Pain Scale. Neurology. 1997;48(2):332-8.
27. Starkweather A, Heineman A, Storey S, et al. Methods to measure peripheral and central sensitization using quantitative sensory testing: A focus on individuals with low back pain. Appl Nurs Res. 2016;29:237-41. 10.1016/j.apnr.2015.03.013.
28. Grimm A, Oertl H, Auffenberg E, Schubert V, Ruschil C, Axer H, et al. Differentiation between guillain-barré syndrome and acute-onset chronic inflammatory demyelinating polyradiculoneuritis-a prospective follow-up study using ultrasound and neurophysiological measurements. neurotherapeutics. 2019;16(3):838-47. doi: 10.1007/s13311-019-00716-5.
29. Johnson AA, Ray AS, Hanes J, Suo Z, Colacino JM, Anderson KS, et al. Toxicity of antiviral nucleoside analogs and the human mitochondrial DNA polymerase. J Biol Chem. 2001;276(44):40847-57. doi: 10.1074/jbc.M106743200.
30. Moyle GJ, Sadler M. Peripheral neuropathy with nucleoside antiretrovirals: risk factors, incidence and management. Drug Saf. 1998;19(6):481-94. doi: 10.2165/00002018-199819060-00005.
31. Miller RF, Fox JD, Thomas P, Waite JC, Sharvell Y, Gazzard BG, et al. Acute lumbosacral polyradiculopathy due to cytomegalovirus in advanced HIV disease: CSF findings in 17 patients. J Neurol Neurosurg Psychiatry. 1996;61(5):456-60. doi: 10.1136/jnnp.61.5.456.
32. van den Hoven LH, Gorter KJ, Picavet HS. Measuring musculoskeletal pain by questionnaires: the manikin versus written questions. Eur J Pain. 2010;14(3):335-8. doi: 10.1016/j.ejpain.2009.06.002.
33. Centner CM, Little F, Van Der Watt JJ, Vermaak JR, Dave JA, Levitt NS, et al. Evolution of sensory neuropathy after initiation of antiretroviral therapy. Muscle Nerve. 2018;57(3):371-9. doi: 10.1002/mus.25710.
34. Page GG, Corwin EJ, Dorsey SG, Redeker NS, McCloskey DJ, Austin JK, et al. Biomarkers as Common Data Elements for Symptom and Self-Management Science. J Nurs Scholarsh. 2018;50(3):276-286. doi: 10.1111/jnu.12378.
35. Phillips TJC, Cherry CL, Cox S, Marshall SJ, Rice ASC. Pharmacological treatment of painful HIV-associated sensory neuropathy: a systematic review and meta-analysis of randomised controlled trials. PLoS One. 2010;5(12). doi: 10.1371/journal.pone.0014433.
36. Knezevic NN, Candido KD, Rana S, Knezevic I. The use of spinal cord neuromodulation in the management of HIV-related polyneuropathy. Pain Physician. 2015;18(4):E643-50.
37. Kwong J, Reyes D, Murphy N, Loveless TJ. HIV and aging: a primer for nps. nurse pract. 2019;44(5):32-41. doi: 10.1097/01.NPR.0000554673.70320.61.
38. CDC. Diabetes and you: healthy feet matter! National Diabetes Education Program. 2014.
39. Mkandla K, Myezwa H, Musenge E. The effects of progressive-resisted exercises on muscle strength and health-related quality of life in persons with HIV-related poly-neuropathy in Zimbabwe. AIDS Care. 2016;28(5):639-43. doi: 10.1080/09540121.2015.1125418.
40. Hernandez D, Kalichman SC, Katner HP, Burnham K, Kalichman MO, Hill M. Psychosocial complications of HIV/AIDS-metabolic disorder comorbidities among patients in a rural area of southeastern United States. J Behav Med. 2018;41(4):441-9. doi: 10.1007/s10865-018-9912-0.
41. Navis A, Jiao J, George MC, Simpson D, Robinson-Papp J. Comorbid Pain Syndromes in HIV-Associated Peripheral Neuropathy. Pain Med. 2018;19(7):1445-50. doi: 10.1093/pm/pnx129.
42. Finnerup NB, Attal N, Haroutounian S, McNicol E, Baron R, Dworkin RH, et al. Pharmacotherapy for neuropathic pain in adults: a systematic review and meta-analysis. Lancet Neurol. 2015;14(2):162-73. doi: 10.1016/S1474-4422(14)70251-0.
43. Harrison T, Miyahara S, Lee A, Evans S, Bastow B, Simpson D, et al. Experience and challenges presented by a multicenter crossover study of combination analgesic therapy for the treatment of painful HIV-associated polyneuropathies. Pain Med. 2013;14(7):1039-47. doi: 10.1111/pme.12084.
44. Treede RD, Wagner T, Kern KU, et al. Mechanism- and experience-based strategies to optimize treatment response to the capsaicin 8% cutaneous patch in patients with localized neuropathic pain. Curr. Med. Res. Opin 2013;29:527-38.

45. Derry S, Wiffen PJ, Moore RA, Quinlan J. Topical lidocaine for neuropathic pain in adults. Cochrane Database Syst Rev. 2014;2014(7):CD010958. doi: 10.1002/14651858.CD010958.pub2.
46. Anastasi JK, Capili B, McMahon DJ, Scully C. Acu/Moxa for distal sensory peripheral neuropathy in HIV: a randomized control pilot study. J Assoc Nurses AIDS Care. 2013;24(3):268-75. doi: 10.1016/j.jana.2012.09.006.
47. Abd-Elsayed A, Schiavoni N, Sachdeva H. Efficacy of spinal cord stimulators in treating peripheral neuropathy: a case series. J Clin Anesth. 2016;28:74-7. doi: 10.1016/j.jclinane.2015.08.011.
48. Smith TJ, Auwaerter P, Knowlton A, Saylor D, McArthur J. Treatment of human immunodeficiency virus-related peripheral neuropathy with Scrambler Therapy: a case report. Int J STD AIDS. 2017;28(2):202-4. doi: 10.1177/0956462416656688.
49. Simpson DM, McArthur JC, Olney R, Clifford D, So Y, Ross D, et al. Lamotrigine for HIV-associated painful sensory neuropathies: a placebo-controlled trial. Neurology. 2003;60(9):1508-14. doi: 10.1212/01.wnl.0000063304.88470.d9.
50. Bouhassira D, Attal N, Alchaar H, Boureau F, Brochet B, Bruxelle J, et al. Comparison of pain syndromes associated with nervous or somatic lesions and development of a new neuropathic pain diagnostic questionnaire (DN4). Pain. 2005;114(1-2):29-36.
51. Carroll CP. Opioid treatment for acute and chronic pain in patients with sickle cell disease. Neuroscience Letters. 2020;714:134534.
52. Alshehri FS. Tapentadol: a review of experimental pharmacology studies, clinical trials, and recent findings. Drug Des Devel Ther. 2023;17:851-861. doi: 10.2147/DDDT.S402362.
53. Kreutzwiser D, Tawfic QA. Metadona para o tratamento da dor: uma revisão farmacoterapêutica. CNS Drugs. 2020;34:827-39. doi: 10.1007/s40263-020-00743-3.
54. Zheng Y, Liu CW, Hui Chan DX, Kai Ong DW, Xin Ker JR, Ng WH, et al. Neurostimulation for Chronic Pain: A Systematic Review of High-Quality Randomized Controlled Trials With Long-Term Follow-Up. Neuromodulation. 2023 Oct;26(7):1276-1294. doi: 10.1016/j.neurom.2023.05.003. Epub 2023 Jul 10. PMID: 37436342.
55. Egan KE, Caldwell GM, Eckmann MS. HIV neuropathy-a review of mechanisms, diagnosis, and treatment of pain. Curr Pain Headache Rep. 2021;25(8):55. doi: 10.1007/s11916-021-00971-2.
56. Majithia N, Smith TJ, Coyne PJ, et al. Scrambler Therapy for the management of chronic pain. Support Care Cancer; 2016.
57. Marineo G, Iorno V, Gandini C, Moschini V, Smith TJ. Scrambler therapy may relieve chronic neuropathic pain more effectively than guideline-based drug management: results of a pilot, randomized, controlled trial. J Pain Symptom Manage. 2012;43(1):87-95. doi: 10.1016/j.jpainsymman.2011.03.015.
58. Smith TJ, Auwaerter P, Knowlton A, Saylor D, McArthur J. Treatment of human immunodeficiency virus-related peripheral neuropathy with Scrambler Therapy: a case report. Int J STD AIDS. 2017;28(2):202-204. doi: 10.1177/0956462416656688.
59. Moussa WM, Khedr W, Elsawy M. Percutaneous pulsed radiofrequency treatment of dorsal root ganglion for treatment of lumbar facet syndrome. Clin Neurol Neurosurg. 2020;199:106253. doi: 10.1016/j.clineuro.2020.106253.

Neuropatia Alcoólica

54

Walesca Brito Rabelo
Sara Luiza Custódio de Souza

INTRODUÇÃO

O álcool é uma das substâncias mais consumidas mundialmente. Após o consumo, o álcool atravessa os tecidos do corpo e penetra rapidamente na barreira hematoencefálica, causando seus efeitos psíquicos. O consumo excessivo do etanol também provoca lesões hepáticas, no sistema nervoso central (SNC) e periférico (SNP), na musculatura esquelética e cardíaca. A ingestão excessiva crônica de álcool pode resultar em lesão neuropática periférica alcoólica, uma importante condição que compromete as vias neurológicas somatossensitivas, responsáveis pela transmissão, condução e processamento das informações sensitivas somestésicas, como tato, pressão, calor, frio e dor.[1] Os descritores relatados pelo doente na dor neuropática são choque, queimação, alfinetada e/ou frio doloroso, presentes em planos superficiais, ou seja, na pele. Ela, geralmente, se distribui na região de inervação específica da estrutura nervosa comprometida. Nesse território, sintomas associados como prurido, parestesias e dormência podem ocorrer. O exame neurológico da sensibilidade evidencia, nesses doentes, hiperalgesia, alodinia, hiperestesia, disestesia e perda das sensibilidades térmica, dolorosa e tátil.[2] O entendimento desses sinais e sintomas é essencial para o acompanhamento e o tratamento de pacientes acometidos.

FISIOPATOLOGIA

A neuropatia alcoólica está associada a diversos fatores de risco, como deficiências nutricionais, carências de tiamina, efeito neurotóxico direto do etanol ou de seus metabólitos e histórico familiar de alcoolismo.[3] A fisiopatologia da neuropatia relacionada ao álcool não é completamente elucidada e, entre as suas causas, não está claro qual é o principal fator desencadeante da neuropatia.

O etanol é rápida e quase completamente absorvido pelo trato digestivo, sobretudo no intestino delgado. O fígado é o principal órgão responsável pela metabolização do álcool, em que é convertido no metabólito tóxico acetaldeído. O acetaldeído é, então, metabolizado em acetato, que é convertido em acetil-CoA em outros tecidos. Uma vez metabolizado, o álcool e seus metabólitos exercem uma infinidade de efeitos no organismo (Figura 1).[4]

Fatores nutricionais responsáveis pela neuropatia alcoólica (toxicidade indireta)

As bases morfológicas dos danos alcoólicos do tecido nervoso são a lesão axonal primária e a desmielinização secundária das fibras motoras e sensoriais. A desaceleração do fluxo axoplasmático e a degradação das propriedades

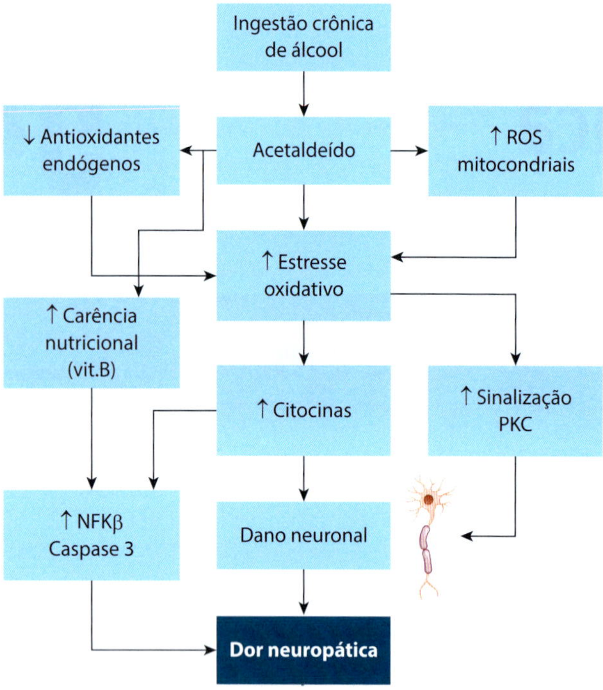

Figura 1 – Fluxograma das diferentes vias envolvidas na fisiopatologia da neuropatia alcoólica.

NF-κβ: fator nuclear kappa-B.

Fonte: Adaptada de Chopra k, *et al.*, 2012.

enzimáticas e proteínas axonais resultam na desmielinização neuronal. Além disso, o metabolismo do etanol ocasiona a formação de acetaldeído que não é metabolizada, mas liga-se irreversivelmente a proteínas, o que resulta na criação de proteínas citotóxicas que afetam, de forma negativa, a função das células do sistema nervoso.[3]

Os indivíduos alcoólatras têm como maior fonte de ingestão de nutrientes as bebidas alcoólicas ricas em calorias e com baixo valor nutritivo. O abuso crônico de álcool esgota os conjuntos proteicos hepáticos que são consumidos para a produção de energia e a ingestão insuficiente de proteínas agrava esse desequilíbrio. As perturbações resultantes no metabolismo das proteínas e dos lipídios resultam em subnutrição, o que influencia negativamente outras vias metabólicas, incluindo aquelas que interferem na função do sistema nervoso.[3,5]

A toxicidade neurológica consequente à deficiência de tiamina acarreta distúrbios metabólicos que interrompem o fornecimento de energia aos neurônios e aumentam o estresse oxidativo. O estado oxidativo resultante e o acúmulo de ácido láctico provocam anormalidades na barreira hematoencefálica. Com a deficiência de tiamina, observam-se alterações funcionais na neurotransmissão dos sistemas do glutamato e ácido gama-aminobutírico (GABA), resultando em um estado neuroexcitatório tóxico. As sinalizações são prejudicadas pelos distúrbios na via das pentoses fosfato que resultam na diminuição da mielinização neuronal.[6] Vale ressaltar que se observou polineuropatia dolorosa em alcoólatras com níveis normais de tiamina.[7]

Efeitos tóxicos diretos do etanol ou de seus metabólitos (toxicidade direta)

O acetaldeído é considerado o principal contribuinte dos efeitos nocivos produzidos pelo consumo de álcool. O acetaldeído gera produtos finais de glicação avançada e aumenta o estresse oxidativo, o que pode contribuir para a neuropatia dolorosa induzida pelo etanol.[7] Nesse sentido, um estudo mostra que o aumento na morte celular neuronal foi observado pela incubação de culturas de células neuronais com produtos finais de glicação avançada derivados de acetaldeído (AA-AGE), e a neurotoxicidade do AA-AGE é atenuada pela adição de um anticorpo anti-AAAG específico.[8]

Mecanismos moleculares envolvidos na neuropatia alcoólica

A proteína quinase C (PKC) está envolvida na dessensibilização do receptor mGlu5, na modulação de eventos da estrutura da membrana, na regulação da transcrição, na mediação de respostas imunes, na regulação do crescimento celular e no aprendizado e na memória. A superativação da forma épsilon da proteína quinase C (PKCε) está envolvida na mediação da dor neuropática.[3]

Na neuroinflamação, as células gliais da medula espinhal são ativadas e estão relacionadas com o aumento de dor na neuropatia. Em resposta a uma lesão ou a um insulto dos metabólitos do álcool, as células liberam substâncias neuromoduladoras em estreita proximidade com os nociceptores, que podem promover o aumento da intensidade da dor.[9]

As caspases são uma família de proteases de cisteína que desempenham um papel essencial na apoptose, necrose e inflamação. Assim, a atividade nas vias de sinalização que causam a morte celular programada desempenha papel crítico que contribui para o comportamento relacionado à dor neuropática periférica. A exposição crônica ao álcool e a seus metabólitos aumenta o dano oxidativo, a translocação e a ativação da PKC e o fator nuclear kappa β (NF-κβ), que acarreta fragmentação do DNA e, consequentemente, morte neuronal por meio de apoptose.[3]

O aumento do número de receptores metabotrópicos de glutamato (mGluR5) e receptores N-metil-D-aspartato (NMDA) (NMDA) ligados à membrana após o consumo crônico de etanol pode promover a ativação duradoura da PKC neuronal no corno dorsal da medula espinal. O glutamato é um importante transmissor rápido entre as fibras aferentes primárias e os neurônios do corno dorsal na medula espinhal. Estudos recentes demonstram consistentemente que as sinapses glutamatérgicas não só desempenham um papel importante na transmissão sensorial da dor, mas também contribuem para a sensibilização nociceptiva em diferentes níveis do cérebro.[3,10]

DIAGNÓSTICO

Sabe-se que, hodiernamente, a dor neuropática (DN) não se constitui como uma doença específica, mas uma síndrome dolorosa neuropática (SDN),[11] constituída por sinais e sintomas diversos consequentes às complicações do consumo de álcool, o que deixa claro o caráter imprescindível da realização da história clínica completa e do exame neurológico minucioso (Figura 2).

A Federação Europeia de Sociedades Neurológicas (EFNS, do inglês European Federation of Neurological Societies) propôs os seguintes passos na avaliação da SDN:

a. História clínica capaz de identificar se o caráter e a distribuição da dor estão em conformidade com os critérios de DN e se existe doença ou lesão significativa no sistema nervoso responsável pela dor.
b. O exame físico deve determinar se há sinais sensitivos positivos (hiperalgesia ou alodínia) ou negativos (hipoestesia ou hiporreflexia).
c. Exames complementares podem vir a confirmar a presença de doença neurológica específica ou lesão sensitiva com distribuição compatível com o quadro doloroso apresentado pelo paciente.

Questionário para diagnóstico de Dor Neuropática - DN4

Por favor, nas quatro perguntas abaixo, complete o questionário marcando uma resposta para cada número:

Entrevista do paciente

Questão 1:
A sua dor tem uma ou mais das seguintes características?

	Sim	Não
1 - Queimação		
2 - Sensação de frio dolorosa		
3 - Choque elétrico		

Questão 2:
Há presença de um ou mais dos seguintes sintomas na mesma área da sua dor?

	Sim	Não
4 - Formigamento		
5 - Alfinetada e agulhada		
6 - Adormecimento		
7 - Coceira		

Exame do paciente

Questão 3: A dor está localizada numa área onde o exame físico pode revelar uma ou mais das seguintes características?

	Sim	Não
8 - Hipoestesia ao toque		
9 - Hipoestesia à picada de agulha		

Questão 4:
Na área dolorosa a dor pode ser causada ou aumentada por:

	Sim	Não
10 - Escovação		

Escore

O - Para cada item negativo/1 - Para cada item positivo
Dor Neuropática: Escore total a partir de 4/10
( ) Dor Nociceptiva ( ) Dor Neuropática

Figura 2 – Versão do questionário *Doulour Neuropathique 4 questions* (DN4).

Fonte: Adaptada de Santos JG, *et al.*, 2010.[12]

Com base nisso, a SDN é definida quando se pode completar o passo (A) com a presença dos passos (B) e (C). A síndrome é considerada provável quando se apresenta o passo (A) com apoio de (B), achados clínicos que sinalizem para compatibilidade na distribuição da dor ou de (C), achados de exames complementares que atestem doença capaz de gerar o notado quadro álgico. Por fim, tem-se DN possível quando se completar apenas o passo (A), sem a necessidade de confirmação com os outros passos.[13]

TRATAMENTO

O tratamento da neuropatia alcoólica atualmente preconizado consiste na tentativa de interromper mais danos aos nervos e retornar ao funcionamento normal do organismo. Isso pode ser alcançado pela abstinência de álcool, dieta balanceada, medicamentos antiepilépticos e antidepressivos, suplementação de vitaminas B e reabilitação. Medicações tópicas, opioides e toxina botulínica A são também utilizados no tratamento. Além disso, há evidências de benefícios da terapia física, psicoterapia, neuromodulação, infiltração anestésica de estruturas nervosas e infusão intratecal de medicamentos.[14]

As medicações de 1ª linha para o tratamento da dor neuropática incluem fármacos antiepilépticos ligantes da subunidade alfa-2-delta de canais de cálcio voltagem-dependentes, antidepressivos tricíclicos e antidepressivos duais inibidores da recaptação de serotonina e noradrenalina (IRSNs).[14-16]

Tratamentos de 1ª linha

Os medicamentos mais estudados na dor neuropática são os antidepressivos e os antiepilépticos. Entre os antidepressivos, os tricíclicos, por exemplo a amitriptilina; e inibidores da recaptação de IRSNs, por exemplo, a duloxetina, têm eficácia comprovada no tratamento da dor neuropática.[14] A eficácia analgésica desses medicamentos pode estar associada por seu efeito no controle inibitório modulatório descendente e em adrenoceptores $\beta 2$.[17] Já quanto aos antiepilépticos, como a pregabalina e a gabapentina, a eficácia é mais bem-estabelecida para o tratamento da dor neuropática periférica, mas também podem ser usados, em menor extensão, no tratamento da dor por lesão da medula espinhal.[14] O efeito analgésico desses fármacos está principalmente associado a uma redução na sensibilização central por meio da ligação à subunidade $\alpha 2\delta$ dos canais de cálcio dependentes de voltagem.[18] No tratamento da dor neuropática periférica, a associação de pregabalina ou gabapentina com antidepressivos tricíclicos ou opioides em dose baixa foi mais eficaz em comparação à monoterapia. Contudo, ao comparar monoterapia em altas doses e a combinação de medicamentos em doses moderadas, os benefícios e os efeitos adversos se mostraram semelhantes.[14]

Tratamentos de 2ª linha

Acredita-se que a lidocaína tenha ação em descargas neuronais ectópicas mediante o bloqueio de canais de sódio. Nesse sentido, inicialmente a capsaicina ativa os canais catiônicos de potencial receptor transitório da subfamília V membro 1 (TRPV1) ligados por ligantes em fibras nociceptivas, o que ocasiona perda da sensibilização e da função do TRPV1.[14] O tramadol, um agonista opioide fraco e inibidor da recaptação de serotonina e noradrenalina, mostrou sua eficácia no tratamento da dor neuropática periférica.[15]

Tratamentos de 3ª linha

A toxina botulínica A tem um papel benéfico no tratamento da dor neuropática periférica. Essa neurotoxina é geralmente utilizada no tratamento da hiperatividade muscular focal e demonstrou eficácia no tratamento da dor neuropática em administrações repetidas ao longo de 6 meses, com efeitos otimizados na segunda injeção.[19]

A oxicodona e a morfina, agonistas opioides fortes, tem recomendações fracas para uso e são indicadas como 3ª linha.[15] Os agonistas opioides geram preocupações quanto a superdose, morte, desvio, uso indevido e morbidade associados aos opioides prescritos (Tabela 1).[20]

Tabela 1 – Principais fármacos utilizados no Brasil no tratamento da dor neuropática de acordo com a revisão sistemática de Finnerup

Recomendação[a]	Fármaco	Dose diária
1ª Linha	Gabapentina Pregabalina Antidepressivos tricíclicos Duloxetina Venlafaxina	1.200 mg a 3.600 mg 300 mg a 600 mg 25 mg a 150 mg 60 mg a 120 mg 150 mg a 225 mg
2ª Linha	Adesivos de lidocaína 5% tópica Tramadol	1 a 2 adesivos por até 12 horas (1 vez/dia)[B] 200 mg a 400 mg
3ª Linha	Opioides fortes[C] Toxina botulínica A[D]	Titulação individual 50 UI a 2.000 UI em subcutâneo a cada 3 meses

A: recomendações com base no sistema de classificação GRADE; B: aplicado em local de dor neuropática; C: os estudos incluídos analisaram principalmente a oxicodona em doses de 10 a 120 mg/dia e morfina em doses de 90 a 240 mg/dia; D: uso recomendado para especialistas.

Fonte: Adaptada de Finnerup NB, *et al.*, 2015.

Outros tratamentos

Benfotiamina

A benfotiamina (S-benzoiltiamina O-monofosfato) é um pró-fármaco S-acil sintético lipossolúvel da tiamina (vitamina B1).[21] O uso da benfotiamina no tratamento da polineuropatia diabética mostrou eficácia e melhora nos sintomas neuropáticos em 6 semanas com a posologia de 300 mg 2 vezes/dia. Outro estudo relatou melhora dos sinais e sintomas com o uso da benfotiamina com a dose de 100 mg 4 vezes/dia, durante 3 semanas.[21]

Ácido alfalipoico

Estudos mostram melhora nos sinais e sintomas neuropáticos, como dor, parestesia e dormência, com o uso oral do ácido α-lipoico por 5 semanas, na dose de 600 mg/dia. Além disso, o uso do ácido α-lipoico intravenoso (600 mg/dia) por 3 semanas mostrou eficácia.[21] No ensaio *Neurological Assessment of Thioctic Acid in Diabetic Neuropathy*, foi relatada a melhora dos sintomas neuropáticos com o uso do ácido α-lipoico após 4 anos.[22]

Acetil-L-carnitina

O aminoácido acetil-L-carnitina (ALC) exerce um papel na transferência de ácidos graxos de cadeia longa para as mitocôndrias para β-oxidação. A suplementação de ALC pode gerar efeitos neuroprotetores e neurotróficos no SNP. Nesse sentido, a suplementação de ALC tem como alvo vários mecanismos de reparo e regeneração nervosa e pode ter potencial terapêutico clínico. No entanto, vale lembrar que há necessidade de rastrear a ALC em modelos pré-clínicos e clínicos de neuropatia alcoólica.[3,23]

Vitamina E

A vitamina E é muito utilizada na prevenção de doenças causadas por estresse oxidativo. Estudos mostram efeitos neuroprotetores da vitamina E em pacientes que desenvolveram neuropatia periférica após tratamento do câncer com cisplatina e taxol. Nesse sentido, o uso de suplemento da vitamina E pode reduzir significativamente a neuropatia e aumentar a qualidade de vida desses pacientes. Outros estudos apresentaram resultados de metanálise da suplementação de vitamina E que pode fornecer melhora na prevenção de neuropatia periférica induzida por quimioterapia. Pacientes que receberam suplementação de vitamina E de 600 mg/dia apresentaram uma incidência menor de neuropatia do que o grupo placebo. A vitamina E desempenhou papel fundamental na diminuição da dor neuropática.[24]

Metilcobalamina

A metilcobalamina (MeCbl), a forma ativada da vitamina B12, foi sugerida como benéfica no alívio dos sintomas de dor neuropática e na melhora da condução nervosa.[25] Estudos recentes mostraram que a vitamina B12 desempenha papel fundamental no funcionamento do cérebro e do sistema nervoso. Com o uso da MeCbl, foi relatada melhora nos sintomas clínicos nas pernas, como parestesia, dores em queimação e dor espontânea. Os possíveis mecanismos que explicam o efeito da MeCbl são a melhora da velocidade da condução nervosa, regeneração do nervo lesado com a recuperação das funções neuromusculares, e a inibição das descargas espontâneas ectópicas de neurônios na dor neuropática.[25,26]

N-acetilcisteína

A N-acetilcisteína (NAC) é um pró-fármaco precursor da glutationa (GSH) com propriedades antioxidantes e anti-inflamatórias. Algumas evidências demonstraram que a NAC pode induzir analgesia em modelos animais de dor inflamatória e neuropática. Alguns estudos sobre mecanismos de dor neuropática mostraram que a superexpressão e a atividade de metaloproteinases da matriz (MMPs) são significativas para o início da dor neuropática.[27] O aumento da atividade de MMPs graças forma como ela facilita a maturação de citocinas inflamatórias e indução de inflamação neural, está relacionada à lesão neuronal, o que acarreta precipitação de dor neuropática. A esse respeito, os resultados de um estudo experimental[28] mostraram que a NAC diminuiu a dor neuropática por meio da inibição da ativação de MMPs.

Creme tópico de capsaicina (*topical capsaicin cream*)

Os cremes tópicos com capsaicina são usados para tratar dor neuropática periférica. Após a aplicação na pele, a capsaicina aumenta a sensibilidade; depois, há um período de diminuição da sensibilidade e, após aplicações repetidas, dessensibilização nervosa persistente. Os adesivos de capsaicina de alta concentração (8%) foram desenvolvidos para aumentar a quantidade de capsaicina administrada; assim, ocorre a perda de função dos nociceptores cutâneos de maneira mais rápida. Há evidências de qualidade moderada de que adesivos de capsaicina de alta concentração (8%) podem proporcionar alívio moderado da dor nos casos de neuralgia pós-herpética, e evidências de qualidade muito baixa nos casos de neuropatia por vírus da imunodeficiência humana (HIV) e neuropatia diabética periférica.[3]

Referências bibliográficas

1. Education–International Association for the Study of Pain (IASP). [2025 Fev. 12]. Disponível em: https://www.iasp-pain.org/education/?ItemNumber=1698#Nociceptivepain.
2. Kubota GT, Teixeira MJ, Andrade DCA. Tratado de dor musculoesquelética. 2, ed. 2022:41-8.
3. Chopra K, Tiwari V. Alcoholic neuropathy: possible mechanisms and future treatment possibilities. Br J Clin Pharmacol. 2012;73(3):348-62. doi: 10.1111/j.1365-2125.2011.04111.x.
4. Jeon S, Carr R. Alcohol effects on hepatic lipid metabolism. J Lipid Res. 2020;61(4):470. doi: 10.1194/jlr.R119000547.
5. Staszel JP, Miknevich M. Not Always as It Seems. Am J Phys Med Rehabil. 2020;99(3):e32–4. Doi: 10.1097/PHM.0000000000001244.
6. Smith TJ, Johnson CR, Koshy R, Hess SY, Qureshi UA, Lhamu Mynak M, et al. Thiamine deficiency disorders: a clinical perspective. Ann NY Acad Sci. 2020; [2025 Fev. 12]. Disponível em: https://nyaspubs.onlinelibrary.wiley.com/doi/10.1111/nyas.14536.
7. De Logu F, Puma SL, Landini L, Portelli F, Innocenti A, De Araujo DSM, et al. Schwann cells expressing nociceptive channel TRPA1 orchestrate ethanol-evoked neuropathic pain in mice. Journal of Clinical Investigation. 2019;129(12):5424–41. Doi: 10.1172/JCI128022.
8. Takeuchi M, Saito T. Cytotoxicity of Acetaldehyde-Derived Advanced Glycation End-Products (AA-AGE) in Alcoholic-Induced Neuronal Degeneration. Alcohol Clin Exp Res. 2005;29(s3). Doi: 10.1097/01.alc.0000190657.97988.c7.
9. Ji RR, Chamessian A, Zhang YQ. Pain Regulation by non-neuronal cells and inflammation. doi: 10.1126/science.aaf8924.
10. Zhuo M. Ionotropic glutamate receptors contribute to pain transmission and chronic pain. Neuropharmacology. 2017;112:228–34. doi: 10.1016/j.neuropharm.2016.08.014.
11. Palladini MC. Tratado de dor neuropática sociedade brasileira para estudo da dor (SBED). 1. ed. 2021;27-41.
12. Santos JG, Brito JO, de Andrade DC, Kaziyama VM, Ferreira KA, Souza I, et al. Translation to portuguese and validation of the douleur neuropathique 4 questionnaire. Journal of Pain. 2010;11(5):484-90. [2025 Fev. 12]. Disponível em: http://www.jpain.org/article/S152659000900769X/fulltext. doi: 10.1016/j.jpain.2009.09.014.
13. Treede RD, Jensen TS, Campbell JN, Cruccu G, Dostrovsky JO, Griffin JW, et al. Neuropathic pain. Neurology. 2008;70(18):1630–5. doi: 10.1212/01.wnl.0000282763.29778.59.
14. Colloca L, Ludman T, Bouhassira D, Baron R, Dickenson AH, Yarnitsky D, et al. Neuropathic pain. Nat Rev Dis Primers. 2017;3. doi: 10.1038/nrdp.2017.2.
15. Finnerup NB, Attal N, Haroutounian S, McNicol E, Baron R, Dworkin RH, et al. Pharmacotherapy for neuropathic pain in adults: systematic review, meta-analysis and updated NeuPSIG recommendations. doi: 10.1016/S1474-4422(14)70251-0.
16. Attal N, Cruccu G, Baron R, Haanpää M, Hansson P, Jensen TS, et al. EFNS guidelines on the pharmacological treatment of neuropathic pain: 2010 revision. Eur J Neurol. 2010;17(9):1113-e88. [2025 Fev. 12]. Disponível em: https://pubmed.ncbi.nlm.nih.gov/20402746/ . doi: 10.1111/J.1468-1331.2010.02999.X.
17. Yalcin I, Choucair-Jaafar N, Benbouzid M, Tessier LH, Muller A, Hein L, et al. β2-adrenoceptors are critical for antidepressant treatment of neuropathic pain. Ann Neurol. 2009;65(2):218-25. Disponível em: https://onlinelibrary.wiley.com/doi/full/10.1002/ana.21542. doi: 10.1002/ANA.21542.
18. Luo ZD, Chaplan SR, Higuera ES, Sorkin LS, Stauderman KA, Williams ME, et al. upregulation of dorsal root ganglion α2δ calcium channel subunit and its correlation with allodynia in spinal nerve-injured rats. The Journal of Neuroscience. 2001;21(6):1868. doi: 10.1523/JNEUROSCI.21-06-01868.2001.
19. Attal N, de Andrade DC, Adam F, Ranoux D, Teixeira MJ, Galhardoni R, et al. Safety and

efficacy of repeated injections of botulinum toxin A in peripheral neuropathic pain (BOTNEP): a randomised, double-blind, placebo-controlled trial. Lancet Neurol. 2016;15(6):555-65. [2025 Fev. 12]. Disponível em: http://www.thelancet.com/article/S147444221600017X/fulltext. doi: 10.1016/S1474-4422(16)00017-X.

20. Ray WA, Chung CP, Murray KT, Hall K, Michael Stein C. Prescription of long-acting opioids and mortality in patients with chronic noncancer pain. JAMA. 2016;315(22):2415. doi: 10.1001/JAMA.2016.7789.
21. Ziegler D, Papanas N, Schnell O, Nguyen BDT, Nguyen KT, Kulkantrakorn K, et al. Current concepts in the management of diabetic polyneuropathy. J Diabetes Investig. 2021;12(4):464. doi: 10.1111/JDI.13401.
22. Ziegler D, Low PA, Litchy WJ, Boulton AJM, Vinik AI, Freeman R, et al. Efficacy and safety of antioxidant treatment with α-lipoic acid over 4 years in diabetic polyneuropathy: the NATHAN 1 trial. Diabetes Care. 2011;34(9):2054–60. doi: 10.2337/DC11-0503/-/DC1.
23. Li S, Li Q, Li Y, Li L, Tian H, Sun X. Acetyl-L-carnitine in the treatment of peripheral neuropathic pain: a systematic review and meta-analysis of randomized controlled trials. PLoS One. 2015;10(3). doi: 10.1371/JOURNAL.PONE.0119479.
24. Miao H, Li R, Chen D, Hu J, Chen Y, Xu C, et al. Protective effects of vitamin e on chemotherapy-induced peripheral neuropathy: a meta-analysis of randomized controlled trials. Ann Nutr Metab. 2021;77(3):127-37. doi: 10.1159/000515620.
25. Zhang M, Han W, Hu S, Xu H. Methylcobalamin: a potential vitamin of pain killer. neural plast; 2013. doi: 10.1155/2013/424651.
26. Li S, Chen X, Li Q, Du J, Liu Z, Peng Y, et al. Effects of acetyl-L-carnitine and methylcobalamin for diabetic peripheral neuropathy: a multicenter, randomized, double-blind, controlled trial. J Diabetes Investig. 2016;7(5):777. doi: 10.1111/JDI.12493.
27. Heidari N, Sajedi F, Mohammadi Y, Mirjalili M, Mehrpooya M. Ameliorative effects of n-acetylcysteine as adjunct therapy on symptoms of painful diabetic neuropathy. J Pain Res. 2019;12:3147. doi: 10.2147/JPR.S228255.
28. Li J, Xu L, Deng X, Jiang C, Pan C, Chen L, et al. N-acetyl-cysteine attenuates neuropathic pain by suppressing matrix metalloproteinases. Pain. 2016;157(8):1711-23. [2025 Fev. 12]. Disponível em: https://journals.lww.com/pain/fulltext/2016/08000/n_acetyl_cysteine_attenuates_neuropathic_pain_by.20.aspx. doi: 10.1097/J.PAIN.0000000000000575.

Síndrome de Dor Complexa Regional

55

Juan Pablo Paladino
Rodrigo Díez Tafur
Wendy Loreta Rojas Gareca

INTRODUÇÃO

A síndrome da dor regional complexa (SDRC) é um distúrbio neuropático caracterizado por dor, comprometimento motor, sensorial e autonômico de maneira significativa. Também ocorrem alterações tróficas. Poucos tratamentos demonstraram ser eficazes, em parte por conta de uma compreensão historicamente deficiente dos mecanismos subjacentes ao transtorno. Pesquisas sobre SDRC, conduzidas, em grande parte, na última década, aumentaram substancialmente nossa compreensão de seus mecanismos fisiopatológicos, indicando que eles são multifatoriais. Estão envolvidos mecanismos do sistema nervoso periférico (SNP) e sistema nervoso central (SNC). Isso inclui sensibilização periférica e central, inflamação, função simpática e catecolaminérgica alterada, representação somatossensorial alterada no cérebro, fatores genéticos e interações psicofisiológicas. As contribuições relativas dos mecanismos subjacentes à SDRC podem diferir entre pacientes e até mesmo em um paciente ao longo do tempo, particularmente na transição da SDRC "quente" (aguda) para a SDRC "fria" (crônica). Um maior conhecimento da fisiopatologia da SDRC aumenta a probabilidade de eventualmente atingir o objetivo do diagnóstico e tratamento da SDRC abalizado no mecanismo. Os resultados de dois estudos epidemiológicos na população em geral indicam que pelo menos 50 mil novos casos de SDRC tipo I (SDRC-I) ocorrem anualmente somente nos Estados Unidos. É mais comum em mulheres e com o avanço da idade. Embora a SDRC possa se desenvolver após praticamente qualquer lesão (mesmo as menores), os eventos desencadeantes mais comuns são cirurgia, fraturas, esmagamentos e entorses. Pacientes com SDRC apresentam não apenas dor intensa, mas também comprometimento funcional significativo e sofrimento psicológico. Em ambientes clínicos fora de clínicas especializadas em dor, a SDRC pode ser subdiagnosticada. Não há estudos em humanos que esclareçam adequadamente a fisiopatologia e, assim, ajudem a melhorar o tratamento.

EPIDEMIOLOGIA

A taxa de incidência de SDRC-I foi de 5,46 por 100 mil pessoas-ano, e a taxa de incidência de SDRC tipo II (SDRC-II) foi de 0,82 por 100 mil pessoas-ano, resultando em uma taxa de incidência combinada para SDRC-I e II de 6,28 por 100 mil pessoas-ano. Entretanto, um estudo populacional subsequente estimou que a taxa de incidência combinada de SDRC era aproximadamente quatro vezes maior: 26,2 por 100 mil pessoas-ano. Isso foi atribuído às diferenças na origem étnica e socioeconômica da coorte, bem como à aplicação de critérios diagnósticos. A SDRC ocorre mais comumente em pessoas entre 61 e 70 anos e tem predileção por mulheres, acometendo três vezes mais mulheres do que homens. Parece haver maior preponderância das extremidades superiores, com uma proporção de 3:2, em comparação com as extremidades inferiores. Os fatores de risco para essa condição incluem menopausa, pessoas com histórico de enxaquecas, osteoporose, asma e terapia com inibidor da enzima conversora de angiotensina (ECA), além de pessoas com pressão intragesso elevada ou posições extremas. Além disso, o prognóstico da SDRC é pior em fumantes do que em não fumantes.[1,2]

Vários estudos relataram a incidência de SDRC dependendo da patologia que a desencadeia. Para fraturas do rádio distal, a incidência foi relatada em 32,2%, fratura de Colle em 1,1%, fratura do cotovelo em 28,7%, fratura do escafoide em 0%, fraturas da tíbia em 30%, fraturas do tornozelo em 15,2% e fraturas do quinto metatarso em 2,9%.

FISIOPATOLOGIA

Atualmente, a ideia de que existem múltiplos mecanismos fisiopatológicos envolvidos na SDRC está crescendo. Atualmente, é aceito que existem mecanismos simpáticos e alterações no SNC.[1]

A SDRC é uma dor neuropática com um componente autonômico significativo, que geralmente é desencadeada por trauma agudo. Além das características clássicas da dor neuropática (dor intensa em queimação, hiperalgesia e alodínia), a SDRC está associada a edema local e alterações sugestivas de envolvimento autonômico (alteração da sudorese, cor da pele e temperatura da pele na região acometida). Alterações tróficas na pele, no cabelo e nas unhas, além de alteração da função motora (perda de força, diminuição da amplitude de movimento ativo e tremor) também podem ocorrer. A SDRC é subdividida em SDRC-I (distrofia simpática reflexa) e SDRC-II (causalgia), refletindo, respectivamente, a ausência ou presença de lesão nervosa documentada.[1-3]

Apesar dessa distinção diagnóstica tradicional, os sinais e sintomas dos dois subtipos de SDRC são semelhantes, e não há evidências de que eles difiram em termos de mecanismos fisiopatológicos ou resposta ao tratamento.

A SDRC é subdividida em SDRC-I (distrofia simpática reflexa) e SDRC-II (causalgia), que refletem, respectivamente, a ausência ou presença de lesão nervosa documentada (Quadro 1).

ALTERAÇÕES NA INERVAÇÃO CUTÂNEA

Inervação cutânea alterada após lesão. Acredita-se agora que, mesmo na SDRC-I, alguma forma de trauma nervoso inicial é um gatilho importante para a cascata de eventos que levam à SDRC. Essa proposição é apoiada por avaliações de amostras de biópsia de pele obtidas de pacientes com SDRC-I, nos quais não havia sinais clínicos de lesão nervosa. Em um desses estudos, densidades significativamente menores de neuritos epidérmicos (até 29% menores) foram observadas em membros acometidos por SDRC em relação aos membros contralaterais não acometidos, e essas alterações afetaram principalmente as fibras nociceptivas. Não se observou assimetria semelhante na densidade de neuritos entre membros acometidos e não acometidos em pacientes com condições dolorosas unilaterais não associadas à SDRC, como osteoartrite. Resultados comparáveis foram obtidos em um estudo independente que relatou diminuição da densidade de fibras C e A em membros acometidos de pacientes com SDRC-I em comparação com locais de controle não dolorosos no mesmo membro e em comparação com controles saudáveis. Inervação anormal também foi observada ao redor dos folículos pilosos e glândulas sudoríparas. Achados como os descritos anteriormente indicam que na SDRC-I, na qual não há sinais clínicos de dor periférica, o dano nervoso está, no entanto, associado a uma perda significativa de fibras C e fibras A na área acometida. Os estudos humanos disponíveis não podem determinar se essa perda de neuritos está causalmente relacionada à lesão que inicia a SDRC, embora os resultados de um estudo animal apoiem essa visão. Uma única picada de agulha (agulha de calibre 18) em nervos distais em ratos levou a reduções na densidade de neurônios nociceptivos de até 26%, uma redução semelhante em

Quadro 1 – Alterações fisiopatológicas da SDRC

Mecanismos	Fisiopatologia
Inervação cutânea alterada	▪ Redução das fibras C e Aδ em áreas acometidas pela SDRC ▪ Inervação alterada dos folículos pilosos e glândulas sudoríparas no membro acometido
Sensibilização central	▪ Maior *windup*
Sensibilização periférica	▪ Hiperalgesia local em membros acometidos por SDRC em comparação com membros não acometidos ▪ Aumento de mediadores de sensibilização periférica (ver seção Fatores Inflamatórios)
Função SNS alterada	▪ Reduções bilaterais na função vasoconstritora do SNS preveem prospectivamente o desenvolvimento de SDRC. A vasoconstrição pelo frio está ausente na SDRC aguda, mas é exagerada na SDRC crônica ▪ Acoplamento simpático-aferente
Catecolaminas circulantes	▪ Níveis mais baixos de norepinefrina em membros acometidos por SDRC em comparação com membros não acometidos ▪ Resposta exagerada de catecolaminas em razão da regulação positiva do receptor relacionada à redução do fluxo do SNS
Fatores inflamatórios	▪ Aumento da vasoconstrição local e sistêmica e dos níveis de citocinas pró-inflamatórias no líquido cefalorraquidiano, incluindo TNF-α, interleucina-1, -2 e -6. Diminuição dos níveis sistêmicos de citocinas anti-inflamatórias (interleucina-10). Aumento dos níveis sistêmicos de neuropeptídeos pró-inflamatórios, como CGRP, bradicinina e substância P. O modelo animal pós-fratura de SDRC-I indica que a substância P e o TNF-α contribuem para as principais características da SDRC
Autoimunidade	▪ IgG contra antígenos de superfície e autonômicos
Plasticidade cerebral	▪ Representação reduzida do membro acometido pela SDRC no córtex somatossensorial. Essas alterações estão associadas ao aumento da intensidade da dor e hiperalgesia, discriminação tátil comprometida e percepção de sensações fora da distribuição nervosa estimulada. Representações somatossensoriais alteradas podem ser normalizadas com tratamento bem-sucedido, embora outras alterações cerebrais possam persistir
Fatores genéticos	▪ No maior estudo genético da SDRC até o momento (com 150 pacientes com SDRC), associações relatadas anteriormente entre a SDRC e alelos relacionados ao antígeno leucocitário humano foram confirmadas. Um polimorfismo no gene promotor do TNF está associado à "SDRC quente"
Fatores psicológicos	▪ Maior ansiedade pré-operatória prevê prospectivamente sintomas agudos de SDRC após artroplastia total do joelho. A excitação emocional tem impacto maior na intensidade da dor na SDRC do que na dor crônica não-SDRC, possivelmente por meio de associações com a liberação de catecolaminas

CGRP: peptídeo relacionado ao gene da calcitonina; IgG: γ-imunoglobulina; SDRC: síndrome da dor regional complexa; SNS: sistema nervoso simpático; TNF-α: fator de necrose tumoral alfa.

Fonte: Desenvolvido pela autoria.

magnitude aos achados em pacientes humanos com SDRC-I. Esse estudo animal destaca a possibilidade de que a inervação alterada do membro distal observada em pacientes com SDRC-I pode ser resultado da lesão que desencadeia a SDRC. Ainda é necessário demonstrar se a densidade reduzida de neuritos nociceptivos na SDRC-I humana é um epifenômeno ou se está diretamente relacionada à expressão de outros sinais e sintomas característicos da SDRC.[1-4]

Sensibilização central

A entrada nociva persistente ou intensa resultante de danos nos tecidos ou lesões nervosas desencadeia aumento da excitabilidade dos neurônios nociceptivos na medula espinhal, um fenômeno chamado "sensibilização central".

A sensibilização central é mediada pela liberação induzida pela nocicepção de neuropeptídeos, como a substância P (sub P) e a bradicinina, e pelo aminoácido excitatório glutamato que atua nos receptores espinhais do ácido N-metil-D-aspartato (NMDA). A sensibilização central produz respostas exageradas a estímulos nociceptivos (hiperalgesia) e permite que estímulos normalmente não dolorosos, como toque leve ou frio, ativem vias nociceptivas (alodínia). Uma medida objetiva associada à sensibilização central é o *windup*, que se reflete no aumento da excitabilidade dos neurônios da medula espinhal evocados por estimulação mecânica ou térmica breve e repetida, ocorrendo em uma frequência semelhante à taxa de disparo natural dos neurônios nociceptivos. Pacientes com SDRC apresentam uma resposta significativamente maior a estímulos repetidos aplicados ao membro acometido do que ao membro contralateral ou outros membros. Não se sabe se a sensibilização central precede, segue ou coexiste com o desenvolvimento de outros sinais e sintomas da SDRC. Estudos prospectivos anteriores descobriram que uma maior intensidade de dor no joelho antes da artroplastia total do joelho previu quem desenvolveria SDRC no acompanhamento de 6 meses. Na medida em que uma maior intensidade de dor clínica pode ser um marcador de maior sensibilização central, esses achados sugerem a possibilidade de que uma maior sensibilização central possa contribuir para o desenvolvimento subsequente da SDRC. Essa possibilidade ainda precisa ser testada diretamente.

Sensibilização periférica

Embora a entrada nociceptiva persistente após lesão tecidual desencadeie processos de sensibilização central na medula espinhal e no cérebro, o trauma tecidual inicial também causa sensibilização periférica local. Após o trauma do tecido, as fibras aferentes primárias na área lesionada liberam vários neuropeptídeos pronociceptivos (p. ex., sub P, bradicinina – consulte Fatores Inflamatórios para obter informações adicionais) que aumentam a ativação de fundo dos nociceptores, aumentam o disparo em resposta a estímulos nociceptivos e diminuem o limiar de disparo para estímulos térmicos e mecânicos. Esses dois últimos efeitos contribuem, respectivamente, para a hiperalgesia e a alodínia, que são características diagnósticas importantes da SDRC. Hiperalgesia local provavelmente resultante de sensibilização periférica e central pode ser observada nos achados de limiares de dor aguda significativamente reduzidos na extremidade acometida de pacientes com SDRC crônica em comparação com seus equivalentes não acometidos. Como a sensibilização periférica é desencadeada pelo trauma tecidual inicial, levando à dor persistente, é provável que ela esteja presente em pacientes com SDRC muito cedo no desenvolvimento da doença. Entretanto, seu papel no desenvolvimento da SDRC não foi diretamente comprovado.[1-4]

ALTERAÇÃO DO SISTEMA NERVOSO SIMPÁTICO

Historicamente, presumia-se que as características autonômicas comuns da SDRC, como extremidade fria e azulada, eram resultado da vasoconstrição que reflete um fluxo excessivo do sistema nervoso simpático (SNS) e que a dor na SDRC era mantida simpaticamente. O suposto papel do fluxo excessivo do SNS nas principais características da SDRC foi a justificativa tradicional para o uso clínico de bloqueios simpatolíticos seletivos (p. ex., gânglio estrelado) para alívio da dor e dos sintomas em pacientes com SDRC. Foram sugeridas possíveis razões para as ligações entre a dor da SDRC e a atividade do SNS. Estudos em animais indicam que, após um trauma nervoso, os receptores adrenérgicos são expressos nas fibras nociceptivas, fornecendo um mecanismo pelo qual o fluxo do SNS pode desencadear diretamente sinais nociceptivos. Como mesmo na SDRC-I algum tipo de trauma nervoso parece estar envolvido no início da doença, a expressão de receptores adrenérgicos nas fibras nociceptivas pode ajudar a explicar o impacto do fluxo do SNS na dor da SDRC.[1-4]

A expressão de receptores adrenérgicos em fibras nociceptivas após lesão pode contribuir para o acoplamento simpatoaferente, um fenômeno demonstrado em vários estudos humanos. Por exemplo, o resfriamento da testa (que provoca ativação vasoconstritora sistêmica do SNS) e a injeção intradérmica de norepinefrina aumentam significativamente a intensidade da dor da SDRC. Manipulações experimentais da função vasoconstritora do SNS usando resfriamento e aquecimento de corpo inteiro também apoiam o acoplamento simpático-aferente. Especificamente, em pacientes com dor de SDRC mantida simpaticamente, a atividade alta (em relação à baixa) do SNS aumentou a dor espontânea em 22% e aumentou a extensão espacial da hiperalgesia dinâmica e pontual em 42% e 27%, respectivamente. O trabalho de acompanhamento usando essa mesma metodologia sugere que a inervação do SNS de estruturas somáticas profundas pode ser mais importante do que a inervação cutânea do SNS como determinante do acoplamento simpático-aferente na fase aguda da SDRC. Embora tenha sido utilizado um delineamento transversal em vez de prospectivo, o exame do padrão de resultados deste último estudo como uma função da duração da dor sugeriu que o componente mediado pelo SNS da dor da SDRC pode diminuir ao longo do tempo. Embora as descobertas relacionadas ao acoplamento simpático-aferente indiquem que a dor da SDRC e outros sintomas podem, em alguns casos, estar ligados à atividade do SNS, elas não implicam necessariamente que o fluxo excessivo do SNS seja o responsável. Na verdade, os únicos estudos prospectivos em humanos sobre o tema da função do SNS na SDRC não apoiam essa suposição clínica comum.[1-4]

Schürmann *et al.* avaliaram a função do SNS (respostas vasoconstritoras periféricas induzidas pelo resfriamento do membro contralateral) em pacientes com fraturas unilaterais logo após a lesão. O desenvolvimento de SDRC 12 semanas depois foi previsto por alterações precoces na função do SNS (resposta vasoconstritora reduzida). A função prejudicada do SNS foi observada antes do início da SDRC tanto no lado acometido quanto no não acometido, sugerindo distúrbios sistêmicos na regulação do SNS logo após a lesão. Esses achados são confirmados por trabalhos mais recentes que examinaram a incidência de SDRC após cirurgia do túnel do carpo em pacientes com SDRC previamente resolvida. Entre os pacientes assintomáticos com SDRC anterior, que apresentaram respostas vasoconstritoras comprometidas à estimulação do SNS antes da cirurgia, 73% tiveram recorrência pós-cirúrgica da SDRC. Em contrapartida, entre os pacientes que apresentaram respostas vasoconstritoras normais do SNS antes da cirurgia, apenas 13% desenvolveram recorrência da SDRC. Assim como no estudo de Schürmann *et al.*,[25] as alterações do SNS no primeiro grupo foram geralmente bilaterais (82% dos pacientes). Estudos transversais em pacientes com SDRC aguda confirmam ainda mais os achados de comprometimento da função do SNS em relação a pacientes com dor sem SDRC. A função reduzida do SNS (e a vasodilatação excessiva resultante) na SDRC aguda inicial ajudaria a explicar a observação de que a SDRC aguda é mais frequentemente associada a uma extremidade quente e vermelha do que à apresentação fria e azulada frequentemente observada na SDRC crônica. Outros trabalhos indicam que o resfriamento e o aquecimento de todo o corpo produzem vasoconstrição e vasodilatação simétricas em controles saudáveis e pacientes com dor sem SDRC, mas resultam em atividade termorreguladora disfuncional do SNS em pacientes com SDRC. A vasoconstrição ao desafio pelo frio neste estudo estava ausente em pacientes com SDRC aguda ("SDRC quente"), mas foi exagerada em pacientes com SDRC crônica ("SDRC fria").

Embora estudos controlados não tenham conseguido encontrar evidências para apoiar a teoria tradicional de três fases ou estágios sequenciais da SDRC de Bonica, uma transição de uma apresentação quente e vermelha da SDRC para uma apresentação fria e azulada da SDRC é comum à medida que a SDRC evolui do estágio agudo para o crônico. Deve-se observar que anormalidades vasculares na SDRC também podem ser afetadas por mecanismos externos ao SNC. Estudos sugerem que pacientes com SDRC apresentam função vasodilatadora dependente do endotélio comprometida e níveis alterados de endotelina-1, óxido nítrico e óxido nítrico sintase.[1-4]

PAPEL DAS CATECOLAMINAS CIRCULATIVAS

Alterações no padrão de sinais e sintomas da SDRC à medida que a doença evolui da fase aguda para a crônica podem refletir, em parte, uma progressão nos mecanismos catecolaminérgicos. Apesar das evidências de que pacientes com SDRC crônica frequentemente apresentam vasoconstrição exagerada ao desafio pelo frio no lado acometido, eles ainda apresentam níveis mais baixos de norepinefrina no lado acometido em comparação ao lado não acometido. Esses níveis mais baixos de norepinefrina podem implicar uma diminuição no fluxo local do SNS. Tomados em conjunto, esses achados sugerem que as respostas vasoconstritoras exageradas observadas em pacientes com SDRC crônica podem ocorrer mesmo no contexto de redução do fluxo do SNS. Acredita-se que esse padrão paradoxal seja resultado da regulação positiva do receptor, ou seja, espera-se que a diminuição do fluxo do SNS observada anteriormente na SDRC aguda leve a uma regulação positiva compensatória dos receptores adrenérgicos periféricos. A hipersensibilidade resultante às catecolaminas circulantes pode levar à sudorese exagerada e vasoconstrição após a exposição às catecolaminas circulantes (p. ex., liberadas em resposta ao estresse da vida ou à própria dor) e, portanto, à extremidade fria, azulada e suada típica, normalmente observada em pacientes com SDRC crônica. Se a vasoconstrição na SDRC está relacionada a ações diretas do SNS, catecolaminas circulantes atuando em receptores regulados positivamente, disfunção endotelial ou níveis reduzidos de óxido nítrico, essa vasoconstrição pode contribuir para o desenvolvimento de alterações tróficas frequentemente associadas à SDRC por meio de hipóxia tecidual local.[1-4]

Fatores de inflamação

Os mediadores inflamatórios aumentam o extravasamento de plasma e produzem vasodilatação e, portanto, podem produzir extremidades quentes, vermelhas e edemaciadas, mais características da SDRC aguda. A sub P e o fator de necrose tumoral alfa (TNF-α) ativam osteoclastos que podem contribuir para a osteoporose irregular frequentemente observada radiograficamente em pacientes com SDRC, e o peptídeo relacionado ao gene da calcitonina (CGRP) pode aumentar o crescimento capilar e aumentar as respostas de suor, ambas características às vezes observadas em pacientes com SDRC. Citocinas pró-inflamatórias e neuropeptídeos também produzem sensibilização periférica, levando a um aumento da resposta nociceptiva.

Vários estudos examinaram especificamente as associações entre SDRC e citocinas pró-inflamatórias e anti-inflamatórias. Vários estudos indicam que, em comparação com controles sem dor e pacientes com dor sem SDRC, os pacientes com SDRC apresentam aumentos significativos de citocinas pró-inflamatórias (fator de necrose tumoral beta [TNF-β], interleucina-1, -2 e -6) no líquido da ampola local, no plasma circulante e no líquido cefalorraquidiano (LCR). Pacientes com SDRC também parecem ter níveis sistêmicos reduzidos de citocinas anti-inflamatórias (interleucina-10) em comparação com controles, o que também pode contribuir para o aumento da inflamação na condição. Níveis elevados de TNF-β têm impacto nos sintomas sensoriais da SDRC. Pacientes com SDRC-I e hiperalgesia apresentaram níveis plasmáticos significativamente mais altos de receptor TNF-α solúvel tipo I do que pacientes com SDRC sem hiperalgesia, e pacientes com dor neuropática com alodínia apresentaram níveis plasmáticos mais altos de TNF-α do que pacientes semelhantes sem alodínia. O TNF-α é uma citocina essencial porque não só tem ações pronociceptivas diretas, mas também induz a produção de outras citocinas envolvidas na inflamação, incluindo as interleucinas 1 e 6. Curiosamente, a administração de um anticorpo contra o TNF-α (infliximabe) pode produzir reduções significativas nos sintomas da SDRC em alguns pacientes. Outros trabalhos apoiam uma associação entre SDRC e neuropeptídeos pró-inflamatórios. Birklein *et al.* relataram aumento de CGRP sistêmico em pacientes com SDRC em comparação com controles saudáveis. O CGRP pode produzir vasodilatação, edema e aumento da sudorese, todas características associadas à SDRC aguda. O tratamento bem-sucedido da SDRC foi associado à redução dos níveis de CGRP e à diminuição dos sinais clínicos de inflamação.

Outro estudo também encontrou níveis plasmáticos significativamente mais altos de CGRP em pacientes com SDRC em comparação com controles sem dor e, adicionalmente, observou aumentos significativos na bradicinina plasmática. Outros trabalhos indicam que os níveis plasmáticos de sub P são significativamente mais altos em pacientes com SDRC do que em controles saudáveis. Além disso, a aplicação intradérmica da sub P no membro acometido ou não acometido em pacientes com SDRC demonstrou induzir extravasamento de proteína naquele membro, enquanto isso não ocorre em controles saudáveis. Esses autores sugeriram que a capacidade de inativar a sub P estava comprometida em pacientes com SDRC. Em resumo, fatores inflamatórios podem explicar várias das características principais da SDRC, particularmente na fase aguda "quente". Os achados da pesquisa clínica de que o edema é menos provável à medida que a duração da SDRC aumenta também são consistentes com um papel maior dos mecanismos inflamatórios na doença aguda. Os resultados de vários pequenos ensaios clínicos indicam que os corticosteroides melhoraram significativamente os sintomas em alguns pacientes com SDRC aguda, sugerindo a possibilidade de que mecanismos inflamatórios podem contribuir para a SDRC, pelo menos na fase aguda.

Trabalhos recentes apoiam essa hipótese. A inflamação que contribui para a SDRC pode surgir de duas fontes. Mecanismos inflamatórios clássicos podem contribuir por meio das ações de células imunes, como linfócitos e mastócitos, que, após trauma tecidual, secretam citocinas pró-inflamatórias, incluindo interleucinas-1, -2, -6 e fator de necrose tumoral (TNF). Um efeito dessas substâncias é aumentar o extravasamento de plasma para o tecido, resultando em edema localizado semelhante ao observado na SDRC. A inflamação neurogênica, mediada pela liberação de citocinas pró-inflamatórias e neuropeptídeos diretamente das fibras nociceptivas, também pode ocorrer em resposta a vários gatilhos, como lesão nervosa. Os mediadores neuropeptídeos envolvidos na inflamação neurogênica incluem a substância P, o CGRP e a bradicinina (que também participa da liberação inicial de citocinas). Esses neuropeptídeos atuam em conjunto durante a resposta inflamatória, entretanto até o momento, nenhum estudo em humanos avaliou diretamente o papel dos fatores inflamatórios no desenvolvimento da SDRC.[1-4]

Autoimunidade

A presença de autoanticorpos de γ-imunoglobulina (IgG) contra antígenos de superfície em neurônios autônomos no soro de pacientes com SDRC sugere que a autoimunidade pode desempenhar um papel no desenvolvimento dessa condição. Isso é apoiado pelos resultados de um pequeno estudo piloto no qual pacientes com SDRC que receberam tratamento com imunoglobulina intravenosa demonstraram uma redução significativa nos sintomas de dor em comparação com aqueles que receberam placebo.[1-4]

Plasticidade cerebral

Uma revisão recente da literatura de neuroimagem concluiu que há pouco suporte para uma "rede de dor" distinta associada à dor neuropática, nem há um padrão consistente de ativação cerebral associado à alodínia (uma característica clínica fundamental da SDRC). Entretanto, vários estudos de neuroimagem em pacientes com SDRC sugerem pelo menos uma alteração cerebral consistente e específica associada à condição: uma reorganização dos mapas somatotópicos. Especificamente, há uma redução no tamanho da representação do membro acometido pela SDRC no córtex somatossensorial em comparação ao lado não acometido. Dois estudos indicam que essas alterações retornam ao normal após o tratamento bem-sucedido da SDRC, sugerindo que elas podem refletir a plasticidade cerebral que ocorre como parte do desenvolvimento da SDRC, em vez de diferenças cerebrais pré-mórbidas. Outros estudos de imagem cerebral, embora não abordem mapas somatotópicos *per se*, são contrastantes. Comparações da atividade cerebral em crianças durante a SDRC ativa em comparação com a resolução clínica da SDRC sugerem que diferenças significativas nos padrões de ativação cerebral em resposta a estímulos térmicos e táteis (lado acometido em comparação ao lado não acometido) podem persistir mesmo após a resolução dos sintomas da SDRC. Ainda não se sabe em que ponto do desenvolvimento da SDRC ocorre a reorganização dos mapas somatotópicos. No entanto, essas alterações cerebrais têm efeitos clínicos significativos, como fica evidente em diversas descobertas. O grau de reorganização somatotópica correlaciona-se significativamente com a intensidade da dor da SDRC e o grau de hiperalgesia. Além disso, pacientes com SDRC que apresentam tal reorganização demonstram discriminação tátil de dois pontos e capacidade comprometidas de localizar estímulos táteis, incluindo a percepção de sensações fora da distribuição nervosa estimulada. Essa última descoberta pode ajudar a explicar a distribuição não dermatológica da dor e dos sintomas sensoriais frequentemente observados em pacientes com SDRC (p. ex., padrão de meia ou luva). Descobertas anteriores de que déficits sensoriais ao toque e à picada de agulha em pacientes com SDRC geralmente se manifestam em todo o quadrante corporal afetado ou em todo o lado ipsilateral do corpo podem ser parcialmente explicadas pela reorganização somatotópica. Embora a origem da reorganização somatotópica na SDRC não seja conhecida, trabalhos em outras condições de dor indicam que uma reorganização semelhante ocorre quando a entrada aferente de um membro é substancialmente reduzida ou ausente (ou seja, dor no membro fantasma). Estudos em primatas não humanos são consistentes com essa visão.

A perda parcial da entrada sensorial como resultado de danos aos nervos periféricos ou lesões parciais da medula espinhal leva à reorganização extensa de múltiplas áreas cerebrais, incluindo sub-regiões de S1, com expansão de representações somatotópicas de áreas não aferentes adjacentes para aquelas áreas corticais cujas entradas foram perdidas. Essa reorganização pode levar a uma confusão das quatro áreas somatotopicamente organizadas de S1 (áreas 1, 2, 3a e 3b). Embora o significado dessas últimas descobertas permaneça obscuro, relatos recentes de ativação diferencial dessas sub-regiões S1 em resposta a níveis nocivos *versus* não nocivos do mesmo estímulo somatossensorial sugerem que esses achados podem representar os correlatos neurais do processamento inicial aberrante de estímulos sensoriais não nocivos que podem ter relevância para características da SDRC (p. ex., alodínia). Além da reorganização somatotópica, estudos limitados de neuroimagem na SDRC mostraram evidências sugerindo atividade alterada nas regiões cerebrais sensoriais (p. ex, córtex sensorial primário [S1], córtex sensorial secundário [S2]), motoras (córtex motor primário [M1], córtex motor suplementar) e afetivas (córtex cingulado anterior [ACC] e insular anterior) em comparação com controles saudáveis ou estimulação do membro contralateral. Embora existam poucos estudos disponíveis sobre SDRC para tirar conclusões definitivas, essas ativações cerebrais parecem semelhantes a alterações inespecíficas observadas em outras condições de dor neuropática. Outros trabalhos de imagem cerebral sugerem que pacientes com SDRC (comparados a controles sem dor) podem apresentar atrofia da substância cinzenta na ínsula, no córtex pré-frontal ventromedial e no núcleo acumbente, além de apresentar conectividade alterada entre o córtex pré-frontal ventromedial e outras regiões. Esses últimos achados ainda não foram replicados, mas sugerem áreas adicionais para exploração no futuro. Estudos de imagem da síndrome dolorosa regional complexa.[1-4]

Fatores genéticos

Foi levantada a hipótese de que fatores genéticos aumentam a suscetibilidade à SDRC em alguns indivíduos. Estudos que examinam padrões familiares de ocorrência dessa síndrome indiretamente apoiam contribuições genéticas. No maior estudo desse tipo, 31 famílias com 2 a 5 parentes acometidos cada foram descritas recentemente, e esses pacientes com SDRC familiar tiveram início espontâneo de SDRC com mais frequência e em idade mais precoce do que casos comparáveis de SDRC não familiar. Outro estudo recente em uma grande amostra descobriu que entre pacientes com SDRC com menos de 50 anos (mas não pacientes mais velhos), o risco de um irmão também desenvolver o distúrbio aumentou pelo menos três vezes. Outras evidências indiretas de envolvimento genético vêm de um estudo que indica associações entre o início da SDRC na infância e evidências de doença mitocondrial em sete famílias, com análise de heredograma sugerindo provável herança materna. Em resumo, estudos de agregação familiar da SDRC dão suporte à possibilidade de que a SDRC possa ser hereditária em alguns casos. Até o momento, a maioria dos estudos que avalia diretamente o papel dos fatores genéticos na SDRC foi limitada por tamanhos de amostra muito pequenos para estabelecer ligações genéticas confiáveis. Um foco desses estudos tem sido os principais genes do complexo de histocompatibilidade, que codificam moléculas de antígeno leucocitário humano (HLA); trabalhos anteriores sugerem que esses genes podem contribuir para vários distúrbios neurológicos. Um pequeno estudo genético encontrou uma frequência significativamente maior de certos alelos relacionados ao complexo principal de histocompatibilidade em um grupo de 26 pacientes com SDRC e distonia em comparação com controles saudáveis. Esses alelos incluíam D6S1014*134, D6S1014*137, C1_2_5*204, C1_3_2*342 e C1_3_2*354. Além disso, os alelos D6S1014*140 e C1_3_2*345 foram significativamente menos comuns em pacientes com SDRC. A interpretação desses achados é limitada pelo pequeno número de pacientes com SDRC examinados. Entretanto, outros estudos encontraram associações semelhantes entre a suscetibilidade à SDRC e alelos específicos do HLA classe II, incluindo HLA-DQ1, HLA-DR6 e HLA-DR13. Recentemente, o primeiro estudo genético relativamente grande da SDRC examinou 150 pacientes com SDRC e distonia fixa relacionada à SDRC de pelo menos um membro e comparou as frequências de 70 alelos HLA com a frequência em mais de 2 mil controles sem SDRC. Os alelos HLA-B62 e HLA-DQ8 foram significativamente associados à SDRC, mesmo após correção para comparações múltiplas.

Outros fatores genéticos também foram examinados. Um polimorfismo do gene promotor do TNF na posição 308 foi investigado para determinar sua associação com a SDRC em comparação com uma população saudável. O alelo TNF2 teve probabilidade significativamente maior de estar presente em pacientes com SDRC quente do que em controles. O efeito funcional desse alelo é a produção de quantidades maiores de TNF-α, o que pode ajudar a contribuir para uma resposta inflamatória exagerada nesses pacientes com SDRC. Outros trabalhos relacionados à inflamação concentram-se no fato de que a ECA ajuda a degradar neuropeptídeos pró-nociceptivos, como a bradicinina. Um pequeno estudo em pacientes com SDRC-I (n = 14) encontrou uma probabilidade significativamente maior de um genótipo de deleção/deleção para o polimorfismo de inserção/deleção no íntron 16 do gene da ECA em comparação com a população em geral. Essa descoberta é intrigante, dadas as evidências recentes de que o uso contemporâneo de inibidores da ECA no momento da lesão aumenta significativamente o risco de desenvolver SDRC de maneira dose-dependente. Entretanto, uma tentativa de replicar o estudo genético da ECA realizado por outros pesquisadores não revelou nenhuma associação genética entre a SDRC e esse polimorfismo genético. Também pode ser importante considerar genes não relacionados à inflamação. Por exemplo, um estudo prospectivo relatou que haplótipos que refletem a variabilidade em oito polimorfismos no gene do receptor β2-adrenérgico foram associados ao risco de desenvolvimento posterior de dor crônica na articulação temporomandibular. Esses polimorfismos do receptor β-adrenérgico desempenham um papel na regulação do tônus vascular e, portanto, podem ser relevantes para a compreensão das características vasomotoras da SDRC. Essa possibilidade ainda precisa ser examinada. Em resumo, ainda não há evidências consistentes e convincentes de que fatores genéticos específicos desempenhem um papel no desenvolvimento da SDRC. Entretanto, a importância potencial dos fatores genéticos é sugerida pela capacidade de alguns influenciarem mecanismos inflamatórios e outros que contribuem para a SDRC. Serão necessários estudos genéticos multicêntricos de grande porte em pacientes com SDRC para abordar definitivamente essas questões.[1-4]

Fatores psicológicos

Historicamente, o sofrimento extremo experimentado por alguns pacientes com SDRC, a natureza incomum da sintomatologia da SDRC (p. ex., dor em um padrão de luva não dérmico) e sua fisiopatologia mal compreendida levaram muitos a supor que a SDRC era puramente psicogênica. Essa visão ainda é mantida por alguns. Embora um modelo puramente psicogênico claramente não seja apoiado por evidências (ou seja, fatores psicogênicos não são necessários nem suficientes para produzir sinais objetivos de SDRC), uma contribuição de ligações psicofisiológicas funcionais para o desenvolvimento de SDRC é teoricamente possível. Considerando os outros mecanismos fisiopatológicos descritos nesta revisão, qualquer fator psicológico associado ao aumento da liberação de catecolaminas poderia potencialmente exacerbar os sinais vasomotores da SDRC (por meio de receptores adrenérgicos regulados positivamente), aumentar diretamente a intensidade da dor da SDRC (por meio de receptores adrenérgicos que brotam nas fibras nociceptivas após a lesão) e, ao exacerbar a dor, poderia indiretamente ajudar a manter a sensibilização central associada à SDRC. Fatores psicológicos como sofrimento emocional (p. ex., ansiedade, raiva e depressão) podem estar associados ao aumento da atividade catecolaminérgica e, portanto, podem, em teoria, interagir com os mecanismos fisiopatológicos adrenérgicos que se acredita contribuírem para a SDRC. De acordo com essa hipótese, os resultados de um estudo diário indicam que níveis elevados de depressão são um preditor de maior intensidade de dor subsequente na SDRC, e outros trabalhos sugerem que os efeitos agravantes da dor causados pela distensão emocional são significativamente maiores em pacientes com SDRC do que em pacientes com dor não relacionada à SDRC. Embora esses estudos não tenham avaliado as catecolaminas circulantes, outros trabalhos indicam que níveis elevados de depressão e estresse em pacientes com SDRC estão associados a níveis circulantes significativamente mais altos de epinefrina e norepinefrina, o que é consistente com essas hipóteses.

Trabalhos mais recentes sugerem que também pode ser importante considerar interações entre fatores psicológicos e imunológicos. Por exemplo, trabalhos de laboratório em indivíduos saudáveis revelaram que um maior pensamento catastrófico relacionado à dor está associado a uma maior atividade de citocinas pró-inflamatórias em resposta a estímulos dolorosos. Além disso, em pacientes com SDRC, o estresse psicológico demonstrou estar associado a alterações na função imunológica, que podem afetar citocinas inflamatórias que supostamente contribuem para a SDRC.

Uma revisão da literatura de pesquisa existente indica que a maioria dos estudos que avaliam o papel dos fatores psicológicos na SDRC limitou-se a descrições de séries de casos ou comparações psicológicas transversais entre pacientes com SDRC e pacientes com dor crônica sem SDRC. Vários estudos sugerem que pacientes com SDRC podem estar mais emocionalmente angustiados do que pacientes com condições de dor crônica sem SDRC, embora estudos semelhantes também tenham sido relatados com resultados negativos. Isso deixa em aberto a possibilidade de que os resultados positivos simplesmente reflitam viés por conta dos padrões de encaminhamento clínico (ou seja, essas diferenças podem ocorrer em clínicas especializadas em dor que recebem muitos pacientes com SDRC mais gravemente acometidos). Entretanto, estudos transversais não podem abordar a causalidade. Estudos prospectivos são necessários e, até o momento, poucos estudos desse tipo sobre SDRC foram publicados. Um estudo prospectivo indicou que, entre pacientes consecutivos avaliados logo após uma fratura aguda do rádio distal, eles tiveram significativamente mais estresse na vida, mas não desenvolveram SDRC, e o paciente que desenvolveu SDRC não apresentou fatores de risco psicológicos aparentes (nenhum grande estressor na vida e níveis médios de sofrimento emocional). Entretanto, outro estudo prospectivo indicou que níveis mais altos de ansiedade antes de se submeter a uma artroplastia total do joelho estavam associados a uma probabilidade significativamente maior de um diagnóstico de SDRC em 1 mês de pós-operatório, com uma tendência semelhante não significativa para depressão.

Em resumo, embora as ligações teóricas e esses achados recentes sugiram que fatores psicológicos podem afetar potencialmente o desenvolvimento da SDRC, os testes empíricos dessa hipótese até o momento têm sido inadequados. São necessários mais testes prospectivos dos mecanismos psicológicos hipotéticos da SDRC.[1-4]

DIAGNÓSTICO DA SÍNDROME DA DOR REGIONAL COMPLEXA

O diagnóstico da SDRC geralmente é clínico, embasado principalmente no exame físico e no histórico médico prévio. Por conta do início precoce dos sintomas e sinais de SDRC na maioria dos casos, seria de se esperar um diagnóstico rápido. Entretanto, na realidade clínica, são observadas latências muito maiores entre a lesão e o diagnóstico. Um estudo mostrou um atraso médio de 3,9 anos antes do diagnóstico de SDRC.[4] Isso demonstra provavelmente uma falta de consciência do risco de SDRC após lesão tecidual nas extremidades. Portanto, é de suma importância compreender profundamente os sinais e sintomas clínicos para reconhecer essa síndrome como uma entidade distinta e definir critérios diagnósticos eficientes e padronizados. Não há sinais patognomônicos ou métodos padrão-ouro para estabelecer o diagnóstico.

Em 1973, foi fundada a Associação Internacional para o Estudo da Dor (IASP, do inglês International Association for the Study of Pain). Um dos vários objetivos da IASP era padronizar a taxonomia do complexo mundo da dor, particularmente da dor crônica. Entre os vários tipos de dor crônica, aquela descrita na Distrofia Simpática Reflexa (como era chamada até então a SDRC) era um desafio a ser definido.

Em 1993, os critérios de Veldman foram publicados para detectar sinais e sintomas da distrofia simpática reflexa (DSR). Como a DSR nunca foi claramente definida, os seguintes critérios foram usados, conforme apresentado no Quadro 2.

Quadro 2 – Critérios de Veldman (1993)
1. Quatro ou cinco dessas condições: ▪ Diferença na cor da pele em comparação com outras extremidades ▪ Edema difuso ▪ Diferença na temperatura da pele em relação à outra extremidade ▪ Amplitude de movimento ativa limitada ▪ Dor difusa inexplicável
2. Aparecimento ou aumento dos sinais e sintomas anteriores após o uso
3. Os sinais e sintomas anteriores apresentam-se em uma área maior do que a área da lesão primária ou da operação e incluindo a área distal à lesão primária

Fonte: Adaptado de Veldman PH, Reynen HM, Arntz IE, *et al.*, 1993.

Em 1993, em Orlando, na Flórida, foi realizada uma reunião de consenso a fim de criar critérios compartilhados que pudessem dar suporte ao diagnóstico de Distrofia Simpática Reflexa. Primeiramente, foi estabelecido que o aspecto distrófico era inteiramente secundário ao sintoma de dor clinicamente mais significativo, e John Bonica propôs renomear a doença para "síndrome da dor regional complexa (SDRC)". Na verdade, eu queria enfatizar que o aspecto predominante da doença era a localização da dor em uma região anatômica específica, não necessariamente limitada à distribuição de raízes ou nervos. O adjetivo "complexo" foi relacionado aos aspectos patogênicos e clínicos muito diversos desta síndrome.[6]

Esforços de consenso internacional foram feitos para criar critérios diagnósticos cientificamente validados, projetados para serem inclusivos, sensíveis e abrangentes. A taxonomia e os critérios resultantes foram adotados pelo Comitê de Classificação da Dor Crônica da IASP em 1994.[7] A segunda edição da Classificação de Dor Crônica da IASP, editada por Harold Merskey e Nikolai Bogduk, inclui o termo SDRC. Esses critérios foram amplamente aceitos (Quadro 3).

A experiência adquirida no desenvolvimento e na melhoria sistemática de critérios diagnósticos para outros transtornos destacou a necessidade de validar e modificar esses critérios preliminares. Para tal, foi realizada uma série de estudos de validação que conduziram, em última análise, a um conjunto de critérios para SDRC derivados empiricamente (os chamados Critérios de Budapeste), que foram formalmente adotados pelo Comitê de Taxonomia da IASP como os novos Critérios da IASP em 2012.

Atualmente, o método mais aceito para o diagnóstico da SDRC é por meio da aplicação dos Critérios de Budapeste. O Consenso de Budapeste apresenta os seguintes critérios para identificar pacientes com SDRC e excluir outras condições neuropáticas (Quadro 4).

TIPOS DE SÍNDROME DA DOR REGIONAL COMPLEXA

Tipo I

Ocorre após uma lesão, geralmente leve e que normalmente envolve um membro ou uma cirurgia, embora casos de SDRC espontânea tenham sido descritos. Não há lesões nervosas associadas e demonstráveis. A extensão da dor é desproporcional à causa inicial.

Quadro 3 – Critérios IASP (1994) para síndrome de dor regional complexa (SDRC)
1. Presença de um evento prejudicial anterior ou imobilização 2. Dor contínua, alodínia ou hiperalgesia, desproporcional ao suposto evento desencadeante 3. Evidência a qualquer momento de inchaço, alterações no fluxo sanguíneo na pele ou anormalidades sudomotoras na área afetada 4. Ausência de outra condição que explique os sintomas ▪ Um paciente é diagnosticado com SDRC se os critérios 2 a 4 forem atendidos ▪ O critério 1 não é obrigatório para o diagnóstico, pois 5% a 10% dos pacientes não apresentam histórico desse tipo – Tipo I: *sem* evidência de dano nervoso significativo – Tipo II: *com* evidência de dano nervoso significativo

Fonte: Adaptado de Merskey H, Addison RG, Beric A, *et al.*, 1994.

Quadro 4 – Critérios revisados da síndrome de dor regional complexa
Características gerais da SDRC
A SDRC é caracterizada por dor regional contínua (espontânea ou provocada), que parece desproporcional em tempo ou grau ao curso normal de qualquer trauma conhecido ou outra lesão. A dor é regional (não em um território nervoso específico ou dermátomo) e, geralmente, tem predominância distal de achados sensoriais, motores, sudomotores, vasomotores ou tróficos anormais. A síndrome apresenta progressão variável ao longo do tempo
Critérios de diagnóstico clínico para SDRC
1. Dor contínua, desproporcional ao evento que a causou
2. Você deve relatar pelo menos um sintoma em 3 das 4 categorias a seguir: ▪ Sensorial: relatos de hiperalgesia e/ou alodinia ▪ Vasomotor: relatos de assimetria de temperatura e/ou alterações na cor da pele e/ou assimetria da cor da pele ▪ Sudomotor/edema: relatos de edema e/ou alterações na sudorese e/ou assimetria na sudorese ▪ Motor/trófico: relatos de diminuição da amplitude de movimento e/ou disfunção motora (fraqueza, tremor, distonia) e/ou alterações tróficas (cabelos, unhas, pele)
3. Deve apresentar pelo menos um sinal* no momento da avaliação em 2 ou mais das seguintes categorias: ▪ Sensorial: evidência de hiperalgesia (à picada de agulha) e/ou alodínia (ao toque leve e/ou pressão somática profunda e/ou movimento articular) ▪ Vasomotor: evidência de assimetria de temperatura e/ou alterações na cor da pele e/ou assimetria ▪ Sudomotor/edema: evidência de edema e/ou alterações na sudorese e/ou assimetria na sudorese ▪ Motor/trófico: evidência de diminuição da amplitude de movimento e/ou disfunção motora (fraqueza, tremor, distonia) e/ou alterações tróficas (cabelo, unhas, pele)
4. Não há outro diagnóstico que explique melhor os sinais e sintomas

*Um sinal é contado somente se for observado no momento do diagnóstico.

Fonte: Adaptado de Harden, 2010.[24]

Outros sintomas, como distúrbios do movimento na forma de tremores, movimentos espasmódicos ou tiques, bem como sinais como edema, diminuição da amplitude de movimento e alterações na perfusão, foram descritos como acompanhando a SDRC-I.[6]

Tipo II

A SDRC-II é semelhante à SDRC-I, mas há uma lesão nervosa identificável.[9]

Evolução clínica e temporal

Não há um padrão evolutivo definido, mas sua história natural pode ser dividida em três estágios: agudo, distrófico e atrófico.

- *Estágio agudo ou inflamatório:* a dor é ardente, constante ou latejante, e pode diminuir com o repouso e aumentar com movimento, estresse e estímulos visuais ou auditivos. Geralmente começa em dias ou semanas após o evento desencadeador. É acompanhado por hiperalgesia, hiperestesia, edema e espasmo muscular. No início, a dor é localizada distalmente e a pele geralmente fica vermelha, quente e seca; com o tempo, a dor torna-se difusa e a pele fica fria, cianótica e úmida, associada ao crescimento acelerado de cabelos e unhas. A duração dessa fase pode chegar a 6 meses.[10]
- *Estágio distrófico:* aparece entre o 3° e o 6° mês após o início da síndrome em pacientes não tratados; dor e hiperstasia persistem. A pele é pálida e cianótica. O edema endurece, os cabelos ficam ralos e as unhas ficam frágeis e quebradiças. Há espessamento das articulações, aumento da rigidez articular e fraqueza muscular. A osteoporose difusa é evidente nas radiografias, afetando particularmente a área justa-articular. Nessa fase, os sintomas podem ser atenuados e interpretados como o início de uma melhora, mas o quadro clínico pode piorar posteriormente.
- *Estágio atrófico:* ele tem mudanças que são até certo ponto irreversíveis. A dor torna-se menos intensa, a pele definitivamente fica suave, lisa, brilhante, hipotérmica e cianótica. A atrofia envolve os músculos, especialmente os interósseos; o tecido adiposo tende a desaparecer, as articulações parecem desgastadas, especialmente as interfalângicas, com mobilidade muito limitada e tendência à anquilose. A osteoporose é intensa.

Fases "quente" e "fria"

Entretanto, a falta de suporte para os três estágios sequenciais tradicionais não invalida o conceito de outros subtipos de SDRC, que podem evoluir ao longo do tempo. Um candidato promissor, consistente com observações clínicas, é a distinção entre "SDRC quente" e "SDRC fria".

Os resultados de um estudo prospectivo revelaram um grupo de pacientes com SDRC quente, caracterizado por uma extremidade quente, vermelha, seca e edemaciada, com sinais clássicos de inflamação (geralmente em uma fase mais aguda), e um grupo distinto de pacientes com SDRC fria, caracterizado por uma extremidade fria, azulada, suada e menos edemaciada (nível 2).[11] Os sintomas geralmente aparecem distalmente à área do trauma, como uma luva ou meia. Os pacientes descrevem uma dor constante e profunda que é agravada por movimentos ou mudanças de temperatura.

MANIFESTAÇÕES CLÍNICAS

Dor

É o sintoma inicial da síndrome, desproporcional à lesão que o causou, referida como ardente e difusa; pode ser espontânea, aguda e manifestar-se à pressão ou mobilização.

Nas fases iniciais, a origem da dor não é tão delimitada e definida, podendo ser reproduzida pela palpação ou pressão profunda no osso ou nas estruturas capsuloligamentares e sinoviais, enquanto em outros casos, já nas fases iniciais, a dor é sentida à palpação superficial da pele ou pinçamento. Há alodínia e hiperpatia constantes, geralmente na mão ou no pé, após uma lesão traumática e muitas vezes iatrogênica, de um nervo periférico. Os sintomas geralmente começam de 4 a 6 semanas após o incidente desencadeador, e a dor pode durar anos. A dor associada à SDRC não corresponde a distribuição dermatomal ou de raiz nervosa e geralmente não está associada a uma lesão nervosa específica (SDRC-I). Muitos pacientes com SDRC não conseguem usar o membro acometido porque o movimento pode piorar a dor. Os sinais e sintomas podem variar muito entre pacientes e dentro da mesma doença.[12]

Edema

Geralmente é um sinal que acompanha a dor, comum nessas síndromes. Aparece precocemente, comumente congestiva, branda. Em estágios posteriores, pode se tornar mais difícil e limitar a função da articulação. Há espessamento das partes distais do membro, a pele parece distendida e as dobras cutâneas desaparecem.

Mudanças na pele

O surgimento de rubor é comum, especialmente na fase inicial, com aumento da temperatura local. Pode ocorrer cianose no membro acometido, com sensação de frio.

Distúrbios sudomotores e atrofia

Geralmente apresentam hiperidrose, mas, com menor frequência, podem apresentar hipoidrose. Condições de estresse podem agravar a transpiração. Quanto às alterações motoras, eles podem ter dificuldade para realizar movimentos de precisão, debilidade, espasmos musculares, tremor, distonia, aumento ou diminuição do crescimento capilar, crescimento anormal das unhas, pele brilhante e atrófica. Atrofia muscular juntamente com retrações fibrosas dos compartimentos aponeuróticos dos músculos extrínsecos e intrínsecos são sinais típicos dos estágios muito avançados da doença.

A limitação da mobilidade articular, que é inicialmente comum por conta da dor após um trauma, pode levar a comportamentos articulares adversos. A atrofia óssea, que pode aparecer em estágios relativamente precoces, tem significados complexos, pois nos estágios iniciais pode estar relacionada ao trauma inicial ou à imobilização terapêutica. Contraturas capsuloligamentares das articulações ocorrem e pioram nos estágios posteriores, levando à atrofia óssea.

ESTUDOS COMPLEMENTARES

O diagnóstico da SDRC é baseado em um exame físico e em seu histórico médico. Não existe um único teste que possa diagnosticar definitivamente a SDRC, mas os seguintes procedimentos podem fornecer pistas importantes:

Termografia

Um procedimento não invasivo, que utiliza radiação infravermelha da pele, possibilita a detecção de alterações na temperatura da pele, bem como assimetrias térmicas entre áreas. Mudanças de 1 °C ou mais são consideradas significativas. Nos estágios iniciais da doença, a hipertermia localizada é comum, enquanto nos estágios avançados, a hipotermia é comum.

Cintilografia óssea

É usada com frequência. Possui alta especificidade e baixa sensibilidade. A hipercaptação óssea geralmente é observada em estágios iniciais, em nível regional, que ultrapassa os limites da articulação acometida e, em casos raros, a hipocaptação, que é mais frequente em estágios mais avançados dessa patologia.

Eletromiografia

Pode ser útil em pacientes com mioclonia. Sua sensibilidade é limitada porque menos de 30% dos pacientes com SDRC apresentam mioclonia.

Radiografia simples

Geralmente, a presença de osteopenia do membro acometido é típica, predominantemente periarticular, embora também possa ser difusa. Inicialmente, os espaços articulares costumam estar preservados. Em estágios avançados, podem estar diminuídos ou apresentar anquilose e, às vezes, erosões.

Ressonância magnética

Edema da medula óssea mostrado na ressonância magnética (RM), bem como alterações nos tecidos moles, não são específicos para SDRC.

Biomarcadores

Embora vários biomarcadores promissores de inflamação tenham sido descritos na SDRC, o lugar desses marcadores em seu diagnóstico e tratamento continua difícil de determinar com base na literatura atual. Estudos futuros devem se concentrar em encontrar correlações entre sintomas e sinais clínicos e esses biomarcadores.[13]

Tratamento

As últimas diretrizes para o tratamento da SDRC enfatizam uma abordagem multidisciplinar que inclui intervenções farmacológicas e não farmacológicas. Os tratamentos de 1ª linha concentram-se em intervenções precoces e ativas, principalmente fisioterapia e terapia ocupacional, para melhorar a percepção sensorial, a força, as habilidades motoras e a integração sensório-motora. Intervenções psicológicas também são cruciais para lidar com comportamentos de ansiedade e evitação.[14] Os tratamentos farmacológicos incluem bifosfonatos e cetamina, que demonstraram eficácia na redução da dor. Os bifosfonatos são recomendados como agentes farmacológicos de 1ª linha em razão de seus efeitos significativos na redução da dor. A cetamina também é eficaz, mas está associada a mais eventos adversos.[15,16] Procedimentos intervencionistas como estimulação da medula espinhal (SCS) e estimulação do gânglio da raiz dorsal (GRD) são reservados para casos refratários. A American Society of Pain and Neuroscience (ASPN) apoia o GRD-E como uma potencial terapia neuromoduladora de primeira linha para SDRC, demonstrando resultados superiores quando comparados à SCS tradicional. Técnicas de reabilitação como terapia de espelho (TE) e imagens motoras graduadas (IMG) têm fortes evidências que sustentam sua eficácia na redução da dor e da incapacidade.[17] Em geral, a estratégia de tratamento para SDRC deve ser individualizada, incorporando uma combinação de terapias para abordar os aspectos fisiológicos e psicológicos da condição, com o objetivo principal de restaurar a função e a participação.

PREVENÇÃO

Uma revisão sistemática relatou que 5 de 6 ensaios controlados por placebo descobriram que a vitamina C iniciada no início do trauma ou logo após ele pode prevenir o desenvolvimento de SDRC. Entretanto, apenas um artigo utilizou os critérios diagnósticos da IASP. Além disso, não foram observadas diferenças perceptíveis na rigidez dos dedos ou nos desfechos relatados pelos pacientes 6 semanas após a fratura do punho.[22]

TRATAMENTOS DE 1ª LINHA

Concentre-se em intervenções precoces e ativas, principalmente fisioterapia e terapia ocupacional, para melhorar a percepção sensorial, a força, as habilidades motoras e a integração sensório-motora. Intervenções psicológicas também são cruciais para lidar com comportamentos de ansiedade e evitação.[15]

TRATAMENTOS FARMACOLÓGICOS

Inclua bifosfonatos e cetamina, que demonstraram eficácia na redução da dor. Os bifosfonatos são recomendados como agentes farmacológicos de primeira linha por conta de seus efeitos significativos na redução da dor. A cetamina também é eficaz, mas está associada a mais eventos adversos.[18,19]

PROCEDIMENTOS INTERVENCIONISTAS

A SCS e a estimulação do gânglio da raiz dorsal (GRD) são reservadas para casos refratários. A ASPN apoia o GRD-E como uma potencial terapia neuromoduladora de 1ª linha para SDRC, demonstrando desfechos superiores quando comparados à SCS tradicional.[20,21] Os tratamentos intervencionistas para SDRC agora excluem bloqueio regional intravenoso, bloqueio do plexo braquial e infusão epidural por conta de evidências desatualizadas. Os bifosfonatos demonstraram redução da dor em metanálises, com eficácia em longo prazo em alguns pacientes. A cetamina proporciona alívio no curto prazo, mas não apresenta resultados consistentes em longo prazo. Os bloqueios simpáticos (cervical, lombar e torácico) apresentam evidências limitadas de eficácia, com alguns pequenos estudos indicando benefícios. A neuroestimulação, incluindo a SCS e do GRD, demonstrou redução significativa da dor, com o GRD apresentando superioridade sobre a SCS em ECR. O baclofeno intratecal é eficaz para sintomas motores, enquanto a amputação permanece controversa devido à recorrência da SDRC em muitos casos.[22]

TÉCNICAS DE REABILITAÇÃO

Assim como a terapia do espelho (TE) e a imaginação motora graduada (IMG), há fortes evidências que sustentam sua eficácia na redução da dor e da incapacidade.[20] Em geral, a estratégia de tratamento para SDRC deve ser individualizada, incorporando uma combinação de terapias para abordar os aspectos fisiológicos e psicológicos da condição, com o objetivo principal de restaurar a função e a participação.[15-20]

Concluindo, o tratamento da SDRC geralmente é embasado nos sintomas, embora abordagens baseadas no mecanismo sejam ideais. A diferenciação de subtipos por meio de biomarcadores como citocinas, QST e termografia auxilia no tratamento personalizado. A neuroestimulação apresenta benefícios multimecanicistas para vários subtipos de SDRC, mas é reservada para casos refratários por conta de sua invasividade. A SDRC é uma condição complexa com respostas variáveis ao tratamento. Após a falha das terapias conservadoras, o tratamento deve progredir com base no subtipo. Bifosfonatos, cetamina e bloqueios simpáticos têm como alvo subtipos específicos, enquanto a neuroestimulação é eficaz para todos. O baclofeno intratecal pode tratar distúrbios motores graves em casos refratários.[23]

Referência bibliográfica

1. Bruehl S. An update on the pathophysiology of complex regional pain syndrome. Anest. 2010;5(113):713-25.
2. Goh EL, et al. Complex regional pain syndrome: a recent update. Burns & Trauma. 2017;5:2.
3. Marinus J, et al. Clinical features and pathophysiology of complex regional pain síndrome. Lancet Neu. 2011;5(10):637-48.
4. Lunden L, Kleggetveit I, Jørum E. Delayed diagnosis and worsening of pain following orthopedic surgery in patients with complex regional pain syndrome (CRPS). Scandinavian Journal of Pain. 2016;11(1):27-33. doi: 10.1016/j.sjpain.2015.11.004.
5. Veldman PH, Reynen HM, Arntz IE, Goris RJA. Signs and symptoms of reflex sympathetic dystrophy: prospective study of 829 patients. The Lancet. 1993;342(8878):1012-6. doi: 10.1016/0140-6736(93)92877.
6. Iolascon G, de Sire A, Moretti A, Gimigliano F. Complex regional pain syndrome (CRPS) type I: historical perspective and critical issues. Clin Cases Miner Bone Metab. 2015;12(1):4-10. doi: 10.11138/ccmbm/2015.12.3s.004.
7. Merskey H, Addison RG, Beric A, Blumberg H, Bogduk N, Boivie J, et al. Detailed descriptions of pain syndromes. Classification of Chronic Pain: Descriptions of Chronic Pain

Syndromes and Definitions of Pain Terms, 2. Ed. Seattle: IASP Press. 1994;40-3.
8. Harden NR, Oaklander A, Burton AW, Perez R.S.G.M, Richardson K, Swan M, et al. Complex regional pain syndrome: practical diagnostic and treatment guidelines, 4. ed. Pain Medicine. 2013;14(2):180-229. doi: 10.1111/pme.12033.
9. Chang C, McDonnell P, Gershwin ME. Complex regional pain syndrome - autoimmune or functional neurologic syndrome. Journal of translational autoimmunity. 2020;4. doi: 10.1016/j.jtauto.2020.100080.
10. Pérez-Garrido L, Gómez-Lechón L, Manzano CG, González O. et al. Síndrome de dolor regional complejo. Medicine - Programa de Formación Médica Continuada Acreditado. 2018;12(60):3524-32. doi: 10.1016/j.med.2018.06.021.
11. Bruehl S, Maihöfner C, Stanton-Hicks M, et al. Síndrome de dolor regional complejo: evidencia de subtipos cálidos y fríos en una muestra clínica prospectiva de gran tamaño. Pain. 2016;157(8):1674-81.
12. Ott S, Maihöfner C. Signos y síntomas en 1.043 pacientes con síndrome de dolor regional complejo. J Pain. 2018;19(6):599-611.
13. Bharwani KD, Dik WA, Dirckx M, Huygen FJPM. Highlighting the role of biomarkers of inflammation in the diagnosis and management of complex regional pain syndrome. Molecular diagnosis & therapy. 2019;23(5), 615-26. doi: 10.1007/s40291-019-00417-x.
14. Melf-Marzi A, Böhringer B, Wiehle M, Hausteiner-Wiehle C. Modern principles of diagnosis and treatment in complex regional pain syndrome. Etsch Arztebl Int. 2022;119(51-52):879-86. doi: 10.3238/arztebl.m2022.0358.
15. Fassio A, Mantovani A, Gatti D, Rossini M, Viapiana O, Gavioli I, et al. Pharmacological treatment in adult patients with CRPS-I: a systematic review and meta-analysis of randomized controlled trials. Rheumatology (Oxford). 2022;61(9):3534-46. doi: 10.1093/rheumatology/keac060.
16. Zhu H, Wen B, Xu J, Zhang Y, Xu L, Huang Y. Efficacy and safety of pharmacological treatment in patients with complex regional pain syndrome: a systematic review and meta-analysis. Pharmaceuticals (Basel). 2024;17(6):811. doi: 10.3390/ ph17060811.
17. Shafiee E, MacDermid J, Packham T, Grewal R, Farzad M, Bobos P, et al. Rehabilitation interventions for complex regional pain syndrome: an overview of systematic reviews. Clin J Pain. 2023;39(9):473-83. doi: 10.1097/ AJP.0000000000001133.
18. Limerick G, Christo DK, Tram J, Moheimani R, Manor J, Chakravarthy K, et al. Complex regional pain syndrome: evidence-based advances in concepts and treatments. Curr Pain Headache Rep. 2023;27(9):269-98. doi: 10.1007/ s11916-023-01130-5.
19. Saed A, Neal-Smith G, Fernquest S, Bourget--Murray J, Wood A. Management of complex regional pain syndrome in trauma and orthopaedic surgery-a systematic review. Br Med Bull. 2023;146(1):27-42. doi: 10.1093/bmb/ldac034.
20. Duong S, Bravo D, Todd KJ, Finlayson RJ, Tran Q. Treatment of complex regional pain syndrome: an updated systematic review and narrative synthesis. Can J Anaesth. 2018;65(6):658-84. doi: 10.1007/s12630-018-1091-5.
21. Norton KF, Furnish TJ. Perspectives on the pharmacological management of complex regional pain syndrome. Expert Opin Pharmacother. 2023;24(11):1295-305. doi: 10.1080/14656566.2023.2218032.
22. Chapman KB, Sayed D, Lamer T, Hunter C, Weisbein J, Patel KV, et al. Best practices for dorsal root ganglion stimulation for chronic pain: guidelines from the american society of pain and neuroscience. J Pain Res. 2023;16:839-79. doi: 10.2147/JPR.S364370.
23. Van der Spek DPC, Dirckx M, Mangnus TJP, Cohen SP, Huygen FJPM. Complex regional pain syndrome. Pain Pract. 2024;00(10):1-16. doi: 10.1111/ papr.13413.
24. Harden NR, Bruehl S, Perez RSGM, Birklein F, Marinus J, Maihofner C, et al. Validation of proposed diagnostic criteria (the "Budapest Criteria") for Complex Regional Pain Syndrome. Pain. 2010;150(2):268-274. doi: 10.1016/j.pain.2010.04.030.
25. Schürmann M, Gradl G, Zaspel J, Kayser M, Löhr P, Andress HJ. Peripheral sympathetic function as a predictor of complex regional pain syndrome type I (CRPS I) in patients with radial fracture. Auton Neurosci. 2000;86(1-2):127-34. doi: 10.1016/S1566-0702(00)00250-2.

Neuralgia Trigeminal

56

Tiago da Silva Freitas
Millena Neves Navarro

INTRODUÇÃO

Neuralgia trigeminal é uma síndrome de dor craniofacial debilitante caracterizada, classicamente, por episódios recorrentes de dores unilaterais de início e término abrupto (crises de forte intensidade intercaladas por períodos de acalmia fugaz), descrita, entre outros termos, como uma dor tipo "choque elétrico", "fisgada", "pontada", "agulhada", na distribuição de um ou mais ramos do nervo trigêmeo.[1] Além disso, existem apresentações mais raras, com relato de uma dor contínua intercalada por crises de dor clássica como as anteriormente descritas ou, ainda, de casos com acometimento bilateral, o que pode dificultar o diagnóstico.

Normalmente. tem início na quinta década de vida, sendo, portanto, uma das neuralgias mais frequentes na população idosa.[2-4] Estudos evidenciam maior prevalência da neuralgia trigeminal em mulheres do que em homens, fato hipoteticamente relacionado à expectativa de vida.[3,5]

FISIOPATOLOGIA

O trigêmeo é um nervo misto composto por um componente sensorial, responsável pelo suprimento sensorial da face, e um componente motor, que atua nos músculos da mastigação. Tem três ramos: o oftálmico (V1); o maxilar (V2); e o mandibular (V3). Anatomicamente, seu núcleo motor está localizado na parte mediolateral da ponte e o gânglio sensorial está localizado na caverna de Meckel, posterior ao seio cavernoso, no assoalho da fossa craniana média (Figuras 1 e 2).

A etiologia da neuralgia trigeminal ainda não está completamente elucidada, entretanto sabe-se que existe a influência de um fator genético não herdado relacionado à disfunção de funcionamento do nervo trigêmeo. Esta disfunção decorre da provável presença de mutações de ganho de função dos canais de sódio voltagem-dependentes,[6] sendo, portanto, caracterizada como uma "canalopatia".

Somado a esse fato, estima-se que exista um mecanismo de lesão local na zona de entrada da raiz trigeminal. Essa lesão tem como principal causa uma compressão neurovascular, na qual a alça de uma veia ou artéria, normalmente a artéria cerebelar superior, fica em contato direto com o nervo,[7,8] sendo, nesses casos, classificada como neuralgia trigeminal clássica ou primária. A classificação da neuralgia trigeminal como secundária está relacionada com outras causas, como tumores, normalmente meningioma, carcinoma espinocelular, linfoma e schwannoma.[2,9]

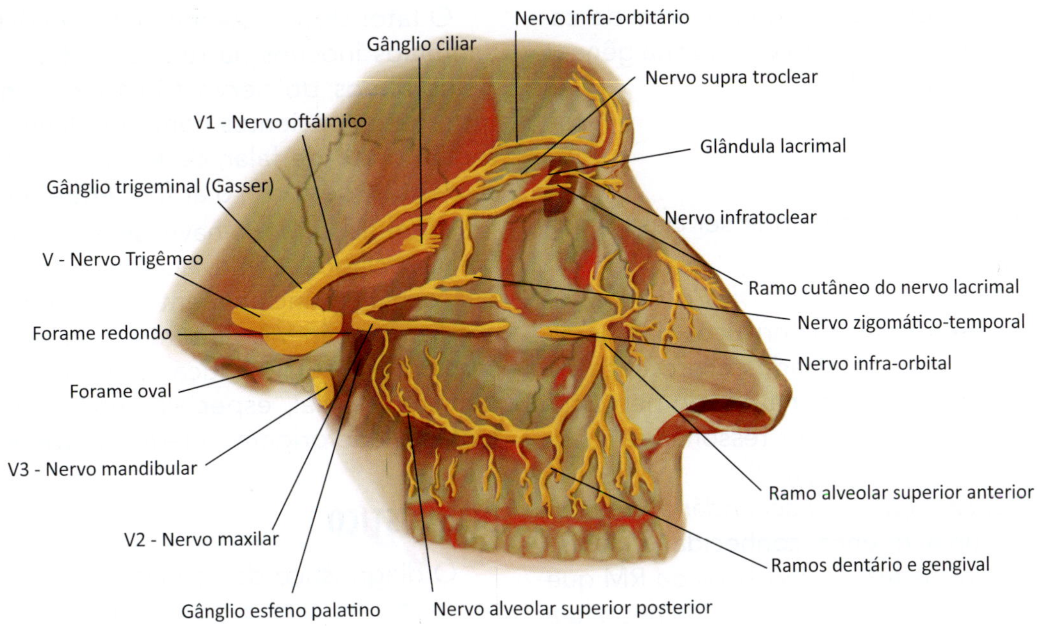

Figura 1 – Esquema anatômico de inervação trigeminal.

Fonte: Acervo da autoria.

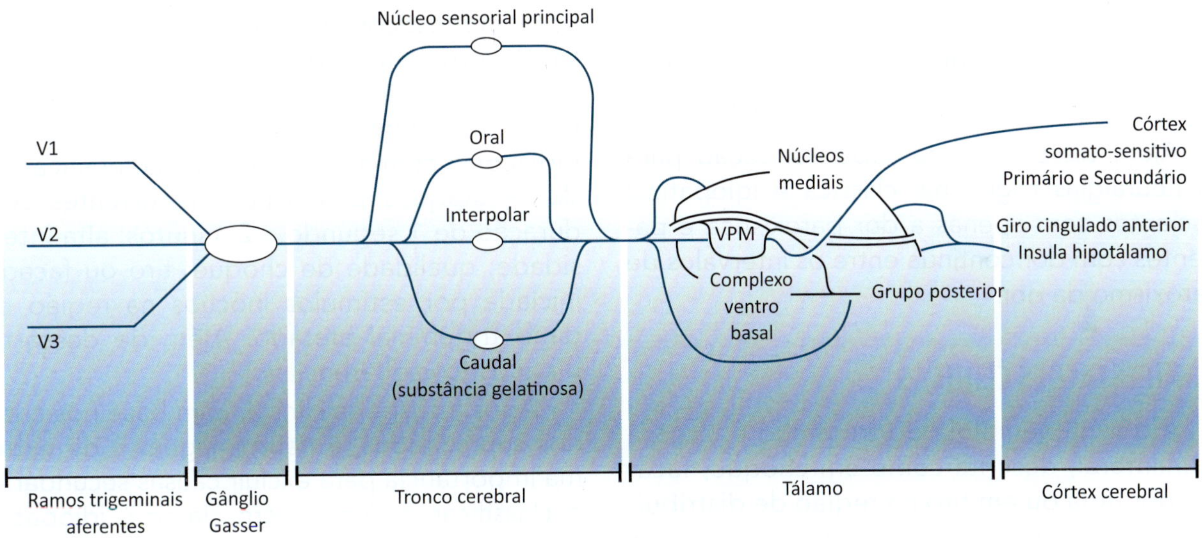

Figura 2 – Esquema mostrando as vias aferentes trigeminais e suas conexões.

Fonte: Acervo da autoria.

A compressão supracitada do nervo resulta em um processo de desmielinização do neurônio, tornando-o hiperexcitável e provocando impulsos ectópicos, manifestados como dor no indivíduo. Além disso, ocorrem transmissões efáticas entre fibras desmielinizadas que fazem os estímulos leves, nas zonas de gatilho, provocarem ataques dolorosos.[10-14] Outrossim, ocorre a redução de mecanismos inibitórios descendentes, o que explica a dor contínua relatada por alguns pacientes.[15] Vale ressaltar que o processo de desmielinização pode ser causado não só pela compressão neurovascular, mas também por doenças inflamatórias, como a esclerose múltipla.[16]

Um dado importante é que o diagnóstico da neuralgia trigeminal é fundamentalmente clínico e não é dado por laudos ou alterações de um exame de imagem. Somado aos relatos cirúrgicos de ausência de compressão neurovascular em neurocirurgias de descompressão para tratamento da neuralgia trigeminal, reforça o maior ou menor componente de canalopatia ou de compressão vascular na gênese da neuralgia trigeminal.

CLASSIFICAÇÃO

A neuralgia trigeminal pode ser classificada da seguinte maneira:

- *Neuralgia trigeminal clássica/primária:* sinais e sintomas característicos da neuralgia trigeminal associados à presença de compressão vascular na raiz do nervo trigêmeo confirmada por ressonância magnética (RM) ou cirurgia.[1,17]
- *Neuralgia trigeminal secundária:* presença de uma doença conhecida e confirmada por testes diagnósticos ou RM que explique os sinais e sintomas da neuralgia trigeminal, por exemplo, um tumor ou esclerose múltipla.[1,17]
- *Neuralgia trigeminal idiopática:* sinais e sintomas característicos da neuralgia trigeminal; no entanto, sem testes diagnósticos que confirmem alguma lesão ou doença que explique a patologia.[1,17]

Além disso, há uma subclassificação para as neuralgias trigeminal clássica e idiopática: pacientes com apenas a dor paroxística e pacientes com dor contínua entre os intervalos de paroxismo da dor.

MANIFESTAÇÕES CLÍNICAS

A dor na neuralgia do trigêmeo é intensa e unilateral, descrita como em choque, facada, pontada ou em tiro na região de distribuição do nervo trigêmeo, majoritariamente nas subdivisões V2 e V3.[18,19] O V1 também pode ser acometido, no entanto o envolvimento isolado dessa subdivisão costuma estar relacionado com causas secundárias de dor trigeminal, como síndromes paraneoplásicas ou esclerose múltipla.[4,20,21]

A dor se apresenta em paroxismos com duração de segundos, que se repetem inúmeras vezes ao longo do dia, normalmente com períodos refratários, durante os quais o paroxismo não pode ser provocado. No entanto, alguns pacientes podem apresentar dor contínua e incômoda entre os paroxismos de dor, sendo uma dor surda e de menor intensidade.[3,22,23]

O fator desencadeante da dor costuma ser estímulos inócuos na região da face inervada pelos ramos do nervo trigêmeo, sendo relatado pelos pacientes como um leve toque na região o ato de falar, de mastigar, de escovar os dentes, de sorrir, o ar frio, entre outros.[4,22-24]

Além disso, pode haver sintomas autonômicos associados, como lacrimejamento, hiperemia ocular, principalmente no acometimento da distribuição V1. Sintomas que podem causar confusão diagnóstica com outros tipos de dor craniofacial, especialmente as dores craniofaciais de origem trigeminoautonômicas.[25]

DIAGNÓSTICO

O diagnóstico da neuralgia trigeminal é essencialmente clínico, no entanto. O uso de outros recursos após a suspeita é indicado com o objetivo de identificar causas secundárias.

De acordo com a International Classification of Headache Disorders (ICHD-3), os critérios diagnósticos para a neuralgia trigeminal são: ocorrência de pelo menos três episódios de dor facial unilateral na região inervada por um ou mais ramos do nervo trigêmeo, sem irradiações, com as seguintes características da dor – ataques paroxísticos recorrentes com duração de 1 segundo a 2 minutos; alta intensidade; qualidade de choque, tiro ou facada; iniciada por estímulos inócuos na região do ramo trigeminal afetado. Além de descartar diagnósticos diferenciais.[1]

Após a suspeita clínica, com base nos critérios supracitados, a neuroimagem é de extrema importância para excluir causas secundárias e classificar a doença em clássica, idiopática ou secundária.

O exame de imagem mais recomendado para a confirmação e classificação da neuralgia trigeminal é a RM. Esse exame pode ser realizado com ou sem contraste visando identificar uma compressão neurovascular ou uma lesão cerebral estrutural e em sequências que facilitem a visualização da compressão vascular, como sequências de alta resolução de FIESTA em ressonâncias de 3 T, que são úteis para confirmar e classificar os tipos de neuralgia trigeminal primária.[2,26] Vale ressaltar que a tomografia computadorizada (TC) também pode ser utilizada na impossibilidade de se realizar uma RM, no entanto a visualização do nervo trigêmeo e das lesões adjacentes é melhor com a alta resolução da RM.[26]

DIAGNÓSTICO DIFERENCIAL

Para o diagnóstico da neuralgia trigeminal, é imprescindível descartar os possíveis diagnósticos diferenciais. Entre eles, pode-se citar a neuralgia do glossofaríngeo, cefaleia em salvas, migrânea bilateral, sinusopatia aguda, abscesso dentário, distúrbios temporomandibulares, cefaleia neuralgiforme unilateral de curta duração com hiperemia conjuntival e lacrimejamento (SUNCT), cefaleia neuralgiforme unilateral com sintomas autonômicos (SUNA), entre outros.[20,27,28]

TRATAMENTO

Tratamento medicamentoso

O tratamento inicial dos pacientes com neuralgia do trigêmeo é feito com uso de antiepilépticos.[26] Os dois medicamentos com maior evidência na literatura e clinicamente mais eficazes são a carbamazepina (CBZ) e a oxcarbazepina (OXC), entretanto inúmeros outros podem ser utilizados como tratamento de 2ª linha, em caso de falha consequente a efeitos colaterais dos medicamentos de 1ª linha, ou mesmo como adjuvantes em conjunto com CBZ ou OXC (Figura 3). Em razão dos efeitos colaterais dos medicamentos, devem ser administrados com dose baixa inicial seguida de titulação lenta até a dose máxima tolerada para o controle da dor, além de instruir os pacientes em relação a alterar a dosagem conforme a gravidade da dor e os efeitos colaterais.[4,29]

Carbamazepina

É o antiepiléptico mais bem-estudado para a neuralgia trigeminal clássica e considerado eficaz pela Academia Americana de Neurologia (AAN) e pela Federação Europeia de Sociedades Neurológicas (EFNS).[30]

É um medicamento, muitas vezes, maltolerado em razão de sua lista de efeitos adversos (EAs). Destes, os mais leves são náusea, vômito, diarreia, hiponatremia, prurido, sonolência, tontura, letargia, visão turva e dor de cabeça.[31,32] Os efeitos colaterais mais graves são raros e incluem agranulocitose, anemia aplástica,

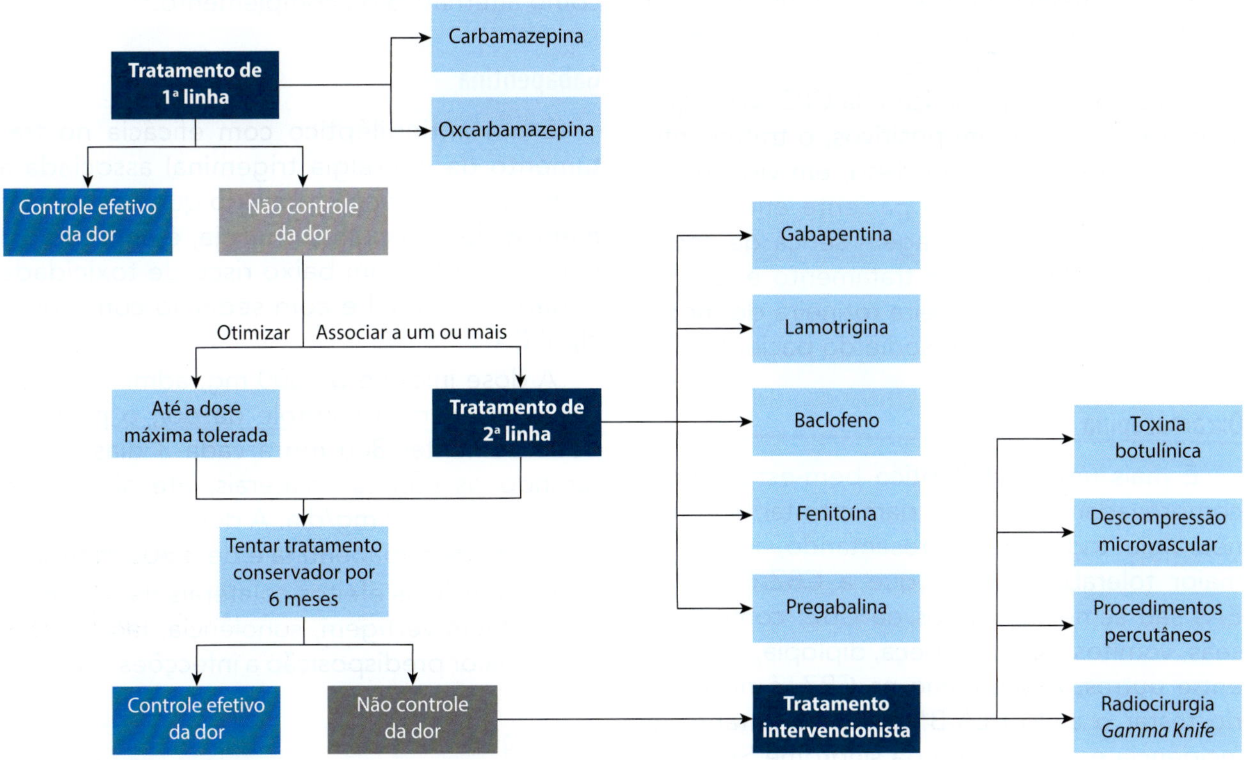

Figura 3 – Fluxograma do tratamento da neuralgia trigeminal.

Fonte: Desenvolvida pela autoria.

síndrome de Steven-Johnson, insuficiência hepática, erupção cutânea medicamentosa eosinofilia com sintomas sistêmicos (DRESS), pancreatite, síndrome lúpica, entre outros.[33-35]

A fim de minimizar os EAs, a CBZ deve ser prescrita inicialmente em doses baixas e titulada de modo gradual. Desse modo, a dose inicial é de 100 mg a 200 mg, 2 vezes/dia. Aumentar a dose a cada 3 dias em incrementos de 200 mg, conforme tolerado, até o alívio da dor. A dose de manutenção costuma ser de 400 mg a 1.200 mg/dia, dividida em duas ou quatro doses, sendo a dose total máxima recomendada de 1.200 mg/dia.[29] A dose de manutenção costuma ser 600 mg a 800 mg e a forma como será prescrita depende da preparação, isto é, comprimidos de liberação prolongada requerem duas doses divididas e os de liberação imediata (IR), três ou quatro doses divididas. Em períodos de remissão total ou parcial, os pacientes devem ser instruídos a diminuir gradualmente a dosagem, sendo 100 mg a cada 7 a 14 dias, até atingir uma estabilidade na dose que deve ser mantida de maneira contínua.[29]

Vale ressaltar que pacientes de populações geneticamente em risco, como aqueles do Leste ou Sul Asiático, têm maior predisposição para o desenvolvimento de síndromes como a de Stevens- Johnson e necrólise epidérmica tóxica. Desse modo, deve-se testar o alelo HLA-B*15:02 antes da prescrição da CBZ, visto que se os resultados forem positivos, o tratamento deve ser evitado.[36] Além disso, em virtude do risco de hiponatremia, o paciente em uso de CBZ deve realizar a dosagem sérica de sódio após 1 mês do início do tratamento e, se necessário, fazê-la de maneira rotineira de modo a monitorar os níveis de sódio do paciente.

Oxcarbazepina

É mais um antiepiléptico bem-estudado e comprovadamente eficaz para o tratamento de neuralgia trigeminal, apresentando, inclusive, maior tolerabilidade do que a CBZ.[30,37,38] Os EAs são semelhantes aos da CBZ, como náuseas, vômitos, dor de cabeça, diplopia, tontura, entre outros. Assim como na CBZ, é necessário testar o alelo HLA-B*15:02; no entanto, a incidência e a gravidade da síndrome Stevens-Johnson e de necrólise epidérmica toxica são menores nos pacientes em uso de OXC.[39]

Com relação à hiponatremia, esta ocorre com maior frequência na OXC do que na CBZ,[40] sendo imprescindível o controle dos níveis de sódio do paciente ao longo do tratamento.

Assim como a CBZ, a OXC deve ser prescrita inicialmente em doses baixas e titulada de modo gradual. A dose inicial é de 300 mg, administrada 2 vezes/dia. A cada 3 dias, conforme tolerado, deve-se realizar aumentos de 300 mg, alcançando o total de 1.800 mg/dia. Lembrando de realizar a dosagem sérica de sódio ao longo do tratamento a fim de acompanhar o risco de hiponatremia. Após o controle da dor e em períodos de remissão, os pacientes podem corrigir a dosagem, diminuindo 150 mg a cada 7 a 14 dias.[29]

Diante da eficácia dos dois medicamentos – CBZ e OXC –, da semelhança entre eles e das respostas variadas de cada paciente com cada um, se um deles não for eficaz o suficiente, pode-se tentar administrar o outro, sempre se atentando aos casos de reação alérgica em virtude da reatividade cruzada.[26]

Além da CBZ e da OXC, quando estas não são toleradas ou não apresentam melhora no controle da dor, pode-se receitar os medicamentos de 2ª linha, como a lamotrigina, gabapentina, pregabalina, baclofeno, fenitoína, como alternativa ou complemento.[26]

Gabapentina

É um antiepiléptico com eficácia no tratamento da neuralgia trigeminal associada a menores efeitos colaterais do que os medicamentos de 1ª escolha. Ou seja, é uma terapia mais tolerada, com baixo risco de toxicidade hepática ou renal e com sedação como principal EA.[26,41-44]

A dose inicial é de 300 mg, administrada 3 vezes/dia. Para o controle da dor, o paciente pode aumentar 300 mg a cada 3 dias, monitorando os efeitos colaterais, até alcançar o mínimo de 1.800 mg/dia. A dose máxima recomendada da gabapentina é de 3.600 mg/dia.

Os principais efeitos colaterais da gabapentina incluem vertigem, sonolência, fadiga, tontura e maior predisposição a infecções virais.[26,44]

Lamotrigina

Antiepiléptico que se mostrou eficaz no tratamento da neuralgia trigeminal quando associado a outros medicamentos como a CBZ ou fenitoína.[45] Os EAs da lamotrigina incluem principalmente erupção cutânea que pode ser grave se administrada em doses altas ou se titulada de forma rápida.[46] Desse modo, para pacientes com dor intensa, o uso de lamotrigina deve ser reavaliado, pois a titulação deve ser feita lentamente, visando evitar os efeitos colaterais graves.

A administração varia de paciente para paciente em decorrência da interação com outros medicamentos. Pacientes que não tomam outros anticonvulsivantes devem iniciar o medicamento com a dose de 25 mg/dia, toma-lo por 2 semanas e aumentar para 50 mg/dia durante mais 2 semanas. Após isso, deve-se aumentar a dose mais 50 mg a cada 7 dias, passando a tomar o medicamento 2 vezes/dia até alcançar o controle da dor ou a dose máxima de 800 mg/dia. Cabe ressaltar que um estudo demonstra que a melhora dos sintomas da neuralgia trigeminal se deu apenas ao se atingir a dose de 400 mg.[29]

Já para pacientes que fazem uso de medicamentos anticonvulsivantes, como a CBZ, a dose inicial é de 50 mg/dia, aumentando 50 mg após 2 semanas e, depois, aumentando 100 mg a cada 2 semanas, até alcançar os 400 mg.

Pregabalina

Medicamento anticonvulsivante que pode ser usado como monoterapia ou como terapia adjuvante aos medicamentos de 1ª linha quando estes falham, ainda que os estudos sejam de evidência de qualidade baixa.[26]

A dose inicial da pregabalina deve ser de 150 mg, administrada 2 vezes/dia, alcançando uma dose máxima de 600 mg, por meio de uma titulação de 150 mg a cada 7 dias.[29]

Os principais efeitos colaterais da pregabalina são tontura e sonolência, visão turva, ganho

Tabela 1 – Medicamentos indicados para tratamento da neuralgia trigeminal

Fármaco	Dose inicial	Titulação	Dose máxima	Efeito colateral
Carbamazepina	100 mg a 200 mg, 2 vezes/dia	A cada 3 a 5 dias, aumentar 200 mg	1.200 mg/dia	Leves: náusea, vômito, diarreia, hiponatremia, prurido, sonolência letargia e dor de cabeça Graves: agranulocitose, anemia aplástica, síndrome de Steven-Johnson, DRESS, síndrome lúpica, entre outros
Oxcarbamazepina	300 mg 2 vezes/dia	A cada 3 a 5 dias, aumentar 300 mg	1.800 mg/dia	Leves: náusea, vômito, diarreia, hiponatremia, prurido, sonolência letargia e dor de cabeça Graves: agranulocitose, anemia aplástica, síndrome de Steven-Johnson, DRESS, síndrome lúpica, entre outros
Gabapentina	300 mg 3 vezes/dia	A cada 3 a 5 dias, aumentar 300 mg	3.600 mg/dia	Febre, fadiga, tontura, ataxia e infecções virais
Lamotrigina	25 mg	Após 2 semanas, aumentar para 50 mg por mais 2 semanas, após isso, aumentar 50 mg a cada 7 dias	800 mg/dia	Leve: erupção cutânea, cefaleia, fadiga, tontura, náusea grave: síndrome de Steven-Johnson
Baclofeno	10 mg/dia administrada em 3 vezes no dia	A cada 7 dias, aumentar 10 mg	60 mg	Sedação, tontura e dispepsia
Fenitoína	5 mg/kg	A cada 7 dias, aumentar 50 mg	500 mg/dia, 2 a 3 vezes/dia	Tontura, náusea, prurido, hipertrofia gengival
Pregabalina	150 mg	A cada 7 dias, aumentar 150 mg	600 mg/dia	Dor de cabeça, sonolência, tontura, alterações gastrointestinais

Fonte: Adaptada de Bendtsen L, Zakrzewska JM, Heinskou TB, *et al.*, 2020.

de peso e reações hipersensibilidade. No entanto, deve-se atentar para depressão respiratória grave, alterações no segmento ST e risco de insuficiência renal aguda, sendo importante um monitoramento minucioso nos pacientes com insuficiência cardíaca e doença renal crônica.[47-49]

Baclofeno

É um relaxante muscular de ação central que, apesar das evidências limitadas, demonstrou uma diminuição nos paroxismos dos pacientes com neuralgia trigeminal.[50,51] Os EAs do baclofeno incluem sedação, tontura e dispepsia, impedindo, muitas vezes, o alcance da dose suficiente para o controle da dor. O tratamento deve-se iniciar com 10 mg/dia, divididos em 2 ou 3 vezes/dia, a titulação deve ser feita com aumento de 10 mg a cada 7 dias até alcançar uma dose de manutenção de cerca de 60 mg/dia.[51,52]

Fenitoína

Medicamento anticonvulsivante que apresentou melhora nos sintomas da neuralgia trigeminal principalmente nos casos de exacerbações agudas.[26,53,54] Os efeitos colaterais da fenitoína incluem tontura, náusea, prurido, entre outros. A dose de fenitoína deve ser inicialmente 5 mg/kg, aumentando cerca de 50 mg a cada 7 dias até alcançar o máximo de 500 mg, divididos em 2 ou 3 vezes/dia.[29]

Tratamento de exacerbações graves/crises de neuralgia trigeminal

Exacerbações graves podem resultar em desidratação e perda de peso visto que a ingestão de líquidos e sólidos pode estimular a região de distribuição do nervo trigeminal, causando dor. Desse modo, o tratamento utilizado é promover a reidratação do paciente e administrar medicamentos antiepilépticos. Os principais medicamentos citados na literatura para o controle da dor aguda foram lidocaína, fenitoina e opioides.[55]

A lidocaína é um anestésico e antiarrítmico com eficácia para os casos de exacerbações agudas da neuralgia trigeminal, apresentando uma melhora de 50% da dor a curto prazo quando administrada via intranasal ou intraoral, atingindo as zonas de gatilho.[26,55-58] Além dessa apresentação, a lidocaína intravenosa (IV) é capaz de produzir alívio de curto prazo.[55,56] Estudos demonstram que a injeção IV de lidocaína na dose de 5 mg/kg durante 60 minutos se mostrou eficaz em comparação com placebo nas primeiras 24 horas, tendo como EA a sonolência.[26]

Além da lidocaína, de acordo com três relatos de casos, a infusão IV de fenitoína se mostrou eficaz no controle da dor por 2 dias em cinco pacientes, entretanto ainda não foram realizados ensaios clínicos randomizados que promovam uma evidência de maior qualidade.

Em relação aos opioides, não há evidências e relatos que defendam o uso em exacerbações agudas.[26]

A clorpromazina é um antipsicótico de uso limitado em razão de seus EAs, como alteração da condução cardíaca, efeitos colinérgicos, hepatotoxidade, sintomas extrapiramidais, entre outros.[59,60] Apesar disso, existem relatos clínicos isolados que demonstram o controle da dor em exacerbações agudas da neuralgia trigeminal, no entanto não existem evidências científicas comprovadas.

Tratamento intervencionista

Uso da toxina botulínica

As evidências ainda são limitadas, no entanto a terapia complementar com toxina botulínica tipo A pode ter efeito benéfico em alguns casos.[61] A dose recomendada varia de 25 U a 100 U a cada 3 meses. Essa variação de dose decorre do tamanho da área da face acometida pela neuralgia trigeminal. Geralmente, a dose indicada para a toxina botulínica tipo A (Botox®/Xeomin®/Prosigne® etc.) é de 5 Ui de toxina subdérmica a cada 1 cm quadrado de área na face (Figura 4).

As principais desvantagens do uso dessa técnica são o tempo de início retardado da toxina botulínica após sua aplicação, cerca de 2 a 3 semanas, e a possibilidade de difusão da toxina botulínica para os planos musculares de face, causando intercorrências estéticas, como a paralisia facial, usualmente reversível.[61,62]

Tratamento cirúrgico

Apesar de alguns estudos mostrarem que existem pacientes que teriam optado pela realização de cirurgia logo no início da doença se tivessem essa oportunidade,[63] o tratamento por meio de medicamentos sempre deve ser

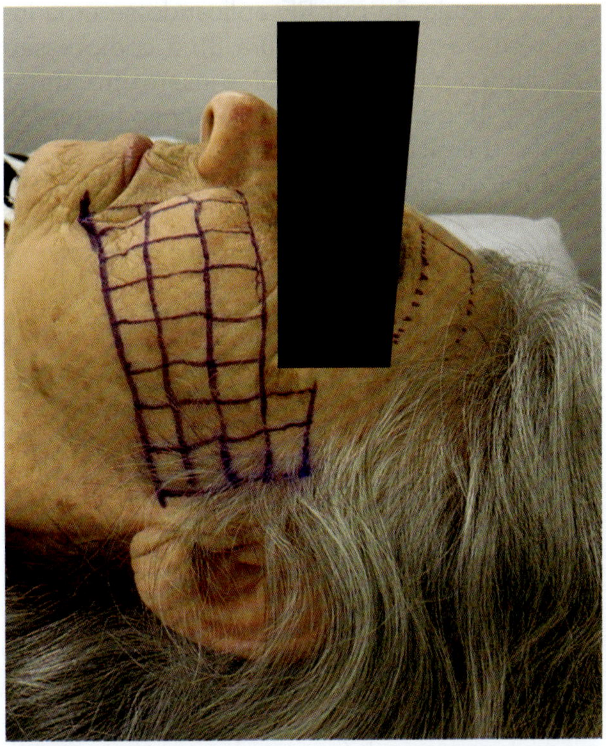

Figura 4 – Exemplo de uso de toxina botulínica para tratamento de neuralgia trigeminal.

Fonte: Acervo da autoria.

realizado antes de se encaminhar os pacientes para procedimento cirúrgico. Desse modo, a intervenção cirúrgica é indicada apenas àqueles com neuralgia trigeminal refratária à terapia medicamentosa ou que não toleraram os efeitos colaterais dos medicamentos.[26] Entre as intervenções cirúrgicas indicadas para o tratamento da NT, citem-se: descompressão microvascular; procedimentos percutâneos que utilizam termocoagulação por radiofrequência (RF); compressão mecânica por balão ou injeção de glicerol; e a radiocirurgia Gamma Knife. A escolha do procedimento deve sempre levar em consideração a opinião do paciente, os EAs de cada técnica e a experiência da equipe.

Descompressão microvascular

Apesar de ser um procedimento cirúrgico invasivo, a descompressão microvascular não é destrutiva, o cirurgião realiza uma craniotomia para remover ou separar os vasos sanguíneos que estão comprimindo o nervo trigêmeo, normalmente a artéria cerebelar posterior, fazendo essa "separação" com uso de um pequeno fragmento de teflon, realizando um verdadeiro "isolamento" do nervo das estruturas vasculares que o comprimem. No entanto, podem ser outras artérias, veias e tumores (cirurgia de "Janetta")[64,65] os responsáveis pela compressão (Figuras 5 e 6).

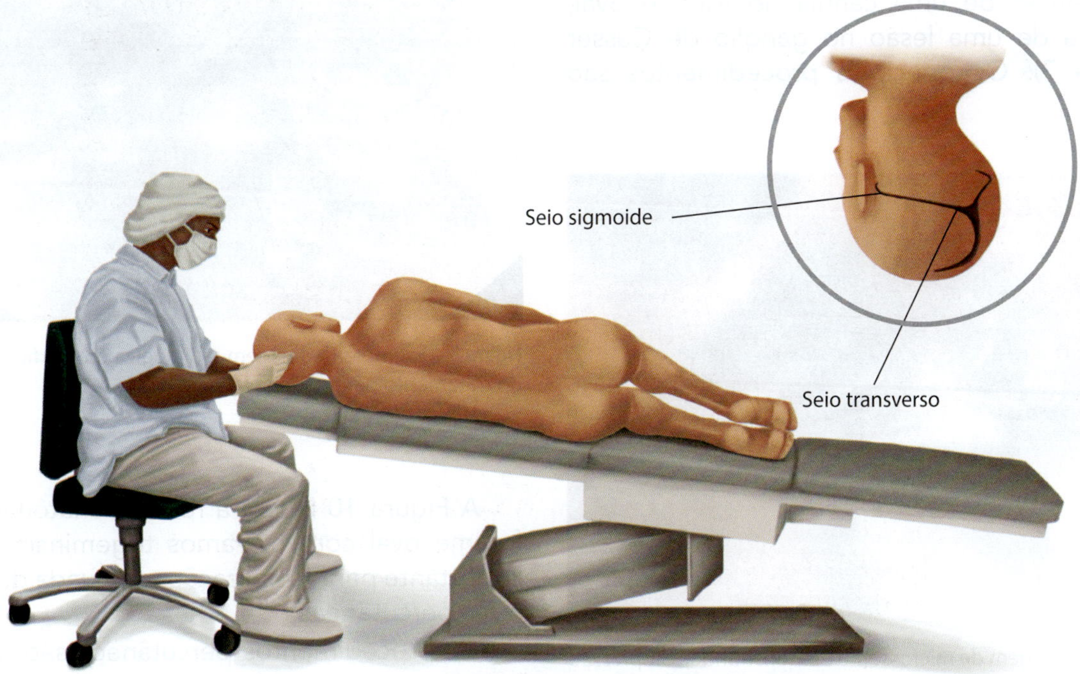

Figura 5 – Exemplo de posicionamento em cirurgia de microdescompressão para tratamento de neuralgia trigeminal.

Fonte: Acervo da autoria.

É um procedimento eficaz indicado para pacientes com neuralgia trigeminal clássica, resultando na satisfação dos pacientes por causa do alívio da dor pós-procedimento, além de uma baixa recorrência dos paroxismos mesmo após anos do procedimento.[26] Estudos demonstram que, em cerca de 1 a 2 anos pós-descompressão microvascular, 68% a 88% dos pacientes apresentaram controle da dor sem necessidade de medicação; além disso, em 4 a 5 anos de pós-operatório, 61% a 88% permaneceram sem dor. Sendo considerada o procedimento mais eficaz a longo prazo.[26,66,67]

As principais complicações envolvem lesão cerebral secundária à manipulação cirúrgica ou lesão vascular, perda de audição e vazamento de líquido cefalorraquidiano (LCR).[68] Com base em estudos, a porcentagem de ocorrência dessas morbidades é de 4% de fístula de LCR, 4% de lesões de pares cranianos, 1,8% de perda auditiva, 0,6% de hemorragias e hematomas e 0,4% de meningite.[26] Já a dormência facial pós-operatória e disestesia apresentaram menores taxas de ocorrência com a descompressão microvascular.[69] A mortalidade média desse procedimento cirúrgico é de 0,2%.[30]

Procedimentos percutâneos

São tratamentos ablativos que consistem na inserção de uma cânula no forame oval, seguida de uma lesão no gânglio de Gasser (Figura 7). Os principais procedimentos são termocoagulação por RF, aplicando-se uma lesão térmica no local (Figura 8), a compressão mecânica por balão, ao qual se insere um cateter Fogarty 4F para comprimir o gânglio (Figura 9) e lesão química por meio da injeção de 0,1 mL a 0,4 mL de glicerol na raiz do nervo.[70-72]

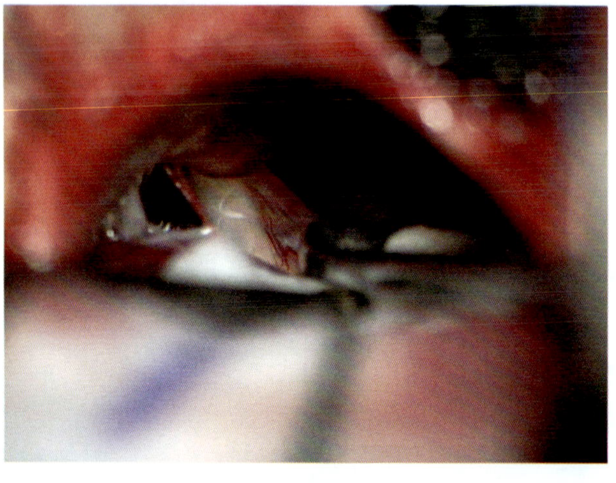

Figura 6 – Imagem de microscópio demonstrando compressão vascular sobre o nervo trigêmeo em um procedimento de descompressão neurovascular de trigêmeo.

Fonte: Acervo da autoria.

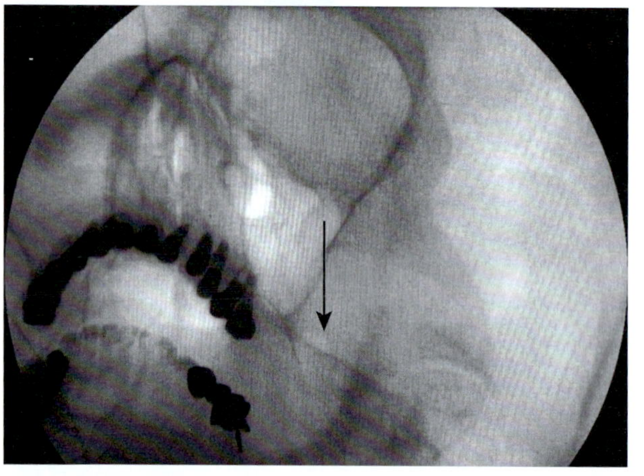

Figura 7 – Exemplo de imagem radiológica de incidência oblíqua usada na punção de forame oval para as técnicas percutâneas no tratamento cirúrgico da neuralgia trigeminal. Seta preta: forame oval.

Fonte: Acervo da autoria.

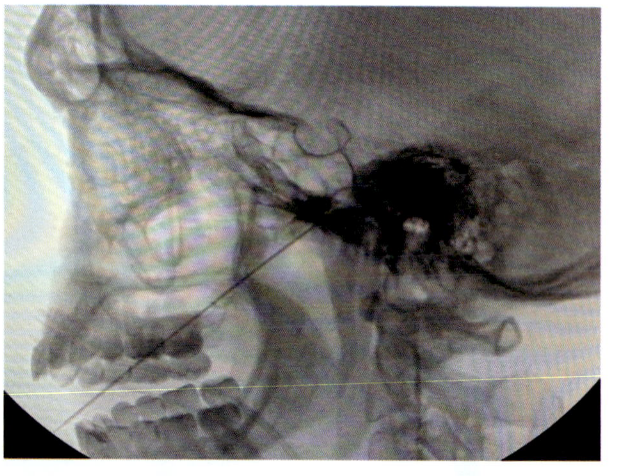

Figura 8 – Exemplo de imagem radiológica em perfil mostrando tratamento percutâneo com RF.

Fonte: Acervo da autoria.

A Figura 10 ilustra a relação anatômica do forame oval com os ramos trigeminais, dado importante para a realização adequada das técnicas percutâneas.

Os procedimentos percutâneos são menos invasivos que a craniotomia para descompressão microvascular, no entanto são procedimentos destrutivos que causam uma lesão do nervo.

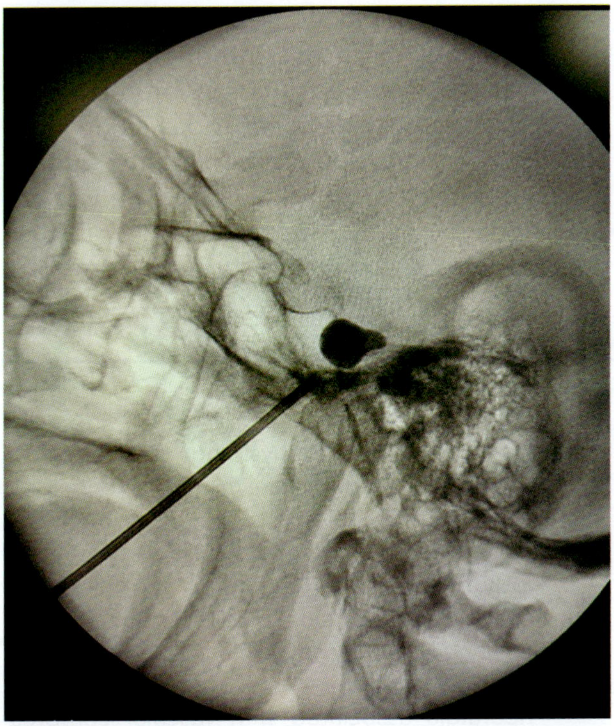

Figura 9 – Exemplo de imagem radiológica em perfil mostrando tratamento percutâneo da neuralgia trigeminal por balonização.

Fonte: Acervo da autoria.

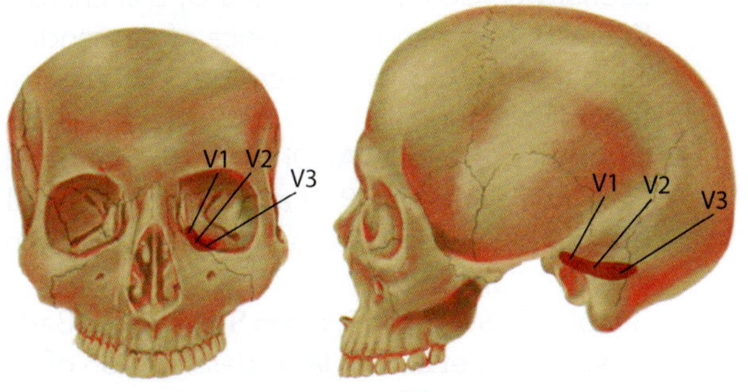

Figura 10 – Relação anatômica do forame oval com os ramos trigeminais.

Fonte: Acervo da autoria.

Normalmente, são a escolha de preferência quando o exame de RM não apresenta compressão neurovascular.[73]

A termocoagulação por RF apresentou eficácia de 26% a 82% em um *follow up* de 4 a 11 anos, associada a complicações frequentes como 18% de disestesia e hipoestesia, 12% de ceratite e 0,5% de anestesia dolorosa. A lesão química com glicerol, tem uma efetividade inferior, visto que apresenta 19% a 58% de controle da dor; no entanto, apesar da mesma frequência de anestesia dolorosa, apresenta menor risco de disestesia (10,8%) e ceratite (7,6%), sendo usada em casos refratários. Já a microcompressão por balão apresentou controle da dor em 55% a 80% dos pacientes que participaram de um *follow up* de 4 a 11 anos, tendo como complicação mais frequente a paresia transitória do masseter (80% a 100%), no entanto com uma porcentagem de 8,4% para disestesia e 0,1% para ceratite e anestesia dolorosa.[26,30,71,74,75]

Apesar de a termocoagulação por RF apresentar melhores resultados em relação ao controle precoce e tardio da dor, nota-se que é a técnica com mais complicações, como perda sensorial permanente.[74,76] A perda sensorial transitória causada pelos procedimentos ablativos, de acordo com estudos, está associada a alívio mais duradouro da dor e afeta grande parte dos pacientes quando o procedimento é realizado de forma correta.[77]

Radiocirurgia gamma knife

É também um procedimento destrutivo, entretanto é uma técnica não invasiva na qual um feixe de radiação gama focada é direcionado para a região da raiz proximal do nervo trigêmeo.[78,79] As doses utilizadas são de 70 Gy a 90 Gy e feixes de radiação resultam na degeneração e necrose dos axônios do nervo trigêmeo. Os feixes são direcionados por meio de uma estrutura estereotáxica fixada à cabeça do paciente e RM para identificar o nervo.[78,80] O alívio da dor não é imediato, apresentando melhora após cerca de 1 mês do procedimento.[26,78] Um *follow-up* de 4 a 11 demonstrou 33% a 66% de resposta completa. Apesar da boa eficácia, é inferior à descompressão microvascular.[26] É um dos procedimentos mais seguros, mas, ainda assim, apresenta complicações, podendo ocorrer principalmente perda sensorial relacionada à dose.[81] Desse modo, estudos demonstram que 19% dos pacientes submetidos ao procedimento podem apresentar hipoestesia facial e 0,5% anestesia dolorosa [26]

CONCLUSÃO

A neuralgia trigeminal é uma síndrome dolorosa crônica neuropática extremamente incapacitante, ainda com dificuldade de diagnóstico na prática clínica diária no Brasil, com pacientes "rondando" consultórios médicos e odontológicos por longos períodos até o diagnóstico correto. O tratamento dessa doença apresenta componentes clínicos e oportunidades cirúrgicas, com grande chance de controle do quadro de dor e consequente melhora da qualidade de vida.

É importante ressaltar que o paciente deve ser acompanhado durante todo o tratamento por uma equipe multidisciplinar, composta por médicos, enfermeiros, fisioterapeutas e psicólogos, a fim de promover um cuidado integral e de sanar todas as dúvidas, visto que é uma doença debilitante que influencia diretamente na qualidade de vida do paciente, podendo este desenvolver, inclusive, sintomas psiquiátricos graves, como ansiedade e depressão.[82,83]

Referências bibliográficas

1. Headache classification committee of the international headache society (IHS) the international classification of headache disorders, 3. ed. Cephalalgia. 2018;38(1):1-211.
2. Ghislain B, Rabinstein AA, Braksick SA. Etiologies and utility of diagnostic tests in trigeminal neuropathy. Mayo Clin Proc. 2022;97(7):1318-25.
3. Zakrzewska JM, Wu J, Mon-Williams M, Phillips N, Pavitt SH. Evaluating the impact of trigeminal neuralgia. Pain. 2017;158(6):1166-74.
4. Maarbjerg S, Gozalov A, Olesen J, Bendtsen L. Trigeminal neuralgia – a prospective systematic study of clinical characteristics in 158 patients. Headache: The Journal of Head and Face Pain. 2014;54(10):1574-82.
5. Mueller D, Obermann M, Yoon MS, Poitz F, Hansen N, Slomke MA, et al. Prevalence of trigeminal neuralgia and persistent idiopathic facial pain: a population-based study. Cephalalgia. 2011;31(15):1542-8.
6. Tanaka BS, Zhao P, Dib-Hajj FB, Morisset V, Tate S, Waxman SG, et al. A gain-of-function mutation in nav1.6 in a case of trigeminal neuralgia. Molecular Medicine. 2016;22(1):338-48.
7. Love S, Coakham HB. Trigeminal neuralgia: pathology and pathogenesis. Brain. 2001;124(12):2347-60.
8. Antonini G, Di Pasquale A, Cruccu G, Truini A, Morino S, Saltelli G, et al. Magnetic resonance imaging contribution for diagnosing symptomatic neurovascular contact in classical trigeminal neuralgia: a blinded case-control study and meta-analysis. Pain. 2014;155(8):1464-71.
9. Wei Y, Zhao W, Pu C, Li N, Cai Y, Shang H, et al. Clinical features and long-term surgical outcomes in 39 patients withtumor-related trigeminal neuralgia compared with 360 patients with idiopathic trigeminal neuralgia. Br J Neurosurg. 2017;31(1):101-6.
10. Rappaport ZH, Govrin-Lippmann R, Devor M. An electron-microscopic analysis of biopsy samples of the trigeminal root taken during microvascular decompressive surgery. Stereotact Funct Neurosurg. 1997;68(1-4):182-6.
11. Nielsen VK. Pathophysiology of hemifacial spasm: I. Ephaptic transmission and ectopic excitation. Neurology. 1984;34(4):418.
12. Devor M, Amir R, Rappaport HZ. Pathophysiology of trigeminal neuralgia: the ignition hypothesis. Clin J Pain. 2002;18(1):4-1.
13. Love S, Hilton DA, Coakham HB. Central demyelination of the vth nerve root in trigeminal neuralgia associated with vascular compression. Brain Pathology. 1998;8(1):1-11.
14. Magerl W, Treede RD. Secondary tactile hypoesthesia: a novel type of pain-induced somatosensory plasticity in human subjects. Neurosci Lett. 2004;361(1-3):136-9.
15. Leonard G, Goffaux P, Mathieu D, Blanchard J, Kenny B, Marchand S. Evidence of descending inhibition deficits in atypical but not classical trigeminal neuralgia. Pain. 2009;147(1):217-23.
16. Cruccu G, Biasiotta A, Di Rezze S, Fiorelli M, Galeotti F, Innocenti P, et al. Trigeminal neuralgia and pain related to multiple sclerosis. Pain. 2009;143(3):186-91.
17. Benoliel R, Svensson P, Evers S, Wang SJ, Barke A, Korwisi B, et al. The IASP classification of chronic pain for ICD-11: chronic secondary headache or orofacial pain. Pain. 2019;160(1):60-8.
18. Bowsher D. Trigeminal neuralgia: a symptomatic study of 126 successive patients with and without previous interventions. The Pain Clinic. 2013;12(2):93-101.
19. Barker FG, Jannetta PJ, Bissonette DJ, Larkins M V, Jho HD. The long-term outcome of microvascular decompression for trigeminal neuralgia. New England Journal of Medicine. 1996;334(17):1077-84.
20. Cruccu G, Finnerup NB, Jensen TS, Scholz J, Sindou M, Svensson P, et al. Trigeminal neuralgia: new classification and diagnostic grading for practice and research. Neurology. 2016;87(2):220-8.
21. Di Stefano G, Maarbjerg S, Truini A. Trigeminal neuralgia secondary to multiple sclerosis: from

the clinical picture to the treatment options. J Headache Pain. 2019;20(1):20.
22. Maarbjerg S, Gozalov A, Olesen J, Bendtsen L. Concomitant persistent pain in classical trigeminal neuralgia – evidence for different subtypes. Headache: The Journal of Head and Face Pain. 2014;54(7):1173-83.
23. Di Stefano G, Maarbjerg S, Nurmikko T, Truini A, Cruccu G. Triggering trigeminal neuralgia. Cephalalgia. 2018;38(6):1049-56.
24. Nurmikko TJ. Altered cutaneous sensation in trigeminal neuralgia. Arch Neurol. 1991;48(5):523-7.
25. Pareja J, Barón M, Gili P, Yangüela J, Caminero A, Dobato J, et al. Objective assessment of autonomic signs during triggered first division trigeminal neuralgia. Cephalalgia. 2002;22(4):251-5.
26. Bendtsen L, Zakrzewska JM, Abbott J, Braschinsky M, Di Stefano G, Donnet A, et al. European academy of neurology guideline on trigeminal neuralgia. Eur J Neurol. 2019;26(6):831-49.
27. Lambru G, Matharu MS. SUNCT, SUNA and trigeminal neuralgia. Curr Opin Neurol. 2014;27(3):325-31.
28. Fromm GH, Graff-Radford SB, Terrence CF, Sweet WH. Pre-trigeminal neuralgia. Neurology. 1990;40(10):1493.
29. Bendtsen L, Zakrzewska JM, Heinskou TB, Hodaie M, Leal PRL, Nurmikko T, et al. Advances in diagnosis, classification, pathophysiology, and management of trigeminal neuralgia. Lancet Neurol. 2020;19(9):784-96.
30. Gronseth G, Cruccu G, Alksne J, Argoff C, Brainin M, Burchiel K, et al. Practice parameter: the diagnostic evaluation and treatment of trigeminal neuralgia (an evidence-based review): report of the quality standards subcommittee of the american academy of neurology and the european federation of neurological societies. Neurology. 2008;71(15):1183-90.
31. Kuz GM, Manssourian A. Carbamazepine-induced hyponatremia: assessment of risk factors. Annals of Pharmacotherapy. 2005;39(11):1943-6.
32. Kennedy GM, Lhatoo SD. CNS adverse events associated with antiepileptic drugs. CNS Drugs. 2008;22(9):739-60.
33. Rzany B, Correia O, Kelly JP, Naldi L, Auquier A, Stern R. Risk of Stevens-Johnson syndrome and toxic epider mal necrolysis during first weeks of antiepileptic therapy: a case-control study. The Lancet. 1999;353(9171):2190-4.
34. Mehta M, Shah J, Khakhkhar T, Shah R, Hemavathi KG. Anticonvulsant hypersensitivity syndrome associated with carbamazepine administration: case series. J Pharmacol Pharmacother. 2014;5(1):59-62.
35. Frey N, Bodmer M, Bircher A, Rüegg S, Jick SS, Meier CR, et al. The risk of Stevens-Johnson syndrome and toxic epidermal necrolysis in new users of antiepileptic drugs. Epilepsia. 2017;58(12):2178-85.
36. Amstutz U, Shear NH, Rieder MJ, Hwang S, Fung V, Nakamura H, et al. Recommendations for HLA-B*15:02 and HLA-A*31:01 genetic testing to reduce the risk of carbamazepine--induced hypersensitivity reactions. Epilepsia. 2014;55(4):496-506.
37. Beydoun A. Safety and efficacy of oxcarbazepine: results of randomized, double blind trials. Pharmacotherapy: The Journal of Human Pharmacology and Drug Therapy. 2000;20(8P2).
38. Attal N, Cruccu G, Baron R, Haanpää M, Hansson P, Jensen TS, et al. EFNS guidelines on the pharmacological treatment of neuropathic pain: 2010 revision. Eur J Neurol. 2010;17(9):1113.
39. Chen CB, Hsiao YH, Wu T, Hsih MS, Tassaneeyakul W, Jorns TP, et al. Risk and association of HLA with oxcarbazepine-induced cutaneous adverse reactions in Asians. Neurology. 2017;88(1):78-86.
40. Dong X, Leppik IE, White J, Rarick J. Hyponatremia from oxcarbazepine and carbamazepine. Neurology. 2005;65(12):1976-8.
41. Kothari K. Carbamazepine versus gabapentin in patients of trigeminal neuralgia. Journal of Advanced Medical and Dental Sciences Research. 2021;9(11):143-5.
42. Agarwal R, Kumari S. Comparison of carbamazepine and gabapentin in management of trigeminal neuralgia- a clinical study. Journal of Advanced Medical and Dental Sciences Research. 2020;8(11):38-41.
43. Yuan M, Zhou H, Xiao Z, Wang W, Li X, Chen S, et al. Efficacy and safety of gabapentin vs. Carbamazepine in the treatment of trigeminal neuralgia: a meta-analysis. Pain Practice. 2016;16(8):1083-91.
44. Cheshire WP. Defining the role for gabapentin in the treatment of trigeminal neuralgia: A retrospective study. J Pain. 2002;3(2):137-42.
45. Zakrzewska JM, Chaudhry Z, Nurmikko TJ, Patton DW, Mullens LE. Lamotrigine (Lamictal) in refractory trigeminal neuralgia: results from a double-blind placebo controlled crossover trial. Pain. 1997;73(2):223-30.
46. Hirsch LJ, Weintraub DB, Buchsbaum R, Spencer HT, Straka T, Hager M, et al. Predictors

of lamotrigine-associated rash. Epilepsia. 2006;47(2):318-22.

47. Schiavo A, Stagnaro FM, Salzano A, Marra AM, Bobbio E, Valente P, et al. Pregabalin-induced first degree atrioventricular block in a young patient treated for pain from extrapulmonary tuberculosis. Monaldi Archives for Chest Disease. 2017;87(3):838.
48. Smetana KS, Cook AM, Bastin MLT, Oyler DR. Antiepileptic dosing for critically ill adult patients receiving renal replacement therapy. J Crit Care. 2016;36:116-24.
49. Randinitis EJ, Posvar EL, Alvey CW, Sedman AJ, Cook JA, Bockbrader HN. Pharmacokinetics of pregabalin in subjects with various degrees of renal function. The Journal of Clinical Pharmacology. 2003;43(3):277-83.
50. Fromm GH, Terrence CF, Chattha AS. Baclofen in the treatment of trigeminal neuralgia: double-blind study and long-term follow-up. Ann Neurol. 1984;15(3):240-4.
51. Zakrzewska JM, Lopez BC. Trigeminal neuralgia. Clin Evid. 2005;(14):1669-77.
52. Bennetto L, Patel NK, Fuller G. Trigeminal neuralgia and its management. BMJ. 2007;334(7586):201-5.
53. Cheshire WP. Fosphenytoin: an intravenous option for the management of acute trigeminal neuralgia crisis. J Pain Symptom Manage. 2001;21(6):506-10.
54. Tate R, Rubin LM, Krajewski KC. Treatment of refractory trigeminal neuralgia with intravenous phenytoin. American Journal of Health-System Pharmacy. 2011;68(21):2059-61.
55. Moore D, Chong MS, Shetty A, Zakrzewska JM. A systematic review of rescue analgesic strategies in acute exacerbations of primary trigeminal neuralgia. Br J Anaesth. 2019;123(2):e385-96.
56. Stavropoulou E, Argyra E, Zis P, Vadalouca A, Siafaka I. The effect of intravenous lidocaine on trigeminal neuralgia: a randomized double blind placebo controlled trial. ISRN Pain. 2014;2014.
57. Zhou X, Shen Y, Zhao C, Luo F. Lidocaine aerosol sprayed on oral and/or nasal mucosa for the rescue of acute trigeminal neuralgia exacerbations: a retrospective study. Cephalalgia. 2023;43(5):03331024231 1680.
58. Niki Y, Kanai A, Hoshi K, Okamoto H. Immediate analgesic effect of 8% lidocaine applied to the oral mucosa in patients with trigeminal neuralgia. Pain Medicine. 2014;15(5):826-31.
59. Varga B, Csonka A, Csonka A, Molnar J, Amaral L, Spengler G. Possible biological and clinical applications of phenothiazines. anticancer res. 2017;37(11).
60. Chou RH, Lo LW, Liou YJ, Shu JH, Hsu HC, Liang Y, et al. Antipsychotic treatment is associated with risk of atrial fibrillation: a nationwide nested case-control study. Int J Cardiol. 2017;227:134-40.
61. Morra ME, Elgebaly A, Elmaraezy A, Khalil AM, Altibi AMA, Vu TLH, et al. Therapeutic efficacy and safety of botulinum toxin a therapy in trigeminal neuralgia: a systematic review and meta-analysis of randomized controlled trials. J Headache Pain. 2016;17(1):63.
62. Wu CJ, Lian YJ, Zheng YK, Zhang HF, Chen Y, Xie NC, et al. Botulinum toxin type A for the treatment of trigeminal neuralgia: results from a randomized, double-blind, placebo-controlled trial. Cephalalgia. 2012;32(6):443-50.
63. Spatz AL, Zakrzewska JM, Kay EJ. Decision analysis of medical and surgical treatments for trigeminal neuralgia: how patient evaluations of benefits and risks affect the utility of treatment decisions. Pain. 2007;131(3):302-10.
64. Jannetta PJ. Arterial compression of the trigeminal nerve at the pons in patients with trigeminal neuralgia. J Neurosurg. 1967;26(1-2):159-62.
65. Jannetta PJ. Microsurgical management of trigeminal neuralgia. Arch Neurol. 1985;42(8):800.
66. Burchiel KJ, Clarke H, Haglund M, Loeser JD. Long-term efficacy of microvascular decompression in trigeminal neuralgia. J Neurosurg. 1988;69(1):35-8.
67. Mendoza N, Illingworth RD. Trigeminal neuralgia treated by microvascular decompression: a long-term follow-up study. Br J Neurosurg. 1995;9(1):13-9.
68. McLaughlin MR, Jannetta PJ, Clyde BL, Subach BR, Comey CH, Resnick DK. Microvascular decompression of cranial nerves: lessons learned after 4400 operations. J Neurosurg. 1999;90(1):1-8.
69. Zakrzewska JM, Thomas DGT. Patient's assessment of outcome after three surgical procedures for the management of trigeminal neuralgia. Acta Neurochir (Wien). 1993;122(3-4):225-30.
70. Håkanson S. Trigeminal neuralgia treated by the injection of glycerol into the trigeminal cistern. Neurosurgery. 1981;9(6):638-41.
71. Huang B, Yao M, Chen Q, Du X, Li Z, Xie K, et al. Efficacy and safety of awake computed tomography–guided percutaneous balloon compression of trigeminal ganglion for trigeminal neuralgia. Pain Medicine. 2021;22(11):2700-7.
72. Sweet WH, Wepsic JG. Controlled thermocoagulation of trigeminal ganglion and rootlets

for differential destruction of pain fibers. J Neurosurg. 1974;40(2):143-56.
73. Abdennebi B, Mahfouf L, Nedjahi T. Long--term results of percutaneous compression of the gasserian ganglion in trigeminal neuralgia: series of 200 patients. Stereotact Funct Neurosurg. 1997;68(1-4):190-5.
74. Lopez BC, Hamlyn PJ, Zakrzewska JM. Systematic review of ablative neurosurgical techniques for the treatment of trigeminal neuralgia. Neurosurgery. 2004;54(4):973-83.
75. Fujimaki T, Fukushima T, Miyazaki S. Percutaneous retrogasserian glycerol injection in the management of trigeminal neuralgia: long-term follow-up results. J Neurosurg. 1990;73(2):212-6.
76. Zakrzewska JM, Jassim S, Bulman SJ. A prospective, longitudinal study on patients with trigeminal neuralgia who underwent radiofrequency thermocoagulation of the Gasserian ganglion. Pain. 1999;79(1):51-8.
77. Lobato RD, Rivas JJ, Sarabia R, Lamas E. Percutaneous microcompression of the gasserian ganglion for trigeminal neuralgia. J Neurosurg. 1990;72(4):546-53.
78. Pollock BE, Phuong LK, Gorman DA, Foote RL, Stafford SL. Stereotactic radiosurgery for idiopathic trigeminal neuralgia. J Neurosurg. agosto de 2002;97(2):347-53.
79. Kondziolka D, Perez B, Flickinger JC, Habeck M, Lunsford LD. Gamma knife radiosurgery for trigeminal neuralgia. Arch Neurol. 1998;55(12):1524.
80. Young RF, Vermulen S, Posewitz A. Gamma knife radiosurgery for the treatment of trigeminal neuralgia. Stereotact Funct Neurosurg. 1998;70(1):192-9.
81. Pollock BE, Phuong LK, Foote RL, Stafford SL, Gorman DA. High-dose trigeminal neuralgia radiosurgery associated with increased risk of trigeminal nerve dysfunction. Neurosurgery. 2001;49(1):58-64.
82. Heinskou TB, Maarbjerg S, Wolfram F, Rochat P, Brennum J, Olesen J, et al. Favourable prognosis of trigeminal neuralgia when enrolled in a multidisciplinary management program - a two-year prospective real-life study. J Headache Pain. 2019;20(1):23.
83. Zakrzewska JM, Jorns TP, Spatz A. Patient led conferences – who attends, are their expectations met and do they vary in three different countries? European Journal of Pain. 2009;13(5):486-91.

Dor Neuropática Localizada

57

Lia Rachel Chaves do Amaral Pelloso
Júlia de Abreu e Oliveira
Maria Eduarda Benatti Spengler
Natália Barboza da Silva

INTRODUÇÃO

Desde sua primeira conceitualização, estabelecida pela Associação Internacional para o Estudo da Dor (IASP, do inglês International Association for the Study of Pain) em 1979, a definição de dor como "uma experiência sensorial desagradável relacionada a uma lesão tecidual real ou potencial, ou descrita de acordo com essa lesão" sofreu alterações, resultado da necessidade de atualização de tal conceito.[1] Nesse sentido, a discordância em relação à acurácia dessa definição[2,3] foi uma das principais motivações para se elaborar uma nova classificação, na qual o termo foi conceituado pela IASP como "uma experiência sensitiva e emocional desagradável associada, ou semelhante àquela relacionada, a uma lesão tecidual real ou potencial".[1]

De maneira similar, o conceito de dor neuropática sofreu uma reformulação em 2011, sendo atualmente reconhecida pela IASP como "aquela decorrente de uma lesão ou doença que acomete diretamente o sistema somatossensitivo", em detrimento da antiga definição, permitindo maior objetividade e precisão para identificar essa síndrome.[4] Apesar disso, a compreensão da dor neuropática vai além da identificação do dano ao sistema somatossensitivo, e sua investigação clínica deve incluir a delimitação de diversos aspectos como o local de origem da lesão (central ou periférica), sua profundidade (superficial ou profunda) e a abrangência da dor, isto é, se é restrita a uma região ou se envolve uma área mais ampla.[5]

Ainda, a dor neuropática pode estar relacionada às sensações atípicas, como sintomas positivos e negativos. Os sinais positivos dividem-se em espontâneos, por exemplo, a dor em aperto e sensações de choque ou queimação, e em evocados, caracterizados pela hiperalgesia e alodinia. Os sintomas negativos, por outro lado, incluem a perda da percepção de estímulos nocivos, térmicos e mecânicos, podendo o déficit sensitivo ser concomitante às sensações não dolorosas, como disestesias e parestesias.[6]

A dor neuropática de origem central consiste em uma condição dolorosa ocasionada por danos ao sistema nervoso central (SNC), como afecções vasculares, em especial, o acidente vascular encefálico (AVE), além de lesões traumáticas, neoplásicas, infecciosas e desmielinizantes.[7] Pode apresentar sintomas neuropáticos característicos, com sua intensidade variando de moderada a grave, podendo ser até mesmo limitante. De acordo com a literatura, sua manifestação clínica pode acarretar significativa morbidade, visto que altera o sono em 50% dos afetados e o humor em 87% dos pacientes.[7] A sensibilização central ocorre por meio da liberação prolongada de neurotransmissores como glutamato e substância P (sub P), sendo a ativação dos receptores N-metil-D--aspartato (NMDA) e o influxo intracelular de cálcio fundamentais nesse mecanismo de dor.[8]

Por outro lado, a dor de origem periférica resulta de lesões no sistema nervoso periférico (SNP), com uma sensibilização periférica provocada pela liberação de prostaglandina e sub P a partir da mudança na expressão de canais iônicos.[8] Pode ser classificada em três grupos principais: mononeuropatias com acometimento exclusivo do tronco nervoso; mononeuropatias múltiplas, que comprometem inúmeros troncos nervosos; e polineuropatias distais, que acometem difusa e simetricamente os membros superiores e inferiores.[9]

A dor neuropática de origem periférica pode ser hereditária, tóxica, metabólica ou idiopática, e deve ser distinguida da dor de origem central com base na clínica do paciente (anamnese e exame físico), realizando-se, caso necessário, o emprego de exames adicionais para melhor indicar a topografia da lesão dolorosa.[7] Um exemplo dessa diferenciação clínica é a prevalência dos sintomas de hiperalgesia e alodinia em neuropatias periféricas, sendo sua presença pouco usual na dor neuropática de origem central.[7]

A dor neuropática periférica também apresenta outras delimitações, por exemplo, em relação à topografia dos sintomas sensoriais dolorosos. Aparece então, nesse contexto, o conceito de dor neuropática localizada (DNL).[5] A IASP, para desenvolver uma definição consensual, discutiu vários termos e frases, como "localizada", "superficial", "circunscrita", "área de dor bem definida", "sensação cutânea anormal" (diminuição ou aumento da sensação), "local", "cutânea", "ser capaz de apontar para a área de dor", "área de dor significativa", "constante ao longo do tempo", "unilateral" e "bilateral" para estabelecer uma proposta de definição de DNL, e que ela fosse utilizada no tratamento baseado na história clínica e exame físico. Finalmente, chegou-se a um consenso sobre a seguinte definição: "A DNL é um tipo de dor neuropática caracterizada por área(s) consistente(s) e circunscrita(s) de dor máxima".[5] A busca por uma descrição cada vez mais precisa tem a função não somente de promover um maior entendimento dessa síndrome, como também de aprimorar o tratamento.[5]

Dados epidemiológicos referentes à prevalência e incidência de dor neuropática costumam ser escassos devido, principalmente, à falta de critérios diagnósticos básicos aplicados em pesquisas referentes ao assunto para a população geral.[10] É esperado que ocorra um aumento dessa com o decorrer dos anos, tendo em vista o constante envelhecimento da população, o aumento de casos de diabetes *mellitus* e o aumento de sobrevida de pacientes oncológicos pós-quimioterapia.[11] Estima-se que a prevalência global dessa condição varie de 3% a 9,8%, sendo que 8% dos pacientes têm idade superior a 55 anos, e que a DNL corresponde a 60% dos casos de dor neuropática.[10,11]

A etiologia de DNL é muito variada e, geralmente, multifatorial, podendo ter origem no SNC ou SNP, principalmente quando há lesão de fibras A-beta, A-delta e fibras C.[12,11] Em regra, seu desenvolvimento está associado às seguintes condições: doenças metabólicas (diabetes *mellitus*, deficiência de vitamina B12, alcoolismo), infecções (varicela zoster ou vírus da imunodeficiência humana [HIV]), intoxicações exógenas (etanol e compostos quimioterápicos, como alcaloides de vinca (vincristina), platinas, bortezomibe, taxanos ou epotilona), problemas de deficiência nutricional, compressões nervosas (neuroma de Morton, síndrome do túnel do tarso e do carpo), radiculopatias (sequelas de neuralgia, lombalgia, e síndrome cervicobraquial), procedimentos cirúrgicos (artroscopia ou artroplastia, toracotomia ou mastectomia, cesárea, safenectomia, cirurgia inguinal, colecistectomia etc.), síndrome de dor regional complexa (SDRC) tipo 1, entre outras.[10,13]

Em sua maioria, a DNL costuma se desenvolver próxima à origem da lesão, como em casos pós-cirúrgicos e de neuralgia pós-herpética, podendo ser facilmente identificada nessas áreas mais restritas por seguirem determinado dermátomo.[10] Entretanto, sua localização é dificultada dependendo da etiologia, já que o caráter amplo e progressivo da lesão pode interferir na distribuição dos sintomas dolorosos, como ocorre na polineuropatia diabética ou neuropatia induzida por quimioterapia.[10] É válido destacar que nem todos os pacientes que apresentam patologias neurológicas ou comorbidades associadas, sejam elas do SNC ou SNP, necessariamente desenvolverão DNL.[12]

FISIOPATOLOGIA

A dor neuropática pode resultar de uma lesão ou de uma doença do sistema nervoso e de difícil tratamento. A lesão do nervo periférico promove a ativação das células de Schwann e a invasão de células imunocompetentes no local da lesão, na medula espinal e estruturas sensoriais superiores, como o tálamo e os córtex cingulado e sensorial. Várias citocinas, quimiocinas, fatores de crescimento, monoaminas e neuropeptídeos realizam uma sinalização bidirecional entre neurônios, glia e células imunes, ocorrendo hiperexcitabilidade sustentada e uma atividade espontânea nos aferentes primários que é a chave para o início e a persistência da dor, bem como para o processamento incorreto da informação sensorial na medula espinal e nas estruturas supraespinhais.[14]

As doenças ou lesões que afetam o sistema somatossensorial provocam frequentemente dor neuropática de longa duração, que vão depender da natureza da lesão, bem como de alguns fatores, como sexo, idade, etnia, predisposição genética e fatores socioambientais.[14]

A lesão no nervo periférico promove a degeneração walleriana dos axônios lesionados, provocado pela ativação das células de Schwann, dos fibroblastos, dos mastócitos, queratinócitos, células epiteliais no local da lesão, além da invasão de neutrófilos, macrófagos e linfócitos, bem como a ativação de células gliais satélites e macrófagos residentes nos gânglios da raiz dorsal (DRG) (Figura 1). Uma vez ativados, cada um desses tipos de células imunocompetentes liberam uma variedade de mediadores primários pró-inflamatórios, como as interleucinas-1α (IL-1α), interleucinas-1β (IL-1β), IL-6, IL-8, IL-15, IL-17 e IL-18; fator de necrose tumoral alfa (TNF-α); fator inibitório da leucemia (LIF); oncostatina M (OSM); fator de crescimento nervoso (NGF); serotonina; histamina e sub P; as glicoproteínas secretadas Wnt3a e Wnt5a (*wingless-type mammary tumor vírus*, isto é, vírus do tumor mamário do tipo *wingless*); e quimiocinas CCL-2, CXCL-1,CXCL-4 e CXCL-12. Essa produção de mediadores primários vem acompanhada pela produção de espécies reativas de oxigênio (ROS) e de espécies reativas de azoto (NOS), danificando as mitocôndrias e levando-as a libertar ROS e componentes de padrões moleculares associados aos danos (DAMPs). Toda essa disfunção mitocondrial vem surgindo como um processo-chave na etiologia da dor.[14]

A "neuroinflamação" é a resposta do tecido neuronal aos mediadores inflamatórios, caracterizada pela proliferação de células gliais e pela modulação do seu fenótipo, bem como pelo aumento da atividade neuronal. A ação dos mediadores primários não se limita aos nociceptores periféricos; também há comprometimento dos circuitos inibitórios, isto é, tipos de aferentes que não transmitem dor em circunstâncias normais e começam a sinalizar informação interpretada como dor após a lesão do nervo. Esses mediadores primários entram na corrente sanguínea promovendo o extravasamento do plasma e o aumento da permeabilidade da barreira hematoencefálica e da barreira hemato-venosa na periferia, facilitando o recrutamento contínuo de macrófagos, leucócitos e linfócitos imunocompetentes para o local da lesão nervosa, bem como para a medula espinhal, DRG e estruturas supraespinhais.[14]

Já nas estruturas corticais, há a modulação da nocicepção por meio do controle descendente dos circuitos espinais, por meio de projeções corticoespinhais diretas, bem como pela ativação de estruturas no tronco cerebral, como a substância cinzenta periaquedutal, o *locus coeruleus*, núcleos da rafe e medula rostroventral. A inibição descendente do processamento nociceptivo espinal é mediada por receptores serotoninérgicos do tipo 5HT7 e adrenoceptores alfa-2, enquanto a ativação serotoninérgica dos receptores metabotrópicos 5HT2 e dos receptores ionotrópicos 5HT3 facilita a transmissão. Normalmente, existe um equilíbrio entre a inibição descendente e a excitação, mas após a lesão de um nervo periférico, os processos excitatórios ganham vantagem, levando à persistência da dor.[14]

DIAGNÓSTICO

No ano de 2010, um conselho de especialistas em dor, baseado em artigos e na definição da IASP de dor neuropática, estabeleceu pela primeira vez o conceito de DNL:

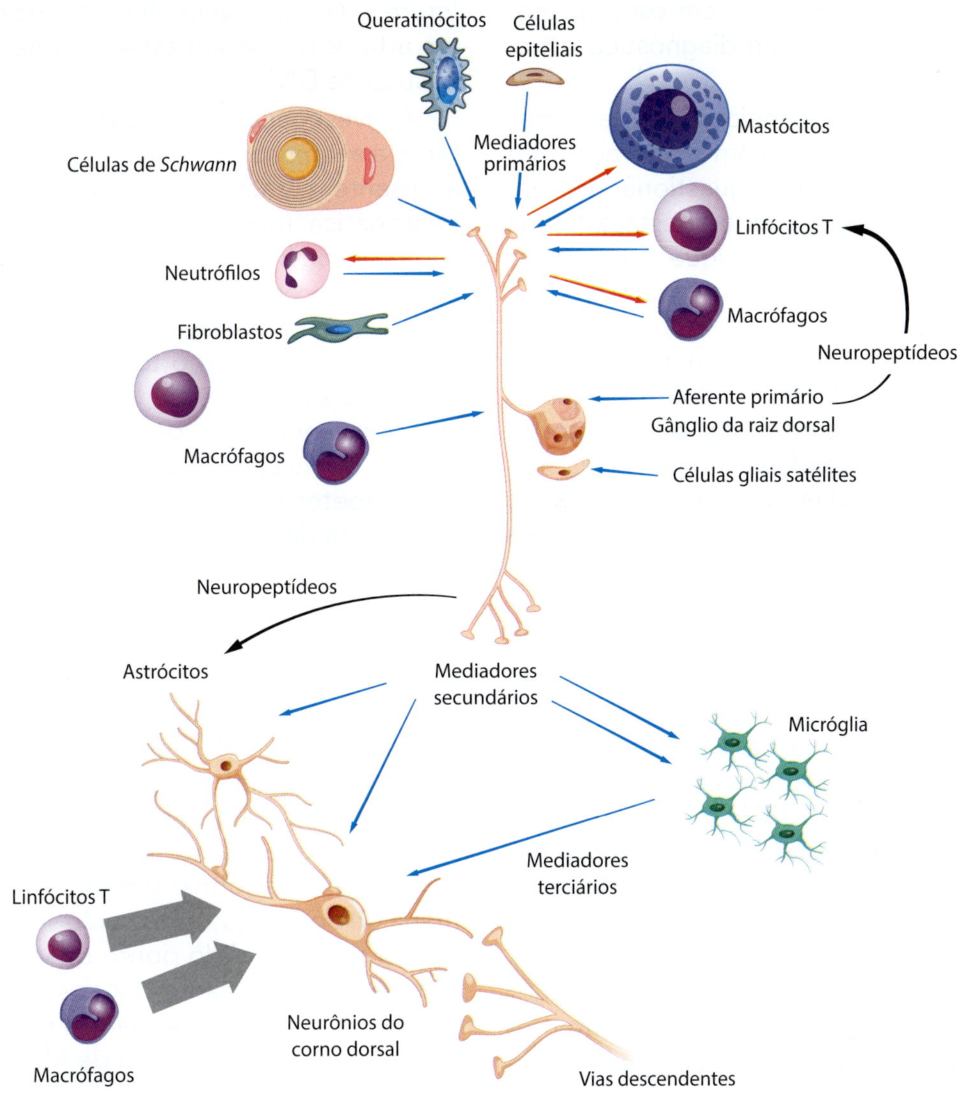

Figura 1 – Esquema ilustrativo dos mediadores primários, secundários e terciários no início e na manutenção da dor neuropática em resposta à lesão do nervo periférico. As setas pontilhadas e finas contínuas indicam a ativação celular e, quando paralelas, ilustram uma ativação bidirecional das estruturas. As setas grossas contínuas indicam o recrutamento celular.

Fonte: Adaptada de Smith, 2023.

> *'Um tipo de dor neuropática periférica caracterizada por áreas consistentes e circunscritas de dor máxima associada a sinais sensoriais negativos ou positivos e/ou sintomas espontâneos característicos de dor neuropática.*[5]

Logo, os pacientes com DNL, além de apresentarem os sintomas neuropáticos usuais, demonstram ser igualmente capazes de localizar suas dores e sensações cutâneas atípicas, sendo a ocorrência da dor máxima nessas áreas manifestada de maneira constante e prolongada.[6,11,12,15] A formulação do termo foi essencial para identificar e distinguir pacientes com dor crônica, uma vez que, segundo uma pesquisa na Europa Ocidental, cerca de 60% dos indivíduos enquadrados com dor neuropática, ao serem questionados, relataram conseguir apontar o local da dor, ou seja, configuravam mais precisamente como pacientes com DNL.[15]

Essa nova categoria de dor neuropática também viabilizou o desenvolvimento de ferramentas que direcionam o manejo clínico, visto que o contato primário desses pacientes ocorre, em 98% dos casos, com médicos generalistas, sendo, portanto, necessária a existência de critérios específicos que auxiliem esses profissionais a estabelecerem um diagnóstico e tratamento adequados.[6,10]

Visando facilitar o manejo clínico, algumas ferramentas de triagem foram elaboradas nas últimas décadas, sobretudo questionários, sendo, dentre estes, os seguintes destacados na literatura: *Douleur neuropathique 4 questions* (DN4),[16,17] *Pain Detect Questionaire* (PD-Q),[16,18] escala *Leeds Assessment of Neuropathic Symptoms and Signs* (S-LANSS)[19] e *Neuropathic Pain Symptom Inventory* (NPSI).[10,20] Todos os quatro instrumentos foram traduzidos para o português e têm seu uso validado no Brasil.[6,10,16-20]

O questionário DN4 apresenta 90% de especificidade e 83% de sensibilidade quando voltado para o rastreio de dor neuropática.[16] Contém 10 itens, dos quais 7 se relacionam com os sintomas e 3 com a parte física. Sua pontuação varia de 0 a 10, sendo 1 ponto atribuído a cada resposta positiva e 0 para as negativas. Valores maiores ou iguais a 4 indicam grande suspeição para dor neuropática geral.[17] No entanto, apesar de sua utilidade e facilidade, principalmente relacionada à sua utilização por generalistas, essa ferramenta pouco retrata ou delimita a DNL, mantendo um diagnóstico de dor neuropática mais amplo e pouco preciso.[16]

Isso pode ser observado nos formulários PD-Q e LANSS, pois, embora apresentem a mesma finalidade, com variações apenas acerca do modo e tempo de aplicação, também não diferem a dor neuropática de origem central da dor de caráter periférico.[16,18,19]

A NPSI, entretanto, é capaz de promover tal distinção. O questionário franco-belga foi desenvolvido a fim de distinguir a dor neuropática de origem periférica da central, por meio de 18 descritores e 4 dimensões qualitativas de dor: evocada (exemplificada pelas sensações de alodinia e hiperalgesia), espontânea (pressão e queimação), paroxística espontânea (choque), e sintomas concomitantes como parestesia, os quais devem ser considerados como características complementares e não essenciais para a clínica.[16,20] Embora efetivo, o NPSI oferece melhor destaca a resposta dos pacientes frente ao tratamento estipulado, sendo mais comumente utilizado em estudos e pesquisas. No momento, estão em vigência algoritmos mais atualizados, criados a partir de critérios IASP e da classificação do *Neuropathic Pain Special Interest Group* (NeuPSIG), e disponibilizados em artigos que visam especificamente ao diagnóstico de DNL.[6,12,15]

A investigação de DNL deve ser iniciada durante a anamnese do paciente, caso o indivíduo apresente características qualitativas de dor neuropática (positivas e/ou negativas) e seja capaz de localizar a distribuição da sua dor.[6,12,15] Seguindo a ordem de itens dos questionários mais atuais, a avaliação dos antecedentes patológicos é o próximo tópico a ser explorado, visto que a presença de lesões nervosas, especialmente neuralgia pós-infecção por herpes zoster, doenças metabólicas (insuficiência renal, diabetes *mellitus*, hipotireoidismo) e lesão traumática de nervos (síndrome de compressão nervosa, amputação de membros, trauma ou cirurgia), reforçam a suspeição de DNL.[6,15]

Em seguida, é necessária uma descrição topográfica da dor, e uma maneira prática de abordá-la seria solicitar ao paciente que desenhe, em um molde de papel, as áreas onde sua dor se localiza. Durante o exame físico, tal demarcação será analisada pelo médico generalista ou especialista, sendo utilizada, posteriormente, para formar um perfil sensorial e um mapa de dor, os quais indicarão se a distribuição da dor é plausível do ponto de vista neuroanatômico.[11] É importante que, nesse registro topográfico, o paciente esclareça o alcance dessa dor, isto é, se ela é sentida de forma superficial ou profunda, já que, para se enquadrar nos critérios de DNL, a dor deve ser expressa em uma área circunscrita superficialmente.[6]

Após levantada a hipótese de DNL, testes físicos devem ser aplicados a fim de confirmar o diagnóstico, avaliando-se a questão sensorial a partir da estimulação do toque, vibração, pressão/dor, e temperatura:[6] o monofilamento de von Frey é utilizado para verificar o limiar do toque; já o uso de um pincel ou algodão avaliará os mecanorreceptores dinâmicos; a vibração é examinada por meio da utilização do diapasão com frequência de 128 Hz; o estímulo doloroso é testado com a aplicação de objetos pontiagudos; e as sensações térmicas podem ser avaliadas com a utilização do *Lindblom roller* ou frascos contendo água quente à 40 °C e água fria à 20 °C.[15]

De acordo com a literatura, os testes são iniciados nas regiões corporais mais afastadas das áreas dolorosas, citando, como exemplo, o exame dos membros superiores no caso de sintomas em membros inferiores ou de membros contralaterais.[6] Os estímulos devem ser repetidos pelo menos 3 vezes, podendo as respostas variar entre normal, diminuída ou aumentada. Ainda, é essencial avaliar a extensão da região dolorosa por meio da comparação da área de dor máxima, indicada pelo paciente, com uma folha de papel A4, pois caso essa demarcação seja menor do que a área de um papel A4, reforça-se a hipótese de DNL.[6,13] A partir dos exames até então realizados, obtém-se quatro perguntas-chave acerca do diagnóstico de DNL:[11]

1. O histórico médico dos indivíduos apresenta dores importantes sugestivas de afecções nervosas?
2. A distribuição dos sintomas dolorosos é plausível neuroanatomicamente?
3. Nota-se nos exames físicos, em especial na avaliação neurológica, sintomas negativos e/ou positivos no local do nervo presumivelmente afetado?
4. A área de dor máxima é limitada? Se sim, seu tamanho é menor que a área de uma folha A4?

É possível igualmente organizar esses itens em um esquema (Figura 2), baseando-se em algoritmos já existentes, e chegar a três possíveis resultados (dor neuropática não confirmada, provável ou definitiva) para concluir a investigação de DNL.[6,13]

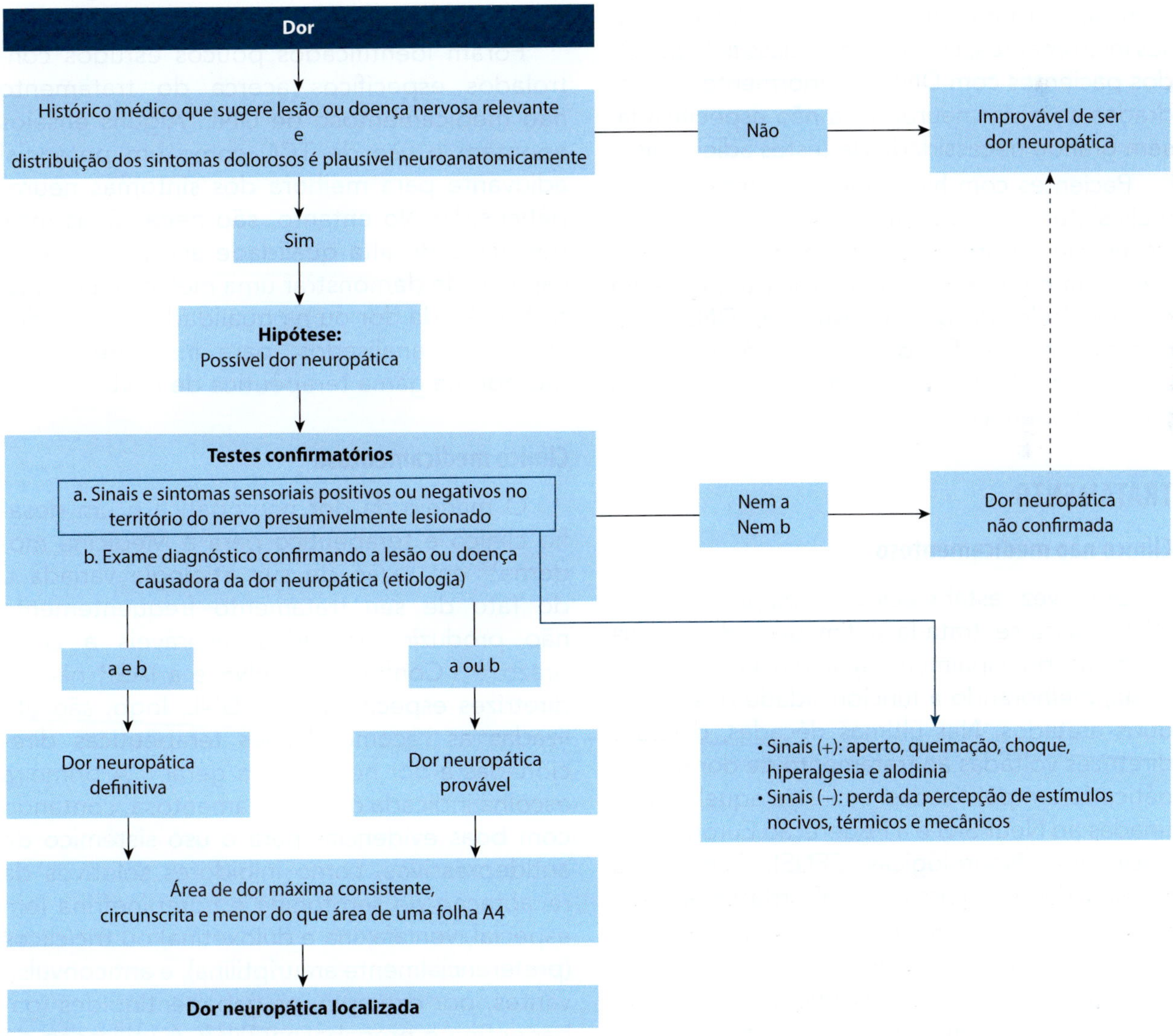

Figura 2 – Algoritmo para diagnóstico de dor neuropática localizada.

Fonte: Adaptada de Mick, *et al.*, 2014; Allegri, *et al.*, 2015; Plancarte-Sánchez, *et al.*, 2021.

Em caso de dúvidas, mesmo com a aplicação dos questionários, vale considerar o uso de outros testes etiológicos, em especial perguntas relacionadas a tratamentos médicos prévios como quimioterapia, radioterapia, cirurgia ou trauma, e até mesmo o uso de antibióticos.[6,11] Também é fundamental levar em conta as particularidades de cada paciente, o que torna necessária a realização de exames complementares, como os laboratoriais (glicemia, hormônios tireoidianos, ureia, creatinina, enzimas hepáticas, parâmetros inflamatórios, sorologia para HIV etc.), os de imagem (radiografia, ultrassonografia [USG] e ressonância magnética [RM]) e os neurofisiológicos (eletroneuromiografia [ENMG]).[6,13] Entretanto, 94,3% dos clínicos gerais, ao utilizarem as ferramentas diagnósticas de DNL em indivíduos com dor crônica, constataram a eficácia e utilidade desses instrumentos, conseguindo classificar 55,3% dos pacientes com DNL, anteriormente enquadrados com dor neuropática não especificada, sem grande necessidade de testes adicionais.[6]

Pacientes com hiperalgesia intensa, ou demais sintomas neuropáticos de difícil controle, devem ser encaminhados de imediato a um especialista em dor para uma avaliação, e, assim que estabelecido o diagnóstico de DNL, bem como em outras afecções, é necessário explicar ao paciente do que se trata a doença e criar um plano terapêutico.[13]

TRATAMENTO

Clínico não medicamentoso

Uma vez estabelecido o diagnóstico de DNL, busca-se tratá-la a fim de reduzir seus sintomas, principalmente a alodinia e a hiperalgesia, melhorando a funcionalidade dos indivíduos afetados. Nas últimas décadas, diversas diretrizes voltadas ao tratamento de dor neuropática foram publicadas, inclusive aquelas destinadas ao NeuPSIG e a Federação Europeia de Sociedades Neurológicas (EFNS). Contudo, a maioria das pesquisas não aborda especificamente a DNL, o que limita a aplicação desses estudos no tratamento dessa condição.[12,13]

Entre os recursos terapêuticos não medicamentosos mencionados em diretrizes de dor, há uma fraca recomendação para o uso de terapia cognitiva-comportamental (TCC) como tratamento complementar de dor neuropática.[21,22] O TCC, segundo a literatura, pode reduzir a intensidade da dor por meio da indução de mudanças estruturais no córtex pré-frontal, elevando, por exemplo, o volume de substância cinzenta.[21] No entanto, a qualidade dos estudos na área varia de fraca a moderada, dependendo do tempo utilizado, do público-alvo e da abordagem de TCC empregada.[21] Outros métodos assinalados na literatura, como a acupuntura auricular, laserterapia de baixa intensidade e aromaterapia, apresentam evidências inconclusivas, já que derivam de ensaios únicos e de variada qualidade.[21,22] Tratamentos não farmacológicos dirigidos a outras enfermidades, por exemplo, a hipnose e a terapia de espelho,[21] também são citados como promissores para tratar dor neuropática, porém carecem de evidências significativas de seu benefício até o momento.

Foram identificados poucos estudos controlados específicos acerca do tratamento não medicamentoso de DNL. Alguns ensaios apontam o uso de TCC como um potencial adjuvante para melhora dos sintomas neuropáticos.[21,22] No entanto, são necessárias mais pesquisas de alta qualidade acerca do tema, capazes de demonstrar uma melhora na catastrofização da dor ou na qualidade de vida dos indivíduos analisados, para instituírem esse método na gama terapêutica de DNL.[22]

Clínico medicamentoso

O manejo da dor neuropática é um desafio clínico e terapêutico para a Medicina moderna[13] em razão de sua etiologia variada e do fato de seu tratamento frequentemente não produzir resultados favoráveis a curto prazo.[23,24] Conforme a EFNS e a IASP, não há diretrizes específicas para DNL, logo, são utilizadas as recomendações terapêuticas direcionadas à dor neuropática geral.[13] A primeira escolha indicada é a medicamentosa, contando com boas evidências para o uso sistêmico de antidepressivos, como inibidores seletivos da recaptação de serotonina e norepinefrina (em especial, venlafaxina e duloxetina) ou tricíclicos (preferencialmente amitriptilina), e anticonvulsivantes, por exemplo, os gabapentinoides (gabapentina e pregabalina).[11,12,22] A utilização de opioides, como morfina, oxicodona e tramadol, é considerada um recurso terapêutico de 2ª ou

3ª linha, isto é, indicada em casos de não resposta ao tratamento farmacológico usual.[10,11,22]

Os recentes *guidelines* internacionais, embora reportem uma eficácia relativa do uso de agentes sistêmicos para o tratamento inicial de DNL – com cerca de 30% a 40% dos pacientes apresentando boa resposta –, também destacam aspectos negativos dessa abordagem, citando, dentre eles, problemas com interação medicamentosa, tolerabilidade e toxicidade.[10,12,13] A via de administração transdérmica, exemplificada pelo uso de adesivos de opioides (como fentanil ou buprenorfina), configura, igualmente, em uma alternativa terapêutica de DNL. Contudo, sua ação generalizada no organismo humano demonstra ter os mesmos efeitos adversos de outros medicamentos sistêmicos,[12] o que compromete a qualidade de vida dos indivíduos afetados.[13] Logo, é preferivelmente indicada em casos de dor aguda e de dor nociceptiva crônica.[10]

Não há protocolos para o uso de anti-inflamatórios não esteroides (AINEs), já que estudos demonstram sua ineficácia no manejo de dor neuropática e de DNL.[13,23] Também há um baixo nível de evidência para a utilização de canabinoides, por exemplo, THC oral ou nabiximol transmucosa, pois mesmo existindo um número significativo de pesquisas de alta qualidade, os resultados obtidos foram inconclusivos, o que torna inviável o uso de canabinoides no cenário de dor neuropática até o momento.[22,24]

Uma alternativa sugerida na literatura é a toxina botulínica A subcutânea, já que atua suprimindo a secreção de neurotransmissores e neuropeptídeos, como acetilcolina e glutamato, em terminações nervosas.[12] Embora tenha obtido resultados positivos em trabalhos de alta qualidade, a escassez de estudos na área faz com que seja fracamente recomendada,[22,24] permanecendo, por enquanto, como tratamento de 3ª linha para DNL.[12,22]

Estudos com bloqueadores seletivos de canais de sódio Nav1.7., com anticorpos voltados à atividade de fatores de crescimento nervoso humano – como fulranumabe e tanezumabe – e com ASP8477, um inibidor seletivo da amida hidrolase de ácido graxo, estão atualmente em desenvolvimento, porém demonstram ter grande potencial no manejo de DNL e outros tipos de neuropatias.[22,24] Esses e outros novos campos de pesquisa têm buscado melhor direcionar as terapias existentes, estudando variados mecanismos desencadeadores de dor neuropática, a fim de intervir e oferecer mais segurança e menos efeitos adversos em comparação aos medicamentos atualmente recomendados. Como continuam em fase de testes, não há evidências conclusivas sobre seu uso.[24]

A via tópica é considerada a forma de administração de escolha para DNL.[11] Fármacos aplicados topicamente são capazes interromper a propagação da dor ao SNC pelas fibras nociceptivas aferentes, sem afetar a cognição ou alterar a funcionalidade do indivíduo.[12] Além disso, compostos tópicos são bem tolerados, com baixa absorção cutânea, podendo ser aplicados diretamente nas regiões dolorosas, sem que seja necessário titular a dose. Isso oferece um perfil risco-benefício favorável[11,12] e reduz a ocorrência de efeitos colaterais de 41,2% para 5,8%, se comparados aos fármacos sistêmicos, como a pregabalina.[10,15] A via tópica é contraindicada somente em casos de lesões, infecções ou atopias cutâneas, pois a falta de integridade da pele pode causar irritações e agravar reações adversas.[10,12]

Os agentes tópicos mais estudados no manejo DNL são os emplastros de lidocaína a 5% e de capsaicina a 8%.[11-13] Outros agentes tópicos, como preparações fitoterápicas, nitroglicerina, clonidina, cetamina e alguns anestésicos locais (p. ex., bupivacaína e mepivacaína), apresentam poucas recomendações na literatura, visto que, em pesquisas voltadas para dor periférica, o uso desses é considerado inconclusivo.[9,13,15,22]

LIDOCAÍNA A 5%

O emplastro de lidocaína a 5% é destacado como tratamento de 1ª linha para DNL, conforme ensaios clínicos randomizados abordados no consenso da Société Française d'Etude et de Traitement de la Douleur (SFETD) de 2020.[11] Com cerca de 700 mg de lidocaína incorporados a um suporte de polietileno tereftalato de 10 cm a 14 cm,[13] o emplastro é principalmente indicado para DNL em indivíduos com comorbidades ou com idade avançada,[11] visto que tem baixo potencial para interagir concomitantemente com outros medicamentos e é de fácil aplicação.[10] As diretrizes NeuPSIG divergiram quanto a essa indicação em 2015, pois, no consenso em questão, não reconheceram a DNL como uma entidade específica.[12] As atualizações dos anos seguintes retomam os apontamentos da NeuPSIG 2010, como descrito pela SFETD 2020, consolidando a lidocaína a 5% como a opção mais viável e segura para tratar DNL.[11]

Desde 1999, o emplastro de lidocaína a 5% vem sendo utilizado nos Estados Unidos como anestésico para tratar neuralgia pós-herpética, o que motivou um aumento no número de estudos sobre esse agente tópico, especialmente em relação à sua farmacocinética e farmacodinâmica.[10] Muitas dessas pesquisas evidenciaram uma diminuição de 66% da dor local na DNL secundária pós-herpética após 3 meses do uso do emplastro, além de notarem uma redução da intensidade dos sintomas de DNL pós-cirúrgica. Estudos clínicos multicêntricos reforçam o perfil seguro e de boa tolerabilidade do fármaco.[11,12,26] A princípio, utilizava-se a mistura eutética de lidocaína a 2,5% com prilocaína a 2,5% na forma de creme anestésico – comercialmente conhecido como EMLA – ou a combinação de lidocaína 70 mg e tetracaína 70 mg (mistura LTP), contudo, além do benefício destes não ter sido evidenciado em estudos controlados, a monoterapia com lidocaína a 5% mostrou melhores resultados no tratamento de dor periférica, passando a ser o anestésico local de escolha por parte dos especialistas.[15,25]

A lidocaína (2-[dietilamino]-N-[2,6dimetilfenil] acetamido) é um anestésico que, segundo a literatura, atua ligando-se, não seletivamente, a poros de canais de sódio voltagem-dependentes (especialmente Nav 1.7, Nav 1.8 e Nav 1.9) situados em aferências sensoriais lesadas dos tipos C e A-delta.[11,15] Ao se ligar, o anestésico diminui a velocidade de transmissão do sinal elétrico,[10] bloqueando irreversivelmente os canais de sódio, embora não produza uma inibição completa desses canais em fibras sensoriais A-beta mielinizadas. Isso mantém a sensibilidade cutânea a toques leves.[10]

A qualidade da inibição dependerá da afinidade e da taxa de ligação da lidocaína. Além disso, o emplastro é capaz de dessensibilizar os canais de receptor de potencial transiente anquirina 1 (TRPA1) de fibras C nociceptivas, produzindo um efeito analgésico adicional nas áreas periféricas, mas sem gerar uma ação anestésica local.[15,27] A lidocaína a 5% também oferece uma camada protetora proporcionada pelo hidrogel, o que auxilia em sua ação mecânica contra os estímulos que desencadeiam a hiperalgesia e a alodinia.[10,11]

A quantidade de lidocaína absorvida pela pele varia de acordo com a área coberta pelo emplastro e com o tempo de aplicação, necessitando, em média, de 3% da dose máxima permitida de Lidocaína, isto é, três emplastros simultâneos em 12 horas, para gerar uma absorção sistêmica.[11,13] Quando aplicada de forma cutânea, 70% da Lidocaína absorvida se liga à glicoproteína ácida alfa-1 e passa por difusão passiva para o tecido afetado, podendo até mesmo atravessar a barreira hematoencefálica e placentária ao atingir a corrente sanguínea. Sua concentração plasmática, após a colocação de um emplastro, pode chegar a 128 ng/mL.[10,21]

Não há relatos acerca do metabolismo da lidocaína tópica, contudo, é descrito que sua forma sistêmica é metabolizada pelo citocromo P450 (CYP), principalmente pelas isoformas CYP1A2 e CYP3A4 no fígado, e que seus metabólitos inativos (monoetil-glicinexilidina e glicinexilidina) são excretados por via renal.[10,21] Assim que aplicada, a lidocaína tópica começa a agir em 30 minutos, perdurando seu efeito anestésico por 12 horas, com pico após 4 horas.[10] Com meia-vida de 7,6 horas, o emplastro de lidocaína a 5% tem sua eliminação retardada em casos de insuficiência renal, hepática e cardíaca, não se fazendo preciso um ajuste de dose nessas situações, exceto em casos graves. Utilizando-se a dose diária de no máximo 3 emplastros em 12 horas, é possível obter resultados positivos entre 2 e 4 semanas,[13] com melhora especialmente da alodinia – redução de 50% do sintoma em 94,7% dos pacientes avaliados –, bem como da dor espontânea e da hiperalgesia mecânica estática. Não é preciso realizar o desmame do medicamento ao fim do tratamento.[10,12,15]

Quanto aos efeitos colaterais da lidocaína tópica, no geral, estes compreendem em: edema, prurido, eritema e dermatite.[10,13] As reações cutâneas ocorrem apenas no local em que o emplastro foi aplicado, e normalmente esses efeitos são passageiros e autolimitados, desaparecendo poucas horas após a remoção do emplastro de lidocaína.[10] Cerca de 3% a 5% dos indivíduos afetados relataram ter apresentado algum grau de efeito adverso, porém, em sua maioria, os pacientes não evidenciaram qualquer evento anormal ou tolerância, mesmo após um intervalo de 8 anos de uso, como em casos documentados.[12]

Em síntese, os testes com o emplastro de lidocaína a 5% produziram uma ampla melhora da qualidade de vida dos pacientes com DNL, apresentando uma pontuação estimada de 0,12 contra 0,04 na escala de qualidade de vida europeia (EQ-5D, do inglês *European Quality Of Life-5 Dimensions*). Ademais, proporcionou um alívio sustentado da dor após seu uso a longo prazo, além de oferecer segurança e tolerabilidade, como assegurado pelo SFETD de 2020.[10,15] Alguns estudos ainda sugerem potencializar o efeito da lidocaína por meio da utilização de uma terapia combinada, sobretudo com a pregabalina. Em testes com tal combinação, há evidências de uma redução mais acentuada dos sintomas neuropáticos, com base na escala numérica de dor, em comparação à monoterapia de 4 semanas com lidocaína, porém, análises sobre o tema aparecem em número reduzido, sendo, portanto, inconclusivas até o momento.[15,22,26]

CAPSAICINA A 8%

Contando com um mecanismo de ação distinto da lidocaína, o emplastro de capsaicina a 8% configura em um agente tópico de 2ª linha para tratar DNL, apesar de apresentar nível de eficácia A pela EFNS no manejo de neuralgia pós-herpética e neuropatia por HIV.[12] A capsaicina é um vaniloide derivado da planta do gênero *Capsicum*, responsável por produzir o sabor picante da pimenta.[10] Seu uso voltado para DNL foi aprovado em 2009 pela European Medicines Agency (EMA) e pela Food and Drug Administration (FDA).[10,12,15]

Há documentado dois principais métodos de se aplicar topicamente a capsaicina: a primeira consiste na aplicação única de 1 a 4 emplastros de capsaicina a 8%, por 30 a 60 minutos, promovendo analgesia entre 4 a 6 semanas ou até 12 semanas, com repetição após 3 meses.[10,12] Cada emplastro contém 179 mg do fármaco e pode necessitar da utilização de compressas frias e de anestésicos locais (p. ex., lidocaína a 4%), 60 minutos antes da aplicação, para reduzir os sintomas de dor e irritação que estão sujeitos a aparecer como reação adversa.[10,12]

Evidências baseadas em estudos randomizados sobre DNL demonstraram uma melhora álgica significativa, rápida e prolongada com o uso contínuo de capsaicina a 8% quando comparada a adesivos de concentrações a 0,04%. Ainda, ressaltaram que, durante as análises, ocorreu uma diminuição da necessidade de se associar concomitantemente outros analgésicos para alívio da dor.[12]

A segunda consiste em repetidas aplicações diárias de cremes com baixa dose (0,075%) de capsaicina durante 8 semanas, o que pode dificultar a adesão dos pacientes à terapia. Irritações e coceiras na pele são os principais efeitos adversos relatados por pacientes após o uso do creme. Diferente dos emplastros de capsaicina a 8%, uma revisão com ensaios clínicos do ano de 2012 evidenciou que o creme de capsaicina a menos de 1% é incapaz de gerar uma melhora significativa dos sintomas neuropáticos, obtendo resultados similares aos cremes placebos.[10,12]

A capsaicina (8-metil-N-vanilil-trans-6-nonamida) é capaz de se ligar seletivamente ao receptor de potencial transitório vaniloide 1 (TRPV1) e gerar sua abertura por meio da liberação de neuropeptídeos vasoativos, como a sub P e o peptídeo relacionado ao gene da calcitonina (CGRP).[10,28] O TRPV1 é um receptor polimodal não seletivo de cátions, expresso em fibras A-delta e C, e no retículo endoplasmático celular, e é o responsável por provocar sintomas de prurido, queimação e hiperemia local dentro do quadro de DNL.[10,12,15] Com a abertura de TRPV1, ocorre a despolarização de canais de sódio e de cálcio, o que eleva o fluxo intracelular de cálcio, e culmina na propagação de potenciais de ação nos nervos do SNC.[15]

A exposição prolongada à capsaicina, aumenta consecutivamente a concentração de cálcio no interior das células, sobrecarregando as mitocôndrias e induzindo a uma maior entrada de água no meio intracelular, o que resulta na ocorrência de edemas e na despolimerização de microtúbulos.[10] A longo prazo, a dessensibilização dos canais TRPV1 leva a depleção de sub P e a degeneração nervosa reversível de terminações sensoriais aferentes, poupando somente as de maior diâmetro, isto é, aferentes associadas à detecção de estímulos vibratórios e mecânicos.[10,12,15] Um indicativo dessa reversibilidade é a regeneração das fibras nervosas ao término da administração de capsaicina.[25,28]

O perfil de segurança da capsaicina tópica é excelente, contando com uma exposição sistêmica reduzida e reações locais transitórias, muito semelhantes às da lidocaína – prurido, eritema e queimação.[10,12] Sua biodisponibilidade varia de acordo com a área e o tempo de aplicação do emplastro, já que a colocação do emplastro nos pés, por exemplo, gerará uma menor absorção se comparada ao tórax. A faixa etária do paciente também deve ser levada em consideração ao se aplicar o composto tópico, pois idosos têm menor capacidade de transformar substâncias, e por apresentarem uma pele mais delicada e fina, a absorção de medicamentos tópicos ocorre mais rapidamente.[10] No fígado, as enzimas do CYP metabolizam a capsaicina formando metabólitos inativos, isto é, incapazes de interagir com os receptores TRPV1, que serão excretados pelos rins. A capsaicina tópica tem meia-vida de 1,64 hora e não necessita de ajuste de dose em casos de insuficiência renal, hepática e cardíaca, visto que sua concentração plasmática decai assim que o emplastro é retirado.[10,12]

Não há descrito na literatura informações a respeito do uso dos emplastros de capsaicina em gestantes e puérperas, ou sobre a quantidade de fármaco que pode ser encontrada no leite materno. Por conta da escassez de estudos acerca do assunto, e por menores que sejam os efeitos sistêmicos do medicamento, os especialistas recomendam a realização de um acompanhamento médico contínuo das mulheres com DNL durante a gestação e no pós-parto, caso necessitem utilizar o emplastro de capsaicina.[10,12] O mesmo não é válido para a lidocaína, pois, além de atravessar a barreira placentária, o fármaco a nível sistêmico também pode ser excretado no leite durante a amamentação, logo, seu uso deve ser evitado por gestantes e puérperas.[25]

Em relação ao uso dos emplastros em crianças, há poucas evidências ou pesquisas que abordem a eficácia analgésica da lidocaína e da capsaicina no tratamento pediátrico de DNL. Em razão de certo nível de imaturidade do SNC e das vias de dor, é necessário cautela ao se utilizar esses medicamentos, para não alterarem as funções cognitivas da criança.[10] O mesmo cuidado deve ser dispensado à pele e à mucosa infantis, pois são mais delicadas e podem acidentalmente absorver a substância dos emplastros se entrarem em contato com olhos ou boca.[10,25] A escassez de dados sobre a lidocaína a 5% e a capsaicina a 8% compromete a segurança desses medicamentos para uso pediátrico, porém, podem ser utilizados sob prescrição médica como alternativa à analgesia sistêmica no tratamento da dor de crianças.[10]

OUTROS AGENTES TÓPICOS

Existem fármacos tópicos alternativos para manejar a dor neuropática periférica, no entanto, as evidências são de baixa qualidade, e fazem com que o nível de recomendação seja inconclusivo.[22,24] Dentre estes, há a cetamina tópica, um fármaco antagonista não competitivo do receptor NMDA, que age reduzindo a hipersensibilidade de neurônios mediante a uma agressão aos tecidos nervosos centrais e periféricos. Ainda, a cetamina atua na ativação de receptores opioides e muscarínicos, e na modificação de canais iônicos voltagem-dependentes, o que pode diminuir a sensação dolorosa.[10,22,25] Geralmente é administrada como analgésico em subdoses por via endovenosa, podendo levar a reações adversas por conta de sua ação sistêmica. Como agente tópico, a cetamina aparece na forma de adesivo transdérmico de 25 mg, contudo, há somente um estudo randomizado, duplo-cego, que demonstra sua eficácia contra DNL.[10] Pesquisas mais recentes mostram resultados positivos da combinação de cetamina e amitriptilina, sugerindo um potencial clínico eficaz, entretanto, ensaios clínicos controlados de nível I ainda são necessários para assegurar a eficácia desta associação no tratamento de DNL.[10,22,25]

Outra opção de fármaco é a clonidina, um alfa-2-agonista lipossolúvel que age em áreas periféricas e centrais,[22] estimulando receptores alfa-2 noradrenérgicos pós-sinápticos e neurônios colinérgicos. Quando aplicada na pele, em virtude de seu caráter lipossolúvel, a clonidina é capaz de ativar a proteína G no receptor alfa-2 e diminuir a expressão da enzima adenilato ciclase, resultando na redução da excitabilidade atípica de nociceptores. A literatura restringe a indicação de clonidina por conta dos seus eventos adversos sistêmicos (sedação, náusea e hipertensão de rebote) e da tolerância que pode gerar.[25]

O adesivo transdérmico de bupivacaína também apresenta potencial clínico para tratar DNL. Trata-se de um anestésico local que bloqueia canais de sódio, com ação prolongada e efeitos comparáveis aos da lidocaína a 5%. Seu uso já é aprovado em anestesias epidurais, contudo, mais ensaios clínicos controlados por placebo e estudos randomizados ainda se fazem necessários para assegurar a eficácia do uso de bupivacaína voltada para DNL.[29]

O baclofeno é um relaxante muscular descrito na literatura como possível adjuvante no tratamento de DNL, quando utilizado em combinação com agentes tópicos.[15,22] Usualmente, esse medicamento atua no manejo da espasticidade, mas é igualmente capaz de auxiliar na diminuição da dor ao agir como agonista de receptores de ácido gama-aminobutírico B ($GABA_B$) localizados na pele em queratinócitos e fibras C. A ativação de receptores $GABA_B$ eleva o influxo de potássio para o interior das células, e reduz a quantidade de cálcio intracelular, o que modifica a permeabilidade das membranas celulares e resulta em uma transmissão inibitória prolongada.[15] Os poucos estudos envolvendo o baclofeno subcutâneo a 0,01% e a 5% envolvem seu uso combinado em neuropatias periféricas relacionadas a hérnias lombares e em monoterapias voltadas para dor neuropática periférica associada à acromegalia. Apesar do número reduzido de pesquisas, o fármaco demonstrou grande eficácia no alívio da dor de caráter neuropático, principalmente no sintoma de hiperalgesia térmica, contudo, estudos com um nível mais alto de evidência ainda são necessários para mostrar sua aplicabilidade na DNL.[15]

TERAPIA INTRATECAL, NEUROESTIMULAÇÃO E CIRURGIA

A indicação de terapias não clínicas voltadas para dor neuropática é diversa, contando com opções alternativas ou adjuvantes de tratamento, como: estimulação nervosa elétrica transcutânea (TENS), estimulação nervosa elétrica percutânea (PENS), estimulação magnética transcraniana repetitiva (rTMS), radiofrequência pulsada (PRF), estimulação da medula espinhal (SCS), adesiólise epidural, diatermia de ondas longas, e descompressão nervosa. Entretanto, há poucas informações documentadas acerca do uso de terapia intratecal, neuroestimulação e cirurgia para DNL.[22]

A TENS corresponde a uma técnica que produz impulsos elétricos, a partir de uma corrente de baixa intensidade. O estímulo elétrico agirá em mecanorreceptores periféricos, transmitindo o impulso de fibras A-beta até interneurônios responsáveis pela inibição da condução elétrica, bloqueando dessa forma a via de dor.[30] A recomendação para o uso de TENS na DNL, por mais de 30 minutos/dia, é fraca, pois os estudos são de qualidade final moderada, apresentando resultados positivos e negativos, apesar de demonstrarem boa tolerabilidade e melhor resposta quando associada à injeção de cobalamina.[22]

Já a PENS configura em uma terapia combinada de eletroacupuntura e TENS, isto é, os nervos sensoriais periféricos são estimulados por meio da utilização de sondas de agulha. A PENS é mais eficaz em relação à melhora do sono e funções se comparada à TENS, contudo, o nível de recomendação para uso de PENS em DNL é inconclusiva, já que não conta com muitos estudos de alta qualidade.[22,31]

Igualmente, uma fraca evidência pode ser notada na terapia com rTMS de alta frequência no córtex motor, ínsula posterior e córtex cingulado anterior (ACC). Com mais de 1.200 pulsos (de mais de 5 Hz) por sessão, esse procedimento atua alterando a excitabilidade cortical, de maneira não invasiva, a partir da produção de campos magnéticos de alta e baixa intensidade. Os estudos produzidos apresentaram resultados variados quando voltados para dor neuropática no geral, não havendo indicação de uso direcionado para DNL especificamente.[22,32]

A PRF funciona emitindo ondas eletromagnéticas nas áreas de dor, sem elevar a temperatura acima de 42 °C. Sua atuação foi documentada no tratamento de neuralgia pós-herpética torácica, o qual produziu uma melhora da parestesia com pulsos de baixa intensidade. No entanto, a qualidade da evidência é moderada e necessita de maiores estudos para assegurar sua eficácia na DNL.[22,33]

Historicamente, a SCS é utilizada no tratamento de dor crônica refratária, já que atua estimulando fibras A-beta e inibindo os impulsos de dor transmitidos por fibras A-delta e C. Embora ensaios controlados tenham demonstrado resultados positivos no tratamento de dor neuropática diabética, sua recomendação é fraca, uma vez que os estudos eram abertos e comparavam a SCS com tratamentos clássicos de dor neuropática.[22,34] Poucos estudos controlados abordam intervenções cirúrgicas para tratar DNL e, desses, a qualidade final da evidência foi inconclusiva. Dentre os procedimentos, destacam-se a adesiólise epidural, a diatermia de ondas longas e a descompressão nervosa, sendo esta última a mais indicada para manejar neuropatia diabética dolorosa.[22]

CONSENSO DE ESPECIALISTAS

O manejo de DNL, em virtude de sua variada etiologia, tem sido objeto de diversos estudos observacionais, relatos de caso, revisões e metanálises, em busca de tratamentos cada vez mais eficazes e seguros. Uma vez estabelecido o diagnóstico de DNL, as diretrizes EFNS, NeuPSIG e SFETD propõem a utilização de um tratamento tópico, com recomendações para o uso do emplastro de lidocaína a 5% como 1ª linha, e o emplastro de capsaicina a 8% como 2ª linha.[11,13,23] Ambos os medicamentos diminuem o risco de reações adversas, como alterações cognitivas (sonolência, confusão mental, vertigem) e funcionais (constipação) provocadas por terapias sistêmicas, o que proporciona uma melhor qualidade de vida ao paciente com DNL. Entretanto, apesar dos dois medicamentos serem seguros e eficazes, opta-se inicialmente pela utilização da lidocaína ao invés da capsaicina por conta do extremo desconforto que esse derivado de pimenta pode ocasionar na pele. A capsaicina provoca uma vasodilatação intensa na área aplicada, o que produz grande sensação de ardor e irritação local, dificultando sua adesão e, portanto, fazendo dela uma opção terapêutica secundária a pacientes não responsivos ou intolerantes à lidocaína.[10,22,25]

A resposta ao tratamento tópico deve aparecer entre 2 a 4 semanas (4 a 6 semanas no caso da capsaicina). Um bom desempenho terapêutico corresponde a uma redução maior do que 30% da área de dor e/ou da severidade dos sintomas e, nesse caso, está indicada a continuidade do tratamento com os agentes tópicos de escolha e reavaliação entre 3 a 4 meses. Uma resposta parcial, por outro lado, refere-se a um decaimento menor que 30% da área de dor e/ou da intensidade dos sintomas e, em vista disso, é recomendado a associação de fármacos sistêmicos de 1ª linha, como antidepressivos duais, tricíclicos e anticonvulsivantes.[13,22,25]

Se não houver sinais de melhora em 1 mês, substituem-se os medicamentos sistêmicos por outros agentes sistêmicos de 2ª escolha, ou seja, opioides. Havendo resposta a esse esquema, orienta-se a manutenção do tratamento e reavaliação por 3 a 4 meses. E, caso ainda não haja resultados positivos após essa nova adição ou sejam desencadeados efeitos adversos preocupantes, visa-se referenciar o paciente a um especialista em dor.[13]

Quando não há resposta ao manejo de DNL com compostos tópicos, estes são trocados por medicamentos sistêmicos de 1ª linha e, se estas não produzirem alívio da queixa neuropática em 1 mês, são selecionados fármacos sistêmicos de 2ª linha. Se houver uma resposta favorável a essa troca, mantém-se o tratamento, com reavaliação após 3 a 4 meses. Mas, caso a terapia vigente falhe ou ocorram reações adversas severas, recomenda-se encaminhar o paciente a um especialista.[13,23]

O plano de tratamento pode ser observado na Figura 3.

Sumarizando, as recomendações propostas nos *guidelines* visam racionalizar todas as possíveis opções terapêuticas para manejar DNL. O consenso de especialistas expressa grande apreciação pelos benefícios inerentes à utilização de fármacos tópicos, comparando sua segurança, tolerabilidade e toxicidade a fármacos sistêmicos usualmente selecionados para tratar dor neuropática no geral.[12,13]

Para o clínico e para o paciente, a baixa taxa de reações adversas e interações medicamentosas, a não necessidade de se titular a dose, a facilidade de manuseio, a capacidade de se usar por tempo prolongado sem ocasionar dependência ou efeitos sobre a função cognitiva, são fatores importantes e relevantes na hora de se escolher um tipo de terapia. No caso do tratamento de DNL, o uso dos emplastros de lidocaína a 5% e capsaicina a 8% configura na escolha que mais se enquadra nesse perfil favorável de cuidado.[10,11]

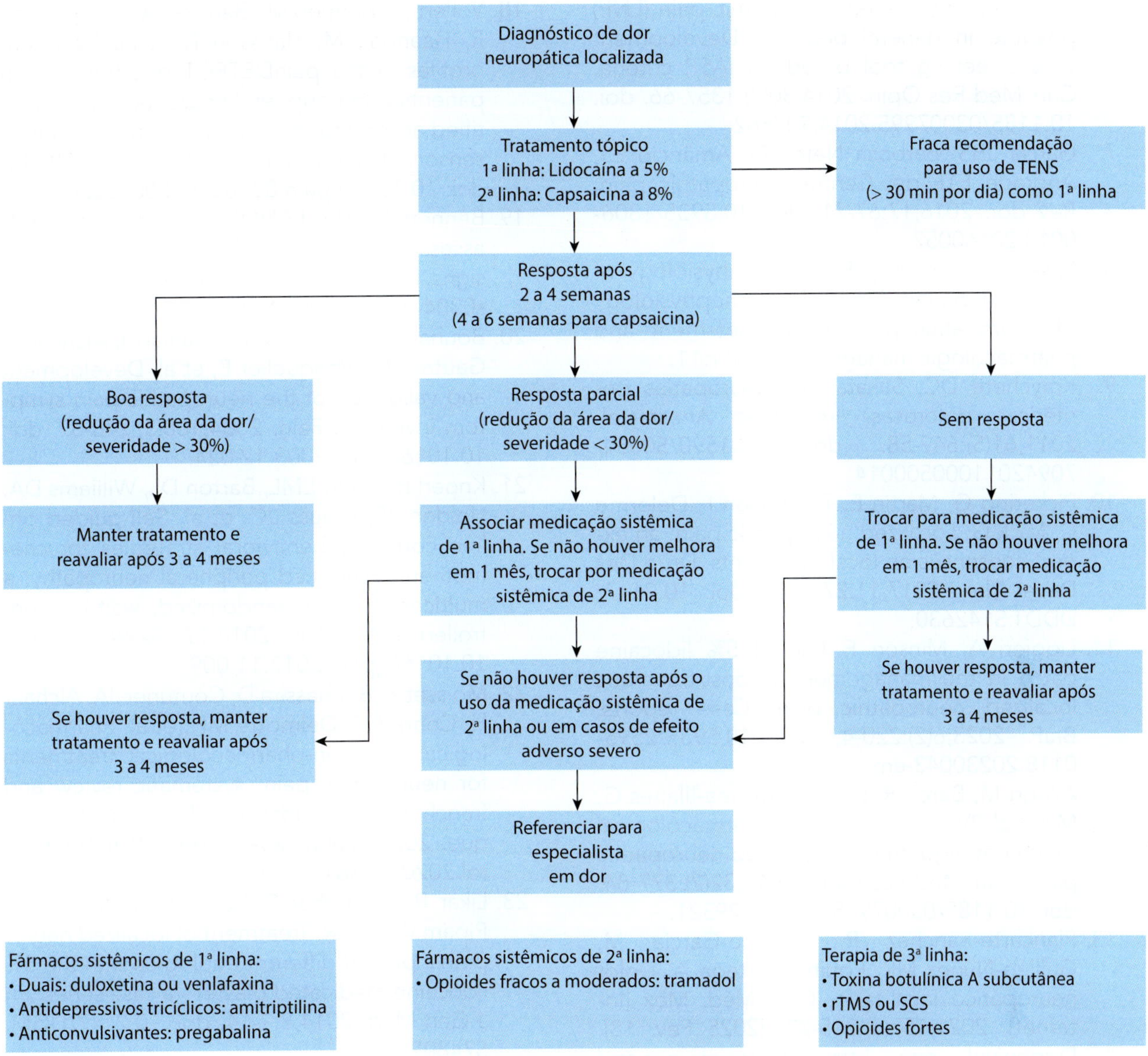

Figura 3 – Algoritmo para tratamento de dor neuropática localizada.

rTMS: estimulação magnética transcraniana repetitiva; SCS: estimulação da medula espinhal; TENS: estimulação nervosa elétrica transcutânea.

Fonte: Adaptada de Likar *et al.*, 2014; Moisset *et al.*, 2020; Plancarte-Sánchez *et al.*, 2021.

Referências bibliográficas

1. Raja SN, Carr DB, Cohen M, Finnerup NB, Flor H, Gibson S, et al. The revised international association for the study of pain definition of pain: concepts, challenges, and compromises. Pain. 2020;161(9):1976-82. doi: 10.1097/j.pain.0000000000001939.
2. Aydede M. Does the IASP definition of pain need updating? Pain Rep. 2019;4(5):e777. doi: 10.1097/PR9.0000000000000777.
3. Cohen M, Quintner J, van Rysewyk S. Reconsidering the international association for the study of pain definition of pain. Pain Rep. 2018;3(2):e634. doi: 10.1097/PR9.0000000000000634.
4. Finnerup NB, Kuner R, Jensen TS. Neuropathic pain: from mechanisms to treatment. Physiol Rev. 2021;101(1):259-301. doi: 10.1152/physrev.00045.2019.
5. Mick G, Baron R, Finnerup NB, Hans G, Kern KU, Brett B, et al. What is localized neuropathic pain? a first proposal to characterize and define a widely used term. Pain Manag. 2012;2(1):71-7. doi: 10.2217/pmt.11.77.
6. Mick G, Baron R, Correa-Illanes G, Hans G, Mayoral V, Frías X, et al. Is an easy and reliable

diagnosis of localized neuropathic pain (LNP) possible in general practice? Development of a screening tool based on IASP criteria. Curr Med Res Opin. 2014;30(7):1357-66. doi: 10.1185/03007995.2014.907562.
7. Garcia JBS, Barbosa Neto JO, Amâncio EJ, Andrade ETF de. Central neuropathic pain. Rev dor. 2016;17:67-71. doi: 10.5935/1806-0013.20160052.
8. Pasero C, Portenoy RK. Neurophysiology of pain and analgesia and the pathophysiology of neuropathic pain. Pain assessment and pharmacologic management. 2011:11.
9. Kraychete DC, Sakata RK. Neuropatias periféricas dolorosas. Rev Bras Anestesiol. 2011;61(5):649-58. doi: 10.1590/S0034-70942011000500014.
10. Pickering G, Martin E, Tiberghien F, Delorme C, Mick G. Localized neuropathic pain: an expert consensus on local treatments. Drug Des Devel Ther. 2017;11:2709-18. doi: 10.2147/DDDT.S142630.
11. Liggieri A, Minson F. Use of 5% lidocaine patch in the management of post-traumatic localized neuropathic pain. Case reports. BrJP. 2023;6(2):220-4. doi: 10.5935/2595-0118.20230043-em.
12. Allegri M, Baron R, Hans G, Correa-Illanes G, Mayoral RV, Mick G, et al. A pharmacological treatment algorithm for localized neuropathic pain. Curr Med Res Opin. 2016;32(2):377-84. doi: 10.1185/03007995.2015.1129321.
13. Plancarte-Sánchez R, Samano-García M, Guillén-Núñez MR, Equihua-Ortega A. Dolor neuropático localizado. Gac. Méd. Méx [Internet]. 2021;157(3):315-22. [2025 Fev. 18]. Disponível em: http://www.scielo.org.mx/scielo.php?script=sci_arttext&pid=S0016--38132021000300315&lng=es. doi: 10.24875/gmm.20000810.
14. Smith PA. Neuropathic pain; what we know and what we should do about it. Front Pain Res (Lausanne). 2023;4:1220034. doi: 10.3389/fpain.2023.1220034.
15. Casale R, Symeonidou Z, Bartolo M. Topical treatments for localized neuropathic pain. Curr Pain Headache Rep. 2017;21(3):15. doi: 10.1007/s11916-017-0615-y.
16. Eckeli FD, Teixeira RA, Gouvêa ÁL. Neuropathic pain evaluation tools. Rev dor. 2016;17:20-2. doi: 10.5935/1806-0013.20160041.
17. Santos JG, Brito JO, de Andrade DC, Kaziyama VM, Ferreira KA, Souza I, et al. Translation to portuguese and validation of the douleur neuropathique 4 questionnaire. J Pain. 2010;11(5):484-90. doi: 10.1016/j.jpain.2009.09.014.
18. Vollert J, Kramer M, Barroso A, Freynhagen R, Haanpää M, Hansson P, et al. Symptom profiles in the painDETECT questionnaire in patients with peripheral neuropathic pain stratified according to sensory loss in quantitative sensory testing. Pain. 2016;157(8):1810-18. doi: 10.1097/j.pain.0000000000000588.
19. Bennett M. The LANSS pain scale: the leeds assessment of neuropathic symptoms and signs. Pain. 2001;92(1-2):147-57. doi: 10.1016/s0304-3959(00)00482-6.
20. Bouhassira D, Attal N, Fermanian J, Alchaar H, Gautron M, Masquelier E, et al. Development and validation of the neuropathic pain symptom inventory. Pain. 2004;108(3):248-57. doi: 10.1016/j.pain.2003.12.024.
21. Knoerl R, Smith EML, Barton DL, Williams DA, Holden JE, Krauss JC, et al. Self-guided online cognitive behavioral strategies for chemotherapy-induced peripheral neuropathy: a multicenter, pilot, randomized, wait-list controlled trial. J Pain. 2018;19:382-94. doi.org/10.1016/j.jpain.2017.11.009.
22. Moisset X, Bouhassira D, Couturier JA, Alchaar H, Conradi S, Delmotte MH, et al. Pharmacological and non-pharmacological treatments for neuropathic pain: systematic review and french recommendations. Revue Neurologique. 2020;176(5):325-52. doi: 10.1016/j.neurol.2020.01.361.
23. Likar R, Demschar S, Kager I, Neuwersch S, Pipam W, Sittl R. Treatment of localized neuropathic pain of different etiologies with the 5% lidocaine medicated plaster - a case series. Int J Gen Med. 2014;8:9-14. doi: 10.2147/IJGM.S74802.
24. Di Stefano G, Di Lionardo A, Di Pietro G, Cruccu G, Truini A. Pharmacotherapeutic options for managing neuropathic pain: a systematic review and meta-analysis. Pain Research and Management. 2021;2021:1-13. doi: 10.1155/2021/6656863.
25. Kraychete DC, Palladini MC, Castro APCR. Topic drug therapy for neuropathic pain. Rev dor. 2016;17:95-7. doi: 10.5935/1806-0013.20160058.
26. de León-Casasola OA, Mayoral V. The topical 5% lidocaine medicated plaster in localized neuropathic pain: a reappraisal of the clinical evidence. J Pain Res. 2016;9:67-79. doi: 10.2147/JPR.S99231.
27. Atoyan R, Shander D, Botchkareva NV. Non--neuronal expression of transient receptor potential type A1 (TRPA1) in human skin. J Invest Dermatol. 2009;129(9):2312-5. doi: 10.1038/jid.2009.58.

28. Groninger H, Schisler RE. Topical capsaicin for neuropathic pain. J Palliat Med. 2012;15(8):946-7. doi: 10.1089/jpm.2012.9571.
29. Bajaj S, Whiteman A, Brandner B. Transdermal drug delivery in pain management. Contin Educ in Anaesth Crit Care Pain. 2011;11(2):39-43. doi: 10.1093/bjaceaccp/mkq054.
30. Schulz AP, Chang Chao B, Gazola F, Pereira GD, Nakanishi MK, Kunz RI, et al. Ação da estimulação elétrica nervosa transcutânea sobre o limiar de dor induzido por pressão. Rev dor. 2011;12(3):231-4. doi: 10.1590/S1806-00132011000300007.
31. Ghoname EA, White PF, Ahmed HE, Hamza MA, Craig WF, Noe CE. Percutaneous electrical nerve stimulation: an alternative to TENS in the management of sciatica. Pain. 1999;83(2):193-9. doi: 10.1016/s0304-3959(99)00097-4.
32. Lefaucheur JP. Transcranial magnetic stimulation. Handb Clin Neurol. 2019;160:559-80. doi: 10.1016/B978-0-444-64032-1.00037-0.
33. Souza AJ de, Morete MC. O uso da radiofrequência pulsátil no tratamento da dor lombar. Rev dor. 2012;13(2):165-9. doi: 10.1590/S1806-00132012000200013.
34. Cruccu G, Simpson BA, Taylor RS. 56 EFNS guidelines on spinal cord stimulation for neuropathic pain. Eur J Pain. 2007;11(S1):S22. doi: 10.1016/j.ejpain.2007.03.070.

Cefaleia Cervicogênica

58

Ramon D'Angelo Dias · Tadeu Bernardo Crivelli Wolff · Gabriel Maraia Ciolfi · Felipe Tiango Vilela
Rafaela Figueiredo Rodrigues · Larissa Barbiero de Almeida Dias · Fabrício de Souza Gomes

INTRODUÇÃO

Podemos afirmar que a história das cefaleias é tão antiga quanto a própria história da humanidade. Apenas como curiosidade, para ilustrar nosso capítulo, existe um documento, o *papiro de Ebers* (datado de 1500 a. C.), que traz a descrição do que consideramos o primeiro relato de cefaleia unilateral. Apesar de as cefaleias serem tão antigas e, ao mesmo tempo, tão frequentes nos consultórios e pronto atendimento, ainda subdiagnosticamos ou erramos na sua classificação. Como consequência, comprometemos todo o desfecho: tratamos de maneira errada ou incompleta as tão comuns "dores de cabeça". Essa realidade impacta negativamente a qualidade de vida dos pacientes; por exemplo, as cefaleias são a segunda causa de anos vividos com incapacidades, gerando grande morbidade e custos à sociedade. Portanto, conhecer as cefaleias primárias e secundárias e saber como conduzir uma história clínica e o exame físico desses pacientes deveria fazer parte da rotina de todo profissional médico.[1]

A cefaleia cervicogênica (CC), tema deste capítulo, não foge à regra das demais cefaleias. É um tema controverso, não aceito universalmente pelos cefaliatras e, muitas vezes, a CC é subdiagnosticada pelos generalistas e até pelos especialistas. Sua prevalência na população geral é de 1% a 4,1% e acima de 17,5% em pacientes com cefaleia grave, aumentando significativamente nos ambulatórios de especialistas. A prevalência pode se elevar em pacientes com cefaleia que relatam terem sofrido trauma em "chicote" em região cervical, podendo chegar a 53% destes.[2]

Schürzenbrgcr Bàrtschi Rodulix, em 1853, foi o primeiro a descrever a cefaleia decorrente de afecções cervicais. Barré, em 1926, descreveu a "síndrome simpática cervical posterior" como a cefaleia referida na região occipital acompanhada de vertigens, anormalidades visuais e vasomotoras localizadas no segmento cefálico e ocasionada por irritação do nervo vertebral ou do nervo simpático cervical posterior.[3]

Porém, foi em 1980 que o neurologista norueguês Ottar Sjaastad descreveu a CC, pela primeira vez, como uma cefaleia distinta dos outros tipos de dor de cabeça, que era agravada com movimentos de cabeça e pescoço. Apenas em 1998, quando o Grupo Internacional de Estudos sobre Cefaleia Cervicogênica foi criado, a CC foi formalmente identificada como uma entidade separada e listada na 2ª edição da Classificação de Dor Cabeça da Sociedade Internacional de Dor de Cabeça, em 2004.[4]

A CC é definida como geralmente associada à dor cervical, originada a partir de alterações estruturais da coluna cervical (de origem óssea, discal ou de tecidos moles). Pode apresentar dor difusa ipsilateral no ombro e no braço. A Sociedade Internacional de Cefaleia (IHS, do inglês International Headache Society) classifica a CC na seção 11, que inclui "Dor de cabeça ou dor facial atribuída a distúrbio de crânio, pescoço, olhos, ouvidos, nariz, seios da face, dentes, boca ou outra estrutura facial, ou cervical".[1,5]

FISIOPATOLOGIA

A dor e a sensibilidade no pescoço podem ser causadas por hipersensibilidade dos aferentes decorrente de alterações degenerativas crônicas no sistema musculoesquelético cervical. Portanto, têm como origem o acometimento de raízes nervosas terminais ligadas à parte caudal do núcleo espinhal do nervo trigêmeo. Essas raízes se localizam, geralmente, ao nível de C1 e C3; contudo, estudos demonstram que há variações anatômicas que podem se estender de C1 a C7. Esse núcleo está ligado às vias aferentes dos nervos trigêmeos (ramos oftálmico, maxilar e mandibular) (Figura 1).[6]

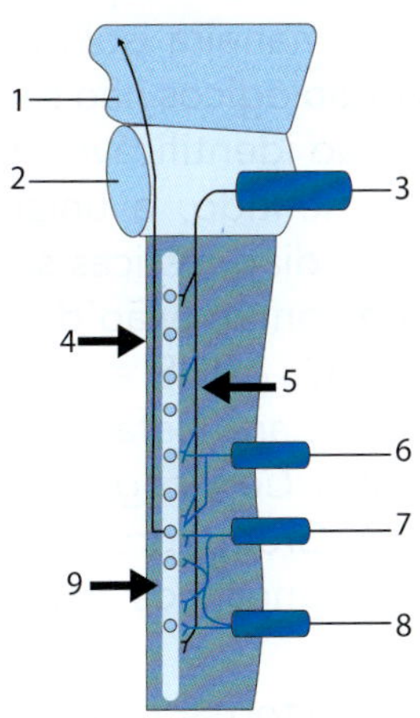

Figura 1 – Figura esquemática demonstrando a conexão das raízes cervicais com o Núcleo do Trigêmeo.

1: mesencéfalo; 2: ponte; 3: nervo trigêmeo; 4: trato trigeminotalâmico; 5: trato espinhal do nervo trigeminal; 6: raiz de nervo espinhal C1. 7: raiz de nervo espinhal C2; 8: raiz de nervo occipital C3; 9: núcleo trigeminocervical.

Fonte: Adaptada de Kahkeshani K, Ward PJ, 2012.

O mecanismo subjacente à dor envolve convergência entre aferentes cervicais e trigeminais no núcleo trigeminocervical. Essa conexão entre as fibras nociceptivas de C1 e C3 e fibras aferentes dos nervos trigeminais no núcleo trigeminocervical pode gerar quadros álgicos na região de inervação trigeminal, mesmo que não haja lesão do nervo trigêmeo, determinando sensibilização e percepção dolorosa referida em um vasto território.[7]

A convergência entre aferentes cervicais permite que a dor cervical superior seja referida em regiões da cabeça inervadas pelos nervos cervicais (regiões occipital e auricular). Essa convergência com as aferências trigeminais possibilita a irradiação da dor nas regiões parietal, frontal e orbital.[7]

Esses ramos inervam as articulações atlanto-occipital (AO), articulação atlanto-axial (AA) e zigapofisária C2 e C3 principalmente, mas também a zigapofisária C3 e C4 em alguns casos. Assim, alterações nesses pontos podem resultar em CC.[7,8]

Alterações ósseas e dos tecidos moles (incluindo tecidos musculares) são as responsáveis pela sensibilização neuronal e pelo quadro de nocicepção. Prolapsos discais (em especial C2 e C3) ou o comprometimento das articulações zigapofisárias podem ocasionar a compressão de raízes nervosas cervicais ligadas ao núcleo espinal. Além disso, lesões cervicais altas do tipo "chicote", comuns em acidentes automobilísticos, estão muito relacionadas à CC, podendo estar presentes em 53% dos pacientes que desenvolvem cefaleia após a lesão.[5,8-11]

A síndrome miofascial (SMF) se torna uma importante causa de CC. Nesses casos, os músculos mais acometidos são: o esplênio da cabeça; o do pescoço; os multífidos; e semiespinhoso da cabeça e do pescoço. Outros músculos que também podem ser responsáveis e devem sempre ser examinados são: o esternocleidomastóideo; o temporal; o orbicular dos olhos; o masseter o trapézio; o pterigoideo; e o zigomático.[6,7,11-13]

A compressão direta do nervo occipital, resultando em neuralgia occipital, também é uma causa, decorrente de pressão feita pela movimentação de C1 e C2 na extensão da coluna cervical, mas também na flexão cervical pela musculatura e pelo tecido conjuntivo ao longo do trajeto nervoso até a região occipital.[5,7,12,14,15]

O 3º nervo occipital (TON) é o nervo medial superficial, ramo dorsal do nervo espinhal de C3. Inerva o músculo semiespinal da cabeça (SsCM), o processo articular zigapofisário C2 e C3 e a pele na região suboccipital. Imediatamente após sua origem, o TON curva-se ao redor dos processos laterais e posteriores da articulação zigapofisária C2-C3 e cruza a articulação lateralmente. Ao cruzar essa articulação, está imerso na fáscia que envolve a cápsula articular, fornecendo ramos sensitivos para a articulação (Figura 2).[6,7,11,14]

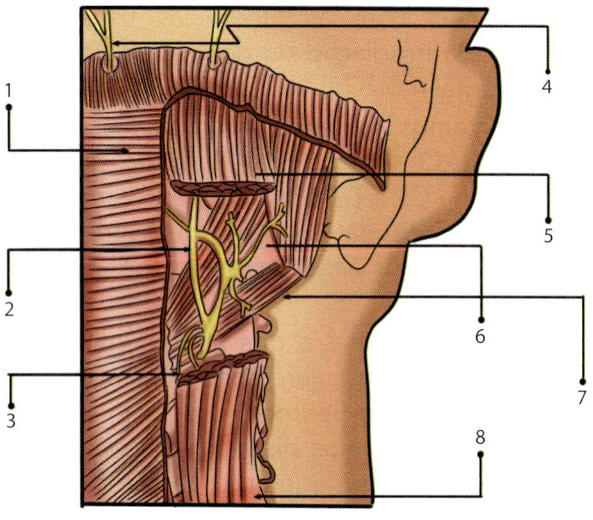

Figura 2 – Figura esquemática demonstrando nervo occipital maior e menor e sua relação com a musculatura cervical.

1: trapézio superior; 2: nervo occipital maior; 3: nervo occipital menor; 4: nervo occipital maior; 5: músculo *semiespinalis capitis*; 6: artéria vertebral; 7: músculo oblíquo *capitis* inferior; 8: músculo *semispinalis capitis*.

Fonte: Adaptada de Kahkeshani K, Ward PJ, 2012; Bogduk N, Marsland A,1986; Bogduk N, 1981; Lord SM, Barnsley L, Wallis BJ, *et al.*,

Ademais, pode ocorrer o tracionamento da dura-máter cervical em razão de traumas ou distonias primárias dos músculos extensores profundos cervicais, sendo eles: reto posterior menor da cabeça; reto posterior maior da cabeça; e oblíquo superior da cabeça.[6,12,16]

Precisamos entender, dentro dessa fisiopatologia, todos os fatores que podem ser desencadeantes ou agravantes dessa cefaleia e das síndromes miofasciais, incluindo posturas inadequadas durante atividades laborais ou lazer (uso de celulares por longos períodos, altura inadequada dos computadores etc.), presença de grandes ou pequenos traumatismos cervicais, lesão em chicote, acidentes automobilísticos, imobilização prolongada com colar cervical, estresse emocional, ansiedade, depressão, fadiga, distúrbios da articulação temporomandibular (ATM), bruxismo. Esse entendimento é essencial para podermos desenvolver educação em dor para esses pacientes.[5,7,8,10,17-19]

DIAGNÓSTICO

O primeiro conjunto de critérios diagnósticos clínicos foi publicado em 1990 e revisado em 1998. Ele definiu a CC como uma cefaleia unilateral associada à evidência de envolvimento cervical por provocação de dor pelo movimento do pescoço ou pela digitopressão do pescoço; dor concomitante no pescoço, ombro e braço; e amplitude de movimento reduzida do pescoço.[4,10,17,18,20,21]

Contudo, estudos subsequentes demonstraram que essas características clínicas não eram exclusivas da CC ou foram insuficientemente diferentes das características de pessoas saudáveis, impedindo-as, assim, de serem características de diagnóstico absolutamente válidas.[2,4,20,22]

Consideramos que a definição de CC é principalmente clínica. Porém, fechar o diagnóstico apenas por critérios clínicos não é totalmente confiável e mesmo os achados radiológicos sugestivos também não são capazes de confirmar o diagnóstico de maneira isolada. No entanto, esses exames radiológicos não são necessários, pois há causas não identificáveis por exame de imagem. Nesse sentido, a união entre essas duas ferramentas diagnósticas se mostra favorável na busca e confirmação de uma etiologia cervical para a CC. A IHS e o Grupo Internacional de Estudo para Cefaleia Cervicogênica (CHISG, do inglês *Cervicogenic Headache International Study Group*) propuseram seus próprios critérios diagnósticos para esse tipo de cefaleia.[4,9,17,20,23-25]

Na tentativa de tornar os critérios mais confiáveis, uma revisão comparando justamente os critérios diagnósticos estabelecidos para CC pela IHS e CHISG, Sjaastad concluiu que os critérios IHS, embora melhorado em relação à edição anterior (2ª edição), ainda não são uma base segura para o diagnóstico.[1,4,20]

Apesar de existirem questionamentos, é importante que, frente à suspeita dessa patologia, nos baseemos nos critérios diagnósticos estabelecidos pela 3ª edição da Classificação Internacional de Cefaleias (sigla em inglês ICHD-3) (Quadro 1) e pelos Critérios do CHISG (Quadro 2).[1,26]

Quadro 1 – Critérios diagnósticos para cefaleia cervicogênica, segundo a Classificação Internacional de Cefaleia (3ª edição)
A. Qualquer cefaleia preenchendo o critério C
B. Evidência clínica e/ou de imagem de um transtorno, ou lesão na coluna cervical, ou nos tecidos moles do pescoço, reconhecidamente capaz de causar cefaleia
C. Evidência de causalidade demonstrada por ao menos dois dos seguintes: 1. A cefaleia desenvolveu-se em relação temporal com o início do transtorno cervical ou apresentação da lesão 2. A cefaleia melhorou significativamente ou desapareceu em paralelo com a melhora ou desaparecimento do transtorno ou da lesão cervical 3. A amplitude de movimento cervical está reduzida e a cefaleia é piorada significativamente por manobras provocativas 4. A cefaleia é abolida após o bloqueio diagnóstico de uma estrutura cervical ou do seu suprimento nervoso
D. Não é mais bem-explicada por outro diagnóstico da ICHD-3

Fonte: Adaptado de Headache Classification Committee of the International Headache Society 2018; Kowacs F, Dantas D, de Macedo, *et al.*, 2018.

Sabe-se que não há padrão-ouro no que diz respeito aos critérios diagnósticos de CC. No entanto, os critérios CHISG são mais bem-estruturados

Quadro 2 – Critérios diagnósticos para cefaleia cervicogênica, segundo o Grupo Internacional de Estudos de Dor e Cefaleia
Categoria/critério
Critérios maiores: pelo menos *um* dos seguintes:
1. Dor precipitada por: movimento do pescoço, postura inadequada *OU* pressão externa sobre a região cervical/ occipital
2. Restrição da amplitude de movimento do pescoço
3. Dor *ipsilateral* (do mesmo lado) no pescoço, ombro *OU* braço (de caráter vago, não radicular)
4. Dor de cabeça de intensidade moderada a intensa, *não* lancinante, que *geralmente começa no pescoço*
Critérios menores: a presença de critérios menores *não é obrigatória*, mas pode apoiar o diagnóstico
* Náuseas, vômitos
* Tontura
* Fotofobia, fonofobia
* Visão turva (do mesmo lado da dor)
* Dificuldade para engolir (disfagia)
Critério confirmatório: *alívio significativo ou abolição da dor após *bloqueio anestésico diagnóstico* de um nervo cervical ou de uma estrutura cervical (p. ex., articulação facetária)

Fonte: Adaptado de Headache Classification Committee of the International Headache Society 2018; Kowacs F, Dantas D, de Macedo, *et al.*, 2018.

Com base nos critérios, tanto a ICHD-3 como o CHISG recomendam bloqueios diagnósticos de nervos cervicais ou articulações facetárias como um teste auxiliar para sugerir uma evidência de origem cervical na CC.[1,4,24,26]

Bloqueios cervicais como ferramenta diagnóstica

Praticantes da Medicina Intervencionista da Dor usam estes bloqueios diagnósticos guiados por fluoroscopia ou por ultrassom para testar se estruturas específicas são a fonte da dor em pacientes com suspeita de dor de cabeça cervicogênica.[8,21]

Os estudos se concentraram em três estruturas como causadoras da origem da dor: AA lateral, que pode ser anestesiada pelo uso de bloqueios intra-articulares (Figura 3); articulação zigapofisária de C2 e C3, que pode ser bloqueada por anestesia do TON onde cruza a articulação e fornece ramos articulares; e C3 e C4, articulação zigapofisária que pode ser anestesiada bloqueando-se os ramos mediais dos ramos dorsais C3 e C4.[5,8,27-29]

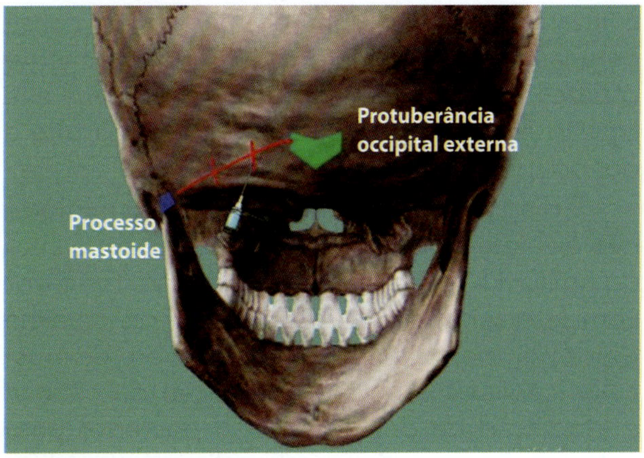

Figura 3 – Figura esquemática da técnica do bloqueio do nervo occipital maior com base em parâmetros anatômicos.

Observar, em verde escuro, a protuberância occipital externa; em azul, o processo mastoide. Traçar uma linha imaginária entre essas duas estruturas (linha em vermelho), dividindo-a em três partes. Fazer no terço proximal a protuberância occipital externa. É importante que se palpe a artéria occiptal.

Fonte: Adaptada de MB AD, Aprill C, Bogduk N, 1990; Cooper G, Bailey B, Bogduk N, 2007; McCormick CC, 1987; Halla JT, Hardin JG, 1987; Ghanayem AJ, Leventhal M, Bohlman HH, 1996.

A técnica de bloqueio do nervo occipital maior (GON) com base em parâmetros anatômicos está demonstrada na Figura 3.

Os melhores estudos disponíveis indicam que as articulações zigapofisárias de C2 e C3 são a fonte mais comum de dor de cabeça cervicogênica, responsável por cerca de 70% de casos.[5,7,14]

Embora não haja dados disponíveis para a prevalência da articulação AA lateral como fonte de dor de cabeça cervicogênica, essa articulação parece bastante e comumente envolvida.[19]

Não existe um padrão fixo da dor. Ela pode ser descrita como constante, não latejante, localizada geralmente na região occipital. Porém, também pode ser relatada nas regiões periorbitais, temporais, frontais e parietais ipsilaterais.[4,13]

Uma característica clínica confiável é a irradiação da dor se originando da região cervical (e direcionando-se para a região frontotemporal, ombro e braço ipsilaterais) e causada pela movimentação do pescoço. Além disso, se o paciente apresentar história de trauma cervical, corrobora a suspeita de CC.[4,5]

Algumas particularidades sobre o diagnóstico devem ser comentadas. A evidência radiológica de fraturas, espondilose, osteocondrite e tumores, assim como sinais evidentes de infecções e artrite reumatoide, acometendo a coluna cervical alta, ainda não têm validação como causas definitivas de cefaleia. Contudo, podem ser consideradas causas reconhecidas ou possivelmente capazes, a depender de cada caso. Há uma alta ligação entre evidências radiológicas de artrite e dor occipital com o diagnóstico de CC.[7,17]

O diagnóstico diferencial da CC com migrânea e cefaleia do tipo tensional também é citado no ICHD-3. Características clínicas como dor com lateralidade fixa, provocação da cefaleia típica por meio da digitopressão sobre os músculos cervicais e da movimentação da cabeça e irradiação da dor no sentido posterior para anterior são sugestivas para o diagnóstico diferencial. Entretanto, a CC pode estar associada à sintomatologia migranosa como foto/fonofobia, náuseas e vômitos, o que muitas vezes dificulta a comprovação do diagnóstico.[1,18,20]

Além disso, desordens cervicais podem funcionar como gatilho para cefaleias primárias, resultando na sobreposição de diferentes tipos de cefaleia; assim como regiões de tensão miofascial causar dor muito semelhante à relatada na CC.[24]

Outros diagnósticos diferenciais são: dissecção de aneurisma de artéria vertebral ou de artéria carótida interna; lesões em fossa craniana posterior; meningite; reativação do herpes-zóster; síndrome de Eagle (acometimento do nervo glossofaríngeo pelo processo estiloide); síndrome de Barré-Lieou (caracterizada por uma combinação de sintomas, como dor de cabeça, tontura, náuseas e turvação visual); radiculopatia cervical baixa. Precisamos, ainda, fazer o diagnóstico diferencial com outras cefaleias como migrânea, cefaleia tensional e cefaleias trigeminoautonômicas. Portanto, para o especialista, não basta conhecer os critérios desse tipo de cefaleia, é importante estar familiarizado com os critérios diagnósticos e características de diversas outras cefaleias.[9,11,30,31]

Para entendermos a complexidade da anatomia, podemos analisar um estudo feito por Dwyer *et al.*, no qual eles induziram uma distensão nas cápsulas das articulações zigoapofisárias de indivíduos hígidos (sem dores).[5] O mapeamento da dor referida auxilia na identificação da possível raiz nervosa acometida. Nesse estudo, foram analisadas as regiões de dor indicadas (referidas) pelos participantes. A Figura 4 (modificada desse estudo) demonstra as regiões de correspondência das dores.

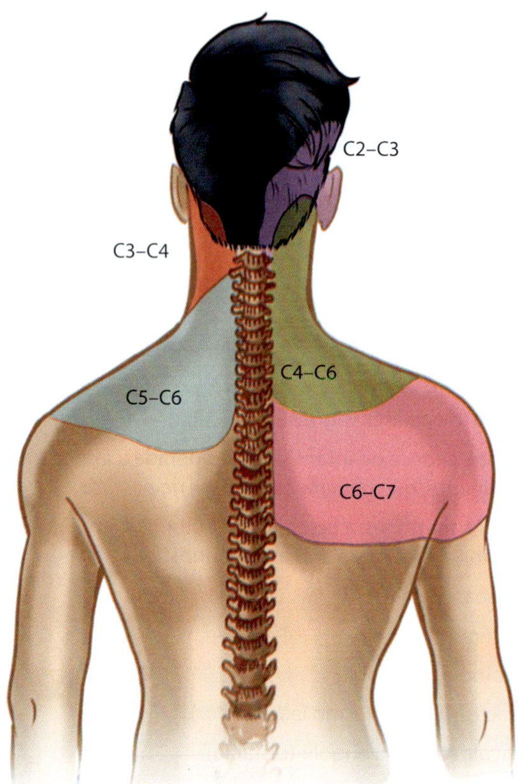

Figura 4 – Figura esquemática evidenciando as áreas de correspondência de dor segundo as articulações facetárias.

Fonte: Adaptada do Estudo de Deyer *et al.*, 1990.

A mensagem que deve ficar é que a utilização de procedimentos intervencionistas, que obtêm redução álgica, impulsiona a confirmação diagnóstica de CC. Contudo, é importante salientar que, por ser uma região delicada, é importante que o médico domine a técnica, conduzindo da melhor maneira todo o raciocínio acerca da indicação, estruturas envolvidas, métodos que guiarão o procedimento, tipo de anestésico a ser utilizado e volume adequado, para se obter uma precisão diagnóstica. Quanto ao diagnóstico manual feito por fisioterapeutas, não há validação diagnóstica significativa, ainda que tenha boa sensibilidade.

TRATAMENTO

A grande mensagem acerca do tratamento da CC é que ela requer uma abordagem multidisciplinar já que o tratamento farmacológico isolado, muitas vezes, se mostra ineficaz. A certeza que temos é que o manejo das CC permanece um desafio, apesar de essa entidade ser conhecida há três décadas. Portanto, não é demagogia quando afirmamos que é necessária uma abordagem multifatorial e interdisciplinar para o efetivo tratamento da CC. Deve-se levar sempre em consideração as alterações anatomicoestruturais como fontes da dor e as particularidades psicossociais de cada paciente. Acreditando ser mais didático, dividiremos o tratamento dessa patologia em não medicamentoso, medicamentoso e intervencionista (Figura 5). Porém, salientamos que o ideal é a adoção simultânea das três modalidades, de maneira complementar, buscando-se o alívio precoce das dores e o restabelecimento da qualidade de vida do paciente.[3,10,14,20]

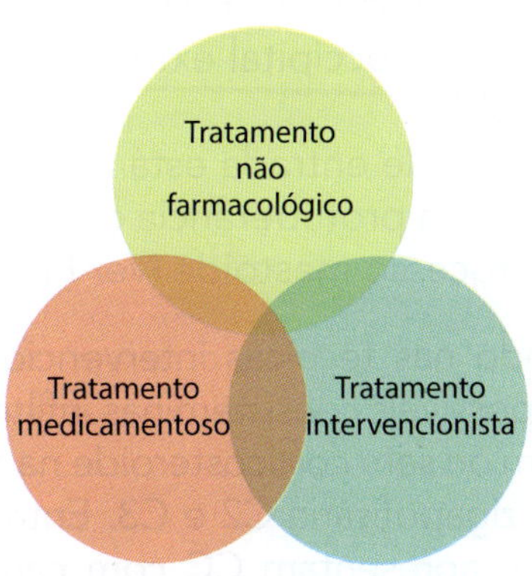

Figura 5 – Diagrama do tratamento da cefaleia cervicogênica.

Fonte: Desenvolvida pela autoria.

Não medicamentoso

Educação em dor

É fundamental a identificação dos fatores desencadeantes ou perpetuantes dessa dor, pois o sucesso das estratégias de prevenção e tratamento envolve a correção desses pontos, a educação em dor e a maneira como o paciente entende e enfrenta sua condição clínica.[20,24,31,32]

Terapias físicas

A fisioterapia é o tratamento inicial de 1ª linha para a CC. A terapia manual, que segundo a International Federation of Orthopaedic Manipulative Physical Therapists (IFOMPT), tem como definição: "uma área especializada da fisioterapia/terapia física para a gestão de condições neuromusculoesqueléticas, baseada no raciocínio clínico, utilizando abordagens de tratamento altamente específicas, incluindo técnicas manuais e exercícios terapêuticos". Apresenta bons resultados no tratamento.[8,10,15,20,32] Um estudo controlado randomizado evidenciou melhora significativa na frequência e intensidade da cefaleia nos grupos que foram desenvolvidas: a terapia manual isolada, exercícios direcionados (exercícios de resistência de baixa carga para treino de controle muscular da região cervicoescapular) isolados e ambas as intervenções em comparação a nenhuma abordagem. Contudo, não houve diferença significativa entre os grupos que receberam as intervenções.[10,17,19]

Porém, discutir profundamente as técnicas fisioterápicas fogem do esboço inicial deste capítulo. Com isso, o ideal é que a clínica possua uma equipe capacitada para auxiliar no manejo físico destes pacientes, ou que possua especialistas para referenciar o paciente.

Medicamentoso

Não há tratamento medicamentoso específico para esse tipo de cefaleia. Uso terapêutico individualizado de anti-inflamatórios não esteroides (AINEs), antidepressivos tricíclicos, anticonvulsivantes como gabapentina, pregabalina e carbamazepina, relaxantes musculares como ciclobenzaprina ou baclofeno e os opiáceos não têm um papel principal no manejo da CC em razão da falta de evidências de benefício e risco de efeitos adversos e dependência.[4,10,15,17]

Para um paciente com dor fraca, podemos lançar mão de analgésicos comuns como paracetamol, ácido acetilsalicílico, entre outros. Entre os anti-inflamatórios, podem ser tentados indometacina, 100 a 200 mg/dia, ou inibidores seletivos da enzima ciclo-oxigenase 2 (COX-2). Porém, não está estabelecido, na literatura, o tempo de tratamento. Devemos sempre estar atentos à resposta terapêutica apresentada pelo paciente e os possíveis efeitos adversos. Podem ser utilizados, ainda, relaxantes musculares como baclofeno e ciclobenzaprina.[8,20]

Se a dor tiver componente neuropático, podem ser prescritos anticonvulsivantes como carbamazepina, fenitoína, gabapentina, lamotrigina, topiramato, ou antidepressivos como amitriptilina ou nortriptilina.[9,33]

Percebemos que, pela própria complexidade da patologia em questão, não existe tratamento padrão-ouro, obrigando-nos a utilizar uma combinação de medicamentos e técnicas para proporcionar ao paciente a melhor resposta. Vale sempre reforçar que todos os pacientes que usam terapia analgésica para cefaleia requerem educação em dor, salientando as limitações seguras para uso destes medicamentos e a prevenção de seu uso excessivo, evitando-se o desenvolvimento da cefaleia secundária conhecida como "cefaleia por abuso de analgésicos".

Intervencionista

Para pacientes que falharam nas intervenções já descritas, procedimentos minimamente invasivos ou opções cirúrgicas podem ser tentados. Com certeza, a realização de bloqueio anestésico é o método mais utilizado pelos cefaliatras e médicos algologistas (especialistas em dor). Porém, não há consenso sobre qual anestésico utilizar, volume mais adequado e se devemos ou não associar corticosteroides. As injeções anestésicas têm seu papel diagnóstico, mas também apresentam seu papel no tratamento porque amenizam a dor temporariamente e promovem a quebra do ciclo doloroso. Muitas vezes, isso é importante para que o paciente inicie o tratamento físico e fisioterápico. Essa modalidade de tratamento deve sempre ser realizada com auxílio de ferramentas para guiar o procedimento, podendo ser utilizado ultrassom, intensificador de imagem ou tomógrafos (guiados por tomografia).[11,12,15,19,24,25,31]

Portanto, é de suma importância que o profissional esteja preparado, sabendo as corretas indicações, riscos e técnica. É importante, inclusive, que o paciente tenha assinado o termo de consentimento livre e esclarecido. Devemos sempre questionar e documentar a intensidade da dor antes e após o procedimento. É importante documentar também o quanto a dor limitava as atividades cotidianas e tentar obter do paciente o quanto o bloqueio alterou essas limitações, ou seja, documentar todos os ganhos que o paciente teve após o bloqueio.

Entre esses procedimentos intervencionistas, apesar de não ser o mais indicado, pode ser tentado o bloqueio "às cegas", guiado por parâmetros anatômicos do nervo occipital maior. O GON é um ramo sensitivo do ramo posterior do nervo espinhal de C2. Após se destacar do nervo espinhal de C2, posteriormente à articulação AA lateral, ele caminha inferior e lateralmente para emergir na borda inferior do músculo oblíquo inferior da cabeça. Seguindo o seu trajeto, o GON ascende na superfície posterior do músculo oblíquo inferior da cabeça, onde fica alocado entre esse músculo e o semiespinhal da cabeça, antes de transpassar esse último. Portando, é importante conhecer esses parâmetros anatômicos (músculos) para a adequada realização do procedimento.[5,6,12,15,19]

Por fim, o GON termina como um nervo superficial ao perfurar a parte superior do músculo trapézio, localizando-se medialmente à artéria occipital.

Técnica do bloqueio de GON com base em parâmetros anatômicos:

- Palpa-se a protuberância occipital externa.
- Palpa-se o processo mastoide ispilateral à dor.
- Traça-se uma linha imaginária entre a protuberância occipital externa e o processo mastoide.
- O ponto de entrada está no terço mediano entre a protuberância occipital externa e o processo mastoide (ver Figuras 3 e 6).

Seguindo nas técnicas intervencionistas, outros alvos possíveis consistem nas infiltrações articulares com ou sem corticosteroide na articulação AA, AO e zigapofisária C2 e C3. Entretanto, pacientes que apresentam CC com características migranosas parecem se beneficiar menos desse procedimento (Figura 9).[23,34]

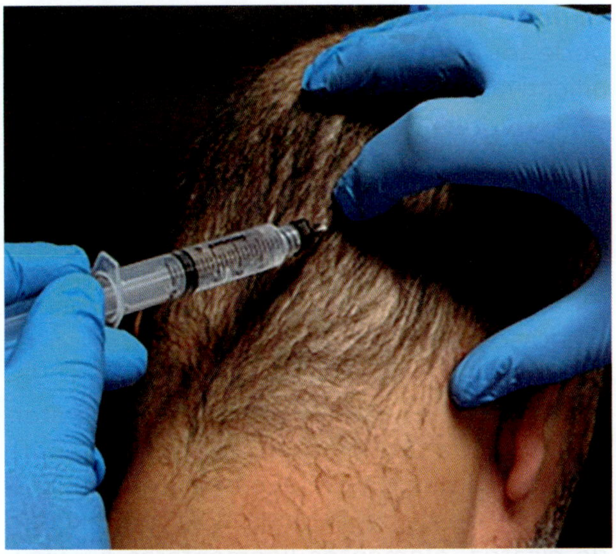

Figura 6 – Foto demonstrando bloqueio de nervo occipital maior, guiado por parâmetros anatômicos.

Observar o posicionamento da mão direita determinando os pontos anatômicos para a realização do procedimento: dedo polegar palmando o processo mastoide, 3º dedo de mão direita posicionado na protuberância occipital externa. Dedo indicador determinando o ponto de entrada do bloqueio.

Fonte: Acervo da autoria.

Outra maneira de realizar o bloqueio do GON, é guiar o procedimento com auxílio de ultrassom (Figuras 7 e 8). Com certeza, essa técnica agrega acurácia e segurança à realização do procedimento, possibilitando redução da massa anestésica, o que é importante principalmente quando se busca o bloqueio diagnóstico.

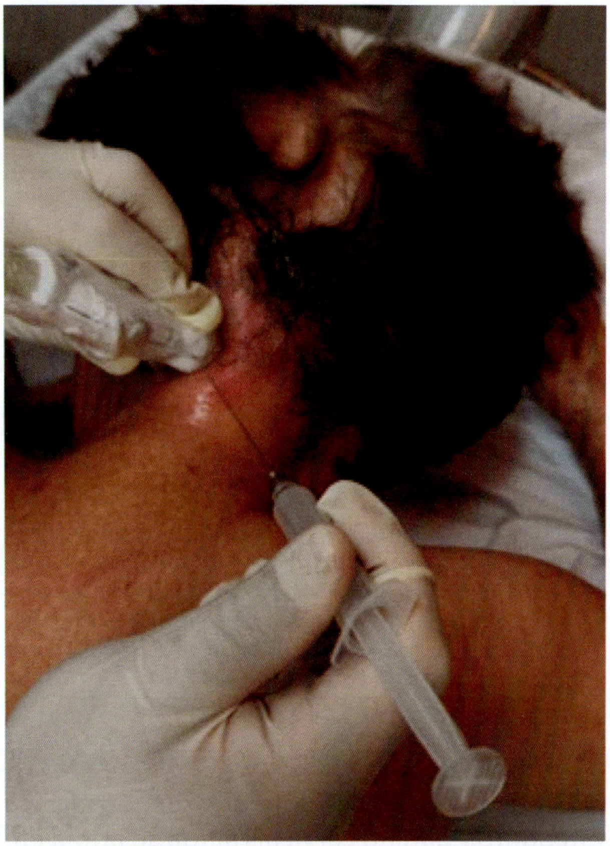

Figura 7 – Imagem evidenciando realização de bloqueio de nervo occipital maior, guiado por ultrassom.

Paciente em debúbito ventral, com segmento cefálico fletido (queixo encostado no tórax, para facilitar acesso em região occipital). Posicionamento do probe linear do ultrassom, angulado em direção ao processo mastoide. Agulhamento realizado de medial para região lateral, em plano, buscando toda a visualização da agulha.

Fonte: Acervo da autoria.

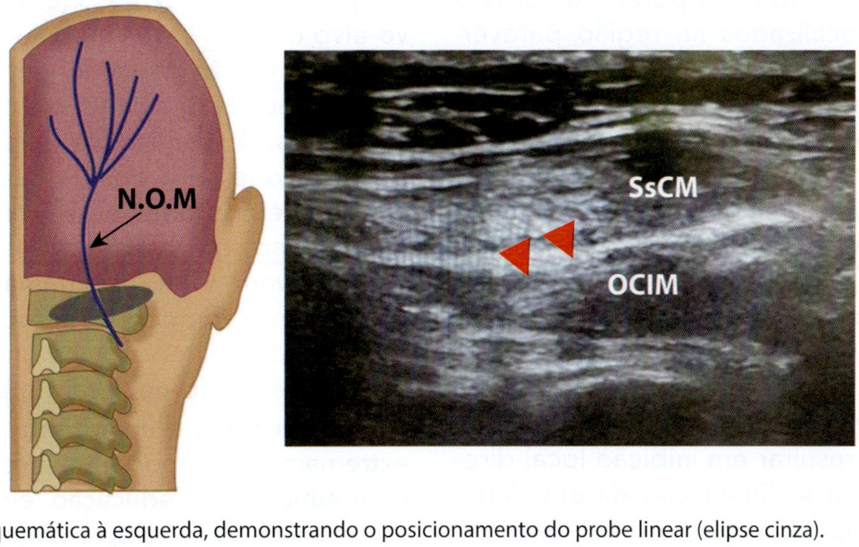

Figura 8 – Figura esquemática à esquerda, demonstrando o posicionamento do probe linear (elipse cinza).

À direita, imagem do arquivo pessoal do autor, evidenciando músculo semiespinal da cabeça (SsCM) e músculo oblíquo inferior da cabeça (OCIM). Ponta de setas vermelhas determinam o posicionamento final da ponta da agulha, no nervo occipital maior.

Fonte: Acervo pessoal dos autores.

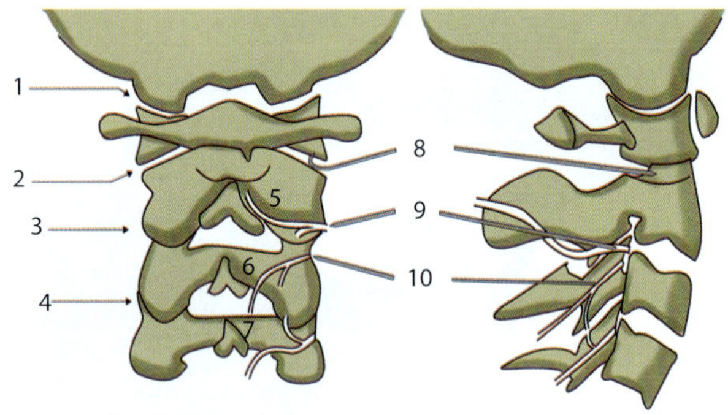

Figura 9 – Imagem esquemática, com vistas posterior e lateral da coluna cervical superior, mostrando as principais fontes articulares de cefaleia cervicogênica, os nervos relacionados e onde as cânulas são colocadas para bloqueios diagnósticos desses estruturas.

1: articulação atlanto-occipital; 2: articulação atlanto-axial lateral; 3: articulação zigoapofizária de C2 e C3; 4: articulação zigoapofisária de C3 e C4; 5: 3º nervo occipital (TON); 6: ramo médio facetário; 7: ramo medial do ramo dorsal de C4; 8: bloqueio intra-articular da articulação atlanto-axial lateral; 9: bloqueio do 3º nervo occipital. 10: bloqueio do ramo médio facetário de C3.

Fonte: Desenvolvida pela autoria.

O uso de injeções com a toxina botulínica em pontos-gatilho cervicais ainda se apoia em poucos estudos, contudo observamos bons resultados na prática. Temos realizado essas injeções rotineiramente na clínica, porém não existe um protocolo fixo. A aplicação da neurotoxina é feita em região occipital, seguindo os mesmos pontos, nessa região, estabelecidos pelo protocolo *preempt* para migrânea e complementando com o princípio de "seguir a dor", aplicando nos pontos dolorosos do paciente, localizados na região paravertebral cervical e até em região de trapézio, onde identificarmos pontos miofasciais nessa região. O mecanismo de ação ainda não é bem-compreendido. Uma das hipóteses envolve os possíveis efeitos inibitórios sobre os mediadores nervosos sensoriais implicados na dor, como substância P, o peptídeo relacionado ao gene da calcitonina (CGRP) e glutamato. No caso da neuralgia occpital e CC, é levantada a hipótese de que a injeção no local de compressão do nervo ou no local de irritação pode resultar em inibição local direta da inflamação e diminuição da atividade. Porém, ainda necessitamos de mais estudos para sustentar sua aplicação.[32,33]

Na existência de alteração articular vertebral causadora da CC, a abordagem cirúrgica pode ser feita por meio de artrodese, que pode ter ótimos resultados com melhora significativa e duradoura da dor.[29]

O bloqueio do nervo occipital pelo uso de anestésico associado a esteroide também mostrou bom resultado, mas houve alta taxa de recorrência em menos de 3 meses. A excisão desse nervo também é uma opção, contudo um estudo apontou recidiva na maioria dos casos após 244 dias.[32]

A liberação cirúrgica dos nervos aprisionados e comprimidos também é outra alternativa, ainda que mais radical. É geralmente realizada a descompressão e neurólise microcirúrgica do nervo espinhal C2, com excisão de cicatriz, elementos ligamentares e vasculares que comprimem o nervo. Vários estudos relatam uma boa melhora nos pacientes com CC após cirurgia de descompressão cervical. A principal indicação de cirurgia nesses estudos foi mielopatia compressiva cervical e/ou radiculopatia com estenose cervical com hidromielia (CEH) como um dos sintomas.[29]

Estudos apontam um potencial benefício na modulação neuronal dolorosa a partir do uso da estimulação do nervo occipital, que se trata da estimulação nervosa elétrica transcutânea (TENS) dos ramos terminais das raízes de C1, C2 e C3. A neurotomia percutânea por radiofrequência (RF) foi vastamente estudada e apresenta bons resultados, em especial no tratamento de alterações da articulação zigoapofisária em C2 e C3 (caso em que o nervo-alvo é o TON, que inerva essa articulação) e C3 e C4. São procedimentos que podem ser realizados novamente em caso de recidiva das dores. A justificativa para esse procedimento é que se a dor de cabeça puder ser aliviada temporariamente por bloqueios de diagnóstico controlados do nervo (ou nervos) que inervam uma determinada articulação cervical, interrompendo, então, o sinal de dor ao longo desse nervo ou coagulá-lo ou modulá-lo, devendo fornecer alívio ao paciente.[35]

Para finalizar, é importante enfatizar que é extremamente importante a complementação terapêutica com educação em dor, técnicas de relaxamento e terapia cognitivo-comportamental. Essas últimas duas técnicas são ótimas aliadas no aumento do bem-estar e do controle álgico do paciente.

Referências bibliográficas

1. Headache classification committee of the international headache society (IHS). The International Classification of Headache Disorders, 3. ed. Cephalalgia. 2018;38(1):1-211.
2. Van Suijlekom J, de Vet H, van den Berg S, Weber W. Interobserver reliability of diagnostic criteria for cervicogenic headache. Cephalalgia. 1999;19(9):817-23.
3. Gorelov VJ. A Barré's historic article on posterior cervical sympathetic syndrome: a translation from french. Cephalalgia. 2020;40(11):1261-5.
4. Sjaastad O, Fredriksen TA, Pfaffenrath V. Cervicogenic headache: diagnostic criteria. headache: the journal of head and face pain. 1990;30(11):725-6.
5. Aprill C, Bogduk N. Cervical zygapophyseal joint pain patterns I. Spine (Phila Pa 1976). 1990;15(6):453-7.
6. Kahkeshani K, Ward PJ. Connection between the spinal dura mater and suboccipital musculature: evidence for the myodural bridge and a route for its dissection–a review. Clinical Anatomy. 2012;25(4):415-22.
7. Bogduk N, Marsland A. On the concept of third occipital headache. J Neurol Neurosurg Psychiatry. 1986;49(7):775-80.
8. Cooper G, Bailey B, Bogduk N. Cervical Zygapophysial Joint Pain Maps. Pain Medicine. 2007;8(4):344-53.
9. Diener H, Kaminski M, Stappert G, Stolke D, Schoch B. Lower cervical disc prolapse may cause cervicogenic headache: prospective study in patients undergoing surgery. Cephalalgia. 2007;27(9):1050-4.
10. Jull G, Trott P, Potter H, Zito G, Niere K, Shirley D, et al. A randomized controlled trial of exercise and manipulative therapy for cervicogenic headache. Spine (Phila Pa 1976). 2002;27(17):1835-43.
11. Bogduk N. An anatomical basis for the neck-tongue syndrome. J Neurol Neurosurg Psychiatry. 1981;44(3):202-8.
12. Pontell ME, Scali F, Marshall E, Enix D. The obliquus capitis inferior myodural bridge. Clinical Anatomy. 2013;26(4):450-4.
13. Fredriksen TA, Antonaci F, Sjaastad O. Cervicogenic headache: too important to be left un-diagnosed. J Headache Pain. 2015;16(1):6.
14. Lord SM, Barnsley L, Wallis BJ, Bogduk N. Third occipital nerve headache: a prevalence study. J Neurol Neurosurg Psychiatry. 1994;57(10):1187-90.
15. Hoppenfeld JD. Cervical facet arthropathy and occipital neuralgia: headache culprits. Curr Pain Headache Rep. 2010;14(6):418-23.
16. Zumpano MP, Hartwell S, Jagos CS. Soft tissue connection between rectus capitus posterior minor and the posterior atlanto-occipital membrane: a cadaveric study. Clinical Anatomy. 2006;19(6):522-7.
17. Evers S. Introduction: comparison of cervicogenic headache with migraine. Cephalalgia. 2008;28(1):16-7.
18. Leone M, D'Amico D, Frediani F, Torri W, Sjaastad Ottar, Bussone G. Clinical considerations on side-locked unilaterality in long-lasting primary headaches. headache: the journal of head and face pain. 1993;33(7):381-4.
19. Schaeren S, Jeanneret B. Atlantoaxial osteoarthritis: case series and review of the literature. European Spine Journal. 2005;14(5):501-6.
20. Sjaastad O. Cervicogenic headache: comparison with migraine without aura; vågå study. Cephalalgia. 2008;28(1):18-20.
21. Bogduk N. Practice guidelines for spinal diagnostic and treatment procedures. 2.ed. San Francisco: International Spine Intervention Society; 2013.
22. D'Amico D, Leone M, Bussone G. Side-locked unilaterality and pain localization in long-lasting headaches: migraine, tension-type headache, and cervicogenic headache. Headache: The Journal of Head and Face Pain. 1994;34(9):526-30.
23. Diamond S, Cady RK, Diamond ML, Green MW, Martin VT. Headache and migraine biology and management. Elsevier; 2015.
24. Bogduk N, Govind J. Cervicogenic headache: an assessment of the evidence on clinical diagnosis, invasive tests, and treatment. Lancet Neurol. 2009;8(10):959-68.
25. Van Suijlekom HA, De Vet HCW, Van Den Berg SGM, Weber WEJ. Interobserver reliability in physical examination of the cervical spine in patients with headache. Headache: The Journal of Head and Face Pain. 2000;40(7):581-6.
26. Kowacs F, Dantas D, De Macedo P, Pereira Da Silva-Néto R. Classificação internacional das cefaleias 3. ed. Tradução da sociedade brasileira de cefaleia com autorização da sociedade internacional de cefaleia headache disorders; 2018.
27. McCormick CC. Arthrography of the atlanto-axial (C1–C2) joints: technique and results. J Intervent Radiol. 1987;2:9-13.

28. Halla JT, Hardin JG. Atlantoaxial (C1-C2) facet joint osteoarthritis: a distinctive clinical syndrome. Arthritis Rheum. 1987;30(5):577-82.
29. Ghanayem AJ, Leventhal M, Bohlman HH. Osteoarthrosis of the atlanto-axial joints. long-term follow-up after treatment with arthrodesis. J Bone Joint Surg. 1996;78(9):1300-7.
30. King W, Lau P, Lees R, Bogduk N. The validity of manual examination in assessing patients with neck pain. The Spine Journal. 2007;7(1):22-6.
31. Burns B, Watkins L, Goadsby PJ. Treatment of medically intractable cluster headache by occipital nerve stimulation: long-term follow-up of eight patients. The Lancet. 2007;369(9567):1099-106.
32. Freund BJ, Schwartz M. Treatment of chronic cervical-associated headache with botulinum toxin a: a pilot study. headache: the journal of head and face pain. 2000;40(3):231-6.
33. Volcy M, Tepper S, Rapoport A, Sheftell F, Bigal M. Botulinum toxin a for the treatment of greater occipital neuralgia and trigeminal neuralgia. Cephalalgia. 2006;26(3):336-40.
34. Leone M, D'Amico D, Moschiano F, Farinotti M, Filippini G, Bussone G. Possible Identification of Cervicogenic Headache Among Patients With Migraine: An Analysis of 374 Headaches. Headache: The Journal of Head and Face Pain. 1995;35(8):461-4.
35. Nagar VR, Birthi P, Grider JS, Asopa A. Systematic review of radiofrequency ablation and pulsed radiofrequency for management of cervicogenic headache. Pain Physician. 2015;18(2):109-30.

Dor Pélvica no Homem

59

Taina Melo Vieira Motta Pereira
Kaolan Morais Pereira
Núbia de Castro Batista
Renan Felipe Franco Moura

DOR PÉLVICA NO HOMEM

A dor pélvica crônica é um problema grave na vida do homem, podendo causar prejuízos na vida social e sexual do paciente, levando a um grande impacto físico e psicológico. O quadro pode assumir diferentes formas e diversas especialidades médicas podem ser procuradas durante a investigação dessa dor. É caracterizada como dor crônica ou persistente percebida em estruturas relacionadas à pelve, com duração superior a 3 meses.[1] Nos casos de dores cíclicas, é indicado avaliar durante um período superior a 6 meses. Muitas vezes, associa-se a comprometimentos cognitivos e comportamentais, incluindo alterações sexuais e emocionais. Pode também se associar disfunções de órgãos e estruturas pélvicas.[2] A qualidade de vida geralmente é comprometida, podendo cursar com depressão, ansiedade, insônia e fadiga.[3,4,5]

A dor pode ser subdividida em quadros causados por processos fisiopatológicos bem definidos (como infecção ou câncer) e aqueles sem causa patológica clara, relacionada a mecanismos neurológicos de sensibilização central. Na Classificação Internacional de Doenças, 11ª Revisão (CID-11), essas duas condições são classificadas como dor pélvica crônica secundária e dor pélvica crônica primária (DPCP), respectivamente.[2] No caso da DPCP, a dor é o principal sintoma e possui um papel central em toda a fisiopatologia da doença.[6] A Associação Europeia de Urologia (EAU, do inglês European Association of Urology) divide a DPCP em subtipos de acordo com o sistema mais afetado, sendo eles: urológico, gastrointestinal e musculoesquelético.[7] Neste capítulo será abordado o quadro de DPCP.

DOR PÉLVICA CRÔNICA PRIMÁRIA

A DPCP se caracteriza por uma dor crônica sem causa patológica que explique o quadro álgico. A percepção dolorosa pode ser de um órgão específico, de múltiplos órgãos ou associada a doenças sistêmicas, como fibromialgia ou Síndrome de Sjögren (SS), por exemplo.[1,2] Provavelmente, a maioria dos quadros de dor pélvica crônica em homens se encontram nesse grupo relacionado a mecanismos de dor crônica.[8] Quando associada a um órgão único, alguns autores optam por utilizar uma terminologia que remete ao órgão causador da dor, como síndrome da bexiga dolorosa. Outros autores optam por não fazer essa especificação, utilizando o termo síndrome da dor pélvica crônica primária (SDPCP) para todos os casos de dor sem causa específica que a explique. Quando a classificação utilizada é a anatômica, a dor é classificada de acordo com o órgão mais afetado. Dessa forma, o paciente pode ter sua dor classificada em síndrome da dor urológica (p. ex., dor prostática, vesical e uretral), síndrome gastrointestinal (p. ex., síndrome do intestino irritável [SII]), síndromes do sistema musculoesquelético (p. ex., coccídinea) e síndrome da dor crônica pós-cirúrgica[2] (Figura 1). Na verdade, a EAU recomenda que a subdivisão de acordo com o órgão específico seja feita apenas se existirem evidências fortes que sustentem seu uso e a dor deve ser localizada no órgão específico. Para casos de dores não específicas e não muito bem localizadas, o termo SDPCP deve ser empregado. Geralmente, os quadros de dores pélvicas se associam a alterações emocionais e disfunção sexual.[2]

Por muito tempo, a abordagem do paciente com SDPCP foi focada nos mecanismos causadores de dor nos órgãos pélvicos, como processos inflamatórios ou infecciosos. Porém, atualmente, sabe-se que muitos dos mecanismos que levam a esse quadro são relacionados a modulação do sistema nervoso central (SNC) causada pelos mecanismos geradores do quadro. Para reforçar a diferença entre quadros em que a dor é causada por estímulos nociceptivos (mecanismos de dor aguda) dos quadros de DPCP (nos quais o principal mecanismo gerador de dor é a sensibilização central), esse último grupo foi chamado síndromes da dor pélvica.[8]

O paciente com SDPCP pode apresentar alterações psicológicas, sexuais e comportamentais negativas, como depressão e ansiedade. A catastrofização da dor é uma característica importante, predizendo a queixa de dor do paciente, incapacidade e baixa qualidade de vida.[8] Por isso, é importante avaliar o bem-estar do paciente, como a parte emocional, comportamental e sexual, bem como os impactos da dor na vida social e laboral. Essas alterações devem também ser observadas e abordadas durante o tratamento.

As alterações funcionais surgem secundariamente nos órgãos afetados, levando a prejuízos funcionais dos mesmos. Muitos pacientes apresentam tais alterações em níveis locais ou até sistêmicos. Os distúrbios funcionais da dor podem não se relacionar a uma patologia no

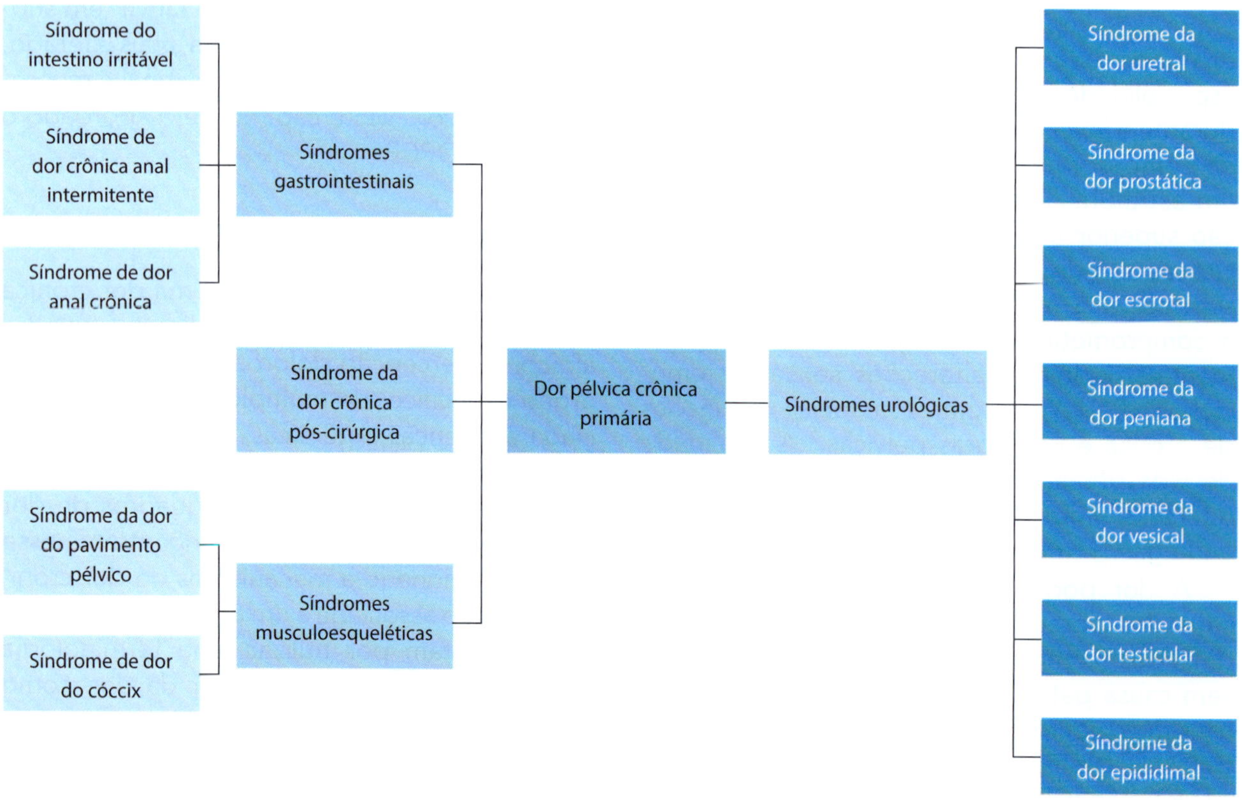

Figura 1 – Síndrome de dor pélvica crônica primária.
Fonte: Adaptada de EAU Guidelines on Chronic Pelvic Pain, 2024.

órgão alterado, mas a alterações neurobiológicas, fisiológicas e até anatômicas no SNC.[2]

EPIDEMIOLOGIA

Ainda existem divergências na taxonomia e fenotipagem das dores pélvicas em homens, e isso se reflete em dados epidemiológicos não muito claros para síndromes específicas de dor urogenital pélvica.[8]

Existe uma variação dos dados obtidos em diversos estudos, mas aqueles que avaliam os sintomas dos pacientes sugerem uma incidência de 2,7% a 6,3%, mais comum em jovens e pacientes de meia idade. A prostatite crônica não bacteriana é uma condição muito comum, e é a causa de 10% a 15% das visitas ao consultório urológico.[1] Geralmente, a dor pélvica no homem é rotulada como prostatite, mesmo com a ausência de infecção ou inflamação.[8] Na verdade, 2% a 10% dos homens sofrem com sintomas de prostatite, enquanto apenas 5% a 10% desses casos se associa à doença bacteriana, sugerindo que muitos desses possuem quadros de DPCP.[6] A síndrome da dor vesical varia de 0,3% a 12,6%.[1] A incidência da síndrome da bexiga dolorosa é bastante variável, mas pesquisas recentes estimam uma taxa de 0,01% a 6,5% de pessoas com a doença no mundo, sendo as mulheres mais frequentemente acometidas do que os homens, em uma proporção de 5:1.[9] Uma pesquisa realizada nos Estados Unidos estimou que 3 a 8 milhões de mulheres e 1 a 4 milhões de homens podem ter sintomas consistentes com o diagnóstico de cistite intersticial/síndrome da dor na bexiga (IC/BPS).[10]

FISIOPATOLOGIA

A fisiopatologia da síndrome ainda não é totalmente esclarecida. Múltiplos fatores, como infecções, traumas, alterações musculares, disfunções miccionais e distúrbios pélvicos, se conectam para levar ao quadro de dor crônica neuropática e/ou muscular em homens geneticamente suscetíveis. Sabemos que a hiperalgesia visceral, os mecanismos periféricos e a sensibilização central contribuem para esse tipo de dor[2] (Figura 2). Além disso, alterações musculares e psicológicas podem contribuir para a manutenção da dor.[11] Um ponto importante é que, se houver uma doença específica identificável, o quadro não pode ser caracterizado como DPCP.

Muitos mecanismos que levam à perpetuação do quadro de dor pélvica crônica são resultados da modulação do SNC previamente estimulada por algum gatilho periférico. A combinação da dor neuropática e neuroplasticidade amplifica a percepção dos estímulos aferentes levando a diversas alterações de sensibilidade e a dor.[12]

A dor visceral é uma experiência complexa originada nos órgãos internos e é mediada por fibras nervosas tipo C que conduzem os estímulos lentamente.[3] A sensibilização dos aferentes viscerais pelos mediadores endógenos, bem como a ativação de receptores silentes é fundamental para a dor visceral. Os aferentes silentes correspondem aproximadamente a 20% dos aferentes viscerais, e são muito importantes na sensibilização central.[13]

Os receptores N-metil-D-aspartato (NMDA) e α-amino-3-hidroxi-5-metil-4-isoxazol-propionato (AMPA) possuem grande papel na hipersensibilidade viscerovisceral, musculovisceral

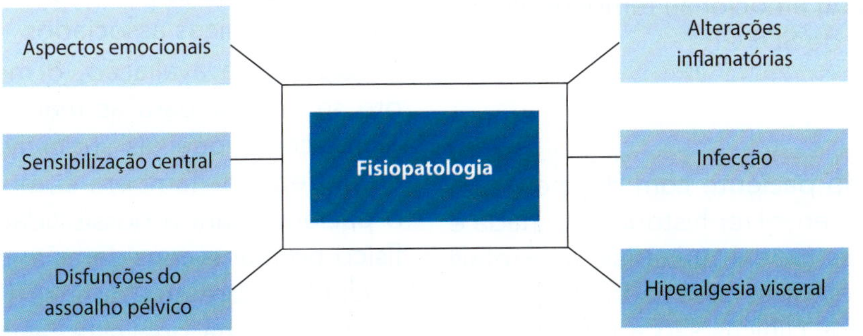

Figura 2 – Aspectos fisiopatológicos da dor pélvica crônica.
Fonte: Adaptada de EAU Guidelines on Chronic Pelvic Pain, 2024.

e visceromuscular. A ativação de mecanismos centrais explica por que muitos pacientes têm sensibilidade em múltiplos órgãos: após os estímulos do SNC a sensibilização persiste.

A lesão nervosa também pode contribuir para a dor pélvica. Eventualmente, o início da dor se relaciona com a lesão nervosa, mas muitas vezes o diagnóstico da lesão nervosa é dificultado. A dificuldade em identificar os nervos e a sobreposição de dermátomos pélvicos, por exemplo, podem ser fatores de confusão para o diagnóstico preciso.[8]

A musculatura regional pode participar dos quadros de dores crônicas. Os pontos-gatilhos nessa região podem levar à dor localizada ou dor referida. Os quadros de entesites e bursites também podem contribuir. As dores musculares podem surgir de diversas causas, como trauma, infecção local ou nefrolitíase, que leva a quadros de espasmos musculares e hipersensibilidade.[8] A disfunção do assoalho pélvico pode ser uma causa e/ou efeito da DPCP. O aumento do tônus da musculatura lisa prostática e vesical pode ser a causa de sintomas de trato urinário inferior, como sintomas irritativos e/ou obstrutivos.[14,15] Shokes *et al.* (2008) avaliou o nível de sensibilidade da musculatura entre pacientes com diagnóstico de prostatite e controle.[16] Os resultados mostraram que 51% dos pacientes com prostatite crônica/SDPC apresentaram alteração de sensibilidade na região pélvica, enquanto no grupo controle foram apenas 7% dos pacientes.

Os aspectos emocionais não podem ser ignorados na fisiopatologia da síndrome. Um estudo mostrou que pacientes com esse quadro de dor possuem risco maior que 2,5 vezes que pacientes do grupo controle de apresentarem queixas relacionadas à saúde mental, principalmente ansiedade e pânico.[17] Histórico de abuso (físico, sexual ou emocional) também parece aumentar o risco de SDPCP.[18]

DIAGNÓSTICO

A avaliação do paciente com dor pélvica é complexa, e deve envolver história detalhada e queixas funcionais (p. ex., urinárias, anorretais e sexuais) e psicológicas associadas. As principais manifestações clínicas são a dor urogenital, sintomas de trato urinário baixo, disfunção sexual e alterações psicológicas[6] (Figura 3). A avaliação da qualidade de vida e sintomas associados é importante para avaliar a gravidade da doença e também a progressão e resposta aos tratamentos realizados.[2] O diagnóstico é de exclusão, e os exames laboratoriais e de imagem devem ser solicitados de modo a excluir causas específicas de dor pélvica.[1]

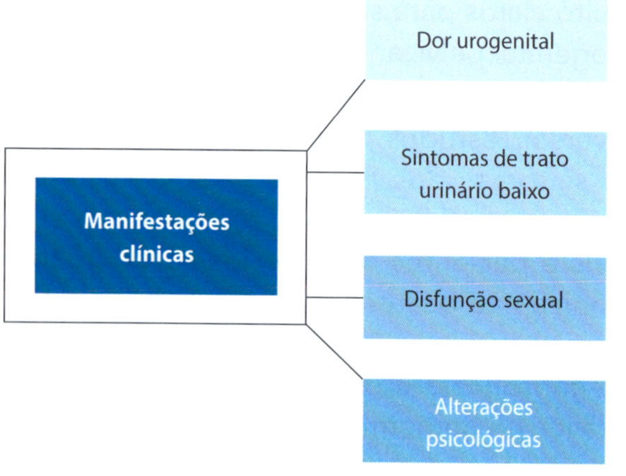

Figura 3 – Principais manifestações clínicas.
Fonte: Adaptada de Franz J *et al.*, 2023.

A anamnese deve ser detalhada e direcionada de acordo com o sistema mais afetado, buscando características próprias de cada tipo de dor e excluindo doenças específicas que possam causar dor. Alguns questionários podem auxiliar para a avaliação inicial desses pacientes, como o Índice de Sintomas de Prostatite Crônica do Instituto Nacional de Saúde (NIH-CPSI)[19] e o Escala Internacional de Sintomas Prostáticos (EISP).[20] As manifestações clínicas da síndrome são de quatro principais tipos: dor urogenital, sintomas de trato urinário inferior, disfunção sexual e alterações emocionais.[6] Por isso, a localização da dor, irradiação, tipo de dor e sintomas associados são fundamentais, bem como avaliar queixas sexuais e fatores socioeconômicos associados.[1]

Durante a avaliação, o médico deve sempre se atentar para as manifestações psicológicas, como queixas sugestivas de depressão ou ansiedade. Também é importante preparar o paciente para a possibilidade de um exame físico normal e considerar a ideia subjetiva do paciente sobre sua doença ("na sua visão, o que você acha que está causando suas queixas?"). As queixas do paciente devem ser validadas e o paciente deve ser deixado à vontade para discorrer sobre seus sintomas. Tudo isso é importante para um bom relacionamento médico-paciente e para que o paciente se sinta acolhido.[6] Uma ferramenta que pode ser utilizada para auxiliar a avaliação psicológica é o Questionário de Saúde do Paciente-9 (QSP-9), que registra alterações cognitivas, emocionais, sociais e comportamentais.[21,22]

O exame físico deve ser conduzido de modo a excluir as causas específicas de dores pélvicas. A avaliação abdominal e pélvica deve ser realizada com cuidado, e o paciente deve ser alertado do risco de piora da dor durante o exame. A avaliação da genitália externa deve fazer parte do exame completo, bem como a avaliação neurológica, como alterações de sensibilidade e reflexos locais (bulbocavernoso). A palpação do escroto, pênis e uretra, o exame retal e a avaliação musculoesquelética local (procura de sensibilidade muscular, espasmos e pontos-gatilhos no assoalho pélvico) deve ser realizada de maneira direcionada.[1] O toque retal é importante na avaliação da próstata e na sensibilidade retal e da musculatura do assoalho pélvico.[6]

Os exames complementares também devem ser direcionados de acordo com a hipótese de diagnóstico diferencial. Exames de imagem, como a Ressonância Magnética (RM), e o estudo eletrofisiológico podem ser úteis na avaliação de lesões nervosas. A manometria anorretal, retossigmoidoscopia e colonoscopia podem ser utilizadas em pacientes com dor anorretal. Exames laboratoriais, como cultura e citologia urinária, podem ser utilizados em homens com suspeita de síndrome da dor vesical. Meares e Stamey recomendam a urinálise (análise microbiológica e citológica) com amostras de 4 frascos (urina inicial, jato médio, secreções prostáticas expressas e urina após expressão de secreções prostáticas) para descartar prostatite bacteriana.[23,24] O exame de cistoscopia e estudo urodinâmico podem ser úteis em pacientes selecionados, bem como a biópsia vesical.

TRATAMENTO

A abordagem deve ser sempre multiprofissional e com envolvimento ativo dos pacientes. As manifestações clínicas variam de paciente para paciente, e assim cada estratégia terapêutica deve ser individualizada. O tratamento farmacológico e não farmacológico englobam múltiplas possibilidades[6,83,84] (Figura 4). O *guideline* da EAU recomenda a colaboração entre as diversas especialidades médicas.[7]

Uma classificação (Figura 5)[6] que auxilia na compreensão do perfil de cada paciente e direciona o tratamento é a classificação dos pacientes em fenótipos clínicos, em um ou mais dos seguintes domínios:

- U = queixas urinárias.
- P = disfunções psicossociais.
- O = achados em órgãos específicos.
- I = infecção.
- N = condições neurológicas ou sistêmicas.
- T = *tenderness*/sensibilidade muscular.
- S = sintomas sexuais (recentemente houve a inclusão desse domínio, mas o valor agregado desses sintomas ainda precisa ser confirmado em estudos).[25,26,27]

Tratamento não farmacológico

O primeiro passo é a educação do paciente, que deve ser esclarecido e informado sobre o seu quadro de dor. A equipe multidisciplinar se complementa no sentido de oferecer o melhor ao paciente. A fisioterapia pélvica auxilia na melhora da dor do assoalho pélvico, melhorando a dor miofascial e aliviando pontos-gatilho. A Psicoterapia é fundamental para esses pacientes. A Acupuntura é um método seguro e apresenta efeito nos sintomas de prostatite crônica.[28,29]

Tratamento farmacológico

Diversas classes medicamentosas são utilizadas nos diversos tipos de dores pélvicas crônicas. A classificação fenotípica auxilia no tratamento, direcionando a escolha farmacológica de acordo com os principais sintomas.

Para pacientes com queixas psicossomáticas, como ansiedade e depressão, o uso de antidepressivos com efeitos no tratamento da dor é uma ótima opção. A amitriptilina (dose inicial de 25 mg até 100 mg/dia) e a duloxetina (dose inicial 60 mg/dia) podem ser utilizadas.[6]

Alfabloqueadores provavelmente podem levar ao alívio dos sintomas de trato urinário inferior, por sua ação na musculatura lisa da próstata e colo da bexiga. Resultados positivos levaram ao uso dessa medicação em pacientes com síndrome da dor prostática, porém muitos estudos foram realizados, com diferentes

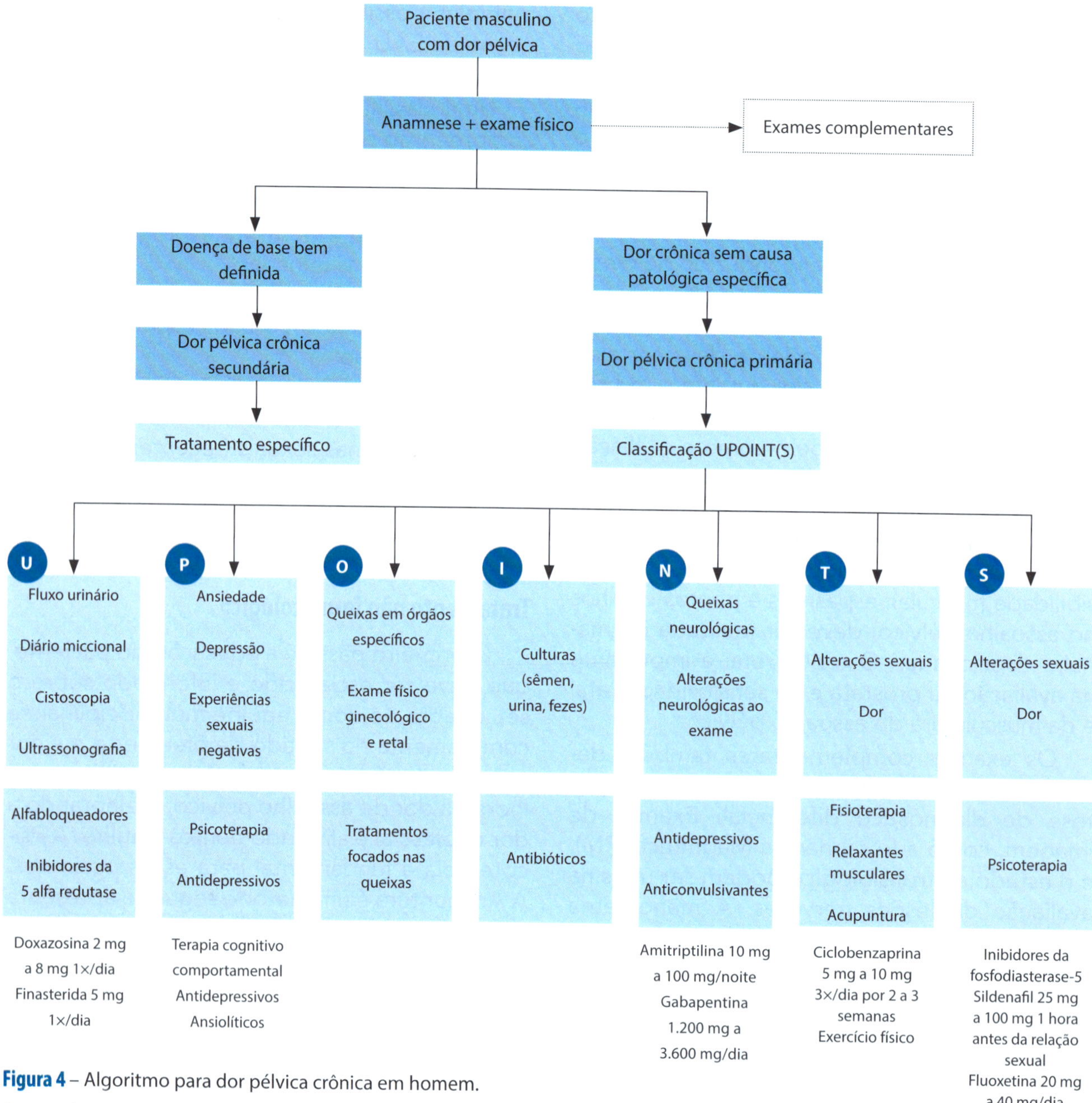

Figura 4 – Algoritmo para dor pélvica crônica em homem.

Fonte: Adaptada de Franz J *et al.*, 2023.

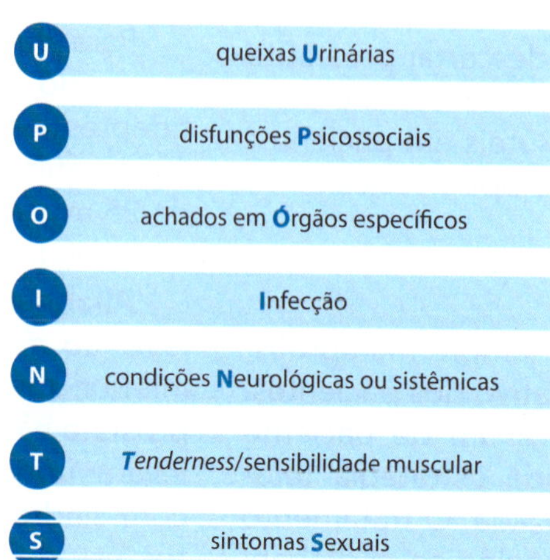

Figura 5 – Classificação UPOINT(S).

Fonte: Adaptada de Franz J *et al.*, 2023.

protocolos, e mostram evidências de alívio sintomático fracas ou muito fracas.[30,31,32].

Alguns antibióticos, como as fluoroquinolonas, são utilizados no tratamento de pacientes com DPCP, mesmo que seja conhecido que essa patologia não é infecciosa. Essas drogas podem levar a uma melhora discreta da dor. Porém essas medicações não são indicadas como a primeira linha, a não ser que exista uma indicação formal para seu uso. Uma metanálise que comparou ensaios clínicos de placebos com antibióticos, alfabloqueadores e a combinação desses, e mostrou efeitos importantes nos sintomas dos pacientes com prostatite crônica.[33]

Outras classes que pode ser utilizadas são inibidores de 5alfa-redutase, inibidores de fosfodiasterase, anti-inflamatórios, toxina botulínica e fitoterápicos. Um estudo com toxina botulínica tipo A com injeção intraprostática mostrou uma melhora importante dos sintomas de prostatite crônica por um período de 6 meses.[34] Alguns imunossupressores, como azatioprina, ciclosporina A e metotrexato, mostraram benefício no seu uso em síndrome da dor vesical.[35,36,37]

Outras opções terapêuticas

As opções de tratamento intervencionista e tratamento cirúrgico podem ser consideradas. As evidências para procedimentos cirúrgicos não são muito fortes, sendo que esses são considerados a última opção de tratamento.

Algumas opções cirúrgicas são a denervação microscópica do cordão espermático para casos de dor testicular e a descompressão cirúrgica do nervo pudendo para pacientes com neuralgia do pudendo.

Dentre as técnicas intervencionistas, podemos considerar os bloqueios e neuromodulação.

SÍNDROMES ESPECÍFICAS DA DOR PÉLVICA CRÔNICA

A seguir discorreremos mais profundamente sobre alguns dos principais subtipos dentro da síndrome da dor pélvica crônica.

Síndrome da dor prostática

A prostatite é dividida em quatro tipos: prostatite bacteriana aguda, prostatite bacteriana crônica, prostatite assintomática inflamatória e prostatite crônica (condição mais frequente).[38] É uma condição frequentemente associada a uma variedade de sintomas que podem incluir dor pélvica, desconforto durante a micção e disfunção sexual.

A dor associada à prostatite pode ser intensa e persistente, afetando a qualidade de vida dos pacientes de maneira significativa. Muitas vezes não está restrita à próstata, mas pode irradiar para a região perineal, testicular e até lombar. Um estudo com 1.563 homens diagnosticados com prostatite crônica mostrou que o principal local de dor é a região perianal, representando 63% das regiões analisadas.[39] No entanto, Lai *et al.* (2017) mostraram que indivíduos com prostatite crônica apresentam, na verdade, um quadro álgico muito além da região pélvica, com 75% dos pacientes analisados apresentando dores além da pelve.[40] Essa síndrome pode estar associada ou não a sintomas urológicos e sexuais, como disúria, polaciúria, frequência e urgência, infecções do trato urinário (ITUs) recorrentes, dispareunia e dor ejaculatória.[41] A compreensão das complexas interações entre a dor, a inflamação e os fatores psicossociais na prostatite é essencial para melhorar o diagnóstico, o tratamento e, finalmente, a qualidade de vida dos pacientes afetados por essa condição desafiadora.

Como segundo grupo principal de sintomas, têm-se os distúrbios relacionados ao trato urinário inferior e os distúrbios sexuais. Disúria é o principal achado clínico em relação ao trato urinário, com 40% dos portadores apresentando esse sintoma.[39] Outras manifestações também relatadas são urgência, polaciúria, sensação de incontinência e alterações na intensidade da micção.[40,42] Quanto às alterações ocorridas em nível sexual, a dor ejaculatória é o sintoma mais encontrado, com quase 60% dos pacientes apresentando essa manifestação.[39,43] Trinchieri *et al.* (2007) realizaram um estudo para avaliar a prevalência de sintomas sexuais como disfunção erétil, ejaculação precoce e dor ejaculatória em pacientes com prostatite crônica/síndrome da dor pélvica crônica (PC/SDPC).[44] Os resultados mostraram diferenças significativas quando comparados os portadores da síndrome e o grupo controle, no qual a dor ao ejacular foi o achado mais discrepante, com 41,8% dos pacientes com prostatite apresentando esse sintoma, enquanto nenhum indivíduo do grupo controle relatou tal condição. Vale ressaltar que os sintomas urológicos e sexuais (como disúria, polaciúria, frequência e urgência, ITUs recorrentes, dispareunia e dor ejaculatória) podem também não estar presentes.[41]

A presença de ansiedade, depressão, estresse e síndromes psíquicas é encontrada com relativa frequência em pacientes com prostatite crônica. Millán-Rodríguez *et al.*, (2006) mostrou que pacientes portadores de prostatite crônica, na realidade, apresentam sintomas psicológicos como uma reação à manutenção da dor.[45]

O tratamento da PC/SDPC deve ser feito de maneira individualizada e faz-se necessário levar em conta quais são os sintomas específicos apresentados pelo paciente e a resposta que o indivíduo apresenta ao tratamento proposto. A presença de sintomas miccionais ou não, exame de urina positivo para patógenos e dor generalizada são os principais aspectos a serem analisados. Na literatura científica mais recente, a terapia mais utilizada é a associação de medicações bloqueadoras alfa-adrenérgicas, antimicrobianos orais, anti-inflamatórios não esteroides (AINEs), inibidores da 5-alfa-redutase, anticonvulsivantes e antidepressivos, junto a medidas não farmacológicas, isso a depender do curso da doença. Serão analisadas as condições de cada classe medicamentosa a seguir.

Tratamento farmacológico

Os antagonistas alfa-adrenérgicos atuam como competidores das catecolaminas endógenas. Essa forma de atuação promove, dentre outras mudanças, relaxamento de músculos lisos do colo vesical e da próstata, o que pode promover desobstrução urinária. Thakkinstian *et al.* (2012) evidenciou que a tansulosina 0,4 mg aplicada 1 vez ao dia por 6 semanas seguidas apresentou eficácia parcial para pacientes com PC/SDPC como primeira forma de tratamento.[46] No entanto, o mesmo estudo refere que a monoterapia com uso exclusivo da tansulosina não apresenta resultados satisfatórios, sendo necessária a associação com AINEs, como o ibuprofeno 400 mg 3 vezes/dia por uma semana, ou a associação com antibioterapia oral.[46] Já um *guideline* produzido pela Canadian Urological Association (CUA) em 2013 estabelece que uso de bloqueadores alfa-adrenérgicos devem ser utilizados por no mínimo 6 semanas e, idealmente, em 12 semanas ou mais, especialmente nos pacientes que apresentam dor moderada a grave e sintomas de obstrução.[47] Nesse mesmo *guideline*, reforça-se novamente a necessidade de associação de bloqueadores como a tansulosina com outras medicações, não sendo indicada a monoterapia com bloqueadores alfa-adrenérgicos.

A utilização de antibióticos via oral para pacientes portadores de PC/SDPC, apesar de ser realizada com frequência na prática clínica, apresenta resultados controversos de acordo com os estudos mais recentes. Isso porque pacientes com prostatite crônica não apresentam, em sua maioria, culturas de urina positiva, sendo o fator anti-inflamatório e antineuropático dos antimicrobianos a evidência que mais favorece a escolha para o tratamento inicial.[47] O uso da antibioticoterapia, apesar de apresentar evidências controversas, ainda é considerado uma possível escolha no tratamento inicial, pela baixa quantidade de fármacos conhecidos para tratamento, especialmente nos pacientes com cultura de urina positiva. As fluoroquinolonas são as mais indicadas e devem ser aplicadas em doses semelhantes ao tratamento de ITUs sendo utilizadas por 4 a 6 semanas, seguidas de reavaliação do quadro do paciente.[48] Em caso de refratariedade dos sintomas, o uso deve ser descontinuado apenas se não existir cultura positiva de urina.

Os AINEs são indicados para analgesia a curto prazo. O uso de ibuprofeno 400 mg 3 vezes/dia por até 4 semanas mostrou resultado parcial de melhora do quadro álgico nos portadores de PC/SDPC quando não utilizado de maneira única.[49] Se a manutenção dos sintomas ocorrerem em um período maior que 6 semanas, o uso de AINEs deve ser suspenso, com o intuito de evitar o aumento de efeitos adversos.[48]

O uso terapêutico de anticonvulsivantes e antidepressivos nos pacientes com prostatite crônica são iniciados apenas quando há suspeita de existência de dor neuropática, não sendo utilizado na prática clínica como primeira escolha. Agarwal *et al.* (2017) mostrou que, para a PC/SDPC, a gabapentina parece ter maior eficácia do que a pregabalina.[50] Nesse mesmo estudo, nota-se que gabapentoides usados em monoterapia parecem ter algum efeito de melhora, mas que, como comentado anteriormente, a associação de medicações parece ser o método mais eficaz de controle sintomático. Quanto aos antidepressivos, os mais utilizados na prática clínica são a amitriptilina e a duloxetina, sendo a última mais aconselhável que a primeira, por conta da menor quantidade de efeitos adversos. Nesses casos, a indicação é de 30 mg de dose inicial da duloxetina, podendo chegar aos 120 mg/dia na dose de manutenção.[48]

Os inibidores da 5-alfa-redutase, como finasterida e dutasterida, são fármacos utilizados no tratamento de condições que envolvem a hiperplasia do tecido prostático. Esses medicamentos atuam diretamente sobre o metabolismo androgênico, pois agem no bloqueio da conversão de testosterona em di-hidrotestosterona (DHT). Embora a prostatite crônica não seja primariamente uma doença hiperplásica, muitos pacientes apresentam aumento prostático que leva a sintomas urinários e exacerba a dor pélvica. Portanto, a redução do volume prostático, promovida pelos inibidores da 5-alfa-redutase, pode ser benéfica para aliviar esses sintomas. No entanto, os estudos clínicos para provar a relevância desses medicamentos na prática ainda é muito restrito.

Tratamento não farmacológico

Uma parcela relevante dos pacientes apresentam espasmos e tensão nos músculos do assoalho pélvico. A fisioterapia pode incluir técnicas manuais de liberação miofascial, liberação de pontos-gatilho, alongamento, reeducação postural e exercícios para relaxamento muscular. Essas técnicas visam pressão nos pontos de tensão muscular para reduzir a dor e melhorar a função dos músculos do assoalho pélvico.[30,48] A estimulação nervosa elétrica transcutânea (TENS) pode ser utilizada para aliviar a dor pélvica, enviando impulsos elétricos de baixa intensidade que interferem na transmissão dos sinais dolorosos aos nervos pélvicos. No entanto, ela tem sido mais utilizada em pacientes com refratariedade ao tratamento medicamentoso.[30,48)]

Outro método que tem apresentado valor na prática é a neuromodulação sacral, em especial para melhorar sintomas urinários e de dor, que também tem sido aplicado em casos refratários.[47,48]

A terapia cognitivo-comportamental (TCC) tem se mostrado eficaz na redução do sofrimento emocional associado à dor crônica e na melhora da capacidade de enfrentamento. A TCC ajuda os pacientes a identificar pensamentos e crenças negativas que podem exacerbar a percepção da dor e a substituí-los por estratégias cognitivas mais adaptativas.[47,48]. Além disso, a TCC pode ajudar a melhorar a adesão ao tratamento e a desenvolver estratégias de enfrentamento para lidar com o impacto funcional e emocional da prostatite crônica.

O exercício regular é uma medida importante na abordagem da prostatite crônica, com benefícios comprovados na redução da dor e melhora da qualidade de vida.[48,49] Giubilei *et al.* (2007) realizou um estudo com 231 homens com SDPC e, após 18 semanas de atividades aeróbicas moderadas, como caminhada, ciclismo ou natação, houve redução da dor, melhora da qualidade de vida e de pontuações gerais de sintomas, isso em comparação com alongamento e exercícios não aeróbicos. Além desse fator, já é bem estabelecido que exercícios aeróbicos promovem redução da inflamação sistêmica e melhoram a função cardiovascular, sendo esses fatores influentes na percepção da dor.[51,52] Por outro lado, atividades de alto impacto ou que exerçam pressão excessiva sobre o períneo, como longas sessões de ciclismo sem assento adequado, devem ser evitadas, pois podem agravar a dor pélvica. O equilíbrio entre exercícios aeróbicos e exercícios de fortalecimento muscular devem ser individualizados, com supervisão profissional.[51,52]

A acupuntura tem ganhado espaço como uma opção complementar ao tratamento da prostatite crônica. A revisão mais recente na plataforma Cochrane Library evidenciou que a acupuntura parece diminuir os sintomas de prostatite em comparação à terapia medicamentosa padrão em um número razoável de pacientes.[51] Embora ainda sejam necessárias mais evidências para estabelecer seu uso rotineiro, a acupuntura oferece uma alternativa de baixo risco de tratamento, uma vez que apresenta um nível baixo de efeitos adversos, o que a torna uma opção para pacientes que recusam terapias mais invasivas.[51]

Síndrome da dor uretral

A síndrome da dor uretral (SDU) é definida como a ocorrência de dor crônica ou recorrente percebida na uretra, sem existir infecção comprovada ou outra condição local óbvia, como estenose, prostatite ou mesmo câncer uretral.[53] Pacientes diagnosticados com SDU podem apresentar condições associadas ou não à uretra, como disúria, dor ejaculatória e dor perineal.[53] Estimar a prevalência exata da SDU em homens é algo que se apresenta como um desafio em razão da falta de critérios diagnósticos padronizados, o que sugere um risco alto de subdiagnóstico. Estudos epidemiológicos específicos sobre SDU são escassos, e muitos pacientes podem ser erroneamente classificados sob diagnósticos como prostatite crônica não bacteriana.

Em um primeiro momento, a história apresentada pelo paciente deve ser colhida com o intuito de avaliar a dor uretral quanto à sua intensidade (p. ex., ardor, pontada, queimação), irradiação (a fim de descartar possíveis diagnósticos diferenciais) e a duração. Essa descrição inicial feita pelo paciente é fundamental para descobrir se outras consultas ou exames laboratoriais já foram realizados. Aspectos de alteração na micção também devem ser analisados detalhadamente, com o objetivo de descobrir sintomas como urgência, polaciúria e hesitação e, com isso, analisar outras possíveis hipóteses diagnósticas.[2]

Ainda na anamnese, é importante a investigação de infecções urinárias recorrentes, presença de infecções sexualmente transmissíveis e histórico de procedimentos urológicos ou intervenções no trato urinário, uma vez que tais quadros podem ter ligação com a sensibilização da uretra. Por fim, como o fator emocional e psicológico podem estar presentes previamente ao quadro, ou surgirem durante a investigação clínica, a análise da condição psicossocial do paciente deve ser realizada principalmente para correlacionar o estado mental com a percepção da dor.[2]

O exame físico deve ser feito com o intuito de verificar possíveis anormalidades anatômicas de toda a pelve, função muscular e neurológica, além de verificar a presença de outros sinais que excluem a SDU, como a presença de lesões ocasionadas com infecções transmissíveis (ISTs).[2] A presença de infecção em níveis laboratoriais deve ser descartada, uma vez que a presença de bacteriúria significativa afasta o diagnóstico da síndrome. Kaur *et al.* colocam como fundamentais os testes laboratoriais para descarte de hipótese e, com isso, reforçar a possibilidade de SDU.[54,55] Além disso, deve-se realizar exames urodinâmicos e de imagem, como a uretrocistografia e cistoscopia, para descartar outras condições patológicas como espessamento da uretra e da bexiga, neoplasias e estenose uretral.[56]

O tratamento não possui padrão-ouro. O manejo da síndrome é complexo e exige uma abordagem multidisciplinar. Dessa forma, a combinação de fármacos com as terapias não farmacológicas é a chave não só para melhora dos sintomas, mas também para aumento da qualidade de vida do paciente. A literatura referente ao tratamento da síndrome é escassa, com poucos estudos randomizados sobre o assunto e boa parte focada no sexo feminino (maior prevalência).

Tratamento farmacológico

O uso de antibiótico no tratamento da SDU é amplamente utilizado, ainda que não haja uma evidência clara que cultura bacteriana em níveis subclínicos possa ser a causa definitiva da síndrome.[57] De modo geral, as tetraciclinas são a opção utilizada, mas que carece de estudos, uma vez que não há evidência robusta da melhora do quadro com a utilização desse fármaco.[57,58] Na análise realizada por Ivarsson *et al.*, a principal escolha para a antibioticoterapia seria a doxiciclina, com estudos indicando uma melhora de até 70% dos pacientes.[58,59]

Para o tratamento da sintomatologia, a terapia com corticosteroides é a principal. A explicação seria a presença de mecanismos inflamatórios da síndrome. São utilizados corticosteroides de baixa potência por via intrauretral ou tópico.[57,60] Apesar da alta frequência na prática clínica, os estudos sobre a eficácia dos corticosteroides são escassos e, quando realizados, são voltados para mulheres.[58]

O uso de relaxantes musculares e bloqueadores alfa se baseiam nas possíveis alterações musculares causadas pela SDU, como o aumento de tônus muscular e da espasticidade da uretra.[59] Na atualização de Dreger *et al.*, aponta-se que o uso desses fármacos indica melhora dos pacientes que apresentam comprovadamente alguma disfunção do uso da musculatura pélvica.[59]

Terapias não farmacológicas

A fisioterapia no tratamento do assoalho pélvico pode ser altamente eficaz para pacientes que apresentam disfunção da musculatura pélvica junto à SDU, uma vez que parte dos pacientes pode cursar com alterações musculares da região.[57] A reabilitação feita pela fisioterapia inclui diferentes técnicas como a liberação de pontos-gatilho e massagens da musculatura.[56,57] Já a uroterapia se comporta mais como um tratamento alternativo para pacientes que apresentam alterações miccionais, principalmente hesitação e disfunções da parede da bexiga.[57]

O componente emocional, como já foi abordado ao longo deste capítulo, possui uma correlação importante para o agravamento do quadro do portador da síndrome, especialmente quando este é refratário a tratamentos não eficazes. Dentro das terapias existentes, a TCC pode ser considerada eficaz para reduzir o impacto emocional causado pela dor crônica e melhorar a adaptação ao manejo dos sintomas, uma vez que muitos pacientes já estão desacreditados da melhora do quadro.[56,57]

Cistite intersticial/síndrome da bexiga dolorosa

A IC/BPS é uma doença crônica, de etiologia ainda desconhecida. Existem diferentes definições para a doença, mas a International Continence Society (ICS) e a European Society for the Study of IC/BPS (ESSIC) definem como uma condição que causa dor pélvica crônica superior a 6 meses, associada à pressão ou ao desconforto relacionados à bexiga urinária. Esses sintomas são acompanhados de outra manifestação urinária, como frequência e urgência miccional, podendo apresentar ou não anormalidades cistoscópicas.[61] Embora não seja letal, a IC/BPS é uma doença debilitante e, por ter sintomas imprecisos e de difícil tratamento, o diagnóstico muitas vezes é difícil, o que acaba contribuindo para a dificuldade do tratamento.

A dor é o principal sintoma da IC/BPS e apresenta-se de forma variada quanto a sua localização. Na prática clínica, os pacientes apresentam dor supra púbica, uretral ou perineal, com possibilidade de irradiar para todo assoalho pélvico.[62] Possui intensidade variada, uma vez que pode piorar com a distensão da bexiga. É uma doença de evolução lenta e com sintomas incapacitantes, que influencia nas atividades diárias e na dinâmica psicossocial dos pacientes, por conta de incapacidade física, distúrbios do sono, dispareunia e menor participação no trabalho.[63,64] Justamente por isso, é possível inferir que existe um ônus socioeconômico associado à IC/BPS. Um estudo feito com pacientes diagnosticados mostrou que os custos anuais com assistência de saúde após o diagnóstico são 2,0 a 2,4 vezes maiores do que para o grupo controle.[65]

Geralmente, os sintomas urinários mais comuns, que são urgência e frequência urinária, estarão presentes antes da ocorrência de dor. É válido ressaltar que todos esses sintomas também são encontrados na bexiga hiperativa (BH), e quase todas as diretrizes destacam a necessidade de diferenciar as duas doenças. Enquanto na BH os pacientes urinam constantemente para evitar a incontinência urinária, na CI/BPS os pacientes urinam para aliviar a dor.[66] Para distinguir a poliúria e avaliar a gravidade dos sintomas, pode-se fazer um diário de micção de 3 dias. Entre os diagnósticos diferenciais de IC/BPS, pode-se destacar doenças da próstata e uretra, doenças da bexiga, infecções geniturinárias, doenças ginecológicas e doenças do assoalho pélvico.

Dessa forma, é possível notar que a cistite intersticial, por apresentar um quadro complexo, multifatorial e com alta variabilidade de sintomas, apresenta-se como um desafio aos profissionais de Saúde, em especial os pacientes com baixa resposta ao tratamento ou com sintomas semelhantes a outras condições patológicas, como aos da BH ou cistite bacteriana aguda. Nesse contexto, o profissional que realizar o diagnóstico deve se atentar para a importância da abordagem multiprofissional para obter melhores resultados. Isso pode ser feito por meio da atuação conjunta entre médicos, fisioterapeutas e psicólogos, uma vez que o tratamento da IC/BPS se baseia não só na terapia farmacológica, mas também em procedimentos não farmacológicos e apoio emocional para enfrentamento do quadro.

A fisiopatologia da IC/BPS está associada a um conjunto de múltiplos fatores e a etiologia da doença ainda é desconhecida. Na biópsia da parede da bexiga, é comum encontrar hemorragias mucosas (glomerulações), inflamação submucosa e uma alta densidade de mastócitos,[67] que está associada à hiperexcitabilidade das fibras aferentes.[68] Da mesma forma, recentes evidências clinicopatológicas e genômicas sugerem que a cistite intersticial deve ser categorizada pela presença ou ausência de lesões de Hunner, pois elas representam os achados mais característicos na citoscopia da doença. Entretanto, nem todos os pacientes as possuem e, por isso, o diagnóstico é dividido em cistite intersticial do tipo Hunner (HIC) e não-Hunner (NHIC), com base na presença dessas lesões.[69]

A lesão de Hunner é caracterizada por denudação do urotélio, associada à dilatação dos vasos, edema e hemorragia dispersa.[70] As camadas do urotélio são frequentemente descamadas em locais de lesão de Hunner, por conta de uma autoimunidade ao tecido da bexiga. Esse mecanismo acaba por permitir que estímulos urinários entrem em contato com nervos periféricos aferentes da bexiga, podendo ser essa uma provável origem dos sintomas de bexiga hipersensível. A IC/BPS do tipo Hunner é denotada em torno de 10% dos casos. Em contrapartida, a NHIC é uma condição não inflamatória que possui poucas alterações histológicas.

Portanto, com base nos estudos histológicos, chegou-se à conclusão que a IC/BPS com lesões de Hunner é tipicamente uma doença inflamatória, enquanto a NHIC é uma condição não inflamatória. Por fim, foi observado que os pacientes que possuem lesões de Hunner tiveram melhor prognóstico após terapia com alvo na lesão, em comparação aos que tinham lesões NHIC.[71]

Dois sinais clínicos são importantes na hora de fazer o exame físico dos pacientes com suspeita de IC/BPS, sendo eles a sensibilidade suprapúbica e a sensibilidade no ponto do colo da bexiga, pois são prevalentes em ambos os sexos. Ademais, o exame físico pode ser útil para excluir outras doenças do sistema reprodutivo, como a doença de próstata. A urinálise e a cultura de urina são os exames recomendados para excluir outras doenças, como cistite bacteriana, cistite tuberculosa e vaginite. Para aqueles pacientes que apresentam hematúria (microscópica ou macroscópica) ou que tenham histórico de tabagismo, pode ser recomendado a citologia de urina, com o objetivo de descartar alguma malignidade urinária.

Tratamento

A cistite intersticial é uma doença crônica, com sintomas inespecíficos e, portanto, de difícil tratamento. O principal objetivo terapêutico é aliviar a dor, diminuir a urgência e a frequência urinária e, como consequência, melhorar a qualidade de vida dos pacientes.

Tratamento farmacológico

Um medicamento que é amplamente recomendado por várias diretrizes por ter ação anticolinérgica, anti-histamínica e redutora de sensibilidade é a amitriptilina. Entretanto, o único medicamento aprovado pela Food and Drug Administration (FDA) para tratar a cistite intersticial é o polissulfato de pentosana (PPS). De 7 ensaios clínicos randomizados (RCTs), descobriu-se que o PPS foi benéfico em 5, o que demonstraria a sua eficácia.[72] No entanto, em outro estudo RCT duplo-cego, foi verificado que o PPS em uma dosagem de 100 mg, 1 ou 3 vezes/dia, foi ineficaz quando comparado a um placebo.[73] Diante disso, e considerando alguns efeitos colaterais provocados pelo medicamento, como danos maculares, lesões relacionadas à visão, sintomas gastrointestinais e alopecia ao tomar PPS em longo prazo, ele não foi recomendado pelo Royal College of Obstetricians and Gynaecologists (RCOG).

Outros medicamentos também são aprovados para o tratamento da IC/BPS, apesar de não serem um consenso entre todas as diretrizes. Dentre eles, podemos destacar a hidroxizina como anti-histamínico, que foi recomendada pela EAU e CUA, mas não pela RCOG. Já a cimetidina é recomendada pela American Urological Association (AUA), CUA, EAU e RCOG, enquanto a ciclosporina A é, até certo ponto, favorecida pela AUA, CUA, EAU e Japanese Urological Association (JUA), mas não é recomendada pelo RCOG por conta do seu efeito de curta duração.[74] Por último, após quimioterapia intravesical, é recomendado o uso de uma formulação oral de ácido hialurônico para prevenir sintomas urinários.[75]

Ademais, alguns medicamentos, como oxibutinina, gabapentina, sildenafil, L-arginina, misoprostol e corticosteroides, podem ser utilizados, apesar de terem um nível relativamente baixo de evidência científica.

A lidocaína intravesical com bicarbonato de sódio foi recomendada pela EAU para sintomas em pacientes com IC/BPS. Já a FDA aprovou o uso do dimetilsulfóxido (DMSO) como único medicamento seguro para instilação. Algumas terapias combinadas também podem ter resultados satisfatórios, como ácido hialurônico com sulfato de condroitina, PPS, heparina ou ácido hialurônico com lidocaína.[76]

Terapias não farmacológicas

Estudos confirmam que a maioria dos pacientes que possuem diagnóstico de IC/BPS também apresentam maior incidência de estresse, depressão e sofrimento.[77] Dessa forma, medidas como atividades de redução de estresse, incluindo atenção plena, meditação, TCC e apoio da família e de redes on-line devem ser incentivados.[77,78] Alternativamente, técnicas como massagem, injeções em pontos-gatilho pélvicos e terapia miofascial podem suavizar parcialmente os músculos, aliviando a dor.[79]

Existem certos hábitos que podem piorar o quadro da doença. Algumas terapias físicas (p. ex., exercícios de Kegel) e certos alimentos como café, vinho, cerveja, tomate, adoçantes, bebidas ácidas e alimentos picantes, podem provocar exacerbações sintomáticas. Portanto, ajustes na dieta devem ser preferencialmente incentivados entre os pacientes. Por último, a prática de esvaziar a bexiga de forma regular e programada ajuda na melhora da sensação e capacidade, o que foi confirmado pelo estudo de Chaiken.[80]

Procedimentos e cirurgias principais

A hidrodistensão de baixa pressão sob cistoscopia, realizada em um curto período de tratamento, foi recomendada pela AUA e pela ESSIC. Quando associada à instilação intravesical com DMSO, a eficácia da hidrodistensão em HIC foi amplificada. Porém, deve-se tomar cuidado com o uso da alta pressão e da hidrodistensão a longo prazo, pois elas podem causar efeitos colaterais graves. A toxina botulínica A (BTX-A) pode melhorar os sintomas de IC/BPS,[81] sendo a injeção intravesical de BTX-A (200/100 U) mais eficaz no aumento da bexiga e no alívio da dor do que a hidrodistensão sozinha, o que indica que essa terapia pode ser usada quando as instilações intravesicais falharem. Deve-se considerar, no entanto, que a BTX-A requer injeções periódicas, justamente por isso, o paciente precisa estar ciente e disposto a realizar esse tratamento.

Para o tratamento das lesões de Hunner, é recomendado o laser transuretal YAG, que obteve uma taxa de sucesso de 100% e 75% em alguns estudos. Diferentes pesquisas já demonstram que a remoção das lesões de Hunner por ressecção/fulguração foram eficazes, pois apresentaram alívio da dor e dos sintomas urinários, nos pacientes com IC/BPS refratários. Além disso, como opção para o alívio da dor e dos sintomas urinários, pode-se destacar a neuromodulação sacral, que foi altamente eficaz no estudo de Wang.[82]

Por último, as cirurgias de grande porte, como as cistoplastias de aumento com íleo o íleoceco e a cistectomia supratrigonal, são consideradas a última linha para o tratamento da IC/BPS. Elas serão indicadas para aqueles pacientes com fibrose grave da bexiga, presença de lesões de Hunner e capacidade reduzida da bexiga, obtendo resultados promissores nesses casos. Já a cistectomia total e a neobexiga ortotópica podem ser eficazes para aqueles pacientes refratários ao tratamento, em detrimento das cirurgias radicais.

Referências bibliográficas

1. Paula Posso I, Grossmann E, Fonseca PRB, Perissinotti DMN, et al. Tratado de dor: publicação da sociedade brasileira para estudo da dor. 1. ed. Editora Atheneu; 2017:74.
2. EAU Guidelines. Chronic pelvic pain. presented at the EAU Annual Congress Paris; 2024.
3. Baranowski AP. Chronic pelvic pain. Best Pract Res Clin Gastroenterol. 2009;23(4):593-610. doi: 10.1016/j.bpg.2009.04.013.
4. Krieger J, Stephens A, Landis JR, Afari N, Andriole G, Clemens JQ, et al. 443 Non-urological syndromes and severity of urological pain symptoms: baseline evaluation of the national institutes of health multidisciplinary approach to pelvic pain study. Journal of Urology. 2013;189(4S):e181. doi: 10.1016/j.juro.2013.02.1833.
5. Chuang YC, Weng SF, Hsu YW, Huang CL, Wu MP. Increased risks of healthcare-seeking behaviors of anxiety, depression and insomnia among patients with bladder pain syndrome/interstitial cystitis: a nationwide population-based study. Int Urol Nephrol. 2015;47(2):275-81. doi: 10.1007/s11255-014-0908-6.

6. Franz J, Kieselbach K, Lahmann C, Gratzke C, Miernik A. Chronic primary pelvic pain syndrome in men. Dtsch Arztebl Int. 2023;120(29-30):508-18. doi: 10.3238/arztebl.m2023.0036.
7. EAU Guidelines. Cinting, usage e republication. presented at the EAU Annual Congress Amsterdam; 2022.
8. Baranowski AP. Bonica's management of pain. Philadelphia: Wolters Kluwer Health; 2019:65.
9. Clemens JQ, Meenan RT, Rosetti MC, Gao SY, Calhoun EA. Prevalence and incidence of interstitial cystitis in a managed care population. J Urol. 2005;173(1):98-102. doi: 10.1097/01.ju.0000146114.53828.82.
10. Doggweiler R, Whitmore KE, Meijlink JM, Drake MJ, Frawley H, Nordling J, et al. A standard for terminology in chronic pelvic pain syndromes: a report from the chronic pelvic pain working group of the international continence society. Neurourol Urodyn. 2017;36(4):984-1008. doi: 10.1002/nau.23072.
11. Flor H, Kalso E, Dostrovsky JO. Proceedings of the 11. Ed. World congress on pain: progress in research and management. Seattle: IASP Press; 2006:681-93.
12. Curtis Nickel J, Baranowski AP, Pontari M, Berger RE, Tripp DA. Management of men diagnosed with chronic prostatitis/chronic pelvic pain syndrome who have failed traditional management. Rev Urol. 2007;9(2):63-72.
13. Feng B, Gebhart GF. Characterization of silent afferents in the pelvic and splanchnic innervations of the mouse colorectum. Am J Physiol Gastrointest Liver Physiol. 2011;300(1):G170-80. doi: 10.1152/ajpgi.00406.2010.
14. Giannitsas K, Mitropoulos D, Konstantinopoulos A, Athanasopoulos A, Perimenis P. Phosphodiesterase-5 inhibitors in the treatment of lower urinary tract symptoms and benign prostatic hyperplasia. Expert Opin Pharmacother. 2008;9(10):1687-93. doi: 10.1517/14656566.9.10.1687.
15. Gacci M, Andersson KE, Chapple C, Maggi M, Mirone V, Oelke M, et al. Latest evidence on the use of phosphodiesterase type 5 inhibitors for the treatment of lower urinary tract symptoms secondary to benign prostatic hyperplasia. Eur Urol. 2016;70(1):124-133. doi: 10.1016/j.eururo.2015.12.048.
16. Shoskes DA, Berger R, Elmi A, Landis JR, Propert KJ, Zeitlin S, et al. Muscle tenderness in men with chronic prostatitis/chronic pelvic pain syndrome: the chronic prostatitis cohort study. J Urol. 2008;179(2):556-60. doi: 10.1016/j.juro.2007.09.088.
17. Pontari MA, McNaughton-Collins M, O'leary MP, Calhoun EA, Jang T, Kusek JW, et al. A case-control study of risk factors in men with chronic pelvic pain syndrome. BJU Int. 2005;96(4):559-65. doi: 10.1111/j.1464-410X.2005.05684.x.
18. Hu JC, Link CL, McNaughton-Collins M, Barry MJ, McKinlay JB. The association of abuse and symptoms suggestive of chronic prostatitis/chronic pelvic pain syndrome: results from the Boston Area Community Health survey. J Gen Intern Med. 2007;22(11):1532-7. doi: 10.1007/s11606-007-0341-y.
19. Novotny C, Deves E, Novotny R, Rodrigues IK, Neves FS. Cultural adaptation of the national institutes of health – chronic prostatitis symptom index (NIH-CPSI) - to Brazilian spoken portuguese: NIH-CPSI (Braz). Int braz j urol. 2013;39(5):683-91. doi: 10.1590/S1677-5538.IBJU.2013.05.11.
20. Darragh TM, et al. Adaptação e validação do international prostate symptom score (IPSS) para a língua portuguesa. Revista Brasileira de Urologia. 2004;30(1). doi: 10.1590/S0100-69912004000100002.
21. Kroenke K, Spitzer RL, Williams JB. The PHQ-9: validity of a brief depression severity measure. J Gen Intern Med. 2001;16(9):606-13. doi: 10.1046/j.1525-1497.2001.016009606.x.
22. Lima M, Barros A. Adaptação transcultural e validação do Questionário de Saúde do Paciente-9 (PHQ-9) para o diagnóstico de depressão no Brasil. Revista Brasileira de Psiquiatria, 2004;26(4):169-74. doi: 10.1590/S1516-44462004000400004.
23. Meares EM, Stamey TA. Bacteriologic localization patterns in bacterial prostatitis and urethritis. Invest Urol. 1968;5(5):492-518.
24. Nickel JC, Shoskes D, Wang Y, Alexander RB, Fowler JE Jr, Zeitlin S, et al. How does the pre-massage and post-massage 2-glass test compare to the Meares-Stamey 4-glass test in men with chronic prostatitis/chronic pelvic pain syndrome? J Urol. 2006;176(1):119-24. doi: 10.1016/S0022-5347(06)00498-8.
25. Shoskes DA, Nickel JC, Dolinga R, Prots D. Clinical phenotyping of patients with chronic prostatitis/chronic pelvic pain syndrome and correlation with symptom severity. Urology. 2009;73(3):538-42. doi: 10.1016/j.urology.2008.09.074.
26. Magri V, Wagenlehner F, Perletti G, Schneider S, Marras E, Naber KG, et al. Use of the UPOINT chronic prostatitis/chronic pelvic pain syndrome classification in European patient cohorts: sexual function domain improves

correlations. J Urol. 2010;184(6):2339-45. doi: 10.1016/j.juro.2010.08.025.

27. Samplaski MK, Li J, Shoskes DA. Inclusion of erectile domain to UPOINT phenotype does not improve correlation with symptom severity in men with chronic prostatitis/chronic pelvic pain syndrome. Urology. 2011;78(3):653-8. doi: 10.1016/j.urology.2011.04.016.
28. Sahin S, Bicer M, Eren GA, Tas S, Tugcu V, Tasci AI, et al. Acupuncture relieves symptoms in chronic prostatitis/chronic pelvic pain syndrome: a randomized, sham-controlled trial. Prostate Cancer Prostatic Dis. 2015;18(3):249-54. doi: 10.1038/pcan.2015.13.
29. Qin Z, Wu J, Zhou J, Liu Z. Systematic review of acupuncture for chronic prostatitis/chronic pelvic pain syndrome. Medicine (Baltimore). 2016;95(11):e3095. doi: 10.1097/MD.0000000000003095.
30. Franco JVA, Turk T, Jung JH, Xiao YT, Iakhno S, Tirapegui FI, et al. Pharmacological interventions for treating chronic prostatitis/chronic pelvic pain syndrome: a Cochrane systematic review. BJU Int. 2020;125(4):490-496. doi: 10.1111/bju.14988.
31. Mo KI, Lee KS, Kim DG. Efficacy of combination therapy for patients with chronic prostatitis/chronic pelvic pain syndrome: a prospective study. Korean J Urol. 2006;47:536-40.
32. Minggen Y, Zhouda Z, Zhiming Z, et al. Tamsulosin therapy for chronic nonbacterial prostatitis: a randomized double-blind placebo controlled clinical trial. Chinese J Androl. 2010;24:32-5.
33. Anothaisintawee T, Attia J, Nickel JC, Thammakraisorn S, Nu- mthavaj P, McEvoy M, et al. Management of chronic prosta- titis/chronic pelvic pain syndrome: a systematic review ant network meta-analysis. JAMA. 2011;305(1):78-87.
34. Falahatkar S, Shahab E, Gholamjani MK, Zazemnezhad E. Transurethral intraprostatic injection of bo- tulinum neurotoxin type A for the treatment of chronic prostatitis/chronic pelvic pain syndrome: results of a prospective pilot double-blind and randomized placebo- -controlled study. BJU Int. 2015;116(4):641-9.
35. Oravisto KJ, Alfthan OS. Treatment of interstitial cystitis with immunosuppression and chloroquine derivatives. Eur Urol. 1976;2(2):82-4.
36. Forsell T, Ruutu M, Isoniemi H, Ahonen J, Alfthan O. Cyclosporine in severe interstitial cystitis. J Urol. 1996;155(5):1591-3.
37. Moran PA, Dwyer PL, Carey MP, Maher CF, Radford NJ. Oral methotrexate in the management of refractory interstitial cystitis. Aust N Z J Obstet Gynaecol. 1999;39(4):468-71.
38. Krieger JN, Riley DE, Cheah PY, Liong ML, Yuen KH. Epidemiology of prostatitis: new evidence for a world-wide problem. World J Urol. 2003;21(2):70-4. doi: 10.1007/s00345-003-0329-0.
39. National institutes of health chronic prostatitis symptom index (NIH-CPSI) symptom evaluation in multinational cohorts of patients with chronic prostatitis/chronic pelvic pain syndrome. Eur Urol. 2013;63(5):953-9. doi: 10.1016/j.eururo.2012.10.042.
40. Lai HH, Jemielita T, Sutcliffe S, Bradley CS, Naliboff B, Williams DA, et al. Characterization of whole body pain in urological chronic pelvic pain syndrome at baseline: a MAPP research network study. J Urol. 2017;198(3):622-31. doi: 10.1016/j.juro.2017.03.132.
41. Erickson BA, Schaeffer AJ, Van Le B. Chronic prostatitis. BMJ Clin Evid. 2008;2008:1802.
42. Zhang J, Liang C, Shang X, Li H. Chronic prostatitis/chronic pelvic pain syndrome: a disease or symptom? Current Perspectives on Diagnosis, Treatment, and Prognosis. Am J Mens Health. 2020;14(1):1557988320903200. doi: 10.1177/1557988320903200.
43. Litwin MS, McNaughton-Collins M, Fowler FJ Jr, Nickel JC, Calhoun EA, Pontari MA, et al. The national institutes of health chronic prostatitis symptom index: development and validation of a new outcome measure. Chronic Prostatitis Collaborative Research Network. J Urol. 1999;162(2):369-75. doi: 10.1016/s0022--5347(05)68562-x.
44. Trinchieri A, Magri V, Cariani L, Bonamore R, Restelli A, Garlaschi MC, et al. Prevalence of sexual dysfunction in men with chronic prostatitis/chronic pelvic pain syndrome. Arch Ital Urol Androl. 2007;79(2):67-70.
45. Millán-Rodríguez F, Palou J, Bujons-Tur A, Musquera-Felip M, Sevilla-Cecilia C, Serrallach-Orejas M, et al. Acute bacterial prostatitis: two different sub-categories according to a previous manipulation of the lower urinary tract. World J Urol. 2006;24(1):45-50. doi: 10.1007/s00345-005-0040-4.
46. Thakkinstian A, Attia J, Anothaisintawee T, Nickel JC. ?-blockers, antibiotics and anti--inflammatories have a role in the management of chronic prostatitis/chronic pelvic pain syndrome. BJU Int. 2012;110(7):1014-22. doi: 10.1111/j.1464-410X.2012.11088.x.
47. Nickel JC. Prostatitis. Canadian Urological Association Journal. 2013;5(5):306-15. doi: 10.5489/cuaj.686.
48. Rees J, Abrahams M, Doble A, Cooper A. et al. Diagnosis and treatment of chronic bacte-

rial prostatitis and chronic prostatitis/chronic pelvic pain syndrome: a consensus guideline. BJU Int. 2015;116(4):509-25. doi: 10.1111/bju.13101.
49. Yang J, Bao C, Gu J. Investigating how tamsulosin combined with levofloxacin impacts wound healing in patients with chronic prostatitis who may also have perineal or urethral wounds. Int Wound J. 2024;21(1):e14656. doi: 10.1111/iwj.14656.
50. Agarwal MM, Elsi Sy M. Gabapentenoids in pain management in urological chronic pelvic pain syndrome: gabapentin or pregabalin? Neurourol Urodyn. 2017;36(8):2028-33. doi: 10.1002/nau.23225.
51. Franco JV, Turk T, Jung JH, Xiao YT, Iakhno S, Garrote V, et al. Non-pharmacological interventions for treating chronic prostatitis/chronic pelvic pain syndrome. Cochrane Database Syst Rev. 2018;1(1):CD012551. doi: 10.1002/14651858.CD012551.pub2.
52. Giubilei G, Mondaini N, Minervini A, Saieva C, Lapini A, Serni S, et al. Physical activity of men with chronic prostatitis/chronic pelvic pain syndrome not satisfied with conventional treatments--could it represent a valid option? The physical activity and male pelvic pain trial: a double-blind, randomized study. J Urol. 2007;177(1):159-65. doi: 10.1016/j.juro.2006.08.107.
53. Streltsova O, Kuyarov A, Molvi MSAM, Zubova S, Lazukin V, Tararova E, et al. New approaches in the study of the pathogenesis of urethral pain syndrome. Diagnostics (Basel). 2020;10(11):860. doi: 10.3390/diagnostics10110860.
54. Brumfitt W, Hamilton-Miller JM, Gillespie WA. The mysterious urethral syndrome'. BMJ. 1991;303(6804):719-20. doi: 10.1136/bmj.303.6804.719-c.
55. Kaur H, Arunkalaivanan AS. Urethral pain syndrome and its management. Obstet Gynecol Surv. 2007;62(5):348-51. doi: 10.1097/01.ogx.0000261645.12099.2a.
56. Dreger NM, Degener S, Roth S, Brandt AS, Lazica DA. Das urethralsyndrom: fakt oder fiktion--ein update. Urethral pain syndrome: fact or fiction--an update. Urologe A. German. 2015;54(9):1248-55. doi: 10.1007/s00120-015-3926-9.
57. Ivarsson LB, Lindström BE, Olovsson M, Lindström AK. Treatment of urethral pain syndrome (UPS) in Sweden. PLoS One. 2019;14(11):e0225404. doi: 10.1371/journal.pone.0225404.
58. Lindström BE, Hellberg D, Lindström AK. Urethral instillations of clobetasol propionate and lidocaine: a promising treatment of urethral pain syndrome. Clin Exp Obstet Gynecol. 2016;43(6):803-807.
59. Burkhard FC, Blick N, Hochreiter WW, Studer UE. Urinary urgency and frequency, and chronic urethral and/or pelvic pain in females. Can doxycycline help? J Urol. 2004;172(1):232-5. doi: 10.1097/01.ju.0000128698.93305.2e.
60. Phillip H, Okewole I, Chilaka V. Enigma of urethral pain syndrome: why are there so many ascribed etiologies and therapeutic approaches? Int J Urol. 2014;21(6):544-8. doi: 10.1111/iju.12396.
61. Tyagi P, Moon CH, Janicki J, Kaufman J, Chancellor M, Yoshimura N, et al. Recent advances in imaging and understanding interstitial cystitis. F1000Res. 2018;7:F1000 Faculty Rev-1771. doi: 10.12688/f1000research.16096.1. [2025 Mar. 13]. Disponível em: https://www.ncbi.nlm.nih.gov/pmc/articles/PMC6234747/.
62. Yu WR, Jhang JF, Jiang YH, Kuo HC. The pathomechanism and current treatments for chronic interstitial cystitis and bladder pain syndrome. Biomedicines. 2024;12(9):2051. doi: 10.3390/biomedicines12092051.
63. Beckett MK, Elliott MN, Clemens JQ, Ewing B, Berry SH. Consequences of interstitial cystitis/bladder pain symptoms on women's work participation and income: results from a national household sample. J Urol. 2014;191(1):83-8. doi: 10.1016/j.juro.2013.07.018.
64. Nickel JC, Tripp DA, Pontari M, Moldwin R, Mayer R, Carr LK, et al. Interstitial cystitis/painful bladder syndrome and associated medical conditions with an emphasis on irritable bowel syndrome, fibromyalgia and chronic fatigue syndrome. J Urol. 2010;184(4):1358-63. doi: 10.1016/j.juro.2010.06.005.
65. Clemens JQ, Meenan RT, O'Keeffe Rosetti MC, Kimes T, Calhoun EA. Prevalence of and risk factors for prostatitis: population based assessment using physician assigned diagnoses. J Urol. 2007;178(4 Pt 1):1333-7. doi: 10.1016/j.juro.2007.05.140.
66. O'Leary MP, Sant GR, Fowler FJ Jr, Whitmore KE, Spolarich-Kroll J. The interstitial cystitis symptom index and problem index. Urology. 1997;49(5):58-63. doi: 10.1016/s0090-4295(99)80333-1.
67. Lynes WL, Flynn SD, Shortliffe LD, Stamey TA. The histology of interstitial cystitis. Am J Surg Pathol. 1990;14(10):969-76. doi: 10.1097/00000478-199010000-00011.
68. Pang X, Marchand J, Sant GR, Kream RM, Theoharides TC. Increased number of substance P positive nerve fibres in interstitial cystitis. Br J Urol. 1995;75(6):744-50. doi: 10.1111/j.1464-410x.1995.tb07384.x.
69. Fall M, Logadottir Y, Peeker R. Interstitial cystitis is bladder pain syndrome with Hunner's

lesion. Int J Urol. 2014;21(1):79-82. doi: 10.1111/iju.12325.

70. Akiyama Y, Maeda D, Katoh H, Morikawa T, Niimi A, Nomiya A, et al. Molecular taxonomy of interstitial cystitis/bladder pain syndrome based on whole transcriptome profiling by next-generation rna sequencing of bladder mucosal biopsies. J Urol. 2019;202(2):290-300. doi: 10.1097/JU.0000000000000234.
71. Akiyama Y, Hanno P. Phenotyping of interstitial cystitis/bladder pain syndrome. Int J Urol. 2019;26(1):17-9. doi: 10.1111/iju.13969.
72. Taneja R. Current status of oral pentosan polysulphate in bladder pain syndrome/interstitial cystitis. Int Urogynecol J. 2021;32(5):1107-15. doi: 10.1007/s00192-020-04517-9.
73. Nickel JC, Herschorn S, Whitmore KE, Forrest JB, Hu P, Friedman AJ, et al. Pentosan polysulfate sodium for treatment of interstitial cystitis/bladder pain syndrome: insights from a randomized, double-blind, placebo controlled study. J Urol. 2015;193(3):857-62. doi: 10.1016/j.juro.2014.09.036.
74. Management of bladder pain syndrome: green-top guideline No. 70. BJOG. 2017;124(2):e46-e72. doi: 10.1111/1471-0528.14310.
75. Manfredi C, Spirito L, Calace FP, Balsamo R, Terribile M, Stizzo M, et al. Oral preparation of hyaluronic acid, chondroitin sulfate, curcumin, and quercetin (Ialuril® Soft Gels) for the Prevention of LUTS after intravesical chemotherapy. Pathophysiology. 2022;29(3):365-373. doi: 10.3390/pathophysiology29030028.
76. Parsons CL, Koziol JA, Proctor JG, Zupkas P, Argade S. Heparin and alkalinized lidocaine versus alkalinized lidocaine for treatment of interstitial cystitis symptoms. Can J Urol. 2015;22(2):7739-44.
77. Kanter G, Komesu YM, Qaedan F, Jeppson PC, Dunivan GC, Cichowski SB, et al. Mindfulness-based stress reduction as a novel treatment for interstitial cystitis/bladder pain syndrome: a randomized controlled trial. Int Urogynecol J. 2016;27(11):1705-11. doi: 10.1007/s00192-016-3022-8.
78. Tripp DA. Managing psychosocial correlates of urologic chronic pelvic pain syndromes: advice from a urology pain psychologist. Can Urol Assoc J. 2018;12(6-3):S175-S157. doi: 10.5489/cuaj.5329.
79. Hanno PM, Erickson D, Moldwin R, Faraday MM, et al. Diagnosis and treatment of interstitial cystitis/bladder pain syndrome: AUA guideline amendment. J Urol. 2015;193(5):1545-53. doi: 10.1016/j.juro.2015.01.086.
80. Chaiken DC, Blaivas JG, Blaivas ST. Behavioral therapy for the treatment of refractory interstitial cystitis. J Urol. 1993;149(6):1445-8. doi: 10.1016/s0022-5347(17)36411-x.
81. Giannantoni A, Gubbiotti M, Bini V. Botulinum neurotoxin a intravesical injections in interstitial cystitis/bladder painful syndrome: a systematic review with meta-analysis. Toxins (Basel). 2019;11(9):510. doi: 10.3390/toxins11090510.
82. Wang J, Chen Y, Chen J, Zhang G, Wu P. Sacral neuromodulation for refractory bladder pain syndrome/interstitial cystitis: a global systematic review and meta-analysis. Sci Rep. 2017;7(1):11031. doi: 10.1038/s41598-017-11062-x.
83. Nickel JC, Shoskes DA. Phenotypic approach to the management of the chronic prostatitis/chronic pelvic pain syndrome. BJU Int. 2010;106(9):1252-63.
84. Magistro G, Wagenlehner FM, Grabe M, Weidner W, Stief CG, Nickel JC. Contemporary management of chronic prostatitis/chronic pelvic pain syndrome. Eur Urol. 2016;69(2):286-97. doi: 10.1016/j.eururo.2015.08.061.

Dor Pélvica na Mulher

60

Felipe Audi Bernardino
Camila Dias Otávio
Gabriel Borges Pires

INTRODUÇÃO

Dor pélvica é um sintoma caracterizado por uma sensação de desconforto ou dor localizada na região abaixo do abdome, entre os ossos ilíacos. Em mulheres, pode estar associada a várias condições ginecológicas, urológicas, gastrointestinais ou musculoesqueléticas. Além de sua etiologia multifatorial, a dor pélvica crônica (DPC) muitas vezes se associa a um impacto significativo na qualidade de vida das pacientes, podendo afetar aspectos físicos, emocionais e sociais. O tratamento da dor pélvica pode ser desafiador.

DEFINIÇÃO

A dor pélvica é definida como dor sentida na estrutura axial do corpo, em dermátomos T10 e abaixo. Compõe a transição final entre as estruturas abdominais e sua continuidade com região glútea e membros inferiores. A dor pélvica aguda é claramente definida, podendo durar de minutos até 3 meses. A DPC, por outro lado, pode durar mais de 6 meses.[1] Casos agudos devem sempre serem avaliados para condições infecciosas ou cirúrgicas, como torção anexial ou cistite. A dor pélvica na mulher pode ocorrer por diferentes etiologias. A primeira abordagem é diferenciar os componentes da dor como somático e/ou visceral. Em algumas situações essa diferenciação é difícil.

Essa condição é uma das causas de maior procura nos ambientes de emergência. Esse tipo de dor é um desafio para os profissionais, por conta da variedade de etiologias que podem gerar esse quadro e também pelos diagnósticos diferenciais que devem ser realizados ao receber pacientes com esse quadro.[2] Em casos em que a etiologia não consegue ser definida, a dor pélvica se torna a patologia em si, e deve ser encarada como um diagnóstico independente e ser tratada como tal. A Classificação Internacional de Doenças, 11ª Revisão (CID-11), realizada pela Organização Mundial da Saúde (OMS), já inclui em seu manual a dor crônica de origem primária (MG30.00) e a dor pélvica inespecífica (GA34.2Z).[3]

ANATOMIA DA PELVE, ASSOALHO PÉLVICO E INERVAÇÃO SOMÁTICA E VISCERAL

Anatomia da pelve feminina

A região pélvica feminina pode ser subdividida em pelve maior e menor. A pelve maior é formada pela parte superior do cíngulo do membro inferior, sendo ocupada pelos órgãos inferiores da região abdominal. A pelve menor é formada pela parte inferior do cíngulo do membro inferior, que forma a estrutura óssea da cavidade pélvica e do períneo. A pelve menor possui maior relevância ginecológica e obstétrica.[4]

A estrutura óssea da pelve é formada pelos ossos ilíacos bilateralmente e que se comunicam entre si por meio da sínfise púbica e, junto com coluna, sacro e cóccix, formam o cíngulo do membro inferior. O tamanho do ângulo subpúbico é um dos aspectos em que a pelve da mulher se difere da pelve do homem. Nas mulheres, o ângulo será relativamente maior.[4] Os órgão pélvicos podem ser divididos de acordo com a sua função, sendo eles:

- *Trato urinário:* que são formados pela parte pélvica dos ureteres, a bexiga e a uretra.
- *Trato digestivo:* a parte distal do colón sigmoide, reto e canal anal. Nas mulheres, o reto está posterior à vagina.
- *Trato genital:* ovários, tubas uterinas, útero, colo uterino e canal vaginal.

Quando não gravídico, o útero repousa na pelve menor, com parte do corpo sobre a bexiga, e o colo fica entre a bexiga e o reto. O canal vaginal possui o formato de um tubo musculomembranoso distensível.[4]

Assoalho pélvico e os músculos do períneo

A cavidade pélvica é formada por uma parede anteroinferior, por duas paredes laterais, por uma parede posterior e pelo assoalho pélvico. O assoalho pélvico é formado pelos músculos coccígeo e levantador do ânus, pelas fáscias que os recobrem e por seus ligamentos. Eles formam uma grande camada de músculo esquelético que é mais espessa em algumas áreas e são responsáveis por sustentar o conteúdo visceral da pelve. O diafragma da pelve fica localizado na pelve menor, fazendo a separação da pelve e do períneo. O diafragma da pelve se expande entre a parede anterior, lateral e posterior da pelve menor, formando um

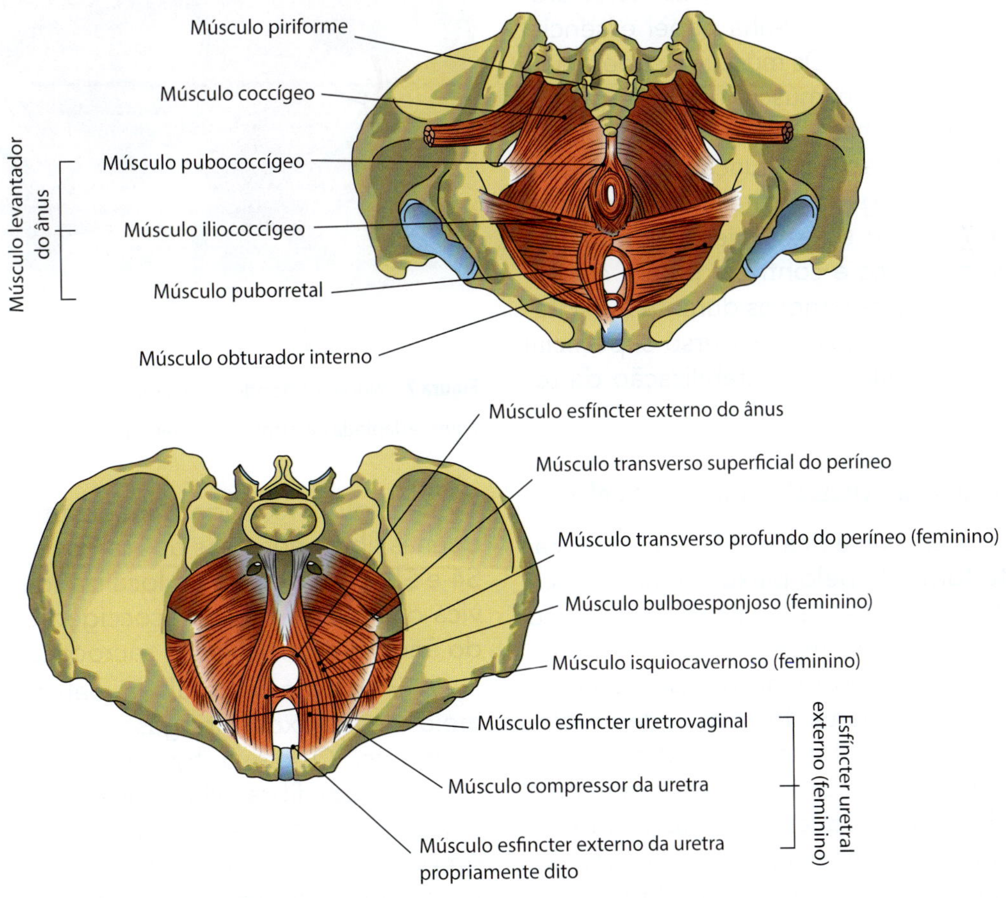

Figura 1 – Músculos do assoalho pélvico e períneo.

Fonte: Adaptada de https://www.kenhub.com/pt/study/musculos-do-assoalho-pelvico.

teto suspenso por essas fixações. Esse teto é responsável pelo fechamento da maior parte do cíngulo do membro inferior. Nas mulheres, há uma abertura anterior, formada pelo hiato urogenital, o qual possibilita a passagem da uretra e da vagina.[4]

Os músculos do assoalho pélvico estão inseridos ao longo da parte interna da pelve verdadeira e na parte mais densa da fáscia obturatória, conhecida como arco tendíneo do músculo levantador do ânus. Eles são subdivididos de acordo com seus pontos de inserção e com os órgãos com os quais se relacionam. O músculo levantador do ânus é composto pelos músculos puborretal, pubococcígeo e iliococcígeo. O coccígeo (ou isquiococcígeo) é um músculo diferente e não faz parte do levantador do ânus.[4]

Por sua vez, os músculos do períneo são divididos em dois grupos: o diafragma urogenital e os músculos superficiais do períneo. O diafragma urogenital é composto pelo músculo transverso profundo do períneo, que auxilia no suporte dos órgãos pélvicos, e o esfíncter uretral externo, que desempenha papel essencial no controle da micção. Os músculos superficiais do períneo incluem o músculo bulboesponjoso, que envolve a base dos grandes lábios e desempenha um papel na função sexual e na sustentação dos órgãos genitais; o músculo isquiocavernoso, que se estende ao longo dos ramos isquiopúbicos e contribui para a estabilidade dos corpos cavernosos durante a excitação sexual; e o músculo transverso superficial do períneo, que auxilia na estabilização da região perineal.[5]

Inervação somática e visceral intrínseca da pelve

A pelve possui uma rica inervação somática, sendo esta formada pelo plexo sacral e coccígeo. O plexo sacral está localizado na região posterolateral da pelve menor, e os nervos principais desse plexo são os nervos isquiáticos e pudendo. A maior parte dos ramos desse plexo sai da pelve pelo forame isquiático maior. O nervo isquiático ramos anteriores dos nervos espinais L4-S3, que seguem até a face anterior do músculo piriforme, que, descendo por ele através do forame isquiático maior, chega até a região da coxa posterior, inervando essa região até os pés.[4] O nervo pudendo é um nervo misto responsável pela inervação sensitiva e motora do períneo e da genitália externa em ambos os sexos. Ele se origina dos ramos anteriores dos nervos espinhais S2, S3 e S4. O nervo deixa a cavidade pélvica através do forame isquiático maior, contorna a espinha isquiática e entra no períneo através do forame isquiático menor.[4]

A principal função do nervo pudendo é fornecer inervação sensitiva para a genitália externa e para a pele ao redor do ânus, canal anal e períneo. Ele também fornece inervação motora para vários músculos pélvicos e para os esfíncteres uretral externo e anal externo. Seus principais ramos são os nervos retal inferior, nervo perineal (transverso do períneo) e nervo dorsal do clítoris.[6]

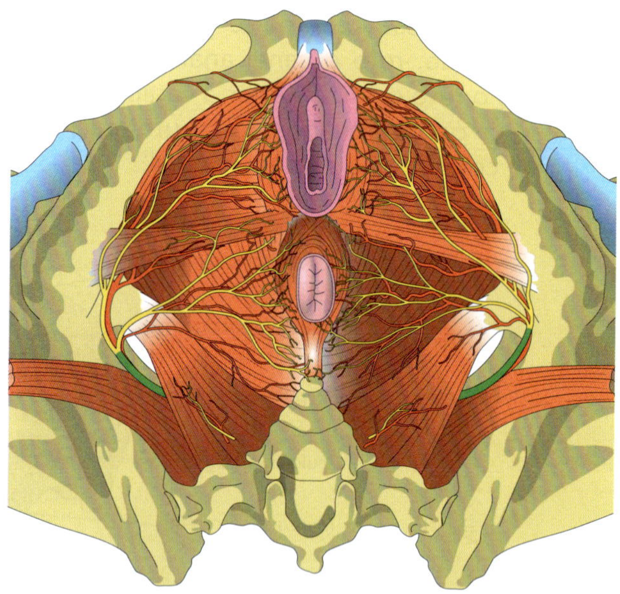

Figura 2 – Nervo pudendo e seus ramos.

Fonte: Adaptada de https://www.kenhub.com/pt/.

Já o plexo coccígeo, é constituído por pequenas fibras nervosas dos ramos anteriores de S4 e S5. Esse plexo está localizado na face pélvica dos músculos isquiococcígeo e levantador do ânus, e da articulação sacrococcígea.[4]

A inervação visceral da pelve ocorre por meio dos plexos hipogástricos superiores e inferiores. O plexo hipogástrico superior é formado por fibras simpáticas dos nervos esplâncnicos lombares, sendo que cada gânglio simpático se comunica com os nervos somáticos através de um ramo comunicante. Além disso, é composto por ramos do plexo aórtico e de nervos parassimpáticos (originados em

S2 a S4), logo, o plexo se divide em direito e esquerdo, descendo em direção ao plexo hipogástrico inferior. As fibras simpáticas pós-ganglionares dos nervos sacrais e as fibras parassimpáticas dos nervos esplâncnicos pélvicos, juntamente com o plexo hipogástrico superior e os nervos, formam o plexo hipogástrico inferior. Além disso, os nervos viscerais convergem ao mesmo nível da medula espinhal que os nervos somáticos, com entrada sensorial aferente para medula espinhal.[7]

Inervação somática confluente na pelve

Por se tratar de uma área de transição entre o abdome e membros inferiores, algumas patologias relacionadas a essas regiões podem ser referidas como dor pélvica. O conhecimento da inervação da parede abdominal inferior, da região inguinal e dos membros inferiores é importante na avaliação da dor pélvica. O nervo ilioinguinal e composto por ramos da raiz de L1 (ocasionalmente com a contribuição de T12). Emerge da borda lateral do músculo psoas, anterior ao músculo quadrado lombar, e se dirige para a região da parede abdominal inferior. Penetra na aponeurose do músculo abdominal oblíquo externo, onde se torna subcutâneo e emite seus ramos cutâneos. O nervo ilioinguinal fornece ramos musculares para os músculos abdominais e ramos cutâneos para a pele da região medial superior da coxa, a parte do monte de Vênus e parte anterior dos grandes lábios (ramo labial anterior).[8]

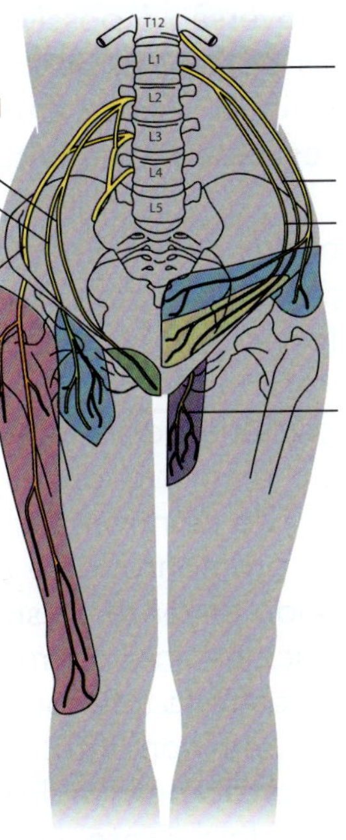

Figura 3 – Inervação confluente da pelve.

Fonte: Desenvolvida pela autoria.

O nervo genitofemoral é um nervo misto que surge do plexo lombar, especialmente os ramos anteriores dos nervos espinhais L1 e L2. Ele perfura o músculo psoas para ficar em sua superfície anterior e segue em direção ao ligamento inguinal.[6] Ele divide-se em dois ramos principais: o ramo genital e o ramo femoral. Na mulher, o ramo genital inerva a pele da região anterior dos grandes lábios e parte do monte de Vênus, além de fornecer inervação a uma porção do músculo transverso do abdome. O ramo femoral, por sua vez, inerva a pele da região anterior da coxa, especificamente a área situada inferiormente ao ligamento inguinal, contribuindo para a sensibilidade dessa região. Há uma clara sobreposição de área de sensibilidade desses nervos quando se considera a região pélvica.

O nervo femoral cutâneo posterior é um nervo puramente sensitivo. Emerge inferiormente ao músculo piriforme forame isquiático maior, inicialmente medial e depois dorsal ao nervo ciático, descendo depois profundamente ao músculo glúteo máximo, acompanhando o trajeto da artéria glútea inferior. Depois de chegar à área subglútea, dá origem aos ramos cluneais inferiores (S1 e S2) e ramos perineais (S2 e S3). Em seguida, percorre a face posterior da coxa, em relação direta com a fáscia lata e superficialmente à cabeça longa do bíceps femoral, até ao nível do joelho. Apresenta três ramos que fornecem informações sensitivas: o ramo principal, ramo cutâneo, inerva a face posterior da coxa, fossa poplítea e uma região variável da perna através de ramos perfurantes cutâneos; o ramo glúteo, também referido como nervo cluneal inferior, circunda a extremidade inferior do músculo glúteo máximo e inerva a pele da prega glútea; e o ramo perineal segue medialmente através dos músculos isquiotibiais abaixo da tuberosidade isquiática, inervando o períneo lateral, o aspecto proximal posterior da coxa, assim como a porção posterolateral do escroto ou dos grandes lábios.[8]

O nervo ílio-hipogástrico é um nervo misto e se origina do ramo ventral de L1 emergindo da borda lateral superior do músculo psoas maior, passando sobre o quadrado lombar e adentra o músculo transverso do abdome acima da crista ilíaca. Divide-se em um ramo cutâneo lateral, que passa entre os músculos oblíquos interno e externo, acima da crista ilíaca, e inerva a pele glútea posterolateral, e um ramo anterior, que corre entre o músculo transverso do abdome e o músculo oblíquo interno, responsável pela inervação de ambos os músculos. Ao sair do músculo oblíquo interno, passa dentro do canal inguinal, anteriormente à sua saída pelo oblíquo externo, aproximadamente 3 cm acima do anel externo superficial na foice inguinal.[9]

Diferenciação entre dor somática, visceral e neuropática

Quando se trata de uma queixa de dor pélvica, entender a diferença entre a dor somática e visceral é fundamental para o diagnóstico e tratamento adequado ao paciente. Dor somática demonstra um comprometimento de estruturas inervadas por ramos dos nervos espinhais, seguindo uma distribuição conhecida e previsível. É dividida em dor somática superficial e dor somática profunda. A dor somática superficial ocorre em razão dos nociceptores na pele e nas membranas da mucosa. Seus descritores mais comuns são como uma sensação afiada ou ardente e é bem localizada. A dor somática profunda está interligada com os nociceptores dos músculos, ossos, nervos, tendões e articulações, e é menos localizada.[10,11]

A dor visceral é um fenômeno menos compreendido, e originada dos órgãos torácicos ou abdominopélvicos, tendo como característica uma dor difusa, mal definida,[12] acompanhada de fenômenos autonômicos e frequentemente referida em locais distantes da sua origem. Como exemplo de uma dor visceral, o apêndice cecal, o intestino delgado e a porção proximal do intestino grosso possuem uma inervação que converge para o gânglio celíaco e sobe até o nível medular de T6 através dos nervos esplâncnicos torácicos. Quando se tem apendicite, frequentemente o começo da dor é em epigástrio e difusa, e após a localização do processo infeccioso, a dor se localiza em fossa ilíaca.[13]

Quando se compara os quadros de dor somática e visceral, as dores somáticas costumam ser melhor localizadas e reconhecidas diante de estímulos mecânicos, térmicos e elétricos. As características autonômicas que acompanham o quadro são menos frequentes. Os fenômenos de hiperalgesia e alodínia tendem a ser localizados, e, em geral, a dor é acompanhada de disfunção muscular.[14]

Com relação às dores neuropáticas, essas possuem sintomatologia heterogênea. Os sintomas podem variar, podendo a dor ser intermitente ou contínua, e ocorrer de forma espontânea ou provocada, tendo características como choque, formigamento, pontada e pressão.[15] Quando se fala em dor neuropática pélvica, o nervo pudendo e seus ramos são os mais comumente acometidos.

BIOMECÂNICA DA PELVE

A função da pelve é apoiar, conter e proteger os órgãos pélvicos, suportar a carga exercida pelo peso corporal, fixar os músculos do assoalho pélvico e dissipar a gravidade e as forças de reação superficial dos membros inferiores. Além disso, por sua conexão com os membros inferiores, contribui com a marcha.[16]

A pelve realiza movimentos de anteversão, retroversão e torção. No movimento de anteversão, a pelve gira anteriormente, fazendo com que as espinhas ilíacas anterossuperiores fiquem mais inferiores. Esse movimento pode ser visto quando há extensão do quadril ou na flexão ocasionada pelos músculos flexores do quadril. Na retroversão é possível notar que as espinhas ilíacas posterossuperiores ficam inferiores e as espinhas ilíacas anterossuperiores ficam superiores; esse movimento é uma flexão do quadril.[16]

O sacro conduz os movimentos de nutação e contranutação. A nutação consiste na inclinação anterior do sacro, em que o promontório se anterioriza aproximando-se da sínfise púbica, e o cóccix se posiciona posteriormente, levando ao aumento do diâmetro do estreito inferior. No movimento de contranutação é possível observar que o promontório se projeta posteriormente, ficando distante da sínfise púbica, e o cóccix se posiciona anteriormente, causando a diminuição do estreito inferior. Além disso, há movimentos que, em conjunto, se contrabalanceiam, como a torção pélvica. Esse movimento pode ser observado durante a marcha, quando um dos membros inferiores está em cadeia cinética fechada e o outro em fase de balanço, fazendo com que a pelve gire em direções opostas no plano sagital.[16]

Dor miofascial pélvica na mulher

Definição e patogênese

A síndrome da dor miofascial pélvica é descrita com uma condição de dor crônica, que pode ser contínua ou intermitente. Ela ocorre em músculos do assoalho pélvico, que podem ficar tensos e sensíveis, resultando em dor referida. Além disso, disfunções urinárias, intestinal e sexual podem ocorrer como consequência dessa síndrome. A dor pode ser provocada pela palpação dos músculos e dos tecidos conjuntivos do assoalho pélvico. Por conta da sensibilidade destes, pode ocorrer também dor referida em regiões como vulva, reto e períneo. Os sintomas clássicos referidos são dor em região de vulva, vagina, reto e bexiga, chegando até em áreas mais afastadas, como coxas e nádegas.[17]

A etiologia da síndrome miofascial não é clara, porém há teorias como a centralização da dor, microtraumas neuromusculares e desequilíbrio metabólico no tecido periférico. Traumas recorrentes nos músculos do assoalho pélvico podem levar ao desenvolvimento de hipertonia e pontos de gatilho que causam dor. O desequilíbrio metabólico leva à neuroinflamação, por conta do aumento de substâncias que provocam dor. Já a centralização da dor ocorre em razão da percepção anormal da sensação dolorosa, tendo como consequência o aumento da percepção da dor no sistema nervoso central.[18,19]

AVALIAÇÃO DIAGNÓSTICA DA SÍNDROME DE DOR PÉLVICA

História clínica e sintomas

Em um quadro de dor, a primeira etapa é classificar as características dessa queixa entre nociceptiva, neuropática ou visceral. Portanto, a anamnese é a base para se construir um raciocínio lógico. Nela devem ser interrogadas informações sobre sintomas urinários, ginecológicos, gastrointestinais, sexuais e psicológicos, bem como história cirúrgica, trauma local, passado obstétrico e doenças musculoesqueléticas. A história clínica é crucial para afastar outras doenças que podem ocasionar dor pélvica, como a endometriose. Além disso, é necessário identificar o histórico de traumas psicológicos e pélvicos anteriores, e inclusive história de abuso sexual prévio, queixa de dispareunia superficial e/ou profunda, se a dor é referida ou se acomete outras partes do corpo, e se existe uma correlação entre a posição e a dor.[17]

Exame físico geral

O exame físico é uma etapa fundamental na avaliação de uma paciente com dor pélvica, pois permite a obtenção de informações sobre possíveis causas, auxilia a determinar estratégias diagnósticas e guia o tratamento. Este deve ser realizado de forma ampla, abrangendo diferentes aspectos da avaliação física da região pélvica e estruturas vizinhas.[20]

Avaliação da postura e marcha evidenciando possíveis desvios ou desequilíbrios musculoesqueléticos que possam contribuir ou provocar a dor:

- Inspeção da região pélvica em busca de sinais de infecção, alterações tróficas da pele ou cicatrizes. Algumas doenças sistêmicas têm apresentações cutâneas características, como o herpes zoster (cicatrizes das úlceras), o diabetes *mellitus* (acantose *nigricans*) e outras. É necessário procurar pela presença de hérnias inguinais, femorais ou prolapsos de estruturas intrapélvicas que possam ser responsáveis pela dor.
- Palpação de estruturas ósseas, como sínfise púbica, espinhas ilíacas anteriores superiores e outras áreas ósseas, deve ser realizada para identificar dor ou sensibilidade. A disfunção da articulação sacroilíaca deve ser investigada, sobretudo em pacientes com dor lombar baixa associada.
- Exame de sensibilidade em busca de áreas de hipoestesia térmica, tátil ou dolorosa, e o trajeto dessas alterações. Deve ser feito um comparativo com o trajeto dos nervos pélvicos e que confluem na pelve.

Exame físico muscular

A musculatura pélvica é a parte final do cilíndrico abdominolombar-pélvico. O assoalho pélvico, em conjunto com a musculatura abdominal e lombar, auxilia na estabilidade da coluna vertebral, contribuindo com a postura, o equilíbrio e o caminhar.

É necessário avaliar a força e a função dos músculos pélvicos em conjunto com os músculos abdominais, respiratórios e das pernas, para identificar fraquezas, áreas de hipertonia muscular, fasciculações, irregularidades da contratilidade ou pontos-gatilhos abdominais, glúteos e perineais. A coativação coordenada desses segmentos corporais é necessária para uma boa biodinâmica, e um desequilíbrio nas outras musculaturas pode se refletir em uma queixa no assoalho pélvico.

Em posição ginecológica, a palpação do músculo levantador do ânus é realizada em projeção de 3 a 5 horas e de 7 a 9 horas. Os músculos transverso interno do períneo e obturador interno são palpados em posição de 2 a 3 horas e 9 a 10 horas.[21] Se a paciente relatar dor em alguma das posições durante a palpação, é preciso questionar a paciente se a dor é semelhante (igualmente sentida em dias de dores) ou se a dor é não familiar (dor nunca sentida).[22]

Alguns músculos têm padrões clássicos queixas quando acometidos, e a área referida da dor pode ser uma pista importante para se inferir qual estrutura necessita de tratamento:[23]

- *Isquiococcígeo:* dor na região coccígea e glútea, relacionada com evacuação e tenesmo retal.
- *Pubococcígeo:* é um dos mais prevalentes na dor pélvica somática. O padrão esperado de dor é em monte de Vênus, bexiga e uretra. Associado a tenesmo vesical.
- *Obturador interno:* o padrão mais comum é de dor referida em parede abdominal anterior e região inguinal, associada com sensação de *globus* retal e/ou vaginal (sensação de uma bola).

O músculo obturador interno é um músculo com formato triangular, de ocorrência bilateral, situado profundamente na pelve e região glútea. Esse músculo é primariamente um músculo do membro inferior e com os músculos piriforme, quadrado femoral, gêmeo superior e gêmeo inferior formam a camada muscular profunda da região glútea.

Exames complementares

Habitualmente, a paciente com DPC chega com múltiplos exames de investigação. Deve-se ter como base exames de rotina ginecológicos, exames de urina (simples e cultura) e pesquisa de infecções sexualmente transmissíveis. Exames de imagem como ultrassonografia (USG), tomografia computadorizada (TC) e ressonância magnética (RM) servem para avaliação anatômica do assoalho pélvico e dos órgãos, mas devem ser interpretados de acordo com os achados na história clínica e no exame físico da paciente. A eletroneuromiografia (ENMG) da região pélvica é um exame de difícil realização e não deve ser solicitada de rotina. Em casos de suspeita de neuralgia do pudendo, o bloqueio anestésico diagnóstico entra como critério para confirmação do acometimento deste nervo.

TRATAMENTO CLÍNICO DA DOR PÉLVICA CRÔNICA

O tratamento medicamentoso da DPC pode ser feito de forma sistêmica ou local. Os medicamentos podem ser divididos de acordo com o mecanismo de atuação no quadro doloroso, por exemplo, medicamentos que modulam a regulação da dor, melhorando a funcionalidade das vias descendentes desencadeadoras da dor (antidepressivos), medicamentos que retardam a velocidade da condução nervosa (anticonvulsivantes e anestésicos locais), fármacos inibidores da produção de prostaglandinas e esteroides também são utilizados em casos de dor pélvica secundária a alguma doença inflamatória. Esses dois últimos são utilizados em casos de dor pélvica aguda ou secundária a alguma doença inflamatória. Além disso, outros medicamentos, como relaxantes musculares, também são utilizados no tratamento da DPC.[24]

No tratamento da DPC secundária, deve ser priorizado o tratamento da a causa, como a endometriose e a doença inflamatória pélvica. Em casos de dor pélvica primária, não há uma abordagem única para todas as mulheres, sendo importante o tratamento individualizado, tendo como objetivo retirar/diminuir a dor e reabilitar a paciente.[25]

Casos em que há o predomínio de características de dor nociceptiva, medicamentos como relaxantes musculares (baclofeno, ciclobenzaprina e tizanidina) podem ser tentados. Casos com predomínio de dor visceral, os antiespasmódicos podem ser tentados,[26] mas a terapia com antidepressivos é comum, devendo-se ter atenção aos efeitos colaterais para não prejudicar o tratamento.

Na dor neuropática, os medicamentos de 1ª linha são os antidepressivos inibidores da recaptação de serotonina e noradrenalina (IRSNs), antidepressivos tricíclicos e anticonvulsivantes.[26]

- *Relaxantes musculares:* utilizados principalmente em dores miofasciais. A ciclobenzaprina é um dos medicamentos utilizados, seu efeito farmacológico é semelhante aos antidepressivos tricíclicos. Não há estudos específicos para DPC, mas por extrapolação de outras síndromes dolorosas é muito utilizada. A literatura evidencia uma pequena melhora em relação ao sono, fadiga, sensibilidade e dor. A tizanidina é outra opção de medicação relaxante muscular com diferente perfil de tolerabilidade.[27]
- *Antidepressivos tricíclicos:* essa classe geralmente é muito utilizada em quadros crônicos de dor. Em revisão da literatura atual, o uso desses medicamentos mostraram boa eficácia no tratamento da DPC, mesmo sem sintomas depressivos associados. Os medicamentos mais utilizados são a amitriptilina e a nortriptilina. Essa classe de medicamentos também é utilizada no tratamento da dor miofascial pélvica.[28]
- *IRSNs:* os fármacos dessa classe também são antidepressivos, como a duloxetina e a venlafaxina. Eles agem modulando o sistema de transmissão de dor. Existem poucos estudos provando a eficácia para a DPC, mas são conhecidos no uso de outras condições de dor crônica com boa eficácia em relação à dor, sintomas depressivos e na melhoria da qualidade de vida da mulher.[29]
- *Anticonvulsivantes:* nessa classe, os medicamentos mais utilizados são a gabapentina e a pregabalina. A prescrição desses inicialmente é feita em doses baixas, observando a tolerância e efeitos colaterais.[18,25] Eles são incluídos como 1ª linha em casos de dor neuropática.
- *Opioides:* os opioides, por sua vez, não são recomendados de rotina no tratamento da DPC. O uso rotineiro de opioide está relacionado a efeitos adversos e tolerância ao medicamento. Essa classe de medicamentos possui um papel no tratamento da dor pélvica aguda,[29] e pontualmente em casos de agudização da dor crônica, sob acompanhamento próximo, e sempre pelo menor tempo possível.
- *Medicamentos canabinoides:* o uso de medicamentos canabinoides ainda é controverso e inespecífico no tratamento da dor crônica. As evidências atuais não sustentam uma indicação rotineira, e há uma chance alta de efeitos colaterais associados.[31] Seu uso pode ser considerado após falha das outras linhas de terapia. O acompanhamento deste paciente deve ser próximo.

A fisioterapia pélvica e perineal deve ser encorajada, uma vez que a disfunção do assoalho pélvico, primária ou secundária, é comum.

TRATAMENTO INTERVENCIONISTA DA DOR PÉLVICA CRÔNICA

Uma parcela significativa dos pacientes não consegue controle do quadro apenas com medicações e, por isso, não progridem na reabilitação. Para essas pacientes, está indicado o uso de técnicas intervencionistas de modo que o tratamento seja otimizado. A indicação de cada estratégia deve ser analisada individualmente, de acordo com a apresentação dos sintomas.

O agulhamento seco e as infiltrações de pontos gatilho com anestésico local dependem de um exame físico acurado, que localize e provoque o quadro doloroso diário da paciente. Ele pode ser repetido conforme necessidade. Em situações excepcionais, pode ser considerado o uso da toxina botulínica para controle da dor miofascial do assoalho pélvico. Os riscos dessa estratégia consistem em desconforto local, infecção do sítio de punção e punção de órgãos adjacentes à musculatura, como reto, canal anal, canal vaginal, uretra e vasos sanguíneos. Por isso, só deve ser realizado por médico com conhecimento amplo da anatomia ginecológica feminina e com atenção para se evitar colocar a agulha em locais indesejados.[32]

Quando a dor visceral é a principal queixa, a abordagem dos plexos hipogástricos superior, inferior e gânglio ímpar é uma alternativa viável. É possível realizar um bloqueio diagnóstico, com medicações de efeito passageiro, mas que podem elucidar a via de transmissão da dor. Também é possível indicar neurólises químicas ou térmicas nesses sítios, em pacientes que o bloqueio diagnóstico foi de grande auxílio, mas o quadro retornou. Esses procedimentos são realizados em ambiente cirúrgico, com auxílio de equipamento de fluoroscopia ou TC.

Em situações em que o predomínio da dor é neuropático, a abordagem direta do nervo acometido é necessária. Em algumas situações, o bloqueio anestésico inclusive é parte dos critérios diagnósticos, como na neuralgia do pudendo (Critérios de Nantes). Os bloqueios devem ser realizados com auxílio de algum método de imagem para guiar o procedimento e, com isso, aumentar a precisão e reduzir riscos associados. Entre eles, USG, fluoroscopia ou TC. A injeção de anestésico local perineural deve interromper a dor no território inervado pelo nervo abordado, durante o tempo de efeito do anestésico. Após, é comum o retorno do quadro de dor, podendo ser realizado novo bloqueio. Os nervos que chegam na região pélvica têm todos os trajetos tortuosos e podem ser aprisionados/comprimidos no seu caminho. Esse fenômeno é conhecido como *entreapment*. Nesses casos, a hidrodissecção do nervo pelo seu trajeto permite que essa estrutura se recupere e pode trazer um alívio prolongado. Existem estratégias de bloqueios prolongados e neurólises que podem auxiliar o controle da dor pélvica, quando responsiva ao bloqueio anestésico.[33]

Além disso, as estratégias de neuromodulação, com o implante de um sistema de estimulação medular, têm sido cada vez mais presentes e eficientes no contexto da DPC. Os sistemas antigos necessitavam de cirurgias amplas, com laminectomia, e eram pouco eficientes no controle da dor pélvica. Conseguir uma área efetiva de estimulação se tornava um desafio, uma vez que é necessário considerar dermátomos lombares altos na transição abdominal-pélvica, e dermátomos sacrais na região perineal e visceral.

O desenvolvimento de novos sistemas de estimulação permitiu contornar essas duas grandes desvantagens. Há a possibilidade de se realizar o implante de forma percutânea, o que reduz a morbidade do procedimento e o torna mais aceitável. O desenvolvimento de eletrodos a serem posicionados junto ao gânglio da raiz dorsal permite uma estimulação em mosaico, e é possível o implante de um eletrodo em topografia lombar e outro em sacral. Desse modo, essa estratégia vem ganhando destaque no tratamento da DPC refratária a medidas clínicas.[34]

FENOTIPAGEM E ACOMPANHAMENTO DA PACIENTE COM DOR PÉLVICA CRÔNICA

A síndrome da DPC requer uma abordagem multimodal que considere as características fenotípicas específicas de cada paciente. Nesse contexto, várias classificações já foram propostas. Atualmente, o sistema UPOINT se destaca como uma ferramenta eficaz para a fenotipagem clínica da DPC.[35]

Esse sistema categoriza os pacientes em seis domínios: urinário, psicossocial, órgão específico, infeccioso, neurológico/sistêmico e sensibilidade musculoesquelética. A classificação é baseada em uma avaliação abrangente, que inclui as queixas do paciente, achados do exame físico e resultados de exames laboratoriais. O sistema UPOINT é uma abordagem terapêutica validada que considera os fenótipos individuais de cada paciente, orientando a adoção de tratamentos frequentemente de caráter multidisciplinar. Esse sistema distingue-se por sua facilidade de replicação e pela flexibilidade em incorporar novos dados e descobertas clínicas.[31] Foram sugeridas atualizações nesse sistema, no contexto da dor pélvica feminina, em que acrescentasse um domínio com impacto importante na condução das pacientes: o domínio sexual.

A história natural da paciente com DPC é de um quadro arrastado, com períodos de melhora e de piora, e de queixas subjetivas, às vezes não mensuradas. O acompanhamento dessa paciente deve ser feito sempre com o auxílio de questionários validados de funcionalidade, qualidade de vida e dor. Por vezes, o paciente não percebe melhora completa da dor, mas a melhora da pontuação nesses questionários comprova a eficácia do tratamento realizado. Uma sugestão é o uso do questionário de Qualidade de Vida da OMS.[30] Ele foi traduzido para o português e validado para o acompanhamento de pacientes com quadro de dor crônica.

Por favor, leia cada questão, veja o que você acha e circule no número e lhe parece a melhor resposta

		Muito ruim	Ruim	Nem ruim nem boa	Boa	Muito boa
1	Como você avaliaria sua qualidade de vida?	1	2	3	4	5

		Muito insatisfeito	Insatisfeito	Nem satisfeito Nem insatisfeito	Satisfeito	Muito satisfeito
2	Quão satisfeito(a) você está coma a sua saúde?	1	2	3	4	5

As questões seguintes são sobre o quanto você tem sentido algumas coisas nas últimas duas semanas

		Nada	Muito pouco	Mais ou menos	Bastante	Extremamente
3	Em que medida você acha que sua dor (física) impede você de fazer o que você precisa?	1	2	3	4	5
4	O quanto você precisa de algum tratamento médico para levar sua vida diária?	1	2	3	4	5
5	O quanto você aproveita a vida?	1	2	3	4	5
6	Em que medida você acha que a sua vida tem sentido?	1	2	3	4	5
7	O quanto você consegue se concentrar?	1	2	3	4	5
8	Quão seguro(a) você se sente em sua vida diária?	1	2	3	4	5
9	Quão saudável é o seu ambiente fisico (clima, barulho, poluição, atrativos)?	1	2	3	4	5

As questões seguintes perguntam sobre quão completamente você tem sentido ou é capaz de fazer certas coisas nestas últimas duas semanas

		Nada	Muito pouco	Médio	Muito	Completamente
10	Você tem energia suficiente para seu dia-a-dia?	1	2	3	4	5
11	Você é capaz de aceitar sua aparência fisica?	1	2	3	4	5
12	Você tem dinheiro suficiente para satisfazer suas necessidades?	1	2	3	4	5
13	Quão disponíveis para você estão as informações que precisa no seu dia a dia?	1	2	3	4	5
14	Em que medida você tem oportunidades de atividade de lazer?	1	2	3	4	5

As questões seguintes perguntam sobre quão bem ou satisfeito você se sentiu a respeito de vários aspectos de sua vida nas últimas duas semanas

		Muito ruim	Ruim	Nem ruim Nem bom	Bom	Muito bom
15	Quão bem você é capaz de se locomover?	1	2	3	4	5

		Muito insatisfeito	Insatisfeito	Nem satisfeito Nem insatisfeito	Satisfeito	Muito satisfeito
16	Quão satisfeito(a) você está com seu sono?	1	2	3	4	5
17	Quão satisfeito(a) você está com sua capacidade de desempenhar as atividades do seu dia-a-dia?	1	2	3	4	5
18	Quão satisfeito(a) você está com sua capacidade para o trabalho?	1	2	3	4	5
19	Quão satisfeito(a) você está consigo mesmo?	1	2	3	4	5
20	Quão satisfeito(a) você está com suas relações pessoais (amigos, parentes, conhecidos, colegas)?	1	2	3	4	5
21	Quão satisfeito(a) você está com sua vida sexual?	1	2	3	4	5
22	Quão satisfeito(a) você está com o apoio que você recebe de seus amigos?	1	2	3	4	5
23	Quão satisfeito(a) você está com as condições do local onde mora?	1	2	3	4	5
24	Quão satisfeito(a) você está com o seu acesso aos serviços de saúde?	1	2	3	4	5
25	Quão satisfeito(a) você está com o seu meio de transporte?	1	2	3	4	5

As questões seguintes referem-se a com que frequência você sentiu ou experimentou certas coisas nas últimas duas semanas

		Nunca	Algumas vezes	Frequentemente	Muito frequentemente	Sempre
26	Com que freqüência você tem sentimentos negativos tais como mau humor, desespero, ansiedade, depressão?	1	2	3	4	5

Alguém lhe ajudou a preencher este questionário?

Quanto tempo você levou para preencher este questionário?

Figura 4 – Questionário breve de qualidade de vida da Organização Mundial da Saúde, traduzido para o português.

Fonte: Adaptada de Fleck MP *et al.*, 2000.

CONCLUSÃO

A dor pélvica na mulher é uma condição complexa e multifatorial, exigindo uma abordagem integrada e individualizada para cada paciente. Compreender a distinção entre os tipos de dor – somática, visceral e neuropática – e suas múltiplas etiologias é essencial para um diagnóstico eficaz e para a formulação de estratégias terapêuticas adequadas. A avaliação clínica minuciosa, que inclui o exame físico e o uso de ferramentas de imagem e diagnóstico complementar, é fundamental para identificar as causas subjacentes e direcionar o tratamento.

O manejo da DPC deve envolver tanto intervenções farmacológicas quanto terapias não farmacológicas, como fisioterapia e técnicas intervencionistas, quando necessário. Além disso, a fenotipagem dos pacientes, com o uso do sistema UPOINT modificado, pode ajudar a individualizar o tratamento e melhorar a resposta terapêutica.

É crucial adotar uma abordagem multidisciplinar, que contemple as necessidades físicas, emocionais e sociais das pacientes, visto que a dor pélvica impacta significativamente sua qualidade de vida. O acompanhamento contínuo e o uso de ferramentas validadas de avaliação de qualidade de vida são essenciais para medir a eficácia dos tratamentos e promover uma melhora duradoura e sustentável no bem-estar das pacientes.

Referências bibliográficas

1. Speer LM, Mushkbar S, Erbele T. Chronic pelvic pain in women. Am Fam Physician. 2016;93(5):380-7.
2. DA Câmara FA, et al. Principais causas ginecológicas de dor pélvica aguda em mulheres. Femina. 2021;49(2):115-20.
3. Aziz Q, Giamberardino MA, Barke A, Korwisi B, Baranowski AP, Wesselmann U, et al. The IASP classification of chronic pain for ICD-11: chronic secondary visceral pain. Pain. 2019;160(1):69-76. doi: 10.1097/j.pain.0000000000001362.
4. Moore KL, et al. Anatomia orientada para a clínica. 7. ed. – Rio de Janeiro: Koogan, 2014.
5. Gorniak G, et al, Na anatomical and functional perspective of the pelvic floor and urogenital organ support system: journal of women's health physical therapy. 2015;39(2):65-82.
6. Morais BS, Cruvinel MG, Silva YP, Diniz DA, Castro CH. Bloqueio bilateral do nervo pudendo para hemorroidectomia em paciente acondroplásico: relato de caso. Rev Bras Anestesiol. 2006;56(2):168-73. doi: 10.1590/s0034-70942006000200008.
7. Manolakos K, Zygogiannis K, Manolakos O, Mousa C, Papadimitriou G, Fotoniatas I. Anatomical variations of ilioinguinal nerve: a systematic review of the literature. Surg Neurol Int. 2024;15:225. doi:10.25259/SNI_232_2024.
8. Frreira AD. A importância do nervo femoral cutâneo posterior na anestesia regional e dor crónica [dissertação]. 2023.
9. Sigwalt AJR, Dias GM, Pocay LDF, dos Santos MF, de Oliveira TC, Sigwalt MF, et al. O reconhecimento anatômico da inervação da região inguinal durante hernioplastia previne a inguinodinia? Uma revisão sistemática. SciELO Preprints; 2024. doi: 10.1590/SciELOPreprints.9165.
10. Dou Z, Su N, Zhou Z, et al. Modulation of visceral pain by brain nuclei and brain circuits and the role of acupuncture: a narrative review. Front Neurosci. 2023;17:1243232. doi: 10.3389/fnins.2023.1243232.
11. Yam MF, Loh YC, Tan CS, Khadijah Adam S, Abdul Manan N, Basir R. Caminhos gerais da sensação de dor e os principais neurotransmissores envolvidos na regulação da dor. Int J Mol Sci. 2018;19(8):2164. doi: 10.3390/ijms19082164.
12. Dou Z, Su N, Zhou Z, et al. Modulation of visceral pain by brain nuclei and brain circuits and the role of acupuncture: a narrative review. Front Neurosci. 2023;17:1243232. doi: 10.3389/fnins.2023.124323.
13. Kraychete DC, Siqueira JT, Garcia JB, Sakata RK, Sousa ÂM, Andrade DC, et al. Clinical evidence on visceral pain. Systematic review/ evidência clínica sobre dor visceral. Revisão sistemática. Rev Dor. 2017;18(1):65-71.
14. Katz J, Rosenbloom BN, Fashler S. Dor crônica, psicopatologia e transtorno de sintomas somáticos DSM-5. Can J Psychiatry. 2015;60(4):160-7. doi: 10.1177/070674371506000402.
15. Souza JB, Carqueja CL, Baptista AF. Reabilitação física no tratamento de dor neuropática. Revista Dor. 2016;17:85-90.
16. Boaviagem A, et al. Comportamento biomecânico da pelve nas diferentes posturas adotadas durante o segundo período do trabalho de parto. Revista Eletrônica da Estácio Recife. 2019;5:1.

17. Chronic pelvic pain: ACOG practice bulletin, number 218. Obstet Gynecol. 2020;135(3):e98--e109. doi: 10.1097/AOG.0000000000003716.
18. Gabapentina- cápsula de gabapentina. Informações sobre o produto aprovadas pela Food and Drug Administration (FDA) dos EUA. Biblioteca Nacional de Medicina dos EUA. [2025 Fev. 28]. Disponível em: www.dailymed.nlm.nih.gov.
19. Stockings E, Campbell G, Hall WD, et al. Cannabis and cannabinoids for the treatment of people with chronic noncancer pain conditions: a systematic review and meta-analysis of controlled and observational studies. Pain. 2018;159(10):1932-54.
20. Apte G, et al, Chronic female pelvic pain – part 1: clinical pathoanatomy and examination of the pelvic region, pain practice. 2012;12(2):88-110.
21. Meister MR, Sutcliffe S, Ghetti C, et al. Desenvolvimento de um exame de triagem padronizado e reprodutível para avaliação da dor miofascial do assoalho pélvico. Am J Obstet Gynecol. 2019;220:255.e1.
22. Bhide AA, Puccini F, Bray R, et al. Sistema de pontuação da hiperalgesia dos músculos do assoalho pélvico (PFMH): uma nova ferramenta de classificação para avaliar mulheres com dor pélvica crônica: estudo piloto multicêntrico de validade e confiabilidade. Eur J Obstet Gynecol Reprod Biol. 2015;193:111.
23. Prather H, et al. Musculoskeletal etiologies of pelvic pain: obstetgynecol clin N Am. 2014;41:433-42. doi: 10.1016/j.ogc.2014.04.004.
24. Grinberg K, Sela Y, Nissanholtz-Gannot R. New insights about chronic pelvic pain syndrome (CPPS). Int J Environ Res Public Health. 2020;17(9):3005. doi: 10.3390/ijerph17093005.
25. TU. Frank F. Dor pélvica crônica em mulheres adultas: Tratamento. UpToDate; 2024.
26. Pereira A, Barros CM, et al. Manual de tratamento sintomático em cuidados paliativos, SBOOC, EBO; 2022.
27. Tofferi JK, Jackson JL, O'Malley PG. Tratamento da fibromialgia com ciclobenzaprina: uma meta-análise. Arthritis Rheum. 2004;51:9.
28. Manfredini D, Landi N, Tognini F, et al. Relaxantes musculares no tratamento da dor miofascial da face. Uma revisão da literatura. Minerva Stomatol 2004;53:305.
29. Chronic pelvic pain: acog practice bulletin, number 218. Obstet Gynecol. 2020;135(3):e98--e109. doi: 10.1097/AOG.0000000000003716.
30. Fleck MP, Louzada S, Xavier M, Chachamovich E, Vieira G, Santos L, et al. Aplicação da versão em português do instrumento abreviado de avaliação da qualidade de vida "WHOQOL-bref" [application of the portuguese version of the abbreviated instrument of quality life whoqol-bref]. Rev Saude Publica. 2000;34(2):178-83. doi: 10.1590/s0034-89102000000200012.
31. Stockings E, Campbell G, Hall WD, et al. Cannabis and cannabinoids for the treatment of people with chronic noncancer pain conditions: a systematic review and meta-analysis of controlled and observational studies. Pain. 2018;159(10):1932-54.
32. Aredo JV, Heyrana KJ, Karp BI, Shah JP, Stratton P. Relating chronic pelvic pain and endometriosis to signs of sensitization and myofascial pain and dysfunction. semin reprod med. 2017;35(1):88-97. doi: 10.1055/s-0036-1597123.
33. Ben Aziz M, Cascella M. Peripheral neurolytic blocks. In: StatPearls. Treasure island (FL): StatPearls Publishing; 2024.
34. Char S, Barman RA, Deer TR, Hagedorn JM. Dorsal root ganglion stimulation for chronic groin pain: a review. Neuromodulation. 2022;25(7):965-9. doi: 10.1111/ner.13468.
35. Bryk DJ, Shoskes DA. Using the UPOINT system to manage men with chronic pelvic pain syndrome. Arab J Urol. 2021;19(3):387-393. doi: 10.1080/2090598X.2021.1955546.

Dismenorreia

61

Raquel Fernandes Schult

Alice Gabrielle Marques Santos

INTRODUÇÃO

A dismenorreia é definida como dor espasmódica durante o ciclo menstrual. A dor está localizada na porção inferior do abdome e pode irradiar para a região lombar ou coxas. Pode ser classificada como primária ou secundária. A dismenorreia primária, classicamente, começa cerca de 2 anos após a menarca ou uma vez que os ciclos ovulatórios tenham sido estabelecidos. A dor cíclica começa algumas horas após o início da menstruação e, geralmente, desaparece em 72 horas. Pode ser cólica e episódica e, quase sempre, é semelhante em cada ciclo menstrual. Os sintomas associados podem incluir náuseas, vômitos, dores de cabeça, tontura e fadiga. A dismenorreia é uma queixa comum entre mulheres durante seus anos reprodutivos e pode estar associada a impactos negativos significativos na saúde emocional, psicológica e funcional.[1-3]

DEFINIÇÃO, CLASSIFICAÇÃO E EPIDEMIOLOGIA

A dismenorreia é causa frequente de dor pélvica. Define-se como dor do tipo cólica durante os ciclos menstruais, inicia-se algumas horas após início da menstruação e, geralmente, desaparece em 72 horas, localizada na porção inferior do abdome, pode irradiar para região lombar e coxas e apresentar sintomas sistêmicos associados como distensão abdominal, náuseas, vômitos, cefaléia, irritabilidade, lombalgia e fadiga.[1-3]

A prevalência da dismenorreia varia entre 16% e 91% em mulheres em idade reprodutiva, com relatos de dor intensa em 2% a 29% dos casos. Em cerca de 16% a 29% das mulheres, está associada a comprometimento significativo na qualidade de vida, sendo responsável pelo absenteísmo mensal em 12% das atividades escolares e de trabalho.

A dismenorreia é dividida em primária e secundária (Quadro 1). A dismenorreia primária é aquela cujo quadro álgico não está associado a nenhuma patologia pélvica. A dismenorreia primária ocorre se inicia, sobretudo, na adolescência, de 6 a 24 meses após a menarca. A dor segue um padrão durante o ciclo menstrual, geralmente de dor acentuada durante o primeiro dia da menstruação, que se prolonga por até 72 horas. A dismenorreia secundária tem uma patologia subjacente ou anormalidade estrutural dentro ou fora do útero como causa da dor, como: endometriose; doença inflamatória pélvica (DIP); adenomiose; e dispositivos contraceptivos intraútero. Na dismenorreia secundária, a dor costuma ser difusa e não necessariamente relacionada ao ciclo menstrual,

Quadro 1 – Comparação de manifestações clínica de dismenorreias primária e secundária

Características	Dismenorreia primária	Dismenorreia secundária
Idade de início da dor menstrual	12 anos (tipicamente 6 a 12 meses depois da menarca)	Depois de 25 anos de idade (30 a 40 anos)
Sangramento menstrual	▪ Ciclo regular ▪ Perda de sangue normal	▪ Ciclo irregular ▪ Menorragia frequente
Dor (momento e duração)	▪ Anterior ou coincidente com o início de sangramento ▪ Duração: 2 a 3 dias ▪ Existente em todas ou na maioria das menstruações	▪ Momento e duração são diversificados de acordo com a causa ▪ Mudança na ocasião da dor ou na sua intensidade ao longo da vida pode assinalar doença precedente
Dor dissociada do sangramento menstrual	Não	Dor pode ocorrer antes, durante ou depois da menstruação
Resposta a tratamento com AINEs 1 ou terapia hormonal	Sim	Não
Outros sinais/ sintomas	Náuseas, vômitos, diarreia; fadiga, tonturas, cefaleia e irritabilidade podem ocorrer com a dor menstrual	Diversificados de acordo com a causa da dismenorreia secundária; pode incluir dispareunia, dor pélvica

Fonte: Desenvolvido pela autoria.

podendo acometer mulheres em qualquer momento após a menarca, sendo mais frequente após os 24 anos e sem histórico de dismenorreia prévio. Está associada a intensidades variadas de dor e, às vezes, a outros sintomas como dispareunia, menorragia, sangramento intermenstrual e sangramento pós-coito.[1-3]

São fatores de risco associados à dismenorreia:

- Idade < 30 anos.
- Tabagismo.
- Sobrepeso/obesidade.
- Depressão/ansiedade.
- Ciclos menstruais mais longos.
- Menarca precoce (< 9 anos).
- Nuliparidade.
- Cesariana anterior.
- Menorragia.
- História familiar de dismenorreia.

FISIOPATOLOGIA

Embora a fisiopatologia da dismenorreia não tenha sido completamente elucidada, evidências sugerem que alterações bioquímicas sejam a sua causa, e o aumento da secreção de prostaglandina F2α (PGF2α) e de prostaglandina E2 (PGE2) no útero durante a descamação endometrial seria a causa da dismenorreia.[4]

No meio da fase lútea, ocorre pico plasmático de progesterona, se não houver concepção; o corpo lúteo se degenera ocasionando diminuição rápida no nível de progesterona circulante, seguida de descamação endometrial, sangramento menstrual e liberação de enzimas lisossômicas, com geração de ácido araquidônico (AA) e, portanto, da produção de PGF2α e PGE2, envolvidas no aumento das contrações miometriais e vasoconstrição, ocasionando isquemia uterina e produção de metabólitos anaeróbicos. Isso resulta na hipersensibilização das fibras da dor e, consequentemente, dor pélvica. Ratificando a hipótese bioquímica, observou-se que mulheres dismenorreicas apresentam níveis de prostaglandinas mais elevados do que mulheres eumenorreicas.[4]

DIAGNÓSTICO

A fim de fornecer um tratamento adequado, é fundamental a diferenciação entre a dismenorreia primária e a secundária.[6]

O diagnóstico da dismenorreia primária é feito com base apenas na história clínica típica: o início do quadro clínico na adolescência, de 6 a 24 meses após a menarca com dor tipo cólica cíclica iniciada logo antes ou algumas horas após início da menstruação e, geralmente, desaparece em 72 horas, com pico de dor

24 a 48 horas após início do sangramento. A dor é localizada na porção inferior do abdome, podendo irradiar para região lombar e coxas e apresentar sintomas sistêmicos associados como distensão abdominal, náuseas, vômitos, cefaleia, irritabilidade, lombalgia e fadiga. Exame pélvico e exames complementares (imagem) só são necessários quando há suspeita de dismenorreia secundária.[6]

Esta representa cerca de 10% dos casos de dismenorreia. A causa mais comum é a endometriose. Outras etiologias frequentes incluem adenomiose, leiomiomas uterinos e DIP. A endometriose é uma doença crônica dependente de estrogênio caracterizada pela implantação ectópica de tecido funcional uterino (glândulas endometriais e estroma) fora da cavidade uterina. Cerca de 60% das pacientes com endometriose têm dor pélvica. DIP é uma condição infecciosa do trato genital superior feminino por ascensão de patógenos, podendo resultar em salpinge, endometrite, ooforite, pelviperitonite e abscesso tubo-ovariano. A dor pélvica está presente em 18% dos casos. A adenomiose é uma patologia ginecológica não neoplásica que apresenta endométrio ectópico inserido no miométrio.[3]

O Quadro 2 traz dados a respeito do diagnóstico diferencial da dismenorreia secundária.

Quadro 2 – Diagnóstico diferencial da dismenorreia secundária

Diagnóstico	Sinais e sintomas característicos
Endometriose	Infertilidade, dispareunia, disúria, tenesmo
Cisto de ovário	Início e resolução súbitos
Pólipo uterino	Sangramento vaginal irregular
Leiomioma uterino	Períodos intensos e prolongados; constipação ou dificuldade esvaziamento vesical
Adenomiose	Menorragia, dispareunia, desconforto abdominal
Doença inflamatória pélvica	Dor abdominal, febre, corrimento vaginal, dispareunia, sangramento após a relação sexual
Aderências pélvicas	História de cirurgia, infertilidade, obstrução intestinal, movimentos intestinais dolorosos, dor com mudança de posição

Fonte: Desenvolvido pela autoria.

TRATAMENTO

O tratamento da dismenorreia se baseia no diagnóstico e difere se a dismenorreia for primária ou secundária. O diagnóstico da dismenorreia secundária é direcionado ao tratamento da patologia base geradora da dor. O tratamento da dismenorreia primária busca proporcionar alívio adequado da dor e pode ser dividido em terapias não farmacológicas e terapias farmacológicas.[5]

Terapias não farmacológicas

As intervenções não farmacológicas são frequentemente usadas entre as mulheres com dismenorreia primária e podem ser empregadas como medida adjuvante ao tratamento farmacológico (anti-inflamatórios não esteroides [AINEs] ou anticoncepcionais hormonais) visando aliviar a dor e evitar a utilização desnecessária de medicamentos. Essas intervenções utilizam mecanismos variados para redução da dor, os quais incluem a inibição das contrações uterinas, a estimulação e a liberação de serotoninas e de endorfinas, o aumento do suprimento sanguíneo na região pélvica e alteração da percepção e do recebimento de sinais de dor. Apesar de bastante utilizadas, evidências de eficácia das intervenções não farmacológicas são contraditórias. Entre as técnicas com os mais diferentes níveis de evidência, as mais utilizadas são: aplicação de calor local, exercícios físicos regulares; estimulação nervosa elétrica transcutânea (TENS); acuestimulação; cessação tabágica; mudanças dietéticas; e manipulação da coluna vertebral.[5,10]

A aplicação de calor no local de dor mostrou-se eficaz no alívio dos sintomas da dismenorreia e produziu efeitos analgésicos comparáveis aos do ibuprofeno. Calor local em combinação com analgésicos orais reduz o tempo necessário para se obter alívio da dor em comparação ao uso isolado destes.[10]

A prática de exercícios regulares é capaz de reduzir de forma significativa a dor, principalmente na fase lútea do ciclo menstrual. Acredita-se que aumenta a liberação de endorfinas e melhora o fluxo sanguíneo, prevenindo espasmos e contrações musculares.[11]

O uso de TENS de alta frequência mostrou-se eficaz em vários estudos. Já a acuestimulação (acupuntura ou acupressão) mostrou alguns resultados positivos na melhora sintomática da dismenorreia, apesar de haver dados conflitantes quanto a sua eficácia.[10]

Algumas terapias ainda não apresentam evidências suficientes para confirmar seu emprego na prática clínica, por exemplo, mudanças dietéticas ou manipulação da coluna vertebral, uso de suplementos alimentares, medicamentos fitoterápicos e aromaterapia. A seguir, a Tabela 1 e o Quadro 3 demonstram a intervenção utilizada, o grau de recomendação e o nível de evidência e, por conseguinte, a conduta e a justificativa para utilizá-la.[10,11]

Tabela 1 – Terapias não farmacológicas

Intervenção	Grau de recomendação	Nível de evidência
Medida não farmacológica		
Calor	**A**	1 B
Exercícios	**B**	2 a
Acuestimulação		2 a
Eletroestimulação transcutânea de nervos (tens)		2 a

Fonte: Desenvolvida pela autoria.

Quadro 3 – Medidas não farmacológicas para o manejo da dismenorreia

Conduta	Justificativa
Aplicação de calor local durante 8 a 12 horas (monoterapia) Ou Intermitente (20 minutos) em terapia associada (grau de recomendação A, nível de evidência 1B)	O calor local pode agir como analgésico. Hipótese: vasodilatação D remove prostaglandinas e leucotrienos e diminui a constrição e a contração musculares. Além disso, parece alterar o limiar da dor no hipotálamo, promovendo sensação de bem-estar
Prática regular de exercícios físicos (grau de recomendação B, nível de evidência 2A)	A base fisiológica é pouco clara. Estudos observacionais mostraram que pacientes que fazem regularmente exercícios físicos têm menos dor e conseguem melhora de sintomas quando comparados a pacientes sedentárias. O exercício pode suprimir a liberação de prostaglandinas, ocasionando contrações de menor intensidade. Além de reduzir o estresse, propicia o relaxamento da musculatura pélvica e diminui a fadiga
Estimulação nervosa elétrica transcutânea (TENS) (alta frequência): ▪ Duração de pulso igual a 100 microssegundos e tempo de aplicação de 30 minutos ▪ A intensidade da corrente deve ser aumentada de acordo com a tolerância da paciente (grau de recomendação B, nível de evidência 2A)	TENS pode reduzir a dor menstrual por bloqueio do sinal ascendente de dor na medula vertebral; liberação de endorfinas, por meio das fibras eferentes descendentes; e redução da isquemia do músculo uterino em razão de aumento da vasodilatação local
Acuestimulação (acupuntura e acupressão): ▪ Explicar a diferença entre as técnicas já que a acupressão é um procedimento não invasivo ▪ Há evidências conflitantes sobre o tempo necessário para emprego dessa prática (grau de recomendação B, nível de evidência 2A)	Os dados a respeito da eficácia dessa intervenção são conflitantes, embora alguns estudos tenham mostrado resultados positivos. Há variedade nos estudos, principalmente quanto ao tempo de aplicação, e alguns deles compreenderam 3 a 7 dias por semana, durante 3 meses. Observou-se que a eletroacupuntura pode trazer mais benefícios na redução de pronto da dor durante a menstruação do que a acupuntura manual. Além disso, quando esse tratamento é feito na semana anterior às menstruações, parece propiciar mais benefícios do que no período menstrual. A redução da dor ocorre por meio da modulação da via descendente da dor; aumento do fluxo sanguíneo uterino por meio do reflexo do nervo simpático do ovário e por meio da alteração no teor de prostaglandinas. No entanto, faltam evidências quanto à ocorrência de reações adversas na acuestimulação. Uma metanálise confirma que a acuestimulação – especialmente a não invasiva como a acupressão – pode ter, na dismenorreia, primária bons resultados

Fonte: Desenvolvido pela autoria.

Terapias farmacológicas

Anti-inflamatórios não esteroides

Os AINEs são analgésicos e antiinflamatórios comumente utilizados no tratamento da dismenorreia primária. Sua função é inibir a ação da ciclo-oxigenase (COX) que, consequentemente, inibe a síntese de prostaglandinas. Assim, os AINEs são indicados como tratamento de 1ª linha em pacientes que optam por usar analgésicos ou quando é contraindicado o uso de contraceptivos hormonais.[7]

A fim de otimizar o efeito analgésico, a administração dos AINEs deve ser iniciada 1 a 2 dias antes do início previsto da menstruação e mantida por 2 a 3 dias depois do início do sangramento. Estudos demonstraram que a administração dos AINEs anteriormente à indução da cascata de COX-2 resulta na supressão completa da produção de prostaglandina. Dessa forma, quando a administração do AINEs é posterior ao início da dor, a supressão de prostaglandina é incompleta e gradual.[6-8]

Entre os anti-inflamatórios utilizados na prática clínica, os fenamatos, como o ácido mefenâmico, parecem ter uma ligeira eficácia superior ao derivados do ácido fenilpropiônico (ibuprofeno, naproxeno). De acordo com estudos, o ácido mefenâmico 500 mg utilizado no início da menstruação, seguido da dosagem pela metade (250 mg) a cada 6 horas por até 3 dias, pode ser eficaz no alívio da dor e que o ibuprofeno. Mulheres que não têm resposta satisfatória aos AINEs podem utilizar outra modalidade terapêutica, como os contraceptivos hormonais. Na Tabela 2, é possível verificar os medicamentos utilizados, o grau de recomendação e o nível de evidência para essas terapias.[6-9]

Tabela 2 – Terapias farmacológicas

Intervenção	Grau de recomendação	Nível de evidência
Medida farmacológica		
AINEs (ibuprofeno, naproxeno, cetoprofeno etc.)	A	1 A
Analgésico simples (paracetamol, dipirona)	D	5
Antiespasmódico		5

AINEs: antiinflamatórios não esteroides.

Fonte: Desenvolvida pela autoria.

Anticoncepcionais

A contracepção hormonal também pode ser considerada tratamento de 1ª linha da dismenorreia, desde que não contraindicado. Geralmente, são indicados para mulheres que decidem aderir à contracepção ou que não respondem bem aos AINEs. As pílulas com estrogênio e progesterona, adesivos transdérmicos ou anéis vaginais demonstraram-se eficazes na redução da dor dismenorreica se comparados ao placebo. Contraceptivos hormonais de estrogênio-progestina têm tido, mais comumente, a adesão de mulheres com dismenorreia primária, o que demonstrou, em estudo, a capacidade de se reduzir de forma significativa a gravidade da dismenorreia primária entre as mulheres que utilizam os contraceptivos hormonais.[2,8]

Analgésicos simples

Paracetamol

O paracetamol é uma opção analgésica em pacientes que não toleram AINEs, principalmente por seus efeitos adversos (EAs) gastrointestinais. O paracetamol tem efeito fraco na inibição de COX, reduzindo ligeiramente a produção de prostaglandina, além de ter um metabólito hepatotóxico, sua dose diária não deve ultrapassar 4 g.[1,6,7]

Dipirona

A dipirona, também conhecida como metamizol, é um analgésico e antipirético. Seu mecanismo de ação não está completamente elucidado, mas sabe-se que os efeitos analgésicos são alcançados por meio da supressão da síntese de prostaglandinas via inibição das enzimas COX, especialmente a COX-3, e outros mecanismos associados, como a ativação dos sistemas endocanabinóide e opioidérgico. A dipirona é um dos principais analgésicos utilizados pela população em geral. Assim como o paracetamol pode ser usado em pacientes com contraindicação a AINEs.[1,6,7]

Antiespasmódicos

Os antiespasmódicos como butilbrometo de hioscina têm sido usados para tratamento da dismenorreia em razão de seus efeitos anticolinérgicos nos receptores muscarínicos que resultam no relaxamento do músculo liso.[1]

Magnésio

O magnésio é capaz de diminuir a dor em virtude de seu efeito de relaxamento muscular e de vasodilatação, porém ainda falta recomendação adequada sobre formulação e dosagem.[1]

A Tabela 3 apresenta os medicamentos que podem ser utilizados e a posologia adequada para adolescentes e mulheres adultas.

Tabela 3 – Sugestão de tratamento farmacológico

Medicamentos/ fármacos	Posologia para adolescentes e adultas
Ibuprofeno (200 mg/400 mg/600 mg) (grau de recomendação A, nível de evidência 1A)	▪ 400 mg de 6/6 horas ▪ 600 mg de 6/6 horas ▪ 800 mg de 8/8 horas ▪ Dose máxima: 2.400 mg/dia
Naproxeno (250 mg/500 mg) (grau de recomendação A, nível de evidência 1A)	▪ Dose inicial: 500 mg ▪ Manutenção: 250 mg a 500 mg de 12/12 horas ▪ Dose máxima: 1.000 mg/dia
Cetoprofeno (50 mg/100 mg/150 mg) (grau de recomendação A, nível de evidência 1A)	50 mg de 6/6 horas ou de 8/8 horas ▪ 100 mg de 8/8 horas ou 12/12 horas ▪ 150 mg de 12/12 horas ▪ Dose máxima: 300 mg/dia
Paracetamol (500 mg/750 mg) (grau de recomendação D, nível de evidência 5)	500 mg a 750 mg de 6/6 horas Dose máxima: 4.000 mg/dia
Dipirona (500 mg/1.000 mg) (grau de recomendação D, nível de evidência 5)	▪ 500 mg a 1.000 mg de 6/6 horas ▪ Dose máxima: 4.000 mg/dia
Escopolamina (10 mg/20 mg) (grau de recomendação D, nível da evidencia 5)	▪ 10 mg a 20 mg de 8/8 horas, 6/6 horas, 4/4 horas

Fonte: Desenvolvida pela autoria.

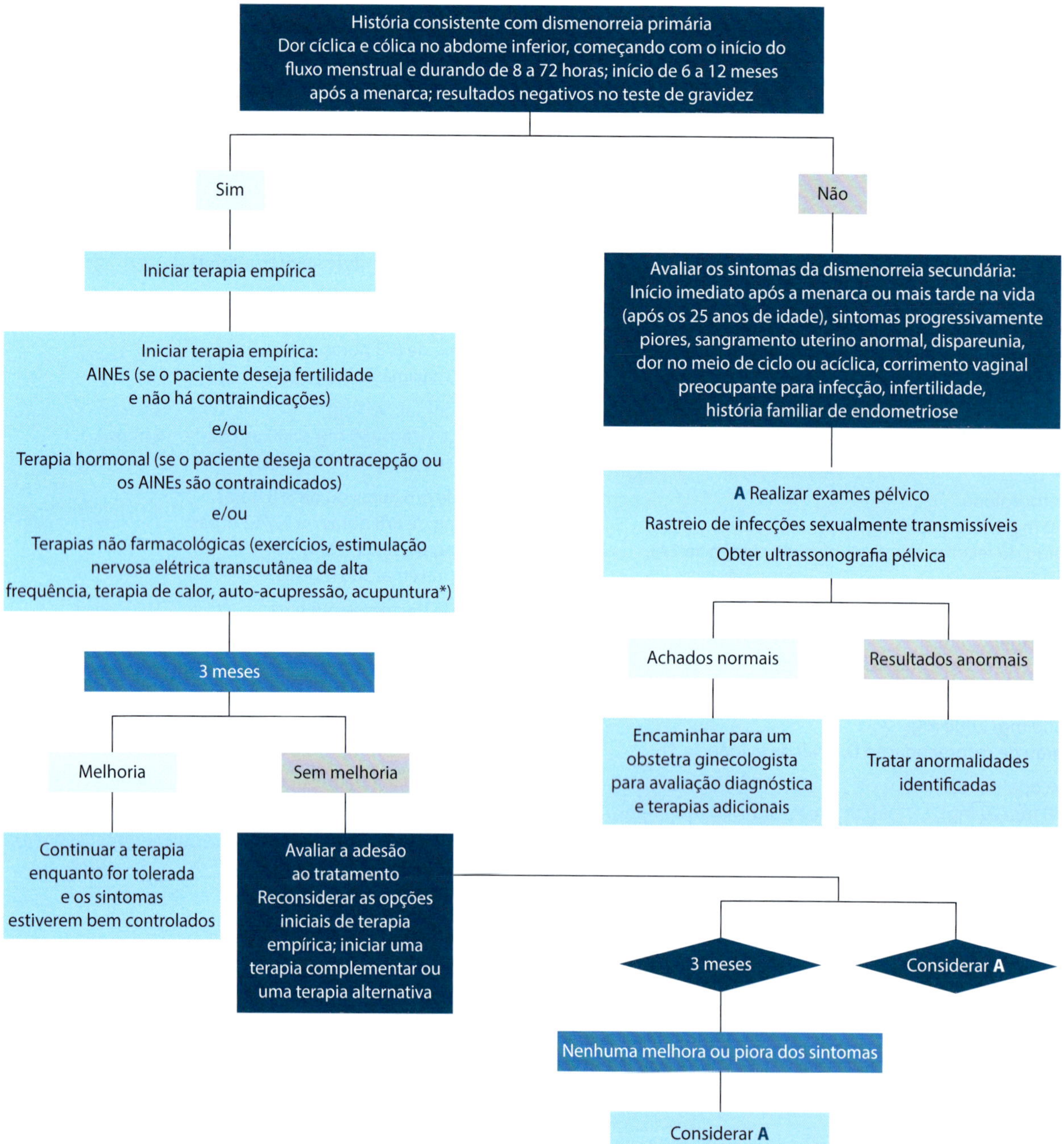

Figura 1 – Fluxograma para manejo clínico da dismenorreia primária e secundária.

AINEs: anti-inflamatórios não esteroides.

*Listados em ordem decrescente de eficácia.

Fonte: Desenvolvida pela autoria.

Referências bibliográficas

1. Nagy H, Carlson K, Khan MAB. Dismenorreia: publicação statpearls; 2024. https://www.ncbi.nlm.nih.gov/books/NBK560834/.
2. Sharghi M, Mansurkhani SM, Larky DA, Kooti W, Niksefat M, Firoozbakht M, et al. Uma atualização e revisão sistemática sobre o tratamento da dismenorreia primária. JBRA Assist Reprod. 2019;23:51-7.
3. Bernardi M, Lazzeri L, Perelli F, Reis FM, Petraglia F. Dismenorreia e distúrbios relacionados. F1000Res. 2017;6:1645.

4. Barcikowska Z, Rajkowska-Labon E, Grzybowska ME, Hansdorfer-Korzon R, Zorena K. Marcadores inflamatórios na dismenorreia e opções terapêuticas. Int J Environ Res Public Health. 2020;17:1191.
5. Burnett M, Lemyre M. No. 345: diretriz de consenso sobre dismenorreia primária. J Obstet Gynaecol Can. 2017;39:585-95.
6. Kho KA, Shields JK. Diagnóstico e tratamento da dismenorreia primária. JAMA. 2020;323:268-9.
7. Marjoribanks J, Ayeleke RO, Farquhar C, Proctor M. Medicamentos anti-inflamatórios não esteroides para dismenorreia. Cochrane Database Syst Rev. 2015;2015:CD001751.
8. Feng X, Wang X. Comparação da eficácia e segurança de anti-inflamatórios não esteroides para pacientes com dismenorreia primária: Uma meta-análise de rede. Mol Pain. 2018;14:1744806918770320.
9. Ferries-Rowe E, Corey E, Archer JS. Dismenorreia primária: diagnóstico e terapia. Obstet Gynecol. 2020;136 (5):1047-58.
10. Jo J, Lee SH. Terapia de calor para dismenorreia primária: uma revisão sistemática e meta-análise de seus efeitos no alívio da dor e na qualidade de vida. Sci Rep. 2018;8:16252.
11. Matthewman G, Lee A, Kaur JG, Daley AJ. Atividade física para dismenorreia primária: uma revisão sistemática e meta-análise de ensaios clínicos randomizados. Am J Obstet Gynecol. 2018;219:255.e1-255.e20.

Vulvodínia

62

Breno Jardim Grossi

Mariana Barros Queiroz Macedo

INTRODUÇÃO

A vulvodínia é definida como uma dor ou desconforto vulvar de natureza idiopática, frequentemente relatada como queimação e/ou ardência, durando, no mínimo, 3 meses. Em resumo, trata-se de uma dor crônica na vulva, sem causa identificável.[1-3]

Além dessa definição geral, a vulvodínia pode ser caracterizada de acordo com quatro atributos: localização; provocação; início; e padrão temporal (Quadro 1).[1]

Quadro 1 – Possíveis classificações da vulvodínia

Atributo	Característica	Descrição
Localização	Vulvodínia localizada	Envolve apenas parte da vulva, como o vestíbulo, o clitóris, dentro da linha de Hart etc.
	Vulvodínia generalizada	Envolve toda a vulva, atingindo o vestíbulo, clitóris, grandes e pequenos lábios
	Vulvodínia mista	Engloba as características de vulvodínia localizada e generalizada simultaneamente
Provocação	Vulvodínia provocada	Provocada por contato físico na vulva, sexual ou não
	Vulvodínia espontânea	Não necessita de contato físico para se manifestar
	Vulvodínia mista	Tem característica de provocada e espontânea, simultaneamente
Padrão temporal (consistência)	Vulvodínia constante	No período de doença ativa relatado pela paciente, a dor sempre foi presente
	Vulvodínia intermitente	No período de doença ativa relatado pelo paciente, houve momentos em que a dor não esteve presente
Padrão temporal (estímulo vs. dor)*	Vulvodínia imediata	A dor acontece no momento do contato físico com a vulva da paciente
	Vulvodínia retardada	A dor é sentida pela paciente de minutos a horas depois do contato físico com a vulva
Início*	Vulvodínia primária	Vulvodínia originária da primeira ocorrência de um contato físico
	Vulvodínia secundária	Vulvodínia originária de algum contato físico que, anteriormente, não causava dor

*Classificação válida apenas para vulvodínia provocada.

Fonte: Adaptado de Bornstein J, Goldstein AT, Stockdale CK, *et al*. 2016; Bornstein J, Preti M, Simon JA, *et al*., 2019.

De maneira geral, a vulvodínia, apesar de idiopática, tem fatores associados comuns entre as pacientes. Entre aquelas com um estado mais crônico da dor, frequentemente há infecções, problemas dermatológicos, neurológicos ou processos neoplásicos.[3] Porém, a International Society for the Vulvovaginal Disease (ISSVD) destaca que processos visíveis e identificáveis como esses não são pré-requisitos para a ocorrência de vulvodínia. Demais fatores potenciais associados incluem outras síndromes dolorosas, fatores genéticos, hormonais, inflamações, condições musculoesqueléticas e neurológicas, fatores psicossociais e doenças estruturais.[2] Logo, a vulvodínia, provavelmente, não é uma doença apenas, mas sim uma gama de sintomas advinda de diversos processos e estados patológicos.[4]

Quanto à epidemiologia, as taxas de incidência de vulvodínia variam de 3,1% a 15%, em estudos cuja metodologia se baseou no autorrelato das pacientes. Por outro lado, a taxa foi de 7% em um estudo validado por meio de exame clínico.[3] A demografia dessa dor é ampla, afetando principalmente mulheres adultas, em sua maioria com idade entre 20 e 60 anos, sendo a causa de dor sexual mais frequente em mulheres na pré-menopausa; todavia, pode, também, afetar pré-adolescentes.[5] Outro dado interessante quanto à incidência da vulvodínia é que, 15 a cada 100 mulheres, que realizam uma consulta com um ginecologista, apresentam vulvodínia.[6]

Além das taxas de incidência, é preciso ressaltar como a vulvodínia é uma condição que impacta diretamente na qualidade de vida das mulheres afetadas. Revisões de literatura apontam que a vulvodínia é motivo de piora da saúde mental, física e reprodutiva de 4% a 16% das mulheres.[7] Isso ocorre porque a vulvodínia implica diversos outros sintomas como a incapacidade física, inclusive em atividades rotineiras como se sentar ou caminhar, transtornos sexuais e problemas relacionados à saúde mental, como transtornos depressivos ou ansiosos.[3]

Apesar do visível impacto na qualidade de vida das pacientes, a compreensão holística da epidemiologia da doença é dificultada tanto pelas pacientes que, muitas vezes, são resistentes em discutir sobre sua situação por timidez, como pela falta de conhecimento do tema por parte dos profissionais, visto que muitos a consideram uma condição psicossomática.[8] Com relação às pacientes, 40% optam por não serem tratadas e, das que procuram tratamento, apenas 10% a 25% conseguiram o diagnóstico correto na primeira consulta.[3] Com relação aos profissionais médicos, em um estudo realizado no continente europeu, foi identificado que 45% a 65% dos ginecologistas não têm conhecimento sobre vulvodínia e 20% afirmaram conhecer, mas não se viam como responsáveis pelo início do tratamento das pacientes.[9]

Dado esse cenário, o presente capítulo faz-se ainda mais relevante no meio médico, de maneira que, ao expor e discutir a fisiopatologia, o diagnóstico e o tratamento da vulvodínia, os profissionais sejam, cada vez, mais capazes de identificar essa condição e iniciar o tratamento precocemente. O diagnóstico tardio aumenta o risco de transtornos sexuais e afeta diretamente a qualidade de vida das pacientes.[10] Portanto, a identificação rápida e assertiva dessa condição depende da qualificação técnica e teórica dos profissionais, necessária para impactar, positivamente, milhares de pacientes, sendo esse o objetivo das próximas seções.

FISIOPATOLOGIA

A fisiopatologia e a etiologia da vulvodínia são desconhecidas, sendo essa dor considerada idiopática. A literatura vigente permite a certeza do que não causa a vulvodínia, como infecções comuns vaginais e vulvares, inflamações e alterações imunológicas na vulva, neoplasias ou distúrbios neurológicos, como a compressão de nervos. Porém, quando se trata de estabelecer a fisiopatologia da dor, a literatura científica aponta algumas principais causas cuja confirmação ainda não pôde ser estabelecida.[11]

Dor neuropática

Alguns autores apontam a possível natureza neuropática da vulvodínia, ou seja, a origem dessa dor estaria no dano aos nervos sensitivos do sistema nervoso central (SNC). Estudos apontam para uma relação positiva entre a sensibilização central alterada e a vulvodínia, visto que foi registrado aumento da resposta cerebral a estímulos distantes da vulva nas pacientes.[3] Em complemento, estudos com o uso de capsaicina, que objetivavam investigar a sensibilização central, revelaram uma resposta diferente à dor por parte das pacientes com vulvodínia quando comparada à resposta das pacientes no grupo-controle, revelando um funcionamento central distinto.[12] Por fim, a hipótese de dor neuropática elucida a presença de dor crônica em vulvas cuja clínica e cujos testes diagnósticos foram negativos para danos teciduais.[13]

Disfunção muscular

A hipótese de que a vulvodínia está relacionada com disfunções na musculatura do assoalho pélvico também é bastante difundida na literatura.[3] Pacientes com vulvodínia demonstram um comportamento anormal dos músculos dessa estrutura anatômica. É muito comum o contato com a vulva ou com o vestíbulo contrair o músculo levantador do ânus, sendo essa contração um reflexo protetor.[14] Outrossim, é frequente a presença de hipertrofia membranosa do fourchette posterior, o que ocasiona a redução do introito vaginal. Para esse tipo de sintoma, um estudo envolvendo 22 pacientes com idade de 18 a 19 anos teve 100% de incidência.[3]

A literatura também expõe outras complicações musculares relacionadas à vulvodínia, como a hiperatividade hipertônica causada por infecções no aparelho geniturinário ou, inclusive, por hábitos insidiosos, como ficar sentada sem se levantar por períodos prolongados. Esses tipos de eventos aumentam a probabilidade de modificações funcionais miofasciais no assoalho pélvico e em seu tecido neural, frequentemente presentes em mulheres com vulvodínia.[1]

Em suma, a vulvodínia se mostra estritamente relacionada às disfunções perineais. Assim, é necessário atenção com tendências hipertônicas elevadas e característica redução na flexibilidade dos mecanismos responsáveis pelo relaxamento dos músculos da região vulvar quando se trata da fisiopatologia dessa dor.[15]

Fatores psicossociais

Não há evidências suficientes que permitam afirmar a existência de uma causa majoritariamente psicológica para a vulvodínia. Porém, diversos estudos apontam para a associação entre esta e distúrbios de ansiedade, somatização da dor e aumento sistêmico da nocicepção. Assim, complicações psicológicas são importantes evidências no que tange à fisiopatologia da doença na medida em que a vulvodínia é agravada.[3]

Estudos populacionais revelaram que o histórico de transtornos de humor ou de ansiedade aumentava em até quatro vezes a incidência de vulvodínia. Os principais agravantes para o desenvolvimento de vulvodínia foram: históricos de ansiedade; depressão; abuso infantil; e transtornos de estresse pós-traumático.[16] Essas condições desencadeiam fatores psicológicos relacionados à dor, como a hipervigilância, o medo, a catastrofização e a evitação, além de menor autoeficácia e atribuições negativas sobre a dor.[1]

Outros estudos complementam esses achados na medida em que apontam alterações neuroquímicas da experiência da dor que podem ser geradas e moduladas pelo tipo de personalidade e outros fatores psicológicos.[17] Além disso, há outros estudos que vão ao encontro com a hipótese de dor neuropática, visto que indicam que distúrbios afetivos e traumas sexuais ou relacionais podem afetar os mecanismos de sensibilização central e, consequentemente, gerar hiperalgesia local na vulva.[9]

Resposta inflamatória

Estudos com diferentes metodologias apontam, robustamente, a hipótese de que a inflamação do vestíbulo vulvar pode ser a causa da vulvodínia. O aumento de células inflamatórias nessa região, como mastócitos e mastócitos degranulados, além de elevar a atividade da heparanase subepitelial, foram associados ao aumento da inervação vestibular nas mulheres com vulvodínia. Em hemoculturas realizadas com pacientes de mesmo perfil, também foram encontradas maior atividade de citocinas pró-inflamatórias.[1]

Nesse sentido, as explicações para a inflamação nos tecidos vulvares podem ser de duas naturezas: genética; ou após eventos infecciosos. No que tange à genética, diversos estudos demonstraram que há tendência genética às síndromes dolorosas e à inflamação em pacientes com vulvodínia.[9] Alguns artigos apontam polimorfismos genéticos em genes que codificam receptores no tecido vulvar, resultando em uma resposta inflamatória mais agressiva e prolongada, tornando essas mulheres mais propensas à vulvodínia.[18]

Quanto à origem infecciosa da inflamação prolongada e mais agressiva do tecido vulvar, alguns estudos identificaram que o histórico de infecções anteriores foi o fator etiológico mais mencionado e mais frequentemente observado, sendo o elemento causal em cerca de um terço das pacientes investigadas em um estudo.[3] As hipóteses mais comuns sobre essa vertente se voltam, principalmente, para infecções fúngicas visto que podem alterar o ambiente biológico vaginal,[19] mas também há estudos que apontam vulvovaginites crônicas e processos infecciosos recalcitrantes no geral.[20]

DIAGNÓSTICO

Mesmo diante de todos os avanços ao longo do tempo, a vulvodínia ainda apresenta uma característica diagnóstica de exclusão. Dada sua natureza idiopática, é essencial que os profissionais excluam todas as outras possíveis causas tratáveis antes de defini-la como o diagnóstico das pacientes. Assim, para que essa identificação seja realizada da maneira mais correta, objetiva e com menor comprometimento do atendimento, os profissionais médicos devem realizar uma anamnese adequada, identificando o histórico clínico da paciente, mas também um exame pélvico detalhado da aparência e da sensibilidade vulvar, da musculatura do assoalho pélvico e de aspectos laboratoriais da vulva e da vagina. Com essas informações em mãos, a atribuição de um diagnóstico, bem como sua distinção dos vários diagnósticos diferenciais, é mais assertiva.[3,21]

Nesse sentido, inicialmente deve-se considerar o diagnóstico de vulvodínia em todas as pacientes que relatarem desconforto na vulva ou na vagina, ou dor relacionada às práticas sexuais.[22] Assim, uma vez identificados esses questionamentos por parte da paciente, a investigação diagnóstica deve se iniciar pela anamnese direcionada, de modo a capturar da paciente sua história clínica para melhor compreensão do caso e situação atual.

Durante essa conversa, o médico deve iniciar a construção da história da dor identificando as principais características conforme os descritores da vulvodínia: localização; provocação; padrão temporal; e início da dor. É importante destacar que muitas pacientes com vulvodínia não relatam o desconforto causado por essa condição como dor, mas sim como irritação, facada, prurido, queimação. Portanto, é recomendado que o profissional questione as pacientes a respeito dessas possíveis sensações.[21]

Dadas as hipóteses de fisiopatologia da doença, também é recomendado que o médico procure entender, junto à paciente, se há outras comorbidades dolorosas, seu histórico de tratamento ginecológico, se houve processos infecciosos ou não[3] e fatores psicológicos, que podem estar associados aos sintomas de desconforto vulvovaginal. O desdobramento da entrevista para esses pontos, além do direcionamento específico da dor vulvar, é essencial para que se dê início à construção da história clínica que auxiliará o médico a estabelecer hipóteses diagnósticas diferenciais e tomar decisões terapêuticas futuras. Tratar as comorbidades concomitantes pode afetar positivamente a saúde geral das pacientes e, inclusive, os sintomas que estas estão sentindo e relatando.[21]

Uma das ferramentas que podem auxiliar os profissionais médicos a coletarem essas informações diagnósticas é o *Vulvar Pain Assessment Questionnaire* (VPAQ). Esse questionário investiga as diversas facetas da dor como as respostas cognitivas e emocionais das pacientes, sua intensidade e interferência na vida das pacientes, desde atividades rotineiras até pontos mais específicos da vida sexual, em momentos que estão sozinhas ou acompanhadas de seus parceiros[23] Apesar de apenas recentemente ter sido traduzido para o português e validado com pacientes brasileiras,[24] o VPAQ é utilizado internacionalmente e é uma ferramenta que permite aos profissionais da Saúde correlacionarem todas as instâncias da dor vinculadas ao possível quadro de vulvodínia.[25]

Dando continuidade à investigação do quadro das pacientes, o médico deve prosseguir com o exame da pelve. O primeiro passo deve ser avaliar a aparência externa da vulva. Nesse momento, o médico deve procurar por alterações dermatológicas como escoriações, ulcerações, liquenificação ou quaisquer outras alterações que possam apontar algum diagnóstico distinto ou complementar ao de vulvodínia.[21] Caso exista algum aspecto anormal na vulva da paciente, provavelmente, será necessário que seja mais bem-investigado com biópsias[26] ou culturas, no caso de infecções.[27]

Ainda sobre a avaliação da aparência externa da vulva, é válido o comentário sobre a possível presença de um eritema avermelhado na mucosa em pacientes com vulvodínia. No geral, a vulva da paciente com vulvodínia não apresenta alterações de aparência, porém esse tipo de eritema, que já foi pré-requisito para diagnóstico no passado, pode estar presente e, caso esteja, não deve descartar a possibilidade diagnóstica de vulvodínia.[28]

O médico também deve avaliar a sensibilidade da vulva da paciente. Para essa investigação, um dos testes mais comuns é o do cotonete.[29] Não há consenso sobre qual a melhor maneira de realizar esse teste uma vez que, na literatura científica, estão descritas diversas maneiras. Porém, de maneira geral, o teste trata-se de realizar uma pressão leve em várias regiões do vestíbulo da vulva da paciente com a ponta de um cotonete, pedindo para que ela relate se sentir dor, bem como a intensidade da dor em uma escala que varia de 0 a 10.[29] Uma alternativa para guiar os movimentos do médico é realizar uma pressão suficiente para empurrar o vestíbulo de 3 mm a 5 mm e imaginá-lo de maneira análoga a um relógio, atuando nas posições das horas 2, 5, 6, 7 e 10[21] ou 2, 4, 6, 8, 10 e 12.[29] Além dessas posições, o médico também pode aplicar a pressão nas carúnculas himenais.[30]

Na tentativa de evoluir o teste do cotonete no que tange a sua padronização e, consequentemente, melhorar a avaliação da dor vulvar, pode-se utilizar o vulvalgesiômetro. Trata-se de um instrumento que padroniza o tamanho do cotonete e, por limites estabelecidos pela própria ferramenta, impõe um nível de força preestabelecido sobre a musculatura da paciente, garantindo maior reprodutibilidade e que a pressão exercida pelo profissional não seja superior ao limiar da dor da paciente.[31]

Assim, o teste do cotonete é positivo quando acusa sensibilidade vulvar em algum dos pontos tocados pelo cotonete. Esse teste diagnóstico será positivo na maior parte das mulheres com vulvodínia provocada ou mista e na maioria das mulheres com vulvodínia espontânea, mas, caso seja negativo, isso não significa que a hipótese de vulvodínia deva ser descartada visto que, em alguns casos, pacientes com essa condição podem testar negativo nessa avaliação.[30]

Um segundo teste complementar é o do absorvente interno. Por meio dele, é possível analisar a incapacidade causada pela dor vulvar relatada pela paciente. É uma boa ferramenta para mensurar essa variável, para aprofundar a investigação de vulvodínia, principalmente nos casos em que há relatos de dispareunia. A capacidade desse teste, apesar de sua aparente simplicidade, advém de um estudo realizado por Foster *et al.*, em 2009,[32] no qual foi observado que pacientes que relatavam dispareunia também referiram dor na realização do teste. O oposto também foi observado.

Os médicos também devem avaliar a musculatura do assoalho pélvico feminino, visto que seu comprometimento está altamente correlacionado ao diagnóstico de vulvodínia, bem como às características específicas da dor de cada paciente. Não há consenso na literatura sobre como proceder nessa investigação, mas uma alternativa é que o profissional investigue o introito vaginal inserindo um dos dedos e realize pressão por toda a musculatura, incluindo os músculos superficiais transversos do períneo, a musculatura bulboesponjosa, isquiocavernosa e o músculo levantador do ânus.[21]

Por fim, o médico também pode pedir à paciente para contrair a musculatura pélvica de maneira a identificar se há alguma dificuldade em realizar esse movimento, dado o comprometimento dessa capacidade em mulheres com vulvodínia.[33] Alguns trabalhos apontam para a utilização da eletromiografia como aliada na avaliação mais precisa dessa musculatura nas pacientes.[3]

Além disso, os médicos podem utilizar o momento da investigação para, se tolerado pela paciente, utilizar as duas mãos ou de um espéculo para realizar uma inspeção de estruturas adjacentes e suas respectivas sensibilidades. Por meio da vagina, o médico conseguirá apalpar as tubas uterinas, os ovários e o útero, complementando a investigação do sistema reprodutor, o intestino e a coluna cervical das pacientes.[34] Essa investigação é relevante na medida em que mulheres com vulvodínia frequentemente têm outras síndromes dolorosas e sua identificação é essencial para definir o tratamento alternativo ou conjunto.[22]

Por fim, antes de partir para a análise diagnóstica diferencial, o médico deve verificar se há necessidade de prosseguir com análises laboratoriais para complementar seu exame diagnóstico. Nesse caso, os principais aspectos a serem observados são a presença de corrimentos ou de umidade nas paredes vaginais que possibilite a análise das leveduras da vagina, seu pH e a citologia.

A partir dessas análises, é possível confirmar ou excluir outras possíveis causas, ou agravantes dos sintomas da paciente, como a presença de leveduras, por meio da cultura. Com a análise do pH, é possível buscar por um pH maior ou igual a 5, o que indica infecções ou estados de baixa produção de estrogênio, comuns em mulheres na menopausa,[35] que tiveram filhos recentemente[21] ou sob efeito de algum anticoncepcional oral. Já a análise citológica pode contribuir para investigar os níveis de estrogênio visto que a presença de células epiteliais arredondadas pode indicar níveis abaixo da normalidade.[21]

Diagnóstico diferencial

Conforme discutido, a vulvodínia é caracterizada por ser uma condição de dor vulvar idiopática, portanto toda e qualquer possível causa encontrada ao longo da história e dos exames clínicos e laboratoriais deve ser tratada antes de confirmado o diagnóstico de vulvodínia. Porém, caso a dor persista após o tratamento de causas identificáveis, é possível que a paciente tenha um quadro conjugado de vulvodínia e outra comorbidade, devendo aquela ser tratada logo em seguida.[35] Sendo assim, no que tange a diagnósticos diferenciais, o profissional deve ficar atento a causas infecciosas, dermatológicas, inflamatórias, neoplásicas, neurológicas, iatrogênicas, traumáticas e de déficit hormonal.[1]

No contexto de vulvodínia, a lista diagnóstica diferencial é longa, mas serão discutidas aqui as principais doenças identificadas na literatura científica vigente. No caso de diagnósticos infecciosos, destacam-se o herpes genital e o herpes-zóster, candidíase, principalmente a não albicans, a tricomoníase e o papilomavírus humano (HPV). Para esses possíveis diagnósticos, deve-se atentar às lesões específicas de cada doença, como bolhas, erosões, úlceras e verrugas,[21,35] aos aspectos visuais como corrimentos, e aos resultados de exames como proteína C-reativa (PCR) e culturas, essenciais na distinção dos diagnósticos. Em algumas doenças, como o herpes-zóster e a tricomoníase, a história clínica pode auxiliar bastante visto que os relatos sobre intensidade, frequência e início da dor podem ser específicos para algumas infecções.[35]

Quanto aos diagnósticos diferenciais dermatológicos, o principal ponto a ser observado é a aparência da vulva e da vagina. Tipicamente, as doenças dermatológicas alteram a anatomia das estruturas vulvovaginais, fator que não é comum às mulheres com vulvodínia visto que a aparência das suas estruturas vulvares se mantém normal.[21] Nesse sentido, as doenças mais comuns para realizar o diagnóstico diferencial são as que causam liquenificação, seja esclerosante ou plana, dermatites com irritação advinda de contato, hidradenite supurativa (HS) e lesões intraepiteliais escamosas de alto grau (HSIL).[35]

As doenças que causam liquenificação causam alterações anatômicas típicas, como atrofia dos pequenos lábios, fimose feminina e a própria liquenificação dos grandes lábios. A depender do tipo de líquen suspeito, pode manifestar-se em outras mucosas da paciente também, auxiliando no diagnóstico diferencial.[36] Esse tipo de comorbidade responde bem a tratamentos tópicos com esteroides ultrapotentes e deve-se optar por essa frente de tratamento ao se identificarem os sintomas.

Outro tipo de doença mencionada que reage bem a esse tipo de tratamento é a HS, tendo um diagnóstico mais direto, por meio da identificação de abscessos, tratos sinusais e fístulas que, normalmente, se fazem presentes em outras partes do corpo como abaixo das glândulas submamárias e nas axilas.[35] Por fim, qualquer tipo de lesão encontrada na vulva ou na vagina deve ser submetida à biópsia, principalmente quando houver suspeita de câncer, o que também auxiliará a equipe médica no diagnóstico diferencial.[3,21,26]

A vaginose citolítica, cujo diagnóstico pode ser realizado por meio da visualização de um aumento no número de lactobacilos, também aparece na literatura como diagnóstico diferencial. Em conjunto, há também a vaginite aeróbica e sua forma mais severa, a vaginite descamativa inflamatória, que pode ser diferenciada ao se identificar piora na dor em ortostase por um período prolongado, queda no número de lactobacilos e corrimento com mau cheiro.[35]

Além das causas dermatológicas e infecciosas, há também a possibilidade de diagnóstico diferencial neurológico. Para esse tipo, destaca-se a neuralgia do pudendo, e alguns indícios de que essa é a causa de dor da paciente são: dor que piora ao sentar-se; variabilidade na extensão da dor; e se, por meio da história clínica, foi informado que a paciente tem histórico de trauma na região ou de prática de ciclismo.[35] Além disso, deve-se observar se a dor ocorre simultaneamente a problemas relacionados ao esfíncter, a outras alterações neurológicas[36] ou se a paciente relata não ser acordada pela dor ao longo da noite.[3]

Outra comorbidade associada à vulvodínia é a cistite intersticial. Porém, há sintomas típicos desta que não conversam com o quadro típico das mulheres que têm vulvodínia. Na cistite intersticial, as pacientes apesentam quadro de polaciúria e nictúria, e a micção está intrinsecamente relacionada ao alívio parcial da dor.[35]

Como causa de natureza hormonal, estão presentes as alterações relacionadas ao estrogênio, principalmente a atrofia vaginal e outros distúrbios presentes; por exemplo, na síndrome geniturinária da menopausa. Nesse caso, o profissional deve observar alguns aspectos clínicos, como: uma mucosa vaginal mais pálida, sem rugas; e, além disso, o vestíbulo da vulva retraído. A investigação do pH e da presença de células parabasais também pode auxiliar nesse diagnóstico, porém são condições que podem estar presentes em mulheres que utilizam certos tipos de contraceptivos orais ou que passaram por um parto recente. Portanto, a principal recomendação em caso de suspeita de síndromes hormonais, independentemente do fator causal, é a realização de exames laboratoriais para avaliar os níveis de estrogênio.[35]

Por fim, é válido ressaltar que, de todos os possíveis diagnósticos diferenciais, os de causa hormonal e de candidíase são os mais comuns de erro diagnóstico no contexto de mulheres com vulvodínia. Quanto às síndromes hormonais, muitas vezes é assumido que mulheres na pré-menopausa ou na menopausa, com sintomas de dor vulvar, têm problemas hormonais relacionados à síndrome geniturinária da menopausa, porém é possível que essas mulheres tenham vulvodínia. O mesmo raciocínio vale para a suspeita de candidíase uma vez que muitas mulheres, ao sentir os sintomas de dor, resolvem se tratar com medicamentos que não precisam de receita médica ou, quando procuram um médico, também recebem a recomendação de tratar candidíase. Nesse caso, o mais recomendado é que seja realizada uma cultura para confirmar se há presença desse fungo ou não.[21]

Em todo caso, os diagnósticos de vulvodínia, de candidíase ou de síndromes hormonais da menopausa são todos bastante comuns e podem realmente ocorrer ao mesmo tempo. Porém, deve prevalecer o princípio de tratar outras causas aparentes da dor antes de assumir a vulvodínia. Portanto, os profissionais devem tratar a candidíase e realizar as terapias de estrogênio, se entenderem ser necessário, e, caso haja prevalência dos sintomas de dor, devem prosseguir com o tratamento da vulvodínia. Para as pacientes, é importante informar essa lógica do tratamento para que entendam que, caso não haja melhora do desconforto com o tratamento das causas aparentes da dor, demais alternativas serão levadas à frente.[21]

Algoritmo para diagnóstico de vulvodínia

De modo a sistematizar as informações obtidas por meio da história revelada pela paciente, seus exames, investigação clínica e as análises de diagnóstico diferencial, um algoritmo para avaliação de vulvodínia foi proposto por Bergeron *et al.*, em 2020,[21] e, para o fim deste capítulo, complementado por outros estudos e ilustrado a seguir (Figura 1).

TRATAMENTO

Sabendo-se dos impactos negativos da vulvodínia no cotidiano feminino e na vida sexual das pacientes, além da existência concomitante de outras comorbidades dolorosas, psicossociais, neurológicas, entre outras, entende-se que a abordagem multidisciplinar é a ideal para lidar com essa condição.[37] De maneira geral, os programas para tratamento da vulvodínia englobam práticas baseadas em evidências que envolvem, além do tratamento médico direto, a educação, a psicoterapia e a fisioterapia.[38]

Nesse sentido, o estado da arte da literatura científica, no que tange ao tratamento da vulvodínia, recomenda tratamentos que vão da 1ª até a 4ª. linha. Essa segmentação considera o nível de evidência dos estudos, o quão invasivo são os tratamentos e também seu potencial de impacto.

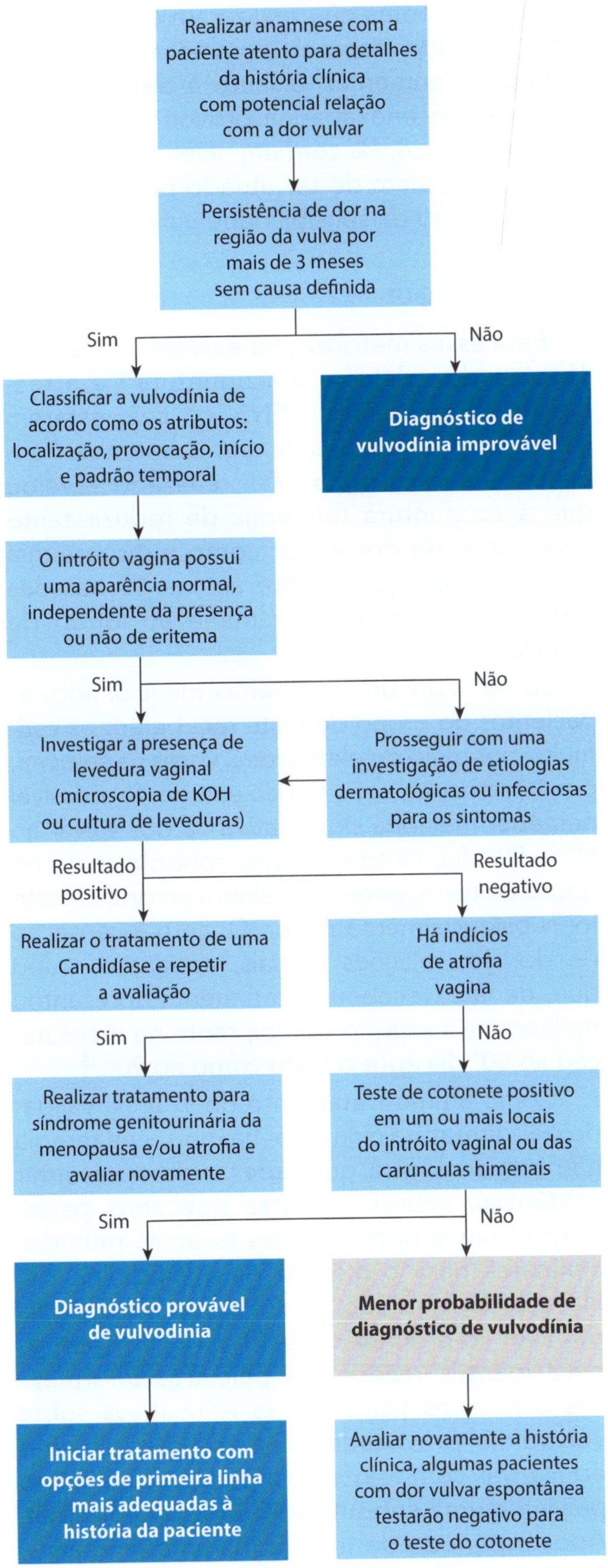

Figura 1 – Algoritmo para avaliação diagnóstica da vulvodínia.

Fonte: Adaptada de Bornstein J, Goldstein AT, Stockdale CK, *et al.* 2016; Bornstein J, Preti M, Simon JA, *et al.*, 2019; De Andres J, Sanchis-Lopez N, Asensio-Samper JM, 2016; Bergeron S, Reed BD, Wesselmann U, *et. al.*, 2020.

De maneira geral, com base nesses critérios, priorizam-se tratamentos farmacológicos e não farmacológicos que são pouco ou nada invasivos; em seguida, algumas práticas psicoterapêuticas ou fisioterapêuticas e, caso essas opções falhem, recomenda-se que as pacientes tentem outros tratamentos farmacológicos tópicos e, por fim, alternativas mais invasivas, como as intervenções cirúrgicas.[29]

Apesar da existência de estudos recentes que buscam ampliar os descritores da vulvodíni, para explorar mais sua etiologia e buscar maior assertividade no tratamento, os descritores já validados pela literatura atual não apresentam esse benefício. Portanto, os tratamentos que serão expostos nesta seção do capítulo, mesmo que tenham sido validados em pacientes com um tipo específico de vulvodínia, podem ser seguidos por profissionais em casos com pacientes apresentando diferentes históricos clínicos e descritores da dor. O objetivo central é detalhar os tratamentos mais recomendados, facilitando a prática médica após o diagnóstico de vulvodínia, além de discutir tratamentos cujos estudos realizados comprovaram a ineficácia ou cujo nível de evidência atual ainda não permite sua ampla utilização com as pacientes.[29]

Tratamentos de 1ª linha

É possível dividi-los em três grupos: farmacológicos invasivos; farmacológicos não invasivos; e não farmacológicos.

Farmacológicos não invasivos

Os tratamentos farmacológicos não invasivos são a primeira opção no cotidiano das pacientes com vulvodínia.[3] Destaca-se o uso de desipramina via oral (VO), com dose inicial de 25 mg, podendo ser aumentada a cada semana, até que se atinja a dose máxima diária de 150 mg; conjugada com um creme tópico de lidocaína 5% – usado nas áreas sensíveis até 4 vezes diárias.[39] Outra opção é o uso de tabletes de diazepam intravaginais (10 mg) com estimulação nervosa elétrica transcutânea (TENS) dos nervos pélvicos.[40]

Essas duas estratégias apresentam nível de evidência 1b, correspondendo às validações realizadas por meio de estudos clínicos randomizados controlados. A utilização de desipramina oral conjugada ao creme de lidocaína 5%, no estudo realizado, foi a única estratégia capaz de reduzir os níveis de dor de maneira significativa quando comparada ao uso das substâncias sozinhas, com o placebo de cada um dos medicamentos isoladamente, e ao placebo dos dois medicamentos concomitantemente, reduzindo os níveis de dor em 36%.[39] Com relação ao tratamento intravaginal, os estímulos elétricos transcutâneos foram o controle, estando presente nos dois grupos, e a utilização do diazepam reduziu a dispareunia das pacientes, apesar de seu efeito não ter sido significativo quando avaliado pelo teste do cotonete.[40]

Outro tratamento destacado na literatura é o uso noturno de lidocaína 5% diretamente no vestíbulo por meio de uma gaze com a substância. Apesar de um nível de evidência menor, 2c, os resultados foram relevantes no que tange ao aumento da capacidade de ter relações sexuais, redução da dor vulvar diária e durante a relação sexual.[41]

Farmacológicos invasivos

Ainda sobre tratamentos farmacológicos de 1ª linha, há alguns métodos que utilizam injeções e, portanto, são mais invasivos, porém apresentam boas evidências no manejo da vulvodínia. A primeira estratégia de tratamento é a injeção de 50 unidades de toxina botulínica A (BTX-A).[42] no vestíbulo vulvar dorsal que, por meio de um estudo clínico randomizado (RCT) com evidência nível 1b, resultou em uma redução significativa da dispareunia após 3 meses, apesar de não ter tido efeitos relevantes na dor vulvar mensurada por meio do teste do cotonete. A utilização de 100 unidades de toxina botulínica não foi superior ao placebo em nenhuma das métricas.[42]

Um segundo possível tratamento com injeções, porém ainda mais invasivo, seria o uso diário de enoxaparina (40 mg) por meio de injeções subcutâneas no abdome.[43] Trata-se de uma opção mais invasiva porque, além de necessitar de injeções diárias por 90 dias, conforme testado no RCT de evidência nível 1b, pode causar hematomas e sangramentos. Após o estudo, observou-se que tanto o tratamento como o placebo obtiveram bons resultados na redução da dor vulvar no 90° dia do estudo; porém, ao ser realizado o teste do cotonete novamente no 180° dia, os níveis de dor nas pacientes que realizaram o tratamento estavam ainda menores, enquanto no placebo voltaram a aumentar. Quanto à dispareunia, a aplicação da enoxaparina provou-se capaz de reduzi-la em 28,9% com um nível de significância de 10%, além de ter atuado positivamente na diminuição da sensibilidade vulvar.[43]

Não farmacológicos

Para esses métodos, há evidências de nível 1b para dois deles – a acupuntura[44] e a realização da terapia de TENS –,[45] sem estarem conjugadas com o uso de medicamentos. Para a primeira técnica, o RCT realizado revelou que a acupuntura foi capaz de reduzir tanto a sensação de dor vulvar como a dispareunia nas mulheres que receberam as 10 sessões propostas, 2 vezes na semana ao longo de 5 semanas.[44]

Já no segundo tratamento mencionado, as pacientes do grupo de teste receberam os estímulos por meio de eletrodos 2 vezes na semana, por 10 semanas, e, ao fim do estudo, foi possível perceber melhoria significativa na dor vulvar ao 60° e 90° dia, tanto no grupo-controle como no grupo de teste, porém a melhora no grupo-teste foi substancialmente maior. Quanto à sensação de dor em relações sexuais, apenas o grupo que, de fato, recebeu o tratamento apresentou melhora na sensação de dor, tanto na mensuração ao 60° dia após o teste como ao 90°.[45]

Como último tratamento de 1ª linha validado pela literatura científica, há mais uma terapia não farmacológica que, apesar de apresentar evidências menos robustas que seus pares, ilustra bem o potencial das terapias multidisciplinares para o manejo da vulvodínia.[21,37,38] No estudo realizado em 2015, com evidência de nível 2b e duração de 10 a 12 semanas, as participantes receberam palestras informativas e sessões psicológicas educativas sobre vulvodínia provocada, além de três sessões educativas com fisioterapia para a musculatura pélvica e uma consulta com um ginecologista. Após o período da terapia multimodal realizada, foi identificada uma redução de 5,3 pontos na escala de dor visual quando comparada aos níveis coletados antes do tratamento.[41]

A fisioterapia do assoalho da pelve inclui práticas educacionais, atividades físicas e manuais, que envolvem a movimentação das articulações e dos tecidos moles, liberação miofascial, massagem e pressão nos pontos-gatilho (*trigger-points*). Outras técnicas fisioterapêuticas envolvem *biofeedback*, ultrassom e estimulação elétrica, que visam diminuir a hipertonia dessa estrutura anatômica.[3]

Destacados os possíveis tratamentos de 1ª linha, ainda assim pode ser que as pacientes não reajam positivamente às práticas levantadas. Assim, faz-se necessário tentar terapias que ainda não são invasivas, porém com evidências menos robustas que os tratamentos de 1ª linha.

Tratamentos de 2ª linha

Os tratamentos de 2ª linha são todos não farmacológicos e incluem terapias psicológicas alternativas como a hipnoterapia e a terapia cognitiva comportamental, além de tratamentos como dilatadores vaginais e eletromiografia.[29]

Sobre as terapias psicológicas, destaca-se a estratégia com seis sessões de hipnose que, com estudos de nível de evidência 2c, mostraram-se capazes de reduzir os níveis de dor aferidos por meio dos exames do cotonete, seja na checagem após o primeiro mês de tratamento, seja após 6 meses. Além disso, as pacientes relataram que a intensidade e a frequência da dor também diminuíram em ambos os momentos.[46]

Quanto à terapia cognitiva comportamental, as evidências são de nível 2b e apontam para um desempenho similar a outras terapias, como grupos de suporte educacional[47] e sessões de psicoterapia de apoio.[48] Além disso, o desempenho foi similar para grupos-controle com tratamento fisioterapêutico[49] ou com lidocaína.[50] Portanto, por mais que as evidências não sejam tão fortes, pode ser uma alternativa viável para pacientes em que os tratamentos de 1ª linha falharam.

Na mesma linha de delineamento experimental, comparado à terapia de escolha com o uso de lidocaína tópica, foram validados os resultados para a terapia com *biofeedbacks* eletromiográficos.[51] A evidência foi de nível 2b e não houve a disciplina esperada por parte dos pacientes em realizar a eletromiografia 3 vezes/dia, o que limita as conclusões do estudo. Porém, foi observado que não houve diferença de resultados entre o uso tópico da lidocaína e o tratamento eletromiográfico. O esquema de tratamento é iniciado com o gel de lidocaína 2%, 5 a 7 vezes diárias por 2 meses, posteriormente usa-se a pomada de lidocaína 5%, durante 4 meses, com acompanhamento da paciente por 6 a 12 meses. Ambos os tratamentos foram capazes de melhorar os indicadores de limiar de pressão e de intensidade para a dor em todos os períodos avaliados.[51]

É importante destacar um estudo, com nível de evidência 2c, realizado em 2008 para validar a hipótese de que dilatadores vaginais podem auxiliar no tratamento da vulvodínia. As pacientes passaram por dilatadores de quatro tamanhos diferentes, do menor para o maior, ao longo de 8 semanas. Após o tratamento, observou-se redução de 50% nos níveis de dispareunia relatados pelas pacientes.[29]

Tratamentos de 3ª linha

Estão presentes na literatura atual algumas possibilidades farmacológicas tópicas com a forma farmacêutica de creme. Entre os medicamentos recomendados estão: gabapentina; amitriptilina; sozinha ou conjugada com baclofeno ou quetamina; estrogênio equino; e a utilização conjunta de estradiol com testosterona.[29]

Um estudo com nível de evidência 2c utilizou o creme de gabapentina nas concentrações de 2%, 4% e 6%. Não houve diferença dos resultados conforme as concentrações, contudo observou-se uma melhora de, no mínimo, 50% dos sintomas em 80% das pacientes; destas, 29% relataram regressão total da dor em pelo menos 8 semanas.[52]

O creme de amitriptilina 2% isolado utilizado a cada 12 horas, por 1 mês, em um estudo com nível de evidência 2c, mostrou resultados antagônicos, com 56% das participantes tendo reagido bem ao tratamento, enquanto 44% não observaram melhora. Além disso, aproximadamente 11% das participantes tiveram que interromper o uso do creme por causa de complicações dermatológicas.[53]

O creme de amitriptilina 2% combinado ao baclofeno 2% durante 4 a 6 semanas, podendo se estender até 33 semanas, apresentou melhora da dispareunia em 50%, o que resultou em melhora da qualidade de vida das pacientes, todavia a evidência era pouco robusta (2c).[54] Outra opção conjugada é o gel de amitriptilina com quetamina, que deve ser aplicado na área genital entre 2 e 4 vezes diárias. Cinquenta e quatro por cento das participantes relataram melhora da dor de 50% até 100%, no entanto esse estudo apresentava um nível de evidência débil (nível 4).[55]

Outra opção para o tratamento da vulvodínia é a utilização de hormônios. Um estudo (2b) utilizou um creme de estrogênio equino conjugado a 0,3 mg comparado com o placebo, ambos aplicados à noite, por 8 semanas. Ambos os grupos apresentaram diminuição da dispareunia, todavia não foi possível comprovar que o estrogênio equino foi superior ao placebo por não haver diferença significativa entre os grupos.[56] Além desse, há também estudos que preconizam o uso de creme de estradiol 0,03% e testosterona 0,01% aplicados à vulva, a cada 12 horas, durante 20 semanas. O estudo (2c) demonstrou que houve uma redução em 74% da dor, porém há uma limitação nesse estudo visto que foi realizado apenas em mulheres que estavam na pré-menopausa.[57]

Os níveis de evidência para todos esses tratamentos tópicos são mais fracos, porém são últimas alternativas antes de opções cirúrgicas invasivas ou com evidências ainda mais débeis.

Tratamento de 4ª linha

Para os tratamentos de 4ª linha, a literatura aponta para alternativas com um nível de evidência ainda menor no que tange ao tratamento da vulvodínia, como as terapias com *laser* de CO_2 ou *laser* com composição de ítrio, alumínio e granada (YAG) e o uso de cloridrato de milnaciprano. Além dessas alternativas, há a possibilidade de vestibulectomia, sendo esse um método relativamente eficaz, porém muito invasivo.[29]

Com relação ao tratamento com *laser* YAG, um estudo com nível de evidência 1c preconizou a aplicação de três sessões, sendo uma por mês, em conjunto com um acompanhamento multidisciplinar em contraste com pacientes que fizeram apenas esse último. No geral, 66% das pacientes que realizaram o tratamento com esse tipo de *laser* relataram alguma melhora nos níveis de dor, contra 81% observados no grupo-controle com tratamento multidisciplinar. No entanto, não foi possível afirmar que os resultados dos dois grupos de pacientes foram diferentes entre si por não haver diferença significativa entre os grupos.[58]

Já quanto ao tratamento com *laser* de CO_2, o estudo presente na literatura científica vigente tem nível de evidência 4 visto que foi um compilado de relatos de caso. As pacientes, cujos relatos de caso foram analisados, passaram por três sessões de *laser* de CO_2 e foram acompanhadas até 4 meses depois do tratamento. Por meio desse trabalho, observou-se redução dos níveis de dor vulvar com um nível de significância de 5%, sendo que cerca de dois terços das pacientes relataram melhora na dispareunia. Porém, dada a natureza do estudo, esse tratamento, apesar de não ter apresentado efeitos adversos, se mantém como um tratamento de 4ª linha.[59]

Em um ensaio comparativo com pacientes que receberam terapia cognitivo-comportamental (TCC), vestibulectomia ou eletromiografia com *biofeedback*, foi constatado que os três tipos de tratamento tiveram redução significativa nos níveis de dor aferidos pelo teste do cotonete, pelos relatos de intensidade de dispareunia e pelo *McGill Pain Questionnaire Pain Rating Index* (MPQ PRI). Porém, apesar da efetividade de todos os tratamentos, a vestibulectomia provou ter um impacto maior em todos os indicadores, seja nos pontos de checagem em um curto período após o tratamento, seja anos depois.[60]

Todavia, é importante ressaltar que o tratamento cirúrgico por meio da vestibulectomia é extremamente invasivo e, por mais que raras, apresenta complicações graves como hemorragias, quadros infecciosos e inflamação das glândulas de Bartholin.[3] Além disso, outros estudos apontam que, após a vestibulectomia, quase 80% das mulheres, ainda assim, sentiam algum nível de dor vulvar e comprometimento sexual.[61]

Portanto, intervenções cirúrgicas são recomendadas somente para pacientes com persistência do quadro de vulvodínia por um período maior que um semestre e que estão incapacitadas de praticar atos sexuais ou no caso de pacientes que já exauriram todas as outras práticas de tratamento validadas pela literatura.[3,29]

Também como tratamento de 4ª linha, pode-se considerar o uso de medicamentos orais com evidências científicas advindas de estudos não controlados, como o cloridrato de milnaciprano. Em um estudo realizado em 2015, 22 pacientes foram submetidos a um tratamento com o medicamento em doses iniciais de 12,5 mg/dia, tituladas gradualmente ao longo de 6 semanas até atingir 200 mg/dia e, nesse momento, foram mantidas por mais 6 semanas. Após o tratamento, foi observada uma redução de 38% nos níveis de dor vulvar e 51% nos níveis de dispareunia, com um nível de significância de 0,1%.[62]

Outros tratamentos

Apesar da dissonância com a atual literatura científica, há indicações de uso dos tratamentos orais medicamentosos, como a amitriptilina e a gabapentina em pacientes com vulvodínia generalizada. A amitriptilina é prescrita, inicialmente de 10 mg a 25 mg, no período noturno, podendo ser titulada em 10 a 25 mg/semana até, no máximo, 150 mg diários.[3] A literatura atual é discordante quanto aos benefícios desse antidepressivo tricíclico (ADT), não havendo evidências que corroboram o uso desse fármaco no manejo da vulvodínia.[63] Um RCT atual que comparou o uso isolado de amitriptilina e amitriptilina combinada à fisioterapia concluiu que o tratamento medicamentoso, sozinho, foi ineficaz na redução da dor vulvar e durante o sexo, ao passo que, ao ser combinada com a fisioterapia, apresentou melhora significativa.[64]

A gabapentina oral apresenta situação semelhante à da amitriptilina visto que não há evidências suficientemente robustas que a colocam como tratamento ideal para o tratamento da vulvodínia.[63] Dois estudos atuais, RCT duplo-cego com *crossover* compararam a gabapentina (1.200 a 3.000 mg/dia), com elevação da dose durante 4 semanas, mantendo-a por 2 semanas e, depois, diminuindo-a gradualmente por 2 semanas, com o placebo. Os estudos concluíram que houve redução da dispareunia em ambos os grupos, porém não foi possível comprovar a eficácia da gabapentina quando comparada ao placebo.[65,66]

Tratamentos intervencionistas

Os tratamentos intervencionistas não cirúrgicos são opções que podem estar entre o tratamento ambulatorial e o cirúrgico, tendo como vantagens frente à cirurgia por não causarem lesões irreversíveis. As evidências para essa via terapêutica são limitadas, contudo podem ser benéficas para pacientes que já tentaram tratamentos mais consagrados e não obtiveram resultados.[3]

Entre as opções, há o bloqueio neural multinível com anestésicos locais, sendo obtidos resultados aceitáveis quanto à melhora da vulvodínia, na escala de depressão, porém sem mudanças na vida sexual das pacientes.[67,68] É importante destacar que os bloqueios não cumprem apenas função terapêutica, mas também diagnóstica, sendo fundamentais quando o diagnóstico e demais tratamentos são dependentes de como o paciente reage a essa alternativa.[3]

Há, também, autores que defendem que a neuromodulação de raízes nervosas sacrais e da medula espinhal pode ser benéfica no tratamento da dor pélvica crônica e disfunção sexual.[69] Outros autores usaram a neuromodulação sacral e medular para tratar a vestibulodínia e obtiveram sucesso, porém esses estudos são relatos de casos, representando uma grande limitação.[70,71]

Por fim, há a estimulação subcutânea da vulva, a qual apresentou melhora da dor e da qualidade de vida, bem como o abandono de demais terapias, fato que se manteve mesmo após 1 ano do procedimento; todavia, a limitação desse estudo é que se trata, também, de um relato de caso, o que dificulta sua generalização.[72] Outras alternativas intervencionistas não cirúrgicas incluem a radiofrequência das raízes nervosas sacrais e a estimulação do gânglio ímpar, a estimulação elétrica nervosa transcutânea e o uso da toxina botulínica, sendo as duas últimas mais robustas no que tange ao grau das evidências científicas.[3,29]

Expostas todas as linhas de tratamento da vulvodínia e relacionando-se a literatura atual das frentes de tratamento à natureza idiopática da doença, observa-se que a maioria desses tratamentos é focado em tratar os sintomas e não as causas da dor. Nesse sentido, há diversas pesquisas em andamento, que ainda não se tornaram diretrizes, visando segmentar os casos de vulvodínia por sua etiologia, sendo esse o primeiro passo para a evolução dos tratamentos focados na etiologia da doença.

Assim, as diversas propostas de tratamento aqui apresentadas apontam o que, atualmente, são boas práticas com base em evidências para o manejo da vulvodínia. Pesquisas com foco na etiologia da doença e a evolução do delineamento experimental a fim de validar as linhas de tratamento atuais fazem-se necessárias para que o impacto das equipes de Saúde para com as mulheres com vulvodínia continue a evoluir.

Referências bibliográficas

1. Bornstein J, Goldstein AT, Stockdale CK, Bergeron S, Pukall C, Zolnoun D, et al. ISSVD, ISSWSH and ipps consensus terminology and classification of persistent vulvar pain and vulvodynia. Obstetrics & Gynecology. 2016;127(4):745-51.
2. Bornstein J, Preti M, Simon JA, As-Sanie S, Stockdale CK, Stein A, et al. Descriptors of vulvodynia: a multisocietal definition consensus (international society for the study of vulvovaginal disease, the international society for the study of women sexual health, and the international pelvic pain society). J Low Genit Tract Dis. 2019;23(2):161-3.
3. De Andres J, Sanchis-Lopez N, Asensio-Samper JM, Fabregat-Cid G, Villanueva-Perez VL, Monsalve Dolz V, et al. Vulvodynia—an evidence-based literature review and proposed treatment algorithm. pain practice. 2016;16(2):204-36.
4. Andrews JC. Vulvodynia interventions—systematic review and evidence grading. Obstet Gynecol Surv. 2011;66(5):299-315.
5. Reed BD, Cantor LE. Vulvodynia in preadolescent girls. J Low Genit Tract Dis. 2008;12(4):257-61.
6. Goetsch MF. Vulvar vestibulitis: prevalence and historic features in a general gynecologic practice population. Am J Obstet Gynecol. 1991;164(6):1609-16.
7. Ponte M, Klemperer E, Sahay A, Chren MM. Effects of vulvodynia on quality of life. J Am Acad Dermatol. 2009;60(1):70-6.
8. Akopians A, Rapkin A. Vulvodynia: the role of inflammation in the etiology of localized provoked pain of the vulvar vestibule (vestibulodynia). Semin Reprod Med. 2015;33(04):239-45.
9. Bautrant E, Porta O, Murina F, Mühlrad H, Levêque C, Riant T, et al. Provoked vulvar vestibulodynia: epidemiology in europe, physio-pathology, consensus for first-line treatment and evaluation of second-line treatments. J Gynecol Obstet Hum Reprod. 2019;48(8):685-8.
10. Xie Y, Shi L, Xiong X, Wu E, Veasley C, Dade C. Economic burden and quality of life of vulvodynia in the United States. Curr Med Res Opin. 2012;28(4):601-8.
11. ACOG Committee on Gynecologic Practice. ACOG Committee Opinion No. 345: Vulvodynia. Obstetrics & Gynecology. 2006;108(4):1049-52.
12. Foster DC, Dworkin RH, Wood RW. Effects of intradermal foot and forearm capsaicin injections in normal and vulvodynia-afflicted women. Pain. 2005;117(1):128-36.
13. Zanotta N, Campisciano G, Scrimin F, Ura B, Marcuzzi A, Vincenti E, et al. Cytokine profiles of women with vulvodynia: Identification of a panel of pro-inflammatory molecular targets. European Journal of Obstetrics & Gynecology and Reproductive Biology. 2018;226:66-70.
14. Gentilcore-Saulnier E, McLean L, Goldfinger C, Pukall CF, Chamberlain S. Pelvic floor muscle assessment outcomes in women with and without provoked vestibulodynia and the impact of a physical therapy program. J Sex Med. 2010;7(2-2):1003-22.
15. Næss I, Bø K. Pelvic floor muscle function in women with provoked vestibulodynia and asymptomatic controls. Int Urogynecol J. 2015;26(10):1467-73.
16. Khandker M, Brady SS, Vitonis AF, MacLehose RF, Stewart EG, Harlow BL. The influence of depression and anxiety on risk of adult onset vulvodynia. J Womens Health. 2011;20(10):1445-51.
17. Granot M. Personality traits associated with perception of noxious stimuli in women with vulvar vestibulitis syndrome. J Pain. março de 2005;6(3):168-73.
18. Goldstein AT, Belkin ZR, Krapf JM, Song W, Khera M, Jutrzonka SL, et al. Polymorphisms of the androgen receptor gene and hormonal contraceptive induced provoked vestibulodynia. J Sex Med. 2014;11(11):2764-71.
19. Ventolini G, Gygax SE, Adelson ME, Cool DR. Vulvodynia and fungal association: a preliminary report. Med Hypotheses. 2013;81(2):228-30.
20. Bohm-Starke N. Increased blood flow and erythema in the posterior vestibular mucosa in vulvar vestibulitis. Obstetrics & Gynecology. 2001;98(6):1067-74.
21. Bergeron S, Reed BD, Wesselmann U, Bohm-Starke N. Vulvodynia. Nat Rev Dis Primers. 2020;6(1):36.
22. Reed BD, Harlow SD, Sen A, Legocki LJ, Edwards RM, Arato N, et al. Prevalence and demographic characteristics of vulvodynia in a population-based sample. Am J Obstet Gynecol. 2012;206(2):170.e1-170.e9.
23. Dargie E, Holden RR, Pukall CF. The Vulvar pain assessment questionnaire inventory. Pain. 2016;157(12):2672-86.
24. Freire S. Versão brasileira do vulvar pain assessment questionnaire (VPAQ) - tradução, adaptação transcultural e análise das propriedades de medida. Dissertação (Mestrado em

Fisioterapia). Recife: Universidade Federal de Pernambuco; 2024.
25. Dargie E, Pukall CF, Goetsch M, Stenson A, Leclair C. The clinical utility of the vulvar pain assessment questionnaire: a pilot study. J Low Genit Tract Dis. 2019;23(4):272-8.
26. Regauer S, Eberz B. Diagnosis and management of vulvodynia should include biopsy and histological examination. British Journal of Dermatology. 2010;163(3):663-5.
27. Sadownik L. Etiology, diagnosis, and clinical management of vulvodynia. Int J Womens Health. 2014;437.
28. Masheb RM, Lozano C, Richman S, Minkin MJ, Kerns RD. On the reliability and validity of physician ratings for vulvodynia and the discriminant validity of its subtypes. Pain Medicine. 2004;5(4):349-58.
29. Schlaeger JM, Glayzer JE, Villegas-Downs M, Li H, Glayzer EJ, He Y, et al. Evaluation and treatment of vulvodynia: state of the Science. J Midwifery Womens Health. 2023;68(1):9-34.
30. Reed BD, Plegue MA, Harlow SD, Haefner HK, Sen A. Does degree of vulvar sensitivity predict vulvodynia characteristics and prognosis? J Pain 2017;18(2):113-23.
31. Pukall CF, Young RA, Roberts MJ, Sutton KS, Smith KB. The vulvalgesiometer as a device to measure genital pressure-pain threshold. Physiol Meas. 2007;28(12):1543-50.
32. Foster DC, Beth Kotok M, Huang LS, Watts A, Oakes D, Howard FM, et al. The tampon test for vulvodynia treatment outcomes research. Obstetrics & Gynecology. 2009;113(4):825-32.
33. Morin M, Binik YM, Bourbonnais D, Khalifé S, Ouellet S, Bergeron S. Heightened pelvic floor muscle tone and altered contractility in women with provoked vestibulodynia. J Sex Med. 2017;14(4):592-600.
34. Stenson AL. Vulvodynia: diagnosis and management. Obstet Gynecol Clin North Am. setembro de 2017;44(3):493-508.
35. Vieira-Baptista P, Donders G, Margesson L, Edwards L, Haefner HK, Pérez-López FR. Diagnosis and management of vulvodynia in postmenopausal women. Maturitas. fevereiro de 2018;108:84-94.
36. van der Meijden WI, Boffa MJ, ter Harmsel B, Kirtschig G, Lewis F, Moyal-Barracco M, et al. European guideline for the management of vulval conditions. Journal of the European Academy of Dermatology and Venereology. 2022;36(7):952-72.
37. Anemüller W, Recke A, Altgassen C, Kelling K. Developing an interdisciplinary consultation service for vulvar disorders. JDDG: Journal der Deutschen Dermatologischen Gesellschaft. 2012;10(5):350-7.
38. Sadownik LA, Seal BN, Brotto LA. Provoked vestibulodynia—women's experience of participating in a multidisciplinary vulvodynia program. J Sex Med. 2012;9(4):1086-93.
39. Foster DC, Kotok MB, Huang LS, Watts A, Oakes D, Howard FM, et al. Oral desipramine and topical lidocaine for vulvodynia. Obstetrics & Gynecology. 2010;116(3):583-93.
40. Murina F, Felice R, Di Francesco S, Oneda S. Vaginal diazepam plus transcutaneous electrical nerve stimulation to treat vestibulodynia: a randomized controlled trial. European Journal of Obstetrics & Gynecology and Reproductive Biology. 2018;228:148-53.
41. Morin M, Dumoulin C, Bergeron S, Mayrand MH, Khalifé S, Waddell G, et al. Multimodal physical therapy versus topical lidocaine for provoked vestibulodynia: a multicenter, randomized trial. Am J Obstet Gynecol. 2021;224(2):189.e1-e12.
42. Diomande I, Gabriel N, Kashiwagi M, Ghisu GP, Welter J, Fink D, et al. Subcutaneous botulinum toxin type a injections for provoked vestibulodynia: a randomized placebo-controlled trial and exploratory subanalysis. Arch Gynecol Obstet. 2019;299(4):993-1000.
43. Farajun Y, Zarfati D, Abramov L, Livoff A, Bornstein J. Enoxaparin treatment for vulvodynia: a randomized controlled trial. Obstetrics & Gynecology. setembro de 2012;120(3):565-72.
44. Schlaeger JM, Xu N, Mejta CL, Park CG, Wilkie DJ. Acupuncture for the treatment of vulvodynia: a randomized wait-list controlled pilot study. J Sex Med. 2015;12(4):1019-27.
45. Murina F, Bianco V, Radici G, Felice R, Di Martino M, Nicolini U. Transcutaneous electrical nerve stimulation to treat vestibulodynia: a randomised controlled trial. BJOG. 2008;115(9):1165-70.
46. Pukall C, Kandyba K, Amsel R, Khalifé S, Binik Y. Effectiveness of hypnosis for the treatment of vulvar vestibulitis syndrome: a preliminary investigation. J Sex Med. 2007;4(2):417-25.
47. Guillet AD, Cirino NH, Hart KD, Leclair CM. Mindfulness-based group cognitive behavior therapy for provoked localized vulvodynia: a randomized controlled trial. J Low Genit Tract Dis. 2019;23(2):170-5.
48. Masheb RM, Kerns RD, Lozano C, Minkin MJ, Richman S. A randomized clinical trial for women with vulvodynia: cognitive-behavioral therapy vs. supportive psychotherapy. Pain. 2009;141(1):31-40.
49. Goldfinger C, Pukall CF, Thibault-Gagnon S, McLean L, Chamberlain S. Effectiveness of cognitive-behavioral therapy and physical

therapy for provoked vestibulodynia: a randomized pilot study. J Sex Med. 2016;13(1):88-94.

50. Bergeron S, Vaillancourt-Morel MP, Corsini--Munt S, Steben M, Delisle I, Mayrand MH, et al. Cognitive-behavioral couple therapy versus lidocaine for provoked vestibulodynia: a randomized clinical trial. J Consult Clin Psychol. 2021;89(4):316-26.
51. Danielsson I, Torstensson T, Brodda-Jansen G, Bohm-Starke N. EMG biofeedback versus topical lidocaine gel: a randomized study for the treatment of women with vulvar vestibulitis. Acta Obstet Gynecol Scand. 2006;85(11):1360-7.
52. Boardman LA, Cooper AS, Blais LR, Raker CA. Topical Gabapentin in the treatment of localized and generalized vulvodynia. Obstetrics & Gynecology. 2008;112(3):579-85.
53. Pagano R, Wong S. Use of amitriptyline cream in the management of entry dyspareunia due to provoked vestibulodynia. J Low Genit Tract Dis. 2012;16(4):394-7.
54. Nyirjesy P, Lev-Sagie A, Mathew L, Culhane JF. Topical amitriptyline-baclofen cream for the treatment of provoked vestibulodynia. J Low Genit Tract Dis. 2009;13(4):230-6.
55. Poterucha TJ, Murphy SL, Rho RH, Sandroni P, Warndahl RA, Weiss WT, et al. Topical amitriptyline-ketamine for treatment of rectal, genital, and perineal pain and discomfort. Pain Physician. 2012;15(6):485-8.
56. Langlais EL, Lefebvre J, Maheux-Lacroix S, Bujold E, Fortier M, Bouchard C. Treatment of secondary vestibulodynia with conjugated estrogen cream: a pilot, double-blind, randomized placebo-controlled trial. Journal of Obstetrics and Gynaecology Canada. 2017;39(6):453-8.
57. Burrows LJ, Goldstein AT. The treatment of vestibulodynia with topical estradiol and testosterone. Sex Med. 2013;1(1):30-3.
58. Trutnovsky G, Bliem B, Greimel E, Tamussino K, Gold D. Microablative erbium: yag laser therapy for vulvodynia – a report on efficacy, safety, and treatment satisfaction. Sex Med. 2021;9(6):100432.
59. Murina F, Karram M, Salvatore S, Felice R. Fractional CO2 laser treatment of the vestibule for patients with vestibulodynia and genitourinary syndrome of menopause: a pilot study. J Sex Med. 2016;13(12):1915-7.
60. Bergeron S, Khalifé S, Glazer HI, Binik YM. Surgical and behavioral treatments for vestibulodynia: two-and-one-half year follow-up and predictors of outcome. Obstetrics & Gynecology. 2008;111(1):159-66.
61. Eanes A, Bair E, Martin C, Iyer P, Zolnoun D. Psychosexual correlates of persistent postsurgical pain in patients with vulvodynia. International Journal of Gynecology & Obstetrics. 2011;113(3):225-8.
62. Brown C, Bachmann G, Foster D, Rawlinson L, Wan J, Ling F. Milnacipran in provoked vestibulodynia: efficacy and predictors of treatment success. J Low Genit Tract Dis. 2015;19(2):140-4.
63. Reed B, Harlow S, Legocki L, Helmuth M, Haefner H, Gillespie B, et al. Oral contraceptive use and risk of vulvodynia: a population-based longitudinal study. BJOG. 2013;120(13):1678-84.
64. Bardin MG, Giraldo PC, Martinho N. Pelvic floor biometric changes assessed by 4D translabial ultrassound in women with vulvodynia submitted to physical therapy: a pilot study of a randomized controlled trial. J Sex Med. 2020;17(11):2236-46.
65. Brown CS, Bachmann GA, Wan J, Foster DC. Gabapentin for the treatment of vulvodynia: a randomized controlled trial. Obstetrics & Gynecology. 2018;131(6):1000-7.
66. Bachmann GA, Brown CS, Phillips NA, Rawlinson LA, Yu X, Wood R, et al. Effect of gabapentin on sexual function in vulvodynia: a randomized, placebo-controlled trial. Am J Obstet Gynecol. 2019;220(1):89.e1-e8.
67. McDonald JS, Rapkin AJ. Multilevel local anesthetic nerve blockade for the treatment of generalized vulvodynia: a pilot study. J Sex Med. 2012;9(11):2919-26.
68. Rapkin AJ, McDonald JS, Morgan M. Multilevel local anesthetic nerve blockade for the treatment of vulvar vestibulitis syndrome. Am J Obstet Gynecol. 2008;198(1):41.e1-e5.
69. Fariello JY, Whitmore K. Sacral neuromodulation stimulation for IC/PBS, chronic pelvic pain, and sexual dysfunction. Int Urogynecol J. 2010;21(12):1553-8.
70. Ramsay LB, Wright J, Fischer JR. Sacral neuromodulation in the treatment of vulvar vestibulitis syndrome. Obstetrics & Gynecology. 2009;114(2):487-9.
71. Whiteside JL, Walters MD, Mekhail N. Spinal cord stimulation for intractable vulvar pain. A case report. J Reprod Med. 2003;48(10):821-3.
72. Andres J De, Sanchis-Lopez N, Asensio-Samper JM, Fabregat-Cid G, Dolz VM. Peripheral subcutaneous vulvar stimulation in the management of severe and refractory vulvodynia. Obstetrics & Gynecology. 2013;121(2):495-8.

Dor Fantasma

63

Francine Sberni Ulbrich
Karine Cristina Thomas de Paula
Thaína Alessandra Brandão

INTRODUÇÃO

A síndrome dolorosa no membro fantasma é uma condição intrigante que afeta uma parcela significativa de pacientes que passaram por amputações. Caracteriza-se pela percepção de dor ou sensações dolorosas em uma parte do corpo que não existe mais fisicamente. Esse fenômeno foi descrito, pela primeira vez, pelo cirurgião militar francês Ambroise Paré, no século XVI, mas continua sendo um tema desafiador de estudo e debate na Medicina moderna.[1]

DOR

Segundo a Associação Internacional para o Estudo da Dor (IASP, do inglês International Association for the Study of Pain), a dor é definida como "uma experiência sensitiva e emocional desagradável associada, ou semelhante àquela associada, a uma lesão tecidual real ou potencial". Há duas categorias temporais do aparecimento da dor, sendo elas a aguda e a crônica. A dor aguda tem início recente e é consequência de uma lesão tecidual ocorrida previamente, enquanto a dor crônica é mais persistente e não há causa aparente para sua ocorrência.[2]

Dor neuropática

É um tipo de dor que tem como causa principal uma lesão no sistema nervoso somatossentivivo, acarretando desordens na modulação da dor nos sistemas centrais e/ou periféricos.[2]

Dor no membro fantasma

A dor no membro fantasma é definida como a sensação dolorosa percebida na parte do corpo que foi amputada. É importante distingui-la de outros tipos de dor relacionados à amputação.[1]

- *Dor do coto:* localizada no coto remanescente após a amputação.
- *Sensação fantasma:* sensações não dolorosas percebidas no membro amputado.

EPIDEMIOLOGIA

A incidência da dor no membro fantasma varia consideravelmente entre os estudos, mas estima-se que afete entre 60% e 80% dos amputados. A prevalência tende a ser maior em amputações de membros superiores em comparação a membros inferiores.[3]

Um estudo que abordou a incidência de dor no membro fantasma mostrou números que variavam entre 0,5% e 10% de pacientes que relataram dor no membro fantasma após uma amputação. Foram avaliados 58 pacientes, com idades entre 24 e 91 anos. Em relação à dor pré-operatória, 57 deles a experienciaram, 64% destes foram tratados com analgésicos e 47% receberam narcóticos; 1 dia anterior à cirurgia, 71% dos pacientes ainda sentiam dor. Após a amputação do membro, foi investigada a incidência da dor depois de 8 dias, 6 meses e 2 anos e os resultados mostraram que 72%, 65% e 59% dos pacientes, respectivamente, continuaram a sentir dor.[4] Quanto à qualidade, foram mencionados pelos pacientes dois tipos de dor: logo após a amputação; e dias depois. Imediatamente após a cirurgia, os pacientes relataram dor em facada e/ou agulhada e, dias depois, relataram dor em queimação ou aperto.[4]

Os fatores de alívio da dor apresentados foram a utilização de prótese, distração e administração de analgésicos.[4]

Em relação à localização da sensação dolorosa, 50% dos pacientes relataram dor distal e 50%, dor proximal; o que não mudou depois de anos após a cirurgia.[4]

Fisiopatologia da dor no membro fantasma

A fisiopatologia da dor no membro fantasma é considerada multifatorial, envolvendo mecanismos periféricos e centrais e fatores psicossociais pré e pós-amputação. Algumas das principais teorias incluem:[5]

- *Reorganização cortical:* após a amputação, ocorre uma reorganização das áreas corticais somatossensoriais, resultando em uma representação alterada do membro amputado.
- *Memória da dor:* a dor pré-amputação pode ser "memorizada" pelo sistema nervoso central (SNC), contribuindo para a persistência da sensação dolorosa após a amputação.
- *Neuromatose:* a formação de neuromas no coto de amputação pode gerar impulsos ectópicos que são interpretados como dor no membro fantasma.
- *Desaferentação:* a perda de *input* sensorial do membro amputado pode causar alterações na excitabilidade neuronal e na modulação da dor.[5]

MECANISMOS PERIFÉRICOS

O mecanismo periférico aferente principal está relacionado ao surgimento de neuromas, que são formados na extremidade distal do membro amputado como consequência da secção dos axônios locais. Cada axônio é capaz de formar diversos brotos de neuromas que, durante o processo de pós-amputação, são degenerados até a formação final do "neuroma estável".[6] As descargas neuronais anormais dos neuromas se dão por aumento das terminações nervosas livres e pela desorganização de fibras do tipo A delta mielinizadas e fibras C, responsáveis, respectivamente, pela transmissão da dor rápida e lenta.[7] Outro mecanismo capaz de ativar as fibras A delta e C é a sensibilização pela norepinefrina, que ocorre pela formação de novos receptores α1-adrenérgicos nessas terminações nervosas. Dessa maneira, as fibras ficam suscetíveis às substâncias químicas, ocasionando os disparos nervosos repetidos e espontâneos.[6,8,12]

Os neuromas presentes no membro residual podem ter suas atividades desencadeadas por alterações nos canais de sódio locais que podem se acumular próximos aos neurônios sensoriais do nervo periférico lesado, o que aumenta os disparos nervosos ectópicos dolorosos.

MECANISMOS CENTRAIS

O principal mecanismo central da dor no membro fantasma é a neuroplasticidade com a sensibilização do corno dorsal da medula espinhal e alterações dos neurônios corticais somatossensoriais.[6,8]

A neuroplasticidade é um processo pelo qual ocorrem modificações fisiológicas no SNC e o brotamento de novas fibras nervosas. A primeira etapa responsável por esse processo é a ativação de nociceptores das fibras nervosas A delta e C, a sensibilização desses receptores pela conhecida "sopa inflamatória" e, posteriormente, a formação de novos canais de sódio, receptores e a síntese de neurotransmissores responsáveis pela geração de fibras nervosas. No caso da dor no membro fantasma, esse processo ocorre no nível do neuroma formado no mecanismo periférico, onde os impulsos espontâneos e contínuos são capazes de aumentar a atividade dos neurônios da via nociceptiva.[6,8]

Nas alterações somatossensoriais, o mecanismo principal é o aumento da área que compreendia as regiões do membro amputado pelo córtex, ocorrendo aumento dos receptores neuronais anormais e, por consequência, maior recepção e transmissão dolorosa.[6,8,9]

FATORES PSICOSSOCIAIS

Os mecanismos psicossociais não são determinantes para o desenvolvimento da dor no membro fantasma, porém continuam a ser, assim como em tantas outras condições crônicas, um importante fator para a manutenção e a perpetuação da dor. A presença da catastrofização, de pobres mecanismos de enfrentamento, de ansiedade e de falta de apoio social mostra-se de grande importância para a dor no membro fantasma (Quadro 1).[10,11]

DIAGNÓSTICO

O diagnóstico da síndrome dolorosa no membro fantasma é primariamente clínico, com base na história do paciente e no exame físico. No entanto, uma avaliação abrangente é crucial para um manejo adequado.[5]

Anamnese

A anamnese deve incluir:

- História detalhada da amputação.
- Características da dor (início, duração, frequência, intensidade, qualidade).
- Fatores agravantes e de alívio.
- Impacto na qualidade de vida e funcionalidade.
- Histórico de tratamentos prévios.[5]

Quadro 1 – Fatores de risco para o desenvolvimento de dor pós-cirúrgica
Depressão
Sexo feminino
Ansiedade pré-operatória
Catastrofização da dor pré-operatória
Dor pré-operatória
Idade mais jovem (pessoas de 40 anos × pessoas de 60 anos)

Fonte: Adaptado de Glare P, 2024.

Diagnóstico

O exame físico deve incluir:

- Inspeção e palpação do coto.
- Avaliação da sensibilidade do coto.
- Avaliação da força muscular e amplitude de movimento do membro residual.
- Identificação de pontos-gatilho ou áreas de alodinia.[5]

Ferramentas de diagnóstico

Várias ferramentas podem ser utilizadas para quantificar e qualificar a dor do membro fantasma:[5]

Exames complementares

Embora não sejam necessários para o diagnóstico, alguns exames podem ser úteis para excluir outras condições ou planejar o tratamento:[5]

- *Radiografia do coto:* para avaliar a estrutura óssea e identificar possíveis complicações.
- *Ultrassonografia:* para identificar neuromas ou outras alterações de tecidos moles.
- *Ressonância magnética:* em casos selecionados, para avaliação detalhada do coto e estruturas adjacentes.[5]

O diagnóstico da dor no membro fantasma não é considerado difícil. O aparecimento dos sintomas pode variar de um dia a vários anos e a maioria dos pacientes relata dor do tipo facada, em queimação ou perfuração. Os estudos existentes não determinaram a relação entre o aparecimento da dor e a etiologia da amputação do membro. Esta é mais comum em casos de amputação bilateral e de membros inferiores. Quase metade dos pacientes amputados apresenta dor no coto e até 88% sentem dor fantasma no coto.[17]

TRATAMENTO

O tratamento da síndrome dolorosa no membro fantasma é desafiador e, frequentemente, requer abordagem multimodal. O objetivo não é apenas reduzir a dor, mas também melhorar a funcionalidade e a qualidade de vida do paciente.[13]

Tratamento farmacológico

Várias classes de medicamentos são utilizadas no manejo da dor no membro fantasma:

- *Opioides:* medicamentos que causam a inibição da via ascendente da dor e apresentam moderada melhora da dor fantasma. Em um estudo dirigido com 12 pacientes com dor crônica no membro fantasma, a morfina via oral (entre 70 mg e 300 mg/dia, por 4 semanas) mostrou-se efetiva quando comparada com a administração de placebo.[14-16] Em um segundo estudo, mostrou-se a diminuição da intensidade da dor pela administração via intravenosa (IV) da morfina (bólus de 0,05 mg/kg seguido da infusão de 0,2 mg/kg durante 40 minutos, 1 vez/dia por 3 dias) em comparação ao placebo.[14-16]
- *Antagonistas de receptores N-metil-D-aspartato (NMDA):* medicamentos que causam o bloqueio de um sítio do receptor dos canais iônicos. Em estudos sobre classe medicamentosa, foram investigados os efeitos entre a memantina e o placebo, dextrometorfano e o placebo, cetamina e o placebo e cetamina+calcitonina e o placebo. No que se refere à utilização de dextrometorfano, após 10 dias de tratamento em que foram administrados 120 mg/dia para quatro participantes e 180 mg/dia para um participante, houve 50% de melhora em relação ao placebo.[14-16] Quanto à cetamina, esta foi administrada via IV em apenas uma dose de 0,5 mg/kg para 11 participantes que relataram diminuição na intensidade de sintomas dolorosos em comparação ao placebo. Em um segundo estudo, com administração de apenas cetamina em uma dose de 0,4 mg/kg/h por 1 hora e cetamina combinada com calcitonina, em relação ao placebo, houve melhora significativa da dor em um grupo de 20 pessoas.[14-16]
- *Anticonvulsivantes:* tipo de medicamento que atua diminuindo a atividade nervosa, sendo o mais utilizado para o tratamento da dor no membro fantasma, a gabapentina. Foram realizados dois estudos. O primeiro relatou a diminuição da intensidade dos sintomas com a gabapentina na dose de 2,4 g/dia por 6 semanas, quando comparado à utilização do placebo, em uma população de 19 pessoas com dor no membro fantasma. NO segundo estudo, com 24 pessoas, não houve melhora na dor pela escala visual dolorosa em relação ao placebo.[14-16]
- *Antidepressivos:* nessa classe, o medicamento referência é a amitriptilina, que atua impedindo a recaptação da serotonina e da norepinefrina. Apenas um estudo, que continha 39 participantes, foi considerado elegível, o qual determinava a efetividade da amitriptilina em pacientes com pelo menos 3 meses de dor no membro fantasma. Foi utilizada a escala visual da dor (entre 0 e 10 pontos), não havendo diferença significativa entre o medicamento e o placebo.[14-16]
- *Calcitonina:* medicamento que atua antagonizando o hormônio paratormônio (PTH) no organismo. Foram feitos dois estudos para indicar a efetividade do medicamento. Os resultados mostraram que a infusão da calcitonina comparada

Quadro 2 – Resumo dos medicamentos para tratamento farmacológico da dor no membro fantasma

Classe	Exemplo	Mecanismo de ação	Considerações
Antidepressivos	Amitriptilina, duloxetina	Modulação das vias descendentes da dor	Efeitos anticolinérgicos, ganho de peso
Anticonvulsi vantes	Gabapentina, pregabalina	Redução da hiperexcitabilidad e neuronal	Sonolência, tontura
Opioides	Tramadol, morfina	Ativação de receptores opioides	Risco de dependência, constipação
NMDA antagonistas	Ketamina, memantina	Bloqueio de receptores NMDA	Efeitos psicomiméticos
Anestésicos locais	Lidocaína tópica	Bloqueio de canais de sódio	Reações cutâneas locais

NMDA: N-metil-D-aspartato.

Fonte: Desenvolvido pela autoria.

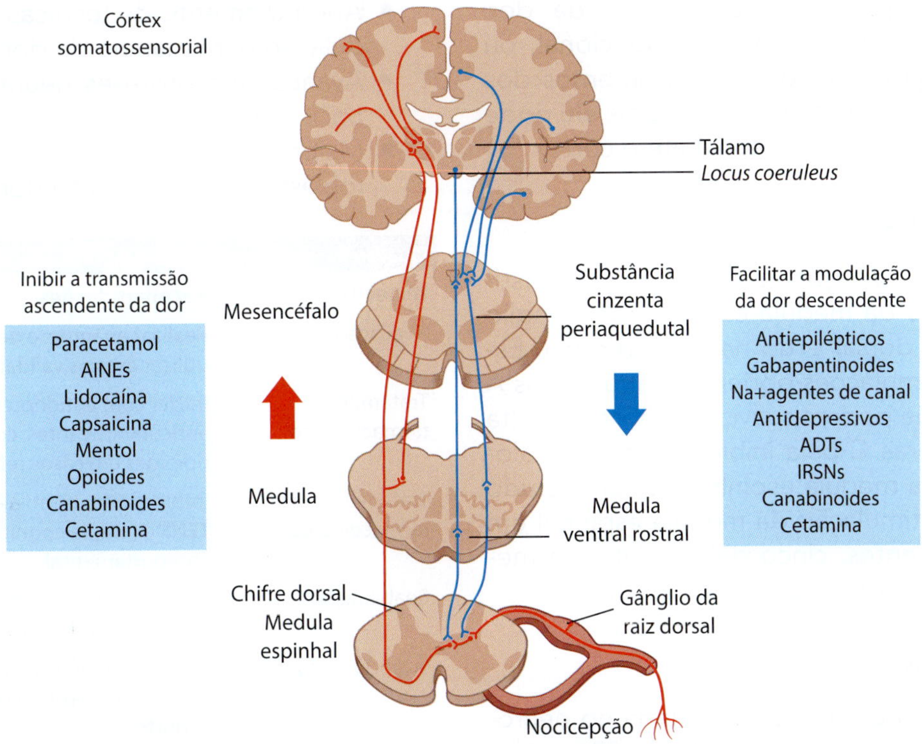

Figura 1 – Vias envolvidas no processamento doloroso e os locais de ação dos medicamentos.

AINEs: anti-inflamatórios não esteroides; ADTs: antidepressivos tricíclicos; IRSNs: inibidores da recaptação de serotonina e noradrenalina.

Fonte: Martyn *et al.*, 2019; Chen e Michalsen, 2017; Al-Hasani e Bruchas, 2011.

ao placebo, em um grupo de 21 participantes, apresentou melhora na escala visual analógica (EVA) após 24 horas e 200 UI infundidas; quatro participantes não precisaram de uma segunda infusão e indicaram na EVA um resultado menor que 3. Em um segundo estudo, no qual a cetamina foi combinada à calcitonina e comparada ao uso unicamente da calcitonina, não houve resultados efetivos na EVA, após infusão das 200 UI.[14-16]

- *Anestesia local:* um estudo realizado utilizando-se a bupivacaína 0,25% em participantes com dor crônica no membro fantasma demonstrou ótimos resultados na redução dolorosa.[14,15]

Tratamento não farmacológico

Terapia do espelho: tipo de terapia não intervencionista que funciona utilizando-se um espelho na posição medial do corpo do paciente e, assim, este é aconselhado a fazer movimentos simétricos com o membro intacto. Esses movimentos são passíveis de serem percebidos como movimentos reais do membro amputado para o cérebro, o que pode resultar em uma melhora do quadro doloroso e dos movimentos. A utilização da técnica do espelho pode modificar a reorganização somatossensorial cortical primária causada pela amputação do membro.[16,18,19]

Estimulação nervosa elétrica transcutânea (TENS): tratamento que consiste na aplicação de correntes elétricas de baixa frequência e intensidade sobre a pele. Essa corrente é capaz de estimular as fibras nervosas do nervo seccionado durante a amputação. Em um dos estudos, foi descrito que os pacientes submetidos a essa terapia tiveram melhora de até 50% dos sintomas no primeiro ano.[16,20]

Neuromodulação: procedimento que utiliza as técnicas de estimulação elétrica e magnética e que se mostrou efetivo para a diminuição da dor no membro fantasma.[5]

Próteses: a utilização de próteses no tratamento da dor no membro fantasma tem bons resultados quanto à diminuição da dor, que ocorre por reconstrução do feedback sensorial da extremidade perdida e por redução das diferenças na imagem corporal. Para maior aceitação da prótese e diminuição da dor, é importante que o objeto seja funcional, ou seja, que haja contrações e relaxamentos dos músculos do membro amputado, pois ele pode aumentar o feedback sensorial até o córtex.[18]

Intervencionistas

- *Neuromodulação invasiva:* envolve a estimulação da medula espinhal, do gânglio da raiz dorsal e do nervo periférico. Essas estimulações podem ativar as fibras A beta que podem suavizar as fibras A delta e as fibras C pela inibição das vias dolorosas da medula espinhal. Em um estudo com estimulação da medula espinhal em 12 pacientes, cinco deles relataram melhora da dor ao longo dos anos.[16,21]

Outros métodos:

- *Instilação de fenol:* foi injetada no neuroma do membro amputado de 82 pacientes, que apresentaram melhora em até 12% após uma a três instilações do fenol.[21]

Outros tratamentos considerados invasivos que podem beneficiar os pacientes são: injeção botulínica A; injeções e destruição de pontos-gatilho miofasciais; e bloqueio do sistema nervoso simpático.[18,21]

PERSPECTIVAS

O campo da pesquisa em dor no membro fantasma continua em evolução. Áreas promissoras incluem:

- Desenvolvimento de biomarcadores para prever o risco e a gravidade da dor fantasma.
- Aprimoramento de técnicas de neuromodulação para manejo da dor.
- Avanços em próteses neurais com *feedback* sensorial mais sofisticado.
- Maior compreensão dos mecanismos neuroplásticos envolvidos na dor fantasma.[5,13]

Quadro 3 – Analgesia não farmacológica multimodal

- **Comportamento cognitivo:** identificar cognições e crenças negativas angustiantes; aumentar a flexibilidade psicológica, redução do estresse com base na atenção plena, treinamento de relaxamento, *biofeedback*
- **Físico:** atividades de treinamento, exercícios graduados (terrestres e aquáticos) com treinamento físico, aula, instrutor e/ou solo; uso de TENS enquanto fisicamente ativo
- **Espiritual:** identificar e buscar o significado e o propósito da vida baseado nas crenças próprias
- **Educação (paciente e família):** melhorar a educação em saúde, motivar os pacientes a iniciar e manter esforços que melhorem a função, o humor, o sono e a qualidade de vida

Fonte: Adaptado de Tauben D, Brett S, 2024.

Quadro 4 – Pontos-chave para a prática clínica

Aspectos	Recomendações
Avaliação	Realizar anamnese detalhada e utilizar escalas validadas de dor
Tratamento farmacológico	Iniciar com antidepressivos ou anticonvulsivantes; considerar opioides em casos refratários
Tratamento não farmacológico	Implementar terapia do espelho, TENS e terapia cognitivo-comportamental
Reabilitação	Focar na funcionalidade, adaptação protética e atividades da vida diária
Suporte psicossocial	Oferecer apoio psicológico e conectar pacientes com grupos de suporte
Monitoramento	Reavaliar regularmente e ajustar o plano de tratamento conforme necessário

TENS: estimulação nervosa elétrica transcutânea.

Fonte: Desenvolvido pela autoria.

MONITORAMENTO E SEGUIMENTO

O tratamento da dor no membro fantasma é frequentemente um processo de longo prazo que requer monitoramento contínuo e ajustes. É importante:[5,13]

- Reavaliar regularmente a intensidade e as características da dor.
- Monitorar efeitos colaterais dos medicamentos.
- Avaliar o impacto funcional e na qualidade de vida.
- Considerar encaminhamento para especialistas em dor crônica em casos refratários.

Em conclusão, o manejo efetivo da síndrome dolorosa no membro fantasma requer abordagem abrangente, paciência e colaboração estreita entre o paciente e uma equipe multidisciplinar de Saúde. Com os avanços contínuos na compreensão dos mecanismos subjacentes e no desenvolvimento de novas terapias, há esperança de melhores resultados para os pacientes que enfrentam essa desafiadora condição.

Referências bibliográficas

1. Culp CJ, Abdi S. Current understanding of phantom pain and its treatment. Pain Physician. 2022;25(7):E941-57.
2. Santos JS, Aramburu JPG. Tratado de dor musculoesquelética. 2. ed. Barueri, SP: Alef Editora, 2022.
3. Limakatso K, Bedwell GJ, Madden VJ, ParkerR. The prevalence and risk factors for phantom limb pain in people with amputations: a systematic review and meta-analysis. PloS One. 2020;15(10):e0240431. doi:10.1371/journal.pone.0240431.
4. Jensen TS, Krebs B, et al. Immediate and long-term phantom limb pain in amputees: incidence, clinical characteristics and relationship to pre-amputation limb pain. [2025 Fev. 12]. Disponível em: https://sci-hub.se/10.1016/0304-3959(85)90090-9.
5. Chung SM, Wang JC, Lin CR, et al. Beyond traditional therapies: a network meta-analysis on the treatment efficacy for chronic phantom limb pain. Regional Anesthesia and Pain Medicine. 2024:2023-105104. doi: 10.1136/rapm-2023-105104.
6. McCormick Z, Chang-Chien G, Marshall B, Huang M, Harden RN. Phantom limb pain: a systematic neuroanatomical-based review of pharmacologic treatment. Pain Med. 2014; 15(2):292-305. doi: 10.1111/pme.12283.
7. Flor H. Phantom-limb pain: characteristics, causes, and treatment. Lancet Neurol. 2002;1(3):182-9. doi: 10.1016/s1474-4422(02)00074-1.
8. Cicconi PC. Avaliação de possíveis mecanismos envolvidos no efeito antinociceptivo do C-terminal da S100A9 murina sobre a dor neuropática experimental. 2008. Dissertação (Mestrado) - Universidade de São Paulo, São Paulo, 2008. [2025 Fev. 12]. Disponível em: http://www.teses.usp.br/teses/disponiveis/10/10133/tde-11042008-102039/.
9. Flor H, Nikolajsen L, Staehelin Jensen T. Phantom limb pain: a case of maladaptive CNS plasticity? Nat Rev Neurosci. 2006;7(11):873-81. doi: 10.1038/nrn1991.
10. Diersb M, Ernstc J, Schulzd F, Petzkea F. Chronic post-amputation pain: peri-operative management – Review. Clinical updates on phantom limb pain Joachim Erlenweina. 2017;11(4):192-202.
11. Sherman RA, Sherman CJ, Bruno GM. Psychological factors influencing chronic phantom limb pain: an analysis of the literature. Pain. 1987;28(3):285-95. doi:10.1016/0304-3959(87)90064-9.
12. Baron R, Binder A, Wasner G. Neuropathic pain: diagnosis, pathophysiological mechanisms, and treatment. Lancet Neurol. 2010 Aug;9(8):807-19. doi: 10.1016/S1474-4422(10)70143-5. PMID: 20650402.
13. Lendaro E, Van der Sluis CK, Hermansson L, et al. Extended reality used in the treatment of phantom limb pain: a multicenter, double-blind, randomized controlled trial. Pain; 2024. doi:10.1097/j.pain.0000000000003384.
14. Alviar MJ, Hale T, Dungca M. Pharmacologic interventionsfortreatingphantomlimbpain. Cochrane Database Syst Rev. 2016;10(10):CD006380. doi: 10.1002/14651858.CD006380.pub3.
15. Huse E, Larbig W, Flor H, Birbaumer N. The effect of opioids on phantom limb pain and cortical reorganization. Pain. 2001;90(1-2):47-55. doi: 10.1016/s0304-3959(00)00385-7.
16. Luo Y, Anderson TA. Phantom Limb Pain: a review. Int Anesthesiol Clin. 2016;54(2):121-39. doi: 10.1097/AIA.0000000000000095.
17. Wolff A, Vanduynhoven E, van Kleef M, Huygen F, Pope JE, Mekhail N. 21. Phantom pain. Pain Pract. 2011;11(4):403-13. doi: 10.1111/j.1533-2500.2011.00454.x.
18. Erlenwein J, Diers M, Ernst J, Schulz F, Petzke F. Clinical updates on phantom limb pain. Pain Rep. 2021;6(1):e888. doi: 10.1097/PR9.0000000000000888.
19. Barbin J, Seetha V, Casillas JM, Paysant J, Pérennou D. The effects of mirror therapy on pain and motor control of phantom limb in amputees: a systematic review. Ann Phys Rehabil Med. 2016;59(4):270-5. doi: 10.1016/j.rehab.2016.04.001.
20. Halbert J, Crotty M, Cameron ID. Evidence for the optimal management of acute and chronic phantom pain: a systematic review. Clin J Pain. 2002;18(2):84-92. doi: 10.1097/00002508-200203000-00003.
21. Urits I, Seifert D, Seats A, Giacomazzi S, Kipp M, Orhurhu V, et al. Treatment strategies and effective management of phantom limb-associated pain. Curr Pain Headache Rep. 2019;23(9):64. doi: 10.1007/s11916-019-0802-0.

Síndrome Pós-Laminectomia

64

Carlos Guerrero Nope
Mayra Figueredo Prada
Juan Carlos Amaya

INTRODUÇÃO

A síndrome da falha na cirurgia de coluna (FBSS), originalmente descrita como dor persistente após cirurgia de coluna, atualmente é vista como um diagnóstico inadequado. Este capítulo discute a evolução da FBSS e analisa diagnósticos e tratamentos com base em evidências para melhores desfechos para os pacientes.

A FBSS acomete de 5% a 27,6% dos pacientes pós-laminectomia ou discectomia, com prevalência de 14,97% de dor pós-operatória crônica.[1] Embora alguns autores continuem usando o termo "síndrome de falha da coluna vertebral", usaremos "síndrome da dor espinhal persistente tipo 2" (SDEP-2) para compreender melhor essa condição e sustentar uma abordagem de tratamento centrada no paciente.[1]

EVOLUÇÃO DA TERMINOLOGIA: DA SÍNDROME DA FALHA NA CIRURGIA DE COLUNA, A SÍNDROME DA DOR ESPINHAL PERSISTENTE DO TIPO 2

A FBSS descreve inicialmente a dor crônica após cirurgias na coluna sem o alívio esperado. Em 1981, o Dr. Charles V. Burton destacou que a dor pós-operatória nem sempre significa "falha" técnica, mas pode ser decorrente de fatores como fibrose epidural ou degeneração do nível adjacente.[2] Em 2019, a Associação Internacional para o Estudo da Dor (IASP) e a Organização Mundial da Saúde (OMS) introduziram o termo "dor crônica pós-cirúrgica na coluna" (DCPC) para definir melhor a dor que surge ou piora depois de uma cirurgia da coluna. Em 2021, especialistas liderados por Nick Christelis propuseram o termo "síndrome da dor espinhal persistente" (SDEP), que abrange tanto a dor pós-operatória persistente como os casos sem cirurgia ou causas pouco claras, marcando uma evolução em direção à descrição precisa da dor.[2]

Embora a FBSS permaneça, essa nova terminologia auxilia na clareza do diagnóstico e na comunicação profissional.

A SDEP reflete a complexidade da dor crônica na coluna, abrangendo pacientes operados e não operados, sem atribuir à cirurgia a única causa.[1,2] Inclui:

1. *SDEP do tipo 1:* pacientes sem cirurgia, mas com sintomas persistentes.
2. *SDEP do tipo 2:* pacientes com cirurgia anterior e sintomas persistentes, independentemente de a cirurgia ter sido a causa ou ser incerta.

Essa terminologia melhora a precisão diagnóstica, a seleção de casos e a compreensão da dor na coluna, promovendo uma abordagem construtiva em comparação com a FBSS.[2]

A Classificação Internacional de Doenças (CID-11) limita "dor crônica após cirurgia da coluna" aos casos em que a cirurgia causa ou piora a dor, excluindo a dor na coluna não relacionada à cirurgia. Isso enfatiza a necessidade de um termo inclusivo como SDEP-2.[3,4]

ETIOLOGIA

A etiologia da SDEP-2 é complexa e envolve fatores estruturais (hérnia de disco recorrente, pseudoartrose, fibrose) e não estruturais (inflamação crônica, sensibilização, fatores psicológicos), variando de acordo com a idade, genética e estilo de vida.[5]

A revisão de Clancy *et al.* identificou 22 etiologias, incluindo fatores anatômicos, neurofisiológicos e cirúrgicos, o que enfatiza a complexidade e os desafios do tratamento da SDEP-2.[6] Os tipos de dor incluem dor neuropática por estenose foraminal, dor facetária mecânica ou sacroilíaca e dor lombar nociplástica inespecífica.[7]

Fatores pré-operatórios

Fatores do paciente: os preditores negativos dos resultados cirúrgicos incluem tabagismo, obesidade,[5] diabetes, osteoporose, fatores psicológicos (estresse, depressão, ansiedade, catastrofismo, cinesiofobia) e fatores sociais, como ganho secundário em processos judiciais.[3,8] Essas variáveis influenciam o tratamento e a percepção da dor, modificando as vias da dor. Embora os fatores psicossociais prevejam fortemente a incapacidade,[8] eles não são critérios para excluir a cirurgia e precisam de uma abordagem interdisciplinar para uma melhor preparação pré-operatória.

Fatores cirúrgicos: um diagnóstico incorreto não resolverá a causa primária da dor e pode piorá-la,[3] juntamente com erros na escolha do tipo de cirurgia ou candidato. As reintervenções também estão associadas a uma taxa de sucesso decrescente ao longo do tempo.[8]

Fatores intraoperatórios

Falha cirúrgica: a descompressão inadequada causa 29% dos casos de SDEP-2, enquanto a descompressão excessiva pode resultar em instabilidade da coluna e em dor.[3,9] Enxertos e parafusos malposicionados podem comprimir estruturas neurais, resultando em dor radicular.[8,10]

Nível cirúrgico incorreto: a dor persiste no pós-operatório se a compressão do nervo no segmento causador não for aliviada.[3] Níveis incorretos reconhecidos ocorrem em 2,1% a 2,7% dos casos e os não reconhecidos em 0,57% a 0,72%,[8] aumentando com técnicas microscópicas de campo limitado.

Falha em atingir os objetivos da intervenção: assim como a descompressão do forame, pode haver risco de desestabilização do segmento ou fratura da pars.[8] A pseudoartrose sintomática por fusão consequente à instabilidade ou degeneração é responsável por 14% dos casos de SDEP-2.[9]

Fatores pós-operatórios

Alterações degenerativas pós-cirúrgicas: hérnias discais recorrentes acometem 15% dos pacientes de discectomia consequente à distribuição de carga alterada.[8] A "doença do segmento adjacente" (DSA) pode causar dor persistente, com uma prevalência de 22% a 36% em 10 anos e mais de 20% exigindo cirurgia de revisão.[6,9]

Fibrose epidural: embora faça parte da cura normal, a fibrose excessiva pode causar dor radicular recorrente na SDEP-2, com uma incidência de 20% a 36% por causa da compressão extradural e daancoragem dural. Também pode causar pressão radicular, invasão do canal espinhal e redução da microcirculação intraneural.[7-9]

Fases pós-operatórias

Inflamação inicial (fase I) ocorre nos dias 3 a 5, com fatores como interleucina (IL) 1 e fator de crescimento transformador β1 (TGF-β1). A fase II (2 a 3 semanas) envolve proliferação celular e fibrose por miofibroblastos. A fase III, ao longo de meses, resulta na formação de cicatrizes.[9,10]

Instabilidade secundária por biomecânica alterada: alterações na distribuição do peso da coluna causam dor axial, como incompetência da articulação facetária pós-laminectomia e instabilidade resultantes de ressecção da faceta medial para aliviar a pressão da raiz nervosa. A "estenose vertical" pode comprimir raízes nervosas entre os pedículos. A DSA acomete 36% dos pacientes com fusão lombar, pois as mudanças biomecânicas aumentam a carga nos segmentos adjacentes, ocasionando a degeneração do disco.[8]

Complicações cirúrgicas: discite, hematoma espinhal ou epidural, pseudomeningocele, aracnoidite e "síndrome de compressão radicular" em razão do afastamento prolongado da raiz ou sangramento excessivo.[8]

Doença de fusão: dor miofascial pela perda da lordose lombar em virtude da fusão do parafuso pedicular, causando aumento do tônus muscular, desnervação e atrofia da musculatura paravertebral, com hiperextensão toracolombar levando à dor crônica.[8]

Inflamação crônica: fator não estrutural na SDEP-2, desencadeado por mediadores inflamatórios como IL-6, IL-8 e prostaglandina E2 (PGE2), que regulam positivamente os canais de cálcio, causando a fibrose dural, sensibilização central e sensibilização periférica no gânglio da raiz dorsal (DRG).[10] A radiculite química pode resultar de inflamação no DRG, aumentando a expressão do fator neurotrófico derivado do cérebro (BDNF) e causando hiperalgesia e dor radicular. Lesões no sistema nervoso ativam células gliais, como micróglia e astrócitos, causando disfunção neurônio-glia, liberando citocinas pró-inflamatórias e induzindo dor neuropática crônica por meio da potencialização espinhal de longo prazo.[9]

Alterações fisiopatológicas locais no disco intervertebral: a exposição do núcleo pulposo libera fosfolipase A2,[7] metaloproteinases da matriz, inibidores da ciclo-oxigenase 2 (COX-2), óxido nítrico e PGE2, causando inflamação, redução da velocidade de condução e excitação das raízes nervosas próximas.[9,10]

DIAGNÓSTICO

No algoritmo de diagnóstico da SDEP-2, os sinais de alerta para dor lombar, como sinais de infecção (febre, corticosteroides crônicos, imunossupressão) e oncologia (câncer recente, síndrome constitucional), devem ser descartados primeiro.[11] Em seguida, o subgrupo do paciente é classificado com base no alinhamento da história clínica, exame físico e diagnósticos relevantes como:

a. A cirurgia é a causa direta.
b. A cirurgia é a causa indireta.
c. Não está claro se a cirurgia é a causa.
d. A cirurgia não é a causa.
e. A dor reaparece após uma cirurgia inicialmente bem-sucedida.
f. A cirurgia não alivia a dor e outros sintomas relacionados.

Entender essa classificação diagnóstica é essencial, pois ela impacta as decisões de tratamento. Por exemplo, um paciente com dor radicular recorrente após alívio inicial de discectomia parcial pode beneficiar-se de uma nova cirurgia se os exames de imagem confirmarem problemas estruturais. Isso difere dos casos em que a cirurgia causa dor indiretamente, como nas síndromes miofasciais.[10-13]

Ferramentas de diagnóstico

A história clínica é crucial para o diagnóstico, definindo a dor como axial (lombossacra sem irradiação para os membros), radicular (dermatomal nos membros) ou mista.[14,15] Avaliar a evolução da dor em relação à cirurgia; dor persistente pré-cirúrgica pode indicar causas não corrigidas, enquanto dor nova no início pode sugerir infecção, e dor tardia implica instabilidade ou nova estenose.[16]

Exame físico: os achados assemelham-se à dor lombar sem cirurgia.[7] Para dor radicular, o teste de elevação da perna estendida tem sensibilidade de 0,92 abaixo de 60°, e o teste cruzado tem especificidade de 0,9. Alterações sensoriais e de força orientam a avaliação do nível lombar acometido.[7,17] Para dor axial, o teste de Kemp (dor ipsilateral em rotação, extensão, posição oblíqua) ajuda a descartar a etiologia facetária, embora não confirme o diagnóstico facetário.[18] O algoritmo diagnóstico também deve considerar o envolvimento da articulação sacroilíaca.[19] A realização de três ou mais testes sacroilíacos melhora a sensibilidade (85% a 94%) e a especificidade (78% a 79%).[20,21] Os pontos-gatilho lombossacrais, encontrados em 85,7%, segundo Texeira *et al.*, podem indicar síndrome miofascial lombar ou coexistir com outras síndromes, como dor radicular, formando um padrão de dor mista.[13]

Imagem: as solicitações de exames de imagem devem se basear no histórico clínico e nos achados do exame físico para uma precisão diagnóstica ideal. Ultrassonografias (USG) estáticas e dinâmicas da coluna: USG dinâmicas (flexão, extensão) podem revelar instabilidade intervertebral em casos de dor axial pura, sem infecção ou malignidade, mas não avaliam tecidos moles.[22]

Ressonância magnética (RM): a RM com contraste é a modalidade preferida, usando sequências em T2, T1 e STIR para supressão de gordura. Técnicas para reduzir artefatos metálicos incluem ajuste de largura de banda, tamanho da matriz e seções mais finas para diminuir a distorção. A RM pode mostrar problemas que vão desde a compressão da raiz até complicações relacionadas à instrumentação.[22] Os possíveis achados de RM são:[22-24]

- Hérnia recorrente ou residual do disco intervertebral.
- Fibrose epidural.
- Hematomas.
- Espondilodiscite.
- Aracnoidite.
- Pseudomeningocele.
- Estenose.
- Pseudoartrose.
- Deslocamento de instrumentação.

Tomografia computadorizada (TC): para pacientes com contraindicação para RM, a TC e a mielografia por TC são úteis para detectar problemas no saco tecal e aracnoidite. A TC é preferida para avaliar a integridade da instrumentação e os locais de fusão.[7,13,16,22]

Tomografia computadorizada por emissão de fóton único (SPECT-TC, do inglês *single photon emission computed tomography*) e tomografia computadorizada por emissão de pósitrons (PET-TC) ajudam a diagnosticar causas de dor na coluna pós-cirúrgica, como afrouxamento de material, pseudoartrose e infecção. Awosika *et al.* descobriram que a SPECT-CT é útil quando outras imagens falham, com sensibilidade de 100% e especificidade de 89,7%. A PET-CT identificou infecções espinhais com sensibilidade de 63% a 86,4% e especificidade de 81,5% a 89%.[25]

Outros exames paraclínicos: incluem hemograma completo com proteína C-reativa (PCR) e velocidade de hemossedimentação (VHS) se houver suspeita de infecção.[25] Se os achados clínicos não forem claros ou não corresponderem aos exames de imagem, os exames eletrodiagnósticos (eletromiografia [EMG] e estudos de condução nervosa [NC]) podem confirmar a etiologia e o nível radicular.[17]

Diagnóstico diferencial

Sinais de alerta, possivelmente ignorados no pré-operatório, são barreiras psicossociais à recuperação. Eles incluem fatores relacionados ao trabalho (incapacidade prolongada injustificada, litígio), sintomas psiquiátricos (depressão, ansiedade), comportamentos ou crenças (catastrofização, medo de atividade) e apoio social/familiar insuficiente.[11,26] Assim, os diagnósticos diferenciais da SDEP-2 devem ser feitos para:

1. *Relacionado à cirurgia:*
   - *Mecânico:* doença do segmento adjacente, espondilolistese.
   - *Instrumentação:* falha de pseudoartrose ou fusão, afrouxamento de parafusos, fraturas de instrumentação.
2. *Infeccioso:* acúmulos de material, abscessos epidurais, espondilodiscite, aracnoidite.
3. *Biomecânico:* envolvimento da articulação sacroilíaca, artropatia facetária miofascial, atrofia muscular, síndrome do nervo cluneal superior.
4. *Raízes nervosas:* fibrose epidural, hérnia de disco recorrente, hérnia de disco em novos níveis, estenose foraminal, estenose espinhal lombar.
5. *Outros:* malignidade espinhal, metástase espinhal.

Outras condições com manifestações espinhais: doenças autoimunes; esclerose múltipla; aracnoidite asséptica.

OPÇÕES DE TRATAMENTO PARA A SÍNDROME DA DOR ESPINHAL PERSISTENTE

O tratamento da SDEP-2 deve ser multidisciplinar, incluindo abordagens convencionais, intervencionistas e avançadas. O tratamento convencional abrange fisioterapia, tratamento farmacológico e apoio psicológico. Os métodos intervencionistas envolvem bloqueios, radiofrequência e epidurólise, enquanto o tratamento avançado concentra-se na estimulação da medula espinhal (SCS).

Tratamento farmacológico

O tratamento farmacológico da SDEP-2 é desafiador em razão das evidências limitadas de eficácia em longo prazo. O paracetamol não tem suporte como monoterapia para dor radicular. Gabapentinoides e antidepressivos tricíclicos apresentam eficácia inconsistente para dor neuropática e radicular.[7,27] A duloxetina, um inibidor da recaptação da serotonina-norepinefrina, tem evidências moderadas de dor mecânica nas costas e pode ajudar na radiculopatia lombossacral, embora mais pesquisas sejam necessárias.[7] Os anti-inflamatórios não esteroides (AINEs) proporcionam benefícios mínimos em curto prazo para a dor lombar, e os relaxantes musculares são mais eficazes na dor aguda do que na dor crônica.[7] Os opioides, embora ofereçam alívio modesto em curto prazo, apresentam altos riscos de dependência e efeitos adversos, limitando o uso em longo prazo. Devem ser reservados para casos selecionados sob supervisão rigorosa.[2,7,27]

Se o uso de opioides for necessário em razão da resistência a outros tratamentos, opioides como tramadol e tapentadol, que também inibem a recaptação de serotonina/norepinefrina, podem ser considerados como opções de 2ª ou 3ª linha para dor neuropática.[16]

Um estudo retrospectivo mostrou que 42% (n. 164.077) dos pacientes com SDEP-2 receberam prescrição de opioides, com 11,4% como usuários crônicos (> 120 dias/ano). Pacientes com SDEP-2 apresentam taxas mais altas de prescrições crônicas de opioides em comparação com outras condições de dor crônica não cancerígenas, reforçando os desafios do tratamento.[7]

Fisioterapia e reabilitação

A fisioterapia é fundamental no tratamento conservador da SDEP-2, sendo recomendada como opção inicial quando os tratamentos farmacológicos falham. Tem como objetivo restaurar a mobilidade, fortalecer os músculos centrais, melhorar a estabilidade postural e prevenir a progressão da dor por meio de exercícios, mobilização articular, alongamento e reeducação postural.[28]

As estratégias incluem mobilização articular, exercícios de força e flexibilidade e correção postural para estabilizar a coluna. A fisioterapia também previne maiores limitações físicas, como suplementar casos em que medicamentos ou cirurgia foram insuficientes.[9]

A incorporação de terapia manual, calor/frio e estimulação nervosa elétrica transcutânea (TENS) ajuda a modular a dor e melhorar a qualidade de vida. Embora nem sempre seja suficiente por si só, a fisioterapia é vital em uma abordagem multimodal antes de tratamentos invasivos, pois pode reduzir a dor e a incapacidade em pacientes com FBSS.[28] Em uma revisão sistemática, Cho *et al.* encontraram apenas dois estudos sobre o papel do exercício: um era evidência de nível 3 sem um grupo de controle, e o outro, uma série de casos, mostrou melhora significativa da dor com um programa específico de reabilitação.[29]

Fatores psicológicos

Uma abordagem multidisciplinar deve avaliar fatores que limitam a recuperação, como depressão e ansiedade pré-cirúrgicas não tratadas ou aquelas decorrentes de dor crônica. Os tratamentos psicológicos incluem terapia cognitivo-comportamental, *feedback*, terapia de aceitação e comprometimento e estratégias de enfrentamento individualizadas. A implementação precoce melhora os desfechos.[13,14]

Gestão intervencionista da dor

Neuromodulação

A SCS, com base na teoria de Wall e Melzack (1965), envolve a implantação de eletrodos epidurais para gerar uma corrente na coluna dorsal com parâmetros ajustáveis (amplitude, frequência, largura de pulso) adaptados às necessidades do paciente.[7]

A SCS melhora efetivamente os desfechos dos pacientes com SDEP-2, incluindo intensidade da dor, qualidade de vida relacionada à saúde (QVRS) e atividades diárias, com redução significativa da dor e melhora da mobilidade, bem-estar emocional e engajamento social. As limitações incluem dificuldades no ensaio, posicionamento do gerador de pulsos e problemas de recarga, exigindo tomada de decisão compartilhada e informações abrangentes sobre o paciente.[30]

A neuromodulação, em especial a SCS, é altamente eficaz para a dor neuropática na SDEP-2, com revisões sistemáticas mostrando benefícios na redução da dor, melhorias funcionais e diminuição do uso de analgésicos.[31]

SCS: estudos mostram que a SCS é significativamente mais eficaz do que o tratamento médico convencional e a reoperação, alcançando mais de 50% de redução da dor em pacientes com SDEP, com melhoras sustentadas da dor axial e radicular ao longo de 3 a 24 meses.[30-32]

Um ensaio clínico randomizado controlado (ECRC) de 2005 com 45 pacientes com SDEP-2 concluiu que a SCS foi mais bem-sucedida do que a reoperação (47% vs. 12% alcançando > 50% de alívio da dor, p < 0,01) e associada a menor uso de opioides, embora não tenham sido encontradas diferenças nas atividades diárias ou no emprego.[33] O estudo PROCESS confirmou, posteriormente, a superioridade da SCS sobre o tratamento médico convencional, demonstrando melhorias na dor, na qualidade de vida e na função em 100 pacientes com SDEP-2.[34]

A SCS tradicional gera parestesias para mascarar a dor, usando frequências de 40 Hz a 60 Hz (2 Hz a 1200 Hz). Entretanto, nem todos os pacientes toleram parestesias (até 46,5%), especialmente para dor axial. Novas modalidades, como estimulação de alta frequência (HF10, do inglês *High Frequency – 10kHz*), estimulação por eletroestimulação de baixa frequência (Burst) e multiplexação de alvo diferencial (DTM, do inglês *differential target multiplexed*), abordam essas limitações.[32,35]

SCS de alta frequência (SCS-AF): SCS-AF é uma modalidade recente e eficaz com taxas de redução da dor superiores às SCS de baixa frequência, alcançando mais de 70% de sucesso e evitando parestesias, tornando-a particularmente eficaz para dor lombar refratária.[28,29,30,32] O SENZA-RCT de 2015[35] comparou HF10 (n = 91) com frequência de 10 mil Hz à SCS tradicional (n = 81) com 77,3 Hz. Aos 12 meses, o HF10 apresentou maiores taxas de resposta (p < 0,001), reduzindo a dor axial em ~80% vs. 50% na SCS convencional. A dor radicular apresentou benefícios semelhantes ao HF10 (80% vs. 50% a 55%). Sessenta e sete por cento dos pacientes com HF10 obtiveram remissão da dor, em comparação a 35% a 40% com SCS tradicional.

Os tempos de recarga foram de 30 a 45 minutos diários para HF10 vs. 5,4 vezes/mês para SCS. O cegamento não foi possível por causa de diferenças de parestesia; os principais efeitos adversos incluíram dor no implante e parestesias desconfortáveis (0% no HF10, 11,3% na SCS).

Burst: a estimulação *burst*, que fornece rajadas curtas de pulsos elétricos, imita os padrões de ativação neuronal. Estudos, como de Hara *et al.*, encontraram redução significativa da dor neuropática com *burst*, embora nem sempre superior à SCS-AF.[36] No estudo SUNBURST,[37] cem pacientes, 42% com SDEP2, receberam SCS convencional ou *burst* por 12 semanas e, depois, mudaram. Após 1 ano, 70,8% preferiram *burst* (p < 0,001), que provou ser não inferior (p < 0,001) e até mesmo superior à SCS convencional (p < (0,017). Entre os 88 que concluíram o estudo, 68,2% escolheram o *burst*, e 61,6% não apresentaram parestesias com essa estimulação em comparação com 2,7% no grupo de SCS convencional. As preferências foram motivadas pela ausência de parestesias (47,1%) e melhor alívio da dor (45,6%) em usuários de *burst*, enquanto usuários de SCS convencional valorizaram parestesias e alívio da dor igualmente (44,4%).

Multiplexação de alvo diferencial

Em um ensaio clínico randomizado (ECR), realizado nos Estados Unidos e envolvendo 12 centros, 128 pacientes (76 com SDEP2) foram randomizados, com 94 recebendo implantação (46 por grupo).[38] A programação DTM incluía quatro sinais multiplexados por meio de quatro programas, normalmente um sinal de 50 Hz (largura de pulso de 200 µs) e três sinais de 300 Hz (170 µs) direcionados a T8-T11. A amplitude foi ajustada pelo algoritmo da DTM. Para dor axial, 80,1% dos pacientes com DTM responderam, em comparação com 51,2% na SCS convencional (p < 0,0001); para dor radicular, 77,1% na DTM *vs.* 72,5% na SCS convencional responderam, com diferenças sustentadas em 12 meses. Concluiu-se que a DTM é superior, oferecendo um benefício sustentado e eficaz.

Combinação de SCS com estimulação do campo nervoso periférico

A combinação de SCS com estimulação do campo nervoso periférico (PNfS) tem sido eficaz para dor lombar complexa e refratária. Rigoard *et al.* mostraram que essa combinação melhora significativamente o alívio da dor em comparação à SCS isoladamente, sobretudo quando a estimulação convencional não cobre adequadamente a dor.[22,39,40]

Impacto na funcionalidade e qualidade de vida: os benefícios da SCS vão além da redução da dor, com melhorias significativas na funcionalidade (Índice de Incapacidade de Oswestry (ODI)) e na qualidade de vida (EQ-5D). As reduções na pontuação do ODI persistiram no longo prazo, melhorando a independência funcional e reduzindo, de forma significativa, o uso de opioides.[31,36,41]

Segurança e complicações: a SCS é, geralmente, bem-tolerada, com complicações como deslocamento do eletrodo e falha do gerador de pulsos, às vezes exigindo cirurgia. Raramente, podem ocorrer infecções ou dor no local do implante. As taxas de eventos adversos graves são baixas e a maioria dos problemas é controlável.[30,32]

Seleção de pacientes: a seleção adequada dos pacientes é essencial para otimizar os resultados da SCS. Os melhores candidatos para SCS são aqueles com dor neuropática predominante que não responde a tratamentos conservadores e para os quais a reoperação não é indicada. O sucesso depende, em grande parte, da avaliação precisa das características clínicas do paciente e do tipo de dor.[28,31,32]

Custo-eficácia: a SCS é um tratamento econômico para pacientes com SDEP-2 após fusão lombar. Embora os custos iniciais sejam mais altos do que os de tratamento ou reoperação convencionais, eles são compensados por melhorias significativas na qualidade de vida. Estudos mostram que o custo por ano de vida ajustado pela qualidade (QALY, do inglês *quality adjusted life year*) é inferior a US$ 25 mil, abaixo do limite aceito. Dispositivos mais novos que usam estimulação de baixa (*burst*) ou alta frequência oferecem melhores desfechos e menores índices de custo-efetividade do que os dispositivos tradicionais, tornando a SCS uma opção mais econômica no longo prazo.[42]

Adesiólise no tratamento da síndrome da dor espinhal persistente

A cicatrização pós-operatória pode causar aderências à dura-máter e danos à raiz nervosa por meio de processos mecânicos e inflamatórios.[28] No entanto, a relação entre aderências peridurais e dor é inconsistente, pois a fibrose resulta naturalmente da cirurgia; todos os pacientes submetidos à cirurgia de coluna apresentarão algum nível de fibrose peridural. Identificar se essa fibrose está causando dor é fundamental para considerar a epidurólise ou a adesiólise.[43]

A adesiólise, um procedimento minimamente invasivo, tem como objetivo romper ou dissolver aderências epidurais que podem comprimir nervos ou causar dor crônica. É particularmente útil para pacientes com SDEP-2 cuja dor é atribuída a aderências epidurais, que podem causar compressão da raiz nervosa, prolongando a dor pós-cirúrgica. Duas técnicas principais são utilizadas: adesiólise percutânea; e endoscópica.

Adesiólise percutânea: esse procedimento usa um cateter no espaço epidural, possibilitando ação mecânica e infusão de soluções como anestésicos, esteroides ou solução salina hipertônica para quebrar aderências e reduzir a inflamação. Estudos comparando-a com injeções epidurais padrão mostram alívio da dor mais duradouro com adesiólise percutânea. Uma metanálise realizada por Brito-García *et al.* descobriu que 87% dos pacientes tratados com adesiólise apresentaram alívio da dor superior a 50%, em comparação com 35% com injeções isoladas.[41] O ODI apresentou melhorias significativas nas pontuações de incapacidade em 6 e 12 meses, sugerindo ganhos funcionais duradouros.

Em relação à segurança, a adesiólise percutânea tem um perfil de baixo risco com complicações mínimas quando realizada por operadores qualificados, embora seja necessária precisão para evitar riscos como infecção, hematoma epidural ou lesão nervosa.

Adesiólise endoscópica (AE): técnica mais avançada que fornece visualização direta do espaço epidural usando um endoscópio flexível. Essa abordagem possibilita a localização precisa de aderências epidurais e sua lise mecânica com instrumentos específicos, o que pode aumentar a eficácia do tratamento em comparação à adesiólise percutânea. Um estudo de Geudeke *et al.* avaliou a eficácia da AE em pacientes com SDEP e descobriu que tanto a adesiólise mecânica como a adesiólise combinada com agentes farmacológicos (p. ex., esteroides ou solução hipertônica) propiciaram melhorias significativas nas escalas Visual Analógica (EVA) e ODI em 6 e 12 meses.[44] Pacientes que receberam AE com medicamentos relataram alívio da dor mais duradouro do que aqueles tratados apenas com adesiólise mecânica.

A epiduroscopia mostrou-se promissora como tratamento para SDEP-2, oferecendo redução significativa da dor e da incapacidade em 6 e 12 meses após adesiólise mecânica. Estudos revisados relatam uma redução média da dor de cerca de 3 pontos na EVA e uma diminuição de 20% no ODI. Apesar das evidências moderadas e da recomendação fraca, a epiduroscopia apresenta uma opção notável para pacientes com sintomas refratários de SDEP-2. Considerar os riscos e benefícios individuais continua sendo crucial, especialmente em comparação com alternativas como a neuromodulação.[44]

Comparação com injeções epidurais

Revisões sistemáticas e estudos mostram que a adesiólise, tanto percutânea como endoscópica, supera as injeções epidurais padrão no alívio da dor em longo prazo e na melhora funcional da SDEP-2.[41,44] As injeções epidurais, embora úteis na redução da inflamação e do edema locais, não tratam as aderências epidurais, uma fonte comum de dor persistente em pacientes com FBSS. Um ensaio clínico revisado por Cho *et al.* destacou que a adesiólise gerou taxas de melhora significativamente maiores nas escalas de dor e incapacidade, com benefícios sustentados por até 24 meses após o procedimento.[29] Além disso, os pacientes que receberam adesiólise relataram maior satisfação geral em comparação com aqueles que receberam apenas injeções epidurais.

Segurança e limitações da adesiólise no tratamento da síndrome da dor espinhal persistente tipo 2

Embora tanto a adesiólise percutânea como a endoscópica tenham um perfil de segurança aceitável, complicações potenciais incluem infecções, hemorragia epidural e, raramente, lesão nervosa. Sua eficácia depende de fatores como a extensão e a localização das aderências epidurais, o tempo desde a cirurgia anterior e a experiência do cirurgião.

Em relação às limitações, Brito-Garcia *et al.* observam que, apesar dos resultados preliminares promissores, a qualidade das evidências varia. Mais ensaios clínicos randomizados controlados são necessários para estabelecer recomendações sólidas para o tratamento da SDEP-2.[41]

Radiofrequência pulsada do gânglio da raiz dorsal

A radiofrequência pulsada (RFP) do DRG desempenha um papel mais claro em pacientes com dor radicular. Entretanto, para pacientes com SDEP-2 os resultados são menos satisfatórios, com estudos limitados disponíveis. Em uma revisão retrospectiva de 54 pacientes, Abejon descobriu que o RFP-DRG foi significativamente mais eficaz para dor radicular causada por hérnia de disco ou estenose do que para pacientes com SDEP-2.[45] Van Boxem conduziu um estudo prospectivo para avaliar os preditores de sucesso da RFP na dor radicular lombossacral crônica intratável, descobrindo que a RFP-DRG tinha maior probabilidade de produzir desfechos satisfatórios em pacientes com mais de 55 anos, com incapacidade limitada e bloqueio prévio positivo da raiz nervosa, atingindo uma área sob a curva (AUC, do inglês *Area Under the Curve*) de 0,73. Notavelmente, apenas 23% tinham diagnóstico de SDEP-2 e selecionaram-se apenas pacientes com envolvimento monorradicular em L5 ou S1.[43]

Injeções epidurais de esteroides

Injeções epidurais de esteroides (ESI) são comumente usadas para tratar SDEP-2, proporcionando alívio de curto prazo ao reduzir a inflamação e a irritação da raiz nervosa. No entanto, sua eficácia é normalmente transitória, durando de semanas a meses, e as evidências sobre o impacto em longo prazo na funcionalidade e na qualidade de vida são limitadas.[28,29,32] As ESIs, geralmente, fazem parte de uma abordagem multimodal com um perfil de segurança favorável, embora complicações como infecções e efeitos colaterais sistêmicos possam ocorrer com o uso repetido de corticosteroides.[28]

Em pacientes com dor radicular que não foram submetidos a cirurgia prévia, as ESIs interlaminares foraminais e parassagitais podem fornecer efeitos analgésicos por até 3 meses com uma única dose, conforme recomendado em várias diretrizes para dor radicular subaguda.[7] Entretanto, a indicação para pacientes com SDEP-2 é mais controversa.

Em uma revisão sistemática que avaliou tratamentos não invasivos para SDEP-2, Papalia *et al.* encontraram 15 estudos que atendiam aos critérios de seleção, com quatro avaliando a eficácia da ESI. Os autores concluíram que os estudos eram altamente heterogêneos, impedindo conclusões definitivas e deixando a utilidade da ESI na SDEP-2 ainda em debate.[28]

Isso ocasionou recomendações recentes com base em evidências para tratamento intervencionista em SDEP-2, desaconselhando ESI para pacientes com sintomas que duram mais de 6 meses.[7]

Bloqueios nervosos

Em pacientes com síndromes miofasciais associadas, técnicas analgésicas intervencionistas, como vários bloqueios nervosos, desempenham um papel. Isso inclui bloqueios que visam os nervos cluneais superiores, pontos-gatilho miofasciais e o bloqueio do plano eretor da espinha. Para pacientes que atendem aos critérios de dor facetária ou sacroilíaca, o tratamento deve seguir algoritmos estabelecidos, que variam de bloqueios nervosos a intervenções de radiofrequência.[18,46]

Cirurgia

A decisão de realizar uma cirurgia de revisão deve se basear na identificação de uma lesão estrutural que pode ser corrigida cirurgicamente. Entretanto, alinhar os achados de imagem, exame físico e outros diagnósticos nem sempre é viável, ocasionando potenciais falso-positivos como fontes de dor.[16]

Após a fusão, pode ocorrer estenose distal em decorrência de alterações degenerativas progressivas, o que pode exigir a extensão da instrumentação. A estenose iatrogênica resultante de um parafuso malposicionado pode ser tratada removendo-se ou reposicionando-se o parafuso, embora a recuperação do nervo permaneça imprevisível.[47]

As taxas de sucesso das cirurgias de revisão diminuem com cada intervenção adicional: aproximadamente 30% para a segunda cirurgia, 15% para a terceira e 5% para a quarta.[16] Lambrechts *et al.*, em um recente estudo de coorte retrospectivo de 892 revisões de fusão lombar, encontraram maiores taxas de reoperação (16,1% vs. 11,2%, p = 0,007) e revisões subsequentes (13,7% vs. 9,71%, p = 0,001) em comparação com fusões lombares primárias. Independentemente do tipo de cirurgia, os pacientes apresentaram melhorias significativas na dor, incapacidade e função.[48]

A fibrose peridural é, com frequência, associada a cirurgias malsucedidas, particularmente em casos com múltiplas reoperações. Amirdelfan, em uma revisão sistemática de tratamentos para SDEP-2, conclui que não há evidências de nível II ou III que apoiem a fusão espinhal para SDEP-2 para reduzir a dor ou melhorar a função basal. Ele recomenda a reoperação quando há uma fonte de dor anatômica e clinicamente consistente, e a fusão deve ser considerada quando sinais claros de instabilidade espinhal e/ou compressão aguda do nervo estiverem presentes.[49]

PREVENÇÃO

Estratégias preventivas para SDEP-2 são essenciais, dada a taxa de falha desanimadora da cirurgia da coluna e as crescentes taxas globais de cirurgia. A educação abrangente do paciente pré-operatório é crucial para otimizar os desfechos, alinhando as expectativas e os objetivos do procedimento por meio de uma comunicação eficaz.[5]

A melhor estratégia para reduzir a incidência e a morbidade da SDEP-2 envolve intervenções intra e pós-operatórias. A administração imediata de medicamentos como dexametasona, AINEs, colchicina, rosuvastatina, rapamicina, mitomicina C, hidroxicamptotecina e doxiciclina pode melhorar o ambiente local, reduzindo a inflamação, a aderência, a fibrose e a hiperexcitabilidade neuronal.

Estudos em animais em modelos pós-laminectomia mostram que decorina (um inibidor de fator de crescimento transformador beta 1 (TGF-β1) em fibroblastos), metformina e bevacizumabe podem prevenir fibrose e aderências epidurais, embora seus efeitos terapêuticos e sua segurança ainda exijam validação clínica.

Há também evidências de que materiais sintéticos como polimetilmetacrilato, ácido polilático e silicone elástico, bem como biomateriais como esponjas de gelatina Silastic-Dacron, membranas de colágeno animal, Adcon-L, enxertos lipídicos autólogos e enxertos omentais, atuam como barreiras físicas para evitar a infiltração de fibroblastos no espaço epidural e a aderência dural. Além disso, estudos indicam que as membranas amnióticas humanas e as partículas do cordão umbilical oferecem ações anti-inflamatórias e regenerativas, reduzindo a cicatrização e a aderência epidurais após a cirurgia.[9,10]

CONCLUSÃO

A SDEP-2, anteriormente conhecida como FBSS, continua sendo uma condição complexa e de tratamento desafiador em razão da natureza complexa da dor espinhal pós-cirúrgica e das limitações das opções atuais de diagnóstico e tratamento. A mudança na terminologia reflete uma compreensão mais profunda das origens multifatoriais da condição, enfatizando a natureza persistente da dor em vez de atribuí-la apenas à falha cirúrgica. O diagnóstico preciso da SDEP-2 requer abordagem abrangente e multimodal que integre avaliações clínicas, imagens avançadas e, ocasionalmente, testes neurofisiológicos, pois identificar os geradores exatos da dor pode ser desafiador em virtude da sobreposição de sintomas e múltiplas fontes potenciais, como problemas de *hardware*, degeneração do segmento adjacente e envolvimento neural.

As estratégias de tratamento para SDEP-2 devem ser altamente individualizadas, começando com abordagens conservadoras, como fisioterapia e intervenções farmacológicas, em especial para dor neuropática. Técnicas intervencionistas, como injeções epidurais, ablação por radiofrequência e SCS, têm se mostrado promissoras em proporcionar alívio para muitos pacientes. A revisão cirúrgica é reservada para casos selecionados em que problemas estruturais específicos e corrigíveis são identificados. Notavelmente, os avanços na neuromodulação, sobretudo com a programação personalizada de SCS, estão expandindo as possibilidades de tratamento para aqueles com SDEP-2 refratária.

Em resumo, o tratamento da SDEP-2 requer abordagem multidisciplinar e centrada no paciente que se adapte às necessidades em evolução de cada indivíduo. À medida que nossa compreensão da SDEP-2 cresce, pesquisas adicionais serão essenciais para otimizar protocolos de diagnóstico, refinar estratégias terapêuticas e melhorar os resultados dos pacientes. A colaboração multidisciplinar de especialistas em dor, cirurgiões, fisioterapeutas e profissionais de Saúde Mental é fundamental para atender às necessidades complexas dos pacientes com SDEP-2 e reduzir a probabilidade de intervenções repetidas.

Referências bibliográficas

1. Alshammari HS, Alshammari AS, Alshammari SA, Ahamed SS. Prevalence of chronic pain after spinal surgery: a systematic review and meta-analysis. Cureus. 2023;16(7):041841.
2. Christelis N, Simpson B, Russo M, Stanton-Hicks M, Barolat G, Thomson S, et al. Persistent spinal pain syndrome: a proposal for failed back surgery syndrome and ICD-11. Pain Med. 2021;22(4):807-18.
3. Migkisiak G. Failed back surgery syndrome: no longer a surgeon's defeat. a narrative review. Medicina (Kaunas). 2023;59(7).
4. Simpson B, Rigoard P, Russo M. Persistent spinal pain syndrome - the coup de grace for failed back surgery syndrome? Neurochirurgie. 2023;69(3):101438.
5. Yeo J. Failed back surgery syndrome-terminology, etiology, prevention, evaluation, and management: a narrative review. J Yeungnam Med Sci. 2024;41(3):166-78.
6. Clancy C, Quinn A, Wilson F. The aetiologies of failed back surgery syndrome: a systematic review. J Back Musculoskelet Rehabil. 2017;30(3):395-402.
7. van de Minkelis J, Peene L, Cohen SP, Staats P, Al-Kaisy A, Van Boxem K, et al. Persistent spinal pain syndrome type 2. Pain Pract; 2024.
8. Chan CW, Peng P. Failed back surgery syndrome. Pain Med. 2014;12(4):577-606.
9. Alizadeh R, Sharitzadeh SR. Pathogenesis, etiology and treatment of failed back surgery syndrome. Neurochirurgie. 2022;68(4):426-31.
10. Wu Q, Cui X, Guan LC, Zhang C, Liu J, Ford NC, et al. Chronic pain after spine surgery: Insights into pathogenesis, new treatment, and preventive therapy. J Orthop Translat. 2028;42:147-59.
11. Knezevic NN, Candido KD, Vlayen JWS, Van Zundert J, Cohen SP. Low back pain. Lancet. 2021;398(10294):78-82.

12. Suk KS, Lee HM, Moon SH, Kim NH. Recurrent lumbar disc herniation: results of operative management. Spine (Phila Pa 1976). 2001;26(6):672-6.
13. Teixeira MJ, Yeng LT, Garcia OG, Fonoff ET, Paiva WS, Araujo JO. Failed back surgery pain syndrome: therapeutic approach descriptive study in 56 patients. Rev Assoc Med Bras (1992). 2011;57(3):282-7.
14. Desai MJ, Nava A, Rigoard P, Shah B, Taylor RS. Optimal medical, rehabilitation, and behavioral management in the setting of failed back surgery syndrome. Neurochirurgie. 2015;61(1):S66-76.
15. Ganty P, Sharma M. Failed back surgery syndrome: a suggested algorithm of care. Br J Pain. 2012;6(4):153-61.
16. Hazard RG. Failed back surgery syndrome: surgical and nonsurgical approaches. Clin Orthop Relat Res. 2006;443:228-32.
17. Peene L, Cohen SP, Kallewaard JW, Wolff A, Huygen F, Gaag AV, et al. Lumbosacral radicular pain. Pain Pract. 2024;24(3):525-52.
18. Van den Heuvel SAS, Cohen SPC, de Andrés Ares J, Van Boxem K, Kallewaard JW, Van Zundert J. Pain originating from the lumbar facet joints. Pain Pract. 2024;24(1):160-76.
19. Karimi H, Rodrigues R, Patel S, Patel J, Kosarchuk J, Kryzanski J. A systematic review and update on diagnosis and treatment of new onset sacroiliac joint dysfunction after lumbar fusion. Acta Neurochir (Wien). 2024;166(1):43.
20. van der Wurff P, Buijs EJ, Groen GJ. A multtest regimen of pain provocation tests as an aid to reduce unnecessary minimally invasive sacroiliac joint procedures. Arch Phys Med Rehabil. 2006;87(1):10-4.
21. Laslett M, April CN, McDonald B, Young SB. Diagnosis of sacroiliac joint pain: validity of individual provocation tests and composites of tests. Man Ther. 2008;10(3):207-18.
22. Abel F, Tan ET, Chazen JL, Lebl DR, Sneag DB. MRI after lumbar spine decompression and fusion surgery: technical considerations, expected findings, and complications. Radiology. 2023;308(1):2222732.
23. Dhagat PK, Jain M, Singh SN, Arora S, Leelakanth K. Failed back surgery syndrome: evaluation with magnetic resonance imaging. J Clin Diagn Res. 2017;11(6):TC06-TC9.
24. Van Goethem JW, Parizel PM, Jinkins JR. Review article: MRI of the postoperative lumbar spine. Neuroradiology. 2002;44(9):723-39.
25. Awosika T, Davidar AD, Hersh AM, Menta A, Weber-Levine C, Alomar S, et al. SPECT/CT and PET/CT for the evaluation of persistent or recurrent pain after spine surgery: a systematic review and case series. World Neurosurg. 2024;182:0344-059.
26. Sebaaly A, Lahoud MJ, Rizkallah M, Kreichati G, Kharrat K. Etiology, evaluation, and treatment of failed back surgery syndrome. Asian Spine J. 2018;12(3):574-86.
27. Huygen F, Kallewaard JW, van Tulder M, Van Boxem K, Vissers K, van Kleef M, et al. Evidence-based interventional pain medicine according to clinical diagnoses: Update 2018. Pain Pract. 2019;19(6):664-75.
28. Papalia GF, Russo F, Vadalà G, Pascarella G, De Salvatore S, Ambrosio L, et al. Non-invasive treatments for failed back surgery syndrome: a systematic review. Global Spine J. 2023;13(4):1153-62.
29. Cho JH, Lee JH, Song KS, Hong JY, Joo YS, Lee DH, et al. Treatment outcomes for patients with failed back surgery. Pain Physician. 2017;20(1):E29-E43.
30. Kurt E, Noordhof RK, van Dongen R, Vissers K, Henssen D, Engels Y. Spinal cord stimulation in failed back surgery syndrome: an integrative review of quantitative and qualitative studies. Neuromodulation. 2022;25(5):657-70.
31. Gallego H, Arango S, Combalia A, Fuster S, Jaramillo C, Herrera AM. Treatment options for failed back surgery syndrome: an umbrella systematic review of systematic reviews on the effectiveness of therapeutic interventions. Spine Surg Relat Res. 2024;8(2):143-54.
32. Grider JS, Manchikanti L, Carayannopoulos A, Sharma ML, Balog CC, Hameed ME, et al. Effectiveness of spinal cord stimulation in chronic spinal pain: a systematic review. Pain Physician. 2016;19(1):E33-54.
33. North RB, Kidd DH, Farrokhi F, Piantadosi SA. Spinal cord stimulation versus repeated lumbosacral spine surgery for chronic pain: a randomized, controlled trial. Neurosurgery. 2005;56(1):98-106.
34. Kumar K, Taylor RS, Jacques L, Eldabe S, Meglio M, Molet J, et al. Spinal cord stimulation versus conventional medical management for neuropathic pain: a multicentre randomised controlled trial in patients with failed back surgery syndrome. Pain. 2007;132(1-2):179-88.
35. Kapural L, Yu C, Doust MW, Gliner BE, Vallejo R, Sitzman BT, et al. Novel 10-kHz High-frequency therapy (HF10 Therapy) is superior to traditional low-frequency spinal cord stimulation for the treatment of chronic back and leg pain: the SENZA-RCT randomized controlled trial. Anesthesiology. 2015;123(4):861-72.
36. Hara S, Andresen H, Solheim O, Carlsen SM, Sundstrom T, Lanne G, et al. Effect of spinal cord burst stimulation vs placebo stimulation

on disability in patients with chronic radicular pain after lumbar spine surgery: a randomized clinical trial. JAMA. 2022;328(15):1506-14.
37. Deer T, Slavin KV, Amirdelfan K, North RB, Burton AW, Yearwood TL, et al. Success using neuromodulation with BURST (SUNBURST) study: results from a prospective, randomized controlled trial using a novel burst waveform. Neuromodulation. 2018;21(1):56-66.
38. Fishman M, Cordner H, Justiz R, Provenzano D, Merrell C, Shah B, et al. Twelve-Month results from multicenter, open-label, randomized controlled clinical trial comparing differential target multiplexed spinal cord stimulation and traditional spinal cord stimulation in subjects with chronic intractable back pain and leg pain. Pain Pract. 2021;21(8):912-23.
39. Rigoard P, Billot M, Ingrand P, Durand-Zaleski I, Roulaud M, Peruzzi P, et al. How should we use multicolumn spinal cord stimulation to optimize back pain management? Epub. 2021;24(1):86-101.
40. Rigoard P, Ounajim A, Goudman L, Bouche B, Roulaud M, Page P, et al. The added value of subcutaneous peripheral nerve field stimulation combined with scs, as salvage therapy, for refractory low back pain component in persistent spinal pain syndrome implanted patients: a randomized controlled study (CUMPNS Study) Based on 3D-Mapping composite pain assessment. J Clin Med. 2021;10(21).
41. Brito-Garcia N, Garcia-Pérez L, Kovacs FM, Del Pino-Sedeno T, Pérez-Ramos J, Imaz-Iglesia I, et al. Efficacy, effectiveness, safety, and cost-effectiveness of epidural adhesiolysis for treating failed back surgery syndrome. A Systematic Review. Pain Med. 2019;20(4):692-706.
42. Turner JA, Loeser JD, Deyo RA, Sanders SB. Spinal cord stimulation for patients with failed back surgery syndrome or complex regional pain syndrome: a systematic review of effectiveness and complications. Pain. 2004;108(1-2):137-47.
43. Jamison DE, Cohen SP. Critically evaluating the evidence for epidural injections for failed back surgery syndrome: should pain physicians be bracing for impact? Pain Med. 2018;19(7):1299-301.
44. Geudeke MW, Krediet AC, Bilecen S, Huygen FJPM, Rijsdijk M. Effectiveness of epiduroscopy for patients with failed back surgery syndrome: a systematic review and meta-analysis. Pain Pract. 2021;21(4):468-81.
45. Abejón D, Garcia-del-Valle S, Fuentes ML, Gómez-Arnau JI, Reig E, van Zundert J. Pulsed radiofrequency in lumbar radicular pain: clinical effects in various etiological groups. Pain Pract. 2007;7(1):21-6.
46. Szadek K, Cohen SP, de Andrés Ares J, Steegers M, Van Zundert J, Kallewaard JW. Sacroiliac joint pain. Pain Pract. 2024;24(4):627-46.
47. Le Huec JC, Seresti S, Bourret S, Cloche T, Monteiro J, Cirullo A, et al. Revision after spinal stenosis surgery. Eur Spine J. 2020;29(1):22-38.
48. Lambrechts MJ, Toci GR, Siegel N, Karamian BA, Canseco JA, Hilibrand AS, et al. Revision lumbar fusions have higher rates of reoperation and result in worse clinical outcomes compared to primary lumbar fusions. Spine J. 2023;23(1):105-15.
49. Amirdelfan K, Webster L, Poree L, Sukul V, McRoberts P. Treatment options for failed back surgery syndrome patients with refractory chronic pain. 2017;45(14):S41-S52.

Dor Central

65

Breno Jardim Grossi
Antônio Jorge Barbosa de Oliveira
Franklin Reis
Luciana M. Barbosa

INTRODUÇÃO

A dor neuropática central (DNC) é uma condição complexa que afeta não somente o estado físico dos pacientes, mas também impacta severamente sua qualidade de vida, saúde mental e relações sociais. O conceito de DNC surgiu no final do século XIX, quando Ludwig Edinger, em 1891, descreveu o caso de uma paciente com dor intensa e hiperestesia em membros paralisados, associando esses sintomas a uma lesão no tálamo. A partir de então, a comunidade científica fez várias descobertas, incluindo as contribuições de Wallenberg, que relatou dores faciais após acidente vascular cerebral (AVC) bulbares em 1895, e de Dejerine e Roussy, que introduziram o conceito da síndrome talâmica no início do século XX.[1]

Com o tempo, ficou claro que lesões em diferentes níveis do sistema nervoso central (SNC) poderiam desencadear DNC, não se limitando às lesões talâmicas. Em 1969, Cassinari e Pagni identificaram que lesões no trato espinotalamoparietal, responsáveis pela condução da dor, eram fundamentais para o desenvolvimento da DNC.[2] Eles observaram também que intervenções cirúrgicas destinadas a interromper essas vias poderiam, paradoxalmente, causar dor neuropática ainda mais severa. Com isso, consolidou-se a noção de que lesões em qualquer nível do SNC – cérebro, tronco cerebral ou medula espinhal – poderiam resultar em DNC.

Além dos sintomas de dor, os pacientes com DNC enfrentam diversas complicações secundárias, como distúrbios do sono, perda de apetite, fadiga crônica e limitação das atividades diárias. A dependência de medicamentos é comum, o que muitas vezes agrava outros problemas, como irritabilidade, ansiedade, raiva, frustração e isolamento social. O impacto sobre a vida sexual e as relações interpessoais é significativo, levando à diminuição da libido e a dificuldades nos relacionamentos. Muitas vezes, os pacientes perdem sua capacidade de trabalho, agravando o isolamento e a dependência econômica. Ademais, a dor crônica pode suprimir o sistema imunológico, alterar a sensibilidade à insulina e, em casos graves, aumentar o risco de doenças cardiovasculares.[3]

O curso da DNC é imprevisível. Em alguns casos, a dor pode desaparecer espontaneamente em dias ou semanas, enquanto em outros ela persiste por anos. Em doenças como a esclerose múltipla (EM), a dor pode surgir durante surtos agudos e desaparecer conforme o surto é controlado, mas há casos em que a dor se torna crônica. Tumores intramedulares ou malformações vasculares também podem resultar em DNC e, mesmo após a remoção cirúrgica dessas lesões, a dor pode persistir ou novos episódios podem surgir. Um estudo com 20 pacientes que apresentavam cavernomas intramedulares relatou que, embora a intensidade da dor tenha diminuído no primeiro mês após a cirurgia, muitos pacientes continuaram a sentir dor e, em alguns casos, novos episódios dolorosos surgiram após a remoção da lesão.[4]

Esforços têm sido feitos para identificar preditores neurofisiológicos ou neuroanatômicos da DNC, mas até o momento não há consenso.[5,6] A presença precoce de disestesias e dor não pode ser considerada um fator preditivo, pois muitas vezes reflete apenas o início da própria condição. Pequenos estudos sugeriram que certas alterações nos limiares sensoriais poderiam ser indicativos de risco, mas essas conclusões carecem de validade estatística e aplicabilidade clínica.[7] Recentemente, foram levantadas hipóteses de que alterações na conectividade entre áreas corticolímbicas, como o córtex pré-frontal, amígdala e núcleo *accumbens*, poderiam prever a progressão da dor crônica. Entretanto, a baixa eficácia das cirurgias frontais no tratamento da DNC questiona essa ideia.[8]

Em termos de prevenção, os resultados até agora são limitados. Embora alguns estudos observacionais tenham sugerido que intervenções precoces com anticonvulsivantes possam reduzir a dor neuropática, a falta de controles rigorosos e a ausência de distinção clara entre tipos de dor limitam a aplicabilidade desses achados.[9,10] Propostas mais recentes, como o uso de interfaces cérebro-computador baseadas em imaginação motora, também enfrentam ceticismo, uma vez que estudos sugerem que a plasticidade cerebral não desempenha um papel significativo na gênese da DNC. Tentativas de prevenir a dor com o uso de medicamentos falharam, e intervenções epigenéticas propostas para modular a sensibilidade à dor ainda carecem de validação clínica robusta.[11]

Embora avanços tenham sido feitos no entendimento dos mecanismos por trás da DNC, as opções de tratamento eficaz e as estratégias de prevenção ainda estão longe de serem plenamente desenvolvidas.

DIAGNÓSTICO

Um paciente pode apresentar mais de um tipo de dor e elas podem ocorrer em distribuição neuroanatômica plausível. Determinado estudo[12] observou que 67,5% dos pacientes com dor central após AVC (CPSP, do inglês *central post stroke pain*) tinham dor miofascial associada e, em todos os casos, a dor miofascial também estava localizada no lado desaferentado. Dor não neuropática após AVC pode ser erroneamente diagnosticada como dor neuropática, considerando a presença de dor em uma área de lesão somatossensorial, e identificar um componente neuropático em pacientes com dor relacionada à espasticidade, dor no ombro ou outra dor musculoesquelética pode ser desafiador.[12,13]

Com base nas considerações mencionadas e adaptando os critérios diagnósticos para dores neuropáticas em geral, propostos pelo NeuPSIG, (do inglês *Special Interest Group on Neuropathic Pain*),[14] Klit *et al.*[13] propuseram critérios para o diagnóstico de CPSP, divididos em critérios obrigatórios e de suporte, conforme listado no Quadro 1.

Dessa forma, os autores também adaptaram o sistema de classificação para dor neuropática proposto pelo NeuPSIG,[14] anteriormente citado, como segue.

A CPSP é definida como "possível" se os critérios 1, 2 e 3 forem cumpridos; "provável" se os critérios 1, 2 e 3, mais os critérios 4 ou 5

Quadro 1 – Critérios diagnósticos para dor neuropática central após acidente vascular cerebral
Critérios obrigatórios
▪ Dor em uma área do corpo correspondente à lesão do sistema nervoso central
▪ História sugestiva de acidente vascular cerebral e início da dor no início ou após o AVC
▪ Confirmação de uma lesão do sistema nervoso central por imagem ou sinais sensoriais negativos ou positivos confinados à área do corpo correspondente à lesão
▪ Outras causas de dor, como dor nociceptiva ou neuropática periférica, são excluídas ou consideradas altamente improváveis
Critérios de suporte
▪ Nenhuma relação primária com movimento, inflamação ou outro dano local
▪ Descritores, como queimação, frio doloroso, choques elétricos, dor, pressão, picadas e formigamento, embora todos os descritores de dor possam ser aplicados, alodinia ou disestesia ao toque ou frio
▪ No entanto, esses critérios não consideram a possibilidade de síndromes dolorosas concomitantes na mesma parte do corpo

Fonte: Adaptado de Klit, *et al.*, 2009

forem cumpridos; e "definitiva" se os critérios 1 a 5 forem cumpridos.[13]

1. Exclusão de outras causas prováveis de dor (nenhuma outra causa óbvia de dor).
2. Dor com uma distribuição distinta neuroanatômica plausível (dor localizada unilateralmente no corpo e/ou face ou unilateralmente em um lado do corpo com envolvimento contralateral da face).
3. Uma história sugestiva de AVC (início súbito de sintomas neurológicos com início de dor no início ou após o início do AVC).
4. Indicação da distribuição distinta neuroanatômica plausível por exame neurológico clínico (achados de sinais sensoriais positivos ou negativos na área dolorosa no exame clínico, dor localizada dentro de um território de anormalidade sensorial e distribuição anatomicamente plausível de anormalidades sensoriais).
5. Indicação da lesão vascular relevante por imagem (visualização de uma lesão que pode explicar a distribuição de achados sensoriais, seja tomografia computadorizada [TC] ou ressonância magnética [RM]).[13]

CARACTERIZAÇÃO CLÍNICA

O início da DNC é constantemente relatado como insidioso e a dor regularmente surge durante os primeiros 3 meses após um AVC, embora possa surgir nos primeiros dias ou até 3 anos depois.[12,15-17] A DNC pode comprometer todo o território desaferentado ou parte dele, frequentemente áreas de maior representação cortical, como face, mão e pé.[12,16,17] A intensidade da dor foi classificada como moderada a grave para pacientes com DNC e como um fardo significativo com impacto em sua qualidade de vida.[12,16,18]

A apresentação clínica da DNC consiste em um arranjo de dor paroxística, evocada e contínua e uma gama de descritores de dor dentro de uma área de déficits somatossensoriais e geralmente hiperalgesia, alodinia ou hiperpatia. Sua expressão varia consideravelmente e abrange diferentes descritores.[19]

Normalmente, os sintomas e sinais relacionados à DNC são aqueles da dor neuropática e compreendem uma semiologia rica. Descritores de dor incluem queimação, choques elétricos, apertos, pressão, facadas, formigamento, alfinetadas e agulhadas, sensação de frio dolorosa, prurido e podem estar associados a outros sintomas, como dormência, parestesias e disestesia. Em relação ao exame físico, uma vasta combinação de sinais positivos e negativos pode ser encontrada. Os sinais positivos podem incluir hiperpatia, alodinia ao frio, alodinia mecânica dinâmica, alodinia mecânica estática, hiperalgesia mecânica, parestesia evocada e disestesia. Enquanto os sinais negativos podem incluir hipoestesia ao frio, hipoestesia mecânica, hipoalgesia mecânica, anestesia, hipopalestesia e apalestesia.[19]

Não há achados não sensoriais associados à DNC.[13,16] O exame sensorial revela um conjunto de sinais positivos e negativos. Anormalidades de sensibilidade ao frio e à dor parecem ser quase universais.[12,13,17] Leijon *et al.* observaram, por meio do exame físico, que 74% tinham sensibilidade anormal ao frio e 85% tinham sensibilidade anormal à dor, aplicando o teste sensorial quantitativo, todos os pacientes tinham sensibilidade anormal à dor e ao frio.[16,20] Bowsher descreveu o exame clínico de 92 casos de CPSP e 80% tinham déficit térmico, 85% tinham déficit de picada de agulha e quase todos (n = 91) apresentavam déficit térmico e/ou doloroso que era mais pronunciado em áreas de maior dor do que em áreas de menor dor.[21]

Em outras modalidades (como toque e vibração), a perda sensorial é menos observada; por exemplo, casos de CPSP relatados por Leijon *et al.* e Bowsher apresentaram detecção de toque anormal no exame físico em 45% e 52%, respectivamente.[16,21] Respeitando os sinais positivos que geralmente são combinados com déficits sensoriais, a alodinia estava presente em 70% dos casos de CPSP nas descrições de Bowsher[21] e Leijon *et al.*, os quais relataram hipersensibilidades a estímulos cutâneos, incluindo disestesia evocada em 88% dos pacientes, a alodinia estava presente em 23%[16] e 88% exibiram hiperpatia com perda combinada de sensibilidade somática.[20]

Diante dessa ampla possibilidade de combinações de sintomas e sinais, agrupá-las em fenótipos pode trazer evidências de mecanismos subjacentes de dor neuropática e, possivelmente, guiar o tratamento baseado em sintomas/mecanismos. Em outras palavras, o perfil baseado em mecanismo pode ser uma direção para melhorar a resposta ao tratamento. A DNC é particularmente refratária ao tratamento; existem poucos ensaios clínicos randomizados positivos para controlar a dor nesses pacientes. Entender melhor as potenciais correlações mecanicistas do fenótipo nesse grupo de pacientes poderia ser uma maneira de desenvolver abordagens baseadas em mecanismos para esse tipo de dor neuropática.

No geral, os sintomas por si só não discriminam diferentes etiologias de dor neuropática. Attal *et al.* descobriram que os descritores de dor eram semelhantes para várias etiologias, incluindo CPSP, lesão da medula espinhal e neuropatia periférica.[22] No entanto, a proporção de dor neuropática periférica estudada foi maior (72,4%), em comparação com a DNC (27,6%).[22]

Por outro lado, as manifestações clínicas DNC parecem variar de acordo com a sua topografia. Por exemplo, em pacientes com siringomielia, a maior gravidade da lesão da medula espinhal foi associada à dor profunda mais intensa e parestesia/disestesia, enquanto pacientes com dor evocada tinham vias espinotalâmicas e lemniscais mais preservadas.[23] Em estudo transversal com 79 pacientes vítimas de AVC ou lesão medular por neuromielite óptica, mostrou que, apesar de intensidade de dor ser semelhante entre os dois grupos, a topografia pode estar relacionada a diferenças em descritores de dor, alterações de exame físico e teste quantitativo de sensibilidade (TQS).[19] Pacientes com CPSP tiveram mais dor evocada e paroxística, enquanto pacientes com dor neuropática por lesão medular tiveram mais sintomas de parestesia e dor em aperto e profunda. Além disso, CPSP teve mais hipoalgesia de picada de agulha e alodinia a estímulos térmicos e mecânicos, enquanto o grupo com lesão medular teve mais hipoestesia (ao toque e ao frio), mais hiperalgesia de picada de agulha e hiperpatia. Finalmente, no TQS, pacientes com CPSP tiveram menor limiar de frio e limiares de dor mecânica e fria. Observou-se que pacientes com lesões talâmicas se queixaram mais de dor dilacerante, tiveram maior diversidade de qualidade de dor e sensibilidade ao toque mais gravemente afetada. Além disso, diferenças sensoriais no CPSP foram observadas em relação às lesões supratentoriais e infratentoriais. O primeiro teve déficits de nitidez e frio, enquanto o último teve déficits de dor quente e calor.[24]

Bowsher comparou pacientes que foram submetidos à cordotomia para dor intratável ou tiveram derrames no tronco cerebral ou tálamo e descobriu que todas as modalidades de TQS eram dissociáveis umas das outras. Ele sugeriu que a representação de modalidades somatossensoriais em vias ascendentes do funículo espinhal anterolateral para o tálamo termina em níveis diferentes, com uma tendência de dissociação de dor mecânica e frio, e calor e dor de calor conforme o neuroeixo ascende. Uma pequena porcentagem de fibras ascendentes do funículo anterolateral atinge o diencéfalo diretamente e a maioria termina no tronco cerebral infratentorial.[25]

Em relação à diferenciação entre dores neuropáticas e dores não neuropáticas, um estudo controlado e transversal avaliou grupos homogeneizados entre sexo, idade e localização do AVC, entre os com CPSP, portadores de dor não neuropática e sem dor após o evento.[26] Observou-se que os descritores de dor e a documentação de alodinia e hipoestesia térmica ao frio foi capaz de predizer 77% dos pacientes com dor neuropática, fatores que podem auxiliar na diferenciação diagnóstica.[26]

Ademais, pacientes com CPSP relataram dor mais intensa, maiores descritores sensoriais e afetivos de dor, bem como uma tendência a mais comprometimento funcional em comparação com pacientes com grupo dor não neuropática. A qualidade da dor também foi diferente entre os grupos, com CPSP sendo mais frequentemente contínua, queimando, formigando e evocada por estímulos frios, em comparação à dor não neuropática que era, por sua vez, mais comumente localizada profundamente, intermitente, como pressão e nunca relatada como formigamento ou choques elétricos.[26] No exame à beira do leito, a alodinia dinâmica fria/mecânica ocorreu principalmente em CPSP e estava presente na maioria desses pacientes. Além disso, a hiperpatia foi um dos sinais mais frequentes encontrados no grupo CPSP, presente em mais de 70% dos pacientes. Embora disestesia, alodinia ou hiperalgesia tenham sido relatadas como preditoras de CPSP,[26] a hiperpatia continua sendo um sinal relativamente pouco explorado que também pode ser um preditor útil e foi relatado anteriormente como prevalente nessa condição.[6]

Observou-se também que a DNC foi distribuída em áreas corporais mais extensas e espacialmente diversas, como rosto, braços, pernas ou hemicorpo, o que contrastou com dor pós-acidente vascular cerebral não neuropática (PSP-Non, do inglês *Post-Stroke Pain no neurophatic*), onde a dor estava presente com mais frequência axial: no pescoço, ombros e joelhos.[26] Um terço dos pacientes com dor não neuropática teve sua dor localizada dentro da área de déficit sensorial. Esses pacientes não preencheram os critérios para dor neuropática e tiveram outras causas claras de dor não neuropática, como dores de cabeça e dores musculoesqueléticas. Ressalta-se que nem todo paciente com dores em regiões de alterações de sensibilidade apresentam como mecanismo principal a dor neuropática. A avaliação clínica por meio dos descritores de dor, os achados do exame físico, em especial, a presença de hipoestesia térmica ao frio e alodinia, e a avaliação de outras causas de dor, em especial, de componente nociceptivo, auxiliam no diagnóstico.[26]

Outro desafio é identificar pacientes que sofreram lesão do SNC que têm risco maior de desenvolver DNC para programar intervenções precoces direcionadas. Um único estudo avaliou o tratamento profilático de pacientes com AVC talâmico agudo e os resultados foram negativos.[27] Talvez reconhecer fatores preditores possa mudar esse resultado. Klit *et al.* indicaram que a presença de disestesia evocada, alodinia ou hiperalgesia dentro dos primeiros quatro dias do início do AVC aumentou as chances de dor central em 6 meses em 4,6. Além disso, a combinação de sensação reduzida ou ausente de picada de agulha ou frio e dor ou disestesia evocada precocemente no início aumentou as chances em 8,0. A disestesia ou dor evocada teve uma sensibilidade de 16%, uma especificidade de 96% e uma precisão de 85%.[28]

DIAGNÓSTICO DIFERENCIAL POR IMAGEM

A neuroimagem é amplamente usada para dar suporte ao diagnóstico clínico, diferencial de casos incertos e pode funcionar como ferramenta para investigar os mecanismos por trás da fisiopatologia. Métodos de neuroimagem também têm potencial para auxiliar em melhor alocação de pacientes em ensaios clínicos. Estudos prospectivos também podem testar a influência do tratamento profilático em vítimas de lesão de SNC com maior chance de desenvolver DNC com base na estratificação de risco por meio de imagem.

Tronco cerebral

O infarto medular lateral e sua resultante síndrome clínica de Wallenberg são os AVC de tronco cerebral mais comuns associados à CPSP. Em um estudo com 63 pacientes com infarto medular lateral, 25% desenvolveram CPSP.[29] Esses infartos geralmente produzem dor intensa ipsilateral na face, particularmente nas regiões periorbital e da bochecha. A dor facial pode ser isolada ou associada à dor no membro contralateral e na extremidade. Curiosamente, um estudo também observou que os testes sensoriais quantitativos dos territórios trigeminais contralaterais na face eram normais em casos de CPSP; portanto, cruzados. Fibras trigeminais que viajam no trato trigeminotalâmico (TT) ventral são provavelmente poupadas em pacientes com CPSP. Essas fibras TT estão localizadas na medula medial, adjacente à formação reticular, que recebe entrada extensa de espinotalâmicas e produz uma saída espinoreticolotalâmica difusa. Portanto, evidências clínicas apontam para a ocorrência de CPSP em infartos medulares após dano do trato ST na medula lateral, concomitante com a preservação das fibras espinoreticolotalâmicas e, indiretamente, fibras TT, ambas localizadas na medula medial.[30]

Tálamo

O tálamo é o local cerebral mais clássico envolvido em CPSP. A maioria dos estudos com imagens em CPSP demonstra topografia de AVC centrada nos núcleos ventral posterolateral/ventral posteromedial (VPL/VPM). Esses são alvos do trato espinotalâmico (ST)/trato trigeminotalâmico (TT) essenciais e importantes pontos de retransmissão de entradas nociceptivas para o córtex, como tradicionalmente demonstrado em estudos experimentais em gatos e primatas.[31]

Córtex somatossensorial

Há evidências para atribuir a representação cortical do relé talâmico de entrada nociceptiva à ínsula posterior e ao opérculo parietal medial (PIMO), uma região distinta do restante dos estímulos somatossensoriais, geralmente localizados no córtex somatossensorial (SI).[30] Em um estudo experimental em primatas, Dum *et al.*[32] estimaram que 40% das fibras do trato ST terminam na ínsula granular ou posterior, 30% no PIMO, 25% no córtex cingulado médio e apenas 5% no SI primário.

Substância branca talamocortical

Além das áreas cerebrais clássicas envolvidas em CPSP, alguns estudos descobriram que esses pacientes têm danos na substância branca adjacente ao tálamo, no ramo posterior da cápsula interna, particularmente, na porção retrolenticular. Um estudo mostrou que o dano a essa região está entre as maiores razões de chance para a ocorrência de CPSP.[33] Conexões semelhantes foram identificadas em humanos em um estudo de tractografia por RM.[34] Lesões na substância branca profunda à ínsula caudal e região opercular foram descritas em uma série de casos de TC e RM de 20 pacientes com dor pós-acidente vascular cerebral (PSP, do inglês *Post-Stroke Pain*).[35]

Siringomielia

A dor neuropática não é incomum em pacientes com siringomielia, bem como em outros tipos de lesão na medula espinhal, e as dores localizam-se nos membros superiores e suas características clínicas podem ser semelhantes às de pacientes com CPSP.[36] A RM convencional demonstrou que a dor é mais prevalente em pacientes nos quais a cavidade espinhal se estendeu para o quadrante transversal dorsolateral da medula espinhal, provavelmente secundária ao envolvimento da entrada de estímulos nociceptivos aferentes nos cornos dorsais e sua saída espinotalâmica.[37] A RM do tensor de difusão também foi capaz de demonstrar maior dano microestrutural da substância branca na medula espinhal (avaliado por anisotropia fracionada) na siringomielia.

Esclerose múltipla

A EM e a dor crônica são altamente comórbidas. Os pacientes podem sentir dor musculoesquelética e/ou neuropática, como na PSP, e acredita-se que a dor surja secundária tanto aos mecanismos de desmielinização/neuroinflamação quanto aos mecanismos de lesão cerebral.[38] Como lesões múltiplas são frequentes em todo o neuroeixo, é difícil atribuir uma lesão específica como culpada pela causa da dor, e lesões candidatas são frequentemente sugeridas com base na plausibilidade anatômica.

Hérnia de disco intervertebral

A radiculopatia secundária a uma hérnia de disco intervertebral é uma das formas mais clássicas de dor neuropática. Embora frequentemente originada do sistema nervoso periférico, a hérnia de disco pode produzir sintomas semelhantes aos observados na DNC.[39] A RM pode demonstrar quais raízes nervosas estão envolvidas, a relação anatômica da raiz com a hérnia de disco, o grau de compressão neural e o edema dos tecidos circundantes, e é o método de escolha para avaliar a resposta à cirurgia.

TRATAMENTO FARMACOLÓGICO

A terapia medicamentosa da DNC frequentemente requer o uso de terapia combinada com antidepressivos, fármacos anticrise e, por vezes, opioides, que agem diretamente nos mecanismos centrais de processamento da dor. As classes mais estudadas incluem antidepressivos tricíclicos (ADTs) e inibidores da recaptação de serotonina e noradrenalina (IRSNs) e os gabapentinoides.[12]

Antidepressivos

Os antidepressivos são comumente utilizados para tratar a DNC em razão de sua capacidade de modular neurotransmissores no SNC, como serotonina e noradrenalina. Pode-se lançar mão dessa classe também para o tratamento de comorbidades, conforme anteriormente citado, associadas à DNC como transtornos humor, ansiedade e insônia.[42,48]

Inibidores da recaptação de serotonina e noradrenalina

Os IRSNs têm demonstrado eficácia em várias condições de dor central, incluindo a fibromialgia e a dor neuropática pós-AVC. Eles atuam bloqueando a recaptação da serotonina e da noradrenalina, aumentando a atividade desses neurotransmissores no cérebro, o que melhora a modulação descendente da dor.

Duloxetina

Estudos, como os de Skljarevski *et al.*, indicam que a duloxetina, em doses de 60 mg/dia, proporciona alívio significativo da dor em pacientes com fibromialgia e neuropatia diabética, melhorando também a função física e a qualidade de vida. Aumentar a dose para 120 mg/dia pode ser útil para alguns pacientes, mas os efeitos colaterais, como náuseas, devem ser monitorados.[40,41]

Venlafaxina

A venlafaxina demonstrou eficácia na redução da dor neuropática em pacientes com lesão medular e neuropatia periférica. De acordo com Sindrup e Jensen, doses acima de 150 mg/dia são geralmente necessárias para efeitos analgésicos, embora os efeitos colaterais, como hipertensão e náusea, limitem seu uso em doses mais altas.[43]

Antidepressivos tricíclicos

Os ADTs, como a amitriptilina, são amplamente prescritos para dor de origem central (DOC) em virtude de sua capacidade de inibir a recaptação de serotonina e noradrenalina e bloquear os canais de sódio, reduzindo a sensibilização central.[42,48]

Amitriptilina

Os estudos demonstram que a amitriptilina oferece um alívio substancial da dor neuropática, particularmente em pacientes com dor pós-AVC e lesão medular. Saarto e Wiffen sugerem que doses de 25 mg a 75 mg à noite são eficazes na maioria dos pacientes, mas podem causar sedação, boca seca e ganho de peso, limitando sua aceitabilidade em alguns indivíduos.[43]

Anticonvulsivantes

Os anticonvulsivantes são frequentemente indicados para DNC pela sua ação sobre os canais de cálcio e sódio, reduzindo a excitabilidade dos neurônios e a transmissão de sinais de dor no SNC.

Gabapentina

A gabapentina é um anticonvulsivante amplamente utilizado para DOC, com eficácia comprovada em estudos com pacientes com neuropatia diabética, EM e dor neuropática pós-AVC.

Em uma metanálise de Derry *et al.*, a gabapentina mostrou ser eficaz na redução da dor neuropática em várias condições, com uma resposta otimizada em doses de até 1.800 mg/dia. No entanto, há uma taxa significativa de efeitos colaterais, como tontura, fadiga e retenção de líquidos.[44]

Pregabalina

A pregabalina, semelhante à gabapentina, possui um perfil farmacocinético mais previsível e é utilizada para o tratamento de várias condições de dor central.

De acordo com Finnerup *et al.*, a pregabalina tem eficácia comprovada em condições, como EM e neuropatia diabética, com uma resposta ideal entre 150 e 300 mg/dia. Doses mais altas podem aumentar os efeitos colaterais, como tontura e ganho de peso, tornando a titulação cuidadosa essencial.[45]

Canabinoides

Os canabinoides têm ganhado atenção como terapia alternativa para a DOC, especialmente em condições como a EM e outras doenças neurodegenerativas.

Revisões, como a de Lynch e Ware, indicam que os canabinoides oferecem alívio moderado da dor neuropática, embora o risco de efeitos colaterais, como sedação e tontura, seja elevado. Os canabinoides são mais recomendados para pacientes que não respondem bem a terapias convencionais.[46]

Analgésicos opioides

Os opioides são considerados uma última linha de tratamento para a dor de origem central, em razão dos riscos associados, como dependência, hiperalgesia e efeitos adversos graves.

Os opioides devem ser prescritos com cautela em pacientes com DOC, reservando-se seu uso para casos refratários e de curto prazo. De acordo com Furlan *et al.*, os opioides proporcionam alívio eficaz, mas o desenvolvimento de dependência e a tolerância requerem monitoramento rigoroso.[47]

OUTRAS MEDICAÇÕES

Tramadol

O tramadol, um opioide fraco, que também age inibindo a recaptação de serotonina e noradrenalina, pode ser uma opção eficaz para a dor central de intensidade moderada. Sua eficácia e segurança têm sido bem documentadas em pacientes com neuropatia periférica e dor crônica central.

INTERVENÇÕES NÃO FARMACOLÓGICAS

Terapia cognitivo-comportamental

A terapia cognitivo-comportamental (TCC) é uma abordagem psicossocial eficaz no tratamento de condições de dor crônica, incluindo a DNC. Revisões, como a de Williams *et al.*, sugerem que a TCC pode melhorar significativamente a percepção da dor e a qualidade de vida, ajudando os pacientes a gerenciar o estresse e as emoções associadas à dor.[49,50]

Estimulação magnética transcraniana

A estimulação magnética transcraniana (EMT), aplicada sobre o córtex motor, tem demonstrado eficácia em várias condições de dor central. Estudos sugerem que essa técnica pode reduzir a sensibilização central em pacientes com lesão medular e dor pós-AVC, com efeitos analgésicos prolongados.[49-51]

Quadro 2 – Tratamento medicamentoso e suas indicações

Linha de tratamento	Medicação	Indicação	Dose recomendada	Eficácia	Efeitos adversos
1ª linha	Duloxetina	Esclerose múltipla (EM)	60 a 120 mg/dia	Probabilidade elevada de eficácia	Náusea, tontura, fadiga, constipação
	Gabapentina	Lesão medular	900 a 3.600 mg/dia	Redução significativa da dor	Fraqueza, edema, vertigem, sedação
	Amitriptilina	Dor pós-AVC	25 a 150 mg/dia	Reduz a intensidade da dor	Sedação, ganho de peso, efeitos anticolinérgicos
	Venlafaxina	Dor neuropática periférica	150 a 225 mg/dia	Evidência positiva	Hipertensão, tontura, sonolência
2ª linha	Pregabalina	Lesão medular	150 a 600 mg/dia	Possivelmente eficaz	Tontura, sonolência, náusea
	Tramadol (opioides fracos)	Uso adjuvante com primeira linha	Individualizado	Pouca evidência robusta	Tontura, náusea, risco de dependência
	Lamotrigina	Dor pós-AVC	50 a 200 mg/dia	Possivelmente ineficaz	Tontura, erupção cutânea
	Botox (toxina botulínica A)	Dor neuropática periférica	50 U a 300 U/ 3 meses	Eficácia em casos selecionados	Edema, fraqueza muscular
	Lidocaína tópica (5%)	Dor neuropática localizada	1 a 3 adesivos/ 12 horas	Reduz sintomas de alodinia	Reações cutâneas leves
3ª Linha	Opioides fortes (metadona, oxicodona)	Pacientes refratários	Individualizado	Pouca evidência robusta	Risco de dependência, sedação
	Canabinoides (THC/CBD)	Refratários à primeira e segunda linha	2,5 mg a 5 mg (dronabinol)	Resultados conflitantes	Tontura, fadiga, sonolência, náusea
	Dronabinol	Esclerose múltipla refratária	2,5 mg a 5,0 mg 2 vezes/dia	Uso em casos selecionados	Tontura, efeitos centrais e musculoesqueléticos
	Capsaicina (8%)	Dor neuropática periférica	A cada 3 meses	Eficácia moderada	Ardor local, reação cutânea

Fonte: Adaptado de Oliveira RA, *et al.*, 2020; Moisset X, *et al.*, 2020.

Exercício físico

O exercício físico, particularmente exercícios aeróbicos e de fortalecimento, mostrou ser eficaz na redução da dor e na melhora da função física em pacientes com fibromialgia e outras condições de dor crônica central.[49] De acordo com Bidonde *et al.*, programas de exercícios supervisionados oferecem benefícios significativos em longo prazo.[52]

Referências bibliográficas

1. Prithishkumar IJ. Ludwig Edinger (1855–1918): founder of modern neuroanatomy. Clin Anat. 2012;25(2):155-7.
2. Canavero S, Bonicalzi V. Central pain syndrome: pathophysiology, diagnosis and management. 2. ed. Cambridge: Cambridge University Press; 2011.
3. Cragg JJ, Noonan VK, Noreau L, Borisoff JF, Kramer JK. Neuropathic pain, depression, and cardiovascular disease: a national multicenter study. Neuroepidemiology. 2015;44(3):130-7.
4. Qing HS, Shuhui G, Jiagang L. Surgical management of intramedullary cavernous angiomas and analysis of pain relief. Neurol India. 2014;62(4):423-8.
5. Zeilig G, Enosh S, Rubin-Asher D, Lehr B, Defrin R. The nature and course of sensory changes following spinal cord injury: predictive properties and implications on the mechanism of central pain. Brain. 2012;135(2):418-30.
6. Klit H, Hansen AP, Marcussen NS, Finnerup NB, Jensen TS. Early evoked pain or dysesthesia is a predictor of central poststroke pain. Pain. 2014;155(12):2699-706.
7. Levitan Y, Zeilig G, Bondi M, Ringler E, Defrin R. Predicting the risk for central pain using the sensory components of the International Spinal Cord Injury Pain Basic Data Set. Pain. 2014;155(12):2699-706.
8. Sprenger T, Seifert CL, Valet M, Andreou AP, Foerschler A, Zimmer C, et al. Assessing the risk of central post-stroke pain of thalamic origin by lesion mapping. Brain. 2012;135(8):2536-45.
9. Lampl C, Yazdi K, Röper C. Amitriptyline in the prophylaxis of central poststroke pain. Preliminary results of 39 patients in a placebo-controlled, long-term study. Stroke. 2002;33(12):3030-2.
10. Salinas FA, Lugo LH, Garcıa HI. Efficacy of early treatment with carbamazepine in prevention of neuropathic pain in patients with spinal cord injury. Am J Phys Med Rehabil. 2012;91:1020-7.
11. Descalzi G, Ikegami D, Ushijima T, Nestler EJ, Zachariou V, Narita M. Epigenetic mechanisms of chronic pain. Trends Neurosci. 2015;38(4):237-46.
12. de Oliveira RAA, Andrade DC, Machado AG, Teixeira MJ. Central poststroke pain: somatosensory. BMC Neurology. 2012;12(89):1-8.
13. Klit H, Finnerup NB, Jensen TS. Central post-stroke pain: clinical characteristics, pathophysiology, and management. Lancet Neurol. 2009;8(9):857-68.
14. Treede RD, Jensen TS, Campbell JN, Cruccu G, Dostrovsky JO, Griffin JW, et al. Neuropathic pain: redefinition and a grading system for clinical and research purposes. Neurology. 2008;70(18):1630-5.
15. Kong KH, Woon VC, Yang SY. Prevalence of chronic pain and its impact on health-related quality of life in stroke survivors. Arch Phys Med Rehabil. 2004;85(1):35-40.
16. Leijon G, Boivie J, Johansson I. Central post-stroke pain - neurological symptoms. Pain. 1989;36:13-25.
17. Klit H, Finnerup NB, Andersen G, Jensen TS. Central poststroke pain: a population-based study. Pain. 2011;152:818-24.
18. Choi-Kwon S, Choi SH, Suh M, Choi S, Cho K-W, Nah HW, et al. Musculoskeletal and central pain at 1 year post-stroke: associated factors and impact on quality of life. Acta Neurol Scand. 2017;135(4):419-25.
19. Barbosa LM, Valerio F, Pereira SLA, Silva VA, Rodrigues AL, Galhardoni R, et al. Site matters: central neuropathic pain characteristics and somatosensory findings after brain and spinal cord lesions. Eur J Neurol. 2023;30:1443-52.
20. Boive J, Leijon G, Johansson I. Central post-stroke pain – a study of the mechanisms through analyses of the sensory abnormalities. Pain. 1989;37:173-85.
21. Bowsher D. Central pain: clinical and physiological characteristics. J Neurol Neurosurg Psychiatry. 1996;61:62-9.
22. Attal N, Fermanian C, Fermanian J, Lanteri-Minet M, Alchaar H, Bouhassira D. Neuropathic pain: are there distinct subtypes depending on the aetiology or anatomical lesion? Pain. 2008;138:343-53.
23. Ducreux D, Attal N, Parker F, Bouhassira D. Mechanisms of central neuropathic pain: a combined psychophysical and fMRI study in syringomyelia. Brain. 2006;129(4):963-76.

24. Bowsher D, Leijon G, Thuomas K-A. Central poststroke pain: correlation of MRI with clinical pain characteristics and sensory abnormalities. Neurology. 1998;51(5):1352-58.
25. Bowsher D. Representation of somatosensory modalities in pathways ascending from the spinal anterolateral funiculus to the thalamus demonstrated by lesions in man. Eur Neurol. 2005;54(1):14-22.
26. Barbosa LM, Silva VA, Rodrigues AL, Fernandes DT, Oliveira RA, Galhardoni R, et al. Dissecting central post-stroke pain: a controlled symptom-psychophysical characterization. Brain Commun. 2022;2-16.
27. Lampl C, Yazdi K, Röper C. Amitriptyline in the prophylaxis of central poststroke pain. Stroke. 2002;33(12):3030-2.
28. Klit H, Hansen AP, Marcussen NS, Finnerup NB, Jensen TS. Early evoked pain or dysesthesia is a predictor of central poststroke pain. Pain. 2014;155:2699-706.
29. MacGowan DJL, JanalMN, ClarkWC, Wharton RM, Lazar RM, Sacco RL, et al. Central poststroke pain and Wallenberg's lateral medullary infarction: frequency, character, and determinants in 63 patients. Neurology 1997;49(1):120-5.
30. Kim JS, Choi-Kwon S. Sensory sequelae of medullary infarction: differences between lateral and medial medullary syndrome. Stroke 1999;30(12):2697-703. doi: 10.1161/01.STR.30.12.2697.
31. Lemos MD, Barbosa LM, Andrade DC, Lucato LT. Contributions of neuroimaging in central poststroke pain: a review. Arq Neuro-Psiquiatr. 2024;82(9):s00441789225.
32. Dum RP, Levinthal DJ, Strick PL. The spinothalamic system targets motor and sensory areas in the cerebral cortex of monkeys. J Neurosci 2009;29(45):14223–35. doi: 10.1523/JNEUROSCI.3398-09.2009.
33. Lemos MD, Faillenot I, Lucato LT, Teixeira MJ, Barbosa LM, Alho EJ, et al. Dissecting neuropathic from poststroke pain: the white matter within. Pain 2022;163(4):765-78.
34. Ghaziri J, Tucholka A, Girard G, Boucher O, Houde J-C, Descoteaux M, et al. Subcortical structural connectivity of insular subregions. Sci Rep 2018;8(1):8596.
35. Kim JS. Central post-stroke pain or paresthesia in lenticulocapsular hemorrhages. Neurology 2003;61(5):679-82.
36. Lee S, Zhao X, Hatch M, Chun S, Chang E. Central neuropathic pain in spinal cord injury. Crit Rev Phys Rehabil Med. 2013;25(3-4):159-72.
37. Seki T, Hamauchi S, Yamazaki M, Hida K, Yano S, Houkin K. Investigation of the neuropathic pain caused by syringomyelia associated with Chiari I Malformation. Asian Spine J 2019;13(4):648-53. doi: 10.31616/asj.2018.0242.
38. Racke MK, Frohman EM, Frohman T. Pain in Multiple Sclerosis: Understanding Pathophysiology, Diagnosis, and Management Through Clinical Vignettes. Front Neurol 2022;12:799698.
39. Lim TH, Choi SI, Yoo JI, Choi YS, Lim YS, Sang BH, et al. Thalamic pain misdiagnosed as cervical disc herniation. Korean J Pain 2016;29(2):119-22.
40. Finnerup NB, Attal N, Haroutounian S, McNicol E, Baron R, Dworkin R, et al. Pharmacotherapy for neuropathic pain in adults: a systematic review and meta-analysis. Lancet Neurol. 2015;14(2):162-73.
41. Skljarevski V, Iyengar S, Desaiah D, Backonja M-M, Farrar JT, Fishbain DA, et al. Duloxetine for the management of diabetic peripheral neuropathic pain: evidence-based findings from published clinical trials. Diabetes Metab Res Rev. 2009;25(S1).
42. Sindrup SH, Jensen TS. Efficacy of pharmacological treatments of neuropathic pain: an update and effect related to mechanism of drug action. Pain. 2014;154(4):779-86.
43. Saarto T, Wiffen PJ. Antidepressants for neuropathic pain. Cochrane Database Syst Rev. 2010;(8).
44. Derry S, Bell RF, Straube S, Wiffen PJ, Aldington D, Moore RA. Pregabalin for neuropathic pain in adults. Cochrane Database Syst Rev. 2019;(1). doi: 10.1002/14651858.CD007076.pub3.
45. Finnerup NB, Otto M, McQuay HJ, Jensen TS, Sindrup SH. Algorithm for neuropathic pain treatment: an evidence based proposal. Pain. 2005;118(3):289-305.
46. Lynch ME, Ware MA. Cannabinoids for the treatment of chronic non-cancer pain: an updated systematic review of randomized controlled trials. J Neuroimmune Pharmacol; 2015. doi: 10.1007/s11481-015-9600-6.
47. Furlan AD, Sandoval JA, Mailis-Gagnon A, Tunks E. Opioids for chronic noncancer pain: a meta-analysis of effectiveness and side effects. CMAJ. 2006;174(11):1589-94. doi: 10.1503/cmaj.051528.
48. Oliveira RA, Baptista AF, Sá KN, Barbosa LM, Nascimento OJ, Listik C, et al. Pharmacological treatment of central neuropathic pain: consensus of the Brazilian Academy of Neurology. Arq Neuropsiquiatr. 2020;78(11):741-52. doi: 10.1590/0004-282X20200166.
49. Moisset X, Bouhassira D, Avez Couturier J, Alchaar H, Conradi S, Delmotte MH, et al. Pharmacological and non-pharmacological treatments for neuropathic pain: systematic re-

view and french recommendations. Rev Neurol (Paris). 2020;176(5):325-52. doi: 10.1016/j.neurol.2020.01.361.

50. Williams AC, Eccleston C, Morley S. Psychological therapies for the management of chronic pain (excluding headache) in adults. Cochrane Database Syst Rev. 2012;(11).
51. Lefaucheur JP, Aleman A, Baeken C, Benninger DH, Brunelin J, Di Lazzaro V, et al. Evidence-based guidelines on the therapeutic use of repetitive transcranial magnetic stimulation (rTMS). Clin Neurophysiol. 2014;125(11):2150-206.
52. Bidonde J, Busch AJ, Schachter CL, Overend TJ, Kim SY, Góes SM. Aerobic exercise training for adults with fibromyalgia. Cochrane Database Syst Rev. 2017;(6).

Dor Crônica Pós-Cirúrgica

66

Cristina Flávia Silva Andrada Batista
Larissa Goveia Moreira
Jader Allan Oliveira Moura Lagares

Dor crônica pós-cirúrgica (DCPS) é definida pela Associação Internacional para o Estudo da Dor (IASP, do inglês International Association for the Study of Pain) como dor que persiste ou recorre 3 meses após cirurgia, ou trauma, não associada a outras causas. A dor deve ser localizada na região da cirurgia, irradiada pela inervação que cobre a área da lesão ou, no caso de dor visceral, referida ao dermátomo correspondente.[1]

A prevalência da DCPS é difícil de ser determinada, pois estudos unicêntricos prospectivos têm uma amostra pequena, referente a um único serviço. Já estudos multicêntricos são, em sua maioria, retrospectivos. De qualquer forma, a prevalência global é de 10%. Uma vez que são realizadas mais de 300 milhões de cirurgias anualmente em todo o mundo, DCPS é um problema de Saúde Pública global e deve ser fortemente combatida. Algumas cirurgias são mais propensas a evoluir com DCPS, como toracotomia, mastectomia e artroplastia de joelho e quadril. A Tabela 1 mostra a incidência de DCPS conforme o tipo de cirurgia.[2]

Tabela 1 – Incidência de DCPS conforme o tipo de cirurgia

Tipo de cirurgia	Incidência de DCPS	Incidência de DCPS grave
Cirurgia abdominal	17% a 21%	–
Amputação	30% a 85%	5% a 10%
Cesariana	6% a 55%	5% a 10%
Colecistectomia	3% a 50%	–
Craniotomia	7% a 30%	25%
Cirurgia dentária	5% a 13%	–
Artroplastia de quadril	27%	6%
Herniorrafia inguinal	5% a 63%	2% a 4%
Artroplastia de joelho	13% a 44%	15%
Ressecção de melanoma	9%	–
Mastectomia	11% a 57%	5% a 10%
Esternotomia	7% a 17%	–
Toracotomia	5% a 65%	10%
Vasectomia	0% a 37%	–

DCPS: dor crônica pós-cirúrgica.

Fonte: Adaptada de Schug SA *et al.*, 2019.

FISIOPATOLOGIA

Quando ocorre estímulo cirúrgico, o tecido lesado libera mediadores inflamatórios, como potássio, sódio, adenosina trifosfato, fator de necrose tumoral alfa (TNF-α), prostaglandina, bradicinina, histamina e interleucinas. Esses mediadores ativam fibras periféricas Aδ e C, que levam o potencial de ação para as raízes do gânglio dorsal da medula. Fibras Aδ são finas e pouco mielinizadas, responsáveis pela dor aguda, mais localizada. Fibras C são desmielinizadas, responsáveis pela dor difusa e precisam de estímulo doloroso mais intenso porque o limiar de ação delas é maior.[3]

A parte terminal das fibras Aδ e C liberam os neurotransmissores substância P (sub P) e glutamato na região da lâmina Rexe I e II do corno dorsal da medula, que estimulam as fibras secundárias a levarem o potencial de ação até o tálamo. O sub P age em receptores de neurocinina, enquanto glutamato ativa receptores N-metil-D-aspartato (NMDA) e ácido α-amino-3-hidroxi-5-metil-4-isoxazol-propionato (AMPA). As fibras secundárias também respondem a estímulos das fibras Aβ nas lâminas III-V do corno dorsal da medula via neurotransmissores ácido gama-aminobutírico (GABA) e glicina, impedindo a propagação do estímulo nociceptivo.[3]

As fibras de terceira ordem vão do tálamo ao córtex somatossensorial e outras regiões cerebrais envolvidas na nocicepção, que são reunidas na matriz cerebral da dor. As vias descendentes inibitórias da dor se originam da região cinzenta periaquedutal e da medula rostral ventromedial e liberam noradrenalina e serotonina no corno dorsal da medula para inibir sub P e glutamato. Essas vias inibitórias respondem a opioides endógenos cerebrais. A disfunção desses receptores opioides influencia o desenvolvimento da dor crônica.[3]

Estímulo repetido no sistema nervoso periférico (SNP), como o que ocorre por estímulo cirúrgico, pode levar à neuroplasticidade do sistema nociceptivo. Quando mediadores inflamatórios são liberados, eles induzem os mastócitos a liberarem histamina, que estimula a liberação de sub P pelas fibras C. Isso leva a um estado de hiperexcitabilidade neuronal, que se traduz clinicamente em hiperalgesia. Se houver liberação contínua de glutamato pelas fibras C, ocorre saída do magnésio das lâminas III-V do corno dorsal e ativação dos receptores NMDA nessa região. Dessa forma, o estímulo inócuo das fibras Aβ pode gerar dor, representada clinicamente por alodínia.[2,3]

CARACTERÍSTICAS DA DOR

Uma vez que DCPS tem como causa a lesão neural com sensibilização central, as características da dor neuropática prevalecem. A característica evolui de uma dor aguda por lesão tecidual até uma síndrome dolorosa que aumenta de dias a meses após a cirurgia. Hiperalgesia, alodínia e disestesia são comuns.[2]

FATORES DE RISCO

Características genéticas

Mais de 2 mil genes já foram identificados como de maior susceptibilidade ao desenvolvimento de dor crônica. Além disso, condições clínicas como fibromialgia, enxaqueca, síndrome do intestino irritável (SII) e fenômeno de Ranaud estão relacionadas à maior susceptibilidade genética de dor crônica pós-histerectomia e hérnia inguinal.[4,5]

Características psicossociais

Medo do procedimento cirúrgico em si ou de sentir dor após a cirurgia, ansiedade, depressão, estresse pós-traumático e antecedente de trauma são fatores que aumentam o risco para o desenvolvimento de DCPS. Pessoas que têm apoio social e as que encaram a cirurgia com otimismo apresentam menor risco. Medidas que aumentem a confiança e o otimismo do paciente, como terapia comportamental, são fundamentais para pessoas de risco que serão submetidas a algum procedimento cirúrgico.[3,5]

Cirurgia

Como relatado no tópico anterior, algumas cirurgias aumentam a prevalência de DCPS, como mastectomia, toratocomia e artroplastias. Outros fatores que aumentam o risco são o tempo cirúrgico maior que 3 horas, isquemia tecidual, dano neural e abordagem cirúrgica mais invasiva, comparada às cirurgias menos invasivas. Além disso, serviços com maior volume cirúrgico estão relacionados a menores taxas de DCPS, provavelmente pela maior experiência dos profissionais.[6]

Dor aguda pós-operatória

A dor aguda nas primeiras 24 horas após a cirurgia é fator de risco para todos os tipos de procedimento. A anestesia com analgesia multimodal é fator protetor por reduzir a dor aguda pós-cirúrgica.[7]

DOR CRÔNICA PÓS CESARIANA

Cesariana é a cirurgia mais realizada no mundo e sua incidência vem crescendo ao longo dos anos. No Brasil, em 2018, segundo dados do Ministério da Saúde, 56% de todos os partos aconteceram por via cirúrgica. A incidência de dor crônica pós-cesariana (DCPC) varia de menos de 1% a 23%. Essa taxa é 10 vezes menor do que cirurgias do mesmo porte, como histerectomia abdominal e herniorrafia inguinal.[8] Foi proposto que o estado hormonal da mulher durante a gestação e no puerpério é fator protetor contra a cronificação da dor. Um estudo experimental mostrou redução da hipersensibilização de nervos periféricos pela ocitocina, provavelmente por sua ação em núcleos paravertebrais, que, uma vez estimulados, promovem antinocicepção.[9] Apesar da baixa incidência, DCPC torna-se um problema de Saúde Pública em razão do grande número de partos por cesarianas no mundo. Puérperas que desenvolvem dor crônica têm maior risco de depressão, distúrbio do sono e interferência nas atividades diárias, incluindo os cuidados com o bebê.[8]

O diagnóstico da DCPS é clínico. A dor pode se desenvolver imediatamente após a cirurgia ou após semanas do procedimento e é descrita como agulhada nas bordas laterais da incisão. Hiperalgesia, alodínia e disestesia são comuns por conta da característica neuropática. Sinal de Carnett, que é a intensificação da dor com a contratura da musculatura retoabdominal, está presente e indica que a dor é de parede e não visceral. Geralmente, o diagnóstico é feito com injeção de lidocaína 1% no ponto de gatilho da dor no local da incisão. O alívio de mais de 50% do nível da dor de forma imediata, mas transitória, indica que a dor é por lesão de nervos ilioinguinal e ilio-hipogástrico (II-IH).[10]

FATORES DE RISCO

Ainda não há na literatura nenhuma avaliação quantitativa de risco validado para se identificar pacientes que estejam em maior risco de cronificação da dor pós-cesariana. No entanto, é possível identificar vários fatores perioperatórios modificáveis ou não.[8] A Quadro 1 mostra os fatores de risco para DCPC.

Quadro 1 – Fatores de risco para dor crônica pós-cesariana

Fatores não modificáveis	Fatores de risco modificáveis
Depressão pré-parto	Incisão grande
Ansiedade pré-parto	Tempo cirúrgico aumentado
Alto risco socioeconômico	Dor pré-operatória mal controlada
Tabagismo	Anestesia geral ou bloqueio de neuroeixo com baixa dose de anestésico local
Cesariana de urgência	Dor aguda no pós-operatório

Fonte: Desenvolvido pela autoria.

Fatores de risco não modificáveis

Em estudo prospectivo com 527 mulheres, Jin *et al.* identificaram a depressão pré-parto como sendo um fator de risco para desenvolver dor até 6 meses após cesariana.[11] Pacientes com alto risco socioeconômico, tabagistas, ansiosas e aquelas submetidas às cesarianas de urgência também têm maior risco.[8,12]

Fatores de risco modificáveis

Fatores cirúrgicos

No estudo de Jin *et al.*, o tempo cirúrgico foi relacionado à dor até 3 meses após a cesariana, pelo maior grau de lesão tecidual.[11] A maioria das cirurgias é realizada com incisão de Pfannenstiel. Incisões grandes podem lesionar os nervos II-IH por compressão ou tração. Principalmente em incisões múltiplas, provenientes de múltiplas cesarianas, a fibrose ao redor dos nervos aumenta a chance de aprisionamento na ferida operatória e a formação de neuroma no trajeto dos nervos. Todo esse processo pode resultar em dor neuropática.[8] Reduzir o tempo cirúrgico e a incisão são importantes para reduzir o risco de aprisionamento neural.

Dor pré-operatória

Pacientes com dor mal controlada no pré-operatório têm maior risco de dor crônica, tanto pela resposta ineficiente quanto pela exaustão da resposta do sistema antinociceptivo. As dores mais comuns são lombares e cefaleias. O tratamento de crises álgicas deve ser feito de forma eficaz para evitar a sensibilização periférica. Se o tratamento incluir opioides, a analgesia operatória deve incluir fármaco antagonista de receptor NMDA, como a cetamina, para impedir a hiperalgesia provocada pelos opioides.[8,13]

Técnica anestésica

A anestesia padrão-ouro para cesariana é a raquianestesia com morfina, pois o bloqueio de neuroeixo diminui a sensibilização central que ocorre por inflamação e nocicepção. Além disso, a analgesia eficaz diminui o consumo de opioide no período pós-operatório, reduzindo o risco de hiperalgesia. A dose de anestésico local, no entanto, deve ser levada em consideração. Cançado *et al.* compararam diferentes doses de bupivacaína na raquianestesia para cesariana e concluíram que doses menores ou iguais a 10 mg de bupivacaína hiperbárica aumentam a chance de DCPC.[8,14]

Dor aguda

A dor aguda nas primeiras 24 horas é o maior fator preditor de dor crônica até 12 meses após a cesariana.[15] Isso ocorre pela resposta ineficiente do sistema antinociceptivo. Para cada 1 ponto na escala analógica de dor, o risco de dor crônica aumenta em 12,7% e o risco de depressão aumenta em 8,3%.[8] A experiência da dor aguda após o procedimento cirúrgico depende de vários fatores, como ansiedade, medo e frustração. Em torno de 40% dos pacientes relatam dor moderada e 11% relatam dor intensa nas primeiras 24 horas após a cirurgia e essa incidência não tem se modificado ao longo dos anos.[7]

TRATAMENTO DA DOR AGUDA

Uma vez que o principal fator de risco para a cronificação da dor pós-cesariana é a dor aguda, o controle álgico nas primeiras 24 horas pós-cirúrgicas é fundamental. No entanto, a administração de medicamentos é limitada no pós-parto, uma vez que muitos deles são transferidos para o leite materno e, além disso, a paciente precisa estar alerta para os cuidados com o recém-nascido.[15]

O tratamento eficaz da dor aguda tem início do consultório pré-anestésico, com a identificação das pacientes com maior risco de cronificação da dor, como está exposto na Tabela 1. Já no período pós-operatório imediato, todas as pacientes devem ser avaliadas periodicamente quanto ao nível de dor pela escala analógica visual e o sistema analgésico deve ser otimizado para se evitar intensidade de dor maior do que dor leve.[7]

Raquianestesia

A associação de opioides ao anestésico local na raquianestesia melhora a qualidade do bloqueio e promove analgesia pós-operatória. Opioides lipofílicos, como sufentanil e fentanil, apesar de reduzirem a dor referida durante a cirurgia, só promovem analgesia até 4 horas após a cirurgia. Já os opioides hidrofílicos, como a morfina, têm a capacidade de prolongar analgesia até 36 horas após a anestesia, a depender da dose utilizada.[15] Uma metanálise com 11 estudos e 480 pacientes comparou dose baixa (50 µg a 100 µg) e dose alta (> 100 µg a 250 µg) de morfina na analgesia pós-cesariana. Doses altas estão relacionadas a maior tempo de analgesia, mais náusea e prurido no pós-operatório. A intensidade da dor foi semelhante entre os grupos. Mesmo doses maiores de morfina não se associaram à depressão respiratória materna.[16]

Como já foi pontuado anteriormente, doses maiores de anestésico local na raquianestesia diminuem a incidência de DCPC. Doses iguais ou menores que 10 mg de bupivacaína devem ser evitadas.[14]

Analgesia multimodal

A Sociedade Americana de Dor (APS) recomenda que todo paciente cirúrgico seja avaliado quanto ao nível de dor no período pós-operatório e que a analgesia seja realizada de forma multimodal, com a utilização de doses menores de fármacos com diferentes mecanismos de ação.[17] Idealmente, a analgesia após cesariana não deve conter opioides pelo risco de sedação da mãe e pela transferência para o leite materno. Além disso, 1 em cada 300 pacientes tornam-se dependentes do uso de opioides após a cesariana.[15] Diante do número crescente de cesarianas realizadas no mundo, essa estatística torna-se um problema de Saúde Pública mundial. Por isso, a analgesia multimodal é de grande importância no manejo da dor pós-cesariana.

Anti-inflamatórios não esteroides (AINEs) reduzem o consumo de opioide em até 50% após a cirurgia. AINEs que inibem seletivamente a enzima ciclo-oxigenase 2 (COX-2) têm eficácia limitada comparada aos não-seletivos. Um estudo comparando parecoxibe, um anti-inflamatório antagonista de receptor COX-2, com placebo, não demonstrou redução do consumo de opioide após cesariana. Os AINEs de escolha, portanto, são os não-seletivos. AINEs seletivos para COX-2 devem ser reservados para pacientes intolerantes aos AINEs não-seletivos.[15,18]

Paracetamol reduz 20% do consumo de opioide e tem poucos efeitos colaterais. Além disso, a taxa de transferência para o leite materno é mínima, o que o torna seguro para a utilização após cesariana. Todas as pacientes que não têm intolerância devem receber a associação de AINEs e paracetamol no período pós-operatório de cesariana. Dexametasona também tem efeito anti-inflamatório e antiemético e deve ser usado na dose única de 2 mg a 10 mg durante a cirurgia, salvo nas pacientes com resistência à insulina ou diabéticas.[15]

Geralmente, a associação de morfina na raquianestesia com AINEs e paracetamol pós-operatórios é suficiente para o controle de dor pós-operatória. Mas pacientes com dor crônica prévia merecem esquema adjuvante de analgesia para evitar piora do quadro. Gabapentina tem alta taxa de transferência para o leite materno e promove sedação na mãe. Por isso, deve ser reservada para pacientes que já fazem tratamento prévio com o fármaco. Opioides devem ser reservados para resgate no caso de falha do esquema multimodal.[15]

Bloqueios periféricos

A incisão de Pfannenstiel ocorre nos dermátomos de L1 e L2. Essa região é suprida pelos bloqueios do plano transverso do abdome (TAP, do inglês *transversus abdominis plane*), do músculo quadrado lombar (QLB, do inglês *quadratus lumborum*) e dos nervos II-IH. Todos esses bloqueios têm eficácia semelhante na redução da dor aguda pós-operatória, mas nenhum se mostrou superior à analgesia promovida pela morfina na raquianestesia.[19,20]

Com relação à prevenção de dor crônica, os trabalhos são conflitantes. Em um estudo randomizado com 60 pacientes submetidas à cesariana sob raquianestesia com bupivacaína, Mieszkowski *et al.* compararam QLB e placebo e não acharam diferença quanto à incidência de dor crônica em 6 meses.[21] Já Borys *et al.* compararam QLB, TAP e placebo em pacientes submetidas à cesariana com raquianestesia sem morfina. Os autores encontraram redução da dor crônica em até 6 meses com o QLB, mas não com TAP.[20] Finalmente, Elahwal *et al.* encontraram redução da dor em 3 e 6 meses após cesariana em pacientes submetidas aos bloqueios II-IH comparado ao placebo.[19] É importante salientar que esses bloqueios periféricos são eficazes apenas para alívio da dor somática, mas não promovem alívio da dor visceral.[19-21]

Bloqueios periféricos estão indicados em pacientes intolerantes à morfina na raquianestesia ou em pacientes submetidas à cesariana sob anestesia geral. Também estão indicados como terapia de resgate para falha do manejo analgésico pós-operatório.[15]

A Tabela 2 mostra o manejo da dor aguda na cesariana.

TRATAMENTO DE DOR CRÔNICA

O principal desafio do tratamento da DCPC é a lactação. Muitos medicamentos utilizados são eliminados no leite materno e podem causar sonolência e diminuição do crescimento

Tabela 2 – Manejo analgésico da dor aguda na cesariana

Pré-operatório	Intraoperatório	Pós-operatório
Identificação de pacientes de risco	Raquianestesia com morfina	AINEs não-seletivo
Tratamento adequado de distúrbios psiquiátricos	Dexametasona 2 mg a 10 mg dose única	Paracetamol
Tratamento adequado de dor crônica	AINEs não-seletivo	Bloqueio periférico de resgate Opioide de resgate

AINEs: anti-inflamatórios não esteroides.

Fonte: Desenvolvida pela autoria.

do bebê recém-nascido. Como toda dor neuropática, a DCPC pode estar associada a fatores emocionais e, portanto, deve incluir terapia comportamental, física e emocional. Também deve ser conversado com a paciente a respeito da expectativa real do tratamento. O alívio de 30% da dor já é considerado uma boa resposta ao tratamento.[22]

Inibidores da recaptação de serotonina e noradrenalina (IRSNs)

Além de aumentarem a concentração de neurotransmissores da via descendente inibitória da dor, os fármacos dessa classe agem no componente depressivo da dor. Antidepressivos tricíclicos (ADTs) não devem ser usados em lactantes pelo risco de sedação do bebê. Já desvenlafaxina e duloxetina são liberadas em lactantes, mas deve haver a monitoração contínua do bebê quanto à sedação e ganho adequado de peso.[22,23]

Gabapentina e pregabalina

Esses fármacos ligam-se a receptores de cálcio dos nervos periféricos, inibindo a liberação de neurotransmissores de primeira ordem. Gabapentina pode ser usada em lactantes, desde que o bebê seja monitorado quanto à sedação e ganho adequado de peso. Já a pregabalina tem risco de desenvolver tumor no lactente, baseado em estudos em animais, e deve ser evitada durante a lactação.[22,23]

Opioides

Os opioides têm risco de desenvolver sedação excessiva no lactente e dependência na mãe. Por isso, devem ser evitados durante a lactação e seu uso é cada vez mais restrito à dor crônica induzida por câncer.[22,23]

Lidocaína tópica

A injeção de 5 mL a 10 mL de lidocaína 1% associada a 40 mg de metilprednisolona no ponto de gatilho da dor é um tratamento livre de efeitos colaterais para o lactente, é seguro para a mãe e tem boa resposta clínica. É diferente da infiltração de anestésico local na fáscia muscular, que é menos efetiva. No estudo de Verhagen *et al.*, os autores encontraram alívio de mais de 75% no nível da dor em 13% das pacientes tratadas. A eficácia do tratamento é desconhecida, mas, provavelmente, ocorre alteração da conformação dos canais de sódio e potássio na superfície do nervo.[10]

Neurectomia

Em casos refratários, a neurectomia ilioinguinal e/ou ilio-hipogástrica mostrou-se efetiva. No estudo de Verhagen *et al.*, mais de 60% das pacientes que não responderam ao tratamento com lidocaína tópica tiveram resposta com neurectomia.[10]

SÍNDROME DE DOR PÓS-MASTECTOMIA

Manejo e tratamento

A síndrome da dor pós-mastectomia (PMPS) se tornou o principal termo para representar a dor crônica que persiste por pelo menos 3 meses após a cirurgia relacionada ao câncer de mama. Aproximadamente 25% a 60% dessas mulheres sofrerão de dor crônica após cirurgia relacionada ao câncer de mama. O tratamento da PMPS geralmente é ineficaz e não existe nenhuma diretriz de tratamento padrão-ouro.

O local da dor é tipicamente ipsilateral à mama que foi tratada cirurgicamente e pode ser sentida no braço, axila e tórax, sendo a região peitoral o local mais comum de dor. A dor normalmente começa imediatamente após a cirurgia e pode durar anos. Dor radial envolvendo a parte superior do braço, axila e lateral do tórax é vista em 30% das pacientes, enquanto 17% têm dor local na região da cicatriz cirúrgica, com 3% das pacientes relatando dor fantasma na mama. A dor geralmente tem um caráter profundo e doloroso, torna-se ardente com o tempo e pode aumentar de intensidade se o braço for movido.

A Figura 1 mostra a inervação da região mamária.

A proporção de mulheres nas quais a dor se torna crônica e grave o suficiente para afetar a atividade diária foi relatada como sendo de 2% a 9% para dor no peito e 9% a 34% para dor na parede torácica e no braço, de 3 a 18 meses após a cirurgia. Certos fatores foram identificados que podem colocar algumas mulheres em risco de PMPS; no entanto, nem todas as mulheres que desenvolvem PMPS terão esses fatores.

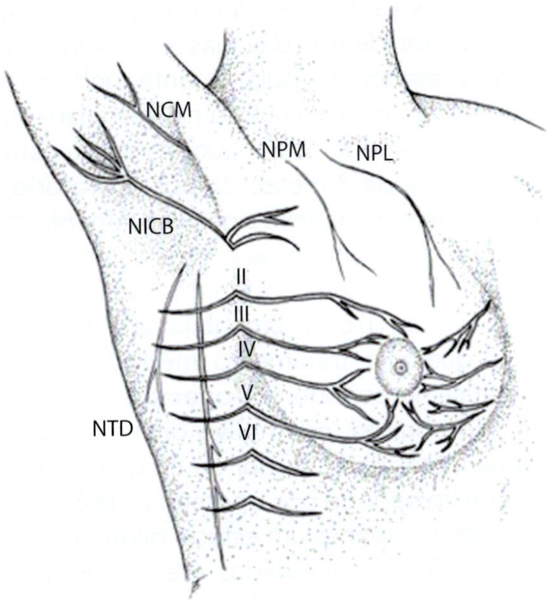

Figura 1 – Inervação da mama.

NCM: nervo cutâneo medial do braço; NICB: nervo intercostobraquial; NPL: nervo peitoral lateral; NPM: nervo peitoral medial; NTD: nervo torácico longo; NTL: nervo toracodorsal.

Fonte: Acervo da autoria.

Não há risco aumentado com relação à idade, posição de emprego, educação, lado da cirurgia, quimioterapia, radioterapia ou tamanho do tumor, mas outros fatores independentemente associados ao desenvolvimento de PMPS são dor irradiando para o braço ou ombro e hipoestesia no braço e na parede torácica.[24,25]

MANEJO NÃO FARMACOLÓGICO

Fisioterapia

As intervenções de fisioterapia desempenham um papel crucial no enfrentamento dos desafios multifacetados da PMPS. Uma variedade de técnicas e exercícios de fisioterapia são utilizados para aliviar a dor, melhorar as limitações funcionais e melhorar o bem-estar geral das pacientes pós-mastectomia. As modalidades comumente empregadas incluem terapia manual, exercícios terapêuticos e modalidades como ultrassom e estimulação nervosa elétrica transcutânea (TENS). Essas intervenções visam abordar a dor neuropática característica da PMPS e melhorar a amplitude de movimento e a força nas áreas afetadas.

Os protocolos de reabilitação para pacientes com PMPS são altamente variáveis. As prescrições de reabilitação devem ser individualizadas. Quatro objetivos principais são considerados como benéficas na reabilitação funcional da PMPS:

1. Restaurar a mobilidade articular e prevenir o encurtamento do tendão com técnicas de mobilização passiva.
2. Reduzir a dor com liberação miofascial e compressão sustentada do ponto-gatilho.
3. Tratar músculos tensos, como o grupo peitoral, com alongamento manual e distensão transversal.
4. Fortalecer os músculos da cintura escapular com mobilização ativa e/ou ativa-assistida.

Uma revisão sistemática recente dessas modalidades principais demonstrou que uma abordagem multimodal, envolvendo alongamento e exercícios ativos, foi útil para o tratamento da dor do câncer de mama e da amplitude de movimento prejudicada no membro superior.[26]

Os resultados da fisioterapia no tratamento da PMPS são contraditórios. Alguns mostram pouco efeito, outros nenhum benefício, até alguns apresentam melhorias significativas.[24,25]

Terapia cognitiva

O modelo biopsicossocial da dor fornece uma estrutura abrangente para entender e abordar a PMPS. Esse modelo enfatiza a interação de fatores biológicos, psicológicos e sociais na experiência da dor. Os fatores biológicos incluem as mudanças fisiológicas associadas à cirurgia, como danos nos nervos e traumas nos tecidos, que contribuem para o desenvolvimento da PMPS.

1. Fatores psicológicos, como ansiedade, depressão e medo de movimento, podem exacerbar a percepção da dor e impactar a experiência geral da dor.
2. Além disso, fatores sociais como apoio social, situação socioeconômica e crenças culturais também desempenham um papel significativo na formação da experiência de um indivíduo com a PMPS.

A natureza multifacetada da PMPS dentro do modelo biopsicossocial ressalta a necessidade de uma abordagem holística ao tratamento. Isso inclui abordar não apenas os aspectos biológicos da dor por meio de intervenções médicas, mas também as dimensões psicológicas e sociais por meio de intervenções psicoterapêuticas.

Ao reconhecer a interação complexa desses fatores, a psicoterapia pode ser integrada ao plano de tratamento para abordar os aspectos psicológicos e sociais da PMPS, contribuindo, em última análise, para estratégias de controle da dor mais abrangentes e eficazes.[27]

MANEJO FARMACOLÓGICO

Medicamentos orais

É a abordagem de 1ª linha juntamente com a fisioterapia para uma infinidade de síndromes de dor crônica, incluindo dor relacionada ao câncer e especificamente para dor pós-mastectomia.

Antidepressivos

Inibidores seletivos da recaptação de serotonina (ISRSs)/inibidores da recaptação de serotonina e noradrenalina (IRSNs), bem como os ADTs, são um pilar do tratamento da PMPS, especificamente quando os sintomas de dor são de natureza neuropática. A principal preocupação em relação aos ADTs e IRSNs é a capacidade dos pacientes de tolerá-los, especialmente quando se olha para os ADTs. Muitos dos pacientes eventualmente param de tomar o medicamento por conta dos eventos adversos, sendo os mais comuns os sintomas anticolinérgicos, as alterações no desejo sexual e as flutuações no peso, que podem ser uma barreira para os pacientes que desejam controlar seus sintomas de PMPS.[28]

Gabapentinoides

Outro pilar do tratamento para pacientes com PMPS (especificamente as manifestações neuropáticas) são os medicamentos gabapentinoides: pregabalina e gabapentina. Esses medicamentos funcionam modulando a liberação de glutamato (via cálcio) de neurônios da dor ativados, atenuando assim a sensibilização central e inibindo a transmissão da dor. Vários estudos se mostram conflitantes sobre a efetividade da gabapentina usada isoladamente ou como parte de analgesia multimodal.[28]

Memantina

É um antagonista de NMDA que é conhecido principalmente por seu uso no tratamento da doença de Alzheimer. Foi levantada a hipótese de ter efeitos vantajosos na modulação da sinalização da dor dentro das vias excitatórias dos neurônios aferentes, pois o antagonismo do NMDA leva a uma diminuição na despolarização neuronal sustentada. Um estudo piloto mostrou que, na marca de 3 meses de pós-operatório, o grupo da memantina teve significativamente menos dor do que o grupo de controle. Além disso, os pacientes que tomaram memantina antes da cirurgia tiveram 1/6 da probabilidade de necessitar de qualquer tratamento médico para dor neuropática no período pós-operatório de longo prazo. No entanto, não houve diferença significativa na intensidade da dor ou na qualidade de vida geral no período pós-operatório de 6 meses. Como esse foi apenas um estudo piloto, estudos adicionais são recomendados e estão em andamento para elucidar a utilidade perioperatória da memantina na prevenção e possível tratamento da dor crônica pós-mastectomia.[29]

Medicamentos tópicos

Capsaicina

É um alcaloide natural encontrado em pimentas, atuando como antagonista do receptor de potencial transitório vaniloide 1 (TRPV1), que esgota a sub P em neurônios de fibras pequenas, conduzindo assim à atenuação dos sinais e transmissão da dor. A capsaicina tópica tem sido usada há muito tempo para tratar a dor e sua utilidade na dor pós-mastectomia tem sido investigada desde a década de 1980 com resultados altamente encorajadores. A capsaicina tópica funciona bem como uma terapia adjuvante aos medicamentos orais, assim como relatos de casos recentes mostraram a utilidade da capsaicina tópica em alcançar alívio quase total da dor em pacientes que não estavam respondendo totalmente a gabapentinoides e ADTs. O adesivo dérmico de capsaicina de alta concentração (8%) produz redução sustentada da dor em pacientes com neuralgia pós-herpética e, portanto, também é sugerido como um tratamento para PMPS.[30]

TERAPIAS INTERVENCIONISTAS

Terapia eletrocutânea

A terapia Scrambler (ST, do inglês Scrambler Therapy) (Figura 2) é um tratamento aprovado

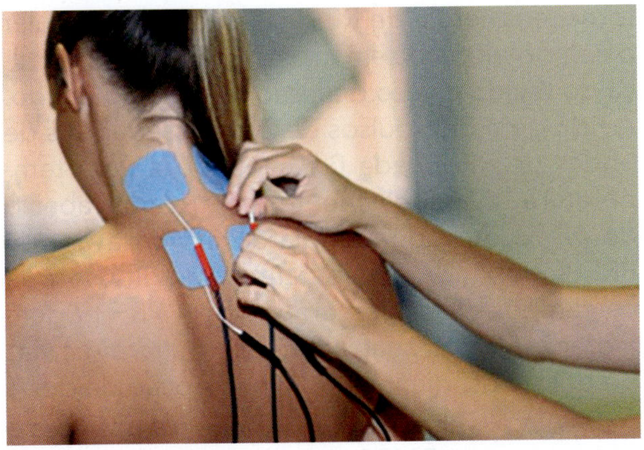

Figura 2 – Terapia eletrocutânea.

Fonte: Imagem de javi_indy no Freepik.

pela Food and Drug Administration (FDA) para dor neuropática apoiado por vários ensaios. O equipamento sintetiza 16 formas de ondas eletrônicas diferentes que são hipotetizadas como sendo percebidas por receptores de fibra C de superfície e viajam ao longo das fibras C como informações "sem dor" em dermátomos adjacentes às áreas doloridas. Isso ativa os canais de sódio e cálcio na área dolorida com o objetivo final de redefinir os padrões de disparo das fibras C, causando "embaralhamento" de sinais enviados ao cérebro, levando a uma maior transmissão de sinais não dolorosos ao longo das vias originais da dor crônica. Um ensaio clínico randomizado que avaliou a eficácia da ST na dor neuropática crônica refratária (p. ex., neuralgia pós-herpética e dor pós-cirúrgica) descobriu que o grupo de pacientes que recebeu ST encontrou 91% de melhora nas pontuações de dor e funcionalidade quando comparado à terapia médica tradicional. A alodínia diminuiu, e o uso geral de opioides também diminuiu em 75% em comparação ao grupo de controle.[28,31]

Injeções em pontos-gatilho

Um procedimento simples, porém eficaz, que tem grande promessa no algoritmo de tratamento para dor pós-mastectomia são as injeções em pontos-gatilho. Isso é especialmente verdadeiro em pacientes que estão apresentando sensibilidade pontual e sintomas de dor neuropática originados nas dobras inframamárias. Como uma das causas hipotéticas da PMPS é a lesão do nervo periférico durante a cirurgia (especificamente nos níveis T4/T5), neuroma e hipersensibilidade subsequentes, a ideia de uma injeção em ponto-gatilho com infiltração perineural de anestésico local e esteroide é sólida. Em um estudo recente, a dor neuropática relacionada à PMPS foi tratada com injeções em pontos-gatilho consistindo em 2 mL de uma mistura 1:1 de bupivacaína a 0,5% e 4 mg/mL de dexametasona. Uma injeção bem-sucedida foi definida como alívio sustentado da dor por pelo menos três meses. Cerca de 92% das injeções atenderam aos critérios de sucesso, com 72% dos pacientes precisando apenas de uma única injeção para alívio sustentado e de longo prazo da dor (o acompanhamento médio foi de 44 meses).[32]

PONTOS-GATILHO COMUNS EM SÍNDROME DOLOROSA PÓS-MASTECTOMIA (SDPM)

Região peitoral maior e menor

- Na parte medial do músculo peitoral maior, próximo à inserção esternal.
- No peitoral menor, frequentemente próximo ao processo coracoide.

A dor é referida na área anterior do tórax, região axilar e braço.

Região costal superior (intercostais)

- Pontos-gatilho nos músculos intercostais, especialmente nos níveis superiores (T2 a T6), são comuns e podem causar dor irradiada para o tórax e região lateral.

Ombro ipsilateral

- Alterações musculoesqueléticas associadas a imobilidade ou compensações após a cirurgia podem gerar pontos-gatilho no músculo trapézio, romboides e deltoide.

Músculo serrátil anterior

- Um ponto-gatilho pouco reconhecido, mas significativo, por conta do impacto na dinâmica escapular e da proximidade com áreas sensíveis após a cirurgia.
- Ao longo das costelas médias (geralmente entre a 4ª e a 7ª costelas).

A dor é referida na parede torácica lateral, irradiando para o lado ou para baixo.

Bloqueios regionais

A anestesia regional usando bloqueio de nervo periférico é importante no tratamento da PMPS, especialmente quando se considera o tratamento perioperatório de pacientes submetidas à mastectomia. Acredita-se que os nervos que desencadeiam a dor da PMPS podem ser bloqueados usando anestesia regional e têm mostrado um benefício tremendo como um tratamento adjuvante na redução da dor da PMPS na literatura atual. Uma variedade de bloqueios tem se mostrado promissora na PMPS, incluindo bloqueios de nervos intercostobraquiais, bloqueios paravertebrais torácicos etc.; no entanto, aquele que ultimamente tem ganhado mais força é o bloqueio do gânglio estrelado (SGB, do inglês *stellate ganglion block*).[28] Um estudo prospectivo, duplo-cego, randomizado e controlado revelou que a radiofrequência (RF) térmica do gânglio estrelado é um tratamento seguro e bem-sucedido para PMPS com componente neuropático. Parece ser mais eficaz, de início mais rápido e de duração mais longa do que a radiofrequência pulsada (PRF) de supervoltagem do gânglio estrelado.[33]

Ablação por radiofrequência

A ablação por radiofrequência (RFA) tem sido usada para o tratamento de dores crônicas, dor resistentes a modalidades de tratamento padrão, terapias não medicamentosas e medicamentosas, como ADTs, amitriptilina, IRSNs, duloxetina e gabapentinoides, por décadas.

Originalmente, a radiofrequência contínua (CRF, do inglês *continuous radiofrequency*) era a única modalidade de RF disponível. A CRF cria denervação ao fornecer corrente de RF ininterrupta em temperaturas que variam de 55 °C a 80 °C, dependendo da localização. O ciclo entre correntes ligadas e desligadas, uma vez que uma temperatura alvo é atingida, é feito para manter um ponto de ajuste predeterminado para destruir fibras nervosas na área alvo, diminuindo assim os impulsos nervosos e a sensação de dor.[25]

A PRF foi desenvolvida como uma opção menos destrutiva em comparação com a CRF. Por conta de seu maior perfil de segurança e eficácia clínica, a PRF cresceu em popularidade e utilidade em relação à RFA convencional. A PRF usa temperaturas mais baixas e correntes de voltagem mais altas de forma pulsátil para fornecer energia de RF suficiente para modular o campo elétrico sem causar coagulação térmica do tecido e risco de lesão térmica do tecido. A PRF gera dois pulsos de 20 milissegundos de ondas de RF a cada 0,5 segundo a uma temperatura cuidadosamente controlada abaixo de 42 °C. A fisiopatologia do alívio da dor da PRF é debatida. No entanto, acredita-se que os campos elétricos gerados pela PRF podem afetar as membranas neuronais e alterar as vias de dor c-Fos, diminuindo a percepção da dor.[34]

Tanto a CRF quanto a PRF são usadas para o tratamento de PMPS quando a terapia convencional falha, com a literatura atual demonstrando eficácia para ambas.

Um ensaio clínico randomizado comparando PRF do gânglio da raiz dorsal (DRG) torácico e PRF do nervo paravertebral torácico para dor de PMPS mostrou sucesso de ambos os tratamentos na redução da dor; no entanto, PRF no DRG forneceu melhor analgesia a longo prazo em 6 meses.[35]

A seleção de pacientes desempenha um papel importante na determinação de bons candidatos para RFA. Além das considerações usuais na seleção de pacientes, bons candidatos para RFA também são aqueles para os quais um bloqueio torácico diagnóstico foi bem-sucedido em fornecer alívio da dor. Esses bloqueios são tradicionalmente realizados com lidocaína com ou sem esteroides, e o alívio sustentado da dor é um preditor para determinar se a ablação da raiz nervosa proporcionaria ou não um resultado positivo a longo prazo.[34]

As contraindicações absolutas à RF incluem aumento da pressão intracraniana e infecção local. A proximidade da coluna vertebral é uma consideração importante, pois o risco de infecção e sangramento precisa ser ponderado no processo de tomada de decisão. Entre as complicações do tratamento com RF, o desconforto periprocedimental e pós-procedimental, juntamente com a dor neuropática pós-procedimento, são os mais comumente relatados.[28]

Em resumo, tanto CRF quanto PRF são opções válidas para o tratamento de PMPS que falham na terapia de primeira linha.

Neuromodulação

A PMPS pode ser desafiadora de tratar, pois as opções de tratamento atuais são limitadas e muitas têm literatura de apoio esparsa. Frequentemente, os pacientes precisam depender fortemente de medicamentos orais para dor neuropática, como gabapentina e pregabalina. No entanto, esses medicamentos nem sempre são bem-sucedidos e, também, vêm com efeitos colaterais indesejados, como sonolência, estado mental alterado e ganho de peso. Alternativamente, os bloqueios de nervos periféricos têm utilidade, mas são difíceis de obter alívio duradouro da dor.[36]

É preocupante que a terapia farmacológica convencional baseada nas diretrizes da Organização Mundial da Saúde (OMS) possa não conseguir obter alívio aceitável da dor em 10% a 15% dos pacientes com câncer. Uma abordagem mais definitiva e emergente na última década para o tratamento de síndromes de dor crônica é a neuromodulação, uma estimulação elétrica direcionada que altera os padrões de disparo neuronal do sistema nervoso central e periférico.[28]

Os mecanismos pelos quais a estimulação medular alivia ou modula a dor foram estudados extensivamente. Acredita-se que os sinais elétricos dos eletrodos da estimulação medular exerçam efeitos de alívio da dor por um ou mais de vários mecanismos: níveis aumentados de vários neurotransmissores do corno dorsal conhecidos por modular a dor, incluindo serotonina, norepinefrina, GABA e acetilcolina; supressão ou modulação de neurônios hiperexcitáveis ou sensibilizados de ampla faixa dinâmica do corno dorsal que estão implicados em muitos estados de dor neuropática; estimulação antidrômica de fibras nervosas periféricas levando à liberação periférica de neurotransmissores vasodilatadores, incluindo peptídeo relacionado ao gene da calcitonina e óxido nítrico; e efeitos supraespinhais. O mecanismo de ação para estimulação do DRG parece ser uma ação direta em corpos celulares primários anormalmente disparados no DRG. Esses mecanismos putativos são todos congruentes com os efeitos clínicos observados de alívio da dor da estimulação medular e do DRG.[36] A Figura 3 mostra uma terapia de neuromodulação.

A estimulação no DRG é atualmente aceita como uma forma alternativa de neuromodulação usada para síndromes de dor regional complexa I e II e síndromes de dor dermatomal, embora benefícios adicionais em comparação a estimulação medular convencional estejam se tornando aparentes. Cercado pela dura-máter

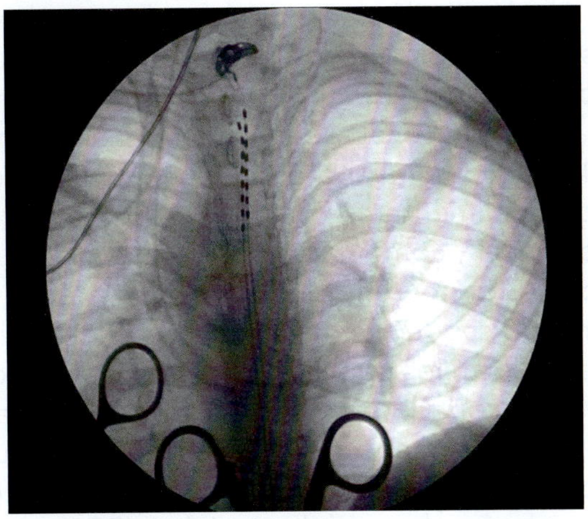

Figura 3 – Terapia de neuromodulação.

Fonte: Acervo da autoria.

e apenas parcialmente por uma fina camada de líquido cefalorraquidiano (LCR), o eletrodo para estimulação do gânglio da raiz dorsal (DRG-S) utiliza uma fração da energia necessária. Ambas as modalidades utilizam uma forma de onda tônica; no entanto, o estímulo do DRG tem eficácia quando administrado de forma subliminar, sem parestesia, em frequências tão baixas quanto 4 Hz e quando administrado intermitentemente.[37]

Por conta da natureza direcionada da estimulação do DRG, ela pode ter utilidade aumentada em pacientes que demonstraram resposta em níveis específicos da medula espinhal torácica, por exemplo, por meio de ablação por radiofrequência pulsada do DRG ou bloqueios de nervos periféricos. As diretrizes mais recentes da American Society of Pain and Neuroscience (ASPN) recomendam a estimulação do DRG para dor relacionada à mama e mastectomia entre os níveis de T3 e T7. Dado que PMPS e outras síndromes de neuralgia torácica têm sido historicamente difíceis de controlar, a estimulação do DRG oferece uma opção promissora, direcionada e segura para dor refratária.[28]

A estimulação do DRG também se mostrou promissora como terapia de resgate (ou seja, quando o estímulo tônico, *burst* ou outras modalidades semelhantes falharam).[34,36]

A estimulação nervosa periférica (PNS) é uma técnica de neuromodulação alternativa que também tem sido usada em casos de dor torácica relacionada ao câncer. Nessa técnica, os eletrodos são colocados nas raízes nervosas espinhais (ou outros nervos periféricos) em vez de na coluna dorsal ou DRG.

A seleção do paciente é fundamental para o sucesso dos dispositivos de neuromodulação. Por exemplo, aqueles que têm síndromes de dor bem localizadas, controle de comorbidades como diabetes e hipertensão, bons hábitos alimentares e a capacidade de evitar substâncias como tabaco são preditores do sucesso da neuromodulação. Ter um bom suporte de saúde mental, bem como as motivações e os meios para fisioterapia e reabilitação também contribuem para maior probabilidade de sucesso a longo prazo com a neuromodulação. Eventos adversos comumente vistos com estimulação da medula espinhal (SCS) geralmente incluem mau funcionamento do dispositivo, infecção, dor no local do implante e migração do eletrodo.[28]

Bombas intratecais (*Intrathecal Drug Delivery System*)

Como qualquer síndrome de dor crônica decorrente de cirurgia, o tratamento é frequentemente pensado para começar durante o período perioperatório. O tipo de dor é crucial para identificar o tipo de tratamento mais adequado para o paciente. Entender a distinção entre dor somática, visceral e neuropática ajudará a determinar o tratamento eficaz. Antidepressivos, gabapentinoides e memantina têm sido usados há muito tempo para dor neuropática com excelente alívio. O uso primário de técnicas intervencionistas, como a "desativação" de pontos-gatilho, que consiste em injetar anestésico nesses pontos dolorosos, bloqueio de gânglio estrelado e bloqueios torácicos, são diagnósticos para ajudar a determinar o tipo de dor. Pacientes que respondem a infiltrações de anestésicos nos pontos-gatilho podem ajudar a distinguir se a causa primária da dor é somática ou miofascial por natureza. Pacientes que respondem a bloqueios de gânglio estrelado podem considerar a dor neuropática como a fonte primária. Pacientes que respondem a bloqueios torácicos diagnósticos podem considerar o uso de RFAs como uma opção de tratamento. Se essas opções de tratamento, diagnóstico e terapêutico falharem em controlar a dor e for determinado que o principal contribuinte da dor é a dor neuropática, então o uso de neuromodulação e terapia medicamentosa intratecal é muito promissor.

Essa abordagem permite a administração direta de medicamentos no corno dorsal da medula espinhal, permitindo o desvio do metabolismo de primeira passagem e doses efetivas gerais mais baixas (Figuras 4, 5 e 6).

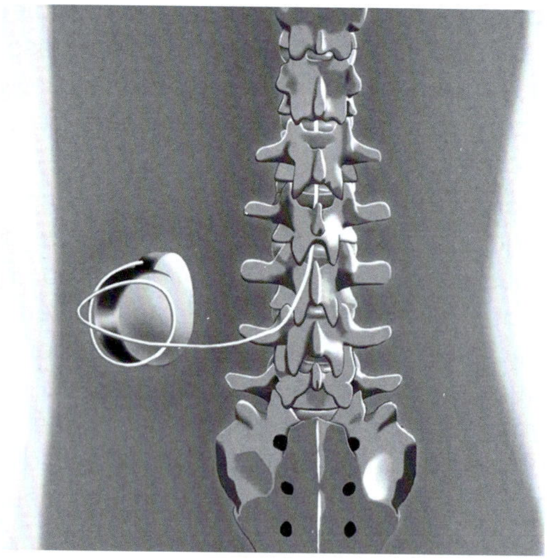

Figura 4 – Esquema de bomba de infusão intratecal e cateter espinhal.

Fonte: Acervo da autoria.

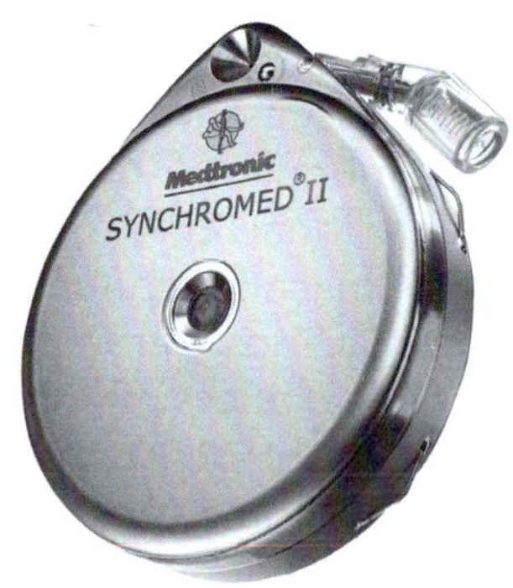

Figura 5 – Bomba de funcionamento por sistema eletrônico programável.

Fonte: Acervo da autoria.

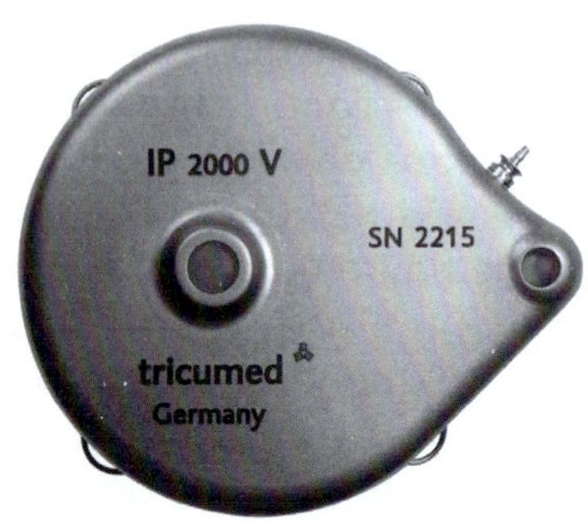

Figura 6 – Bomba de funcionamento por sistema a gás.

Fonte: Acervo da autoria.

Também há menos efeito nos receptores sistêmicos, garantindo administração e terapia de medicamentos mais direcionadas. Especificamente, para dor relacionada ao câncer, a ziconotida tem se mostrado cada vez mais promissora como um potencial medicamento intratecal. Ziconotida, um agente analgésico não opioide que atua como um bloqueador reversível do canal de cálcio do tipo N, demonstrou impedir a liberação pré-sináptica de neurotransmissores, impedindo a passagem da sinalização nociceptiva. Ensaios randomizados, bem como revisões retrospectivas sobre a utilidade da ziconotida, demonstraram sua eficácia em melhorar as pontuações de dor para dor oncológica e não relacionada ao câncer em mais de 30%.[37-39] Essa melhora clinicamente significativa nas pontuações de dor e funcionalidade foi sustentada no período de acompanhamento de 12 meses também. Com base em diretrizes do Polyanalgesic Consensus Conference de 2016, o *Intrathecal Drug Delivery System* (IDDS) com ziconotida recebeu uma recomendação de grau A para uso em dor ativa relacionada ao câncer. Especificamente, quando as fontes de dor são bem localizadas (p. ex., T3-T7 para a maioria dos casos de PMPS), o IDDS é particularmente eficaz. Um estudo avaliando a seleção de pacientes para IDDS com ziconotida ecoou esses sentimentos. Sua recomendação para o uso de ziconotida girou em torno de duas características principais:

1. Dor predominantemente neuropática.
2. Dor crônica refratária ao uso sistêmico de opioides.

Como muitos PMPS alcançam facilmente esses critérios, o uso de IDDS com ziconotida mostra grande promessa na população PMPS.[38,39]

DOR CRÔNICA PÓS-TORACOTOMIA

A síndrome da dor crônica pós-toracotomia (SDPT), também conhecida como dor crônica pós-toracotomia ou neuralgia pós-toracotomia, representa um desafio significativo no tratamento de pacientes submetidos à cirurgia torácica. A literatura nesse domínio destaca vários fatores que contribuem para o desenvolvimento e persistência dessa dor, bem como estratégias em evolução para prevenção e tratamento. A SDPT possui uma natureza multifatorial, como o dano do nervo intercostal, duração cirúrgica e condições psicossociais do paciente, como ansiedade e depressão. Embora a administração sistêmica de opioides continue sendo uma abordagem analgésica comum, a implementação de protocolos de analgesia multimodal é crucial para o tratamento eficaz da dor. Logo, torna-se importante a intervenção precoce no momento da incisão cirúrgica para mitigar aferentes nociceptivos, reduzindo assim o risco de desenvolvimento de dor crônica.[40]

A epidemiologia da dor crônica após toracotomia é bem documentada, com estudos relatando que entre 50% e 80% dos pacientes sentirão alguma forma de dor crônica após o procedimento. A prevalência e a gravidade exatas dessa dor podem variar dependendo de fatores como o tipo de cirurgia, dados demográficos do paciente e a presença de condições pré-existentes. É mais frequentemente descrita como dor localizada na área da incisão cirúrgica, com ou sem dor profunda adicional na região do peito ou ombro. Outros sintomas associados que prejudicam a qualidade de vida incluem formigamento, coceira, parestesia, excesso de peso, sensação de picada, hipersensibilidade, alodínia ou aumento da sensibilidade à estimulação tátil e hiperalgesia. Tem implicações socioeconômicas, incluindo incapacidade, perda de emprego, diminuição da produtividade, infrações criminais, dificuldade de concentração, humor prejudicado, irritabilidade, insônia, ansiedade, retraimento social ou suicídio. Após trauma torácico contuso, múltiplas costelas e fraturas da coluna podem levar à dor crônica na área da parede torácica, embora a dor persistente ocorra mais comumente após lesões não acidentais. A fadiga é um sintoma comum, mas é geralmente negligenciada em pacientes adultos.[41]

DEFINIÇÃO

A SDPT é definida, conforme os padrões da IASP, como dor recorrente ou persistente ao longo da cicatriz da toracotomia por pelo menos 2 meses após a cirurgia.[42] Ela geralmente se apresenta como uma sensação de dor localizada na área da incisão, com uma tendência notável de resolução dentro de 2 meses após a cirurgia. No entanto, a persistência da dor além desse período, ou sua recorrência, pode estar associada à disestesia em queimação, indicando uma experiência de dor mais complexa, até mesmo com um componente pleurítico contribuindo para o perfil geral da dor. Ainda, conforme a IASP, a dor crônica é definida como "dor que persiste ou recorre por mais de 3 meses", e embora haja algumas diferenças na duração, a SDPT e a dor crônica podem ser consideradas condições quase idênticas na prática clínica da cirurgia torácica.[43]

INERVAÇÃO DA PAREDE TORÁCICA

Os nervos intercostais desempenham papel significativo no fornecimento de inervação motora e sensorial da parede torácica. Os nervos intercostais surgem dos ramos anteriores dos nervos espinhais torácicos, e seus ramos correm ao longo da borda inferior de cada costela, suprindo os músculos intercostais. As fibras dos ramos posteriores dos nervos espinhais torácicos suprem os músculos e a pele das costas[44] (Figura 7).

A maioria das fibras nervosas do ramo ventral de T1 fará parte do plexo braquial, enquanto as fibras remanescentes formam o 1° nervo intercostal. Inversamente, o ramo ventral de T2 envia um pequeno ramo ao plexo braquial, enquanto a maioria de suas fibras constitui o 2° nervo intercostal. Além disso, o 2° nervo intercostal dá origem a um grande ramo cutâneo

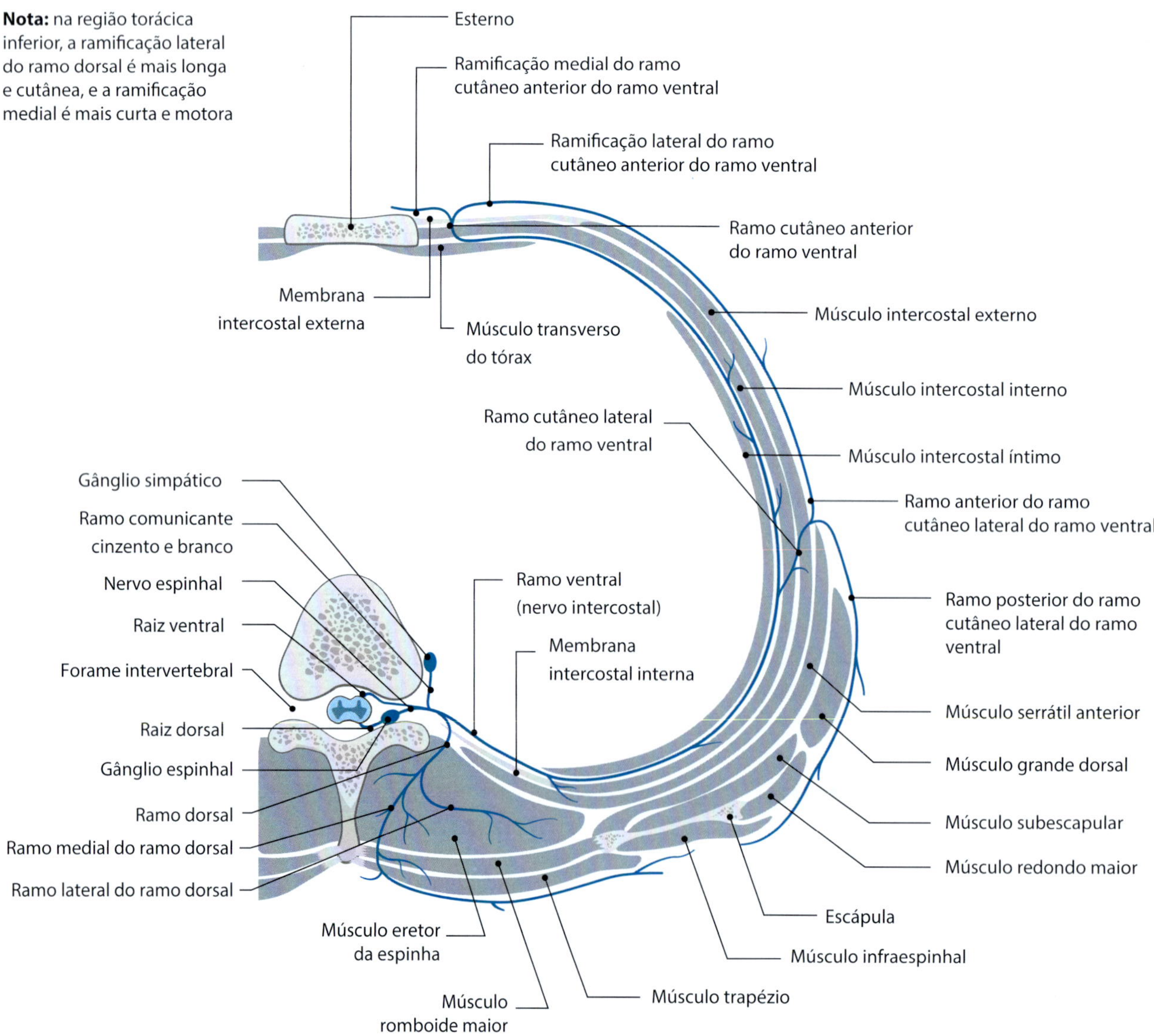

Figura 7 – Inervação da parede torácica.

Fonte: Acervo da autoria.

lateral, o nervo intercostobraquial, que fornece sensação cutânea à metade superior do braço medial/posterior e a uma parte da axila anterior. O último ramo ventral dos nervos torácicos (T12) recebe o nome de nervo subcostal por se situar abaixo da 12ª costela.[44,45]

Do 3° ao 6° nervos intercostais, recebem a denominação "típicos", pois ficam restritos ao espaço intercostal, enquanto todos os outros são denominados "atípicos" por suprirem áreas além da parede torácica.[45]

A inervação da parede torácica anterior é feita principalmente pelos nervos intercostais (2° a 6°), fornecendo inervação motora e sensorial aos músculos e à pele da parede torácica anterior. Emergindo da linha axilar média, os ramos cutâneos laterais que se dividem em anteriores e posteriores, sendo os responsáveis pela inervação sensitiva da parede torácica anterior.[46]

Assim, a inervação dos músculos intercostais, subcostais, serrátil posterior e transverso do tórax são de responsabilidade dos nervos intercostais. Além disso, dão ramos articulares ao periósteo das costelas e suprem a pleura parietal diafragmática, cervical, costal e periférica. O nervo frênico é responsável pela inervação da pleura mediastinal e parte central da pleura parietal diafragmática. A parede torácica também recebe contribuições dos nervos supraclaviculares e o plexo braquial contribui com os nervos toracodorsal, torácico longo e peitoral medial e lateral.[45,46]

FISIOPATOLOGIA DA DOR APÓS TORACOTOMIA

A interação complexa de vários mecanismos nociceptivos e neuropáticos, centrais e periféricos que ocorrem no período pós-operatório contribui para o desenvolvimento e a manutenção da dor crônica pós-toracotomia.

Como visto na seção anterior, os nervos intercostais são responsáveis pela aferência somática para o corno dorsal ipsilateral da medula espinhal, enquanto a aferência visceral (brônquios, pleura visceral e pericárdio) tem como responsáveis os nervos frênico e vago.

Com a lesão tecidual do procedimento cirúrgico, temos a liberação de uma série de mediadores inflamatórios que ativam diretamente os nociceptores, gerando uma dor amplificada – sensibilização primária. Com o estímulo contínuo ocorre a hiperexcitabilidade dos neurônios do corno dorsal da medula e centros superiores da dor, via ativação de receptores NMDA – sensibilização central.

Somando-se isso aos mecanismos neuropáticos da dor relacionados à lesão das estruturas neurais, temos o início do quadro de dor crônica pós-toracotomia.[47]

Outro ponto importante da dor pós-toracotomia é que alguns estudos demonstraram que o bloqueio do nervo frênico reduz a dor referida no ombro ipsilateral à toracotomia, sintoma comum nessa cirurgia, e frequentemente não tem a mesma resposta à anestesia epidural torácica. Parece, assim, que a dor no ombro é transmitida pelo nervo frênico, por conta do estímulo cirúrgico na pleura visceral e pericárdio. Por ter origem em C3, C4 e C5, a anestesia epidural torácica torna-se ineficaz.[48]

FATORES DE RISCO

Os fatores que contribuem para o desenvolvimento de dor crônica pós-toracotomia são multifatoriais e podem ser categorizados em fatores relacionados ao paciente, à cirurgia e pós-operatórios.

Os fatores de risco relacionados ao paciente incluem condições de dor preexistentes, como fibromialgia, bem como fatores psicológicos, como ansiedade e depressão. Além disso, gênero feminino, idade mais jovem e predisposição genética foram identificados como fatores de risco potenciais para o desenvolvimento de dor crônica pós-toracotomia.[49]

Os fatores relacionados à cirurgia que podem contribuir para a dor crônica pós-toracotomia incluem a extensão do trauma cirúrgico, como o tamanho e a localização da incisão, bem como a duração da cirurgia. Além disso, o tipo de procedimento cirúrgico e a presença de dor neuropática pré-operatória também foram associados a um risco aumentado para o desenvolvimento de dor crônica pós-toracotomia.[49,50]

Os fatores pós-operatórios que podem influenciar o desenvolvimento de dor crônica pós-toracotomia incluem a intensidade e a duração da dor aguda pós-operatória, bem como a ocorrência de complicações pós-operatórias, como infecção ou hematoma. Além disso, o manejo inadequado da dor no período pós-operatório e o uso de determinadas técnicas analgésicas, como bloqueios de nervos intercostais, também podem contribuir para a persistência da dor após a toracotomia.[49,51]

No geral, uma compreensão abrangente dos vários fatores de risco para dor crônica pós-toracotomia é essencial para sua prevenção e manejo, bem como para melhorar a qualidade de vida geral dos pacientes submetidos à toracotomia.[51]

AVALIAÇÃO DA DOR PÓS-TORACOTOMIA

Os métodos de avaliação clínica da dor crônica pós-toracotomia geralmente incluem o uso de escalas de dor, questionários e entrevistas com os pacientes. A escala visual analógica (EVA) é comumente utilizada para que o paciente possa autorrelatar a intensidade da dor. Além disso, questionários como o *Brief Pain Inventory* (BPI), *McGill Pain Questionnaire* (MPQ) e o questionário *Douleur Neuropathique 4 Questions* (DN4) podem ser aplicados para avaliar diferentes aspectos da dor, como sua localização, seu impacto nas atividades diárias e a natureza da dor. As entrevistas clínicas também desempenham um papel fundamental na obtenção de informações mais detalhadas sobre a dor crônica pós-toracotomia, permitindo uma avaliação abrangente do quadro álgico do paciente.[52,53]

Em conjunto com a avaliação clínica, técnicas de avaliação instrumental, como diagnóstico por imagem, estudos de condução nervosa e eletromiografia, podem ser empregadas para investigar melhor os correlatos anatômicos e fisiológicos da dor. Essas medidas objetivas podem fornecer percepções valiosas sobre as estruturas ou vias específicas envolvidas na geração e transmissão de sinais de dor, ajudando a orientar a seleção de intervenções terapêuticas direcionadas.[54]

Ao combinar perspectivas clínicas e instrumentais, os profissionais de Saúde podem desenvolver uma compreensão mais abrangente da dor crônica pós-toracotomia e adaptar estratégias de tratamento para atender às necessidades individuais de cada paciente. Essa abordagem multifacetada é essencial para otimizar os resultados do paciente e melhorar a qualidade de vida geral para aqueles que vivem com essa condição complexa e desafiadora.[54,55]

MANEJO ANESTÉSICO

Uma estratégia de analgesia multimodal, conforme a endossada pela American Pain Society (APS), que busca combinar técnicas anestésicas sistêmicas e locais para otimizar o controle da dor, minimizando o uso de opioides, é a melhor opção para reduzir a dor pós-toracotomia.

A anestesia regional é mandatória para controle da dor pós-toracotomia, sendo os métodos mais importantes o bloqueio paravertebral (BPV) e a analgesia epidural torácica (AET). Embora ambos os métodos sejam eficazes no controle da dor, o BPV tem menor incidência de efeitos adversos, como hipotensão e náusea. Essa descoberta é particularmente relevante para o manejo anestésico, pois apoia a implementação do BPV, preferencialmente contínuo, como uma alternativa viável à AET em certas populações de pacientes.[40] A Figura 8 mostra a inervação do tórax.

Além disso, a incorporação da tecnologia de ultrassom (USG) marcou um avanço significativo no campo. O uso da orientação por USG (Figuras 9 e 10) aumentou a segurança e a eficácia dos bloqueios nervosos, permitindo uma localização mais precisa e taxas de complicações reduzidas. Esse avanço ampliou o escopo das aplicações de anestesia regional em cirurgia torácica, particularmente para procedimentos como toracotomia, toracoscopia assistida por vídeo e ressecção de costelas.[56,57]

O bloqueio do plano eretor da espinha (ESP), como alternativa, tem sua eficácia debatida e seu efeito clínico ainda é imprevisível.[56]

A administração de opioides por via intratecal e epidural apresentam a grande vantagem de produzir uma analgesia potente com baixas doses comparadas à administração venosa, tornando-se um adjuvante importante para o controle da dor pós-operatória. Além disso, a administração intratecal de opioide é uma alternativa para o controle da dor quando não é possível a realização do bloqueio epidural torácico ou BPV. No entanto, os cuidados com os efeitos colaterais desses medicamentos permanecem, como depressão respiratória e retenção urinária.[59]

Outra opção, nos casos de impossibilidade de BPV e AET, é a colocação intraoperatória de cateteres para bloqueio contínuo dos nervos intercostais.[45]

No que se refere à administração venosa de medicamentos, a cetamina apresenta estudos com resultados conflitantes quanto ao benefí-

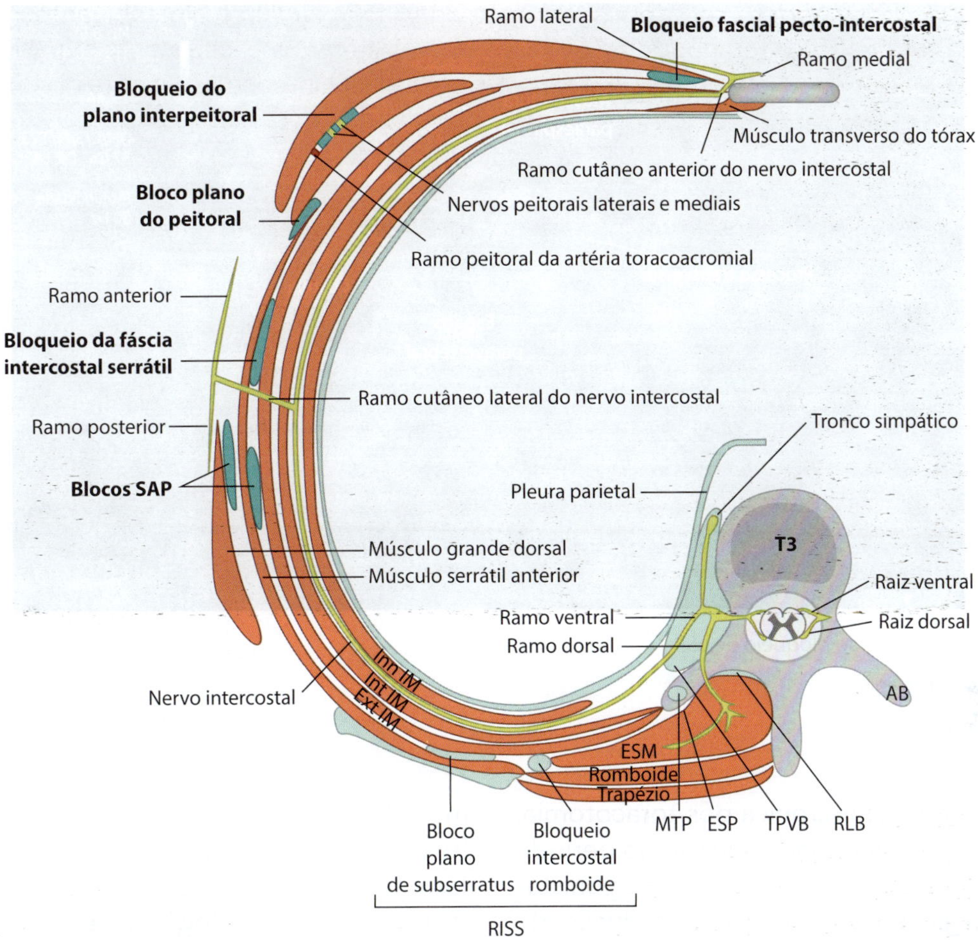

Figura 8 – Corte transversal do tórax mostrando a inervação da parede torácica e alvos para bloqueios do plano fascial torácico.

Alvos do bloqueio regional: ESP: plano eretor da espinha; MTP: bloqueio do processo transverso do ponto médio para a pleura; RISS: plano intercostal romboide e subserrátil; RLB: bloqueio retrolaminar; SAP: plano serrátil anterior; TPVB: bloqueio paravertebral torácico. Músculos: ESM: eretor da espinha; Ext IM: intercostal externo; Inn IM: intercostal mais interno; Int IM: intercostal interno; Pec: peitoral.

Fonte: Adaptada de Mehta S *et al.*, 2023.

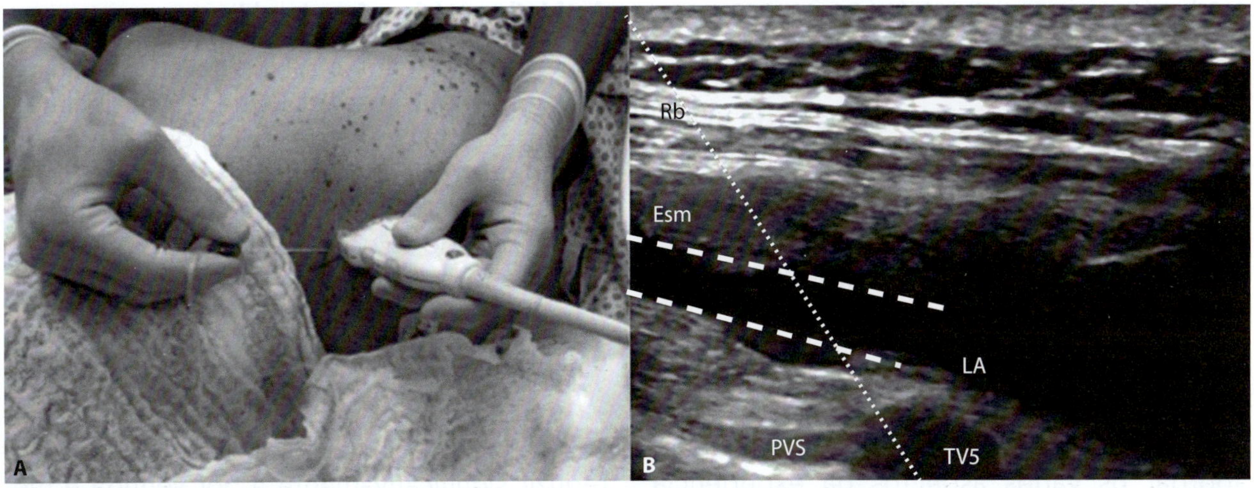

Figura 9 (A e B) – (A) Posicionamento para realização do bloqueio ESP; (B) imagem de USG.

Esm: músculo eretor da espinha; ESP: plano eretor da espinha; LA: anestésico local; PVS: espaço paravertebral; Rb: músculo romboide; TV5: processo transverso T5; USG: ultrassonografia.

Fonte: Acervo da autoria.

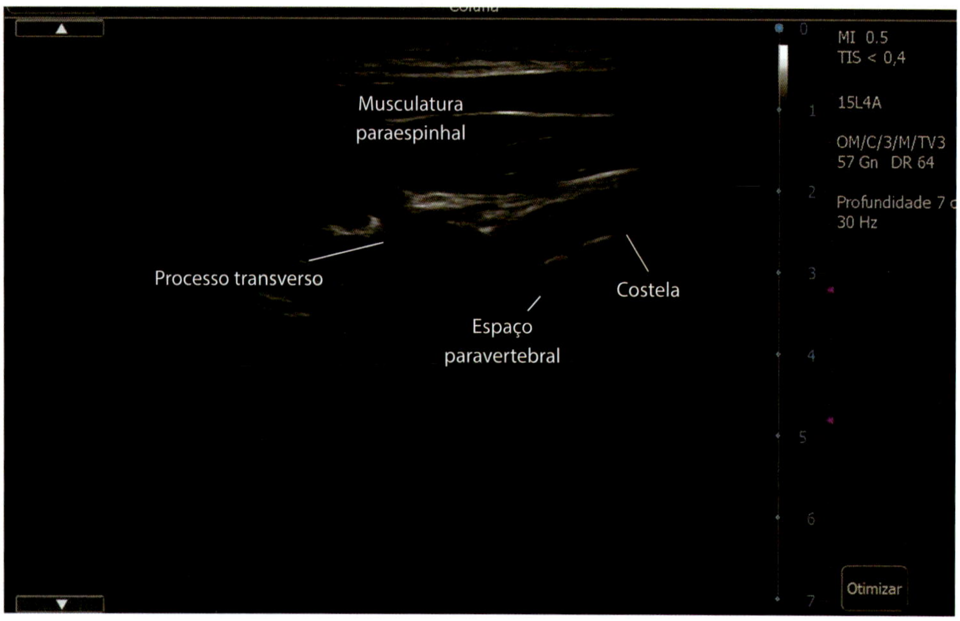

Figura 10 – Sonoanatomia do bloqueio do ESP.

ESP: plano eretor da espinha.

Fonte: Acervo da autoria.

cio para reduzir a dor crônica pós-toracotomia, no entanto, é recomendado seu uso no período perioperatório. Da mesma forma, os agonistas α-2-adrenérgicos promovem uma redução do consumo de opioides no período intraoperatório, mas não conseguiram ainda demonstrar redução da dor e consumo de opioides no pós-operatório não imediato.[60]

No período intraoperatório, a manutenção da infusão de anestésico local seja pelo cateter epidural, seja por um cateter no espaço paravertebral, é importantíssimo para o controle da dor pós-toracotomia.[45]

A seguir, veremos a continuidade do manejo da dor no pós-operatório e as possibilidades para tratamento da dor persistente.

ABORDAGEM TERAPÊUTICA MULTIMODAL DA DOR PÓS-TORACOTOMIA

A abordagem terapêutica multimodal para dor crônica após toracotomia envolve o uso de múltiplas técnicas e tratamentos para abordar os vários aspectos da experiência da dor. Essa abordagem normalmente inclui intervenções farmacológicas, como AINEs, opioides e medicamentos adjuvantes, como anticonvulsivantes e antidepressivos, para modular a percepção da dor e melhorar a funcionalidade. Além disso, intervenções não farmacológicas, como fisioterapia, acupuntura e suporte psicológico, desempenham um papel crucial no tratamento da dor crônica. Em conjunto, procedimentos intervencionistas como injeções epidurais, bloqueios nervosos e RFA podem ser considerados para alívio direcionado da dor.[61]

Anti-inflamatórios não esteroides

Os medicamentos AINEs devem ser utilizados sempre que possível. Estudos, principalmente com celecoxibe e parecoxibe, demostram um importante efeito poupador de opioides quando utilizados no período pré-operatório, principalmente quando associados a bloqueios regionais, como BPV e epidural torácico.[62,63]

Opioides

Opioides são agentes terapêuticos para o controle da dor perioperatória que podem reduzir significativamente a dor sentida e melhorar a mobilização precoce após toracotomia cirúrgica. Os opioides podem ser usados em diferentes cenários para analgesia pós-toracotomia, incluindo modalidades de analgesia controladas pelo paciente.[64] Entre os analgésicos, a morfina é o tratamento padrão tradicional para dor intensa. A terapia crônica com opioides é, no entanto, frequentemente acompanhada de problemas como efeitos adversos, tolerância, hiperalgesia e dependência.[61]

A experiência clínica sugere que, quando a toracotomia é feita em conjunto com a revascularização, a dor torácica é mais bem tratada com uma analgesia controlada pelo paciente (PCA, do inglês *patient-controlled analgesia*) intravenosa com um opioide potente ou moderadamente potente, como morfina, fentanil ou hidromorfona. O fentanil é frequentemente usado como infusão intravenosa contínua para tratar dor torácica grave.[49,61,65]

Gabapentinoides

Gabapentina e pregabalina são os dois principais agentes abordados nesta seção para o tratamento da dor pós-toracotomia. Ambos os medicamentos são medicamentos antiepiléticos coformulados, principalmente como terapias adjuvantes para o tratamento de crises parciais e dor neuropática. Seu mecanismo de ação envolve a modulação dos canais de cálcio dependentes de voltagem, o que reduz a liberação de algumas monoaminas excitatórias e neurotransmissores na medula espinhal e bloqueia as vias de sinalização da dor no sistema nervoso central (SNC). Esses medicamentos podem ser considerados especialmente benéficos em pacientes com componentes neuropáticos significativos no seu perfil de dor pós-operatória, como muitas vezes podem ser tratados no contexto de cirurgia torácica. Eles também podem aumentar a capacidade de outros medicamentos em fornecer alívio da dor. Em ensaios clínicos, a dosagem e o momento das administrações variam muito, no entanto, a maioria dos estudos revelou que os gabapentinoides melhoram efetivamente os resultados da dor no pós-operatório.[66]

Antidepressivos

Os medicamentos antidepressivos têm eficácia para o tratamento da dor crônica pós-toracotomia em alguns pacientes. O mecanismo de ação parece envolver a inibição da geração e propagação do potencial de ação neuronal ectópico, resultando em diminuição da sensibilização central e amortecimento do desenvolvimento de dor crônica de longa duração.[67]

Radiofrequência (RF)

A exploração do tratamento por RF como uma opção de tratamento para dor pós-toracotomia é apoiada por uma crescente quantidade de literatura publicada que demonstra sua eficácia em várias condições de dor. Isso ressalta o potencial da RF como uma alternativa não invasiva, com altas taxas de satisfação do paciente e um baixo perfil de complicações. Além disso, os estudos observam a capacidade do tratamento de alterar indicações cirúrgicas, o que é uma consideração crítica nas estratégias de tratamento da dor.[68,69]

Crioblação

A literatura sobre crioablação para o tratamento da dor pós-toracotomia revela uma evolução significativa nas estratégias de tratamento da dor, enfatizando a necessidade de abordagens inovadoras para mitigar as complicações associadas aos métodos analgésicos tradicionais.

Song *et al.* examinaram a aplicação da crioablação especificamente no contexto do reparo minimamente invasivo do *pectus excavatum*. Suas descobertas sugeriram que a crioablação não apenas levou à redução de internações hospitalares, mas também diminuiu o consumo de opioides em comparação à analgesia peridural torácica tradicional. No entanto, o estudo também reconheceu complicações potenciais, como dor neuropática, o que exige aplicação cautelosa da técnica.[70]

Estimulação da medula espinhal (SCS)

A terapia de neuroestimulação por meio da estimulação da medula espinhal é ideal para pacientes com dor crônica intratável, como dor pós-cirúrgica (Figura 11). Recentemente, o SCS ganhou interesse no tratamento da dor crônica após toracotomia.[71,74]

O paciente ideal para terapia SCS é aquele com dor crônica intratável que é localizada e não reduzível por terapias conservadoras. Vários estudos mostram que SCS é um tratamento seguro e eficaz para dor crônica. Um estudo envolvendo 140 pacientes explorando táticas tradicionais

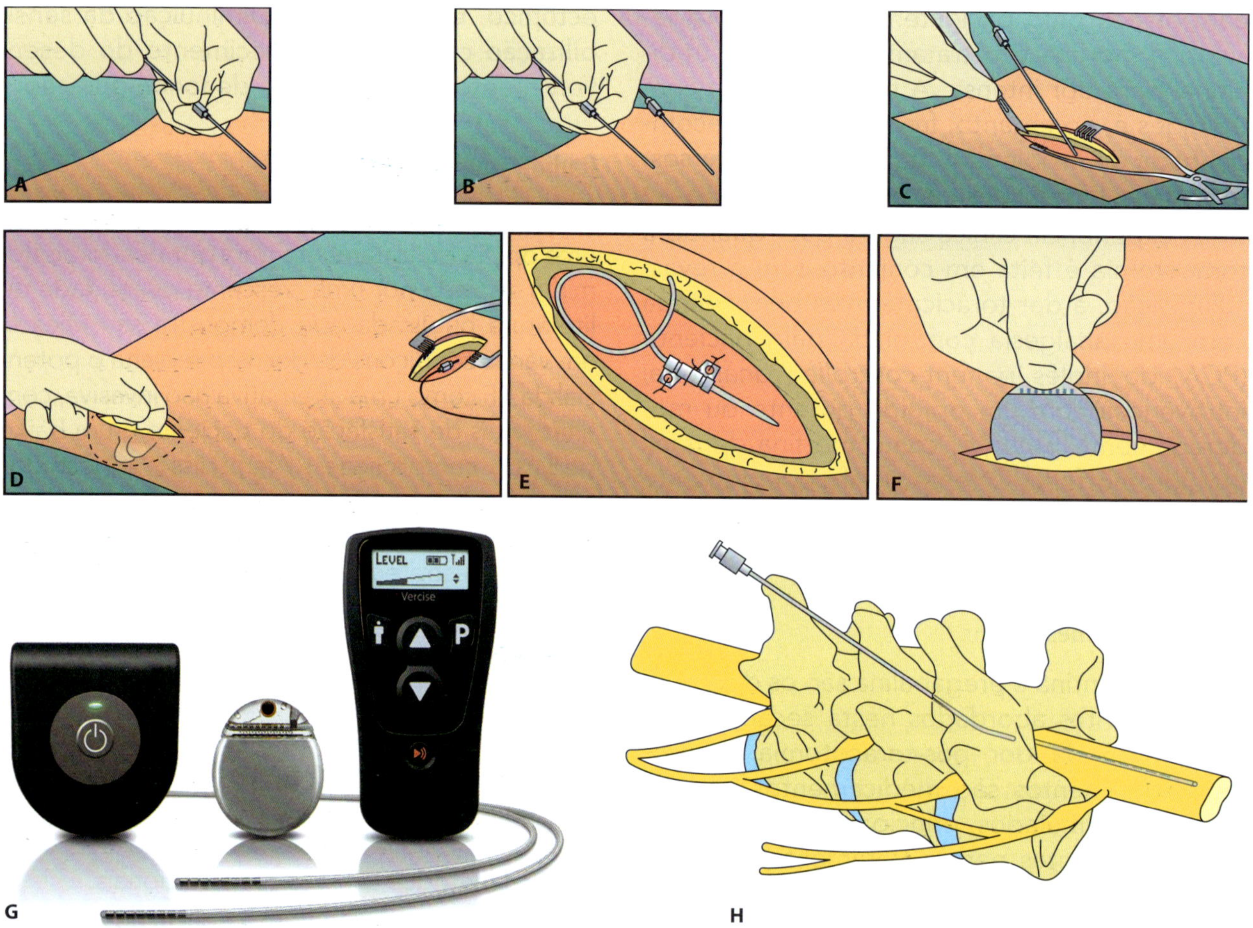

Figura 11 (A-H) – Implantação de neuroestimulador da medula espinhal (e instrumentação). (A e B) Colocação percutânea de eletrodos no espaço epidural. (C e D) Fixação de fios condutores durante o procedimento de implantação e tunelização do cabo de extensão dos fios até a fonte de energia. (E) Formação de bolsa glútea para aceitar a fonte de energia. (F) Colocação da fonte de energia recarregável (também conhecida como bateria ou gerador de neuropulso) na bolsa glútea. (G) Modelo de sistema de estimulação da medula espinhal (H) Representação ilustrativa de um eletrodo introduzido no espaço epidural.

Fonte: Adaptado de Wininger KL *et al.*, 2012.

de tratamento da dor em comparação com SCS demonstrou que pacientes com SCS tiveram pontuações de gravidade de dor mais baixas, sem aumento no consumo de opioides. Em média, pacientes com SCS tiveram uma taxa de eficácia de 82%, com cessação completa ou parcial da dor em > 50% das consultas de acompanhamento. É importante notar que distúrbios concomitantes como diabetes, depressão, duração da dor crônica maior que cinco anos e queixas ininteligíveis de dor reduziram o resultado da SCS. No entanto, não houve correlação entre idade e melhora funcional após o tratamento com SCS.[72-74]

Eletrodo para estimulação do gânglio da raiz dorsal

O DRG desempenha um papel crítico nos mecanismos de processamento da dor. Os DRGs contêm os corpos das células nervosas dos neurônios aferentes unipolares que retransmitem e integram informações somatossensoriais da periferia para o SNC. Alguns desses neurônios DRG transduzem e/ou modulam múltiplos estímulos, incluindo toque, temperatura, coceira, dor mecânica e/ou dor induzida por inflamação.[75,76]

A neuroestimulação do DRG pretende inibir a hiperexcitabilidade e disparos ectópicos das células do DRG e, dessa forma, agir na sensibilização central e alodínia relacionadas à dor crônica. O estudo de Lo Bianco *et al.* demonstrou que o DRG-S pode ser uma terapia eficaz para a SDPT (Figura 12). Apesar de serem necessários mais estudos, essa terapia mostra ser mais uma opção para o arsenal de tratamento dessa patologia.[58]

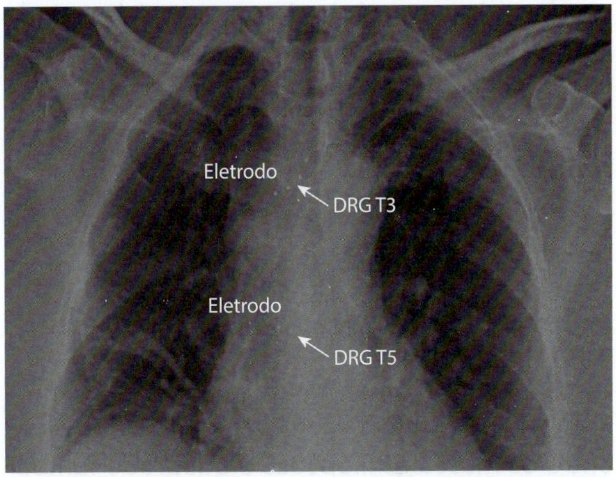

Figura 12 – Radiografia torácica demonstrando o posicionamento de eletrodos de DRG-S nos 3º e 5º níveis dorsais (torácicos).

DRG-S: estimulação do gânglio da raiz dorsal.

Fonte: Adaptada de Lo Bianco G *et al.*, 2021.

Síndrome de dor crônica pós-hernioplastia

MANEJO E TRATAMENTO

Uma hérnia inguinal é a protrusão de um saco herniário por meio do canal inguinal ou diretamente por meio da fáscia transversa. Um saco herniário consiste tipicamente em conteúdos pré-peritoneais ou vísceras, saco peritoneal e tecidos sobrepostos (p. ex., pele, tecido subcutâneo, camadas de funículo espermático). Dor crônica após o reparo de hérnia, ou dor pós-herniorrafia (DPH), não é incomum.

A DPH foi definida como "dor que é uma consequência direta de uma lesão nervosa ou uma doença que afeta o sistema somatossensorial" em pacientes que não tinham dor na região inguinal e proximidades antes de uma cirurgia de hérnia original ou cuja dor é diferente em comparação com a experimentada no pré-operatório, presente mais de 6 meses após a cirurgia. Ela é frequentemente incapacitante e prejudica a qualidade de vida. A dor é pior com a deambulação, abaixamento, extensão do quadril ipsilateral ou torção. A dor pode ser aliviada com a flexão da coxa ou com a posição reclinada. A relação sexual é dolorosa, independentemente do sexo, em cerca de 5% dos pacientes com DPH. Alodínia, hiperalgesia, hipestesia, disestesia ou outros distúrbios sensoriais podem ser encontrados no exame físico. Bloqueios seletivos de nervos podem ser usados para identificar um nervo gerador de dor.[77]

Danos nervosos ocorridos durante a cirurgia parecem ser a causa mais comum de DPH porque distúrbios sensoriais são frequentemente vistos nesses pacientes. A dor geralmente se apresenta na distribuição do nervo afetado. O nervo ilioinguinal (IIN) é o gerador de dor neural mais comum em DPH, seguido pelo nervo genitofemoral (GFN) e nervo ilíaco-hipogástrico (IHN) (Figura 13).

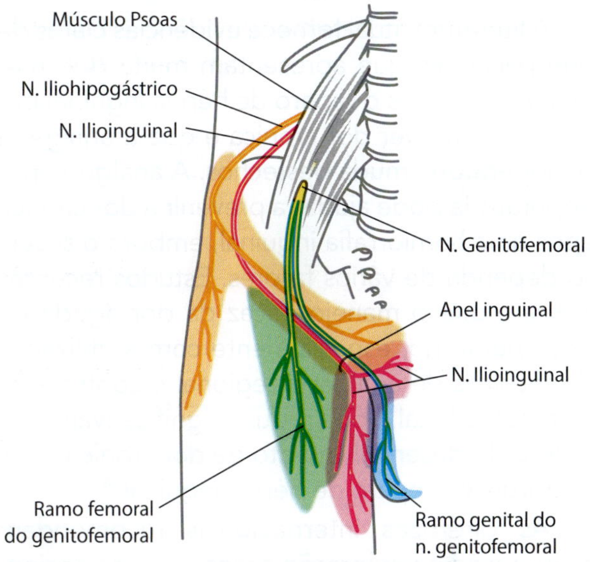

Figura 13 – Ilustração dos nervos inguinais e seus dermátomos.

Fonte: Adaptada de Cesmebasi A, *et al.*, 2015.

Menos comumente, o nervo cutâneo femoral lateral ou nervo femoral pode ser uma fonte de dor após cirurgia de hérnia. A lesão nervosa é um evento multifatorial e inclui lesão mecânica ou térmica durante dissecção e reparo cirúrgico, aprisionamento do nervo por suturas, grampos, tela e aderências ou pode estar relacionado à resposta inflamatória ao material de tela protética. Os nervos são suscetíveis a lesões durante reparos abertos e laparoscópicos. Em alguns casos, a dor somática resultará de lesão ou dano ao tubérculo púbico ou camadas musculares mais profundas, particularmente quando a tela é fixada por grampos ou fios no lugar. Hérnia recorrente é outra causa potencial de DPH, mas geralmente pode ser descartada com exames de imagem.[79]

Na Tabela 3 são descritos fatores de rico para desenvolvimento de DPH.

Tabela 3 – Fatores de risco para DPH
Idade > 40 anos
Altos níveis de dor pré-operatória
Altos níveis de dor pós-operatória
Índice de massa corporal > 25
Reoperação de hérnia
Fatores genéticos
Fatores psicossociais

DPH: dor pós-herniorrafia.

Fonte: Desenvolvida pela autoria.

A literatura atual fornece evidências claras de que pacientes que apresentam muita dor imediatamente após o reparo de hérnia inguinal podem desenvolver dor crônica e que a analgesia perioperatória muda desfechos. A analgesia perioperatória pode ajudar a prevenir a dor crônica após uma herniorrafia inguinal, embora o sucesso dependa de vários fatores. Estudos recentes indicam que o manejo eficaz da dor aguda no pós-operatório, especialmente com a utilização de técnicas de analgesia regional e controle da inflamação local, pode reduzir significativamente o risco de desenvolvimento de dor crônica após a cirurgia de reparo de hérnia inguinal.[80]

As diretrizes internacionais recomendam reoperação e exploração precoces para pacientes que apresentam dor excruciante imediatamente após o reparo de hérnia inguinal, pois isso levanta preocupações sobre um possível aprisionamento de nervo, testículo isquêmico ou lesão vascular de vasos testiculares. A avaliação clínica pode revelar hiperestesia, alodínia ou dormência na área sensorial do nervo afetado. Não estão estabelecidas diferenças no resultado da dor em relação à técnica cirúrgica aberta comparada à laparoscópica, tipo de anestesia, tipo de tela ou tipo de hérnia.[77]

A literatura tem mostrado que a experiência do cirurgião, a proteção do nervo e a técnica cirúrgica adequada desempenham um papel crítico na prevenção de DPH. Os resultados de centros de hérnia altamente especializados com taxas mais baixas de dor crônica implicam que a técnica cirúrgica desempenha um papel crítico na prevenção de DPH.[81] A solução ideal para DPH seria a prevenção. No entanto, apesar de várias estratégias intraoperatórias, ainda é impossível evitar que DPH ocorra em pacientes específicos.

ANATOMIA

Cinco principais nervos que suprem a região inguinal. Essa anatomia é importante para entender a patologia, o diagnóstico e o tratamento do DPH. Esses nervos incluem o IIN, IHN, GFN, cutâneo femoral lateral e o femoral. Tanto o IIN quanto o IHN surgem dos ramos anteriores T12 e L1. Ambos os nervos correm entre os músculos iliopsoas e quadrado lombar e passam diagonalmente para a musculatura da parede abdominal. O IHN perfura o músculo oblíquo interno próximo à espinha ilíaca anterossuperior e fornece inervação motora ao músculo oblíquo interno, ao passar pela aponeurose do músculo oblíquo externo, fornece fibras sensoriais para a pele sobre a parte inferior do reto abdominal, a coxa proximal e medial e os genitais.

De maneira semelhante, o IIN corre paralelo e abaixo do IHN, perfura a borda inferior do músculo oblíquo interno e, em seguida, atravessa para ficar anterior ao cordão espermático à medida que atravessa a região inguinal. Ele supre as mesmas áreas que o IHN.[78]

Os ramos anteriores L1 e L2 formam o GFN. Passando abaixo do IIN e do IHN do nível L3 ou L4 do músculo psoas, ele eventualmente se ramifica em ramos genitais ou femorais. O ramo genital emerge da fáscia *transversalis* e, em seguida, viaja com o cordão espermático. Ele fornece sensação à parte superior medial da coxa e aos genitais. Ele também envia fibras motoras para o músculo cremastérico em homens. O ramo femoral viaja com a artéria ilíaca externa, passando sob o ligamento inguinal para fornecer sensação à coxa anterior.[78]

O nervo cutâneo femoral lateral surge das raízes L2 e L3 e é puramente sensorial. Ele passa em um caminho semelhante ao IHN e IIN para a espinha ilíaca anterossuperior, mas passa sob o ligamento inguinal para fornecer sensação à coxa anterolateral (Figura 14).

A sonoanatomia da região abdominal, quando aplicada ao diagnóstico e tratamento da dor crônica DPH inguinal, foca principalmente nos nervos ilioinguinal, II-IH e genitofemoral, que frequentemente são lesados durante ou após a cirurgia de reparo de hérnia inguinal. Esses nervos estão intimamente relacionados às estruturas da parede abdominal e inguinal, e sua visualização por USG é uma ferramenta útil para diagnóstico e intervenções terapêuticas, como bloqueios nervosos (Figuras 15 e 16).[82]

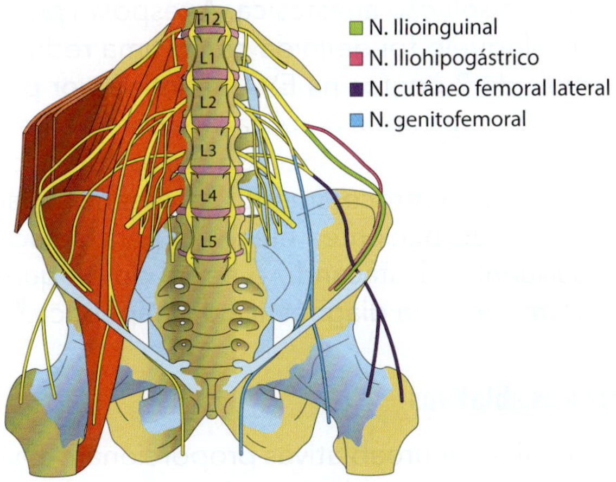

Figura 14 – O plexo lombar mostrando os nervos ilioinguinal, iliohipogástrico, cutâneo femoral lateral e genitofemoral.

Fonte: Adaptada de Peng PWH, Tumber PS, 2008.[82]

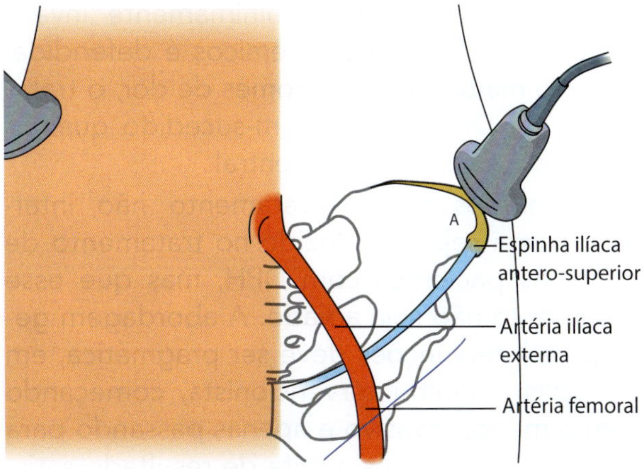

Figura 15 – Localização do probe.

Fonte: Adaptada de Peng PWH, Tumber OS, 2008.

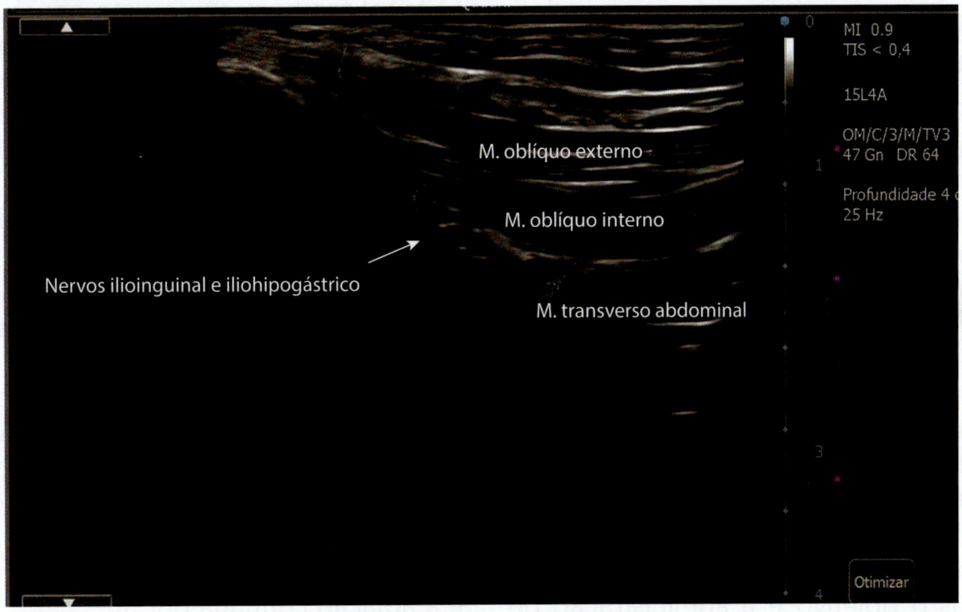

Figura 16 – Sonoanatomia dos músculos abdominais e nervos ilioinguinal e iliohipogástrico.

Fonte: Acervo da autoria.

MANEJO FARMACOLÓGICO E NÃO FARMACOLÓGICO

Várias abordagens foram sugeridas para o gerenciamento de DPH, variando de terapias cognitivas ou intervenções farmacológicas a reoperações com neurectomia e/ou remoção de tela. O gerenciamento de pacientes com DPH é complexo, e temos que reconhecer que as evidências ainda são muito escassas para permitir recomendações consolidadas para a prática diária. Muitas vezes, no tratamento de algumas dores crônicas, nos baseamos no tratamento de outras dores crônicas que têm tratamentos mais bem estabelecidos para transpormos a conduta.[81]

Embora existam evidências limitadas para tratamentos farmacológicos sistêmicos (p. ex., acetaminofeno/paracetamol, AINEs, ADTs, inibidores seletivos da recaptação de serotonina [ISRSs], gabapentina, pregabalina e opioides), uma abordagem multidisciplinar gradual começando com medidas minimamente invasivas como analgésicos sistêmicos é defendida. Como a maioria das síndromes de dor, o tratamento de DHP é mais bem-sucedido quando precede a sensibilização central.

Sugerimos que o tratamento não intervencionista seja introduzido no tratamento de todos os pacientes com DPH, mas que esse tratamento não seja adiado. A abordagem geral para intervenções deve ser pragmática, em camadas e multi-intervencionista, começando com o menos invasivo e apenas passando para o mais invasivo após a falta de resultado satisfatório. A avaliação deve ser multidisciplinar e deve ocorrer por especialistas.[83]

TRATAMENTO INTERVENCIONISTA

Injeções guiadas por ultrassom para dor pós-herniorrafia

Para os bloqueios guiados por ultrassom, um transdutor linear de alta frequência é usado para identificar o IIN ou IHN, em que o transdutor é colocado perpendicularmente ao ligamento inguinal na espinha ilíaca anterossuperior como ponto de partida. O IIN e o IHN ovais e hipoecoicos são encontrados entre o músculo oblíquo interno e oblíquo externo ou o músculo transverso do abdome. A entrada da agulha é em plano e administra-se 2 mL a 3 mL de solução perineural. Os bloqueios guiados por ultrassom exigem menos volume de anestésico local e evidenciam o bloqueio denso. Existem variações da técnica por diversos autores, mas o objetivo é a administração de solução anestésica nas imediações do nervo em que há suspeita de lesão. Cada vez mais, os dados sugerem o aumento da taxa de sucesso do bloqueio do nervo periférico quando a orientação por ultrassom é usada.[84]

Lee *et al.* conduziram um estudo para avaliar a eficácia de bloqueios nervosos guiados por ultrassom no manejo da neuralgia inguinal crônica. O procedimento utilizou uma solução de 2 mL composta por 1 mL de dexametasona a 10 mg/mL e 1 mL de cloridrato de lidocaína a 1%, administrada ao redor do nervo-alvo sob visualização contínua por ultrassom em tempo real. A técnica foi executada por radiologistas musculoesqueléticos experientes, garantindo o posicionamento preciso da agulha e a injeção segura da solução anestésica. A resposta positiva ao bloqueio foi definida como uma redução de mais de 2 pontos na EVA, mantida por pelo menos 2 horas após a aplicação, como critério para confirmar a relevância do nervo como fonte de dor. Esse procedimento foi essencial para a seleção de pacientes elegíveis para ablação subsequente, destacando o papel do bloqueio como ferramenta diagnóstica e terapêutica.[85]

Técnicas ablativas

Técnicas neuroablativas proporcionam alívio da dor e incluem ablação química, crioablação e RFA.[85]

A ablação química foi descrita com uso de álcool e fenol. Uma solução de 20% de álcool tratou com sucesso um neuroma de Morton.[86] O fenol também causa uma neurólise química e tem sido usado em simpatectomia lombar, neurólise do ramo medial e nervos intercostais. Embora eficaz para nervos pequenos em espaços confinados, a neuroablação química pode não ser ideal para neuralgia inguinal, pois seria difícil evitar que o fluido injetado fluísse para longe do alvo nervoso.[85]

A crioablação usa temperaturas extremamente baixas para induzir a degeneração Walleriana da destruição seletiva do nervo dos axônios e da bainha de mielina, deixando o epineuro e o perineuro intactos. A vantagem dessa técnica é que os axônios não têm probabilidade de formar neuromas e menos probabilidade de desenvolver dor de desaferentação, que tem sido associada à neurectomia cirúrgica e à ablação contínua por RF.[86]

A RFA produz elevação de temperatura suficiente no nervo para causar necrose celular sem seccionar o nervo, reduzindo o risco de formação de neuroma e dor de desaferentação.

Apesar dos avanços recentes na técnica cirúrgica para reparo de hérnia inguinal, a DPH continua sendo uma sequela comum. Lesão no IIN, IHN ou GFN é a etiologia mais comum. Fatores de risco específicos que aumentam a probabilidade de desenvolver DPH incluem idade jovem, altos níveis de dor pré e pós-operatória, alto índice de massa corporal, cirurgia de hérnia recorrente e complicações de feridas pós-operatórias. Bloqueios de nervos periféricos guiados por ultrassom podem desempenhar um papel importante no diagnóstico de DPH e auxiliam na identificação de um nervo gerador de dor específico, embora variações anatômicas significativas e padrões de inervação possam tornar esse processo complicado. Causas alternativas de dor crônica na virilha, como doença urológica ou ginecológica, devem ser descartadas. Como em muitas síndromes dolorosas, o diagnóstico precoce e o tratamento precoce são cruciais. Técnicas de crioterapia e neuromodulação, especificamente estimulação de nervos periféricos, podem desempenhar um papel no tratamento de longo prazo em casos mais graves de PHP, mas requerem mais estudos.[79]

CONCLUSÃO

A dor crônica pós-operatória é uma síndrome prevalente em todo o mundo e pode afetar até mesmo pacientes operados por cirurgiões experientes e em centros especializados. Apesar de sua frequência e seu impacto significativo na qualidade de vida dos pacientes, as evidências científicas disponíveis para guiar o manejo dessa condição ainda são limitadas e carecem de maior robustez.

Durante este capítulo, descrevemos algumas síndromes mais comuns, embora reconheçamos que, por conta da limitação de espaço, muitos aspectos importantes da dor crônica pós-operatória não puderam ser explorados em sua totalidade.

Um ponto crucial para a prevenção da dor crônica é o manejo adequado da dor perioperatória. O controle eficaz da dor durante o período operatório e no pós-operatório imediato tem sido associado a uma menor incidência de dor persistente, o que reforça a importância de uma abordagem cuidadosa e atenta e o papel do médico anestesiologista no desfecho. Estar atento às queixas de dor de pacientes submetidos às cirurgias é essencial para identificar precocemente aqueles em risco de desenvolver dor crônica e intervir de maneira oportuna.

Esse cenário evidencia a necessidade urgente de mais estudos e publicações sobre o tema, ampliando nossa compreensão acerca dos mecanismos envolvidos e a efetividade das abordagens terapêuticas. A base fisiopatológica da dor neuropática crônica deve servir como um pilar no tratamento desses pacientes, respeitando sempre suas individualidades e características clínicas. A partir dessa abordagem mais personalizada, aliada ao progresso científico contínuo, poderemos oferecer um cuidado mais eficaz e humanizado para aqueles que sofrem com dor crônica após cirurgias.

Referências bibliográficas

1. Schug SA, Lavand'homme P, Barke A, Korwisi B, Rief W, Treede RD, et al. The IASP classification of chronic pain for ICD-11: chronic postsurgical or posttraumatic pain. Pain. 2019;160(1):45-52.
2. Glare P, Aubrey KR, Myles PS. Transition from acute to chronic pain after surgery. Lancet Lond Engl. 2019;393(10180):1537-46.
3. Fregoso G, Wang A, Tseng K, Wang J. Transition from acute to chronic pain: evaluating risk for chronic postsurgical pain. Pain Physician. 2019;22(5):479-88.
4. Hammer P, Banck MS, Amberg R, Wang C, Petznick G, Luo S, et al. mRNA-seq with agnostic splice site discovery for nervous system transcriptomics tested in chronic pain. Genome Res. 2010;20(6):847-60.
5. Macrae WA. Chronic post-surgical pain: 10 years on. Br J Anaesth. 2008;101(1):77-86.
6. McGreevy K, Bottros MM, Raja SN. Preventing chronic pain following acute pain: risk factors, preventive strategies, and their efficacy. Eur J Pain Suppl. 2011;5(2):365-72.
7. Small C, Laycock H. Acute postoperative pain management. Br J Surg. 2020;107(2):e70-80.
8. Sun KW, Pan PH. Persistent pain after cesarean delivery. Int J Obstet Anesth. 2019;40:78-90.
9. Gutierrez S, Liu B, Hayashida K ichiro, Houle TT, Eisenach JC. Reversal of peripheral nerve injury-induced hypersensitivity in the postpartum period: role of spinal oxytocin. Anesthesiology. 2013;118(1):152-9.
10. Verhagen T, Loos MJ, Mulders LG, Scheltinga MR, Roumen RM. A step up therapeutic regimen for chronic post-pfannenstiel pain syndrome. Eur J Obstet Gynecol Reprod Biol. 2018;231:248-54.
11. Jin J, Peng L, Chen Q, Zhang D, Ren L, Qin P, et al. Prevalence and risk factors for chronic

pain following cesarean section: a prospective study. BMC Anesthesiol. 2016;16(1):99.
12. Borges NC, de Deus JM, Guimarães RA, Conde DM, Bachion MM, de Moura LA, et al. The incidence of chronic pain following cesarean section and associated risk factors: a cohort of women followed up for three months. PloS One. 2020;15(9):e0238634.
13. Post-dural puncture headache: a prospective study on incidence, risk factors, and clinical characterization of 285 consecutive procedures - PubMed. [2025 Mar. 01]. Disponível em: https://pubmed.ncbi.nlm.nih.gov/35836140/.
14. de Brito Cançado TO, Omais M, Ashmawi HA, Torres MLA. Chronic pain after cesarean section. Influence of anesthetic/surgical technique and postoperative analgesia. Rev Bras Anestesiol. 2012;62(6):762-74.
15. Carvalho B, Butwick AJ. Postcesarean delivery analgesia. Best Pract Res Clin Anaesthesiol. 2017;31(1):69-79.
16. Sultan P, Halpern SH, Pushpanathan E, Patel S, Carvalho B. The effect of intrathecal morphine dose on outcomes after elective cesarean delivery: a meta-analysis. Anesth Analg. 2016;123(1):154-64.
17. Chou R, Gordon DB, de Leon-Casasola OA, Rosenberg JM, Bickler S, Brennan T, et al. Management of postoperative pain: a clinical practice guideline from the american pain society, the american society of regional anesthesia and pain medicine, and the american society of anesthesiologists' committee on regional anesthesia, executive committee, and administrative council. J Pain. 2016;17(2):131-57.
18. Inthigood N, Lertbunnaphong T, Jaishuen A. Efficacy of a single 40-mg intravenous dose of parecoxib for postoperative pain control after elective cesarean delivery: a double-blind randomized placebo-controlled trial. J Obstet Gynaecol Res. 2017;43(1):92-9.
19. Elahwal L, Elrahwan S, Elbadry AA. Ilioinguinal and iliohypogastric nerve block for acute and chronic pain relief after caesarean section: a randomized controlled trial. Anesthesiol Pain Med. 2022;12(2):e121837.
20. Borys M, Zamaro A, Horeczy B, Gęszka E, Janiak M, Węgrzyn P, et al. Quadratus lumborum and transversus abdominis plane blocks and their impact on acute and chronic pain in patients after cesarean section: a randomized controlled study. Int J Environ Res Public Health. 2021;18(7):3500.
21. Mieszkowski M, Janiak M, Borys M, Radkowski P, Mieszkowska M, Zhalniarovich Y, et al. Effect of bilateral quadratus lumborum block type i on patient satisfaction and incidence of chronic postsurgical pain following cesarean section-a randomized controlled trial. Int J Environ Res Public Health. 2021;18(17):9138.
22. Baron R, Binder A, Wasner G. Neuropathic pain: diagnosis, pathophysiological mechanisms, and treatment. Lancet Neurol. 2010;9(8):807-19.
23. Drugs and lactation database (LactMed®). National Institute of Child Health and Human Development; 2006.
24. Yuksel SS, Chappell AG, Jackson BT, Wescott AB, Ellis MF. Post mastectomy pain syndrome: a systematic review of prevention modalities. JPRAS Open. 2022;31:32-49.
25. Chappell AG, Yuksel S, Sasson DC, Wescott AB, Connor LM, Ellis MF. Post-mastectomy pain syndrome: an up-to-date review of treatment outcomes. JPRAS Open. 2021;30:97-109.
26. Clinical uses of intrathecal therapy and its placement in the pain care algorithm - PubMed. [2025 Mar. 01]. Disponível em: https://pubmed.ncbi.nlm.nih.gov/26914961/.
27. Kannan P, Lam HY, Ma TK, Lo CN, Mui TY, Tang WY. Efficacy of physical therapy interventions on quality of life and upper quadrant pain severity in women with post-mastectomy pain syndrome: a systematic review and meta-analysis. Qual Life Res Int J Qual Life Asp Treat Care Rehabil. 2022;31(4):951-73.
28. Shah JD, Kirkpatrick K, Shah K. Post-mastectomy Pain Syndrome: a review article and emerging treatment modalities. Cureus. 2024;16(3):e56653.
29. Morel V, Joly D, Villatte C, Dubray C, Durando X, Daulhac L, et al. Memantine before mastectomy prevents post-surgery pain: a randomized, blinded clinical trial in surgical patients. PloS One. 2016;11(4):e0152741.
30. Larsson IM, Ahm Sørensen J, Bille C. The post-mastectomy pain syndrome-a systematic review of the treatment modalities. Breast J. 2017;23(3):338-43.
31. Smith T, Cheville AL, Loprinzi CL, Longo-Schoberlein D. Scrambler therapy for the treatment of chronic post-mastectomy pain (cPMP). Cureus. 2017;9(6):e1378.
32. Khoury AL, Keane H, Varghese F, Hosseini A, Mukhtar R, Eder SE, et al. Trigger point injection for post-mastectomy pain: a simple intervention with high rate of long-term relief. NPJ Breast Cancer. 2021;7(1):123.
33. Abbas DN, Reyad RM. Thermal versus super voltage pulsed radiofrequency of stellate ganglion in post-mastectomy neuropathic pain syndrome: a prospective randomized trial. Pain Physician. 2018;21(4):351-62.

34. Van Zundert J, de Louw AJA, Joosten EAJ, Kessels AGH, Honig W, Dederen PJWC, et al. Pulsed and continuous radiofrequency current adjacent to the cervical dorsal root ganglion of the rat induces late cellular activity in the dorsal horn. Anesthesiology. 2005;102(1):125-31.
35. Hetta DF, Mohamed SAB, Mohamed KH, Mahmoud TAE, Eltyb HA. Pulsed radiofrequency on thoracic dorsal root ganglion versus thoracic paravertebral nerve for chronic postmastectomy pain, a randomized trial: 6-Month Results. Pain Physician. 2020;23(1):23-35.
36. Kirkpatrick K, Shah JD, Shah K. Neuromodulation for adjunctive treatment in postmastectomy pain syndrome. Cureus. 2023;15(10):e47827.
37. Best practices for dorsal root ganglion stimulation for chronic pain: guidelines from the american society of pain and neuroscience - PubMed. [2025 Mar. 01]. Disponível em: https://pubmed.ncbi.nlm.nih.gov/36942306/.
38. Yang A, Hunter CW. Dorsal root ganglion stimulation as a salvage treatment for complex regional pain syndrome refractory to dorsal column spinal cord stimulation: a case series. Neuromodulation J Int Neuromodulation Soc. 2017;20(7):703-7.
39. Deer T, Rauck RL, Kim P, Saulino MF, Wallace M, Grigsby EJ, et al. Effectiveness and safety of intrathecal ziconotide: interim analysis of the patient registry of intrathecal ziconotide management (PRIZM). Pain Pract Off J World Inst Pain. 2018;18(2):230-8.
40. Sica A, Casale B, Sagnelli C, Di Dato MT, Rispoli M, Santagata M, et al. Chronic chest pain control after trans-thoracic biopsy in mediastinal lymphomas. Healthc Basel Switz. 2021;9(5):589.
41. Arends S, Böhmer AB, Poels M, Schieren M, Koryllos A, Wappler F, et al. Post-thoracotomy pain syndrome: seldom severe, often neuropathic, treated unspecific, and insufficient. Pain Rep. 2020;5(2):e810.
42. Miyazaki T, Doi R, Matsumoto K. Post-thoracotomy pain syndrome in the era of minimally invasive thoracic surgery. J Thorac Dis. 2024;16(5):3422-30.
43. Gerner P. Postthoracotomy pain management problems. Anesthesiol Clin. 2008;26(2):355-67,vii.
44. Medbook. Oncoplastia e reconstrução mamária. [2025 Mar. 01]. Disponível em: https://www.medbookeditora.com.br/livro/oncoplastia-reconstrucao-mamaria.
45. Mehta S, Jen TTH, Hamilton DL. Regional analgesia for acute pain relief after open thoracotomy and video-assisted thoracoscopic surgery. BJA Educ. 2023;23(8):295-303.
46. Platzer W, Shiozawa-Bayer T. Atlas colorido de anatomia humana: Volume 1 - Sistema Locomotor. Thieme Revinter; 2023:502.
47. Kehlet H, Jensen TS, Woolf CJ. Persistent postsurgical pain: risk factors and prevention. Lancet Lond Engl. 2006;367(9522):1618-25.
48. MacDougall P. Postthoracotomy shoulder pain: diagnosis and management. Curr Opin Anaesthesiol. 2008;21(1):12-5.
49. Ross JDW, Cole CMW, Lo W, Ura M. Postoperative pain in thoracic surgical patients: an analysis of factors associated with acute and chronic pain. Heart Lung Circ. 2021;30(8):1244-50.
50. Fiorelli S, Cioffi L, Menna C, Ibrahim M, De Blasi RA, Rendina EA, et al. Chronic pain after lung resection: risk factors, neuropathic pain, and quality of life. J Pain Symptom Manage. 2020;60(2):326-35.
51. Prevalence of chronic post-thoracotomy pain in patients with traumatic multiple rib fractures in South Korea: a cross-sectional study - PubMed. [2025 Mar. 01]. Disponível em: Disponível em: https://pubmed.ncbi.nlm.nih.gov/33510371/.
52. Santiago B, Rangel O, Parise M, Villela N. Um caso de síndrome pós-toracotomia: aspectos sobre a abordagem e manejo da dor em pacientes oncológicos / a case of post-thoracotomy syndrome: aspects on pain approach and management in oncologic patients. Braz J Health Rev. 2021;4:20361-74.
53. Casas JDN da S. Uso dos anticonvulsivantes no perioperatório e o seu impacto na dor crónica pós-operatória [masterThesis]. 2020. [2025 Mar. 01]. Disponível em: https://ubibliorum.ubi.pt/handle/10400.6/10737.
54. AANEM Professional practice committee. Establishing standards for acceptable waveforms in nerve conduction studies. Muscle Nerve. 2020;61(3):280-7.
55. O'Bryan R, Kincaid J. Nerve conduction studies: basic concepts and patterns of abnormalities. Neurol Clin. 2021;39(4):897-917.
56. Sertcakacilar G, Tire Y, Kelava M, Nair HK, Lawin-O'Brien ROC, Turan A, et al. Regional anesthesia for thoracic surgery: a narrative review of indications and clinical considerations. J Thorac Dis. 2022;14(12):5012-28.
57. Spaans LN, Bousema JE, Meijer P, Bouwman RAA, van den Broek R, Mourisse J, et al. Acute pain management after thoracoscopic lung resection: a systematic review and explorative meta-analysis. Interdiscip Cardiovasc Thorac Surg. 2023;36(1):ivad003.
58. Lo Bianco G, Papa A, Gazzerro G, Rispoli M, Tammaro D, Di Dato MT, et al. Dorsal root

ganglion stimulation for chronic postoperative pain following thoracic surgery: a pilot study. Neuromodulation J Int Neuromodulation Soc. 2021;24(4):774-8.

59. Rathmell JP, Lair TR, Nauman B. The role of intrathecal drugs in the treatment of acute pain. Anesth Analg. 2005;101(5):S30-43.
60. Feray S, Lemoine A, Aveline C, Quesnel C. Pain management after thoracic surgery or chest trauma. Minerva Anestesiol. 2023;89(11):1022-33.
61. Gupta R, Van de Ven T, Pyati S. Post-thoracotomy pain: current strategies for prevention and treatment. Drugs. 2020;80(16):1677-84.
62. Yang J, Hao Z, Li W, Duan C, Fan X, Xin J, et al. The efficacy and safety of paravertebral block combined with parecoxib during video-assisted thoracic surgery: a randomized controlled Trial. J Pain Res. 2020;13:355-66.
63. Senard M, Deflandre EP, Ledoux D, Roediger L, Hubert BM, Radermecker M, et al. Effect of celecoxib combined with thoracic epidural analgesia on pain after thoracotomy. Br J Anaesth. 2010;105(2):196-200.
64. Nistor CE, Tsui S, Kırali K, Ciuche A, Aresu G, Kocher GJ, et al. Thoracic surgery: cervical, thoracic and abdominal approaches. 1. ed. Springer; 2020:2437.
65. Makkad B, Kachulis B. Challenges in acute postoperative pain management in thoracic surgery. Best Pract Res Clin Anaesthesiol. 2024;38(1):64-73.
66. Marshall K, McLaughlin K. Pain management in thoracic surgery. Thorac Surg Clin. 2020;30(3):339-46.
67. Zobdeh F, Eremenko II, Akan MA, Tarasov VV, Chubarev VN, Schiöth HB, et al. Pharmacogenetics and pain treatment with a focus on non-steroidal anti-inflammatory drugs (NSAIDs) and antidepressants: a systematic review. Pharmaceutics. 2022;14(6):1190.
68. Trinidad JM, Carnota AI, Failde I, Torres LM. Radiofrequency for the treatment of lumbar radicular pain: impact on surgical indications. Pain Res Treat. 2015;2015:392856.
69. Jamison DE, Cohen SP. Radiofrequency techniques to treat chronic knee pain: a comprehensive review of anatomy, effectiveness, treatment parameters, and patient selection. J Pain Res. 2018;11:1879-88.
70. Song SH, Moon DH, Shim YH, Jung H, Lee S. Limited cryoablation reduces hospital stay and opioid consumption compared to thoracic epidural analgesia after minimally invasive repair of pectus excavatum. Medicine (Baltimore). 2022;101(31):e29773.
71. Hagedorn JM, Pittelkow TP, Hunt CL, D'Souza RS, Lamer TJ. Current perspectives on spinal cord stimulation for the treatment of cancer pain. J Pain Res. 2020;13:3295-305.
72. Zhou M, Zhong H, Xing C, Li H, Liu S, Wang L, et al. Comparison of clinical outcomes associated with spinal cord stimulation (SCS) or conventional medical management (CMM) for chronic pain: a systematic review and meta-analysis. Eur Spine J Off Publ Eur Spine Soc Eur Spinal Deform Soc Eur Sect Cerv Spine Res Soc. 2023;32(6):2029-41.
73. Hofmeister M, Memedovich A, Brown S, Saini M, Dowsett LE, Lorenzetti DL, et al. Effectiveness of neurostimulation technologies for the management of chronic pain: a systematic review. Neuromodulation J Int Neuromodulation Soc. 2020;23(2):150-7.
74. Wininger KL, Bester ML, Deshpande KK. Spinal cord stimulation to treat postthoracotomy neuralgia: non-small-cell lung cancer: a case report. Pain Manag Nurs Off J Am Soc Pain Manag Nurses. 2012;13(1):52-9.
75. Hao H, Ramli R, Wang C, Liu C, Shah S, Mullen P, et al. Dorsal root ganglia control nociceptive input to the central nervous system. PLoS Biol. 2023;21(1):e3001958.
76. Abd-Elsayed A, Vardhan S, Aggarwal A, Vardhan M, Diwan SA. Mechanisms of action of dorsal root ganglion stimulation. Int J Mol Sci. 2024;25(7):3591.
77. Sekhon Inderjit Singh HK, Massey LH, Arulampalam T, Motson RW, Pawa N. Chronic groin pain following inguinal hernia repair in the laparoscopic era: systematic review and meta-analysis. Am J Surg. outubro de 2022;224(4):1135-49.
78. Cesmebasi A, Yadav A, Gielecki J, Tubbs RS, Loukas M. Genitofemoral neuralgia: a review. Clin Anat N Y N. 2015;28(1):128-35.
79. Walega DR, Chung B. Chronic postherniorrhaphy pain following inguinal hernia surgery: etiology, risk factors, anatomy, and treatment options. Tech Reg Anesth Pain Manag. 2011;15(3):104-9.
80. Widder A, Reese L, Lock JF, Wiegering A, Germer CT, Kindl GK, et al. Postoperative analgesics score as a predictor of chronic postoperative inguinal pain after inguinal hernia repair: lessons learned from a retrospective analysis. World J Surg. 2023;47(10):2436-43.
81. ISSN 1798-5714. Publications of the University of Eastern Finland. Dissertations in Health Sciences | The ISSN Portal. [2025 Mar. 01]. Disponível em: https://portal.issn.org/resource/ISSN/1798-5714.

82. Peng PWH, Tumber PS. Ultrasound-guided interventional procedures for patients with chronic pelvic pain - a description of techniques and review of literature. Pain Physician. 2008;11(2):215-24.
83. van Veenendaal N, Foss NB, Miserez M, Pawlak M, Zwaans W a. R, Aasvang EK. A narrative review on the non-surgical treatment of chronic postoperative inguinal pain: a challenge for both surgeon and anaesthesiologist. Hernia J Hernias Abdom Wall Surg. 2023;27(1):5-14.
84. Weintraud M, Lundblad M, Kettner SC, Willschke H, Kapral S, Lönnqvist PA, et al. Ultrasound versus landmark-based technique for ilioinguinal-iliohypogastric nerve blockade in children: the implications on plasma levels of ropivacaine. Anesth Analg. 2009;108(5):1488-92.
85. Lee KS, Sin JM, Patil PP, Hanna AS, Greenberg JA, Zea RD, et al. Ultrasound-guided microwave ablation for the management of inguinal neuralgia: a preliminary study with 1-year follow-up. J Vasc Interv Radiol JVIR. 2019;30(2):242-8.
86. Hughes RJ, Ali K, Jones H, Kendal! S, Connell DA. Treatment of morton's neuroma with alcohol injection under sonographic guidance: follow-up of 101 cases. AJR Am J Roentgenol. 2007;188(6):1535-9.

Dor Isquêmica nas Extremidades

67

Juan de la Cruz Pineda Perez
Ana Clara Januário da Silva
José Reyes Guzmán

VISÃO GERAL DA FISIOPATOLOGIA DA DOR ISQUÊMICA

Entende-se por isquemia a redução ou ausência de fluxo sanguíneo para um órgão ou determinada área do corpo.[1] Nesse sentido, as necessidades metabólicas da região acometida pelo processo isquêmico não são satisfeitas.[1,2] Hipóxia (redução do suprimento de oxigênio) e anoxia (falta de suprimento de oxigênio) são alterações importantes no processo de isquemia, que estão estreitamente relacionadas com o fenômeno da dor isquêmica.

Em 1996, foi publicado um estudo por Issberner *et al.*,[3] em que foi utilizada a "técnica do torniquete de esforço submáximo", seguida de um segundo procedimento de infusão intramuscular de tampão fosfato ácido. Concluiu-se que há uma correlação linear entre a taxa de infusão intramuscular de tampão ácido e a dor muscular.[3] Em outras palavras, a acidez extracelular seria capaz de gerar a descarga de nociceptores.

A hipóxia tecidual é o principal mecanismo de acidificação do meio. Nesse sentido, a dor isquêmica tem como importante gatilho a hipóxia tecidual.[4] A diminuição do suprimento de oxigênio ou a ausência de oxigênio leva a uma mudança do metabolismo energético celular aeróbico para o metabolismo energético celular anaeróbico. Nesse caso, há produção acentuada de ácido lático, que contribui para a redução do pH celular.[4,5] A acidificação do meio é responsável pela ativação de canais iônicos sensíveis ao ácido e vias sensoriais.[5]

Os canais iônicos sensíveis ao ácido (ASICs, do inglês *Acid-sensing ion channels*) desempenham papel importante na percepção de alterações de pH em condições relacionadas à acidose tecidual.[6] Esses canais são expressos em neurônios sensoriais periféricos e nas vias nociceptivas do corno dorsal da medula espinhal. Os canais iônicos sensíveis a ácido tipo 3 (ASIC3) estão envolvidos em mecanismos nociceptivos.[4]

Vários mecanismos nociceptivos podem ser ilustrados. Os mais conhecidos são os musculares e os cutâneos. Quando ativados, os canais iônicos sensíveis ao ácido estimulam as fibras musculares aferentes dos grupos III e IV que transmitem informações ao corno dorsal da medula espinhal.[7] Na medula, os sinais são direcionados por meio dos tratos espinotalâmico e espinobraquial para atingir o tálamo e, finalmente, são retransmitidos para o córtex cerebral, em que a dor isquêmica é interpretada.[4,7] Os grupos III e IV são semelhantes às fibras aferentes cutâneas Aδ e C.[7]

Outros mecanismos também contribuem para a fisiopatologia da dor isquêmica. Durante a lesão tecidual que ocorre no processo de isquemia, outros agentes são encontrados: bradicinina, serotonina, adenosina, substância P (sub P), radicais de oxigênio, histamina, glutamato, adenosina trifosfato (ATP), interleucina-1 (IL-1) e fator de crescimento nervoso (NGF).[4,6] Esses fatores estão relacionados à resposta inflamatória a esse tipo de lesão.

Em certas condições de dor isquêmica, há um componente neuropático significativo, situação que é mais bem avaliada na escolha de terapias medicamentosas para essas condições.[4,5]

Várias condições podem levar à dor isquêmica crônica. Pode ser mais bem caracterizada em doenças vasculares periféricas, especialmente na isquemia crítica de membros inferiores (ICMI), estágio final da doença arterial periférica (DAP).[4] Este capítulo abordará essas doenças, discutindo diagnóstico e tratamento em conjunto, tendo em vista a estreita relação entre as duas doenças.

DOENÇA ARTERIAL PERIFÉRICA

Definição e fisiopatologia

A DAP é uma condição que, às vezes, é mal compreendida e subdiagnosticada.[8] Caracteriza-se principalmente por uma oclusão progressiva das artérias periféricas, situação que desencadeia isquemia tecidual.[4,9] A principal forma de oclusão das artérias periféricas é a aterosclerose.[9] Outros processos, como doenças tromboembólicas, vasculite, tromboangeíte obliterante, doença cística da adventícia ou aprisionamento poplíteo também podem resultar em DAP e, posteriormente, em ICMI.[4,10]

Os fatores de risco mais relevantes para o desenvolvimento da DAP são hipertensão arterial sistêmica (HAS), diabetes *mellitus*, doença renal crônica (DRC), hiperlipidemia e tabagismo.[11] A idade também é um fator de risco a ser considerado – existe uma relação linear entre DAP e idade, sendo essa doença observada principalmente em indivíduos com mais de 70 anos.[12]

Determinadas alterações fisiológicas ocorrem no processo obstrutivo periférico. Inicialmente, tenta-se aumentar o fluxo sanguíneo para o tecido isquêmico lesionado por meio da angiogênese e vasodilatação, o que predispõe os pacientes ao edema.[4] À medida que a doença progride, esses mecanismos iniciais deixam de promover o fluxo sanguíneo adequado para as extremidades acometidas.[13] Concomitante a esse processo, ocorre uma cascata inflamatória decorrente da hipóxia tecidual, que resulta em sensibilização periférica e central.[9] Além do processo inflamatório, também está presente a acidose, decorrente da hipóxia e da isquemia. Foi discutida a desregulação simpática resultante do acúmulo de metabólitos e diminuição do pH no tecido acometido.[14]

Epidemiologia

Em 2010, estimou-se que mais de 200 milhões de indivíduos apresentavam DAP, variando de indivíduos assintomáticos a sintomáticos.[15]

Em 2013, uma revisão e análise sistemática publicada por Fowkes *et al.* analisou 34 estudos sobre a prevalência de DAP em países desenvolvidos, em desenvolvimento e subdesenvolvidos.[16] Um índice tornozelo-braquial ITB $\leq$ 0,9 foi utilizado como indicador dessa doença. Vale ressaltar que esse método diagnóstico apresenta sensibilidade de 80% e especificidade de 95% para detecção de DAP.[17] Esse estudo mostrou que, entre 2000 e 2010, o número de pessoas com DAP aumentou 23,5% em todo o mundo, de 164 milhões de pessoas acometidas para 202 milhões. Em todos os grupos de países, a incidência de DAP aumentou com a idade.

O número de pacientes com claudicação em todo o mundo é estimado em cerca de 27 milhões.[17] Estudos indicam que a prevalência de claudicação intermitente aumenta 3% em indivíduos entre 40 anos e 6% entre indivíduos entre 60 e 65 anos; aos 70 anos a prevalência pode chegar a 20%.[18]

As diferenças entre os sexos biológicos em termos de prevalência de DAP ainda não são bem compreendidas.[15] No entanto, os homens são mais propensos a ter DAP do que as mulheres.[19]

A qualidade de vida dos pacientes com DAP fica substancialmente comprometida, principalmente em razão das limitações funcionais causadas pelos sintomas dessa doença, como dor, claudicação intermitente, perda funcional e, em casos mais graves, perda de membros.[20]

Dados de 2016 mostram que a taxa geral de mortalidade ajustada pela idade para DAP foi de 14,8 por 100 mil indivíduos.[21]

Manifestações clínicas

Para classificar a progressão das manifestações clínicas da DAP, são utilizadas duas classificações, a Classificação de Fontaine e a Classificação de Rutherford,[12,22] conforme descrito nas Tabelas 1 e 2.

Tabela 1 – Classificação de Fontaine

Estágios	Manifestações clínicas
Ei	Assintomático
Iia	Claudicação leve
Iib	Claudicação moderada a grave
III	Dor em repouso
IV	Ulceração ou gangrena

Fonte: Adaptada de Dua A, *et al.*, 2016; Varu VN, *et al.*, 2010.

Tabela 2 – Classificação de Rutherford

Estágio	Manifestações clínicas
0	Assintomático
1	Claudicação leve
2	Claudicação moderada
3	Claudicação grave
4	Dor em repouso
5	Perda leve de tecido
6	Perda grave de tecido ou gangrena

Fonte: Adaptada de Dua A, *et al.*, 2016; Varu VN, *et al.*, 2010.

A claudicação, ou seja, a deterioração da marcha, é o primeiro sintoma de insuficiência vascular periférica.[4] O desconforto ao caminhar é geralmente sentido em um nível distal ao nível da artéria obstruída.[8] Inicialmente, ocorre uma redução na distância percorrida sem dor, fenômeno denominado claudicação intermitente.[23] A claudicação intermitente pode ser definida como fadiga, mal-estar, cãibras e/ou dores de origem vascular nos músculos da panturrilha, que podem ser induzidas por exercícios e aliviadas por repouso de aproximadamente 10 minutos.[11]

É importante ressaltar, conforme demonstrado pelas classificações de Fontaine e Rutherford, que nem todos os indivíduos com DAP apresentam sintomas, cerca de 50% desses pacientes são assintomáticos.[13]

Posteriormente, com o avanço da oclusão arterial periférica, ocorre a transição para o estágio de isquemia crítica dos membros inferiores, em que outras manifestações podem tornar-se evidentes, como dor em repouso, úlceras e gangrena, e manifestações clínicas expostas pelas classificações de Fontaine e Rutherford.

ISQUEMIA CRÍTICA DOS MEMBROS INFERIORES

Definição e fisiopatologia

A ICMI é a forma mais grave de DAP.[24,25] Na classificação de Rutherford, ela pode ser definida como dor em repouso (estágio 4), perda leve de tecido (classe 4) e/ou perda grave de tecido ou gangrena; na classificação de Fontaine, pode ser definida como dor em repouso (estágio III) e/ou ulceração ou gangrena (estágio IV).[12,22,26] Entretanto, nem sempre os indivíduos acometidos apresentam todas as manifestações clínicas da DAP antes de progredir para ICMI e, muitas vezes, podem ser assintomáticos nos estágios iniciais da DAP.[12] Portanto, a ICMI pode ser conceituada como dor nos membros inferiores que ocorre durante o repouso.[24]

O comprometimento da perfusão periférica é um processo crônico, portanto, desenvolve-se ao longo dos anos.[12] Além da DAP, os principais fatores de risco para ICMI são tabagismo, diabetes *me*, HAS, dislipidemia, DRC, hipercoagulabilidade e hiper-homocisteinemia.[12] O Quadro 1 descreve os fatores de risco para o desenvolvimento de DAP e/ou ICMI.

Por conta da progressão da perfusão sanguínea comprometida, a ICMI pode levar à perda de membros.[12,22,24] Por isso, é importante atentar para o diagnóstico e tratamento precoce dessa doença.

Por ser considerada o "estágio final" da DAP, a ICMI compartilha os mesmos mecanismos fisiopatológicos.[22]

Quadro 1 – Fatores de risco para o desenvolvimento de doença arterial periférica e/ou isquemia crítica de membros inferiores
Tabagismo
Dislipidemia
Diabetes *mellitus*
Hipertensão arterial sistêmica (HAS)
Doença renal crônica (DRC)
Estado de hipercoagulabilidade
Hiper-homocisteinemia
Idade (relação linear proporcional)

Fonte: Desenvolvido pela autoria.

Epidemiologia

A prevalência de isquemia crítica de membros (ICM) é obtida principalmente por meio das taxas de amputação de membros.[17] Aproximadamente 10% dos pacientes com DAP apresentam ICMI e 5% a 10% dos pacientes com claudicação evoluirão para ICMI dentro de um período de 5 anos.[21,27] Nos Estados Unidos, estima-se que 2 milhões de pacientes sejam afetados por ICMI, a incidência anual foi avaliada em 220 a 3.500 por 1 milhão de pessoas.[21,28] Estima-se que o número de indivíduos acometidos aumente ao longo das décadas, em grande parte por conta de fatores de risco como diabetes, tabagismo e dieta inadequada.[19]

No primeiro ano de apresentação da ICMI, os pacientes apresentam uma taxa de mortalidade de aproximadamente 25%, enquanto no quinto ano apresentam 50%.[29]

Pacientes com ICMI apresentam menor qualidade de vida do que pacientes com DAP que apresentam claudicação intermitente, principalmente em razão de dor incessante, e podem ser comparados a pacientes oncológicos com prognóstico ruim.[17]

Manifestações clínicas

As manifestações clínicas da ICMI são diversas e dependem principalmente do grau de isquemia e do seu tempo de evolução. Além desses fatores, a presença ou ausência de neuropatia diabética ou infecções está associada a esses fatores.[10,30]

Indivíduos acometidos podem apresentar dor em repouso, também chamada dor isquêmica em repouso, com piora da dor ao deitar ou elevar o membro acometido.[31] Essa dor pode ser aliviada por ações como ficar de pé, sentar em uma cadeira ou pendurar a perna na lateral da cama, ou seja, a dor é aliviada abaixando o membro acometido.[8,31] A dor isquêmica pode comprometer a qualidade de vida do paciente, seja na capacidade de deambulação, seja no sono, pois o paciente pode acordar por conta da dor.[25,30]

Em estágios mais prolongados da isquemia, podem ocorrer manifestações como rigidez nas articulações do pé e tornozelo, parestesia, sensação de frio e fraqueza muscular nas extremidades acometidas pelo processo isquêmico.[8]

Podem apresentar úlceras ou feridas no pé.[25] Além de se localizarem no pé, principalmente no pé e antepé, as ulcerações podem ser observadas em áreas menos comuns dos membros inferiores em pacientes com neuropatia diabética, biomecânica alterada ou deformidades nos pés.[32] A dor é sentida no local da úlcera cutânea.[10]

Indivíduos com neuropatia diabética podem não sentir dor isquêmica em repouso ou dor resultante de úlceras nos pés, e isso se deve à perda sensorial crônica.[31]

ESTRATIFICAÇÃO DE RISCO COM BASE EM FERIDAS NOS PÉS, ISQUEMIA E INFECÇÃO: CLASSIFICAÇÃO WIFI

Mudanças nos hábitos e no estilo de vida da sociedade globalizada moderna, especialmente em países desenvolvidos e em desenvolvimento, alteraram a prevalência de algumas doenças, como o diabetes *melittus*. Nesse contexto, muitos pacientes com isquemia de membros inferiores também apresentam diabetes.[33] Portanto, classificações como as de Fontaine e Rutherford atualmente sofrem de certas limitações, especialmente no que diz respeito à categorização da perda tecidual e do grau de infecção das lesões.[33-35]

Em 2014, a Society for Vascular Surgery (SVS) propôs um novo sistema de classificação: estratificação de risco com base na ferida, isquemia e infecção do pé (*Risk stratification based on Wound, Ischemia and foot Infection – WifI*).[34] A classificação WifI utilizou as classificações existentes de ICMI e úlcera do pé diabético.[35]

A classificação WifI é baseada no grau de lesão, isquemia e infecção do membro inferior lesionado.[34] O grau varia em uma escala de 0 a 3, em que 0 representa nenhum, 1) leve, 2) moderado e 3) grave. A ferida é avaliada em termos de tamanho, profundidade, gravidade e dificuldade esperada para atingir a cicatrização; a isquemia é avaliada pelo ITB, pressão no tornozelo, pressão no pé ou pressão transcutânea de oxigênio ($TcPO_2$); e a infecção é avaliada pela presença e gravidade.[34]

A Tabela 3 apresenta a classificação WifI desenvolvida pela SVS em 2014.[34,36]

Tabela 3 – Estratificação de risco segundo ferida, isquemia e infecção do pé: classificação Wifl

	Grau	Características		
Ferida (**W**ound)	0	Ausência de úlceras e gangrena (dor isquêmica em repouso)		
	1	Úlcera pequena ou superficial na perna ou na pele na ausência de gangrena		
	2	Úlcera profunda com osso, articulação ou tendão expostos +/- gangrena limitada aos dedos dos pés		
	3	Úlcera profunda e extensa acometendo o antepé e/ou o médio pé +/- envolvimento do calcâneo +/- gangrena extensa		
Isquemia		ABI	Pressão no tornozelo (mmHg)	Pressão do pé ou $TcPO_2$
	0	≥ 0,80	> 100 mmHg	≥ 60 mmHg
	1	0,60 a 0,79	70 a 100 mmHg	40 a 59 mmHg
	2	0,40 a 0,59	50 a 70 mmHg	30 a 39 mmHg
	3	≤ 0,39	< 50 mmHg	< 30 mmHg
Infecção do pé	0	Ausência de sintomas e sinais de infecção		
	1	Infecção local que acomete apenas a pele e o tecido subcutâneo, eritema > 0,5 a ≤ 2 cm		
	2	Infecção local que afeta estruturas mais profundas que a pele ou tecido subcutâneo > 2 cm		
	3	Síndrome da resposta inflamatória sistêmica		

Fonte: Adaptada de Mills JL, *et al.*, 2014; Cerqueira L de O, *et al.*, 2020.

DIAGNÓSTICO

O diagnóstico de DAP e ICMI é, em grande medida, clínico.[22] Nesse sentido, deve-se realizar um exame clínico detalhado, que inclua as seguintes etapas: anamnese, exame físico geral e exame cardiovascular. Exames adicionais são úteis para confirmar a suspeita clínica de DAP ou ICMI.

Anamnese

Na realização da anamnese, é necessária a coleta minuciosa da história do paciente para determinação de sinais e sintomas, história patológica prévia e história familiar.[32]

O Quadro 2 apresenta dados importantes a serem obtidos durante a anamnese.[24,32,37]

Quadro 2 – Dados importantes a serem obtidos durante a anamnese em situações de suspeita clínica de doença arterial periférica ou isquemia crítica de membros inferiores
Presença de claudicação intermitente, dor isquêmica em repouso, úlceras e/ou gangrena Fatores de risco cardiovascular: diabetes *mellitus*, hipertensão arterial sistêmica, dislipidemia, tabagismo, inatividade física
Uso de drogas lícitas ou ilícitas.
Procedimentos vasculares anteriores
História de amputação
Fatores precipitantes: trauma recente, extração de unha ou infecção

Fonte: Adaptado de Elsayed S, Clavijo LC, 2015; Conte MS, *et al.*, 2019; Sociedade Brasileira de Angiologia e de Cirurgia Vascular, 2022.

Exame físico geral

Ao realizar um exame físico geral, certos aspectos devem ser analisados principalmente por meio de uma inspeção detalhada. O Quadro 3 mostra os sinais que podem ser encontrados em pacientes com DAP ou ICMI.[13,24,31,32,37]

Quadro 3 – Sinais observados em pacientes com doença arterial periférica ou isquemia crítica de membros inferiores
Vermelhidão da extremidade do membro inferior pendente
Palidez precoce após elevação das extremidades inferiores
Tempo de enchimento capilar comprometido (aumentado, indicando baixa perfusão capilar)*
Queda de cabelo nas extremidades inferiores
Unhas quebradiças nas extremidades inferiores
Livedo reticular
Infecções de pele nas extremidades
Sensação de frio nas extremidades
Integridade da pele não preservada: presença de ulcerações ou gangrena

*O teste do tempo de enchimento capilar tem baixa precisão diagnóstica.[23]

Fonte: Adaptado de Foley TR, *et al.*, 2016; Elsayed S *et al.*, 2015; Blecha MJ, 2013; *et al.*, 2019.

Exame cardiovascular

Palpação e ausculta são etapas importantes no exame físico cardiovascular que auxiliam no diagnóstico de DAP ou ICMI.

A palpação dos pulsos das artérias femoral, poplítea, pediosa e tibial anterior permite identificar o nível de obstrução arterial, quando presente, situação que auxilia na avaliação da gravidade da isquemia.[8,10,24,38] Os pulsos podem ser descritos como normais [+2], diminuídos [+1] ou ausentes [0].[8] É importante ressaltar que a presença de pulso nas artérias dos membros inferiores não exclui completamente a presença de obstrução arterial e consequente isquemia.[38] A obtenção da pressão arterial para cada braço também é relevante.[8]

A aorta abdominal deve ser palpada e, nos casos em que for percebido aumento do seu diâmetro, é necessário solicitar ultrassonografia (USG) abdominal para o paciente.[8,37]

A ausculta das artérias femorais e da aorta abdominal também deve ser realizada, sendo a presença de sopros um sinal que deve ser levado em consideração.[8,24]

O Quadro 4 resume o exame físico cardiovascular no diagnóstico de DAP ou ICMI.[8,10,24,31,38]

Quadro 4 – Exame físico cardiovascular no diagnóstico de doença arterial periférica ou isquemia crítica de membros inferiores
Palpação dos pulsos das artérias femoral, poplítea, pediosa e tibial anterior
Obtenção da pressão arterial de cada braço
Palpação do abdome, especialmente da aorta abdominal
Ausculta das principais artérias dos membros inferiores para detecção de sons anormais (sopros)

Fonte: Adaptado de Olin JW, 2010; Gresele P, *et al.*, 2011; Elsayed S, *et al.*, 2015.

Exames complementares

Os exames complementares podem ser divididos em exames de primeiro nível – ITB, índice hálux-braquial (IHB), ($TcPO_2$) e exame duplex – e exames de segundo nível – ressonância magnética (RM) e tomografia computadorizada (TC).[38] Além disso, exames laboratoriais também podem ser solicitados para auxiliar no diagnóstico.

Exames laboratoriais

Os exames laboratoriais que podem ser solicitados para auxiliar no diagnóstico de DAP ou ICMI incluem hemograma completo, glicemia de jejum, hemoglobina glicada (HbA1c), creatinina sérica, perfil lipídico de jejum e urinálise (exames de glicosúria e proteinúria).[24] Esses exames estão relacionados principalmente com a triagem para fatores de risco para o desenvolvimento de DAP e ICMI, como diabetes *mellitus*, HAS e dislipidemia.

Índice tornozelo-braquial e índice hálux-braquial

O ITB é um método não invasivo utilizado para avaliação vascular do membro inferior, principalmente no que se refere à DAP.[39-43] Seu cálculo é obtido por meio da relação entre a pressão arterial sistólica (PAS) medida no tornozelo e aquela medida na artéria braquial.[42] Um ITB entre 0,90 e 1,40 é considerado normal.[39] A DAP é identificada quando o ITB é menor que 0,90.[39-43] Esse valor é aproximadamente 72% sensível e 99% específico para DAP de proporções significativas de obstrução.[43]

Um ITB menor que 0,4 indica ICMI.[31]

O IHB pode ser realizado como adjuvante ao ITB, pois melhora sua sensibilidade e especificidade.[41] O IHB pode ser calculado obtendo-se a razão entre a PAS medida no hálux e a medida na artéria braquial.[44] Um IHB menor ou igual a 0,70 é aceito como diagnóstico de DAP.[39] A utilização do IHB é importante, principalmente em pacientes com diabetes e DRC, pois podem apresentar calcificação arterial, situação que altera o ITB, aumentando-o.[39,44]

Pressão transcutânea de oxigênio

A $TcPO_2$ é usada para identificar a viabilidade do tecido, ou seja, a possibilidade de cicatrização do tecido, especialmente em pacientes diabéticos com ulcerações nos pés.[38,45] Portanto, é uma técnica útil para avaliar a microcirculação.[46] Nesse sentido, o $TcPO_2$ pode ser utilizado na avaliação de DAP e ICMI.[45] Uma $TcPO_2$ menor que 39 mmHg indica isquemia avançada, o que contribui para o diagnóstico de ICMI.[47]

Exame duplex

De acordo com as diretrizes do National Institute for Health and Care Excellence (NICE – Instituto Nacional para Excelência em Saúde e Cuidados), a USG duplex é a primeira escolha para o diagnóstico de DAP ou ICMI, especialmente se a revascularização for considerada.[48] Quanto às vantagens, essa técnica de imagem é não invasiva, não nefrotóxica e não necessita de radiação.[49]

Não há contraindicações específicas para a realização de USG duplex.[50]

Imagem por ressonância magnética

A RM é um método de imagem que permite a visualização das paredes em relação à oclusão, de vasos pequenos e largos. Essa técnica tem a vantagem da ausência de radiação ionizante e/ou material de contraste ionizado.[24,26]

Vale ressaltar que o contraste de gadolínio pode estar associado a casos de fibrose sistêmica nefrogênica em alguns indivíduos.[46]

Tomografia computadorizada

Apesar de não ser o método de primeira escolha para o diagnóstico de DAP ou da ICMI, a TC com contraste apresenta alta resolução nas imagens geradas, além da possibilidade de visualização em diferentes planos e reconstruções tridimensionais.[46] Assim, a TC possibilita uma avaliação precisa das paredes dos grandes vasos.[26]

Em relação à RM, a TC apresenta maior resolução.[24,26]

Como desvantagem da TC, observa-se, na imagem gerada, a presença de artefatos em artérias calcificadas, situação que reduz a acurácia do exame na população com DAP e/ou ICMI. Além disso, o uso de contraste nessa técnica pode ser prejudicial a pacientes com insuficiência renal. A exposição à radiação ionizante também é caracterizada como uma desvantagem para o uso desta técnica de imagem.[46]

DIAGNÓSTICO DIFERENCIAL

O diagnóstico diferencial de DAP e ICMI é amplo, pois diversas condições podem resultar em dor, claudicação, ulceração e/ou gangrena nos membros inferiores.

O Consenso Intersociedade sobre o Manejo da Doença Arterial Periférica (TASC II) apresenta possibilidades para o diagnóstico diferencial de determinadas manifestações clínicas – claudicação intermitente, úlceras e dor isquêmica em repouso – de DAP e/ou ICMI.[29]

Claudicação intermitente

O diagnóstico diferencial da claudicação intermitente inclui as seguintes condições: claudicação intermitente da panturrilha, claudicação intermitente das coxas e glúteos, claudicação intermitente dos pés, síndrome compartimental crônica (SCC), claudicação venosa, compressão da raiz nervosa, cisto de Baker sintomático, artrite do quadril, estenose espinhal e artrite do pé e tornozelo.[29,51]

Úlceras

Vários fatores podem contribuir para a formação de úlceras: neuropatia periférica, DAP, histórico de úlceras ou amputações nos pés, doença renal, perda de visão, pós-transplante de fígado ou rim, calo plantar, alta pressão nos pés, deformidades nos pés, edema, entre outros.[52]

É importante distinguir entre úlceras arteriais, venosas e neuropáticas. Em relação ao diagnóstico diferencial das úlceras, a principal condição a ser avaliada é o pé diabético, uma vez que mais de 550 milhões de indivíduos no mundo apresentam essa condição.[53] As úlceras do pé diabético são resultado da neuropatia diabética sensorial, motora e autonômica.[54]

As úlceras arteriais geralmente localizam-se nas extremidades distais do pé, são profundas e, geralmente, quando o ITB é realizado, observa-se um valor ≤ 0,9, o que indica DAP.[55] A essa situação soma-se a dor associada à claudicação que muitos pacientes apresentam.[56]

As úlceras neuropáticas são indolores e associadas à reposição capilar normal e pulsos palpáveis.[56] Entretanto, a principal etiologia das úlceras neuropáticas é o diabetes *mellitus* tipo 2 (DM2).[29,53] Nesse sentido, a distinção entre úlceras neuropáticas e úlceras diabéticas torna-se difícil, uma vez que a prevalência de pacientes diabéticos com DAP está aumentando, portanto, os sinais e sintomas de insuficiência arterial nas extremidades podem estar associados aos sinais e sintomas de neuropatia.[57] Consequentemente, reafirma-se a importância do diagnóstico completo da DAP e da ICMI por meio de anamnese, exame físico e exames complementares objetivos.

As úlceras venosas são geralmente superficiais, localizadas na superfície supramaleolar medial da extremidade inferior e estão associadas a sinais clássicos de hipertensão venosa, como edema, coloração de hemossiderina e lipodermatoesclerose.[55] Os fatores que contribuem para a fisiopatologia da hipertensão venosa incluem disfunção valvar, obstrução do fluxo de saída, malformação arteriovenosa e falha da bomba muscular da panturrilha.[58]

Dor isquêmica em repouso

O diagnóstico diferencial da dor isquêmica em repouso inclui as seguintes condições: neuropatia diabética, síndrome de dor regional complexa (SDRC), compressão da raiz nervosa, neuropatia sensorial periférica diferente da neuropatia diabética, cãibras noturnas e doença de Buerger (tromboangeíte obliterante).[29,51]

TRATAMENTO

O tratamento da DAP e/ou ICMI é amplo e depende do estágio de evolução da doença em que o paciente se encontra, que pode ser definido com o auxílio das escalas de Fontaine ou Rutherford.[18] Portanto, é necessária uma abordagem multidisciplinar do paciente acometido[26,59,60] (Quadro 5).

O tratamento envolve o controle dos fatores de risco e o manejo das comorbidades, a melhora da funcionalidade do paciente nas atividades diárias, o controle da dor – tanto por meio de terapias medicamentosas quanto intervencionistas – e a garantia do fluxo sanguíneo periférico para o membro – por meio de técnicas de revascularização e, se não for indicada, a amputação é necessária.[10,18,22,26,31,38,59-63]

Quadro 5 – Equipe multidisciplinar que pode atuar no manejo da doença arterial periférica e/ou isquemia crítica dos membros inferiores
Angiologista e cirurgião vascular
Cirurgião plástico
Ortopedista
Cardiologista
Endocrinologista
Radiologista intervencionista vascular
Enfermeiro
Fisioterapeuta
Nutricionista
Assistente social

Fonte: Adaptado de Shishehbor MH, *et al.*, 2016; Laoire ÁN, Murtagh FEM., 2018.

Tratamento da doença arterial periférica

Em geral, as estratégias de prevenção podem melhorar a função dos membros; parar de fumar em combinação com exercícios regulares demonstrou ser muito útil para melhorar a distância percorrida, especialmente quando as lesões estão localizadas abaixo da artéria femoral.[64]

Em pacientes com insuficiência vascular que continuam a fumar, a história natural da doença é de deterioração com risco aumentado de amputação.[65]

Vários estudos têm demonstrado que o uso de estatinas melhora significativamente o prognóstico cardiovascular de pacientes com DAP.[66] Além de reduzir os níveis de colesterol por conta de seus efeitos pleiotrópicos (antiateroscleróticos, anti-inflamatórios e estabilizadores da placa de ateroma), as estatinas demonstraram efeitos benéficos na DAP.[67]

As diretrizes da AHA e da TASC II recomendam o tratamento com um inibidor da hidroximetilglutaril coenzima A redutase (HMG) em pacientes com doença vascular periférica (DVP) que buscam atingir níveis de colesterol LDL < 100 mg/dL e menos de 70 mg/dL se também sofreram um evento cardiovascular.[29,67]

Além disso, metanálises mostram que há melhora significativa na redução da dor e na distância máxima percorrida quando as estatinas são usadas.[68,69]

Em pacientes com DAP, um dos pilares do tratamento é a terapia antiagregante plaquetária. O uso de ácido acetilsalicílico em doses entre 75 mg e 325 mg a cada 24 horas reduz a probabilidade de morte por infarto do miocárdio ou acidente vascular encefálico (AVE). O clopidogrel é usado como alternativa em pacientes alérgicos ao ácido acetilsalicílico ou quando a terapia antiplaquetária dupla é necessária.[70]

Na DAP, a anticoagulação só é indicada se houver doença de base (fibrilação atrial, válvula mecânica etc.). Na DAP, a anticoagulação também pode ser utilizada em *bypass* com má saída distal (*runoff*), ou no caso de próteses quando a anastomose distal é abaixo do joelho.[71]

Os inibidores da enzima de conversão da angiotensina, especificamente o ramipril, demonstraram efeito cardioprotetor independentemente de sua ação hipotensora, com uma redução de 22% na ocorrência de doença cerebrovascular no subgrupo de pacientes com DAP.[72]

Os betabloqueadores, que antes eram contraindicados na doença arterial periférica e na insuficiência circulatória dos membros inferiores, atualmente são considerados indicados em pacientes com DAP por conta de seu efeito cardioprotetor, principalmente em pacientes submetidos à cirurgia, embora não tenham conseguido demonstrar que melhoram a distância da claudicação.[73-75] Em particular, o nebivolol demonstrou ser seguro em pacientes com insuficiência cardíaca, sem efeitos negativos na distância de claudicação.[76]

Entretanto, apesar do uso da terapia com betabloqueadores, a proporção de mortes e amputações não diferiu daqueles que não usam betabloqueadores.[77]

Os antagonistas do cálcio também devem ser preferidos devido ao seu potencial de dilatação arterial periférica.[78] A pentoxifilina intravenosa, usada há anos, atualmente não apresenta evidências para seu uso de acordo com as diretrizes da Sociedade Americana de Cardiologia porque não demonstrou um benefício claro para o paciente.[79] O cilostazol, um inibidor da fosfodiesterase III indicado para DAP, tem pouca evidência no tratamento da ICMI.[79]

Outros medicamentos, como naftidrofuryl, buflomedil, carnitina e propionil-L-carnitina, foram estudados, porém a documentação objetiva dos efeitos é muito limitada, os efeitos na distância máxima de claudicação, se houver, foram moderadamente generosos com grande variabilidade, e o benefício incremental desses tratamentos adicionados aos exercícios da terapia e às estatinas é desconhecido.[80]

O manejo da claudicação intermitente pode ser realizado com exercícios terapêuticos que têm se mostrado eficazes e melhoram os sintomas e os índices de qualidade de vida, além de aumentar a distância máxima de claudicação. Em estudos controlados randomizados (ECR) que incluíram 1.816 pacientes com dor estável na perna, os exercícios terapêuticos mostraram uma melhora na distância máxima de claudicação de quase 5 minutos em comparação ao tempo usual.[80] Além de melhorar a qualidade de vida e a distância máxima de claudicação, o exercício não melhorou o ITB. Além disso, os exercícios terapêuticos supervisionados são mais eficazes do que aqueles que não o são.[69,81]

De acordo com o TASC II, o iloprost intravenoso demonstrou eficácia na DAP grave em pacientes cuja opção é a amputação, em doses que variam de 0,5 a 2 ng/kg/min.[82]

O tratamento em pacientes com doença vascular isquêmica crítica e inoperável em pacientes com dor vascular em repouso e/ou úlceras (Fontaine III e IV) também pode ser realizado com estimulação da medula espinhal (SCS), bem como simpatectomia.[83]

A simpatectomia tem principalmente um efeito vasodilatador na circulação colateral, o que reduz o tônus simpático.[83] A melhora na oxigenação dos tecidos leva a menos danos aos tecidos, o que resulta em diminuição da dor e aumento da cicatrização de úlceras. A redução da dor também ocorre por conta da interrupção da interação nociceptiva simpática.[83] Há três maneiras de diminuir o impulso simpático para uma área específica: simpatólise química regional cirúrgica (aberta), química e induzida por medicamentos.

A simpatólise cirúrgica aberta caiu em desuso em razão de morbidade associada, atraso no retorno ao trabalho, complicações raras como paraplegia e disponibilidade de técnicas químicas e laparoscópicas.[85] A simpatólise química foi descrita pela primeira vez por Brunn e Mandl em 1924 e tem sido usada para DAPs há pelo menos 50 anos. Os resultados são comparáveis aos da cirurgia aberta.[86,87] A simpatólise regional induzida por fármacos usando o bloqueio de Bier mostra um resultado comparável à simpatólise cirúrgica; no entanto, há risco de toxicidade sistêmica repentina pelo medicamento utilizado. São utilizadas simpatólise química, clipagem e ablação térmica dos gânglios simpáticos.[84] A simpatólise química destrói as fibras vasomotoras e sensoriais, resultando no alívio da dor isquêmica em repouso, tão eficaz quanto a simpatólise cirúrgica.

Dos três estudos randomizados relatados na literatura, apenas um (Cross e Cotton) demonstrou redução no grupo tratado com simpatectomia lombar química em comparação com um grupo controle (com injeção de bupivacaína).[83]

Ao longo dos anos, no entanto, vários estudos de coorte levaram ao exame dos efeitos da simpatectomia, tanto química quanto cirúrgica. Um estudo de Sanni *et al.* concluiu em sua revisão que, embora ECR não apoiem seu uso, muitos estudos de coorte demonstraram um efeito positivo da simpatectomia em pacientes com doença vascular isquêmica crítica. Repeler van Driel *et al.*, conduziram um estudo que incluiu 60 casos bem-sucedidos de simpatectomia lombar cirúrgica (redução da dor, cicatrização de úlceras e nenhuma amputação grave) em 48% dos pacientes após 6 meses. Keane realizou simpatectomia lombar química guiada por raio-x usando fenol a 6% em 132 pacientes com doença vascular isquêmica crítica, com resultados favoráveis (sem dor em repouso, extremidade quente e sem amputações) em 52% dos pacientes no acompanhamento de 16 meses.[83]

Embora os efeitos da simpatectomia na doença vascular crítica não sejam consistentes, vários estudos têm demonstrado que há tendência a melhorar a redução da dor e a cicatrização da úlcera, o que pode justificar sua consideração[83] (Figuras 1 a 3).

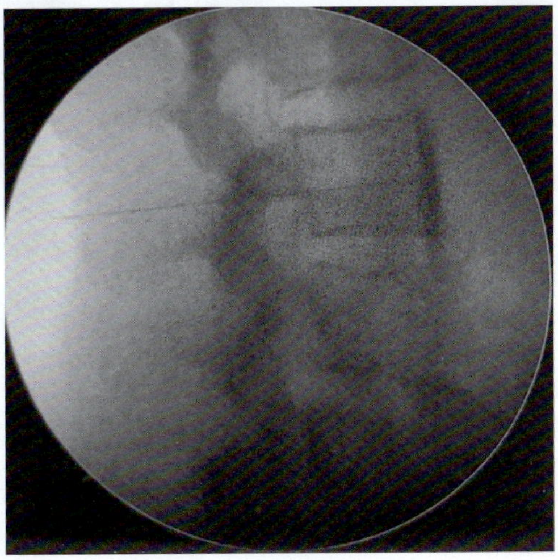

Figura 1 – Bloqueio simpático.

Fonte: Adaptada de Sociedad Española del Dolor, 2017.

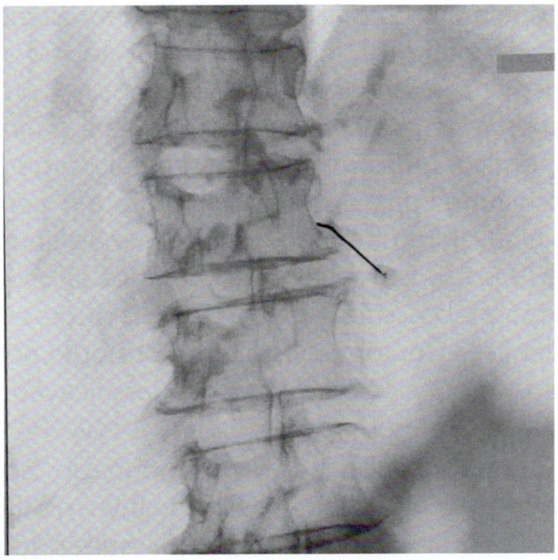

Figura 2 – Visão lateral da abordagem posterolateral para bloqueio simpático.

Fonte: Acervo da autoria.

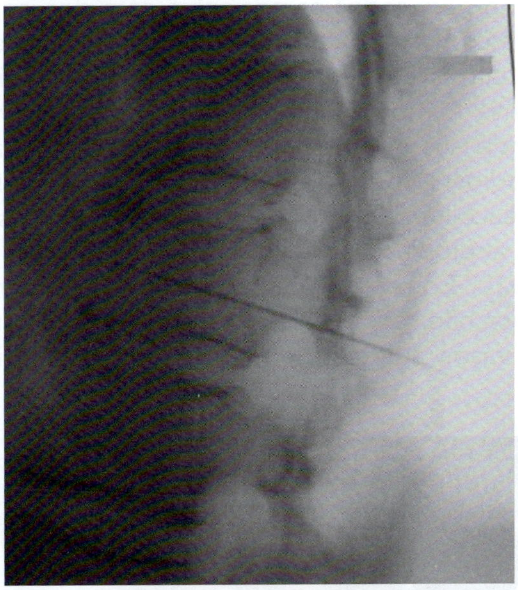

Figura 3 – Visão oblíqua da abordagem posterolateral ao bloqueio simpático.

Fonte: Acervo da autoria.

A terapia genética angiogênica e com células mesenquimais ainda está sob investigação, com evidências insuficientes em favor desses tratamentos.[84,85]

Neuroestimulação com estimulação da medula espinhal para doença vascular periférica

A DVP tem sido atribuída à doença arterial ou venosa das extremidades inferiores causada por um distúrbio da circulação sanguínea, principalmente nas artérias que irrigam as extremidades inferiores. Incidência maior aos 50 anos com pico exponencial após 65 anos. A prevalência em gênero é variável, atribuída a um fator econômico, ou seja, maior renda afeta o gênero masculino e baixa e média renda afeta o gênero feminino. Por outro lado, as causas mais comuns estão associadas à aterosclerose e aos fatores de risco são tabagismo, hipertensão, diabetes e dislipidemia.[88] Conforme visto anteriormente no capítulo, os principais sistemas de classificação são Fontaine e Rutherford.[89]

O estágio avançado é denominado isquemia crítica com impacto significativo no fluxo sanguíneo arterial distal (ICMI), resultando em alterações no metabolismo do tecido basal, comprometendo a viabilidade do membro. De acordo com a definição clínica do TASC II, "o termo isquemia crítica de membro (ICM) deve ser usado para todos os pacientes com dor isquêmica crônica em repouso, úlceras ou gangrena atribuíveis a doença arterial oclusiva objetivamente comprovada". Isquemia crítica corresponde aos estágios III e IV de Fontaine e aos estágios 4, 5 e 6 de Rutherford. O tratamento de escolha para ICM é a revascularização, seja por angioplastia percutânea ou por enxerto de *bypass*. Entretanto, há pacientes com isquemia crítica não reconstruível por conta da ausência de vasos adequados na angiografia seletiva, cirurgia de revascularização prévia malsucedida ou inviabilidade de intervenção cirúrgica em razão de comorbidades e estado geral de saúde.[90]

Pacientes que não são candidatos à cirurgia vascular são pacientes que podem ter uma resposta adequada à SCS, uma alternativa com evidências sustentáveis como parte de tratamentos minimamente invasivos e à amputação.

Nas últimas décadas, essa terapia tem sido aplicada com sucesso no tratamento de várias patologias dolorosas, com a maior evidência sendo a síndrome de falha da cirurgia de coluna (FBSS), SDRC, angina de peito, dor visceral, dor pélvica, cefaleias e dor facial refratária.[91-96] Casos de DVP foram documentados em 1976 por Cook *et al.*[97]

A SCS consiste na implantação de um dispositivo e eletrodos no espaço epidural para estimular fibras sensoriais, o que ativa moléculas de sinalização celular que, por sua vez, causam a liberação de moléculas vasodilatadoras, diminuem a resistência vascular e o relaxamento das células musculares lisas, além de suprimir a vasoconstrição simpática e a transmissão da dor. Quando a seleção do paciente é baseada em parâmetros microcirculatórios, essa terapia pode melhorar significativamente o alívio da dor, interromper a progressão da úlcera e potencialmente alcançar a salvação do membro[98] (Figura 4).

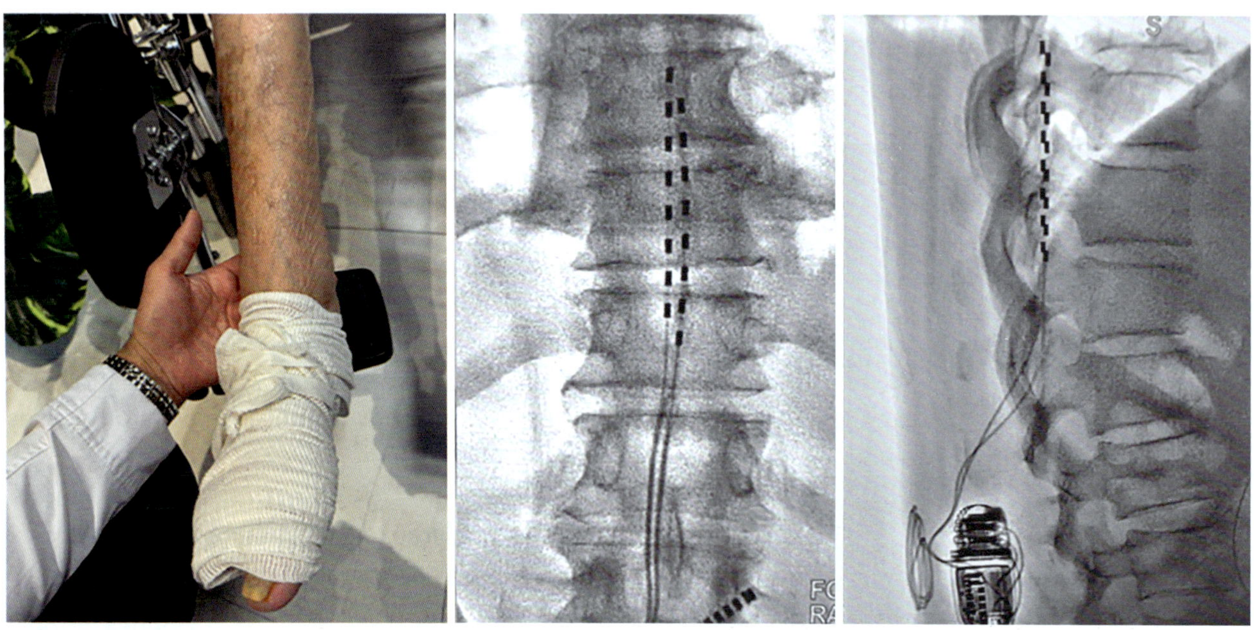

Figura 4 – Resposta favorável de isquemia crítica de membro inferior (ICMI) em paciente com SCS.

Fonte: Acervo da autoria.

A SCS pode melhorar a cicatrização de feridas isquêmicas e pode beneficiar a preservação dos membros por meio da melhora da perfusão da pele. O estudo controlado randomizado multicêntrico de Ubbink *et al.* comparou 55 pacientes com terapia padrão *vs.* 56 pacientes tratados com SCS e terapia padrão. O estudo investigou os efeitos do tratamento na microcirculação da pele em relação ao resultado do tratamento em pacientes com ICMI não reconstruível. A microcirculação cutânea foi avaliada por microscopia capilar, perfusão à *laser* Doppler e medidas de $TcPO_2$ no pé. A má perfusão microcirculatória da pele foi associada a uma maior frequência de amputações em ambos os grupos. A frequência de amputações foi significativamente menor em pacientes com perfusão cutânea intermediária que também foram tratados com SCS. Este estudo sugere que a seleção de pacientes com base na perfusão cutânea microcirculatória inicial pode identificar aqueles pacientes nos quais a SCS pode melhorar a perfusão cutânea local e a sobrevivência dos membros.[99]

O Estudo Europeu de Resultados de Doenças Vasculares Periféricas (SCS-EPOS, do inglês *The European Peripheral Vascular Disease Outcome Study*) foi um estudo prospectivo controlado multicêntrico que comparou pacientes com ICMI que tinham um $TcPO_2$ basal < 30 mmHg e alívio da dor após um período de teste de estimulação de 72 horas ou um $TcPO_2$ inicial < 10 mmHg que aumentou para > 20 mmHg após estimulação de teste, com pacientes que não atendem a esse critério sendo tratados com ou sem SCS. Pacientes que apresentaram melhora no $TcPO_2$ de acordo com seus critérios também apresentaram melhora significativa na microcirculação arterial, alívio da dor e preservação dos membros. O estudo concluiu que a seleção de pacientes com base na triagem de $TcPO_2$ aumenta ainda mais a probabilidade de preservação do membro com a terapia SCS.[100]

Os mecanismos fisiopatológicos sugerem o impacto dos pulsos de estimulação gerados nas fibras sensoriais do gânglio da raiz dorsal (DRG) nas fibras delta C amielínicas e A mielinizadas, especificamente na proteína quinase tipo B (AKT B) e na quinase regulada por sinal extracelular (ERK, do inglês *extracellular signal regulatory kinase*), modificando a resposta do potencial transitório vaniloide 1 (TRPV1), no peptídeo relacionado ao gene da calcitonina (CGRP), regulando a resposta ao músculo liso, endotélio e aumentando os níveis de óxido nítrico (NO), esse efeito diminui a resistência vascular periférica e aumenta o fluxo sanguíneo local (Figura 5).

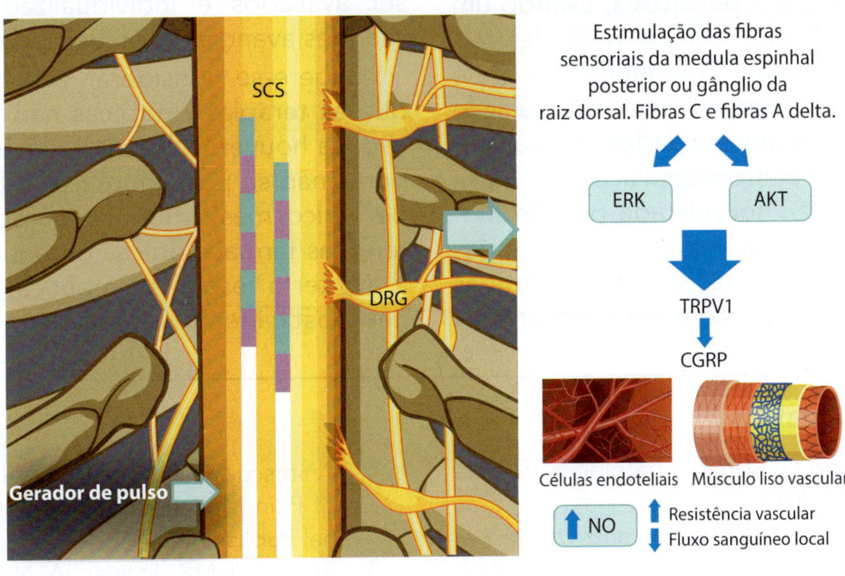

Figura 5 – Mecanismo de SCS: aumento do fluxo sanguíneo e da perfusão distal.

AKT: proteína quinase b; CGRP: peptídeo relacionado ao gene da calcitonina; DRG: gânglio da raiz dorsal; ERK: quinase reguladora de sinal extracelular; NO: óxido nítrico; SCS: estimulador da medula espinhal; TRPV1: receptor de potencial transitório vaniloide tipo 1.

Fonte: Desenvolvida pela autoria.

Pacientes candidatos à terapia SCS são aqueles com ICMI que esgotaram as opções abertas e endovasculares, aqueles que não são candidatos à cirurgia ou aqueles que continuam a sentir dor relacionada à isquemia após a revascularização. Se os pacientes forem selecionados usando valores basais e alterações nas medições de $TcPO_2$, um período de teste com um SCS externo pode identificar aqueles que podem se beneficiar e mostrar alívio da dor, interromper a progressão da úlcera e potencialmente alcançar a salvação do membro.[98]

Embora as evidências de ensaios clínicos randomizados sejam atualmente limitadas, a maioria dos estudos sugere que a SCS é uma opção terapêutica promissora para esses pacientes complexos com ICMI, especialmente com terapia tônica. Essa terapia ainda é subutilizada, apesar de demonstrar eficácia e segurança em pacientes com ICMI refratária, não cirúrgica e não revascularizável. A necessidade é maior hoje após os recentes avanços na neuromodulação com o surgimento de terapias sem parestesia, novos alvos de neuromodulação, como o DRG e a estimulação do nervo periférico (PNS) no tratamento da dor refratária.[101]

Sem parestesia: eles incluem SCS de baixa frequência (B-SCS), SCS de alta frequência (HF-SCS) e multiplexação de alvo diferencial (DTM – DTM-SCS). Essa tecnologia sobrepõe estimulação subperceptual e estimulação de baixa frequência baseada em parestesia, usando um dispositivo de SCS que fornece múltiplas formas de onda simultânea ou sequencialmente e permite que os padrões de neuroestimulação sejam adaptados às necessidades do paciente.[102] A terapia de eletroestimulação de baixa frequência ou BURST foi relatada por De Ridder *et al.*, pela primeira vez em 2010, rajadas de cinco pulsos de 1 ms são administradas 40 vezes por segundo com uma frequência intraburst de 500 Hz.[103,104] A terapia de alta frequência (AF) foi relatada pela primeira vez como terapia segura em estudos histológicos em cabras por Butt em 2011,[105] seguida pela primeira avaliação clínica em 24 pacientes 2 anos depois por Tiede *et al.*[106] Na terapia de AF, pulsos elétricos são administrados com frequências que variam de 1 kHz a 10 kHz. A estimulação DTM é baseada no uso de múltiplos sinais que variam em frequência, largura de pulso e amplitude e foi relatada pela primeira vez na literatura em 2020, com resultados promissores em estudos pré-clínicos pelo Dr. Ricardo Vallejo *et al.*[107]

Até o momento, não há estudos avaliando os resultados e a eficácia das novas formas de onda em pacientes com ICMI não reconstruível. No entanto, dados os sinais positivos para a SCS tônica tradicional fornecidos por estudos anteriores e os resultados sobre a eficácia das novas formas de onda para condições de dor crônica, pode-se inferir que vale a pena investigar o impacto das novas formas de onda na ICMI.

Houve evidências de estudos anteriores de que a SCS tônica tem um efeito benéfico, mas uma limitação importante foi a magnitude desse efeito, que foi bem pequena. Sugere-se na maioria dos estudos, e devido à limitação de evidências, avaliar se as novas formas de onda têm um efeito benéfico na ICMI e se o benefício aumenta ou modifica a resposta em curto, médio ou longo prazo. Os resultados devem ser avaliados e individualizados devido aos grandes avanços na neuromodulação.

Sugere-se considerar esta terapia sempre que as terapias cirúrgicas não forem uma opção, se houver refratariedade às terapias anteriores não só para modificar o fluxo sanguíneo periférico, mas também dor vascular, e se outras terapias farmacológicas ou aquelas destinadas a manter a resposta simpática, autonômica ou neuropática foram realizadas.

Referências bibliográficas

1. Brasileiro Filho G. Bogliolo patologia. Guanabara Koogan; 2013.
2. Hoda SA, Hoda RS. Robbins and cotran pathologic basis of disease. Am J Clin Pathol. 2020;154(6).
3. Issberner U, Reeh PW, Steen KH. Pain due to tissue acidosis: a mechanism for inflammatory and ischemic myalgia? Neurosci Lett. 1996;208(3).
4. Anitescu M. Ischemic pain. In: Fundamentals of Pain Medicine. Cham: Springer International Publishing. 2018:141-51.
5. Romanelli MR, Thayer JA, Neumeister MW. Ischemic Pain. Clinics in Plastic Surgery. 2020;47.
6. Kweon HJ, Suh BC. Acid-sensing ion channels (ASICs): therapeutic targets for neurological diseases and their regulation. BMB Rep. 2013;46(6):295-304.

7. Queme LF, Ross JL, Jankowski MP. Peripheral mechanisms of ischemic myalgia. Frontiers in Cellular Neuroscience. 2017;11.
8. Olin JW, Sealove BA. Peripheral artery disease: Current Insight Into the Disease and Its Diagnosis and Management. Mayo Clin Proc. 2010;85(7):678-92.
9. Seretny M, Colvin LA. Pain management in patients with vascular disease. Br J Anaesth. 2016;117:ii95-106.
10. Gresele P, Busti C, Fierro T. Critical limb ischemia. Intern Emerg Med. 2011;6(S1):129-34.
11. Firnhaber JM, Powell CS. Lower extremity peripheral artery disease: diagnosis and treatment. Am Fam Physician. 2019;99(6):362-9.
12. Dua A, Lee CJ. Epidemiology of peripheral arterial disease and critical limb ischemia. Techniques in Vascular and Interventional Radiology. 2016;19.
13. Foley TR, Waldo SW, Armstrong EJ. Medical therapy in peripheral artery disease and critical limb ischemia. Current Treatment Options in Cardiovascular Medicine. Springer Healthcare. 2016;18.
14. Rüger LJ, Irnich D, Abahji TN, Crispin A, Hoffmann U, Lang PM. Characteristics of chronic ischemic pain in patients with peripheral arterial disease. Pain. 2008;139(1):201-8.
15. Criqui MH, Aboyans V. Epidemiology of peripheral artery disease. Circ Res. 2015;116(9):1509-26.
16. Fowkes FGR, Rudan D, Rudan I, Aboyans V, Denenberg JO, McDermott MM, et al. Comparison of global estimates of prevalence and risk factors for peripheral artery disease in 2000 and 2010: a systematic review and analysis. The Lancet. 2013;382(9901):1329-40.
17. Fowkes FGR, Aboyans V, Fowkes FJI, McDermott MM, Sampson UKA, Criqui MH. Peripheral artery disease: epidemiology and global perspectives. Nat Rev Cardiol. 2017;14(3):156-70.
18. Frank U, Nikol S, Belch J, Boc V, Brodmann M, Carpentier PH, et al. ESVM Guideline on peripheral arterial disease. Vasa. 2019;48(102):1-79.
19. Dua A, Lee CJ. Epidemiology of peripheral arterial disease and critical limb ischemia. Tech Vasc Interv Radiol. 2016;19(2):91-5.
20. Bauersachs R, Zeymer U, Brière JB, Marre C, Bowrin K, Huelsebeck M. Burden of coronary artery disease and peripheral artery disease: a literature review. Cardiovasc Ther. 2019; 2019:1-9.
21. Fereydooni A, Gorecka J, Dardik A. Using the epidemiology of critical limb ischemia to estimate the number of patients amenable to endovascular therapy. Vascular Medicine. 2020;25(1):78-87.
22. Varu VN, Hogg ME, Kibbe MR. Critical limb ischemia. Journal of Vascular Surgery. 2010;51:230-41.
23. Rümenapf G, Morbach S, Schmidt A, Sigl M. Intermittent claudication and asymptomatic peripheral arterial disease. Dtsch Arztebl Int. 2020;13.
24. Elsayed S, Clavijo LC. Critical limb ischemia. Cardiology Clinics. 2015;33.
25. Armstrong EJ, Armstrong DG. Critical limb ischemia. Vascular Medicine. 2021;26(2):228-31.
26. Shishehbor MH, White CJ, Gray BH, Menard MT, Lookstein R, Rosenfield K, et al. Critical limb ischemia: an expert statement. Journal of the American College of Cardiology. 2016;68.
27. Hooker JB, Hawkins BM. Critical limb ischemia update and the evolving role of drug-elution technologies. Expert Rev Cardiovasc Ther. 2017;15(12):891-6.
28. Arias-Rodríguez FD, Proaño-Proaño PJ, Posligua-Cevallos SL, Medina-Villamarín LD, López-Andrango AE, Cuenca-Trujillo KP, et al. Isquemia crónica que amenaza las extremidades inferiores: diagnóstico y tratamiento. Revisión bibliográfica enfocada al primer nivel de atención médica. Revista Mexicana de Angiologia. 2023;51(4).
29. Norgren L, Hiatt WR, Dormandy JA, Nehler MR, Harris KA, Fowkes FGR. Inter-society consensus for the management of peripheral arterial disease (TASC II). J Vasc Surg. 2007;45(1):S5-67.
30. Kinlay S. Management of critical limb ischemia. Circ Cardiovasc Interv. 2016;9(2).
31. 31. Blecha MJ. Critical limb ischemia. Surgical Clinics of North America. 2013;93(4):789-812.
32. Conte MS, Bradbury AW, Kolh P, White JV, Dick F, Fitridge R, et al. Global vascular guidelines on the management of chronic limb-threatening ischemia. J Vasc Surg. 2019;69(6):3S-125S.e40.
33. Azuma N. The diagnostic classification of critical limb ischemia. Ann Vasc Dis. 2018;11(4):449-57.
34. Mills JL, Conte MS, Armstrong DG, Pomposelli FB, Schanzer A, Sidawy AN, et al. The society for vascular surgery lower extremity threatened limb classification system: risk stratification based on wound, ischemia, and foot infection (WIfI). J Vasc Surg. 2014;59(1):220-34.e2.
35. Darling JD, McCallum JC, Soden PA, Guzman RJ, Wyers MC, Hamdan AD, et al. Predictive ability of the society for vascular surgery wound, ischemia, and foot infection (WIfI) classification system after first-time lower extremity revascularizations. J Vasc Surg. 2017;65(3):695-704.

36. Cerqueira L de O, Duarte Júnior EG, Barros AL de S, Cerqueira JR, Araújo WJB de. Classificação Wifl: o novo sistema de classificação da society for vascular surgery para membros inferiores ameaçados, uma revisão de literatura. J Vasc Bras. 2020;19.
37. Sociedade Brasileira de Angiologia e de Cirurgia Vascular. Doença arterial periférica obstrutiva de membros inferiores: diagnóstico e tratamento; 2022.
38. Uccioli L, Meloni M, Izzo V, Giurato L, Merolla S, Gandini R. Critical limb ischemia: current challenges and future prospects. Vasc Health Risk Manag. 2018;14:63-74.
39. Criqui MH, Matsushita K, Aboyans V, Hess CN, Hicks CW, Kwan TW, et al. Lower extremity peripheral artery disease: contemporary epidemiology, management gaps, and future directions: a scientific statement from the american heart association. Circulation. 2021;144(9).
40. Casey S, Lanting S, Oldmeadow C, Chuter V. The reliability of the ankle brachial index: a systematic review. J Foot Ankle Res. 2019;12(1).
41. Friberg JE, Qazi AH, Boyle B, Franciscus C, Vaughan-Sarrazin M, Westerman D, et al. Ankle- and toe-brachial index for peripheral artery disease identification: unlocking clinical data through novel methods. Circ Cardiovasc Interv. 2022;15(3).
42. Aboyans V, Criqui MH, Abraham P, Allison MA, Creager MA, Diehm C, et al. Measurement and Interpretation of the Ankle-Brachial Index. Circulation. 2012;126(24):2890-909.
43. McDermott MM, Criqui MH. Ankle-brachial index screening and improving peripheral artery disease detection and outcomes. JAMA. 2018;320(2):143.
44. Herraiz-Adillo Á, Cavero-Redondo I, Álvarez-Bueno C, Pozuelo-Carrascosa DP, Solera-Martínez M. The accuracy of toe brachial index and ankle brachial index in the diagnosis of lower limb peripheral arterial disease: a systematic review and meta-analysis. Atherosclerosis. 2020;315:81-92.
45. Catella J, Long A, Mazzolai L. What is currently the role of tcpo2 in the choice of the amputation level of lower limbs? A Comprehensive Review. J Clin Med. 2021;10(7):1413.
46. Conte MS, Bradbury AW, Kolh P, White JV, Dick F, Fitridge R, et al. Global vascular guidelines on the management of chronic limb-threatening ischemia. J Vasc Surg. 2019;69(6):3S-125S.e40.
47. Fejfarová V, Matuška J, Jude E, Piťhová P, Flekač M, Roztočil K, et al. Stimulation TcPO2 testing improves diagnosis of peripheral arterial disease in patients with diabetic foot. Front Endocrinol (Lausanne). 2021;12.
48. Layden J, Michaels J, Bermingham S, Higgins B. Diagnosis and management of lower limb peripheral arterial disease: summary of NICE guidance. BMJ. 2012;345(08-1):e4947.
49. Janssen ERI, van Silfhout L. Duplex ultrasound may predict the best level of lower limb amputation in patients with chronic limb-threatening ischemia: a retrospective observational cohort study. Ann Vasc Surg. 2020;67:403-10.
50. Cheung ME, Singh V, Firstenberg MS. Duplex Ultrasound. 2024. [2025 Fev. 28]. Disponível em: www.ncbi.nlm.nih.gov/books/NBK459266/.
51. Gornik HL, Aronow HD, Goodney PP, Arya S, Brewster LP, Byrd L, et al. 2024 ACC/AHA/AACVPR/APMA/ABC/SCAI/SVM/SVN/SVS/SIR/VESS Guideline for the Management of Lower Extremity Peripheral Artery Disease. J Am Coll Cardiol. 2024;83(24):2497-604.
52. Boulton AJM, Whitehouse RW. The Diabetic Foot. 2000.
53. Armstrong DG, Tan TW, Boulton AJM, Bus SA. Diabetic foot ulcers. JAMA. 2023;330(1):62.
54. Armstrong DG, Boulton AJM, Bus SA. Diabetic foot ulcers and their recurrence. New England Journal of Medicine. 2017;376(24):2367-75.
55. Bowers S, Franco E. Chronic wounds: evaluation and management. Am Fam Physician. 2020;101(3):159-66.
56. Urso B, Ghias M, John A, Khachemoune A. Neuropathic ulcers: a focused review. Int J Dermatol. 2021;60(10).
57. Peter-Riesch B. The diabetic foot: the never-ending challenge. 2016:108-34.
58. Bonkemeyer MS, Gan R, Townsend PE. Venous ulcers: diagnosis and treatment. Am Fam Physician. 2019;100(5):298-305.
60. Laoire ÁN, Murtagh FEM. Systematic review of pharmacological therapies for the management of ischaemic pain in patients with non-reconstructable critical limb ischaemia. BMJ Support Palliat Care. 2018;8(4):400-10.
61. Vahidi E, Shakoor D, Meybodi MA, Saeedi M. Comparison of intravenous lidocaine versus morphine in alleviating pain in patients with critical limb ischaemia. doi: 10.1136/emermed-2014-202344.
62. Woelk CJ. Management of critical limb ischemia. Can Fam Physician. 2012;58(9):960-3.
63. Teraa M, Conte MS, Moll FL, Verhaar MC. Critical limb ischemia: current trends and future directions. J Am Heart Assoc. 2016;5(2).
64. Juergens JL, Barker NW, Hines EA Jr. Arteriosclerosis obliterans: review of 520 cases with

special reference to pathogenic and prognostic factors. Circulation 1960;21:188-95.
65. Piepoli MF, Hoes AW, Agewall S, Albus C, Brotons C, Catapano AL, et al. European guidelines on cardiovascular disease prevention in clinical practice: the sixth joint task force of the european society of cardiology and other societies on cardiovascular disease prevention in clinical practice (constituted by representatives of 10 societies and by invited experts). Developed with the special contribution of the European Association for Cardiovascular Prevention & Rehabilitation (EACPR). Eur Heart J. 2016;37:2315-81.
66. Westin GG, Armstrong EJ, Bang H, Yeo KK, Anderson D, Dawson DL, et al. Association between statin medications and mortality, major adverse cardiovascular event, and amputation-free survival in patients with critical limb ischemia. J Am Coll Cardiol. 2014;63:682-90.
67. Mancia G, Fagard R, Narkiewicz K, Redon J, Zanchetti A, Bohm M, et al. ESH/ESC Guidelines for the management of arterial hypertension: the Task Force for the management of arterial hypertension of the European Society of Hypertension (ESH) and of the European Society of Cardiology (ESC). J Hypertens 2013;31:1281-12357.
68. Aung PP, Maxwell HG, Jepson RG, Price JF, Leng GC. Lipid-lowering for peripheral arterial disease of the lower limb. Cochrane Database Syst Rev 2007;4: 123.
69. Momsen AH, Jensen MB, Norager CB, Madsen MR, Vestersgaard-Andersen T, Lindholt JS. Drug therapy for improving walking distance in intermittent claudication: a systematic review and meta-analysis of robust randomised controlled studies. Eur J Vasc Endovasc Surg. 2009;38:463-74.
70. Collaborative overview of randomised trials of antiplatelet therapy-I: prevention of death, myocardial infarction, and stroke by prolonged antiplatelet therapy in various categories of patients. Antiplatelet Trialists' Collaboration. Br Med J 1994;308:81-106.
71. Pérez GCI, Estudio epidemiológico, morfológico y microbiológico de la isquemia crónica de miembros inferiores estadio IV, Universidad de Zaragoza, 2013.
72. Yusuf S, Sleight P, Pogue J, Bosch J, Davies R, Dagenais G. Effects of an angiotensin-converting-enzyme inhibitor, ramipril, on cardiovascular events in high-risk patients. The Heart Outcomes Prevention Evaluation Study Investigators. N Engl J Med. 2000;342:145-53.
73. Devereaux PJ, Yang H, Yusuf S, Guyatt G, Leslie K, Villar JC, et al. Effects of extendedrelease metoprolol succinate in patients undergoing noncardiac surgery (POISE trial): a randomised controlled trial. Lancet. 2008;371:1839-47.
74. Moll FL, Powell JT, Fraedrich G, Verzini F, Haulon S, Waltham M, et al. Managementof abdominal aortic aneurysms clinical practice guidelines of the European society for vascular surgery. Eur J Vasc Endovasc Surg. 2011;41:1-58.
75. Radack K, Deck C. Beta-adrenergic blocker therapy does not worsen intermittent claudication in subjects with peripheral arterial disease. A meta-analysis of randomized controlled trials. Arch Intern Med. 1991;151:1769-76.
76. Paravastu SC, Mendonca DA, Da Silva A. Beta blockers for peripheral arterial disease. Cochrane Database Syst Rev 2013;9:CD005508.
77. Mirault TGA, Cambou JP, Lacroix P, Aboyans V, Boulon C, Constans J, et al. Impact of beta-blockers on general and local outcome in patients hospitalized for lower extremity peripheral artery disease. The Copart Registry. Medicine (Baltimore) 2017;96:e5916.
78. Shahin Y, Barnes R, Barakat H, Chetter IC. Meta-analysis of angiotensin converting enzyme inhibitors effect on walking ability and ankle brachial pressure index in patients with intermittent claudication. Atherosclerosis. 2013;231:283-90.
79. Hirsch AT, Haskal ZJ, Hertzer NR, Bakal CW, Creager MA, Halperin JL, et al. ACC/AHA 2005 Practice guidelines for the management of patients with peripheral arterial disease (Lower extremity, renal, mesenteric, and abdominal aortic). Circulation. 2006;113(11). doi: 10.1161/CIRCULATIONAHA.106.174526.
80. Stevens JW, Simpson E, Harnan S, Squires H, Meng Y, Thomas S, et al. Systematic review of the efficacy of cilostazol, naftidrofuryl oxalate and pentoxifylline for the treatment of intermittent claudication. Br J Surg. 2012;99:1630-38.
81. Corra U, Piepoli MF, Carre F, Heuschmann P, Hoffmann U, Verschuren M, et al. Secondary prevention through cardiac rehabilitation: physical activity counselling and exercise training: key components of the position paper from the cardiac rehabilitation section of the european association of cardiovascular prevention and rehabilitation. Eur Heart J. 2010;31:1967-74.
82. Hernández FJG, Medina CO, Romero LM, López JM, Zambrano AA, et al. Iloprost en el fenómeno de raynaud grave y las úlceras isquémicas de las enfermedades sistémicas. Unidade colagenosis. servicio de medici-

na interna. Hospital Universitario Virgen del Rocío. Sevilla. España. Med Clin (Barc). 2004;122(13):501-4.

83. Devulder J, van Suijlekom H, van Dongen R, Diwan S, Mekhail N, van Kleef M, et al. Ischemic pain in the extremities and raynaud's phenomenon. Pain Practice, 2011;11(5):483-91doi: 10.1111/j.1533-2500.2011.00460.x.
84. Kumbhani DJ, Steg PG, Cannon CP, Eagle KA, Smith SC Jr, Goto S, et al. Statin therapy and long-term adverse limb outcomes in patients with peripheral artery disease: insights from the REACH registry. Eur Heart J. 2014;35:2864-72.
85. Peeters Weem SM, Teraa M, de Borst GJ, Verhaar MC, Moll FL. Bone marrow derived cell therapy in critical limb ischemia: a meta-analysis of randomized placebo-controlled trials. Eur J Vasc Endovasc Surg. 2015;50:775-83.
86. Courtheoux P, Theron J, Evrard C, Maiza D, Oriot G. La sympathectomie chimique dans le traitement des artériopathies des membres inférieurs [Chemical sympathectomy in the treatment of arteriopathies of the lower limbs]. Sem Hop. 1982;58(36):2082-3.
87. Vulpio C, Borzone A, Iannace C, Agnes S, Mascaro A, De Santis M, et al. Lumbar chemical sympathectomy in end stage of arterial disease: early and late results. Angiology. 1989;40(11):948-52. doi: 10.1177/000331978904001102.
88. Aboyans V, Ricco JB, Bartelink MEL, et al. ESC guidelines on the diagnosis and treatment of peripheral arterial diseases, in collab- oration with the european society for vascular surgery (ESVS): document covering atherosclerotic disease of extracranial carotid and vertebral, mesenteric, renal, upper and lower extremity 27. Arteries Endorsed by the European Stroke Organization (ESO)The Task Force for the Diagnosis and Treatment of Peripheral Arterial Diseases of the European Society of Cardiology (ESC) and of the European Society for Vascular Surgery (ESVS). Eur Heart J. 2018;39:763-816.
89. Hardman RL, Jazaeri O, Yi J, Smith M, Gupta R. Overview of classification systems in peripheral artery disease. Semin Intervent Radiol. 2014;31:378-88.
90. Taylor RS, Van Buyten JP, Buscher E. Spinal cord stimulation for chronic back and leg pain and failed back surgery syndrome: a system- 30. atic review and analysis of prognostic factors; Spine. 2005;30:152-60.
91. Taylor RS, Buyten JP, Buchser E. Spinal cord stimulation for complex regional pain syndrome: a systematic review of clinical and cost effectiveness literature and assessment of prognostic factors. Eur J Pain. 2006;10:91-101.
92. Erdek MA, Staats PS. Spinal cord stimulation for angina pectoris and peripheral vascular disease. Anesthesiol Clin North Am. 2003;21:797-804.
93. Khan YN, Raza SS, Khan EA. Application of spinal cord stimulation for the treatment of abdominal visceral pain syndromes: case reports. Neuromodulation 2005;8:14-S26.
94. Kapural L, Narouze SN, Janicki TI, Mekhail N. Spinal cord stimulation is an effective treatment for the chronic intractable visceral pelvic pain. Pain Med 2006;7:440-3.
95. Tomycz ND, Deibert CP, Moossy JJ. Cervicomedullary junction spinal. cord stimulation for head and facial pain. Headache 2011;51:418-25.
96. Wolter T, Kiemen A, Kaube H. High cervical spinal cord stimulation for chronic cluster headache. Cephalalgia 2011;31:1170-80.
97. Cook AW, Oygar A, Baggenstos P, Pacheco S, Kleriga E. Vascular disease of the extremities: electrical stimulation of the spinal cord and the posterior roots. N Y State J Med. 1976;76:366-8.
98. Naoum JJ, Arbid EJ. Spinal cord stimulation for chronic limb ischemia. Methodist Debakey Cardiovasc J. 2013;9(2):99-102.
99. Ubbink DT, Spincemaille GH, Prins MH, Reneman RS, Jacobs MJ. Microcirculatory investigations to determine the effect of spinal cord stimulation for critical leg ischemia: the Dutch multicenter randomized controlled trial. J Vasc Surg. 1999;30(2):236-44.
100. Amann W, Berg P, Gersbach P, Gamain J, Raphael JH, Ubbink DT. European peripheral vascular disease outcome study SCS-EPOS. Spinal cord stimulation in the treatment of non-reconstructable stable critical leg ischaemia: results of the European Peripheral Vascular Outcome Study (SCS-EPOS). Eur J Vasc Endovasc Surg. 2003;26(3):280-6.
101. Asimakidou E, Georgios K. Matis Spinal cord stimulation in the treatment of peripheral vascular disease: a systematic review – revival of a promising therapeutic option? British Journal of Neurosurgery; 2021. doi: 10.1080/02688697.2021.1884189.
102. Morales A, Yong RJ, Kaye AD, Urman RD. Spinal cord stimulation: comparing traditional low-frequency tonic waveforms to novel high frequency and burst stimulation for the treatment of chronic low back pain. Curr Pain Headache Rep. 2019;23:25.

103. Tiede J, Brown L, Gekht G, Vallejo R, Yearwood T, Morgan D. Novel spinal cord stimulation parameters in patients with predominant back pain,neuromodulation: technology at the neural interface. Neuromodulation. 2013;16:370-5.
104. Caylor J, Reddy R, Yin S, et al. Spinal cord stimulation in chronic pain: evidence and theory for mechanisms of action. Bioelectron Med. 2019;5:12.
105. Butt M, Alataris K, Walker A, Tiede J. Histological findings using novel stimulation parameters in a caprine model. European Journal of Pain Supplements 2011;5:188-9.
106. Tiede J, Brown L, Gekht G, Vallejo R, Yearwood T, Morgan D. Novel spinal cord stimulation parameters in patients with predominant back pain,neuromodulation: technology at the neural interface. Neuromodulationn. 2013;16:370-5.
107. Vallejo R, Kelley CA, Gupta A, Smith WJ, Vallejo A, CedenoDL. Modulation of neuroglial interactions using differential target multi-plexed spinal cord stimulation in an animal model of neuropathic pain. Mol Pain. 2020;16:174480692091805.

Dor Abdominal

68

Cristiano Dinato Dutra
Matheus Paz Aguiar
Bárbara Martins Machado
Luiz André Magalhães

INTRODUÇÃO

A dor abdominal é o sintoma gastrointestinal mais comum e uma das principais queixas que fazem os indivíduos buscarem ajuda médica ao redor do mundo. No primeiro atendimento, é importante determinar se é uma emergência, definindo sua caracterização temporal e se há necessidade de intervenção rápida. A investigação minuciosa do sintoma é responsável pelo diagnóstico assertivo e pela efetividade do tratamento.

Há uma elevada gama de etiologias que podem provocar um quadro álgico abdominal e, neste capítulo, trataremos das principais síndromes dolorosas abdominais agudas e crônicas, não traumáticas, com enfoque na dor de origem intra-abdominal.

FISIOPATOLOGIA

A dor abdominal pode ter origem visceral ou somática. Conceitualmente, a dor visceral corresponde à ativação de nociceptores em um órgão intra ou extra-abdominal. Clinicamente, as dores difusas, cuja localização é imprecisa, costumam ter origem visceral.

Por sua vez, a dor somática é aquela com origem cutânea ou em estruturas profundas não viscerais. A dor advinda de estruturas superficiais (como os componentes da parede abdominal) são mais bem-caracterizadas quanto à sua localização em razão da forma como os nociceptores viscerais se organizam no sistema nervoso central (SNC), com pouca quantidade de fibras aferentes em comparação às somáticas e pela ausência de uma via sensitiva visceral isolada.[1,2]

Dor referida

Existe, ainda, um terceiro componente importante na distinção da origem da dor abdominal: a dor referida. Esta normalmente segue o trajeto do dermátomo correspondente ao local onde se iniciou a injúria, culminando na sensação de dor em uma região extra-abdominal.[2]

A explicação desse fenômeno está na convergência das fibras aferentes somáticas e viscerais, o que resulta em que sejam processadas em áreas semelhantes. Por consequência, a dor originária em uma víscera pode ser sentida em outro local da superfície corporal que se encontra no mesmo nível em relação à medula espinhal. Nesse caso, a dor referida costuma ser bem-localizada.

Os nervos frênico, genitofemoral e obturador são particularmente importantes para esse processo fisiopatológico de extensão da dor, pois suas fibras sensoriais participam de vias específicas de dor referida que podem direcionar a origem do quadro álgico abdominal. Um exemplo clássico é a irritação diafragmática provocada por algum distúrbio peritoneal culminar em dor na região do ombro uma vez que o nervo frênico inerva o diafragma e realiza conexões com raízes cervicais C3 e C4, provocando a sensação de dor em áreas que compartilham dessas mesmas raízes nervosas.[2,3]

Mecanismo da dor visceral

A inervação das vísceras é feita por meio do sistema nervoso autônomo, que é formado por diversos plexos, que são redes nervosas de alta complexidade. Uma característica intrínseca às vias autonômicas que participam da transmissão da dor visceral para o SNC é que comumente são responsáveis por provocar sintomas neurovegetativos no paciente, como sudorese, náuseas e vômitos.

Os principais plexos relacionados à inervação visceral abdominal são o celíaco, os mesentéricos e os hipogástricos. O plexo celíaco é responsável por inervar o terço distal do esôfago, o estômago, o duodeno proximal, o pâncreas, a vesícula biliar, o baço e o fígado. O mesentérico superior inerva o duodeno distal, o jejuno e o íleo. O intestino grosso tem sua inervação dividida entre o plexo mesentérico superior e o inferior. O plexo hipogástrico superior inerva o reto e órgãos pélvicos, enquanto o plexo hipogástrico inferior é responsável por inervar a pelve inferior. Pelo fato de a inervação dos órgãos abdominais ser tipicamente bilateral, a dor visceral costuma ser sentida na linha média do abdome.[2,4]

O estímulo doloroso alcança o SNC por meio de uma série de sinapses que envolvem nervos e fibras nervosas, cujos tipos dependem do local do trato gastrointestinal onde a lesão foi iniciada. O trajeto é dado pelo trato espinotalâmico lateral e pelo trato reticuloespinal.

As fibras que participam da via de dor visceral são componentes dos nervos esplâncnicos, levando a dor da víscera para a medula espinhal. O estímulo inicial da dor geralmente é provocado por distensão da cápsula do órgão, isquemia ou inflamação. As fibras C amielínicas são as responsáveis pela transmissão da dor causada por esses estímulos nocivos persistentes, o que corrobora o seu caráter lento e mal-localizado. O mecanismo neural é semelhante ao observado na dor crônica.[1]

Divisão anatômica do abdome

O abdome apresenta a particularidade de ser dividido nove áreas: hipocôndrio direito; epigástrio; hipocôndrio esquerdo; flanco esquerdo; mesogástrio ou periumbilical; flanco direito; fossa ilíaca direita; hipogástrio; e fossa ilíaca esquerda. A terminologia pode variar de acordo com a literatura. Outra divisão comum é a que delimita a topografia abdominal em quatro quadrantes, dois superiores e dois inferiores. A utilização de cada forma de divisão dependerá do contexto, mas o conhecimento sobre a região anatômica e sobre a topografia visceral correspondente é importante para direcionar o diagnóstico.[5]

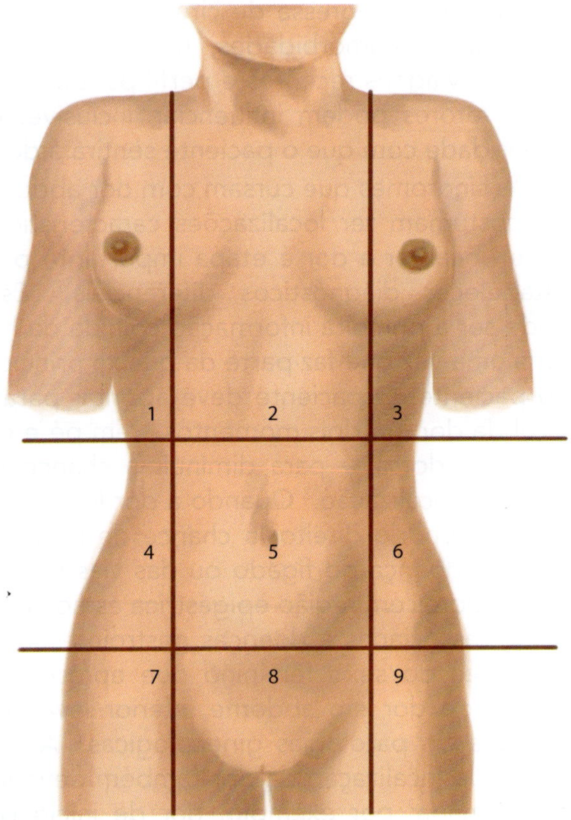

Figura 1 – Divisão topográfica do abdome.

1: Hipocôndrio direito; 2: epigástrio; 3: hipocôndrio esquerdo; 4: flanco direito; 5: mesogástrio; 6: flanco esquerdo; 7: fossa ilíaca direita; 8: hipogástrio; 9: fossa ilíaca esquerda.

Fonte: Kostov S, Svetla Dineva, Yavor Kornovski, *et al.*, 2023.

ABORDAGEM AO PACIENTE COM DOR ABDOMINAL

Um bom domínio das técnicas de exame físico e da coleta da história da doença do paciente pelo médico, por vezes, fecha o diagnóstico antes do resultado dos exames complementares. Todas as ferramentas disponíveis para a investigação sintomatológica se complementam e devem ser utilizadas, devendo ser adaptadas para cada contexto em que o paciente se apresenta com a queixa.

História clínica

Para a investigação da dor abdominal, o paciente sempre deve ser questionado sobre o seu início, evolução, localização, caráter, irradiação, intensidade, sintomas associados, fatores desencadeantes e/ou agravantes e episódios prévios do mesmo quadro álgico. Durante a anamnese, também é necessário se atentar às características e aos eventos que dizem respeito ao paciente, como sexo, idade, ocupação, história familiar de doenças abdominais, história pregressa de cirurgias e traumas abdominais, comorbidades, uso de medicamentos, viagens recentes e perfil psicológico.[2] Esses fatores podem influenciar, inclusive, na intensidade com que o paciente sentirá a dor.

As síndromes que cursam com dor abdominal costumam ter localizações características. Saber localizar a dor é etapa importante para estabelecer diagnósticos diferenciais.[7] Essa pode ser a primeira informação colhida da história uma vez que faz parte da queixa principal do paciente. O paciente deve apontar para o local da dor em dois momentos – em pé e em decúbito dorsal – para diminuir a chance de falsear a localização.[3] Quando a dor localiza-se no hipocôndrio direito, a chance de se tratar de uma doença do fígado ou das vias biliares é alta. Dores em região epigástrica estão fortemente associadas a doenças gastrointestinais. Pacientes do sexo feminino que apresentam queixa de dor em abdome inferior levantam suspeita de patologias ginecológicas.[5] A mudança da localização da dor também deve ser questionada; por exemplo, dor de início periumbilical que se desloca à fossa ilíaca direita é forte preditora de apendicite aguda.[3]

O próximo passo consiste em determinar o momento em que se iniciou a dor, sendo que ela pode se instalar subitamente, de forma rápida (mas não súbita) ou insidiosa. Por isso, o início da dor deve ser detalhado pelo paciente, sempre que possível. Doenças que se desenvolvem de maneira gradual podem não permitir que o paciente reconheça seu início com precisão.[3] Nessa primeira etapa, é possível definir se é uma dor aguda ou crônica. Quadros crônicos representam um grande problema na prática clínica, pois são, por muitas vezes, subdiagnosticados.[7]

Após a instalação da dor, é importante detalhar sua progressão, se houve intervalos entre as crises ou se a dor é contínua, se mudou em característica ou se tem exatamente o mesmo perfil desde o primeiro episódio e se evoluiu com piora em intensidade. Deve-se detalhar a duração da crise de dor, se intermitente, e como ela se comporta nos intervalos intercrises. Algumas síndromes dolorosas abdominais apresentam formas de evolução muito específicas e essas informações permitem excluir ou considerar alguns diagnósticos. Por exemplo, a dor de uma úlcera duodenal que evolui com perfuração muda em característica e intensidade. Além disso, é importante questionar sobre a percepção de dor em determinada superfície cutânea ou estrutura musculoesquelética, para investigar algum padrão de dor referida que possa ter surgido durante o processo da doença.[3] A persistência da dor, evoluindo com despertares noturnos e limitação das atividades diárias deve alarmar o médico quanto à possibilidade de se tratar de um quadro grave.[8]

Quanto à qualidade da dor abdominal, esta pode se apresentar em cólica, em aperto ou pressão ou em queimação. Dor surda, contínua e de baixa intensidade, também pode ocorrer. Por vezes, é difícil para o paciente compreender o caráter da sua dor, por isso o clínico deve estar bem-preparado para elucidar usando exemplos e comparações.[3] As características típicas que distinguem a dor visceral e a dor somática, quando identificadas, são capazes de direcionar o diagnóstico etiológico da dor abdominal.[8]

O paciente pode se queixar da piora da dor ao executar certos movimentos, como tossir, espirrar ou caminhar. Deve ser sempre questionada a percepção do paciente sobre fatores que desencadeiam ou fazem sua dor aumentar em intensidade, como posição e movimentação.[8]

Quadro 1 – Etiologias da dor abdominal e suas topografias

Topografia	Causas de dor abdominal
Hipocôndrio direito	▪ Úlcera péptica ▪ Cólica biliar ▪ Colecistite ▪ Coledocolitíase ▪ Colangite ▪ Hepatite ▪ Abscesso hepático ▪ Tumor hepático ▪ Hepatopatia congestiva ▪ Pneumonia ▪ Abscesso subfrênico ▪ Pneumotórax ▪ Embolia pulmonar ▪ Derrame pleural ▪ Parede abdominal ▪ Pielonefrite ▪ Abscesso perinéfrico ▪ Litíase renal ▪ Colite ▪ Diverticulite
Epigástrio	▪ Úlcera péptica ▪ Pancreatite ▪ Tumor pancreático ▪ Doenças biliares ▪ Doença do refluxo gastroesofágico ▪ Esofagite ▪ Infarto agudo do miocárdio ▪ Pericardite ▪ Ruptura aneurismática de aorta abdominal ▪ Dissecção de aneurisma de aorta abdominal ▪ Isquemia mesentérica
Hipocôndrio esquerdo	▪ Úlcera péptica ▪ Ruptura esplênica ▪ Infarto esplênico ▪ Pancreatite ▪ Tumor pancreático ▪ Pneumonia ▪ Abscesso subfrênico ▪ Embolia pulmonar ▪ Pneumotórax ▪ Pielonefrite ▪ Abscesso perinéfrico ▪ Litíase renal
Mesogástrio	▪ Apendicite em fase inicial ▪ Obstrução intestinal alta ▪ Gastroenterite ▪ Isquemia mesentérica ▪ Ruptura aneurismática de aorta abdominal ▪ Dissecção de aneurisma de aorta abdominal
Quadrante inferior direito	▪ Apendicite ▪ Doença inflamatória intestinal ▪ Patologias gineco-obstétricas ▪ Pielonefrite ▪ Abscesso perinéfrico ▪ Litíase renal ▪ Diverticulite ▪ Colite ▪ Gastroenterite ▪ Hérnia
Hipogástrio/ suprapúbica	▪ Doença inflamatória intestinal ▪ Patologias gineco-obstétricas ▪ Colite ▪ Diverticulite ▪ Cistite ▪ Litíase renal ▪ Prostatite
Quadrante inferior esquerdo	▪ Doença inflamatória intestinal ▪ Patologias gineco-obstétricas ▪ Pielonefrite ▪ Abscesso perinéfrico ▪ Litíase renal ▪ Diverticulite ▪ Colite ▪ Gastroenterite ▪ Hérnia
Difusa	▪ Gastroenterite ▪ Obstrução intestinal ▪ Peritonite ▪ Isquemia mesentérica ▪ Doença inflamatória intestinal ▪ Cetoacidose diabética ▪ Porfiria aguda ▪ Uremia ▪ Hipercalcemia ▪ Crise vaso-oclusiva ▪ Vasculites

Fonte: Adaptado de Flasar MH, Goldberg E, 2006.

O ciclo menstrual da mulher deve ser detalhado, observando-se se há relação entre a mudança de fase e o surgimento da dor.

É importante avaliar o comportamento da dor com as refeições. Se o ato de se alimentar é fator desencadeante, fator de piora ou fator de alívio. Algumas dores podem surgir ou se modificar com a ingesta de qualquer alimento ou apenas de determinados alimentos. Refeições ricas em gordura e abuso de álcool são possíveis agravantes de quadros álgicos, como a colecistite aguda e a pancreatite, respectivamente. Ademais, uma alimentação diária pobre em fibras corrobora quadros de constipação. Também devem ser avaliadas intolerâncias alimentares específicas.

Além disso, a anamnese deve constatar se existe o uso de medicamentos contínuos, de modo geral, para outras patologias ou comorbidades, e medicamentos ingeridos especificamente visando a melhora da dor abdominal queixada.[6] Os tratamentos realizados na tentativa de melhora do quadro do paciente devem ser detalhados em ordem cronológica, de forma a otimizar o tratamento atual e/ou futuro.

Os principais sintomas associados às síndromes que cursam com dor abdominal são: náuseas e vômitos; anorexia; diarreia; constipação; flatulência ou parada na eliminação de flatos. Sinais de sangramento macroscópico devem ser investigados. A êmese é um sintoma gastrointestinal importante, dadas suas variadas constituições possíveis, podendo ser sinal de uma afecção grave, como obstrução intestinal, ou de condições benignas e autolimitadas, como a gastroenterite.[8] Se há suspeita de malignidade, perda de peso significativa, não intencional e recente deve ser questionada.

Além dos sintomas associados específicos das patologias do abdome, o paciente deve ser questionado sobre manifestações em outros sistemas, principalmente sintomas geniturinários, cardiopulmonares e musculoesqueléticos. Dor pélvica em mulheres ou associada a sintomas do trato urinário fala a favor de alguns diagnósticos diferenciais, como a doença inflamatória pélvica (DIP).

Por fim, é importante que se faça uma abordagem psicológica do paciente, uma vez que a saúde mental pode exercer influência nas desordens gastrointestinais funcionais e na percepção do paciente sobre a dor. Deve-se traçar o perfil psicossocial do paciente, se está sob estresse constante, se passou por trauma psicológico recente e se está passando por problemas em suas relações interpessoais, familiares ou no seu ambiente de trabalho.

Exame físico

No momento inicial da consulta já é possível ao médico perceber alguns padrões de dor, como fácies e posição antálgica. A ectoscopia deve ser realizada observando-se a expressão facial do doente, seu ritmo respiratório (se está visivelmente taquipneico ou dispneico), movimentação voluntária e involuntária, análise das mucosas na busca por palidez ou icterícia, sinais de desidratação e outras alterações de pele e fâneros.[8]

Os sinais vitais também devem ser aferidos nesse primeiro momento na busca por indícios de descompensação orgânica, mesmo que parâmetros normais não excluam patologias graves.

O exame físico do abdome inclui inspeção, ausculta, palpação, percussão e exame retal. A riqueza de sinais semiológicos deve ser explorada, muitas vezes sendo suficiente para fechar alguns diagnósticos.

Na inspeção abdominal, deve-se averiguar a presença de cicatrizes cirúrgicas ou traumáticas, de visceromegalias, massas visíveis e palpáveis, herniações, circulação colateral e ascite.[7] Complicações hemorrágicas com origem em retroperitônio implicam no surgimento de equimoses em flancos (sinal de Grey-Turner) e região periumbilical (sinal de Cullen).[8]

A ausculta deve ser realizada como próximo passo para manter a acurácia dos ruídos hidroaéreos. Todos os quadrantes devem ser auscultados. A ausculta abdominal permite avaliar como se encontram os movimentos peristálticos do doente.[2]

Durante o exame físico, a localização da dor relatada pelo paciente durante a anamnese é confirmada, pois, muitas vezes, ele apresentará dor à palpação superficial e/ou profunda do abdome no quadrante específico.

Na palpação, também se verifica se há algum padrão de tensão ou resistência da parede do abdome. Quadros que evoluem com peritonite, quase sempre, apresentam rigidez abdominal.

O teste de Carnett é particularmente importante para determinar se a dor tem origem na parede abdominal ou é advinda de uma víscera. Ele consiste na avaliação do paciente em duas situações: primeiro, com o abdome relaxado; e, depois, com o abdome tensionado. Com o paciente em decúbito dorsal, o ponto de hipersensibilidade é palpado e, então, é solicitado que eleve a cabeça, provocando tensão na musculatura abdominal. Se a dor aumentar nesse momento, o teste é positivo e forte preditivo de dor de parede abdominal. Outra alternativa é solicitar que o paciente levante ambas as pernas estendidas, o que também contrai os músculos abdominais. Se o teste é negativo, com diminuição da dor após a manobra, é provável que a etiologia do quadro álgico seja visceral.[8,9]

Quadro 2 – Dor de parede abdominal vs. dor visceral – diferenciações clínicas

	Dor de parede abdominal	**Dor visceral**
Localização	Precisa, localizada	Difusa, imprecisa
Sintomas associados	Geralmente ausentes	Sintomas neurovegetativos, sintomas gastrointestinais
Exames de imagem	Geralmente sem alterações	Auxiliam no diagnóstico
Exames laboratoriais	Geralmente sem alterações	Cursa com alterações laboratoriais, como marcadores inflamatórios e hemograma
Sinal de Carnett	Positivo	Negativo

Fonte: Adaptado de DaShian B, Larson ST, 2018.

Alguns sinais relacionados às patologias específicas podem ser testados por meio da palpação abdominal. O sinal de Murphy é característico da colecistite aguda, e é positivo quando o paciente apresenta interrupção da inspiração à palpação profunda do hipocôndrio direito, pelo reflexo doloroso.[8]

A manobra de descompressão brusca dolorosa em qualquer local do abdome evidencia peritonite, enquanto a descompressão brusca dolorosa no ponto de McBurney (em uma linha imaginária traçada entre o umbigo e a espinha ilíaca anterossuperior, esse ponto corresponde ao limite entre o terço médio e o terço inferior) é forte indicativo de apendicite aguda. Esse é o conhecido sinal de Blumberg.[10]

Ademais, uma variedade de manobras apresenta resultado positivo em caso de apendicite aguda, podendo ser ou não específicas da doença. O exame físico é de suma importância se há suspeita dessa patologia. Um exemplo é o sinal de Rovsing, correspondente à dor em fossa ilíaca direita provocada pela palpação da fossa ilíaca esquerda. É um sinal de baixa sensibilidade, porém de alta especificidade.[8]

Por meio da percussão abdominal, é possível avaliar a presença de ar livre na cavidade. Cada região, a depender da composição da víscera presente na topografia correspondente, apresentará um som à percussão. Hipertimpanismo pode indicar pneumoperitônio ou obstrução intestinal.[11]

O exame retal apresenta maior utilidade em pacientes de idade avançada, principalmente em suspeita de neoplasia colorretal. Não é obrigatória sua realização em todas as investigações de dor abdominal, portanto sua indicação deve ser direcionada de acordo com os sintomas associados e as hipóteses diagnósticas.[8]

Feito o exame físico do abdome, os outros sistemas de interesse também devem ser examinados. Cardiopatias comumente cursam com dor abdominal, portanto o exame cardiovascular deve ser realizado com atenção, buscando-se alterações na ausculta cardíaca, presença de sopros, arritmias, sinais de doença torácica, entre outros indícios.

Exames complementares

Os exames complementares no diagnóstico das síndromes dolorosas abdominais são relevantes, mas não excluem a necessidade de uma anamnese e exame físico bem-feitos. Deve ser considerado, também, que exames sem alterações não excluem diagnósticos uma vez que existe uma elevada taxa de falso-negativos.[8]

Os exames laboratoriais de investigação inicial costumam ser de fácil acesso nos serviços de Saúde e devem ser sempre solicitados quando possível. Incluem hemograma, análise da urina, amilase sérica e gonadotrofina coriônica humana (beta-HCG) para mulheres (deve ser sempre afastado o diagnóstico de gravidez em pacientes do sexo feminino com queixa de dor abdominal).[10]

A dor abdominal deve ser considerada alarmante frente a algumas alterações laboratoriais, como leucocitose, elevação de aminotransferases, indicadores de insuficiência renal, hiperbilirrubinemia, citopenias, elevação de amilase e variações glicêmicas.[2] A clínica do paciente deve guiar a investigação, não sendo consideráveis anormalidades laboratoriais isoladas.

A investigação pelos exames de imagem costuma ser composta principalmente pela radiografia abdominal simples, ultrassonografia abdominal e tomografia computadorizada (TC). Entretanto, é importante que seja direcionada pela suspeita médica, poupando o paciente e o sistema de saúde de exames desnecessários.[10] Seu custo-benefício deve ser avaliado, visto que não há necessidade de realizar exames que não alterarão a terapêutica escolhida para o paciente.[12]

Na radiografia simples, é possível detectar a presença de ar dilatando-se algumas estruturas de forma anormal ou a diminuição e até mesmo ausência de ar no trato gastrointestinal, o que pode indicar algum processo obstrutivo. Também pode ser visualizado ar livre na cavidade peritoneal, geralmente casos graves correspondem à perfuração de alguma víscera oca.[12] A presença de pedras e calcificações também pode ser captada por meio de uma radiografia simples.

Entretanto, esse não é o exame de escolha na maioria dos casos. Suas indicações são limitadas, apresentando pouca utilidade em situações de trauma, apendicite aguda, indícios de hemorragia gastrointestinal e dor abdominal inespecífica. Suspeita de úlcera perfurada, ar livre no abdome, obstrução intestinal, isquemia mesentérica, rigidez abdominal e ingestão conhecida de corpo estranho são situações que requerem a realização de radiografia simples de abdome. Além disso, dores abdominais com suspeita de origem torácica pedem pela realização de uma radiografia de tórax.[12]

A angiografia é padrão-ouro para avaliação de aneurisma de aorta abdominal, entretanto é controverso seu uso em pacientes com instabilidade hemodinâmica, de modo que se pode lançar mão de outros exames de imagem para evitar complicações.[12]

A TC do abdome possibilita a distinção especializada das estruturas corporais e fluidos, por menores que sejam as diferenças. É o exame de escolha para avaliar lesões em órgãos sólidos e tumorações. Para melhor visualização anatômica, pode ser utilizado contraste.[12]

A vantagem da TC sobre a radiografia simples é a possibilidade de se enxergar lesões menores que passam despercebidas pelo segundo exame, como pequenas calcificações. A TC helicoidal se tornou o exame de escolha na maioria dos casos de abdome agudo, pela alta sensibilidade e alta especificidade no diagnóstico dessas condições.[2,12]

A ultrassonografia abdominal destaca-se por ser de fácil realização e de baixo custo e não ser um método invasivo. O exame pode ser feito no leito em pacientes graves e repetido com rapidez se houver piora do quadro clínico. Algumas de suas indicações são: avaliação de aneurisma de aorta abdominal; colecistite litiásica; e hidronefrose.

Nos casos de colecistite aguda cujo diagnóstico de imagem padrão-ouro é a ultrassonografia, o grande achado é a presença de cálculos impactados no ducto cístico, mas outras alterações também podem ser encontradas, como espessamento da parede da vesícula biliar e o sinal de Murphy ultrassonográfico (compressão do hipocôndrio direito pela sonda do aparelho de ultrassom provoca dor e hipersensibilidade).[12] Cálculos no ducto colédoco não são bem-acessados pela ultrassonografia.[2]

Por fim, uma última possibilidade de exame de imagem é a ressonância magnética, porém seu alto custo e baixa disponibilidade nos serviços de emergência limita sua utilização.[2,12]

A repetição seriada de exames de imagem cujo resultado inicial não apresentou anormalidades não é indicada porque oferece poucos benefícios na avaliação diagnóstica, a não ser que haja alteração no quadro clínico do doente.[13]

SÍNDROMES DOLOROSAS AGUDAS E TRATAMENTO

A dor abdominal aguda é uma das principais queixas levadas ao setor de emergência. Na avaliação do paciente, alguns sinais devem levantar suspeita de gravidade, como febre recente, êmese, vertigem e síncope, constipação intestinal e hemorragia gastrointestinal macroscópica. Ao exame físico, indícios de peritonite, ausência de ruídos hidroaéreos e descompensação dos sinais vitais são alarmantes.[2]

As principais síndromes estão reunidas no espectro dos diferentes processos fisiopatológicos que cursam com dor abdominal aguda e apresentam etiologias distintas. Trataremos dos principais: abdome agudo inflamatório; abdome agudo obstrutivo; abdome agudo perfurativo; abdome agudo vascular ou isquêmico; e abdome agudo hemorrágico. Essas condições constituem formas graves de apresentação da dor abdominal, que podem levar a óbito se não forem manejadas rapidamente.

Ao paciente que se apresenta ao serviço de Saúde com quadro álgico abdominal agudo, até que a causa seja diagnosticada e tratada, deve ser ofertada analgesia de modo a lhe proporcionar conforto e satisfação. Deve ser avaliada a intensidade da dor, de forma rápida e objetiva, visto que o contexto é de emergência. Desde que o paciente esteja vigil, algumas escalas podem ser utilizadas para mensurar a dor, sendo a escala numérica (avaliação da dor de 0 a 10, sendo 10 a pior dor já sentida pelo doente) a mais utilizada.[14]

A via de administração do analgésico também dependerá das condições do paciente e da hipótese diagnóstica. De modo geral, costuma-se utilizar a via endovenosa.[14] A escolha do medicamento será pautada na intensidade da dor, além de fatores intrínsecos ao paciente, tolerância a efeitos colaterais e terapias prévias. Opioides devem ser utilizados em dores de moderada a severa intensidade. Seus efeitos adversos são dose-dependentes e, tratando-se de dor abdominal aguda, os mais significativos são depressão respiratória, náuseas e vômitos.[14]

Opções analgésicas não opioides são os anti-inflamatórios não esteroides, pirazolonas e acetaminofeno. Dipirona e paracetamol são os medicamentos de escolha na maioria dos casos, permitindo administração parenteral e promovendo rápida analgesia, além de efeito antipirético e anti-inflamatório associado.[14]

É possível e benéfico combinar analgésicos opioides e não opioides de forma a potencializar a analgesia e minimizar efeitos colaterais pela alta dosagem requerida com o uso de medicamentos isolados. A analgesia complementar com antiespasmódicos pode ser utilizada para dores em cólica.[14]

A analgesia por meio do bloqueio de estruturas nervosas responsáveis pelo suprimento da parede abdominal tem sido uma alternativa benéfica em vários contextos, como em pós-operatório. São usualmente guiados por ultrassonografia. Existem várias técnicas que podem ser utilizadas a depender da localização anatômica da cirurgia.[15]

Abdome agudo inflamatório

Contém as patologias causadas pela infecção ou inflamação de alguma estrutura abdominal, cursando com um quadro de dor aguda, cujas síndromes de maior relevância são a apendicite aguda, a colecistite aguda, a pancreatite aguda, a diverticulite, e a DIP em mulheres. Cada uma dessas síndromes será discutida separadamente adiante.

A apendicite aguda é a forma de abdome agudo inflamatório que lidera os casos considerados urgência médica de manejo cirúrgico e deve ser considerada em todos os pacientes com queixa de dor em quadrante inferior direito que não tenham histórico de apendicectomia.[16]

Essa patologia ocorre quando há obstrução do lúmen apendicular, geralmente por um fecalito, gerando complicações. A evolução clínica característica da dor associada a quadros de apendicite aguda tem localização inicialmente periumbilical, que, depois, se torna mais evidente em região de fossa ilíaca direita. Apesar de essa ser a apresentação clássica, a dor também pode se manifestar em outros locais do abdome a depender da localização anatômica do apêndice, que pode variar de acordo com o indivíduo.

Além disso, dor difusa fala a favor de peritonite secundária ao quadro inflamatório, podendo haver rigidez da parede abdominal e hipersensibilidade. A dor da apendicite aguda é de grande intensidade, o que faz o paciente procurar por atendimento imediato.[10]

O exame físico abdominal bem-realizado no paciente que se apresenta com essa queixa pode fechar o diagnóstico na maioria dos casos uma vez que existe uma variedade de manobras semiológicas específicas para a apendicite aguda, como o sinal de Blumberg e o de Rovsing, citados anteriormente.[10]

O tratamento da apendicite aguda é sempre cirúrgico e consiste na retirada do órgão (apendicectomia). A intervenção deve ser imediata. Tratamentos adicionais como antibioticoterapia serão necessários a depender da existência de complicações.[10]

A colecistite aguda, na maioria dos casos, ocorre como consequência de doença litiásica. Assim, é possível que os pacientes tenham apresentado episódios prévios de cólica biliar. O processo fisiopatológico básico consiste na saída do cálculo da vesícula com consequente impactação no ducto cístico, causando obstrução e inflamação da mucosa do órgão. A localização da dor é característica, ocorrendo na topografia das vias biliares: o hipocôndrio direito. Para ser definida como colecistite aguda, a dor deve durar por mais de 6 horas.[10] São comuns sintomas associados como náuseas e vômitos e intolerância a alimentos gordurosos, desencadeando a dor.

A confirmação diagnóstica da colecistite aguda é feita pela ultrassonografia abdominal, apesar da clínica geralmente ser evidente. Quadros de colecistite cuja etiologia é alitiásica são mais comuns em pacientes imunocomprometidos, mas pode ser idiopática.[2] O tratamento inicial consiste em analgesia, medidas de suporte e antibioticoterapia. A cirurgia consiste em colecistectomia eletiva, geralmente feita dentro dos primeiros 2 dias de internação.[10]

Outra afecção das vias biliares que cursa com dor abdominal é a colangite aguda. É caracterizada pela obstrução dos ductos biliares, com consequente estase da bile e colonização bacteriana, que pode rapidamente atingir o fígado por contiguidade e gerar bacteremia. A obstrução geralmente é advinda de coledocolitíase. Os sintomas clássicos são caracterizados pela tríade de Charcot: febre; icterícia; e dor em hipocôndrio direito. Quando há instabilidade hemodinâmica gerando sepse e alteração no nível de consciência, considera-se que o paciente está em grave risco de vida. A junção dos cinco sinais é denominada "pêntade de Reynolds".[2]

Antibioticoterapia de amplo espectro deve ser administrada e ressuscitação volêmica para pacientes instáveis. A obstrução deve ser manejada por meio de colangiopancreatografia endoscópica retrógrada, capaz de descomprimir as vias biliares com remoção do cálculo. Após tratamento da infecção, o paciente deve realizar colecistectomia.[2]

A pancreatite aguda corresponde ao processo inflamatório do pâncreas secundário à litíase biliar ou à ingestão excessiva de bebidas alcoólicas. Pode haver outras causas, como trauma, medicamentos e iatrogenia, mas os dois primeiros fatores são predominantes.[10] A dor abdominal nessa patologia localiza-se em região epigástrica e vem acompanhada de náuseas e vômitos. A dor também pode se manifestar em hipocôndrio esquerdo e dorso. A amilase sérica solicitada no primeiro atendimento do paciente é particularmente importante nessa doença, pois já começa a se elevar concomitantemente à injúria pancreática. Os níveis de lipase pancreática também devem ser solicitados, sendo até mesmo mais sensíveis e específicos que a amilase.[2]

Diferentemente das outras patologias apresentadas até o momento, a pancreatite aguda requer tratamento clínico com medidas para estabilização do doente e tratamento de complicações.[10]

Idosos que apresentam queixa de dor abdominal, principalmente em quadrante inferior esquerdo, devem levantar suspeita de doença diverticular dos cólons que evoluiu com inflamação do divertículo, a diverticulite. Quando há perfuração, o quadro é mais grave e é tratado no espectro dos abdomes agudos perfurativos. Em praticamente todos os casos, o paciente se queixará de uma obstipação intestinal de caráter crônico.[10]

A dor abdominal da diverticulite dependerá da região onde se encontra a inflamação, acometendo mais comumente o cólon sigmoide, o que determina que a dor geralmente seja em quadrante inferior esquerdo. Ao exame físico, por vezes, é possível encontrar uma massa palpável na região de sensibilidade. TC abdominal e pélvica com contraste é o exame de escolha para confirmação diagnóstica, não devendo ser solicitada colonoscopia em virtude do risco de perfuração. Quando ocorre esse tipo de complicação, uma abordagem cirúrgica de urgência pode ser mandatória.[2]

A DIP é diagnóstico diferencial importante a ser considerado nos pacientes do sexo feminino, levantando suspeita quando a dor for apontada em abdome inferior e pelve. Consiste na infecção bacteriana do trato genital feminino superior transmitida por contato sexual. A presença de abscesso tubo-ovariano é uma complicação característica da DIP. Indica gravidade, principalmente pelo risco de ruptura, o que torna necessária intervenção cirúrgica imediata. Ao exame físico, a paciente apresentará dor intensa à mobilização cervical.[17]

Abdome agudo obstrutivo

Obstruções intestinais podem ser divididas em altas (intestino delgado) e baixas (cólon e reto). As causas mais comuns de obstrução alta são as aderências e hérnias, enquanto obstruções baixas devem levantar suspeita de neoplasia colorretal. As manifestações clínicas são semelhantes, relacionadas à interrupção do trânsito intestinal fisiológico.[2]

Ao exame físico, deve-se averiguar a presença de hérnias nas regiões femoral, inguinal e umbilical, perceber se há movimentação do abdome, distensão generalizada ou localizada, e massas palpáveis. A presença de todos esses sinais não é obrigatória, mas é capaz de direcionar o diagnóstico.[16]

A obstrução intestinal alta configura-se, comumente, como uma complicação tardia de cirurgia abdominal pregressa. A dor é difusa, em cólica e ocorre em crises, associada a sintomas como náuseas e vômitos. Ocorre obstipação intestinal, parada de eliminação de flatos e distensão abdominal pela interrupção do fluxo normal do intestino. A ausência desses sintomas não exclui um possível quadro obstrutivo uma vez que a região intestinal distal à obstrução ainda pode manter sua funcionalidade.[2]

A dor em cólica chama atenção para certos diagnósticos diferenciais, como a gastroenterite. Para distinguir de obstruções intestinais, a constipação é o sintoma mais importante, visto que quadros de gastroenterocolite viral aguda geralmente cursam com diarreia.[16]

A composição dos vômitos nas duas apresentações da doença é distinta. Enquanto a obstrução intestinal alta apresenta vômitos caracteristicamente biliosos, obstruções baixas podem cursar com vômitos fecaloides que surgem mais tardiamente no curso da doença.

Obstruções intestinais baixas têm como principais causas o volvo intestinal e tumores. O local mais acometido é o cólon sigmoide. Manifesta-se com dor abdominal, distensão e ausência de peristalse, similarmente às obstruções altas. Em radiografias simples, é possível perceber a dilatação do cólon acometido, mas a TC com contraste é o exame diagnóstico de escolha, principalmente se há suspeita de câncer colorretal. O manejo é cirúrgico, com abordagem a depender da localização da causa. Neoplasias em cólon direito são tratadas com ressecção (colectomia) direita e anastomose primária, enquanto malignidades distais podem demandar ressecção em estágios.[18]

Abdome agudo perfurativo

A dor abdominal advinda da perfuração de uma víscera, geralmente, é súbita e de grande intensidade. A presença de ar dentro da cavidade peritoneal é denominada "pneumoperitônio". O quadro, via de regra, inicia-se com uma peritonite localizada com posterior generalização.

Alguns fatores influenciam na gravidade da perfuração, e isso é mensurado pelo grau de contaminação da cavidade peritoneal. Entre esses fatores, é possível listar: local e dimensão da perfuração; condições e comorbidades do paciente; obstrução com proliferação bacteriana exacerbada associada; entre outros.[11]

Várias situações podem acarretar perfuração de um órgão gastrointestinal. Úlceras pépticas perfuradas representam o principal exemplo desse grupo. Podem ser gástricas ou duodenais e, em ambos os casos, associam-se à infecção por Helicobacter pylori em mais de 65% a 75% dos pacientes.[2] Ademais, neoplasias gástricas, ingestão de corpo estranho, apendicite e diverticulite também são condições que podem evoluir com perfuração.

A dor decorrente de úlcera péptica apresenta-se no andar superior do abdome, geralmente em epigástrio. Se a úlcera é gástrica, a alimentação é fator de piora da dor; entretanto, tratando-se de uma úlcera duodenal, ocorre alívio da dor com refeições.[2]

A perfuração de úlcera péptica se relaciona com a perda da integridade da parede do órgão. A epigastralgia apresentará piora intensa e súbita uma vez que ocorrer a perfuração. O paciente, muitas vezes, é capaz de mensurar o momento exato em que a dor se instalou.[11] Esse quadro, geralmente, associa-se ao uso de anti-inflamatórios não esteroides (AINEs) e é predominante em úlceras duodenais. O uso crônico dessas medicações deve levantar suspeita imediata.[2,10] O paciente evolui com peritonite química e dor difusa, podendo ocorrer sepse a depender do grau de infecção da cavidade abdominal e da rapidez de início do tratamento.[11]

O manejo inicial do paciente grave constitui-se de ressuscitação volêmica, antibioticoterapia de amplo espectro e medidas de suporte. A administração de antibiótico é importante para prevenir a evolução da infecção, bacteremia e septicemia.[11] A abordagem cirúrgica deve ser realizada em prol do controle da causa, com acesso do local, limpeza, drenagem, debridação de tecido necrótico e reparação da região perfurada com restauração anatomofuncional.[11]

Em casos de úlcera péptica, é necessária a erradicação da H. pylori. No tratamento medicamentoso, associam-se os inibidores da bomba de prótons (IBP).[11] Demais etiologias também apresentarão suas particularidades no manejo clínico.

Abdome agudo vascular

A dor abdominal aguda de origem vascular representa a minoria dos casos de abdome agudo. A isquemia mesentérica é a causa mais comum, e outras condições possíveis são a dissecção da artéria mesentérica superior e aneurismas.[19]

A isquemia mesentérica pode ser dividida em aguda e crônica. Tratando-se de abdome agudo, a perda de suprimento sanguíneo para o intestino evolui rapidamente provocando necrose e infarto intestinal. A etiologia é, quase sempre, tromboembólica e afeta as artérias celíaca e mesentéricas superior e inferior.[2]

A dor se apresenta de forma súbita em região periumbilical, de forte intensidade. A depender da evolução da doença, o paciente já pode apresentar sinais de peritonite. O momento de apresentação do paciente ao serviço de Saúde é de suma importância uma vez que a mortalidade da doença aumenta de forma considerável se já houve infarto intestinal. O padrão-ouro no diagnóstico é a angiografia mesentérica.[2]

O tratamento de escolha é a cirurgia de revascularização na maioria dos casos de isquemia mesentérica aguda. Terapia endovascular é outra abordagem possível e é a escolha em casos de aneurismas. Dissecções podem ser tratadas de forma conservadora, mas é necessário um planejamento individualizado.[19]

Abdome agudo hemorrágico

A principal causa dessa forma de abdome agudo é a gravidez ectópica rota, constituindo um quadro de extrema gravidade para a gestante. No início da gestação, é obrigatória a realização de ultrassonografia para a certificação de que a gravidez é intrauterina, principalmente se existem fatores de risco associados, como DIP ou gestação ectópica anterior.[8,17]

Outras causas que cursam com sangramento intra-abdominal são rotura de baço e ruptura de aneurismas, além de outras etiologias ginecológicas e obstétricas. Hemoperitônio espontâneo constitui uma causa raríssima de abdome agudo hemorrágico.

Geralmente, a paciente que se apresenta com sinais de choque hipovolêmico, dor abdominal intensa e exame beta-HCG positivo fecha o diagnóstico de gravidez ectópica rota. A dor prévia advinda unicamente da gestação muda de característica e intensidade no momento da rotura, o que, em geral, determina que a gestante busque o serviço de Saúde.[17]

Primeiramente, deve-se estabilizar a paciente ofertando suporte hemodinâmico de forma a corrigir o estado de hipoperfusão tecidual consequente à hemorragia. Em seguida, a gestação ectópica deve ser removida e a escolha do procedimento deve considerar alguns fatores, como o quadro da paciente e sua vontade pessoal. A salpingectomia está indicada em determinados casos, como gravidez ectópica recorrente e não pretensão de gestações futuras pela paciente.[17]

SÍNDROMES DOLOROSAS CRÔNICAS E TRATAMENTO

As síndromes dolorosas crônicas são definidas a princípio por sua temporalidade: perduram por 3 meses ou mais. Contínuas ou intermitentes, podem ser acompanhadas de períodos de crises e exacerbações, o que pode ser a razão da busca por ajuda médica.[7]

Podem ser classificadas em funcionais ou orgânicas. Assim como as síndromes dolorosas agudas, esse último grupo também tem causas inflamatórias, vasculares e obstrutivas. Nesse caso, o processo fisiopatológico é significativamente mais gradual.

As principais etiologias que cursam com dor abdominal crônica correspondem às doenças funcionais do trato gastrointestinal (ou distúrbios de interação intestino-cérebro). Para estabelecer o diagnóstico dessas patologias, é necessário primeiramente que todas as possíveis causas orgânicas sejam excluídas. Nessa investigação, deve-se considerar também etiologias extra-abdominais, como o aparelho geniturinário, coluna espinhal e tórax, além da parede abdominal.

A pancreatite crônica e as doenças inflamatórias intestinais são capazes de causar dor abdominal crônica, visto o processo inflamatório persistente associado a essas doenças.

Na investigação da dor crônica abdominal, é importante se atentar a potenciais red flags relatadas pelo paciente, ou seja, sinais de alarme que podem sugerir doença mais grave, como uma neoplasia. São elas: perda de peso maior que 5% do anterior e não intencional; anorexia; início dos sintomas após a sexta década de vida; sinais de sangramento gastrointestinal (hematêmese ou melena); dor que provoca despertares noturnos; vômitos persistentes e história familiar de neoplasia colorretal; gástrica; ou doença inflamatória intestinal.[7]

Doenças funcionais do aparelho digestivo

As principais desordens de interação intestino-cérebro são a síndrome do intestino irritável (SII) e a dispepsia funcional. Em ambos os casos, o processo fisiopatológico corresponde a uma hiperexcitação das vias de dor visceral, promovendo uma sensação álgica desproporcional a eventos fisiológicos comuns.[13]

Nessas doenças, o componente emocional exerce grande influência. Portanto, situações de estresse influenciam a disfunção intestinal e a percepção da dor pelo paciente. Da mesma forma, os sintomas advindos dessas desordens provocam ansiedade e podem contribuir para quadros depressivos. Portanto, configura-se como uma relação bilateral em que o intestino e o cérebro são afetados de forma mútua.[13]

A dor abdominal da SII localiza-se no abdome inferior, enquanto a dor associada à dispepsia funcional é epigástrica.[20]

A SII manifesta-se em crises. A dor abdominal, geralmente, vem acompanhada de oscilações no hábito intestinal do paciente, alternando entre constipação e diarreia, sendo que algum dos dois sintomas pode se manifestar de forma predominante.

Os critérios diagnósticos das doenças funcionais digestivas são dados pelo ROMA IV. Em adultos, a SII pode ser diagnosticada quando há dor abdominal crônica com início há pelo menos 6 meses e que esteja se manifestando nos últimos 3 meses, no mínimo uma vez por semana. Deve estar associada a pelo menos dois dos seguintes sintomas:

1. Relação com evacuação.
2. Mudança na frequência das fezes.
3. Mudança na característica das fezes.

Por mais que não exista um tratamento de combate à causa, é possível manejar os processos fisiopatológicos associados. Além da terapia farmacológica, adaptações na dieta e prática regular de exercícios físicos devem ser instituídas. Psicoterapias como terapia cognitivo-comportamental (TCC) são de grande benefício. A mudança no estilo de vida, além de prevenir comorbidades, é forte aliada na busca pela saúde mental. A alimentação rica em fibras mostra benefícios, assim como a ingestão de probióticos. Com isso, há redução nos sintomas da SII.[13]

A escolha do medicamento deve ser feita de acordo com a sintomatologia predominante no caso do paciente. Por ser uma doença multifacetada, diferentes opções farmacológicas podem ser ofertadas, de forma direcionada. Antiespasmódicos são tipicamente utilizados para alívio do desconforto intestinal. De forma a manejar os sintomas psicológicos, os antidepressivos são opções, com destaque para os antidepressivos tricíclicos e inibidores da recaptação de serotonina e noradrenalina.[13]

A dispepsia funcional apresenta as seguintes características, segundo os critérios diagnósticos do ROMA IV:

1. Desconforto no andar superior do abdome.
2. Empachamento pós-prandial.
3. Saciedade precoce.
4. Queimação em região epigástrica.

Os sintomas devem ter se iniciado no mínimo 6 meses antes do diagnóstico e devem estar presentes nos últimos 3 meses, tal qual na SII.

Em todos os pacientes, a colonização gástrica por H. pylori deve ser pesquisada. Em pacientes com sinais de alarme e/ou pacientes a partir da quinta década de vida, deve ser realizada endoscopia. Se positivo para o patógeno, a erradicação é mandatória.[21]

O tratamento medicamentoso da dispepsia funcional também será direcionado pelos sintomas, uma vez que não há alteração estrutural. IBP, antagonistas do receptor H2 e procinéticos são opções possíveis.[21]

Dor crônica de parede abdominal

A dor crônica da parede abdominal, geralmente, associa-se ao aprisionamento de nervos decorrente de lesão compressiva, fibrose ou edema. O nervo mais comumente afetado é o nervo cutâneo anterior, comprimido no seu trajeto entre a musculatura da parede abdominal e suas respectivas aponeuroses.[9]

Também pode ser originária de outras neuropatias, como a neuralgia pós-herpética.[4] Deve-se suspeitar frente a uma dor no abdome que não se correlaciona com alimentação e não altera a função intestinal. Caracteristicamente, a dor altera-se pela movimentação.[13]

A falta de achados em exames de imagem que correspondam à injúria visceral em casos de dor originária da parede abdominal pode falsamente sugerir que se trata de uma doença funcional do trato digestivo.[20] Por isso, a importância de um exame físico bem-realizado, e o Sinal de Carnett é particularmente importante nesse processo, como já mencionado.

Geralmente, a dor provoca sensibilidade em um ponto que não ultrapassa 2 cm de tamanho. Isso permite que o paciente consiga apontar para o local da dor com o dedo. Pode ser permanente ou intermitente e não costuma apresentar sintomas associados.[9]

Analgésicos orais e relaxantes musculares podem ser prescritos para alívio da dor. A injeção de lidocaína no ponto de maior sensibilidade ("ponto-gatilho"), guiada por ultrassom, promove anestesia e confirmação diagnóstica de enclausuramento de nervo, se essa for a etiologia. Agentes suplementares podem ser usados para auxiliar a injeção anestésica na analgesia, como corticosteroides. Situações específicas podem necessitar de abordagem cirúrgica.[9]

Dor crônica oncológica

Em pacientes oncológicos, a dor abdominal de caráter crônico pode advir de várias causas, como fatores consequentes do tumor propriamente dito (crescimento com compressão de estruturas nervosas, por exemplo), ou como efeito colateral do tratamento quimioterápico, radioterápico e/ou cirúrgico.[22]

No paciente com dor suspeita de câncer, mas ainda não diagnosticado, é importante se atentar às potenciais red flags e ansiar por um diagnóstico precoce. Além do tratamento da neoplasia, o tratamento sintomático da dor abdominal, quando otimizado, apresenta resultados satisfatórios.

A dor crônica abdominal de origem neoplásica está presente principalmente em casos de câncer pancreático, hepático e colorretal.

Além das terapias farmacológicas e convencionais, é comum o tratamento intervencionista nesses casos, como o bloqueio neurolítico do plexo celíaco, que é responsável pela inervação da grande maioria das vísceras abdominais. Caso a anatomia da região tenha sido alterada pela presença do tumor, dificultando o manejo dos gânglios celíacos, a neurólise de nervo esplâncnico também é uma opção terapêutica alternativa.[22]

Isquemia mesentérica crônica

A perda de perfusão tecidual intestinal na isquemia mesentérica crônica ocorre de forma gradual, comumente por doença aterosclerótica. A dor abdominal é, via de regra, uma angina mesentérica, com exacerbação pós-prandial.[2] O paciente frequentemente se queixará de perda de peso e "medo" de se alimentar em razão da dor desencadeada.

Tipicamente, também se tratará de um paciente com fatores de risco ateroscleróticos, como doença vascular periférica e doença arterial coronariana.[19,20] É mais comum em pacientes idosos.

Endometriose

A endometriose é conhecida por ser uma importante causa de dor pélvica crônica em mulheres, mas sua apresentação clínica, geralmente ,cursa com desconforto abdominopélvico e implicações sistêmicas em grande parte dos casos.

A ectopia das células endometrióticas é capaz de atingir o fígado, o baço e até o SNC, além de gerar um processo inflamatório que corrobora a dor abdominal. O comprometimento intestinal também pode ser observado no processo patológico da doença. O diagnóstico é feito por meio de ultrassonografia.[23]

CONSIDERAÇÕES FINAIS

A dor abdominal é um desafio na prática clínica pelo elevado número de diagnósticos diferenciais associados. Conhecer a fisiopatologia da dor somática e visceral, saber colher a história do paciente de forma completa e direcionada, reconhecer as emergências médicas, a existência de red flags e ter pleno controle das técnicas de exame físico são fatores essenciais para manejo da doença e controle da dor.

A analgesia é essencial e não deve ser adiada pela investigação diagnóstica, como se acreditava que deveria ser feito no passado. Ela promove alívio para o paciente e confiança no serviço médico, o que permite que o paciente se mostre ainda mais colaborativo no processo diagnóstico.

O médico generalista deve saber realizar a abordagem inicial e avaliar a necessidade de encaminhamento ao especialista. A prática clínica exige o domínio básico sobre a dor abdominal em razão da elevada prevalência dessa queixa em qualquer serviço de Saúde.

Referências bibliográficas

1. Cervero F, Laird JM. Visceral pain. The Lancet. 1999;353(9170):2145-8.
2. Flasar MH, Goldberg E. Acute abdominal pain. Medical Clinics of North America. 2006;90(3):481-503.
3. Sherman R. Abdominal pain. In: clinical methods: the history, physical, and laboratory examinations 3. ed. 1990.
4. Moore KL, Agur AMR, Dalley AF. Anatomia orientada para a clínica. Rio De Janeiro (Rj): Guanabara Koogan; 2006.
5. Yamamoto W, Kono H, Maekawa M, Fukui T. The relationship between abdominal pain regions and specific diseases: an epidemiologic approach to clinical practice. Journal of Epidemiology. 1997;7(1):27-32.
6. Kostov S, Svetla D, Yavor K, Stanislav S, Ivanova Y, Yordanov A. Vascular anatomy and variations of the anterior abdominal wall – significance in abdominal surgery. Prague Medical Report. 2023;124(2):108-42.
7. Sabo CM, Grad S, Dumitrascu DL. Chronic abdominal pain in general practice. Digestive Diseases. 2021;39(6).
8. McNamara R, Dean AJ. Approach to acute abdominal pain. Emergency Medicine Clinics of North America. 2011;29(2):159-73.
9. Shian B, Larson ST. Abdominal wall pain: clinical evaluation, differential diagnosis, and treatment. American Family Physician. 2018 Oct 1;98(7):429-36.
10. Brunetti A, Scarpelini S. Abdômen agudo. Medicina (Ribeirão Preto). 2007;40(3):358-67.
11. Langell JT, Mulvihill SJ. Gastrointestinal perforation and the acute abdomen. medical clinics of north america. 2008;92(3):599-625.
12. Billittier AJ, Abrams B, Brunetto A. Radiographic imaging modalities for the patient in the emergency department with abdominal complaints. 1996;14(4):789-850.
13. Stemboroski L, Schey R. Treating chronic abdominal pain in patients with chronic abdominal pain and/or irritable bowel syndrome. Gastroenterology Clinics of North America. 2020;49(3):607-621.
14. Falch C, Vicente D, Häberle H, Kirschniak A, Müller S, Nissan A, et al. Treatment of acute abdominal pain in the emergency room: a systematic review of the literature. European Journal of Pain. 2014;18(7):902-13.
15. Chin KJ, McDonnell JG, Carvalho B, Sharkey A, Pawa A, Gadsden J. Essentials of our current understanding. Regional Anesthesia and Pain Medicine. 2017;42(2):133-83.
16. Milnes WR. Emergencies in general practice the acute abdomen II: causes of acute abdominal pain. British Medical Journal; 1955.
17. Tarraza HM, Moore RD. Gynecologic causes of the acute abdomen and the acute abdomen in pregnancy. Surgical Clinics of North America. 1997;77(6):1371-94.
18. Frago R, Ramirez E, Millan M, Kreisler E, del Valle E, Biondo S. Current management of acute malignant large bowel obstruction: a systematic review. The American Journal of Surgery. 2014;207(1):127-38.

19. Landry GJ, Yarmosh A, Liem TK, Jung E, Azarbal AF, Abraham CZ, et al. Nonatherosclerotic vascular causes of acute abdominal pain. The American Journal of Surgery. 2018;215(5):838-41.
20. Pichetshote N, Pimentel M. An approach to the patient with chronic undiagnosed abdominal pain. Official journal of the American College of Gastroenterology ACG. 2019;114(5):726-32.
21. Ford AC, Mahadeva S, Carbone MF, Lacy BE, Talley NJ. Functional dyspepsia. The Lancet. 2020;396(10263):1689-702.
22. Fonseca PR, Barros CM, Lima AC, Mansano AM, Oliveira CA. Tratado de dor oncológica; 2019.
23. Taylor HS, Kotlyar AM, Flores VA. Endometriosis is a chronic systemic disease: clinical challenges and novel innovations. The Lancet. 2021;397(10276):839-52.

Enclausuramento de Nervos

69

João Batista Santos Garcia

José Osvaldo Barbosa Neto

INTRODUÇÃO

Definição e relevância clínica

O enclausuramento de nervos, também conhecido como síndrome de compressão neural ou síndrome de enclausuramento de nervos (NECS, do inglês *Nerve Entrapment Compression Syndrome*), representa um grupo de condições que se manifestam clinicamente por sintomas neurológicos, particularmente dor de caráter neuropático, que decorre da compressão mecânica de um ou mais nervos periféricos, e que pode ocorrer estática ou dinamicamente. É definida como uma lesão induzida por pressão em um nervo periférico, em um segmento de seu curso, devido a estruturas anatômicas ou processos patológicos.[1]

Tipicamente, a condição se manifesta em locais anatômicos específicos, onde o nervo atravessa estruturas rígidas, como túneis fibro-ósseos, ou em regiões de alta mobilidade entre músculos e tendões, que podem gerar compressão, intermitente ou contínua. A compressão crônica e focal de um nervo pode ocorrer como resultado de atividades comuns do dia a dia, como a posição de dormir ou movimentos repetitivos no trabalho.[2] Traumas locais e situações que levam a inchaços periféricos (observados no período menstrual ou por uso de medicação), podem induzir ou perpetuar o enclausuramento ao causar lesões diretas no nervo ou comprometendo seu fluxo sanguíneo. A constricção de nervos periféricos pode provocar uma ampla gama de condições dolorosas que variam desde cefaleia, dor lombar, "ciática", "endometriose" até dores nos pés e pode ocorrer em diferentes graus de gravidade, resultando em manifestações clínicas diversas.[1]

A sintomatologia manifestada pelos pacientes guarda relação estreita com a região anatômica inervada, com a gravidade do acometimento do nervo em questão e com o tipo de nervo (se misto ou se é um ramo apenas sensitivo) envolvido. Tipicamente, nos casos menos graves, os pacientes queixam-se de formigamento e disestesia. O sintoma pode ser intermitente ou contínuo. À medida que o processo evoluiu, o paciente pode passar a apresentar dor em queimação, choque, fisgada e lancinante, bem como hiperalgesia e alodinia no território inervado. No caso de nervos mistos, pode haver prejuízo funcional, com redução na força e exibição de sinais de desaferentação muscular, como fasciculações e câimbras. No longo prazo, pode haver atrofia muscular importante e importante prejuízo funcional para a região afetada.[3]

A compreensão da fisiopatologia dessas síndromes bem como a capacidade de as reconhecer são competências esperadas para médicos anestesiologistas e especialistas em dor. A consequência de um nervo enclausurado é o desenvolvimento de dor crônica e disfunção neuromuscular significativa, com considerável impacto sobre a qualidade de vida. A prevenção desses desfechos passa pelo diagnóstico precoce e pela instituição de tratamento adequado.

Epidemiologia e fatores de risco

As neuropatias compressivas são doenças relativamente comuns, e que afetam uma ampla faixa da população. O nervo mais frequentemente afetado é o mediano, responsável pela síndrome do túnel do carpo, afetando 87,8 e 192,8 para cada 100 mil homens e mulheres, respectivamente. A metatarsalgia de Morton (neuroma de Morton) também é bastante frequente, acometendo 50,2 e 87,5 para cada 100 mil homens e mulheres, respectivamente. No entanto, outros nervos também estão associados a síndromes de encarceramento, em frequência menor, como: nervo ulnar; cutâneo lateral femoral (meralgia parestésica); nervo radial; nervos cluneais; nervo pudendo; nervo ciático (síndrome do piriforme); tibial posterior (síndrome do túnel do tarso); peroneal (síndrome do nervo peroneal); entre outros.[4]

Essas condições têm como fatores predisponentes variações anatômicas e funcionais, anomalias congênitas, postura inadequada, movimentos repetitivos e o envelhecimento, que podem resultar em alterações degenerativas nas estruturas ao redor dos nervos. Os fatores de risco para desenvolvimento dessas lesões são particulares a cada uma dessas síndromes e serão abordadas individualmente. Porém, podemos apontar algumas características que se apresentam como preditores gerais. As mulheres são significativamente mais afetadas que os homens em uma razão de 3:1.[4] A incidência tem pico entre indivíduos de meia-idade, reduzindo-se com o envelhecimento.[4] Os diabéticos se mostram também sob maior risco.[4,5]

ANATOMIA DOS NERVOS PERIFÉRICOS

O sistema nervoso periférico (SNP) compreende uma extensa rede neural que promove a integração das diversas parte do corpo com o sistema nervoso central (SNC). O SNP é formado a partir de fibras proveniente dos cornos ventrais e dorsais da medula, que irão formar as raízes ventrais e dorsais formar os troncos nervosos, que, por sua vez, darão origem aos nervos periféricos a partir de uma complexa interação com raízes dos níveis adjacentes.[6]

Os nervos periféricos são compostos por fibras motoras, sensoriais e autonômicas. As fibras do tipo A são têm maior diâmetro em sua secção transversa, são mielinizadas e apresentam maior velocidade de condução. Entre elas, estão incluídas fibras motoras e sensoriais aferentes e eferentes. As fibras do tipo B são mielinizadas menores, constituídas por fibras nervosas autonômicas pré-ganglionares. Por fim, existem as fibras C, mais finas, não mielinizadas, e com menor velocidade de condução. Essas últimas representam as fibras que carreiam a dor visceral e somática, bem como fibras nervosas autonômicas pós-ganglionares.[2,7] Estruturalmente, os nervos são formados por fascículos, que agrupam as fibras mencionadas anteriormente de forma organizada, além de vasos sanguíneos e tecido conjuntivo, contidos por uma camada de matriz de tecido conjuntivo externa[2] (Figura 1). Essa estrutura é o epineuro, que fornece suporte estrutural e protege contra compressões; é mais abundante onde um nervo cruza uma articulação. Além desta, existem outras duas camadas. A mais interna, o endoneuro, envolve os axônios e as células de Schwann (CS) e é resistente a lesões por estiramento.

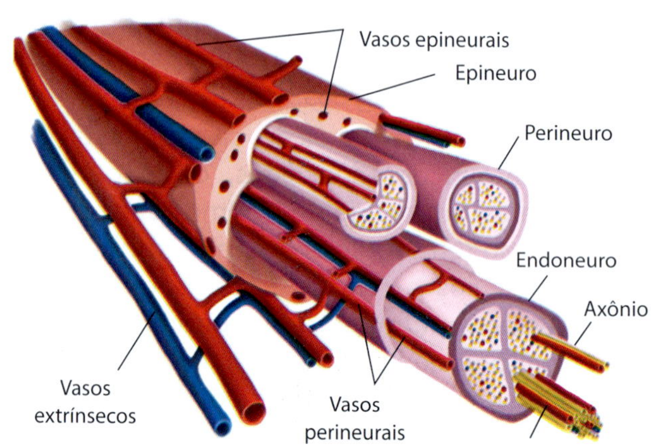

Figura 1 – Arquitetura do nervo periférico.
Fonte: Adaptada de Jacobson L, Dengler J, Moore AM, 2020.

A camada média, o perineuro, circunda os fascículos e mantém o meio fisiológico. O perineuro constitui a barreira hematonervosa. O suprimento sanguíneo é duplo: vasos intrínsecos percorrem o espaço endoneural e anastomosam-se com o plexo extrínseco do espaço epineural.[2]

A camada de mielina presente nas fibras nervosas, com exceção da fibra C, é produzida por células gliais especializadas presentes nos nervos, denominadas "CS". Ainda, fornecem suporte trófico por meio da liberação de neurotrofinas importantes, como o fator de crescimento nervoso (NGF) e são mediadoras do processo de regeneração de nervos periféricos lesionados. A mielina melhora a velocidade de condução ao delimitar as zonas onde ocorrerão as transferências iônicas ao longo do axônio, denominadas "nódulos de Ranvier", resultando em uma propagação mais rápida do potencial de ação, fenômeno denominado "condução saltatória".[7] Os pericitos são um grupo de células contráteis relacionados ao revestimento endotelial da microvasculatura que regulam o fluxo sanguíneo a partir da dilatação capilar, participando da homeostase no ambiente endoneural.[6]

FISIOPATOLOGIA DO ENCLAUSURAMENTO DE NERVOS

As fibras presentes nos nervos periféricos são estruturas notavelmente delicadas, o que as torna particularmente vulneráveis a danos estruturais e funcionais. As lesões nervosas podem ter múltiplas etiologias, incluindo causas iatrogênicas (relacionadas a procedimentos médicos ou cirúrgicos), traumáticas e metabólicas. Em uma proporção significativa dos casos, não será possível uma reversão completa dos prejuízos gerados pelo acometimento neural. Esses casos frequentemente culminam em recuperação incompleta, atrofia muscular, déficit funcional e dor neuropática (DN) crônica.[6]

Os nervos periféricos têm capacidade bastante limitada de regeneração, sobretudo se sem nenhuma intervenção externa. Após a lesão, a reestruturação do nervo na ponta proximal ocorre lentamente, resultando em uma taxa de reinervação de apenas 1 mm a 3 mm/dia.[6] Diversos fatores, como a infiltração de células imunes, a transformação fenotípica das CSs e a regeneração vascular participam da coordenação do crescimento axonal. As CSs desempenham papel fundamental porque se proliferarem para fagocitar os detritos no local da lesão, sinalizam os macrófagos para promover um ambiente regenerativo ideal e formam a bainha de mielina e as bandas de Büngner.[6] Essas bandas se formam após uma lesão no nervo periférico, quando os axônios degenerados deixam um "tubo" vazio composto pelas bainhas de mielina e pelas CSs remanescentes. Ao se proliferarem, as CS alinham-se ao longo do antigo trajeto, formando um eixo de crescimento que direciona a regeneração do axônio.

Os axônios da porção distal começam a se degenerar em razão de um mecanismo conhecido como "degeneração walleriana" (DW), mediada por calpaínas (proteases capazes de clivar o neurofilamento) ativadas pelo influxo do íon cálcio extracelular no axônio secundário à lesão. Esse processo culmina com a desintegração granular e a quebra do coto nervoso distal. Após a degradação do citoesqueleto e da membrana, as CSs que envolvem a porção distal do axônio liberam seus lipídios mielinizados. Em seguida, os detritos dessa degradação são removidos por macrófagos e CSs.[6] Após a fragmentação axonal e a remoção dos detritos, os axônios precisam regenerar-se por intermédio de uma ponte formada entre os cotos proximal e distal no local da lesão. Essa ponte é constituída principalmente por componentes da matriz extracelular (MEC) e células inflamatórias que ajudam os axônios a crescerem em direção a seus alvos originais, e seu comprimento depende do tamanho da lesão. Quando os axônios alcançam a borda da ponte, começam a se estender em direção ao coto distal.[6]

As lesões nervosas são classificadas com base na gravidade e extensão do dano, o que pressupõe diferentes prognósticos de recuperação. Foram inicialmente divididas em três categorias, com base na presença de desmielinização e na extensão dos danos aos axônios e aos tecidos conjuntivos do nervo: neuropraxia; axonotmese; e neurotmese.[6] A neuropraxia é a forma mais branda de lesão usualmente gerada por compressão ou tração leves, preservando a estrutura do nervo (endoneuro, perineuro e endoneuro), mas que resulta na perda funcional de condução sensitiva. A recuperação desse tipo de lesão é imprevisível, ainda que a remissão completa possa ocorrer em até 3 meses. A axonotmese é normalmente causada por estiramento, esmagamento ou percussão, sendo mais grave que o primeiro. Neste, há lesão tanto do axônio como do endoneuro, preservando as demais camadas, seguido de DW distal à lesão em 24 a 36 horas. A consequência clínica é perda da função sensitiva e motora no território inervado. Por último, na neurotmese, há a secção completa de todas as estruturas do nervo periférico, tendo um prognóstico ruim caso não haja intervenção imediata.[6,7]

Essa classificação, no entanto, sofreu uma primeira atualização em 1951, e a axonotmese foi desmembrada em três classes diferentes com base na gravidade da lesão em que a classe II contempla a lesão apenas do axônio; a classe III, o acometimento do axônio e do endoneuro; a classe IV, o envolvimento de axônio, endoneuro e perineuro, restando apenas o epineuro como estrutura de sustentação. A última atualização dessa classificação, em 1988, incluiu uma sexta classe, quando o neurônio tem mais de um tipo de lesão em seu trajeto, cuja denominação é "lesões mistas".[6]

O Quadro 1 explica os diferentes tipos de lesão de nervo.

Mecanismos de danos nervosos e suas consequências

Do ponto de vista fisiopatológico, a compressão nervosa resulta em uma série de eventos que incluem alterações na barreira sangue-nervo, diminuição do fluxo axonal e desenvolvimento de edema endoneural. Esses processos causam deterioração da condução nervosa (NC) e, em casos avançados, degeneração axonal.[3]

O enclausuramento ocorre em locais onde os nervos atravessam túneis fibro-ósseos ou fibromusculares. Em razão de o espaço ser limitado dentro desses túneis, qualquer fator que provoque aumento do tamanho do nervo ou diminuição do volume do túnel resultará em compressão, comprometendo o fluxo sanguíneo intrínseco e extrínseco.[2,3]

Uma compressão sobre o tecido neural, independentemente da origem, gera danos microvasculares e em sua bainha de mielina. Quadros leves podem obstruir o fluxo venoso, resultando em congestão e edema, enquanto compressões mais intensas e contínuas causam isquemia arterial.[8] Elevações de pressão tão pequenas quanto 20 mmHg podem induzir estase venosa e subsequente edema extraneural; a 80 mmHg, todo o fluxo sanguíneo intraneural é interrompido. O estiramento dos nervos também pode causar estase venosa. Quando um nervo é esticado em 8% do seu comprimento em repouso, o fluxo venoso é bloqueado.[2] Quando o insulto é prolongado ou repetitivo, há o desencadeamento de hipóxia, processo inflamatório local, fibrose e desmielinização. A fibrose agrava os efeitos da compressão mecânica ao limitar o deslizamento ou o estiramento adequado do nervo. O perineuro intacto impede o alívio dessa pressão aumentada, criando uma síndrome compartimental em miniatura dentro do nervo.[2,8] A perda de mielina provoca interrupções na velocidade da condução axonal e, nos casos mais graves, pode resultar em bloqueio parcial ou completo dos potenciais de ação ao longo do segmento nervoso afetado. Quando a compressão persiste, esses fatores combinados provocam degeneração axonal, o que indica um prognóstico mais desfavorável e recuperação prolongada.[8] Como já dito, a remielinização pode levar semanas, enquanto o crescimento axonal ocorre a uma taxa extremamente lenta.

Essas alterações fisiológicas intraneurais são acompanhadas por sintomas clínicos previsíveis. Pacientes com aprisionamento nervoso leve ou intermitente apresentam parestesias ocasionais, dor e fraqueza na área inervada

Quadro 1 – Classificação das lesões de nervo periférico

Classe I	Neuropraxia	▪ Desmielinização focal sem danos aos axônios ou aos tecidos conjuntivos
Classe II	Axonotmese	▪ Danos diretos aos axônios
Classe III	Axonotmese	▪ Danos diretos aos axônios e endoneuro
Classe IV	Axonotmese	▪ Danos diretos aos axônios, endoneuro e perineuro
Classe V	Neurotmese	▪ Transecção completa dos axônios e das camadas de tecido conjuntivo, ▪ na qual se observa a descontinuidade total do nervo
Classe VI	Lesões mistas	▪ Lesões diferentes em pontos diferentes do nervo periférico

Fonte: Desenvolvido pela autoria.

pelo nervo afetado. Esses sintomas geralmente são aliviados quando o paciente mudar de posição ou sacode a mão ou o braço. No entanto, à medida que a hipóxia neural se torna mais grave ou crônica, os sintomas evoluem para parestesias constantes, atrofia muscular e dor persistente.[2,3,9]

Os mecanismos envolvidos no desenvolvimento da DN, nesses pacientes, compreendem a denervação, a presença atividade ectópica, sensibilização periférica e sensibilização central. Os aferentes que sofrem a lesão compressiva perdem sua capacidade de transmissão do impulso nervoso, ocasionando perda sensorial decorrente da denervação. Uma vez que a ativação das células da glia nos gânglios da raiz dorsal (DRG) se instala, provocando sensibilização central, o paciente passará a apresentar dor contínua.[10] No caso de nervos mistos, haverá a redução da aferência para as fibras musculares que, por sua vez, causa disfunção mitocondrial, desequilíbrio energético e apoptose dos miócitos. Clinicamente, isso se manifesta por redução do tônus e da massa muscular (atrofia muscular).[9]

Com a evolução para sensibilização periférica e central, há recrutamento de nociceptores não lesionados, culminando no aumento da área percebida de dor, hiperalgesia e alodinia.[11,12] A dor contínua pode ser a única manifestação do aprisionamento nervoso (em razão da atividade ectópica), mas, em muitos casos, pode haver percepção alterada à dor evocada (hiperalgesia decorrente de denervação, sensibilização periférica e sensibilização central).[12] A perturbação do transporte axonal rápido causada pela compressão, que promove expressão ectópica das proteínas sintetizadas pelo axônio, é responsável por desencadear sensação de formigamento e disestesia durante a percussão do nervo, manobra clínica denominada "teste de Tinel".[2]

DIAGNÓSTICO

História clínica e exame físico

O quadro clínico exibido por pacientes com encarceramento de nervos é bastante variável e reflete o tempo e o grau de acometimento e o território inervado; bem como a característica do nervo, se sensitivo, motor ou misto. Os sintomas tipicamente se iniciam, independentemente do território, com o surgimento de sensação de parestesia, disestesia e hipestesia no território inervado. Tipicamente, os sintomas são piores à noite, em locais frios e quando o membro é mantido em posição estática por períodos prolongados. Com a progressão da lesão, pode ser referido pelo paciente o desenvolvimento de DN, descrita como em queimação, choques, agulhadas e prurido incessante. No caso de nervos com função motora, poderá ser percebido progressivo déficit funcional, inclusive com desenvolvimento de atrofia muscular.[7,13] Costumeiramente, em casos não tratados, o paciente evolui para uma postura de proteção do membro, com progressivo imobilismo e desuso, gerando consequências funcionais graves.[9,14,15]

A anamnese detalhada é essencial no diagnóstico das neuropatias compressivas. Perguntas sobre atividades ocupacionais, características da dor e fatores que agravam ou aliviam os sintomas fornecem pistas cruciais para se identificar a neuropatia específica. O exame físico direcionado inclui avaliação sensitiva (sensibilidade tátil, térmica e dolorosa), motora e testes provocativos específicos para os nervos afetados, como o teste de Phalen e o sinal de Tinel, que reproduzem os sintomas trazidos pelo paciente e ajudam a direcionar a investigação complementar confirmatória.[13] O conhecimento dos locais mais comuns de encarceramento e o padrão de distribuição dos nervos envolvidos permite que o avaliador infira o provável local de constricção. Quando a história clínica e o exame físico resultam em diagnostico presumido com elevado grau de probabilidade, o bloqueio diagnóstico do nervo acometido com anestésico local ajuda a confirmar o diagnóstico. Quando, no entanto, há dúvida, podem ser utilizadas ferramentas complementares de diagnóstico.[13]

Exames complementares

O diagnóstico preciso dessas condições é frequentemente um desafio, exigindo uma combinação do exame clínico, estudos eletrofisiológicos e técnicas de imagem avançadas. Estudos de NC e eletromiografia (EMG) permitem a localização precisa da lesão e a caracterização de sua natureza (desmielinização, degeneração axonal ou ambas), o tempo de evolução e a gravidade da lesão. A localização é estabelecida pela demonstração de retardo focal da condução ao longo de um segmento nervoso ou por inferência, utilizando o padrão de músculos afetados ou preservados. Determinados resultados, como a perda de axônios, têm relevância prognóstica significativa e podem orientar as decisões terapêuticas.[2,8]

Ultrassonografia

A ultrassonografia (USG) é um método de imagem amplamente utilizado para avaliar neuropatias compressivas, sendo capaz de fornecer imagens em tempo real dos nervos periféricos. Por intermédio da USG, é possível visualizar diretamente os nervos e identificar alterações morfológicas, como espessamento, compressão ou deformação. Essa ferramenta também auxilia injeções terapêuticas, como corticosteroides ou hidrodissecção com solução salina, diretamente no local da compressão.[16] Uma importante limitação desse recurso é o fato de ser operador-dependente, de tal forma que a experiência do examinador influencia de maneira muito direta a acurácia do método.

Ressonância magnética

A ressonância magnética (RM) é um recurso diagnóstico bastante útil para avaliar síndromes compressivas em nervos periféricos. Com a evolução tecnológica desse método de imagem, tornou-se possível mapear e seguir a trajetória de nervos desde sua origem nos plexos nervosos e identificar, com boa acurácia, padrões de edema, aumento de volume, perda de continuidade e relações anatômicas com estruturas vizinhas. Isso permite não só um diagnóstico mais preciso, tanto topográfico como de grau de acometimento, como também dá oportunidade de melhor planejamento de estratégias terapêuticas, sejam intervencionistas, sejam cirúrgicas. Frente à USG, a RM não apresenta a limitação de depender do operador para produzir a imagem. No entanto, é um exame com custo mais elevado e, portanto, menos acessível para população geral.[17]

Estudos eletrofisiológicos

A eletroneuromiografia (ENMG) é um exame que pode ser utilizado nas neuropatias compressivas para realizar diagnóstico topográfico e ajudar a identificar etiologia e estimar prognóstico, além de facilitar a exclusão de outros diagnósticos diferenciais.[18] O teste é dividido em dois momentos: o estudo da NC, denominado "eletroneurografia"; e a EMG com agulha. Esse método tem a vantagem de oferecer informações dinâmicas, além de possibilitar, em estudos sequenciais, a avaliação evolutiva das lesões, tanto na condução do nervo como em sua capacidade de recrutar e comandar a atividade motora. Nos casos de neuropatia compressiva crônica, a ENM pode revelar sinais de denervação, como fibrilações e potenciais de unidade motora de alta amplitude. Isso é particularmente útil para confirmar a compressão de nervos motores e para diferenciar entre neuropatias compressivas e outras causas de fraqueza muscular. A ENM consegue estimar a cronicidade da lesão com base em padrões neurofisiológicos.[18] A evolução temporal dos resultados eletroneuromiográficos seguem a sequência exibida no Quadro 2.

PRINCIPAIS NEUROPATIAS POR ENCLAUSURAMENTO

Síndrome do túnel do carpo

Epidemiologia

A síndrome do túnel do carpo (STC) é a neuropatia compressiva mais comum, afetando entre 3,72% e 6,8% da população adulta. Mulheres são acometidas de três a cinco vezes mais frequentemente do que homens, com maior prevalência em indivíduos entre 40 e 60 anos. Entre os fatores de risco associados estão doenças como diabetes, artrite reumatoide, hipotireoidismo, acromegalia e obesidade.

Quadro 2 – Sequência temporal das anormalidades eletroneuromiográficas pós-traumáticas

Anormalidades	Tempo de início
Bloqueio de condução no local lesionado	Imediato
Redução na amplitude do PE na estimulação distal	Mais que 7 dias
Sinais de denervação no repouso	2 a 5 semanas
Sinais de reinervação (lesão parcial)	Mais que 4 a 8 semanas

PE: potencial evocado motor ou sensitivo.

Fonte: Adaptado de Porto FH de G, Porto GCLM, Brotto MWL, 2016.

A gestantes, devido ao aumento do volume de líquidos corporais, também está associada com sintomas de compressão do nervo mediano. A STC é também uma doença ocupacional, com profissões que exigem movimentos repetitivos do punho, como digitação ou uso intensivo de ferramentas, podendo aumentar o seu risco.[2,8,16]

Mecanismo fisiopatológico

O nervo mediano é responsável pela inervação sensorial dos três primeiros dedos da mão e parte do quarto dedo, além de inervar músculos da eminência tenar, responsáveis por movimentos do polegar. Na STC, o nervo mediano é comprimido no túnel do carpo, uma passagem estreita no punho formada pelos ossos do carpo e pelo ligamento transverso do carpo.[2,8,16]

A compressão resulta de diversas condições, como o aumento da pressão dentro do túnel por causa da inflamação dos tendões flexores ou à presença de cistos. Em estágios iniciais, a compressão causa isquemia temporária, levando à desmielinização. Com o tempo, se não tratado, ocorre degeneração axonal, que causa déficits motores e sensoriais mais graves. Além disso, o fluxo sanguíneo inadequado para a *vasa nervorum* do nervo mediano contribui para a progressão dos danos.[2,8,16]

Sinais e sintomas

Os pacientes com STC frequentemente relatam dor e parestesias no território de inervação do nervo mediano, incluindo os três primeiros dedos e a metade radial do quarto dedo. Sintomas noturnos são comuns e podem despertar o paciente do sono. Nos casos mais graves, pode haver fraqueza dos músculos tenar e atrofia do músculo abdutor curto do polegar.[2,8,16]

Diagnóstico

O diagnóstico da STC é, em grande parte, clínico, com base nos sintomas típicos e testes físicos como os sinais de Tinel e Phalen. A ENM é útil para confirmar o diagnóstico, ao evidenciar o atraso na condução elétrica no nervo mediano no nível do punho. Esses exames também podem ajudar a determinar a gravidade da compressão, que pode variar desde uma desmielinização leve até uma degeneração axonal mais grave.[2,8,16]

A USG tem sido amplamente utilizada para o diagnóstico da STC, especialmente em pacientes com sintomas leves ou que não são candidatos a testes eletrofisiológicos. A USG permite visualizar o aumento do nervo mediano e outras alterações, como a presença de cistos ou sinovite, que podem comprimir o nervo. Também é possível realizar a mensuração do diâmetro do nervo mediano no túnel do carpo. Nos casos mais graves ou quando os testes clínicos são inconclusivos, a RM pode ser indicada para visualizar detalhadamente as estruturas do túnel e identificar possíveis anomalias anatômicas ou lesões compressivas.[2,8,16]

Metatarsalgia de Morton (neuroma de Morton)

Epidemiologia

O neuroma de Morton é uma das causas mais comuns de dor no antepé, afetando predominantemente mulheres entre 40 e 50 anos. A maior frequência entre as mulheres é atribuída ao uso frequente de calçados de salto alto e bico fino, que promovem a compressão dos dedos e aumento da pressão sobre a porção anterior do pé. Geralmente, ocorre entre os 3° e 4° metatarsos, no espaço intermetatarsal, embora também possa afetar o espaço entre os 2° e 3° metatarsos.[19]

Mecanismo fisiopatológico

O neuroma de Morton não é um verdadeiro neuroma, mas sim uma fibrose perineural que resulta da compressão e irritação crônica do nervo digital plantar. Essa compressão decorre da pressão repetitiva ou da irritação mecânica, o que causa espessamento e degeneração do nervo. Histologicamente, o neuroma apresenta edema neural, desmielinização e fibrose ao redor do nervo afetado. A condição é mais comum no 3° espaço intermetatarsal em virtude de sua localização anatômica e da distribuição das forças que atravessam o antepé durante a marcha.[19]

A etiologia exata não é completamente compreendida, mas fatores predisponentes incluem calçados inadequados, alterações biomecânicas no pé, como *hallux valgus* que resulta em compressão dos metatarsos menores, e trauma direto no pé.[19]

Sinais e sintomas

O neuroma de Morton se manifesta com dor em queimação e choques no antepé com irradiação para os dedos. Pacientes com essa condição costumam descrever uma sensação de "pedra no sapato" e desconforto ao caminhar, especialmente ao usar calçados apertados. A dor é frequentemente exacerbada pela caminhada ou corrida e aliviada pelo descanso ou pela remoção dos calçados. Outros sintomas incluem parestesia nos dedos afetados. A dor pode ser desencadeada ao aplicar pressão no espaço intermetatarsal. Inicialmente os sintomas são episódicos; porém, com a evolução, podem se tornar contínuos, com importante impacto sobre a qualidade de vida.[19]

Diagnóstico

O diagnóstico de neuroma de Morton é clínico, com base nos sintomas e exame físico dirigido. O teste de Mulder, que envolve a compressão lateral do pé, é positivo quando, ao produzir um estalido audível ou palpável, consegue reproduzir a dor. A compressão direta do espaço intermetatarsal também pode desencadear os sintomas.[19]

A USG e a RM são ferramentas valiosas no diagnóstico, com a USG sendo altamente sensível (até 95%) na identificação do neuroma. A RM é considerada o exame de escolha quando há dúvidas diagnósticas, particularmente em pacientes com sintomas persistentes que não respondem ao tratamento conservador. No entanto, nem sempre há correlação clara entre o tamanho do neuroma detectado por imagem e a gravidade dos sintomas relatados pelo paciente.[19]

Meralgia parestésica

Epidemiologia

A meralgia parestésica é uma neuropatia compressiva do nervo cutâneo femoral lateral (NCFL), com incidência de 32 por 100 mil pessoas/ano. A condição é mais comum em indivíduos obesos, gestantes ou que utilizam roupas apertadas e é duas vezes mais frequente em homens do que em mulheres. Pacientes diabéticos estão sob maior risco, com a incidência girando em torno de 247 para cada 100 mil pessoas.[20]

Mecanismo fisiopatológico

A meralgia parestésica é causada pelo acometimento do NCFL, que tem origem no plexo lombar. O nervo passa, então, pelo músculo psoas maior e emerge da pelve sob o ligamento inguinal (IL), logo medial à espinha ilíaca anterossuperior (ASIS) e dirige-se para a coxa. Em seguida, divide-se nos ramos anterior e posterior, que perfuram a fáscia lata e, por fim, inervam a pele no aspecto anterolateral e lateral da coxa, respectivamente. A compressão do ocorre no trajeto do nervo sob o IL, na sua trajetória próxima à ASIS ou quando penetra na fáscia lata. A compressão pode ser agravada por fatores como obesidade, traumas locais ou em cirurgias pélvicas ou de coluna lombar por abordagem anterior. A isquemia do nervo ocasiona alterações sensoriais na superfície lateral da coxa.[20]

Sinais e sintomas

Os pacientes relatam parestesias, dormência ou dor em queimação na face lateral da coxa, sem envolvimento motor. O exame físico confirma a área sensorial da dor ou a sensação alterada na distribuição da dor. A dor pode ser exacerbada por atividades que aumentam a pressão intra-abdominal, como o uso de cintos apertados ou roupas compressivas.[20]

Diagnóstico

O diagnóstico é clínico e baseia-se na história e no exame físico, com a identificação de alterações sensoriais localizadas. Exames de imagem e ENMG são raramente necessários, mas podem ser usados para excluir outras causas de neuropatia.[20]

Neuropatia do nervo ulnar

Epidemiologia

A síndrome do túnel cubital é a segunda neuropatia compressiva mais comum do membro superior, depois da STC. Afeta principalmente homens, com uma proporção de cerca de 3:1 em relação às mulheres e é mais prevalente em indivíduos entre 40 e 60 anos de idade. A condição está frequentemente associada a profissões ou atividades que envolvem flexão repetitiva do cotovelo, como trabalho manual e esportes de arremesso. Além disso, condições como artrite, traumas repetidos e fraturas do cotovelo aumentam o risco de desenvolvimento da compressão do nervo ulnar no cotovelo.[2,8,16]

Mecanismo fisiopatológico

O nervo ulnar, que tem origem nas raízes nervosas de C8-T1, percorre o braço medialmente e passa pelo túnel cubital, um canal anatômico localizado na região posterior do cotovelo, entre o epicôndilo medial do úmero e o olécrano. Essa localização anatômica torna o nervo vulnerável à compressão, sobretudo durante a flexão do cotovelo, que pode aumentar significativamente a pressão no túnel cubital. Compressões prolongadas causam isquemia do nervo e podem provocar desmielinização, edema intraneural e, em casos mais graves, degeneração axonal. A compressão é mais comum em atividades que envolvem flexão e extensão repetitivas do cotovelo, ou em posições prolongadas de flexão excessiva, como dormir com o cotovelo flexionado.[2,8,16]

Sinais e sintomas

O principal sintoma descrito pelos pacientes é a parestesia que afeta principalmente os dedos anelar e mínimo, correspondendo à área de inervação do nervo ulnar. A princípio, pode ser intermitente, frequentemente piorando à noite ou após atividades que envolvem flexão do cotovelo.

Em estágios mais avançados, a fraqueza muscular pode se desenvolver, afetando os músculos intrínsecos da mão, especialmente os músculos interósseos e os responsáveis pela abdução do dedo mínimo. Com o agravamento, isso pode causar atrofia muscular significativa e dificuldade em realizar tarefas que exijam destreza manual, como abotoar roupas ou segurar objetos pequenos.

O sinal de Froment (compensação do músculo flexor longo do polegar ao tentar segurar objetos) e o sinal de Wartenberg (incapacidade de aduzir o dedo mínimo) são comuns em casos mais avançados.[2,8]

Diagnóstico

O diagnóstico da síndrome do túnel cubital, geralmente, se baseia na história clínica e nos achados do exame físico. O sinal de Tinel e o teste de compressão cubital (reprodução dos sintomas ao manter o cotovelo em flexão por tempo prolongado), são frequentemente positivos.[2,8]

Os estudos de NC são considerados o padrão-ouro para confirmar o diagnóstico, mostrando uma redução na velocidade de condução do nervo ulnar ao passar pelo túnel cubital. Uma velocidade de condução inferior a 50 m/s sugere compressão significativa. A ENM pode ser útil para avaliar a gravidade da compressão, bem como a extensão do dano axonal em casos mais avançados. A USG também é útil para visualizar o aumento do nervo ulnar e identificar possíveis anomalias estruturais, como sinovites ou variações anatômicas que contribuam para a compressão.[2,8,16]

Síndrome do piriforme

Epidemiologia

A síndrome do piriforme é uma causa relativamente incomum de ciatalgia, sendo responsável por cerca de 6% a 8% dos casos de ciática. Essa condição está associada à compressão do nervo ciático pelo músculo piriforme e é mais frequentemente diagnosticada em mulheres com uma proporção de 3:1 em comparação aos homens. Embora sua prevalência seja baixa, representa uma fração significativa dos casos de dor crônica na região glútea e na parte posterior da perna. A síndrome é mais comumente observada em indivíduos que apresentam trauma na região pélvica ou que realizam atividades que envolvem o uso excessivo dos músculos glúteos e piriforme.[21,22]

Mecanismo fisiopatológico

A síndrome do piriforme envolve a compressão do nervo ciático pelo músculo piriforme, um músculo localizado na região profunda dos glúteos, responsável pela rotação externa da coxa e pela estabilização do quadril. Em condições normais, o nervo ciático passa sob o músculo piriforme. No entanto, em cerca de 16,9% dos indivíduos, o nervo pode atravessar ou ser dividido pelo piriforme, o que aumenta o risco de compressão. Traumas diretos na região pélvica, espasmos musculares ou hipertrofia do piriforme podem agravar essa compressão, resultando na síndrome.[21,22]

Além disso, variações anatômicas no curso do nervo ciático ou nas inserções do tendão do músculo piriforme podem predispor à compressão nervosa. O aumento da tensão muscular, espasmos ou o desenvolvimento de fibrose no músculo piriforme, frequentemente em razão do uso excessivo ou traumas repetidos, agravam a compressão nervosa e desencadeiam dor e disfunção neurológica.[21,22]

Sinais e sintomas

Os sintomas incluem dor profunda na região glútea, que pode irradiar para a parte posterior da coxa e perna, imitando a ciática causada por uma compressão lombar. A dor é, frequentemente, exacerbada por atividades que envolvem o uso prolongado do músculo piriforme, como sentar-se por longos períodos ou subir escadas. Outros sintomas incluem parestesia, sensações de formigamento ou dormência na área inervada pelo nervo ciático, especialmente na parte posterior da perna e no pé.[21,22]

No exame físico, a palpação de ponto gatilho no piriforme estará presente em 92% dos pacientes, podendo ser percebidas bandas de contratura muscular em formato cilíndrico na topografia do músculo. Manobras específicas no exame físico, como o teste de Freiberg (rotação interna forçada da perna afetada enquanto o paciente estiver em posição supina) e o teste FAIR (flexão, adução e rotação interna), entre outros, são, frequentemente, positivos, reproduzindo os sintomas do paciente ao esticar ou contrair o músculo piriforme, comprimindo o nervo ciático.[21,22]

Diagnóstico

O diagnóstico da síndrome pode ser desafiador, pois seus sintomas sobrepõem-se aos de outras condições que causam dor lombar e ciática, como a radiculopatia lombar ou a síndrome da articulação sacroilíaca. Em razão da ausência de critérios diagnósticos universalmente aceitos, o diagnóstico é, com frequência, de exclusão, com a eliminação de causas mais comuns de dor ciática e lombar.[21,22]

Exames de imagem, como USG ou RM, podem ser usados para excluir outras causas de compressão nervosa ou anormalidades anatômicas, como hérnias de disco ou massas tumorais. A EMG pode ser útil para excluir a radiculopatia lombar e outras neuropatias, embora não seja um teste confirmatório para a síndrome do piriforme. A resposta a injeções de anestésico local no músculo piriforme é, muitas vezes, usada como um teste diagnóstico, com alívio temporário da dor confirmando a compressão nervosa pelo músculo.[21,22]

Síndrome do túnel do tarso

Epidemiologia

A síndrome do túnel do tarso é uma neuropatia compressiva do nervo tibial posterior no túnel do tarso. O acometimento desse nervo é raro, sendo mais comum em mulheres e em pacientes com deformidades do pé, como pés planos. Determinadas posições do pé, especialmente a eversão e a flexão plantar no tornozelo, favorecem o desenvolvimento deste quadro. Outros fatores de risco são inflamação dos tecidos moles (artrite reumatoide, tendinite dos flexores), lesões tumorais, edema (mixedema no hipotireoidismo, edema de *pitting* por sobrecarga de volume) ou lesões ósseas (osteófitos ou osteocondroma).[23]

Mecanismo fisiopatológico

O túnel do tarso está localizado na face medial do tornozelo, formado pela tíbia distal, tálus e ossos do calcâneo, e um teto formado pelo retináculo flexor fibroso, que se estende do maléolo medial até o osso do calcâneo. A compressão do nervo tibial, decorrente de um túnel excessivamente constrito provoca isquemia e degeneração das fibras nervosas, resultando em dor de caráter neuropático e disfunção sensorial na planta do pé e tornozelo.[2,23]

Sinais e sintomas

A apresentação clínica sofre importante influência de quais ramos do nervo tibial posterior foram acometidos. Três ramos se originam desse nervo: o nervo calcâneo medial (inervação sensitiva do calcanhar); nervo plantar medial; e nervo plantar lateral (inervação sensitiva para região plantar e motora para musculatura plantar profunda). A origem de cada um desses ramos é variável, podendo ser proximal, no interior do túnel e posterior a este. Os sintomas incluem dor que pode irradiar desde a parte medial do tornozelo até a planta do pé e calcanhar, com dormência e parestesia na distribuição do nervo tibial posterior. A dor é, frequentemente, exacerbada por atividades que envolvem a dorsiflexão do tornozelo ou a permanência prolongada em pé.[2,23]

Diagnóstico

O diagnóstico é clínico e passa por exame minucioso da sensibilidade, confirmando que o quadro esteja limitado a região plantar, calcanhar e dedos. A avaliação do acometimento motor deve demonstrar fraqueza na flexão ou abdução do dedo do pé. O sinal de Tinel pode estar presente, sendo descrito como formigamento no território do nervo. Outras manobras podem ser utilizadas para aumentar a sensibilidade para o diagnóstico. O teste de dorsiflexão-eversão, no qual a dorsiflexão e a eversão passivas do tornozelo por 5 a 10 segundos resultam em dor ou dormência no tornozelo ou na sola do pé. Ainda, o teste de Trepman, no qual a plantarflexão e a inversão passivas resultam em dor ou dormência no tornozelo ou na sola do pé. O teste de compressão tripla, que combina os testes de Trepman e Tinel, pode oferecer maior acurácia para o diagnóstico clínico. Os testes eletrofisiológicos têm pouca utilidade nesses casos. Já a RM ou a USG podem ajudar a identificar lesões estruturais responsáveis pela compressão.[2,23]

Neuropatia dos nervos cluneais

Epidemiologia

O encarceramento do nervo cluneal superior (NCS), embora raro, quando presente, pode precipitar dor lombar e glútea crônica. Sua incidência responde por até 14% das dores lombares. A contribuição da neuropatia do nervo cluneal médio (NCM) é menos significante que do anterior, mas também pode ser causador de dor lombar. Os principais fatores de risco para o desenvolvimento desses quadros são o histórico de cirurgias lombares ou de traumas repetidos na região sacral.[24]

Mecanismo fisiopatológico

O nervos cluneais são responsáveis pela inervação sensitiva da pele da região glútea. Os NCSs, dividido em ramos medial, intermédio e lateral, compreendem as terminações cutâneas das raízes de T11 a L4. Tornam-se superficiais ao passar pela fáscia toracolombar (FTLb), acima ou abaixo da crista ilíaca, a cerca de 7 cm a 8 cm da linha média ou 4 cm a 6 cm da espinha ilíaca póstero superior (EIPS). Um ou mais desses ramos podem se tornar encarcerados ao passar por um túnel osteofibroso, formado pela crista ilíaca e pela FTLb. O NCM tem origem nas raízes lombares de S1 a S3 e atravessa o ligamento sacrilíaco longo posterior. O encarceramento do ramo mais medial do NCM ocorre onde o nervo passa pela fáscia sobre a crista ilíaca, a cerca de 3,5 cm da linha média e 2,5 cm da EIPS. A constricção, em ambos os casos, desencadeia um processo inflamatório do nervo. Fibrose local ou espessamento dos tecidos ao redor dos nervos também podem contribuir, resultando em DN localizada na região glútea superior e lombar.[25,26]

Sinais e sintomas

A sintomatologia principal é a presença de dor lombar baixa, na maioria das vezes inespecífica. No entanto, pacientes podem relatar queimação ou formigamento na região lombar e glútea. O padrão de dor pode mimetizar aquele de radiculopatias, com referida para a coxa, e que é exacerbada pela palpação local ou pela movimentação da região lombar. Em alguns casos, pode haver sensibilidade localizada sobre os nervos cluneais superiores, particularmente onde eles atravessam a crista ilíaca. Esses pacientes podem apresentar sinal de Tinel positivo à percussão do nervo.[25,26]

A neuropatia compressiva dos cluneais faz diagnóstico diferencial com diversas causas de dor lombar, como dor de origem sacrilíaca, de origem glútea, decorrentes de compressão radicular por estenose foraminal lombar e de compressão do nervo ciático pelo músculo piriforme. Portanto, uma elevada suspeição é necessária para seu diagnóstico, devendo, portanto, fazer parte da rotina propedêutica das dores lombares.[24,26]

Diagnóstico

O diagnóstico é clínico e inclui testes provocativos, como a palpação e percussão direta sobre pontos de saída dos nervos cluneais sobre a crista ilíaca e lateral aos forames sacrais. A presença de dor lombar unilateral sobre a região crista ilíaca e superior glútea, com a presença de sinal de Tinel ou de dor irradiada após compressão da topografia desses nervos, é forte indício de encarceramento. A infiltração com anestésico local nesses pontos, no entanto, é a principal ferramenta diagnóstica. Exames de imagem ou eletrofisiológicos têm pouca acurácia para auxiliar nestes casos, sendo o diagnóstico eminentemente clínico.[25,26]

Neuropatia do nervo pudendo

Epidemiologia

A neuropatia do nervo pudendo é uma causa importante de dor pélvica crônica, afetando tanto homens como mulheres. Embora seja subdiagnosticada, sua prevalência em populações com dor pélvica crônica é significativa. Os fatores de risco incluem traumas perineais, cirurgias pélvicas prévias, ou atividades como ciclismo prolongado que exercem pressão excessiva sobre o períneo.[27]

Mecanismo fisiopatológico

O nervo pudendo inerva a região perineal, incluindo os órgãos genitais externos e os esfíncteres anal e uretral. Ele passa pelo canal de Alcock, localizado entre o músculo obturador interno e o ligamento sacrotuberal. Situações que resultem em constricção crônica do nervo nessa topografia, como posição sentada prolongada (carros, aviões etc.), andar de bicicleta por longa distância ou procedimento cirúrgico na região perineal, podem gerar um trauma sobre o tecido neural. O resultado é uma inflamação crônica do nervo, causando disfunção sensorial e motora.

Sinais e sintomas

A síndrome se manifesta por dor do tipo neuropática na área sensorial correspondente (do ânus até as partes distais do pênis ou clitóris), agravada ou desencadeada pela posição sentada e aliviada ao se levantar ou se deitar. Por vezes, os pacientes podem queixar-se de sensação de corpo estranho intrarretal ou intravaginal. A dor é principalmente perineal, mas pode ser referida para além dessa área. Outras consequências observadas são as disfunções esfincterianas, como incontinência urinária e fecal, além de disfunções sexuais, como dispareunia nas mulheres e disfunção erétil nos homens.[27]

Diagnóstico

O diagnóstico da neuropatia do nervo pudendo se baseia no histórico médico, no exame clínico e na realização de bloqueio diagnóstico. Na avaliação clínica desses pacientes, a presença dos cinco critérios de Nantes torna o diagnóstico provável (quatro critérios clínicos: dor do tipo neuropática na área sensorial do nervo pudendo, agravada ao sentar-se, que não costuma acordar o paciente à noite, sem déficit sensorial objetivo ao exame clínico; e um critério invasivo: teste de bloqueio do nervo pudendo positivo)[27].

A RM pode ser útil para descartar outras causas de compressão, como tumores ou variações anatômicas. A ENMG, porém, tem baixa acurácia e não deve ser realizada como medida confirmatória.[27]

Neuropatia do nervo peroneal (síndrome do nervo peroneal)

Epidemiologia

A neuropatia do nervo peroneal (ou fibular) está entre as mais frequentes no membro inferior, representando cerca de 15% de todas as neuropatias compressivas. Pacientes que têm hábito de cruzar as pernas com frequência, atletas, ou pessoas que sofrem trauma direto na região lateral do joelho estão sob maior risco. Outros fatores de risco incluem cirurgias ortopédicas e vasculares, traumas, uso prolongado de gesso e posturas que comprimam o nervo.[23]

Mecanismo fisiopatológico

O nervo peroneal (ou fibular) tem origem em fibras nervosas derivadas das raízes nervosas L4, L5 e S1 que contribuem para a formação do plexo lombossacral para, em seguida, formar o nervo ciático que se divide em ramos tibial e fibular.[23] O nervo fibular comum se divide em dois ramos principais: o nervo fibular superficial que inerva os músculos responsáveis pela eversão do pé; e o nervo fibular profundo que inerva os músculos dorsiflexores do tornozelo e dedos.

A compressão ocorre principalmente ao redor do colo da fíbula, onde o nervo é mais superficial e vulnerável. À semelhança dos demais nervos, a compressão sobre o nervo resulta em degeneração axonal, ocasionando perda de função motora e sensorial, com comprometimento da dorsiflexão do pé (pé caído) e eversão do tornozelo.[23]

Sinais e sintomas

A manifestação clássica da neuropatia do nervo fibular é a queda do pé, em que o paciente não consegue dorsifletir o tornozelo, resultando em uma marcha com elevação exagerada do joelho para compensar a dificuldade de elevação do pé. Os pacientes inicialmente podem referir sintomas de hipoestesia ou parestesia ao longo da parte lateral da perna e no dorso do pé. Casos mais avançados podem evoluir com atrofia dos músculos do componente anterior da perna, o fibular longo e fibular curto e importante limitação funcional.[23]

Diagnóstico

O diagnóstico é clínico, com base nos sinais de fraqueza motora (queda do pé) e sintomas sensoriais ao longo do território do nervo fibular comum. A ENM tem grande importância na confirmação topográfica da lesão, permitindo diagnóstico diferencial com lesões proximais do nervo ciático, do plexo lombossacral ou de raízes nervosas. O exame também é importante para determinar prognóstico e acompanhar a evolução dessa condição. Os métodos de imagem, como USG ou RM, podem ser utilizados para excluir massas compressivas, como cistos ou tumores.[23]

ABORDAGENS TERAPÊUTICAS

Tratamento conservador

Estratégias não invasivas

Repouso e modificação de atividade: o tratamento inicial para neuropatias compressivas, geralmente, envolve reduzir ou modificar as atividades que exacerbam os sintomas. Isso inclui evitar posições que pressionem os nervos e usar órteses para manter o alinhamento adequado e limitar o movimento excessivo da área afetada. Para condições como a STC e do túnel cubital, órteses podem ser usadas para manter a mão ou o cotovelo em uma posição neutra durante o repouso e atividades diárias.[16,28]

Fisioterapia: a fisioterapia é uma parte essencial do manejo conservador e inclui técnicas como o fortalecimento muscular e alongamento, integração estrutural de Rolf, massoterapia, compressão mecânica terapêutica, mobilização articular, agulhamento a seco, injeção em pontos-gatilho e mobilização neural. A mobilização neural pode reduzir a pressão sobre o nervo comprimido e melhorar o fluxo sanguíneo intraneural, o que auxilia na recuperação da função neural.[28]

Tratamento medicamentoso

Analgésicos comuns: analgésicos comuns como a dipirona e o paracetamol podem ser utilizados como adjuvantes no tratamento das dores crônicas.[29,30] Eles têm efeitos sinérgicos quando utilizados em associação a neuromoduladores. Já os anti-inflamatórios não esteroides (AINEs), como ibuprofeno ou naproxeno ou outros, têm efeito limitado em dores decorrentes de lesões neurais.[31]

Opioides: o uso de opioides na dor crônica não oncológica se mostrou ineficiente, quando avaliado em seguimento de longo prazo. Os efeitos adversos (EAs) e complicações decorrentes de sua utilização continuadamente tornam limitada a utilização desses fármacos como 1ª linha. O desenvolvimento de tolerância, hiperalgesia, alterações endócrinas e dependência química estão entre os desfechos indesejáveis do emprego dos opioides nesse cenário. A sua utilização deve estar restrita a pacientes com neuropatia de encarceramento por câncer. O uso de curto prazo, na fase aguda das doenças ou em descompensações de mais difícil controle pode ser considerada, mas tendo-se em mente que essa não será a estratégia primária do tratamento. A exceção é o tramadol, considerado de 2ª linha no tratamento da DN.[32,33]

Antidepressivos: os antidepressivos tricíclicos (ADTs) e duais figuram entre as escolhas de 1ª linha para o tratamento da DN. A duloxetina, a venlafaxina e a nortriptilina se mostraram eficazes no manejo desse perfil de paciente, promovendo redução na intensidade de dor. Os EAs são bem-tolerados.

Anticonvulsivantes: fármacos como gabapentina e pregabalina, bloqueadores de canais de cálcio voltagem-dependentes, são eficazes na redução da DN, inibindo a excitabilidade neuronal anormal. À luz da evidência mais atual, essa classe foi colocada como 2ª linha no manejo da DN. A terapia dupla com antidepressivo associado a gabapentinoides também é indicada quando há falha da monoterapia.[33]

Intervenções invasivas

Bloqueios guiados por métodos de imagem

Os bloqueios regionais guiados por USG ou por radioscopia são uma ferramenta de extrema importância para confirmação diagnóstica das síndromes de encarceramento neurais e são frequentemente utilizados como medida terapêutica para o controle de dor, seja por meio de bloqueios isolados, seja com a implantação de cateteres para infusão contínua.[34] Injeções de corticosteroides são empregadas para reduzir a inflamação ao redor do nervo comprimido, proporcionando alívio a médio prazo em casos de compressão nervosa, como a STC e do cubital. Injeções de toxina botulínica (BoNT) têm sido usadas no tratamento da DN. Seu mecanismo de ação vai além da sua ação sobre a capacidade de contração muscular. Ela atua bloqueando a liberação de neurotransmissores e mediadores inflamatórios nas terminações nervosas sensoriais e nos DRG. A toxina inibe a liberação de substância P (sub P), glutamato e proteína relacionada ao gene da calcitonina (CGRP), mediadores críticos na transmissão da dor. Além disso, modula a expressão de canais de sódio, contribuindo para reduzir a excitabilidade dos neurônios sensoriais, o que é crucial no controle da DN.[34,35]

Hidrodissecção guiada por ultrassonografia

A hidrodissecção é uma técnica minimamente invasiva que envolve a injeção de uma solução, como soro fisiológico, anestésico local ou glicose a 5%, para separar mecanicamente o nervo comprimido das estruturas adjacentes, aliviando a pressão sobre o nervo. Esse processo permite maior mobilidade do nervo e reduz a inflamação ao redor dele. Estudos indicam que essa técnica pode ser eficaz em condições como a STC e a síndrome do túnel cubital, promovendo melhora da função e reduzindo a DN, sem EAs significativos. A eficácia parece ser superior com glicose a 5%, em comparação a corticosteroides e soluções salinas.[36-38]

Infusões venosas

Infusões venosas, tanto de lidocaína como de cetamina, podem ser consideradas quando há falha dos tratamentos de 1ª e 2ª linhas. Apesar de a evidência não ser robusta, muitos pacientes exibem redução na intensidade de dor e melhora na qualidade de vida quando recebem infusões semanais.[39]

Tratamento cirúrgico

A cirurgia de descompressão é indicada para pacientes que não respondem ao tratamento conservador ou em casos em que há comprometimento motor significativo, como na STC avançada com atrofia muscular tenar.[2,6,8,23,40]

O procedimento envolve a liberação de estruturas anatômicas que comprimem o nervo. Na síndrome do túnel cubital, por exemplo, pode ser realizada uma transposição anterior do nervo ulnar para evitar a compressão. No caso da STC, a liberação do ligamento transverso do carpo é o procedimento mais comum.[2,6,8,23,40]

A cirurgia descompressiva costuma ter bons resultados, especialmente se realizada antes da ocorrência de danos axonais irreversíveis. A maioria dos pacientes experimenta alívio significativo da dor e recuperação da função motora dentro de semanas a meses após o procedimento.[2,6,8,23,40]

CONCLUSÕES

A neuropatia compressiva é uma condição comum, com impacto significativo na qualidade de vida dos pacientes. O diagnóstico precoce e o tratamento adequado, seja conservador, seja cirúrgico, são cruciais para evitar danos permanentes. No futuro, avanços em técnicas minimamente invasivas, como a hidrodissecção guiada por USG, e o desenvolvimento de terapias regenerativas podem melhorar ainda mais os resultados dos pacientes.

Referências bibliográficas

1. Trescot A. Peripheral Nerve Entrapments: General principles. In: Trescot A, editor. Peripheral nerve entrapments. 1. ed. Springer International Publishing. 2016:21-2.
2. Jacobson L, Dengler J, Moore AM. Nerve entrapments. Clin Plast Surg. 2020 [cited 2024;47:267-78. [2025 Fev. 19]. Disponível em: https://pubmed.ncbi.nlm.nih.gov/32115052/.
3. Trescot A, Krishin D. Consequences of peripheral nerve entrapment. In: Trescot A, editor. Peripheral nerve entrapments: clinical diagnosis and management. 1. ed. Springer International Publishing. 2016:40-5.
4. Latinovic R, Gulliford MC, Hughes RAC. Incidence of common compressive neuropathies in primary care. J Neurol Neurosurg Psychiatry. 2006;77:263–5. [2025 Fev. 19]. Disponível em: https://pubmed.ncbi.nlm.nih.gov/16421136/.
5. Rota E, Morelli N. Entrapment neuropathies in diabetes mellitus. World J Diabetes. 2016;7:342. [2025 Fev. 19]. Disponível em: https://pubmed.ncbi.nlm.nih.gov/27660694/.
6. Lopes B, Sousa P, Alvites R, Branquinho M, Sousa AC, Mendonça C, et al. Peripheral nerve injury treatments and advances: one health perspective. Int J Mol Sci. 2022;23. [2025 Fev. 19]. Disponível em: https://pubmed.ncbi.nlm.nih.gov/35055104/.
7. Menorca RMG, Fussell TS, Elfar JC. Nerve physiology: mechanisms of injury and recovery. Hand Clin. 2013;29:317-30. [2025 Fev. 19]. Disponível em: https://pubmed.ncbi.nlm.nih.gov/23895713/.
8. Doughty CT, Bowley MP. Entrapment neuropathies of the upper extremity. med clin north am. 2019;103:357-70. [2025 Fev. 19]. Disponível em: https://pubmed.ncbi.nlm.nih.gov/30704687/.
9. Langer HT, Senden JMG, Gijsen AP, Kempa S, van Loon LJC, Spuler S. Muscle atrophy due to nerve damage is accompanied by elevated myofibrillar protein synthesis rates. Front Physiol. 2018;9.
10. Ji RR, Berta T, Nedergaard M. Glia and pain: is chronic pain a gliopathy? Pain. 2013;154:S10-28. [2025 Fev. 19]. Disponível em: https://journals.lww.com/00006396-201312001-00003.
11. Woolf CJ, Thompson SWN. The induction and maintenance of central sensitization is dependent on N-methyl-D-aspartic acid receptor activation; implications for the treatment of post-injury pain hypersensitivity states. Pain. 1991;44:293–9. [2025 Fev. 19]. Disponível em: https://pubmed.ncbi.nlm.nih.gov/1828878/.
12. Grace PM, Tawfik VL, Svensson CI, Burton MD, Loggia ML, Hutchinson MR. The neuroimmunology of chronic pain: from rodents to humans. The Journal of Neuroscience. 2021;41:855-65.
13. Trescot AM, Krashin D. History and physical exam. In: Trescot AndreaM, editor. Peripheral nerve entrapments: clinical diagnosis and management. 1. ed. Springer International Publishing. 2016;11-3.
14. Alves JSM, Leal-Cardoso JH, Santos-Junior FFU, Carlos PS, Silva RC, Lucci CM, et al. Limb immobilization alters functional electrophysiological parameters of sciatic nerve. Brazilian Journal of Medical and Biological Research. 2013;46:715.
15. van Wilgen CP, Dijkstra PU, Versteegen GJ, Fleuren MJT, Stewart R, van Wijhe M. Chronic pain and severe disuse syndrome: Long-term outcome of an inpatient multidisciplinary cognitive behavioural programme. J Rehabil Med. 2009;41:122-8.
16. Klauser AS, Buzzegoli T, Taljanovic MS, Strobl S, Rauch S, Teh J, et al. Nerve entrapment syndromes at the wrist and elbow by sonography. Semin Musculoskelet Radiol. 2018;22:344–53. [2025 Fev. 19]. Disponível em: https://pubmed.ncbi.nlm.nih.gov/29791962/.
17. Kim S, Choi JY, Huh YM, Song HT, Lee SA, Kim SM, et al. Role of magnetic resonance imaging in entrapment and compressive neuropathy--what, where, and how to see the peripheral nerves on the musculoskeletal magnetic resonance image: part 2. Upper extremity. Eur Radiol. 2007;17:509–22. [2025 Fev. 19]. Disponível em: https://pubmed.ncbi.nlm.nih.gov/16572333/.
18. Porto FH de G, Porto GCLM, Brotto MWL. Additional tests to investigate neuropathic pain. The value of electroneuromyography for neuropathic pain. Revista Dor. 2016;17:23-6. [2025 Fev. 19]. Disponível em: https://www.scielo.br/j/rdor/a/ZsrK5GdJ9CngjCtmYgGNWMz/.
19. Bhatia M, Thomson L. Morton's neuroma - current concepts review. J Clin Orthop Trauma. 2020;11:406-9. [2025 Fev. 19]. Disponível em: https://pubmed.ncbi.nlm.nih.gov/32405199/.
20. Solomons JNT, Sagir A, Yazdi C. Meralgia paresthetica. Curr Pain Headache Rep. 2022;26:525-31. [2025 Fev. 19]. Disponível em: https://link.springer.com/article/10.1007/s11916-022-01053-7.
21. Probst D, Stout A, Hunt D. Piriformis syndrome: a narrative review of the anatomy, diagno-

sis, and treatment. PM and R. John Wiley and Sons Inc; 2019;11:S54-63.

22. Lo JK, Robinson LR. Piriformis syndrome. in: handbook of clinical neurology. Elsevier B.V. 2024:203-26.
23. Bowley MP, Doughty CT. Entrapment neuropathies of the lower extremity. Medical Clinics of North America. 2019;103:371-82.
24. Fujihara F, Isu T, Kim K, Sakamoto K, Matsumoto J, Miki K, et al. Clinical features of middle cluneal nerve entrapment neuropathy. Acta Neurochir (Wien). 2021;163:817-22. [2025 Fev. 19]. Disponível em: http://link.springer.com/10.1007/s00701-020-04676-0.
25. Konno T, Aota Y, Saito T, Qu N, Hayashi S, Kawata S, et al. Anatomical study of middle cluneal nerve entrapment. J Pain Res. 2017;10:1431-5.
26. Kuniya H, Aota Y, Saito T, Kamiya Y, Funakoshi K, Terayama H, et al. Anatomical study of superior cluneal nerve entrapment Laboratory investigation. J Neurosurg Spine. 2013;19:76-80.
27. Levesque A, Bautrant E, Quistrebert V, Valancogne G, Riant T, Beer Gabel M, et al. Recommendations on the management of pudendal nerve entrapment syndrome: a formalised expert consensus. European Journal of Pain. 2022;26:7-17. [2025 Fev. 19]. Disponível em: https://onlinelibrary.wiley.com/doi/full/10.1002/ejp.1861.
28. Karl HW, Tick H, Sasaki KA. Non-pharmacologic treatment of peripheral nerve entrapment. In: Trescot AM, editor. Peripheral nerve entrapments: clinical diagnosis and management. 1. ed. Springer International Publishing; 2016;27-34.
29. Arellano F, Sacristán JA. Metamizole: reassessment of its therapeutic role. Eur J Clin Pharmacol. 1990;38:617-9. [2025 Fev. 19]. Disponível em: https://pubmed.ncbi.nlm.nih.gov/2197099/.
30. Reist L, Erlenwein J, Meissner W, Stammschulte T, Stüber F, Stamer UM. Dipyrone is the preferred nonopioid analgesic for the treatment of acute and chronic pain. A survey of clinical practice in German-speaking countries. Eur J Pain. 2018;22:1103–12. [2025 Fev. 19]. Disponível em: https://pubmed.ncbi.nlm.nih.gov/29377479/.
31. Moore RA, Chi CC, Wiffen PJ, Derry S, Rice ASC. Oral nonsteroidal anti-inflammatory drugs for neuropathic pain. Cochrane Database of Systematic Reviews. John Wiley and Sons Ltd; 2015;2017.
32. Dowell D, Haegerich TM, Chou R. CDC guideline for prescribing opioids for chronic pain—United States, 2016. JAMA. 2016;315:1624. [2025 Fev. 19]. Disponível em: http://jama.jamanetwork.com/article.aspx?doi=10.1001/jama.2016.1464.
33. Moisset X, Bouhassira D, Attal N. French guidelines for neuropathic pain: an update and commentary. Rev Neurol (Paris). 2021;177:834-7. [2025 Fev. 19]. Disponível em: https://pubmed.ncbi.nlm.nih.gov/34332778/.
34. Ori A, Jindal A, Nwazota N, Pearson ACS, Yalamuru B. Peripheral nerve injections. Phys Med Rehabil Clin N Am. 2022;33:489–517. [2025 Fev. 19]. Disponível em: https://pubmed.ncbi.nlm.nih.gov/35526981/.
35. Park JH, Park HJ. Botulinum toxin for the treatment of neuropathic pain. Toxins (Basel). 2017;9. [2025 Fev. 19]. Disponível em: https://pubmed.ncbi.nlm.nih.gov/28837075/.
36. Cass SP. Ultrasound-guided nerve hydrodissection: what is it? a review of the literature. Curr Sports Med Rep. 2016;15:20-2. [2025 Fev. 19]. Disponível em: https://pubmed.ncbi.nlm.nih.gov/26745165/.
37. Buntragulpoontawee M, Chang KV, Vitoonpong T, Pornjaksawan S, Kitisak K, Saokaew S, et al. The effectiveness and safety of commonly used injectates for ultrasound-guided hydrodissection treatment of peripheral nerve entrapment syndromes: a systematic review. Front Pharmacol. 2021;11. [2025 Fev. 19]. Disponível em: https://pubmed.ncbi.nlm.nih.gov/33746745/.
38. Lam KHS, Hung CY, Chiang YP, Onishi K, Su DCJ, Clark TB, et al. Ultrasound-guided nerve hydrodissection for pain management: rationale, methods, current literature, and theoretical mechanisms. J Pain Res. 2020;13:1957-68. [2025 Fev. 19]. Disponível em: https://pubmed.ncbi.nlm.nih.gov/32801851/.
39. Mailis A, Taenzer P. Evidence-based guideline for neuropathic pain interventional treatments: spinal cord stimulation, intravenous infusions, epidural injections and nerve blocks. Pain Res Manag. 2012;17:150-8. [2025 Fev. 19]. Disponível em: https://pubmed.ncbi.nlm.nih.gov/22606679/.
40. Konschake M, Burger F, Zwierzina M. Peripheral nerve anatomy revisited: modern requirements for neuroimaging and microsurgery. Anat Rec (Hoboken). 2019;302:1325-32. [2025 Fev. 19]. Disponível em: https://pubmed.ncbi.nlm.nih.gov/30951264/.

Dor Isquêmica Visceral

70

Carlos Marcelo de Barros
Matheus Venga Mendes
Ronald de Souza
Breno Bosi Rodrigues Cavallari

DEFINIÇÕES E FISIOPATOLOGIA

A dor visceral pode ser definida como uma dor recorrente que possui origem em órgãos internos, pélvicos, abdominais, torácicos ou na região da cabeça e pescoço, a partir da ativação de nociceptores. Esse tipo de dor geralmente se manifesta nos tecidos somáticos da parede do corpo em áreas que recebem a mesma inervação sensorial que o órgão interno lesado, como pele, tecido subcutâneo e músculos. Os principais mecanismos responsáveis pela dor visceral incluem fatores mecânicos, como tração e obstrução, mecanismos vasculares, como isquemia e trombose, perfuração de vísceras ocas, ou uma inflamação persistente.[1]

A dor isquêmica visceral é uma manifestação dolorosa da isquemia de órgãos internos do corpo. A isquemia é caracterizada pelo fluxo inadequado de sangue e oxigênio (O_2) a um determinado órgão ou uma região do organismo, provocando uma redução nos níveis de O_2 e nutrientes teciduais e consequente dano celular. Diante disso, a dor isquêmica pode ser considerada uma manifestação sintomática do dano tecidual com consequente ativação local do receptor nervoso.[1,2]

A cascata fisiopatológica da dor isquêmica se inicia com a privação de O_2 no tecido musculoesquelético, o que compromete o metabolismo aeróbico das células e provoca a depleção de adenosina trifosfato (ATP) intracelular. Como consequência, a bomba de sódio-potássio dependente de ATP perde sua função e ocorre retenção intracelular de sódio e água, provocando inchaço da célula. À medida que a célula se torna túrgida e despolarizada, o influxo de íons cálcio promove uma superexcitação da membrana celular, com formação de espécies oxidativas, o que promove dano celular e um aparecimento de acidose metabólica. Com isso, durante períodos prolongados de isquemia vascular, a via aeróbica fica comprometida e ocorre um predomínio do metabolismo de vias anaeróbicas, o que resulta no acúmulo crescente de ácido láctico.[2]

Assim, a sensação de dor isquêmica é de origem neuropática, sendo causada pela detecção dessa acidose metabólica. Além disso, esse processo é responsável por aumentar os íons hidrogênio, fatores de crescimento e citocinas locais, detectadas por canais iônicos sensíveis a ácidos e vias sensoriais. Uma vez que esses canais são ativados, ocorre estimulação de fibras nervosas aferentes musculares carreadoras da informação para o corno dorsal da coluna vertebral, onde os sinais são direcionados pelos tratos espinotalâmico e espinobraquial para o tálamo. Em seguida, a informação é retransmitida para o córtex cerebral, onde há a interpretação dos estímulos como dor isquêmica.[2]

Diante dos principais mecanismos de dor isquêmica visceral, este capítulo aborda a etiologia, o diagnóstico e o tratamento da dor mesentérica e da angina *pectoris*, sendo essas as formas mais comuns encontradas de dor isquêmica visceral.[2]

DOR ISQUÊMICA × DOR SOMÁTICA

É importante diferenciar a dor visceral da dor somática. A dor visceral e a dor somática apresentam diferenças fundamentais em termos de transmissão, resposta autonômica e implicações clínicas. Enquanto a dor somática é bem localizada e ocorre em razão da ativação direta de nociceptores na pele, nos músculos e nas articulações, a dor visceral é normalmente difusa, frequentemente referida para outras áreas e muitas vezes associada a sintomas autonômicos como sudorese, náusea e alterações cardiovasculares, enquanto dores de abdome agudo inflamatório tendem a ser localizadas, como dor causada por apendicite, colecistite e diverticulite. Essas diferenças ocorrem porque os órgãos viscerais possuem uma inervação sensorial menos densa, com aferentes viscerais que compartilham trajetos neurais com aferentes somáticos, resultando na dificuldade de localização precisa da dor e no fenômeno da dor referida.[3]

A transmissão da dor visceral ocorre por meio das fibras aferentes associadas ao sistema nervoso simpático (SNS). Os impulsos nociceptivos provenientes do fígado, vesícula biliar, estômago, pâncreas, intestino delgado e cólon direito viajam pelos nervos esplâncnicos maior e menor até os gânglios celíaco e mesentérico superior, antes de alcançar a medula espinhal. Já a dor gerada no cólon esquerdo e nos órgãos pélvicos segue um trajeto semelhante, passando pelo gânglio mesentérico inferior e pelo nervo esplâncnico menor, enquanto a dor de estruturas pélvicas alcança a medula por meio do tronco simpático sacral.[3]

A dor visceral apresenta conexão intensa com o sistema límbico, o que a torna emocionalmente mais angustiante do que a dor somática. Além disso, diferentemente da dor somática, que pode apresentar habituação a estímulos repetitivos, a dor visceral mantém sua intensidade ao longo do tempo, piorando a percepção de dor e sendo muitas vezes resistente ao tratamento convencional. Essa característica tem grande relevância na dor visceral pós-operatória, que pode impactar negativamente a motilidade intestinal e retardar a recuperação funcional do trato gastrointestinal (TGI). A intensidade da dor visceral no período pós-operatório imediato também está correlacionada com um maior risco de dor crônica persistente.[3]

O manejo da dor visceral requer abordagens diferenciadas, sendo os bloqueios epidurais torácicos a opção mais eficaz para o controle dessa dor no contexto cirúrgico, pois atuam tanto em fibras somáticas quanto viscerais, reduzindo a resposta ao estresse cirúrgico. Embora os bloqueios do plano fascial truncal sejam amplamente utilizados por sua facilidade de aplicação, sua eficácia no controle da dor visceral ainda precisa de mais evidências. Os bloqueios ganglionares do gânglio celíaco e do gânglio mesentérico são úteis para dores viscerais refratárias, mas seu uso no pós-operatório ainda não é amplamente estabelecido.[3]

É importante enfatizar que o entendimento das diferenças neurofisiológicas entre dor somática e visceral é fundamental para um manejo adequado da dor, especialmente em pacientes submetidos a procedimentos cirúrgicos abdominais. A individualização da abordagem terapêutica, combinando técnicas de anestesia regional e analgesia multimodal, é essencial para melhorar os desfechos clínicos e reduzir a incidência de dor crônica pós-operatória.[3]

VIAS DE INERVAÇÃO AFERENTE VISCERAL

Os impulsos nociceptivos gerados no fígado, vesícula biliar, pâncreas, estômago, intestino delgado e cólon direito seguem trajetórias bem definidas para atingir o sistema nervoso central (SNC). Esses impulsos viajam inicialmente para o gânglio celíaco e o gânglio mesentérico superior, onde ocorre uma primeira integração da informação nociceptiva. A partir desses gânglios, as fibras aferentes nociceptivas percorrem os nervos esplâncnicos maior e menor, atravessando os gânglios pré-vertebrais e paravertebrais antes de alcançar a medula espinhal. Durante esse trajeto, podem ocorrer ramificações colaterais que fazem sinapses nos gânglios paravertebrais.[3]

A partir dos gânglios paravertebrais, os impulsos nociceptivos continuam seu percurso via ramos comunicantes brancos até o gânglio da raiz dorsal (DRG), onde estão situados os corpos celulares dos neurônios aferentes primários. De lá, os impulsos seguem pelas raízes posteriores da medula espinhal, onde são processados e transmitidos para centros superiores.[3]

Os impulsos nociceptivos gerados no cólon direito seguem uma trajetória semelhante, mas primeiro se projetam para o gânglio mesentérico inferior e percorrem o trajeto pelo nervo esplâncnico inferior, alcançando então o gânglio paravertebral, de onde seguem o mesmo caminho das fibras dos nervos esplâncnicos maior e menor.[3]

Já os impulsos nociceptivos oriundos dos órgãos pélvicos percorrem um caminho distinto. Eles viajam até o tronco simpático sacral, onde passam pelos gânglios simpáticos e pelo DRG, antes de atingir a medula espinhal.[3]

Em relação à inervação simpática pré-ganglionar, podemos observar na Figura 1 do SNS os gânglios paravertebrais (representados em amarelo) recebendo fibras dos nervos simpáticos pré-ganglionares (representados em azul-claro). Essas fibras realizam sinapses no núcleo intermediolateral do corno lateral da medula espinhal, saindo posteriormente da medula através da raiz anterior, para, então, ingressar nos gânglios simpáticos paravertebrais, onde podem modular respostas autonômicas associadas ao estímulo nociceptivo visceral.[3]

Fisiopatologia da dor visceral

A dor visceral é caracterizada por ser difusa, mal localizada e frequentemente referida a estruturas somáticas distantes do órgão afetado.

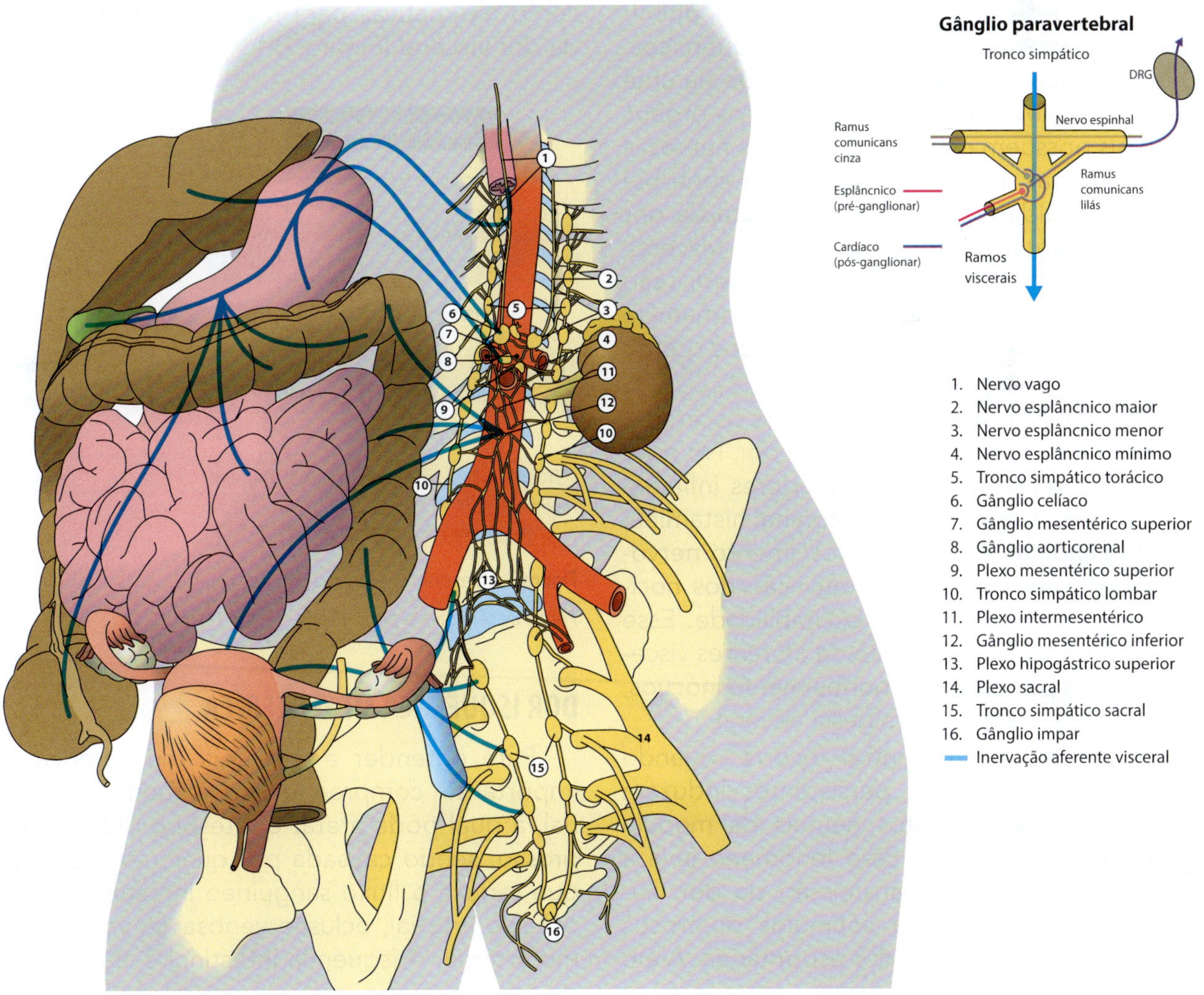

Figura 1 – Inervação visceral.

Fonte: Adaptada de Netter FH, 2000.

Essa particularidade decorre de diferenças fundamentais na inervação visceral, na organização das vias nociceptivas e nos mecanismos de sensibilização periférica e central.[4]

A inervação visceral é realizada por fibras aferentes vagais e espinhais. O nervo vago transmite informações fisiológicas dos órgãos ao tronco encefálico, enquanto as fibras aferentes espinhais são responsáveis pela nocicepção visceral, projetando-se para a medula espinhal. Diferente da inervação somática, as aferências viscerais compartilham trajetos com aferentes somáticos na medula, o que explica o fenômeno da dor referida. Como os nociceptores viscerais convergem para os mesmos neurônios espinhais que recebem impulsos de tecidos somáticos, o cérebro pode interpretar erroneamente a origem da dor, como ocorre na dor cardíaca referida ao braço esquerdo.[4]

Os nociceptores viscerais são ativados por estímulos mecânicos (distensão, tração), químicos (mediadores inflamatórios) e isquêmicos. Diferente dos tecidos somáticos, onde há uma densidade elevada de nociceptores, os órgãos viscerais possuem menos terminações nervosas especializadas. Essa baixa densidade contribui para a dificuldade na localização exata da dor e para o caráter difuso da nocicepção visceral. Além disso, muitas fibras aferentes viscerais são silenciosas em condições normais e tornam-se ativas apenas em estados patológicos, como inflamação ou isquemia.[4]

A sensibilização dos nociceptores viscerais é um fator chave na cronificação da dor. No nível periférico, a liberação de mediadores inflamatórios, como bradicinina, serotonina, histamina, prostaglandinas e fator de crescimento nervoso (NGF), reduz o limiar de ativação dos nociceptores, aumentando sua excitabilidade. Esse mecanismo facilita a ativação de aferentes viscerais mesmo por estímulos normalmente inócuos, contribuindo para a hiperalgesia visceral.[4]

A sensibilização central ocorre quando aferências nociceptivas persistentes induzem plasticidade nos circuitos neurais da medula espinhal e do cérebro. Esse fenômeno leva a uma amplificação da transmissão da dor, aumentando a resposta a estímulos dolorosos (hiperalgesia) e gerando dor espontânea. Além disso, a sensibilização cruzada entre órgãos pode ocorrer, onde a ativação nociceptiva em um órgão visceral aumenta a excitabilidade das vias aferentes de outro órgão. Isso é frequentemente observado em síndromes como a coexistência de síndrome do intestino irritável (SII) e cistite intersticial.[4]

A dor visceral também está fortemente associada ao sistema nervoso autônomo e ao sistema límbico. Diferente da dor somática, a dor visceral frequentemente causa respostas autonômicas, como sudorese, náusea, alterações na frequência cardíaca e pressão arterial. Além disso, a conexão com o sistema límbico explica o alto impacto emocional e psicológico dessa dor, aumentando o risco de comorbidades como ansiedade e depressão.[4]

A complexidade fisiopatológica da dor visceral representa um desafio terapêutico, pois os mecanismos de sensibilização periférica e central reduzem a eficácia de analgésicos convencionais. Estratégias como bloqueios ganglionares e neuromodulação têm sido investigadas como alternativas para modular a transmissão da dor visceral (Figura 2).[4]

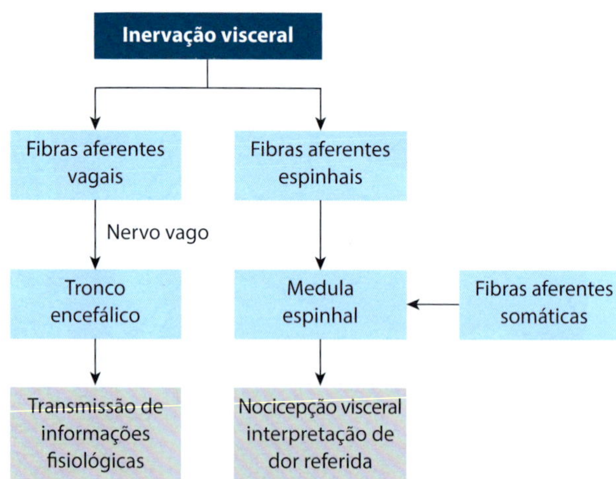

Figura 2 – Desenho esquemático dor referida e visceral.

Fonte: Desenvolvida pela autoria.

DOR ISQUÊMICA MESENTÉRICA

Para entender a isquemia mesentérica, é importante compreender a isquemia intestinal, a qual pode afetar o intestino delgado ou grosso, sendo causada por qualquer processo que reduza o fluxo sanguíneo intestinal, como oclusão arterial, oclusão venosa ou vasoespasmo arterial. A isquemia intestinal é classificada de acordo com o curso temporal do início e a qualidade dos sintomas, o grau em que o fluxo sanguíneo é comprometido e o segmento do intestino afetado. A isquemia que afeta o intestino delgado é geralmente chamada "isquemia mesentérica", enquanto a isquemia que afeta o intestino grosso é chamada "isquemia colônica". Um termo mais amplo, isquemia esplâncnica (visceral), abrange a isquemia que afeta o intestino, bem como outros órgãos abdominais, como o fígado, o baço ou os rins.[5-10]

A isquemia mesentérica é uma condição grave resultante da insuficiência do suprimento sanguíneo ao intestino, comprometendo a oferta de O_2 e de nutrientes essenciais à função intestinal. Trata-se de uma manifestação de doença cardiovascular periférica, em que a perfusão intestinal se torna inadequada para suprir as demandas metabólicas dos órgãos viscerais. Esse processo pode se apresentar de forma aguda ou crônica, cada uma com características clínicas e fisiopatológicas distintas.[5-10]

Na isquemia mesentérica aguda (IMA), ocorre um início súbito de hipoperfusão intestinal, geralmente decorrente de uma obstrução arterial oclusiva por embolia ou trombose, afetando principalmente a artéria mesentérica superior (AMS). A trombose venosa, por sua vez, compromete o retorno venoso intestinal, envolvendo as veias mesentéricas superior e inferior, além das veias esplênica e porta. Já a isquemia mesentérica não oclusiva (IMNO) ocorre em estados de baixo débito cardíaco ou por conta do uso de vasopressores, levando à vasoconstrição e consequente redução do fluxo sanguíneo intestinal. Clinicamente, a IMA é caracterizada por dor abdominal intensa e desproporcional ao exame físico, sendo uma emergência médica com alta taxa de mortalidade caso não seja prontamente diagnosticada e tratada.[6-10]

A isquemia mesentérica crônica (IMC), por outro lado, é um quadro progressivo associado à aterosclerose mesentérica, levando à hipoperfusão intestinal intermitente, principalmente após a alimentação. Os pacientes frequentemente relatam dor abdominal pós-prandial vaga, o que pode atrasar o diagnóstico, pois os sintomas se confundem com outras desordens gastrointestinais. Esse quadro pode evoluir para síndrome do intestino curto em razão da má absorção crônica, acarretando perda ponderal significativa e desnutrição.[6-10]

Portanto, a dor isquêmica mesentérica pode se manifestar de formas distintas, exigindo uma abordagem clínica cuidadosa para o diagnóstico precoce e o tratamento direcionado. O reconhecimento da fisiopatologia e das diferenças entre IMA e IMC é fundamental para evitar complicações graves e melhorar o prognóstico dos pacientes.[5-10]

Na Figura 3, observa-se que a AMS dá origem às artérias jejunais e ileais, que suprem o intestino delgado, garantindo uma perfusão adequada por meio de um extenso sistema de arcadas arteriais. Além disso, a AMS emite ramos importantes para o cólon, incluindo a artéria ileocólica, que irriga o ceco e parte do cólon ascendente; a artéria cólica direita, que vasculariza o cólon ascendente; e a artéria cólica média, que supre a porção proximal do cólon transverso.[11-19]

A Figura 3 resume a vascularização do intestino.

A comunicação vascular entre a AMS e a circulação celíaca ocorre através das artérias pancreaticoduodenais inferiores, que estabelecem conexões importantes para manter a perfusão mesmo em casos de oclusão parcial do fluxo sanguíneo mesentérico.[11-19]

A organização das ramificações arteriais permite uma circulação colateral robusta, essencial para proteger o intestino de episódios transitórios de isquemia. Entretanto, em condições de hipoperfusão prolongada, como ocorre na isquemia mesentérica, essa reserva colateral pode ser insuficiente, levando a danos teciduais graves.[11-19]

Fisiologia e mecanismos da isquemia mesentérica

A perfusão intestinal é altamente dinâmica, variando conforme a demanda metabólica. Em condições normais, a circulação esplâncnica recebe de 10% a 35% do débito cardíaco, dependendo do estado alimentado ou de jejum. Essa regulação ocorre por meio da autorregulação vascular, mecanismos neurais (sistema nervoso simpático) e hormonais (eixo renina-angiotensina e vasopressina). O fluxo sanguíneo intestinal deve ser reduzido em pelo menos 50% antes que a oferta de O_2 ao tecido se torne insuficiente para manter o metabolismo celular.[11-19]

A isquemia mesentérica ocorre quando a perfusão intestinal não atende à demanda tecidual, levando à hipóxia celular e potencial necrose intestinal. A gravidade da isquemia depende da extensão da obstrução, calibre dos

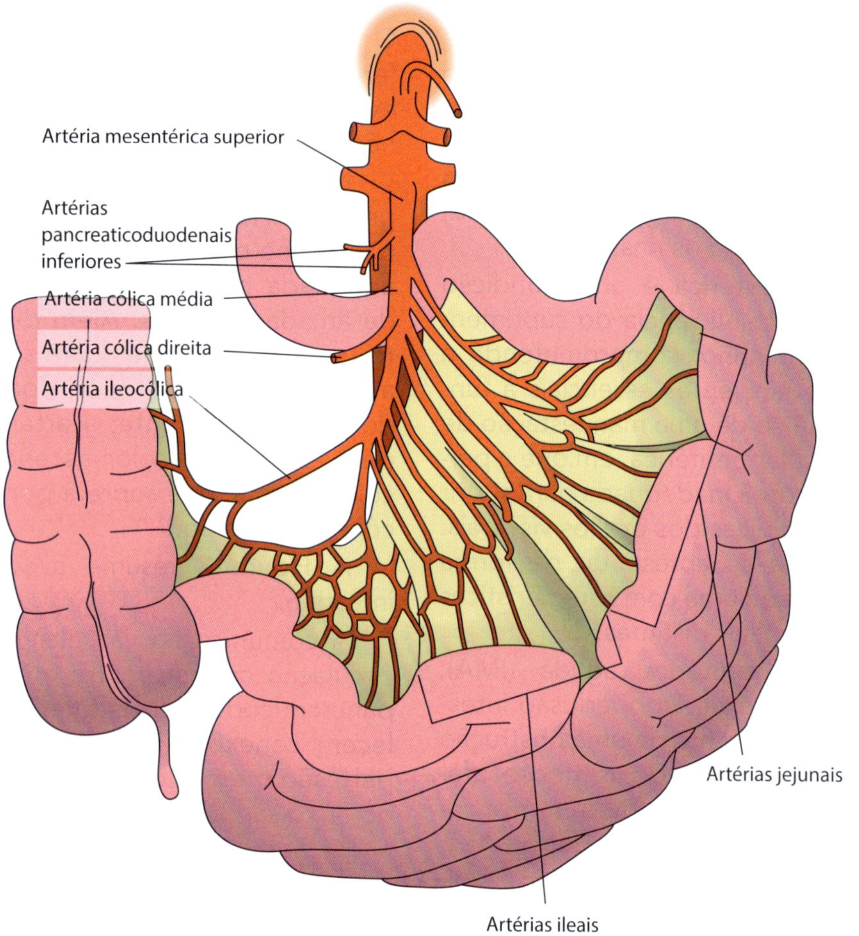

Figura 3 – A irrigação arterial do intestino delgado e do cólon é fornecida principalmente pela artéria mesentérica superior (AMS), que se origina da aorta abdominal e distribui ramos para diferentes segmentos intestinais.

Fonte: Adaptada de CH Müller.

vasos afetados e presença de circulação colateral. A lesão isquêmica intestinal ocorre tanto pela hipóxia quanto pela reperfusão, que promove liberação de radicais livres, ativação de neutrófilos e inflamação exacerbada, podendo levar à falência de múltiplos órgãos. Estudos experimentais indicam que o intestino pode compensar uma redução de até 75% no fluxo sanguíneo por até 12 horas, mas a isquemia prolongada desencadeia vasoconstrição progressiva, reduzindo ainda mais o fluxo colateral e levando à necrose transmural e perfuração com pneumoatose intestinal.[11-19]

O cólon é particularmente vulnerável à hipoperfusão por conta do menor fluxo sanguíneo relativo quando comparado ao intestino delgado. No entanto, evidências sugerem que o epitélio colônico pode ser mais resistente à isquemia. A maioria dos casos de isquemia colônica não tem uma causa vascular oclusiva evidente e apresenta resolução espontânea sem necessidade de intervenção cirúrgica.[11-19]

As principais causas da isquemia mesentérica incluem embolia arterial mesentérica (50%), trombose arterial mesentérica (15% a 25%), trombose venosa mesentérica (5%) e IMNO (20% a 30%). A embolia arterial geralmente se origina de trombos cardíacos ou aórticos, enquanto a trombose arterial mesentérica frequentemente ocorre em pacientes com doença aterosclerótica crônica. A trombose venosa mesentérica, por sua vez, pode ser idiopática ou secundária a estados hipercoaguláveis (SAAF), malignidade ou cirurgia abdominal prévia, causando edema da parede intestinal e isquemia progressiva. A IMNO resulta de hipoperfusão esplâncnica associada a vasoconstrição intensa, sendo mais comum em pacientes críticos com choque séptico, insuficiência cardíaca ou uso de vasopressores. As regiões do cólon mais propensas à IMNO são as áreas de "divisor de águas", como a flexura esplênica e a junção retossigmoide, onde a circulação colateral é limitada.[11-19]

Compreender os mecanismos fisiopatológicos da isquemia mesentérica é essencial para o diagnóstico precoce e a escolha do tratamento adequado, prevenindo complicações como necrose intestinal e falência orgânica.[11-19]

Epidemiologia e fatores de risco da isquemia mesentérica

A IMA corresponde a 60% a 70% dos casos, com incidência crescente em razão do envelhecimento populacional e do maior reconhecimento clínico. Em jovens sem doença cardiovascular, a trombose venosa mesentérica é a principal causa.[17,18,20-22]

Os principais fatores de risco incluem:

- Doença cardíaca (fibrilação atrial, insuficiência cardíaca, trombos cardíacos).
- Procedimentos cardiovasculares (cateterismo, reparo endovascular da aorta).
- Aterosclerose (doença arterial periférica, ICM).
- Hemodiálise e hipovolemia (desidratação, maratonas, triatlos).
- Medicamentos vasoconstritores (vasopressores, cocaína, metanfetamina).
- Estados hipercoaguláveis (trombofilia hereditária, covid-19).
- Inflamação e infecção (vasculites, poliarterite nodosa).
- Obstrução mecânica (hérnias estranguladas, volvo intestinal).
- Compressão vascular (fibrose retroperitoneal, tumores).

As principais causas são embolia arterial (50%), trombose arterial (15% a 25%), trombose venosa (5%) e isquemia não oclusiva (20% a 30%). A identificação precoce desses fatores reduz a morbimortalidade da doença.[17,18,20-22]

Características clínicas da isquemia mesentérica

A isquemia mesentérica se manifesta, na maioria dos casos, com dor abdominal intensa e desproporcional ao exame físico. O histórico clínico é fundamental, sendo comum a presença de eventos tromboembólicos prévios, especialmente em casos de isquemia embólica ou trombose venosa mesentérica.[23-30]

A dor abdominal varia conforme a causa: súbita e intensa na embolia arterial, progressiva na trombose arterial, flutuante na trombose venosa, e mais variável na IMNO. A isquemia colônica pode cursar com dor leve e sangramento retal (fezes em framboesa), enquanto a IMC leva a dor pós-prandial e perda de peso.[23-30]

No exame físico, sinais iniciais podem ser inespecíficos, mas a progressão leva a distensão abdominal, ausência de sons intestinais e sinais peritoneais. O choque e a necrose intestinal são indicativos de pior prognóstico.[23-30]

Os exames laboratoriais são inespecíficos, mas lactato elevado, leucocitose e acidose metabólica sugerem isquemia. A radiografia pode ser normal, mas achados como distensão, pneumatose intestinal e ar livre indicam isquemia avançada e necessidade de intervenção cirúrgica imediata.[23-30]

O reconhecimento rápido dos sinais clínicos e laboratoriais é essencial para evitar complicações fatais.[23-30]

Diagnóstico da isquemia mesentérica

O diagnóstico rápido da isquemia mesentérica é essencial para evitar a progressão para infarto intestinal. Pacientes com sinais de peritonite ou perfuração devem ser encaminhados diretamente para cirurgia. Nos demais casos, a angiotomografia computadorizada (angio-TC) é o exame de escolha inicial por conta de sua rapidez, ampla disponibilidade e alta sensibilidade (~93%) e especificidade (~96%). A angio-TC pode identificar trombose arterial ou venosa, pneumatose intestinal, gás venoso portomesentérico e espessamento da parede intestinal.[31-41]

A ultrassonografia (USG) duplex pode detectar estenoses arteriais, mas sua sensibilidade é limitada pela distensão intestinal. Para avaliação de trombose venosa mesentérica, a ressonância magnética (RM) pode ser útil em pacientes com alergia ao contraste iodado.[31-41]

Se a suspeita clínica persistir e os exames de imagem forem inconclusivos, a arteriografia convencional pode ser indicada, especialmente para avaliar IMNO. Esta pode apresentar padrões característicos na angiografia, como estreitamentos segmentares e fluxo diminuído nos vasos menores.[31-41]

O diagnóstico diferencial inclui outras causas de dor abdominal aguda, como pancreatite, obstrução intestinal e aneurisma dissecante. Diante de suspeita de isquemia mesentérica, a identificação precoce e a conduta imediata são cruciais para evitar complicações graves.[31-41]

ISQUEMIA MESENTÉRICA AGUDA

IMA refere-se ao início súbito de hipoperfusão do intestino delgado, que pode ser em razão da redução ou da cessação do fluxo arterial. Isquemia por conta da oclusão arterial mesentérica aguda pode ser causada por obstrução embólica do suprimento sanguíneo intestinal, mais comumente para a AMS, sendo responsável por 67% a 95% dos casos de IMA e, consequentemente, representa uma emergência com risco de vida e altas taxas de mortalidade, sendo o tempo para demora de diagnóstico o fator mais correlacionado com o prognóstico do paciente. Assim, o diagnóstico e o tratamento precoce são essenciais para reduzir a mortalidade desses pacientes.[17,42-46]

Causas de isquemia mesentérica aguda

A IMA é caracterizada pela interrupção súbita do suprimento sanguíneo ao intestino delgado, resultando em hipoperfusão irreversível que pode levar ao infarto intestinal em poucas horas. Pode ocorrer por três mecanismos principais: isquemia mesentérica oclusiva (IMO) aguda, IMNO e trombose venosa do eixo mesentérico-portal.[47-57]

A IMO aguda é comumente causada por embolia arterial ou trombose arterial. A embolia geralmente se origina do coração (fibrilação atrial, insuficiência cardíaca, doença valvular) ou da aorta proximal, alojando-se frequentemente na AMS em razão do seu grande diâmetro e ângulo de saída, poupando os ramos jejunais proximais e intensificando a isquemia pela falta de circulação colateral eficiente. Já a trombose arterial ocorre frequentemente em áreas com aterosclerose avançada, mas pode ser desencadeada por trauma abdominal, dissecção arterial, estados hipercoaguláveis (como covid-19) e infecções. A trombose aguda sobre uma estenose crônica pode precipitar um evento isquêmico mesmo sem sintomas prévios, exigindo oclusão de pelo menos duas artérias mesentéricas, exceto se se artéria acometida for mesentérica superior, que pode ser suficiente para sintomas graves, embora a circulação colateral possa retardar o aparecimento clínico.[47-57]

A IMNO resulta de vasoconstrição esplâncnica secundária a baixo débito cardíaco, choque, uso de vasopressores, hipertensão arterial sistêmica (HAS) e outras condições hemodinâmicas. Por outro lado, a trombose venosa mesentérica pode ocorrer por conta de estados hipercoaguláveis, infecções, malignidades ou cirurgias abdominais, levando ao edema da parede intestinal e comprometimento do retorno venoso.[47-57]

Os principais fatores de risco para IMA incluem insuficiência cardíaca, fibrilação atrial, doença arterial coronariana (DAC), HAS, doença vascular periférica, aterosclerose sistêmica e idade avançada. A covid-19 também tem sido associada à trombose mesentérica por induzir um estado hipercoagulável. Vasculites, como a poliarterite nodosa, podem acometer as artérias mesentéricas de pequeno e médio calibres, resultando em infartos segmentares.[47-57]

O reconhecimento precoce dos mecanismos e fatores de risco da IMA é essencial para evitar complicações fatais, sendo a rápida intervenção fundamental para melhorar o prognóstico dos pacientes.[42-57]

Isquemia mesentérica oclusiva

O diagnóstico da IMO é baseado em uma anamnese focada, no reconhecimento de fatores de risco e no exame clínico preciso, pois os primeiros sintomas e sinais clínicos, incluindo estudos laboratoriais e radiografias simples, são inespecíficos, mas qualquer paciente com dor abdominal de início agudo, achados mínimos no exame abdominal (classicamente descrito como dor desproporcional ao exame) e acidose metabólica deve ser considerado como tendo isquemia intestinal até que se prove o contrário. Fatores de risco para oclusão arterial mesentérica podem estar presentes.[42,58-61]

Quando há a suspeita de IMO, quando disponível, deve ser realizada a tomografia computadorizada (TC) com contraste e reconstrução multiplanar tridimensional para confirmação do diagnóstico. A RM também pode ser utilizada para análise da doença, porém a preferência se mantém na TC, já que é capaz de trazer com precisão a anatomia vascular mesentérica com reconstrução tridimensional por angiografia e de descartar diagnósticos diferenciais. A angio-TC diferencia oclusão embólica (trombo oval na porção média/distal da AMS, poupando ramos jejunais) de oclusão trombótica (trombo sobre lesão calcificada no óstio da AMS ou distribuição variável em estados hipercoaguláveis, como covid-19). Além disso, avalia a circulação colateral e lesões extensas para planejamento de revascularização. Em casos incertos, a arteriografia por cateter pode ser necessária, com precaução em pacientes com disfunção renal em razão do risco de lesão induzida por contraste. Nos gravemente doentes, o diagnóstico clínico pode ser a única opção, sendo essencial diferenciar oclusão arterial, IMNO e trombose venosa para o tratamento correto.[42,58-62]

É importante destacar que a USG não deve ser utilizada na suspeita de IMA por conta da presença de distensão das alças intestinais, o que dificulta a visualização local. Quando não há acesso a esses exames, as radiografias simples e as imagens abdominais transversais não fazem o diagnóstico de isquemia mesentérica, mas podem identificar complicações relacionadas à isquemia mesentérica (p. ex., necrose, perfuração) que indicam a necessidade de exploração abdominal imediata, ao mesmo tempo em que ajudam a excluir outras causas óbvias de dor abdominal (p. ex., volvo, obstrução do intestino delgado).[31,32,42,58-61]

Com relação aos exames laboratoriais, hemograma completo, gasometria arterial e lactato. Classicamente, os pacientes apresentam leucocitose, acidose e lactato elevado; no entanto, isso ocorre em uma minoria de pacientes. Os achados laboratoriais normais não excluem o diagnóstico de oclusão arterial mesentérica aguda, sendo destacado que diversos marcadores séricos estão associados à IMA, porém, nenhum desses parâmetros possui sensibilidade e especificidade suficiente para diagnóstico certo da IMA. O lactato sérico é um desses marcadores, já que indica a presença de metabolismo anaeróbio associado a tecido isquêmico. Assim, o nível aumentado de lactato não é indicativo da IMA, contudo, deve ser usado como informação adicional para diagnóstico e monitoramento. Além disso, a leucocitose e os níveis de procalcitonina também podem ser analisados na suspeita da IMA.[42,58-61]

Como característica clínica, a embolia arterial mesentérica ocorre, geralmente, em pacientes idosos com fibrilação atrial ou outra fonte embólica, apresentando dor abdominal intensa desproporcional ao exame físico. Sintomas como náuseas, vômitos e esvaziamento intestinal são comuns, mas depleção da mucosa por necrose só aparece em casos avançados. Aproximadamente um terço dos pacientes tem histórico de eventos embólicos prévios. Endocardite infecciosa também pode causar embolização mesentérica, especialmente em infecções valvares mitrais ou vegetações grandes, com maior risco nas primeiras semanas de tratamento antimicrobiano.[58-61]

A trombose arterial mesentérica acomete pacientes com aterosclerose, doença arterial periférica e, frequentemente, histórico de IMC (dor pós-prandial e perda de peso). Embora classicamente associados à caquexia, muitos pacientes não apresentam emagrecimento por conta do diagnóstico precoce. Casos relacionados à covid-19 são graves e, muitas vezes, não exibem sintomas clássicos de dor abdominal intensa, dificultando o diagnóstico.[58-61]

O esquema diagnóstico da IMO pode ser observado na Figura 4.

A escolha do tratamento da IMO (Figura 5) deve ser baseada nos achados radiológicos e no estado clínico do paciente. Pacientes instáveis e com sinais de peritonite devem ser encaminhados para cirurgia de emergência, porém,

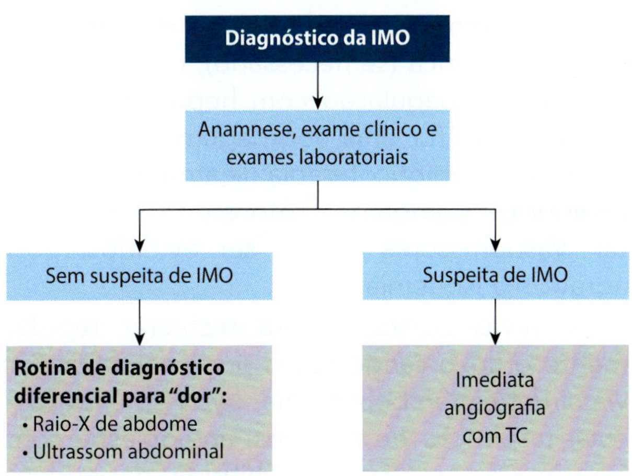

Figura 4 – Esquema diagnóstico da IMO.

IMO: Isquemia mesentérica oclusiva.

Fonte: Desenvolvida pela autoria.

na ausência de instabilidade e de peritonite, a farmacoterapia intervencionista com fibrinólise local deve ser preferencialmente utilizada. Além disso, o tratamento intensivo deve se apresentar concomitante, sendo necessária reposição volêmica, anticoagulação sistêmica, antibioticoterapia e monitoramento do paciente para descartar falência secundária de órgãos.[42,63-70]

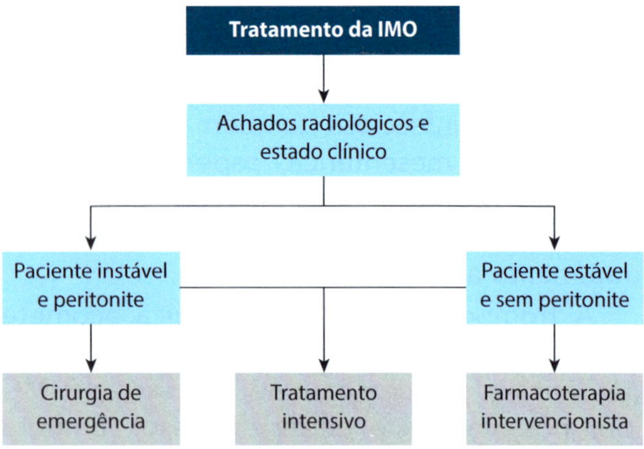

Figura 5 – Esquema para tratamento da IMO.

IMO: Isquemia mesentérica oclusiva.

Fonte: Desenvolvida pela autoria.

Quando há indicação de tratamento cirúrgico, o objetivo é estabelecer a reperfusão arterial antes da ressecção intestinal, sendo necessário realizar técnicas de embolectomia e reconstrução de artérias viscerais. Por outro lado, o uso de técnicas endovasculares também pode ser escolha de tratamento em pacientes sem sinais clínicos de peritonite e hemodinamicamente estáveis.[42,63-70]

O manejo inicial inclui jejum, descompressão nasogástrica (se necessário), reposição volêmica, anticoagulação com heparina quando a opção não for uma abordagem cirúrgica de urgência, antibioticoterapia de amplo espectro, inibidor de bomba de prótons e O_2 suplementar. Vasopressores devem ser evitados, pois agravam a isquemia.[63-70]

A revascularização visa restaurar rapidamente o fluxo sanguíneo e pode ser feita por via cirúrgica (embolectomia, *bypass*), endovascular (aspiração de trombos, angioplastia com ou sem implante *stent*) ou híbrida, dependendo da causa e condição do paciente.[63-70]

A abordagem endovascular apresenta menor mortalidade hospitalar, especialmente para trombose mesentérica, mas pode exigir conversão para cirurgia aberta em casos complexos. Pacientes com perfuração intestinal necessitam de cirurgia imediata, enquanto casos estáveis podem ser tratados inicialmente de forma endovascular com monitoramento rigoroso.[63-70]

Em pacientes de alto risco com infarto extenso, o tratamento paliativo pode ser a melhor opção. A avaliação intraoperatória da viabilidade intestinal e reoperações para revisão são frequentemente necessárias para evitar ressecções extensas. A mortalidade permanece elevada, especialmente sem revascularização, sendo a detecção precoce essencial para melhorar o prognóstico.[63-70]

Isquemia mesentérica não oclusiva

A IMNO é causada pela vasoconstrição das artérias esplâncnicas sem a presença de estenose estrutural subjacente. É caracterizada pela presença de diferentes graus de isquemia resultante de gangrena em diferentes segmentos intestinais. Na maior parte das vezes, envolve a AMS, podendo evoluir para necrose intestinal grave e difusa. A prevalência da IMNO está correlacionada a dois grupos diferentes de pacientes: aqueles em hemodiálise crônica com hipovolemia consecutiva e vasoespasmo intestinal, e os pacientes após cirurgia cardíaca.[42]

O diagnóstico clínico desses pacientes geralmente é difícil, por conta da grande correlação com intubação e sedação. Assim, uma análise minuciosa da distensão abdominal, sinais de sepse e parâmetros inflamatórios é indispensável. Novamente, o lactato pode ser utilizado para análise como parâmetro adicional, no entanto, não tem valor diagnóstico direto da isquemia mesentérica.[42]

No caso de pacientes estáveis, a indicação é a realização da angiografia por cateter para diagnóstico e tratamento subsequente com aplicação de vasodilatadores, visando interromper o espasmo vascular generalizado. Além disso, a TC com contraste desempenha relevante papel no diagnóstico, podendo fornecer informações como o grau de má perfusão intestinal. Adicionalmente, é importante realizar a angiografia de controle para avaliar o sucesso da vasodilatação.[42]

Por outro lado, em pacientes instáveis ou com presente suspeita de gangrena intestinal, a cirurgia imediata é recomendada. A cirurgia visa à exploração abdominal e à ressecção de segmentos isquêmicos irreversivelmente danificados. Adicionalmente, esses pacientes devem ser submetidos à angiografia com farmacoterapia concomitante para controlar o vasoespasmo subjacente.[42]

O manejo do paciente com IMNO pode ser observado na Figura 6.

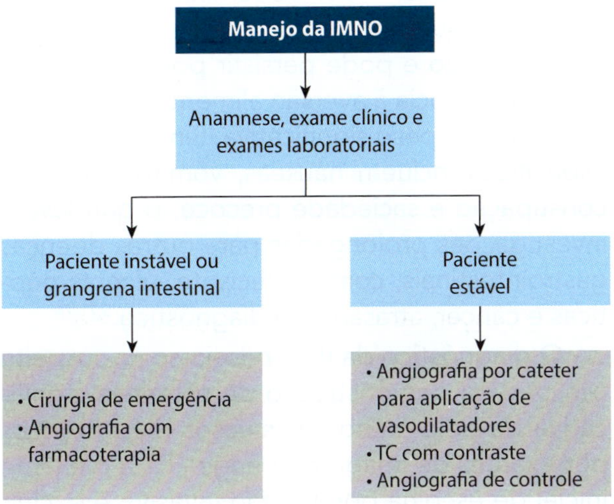

Figura 6 – Manejo do paciente com IMNO.

IMNO: isquemia mesentérica não oclusiva; TC: tomografia computadorizada.

Fonte: Desenvolvida pela autoria.

Trombose venosa intestinal

A trombose venosa intestinal (TVI) está presente em casos de hipercoagulabilidade, fluxo sanguíneo estagnado ou alterações vasculares. A depender do local e da extensão da trombose, pode apresentar diferentes níveis de manifestações clínicas. No caso de localização central, podem ocorrer danos irreversíveis à parede intestinal, porém, em localizações mais isoladas, a circulação colateral pode compensar essa obstrução.[42]

O exame de imagem de escolha para identificação da trombose venosa, bem como da presença de ascite e alterações da parede intestinal associadas, é a TC com contraste.[42]

Com relação ao tratamento, é importante realizar a cirurgia de emergência nos pacientes com peritonite, para exploração e ressecção dos segmentos infartados em razão de trombose. Durante o procedimento, a trombólise anterógrada por cateter é realizada para ocorrer a quebra do trombo, sendo importante também associar o ativador do plasminogênio tecidual recombinante, além de acompanhamento com angiografia.[42]

Por outro lado, em pacientes estáveis e sem sinal de peritonite, o tratamento de escolha consiste na recanalização, por meio de um acesso transjugular trans-hepático. Associado a esse procedimento, pode ser realizada uma derivação portossistêmica intra-hepática transjugular, se necessário. Adicionalmente, caso ocorra trombose séptica, a antibioticoterapia intravenosa sistêmica deve ser aplicada para evitar a disseminação bacteriana.[42]

O resumo do manejo do paciente com TVI pode ser observado na Figura 7.

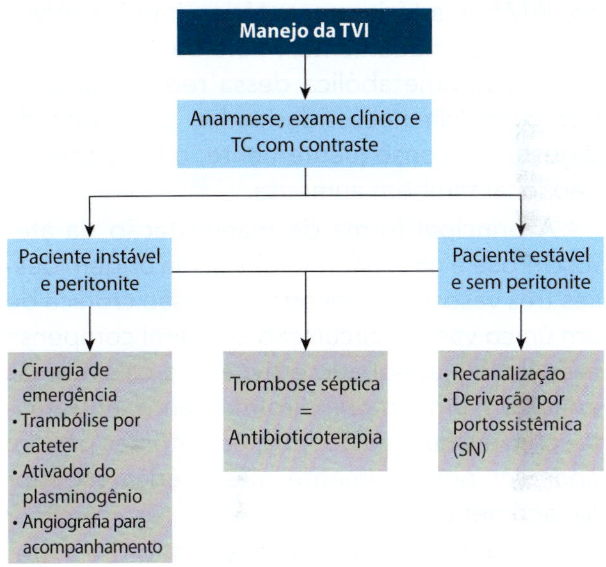

Figura 7 – Manejo do paciente com TVI.

TC: tomografia computadorizada; TVI: trombose venosa intestinal.

Fonte: Desenvolvida pela autoria.

Isquemia mesentérica crônica

A IMC é a outra forma que a dor isquêmica mesentérica pode se apresentar no paciente, porém, ao contrário da IMA, a IMC se apresenta como uma dor abdominal mais vaga e de difícil identificação. O surgimento da IMC está correlacionado com a presença de aterosclerose, que pode ser influenciada por fatores de risco como diabetes *mellitus* (DM), HAS, tabagismo e dislipidemia. Assim, quando o lúmen da artéria se estreita por conta da aterosclerose, qualquer demanda de suprimento sanguíneo durante a alimentação pode promover dores abdominais intensas, resultando inclusive na isquemia mesentérica. Portanto, é causada por uma redução no fluxo sanguíneo intestinal e classificada como aguda (início súbito de hipoperfusão intestinal) ou crônica, dependendo do curso temporal dos sintomas.

A IMC, também chamada "angina intestinal", refere-se à hipoperfusão episódica ou contínua do intestino delgado que ocorre tipicamente em pacientes com estenose ou oclusão da artéria mesentérica multiarterial.[5,71-74]

Fisiopatologia da isquemia mesentérica crônica

A circulação mesentérica fornece suprimento sanguíneo aos intestinos delgado e grosso por meio de três vasos principais: tronco celíaco, AMS e artéria mesentérica inferior (AMI). Após aproximadamente 1 hora da alimentação, a demanda metabólica dessa região aumenta por conta da necessidade dos processos de digestão e, consequentemente, o fluxo sanguíneo local também aumenta.[5,71-74]

A principal forma de manifestação da aterosclerose é na sua forma difusa, na origem desses três vasos. Caso ocorra a oclusão crônica de um único vaso, a circulação colateral compensa esse fluxo inadequado e evita que os sintomas apareçam em um primeiro momento, entretanto, com avançar da doença, os sintomas podem aparecer principalmente mesentérica superior for acometida.[5,71-74]

Portanto, a principal causa da IMC é a aterosclerose das artérias celíaca ou mesentérica superior. Embora o estreitamento aterosclerótico seja comum, manifestações clínicas são raras, mesmo com estenose significativa em até 18% dos indivíduos acima de 65 anos. Estudos mostram alta associação com o envelhecimento e a doença aterosclerótica cerebral.[72-74]

A estenose é mais frequente na artéria celíaca do que na mesentérica superior, e há forte correlação com estenose da artéria renal.[72-74]

Outras causas incluem complicações de reparos endovasculares de aneurisma aórtico, como cobertura inadvertida dos vasos viscerais e reestenose de *stents*. Causas raras são displasia fibromuscular, dissecção arterial, vasculites (poliarterite nodosa, doença de Takayasu) e fibrose retroperitoneal.[72-74]

Diagnóstico da isquemia mesentérica crônica

A maioria dos pacientes com IMC permanece assintomática em razão da extensa circulação colateral, mas a progressão para sintomas ocorre com mais frequência em casos de doença multiarterial. Pacientes sintomáticos são geralmente idosos, com histórico de tabagismo, doença arterial coronária e outras doenças vasculares.[5,71-74]

A manifestação clínica mais característica é a angina intestinal – dor abdominal pós-prandial tipo cólica, que surge entre 15 e 30 minutos após a alimentação e pode persistir por até 4 horas. A dor ser associa à aversão alimentar, resultando em perda de peso significativa. Sintomas menos específicos incluem náuseas, vômitos, diarreia, constipação e saciedade precoce, o que leva a investigações prolongadas para outras doenças gastrointestinais, como colecistite, úlceras pépticas e câncer, atrasando o diagnóstico.[5,71-74]

O diagnóstico da IMC baseia-se na suspeita clínica e na demonstração de estenose significativa de pelo menos dois vasos mesentéricos por exames de imagem. A angio-TC é o exame inicial de escolha por ser não invasivo e excluir outras patologias gastrointestinais. Em ambiente ambulatorial, a USG com Doppler pode ser utilizada, mas não é preferencial. O padrão-ouro é a angiografia por subtração digital, indicada quando os exames não invasivos são inconclusivos ou para planejamento de intervenções terapêuticas.[5,71-74]

Estudos funcionais, como tonometria e oximetria, ainda estão em investigação. Antes de confirmar o diagnóstico, é essencial excluir outras condições, como malignidade, pancreatite crônica e doenças inflamatórias intestinais.[5,71-74]

Tratamento da isquemia mesentérica crônica

O tratamento para a IMC vai depender das manifestações clínicas do paciente. No caso de pacientes assintomáticos, o tratamento é conservador, associado à cessação do tabagismo e à terapia antiplaquetária. Por outro lado, nos pacientes sintomáticos, é necessário realizar a revascularização aberta ou endovascular para evitar a mortalidade desses pacientes.[5,71]

As indicações de tratamento cirúrgico de IMC incluem sinais de peritonite no exame físico, sinais contínuos de febre, sepse ou dor abdominal, hemorragia digestiva baixa maciça, desabsorção crônica com consequente perda de proteínas, sintomas persistentes por mais de 14 a 21 dias, presença de colite segmentar com ulceração franca evidente na colonoscopia e presença de estenose isquêmica e sintomas abdominais.[5,71]

A revascularização aberta pode ser feita por meio de fluxo anterógrado com *bypass* aortomesentérico ou aortocelíaco, ou por meio de fluxo retrógrado através da artéria ilíaca comum, fazendo uso de uma veia ou de uma prótese. Por outro lado, a revascularização endovascular é considerada a primeira escolha de tratamento cirúrgico, já que é minimamente invasiva e o paciente fica menos exposto às complicações operatórias. Nesse procedimento, ocorre acesso dos vasos ocluídos por meio da artéria femoral, sendo que o fluxo sanguíneo é reestabelecido pela angioplastia com balão, seguida pela inserção de *stent*. A escolha da forma que a revascularização será feita depende das condições clínicas pré-operatórias do paciente.[5,71]

Durante a avaliação pré-operatória, é importante avaliar o estado nutricional do paciente, já que a maioria se encontra desnutrida no momento do diagnóstico. Com isso, uma abordagem paralela que também pode ser necessária é a sondagem para nutrição parenteral.[5]

Adicionalmente, é importante destacar que algumas complicações cirúrgicas podem ocorrer nos pacientes. Dentre elas, é possível citar o infarto do miocárdio durante e após a cirurgia e a insuficiência renal. Assim, é muito importante que o paciente esteja hidratado antes de qualquer procedimento para evitar complicações.[5]

Um resumo das informações da IMC pode ser consultado na Figura 8.

ISQUEMIA COLÔNICA

A isquemia colônica, a forma mais frequente de isquemia intestinal, resulta de um fluxo sanguíneo insuficiente para o cólon, sendo mais comum em idosos e frequentemente associada a comorbidades como aterosclerose e diabetes, e ao uso de medicamentos vasoconstritores. A incidência está aumentando, com aproximadamente 16 casos por 100 mil pessoas/ano. A hipoperfusão não oclusiva é o principal mecanismo (95% dos casos), afetando especialmente áreas com fluxo colateral limitado, como a flexura esplênica e a junção retossigmoide. Oclusão arterial (embólica ou trombótica) e trombose venosa mesentérica são causas menos comuns, mas potencialmente mais graves, podendo levar à necrose transmural em 8 a 16 horas. A anatomia vascular do cólon, suprido pelas artérias mesentéricas superior e inferior e artérias ilíacas internas, apresenta vulnerabilidades em pontos de "divisão de águas", tornando essas áreas mais suscetíveis à isquemia durante episódios de hipoperfusão. A fisiopatologia inclui lesão hipóxica rápida da mucosa, seguida por danos por reperfusão, com liberação de radicais livres e ativação de neutrófilos, potencializando a inflamação e o risco de necrose.[12,75-79]

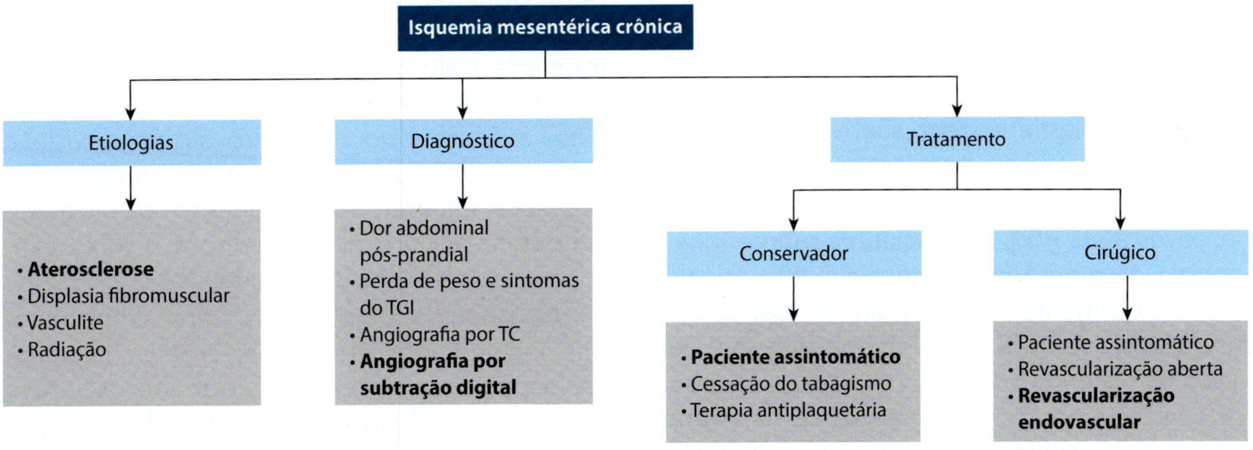

Figura 8 – Principais informações da IMC.

IMC: isquemia mesentérica crônica; TC: tomografia computadorizada; TGI: trato gastrointestinal.

Fonte: Desenvolvida pela autoria.

Fatores de risco incluem idade avançada, infarto do miocárdio, hemodiálise, cirurgia aortoilíaca, *bypass* cardiopulmonar, exercício extremo, trombofilias, infecção grave por covid-19 e uso de medicamentos como vasopressores, digitálicos e laxantes. A apresentação clínica é variável, desde dor abdominal leve e diarreia sanguinolenta até choque séptico e necrose intestinal. Três fases clínicas são descritas: hiperativa (dor intensa com diarreia sanguinolenta), paralítica (distensão abdominal e íleo) e de choque (acidose metabólica, desidratação e falência de múltiplos órgãos). O diagnóstico é baseado em fatores de risco, quadro clínico e exames de imagem, principalmente TC abdominal com contraste, que identifica edema, espessamento da parede intestinal e sinais de isquemia. A colonoscopia confirma o diagnóstico, revelando mucosa edematosa, ulcerações e hemorragias submucosas, além de permitir biópsias, entretanto, deve-se considerar o risco de perfuração com a indicação desse exame. O diagnóstico diferencial inclui colite infecciosa, doença inflamatória intestinal, diverticulite e IMA.[80-85]

A isquemia colônica pode ser transitória, resolvendo-se com cuidados de suporte, ou evoluir para complicações como estenose, colite isquêmica crônica e necrose. O tratamento inclui repouso intestinal, hidratação, controle de fatores precipitantes e uso de antibióticos de amplo espectro para casos moderados a graves. Anticoagulação é indicada apenas para isquemia associada à trombose venosa mesentérica ou embolia arterial. Em casos graves, a cirurgia é necessária, com ressecção segmentar ou colectomia subtotal, dependendo da extensão da necrose. Técnicas minimamente invasivas, como angioplastia e *stent*, são reservadas para casos com obstrução vascular significativa.[80-85]

A mortalidade varia de menos de 5% em casos leves a até 40% em pacientes submetidos à cirurgia de emergência, especialmente aqueles com envolvimento do cólon direito, associado à insuficiência da AMS e isquemia do intestino delgado. A maioria dos casos transitórios se resolve completamente, mas a isquemia recorrente pode levar à colite isquêmica crônica, exigindo acompanhamento contínuo, avaliação nutricional e, em casos de estenose sintomática, dilatação endoscópica ou ressecção cirúrgica.[80-85]

Geralmente, a artéria cólica média se origina da porção proximal da AMS, irrigando o cólon transverso proximal e médio, embora, em alguns casos, forneça o principal fluxo sanguíneo para a flexura esplênica.[86]

A artéria cólica direita irriga o cólon ascendente (médio e distal) e o ceco. O cólon transverso é suprido pela artéria cólica média, enquanto o cólon descendente e o cólon distal recebem irrigação da artéria cólica esquerda. Já o sigmoide é irrigado pela artéria sigmoideia. Em cerca de 28% dos indivíduos, estudos anatômicos mostram que essa artéria surge de forma independente da AMS, como ilustrado na Figura 9. Mais comumente, porém, ela se origina junto com, ou como um ramo, das artérias cólica média, ileocólica ou cólica esquerda, estando ausente em 13% dos casos.[86]

A artéria ileocólica é responsável pelo suprimento sanguíneo do íleo distal, ceco e cólon ascendente proximal.[86]

A IMA surge entre 6 cm e 7 cm abaixo da AMS, originando a artéria cólica esquerda e as artérias sigmoides, estendendo-se como a artéria retal superior (hemorroidária), sendo essencial para irrigar as porções distais ao cólon transverso.[86]

ABORDAGEM INTERVENCIONISTA DA DOR: SIMPATECTOMIA NO MANEJO DA DOR VISCERAL ISQUÊMICA CRÔNICA

A simpatectomia é amplamente utilizada no manejo da dor abdominal crônica de origem isquêmica, bem como em outras condições como dor visceral, neuropática e dor mediada pelo SNS. O SNS desempenha um papel crucial tanto na dor aguda quanto crônica, exacerbando o quadro álgico devido à vasoconstrição persistente e ao aumento da resposta inflamatória, enquanto o bloqueio simpático alivia a dor e melhora o fluxo sanguíneo nos tecidos isquêmicos.[87-92]

As principais indicações para simpatectomia incluem dor abdominal crônica isquêmica, especialmente em IMC por aterosclerose ou vasoconstrição prolongada, dor visceral associada a malignidades gastrointestinais, síndrome de dor regional complexa (SDRC), dor vascular isquêmica (tromboangiite obliterante, arteriosclerose, síndrome de Raynaud), dor

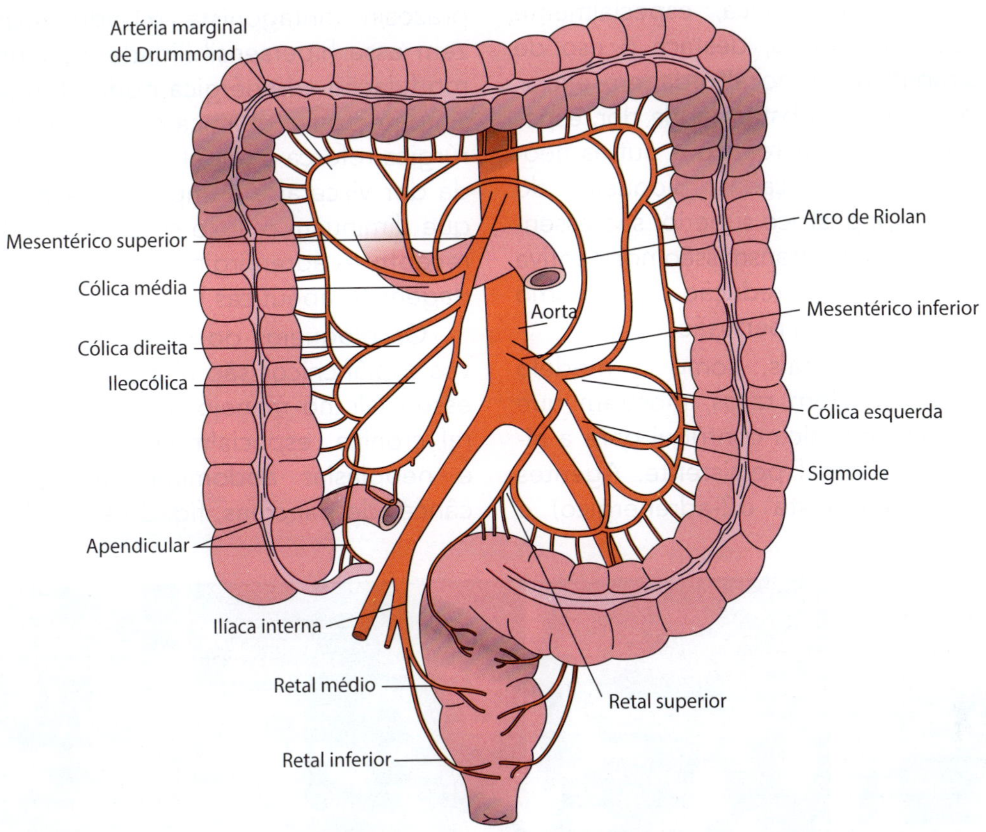

Figura 9 – O suprimento sanguíneo do cólon provém da artéria mesentérica superior (AMS) e da artéria mesentérica inferior (AMI). A AMS origina-se cerca de 1 cm abaixo da artéria celíaca e segue inferiormente em direção ao ceco, onde termina como a artéria ileocólica. Dela se ramificam a artéria pancreatoduodenal inferior, vários ramos jejunais e ileais, além das artérias cólica média e cólica direita. (Cólon esquerdo e reto alto mesentérica inferior e reto baixo e médio ilíacas).

Fonte: Desenvolvida pela autoria.

pélvica crônica, dor neuropática refratária e dor fantasma pós-amputação. O bloqueio simpático, ainda que controverso em algumas condições neuropáticas, tem papel essencial quando a dor é claramente mediada pelo SNS.[87-92]

A fisiopatologia que justifica a simpatectomia baseia-se no papel do SNS na transmissão da dor visceral e no agravamento da isquemia tecidual por conta da vasoconstrição prolongada. O bloqueio simpático reduz a vasoconstrição, melhora a perfusão, interrompe impulsos nociceptivos e modula a resposta inflamatória, promovendo o predomínio parassimpático. O bloqueio do plexo celíaco oferece alívio prolongado, especialmente em malignidades pancreáticas e hepáticas, enquanto o bloqueio do plexo hipogástrico superior trata dores pélvicas intensas, e o bloqueio do gânglio ímpar alivia dores perineais.[93,94]

A simpatectomia pode ser realizada por bloqueio anestésico temporário, neuroablação química (álcool ou fenol) e radiofrequência, com imagens guiadas para garantir precisão e segurança. Os benefícios incluem alívio significativo da dor, melhora da perfusão tecidual, redução do uso de opioides e melhor qualidade de vida.[93-95]

O SNS exerce influência significativa na dor visceral, modulando a percepção e a resposta inflamatória. Em estados patológicos, como inflamação abdominal crônica ou isquemia visceral, essa modulação é alterada, favorecendo a amplificação da dor. A interação entre o SNS e fibras aferentes viscerais facilita a transmissão de estímulos dolorosos, enquanto a expressão de receptores α1-adrenérgicos em células imunes intensifica a ativação de nociceptores, perpetuando o ciclo de dor e inflamação.[93,94]

A dor visceral isquêmica, especialmente em pacientes oncológicos, destaca o uso de bloqueios simpáticos como abordagem eficaz, proporcionando alívio substancial da dor, especialmente no câncer pancreático e outras neoplasias abdominais avançadas. Bloqueios do plexo celíaco e hipogástrico superior são essenciais para interromper a transmissão nociceptiva simpática, resultando em redução do consumo de opioides e melhora da perfusão.[93,94]

Estudos experimentais, como o modelo de irritação colônica em ratos, mostram que a hiperatividade simpática contribui para a hipersensibilidade visceral persistente. Agentes como clonidina (agonista α2-adrenérgico) e prazosin (antagonista α1-adrenérgico) reduzem essa hipersensibilidade, sugerindo que a modulação adrenérgica pode atenuar a dor. A simpatectomia química com guanetidina ou cirúrgica reforça o papel do SNS na perpetuação da dor visceral e a importância de estratégias que diminuam o fluxo simpático ou bloqueiem receptores adrenérgicos como potenciais abordagens terapêuticas.[96]

Os bloqueios do plexo celíaco e dos nervos esplâncnicos são técnicas intervencionistas essenciais no manejo da dor isquêmica visceral crônica, especialmente em casos de IMC e neoplasias abdominais avançadas, como câncer de pâncreas, fígado e vias biliares, que

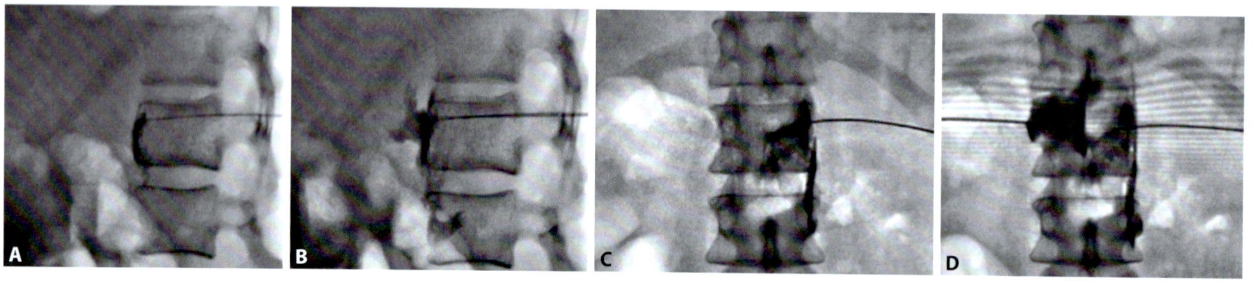

Figura 10 (A-D) – Bloqueio de plexo celíaco, demonstrando posicionamento adequado das agulhas e distribuição de contraste.
Fonte: Acervo da autoria.

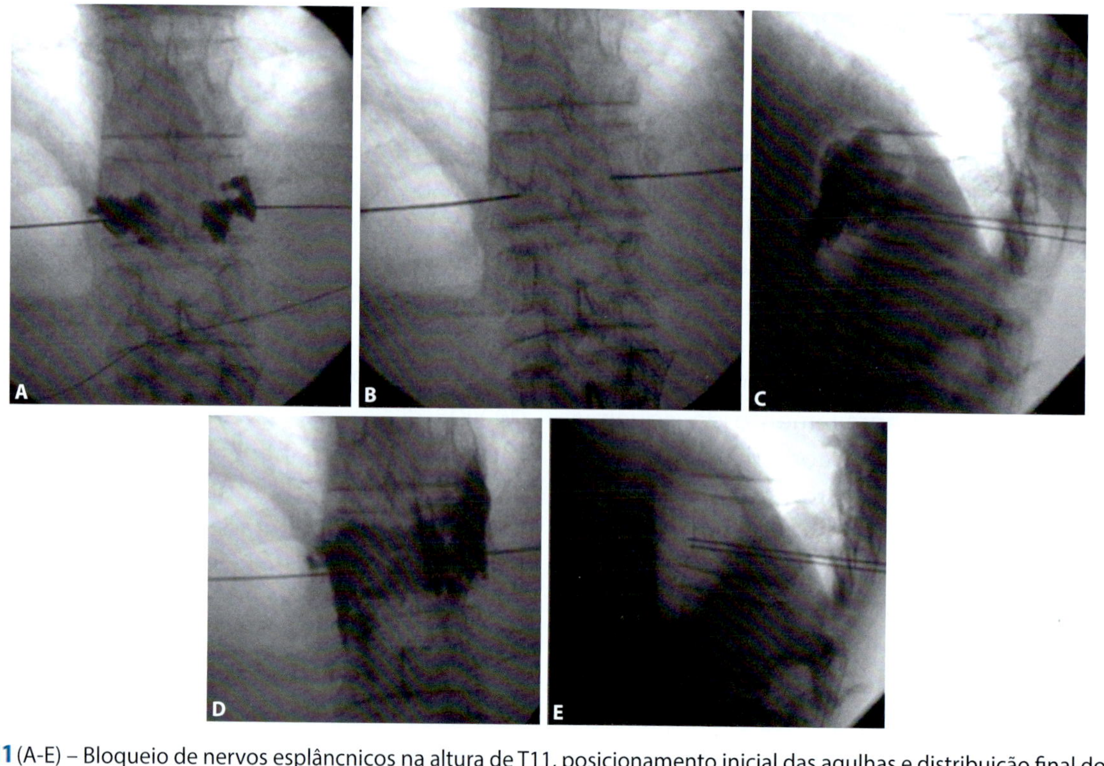

Figura 11 (A-E) – Bloqueio de nervos esplâncnicos na altura de T11, posicionamento inicial das agulhas e distribuição final do meio de contraste, confirmando posição adequada das agulhas.
Fonte: Acervo da autoria.

frequentemente cursam com dor intensa e refratária ao tratamento clínico convencional.

O plexo celíaco, o maior plexo nervoso visceral, localiza-se anterolateralmente à aorta abdominal, próximo às artérias celíaca e mesentérica superior, recebendo fibras simpáticas de T5 a T12 através dos nervos esplâncnicos maior, menor e imo. Esses nervos conduzem fibras nociceptivas viscerais do abdome superior, inervando órgãos como pâncreas, fígado, baço, estômago, rins e intestino delgado, sendo, portanto, alvos ideais para intervenções analgésicas no contexto de isquemia visceral crônica. Os bloqueios guiados por imagem, como USG, TC ou fluoroscopia, são indicados para dor abdominal crônica isquêmica, principalmente associada a neoplasias pancreáticas, biliares e hepáticas, bem como IMC decorrente de aterosclerose ou trombose vascular. Estudos demonstram que a neurólise do plexo celíaco proporciona analgesia significativa, com alívio parcial a completo da dor em 90% dos pacientes após 3 meses e manutenção do efeito até o óbito em 70% a 90% dos casos. As técnicas incluem bloqueios anestésicos temporários com anestésicos locais e neurólise com agentes como álcool ou fenol para alívio prolongado. O bloqueio percutâneo guiado por TC, descrito inicialmente em 1977, é amplamente utilizado por conta de sua precisão, reduzindo complicações e otimizando os resultados analgésicos. Além disso, a radiofrequência surge como alternativa para ablação seletiva de nervos simpáticos, promovendo alívio prolongado da dor. A escolha da técnica depende de fatores como anatomia, gravidade da doença e experiência do profissional, sendo essencial o uso de imagens para garantir precisão e segurança. O bloqueio do plexo celíaco destaca-se por seu impacto significativo no alívio da dor isquêmica visceral crônica, com melhora da perfusão e redução da necessidade de opioides, especialmente em pacientes oncológicos e com vasculopatias abdominais graves.[97-110]

ANGINA

A angina é definida como uma dor, desconforto ou pressão subesternal no peito com duração maior do que 30 a 60 segundos, caracterizada por piora aos esforços e/ou estresse emocional e por melhora no repouso e/ou uso de nitroglicerina. Além disso, pode apresentar irradiação para mandíbula, pescoço, membros superiores e epigástrio, apresentando duração aproximada de 5 a 15 minutos. A angina também pode ser descrita pelo paciente como uma queimação, sendo que mulheres e idosos podem apresentar sintomas atípicos como dispneia, palpitações, tontura, fraqueza ou fadiga.[111-115]

Fisiopatologia da angina

A angina surge em resultado de um desequilíbrio entre o suprimento de O_2 e a demanda de oxigênio no coração, ou seja, a oferta de O_2 sanguínea é menor do que a demanda miocárdica necessita. As principais causas de angina são a DAC, a doença valvar por estenose aórtica e a cardiomiopatia hipertrófica, sendo que a DAC é a mais prevalente entre elas.[111,112,114]

A DAC é caracterizada pela presença de fechamento do lúmen do vaso que fornece O_2 e nutrientes ao miocárdio em decorrência da placa aterosclerótica. Sendo assim, quando a demanda de O_2 cardíaca aumenta, por exemplo, durante o esforço físico, o suprimento sanguíneo pelo vaso estreitado não é suficiente para atender à necessidade dos cardiomiócitos. No caso de fases mais precoces da aterosclerose, em que a lesão ainda não é responsável por limitar o fluxo sanguíneo, a isquemia já pode ocorrer em razão do risco de rompimento da placa aterosclerótica, que pode se apresentar vulnerável.[111,114,115]

A maioria da DAC está presente em vasos coronários de maior calibre, no entanto, pequenas artérias coronárias intramurais ou até mesmo microvasos também podem se apresentar danificados, contribuindo para a isquemia miocárdica.[111,114]

Pacientes que apresentam angina são mais propensos ao surgimento de comorbidades resultantes. As principais comorbidades incluem HAS, DM, doença pulmonar obstrutiva crônica (DPOC), insuficiência cardíaca congestiva e doença vascular periférica. Tais apresentações podem complicar o tratamento da DAC.[111,112]

Diagnóstico e classificação da angina

O diagnóstico da angina é clínico e necessita que os três critérios diagnósticos estejam presentes para ser considerada angina de fato.

Os três critérios diagnósticos para angina típica são: desconforto constritivo na parte frontal do peito ou no pescoço, ombros, mandíbula ou braços; desconforto precipitado pelo esforço físico; e desconforto aliviado pelo repouso ou trinitrato de glicerina sublingual em 5 minutos.[113]

Caso somente dois critérios estejam presentes, a doença será chamada "angina atípica" e, se somente uma das características principais estiver presente, ela será definida como dor torácica não anginosa.[113]

A classificação da angina (Quadro 1) é baseada na etiologia e na fisiopatologia da doença. Com isso, a angina pode ser classificada em angina com DAC obstrutiva ou em angina com sinais e/ou sintomas de isquemia, porém sem DAC obstrutiva, que pode ser subdividida em angina microvascular e angina vasoespástica.[113]

Tratamento da angina

O tratamento da angina tem como objetivo a melhora da sobrevida do paciente e impedir o avanço dos principais eventos cardiovasculares adversos da DAC aterosclerótica, além de diminuir as próprias manifestações clínicas da dor no peito, o que resulta em uma melhor qualidade de vida para o paciente. A primeira linha de tratamento inclui as mudanças no estilo de vida do paciente, incluindo a cessação do tabagismo, dieta saudável, perda de peso e atividade física regular.[111,113,115]

Quadro 1 – Classificação da angina por fisiopatologia

Angina com DAC obstrutiva	DAC obstrutiva: doença arterial coronária epicárdica limitante do fluxo	Reserva de fluxo fracionada ≤ 0,80 ou razão de pressão não hiperêmica < 0,90
		> 90% de estenose em um vaso coronário importante
		Estenose coronária intermediária em vaso principal único com isquemia documentada
Sintomas e/ou sinais de isquemia, mas sem DAC obstrutiva	Angina microvascular	Sintomas de isquemia miocárdica
		Ausência de DAC obstrutiva
		Evidência objetiva de isquemia miocárdica
		Disfunção microvascular coronária
	Angina vasoespástica	Angina responsiva ao nitrato
		Alterações isquêmicas no ECG
		Espasmo da artéria coronária

DAC: doença arterial coronariana; ECG: eletrocardiograma.

Fonte: Adaptada de Ford TJ, *et al.*, 2020.

Os medicamentos clássicos responsáveis por combater a angina agem na redução da demanda de O_2 do miocárdio ou na melhora do suprimento de O_2, podendo também combinar esses dois mecanismos. Com isso, esses medicamentos são responsáveis por promover alguma alteração na hemodinâmica, podendo ser a partir da diminuição da frequência cardíaca, da redução da contratilidade, da redução da pressão arterial ou combinações entre esses mecanismos.[111-115]

As principais classes de medicamentos antianginosos incluem os nitratos, os β-bloqueadores, os bloqueadores dos canais de cálcio e os bloqueadores tardios de corrente de sódio. A combinação de diferentes classes de medicamentos é comum e, por conta de seus efeitos hemodinâmicos, é importante sempre monitorar a pressão arterial e a frequência cardíaca do paciente, já que há a possibilidade de apresentar hipotensão e bradicardia.[111-115]

Os nitratos podem se apresentar na forma de comprimidos de nitroglicerina sublingual ou em *spray*, sendo muito úteis para episódios agudos de angina. Seu mecanismo de ação envolve a diminuição da demanda de O_2, promovendo alívio dos sintomas em poucos minutos. Além disso, os nitratos também podem ser administrados profilaticamente cerca de 5 a 10 minutos antes da realização de esforço físico conhecido por exacerbar a angina, prevenindo seu aparecimento. É importante ressaltar que o seu uso está contraindicado em pacientes que fazem uso de inibidores da fosfodiesterase tipo 5 (PDE5), como sildenafil (Viagra®), por conta de seu potencial de hipotensão grave.[111,113,114]

Os β-bloqueadores também atuam na redução da demanda de O_2, reduzindo a frequência cardíaca, a contratilidade cardíaca e a pressão arterial. Os principais representantes dessa classe incluem atenolol, metoprolol, propranolol e nadolol. Essa classe de medicamentos pode apresentar como efeitos adversos bradicardia, fadiga e letargia, disfunção erétil, anormalidades de condução, broncoespasmo, distúrbios do TGI, piora da hipoglicemia induzida por insulina, depressão, pesadelos e extremidades frias. A interrupção abrupta dos β-bloqueadores pode causar a síndrome de abstinência dos β-bloqueadores, em que o paciente desenvolve uma piora dos sintomas de angina.[111,113,114]

Os bloqueadores dos canais de cálcio atuam diretamente no músculo cardíaco e no músculo liso dos vasos sanguíneos, promovendo diminuição dos movimentos cardíacos e vasodilatação. Com isso, ocorre o aumento do fornecimento de O_2 para o coração, tendo como principais representantes anlodipino, nifedipino, nicardipino, nisoldipino, diltiazem e verapamil.[111,113,114]

Os bloqueadores tardios de corrente de sódio atuam na redução da sobrecarga de cálcio, promovendo relaxamento do miocárdio e melhora da perfusão microvascular. Essa classe de medicamentos possui como representante único a ranolazina.[111,113,114]

Adicionalmente, outro método que pode ser utilizado em pacientes de alto risco é a revascularização da artéria coronária. A realização desse procedimento também pode apresentar melhora nos sintomas de angina, porém uma porcentagem dos pacientes pode reapresentar angina recorrente e contínua. Nos casos em que o uso dos medicamentos e a revascularização não são resolutivas, outros métodos também podem ser aplicados.[111,113,114]

Tratamento da angina refratária

A angina refratária está presente quando há a persistência dos sintomas mesmo após

Quadro 2 – Agentes antianginosos específicos aprovados pela Food and Drug Administration (FDA) nas principais categorias de medicamentos

Categoria	Agente
β-bloqueadores	Atenolol
	Metoprolol
	Nadolol
	Propranolol
Bloqueadores dos canais de cálcio	Anlodipino
	Diltiazem
	Nifedipino
	Verapamil
Nitratos	Nitroglicerina (trinitrato de glicerina)
	Dinitrato de isossorbida
	Mononitrato de isossorbida
Inibidor da corrente de cálcio tardia	Ranolazina

Fonte: Adaptada de Kloner RA, *et al.*, 2017.

otimizar a terapia medicamentosa e realizar a revascularização. O tratamento da angina refratária pode ser feito com contrapulsação externa aprimorada (CEA), revascularização transmiocárdica, estimulação da medula espinhal (SCS) e terapia com células-tronco.[111]

A CEA consiste em um procedimento em que um conjunto de manguitos bilaterais infláveis são colocados no paciente, sendo inflados e desinflados conforme o ciclo cardíaco. A CEA é geralmente realizada em sessões de 1 hora durante 5 dias na semana por cerca de 7 semanas, resultando em melhora na qualidade de vida do paciente e maior tolerabilidade ao exercício físico. Além disso, esse procedimento é responsável por melhorar a função endotelial e a perfusão coronariana.[111]

Outro tratamento que pode ser utilizado na angina refratária é a revascularização transmiocárdica, em que há a aplicação de *laser* no epicárdio, miocárdio e endocárdio. Esse procedimento tem como objetivo induzir a formação de novos vasos sanguíneos e melhorar a perfusão, no entanto, esse procedimento pode causar fibrose local e provocar danos ao músculo cardíaco.[111]

Adicionalmente, outras duas técnicas de tratamento para angina refratária que podem ser boas opções quando nenhum dos outros possíveis tratamento é efetivo ou possível de ser feito são a SCS e a terapia com células-tronco. No caso da SCS, tem-se uma melhora direta nos sintomas da angina, já a terapia com células-tronco é responsável por promover angiogênese, melhorando a perfusão ventricular e a função cardíaca.[111,116]

Tratamento da angina com neuromodulação (Figura 12)

A isquemia visceral, especialmente no contexto da angina *pectoris* refratária (APr), representa um desafio terapêutico significativo. A SCS para tratamento de angina estável crônica e angina refratária se mostra muito promissora. Pacientes que enfrentam a angina refratária e que não podem receber outro tipo de tratamento alternativo, como a revascularização coronária, acabam sofrendo com altos níveis de hospitalização e baixa qualidade de vida, podendo optar nesses casos pela neuromodulação. Esse método de tratamento se mostra seguro e eficaz quando comparado com o tratamento usual de angina. Estudos demonstram que a SCS pode

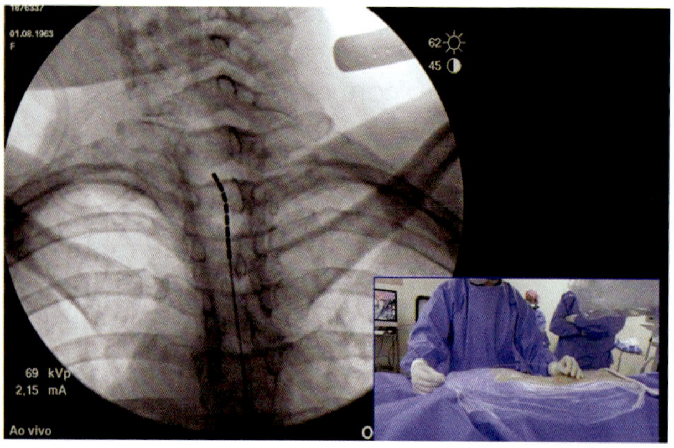

Figura 12 – Imagem de implante de neuroestimulador.
Fonte: Acervo da autoria.

aumentar a duração do exercício, reduzir a frequência de episódios de angina e o consumo de nitratos, tornando-se uma alternativa viável para esse grupo de pacientes.[117,118]

A segurança da neuromodulação está relacionada ao fato de o procedimento ser minimamente invasivo e reversível. A ocorrência de complicações relacionadas ao dispositivo está se tornando cada vez mais rara por conta do avanço tecnológico na área e da melhoria nas técnicas cirúrgicas. Além disso, esse método possui efeito duradouro e não apresenta efeitos colaterais relacionados ao medicamento.[119]

As principais técnicas de SCS sem parestesias encontradas são a de alta frequência e em rajada. A SCS em rajada é responsável por modular a via medial para suprimir a dor, sendo que, molecularmente, essa técnica é independente da ativação dos receptores de ácido gama-aminobutírico (GABA) para inibir os disparos neuronais. Por outro lado, a SCS de alta frequência age bloqueando as fibras de grande calibre, impedindo a produção de potenciais de ação, porém apresenta pouca influência em fibras menores, o que promove um crescimento da supressão da dor conforme a frequência aumenta.[120]

A eficácia a longo prazo da neuroestimulação elétrica, incluindo a SCS, foi evidenciada em pacientes com angina instável refratária, mostrando redução significativa nas readmissões hospitalares e melhor sobrevida. Estudos observacionais e ensaios clínicos randomizados apontam que a neuroestimulação não apenas alivia os sintomas, mas também reduz a isquemia miocárdica, como evidenciado por testes de perfusão miocárdica.[117,121,122]

A terapia de SCS também foi comparada a outros procedimentos invasivos, mostrando resultados semelhantes em termos de alívio sintomático e melhoria funcional. Estudos recentes sugerem que a modulação da dor via SCS ocorre a partir da ativação de interneurônios inibitórios na medula espinhal, levando à liberação de GABA e endorfinas, o que contribui para a redução do consumo de O_2 pelo miocárdio. Multimorbidades como DPOC, diabetes e obesidade, contudo, permanecem preditores negativos de qualidade de vida (QoL, do inglês *quality of life*) após a implantação do dispositivo, destacando a necessidade de avaliação abrangente antes da indicação da SCS.[122,123]

Metanálises indicam que, apesar das limitações de amostras pequenas e dificuldades metodológicas, a SCS melhora significativamente os desfechos clínicos em pacientes com angina *pectoris*. Tecnologias emergentes, como a neuroestimulação subperceptual, têm mostrado potencial em reduzir o viés de percepção associado à parestesia, ampliando a validade dos achados.[8] A introdução de modelos computacionais de simulação do efeito da SCS no fluxo coronariano pode oferecer novas perspectivas terapêuticas e personalizadas para o manejo da isquemia visceral.[117,122]

Portanto, a SCS continua a ser uma intervenção relevante e promissora no manejo da isquemia visceral e angina refratária, com necessidade de estudos adicionais para elucidar seu impacto em diferentes subgrupos de pacientes e seu papel como terapia adjuvante ideal.

Referências bibliográficas

1. Treede RD, Rief W, Barke A, Aziz Q, Bennett MI, Benoliel R, et al. Chronic pain as a symptom or a disease: the IASP classification of chronic pain for the international classification of diseases (ICD-11). Pain. 2019;160(1):19-27. doi: 10.1097/j.pain.0000000000001384.
2. Romanelli MR, Thayer JA, Neumeister MW. Ischemic Pain. Clin Plast Surg. 2020;47(2):261-5. doi: 10.1016/j.cps.2019.11.002. Epub 2020 Jan 7. PMID: 32115051.
3. Boezaart AP, Smith CR, Chembrovich S, Zasimovich Y, Server A, Morgan G, et al. Visceral versus somatic pain: an educational review of

anatomy and clinical implications. Reg Anesth Pain Med. 2021;46(7):629-36. doi: 10.1136/rapm-2020-102084.

4. Gebhart GF, Bielefeldt K. Physiology of visceral pain. Compr Physiol. 2016;6(4):1609-33. doi: 10.1002/cphy.c150049.
5. Patel R, Waheed A, Costanza M. chronic mesenteric ischemia. In: StatPearls. Treasure Island (FL): StatPearls Publishing; 2023.
6. Fisher DF Jr, Fry WJ. Collateral mesenteric circulation. Surg Gynecol Obstet 1987;164:487.
7. Lange JF, Komen N, Akkerman G, et al. Riolan's arch: confusing, misnomer, and obsolete. A literature survey of the connection(s) between the superior and inferior mesenteric arteries. Am J Surg. 2007;193:742.
8. Meyers MA. Griffiths' point: critical anastomosis at the splenic flexure. Significance in ischemia of the colon. AJR Am J Roentgenol 1976;126:77.
9. Yamazaki T, Shirai Y, Sakai Y, Hatakeyama K. Ischemic stricture of the rectosigmoid colon caused by division of the superior rectal artery below Sudeck's point during sigmoidectomy: report of a case. Surg Today 1997;27:254.
10. Van Tonder JJ, Boon JM, Becker JH, van Schoor AN. Anatomical considerations on Sudeck's critical point and its relevance to colorectal surgery. Clin Anat. 2007;20:424.
11. Clair DG, Beach JM. Mesenteric ischemia. N Engl J Med. 2016;374:959.
12. Rosenblum JD, Boyle CM, Schwartz LB. The mesenteric circulation. Anatomy and physiology. Surg Clin North Am. 1997;77:289.
13. Zimmerman BJ, Granger DN. Reperfusion injury. Surg Clin North Am 1992;72:65.
14. Granger DN, Rutili G, McCord JM. Superoxide radicals in feline intestinal ischemia. Gastroenterology. 1981;81:22.
15. Haglund U, Bergqvist D. Intestinal ischemia -- the basics. Langenbecks Arch Surg 1999;384:233.
16. Boley SJ, Frieber W, Winslow PR, et al. Circulatory responses to acute reduction of superior mesenteric arterial flow. Physiologist. 1969;12:180.
17. McKinsey JF, Gewertz BL. Acute mesenteric ischemia. Surg Clin North Am. 1997;77:307.
18. Reinus JF, Brandt LJ, Boley SJ. Ischemic diseases of the bowel. Gastroenterol Clin North Am. 1990;19:319.
19. Hundscheid IH, Grootjans J, Lenaerts K, et al. The human colon is more resistant to ischemia-reperfusion-induced tissue damage than the small intestine: an observational study. Ann Surg. 2015;262:304.
20. Greenwald DA, Brandt LJ. Colonic ischemia. J Clin Gastroenterol 1998;27:122.
21. Diamond SM, Emmett M, Henrich WL. Bowel infarction as a cause of death in dialysis patients. JAMA 1986;256:2545.
22. Acosta S, Alhadad A, Svensson P, Ekberg O. Epidemiology, risk and prognostic factors in mesenteric venous thrombosis. Br J Surg. 2008;95:1245.
23. Harward TR, Green D, Bergan JJ, et al. Mesenteric venous thrombosis. J Vasc Surg. 1989;9:328.
24. Font VE, Hermann RE, Longworth DL. Chronic mesenteric venous thrombosis: difficult diagnosis and therapy. Cleve Clin J Med. 1989;56:823.
25. Glenister KM, Corke CF. Infarcted intestine: a diagnostic void. ANZ J Surg 2004;74:260.
26. Cudnik MT, Darbha S, Jones J, et al. The diagnosis of acute mesenteric ischemia: a systematic review and meta-analysis. Acad Emerg Med. 2013;20:1087.
27. Lange H, Jäckel R. Usefulness of plasma lactate concentration in the diagnosis of acute abdominal disease. Eur J Surg. 1994;160:381.
28. Wilson C, Imrie CW. Amylase and gut infarction. Br J Surg 1986;73:219.
29. Gearhart SL, Delaney CP, Senagore AJ, et al. Prospective assessment of the predictive value of alpha-glutathione S-transferase for intestinal ischemia. Am Surg. 2003;69:324.
30. Jamieson WG, Marchuk S, Rowsom J, Durand D. The early diagnosis of massive acute intestinal ischaemia. Br J Surg. 1982;69:S52.
31. Li KC. Magnetic resonance angiography of the visceral arteries: techniques and current applications. Endoscopy. 1997;29:496.
32. Laissy JP, Trillaud H, Douek P. MR angiography: noninvasive vascular imaging of the abdomen. Abdom Imaging. 2002;27:488.
33. Hagspiel KD, Leung DA, Angle JF, et al. MR angiography of the mesenteric vasculature. Radiol Clin North Am. 2002;40:867.
34. Fleischmann D. Multiple detector-row CT angiography of the renal and mesenteric vessels. Eur J Radiol 2003;45(1):S79.
35. Bradbury MS, Kavanagh PV, Chen MY, et al. Noninvasive assessment of portomesenteric venous thrombosis: current concepts and imaging strategies. J Comput Assist Tomogr. 2002;26:392.
36. Laghi A, Iannaccone R, Catalano C, Passariello R. Multislice spiral computed tomography angiography of mesenteric arteries. Lancet 2001;358:638.
37. Horton KM, Fishman EK. The current status of multidetector row CT and three-dimensional

imaging of the small bowel. Radiol Clin North Am. 2003;41:199.
38. Kim AY, Ha HK. Evaluation of suspected mesenteric ischemia: efficacy of radiologic studies. Radiol Clin North Am. 2003;41:327.
39. Mitsuyoshi A, Obama K, Shinkura N, et al. Survival in nonocclusive mesenteric ischemia: early diagnosis by multidetector row computed tomography and early treatment with continuous intravenous high-dose prostaglandin E. Ann Surg. 2007;246(1):229.
40. Ofer A, Abadi S, Nitecki S, et al. Multidetector CT angiography in the evaluation of acute mesenteric ischemia. Eur Radiol 2009;19:24.
41. Aschoff AJ, Stuber G, Becker BW, et al. Evaluation of acute mesenteric ischemia: accuracy of biphasic mesenteric multi-detector CT angiography. Abdom Imaging. 2009;34:345.
42. Kühn F, Schiergens TS, Klar E. Acute mesenteric ischemia. Visc Med. 2020;36(4):256-62. doi: 10.1159/000508739.
43. Chou EL, Wang LJ, McLellan RM, et al. Evolution in the presentation, treatment, and outcomes of patients with acute mesenteric ischemia. Ann Vasc Surg. 2021;74:53.
44. Acosta S, Ogren M, Sternby NH, et al. Clinical implications for the management of acute thromboembolic occlusion of the superior mesenteric artery: autopsy findings in 213 patients. Ann Surg. 2005;241:516.
45. Cappell MS. Intestinal (mesenteric) vasculopathy. I. Acute superior mesenteric arteriopathy and venopathy. Gastroenterol Clin North Am. 1998;27:783.
46. Kärkkäinen JM, Lehtimäki TT, Manninen H, Paajanen H. Acute mesenteric ischemia is a more common cause than expected of acute abdomen in the elderly. J Gastrointest Surg. 2015;19:1407.
47. Thomas DP, Roberts HR. Hypercoagulability in venous and arterial thrombosis. Ann Intern Med. 1997;126:638.
48. De Barry O, Mekki A, Diffre C, et al. Arterial and venous abdominal thrombosis in a 79-year-old woman with COVID-19 pneumonia. Radiol Case Rep. 2020;15:1054.
49. Rodriguez-Nakamura RM, Gonzalez-Calatayud M, Martinez Martinez AR. Acute mesenteric thrombosis in two patients with COVID-19. Two cases report and literature review. Int J Surg Case Rep. 2020;76:409.
50. A Beccara L, Pacioni C, Ponton S, et al. Arterial mesenteric thrombosis as a complication of SARS-CoV-2 infection. Eur J Case Rep Intern Med. 2020;7:001690.
51. Norsa L, Valle C, Morotti D, et al. Intestinal ischemia in the COVID-19 era. Dig Liver Dis. 2020;52:1090.
52. Osilli D, Pavlovica J, Mane R, et al. Case reports: mild COVID-19 infection and acute arterial thrombosis. J Surg Case Rep. 2020;2020:rjaa343.
53. Kaafarani HMA, El Moheb M, Hwabejire JO, et al. Gastrointestinal complications in critically Ill patients with COVID-19. Ann Surg. 2020;272:e61.
54. El Moheb M, Christensen MA, Naar L, et al. Comment on - gastrointestinal complications in critically Ill patients with COVID-19: An Update. Ann Surg 2021; 274:e821.
55. Gartland RM, Velmahos GC. Bowel Necrosis in the Setting of COVID-19. J Gastrointest Surg. 2020;24:2888.
56. Brubaker L, Mortus J, Cruz M, et al. Thromboelastography might be more applicable to guide anticoagulant therapy than fibrinolytic therapy in critically Ill patients with COVID-19. J Am Coll Surg. 2021;232:227.
57. Pagnoux C, Mahr A, Cohen P, Guillevin L. Presentation and outcome of gastrointestinal involvement in systemic necrotizing vasculitides: analysis of 62 patients with polyarteritis nodosa, microscopic polyangiitis, Wegener granulomatosis, Churg-Strauss syndrome, or rheumatoid arthritis-associated vasculitis. Medicine (Baltimore). 2005;84:115.
58. Baddour LM, Wilson WR, Bayer AS, et al. Infective endocarditis in adults: diagnosis, antimicrobial therapy, and management of complications: a scientific statement for healthcare professionals from the american heart association. Circulation. 2015;132:1435.
59. Baddour LM, Wilson WR, Bayer AS, et al. Infective endocarditis: diagnosis, antimicrobial therapy, and management of complications: a statement for healthcare professionals from the Committee on Rheumatic Fever, endocarditis, and kawasaki disease, council on cardiovascular disease in the young, and the councils on clinical cardiology, stroke, and cardiovascular surgery and anesthesia, american heart association: endorsed by the infectious diseases Society of America. Circulation. 2005;111:e394.
60. Björnsson S, Resch T, Acosta S. Symptomatic mesenteric atherosclerotic disease-lessons learned from the diagnostic workup. J Gastrointest Surg. 2013;17:973.
61. Almafreji I, Ranganath S. Bowel ischemia in a patient with SARS CoV-2-Like Illness and negative real-time reverse transcription polyme-

rase chain reaction test results during the peak of the pandemic. Cureus. 2020;12:e10442.

62. Bala M, Kashuk J, Moore EE, et al. Acute mesenteric ischemia: guidelines of the World Society of Emergency Surgery. World J Emerg Surg. 2017;12:38.
63. Björck M, Acosta S, Lindberg F, et al. Revascularization of the superior mesenteric artery after acute thromboembolic occlusion. Br J Surg 2002;89:923.
64. Endean ED, Barnes SL, Kwolek CJ, et al. Surgical management of thrombotic acute intestinal ischemia. Ann Surg. 2001;233:801.
65. Kassahun WT, Schulz T, Richter O, Hauss J. Unchanged high mortality rates from acute occlusive intestinal ischemia: six year review. Langenbecks Arch Surg. 2008;393:163.
66. Park WM, Gloviczki P, Cherry KJ Jr, et al. Contemporary management of acute mesenteric ischemia: factors associated with survival. J Vasc Surg. 2002;35:445.
67. Schoots IG, Koffeman GI, Legemate DA, et al. Systematic review of survival after acute mesenteric ischaemia according to disease aetiology. Br J Surg. 2004;91:17.
68. Gupta PK, Natarajan B, Gupta H, et al. Morbidity and mortality after bowel resection for acute mesenteric ischemia. Surgery. 2011;150:779.
69. Edwards MS, Cherr GS, Craven TE, et al. Acute occlusive mesenteric ischemia: surgical management and outcomes. Ann Vasc Surg. 2003;17:72.
70. Sumbal R, Ali Baig MM, Sumbal A. Predictors of mortality in acute mesenteric ischemia: a systematic review and meta-analysis. J Surg Res 2022;275:72.
71. Acar T, Çakır V, Acar N, Atahan K, Hacıyanlı M. Chronic visceral ischemia: an unusual cause of abdominal pain. Turk J Surg. 2018;34(2):158-61. doi: 10.5152/turkjsurg.2017.3205.
72. Roobottom CA, Dubbins PA. Significant disease of the celiac and superior mesenteric arteries in asymptomatic patients: predictive value of Doppler sonography. AJR Am J Roentgenol. 1993;161:985.
73. Järvinen O, Laurikka J, Sisto T, et al. Atherosclerosis of the visceral arteries. Vasa. 1995;24:9.
74. Rits Y, Oderich GS, Bower TC, et al. Interventions for mesenteric vasculitis. J Vasc Surg. 2010;51:392.
75. Brandt LJ, Feuerstadt P, Longstreth GF, et al. ACG clinical guideline: epidemiology, risk factors, patterns of presentation, diagnosis, and management of colon ischemia (CI). Am J Gastroenterol. 2015;110:18.
76. Yadav S, Dave M, Edakkanambeth VJ, et al. A population-based study of incidence, risk factors, clinical spectrum, and outcomes of ischemic colitis. Clin Gastroenterol Hepatol. 2015;13:731.
77. Flynn AD, Valentine JF. Update on the diagnosis and management of colon ischemia. Curr Treat Options Gastroenterol. 2016;14:128.
78. Koutroubakis IE, Sfiridaki A, Theodoropoulou A, Kouroumalis EA. Role of acquired and hereditary thrombotic risk factors in colon ischemia of ambulatory patients. Gastroenterology. 2001;121:561.
79. Cotter TG, Bledsoe AC, Sweetser S. Colon Ischemia: an update for clinicians. Mayo Clin Proc. 2016;91:671.
80. Dorudi S, Lamont PM. Intestinal ischaemia in the unconscious intensive care unit patient. Ann R Coll Surg Engl. 1992;74:356.
81. Theodoropoulou A, Koutroubakis IE. Ischemic colitis: clinical practice in diagnosis and treatment. World J Gastroenterol. 2008;14:7302.
82. Castleberry AW, Turley RS, Hanna JM, et al. A 10-year longitudinal analysis of surgical management for acute ischemic colitis. J Gastrointest Surg 2013;17:784.
83. Longo WE, Ballantyne GH, Gusberg RJ. Ischemic colitis: patterns and prognosis. Dis Colon Rectum. 1992;35:726.
84. Tseng J, Loper B, Jain M, et al. Predictive factors of mortality after colectomy in ischemic colitis: an ACS-NSQIP database study. Trauma Surg Acute Care Open. 2017;2:e000126.
85. Sotiriadis J, Brandt LJ, Behin DS, Southern WN. Ischemic colitis has a worse prognosis when isolated to the right side of the colon. Am J Gastroenterol. 2007;102:2247.
86. Bergman RA, Thompson SA, Afifi AK, Saadeh FA. Compendium of human anatomic variation: text, atlas, and world literature, urban & Schwarzenberg, Baltimore, MD; 1988.
87. Pongratz G, Straub RH. The sympathetic nervous response in inflammation. Arthritis Res Ther. 2014;16(6):504.
88. Chen SS, Zhang JM. Progress in sympathetically mediated pathological pain. J Anesth Perioper Med. 2015;2(4):216-25.
89. Bahn BM, Erdek MA. Celiac plexus block and neurolysis for pancreatic cancer. Curr Pain Headache Rep. 2013;17(2):310.
90. Alexander CE, De Jesus O, Varacallo MA. Lumbar sympathetic block. In: StatPearls. Treasure Island (FL): StatPearls Publishing; 2023.
91. Gunduz OH, Kenis-Coskun O. Ganglion blocks as a treatment of pain: current perspectives. J Pain Res. 2017;10:2815-26.

92. Urits I, Jones MR, Orhurhu V, Peck J, Corrigan D, Hubble A, et al. A comprehensive review of the celiac plexus block for the management of chronic abdominal pain. Curr Pain Headache Rep. 2020;24(8):42. doi: 10.1007/s11916-020-00878-4.
93. Schlereth T, Birklein F. The sympathetic nervous system and pain. Neuromolecular Med. 2008;10(3):141-7. doi: 10.1007/s12017-007-8018-6.
94. Mercadante S, Klepstad P, Kurita GP, Sjøgren P, Giarratano A, European Palliative Care Research Collaborative (EPCRC). Sympathetic blocks for visceral cancer pain management: a systematic review and EAPC recommendations. Crit Rev Oncol Hematol. 2015;96(3):577-83. doi: 10.1016/j.critrevonc.2015.07.014.
95. Huang B, Wu D, Chen Y, Hua Y, Zhao Z, Huang X, et al. Computed tomography-guided percutaneous bilateral neurolytic celiac plexus block with alcohol for upper abdominal visceral cancer pain. Pain Physician. 2024;27(8):E919-E926.
96. Gil DW, Wang J, Gu C, Donello JE, Cabrera S, Al-Chaer ED. Role of sympathetic nervous system in rat model of chronic visceral pain. Neurogastroenterol Motil. 2016;28(3):423-31. doi: 10.1111/nmo.12742.
97. Staats PS, Hekmat H, Sauter P, Lillemoe K. The effects of alcohol celiac plexus block, pain, and mood on longevity in patients with unresectable pancreatic cancer: a double-blind, randomized, placebo-controlled study. Pain Med. 2001;2(1):28-34.
98. Efficace F, Bottomley A, Smit EF, et al. Is a patient's self-reported health-related quality of life a prognostic factor for survival in non-small-cell lung cancer patients? A multivariate analysis of prognostic factors of EORTC study 08975. Ann Oncol. 2006;17(11):1698-704.
99. Quinten C, Coens C, Mauer M, et al. Baseline quality of life as a prognostic indicator of survival: a meta-analysis of individual patient data from EORTC clinical trials. Lancet Oncol. 2009;10(9):865-71.
100. De Oliveira R, Dos Reis MP, Prado WA. The effects of early or late neurolytic sympathetic plexus block on the management of abdominal or pelvic cancer pain. Pain. 2004;110(1-2):400-8.
101. Greenwald HP, Bonica JJ, Bergner M. The prevalence of pain in four cancers. Cancer. 1987;60(10):2563-9.
102. Krech RL, Walsh D. Symptoms of pancreatic cancer. J Pain Symptom Manage. 1991;6(6):360-7.
103. Donnelly S, Walsh D, Rybicki L. The symptoms of advanced cancer: identification of clinical and research priorities by assessment of prevalence and severity. J Palliat Care. 1995;11(1):27-32.
104. Chiu TY, Hu WY, Chen CY. Prevalence and severity of symptoms in terminal cancer patients: a study in Taiwan. Support Care Cancer. 2000;8(4):311-3.
105. Breivik H, Cherny N, Collett B, et al. Cancer-related pain: a pan-European survey of prevalence, treatment, and patient attitudes. Ann Oncol. 2009;20(8):1420-33.
106. Costantini M, Ripamonti C, Beccaro M, et al. Prevalence, distress, management, and relief of pain during the last 3 months of cancer patients' life. Results of an Italian mortality follow-back survey. Ann Oncol. 2009;20(4):729-35.
107. Vainio A, Auvinen A. Prevalence of symptoms among patients with advanced cancer: an international collaborative study. Symptom Prevalence Group. J Pain Symptom Manage. 1996;12(1):3-10.
108. Loukas M, Klaassen Z, Merbs W, Tubbs RS, Gielecki J, Zurada A. A review of the thoracic splanchnic nerves and celiac ganglia. Clin Anat. 2010;23(5):512-22.
109. Kambadakone A, Thabet A, Gervais DA, Mueller PR, Arellano RS. CT-guided celiac plexus neurolysis: a review of anatomy, indications, technique, and tips for successful treatment. radiographics. 2011;31(6):1599-621.
110. Jones RR. A Technic for Injection of the Splanchnic Nerves With Alcohol. Anesth Analg. 1957;36(5):75-7.
111. Kloner RA, Chaitman B. Angina and its management. J Cardiovasc Pharmacol Ther. 2017;22(3):199-209. doi: 10.1177/1074248416679733.
112. Foreman RD, Garrett KM, Blair RW. Mechanisms of cardiac pain. Compr Physiol. 2015;5(2):929-60. doi: 10.1002/cphy.c140032.
113. Ford TJ, Berry C. Angina: contemporary diagnosis and management. Heart. 2020;106(5):387-98. doi: 10.1136/heartjnl-2018-314661.
114. Shao C, Wang J, Tian J, Tang YD. Coronary artery disease: from mechanism to clinical practice. Adv Exp Med Biol. 2020;1177:1-36. doi: 10.1007/978-981-15-2517-9_1.
115. Kinfe TM, Pintea B, Vatter H. Is Spinal cord stimulation useful and safe for the treatment of chronic pain of ischemic origin? A Review. Clin J Pain. 2016;32(1):7-13. doi: 10.1097/AJP.0000000000000229.
116. HALL, John E, Guyton H. Tratado de fisiología médica. Rio de Janeiro: Guanabara Koogan, 2021.
117. Eldabe S, Thomson S, Duarte R, Brookes M, deBelder M, Raphael J, et al. The effectiveness and cost-effectiveness of spinal cord

stimulation for refractory angina (RASCAL Study): a pilot randomized controlled trial. Neuromodulation. 2016;19(1):60-70. doi: 10.1111/ner.12349.

118. Imran TF, Malapero R, Qavi AH, Hasan Z, de la Torre B, Patel YR, et al. Efficacy of spinal cord stimulation as an adjunct therapy for chronic refractory angina pectoris. Int J Cardiol. 2017;227:535-42. doi: 10.1016/j.ijcard.2016.10.105.
119. Deer TR, Mekhail N, Provenzano D, Pope J, Krames E, Leong M, et al. The appropriate use of neurostimulation of the spinal cord and peripheral nervous system for the treatment of chronic pain and ischemic diseases: the neuromodulation appropriateness consensus committee. Neuromodulation. 2014;17(6):515-50. doi: 10.1111/ner.12208.
120. Ahmed S, Yearwood T, De Ridder D, Vanneste S. Burst and high frequency stimulation: underlying mechanism of action. Expert Rev Med Devices. 2018;15(1):61-70. doi: 10.1080/17434440.2018.1418662.
121. De Vries J, Dejongste MJ, Zijlstra F, Staal M. Long-term effects of electrical neurostimulation in patients with unstable angina: refractory to conventional therapies. Neuromodulation. 2007;10(4):345-8. doi: 10.1111/j.1525-1403.2007.00121.x.
122. Zipes DP, Svorkdal N, Berman D, Boortz-Marx R, Henry T, Lerman A, et al. Spinal cord stimulation therapy for patients with refractory angina who are not candidates for revascularization. Neuromodulation. 2012;15(6):550-8. doi: 10.1111/j.1525-1403.2012.00452.x.
123. Vervaat FE, van der Gaag A, Teeuwen K, van Suijlekom H, Wijnbergen I. Neuromodulation in patients with refractory angina pectoris: a review. Eur Heart J Open. 2022;3(1):oeac083. doi: 10.1093/ehjopen/oeac083.

Dor Aguda

71

Kézia Karina de Andrade Pires **Rodrigo Fornari Muller** **Igor Prat Medeiros**
Carlos Marcelo de Barros **Kamila Blaka**

INTRODUÇÃO

A dor é um sintoma inerente a diversas patologias, e classificá-la nos abre caminhos para melhor manejo de cada condição. A chamada dor aguda costumeiramente é diferenciada da dor crônica por sua característica temporal, tendo em vista que decorre de lesão instantânea, frequentemente autolimitada e, em geral, com duração inferior a 3 meses, normalmente relacionada com dano tecidual ou doença.[1]

Além disso, dor é a queixa mais comum que motiva os pacientes a buscarem serviços de Pronto Atendimento, com prevalência entre 45% e 75% dos sintomas relatados em consultas emergenciais. O manejo da dor aguda nesse nível de complexidade de atendimento requer o pronto reconhecimento e avaliação da condição dolorosa, administração oportuna de analgesia segura e eficaz, e frequentemente reavaliação e ajuste terapêutico.[2]

Ademais, a dor aguda relacionada ao pós-operatório também será tratada neste capítulo, aquela decorrente da agressão tecidual gerada pelo trauma cirúrgico, que deve ser manejada adequadamente para que o paciente alcance maior satisfação, rápida recuperação e menores níveis de sofrimento.

Quando falamos em dor aguda, existe um importante papel de homeostase corpórea que deve ser mantida e, nesse sentido, ela vem como um sinal de alerta, compreendendo o que chamamos de 5° sinal vital (conceito em uso desde 2000 em nível hospitalar nos Estados Unidos), e tratá-la enquanto aguda nos permite melhor recuperação pós-cirúrgica e melhor manejo enquanto sintoma de uma síndrome. Saber manejá-la é tarefa básica para prevenir maiores acometimentos orgânicos e sua cronificação, haja vista a grande influência em impactos sociais e econômicos.

Cabe, também, compreender os aspectos socioeconômicos a respeito das medicações utilizadas e estratégias de manejo e enfrentamento, visto as grandes discrepâncias entre os países quanto ao acesso a medicamentos com finalidade analgésica, a fim de garantir a dignidade dos pacientes que necessitam desse tipo de cuidado. Nesse sentido, citamos o exemplo da dipirona *versus* paracetamol. Enquanto o primeiro é amplamente utilizado na América Latina, com boas respostas no tratamento de dor aguda nociceptiva, por outro lado, nos Estados Unidos, enfrenta a barreira de não ser amplamente difundido em razão de alguns estudos dos anos 1980, que mostravam reação de agranulocitose aguda; no entanto, mesmo que outros estudos tenham sido realizados, em sua maioria, eles enfrentam limitações metodológicas.

Outro grande contribuinte para o melhor manejo da dor é a educação em dor, que também ganha espaço quando falamos de dor aguda pós-cirúrgica. Vemos que um modelo multidisciplinar de consulta pré-operatória que alinhe os conhecimentos do paciente sobre sua patologia está recomendado para aqueles que tenham maior risco de desenvolver dor pós-operatória persistente, como os que já vivem com dor crônica ou que apresentam transtorno por uso de substâncias. Falar sobre o problema antes da cirurgia, no caso de eletivas, garante justapor expectativas entre indivíduo, cirurgião, anestesista e equipe de dor. Mais dados precisam surgir, mas modelos de estudos publicaram evidências de redução no uso de opioides após a cirurgia em pacientes atendidos e esclarecidos previamente pelas equipes multidisciplinares.[3]

Mais adiante, discutiremos ponto a ponto assuntos como a fisiopatologia da dor aguda; mecanismos nociceptivos; reconhecimento de dor e de indivíduos mais propensos à persistência de dor aguda pós-operatória; o manejo adequado da dor aguda no Pronto Atendimento e em ambiente cirúrgico; e avanços nas terapias intervencionistas, como os bloqueios de nervos e as novas medicações para tratamento dessa condição.

DEFINIÇÃO

De acordo com a definição atualizada em 2020 pela Associação Internacional para o Estudo da Dor (IASP, do inglês International Association for the Study of Pain), a dor pode ser compreendida como "uma experiência sensorial e emocional desagradável associada ou semelhante àquela associada a dano tecidual real ou potencial". Em que pese, esse conceito está conectado a pontos-chave envolvendo a influência de fatores biológicos, psicológicos e sociais, de forma que as experiências de vida de cada indivíduo elaboram o conceito de dor. Portanto, o relato da experiência dolorosa deve ser respeitado, seja ele expressado de forma verbal ou não verbal.[4]

Na última revisão da definição de dor, a IASP pontuou o conceito do papel protetivo da dor aguda em contraste com a natureza mal adaptativa da dor crônica,[5] e que dor e nocicepção são fenômenos diferentes, de modo que a dor não pode ser resumida apenas como atividade de neurônios sensoriais.[4]

A dor aguda é um sintoma proveniente de lesão orgânica ou cirúrgica, em geral, autolimitada e de duração inferior a 3 meses.

Uma melhor compreensão de que a dor aguda é apenas um dos pontos do espectro da dor, e que muitos pacientes não se encaixam restritamente na categoria de dor aguda ou dor crônica, levou a uma expansão dos tradicionais grupos de tratamento de pacientes (principalmente pós-operatórios, obstétricos e pacientes vítimas de trauma) para incluir aqueles com dor crônica agudizada, dor oncológica aguda ou dor aguda oriunda de um grande número de condições médicas,[6] bem como a consideração das populações pediátrica e idosa.

Amplamente discutida em literatura, a dor aguda pós-cirúrgica decorre do insulto traumático aos tecidos durante o ato cirúrgico. Seu pico de intensidade diminui após 48 a 72 horas e tende a desaparecer entre o 7º e o 14º dia,[7] sendo de grande importância social, biológica e econômica conhecer seus mecanismos e suas ferramentas de intervenção.

Nesse sentido, fatores que colaboram para a necessidade de mais cuidados analgésicos pós-operatórios são: sexo feminino, os mais jovens, tabagistas, pacientes com depressão e ansiedade, história de transtorno por abuso de substâncias, catastrofização da dor, obesos e que tenham história prévia de dor.[3]

Quanto aos procedimentos cirúrgicos em si, também existem aqueles nos quais se espera maiores níveis de dor e demanda analgésica, como é o caso de grandes cirurgias abertas, de coluna ou artroplastias. Embora seja esperada uma intensidade maior de dor, não é possível prever com precisão como cada paciente reagirá, tendo em vista o caráter individual da dor. Logo, é recomendado o uso da analgesia multimodal rotineiramente, com ajustes finos segundo a resposta de cada um.

Ademais, novos conceitos foram inseridos para oferecer cada vez maior satisfação e cuidado aos pacientes submetidos a atos cirúrgicos. Um deles é o de analgesia preemptiva, que consiste em uma estratégia analgésica de administração de medicamentos ou uso de técnicas no período perioperatório. Já a analgesia preventiva envolve uma abordagem mais ampla para o manejo da dor pós-operatória, na medida em que o objetivo é evitar a sensibilização central, bloqueando a transmissão neural de todos os estímulos perioperatórios nocivos desde o momento da incisão até a cicatrização da ferida. Está substituindo lentamente a analgesia preemptiva como a abordagem mais abrangente para o manejo pós-operatório da dor.[8]

Para além das definições teóricas, entenderemos a seguir como ocorre a dor aguda e por qual via transcorre até a transformação do estímulo nociceptivo em sensação dolorosa, para que adiante possamos compreender onde cada tratamento se encaixa.

ETIOLOGIA E FISIOPATOLOGIA

Lesões agudas surgem do ato cirúrgico, de trauma ou de algum distúrbio orgânico que perturbe a nocicepção. Como exemplos temos queimaduras, inflamações, lesões musculoesqueléticas, nervosas ou tendíneas. A dor aguda pós-operatória é esperada e inerente ao organismo em razão de trauma tecidual ou lesão nervosa durante a cirurgia e podemos classificá-la em nociceptiva ou neuropática.

A via pela qual a mensagem de dor chega ao cérebro é chamada "via aferente da dor", como vemos na Figura 1.

Em se tratando de vias de dor, partindo da lesão que a despertou, teremos os fenômenos de transdução, transmissão, percepção e modulação. Ao entrar em contato com o estímulo doloroso, o impulso é recebido pelos nociceptores, os receptores de dor, que constituem parte do neurônio aferente primário pseudounipolar. Em geral, são terminações nervosas livres, que respondem a danos térmicos, mecânicos ou químicos.[7]

Assim, tais sinais são transportados por fibras A-delta nociceptivas periféricas e fibras C até o corno dorsal da medula espinal (CPME),

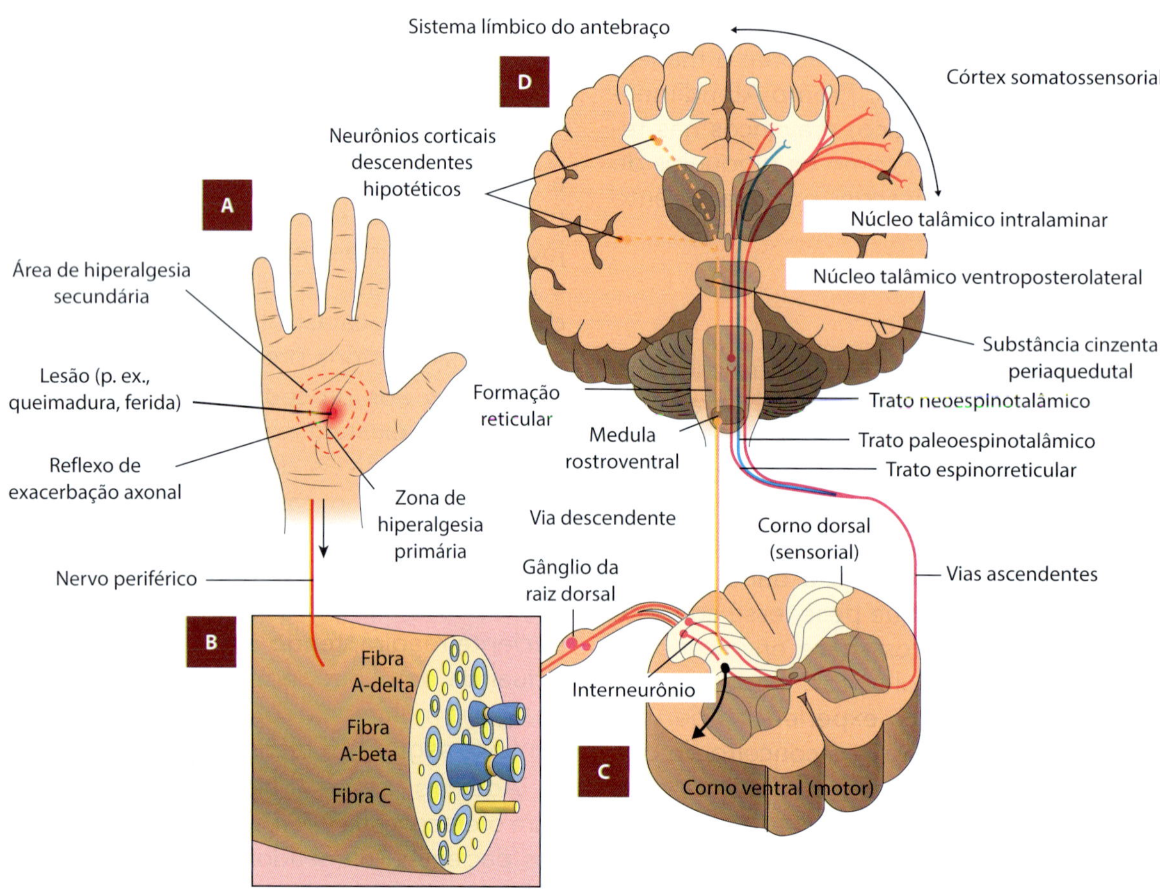

Figura 1 – Esquema das vias anatômicas da dor.

Fonte: Palladini MC, *et al.*, 2021.[29]

no processo que chamamos "transmissão". Do CPME, por meio dos tratos de projeção ascendente, a mensagem de dor já codificada vai para o tronco encefálico e tálamo, para, em seguida, atingir o córtex.

Quanto à velocidade de condução de cada uma dessas fibras, sabe-se que as do tipo A são de grande calibre e mielinizadas; o subtipo A--beta corresponde aos mecanorreceptores presentes no tato. Já as do tipo C correspondem a fibras pós-ganglionares do sistema nervoso autônomo e são de pequeno calibre.

O dano cirúrgico ao tecido resulta na elevação de uma enzima, a ciclo-oxigenase-2 (COX-2), em células inflamatórias (p. ex., neutrófilos e mastócitos) e leva à produção e liberação de mediadores inflamatórios, como histamina, bradicinina, serotonina e prostaglandinas. Em resposta à liberação química local, a mielinização fibras C e pequenas fibras A-delta mielinizadas serão sensibilizadas e gerarão eletricidade, pulsos nas terminações nervosas. Isso é chamado "sensibilização periférica", em contraste com a sensibilização central, que ocorre no corno dorsal[9] (Figura 2).

Tal fenômeno de sensibilização periférica e o aumento do nível de excitação de neurônios do sistema nervoso central (SNC) geram impactos na percepção da dor. A sensibilidade aumentada a estímulos dolorosos na aérea de uma lesão é a chamada hiperalgesia e a percepção de uma sensação como sendo dolorosa mesmo que esta não o seja, chamamos alodínia.

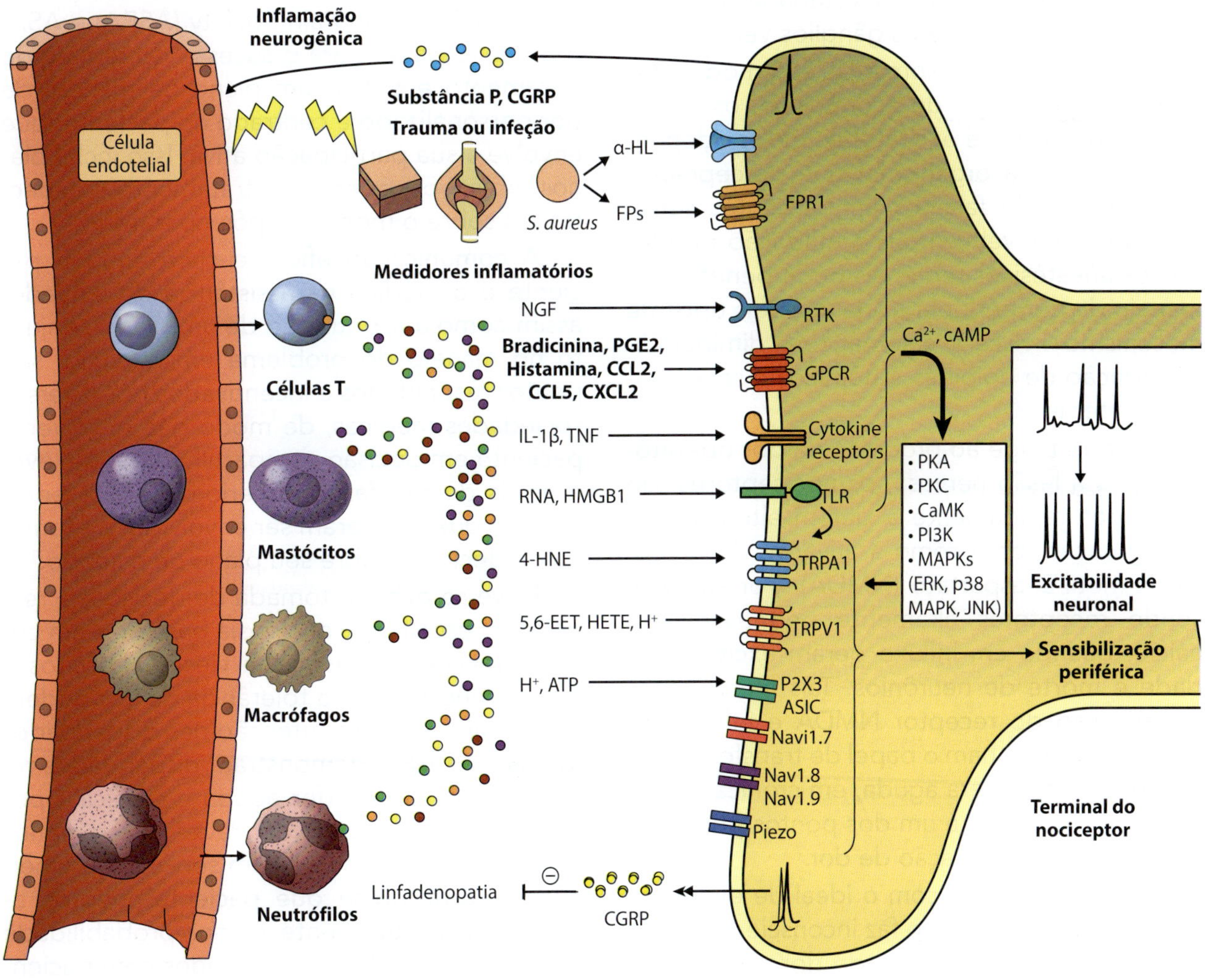

Figura 2 – A inflamação provoca dor por meio da liberação de mediadores inflamatórios e da sensibilização periférica.

4-HNE: 4-hidroxinonenal; Ácido 5,6-EET: 5,6-epoxieicosatrienoico; ASIC: canais iônicos sensíveis ao ácido (ASICs, do inglês *Acid-sensing ion channels*); FPR1: receptor 1 do formol peptídeo; HETE: ácido 5-hidroxieicosatetraenoico; HMGB1: proteína B1 do grupo de alta mobilidade; P2X3: receptor purinérgico 3 de P2X; PGE: prostaglandina E2; RTX: receptor tirosina quinase.

Fonte: Palladini MC *et al.*, 2021.[30]

A dor aguda pode apresentar dois componentes – somáticos e viscerais –, e cada um deles chega à medula espinhal de determinada forma, e também se beneficiará de um tipo específico de intervenção.

Por meio da transdução, o estímulo doloroso somático viaja da periferia de terminações nervosas livres ao SNC pelos neurônios aferentes primários, que têm os corpos celulares no gânglio da raiz dorsal (GRD) e correspondem às fibras A-delta e C.

Quando falamos sobre dor visceral, os sinais nervosos se originam de estruturas mais profundas, como órgãos intra-abdominais e chegam primeiramente aos gânglios parassimpáticos. Como exemplo, temos o plexo celíaco para o pâncreas. Desses gânglios, a mensagem de dor é transportada através dos nervos esplânicos para os gânglios vertebrais.

Ambas, visceral e somática, são moduladas na medula espinhal, de acordo com os mecanismos inibitórios e excitatórios de dor dependentes de cada organismo. Sua percepção é elevada quando falamos em pacientes sensibilizados em nível central. A utilização de bloqueios anestésicos regionais pode beneficiar o manejo da dor perioperatória nos dois tipos de mecanismo – visceral e somático –, diminuindo a utilização de opioides sistêmicos e seus efeitos colaterais.[7,8]

No que tange ao processo da dor operatória, após a lesão nervosa, os nociceptores são acionados rapidamente e geram alteração na configuração, bem como a ativação do receptor N-metil-D-aspartato (NMDA). Por sua vez, sendo receptores altamente permeáveis ao cálcio, quando em influxo geram excitotoxicidade e morte de neurônios. Tais mecanismos de ativação do receptor NMDA e influxo de cálcio desempenham o papel de transformação da dor que antes era aguda, em crônica. Logo, manejar dor aguda é um dos pontos principais para evitar a cronificação de dor.[7]

Em concordância com o ideal de experiência dolorosa, o indivíduo faz inconscientemente a modulação descendente de dor, até mesmo da sua forma aguda. A via mais conhecida que exerce esse papel faz-se da substância cinzenta periaquedutal do mesencéfalo (PAG) para a medula ventromedial rostral (RVM).[7] Estudos recentes já sugerem que evitar o envolvimento da via PAG-RMV em períodos pós-cirúrgicos funcionam como proteção à cronificação da dor após cirurgias, principalmente em pacientes que já possuem risco a desenvolver dor crônica pós-operatória.[6]

AVALIAÇÃO INICIAL DO PACIENTE

A definição de dor da IASP, ao valorizar as percepções e os relatos dos pacientes sobre a experiência com o processo doloroso, vem em harmonia, também, com os dois primeiros componentes do Método Clínico Centrado na Pessoa (MCCP),[10] sendo o primeiro componente, explorando a saúde, a doença e a experiência da doença, e o segundo componente, entendendo a pessoa como um todo.

De acordo com os *guidelines* estabelecidos pela American Pain Society (ASRA) e ASA, o primeiro passo para o sucesso do regime de tratamento é definir um plano de manejo de dor personalizado e centrado no paciente, que envolve a sua participação ativa. Isso inclui planos, objetivos, opções de tratamento e expectativas sobre o momento pós-operatório.[11]

A comunicação eficaz e clara entre o paciente e o médico na assistência do cuidado, assim como a formulação de um plano conjunto no manejo do problema em questão, são pontos respaldados e incentivados por diversas sociedades médicas, de modo que envolver o paciente em decisão compartilhada pode levar a níveis de satisfação superiores a 94% entre aqueles que desejaram ser envolvidos na tomada de decisões sobre seu plano de cuidado.[11]

Deve-se evitar a tomada de decisões a respeito da escolha da analgesia baseadas em critérios raciais, uma vez que vieses implícitos e falsas crenças sobre a tolerância da dor podem contribuir para a manutenção das disparidades raciais.[14] Estudos demonstram disparidades raciais no manejo de dor aguda e crônica – por exemplo, em estudo de revisão sistemática sobre tratamento de dor em serviços de emergência, verificou-se que pacientes negros tinham significativamente menor probabilidade de receber analgesia comparados com pacientes brancos.[14]

É de grande importância buscar a identificação dos pacientes que apresentam um risco relevante para o desenvolvimento de dor aguda no momento pós-operatório.[11] O rastreio deve ser realizado por meio de anamnese, idealmente em momento anterior ao evento potencial (de maneira preventiva) ou em situações de primeiro contato. Importante estabelecer a gradação da intensidade de dor leve, moderada, severa, a partir da avaliação de lesão, condição médica ou procedimento cirúrgico, a fim de promover analgesia proporcional e adequada com as características individuais de cada paciente.

São pontos que demonstram importância na avaliação:

- Abordagem de questões clínicas prévias: doenças crônicas, presença de alergias e tratamentos em vigência.
- Abordagem de condições psicológicas, uso de substâncias (podem ser utilizadas escalas: teste de Fagerstrom, escala CAGE e AUDIT, entre outras).
- História de dor crônica prévia.
- Exame físico completo.
- Uso de escalas validadas para avaliação de dor: escala visual analógica (EVA), *Douleur Neuropathique 4* (DN4), escala de S-LANSS, entre outras (Figura 3).
- Incentivo ao uso de descritores para a experiência dolorosa, com características de intensidade, fatores de melhora e piora e sintomas associados.
- Questionário de avaliação de incapacidade funcional causada pela dor (*The Pain Disability Questionnaire* [PDQ]) e avaliação de prejuízo de sono e demais funções da vida diária.
- Exames complementares em caso de suspeita de envolvimento secundário como causa/piora do processo doloroso.

As principais metas de controle da dor aguda visam melhorar os resultados e a experiência do paciente, Essa premissa envolve

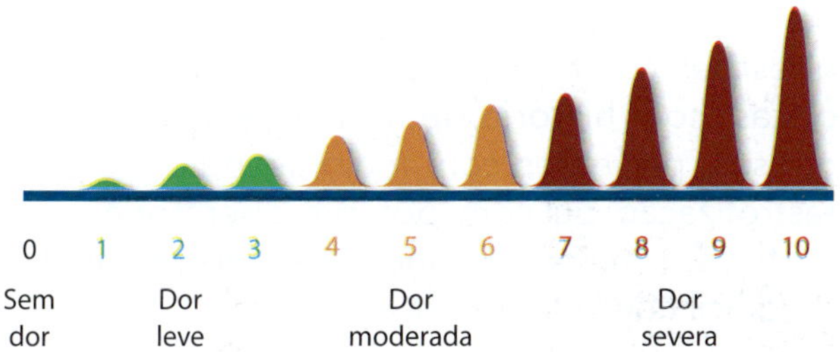

Figura 3 – Escala visual analógica (EVA).

Fonte: Oliveira CMDB, *et al.*, 2019.[31]

o equilíbrio de analgesia, funcionalidade e prevenção de complicações futuras. Em 2022, um grupo de representantes e sociedades médicas reuniu-se para desenvolver princípios para o gerenciamento de infecções agudas perioperatórias, e os mesmos princípios vêm de encontro aos de manejo da dor aguda perioperatória.[6]

O Quadro 1 representa, de maneira sumarizada, tais princípios norteadores.

Um princípio mandatório, independentemente da população citada, é a analgesia multimodal. Por meio dela, poderemos usar a menor dose efetiva de medicações e técnicas que atuam em diversos eixos de dor. Ela diminui a dependência ou uso abusivo de apenas uma determinada classe de medicamentos.[6,7]

Populações especiais

Quando dividimos a dor aguda segundo o tipo de paciente que estamos tratando, encontramos algumas populações que exigem cuidado e mais atenção. Por isso, o tratamento dependerá do indivíduo a ser tratado. Assim,

Quadro 1 – Princípios orientadores para o manejo da dor aguda peri e pós-operatória
Conduzir a avaliação pré-operatória abrangendo as condições médicas e psicológicas, medicações de uso contínuo, história de dor crônica, transtorno de abuso de substâncias e tratamento perioperatório anterior e resposta fisiológica, de forma a guiar o planejamento do manejo da dor
Oferecer analgesia multimodal, ou utilizar boa variedade de medicações analgésicas e técnicas combinadas com intervenções não-farmacológicas
Promover a educação ao paciente e cuidadores a respeito do plano de tratamento da dor, informação a respeito das estratégias previstas em período após procedimento, incluindo informações sobre dispensação e armazenamento de medicações opioides quando necessária a prescrição, incluindo estratégias de redução gradual após a alta hospitalar
Realizar ajustes do plano de manejo da dor baseado no alívio dos sintomas, adequação com a medicação e eventos adversos
Buscar apoio complementar de profissional médico especialista em dor para os pacientes com controle da dor inadequado em período pós-operatório ou em alto risco de controle inadequado da dor, dentro de características individuais (história médica pregressa de uso abusivo de substâncias, desordens psiquiátricas, disfunções orgânicas prévias, entre outras)

Fonte: Adaptada de Mariano ER, 2024.[33]

veremos a seguir, algumas considerações acerca de populações especiais.

Pacientes obesos ou com apneia obstrutiva do sono (AOS): a condição de obesidade pode ser um fator que gera dificuldade na execução de técnicas anestésicas regionais e maior propensão a infecções periféricas relacionadas a cateteres. Os pacientes com AOS podem apresentar maior percepção da dor e, por isso, ter mais necessidade de analgesia, bem como maior sensibilidade aos efeitos depressores do sistema respiratório induzido por opioides, principalmente nas primeiras 24 horas do procedimento cirúrgico.[12]

Usuários crônicos de opiáceos: pacientes em uso crônico de medicações opioides, seja para dor ou em uso ilícito, podem ser propensos ao difícil controle da dor aguda pós-operatória e, mais uma vez, para maximizar os efeitos analgésicos das medicações usadas, será preciso lançar mão da terapia multimodal. Além de não haver indicação para cessar o uso dos opioides, poderá ser necessário suplementar outros, se necessário. Nos Estados Unidos, existe um banco de dados para monitoramento de medicações já utilizadas, chamado Programa de Monitoramento de Medicamentos Prescritos (PDMP). Na realidade americana, esse banco deve ser consultado antes da prescrição de opioides, tendo em vista que nem todo paciente falará abertamente sobre seu histórico medicamentoso.[12,14] Esse ato poderia evitar a prescrição de medicações que geram adição para pacientes com passado de abuso de medicamentos. Entretanto, esta não representa a realidade brasileira, tendo em vista que a crise de opioides aconteceu num primeiro momento nos Estados Unidos e os obrigaram a adotar medidas mais rígidas.

Gestantes: essas pacientes apresentam níveis de dor semelhante às não grávidas ao passarem por atos cirúrgicos não obstétricos, mas, por conta de possível toxicidade de algumas medicações para o feto, devemos nos atentar a alguns critérios. Recomenda-se evitar anti-inflamatórios não esteroides (AINEs) nesse grupo, particularmente no início do primeiro trimestre e fim do terceiro.

Lactantes: para as pacientes que estão em período de amamentação, em geral, os anestésicos e analgésicos são seguros. Entretanto, há pouca evidência quando citamos a dexmedetomidina e a cetamina. Assim, por não termos informações sobre sua possível transferência ao leite materno, orienta-se que sejam evitadas.[12,14] Quanto aos opioides, devem ser usados com parcimônia, principalmente repetidas vezes e em mães de bebês menores que 6 semanas de idade, segundo orientação de Wakeman e Zeballos.

Crianças: os objetivos do tratamento da dor aguda em crianças é semelhante em adultos, tanto em uso de abordagem multimodal, quanto no estabelecimento de meta terapêutica em que seja possível a recuperação funcional. Para as crianças, a recuperação funcional deve incluir a habilidade de mobilização, ingesta alimentar e hídrica adequada, normalização de hábito intestinal e vesical, capacidade de participar ativamente e se concentrar em brincadeiras ou atividades escolares e retorno a sono restaurativo e ciclo sono-vigília.[13] Embora a avaliação de dor em crianças possa constituir um desafio, frente à dificuldade de comunicação verbal (especialmente em crianças menores) e em caracterização da dor, devem ser valorizados os sinais não-verbais e uso de recursos lúdicos, como figuras, desenhos, brinquedos, entre outros.

Para além, cabe citar alguns casos específicos aos quais devemos nos atentar, como pacientes com quadros de depressão maior não tratados, que podem encontrar benefício ao iniciá-lo no período perioperatório, tendo em vista que as vias de amplificação de dor são atreladas às de sintomas depressivos e ansiosos.[12,14]

Preditores de maior intensidade e duração da dor aguda

Um ponto importante pré-cirúrgico é a avaliação e predição de quanta dor o paciente poderá sentir e, de acordo com o perfil dele e da cirurgia a qual será submetido, poderemos inferir algum grau de dor esperado. Pacientes do sexo feminino, mais jovens, com questões como depressão e ansiedade, tabagistas, com história de abuso de substâncias, obesos, pacientes com maiores índices de catastrofização ou com dor pré-operatória existente têm maiores chances de apresentar dor de difícil controle no pós-cirúrgico.

Pacientes que não convivem com dor antes da cirurgia costumeiramente passam por consulta pré-anestésica de rotina, com educação em saúde, programação analgésica e alinhamento de expectativas. Porém, nesses pacientes com maior índice para o desenvolvimento de cronificação da dor aguda, está indicada uma preparação pré-operatória avançada, contando com cirurgião, anestesista, médico da dor e demais profissionais da equipe multiprofissional que se fizerem necessários.[3] Os dados sobre a eficácia dessa equipe multidisciplinar, que chamamos Serviço de Tratamento Transicional (TPS), descrito para casos complexos de dor pós-operatória, ainda carece de maiores estudos, mas já existem evidências de maior sucesso pós-cirúrgico nos níveis de dor, redução do uso de analgésicos opioides aguda e cronicamente.[15]

Educação do paciente

O processo educativo do paciente com dor crônica deve conter elementos que:

1. O preparem e encorajem para o autocuidado, visto que a condição implica em cuidado de longo prazo e o autocuidado possibilita reduzir os custos sobre o sistema de saúde.
2. Informem e tranquilizem o paciente sobre sua condição e seu tratamento, incluindo elementos sobre prognóstico e fatores psicossociais envolvidos, trazendo para o paciente a ótica de que o problema da dor crônica está em um contexto mais amplo e não exclusivamente biológico-estrutural.[16]

A importância da educação do paciente e seus cuidadores a respeito do plano de tratamento e cuidados, desde informações por escrito sobre manejo e armazenamento de medicações (especialmente ao se tratar de opioides)[14] e expectativas sobre a trajetória do tratamento, consistem em premissa básica para o sucesso no tratamento da dor aguda pós-cirúrgica. A exemplo do que ocorre nos Estados Unidos, no atual cenário de crise dos opioides, todos os estados possuem programas de monitoramento de prescrição de medicamentos e é amplamente endossada a prescrição mediante Termo de Esclarecimento e Responsabilidade sobre o uso.[14]

No Brasil, atualmente está em vigor a Portaria Conjunta SAES/SAPS/SECTICS nº 1, de 22 de agosto de 2024, a qual aprova o Protocolo Clínico e Diretrizes Terapêuticas da Dor Crônica,[16] a qual, entre outras providências, prevê a prescrição, o monitoramento do tratamento e as regras de dispensação de opioides.

Os pacientes precisam compreender que o objetivo do manejo da dor aguda, eventualmente, não é a completa ausência da dor, mas, sim, a manutenção de níveis que permitam ao paciente manter sua funcionalidade.[3] Não há regra quando falamos em envolver o paciente na tomada de decisão perioperatória. Esse campo ainda carece de muitos estudos e não temos um padrão a seguir. Porém, é preciso que o paciente esteja ciente dos níveis de dor que poderá sentir, dos desconfortos que eventualmente poderão surgir, para que se ocorrerem, não gerem ainda mais ansiedade e preocupação no momento de recuperação. Além de apresentar os possíveis níveis de dor pelos quais o paciente poderá passar, é importante encorajá-lo a recorrer ao seu médico assim que o sinta, validando suas sensações, colocando-se à disposição para o melhor controle da dor e melhor experiência do paciente.

TRATAMENTO

Tendo em vista que a dor aguda advém de uma lesão tecidual ou doença identificável, principalmente quando falamos em dor pós-operatória, sua abordagem consiste na terapia multimodal, usando técnicas farmacológicas e não farmacológicas a fim de agir nos diversos mecanismos da dor e proporcionar alívio de sofrimento e melhora de função o mais rápido possível, com menores danos ao paciente[14] (Figura 4).

O manejo adequado da dor aguda pós-operatória visa não só alívio do sofrimento,

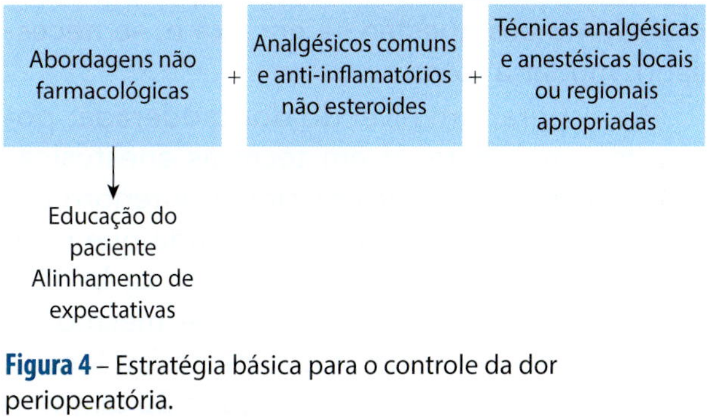

Figura 4 – Estratégia básica para o controle da dor perioperatória.

Fonte: Desenvolvida pela autoria.[34]

mas também que o paciente consiga se mobilizar precocemente, reduza seu tempo de internação hospitalar e volte às suas atividades rotineiras o mais rápido possível. Para que tal fato aconteça, é necessário que se observe não apenas o tipo cirúrgico, mas também outros fatores que influenciam a experiência de dor do paciente, como condição física e psicológica prévia, idade, níveis de ansiedade e demais preferências pessoais.

Quando pensamos no procedimento realizado, espera-se um nível de dor leve em cirurgias que com pequenas incisões e lesões superficiais, como cirurgias de pequenos nervos periféricos, tal qual a descompressão do túnel do carpo.[15] Para cirurgias com maiores incisões, mas ainda de pequeno porte e de menor complexidade, como fraturas simples e laparoscopias, prevemos um nível moderado de dor, que exigirá um pouco mais de cuidado com o controle da dor. Já as cirurgias abertas de grande porte, artrodeses e artroplastias, costumeiramente geram níveis de dor intensa, segundo apresentado por Mariano.[15] Entretanto, dentro de cada um desses grupos, o grau de dor pode variar entre si, não é um cálculo uniforme. Por isso, a recomendação é que mesmo em cirurgias pequenas, nas quais esperamos dores leves, seja utilizada a analgesia multimodal; assim, se necessário for, adequarmos as medicações individualmente e usaremos sua sinergia a nosso favor.

É esperado que, nos pacientes com dor leve, a estratégia básica seja suficiente e que o uso de opiáceos não seja necessário, todavia, mais uma vez falaremos sobre individualizar o tratamento. Mesmo que o paciente tenha sido submetido a uma técnica pouco dolorosa, seus fatores pessoais de potencialização da dor devem ser encarados. Assim, é preciso sempre medicar e reavaliar, entender em qual processo o paciente em questão se encaixa e, se necessário, mudar a rota.

Ao esperar um nível de dor moderada, poderemos nos antever em técnicas anestésicas além da estratégia básica citada anteriormente. Se prevermos uma dor moderada que dure cerca de 2 dias, o paciente poderá se beneficiar de bloqueios regionais ou até mesmo infusão perineural contínua de anestésico local.[15] Nesse momento, podemos lançar mão também dos opioides, tanto orais quanto venosos, com claras orientações sobre seu uso e redução gradual da dose até o fim do tratamento.

Quando estivermos diante de um paciente com provável dor esperada intensa, devemos ter um olhar mais incisivo e assertivo no intuito de evitar picos de altos níveis de dor. Nesses casos, a estratégia básica será acrescida de bloqueios regionais, infusão perineural de anestésico local e injeção única ou contínua em neuroeixo, se for o caso do paciente em questão.[11,15] Em casos selecionados, a infusão de cetamina e lidocaína também será bem-vinda na dor aguda. Por mais que não seja um ato corriqueiro, naqueles pacientes internados que já sofrem com dor crônica e passam por momentos de agudização, essas medicações poderão somar como uma alternativa.

Os opioides, quando usados, deverão ter intervalos fixos para controle da dor basal, associados a dose de resgate já predisposta e acompanhada de contínua reavaliação para reajuste de doses se necessário for.

Vários estudos e revisões[6] respaldam o uso de analgesia multimodal em detrimento da analgesia unimodal. Essa estratégia envolve a combinação de técnicas de analgesia e medicações com diferentes mecanismos de ação (entre elas, incluindo técnicas de anestesia local ou regional), com o objetivo de promover analgesia, reduzir os efeitos colaterais e minimizar a dependência a opioides, sendo as medicações não opioides parte integral dessa modalidade de cuidado. A sinergia entre opioides e não opioides reduz a dose geral de opioides e seus efeitos colaterais indesejados,[3] como náuseas e vômitos, depressão respiratória, entre outras complicações[17].

O regime de controle da dor deve ser baseado nas necessidades individuais do paciente, levando em consideração idade, condição médica e física, nível de medo/ansiedade, preferências pessoais, tipo de cirurgia, quando for o caso, e resposta terapêutica.[3] Em 2010 foi proposta por Vargas-Schaffer[17] uma nova escada analgésica, que inclui a intervenção no controle da dor, como mostra a Figura 5.

O controle da dor multimodal deve ser usado para todos os pacientes quando apropriado, resguardando particularidades clínicas individuais ao se eleger os medicamentos para a estratégia.

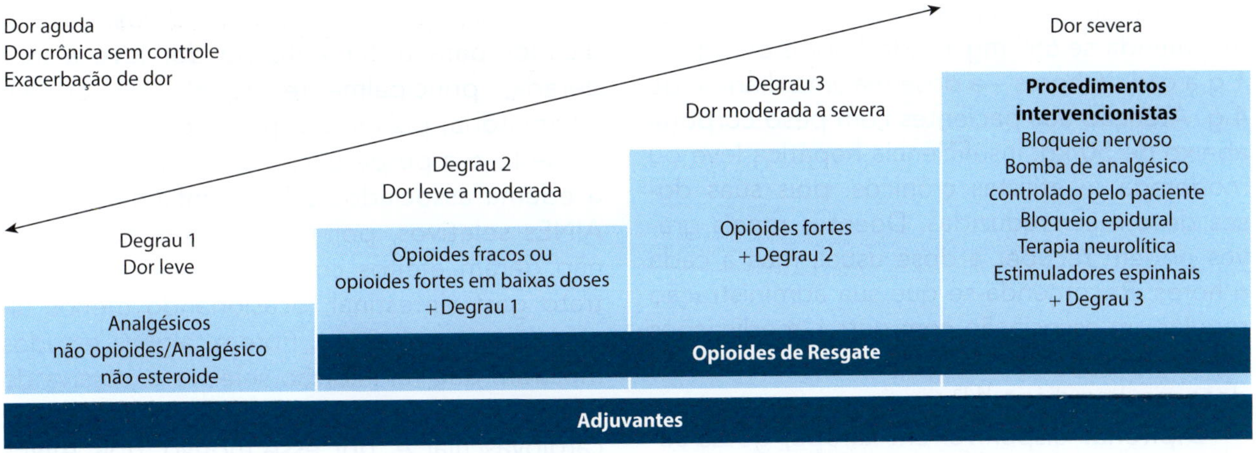

Figura 5 – Escala analgésica de dor.

Fonte: Adaptada de Vargas-Schaffer G, 2010.[35]

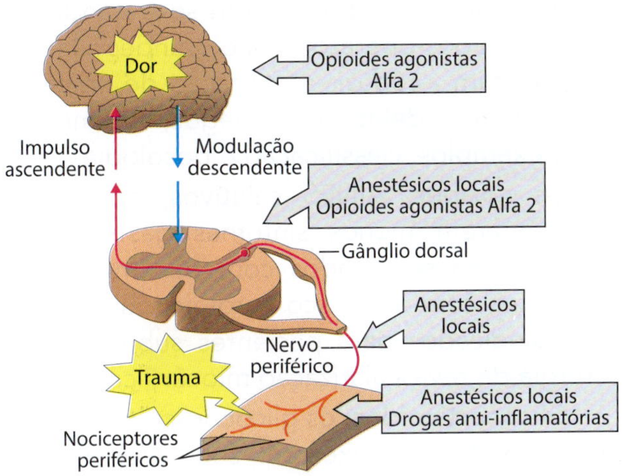

Figura 6 – Exemplos de locais de ação de medicações para alívio da dor.

Fonte: Palladini MC, *et al.*, 2021.[36]

A analgesia multimodal deve incluir terapia não-farmacológica (como educação do paciente, preparação psicológica), utilização de gelo ou calor, elevação de membro e imobilização adequada a depender de cada tipo cirúrgico. Técnica de relaxamento e meditação devem ser incluídas e disponibilizadas para todos os pacientes, sendo uma parte essencial da analgesia multimodal, e deve ser rotineiramente abordada no plano de manejo de dor aguda pós-operatório.[3]

A estratégia básica para gerenciar a dor aguda inclui a junção da abordagem não farmacológica, analgésicos simples, AINEs nem adjuvantes, opioides e técnicas anestésicas locorregionais, cada uma segundo o grau de necessidade e conforme suas indicações que serão detalhadas a frente.

Agentes não-opioides e adjuvantes

É importante termos em mente que, mesmo que seja leve, esperamos certo nível de dor aguda pós-cirúrgica ou após algum trauma/lesão quando recebemos um paciente no Pronto Atendimento. Por isso, salvo contraindicações, usaremos em conjunto para esses pacientes e, de forma programada, um analgésico comum e um AINEs, por exemplo, dipirona mais cetoprofeno. Evitaremos novos picos de dor, saindo da abordagem "se necessário".[14] Essa combinação é de suma importância para uso de menores doses de opioides em dor aguda e menores taxas de uso a longo prazo. A via tópica de algumas medicações apresentadas adiante, como diclofenaco, pode ser útil em dores agudas localizadas, como entorses ou distensões musculares, além de ser uma alternativa para os pacientes que apresentam risco aumentado aos seus efeitos colaterais, já que não possuem distribuição sistêmica.

Acetaminofeno: é o analgésico isento de prescrição mais estudado no mundo, e no Brasil é comercializado sob tal prerrogativa por conta de seu perfil de segurança bem estabelecido e reconhecido pelas autoridades sanitárias. Acredita-se que o mecanismo de ação do paracetamol consiste na inibição das COXs, além de estar envolvido com o sistema endocanabinoide e das vias serotoninérgicas. Pode estar presente na prescrição de analgesia multimodal para todos os pacientes, ressalvadas as contraindicações.[18] Sua forma intravenosa (IV) é mais comumente usada em perioperatório. Rotineiramente, é mais encontrado em sua forma oral ou retal. Em pacientes com mais de 50 kg, recomenda-se 650 mg a cada 4 horas ou, ainda, 1 g a cada 6 horas – a dose máxima diária é de 4 g. Atenção aos pacientes com peso corporal abaixo de 50 kg, insuficiência hepática leve ou moderada, e etilistas crônicos, pois suas doses devem ser reduzidas. Doentes renais graves podem receber a dose usual, mas a cada 6 horas. Recomenda-se que sua administração regular em associação com outras medicações seja evitada, por conta do risco de exceder sua dose máxima diária.[14,15]

Dipirona: disponível em xarope, gotas supositórios ou comprimidos, recomendam-se doses de 6/6 horas ou 8/8 horas de acordo com o peso do paciente. Sua dose sugerida para adultos ou jovens acima de 15 anos é de 1.000 mg a cada 6 horas, com dose máxima de 4.000 mg ao dia. Também nomeada de metamizol, é um analgésico não opioide muito usado na América Latina e Europa, mas, em outras localidades, os embates sobre ser um potente causador de agranulocitose restringem seu uso.[20] Porém, a real ocorrência de agranulocitose é rara. Uma revisão sistemática alemã de 2016 foi inconclusiva quanto à segurança da medicação, contudo, os estudos são limitados no que diz respeito ao tempo e tamanho amostral. Quanto a outras reações adversas, podemos observar hipotensão arterial após injeção rápida. Apesar da falta de estudos para uma medicação amplamente utilizada, sua segurança é inquestionável.

AINEs: apresentam como ação a inibição da enzima COX, a qual é responsável pela biossíntese das prostaglandinas (Tabela 1). Tanto os seletivos de COX-2, a chamada prostaglandina patológica, quanto os não seletivos, são indicados para tratamento de dor leve a moderada, principalmente aquela de origem inflamatória, pois são capazes de inibir o surgimento e a perpetuação de dor, calor, rubor e edema associados à lesão inflamatória. Os AINEs seletivos, por não atuarem na COX-1, não geram efeitos colaterais relacionados ao trato gastrointestinal, ocasionando menos úlceras e sangramentos. Porém, alguns estudos mostram que tal inibição seletiva excessiva de COX-2 pode ser a causadora de toxicidade cardiovascular e, por esse motivo, dois AINEs foram retirados do mercado estadunidense.[14] Entretanto, a toxicidade pode variar entre os subtipos de AINEs. Apesar das recomendações de uso por curto período, em se tratando de dor aguda pós-operatória, são grandes aliados, pois ajudam a reduzir a utilização de opioides e seus efeitos deletérios. A seguir, veremos alguns exemplos, classificação e posologia.

Os coxibes, AINES seletivos, apesar de apresentarem menos sintomas gastrointestinais, devem ser usados com parcimônia em pacientes com alto risco cardiovascular e são contraindicados para pacientes submetidos à cirurgia de revascularização miocárdica.[14,15]

Glicocorticoides: os glicocorticoides, como a dexametasona, exercem seus efeitos anti-inflamatórios por meio da inibição de receptores de glicocorticoides ativados e fatores de transcrição, fator nuclear *kappa* B e proteína ativadora-1, que estão envolvidos na expressão gênica pró-inflamatória.[18] Além de sua ação sistêmica, os AINEs podem prolongar a duração de bloqueios nervosos periféricos. No caso da

Tabela 1 – Anti-inflamatórios não esteroides, exemplos e sugestões de uso

AINEs – sugestões de uso					
Não seletivos			**Seletivos**		
Cetorolaco	15 mg a 30 mg IV para > 50 kg e < 65 anos	8/8 horas	Parecoxibe	40 mg IV ou IM	1 vez ao dia/5 dias
Cetoprofeno	100 mg ou 1 mg/kg IV ou VO	8/8 horas	Celecoxibe	200 mg a 400 mg VO	200 mg de 12/12 ou 400 uma vez ao dia
Tenoxicam	20 mg ou 0,4 mg/kg IV	12/12 horas	Etoricoxibe	60 mg, 90 mg e 120 mg VO	60 mg 12/12 horas ou 1 vez ao dia se 90 mg ou 120 mg

IM: intramuscular; IV: intravenoso; VO: via oral.

Fonte: Desenvolvida pela autoria.

dexametasona, recomenda-se o uso de 4 mg a 8 mg IV ou oral a cada 8 horas.

Lidocaína IV: comumente usada para a infiltração local da ferida, também encontramos seu uso endovenoso (EV) intraoperatório ou pós-operatório para alguns pacientes quando técnicas regionais não são possíveis. Porém, sempre devemos considerar a toxicidade sistêmica do anestésico local ao utilizá-la. A dose recomendada contém um bólus de 1 mg/kg IV em breve indução, seguidos de uma infusão de 1 a 2 mg/kg, em ambiente adequado, com monitorização contínua.[15]

Cetamina: amplamente utilizada na dor crônica, por seu poder neuromodulador vem aos poucos demonstrando seus efeitos na dor aguda. A cetamina EV em doses baixas pode ser usada como alternativa poupadora de opioides e, também, para prevenir a hiperalgesia. Em pacientes que já sofrem com dor crônica e passarão pelo momento cirúrgico, podemos utilizar tal ferramenta, principalmente nos casos sujeitos à anestesia geral, sem associação às técnicas regionais, segundo indicam alguns autores.[15] Por não estar livre de efeitos colaterais, sua infusão deverá ser acompanhada por profissional médico e em ambiente apropriado. Em pacientes que passaram por cirurgias dolorosas ou em dor não cirúrgica grave em pacientes hospitalizados, podemos lançar mão dessa medicação. No intraoperatório, pode ser feito um bólus de 0,25 a 0,5 mg/kg EV, máximo de 35 mg, seguidos de uma infusão de 0,1 a 0,5 mg/kg/h, cerca de 2 a 8 mcg/kg/min.

Gabapentinoides: gabapentina e pregabalina são as medicações mais estudadas para essa finalidade; são anticonvulsivantes com ação na subunidade pré-sináptica $\alpha 2\delta$ e em canais de cálcio voltagem-dependentes.[19] Seu uso em dor aguda pós-operatória é controverso e sua prática não é corriqueira. Porém, se utilizadas, indicamos a dose de pregabalina 75 mg a 150 mg via oral (VO) uma vez, no pré-operatório, e 75 mg a cada 12 horas no pós-operatório. A gabapentina tem doses iniciais de 300 mg a cada 8 horas. Ambas são usadas para dor moderada a intensa. Quando em sinergia com opioides, podem aumentar o risco de depressão respiratória, ataxia e sonolência. Também podem ocorrer sintomas dose-dependente, por isso, em idosos, é prudente usar doses mais baixas. Em casos de pacientes com insuficiência renal, a dose deverá ser reduzida.

Relaxantes musculares: medicações como ciclobenzaprina, baclofeno e tiazidina, os relaxantes musculares não benzodiazepínicos podem ser aliados ao tratamento da dor aguda pós-operatória, se esta advém de espasmos musculares pós-cirúrgicos.[15] Entretanto, vale lembrar que essas medicações são sedativas e é preciso cuidado com a possível interação com opioides, o que poderia levar à sedação indesejada ou depressão respiratória.

Clonidina: assim como a dexmedetomidina, são agonistas do receptor alfa-2. A clonidina é usada para reduzir os efeitos adversos da cetamina, especialmente se sua infusão for superior a 2 dias ou em doses altas. Pode ser usada no pré e pós-operatório, com dose IV de 1 a 4 mcg/kg, em dose única. Há também as formulações orais e transdérmicas. A oral consiste em 200 mcg a 300 mcg, dose única, e a transdérmica de 0,2 mg por 24 horas para os pacientes que recebem cetamina por vários dias.[15]

Agentes opioides

Os opioides ligam-se aos receptores de canal de proteína G e receptores μ, δ e κ, no sistema nervoso, com especificidade para os subtipos de receptores variando ao longo da classe, sendo subdivididos de acordo com a potência analgésica.[12] Ao optarmos pela prescrição de opioides para a dor aguda, devemos ter consciência de que seus benefícios superam os riscos, além de estarmos cientes quanto aos seus possíveis efeitos colaterais de náuseas, constipação intestinal, sonolência e tontura. A dose adequada é a menor dose eficaz, pela menor duração possível. O cuidado com a prescrição excessiva deverá ser aliado, pois as pílulas obtidas sem receita médica, em geral, são as que restaram de amigos ou família, que acabam compartilhando medicações de modo indevido.[14]

Quanto à escolha do opioide, existem os de curta ou longa liberação, mais ou menos potentes se comparados com a morfina, molécula base para as comparações. As diretrizes do Centro de Controle e Prevenção de doenças (CDC) recomendam que, para pacientes com dor aguda sem exposição prévia a opioides, sejam usados os de liberação imediata,[5,15] pois atingem seu pico de efeito em 45 a 60 minutos;

por outro lado, comprimidos de liberação prolongada têm seu efeito máximo em 3 a 4 horas. Opioides de liberação prolongada são mais difíceis de titular, podendo acarretar *overdose* não intencional mais facilmente.

Nos Estados Unidos, a prescrição típica de opioide para a dor aguda é feita com oxicodona 5 mg, VO, porém a escolha correta deve levar em conta a idade do paciente, estado renal e hepático, polimorfismo genético se os opioides em questão são codeína e tramadol, e as possíveis interações medicamentosas com outras medicações.[3,12,15] No Brasil, dada a disponibilidade pelo Sistema Único de Saúde (SUS) e fatores como custo, a morfina acaba sendo a primeira escolha em muitos contextos, a partir de 5 mg, VO. Acerca do tempo de uso de opioide, ele varia de acordo com o paciente e tipo cirúrgico, quando esperamos uma dor leve, cerca de 3 a 5 dias de opioide podem ser suficientes, dores intensas podem requerer mais tempo de opioides, cerca de 7 dias, bem como doses mais altas para melhor controle de dor. Nas recomendações de alta, o paciente deve ser avisado sobre a dor esperada e como poderá usar o opioide, além de espalharmos sobre a redução esperada do medicamento. Devemos prescrever pelo menor tempo possível, a menor quantidade, evitando excessos que possam trazer uso indevido.

Cabe cautela quanto à prescrição de opioides concomitante ao uso de benzodiazepínicos, estudos demonstram um risco elevado de óbito comparado ao uso isolado de cada medicação, de modo que os riscos e benefícios devem ser cuidadosamente considerados no momento da avaliação.[4,5]

Em pacientes internados, de acordo com a última atualização publicada no *UpToDate* em janeiro de 2025,[20] sugere-se preferencialmente o uso de opioides via oral em relação a via IV, a menos que haja necessidade de manejo da dor imediatamente, sendo essa recomendação para os casos de pacientes com dor aguda.[5]

A analgesia controlada pelo paciente (PCA, do inglês *patient controlled analgesia*), baseia-se na infusão de opioides em bólus via dispositivo, operada por enfermagem ou controlada pelo próprio paciente. A PCA permite ao paciente a autoadministração de pequenas doses de opioides dentro de intervalo de tempo previamente estabelecido. Há boa utilidade para pacientes acordados e capazes de compreender o controle do dispositivo. Entre as vantagens, a PCA reduz o atraso na administração de medicação de resgate, não tendo sido observado o aumento de efeitos adversos, incluindo depressão respiratória.[20]

A educação ao paciente que iniciará terapia opioide é indispensável para seu sucesso e minimização de riscos. Para pacientes tendenciosos à constipação intestinal, idosos, ou aqueles que farão uso por períodos mais longos, devemos associar laxativos à prescrição. Enquanto o paciente evolui com melhora e começa o desmame opioide é importante que ele seja encorajado a continuar com analgésico e anti-inflamatórios no período de dor aguda, para que as menores doses de opioide também sejam eficazes.

Mesmo que as diretrizes sejam seguidas corretamente, o paciente pode não alcançar o controle adequado da dor e, por isso, a importância de constantes reavaliações. Para esses pacientes, talvez o melhor cenário não seja aumentar incisivamente a dose opioide, mas, sim, considerar novas rotas de tratamento.[15] Além disso, os sintomas de abstinência opioide devem ser discutidos e amplamente observados, pois o fenômeno de tolerância pode desenvolver-se de forma rápida.[3]

A seguir apresentamos algumas opções de medicações opioides, seu uso e sua disponibilidade e apresentação variam segundo o país em questão (Tabela 2).

Morfina: é um opioide natural, seguro e eficaz. Quanto ao seu perfil farmacológico, apresenta início de ação em aproximadamente 30 minutos após o uso oral e 5 a 10 minutos após o uso intravenoso, com duração de efeito terapêutico em torno de 4 horas e eliminação com meia-via entre 2 e 4 horas, pelos rins. É considerada a medicação para ponto de referência para rotação de opioides, sendo seu efeito analgésico diretamente relacionado com a dose.[9] Em ambiente ambulatorial, podemos usar 7,5 mg a 15 mg, VO, de liberação imediata a cada 3 ou 4 horas, conforme necessário.

Oxicodona: opioide com início de ação de 10 a 15 minutos, com pico de 30 minutos a 1 hora, com eliminação mais lenta em pacientes com disfunção renal ou hepática. Sua analgesia dura cerca de 3 a 6 horas. Sua dose recomendada em

Tabela 2 – Opioides, exemplos e sugestões de uso

Opioides – sugestões de uso		
Codeína	30 mg a 60 mg VO (dose máxima: 360 mg/dia)	4/4 horas a 6/6 horas
Tramadol	50 mg a 100 mg IV ou VO	6/6 horas
Morfina	1 mg a 3 mg IV; 10 mg a 20 mg VO. Via subcutânea (SC) para casos selecionados.	Dose IV com titulação a cada 5 minutos, até controle da dor – atentar a efeitos adversos, como sedação e depressão respiratória. Após obtenção de dose terapêutica, posologia de 4/4 horas, com possibilidade de dose de resgate (30% da dose fixa) em intervalos inferiores, até controle álgico

Fonte: Desenvolvida pela autoria.

ambiente ambulatorial é de 5 mg a 10 mg, de liberação imediata, VO, a cada 3 a 4 horas.[12,15]

Codeína: é uma pró-droga, sendo metabolizada em morfina por meio da morfina-6-glicuronídeo e morfina pelos sistemas enzimáticos CYP3A4 e CYP2D6, sendo recomendada em casos de dores leves a moderadas, preferencialmente em pacientes sem história de uso prévio de opioides. Sua eficácia varia de acordo com o perfil de metabolização do indivíduo, não sendo metabolizada em cerca de 10% a 30% em algumas populações.[21] Em regime ambulatorial, a dose recomendada é de 15 mg a 60 mg, VO, a cada 4 ou 6 horas. Seu início de ação ocorre em 30 minutos.

Tramadol: atua em receptores opioides, com afinidade cerca de 20 vezes menor se comparado à morfina. Além disso, age na inibição da recaptação da serotonina e noradrenalina, o que confere seus também em casos de dor nociplástica ou neuropática. Apresenta boa biodisponibilidade em posologia oral e sua dose recomendada é de 50 mg a 100 mg VO a cada 4 ou 6 horas. Para os menores de 75 anos, dose máxima de 400 mg/dia, se maiores de 75 anos, reduzir para 300 mg/dia.[14,15]

Tapentadol: é um opioide de metabolização hepática, principalmente via glucuronidação, é excretado pelos rins. Apresenta início de ação em uma hora e a dose recomendada é de 50 mg a 10 mg, VO, a cada 4 ou 6 horas, segundo o *UpToDate*.[15] No primeiro dia de uso, sua dose máxima diária pode ser de 700 mg; a partir do segundo dia, devemos reduzir a dose máxima para 600 mg.

Anestesia local

Uma forma de analgesia preventiva é a injeção de anestésico local nas proximidades da incisão cirúrgica. Pode beneficiar pacientes submetidos à cesariana, artroplastia do joelho e colecistectomia laparoscópica.[7] Porém, as evidências não são tão assertivas quanto à atuação nos escores de dor pós-operatória nos pacientes que tiveram suas incisões infiltradas; em contrapartida, demoraram mais tempo a solicitar o primeiro resgate e reduziram o consumo analgésico.

Como opção à anestesia regional de curta duração, citamos a lidocaína, capaz de produzir bloqueio dos canais de sódio e, assim, impedir a excitação ou condução neuronal. Sua meia-vida plasmática é cerca de 90 minutos, porém, seu real efeito dependerá do seu local de administração, de sua dose e da presença ou não de vasoconstritores em associação. Seu uso como droga de longa duração não é recomendado, pois pode gerar taquifilaxia ou tolerância aguda.[1]

Bloqueio de nervos periféricos

Os bloqueios de nervos periféricos têm sido amplamente difundidos como mais uma alternativa a poupar de opioides e os efeitos colaterais relacionados ao seu uso, bem como para promover a rápida recuperação e, principalmente, melhor controle da dor aguda pós-operatória. São técnicas nas quais o anestésico local é colocado perineural, com auxílio de marcos anatômicos e guiado por ultrassonografia (USG).[28]

Quanto às medicações utilizadas, evidências de nível dois mostram que não há diferença em se utilizar ropivacaína, levobupivacaína ou bupuvacaína quando administradas em doses baixas para bloqueio nervoso epidural e periférico, porém, quando tais drogas causam efeitos adversos, há relatos de que seja mais fácil ocorrer uma reversão do quadro se a medicação em questão for a ropivacaína. Bloqueios perineurais podem usar anestésicos locais de longa duração, como os anteriormente citados; no caso da ropivacaína a 0,2%, recomenda-se de 4 a 10 mL/h.[21,22]

Para a realização de um bloqueio de nervo periférico, é recomendada a monitorização básica do paciente com oxímetro de pulso, eletrocardiograma (ECG) e pressão arterial (PA). Os bloqueios nervosos também podem ser feitos com cateteres contínuos, e podem ser deixados no local por até 7 dias, mas precisam de disponibilidade de 24 horas do médico anestesista para manejar qualquer complicação

Nos membros superiores, podemos realizar o bloqueio interescalênico, por exemplo, nas cirurgias de ombro, e relaciona-se com economia de opioides, melhor manejo da dor, melhora na qualidade do sono, satisfação do paciente e maior possibilidade de movimentação.[23] Na extremidade inferior, o bloqueio do nervo femoral fornece melhor analgesia do que técnicas IVs únicas após artroplastia total do joelho.[24]

Respondem bem aos bloqueios intercostais em cirurgias que envolvem a caixa torácica, como as de mama, toracotomia, videotoracoscopia, introdução de dreno de tórax e procedimentos abdominais superiores, que são muito dolorosos. Da mesma forma, os bloqueios paravertebrais trazem benefícios após cirurgias de mama, torácicas e abdominais.[25]

Tais bloqueios podem ser usados de maneira contínua, o chamado bloqueio nervoso periférico contínuo (BNPC), no qual, por meio de bombas de infusão com catéteres perineurais, as soluções anestésicas são infundidas e podem ser repetidas de acordo com a necessidade. Apesar de conflitantes, as concentrações comumente usadas incluem os anestésicos de longa duração a seguir: ropivacaína 0,1% a 0,4%, bupivacaína 0,125% a 0,15% e levobupivacaína 0,1% a 0,125%. E a programação da liberação da medicação funciona melhor com o sistema basal/bólus, ou seja, uma dose de manutenção e outra para as possíveis agudizações de dor.

Jeng e Rosenblat apresentaram em janeiro de 2025 um tópico no *UpToDate* com recomendações sobre quando preferir um bloqueio de nervo periférico a uma anestesia geral. Eles incluem casos em que queremos evitar os efeitos sistêmicos de anestésicos, como a depressão respiratória, náuseas e vômitos intensos no pós-operatório e gestantes.[26] Os mesmos autores ressaltam que, quanto à sua preferência em relação à anestesia neuroaxial, podemos optar, em casos de pacientes coagulopatas, se o local do bloqueio for compressível e em pacientes com estenose de aorta, pois neles o bloqueio simpático poderá cursar com falhas hemodinâmicas.

Suas contraindicações absolutas são raras, mas vale citar alergia ao anestésico local, recusa do paciente e quando ele não puder cooperar com a técnica. Para os pacientes que apresentam distúrbios de coagulação, devemos ter maior cuidado ao escolher o bloqueio periférico, principalmente de locais profundos, nos quais a compressão ativa não é possível, pois apresentam maior risco de complicação hemorrágica.[26]

A localização e utilização do bloqueio deve levar em conta a inervação correspondente da cirurgia em questão, pois, em alguns casos, ele fará seu efeito local, mas não atuará na dor total do paciente. Um exemplo é o *TAP block* ou bloqueio do plano transverso abdominal; ele será capaz de agir na dor da parede abdominal, mas não atingirá a dor visceral causada pelo procedimento, sendo necessária a associação de outros métodos para melhor analgesia.[26] Para melhor acurácia dos bloqueios, o uso de USG se mostrou superior se comparado à estimulação nervosa isolada, com redução nas taxas de punção vascular e menores índices dolorosos durante o procedimento. A visualização direta da agulha no momento da punção nos auxilia a driblar vasos mesmo em pacientes com variações anatômicas, e também permite melhor dispersão do anestésico.[28]

Analgesia neuroaxial

Uma das formas de obter analgesia do neuroeixo é pela via intratecal utilizando pequenas doses de opioides, dentre os quais citamos a morfina, que, ao ser administrada no espaço subaracnoide, agirá nos receptores *mu*, barrando a liberação de neuropeptídeos excitatórios das fibras C, favorecendo alívio eficaz da dor e analgesia prolongada. Podem ser administrados em bólus ou acoplados a um cateter, como infusão contínua. Uma dose de opioide intratecal pode ser capaz de promover analgesia por cerca de 18 a 24 horas.[27] Em contraste, o fentanil, por ser mais lipofílico, se dispersa rapidamente e promove analgesia menos duradoura. No que tange a dose utilizada, recomenda-se uma margem de 0,1 mg a 0,2 mg de morfina intratecal ou fentanila 10 mg a 20 mg que geralmente são administradas com o anestésico local na raquianestesia. Como efeito colateral da morfina intratecal, o prurido é o mais relatado e parece ser o mais incômodo, mas também podem ocorrer náusea, vômito, retenção urinária e depressão respiratória precoce ou tardia. Como efeito adverso relacionado à manipulação local, temos o hematoma epidural após bloqueio neuroaxial, e a anticoagulação é o fator de risco mais importante para seu desenvolvimento. O único consenso é de que se deve avaliar o risco/benefício proposto na escolha anestésica.

Outros medicamentos, como os adjuvantes, também podem ser usados por via intratecal e incluem a clonidina, cetamina, neostigmina e midazolam. Uma combinação de bupivacaína, cetamina e midazolam intratecais por Murali Krishna *et al.* (2008) por via intratecal, prolongou o efeito analgésico após cirurgia de membro inferior em comparação com a bupivacaína sozinha ou apenas com bupivacaína e cetamina, porém, os autores alertam que a segurança da combinação não foi estabelecida. Em crianças, a cetamina epidural em dose de 0,25 a 0,5 mg/kg em combinação com anestésicos locais prolonga e melhora a analgesia.[13]

Outra forma de utilização dos opioides seria nas analgesias peridurais, amplamente difundidas em manejo de grandes cirurgias abdominais, torácicas e em parturientes.[18,27] Mudando a via, mudaremos também a dose da medicação empregada, logo, doses de 2 mg a 3 mg de morfina peridural serão utilizadas em peridurais lombares e torácicas baixas. Para cirurgias com menor índice doloroso ou para pacientes de alto risco, recomenda-se utilizar doses mais baixas. Em se tratando de anestésicos locais por via epidural, estudos são realizados com as dosagens estabelecidas de ropivacaína 0,2% e bupivacaína 0,1% ou 0,125%.

Avanços no tratamento da dor aguda

Após cerca de 20 anos sem novas medicações que despontassem como opções não opioides ao tratamento da dor aguda, o Food and Drug Administration (FDA), aprovou em fevereiro de 2025 a suzetrigina. Segundo Osteen, a suzetrigina é um inibidor potente e altamente seletivo dos canais de sódio voltagem dependentes 1,8, os NaV1.8.[29]

Os autores analisaram 2.247 participantes de um estudo de dor aguda e concluíram que, por meio da inibição do NaV1.8, expressos no sistema nervoso periférico (SNP), ocorre a redução do sinal de dor aos neurônios do GRD, sem efeitos aditivos, sendo uma alternativa clinicamente segura e eficaz não opioide. Capaz de agir na dor moderada a intensa, com potência semelhante à vista nos opioides, mas sem efeitos centrais, cardiovasculares ou de adição. Sua administração é feita por VO, com comprimidos de 50 mg a cada 12 horas, depois de uma dose de ataque maior. Segundo o estudo, efeitos adversos comuns incluem prurido, espasmos musculares que podem cursar com aumento de creatina quinase e reações cutâneas. De maneira leve, podem cursar com náusea, constipação, cefaleia e tontura. Tal avanço no tratamento da dor ainda não é realidade mundial; no Brasil, por exemplo, a medicação ainda não está disponível, mas se espera que, em breve, faça parte do escopo de tratamento da dor.

CONSIDERAÇÕES FINAIS

O estudo da dor aguda busca compreender os aspectos fisiopatológicos que visam à melhor estratégia de atenção e cuidado aos pacientes, em uma condição médica que sofre influência de aspectos individuais e subjetivos que impactam no resultado. A comunicação e o fortalecimento da relação médico-pessoa, bem como a formulação compartilhada de um plano de cuidados, são princípios que têm o potencial de trazer a melhoria da qualidade de vida e a recuperação frente aos processos patológicos. Para tanto, é necessário voltar o olhar para as melhores estratégias de tratamento que promovam o retorno da capacidade funcional, e disseminar esses conhecimentos aos profissionais da saúde, a fim de que sejam evitados os efeitos de precoces e tardios do tratamento inadequado da dor aguda.

Tratar a dor intensa e rápida que chega aos departamentos de emergência, bem como aquela de um indivíduo recém-operado, é uma forma de evitar sua cronificação; é o caminho para que esse paciente não entre para as métricas de abuso de opioides e analgésicos não esteroides sem orientação. Adotar estratégias multimodais é a chave para alcançar um alívio adequado da dor aguda.

Referências bibliográficas

1. Macintyre PE, Scott DA, Schug SA, Visser EJ, Walker SM, et al. Acute pain management : scientific evidence. Canberra, Act: Australian And New Zealand College Of Anaesthetists; 2010.
2. Motov SM, Nelson LS. Advanced concepts and controversies in emergency department pain management. Anesthesiol Clin. 2016;34(2):271-85. doi: 10.1016/j.anclin.2016.01.006.
3. Carr D. Management of acute pain in the patient chronically using opioids for non-cancer pain. UpToDate. 2024. [2025 Mar. 01]. Disponível em: https://www.uptodate.com/contents/management-of-acute-pain-in-the-patient-chronically-using-opioids-for-non-cancer-pain.
4. International Association for the Study of Pain. Terminology international association for the study of pain (IASP). 2021. [2025 Mar. 01]. em: https://www.iasp-pain.org/resources/terminology/#pain.
5. Raja SN, Carr DB, Cohen M, Finnerup NB, Flor H, Gibson S, et al. The revised international association for the study of pain definition of pain: concepts, challenges, and compromises. Pain. 2020;161(9):1976-82. doi: 10.1097/j.pain.0000000000001939.
6. Schwenk ES. Nonopioid phamacotherapy for acute pain in adults. UpToDate. Jan 2024. Disponível em https://www.uptodate.com/contents/nonopioid-pharmacotherapy-for-acute-pain-in-adults.
7. Minson, et al. Manuais de especialização – dor. (Série manuais de especialização Einstein), 2. Ed. Manole, 2024;10.
8. Argoff CE. Recent management advances in acute postoperative pain. Pain Practice. 2013;14(5):n/a-n/a.
9. 9. Elliott JA, Smith HS. Handbook of acute pain management. Informa Care; 2011:4.
10. Stewart M, Brown JB, Weston WW, McWhinney IR, McWilliam CL, Freeman RT. Medicina centrada na pessoa. Artmed Editora; 2017. 34p.
11. Mitra S, Carlyle D, Kodumudi G, Kodumudi V, Vadivelu N. New advances in acute postoperative pain management. Curr Pain Headache Rep. 2018;22(5):35. doi: 10.1007/s11916-018-0690-8.
12. Wakeman SE, Zeballos JL. Management of acute pain in patients with opioid use disorder. 2024. [2025 Mar. 01]. Disponível em https://www.uptodate.com/contents/management-of-acute-pain-in-patients-with-opioid-use-disorder.
13. 13. Scheuchter W. Approach to the management of acute perioperative pain in infants and children. 2024. [2025 Mar. 01]. Disponível em: https://www.uptodate.com/contents/approach-to-the-management-of-acute-perioperative-pain-in-infants-and-children.
14. Pino et al, Management of acute pain in opioid naïve adults in the ambulatory setting, UpToDate. 2024, [2025 Mar. 01]. Disponível em: https://www.uptodate.com/contents/management-of-acute-pain-in-opioid-naive-adults-in-the-ambulatory-setting.
15. Mariano ER, Approach to the management of acute pain in adults, UpToDate, 2024. [2025 Mar. 01]. Disponível em: https://www.uptodate.com/contents/approach-to-the-management-of-acute-pain-in-adults.
16. Ministério da Saúde (BR). Portaria conjunta SAES/SAPS/SECTICS N° 1 - Aprova o Protocolo Clínico e Diretrizes Terapêuticas da Dor Crônica. [Brasília-DF]. 2024. Disponível em https://www.gov.br/conitec/pt-br/midias/protocolos/dorcronica-1.pdf.
17. Vargas-Schaffer G. Is the WHO analgesic ladder still valid? twenty-four years of experience. Can Fam Physician. 2010;56(6):514-7.
18. Helander EM, Menard BL, Harmon CM, Homra BK, Allain AV, Bordelon GJ, et al. Multimodal analgesia, current concepts, and acute pain considerations. Curr Pain Headache Rep. 2017;21(1):3. doi: 10.1007/s11916-017-0607-y.
19. Barros CM, Barcellos DK, Liggieri AC. Manejo da dor aguda com paracetamol: um guia para atualização e educação. SBED - Sociedade Brasileira para o Estudo da Dor. [2025 Mar. 01]. Disponível em: https://www.sbed.org/sites/arquivos/downloads/guia_manejo_da_dor_aguda_paracetamol_educacao_atualizacao.pdf.
20. Buys MJ, Maniker R, Crowley M. Use of opioids for acute pain in hospitalized patients. UpToDate. 2025. [2025 Mar. 01]. Disponível em: https://www.uptodate.com/contents/use-of-opioids-for-acute-pain-in-hospitalized-patients.
21. Barros CM. Dor - perspectivas e práticas no tratamento clínico/ 1. ed. - São Paulo: Leitura Médica, 2024.
22. Chin KJ, Alakkad H, Adhikary SD, Singh M. Infraclavicular brachial plexus block for regional anaesthesia of the lower arm. Cochrane Database of Systematic Reviews 2013;8. doi: 10.1002/14651858.CD005487.pub3.
23. Fowler SJ, Symons J, Sabato S, Myles PS. Epidural analgesia compared with peripheral nerve blockade after major knee surgery: a systematic review and meta-analysis of ran-

domized trials. Br J Anaesth. 2008;100(2):154-64. doi: 10.1093/bja/aem373.

24. Mariano ER, Afra R, Loland VJ, Sandhu NS, Bellars RH, Bishop ML, et al. Continuous interscalene brachial plexus block via an ultrasound-guided posterior approach: a randomized, triple-masked, placebo-controlled study. Anesth Analg. 2009;108(5):1688-94. doi: 10.1213/ane.0b013e318199dc86.
25. Fischer HB, Simanski CJ, Sharp C, Bonnet F, Camu F, Neugebauer EA, et al. A procedure-specific systematic review and consensus recommendations for postoperative analgesia following total knee arthroplasty. Anaesthesia. 2008;63(10):1105-23. doi: 10.1111/j.1365-2044.2008.05565.x.
26. Klein S. Bergh A, Steele S, Georgiade G, Greengrass Roy. Thoracic paravertebral block for breast surgery. Anesth Analg. 2000;90:1402-5. Anesthesia and analgesia. doi: 90.1402-5.10.1097/00000539-200006000-00026.
27. Jeng CL, Rosenblatt MA. Overview of peripheral nerve blocks. UpToDate. 2025. Disponível em: https://www.uptodate.com/contents/overview-of-peripheral-nerve-blocks.
28. Gadsden J, Hart S, Santos AC. Post-cesarean delivery analgesia. Anesth Analg. 2005;101(5):S62--S69. doi: 10.1213/01.ANE.0000177100.08599.C8.
29. Osteen JD, et al. Pharmacology and mechanism of action of suzetrigine. Open access, doi: 10.1007/s40122-024-00697-0.
30. Palladini MC, et al. Tratado de dor neuropática. São Paulo-SP / Rio de Janeiro-RJ: Editora Atheneu; 2021:81.
31. Palladini MC, et al. Tratado de dor neuropática. São Paulo-SP / Rio de Janeiro-RJ: Editora Atheneu; 2021:100.
32. Oliveira CMDB, et al. Tratado de dor oncológica. São Paulo-SP / Rio de Janeiro-RJ: Editora Atheneu; 2019:429.
33. Mariano ER. Approach to the management of acute pain in adults, UpToDate, 2024. [2025 Mar. 01]. Disponível em: https://www.uptodate.com/contents/approach-to-the-management-of-acute-pain-in-adults.
34. Kianian, S., Bansal, J., Lee, C. et al. Perioperative multimodal analgesia: a review of efficacy and safety of the treatment options. APS 2, 9 (2024). https://doi.org/10.1007/s44254-023-00043-1
35. Vargas-Schaffer G. Is the WHO analgesic ladder still valid? Twenty-four years of experience. Can Fam Physician. 2010;56(6):514-7,e202-5.
36. Palladini MC, et al. Tratado de dor neuropática. São Paulo-SP / Rio de Janeiro-RJ: Editora Atheneu; 2021:90.

Dor Craniofacial

72

César Cárcamo Quezada

INTRODUÇÃO

A dor na região craniofacial geralmente envolve cefaleias e dor orofacial.

A cefaleia é definida como dor localizada na cabeça, acima dos olhos, nas têmporas ou na base do crânio. Também é definida como dor localizada acima da linha orbitomeatal. Outra definição indica que a cefaleia é uma dor em qualquer parte da cabeça, como couro cabeludo, face (incluindo a área orbitotemporal) e a parte interna da cabeça.

A dor orofacial é definida como dor localizada na face e/ou cavidade oral. Também é definida como dor abaixo da linha orbitomeatal, acima do pescoço e anterior às aurículas.

DOR CRANIOFACIAL REFERIDA

Dor referida é definida como dor percebida em uma área diferente daquela em que se origina.

Fibras aferentes dos nervos trigêmeo, intermediário, glossofaríngeo e vago, bem como das raízes cervicais superiores através dos nervos occipitais, transmitem informações nociceptivas para vias centrais no tronco encefálico e para áreas do cérebro que processam a nocicepção e a dor na cabeça e no pescoço. O cérebro percebe a dor na área inervada. Entretanto, as cefaleias, por meio do complexo trigeminocervical,[1] que é a convergência ao nível do corno dorsal cervical e do núcleo espinhal do nervo trigêmeo (V1) das fibras sensoriais aferentes de V1 e C1 a C3, produzem um fenômeno de dor referida cruzada entre o craniofacial e o pescoço, determinando que a abordagem sintomática das cefaleias e neuralgias craniofaciais deve ser vista no contexto de dor de cabeça e pescoço.

DOR CRÔNICA PRIMÁRIA E SECUNDÁRIA

A dor crônica primária é uma doença por si só e não é secundária a outra etiologia. É definida como dor em uma ou mais regiões anatômicas que:

1. Persiste ou se repete por mais de 3 meses.
2. Está associada a sofrimento emocional e/ou incapacidade funcional significativa (interferência nas atividades diárias e na participação em papéis sociais).
3. Os sintomas não são explicados por outro diagnóstico.[2]

As síndromes de dor crônica secundária podem aparecer inicialmente como um sintoma de outras doenças e, com o tempo, seguir um curso crônico independente da doença subjacente e se transformar em uma doença por si só.[3]

NEURALGIAS CLÁSSICAS, SECUNDÁRIAS E IDIOPÁTICAS

A causa da dor neuropática pode ser clara, como uma infecção pelo vírus varicela-Zóster (VZV) ou uma anormalidade estrutural (p. ex., placa de esclerose múltipla) demonstrada por imagem, caso em que a dor é chamada secundária e atribuída à causa. Em outros casos, se não houver causa aparente, são chamadas idiopáticas. Para neuralgias do trigêmeo, glossofaríngeo e intermediário, o termo clássico é reservado para casos em que exames de imagem ou cirurgia revelaram compressão vascular do respectivo nervo. A rigor, as neuralgias clássicas são secundárias (à compressão neurovascular), mas é benéfico separá-las de outras causas com base nas opções terapêuticas mais amplas e na fisiopatologia nervosa potencialmente diferente.

CEFALEIAS PRIMÁRIAS

1. Enxaqueca.
2. Cefaleia tensional.
3. Cefaleias trigeminal-autonômicas.
4. Outras cefaleias primárias.

A avaliação da cefaleia concentra-se na identificação de uma cefalei a secundária e na busca por sintomas que sugiram um distúrbio subjacente sério.

Quando nenhuma causa ou sintoma sério é identificado, a avaliação concentra-se no diagnóstico dos principais distúrbios de cefaleia.

ANAMNESE

A história da doença atual inclui perguntas sobre as características da cefaleia: localização, duração, gravidade, início (p. ex., abrupto, gradual), qualidade (p. ex., latejante, constante, intermitente, semelhante a uma pressão).

Fatores que agravam e aliviam a condição são registrados (p. ex., posição da cabeça, hora do dia, sono, luz, sons, atividade física, odores, mastigação). Os pacientes são questionados se as cefaleias ocorrem apenas quando estão de pé; essas cefaleias são preocupantes porque podem ser causadas por vazamento de líquido cefalorraquidiano (LCR) ou síndrome de taquicardia ortostática postural. Quando o paciente já teve cefaleias prévias ou recorrentes, é necessário identificar o diagnóstico anterior (se houver) e determinar se a cefaleia atual é semelhante ou diferente. Para cefaleias recorrentes, o seguinte deve ser registrado: idade na apresentação, frequência dos episódios, padrão temporal (incluindo qualquer relação com a fase do ciclo menstrual), resposta aos tratamentos (incluindo tratamentos sem receita).

Os sintomas que sugerem uma causa devem ser procurados e incluem:

- *Vômitos:* enxaqueca ou hipertensão intracraniana.
- *Febre:* infecção (p. ex., encefalite, meningite, sinusite).
- *Olho vermelho ou sintomas visuais (halos, visão turva):* glaucoma agudo de ângulo estreito.
- *Déficits de campo visual, diplopia ou visão turva:* enxaqueca ocular, lesão cerebral ou hipertensão intracraniana idiopática.
- *Lacrimejamento e rubor facial:* cefaleia em salvas.
- *Rinorreia:* sinusite.
- *Zumbido pulsátil:* hipertensão intracraniana idiopática.
- *Aura anterior:* enxaqueca.
- *Déficit neurológico focal:* encefalite, meningite, hemorragia intracerebral, hematoma subdural, tumor ou outra lesão ocupante.
- *Convulsões:* encefalite, tumor ou outra lesão ocupacional.
- *Síncope no início da cefaleia:* hemorragia subaracnóidea.
- *Mialgias ou alterações visuais (em indivíduos > 50 anos):* arterite de células gigantes.

A história pessoal deve identificar fatores de risco para o desenvolvimento de cefaleia, incluindo exposição a medicamentos ou substâncias (especialmente cafeína), abstinência de cafeína, exposição a toxinas, punção lombar recente, uso de imunossupressores ou medicamentos intravenosos (IV) (risco de infecção), hipertensão (risco de hemorragia cerebral), câncer (risco de metástases cerebrais), demência, trauma, coagulopatia ou uso de anticoagulantes ou etanol (risco de hematoma subdural).

O histórico familiar e social deve incluir qualquer histórico familiar de cefaleias, especialmente porque alguns membros da família podem ter enxaquecas não diagnosticadas.

Para agilizar a coleta de dados, os médicos podem pedir aos pacientes que preencham um questionário sobre cefaleia que abrange a maior parte do histórico clínico relevante ao diagnóstico de cefaleia. Os pacientes podem preencher o questionário antes da consulta e trazer os resultados com eles.[4]

EXAME FÍSICO

Os sinais vitais, incluindo a temperatura, são monitorados. O aspecto geral é registrado (p. ex., se o paciente está inquieto ou calmo em um quarto escuro). São realizados um exame geral, com foco na cabeça e no pescoço, e um exame neurológico completo.

O couro cabeludo é examinado em busca de áreas de inchaço e sensibilidade. A artéria temporal ipsilateral e ambas as articulações temporomandibulares são palpadas para verificar sensibilidade e crepitação enquanto o paciente abre e fecha a mandíbula.

Os olhos e a região periorbital são inspecionados para verificar lacrimejamento, vermelhidão e injeção conjuntival. O tamanho da pupila e as respostas à luz, os movimentos extraoculares e os campos visuais são avaliados. O fundo de olho é monitorado para detectar pulsações venosas retinianas espontâneas e papiledema. Quando os pacientes apresentam sintomas visuais ou distúrbios oculares, a acuidade visual é medida. Quando a conjuntiva está vermelha, a câmara anterior e a córnea são examinadas com uma lâmpada de fenda sempre que possível e a pressão intraocular é medida.

As fossas nasais são inspecionadas para detectar secreção purulenta. A orofaringe é inspecionada para verificar se há inchaço, e os dentes são percutidos para verificar se há dor à percussão.

O pescoço é flexionado para detectar desconforto ou rigidez, o que indica meningismo. A coluna vertebral é palpada para detectar sensibilidade.

Sinais de alerta

Os seguintes achados são de particular importância:

- Sinais ou sintomas neurológicos (p. ex., alteração da consciência, fraqueza, diplopia, papiledema, déficits neurológicos focais).
- Hipertensão grave.
- Imunossupressão ou câncer.
- Meningismo.
- Início da cefaleia após os 50 anos.
- Cefaleia em trovoada (cefaleia intensa que atinge o pico em poucos segundos).
- Sintomas de arterite de células gigantes (p. ex., distúrbios visuais, claudicação da mandíbula, febre, perda de peso, sensibilidade da artéria temporal, mialgias proximais).
- Sintomas sistêmicos (p. ex., febre, perda de peso).
- Cefaleia que piora progressivamente.
- Olhos vermelhos e halos ao redor das luzes.

Enxaqueca

A enxaqueca é uma cefaleia primária comum e incapacitante. Estudos epidemiológicos documentaram sua alta prevalência e enorme impacto socioeconômico e pessoal. De acordo com a Pesquisa Global Burden of Disease Survey 2010,[5] é a terceira doença mais prevalente e a sétima causa de incapacidade no mundo.

A enxaqueca é dividida em dois subtipos principais: Enxaqueca sem aura, uma síndrome clínica caracterizada por cefaleia com características específicas e sintomas associados, e enxaqueca com aura, que é caracterizada por sintomas neurológicos focais transitórios que frequentemente precedem ou às vezes acompanham a cefaleia. Alguns pacientes também apresentam uma fase premonitória, que ocorre horas ou dias antes da cefaleia, bem como uma fase de resolução. Os sintomas da fase premonitória e de resolução incluem hiperatividade, hipoatividade, depressão, desejo por determinados alimentos, bocejos repetidos, astenia e dor ou rigidez no pescoço.[6]

Enxaqueca sem aura

Cefaleia recorrente com episódios que duram de 4 a 72 horas. As características típicas da dor são: localização unilateral, caráter pulsátil, intensidade moderada ou intensa, piora com atividade física e associação com náuseas ou fotofobia e fonofobia.

Critérios de diagnóstico

a. Pelo menos cinco crises que atendem aos critérios de B a D.
b. Episódios de cefaleia com duração de 4 a 72 horas (não tratados ou tratados sem sucesso).
c. A cefaleia tem pelo menos 2 das 4 características a seguir:
    1. Localização unilateral.
    2. Caráter pulsátil.
    3. Dor de intensidade moderada ou grave.
    4. Agravada por ou resultando no abandono da atividade física regular (p. ex., caminhar ou subir escadas).
d. Pelo menos um dos seguintes durante a cefaleia:
    1. Náuseas e/ou vômitos.
    2. Fotofobia e fonofobia.
e. Nenhuma explicação melhor por outro diagnóstico da Classificação Internacional de Cefaleias (ICHD-III).[6]

Enxaqueca com aura

Episódios recorrentes com duração de vários minutos, com sintomas sensoriais ou do sistema nervoso central (SNC) unilaterais, transitórios e visuais que se desenvolvem progressiva e geralmente precedem uma cefaleia e sintomas associados à enxaqueca.

Critérios de diagnóstico

a. Pelo menos duas crises que atendem aos critérios de B e C.
b. Um ou mais dos seguintes sintomas de aura que são totalmente reversíveis:
    1. Visuais.
    2. Sensíveis.
    3. De fala ou linguagem.
    4. Motores.
    5. Troncoencefálicos.
    6. Retinianos.
c. Ao menos 2 das 4 características a seguir:
    1. Progressão gradual de pelo menos um dos sintomas de aura ao longo de um período de ≥ 5 min e/ou dois ou mais sintomas ocorrem consecutivamente.
    2. Cada sintoma de aura dura entre 5 e 60 minutos.[1]
    3. Pelo menos um dos sintomas da aura é unilateral
    4. A aura é acompanhada, ou seguida dentro de 60 minutos, por cefaleia.
d. Nenhuma explicação melhor por outro diagnóstico da ICHD-III e ataque isquêmico transitório foi descartado.[6]

Acredita-se que a enxaqueca seja uma síndrome de dor neurovascular com alteração do processamento neuronal central (ativação dos núcleos do tronco encefálico, hiperexcitabilidade cortical e propagação da depressão cortical) e envolvimento do sistema trigeminovascular (que desencadeia a liberação de neuropeptídeos, com inflamação dolorosa dos vasos cranianos na dura-máter).

Muitos gatilhos potenciais para enxaqueca foram identificados, incluindo:

- Consumo de vinho tinto.
- Pular refeições.
- Excesso de estímulos aferentes (p. ex., luzes piscantes, odores fortes).
- Mudanças climáticas.
- Privação de sono.
- Estresse.
- Alguns fatores hormonais, particularmente a menstruação.
- Determinados alimentos – os alimentos desencadeadores variam de pessoa para pessoa.

Traumatismo craniano, dor cervical ou disfunção da articulação temporomandibular (ATM) às vezes desencadeiam ou agravam enxaquecas.

Níveis oscilantes de concentração de estrogênio são um poderoso gatilho para enxaquecas. Em muitas mulheres, surge na menarca, com crises intensas durante a menstruação (enxaqueca menstrual) e piora na menopausa. Na maioria das mulheres, a enxaqueca desaparece durante a gravidez (mas, às vezes, piora durante o primeiro e o segundo trimestres); ela piora após o parto, quando os níveis de estrogênio diminuem rapidamente.

Os anticoncepcionais orais e outros tratamentos hormonais às vezes desencadeiam ou pioram a enxaqueca e têm sido associados ao acidente vascular encefálico (AVE) em mulheres com enxaqueca com aura.[7]

Sinais e sintomas de enxaqueca

Muitas vezes, um pródromo (sensação de que uma enxaqueca está começando) anuncia os ataques. O pródromo pode incluir alterações de humor, dor no pescoço, desejos por alimentos, perda de apetite, náusea ou uma combinação destes.

Uma aura precede os ataques em 25% dos pacientes. Auras são distúrbios neurológicos transitórios que podem afetar a sensibilidade, o equilíbrio, a coordenação muscular, a fala ou a visão; duram de minutos a uma hora. A aura pode persistir após o início da cefaleia. Na maioria das vezes, ela envolve sintomas visuais (espectros de fortificação, como flashes binoculares, arcos de luz intermitentes, relâmpagos brilhantes, escotomas). Parestesias e dormência (geralmente começando em uma mão e subindo pelo braço e rosto ipsilateral), distúrbios da fala e disfunção transitória do tronco encefálico (causando, por exemplo, ataxia, confusão ou até mesmo obnubilação) são menos comuns do que auras visuais. Alguns pacientes apresentam aura com pouca ou nenhuma cefaleia.

A cefaleia varia de moderada a intensa, com crises que duram de 4 horas a vários dias e geralmente desaparecem com o sono. A dor geralmente é unilateral, mas pode ser bilateral, principalmente na distribuição frontotemporal, e geralmente é descrita como latejante ou pulsante.

Enxaqueca é mais do que apenas uma cefaleia. Sintomas associados como náuseas (e às vezes vômitos), fotofobia, sonofobia e osmofobia são proeminentes. Os pacientes relatam dificuldade de concentração durante os ataques. A atividade física regular muitas vezes agrava as enxaquecas; esse efeito, combinado com fotofobia e sonofobia, incentiva a maioria dos pacientes a se deitar em um quarto escuro e silencioso durante os ataques. Ataques graves podem ser incapacitantes e atrapalhar a vida familiar e profissional.

Os ataques variam consideravelmente em frequência e intensidade. Muitos pacientes apresentam diferentes tipos de cefaleias, incluindo crises mais leves sem náuseas ou fotofobia; elas podem se assemelhar a cefaleias tensionais, mas representam uma forma frustrada de enxaqueca.

O Consenso Chileno sobre Enxaqueca Crônica[8] fornece 5 dicas para um melhor manejo das crises de enxaqueca:

1. Certifique-se de que o tratamento esteja correto com base nos critérios da ICHD-III. É importante lembrar que nem todas as cefaleias primárias respondem aos mesmos medicamentos.
2. Tratamento individualizado com base em evidências. Use as revisões de evidências da American Headache Society (AHS) como um guia. Deve-se notar que os achados populacionais nos estudos nem sempre são generalizáveis para pacientes isolados; outros fatores podem influenciar a seleção final de medicamentos.[9]
3. Otimizar o tratamento. Reconhecer e tratar condições subótimas, como náuseas, vômitos e gastroparesia muitas vezes complicam o tratamento da enxaqueca e podem causar falha no tratamento oral.[10]
4. Avaliar a resposta ao tratamento. Durante o acompanhamento, faça perguntas específicas sobre a eficácia e tolerabilidade dos medicamentos agudos. Por exemplo, satisfação com: velocidade de início de ação, grau de melhora em 1 hora e/ou 2 horas, recorrência da dor, tolerabilidade do medicamento.

   Estima-se que 30% a 40% dos usuários de triptanos estejam insatisfeitos ou respondam de maneira subótima ao tratamento.[11]

   Alguns exemplos de ferramentas úteis para avaliar a otimização do tratamento:
   - *Questionário de otimização do tratamento da enxaqueca de quatro itens (mTOQ-4).*
   - *Questionário de avaliação da terapia atual para enxaqueca (Migraine-ACT).*
   - *Questionário de Percepção do Paciente com Enxaqueca (PPMQ-R).*
   - *Escala de comprometimento funcional (FIS).*

5. Solução de problemas de resposta subótima ao tratamento. Revise as condições subjacentes antes de mudar os medicamentos. Por exemplo: dosagem inadequada, administração tardia, via de administração subótima, crises com pico de intensidade precoce.

Tratamento para enxaqueca

- Eliminação de gatilhos evidentes:
- Técnicas de relaxamento, ioga ou intervenções comportamentais.
- Para cefaleias leves, paracetamol ou anti-inflamatórios não esteroides (AINEs).
- Para crises agudas, triptanos, lasmiditano, gepants ou di-hidroergotamina mais um antiemético antagonista da dopamina.
- Dispositivos neuromoduladores para tratamento agudo e prevenção.

Uma explicação detalhada do distúrbio ajuda os pacientes a entenderem que, embora as enxaquecas não possam ser curadas, elas podem ser controladas, possibilitando que participem melhor do tratamento.

Os pacientes são incentivados a manter um diário de suas cefaleias para documentar o número e a frequência dos ataques, possíveis gatilhos e resposta ao tratamento. Se possível, os gatilhos identificados são eliminados. No entanto, eliminar gatilhos pode ser um exagero.

A escolha dos medicamentos usados para tratar a enxaqueca aguda é baseada na frequência, duração e gravidade dos ataques. Podem ser usados analgésicos, antieméticos, triptanos, lasmiditana, gepants (antagonistas do receptor do peptídeo relacionado ao gene da calcitonina [CGRP] de molécula pequena) ou di-hidroergotamina. Se os pacientes desejarem evitar medicamentos ou se estes forem ineficazes, os tratamentos neuromoduladores podem, às vezes, ser indicados para crises agudas e/ou para prevenção.

Pacientes que frequentemente (p. ex., > 2 dias/semana) usam medicamentos para tratar suas crises agudas de enxaqueca (particularmente analgésicos contendo butalbital, triptanos, ergotamina ou opioides) devem ser tratados com medicamentos preventivos para enxaqueca combinados com um programa de retirada do uso excessivo de analgésicos.

Às vezes, os médicos recomendam intervenções comportamentais (*biofeedback*, gerenciamento de estresse, psicoterapia) para controlar enxaquecas, especialmente quando o estresse é um gatilho importante ou quando analgésicos são usados em excesso.

A ioga pode reduzir a frequência e a intensidade das cefaleias, melhora o tônus vagal e diminui o estímulo simpático, aprimorando assim o equilíbrio autonômico cardíaco. Técnicas de relaxamento podem reduzir a atividade do sistema nervoso simpático (SNP), aliviar a tensão muscular e alterar a atividade das ondas cerebrais.

Ataques agudos

Medicamentos AINEs ou paracetamol são usados para tratar crises de enxaqueca leves a moderadas.

Se esses medicamentos forem ineficazes, os médicos devem considerar o uso de triptanos ou di-hidroergotamina. Uma boa resposta à di-hidroergotamina ou a um triptano não deve ser interpretada como diagnóstico de enxaqueca, porque esses medicamentos podem aliviar a cefaleia causada por hemorragia subaracnóidea ou outras anormalidades estruturais.

Se os ataques leves piorarem ou se os ataques forem graves desde o início, podem ser usados triptanos ou di-hidroergotamina. Combinar um triptano com um antiemético no início dos ataques é eficaz quando a náusea é intensa.

Os triptanos são agonistas seletivos dos receptores de serotonina 1B, 1D. Eles não têm caráter analgésico propriamente dito, mas bloqueiam especificamente a liberação de neuropeptídeos que desencadeiam a dor da enxaqueca. Os triptanos são mais eficazes se tomados no início de um ataque. Existem formas orais, intranasais e subcutâneas; as formas subcutâneas são mais eficazes, mas apresentam mais efeitos adversos. O uso excessivo de triptanos também pode levar à cefaleia por uso excessivo de medicamentos. Triptanos e di-hidroergotamina podem causar constrição das artérias coronárias e, portanto, são contraindicados em pacientes com doença arterial coronária ou hipertensão não controlada; esses medicamentos devem ser usados com cautela em pacientes idosos e naqueles com fatores de risco vascular. Outras alternativas são ubrogepant e rimegepant, que são gepants.

Lasmiditano (um novo agonista seletivo do receptor de serotonina [5-HT] 1F) ou um gepant, como ubrogepant ou rimegepant, podem ser usados quando triptanos ou di-hidroergotamina são contraindicados em razão de distúrbios cardiovasculares. O lasmiditano, que tem uma afinidade muito maior pelos receptores de serotonina 1F do que pelos receptores 1B, não tem contraindicações cardiovasculares. (Os triptanos causam vasoconstrição ao ativar os receptores 5-HT 1B). No momento, não há relatos de precauções ou contraindicações cardiovasculares para os gepants, e eles não produzem quaisquer efeitos cardiovasculares ou gastrointestinais graves conhecidos.

Um antiemético (p. ex., metoclopramida, proclorperazina) pode ser usado sozinho para aliviar ataques leves ou moderados. Supositórios de proclorperazina (25 mg) ou comprimidos (10 mg) são uma opção para pacientes que não toleram triptanos e outros vasoconstritores.

Crises que não respondem ao tratamento

Líquidos IV (p. ex., 1 a 2 litros de solução salina normal a 0,9%) podem ajudar a aliviar a cefaleia e aumentar a sensação de bem-estar, especialmente em pacientes desidratados por conta de vômitos.

A administração de di-hidroergotamina intravenosa com um antiemético antagonista da dopamina (p. ex., metoclopramida 10 mg IV, proclorperazina 5 mg a 10 mg IV) ajuda a abortar ataques persistentes e intensos. A di-hidroergotamina também está disponível na forma subcutânea e como spray nasal.

Os opioides devem ser usados como último recurso (agente de resgate) para cefaleias intensas quando outras medidas não forem eficazes.

Enxaqueca crônica

Cefaleia que ocorre por 15 ou mais dias por mês por mais de 3 meses, e que, por pelo menos 8 dias por mês, apresenta características de enxaqueca.

Critérios de diagnóstico

a. Cefaleia (tipo tensional ou enxaqueca) por um período de 15 dias ou mais dias por mês por mais de 3 meses2 que atendem aos critérios B e C.
b. Ocorre em um paciente que teve pelo menos cinco crises que atendem aos critérios BD para enxaqueca sem aura e/ou critérios B e C para enxaqueca com aura.
c. Por um período de oito ou mais por mês por mais de 3 meses, você fizer qualquer um dos seguintes:
    1. Critérios C e D para enxaqueca sem aura.
    2. Critérios B e C para enxaqueca com aura.
    3. No momento do surgimento, o paciente acredita que é uma enxaqueca e alivia-se com um triptano ou derivados do ergot.
d. Nenhuma explicação melhor por outro diagnóstico da ICHD-III.[6]

Os mesmos medicamentos usados para prevenir a enxaqueca episódica, incluindo anticorpos monoclonais que bloqueiam o CGRP, são usados para tratar a enxaqueca crônica. Além disso, há fortes evidências de apoio à toxina onabotulínica A e ao topiramato.

Evidências apoiam o uso da neuroestimulação para o tratamento agudo e prevenção de enxaquecas crônicas. As opções não invasivas incluem estimulação supraorbital, estimulação do nervo vago, estimulação magnética transcraniana (EMT) de pulso único e estimulação elétrica remota.

Tratamentos neuromoduladores

Os tratamentos neuromoduladores, que afetam a atividade cerebral por meio de correntes elétricas ou campos magnéticos, podem ser não invasivos e usar dispositivos atualmente disponíveis no mercado. Eles também podem ser usados para tratar e prevenir ataques.

A EMT não invasiva usando um dispositivo portátil aplicado na parte de trás da cabeça pode aliviar a enxaqueca aguda. Um dispositivo que usa uma pulseira para fornecer um estímulo elétrico indolor na pele (chamado neuromodulação elétrica remota) pode aliviar a dor aguda da enxaqueca. Um dispositivo portátil que produz estimulação do nervo vago de forma não invasiva também é eficaz.

A estimulação do nervo trigêmeo, com um dispositivo aplicado na testa, pode ser usada em pacientes ≥ 18 anos de idade para tratar crises agudas de enxaqueca (com ou sem aura) ou para reduzir a frequência das crises.

Dispositivos neuromoduladores não invasivos não produzem efeitos adversos significativos. Os tratamentos invasivos tendem a estar disponíveis apenas em centros especializados e apresentam riscos mais elevados do que os não invasivos.[12,13]

CEFALEIA TENSIONAL

A cefaleia tensional é muito frequente, com uma prevalência ao longo da vida na população em geral que varia de 30% a 78%, dependendo do estudo, e têm um impacto socioeconômico muito alto.

Embora esse tipo de cefaleia fosse considerado principalmente psicogênico, vários estudos surgiram após a publicação da primeira edição da Classificação Internacional de Transtornos de Cefaleia, que sugeriram fortemente a possibilidade de uma base neurobiológica, pelo menos para os subtipos mais graves de cefaleia tensional.

Os mecanismos exatos da cefaleia tensional são desconhecidos. Os mecanismos de dor periférica estão mais provavelmente envolvidos na cefaleia tensional episódica infrequente e na cefaleia tensional episódica frequente, enquanto os mecanismos de dor central desempenham um papel mais importante na cefaleia tensional crônica. A sensibilidade dos músculos pericranianos à palpação manual é o achado anormal mais significativo observado em pacientes com cefaleia do tipo tensional. Essa sensibilidade geralmente ocorre entre os ataques, piora durante a cefaleia e aumenta com a intensidade e a frequência do ataque. A sensibilidade pericraniana é facilmente sentida pela palpação manual usando movimentos rotatórios e pressão firme com os dedos indicador e médio nos músculos frontal, temporal, masseter, pterigóideo, esternocleidomastóideo, esplênio e trapézio.

Sinais e sintomas de cefaleia tensional

A dor de uma cefaleia do tipo tensional é geralmente leve a moderada e muitas vezes descrita como penetrante. Essas cefaleias originam-se na região occipital ou frontal bilateralmente e se espalham por toda a cabeça.[14]

Ao contrário das enxaquecas, as cefaleias tensionais não são acompanhadas de náuseas ou vômitos e não pioram com atividade física, luz, sons ou cheiros.

Os gatilhos potenciais para cefaleia tensional crônica incluem:

- Distúrbios do sono.
- Estresse.
- Disfunção da ATM.
- Dor no pescoço.
- Cansaço visual.

Cefaleias episódicas podem durar de 30 minutos a vários dias. Tipicamente, elas começam várias horas depois de acordar e pioram conforme o dia avança. Raramente despertam os pacientes do sono.

As cefaleias crônicas podem variar de intensidade ao longo do dia, mas estão sempre presentes.

Cefaleia tensional episódica infrequente

Episódios de cefaleia pouco frequentes, geralmente bilaterais, com dor tensional ou opressiva leve a moderada, com duração de minutos a dias. Essa dor não piora com atividade física normal nem está associada a náuseas, mas pode ocorrer fotofobia ou fonofobia.

Critérios de diagnóstico

a. Pelo menos 10 episódios de cefaleia ocorrendo em média menos de 1 dia por mês (menos de 12 dias por ano) e atendendo aos critérios de B a D.
b. Cefaleia com duração de 30 minutos a 7 dias.
c. Ao menos 2 das 4 características a seguir:
   1. Localização bilateral.
   2. Qualidade opressiva ou tensa (não pulsátil).
   3. Intensidade leve ou moderada.
   4. Não piora com atividades físicas normais, como caminhar ou subir escadas.
d. Ambas as seguintes características:
   1. Sem náuseas ou vômitos.
   2. Pode estar associada à fotofobia ou fonofobia (não a ambas).
e. Nenhuma explicação melhor por outro diagnóstico da ICHD-III.[6]

Cefaleia tensional episódica frequente

Episódios frequentes de cefaleia, geralmente bilaterais, com tensão leve a moderada ou dor opressiva que dura de minutos a dias. Essa dor não piora com atividade física normal nem está associada a náuseas, mas pode ocorrer fotofobia ou fonofobia.

Critérios de diagnóstico

a. Pelo menos 10 episódios de cefaleia ocorrendo em média 1 a 14 dias ao mês durante mais de 3 meses (≥ 12 < 180 dias ao ano) e atendendo aos critérios de B a D.
b. Cefaleia com duração de 30 minutos a 7 dias.
c. Ao menos 2 das 4 características a seguir:
   1. Localização bilateral.
   2. Qualidade opressiva ou tensa (não pulsátil).
   3. Intensidade leve ou moderada.
   4. Não piora com atividades físicas normais, como caminhar ou subir escadas.
d. Ambos os seguintes:
   1. Sem náuseas ou vômitos.
   2. Pode estar associada à fotofobia ou fonofobia (não a ambas).
e. Nenhuma explicação melhor por outro diagnóstico da ICHD-III.[6]

Cefaleia tensional crônica

Essa modalidade evolui de uma cefaleia tensional episódica frequente, com episódios de cefaleia diários ou muito frequentes, geralmente de localização bilateral, com dor opressiva ou tensional de intensidade leve a moderada e duração de minutos a dias, ou sem remissão. Essa dor não piora com atividade física habitual mas poderia estar associada a náuseas leves, fotofobia ou fonofobia.

Critérios de diagnóstico

a. Cefaleia que ocorre em média ≥ 15 dias por mês por mais de 3 meses (≥ 180 dias por ano) e atendem aos critérios B a D.
b. Duração de minutos a dias, ou sem remissão.
c. Ao menos duas das quatro características a seguir:
   1. Localização bilateral.
   2. Qualidade opressiva ou tensa (não pulsátil).
   3. De intensidade leve ou moderada.
   4. Não piora com atividades físicas normais, como caminhar ou subir escadas.
d. Ambos os seguintes:
   1. Apenas uma de fotofobia, fonofobia ou náuseas leves.
   2. Nem náuseas moderadas nem graves nem vômitos.
e. Nenhuma explicação melhor por outro diagnóstico da ICHD-III.[6]

A cefaleia tensional crônica é resultado da evolução ao longo do tempo de uma cefaleia tensional episódica frequente; quando esses critérios de A a E são atendidos para uma cefaleia que é inequivocamente diária e sem remissão menos de 24 horas após o início, ela é classificada como cefaleia persistente diária de novo.

Tanto a cefaleia tensional crônica quanto a enxaqueca crônica exigem que a cefaleia ocorra pelo menos 15 dias por mês.

Tratamento da cefaleia tensional

- Analgésicos.
- Às vezes, intervenções comportamentais e psicológicas.
- Para cefaleias crônicas tensionais, amitriptilina.

Alguns medicamentos usados para prevenir enxaquecas, especialmente a amitriptilina, podem ajudar a prevenir cefaleias tensionais crônicas.

Para a maioria das cefaleias tensionais leves a moderadas, os analgésicos ácido acetilsalicílico (AAS) e paracetamol podem proporcionar alívio. Massagem na área acometida pode ser útil.

Intervenções comportamentais e psicológicas (p. ex., técnicas de relaxamento e gestão do estresse) são frequentemente utilizadas e são eficazes, especialmente quando combinadas com tratamento medicamentoso.[15]

CEFALEIAS TRIGEMINO-AUTONÔMICAS

As cefaleias trigemino-autonômicas compartilham as características clínicas da cefaleia, que costuma localizar-se lateralmente e, geralmente, com sinais autonômicos parassimpáticos-cranianos proeminentes que, novamente, são localizados lateralmente e homolateralmente à cefaleia. Estudos experimentais e de imagem funcional humana sugerem que essas síndromes ativam um reflexo trigeminal parassimpático normal, com sinais clínicos de disfunção craniana simpática sendo secundários.

Cefaleia em salvas

Ataques estritamente unilaterais de dor intensa na região orbital, supraorbital, temporal ou qualquer combinação desses locais, com duração de 15 a 180 minutos, ocorrendo com uma frequência que varia de um ataque a cada 2 dias a oito ataques por dia. A dor está associada à injeção conjuntival homolateral, lacrimejamento, congestão nasal, rinorreia, sudorese frontal ou facial, miose, ptose ou edema palpebral e/ou inquietação ou agitação.

Critérios de diagnóstico

a. Pelo menos cinco crises que atendem aos critérios de B a D.
b. Dor unilateral de intensidade intensa ou muito intensa na região orbital, supraorbitária ou temporal, com duração de 15 a 180 minutos sem tratamento.
c. Um ou ambos os seguintes:
    1. Pelo menos um dos seguintes sintomas ou sinais, homolaterais à cefaleia:
        a. Injeção e/ou lacrimejamento conjuntival.
        b. Congestão nasal e/ou rinorreia.
        c. Edema palpebral.
        d. Sudorese frontal e facial.
        e. Vermelhidão frontal e facial.
        f. Sensação de obstrução nos ouvidos.
        g. Miose e/ou ptose.
    2. Inquietação ou agitação.
d. A frequência dos ataques varia de uma vez a cada 2 dias a oito vezes por dia, durante mais da metade do tempo em que o distúrbio está ativo.
e. Nenhuma explicação melhor por outro diagnóstico da ICHD-III.[6]

Os ataques ocorrem em séries e duram semanas ou meses (as chamadas "salvas"), separados por períodos de remissão que geralmente duram meses ou anos. Cerca de 10% a 15% dos pacientes sofrem de cefaleia em salvas crônica sem esses períodos de remissão.

A dor da cefaleia em salvas é mais intensa nas regiões orbital, supraorbital, temporal ou qualquer combinação dessas regiões, mas pode irradiar para outras regiões da cabeça. Durante os piores ataques, a intensidade da dor é insuportável. Os pacientes geralmente não conseguem permanecer em decúbito dorsal e, caracteristicamente, deambulam incessantemente. A dor quase invariavelmente recorre no mesmo lado da cabeça durante um surto isolado.

A idade de início geralmente é entre 20 e 40 anos. Por razões desconhecidas, os homens são acometidos três vezes mais que as mulheres.

Ataques agudos envolvem ativação da substância cinzenta hipotalâmica posterior. Em 5% dos casos, a cefaleia em salvas pode ser transmitida de forma autossômica dominante.

Foram descritos casos de pacientes apresentando cefaleia em salvas e neuralgia do trigêmeo (às vezes, conhecida como síndrome cluster-tic). Ambos os diagnósticos devem ser atribuídos a eles. A importância dessa observação reside no fato de que ambos os distúrbios devem ser tratados para livrar o paciente da dor.

Cefaleia em salvas episódica

Crises de cefaleia em salvas que ocorrem em períodos que duram de 7 dias a 1 ano, separadas por fases sem dor que duram pelo menos 1 mês.

Critérios de diagnóstico

a. Ataques que atendem aos critérios para cefaleia em salvas e ocorrem em grupos (períodos de salvas).
b. Pelo menos dois períodos de salvas com duração de 7 dias a 1 ano (sem tratamento), separados por períodos de remissão sem dor com duração de um mês ou mais.

Cefaleia em salvas crônica

Crises de cefaleia em salvas que ocorrem por mais de um 1 ano sem períodos de remissão ou com períodos de remissão com duração inferior a 1 mês.

Critérios de diagnóstico

a. Ataques que atendem aos critérios para cefaleia em salvas e ao critério B.
b. Nenhum período de remissão ou com remissões durando menos de 1 mês por pelo menos um ano.

Hemicrania paroxística

Ataques de dor intensa, estritamente unilateral, na região orbital, supraorbital, temporal ou qualquer combinação desses locais, com duração de 2 a 30 minutos, ocorrendo várias vezes ao dia. As crises estão associadas à injeção conjuntival ipsilateral, lacrimejamento, congestão nasal, rinorreia, sudorese frontal ou facial, miose, ptose e/ou edema palpebral. Elas remitem completamente com indometacina.

Critérios de diagnóstico

a. Pelo menos 20 ataques que atendem aos critérios B a E.
b. Dor unilateral intensa na região orbital, supraorbital ou temporal, com duração de 2 a 30 minutos.
c. Pelo menos um dos seguintes sintomas ou sinais, ipsilateral à dor:
   1. Injeção conjuntival ou lacrimejamento.
   2. Congestão nasal ou rinorreia.
   3. Edema palpebral.
   4. Sudorese frontal e facial.
   5. Vermelhidão frontal e facial.
   6. Sensação de obstrução nos ouvidos.
   7. Miose e/ou ptose.
d. Os ataques ocorrem com uma frequência acima de cinco por dia durante mais da metade do tempo.
e. Os episódios respondem completamente a doses terapêuticas de indometacina.
f. Nenhuma explicação melhor por outro diagnóstico da ICHD-III.[6]

Em um adulto, a dose inicial de indometacina oral deve ser de pelo menos 150 mg/dia, podendo ser aumentada, se necessário, para 225 mg/dia. A dose injetável é de 100 mg a 200 mg. Geralmente são utilizadas doses de manutenção mais baixas.

Ao contrário das cefaleias em salvas, não há predominância masculina.

Normalmente, a hemicrania paroxística começa na idade adulta, embora casos na infância também tenham sido descritos.

Hemicrania paroxística episódica

Crises de hemicrania paroxística que ocorrem em períodos que duram de 7 dias a 1 ano, separados por fases de remissão que duram pelo menos 1 mês.

Critérios de diagnóstico

a. Ataques que atendem aos critérios para Hemicrania Paroxística e que se manifestam em grupos.
b. Pelo menos dois surtos com duração de 7 dias a 1 ano (sem tratamento), separados por períodos de remissão com duração de um mês ou mais.

Hemicrania paroxística crônica

Crises de hemicrania paroxística que ocorrem por mais de 1 ano sem períodos de remissão ou com períodos de remissão com duração inferior a 1 mês.

Critérios de diagnóstico

a. Ataques que atendem aos critérios para Hemicrania Paroxística e critério B.
b. Manifestam-se sem período de remissão, ou com remissões que duram menos de 1 mês por pelo menos 1 ano.

Cefaleia neuralgiforme unilateral de curta duração

Crises de cefaleia moderada a intensa, estritamente unilateral, com duração de segundos a minutos e ocorrendo pelo menos uma vez ao dia, geralmente associadas a lacrimejamento profuso e vermelhidão do olho ipsilateral.

Critérios de diagnóstico

a. Pelo menos 20 ataques que atendem aos critérios B a D.
b. Ataques de dor unilateral, moderada a intensa, na distribuição orbital, supraorbital, temporal e/ou trigeminal, com

duração entre 1 e 600 segundos, na forma de uma única dor aguda, uma série de dores agudas ou um padrão em dente de serra.

c. Pelo menos um dos seguintes sintomas ou sinais autonômicos cranianos, ipsilateral à dor:
   1. Injeção conjuntival e lacrimejamento.
   2. Congestão nasal ou rinorreia.
   3. Edema palpebral.
   4. Sudorese frontal e facial.
   5. Vermelhidão frontal e facial.
   6. Sensação de obstrução nos ouvidos.
   7. Miose e/ou ptose.
d. Os ataques ocorrem pelo menos uma vez/dia durante mais da metade do tempo em que o transtorno está ativo.
e. Nenhuma explicação melhor por outro diagnóstico da ICHD-III.[6]

Episódios mais duradouros são caracterizados por um padrão múltiplo de pontadas ou dente de serra.

A ICHD-III (beta) reconhece dois subtipos de cefaleia neuralgiforme unilateral de curta duração: cefaleia neuralgiforme unilateral com injeção conjuntival e lacrimejamento (SUNCT) e cefaleia neuralgiforme unilateral de curta duração com sintomas autonômicos (SUNA). Embora SUNCT possa ser uma subforma de SUNA, mais pesquisas são necessárias. Enquanto isso, cada uma delas é classificada como um subtipo separado.

SUNCT e SUNA geralmente são desencadeadas por manobras locais, sem período refratário. Isso contrasta com a neuralgia do trigêmeo, que costuma apresenta um período refratário após cada ataque.

Hemicrania contínua

Cefaleia persistente estritamente unilateral associada à injeção conjuntival, lacrimejamento, congestão nasal, rinorreia, sudorese frontal e facial, miose, ptose ou edema palpebral ipsilateral e/ou inquietação ou agitação. A cefaleia responde completamente à indometacina.

Critérios de diagnóstico

a. Cefaleia unilateral que atende aos critérios B a D.
b. Duração superior a 3 meses, com exacerbações de intensidade pelo menos moderada.
c. Qualquer 1 ou 2 dos seguintes:
   1. Pelo menos um dos seguintes sintomas ou sinais, homolaterais a cefaleia:
      a. Injeção conjuntival ou lacrimejamento.
      b. Congestão nasal ou rinorreia.
      c. Edema palpebral.
      d. Sudorese frontal e facial.
      e. Vermelhidão frontal e facial.
      f. Sensação de obstrução nos ouvidos.
      g. Miose e/ou ptose.
   2. Sensação de inquietação ou agitação, ou dor que piora com o movimento.
d. Responde completamente a doses terapêuticas de indometacina.
e. Nenhuma explicação melhor por outro diagnóstico da ICHD-III.[6]

Na hemicrania contínua, é comum observar sintomas de enxaqueca, como fotofobia ou fonofobia. Hemicrania contínua e hemicrania paroxística compartilham a resposta absoluta à indometacina.

Tratamento de cefaleias trigeminoautonômicas

A hemicrania paroxística crônica e a hemicrania contínua, em contraste com a cefaleia neuralgiforme unilateral de curto prazo e a cefaleia em salvas (e enxaqueca), respondem drasticamente à indometacina, mas não a outros AINEs.[16]

Para abortar ataques, triptanos, di-hidroergotamina parenteral ou oxigênio a 100%. Para profilaxia de longo prazo da febre em salvas episódica, verapamil, lítio, topiramato, divalproex ou uma combinação destes, ou galcanezumabe.

As crises agudas de cefaleia em salvas podem ser interrompidas por injeções de triptano ou di-hidroergotamina, zolmitriptano nasal ou oxigênio a 100% administrado por máscara facial sem reinalação. Além disso, evidências sugerem que ataques agudos de cefaleia em salvas episódica podem ser tratados com um dispositivo portátil que produz estimulação não invasiva do nervo vago.

Todos os pacientes com cefaleia em salvas necessitam de agentes preventivos por conta de sua frequência, gravidade e ação incapacitante. Prednisona (p. ex., 60 mg por via oral [VO] uma vez ao dia) ou um bloqueio do nervo occipital maior (com um anestésico local [AL] e um corticosteroide) podem fornecer prevenção rápida e transitória, enquanto agentes preventivos de ação mais lenta (p. ex., verapamil, lítio, topiramato, divalproex) são iniciados. Galcanezumabe (um anticorpo monoclonal que se liga ao ligante do CGRP) geralmente é usado quando outros tratamentos para cefaleias em salvas episódicas são ineficazes.

A estimulação transcutânea não invasiva do nervo supraorbital, administrada por meio de um dispositivo aplicado na testa, pode reduzir a frequência de cefaleias em salvas, assim como a estimulação não invasiva do nervo vago.[17-19]

Cefaleia por uso excessivo de medicamentos

A cefaleia que ocorre 15 dias ou mais por mês como resultado do abuso habitual de medicamentos para cefaleia aguda ou sintomática (por 10 dias ou mais ou 15 ou mais dias por mês, dependendo do medicamento) por um período de mais de 3 meses. Geralmente, mas nem sempre, ela se resolve quando o abuso de medicamentos é interrompido.

Critérios de diagnóstico

a. Cefaleia que ocorre 15 dias ou mais por mês em um paciente com cefaleia preexistente.
b. Abuso habitual por mais de 3 meses de um ou mais medicamentos que podem ser administrados como tratamento agudo e/ou sintomático da dor de cabeça.
c. Nenhuma explicação melhor por outro diagnóstico da ICHD-III.[6]

Pacientes com um distúrbio de cefaleia primária preexistente que, juntamente com o uso excessivo de medicamentos, desenvolvem um novo tipo de cefaleia ou uma piora dos sintomas anteriores e também atendem aos critérios para cefaleia sintomática por uso excessivo de medicamentos (ou um de seus subtipos) devem receber esse diagnóstico e o diagnóstico do distúrbio de cefaleia preexistente.

A cefaleia sintomática por uso excessivo de medicamentos é uma interação entre um medicamento usado em excesso e um paciente suscetível. Entre aqueles com cefaleias primárias previamente diagnosticadas, a maioria tem enxaqueca ou cefaleia tensional (ou ambas).

O diagnóstico de cefaleia sintomática por uso excessivo de medicamentos é de enorme importância na prática clínica. Aproximadamente metade dos pacientes com cefaleias durante 15 dias ou mais por mês durante um período de mais de 3 meses sofre de cefaleia sintomática por uso excessivo de medicamentos. Evidências mostram que a maioria dos pacientes com esse transtorno melhora com a retirada da medicação que usam em excesso, bem como com a resposta ao tratamento preventivo. Uma parte fundamental do tratamento de cefaleias sintomáticas por uso excessivo de medicamentos é fornecer conselhos e orientações simples sobre suas causas e consequências. Muitas vezes, basta um simples folheto informativo para prevenir ou interromper o abuso de medicamentos.

Etiologia da cefaleia por uso excessivo de medicamentos

Os medicamentos mais comuns tomados por pacientes com cefaleias por uso excessivo de medicamentos são:

- Opioides.
- Analgésicos contendo butalbital.
- AAS ou paracetamol tomados com cafeína.
- Ergotamina.
- Triptanos.
- Outros AINEs também podem causar dores de cabeça por uso excessivo de medicamentos.

Acredita-se que o mecanismo da cefaleia por uso excessivo de medicamentos inclua uma sensibilização do SNC semelhante à que ocorre na enxaqueca.

Uma maior prevalência de dependência de substâncias em pessoas com cefaleia por uso excessivo de medicamentos sugere um componente comportamental. Uma predisposição genética também pode ser identificada.

Tratamento de cefaleias por uso excessivo de medicamentos

- Medicamentos para prevenir a cefaleia subjacente.
- Abstinência de medicamentos para cefaleia usados em excesso.
- Uso de medicamentos de resgate (p. ex., antipsicóticos, corticosteroides, di-hidroergotamina) para cefaleia durante o período de abstinência.
- Terapia cognitiva.
- Biofeedback.
- Educação.

Um paciente com cefaleia por uso excessivo de medicamentos pode ser tratado como paciente ambulatorial ou internado; às vezes, são necessários medicamentos intravenosos. Pacientes com cefaleia por conta do uso excessivo de opioides devem ser tratados em ambiente hospitalar.

Os medicamentos preventivos (p. ex., topiramato, onabotulinumtoxina A, erenumabe, epitinezumabe, fremanezumabe, galcanezumabe) geralmente são iniciados primeiro, e o medicamento usado em excesso é então interrompido abruptamente. A exceção são os pacientes que tomam altas doses de opioides, barbitúricos ou benzodiazepínicos; para estes, pode ser necessário reduzir gradualmente a dose do medicamento (ao longo de 2 a 4 semanas).

Os primeiros sintomas após a interrupção de opioides, barbitúricos ou benzodiazepínicos incluem náusea, inquietação, ansiedade e insônia. Além disso, a interrupção de qualquer tipo de analgésico pode causar aumento na frequência, duração e/ou intensidade das cefaleias. Esses sintomas podem durar alguns dias ou até 4 semanas.

Um medicamento de resgate é usado para tratar a cefaleia por abstinência; os medicamentos de resgate são os mesmos que os medicamentos de transição.

Os fármacos de transição são usados para ajudar a prevenir os sintomas de cefaleia por abstinência se a descontinuação do medicamento usado em excesso, o uso de fármacos de resgate e fármacos preventivos forem considerados improváveis de serem bem-sucedidos.[20]

Os fármacos de transição incluem:

- AINEs.
- Corticosteroides.
- Diidroergotamina.
- Proclorperazina.
- Clonidina (preferida se o medicamento usado em excesso for um opioide).
- Fenobarbital (usado para prevenir convulsões de abstinência se o medicamento usado em excesso for um barbitúrico).

Uma vez tratada a cefaleia por uso excessivo de medicamentos, os pacientes devem ser instruídos a limitar o uso agudo de todos os fármacos para episódios de cefaleia da seguinte maneira:

- Para AINEs: < 6 dias/mês.
- Para triptanos, ergotamina ou analgésicos combinados: < 4 dias/mês.
- O uso de fármacos que o paciente usou de maneira abusiva no passado é desencorajado.
- Terapia cognitiva, *biofeedback* (p. ex., *biofeedback* eletromiográfico frontal) e educação são úteis.

Cefaleia atribuída a distúrbios dos dentes ou da mandíbula

Cefaleia causada por um distúrbio na região dentária ou maxilar.

Critérios de diagnóstico

a. Qualquer cefaleia que atenda ao critério C.
b. Há evidências clínicas, laboratoriais ou de imagem que confirmam um distúrbio ou lesão dentária ou mandibular que causa cefaleia.
c. A causalidade é demonstrada por pelo menos dois dos seguintes:
   1. A cefaleia desenvolve-se em relação temporal ao início do distúrbio ou ao aparecimento da lesão.
   2. Um ou ambos os seguintes:
      a. A cefaleia piorou de maneira significativa simultaneamente ao agravamento do distúrbio ou lesão.
      b. A cefaleia melhorou ou regrediu simultaneamente com a melhora ou remissão do distúrbio ou lesão.
   3. A cefaleia piora quando se aplica pressão na lesão.

4. No caso de distúrbio ou lesão unilateral, a localização da cefaleia é homolateral à condição.

d. Nenhuma explicação melhor por outro diagnóstico da ICHD-III.[6]

Distúrbios dentários geralmente causam dor nos dentes e/ou no rosto e raramente causam cefaleias. No entanto, a dor de dente pode irradiar e causar cefaleias difusas. A causa mais comum de cefaleias atribuídas a distúrbios dentários ou da mandíbula é a periodontite ou pericoronarite, resultante de infecções ou irritações traumáticas ao redor da dentição parcial de um dente do siso inferior.

Cefaleia atribuída à disfunção temporomandibular

Cefaleia causada por um distúrbio nas estruturas da região temporomandibular.

Critérios de diagnóstico

a. Qualquer cefaleia que atenda ao critério C.
b. Há evidências clínicas e/ou de imagem que confirmam um processo patológico da ATM, dos músculos mastigatórios ou de suas estruturas associadas.
c. A causalidade é demonstrada por pelo menos dois dos seguintes:
    1. A cefaleia desenvolve-se em relação temporal ao início da doença temporomandibular.
    2. Um ou ambos os seguintes:
        a. A cefaleia piorou de maneira significativa simultaneamente ao agravamento do distúrbio temporomandibular (DTM).
        b. A cefaleia melhorou significativamente ou regrediu simultaneamente com a melhora ou remissão da disfunção temporomandibular.
    3. A cefaleia ocorre ou piora com movimentos maxilares ativos, movimentos passivos nos limites dos movimentos da mandíbula e/ou manobras provocativas nas estruturas temporomandibulares, como aplicar pressão na ATM e nos músculos mastigatórios circundantes.
    4. Em caso de disfunção temporomandibular unilateral, a localização da cefaleia é homolateral.
d. Nenhuma explicação melhor por outro diagnóstico da ICHD-III.[6]

As cefaleias atribuídas à disfunção temporomandibular costumam ser mais intensas nas áreas pré-auriculares da face, nos músculos masseteres e na região temporal. Os fatores que causam dor incluem deslocamento de disco, osteoartrite, hipermobilidade articular e dor miofascial regional. Cefaleias atribuídas à disfunção temporomandibular tendem a ser unilaterais quando o complexo temporomandibular está causando a dor, mas podem ser bilaterais quando há envolvimento muscular. É comum que a dor irradie para o rosto.

O diagnóstico da disfunção temporomandibular pode ser complicado, com alguma controvérsia sobre a importância relativa dos exames clínicos e radiográficos. Recomenda-se a utilização dos critérios diagnósticos desenvolvidos pela Rede Internacional do Consórcio RDC/TMD e pelo Grupo de Interesse Especial em Dor Orofacial.

Em razão da tensão muscular, há uma sobreposição entre a cefaleia atribuída à disfunção temporomandibular e a cefaleia tensional. Quando o diagnóstico de disfunção temporomandibular não é claro, a cefaleia deve ser classificada como cefaleia do tipo tensional ou um de seus subtipos.

DOR OROFACIAL

Até a atual Classificação Internacional de Dor Orofacial,[21] não havia uma classificação completa e internacionalmente aceita de dor orofacial. Embora, anatomicamente, o rosto seja claramente parte da cabeça, há muitos casos de diagnósticos incorretos e tratamentos incorretos que uma classificação diagnóstica clara poderia ter ajudado a evitar. Os limites anatômicos e as demarcações de especialidades médicas associadas (Neurologia, Oftalmologia, Otorrinolaringologia) contribuem para o problema. Por exemplo, a International Headache Society (IHS) define dor facial como "dor abaixo da linha orbitomeatal, anterior à aurícula e acima do pescoço". Outras definições de dor facial incluem adicionalmente a testa, enquanto o termo "dor orofacial" inclui necessariamente todas as estruturas da cavidade oral. Ao mesmo tempo, a cefaleia geralmente se refere às regiões orofaciais e vice-versa. As "cefaleias" podem estar localizadas exclusivamente na região orofacial, causando dificuldades diagnósticas significativas, enquanto as dores orofaciais que se referem à cabeça apresentam fenótipos clínicos complexos.

Dor orofacial atribuída a distúrbios das estruturas dentoalveolares e anatomicamente relacionadas

Dor orofacial causada por doença, lesão ou funcionamento anormal da polpa dentária, periodonto, gengiva, mucosa oral, glândulas salivares ou tecido ósseo maxilar, ou pelo funcionamento normal da polpa dentária que indica risco de dano dentário.

Dor originada nas estruturas dentoalveolares e associadas é o motivo mais comum de queixas de dor na região orofacial. Em geral, a dor é de natureza nociceptiva e/ou inflamatória e costuma ser aguda, o que significa que dura menos de 3 meses. Quando o distúrbio subjacente é tratado adequadamente, o sintoma de dor não persiste por um período prolongado.

Dor de dente

Dor causada por lesões ou distúrbios que afetam um ou mais dentes e/ou suas estruturas imediatamente circundantes e de suporte: polpa dentária, periodonto e gengivas.

Dor na mucosa oral, glândulas salivares e ossos maxilares

Dor causada por uma lesão ou distúrbio que afeta tecidos orais e periorais não dentais: a mucosa oral, as glândulas salivares e os tecidos ósseos da mandíbula.

Dor orofacial miofascial

DTM é um termo usado para descrever uma série de distúrbios dolorosos e não dolorosos que afetam os músculos da mastigação, a ATM e estruturas adjacentes.[21]

Em relação à referência de dor, é amplamente reconhecido e aceito que tanto a dor aguda quanto a crônica nos músculos orofaciais podem estar associadas a esse fenômeno clínico (ou seja, a dor é percebida em um local diferente da origem do estímulo nociceptivo ou prejudicial). O significado fisiopatológico disso permanece obscuro, assim como as implicações terapêuticas. Entretanto, do ponto de vista diagnóstico, continua sendo importante distinguir a dor referida da dor local.

Dor orofacial miofascial primária

Dor nos músculos mastigatórios, com ou sem comprometimento funcional, não atribuível a outro distúrbio.[21]

Dor orofacial miofascial secundária

Dor miofascial causada por um distúrbio subjacente (inflamação, infecção ou espasmo muscular).[21]

Dor na articulação temporomandibular

Assim como a dor miofascial, a dor na ATM foi dividida em subtipos primários e secundários de acordo com a classificação de condições de dor crônica da Associação Internacional para o Estudo da Dor (IASP, do inglês International Association for the Study of Pain). Nas condições de dor primária, a etiologia ou causa específica não pode ser determinada (ou seja, são idiopáticas), embora possa haver conhecimento substancial sobre seus mecanismos fisiopatológicos. Em condições de dor secundária, a dor é secundária ou causada por outra condição ou causa médica conhecida.

Dor primária na articulação temporomandibular

Dor localizada na ATM, que ocorre em repouso ou durante o movimento ou palpação da mandíbula, sem distúrbio causal conhecido.[21]

Dor secundária na articulação temporomandibular

Dor localizada na ATM e causada por outro distúrbio identificado, como inflamação (por conta, por exemplo, de trauma, infecção, deposição de cristais ou distúrbio autoimune), sensibilização tecidual, alterações estruturais (como osteoartrite, deslocamento ou subluxação de disco) ou lesão.[21]

Tratamento da síndrome da dor miofascial temporomandibular

- Analgésicos leves.
- Dispositivos orais.

- Possível uso temporário de um ansiolítico ou ciclobenzaprina na hora de dormir.
- Injeções em pontos-gatilho e outras modalidades de terapia física e comportamental.

Um aparelho oral fornecido pelo dentista pode evitar que os dentes se toquem e, assim, reduzir os danos causados pelo bruxismo. Protetores bucais moldáveis por calor vendidos sem receita (você deve fervê-los e mordê-los para moldá-los) estão disponíveis em muitas lojas de artigos esportivos ou farmácias. No entanto, esses tipos de dispositivos devem ser usados brevemente e apenas como ferramentas de diagnóstico de curto prazo. Como esses protetores bucais podem causar movimentação dentária indesejada ou estimular um aumento paradoxal na atividade muscular, os aparelhos orais devem, idealmente, ser fabricados, ajustados e ajustados por um dentista.

Baixas doses de benzodiazepínico na hora de dormir costumam ser eficazes para exacerbações agudas e alívio temporário dos sintomas. A ciclobenzaprina pode facilitar o relaxamento muscular. Entretanto, em pacientes com distúrbios do sono associados, como apneia do sono, ansiolíticos e relaxantes musculares devem ser usados com cautela, pois podem agravar essas condições. Analgésicos leves, como AINEs ou paracetamol, são indicados, individualmente ou em combinação. Como a condição é crônica, os opioides não devem ser usados, exceto por breves períodos durante exacerbações agudas. Em alguns casos de dor crônica, medicamentos antidepressivos são úteis sob supervisão médica.

O paciente deve aprender a abandonar o comportamento parafuncional (p. ex., apertar a mandíbula, ranger os dentes) quando acordado. Alimentos duros e gomas de mascar devem ser evitados. Fisioterapia, *feedback* para melhorar o relaxamento e aconselhamento ajudam alguns pacientes.

As modalidades físicas incluem injeções em pontos-gatilho, estimulação elétrica nervosa transcutânea (TENS) e o procedimento de "borrifar e esticar", no qual a mandíbula é aberta amplamente após resfriar a pele sobre a área dolorida com gelo ou borrifar um líquido de resfriamento da pele, como cloreto de etila. A toxina botulínica pode ser usada com sucesso para aliviar espasmos musculares.[22]

Dor orofacial atribuída à lesão ou doença do nervo craniano

Dor atribuída à lesão ou doença do nervo trigêmeo

Neuralgia do trigêmeo

Um distúrbio caracterizado por dores breves, recorrentes, unilaterais, semelhantes a choques elétricos, com início e término abruptos, limitadas à distribuição de uma ou mais divisões do nervo trigêmeo e desencadeadas por estímulos inócuos. Pode desenvolver sem causa aparente ou ser resultado de outro distúrbio. Além disso, pode haver ou não dor concomitante e contínua de intensidade moderada na(s) divisão(ões) acometida(s).

Critérios de diagnóstico

a. Paroxismos recorrentes de dor facial unilateral na distribuição de uma ou mais divisões do nervo trigêmeo, sem irradiação além, e atendendo aos critérios B e C.
b. A dor tem todas as seguintes características:
   1. dura de uma fração de segundo a 2 minutos.
   2. Intensidade severa.
   3. Tipo de choque elétrico, disparo, punhalada ou qualidade perfurante.
c. Precipitado por estímulos inócuos dentro da distribuição trigeminal afetada.
d. Nenhuma explicação melhor por outro diagnóstico da ICHD-III.[6]

Neuralgia trigeminal clássica

Neuralgia do trigêmeo que se desenvolve sem causa aparente além da compressão neurovascular.

Critérios de diagnóstico

a. Paroxismos recorrentes de dor unilateral que atendem aos critérios para Neuralgia do trigêmeo.
b. Demonstração em ressonância magnética (RM) ou durante cirurgia de compressão neurovascular (não simplesmente contato), com alterações morfológicas na raiz do nervo trigêmeo.

Neuralgia do trigêmeo secundária

Neuralgia do trigêmeo causada por uma doença subjacente. O exame clínico mostra alterações sensoriais em uma porcentagem substancial desses pacientes.

Neuralgia trigeminal idiopática

Neuralgia do trigêmeo sem testes eletrofisiológicos ou RM mostrando anormalidades significativas.

Tratamento da neuralgia do trigêmeo

Geralmente anticonvulsivantes. A neuralgia do trigêmeo é tratada com carbamazepina na dose de 200 mg por via oral 3 ou 4 vezes/dia, o que geralmente é eficaz por períodos prolongados; inicia-se com 100 mg por via oral duas vezes/dia e a dose é aumentada em 100 mg a 200 mg ao dia até que a dor seja controlada (dose máxima diária de 1.200 mg).

Se a carbamazepina não for eficaz ou produzir efeitos adversos, um dos seguintes medicamentos orais pode ser tentado:

- Oxcarbazepina.
- Lamotrigina.
- Gabapentina.
- Baclofeno.
- Fenitoína.
- Amitriptilina.

O bloqueio do nervo periférico proporciona alívio temporário. A toxina botulínica pode ser injetada entre a epiderme e a derme, nos pontos-gatilho onde a dor é sentida ou ao longo do trajeto dos ramos nervosos envolvidos. Esse tratamento pode ser benéfico, mas os dados são limitados.

Se a dor persistir intensa apesar das medidas anteriores, tratamentos de neuroablação são considerados. Entretanto, sua eficácia pode ser transitória e a melhora pode ser seguida por dor recorrente, mais intensa do que os episódios anteriores. A cirurgia que alivia a dor pode causar dormência facial. Dormência dolorosa (anestesia dolorosa) também pode ocorrer; aparece em 4% dos pacientes após uma rizotomia.

Em uma craniectomia da fossa posterior, um pequeno curativo pode ser colocado para separar a alça vascular pulsante da raiz do trigêmeo (chamada descompressão microvascular ou procedimento de Jannetta). Na radiocirurgia com *Gamma Knife*, a radiação gama é focada na porção proximal do nervo trigêmeo, onde ele sai do tronco encefálico; esse procedimento interrompe os sinais de dor enviados ao cérebro. As lesões podem ser realizadas com substâncias eletrolíticas ou químicas ou compressão por balão do gânglio trigêmeo (gasseriano) através de uma agulha colocada percutaneamente com estereotaxia. Ocasionalmente, as fibras do nervo trigêmeo entre o gânglio de Gasser e o tronco cerebral são seccionadas.[23]

Outras dores neuropáticas do trigêmeo

Dor facial na distribuição de um ou mais ramos do nervo trigêmeo causada por outro distúrbio e indicativa de dano neuronal. A dor primária geralmente é contínua ou quase contínua, e é comumente descrita como queimação, aperto, dor intensa ou semelhante a formigamento. Podem ocorrer breves paroxismos de dor sobrepostos, mas estes não são o tipo predominante de dor. Essa combinação é distinta daquela da neuralgia do trigêmeo. Há alterações somatossensoriais clinicamente detectáveis na distribuição trigeminal, e alodínia mecânica e hiperalgesia/alodínia ao frio são comuns.

Dor neuropática do trigêmeo atribuída ao herpes Zóster

Dor facial unilateral com duração inferior a 3 meses na distribuição de um ou mais ramos do nervo trigêmeo, causada e associada a outros sintomas e/ou sinais clínicos de herpes Zóster agudo.

Critérios de diagnóstico

a. Dor facial unilateral na distribuição de um ou mais ramos do nervo trigêmeo, com duração inferior a 3 meses.
b. Um ou mais dos seguintes:
   1. A erupção herpética ocorreu na mesma distribuição trigeminal (que a dor).
   2. O vírus da VZV foi detectado no LCR por reação em cadeia da polimerase (PCR).
   3. O ensaio de imunofluorescência direta para antígeno do VZV ou o ensaio

de PCR para DNA do VZV é positivo em células obtidas da base das lesões

c. Nenhuma explicação melhor por outro diagnóstico de ICOP ou ICHD-III.

O herpes Zóster acomete o gânglio trigêmeo em 10% a 15% dos casos, e a divisão oftálmica (V1) destaca-se em cerca de 80% dos pacientes.

Raramente, a dor não é seguida de erupção cutânea (Zoster sine herpete). O diagnóstico nesses casos é confirmado pela detecção de DNA do VZV por PCR no líquido cefalorraquidiano. A dor neuropática do trigêmeo atribuída ao herpes Zóster geralmente é do tipo queimação, pontadas, formigamento ou dor, e é acompanhada de alodínia cutânea. O herpes Zóster oftálmico pode estar associado à paralisia do terceiro, quarto e sexto nervos cranianos. É comum em pacientes imunocomprometidos, ocorrendo em aproximadamente 10% dos pacientes com linfoma e 25% dos pacientes com doença de Hodgkin.

Neuralgia trigeminal pós-herpética

Dor facial unilateral persistente ou recorrente por pelo menos 3 meses na distribuição de um ou mais ramos do nervo trigêmeo, com alterações sensoriais variáveis, causada por herpes Zóster. Apesar do nome preferido há muito tempo, a neuralgia pós-herpética é, na verdade, uma neuropatia, pois foram demonstradas alterações anatômicas significativas no nervo, no gânglio e na raiz nervosa. Na neuralgia pós-herpética do trigêmeo, também há evidências de que a inflamação se estende ao complexo do tronco encefálico do trigêmeo. Após o herpes Zóster agudo, a neuralgia pós-herpética é mais prevalente em idosos. A primeira divisão do nervo trigêmeo é mais comumente acometida na neuralgia do trigêmeo pós-herpética, mas a segunda e a terceira divisões também podem estar envolvidas. Em geral, a dor da neuralgia pós-herpética é queimação e coceira, esta última às vezes muito proeminente e extremamente incômoda. Também é comum que pacientes com neuralgia pós-herpética apresentem um claro déficit sensorial e alodínia mecânica provocada pela escovação no território afetado. Muitos pacientes, no entanto, apresentam pouca perda sensorial e, em vez disso, apresentam respostas mais intensas a estímulos térmicos e/ou pontuais.

Dor neuropática trigeminal pós-traumática

Dor facial ou oral unilateral ou bilateral, causada por trauma no nervo trigêmeo ou nervo, acompanhada de outros sintomas e/ou sinais clínicos de disfunção do nervo trigêmeo, e que persiste ou recorre por mais de 3 meses. Anteriormente era conhecida como Anestesia dolorosa ou Neuropatia trigeminal pós-traumática dolorosa, mas esses termos foram substituídos por dor neuropática trigeminal pós-traumática.

Critérios de diagnóstico

a. Dor, em uma área neuroanatomicamente plausível dentro da distribuição de um ou ambos os nervos trigêmeos, persistente ou recorrente por mais de 3 meses e atende aos critérios C e D.
b. Os dois seguintes:
   1. Histórico de lesão mecânica, térmica, por radiação ou química nos nervos trigêmeos periféricos.
   2. Confirmação do teste diagnóstico de lesão/lesões do nervo trigêmeo periférico que explica a dor.
c. Início dentro de 6 meses da lesão.
d. Associado a sintomas e/ou sinais somatossensoriais na mesma distribuição neuroanatomicamente plausível.
e. E. Nenhuma explicação melhor por outro diagnóstico de ICOP ou ICHD-III.

Os testes que confirmam uma lesão ou doença relevante que afeta o nervo trigêmeo podem incluir, por exemplo, confirmação cirúrgica ou radiológica de compressão ou lesão do nervo, estudos de condução nervosa, potenciais evocados por laser, reflexo de piscar ou confirmação de uma biópsia de pele com redução dos terminais das fibras nervosas. Os achados positivos nessas investigações podem fornecer pistas diagnósticas importantes sobre a origem da dor. Entretanto, é necessário levar em consideração todos os aspectos clínicos e diagnósticos da dor.

A gravidade das lesões nervosas pode variar de leve a grave. Isso inclui traumas externos e lesões iatrogênicas causadas por tratamentos odontológicos, como injeções de anestésicos locais, canais radiculares, extrações, cirurgia oral, implantes dentários, cirurgia ortognática e outros procedimentos invasivos.

Especificamente, após lesão pós-ganglionar induzida por radiação, a dor neuropática pode aparecer após mais de 3 meses.

Os sintomas ou sinais somatossensoriais podem ser negativos (p. ex., hipestesia e/ou hipalgesia) e/ou positivos (p. ex., hiperalgesia e/ou alodínia). Deve-se notar que sinais somatossensoriais positivos não são específicos para neuropatia. Sinais somatossensoriais negativos ou positivos consistentes com a distribuição da dor podem ser suficientes para indicar a presença de uma lesão do nervo trigêmeo. O exame clínico é complementado por exames laboratoriais, como testes sensoriais quantitativos.

Dor atribuída a lesão ou doença do nervo glossofaríngeo

Neuralgia do glossofaríngeo

Um distúrbio caracterizado por dor aguda, breve e unilateral, de início e término súbitos, nas distribuições não apenas do nervo glossofaríngeo, mas também dos ramos auricular e faríngeo do nervo vago. A dor é sentida no ouvido, na base da língua, na fossa amigdaliana e/ou abaixo do ângulo da mandíbula. Geralmente é desencadeada pela deglutição, fala ou tosse e pode apresentar remissão e recidiva de forma semelhante à neuralgia do trigêmeo.

Critérios de diagnóstico

a. Ataques paroxísticos recorrentes de dor unilateral na distribuição do nervo glossofaríngeo e que atendem ao critério B.
b. A dor tem todas as seguintes características:
   1. Dura de alguns segundos a 2 minutos.
   2. Intensidade severa.
   3. Tipo de choque elétrico, disparo, punhalada ou qualidade perfurante.
   4. Precipitado pela deglutição, tosse, fala ou bocejo.
c. Nenhuma explicação melhor por outro diagnóstico de ICOP ou ICHD-III.

A neuralgia do glossofaríngeo pode ocorrer junto com a neuralgia do trigêmeo.

O nervo laríngeo superior é um ramo do nervo vago. A neuralgia laríngea superior apresenta-se de maneira semelhante à neuralgia glossofaríngea em termos de localização e pode ser clinicamente difícil de distinguir. Os exames de imagem podem mostrar compressão neurovascular do nervo glossofaríngeo. Antes que a neuralgia do glossofaríngeo comece, você pode sentir sensações desagradáveis nas áreas afetadas por semanas ou vários meses.

A dor na neuralgia do glossofaríngeo pode irradiar e envolver o olho, o nariz, o queixo ou o ombro. Pode ser grave o suficiente para que os pacientes percam peso por conta da dor ao engolir alimentos. Em casos raros, as crises de dor estão associadas a sintomas vagais, como tosse, rouquidão ou síncope e/ou bradicardia. Alguns autores propõem distinguir entre as subformas faríngeas, otálgicas e vagais da neuralgia, e sugeriram usar o termo neuralgia vagoglossofaríngea quando a dor é acompanhada de assistolia, convulsões e síncope.

O exame clínico geralmente não apresenta alterações sensoriais na distribuição dos nervos, mas se forem encontrados déficits sensoriais leves, eles não invalidam o diagnóstico. Um reflexo de vômito reduzido/ausente deve levar a investigações etiológicas para distúrbios do nervo glossofaríngeo.

Tratamento da neuralgia do glossofaríngeo

O tratamento para a neuralgia do glossofaríngeo é o mesmo que para a neuralgia do trigêmeo (p. ex., carbamazepina, oxcarbazepina, lamotrigina, gabapentina, pregabalina, fenitoína, amitriptilina). O bloqueio do trajeto do nervo glossofaríngeo e/ou da parede faríngea com um AL pode prevenir ataques e pode ser usado inicialmente para aliviar a dor enquanto se espera que um medicamento oral faça efeito.

Se os agentes orais forem ineficazes, os anestésicos locais podem proporcionar alívio. Por exemplo, lidocaína tópica aplicada na faringe pode proporcionar alívio temporário. Entretanto, pode ser necessária uma cirurgia para descomprimir o nervo de uma artéria pulsante (descompressão microvascular). Se a dor estiver restrita à faringe, a cirurgia pode ser limitada à porção extracraniana do nervo. Se a dor for difusa, a cirurgia deve envolver a porção intracraniana do nervo.[24]

Dores orofaciais semelhantes a apresentações de cefaleia primária

Na prática clínica, muitas vezes podemos observar pacientes que parecem tipificar o cruzamento entre enxaquecas, cefaleias Tensionais e Cefaleias trigeminoautonômicas no nível orofacial.

Enxaqueca orofacial

Dor episódica ou crônica exclusivamente na região orofacial, sem cefaleia, com as características e aspectos associados da enxaqueca descritos na ICHD-III.

Dor orofacial do tipo tensional

Dor episódica ou crônica exclusivamente na região orofacial, sem cefaleia, com as características e aspectos associados da cefaleia do tipo tensional descritos na ICHD-III.

Dor orofacial autonômica trigeminal

Ataques de dor, exclusivamente na região orofacial, sem cefaleia, com as características e aspectos associados de um distúrbio descrito em cefaleias autonômicas do trigêmeo na ICHD-III.

Dor orofacial neurovascular

Ataques de dor intraoral moderada a intensa, de duração variável, sem cefaleia, frequentemente acompanhados de sintomas semelhantes aos da dor de dente, com sintomas autonômicos e/ou de enxaqueca leves. Duas subformas são representadas por pacientes com ataques relativamente curtos (1 a 4 horas) e aqueles com ataques mais longos (> 4 horas).

Dor orofacial idiopática

Dor intraoral ou facial unilateral ou bilateral na distribuição de um ou mais ramos do(s) nervo(s) trigêmeo(s) cuja etiologia é desconhecida. A dor geralmente é persistente, de intensidade moderada, mal localizada e descrita como surda, opressiva ou ardente.

Síndrome da boca ardente

Sensação de queimação intraoral ou disestesia, recorrente diariamente por mais de 2 horas por dia por mais de 3 meses, sem lesões causais evidentes no exame clínico e investigação. Anteriormente era conhecida como Estomatodínia, Glossodínia (quando limitada à língua) ou Síndrome Primária da boca ardente.

Dor facial idiopática persistente

Dor facial persistente, com características variáveis, recorrente diariamente por mais de 2 horas por dia por mais de 3 meses, na ausência de déficit neurológico clínico ou evento causal precedente. Anteriormente conhecida como Dor Facial Atípica.

Critérios de diagnóstico

a. Dor facial que atende aos critérios B e C.
b. Recorrente diariamente durante > 2 horas/dia durante mais de 3 meses.
c. A dor tem as duas características seguintes:
   1. Mal localizada e não segue a distribuição de um nervo periférico.
   2. Qualidade maçante, dolorosa ou irritante.
d. Os exames clínico e radiográfico são normais e as causas locais foram excluídas.
e. Nenhuma explicação melhor por outro diagnóstico de ICOP ou ICHD-III.

Antes de 3 meses, se todos os outros critérios forem atendidos, o diagnóstico é feito como provável dor DFIP.

A dor pode ser descrita como profunda ou superficial e pode irradiar do rosto para a boca ou vice-versa. Com o tempo, pode se espalhar para uma área maior da região craniocervical.

A dor pode aumentar e ser agravada pelo estresse.

A avaliação somatossensorial clínica com punção ou percepção tátil leve pode muito raramente revelar alterações somatossensoriais leves. A dor nociplástica reflete uma alteração no processamento do sistema somatossensorial e pode estar presente e relacionada a uma alteração no sistema modulador inibitório da dor.

Os pacientes podem relatar uma pequena cirurgia ou uma lesão no rosto, maxilar, dentes ou gengivas, mas exames clínicos e radiográficos não revelam nenhuma causa local demonstrável.

NEURALGIA DO NERVO INTERMEDIÁRIO (NERVO FACIAL)

Um distúrbio raro caracterizado por breves paroxismos de dor sentidos profundamente no canal auditivo, às vezes irradiando para a região parieto-occipital. Pode se desenvolver sem causa aparente ou como uma complicação do herpes Zóster.

Neuralgia clássica do nervo intermediário

Neuralgia do nervo intermediário que se desenvolve sem causa aparente.

Critérios de diagnóstico

a. Pelo menos três ataques de dor unilateral que atendem aos critérios B e C.
b. A dor está localizada no canal auditivo, às vezes irradiando para a região parieto-occipital.
c. A dor tem pelo menos 3 das 4 características a seguir:
   1. Recorrente em ataques paroxísticos com duração de alguns segundos a minutos.
   2. Intensidade severa.
   3. disparo, punhalada ou cortante em termos de qualidade.
   4. precipitada pela estimulação de uma área de gatilho na parede posterior do canal auditivo e/ou na região periauricular.
d. Nenhum déficit neurológico clinicamente evidente.
e. Nenhuma explicação melhor por outro diagnóstico da ICHD-III.[6]

Tendo em vista a inervação complexa e sobreposta do ouvido externo, derivada dos nervos trigêmeo (auriculotemporal), facial (intermediário), glossofaríngeo, vago e segundo craniano, a atribuição de neuralgias a um único nervo pode não ser fácil nessa região do corpo se um contato neurovascular específico não puder ser visualizado.

Neuropatia secundária do nervo intermediário atribuída ao herpes Zóster agudo

Conhecida como síndrome de Ramsay Hunt, é uma dor unilateral sentida profundamente no canal auditivo, às vezes irradiando para a região parieto-occipital, associada à paresia facial e causada pelo herpes Zóster do nervo intermediário.

Critérios de diagnóstico

a. Dor facial unilateral que atende ao critério C.
b. Ocorreu uma erupção herpética no ouvido e/ou mucosa oral, no território do nervo intermediário.
c. Prova de causalidade demonstrada pelos dois seguintes:
   1. A dor precedeu a erupção herpética por mais de sete dias.
   2. A dor está localizada na distribuição do nervo intermediário.
d. D. Características clínicas da paresia facial periférica.
e. E. Nenhuma explicação melhor por outro diagnóstico da ICHD-III.[6]

Embora o nervo craniano VII seja principalmente um nervo motor que contém fibras eferentes viscerais especiais que inervam os músculos faciais, um pequeno número de fibras sensoriais e parassimpáticas também está presente. Essas fibras sensoriais fornecem inervações sensoriais à pele do meato auditivo externo, partes da mucosa nasal e nasofaríngea e aos dois terços anteriores da língua. Quando o nervo intermediário e seu gânglio geniculado associado são infectados pelo vírus herpes Zóster, ocorre uma síndrome clínica conhecida como síndrome de Ramsey Hunt. Nessa síndrome, lesões de herpes Zóster no ouvido ou na mucosa oral acompanhadas de paresia facial são patognomônicas.

Pacientes com neuralgia do nervo intermediário fazem todo o possível para evitar qualquer contato com as áreas-gatilho. Por outro lado, pessoas com outros tipos de dor facial, como disfunção da ATM, tendem a esfregar constantemente a área afetada ou aplicar calor ou frio nela. Pacientes com neuralgia do nervo intermediário descontrolada geralmente necessitam de hospitalização para controle imediato da dor.

Em analogia ao tratamento da neuralgia do trigêmeo, recomenda-se primeiramente um ensaio terapêutico com medicamentos anticonvulsivantes (carbamazepina, gabapentina, oxcarbazepina, lamotrigina ou fenitoína).

Entretanto, a base de evidências para tal abordagem é muito escassa e, em particular, a terapia conservadora de longo prazo muitas vezes se mostrou difícil e insatisfatória.

A compressão do nervo intermediário e do gânglio geniculado por artérias aberrantes pode causar neuralgia do nervo intermediário. A descompressão microvascular dessas estruturas neurais de maneira análoga ao procedimento de Janneta pode proporcionar alívio sintomático drástico. A secção do nervo intermediário é o tratamento invasivo de escolha para os pacientes com neuralgia do nervo intermediário que não responderam ao tratamento farmacológico conservador e aos procedimentos de descompressão microvascular.[25,26] A secção do nervo intermediário isoladamente proporciona excelente alívio da dor em 75% a 90% dos casos.

O desafio terapêutico de um paciente com herpes Zóster agudo envolvendo o gânglio geniculado é duplo:

- Proporcionar alívio imediato da dor aguda e dos sintomas.
- Prevenir complicações, incluindo neuralgia pós-herpética.

É consenso da maioria dos especialistas em dor que quanto mais cedo o tratamento for iniciado no curso natural da doença, menor será a probabilidade de o paciente desenvolver neuralgia pós-herpética. Como pacientes mais velhos correm maior risco de desenvolver neuralgia pós-herpética, o tratamento agressivo precoce desses pacientes é obrigatório.

O bloqueio neural simpático com anestésicos locais e esteroides por meio do bloqueio do gânglio estrelado parece ser o tratamento de escolha para aliviar os sintomas do herpes Zóster agudo envolvendo o gânglio geniculado e para prevenir o desenvolvimento de neuralgia pós-herpética. Acredita-se que o bloqueio do nervo simpático atinge esses objetivos ao bloquear a estimulação simpática profunda resultante da inflamação viral do nervo e do gânglio geniculado. Se não for tratada, essa hiperatividade simpática pode causar isquemia secundária à diminuição do fluxo sanguíneo no leito capilar intraneural. Se essa isquemia persistir, forma-se edema endoneural, o que aumenta a pressão endoneural e causa redução adicional no fluxo sanguíneo endoneural, com danos nervosos irreversíveis.

Para otalgia refratária pós-síndrome de Ramsay Hunt, bloqueios de nervos periféricos foram propostos.[27,28]

Neuralgia do nervo auricular maior

O nervo auricular maior é o maior ramo sensorial do plexo cervical, originando-se de fibras do ramo ventral primário do segundo e terceiro nervos cervicais. Em um ponto imediatamente inferior e lateral ao nervo occipital menor, o nervo auricular maior perfura a fáscia cervical e passa para cima e para frente e então se curva ao redor do músculo esternocleidomastóideo. Ele fornece inervação sensorial cutânea para ambas as superfícies da orelha, do canal auditivo externo, do ângulo da mandíbula e da pele que recobre uma parte da glândula parótida.

A neuralgia do auricular maior é uma doença muito rara cuja etiopatogenia é desconhecida. Pode ser idiopática ou secundária a cirurgia ou trauma de cabeça e pescoço, ou pressão prolongada no pescoço. O diagnóstico é fundamentado principalmente na história e no exame físico, incluindo sua natureza intermitente, elétrica e em uma região localizada da pele.

Critérios de diagnóstico:

Ataques paroxísticos de dor unilateral na distribuição do nervo auricular maior e preenchendo os critérios de B a D a seguir:

a. A dor tem pelo menos 2 das 3 características seguintes:
    1. Ataques paroxísticos recorrentes com duração de alguns segundos a minutos.
    2. Grave em intensidade.
    3. Elétrico, tipo corte.
b. A dor está associada a uma das seguintes características:
    1. Disestesia e/ou alodínia durante estimulação da área de inervação.
    2. Precipitação por rotação do pescoço.
    3. Sensibilidade ou tinel ao longo do curso do nervo sobre o esternocleidomastóideo.
c. A dor é temporariamente aliviada pelo bloqueio anestésico do nervo acometido.

d. Nenhuma explicação melhor por outro diagnóstico da ICHD-III.[6]

Em pacientes com neuralgia, girar a cabeça para o lado oposto causa dor no dermátomo do nervo auricular maior. O bloqueio nervoso guiado por ultrassom com AL e esteroides pode ser uma boa opção de tratamento em casos resistentes a medicamentos.[29]

Neuralgia do nervo auriculotemporal

O nervo auriculotemporal surge da parte posterior da divisão mandibular do nervo trigêmeo (V3), quando este sai da base do crânio através do forame oval e passa para a fossa infratemporal. De lá, ele sobe ao longo dos vasos temporais superficiais na lateral do rosto.

Ele fornece inervação somatossensorial para a cápsula da ATM, a pele pré-auricular e temporal, parte do meato auditivo externo e pavilhão auricular, superfície externa da membrana timpânica e fibras secretomotoras para a glândula parótida.

Em razão de sua raridade, a ICHD-III não possui uma categoria específica para a neuralgia auriculotemporal, pois ela é classificada como "neuralgia de outros ramos terminais".

Os critérios diagnósticos são:

a. Dor na distribuição de um ramo periférico do nervo trigêmeo, exceto os nervos nasociliar e supraorbitário.
b. Sensibilidade no nervo acometido.
c. A dor é eliminada com bloqueio anestésico ou ablação do nervo.

Neuralgia occipital

Dor paroxística, lancinante, unilateral ou bilateral, na parte posterior do couro cabeludo, na distribuição dos nervos occipitais maior, menor ou terceiro, às vezes acompanhada de diminuição da sensibilidade ou disestesia na área acometida e comumente associada à sensibilidade no nervo ou nervos envolvidos.

Critérios de diagnóstico

a. Dor unilateral ou bilateral que atende aos critérios de B a E.
b. A dor está localizada na distribuição dos nervos occipitais maior, menor e/ou terceiro.
c. A dor tem 2 das 3 características a seguir:
    1. Recorrente em ataques paroxísticos com duração de alguns segundos a minutos.
    2. Intensidade severa.
    3. Disparos, punhaladas ou objetos cortantes em termos de qualidade.
d. A dor está associada aos dois seguintes:
    1. Disestesia e/ou alodínia aparente durante estimulação inócua do couro cabeludo e/ou cabelo.
    2. Um ou ambos os seguintes:
        a. Dor à palpação sobre os ramos nervosos acometidos
        b. Pontos-gatilho na emergência do nervo occipital maior ou na área de distribuição de C2
e. A dor é temporariamente aliviada pelo bloqueio anestésico do nervo acometido.
f. Nenhuma explicação melhor por outro diagnóstico da ICHD-III [6]

A dor da neuralgia occipital pode atingir a área fronto-orbitária por meio de conexões interneuronais trigeminocervicais nos núcleos trigeminais espinhais. A neuralgia occipital deve ser diferenciada da dor referida occipital decorrente das articulações atlantoaxiais ou zigapofisárias superiores ou de pontos-gatilho sensíveis nos músculos do pescoço ou suas inserções.

Há duas categorias importantes de doenças sobre as quais os médicos devem estar cientes. Primeiro, tumores, infecções e anomalias congênitas (p. ex., malformação de Arnold-Chiari) devem ser distinguidos. É crucial diagnosticar esses distúrbios. Se os médicos não os detectarem, uma situação devastadora pode ocorrer.

Para o exame físico do nervo occipital maior, o paciente deve estar sentado com o pescoço ligeiramente flexionado, com o examinador apoiando a testa com a mão que não examina. Com a mão examinadora, coloque o dedo médio na base da linha média da cabeça para identificar o local do forame magno.

O dedo indicador é colocado na junção do tendão conjunto. Então, o polegar palpará a área lateral ao tendão conjunto, aproximadamente 3 cm inferior e 1,5 cm lateral à protuberância occipital. Se uma área de parestesia se desenvolver e reproduzir a dor e os sintomas do paciente, o nervo occipital maior provavelmente é a fonte.

Atualmente, ainda não há um consenso claro sobre o tratamento da neuralgia occipital. Os métodos de tratamento incluem medicamentos, procedimentos intervencionistas e, em casos refratários, procedimentos neurocirúrgicos. Educação, apoio ao paciente e tranquilização também são componentes importantes do tratamento.

O tratamento farmacológico pode incluir antidepressivos tricíclicos, inibidores de recaptação de serotonina, anticonvulsivantes (p. ex., carbamazepina, oxicarbamazepina, gabapentina, pregabalina) e opioides. Os AINEs e o paracetamol tendem a ter efeitos transitórios. O infliximabe demonstrou alguns benefícios.

A injeção de agente AL com esteroide pode ser usada para fins terapêuticos. Esse método geralmente tem efeito transitório, mas em alguns casos (15% a 36%) a redução da dor pode durar vários meses.[30]

A injeção de toxina botulínica pode aliviar a dor aguda e penetrante associada à neuralgia occipital, embora não a dor surda, e melhorar a qualidade de vida por vários meses.[31]

A radiofrequência pulsada demonstrou controle da dor em curto e médio prazo e os parâmetros utilizados foram: voltagem de saída de 40 V a 60 V; frequência de 2 Hz; pulsos de 20 ms em um ciclo de 1 segundo, 120 segundos/ciclo; faixa de impedância 150 W a 500 W; e temperatura de platô de 42 °C.[32-35]

O tratamento cirúrgico da neuralgia occipital pode ser considerado quando um paciente não responde adequadamente a terapias médicas, como injeções repetidas, ou procedimentos minimamente invasivos, como tratamento de radiofrequência pulsada. Neurólise do nervo occipital (com ou sem transecção do músculo oblíquo inferior), gangliotomia C2, ganglionectomia C2, rizotomia C2 a C3, descompressão da raiz C2 a C3 e neurectomia foram historicamente introduzidas em pacientes refratários a medicamentos.

A neurólise do nervo occipital maior parece proporcionar alívio seguro e duradouro da dor em pacientes selecionados com cefaleias crônicas causadas por essa neuralgia.[36]

Recentemente, resultados bem-sucedidos foram relatados com a neuroestimulação do nervo occipital no tratamento da neuralgia occipital, incluindo também cefaleias intratáveis, como cefaleia cervicogênica, enxaqueca transformada, hemicrania contínua e cefaleias em salvas. Essa técnica de estimulação consiste na inserção subcutânea de eletrodos na região C1 a C2 da coluna cervical posterior.

Referências bibliográficas

1. Piovesan EJ, Kowacs PA, Oshinsky ML. Convergence of cervical and trigeminal sensory afferents. Curr Pain Headache Rep. 2003;7(5):377-83.
2. Nicholas M, Vlaeyen JWS, Rief W, et al. The IASP classification of chronic pain for ICD-11: chronic primary pain. Pain 2019;160(1):28-37.
3. Treede RD, Rief W, Barke A, et al. Chronic pain as a symptom or a disease: the IASP classification of chronic pain for the international classification of diseases (ICD11). Pain. 2019;160(1):19-27.
4. Silberstein SD. Abordaje del paciente con cefalea. 2023. [2025 Mar. 17]. Disponível em: https://www.msdmanuals.com/es/professional/trastornos-neurológicos/cefalea/abordaje-del-paciente-con-cefalea.
5. Vos T, Flaxman AD, Naghavi M, Lozano R, et al. Years lived with disability (YLD) for 1160 sequelae of 289 diseases and injuries 1990–2010: A systematic analysis for the global burden of disease study 2010. Lancet 2012;380:2163-96.
6. Headache Classification Committee of the International Headache Society (IHS). The International Classification of Headache Disorders, 3. ed. (beta version). Cephalalgia. 2013;33(9):629-808. doi: 10.1177/0333102413485658.
7. Silberstein SD. Migraña. Manual MSD versión para profesionales [Internet]. 2023 [actualizado 17 Mar 2025; citado 25 Mar 2025]. Disponible en: https://www.msdmanuals.com/es/professional/trastornos-neurol%C3%B3gicos/cefalea/migra%C3%B1a#Signos-y-s%C3%ADntomas_v1040377_es
8. Seguel JMT, Fuenzalida CA, Sandoval LPCMF. Tratamiento de la crisis en migraña. En: Dr. Alex Espinoza Giacomozzi y Dra. M. Loreto Cid Jeffs (Eds). Migraña crónica: una visión global de este gran desafío para manejar nuestros pacientes. Chile: Ediciones de la Sociedad de Neurología, Psiquiatría y Neurocirugía de Chile. 2020:5:61-76.

9. Pringsheim T, Davenport WJ, Marmura MJ, Schwedt TJ, Silberstein S. How to apply the AHS evidence assessrnent of the acute treatment of migraine in adults to your patient with migraine. Headache. 2016;56(7):1194-200.
10. Newman LC. Why triptan treatment can fail: focus on gastrointestinal manifestations of migraine. Headache 2013;53(1):11-6.
11. Viana M, Genazzani AA, Terrazzino S, Nappi G, Goadsby PJ. Triptan nonresponders: do they exist and who are they? Cephalalgia. 2013;33(11):891-6.
12. Miller S, Sinclair AJ, Davies B, Matharu M. Neurostimulation in the treatment of primary headaches. Pract Neurol. 2016;16(5):362-75. doi: 10.1136/practneurol-2015-001298.
13. Lipton RB, Dodick DW, Silberstein SD, et al: Single-pulse transcranial magnetic stimulation for acute treatment of migraine with aura: a randomised, double-blind, parallel-group, sham-controlled trial. Lancet Neurol. 2010;9:373-80. doi: 10.1016/S1474-4422(10)70054-5.
14. Silberstein SD. Cefaleia tensional. Manual MSD versión para profesionales [Internet]. 2023 [actualizado 17 Mar 2025; citado 25 Mar 2025]. Disponible en: https://www.msdmanuals.com/es/professional/trastornos-neurol%C3%B3gicos/cefalea/cefalea-tensional.
15. Silberstein SD. Cefalea tensional - Diagnóstico. Manual MSD versión para profesionales [Internet]. 2023 [actualizado 17 Mar 2025; citado 25 Mar 2025]. Disponible en: https://www.msdmanuals.com/es/professional/trastornos-neurol%C3%B3gicos/cefalea/cefalea-tensional#Diagn%C3%B3stico_v1040533_es.
16. Silberstein SD. Cefaleia en racimos. Manual MSD. 2023. [2025 Mar. 17]. Disponível em: https://www.msdmanuals.com/es/professional/trastornos-neurol%C3%B3gicos/cefalea/cefalea-en-racimos.
17. Silberstein SD, Mechtler LL, Kudrow DB, et al. Non-invasive vagus nerve stimulation for the acute treatment of cluster headache: Findings from the randomized, double-blind, sham-controlled ACT1 study. Headache 2016;56(8):1317-32. doi: 10.1111/head.12896.
18. Miller S, Sinclair AJ, Davies B, Matharu M. Neurostimulation in the treatment of primary headaches. Pract Neurol 2016;16(5):362-75. doi: 10.1136/practneurol-2015-001298.
19. Gaul C, Diener H, Solbach K, et al. EHM-TI-0364. Non-invasive vagus nerve stimulation using Gammacore® for prevention and acute treatment of chronic cluster headache: report from the randomized phase of the PREVA study. J Headache and Pain. 2014;15(1):I7.
20. Silberstein SD. Cefalea por abuso de medicación - Tratamiento. Manual MSD versión para profesionales [Internet]. 2023 [25 Mar 2025]. Disponível em: https://www.msdmanuals.com/es/professional/trastornos-neurol%C3%B3gicos/cefalea/cefalea-por-abuso-de-medicaci%C3%B3n#Tratamiento_v47945226_es.
21. International Classification of Orofacial Pain, 1st edition (ICOP). Cephalalgia. 2020 Feb;40(2):129-221. doi: 10.1177/0333102419893823. PMID: 32103673.
22. Klasser GD. Síndrome del dolor miofascial temporomandibular. Manual MSD versión para profesionales [Internet]. 2023 [25 Mar 2025]. Disponível em: https://www.msdmanuals.com/es/professional/trastornos-odontol%C3%B3gicos/trastornos-temporo-mandibulares/s%C3%ADndrome-del-dolor-miofascial-temporomandibular#Tratamiento_v951017_es.
23. Rubi M. Neuralgia del trigémino [Internet]. Manual MSD; 2023 [2025 Mar 17]. Disponível em: https://www.msdmanuals.com/es/professional/trastornos-neurol%C3%B3gicos/trastornos-neurooftalmol%C3%B3gicos--y-de-los-pares-craneanos/neuralgia-del--trig%C3%A9mino?query=neuralgia%20del%20trig%C3%A9mino#Tratamiento_v1042876_es.
24. Rubi M. Neuralgia del glosofaríngeo [Internet]. Manual MSD; 2023 [2025 Mar 17]. Disponível em: https://www.msdmanuals.com/es/professional/trastornos-neurol%C3%B3gicos/trastornos-neurooftalmol%C3%B3gicos-y-de-los-pares-craneanos/neuralgia-del-glosofar%C3%ADngeo#Diagn%C3%B3stico_v1043006_es.
25. Tubbs RS, Steck DT, Mortazavi MM, Cohen-Gadol AA. The nervus intermedius: a review of its anatomy, function, pathology, and role in neurosurgery. World Neurosurg. 2013;79(5-6):763-7.
26. Tubbs RS, Mosier KM, Cohen-Gadol AA. Geniculate neuralgia. Clinical, radiologic, and intraoperative correlates. World Neurosurg. 2013;80(6):e353-7.
27. Jacques N, Karoutsos S, Aubry K, Nathan-Denizot N. Peripheral nerve block efficacy on refractory neuralgia complicating Ramsay Hunt syndrome: a case report. A A Pract. 2019;13:215-7.
28. Kim YS, Son JS, Lee H, Doo AR. A case report of refractory otalgia after Ramsay Hunt syndrome successfully treated by applying pulsed radiofrequency to the great auricular nerve: a CARE-compliant article. Medicine. 2021;100:39(e27285).
29. Jeon Y, Kim S. Treatment of great auricular neuralgia with real-time ultrasound-guided great auricular nerve block: a case report and

review of the literature. Medicine (Baltimore). 2017;96(12):e6325.
30. Anthony M. Headache and the greater occipital nerve. Clin Neurol Neurosurg. 1992;94:297-301.
31. Kapural L, Stillman M, Kapural M, McIntyre P, Guirgius M, Mekhail N. Botulinum toxin occipital nerve block for the treatment of severe occipital neuralgia: a case series. Pain Pract. 2007;7:337-40.
32. Navani A, Mahajan G, Kreis P, Fishman SM. A case of pulsed radiofrequency lesioning for occipital neuralgia. Pain Med. 2006;7:453-6.
33. Choi HJ, Oh IH, Choi SK, Lim YJ. Clinical outcomes of pulsed radiofrequency neuromodulation for the treatment of occipital neuralgia. J Korean Neurosurg Soc. 2012;51:281-5.
34. Huang JH, Galvagno SM Jr, Hameed M, Wilkinson I, Erdek MA, Patel A, et al. Occipital nerve pulsed radiofrequency treatment: a multi-center study evaluating predictors of outcome. Pain Med. 2012;13:489-97.
35. Vanelderen P, Rouwette T, De Vooght P, Puylaert M, Heylen R, Vissers K, et al. Pulsed radiofrequency for the treatment of occipital neuralgia: a prospective study with 6 months of follow-up. Reg Anesth Pain Med. 2010;35:148-51.
36. Ducic I, Hartmann EC, Larson EE. Indications and outcomes for surgical treatment of patients with chronic migraine headaches caused by occipital neuralgia. Plast Reconstr Surg. 2009;123:1453-61.

Cefaleia em Salvas

73

Pedro Hilton de Andrade Filho
Caio de Paula Ribeiro
João Fernando Paulichenco Mantoan

INTRODUÇÃO

A cefaleia em salvas é um tipo primário de cefaleia autonômica trigeminal que cursa com crises de cefaleia intensa e dor hemifacial, frequentemente acompanhada de sintomas autonômicos cranianos. É aceita como uma das piores dores do corpo humano, superando em intensidade as dores de partos ou ferimentos como fraturas ou perfurações de arma de fogo.[1]

A definição de cefaleia em salvas que a diferenciou das demais cefaleias, em especial da migrânea, foi inicialmente descrita em 1926.[2] No entanto, ao longo dos quase 100 anos desde sua descrição, houve inúmeros avanços na compreensão de seus mecanismos fisiopatológicos, de suas características e de seus métodos diagnósticos.[3]

A prevalência de cefaleia em salvas descrita na literatura é bastante variável, de 41 a 381 indivíduos a cada 100 mil habitantes.[4-6] Esse tipo de cefaleia apresenta uma predominância em homens maior que em mulheres, com relações de frequência que variam de 2 a 9:1, a depender da população analisada, e usualmente tem início por volta dos 30 anos de idade.[6-8] Apesar de não ser considerada uma condição rara, seu diagnóstico, frequentemente, impõe dificuldades a médicos não especialistas; assim, muitos pacientes são diagnosticados de forma tardia.[9]

O risco de desenvolvimento de cefaleia em salvas é significativamente maior em pessoas que têm parentes com a mesma condição, um aumento de risco de 5 a 18 vezes em relação à população geral.[10] O tabagismo também é um fator que aumenta não apenas a predisposição como também a gravidade das cefaleias em salvas.[11,12]

DIAGNÓSTICO

A 3ª edição da *International Classification of Headache Disorders* (ICHD-3) é a principal ferramenta utilizada para o diagnóstico em cefaleias mundialmente.[13] O uso dessa classificação permitiu a criação de critérios diagnósticos mundialmente utilizados. Segundo a ICHD-3, o diagnóstico de cefaleia em salvas se baseia exclusivamente em critérios clínicos, sem a necessidade de exames complementares. Define-se cefaleia em salvas com base nos critérios:

a. Pelo menos cinco ataques preenchendo os critérios B-D.
b. Dor unilateral severa ou muito severa, na região orbital, supraorbital e/ou temporal, com duração de 15 a 180 minutos (quando não tratada).

c. Um ou ambos os seguintes:
   1. Pelo menos um dos seguintes sintomas ou sinais, ipsilateral à cefaleia:
      - Injeção conjuntival (vermelhidão nos olhos) e/ou lacrimejamento.
      - Congestão nasal e/ou rinorreia (coriza).
      - Edema palpebral (inchaço da pálpebra).
      - Sudorese na testa e no rosto.
      - Miose (contração da pupila) e/ou ptose (queda da pálpebra).
   2. Sensação de inquietação ou agitação.

d. Ocorre com uma frequência de um ataque a cada 2 dias até oito ataques/dia.

e. Não é mais bem-explicado por outro diagnóstico da ICHD-3.

Além do mais, dois terços dos pacientes com cefaleia em salvas podem apresentar sintomas migranosos como náusea, vômitos, fotofobia e fonofobia, mas esses sintomas não são utilizados como critérios diagnósticos.

Adicionalmente, a cefaleia em salvas pode ser dividida em dois tipos principais de acordo com a frequência e o padrão de ataques: **episódica**; e **crônica**.[13] A ICHD-3 define essas formas da seguinte maneira:

- Cefaleia em salvas episódica (80%): caracteriza-se por períodos (ou "ciclos") de ataques que duram de **7 dias a 1 ano**, seguidos por **remissões** (ausência de dor) que duram pelo menos **3 meses**. Ou seja, a cefaleia em salvas episódica tem ciclos de cefaleia intercalados com vários meses sem dor.
- Cefaleia em salvas crônica (20%): caracteriza-se por ataques que ocorrem por mais de **1 ano** sem remissão ou com remissões que duram menos de **3 meses**. A cefaleia em salvas crônica é contínua ou quase contínua, com poucos ou nenhum período de alívio prolongado.

Essa diferenciação da cefaleia em salvas como crônica ou episódica é essencial para o planejamento terapêutico, como discutiremos mais adiante neste capítulo. No entanto, é importante destacar que a duração dos períodos de remissão utilizados para essa diferenciação é, atualmente, definida arbitrariamente apenas com base em opiniões de especialistas.[6] À medida que mais estudos esclarecem os mecanismos fisiopatológicos desse tipo de cefaleia, podemos esperar mudanças para aprimorar essas definições.

Apesar dos critérios bem-definidos para o diagnóstico e classificação da cefaleia em salvas, a assistência em saúde a esses pacientes demanda atenção especial para exclusão de outros diagnósticos diferenciais, tendo em vista que causas secundárias importantes podem simular um diagnóstico de cefaleia em salvas. Esses pacientes, usualmente, apresentam-se em cenários de atendimento de emergência com dor intensa, por vezes retro-orbitária, associada a sintomas autonômicos, o que deve ser considerado uma *red flag* (sinal de alerta) para causas secundárias. Nesses casos, a realização de exames complementares como angiotomografia para exclusão de dissecções arteriais cervicais deve ser considerada.[14]

Por fim, devemos destacar que a cefaleia em salvas é um diagnóstico que só deve ser realizado após a exclusão de outras cefaleias da ICHD-3 e, para isso, devemos saber distingui-la facilmente das demais cefaleias. Essa distinção pode se tornar desafiadora em pacientes que apresentam mais de um tipo de cefaleia concomitantemente. Algumas características que podem ser usadas para a diferenciação da cefaleia em salvas com outras cefaleias são:

- *Diferenciação com migrânea:* duração da crise menor ou igual que 3 horas na cefaleia em salvas, além do comportamento na crise, enquanto o paciente com migrânea, geralmente, busca reclusão em consequência de náuseas, fotofobia e fonofobia, o paciente com cefaleia em salvas, quase sempre, apresenta inquietação ou agitação.
- Diferenciação com outras cefaleias trigeminoautonômicas (p. ex., hemicrania paroxística ou contínua, crises de cefaleia neuralgiforme unilateral de curta duração com injeção conjuntival e lacrimejamento (SUNCT, *do inglês short-lasting unilateral neuralgiform headache with conjunctival injection and tearing*), crises de cefaleia neuralgiforme unilateral de curta duração com sintomas autonômicos cranianos (SUNA, do inglês *short-lasting unilateral neuralgiform headache attacks*), neuralgia trigeminal): a cefaleia em salvas,

geralmente, cursa com crises que duram pelo menos 15 minutos, não responsivas à indometacina como a hemicrania paroxística e a hemicrania contínua, e não é provocável por estímulos externos na face como na neuralgia do trigêmeo. Além do mais, sintomas autonômicos são significativamente mais presentes nas cefaleias em salvas, apesar de também ocorrerem de forma incomum e mais leves nas neuralgias trigeminais.

Por fim, uma característica clínica peculiar da cefaleia em salvas é a correlação com o ciclo circadiano, de forma que o horário mais comum de ocorrência de crises é entre as 2h00 e 3h00 da manhã.[15]

FISIOPATOLOGIA

A fisiopatologia da cefaleia em salvas é tema de discussões complexas há décadas e, até então, mantém-se não completamente compreendida. Inúmeros estudos de neuroimagem colaboraram para maior compreensão das vias neurais envolvidas nas crises das cefaleias em salvas, mas esses estudos ainda enfrentam desafios e limitações, como a curta duração das crises.[16,17]

No mais, nenhum modelo fisiopatológico descrito atualmente consegue englobar explicações completas para a crise unilateral, cronobiológica e associada à ativação autonômica típica da cefaleia em salvas. Sabemos que o hipotálamo exerce papel central, com participação de três vias principais:

- *Via trigeminovascular:* explica a localização da dor na cefaleia em salvas, tipicamente atribuída ao ramo oftálmico (V1) do nervo trigêmeo. As alterações de sensibilidade e facilitação dolorosa da via trigeminal são compartilhadas com outras cefaleias, como a migrânea, com grande parte de seu mecanismo de sinalização dolorosa atribuída a neuropeptídeos envolvidos na inflamação neurogênica, como o peptídeo relacionado ao gene da calcitonina (CGRP) e ao polipeptídeo ativador da adenilatociclase (PACAP).[18-21]
- *Via do reflexo trigeminoautonômico:* via parassimpática tendo em vista que a aferência oriunda no nervo trigêmeo se conecta às fibras parassimpáticas do nervo facial pelo núcleo salivatório superior que, depois, passa pelo gânglio esfenopalatino, onde faz sinapses para ativação pós-ganglionar de fibras parassimpáticas responsáveis pelas glândulas nasais e lacrimais que, por sua vez, respondem com sintomas autonômicos ipsilaterais.[6,20]
- *Modulação central a nível de hipotálamo:* inúmeros estudos avaliaram a correlação funcional entre as conexões anatômicas do hipotálamo e as características clínicas e funcionais dos pacientes com cefaleia em salvas. Apesar de não totalmente compreendida, a via de modulação hipotalâmica está alterada, de forma significativa, em pacientes com cefaleia em salvas quando comparada à de indivíduos saudáveis ou com migrânea.[6,22]

TRATAMENTO

O tratamento da cefaleia em salvas pode ser segmentado em três tipos principais: abortivo; transicional; e preventivo. O tratamento abortivo é aquele usado na vigência das crises, tendo como sua principal característica o início de ação rápido. A denominação de tratamento transicional se aplica àqueles tratamentos capazes de prover alívios mais duradouros, mas ainda não sustentáveis no longo prazo e, geralmente, utilizados para controle de dor até que o tratamento preventivo consiga ter seu efeito ajustado. Por fim, o tratamento preventivo é usado para alcançar um bom controle de dor, de forma sustentável, em pacientes com cefaleia em salvas. Abordaremos as diversas modalidades de tratamentos a seguir.

a. *Tratamento abortivo:* a cefaleia em salvas tem uma 1ª linha de tratamento abortiva bem-definida e eficaz com uso de oxigênio suplementar e/ou sumatriptano.

   A recomendação de uso de oxigênio é O_2 100% 7 a 12 L/minuto via máscara não reinalante por, no mínimo, 15 minutos. Nem todos os pacientes são respondedores à suplementação de oxigênio, mas um fluxo de pelo menos 12 a 15 L/minuto em máscara bem-acoplada deve ser tentado antes de se classificar o paciente como não respondedor.[23-25] É importante destacar que o uso de oxigenação suplementar em tabagistas pode inibir o drive respiratório e deve ser monitorizado.

O uso de sumatriptano 6 mg via subcutânea também é considerado tratamento de 1ª linha e aumenta a eficácia de abortamento da crise quando associado à suplementação de oxigênio, devendo-se limitar ao máximo de 12 mg em 24 horas. Quando consideramos analgesia eficaz uma redução de 50% da dor, o uso de sumatriptano é eficaz em 73% a 90% dos pacientes.[26] Destaca-se que a via parenteral é preferida em relação à via oral pelo menor tempo até início de efeito. Na ausência de disponibilidade da via subcutânea, as alternativas são o uso de sumatriptano intranasal 20 mg (até 40 mg/24 horas) ou de zolmitriptano 5 mg *spray* nasal (até 20 mg/24 horas).

Como 2ª linha de tratamento em pacientes não respondedores ou que não toleram o tratamento de 1ª linha em razão de efeitos adversos, pode ser considerado o uso de neuromodulação de nervo vago.[27,28] É importante destacar que essa modalidade terapêutica ainda não está disponível comercialmente no Brasil.

b. *Tratamento profilático:* pacientes com cefaleia em salvas, usualmente, necessitarão de tratamento profilático para prevenção de crises. Para cefaleias em salvas com duração breve, menor que 2 semanas, o usual é não se recomendar tratamento preventivo tendo em vista que o tempo até a titulação de dose pode se prolongar além do período da crise.

Apesar das inúmeras opções disponíveis de tratamento profilático, nenhuma delas apresenta forte nível de evidência. A 1ª linha de tratamento profilático é o verapamil, associado a um tratamento transicional até que o efeito do verapamil seja titulado.

Apesar de considerada a profilaxia de 1ª linha, a eficácia do verapamil para reduzir a frequência ou a intensidade das crises é bastante variável, com relatos que variam de 41% até 94% dos pacientes.[23,28,29]

Inúmeras outras medicações podem ser usadas como 2ª linha para tratamento profilático de cefaleia em salvas, entre as quais destacam-se lítio, topiramato, melatonina e, até mesmo, galcanezumabe, anticorpo monoclonal inibidor do CGRP apenas recentemente aprovado no Brasil. Apesar de sua aprovação para uso pela Food and Drug Administration (FDA) e recente aprovação no Brasil, o galcanezumabe ainda não é liberado pelas agências de regulação europeias tendo em vista as evidências conflituosas de sua eficácia quando comparado a placebo.[30,31]

Como opções de procedimentos intervencionistas com efeito sustentável para profilaxia de cefaleia em salvas, as abordagens de neuromodulação do gânglio esfenopalatino são as que apresentam maior evidência científica.[32-35]

c. *Tratamento transicional:* conceitualmente, o tratamento transicional é a aquele utilizado para controle rápido da frequência e da intensidade das crises de cefaleias em salvas até que o ajuste do tratamento profilático seja realizado.

As principais intervenções utilizadas como tratamentos transicionais são os bloqueios anestésicos associados com corticosteroides em estruturas-chaves do complexo trigeminocervical, como os nervos occiptais e o gânglio esfenopalatino. É importante destacar que o efeito clínico decorrente do bloqueio anestésico dessas estruturas pode ser usado para predizer respostas a procedimentos neuromoduladores ou ablativos desses mesmos alvos.[28,32,34,36-39]

Por fim, o uso sistêmico de corticosteroides também pode ser considerado tratamento transicional. Esquemas posológicos de 50 mg a 100 mg por até 5 dias, seguidos de um desmame gradual de 20 mg a cada 3 dias, podem ser utilizados à medida que se adiciona o verapamil.[6,40]

Referências bibliográficas

1. Burish MJ, Pearson SM, Shapiro RE, Zhang W, Schor LI. Cluster headache is one of the most intensely painful human conditions: results from the international cluster headache questionnaire. Headache. 2021;61(1):117-24.
2. Boes CJ, Capobianco DJ, Matharu MS, Goadsby PJ. Wilfred Harris' early description of cluster headache. Cephalalgia Int J Headache. 2002;22(4):320-6.
3. Schindler EAD, Burish MJ. Recent advances in the diagnosis and management of cluster headache. BMJ. 2022;376:e059577.
4. Jurno ME, Pereira BSR, Fonseca FAS, Teixeira GA, Maffia LQ, Barros MRA, et al. Epidemiologic study of cluster headache prevalence in a medium-size city in Brazil. Arq Neuropsiquiatr. julho de 2018;76(7):467-72.
5. Fischera M, Marziniak M, Gralow I, Evers S. The incidence and prevalence of cluster headache: a meta-analysis of population-based studies. Cephalalgia Int J Headache. junho de 2008;28(6):614-8.
6. Petersen AS, Lund N, Goadsby PJ, Belin AC, Wang SJ, Fronczek R, et al. Recent advances in diagnosing, managing, and understanding the pathophysiology of cluster headache. Lancet Neurol. 2024;23(7):712-24.
7. Kim SA, Choi SY, Youn MS, Pozo-Rosich P, Lee MJ. Epidemiology, burden and clinical spectrum of cluster headache: a global update. Cephalalgia Int J Headache. setembro de 2023;43(9):3331024231201577.
8. Ray JC, Stark RJ, Hutton EJ. Cluster headache in adults. Aust Prescr. fevereiro de 2022;45(1):15-20.
9. Kim BS, Chung PW, Kim BK, Lee MJ, Chu MK, Ahn JY, et al. Diagnostic delay and its predictors in cluster headache. Front Neurol. 2022;13:827734.
10. Waung MW, Taylor A, Qualmann KJ, Burish MJ. Family history of cluster headache: a systematic review. JAMA Neurol. 2020;77(7):887-96.
11. Chung PW, Kim BS, Park JW, Sohn JH, Lee MJ, Kim BK, et al. Smoking history and clinical features of cluster headache: results from the korean cluster headache registry. J Clin Neurol Seoul Korea. 2021;17(2):229-35.
12. Lund N, Petersen A, Snoer A, Jensen RH, Barloese M. Cluster headache is associated with unhealthy lifestyle and lifestyle-related comorbid diseases: Results from the Danish Cluster Headache Survey. Cephalalgia Int J Headache. fevereiro de 2019;39(2):254-63.
13. Headache classification committee of the international headache society (IHS) The international classification of headache disorders, 3. ed. Cephalalgia Int J Headache. janeiro de 2018;38(1):1-211.
14. Do TP, Remmers A, Schytz HW, Schankin C, Nelson SE, Obermann M, et al. Red and orange flags for secondary headaches in clinical practice: SNNOOP10 list. Neurology. 2019;92(3):134-44.
15. Benkli B, Kim SY, Koike N, Han C, Tran CK, Silva E, et al. Circadian features of cluster headache and migraine: a systematic review, meta-analysis, and genetic analysis. Neurology. 2023;100(22):e2224-36.
16. Akerman S, Holland PR, Summ O, Lasalandra MP, Goadsby PJ. A translational in vivo model of trigeminal autonomic cephalalgias: therapeutic characterization. Brain J Neurol. dezembro de 2012;135(12):3664-75.
17. Wei DY, O'Daly O, Zelaya FO, Goadsby PJ. Areas of cerebral blood flow changes on arterial spin labelling with the use of symmetric template during nitroglycerin triggered cluster headache attacks. NeuroImage Clin. 2022;33:102920.
18. Bartsch T, Goadsby PJ. The trigeminocervical complex and migraine: current concepts and synthesis. Curr Pain Headache Rep. 2003;7(5):371-6.
19. Goadsby PJ, Edvinsson L. Human in vivo evidence for trigeminovascular activation in cluster headache. Neuropeptide changes and effects of acute attacks therapies. Brain J Neurol. junho de 1994;117(3):427-34.
20. May A, Goadsby PJ. The trigeminovascular system in humans: pathophysiologic implications for primary headache syndromes of the neural influences on the cerebral circulation. J Cereb Blood Flow Metab Off J Int Soc Cereb Blood Flow Metab. fevereiro de 1999;19(2):115-27.
21. Coppola G, Abagnale C, Sebastianelli G, Goadsby PJ. Pathophysiology of cluster headache: from the trigeminovascular system to the cerebral networks. Cephalalgia. fevereiro de 2024;44(2):03331024231209317.
22. Wang SJ, Lirng JF, Fuh JL, Chen JJ. Reduction in hypothalamic 1H-MRS metabolite ratios in patients with cluster headache. J Neurol Neurosurg Psychiatry. maio de 2006;77(5):622-5.
23. Yang FC, Tsai CL, Lin GY. 2022 Taiwan guidelines for acute and preventive treatment

of cluster headaches. Acta Neurol Taiwanica. 2022;31(4):254-73.
24. Dirkx THT, Haane DYP, Koehler PJ. Oxygen treatment for cluster headache attacks at different flow rates: a double-blind, randomized, crossover study. J Headache Pain. 2018;19(1):94.
25. Petersen AS, Barloese MC, Lund NL, Jensen RH. Oxygen therapy for cluster headache. A mask comparison trial. A single-blinded, placebo-controlled, crossover study. Cephalalgia Int J Headache. 2017;37(3):214-24.
26. Law S, Derry S, Moore RA. Triptans for acute cluster headache. Cochrane Database Syst Rev. 2013;2013(7):CD008042.
27. de Coo IF, Marin JC, Silberstein SD, Friedman DI, Gaul C, McClure CK, et al. Differential efficacy of non-invasive vagus nerve stimulation for the acute treatment of episodic and chronic cluster headache: A meta-analysis. Cephalalgia Int J Headache. 2019;39(8):967-77.
28. Lund NLT, Petersen AS, Fronczek R, Tfelt-Hansen J, Belin AC, Meisingset T, et al. Current treatment options for cluster headache: limitations and the unmet need for better and specific treatments-a consensus article. J Headache Pain. 2023;24(1):121.
29. Petersen AS, Barloese MCJ, Snoer A, Soerensen AMS, Jensen RH. Verapamil and cluster headache: still a mystery. A Narrative Review of Efficacy, Mechanisms and Perspectives. Headache. 2019;59(8):1198-211.
30. Goadsby PJ, Dodick DW, Leone M, Bardos JN, Oakes TM, Millen BA, et al. Trial of galcanezumab in prevention of episodic cluster headache. N Engl J Med. 2019;381(2):132-41.
31. Dodick DW, Goadsby PJ, Lucas C, Jensen R, Bardos JN, Martinez JM, et al. Phase 3 randomized, placebo-controlled study of galcanezumab in patients with chronic cluster headache: results from 3-month double-blind treatment. Cephalalgia Int J Headache. 2020;40(9):935-48.
32. Sphenopalatine ganglion radiofrequency ablation for the management of chronic cluster headache. Headache: the journal of head and face pain. 2009;(49):571-7. [2025 Fev. 14]. Disponível em: https://headachejournal.onlinelibrary.wiley.com/doi/abs/10.1111/j.1526-4610.2008.01226.x.
33. Ornello R, Palmisani S, Murphy M, Sacco S, Al-Kaisy A, Lambru G. Sphenopalatine ganglion pulsed radiofrequency for the treatment of refractory chronic SUNCT and SUNA: a prospective case series. Headache. 2020;60(5):938-45.
34. Narouze S, Kapural L, Casanova J, Mekhail N. Sphenopalatine ganglion radiofrequency ablation for the management of chronic cluster headache. Headache. 2009;49(4):571-7.
35. Ho KWD, Przkora R, Kumar S. Sphenopalatine ganglion: block, radiofrequency ablation and neurostimulation - a systematic review. J Headache Pain. 2017;18(1):118.
36. Mojica J, Mo B, Ng A. Sphenopalatine ganglion block in the management of chronic headaches. Curr Pain Headache Rep. 2017;21(6):27.
37. Fang L, Jingjing L, Ying S, Lan M, Tao W, Nan J. Computerized tomography-guided sphenopalatine ganglion pulsed radiofrequency treatment in 16 patients with refractory cluster headaches: Twelve- to 30-month follow-up evaluations. Cephalalgia. 2016;(36):106-12.
38. Tepper SJ, Caparso A. Sphenopalatine ganglion (SPG): stimulation mechanism, safety, and efficacy. Headache. 2017;57(1):14-28.
39. Peng KP, Burish MJ. Management of cluster headache: treatments and their mechanisms. Cephalalgia. 2023;43(8):03331024231196808.
40. Obermann M, Nägel S, Ose C, Sonuc N, Scherag A, Storch P, et al. Safety and efficacy of prednisone versus placebo in short-term prevention of episodic cluster headache: a multicentre, double-blind, randomised controlled trial. Lancet Neurol. 2021;20(1):29-37.

Trigeminalgias

74

Pedro Hilton de Andrade Filho
Francisco Morato Dias Abreu
Camila Lobo Ferreira

INTRODUÇÃO

O termo "trigeminalgias" é amplamente utilizado na literatura para descrever qualquer manifestação de dor originada a partir do ramo trigêmeo, o principal responsável pela condução de aferências sensoriais da face, incluindo estímulos dolorosos. Essa dor pode resultar de processos patológicos variados que afetam os ramos do trigêmeo, o que torna a compreensão detalhada das suas etiologias essencial para a abordagem diagnóstica e terapêutica eficaz. A neuralgia trigeminal típica, uma das apresentações mais comuns e debilitantes das trigeminalgias, já foi abordada em profundidade em outro capítulo deste livro. Nesse sentido, o foco deste capítulo será a exploração de tópicos ainda não discutidos, com ênfase nas causas secundárias que resultam em dores neuropáticas nos ramos trigeminais, como processos inflamatórios, compressivos e infecciosos que se associam a cefaleias, dores faciais e desordens odontogênicas.

O ramo trigêmeo, também denominado "5° par craniano", é o mais calibroso entre os nervos cranianos e desempenha um papel crucial na condução das aferências sensoriais da face, além de contribuir para algumas funções motoras específicas.[1,2] Sua origem anatômica se dá na superfície anterolateral da ponte, uma estrutura localizada no tronco encefálico. A partir dessa origem, as raízes trigeminais penetram na cavidade de Meckel, uma estrutura revestida pela dura-máter, acessada por meio de uma pequena abertura que permite sua passagem. Dentro da cavidade de Meckel, encontra-se o gânglio trigêmeo, também conhecido como "gânglio de Gasser", que se divide em três ramos principais: o oftálmico (V1); o maxilar (V2); e o mandibular (V3).[1,2] Cada um desses ramos principais origina uma ampla gama de ramificações terminais, responsáveis pela inervação de áreas específicas da face, além de estabelecer conexões funcionais importantes com o sistema nervoso autônomo, o que reforça a complexidade das vias de dor associadas ao trigêmeo.[3]

Adicionalmente, é relevante ressaltar que o ramo trigêmeo, de forma isolada, representa apenas um pequeno segmento de um sistema muito mais amplo, o complexo trigeminocervical.[4,5] Esse complexo é composto por interações intricadas entre os nervos trigeminais e cervicais, contribuindo para a integração das aferências sensoriais da face e do pescoço e permitindo a modulação das respostas a estímulos nocivos ou sensoriais ao longo dessas regiões. No presente capítulo, discutiremos não apenas as características anatômicas e funcionais do ramo trigêmeo em si, mas também o papel desse complexo trigeminocervical, explorando como as conexões e interações entre essas estruturas podem influenciar a percepção de dor na região craniofacial e suas implicações clínicas.

Entre os ramos do nervo oftálmico (V1), destacam-se aqueles mais comumente associados a condições álgicas, como os ramos periféricos supratroclear e supraorbitário, que inervam a região da testa e da fronte, e os ramos meníngeos, responsáveis pela inervação sensorial das meninges na região anterior da fossa craniana. Essas estruturas estão, frequentemente, envolvidas em quadros de dor facial e cefaleias de origem trigeminal, como a cefaleia em salvas e a neuralgia supraorbitária.[6-8]

No que se refere aos ramos do nervo maxilar (V2), os nervos maxilares, infrazigomático e alveolares são especialmente relevantes para condições de dor facial. O nervo maxilar é responsável pela sensibilidade de grande parte da região média da face, incluindo a pele do lábio superior, as bochechas e as estruturas internas da cavidade nasal. Já o nervo infrazigomático e os nervos alveolares desempenham um papel importante na inervação dos dentes e gengivas superiores, tornando-se pontos comuns de dor em casos de neuralgia trigeminal e dores odontogênicas.[9-11]

Por fim, entre os ramos do nervo mandibular (V3), os nervos mentoniano, alveolares inferiores e auriculotemporal são os mais frequentemente associados a quadros de dor. O nervo mentoniano, que emerge pelo forame mentoniano, é responsável pela sensibilidade do queixo e do lábio inferior. Os nervos alveolares inferiores inervam os dentes inferiores, e o nervo auriculotemporal contribui para a sensibilidade na região da orelha e das têmporas. Esses ramos são particularmente relevantes em dores de origem mandibular e em condições como a neuralgia do nervo auriculotemporal, frequentemente associada a quadros de dor orofacial.[7,8]

MANIFESTAÇÕES CLÍNICAS

As manifestações clínicas das trigeminalgias variam amplamente conforme o ramo acometido, podendo envolver diferentes dermátomos da face (Figura 1). As diferenças na distribuição anatômica e na função de cada ramo resultam em padrões de dor distintos, o

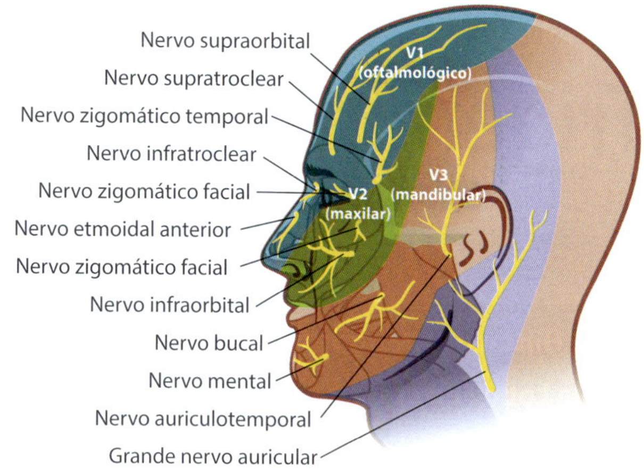

Figura 1 – Dermátomos de manifestações clínicas das neuralgias trigeminais com base no ramo acometido.

V1: Verde; V2: Rosa; V3: Laranja. O dermátomo azul é de inervação do plexo cervical.

Fonte: Adaptada de Mullally WJ, 2024.

que torna o diagnóstico diferencial um passo essencial para definir a abordagem terapêutica mais adequada.

Neuralgias de V1

O ramo oftálmico (V1), 1° ramo trigêmeo, tem uma complexa divisão de ramos intracranianos e extracranianos que desempenham papéis essenciais na inervação sensitiva da região frontal da face e na aferência de dor e sensações do sistema nervoso central (SNC).[4-6] O V1 é composto por fibras exclusivamente sensitivas, sendo responsável por transportar informações sobre estímulos dolorosos, térmicos e táteis da região que inclui a testa, fronte e algumas estruturas internas cranianas. Essa configuração anatômica e funcional do ramo oftálmico torna-o particularmente suscetível a uma variedade de condições álgicas, cujos sintomas podem impactar, de modo significativo, a qualidade de vida dos pacientes.[3]

Ramos extracranianos de V1 e condições álgicas

Os ramos extracranianos de V1 incluem os nervos supraorbital e supratroclear, ambos emergindo de forames ou incisuras correspondentes. Esses ramos inervam a região frontal da face, uma das áreas de maior sensibilidade do corpo humano, e estão associados a condições álgicas como a neuralgia supraorbital e a neuralgia supratroclear.[7,8,14,15] Essas neuralgias extracranianas de V1 são frequentemente descritas como dores neuropáticas caracterizadas por formigamento, queimação e hiperalgesia na região frontal, sendo mais comuns em indivíduos de meia-idade. Um estudo sugere que essas condições são prevalentes entre pacientes de 40 a 50 anos e desencadeadas por diversos fatores, como traumas diretos, procedimentos cirúrgicos ou infecções locais, os quais podem irritar ou comprimir os nervos.[3]

Além disso, em razão da passagem fixa desses nervos por forames ósseos, quaisquer alterações volumétricas nos tecidos moles ao redor podem gerar compressões neurais. Esse mecanismo explica-se pelo fato de algumas mulheres relatarem aumento da dor durante o período pré-menstrual, associado ao edema hormonalmente induzido, que pode intensificar a pressão sobre os nervos e exacerbar a dor.[3] Em pacientes com histórico de herpes-zóster (HZ), as neuralgias supraorbitária e supratroclear podem surgir como sequelas de uma infecção viral, em que a inflamação e o dano ao tecido neural podem se estender desde a porção extracraniana até o gânglio trigeminal (gânglio de Gasser) na cavidade de Meckel.[16] Um estudo clínico indicou que a neuralgia pós-herpética (NPH), particularmente em regiões inervadas por V1, tende a ser resistente a tratamentos convencionais e pode envolver hiperalgesia, alodinia e, até mesmo, envolvimento ocular.[17]

Ramos intracranianos de V1 e conflito neurovascular

Os ramos intracranianos do V1, por sua vez, têm um papel crucial na inervação das meninges, especialmente na região anterior da fossa craniana (Figura 2). Em condições como a migrânea e cefaleias em salvas, o V1 é, com frequência, implicado por causa de sua relação com o sistema vascular intracraniano.[4,6,18,19]

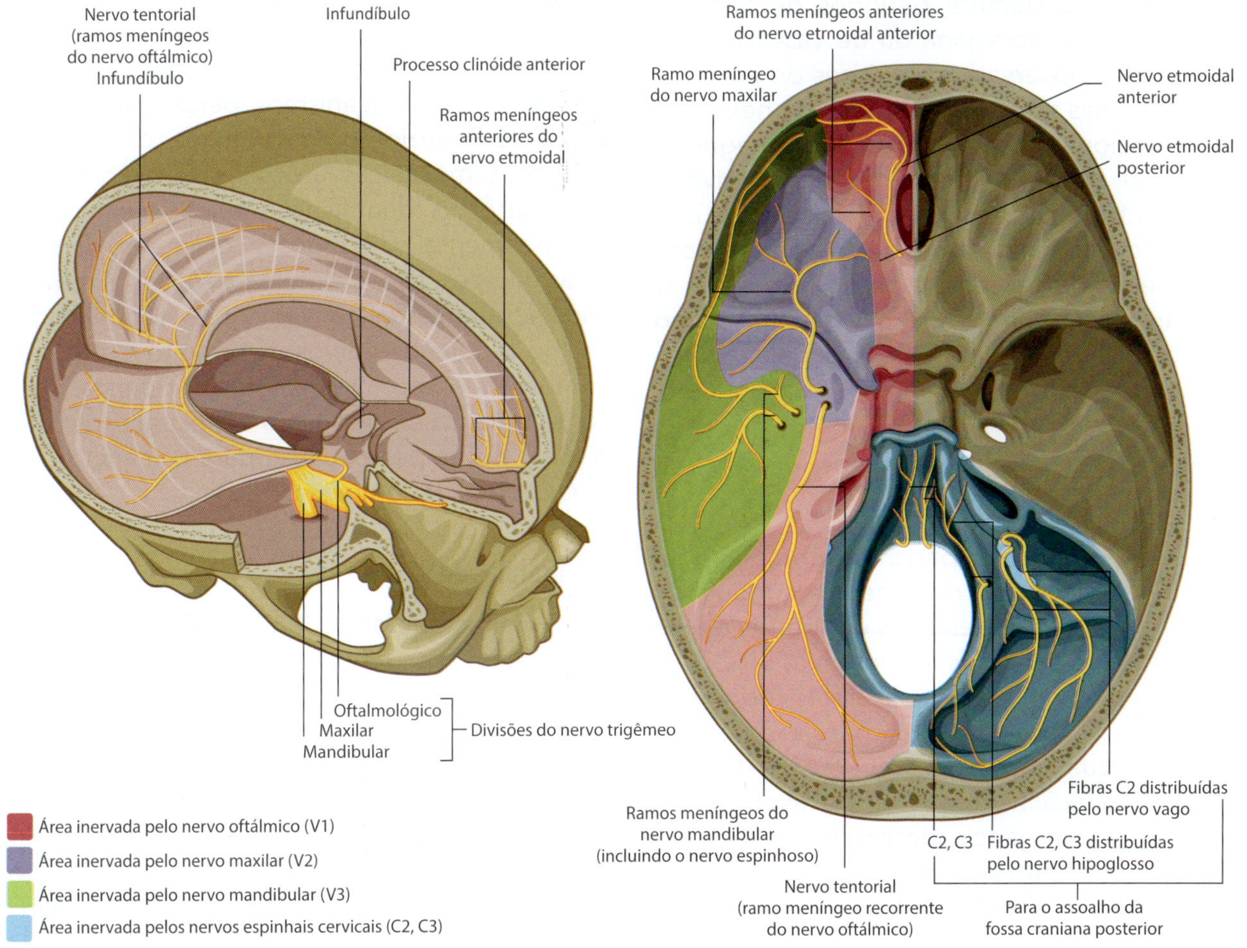

Figura 2 – Ramos intracranianos do trigêmeo responsáveis pela inervação meníngea.

Fonte: Adaptada de Gray's Anatomy, 2008.[84]

Estudos indicam que os ramos meníngeos de V1 estão acompanhados de estruturas vasculares, tanto perineurais como intraneurais, que podem comprimir o nervo e desencadear uma série de eventos neurovasculares. Essa condição é descrita como "conflito neurovascular", em que o contato direto entre os vasos e os nervos pode produzir uma irritação constante e, eventualmente, uma sensibilização das fibras nociceptivas.[20,21]

Os conflitos neurovasculares associados aos ramos meníngeos de V1 são parte de uma das teorias para explicar a gênese da migrânea, associando as aferências desse ramo a uma hipersensibilização das vias trigeminotalâmicas e, consequentemente, cortical.[21-23] Esses fenômenos de compressão dos ramos meníngeos de V1 ocorrem quando um vaso sanguíneo, geralmente uma artéria, em contato próximo com um nervo, comprime-o e gera impulsos elétricos espontâneos que se propagam ao longo das vias sensoriais. Esse contato é exacerbado durante períodos de aumento de pressão intracraniana ou de vasodilatação, fenômenos observados em crises de enxaqueca e cefaleias em salvas. Estudos de neuroimagem funcional, como a ressonância magnética funcional (fMRI), mostraram que a ativação das vias trigeminocervicais, incluindo o núcleo caudal do trigêmeo, está correlacionada com o aumento da percepção de dor em crises de migrânea, sugerindo que o V1 e seus ramos intracranianos desempenham papel essencial nesse processo.[24-27]

Complexo trigeminocervical e a hipersensibilização central

O V1, enquanto parte do complexo trigeminocervical, contribui para a condução e modulação da dor desde as estruturas craniofaciais até os centros superiores do SNC. Esse complexo é composto pelas fibras trigeminais e por fibras dos nervos cervicais superiores (C1-C3), que convergem no núcleo trigeminocervical localizado na medula espinhal cervical. A convergência dessas fibras facilita a comunicação entre estímulos dolorosos oriundos tanto da cabeça como do pescoço, o que explica a propagação de algumas dores de cabeça para o pescoço e a dor cervical para a região craniofacial.[5,22]

Em pacientes com migrânea, ocorre uma sensibilização central das vias trigeminocervicais, resultando em hiperexcitabilidade das fibras nociceptivas. Essa sensibilização implica que, com o tempo, estímulos normalmente inócuos passam a ser percebidos como dolorosos. Estudos sugerem que o núcleo trigeminal caudal, que recebe aferências do V1, apresenta uma resposta exacerbada a estímulos repetitivos, facilitando a perpetuação da dor. Essa hiperexcitabilidade é também mediada pela liberação de neuropeptídeos como o peptídeo relacionado ao gene da calcitonina (CGRP), substância P (sub P) e o neuropeptídeo Y, os quais são fundamentais para a modulação da dor e são amplamente estudados como alvos terapêuticos em tratamentos de migrânea.[18,21,23,28-30]

Conclusão e implicações clínicas

O estudo do ramo oftálmico do trigêmeo e suas relações neurovasculares e anatômicas é essencial para a compreensão da fisiopatologia das dores trigeminais. O V1, com seus ramos extracranianos e intracranianos, apresenta uma variedade de mecanismos pelos quais a dor pode ser induzida ou perpetuada, desde compressões mecânicas até sensibilização neurovascular.[3,31] A identificação desses mecanismos é fundamental para o desenvolvimento de terapias eficazes, especialmente para casos refratários a tratamentos convencionais. Modalidades como bloqueios nervosos, terapia com toxina botulínica e abordagens intervencionistas para o tratamento da dor estão em expansão e oferecem novas perspectivas para o manejo dessas condições complexas.

Neuralgias de V2

O ramo maxilar do ramo trigêmeo, também conhecido como "V2", desempenha um papel fundamental na inervação da face e estruturas adjacentes. Esse ramo contribui amplamente para a sensibilidade da pele da região média da face e estende-se a estruturas internas, incluindo dentes, gengivas, palato, cavidade nasal, nasofaringe, maxila e porções intracranianas da dura-máter.[1,18,19] Analisar a complexidade anatômica e funcional de V2 é essencial para compreender a diversidade de condições álgicas que podem ocorrer ao longo de seu trajeto, esse conhecimento é imprescindível para diagnósticos e abordagens terapêuticas eficazes.

Principais ramos de V2

Os principais ramos primários do nervo maxilar incluem o nervo infraorbitário, nervo zigomático e o nervo alveolar superior. Além desses, há ramos destinados ao gânglio esfenopalatino (GEP) e ramos meníngeos que inervam a dura-máter.[1] A partir do GEP, outros ramos significativos se originam, incluindo os ramos orbitais, o nervo faríngeo, os ramos nasais posterossuperiores, os nervos palatinos (maior e menor) e o nervo nasopalatino.[32,33] Essa ramificação intricada permite que V2 abranja uma extensa área da face e contribua para a sensibilidade de regiões tanto externas como internas.

Cada um desses ramos tem um papel específico na inervação sensorial, e qualquer lesão ou aprisionamento nervoso pode resultar em dor neuropática (DN), ou perda de sensibilidade, dependendo da localização e da natureza do dano. O GEP, por exemplo, atua como um ponto de convergência para vários nervos e pode ser um local de interesse terapêutico em casos de dores faciais, particularmente em síndromes de cefaleia de origem autonômica, como a cefaleia em salvas.[32-36]

Neuralgia do nervo infraorbitário

A neuralgia do nervo infraorbitário é uma das condições dolorosas mais comumente associadas ao ramo V2. Essa condição é caracterizada por uma dor intensa e localizada ao longo do trajeto do nervo infraorbitário, que emerge do forame infraorbitário e inerva a pele da pálpebra inferior, bochecha e lábio superior. Essa neuralgia surge, frequentemente, de forma secundária a traumas na região zigomática, intervenções dentárias ou processos inflamatórios no seio maxilar, todos os quais podem lesionar o nervo infraorbitário.[9,11,37,38]

Além disso, a anatomia do nervo infraorbitário pode predispor ao desenvolvimento de compressões mecânicas, pois a artéria infraorbitária passa entre os feixes nervosos do nervo em aproximadamente 73,8% das pessoas na saída do forame infraorbitário.[11] Isso cria um ambiente propício para o "estrangulamento neural" em situações em que há aumento da pressão extrínseca, como em inflamações ou edemas locais.[3] Esses fatores anatômicos e funcionais tornam a neuralgia infraorbitária uma condição de difícil manejo, frequentemente exigindo terapias multimodais que incluem tanto intervenções farmacológicas como bloqueios anestésicos.

O diagnóstico de uma neuropatia do nervo infraorbitário é amplamente clínico, com base na localização da dor e em achados no exame físico. Em geral, os pacientes relatam dor na região malar, dor irradiada para o nariz e pálpebra inferior e, ocasionalmente, para os dentes superiores. Essa dor pode ser acompanhada de alterações de sensibilidade térmica e tátil nesses territórios, como hipoestesia ou hiperalgesia. Para diferenciar a neuralgia infraorbitária de outras condições de dor facial, o clínico pode empregar testes quantitativos sensoriais na região de inervação do nervo infraorbitário, que tendem a reproduzir a dor se o nervo estiver comprometido, ou realizar um bloqueio diagnóstico guiado por ultrassonografia (USG), que tende a prover alívio significativo da dor, considerando-se diagnóstico positivo em casos de melhora maior que 50% da dor após o bloqueio do nervo infraorbitário.[3,37,39]

Outras neuropatias de V2

Além da neuralgia infraorbitária, a neuropatia do próprio nervo maxilar é uma condição clínica importante e ocorre em áreas ao longo do trajeto do V2, como o gânglio trigeminal (gânglio de Gasser), o forame redondo ou mesmo antes de sua divisão terminal no forame infraorbitário. Como o V2 é um nervo puramente sensorial, essas neuropatias apresentam-se classicamente com alterações de sensibilidade e/ou dor na região média da face, na parte inferior do nariz, no lábio superior e, em alguns casos, podem estender-se até a região temporal.

O diagnóstico diferencial entre neuropatias do nervo maxilar e lesões do nervo infraorbitário pode ser desafiador, requerendo uma análise detalhada dos mecanismos de lesão. A realização de exames complementares de imagem, como a ressonância magnética (RM) ou tomografia computadorizada (TC), pode ser necessária para avaliar compressões ou lesões estruturais ao longo do trajeto do nervo. A anamnese detalhada e o exame físico minucioso, que explorem as características da dor e as alterações sensitivas específicas, são essenciais para o diagnóstico preciso e para diferenciar essas neuropatias de outras causas de dor facial, como disfunções da articulação temporomandibular (ATM) e bruxismo.

Conexão com o gânglio esfenopalatino

A conexão do nervo maxilar com o GEP adiciona outra camada de complexidade ao manejo das neuropatias de V2. Traumas, infecções ou inflamações que afetam o GEP ou seus ramos podem provocar manifestações clínicas que mimetizam neuropatias de V2, dadas a proximidade anatômica e a interconectividade entre essas estruturas. O bloqueio do GEP, uma técnica frequentemente utilizada no tratamento de cefaleias e neuralgias faciais, exemplifica a dificuldade diagnóstica, pois essa intervenção pode aliviar a dor tanto em neuropatias do nervo maxilar como em condições autônomas envolvendo o gânglio.

Na literatura, existem descrições variadas de bloqueios que utilizam anestésicos locais na fossa pterigopalatina, onde se localiza o GEP, para aliviar a dor facial.[34,40,41] No entanto, alguns autores descrevem esses bloqueios como direcionados ao GEP, enquanto outros consideram o efeito anestésico nos ramos do nervo maxilar como o principal mecanismo de alívio da dor. Essa impossibilidade de distinção dos mecanismos de analgesia da técnica torna desafiadora a interpretação dos resultados de alívio da dor, principalmente quando, em caso de retorno da dor, houver necessidade de procedimentos ablativos.

Considerações clínicas e diagnósticas

Na prática clínica, é essencial considerar uma variedade de diagnósticos diferenciais ao lidar com neuropatias de V2. Processos inflamatórios dentários, disfunções da ATM e hábitos como o bruxismo são causas comuns de dor facial e podem coexistir ou até exacerbar neuropatias do nervo maxilar. A anamnese detalhada e uma compreensão abrangente da anatomia de V2 e de suas conexões são fundamentais para diferenciar esses diagnósticos e formular um plano de tratamento eficaz.

Neuralgias de V3

O ramo mandibular do gânglio trigeminal, conhecido como "V3", é o maior dos três ramos trigêmeos e apresenta características únicas que o diferenciam dos demais. Ele emerge da cavidade de Meckel através do forame oval, localizado na base do crânio, e segue em direção à fossa infratemporal. Durante esse trajeto, o V3 distribui ramos que realizam a inervação sensitiva do terço inferior da face, incluindo lábios inferiores, dentes inferiores e a pele do queixo, além de ser o único ramo trigeminal que tem uma contribuição motora significativa, destinada à musculatura mastigatória.[1,12]

Estrutura e ramos do V3

O tronco do nervo mandibular divide-se em duas porções principais: o tronco anterior, predominantemente motor; e o tronco posterior, predominantemente sensitivo. O tronco anterior ramifica-se nos nervos bucal, massetérico e temporal profundo, todos responsáveis pela inervação motora de músculos envolvidos na mastigação, como o masseter, o temporal e os músculos pterigoides lateral e medial. Neuropatias que afetam esses ramos manifestam-se geralmente com déficits motores, como fraqueza ao mastigar, atrofia muscular e dificuldade em realizar movimentos mandibulares.[1,3,12,42]

As causas dessas neuropatias motoras podem incluir compressões miofasciais pela musculatura pterigoide, malformações vasculares, tumores ou traumas que afetam diretamente o trajeto do nervo. Tumores benignos ou malignos localizados na fossa infratemporal, por exemplo, podem causar compressão do tronco anterior de V3, gerando sinais clínicos progressivos de déficit motor.[3]

O tronco posterior do nervo mandibular, por outro lado, é composto por ramos sensitivos, incluindo os nervos auriculotemporal, lingual, milo-hióideo e alveolar inferior. Esses ramos fornecem a inervação sensitiva para a pele e as mucosas da região inferior da face, incluindo gengivas e dentes inferiores, bem como para estruturas como a língua. Diferentemente das neuropatias do tronco anterior, as neuropatias dos ramos sensitivos do tronco posterior não apresentam manifestações motoras, o que pode auxiliar no diagnóstico diferencial entre lesões das diferentes divisões de V3.[1,3,12,42]

Neuropatias comuns de V3

Entre as neuropatias mais frequentemente associadas ao ramo mandibular, estão o enclausuramento do nervo auriculotemporal e lesões cicatriciais do nervo alveolar inferior, geralmente secundárias a procedimentos odontológicos, como implantes dentários, extrações de terceiros molares e cirurgias ortognáticas. Essas lesões podem resultar em DN localizada ou em alterações sensitivas, como parestesia ou dormência, que podem ser temporárias ou permanentes, dependendo da extensão do dano ao nervo.[3,13,43,44]

O nervo auriculotemporal, em particular, é suscetível a compressões devido à sua relação anatômica com estruturas vasculares, como a artéria temporal superficial. Lesões ou compressões nesse nervo podem ocasionar uma condição conhecida como "síndrome de Frey", caracterizada por sudorese e rubor na região pré-auricular durante a mastigação.[45] Essa síndrome decorre de regeneração aberrante de fibras nervosas após lesão, uma regeneração neurovegetativa anômala.

Outra condição frequentemente relatada é a neuropatia do nervo alveolar inferior, que pode surgir de enclausuramentos no canal mandibular ou de lesões cicatriciais após cirurgias. O comprometimento desse nervo é, com frequência, associado à DN e à perda de sensibilidade na área do lábio inferior, do queixo e dos dentes inferiores. Diferenças na anatomia do forame oval, por onde o V3 emerge da cavidade craniana, também têm sido implicadas como fatores predisponentes. Estudos anatômicos sugerem que o forame oval é, em média, menor do lado direito, o que pode aumentar a suscetibilidade a compressões neurais, especialmente em condições inflamatórias ou pós-traumáticas.[1,10]

Diagnóstico diferencial e causas associadas

Ao avaliar uma suspeita de neuropatia do ramo mandibular, é essencial considerar uma ampla gama de diagnósticos diferenciais. Entre os mais comuns, estão disfunções da ATM que, frequentemente, coexistem com neuropatias de V3 em virtude da proximidade anatômica entre os ramos nervosos e a articulação. Além disso, condições inflamatórias dentárias, bruxismo e dores miofasciais também devem ser cuidadosamente avaliadas, pois podem imitar ou exacerbar os sintomas neuropáticos.[3,13,43,44]

O diagnóstico diferencial requer uma anamnese detalhada e exame clínico cuidadoso, com ênfase em identificar padrões específicos de dor ou perda sensorial que correspondam ao território inervado pelos ramos do V3. Exames de imagem, como TC ou RM, podem ser úteis para identificar compressões, lesões estruturais ou inflamações ao longo do trajeto do nervo.

Considerações anatômicas e clínicas

A complexidade anatômica do nervo mandibular e suas múltiplas conexões tornam as neuropatias de V3 desafiadoras de diagnosticar e tratar. Além de sua contribuição direta para a inervação sensitiva e motora, o V3 tem interações com outros nervos cranianos e estruturas adjacentes, o que pode influenciar o quadro clínico em casos de neuropatia. O manejo adequado dessas condições requer uma abordagem interdisciplinar que inclua odontologistas, neurologistas e especialistas em dor, visando fornecer alívio sintomático e preservar a função sensorial e motora.

EXAMES COMPLEMENTARES

Os exames complementares desempenham um papel essencial no diagnóstico de neuralgias trigeminais, fornecendo informações adicionais que auxiliam na identificação de lesões ou alterações anatômicas e funcionais. Quando associados a uma investigação clínica bem-direcionada, esses exames podem ser determinantes para a confirmação diagnóstica e para o planejamento terapêutico.

Estudos de imagem

Os exames radiológicos, como radiografias convencionais e TC, são ferramentas valiosas para a detecção de fraturas ósseas ou alterações estruturais ao longo do trajeto dos nervos trigeminais. A TC, em particular, oferece imagens detalhadas das estruturas ósseas, permitindo a identificação de possíveis estreitamentos ou deformidades nos forames por onde passam os ramos trigêmeos, como o forame infraorbitário ou o canal mandibular.

Por sua vez, a RM é o exame de escolha para a avaliação de partes moles e estruturas adjacentes, incluindo tecidos nervosos e vasculares.

Esse método é especialmente útil para detectar lesões compressivas, como tumores, cistos ou conflitos neurovasculares que podem ser a causa subjacente das neuralgias trigeminais. Além disso, a ressonância permite a realização de neurografias, uma técnica avançada que visualiza diretamente os nervos acometidos ao longo de todo o seu trajeto, evidenciando possíveis inflamações ou alterações anatômicas específicas.

A USG é uma ferramenta complementar que vem ganhando destaque na avaliação de neuralgias trigeminais. Esse exame permite a visualização em tempo real de partes moles, como músculos e glândulas, além de estruturas vasculares adjacentes aos nervos trigeminais. A avaliação dinâmica da musculatura craniofacial, especialmente em pacientes com suspeita de disfunção miofascial, é uma das aplicações mais úteis da USG nesse contexto. Estudos mostram que a USG também pode identificar alterações nos diâmetros dos forames ósseos e observar a relação dos nervos com estruturas circundantes, como vasos sanguíneos, contribuindo para a identificação de possíveis compressões ou inflamações.

Em casos específicos em que há suspeita de alterações vasculares associadas ao quadro doloroso, o uso de angiografias pode ser indicado em cenários de exceção. Esse exame permite a visualização detalhada da arquitetura vascular, identificando possíveis anomalias, como aneurismas ou malformações arteriovenosas. Essa modalidade é particularmente relevante no diagnóstico de conflitos neurovasculares intracranianos.

Eletroneuromiografia

A avaliação da fisiologia neuromuscular com eletroneuromiografia (ENMG) é outro recurso importante, especialmente quando há suspeita de comprometimento motor dos ramos trigeminais, como o ramo mandibular (V3). Embora a ENMG seja mais comumente usada para avaliar a função motora, também pode ser aplicada para identificar alterações sensoriais nos nervos periféricos. No caso de V3, a ENMG avalia a musculatura mastigatória, incluindo os músculos masseter e temporal, sendo útil na diferenciação entre neuropatias trigeminais e outras condições que possam causar fraqueza mandibular, como distúrbios neuromusculares ou doenças degenerativas.

Em alguns casos, estudos complementares dos nervos facial e hipoglosso também podem ser necessários para excluir diagnósticos diferenciais que envolvam múltiplos nervos cranianos. Por exemplo, tumores na base do crânio ou lesões no tronco encefálico podem comprometer simultaneamente os ramos trigêmeo, facial e hipoglosso, causando sintomas sobrepostos que dificultam a identificação da origem da dor.

Integração diagnóstica

A integração de diferentes modalidades de imagem e estudos funcionais é essencial para um diagnóstico abrangente e preciso. A combinação de métodos, como RM com neurografia e USG dinâmica, pode oferecer uma visão mais completa das alterações anatômicas e funcionais subjacentes às neuralgias trigeminais. Além disso, a correlação clínica com a história do paciente, exame físico detalhado e testes provocativos é indispensável para evitar diagnósticos incorretos e otimizar o manejo da dor.

Embora os exames complementares sejam ferramentas valiosas, é importante lembrar que nem todos os pacientes com neuralgia trigeminal necessitam de uma ampla investigação por imagem ou testes funcionais. A escolha dos exames deve ser guiada por achados clínicos específicos e pela suspeita diagnóstica. Quando utilizados de forma direcionada, esses exames não apenas confirmam o diagnóstico, mas também ajudam a identificar causas subjacentes que podem ser tratadas diretamente, como compressões vasculares ou lesões estruturais.

TRATAMENTO

O tratamento das neuropatias trigeminais discutidas neste capítulo segue, em grande parte, os mesmos fundamentos utilizados no manejo geral das dores neuropáticas, conforme detalhado no capítulo de DN. Essas condições, muitas vezes debilitantes, requerem uma abordagem terapêutica que vá além do simples alívio sintomático, buscando também a modulação dos mecanismos fisiopatológicos subjacentes que perpetuam a dor.[2,46,47]

O manejo ideal dessas neuropatias exige uma estratégia terapêutica que seja abrangente, personalizada e orientada pelas particularidades de cada caso. Isso inclui considerar a natureza da neuropatia, a localização anatômica dos nervos envolvidos, as características clínicas específicas, o impacto emocional e psicológico da dor e a resposta individual às intervenções anteriores. A diversidade de mecanismos fisiopatológicos e a variabilidade das respostas aos tratamentos tornam a individualização uma prática essencial.

Adicionalmente, é fundamental reconhecer o impacto da DN trigeminal na qualidade de vida do paciente. Além da dor física, essas condições estão frequentemente associadas a sintomas psicológicos, como ansiedade e depressão, que podem amplificar a percepção da dor e prejudicar a adesão ao tratamento. Portanto, uma abordagem multidisciplinar, envolvendo especialistas em dor, psicólogos e fisioterapeutas, pode otimizar os resultados e garantir uma assistência mais holística.[48,49]

O objetivo terapêutico não é apenas aliviar a dor de forma imediata, mas também minimizar sua recorrência, prevenir complicações e melhorar a funcionalidade geral do paciente. Isso requer uma combinação de intervenções farmacológicas, terapias tópicas, técnicas intervencionistas e suporte psicossocial, cuidadosamente ajustadas às necessidades de cada paciente.

Tratamento medicamentoso

O tratamento medicamentoso das neuropatias trigeminais é um dos pilares no manejo dessas condições, focando na modulação dos mecanismos fisiopatológicos subjacentes e no alívio sintomático. A abordagem farmacológica geralmente visa à potencialização das vias inibitórias descendentes, ao controle da excitabilidade neuronal e à estabilização de membranas neuronais, utilizando diferentes classes de medicamentos.

Antidepressivos tricíclicos e inibidores da recaptação de serotonina e noradrenalina

Os antidepressivos tricíclicos (ADTs), como a amitriptilina, e os inibidores da recaptação de serotonina e noradrenalina (IRSNs), como a duloxetina, têm mostrado eficácia significativa no manejo de dores neuropáticas. Esses agentes atuam modulando os neurotransmissores envolvidos na percepção da dor, como serotonina e NE, que desempenham papel crucial na potencialização das vias inibitórias descendentes da dor. Além disso, esses medicamentos apresentam um efeito anti-hiperalgésico que reduz a sensibilização central.[46,50-52]

Anticonvulsivantes

Apesar de a carbamazepina e a oxcarbazepina serem consideradas medicamentos de 1ª linha na neuralgia trigeminal típica, seu uso com frequência não é tolerado por causa de efeitos adversos (EAs) ou necessita de associação de outras classes de anticonvulsivantes, como os gabapentinoides (p. ex., gabapentina e pregabalina)[46,53,54] que são amplamente utilizados em virtude de sua capacidade de estabilizar a membrana neuronal e reduzir a hiperexcitabilidade dos nervos periféricos e centrais por meio do bloqueio de canais de cálcio dependentes de voltagem (Cavs), o que resulta em menor liberação de neurotransmissores excitatórios. Os anticonvulsivantes são medicamentos particularmente eficazes em casos de DN, como as associadas às neuralgias trigeminais uma vez que ajudam a reduzir a frequência de descargas ectópicas nos nervos lesionados.[46,50-52,55]

Tratamentos tópicos

Para pacientes que apresentam intolerância aos efeitos colaterais de medicamentos sistêmicos, os tratamentos tópicos representam uma alternativa viável e segura. A aplicação de capsaicina tópica, por exemplo, pode dessensibilizar os receptores de dor ao reduzir a sub P, um neuropeptídeo que desempenha papel essencial na transmissão da DN. Estudos indicam que formulações de capsaicina em alta concentração podem ser eficazes para o alívio prolongado da dor, embora exijam monitoramento para evitar irritação local.[56-58]

Outra opção são os anestésicos locais tópicos, como adesivos de lidocaína, que fornecem alívio rápido e localizado da dor. Esses adesivos são particularmente úteis em pacientes com áreas bem-definidas de DN facial, proporcionando uma redução significativa da intensidade da dor sem os efeitos sistêmicos associados a outras medicações.

Terapias infusionais

Nos casos mais resistentes, as terapias infusionais com lidocaína ou cetamina oferecem uma abordagem inovadora e eficaz. A lidocaína intravenosa (IV) atua bloqueando canais de sódio, reduzindo a excitabilidade neuronal e interrompendo os ciclos de dor crônica. Por sua vez, a cetamina, um antagonista do receptor N-metil-D-aspartato (NMDA), tem mostrado resultados promissores na modulação da sensibilização central, um processo comum em dores neuropáticas crônicas. A cetamina atua bloqueando a hiperatividade do receptor NMDA, que está envolvido na perpetuação da dor, oferecendo um alívio prolongado para pacientes que não responderam a outros tratamentos.[46,59,60]

Estudos recentes sugerem que essas terapias infusionais podem ser particularmente úteis para "reinicializar" a sensibilização central das vias dolorosas, reduzindo, de forma significativa, a percepção da dor.[61-63] Essas intervenções, no entanto, devem ser realizadas em ambiente controlado, com monitoramento adequado por causa do potencial de efeitos colaterais, como sedação ou alterações cardiovasculares.[60]

Tratamentos intervencionistas

As opções intervencionistas para o tratamento das neuropatias trigeminais são estratégias fundamentais, sobretudo em casos refratários às terapias convencionais. A escolha do procedimento deve ser criteriosamente individualizada, considerando o mecanismo subjacente da neuropatia, os nervos envolvidos, o prognóstico clínico, além de características emocionais e psicológicas do paciente, que podem influenciar na percepção da dor e na adesão ao tratamento.

Existe uma gama diversificada de estratégias terapêuticas intervencionistas para neuropatias trigeminais que podem ser adaptadas às necessidades específicas de cada paciente. Embora técnicas minimamente invasivas, como a radiofrequência pulsada (RFP), sejam preferidas por preservar a função sensorial, procedimentos ablativos podem ser considerados em casos refratários, desde que os riscos sejam cuidadosamente avaliados.

A integração dessas abordagens com outras modalidades de tratamento, incluindo farmacoterapia e suporte psicológico, é fundamental para alcançar o controle eficaz da dor e melhorar a qualidade de vida dos pacientes.

Bloqueios nervosos anestésicos

Os bloqueios nervosos anestésicos são frequentemente utilizados como uma abordagem inicial para o manejo de dores neuropáticas trigeminais. Além de fornecerem alívio imediato, esses bloqueios têm valor diagnóstico, permitindo identificar o nervo específico responsável pelo quadro álgico. A técnica consiste na injeção de anestésicos locais, como lidocaína ou bupivacaína, diretamente nos ramos periféricos ou no gânglio trigeminal.[3,64,65]

Esses procedimentos são amplamente utilizados para dores intensas e debilitantes, ajudando a interromper ciclos de dor crônica e proporcionando alívio transitório que pode ser suficiente para melhorar a qualidade de vida. Em bloqueios diagnósticos, além dos anestésicos locais, para bloqueio da condução nervosa (NC), podem ser associados corticosteroides, com objetivo de reduzir a inflamação neurogênica e, consequentemente, a frequência de despolarizações ectópicas ou atenuar processos inflamatórios locais.

Radiofrequência pulsada

Em casos nos quais os bloqueios anestésicos não fornecem alívio prolongado, a RFP é uma alternativa eficaz e minimamente invasiva. Essa técnica utiliza correntes de alta frequência aplicadas de forma pulsada, causando neuromodulação sem destruir o tecido nervoso. A RFP preserva a sensibilidade cutânea, sendo particularmente indicada para pacientes que desejam evitar os EAs associados a procedimentos ablativos. Estudos mostram que a RFP pode reduzir significativamente a DN em pacientes com neuralgia trigeminal, com baixo risco de complicações.[66-71]

A aplicação da RFP é realizada sob orientação de imagem, como fluoroscopia ou USG, para garantir a precisão no posicionamento da ponta ativa da agulha. Essa técnica é especialmente útil em trigeminalgias associadas ao ramo mandibular (V3) ou maxilar (V2), proporcionando alívio substancial da dor com mínima interferência na função nervosa.

Técnicas ablativas

Quando as modalidades menos invasivas falham em fornecer alívio adequado, procedimentos ablativos podem ser considerados. Essas técnicas incluem radiofrequência convencional (FRC), crioablação ou compressão por balão e são particularmente eficazes em casos de neuralgia trigeminal clássica refratária.[40,72-75]

Os procedimentos ablativos realizados no gânglio de Gasser, localizado na base do crânio, podem oferecer alívio substancial da dor em pacientes com neuralgia trigeminal grave. No entanto, essas intervenções apresentam riscos consideráveis, como anestesia dolorosa, uma condição na qual a perda de sensibilidade é acompanhada por dor crônica. Para trigeminalgias envolvendo o ramo oftálmico (V1), existe o risco adicional de perda do reflexo corneano, o que pode gerar complicações oftalmológicas, como ceratite neurotrófica. Portanto, a seleção criteriosa dos pacientes e o monitoramento rigoroso são indispensáveis para minimizar esses riscos.[67,75]

Em alguns casos, tratamentos direcionados exclusivamente aos ramos periféricos, como o nervo infraorbitário ou mentoniano, podem ser menos invasivos e eficazes. Essas abordagens reduzem o impacto na função sensorial global da face, preservando ao máximo a integridade funcional dos nervos.

Terapia com toxina botulínica

A toxina botulínica é uma alternativa promissora no manejo das neuropatias trigeminais, especialmente em casos de dores faciais crônicas refratárias a outros tratamentos. Esse agente terapêutico atua em múltiplos mecanismos de alívio da dor. A aplicação da toxina reduz a liberação de neurotransmissores excitatórios, como sub P, glutamato e CGRP, que estão diretamente envolvidos na amplificação da DN.[76-79]

Além disso, a toxina botulínica pode aliviar o componente compressivo associado à dor miofascial, relaxando estruturas musculares adjacentes aos nervos. Esse efeito é particularmente útil em casos nos quais há tensão muscular significativa que exacerba a compressão nervosa. Estudos mostram que a aplicação da toxina em pontos específicos da face pode proporcionar alívio significativo, com duração média de 3 a 6 meses.[80-82]

A terapia com toxina botulínica é, geralmente, bem-tolerada, com um perfil de segurança favorável. Seus benefícios incluem redução sustentada da dor, melhora da qualidade de vida e minimização da necessidade de intervenções mais invasivas.

CONSIDERAÇÕES FINAIS

As neuralgias trigeminais abordadas neste capítulo são apenas as principais relacionadas ao gânglio de Gasser e seus ramos. Inúmeras variações de apresentação clínica ou mecanismos fisiopatológicos são possíveis, alguns ainda não amplamente compreendidos. O conhecimento anatômico e fisiopatológico das neuralgias trigeminais é essencial para seu manejo na prática clínica, tanto de forma farmacológica, quanto intervencionista ou não farmacológica.

Referências bibliográficas

1. Fillmore EP, Seifert MF. Chapter 22 - anatomy of the trigeminal nerve. Nerves and Nerve Injuries. San Diego: Academic Press. 2015;319–50. Disponível em: https://www.sciencedirect.com/science/article/pii/B9780124103900000238.
2. Ashina S, Robertson CE, Srikiatkhachorn A, Di Stefano G, Donnet A, Hodaie M, et al. Trigeminal neuralgia. Nat Rev Dis Primer. 2024;10(1):39.
3. Trescot AM. Peripheral nerve entrapments: clinical diagnosis and management. Cham: Springer International Publishing; 2016 [2025 Fev. 19]. Disponível em: http://link.springer.com/10.1007/978-3-319-27482-9.
4. May A, Goadsby PJ. The trigeminovascular system in humans: pathophysiologic implications for primary headache syndromes of the neural influences on the cerebral circulation. J Cereb Blood Flow Metab Off J Int Soc Cereb Blood Flow Metab. 1999;19(2):115-27.
5. Bartsch T, Goadsby PJ. The trigeminocervical complex and migraine: current concepts and synthesis. Curr Pain Headache Rep. 2003;7(5):371-6.

6. Lv X, Wu Z, Li Y. Innervation of the cerebral dura mater. Neuroradiol J. junho de 2014;27(3):293-8.
7. Jadhav V, Patil D, Mane M. Supraorbital neuralgia. Med J Dr Patil Univ. 2014;7(2):208.
8. Evans RW, Pareja JA. Supraorbital neuralgia. Headache J Head Face Pain. 2009;49(2):278-81.
9. Sakavicius D, Juodzbalys G, Kubilius R, Sabalys GP. Investigation of infraorbital nerve injury following zygomaticomaxillary complex fractures. J Oral Rehabil. 2008;35(12):903-16.
10. Neto HS, Camilli JA, Marques MJ. Trigeminal neuralgia is caused by maxillary and mandibular nerve entrapment: greater incidence of right-sided facial symptoms is due to the foramen rotundum and foramen ovale being narrower on the right side of the cranium. Med Hypotheses. 2005;65(6):1179-82.
11. Hu KS, Kwak HH, Song WC, Kang HJ, Kim HC, Fontaine C, et al. Branching patterns of the infraorbital nerve and topography within the infraorbital space. J Craniofac Surg. 2006;17(6):1111-5.
12. Piagkou M, Demesticha T, Skandalakis P, Johnson EO. Functional anatomy of the mandibular nerve: consequences of nerve injury and entrapment. Clin Anat. 2011;24(2):143-50.
13. Rieder M, Remschmidt B, Schrempf V, Schwaiger M, Jakse N, Kirnbauer B. Neurosensory deficits of the mandibular nerve following extraction of impacted lower third molars-a retrospective study. J Clin Med. 2023;12(24):7661.
14. Pareja JA, López-Ruiz P, Mayo D, Villar-Quiles R, Cárcamo A, Gutiérrez-Viedma Á, et al. Supratrochlear neuralgia: a prospective case series of 15 patients. Headache J Head Face Pain. 2017;57(9):1433-42.
15. Lopez K, Watson D, Hogg J. A case of supratrochlear, supraorbital, and trigeminal neuralgia associated with neurofibromas of multiple cranial nerves (P6.202). Neurology. 2014;82(10):P6.202.
16. Kovacevic J, Samia AM, Shah A, Motaparthi K. Herpes zoster ophthalmicus. Clin Dermatol. 2024;42(4):355-9.
17. Harding SP, Lipton JR, Wells JC. Natural history of herpes zoster ophthalmicus: predictors of postherpetic neuralgia and ocular involvement. Br J Ophthalmol. 1987;71(5):353-8.
18. Terrier L, Hadjikhani N, Velut S, Magnain C, Amelot A, Bernard F, et al. The trigeminal system: the meningovascular complex-a A review. J Anat. 2021;239(1):1-11.
19. Kemp WJ, Tubbs RS, Cohen-Gadol AA. The innervation of the cranial dura mater: neurosurgical case correlates and a review of the literature. World Neurosurg. 2012;78(5):505-10.
20. Lee SH, Hwang SJ, Koh KS, Song WC, Han SD. Macroscopic Innervation of the dura mater covering the middle cranial fossa in humans correlated to neurovascular headache. Front Neuroanat. 2017;11:127.
21. Macionis V. Neurovascular compression--induced intracranial allodynia may be the true nature of migraine headache: an interpretative review. Curr Pain Headache Rep. 2023;27(11):775-91.
22. Messlinger K, Russo AF. Current understanding of trigeminal ganglion structure and function in headache. Cephalalgia. 2019;39(13):1661-74.
23. Noseda R, Burstein R. Migraine pathophysiology: Anatomy of the trigeminovascular pathway and associated neurological symptoms, cortical spreading depression, sensitization, and modulation of pain. Pain. 2013;154(1):S44-53.
24. Borsook D, Burstein R, Moulton E, Becerra L. Functional imaging of the trigeminal system: applications to migraine pathophysiology. Headache J Head Face Pain. 2006;46(s1). [2025 Fev. 19]. Disponível em: https://headachejournal.onlinelibrary.wiley.com/doi/10.1111/j.1526-4610.2006.00488.x.
25. Schramm S, Börner C, Reichert M, Baum T, Zimmer C, Heinen F, et al. Functional magnetic resonance imaging in migraine: a systematic review. Cephalalgia. 2023;43(2):03331024221128278.
26. Schwedt TJ, Chiang CC, Chong CD, Dodick DW. Functional MRI of migraine. Lancet Neurol. 2015;14(1):81-91.
27. Bendtsen L, Zakrzewska JM, Heinskou TB, Hodaie M, Leal PRL, Nurmikko T, et al. Advances in diagnosis, classification, pathophysiology, and management of trigeminal neuralgia. Lancet Neurol. 2020;19(9):784-96.
28. Russo A, Tessitore A, Esposito F, Marcuccio L, Giordano A, Conforti R, et al. Pain processing in patients with migraine: an event-related fMRI study during trigeminal nociceptive stimulation. J Neurol. 2012;259(9):1903-12.
29. Mehnert J, Fischer-Schulte L, May A. Aura phenomena do not initiate migraine attacks-findings from neuroimaging. Headache J Head Face Pain. setembro de 2023;63(8):1040-4.
30. Bourgeais-Rambur L, Beynac L, Mariani JC, Tanter M, Deffieux T, Lenkei Z, et al. Altered cortical trigeminal fields excitability by

spreading depolarization revealed with in vivo functional ultrasound imaging combined with electrophysiology. J Neurosci. 2022;42(32):6295-308.
31. De Ru JA, Filipovic B, Lans J, Van Der Veen EL, Lohuis PJ. Entrapment neuropathy: a concept for pathogenesis and treatment of headaches--a narrative review. Clin Med Insights Ear Nose Throat. 2019;12:1179550619834949.
32. Greenfield S. The anatomical and clinical relations of the sphenopalatine ganglion to the nose. N Y Med J. 1908;(90):293-8.
33. Robbins MS, Robertson CE, Kaplan E, Ailani J, Charleston L th, Kuruvilla D, et al. The sphenopalatine ganglion: anatomy, pathophysiology, and therapeutic targeting in headache. Headache. 2016;56(2):240-58.
34. Narouze S, Kapural L, Casanova J, Mekhail N. Sphenopalatine ganglion radiofrequency ablation for the management of chronic cluster headache. Headache. 2009;49(4):571-7.
35. Goadsby PJ, Sahai-Srivastava S, Kezirian EJ, Calhoun AH, Matthews DC, McAllister PJ, et al. Safety and efficacy of sphenopalatine ganglion stimulation for chronic cluster headache: a double-blind, randomised controlled trial. Lancet Neurol. 2019;18(12):1081-90.
36. Salgado-López L, de Quintana-Schmidt C, Belvis Nieto R, Roig Arnall C, Rodríguez Rodriguez R, Álvarez Holzapfel MJ, et al. Efficacy of sphenopalatine ganglion radiofrequency in refractory chronic cluster headache. World Neurosurg. 2019;122:e262-9.
37. Agrawal S, Kambalimath D. Trigeminal neuralgia involving supraorbital and infraorbital nerves. Natl J Maxillofac Surg. 2010;1(2):179.
38. Stoyanov D. A rare variation of the infraorbital nerve, entrapping the infraorbital artery. Surg Radiol Anat. 2024;46(6):923-5.
39. Garcia-Larrea L. Objective pain diagnostics: clinical neurophysiology. Neurophysiol Clin. 2012;42(4):187-97.
40. Day M. Neurolysis of the trigeminal and sphenopalatine ganglions. Pain Pr. 2001;1(2):171-82.
41. Jerman A, Umek N, Cvetko E, Snoj Ž. Comparison of the feasibility and safety of infrazygomatic and suprazygomatic approaches to pterygopalatine fossa using virtual reality. Reg Anesth Pain Med. 2023;48(7):359-64.
42. Piagkou MN, Demesticha T, Piagkos G, Androutsos G, Skandalakis P. Mandibular nerve entrapment in the infratemporal fossa. Surg Radiol Anat. 2011;33(4):291-9.
43. Younger JW, Shen YF, Goddard G, Mackey SC. Chronic myofascial temporomandibular pain is associated with neural abnormalities in the trigeminal and limbic systems. Pain. 2010;149(2):222-8.
44. Weyh A, Pucci R, Valentini V, Fernandes R, Salman S. Injuries of the peripheral mandibular nerve, evaluation of interventions and outcomes: a systematic review. Craniomaxillofacial Trauma Reconstr. 2021;14(4):337-48.
45. Frey L. Le syndrome du nerf auriculotemporal. Rev NeurolParis. 1923;2:97-104.
46. Gambeta E, Chichorro JG, Zamponi GW. Trigeminal neuralgia: an overview from pathophysiology to pharmacological treatments. Mol Pain. 2020;16:1744806920901890.
47. Cruccu G, Di Stefano G, Truini A. Trigeminal neuralgia. Ropper AH, organizador. N Engl J Med. 2020;383(8):754-62.
48. Matesanz L, Hausheer AC, Baskozos G, Bennett DLH, Schmid AB. Somatosensory and psychological phenotypes associated with neuropathic pain in entrapment neuropathy. Pain. abril de 2021;162(4):1211-20.
49. Rogers AH, Farris SG. A meta-analysis of the associations of elements of the fear-avoidance model of chronic pain with negative affect, depression, anxiety, pain-related disability and pain intensity. Eur J Pain. 2022;26(8):1611-35.
50. Moisset X, Bouhassira D, Avez Couturier J, Alchaar H, Conradi S, Delmotte MH, et al. Pharmacological and non-pharmacological treatments for neuropathic pain: systematic review and French recommendations. Rev Neurol Paris. 2020;176(5):325-52.
51. Hsu CC, Chang CW, Peng CH, Liang CS. Rapid management of trigeminal neuralgia and comorbid major depressive disorder with duloxetine. Ann Pharmacother. 2014;48(8):1090-2.
52. Lambru G, Zakrzewska J, Matharu M. Trigeminal neuralgia: a practical guide. Pract Neurol. 2021;21(5):392-402.
53. Bridwell RE, Brown S, Clerkin S, Birdsong S, Long B. Neurologic toxicity of carbamazepine in treatment of trigeminal neuralgia. Am J Emerg Med. 2022;55:231.e3-231.e5.
54. Di Stefano G, De Stefano G, Leone C, Di Lionardo A, Di Pietro G, Sgro E, et al. Real--world effectiveness and tolerability of carbamazepine and oxcarbazepine in 354 patients with trigeminal neuralgia. Eur J Pain. 2021;25(5):1064-71.
55. De Stefano G, Di Pietro G, Truini A, Cruccu G, Di Stefano G. Considerations when using gabapentinoids to treat trigeminal neuralgia: a review. Neuropsychiatr Dis Treat. 2023;19:2007-12.
56. Alalami K, Goff J, Grimson H, Martin O, McDonald E, Mirza T, et al. Does topical

capsaicin affect the central nervous system in neuropathic pain? a narrative review. Pharmaceuticals. 2024;17(7):842.
57. Hall OM, Broussard A, Range T, Carroll Turpin MA, Ellis S, Lim VM, et al. Novel agents in neuropathic pain, the role of capsaicin: pharmacology, efficacy, side effects, different preparations. Curr Pain Headache Rep. 2020;24(9):53.
58. Santos MP, Lemos F, Gomes J, Romão JM, Veiga D. Topical capsaicin 8% patch in peripheral neuropathic pain: efficacy and quality of life. Br J Pain. 2024;18(1):42-56.
59. Pergolizzi JV, LeQuang JA, El-Tallawy SN, Wagner M, Ahmed RS, Varrassi G. An update on pharmacotherapy for trigeminal neuralgia. Expert Rev Neurother. 2024;24(8):773-86.
60. Sawynok J. Topical and peripheral ketamine as an analgesic. Anesth Analg. 2014; 119(1):170-8.
61. Iacob E, Hagn EE, Sindt J, Brogan S, Tadler SC, Kennington KS, et al. Tertiary care clinical experience with intravenous lidocaine infusions for the treatment of chronic pain. Pain Med. 2018;19(6):1245-53.
62. Kandil E, Melikman E, Adinoff B. Lidocaine infusion: a promising therapeutic approach for chronic pain. J Anesth Clin Res. 2017;08(01). [2025 Fev. 19]. Disponível em: https://www.omicsonline.org/open-access/lidocaine-infusion-a-promising-therapeutic-approach-for-chronic-pain-2155-6148-1000697.php?aid=84883.
63. Vacher E, Kosela M, Song-Smith C, Morell-Ducos F, Fayaz A. Lidocaine infusions in chronic pain management: a prospective case series analysis. Br J Pain. 2022;16(3):270-80.
64. Lin CS (Sean), Cheng J, Manchikanti L. Trigeminal nerve blocks and neurolysis. Essentials of interventional techniques in managing chronic pain. Cham: Springer International Publishing. 2024:603–14. doi: 10.1007/978-3-031-46217-7_29.
65. Jankovic D, Peng P. Regional nerve blocks in anesthesia and pain therapy: imaging-guided and traditional techniques. 5. ed. Cham: Springer International Publishing AG. 2022;1031.
66. Cahana A, Van Zundert J, Macrea L, van Kleef M, Sluijter M. Pulsed radiofrequency: current clinical and biological literature available. Pain Med. outubro de 2006;7(5):411-23.
67. Kim JH, Yu HY, Park SY, Lee SC, Kim YC. Pulsed and conventional radiofrequency treatment: which is effective for dental procedure-related symptomatic trigeminal neuralgia? Pain Med. 2013;14(3):430-5.
68. Xiao X, Chai G, Liu L, Jiang L, Luo F. Long-term outcomes of pulsed radiofrequency for supraorbital neuralgia: a retrospective multicentric study. Pain Physician. outubro de 2022;25(7):E1121-8.
69. Chen R, Xu X, Yu Y, Chen Y, Lin C, Liu R. High-voltage pulsed radiofrequency improves ultrastructure of DRG and enhances spinal microglial autophagy to ameliorate neuropathic pain induced by SNI. Sci Rep. 2024;14(1):4497.
70. Luo F. Efficacy, safety, and predictors of response to pulsed radiofrequency therapy for acute zoster-related trigeminal neuralgia patients: a multicenter retrospective study. Pain Physician; 2022.
71. Wang C, Dou Z, Yan M, Wang B. Efficacy and safety of pulsed radiofrequency in herpes zoster related trigeminal neuralgia: a systematic review and meta-analysis. J Pain Res. fevereiro de 2023;16:341-55.
72. Goss A, Ito K. Cryoneurotomy in the management of intractable trigeminal neuralgia. Br J Oral Maxillofac Surg. 2020;58(9):1187-92.
73. Yoon JH, Grechushkin V, Chaudhry A, Bhattacharji P, Durkin B, Moore W. Cryoneurolysis in patients with refractory chronic peripheral neuropathic pain. J Vasc Interv Radiol. 2016;27(2):239-43.
74. Ferri F, Forleiter CM, Montorfano L, Konstantinidis M, Borghei-Razavi H, Mascaro-Pankova A. Peripheral neurectomy for management of trigeminal neuralgia refractory to multiple surgical procedures. Plast Reconstr Surg - Glob Open. 2020;8(11):e3264.
75. Kanpolat Y, Savas A, Bekar A, Berk C. Percutaneous controlled radiofrequency trigeminal rhizotomy for the treatment of idiopathic trigeminal neuralgia: 25-year experience with 1,600 patients. Neurosurgery. 2001;48(3):524-32;532-4.
76. Oliveira KM, Barreto ESR, Alencar VB, Lins-Kusterer LEF, Azi LMT de A, Kraychete DC. The efficacy of botulinum toxin in neuropathic pain: a systematic review. Br J Pain. 0(0):20494637241254191.
77. Park J, Park HJ. Botulinum toxin for the treatment of neuropathic pain. Toxins. 2017;9(9):260.
78. Egeo G, Fofi L, Barbanti P. Botulinum neurotoxin for the treatment of neuropathic pain. Front Neurol. 2020;11.
79. Porta M. A comparative trial of botulinum toxin type a and methylprednisolone for the treatment of myofascial pain syndrome and pain from chronic muscle spasm. Pain. 2000;85(1-2):101-5.
80. Diener H, Dodick D, Aurora S, Turkel C, DeGryse R, Lipton R, et al. Onabotulinumtoxina

for treatment of chronic migraine: results from the double-blind, randomized, placebo-controlled phase of the PREEMPT 2 trial. Cephalalgia. 2010;30(7):804-14.
81. Silberstein SD, Diener H, Dodick DW, Sommer K, Lipton RB. Sustained benefits of onabotulinumtoxinA treatment in chronic migraine: an analysis of the pooled phase 3 research evaluating migraine prophylaxis therapy (PREEMPT) randomized controlled trials. Headache J Head Face Pain. 2024;64(7):838-48.
82. Kara M, Ricci V, Pirri C, Sekizkardeş M, Cocco G, Stecco C, et al. Sonographic guide for botulinum toxin injections for chronic migraine headache: EURO-MUSCULUS/USPRM approach. Clin Neurol Neurosurg. 2023;232:107883. Gray's Anatomy. 40. ed., Standring, região intracraniana. Direitos Autorais Elsevier, 2008:433.
83. Mullally WJ. Practical approach to the neurological patient, 2024.
84. Gray's Anatomy. Standring região intracarniana. 40. ed. Elsevier. 2008:433.

Dor Crônica em Doenças Reumáticas

75

Lara Maria Arantes Campos
Lucas Goulart Pereira
Carlos Marcelo de Barros
Laura Franco de Oliveira Martins

INTRODUÇÃO

Doenças ósseas e articulares estão entre os motivos mais frequentes de procura por atendimento médico, sendo responsáveis por cerca de 7,5% (n = 77.476.000) dos diagnósticos primários em consultas nos Estados Unidos, além de causarem um impacto global expressivo. Estimativas de 2020 apontam para 619 milhões de pessoas com dor lombar, 595 milhões com osteoartrite (OA), 17,6 milhões com artrite reumatoide (AO) e 494 milhões com outros distúrbios musculoesqueléticos, incluindo espondiloartrites (EpA) e lúpus eritematoso sistêmico (LES).[1]

É amplamente reconhecido que pacientes com diversas doenças reumatológicas apresentam dores localizadas decorrente de suas condições. Porém, esses pacientes podem apresentar também dor crônica generalizada (DCG), semelhante à fibromialgia, a qual resulta de um processo de sensibilização central. Essa característica pode ser observada em diversas patologias reumatológicas, estando presente em cerca de 10% a 40% dos pacientes com OA, AR, EpA, artrite psoriática (PsA) e LES.[2]

Além disso, a dor que cursa com sensibilização central também é frequente em muitos distúrbios musculoesqueléticos localizados e focais, como dor lombar crônica pós-trauma, dor cervical após acidentes de trânsito, síndrome de dor regional complexa (SDRC), síndrome de hipermobilidade articular, síndrome do túnel do carpo (STC) e epicondilite lateral.[1]

Sabe-se que a dor centralizada é um fator associado a um pior prognóstico nos casos de doenças reumatológicas e musculoesqueléticas associadas, logo, é essencial reconhecer sua ocorrência para adequado manejo clínico.[1]

Diante disso, o presente capítulo visa oferecer um panorama da dor crônica nas diferentes doenças reumáticas, bem como seus mecanismos fisiopatológicos, manifestações clínicas, investigação diagnóstica e abordagem terapêutica.

DEFINIÇÃO E FISIOPATOLOGIA

As definições de dor crônica e centralizada passaram por mudanças ao longo do tempo, embora ainda existam divergências no uso dos termos. Inicialmente, a dor crônica era classificada de acordo com os mecanismos periféricos que a causavam: dor inflamatória (p. ex., AR); dor estrutural focal, ligada a alterações anatômicas específicas (p. ex., OA); e dor neuropática, decorrente de lesões nos nervos (p. ex., neuropatia diabética).[3]

No início, o termo "dor central" referia-se exclusivamente à dor associada a lesões no sistema nervoso central (SNC), como lesões cerebrais ou medulares. No entanto, posteriormente, o conceito de dor centralizada passou a incluir condições de dor sem uma origem periférica clara, como fibromialgia ou síndrome do intestino irritável (SII). Essas condições, que não seguem os padrões tradicionais das vias nociceptivas, eram frequentemente atribuídas a fatores psicossomáticos ou consideradas de origem psicogênica e vistas como disfuncionais.[3]

A dor central, ou nociplástica, se diferencia da dor nociceptiva, a qual resulta de inflamação ou dano contínuo aos tecidos, e da dor neuropática, que é causada por lesões diretas nos nervos.[4]

Apesar disso, ela pode ocorrer não somente de forma isolada, como também como uma comorbidade em pacientes com dores crônicas que são predominantemente nociceptivas ou neuropáticas.[1]

Observa-se a concomitância de diferentes mecanismos dolorosos em pacientes com AR, condição na qual a dor é tipicamente classificada como nociceptiva, mas há crescentes evidências de que a dor em um número substancial de pacientes pode ter um componente neuropático ou características neuropáticas.[5]

Diante disso, entende-se atualmente a dor reumática como um fenômeno complexo, resultante da interação entre mecanismos nociceptivos e neuropáticos, além da dor nociplástica.[3]

Dor aguda

A dor reumatológica aguda está fortemente associada à inflamação e geralmente indica atividade da doença de base. Tradicionalmente, em condições reumatológicas, essa dor é classificada como nociceptiva, pois resulta de processos inflamatórios ou lesões teciduais.[6]

Os nociceptores são os principais responsáveis pelo primeiro estágio das sensações de dor, sendo as fibras Aδ e C os aferentes primários que respondem aos estímulos nocivos. Ambas são encontradas em órgãos superficiais, como a pele, mas estruturas profundas, tal como músculos e articulações, contém essencialmente fibras C.[6]

A dor inflamatória aguda inicial é geralmente mediada pelas fibras Aδ, e o acúmulo de leucócitos e plasma da corrente sanguínea no local da lesão contribuem para o processo inflamatório. Entretanto, quando a inflamação se prolonga, o processo doloroso passa a ser mediado pelas fibras C.[7] Além disso, destaca-se a participação de mediadores inflamatórios como prostaglandinas e citocinas (fator de necrose tumoral alfa [TNF-α], interleucinas (IL) IL-1, IL-6).[8]

Quando se limita a dor reumatológica à nociceptiva, pode-se negligenciar a influência de outros mecanismos envolvidos na experiência dolorosa. Essa abordagem assume que o controle da inflamação é suficiente para eliminar a dor, o que não reflete a realidade de muitos pacientes, especialmente aqueles com dor persistente ou generalizada.[6]

Dor crônica

A DCG, decorrente do processo de sensibilização central, afeta entre 11,4% e 24% da população, na ausência de uma patologia musculoesquelética periférica claramente identificável.[9]

Sabe-se que uma parcela significativa dos pacientes com diversas condições reumatológicas evoluem para quadros de dor crônica, mesmo na ausência de inflamação ou exacerbação da doença. Estima-se que 41% dos pacientes com AR apresentam síndrome de sensibilização central (SSC), o que pode ocorrer antes mesmo que as características clínicas da artrite se tornem evidentes, agravando-se com o tempo.[5]

A definição de DCG ainda é controversa e costuma ser entendida, muitas vezes, como sinônimo de fibromialgia.[9]

Acredita-se que o estabelecimento da DCG se deva ao processo de sensibilização central, também conhecida como dor central ou dor nociplástica, a qual pode ser entendida como uma "alteração funcional das vias sensoriais relacionadas à dor, com amplificação dos sinais neurais, tanto na periferia quanto a nível do SNC, culminando em hipersensibilidade à dor".[3]

A Associação Internacional para o Estudo da Dor (IASP, do inglês International Association for the Study of Pain) define dor nociplástica como "dor que surge da nocicepção alterada, apesar de não haver evidência clara de mecanismos de dor nociceptiva ou neuropática". Essa classificação de dor tem sido usada para caracterizar condições como a fibromialgia, lombalgia inespecífica e dor mista persistente.[10]

Acredita-se que a dor nociplástica resulte de processos multifatoriais, que se originam de diferentes entradas, com alterações em três níveis:

1. Ausência das vias descendentes de inibição.
2. Aprimoramento das vias descendentes facilitadoras.
3. Sensibilização central à nível da medula espinhal.[5]

Quanto à via descendente de regulação da dor, a substância cinzenta periaquedutal (PAG) e a medula ventromedular rostral (RVM) são centros reguladores importantes envolvidos na percepção da dor. A PAG integra sinais dolorosos e os envia para o RVM, o qual pode facilitar e/ou inibir a dor, a depender da via de ativação.[5]

Os neurotransmissores envolvidos nessa via são principalmente a serotonina e a norepinefrina, conforme Figura 1.

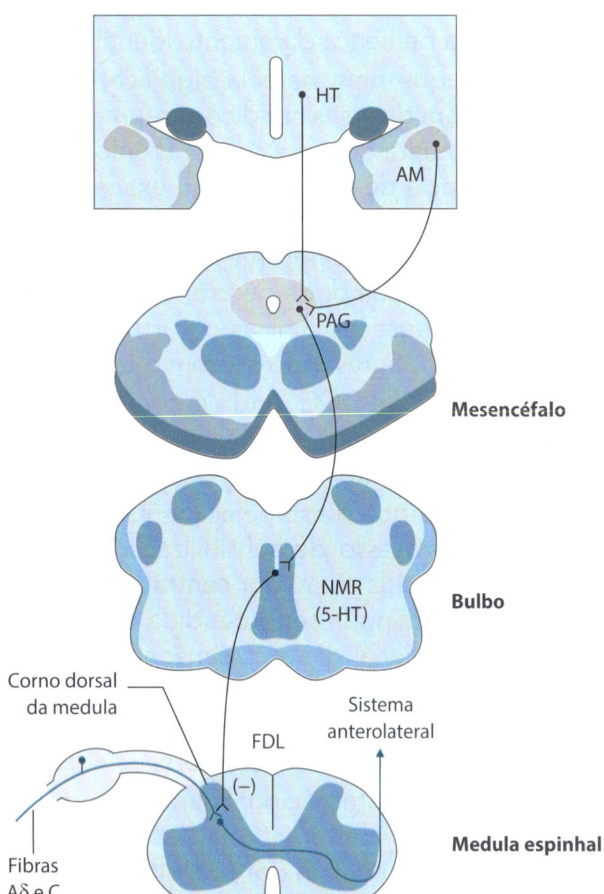

Figura 1 – Representação das vias descendentes analgésicas endógenas.

AM: amígdala; FDL: funículo dorsolateral; HT: hipotálamo; NMR: núcleo magno da rafe; PAG: substância cinzenta periaquedutal.

Fonte: Adaptada de Da Fonseca PRB, De Barros CM, 2019.[11]

Quanto a atividades facilitadoras, pode-se citar a somação temporal, ou aumento na percepção de dor após estímulos repetidos. Isso leva ao fenômeno de *wind-up*, que consiste na resposta aumentada dos neurônios espinhais após a estimulação de fibras C ou fibras A-δ.[5]

Já quanto à sensibilização em nível da medula espinhal, sabe-se que os sinais de dor são amplificados no corno dorsal, expandindo os campos receptivos e aumentando a sensibilidade à dor. Inicialmente, esse processo é mediado pela ativação de receptores N-metil-D-aspartato (NMDA) pelo glutamato, e no estágio crônico cursa com a ativação de microglia e transcrição do peptídeo regulador da dor.[5]

A sensibilização central é marcada por hiperalgesia, uma resposta aumentada a um estímulo doloroso, e alodínia, dor desencadeada por um estímulo que normalmente não seria irritante. Além disso, a dor tem início e é mantida exclusivamente por alterações no SNC, sem a necessidade de ocorrerem gatilhos periféricos ou estímulo dolorosos contínuos na periferia.[10] A exposição da medula espinhal ao TNF-α, interleucinas-1β (IL-1β) e interleucinas-6 (IL-6) contribuem para essas manifestações.[5]

Os pacientes costumam apresentar outros sintomas gerais que sugerem envolvimento do SNC, como fadiga, dificuldades de sono, humor e memória. Além disso, foi observada sensibilidade a estímulos não nociceptivos, como luz (fotossensibilidade) e som (hiperacusia).[1]

Existem ainda fatores genéticos relacionados à ocorrência de fibromialgia, como polimorfismos do receptor de serotonina (fenótipo T/T do receptor 5-HT2A), transportador de serotonina, receptor de dopamina D4 e polimorfismos da catecol-O-metiltransferase (COMT). No entanto, não foi encontrada nenhuma alteração genética isolada de grande relevância.[12]

Também se sabe que fatores físicos, como trauma, esforço repetitivo, infecções, obesidade, fatores psicológicos (como estresse crônico, ansiedade e depressão) são considerados elementos desencadeantes ou perpetuadores.[13]

Alterações neurofisiológicas e de neuroimagem

Para fins de pesquisa, é possível identificar alguns marcadores anatômicos e funcionais característicos da dor centralizada por meio de neuroimagem, porém ainda não há aplicabilidade clínica desses exames.

A fibromialgia tem sido o protótipo da dor centralizada. As primeiras evidências da dor centralizada foram observadas por meio de respostas aumentadas à pressão mecânica em articulações ou músculos, e após exposição a outros estímulos nocivos, como temperatura ou som.[14]

Foram observados limiares mais baixos para dor mecânica e térmica nos pacientes com fibromialgia em relação aos controles saudáveis. Além disso, na fibromialgia observou-se maior somação temporal da dor secundária (*wind-up*) e necessidade de estímulos nocivos menos intensos para sua manutenção do que em controles, o que se correlaciona com a intensidade percebida da dor. Essas respostas são avaliadas, geralmente, por meio de testes quantitativos sensoriais (QST), como limiares de dor térmica e por pressão ou o teste de imersão em água fria.[14]

Quanto à neuroimagem, foram encontradas anormalidades estruturais e funcionais no cérebro de pacientes com fibromialgia e outros distúrbios de dor crônica em exames de ressonância magnética (RM) e ressonância magnética funcional (fMRI), como volumes cerebrais diminuídos, redução da espessura cortical e níveis elevados de neurotransmissores excitatórios, como o glutamato.[15]

O uso da fMRI possibilitou realizar a medida da conectividade entre regiões cerebrais em estado de repouso, e observou-se conectividade anormal entre a rede neural em modo padrão (DMN, do inglês *default mode network*) e a ínsula nos pacientes com fibromialgia, correlacionando-se com a intensidade da dor. Além disso, um estudo identificou uma espécie de "assinatura neural" nos pacientes com fibromialgia, o que possibilita diferenciá-los do grupo controle com 92% de sensibilidade e 94% de especificidade.[16]

Esse mesmo padrão de neuroimagem foi observado em outras condições dolorosas, como em um estudo de pacientes com síndrome de dor pélvica urológica crônica (como cistite intersticial/síndrome da dor vesical e prostatite crônica/síndrome da dor pélvica crônica [SDPC]). Isso representa um importante avanço nas ferramentas diagnósticas, que poderão ser usadas no futuro.[17]

Outras alterações cerebrais identificadas por meio de fMRI também indicaram uma possível associação de quadros de dor crônica centralizada a traços de personalidade e humor, como o catastrofismo, com maior atividade neural no córtex cingulado posterior de pacientes com fibromialgia após declarações catastrofizantes.[18]

Além da RM e fMRI, outras modalidades de avaliação de respostas aumentadas à dor têm surgido, como eletroencefalografia em estado de repouso, magnetoencefalografia e tomografia por emissão de pósitrons (PET). Isso representa um importante avanço nas ferramentas diagnósticas, que poderão ser usadas no futuro, embora ainda distantes do uso clínico cotidiano.

VISÃO GERAL DAS PRINCIPAIS DOENÇAS REUMÁTICAS

Artrite reumatoide

A AR é uma doença inflamatória sistêmica, autoimune, crônica e progressiva, que tem sua etiologia desconhecida e acomete, principalmente, as articulações sinoviais. Tem grande impacto social e econômico por conta de sua elevada morbimortalidade. Seu desenvolvimento ocorre anos antes da sinovite inflamatória clínica e resulta das interações de fatores genéticos e exposições ambientais.[13,19]

A doença normalmente tem acometimento poliarticular, no entanto, pode ser oligo ou até monoarticular. Em geral, apresenta-se de maneira simétrica nas articulações, com a destruição de toda a articulação, causada por processos de erosão da cartilagem e do osso, e o paciente pode apresentar deformidades nos membros lesados.[13,19]

As articulações mais acometidas são metacarpofalângicas e interfalângicas proximais (PIP) dos dedos, além de articulações do punho e metatarsofalangeanas dos dedos do pé. O acometimento das interfalangeanas distais (IFD) é raro e útil para diferenciar a AR de outras condições, como a OA e a PsA, por exemplo.[13]

Na AR clássica, o início é insidioso, com o paciente apresentando dor nas articulações, rigidez, principalmente pela manhã, e inchaço de muitas articulações.[13,20]

Também se pode encontrar diversas manifestações extra-articulares na AR, que estão sintetizadas no Quadro 1.

Quadro 1 – Manifestações extra-articulares da AR

Local	Manifestações
Pele	Nódulos reumatoides
Hematológico	Anemia da doença crônica, trombocitose/trombocitopenia, linfadenopatias
Hepático	Transaminite inespecífica
Cardíaco	Aterosclerose acelerada, pericardite, valvulite
Pulmonar	Efusão e espessamento pleural, nódulos, pneumopatia intersticial, BOOP, síndrome de Caplan, hipertensão arterial pulmonar, síndrome do pulmão contraído, arterite pulmonar
Ocular	Ceratoconjuntivite sicca, episclerite, esclerite, uveíte, ceratite ulcerativa
Sistema nervoso	Neuropatia periférica, mielopatia cervical
Renal	Glomerulopatia membranosa, amiloidose renal
Muscular	Atrofia, miosite inflamatória
Vascular	Vasculite
Síndrome de Felty	Esplenomegalia com neutropenia, linfócitos grandes e granulares, trombocitopenia

BOOP: pneumonia organizante em bronquiolite obliterante.

Fonte: Adaptado de Moreira C, Katsuyuki Shinjo S, Alves Pereira I, 2023.

Dor crônica na artrite reumatoide

A fibromialgia está presente em uma proporção considerável de pacientes com AR, especialmente naqueles com AR soronegativa, variando entre 13% e 40%. Pacientes que apresentam ambas as condições tendem a relatar mais dor, mesmo com menor inflamação articular, além de terem escores mais altos de atividade da doença e usarem mais medicamentos.[21]

Além disso, estudos indicam que a fibromialgia tem uma relação inversa com a soropositividade na AR, sugerindo possíveis mecanismos distintos entre as duas condições.[22]

Pacientes com AR e fibromialgia concomitantes apresentam sintomas como fadiga, distúrbios do sono, alterações de humor e maior sensibilidade neuropática, embora tenham menor inflamação sistêmica e articular. A ocorrência da dor centralizada nesses pacientes explica, possivelmente, a discrepância entre suas queixas e os achados clínicos objetivos em exames de imagem.[23]

Além disso, indivíduos com ambas as condições apresentam piores desfechos clínicos e fazem maior uso de analgésicos do que de medicamentos específicos para o tratamento da AR, como o metotrexato (MTX).[24]

A sensibilização central parece estar presente nesses pacientes, com evidências de alodínia generalizada e maior sensibilidade a estímulos físicos. Além disso, observou-se uma interação entre inflamação periférica e dor centralizada, inclusive em pacientes com dor crônica e AR que não preenchiam critérios suficientes para diagnóstico de fibromialgia. Isso mostra que a dor central nesses casos é bidirecional, logo, pode ter resposta significativa com a terapia tradicional para AR.[25]

Na articulação, a maioria das estruturas é controlada por neurônios nociceptores, cujos corpos celulares estão localizados no gânglio da raiz dorsal (GRD). Durante a inflamação da articulação há a liberação de citocinas pró-inflamatórias, como TNF-α, IL-1β, IL-6 e IL-17. As terminações nervosas sensoriais também liberam peptídeo relacionado ao gene da calcitonina (CGRP), o que ativa ou torna os aferentes primários mais sensíveis. Essa ativação provoca mudanças na expressão genética no GRD. Além disso, glutamato e neuropeptídeos (como o CGRP) também são liberados, ativando seus receptores correspondentes. Os astrócitos e a micróglia, quando ativados, liberam citocinas pró-inflamatórias, como o TNF-α, na medula espinhal, contribuindo para a sensibilização espinhal. A micróglia também libera catepsina S (CatS), que cliva fractalquina (FKN) nos neurônios da medula espinhal. O FKN solúvel (sFKN) resultante aumenta a atividade da micróglia por meio do receptor CX3CR1. Além disso, a proteína HMGB1 é liberada dos neurônios espinhais, ativando o receptor tipo Toll 4 (TLR4) nas células gliais e nos neurônios espinhais. O aumento de CGRP no corno dorsal desempenha um papel na regulação da atividade dos aferentes secundários. O CGRP, presente em grande quantidade no SNC, tem a função de amplificar o sinal nociceptivo em áreas como a amígdala, ponte e outras regiões do tronco cerebral. Todas essas alterações estão representadas na Figura 2.

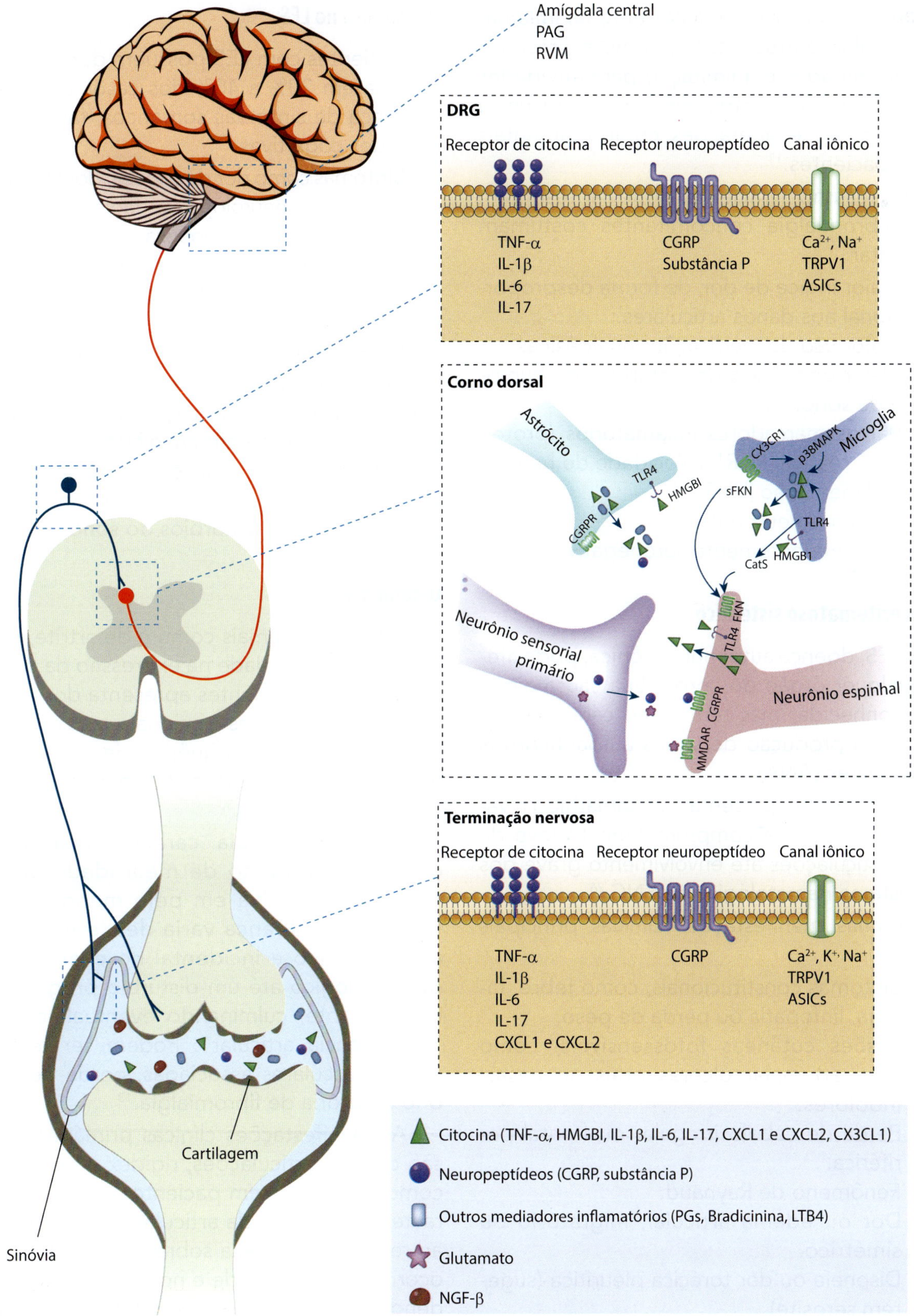

Figura 2 – Visão geral dos mecanismos periféricos e centrais relatados da dor da AR.

CatS: catepsina S; CGRP: peptídeo relacionado ao gene da calcitonina; DRG: gânglio da raiz dorsal; FKN: fractalquina; HMGB1: proteína da caixa de grupo de alta mobilidade 1; IL: interleucina; NGF-β: fator de crescimento nervoso beta; TLR4: receptores tipo Toll 4; TNF-α: fator de necrose tumoral alfa.

Fonte: Adaptada de Cao Y, Fan D, Yin Y, 2020.

Além da dor crônica decorrente da inflamação articular, outros fatores, como a presença de deformidades e a limitação para atividades laborais e sociais, contribuem para a ocorrência de depressão e alterações comportamentais nesses pacientes.[13]

Em resumo, pacientes que apresentam AR e fibromialgia concomitantes costumam apresentar:

- Maior índice de dor, de forma desproporcional aos danos articulares.
- Maior uso de medicações analgésicas.
- Maior ocorrência de distúrbios de humor e de sono.
- Baixos marcadores inflamatórios (proteína C reativa [PCR], velocidade de hemossedimentação [VHS]).
- Sintomas neuropáticos.
- São frequentemente soronegativos.

Lúpus eritematoso sistêmico

O LES, doença autoimune crônica, pode afetar qualquer órgão do corpo. Sua causa ainda é desconhecida, mas tem como característica principal a produção de vários autoanticorpos antinucleares (ANA).[13]

Os pacientes apresentam sintomatologia variada, tendo desde comprometimento leve da pele e articulações até envolvimento grave dos rins, sistema hematológico ou SNC.[26]

Algumas manifestações clínicas principais incluem:

- Sintomas constitucionais, como febre, fadiga, linfopatia ou perda de peso.
- Lesões cutâneas fotossensíveis, como erupção malar úlceras orais ou nasais indolores.
- Perda de cabelo irregular ou frontal/periférica.
- Fenômeno de Raynaud.
- Dor ou edema articular, migratório ou simétrico.
- Dispneia ou dor torácica pleurítica (sugerem serosite).
- Dor no peito sugestiva de pericardite.
- Edema de membros inferiores.
- Sintomas neurológicos, como convulsões ou psicose.
- Abortos espontâneos recorrentes.[26]

Dor crônica no LES

Pacientes com LES possuem dor crônica associada em 20% a 40% dos casos e relatam a presença de sintomas somáticos, fadiga e dificuldades cognitivas.[27]

Sintomas como dor de cabeça, dor abdominal, manifestações neurológicas, fadiga, problemas cognitivos e dor ou fraqueza muscular ocorrem mais frequentemente em concomitância à fibromialgia, enquanto não foi observada essa associação nos demais sintomas.[28]

Como analisado na LES, existe aumento dos sintomas quando se relaciona a dor crônica que contribuem para piorar a qualidade de vida dos pacientes, visto que afetam o humor, o sono e os sintomas de fadiga. A relação entre dor e disfunção cognitiva em LES foi amplamente explicada pela depressão e distúrbios do sono.[29]

Osteoartrite

A OA, forma mais comum de artrite, possui marcada variabilidade na expressão da doença: a maioria dos pacientes apresenta dor nas articulações e limitações funcionais, mas a idade de início da doença, a sequência de envolvimento articular e a progressão da doença variam de pessoa para pessoa.[30]

A epidemiologia característica do paciente é um adulto de meia idade ou mais velho, com queixa em pelo menos uma articulação. A doença varia desde um achado assintomático e incidental no exame clínico ou radiológico até um distúrbio progressivo e incapacitante, culminando eventualmente em "insuficiência articular". Podem ser relatadas dores musculares associadas, perda de equilíbrio e história de fibromialgia.[13]

As manifestações clínicas primárias de OA são dor nas articulações, rigidez e restrição locomotora. A dor em pacientes com OA se caracteriza pelo uso da articulação, com melhora ao repouso. A queixa sobre o aumento da dor ocorre no fim da tarde e no início da noite, podendo também ocorrer dor noturna que interfira no sono do paciente, mas também pode piorar pela manhã, logo após acordar.[31]

Em algumas pessoas, a dor tem uma qualidade de queimação (semelhante à neuropática), é generalizada ao redor da articulação e está associada à parestesia. Essas características também sugerem fibromialgia comórbida.[32]

Outras características clínicas da OA são limitação de movimento, edema ósseo, deformidade articular (sinal de doença mais avançada) e instabilidade ao deambular (paciente pode relatar falta de segurança para andar e confiança para sustentar o peso corporal).[33]

Em alguns casos, principalmente na ocorrência de OA de grandes articulações, as lesões dolorosas dos tecidos moles periarticulares podem coexistir com a OA. Lesões periarticulares de tecidos moles causam dor localizada longe da linha articular, enquanto a dor relacionada ao OA é tipicamente mais intensa ao longo da linha articular, exceto nas articulações proximais, como quadril ou ombro, que podem ter dor máxima distal à articulação de origem.[34]

As manifestações clínicas diferem de acordo com as articulações que estão envolvidas na OA. No caso da OA de articulação única ou múltipla, existe uma predileção pelos joelhos, quadris, articulações interfalângicas dos dedos, primeiras articulações carpometacarpais (CMC), primeiras articulações metatarsofalângicas (MTP) e articulações apofisárias (facetárias) da parte inferior da coluna cervical e lombar inferior.[35]

Já na OA generalizada, observam-se múltiplos nódulos de Heberden, que são inchaços duros póstero-laterais das articulações DIP, frequentemente acompanhados por inchaços póstero-laterais menos bem definidos das articulações PIP, chamados nódulos de Bouchard.[36]

Os fatores de risco para o desenvolvimento e persistência de OA, especialmente dor tipo neuropática, incluem fatores específicos da pessoa, como ansiedade e depressão, sono não restaurador e traço ou estado catastrófico. Estes causam sensibilização à dor central com redução da inibição da dor descendente.[37]

Dor crônica na OA

A ocorrência de DCG é comum em pacientes com OA, estando presente em 10% a 15% dos casos de OA no joelho. A dor, nesses casos, costuma ser mais grave e pode se apresentar inclusive em locais distantes da articulação afetada.[38] Além disso, os pacientes que apresentam a concomitância dessas condições tendem a ter menor resposta aos analgésicos e piores resultados após artroplastias.[38]

Estudos encontraram uma relação significativa entre a dor crônica na OA e o processo de sensibilização central. Inclusive, pacientes que já apresentavam dor centralizada pré-operatória tiveram resultados piores após artroplastia, com maior uso de analgésicos no pós-operatório.[39]

Apesar disso, embora haja impacto da sensibilização central, os danos estruturais nas articulações também podem desempenhar papel importante na gravidade da dor. Nesse sentido, um estudo encontrou relação entre uma maior gravidade da radiografia do joelho com a gravidade da dor no joelho. Logo, intervenções terapêuticas direcionadas ao tratamento dos danos articulares e inflamação tem efeito benéfico na redução da dor.[40]

Espondiloartrite

O termo "espondiloartrites" é utilizado para descrever um grupo de doenças inflamatórias com características clínicas comuns, como comprometimento inflamatório axial (espondilite e sacroiliíte) e periférico (artrite, dactilite, entesite), bem como manifestações extra-articulares (uveíte, doença inflamatória intestinal e psoríase).[13,41]

A EpA possui algumas classificações que subdividem a doença em alguns grupos, que podem apresentar achados clínicos, laboratoriais e de imagem semelhantes:

- Espondiloartrite axial radiográfica.
- Espondiloartrite axial não radiográfica.
- Espondiloartrite periférica.
- Espondiloartrite associada à PsA.
- Artrite associada a doença de crohn e colite ulcerativa.
- Artrite reativa.
- Espondiloartrite de início juvenil.

Em uma visão geral, a EpA possui uma epidemiologia de 2:1 na relação de homens e mulheres, respectivamente. Ao relacionar as manifestações clínicas, encontram-se manifestações musculoesqueléticas e extramusculoesqueléticas.[42]

As diferentes formas de EpA partilham um grupo de características clínicas, sendo as características mais distintivas a inflamação das articulações axiais (especialmente das articulações sacroilíacas), oligoartrite assimétrica (especialmente das extremidades inferiores), dactilite (dedos em salsicha) e entesite (inflamação em locais de ligação ligamentar ou tendínea ao osso).[42]

Cada grupo da doença possui uma distribuição de sintomas característicos, assim, a EpA axial (EpA-ax) tem como sintoma mais frequente a dor lombar crônica, já a EpA periférica, acometimento musculoesquelético periférico como os "dedos em salsicha".[42,43]

Embora a causa das EpA-ax ainda não seja totalmente conhecida, acredita-se que seja o resultado da associação entre fatores genéticos, imunológicos e ambientais. A associação com o antígeno leucocitário humano B27 (HLA-B27) foi descrita pela primeira vez em 1973 e, desde então, é considerada um exemplo clássico e comprovado de associação entre uma doença humana e uma herança oligogênica relacionada ao complexo principal de histocompatibilidade (MHC) de classe 1.[13]

Em comparação com a população em geral, os pacientes com EpA apresentam frequências mais altas do HLA-B27 e de sacroiliíte por radiografia ou RM.[44]

Um importante mediador do processo inflamatório é a prostaglandina E2 (PGE2), produzida localmente por células mesenquimais da êntese em resposta ao gatilho mecânico e/ou infeccioso, levando à vasodilatação e ao recrutamento de neutrófilos, macrófagos e outras células apresentadoras de antígeno (APCs), e promovendo a ativação da via IL-23/IL-17. A produção de IL-23 pelas APCs ocasiona a ativação de linfócitos $T\gamma\delta$ e células linfoides inatas do tipo 3 (ILC3) residentes na êntese que, por sua vez, produzirão IL-17, IL-22 e o fator de necrose tumoral (TNF). Ambas amplificam a resposta inflamatória, levando a mais recrutamento de neutrófilos e outras células efetoras, que liberam proteases e espécies reativas de oxigênio, acentuando a inflamação e ativando nociceptores, bem como estão relacionadas com os fenômenos osteodestrutivos (erosões) e a neoformação óssea.[13]

As manifestações musculoesqueléticas das EpA incluem:

- *Dor lombar/dor lombar inflamatória:* possui característica de duração de pelo menos 3 meses e de início em pacientes com menos de 45 anos. Entretanto, nessa faixa etária é comum ter maior prevalência de dor lombar de origem inespecífica ou relacionada a dor mecânica. Assim, uma característica importante para o diagnóstico diferencial para EpA axial é a boa resposta a anti-inflamatórios não esteroides (AINEs).[42]
- *Artrite periférica:* presente em até 37% dos pacientes com EpA axial e 79% em pacientes com EpA periférica, normalmente acometendo de uma a três articulações, em especial joelho e tornozelo com a presença de inchaço.[13,42]
- *Entesite:* consiste na inflamação nos locais de inserção de tendões e ligamentos. É mais frequentemente na região da inserção da fáscia plantar e do tendão do calcâneo, muitas vezes incapacitante, podendo também ocorrer em outros locais.[13,42]
- *Dactilite (dedos em salsicha):* é mais comum na PsA e artrite reativa.[13,42]

Já as manifestações extramusculares incluem: doença inflamatória ocular, sendo sua principal representante a uveíte anterior; inflamação da mucosa intestinal, que pode estar associada às doenças intestinais como doença de Crohn e colite ulcerativa; e psoríase, que pode estar associada a todas as formas de EpA.[41,42]

Espondiloartrite e PsA com fibromialgia concomitantes estão presentes em 10% a 30% dos pacientes com artrite espontânea e associados a sintomas maiores, medidas de atividade da doença mais altas e, em alguns estudos, mais uso de terapias biológicas, mas sem níveis mais elevados de marcadores inflamatórios.[45,46]

Pode ser difícil diferenciar as diversas patologias reumáticas que cursam com artrite e inflamação. O Quadro 2 traz as principais diferenças entre elas quanto a início da dor, rigidez, envolvimento articular e achados sistêmicos.

Síndrome de Sjögren

A síndrome de Sjögren (SS) é uma doença sistêmica imunomediada, de evolução lenta e progressiva, que se caracteriza pela redução na função de glândulas lacrimais e salivares, causando a síndrome seca e manifestações sistêmicas extraglandulares. A SS ocorre isoladamente ou em associação a outras doenças autoimunes, como AR, LES, miopatias inflamatórias, doença mista do tecido conjuntivo, tireoidite de Hashimoto, colangite biliar e hepatite autoimune.[13,47]

O acometimento glandular leva a manifestações clínicas de secura oral (xerostomia), ocular (xeroftalmia), cutânea (xerodermia), das vias aéreas (xerotraqueia), vaginal e de parotidite recorrente.

Quadro 2 – Perfil das diferentes patologias reumáticas

Doenças	Início da dor	Rigidez	Envolvimento articular	Achados sistêmicos
Reumatismo de partes moles	Recente e agudo	Mínima	Estruturas periarticulares (tendões, bolsas, fáscias etc.). Locais mais comuns: ombro, cotovelo e joelho)	Nenhum
Osteoartrite	Gradativo	Rápida após o repouso	Mono ou poliarticular Não simétrico. Locais mais frequentes: 1 CMP, IFP e IFD, coluna vertebral, joelhos e coxofemorais	Nenhum
Artrite reumatoide	Em geral, insidioso ao longo de semanas. Às vezes, agudo ou subagudo	Superior a 30 minutos, ao acordar ou após inatividade	Poliarticular. Simétrico. Aditivo. Locais mais comuns: MCF e IFP, MTF, punhos, cotovelos, ombros e joelhos	Febre baixa, anorexia, emagrecimento, fadiga, adenomegalia. Derrame pleural e pericárdico Nódulos subcutâneos, olho seco, lesões vasculíticas etc.
Espondiloartrites	Variável: agudo na artrite reativa; insidioso na espondilite anquilosante, artrite psoriática e enteroartrites	Superior a 30 minutos ao acordar ou após inatividade	Oligo ou poliarticular. Menos comumente, monoarticular. Não simétrico. Articulações mais envolvidas: sacroilíacas, coluna vertebral, grandes articulações	Conjuntivite, uretrite, eritema nodoso, uveíte, psoríase, diarreia

CMP: articulação carpometacarpal; IFD: interfalangeanas distais; IFP: interfalângica proximal; MCF: metacarpofalângica; MTF: metatarsofalângica.

Fonte: Adaptado de Moreira C, Katsuyuki Shinjo S, Alves Pereira I, 2023.

Entre as manifestações extraglandulares estão fadiga, sintomas musculoesqueléticos, erupções cutâneas e doenças de órgãos internos (p. ex., pulmonares, renais e hepáticas).[13]

Em um estudo espanhol, foi observado que 96% a 97% dos pacientes apresentam olho seco e boca seca, 86% a 88% dos pacientes apresentaram testes oculares anormais e sialografia de parótida presente, desenvolvimento de sintomas sistêmicos em até 14% e de linfoma em até 5%.[48]

Existem também sintomas associados ao sistema nervoso periférico (SNP), como polineuropatia sensorial e sensório-motora axonal, em que os pacientes apresentam uma parestesia distal de membros e fraqueza. As polineuropatias axonais sensitiva e sensitivo-motora representam mais de 50% dos casos.[13]

Outro acometimento é por meio da neuropatia de fibras finas, em que o paciente possui parestesia e sente dor em queimação, em choque ou em fincada e está associado a estímulos não dolorosos ou hiperalgesia, que ocorre nas extremidades de membros, principalmente em membros inferiores.[49]

Outras formas de neuropatias são ataxia sensorial, mononeuropatia múltipla, neuropatia do trigêmeo, neuropatia autonômica, neuropatias cranianas múltiplas e radiculopatia desmielinizantes. Todas essas classificações ocorrem de maneira menos frequente e raras.[13]

Dor crônica e síndrome de Sjogren

A fadiga é um dos sintomas mais comuns na SS, mas seus mecanismos fisiopatológicos ainda não bem compreendidos. Sabe-se, porém, que a concomitância de fibromialgia é uma das causas de fadiga na SS, com uma prevalência de 15% a 31%.[50]

Uma hipótese que emergiu diante disso é que a ganglionite da raiz dorsal pode representar um elo patogênico com a fibromialgia, uma vez que isso ocorre em alguns casos de envolvimento nervoso periférico na SS.[51]

Síndrome de Ehlers-Danlos

A síndrome de Ehlers-Danlos (EDS) é um conjunto de condições que podem ter uma ou várias características em comum, como hiperextensibilidade da pele, hipermobilidade das articulações e fragilidade do tecido. Esses achados clínicos são diferenciados de acordo com a história familiar do paciente e em relação ao acometimento da pele, dos ossos, das articulações e da vasculatura.[52]

A classificação atualizada de 2017 divide a EDS em 13 tipos:

- Clássica (cEDS).
- Clássica-like (clEDS1, clEDS2, clEDS3).
- Cardíaco-valvular (cvEDS).
- Hipermóvel (hEDS).
- Vascular (vEDS).
- Cifoescoliótica (kEDS).
- Artrocalasia (aEDS).
- Dermatosparaxia (dEDS).
- Síndrome da córnea frágil (BCS).
- Espondilodisplásica (spEDS).
- Musculocontractural (mcEDS).
- Miopática (mEDS).
- Periodontal (pEDS).

Na maioria dos tipos de EDS, a fisiopatologia subjacente envolve alterações hereditárias em genes que afetam a síntese e o processamento de diferentes formas de colágeno, que são importantes na estrutura de muitos tecidos e órgãos. Alguns tipos de EDS são resultantes de variantes genéticas que afetam a matriz extracelular e seus componentes (como glicosaminoglicanos) e defeitos no processamento intracelular.[13,53]

Algumas variações são herdadas de forma autossômica dominante (cEDS, vEDS), enquanto outras seguem um padrão autossômico recessivo (kEDS, clEDS1).[53]

As características clínicas nas EDS variam de acordo com o grupo que cada paciente se enquadra. Os sintomas mais comuns são hiperextensibilidade da pele, que ocorre normalmente em lugares neutros, como pescoço e parte anterior de antebraço; hipermobilidade articular ou frouxidão articular; e fragilidade do tecido, que se caracteriza pela dificuldade de curar feridas, fragilidade em segurar suturas e cicatrização tardia.[53]

Algumas características clínicas podem ser encontradas em vários grupos de EDS, como dor musculoesquelética; manifestações cardiovasculares, que incluem prolapso de válvula mitral, dilatação e/ou dissecção de raiz aórtica; e aneurisma arterial. Manifestações hematológicas como complicações hemorrágicas, manifestações gastrointestinais como SII, manifestações oculares como miopia, astigmatismo, esclera azulada e pálpebras flácidas também podem ocorrer.[13,53]

Dor crônica na síndrome de Ehlers-Danlos

Os sintomas musculoesqueléticos incluem dor crônica, fadiga e fraqueza muscular. A dor musculoesquelética é comum em pacientes com hipermobilidade articular, e os pacientes com EDS que apresentam dor persistente sem sinais clássicos de dano tecidual ou inflamação (p. ex., vermelhidão focal, calor e inchaço) podem ser diagnosticados erroneamente como hipocondríacos ou patologicamente deprimidos.[54]

A dor mecânica recorrente nas articulações pode levar à dor neuropática ou, inclusive, à sensibilização central à dor, com desenvolvimento subsequente de DCG/fibromialgia ou, eventualmente, SDRC.[55]

A EDS pode ser confundida com fibromialgia, depressão e síndrome da fadiga crônica, uma vez que compartilham sintomas como a dor crônica e distúrbios da saúde mental.[13]

Dor complexa regional

A SDRC continua sendo um distúrbio de dor crônica relativamente misterioso, geralmente afetando um único membro. É caracterizada por dor em uma área do membro ou membros, que é desproporcional em tempo ou grau ao curso da síndrome, e mostra progressão variável ao longo do tempo.[56]

Essa síndrome tem como manifestações clínicas dor, alterações sensoriais, deficiência motora, sintomas autonômicos e alterações tróficas no membro afetado. Seu início acontece entre a 4ª e a 6ª semana da ocorrência do evento desencadeante e, em geral, os sintomas iniciais são dor, eritema e inchaço do membro afetado. A dor não se restringe a um território nervoso ou dermátomo específico, e geralmente apresenta predominância distal de achados sensoriais, motores, sudomotores, vasomotores e/ou tróficos anormais.[57]

A dor é o principal sintoma, podendo ser em queimação, pontada ou dilaceramento, sentida de maneira profunda, podendo causar debilitação no paciente. Ela pode ser pior à noite, após movimentos e em situações de frio e estresse. É incomum que membros superiores e inferiores sejam afetados ao mesmo tempo, mas não é raro a presença dos sintomas nas áreas adjacentes do membro afetado.[57]

Artrite psoriática

A PsA, uma doença musculoesquelética inflamatória associada à psoríase, foi inicialmente considerada uma variante da AR, mas posteriormente emergiu como uma doença distinta.[58]

A PsA é uma condição inflamatória crônica sistêmica e recorrente, caracterizada por hiperplasia da epiderme e estimulação imune inapropriada, decorrente de fatores ambientais e genéticos ainda não totalmente determinados. É mediada por linfócitos T, com participação de células dendríticas. *PSORS1* é o gene mais frequentemente associado, localizado no cromossomo 6p21.3.[13]

Inicialmente, a soronegatividade para fator reumatoide (FR) era necessária para o diagnóstico de PsA, porém, dado que mais de 10% dos pacientes com psoríase não complicada e até 15% da população normal têm FR presente no soro, hoje já não há mais essa obrigatoriedade. Logo, hoje, adota-se a descrição dessa doença como uma artrite geralmente soronegativa.[13]

A incidência de PsA entre pacientes com psoríase variam de 14% a 31%. Os fenótipos cutâneos de psoríase associados a um maior risco de PsA foram lesões no couro cabeludo (HR 3,9, IC 95% 2,2 a 6,9), distrofia ungueal (HR 2,9, IC 95% 1,7 a 5,1) e lesões interglúteas/perianais (HR 2,4, IC 95% 1,3 a 4,2).[59]

O acometimento da pele precede o comprometimento articular na maioria dos casos, portanto, o médico deve sempre perguntar sobre a presença de artralgia, dor periarticular, rigidez matinal e dor axial inflamatória.[13]

Dor crônica e artrite psoriática

A DCG foi observada em uma parcela significativa de pacientes com PsA. Em um estudo com mais de 1.800 pacientes com PsA, 21% relataram ocorrência de dor generalizada e 11% cumpriram critérios para fibromialgia.[60]

Notou-se que as medidas de atividade da doença foram significativamente mais altas nos pacientes que apresentavam fibromialgia concomitante. Nesses pacientes, fatores de risco para concomitância das duas condições incluíram sexo feminino, índice de massa corporal (IMC) mais alto, maior número de condições comórbidas e distúrbios de humor comórbidos (como ansiedade e/ou depressão).[61]

DIAGNÓSTICO DE DOR CRÔNICA ASSOCIADA A DOENÇAS REUMÁTICAS

O diagnóstico da dor centralizada associada a doenças reumáticas leva em conta sua duração crônica e seu aspecto generalizado. O primeiro passo na avaliação diagnóstica de pacientes com DCG é avaliar a duração, localização e intensidade da dor. Diante disso, quanto à duração, a dor deve se apresentar por pelo menos 3 meses consecutivos para ser caracterizada como crônica. Quanto à localização da dor, há duas apresentações clínicas principais: dor generalizada ou dor em múltiplos locais.[13]

A dor generalizada, presente nos critérios iniciais de classificação para fibromialgia, consiste na presença de dor contralateral (lado esquerdo, lado direito, acima da cintura e abaixo da cintura) e no esqueleto axial, e dor à palpação em pelo menos 11 (de 18) pontos anatômicos específicos.[62]

Em 2011, uma nova classificação foi sugerida e deixou-se de ser necessário que a dor fosse generalizada, podendo ser em múltiplos locais, sendo removido o exame de pontos sensíveis anteriormente exigido. Além disso, sintomas associados como fadiga, distúrbios do sono e/ou distúrbios do humor passaram a ser levados em conta no diagnóstico. A dor em múltiplos locais ou multissítio acomete pelo menos 6 de 9 regiões potenciais (cabeça, pescoço, tórax, costas superior, costas inferior, braço direito, braço esquerdo, perna direita e perna esquerda).[63]

O uso de manequins de dor pode auxiliar na identificação dos locais afetados, a exemplo da Figura 3.

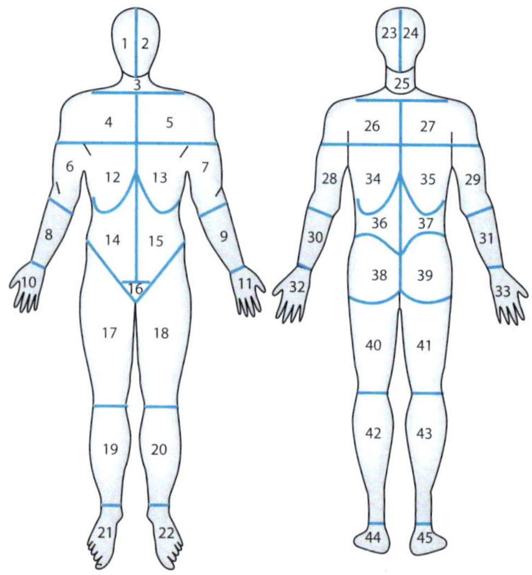

Valores percentuais para áreas do corpo	
Números de área	**Porcentagem**
25, 26, 27	0,50
4, 5, 16	1,00
3, 8, 9, 10, 11, 30, 31, 32, 33	1,50
1, 2, 21,22, 23, 24,44, 45	1,75
6, 7, 12, 13, 28, 29, 36, 37	2,00
38, 39	2,50
14,15	3,00
19, 20,42, 43	3,50
34,35	4,00
17, 18, 40, 41	4,75

Figura 3 – Áreas anatômicas para identificação da dor.
Fonte: Adaptada de Margolis RB, Tait RC, Krause SJ, 1986.[64]

Após feita uma caracterização inicial da dor, deve-se pesquisar a presença de sintomas somáticos associados, como fadiga, distúrbios do sono e alterações de humor ou distúrbios cognitivos.[13,63]

O segundo passo na avaliação da DCG é a realização de um exame físico musculoesquelético completo. Deve-se realizar a palpação de articulações e tecidos moles, avaliando a mobilidade e sensibilidade à dor, e avaliar se há presença de alodinia e hiperalgesia. A hipersensibilidade durante a palpação pode sugerir um quadro de dor centralizada. Também se deve pesquisar sinais de sinovite ou anormalidades estruturais nas articulações. A presença de uma área de vermelhidão na pele ou pontilhado no leito ungueal pode sugerir a ocorrência uma artrite inflamatória ou miopatia.[13]

Exames laboratoriais podem ser solicitados para complementar a investigação diagnóstica. Dentre eles, é útil solicitar hemograma completo e exames que avaliem a resposta inflamatória aguda, como velocidade de hemossedimentação (VHS) ou PCR. Outros exames sorológicos específicos, como FR, podem ser solicitados em condições específicas, de acordo com a suspeita clínica, mas não são feitos de rotina. Em caso de suspeita de concomitância de doenças musculares ou disfunções tireoidianas, pode-se solicitar testes de função muscular ou tireoidiana.[13]

Atualmente, existem ainda testes sensoriais quantitativos que aplicam diversas metodologias para avaliar a sensibilidade à dor, e exames de neuroimagem, que permitem registrar e quantificar a dor central para fins de pesquisa.[65]

Uma ferramenta que pode ser útil na diferenciação de dor inflamatória e dor centralizada é o Inventário de Sensibilização Central (ISC), um instrumento de triagem para detectar sinais da SSC. O questionário é composto por duas etapas:

- *Parte A:* 25 perguntas sobre sintomas de ISC, classificadas em uma escala de Likert de 5 pontos (0 a 4), na qual pontuações mais altas indicam maior presença de sintomas.
- *Parte B:* determina se o paciente foi diagnosticado com determinados transtornos de sensibilização central ou relacionados, como ansiedade e depressão.

O ponto de adotado para definir a sensibilização central foi de > 40, podendo ainda ser dividido em 5 categorias de acordo com a gravidade: subclínico (0 a 29), leve (30 a 39), moderado (40 a 49), grave (50 a 59) e extremo (≥ 60).[65]

Em resumo, o diagnóstico da dor centralizada envolve:

- Cronicidade: duração de pelo menos 3 meses.
- Dor generalizada ou multissítio.
- Presença de alodínia e ou hiperalgesia.
- Ausência de sinais indicativos de dano estrutural, inflamatório ou causa neuropática que justifique a intensidade da dor.

- Sintomas associados: fadiga, distúrbios do sono e do humor, catastrofização, distúrbios cognitivos e sintomas neuropáticos.
- Reagentes de fase aguda normais.

A dor nociplástica pode estar presente não só em doenças sistêmicas, como em doenças localizadas, dificultando determinar precisamente se a dor se deve a uma doença associada ou se sua origem é central. Um exemplo disso são pacientes com quadro de artrite e concomitância de dor generalizada. Nesse caso, há evidência de dor generalizada crônica se há presença de dor excessiva ao se palpar não somente as articulações, como também tecidos moles em vários locais do corpo.[66]

DIAGNÓSTICOS DIFERENCIAIS

As doenças reumáticas estão entre os principais diagnósticos diferenciais na DCG, e algumas delas são especialmente difíceis de se excluir. As principais manifestações clínicas e exames complementares podem ser encontrados no Quadro 3, e abaixo descreveremos em mais detalhes.

Artrite reumatoide

A presença de DCG em pacientes com AR eleva os escores de atividade da doença, dificultando o alcance das metas terapêuticas e, frequentemente, exigindo a troca de medicamentos. Logo, a presença de DCG deve ser considerada na avaliação de casos de AR de difícil tratamento.[67]

No entanto, pode ser difícil identificar esses casos. Na AR, observa-se inflamação em múltiplas articulações além de inchaço, o que não é visto da DCG. Porém, nem sempre a inflamação e o inchaço estarão presentes, especialmente nos casos iniciais, nos quais o inchaço pode ser leve e passar despercebido. No entanto, na AR, os exames laboratoriais reagentes de fase aguda estão elevados mesmo nos estágios iniciais. Logo, espera-se elevação da taxa de VHS e a PCR, os quais indicam a atividade da doença. Além disso, espera-se presença de algum grau de sinovite no exame físico. Ambas as alterações não são esperadas na DCG/fibromialgia.[13,23,67]

Os exames laboratoriais na AR são úteis para a elaboração diagnóstica e para monitoramento da atividade de doença, enquanto os exames de imagem também permitem avaliação do dano articular. Dentre os exames laboratoriais importantes estão VHS e PCR, citados anteriormente, e FR e antipeptídeo cíclico citrulinado (anti-CCP).[13]

O FR apresenta sensibilidade para o diagnóstico de AR entre 65% e 73%, enquanto a especificidade fica por volta de 80%. Pode estar presente em diversas outras situações de estímulo crônico do sistema imune, como doenças autoimunes e infecções crônicas, assim como em idosos sadios (em títulos baixos). Não existe recomendação para seu uso como maneira de monitorar a doença, mas, na presença de poliartrite crônica, os títulos mais altos de FR são bastante específicos e correlacionam-se com doença de pior prognóstico, erosões ósseas e manifestações extra-articulares.[13]

Já o anti-CCP tem sensibilidade semelhante à do FR, mas apresenta alta especificidade (acima de 90%), sendo, portanto, útil em situações de diagnóstico diferencial de poliartrites e outros casos que apresentem FR positivo (p. ex., pacientes com hepatite viral). Porém, sua presença também já foi descrita em pacientes com LES e com EpA e até tuberculose. Como o FR, também apresenta valor prognóstico, sendo melhor preditor do desenvolvimento de doença erosiva e de pior prognóstico.[13,19]

Quanto aos métodos de imagem, a radiografia convencional é o método preferencial para avaliação do dano estrutural da AR, sendo útil tanto para o diagnóstico quanto para o monitoramento regular da progressão da doença e da resposta terapêutica. Nas fases iniciais, pode estar normal ou apresentar tumefação de partes moles e osteopenia periarticular. Na evolução, erosões ósseas marginais e redução do espaço articular podem ocorrer e são associadas com o desenvolvimento de deformidades e perda funcional. A presença de alterações na radiografia é importante no diagnóstico diferencial de DCG.[19]

A ultrassonografia (USG) com Doppler também pode ser útil, tanto no diagnóstico quanto no monitoramento da atividade inflamatória da doença. A RM é muito sensível na identificação de alterações como edema ósseo, tenossinovite, danos da cartilagem e erosões, mas o alto custo limita seu uso.[13]

Quadro 3 – Diagnóstico das principais doenças reumáticas

Doença	Manifestações clínicas	Exames laboratoriais	Exames de imagem
AR	Poliartrite simétrica que afeta as articulações metacarpofalangeanas (MCP), metatarsofalangeanas (MTP) e interfalangeanas proximais (PIP); rigidez matinal	Fator reumatoide (FR) ou anticorpos contra peptídeos citrulinados (ACPA) positivos confirmam o diagnóstico	RM e USG para avaliar sinovite; radiografias simples que demonstram a presença de erosões articulares confirmam o diagnóstico de AR
OA	Dor de início insidioso, que acomete uma ou mais articulações, de intensidade variável. Rigidez de curta duração (< 30 min), mais comum no período da manhã. Inchaço	Velocidade de hemossedimentação (VHS), proteína C reativa (PCR) são normais em paciente com OA, mas podem ajudar para excluir diagnóstico	A radiografia pode ser utilizada para dar suporte ao diagnóstico de OA, mas não é um exame de rotina
LES		Hemograma completo, ureia/creatinina, EAS, PCR, VHS, avaliação de autoanticorpos: FAN, anti-DNA nativo, anti-SM, anticardiolipina IgG e IgM, anti-La/SSB, anti-Ro/SSA e anti-RNP. Níveis de complemento C3, C4 e CH50	Em alguns pacientes selecionados pode ser solicitada biopsia de órgão afetado. Imagens não são solicitados de rotina
EpA	Musculoesqueléticas: dor lombar/dor lombar inflamatória, artrite periférica, estesite, dactilite (dedo em "salsicha"). Sintomas não musculoesqueléticos: inflamação oculares (uveíte), de mucosa intestinal, psoríase	Antígeno leucocitário humano (HLA-B27), em fase aguda VHS e PCR	Radiografia simples, radiografia axial. RM pode ser utilizado para avaliar alterações na coluna. Para entesites a USG se mostra um bom exame
Dor complexa regional	Dor, alterações sensoriais (hiperalgesia, alodinia ou hiperestesia), sintomas motores, alterações autonômicas (diferença de temperatura da pele, cor, suor e edema de lado afetado com não afetado) e alterações cutâneas		Usados para excluir diagnóstico diferencial. Cintilografia óssea, radiografia
Síndrome de Ehlers-Danlos	Hipermobilidade articular, hiperextensibilidade da pele e fragilidade do tecido. Cada paciente pode apresentar uma clínica, depende do subtipo da síndrome de Ehlers-Danlos	Painel genético para genes associados à EDS	
Doença de Sjögren	Xeroftalmia e xerostomia (sintomas clássicos). Pode ter manifestações cutâneas, de trato respiratório e ginecológicas	Hemograma completo, VHS e PCR, ureia e creatinina, potássio, EAS e urina 1. Sorologia anti-SSA/Ro, anti-SSB/La, FR e anticorpos antinucleares (ANA)	Biopsia de glândulas salivares menores, USG de glândulas salivares maiores e radiografia de articulações sintomáticas

ACPA: anticorpos contra peptídeos citrulinados; ANA: anticorpos antinucleares; anti-RNP: autoanticorpos anti-ribonucleoproteína; anti-SM: autoanticorpos anti-Smith; AR: artrite reumatoide; EAS: elementos anormais no sedimento; EDS: síndrome de Ehlers-Danlos; FAN: fator antinuclear; FR: fator reumatoide; HLA-B27: antígeno leucocitário humano B27; IgG: imunoglobulina G; IgM: imunoglobulina M; LES: lúpus eritematoso sistêmico; MCP: articulações metacarpofalangeanas; MTP: articulações metatarsofalangeanas; OA: osteoartrite; PCR: proteína C reativa; PIP: articulações interfalangeanas proximais (PIP); RM: ressonância magnética; EpA: espondiloartrite; USG: ultrassonografia; VHS: velocidade de hemossedimentação.

Fonte: Adaptado de Cao Y, Fan D, Yin Y, 2020.

Embora a distinção entre a AR e a DCG (ou fibromialgia) não seja difícil, em alguns contextos uma confusão diagnóstica pode ocorrer. Isso porque as sorologias ou os reagentes de fase aguda podem mostrar resultados modestamente elevados, mesmo que sem significado claro. Além disso, uma parcela dos pacientes com AR também desenvolve fibromialgia concomitante. Nesses casos, espera-se:[68]

- Dor desproporcional às anormalidades articulares.
- Mais distúrbios de sono e humor.
- Sintomas neuropáticos.
- Marcadores inflamatórios baixos (velocidade de hemossedimentação [VHS] e proteína C Reativa [PCR]).
- Soronegatividade.
- Menos inflamação.

Lúpus eritematoso sistêmico (LES)

O diagnóstico preciso do LES é desafiador, dado à ampla variabilidade de manifestações clínicas ou até ausência de alterações. O processo de diagnóstico se baseia na avaliação de sinais e sintomas, exames laboratoriais e na exclusão de diagnósticos diferenciais.[13]

O LES deve ser considerado em pacientes, especialmente mulheres jovens em idade fértil, que apresentam os sintomas:

- Fadiga, febre e perda de peso.
- Artralgia ou artrite simétrica e migratória.
- Erupção malar e fotossensibilidade.
- Úlceras orais ou nasais indolores.
- Alopecia em áreas específicas.
- Fenômeno de Raynaud.
- Dor torácica pleurítica ou pericardite.
- Edema em membros inferiores (indício de comprometimento renal).
- Sintomas neurológicos como convulsões ou psicose.
- Históricos de abortos recorrentes.

Alguns exames laboratoriais podem fornecer informações úteis para diagnóstico e estão apresentados no Quadro 4.

Leucopenia e linfopenia são encontradas com alta frequência no LES e são identificadas em mais de 55% durante a evolução da doença. A plaquetopenia pode ser a primeira manifestação de doença e pode preceder em anos outras manifestações clínicas do LES.

Quadro 4 – Exames laboratoriais no LES

Exame	Alteração no LES
Hemograma completo	Podem apresentar leucopenia, anemia leve e/ou trombocitopenia
Creatinina sérica	Se elevada, pode sugerir disfunção renal
EAS	Pode revelar hematúria, piúria, proteinúria e/ou cilindros celulares
Eletroforese de proteínas séricas	Hipergamaglobulinemia sugere processo inflamatório sistêmico
Fator antinuclear (FAN)	Geralmente positivo
Anticorpos específicos	Anti-DNA de fita dupla (anti-dsDNA), anti-Sm, anti-RNP, anti-Ro/SSA, anti-La/SSB
Anticorpos antifosfolípides	Anticoagulante lúpico, anticorpos imunoglobulina IgG e anticardiolipina IgM (aCL) e anti-beta2-glicoproteína (GP) 1 IgG e IgM
Complemento sérico (C3, C4 e CH50)	Geralmente reduzidos no LES ativo
VHS e PCR	Podem estar elevados, indicando inflamação
Função tireoidiana	TSH e anticorpos tireoidianos podem ser solicitados para descartar distúrbios na glândula

anti-La/SSB: Anticorpos associados à Síndrome de Sjögren; anti-RNP: autoanticorpos anti-ribonucleoproteína; anti-Ro/SSA: Anticorpos associados à Síndrome de Sjögren; anti-Sm: autoanticorpos anti-Smith; EAS: elementos anormais no sedimento; LES: lúpus eritematoso sistêmico; PCR: proteína C reativa; TSH: hormônio estimulante da tireoide; VHS: velocidade de hemossedimentação.

Fonte: Adaptado de Moreira C, Katsuyuki Shinjo S, Alves Pereira I, 2023; Hoi A, Igel T, Mok CC, 2024.

Clinicamente, observam-se petéquias ou equimoses, principalmente de membros inferiores.[13,26,69]

A anemia hemolítica com teste de Coombs direto positivo também pode ocorrer de forma isolada no início da doença, contudo, o achado mais frequente é a anemia de doença crônica.[26]

A maioria dos pacientes (> 98%) tem o teste de FAN (fator antinuclear) ou autoanticorpos anticélulas HEp-2 (FAN) positivo e em altos títulos, principalmente durante os episódios de exacerbação da doença. Assim, o FAN é de grande importância no apoio diagnóstico, pois, ainda que não seja específico do LES (ocorrendo também em outras doenças autoimunes, infecciosas e neoplásicas e até em indivíduos saudáveis), tem alto valor preditivo negativo para essa doença.[13]

A presença de títulos muito elevados de FAN, anticorpos antiácido desoxirribonucleico (DNA) ou anormalidades hematológicas seriam fortes evidências de LES.[13,26]

O diagnóstico geralmente requer a presença de múltiplos critérios da American College of Rheumatology (ACR) ou Systemic Lupus International Collaborating Clinics (SLICC).

LES provável: pacientes que apresentam dois ou três critérios ACR ou SLICC, juntamente com pelo menos uma outra característica que pode estar associada, mas não é específica para LES. Alguns desses recursos incluem o seguinte: neurite óptica, meningite asséptica hematúria glomerular pneumonite,[69] hemorragia pulmonar, hipertensão pulmonar, doença pulmonar intersticial miocardite, endocardite verrucosa (endocardite de Libman-Sacks), vasculite abdominal, Fenômeno de Raynaud.

Alguns critérios devem ser levados em conta no diagnóstico e estão sistematizados na Figura 4.

A AR precoce pode ser difícil de distinguir da artrite lúpica, uma vez que ambas as condições causam sensibilidade e inchaço nas articulações. Características como deformidades em pescoço de cisne, desvio ulnar e frouxidão de tecidos moles, que são observadas em estágios posteriores da AR em pacientes com doença mais destrutiva, também podem ser observadas em alguns pacientes com lúpus. No entanto, uma importante característica distintiva é a artrite lúpica caracteristicamente não erosiva, diferenciando-se da AR, em que há erosões ósseas evidentes nas radiografias simples. Em alguns casos, testes adicionais como FR e anti-CCP ajudam a diferenciar LES de AR. Além disso, exames para infecções virais podem ser indicados, especialmente quando os sintomas são inespecíficos.[70]

Osteoartrite

O diagnóstico da OA pode ser feito de forma clínica, quando se apresenta:[30]

- Dor articular persistente relacionada ao uso em uma ou poucas articulações.
- Idade maior ou igual a 45 anos.
- Rigidez matinal menor que 30 minutos.

A dor na OA é caracterizada pela piora com o uso da articulação (dor relacionada ao uso) e alívio com o repouso. É o sintoma mais comum e pode evoluir por três estágios:

- *Primeiro estágio:* dor aguda, geralmente causada por um insulto mecânico, que eventualmente limita atividades de alto impacto, mas gera efeito funcional pequeno.
- *Segundo estágio:* dor mais constante e interferência nas atividades diárias, podendo haver episódios imprevisíveis de rigidez.
- *Terceiro estágio:* dor constante e surda/latejante, que se intercala com episódios intensos e exaustivos, muitas vezes imprevisíveis, causando limitações funcionais graves.[32]

A dor geralmente é pior no final da tarde e no início da noite, podendo, inclusive, interferir no sono, mas também pode ser mais intensa pela manhã, logo após acordar. Quando a dor tem qualidade de queimação (semelhante à dor neuropática) e é difusa ao redor da articulação, associada à parestesia, há indícios de comorbidade com fibromialgia.[32]

A radiografia convencional é a modalidade de imagem mais amplamente utilizada em OA e permite a detecção de características de OA, incluindo osteófitos marginais, estreitamento localizado do espaço articular, esclerose subcondral e cistos.[13,40]

A RM não é necessária para a maioria dos pacientes com sintomas sugestivos de OA e/ou características radiográficas típicas. Em pacientes com sintomas sugestivos de patologia adicional, como osteonecrose, tumor tenossinovial de células gigantes ou fraturas por insuficiência subcondral (fratura por estresse), a RM pode ser um complemento útil, pois detecta defeitos de cartilagem, lesões de medula óssea e derrames mais facilmente do que a radiografia.[13,40]

A USG com Doppler em escala de cinza e colorida é outra modalidade de imagem que pode identificar alterações estruturais associadas ao OA e é útil para detectar características patológicas específicas, como inflamação sinovial, derrame e osteofitose.[13]

O diagnóstico diferencial de OA depende, em grande parte, da localização do local afetado, bem como da presença ou ausência de sintomas sistêmicos adicionais. O diagnóstico diferencial inclui AR, PsA, artrite cristalina (gota ou doença de deposição de cristais de pirofosfato de cálcio), hemocromatose, artrite ilícita e outras anormalidades dos tecidos moles.[13,30]

Critério de entrada obrigatório
Fator antinuclear (FAN) com título ≥ 1:80 nas células HEp-2 ou teste equivalente positivo

↓

Se ausente, não classifique como LES
Se presente, aplique os critérios adicionais

↓

Critérios adicionais
Dentro de cada domínio, apenas o critério de maior escore é contado para a pontuação total. A ocorrência de um critério em apenas uma ocasião é suficiente
Os critérios não precisam ocorrer simultaneamente
Não considerar um critério se houver uma explicação mais provável que o LES

Domínios e critérios clínicos	Escore
Constitucional	
Febre	2
Hematológico	
Leucopenia	3
Trombocitopenia	4
Hemólise autoimune	4
Neuropsiquiátrico	
Delirium	2
Psicose	3
Crise epiléptica	5
Mucocutâneo	
Alopecia não cicatricial	2
Úlceras orais	2
Lúpus cutâneo subagudo ou discoide	4
Lúpus cutáneo agudo	6
Serosite	
Derrame pleural ou pericárdico	5
Pericardite aguda	6
Musculoesquelético	
Envolvimento articular	6
Renal	
Proteinúria > 0,5 g/24 horas	4
Nefrite lúpica classe II ou V	8
Nefrite lúpica classe III ou IV	10

Domínios e critérios imunológicos	Escore
Anticorpos antifosfolipides	
Anticardiolipina ou anti-BGP1 Ou anticoagulante lúpico	2
Complemento	
C3 ou C4 baixo	3
C3 e C4 baixos	4
Anticorpos específicos para LES	
Anti-dsDNA ou anti-Sm	6

Pontuação total

↓

Classifique como lúpus eritematoso sistêmico se pontuação ≥ 10

Figura 4 – Critérios de diagnóstico de LES.

anti-BGP1: anticorpos direcionados contra a Beta-Glicoproteína 1 (Beta-2 Glicoproteína 1, β2-GP1); anti-dsDNA: anti-DNA de fita dupla; anti-SM: autoanticorpos anti-Smith; HEp-2: células utilizadas em testes de imunofluorescência para detecção de autoanticorpos; LES: lúpus eritematoso sistêmico.

Fonte: Adaptada de Moreira C, Katsuyuki Shinjo S, Alves Pereira I, 2023.

Espondiloartrite

A principal característica dos pacientes com EpA-ax é a dor lombar crônica. Outros achados que permitem levantar a suspeita clínica incluem: dactilites (dedos em salsicha), entesites (dor e/ou inchaço no calcanhar) e artrite periférica.[71]

É importante ressaltar que um paciente pode preencher os critérios de classificação e não apresentar EpA e vice-versa. Assim, é fundamental o raciocínio clínico. Ademais, os exames de imagem e laboratoriais só devem ser solicitados quando houver elevada probabilidade pré-teste para esse diagnóstico considerando-se o conjunto de manifestações clínicas do paciente. Um grande erro que pode ser cometido na prática clínica é usar os critérios de classificação como diagnóstico, um dos aspectos que estão associados ao erro de diagnóstico.[13,71]

Diante da suspeita clínica da espondiloartrite, o exame HLA-B27 é de extrema importância, mostrando-se positivo na maioria dos pacientes com a doença. No entanto, um resultado positivo não confirma o diagnóstico, pois também pode ocorrer em pessoas saudáveis, e um resultado negativo não exclui totalmente a EpA, especialmente se houverem evidências nos exames de imagem.[44]

Além disso, outros exames que podem ser úteis na avaliação de pacientes em que se suspeita de espondiloartrite são VHS e PCR, que estão elevados em cerca de 35% a 50% dos pacientes com EpA axial.[13]

Os exames de imagem são fundamentais no diagnóstico da espondiloartrite axial (EpA-ax), e há vários achados característicos nessa condição, como a sacroileíte, que é bastante específica, principalmente quando vista na radiografia simples. No entanto, a sacroiliíte radiográfica costuma estar ausente nos primeiros anos da doença, além de que uma parcela significativa dos pacientes nunca a desenvolvem. Outros indicativos da doença nos exames de imagem incluem sindesmófitos típicos e alterações inflamatórias na coluna, que surgem, mais frequentemente, em estágios mais avançados.[72]

A tomografia computadorizada (TC) é mais sensível que a radiografia simples para a detecção de alterações estruturais nas articulações sacroilíacas. No entanto, ela tem várias desvantagens em comparação à RM.[73]

A TC e a RM são comparáveis para a detecção de alterações ósseas, como erosões e esclerose, mas apenas a RM permite a detecção e a análise de alterações inflamatórias no osso subcondral e nas enteses (sequência STIR), bem como a detecção de alterações gordurosas (sequência T1).[74]

A RM deve ser solicitada para avaliação diagnóstica apenas nos casos em que a radiografia não preencha os Critérios de Nova York (imagem) ou seja inconclusiva, e existe uma forte suspeita clínica de EpA-ax. A alteração na RM de articulação sacroilíaca, que permite classificar o paciente com EpA-ax é o edema ósseo subcondral, embora as alterações estruturais com maior especificidade, como erosões, esclerose subcondral e lesões gordurosas possam estar presentes.[13]

Além disso, a exposição à radiação nos estudos de TC é uma clara desvantagem em comparação com a RM. Isso pode ser superado no futuro com TC de baixa dose.[73]

Os Critérios de Nova York, para o diagnóstico da espondilite anquilosante (EA), estão apresentados no Quadro 5.

Quadro 5 – Critérios de Nova York modificados na espondilite anquilosante
Critérios clínicos
Lombalgia inflamatória > 3 meses, melhora com o exercício e não aliviada pelo repouso
Expansão torácica reduzida
Limitação do movimento lombar nos planos sagital e frontal
Critérios radiográficos
Sacroiliíte bilateral grau 2 a 4 ou sacroiliíte unilateral grau 3 a 4

Fonte: Adaptado de Linden S Van Der, Valkenburg HA, Cats A, 1984.[75]

Síndrome de Sjögren

Deve-se suspeitar de SS em pacientes com queixa de olhos e/ou boca seca persistentes (há pelo menos 3 meses), aumento da glândula parótida, aumento inexplicado de cáries dentárias ou resultados anormais em testes sorológicos específicos (anticorpos anti-Ro/SSA com ou sem anticorpos anti-La/SSB, FR e hiperglobulinemia).[13]

O diagnóstico depende de achados objetivos de ressecamento ocular ou oral ou de dano glandular além de evidências de uma base autoimune. O ressecamento ocular ou oral e dano glandular podem ser avaliados por meio de:

- *Ressecamento ocular:* teste de Schirmer < 5 mm/5 min ou coloração anormal da superfície ocular.
- *Ressecamento oral:* sinais de hipofunção salivar ao exame físico, como cáries nas porções cervical e incisal dos dentes, língua com perda de papilas filiformes e ausência de acúmulo de saliva sob a língua. Além disso, podem apresentar teste de Saxon ou sialometria anormal.
- Evidência de anormalidades no parênquima glandular nos exames de imagem (TC, RM ou USG).[76]
- Já a evidência de autoimunidade pode ser avaliada por meio de:
- *Anticorpos:* anti-Ro/SSA (com ou sem anti-La/SSB). Se forem fracamente positivos, devem ser confirmados por biópsia.
- Biópsia positiva das glândulas salivares positiva.
- Presença de doenças reumáticas associadas (lúpus, AR, esclerodermia ou miopatias inflamatórias).
- Autoanticorpos adicionais, como anticorpos anticentrômeros (sem esclerose sistêmica) ou ANA ≥ 1:320 associado a FR positivo.[13]

Quanto a outras alterações laboratoriais, um hemograma completo com diferencial em leucopenia, anemia e trombocitopenia estão intimamente associadas à atividade da doença sistêmica. Além disso, a VHS é frequentemente elevada em SS, como uma manifestação de hipergamaglobulinemia.[13,77]

Um ensaio de alta sensibilidade para os níveis de PCR pode ser utilizado para avaliar o risco de doença cardiovascular, que é aumentado na SS, como na doença sistêmica. Os níveis de PCR também costumam estar elevados em pacientes com doença pulmonar intersticial.[77]

O painel químico hipocalemia e baixo bicarbonato sérico são manifestações de acidose tubular renal; a creatinina sérica pode estar elevada por conta de nefrite. Além disso, a presença de proteinúria ou cilindros celulares e hematúria podem ser causados por artrite.[77]

Medimos ANA, anti-SSA/Ro, anti-SSB/La e FR como testes de triagem inicial para SS. Os anticorpos anti-SSA/Ro são um componente-chave para a classificação da SS, conforme descrito no ACR /European Alliance de 2016.[77]

A fim de excluir outras doenças, pode-se realizar testes sorológicos para hepatite C em todos os pacientes e para o vírus da imunodeficiência humana (HIV) em indivíduos em risco. Além disso, em pacientes com achados clínicos sugestivos, pode-se avaliar doenças relacionadas à imunoglobulina (Ig)-G4 e sarcoidose.[77]

Níveis de complemento (C3 e C4) e valores baixos de complemento estão associados à atividade da doença sistêmica e podem ser marcadores de um risco aumentado de linfoma de células B não-Hodgkin.[78]

Síndrome de Ehlers-Danlos

A avaliação de um paciente com suspeita de EDS envolve um exame clínico detalhado e análise dos sintomas apresentados. Deve-se suspeitar dessa síndrome em pacientes com hipermobilidade articular, múltiplas luxações articulares, pele translúcida, má cicatrização de feridas, cicatrizes incomuns e hematomas fáceis.[53]

Inicialmente, deve-se avaliar o histórico clínico e familiar do paciente, em busca de antecedentes de sintomas relacionados à EDS, como episódios de luxações articulares, pele frágil e cicatrização anormal.[53]

No exame físico, deve-se procurar identificar sinais de hipermobilidade articular, utilizando a escala de Beighton, e características cutâneas como hiperextensibilidade e cicatrizes atróficas. Além disso, deve-se avaliar a presença de sinais de fraqueza muscular, fadiga e dor crônica associada à instabilidade articular.[13,53]

Os pacientes que atendem aos critérios de classificação devem ser encaminhados a um geneticista e realizar testes genéticos confirmatórios, como o sequenciamento de um painel de genes associados a EDS e outras doenças do tecido conjuntivo.[52,53]

As manifestações clínicas da doença dependem do subtipo, logo, o processo diagnóstico é diferente para cada um deles.[52]

Dor complexa regional

O diagnóstico se dá por meio de história médica e exame físico, sendo suspeitado quando os sintomas têm início após um trauma no membro, mas, com o tempo, eles não são mais completamente explicados pelo trauma inicial. Além disso, os sintomas afetam o membro distal, estendendo-se para além da área originalmente afetada pelo trauma, podendo inclusive ultrapassar o território inervado por um único nervo ou raiz nervosa.[79]

Não há um teste ou método padrão-ouro para confirmar o diagnóstico, mas alguns testes podem ser úteis, como cintilografia óssea trifásica, radiografias comparativas e medição da temperatura de ambos os membros (geralmente, há diferença superior a 1 °C entre eles).[79]

Em 2012, a IASP passou a adotar os critérios diagnósticos descritos no Quadro 6.

Artrite psoriática

A PsA é uma forma de artrite inflamatória que pode ocorrer em até 30% dos pacientes com psoríase, embora seja menos prevalente que a AR na população em geral. A artrite pode ser periférica, axial ou ambas. Pode se apresentar como uma poliartrite simétrica, uma oligoartrite assimétrica, artrite das articulações interfalângicas distais (DIP), como uma artrite destrutiva denominada artrite mutilante ou como uma espondiloartrite (EpA). Os padrões muitas vezes se sobrepõem. Podem ocorrer entesite, dactilite ("dedos de salsicha") e tenossinovite. Os critérios de classificação para a PsA podem ser encontrados na Figura 5.[58,59]

Exames laboratoriais são inespecíficos, mas podem auxiliar na diferenciação com outras artropatias inflamatórias. FR e anti-CCP podem ser encontrados em até 10% dos casos. A VHS e a PCR são elevadas em 50% dos pacientes. Uma taxa de sedimentação elevada e leucocitose são observadas em cerca de um terço dos pacientes, refletindo uma resposta inflamatória inespecífica.[13,58]

Nos exames de imagem, podemos encontrar desde alterações inespecíficas, como aumento de partes moles, até lesões muito características, em que a reabsorção óssea e a osteoproliferação determinam a lesão descrita como *pencil in cup* em casos de artrite mutilante.[13,58]

Outras alterações radiológicas típicas incluem lise das falanges terminais; periostite fofa, bem como nova formação óssea, no local da entesite; destruição grosseira de juntas isoladas; e a ocorrência de lise articular e anquilose no mesmo paciente. Na coluna vertebral podem ser observados, à radiografia simples, sindesmófitos paravertebrais assimétricos e

Quadro 6 – Critérios diagnósticos da IASP para dor complexa regional	
Características gerais da síndrome	SDRC é uma síndrome caracterizada por uma dor regional contínua (espontânea e/ou evocada) que parece desproporcional em tempo ou grau ao curso usual de qualquer trauma ou lesão conhecida A dor é regional (não em um território específico de nervo ou dermátomo) e, geralmente, tem uma predominância distal de achados sensoriais, motores, sudomotores, vasomotores e/ou tróficos anormais A síndrome tem progressão variável ao longo do tempo
Critérios de diagnóstico clínico para SDRC	1. Dor contínua, que é desproporcional a qualquer evento desencadeante
	2. Deve relatar pelo menos um sintoma em três das quatro categorias seguintes: ▪ Sensorial: relatos de hiperalgesia e/ou alodinia ▪ Vasomotor: relatos de assimetria de temperatura e/ou mudanças de cor da pele e/ou assimetria de cor da pele ▪ Sudomotor/edema: relatos de edema e/ou alterações de sudorese e/ou assimetria de sudorese ▪ Motor/trófico: relatos de diminuição da amplitude de movimento e/ou disfunção motora (fraqueza, tremor, distonia) e/ou alterações tróficas (cabelo, unha, pele)
	3. Deve apresentar pelo menos um sinal no momento da avaliação em duas ou mais das seguintes categorias: ▪ Sensorial: evidência de hiperalgesia (a picada de agulha) e/ou alodinia (ao toque leve e/ou pressão somática profunda e/ou movimento articular) ▪ Vasomotor: evidência de assimetria de temperatura e/ou mudanças de cor da pele e/ou assimetria ▪ Sudomotor/edema: evidência de edema e/ou alterações de sudorese e/ou assimetria de sudorese ▪ Motor/trófico: evidência de diminuição da amplitude de movimento e/ou disfunção motora (fraqueza, tremor, distonia) e/ou alterações tróficas (cabelo, unha, pele)
	4. Não há outro diagnóstico que explique melhor os sinais e sintomas

IASP: Associação Internacional para o Estudo da Dor (IASP, do inglês International Association for the Study of Pain); SDRC: síndrome de dor complexa regional.

Fonte: Adaptado de Harden RN, McCabe CS, Goebel A, 2022.

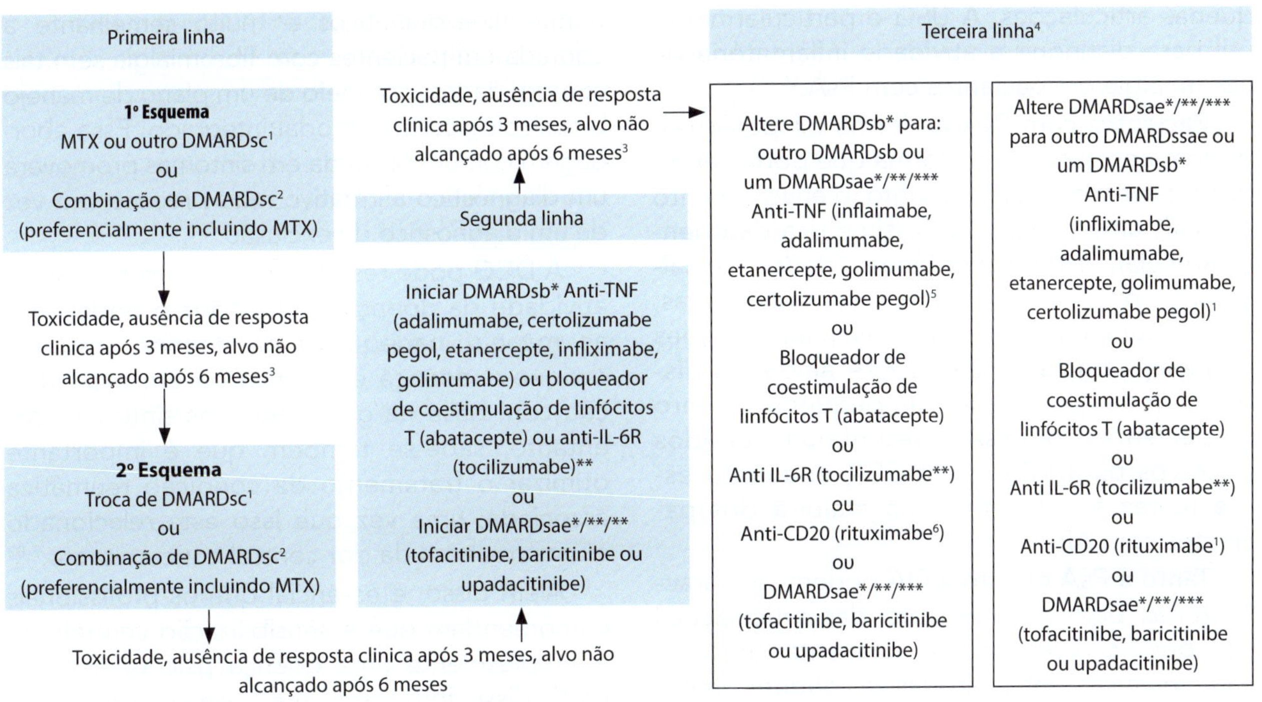

Figura 5 – Fluxograma para tratamento da AR no Brasil.

*Preferencialmente associado a um DMARDsc (preferencialmente metotrexato)

**Caso não seja possível utilizar a terapia de associação com um DMARDsc, por toxicidade ou intolerância, é aceitável o uso de tocilizumabe ou DMARDsae em monoterapia

***Nota: considere cuidadosamente o uso de DMARDsae em populações de risco para eventos cardiovasculares principais, eventos tromboembólicos e neoplásicos, incluindo pacientes com mais de 50 anos (e especialmente aqueles com mais de 65 anos de idade) com fatores de risco tradicionais para doenças cardiovasculares (particularmente fumantes atuais ou anteriores)

1. Se MTX for contraindicado, pode-se usar leflunomida ou sulfasalazina. Antimaláricos (hidroxicloroquina/cloroquina) como monoterapia podem ser considerados em casos com baixo potencial erosivo
2. As associações usuais no Brasil são: MTX + antimaláricos, MTX+ leflunomida, MTX + sulfasalazina, "terapia tripla (MTX + sulfassalazina + antimalárico ou MTX + leflunomida + antimalárico)
3. O objetivo do tratamento deve ser a remissão, com base nos critérios de ACR/EULAR ou, quando isso não for possível, baixa atividade da doença, avaliada por um dos índices compostos de atividade da doença (conforme estabelecido no consenso SBR de 2011)
4. Em caso de insucesso ou toxicidade da medicação utilizada na terceira linha de tratamento, o próximo passo é realizar as trocas entre DMARDb/sae, buscando o alvo de menor atividade da doença possível
5. Não é recomendado o uso de um terceiro anti-TNF após o insucesso de dois anti-TNF
6. No Brasil, rituximabe é recomendado, em associação com metotrexato, para pacientes que apresentaram resposta inadequada ou intolerância aos anti-TNF

DMARD: fármacos modificadores do curso da doença; MTX: metotrexato.

Fonte: Adaptada de Bonfiglioli KR, da Mota LMH, de Medeiros Ribeiro AC, 2021.[97]

grosseiros, além de sacroiliíte assimétrica uni ou bilateral; e, nos membros inferiores, em especial na fáscia plantar e tendão do calcâneo, os esporões.[13]

A RM pode ser mais sensível que a radiografia de rotina na detecção de inflamação articular, periarticular e de tecidos moles. Usando RM, anormalidades distintas caracterizadas por inflamação acentuada na medula óssea adjacente (osteíte) e tecidos moles, combinadas com a detecção de inflamação de ênteses em articulações consideradas clinicamente não inflamadas, sugerem que a entesite pode ser a lesão primária em PsA, embora essa interpretação seja controversa.[13]

A USG é um método promissor para avaliação no local de atendimento da inflamação das articulações em PsA. Achados em tons de cinza de sinovite, teossinovite e derrames articulares podem ser facilmente identificados, juntamente com hipervascularidade característica da inflamação sinovial em grandes e pequenas articulações. A USG é particularmente útil para distinguir a atividade inflamatória da fibromialgia em pacientes com PsA.[80]

Pacientes com PsA na forma de poliartrite podem apresentar uma forma que pode ser indistinguível da AR. No entanto, o envolvimento das DIP, uma distribuição assimétrica da doença articular, artrite espontânea, "dedos em salsicha", nova formação óssea nas radiografias, lesões cutâneas achados e as manifestações ungueais características de PsA ajudam a distingui-la da AR. Apenas um pequeno número de pacientes com PsA apresentará resultados positivos para FR ou anti-CCP, enquanto esses testes são positivos na maioria dos pacientes com AR.[13,58]

Tanto a PsA quanto a OA podem ser caracterizadas pelo envolvimento das articulações DIP, que às vezes podem apresentar algumas características inflamatórias e podem imitar PsA. A artrite psoriática como causa do envolvimento da articulação DIP geralmente pode ser distinguida da OA com nódulos de Heberden pela alteração óssea nodular da OA, pelo inchaço mais difuso da articulação em PsA e pela presença de outros achados de PsA, como alterações ungueais características, doença inflamatória oligoarticular, poliarticular e/ou axial, entesite e dactilite. Em pacientes mais velhos, OA e PsA geralmente ocorrem juntas.[13,58]

Os critérios de classificação CASPAR para PsA são baseados na presença de doença inflamatória – envolvendo articulações, enteses ou coluna – e a obtenção de pelo menos 3 pontos a partir dos seguintes critérios:[13]

- Psoríase cutânea atual: 2 pontos.
- História pessoal de psoríase: 1 ponto.
- História familiar de psoríase: 1 ponto.

Outros critérios incluem:

- Distrofia ungueal: 1 ponto.
- Dactilite atual ou episódio anterior confirmado por médico: 1 ponto.
- Fator reumatoide negativo: 1 ponto.
- Neoformação óssea justarticular na radiografia de mãos ou pés: 1 ponto.

TRATAMENTO DA DOR NAS DOENÇAS REUMÁTICAS

A abordagem para o tratamento da DCG centralizada em pacientes com distúrbios reumáticos e musculoesqueléticos é muito semelhante à adotada em pacientes com fibromialgia sem tais comorbidades, por meio de um plano de manejo biopsicológico multimodal integrado. Essa abordagem comum baseada em sintomas promoverá um diagnóstico afirmativo mais precoce, em vez de um diagnóstico de exclusão.[3,81]

A DCG pode resultar na superestimação da atividade da doença inflamatória e pode levar ao manejo inadequado da doença, assumindo que a doença está ativa ou em exacerbação com base na gravidade dos sintomas. No entanto, sabe-se também que é importante otimizar o tratamento da condição reumática associada, uma vez que isso está relacionado a uma melhora da dor central concomitante.[3,82]

Além disso, é essencial que os profissionais compreendam que a sensibilização central não é simplesmente uma doença psicogênica e a partir disso forneçam uma base para educar o paciente. O tratamento deve ser multimodal, de acordo com o modelo biopsicossocial, e alguns pontos devem ser compreendidos.[81]

O primeiro deles é que a síndrome da dor centralizada deve ser reconhecida e diagnosticada corretamente. O processo de sensibilização central é a base para várias síndromes, como fibromialgia, SII, cefaleia crônica, dor na articulação temporomandibular e síndromes de dor pélvica ou vesical crônicas. Além da dor crônica, essas condições costumam vir acompanhadas de outros sintomas como fadiga, distúrbios cognitivos, do humor e do sono. Logo, um diagnóstico precoce baseado na ocorrência desses sintomas comuns é essencial, tanto visando à redução de custos quanto à melhora da qualidade de vida do paciente.[83]

Além disso, deve-se reconhecer o impacto dos sintomas e o prognóstico da dor centralizada. Nesse sentido, deve-se considerar com cautela procedimentos como artroplastias, cirurgias da coluna e outros procedimentos, visto que foram observados menores benefícios na diminuição da dor crônica em pacientes com dor centralizada prévia. Assim, é importante avaliar se existe hipersensibilidade generalizada à dor antes de realizar esses procedimentos.[84]

O processo de sensibilização central guarda íntima relação com fatores inflamatórios, imunológicos e estruturais em nível local, e isso deve ser levado em conta no manejo da dor. Nesse sentido, alguns estudos mostraram melhora na hiperalgesia após artroplastias bem-sucedidas e existem evidências de que determinados tratamentos anti-inflamatórios, como os AINEs, e terapias imunomoduladoras, como os inibidores do TNF, podem contribuir para a redução da sensibilização central em doenças reumáticas sistêmicas, como AR e EA.[1,3,85,86]

Diversas abordagens são utilizadas no manejo da dor nas doenças reumáticas e estão sintetizadas no Quadro 7.

Quadro 7 – Tratamento da dor nas doenças reumáticas

Condição	Opções de tratamento	Observações
Doenças reumáticas inflamatórias	▪ Dor leve: paracetamol (1ª linha) ▪ Opioides fracos ▪ Corticoides ▪ AINEs ▪ DMARDs (metotrexato, sulfassalazina) e biológicos (inibidores de TNF, JAK) ▪ Neuromoduladores e tricíclicos	Paracetamol pode ser usado em combinação com AINEs e opioides Opioides fracos podem ser usados para dor na AR ou espondiloartrite, desde que os benefícios superem os riscos, por até 6 semanas Corticoides devem ser usados na menor dose e pelo menor tempo possível A combinação de dois ou mais AINEs não é recomendada. AINEs não seletivos podem ser associados a inibidores da bomba de prótons (IBPs) ou inibidores seletivos da COX-2 na menor dose eficaz e pelo menor tempo possível, com monitoramento rigoroso DMARDs são essenciais para controle da doença Neuromoduladores e antidepressivos tricíclicos não são recomendados isoladamente. No entanto, podem ser adjuvantes úteis quando a dor está relacionada a fibromialgia, neuropatia ou distúrbios do sono
Artrite reumatoide	▪ AINEs, glicocorticoides e medicamentos Antirreumáticos modificadores da doença	Controle adequado da inflamação reduz a necessidade de analgésicos. Os opioides raramente são indicados
Espondiloartrite axial (EpA-ax)	▪ 1ª linha: AINEs (naproxeno, ibuprofeno, celecoxibe) ▪ Outras opções: inibidores de TNF (adalimumabe, infliximabe), anti-IL-17 (secuquinumabe), inibidores de JAK	AINEs devem ser testados por pelo menos 2 a 4 semanas antes de mudar de medicamento Caso haja uma resposta inadequada à terapia inicial com dois AINEs diferentes pelo período indicado, pode-se utilizar um inibidor do TNF ou medicamentos antirreumáticos modificadores da doença Exercícios e fisioterapia são fundamentais
Artrite psoriática	▪ Artrite periférica mínima: AINEs como naproxeno (375 mg a 500 mg 2 vezes/dia), celecoxibe (200 mg 2 vezes/dia) e meloxicam (15 mg 1 vez ao dia). ▪ Artrite periférica moderada: apremilaste ou metotrexato (MTX) caso o primeiro não esteja disponível ▪ Artrite periférica grave: inibidor do TNF	Sempre iniciar com AINEs. Considerar outras opções após falha terapêutica
Osteoartrite	▪ Exercícios físicos e perda de peso ▪ AINEs tópicos (diclofenaco) ▪ Paracetamol* ▪ AINEs orais ▪ Duloxetina ▪ Tramadol	Perda de pelo menos 10% do peso em pacientes obesos foi associada à redução da dor e 50% São recomendados como 1ª linha (evidência 1A). O diclofenaco apresenta o maior efeito sobre dor e função física. A capsaicina também pode ser usada para OA de joelho, mas sua indicação é discutível por conta da baixa eficácia e de possíveis efeitos adversos locais[87] O paracetamol ainda é usado para controle da dor, apesar de sua eficácia ser incerta. Entretanto, dentro das doses recomendadas* Especialmente os não seletivos, preferencialmente associados a um IBP ou a um inibidor seletivo da COX-2, para OA de joelho, quadril, mão e poliarticular

(Continua)

Quadro 7 – Tratamento da dor nas doenças reumáticas (*Continuação*)

Condição	Opções de tratamento	Observações
Osteoartrite		A duloxetina ser utilizada em pacientes com OA que apresentem dor generalizada e/ou depressão, e dor neuropática O tramadol é uma alternativa para pacientes com contraindicações a outros medicamentos ou falta de opções terapêuticas. Outros opioides não são recomendados[87]
Fibromialgia	▪ Amitriptilina, IRSNs (duloxetina, milnaciprana), pregabalina, gabapentina, ciclobenzaprina, tramadol	Terapia multimodal é essencial (exercícios, TCC) Uso de tramadol deve ser restrito
Dor lombar crônica	▪ AINEs (1ª linha) ▪ Opioides fracos (uso restrito) ▪ Antidepressivos (tricíclicos ou IRSNs) ▪ Gabapentinoides ▪ Paracetamol	AINEs por tempo curto Evitar opioides no longo prazo em razão do risco de dependência A recomendação de diversos *guidelines* difere. Em geral, não são indicados para dor não radicular. Podem ser considerados se há depressão associada Gabapentinoides são indicados para dor neuropática, porém na dor lombar têm eficácia limitada, e seus efeitos adversos devem ser monitorados Paracetamol não é recomendado como monoterapia
Dor complexa regional	▪ AINEs ▪ Anticonvulsivantes (gabapentina ou pregabalina) ▪ Bifosfonados ▪ Ketamina	Pode-se usar Ibuprofeno (400 mg a 800 mg 3 vezes/dia) ou naproxeno (250 mg a 500 mg 2 vezes/dia) Podem ser usados como adjuvantes para dor neuropática Há evidências de qualidade intermediária apoiando a terapia em alta dose para DCR Há evidência de eficácia na reversão da sensibilização central, mas deve ser usada com cautela

*A diretriz da Osteoarthritis Research Society International (OARSI) não recomenda o uso de paracetamol na ao,[88] e a European Society for Clinical and Economic Aspects of Osteoporosis, Osteoarthritis and Musculoskeletal Diseases (ESCEO) sugere que esse fármaco pode ser usado, mas por um período curto e não como tratamento regular.[89]

AINEs: anti-inflamatórios não esteroides; AR: Artrite reumatoide; COX-2: ciclo-oxigenase 2; DCR: doença renal crônica; IRSNs: inibidores da recaptação de serotonina e noradrenalina; JAK: Janus quinase; OA: osteoartrite; TCC: terapia cognitivo-comportamental; TNF: fator de necrose tumoral.

Fonte: Adaptado de Chen Y, Nelson AM, Cohen SP, 2024; Gérard B, Bailly F, Trouvin AP, 2024; Cao Y, Fan D, Yin Y, 2020.

O tratamento da doença reumática de base também pode culminar na melhora da dor, logo, este deve ser otimizado. Recomenda-se o acompanhamento conjunto do médico da dor com um especialista em reumatologia. A seguir, traremos mais detalhes da abordagem de algumas dessas condições.

Artrite reumatoide

O manejo da AR tem como objetivo controlar a inflamação sinovial e prevenir lesões articulares, buscando alcançar remissão ou baixa atividade da doença. Para tal, utiliza-se precocemente as drogas antirreumáticas ou fármacos modificadores do curso da doença (DMARD).[90]

Recomenda-se a terapia inicial com MTX. Caso não seja possível, alternativas incluem leflunomida (LFN), sulfassazina, hidroxicloroquina ou anti-TNFs. Se houver toxicidade ou falta de resposta em 3 meses ou alvo não atingido em 6 meses, orienta-se troca ou associação de DMARD sintéticos convencionais.[13]

Na segunda etapa, após 6 meses, recomenda-se iniciar primeiro um biológico, em associação com DMARD. Após 6 meses, em uso de 2 esquemas terapêuticos diferentes e com atividade da doença moderada a alta, recomenda-se o uso de um DMARD biológico ou do tofacitinibe, sempre em combinação com DMARD convencionais. Apenas para casos de contraindicação absoluta a esses medicamentos se orienta monoterapia com DMARD biológico ou tofacitinibe. Já na terceira etapa se recomenda troca de biológicos em associação com DMARD sintético, preferencialmente o MTX.

As principais drogas que podem ser utilizadas na AR estão apresentadas na Tabela 1. O processo de escolha do tratamento mais adequado é apresentado nas Figuras 5 e 6.

Tabela 1 – Medicações utilizadas no tratamento de AR

Medicações utilizadas no tratamento de artrite reumatoide	
Medicações	**Dose**
DMARD sintéticos convencionais	
Metotrexato	7,5 a 25 mg/semana VO
Leflunomida	20 mg/dia VO
Hidroxicloroquina	400 mg/dia VO
Sulfassalazina	2 a 3 g/dia VO
DMARD biológicos (anti-TNF)*	
Adalimumabe	40 mg SC, a cada 14 dias
Certolizumabe	Ataque: 400 mg nos dias 0,14 e 28 SC
	Manutenção: 400 mg a cada 28 dias ou 200 mg a cada 14 dias SC
Etanercepte	50 mg/semana SC (menor risco à reativação de tuberculose)
Golimumabe	50 mg SC, a cada 28 dias
	3 a 5 mg/kg/dose IV
Infliximabe	Ataque: 0,2 semana e 6 semanas
	Manutenção: a cada 6 a 8 semanas
Bloqueador da coestimulação do linfócito T	
	Ataque: 0, 14 e 28 dias
	Manutenção: 125 mg SC, 1 vez/semana, a cada 28 dias
Abatacepte	< 60 kg: 500 mg IV
	60 kg a 100 kg: 750 mg IV
	≥ 100 kg: 1 g IV
Antirreceptor de IL-6	
Tocilizumabe	8 mg/kg/dose IV, a cada 28 dias (máx. 800 mg)
	162 mg SC, 1 vez/semana
Anti-CD20	
Rituximabe	1 g IV no dia 0 e 1 g IV no dia 14, a cada 6 ou mais meses
DMARD sintéticos alvo-específicos (anti-JAK)	
Tofacitinibe	5 mg VO, a cada 12 horas
	4 mg VO, 1 vez/dia
Baracitinibe	2 mg VO 1 vez/dia, se > 75 anos de idade ou após controle da doença ou *clearence* de creatinina entre 30 e 60 mL/min/1,73 m

anti-CD20: anticorpos contra a molécula CD20; anti-TNF: anti-fator de necrose tumoral; IL: interleucinas; IV: via intravenosa; SC: via subcutânea; VO: via oral; anti-JAK: inibidores de Janus quinase.

Fonte: Adaptada de Moreira C, Katsuyuki Shinjo S, Alves Pereira I, 2023.

É importante lembrar que, antes de iniciar qualquer medicamento biológico, deve-se fazer rastreio infeccioso, principalmente para tuberculose e hepatites e, caso tenha alguma infecção latente, iniciar tratamento profilático.[13]

Em períodos de atividade da doença, pode-se associar o uso de AINEs e glicocorticoides para controle dos sintomas, em associação a protetores gástricos.[13]

Lúpus eritematoso sistêmico

Por conta da ampla variação fenotípica e das diferentes manifestações clínicas do LES,

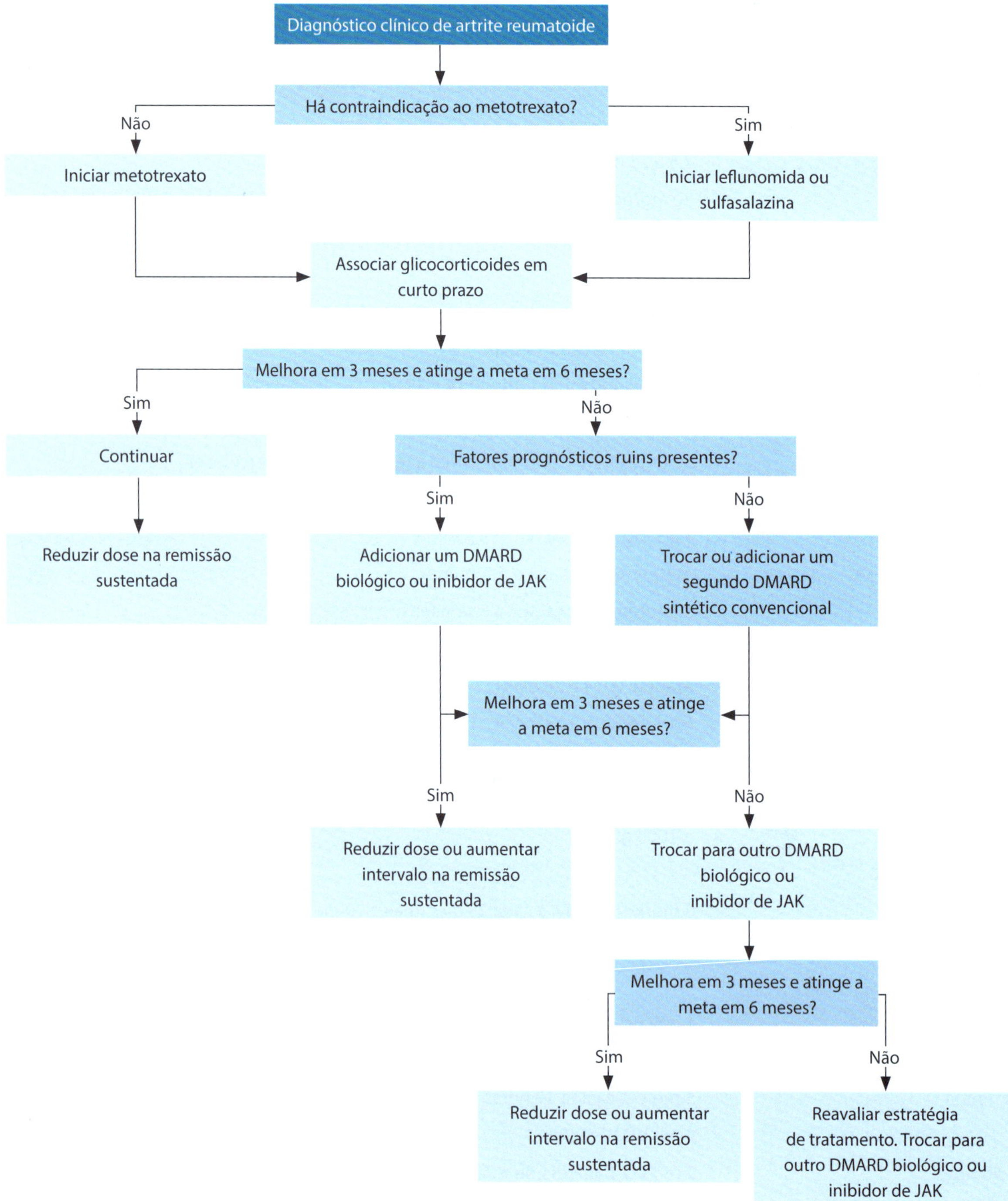

Figura 6 – Fluxograma para o tratamento de artrite reumatoide.

DMARD: medicamento antirreumático modificador da doença; JAK: Janus quinase.

Fonte: Adaptada de Smolen JS, Landewé RBM, Bergstra SA, 2023.

é fundamental iniciar o tratamento determinando a gravidade e a extensão da enfermidade. Ressalta-se que, principalmente nos casos de intensidade moderada ou grave, é imprescindível a atuação de uma equipe interdisciplinar composta por diversos especialistas, como médicos de diferentes áreas, psicólogos, fisioterapeutas e farmacêuticos, bem como o suporte de uma infraestrutura hospitalar adequada e exames complementares de investigação.

Além disso, medidas terapêuticas não medicamentosas devem ser priorizadas para contribuir na modulação dos distúrbios imunológicos característicos da doença, além de prevenir comorbidades e reduzir a mortalidade. Uma alimentação balanceada e personalizada para cada paciente é necessária, e a prática de exercícios físicos regulares é amplamente recomendada por conta de seus benefícios, como o fortalecimento da imunidade (inata e adaptativa), a proteção da densidade óssea, a redução do risco cardiovascular e a melhoria da qualidade de vida, impactando positivamente o nível de energia, o sono e a diminuição da fadiga.[13]

O uso de antimaláricos, especialmente a hidroxicloroquina, é tido como a base de tratamento para todos os pacientes com LES, devendo iniciar-se desde o diagnóstico, independentemente do estágio ou da gravidade da doença. A eficácia desse medicamento está bem documentada e abrange desde o controle da atividade clínica da enfermidade até a redução da frequência de reativações, da dosagem de glicocorticoides, e das complicações neurológicas e permanentes, resultando na diminuição da mortalidade.[91]

Apesar disso, a adesão ao uso de hidroxicloroquina pode ser prejudicada pelo receio de maculopatia, uma reação adversa muito rara em pacientes com função renal saudável e menos de cinco anos de tratamento. Exames oftalmológicos periódicos são recomendados, e as doses máximas devem ser de 5 mg/kg/dia para hidroxicloroquina e de 2,3 mg/kg/dia para cloroquina.[13]

Nos casos leves a moderados, a abordagem geralmente combina o uso de hidroxicloroquina com prednisona em doses que variam entre 0,125 e 0,5 mg/kg/dia, com ajustes gradativos para a menor dose eficaz após 2 a 3 semanas de tratamento. Se necessário, a prednisona pode ser associada a medicamentos imunossupressores como MTX, LFN ou azatioprina.

Já para casos que não respondem de forma satisfatória, outras opções terapêuticas podem ser consideradas, incluindo imunossupressores e imunomoduladores, como o micofenolato de mofetila (MMF) ou MMS, ciclofosfamida, ciclosporina (CSP), dapsona e talidomida. É importante destacar que o uso da talidomida é restrito a lesões cutâneas refratárias, por conta de seus efeitos colaterais severos, como a neuropatia periférica axonal e sua alta teratogenicidade.[13,91]

As principais medicações para o tratamento do LES estão melhor descritas na Tabela 2.

Tabela 2 – Tratamento do lúpus eritematoso sistêmico

Tratamento não medicamentoso	
Uso de protetor solar regularmente, dieta saudável, exercício físico regular, controle de fatores de risco cardiovasculares. Em mulheres em idade fértil, aconselhamento em relação à anticoncepção por conta dos medicamentos teratogênicos	
Tratamento medicamentoso	
Medicamentos	
Antimaláricos	Hidroxicloroquina 5 mg/kg/dia – ajuda controlar a atividade da doença, poupador de corticosteroide e potencializa ação do micofenolato de mofetila
Glicocorticoides	Manifestações não graves: prednisona 0,2 a 0,5 mg/kg/dia por 2/3 semanas, com desmame posterior. Manifestações graves e risco de lesão de órgão-alvo: pulsoterapia com metilprednisolona 0,5 a 1 g/dia durante 3 dias seguidos, após prednisona 0,5 a 1 mg/kg/dia
Metotrexato	15 a 25 mg/semana VO ou SC – quadros cutâneos, articulares, de serosite e miosite
Dapsona	50 a 100 mg/dia VO – principalmente nos casos de LES bolhoso
Ciclofosfamida	0,5 a 1 g/m³ de superfície corpórea IV, mensal, por 6 meses – alternativa ao uso de glicocorticoide e usado, principalmente na nefrite lúpica
Azatioprina	2 a 3 mg/kg/dia VO – usado na manutenção da remissão da nefrite lúpica
Inibidores da calcineurina	Ciclosporina 3 a 5 mg/kg/dia – quadros de anemia hemolítica, plaquetopenia e alguns casos de nefrite lúpica que não responderam aos outros esquemas
Rituximabe	1.000 mg IV, duas aplicações no intervalo de 15 dias. Indicado em *off-label* para doença ativa grave que não responde a imunossupressores
Belimumabe	10 mg/kg na semana 0, 2 e 4, posteriormente, a cada 4 semanas

IV: intravenoso; LES: lúpus eritematoso sistêmico; SC: via subcutânea; VO: via oral.

Fonte: Adaptada de Moreira C, Katsuyuki Shinjo S, Alves Pereira I, 2023.

Para nefrite lúpica ativa proliferativa, as recomendações incluem ciclofosfamida intravenosa em baixa dose ou micofenolato e glicocorticoides, com terapia combinada com belimumabe ou inibidores da calcineurina (especialmente voclosporina ou tacrolimo) a ser considerada. O manejo dessa condição está mais bem descrito nas Figuras 7 e 8.

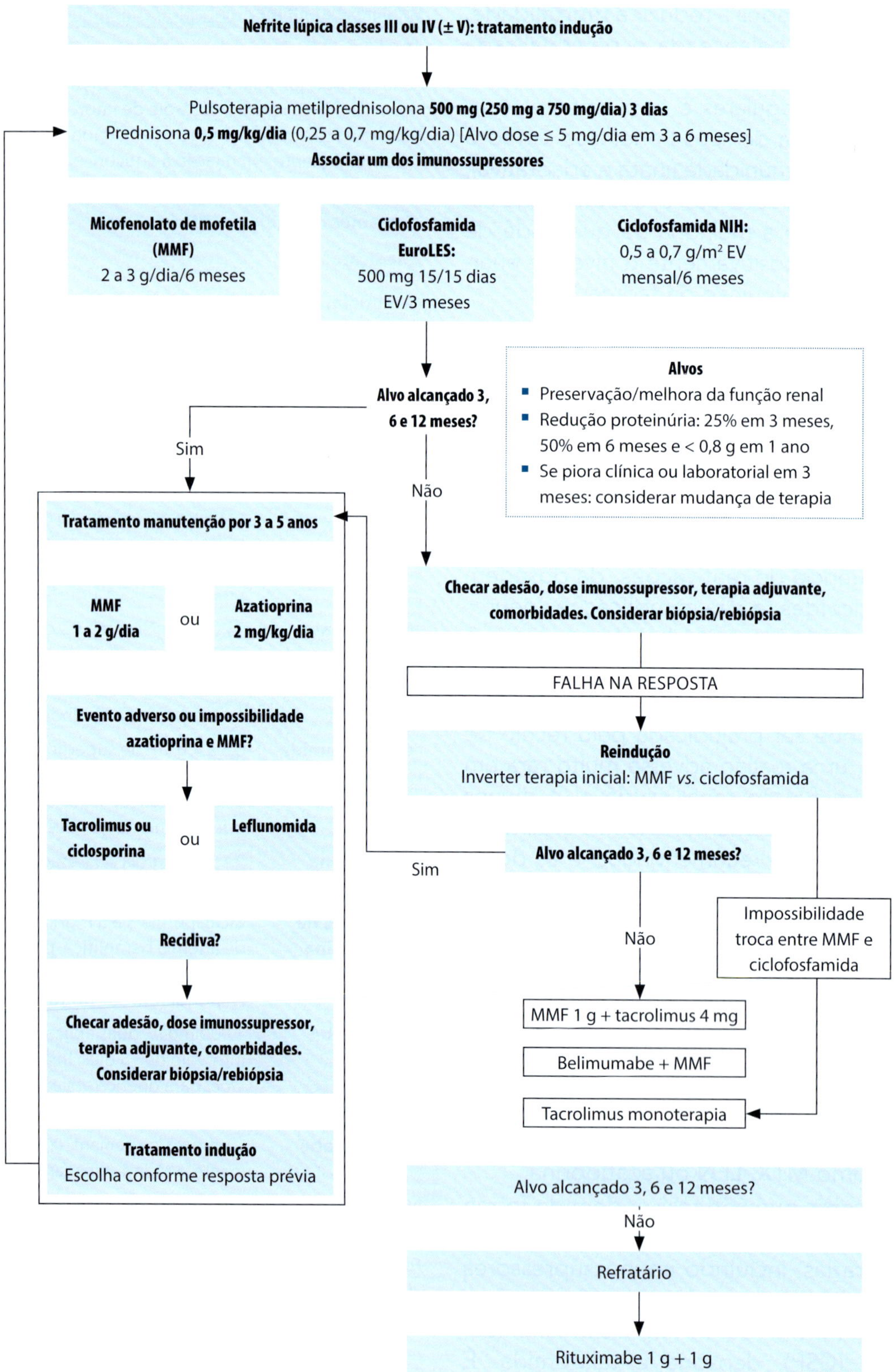

Figura 7 – Tratamento nefrite lúpica classes III e IV.

EV: endovenoso; IV: intravenoso; NIH : National Institutes of Health.

Fonte: Adaptada de Moreira C, Katsuyuki Shinjo S, Alves Pereira I, 2023.

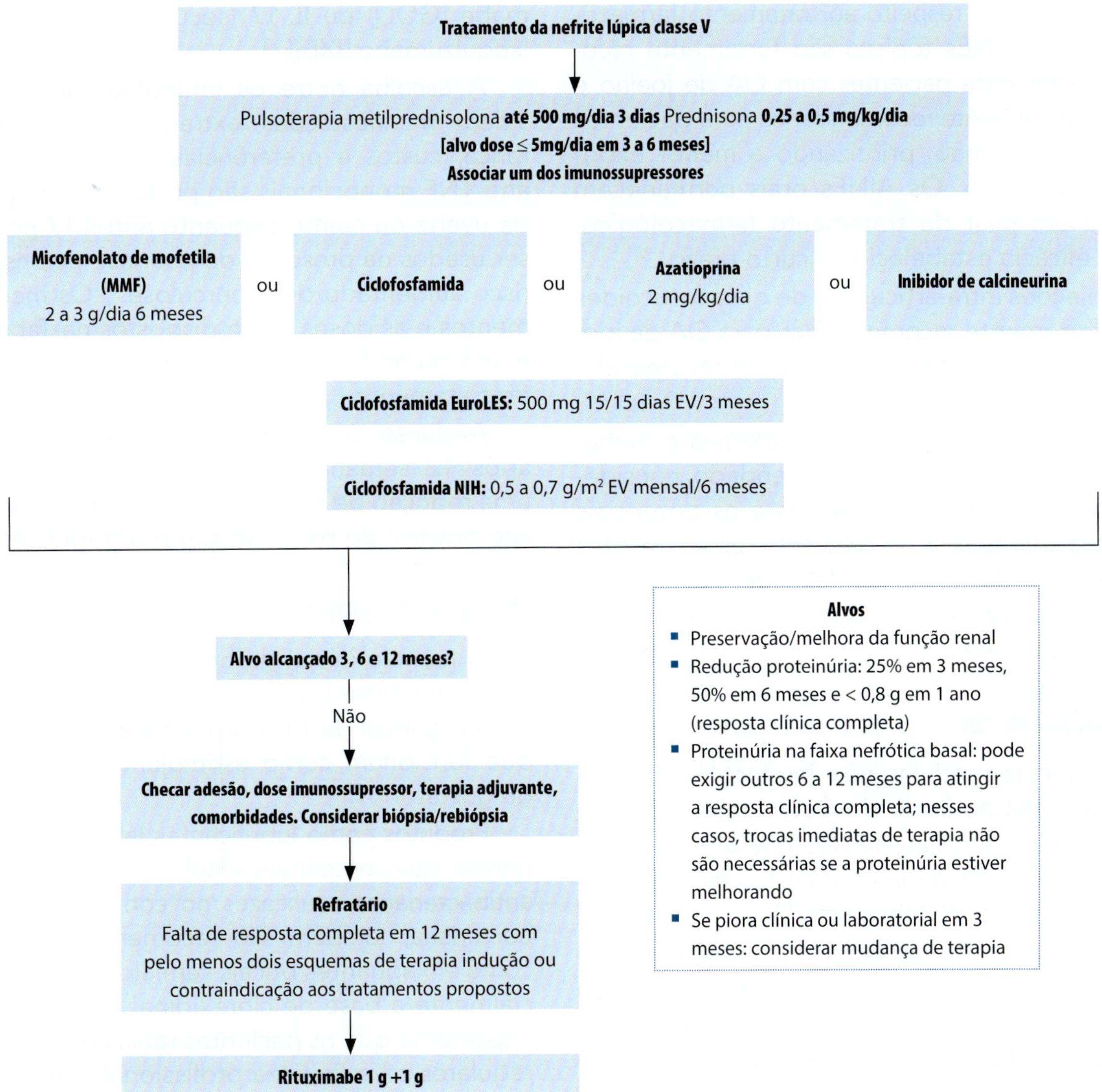

Figura 8 – Tratamento de nefrite lúpica classe V.

LES: lúpus eritematoso sistêmico; NIH: National Institutes of Health.

Fonte: Adaptada de Moreira C, Katsuyuki Shinjo S, Alves Pereira I, 2023.

Em pacientes com LES que atingem remissão sustentada, a redução gradual do tratamento deve ser considerada, com a retirada dos glicocorticoides em primeiro lugar.[91]

Osteoartrite

O manejo da OA envolve uma abordagem abrangente e individualizada, combinando intervenções farmacológicas e não farmacológicas para aliviar a dor, melhorar a função e a qualidade de vida. As recomendações da ACR/Arthritis Foundation (AF) de 2019 enfatizam que o tratamento deve começar com as opções que apresentam menor exposição sistêmica e toxicidade, progredindo conforme necessário.[92]

As intervenções não farmacológicas desempenham um papel crucial no manejo da OA. Exercícios, incluindo caminhada, fortalecimento, treinamento neuromuscular e exercícios aquáticos, além da perda de peso, são fortemente recomendados. A entrega de instruções por fisioterapeutas e terapeutas ocupacionais é útil, e muitas vezes essencial, para a iniciação e manutenção adequadas do exercício como parte do manejo da OA.[92]

No que diz respeito ao tratamento farmacológico, os AINEs tópicos são fortemente recomendados para pacientes com OA de joelho e condicionalmente recomendados para pacientes com OA de mão, priorizando a menor exposição sistêmica. Os AINEs orais permanecem como um pilar do tratamento farmacológico, com eficácia estabelecida a curto prazo.[92]

Injeções intra-articulares de glicocorticoides são fortemente recomendadas para OA de joelho e quadril, e condicionalmente recomendadas para OA de mão.[92]

O uso de paracetamol, duloxetina e tramadol é condicionalmente recomendado, considerando os benefícios modestos e os potenciais efeitos adversos. A escolha entre esses agentes deve ser individualizada, levando em consideração as comorbidades do paciente e o risco de efeitos colaterais.[87,92]

Espondiloartrites

Algumas medidas não farmacológicas são importantes no início do tratamento das EpA, entre elas: educação do paciente a respeito da doença, prática de exercícios físicos, fisioterapia e cessação do tabagismo.[93]

O tratamento medicamentoso baseia-se no uso de AINEs, que deve ser feito em dose plena por pelo menos quatro semanas consecutivas, desde que não haja contraindicações cardiovasculares ou renais. A troca por outro AINE é permitida em caso de resposta inadequada após esse período. Quanto à duração do tratamento, a decisão quanto ao uso contínuo ou sob demanda depende do controle dos sintomas. O processo de escolha do tratamento está sintetizado na Figura 9.[93]

Além disso, pode-se introduzir medicamentos antirreumáticos modificadores da doença (DMARDs), como MTX ou sulfassalazina (SSZ), na ocorrência de manifestações articulares periféricas ou extra-articulares, como uveíte, colite ou psoríase, mas não há evidência de efetividade nas manifestações axiais.[94,95]

No caso de resposta inadequada aos AINEs, contraindicações ao seu uso, ou se o ASDAS for ≥ 2,1, indica-se a terapia imunobiológica com bloqueadores do TNF (infliximabe [IFX], adalimumabe [ADA], certolizumabe [CTZ], golimumabe [GOL]) ou IL-17 (secuquinumabe [SEC], ixequizumabe [IXE]).[13]

A escolha entre os imunobiológicos considera manifestações extra-articulares, segurança, custos e preferências do paciente. Os anti-TNF monoclonais são preferidos em casos de uveíte ou colite, enquanto anti-IL17 podem ser usados na presença de psoríase extensa ou risco aumentado de tuberculose.[93] Os medicamentos e as doses estão dispostos na Tabela 3 e as Figuras 8 e 9 apresentam uma visão geral do tratamento.

Avalia-se a resposta ao imunobiológico após 12 semanas e considera-se satisfatória uma redução de ASDAS ≥ 1,1, além da percepção positiva do paciente sobre o tratamento.[93]

Síndrome de Sjögren

O manejo inicial da boca seca consiste em adotar medidas locais, como o uso de saliva artificial, gomas de mascar ou balas sem açúcar, que funcionam como estimulantes mecânicos ou gustatórios.

Produtos como lubrificantes labiais e cremes dentais que contenham xilitol, com propriedades antibacterianas e eficazes no controle da placa bacteriana, também são recomendados, assim como enxaguantes bucais sem álcool, preferencialmente à base de clorexidina. Além disso, é importante que os pacientes realizem consultas regulares para limpeza profissional e aplicação de flúor.

Nos casos em que essas intervenções não forem suficientes, a utilização de medicamentos agonistas muscarínicos pode ser indicada. Entre os principais fármacos estão pilocarpina e cevimeline, os quais estimulam o fluxo salivar e reduzem os sintomas da boca seca. Estudos clínicos controlados sugerem que a pilocarpina pode ser administrada em doses que variam entre 5 mg e 30 mg/dia.

Em relação ao tratamento para olho seco, os objetivos centrais são o alívio dos sintomas e a prevenção de complicações. Recomenda-se, além das orientações sobre medicamentos, o estímulo ao uso de óculos largos e ajustados aos olhos. Colírios lubrificantes sem conservantes, aplicados conforme necessário, promovem maior conforto e melhores resultados em testes funcionais.

Tabela 3 – Medicações modificadoras do curso da doença em espondiloartropatias

Biológicos antagonistas do fator de necrose tumoral	**Dose recomendadas**	**Vias de administração**
Bloqueador do TNF		
Infliximabe	3 a 5 mg/kg/dose	IV
	Indução: semanas 0,2 e 6	
	Manutenção: a cada 6 a 8 semanas	
Adalimumabe	40 mg a cada 14 dias	SC
Etanercepte	50 mg/semana	SC
	50 mg a cada 4 semanas 2 mg/kg/dose	
Golimumabe	Indução: semanas 0 e 4	IV
	Manutenção: a cada 8 semanas	
Certolizumabe	Indução: 400 mg nas semanas 0, 2 e 4	SC
	Manutenção: 400 mg a cada 4 semanas	
Biológicos não bloqueadores do TNF	Dose recomendadas	Vias de administração
Não bloqueador do TNF		
Tofacitinibe (inibidor da Janus quinase)	5 mg de 12/12 horas	VO
Ustequinumabe (anticorpo monoclonal inibidor da IL-12 e IL-23)	Indução: 45 mg nas semanas 0 e 4	SC
	Manutenção: 45 mg a cada 12 semanas	
	Indução: 500 a 1.000 mg nas semanas 0, 2 e 4	IV
Abatacepte (modificador seletivo da coestimulação dos linfócitos T)	Manutenção: 500 mg a 1.000 mg a cada 4 semanas	SC
	162 mg/0,9 mL a cada 7 dias	
Secuquinumabe (anticorpo monoclonal inibidor da IL-17)	Indução: 300 mg nas semanas 0, 1, 2, 3, 4	SC
	Manutenção: 300 mg a cada 4 semanas	

IL: interleucina; IV: intravenoso; SC: via subcutânea; TNF: fator de necrose tumoral; VO: via oral.

Fonte: adaptada de Cao Y, Fan D, Yin Y, 2020.

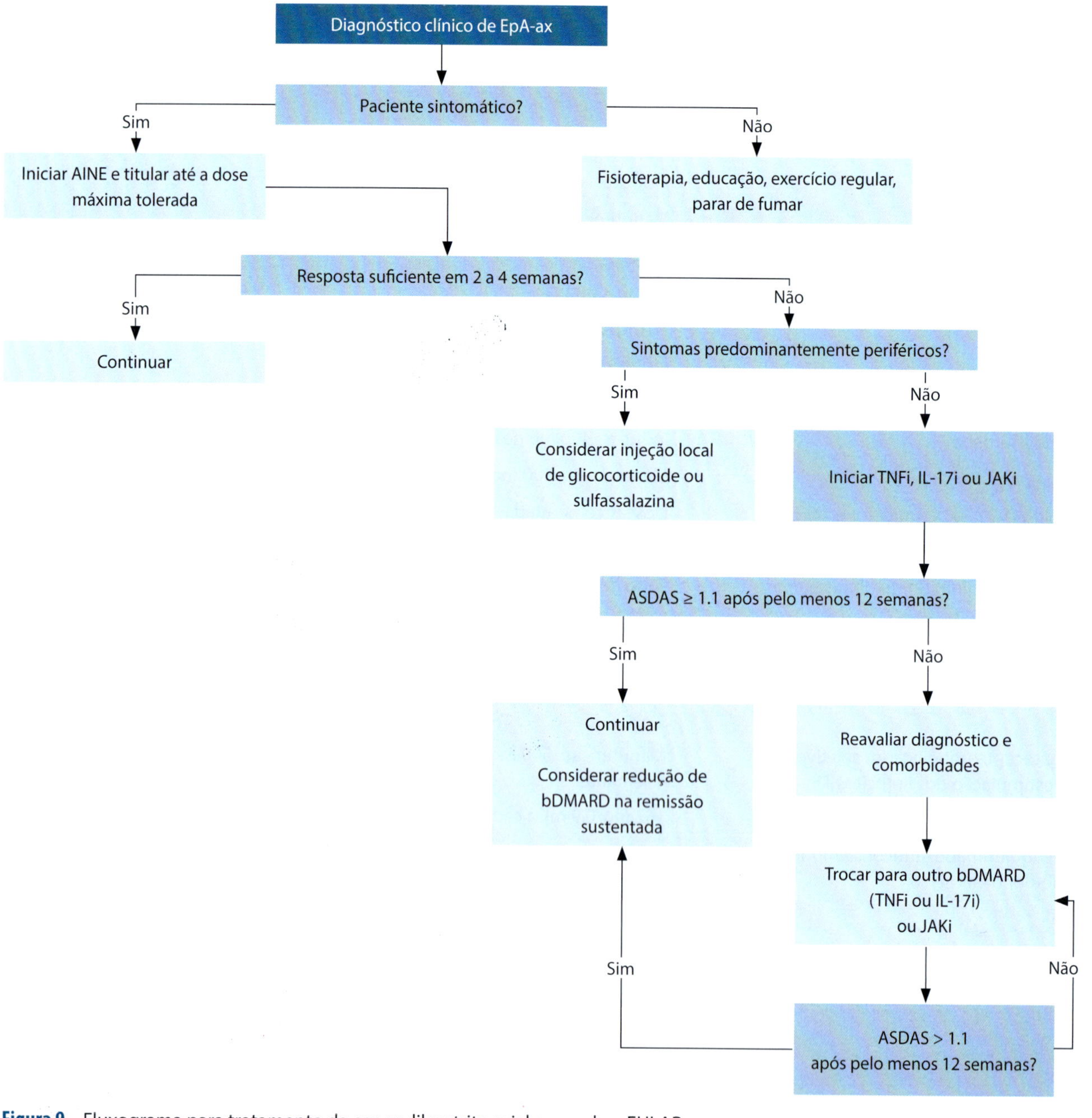

Figura 9 – Fluxograma para tratamento da espondiloartrite axial segundo a EULAR.

Ab: anticorpo; AINEs: anti-inflamatórios não-esteroides; ASAS: Avaliação da Sociedade Internacional de Espondiloartrite; ASDAS: Escore de Atividade da Doença da Espondilite Anquilosante; bDMARD: medicamento antirreumático modificador de doença biológico; IBD: doença inflamatória intestinal; IL17i: inibidores de interleucina 17; JAKi: inibidores de quinase Janus; TNFi: inibidores de fator de necrose tumoral.

Fonte: Adaptada de Ramiro S, Nikiphorou E, Sepriano A, 2023.

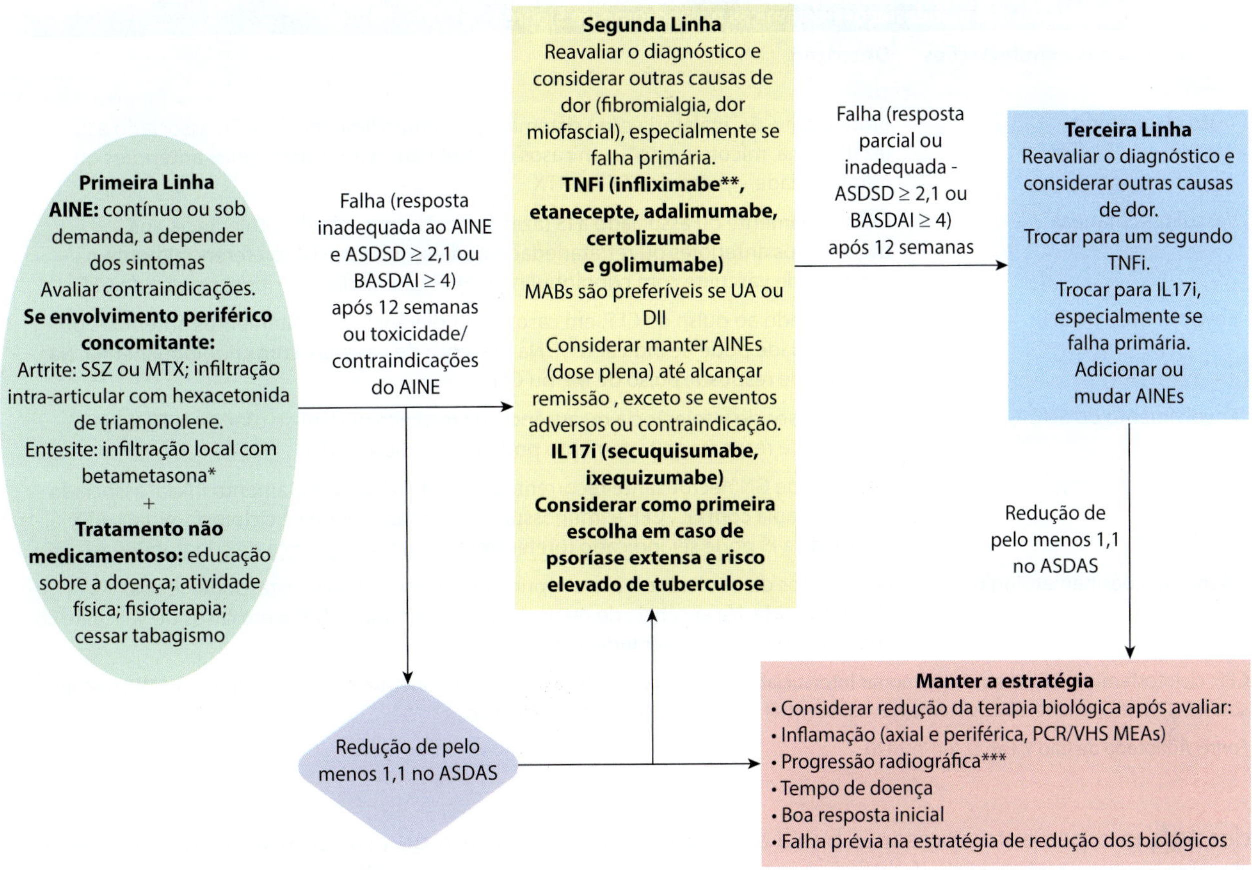

Figura 10 – Algoritmo de tratamento da espondiloartrite axial.

*Evitar fazer no tendão de Aquiles.

**Aprovado apenas para a forma radiográfica.

**Neoformação óssea ou progressão de sindesmofitos.

AINES: anti-inflamatórios não esteroides; DII: doença inflamatória intestinal; IL17i: inibidores IL17; MABs: anticorpos monoclonais; MTX: metotrexato; PCR: proteína C reativa; SSZ: sulfasalazina; TNFi: inibidores do fator de necrose tumoral; UA: uveite anterior; VHS: velocidade de hemossedimentação.

Fonte: Adaptada de Moreira C, Katsuyuki Shinjo S, Alves Pereira I, 2023.

Para casos mais graves, a CSP tópica é eficaz na redução do número de linfócitos ativados na conjuntiva, enquanto o tacrolimo tópico a 0,03%, administrado a cada 12 horas, tem mostrado benefícios na recuperação da superfície ocular e no tratamento do olho seco, além de apresentar tolerabilidade superior em relação à ciclosporina. O tratamento das manifestações sistêmicas de SS está descrito no Quadro 8.

Artrite psoriática

O manejo dos sintomas da PsA pode ser iniciado com AINEs para alívio dos sinais e sintomas musculoesqueléticos, e injeções locais de glicocorticoides podem ser consideradas como terapia adjuvante.[96]

Caso não haja sucesso terapêutico com essas estratégias, ou em situações em que os AINEs sejam contraindicados, bem como para formas moderadas a graves da doença, recomenda-se a progressão para o uso de (DMARDs) convencionais. As opções incluem MTX, LFN, SSZ e CSP, com a ressalva de que tais fármacos não apresentam eficácia significativa em casos de comprometimento axial. Dentre os DMARDs convencionais, o MTX é usualmente o fármaco de primeira escolha, administrado em doses entre 15 mg e 25 mg por semana, podendo ser usado por via oral (VO), subcutânea (SC) ou intramuscular (IM).

Esse medicamento pode ser utilizado isoladamente ou em combinação com outro DMARD,

Quadro 8 – Tratamento das manifestações sistêmicas na síndrome de Sjögren

Tratamento das manifestações sistêmicas	Descrição
Trato respiratório	Bronquiolite-GC inalatória e/ou sistêmico por tempo limitado. DPI-GC associado a IS (azatioprina, micofenolato*), em casos de intolerância aos tratamentos anteriores ou refratariedade – pulso de CFF ou RTX
Vasculites cutâneas	GC isoladamente ou associado a IS (azatioprina*), em casos de intolerância aos tratamentos anteriores ou refratariedade pode-se indicar RTX (preferencialmente na presença de vasculite com crioglobulinemia). Na ausência de resposta, pulso de CFF
Envolvimento do SNP	GC associado ao pulso de CFF, em casos de intolerância aos tratamentos anteriores ou refratariedade pode-se indicar RTX. Na presença de vasculite com crioglobulinemia. Na ausência de resposta, pulso de MP ou CFF
Envolvimento do SNC	GC, em casos de intolerância ou ausência de resposta podem-se usar IS ou RTX. Na ausência de resposta ao tratamento poderá ser indicado RTX
Envolvimento renal	Em casos de GN necrotizante recorrente por K e HCO_3 para tratamento inicial associado a pulsoterapia com GC, CFF e imunossupressores (azatioprina e ciclofosfamida*). RTX associado a IS pode ser indicado (preferencialmente na presença de crioglobulinas)
Manifestações hematológicas	IS, em casos de intolerância à azatioprina ou ausência de resposta, pode-se usar ciclofosfamida. Na ausência de resposta ao tratamento, o RTX, e em casos de vasculite com crioglobulinas, poderá ser indicado

CFF: ciclofosfamida; DPI: doença pulmonar intersticial; GC: glicocorticoides; GN: glomerulonefrite; IS: imunossupressor; MP: metilprednisolona; RTX: rituximabe; SNC: sistema nervoso central; SNP: sistema nervoso periférico.

Fonte: Adaptada de Cao Y, Fan D, Yin Y, 2020.

desde que o paciente apresente baixa atividade da doença e ausência de fatores que indiquem mau prognóstico (como envolvimento poliarticular, evidência radiográfica de destruição articular ou limitação funcional). Para a LFN, a dose indicada é de 20 mg/dia, enquanto para a CSP a recomendação varia de 3 a 5 mg/kg/dia.[13,96]

Na presença de fatores de mau prognóstico ou em casos em que a doença permanece ativa após aproximadamente 3 meses de tratamento com DMARDs convencionais, sugere-se a transição para DMARDs biológicos. Esses incluem agentes que inibem o TNF-alfa (como ADA, CTZ, etanercepte [ETN], GOL e IFX), inibidores da interleucina 17 (IL-17i, como IXE e SEC), inibidores da IL-12/23 (IL12/23i, como ustequinumabe [UST]) e inibidores da IL-23 (IL23i, como guselcumabe [GUS] e risanquizumabe [RIS]).[13,96]

Para pacientes que apresentam insuficiência cardíaca grave ou descompensada, neoplasias ou alto risco de desenvolver tuberculose, deve-se evitar o uso de TNFi, preferindo-se opções como IL-17i, IL12/23i ou IL23i. Essas classes de medicamentos também são especialmente eficazes em casos de comprometimento cutâneo grave associado à psoríase (PSO). Uma alternativa terapêutica é o abatacepte (ABA), indicado para pacientes com artrite periférica que não responderam ou apresentam contraindicação a outros fármacos. Entretanto, ABA tem eficácia limitada para manifestações cutâneas, entesite ou dactilite.[13]

No caso de manifestações axiais, a literatura específica sobre PsA é limitada, e algumas abordagens consideram o envolvimento da coluna vertebral semelhante ao observado na EpA-ax. Para formas leves, recomenda-se o uso de AINEs, enquanto nas formas moderadas a graves a indicação recai sobre os DMARDs biológicos, como inibidores de fator de necrose tumoral (TNFi) ou IL-17i, visto que os DMARDs convencionais (MTX, LFN e CSP) não têm se mostrado eficazes em pacientes com EpA.[96]

As entesites podem ser manejadas inicialmente com AINEs, complementando com o uso eventual de MTX. Em casos de contraindicação ou ausência de resposta clínica, o tratamento pode ser ampliado para DMARDs biológicos como TNFi, IL-17i, IL12/23i, IL23i ou inibidores JAK (JAKi). Por outro lado, as dactilites podem responder tanto aos AINEs quanto aos DMARDs convencionais, mas, na ausência de resposta ou como alternativa diante de contraindicações, pode-se optar por DMARDs biológicos semelhantes aos indicados para entesites (TNFi, IL-17i, IL12/23i, IL23i e JAKi).[13,96]

As opções apresentadas para tratamento estão descritas no Quadro 9, e a Figura 11 apresenta um fluxograma do manejo dessa condição.

Quadro 9 – Opções de tratamento modificador da doença para artrite psoriática

Tipo de DMARD	Alvo	Nome do medicamento
DMARDcs (sintético convencional)		Metotrexato Leflunomida Sulfassalazina
DMARDb (biológico)	TNF	Adalimumabe Certolizumabe Etanercepte Infliximabe Golimumabe
	IL-12/23	Ustequinumabe
	IL-17A	Ixequizumabe Secuquinumabe
	IL-17A/F	Bimequizumabe
	IL-23-p19	Guselcumabe Risanquizumabe
	CTLA4	Abatacepte
DMARDts (sintético alvo)	PDE4	Apremilaste
	JAK	Tofacitinibe Upadacitinibe

DMARD: medicamento antirreumático modificador da doença; DMARDb: medicamento antirreumático modificador da doença biológica; DMARDcs: medicamento antirreumático modificador da doença sintética convencional; DMARDts: medicamento antirreumático modificador da doença sintética alvo; IL: interleucina; JAK: Janus quinase; PDE4: fosfodiesterase 4; TNF: fator de necrose tumoral.

Fonte: Adaptado de Gossec L, Kerschbaumer A, Ferreira RJO, 2024.

CONSIDERAÇÕES FINAIS

A dor crônica nas doenças reumáticas é um fenômeno complexo que envolve interações entre mecanismos nociceptivos, neuropáticos e nociplásticos. Embora o tratamento otimizado da doença reumática contribua significativamente para o controle da dor, ele pode se mostrar insuficiente em casos de sensibilização central. Esse cenário evidencia a importância de integrar esforços entre o especialista em dor, o reumatologista e uma equipe multidisciplinar, a fim de contemplar as dimensões biológicas, psicológicas e sociais da dor.

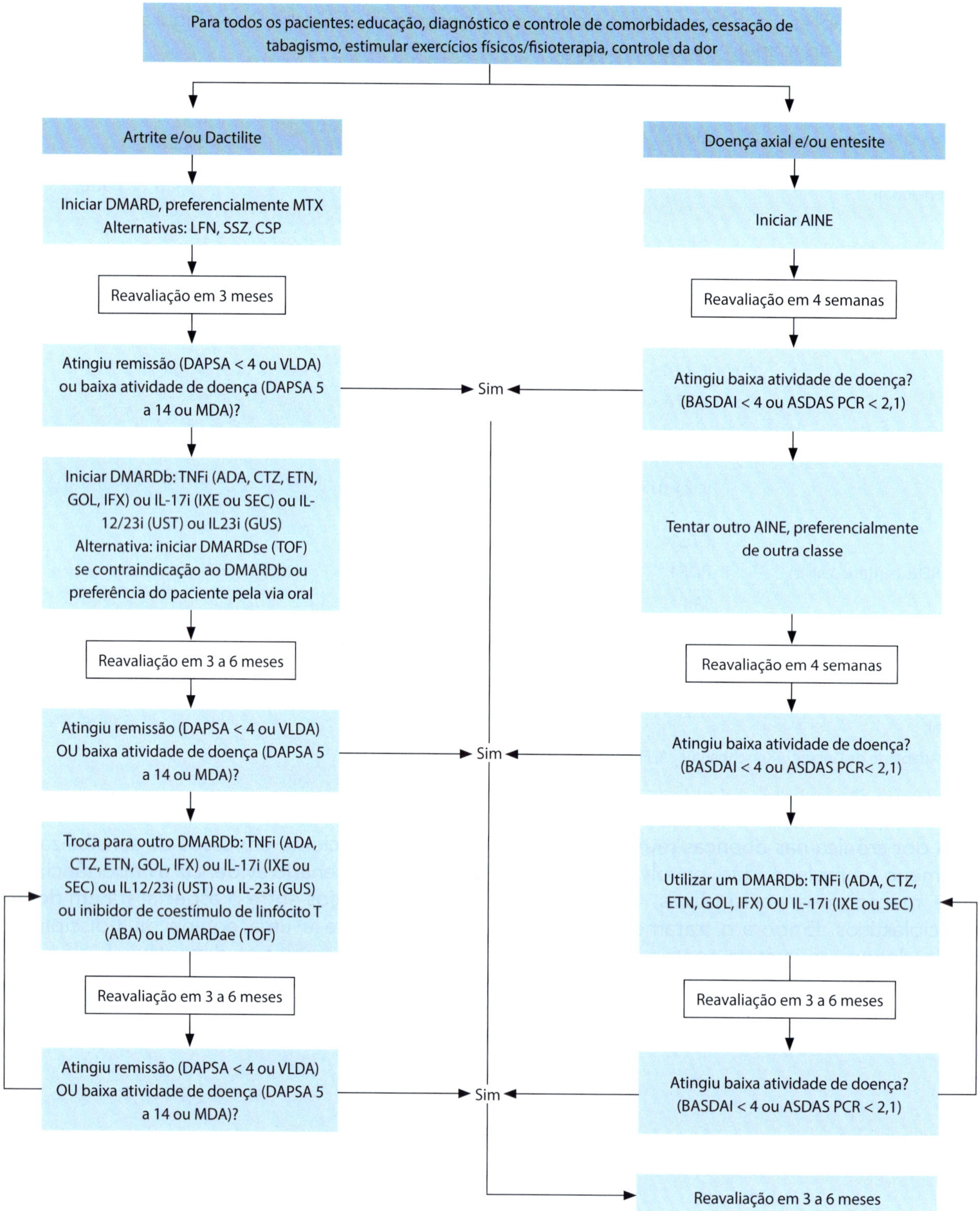

Figura 11 – Fluxograma de tratamento da artrite psoriática.

ABA: abatacepte; AINE: anti-inflamatório não esteroide; ASDAS: Escore de Atividade da Doença da Espondilite Anquilosante; BASDAI: índice de atividade da doença na espondilite anquilosante; CSP: ciclosporina; CTZ: certolizumabe; DAPSA: índice de atividade da doença na artrite psoriásica; DMARD: droga antirreumática modificadora da doença; DMARDb: medicamento antirreumático modificador da doença biológica; ETN: golimumabe; GOL: golimumabe; GUS: guselcumabe; IFX: infliximabe; IL12/23i: inibidores da IL-12/23; IL17: interleucina 17; IL17i: inibidores IL17; IL23i: inibidores da IL-23; IXE: ixequizumabe; LFN: leflunomida; MDA: baixa atividade da doença; MTX: metotrexato; PCR: proteína C reativa; SEC: secuquinumabe; SSZ: sulfassalazina; TNF: fator de necrose tumoral; TNFi: inibidores de fator de necrose tumoral; TOF: tofacitinibe; UST: ustequinumabe; VLDA: atividade da doença muito baixa.

Fonte: Adaptada de Moreira C, Katsuyuki Shinjo S, Alves Pereira I, 2023.

Referências bibliográficas

1. Chen Y, Nelson AM, Cohen SP. Chronic pain for rheumatological disorders: pathophysiology, therapeutics and evidence. Joint Bone Spine. Elsevier Masson s.r.l.; 2024.
2. Report of the American college of rheumatology pain management task force. Arthritis Care Res (Hoboken). 2010;62(5):590-9.
3. Woolf CJ. Central sensitization: implications for the diagnosis and treatment of pain. Pain. 2011;152(3):S2-15.
4. Fitzcharles MA, Cohen SP, Clauw DJ, Littlejohn G, Usui C, Häuser W. Nociplastic pain: towards an understanding of prevalent pain conditions. The Lancet. 2021;397(10289):2098-110.
5. Cao Y, Fan D, Yin Y. Pain mechanism in rheumatoid arthritis: from cytokines to central sensitization. Mediators of Inflammation. Hindawi Limited; 2020.
6. Minhas D. Pain mechanisms for the practicing rheumatologist. Best Practice and Research: Clinical Rheumatology. Bailliere Tindall Ltd; 2024;38.
7. Yam MF, Loh YC, Tan CS, Khadijah Adam S, Abdul Manan N, Basir R. General pathways of pain sensation and the major neurotransmitters involved in pain regulation. Int J Mol Sci. 2018;19(8):2164.
8. Schaible H, von Banchet GS, Boettger MK, Bräuer R, Gajda M, Richter F, et al. The role of proinflammatory cytokines in the generation and maintenance of joint pain. Ann N Y Acad Sci. 2010;1193(1):60-9.
9. Cimmino MA, Ferrone C, Cutolo M. Epidemiology of chronic musculoskeletal pain. Best Practice and Research: Clinical Rheumatology. Bailliere Tindall Ltd; 2011;25:173-83.
10. Kosek E. The concept of nociplastic pain-where to from here? Pain. 2024;165(11S):S50-7.
11. Da Fonseca PRB, De Barros CM. Tratado de dor oncológica. 1. ed. Lima ACB, Mansano AM, de Oliveira CA, Assis FD, Filho JLB, Subi KRR, et al., organizadores. Ateneu; 2019;1:1-1240.
12. Arnold LM, Fan J, Russell IJ, Yunus MB, Khan MA, Kushner I, et al. The fibromyalgia family study: a genome-wide linkage scan study. Arthritis Rheum. 2013;65(4):1122-8.
13. Moreira C, Katsuyuki SS, Alves PI, Ugolini LM, Hax V. Sociedade brasileira de reumatologia. Livro da sociedade brasileira de reumatologia. 3. ed., organizadores. 2023;1-1264.
14. Staud R, Robinson ME, Price DD. Temporal summation of second pain and its maintenance are useful for characterizing widespread central sensitization of fibromyalgia patients. J Pain. novembro de 2007;8(11):893-901.
15. Jensen KB, Srinivasan P, Spaeth R, Tan Y, Kosek E, Petzke F, et al. Overlapping structural and functional brain changes in patients with long-term exposure to fibromyalgia pain. Arthritis Rheum. 2013;65(12):3293-303.
16. López-Solà M, Woo CW, Pujol J, Deus J, Harrison BJ, Monfort J, et al. Towards a neurophysiological signature for fibromyalgia. Pain. 2017;158(1):34-47.
17. Kutch JJ, Ichesco E, Hampson JP, Labus JS, Farmer MA, Martucci KT, et al. Brain signature and functional impact of centralized pain: a multidisciplinary approach to the study of chronic pelvic pain (MAPP) network study. Pain. 2017;158(10):1979-91.
18. Lee J, Protsenko E, Lazaridou A, Franceschelli O, Ellingsen D, Mawla I, et al. Encoding of self-referential pain catastrophizing in the posterior cingulate cortex in fibromyalgia. Arthritis & Rheumatology. 2018;70(8):1308-18.
19. Lee DM, Weinblatt ME. Rheumatoid arthritis. The Lancet. 2001;358(9285):903-11.
20. Jacoby RK, Jayson MIV, Cosh JA. Onset, early stages, and prognosis of rheumatoid arthritis: a clinical study of 100 patients with 11-year follow-up. BMJ. 1973;2(5858):96-100.
21. Andersson MLE, Svensson B, Bergman S. Chronic widespread pain in patients with rheumatoid arthritis and the relation between pain and disease activity measures over the first 5 years. J Rheumatol. 2013;40(12):1977-85.
22. Doss J, Mo H, Carroll RJ, Crofford LJ, Denny JC. Phenome-wide association study of rheumatoid arthritis subgroups identifies association between seronegative disease and fibromyalgia. Arthritis & Rheumatology. 2017;69(2):291-300.
23. Mian AN, Chaabo K, Wajed J, Subesinghe S, Gullick NJ, Kirkham B, et al. Rheumatoid arthritis patients with fibromyalgic clinical features have significantly less synovitis as defined by power Doppler ultrasound. BMC Musculoskelet Disord. 2016;17(1):404.
24. Chakr RM da S, Brenol C, Ranzolin A, Bernardes A, Dalosto AP, Ferrari G, et al. Rheumatoid arthritis seems to have DMARD treatment decision influenced by fibromyalgia. Revista Brasileira de Reumatologia (English Edition). 2017;57(5):403-11.
25. Kaplan CM, Schrepf A, Ichesco E, Larkin T, Harte SE, Harris RE, et al. Association of inflammation with pronociceptive brain connections

in rheumatoid arthritis patients with concomitant fibromyalgia. Arthritis & Rheumatology. 2020;72(1):41-6.
26. Hoi A, Igel T, Mok CC, Arnaud L. Systemic lupus erythematosus. The Lancet. 2024;403(10441):2326-38.
27. Torrente-Segarra V, Salman-Monte TC, Rúa-Figueroa Í, Pérez-Vicente S, López-Longo FJ, Galindo-Izquierdo M, et al. Fibromyalgia prevalence and related factors in a large registry of patients with systemic lupus erythematosus. Clin Exp Rheumatol. 2016;34(2-96):S40-7.
28. Wolfe F, Petri M, Alarcón GS, Goldman J, Chakravarty EF, Katz RS, et al. Fibromyalgia, systemic lupus erythematosus (SLE), and Evaluation of SLE Activity. J Rheumatol. 2009;36(1):82-8.
29. Lillis TA, Tirone V, Gandhi N, Weinberg S, Nika A, Sequeira W, et al. Sleep Disturbance and depression symptoms mediate relationship between pain and cognitive dysfunction in lupus. Arthritis Care Res (Hoboken). 2019;71(3):406-12.
30. London: national institute for health and care excellence (NICE). Osteoarthritis in over 16s: diagnosis and management. NICE Guideline; 2022;226.
31. Allen KD, Coffman CJ, Golightly YM, Stechuchak KM, Keefe FJ. Daily pain variations among patients with hand, hip, and knee osteoarthritis. Osteoarthritis Cartilage. 2009;17(10):1275-82.
32. Hawker GA, Stewart L, French MR, Cibere J, Jordan JM, March L, et al. Understanding the pain experience in hip and knee osteoarthritis – an OARSI/OMERACT initiative. Osteoarthritis Cartilage. 2008;16(4):415-22.
33. Wieczorek M, Rotonda C, Guillemin F, Rat A. What have we learned from trajectory analysis of clinical outcomes in knee and hip osteoarthritis before surgery? Arthritis Care Res (Hoboken). 2020;72(12):1693-702.
34. Hill CL, Gale DR, Chaisson CE, Skinner K, Kazis L, Gale ME, et al. Periarticular lesions detected on magnetic resonance imaging: prevalence in knees with and without symptoms. Arthritis Rheum. 2003;48(10):2836-44.
35. van Saase JL, van Romunde LK, Cats A, Vandenbroucke JP, Valkenburg HA. Epidemiology of osteoarthritis: zoetermeer survey. Comparison of radiological osteoarthritis in a Dutch population with that in 10 other populations. Ann Rheum Dis. 1989;48(4):271-80.
36. Haj-Mirzaian A, Mohajer B, Guermazi A, Conaghan PG, Lima JAC, Blaha MJ, et al. Statin Use and knee osteoarthritis outcome measures according to the presence of heberden nodes: results from the osteoarthritis initiative. Radiology. 2019;293(2):396-404.
37. Ho J, Mak C, Sharma V, To K, Khan W. Mendelian randomization studies of lifestyle-related risk factors for osteoarthritis: A PRISMA review and meta-analysis. Int J Mol Sci. 2022;23(19):11906.
38. Neogi T, Guermazi A, Roemer F, Nevitt MC, Scholz J, Arendt-Nielsen L, et al. Association of joint inflammation with pain sensitization in knee osteoarthritis: the multicenter osteoarthritis study. Arthritis & Rheumatology. 2016;68(3):654-61.
39. Brummett CM, Janda AM, Schueller CM, Tsodikov A, Morris M, Williams DA, et al. Survey criteria for fibromyalgia independently predict increased postoperative opioid consumption after lower-extremity joint arthroplasty. Anesthesiology. 2013;119(6):1434-43.
40. Neogi T, Felson D, Niu J, Nevitt M, Lewis CE, Aliabadi P, et al. Association between radiographic features of knee osteoarthritis and pain: results from two cohort studies. BMJ. 2009;339(21-1):b2844.
41. López-Medina C, Moltó A, Dougados M. Peripheral manifestations in spondyloarthritis and their effect: an ancillary analysis of the Asas-comospa Study. J Rheumatol. 2020;47(2):211-7.
42. Navarro-Compán V, Sepriano A, El-Zorkany B, van der Heijde D. Axial spondyloarthritis. Ann Rheum Dis. 2021;80(12):1511-21.
43. Dougados M, Linden S Van Der, Juhlin R, Huitfeldt B, Amor B, Calin A, et al. The European spondylarthropathy study group preliminary criteria for the classification of spondylarthropathy. Arthritis Rheum. 1991;34(10):1218-27.
44. Hayward RJ, Machado PM. Classification criteria in axial spondyloarthritis. rheumatic disease clinics of North America. 2020;46(2):259-74.
45. Duffield SJ, Miller N, Zhao S, Goodson NJ. Concomitant fibromyalgia complicating chronic inflammatory arthritis: a systematic review and meta-analysis. Rheumatology; 2018.
46. Macfarlane GJ, Barnish MS, Pathan E, Martin KR, Haywood KL, Siebert S, et al. Co-Occurrence and characteristics of patients with axial spondyloarthritis who meet criteria for fibromyalgia. Arthritis & Rheumatology. 2017;69(11):2144-50.
47. Gandolfo S, Bombardieri M, Pers JO, Mariette X, Ciccia F. Precision medicine in Sjögren's disease. Lancet Rheumatol. 2024;6(9):e636-47.
48. Flores-Chávez A, Kostov B, Solans R, Fraile G, Maure B, Feijoo-Massó C, et al. Severe, life-threatening phenotype of primary Sjögren's syndrome: clinical characterisation and outcomes

in 1580 patients (GEAS-SS Registry). Clin Exp Rheumatol. 2018;112(3):121-9.
49. Birnbaum J, Lalji A, Saed A, Baer AN. Biopsy-proven small-fiber neuropathy in primary sjögren's syndrome: neuropathic pain characteristics, autoantibody findings, and histopathologic features. Arthritis Care Res (Hoboken). 2019;71(7):936-48.
50. Torrente-Segarra V, Corominas H, Sánchez-Piedra C, Fernández-Castro M, Andreu JL, Martínez-Taboada VM, et al. Fibromyalgia prevalence and associated factors in primary Sjögren's syndrome patients in a large cohort from the Spanish Society of Rheumatology registry (SJOGRENSER). Clin Exp Rheumatol. 2017;105(3):28–34.
51. Goebel A, Krock E, Gentry C, Israel MR, Jurczak A, Urbina CM, et al. Passive transfer of fibromyalgia symptoms from patients to mice. Journal of Clinical Investigation. 2021;131(13).
52. Malfait F, Francomano C, Byers P, Belmont J, Berglund B, Black J, et al. The 2017 international classification of the Ehlers–Danlos syndromes. Am J Med Genet C Semin Med Genet. 2017;175(1):8-26.
53. Malfait F, Castori M, Francomano CA, Giunta C, Kosho T, Byers PH. The ehlers–danlos syndromes. Nat Rev Dis Primers. 2020;6(1):64.
54. Alsiri N, Alhadhoud M, Alkatefi T, Palmer S. The concomitant diagnosis of fibromyalgia and connective tissue disorders: a systematic review. Semin Arthritis Rheum. 2023;58:152127.
55. Stoler JM, Oaklander AL. Patients with ehlers danlos syndrome and CRPS: a possible association? Pain. 2006;123(1):204-9.
56. Ott S, Maihöfner C. Signs and symptoms in 1,043 patients with complex regional pain syndrome. J Pain. 2018;19(6):599-611.
57. Ferraro MC, O'Connell NE, Sommer C, Goebel A, Bultitude JH, Cashin AG, et al. Complex regional pain syndrome: advances in epidemiology, pathophysiology, diagnosis, and treatment. Lancet Neurol. 2024;23(5):522-33.
58. López-Ferrer A, Laiz A, Puig L. Artritis psoriática. Med Clin (Barc). 2022;159(1):40-6.
59. Wilson FC, Icen M, Crowson CS, McEvoy MT, Gabriel SE, Kremers HM. Incidence and clinical predictors of psoriatic arthritis in patients with psoriasis: A population-based study. Arthritis Care Res (Hoboken). 2009;61(2):233-9.
60. Mease P, Reed G, Ogdie A, Pappas DA, Kremer JM. Prevalence of fibromyalgia and widespread pain in psoriatic arthritis: association with disease severity assessment in a large US registry. Arthritis Care Res (Hoboken). 2024;76(9):1313-21.
61. The effect of the presence of fibromyalgia on common clinical disease activity indices in patients with psoriatic arthritis: a cross-sectional study. J Rheumatol. 2019;46(1):119.2-119.
62. Wolfe F, Smythe HA, Yunus MB, Bennett RM, Bombardier C, Goldenberg DL, et al. The american college of rheumatology 1990 criteria for the classification of fibromyalgia. Arthritis Rheum. 1990;33(2):160-72.
63. Dean LE, Arnold L, Crofford L, Bennett R, Goldenberg D, Fitzcharles M, et al. Impact of moving from a widespread to multisite pain definition on other fibromyalgia symptoms. Arthritis Care Res (Hoboken). 2017;69(12):1878-86.
64. Margolis RB, Tait RC, Krause SJ. A rating system for use with patient pain drawings. Pain. 1986;24(1):57-65.
65. Neblett R, Hartzell MM, Mayer TG, Cohen H, Gatchel RJ. Establishing clinically relevant severity levels for the central sensitization inventory. Pain Practice. 2017;17(2):166-75.
66. Atzeni F, Boccassini L, Di Franco M, Alciati A, Marsico A, Cazzola M, et al. Chronic widespread pain in spondyloarthritis. Reumatismo. 2014;66.
67. Sarzi-Puttini P, Pellegrino G, Giorgi V, Bongiovanni SF, Varrassi G, Di Lascio S, et al. Inflammatory or non-inflammatory pain in inflammatory arthritis – How to differentiate it? Best Practice and Research: Clinical Rheumatology. Bailliere Tindall Ltd; 2024;38.
68. Clauw DJ. Fibromyalgia. JAMA. 2014;311(15):1547.
69. Arora N, Gupta A, Reddy SB. Antinuclear antibody and subserology testing in the evaluation of fibromyalgia. JAMA Intern Med. 2017;177(9):1369.
70. Sauerland U, Becker H, Seidel M, Schotte H, Willeke P, Schorat A, et al. Clinical utility of the anti-CCP assay: experiences with 700 patients. Ann N Y Acad Sci. 2005;1050(1):314-8.
71. -Walsh JA, Magrey M. Clinical manifestations and diagnosis of axial spondyloarthritis. JCR: Journal of Clinical Rheumatology. 2021;27(8):e547-60.
72. -Poddubnyy D. Classification vs diagnostic criteria: the challenge of diagnosing axial spondyloarthritis. Rheumatology. 2020;59(4):iv6-17.
73. -Devauchelle-Pensec V, D'Agostino MA, Marion J, Lapierre M, Jousse-Joulin S, Colin D, et al. Computed tomography scanning facilitates the diagnosis of sacroiliitis in patients with suspected spondylarthritis: results of a prospective multicenter French cohort study. Arthritis Rheum. 2012;64(5):1412-9.

74. Rudwaleit M, Jurik AG, Hermann KGA, Landewé R, van der Heijde D, Baraliakos X, et al. Defining active sacroiliitis on magnetic resonance imaging (MRI) for classification of axial spondyloarthritis: a consensual approach by the ASAS/OMERACT MRI group. Ann Rheum Dis. 2009;68(10):1520-7.
75. Linden S Van Der, Valkenburg HA, Cats A. Evaluation of diagnostic criteria for ankylosing spondylitis. Arthritis Rheum. 1984;27(4):361-8.
76. van Nimwegen JF, Mossel E, Delli K, van Ginkel MS, Stel AJ, Kroese FGM, et al. Incorporation of salivary gland ultrasonography into the american college of rheumatology/european league against rheumatism criteria for primary sjögren's syndrome. Arthritis Care Res (Hoboken). 2020;72(4):583-90.
77. Shiboski CH, Shiboski SC, Seror R, Criswell LA, Labetoulle M, Lietman TM, et al. 2016 American college of rheumatology/european league against rheumatism classification criteria for primary sjögren's syndrome. Ann Rheum Dis. 2017;76(1):9-16.
78. Feinstein AJ, Ciarleglio MM, Cong X, Otremba MD, Judson BL. Parotid gland lymphoma: prognostic analysis of 2140 patients. Laryngoscope. 2013;123(5):1199-203.
79. Harden RN, McCabe CS, Goebel A, Massey M, Suvar T, Grieve S, et al. Complex regional pain syndrome: practical diagnostic and treatment guidelines, 5. ed. Pain Medicine. 2022;23(1):S1-53.
80. Polachek A, Furer V, Zureik M, Nevo S, Mendel L, Levartovsky D, et al. Role of ultrasound for assessment of psoriatic arthritis patients with fibromyalgia. Ann Rheum Dis. 2021;80(12):1553-8.
81. Hassett AL, Williams DA. Non-pharmacological treatment of chronic widespread musculoskeletal pain. Best Practice and Research: Clinical Rheumatology. Bailliere Tindall Ltd. 2011;25:299-309.
82. Volcheck MM, Graham SM, Fleming KC, Mohabbat AB, Luedtke CA. Central sensitization, chronic pain, and other symptoms: Better understanding, better management. Cleve Clin J Med. 2023;90(4):245-54.
83. Hughes G, Martinez C, Myon E, Taïeb C, Wessely S. The impact of a diagnosis of fibromyalgia on health care resource use by primary care patients in the UK: An observational study based on clinical practice. Arthritis Rheum. 2006;54(1):177-83.
84. Ohashi Y, Fukushima K, Uchida K, Koyama T, Tsuchiya M, Saito H, et al. Differences in outcomes after total hip arthroplasty for osteoarthritis between patients with and without central sensitivity syndromes other than fibromyalgia. Sci Rep. 2022;12(1):15327.
85. Gérard B, Bailly F, Trouvin AP. How to treat chronic pain in rheumatic and musculoskeletal diseases (RMDs) – A pharmacological review. Joint Bone Spine. Elsevier Masson s.r.l.; 2024;91.
86. Acute and chronic pain in orthopaedic and rheumatologic diseases mechanisms and characteristics; 2024.
87. Cao Y, Fan D, Yin Y. Pain mechanism in rheumatoid arthritis: from cytokines to central sensitization. Mediators Inflamm. 2020;2020:1-11.
88. Bannuru RR, Osani MC, Vaysbrot EE, Arden NK, Bennell K, Bierma-Zeinstra SMA, et al. OARSI guidelines for the non-surgical management of knee, hip, and polyarticular osteoarthritis. Osteoarthritis Cartilage. 2019;27(11):1578-89.
89. Bruyère O, Honvo G, Veronese N, Arden NK, Branco J, Curtis EM, et al. An updated algorithm recommendation for the management of knee osteoarthritis from the European Society for Clinical and Economic Aspects of Osteoporosis, Osteoarthritis and Musculoskeletal Diseases (ESCEO). Semin Arthritis Rheum. 2019;49(3):337-50.
90. Smolen JS, Landewé RBM, Bergstra SA, Kerschbaumer A, Sepriano A, Aletaha D, et al. EULAR recommendations for the management of rheumatoid arthritis with synthetic and biological disease-modifying antirheumatic drugs: 2022 update. Ann Rheum Dis. 2023;82(1):3-18.
91. Fanouriakis A, Kostopoulou M, Andersen J, Aringer M, Arnaud L, Bae SC, et al. EULAR recommendations for the management of systemic lupus erythematosus: 2023 update. Ann Rheum Dis. 12 de outubro de 2023;83(1):15-29.
92. Kolasinski SL, Neogi T, Hochberg MC, Oatis C, Guyatt G, Block J, et al. 2019 American College of Rheumatology/Arthritis Foundation Guideline for the Management of Osteoarthritis of the Hand, Hip, and Knee. Arthritis and Rheumatology. 2020;72(2):220-33.
93. Ramiro S, Nikiphorou E, Sepriano A, Ortolan A, Webers C, Baraliakos X, et al. ASAS-EULAR recommendations for the management of axial spondyloarthritis: 2022 update. Ann Rheum Dis. 2023;82(1):19-34.
94. Sieper J, Poddubnyy D. New evidence on the management of spondyloarthritis. Nature Reviews Rheumatology. Nature Publishing Group; 2016;12:282-95.
95. van Nies JAB, Tsonaka R, Gaujoux-Viala C, Fautrel B, van der Helm-van Mil AHM. Evaluating relationships between symptom duration and persistence of rheumatoid arthritis: does

a window of opportunity exist? Results on the Leiden Early Arthritis Clinic and ESPOIR cohorts. Ann Rheum Dis. 2015;74(5):806-12.

96. Gossec L, Kerschbaumer A, Ferreira RJO, Aletaha D, Baraliakos X, Bertheussen H, et al. EULAR recommendations for the management of psoriatic arthritis with pharmacological therapies: 2023 update. Ann Rheum Dis. 2024;83(6):706-19.

97. Bonfiglioli KR, da Mota LMH, de Medeiros Ribeiro AC, et al. Recommendations of the Brazilian Society of Rheumatology for the use of JAK inhibitors in the management of rheumatoid arthritis. Adv Rheumatol. 2021;24;61(1):70.

Eritromelalgia

76

Carlos Marcelo de Barros
Angela Bezerra Perlamagna
Jennifer de Fátima Severiano

CONCEITO

A eritromelalgia é uma condição rara que se caracteriza por dor intensa, eritema e calor nas extremidades, frequentemente desencadeada por estímulos térmicos e sua patogênese envolve alterações neurovasculares e neuropáticas. Esse quadro pode ser classificado em dois tipos principais: eritromelalgia primária, frequentemente associada a mutações genéticas no gene SCN9A; e eritromelalgia secundária, que decorre de condições médicas subjacentes, como doenças autoimunes ou diabetes. Estudos indicam que a neuropatia periférica, especialmente envolvendo fibras nervosas pequenas, é comum em pacientes com eritromelalgia, embora não seja sistemática e não esteja necessariamente associada a um padrão neuropático específico ou a uma maior gravidade clínica.[1]

Além disso, o fato de ser rara e o impacto significativo na qualidade de vida contribuem para sua importância clínica e relevância na investigação médica. A fisiopatologia da eritromelalgia envolve mecanismos complexos de desregulação do fluxo sanguíneo cutâneo, resultando em isquemia microvascular, juntamente com hiperexcitabilidade das vias nociceptivas. Durante os episódios sintomáticos, os pacientes apresentam aumento do fluxo sanguíneo acompanhado de hipóxia local, o que dificulta a compreensão da dinâmica vascular da doença. Além disso, o envolvimento do sistema nervoso simpático pode perturbar a regulação normal do fluxo sanguíneo, realçando a natureza multifacetada dessa doença. Essas mutações podem resultar em hiperexcitabilidade dos axônios, exacerbando os sintomas de dor.[2]

Essa doença tem um impacto significativo na qualidade de vida dos pacientes por causa de seus sintomas debilitantes. Esses sintomas podem ser desencadeados por fatores como calor, exercício e, até mesmo, o horário do dia, tornando as atividades diárias desafiadoras.[1] Em um estudo com 46 pacientes, observou-se que a qualidade de vida foi afetada de forma leve em 15% dos casos, moderada em 30% e severa em 48%.[1] Além disso, em pacientes pediátricos, a condição pode limitar a atividade física e afetar a frequência escolar, demonstrando o impacto significativo na vida cotidiana e no desenvolvimento social e educacional do indivíduo acometido.[2] A variabilidade na resposta ao tratamento e a falta de terapias eficazes contribuem para a carga da doença, com muitos pacientes experimentando um curso de doença variável e, em alguns casos, até mesmo desfechos graves, como o suicídio.[2]

Apesar da investigação em curso sobre os mecanismos subjacentes à eritromelalgia e os potenciais avanços no tratamento, a doença continua malcompreendida e, muitas vezes, gerida de forma inadequada. A identificação de fatores genéticos, juntamente com os esforços de investigação colaborativa, continua a melhorar o conhecimento e as estratégias de tratamento, embora subsistam desafios significativos na abordagem das complexidades dessa doença debilitante.

EPIDEMIOLOGIA

Os dados epidemiológicos sobre eritromelalgia são limitados, mas a condição parece ser rara. Estudos populacionais realizados nos Estados Unidos, Suécia e Noruega encontraram taxas de incidência inferiores a 2/100 mil pessoas/ano.[3-5]

A eritromelalgia é mais comum em mulheres do que em homens e ocorre com mais frequência em adultos.[3,4] Em um estudo populacional realizado no Condado de Olmsted, Minnesota, nos Estados Unidos, as taxas de incidência ajustadas por idade foram de 2 (IC 95% 1,2 a 2,7) por 100 mil mulheres e 0,6 (IC 95% 0,1 a 1,1) por 100 mil homens.[3] A idade mediana ao diagnóstico foi de 61 anos (intervalo, 16 a 90 anos). Entre 27 pacientes com eritromelalgia identificados em um estudo sueco, a idade mediana foi de 49 anos (intervalo interquartil 34 a 68 anos).[4]

A eritromelalgia é extremamente rara em crianças. Na maior série relatada de eritromelalgia pediátrica, que incluiu 32 pacientes (22 do sexo feminino) avaliados em um centro médico acadêmico entre 1970 e 2007, a idade média foi de 14 anos (intervalo, 5 a 18 anos) e o tempo médio para diagnóstico foi de 5,2 anos.[2]

DOENÇAS ASSOCIADAS

Embora a eritromelalgia tenha sido originalmente descrita em associação com doenças mieloproliferativas, como trombocitose essencial, leucemia mielógena crônica, policitemia vera e mielofibrose, ela parece estar associada a doenças mieloproliferativas subjacentes em menos de 10% dos casos.[6] Um diagnóstico de doença mieloproliferativa pode preceder, seguir ou coincidir com o desenvolvimento de eritromelalgia.[7]

Uma variedade de outras comorbidades (p. ex., doenças autoimunes, infecções, neoplasias, doenças neurológicas), gravidez e exposições a medicamentos foi mencionada em pacientes com eritromelalgia em relatos de casos. No entanto, a relação entre eritromelalgia e essas doenças não é clara.

TERMINOLOGIA

Alguns autores usaram o termo "eritromelalgia primária" para a eritromelalgia idiopática ou hereditária e "eritromelalgia secundária" para a eritromelalgia que ocorre no contexto de uma doença subjacente associada à condição. No entanto, o uso desses termos é debatido em razão da incerteza quanto à relação entre eritromelalgia e comorbidades que não sejam doenças mieloproliferativas. Por causa dessa confusão, os autores sugerem evitar os termos "primário" ou "secundário" ao se fazer referência à eritromelalgia.

PATOGÊNESE

A patogênese da eritromelalgia não é totalmente compreendida. No entanto, fatores vasculares, neurais e genéticos podem influenciar.

Fatores vasculares

A presença de alterações vasculares na patogênese da eritromelalgia é sugerida pelo aumento do fluxo sanguíneo (até dez vezes mais, medido por Doppler a *laser*) e aumento da temperatura nas áreas afetadas durante os episódios sintomáticos. Paradoxalmente, a oximetria transcutânea permanece inalterada ou é diminuída.[8,9] A derivação microvascular arteriovenosa é um mecanismo proposto para um déficit na perfusão nutritiva da pele e hipoxia cutânea.[10,11] Anormalidades microcirculatórias foram detectadas em pacientes com eritromelalgia.[12]

Neuropatia

Parece haver uma forte associação entre eritromelalgia e neuropatia de fibras grandes e pequenas, sugerindo um papel para a neuropatia no desenvolvimento dos sintomas, embora isso tenha sido debatido.[13] A neuropatia de fibras grandes é apoiada pelo achado de eletroneuromiografia anormal em até 60% dos pacientes, já a neuropatia de fibras pequenas é apoiada pela detecção de testes funcionais anormais de fibras pequenas, como testes reflexos axonais sudomotores quantitativos anormais em até 80% dos pacientes e teste de suor termorregulatório anormal em até 90% dos pacientes.[14,15] É intrigante que biópsias de pele mostrem diminuição em apenas 10% da densidade das fibras nervosas epidérmicas, sugerindo que a neuropatia de fibras pequenas é funcional, em vez de estrutural ou anatômica.[16]

Genética

A eritromelalgia hereditária é um distúrbio autossômico dominante que representa uma pequena proporção dos casos de eritromelalgia.[17,18] Na maior série de pacientes consecutivos com eritromelalgia (n = 168), apenas seis deles (4%) tinham um parente de 1° grau com eritromelalgia, incluindo três membros da mesma família.[6] A eritromelalgia hereditária é causada por uma mutação heterozigótica no gene SCN9A no cromossomo 2q24, que codifica um canal de sódio voltagem-dependente.

Os canais mutantes conferem hiperexcitabilidade aos neurônios sensoriais periféricos e simpáticos, um efeito que pode contribuir para a dor intensa associada à eritromelalgia.[19] As mutações exônicas no SCN9A (NaV1.7) são encontradas em uma minoria dos pacientes com eritromelalgia.[20]

MANIFESTAÇÕES CLÍNICAS

Os fatores precipitantes característicos dos episódios de eritromelalgia incluem um aumento na temperatura ambiente ou a prática de exercício físico.

Sinais e sintomas

Durante os episódios, as áreas afetadas (tipicamente extremidades distais) tornam-se vermelhas ou violáceas, quentes e dolorosas. Ocasionalmente, ocorre inchaço. Os episódios são intermitentes e duram, em geral, de minutos a horas antes de se resolverem. Os episódios ocorrem em associação com fatores precipitantes, como aumento da temperatura ambiente ou exercício e, frequentemente. ocorrem à noite, talvez associados ao aumento da temperatura na cama.[6] O número de episódios por dia é altamente variável.

A eritromelalgia afeta os pés (p. ex., dedos, solas dos pés, dorso dos pés ou pés inteiros) em cerca de 90% dos pacientes.[6] Os dedos, dorso das mãos ou mãos inteiras são afetados em torno de 25% dos casos. Ocasionalmente, a eritromelalgia se estende para envolver porções mais proximais das extremidades. Os sintomas, geralmente, são simétricos, mas podem ser unilaterais ou mais proeminentes de um lado do corpo (Figuras 1 a 5).

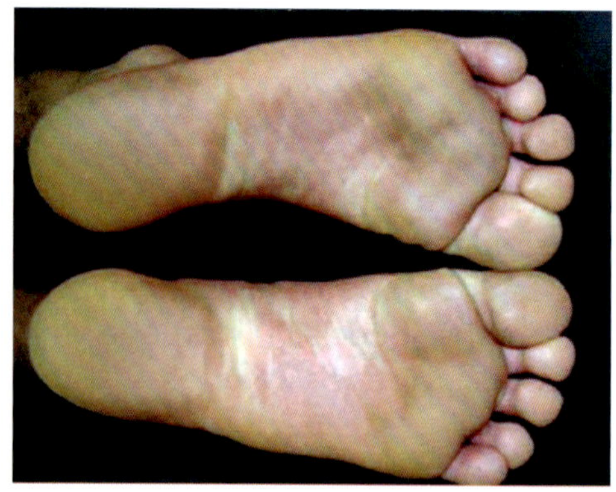

Figura 1 – Eritema difuso em planta dos pés.

Fonte: Reproduzido de Albuquerque LG, *et al.*, 2011.

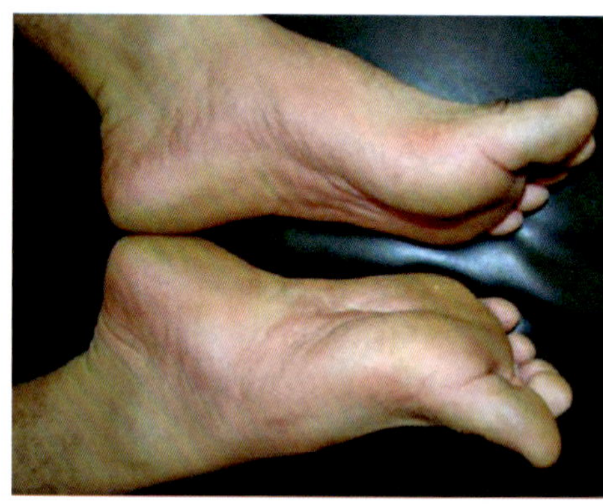

Figura 2 – Eritema difuso em planta e dorso dos pés.

Fonte: Reproduzido de Albuquerque LG, *et al.*, 2011.[21]

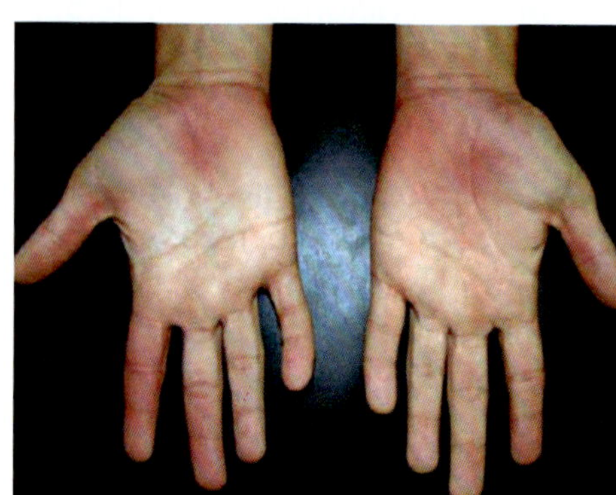

Figura 3 – Eritema em palma das mãos.

Fonte: Reproduzido de Albuquerque LG, *et al.*, 2011.[21]

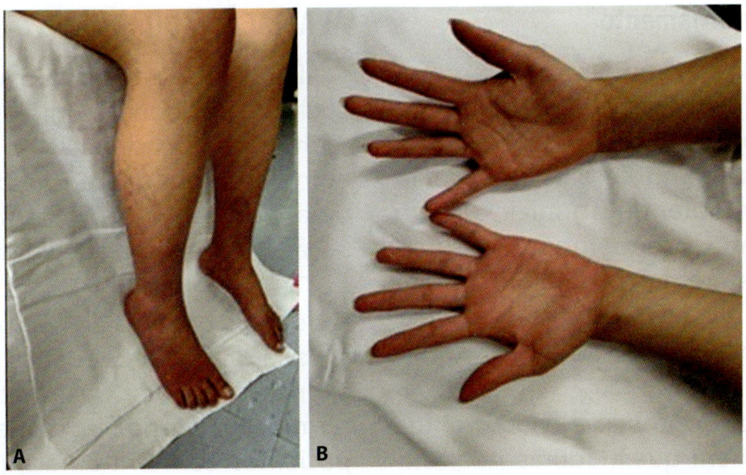

Figura 4 – (A) Eritema difuso em extremidades inferiores. (B) Eritema difuso em palma das mãos.

Fonte: Reproduzido de Durán-Arizaga HJ, *et al.*, 2007.[22]

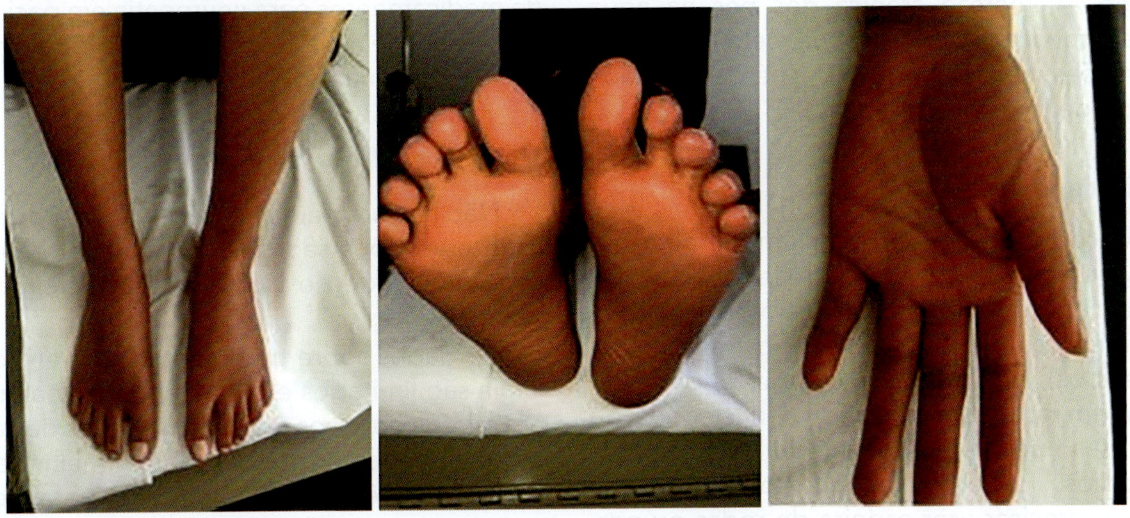

Figura 5 – Eritema difuso em extremidades inferiores, solas dos pés e palma da mão.

Fonte: Reproduzido de López ZDC, 2021.[23]

Envolvimento de cabeça e pescoço

O acometimento de cabeça e pescoço, como orelhas, nariz e bochechas, é raro, ocorrendo em 2% a 3% dos pacientes. No entanto, é debatido se o rubor doloroso da face isoladamente pode ser considerado eritromelalgia. É recomendado o diagnóstico de eritromelalgia apenas se os pés e/ou mãos também estiverem envolvidos.[24]

Dor

A dor durante os episódios é mais comumente descrita como uma sensação de queimação. A dor pode ser extrema e parecer desproporcional aos achados clínicos observados.[24]

Entre os episódios, as características clássicas de vermelhidão, calor e dor nas áreas afetadas estão ausentes. No entanto, em até dois terços dos pacientes, as áreas afetadas são frias ao toque e apresentam cor roxa (acrocianoses) entre os episódios.[24] Fenômeno de Raynaud também foi relatado.[26]

CURSO CLÍNICO

A eritromelalgia, geralmente, permanece intermitente. Alguns pacientes relatam que os sintomas tornam-se mais frequentes e prolongados ao longo de meses a anos. Ocasionalmente, os episódios de eritromelalgia tornam-se contínuos.

Comportamentos de resfriamento

Uma característica distintiva da eritromelalgia é o uso de técnicas de resfriamento para aliviar os sintomas. Além de interromper ações precipitantes (como cessar o exercício e diminuir o calor ambiente) ao início de um episódio, os pacientes, frequentemente, utilizam ventiladores na área afetada, imersão em água fria ou gelo, aplicação de bolsas de gelo e dispositivos de resfriamento portáteis, como meias ou luvas.[24]

As complicações potenciais decorrentes dessas técnicas incluem queimaduras por vento, sinais e sintomas de queimadura por gelo em virtude de uso excessivo,[27] fenômeno de Raynaud e acrocianose associada à exposição ao frio. A imersão crônica dos pés na água pode provocar maceração da pele, edema e ulcerações, conhecidos como "pé de imersão" ou "pé de trincheira".[25]

Qualidade de vida

A eritromelalgia pode ter um impacto negativo significativo na qualidade de vida. Os pacientes, geralmente, evitam exposições precipitantes (p. ex., exercício, ambientes aquecidos), o que, em casos graves, pode resultar em isolamento domiciliar, ansiedade ou depressão secundária ao medo de precipitar episódios. Pacientes com sintomas severos podem precisar usar cadeira de rodas ou permanecer em repouso.[28]

DIAGNÓSTICO

A eritromelalgia é uma síndrome clínica. O diagnóstico é feito com base no reconhecimento dos sinais e sintomas característicos, ou seja, episódios intermitentes de extremidades vermelhas, quentes e dolorosas que podem ser precipitados por calor ou exercício e melhoram com resfriamento. Pedir ao paciente que tire fotografias das áreas afetadas durante um episódio é útil para confirmar a vermelhidão em pacientes assintomáticos no momento da avaliação clínica.[25]

Biópsias de pele não auxiliam no diagnóstico de eritromelalgia.[29] A utilidade das biópsias é limitada a excluir outras condições suspeitas. Não existem testes sorológicos que confirmem o diagnóstico.

AVALIAÇÃO ADICIONAL

Dado que a eritromelalgia pode estar associada a doenças mieloproliferativas, recomenda-se a obtenção de um hemograma completo com diferencial para avaliar sinais de uma doença mieloproliferativa subjacente (ver seção "Doenças associadas").

Testes adicionais, como eletromiografia, velocidade de condução nervosa e testes para neuropatia de fibras pequenas (p. ex., teste reflexo axonal sudomotor quantitativo ou teste de suor termorregulatório), costumam ser anormais em pacientes com eritromelalgia, mas a realização rotineira desses testes não é essencial. Os resultados desses testes não influenciam o manejo da eritromelalgia, mas fornecem suporte para o uso de medicamentos para neuropatia em pacientes com eritromelalgia (ver seções "Patogênese" e "Terapias farmacológicas").

MANEJO

Não há cura para a eritromelalgia. Portanto, as intervenções são direcionadas para melhorar a qualidade de vida e reduzir os sintomas dos pacientes.

Os dados sobre tratamentos para eritromelalgia são limitados e consistem principalmente em relatos de casos e pequenas séries de casos, o que impede conclusões sobre a melhor abordagem terapêutica. O tratamento, geralmente, envolve uma combinação de intervenções não farmacológicas, tratamento de doenças mieloproliferativas ou neurológicas subjacentes identificadas, intervenções farmacológicas com medicamentos tópicos e sistêmicos e aconselhamento ao paciente. Programas de reabilitação da dor podem ser úteis para pacientes com sintomas debilitantes.[28]

Terapias não farmacológicas

As intervenções não farmacológicas devem ser incluídas no manejo de pacientes com eritromelalgia, pois podem reduzir os sintomas e diminuir a necessidade de terapia farmacológica. As seguintes intervenções têm sido úteis para aliviar os episódios.

- *Evitar fatores precipitantes:* por exemplo, o aumento do calor ambiente e exercício físico, tanto quanto possível, mantendo um estilo de vida o mais normal possível.

Exposição da área afetada à água fria por curtos períodos: por exemplo, 5 a 10 minutos a cada 1 ou 2 horas.

- *Elevação do membro afetado:* elevação das extremidades pode aliviar os sintomas.
- *Uso de ventiladores:* por curtos períodos, entre 5 e 10 minutos a cada 1 ou 2 horas, pode ajudar a diminuir a sensação de calor. Medidas de resfriamento podem resultar em complicações se usadas de maneira inadequada ou excessiva.[27] Os pacientes devem evitar aplicar gelo ou água muito fria diretamente na pele, pois isso pode causar queimaduras por gelo, maceração e ulcerações.

Terapias farmacológicas

Uma variedade de terapias tópicas e sistêmicas tem sido usada para o tratamento da eritromelalgia. Os dados sobre eficácia são limitados e insuficientes para conclusões sobre a melhor abordagem terapêutica e regimes de tratamento. Ensaios comparativos não foram realizados. Para a maioria dos pacientes, medidas não farmacológicas e medicamentos tópicos para alívio da dor melhoram os sintomas, embora a resposta aos tratamentos individuais varie amplamente.

Tratamentos tópicos

- *Lidocaína tópica:* séries de casos e estudos retrospectivos sugerem que a lidocaína tópica, como adesivos de lidocaína, pode melhorar a dor associada à eritromelalgia.[16]
- *Gel combinado de amitriptilina e cetamina:* pode ser útil para dor refratária. Um estudo retrospectivo mostrou que 36 pacientes tratados com um gel de amitriptilina 1% e cetamina 0,5% relataram melhoria significativa na dor.[30]
- *Capsaicina tópica:* Pode ser eficaz em alguns pacientes. Outros tratamentos tópicos que têm sido sugeridos, mas não formalmente estudados, incluem géis e adesivos analgésicos sem prescrição, gel de diclofenaco 1% e pomada de gabapentina 6%.[31]

Tratamentos sistêmicos

- *Ácido acetilsalicílico:* tratamento inicial comum e pode ser particularmente útil para pacientes com doenças mieloproliferativas, segundo base em dados de relatos de casos e séries de casos .[32] Em pacientes com doenças mieloproliferativas, o ácido acetilsalicílico pode aliviar os sintomas em poucos dias.
- *Gabapentina e pregabalina:* agentes usados para dor neuropática, como gabapentina[33] e pregabalina,[34] são frequentemente eficazes.
- *Venlafaxina e amitriptilina:* antidepressivos, como venlafaxina[35] e amitriptilina,[36] têm mostrado benefícios em alguns casos.
- *Misoprostol oral:* foi benéfico em um estudo cruzado, duplo-cego, não randomizado, em que 21 pacientes foram tratados com placebo por 6 semanas, seguido de misoprostol por 6 semanas.[37]
- *Inibidores dos canais de sódio:* como mexiletina e carbamazepina, têm sido descritos como benéficos em alguns casos.[38]

Outros agentes sistêmicos que demonstraram eficácia em melhorar os sintomas em pequenos grupos de pacientes incluem sertralina,[37] bloqueadores de canais de sódio (mexiletina, lidocaína intravenosa, carbamazepina), uma variedade de fármacos vasoativos (betabloqueadores, antagonistas do cálcio como diltiazem), nitroprussiato de sódio,[38] magnésio oral em doses elevadas,[39] ciproeptadina[40] e imunoglobulina intravenosa.[41,43]

Em casos raros, anestesia epidural ou intervenção cirúrgica são utilizadas para eritromelalgia. Benefício do uso de bupivacaína epidural e simpatectomia torácica ou lombar é descrito em alguns relatos de casos.[42,44]

PROGNÓSTICO

Os dados prognósticos sobre a eritromelalgia são limitados. Em uma revisão de 168 pacientes com eritromelalgia, dos 94 pacientes disponíveis para um questionário de seguimento (média de 8,7 anos, intervalo de 1,3 a 20 anos), 30 (32%) relataram agravamento dos sintomas, 25 (27%) relataram sintomas estáveis, 29 (31%) relataram diminuição dos sintomas e 10 (11%) experimentaram desaparecimento dos sintomas.[6] As curvas de sobrevivência de Kaplan-Meier revelaram uma diminuição na sobrevida em comparação com a esperada para pessoas de idade e sexo similares. Notavelmente, três pacientes cometeram suicídio.

SEGMENTO

A frequência do seguimento clínico para eritromelalgia depende da resposta ao tratamento. Uma vez que a doença esteja razoavelmente controlada, os pacientes podem retornar para avaliação conforme necessário.

Pacientes com eritromelalgia devem ser monitorados para o desenvolvimento de doença mieloproliferativa. Obtém-se um hemograma completo com diferencial uma vez ao ano.

Referências bibliográficas

1. Parker LK, Ponte C, Howell KJ, Ong VH, Denton CP, Schreiber BE. Clinical features and management of erythromelalgia: long term follow-up of 46 cases. Clin Exp Rheumatol; 2016.
2. Cook-Norris RH, Tollefson MM, Cruz-Inigo AE, Sandroni P, Davis MD, Davis DM. Pediatric erythromelalgia: a retrospective review of 32 cases evaluated at Mayo Clinic over a 37-year period. J Am Acad Dermatol. 2012;66(3):416-23. Disponível em: doi: 10.1016/j.jaad.2011.01.010.
3. Reed KB, Davis MD. Incidence of erythromelalgia: a population-based study in Olmsted County, Minnesota. J Eur Acad Dermatol Venereol. 2009;23:13.
4. Alhadad A, Wollmer P, Svensson A, Eriksson KF. Erythromelalgia: incidence and clinical experience in a single centre in sweden. Vasa. 2012;41:43.
5. Kvernebo K. Incidence and prevalence. In: Erythromelalgia: A condition caused by microvascular arteriovenous shunting, VASA. 1998;51:13.
6. Davis MD, O'Fallon WM, Rogers RS, Rooke TW. Natural history of erythromelalgia: presentation and outcome in 168 patients. Arch Dermatol 2000;136:330.
7. Tefferi A. UpToDate. Evidence-based clinical solutions for healthcare. [2025 Mar. 01]. Disponível em: https://www.uptodate.com/contents/overview-of-the-myeloproliferative-neoplasms?search=Overview%20of%20the%20myeloproliferative%20neoplasms&source=search_result&selectedTitle=1~150&usage_type=default&display_rank=1.
8. Sandroni P, Davis MD, Harper CM, et al. Neurophysiologic and vascular studies in erythromelalgia: a retrospective analysis. J Clin Neuromuscul Dis. 1999;1:57.
9. Davis MD, Sandroni P, Rooke TW, Low PA. Erythromelalgia: vasculopathy, neuropathy, or both? a prospective study of vascular and neurophysiologic studies in erythromelalgia. Arch Dermatol. 2003;139:1337.
10. Mork C, Asker CL, Salerud EG, Kvernebo K. Microvascular arteriovenous shunting is a probable pathogenetic mechanism in erythromelalgia. J Invest Dermatol. 2000;114:643.
11. Mork C, Kvernebo K, Asker CL, Salerud EG. Reduced skin capillary density during attacks of erythromelalgia implies arteriovenous shunting as pathogenetic mechanism. J Invest Dermatol. 2002;119:949.
12. Lazareth I, Yannoutsos A. Erythermalgia (erythromelalgia). Redefining the classification of adult erythromelalgia. J Med Vasc. 2021;46:159.
13. Reach P, Lazareth I, Coudore F, et al. A reappraisal of the presence of small or large fiber neuropathy in patients with erythromelalgia. Neurophysiol Clin. 2021;51:349.
14. Davis MD, Sandroni P. Lidocaine patch for pain of erythromelalgia. Arch Dermatol 2002;138:17.
15. Genebriera J, Michaels JD, Sandroni P, Davis MD. Results of computer-assisted sensory evaluation in 41 patients with erythromelalgia. Clin Exp Dermatol. 2012;37:350.
16. Mantyh WG, Dyck PJB, Dyck PJ, et al. Epidermal nerve fiber quantification in patients with erythromelalgia. JAMA Dermatol. 2017;153:162.
17. Burbank MK, Spittell JA Jr., Fairbairn JF II. Familial erythromelalgia: genetic and physiologic observations (abstract))XX. J Lab Clin Med 1966;68:861.
18. Finley WH, Lindsey JR Jr, Fine JD, et al. Autosomal dominant erythromelalgia. Am J Med Genet. 1992;42:310.
19. Cummins TR, Dib-Hajj SD, Waxman SG. Electrophysiological properties of mutant Nav1.7 sodium channels in a painful inherited neuropathy. J Neurosci. 2004;24:8232.
20. Klein CJ, Wu Y, Kilfoyle DH, et al. Infrequent SCN9A mutations in congenital insensitivity to pain and erythromelalgia. J Neurol Neurosurg Psychiatry. 2013;84:386.
21. Albuquerque LG, França ER, Kozmhinsky V, Querino MC, Morais AG. Eritromelalgia primária: relato de caso. An Bras Derma-

tol. 2011;86(1):131-4. doi: 10.1590/s0365-05962011000100019.
22. Durán-Arizaga HJ, Hernández-Santos JR, Canseco-Aguilar CP. Eritromelalgia. Rev Med UAS. 2023;13(3). doi: 10.28960/revmeduas.2007-8013.v13.n3.014.
23. López ZDC. Paciente femenino de 16 años con eritema doloroso en extremidades – Medscape; 2021.
24. Davis MDP. Facial erythromelalgia? J Am Acad Dermatol. 2018;78.
25. Davis MD, Wilkins F, Rooke TW. Between episodes of erythromelalgia: a spectrum of colors. Arch Dermatol. 2006;142:1085.
26. Davis MD, Sandroni P, Rooke TW, Low PA. Erythromelalgia: vasculopathy, neuropathy, or both? a prospective study of vascular and neurophysiologic studies in erythromelalgia. Arch Dermatol. 2003;139:1337.
27. Davis MD. Immersion foot associated with the overuse of ice, cold water, and fans: a distinctive clinical presentation complicating the syndrome of erythromelalgia. J Am Acad Dermatol. 2013;69:169.
28. Durosaro O, Davis MD, Hooten WM, Kerkvliet JL. Intervention for erythromelalgia, a chronic pain syndrome: comprehensive pain rehabilitation center, Mayo Clinic. Arch Dermatol. 2008;144:1578.
29. Davis MD, Weenig RH, Genebriera J, et al. Histopathologic findings in primary erythromelalgia are nonspecific: special studies show a decrease in small nerve fiber density. J Am Acad Dermatol. 2006;55:519.
30. Sandroni P, Davis MD. Combination gel of 1% amitriptyline and 0.5% ketamine to treat refractory erythromelalgia pain: a new treatment option? Arch Dermatol 2006;142:283.
31. Muhiddin KA, Gallen IW, Harries S, Pearce VR. The use of capsaicin cream in a case of erythromelalgia. Postgrad Med J. 1994;70:841.
32. Hou JL, Onajin O, Gangat N, et al. Erythromelalgia in patients with essential thrombocythemia and polycythemia vera. Leuk Lymphoma. 2017;58:715.
33. McGraw T, Kosek P. Erythromelalgia pain managed with gabapentin. Anesthesiology 1997;86:988.
34. Kakizaki A, Fujimura T, Kambayashi Y, et al. Successful treatment of adult-onset erythromelalgia with steroid pulse and pregabalin. Case Rep Dermatol 2012;4:242.
35. DiCaudo DJ, Kelley LA. Alleviation of erythromelalgia with venlafaxine. Arch Dermatol. 2004;140:621.
36. Herskovitz S, Loh F, Berger AR, Kucherov M. Erythromelalgia: association with hereditary sensory neuropathy and response to amitriptyline. Neurology 1993;43:621.
37. Mork C, Salerud EG, Asker CL, Kvernebo K. The prostaglandin E1 analog misoprostol reduces symptoms and microvascular arteriovenous shunting in erythromelalgia-a double-blind, crossover, placebo-compared study. J Invest Dermatol. 2004;122:587.
38. Ceyhan AM, Gurses I, Yildirim M, Akkaya VB. A case of erythromelalgia: good response to treatment with gabapentin. J Drugs Dermatol. 2010;9:565.
39. Rudikoff D, Jaffe IA. Erythromelalgia: response to serotonin reuptake inhibitors. J Am Acad Dermatol. 1997;37:281.
40. Ozsoylu S, Caner H, Gökalp A. Successful treatment of erythromelalgia with sodium nitroprusside. J Pediatr. 1979;94:619.
41. Cohen JS. High-dose oral magnesium treatment of chronic, intractable erythromelalgia. Ann Pharmacother. 2002;36:255.
42. Sakakibara R, Fukutake T, Kita K, Hattori T. Treatment of primary erythromelalgia with cyproheptadine. J Auton Nerv Syst. 1996;58:121.
43. Moody S, Pacheco S, Butler IJ, Koenig MK. Secondary erythromelalgia successfully treated with intravenous immunoglobulin. J Child Neurol. 2012;27:922.
44. Stricker LJ, Green CR. Resolution of refractory symptoms of secondary erythermalgia with intermittent epidural bupivacaine. Reg Anesth Pain Med. 2001;26:488.

Dor Oncológica

77

Carlos Marcelo de Barros
Taina Melo Vieira Motta Pereira
Ricardo Plancarte Sanchez
Isis Zuli Soares Gonçalves

INTRODUÇÃO

A dor é um dos sintomas mais temidos e limitantes no paciente oncológico[1] e pode afetar todas as áreas da vida do paciente, bem como de sua família e da sua rede de apoio. Quando mal controlada, piora consideravelmente a qualidade de vida do doente, visto que o controle deficiente da dor está relacionado a sofrimentos psicológicos, prejuízos funcionais, sociais e econômicos.[2]

Outrossim, pode alterar aspectos cognitivos, emocionais, comportamentais e sensoriais. A dor oncológica aumenta o impacto na qualidade de vida do paciente à medida que se torna mais grave, visto que afeta mais eixos do seu funcionamento diário.[2] Pode ser desenvolvida diretamente pelo processo neoplásico e/ou procedimentos diagnósticos e terapêuticos, afetando o paciente durante o pré-diagnóstico, tratamento e pós-terapia e/ou sobrevida.[3] Além disso, também está associada ao aumento da sobrecarga do cuidado oncológico prestado pelo cuidador e familiares.[3] Estudos indicam que o controle álgico eficiente contribui com a vontade dos pacientes em realizar o tratamento adequadamente e de viver.[4]

A prevalência geral da dor em pacientes durante o tratamento do câncer foi de 44% a 55%, enquanto a dor moderada a intensa foi sentida por 31% a 55%. A dor metastática avançada e terminal foi de 55% a 70% nesses pacientes. Cerca de 33% a 40% dos sobreviventes ao câncer sofrem com dor crônica.[5,6,8,9] Entre 30% a 50% dos pacientes tratados com intenção curativa sofrem de dor crônica relacionada ao câncer.[10] A dor crônica é um dos sintomas mais frequentes e incapacitantes nos pacientes oncológicos.[9]

O subtratamento da queixa dolorosa nos pacientes com câncer é uma realidade frequente e se configura como um problema de Saúde Pública.[9] O tratamento adequado desse sintoma enfrenta diversas barreiras, encontradas tanto no paciente, nos familiares e até mesmo na equipe de Saúde assistente. A falta de capacitação sobre medicamento e subdosagem, medo de adição, difícil acesso aos opioides, falta de conscientização pública farmacológica, inexperiência e desconhecimento de medidas intervencionistas para dor são obstáculos ao planejamento adequado de estratégias para tratar esse sintoma, o que contribui significativamente para o subtratamento dessa população.[11]

Evidências recentes mostram que os pacientes têm uma relação conflitante com a prescrição de opioides: muitos aceitam tais prescrições, mas uma grande parcela subutiliza as medicações prescritas e expressam medo, culpa e vergonha diante do uso desses medicamentos.[12] Vale ressaltar que pesquisas indicam que a dor mal controlada pode diminuir o percentual de sobrevivência no câncer.[9]

Nessa mesma lógica, sabe-se que o avanço nos métodos diagnósticos e terapêuticos, quando bem aplicados, tem fomentado uma maior sobrevivência ao câncer.[13] Por isso, é de suma importância planejar estratégias terapêuticas e otimizar a educação em Saúde para alcançar um manejo resolutivo que proporcione alívio álgico nos pacientes oncológicos.

CONCEITO E CLASSIFICAÇÃO DA DOR

A definição adotada pela Associação Internacional para o Estudo da Dor (IASP, do inglês International Association for the Study of Pain) em 2020 conceituou a dor como "uma experiência sensitiva e emocional desagradável associada, ou semelhante àquela associada, a uma lesão tecidual real ou potencial".[14]

A dor pode ser classificada de diversas formas, o que reflete a complexidade desse fenômeno. Uma das classificações mais utilizadas subdivide a dor em aguda e crônica, se referindo à duração da dor. A dor aguda possui uma função protetora para a sobrevivência, e é definida como uma resposta fisiológica associada a um trauma, infecção ou processo inflamatório, sendo temporalmente limitada e resolvida quando sua causa inicial é solucionada.[15] A dor crônica, por sua vez, caracteriza-se por dor persistente ou recorrente, sem limitação temporal.[15] Apesar de ser tradicionalmente definida como um quadro de dor com duração maior do que 3 meses, hoje se sabe que, muito além da questão temporal, o que a define são processos fisiopatológicos característicos que perpetuam esse sintoma, como os processos de sensibilização central e periférica.[16] Aqui, a dor não tem mais uma função protetora, mas se torna uma patologia que causa sofrimento para o paciente.

Dor aguda e crônica no câncer

A dor no paciente oncológico pode surgir associada a diversas causas subjacentes, como o próprio tumor, procedimentos diagnósticos e/ou terapêuticos, ou até mesmo comorbidades sem relação direta com o câncer. Vale lembrar que muitas vezes essas causas podem se sobrepor.

Principais causas de dor aguda

A dor aguda geralmente se associa à própria doença ou a causas iatrogênicas, por conta de procedimentos diagnósticos ou terapêuticos.[17] Quando associada à doença, sinaliza a necessidade de controle rápido e adequado da dor e da lesão, já que muitas dessas situações podem ser ameaçadoras à vida. Dentre as principais causas desse tipo de dor se encontram as hemorragias, obstruções, perfurações, fraturas patológicas e tromboses.

As fraturas patológicas devem ser lembradas principalmente quando do início súbito de uma dor aguda na coluna ou membros, que pode ou não estar associada a trauma prévio. O tratamento pode envolver analgesia, procedimentos intervencionistas, radioterapias e fixações cirúrgicas, sendo que cada caso é avaliado na sua individualidade. A trombose venosa profunda é uma complicação comum em diversos quadros oncológicos e deve ser sempre um diagnóstico diferencial quando presenciamos dor e edema de membros.

Os procedimentos diagnósticos ou terapêuticos aos quais os pacientes são submetidos podem também levar a quadros álgicos. Uma causa muito comum de dor aguda associada ao tratamento oncológico é a mucosite oral, que pode ser associada a alguns esquemas quimioterápicos ou radioterápicos de cabeça e pescoço.[18] A neuropatia induzida por quimioterápicos também pode acontecer e se manifesta comumente como polineuropatia. Outras causas comuns são dores ósseas associadas à radioterapia, que leva a uma piora aguda e transitória da dor durante o tratamento, plexopatias, artralgias e mialgias.

Causas de dor aguda relacionada ao câncer

As causas de dor aguda relacionada ao câncer podem ser observadas na Figura 1.

Principais causas de dor crônica

A dor crônica pode ser desencadeada pelo próprio câncer primário ou por metástases,

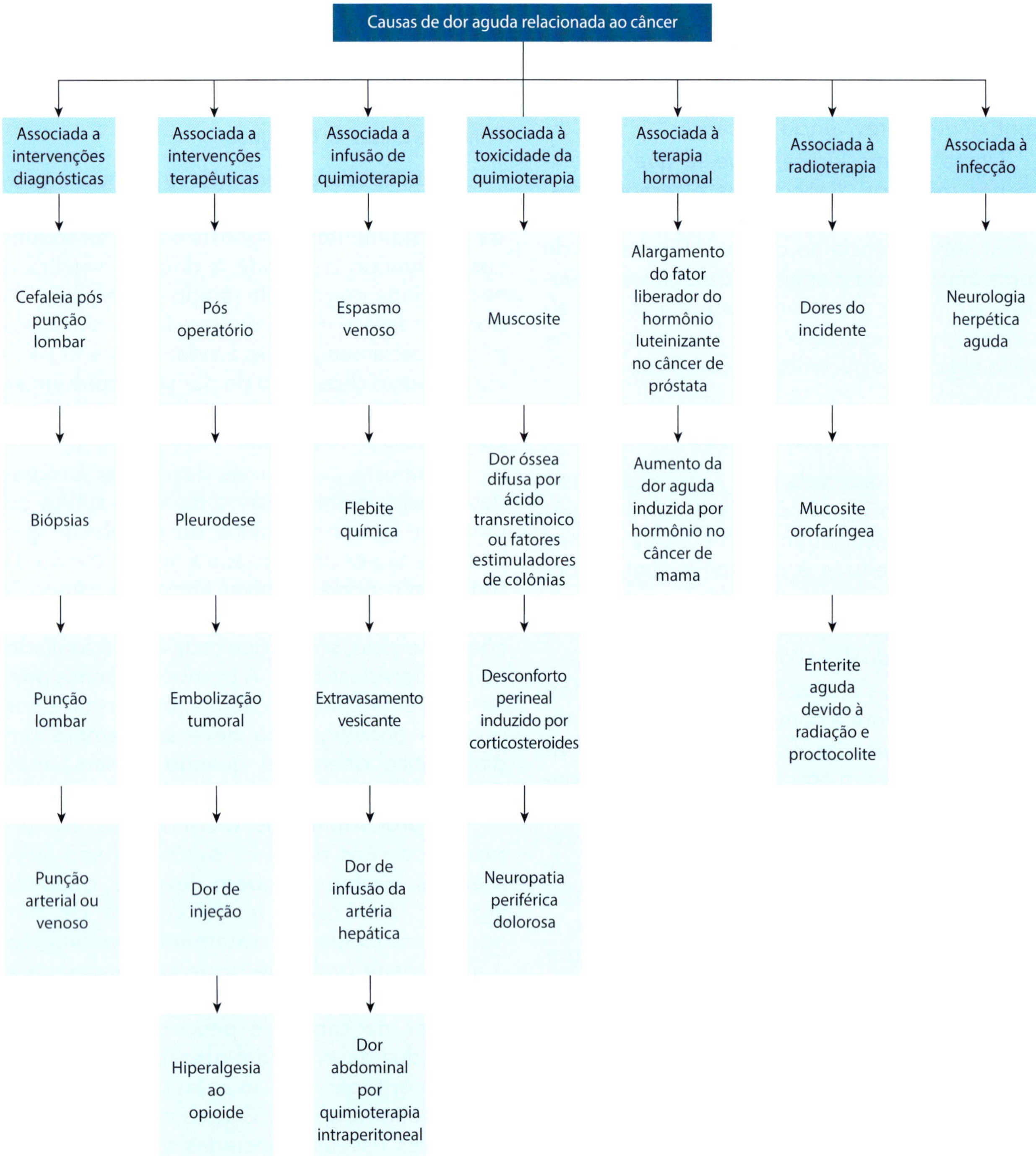

Figura 1 – Causas da dor aguda relacionada ao câncer.

Fonte: Adaptada de Cherny NI, Portenoy RK, 1994.

como também por seu tratamento (dor crônica pós-tratamento do câncer). É diferente da dor gerada por comorbidades. A sobreposição de dois quadros distintos de dores é comum; por isso, é muito importante uma avaliação adequada desses pacientes. Identificar corretamente a natureza da dor é fundamental para ser possível tratá-la com sucesso.[6]

Alguns estudos mostram que cerca de 3 a cada 4 dos pacientes oncológicos portadores de dores crônicas apresentam quadros álgicos associados ao efeito direto do tumor,[17] por exemplo, metástases ósseas, dores associadas a tecidos moles, distensões hepáticas, obstruções intestinais, carcinomatose peritoneal, dores neuropáticas associadas a invasões de nervos ou sistema nervoso central (SNC). As síndromes paraneoplásicas também podem causar quadros de dores crônicas.[18] Além disso, o tratamento oncológico também é uma causa importante de dor. Os tratamentos (quimioterápico, radioterápico e/ou cirúrgico) podem levar a quadros álgicos. A dor persistente é uma das queixas mais comuns dos pacientes sobreviventes do câncer[19] e a dor neuropática parece ser o principal mecanismo de dor nesses pacientes.[20]

Causas de dor crônica relacionada ao câncer

A dor crônica relacionada ao câncer pode estar associada ao tumor ou a outros fatores, como pode ser observado nas Figuras 2 e 3.

FISIOPATOLOGIA

A dor oncológica pode ser classificada de acordo com sua fisiopatologia em nociceptiva (somática ou visceral), neuropática (central ou periférica) ou psicogênica[15] (Figura 4). Alguns pacientes podem apresentar mais de um mecanismo na gênese da sua dor, o que caracteriza a dor do tipo mista.

Dor neuropática

Segundo a IASP, a dor neuropática é causada por uma lesão ou doença do sistema somatossensitivo.[22] A atividade sensorial envolve em sua maioria o núcleo talâmico, o qual recebe um sinal sensorial e o envia para o córtex cerebral para que a informação seja interpretada.[23] O Comitê de Avaliação do Grupo de Interesse Especial em Dor Neuropática (NeuPSIG) da IASP produziu algumas recomendações sobre a avaliação da dor neuropática[24] (Figura 5).

Os critérios da NeuPSIG ainda não foram adotados universalmente. Porém, existem outras ferramentas de triagem que podem ajudar na identificação da dor neuropática na prática clínica, como as escalas validadas: o *Leeds Assessment of Neuropathic Symptoms and Signs*

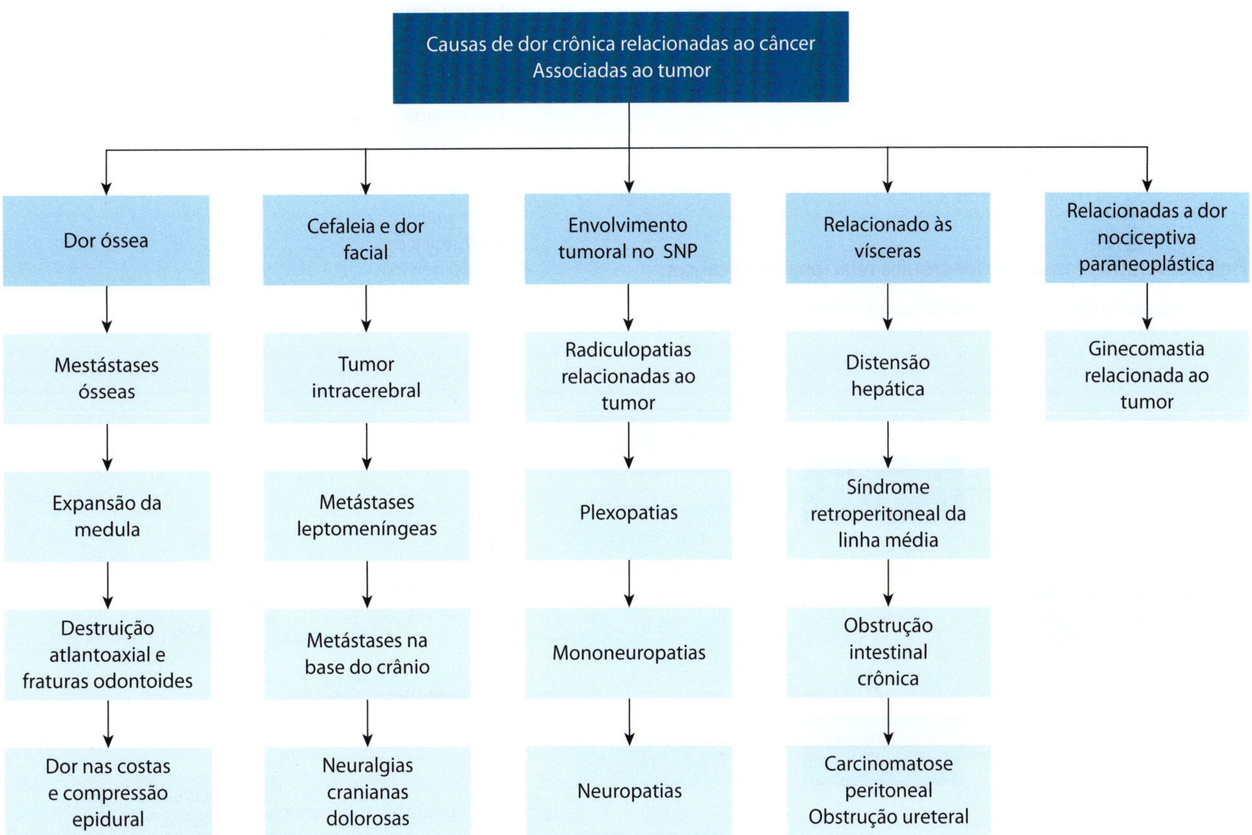

Figura 2 – Causas da dor crônica relacionada ao câncer associado ao tumor.

SNP: sistema nervoso periférico.

Fonte: Adaptada de Cherny NI, Portenoy RK, 1994.

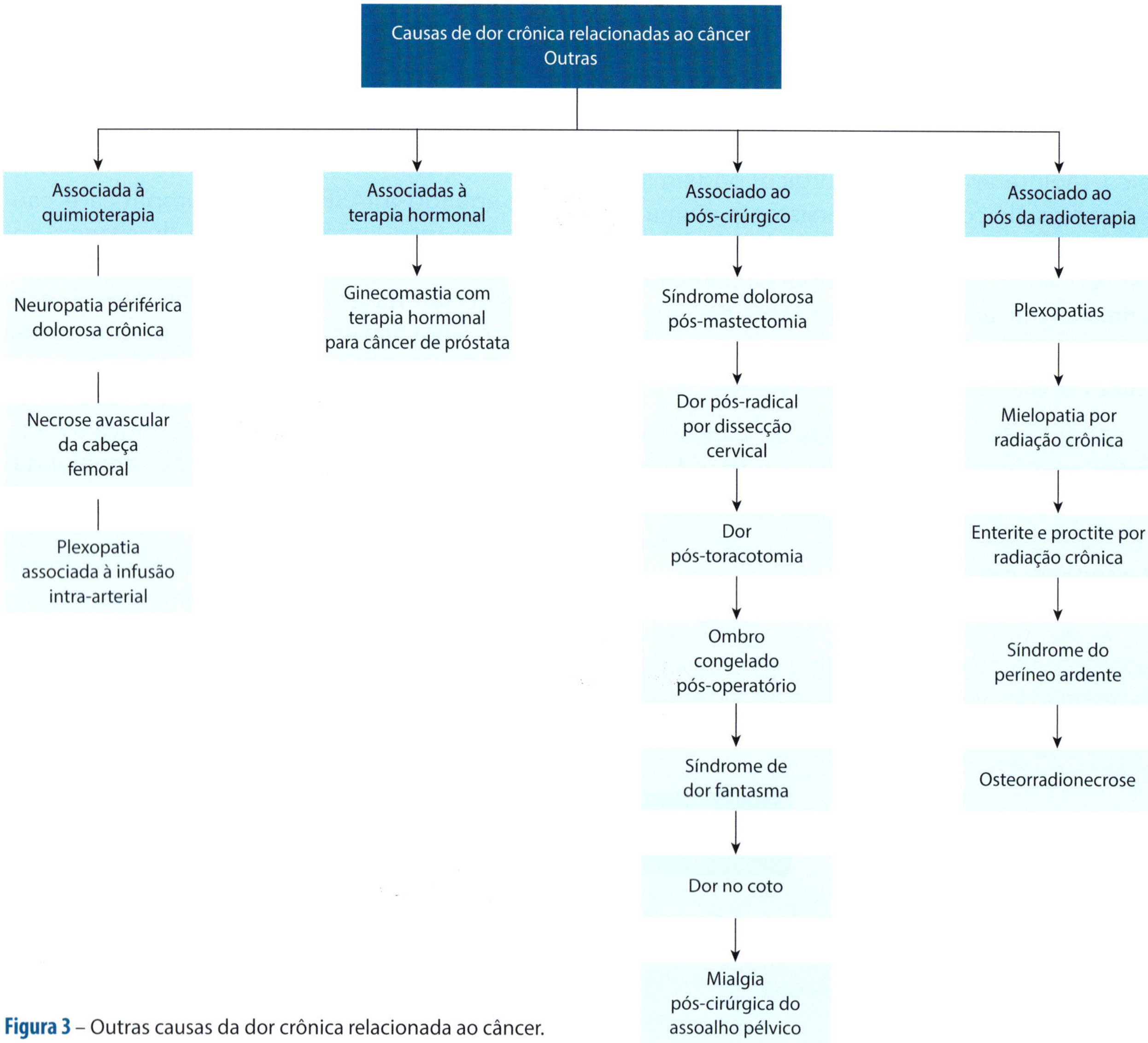

Figura 3 – Outras causas da dor crônica relacionada ao câncer.

Fonte: Adaptada de Cherny NI, Portenoy RK, 1994.

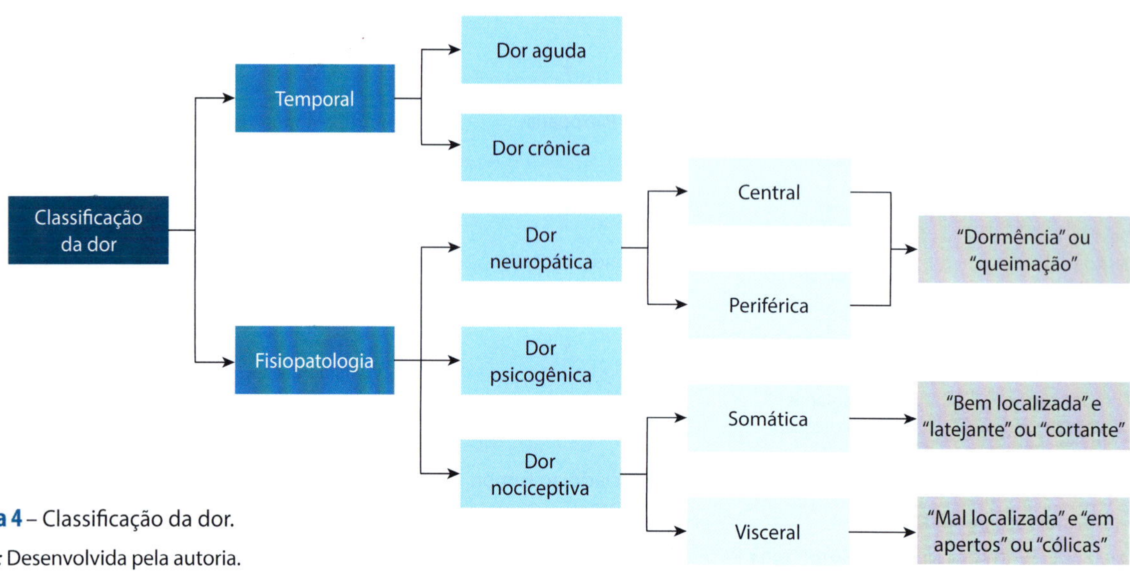

Figura 4 – Classificação da dor.

Fonte: Desenvolvida pela autoria.

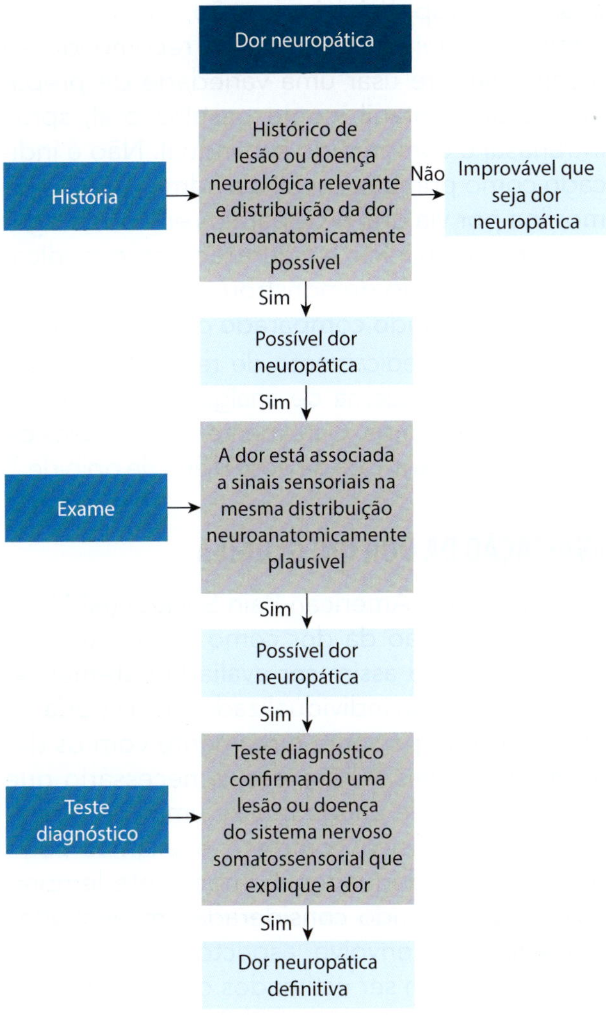

Figura 5 – Avaliação da dor neuropática.
Fonte: Adaptada de Haanpää M *et al.*, 2011.[24]

(LANSS), *Douleur Neuropathique 4* (DN4) e PainDetect.[25,88-90]

A dor neuropática em pacientes oncológicos pode ser induzida por danos nervosos produzidos pelo impacto em massa do tumor ou por tratamento quimioterápico, radioterápico e cirúrgico.[26]

A dor neuropática pode ser central ou periférica. A central é proveniente de uma lesão ou doença da medula espinhal e/ou do cérebro. A dor neuropática periférica envolve as fibras periféricas: as pequenas fibras C amielínicas e as fibras A mielinizadas. Geralmente é essa última que se relaciona ao câncer e à quimioterapia, uma vez que afetam as fibras sensoriais.[23]

A neuropatia periférica induzida por câncer (CIPN) é a causa mais prevalente do motivo de reduzir a dosagem de quimioterapia.[26] O quadro pode ser leve ou intenso, e é caracterizado pelos pacientes como "queimação", "choque", "formigamento" ou "dormência".[15] Os agentes mais comuns relacionados a essa complicação são os derivados da platina (cisplatina, oxaliplatina e carboplatina), os taxanos (paclitaxel e docetaxel) e os alcaloides da vinca (vincristina e vinorelbina).[27]

Dor nociceptiva

Dor oriunda de lesões teciduais não neurais, nas quais há ativação de nociceptores ou terminações nervosas livres.[15] Pode se subdividir em somática ou visceral:

- *Somática:* relacionadas a estruturas corporais mais superficiais, são conduzidas por nervos espinhais dorsais. Geralmente constantes e bem delimitadas, são referidas como "cortante" ou "latejante" pelos pacientes.[15] Costumam apresentar melhora com uso de opioides e anti-inflamatórios ou a procedimentos intervencionistas que bloqueiam a condução nervosa somática.[28]
- *Visceral:* causadas por lesões em órgãos e transmitidas ao SNC por fibras do sistema nervoso autônomo. Por isso são percebidas pelos pacientes como quadros álgicos mal delimitados, vagos, "profundos" e "em aperto".[15] Respondem bem aos antiespasmódicos e bloqueios do sistema nervoso autônomo.[29]

Dor psicogênica

A dor psicogênica envolve fatores psicológicos na origem da dor. Pode se associar a dores de origem nociceptiva e neuropáticas, colaborando para uma pior percepção da dor, e aumentando o sofrimento associado à mesma. Essa queixa costuma apresentar boa resposta ao uso de ansiolíticos, antidepressivos e psicoterapias.[15,29]

TIPO

A dor oncológica possui características temporais, as quais são classificadas como contínuas (dor de fundo), intermitentes (dor episódica) e disruptiva.[6]

- *Dor contínua:* a dor contínua ou dor de fundo é caracterizada por ser descontrolada, ou mal controlada. É uma dor que dura por 12 horas ou mais por dia.

- *Dor intermitente:* a dor intermitente pode ser previsível ou imprevisível. É a primeira dor desencadeada por algum tipo de exacerbação dolorosa por alguma atividade ou sustentação de peso, enquanto a segunda não está relacionada ao movimento, por exemplo, uma cólica ou lesão nervosa.[6]
- *Dor disruptiva ou breakthrough pain (BTcP):* a BTcP é caracterizada por uma "piora transitória de dor que ocorre em um contexto de dor basal relativamente bem controlada", de acordo com os *guidelines* da European Society for Medical Oncology (ESMO) de 2018.[31] Pode ter fisiopatologia nociceptiva, neuropática ou mista. É categorizada em:
  - Espontânea (sem fator precipitante identificável).
  - Incidental (precipitada por fatores identificáveis). A dor incidental pode ainda ser:[32]
    - *Volitiva:* iniciada por um ato voluntário.
    - *Não-volitiva:* iniciada por um ato involuntário.
    - *Processual:* iniciada por uma intervenção terapêutica.

As características clínicas podem variar, mas costumam ter um início rápido, curta duração e alta intensidade. A dor é tipicamente sobreposta a dor de base persistente (comumente mantém no mesmo local da dor original).[26]

A prevalência desse tipo de dor varia entre 23% a 93%. O impacto na qualidade de vida do paciente é inquestionável, e essa dor também é associada a piores respostas clínicas. Comparando com pacientes sem BTcP, os pacientes com quadro de dor disruptiva apresentam maior disfunção na realização de atividades gerais, humor, relacionamentos sociais e qualidade do sono.[32]

Importante salientar a diferença entre a BTcP e a dor episódica (relacionada ao paciente sem controle álgico) e a dor de final da dose ou *analgesic gap* (que ocorre entre o fim e início das doses programadas de opioide).[15]

Os medicamentos de resgate, como os opioides de início rápido, são indicados para o tratamento farmacológico da dor disruptiva no câncer, e o opioide deve ter alta potência analgésica, rápido início de ação, curta duração e mínimos efeitos adversos.[15] A recomendação recente sugere usar uma variedade de preparações de Fentanil, como pastilha oral, spray intranasal e comprimido sublingual. Não é indicado como primeira escolha a administração de morfina por via oral (VO) para os episódios agudos, devido ao início e à duração desse medicamento. O estudo demonstrou alívio maior com o fentanil, quando comparado com a morfina.[15]

Além do medicamento de resgate, deve ser mantido um esquema de analgesia com um fármaco de ação longa. Geralmente, a dose típica de resgate é de 5% a 15% da dose diária de opioide.[15]

AVALIAÇÃO DA DOR ONCOLÓGICA

Em 1995, a American Pain Society (APS) sugeriu a avaliação da dor como o "quinto sinal vital", devendo assim ser avaliada sistematicamente, de forma individualizada e registrada no prontuário do paciente juntamente com os demais sinais vitais.[33] Para isso, é necessário que o profissional de Saúde realize uma boa anamnese, exame físico completo e exames complementares adequados. É importante lembrar que, mesmo sendo considerada um sinal vital, sua avaliação envolve aspectos subjetivos e que não podem ser estimados com tanta precisão quanto os outros sinais.[15] Por isso, é sempre importante que o profissional tenha uma visão além da mera fisiopatologia da doença, englobando aspectos sociais, culturais, econômicos e familiares.

Na anamnese, deve-se caracterizar completamente a dor e o seu impacto na função e na qualidade de vida do paciente. Diante disso, sobre a dor deve-se investigar a localização, início, característica (pressão, cólica, pontada, queimação, entre outras), intensidade (leve, moderada ou intensa), duração, evolução (abrupta ou progressiva), irradiação, fatores de melhora e piora, sintomas associados, uso de analgésico, bem como história prévia de tratamentos para dor realizados que obtiveram sucesso ou fracasso.[4] Os pacientes devem ser encorajados a falar sobre sua dor, seu sofrimento e os efeitos associados ao tratamento instituído. Essa avaliação deve incluir os sentimentos e enfrentamento diante da dor e da doença.[28]

Os quadros álgicos, principalmente os crônicos, se associam a alterações de sono, humor e problemas emocionais. Os pacientes que participam mais do seu tratamento se apresentam mais satisfeitos com os resultados obtidos.[34] Há instrumentos validados que auxiliam na mensuração da intensidade da dor durante o atendimento clínico e no acompanhamento da evolução terapêutica. As escalas unidimensionais são a escala visual analógica (EVA), a escala verbal numérica (EVN) e a escala de descritores verbais (EDV). Segundo a literatura, a dor leve é definida como aquela que possui pontuação abaixo de 4, a dor moderada possui pontuação de 4 a 6, e a dor intensa possui pontuação de 7 a 10.[4]

As escalas multidimensionais avaliam a intensidade a dor e outros pontos, como a característica da dor e o impacto da dor em outras atividades e estados emocionais, por exemplo, o questionário de McGill e o Inventário Breve da Dor (BPI, do inglês *Brief Pain Inventory*). Também existem questionários específicos, como os de triagem para dor neuropática: o LANSS, DN4 e PainDetect.[9,88-90]

Portanto, o profissional deve classificar a natureza da dor oncológica, como também distinguir entre uma dor oriunda do câncer primário/metástase da gerada pelo tratamento do câncer ou de uma comorbidade. Classificar quanto à sua duração (aguda ou crônica), fisiopatologia (nociceptiva, neuropática ou mista) e temporalidade (contínua, episódica, disruptiva ou final da dose). É de suma importância considerar os sintomas psicológicos que podem estar presentes, visto que pioram a qualidade de vida do paciente e podem contribuir para a evolução da dor.

Importante ressaltar a necessidade da avaliação abrangente, humanizada, multi e interdisciplinar do paciente, visto que o tratamento da dor deve-se ser multimodal. Dessa maneira, deve-se incluir cuidados por médicos, enfermeiros, psicólogos, terapeutas ocupacionais, nutricionistas, assistentes sociais, entre outros.[4]

ESCADA ANALGÉSICA

Em 1986, foi criada a escada analgésica pela Organização Mundial da Saúde (OMS) com o objetivo de melhorar as estratégias para o gerenciamento da dor dos pacientes oncológicos. A total eficácia da estratégia é discutível e, desde a sua criação, passou por diferentes modificações. Entretanto, sabe-se que é capaz de fornecer uma abordagem simples que pode reduzir a dor em cerca de 70% a 80% dos pacientes.[11]

A escada original é unidirecional e possui três passos (degraus) que especificam o tratamento pela intensidade da dor. Os três degraus são:

1. Analgésicos não opioides mais adjuvantes opcionais para dor leve.
2. Analgésicos opioides fracos mais analgésicos não opioides e adjuvantes para dor leve a moderada.
3. Analgésicos opioides fortes mais analgésicos não opioides e adjuvantes para dor moderada a intensa[11,35,36] (Figura 6A).

É importante evitar o uso de dois ou mais medicamentos da mesma classe (p. ex., dois anti-inflamatórios não esteroides [AINes] ou opioides fracos), o que não apresentaria benefícios e ainda pode aumentar as chances de efeitos adversos. Dois opioides fortes podem ser associados se um deles for utilizado como medicamento de resgate. A OMS publicou uma segunda edição do seu protocolo em 1986, listando os medicamentos básicos para o tratamento adequado dos pacientes e fazendo algumas recomendações sobre o uso correto dos medicamentos indicados.

Muitos especialistas questionam algumas características da Escada Analgésica e, por isso, sugerem algumas alterações nela. Uma limitação dessa escada é a impossibilidade de integrar os tratamentos não farmacológicos no planejamento terapêutico. Dessa forma, foi proposto por especialistas um 4° degrau, que inclui os procedimentos não farmacológicos (procedimentos intervencionistas e minimamente invasivos) indicados para tratar dor persistente, podendo estar em combinação com opioides fortes ou outros medicamentos. Apesar de ser proposto como um 4° degrau, essas intervenções podem ser consideradas em qualquer estágio da dor, e seu uso precoce pode apresentar mais benefícios do que quando são utilizadas em casos refratários[35] (Figura 6B).

Também tem sido sugerido que o 2° degrau seja alterado, substituindo os opioides fracos por opioides fortes em baixas doses. Os opioides fracos não apresentam evidências que justifiquem seu uso em pacientes oncológicos.

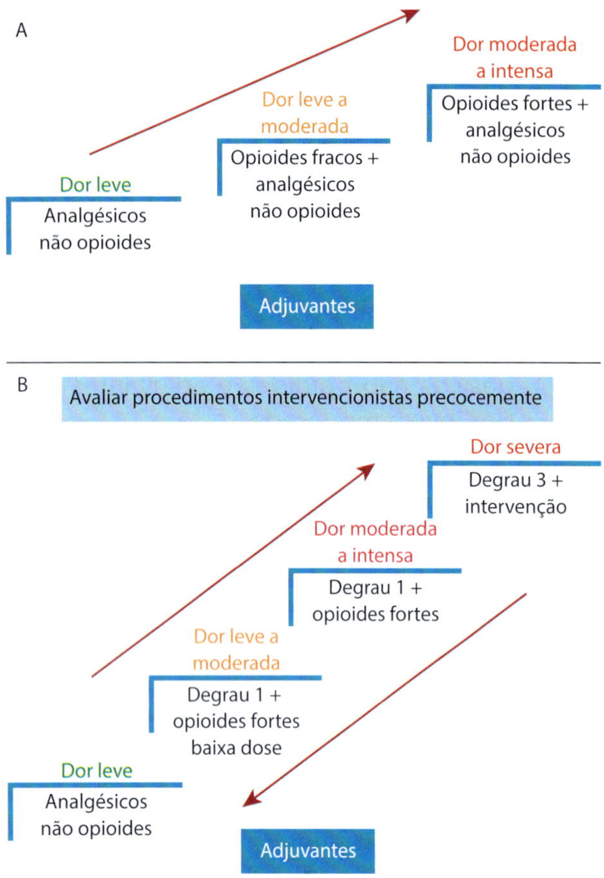

Figura 6 (A e B) – Escada analgésica. (A) Escada analgésica da OMS; (B) nova proposta de escada analgésica.

Fonte: Adaptada de Anekar AA, Cascella M, 2022.

O tramadol apresenta muitos efeitos colaterais e a codeína possui ação dependente da sua metabolização, com grande variação do seu efeito entre os pacientes.[15] O uso de doses baixas de morfina não apresenta contraindicações e parece ser mais benéfico.[15]

Além disso, a terapia inicial indicada para dores agudas é que seja iniciada com analgésicos mais fortes (quando maior intensidade de dor) e para dores crônicas, uma abordagem gradual (dos menores degraus para os maiores). Junto a isso, estimula-se o descalonamento terapêutico quando há resolução da dor crônica.[11]

As recomendações para o uso da escada analgésica são compostas por cinco aspectos[11] (Figura 7).

TRATAMENTO FARMACOLÓGICO

O tratamento farmacológico pode ser planejado a partir da escada analgésica (Figura 11).

Figura 7 – Recomendações para uso da escada analgésica da OMS, de 1996.

Fonte: Adaptada de Anekar AA, Cascella M, 2022.

Degrau 1 – Tratamento da dor leve

O tratamento medicamentoso inicial ocorre por meio da administração de analgésicos não opioides, AINEs e adjuvantes. A adição de adjuvantes inclui anticonvulsivantes, antidepressivos e antagonistas dos receptores N-metil-D-aspartato (NMDA).[26]

Degrau 2 – tratamento da dor moderada

Nessa situação, o uso de opioides fracos é indicado. Pode adicionar analgésicos não opioides e adjuvantes, quando apropriado, para dores leves a moderadas.[26]

Os opioides fracos, como codeína, hidrocodona, tramadol, são geralmente recomendados para pacientes que nunca usaram opioides. Esses opioides fracos podem ser associados com paracetamol (acetaminofeno) e AINEs.[37]

Degrau 3 – Tratamento para dor intensa

Para dores moderadas a severas, indica-se utilizar opioides fortes, podendo associar com analgésicos não-opioides ou adjuvantes.[26]

Os opioides fortes, como morfina, oxicodona e hidromorfona, são indicados para intensidade de dor moderada a severa. Vale ressaltar que para equilibrar a analgesia satisfatória e efeitos adversos toleráveis, é necessário começar com uma dose baixa e aumentar conforme a indicação.[37]

OPIOIDES

Quase todos os opioides usados clinicamente atuam por meio dos receptores próprios, mas não são todos os pacientes que respondem igualmente a cada medicamento. Além disso, as diferenças farmacocinéticas entre eles fazem com que cada fármaco tenha ação diferente. Por conta disso, a dose e o melhor opioide são escolhidos empiricamente conforme o perfil de resposta e efeitos adversos apresentados por cada paciente. Estudo indica que a genética pode influenciar na sensibilidade aos opioides, com isso as doses de um opioide podem variar entre os pacientes. Dessa forma, é importante individualizar a terapia medicamentosa. Portanto, a equipe de saúde deve reconhecer a necessidade de alterar as opções de terapias e até mesmo ajustar as doses para melhorar o atendimento ao paciente.[26]

Os opioides podem ser classificados de diferentes formas. Quanto à sua potência, podem ser fortes ou fracos. Quanto à sua interação com o receptor, podem ser: agonista (estimulam a atividade plena do receptor, sem efeito teto para analgesia), antagonista (se ligam ao receptor, mas não apresentam atividade farmacológica), agonista parcial (alta afinidade ao receptor, mas com baixa eficácia; apresentam efeito teto) e agonista-antagonista (agonistas do receptor *kappa* e antagonista no receptor *mu*, podendo levar à síndrome de abstinência e ao efeito teto).[15] Vale ressaltar que efeito teto é um fenômeno quando o medicamento analgésico alcança um nível máximo de efeito, além do qual aumentar a dose não melhora a analgesia, mas pode aumentar os efeitos adversos.

Os efeitos adversos mais comuns incluem tontura, náusea, vômitos, constipação, sedação, dependência física e depressão respiratória. Os incomuns incluem hiperalgesia, mioclonia, retardamento do esvaziamento gástrico, rigidez muscular e disfunção imunológica e hormonal. Os mais incidentes são a náusea e a constipação.[26] Efeitos adversos devem ser discutidos com o paciente, pois a preferência do paciente deve ser considerada também.[38]

A morfina é o protótipo dos medicamentos opioides. Pode ser administrada por diferentes vias, como oral, parenteral e intraespinhal. Possui uma biodisponibilidade oral que varia de 35% a 75%, o que explica em parte a diferença de resposta entre os pacientes. A duração da analgesia é de 4 a 6 horas. Mesmo com a administração de doses repetidas, a farmacocinética permanece linear, contribuindo para a segurança do uso desse fármaco.[39] A excreção dos seus metabólitos é renal, e é necessário o ajuste em pacientes com depuração renal diminuída. Os efeitos adversos mais observados são: euforia, disforia, alucinações, depressão respiratória, bradicardia, náuseas, vômitos e constipação intestinal. Pode também se associar à liberação de histamina com eritema cutâneo, prurido e broncoespasmo.[40]

A metadona possui ação no receptor opioide e no receptor NMDA. Pode ser administrada por VO ou parenteral e apresenta boa biodisponibilidade oral de 70% a 80%. Porém, sua meia-vida é extremamente variável, de 8,5 a 120 horas. Além disso, possui grande lipossolubilidade, o que favorece seu acúmulo tecidual. Tais fatores comprometem sua segurança por conta do risco de acúmulo do fármaco. A metabolização é hepática com excreção pelas fezes.[40] Um risco importante do uso desse medicamento é o prolongamento do intervalo QT, que pode levar a arritmias malignas (*torsade de pointes*). Por isso, é importante a avaliação basal e monitorização eletrocardiográfica do paciente em uso.[41]

Opioides transdérmicos (TD), como buprenorfina e fentanil, são opioides fortes. Geralmente, utilizam-se os adesivos quando a VO não é tolerada pelo paciente. Em razão da incapacidade de titular a dosagem de forma rápida, os adesivos tornam-se ineficientes para o resgate de episódios de dor não controlada. Pode-se associar a via transdérmica com uma formulação oral de liberação imediata, como a morfina ou a oxicodona.[38]

O tramadol é um opioide sintético fraco, que atua nos receptores *mu* opioides e inibe a recaptação de serotonina e norepinefrina. Efeitos adversos comuns são náuseas, tonturas e constipação, e, por isso, a titulação da dose deve ser feita de forma lenta e gradual, com dose máxima de 400 mg/dia. Uma precaução importante deve ser feita em pacientes que utilizam outros inibidores da recaptação de serotonina, pelo risco de síndrome serotoninérgica.[42]

O tapentadol é um agonista fraco do receptor *mu* opioide e é um inibidor da recaptação de norepinefrina. Sua afinidade de ligação é 18 vezes menos potente do que a morfina. O tapentadol de liberação prolongada é uma alternativa recente aos opioides fortes para dor aguda e crônica oncológica de intensidade moderada a grave.[38] Possui melhor tolerabilidade gastrointestinal quando comparado aos opioides fortes.[42]

A codeína é um opioide fraco de uso controverso no tratamento da dor. É um pró-fármaco que se torna farmacologicamente ativo após ser metabolizada em morfina, via CYP2D6. Porém, existe um polimorfismo importante nessa via, o que leva à existência de diferentes tipos de metabolizadores da codeína com diferentes padrões de resposta. Por exemplo, 5% a 10% dos caucasianos são metabolizadores lentos e não apresentam efeito analgésico com o fármaco. Os metabolizadores ultrarrápidos podem, em contrapartida, apresentar riscos de overdose. Além disso, deve-se considerar interações medicamentosas dessa via.[43]

A rotação de opioides (Figura 8) refere-se à troca de um medicamento opioide por outro. Deve ser considerada quando a analgesia do opioide prescrito é insuficiente ou quando os efeitos colaterais são intoleráveis. Para isso, a dose diária total do opioide utilizado deve ser calculada, incluindo as doses de resgate, e convertida para dose equivalente do novo opioide a ser prescrito. A nova dose deve ser reduzida em 25% a 50%. Se a troca for realizada por fentanil TD, deve-se manter a dose equianalgésica (quando se troca a via de administração de VO para transdérmica, deve-se sobrepor as doses nas primeiras 24 horas). Quando se introduz a metadona, a dose deve ser reduzida em 75% a 90%.[15,44,45]

NÃO OPIOIDES

Anti-inflamatórios não esteroides

Os efeitos analgésicos dos AINEs ocorrem a partir da inibição da ciclo-oxigenase (COX), enzima que sintetiza as prostaglandinas periféricas. São benéficos para o controle de dores leves geradas por inflamação, reduzindo a dor em um nível pré-inflamatório.[26]

Essa classe de medicamentos é comumente associada aos opioides. Essa associação leva a uma sinergia com os opioides e permitiu usar os AINEs por um período mais longo, evitando o aumento da dose opioides. Vale ressaltar que os AINEs têm efeito de teto, não têm ganho terapêutico ao aumentar a dose além do recomendado, o aumento pode gerar efeitos adversos.[26]

Os AINEs possuem também efeitos analgésicos e antipiréticos. Porém, apesar dos benefícios, os efeitos adversos desses medicamentos podem ser muito severos, como sangramentos gastrointestinais, eventos cardiovasculares (CVs), lesão renal e hepatotoxicidade, entre outros. Pacientes idosos, cardiopatas, com doença renal, doença hepática ou doença gastrointestinal devem ser bem avaliados quanto ao uso, pois os riscos para os efeitos adversos aumentam. Alguns medicamentos, como esteroides, por exemplo, podem aumentar a toxicidade dos AINEs.

Dentre os possíveis efeitos colaterais têm-se azia, úlcera péptica, sangramentos, perfurações do trato gastrointestinal, gases, náuseas, vômitos, edema, cefaleia, sonolência e tonturas.[26]

O risco CV também aumenta com o uso de AINEs e coxibes por conta da inibição da COX-2, relacionando-se principalmente com a posologia e duração do tratamento.[46] Vale ressaltar que para pacientes que possuem alto risco gastrointestinal e baixo risco CV, o celecoxibe, AINE específico da COX-2, deve ser considerado, uma vez que possui menor risco de efeitos adversos gastrointestinais.[26]

A partir do risco individual de toxicidade gastrointestinal (GI) ou CV, são feitas as subsequentes recomendações:[38]

- *Sem risco CV ou GI:* AINE não seletivo. Exemplos: naproxeno, diclofenaco e ibuprofeno.
- *Risco GI e sem risco CV:* evitar AINE, se possível. Se for essencial, considerar celecoxibe (200 mg/24 horas) podendo associar um inibidor da bomba de prótons (IBP). Vale ressaltar que o fabricante do celecoxibe contraindica o uso em pacientes com ricos CV e GI.
- *Risco CV +/- risco GI:* evitar AINE, se possível.

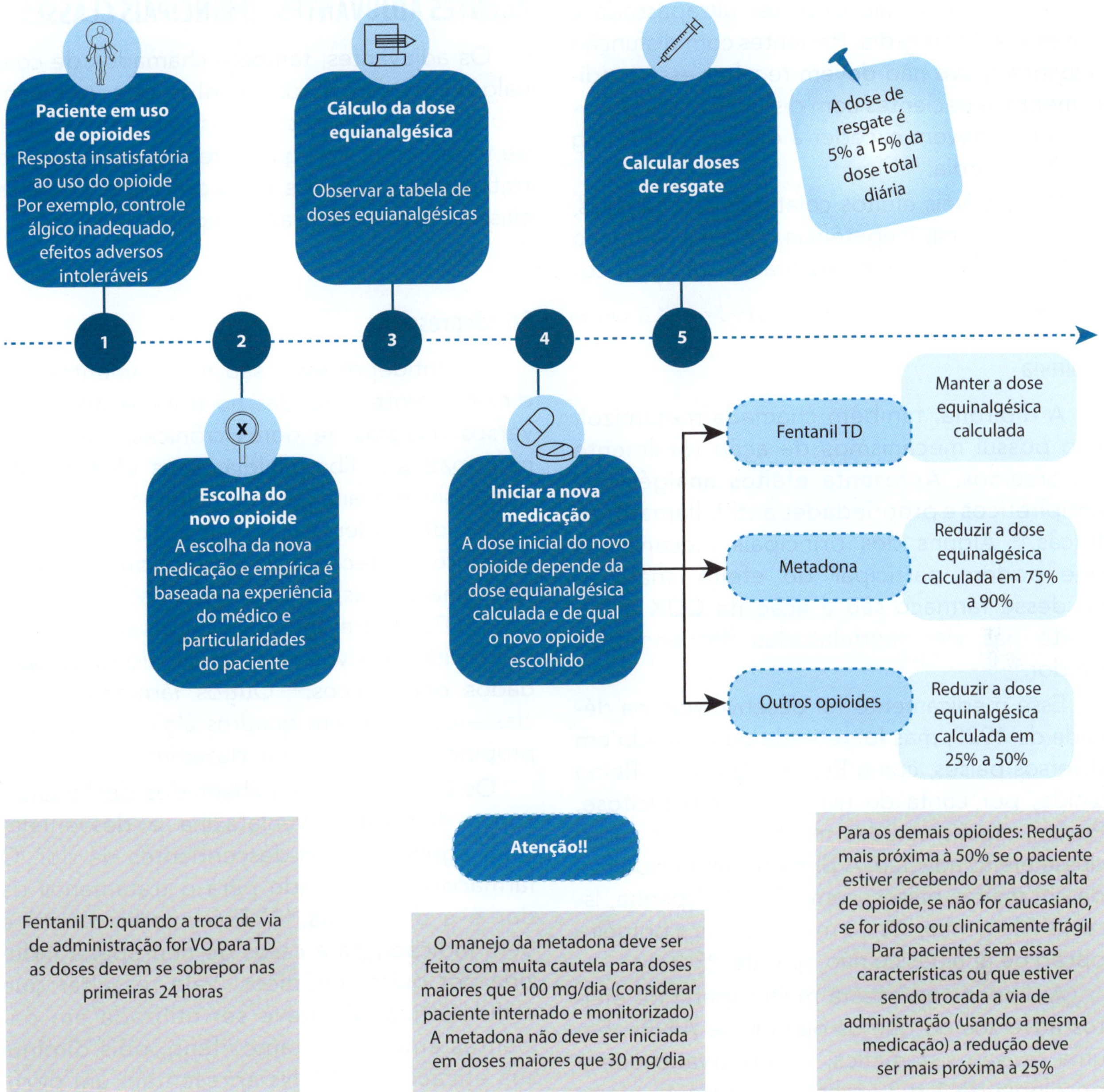

Figura 8 – Rotação de opioides.

TD: transdérmico.

Fonte: Adaptada de Jeffrey F, Raouf M, 2016; Tremont-Lukats IW *et al.*, 2000; Schneider J *et al.*, 2019; Pereira A *et al.*, 2022; Barros CM, 2019.

Importante salientar que junto do uso regular de AINEs/inibidores da COX-2 devem ser prescritos inibidores da bomba de prótons para todos os pacientes, independente do risco GI e CV.[38]

Paracetamol

O paracetamol oral é um inibidor fraco da COX com propriedades anti-inflamatórias muito fracas. O mecanismo de ação desse fármaco ainda não é totalmente esclarecido. Além disso, não possui o mesmo perfil de efeitos adversos associado aos AINEs, mas em grandes doses torna-se hepatotóxico.[26] A superdosagem pode levar à necrose-hepática de forma dose-dependente, que se diagnosticada em tempo hábil, pode ser antagonizada por N-acetilcisteína.[47]

Importante ressaltar que a eficácia desse fármaco para tratamento da dor oncológica é controversa, visto que as evidências atuais não apoiam nem refutam o uso para esse fim.[26]

Indica-se que não deve ser ultrapassada a dose de 4.000 mg/dia. Pacientes com disfunção hepática grave não devem receber esse medicamento, e pacientes com disfunções hepáticas leves não devem exceder a dose de 2.000 mg a 3.000 mg/dia. [26]

Os possíveis efeitos colaterais são náuseas, dor epigástrica, inapetência, cefaleia, erupção cutânea, prurido, urina escura e fezes com cor de argila.[26]

Dipirona

A dipirona, também chamada metamizol, não possui mecanismos de ação totalmente esclarecidos. Apresenta efeitos analgésicos, antipiréticos e propriedades anti-inflamatórias fracas.[48] Alguns dos principais mecanismos que podem participar do efeito analgésico desse fármaco são a ação na COX e seu efeito nas vias modulatórias descendentes da dor.[49,50]

Esse medicamento foi desenvolvido na década de 1920, mas foi retirada do mercado em diversos países, como Estados Unidos e Reino Unido, por conta do risco de agranulocitose. Porém, alguns estudos mostraram risco baixo desse efeito adverso. A dipirona ainda é utilizada em muitos países, como Brasil, Espanha, Israel e Alemanha, sendo muitas vezes a primeira opção de analgésico não opioide.[48,51-53]

A dipirona apresenta melhor perfil de efeitos adversos do que os opioides e AINEs. Em uma revisão sistemática, foi observado que a posologia de 1 g 3 vezes/dia apresenta efeito analgésico comparável a 60 mg de morfina VO. Por isso, é uma opção no tratamento da dor oncológica, associada ou não aos opioides, a depender da intensidade da dor.[54]

Viminol

O viminol possui efeito analgésico e antitussígeno, porém não possui ainda um mecanismo de ação totalmente esclarecido, mas parece atuar inibindo estímulos álgicos no SNC. Produz analgesia importante e não causa alteração importante no nível de consciência ou capacidade respiratória. Os principais efeitos adversos são gastrointestinais, como dor epigástrica e plenitude gástrica.[55]

AGENTES ADJUVANTES – PRINCIPAIS CLASSES

Os adjuvantes, também chamados de coanalgésicos, são medicamentos que possuem ações primárias direcionadas para outros tipos de tratamento, mas que apresentam efeitos no tratamento de certos tipos de dores. Diversas classes farmacológicas compõem esse grupo (Figura 9).

Antidepressivos

Os antidepressivos são medicamentos tradicionalmente utilizadas no tratamento de diversos quadros de dores crônicas, como dor neuropática e fibromialgia. Seus efeitos antidepressivos e analgésicos acontecem de maneira independente. Os mais indicados são os inibidores da recaptação de serotonina e noradrenalina (IRSNs) e os antidepressivos tricíclicos (ADTs). Entretanto, os estudos que avaliam tais antidepressivos não são direcionados para dados oncológicos.[26] Outros fármacos dessa classe utilizadas em quadros álgicos são a bupropiona, trazodona e mirtazapina.

Os IRSNs, também chamados de "duais", como duloxetina, venlafaxina e desvenlafaxina, agem nas vias descendentes da dor. O fármaco mais utilizado para o tratamento da dor é a duloxetina,[56,57] Esse medicamento é bem indicada para casos de neuropatia induzida por quimioterápicos. Vale ressaltar que a duloxetina não deve ser utilizada em pacientes em uso de tamoxifeno, pois diminui sua eficácia. Os IRSNs apresentam um perfil de efeitos adversos melhor do que os ADT.[15] Os efeitos mais comuns são náuseas, sonolência e alteração da função sexual.

Os ADTs são os adjuvantes mais estudados no tratamento da dor. Em pacientes idosos com câncer ou doentes críticos, seu uso deve ser limitado por conta do perfil de efeitos adversos, principalmente associados aos efeitos antimuscarínicos, como taquicardia, boca seca e retenção urinária, além do risco de hipotensão ortostática e arritmias por conta da ação alfa-bloqueadora.[58,59] Especialmente os pacientes idosos, toleram melhor as aminas secundárias (desipramina e nortriptilina) do que as aminas terciárias,[26] pois essas possuem menos efeitos anticolinérgicos e autonômicos.

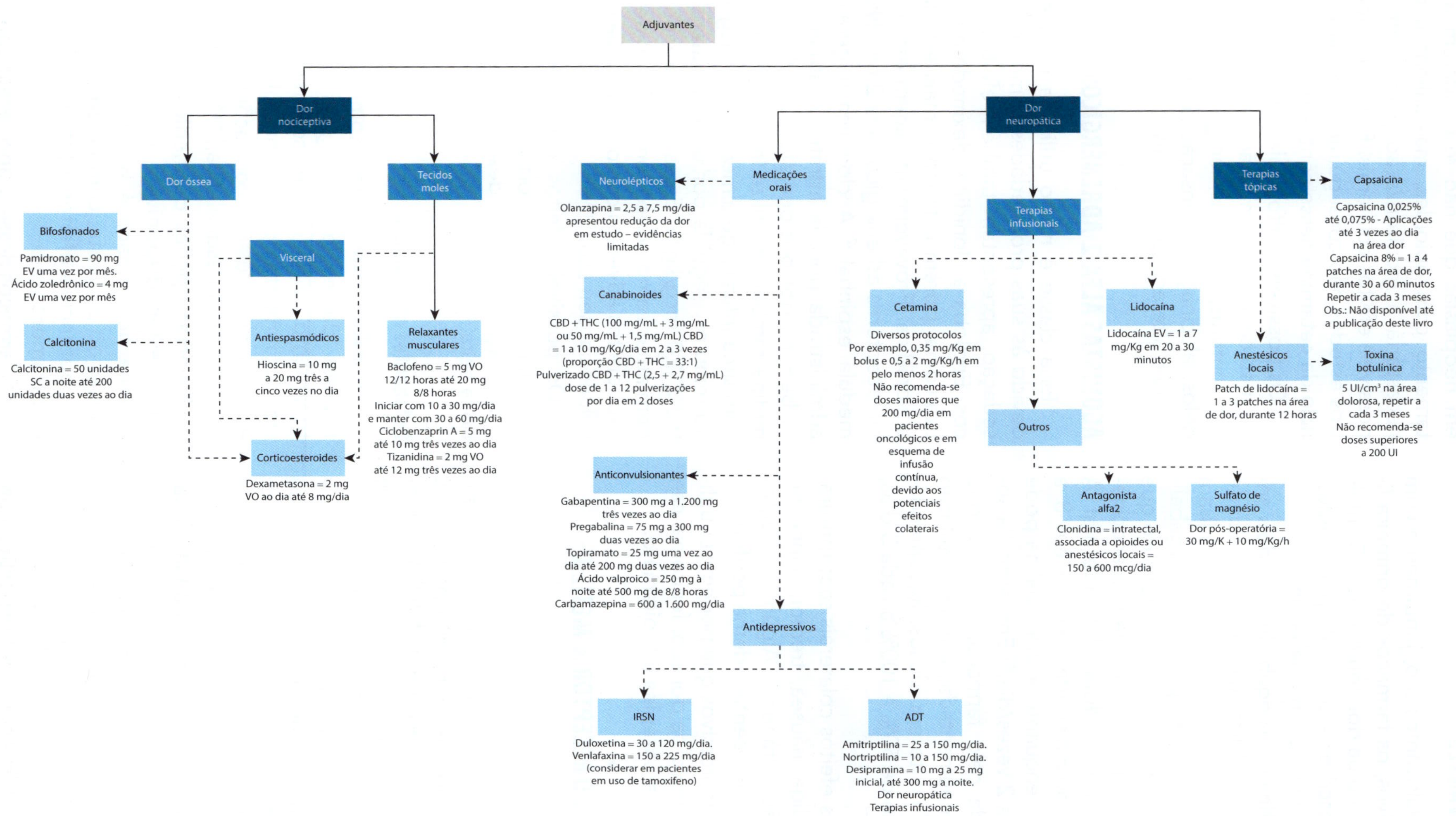

Figura 9 – Medicamentos adjuvantes.

ADT: antidepressivo tricíclico; CBD: canabidiol; EV: endovenoso; IRSNs: inibidores de recaptação de serotonina e norepinefrina; THC: tetra-hidrocanabinol.

Fonte: Adaptada de Jeffrey F, Raouf M, 2016; Tremont-Lukats IW *et al.*, 2000; Schneider J *et al.*, 2019; Pereira A *et al.* 2022; Barros CM, 2019.

ANTICONVULSIVANTES

Os anticonvulsivantes são, juntamente com os antidepressivos, os fármacos de primeira linha no tratamento da dor neuropática. Os mais utilizados e prescritos são os gabapentinoides, como a gabapentina e a pregabalina.

A gabapentina e a pregabalina são dois anticonvulsivantes que diminuíram a necessidade de prescrever opioides e, com isso, diminuíram os efeitos colaterais dos opioides. A pregabalina apresenta melhor perfil de absorção do que a gabapentina, o que leva a uma farmacocinética linear e melhor biodisponibilidade oral. A gabapentina é administrada dividida em 3 a 4 doses diárias, enquanto a pregabalina pode ser utilizada 1 a 2 vezes/dia.[58] Em razão da sonolência gerada pelo fármaco, indica-se que as doses sejam aumentadas em uma titulação lenta, principalmente em idosos. Recomenda-se um aumento de 50% a 100% a cada 3 dias, se necessário.[26]

Os possíveis efeitos colaterais são: tontura, sonolência, fadiga, náusea, tremor, ganho de peso e erupção cutânea.[26] Alguns pacientes podem também apresentar edema periférico.

Outros antidepressivos que podem ser utilizados no tratamento da dor são: fenitoína, carbamazepina, oxcarbazepina e topiramato.

ANTAGONISTAS DO RECEPTOR N-METIL-D-ASPARTATO

O principal fármaco desse grupo é a cetamina, um agente farmacológico muito bem indicado em casos de dor neuropática, que atua bloqueando os receptores NMDA. A biodisponibilidade oral desse fármaco é baixa, e por isso preferem-se outras vias, como a intravenosa (IV), principal via utilizada no controle álgico. Outro medicamento que possui ação nesses receptores é o sulfato de magnésio. Muitos estudos avaliam a ação do magnésio na dor pós-operatória. O nível de evidência do magnésio ainda é modesto, e ainda faltam dados direcionados para tratamento da dor oncológica. Os ensaios clínicos utilizam diferentes dosagens desse medicamento para controle de dor pós-operatória, muitas vezes utilizando 30 mg/kg em bólus seguido de infusão de 10 mg/kg/h).[60,61] Um estudo retrospectivo concluiu a eficácia da cetamina como terapia álgica em neoplasias que não responderam ao tratamento com opioides, mas salientou que é necessária a monitorização para controle de possíveis efeitos colaterais. Por outro lado, outros estudos não conseguiram concluir o benefício da cetamina nesse contexto.

Os possíveis efeitos colaterais desse grupo de medicamentos com ação nesses receptores são tonturas, vertigens, fadiga, cefaleia, pesadelos, alucinações, sensação de estar fora do corpo e alterações sensoriais.[26]

AGONISTAS ALFA-2-ADRENÉRGICOS

Essa classe é muito utilizada na anestesia devido às suas propriedades como ansiólise e sedação, apresentam também efeitos antálgicos. Engloba a clonidina, dexmedetomidina e tizanidina, porém o fármaco mais estudado é a clonidina. Provavelmente agem estimulando os receptores adrenérgicos alfa-2 no SNC e na medula espinhal.[62] A clonidina é geralmente administrada por via intratecal, atuando muito bem na dor pós-operatória. A dexmedetomidina também é utilizada no perioperatório, com uma infusão geralmente de 1 mcg/kg em 10 minutos, seguida por uma manutenção de 0,2 a 1,0 mcg/kg/h. Esses medicamentos podem atuar como poupadores de opioides, mas seus efeitos adversos como bradicardia podem influenciar seu uso.[26,63,64]

Os possíveis efeitos colaterais são: bradicardia, hipotensão ortostática, depressão, constipação, náusea, desconforto gástrico e boca seca.[26]

Relaxantes musculares

Os miorrelaxantes são compostos por diferentes classes farmacológicas utilizadas no tratamento de quadros musculares de espasticidade (aumento do tônus muscular e rigidez) e espasmos musculares (contrações involuntárias da musculatura esquelética).[65,66]

Diversas opções de medicamentos dessa classe estão disponíveis, mas geralmente a escolha do fármaco é baseada nas características do paciente, como idade, comorbidades, potenciais efeitos adversos e interações medicamentosas.

Os fármacos desse grupo geralmente atuam em uma ou outra condição, mas o diazepam e a tizanidina podem ser utilizadas em ambas as condições. O diazepam é um benzodiazepínico com ação GABAérgica, mas não é indicado como primeira opção por conta do risco de sedação e abuso. A tizanidina é um alfa-agonista de ação central, que pode apresentar como efeito adverso boca seca, hipotensão e aumento de enzimas hepáticas.[65]

Os antiespasmódicos são uma classe extensa, cujos principais representantes estão listados a seguir (Figura 10). A ciclobenzaprina é um dos mais falados, apresenta estrutura similar aos ADT, podendo causar uma sedação relevante, devendo ser prescrita com cautela em idosos. O carisoprodol possui ação central e também apresenta risco de sedação, e até depressão respiratória em pacientes que utilizam outros fármacos que causem esse risco. A orfenadrina possui efeitos anticolinérgicos e anti-histamínicos, podendo também causar sedação, boca seca e constipação intestinal, além de efeitos CVs. A clorzoxazona tem ação central e pode causar tontura e sonolência, e pode causar uma hepatotoxicidade celular importante, devendo a função hepática ser acompanhada durante seu uso.[65,66]

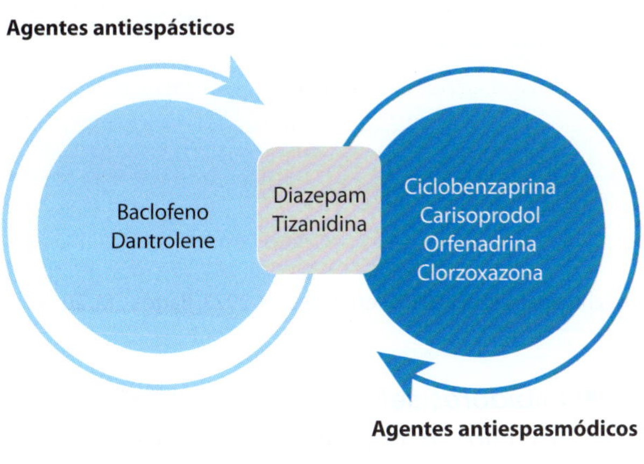

Figura 10 – Agentes antiespásticos e antiesmódicos.

Fonte: Adaptada de Jeffrey F, Raouf M, 2016; Witenko C *et al.*, 2014.

Os principais medicamentos utilizados em espasticidade são o baclofeno e dantrolene. O baclofeno tem ação nos receptores GABA-B no cérebro e na medula espinhal. Pode ser administrado na forma oral e intratecal, sendo uma opção para uso em bombas de infusão de fármacos intratecal. Pode causar boca seca e sedação, e no caso de retirada abrupta pode levar a uma síndrome de retirada (alucinações, tremores e taquicardia).[65,66]

O dantrolene é derivado da hidantoína, e tem ação periférica nos canais de rianodina, inibindo a contração muscular. Pode causar efeitos adversos como fraqueza e dispneia, e possui risco de hepatotoxicidade. Por isso, seu uso acaba sendo restrito a condições agudas como hipertermia maligna.

OUTROS ADJUVANTES

Diversos outros medicamentos são utilizados como adjuvantes no tratamento da dor (Figura 10). Os corticosteroides são medicamentos utilizados com frequência no tratamento da dor oncológica, possuindo indicações variadas, desde ação analgésica até efeito antiemético. A dexametasona é a primeira escolha no tratamento da dor oncológica, por conta do seu baixo efeito mineralocorticoide e meia-vida longa. O uso prolongado deve ser bem avaliado por conta dos riscos elevados de efeitos adversos graves, como síndrome de Cushing, úlceras pépticas, edemas, hiperglicemias e insuficiência adrenal (no caso de retiradas abruptas).[67,68]

Os bifosfonatos podem ser utilizados no tratamento da dor em casos de lesões ósseas e em hipercalcemia. Atuam inibindo os osteoclastos e estimulando a apoptose dessas células. Podem levar à alteração da função renal e hipocalcemia. O efeito adverso mais grave observado é a osteonecrose de mandíbula.[69]

Os canabinoides são fármacos que vêm sendo cada vez mais utilizadas no tratamento da dor. A *cannabis* possui mais de 450 componentes, sendo pelo menos 120 fitocanabinoides. Os mais relevantes são o delta-9-tetra-hidrocanabinol isolado (THC) e o canabidiol isolado (CBD). O THC é o componente psicoativo e o CBD possui ação analgésica, anti-inflamatória, anticonvulsivante e ansiolítica. O sistema endocanabinoide influencia diversas funções fisiológicas. Os derivados da *cannabis* são utilizados por várias vias, mas sua prescrição é realizada preferencialmente por VO ou oromucosa.[70] Estudos mostram benefícios no tratamento da dor e efeitos adicionais no apetite, sono e humor.[71] Muitos estudos são encorajadores, mas ainda faltam evidências mais bem estabelecidas para definir suas evidências clínicas, dosagens e interações medicamentosas.[72]

Muitos medicamentos podem ser utilizados na sua formulação tópica, atuando

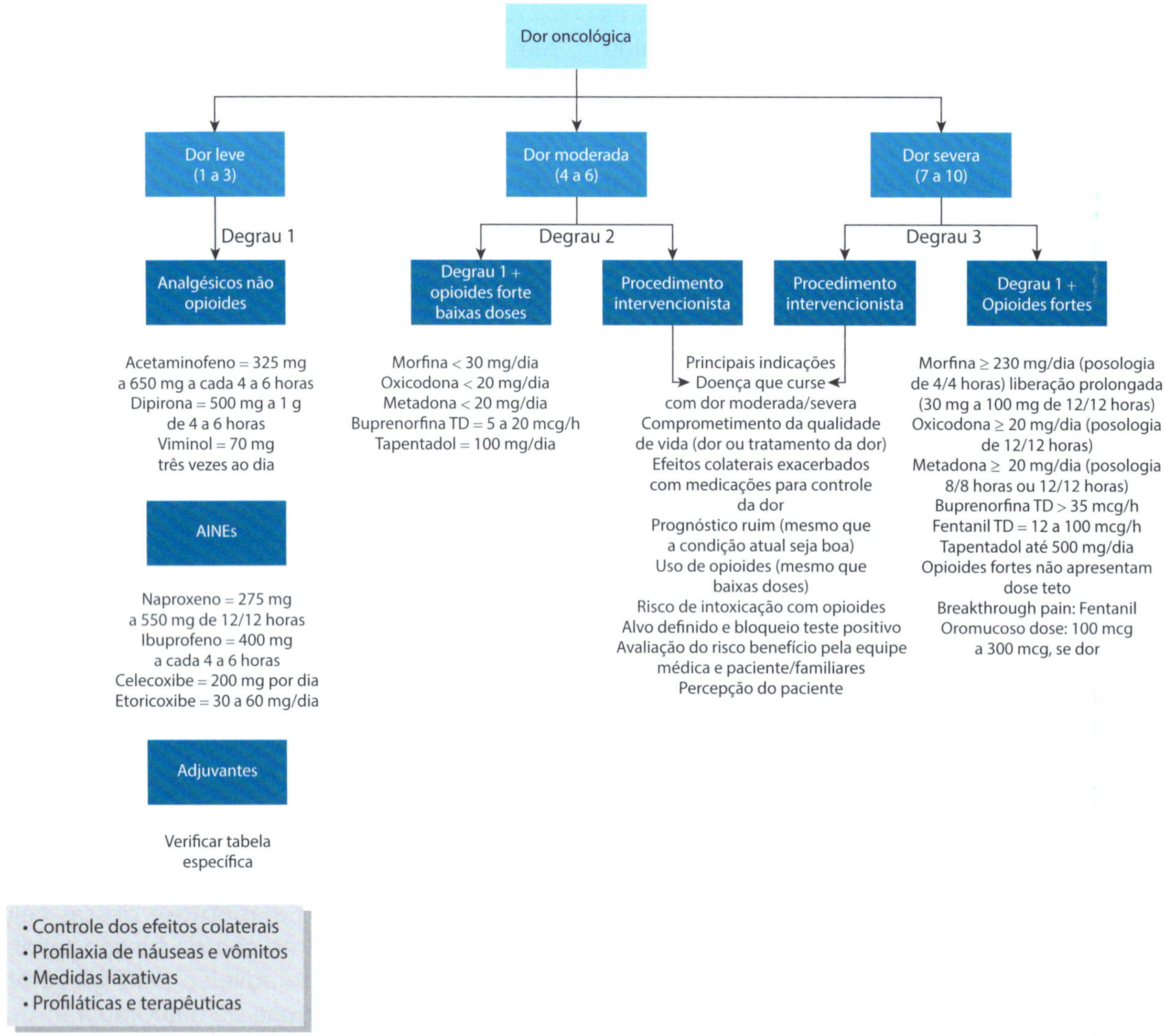

Figura 11 – Tratamento farmacológico para dor oncológica.

AINEs: anti-inflamatórios não esteroides; TD: transdérmico.

Fonte: Adaptada de Jeffrey F, Raouf M, 2016; Tremont-Lukats, IW *et al.*, 2000; Schneider J *et al.*, 2019; Pereira A *et al.* 2022; Barros CM, 2019.

diretamente no local da dor. Nesse grupo encontramos os anestésicos locais (p. ex., *patch* de lidocaína), capsaicina, AINEs, entre outros. Devem ser lembrados, pois apresentam um perfil de efeito colateral benéfico e poucos riscos de interação farmacológica, por conta da baixa absorção sistêmica e alta concentração no local de aplicação.

Tratamento medicamentoso da dor neuropática relacionada ao câncer

Os medicamentos de primeira linha para dor neuropática associada ao câncer são:[9]

- *ADTs:* amitriptilina e nortriptilina.
- *Inibidores seletivos de recaptação de serotonina e noradrenalina (ISRSNs):* duloxetina e venlafaxina.
- *Anticonvulsivantes:* gabapentina e pregabalina.

TRATAMENTO INTERVENCIONISTA

É importante lembrar que os métodos intervencionistas são empregados quando os tratamentos curativos ou paliativos são superados pela doença e quando o paciente deixa de responder ao tratamento, ou devido a efeitos colaterais dos tratamentos utilizados. Por isso, as abordagens intervencionistas são um grande marco na evolução do tratamento da dor oncológica. Atualmente, cada vez mais, o tratamento intervencionista tem se tornado fundamental para o controle da dor desses pacientes, mas ainda é necessário ampliar a formação de médicos capacitados para realizarem tais procedimentos. Portanto, considera-se que os tratamentos curativos e paliativos não são mutuamente excludentes, mas, sim, foco.

Os procedimentos intervencionistas na terapêutica oncológica surgiram como "4° degrau" da escada analgésica, muitas vezes considerados apenas quando os sintomas são resistentes às outras medidas farmacológicas. Entretanto, cada dia mais os especialistas têm advogado a favor da intervenção mais precoce por conta dos seus benefícios, como a diminuição do uso de analgésicos sistêmicos (diminuindo consequentemente a toxicidade gerada por tais substâncias, como os opioides), melhora na qualidade de vida, e menores riscos de interações medicamentosas, por exemplo.

Na busca por oferecer aos pacientes oncológicos as melhores e mais eficientes opções terapêuticas para o manejo da dor, há evidências que sugerem modificações adicionais à Escada Analgésica da OMS, com mais de 4° degraus. Um exemplo disso é a proposta no México, desenvolvida por Plancarte (Figura 12), que permite aos profissionais em intervencionismo decidir qual procedimento e tratamento são mais indicados para o manejo da dor oncológica, que é prevalente e frequentemente multifatorial, sustentando assim a proposta de um manejo multimodal.[110]

Existe evidência de que ocorre um aumento da sobrevida dos pacientes submetidos ao tratamento intervencionista da dor, quando comparados com pacientes que receberam apenas medicamentos.[73] Por conta disso, é importante reavaliar o melhor momento a ser indicado o tratamento intervencionista.[74]

As principais indicações para os procedimentos são:[3]

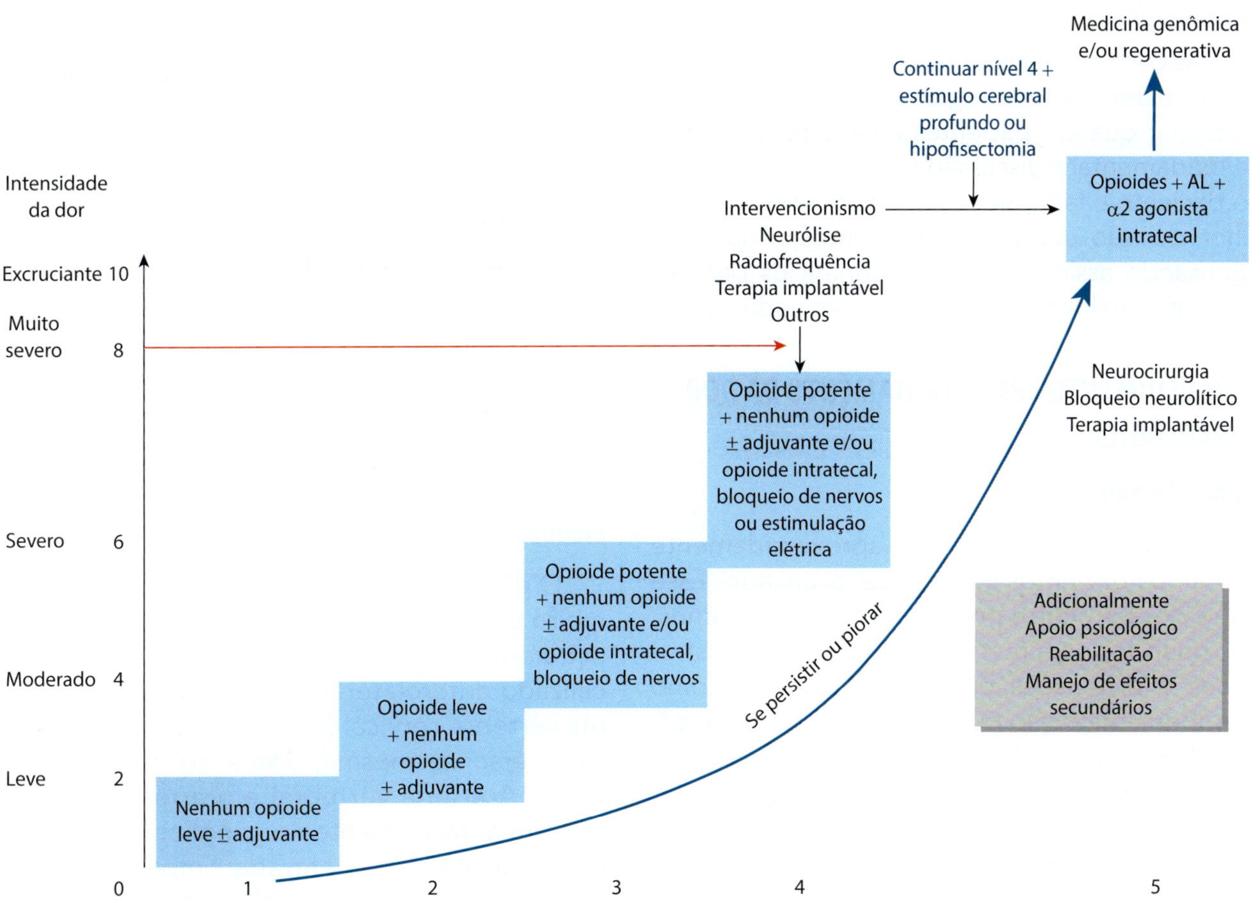

Figura 12 – Escada de opções terapêuticas no manejo da dor por câncer.

Fonte: Adaptada de Plancarte SR *et al.*, 2022.

- Dor oncológica refratária ao tratamento por opioides.
- Efeitos adversos significativos dos opioides.
- Comorbidades coexistentes que impedem o uso seguro de opioides.
- Benefício prévio de uma determinada técnica intervencionista para o controle álgico.

Além das indicações, aconselha-se seguir determinados pré-requisitos para realizar o procedimento. Entre eles, há o teste de analgésicos por meio da escada analgésica da OMS, anamnese, história e exame físico bem detalhados para verificar a etiologia do sintoma, vias anatômicas envolvidas, déficits neurológicos pré-existentes, comorbidades, como também a capacidade do paciente em receber sedação ou anestesia.[3]

As contraindicações variam conforme o tipo de procedimento, localização e medicamentos utilizados. De forma geral, as contraindicações absolutas incluem infecções locais e sistêmicas, coagulopatias, alergia a medicamentos utilizados no procedimento e incapacidade técnica pelo profissional.

As contraindicações relativas incluem neutropenia e déficits neurológicos preexistentes.[3] Vale ressaltar que em pacientes oncológicos sempre é fundamental a discussão multidisciplinar e com o paciente e familiares, para assim chegar à melhor decisão sobre os tratamentos propostos, pensando assim os riscos e benefícios para alcançar o melhor controle álgico em cada caso.

PROCEDIMENTOS PARA TRATAMENTO DA DOR ONCOLÓGICA

Simpatectomias

A dor visceral atinge aproximadamente 70% dos pacientes com câncer avançado. Esse tipo de dor ocorre por diferentes mecanismos, os quais incluem mediadores químicos, obstruções e distensões de órgãos luminais, como também infiltração ou compressão de nervos.[5]

É caracterizada por dor tipo cólica, profunda ou em aperto. A localização é mal determinada, uma vez que a inervação sensorial visceral possui baixa densidade associada à hiperalgesia secundária gerada pelas estruturas somáticas parietais. Está comumente relacionada com disautonomia.[5]

Bloqueios da cadeia simpática são opções terapêuticas para tratar a dor visceral no câncer e também da dor isquêmica. O sistema nervoso simpático possui uma função na mediação dos estados de dor, pois possui certas estruturas neurais complexas relacionadas a determinados quadros dolorosos, e a intervenção focada nessas estruturas deve ser uma opção para complementar o tratamento farmacológico nesses pacientes[75] (Figura 16). Além de controle álgico, esses bloqueios podem trazer outros benefícios, como melhorar a perfusão e diferenciar o tipo de dor presente.

Tais procedimentos podem ser realizados sob diversas técnicas. Inicialmente, os médicos realizavam muitos procedimentos com técnicas baseadas em marcos anatômicos, o que não é preconizado atualmente. Para maior segurança do paciente, deve-se sempre lançar mão de exames de imagem, como, por exemplo, a fluoroscopia, ultrassonografia ou tomografia computadorizada (TC).

A inibição oportuna do sistema simpático é fundamental para o controle da dor visceral de origem oncológica. Existem oito locais susceptíveis à denervação para controle da dor mediada pelo sistema simpático, como ilustrado na Figura 13:

1. Gânglio esfenopalatino.
2. Gânglio estrelado.
3. Gânglio torácico.
4. Nervos esplâncnicos.
5. Plexo celíaco.
6. Cadeia simpática lombar.
7. Plexo hipogástrico.
8. Gânglio ímpar (gânglio de Walter).[108,109]

Bloqueio do gânglio estrelado

O gânglio cervical inferior é fundido ao primeiro gânglio torácico para formar o gânglio estrelado ou gânglio cervicotorácico. Está localizado anterolateralmente ao corpo da sétima vértebra cervical (C7), na base do processo transverso da mesma, acima do colo da costela I. A artéria vertebral e a artéria carótida passam anteriormente ao gânglio.[76] O gânglio estrelado medeia a entrada simpática para a extremidade superior ipsilateral, tórax, face e cabeça e é um alvo para bloqueio doloroso dessas regiões.[77]

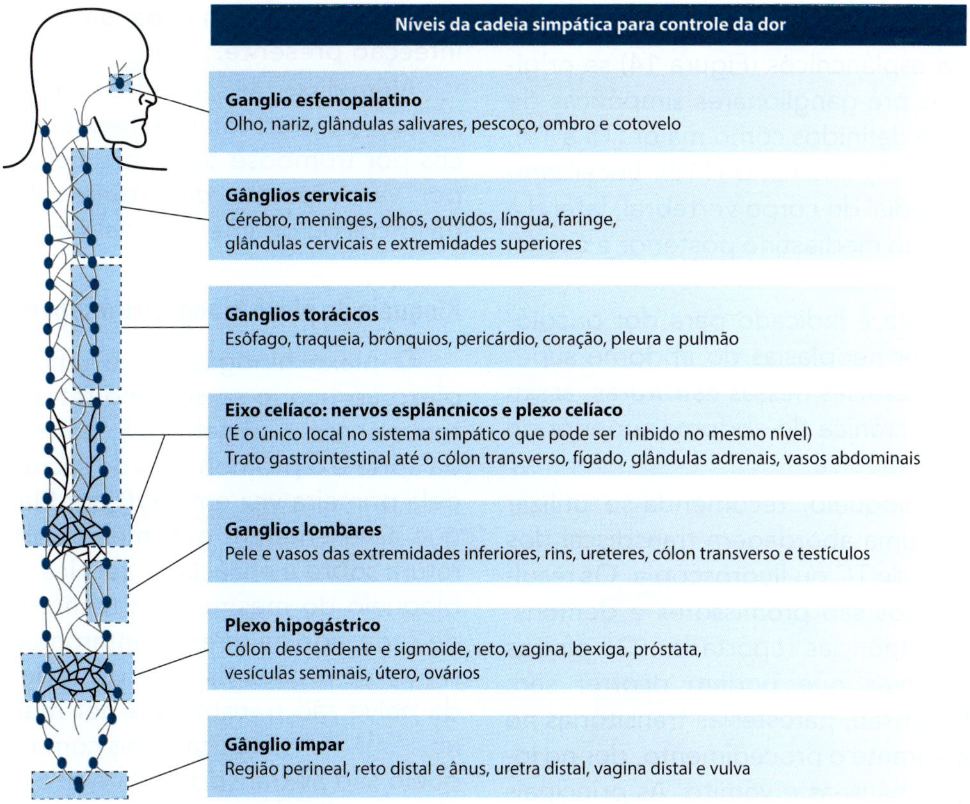

Figura 13 – Níveis suscetíveis à inibição do sistema simpático.
Fonte: Adaptada de Plancarte SR, Hernandez C, 2019.

Os efeitos adversos mais comuns do bloqueio do gânglio estrelado foram: rouquidão transitória, tontura, hipertensão grave. As complicações relatadas foram: hematoma, bloqueio de plexo braquial, cefaleia, ptose e convulsão.[5]

Esse procedimento é indicado para dor oncológica mediada pelo simpático na face e cabeça, síndrome de dor regional complexa (SDRC), dor pós-mastectomia, dor no membro fantasma, dor pós-radioterapia e neuropatia pós-cirúrgica.[78]

As fibras de Kuntz contribuem para a inervação da extremidade superior. Esses nervos advindos dos gânglios torácicos de T2 e T3 se conectam diretamente ao plexo braquial, e não passam pelo gânglio estrelado. Isso explica algumas falhas que podem ocorrer do bloqueio simpático durante os procedimentos voltados para o gânglio estrelado.[76]

Bloqueio do axis celíaco

Esse é o único nível do sistema nervoso autônomo no ser humano que oferece duas opções de interrupção nociceptiva para um mesmo fim, pois é integrado, por um lado, pelos nervos esplâncnicos que cruzam pelos forames do diafragma bilateralmente e formam, no retroperitônio infradiafragmático, o plexo celíaco (Figura 14).

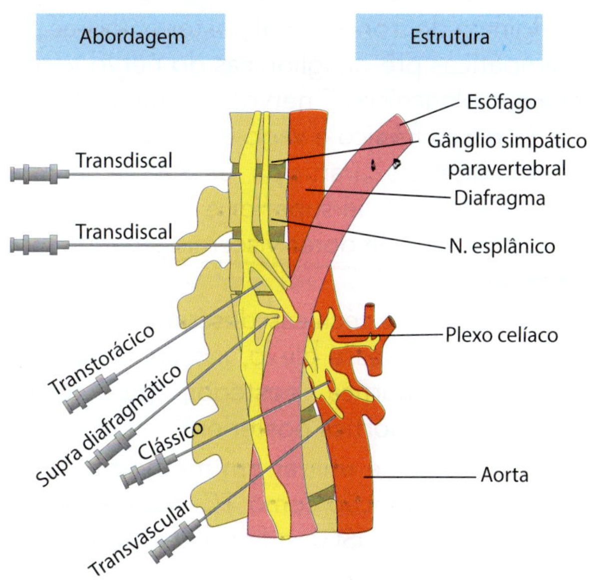

Figura 14 – Axis celíaco.
Fonte: Adaptada de Plancarte SR, Hernandez C, 2019.

Bloqueio do nervo esplâncnico

Os nervos esplâncnicos (Figura 14) se originam das fibras pré-ganglionares simpáticas de T5 a T12, e são definidos como maior (T5 a T9), menor (T10 e T11) e mínimo (T12). Localizam-se na parte medial do corpo vertebral, lateral à pleura, ventral ao mediastino posterior e caudal à crura diafragmática.

Esse bloqueio é indicado para dor oncológica visceral por neoplasias do abdome superior ou por metástases nessas estruturas, assim como para dor crônica do abdome superior de origem não oncológica.

Para este bloqueio, recomenda-se utilizar a técnica com uma abordagem transdiscal dos nervos, através de TC ou fluoroscopia. Os resultados analgésicos são promissores e demonstrados pelas evidências reportadas. Os efeitos adversos menores que podem ocorrer são: diarreia, hipotensão, parestesias transitórias no dermatoma durante o procedimento, dor no local da punção, náuseas e vômito. As principais complicações incluem: punção aórtica, punção óssea, pneumotórax assintomático, punção hepática e paraparesia transitória.[112]

Bloqueio do plexo celíaco

O plexo celíaco é um grupo de 1 a 5 gânglios interconectados, que circunda a raiz do tronco celíaco, anterolateralmente à aorta, anteriormente ao corpo vertebral de L1. As fibras se originam do tronco vagal posterior (fibras parassimpáticas pré-gangliônicas do nervo vago), nervos esplâncnicos,[77] nervos sensitivos derivados do nervo frênico e vago e fibras simpáticas pós-gangliônicas. Participa da inervação das vísceras do abdome superior e seu bloqueio é eficaz em casos de dores viscerais provenientes dessa região.[96]

Há diferentes técnicas descritas para realizar o bloqueio desse plexo, incluindo as abordagens para-aórtica posterior, para-aórtica anterior e transaórtica posterior.[96]

Recomenda-se utilizar um método de imagem para orientação como TC, fluoroscopia e ultrassonografia (USG), a fim de evitar complicações e atingir bons resultados.[5]

Como contraindicações esse procedimento apresenta: coagulopatia grave, trombocitopenia, aneurisma da aorta abdominal e infecção presente.[5]

Além disso, as seguintes complicações raras podem ocorrer: infartos hepáticos ou esplênicos por trombose do tronco celíaco. Ademais, por vasoespasmo da artéria celíaca, infartos gástricos ou do intestino delgado.[5]

Bloqueio do plexo hipogástrico superior

O plexo hipogástrico é uma extensão do plexo aórtico, e se situa no retroperitônio, anteriormente a vértebra L5, entre a bifurcação da aorta e o promontório do sacro. Foi descrito pela primeira vez em 1990 por Plancarte *et al.*, que apresentaram o primeiro trabalho da literatura sobre a eficácia da técnica tradicional de bloqueio do mesmo com uma agulha inserida de cada lado na direção anteromedial. Vias aferentes de órgãos viscerais do abdome inferior e da pelve são transmitidas por meio desse plexo.[5,97,113-117] As técnicas mais comuns para o bloqueio são as transdiscal, lateral e anterior (esta última realizada por poucos médicos). Utiliza-se a fluoroscopia para orientação,[5] podendo também ser utilizada a TC e a USG.

O procedimento é indicado para dor originada em vísceras pélvicas. A neurólise desse plexo foi descrita em pacientes com câncer colorretal, geniturinário extenso, com dor incapacitante e ginecológico. Também há a descrição da combinação de bloqueio neurolítico ganglionares ímpares para o controle da dor pélvica e perineal por malignidade desses locais.[5]

Como contraindicações esse procedimento apresenta: coagulopatia grave, infecções sistêmicas e locais.[3]

Além disso, as principais complicações são: lesão da raiz de L5, discite após a abordagem transdiscal, punção inadivertida dos vasos ilíacos, lesão e perfuração do intestino e bexiga.[3,97,98]

Bloqueio do gânglio ímpar

O gânglio ímpar é um gânglio retroperitoneal único, localizado ao nível da junção sacrococcígea e posterior ao reto. Esse pequeno gânglio é formado a partir da junção dos dois troncos simpáticos paravertebrais ao nível do cóccix.[77]

Há diferentes técnicas descritas para o bloqueio do gânglio ímpar, sendo a mais comum a transacrococcígea. Outras abordagens descritas foram a anococcígea, coccígea transversal, interconccígea e paracoccígea. As abordagens podem ser guiadas com USG, TC ou fluoroscopia.[5]

A neurólise do gânglio ímpar em pacientes com dores secundárias ao câncer perineal foi descrita pela primeira vez em 1990 por Plancarte *et al*. Indica-se essa abordagem em dores mantidas pelo simpático na região perineal, do reto ou genitália, como em doenças malignas de bexiga e doenças endometriais.[5]

As contraindicações desse tipo de bloqueio incluem: invasão sacral de metástases, infecção pélvica local, radiação ou quimioterapia recentes.

As principais complicações são: perfuração retal, infecção, disfunção motora, sexual, vesical e intestinal.[5,115]

Na Figura 15, pode-se observar um resumo dos principais procedimentos intervencionistas para dor oncológica visceral.

Um dos problemas mais difíceis no controle da dor óssea é a presença de dor incidental e a titulação do opioide, que, quando aumentada,

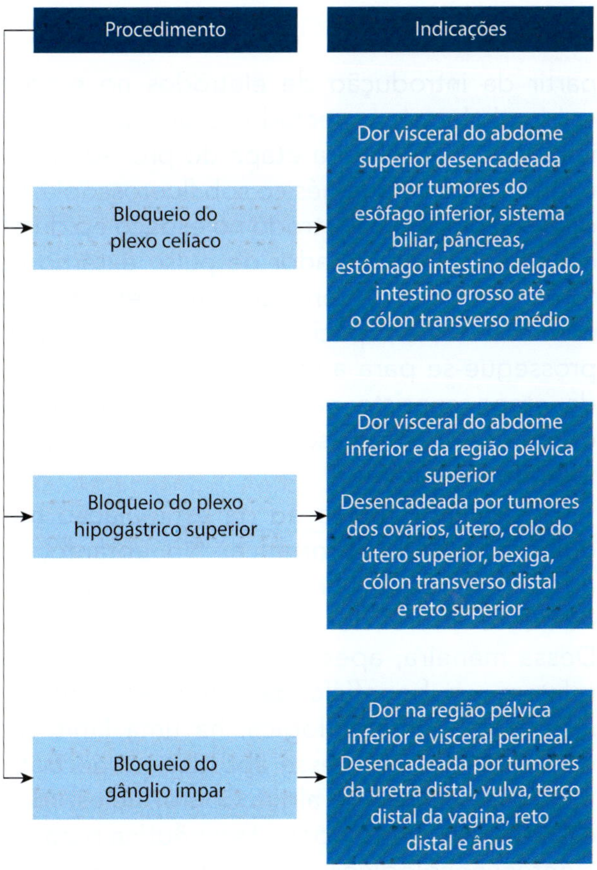

Figura 15 – Procedimentos para a dor oncológica visceral.

Fonte: Adaptada de Habib MH *et al*., 2023.

pode controlar parcialmente a dor. No entanto, a escalada de opioides geralmente causa eventos adversos devido ao aumento da concentração plasmática de opioide, quando, para controlar a dor de base, é necessária uma dose menor.

A cirurgia frequentemente não é apropriada nesses pacientes, pois o risco-benefício, a etapa tumoral e a expectativa de sobrevivência limitam os procedimentos cirúrgicos tradicionais.

Os métodos percutâneos minimamente invasivos ganharam destaque mundialmente devido à sua eficácia no controle da dor, fortalecendo estruturas internas após a aplicação de cimento cirúrgico, com baixo risco anestésico-cirúrgico e menor número de complicações em comparação com procedimentos tradicionais. Entre esses métodos estão: vertebroplastia, cifoplastia, umeroplastia, acetabuloplastia e isquioplastia. Esses procedimentos consistem na aplicação de cimento cirúrgico em áreas onde há metástases que não respondem aos tratamentos convencionais.[109,118]

VERTEBROPLASTIAS E CIFOPLASTIAS

Esses procedimentos pretendem fortalecer a fratura vertebral dolorosa relacionada ao câncer por intermédio da cimentação com polimetilmetacrilato (PMMA) sob orientação de TC ou fluoroscópica. São usados para metástases dolorosas de estruturas ósseas.

Está indicado em fraturas por compressão secundárias à osteoporose, mieloma múltiplo, metástases e hemangiomas vertebrais agressivos.[109,118]

Há dois tipos de procedimentos para aumento vertebral, a vertebroplastia e a cifoplastia.[3]

Vertebroplastia

Nessa intervenção, injeta-se o PMMA no corpo vertebral fraturado para estabilizar o local fraturado e minimizar a ocorrência de possíveis expansões.[3]

Cifoplastia

Insere-se um cateter de balão na vértebra que será insuflado sob alta pressão para restaurar a altura vertebral e o desalinhamento desencadeado pela fratura. Em seguida, a cavidade

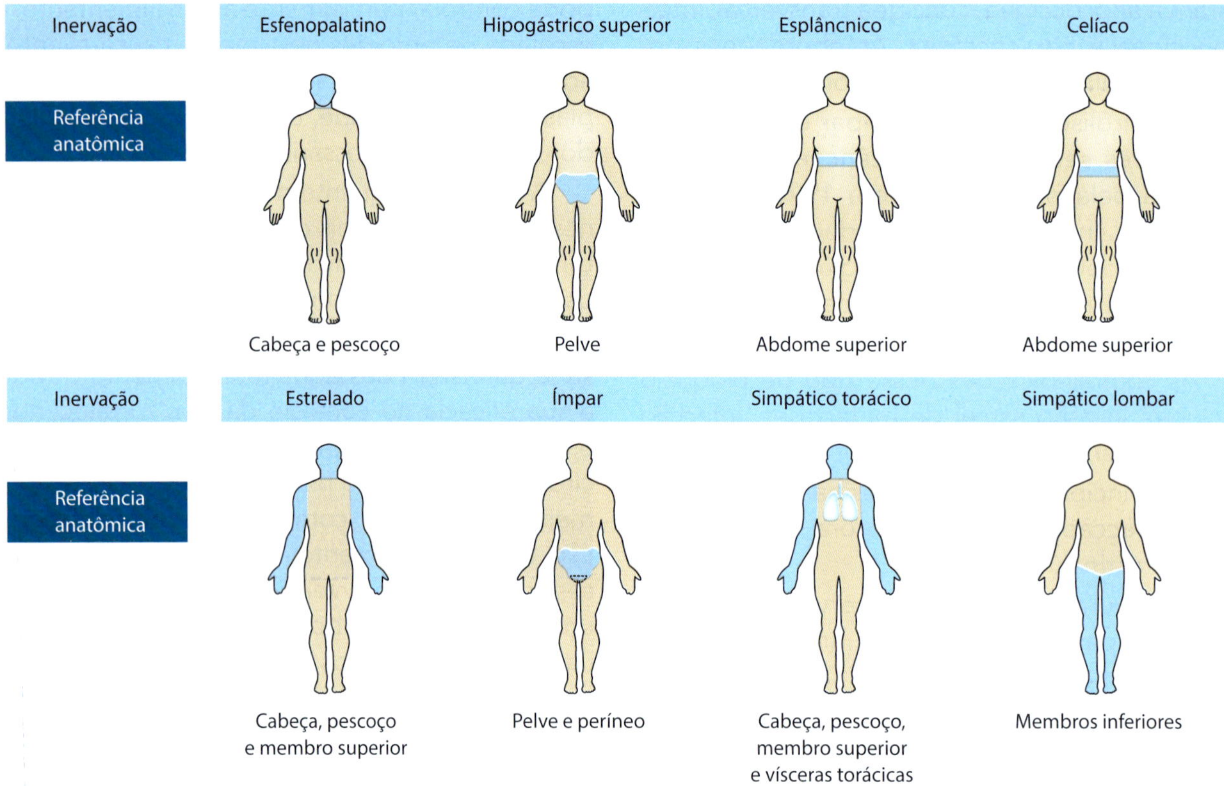

Figura 16 – Alvo do sistema nervoso autônomo.
Fonte: Adaptada de Minson P *et al.*, 2023.

gerada é preenchida com o PMMA para estabilizar a fratura.[3]

Ambos os procedimentos são indicados para fraturas vertebrais sintomáticas. Além disso, ambas aliviam a dor oncológica em pacientes com tumores ósseos malignos e nenhuma delas parece preferível nessa situação.[4] Entretanto, a vertebroplastia é preferida quando há colapso grave com redução de mais de 65% da altura vertebral com dificuldade de introduzir o cateter de balão. Além disso, também quando a fratura ocorreu há mais de 3 meses, pois diminui a possibilidade de elevar a placa terminal com a cifoplastia.[3]

Estudos recentes demonstraram que a cifoplastia é eficaz e segura na terapia das fraturas vertebrais dolorosas nos pacientes que possuem câncer.[4]

ESTIMULAÇÃO MEDULAR

A estimulação ocorre por meio da transmissão de impulsos em amplitude e frequência variáveis para as colunas dorsais a fim de diminuir a percepção da dor. Essa técnica é realizada a partir da introdução de eletrodos no espaço epidural dorsal, conectados a um gerador de impulsos. Na primeira etapa do procedimento é feito um teste analgésico sob fluoroscopia, no qual se coloca um eletrodo no espaço epidural, conectado a um gerador de pulso externo de forma temporária, cerca de 1 a 2 semanas. Se com esse teste o paciente relatar alívio álgico, prossegue-se para a segunda etapa. A segunda etapa consiste na colocação permanente do gerador de impulso de longo prazo implantado no subcutâneo.[3]

A principal indicação da estimulação medular é a dor neuropática. No entanto, os dados coletados apresentados são majoritariamente sobre dor crônica não cancerosa. Dessa maneira, apesar de haver estudos que relatam um benefício da estimulação medular para a dor oncológica, há uma limitação de evidências para essa abordagem no tratamento desse tipo de algia. Conforme estudos, essa técnica como opção terapêutica para pacientes oncológicos apresentou apenas evidências de baixo nível, ou seja, as evidências atuais são insuficientes para estabelecer o seu papel na dor relacionada ao câncer.[79,80] Talvez seja uma opção viável para pacientes com dor neuropática relacionada ao câncer, sem lesão de medula espinhal, que falharam no tratamento conservador.[99]

Vale ressaltar que existem outras opções de neuromodulação além da estimulação medular, como a estimulação do gânglio da raiz dorsal (DRG), que garante uma analgesia focal. Porém, o uso dessas técnicas em pacientes oncológicos ainda carece de estudos científicos e evidências.

Suas contraindicações incluem: coagulopatia, infecções locais e sistêmicas e estenose espinhal grave.[3]

As principais complicações desse procedimento incluem: dor local, extravasamento de líquido cefalorraquidiano (LCR), falha do dispositivo e deslocamento ou quebra do eletrodo.[3]

PROCEDIMENTOS PARA DORES MUSCULOESQUELÉTICAS

O mecanismo da dor musculoesquelética é complexo. Pode ser desencadeada por diversos mecanismos, como por intermédio da estimulação das terminações nervosas, liberação de mediadores pró-inflamatórios, destruição óssea, alongamento mecânico do periósteo e fraturas ou invasão tecidual local por tumores. Em nível celular, entende-se que a dor é gerada por interações entre as células tumorais, ósseas, inflamatórias, miócitos e neurônios sensoriais. Associado a isso, há o estímulo da liberação de substâncias químicas que danificam a densidade óssea. Outrossim, impacto nos músculos e fáscia podem gerar hipersensibilidade local e síndromes dolorosas miofasciais.[5]

Vale ressaltar que além da algia desencadeada pelo processo neoplásico nos ossos, a dor musculoesquelética também pode ser desencadeada pela terapia antineoplásica. Aproximadamente um terço dos pacientes que realizaram radioterapia para metástases ósseas tiveram dor óssea focal. Enquanto os pacientes que receberam agentes quimioterápicos, compostos citotóxicos e moduladores hormonais apresentaram artralgias.[5]

No Quadro 1, pode-se observar um resumo dos principais procedimentos intervencionistas para dor oncológica visceral.

Quadro 1 – Procedimentos para dor musculoesquelética no câncer
1. Injeções de ponto-gatilho
2. Injeções nas articulações
3. Injeções epidurais de esteroides
4. Bloqueio de ramo medial e ablação por radiofrequência na articulação facetaria
5. Bloqueio do nervo intercostal e neurólise
6. Aumento vertebral (vertebroplastia e cifoplastia)
7. Estimulação da medula espinhal

Fonte: Adaptado de Hao D *et al.*, 2021.

PRINCIPAIS PROCEDIMENTOS INTERVENCIONISTAS PARA PACIENTES ONCOLÓGICOS

Analgesia neuroaxial

É o procedimento em que se administra anestésico local, adjuvantes analgésicos e/ou opioides no espaço epidural, ou intratecal, através de um cateter implantado ou percutâneo.[3] Essa técnica é indicada principalmente quando a analgesia sistêmica é ineficaz ou causa efeitos colaterais inaceitáveis, e quando a analgesia espinhal se mostra eficaz em testes realizados antes de implantar o dispositivo definitivo.[3-4] Tem sido utilizado, por exemplo, no tratamento de dor refratária a opioides orais e sistêmicos, dor neuropática grave por invasão do plexo nervoso, metástases ósseas, quimioterapias agressivas, tumores viscerais e dor intratável.[4]

Essa técnica permite que os opioides acessem diretamente os receptores do SNC, o que propicia um bom efeito analgésico com uma menor dose administrada[3]. Além disso, resulta em menores efeitos adversos sistêmicos e menores problemas de absorção gastrointestinal do medicamento, o que contribui significativamente para a melhora da qualidade de vida.

Um estudo mostrou que a infusão intratecal reduziu os índices de dor e aumentou a sobrevida em cerca de 6 meses em pacientes com câncer, e minimizou o uso de opioides sistêmicos.[4]

As complicações gerais desta técnica incluem infecções no local do cateter, meningite e cefaleia.[3]

Essa abordagem pode ser empregada com técnicas diferentes (Quadro 2). Cada abordagem será descrita em detalhes nos tópicos seguintes.

Quadro 2 – Comparação entre a analgesia peridural e intratecal		
	Cateter peridural	**Bomba intratecal**
Doses equianalgésica de morfina	10 mg	1 mg
Sobrevida	Até 3 dias (cateter percutâneo) Superior a 7 dias (cateter tunelizado) Superior a 30 dias (cateter totalmente implantável)	Superior a 180 dias
Prognóstico	PPS ≥ dor localizada	Dor refratária PPS ≤ 1
Vantagens	Implementação fácil Baixo custo Adaptabilidade da dose farmacológica	Bomba interna Doses e volume baixos de medicamento Duradouro Alta difusão Menor risco de infecção
Desvantagens	Acesso limitado de tratamento Grande volume de medicamento Duração limitada Duração limitada Alto risco de infecção Risco de migração do cateter	Implementação e manejo complexo Alto custo

PPS: escala de desempenho paliativo (palliative performance scale).

Fonte: Adaptado de World Health Organization, 1987; Needleman P *et al.*, 1997; Chapman J *et al.*, 2023.

ABORDAGEM EPIDURAL

Com uma agulha Tuohy é passado um fio-guia no espaço epidural para inserir o cateter por intermédio desse fio. Insere-se o cateter com auxílio de imagem a fim de alcançar o nível desejado, vertebral torácico ou lombar inferior, por exemplo. Em seguida, o fio-guia é removido e o cateter é conectado ao dispositivo escolhido para administração adequada do medicamento.[4]

Abordagem intratecal

Na via intratecal, o medicamento é injetado diretamente no LCR. Para instalar o cateter percutâneo, o acesso é feito com uma agulha de Tuohy introduzida até o espaço intratecal, procedimento confirmado pelo uso de radioscopia e clinicamente pela saída de líquor pela agulha. O cateter é, então, introduzido e posicionado no nível pré-determinado, sempre com o uso da radioscopia para confirmar o posicionamento.[3,101]

O cateter é conectado a um dispositivo que permita infusão medicamentosa. No caso de cateteres intratecais, geralmente são utilizadas bombas de infusão de fármacos implantadas subcutaneamente. A bomba possui um reservatório para a medicação, e é possível acessar percutaneamente esse espaço para a reposição do medicamento. A dose é titulada de maneira gradual até atingir o controle álgico adequado. O paciente pode receber alta no dia seguinte após o implante da bomba e deve fazer um acompanhamento médico de 3 a 5 dias para ajustes na dose.[3]

Vale ressaltar que é fundamental um teste pré-implante antes da realização do procedimento. O teste é considerado positivo quando ocorre melhora de pelo menos 50% da dor do paciente, avaliado por uma escala validada. O teste permite definir se a medicação intratecal é efetiva no controle da dor do paciente e também orienta a dose inicial da medicação. Não existe padrão-ouro para o teste, podendo ser realizado uma dose única, múltiplas doses ou até uma infusão contínua.[102] É recomendado uma dose de 0,1 mg a 0,5 mg de morfina e 25 mcg a 50 mcg de baclofeno para o teste.[103]

As contraindicações desse procedimento incluem: coagulopatia, infecção local ou sistêmica e estenose espinhal grave.[3]

As principais complicações são: infecção no local da bomba, hematoma, seroma da bolsa da bomba e falha da bomba.[3]

Os medicamentos mais utilizados com as bombas intratecais são os opioides, como a morfina, hidromorfona e fentanil; ziconotida; anestésicos locais e baclofeno. A bupivacaína é frequentemente combinada com opioides para dores ósseas nociceptivas relacionadas ao câncer.[3] Dentre tais medicamentos, apenas a morfina, baclofeno e ziconotide são aprovados pela Food and Drug Administration (FDA). No Brasil, a Agência Nacional de Vigilância Sanitária (Anvisa) aprova apenas o baclofeno e a morfina.[104]

A morfina é o padrão-ouro no tratamento de primeira linha. É recomendada por apresentar estabilidade, afinidade do receptor e ampla experiência na prática clínica por essa via.[81] Porém pode causar efeitos adversos como por exemplo a formação de granuloma (relacionado às altas concentrações da medicação), prurido, disfunção hormonal, retenção urinária, fraqueza motora e depressão respiratória. Ocorre também o risco de infecções, hematomas e fístula liquórica.[100] Nesse viés, a fim de prevenir o granuloma, não se deve exceder 15 mg/dia de morfina de concentração inferior a 20 mg/mL.[82]

A ziconotida possui janela terapêutica estreita, não apresenta risco de dependência, depressão respiratória e granuloma. A dosagem deve ser estratégica para alcançar o efeito desejado e manter a segurança. Assim, deve-se introduzir abaixo de 0,5 mg/dia com titulação lenta e não ultrapassar de 0,5 mg/semana de aumento.[82]

Para escolher entre a técnica peridural e intratecal, alguns fatores devem estar alinhados, como:[81]

- Indicação da abordagem.
- Tempo de sobrevida adequado [Avaliar com Escala de Desempenho Paliativo (PPS) e/ou índice prognóstico paliativo (PPI, do inglês *palliative prognostic index*)] (Quadro 2 e Figura 17).
- Exposição e sensibilidade ao opioide.
- Localização, tipo e características da dor.
- Propriedades do medicamento.
- Localização do cateter.
- Estratégia de infusão do fármaco.
- Condições psicossociais.
- Apoio familiar do paciente.

A previsão de sobrevida para pacientes com câncer avançado pode ser feita por meio da ferramenta PPI.[83] Além disso, a PPS é uma ferramenta que independe da sobrevida, contribui para a avaliação da situação funcional do paciente, possibilitando definir o perfil, o que contribui para definir quais cuidados serão necessários para o paciente (Figura 18).

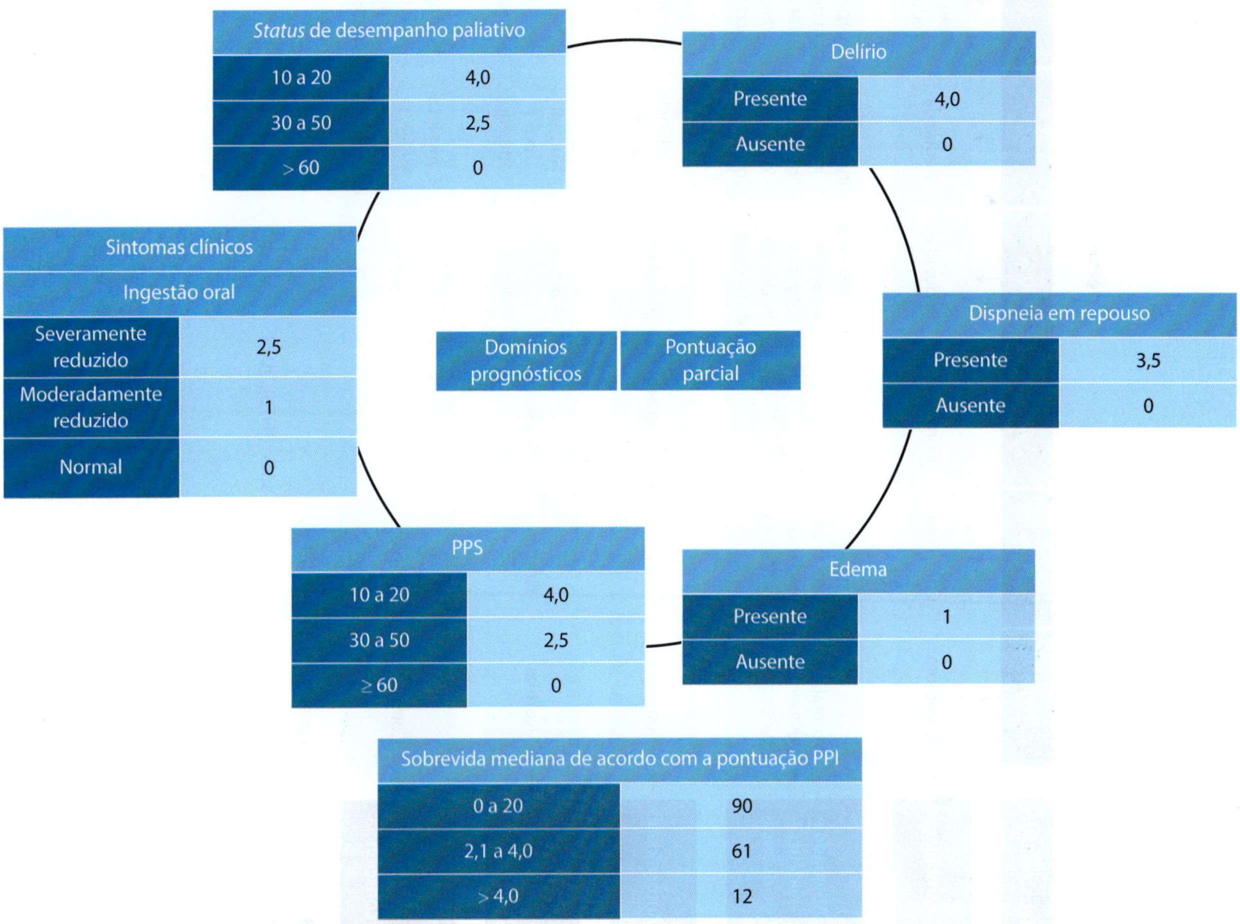

Figura 17 – Índice prognóstico paliativo (PPI).

Fonte: Adaptada de Fernandes M, *et al.*, 2021.[83]

Itens avaliados	100%	90%	80%	70%	60%	50%	40%	30%	20%	10%	0%
Deambulação	Completa	Completa	Completa	Reduzida	Reduzida	Sentado e reduzida	Acamado	Acamado	Acamado	Acamado	Morte
Atividade e evidência de doença	Normal, sem evidência da doença	Normal, sem evidência da doença	Com esforço, com alguma evidência doença	Incapaz para o trabalho alguma evidência da doença	Incapaz de realizar hobbies, doença significativa	Incapacidade para qualquer trabalho, doença extensa	Incapacidade para qualquer trabalho, doença extensa	Incapacidade para qualquer trabalho, doença extensa	Incapacidade para qualquer trabalho, doença extensa	Incapacidade para qualquer trabalho, doença extensa	
Autocuidado	Completo	Completo	Completo	Completo	Assistência ocasional	Assistência considerável	Assistência quase completa	Dependência completa	Dependência completa	Dependência completa	
Ingestão	Normal	Normal	Normal	Normal ou reduzido	Normal ou reduzido	Normal ou reduzido	Normal ou reduzido	Reduzido	Ingestão limitada acolheradas	Cuidados com a boca	
Nível de consciência	Completo	Completo	Completo	Completo	Completo ou com períodos de confusão	Completo ou com períodos de confusão	Completo ou com períodos de confusão	Completo ou com períodos de confusão	Completo ou com períodos de confusão		

Figura 18 – Escala de Desempenho Paliativo (PPS).

Fonte: Adaptada de Instituto Nacional de Tecnologia e Saúde (INTS), 2023.

Intervenções neurocirúrgicas minimamente invasivas para dor intratável refratária

São intervenções neuroablativas complexas que visam diminuir a transmissão da dor em níveis altos do SNC. Os procedimentos envolvem maiores riscos e são indicados para casos de dor oncológica refratária aos tratamentos convencionais.[3]

Cordotomia

Entre as técnicas neuroablativas, a cordotomia é a mais frequente para dor oncológica. Visa extinguir com a resposta dolorosa abaixo do nível da lesão, no lado contralateral, a partir da destruição das fibras do trato espinotalâmico no quadrante anterolateral da medula espinhal, melhorando a dor e preservando o tato fino e a propriocepção. O resultado do procedimento para alívio imediato varia de 69% a 100% dos casos.[84]

Pode ser realizada por diversas técnicas. A cordotomia percutânea é uma técnica realizada por radioscopia ou TC, que pode ser realizada com sedação, o que permite que o cirurgião estimule o local marcado antes da lesão, garantindo maior segurança. Quando posicionada, a lesão no trato espinotalâmico é feita termicamente por meio da corrente elétrica gerada por radiofrequência.[85] Vale ressaltar que as dores viscerais ou de desaferentação não respondem bem à cordotomia.[79]

Mielotomia

A mielotomia extralemniscal visa interromper as fibras espinorreticulotalâmicas que cruzam a linha mediana para os quadrantes anterolaterais da medula espinhal, e é utilizada em alguns casos de dor oncológica bilateral na região inferior do corpo (pelve/períneo e membros inferiores) e alguns casos de dor neuropática. A mielotomia puntiforme pode ser uma opção para dor visceral oncológica, causando a lesão da linha média da coluna dorsal da medula, uma via relacionada a dor visceral.[105] Essa técnica é de baixo custo e fácil aplicação.

Cingulotomia

É uma intervenção neurocirúrgica em que se realizam lesões contíguas do córtex cingulado anterior (ACC) e do cíngulo, bilateralmente. Essa técnica visa obter um efeito terapêutico em que o paciente reduz a consciência emocional de dor. É indicada para os pacientes que possuem dores difusas refratárias em todo o corpo ou metade dele. É uma abordagem pouco frequente e com poucas evidências sobre as especificidades da técnica.[79]

Talamotomia

Também é uma abordagem neurocirúrgica que gera lesão nos núcleos talâmicos inespecíficos. Com essa técnica pode lesionar tanto o núcleo posterior ventral (VP) quanto o centro mediano parafascicular (CM-PF), comumente de forma unilateral. É indicada em dor por nocicepção e por desaferentação, principalmente de localização craniocervical e braquial, quando existe contraindicação da realização de cordotomia. Alivia a dor oncológica em 90% dos casos, mas a longo prazo os resultados são insatisfatórios. Vale ressaltar que a estimulação e a avaliação do teste intraoperatório são necessários. Importante fomentar que os dados sobre os resultados da técnica são restritos[79] e que a técnica está cada vez mais caindo em desuso. As complicações costumam ser temporárias, principalmente sonolência e dissinergia da motricidade ocular. Alterações cognitivas chegam a 36% e oculomotoras em 52%, e 16% dos casos são lesões permanentes.[102]

OUTROS PROCEDIMENTOS

Injeções em ponto-gatilho

Os pontos-gatilhos usualmente se apresentam como faixas tensas nos músculos (p. ex., levantador da escápula, glúteo médio, quadrado lombar e o trapézio). As injeções em ponto gatilho são realizadas com baixa quantidade (cerca de 0,5 mL a 1 mL) de anestésico local (lidocaína a 1% ou bupivacaína a 0,25%) com ou sem corticoide.[3]

Injeções nas articulações

Injeção local nas articulações dolorosas com esteroide com ou sem anestésico local com uma quantidade de aproximadamente 1 mL a 3 mL, podendo variar conforme o espaço articular e com duração de cerca de 3 meses.[3]

Injeções epidurais de esteroides

Injeção epidural de esteroides (ESI) é a injeção com ou sem anestésico local no espaço epidural. Tem o objetivo de reduzir a algia regional. A região lombar e cervical são frequentemente escolhidas para a administração da injeção. Há diferentes abordagens para alcançar o espaço epidural: a intralaminar ou central (utiliza-se fluoroscopia), transforaminal e a caudal. O efeito pode iniciar a partir de 1 a 2 semanas e a duração é de aproximadamente 6 meses ou mais. Estudos indicam que a eficácia dessa técnica em pacientes não oncológicos é conflitante, mas que pode diminuir a necessidade de cirurgia espinhal mais complexa e que injeções epidurais de esteroides (ESIs) transforaminal lombossacral foi benéfica na dor maligna espinhal.

Bloqueios de ramo medial e ablação por radiofrequência na articulação facetária

As facetas articulares são pequenas articulações que conectam a porção posterior da coluna vertebral. O bloqueio é feito por meio da administração de anestésico local no ramo médio do ramo dorsal no local da articulação facetária. É comumente utilizada para dor no nível medial e inferior da região cervical e lombar. Os estudos clínicos indicam que há uma duração terapêutica de cerca de 6 a 12 meses.[3,13]

Bloqueio do nervo intercostal e neurólise

O bloqueio do nervo intercostal ocorre por meio do bloqueio farmacológico ou ablativo dos nervos intercostais. Essa técnica pode propiciar alívio de dores de cânceres primárias ou oriundas de lesões metastáticas de pulmão, pleura, costela, parede torácica ou mama.[3,13]

O Quadro 3 descreve-se as contraindicações e complicações das intervenções de controle álgico oncológico citadas anteriormente.

TRATAMENTO NÃO FARMACOLÓGICO

As terapias não farmacológicas fazem parte do planejamento do tratamento para o câncer. O objetivo das medidas não farmacológicas é tratar as dimensões afetivas, cognitivas, psicológicas, comportamentais e socioculturais da dor oncológica.[32] As diretrizes da American College of Physicians, National Comprehensive Cancer Network e American Society of Clinical Oncology recomendam combinar a abordagem não medicamentosa com a farmacológica.[7] Assim, não deve ser compreendida como intervenções alternativas indicadas apenas quando ocorrer falha das outras terapias, mas, sim, indicada para acrescentar, almejando alcançar uma terapia multimodal.[32] Incorporar cuidadosamente essas medidas aos cuidados oncológicos padrões podem complementar outros tratamentos con-

Quadro 3 – Contraindicações e complicações das outras intervenções de controle álgico oncológico

Intervenção	Contraindicação	Complicação
Injeções de ponto-gatilho	Coagulopatia significativa, infecção local e alergia a anestésico local	Reação local, hematoma e reação alérgica a anestésico local. As complicações são raras de ocorrerem
Injeções nas articulações	Coagulopatia grave, infecção cutânea ou articular local, infecção sistêmica	Artrite séptica, hemartrose e reações locais a aplicação da injeção. As complicações são raras de ocorrerem
Injeções epidurais de esteroides (ESIs)	Coagulopatia, infecções locais ou sistêmicas e doença leptomeníngea	Irritação da raiz nervosa, hematomas locais, injeção vascular, dores de cabeça, formação de abscesso epidural e hematoma que gere compressão da medula espinhal. As complicações são incomuns de ocorrerem
Bloqueios de ramo medial e ablação por radiofrequência na articulação facetária	Recusa do paciente, infecção local, diátese hemorrágica, anticoagulação, anatomia aberrante e alergia ao anestésico local	Infecção, hematomas e sangramento (infrequentes)
Bloqueio do nervo intercostal e neurólise	Infecção local ou sistêmica, coagulopatia e doença pulmonar grave	Pneumotórax, hematoma local, infecção e neurite

Fonte: Adaptado de Mills SEE *et al.*, 2019; Vane JR, 197.

vencionais a fim de melhorar a qualidade do cuidado que os pacientes recebem.[7]

As intervenções não farmacológicas incluem medidas processuais e psicossociais. Embora não possuam a capacidade de reduzir a dor quando usadas isoladamente, podem aliviar a ansiedade e as alterações de humor, comumente associadas ao sofrimento doloroso. Os dados atuais são de pesquisas a partir de ensaios clínicos randomizados sobre a prática mente-corpo, acupuntura, massoterapia e musicoterapia.[7]

Prática mente-corpo

São práticas que estimulam a interação entre a mente e o corpo a fim de melhorar a função física e promover saúde. São elas: a meditação, técnicas de relaxamento, hipnose, ioga e Tai Chi Chuan. Os estudos publicados sobre essas práticas mostraram um benefício no bem-estar emocional, sono, fadiga, ansiedade e depressão, mas não isoladamente na dor. Entretanto, em uma revisão sistemática de 21 estudos e em outra de 27, a hipnose mostrou certo alívio na dor do câncer, mas com dados limitados devido à heterogeneidade das populações e má qualidade dos estudos avaliados. Uma metanálise de 37 estudos (n = 4.199 pacientes) concluiu que as modalidades de hipnose e psicossociais possuem um efeito médio na intensidade da dor, fomentando que, quando aplicadas com qualidade, devem ser consideradas em abordagens multimodais.[7]

As práticas mente-corpo são seguras e devem ser aplicadas com técnica adequada por um instrutor capacitado para alcançar os benefícios. São escassos os estudos clínicos controlados randomizados que avaliam a dor como desfecho primário no cenário de tratamento oncológico.

Acupuntura

É oriunda da medicina tradicional chinesa. Nessa modalidade, agulhas filiformes são inseridas em determinados pontos do corpo com o objetivo de promover saúde.[7] É uma abordagem que possui evidências substanciais indicando que é um tratamento complementar eficaz no controle da dor do câncer, embora seu mecanismo analgésico exato ainda seja incerto.[35] O impacto da acupuntura no alívio da dor oncológica nos cuidados paliativos foi pouco abordado nas diversas revisões sistemáticas e metanálises publicadas.

Massoterapia

É a modalidade que se aplica força física nos músculos, tendões e tecidos conjuntivos a fim de obter relaxamento, alívio da dor, melhora da circulação e redução da tensão.[7]

A "massagem sueca" é baseada em movimentos de deslizamento, amassamento, rolamento e fricção. É a técnica mais utilizada na terapia do câncer. Não há evidências fortes que demonstram a eficácia da massoterapia no controle álgico no cenário oncológico, embora tenham dados que sugerem certo benefício aos pacientes.[7]

A técnica é segura, mas não é recomendado aplicar pressão intensa em tecidos moles com tumor adjacente ou em locais que possuem metástase óssea. Também é contraindicado em pacientes trombocitopênicos ou que fazem uso de anticoagulantes, em lesões cutâneas, áreas com dispositivos implantados, que recebem ou receberam radioterapia e/ou de cirurgias recentes.[7]

Musicoterapia

É a utilização da música como fins terapêuticos, podendo ser de forma receptiva ou ativa (paciente participa da confecção musical).[35]

Uma revisão sistemática mostrou uma investigação visando avaliar o impacto da música no tratamento médico convencional para redução dos sintomas oncológicos nos enfermos com câncer de mama em quimioterapia. Os sintomas avaliados foram dor, vômito, náusea, insônia e alterações emocionais e cognitivas. Como resultado, não houve diferenças significativas quanto à eficácia da musicoterapia para a diminuição da dor.[86]

Por outro lado, nessa mesma revisão, mostrou a eficácia desta abordagem em pessoas que sofriam de câncer urogenital, de mama ou gastrointestinal, leucemia e outros tipos de câncer. Os resultados demonstraram uma redução da dor no grupo praticante de musicoterapia.[86]

Estudos evidenciaram que a eficácia da terapia musical combinada é maior quando os sintomas são agudos e não são cronificados.[86] Além disso, a musicoterapia pode auxiliar no controle indireto da dor, uma vez que diminui os sintomas de ansiedade, depressão, insônia e pode melhorar a percepção dolorosa.

Referências bibliográficas

1. Van den Beuken-van EMH, de Graeff A, Jongen JL, Dijkstra D, Mostovaya I, Vissers KC, et al. Diagnosis treatment of cancer pain. Pharmacological treatment of pain in cancer patients: the role of adjuvant analgesics, a systematic review. Pain Pract. 2017;17(3):409-19. doi: 10.1111/papr.12459.
2. Cleeland CS, Gonin R, Hatfield AK, Edmonson JH, Blum RH, Stewart JA, et al. Pain and its treatment in outpatients with metastatic cancer. New England Journal of Medicine. 1994;330(9:592-6.
3. Habib MH, Schlögl M, Raza S, Chwistek M, Gulati A. Interventional pain management in cancer patients—a scoping review. Annals of palliative medicine. 2023;12(6):1198-214.
4. Allano G, George B, Minello C, Burnod A, Maindet C, Lemaire A. Strategies for interventional therapies in cancer-related pain—a crossroad in cancer pain management. Supportive Care in Cancer. 2019;27(8):3133–45.
5. Hao D, Sidharthan S, Cotte J, Decker M, Salisu-Orhurhu M, Olatoye D, et al. Interventional therapies for pain in cancer patients: a narrative review. current pain and headache reports. 2021;25(7).
6. Bennett MI, Kaasa S, Barke A, et al. The IASP classification of chronic pain for ICD-11. 2019;160(1)38-44.
7. Deng G. Integrative medicine therapies for pain management in cancer patients. The Cancer Journal. 2019;25(5):343–8. [2025 Mar. 13]. Disponível em: https://journals.lww.com/journalppo/Abstract/2019/09000/Integrative_Medicine_Therapies_for_Pain_Management.8.aspx.
8. Ganguly A, Michael M, Goschin S, Harris K, McFarland DC. Cancer Pain and Opioid Use Disorder. Oncology (Williston Park). 2022 Sep 7;36(9):535-541. doi: 10.46883/2022.25920973. PMID: 36107782.
9. Mestdagh F, Steyaert A, Lavand'homme P. Cancer pain management: a narrative review of current concepts, strategies, and techniques. Current Oncology. 2023;30(7):6838–58.
10. Haroun R, Wood JN, Sikandar S. Mechanisms of cancer pain. Frontiers in Pain Research (Lausanne, Switzerland). 2022;3:1030899. [2025 Mar. 13]. Disponível em: https://pubmed.ncbi.nlm.nih.gov/36688083/.
11. Anekar AA, Cascella M. WHO Analgesic ladder. PubMed. Treasure Island (FL): StatPearls Publishing; 2022. [2025 Mar. 13]. Disponível em: https://www.ncbi.nlm.nih.gov/books/NBK554435.
12. Bulls HW, Hamm M, Wasilko R, Cameron FA, Belin S, Goodin BR, et al. I Refused to get addicted to opioids: exploring attitudes about opioid use disorder in patients with advanced cancer pain and their support people. J Pain. 2023;24(6):1030-8. doi: 10.1016/j.jpain.2023.01.015.
13. Peixoto MF, Barros MC, Fonseca PRB,et al. Dor. 2. Ed. Manole; 2023.
14. Raja SN, Carr DB, Cohen M, Finnerup NB, Flor H, Gibson S, et al. The revised international association for the study of pain definition of pain: concepts, challenges, and compromises. Pain. 2020;161(9).
15. Barros CM. Tratado de dor oncológica. 1. ed. Rio de Janeiro: Atheneu; 2019.
16. Voscopoulos C, Lema M. When does acute pain become chronic? Br J Anaesth. 2010;105(1):i69-85. doi: 10.1093/bja/aeq323.
17. Cherny NI, Fallon MT, Kaasa S, et al. Chronic cancer pain syndromes.Oxford Textbook of Palliative Medicine, 6. ed. Oxford University Press, Oxford; 2021.
18. Elad S, Yarom N, Zadik Y, Kuten-Shorrer M, Sonis ST. The broadening scope of oral mucositis and oral ulcerative mucosal toxicities of anticancer therapies. CA Cancer J Clin. 2022;72(1):57-77. doi:10.3322/caac.21704.
19. Gwathmey KG. Plexus and peripheral nerve metastasis. Handb Clin Neurol. 2018;149:257-79. doi: 10.1016/B978-0-12-811161-1.00017-7.
20. Boland EG, Ahmedzai SH. Persistent pain in cancer survivors. Curr Opin Support Palliat Care. 2017;11(3):181-90. doi:10.1097/SPC.0000000000000292.
21. Kurita GP, Sjøgren P. Pain management in cancer survivorship. Acta oncol. 2015;54(5):629-34. doi: 10.3109/0284186X.2014.996662.
22. Di Stefano G, Di Lionardo A, Di Pietro G, Truini A. Neuropathic pain related to peripheral neuropathies according to the IASP grading system criteria. Brain Sci. 2021;11(1). doi: 10.3390/brainsci11010001.
23. Colloca L, Ludman T, Bouhassira D, Baron R, Dickenson AH, Yarnitsky D, et al. Neuropathic pain. Nature Reviews Disease Primers. 2017;3(1).
24. Haanpää M, Attal N, Backonja M, Baron R, Bennett M, Bouhassira D, et al. NeuPSIG guidelines on neuropathic pain assessment. Pain. 2011;152(1):14-27. doi: 10.1016/j.pain.2010.07.031.
25. Edwards HL, Mulvey MR, Bennett MI. Cancer-related neuropathic pain. Cancers (Basel). 2019;11(3):373. doi: 10.3390/cancers11030373.

26. Virgen CG, Kelkar N, Tran A, Rosa CM, Cruz--Topete D, Amatya S, et al. Pharmacological management of cancer pain: novel therapeutics. Biomedicine & Pharmacotherapy. 2022;156:113871.
27. Yoon S, Oh J. Neuropathic cancer pain: prevalence, pathophysiology, and management. The Korean journal of internal medicine. 2018;33(6):1058-69. doi: 10.3904/kjim.2018.162.
28. Sharma V, Leon-Casasola O. Cancer Pain. Practical managment of pain. Philadelphia: Elsevier Mosby. 2014:335-45.e3.
29. Cleeland CS, Gonin R, Hatfield AK, Edmonson JH, Blum RH, Stewart JA, et al. Pain and its treatment in outpatients with metastatic cancer. New England Journal of Medicine. 1994;330(9):592–6.
30. Chhabria A. Psychogenic pain disorder – differential diagnosis and treatment. J Assoc Physicians India. 2015;63(2):36-40.
31. Fallon M, Giusti R, Aielli F, Hoskin P, Rolke R, Sharma M, et al. Management of cancer pain in adult patients: ESMO clinical. Practice Guidelines. Ann Oncol. 2018;29(4):iv166–iv191.
32. Camps HC, Batista N, Díaz Fernández N, et al. Breakthrough cancer pain: review and calls to action to improve its management. Clin Transl Oncol. 2020;22(8:1216-26.doi: 10.1007/s12094-019-02268-8.
33. Gordon DB, Dahl JL, Miaskowski C, McCarberg B, Todd KH, Paice JA, et al. American pain society recommendations for improving the quality of acute and cancer pain management: American pain society quality of care task force. Arch Intern Med. 2005;165(14):1574-80. doi: 10.1001/archinte.165.14.1574.
34. Arthur J, Tanco K, Park M, et al. Personalized pain goal as an outcome measure in routine cancer pain assessment. J Pain Symptom Manage. 2018;5(1):80-7.
35. Yang J, Bauer BA, Wahner-Roedler DL, Chon TY, Xiao L. The modified who analgesic ladder: is it appropriate for chronic non-cancer pain? Journal of Pain Research. 2020;13(13):411–7. [2025 Mar. 13]. Disponível em: https://www.ncbi.nlm.nih.gov/pmc/articles/PMC7038776/.
36. Bramati P, BRUERA E. The end of the second step of the World Health Organization analgesic ladder? Annals of Oncology. 2022;33(12):1212–13.
37. Mestdagh F, Steyaert A, Lavand'hP. Cancer pain management: a narrative review of current concepts, strategies, and techniques. Current Oncology. 2023;30(7):6838–58.
38. Wood H, Dickman A, Star A, Boland JW. Updates in palliative care – overview and recent advancements in the pharmacological management of cancer pain. Clinical Medicine. 2018;18(1):17–22. [2025 Mar. 13]. Disponível em: https://www.ncbi.nlm.nih.gov/pmc/articles/PMC6330928/.
39. Ballantyne JC, Fishman SM, Rathmell JP. Bonica's management of pain. 5. ed. Philadelphia: Lippincott Williams & Wilkins. 2018;4155-6.
40. Posso I. Tratado de dor - Sociedade Brasileira para o estudo da dor. Tratado de Dor. 1. ed. São Paulo: SBED; 2017;131:1585-613.
41. Kornick CA, Kilborn MJ, Santiago PJ, Schulman G, Thaler HT, Keef DL, et al. QTc interval prolongation associated with intravenous methadonw. Pain. 2003;105(3):499-506.
42. Ballantyne JC, Fishman SM, Rathmell JP. Bonica's management of pain. 5. ed. Philadelphia: Lippincott Williams & Wilkins; 2018:4220-1.
43. Ballantyne JC, Fishman SM, Rathmell JP. Bonica's management of pain. 5. ed. Philadelphia: Lippincott Williams & Wilkins; 2018:4157.
44. Fine PG, Portenoy RK. Ad hoc expert panel on evidence review and guidelines for opioid rotation. Establishing "best practices" for opioid rotation: conclusions of an expert panel. J Pain Symptom Manage. 2009;38(3):418-25. doi: 10.1016/j.jpainsymman.2009.06.002.
45. Chaham MS, Dodds A ES, Svengsouk JS, Juba KM. Dose ratios between high dose oral morphine or equivalents and oral methadone. J Palliat Med 2013; 16:947.
46. García RLA, Tacconelli S, Patrignani P. Role of dose potency in the prediction of risk of myocardial infarction associated with nonsteroidal anti-inflammatory drugs in the general population. J Am Coll Cardiol. 2008;52(20):1628-36. doi:10.1016/j.jacc.2008.08.041.
47. Barros CM. Tratado de dor oncológica. 1. ed. Rio de Janeiro: Atheneu; 2019:425.
48. Tomidis CMK, Goppelt I, Zeissig Y, Sachs UJ, Laass MW. Metamizole-induced agranulocytosis (MIA): a mini review. Mol Cell Pediatr. 2023;10(1):6.doi: 10.1186/s40348-023-00160-8.
49. Nikolova I, Tencheva J, Voinikov J, Petkova V, Benbasat N, Danchev N. Metamizole: a review profile of a well-known "forgotten" drug. Part I: Pharmaceutical and Nonclinical Profile. Biotechnol Biotechnol Equip. 2012;26(6):3329-37.
50. Carlsson KH, Jurna I. The role of descending inhibition in the antinociceptive effects of the pyrazolone derivatives, metam- izol (dipyrone) and aminophenazone ("Pyramidon").

Naunyn Schmiedebergs Arch Pharmacol. 1987;335(2):154-9.
51. Basak GW, Drozd-Sokołowska J, Wiktor-Jedrzejczak W. Update on the incidence of metamizole sodium-induced blood dyscra- sias in Poland. J Int Med Res. 2010;38(4):1374-80.
52. Hamerschlak N, Maluf E, Biasi CA, et al. Incidence and risk factors for agranulocytosis in Latin American countries-the latin study: a multicenter study. Eur J Clin Pharmacol. 2008;64(9):921-9.
53. Kötter T, da Costa BR, Fässler M, et al. Metamizole-associated adverse events: a systematic review and meta-analysis. PLoS One. 2015;10(4):e0122918.doi: 10.1371/journal.pone.0122918.
54. Gaertner J, Stamer UM, Remi C, et al. Metamizole/dipyrone for the relief of cancer pain: a systematic review and evidence-based recommendations for clinical practice. Palliat Med. 2017;31(1):26-34.
55. Barros CM. Tratado de dor oncológica. 1. ed. Rio de Janeiro: Atheneu; 2019:532.
56. Matsuoka H, Iwase S, Miyaji T, et al. Additive duloxetine for cancer-related neuropathic pain nonresponsive or intolerant to opioid-pregabalin therapy: a randomized controlled trial (JORTC-PAL08). J Pain Symptom Manage 2019;58(4):645-53.
57. Smith EM, Pang H, Cirrincione C, et al. Effect of duloxetine on pain, function, and quality of life among patients with chemotherapy-induced painful peripheral neuropathy: a randomized clinical trial. JAMA 2013;309(13):1359-67.
58. Posso IP, et al. Tratado de dor: publicação da Sociedade Brasileira para Estudo da Dor. 1. ed. Rio de Janeiro: Atheneu 2017:699-717.
59. Urits I, Peck J, Orhurhu MS, Wolf J, Patel R, Orhurhu V, et al. Off-label antidepressant use for treatment and management of chronic pain: evolving understanding and comprehensive review. Curr Pain Headache Rep. 2019;23(9):66.
60. De Oliveira Jr GS, Castro-Alves LJ, Khan JH, McCarthy RJ. Periopera- tive systemic magnesium to minimize postoperative pain: a meta-analysis of randomized controlled trials. Anesthesiology. 2013;119:178–90.
61. Morel V, Pickering ME, Goubayon J, Djobo M, Macian N, Pickering G. Magnesium for pain treatment in 2021? State of the Art. Nutrients. 2021;13(5):1397. doi:10.3390/nu13051397.
62. Benzon HT, Anderson TA. Themed issue on the opioid epidemic: what have we learned? where do we go from here? Anesthesia & Analgesia. 2017;125(5):1435-7. doi: 10.1213/ANE.0000000000002537.
63. Sanders RD, Maze M. Alpha2-adrenoceptor agonists. Curr Opin Investig Drugs. 2007;8:25–33.
64. Arain SR, Ruehlow RM, Uhrich TD, Ebert TJ. The efficacy of dexmedeto- midine versus morphine for postoperative analgesia after major inpatient surgery. Anesth Analg. 2004;98:153–8.
65. Jeffrey F, Raouf M. A review of skeletal muscle relaxants for pain management. Practical Pain Management. 2016;16(5).
66. Witenko C, Moorman-Li R, Motycka C, Duane K, Hincapie-Castillo J, et al. Considerations for the appropriate use of skeletal muscle relaxants for the management of acute low back pain. P T. 2014;39(6):427-35.
67. Knotkova H, Pappagallo M. Adjuvant analgesics. Med Clin North Am. 2007; 91(1):113-24.
68. Schug AS, Chandrasena C. Pain management of the câncer patient. Expert Opin Pharmacother. 2015;16(1):5-15.
69. Barros CM. Tratado de dor oncológica. 1. ed. Rio de Janeiro: Atheneu; 2019:435-644.
70. Whiting PF, Wolff RF, Deshpande S, Di Nisio M, Duffy S, Hernandez AV, et al. Cannabinoids for medical use: a systematic review and meta-analysis. JAMA. 2015;313(24):2456-73. doi: 10.1001/jama.2015.6358.
71. Mücke M, Phillips T, Radbruch L, Petzke F, Häuser W. Cannabis-based medicines for chronic neuropathic pain in adults. Cochrane Database Syst Rev. 2018;3(3):CD012182. doi: 10.1002/14651858.CD012182.pub2.
72. Gorzo A, Havași A, Spînu Ș, Oprea A, Burz C, Sur D. Practical considerations for the use of cannabis in cancer pain management-what a medical oncologist should know. J Clin Med. 2022;11(17):5036. doi: 10.3390/jcm11175036.
73. Barros CM. Tratado de dor oncológica. 1. ed. Rio de Janeiro: Atheneu; 2019:824.
74. Hochberg U, Minerbi A, Boucher LM, Perez J. Interventional pain management for cancer pain: an analysis of outcomes and predictors of clinical response. Pain Physician. 2020;23(5):E451–60. [2025 Mar. 13]. Disponível em: https://pubmed.ncbi.nlm.nih.gov/32967396.
75. Baig S, Moon JY, Shankar H. Review of sympathetic blocks: anatomy,sonoanatomy, evidence, and techniques. Reg Anesth Pain Med. 2017;42(3):377-91.
76. Hazareesingh S. O maior revolucionário das Américas: A vida épica de Toussaint Louverture. Rio de Janeiro: Zahar; 2021. 930 p.
77. Moore KLA. Agur MR, Dalley AF. Essential clinical anatomy. Guanabara Koogan; 2019.

78. Barros CM. Tratado de dor oncológica. 1. ed. Rio de Janeiro: Atheneu; 2019:1112.
79. Alamri A, Mostofi A, Pereira EAC. Neurosurgical interventions for cancer pain. Current Opinion in Supportive and Palliative Care. 2023;17(2):85-89. doi: 10.1097/SPC.0000000000000642.
80. Peng L, Min S, Zejun Z, Wei K, Bennett MI. Spinal cord stimulation for cancer-related pain in adults. Cochrane Database of Systematic Reviews 2015(6). doi: 10.1002/14651858.CD009389.pub3.
81. Farquhar-Smith P, Chapman S. Neuraxial (epidural and intrathecal) opioids for intractable pain. British Journal of Pain. 2012;6(1):25–35.
82. Dupoiron D. Intrathecal therapy for pain in cancer patients. Curr Opin Support Palliat Care. 2019;13(2):75-80. doi: 10.1097/SPC.0000000000000427.
83. Fernandes M, Pugliese BT, Navarro FMC, Paparelli C, Sarkis Braz M, Sassaki KC, et al. Palliative prognostic index accuracy of survival prediction in an inpatient palliative care service at a brazilian tertiary hospital. ecancermedicalscience. 2021;15.
84. Sarturi NM, Zicarelli CAM, Dias MA, Lehmann MF, Aguiar PHP. Cervical cordotomy for the treatment of oncological pain / cordotomia cervical para tratamento da dor oncológica: revisão de literatura. Rev Chil Neurocir. 2014;40(2):152-7.
85. Javed S, Viswanathan A, Abdi S. Cordotomy for intractable cancer pain: a narrative review. Pain Physician. 2020;23(3):283-92.
86. Ruano A, García-Torres F, Gálvez-Lara, Mario, et al. Psychological and non-pharmacologic treatments for pain in cancer patients: a systematic review and meta-analysis. Journal of Pain and Symptom Management. 2022;63(5):e505–e520.
87. Cherny NI, Portenoy RK. The management of cancer pain. CA: a cancer journal for clinicians. 1994;44(5):263–303.
88. Bennett M. The LANSS pain scale: the leeds assessment of neuropathic symptoms and signs. Pain. 2001;92(1):147–57. [2025 Mar. 13]. Disponível em: https://pubmed.ncbi.nlm.nih.gov/11323136/.
89. Santos JG, Brito JO, de Andrade DC, Kaziyama VM, Ferreira KA, Souza I, et al. Translation to portuguese and validation of the douleur neuropathique 4 questionnaire. The Journal of Pain. 2010;11(5):484–90.
90. Freynhagen R, et al. PainDETECT: A New screening questionnaire to identify neuropathic components in patients with back pain. Current Medical Research and Opinion. 2006;22(10):1911–20. doi: 10.1185/030079906x132488.
91. Tremont-Lukats IW, et al. Anticonvulsants for neuropathic pain syndromes: mechanisms of action and place in therapy. Drugs. 2000;60(5):1029–52. doi: 10.2165/00003495-200060050-00005.[2025 Mar. 13]. Disponível em: www.ncbi.nlm.nih.gov/pubmed/11129121/.
92. Schneider J, Patterson M, et al. Beyond depression: other uses for tricyclic antidepressants. Cleveland Clinic Journal of Medicine. 2019;86(12):807–14. doi: 10.3949/ccjm.86a.19005. [2025 Mar. 13]. Disponível em: www.ccjm.org/content/86/12/807.
93. Schneider J, et al. Beyond Depression: Other Uses for Tricyclic Antidepressants. Cleveland Clinic Journal of Medicine. 2019;86(12):807–14. doi: 10.3949/ccjm.86a.19005. [2025 Mar. 13]. Disponível em: www.ccjm.org/content/86/12/807.
94. Pereira A, et al. Manual de tratamento sintomático em cuidados paliativos. Sociedade Brasileira de oncologia clínica e Sociedade Brasileira de Estudo da Dor; 2022.
95. Barros CM. Tratado de dor oncológica. 1. ed. Rio de Janeiro: Atheneu; 2019:431-1137.
96. Diwan S, Staats P, Narouze S. Atlas of pain medicine procedures. 2. ed. New York: McGraw Hill; 2022;46.
97. Barros CM. Tratado de dor oncológica. 1. ed. Rio de Janeiro: Atheneu; 2019:971-972.
98. Raj PP, Erdine S. Pain-relieving procedures: the illustrated guide. 1. ed. Chichester: Wiley-Blackwell; 2012.
99. Deer TR, Mekhail N, Provenzano D, Pope J, Krames E, Leong M, et al. The appropriate use of neurostimulation of the spinal cord and peripheral nervous system for the treatment of chronic pain and ischemic diseases: the neuromodulation appropriateness consensus committee. Neuromodulation. 2014;17(6):515-50. doi: 10.1111/ner.12208.
100. Raj PP, Erdine S. Pain-relieving procedures: the illustrated guide. 1. ed. Chichester: Wiley-Blackwell. 2012:384-99.
101. Raj PP, Erdine S. Pain-Relieving Procedures: The Illustrated Guide. 1st ed. Chichester: Wiley-Blackwell; 2012;66.
102. Barros CM. Tratado de dor oncológica. 1. ed. Rio de Janeiro: Atheneu. 2019:1040-80.
103. Deer TR, Pope JE, Hayek SM, Bux A, Buchser E, Eldabe S, et al. The polyanalgesic consensus conference (PACC): recommendations on intrathecal drug infusion systems best practices and guidelines. Neuromodulation. 2017;20(2):96-132. doi: 10.1111/ner.12538.

104. Brasil. Ministério da Saúde; Agência Nacional de Vigilância Sanitária. Protocolo de segurança na prescrição, uso e administração de medicamentos. Brasília: Ministério da Saúde; 2013. [2025 Mar. 13]. Disponível em: http://bibliotecadigital.anvisa.gov.br/jspui/handle/anvisa/1770.
105. Francisco AN, Lobão CAF, Sassaki VS, Garbossa MCP, Aguiar LR. Mielotomia punctiforme no tratamento da dor oncológica visceral: análise de três casos. Arq Neuropsiquiatr. 2006;64(2-B):446-50.
106. Instituto nacional de tecnologia e saúde (INTS). Política de cuidados paliativos; 2023. [2025 Mar. 13]. Disponível em: https://ints.org.br/wp-content/uploads/2023/06/PT.QAS_.007-00-Politica-de-Cuidados-Paliativos.pdf.
107. Plancarte S. et al. Escalera de opciones terapéuticas en dolor por cáncer. en Manejo del dolor en cáncer Cir, Ciruj. 2002;70(5):356-68. [2025 Mar. 13]. Disponível em: http://medigraphic.com/pdfs/circir/cc-2002/cc025l.pdf.
108. Hernández PBC, Plancarte SR, Guillén NMIR. Inhibición del dolor con componente simpático. Clínicas Oncológicas de Iberoamérica Dolor en el Paciente Oncológico. 2017;189-216.
109. Plancarte Sánchez R, Hernández Porras BC, Guillén Núñez MR, Sámano García M, González Cázares AI, Juárez Lemus Á. Oncoguía del manejo intervencionista del dolor. Lat Am J Clin Sci Med Technol. 2024;6:113-7.
110. Christo PJ, Mazloomdoost D. Interventional pain treatments for cancer pain. Ann N Y Acad Sci. 2008;1138:299-328. doi: 10.1196/annals.1414.034.
111. Plancarte-Sánchez R, Mayer-Rivera FJ, Guillén Núñez MR, et al. Abordaje transdical de los nervios esplácnicos. Cir Ciruj 2003;71(3):192-203.
112. Plancarte R, Guajardo –Rosas J, Reyes-Chiquetete D, et al. Management of chronic upper abdominal pain in cancer: transdiscal blockade of the splanchnic nerves. Reg Anesth Pain Med. 2010;35(6):500-6.
113. Plancarte R, Amescua C, Patt RB, Aldrete JA. Superior hypogastric plexus block for pelvic cancer pain. Anesthesiology. 1990:73(2):236-239.
114. Plancarte-Sánchez R, Guajardo-Rosas J, Guillén-Núñez R. Superior hypogastric plexus block and ganglion impar (Walther). Techniques in Regional Ansthesia and Pain Management. 2005;9(2)86-90.
115. Plancarte R, Amescua C, Patt RB, Allende S. Presacral blockade of the ganglion of Walther (ganglion impar). Anesthesiology. 1990;73(3A):A751.
116. Plancarte R, Hernandez C. Celiac axis block in cancer pain: medicine of opportunity. Rev. Soc. Esp. Dolor. 2019;26(6):317-9.
117. Effectiveness of the superior hypogastric plexus neurolytic block in the management of pelvic abdominal pain in adult patients diagnosed with cancer: a systematic literature review. Revista Chilena de Anestesia; Sociedad de Anestesiología de Chile; 2020. [2025 Mar. 13]. Disponível em: https://revistachilenadeanestesia.cl/revchilanestv49n06-07/.
118. Hernández-Porras BC, Plancarte-Sánchez R, Andrade J, Koyyalagunt D. Bone cancer pain. Indian Journal of Pain. 2021;35. doi: 4. 10.4103/ijpn.ijpn_4_21.

Parte 6

DOR MUSCULOESQUELÉTICA

Mão e Punho

78

Lucas dos Santos Campos

Júlia Forchero Gonçalves

DOR DE ORIGEM OSTEOARTICULAR

Rizartrose

A condição acomete principalmente idosos e mulheres na pós-menopausa.[1] Manifesta-se por meio de dor na base do polegar e na borda radial do punho, sem histórico de traumas, com piora progressiva ao longo de meses a anos. A dor é referida na base do polegar ou na eminência tenar, piorando com a força ou movimento de pinça, de forma episódica, resultando em incapacidade de escrever ou de girar uma chave. Como fator de alívio, há o uso de anti-inflamatórios não esteroides (AINEs) ou o repouso.

No exame físico, pode-se observar quadro normal ou, em casos avançados, contratura em adução e subluxação dorsal da base do metacarpo, com aumento de volume consequente a osteófitos.[2] Podem ser percebidos deformidades, edema e atrofia da eminência tenar, além de dor à palpação e contração da base do 1° metacarpo. O teste de Grind pode ser usado como ferramenta diagnóstica, no qual a compressão axial do polegar com rotação provoca dor na articulação trapeziometacarpal.[50]

O diagnóstico diferencial inclui outras patologias comuns da mão e do punho, como síndrome do túnel do carpo (STC), doença de De Quervain ou dedo em gatilho. Para essa diferenciação, podem ser usadas técnicas de ultrassonografia (USG) dinâmica, que permite a análise da estabilidade do polegar em tempo real – sendo útil para diferenciar rizartrose de condições como a STC.[50] A localização da dor pode ser confirmada pela aplicação de anestésico local na articulação trapézio-metacarpiana, configurando a infiltração diagnóstica.[51]

A maioria dos pacientes se beneficia do tratamento conservador que se baseia em alterar atividades habituais, no uso de órtese de forma contínua por 3 a 4 semanas até redução dos sintomas e, após esse período, em momentos de exacerbação da dor durante atividades diárias. A abordagem farmacológica com AINEs associados é capaz de diminuir a sinovite e o derrame articular decorrentes do processo inflamatório.[2,3] Além disso, a terapia por ondas de choque tem sido sugerida como uma alternativa promissora para reduzir a dor e melhorar a função em casos leves a moderados.[50] Em casos refratários e recorrentes, a intervenção cirúrgica pode ser necessária, a depender da necessidade funcional e das demandas de cada paciente.[1]

Kienbock

A doença de Kienbock se dá pela necrose avascular do osso semilunar, que tem um suprimento vascular único em apenas 7% dos casos, sendo o restante palmar e dorsal, ou até de três ou quatro vasos, o que configura uma fragilidade arterial desse osso. É uma doença rara, que acomete principalmente homens entre 20 e 40 anos.[4,6]

A etiologia ainda é incerta e muito estudada, porém evidências indicam que tudo se dá a partir de fatores biológicos, imunológicos, inflamatórios e ativação da coagulação que desencadeiam uma trombose venosa intraóssea. Isso resulta em uma síndrome compartimental intraóssea, causando necrose e remodelação do osso subcondral proximal, com o desbalanço da atividade osteoblástica e osteoclástica.[6]

Clinicamente, a doença se manifesta por dor na região dorsal do punho, em topografia do osso semilunar, de forma espontânea ou, em alguns casos, após lesões localizadas e esforço repetitivo. O paciente apresenta redução da força e limitação do movimento de preensão associadas à dor.[6] O diagnóstico é dado diante da suspeita clínica somada à confirmação por radiografia, com a escala de Lichtman, que classifica de 0 a IV o estágio de lesão e também oferece prognóstico.[7] Outros exames de imagem como a ressonância magnética (RM) podem ser usados, sendo úteis para o diagnóstico precoce e diferencial entre a doença de Kienbock e outras patologias primárias do osso semilunar, como sinovite pura.[6,51]

A primeira opção de tratamento é a abordagem conservadora, por meio de imobilização, sendo a 1ª linha de tratamento para pacientes jovens, até a segunda década de vida, e idosos, após a sétima, em casos iniciais.[7]

Entre as opções invasivas, múltiplas técnicas são descritas com o objetivo comum de preservação óssea do semilunar, como osteotomia e revascularização. A osteotomia descompressiva mostrou bons resultados em evitar o colapso ósseo, porém não configura um tratamento definitivo.[6]

Preiser

A necrose asséptica do escafoide ou doença de Preiser é uma condição rara e de etiologia ainda desconhecida, porém descreve a segunda estrutura carpal mais afetada após o osso semilunar pela doença de Kienbock.[8] É clinicamente inespecífica, manifestando-se com dor e sensibilidade na tabaqueira anatômica (Figura 1).[2]

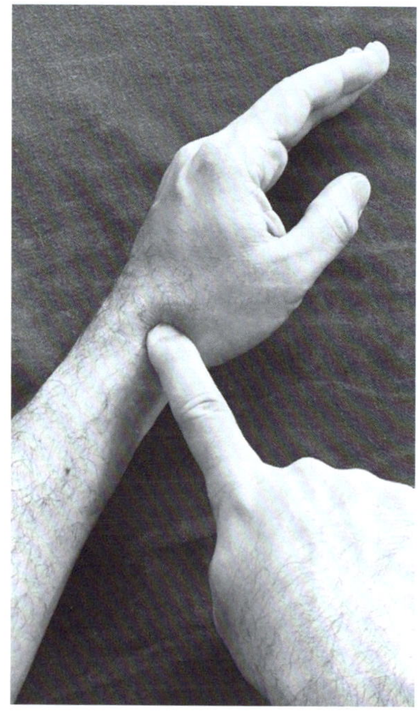

Figura 1 – Palpação do escafoide no nível da tabaqueira anatômica.

Fonte: Acervo da autoria.

Dadas a heterogeneidade de estudos, as nomenclaturas e a etiologia ainda desconhecida, a definição de um tratamento eficaz se torna o maior desafio dessa patologia. A abordagem conservadora, por meio de AINEs e imobilização, não demonstrou grandes resultados além do alívio relativo da dor.[9] Entre as opções cirúrgicas, a realização de enxerto ósseo vascularizado e a carpectomia proximal foram as técnicas com melhor impacto no prognóstico, devendo ser escolhidas a depender do estágio da doença.[10]

DOR DE ORIGEM MUSCULOTENDÍNEA

Tenossinovite de DeQuervain

A tenossinovite de DeQuervain é uma condição que acomete, principalmente, mulheres de 30 a 50 anos. Algumas pacientes também a desenvolvem cerca de 4 a 6 semanas no pós-parto, porém, nesse caso, o quadro costuma ser autolimitado, resolvido até o 6º mês.[2,11]

A causa é atribuída ao uso excessivo e à manutenção da posição de abdução e extensão do polegar. Ainda não há evidências suficientes para esclarecer completamente a etiologia, mas foi observada a ocorrência de uma degeneração mixoide, com acúmulo de mucopolissacarídeos e engrossamento da bainha do tendão, influenciada pela angulação dos tendões, e não uma inflamação pura, mantendo os tendões aprisionados no sulco fibroso do processo estiloide radial de forma dolorosa.[12]

A condição acomete o 1° compartimento extensor do punho e afeta os tendões dos músculos abdutor longo e extensor curto, causando dor na região radial que piora com o movimento, especialmente durante o movimento de pinça ou desvio ulnar. A dor pode se irradiar para o antebraço ou polegar e pode estar associada a edema, crepitação ou tensão. Essa condição afeta igualmente o lado dominante e não dominante.[13,14]

O diagnóstico é essencialmente clínico, pelos sintomas aliados à manobra de Finkelstein e excluída possível causa traumática. Além deste, também pode ser utilizado o teste de WHAT, em que a resistência contra extensão do polegar com o punho em flexão causa dor intensa (Figura 2).[50]

A radiografia é normal, e podem ter achados à USG: retináculo extensor espessado; hipervascularidade à USG-Doppler; espessamento dos tendões do abdutor longo do polegar (APL) e do extensor curto do polegar (EPB); e adelgaçamento parcial do tendão EPB decorrente de estenose. Esses achados, em conjunto com o aumento de vascularização das estruturas, ajudam a diferenciar a inflamação de processos degenerativos.[50]

Em relação às opções de tratamento, a abordagem conservadora consiste no uso de AINEs, órtese e fisioterapia, além da injeção de corticosteroide em casos refratários, sendo tão eficaz quanto a intervenção cirúrgica. Há evidências de que a injeção de hialuronato pode ser uma alternativa para pacientes com recorrência da dor após infiltração inicial. A intervenção cirúrgica precoce é muito benéfica aos pacientes portadores de diabetes *mellitus*.[15,16,50]

Tenossinovite extensor ulnar do carpo

A tenossinovite do extensor ulnar do carpo (EUC) é caracterizada pela dor na topografia dorsal da ulna, logo abaixo do retináculo. Causada pela repetição do movimento flexão e extensão em supinação, comum em praticantes de esportes com raquete ou golfe ou, ainda, em pessoas que usam *mouse* e teclados de computador mal-posicionados (muito baixos ou muito altos), que promovem a dorsiflexão excessiva. Pode estar acompanhada ou não de instabilidade metacarpal e subluxação.[17]

O diagnóstico é clínico e tem como ferramenta o teste de sinergia, que consiste em dor ao longo do tendão (aspecto ulnar dorsal do punho) enquanto tenta abduzir os 4° e 5° dedos, com os dedos médio, indicador e polegar segurados pelo examinador.[18] Exames de imagem como USG e RM podem ser usados. A RM pode demonstrar tenossinovite, subluxação recorrente ou luxação, ou ruptura parcial ou completa do tendão.[19]

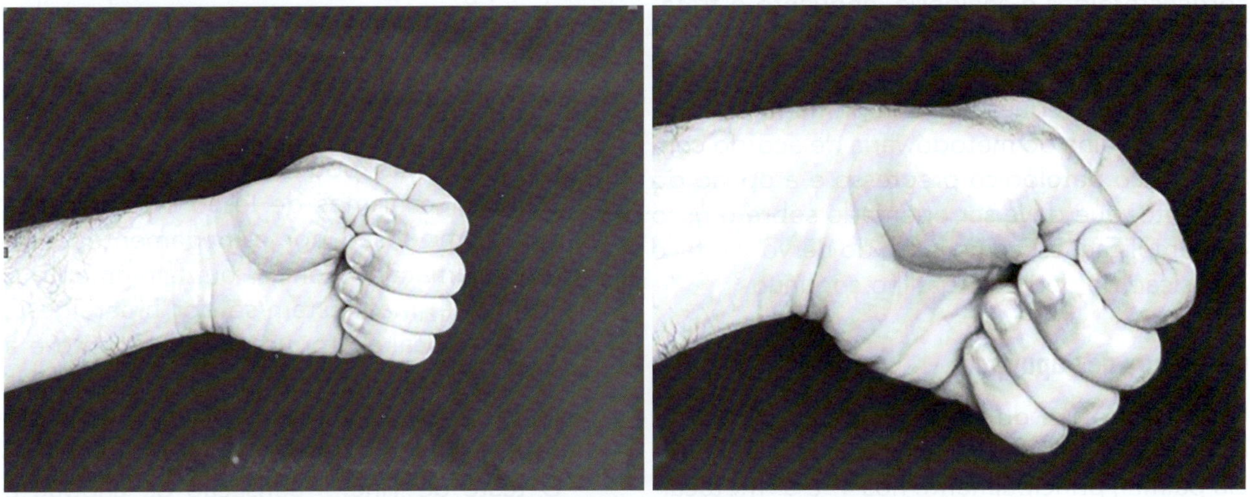

Figura 2 – Teste de Finkelstein: com o polegar aduzido e fletido na palma da mão, faz-se um desvio ulnar do punho. É um teste clássico para pesquisa de tenossinovite estenosante de De Quervain.

Fonte: Acervo da autoria.

Em casos leves, o tratamento consiste em repouso, AINEs e imobilização, por 4 semanas, que impeça o desvio radial e ulnar. Já casos refratários se beneficiam pela injeção de corticosteroides e abordagem cirúrgica.[19]

Dedo em gatilho

O dedo em gatilho (também denominado "tenossinovite estenosante dos flexores") é causado por uma disparidade no tamanho dos tendões flexores e o sistema de polia retinacular – principalmente na polia A1 –, comumente por um espessamento desta, causando dor e limitação do movimento, que pode evoluir ao bloqueio do dedo em posição de flexão.[20]

Essa patologia é comum e afeta mais de 2% da população mundial e é muito prevalente entre os adultos portadores de diabetes *mellitus*, entre os quais essa taxa atinge 20%.[15] A etiologia é incerta, muito atribuída ao excesso de uso, ainda que não existam evidências que afirmem a correlação. A maioria dos casos ocorre de forma idiopática.[21] Porém os sintomas podem se iniciar após trauma ou alteração da frequência e da intensidade de atividade da articulação.

Clinicamente, manifesta-se por dor muito exacerbada ao movimentar o dedo afetado, limitação de movimento e, progressivamente, bloqueio total da movimentação. Em alguns casos, o atrito gerado pela movimentação pode formar um nódulo que torna o movimento de extensão característico de um gatilho.[2,22]

O tratamento conservador inclui o uso de corticosteroides e analgesia, enquanto o tratamento cirúrgico abrange múltiplas formas de liberação da polia A1 de forma percutânea ou, até mesmo, a redução do comprimento do tendão. A escolha do método varia de acordo com o histórico patológico pregresso e a opção do paciente, que deve ser orientado sobre o risco de complicações, como lesão do nervo digital e a posição de dedo em gatilho contínuo.[23]

Contratura de Dupuytren

A contratura de Dupuytren é uma doença em que ocorre uma fibrose progressiva da fáscia palmar, principalmente nos 4° e 5° metacarpos, causando uma contratura debilitante que prejudica as atividades diárias. O mecanismo responsável por essa alteração ainda não foi completamente elucidado, porém acredita-se ter uma origem epigenética, em portadores da condição autossômica da doença de Dupuytren, associado a fatores de risco e exposição ambiental que regulam a expressão desses genes, como diabetes, tabagismo, idade e sexo masculino.[24,25]

O tratamento padrão-ouro consiste em fasciectomia,[11] porém outras opções como fasciotomia por agulha e fasciectomia enzimática são disponíveis.[25] A escolha do tratamento deve levar em consideração o desejo do paciente, mas estudos recentes comparando a injeção de colagenase e fasciotomia por agulha *vs.* cirurgia demonstraram melhor resposta a longo prazo naqueles que optaram pela cirurgia, ainda que todas as técnicas tenham bom resultado a curto prazo.[26]

DOR DE ORIGEM NEUROPÁTICA

Neuroma

Neuromas são formações bulbosas endurecidas que se originam a partir da regeneração de um nervo periférico sem um alvo distal para a reinervação. São formados pela proliferação desorganizada das células de Schwann, junto com células inflamatórias, tecido conectivo e axonal, que resultam em uma terminação nervosa hipersensíveis e, por conseguinte, em uma dor crônica debilitante, sobretudo na população economicamente ativa.[2,27] Esse processo desregula o funcionamento dos canais de sódio, gerando uma atividade ectópica que resultam clinicamente em sintomas clássicos como pontadas dor em queimação, intolerância a baixas temperaturas, parestesias, dormência e hipersensibilidade.[28]

Os neuromas podem ser formados por múltiplos mecanismos de lesão do nervo periférico, como lesão por esmagamento, laceração, inflamação crônica ou estiramento.[29] Clinicamente, manifestam-se por hiperalgesia ou alodinia local ao toque, ao movimento e à pressão, o que resulta em muita limitação das atividades diárias e efeitos secundários como alterações psicológicas.[30]

O teste de Tinel – sensação de choque à percussão – pode ser realizado e comumente estará positivo no local, seguido por uma área distal com alteração sensitiva semelhante.[27,28]

Uma das ferramentas úteis na avaliação é a escala de dor de Hendler modificada, composta por um diagrama corporal, uma escala numérica e uma lista com descritores de dor. Pacientes acometidos de forma significativa terão como resultado um diagrama corporal com um desenho de dor que não corresponde ao território inervado pelo nervo, pontuação maior que 20 na escala e três ou mais adjetivos usados para descrição da dor. Essa ferramenta também orienta a conduta, sendo que pacientes que apresentam os três critérios são orientados ao tratamento conservador por conta da resposta exacerbada à dor, enquanto os que apresentam um ou dois podem ser beneficiados com a intervenção cirúrgica.[31]

Estão disponíveis diversas opções de tratamento dos neuromas. Entre as formas não invasivas, pode-se citar a dessensibilização, estimulação nervosa elétrica transcutânea (TENS), terapia farmacológica, que segue o princípio do tratamento de dor neuropática em geral,, e injeções locais com anestésicos.[27] O tratamento cirúrgico invasivo oferece diversas técnicas, incluindo a reinervação muscular direcionada e a interface regenerativa do nervo periférico, que contribuem para a redução da dor pós-amputação, controle intuitivo de próteses e *feedback* sensorial significativo.[32] Estudos demonstraram que o tratamento cirúrgico é eficaz em cerca de 77% dos casos, independentemente da técnica escolhida, tornando-se uma decisão a ser tomada em conjunto pelo cirurgião e o paciente.[33]

Síndrome do túnel do carpo

A STC é a mononeuropatia compressiva focal mais comum observada na prática clínica, caracterizada por sintomas e sinais resultantes da compressão do nervo mediano ao atravessar o túnel do carpo. Os pacientes frequentemente apresentam dor e parestesia e, com menor frequência, fraqueza na área afetada pelo nervo mediano.

A sua fisiopatologia é ainda incerta e multifatorial, porém majoritariamente causada pelo aumento de pressão no túnel do carpo, formado pelos ossos do carpo e retináculo dos flexores. Isso pode se dar, sobretudo, por compressão anatômica – causando isquemia do nervo – e inflamação. Entre as causas de compressão anatomica, estão o aumento de volume das outras estruturas que compõem o espaço, fibrose, espaço anatômico congenitamente pequeno, lesões de massa, como um cisto, neoplasia ou artéria mediana persistente e edema ou condições inflamatórias resultantes de doenças sistêmicas, como a artrite reumatoide.[34,35]

A compressão do nervo provoca desmielinização e edema endoneural, interrompendo o fluxo sanguíneo e causando alterações na barreira hematonervosa. Isso gera um ciclo vicioso de congestão venosa, isquemia e alterações metabólicas locais.[36]

Entre os fatores de risco, apontam-se pessoas do sexo feminino – que têm uma área reduzida do túnel carpal[37] –, predisposição genética, acometimento familiar[38] e outras doenças sistêmicas como diabetes *mellitus* (tipos 1 e 2),[39] artrose, artrite reumatoide e obesidade. Além disso, fatores ocupacionais, como o uso de ferramentas com vibração e posições repetitivas, podem desencadear o quadro.[39,40]

Clinicamente, a STC se manifesta sobretudo por parestesia e/ou dor no território inervado pelo nervo mediano – nos três primeiros dedos e na metade lateral do 4° dedo. Ainda que esta seja a forma clássica, a dor e a parestesia podem variar, localizando-se no punho ou envolvendo toda a mão, podendo também se irradiar para o antebraço e, raramente, acima do cotovelo até o ombro, poupando a região cervical.[41] Em casos mais graves, podem ser observadas também a fraqueza com dificuldade de movimentação do polegar e atrofia da eminência tenar.

A STC pode se apresentar de forma bilateral em até 65% dos pacientes, mas se apresenta de forma mais frequente como unilateral, comumente assintomática ou subclínica.[35]

Em pacientes com sintomas leves, o curso clínico da STC pode seguir um padrão alternado com períodos de remissão e exacerbação. A condição costuma se manifestar com piora dos sintomas no período noturno, acordando o paciente com dor ou parestesia e, progressivamente, ocorrendo durante o dia, sobretudo em atividades que exigem posições sustentadas dos braços ou movimentos repetitivos. Em quadros mais avançados, a parestesia pode se tornar perda sensorial fixa no território do nervo mediano, poupando a eminência tenar pela presença do nervo cutâneo palmar nessa região.[42] Pacientes podem também, muitas vezes, relatar um fenômeno que pode ser identificado pelo "sinal de agitação", que consiste em sacudir os punhos para aliviar os sintomas.[43]

Em pacientes com os sinais e sintomas típicos, o diagnóstico é clínico. Exames eletrodiagnósticos, como estudo de condução nervosa e eletroneuromiografia (ENMG), podem ser uma ferramenta em casos de incerteza diagnóstica.[44] Podem ser usadas também, medidas validadas centradas no paciente, por exemplo, o Questionário de Síndrome do Túnel do Carpo de Boston (BCTQ), que são capazes de quantificar sintomas e incapacidade. Manobras provocativas incluem os testes de Phalen, Tinel, compressão direta do túnel do carpo (ou Durkan) – em que há a exacerbação dos sintomas à compressão direta e à elevação da mão.[51] Essas ferramentas podem ser úteis quando interpretados no contexto clínico adequado. No entanto, a sensibilidade e a especificidade desses testes provocativos, quando isolados, são moderadas, sendo o teste de elevação das mãos, o de maior acurácia. [45,34]

Os testes eletrodiagnósticos são direcionados aos pacientes com sintomas refratários ou atípicos/ severos, sendo indicada a ENMG. Aos pacientes com suspeita de lesões em massa, pode ser indicado também o exame de imagem. A RM é uma ferramenta muito útil no diagnóstico de lesões primárias ou na avaliação de intervenção cirúrgica.[43,44]

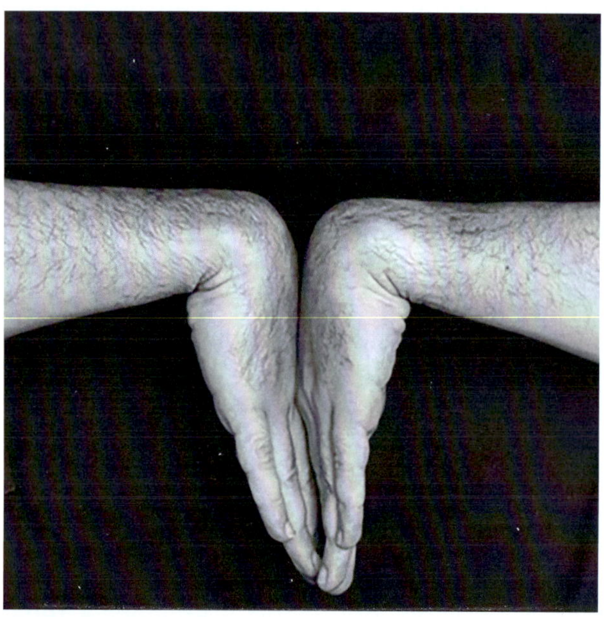

Figura 3 – Sinal de Phalen.

Fonte: Acervo da autoria.

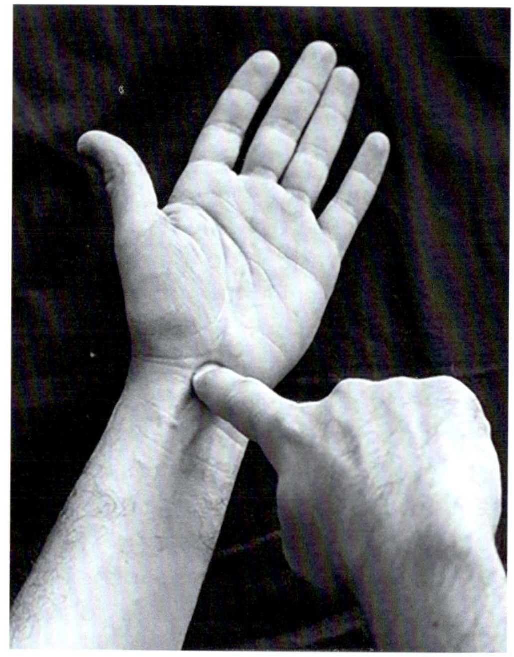

Figura 4 – Sinal de Tinel.

Fonte: Acervo da autoria.

A classificação eletrofisiológica da gravidade da STC foi definida pela American Association of Electrodiagnostic Medicine (AAEM). O uso de escores como a escala de Levine ajudam a determinar a necessidade de estudos de condução nervosa, sendo recomendado um estudo específico quando o escore é ≥ 3. A presença de um escore ≥ 5 indica que o teste é recomendado como ferramenta de triagem diagnóstica. Apesar disso, os sintomas relatados nem sempre estão de acordo com o escore dos estudos de condução nervosa, já que disfunções leves e moderadas do nervo mediano tendem a gerar mais relatos de dor do que a disfunção grave, e mais de 10% dos pacientes com sintomas significativos de STC apresentam eletrofisiologia normal.[43]

Além do estudo eletrodiagnóstico, a USG é apontada como uma opção de sensibilidade e especificidade semelhantes quando realizada por um examinador treinado. Ainda que não substitua esses estudos, pode ser uma opção na ausência deles e também pode ser usada como guia na injeção de corticosteroides para o tratamento.[46,47] Com a USG, pode ser realizada a medição do nervo mediano – um diâmetro maior que 10 mm^2 sugere compressão. O teste de ENMG de alta resolução pode detectar precocemente a neuropatia antes da manifestação clínica.[51]

O tratamento inicial para a STC leve e moderada ou em casos em que os sintomas podem se reverter espontaneamente – por exemplo, durante a gravidez – é conservador. Ele inclui imobilização do punho, injeções locais de corticosteroides e medicamentos orais. A imobilização recomendada é por meio de órtese noturna por 6 semanas, sem evidências de benefícios para períodos mais longos.[44] A injeção local de corticosteroides reduz o edema e a compressão dos nervos, aliviando os sintomas por cerca de 6 meses e adiando a cirurgia em até 12 meses, com poucos efeitos adversos.[48,49]

O tratamento cirúrgico continua sendo o mais indicado pelas evidências, independentemente da técnica escolhida, superando o tratamento conservador, em razão da baixa taxa de complicações que são infrequentes e geralmente transitórias.[44]

Referências bibliográficas

1. Pickrell BB, Eberlin KR. Thumb Basal Joint Arthritis. Plast Surg. 2019;46(3):407-413. doi: 10.1016/j.cps.2019.02.010.
2. Kobayashi R, Luzo MVM, Cohen M. Tratado de dor musculoesquelética. São Paulo: Editora; 2019.
3. Berrut G. Arthritis of the thumb (rhizarthrosis) in the elderly. Geriatr Psychol Neuropsychiatr Vieil. 2014;12(4):361-70. doi: 10.1684/pnv.2014.0511.
4. Camus EJ, Van Overstraeten L. Kienböck's disease in 2021. Orthop Traumatol Surg Res. 2022;108(1):103161.
5. Schuind F, Eslami S, Ledoux P. Kienbock's disease. J Bone Joint Surg Br. 2008;90(2):133-9. doi: 10.1302/0301-620X.90B2.20112.
6. Bain GI, MacLean SB, Yeo CJ, Perilli E, Lichtman DM. The etiology and pathogenesis of Kienböck disease. J Wrist Surg. 2016;5:248-254.
7. Lichtman DM, Lichtman WF, Pientka GIB, Bain GI. Kienböck disease: a new algorithm for the 21. Ed. century. J Wrist Surg. 2017;6(1):2-10.
8. Bergman S, Petit A, Rabarin F, Raimbeau G, Bigorre N. Preiser's disease or avascular osteonecrosis of the scaphoid: An updated literature review. Hand Surg Rehabil. 2021;40(4):359-68. doi: 10.1016/j.hansur.2021.03.005.
9. Tomori Y, Nanno M, Takai S. Clinical outcomes of nonsurgical treatment for Preiser disease. Medicine (Baltimore). 2020;99(1):e18883.
10. Kazemi M, Daliri M, Moradi A. A systematic review on the management of idiopathic avascular necrosis of the scaphoid (Preiser's disease). Orthop Traumatol Surg Res. 2023;109(3):103480.
11. Wolfe SW, Hotchkiss RN, Pederson WC, Kozin SH, Cohen MS, eds. Green's Operative Hand Surgery. 7. ed. Philadelphia: Elsevier; 2016:128-49.
12. Clarke MT, Lyall HA, Grant JW, Matthewson MH. The histopathology of de quervain's disease. J Hand Surg Br. 1998;23(6):732-4. doi: 10.1016/s0266-7681(98)80085-5.
13. Menendez ME, Thornton E, Kent S, Kalajian T, Ring D. A prospective randomized clinical trial of prescription of full-time versus as-desired splint wear for de quervain tendinopathy. Int Orthop. 2015;39(8):1563-9. doi: 10.1007/s00264-015-2779-6.
14. Kotzias D, Koutserimpas C, Chrysikos D, Bekos F, Georgakopoulos P, Tsakotos G, et al. Clinical considerations of first extensor wrist compartment (FEWC) variants and de quervain's disease: a review study. Cureus. 2023;15(7):e42124. doi: 10.7759/cureus.42124.
15. Currie KB, Tadisina KK, Mackinnon SE. Common hand conditions: a review. JAMA. 2022;327(24):2434-45. doi: 10.1001/jama.2022.8481.
16. Bhat AK, Vyas R, Acharya AM, Rajagopal KV. De Quervain's tenosynovitis: a non-randomized two-armed study comparing ultrasound-guided steroid injection with surgical release. Musculoskelet Surg. 2023;107(1):105-14. doi: 10.1007/s12306-022-00735-0.
17. Campbell D, Campbell R, O'Connor P, Hawkes R. Sports-related extensor carpi ulnaris pathology: a review of functional anatomy, sports injury and management. Br J Sports Med. 2013;47(17):1105-11. doi: 10.1136/bjsports-2013-092835.
18. Ruland RT, Hogan CJ. The ECU synergy test: an aid to diagnose ECU tendonitis. J Hand Surg Am. 2008;33(10):1777-82. doi: 10.1016/j.jhsa.2008.08.018.
19. Lee YK. Treatment of subacute/chronic ECU tendinopathy using wrist arthroscopy and open surgical repair. SAGE Open Med. 2022;10:20503121221067009. doi: 10.1177/20503121221067009.
20. Merry SP, O'Grady JS, Boswell CL. Trigger finger? just shoot! j prim care community health. 2020;11:2150132720943345. doi: 10.1177/2150132720943345.

21. McAuliffe JA. Tendon disorders of the hand and wrist. J Hand Surg Am. 2010;35(5):846-53. doi: 10.1016/j.jhsa.2010.03.001.
22. Jeanmonod R, Harberger S, Tiwari V, Waseem M. Trigger Finger. In: StatPearls. Treasure Island (FL): StatPearls Publishing; 2025. [2025 Fev. 21] Disponível em: https://www.statpearls.com.
23. Ryzewicz M, Moriatis Wolf J. Trigger digits: principles, management, and complications. J Hand Surg Am. 2006;31(1):135-46. doi: 10.1016/j.jhsa.2005.10.013.
24. Gehring MB, Constantine RS, Le ELLH, Wolfe B, Greyson MA, Iorio ML. Analysis of a national database investigating development of trigger finger after treatment of dupuytren disease. Plast Reconstr Surg Glob Open. 2023;11(6):e5063. doi: 10.1097/GOX.0000000000005063.
25. Feldman G, Rozen N, Rubin G. Dupuytren's contracture: current treatment methods. CMAJ. 2017;19(10):648-650.
26. Räisänen MP, Leppänen OV, Soikkeli J, Reito A, Malmivaara A, Buchbinder R, et al. Surgery, needle fasciotomy, or collagenase injection for Dupuytren contracture: a randomized controlled trial. Ann Intern Med. 2024;177(3):280-90. doi: 10.7326/M23-1485.
27. Kumar NG, Kung TA. Regenerative peripheral nerve interfaces for the treatment and prevention of neuromas and neuroma pain. Hand Clin. 2021;1. doi: 10.1016/j. hcl.2021.05.003.
28. Watson J, Gonzalez M, Romero A, et al. Neuromas of the hand and upper extremity. J Hand Surg Am. 2010;35(3):499-510.
29. Van der Avoort DJ, Hovius SE, Selles RW, van Neck JW, Coert JH: The incidence of symptomatic neuroma in amputation and neurorrhaphy patients. J Plast Reconstr Aesthet Surg 2013;66:1330-34.
30. Domeshek LF, Krauss EM, Snyder-Warwick AK, et al. Surgical treatment of neuromas improves patient-reported pain, depression, and quality of life. Plast Reconstr Surg. 2017;139(2):407-18.
31. Regal S, Tang P. Surgical management of neuromas of the hand and wrist. J Am Acad Orthop Surg; 2018. doi: 10.5435/jaaos-d-17-00398.
32. Starr BW, Chung KC. Traditional neuroma management. Hand Clin. 2021;37(3):335-44. doi: 10.1016/j.hcl.2021.04.002.
33. Poppler LH, Parikh RP, Bichanich MJ, et al. Surgical interventions for the treatment of painful neuroma: a comparative meta-analysis. Pain. 2018;159(2):214-23.
34. Amirfeyz R, Gozzard C, Leslie IJ. Hand elevation test for assessment of carpal tunnel syndrome. Hand Surg Br. 2005;30(4):361-4. doi: 10.1016/j.jhsb.2005.04.007.
35. Bland JDP, Rudolfer SM. Clinical surveillance of carpal tunnel syndrome in two areas of the United Kingdom, 1991-2001. J Neurol Neurosurg Psychiatry. 2003;74(12):1674-9. doi: 10.1136/jnnp.74.12.1674.
36. Uchiyama S, Itsubo T, Nakamura K, Kato H, Yasutomi T, Momose T. Current concepts of carpal tunnel syndrome: pathophysiology, treatment, and evaluation. J Orthop Sci. 2010;15(1):1-13. doi: 10.1007/s00776-009-1416-x.
37. Keir PJ, Rempel DM. Pathomechanics of peripheral nerve loading: evidence in carpal tunnel syndrome. Hand Ther. 2005;18(2):259-69. doi: 10.1197/j.jht.2005.02.001.
38. Alford JW, Weiss AP, Akelman E. The familial incidence of carpal tunnel syndrome in patients with unilateral and bilateral disease. Am J Orthop (Belle Mead NJ). 2004;33(8):397-400.
39. Pourmemari M-H, Heliövaara M, Viikari-Juntura E, Shiri R. Carpal tunnel release: lifetime prevalence, annual incidence, and risk factors. Muscle Nerve. 2018;58(4):497-502. doi: 10.1002/mus.26145.
40. Abbas MA, Afifi AA, Zhang ZW, Kraus JF. Meta-analysis of published studies of work-related carpal tunnel syndrome. Int J Occup Environ Health. 1998;4(3):160-7. doi: 10.1179/oeh.1998.4.3.160.
41. Preston DC, Shapiro BE. Median neuropathy at the wrist. Electromyography and neuromuscular disorders: clinical-electrophysiologic-ultrasound correlations. 4. ed. Philadelphia: Elsevier. 2020:323.
42. Muller M, Tsui D, Schnurr R, Biddulph-Deisroth L, Hard J, MacDermid JC. Effectiveness of hand therapy interventions in primary management of carpal tunnel syndrome: a systematic review. J Hand Ther. 2004;17(2):210-28. doi: 10.1197/j.jht.2004.02.009.
43. Yunoki M, Kanda T, Suzuki K, Uneda A, Hirashita K, Yoshino K. Importance of recognizing carpal tunnel syndrome for neurosurgeons: a review. Neurol Med Chir (Tokyo). 2017;57(4):172-82. doi: 10.2176/nmc.ra.2016-0225.
44. Osiak K, Elnazir P, Walocha JA, Pasternak A. Carpal tunnel syndrome: state-of-the-art review. Folia Morphol (Warsz). 2022;81(4):851-62. doi: 10.5603/FM.a2021.0121.
45. Núñez de Arenas-Arroyo S, Cavero-Redondo I, Torres-Costoso A, Reina-Gutiérrez S, Guzmán-Pavón MJ, Martínez-Vizcaíno V. Accuracy of the most common provocation tests for diagnosing carpal tunnel syndrome: a systematic review with meta-analysis. J Orthop Sports Phys Ther. 2022;52(8):522-31. doi: 10.2519/jospt.2022.10828.

46. Zaki HA, Shaban E, Salem W, Bilal F, Fayed M, Hendy M, et al. A comparative analysis between ultrasound and electromyographic and nerve conduction studies in diagnosing carpal tunnel syndrome (CTS): a systematic review and meta-analysis. Cureus. 2022;14(10):e30476. doi: 10.7759/cureus.30476.
47. Ahmed A, Malik G, Imtiaz H, Riaz R, Badshah M, Zameer S. Assessment of carpal tunnel syndrome with ultrasonography. J Ayub Med Coll Abbottabad. 2022;34(2):295. [2025 Fev. 21]. Disponível em: http://www.jamc.ayubmed.edu.pk.
48. Ostergaard PJ, Meyer MA, Earp BE. Non-operative treatment of carpal tunnel syndrome. Curr Rev Musculoskelet Med. 2020;13(2):141-7. doi:10.1007/s12178-020-09616-0.
49. Ashworth NL, Bland JDP, Chapman KM, Tardif G, Albarqouni L, Nagendran A. Local corticosteroid injection versus placebo for carpal tunnel syndrome. Cochrane Database Syst Rev. 2023;2(2):CD015148. doi: 10.1002/14651858.CD015148.
50. Bray J, Neal S. Evaluation of the patient with thumb pain. Fields KB, editor. Grayzel JS, deputy editor. UpToDate; 2023.
51. Blazar PE. History and examination of the adult with hand pain. Shmerling RH, editor. Case SM, deputy editor. UpToDate; 2024.

Ombro e Cotovelo

79

Caio Carvalho dos Santos Souza
Luana Eduarda Berça da Silva Ferrara
Manoel Vitor Maciel Bocchi
Pedro Luís Ortelani Valadares

ANATOMIA

Ombro

O ombro é o segmento proximal do membro superior com maior mobilidade do corpo, situado superiormente ao tronco e lateral e inferiormente ao pescoço, de modo que ocupe metade da cintura escapular.[1]

Ele é composto por estruturas glenoumerais, compreendendo a articulação entre a cabeça do úmero e a cavidade glenoidal da escápula, sendo que esta é aprofundada pelo lábio glenoidal. Ao redor, a cápsula articular é estabilizada por ligamentos glenoumerais – superior, médio e inferior – e os músculos do manguito rotador – subescapular, redondo menor, infraespinhal e supraespinhal. Eles são supridos pelos nervos subescapular, supraescapular, axilar e peitoral lateral, realizando os movimentos de rotação e o início da abdução. Além disso, entre o tendão do músculo subescapular e a margem da cavidade glenoidal, situa-se a bolsa subacromial, responsável pela proteção dos tendões durante a movimentação do ombro e do impacto inferior ao acrômio. Por último, o músculo deltoide cobre e contorna o ombro, participando da abdução e da estabilização da articulação[1] (Figura 1).

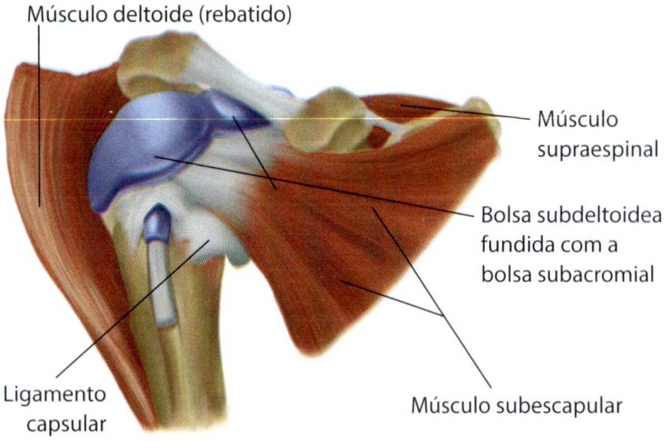

Figura 1 – Vista anterior da articulação glenoumeral.
Fonte: Adaptada de Netter Frank H, 2015.

A estrutura extraglenoumeral é composta pela articulação acromioclavicular, esternoclavicular e escapulotorácica. A primeira engloba a extremidade acromial da clavícula e o acrômio da escápula, envoltos por uma cápsula articular e fixados pelos ligamentos acromioclavicular, coracoclavicular, conoide e trapezoide. A articulação esternoclavicular, formada pela extremidade esternal da clavícula com o manúbrio e a primeira cartilagem costal, apresenta grande resistência e mobilidade, por conta do disco articular e dos ligamentos esternoclaviculares, interclavicular e costoclavicular. Na articulação escapulotorácica, ao contrário das demais, há movimentação entre estruturas musculoesqueléticas e não diretamente entre elementos ósseos.[1,2]

Cotovelo

O cotovelo, segmento distal ao úmero e proximal ao rádio e à ulna, é formado pela articulação da tróclea e do capítulo do úmero com a incisura troclear da ulna e a cabeça do rádio, tornando-se uma das articulações mais congruentes do corpo humano. Ao redor, a cápsula articular é estabilizada pelo ligamento colateral radial, anular do rádio e colateral ulnar. Seu movimento de flexão é proporcionado pelos músculos bíceps braquial e braquial, sendo que o de extensão é pelo tríceps braquial, principalmente. Além disso, na articulação radiulnar proximal, a supinação é realizada pelos músculos supinadores e bíceps braquial, já a pronação pelos músculos pronador quadrado e pronador redondo, auxiliados pelos músculos flexor radial do carpo, palmar longo e braquiorradial. Cabe pontuar que os epicôndilos mediais e laterais, proeminências ósseas nas quais se originam os músculos flexores e extensores do punho e dos dedos, respectivamente, são focos comuns de dor no cotovelo. Com relação à inervação, a articulação é suprida pelos nervos musculocutâneo, radial e ulnar.[1]

Ademais, outras estruturas de relevância clínica são as bolsas sinoviais: bolsa intratendínea do olécrano, bolsa subtendínea do músculo tríceps braquial, bolsa subcutânea do olécrano e bolsa bicipitorradial. Facilmente, as bolsas do olécrano são acompanhadas de inflamação e edema.[1]

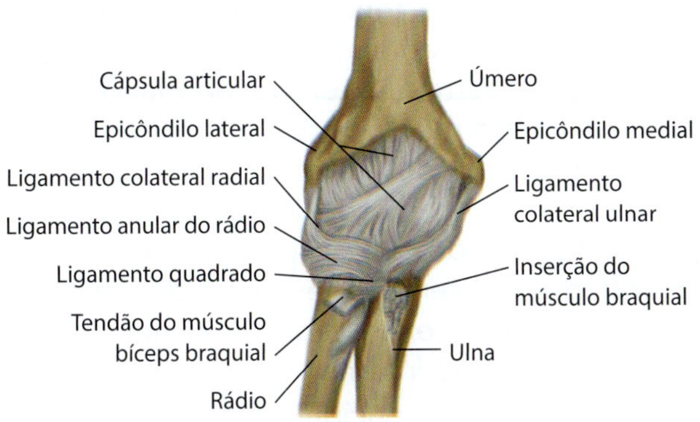

Figura 2 – Vista anterior da cápsula articular e ligamentos do cotovelo direito.

Fonte: Adaptada de Netter Frank H., 2015.

FARMACOLOGIA E FISIOLOGIA DA DOR

As bases farmacológicas das afecções orgânicas dolorosas crônicas no ombro e cotovelo incluem os medicamentos para o tratamento das dores nociceptivas, neuropáticas e mistas.[3]

A dor nociceptiva ocorre em razão da estimulação direta de terminações nervosas periféricas intactas, que são sensíveis a estímulos nocivos teciduais. Cronicamente, um exemplo é a lesão do manguito rotador e as epicondilites. Já a dor neuropática é provocada por lesão ou inflamação no sistema nervoso periférico (SNP) ou sistema nervoso central (SNC), podendo se manifestar como disestesia, parestesia, hiperalgesia ou alodinia. Ambas as classificações de dores são influenciadas por adaptações musculoesqueléticas e psicocomportamentais.[3,4]

As síndromes dolorosas do ombro que serão abordadas neste capítulo serão, em ordem, a artrose glenoumeral e acromioclavicular; a lesão do manguito rotador; a capsulite adesiva (CA); as bursites e a síndrome do impacto e, por último, a tendinite calcária. Com relação ao cotovelo, serão abordadas a epicondilite lateral, a epicondilite medial, a bursite olecraniana, a síndrome do túnel cubital, a síndrome do túnel radial, a síndrome do interósseo anterior e a osteoartrose de cotovelo.

SEMIOLOGIA DO OMBRO

A dor, por ser a queixa de maior frequência relatada no ombro, merece análise em seu decálogo completo, cujos componentes são: localização, irradiação, característica, intensidade, duração, relação com outros sistemas, fatores desencadeantes, fatores atenuantes e manifestações concomitantes.[5,6]

Durante o exame físico, são analisados, criteriosamente, a inspeção estática e dinâmica, a palpação, a força muscular e, por último, os testes e sinais clínicos.[6]

Inspeção

Na inspeção estática, observa-se principalmente a presença ou não de edema, ou equimoses; deformidades em ombro, coluna cervical ou torácica; deformidades e posições da escápula; e atrofias musculares.[5,6]

Já na inspeção dinâmica, a mobilidade da articulação é avaliada pela amplitude de movimento (ADM), sendo que a abdução vai de 0° a 90°, a elevação de 0° a 180°, a adução de 0° a 75°, a flexão de 0° a 180°, a extensão de 0° a 60°, a rotação externa de 0° a 75° a 90°, a rotação interna e a rotação externa com o cotovelo flexionado em 90° de 0° a 90°, a flexão horizontal de 0° a 135° e a extensão horizontal de 0° a 40°.[5,6]

Também são realizadas as provas funcionais para determinar o grau de incapacidade em atividades cotidianas, pedindo para o paciente posicionar a mão na nádega oposta, nas costas, no ombro oposto e na nuca. Tanto na inspeção estática quanto na dinâmica, o lado afetado é sempre comparado com o lado oposto.[5,6]

Palpação e força muscular

Durante a palpação, verifica-se dor, edema, mobilidade anormal, crepitação, deformidades e consistência na articulação esternoclavicular, clavícula, articulação acromioclavicular, região supraespinhal, infraespinhal e deltoidea. Após a palpação, avalia-se a força muscular e o exame neurológico, aplicando resistência nos movimentos proporcionados pelo ombro e graduando de I a V, conforme a Figura 3. Ademais, junto com o movimento, correlaciona-se a inervação correspondente.[5,6]

Testes e sinais clínicos

Os testes e sinais clínicos avaliam dor, limitação de mobilidade e estabilidade da articulação,

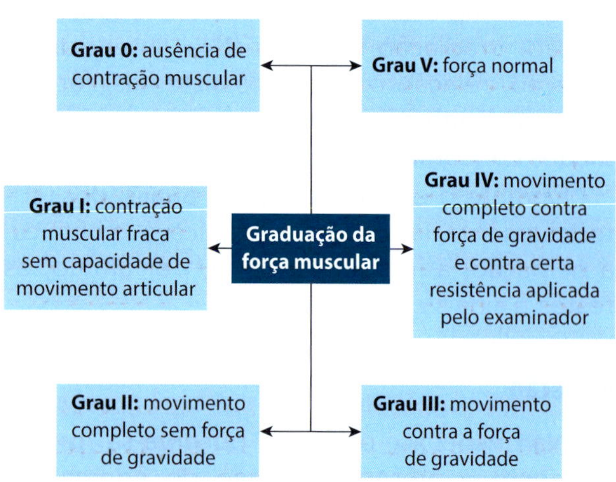

Figura 3 – Graduação da força muscular.

Fonte: Adaptada de Porto Celmo Celeno, 2019; Barros Filho Tep de, *et al.*, 2017.

direcionando o raciocínio diagnóstico para determinadas patologias. Eles são imprescindíveis para a análise da síndrome do impacto, do manguito rotador ou da articulação acromioclavicular.[6]

O teste de Neer reproduz o impacto do tubérculo maior do úmero com o acrômio e é realizado com o membro superior em extensão e rotação neutra, com elevação passiva no plano da escápula. O teste de Hawkins-Kennedy, que simula a projeção do tubérculo maior ao ligamento coracoacromial, é realizado com o membro superior colocado em 90° de elevação, rotação neutra, cotovelo fletido em 90° e com movimentação passiva para dentro. O teste de Yokum, com deslocamento do tubérculo maior para o ligamento coracoacromial e articulação acromioclavicular, é realizado com a mão do paciente sobre o ombro oposto, com flexão com braço e elevação ativa do cotovelo. Por último, o sinal da abdução dolorosa é feito com o paciente abduzindo o membro superior livremente no plano coronal. Os quatro testes anteriores são denominados "testes do impacto" (Figura 4) e apresentam positividade na presença de dor, sendo que, no último, a dor aparece entre 60° e 100° de movimento.[6]

Por outro lado, há o teste de Yergason (Figura 5), capaz de avaliar o cabo longo do tendão do bíceps braquial. Ele é feito com o paciente flexionando o cotovelo em 90° e pronação do antebraço. Durante a realização de pronação contra resistência, o teste é positivo se aparecer de dor na goteira bicipital.[6]

Os testes que avaliam o manguito rotador são estressores dos tendões dos músculos que o compõem. O teste do supraespinhal, por exemplo, analisa o tendão homônimo, realizado pelo paciente ao elevar o membro superior, em rotação neutra e extensão, no plano da escápula e contra resistência. A positividade aparece na presença de dor acompanhada ou não de paresia no membro afetado. Outro teste para o tendão do supraespinhal é o teste de Jobe (Figura 6), sendo que a única diferença do teste anterior é a execução com o membro superior em rotação interna.[6]

Dois testes, principalmente, avaliam o tendão do músculo infraespinhal: teste do infraespinhal e teste de Zaslav (Figura 7), respectivamente). O primeiro é feito com o membro

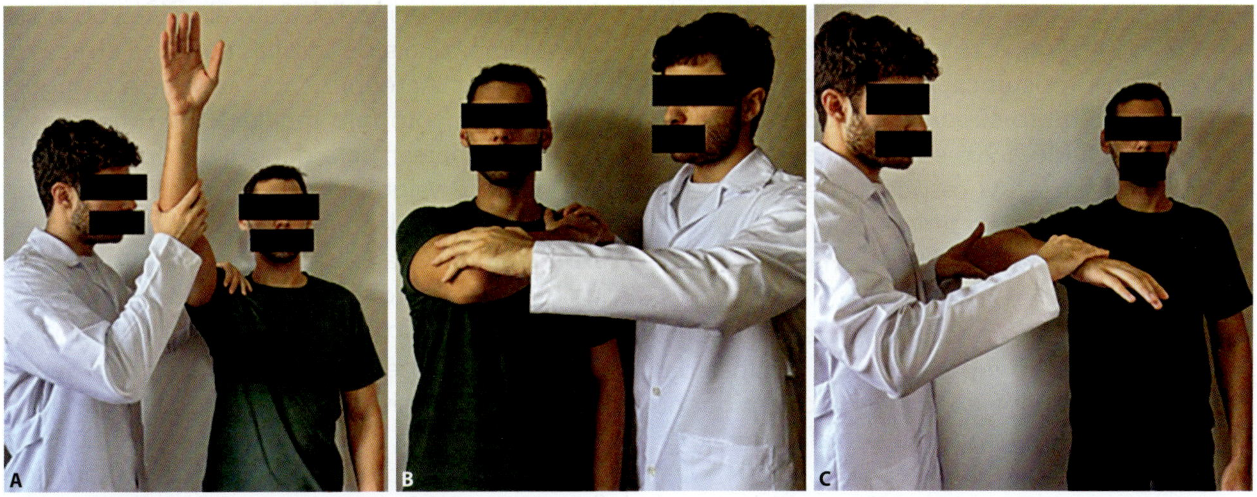

Figura 4 – Testes do impacto. (A) Teste de Neer. (B) Teste de Yokum. (C) Teste de Hawkins-Kennedy.

Fonte: Acervo da autoria.

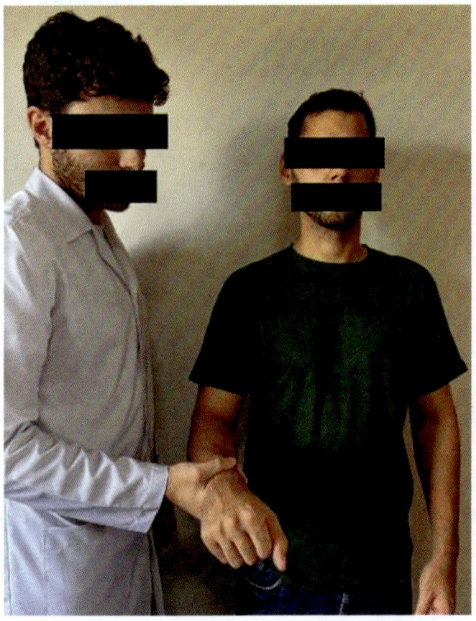

Figura 5 – Teste de Yergason.

Fonte: Acervo da autoria.

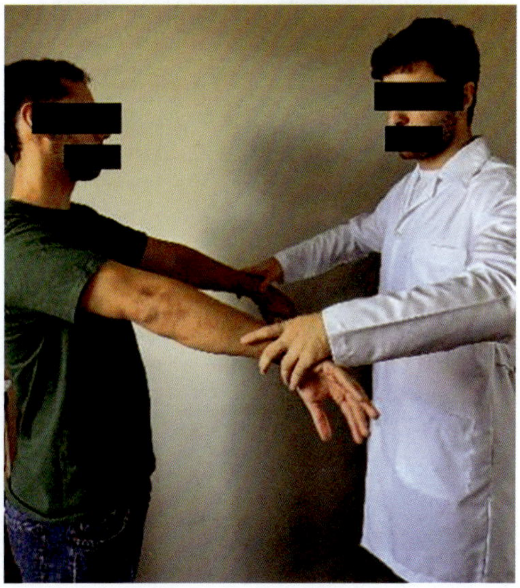

Figura 6 – Teste de Jobe.

Fonte: Acervo da autoria.

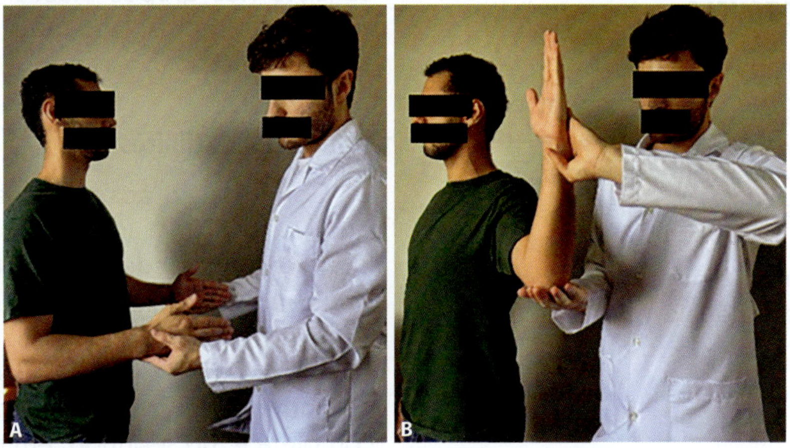

Figura 7 – Testes para o tendão do músculo infraespinhal. (A) Teste do infraespinhal. (B) Teste de Zaslav.

Fonte: Acervo da autoria; adaptada de Posso I, *et al.*, 2017.

superior justaposto ao tórax, com o cotovelo em 90° de flexão e rotação externa ativa do braço contra resistência. O segundo é realizado com o membro superior elevado a 90°, cotovelo flexionado a 90° e rotação externa ativa contra resistência. As respostas de ambos são similares aos testes do tendão supraespinhal.[6]

Para a avaliação do tendão do músculo subescapular, o teste de Gerber (Figura 8) é feito solicitando ao paciente para colocar o dorso da mão no nível da vértebra L5 e pedindo para afastá-la das costas. A positividade do teste implica em dor ou incapacidade de fazer ou manter o afastamento.[6]

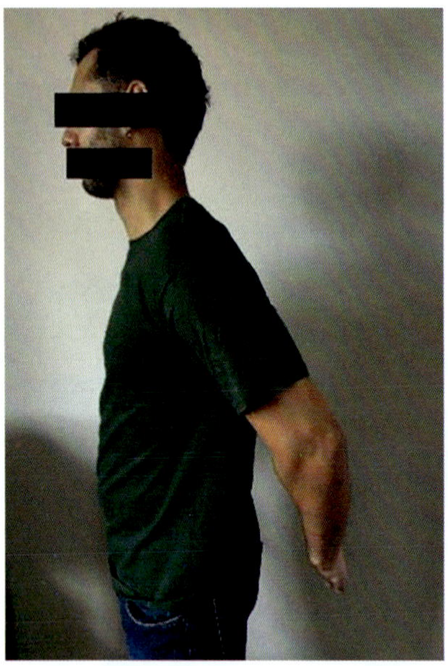

Figura 8 – Teste de Gerber.

Fonte: Acervo da autoria.

SEMIOLOGIA DO COTOVELO

A queixa principal de extrema relevância nas patologias do cotovelo também é a dor. Por conta disso, a história natural da doença precisa de detalhamento, com o decálogo da dor, o impacto nas atividades diárias, a ocorrência noturna e o uso excessivo de analgésicos, por exemplo. Do mesmo modo que no ombro, o exame físico do cotovelo permanece com a mesma sequência de métodos.[5,6]

Inspeção

O primeiro passo do exame físico consiste na inspeção estática, realizada na visão lateral, anterior, posterior e medial. Lateralmente, observa-se volume, sinais de atrofia muscular e recesso infracondilar. Anteriormente, analisa-se o ângulo de carregamento (em média 10° em homens e 13° em mulheres), para determinar "cúbito varo" ou "cúbito valgo". Posteriormente, examina-se a ponta do olécrano, perda de massa óssea, artropatia de Charcot e sinais inflamatórios que indicam bursites olecranianas. Medialmente, inspeciona-se o epicôndilo medial e o nervo ulnar.[6]

Após, durante a inspeção dinâmica, observa-se a ADM passiva e ativa. A flexão tem valor médio de 140°, a extensão de 0°, a pronação de 75° e a supinação de 80°. Além disso, o arco de flexoextensão é composto por 30° de extensão e 130° de flexão e a pronossupinação precisa de 50° em cada uma das direções.[5,6]

Palpação e força muscular

A palpação, assim como a inspeção estática, também segue a mesma sequência. Lateralmente, palpa-se o epicôndilo lateral, os ligamentos e a cabeça do rádio. Anteriormente, na fossa cubital, palpa-se o tendão do bíceps braquial e a artéria braquial, porém, o nervo cutâneo lateral do antebraço e o nervo mediano não são palpáveis. Posteriormente, palpa-se a bursa olecraniana sobre a aponeurose do tríceps braquial e o olécrano. Medialmente, procura-se o nervo ulnar entre o epicôndilo medial e o processo olecraneano, além disso, o epicôndilo medial e os ligamentos.[6]

Tanto a força muscular como o exame neurológico seguem a mesma lógica já demonstrada na semiologia do ombro. A diferença consiste nos grupos musculares e respectivas inervações correspondentes para a realização dos movimentos.[5,6]

Testes e sinais clínicos

Com relação aos testes e sinais clínicos, é possível avaliar a instabilidade, a epicondilite lateral e a epicondilite medial.[6]

Para a instabilidade, são utilizados os testes de estresse em varo ou valgo. Eles são realizados com o cotovelo em flexão de 15°, sendo que, no primeiro, o úmero apresenta rotação interna completa e, no segundo, em rotação externa.[6]

Para a epicondilite lateral, são utilizados os testes de Cozen (Figura 9) e Mill (Figura 10).

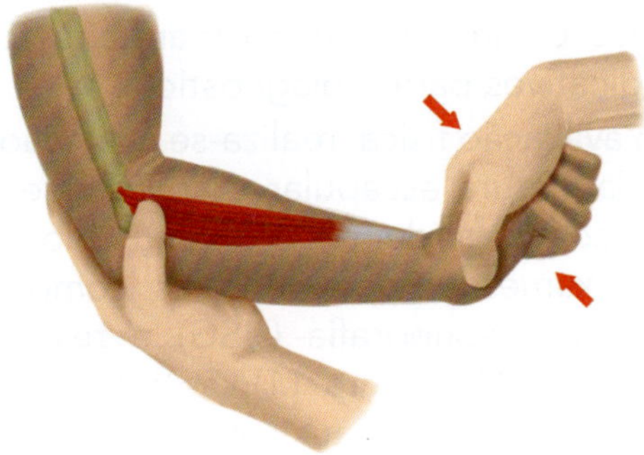

Figura 9 – Teste de Cozen.

Fonte: Adaptada de Barros Filho TEP de *et al.*, 2017.

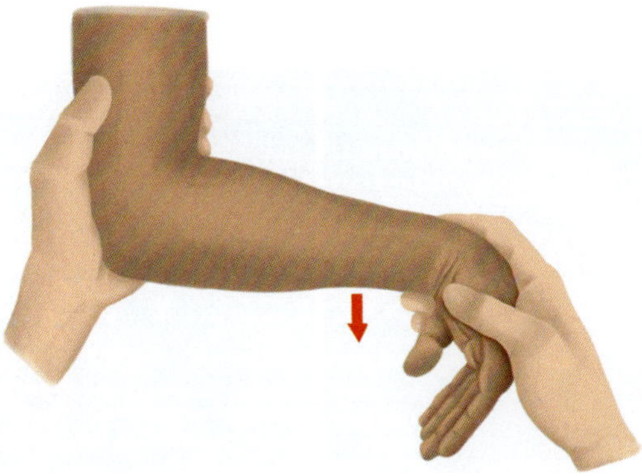

Figura 10 – Teste de Mill.

Fonte: Adaptada de Barros Filho TEP de *et al.*, 2017.

O primeiro é realizado com o cotovelo flexionado em 90° e o antebraço pronado, após, o paciente estende ativamente o punho contra resistência. Há positividade na presença de dor no epicôndilo lateral. O segundo teste é feito, também, com flexão do cotovelo em 90° e antebraço em pronação, porém, com a mão fechada e o punho em flexão dorsal. Após, é preciso forçar o punho em flexão e o paciente resistir ao movimento. Há positividade com presença de dor no epicôndilo lateral.[6]

O teste para a epicondilite medial é efetuado com o cotovelo fletido, o antebraço em supinação e o punho em extensão. Após, o cotovelo é estendido ou é realizada a flexão do punho contra resistência. Há positividade do teste em presença de dor em epicôndilo medial.[6]

SÍNDROMES DOLOROSAS DO OMBRO

Artrose glenoumeral e acromioclavicular

Fisiopatologia

A osteoartrose é uma condição multifatorial, envolvendo desde desordens traumáticas a fatores metabólicos, genéticos, psicológicos e inflamatórios. Esses determinantes atingem, principalmente, a cartilagem articular, o osso subcondral e os componentes sinoviais. No decorrer da história natural da doença, há um desbalanço capaz de gerar uma cascata de citocinas inflamatórias, com mediadores catabólicos, formação de osteócitos, deformidades, sinovite (já no estágio inicial) e aumento do *turnover* ósseo. Consequentemente, a dor é de caráter nociceptivo e pode ocorrer concomitante à sensibilização central.[7]

Diagnóstico

No complexo da cintura escapular, encontramos duas formas principais de artrite: a artrite acromioclavicular (AC) e a artrite glenoumeral (GU). Os sintomas da artrite AC geralmente são bem localizados na parte superior do ombro, perto da extremidade lateral da clavícula. Pacientes relatam frequentemente traumas, atividades que envolvem os braços, dor e sensibilidade focalizada na articulação AC, especialmente durante a adução, comumente em pacientes acima de 40 anos. Achados como lise ou deformidades confirmam o diagnóstico, enquanto a ausência de dor ou sensibilidade na região da AC praticamente exclui a suspeita da doença.[8]

Tratamento

O controle da dor é o principal objetivo do tratamento. As abordagens iniciais incluem a modificação das atividades causadoras, uso de anti-inflamatórios não esteroides (AINEs), paracetamol ou corticoides, e terapia física. A infiltração com corticoides é reservada para os casos mais graves, proporcionando alívio da dor por um curto período. Hossain[9] relatou alívio da dor em 25% dos pacientes por mais de 12 meses com a infiltração articular AC com corticoides. A ressecção da extremidade lateral da clavícula é a técnica cirúrgica indicada para casos refratários, mostrando resultados significativos.[9-11]

A osteoartrite glenoumeral é uma causa menos comum de dor no ombro, mas pode causar limitações significativas. O tratamento inicial foca na manutenção da função e controle da dor, utilizando analgésicos, anti-inflamatórios, fisioterapia e infiltrações intra-articulares com corticoides ou viscossuplementação.[12]

Terapias físicas podem ajudar no controle da dor e na melhoria funcional em casos de artrite do ombro, mas devem ser aplicadas com cautela por conta da rigidez e incongruências articulares frequentemente presentes. O uso de AINEs pode reduzir os sintomas em 50% a 67% dos pacientes. Alguns estudos indicam a prednisolona como uma boa opção, enquanto os inibidores da ciclo-oxigenase 2 (COX-2) não se mostraram mais eficazes do que os outros AINEs. A literatura não apoia o uso de glucosamina e colágenos para a osteoartrite do ombro. Um estudo experimental com condrócitos de coelhos demonstrou que um metabólito da diacereína (Rhein) pode proteger contra a degradação da cartilagem a partir da inibição de metaloproteinases.[13-17]

O manejo clínico é sempre a 1ª linha de tratamento para a osteoartrite do ombro, geralmente com bons resultados. Quando esse tratamento falha, a intervenção cirúrgica pode ser necessária. As opções cirúrgicas incluem a liberação artroscópica de partes moles, hemiartroplastia, artroplastia total convencional ou reversa, e *resurfacing*.

Lesão do manguito rotador

Fisiopatologia

A origem das lesões do manguito rotador ainda não é completamente elucidada, mas parece estar associada a fatores extrínsecos como impacto subacromial, microtraumas, traumas agudos e teoria multifatorial, bem como fatores intrínsecos como degeneração tendínea relacionada ao envelhecimento, hipoperfusão, apoptose, fatores endócrinos e metabólicos, e falha na resposta de reparo a esses traumas. Quase 99% dos pacientes com lesão do manguito rotador que procuram atendimento relatam dor, com ou sem fraqueza, no membro afetado.[18,19]

Diagnóstico

As doenças que afetam o manguito rotador incluem rupturas parciais e completas, tendinites/tendinoses e tendinite calcária. Geralmente, os pacientes são maiores de 40 anos e relatam dor na face lateral do ombro, que pode irradiar até o cotovelo. Achados como fraqueza, arco de movimento doloroso, dor noturna e testes positivos de impacto e do manguito rotador são indicativos para o diagnóstico.

Na avaliação física, realiza-se inspeção completa da cintura escapular e aplicam-se testes específicos para identificar os músculos envolvidos. Exames complementares como radiografias, ultrassonografia (USG) e ressonância magnética (RM) (Figura 11) são utilizados para detalhar as lesões e auxiliar nos diagnósticos diferenciais com síndrome do impacto, lesões labrais, calcificações, encurtamento da cápsula posterior e doenças do tendão da cabeça longa do bíceps.

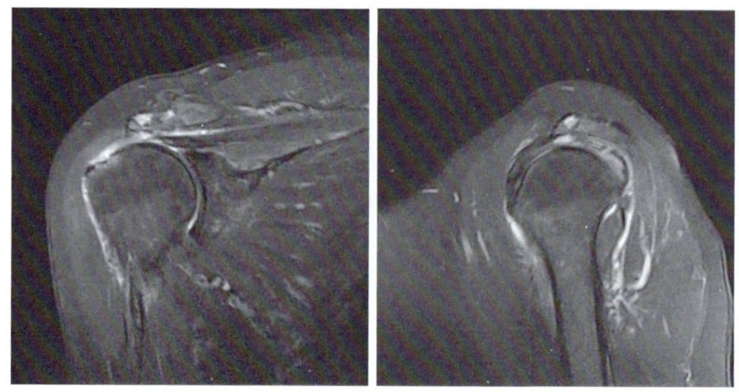

Figura 11 – Ressonância magnética com alterações visíveis de lesão do manguito rotador.

Fonte: Acervo da autoria.

Tratamento

As dores crônicas decorrentes das patologias do manguito rotador são frequentemente tratadas por meios conservadores. Os tratamentos iniciais incluem terapias físicas, modificações nas atividades diárias, analgésicos e anti-inflamatórios. O objetivo é melhorar o movimento, a função e a dor.[20]

Tashjian[21] apresentou um algoritmo de tratamento do manguito rotador, dividindo-o em três grupos: o grupo 1 incluiu lesões completas crônicas em pacientes com mais de 60 anos e lesões irreparáveis, todas tratadas inicialmente de forma conservadora; o grupo 2 incluiu lesões agudas maiores que 1 cm e lesões crônicas em pacientes com menos de 60 anos, recomendando-se tratamento cirúrgico precoce; o grupo 3 incluiu tendinopatias, lesões parciais e completas menores que 1 cm, optando-se pelo tratamento conservador prolongado.[21]

Oliva *et al.*,[18] em sua revisão, apresentaram um nível de recomendação B para o tratamento com reabilitação para lesões do manguito rotador, e nível C para terapia com AINEs. Não há uma terapia medicamentosa definida para lesões do manguito rotador; os AINEs reduzem a dor, mas não melhoram a função, e a injeção de corticoides é similar aos AINEs a curto prazo. Quanto às infiltrações, glicocorticoides, anestésicos locais, ácido hialurônico e plasma rico em plaquetas (PRP) melhoram a dor e a função nos casos de tendinopatia, com nível de evidência B. Não há consenso sobre o uso de PRP em lesões completas e parciais.[18]

Goldberg *et al.*[22] realizaram tratamento conservador de lesões completas do manguito rotador com educação do paciente e um programa de exercícios em casa, obtendo 60% de bons resultados após um ano. Kukkonem *et al.*[23] compararam três tipos de tratamentos clínicos e cirúrgicos combinados em pacientes com mais de 55 anos e lesões completas não traumáticas do supraespinhal: terapia física isolada, acromioplastia com terapia física e combinação de reparo da lesão com acromioplastia e terapia física. Não houve diferença significativa entre os grupos, sugerindo que o tratamento conservador pode ser uma boa opção inicial.[22,23]

Osti *et al.*,[24] em sua revisão sistemática, afirmaram que a injeção intra-articular com ácido hialurônico reduz a dor e melhora a função sem efeitos adversos em pacientes com lesão do manguito rotador. Ao comparar tratamento cirúrgico em comparação ao conservador, Ryösä *et al.*[25] encontraram evidências limitadas de que o tratamento cirúrgico é mais eficaz que o conservador, indicando que as práticas não cirúrgicas devem ser a 1ª linha de tratamento. Eles não encontraram vantagem da cirurgia sobre a reabilitação com fisioterapia após um ano, avaliando o escore de Constant e a dor. Sendo a fisioterapia menos dispendiosa e mais segura, o tratamento conservador é recomendado inicialmente para as doenças do manguito rotador.[24,25]

O tratamento cirúrgico é reservado para pacientes que apresentam sintomas persistentes e comprometimento funcional após o tratamento conservador inicial. Os melhores resultados são observados em pacientes jovens com lesões traumáticas. A abordagem cirúrgica artroscópica, comparada à via aberta ou miniopen, ainda é controversa.[26,27]

CAPSULITE ADESIVA

Fisiopatologia

A CA, também conhecida como ombro congelado, é mais comum em mulheres de meia-idade e pode estar associada a fatores endócrinos, reumatológicos e autoimunes. Ela pode ser classificada como primária ou idiopática, e secundária, quando associada a fatores específicos como trauma, cirurgia ou uso de medicamentos. O diabetes *mellitus* (DM) é o principal fator predisponente, responsável por 30% dos casos. Outra classificação é baseada na fisiopatologia, dividindo-se em quatro fases: pré-congelamento, congelamento, congelado e descongelamento.[28-30]

Diagnóstico

A CA é caracterizada por dor progressiva e limitação dos movimentos da articulação glenoumeral. Achados radiológicos na CA incluem espessamento do ligamento coracoumeral, recesso inferior e do intervalo rotador, além de obliteração da gordura subcoracoide.[28]

Tratamento

O tratamento geralmente é conservador, com muitos casos se resolvendo espontaneamente, embora alguns possam evoluir para uma incapacidade permanente.[28]

Para o tratamento conservador, várias opções estão disponíveis. O uso de AINEs e fisioterapia são a 1ª linha de tratamento. A injeção intra-articular de corticoides mostrou-se mais eficaz do que a fisioterapia isolada. O uso de ácido hialurônico intra-articular apresentou resultados comparáveis aos dos corticoides. A distensão hidráulica intra-articular oferece bons resultados para o alívio da dor a curto prazo, mas sua eficácia não se mantém além de 3 meses, especialmente em pacientes diabéticos.[31,32]

Os critérios para manipulação sob anestesia incluem rigidez significativa, capsulite idiopática na fase de congelamento, diminuição da rotação externa em mais de 50%, duração mínima dos sintomas de 3 meses e falha na infiltração articular de corticoides.[33,34]

Estudos como o de Asheghan *et al.*[35] mostraram que a acupuntura pode melhorar a dor e a ADM após três meses de tratamento.

Lo *et al.*[36] compararam a eletroacupuntura com um grupo controle em 18 sessões ao longo de 6 a 9 semanas e observaram melhorias na dor, ADM e escores em ombros congelados com o uso da eletroacupuntura. O manejo cirúrgico, com liberação artroscópica de aderências e capsulotomia, é reservado para os casos que não respondem ao tratamento conservador.[35,36]

Giannotti *et al.*[37] destacam o conceito de formas incompletas de algodistrofia e síndrome de dor complexa regional (SDCR), que incluem condições como ombro congelado e joelho doloroso após artroplastia. Para a CA, quando considerada similar à SDCR, terapias como antidepressivos, gabapentinoides, bloqueios simpáticos, bifosfonatos, neuroestimulação, vitamina C, cetamina e imunomodulação são alternativas para casos refratários ao tratamento padrão.[37,38]

BURSITES E SÍNDROME DO IMPACTO

Fisiopatologia

A bursa é uma estrutura anatômica cheia de líquido, localizada em diversos pontos do corpo, cuja função principal é reduzir o atrito entre as superfícies corporais em movimento. No ombro, encontramos as bursas subacromial e subdeltoidea, situadas no espaço subacromial, cuja altura média varia entre 10 mm e 15 mm.[39]

A inflamação da bursa, ou bursite, pode ser desencadeada por vários fatores, incluindo impacto subacromial, uso excessivo do membro superior em atividades acima da cabeça, trauma direto, depósitos de cristais, infecções e doenças autoimunes. Estima-se que a incidência da bursite corresponda a 0,4% das queixas totais dos pacientes, afetando homens e mulheres de forma equitativa.[40]

A síndrome do impacto subacromial (SIS) é a desordem mais prevalente do ombro, representando entre 44% e 65% das queixas de dor no ombro. A fisiopatologia da SIS está centrada no desequilíbrio da cinemática escapuloumeral, onde a cabeça umeral migra superiormente, comprimindo as estruturas adjacentes. A SIS é comumente associada às alterações bursais. Neer descreveu três estágios para a síndrome do impacto: o estágio 1, presente em pacientes com menos de 25 anos, caracteriza-se por edema e hemorragia, sendo reversível; o estágio 2, em pacientes entre 25 e 40 anos, apresenta fibrose e tendinite com episódios de dor recorrente; o estágio 3, em pacientes acima de 40 anos, é caracterizado por esporões subacromiais e lesões tendíneas. A redução do espaço subacromial está relacionada à morfologia do acrômio, classificado por Bigliani em tipo I (plano), tipo II (curvo) e tipo III (ganchoso), sendo o tipo III o mais associado ao impacto subacromial.[41]

Diagnóstico

A principal queixa clínica nas bursites é dor na região anterolateral do ombro, exacerbada pela elevação do braço. A bursite frequentemente coexiste com outras patologias da articulação glenoumeral. A fusão bursal é observada em 70,2% dos casos de artrite acromioclavicular, 67,8% das tendinites calcáreas do músculo supraespinhal, 96,7% das lesões completas do manguito rotador, 72,7% das lesões parciais e 94,7% dos casos de artrite reumatoide (AR).[40,42]

Durante a avaliação física da síndrome do impacto, observa-se dor local à palpação, com ou sem eritema, nos casos de bursopatia. Nos testes de elevação/abdução e nos testes de impacto de Neer, Hawkins e Yergason, a manifestação de dor é comum tanto na SIS quanto na bursite.[40]

Os métodos de imagem são fundamentais na avaliação das condições associadas ao processo inflamatório das bursites secundárias à SIS. USG, RM (Figura 12) e radiografia são os mais indicados. A avaliação ultrassonográfica mostrou que, em pacientes assintomáticos, a espessura média da bursa é de 0,75 mm ± 0,23 mm, enquanto em pacientes sintomáticos a espessura é de 1,27 mm ± 0,41 mm.[43,44]

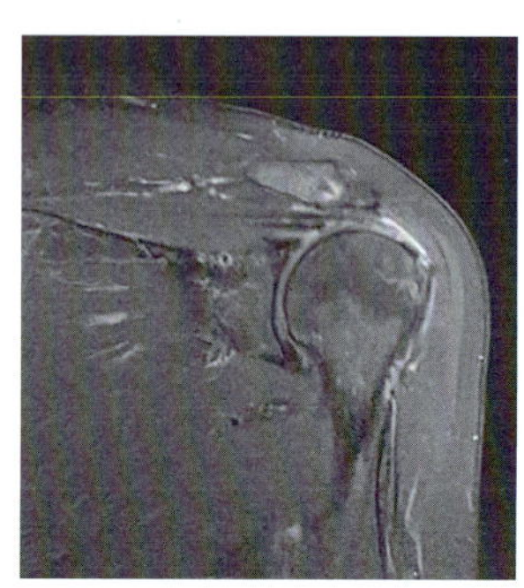

Figura 12 – Ressonância magnética com espessamento da bursa subacromial.

Fonte: Acervo da autoria.

Os diagnósticos diferenciais incluem patologias comuns do ombro, como síndrome do manguito rotador, CA, artrites e tendinite do tendão da cabeça longa do bíceps. A bursite tem um bom prognóstico, sendo um processo inflamatório autolimitado que geralmente não requer intervenção cirúrgica. Em pacientes idosos, a evolução pode ser menos favorável.

Tratamento

As injeções de corticoides intramusculares proporcionam alívio da dor por até 4 semanas. As infiltrações intra-articulares não são mais eficazes que o placebo e as infiltrações subacromiais proporcionam apenas alívio mínimo da dor. As infiltrações guiadas não demonstram benefícios adicionais em comparação ao método convencional às cegas. Não há diferença significativa com relação à dor e incapacidade funcional após 4 semanas entre a injeção sistêmica e a infiltração subacromial. Taheri *et al.*[48] compararam infiltrações subacromiais com cetorolaco e corticoide, não encontrando diferença significativa, sugerindo o cetorolaco como alternativa quando os corticoides são contraindicados. Penning *et al.*[49] relataram a superioridade da triancinolona em relação ao ácido hialurônico e solução salina no tratamento da síndrome de impacto. Dong[50] concluiu que exercícios, cinesioterapia e acupuntura são ideais para o tratamento inicial da SIS, enquanto a terapia com *laser* de baixa intensidade e infiltrações com AINEs não são recomendadas. Pacientes com doença prolongada devem considerar a avaliação para tratamento cirúrgico. A técnica de bursectomia com descompressão subacromial por via artroscópica é o método preferido.[45-51]

TENDINITE CALCÁRIA

Fisiopatologia e diagnóstico

A tendinite calcificada (TC) do ombro é uma condição autolimitada, caracterizada pelo acúmulo de depósitos de sais de cálcio nos músculos do manguito rotador. Hamada *et al.*[52] delinearam a patogênese da calcificação do ombro em três estágios distintos: o estágio pré-calcificado; o estágio calcificado, que se divide em fases de formação, repouso e reabsorção; e o estágio de reparo. A maior parte do período doloroso da doença ocorre durante as fases calcificadas.[52,53]

As causas da TC permanecem incertas, com várias teorias propostas, incluindo a degenerativa, trauma repetitivo, necrose de tenócitos, reatividade e ossificação endocondral.[54-56]

A Figura 13 mostra uma radiografia com alterações sugestivas de tendinite calcárea.

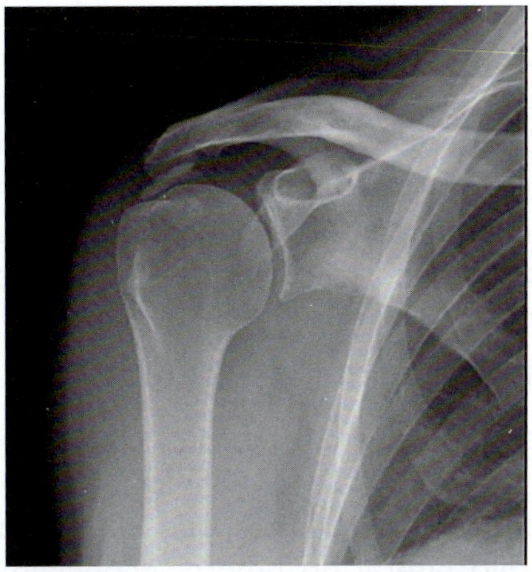

Figura 13 – Radiografia com alterações sugestivas de tendinite calcária (depósito de cálcio).

Fonte: Acervo da autoria.

Tratamento

Inicialmente, o tratamento conservador é instituído, utilizando AINEs, fisioterapia, termoterapia e repouso, resultando na resolução de mais de 50% dos casos dentro de 6 meses. Alternativamente, pode-se recorrer à técnica de aspiração guiada por ultrassom, e que uma agulha é introduzida no depósito de cálcio para sua remoção.[57]

Quando os tratamentos clínicos falham, a terapia de ondas de choque (TOC) é aplicada, variando entre modos de baixa, média e alta energia. Estudos demonstram que a alta energia proporciona os melhores resultados. Persistindo os sintomas de dor, a abordagem cirúrgica torna-se necessária, com a via artroscópica sendo preferida por conta da menor morbidade e recuperação mais rápida, com eficácia demonstrada em vários estudos.[58-60]

SÍNDROMES DOLOROSAS DO COTOVELO

As síndromes dolorosas do cotovelo são condições que causam dor e comprometimento da função dessa articulação que, diferentemente do ombro, possui menor mobilidade, mas está sujeita à maior exposição a atividades de força e alavanca.[4]

Por mais que sejam menos prevalentes em comparação com as síndromes dolorosas do ombro, as síndromes dolorosas do cotovelo também são frequentemente diagnosticadas, por exemplo, a epicondilite lateral, que chega a afetar cerca de 1% a 3% da população anualmente, com maior incidência em pessoas que praticam atividades que envolvem movimentos repetitivos e com sobrecarga do braço. Em geral, as patologias que envolvem essa síndrome evoluem por conta de lesões agudas, uso excessivo da articulação ou doenças crônicas.[61]

Epicondilite lateral (cotovelo de tenista)

A epicondilite lateral, ou "cotovelo de tenista", tem seu nome definido por lesões e inflamações dos tendões que se prendem ao epicôndilo lateral do úmero, especialmente o tendão do músculo extensor radial curto do carpo. Ela é causada por movimentos repetitivos e uso excessivo dos músculos extensores do antebraço, tendo como fatores de risco idade (entre 30 e 50 anos), profissão (trabalhadores braçais, donas de casa e esportistas), falta de condicionamento físico, técnica inadequada e condições de saúde subjacentes.[7,62]

Fisiopatologia

Sabe-se que não se trata de uma inflamação clássica, mas, sim, de uma tendinose, visto que a anormalidade no tendão é degenerativa e não inflamatória. A lesão ocorre pela aplicação de tração contínua por repetição, resultando em microrrupturas da origem do extensor radial curto do carpo, seguidas de fibrose e formação de tecido de granulação. Macroscopicamente, o tecido apresenta-se com aspecto friável, brilhante e edematoso. A análise microscópica mostra interrupção do tendão normal com invasão local de fibroblastos e tecido vascular anormal em desenvolvimento, dando origem ao termo "hiperplasia angiofibroblástica".[7]

Clinicamente apresenta dor na região lateral do cotovelo, especificamente na área sobre o epicôndilo lateral, podendo irradiar para antebraço e dorso da mão. A algia é agravada ao movimento de levantar peso com o antebraço em pronação e durante a extensão do punho contra resistência. Pode ter aumento de volume local, com sensibilidade ao toque, fraqueza muscular e rigidez matinal. O exame neurológico é importante para fazer o diagnóstico diferencial com síndrome do interósseo posterior (síndrome do túnel radial).[62]

Diagnóstico

O diagnóstico geralmente começa com uma história detalhada dos sintomas, incluindo início, duração e atividades que desencadeiam a dor, associado a atividades ocupacionais ou recreativas que envolvem movimentos repetitivos do braço e do punho.

Clinicamente, apresenta dor na região lateral do cotovelo, especificamente na área sobre o epicôndilo lateral, podendo irradiar para antebraço e dorso da mão. A algia é agravada ao movimento de levantar peso com o antebraço em pronação e durante a extensão do punho contra resistência. Pode ter aumento de volume local, com sensibilidade ao toque, fraqueza muscular e rigidez matinal. O exame neurológico é importante para fazer o diagnóstico diferencial com síndrome do interósseo posterior (síndrome do túnel radial).[62]

O teste de Cozen e exames de imagens, como a radiografia, podem evidenciar calcificações atribuídas as rupturas tendíneas. A RM é o método mais completo para se identificar a extensão da lesão, rupturas presentes e estruturas comprometidas.[62]

Tratamento

O tratamento da epicondilite lateral depende da gravidade dos sintomas e da resposta do paciente aos tratamentos conservadores como AINEs, fisioterapia, gelo, órteses, infiltrações de corticosteroides e novas técnicas, como terapia por ondas de choque. Diante de dor persistente e sem resposta aos métodos conservadores após um período de 6 a 12 meses, considera-se tratamento cirúrgico.[7]

Epicondilite medial (cotovelo de golfista)

A epicondilite medial ou "cotovelo de golfista" é menos comum em comparação à epicondilite lateral. A prevalência da epicondilite medial na população geral é estimada entre 0,5% e 1,3% anualmente. Ela se caracteriza como uma tendinopatia causada por microlesões e degeneração dos tendões que se inserem no epicôndilo medial do cotovelo, especialmente os tendões dos músculos flexores do punho e dos dedos.[7,62]

Mas não tão diferente da epicondilite lateral, os fatores de risco são semelhantes e podem ser até diagnóstico diferencial, já que afeta profissões com movimentos repetitivos, atividades esportivas como tênis, golfe, beisebol. Entre outros fatores estão a idade (entre 40 e 50 anos) e as condições médicas preexistentes como DM ou hiperlipidemia.[7,62]

Fisiopatologia

A epicondilite medial envolve processos degenerativos e inflamatórios similares àqueles observados na epicondilite lateral, mas localizados na parte interna do cotovelo, onde se inserem no epicôndilo medial do úmero. O mecanismo fisiopatológico observado é a presença de lesão microscópica e degeneração, sendo os tendões mais comumente afetados o flexor radial do carpo, o flexor ulnar do carpo, o flexor superficial dos dedos e o pronador redondo, estando associada à inflamação crônica e cicatrização deficiente, a estresse mecânico repetitivo, fatores biomecânicos, anatômicos e mediadores químicos.[7,62]

Diagnóstico

Os sinais e sintomas orientam o diagnóstico, visto que ele é clínico, e apresentam-se na face medial do cotovelo com dor e sensibilidade na parte interna, que se agrava com atividades que envolvem a flexão do punho e fraqueza no antebraço. Faz diagnóstico diferencial, como já citado, com a epicondilite lateral, mas também com a neurite do nervo ulnar na região do cotovelo. Neste, a dor ocorre no sulco do nervo ulnar, posteriormente ao epicôndilo, e está associada a alterações neurológicas. Exames complementares, como USG e RM auxiliam na diferenciação diagnóstica.[7,62]

Tratamento

A epicondilite medial pode ser tratada de maneira eficaz com abordagens conservadoras, na maioria dos casos, incluindo repouso, fisioterapia, uso de medicamentos e modificações nas atividades. Em casos resistentes ao tratamento conservador, opções invasivas como infiltrações de corticosteroides, PRP ou cirurgia podem ser consideradas.[7,62]

Bursite olecraniana (cotovelo do estudante)

É definida como a inflamação da bursa olecraniana, um saco revestido internamente por tecido sinovial cheio de líquido que está localizado sobre o ponto ósseo na parte de trás do cotovelo. Há duas bursas primárias com significado clínico na região do olécrano, uma profunda, localizada entre o tríceps e o olecrano, e uma superficial, localizada entre a inserção do tríceps no olécrano e a pele adjacente. Essa última é a mais comumente acometida.[7]

Fisiopatologia

Geralmente está associada a traumas e até mesmo microtraumatismos de repetição pelo apoio sobre o cotovelo em mesas ou cadeiras (por esse motivo, é denominada "cotovelo de estudante"). Porém, sabe-se que pessoas mais velhas são mais suscetíveis por conta do desgaste crônico e da diminuição da elasticidade dos tecidos. Além disso, condições médicas como AR e gota podem aumentar o risco de desencadear o processo inflamatório, em que se torna distendida e dolorosa.[7]

Diagnóstico

O diagnóstico se baseia em uma boa anamnese e exame físico. Os sintomas mais comuns incluem dor localizada na ponta do cotovelo, sensibilidade ao toque, inchaço e vermelhidão na área afetada, podendo evoluir para limitação dos movimentos do cotovelo por conta da dor. Após a fase aguda, pode persistir o aumento do volume da bursa pela fibrose, porém já sem queixas de dor.[62]

Tratamento

Na maioria dos casos, o tratamento conservador com analgesia, gelo e AINEs são eficazes. Em alguns casos, pode ser necessária a punção de alívio para drenagem e, por fim, considera-se o tratamento cirúrgico, a bursectomia.

É importante avaliar a presença de condições médicas associadas, como a AR e a gota, para serem concomitantemente tratadas.[7]

Síndrome do túnel cubital (neuropatia do nervo ulnar)

Síndrome do túnel cubital, também conhecida como neuropatia do nervo ulnar, é uma condição causada pela compressão do nervo ulnar ao nível do cotovelo sob um retináculo que se estende do epicôndilo medial ao olécrano, e tem em média 3 cm (sulco do nervo ulnar).[7]

Fisiopatologia

O nervo ulnar é um dos três principais nervos do braço, responsável pela sensibilidade e pelo controle muscular em parte da mão e dedos. Sua compressão ocorre principalmente por meio do espessamento da porção média do ligamento arqueado por conta de movimentos repetitivos e de sobrecarga de flexão e extensão, mas também está associado ao mecanismo fisiopatológico de traumas diretos, sequelas de fraturas na infância (*cubitus valgus*), particularidades anatômicas e tumores, que desencadeiam compressão, inflamação e degeneração do nervo e apresenta sintomas como dor, a qual irradia em face medial do antebraço, além de dormência e formigamento no 4° e no 5° dedo, fraqueza na mão e dificuldade em agarrar objetos, sendo que, em casos avançados, podem evoluir com atrofia muscular na mão.[7,62]

Diagnóstico

A eletroneuromiografia (ENMG), RM e a USG, sendo esta última mais rápida, confortável e eficaz, podem auxiliar no diagnóstico.[62]

Síndrome do interósseo posterior (síndrome do túnel radial)

Trata-se da compressão do nervo interósseo posterior, um ramo do nervo radial, enquanto ele passa pelo músculo supinador no antebraço. É uma neuropatia rara e de confirmação diagnóstica difícil. Os sintomas são pouco específicos e os achados do exame físico são muito variáveis, porém, em geral, apresenta dor à palpação da região da origem do músculo supinador e extensor radial do carpo com piora aos esforços, associado à fraqueza muscular (diminuição na força de preensão), limitação de movimentos em extensão de punho e dedos, sinal de tinel (percutir o punho na localização do nervo mediano, positivo quando há presença de dor, formigamento e/ou sensação de choque na ponta dos dedos), e pode ou não apresentar parestesia visto que o interósseo posterior é principalmente motor.[62]

Fisiopatologia

A síndrome pode ser causada por compressão no Arco de Frohse, uma estrutura fibrosa no músculo supinador onde o nervo interósseo posterior pode ficar preso. Essa passagem sob a arcada de Frohse é considerada a principal causa de compressão do nervo, mas lesões traumáticas no antebraço, inflamação ou inchaço dos tecidos ao redor do nervo e movimentos repetitivos que sobrecarregam o músculo supinador também são fatores de risco.[7,62]

Diagnóstico

Apesar do diagnóstico ser clínico, exames de imagem como RM ou até mesmo USG podem ajudar no diagnóstico, assim como ENMG para avaliar a função do nervo e fazer diagnóstico diferencial.[60]

Síndrome do interósseo anterior

Neuropatia compressiva que afeta o nervo interósseo anterior, ramo do nervo mediano que está responsável pela inervação motora dos músculos profundos do antebraço que controlam a flexão dos 1°, 2° e 3° dedos. É considerada uma síndrome rara.[7,62]

Fisiopatologia

Geralmente causada por trauma, sobrecarga por movimentos repetitivos, lesão do nervo por estruturas anatômicas e inflamação dos tecidos adjacentes.[7]

Diagnóstico

Apresenta-se clinicamente por déficit neurológico de nervo mediano com perda de força de flexão do polegar e indicador, além de dificuldade de realizar movimentos que exijam a pinça fina. Por não possuir ramo sensitivo, não apresenta sintomas sensitivos.[62]

Osteoartrose de cotovelo

A artrose do cotovelo é uma condição degenerativa, em que determinadas áreas da cartilagem tornam-se amolecidas e perdem a sua continuidade, expondo o osso subcondral e dando origem à formação de saliências e cistos ósseos. Fraturas associadas desses cistos e lesões ligamentares causam dor e originam as deformidades articulares.[7,62]

Fisiopatologia

É um processo evolutivo, crônico, relacionado com a idade, alterações metabólicas e uso excessivo da articulação. Clinicamente, apresenta-se como dor que alivia com repouso (diferentemente da AR, que a dor é mais intensa pela manhã), rigidez, edema, crepitação e perda de função no cotovelo. Evolui com piora progressiva e culmina com deformidade.[7,62] A Figura 13 representa uma deformidade do cotovelo esquerdo em "cúbito varo".

Diagnóstico

Associada às manifestações clínicas sugestivas, radiograficamente, em estágios mais evoluídos, apresenta diminuição do espaço articular, formação de osteófitos, esclerose óssea subcondral, cistos ósseos e subluxação.[62]

Tratamento das síndromes dolorosas do cotovelo

O tratamento depende da gravidade dos sintomas, da resposta do paciente aos tratamentos conservadores e o tempo de evolução, para que seja considerado tratamento mais invasivos e até mesmo cirúrgico.

O tratamento conservador envolve repouso, com evitação de atividades que exacerbem a dor; gelo e calor, para alívio respectivo de inflamação e rigidez; medicamentos, como AINEs; imobilização, com uso de talas ou órteses para limitação de movimento; fisioterapia, com exercícios de alongamento e fortalecimento para recuperação funcional; e, por último, prevenção, com exercícios regulares de alongamento e fortalecimento para manter a força e flexibilidade dos músculos do antebraço, junto ao uso de técnicas corretas em atividades esportivas e de trabalho. Também são importantes as pausas regulares, para evitar o uso excessivo da articulação do cotovelo, e o uso de equipamentos adequados e bem ajustados para as atividades esportivas.[7]

O tratamento invasivo, por outro lado, pode ser realizado por meio da infiltração de corticosteroides, bloqueios, PRP e cirurgia.

A infiltração com corticoide pode ser indicada nos casos em que, apesar do tratamento fisioterápico instituído, não houver melhora da dor, impossibilitando, dessa forma, que o paciente inicie os exercícios de reabilitação. O procedimento deve ser realizado no extensor radial curto do carpo, em um ponto anterior e discretamente distal ao epicôndilo. No entanto, realizar duas ou mais infiltrações pode ser prejudicial devido aos efeitos adversos relacionados às infiltrações peritendíneas com corticoide: necrose, atrofia tecidual e consequente ruptura tendínea.[7]

Os bloqueios de nervos periféricos podem ser realizados para diagnóstico de síndromes compressivas de nervos periféricos e prognóstico na determinação se a neurólise ou descompressão desses nervos serão associados ao correspondente alívio da dor.[61]

O PRP é uma mistura autóloga de plaquetas altamente concentradas e fatores de crescimento associados produzidos pela separação centrífuga do sangue do próprio paciente. Os fatores de crescimento liberados pelo PRP promovem o recrutamento, a proliferação e a angiogênese celulares; e podem induzir um evento inflamatório transitório que desencadeia uma resposta regenerativa. Estudos demonstram que o procedimento de infiltração de PRP pode reduzir a dor associada à epicondilite lateral e síndrome do manguito rotador.[63]

Em conclusão, a cirurgia será indicada para pacientes que não apresentarem resposta ao tratamento conservador após um mínimo de 6 a 12 meses, ou em casos mais graves.[62]

Referências bibliográficas

1. Moore KL, Dalley AF, Agur AMR. Moore anatomia orientada para a clínica. Guanabara koogan, 2014.
2. Clark JM, Harryman DT. Tendons, ligaments, and capsule of the rotator cuff. Gross and microscopic anatomy. JBJS. 1992;74(5):713-25.
3. Iannotti J, Williams G, Miniaci A, Zuckerman J. Disorders of the shoulder. Diagnosis and Management: Shoulder Reconstruction. 3. ed. Philadelphia: Lippincott Williams & Wilkins; 2014;1:757-9.
4. Minson FP, Morete CM, Marangoni MAF, et al. Manuais de especialização: dor. 2015. [2025 Fev. 18]. Disponível em: www.manole.com.br.
5. Porto CC. Semiologia médica 8. ed. Rio de Janeiro - RJ: Guanabara Koogan 2019.
6. Barros Filho TEP de, Lech O, Cristante AF. Exame físico em ortopedia. 3. ed. Sarvier. 2017.
7. Kobayashi R, Vinicius M, Luzo M, Cohen M, André E, Liggieri C, et al. Tratado de dor musculoesquelética. Sociedade Brasileira de Ortopedia e Traumatologia. 2019.
8. Burbank KM, Stevenson MJH. chronic shoulder pain: Part I. Evaluation and Diagnosis. 2008. [2025 Fev. 18]. Disponível em: www.aafp.org/afp.
9. Hossain S, Jacobs LGH, Hashmi R. The long-term effectiveness of steroid injections in primary acromioclavicular joint arthritis: a five-year prospective study. J Shoulder Elbow Surg. 2008;17(4):535-8.
10. Montellese P, Dancy T. The acromioclavicular joint. Primary Care - Clinics in Office Practice. W.B. Saunders. 2004;31:857-66.
11. Rabalais RD, McCarty E. Surgical treatment of symptomatic acromioclavicular joint problems: a systematic review. Em: Clinical Orthopaedics and Related Research. Lippincott Williams and Wilkins. 2007:30-7.
12. Ansok CB, Muh SJ. Optimal management of glenohumeral osteoarthritis. Orthopedic Research and Reviews. Dove Medical Press Ltd. 2018;10:9-18.
13. Bishop JY, Flatow EL. Management of glenohumeral arthritis: a role for arthroscopy? Orthopedic Clinics of North America. W.B. Saunders; 2003;34:559-66.
14. Sinha I, Lee M, Cobiella C. Management of osteoarthritis of the glenohumeral joint. British Journal of Hospital Medicine. 2005;69(5)264-8.
15. Gordo AC, Walker C, Armada B, Zhou D. Efficacy of celecoxib versus ibuprofen for the treatment of patients with osteoarthritis of the knee: a randomized double-blind, non-inferiority trial. Journal of International Medical Research. 2017;45(1):59-74.
16. Wenham CYJ, Hensor EMA, Grainger AJ, Hodgson R, Balamoody S, Doré CJ, et al. A randomized, double-blind, placebo-controlled trial of low-dose oral prednisolone for treating painful hand osteoarthritis. Rheumatology (United Kingdom). 2012;51(12):2286-94.
17. Tamura T, Ohmori K. Rhein, an active metabolite of diacerein, suppresses the interleukin-1=-induced proteoglycan degradation in cultured rabbit articular chondrocytes. Jpn. J. Pharmacol. 2001;85.
18. Oliva F, Piccirilli E, Bossa M, Giai Via A, Colombo A, Chillemi C, et al. I.S.Mu.L.T-rotator cuff tears guidelines. Muscles, Ligaments and Tendons Journal. 2015;5.
19. Itoi E, Minagawa H, Yamamoto N, Seki N, Abe H. Are pain location and physical examinations useful in locating a tear site of the rotator cuff? American Journal of Sports Medicine. 2006;34(2):256-64.
20. Mantone JK, Burkhead WZ, Noonan J. Nonoperative treatment of rotator cuff tears. Orthopedic Clinics of North America. 2000;31(2):295-311.
21. Tashjian RZ. epidemiology, natural history, and indications for treatment of rotator cuff tears. Clinics in Sports Medicine. 2012;31:589-604.
22. Goldberg BA, Nowinski RJ, Matsen FA. Outcome of nonoperative management of full-thickness rotator cuff tears. Clinical Orthopaedics and Related Research. 2001;(382):99-107.
23. Kukkonen J, Joukainen A, Lehtinen J, Mattila KT, Tuominen EKJ, Kauko T, et al. Treatment of non-traumatic rotator cuff tears: a randomised controlled trial with one-year clinical results. The bone & joint jornal. 2014;96(1):75-81.
24. Osti L, Buda M, Del Buono A, Massari L. Clinical evidence in the treatment of rotator cuff tears with hyaluronic acid. Muscles, ligaments and tendons journal. 2015;5(4)270. Ryösä A, Laimi K, Äärimaa V, Lehtimäki K, Kukkonen J, Saltychev M. Surgery or conservative treatment for rotator cuff tear: a meta-analysis. Disability and Rehabilitation. Taylor and Francis. 2017;39:1357-63.
25. Zreik NH, Malik RA, Charalambous CP. Adhesive capsulitis of the shoulder and diabetes: a meta-analysis of prevalence. Muscles, ligaments and tendons jornal. 2016;6(1):26.
26. Braune C, von Eisenhart-Rothe R, Welsch F, Teufel M, Jaeger A. Mid-term results and quantitative comparison of postoperative

shoulder function in traumatic and non-traumatic rotator cuff tears. Arch Orthop Trauma Surg. 2003;123(8):419-24.

27. Deprés-tremblay G, Chevrier A, Snow M, Hurtig MB, Rodeo S, Buschmann MD. Rotator cuff repair: a review of surgical techniques, animal models, and new technologies under development. Journal of Shoulder and Elbow Surgery. Mosby Inc. 2016;25:2078-85.
28. Fields BKK, Skalski MR, Patel DB, White EA, Tomasian A, Gross JS, et al. Adhesive capsulitis: review of imaging findings, pathophysiology, clinical presentation, and treatment options. Skeletal Radiology. Springer Verlag. 2019;48:1171-84.
29. Zreik NH, Malik RA, Charalambous CP. Adhesive capsulitis of the shoulder and diabetes: a meta-analysis of prevalence. Muscles, ligaments and tendons journal. 2016;6(1):26.
30. Sofka CM, Ciavarra GA, Hannafin JA, Cordasco FA, Potter HG. Magnetic resonance imaging of adhesive capsulitis: Correlation with clinical staging. HSS Journal. 2008;4(2):164-9.
31. Le HV, Lee SJ, Nazarian A, Rodriguez EK. Adhesive capsulitis of the shoulder: review of pathophysiology and current clinical treatments. Shoulder and Elbow. SAGE Publications Inc. 2017;9:75-84.
32. Lee HJ, Lim KB, Kim DY, Lee KT. Randomized controlled trial for efficacy of intra-articular injection for adhesive capsulitis: ultrasonography-guided versus blind technique. Arch Phys Med Rehabil. 2009;90(12):1997-2002.
33. Rymaruk S, Peach C. Indications for hydrodilatation for frozen shoulder. EFORT Open Rev. 2017;2(11):462-8.
34. Kraal T, Beimers L, The B, Sierevelt I, van den Bekerom M, Eygendaal D. Manipulation under anaesthesia for frozen shoulders: outdated technique or well-established quick fix? EFORT Open Rev. 2019;4(3):98-109.
35. Asheghan M, Aghda A, Hashemi E, Hollisaz M. Investigation of the effectiveness of acupuncture in the treatment of frozen shoulder. Materia Socio Medica. 2016;28(4):253.
36. Lo MY, Wu CH, Luh JJ, Wang TG, Fu LC, Lin JG, et al. The effect of electroacupuncture merged with rehabilitation for frozen shoulder syndrome: a single-blind randomized sham-acupuncture controlled study. Journal of the Formosan Medical Association. 2020;119(1P1):81-8.
37. Giannotti S, Bottai V, Dell'Osso G, Bugelli G, Celli F, Cazzella N, et al. Algodystrophy: complex regional pain syndrome and incomplete forms. Clinical Cases in Mineral and Bone Metabolism. 2016;13(1):11.
38. Urits I, Shen AH, Jones MR, Viswanath O, Kaye AD. Complex regional pain syndrome, current concepts and treatment options. Current Pain and Headache Reports. Current Medicine Group LLC 1. 2018.
39. Pesquer L, Borghol S, Meyer P, Ropars M, Dallaudière B, Abadie P. Multimodality imaging of subacromial impingement syndrome. Skeletal Radiology. Springer Verlag; 2018;47:923-37.
40. Klatte-Schulz F, Thiele K, Scheibel M, Duda GN, Wildemann B. Subacromial bursa: a neglected tissue is gaining more and more attention in clinical and experimental research. Cells. MDPI. 2022.
41. Bhattacharyya R, Edwards K, Wallace AW. Does arthroscopic sub-acromial decompression really work for sub-acromial impingement syndrome: a cohort study. BMC Musculoskelet Disord. 2014;15(1).
42. Draghi F, Scudeller L, Draghi AG, Bortolotto C. Prevalence of subacromial-subdeltoid bursitis in shoulder pain: an ultrasonographic study. J Ultrasound. 2015;18(2):151-8.
43. Inklebarger J, Gyer G, Parkunan A, Galanis N, Michael J. Rotator cuff impingement associated with type III acromial morphology in a young athlete-a case for early imaging. J Surg Case Rep. 2017;2017(1):rjw234.
44. Tsai YH, Huang TJ, Hsu WH, Huang KC, Li YY, Peng KT, et al. Detection of subacromial bursa thickening by sonography in shoulder impingement syndrome. Chang Gung Med J. 2007.
45. Buchbinder R, Green S, Youd JM. Corticosteroid injections for shoulder pain. Cochrane Database of Systematic Reviews; 2003.
46. Bloom JE, Rischin A, Johnston R V, Buchbinder R. Image-guided versus blind glucocorticoid injection for shoulder pain. Cochrane Database of Systematic Reviews; 2012.
47. Ekeberg OM, Bautz-Holter E, Tveitå EK, Juel NG, Kvalheim S, Brox JI. Subacromial ultrasound guided or systemic steroid injection for rotator cuff disease: randomised double blind study. BMJ (Online). 2009;338(7689):273-5.
48. Taheri P, Dehghan F, Mousavi S, Solouki R. Comparison of subacromial ketorolac injection zversus corticosteroid injection in the treatment of shoulder impingement syndrome. J Res Pharm Pract. 2017;6(4):223.
49. Penning LIF, De Bie RA, Walenkamp GHIM. Subacromial triamcinolone acetonide, hyaluronic acid and saline injections for shoulder pain an RCT investigating the effectiveness in the first days. BMC Musculoskelet Disord. 2014;15(1).

50. Dong W, Goost H, Lin XB, Burger C, Paul C, Wang ZL, et al. Treatments for shoulder impingement syndrome: a PRISMA systematic review and network meta-analysis. Medicine (Baltimore). 2015;94(10):e510. doi: 10.1097/MD.0000000000000510.
51. Watts AR, Williams B, Kim SW, Bramwell DC, Krishnan J. Shoulder impingement syndrome: a systematic review of clinical trial participant selection criteria. Shoulder Elbow. 1o de janeiro de 2017;9(1):31-41.
52. Hamada I, Tamai K, Ono W, Saotome K, Hamada J, Hospital K, et al. Does the Nature of Deposited Basic Calcium Phosphate Crystals Determine Clinical Course in Calcific Periarthritis of the Shoulder?. The Journal of Rheumatology. 2006. [2025 Fev. 18]. Disponível em: www.jrheum.org.
53. Chiou HJ, Hung SC, Lin SY, Wei YS, Li MJ. Correlations among mineral components, progressive calcification process and clinical symptoms of calcific tendonitis. Rheumatology. 2009;49(3):548-55.
54. Merolla G, Singh S, Paladini P, Porcellini G. Calcific tendinitis of the rotator cuff: state of the art in diagnosis and treatment. Journal of Orthopaedics and Traumatology. Springer-Verlag Italia s.r.l. 2016;17:7-14.
55. Uhthoff HK. Calcifying tendinitis, an active cell-mediated calcification. Virchows Arch. A Path. Anat. and Histol. Springer-Verlag. 1975.
56. Merolla G, Bhat MG, Paladini P, Porcellini G. Complications of calcific tendinitis of the shoulder: a concise review. Journal of Orthopaedics and Traumatology. Springer-Verlag Italia s.r.l.; 2015;16:175-83.
57. Krasny C, Enenkel M, Aigner N, Wlk M, Landsiedl F, Wlk M, et al. Ultrasound-guided needling combined with shock-wave therapy for the treatment of calcifying tendonitis of the shoulder. J Bone Joint Surg [Br]. 2005;87(4):501-8.
58. Verstraelen FU, In Den Kleef NJHM, Jansen L, Morrenhof JW. High-energy versus low-energy extracorporeal shock wave therapy for calcifying tendinitis of the shoulder: Which is superior? A meta-analysis. Clinical Orthopaedics and Related Research. Springer New York LLC. 2014;472:2816-25.
59. Ranalletta M, Rossi LA, Bongiovanni SL, Tanoira I, Piuzzi N, Maignon G. Arthroscopic removal and rotator cuff repair without acromioplasty for the treatment of symptomatic calcifying tendinitis of the supraspinatus tendon. Orthop J Sports Med. 2015;3(4).
60. Marder RA, Heiden EA, Kim S. Calcific tendonitis of the shoulder: is subacromial decompression in combination with removal of the calcific deposit beneficial? J Shoulder Elbow Surg. 2011;20(6):955-60.
61. Helfenstein T, Costa T, Rached RDVA. Bloqueio anestésico em epicondilite lateral, qual a inervação sensitiva? Relato de casos. Acta Fisiátrica. 2022;29(1):S47-9.
62. Posso I, Grossmann E, Fonseca P, Perissinotti D, Junior J, Souza J, et al. Tratado de dor: publicação da sociedade brasileira para o estudo da dor. 1. ed. Atheneu; 2017.
63. Chen X, Jones IA, Park C, Vangsness CT. The efficacy of platelet-rich plasma on tendon and ligament healing: a systematic review and meta-analysis with bias assessment. American Journal of Sports Medicine. SAGE Publications Inc. 2018;46:2020-32.

Dor Cervical

80

Carlos Eduardo Gomes Vieira
Juliano Dalla Costa
Inácia Gonçalves Simões Lordello
Pedro Magalhães Telles

INTRODUÇÃO

A dor cervical é uma condição clínica com significativo impacto pessoal e socioeconômico, sendo a quarta principal causa de incapacidade no mundo, entre todas conhecidas, e apresentando prevalência anual superior a 35% na população mundial.[1] Aproximadamente 50% da população apresentará cervicalgia em algum momento da vida.[1] As principais etiologias de dor cervical em adultos (aguda e crônica) são de origem degenerativa, musculoesquelética ou neurológica.

Por esse motivo, o diagnóstico etiológico da "síndrome cervicalgia" é um desafio, podendo, frequentemente, apresentar causas mistas: muitas doenças que acometem a coluna cervical podem ocorrer de maneira simultânea, podendo agir tanto em planos miotendíneos, como em discos intervertebrais, facetas articulares, entre outros. É frequentemente difícil definir a estrutura cervical causadora da dor relatada pelo paciente, mas defini-la deve ser também um dos principais objetivos do médico que avalia e trata dores cervicais, pois apenas definindo o sítio causador da síndrome dolorosa é que se pode estabelecer o melhor e mais custo-efetivo tratamento para o paciente.

FISIOPATOLOGIA

Distonia cervical

A distonia cervical, popularmente conhecida como "torcicolo", é a forma mais comum de distonia. Apresenta-se como dor e rigidez nos movimentos da cabeça, do pescoço e do ombro, que podem durar até 6 semanas. Esses sintomas podem ser causados por uma lesão nos músculos da região cervical, causando contrações tônicas involuntárias ou espasmos intermitentes. Essas lesões, geralmente, estão associadas a questões ergonômicas como a má postura, hábitos ruins de sono e tensão muscular causada por estresse físico e/ou psicológico.[2]

Dor cervical discogênica

A dor cervical discogênica é uma forma comum de cervicalgia e tem uma fisiopatologia incerta e sem evidências concretas, porém, a teoria etiológica mais aceita é atribuída à degeneração do disco intervertebral.[3] Essa degeneração gera colapso da arquitetura do disco, o que resulta em incapacidade da estrutura em suportar e distribuir o peso adequadamente.[3] Além disso, foi observada maior presença de mecanorreceptores, principalmente corpúsculos de Ruffini, em pacientes com degeneração do disco cervical.[3] Essa alteração poderá causar inflamação local e dor, haja vista que essa estrutura é rica em terminações nervosas e o aumento dos mecanorreceptores na região pode aumentar a propriocepção do local.[3]

Síndrome do chicote

A síndrome do chicote é uma lesão na coluna cervical causada por um mecanismo de desaceleração brusca que provoca flexão e extensão abruptas do pescoço.[4,5] Esse mecanismo de trauma pode lesionar diversas estruturas localizadas na região cervical, como articulações intervertebrais, ligamentos, discos intervertebrais, músculos e raízes nervosas. Entretanto, a articulação zigapofisária é a mais lesionada e, portanto, a causa mais comum de dor relacionada à síndrome do chicote. A causa mais frequente de lesões por chicotadas é o acidente automotivo,[5] principalmente em colisões laterais e traseiras.[5] Esse mesmo padrão de lesão também é observado em pacientes com ocupações que exijam a posição de extensão do pescoço por longos períodos de tempo (como pintores e trabalhadores de construção).

A biomecânica da lesão por chicotada define três momentos possíveis em que o dano pode ser causado: no primeiro momento, há perda da lordose cervical e deformação de flexão do pescoço; no segundo estágio, a coluna cervical assume um formato de "S" com hiperextensão das vértebras; e, por fim, no terceiro momento, essa extensão atinge seu estágio máximo.[6] Uma das principais etiologias de dor aguda após trauma cervical com efeito chicote é a lesão na região da cápsula facetária, a qual ativa receptores de dor localizados na região.[6] Além dessa estrutura, os discos intervertebrais e os ligamentos cervicais superiores também são comumente lesionados nesse tipo de trauma.

Dor cervical facetária

A dor cervical facetária é uma condição clínica caracterizada por dor e rigidez da região cervical. A etiologia dessa condição é diversa, podendo surgir de instabilidade segmentar, trauma, sinovite, lesão por chicotada e osteoartrite. A osteoartrite está relacionada diretamente a fatores genéticos e mecânicos.[7] Entre os fatores mecânicos, destaca-se a degeneração do disco e das articulações facetárias associadas ao envelhecimento, que causam um aumento da sobrecarga na coluna como um todo. Esse aumento de sobrecarga promove a formação de osteófitos, a necrose de tecidos cartilaginosos e o declínio das propriedades viscoelásticas do líquido sinovial, que ficará mais propenso à ação de leucotrienos e prostaglandinas, causando inflamação local e consequente sensibilização dos receptores de dor na coluna cervical.[7]

Dor cervical miofascial

A dor miofascial é uma fonte comum de dor na população geral e pode ser definida como um distúrbio localizado de dor e sensibilidade à pressão em determinados pontos-gatilho dos músculos e suas fáscias. Entre os possíveis pontos-gatilho acometidos, alguns são localizados na região cervical e podem desempenhar um papel importante no surgimento da cervicalgia.[8,9] Os pontos-gatilho decorrem de alguns fatores; entre eles, estão as alterações estruturais do endomísio e das fibras musculares que formam um nódulo de contração principal em faixas de musculatura esquelética. Essa contratura, ao mesmo tempo, reduz o suprimento sanguíneo para a região específica, gerando um círculo vicioso que perpetua esse ponto doloroso.[8,9]

Hiperostose esquelética idiopática difusa

A hiperostose esquelética idiopática difusa é uma condição caracterizada pela calcificação gradual de enteses e ligamentos axiais com formação de osteófitos conectando corpos vertebrais adjacentes.[10] Estudos apontam que essa ossificação pode ser precedida de uma inflamação local. A calcificação ocorre pela ação de fibroblastos, condrócitos e fibras de colágeno que são influenciáveis por fatores metabólicos, mecânicos, genéticos e vasculares.[10] Pacientes acometidos podem apresentar rigidez axial, principalmente matinal, dor cervical e sintomas de compressão radicular como fraqueza e parestesia.

Radiculopatia cervical

A radiculopatia cervical é uma condição clínica na qual há um comprometimento da raiz nervosa, seja por alterações compressivas da coluna cervical (como estenose do forame cervical, espondilose cervical e hérnia de disco), seja por alteração não degenerativas (infecções, tumores e outras condições); dessa forma, a etiologia da radiculopatia cervical pode ser dividida em compressiva e não degenerativa.[1] As causas mais comuns de radiculopatia cervical são a hérnia de disco e a espondilose.

No que diz respeito às alterações compressivas, vale destacar que elas são mais comuns entre C4 e C7 e têm como representantes mais prevalentes a espondilose cervical e a hérnia de disco.

A espondilose cervical é uma patologia frequentemente associada à estenose de canal cervical, pois promove alterações degenerativas com formação óssea (osteófito) em diversas estruturas anatômicas da região acometida, como discos vertebrais, corpos vertebrais e articulações uncovertebrais e zigapofisárias. Esse crescimento ósseo observado principalmente nas articulações citadas promove um estreitamento do forame neural e a consequente compressão das raízes nervosas. Dessa forma, sintomas radiculares característicos de radiculopatia como paresia e parestesia podem estar presentes ao exame clínico. Acredita-se que essas ossificações patológicas das estruturas da coluna cervical decorrem de mudança na composição dos discos vertebrais haja vista que os discos desidratam no envelhecimento, enfraquecendo, assim, o anel fibroso da estrutura. Portanto, essas mudanças exigem que as articulações zigapofisárias e uncovertebrais suportem uma maior tração mecânica por mais tempo, o que causa uma hipertrofia óssea com a formação de osteófitos. A hérnia de disco é também uma alteração muito comum entre as radiculopatias cervicais de etiologia compressiva e está associada a um prolapso do núcleo pulposo através do anel fibroso dos discos vertebrais. Essa herniação resulta de aumento da pressão intervertebral e/ou danos às fibras ligamentares e, se o núcleo extravasado comprimir uma raiz nervosa, pode causar sintomas de radiculopatia cervical.[1]

Entre as causas não degenerativas de radiculopatia cervical, pode-se encontrar: infarto da raiz nervosa; infecções (principalmente herpes-zóster e doença Lyme); infiltrações (decorrentes de tumores ou de tecido granulomatoso); e outras condições inflamatórias ou neurodegenerativas que afetam a raiz nervosa na região cervical.[11]

Mielopatia cervical

A mielopatia cervical é caracterizada pela disfunção ou lesão da medula espinhal propriamente dita, ao contrário da radiculopatia, que acomete apenas a raiz nervosa. Apesar dessa diferença, a fisiopatologia da mielopatia cervical é muito parecida com a descrita anteriormente e, portanto, tem como principais etiologias: compressão mecânica; isquemia arterial ou venosa; e outras alterações degenerativas. Existe também a possibilidade de acometimento simultâneo da raiz nervosa e da medula, o que resulta em uma condição denominada "radiculomielopatia", na qual há comprometimento patológico de ambas as estruturas.[1]

Ossificação do ligamento longitudinal posterior

A ossificação do ligamento longitudinal posterior (OLLP) é uma patologia que acomete esse ligamento, principalmente na região cervical. Essa condição pode ocorrer de maneira isolada ou associada a outras causas de cervicalgia.

DIAGNÓSTICO

Fatores epidemiológicos

A maior parte dos episódios agudos (duração < 6 semanas) é autolimitada em até 2 meses com ou sem tratamento, porém quase 50% dos pacientes permaneceram com algum grau de dor ou recorrência após 1 ano do episódio inicial.[17]

A avaliação inicial deve ser focada em excluir causas sérias e graves que necessitem de intervenção, uma vez excluídas essas causas, a diferenciação entre as várias condições musculoesqueléticas é menos crítica.[11]

A prevalência é maior nas mulheres. A incidência aumenta com a idade, e o pico ocorre entre a 4ª e a 5ª décadas de vida. Variáveis como genética, etnia, fatores psicológicos (incluindo depressão, ansiedade, somatização, catastrofização, habilidade de enfrentamento), distúrbios do sono, tabagismo, sedentarismo, estilo de vida, presença de lombalgia, cefaleia e trauma estão associadas à cervicalgia e sobrepõem-se a outras condições reumatológicas. Não há sempre uma associação positiva entre dor cervical e índice de massa corpórea, mas o paciente obeso tem maior predisposição em razão de fatores como inflamação sistêmica habitualmente mais elevada, alterações estruturais, elevado estresse mecânico, redução da força muscular e maior incapacidade relacionada ao imobilismo e à cinesiofobia, quando comparados a pacientes sem sobrepeso.[17]

Algumas desordens e comorbidades aumentam o risco de desenvolver cervicalgia (Quadro 1).[11]

Quadro 1 – Comorbidades e fatores associados a cervicalgia

Comorbidade/ população	Doença potencial
Idade > 50 anos	Alterações degenerativas que podem causar estenose do canal medular e consequentes mielopatia, neoplasia ou doença vascular
Doenças inflamatórias crônicas Síndrome de Marfan Artrite reumatoide	Fratura por fragilidade
Diabete *mellitus* Imunossupressão Insuficiência renal ou hepática Uso de drogas injetáveis Uso crônico de esteroides	Infecção
Malignidade prévia ou recente	Metástase espinhal ou neoplasia primária
Trauma recente	Lesões de ossos ou ligamentos, injúria por chicote
Trissomia 21	Subluxação atlantoaxial, frouxidão ligamentar

Fonte: Adaptado de Childress MA, Stuek SJ, 2020.

A história de trauma corrobora em menos de 15% os casos de cervicalgia. Exposições ocupacionais, atividades esportivas, trabalhadores manuais, da área da Saúde, usuários de computadores, ambiente ruim e a baixa satisfação com o trabalho estão relacionados com elevada incidência, desenvolvimento e persistência da cervicalgia. Fatores associados com piores prognósticos da cervicalgia são: sexo feminino; idade; psicopatias coexistentes; e a presença de sintomas radiculares.[12]

A dor cervical pode ser dividida em subcategorias de acordo com a duração (aguda < 6 semanas; subaguda < 3 meses; crônica > 3 meses), com a intensidade, etiologia ou estrutura acometida e tipo (mecânica, neuropática ou secundária a uma causa). A duração certamente é o melhor preditor de desfecho, sendo a dor de curta duração associada a melhor prognóstico. Entretanto, a mais relevante classificação é entre dor cervical neuropática (7%) e não neuropática (47%) e dor mista com componente neuropático (50%), pois essa distinção afeta o diagnóstico e a conduta terapêutica.

HISTÓRIA E EXAME FÍSICO

O diagnóstico deve se basear, inicialmente, na anamnese e no exame físico detalhados, com o intuito de identificar e excluir quaisquer sinais e sintomas de alerta associados a *red flags* (Quadro 2).[1] As *red flags* na cervicalgia podem significar uma patologia grave como mielopatia, metástases, subluxação atlantoaxial, as quais requerem abordagem mais urgente.

A anamnese pode fornecer informações importantes sobre a etiologia e ajudar a diferenciar a dor primariamente cervical de uma dor no ombro, uma doença do plexo braquial, dor no membro superior, doença vascular ou doença torácica. A investigação de descritores da dor também pode direcionar o diagnóstico diferencial entre dor neuropática (em pontada, choque ou queimação) e dor mecânica (dor latejante).[13]

A dor neuropática é frequentemente associada com dormência, parestesia ou disestesia, além de seguir um padrão de irradiação obedecendo um ou mais dermátomo (Figura 1).[1] Por exemplo, C7 e C6 são raízes cervicais mais comumente acometidas, e os sintomas radiculares normalmente irradiam para o dedo médio, polegar e indicador (Quadro 3).[1] Porém, mais da metade dos pacientes tem múltiplas raízes envolvidas e sobreposição de dermátomos. A dor neuropática é caracterizada por crises imprevisíveis e exacerbações mais intensas. Atividades que aumentam a pressão subaracnóidea como tosse ou espirro pioram a dor radicular.

A estenose do canal medular é uma causa de dor cervical neuropática. Os sintomas incluem dor, rigidez e irradiação para o braço obedecendo a distribuição das raízes acometidas. Uma consequência potencial da estenose é a mielopatia, caracterizada por doença do neurônio superior. Na presença de fasciculações e sinais bulbares, a esclerose lateral amiotrófica deve ser investigada.

Quadro 2 - Causas de *red flags* na cervicalgia

Causas	História	Exame físico	Conduta
Trauma (queda, lesão em chicote por desaceleração, acidente automobilístico)	Perda de consciência Dor intensa	Fraturas de vértebras, lesão medular, lesão de ligamentos	TC
Infecção (discite, herpes-zóster, abcesso peridural, meningite, osteomielite)	Febre, calafrios, sudorese noturna, menigismo, fotofobia, usuários de drogas ilícitas, imunossuprimidos, uso crônico de corticosteroides	Sinal de Kernig, rigidez de nuca, fotofobia	Antibióticos, proteína C-reativa, VHS, leucograma, RMN com ou sem contraste
Inflamação (artrite reumatoide, espondilite anquilosante)	Artralgia, rigidez matinal que melhora com movimentos	Articulações afetadas	Proteina C-reativa, VHS, fator reumatoide, radiografia
Neoplasia (mieloma múltiplo, metástase, tumores da medula espinhal)	Anorexia, febre, dor noturna, dor que não alivia com repouso, perda de peso, história de malignidade	Hipersensibilidade óssea, sinais de mielopatia	RMN
Mielopatia (esclore lateral amiotrófica, compressão medular, mielite transversa)	Ataxia, disfunção vesical e intestinal, alterações da marcha, dor ou dolorimento cervical profundo, tremores, sintomas radiculares ou fraqueza	Reflexo de Babinski, clonus, fasciculações, sinal de Hoffmann, hiper-reflexia, hipertonia muscular, sinal de Lhermita	RMN, eletroneuromiografia, avaliação cirúrgica urgente
Sindrome do desfiladeiro torácico	Parestesias intermitentes, dor acentuada aos movimentos, sintomas unilaterais, pode ser confudida com radiculopatia cervical	Teste de Roos positivo, sensibilidade à palpação distal dos vasos do braço ou na inserção do músculo peitoral menor	RMN, ultrassonografia (Dopler)
Vascular (dissecção arterial, insuficiência vertebrobasilar, infarto do miocárdio, angina *pectoris*)	Sensação ou desconforto de "rasgamento" cervical, cefaleia, sincope, sintomas de ataque isquêmico, transitório, vertigem, alterações da visão como diplopia	Sinal de Kernig, fraqueza e ou redução da sensibilidade unilateral	TC ou angio-TC

RMN: ressonância magnética nuclear; TC: tomografia computadorizada; VHS: velocidade de hemossendimentação.

Fonte: Adaptado de Cohen SP, 2015.

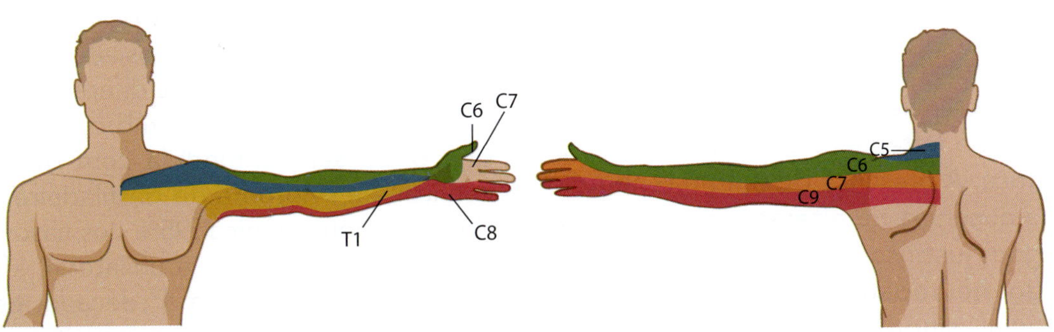

Figura 1 – Distribuição dos dermátomos dos sintomas radiculares cervicais.

Fonte: Adaptada de Cohen SP, 2015.

Quadro 3 – Sinais e sintomas de lesão radiculares cervicais

Raiz	Localização da Dor	Localização da alteração sensitiva	Localização da alteração motora	Reflexos acometidos
C5	Pescoço, ombro, escápula	Parte lateral do braço (distribuição do nervo axilar)	Abdução do ombro, rotação externa, flexão do cotovelo, supinação do antebraço	Biceptal Braquiorradial
C6	Pescoço, ombro, escápula, parte lateral do braço, antebraço e mão	Parte lateral do antebraço, polegar e indicador	Abdução do ombro, rotação externa, flexão do cotovelo, supinação e pronação do antebraço	Biceptal Braquirradial
C7	Pescoço, ombro, dedo médio e mão	Indicador e dedo médio, palma da mão	Extensão (radial) do cotovelo e do punho, pronação do antebraço, flexão do punho	Triceptal
C8	Pescoço, ombro, antebraço medial, 4º e 5º dedos e mão medial	Parte medial do antebraço e da mão, 4º e 5º dedos	Extensão dos dedos, extensão (ulnar) do punho, flexão, extensão, abdução e adução distal dos dedos, flexão distal do polegar	–
T1	Pescoço, parte medial do braço e antebraço	Parte medial do antebraço e anterior do braço	Abdução do polegar, flexão distal do polegar, abdução e adução dos dedos	–

Fonte: Adaptado de Cohen SP, 2015.

Sinais de compressão radicular podem ser observados no exame físico, mas também podem ser mascarados na presença de dor miofascial associada a pontos-gatilho. Há descrição na literatura de até 51,2% de associação entre radiculopatia cervical e ponto-gatilho nos músculos trapézio superior, *Multifidus, Splenio capitis*, elevador da escápula, romboides e paraespinhais profundos.[14] Alterações sensitivas sem padrão radicular; por exemplo, parestesia apenas nas mãos e dedos pode indicar doença neural periférica, como síndrome cubital ou do túnel do carpo.

A dor mecânica associada, por exemplo, à articulação facetária de C5C6 ou mesmo à dor muscular cervical pode, ocasionalmente, irradiar para o braço, porém não apresenta padrão de referência do dermátomo. Sintomas sensitivos são infrequentes na cervicalgia não neuropática. A presença de sintomas neurológicos na ausência de alterações nos exames de imagem justifica a busca por outras causas de dor neuropática como doença do plexo braquial, síndrome do carpo ou cubital, por exemplo. A dor mecânica é de baixa a moderada intensidade e, classicamente, piora com atividade e movimentos.

Investigar movimentos que pioram e ou provocam a dor também pode obter importantes pistas na direção do diagnóstico. A dor que se exacerba quando o paciente gira ou dobra a cabeça ipsilateral até o sítio doloroso pode indicar dor radicular ou facetária, já a dor agravada pelo movimento contralateral da cabeça pode sugerir, mais fortemente, causa miofascial. Como a principal causa de dor facetária é artrite, os pacientes podem queixar-se de rigidez matinal. Na estenose de canal medular, a dor é agravada com a extensão do pescoço, ao contrário da dor discogênica que piora com sua flexão anterior.

A radiculopatia cervical se diferencia da dor mecânica no ombro e pescoço pelo alívio com a abdução do braço ipsilateral sobre a cabeça. Essa manobra pode diferenciar dor radicular de outras dores no ombro. Uma condição que pode ser confundida com dor radicular cervical é a síndrome do desfiladeiro torácico, de causa neurogênica (95% dos casos) ou vascular, frequentemente é unilateral, afeta mais mulheres, com pico na 4ª década, está associada a trauma ou estresse repetitivo, inclusive exercícios físicos. Outros testes podem ser realizados para identificar a síndrome do desfiladeiro torácico: teste de elevação do braço sob estresse; teste de Adson; hipersensibilidade à palpação do triângulo escaleno ou da inserção do peitoral menor.[15]

Estas são as ações no exame físico:

- *Observação estática e dinâmica:* alinhamento, assimetrias, atrofias, posturas, amplitude de movimentos (flexão lateral de 45°, flexão anterior de 60°, rotação lateral de 90° e extensão posterior de 75°), presença de rigidez e limitações. Anormalidades no nível de C1 a C3 podem afetar a rotação, enquanto a flexão lateral pode ser mais comprometida na doença cervical mais inferior (C4 a C7). A presença de atrofia muscular pode indicar disfunção radicular.
- *Palpação:* a palpação muscular e paraespinhal pode identificar espasmos e hipersensibilidade, achados vistos na fibromialgia, síndrome dolorosa miofascial, injúria por chicote, entre outras. Posturas viciosas colocam os músculos sob constante tensão.
- *Avaliação neurológica:* atenção a todos os pacientes com dor cervical de moderada a forte intensidade, persistência dos sintomas, história de trauma, irradiação para o membro superior. Incluir testes sensitivos e motores, exame de força e reflexos. O exame físico negativo indica uma baixa probabilidade de compressão radicular.[16]

Manobras provocativas: para pesquisar sinais e sintomas radiculares:

- *Manobra de Spurling (Figura 2):*[11] na manobra, a cabeça é mantida neutra e, então, é realizada uma compressão para baixo na parte superior da cabeça; se a dor não for reproduzida, a manobra pode ser repetida com a cabeça estendida e girada para o lado afetado. A reprodução da dor além do ombro é considerada teste positivo, a dor apenas no pescoço é inespecífica. As causas mais comuns de dor radicular são estenose foraminal, estenose central ou hérnia de disco com compressão a nível de forâmen.
- *Teste de abdução de alívio do ombro:* o paciente é solicitado a levantar o braço sintomático acima da cabeça, sobre a qual descansa a mão. O teste é positivo se houver alívio ou desaparecimento dos sintomas radiculares.
- *Sinal de Lhemite:* sensação de choque na coluna e ou nos membros superiores com flexão ou extensão cervical. Sugere compressão espinhal inespecífica.
- *Sinal de Hoffmann:* adução ou flexão do polegar na falange distal, com possível flexão dos dedos após a percussão da porção distal do 3° ou 4° dedo. Trata-se de um teste para avaliar o neurônio motor superior.
- *Teste tensão neural do membro superior ou teste de Elvey (Figura 3):*[11] o teste é um sinal de tensão da raiz cervical para o membro superior, seria o análogo ao teste de Lasegue do membro inferior. A cabeça do paciente é virada para o lado contralateral, enquanto o braço é abduzido com o cotovelo em extensão, a reprodução dos sintomas radiculares no braço é considerada um teste positivo. Esse teste é considerado um dos mais úteis para descartar radiculopatia cervical, porém a realização de manobras combinadas de exame físico é muito mais útil para diagnosticar radiculopatia do que qualquer outra manobra isolada.

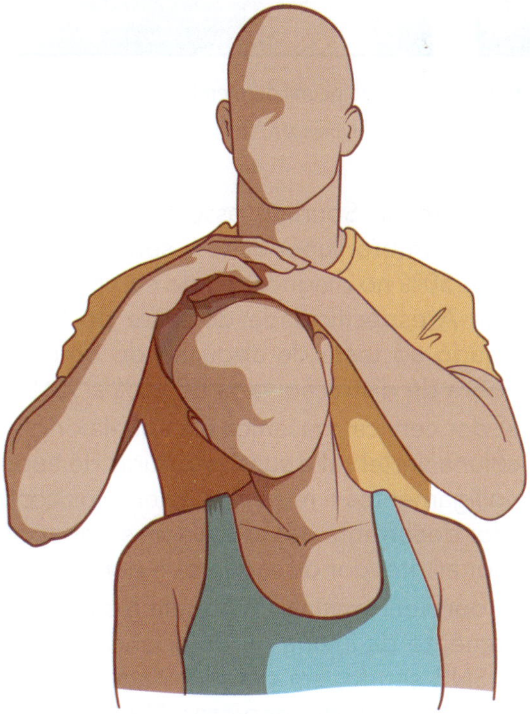

Figura 2 – Manobra de Spurling.

Fonte: Adaptada de Childress MA, Stuek SJ, 2020.

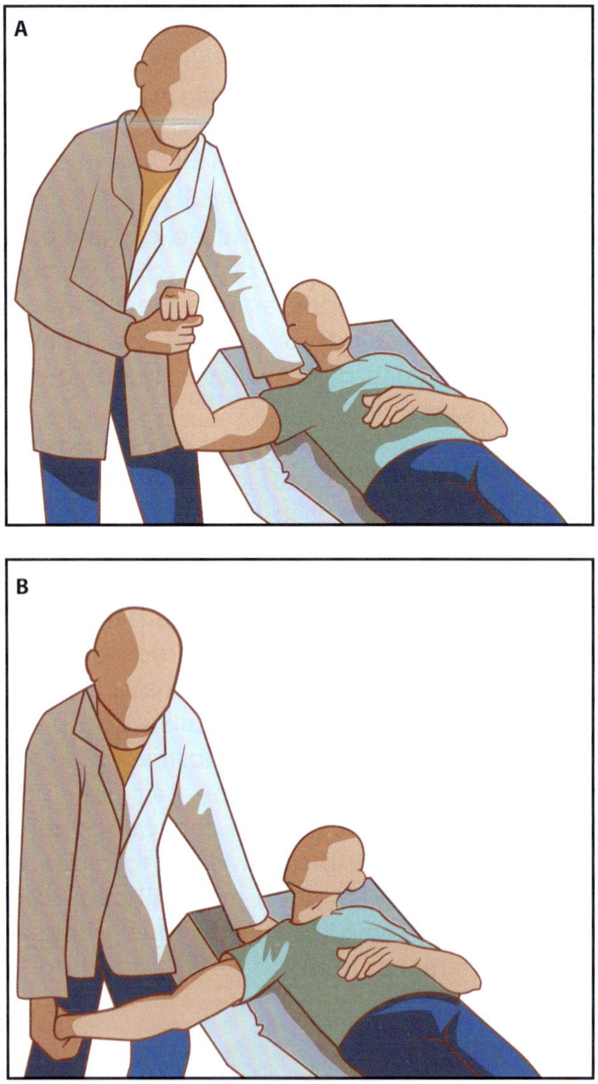

Figura 3 – Teste tensão neural do membro superior.
Fonte: Adaptada de Childress MA, Stuek SJ, 2020.

O teste de Spurling associado ao de tensão do membro superior tem sensibilidade de mais de 50% no diagnóstico de compressão radicular. A especificidade do teste de Spurling associado ao teste de abdução do ombro e à manobra de distração varia de 80% a 90%.[17]

A dor cervical mecânica é a aquela originária da coluna vertebral e suas estruturas de suporte como ligamentos e músculos. Exemplos comuns são dor decorrente das articulações zigoapofisárias por artrite, dor discogênica e dor miofascial.

A dor neuropática é a aquela resultante primariamente da injúria ou da doença envolvendo o SNP, sendo, em geral, irritação mecânica ou química das raízes nervosas. O exemplo mais comum de doença neuropática periférica com sintomas radiculares e a estenose de canal medular, seja por um disco herniado ou osteófitos. Na mielopatia, os sintomas estão relacionados à patologia da medula espinhal, sendo uma dor neuropática central.

A dor mista (neuropática e nociceptiva) inclui aquela relacionada à síndrome pós-laminectomia e à doença discal degenerativa, em que há uma combinação de dor mecânica, pela ruptura do ânulo fibroso discal, e sintomas radiculares decorrentes da herniação do núcleo pulposo.

Diferenciar a dor cervical entre mecânica e neuropática é, provavelmente, a mais importante consideração clínica a ser feita no diagnóstico da cervicalgia, pois isso afeta diretamente a conduta terapêutica. Há inúmeros instrumentos que podem ser aplicados para diferenciar a dor mecânica da dor neuropática, três dos mais comuns são os questionários *painDETECT*, *Douleur Neuropathique en 4 Questions* (DN4) e a escala de dor *Self report Leeds Assessment of Neuropathic Symptoms and Signs* (S-LANSS).

A dor mecânica não radicular tem início insidioso, e o padrão de irradiação da dor pode ajudar na distinção das causas. A dor cervical referida no occipital, suboccipital, ombro e porção mediana do dorso é sugestiva de dor articular facetária (Figura 4).[11] A doença das articulações atlanto-occipital e atlantoaxial está associada à dor retroauricular e occipital, assim como a dor irradiada das articulações zigoapofisárias de C2C3 e C3C4 pode se estender para as regiões occipitais e suboccipitais. A dor das facetas C4C5 e C5C6 irradiam para o ombro, enquanto C6C7 e C7T1, tipicamente, irradia para região interescapular. A dor facetária cervical não irradia além do ombro e também não tem sintomas ou déficits neurológicos, o que a distingue da dor radicular.[17]

A dor cervical axial associada a cefaleias e dor no ombro uni ou bilateral, dor em padrão não radicular, associada a sintomas oculares ou vestibulares e, até mesmo, dor torácica anterior são sugestivas de dor discogênica. A dor discogênica é agravada ou provocada por tosse, espirro ou pressão sobre os processos espinhosos cervicais, enquanto é aliviada com o decúbito. Em torno dos 40 anos, mais de 70% das pessoas sem dor cervical têm alterações discais degenerativas; com o envelhecimento, a prevalência se eleva para 85% e a probabilidade de herniação discal também aumenta.[18]

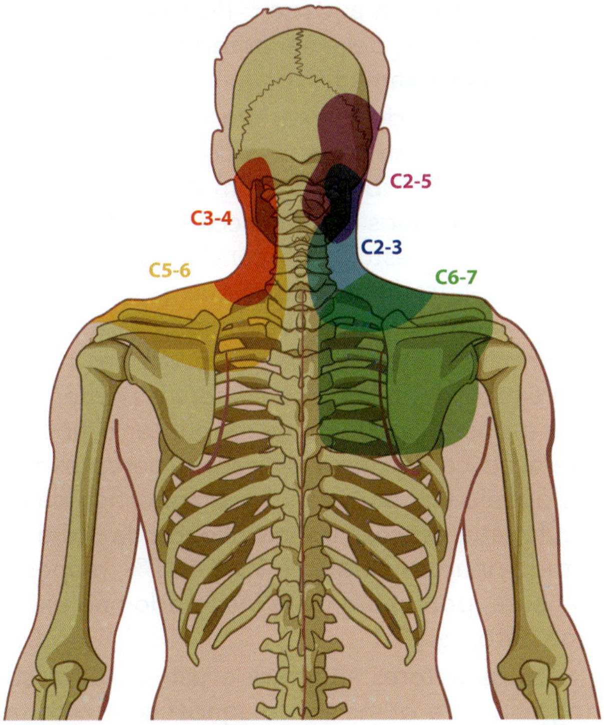

Figura 4 – Áreas de dor facetária referida.

Fonte: Adaptada de Childress MA, Stuek SJ, 2020.

Na cervicalgia crônica, há umento da atividade elétrica muscular. A prevalência de pontos-gatilho na musculatura cervical de pessoas com dor cervical crônica pode exceder 50%.[17] A dor miofascial, portanto, pode ser frequentemente a causa primária da dor cervical.

EXAMES COMPLEMENTARES

Os exames de imagem são recomendados no diagnóstico da cervicalgia. A ressonância magnética (RM) é superior à tomografia computadorizada (TC) na avaliação dos tecidos moles, porém a TC e a mielografia computadorizada são alternativas na avaliação óssea, nos casos de trauma, na suspeita de fraturas e quando a RM está contraindicada. A RM é recomendada na suspeita de infecção, comprometimento ou sintomas neurológicos progressivos, em pacientes com dor moderada a intensa com duração superior a 6 meses sem resolução com o tratamento padronizado.

O American College of Radiology recomenda,[19] em pacientes com dor cervical aguda ou em crescente, sem história de trauma e sem sinais e sintomas de alerta (Quadro 2),[1] a radiografia da coluna cervical (Figura 5) como a primeira modalidade de exame complementar (usualmente apropriado) e, como segunda escolha, a RM (Figura 6) sem contraste e a TC sem contraste.

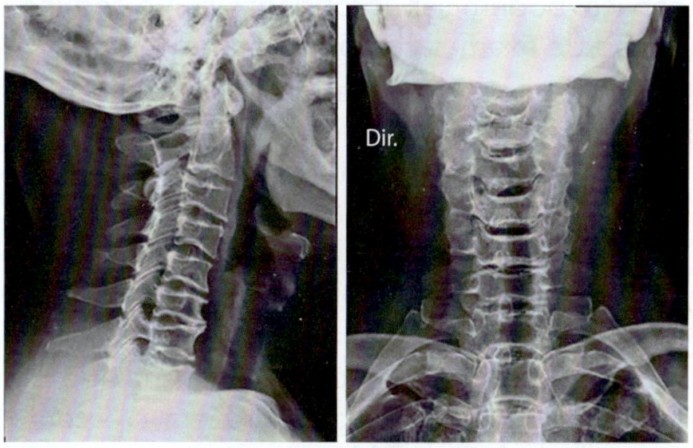

Figura 5 – Radiografia da coluna cervical: retificação da curvatura cervical, osteófitos difusos, abaulamentos dos platôs vertebrais de C2 a C7, hipertrofia das articulações uncovertebrais.

Fonte: Acervo da autoria.

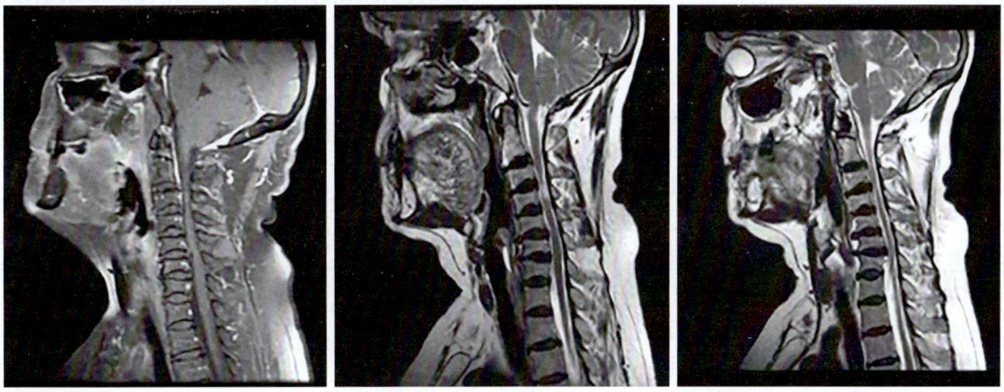

Figura 6 – RM cervical. Inversão da curvatura cervical, osteófitos marginais de C2 a C7, discopatia degenerativa difusa, protrusões discais C5C6 e C6C7, compressão sobre o saco dural e retificação anterior da medula espinhal adjacente.
RM: ressonância magnética.
Fonte: Acervo da autoria.

Na dor cervical crônica, a radiografia também é o exame de escolha, sendo a RM sem contraste a segunda opção. Caso a radiografia tenha achados de doença degenerativa (Figura 5), a RM é a primeira escolha como imagem complementar, seguido da TC sem contraste e a mielografia computadorizada da coluna cervical. Na dor cervical crônica, com ou sem radiculopatia, as radiografias mostram ossificação dos ligamentos longitudinais posteriores, e o próximo passo no estudo das imagens é a TC sem contraste, seguida, se necessário, de RM sem contraste ou mielografia cervical computadorizada.

Na presença de radiculopatia cervical, aguda ou em crescente, sem história de trauma e sem sinais e sintomas de alerta, a recomendação como modalidade inicial de exame é RM cervical sem contraste. Nesses casos, a realização de TC sem contraste ou a radiografia cervical podem ser apropriadas como segunda opção de exames complementares.

Em pacientes submetidos à cirurgia cervical prévia e apresentam dor cervical atraumática aguda ou em crescente, ou radiculopatia, o exame inicial de escolha é a radiografia ou TC cervical sem contraste. Exames como RM, com ou sem contraste, e a mielografia computadorizada da coluna cervical são a segunda escolha.

Na suspeita de infecção e presença de dor cervical atraumática, aguda ou em crescente, ou radiculopatia, a RM com e sem contraste é a primeira opção de exame de imagem. Pode ser apropriada a realização de TC com e sem contraste e da radiografia cervical.

Na presença de malignidade e presença de dor cervical atraumática, aguda ou em crescente ou radiculopatia, os exames de escolha inicialmente são RM com e sem contraste venoso e a RMN sem contraste. Demais exames como TC com e sem contraste, radiográfico, RM sem contraste ou tomografia computadorizada por emissão de fóton único (SPECT-TC, do inglês *single photon emission computed tomography*) configuram como segunda opção.

Os exames de imagens, como a RMN, são caracterizados por alta prevalência de anormalidades em pacientes assintomáticos. A avaliação dos discos intervertebrais cervicais, por RMN, de pacientes assintomáticos, detectou alterações em 87,6%, com prevalência aumentando com a idade.[20] Portanto, a indicação dos exames deve ser criteriosa e com base na história e exame físico.

Patologias do plexo braquial podem ser consideradas em pacientes com dor, fraqueza e perda da sensibilidade com exames de imagem sem achados diagnósticos. A eletroneuromiografia e o estudo da condução neural são exames eletrodiagnósticos que podem identificar anormalidades neurais das raízes, seja confirmando a disfunção de nervos nas raízes, seja excluindo desordens de nervos periféricos, com a possibilidade de se identificar o tipo de alteração como desmielinização, perda axonal e bloqueio de condução. No diagnóstico da radiculopatia cervical, a sensibilidade da RM e do estudo neurofisiológico é 93% e 42%, respectivamente, porém um teste inalterado não exclui uma patologia.[17]

Vários autores sugerem o uso da ultrassonografia para otimizar o diagnóstico e o tratamento da síndrome dolorosa miofascial. Nesse sentido, características ultrassonográficas são descritas tanto no modo B como no power Doppler, nódulo hipoecoico com bordas claramente definidas e ecotextura interna heterogênea é o achado clássico do ponto-gatilho.[8]

TRATAMENTO DA DOR CERVICAL

O tratamento da dor cervical deve ser multifacetado, integrando abordagens farmacológicas, não farmacológicas e intervencionistas personalizadas para maximizar a eficácia terapêutica.

ABORDAGENS NÃO FARMACOLÓGICAS

Fisioterapia

A fisioterapia é fundamental no manejo da dor cervical, combinando técnicas manuais, exercícios terapêuticos e modalidades físicas. Estudos sugerem que a inclusão de programas de reabilitação com base em exercícios específicos pode prevenir a recorrência da dor cervical, destacando a importância de uma abordagem contínua e personalizada.[20]

Terapias cognitivo-comportamentais

A terapia cognitiva comportamental (TCC) visa modificar padrões de pensamento que exacerbam a dor e desenvolver estratégias de enfrentamento mais saudáveis. A TCC combinada à fisioterapia pode melhorar significativamente os desfechos funcionais e a qualidade de vida. A integração de novas técnicas, como o *mindfulness* e a terapia de aceitação e compromisso (ACT), tem mostrado resultados promissores no manejo da dor crônica.[21]

Modificação de estilo de vida

A modificação do estilo de vida, incluindo ajustes ergonômicos e prática regular de exercícios e terapias físicas, é essencial para o tratamento da dor cervical. A prática de ioga e de pilates, por exemplo, tem mostrado melhorar a flexibilidade, força e postura, reduzindo a incidência e a gravidade da dor. Estudos recentes destacam a importância de incorporar técnicas de *mindfulness* e meditação para ajudar no manejo do estresse, um fator que pode exacerbar a dor cervical.[21]

TRATAMENTO FARMACOLÓGICO

Analgésicos de 1ª linha

A 1ª linha de tratamento são os analgésicos simples, porém as revisões apontam que os anti-inflamatórios não esteroides (AINEs) são mais eficazes. Os efeitos adversos dos AINEs sistêmicos podem limitar seu uso. Na dor cervical mecânica aguda ou crônica com espasmo e sensibilidade muscular, os AINEs tópicos têm evidências moderadas.

O papel dos opioides na dor cervical é limitado e, portanto, seu uso deve ser prescrito com cautela. O ensaio clínico randomizado e placebo controlado OPAL não demonstrou diferença entre placebo e opioides na dor cervical aguda, sugerindo que os opioides não devem ser recomendados como primeira opção nessa condição.[22] Informação que se encontra alinhada com outras diretrizes do Centro de Controle e Prevenção de Doenças (CDC), as quais enfatizam que outras terapias não farmacológicas, como as terapias físicas e psicológicas, é a conduta que cientificamente demonstra melhores resultados nos casos de dores subaguda e crônica.[23]

Medicações adjuvantes

Na dor cervical aguda associada a espasmos musculares, o uso dos relaxantes musculares foi mais efetivo que o placebo. Os antidepressivos tricíclicos como a amitriptilina (10 mg a 25 mg à noite) e os antidepressivos duais, como a duloxetina, assim como os anticonvulsivantes, como gabapentina (300 mg a 600 mg 3 vezes/dia) e pregabalina (75 mg a 150 mg 2 vezes/dia), são amplamente utilizados para tratar a dor neuropática associada à dor cervical.[1]

INTERVENÇÕES MINIMAMENTE INVASIVAS

Injeções cervicais

As injeções com corticosteroides, especialmente em nervos cervicais, raízes nervosas ou na região peridural, continuam a ser uma prática comum para o tratamento da dor radicular associada à compressão nervosa. Infiltrações nas articulações facetárias, ou próximo das mesmas, são frequentemente usadas para tratamento e diagnóstico da dor articular de origem facetária, uma causa comum de dor. É comum que muitos casos de dor miofascial tenham origem facetária, uma vez que o paciente acometido por essa dor passa a apresentar postura de defesa, gerando contração que pode ocasionar a formação de pontos-gatilho.

As infiltrações transforaminais têm grande potencial de aliviar dores de origem radicular, habitualmente causada por compressão nervosa ou fibrose peridural,[24] mas apresentam complicações graves, sendo cada vez menos estimuladas como prática clínica de combate deste tipo de dor.

Radiofrequência ablativa

A ablação por radiofrequência (RF) é uma técnica intervencionista avançada que utiliza calor gerado por correntes de radiofrequência para destruir seletivamente os nervos responsáveis pela transmissão da dor, sobretudo nos casos de dor facetária cervical. Estudos indicam que a RF pulsada aplicada ao gânglio da raiz dorsal é eficaz e segura, proporcionando alívio significativo da dor em longo prazo, com um perfil de complicações relativamente baixo, inclusive quando comparada aos corticoides.[25]

Neuromodulação

A neuromodulação, que inclui técnicas como a estimulação nervosa elétrica transcutânea

(TENS) e a estimulação da medula espinhal (SCS), tem sido cada vez mais utilizada no tratamento da dor cervical refratária. A TENS, uma técnica não invasiva, tem mostrado eficácia na modulação da dor musculoesquelética por meio da aplicação de correntes elétricas de baixa intensidade.[26] A SCS, por sua vez, é indicada para pacientes com dor crônica refratária a múltiplos tratamentos e que apresentam sintomas incapacitantes, sendo, portanto, uma alternativa eficaz para pacientes que não respondem a tratamentos convencionais.[27]

A efetividade da neuromodulação não invasiva, como a estimulação magnética transcraniana repetitiva (rTMS) e a estimulação transcraniana por corrente contínua (tDCS), tem sido estudada. Estudos indicam ambas modalidades como estratégias não invasivas promissoras para alívio de diversas síndromes álgicas crônicas, incluindo as dores cervicais, agindo por meio da modulação da dor no nível central e promovendo neuroplasticidade.

TRATAMENTO CIRÚRGICO

A cirurgia é considerada em pacientes com dor cervical crônica secundária à radiculopatia ou mielopatia que não respondem ao tratamento conservador e apresentam sinais de comprometimento neurológico progressivo, como fraqueza muscular e/ou acometimento motor. Indicações comuns incluem hérnia de disco cervical com compressão radicular significativa, estenose espinhal e instabilidade cervical.[1,17]

Estudos recentes têm explorado o papel da cirurgia minimamente invasiva, como a microdiscectomia cervical, que pode oferecer benefícios em termos de recuperação e menor morbidade. A discectomia cervical anterior com fusão (ACDF) continua a ser o padrão-ouro para o tratamento da hérnia de disco cervical com compressão radicular.[28] A artroplastia cervical, uma alternativa à fusão, visa preservar a mobilidade segmentar e reduzir o risco de degeneração dos níveis adjacentes. Estudos indicam que a artroplastia pode ser particularmente benéfica em pacientes mais jovens e ativos.[29] A laminectomia descompressiva é indicada em casos de estenose multissegmentar ou outras condições complexas.[30]

PERSPECTIVAS FUTURAS NO TRATAMENTO DA DOR CERVICAL

Novas tecnologias

O tratamento da dor cervical está evoluindo com o desenvolvimento de novas tecnologias que prometem melhorar os resultados terapêuticos. A estimulação cerebral profunda (DBS, do inglês *deep brain stimulation*) tem sido explorada para o manejo de dor crônica refratária, incluindo casos de dor cervical grave. Essa técnica, que envolve a implantação de eletrodos em áreas específicas do cérebro, modula os circuitos de dor e tem mostrado eficácia em estudos iniciais para pacientes com dor severa não responsiva a tratamentos convencionais.[31] A rTMS também está sendo investigada como uma ferramenta para a modulação da dor e promoção da neuroplasticidade, com resultados promissores.[32]

A personalização do tratamento da dor cervical com base em biomarcadores genéticos é uma área de pesquisa emergente. Essa abordagem permite identificar pacientes que podem responder melhor a terapias específicas, possibilitando uma medicina personalizada. Estudos recentes exploram a integração de testes genéticos no manejo da dor cervical, o que pode melhorar a eficácia dos tratamentos e minimizar os efeitos adversos.[33]

Medicina regenerativa

A Medicina Regenerativa está ganhando destaque como uma abordagem promissora para o tratamento da dor cervical, especialmente em casos de degeneração discal. Terapias com base em células-tronco e plasma rico em plaquetas (PRP) estão sendo investigadas como meios de promover a regeneração do tecido discal e reduzir a inflamação crônica. Estudos recentes mostram que essas terapias podem oferecer alívio duradouro da dor e retardar a progressão da degeneração espinhal, embora mais pesquisas sejam necessárias para validar essas abordagens em larga escala.[34] A engenharia de tecidos, incluindo o uso de biomateriais avançados para substituir ou regenerar discos intervertebrais, também está sendo explorada como uma opção para tratar casos severos de degeneração espinhal.

CONCLUSÃO

O tratamento da dor cervical continua a ser um campo dinâmico, com avanços significativos na compreensão dos mecanismos da dor e no desenvolvimento de novas estratégias terapêuticas. Uma abordagem multidisciplinar e personalizada é essencial para o manejo eficaz da dor cervical, integrando intervenções farmacológicas, não farmacológicas e intervencionistas, além de novas tecnologias e abordagens regenerativas. O futuro do tratamento da dor cervical promete ser ainda mais promissor, com a integração de novos conhecimentos e tecnologias que podem transformar a prática clínica e melhorar os desfechos para os pacientes.

Referências bibliográficas

1. Cohen SP. Epidemiology, diagnosis, and treatment of neck pain. Mayo Clin Proc. 2015;90(2):284-99.
2. Hamami F, Baumer T, Schmerzen bei zervilaker. Dystonie (Pain and cervical dystonia). Schmerz. German. 2024;38(1):41-47.
3. Yang L, Yang C, Pang X, et al. Mechanoreceptors in diseased cervical intervertebral disc and vertigo. Spine. 2017;42(8):540-6.
4. Côté P, Wong JJ, Sutton D, et al. Management of neck pain and associated disorders: a clinical practice guideline from the ontario protocol for traffic injury management (OPTIMa) collaboration. Eur Spine J 2016;25:2000.
5. Chrcanovic B, et al. Exercise therapy for whiplash-associated disorders: a systematic review and meta-analysis. Scandinavian journal of pain vol. 2021;22(2):232-61. doi: 10.1515/sjpain-2021-0064.
6. Chen H-b, et al. Biomechanics of whiplash injury. Chinese journal of traumatology = Zhonghua chuang shang za zhi. 2009;12(5):305-14.
7. Musumeci G, et al. Osteoarthritis in the XXIst century: risk factors and behaviours that influence disease onset and progression. International journal of molecular sciences. 2015;16(3):6093-112. doi: 10.3390/ijms16036093.
8. Ricci, Vincenzo et al. Ultrasound Imaging and Guidance for Cervical Myofascial Pain: A Narrative Review. International journal of environmental research and public health. 2023;20(5):3838. doi: 10.3390/ijerph20053838.
9. Navarro-Santana MJ, et al. Effectiveness of dry needling for myofascial trigger points associated with neck pain symptoms: an updated systematic review and meta-analysis. Journal of clinical medicine. 2020;9(10)3300. doi: 10.3390/jcm9103300.
10. Kuperus JS, et al. Diffuse idiopathic skeletal hyperostosis: Etiology and clinical relevance. Best practice & research. Clinical rheumatology. 2020;34(3):101527. doi: 10.1016/j.berh.2020.101527.
11. Childress MA, Stuek SJ. Neck Pain: initial evaluation and management. am fam physician. 2020;102(3):150-6.
12. Côté P, et al. The burden and determinants of neck pain in workers: results of the Bone and Joint Decade 2000-2010 Task Force on Neck Pain and Its Associated Disorders. J Manipulative Physiol Ther. 2009;32(2):S70-S86.
13. Bennett M. The LANSS pain scale: the leeds assessment of neuropathic symptoms and signs. Pain. 2001;92(1-2):147-57.
14. Sari H, Akarirmak U, Uludag M. Active myofascial trigger points might be more frequent in patients with cervical radiculopathy. Eur J Phys Rehabil Med. 2012;48:237-44.
15. Freischlag J, Orion K. Understanding thoracic outlet syndrome. Scientifica (Cairo). 2014;2014:248163. doi: 10.1155/2014/248163.
16. Thoomes EJ, van der Windt DA, Falla D, et al. Value of physical tests in diagnosing cervical radiculopathy: a systematic review. Spine J. 2018;18(1):179.
17. Cohen SP, Hooten WM. Advances in the diagnosis and management of neck pain. BMJ. 2017;358:j3221. doi: 10.1136/bmj.j3221.
18. Nakashima H, Yukawa Y, Suda K, et al. Abnormal findings on magnetic ressonance images of the cervical spines in 1211 asymptomatic subjects. Spine. 2015;40(6):392-8.
19. American College of Radiology. ACR Appropriateness Criteria: cervical neck pain or cervical radiculopathy. Updated 2018. [2025 Fev. 12]. Disponível em: https://acsearch.acr.org/docs/69426/Narrative/.
20. Ylinen J, Takala EP, Kautiainen H, et al. Neck muscle training in the treatment of chronic neck pain: a three-month follow-up study. J Rehabil Med. 2010;42(4):362-9.
21. Chiesa A, Serretti A. Mindfulness-based interventions for chronic pain: a systematic review of the evidence. J Altern Complement Med. 2011;17(1):83-93.

22. Jones CMP, Day RO, Koes BW, et al. Opioid analgesia for acute low back pain and neck pain (The OPAL trial). Lancet (London, England) 2023;402(10398):304-12.
23. Dowell D, Ragan KR, Jones CM, Baldwin GT, et al. CDC clinical parctice guideline for prescribing opiods for pain, United States 2022; MMWR Rec and Rep: morbidity and mortality weekly report recommendations and reports. 2022;71(3):1-95.
24. Boswell MV, Colson JD, Spillane WF. A comparison of epidural steroid injection rates: the effect of physician specialty. Pain Physician. 2014;17(3):277-84.
25. Chalermkitpanit P, Pannangpetch P, Kositworakitkun Y, et al. Ultrasound-guided pulsed radiofrequency of cervical nerve root for cervical radicular pain: a prospective randomized controlled trial. Spine J. 2023;23(5):651-5. doi: 10.1016/j.spinee.2023.01.004.
26. Knotkova H, Nitsche MA, Bikson M, Cruciani RA. Electromagnetic brain stimulation for pain management in patients with disorders of consciousness. J Pain Res. 2013;6:417-27.
27. Deer TR, Mekhail N, Provenzano D, et al. The appropriate use of neurostimulation of the spinal cord and peripheral nervous system for the treatment of chronic pain and ischemic diseases: the neuromodulation appropriateness consensus committee. Neuromodulation. 2014;17(6):515-50.
28. Kaiser MG, Haid RW Jr, Subach BR, et al. Anterior cervical plating enhances arthrodesis after discectomy and fusion with cortical allograft. Neurosurgery. 2002;50(2):229-36.
29. Burkus JK, Haid RW, Traynelis VC, Mummaneni PV. Clinical and radiographic analysis of an artificial cervical disc: 7-year follow-up from the Prestige prospective randomized controlled clinical trial. J Neurosurg Spine. 2010;13(1):30-6.
30. Malham GM, Parker RM, Ellis NJ, et al. Anterior cervical discectomy and fusion with a polyetheretherketone cage containing a novel porous surface and bone graft substitute: a clinical and radiological study. Spine J. 2015;15(9):1850-6.
31. Noriega DC, Ardura F, Hernández-Ramajo R, et al. Intervertebral disc repair by allogeneic mesenchymal bone marrow cells: a randomized controlled trial. Transplantation. 2017;101(8):1945-51.
32. Cushnie TP, Cushnie B, Lamb AJ. Alkaloids: an overview of their antibacterial, antibiotic--enhancing and antivirulence activities. Int J Antimicrob Agents. 2014;44(5):377-86.
33. Kuris EO, Lake JG. Regenerative therapies in the management of low back pain. Pain Pract. 2018;18(2):229-40.
34. Urits I, Orhurhu V, Jones MR, et al. Regenerative therapies for the treatment of low back pain: a comprehensive review. Curr Pain Headache Rep. 2019;23(6):39.

Temporomandibular

81

Roberto Brígido de Nazareth Pedras **Breno Casellato Rodrigues Almeida**
João Adolfo Costa Hanemann

INTRODUÇÃO

A disfunção temporomandibular (DTM) é um termo amplo, que abrange diversas condições que acometem a articulação temporomandibular (ATM), os músculos mastigatórios e as estruturas adjacentes. Essas alterações podem se manifestar como dor, restrição ou alteração dos movimentos mandibulares e ruídos articulares, impactando significativamente a qualidade de vida dos pacientes.[1]

No Brasil, a DTM apresenta uma prevalência estimada entre 32,6% e 50,5%, sendo reconhecida como um relevante problema de Saúde Pública por conta de sua elevada ocorrência e do impacto negativo na qualidade de vida dos indivíduos afetados.[3-5]

Por ser uma condição de origem multifatorial, a DTM pode estar relacionada a fatores como trauma, aspectos psicossociais, condições sistêmicas, predisposição genética e fatores locais. Dessa forma, sua abordagem diagnóstica e terapêutica deve ser integrada, considerando a interação desses elementos na manifestação clínica da doença.[1,6,8] A compreensão dessas variáveis é essencial para definir estratégias terapêuticas baseadas em evidências e adaptadas às necessidades individuais dos pacientes.[7]

Neste capítulo serão explorados os principais aspectos da DTM, incluindo etiologia, classificação, diagnóstico e opções de tratamento, com o propósito de oferecer um panorama atualizado e detalhado sobre o tema.

MANIFESTAÇÕES CLÍNICAS

As manifestações clínicas das DTMs são variadas e podem impactar significativamente a qualidade de vida dos pacientes. De acordo com o *Diagnostic Criteria for Temporomandibular Disorders* (DC/TMD) e o guia da Academia Americana de Dor Orofacial (AAOP), os sintomas mais comuns incluem dor orofacial (DOF), limitação dos movimentos mandibulares e ruídos articulares.[1,2,6,8,9]

A dor é o sintoma mais comum e pode ser localizada na região da ATM, em ouvido, na região mandibular e na região de têmporas, e é sentida como dor de cabeça. Essa dor pode estar associada a disfunções musculares, como dor miofascial orofacial, ou a condições articulares, como processos inflamatórios e doenças degenerativas, ou ambas.[1,8]

A limitação dos movimentos mandibulares é outra manifestação comum, podendo resultar em dificuldade para abrir a boca, mastigar ou falar. Essa restrição pode ser causada por espasmos musculares, aderências articulares ou deslocamento do disco sem redução.[1,8]

Além disso, ruídos articulares, como estalidos ou crepitações, são frequentemente relatados e podem indicar alterações na biomecânica da ATM, como deslocamento do disco com redução ou degeneração das superfícies articulares.[1,8]

Outros sintomas associados incluem zumbidos, plenitude auricular (sensação de ouvido tampado) e tonteira. Esses sintomas podem ser confundidos com outras condições clínicas, destacando a importância de uma avaliação criteriosa para o diagnóstico diferencial.[1,8]

ETIOLOGIA DAS DISFUNÇÕES TEMPOROMANDIBULARES

A DTM é uma condição de origem multifatorial, caracterizada pela interação complexa entre fatores locais, sistêmicos, genéticos, psicossociais e traumáticos, que influenciam a homeostase da ATM e dos músculos mastigatórios. Estudos recentes reforçam que a DTM não deve ser atribuída a um único fator causal, mas, sim, compreendida dentro de um modelo biopsicossocial da dor, em que diversos fatores desempenham papéis complementares na sua patogênese.[1,4,8,9]

Fatores locais e biomecânicos

Alterações bioquímicas e mecânicas da ATM também desempenham um papel fundamental na etiologia da DTM. A viscosidade do líquido sinovial pode estar alterada em pacientes com DTM, reduzindo sua capacidade de lubrificação e dissipação de cargas, o que favorece o aumento do atrito intra-articular e a degeneração das superfícies articulares. Além disso, o aumento da pressão intra-articular, frequentemente associado a processos inflamatórios e microtraumas repetitivos, pode comprometer a integridade dos tecidos da ATM, desencadeando ou exacerbando a dor e a disfunção articular.[10]

Outro dado relevante é o estresse oxidativo, que tem sido identificado como um fator contribuinte para a degradação do disco articular e da cartilagem da ATM. O acúmulo de espécies reativas de oxigênio pode levar a processos inflamatórios crônicos e apoptose celular, agravando a degeneração articular e muscular associada à DTM. Estudos apontam que pacientes com DTM frequentemente apresentam desequilíbrio nos sistemas antioxidantes, favorecendo um ambiente pró-inflamatório na ATM e nas estruturas musculares adjacentes.[11]

Fatores sistêmicos

Condições sistêmicas, como doenças autoimunes (p. ex., artrite reumatoide, espondiloartrites), podem afetar diretamente a ATM, levando a processos inflamatórios crônicos e destruição da cartilagem articular. A artrite reumatoide, por exemplo, está associada à degradação sinovial progressiva e remodelação óssea na ATM, levando à dor e limitação funcional. Existem alguns indícios de que a resposta autoimune mediada por citocinas pró-inflamatórias, como fator de necrose tumoral alfa (TNF-α) e interleucina 6 (IL-6), desempenha papel relevante na perpetuação da inflamação crônica na ATM desses pacientes.[10,11]

Além disso, distúrbios metabólicos e hormonais, como deficiência de vitamina D e alterações nos níveis de estrogênio, têm sido associados a uma maior susceptibilidade à dor e à disfunção articular. A deficiência de vitamina D pode estar envolvida na modulação da resposta inflamatória e na homeostase óssea, favorecendo processos degenerativos articulares.[12] Já as flutuações hormonais, particularmente as relacionadas ao estrogênio, parecem influenciar a percepção da dor e a resposta inflamatória, o que pode explicar a maior prevalência de DTM em mulheres.[13]

As cefaleias primárias, como migrânea e cefaleia tensional, são frequentemente comórbidas com a DTM.[14] Indivíduos com enxaqueca apresentam maior propensão à DTM, possivelmente em razão da hiperexcitabilidade do sistema trigeminal, compartilhando mecanismos neurofisiológicos comuns que levam à amplificação da dor.[16] Além disso, a coexistência dessas condições pode intensificar os sintomas dolorosos e reduzir a eficácia dos tratamentos convencionais, tornando necessária uma abordagem multidisciplinar para o manejo adequado.[15,16]

A fibromialgia, uma síndrome de dor crônica caracterizada por hipersensibilidade difusa e fadiga, também está fortemente associada à DTM. Pacientes com fibromialgia frequentemente apresentam sensibilização central, levando a uma resposta amplificada à dor e à diminuição dos limiares nociceptivos. Evidências sugerem que mecanismos de dor desregulados no sistema nervoso central (SNC) contribuem para a sobreposição entre essas condições, tornando essencial a consideração da fibromialgia no diagnóstico diferencial da DTM.[15,17,18]

Fatores genéticos

Evidências científicas indicam que polimorfismos genéticos podem influenciar a modulação da dor em pacientes com DTM. Alterações nos genes relacionados ao metabolismo das catecolaminas, como o catecol-O-metiltransferase (COMT) e genes que codificam receptores de serotonina e dopamina, têm sido associados a uma maior sensibilidade à dor e à predisposição a condições dolorosas crônicas, como a fibromialgia e a cefaleia tensional.[9,11] O *Orofacial Pain: Prospective Evaluation and Risk Assessment Study* (OPPERA) reforça essa correlação, indicando que variações genéticas específicas e diferenças na expressão de neurotransmissores podem estar associadas ao aumento do risco para o desenvolvimento de DTM, além de apontar uma interação entre fatores genéticos e ambientais na modulação da dor crônica.[16]

Fatores psicossociais

A influência de fatores emocionais na DTM é amplamente reconhecida. O estresse crônico, o transtorno de ansiedade generalizada e a depressão podem contribuir para a hiperatividade muscular e o aumento da sensibilização central da dor. A ativação persistente do eixo hipotálamo-hipófise-adrenal em resposta ao estresse pode resultar em maior liberação de cortisol, que, por sua vez, influencia negativamente a regulação da dor e o controle da inflamação.[16]

Além disso, distúrbios do sono, como insônia e síndrome da apneia obstrutiva do sono, estão fortemente correlacionados com a persistência da DOF e a intensificação dos sintomas de DTM. A privação do sono pode aumentar a percepção da dor por meio da modulação central dos nociceptores e da redução da inibição descendente da dor. O OPPERA também identificou que altos níveis de estresse e características psicológicas específicas, como catastrofização da dor e hipervigilância, podem predispor os indivíduos ao desenvolvimento e à cronificação da DTM. A catastrofização, caracterizada por pensamentos negativos exagerados em relação à dor, tem sido associada a uma maior ativação de regiões cerebrais relacionadas ao processamento da dor, como o córtex cingulado anterior (ACC) e a amígdala.[16]

Fatores traumáticos

Lesões diretas na ATM, como impactos resultantes de quedas, acidentes automobilísticos ou procedimentos odontológicos extensos, podem desencadear processos inflamatórios e disfunções articulares. Traumas na região da cabeça e pescoço podem gerar deslocamentos do disco articular e lesões ligamentares que alteram a biomecânica da ATM e favorecem o surgimento de dor crônica.[11]

Além disso, microtraumas repetitivos, como aqueles associados ao bruxismo e a hábitos parafuncionais, contribuem para a progressão da DTM e a degeneração articular ao longo do tempo. O bruxismo, por exemplo, pode levar ao aumento da carga mecânica sobre a ATM e os músculos mastigatórios, promovendo fadiga muscular e microlesões nas superfícies articulares. Estudos demonstram que a hiperatividade muscular crônica pode resultar em alterações adaptativas na arquitetura dos músculos mastigatórios, aumentando a suscetibilidade a dor miofascial.[11,17]

Bruxismo

O bruxismo é uma condição caracterizada pela atividade repetitiva dos músculos mastigatórios, podendo ocorrer tanto durante o sono (bruxismo do sono) quanto em vigília (bruxismo em vigília).[18,19] A compreensão dessa condição é fundamental para um diagnóstico preciso e uma abordagem terapêutica eficaz.[19]

A etiologia é multifatorial e envolve interações complexas entre os fatores neurológicos, psicossociais, transtornos da saúde mental, uso de substâncias, distúrbio do sono e doença do refluxo gastroesofágico.[20]

Fatores neurológicos: o bruxismo do sono pode estar relacionado a alterações no SNC e autonômico.[20]

Fatores psicossociais: estresse e ansiedade estão relacionados ao bruxismo em vigília, embora sua influência no bruxismo do sono ainda seja discutida.[20]

Transtornos da saúde mental: depressão e transtorno da ansiedade generalizada.[20]

Uso de substâncias: cafeína, álcool e tabaco.[20]

Distúrbios do sono: síndrome da apneia obstrutiva do sono pode ser associada ao bruxismo do sono.[20]

Doença do refluxo gastroesofágico: estudos apontam uma associação entre bruxismo do sono e episódios de refluxo gastroesofágico, sugerindo que o bruxismo pode ser uma resposta reflexa ao refluxo ácido.[21]

Um sistema de avaliação multidimensional do bruxismo, denominado *Bruxism Evaluation System* (BES), foi desenvolvido como ferramenta padronizada e abrangente para avaliação do bruxismo com enfoque para a prática clínica e para a pesquisa acadêmica. O BES é estruturado em dois eixos principais (eixos A e B), que têm como objetivo abranger os aspectos clínicos e etiopatogênicos do bruxismo:[19]

Eixo A: avaliação dos aspectos clínicos

Avaliação subjetiva: relatos do paciente sobre sintomas do bruxismo, usando questionários.

Avaliação clínica: exames físicos realizados por um profissional de saúde para identificar sinais clínicos, como desgaste dentário e dor miofascial.

Avaliação instrumental: utilização de dispositivos tecnológicos, como estudos polissonográficos e eletromiografia (EMG), para medir a atividade muscular e os movimentos mandibulares.

Eixo B: avaliação de fatores etiológicos e de risco

Fatores psicossociais: impacto de estresse, ansiedade e transtornos do humor na manifestação do bruxismo, avaliados por meio de questionários psicológicos.

Condições de sono e vigília: avaliação da qualidade do sono e de padrões comportamentais, utilizando estudos polissonográficos e questionários.

Uso ou abuso de substâncias: avaliação da associação do uso de substâncias como álcool, cafeína e tabaco na manifestação do bruxismo.

Outros fatores contribuintes: verificar a presença de predisposição genética, condições sistêmicas.

O bruxismo pode levar a diversas algumas complicações, como desgastes e fraturas dentárias, fraturas de restaurações e de implantes dentários e disfunções temporomandibulares.[20,22]

Seu tratamento deve ser multidisciplinar e personalizado de acordo com a apresentação clínica de cada paciente.[23] Isso pode incluir:

Intervenções comportamentais: técnicas de gerenciamento do estresse e terapia cognitivo-comportamental (TCC).[23]

Dispositivos oclusais: placas estabilizadoras auxiliam na proteção do sistema mastigatório, embora não reduzam a atividade muscular.[23]

Terapias farmacológicas: estudos sugerem redução do número de atividades de bruxismo com o uso de antidepressivos tricíclicos (ADTs), benzodiazepínicos, anticonvulsivantes e alguns anti-hipertensivos.[23]

Tratamento de comorbidades: identificação e manejo de condições subjacentes, como distúrbios do sono (p. ex., apneia obstrutiva do sono) e doença do refluxo gastroesofágico.[23]

CRITÉRIOS DIAGNÓSTICOS DA DISFUNÇÃO TEMPOROMANDIBULAR

Os critérios diagnósticos da DTM baseiam-se em uma avaliação clínica detalhada e sistemática e por exames específicos. Esses critérios são embasados em diretrizes reconhecidas internacionalmente, como o DC/TMD e a Classificação Internacional de Dor Orofacial (ICOP).[1,2,8,24] Essa padronização não apenas assegura um diagnóstico mais preciso, mas também viabiliza a elaboração de planos terapêuticos eficazes, direcionados à melhoria da qualidade de vida dos pacientes.[25]

Além disso, a adoção desses critérios promove uma comunicação mais clara e eficiente entre os profissionais de Saúde, favorecendo abordagens baseadas em evidências científicas.[25] A integração dessas classificações também facilita o manejo interdisciplinar da DTM, permitindo uma visão abrangente que considera tanto os aspectos estruturais e funcionais quanto os fatores psicossociais envolvidos na experiência da DOF. Dessa forma, é possível oferecer tratamentos individualizados e holísticos, adaptados às necessidades específicas de cada paciente.[25]

Anamnese e exame clínico

A anamnese é uma etapa fundamental no diagnóstico da DTM, pois permite identificar os principais sintomas, o histórico do paciente e fatores associados que podem contribuir para o quadro clínico, além de ajudar na elaboração de um diagnóstico diferencial. De acordo com o guia da AAOP, o DC/TMD e a ICOP, a anamnese deve incluir:[1,8,24]

- História da doença atual e características da dor (localização, intensidade, duração, frequência, fatores agravantes e aliviadores, sintomas acompanhantes).
- Sintomas associados: limitação funcional, ruídos articulares (estalidos, crepitação) e outros sintomas, como zumbido ou plenitude auricular.
- História médica atual e pregressa: condições sistêmicas, traumas ou cirurgias prévias.
- Hábitos parafuncionais: bruxismo, onicofagia, mascar chicletes, entre outros.

O exame clínico baseia-se na avaliação da amplitude de movimento mandibular (abertura, protrusão e lateralidade), verificação de ruídos articulares e travamento mandibular, e palpação dos músculos mastigatórios e da ATM.

Diagnostic Criteria for Temporomandibular Disorders

O DC/TMD representa um avanço na padronização do diagnóstico das DTMs, sendo um sistema baseado em evidências, que permite identificar de maneira confiável as condições musculares e articulares da DTM. O modelo segue uma abordagem de dois eixos.[8]

Eixo I – diagnóstico clínico

O Eixo I do DC/TMD estrutura a DTM em dois principais grupos: DTM dolorosa (Quadro 1) e DTM articular (Quadro 2).

Quadro 1 – Disfunção temporomandibular dolorosa	
Mialgia	Dor de origem muscular, associada a movimentos da mandíbula, função ou parafunção, com dor à palpação dos músculos mastigatórios
Dor miofascial	Quando a dor irradia para além dos limites anatômicos do músculo afetado
Dor miofascial com referência	Quando a dor irradia para além dos limites anatômicos do músculo afetado
Artralgia	Dor na ATM, influenciada pelo movimento mandibular, com dor reproduzida à palpação da articulação

Fonte: Adaptada do *Diagnostic Criteria for Temporomandibular Disorders* (DC/TMD).[8]

Quadro 2 – Disfunção temporomandibular articular	
Deslocamento do disco com redução	O disco articular está deslocado em posição anterior, retornando à posição normal durante a abertura da boca, frequentemente acompanhado por estalidos articulares
Deslocamento do disco com redução e travamento intermitente	Além dos estalidos, há episódios transitórios de travamento mandibular fechado
Deslocamento do disco sem redução com limitação de abertura	O disco deslocado impede a movimentação normal da articulação, levando á limitação da abertura bucal
Deslocamento do disco sem redução sem limitação de abertura	O disco permanece deslocado, mas a amplitude de abertura da boca é preservada
Doença degenerativa da ATM	Caracteriza-se por degradação da cartilagem e remodelação óssea, frequentemente associada à crepitação

Fonte: Adaptada do *Diagnostic Criteria for Temporomandibular Disorders* (DC/TMD).[8]

A validade dos critérios foi rigorosamente testada, apresentando sensibilidade ≥ 0,86 e especificidade ≥ 0,98 para os diagnósticos de DTM dolorosa, e ≥ 0,80 de sensibilidade e ≥ 0,97 de especificidade para o deslocamento do disco sem redução com limitação de abertura.[27]

Eixo II – avaliação psicossocial e impacto da dor

O Eixo II do DC/TMD avalia aspectos psicossociais e a funcionalidade do paciente, fundamentais para compreender a influência da DTM na qualidade de vida e na resposta ao tratamento. Os principais domínios incluem:[8]

Escala de dor crônica (GCPS, do inglês *Graded Chronic Pain Scale*): mensura intensidade e impacto da dor.

Questionários para ansiedade e depressão (PHQ, do inglês *Patient Health Questionnaire*): auxiliam na identificação de sofrimento psicológico associado à dor crônica.

Escala de limitação funcional da mandíbula (JFLS, do inglês *Jaw Functional Limitation Scale*): avalia dificuldades em mastigar, falar e expressar emoções.

Lista de comportamentos orais parafuncionais (OBC, do inglês *Oral Behaviors Checklist*): rastreia hábitos prejudiciais à ATM, como apertamento dentário.

A adoção do DC/TMD permite um diagnóstico mais preciso, diferenciado e baseado em evidências. A abordagem dual (Eixos I e II) possibilita uma visão integrada do paciente, favorecendo tratamentos individualizados e melhorando a comunicação entre especialistas da área médica e odontológica.[1]

Classificação Internacional de Dor Orofacial

A ICOP[24] foi desenvolvida para fornecer um sistema padronizado de diagnóstico das dores orofaciais, incluindo as DTMs. Essa classificação adota uma abordagem estruturada e hierárquica para diferenciar os diversos tipos de DOF, baseando-se nos princípios da Classificação Internacional das Cefaleias (ICHD-3)[26] e nos DC/TMD.[8]

Dor miofascial orofacial

Essa condição é caracterizada por dor nos músculos mastigatórios, com ou sem comprometimento funcional, e pode ser classificada como primária ou secundária.

Dor miofascial orofacial primária: definida como uma dor muscular não atribuída a outra disfunção subjacente. Pode ser subdividida em:

Aguda: início nos últimos 3 meses.

- *Crônica:* persistente por mais de 3 meses, podendo ocorrer em diferentes frequências (infrequente, frequente ou altamente frequente).
- *Dor miofascial orofacial secundária:* ocorre em resposta a uma condição subjacente, como inflamação, infecção ou espasmo muscular.

A dor miofascial secundária pode ser causada por:

Tendinite: dor originada nos tendões dos músculos mastigatórios, exacerbada por movimentos da mandíbula.

Miosite: inflamação dos músculos mastigatórios, frequentemente associada a trauma ou infecção. Pode apresentar edema, eritema e limitação de movimentos.

Espasmo muscular: contração súbita e involuntária de um ou mais músculos mastigatórios, resultando em dor intensa e restrição de movimento.

Dor na articulação temporomandibular

Dor primária na ATM: a dor primária na ATM é aquela que não está associada a uma condição patológica subjacente e pode ser classificada como aguda ou crônica.

- *Dor primária aguda na ATM:* caracterizada por episódios de dor de curta duração (< 3 meses).
- *Dor primária crônica na ATM:* presente por mais de 3 meses, podendo ser contínua ou intermitente.

Dor secundária na ATM: a dor secundária na ATM está associada a uma condição patológica subjacente e pode ser classificada em diferentes categorias:

Dor na ATM atribuída à artrite:

- *Artrite não sistêmica:* inflamação localizada na ATM, frequentemente associada à sobrecarga mecânica.
- *Artrite sistêmica:* associada a doenças sistêmicas como artrite reumatoide ou espondiloartropatias.

Dor na ATM atribuída ao deslocamento de disco:

- *Deslocamento do disco com redução:* caracterizado por estalidos articulares durante abertura e fechamento da boca, sem limitação funcional significativa.
- *Deslocamento do disco com redução e travamento intermitente:* episódios de travamento mandibular temporário com a boca fechada.
- *Deslocamento do disco sem redução:* ocorre quando o disco articular permanece deslocado, resultando em limitação da abertura bucal.

Dor na ATM atribuída à doença articular degenerativa: caracteriza-se por um processo degenerativo da cartilagem articular, podendo levar à dor e crepitação.

Dor na ATM atribuída à subluxação: refere-se a episódios de deslocamento da cabeça da mandíbula anteriormente à fossa articular, com travamento aberto e necessidade de manipulação para retorno à posição normal.

Exames complementares

A avaliação por métodos de imagem desempenha um papel complementar no diagnóstico da DTM, permitindo a identificação de alterações estruturais da ATM.[25] Entre as técnicas disponíveis, destacam-se:[28]

Radiografias: permite visualização limitada de alterações ósseas, como osteófitos, aplanamento condilar ou esclerose subcondral.[28]

Tomografia computadorizada (TC): fornece imagens detalhadas das estruturas ósseas da ATM, sendo particularmente útil para identificar fraturas, anomalias anatômicas ou processos degenerativos avançados. [28]

Ressonância magnética (RM): permite a visualização do disco articular, identificando deslocamentos (com ou sem redução), efusões articulares e alterações inflamatórias ou degenerativas dos tecidos circundantes.[28]

Esses métodos de imagem são indicados principalmente em casos de suspeita de deslocamento de disco, degeneração óssea, anormalidades anatômicas congênitas ou adquiridas, ou quando há necessidade de confirmação diagnóstica para orientar condutas terapêuticas mais invasivas. A escolha da técnica deve ser individualizada, considerando a apresentação clínica, a suspeita diagnóstica e a relação custo-benefício de cada exame.[28]

Tratamento

A evolução no manejo das DTM reflete uma crescente integração de diferentes modalidades terapêuticas, fundamentadas em uma abordagem multidisciplinar.[29] Essa abordagem compreende intervenções conservadoras, como terapias físicas e farmacológicas, e procedimentos minimamente invasivos, com foco na individualização do tratamento e na melhora dos desfechos clínicos.[29]

As abordagens atuais[30] ressaltam a importância de uma avaliação diagnóstica abrangente e da personalização do tratamento. A prática baseada em evidências[31] recomenda uma abordagem escalonada, priorizando intervenções conservadoras sempre que possível.

Tratamento farmacológico

Analgésicos e anti-inflamatórios não esteroides (AINEs)

Os AINEs exercem seu efeito terapêutico primariamente a partir da inibição das enzimas ciclo-oxigenases (COX-1 e COX-2). A inibição da COX-2 é responsável pelos efeitos anti-inflamatórios e analgésicos, enquanto a inibição da COX-1 está associada a efeitos colaterais gastrointestinais e renais. Alguns AINEs são seletivos para a COX-2, visando minimizar os efeitos adversos da inibição da COX-1.[32,33]

Ibuprofeno (400 mg a 800 mg a cada 6-8 horas), naproxeno (250 mg a 500 mg a cada 12 horas), diclofenaco (50 mg a 75 mg a cada 12 horas) e celecoxibe (200 mg uma vez ao dia, ou 100 mg duas vezes/dia) podem ser indicados para dor aguda ou exacerbação de dor crônica associada à DTM, especialmente em casos de inflamação da ATM ou dor miofascial.[32,33]

Recomenda-se o uso a curto prazo por conta do risco de efeitos colaterais gastrointestinais, cardiovasculares e renais.[32,33] A escolha do AINE deve considerar o perfil de risco do paciente, incluindo idade, comorbidades e uso concomitante de outros medicamentos.[32,33]

Relaxantes musculares

Os relaxantes musculares atuam no SNC, reduzindo a atividade dos neurônios motores e, consequentemente, a tensão muscular.[32]

O cloridrato de ciclobenzaprina age no tronco encefálico inibindo os reflexos tônicos dos músculos esqueléticos. O cloridrato de tizanidina atua como agonista do receptor alfa-2 adrenérgico, inibindo os neurônios pré-sinápticos que liberam neurotransmissores excitatórios.[32]

Ciclobenzaprina (5 mg a 10 mg a cada 8 horas) e o cloridrato de tizanidina (2 mg a 4 mg a cada 6 a 8 horas) podem ser indicados em casos de espasmo muscular e dor miofascial crônica, especialmente quando associados à hiperatividade dos músculos mastigatórios.[32]

Esses medicamentos podem causar sonolência, sedação, tontura e outros efeitos colaterais neurológicos, e seu uso prolongado pode levar à dependência e tolerância.[32]

Antidepressivos

Os antidepressivos, especialmente os ADTs e os inibidores da recaptação de serotonina e noradrenalina (IRSNs), modulam a neurotransmissão da dor no SNC.[32]

A amitriptilina – ADT –, aumenta a disponibilidade de serotonina e noradrenalina nas sinapses neuronais, inibindo a recaptação desses neurotransmissores. A duloxetina – IRSN –, também aumenta a disponibilidade de serotonina e noradrenalina, mas com um perfil de efeitos colaterais diferente dos ADTs.[32]

Amitriptilina (10 mg a 75 mg à noite) e duloxetina (30 mg a 60 mg ao dia) podem ser indicados em casos de dor crônica e dor neuropática associadas à DTM, especialmente na presença de sensibilização central ou comorbidades psicológicas.[32]

Efeitos colaterais podem incluir sonolência, boca seca, constipação, ganho de peso e hipotensão ortostática. A titulação da dose é essencial para minimizar os efeitos colaterais e otimizar a eficácia.[32]

Anticonvulsivantes

Os anticonvulsivantes, como a gabapentina e a pregabalina, modulam os canais de cálcio dependentes de voltagem, reduzindo a excitabilidade neuronal e a liberação de neurotransmissores excitatórios. Ligam-se à subunidade $\alpha 2\delta$ dos canais de cálcio, diminuindo a entrada de cálcio nas terminações nervosas pré-sinápticas.[32]

A cabapentina (300 mg a 1.800 mg em 3 doses ao dia) e a pregabalina (150 mg a 600 mg em 2 doses ao dia) podem ser indicadas em dor neuropática associada à DTM, especialmente em casos de dor em queimação, formigamento ou choque.[32]

Podem causar sonolência, tontura, edema periférico e ganho de peso. A titulação da dose é essencial para minimizar os efeitos colaterais e otimizar a eficácia.[32]

Fisioterapia

O tratamento fisioterapêutico das DTMs desempenha papel essencial na gestão da dor, na restauração funcional e na melhoria da qualidade de vida dos pacientes.[34] Essa abordagem é abrangente e personalizada, adaptando-se às necessidades específicas de cada indivíduo.

A fisioterapia para DTM pode englobar diversas modalidades, incluindo:

Terapia manual: técnicas de mobilização articular, manipulação e liberação miofascial para restaurar a função da ATM e aliviar a tensão muscular.[35]

Exercícios terapêuticos: exercícios específicos para fortalecer os músculos mastigatórios, melhorar a coordenação e aumentar a amplitude de movimento da mandíbula.[35]

Técnicas de relaxamento: abordagens como relaxamento muscular progressivo, *biofeedback* e *mindfulness* para reduzir a tensão muscular e o estresse.[34]

Eletroterapia: utilização de modalidades como ultrassom terapêutico, laserterapia e estimulação nervosa elétrica transcutânea (TENS) para aliviar a dor e promover a cicatrização tecidual.[34]

Termoterapia: aplicação de calor ou frio para aliviar a dor e reduzir o espasmo muscular.[34]

Educação do paciente: orientação sobre hábitos parafuncionais, ergonomia e estratégias de autocuidado.[34]

O tratamento fisioterapêutico das DTMs é frequentemente integrado a outras modalidades terapêuticas, como tratamento odontológico, farmacológico e psicológico, para otimizar os resultados e promover uma reabilitação completa do paciente.[34]

Placas oclusais

As placas oclusais (Figura 1) representam uma modalidade terapêutica conservadora amplamente utilizada no manejo das DTMs.[36] Esses dispositivos intraorais removíveis são projetados para promover estabilidade ortopédica e proteger as estruturas da ATM.[36] A escolha do tipo de placa oclusal e o plano de tratamento devem ser individualizados, considerando a etiologia da DTM, a gravidade dos sintomas e as necessidades específicas de cada paciente.[36]

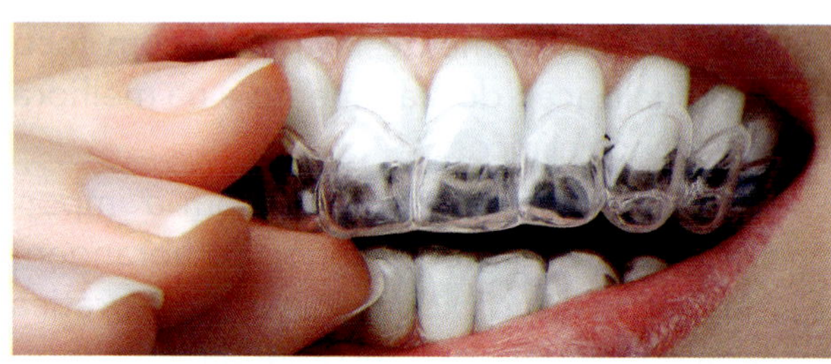

Figura 1 – Placa oclusal.
Fonte: Depositphotos.

As placas oclusais atuam através de diversos mecanismos, incluindo:

Promoção de estabilidade ortopédica: ao alterar a relação interoclusal, as placas oclusais podem redistribuir as forças oclusais, reduzindo a sobrecarga na ATM e nos músculos mastigatórios. Essa redistribuição pode promover uma posição condilar mais estável e fisiológica.[36]

Redução da hiperatividade muscular: no início de seu uso, a placa oclusal pode diminuir a atividade muscular reflexa, reduzindo a hiperatividade dos músculos da mastigação e promovendo o relaxamento muscular. Estudos eletromiográficos têm demonstrado que as placas oclusais podem reduzir a atividade eletromiográfica dos músculos mastigatórios, contribuindo para o alívio da dor miofascial.[37,38]

Proteção das estruturas da ATM: a placa oclusal pode proteger as superfícies articulares da ATM contra o desgaste e o trauma, especialmente em pacientes com bruxismo. Ao criar uma barreira física entre os dentes, essa placa pode evitar o contato direto entre as superfícies articulares, reduzindo o risco de danos às estruturas da ATM.[36,38]

Redução da dor: a placa oclusal pode reduzir a intensidade e a frequência da dor associada à DTM, incluindo dores de cabeça tensionais e migrâneas. Acredita-se que a redução da tensão muscular e a modulação da atividade neuronal contribuam para o alívio da dor.[39,40]

As placas oclusais mais comuns são as de estabilização e são as mais indicadas para proporcionar uma oclusão estável e equilibrada. São indicadas para pacientes com dor miofascial, bruxismo, artralgia e deslocamento do disco.[40]

A confecção e o ajuste das placas oclusais devem ser realizados por profissionais qualificados, como dentistas especialistas em DTM e DOF. O acompanhamento regular é essencial para monitorar a resposta ao tratamento e realizar os ajustes necessários. A adaptação da placa oclusal deve ser verificada periodicamente para garantir o conforto e a eficácia do tratamento.[36]

A higiene da placa oclusal é fundamental para evitar o acúmulo de placa bacteriana e o desenvolvimento de cáries ou doenças periodontais. Os pacientes devem ser orientados a limpar a placa oclusal diariamente com água e sabão neutro, utilizando uma escova de dentes macia.[36]

Procedimentos minimamente invasivos

Bloqueios nervosos periféricos e intramusculares

Os bloqueios nervosos periféricos consistem na administração de agentes anestésicos locais em nervos específicos envolvidos na inervação da ATM e dos músculos mastigatórios, como os nervos massetérico, temporal profundo e auriculotemporal, ramos do nervo mandibular (V3). Esses bloqueios têm sido amplamente utilizados para interromper a transmissão nociceptiva, reduzir a hipersensibilidade periférica e auxiliar no diagnóstico diferencial de DTM de origem muscular e articular.[44,45] Estudos sugerem que essa abordagem pode proporcionar alívio imediato da dor e melhorar a mobilidade mandibular, especialmente em casos de dor miofascial e artralgia da ATM.[46]

Os bloqueios intramusculares, por sua vez, são realizados diretamente nos músculos afetados, como masseter, temporal e pterigoideo medial e lateral. Essas infiltrações têm como objetivo a inativação de pontos-gatilho miofasciais e a redução da hiperatividade muscular, sendo particularmente eficazes no tratamento da dor miofascial mastigatória.[47] A técnica pode ser realizada com anestésicos locais, corticosteroides ou toxina botulínica, dependendo da indicação clínica e do perfil do paciente.[48]

A combinação dessas modalidades pode representar uma abordagem terapêutica otimizada para pacientes com DTM refratária às intervenções convencionais.[41]

Nervo massetérico

O nervo massetérico é um ramo motor e sensitivo do V3, que inerva o músculo masseter, um dos principais responsáveis pela função mastigatória. O bloqueio desse nervo apontou efetividade no controle da dor miofascial de origem massetérica, com redução significativa da dor tanto logo após o procedimento (30 minutos) quanto após 2 semanas, sugerindo um efeito terapêutico duradouro.[41,42]

O procedimento consiste na identificação da incisura mandibular como ponto de referência anatômico, permitindo a introdução da agulha próxima ao colo do côndilo mandibular para a administração do anestésico local[42] (Figura 2).

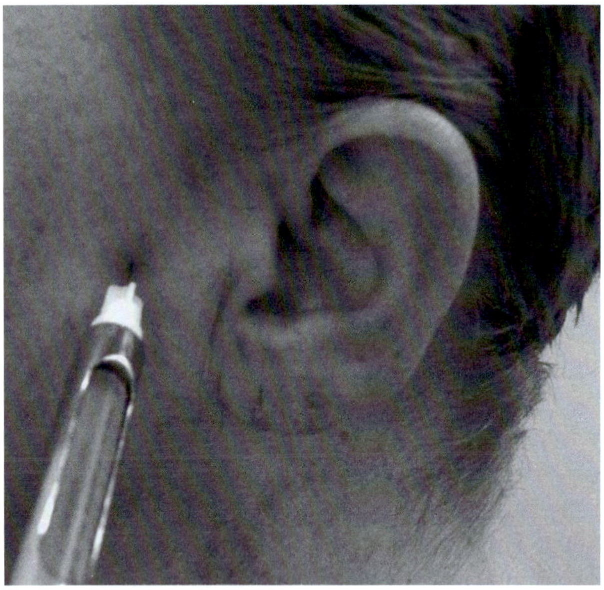

Figura 2 – Bloqueio do nervo massetérico.

Fonte: Adaptada Quek SY *et al.*, 2014.

Entre os possíveis efeitos adversos, destacam-se a perda transitória da contração do músculo orbicular do olho ipsilateral, equimoses e infecções locais, embora tais eventos sejam raros.[42]

Nervo temporal profundo

O nervo temporal profundo, assim como o massetérico, é um ramo motor e sensitivo do V3, sendo responsável pela inervação do músculo temporal. O bloqueio desse nervo tem sido estudado como uma alternativa eficaz para o manejo da dor miofascial envolvendo o músculo temporal e estruturas adjacentes.[48]

Uma técnica conhecida como *Twin Block* foi preconizada para o bloqueio simultâneo dos nervos massetérico e temporal profundo (Figura 3). Esse método, descrito como uma única injeção extraoral, permite a anestesia eficaz de ambos os nervos, reduzindo a necessidade de múltiplas infiltrações em pontos-gatilho miofasciais e proporcionando redução significativa da dor até 6 meses após o procedimento.[48]

Em um estudo clínico comparativo, pacientes com dor miofascial mastigatória foram submetidos ao bloqueio *Twin Block* ou a injeções em pontos-gatilho. Os achados revelaram que ambas as técnicas foram eficazes no alívio da dor, com reduções significativas nos escores de dor até 6 meses após a intervenção. No entanto, o *Twin Block* apresentou vantagens, como menor número de injeções necessárias para alcançar resultados equivalentes às múltiplas aplicações nos pontos-gatilho.[48]

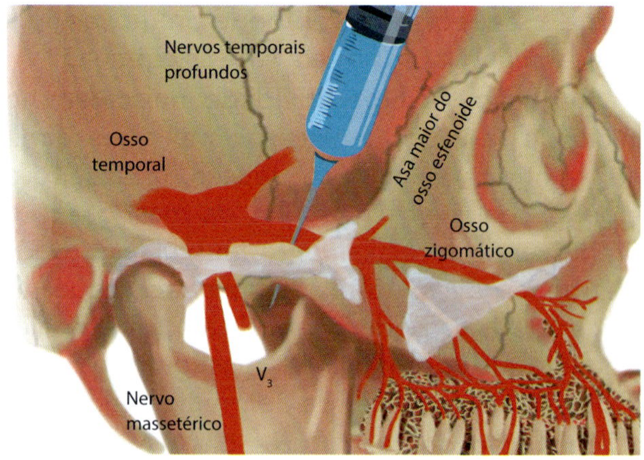

Figura 3 – Bloqueio do nervo temporal profundo e massetérico.

Fonte: Kanti V, *et al.*, 2017.

Os benefícios do bloqueio combinado incluem a interrupção da transmissão nociceptiva dos ramos motores e sensitivos do V3, redução da atividade muscular exacerbada e melhora na função mandibular, favorecendo o tratamento da dor crônica associada às DTM.[48]

Nervo auriculotemporal

O nervo auriculotemporal é um ramo do V3 que desempenha papel fundamental na inervação sensitiva da ATM, da pele da região temporal e do meato acústico externo. O bloqueio anestésico desse nervo tem sido estudado como uma abordagem efetiva no manejo da dor associada às artralgia persistente em ATM, com alívio significativo da dor, melhora da função mandibular e da qualidade de vida dos pacientes.[49]

A técnica de bloqueio envolve a administração de anestésico local na região anterior ao trago, onde o nervo auriculotemporal emerge próximo à ATM (Figura 4). O procedimento é minimamente invasivo e objetiva a analgesia temporária e a redução da inflamação local. Além disso, o bloqueio pode ser útil tanto para diagnóstico diferencial da DOF quanto como terapia complementar em casos de DTM refratária ao tratamento conservador.[49]

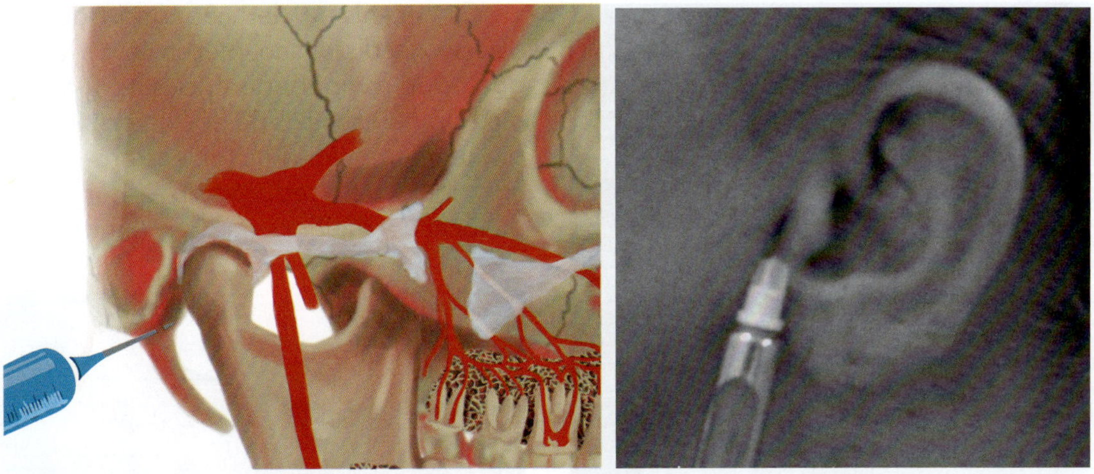

Figura 4 – Bloqueio do nervo auriculotemporal.

Fonte: Adaptada de https://www.researchgate.net/figure/a-c-Diagnostic-auriculotemporal-nerve-block-and-TMJ-injection_fig2_349400442.

Bloqueios intramusculares

Os bloqueios intramusculares, particularmente aqueles realizados com anestésicos locais, proporcionam alívio significativo da dor e melhora funcional, sendo considerados uma das opções terapêuticas mais eficazes para o manejo da dor miofascial orofacial.[50]

A abordagem é minimamente invasiva, segura e bem tolerada, com baixa incidência de efeitos adversos. No entanto, a efetividade do tratamento pode variar conforme a técnica utilizada e a seleção adequada dos pacientes.[50]

O procedimento envolve a administração de substâncias anestésicas diretamente nos músculos acometidos, como masseter, temporal e pterigoideo medial, visando à inativação de pontos-gatilho e à redução da tensão muscular[50] (Figura 5).

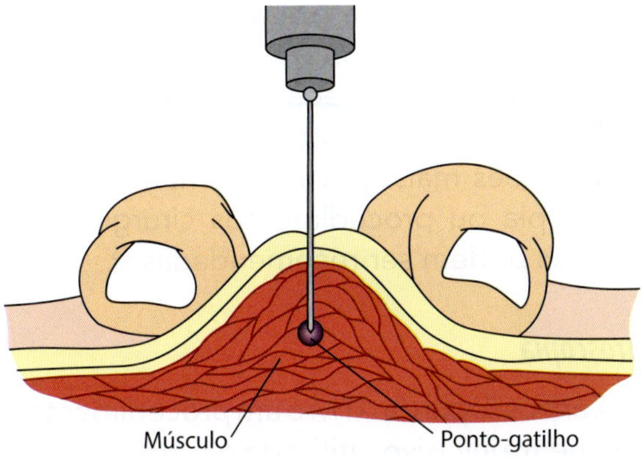

Figura 5 – Bloqueio intramuscular em ponto-gatilho miofascial.

Fonte: Adaptada de https://drsonagli.com/blog/f/diagn%C3%B3stico-tratamento-e-preven%C3%A7%C3%A3o-da-dor-miofascial.

Diferentes agentes podem ser utilizados para essa finalidade, como anestésicos locais e toxina botulínica, a depender do objetivo terapêutico e do perfil do paciente. A infiltração com anestésicos locais promove alívio imediato da dor, enquanto a toxina botulínica tem um efeito mais prolongado.[50] Entretanto, a indicação da toxina é em pacientes com dor miofascial refratária aos tratamentos convencionais.[51]

Procedimentos intervencionistas em articulação temporomandibular

Viscossuplementação

A viscossuplementação da ATM tem se consolidado como uma alternativa terapêutica no manejo das DTM (Figura 6), especialmente em pacientes com comprometimento articular. Esse procedimento consiste na injeção intra-articular de ácido hialurônico, com o objetivo de restaurar as propriedades viscoelásticas do líquido sinovial, melhorar a lubrificação articular e reduzir a inflamação local.[52]

A injeção intra-articular de ácido hialurônico parece ter benefícios significativos na redução da dor e na melhora da função mandibular, sendo comparável e, em alguns casos, superior, a outras modalidades terapêuticas, como infiltrações de corticosteroides e a própria artrocentese isolada.[52]

O mecanismo de ação envolve a substituição e suplementação do líquido sinovial comprometido, promovendo um efeito anti-inflamatório e condroprotetor.[52]

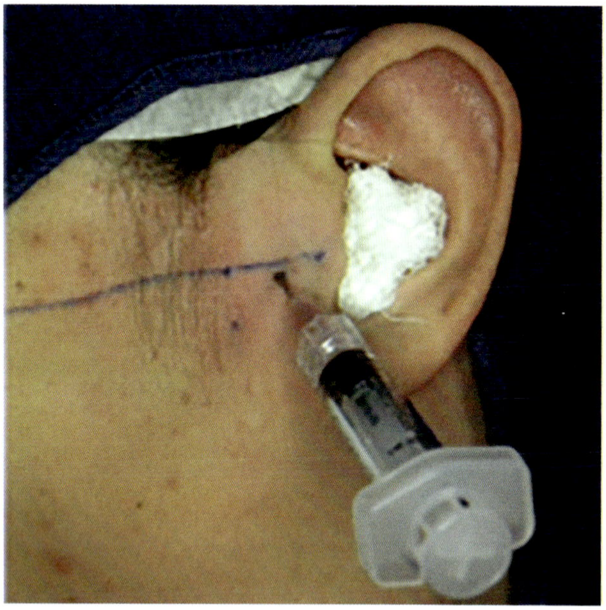

Figura 6 – Viscossuplementação da ATM.

ATM: articulação temporomandibular.

Fonte: Adaptada de https://facemagazine.com.br/infiltracao-de-hialuronato-de-sodio-na-articulacao-temporomandibular-viscossuplementacao-da-atm/.

Em comparação com outras intervenções minimamente invasivas, a viscossuplementação apresenta vantagens como menor incidência de efeitos adversos e potencial para benefícios terapêuticos duradouros. Entretanto, a efetividade do tratamento pode variar de acordo com o grau de comprometimento articular, o número de aplicações e a formulação do ácido hialurônico utilizada.[52]

Artrocentese

A artrocentese da ATM é uma técnica minimamente invasiva, amplamente utilizada no manejo das disfunções da ATM, especialmente nos casos associados a artralgia e deslocamento do disco sem redução. O procedimento consiste na lavagem da cavidade articular com solução salina ou Ringer lactato, promovendo a remoção de mediadores inflamatórios e detritos articulares, além de restaurar a mobilidade mandibular.[52]

O procedimento tem sido considerado como opção terapêutica efetiva para a melhora da dor e da função mandibular, sendo frequentemente superior às terapias conservadoras isoladas, como o uso de placas oclusais e fisioterapia.[52]

O mecanismo de ação da artrocentese baseia-se na distensão mecânica da articulação, que pode romper aderências intra-articulares e melhorar a viscosidade do líquido sinovial. Além disso, a remoção de citocinas pró-inflamatórias contribui para a redução da resposta inflamatória local e a melhora da dor[53] (Figura 7).

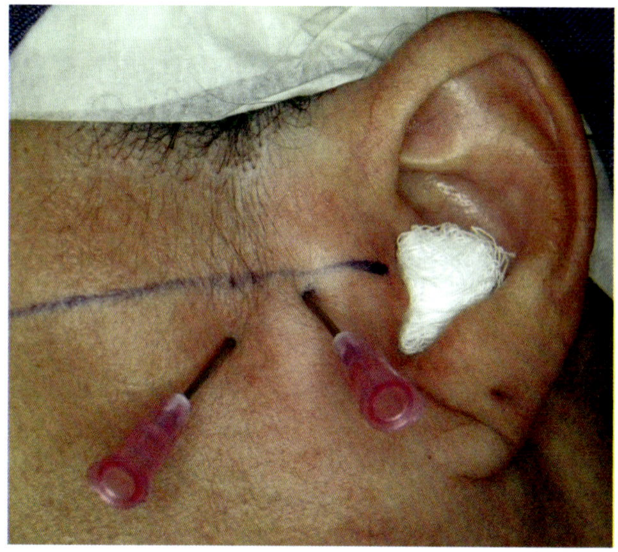

Figura 7 – Artrocentese da ATM.

ATM: articulação temporomandibular.

Fonte: Adaptada de http://oldfiles.bjorl.org/conteudo/acervo/acervo.asp?id=3419.

A associação da artrocentese com a injeção intra-articular de ácido hialurônico pode potencializar seus efeitos terapêuticos, proporcionando uma melhora mais duradoura dos sintomas. Essa combinação parece ser mais eficaz na preservação da cartilagem articular e na redução da progressão degenerativa da ATM.[52]

A efetividade da artrocentese pode depender do nível de comprometimento da articulação. Em casos de osteoartrite (OA) avançada, a resposta ao tratamento pode ser reduzida e, em situações mais graves, alternativas como a artroscopia ou procedimentos cirúrgicos mais invasivos podem ser recomendadas.[53]

Artroscopia

A artroscopia da ATM é um procedimento minimamente invasivo, utilizado para o diagnóstico e tratamento de diversas condições articulares associadas às disfunções temporomandibulares. Essa abordagem permite a visualização direta da cavidade articular e possibilita intervenções terapêuticas, como a remoção de aderências, a irrigação articular, a liberação do disco articular e a administração de medicamentos intra-articulares[54] (Figura 8).

Esse procedimento promove lavagem da cavidade articular, remoção de mediadores inflamatórios e debris intra-articulares, liberação de aderências, com a melhora a mobilidade da ATM em casos de deslocamento do disco sem redução e anquilose fibrosa e permite a administração intra-articular de medicamentos como corticosteroides, ácido hialurônico ou plasma rico em plaquetas.[54]

Benefícios significativos na redução da dor e na melhora da função mandibular com a artroscopia faz com que ela seja uma alternativa efetiva para pacientes que não respondem a tratamentos conservadores. A artroscopia é particularmente efetiva em pacientes com deslocamento do disco sem redução e OA moderada, apresentando resultados superiores à artrocentese isolada, cirurgia aberta e tratamento conservador (placa e fisioterapia) em termos de alívio da dor e reabilitação funcional.[54]

Além disso, quando associada à viscossuplementação, a artroscopia indicou melhores resultados na preservação da cartilagem articular e no retardo da progressão degenerativa.[54]

A artroscopia da ATM promove lavagem da cavidade articular, remoção de mediadores inflamatórios e debris intra-articulares, liberação de aderências, com a melhora a mobilidade da ATM em casos de deslocamento do disco sem redução e anquilose fibrosa e permite a administração intra-articular de medicamentos como corticosteroides, ácido hialurônico ou plasma rico em plaquetas.[54]

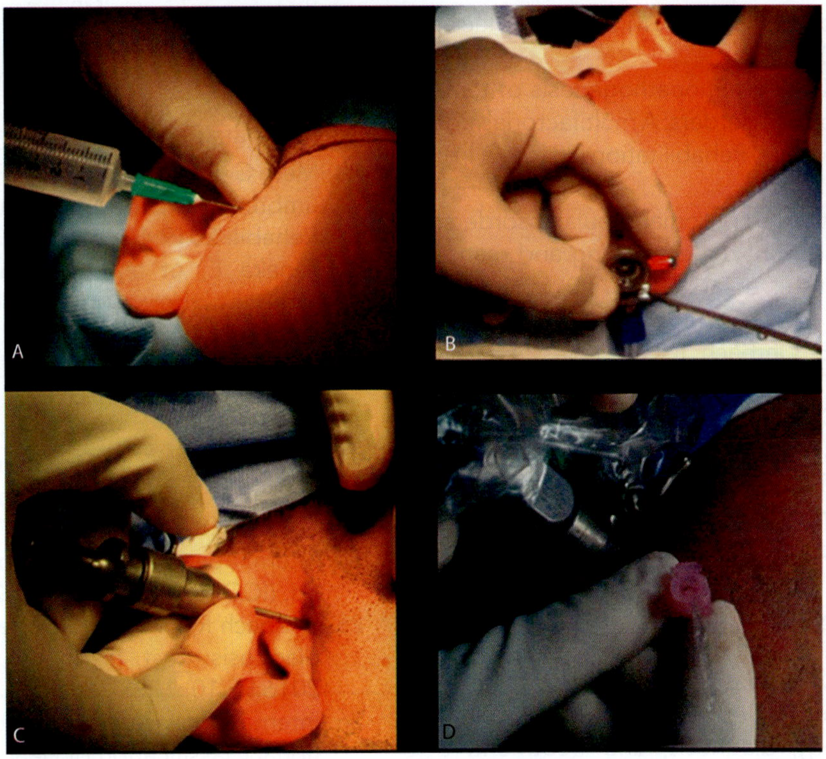

Figura 8 – Artroscopia da ATM.

ATM: articulação temporomandibular.

Fonte: Adaptada de http://www.bucomaxilofacial.com.br/2019/03/o-que-e-artroscopia-artroplastia-e.html.

Referências bibliográficas

1. Klasser GD, De Leeuw R, et al. Orofacial pain: guidelines for assessment, diagnosis, and management. American Academy of Orofacial Pain, 6. ed. Chicago: Quintessence Publishing; 2020.
2. Schiffman E, et al. Diagnostic criteria for temporomandibular disorders (DC/TMD) for Clinical and Research Applications. Journal of Oral & Facial Pain and Headache. 2014;28(1):6-27.
3. Gonçalves DAG, et al. Prevalence of temporomandibular disorders in the Brazilian population: A systematic review and meta-analysis. Brazilian Oral Research. 2011;25(6):523-9.
4. Fonseca DM, et al. Prevalence of temporomandibular dysfunction and its association with malocclusion in Brazilian adolescents. Dental Press Journal of Orthodontics. 2014;19(4):87-93.
5. Pedras RBN, Dias IMSL. Disfunção temporomandibular – uma abordagem dentro do contexto de saúde pública. 1. ed. São Paulo: sociedade brasileira de DTM e Dor Orofacial (SBDOF); 2021.
6. Manfredini D, et al. Etiopathogenesis of temporomandibular disorders: A multifactorial model. Journal of Oral Rehabilitation. 2015;42(11): 853-67.
7. Durham J, et al. Temporomandibular disorders: a review of current understanding and management. British Dental Journal. 2015;218(11): 619-26.
8. Schiffman E, Ohrbach R, Truelove E, et al. Diagnostic criteria for temporomandibular disorders (DC/TMD) for clinical and research applications: recommendations of the international RDC/TMD consortium network and orofacial pain special interest group. J Oral Facial Pain Headache. 2014;28(1):6-27.
9. Diatchenko L, Nackley AG, Slade GD, et al. Idiopathic pain disorders – pathways of vulnerability. Pain. 2006;123(3):226-30.
10. Tanaka E, Detamore MS, Mercuri LG. Degenerative disorders of the temporomandibular joint: etiology, diagnosis, and treatment. J Dent Res. 2008;87(4):296-307.
11. Milam SB, Zardeneta G, Schmitz JP. Oxidative stress and degenerative temporomandibular joint disease: a proposed hypothesis. J Oral Maxillofac Surg. 1998;56(2):214-23.
12. Pereira R, Pereira CV, Lima P, Costa CO, Damasceno LMC, Chaves TC, et al. Disfunções temporomandibulares: sinais, sintomas e abordagem multidisciplinar. Rev CEFAC. 2010;12(5):785-94. doi: 10.1590/S1516-18462010005000085.
13. LeResche L. Epidemiology of temporomandibular disorders: implications for the investigation of etiologic factors. Crit Rev Oral Biol Med. 1997;8(3):291-305.
14. Maixner W, Diatchenko L, Dubner R, et al. Orofacial pain prospective evaluation and risk assessment study – the OPPERA study. J Pain. 2011;12(11):T4-11.e1-2.
15. Sarlani E, Greenspan JD. Evidence for generalized hyperalgesia in temporomandibular disorders patients. Pain. 2003;102(1-2):221-6.
16. Fillingim RB, Ohrbach R, Greenspan JD, et al. Psychological factors associated with development of TMD: the OPPERA prospective cohort study. J Pain. 2013;14(12):T75-90.
17. Aaron LA, Burke MM, Buchwald D. Overlapping conditions among patients with chronic fatigue syndrome, fibromyalgia, and temporomandibular disorder. Arch Intern Med. 2000;160(2):221-7.
18. Lobbezoo F, et al. International consensus on the assessment of bruxism. J Oral Rehabil. 2018;45(11):837-44.
19. Manfredini D, et al. Towards a standardized tool for the assessment of bruxism (STAB). J Oral Rehabil. 2020;47:549-56.
20. Melo G, Duarte J, Pauletto P, et al. Bruxism: an umbrella review of systematic reviews. J Oral Rehabil. 2019;46:666-90.
21. Tanaka E, et al. The relationship between sleep bruxism and gastroesophageal reflux disease. J Prosthodont Res. 2012;56(1):28-34.
22. Glaros AG, et al. The role of parafunctional habits in predicting facial pain. J Am Dent Assoc. 2005;136(6):743-53.
23. Minakuchi H, et al. Management of sleep bruxism in adults: a systematic review. Jpn Dent Sci Rev. 2022;58:124-36.
24. International classification of orofacial pain, 1. ed. (ICOP). Cephalalgia. 2020;40(2):129-221.
25. Ohrbach R, Dworkin SF. The evolution of TMD diagnosis: past, present, future. J Dent Res. 2016;95(10):1093-101.
26. International Headache Society. The International Classification of Headache Disorders, 3. ed. (beta version). Cephalalgia. 2013;33(9):629-808. doi: 10.1177/0333102413487610.
27. Truelove E, Pan W, Look JO, Mancl LA, Ohrbach RK, Velly AM, et al. The research diagnostic criteria for temporomandibular disorders. III: validity of axis I diagnoses. J Orofac Pain. 2010;24(1):35-47.
28. Ahmad M, Hollender L, Anderson Q, Kartha K, Ohrbach R, Truelove EL, et al. Research diagnostic criteria for temporomandibular di-

sorders (RDC/TMD): development of image analysis criteria and examiner reliability for image analysis. Oral Surg Oral Med Oral Pathol Oral Radiol Endod. 2009;107(6):844-60. doi: 10.1016/j.tripleo.2008.12.023.

29. González-Sánchez B, García Monterey P, Ramírez--Durán MDV, Garrido-Ardila EM, Rodríguez-Mansilla J, Jiménez-Palomares M. Temporomandibular joint dysfunctions: a systematic review of treatment approaches. J Clin Med. 2023;12(12):4156. doi: 10.3390/jcm12124156.
30. Tran C, Ghahreman K, Huppa C, Gallagher JE. Management of temporomandibular disorders: a rapid review of systematic reviews and guidelines. Int J Oral Maxillofac Surg. 2022;51(9):1211-25. doi: 10.1016/j.ijom.2021.11.009.
31. Ferrillo M, Giudice A, Marotta N, Fortunato F, Di Venere D, Ammendolia A, et al. Pain management and rehabilitation for central sensitization in temporomandibular disorders: a comprehensive review. Int J Mol Sci. 2022;23(20):12164. doi: 10.3390/ijms232012164.
32. Andre A, Kang J, Dym H. Pharmacologic treatment for temporomandibular and temporomandibular joint disorders. Oral Maxillofac Surg Clin North Am. 2022;34(1):49-59. doi:10.1016/j.coms.2021.08.001.
33. Yao L, Sadeghirad B, Li M, Li J, Wang Q, Crandon HN, et al. Management of chronic pain secondary to temporomandibular disorders: a systematic review and network meta-analysis of randomised trials. BMJ. 2023;383:e076226. doi: 10.1136/bmj-2023-076226.
34. Armijo-Olivo S, Pitance L, Singh V, Neto F, Thie N, Michelotti A. Effectiveness of manual therapy and therapeutic exercise for temporomandibular 1 disorders: a systematic review and meta-analysis. J Oral Facial Pain Headache. 2016;30(4):307-25.
35. Oliveira AS, Bevilaqua-Grosso D, Chaves TC, Rodrigues-Bigaton D. Efficacy of manual therapy and therapeutic exercise in the management of temporomandibular disorders: a systematic review with meta-analysis. Fisioter Mov. 2017;30(3):655-66.
36. Zhang L, Xu L, Wu D, Yu C, Fan S, Cai B. Effectiveness of exercise therapy versus occlusal splint therapy for the treatment of painful temporomandibular disorders: a systematic review and meta-analysis. Ann Palliat Med. 2021;10(6):6122-6132. doi: 10.21037/apm-21-451.
37. Al-Moraissi EA, Farea R, Qasem KA, Al-Wadeai MS, Al-Sabahi ME, Al-Iryani GM. Effectiveness of occlusal splint therapy in the management of temporomandibular disorders: network meta-analysis of randomized controlled trials. Int J Oral Maxillofac Surg. 2020;49(8):1042-56. doi: 10.1016/j.ijom.2020.01.004.
38. Gupta AK, Gupta R, Tiwari B, Verma K. Effect of a centric stabilization splint on masticatory muscles in patients with temporomandibular disorders: an electromyographic study. J Indian Prosthodont Soc. 2024;24(1):76-81. doi: 10.4103/jips.jips_431_23.
39. Ahmed S, Khan M, Ahmed J, Saleem S, Shareef H. Stabilisation splint em versus /em other conservative therapies for the treatment of tmd: a systematic review. J Coll Physicians Surg Pak. 2024;34(7):822-7. doi: 10.29271/jcpsp.2024.07.822.
40. Manrriquez SL, Robles K, Pareek K, Besharati A, Enciso R. Reduction of headache intensity and frequency with maxillary stabilization splint therapy in patients with temporomandibular disorders-headache comorbidity: a systematic review and meta-analysis. J Dent Anesth Pain Med. 2021;21(3):183-205. doi: 10.17245/jdapm.2021.21.3.183.
41. Almăşan O, Hedeşiu M, Leucu A DC, Buduru S, Dinu C. Oral splints in the management of nociceptive pain and migraines: A scoping review. Exp Ther Med. 2022;25(1):28. doi: 10.3892/etm.2022.11727.
42. Quek SY, Subramanian G, Patel J, et al. Efficacy of regional nerve block in management of myofascial pain of masseteric origin. Cranio. 2014;32(3):1-6.
43. Ananthan S, Kanti V, Zagury JG, Quek SYP, Benoliel R. The effect of the twin block compared with trigger point injections in patients with masticatory myofascial pain: a pilot study. Oral Surg Oral Med Oral Pathol Oral Radiol. 2019;118(3):e65-7. doi: 10.1016/j.oooo.2019.09.014.
44. Hayek SM, Shah A. Nerve blocks for chronic pain. Neurosurg Clin N Am. 2014;25(4):809-17.
45. Ashkenazi A, Blumenfeld A, Napchan U, et al. Peripheral nerve blocks and trigger point injections in headache management - a systematic review and suggestions for future research. Headache. 2010;50(6):943-52.
46. Szperka CL, Gelfand AA, Hershey AD. Patterns of use of peripheral nerve blocks and trigger point injections for pediatric headache: results of a survey of the american headache society pediatric and adolescent section. Headache. 2016;56(10):1597-607.
47. Hascalovici JR, Robbins MS. Peripheral nerve blocks for the treatment of headache in older adults: a retrospective study. Headache. 2017;57(1):80-6.
48. Kanti V, Ananthan S, Subramanian G, Quek SYP. Efficacy of the twin block, a peripheral nerve block for the management of chronic

masticatory myofascial pain: A case series. Quintessence Int. 2017;48(9):725-29.

49. Demirsoy MS, Erdil A, Tümer MK. Evaluation of the efficacy of auriculotemporal nerve block in temporomandibular disorders. J Oral Facial Pain Headache. 2021;35(4):326-331. doi: 10.11607/ofph.2949.
50. Al-Moraissi EA, Conti PC, Alyahya A, Alkebsi K, Elsharkawy A, Christidis N. The hierarchy of different treatments for myogenous temporomandibular disorders: a systematic review and network meta-analysis of randomized clinical trials. Clin Oral Investig. 2021;26(1):1-12. doi: 10.1007/s10006-021-01009-y.
51. Sociedade Brasileira de Disfunção Temporomandibular e Dor Orofacial (SBDOF). Declaração oficial sobre a utilização da toxina botulínica na especialidade de DTM e dor orofacial. Rodrigo Lorenzi Poluha, Giancarlo De la Torre Canales. SBDOF; 2023.
52. Al-Moraissi EA, Conti PC, Alyahya A, Alkebsi K, Elsharkawy A, Christidis N. The hierarchy of different treatments for myogenous temporomandibular disorders: a systematic review and network meta-analysis of randomized clinical trials. Clin Oral Investig. 2021;26(1):1-12. doi: 10.1007/s10006-021-01009-y.
53. Tsui HC, Lam CM, Leung YY, Li KY, Wong NSM, Li DTS. Lavage volume of arthrocentesis in the management of temporomandibular disorders: a systematic review and meta-analysis. Diagnostics (Basel). 2022;12(11):2622. doi: 10.3390/diagnostics12112622.
54. Badri O, Davis CM, Warburton G. Arthroscopic management and recent advancements in the treatment of temporomandibular joint disorders. Br J Oral Maxillofac Surg. 2024;62(8):820-825. doi: 10.1016/j.bjoms.2024.07.007.

Dor Torácica

82

João Raphael Cabral Mateus
João Victor Rebello Matos
Fabricio Gomes da Silva
Felipe Tiango Vilela

INTRODUÇÃO

A dor torácica é uma preocupação central tanto para os pacientes quanto para os profissionais envolvidos nos serviços de assistência médica, por conta da necessidade imediata de descartar causas potencialmente fatais, como o infarto agudo do miocárdio (IAM).[1] A apresentação clínica da dor torácica pode variar amplamente, desde uma dor aguda e lancinante até um desconforto vago e opressivo, tornando o diagnóstico um desafio. Essa variabilidade na apresentação exige uma alta suspeição clínica e a utilização de ferramentas diagnósticas adequadas para diferenciar condições benignas de ameaças à vida. Enquanto a necessidade de um diagnóstico rápido em condições fatais é reconhecida, a maioria dos casos em ambientes ambulatoriais revela uma etiologia musculoesquelética predominante.[2] Essa prevalência destaca a importância de considerar fatores cardíacos e uma abordagem que inclua diagnósticos diferenciais abrangentes desde o início, otimizando o uso de recursos diagnósticos e terapêuticos.

As causas de dor torácica incluem condições gastroesofágicas, como doença do refluxo gastroesofágico (DRGE), doença ulcerosa péptica e esofagite, que, embora menos frequentes, podem se manifestar semelhantemente às dores de origem cardíaca.[3] Para sistematizar as causas de dor na parede torácica, pode-se dividir em três grandes grupos: dor relacionada a doenças reumáticas, condições sistêmicas não relacionadas a doenças reumatológicas e síndromes de dor musculoesqueléticas isoladas, conforme pode ser observado no Quadro 1.

Dores musculoesqueléticas isoladas abrangem dores miofasciais comuns, costocondrite, síndrome da dor nas costelas inferiores, afecções da coluna torácica e articulações costovertebrais. A dor miofascial, por exemplo, caracteriza-se pela presença de pontos-gatilho, sendo áreas hiperirritáveis nos músculos esqueléticos, que podem provocar dor local e referida. Indo além, fraturas de estresse e síndromes menos usuais, como xifoidalgia e subluxação esternoclavicular, embora raras, requerem conceitos clínicos bem definidos para manejo imediato.[4]

Dores afiliadas a doenças reumáticas são condições mais crônicas, como fibromialgia, artrite reumatoide e espondiloartrite axial, que demandam atenção por sua progressão gradativa e características disseminadas, sendo desnecessárias em estágios mais críticos quando mal administradas.[4]

Quadro 1 – Classificação da dor na parede torácica

Classificação	Exemplos
Dor relacionado a doenças reumática	Fibromialgia
	Artrite reumatoide
	Espondiloartrite
Condições sistêmicas não relacionadas a doenças reumatológicas	Neoplasia
	Fraturas por insuficiência
Síndromes de dor musculoesqueléticas isoladas	Distensões musculares
	Costocondrite
	Síndrome de Tietze
	Síndrome do esterno
	Osteoartrite da articulação esternoclavicuar
	Hérnia de disco torácico
	Subluxação esternoclavicular espontânea
	Síndromes de dor nas costelas inferiores
	Xifoidalgia
	Síndromes da parede torácica posterior

Fonte: Adaptado de Ayloo A, Cvengros T, Marella S, 2013.

Dores de origem sistêmica não reumática, como neoplasias e anormalidades hematológicas, constituem uma pequena, mas não insignificante, proporção do espectro diferencial e podem agravar rapidamente sem acompanhamento adequado. Metástases ósseas, por exemplo, podem causar dor torácica intensa e progressiva, que não responde aos analgésicos comuns. O mieloma múltiplo e a leucemia também podem causar dor óssea torácica.[4] A identificação segmentada dessas três categorias fornece uma base lógica para intervenção terapêutica apropriada e permite personalizar o tratamento de maneira específica, racionalizando recursos clínicos e prevenindo complicações.

Avaliação ambulatorial da dor torácica

No contexto da avaliação ambulatorial da dor torácica, a diversidade etiológica apresenta desafios diagnósticos que exigem um método sistemático e abrangente. A dor na parede torácica constitui de 20% a 50% dos casos, frequentemente resultantes de causas musculoesqueléticas.[5] Esse conhecimento epidemiológico básico orienta a prática clínica ao sugerir uma abordagem com foco em condições menos agudas, mas prevalentes, como costocondrite, síndrome de Tietze e dor miofascial.

Iniciar a abordagem pela avaliação de fatores vitais e realizar um eletrocardiograma (ECG) permite a identificação precoce de preditores de condições graves, como a síndrome coronariana, sem negligenciar possíveis etiologias esofágicas ou musculoesqueléticas complicáveis por movimento.[1] O ECG pode revelar alterações como elevação ou depressão do segmento ST, inversão da onda T e ondas Q patológicas, que são sugestivas de isquemia ou infarto do miocárdio. O direcionamento dos exames complementares deve ser cauteloso e fundamentado nas exigências do caso clínico concreto.[6] A utilização de algoritmos diagnósticos, como o algoritmo de Goldman, pode auxiliar na tomada de decisões clínicas e na escolha dos exames complementares mais apropriados. O algoritmo de Goldman, por exemplo, utiliza variáveis clínicas e resultados de exames para estimar a probabilidade de IAM em pacientes com dor torácica.[7]

ANGINA *PECTORIS*

Introdução

A angina *pectoris* é uma manifestação clínica de dor torácica relacionada à isquemia miocárdica, frequentemente referida como "dor no peito" atribuída à insuficiência de oxigênio no músculo cardíaco. Essa condição é prevalente em pacientes com doença arterial coronariana e representa um sinal crítico de alerta para potenciais eventos cardíacos adversos, como infarto do miocárdio. A compreensão de sua apresentação clínica e mecanismos subjacentes é essencial para o manejo eficaz dessa condição dolorosa.[6,7]

Fisiopatologia

A angina *pectoris* resulta de um desequilíbrio entre a demanda de oxigênio do miocárdio e sua oferta, geralmente por conta da obstrução das artérias coronárias por placas ateroscleróticas (Figura 1).

Esse processo leva à isquemia miocárdica, em que a falta de oxigênio provoca alterações metabólicas, incluindo acúmulo de lactato e liberação de adenosina, que ativam receptores sensoriais no coração, resultando na sensação de dor. A aterosclerose é um processo inflamatório crônico, que leva à formação de placas nas paredes das artérias, reduzindo o fluxo sanguíneo para o coração, conforme demostrado na Figura 1.[6,7]

Diagnóstico

Clinicamente, a angina é caracterizada por uma sensação de desconforto ou pressão no peito, frequentemente descrita como opressão ou peso. A dor pode irradiar para pescoço, mandíbula, ombros ou braços, sendo tipicamente desencadeada por esforço físico ou estresse emocional e aliviada com repouso ou uso de nitroglicerina (Figura 2). Outros sintomas associados incluem dispneia, sudorese e náusea, que podem ocorrer isoladamente ou em conjunto com a dor torácica. A angina instável, em particular, é caracterizada por dor em repouso ou com mínimo esforço, representando um risco maior de IAM.[6-8]

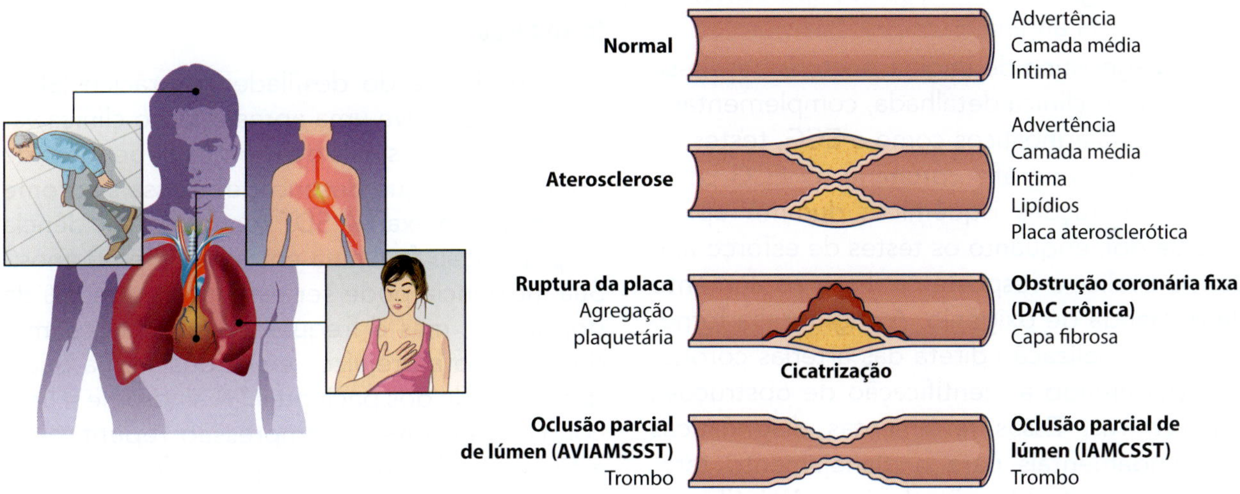

Figura 1 – Fisiopatologia da angina *pectoris*.

Fonte: Desenvolvida pela autoria.

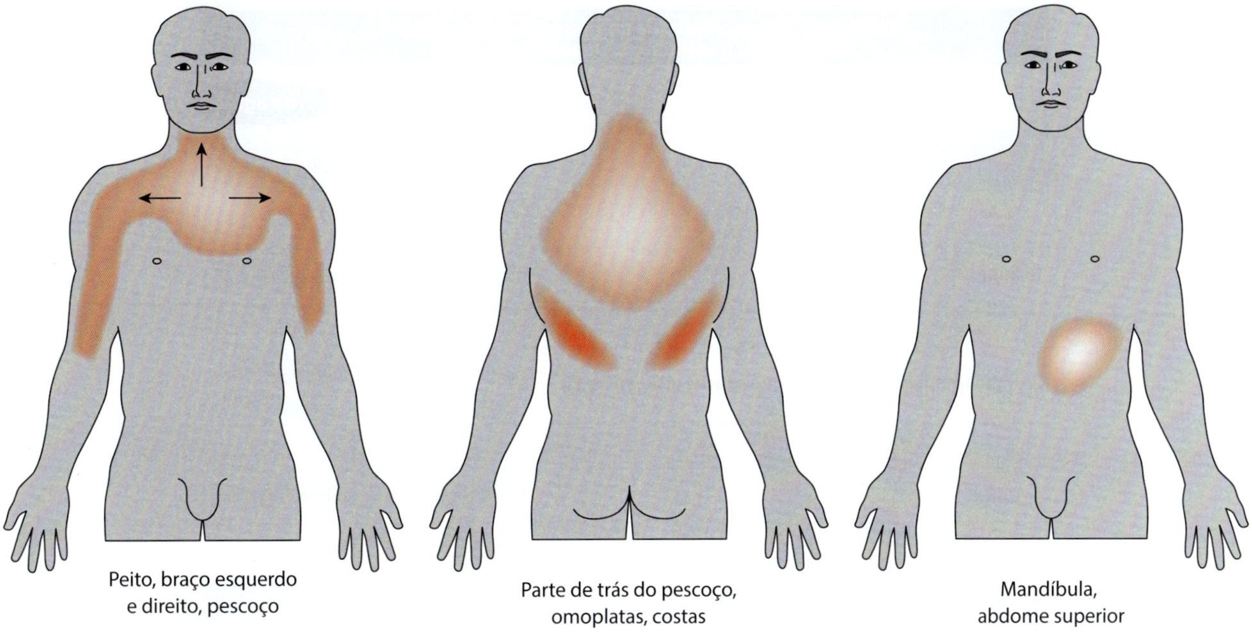

Figura 2 – Locais típicos de dor em casos de ataque cardíaco ou angina *pectoris*.

Fonte: Desenvolvida pela autoria.

Fatores de risco e gatilhos

Os fatores de risco para angina *pectoris* incluem hipertensão, dislipidemia, diabetes *mellitus*, tabagismo e histórico familiar de doença cardíaca. A condição pode ser exacerbada por fatores que aumentam a demanda de oxigênio do miocárdio, como atividade física intensa, estresse emocional e exposição ao frio. Identificar e gerenciar esses fatores é crucial para a prevenção de episódios anginosos. O controle da pressão arterial, a redução do colesterol lipoproteína de baixa densidade (LDL) e a cessação do tabagismo são medidas importantes na prevenção da angina.[7,8]

O diagnóstico de angina *pectoris* baseia-se na avaliação clínica detalhada, complementada por testes diagnósticos como o ECG, testes de esforço e angiografia coronária. O ECG pode revelar alterações isquêmicas durante episódios de dor, enquanto os testes de esforço ajudam a avaliar a resposta cardíaca ao aumento da demanda de oxigênio. A angiografia fornece uma visualização direta das artérias coronárias, permitindo a identificação de obstruções significativas. Essas ferramentas diagnósticas são fundamentais para o planejamento terapêutico e a estratificação de risco. A cintilografia miocárdica e o ecocardiograma de estresse são alternativas aos testes de esforço tradicionais, oferecendo informações adicionais sobre a perfusão e a função cardíaca.[6-8]

Tratamento

O tratamento da angina pode incluir medicamentos como nitratos, betabloqueadores e bloqueadores dos canais de cálcio, além de intervenções como angioplastia e cirurgia de revascularização miocárdica, conforme demostrado na Figura 3.[6,8]

SÍNDROME DO DESFILADEIRO TORÁCICO

Introdução

A síndrome do desfiladeiro torácico (SDT) (Figura 4) envolve uma apresentação clínica variável, pois seus sinais e sintomas dependem da fisiopatologia que desencadeou essa síndrome de dor complexa.[9] A SDT tem maior incidência na população feminina entre os 30 e 40 anos.[9] Sua incidência pode ser estimada entre 8% da população, mas é frequentemente subestimada, levando a prejuízos emocionais e na qualidade de vida dos pacientes.[9] A síndrome é uma condição envolve a compressão repetitiva da artéria subclávia ou axilar, que pode ocorrer em espaços anatômicos como o triângulo interescalênico ou o espaço costoclavicular.[10-12] A SDT se manifesta com sintomas nas extremidades

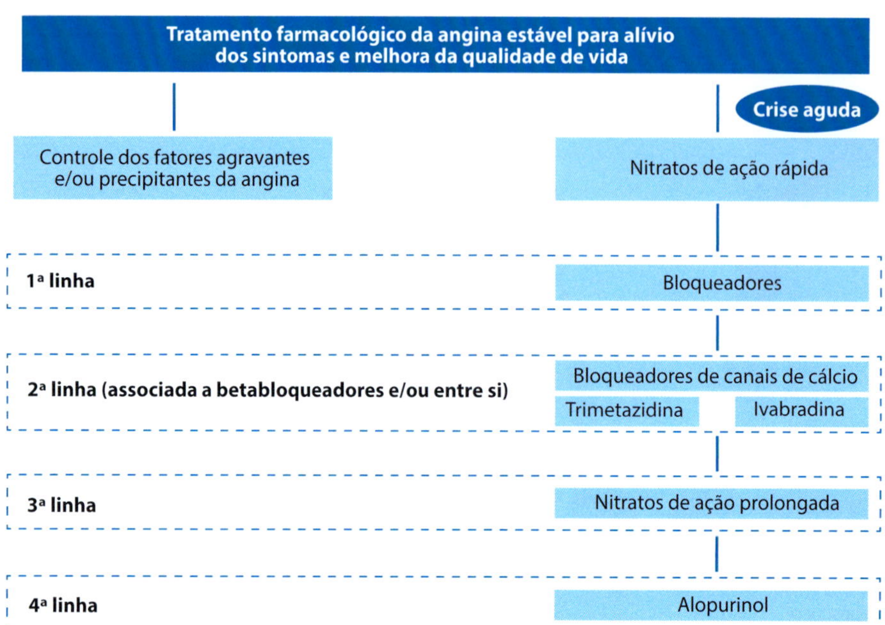

Figura 3 – Tratamento da angina estável.

Fonte: Adaptada de Fihn S, *et al.*, 2012.

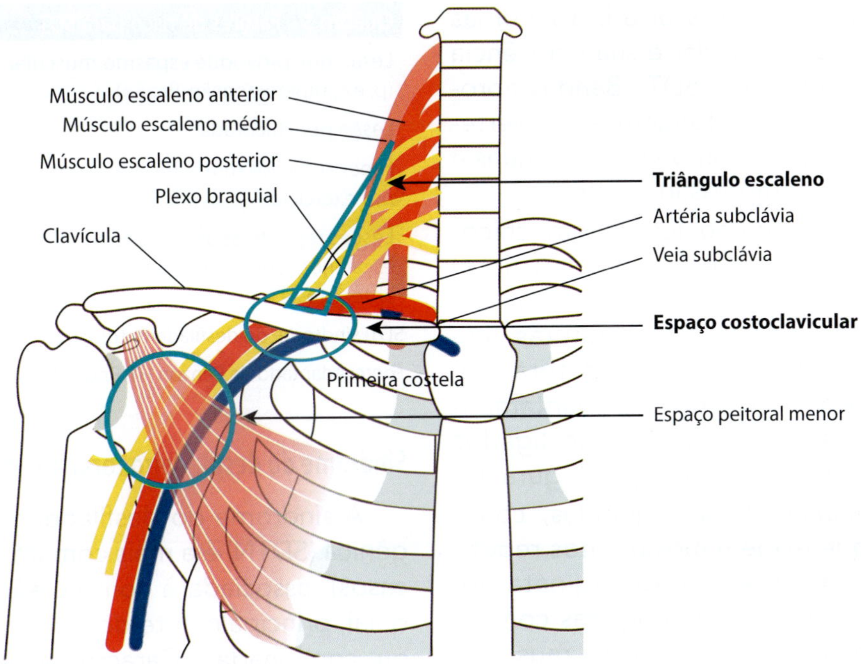

Figura 4 – Anatomia aplicada do desfiladeiro torácico.

Observe as seguintes estruturas: os músculos escaleno anterior e escaleno médio, clavícula, primeira costela torácica, artéria e veia subclávia.

Fonte: Desenvolvida pela autoria.

superiores, principalmente a dor torácica, por conta da compressão do feixe neurovascular por várias estruturas na área logo acima da primeira costela e atrás da clavícula.[11]

A compressão repetitiva e prolongada da artéria pode causar danos à íntima, resultando em hiperplasia intimal focal, formação de aneurismas, dissecção segmentar ou aneurismas de ramos arteriais. Esses danos estruturais criam superfícies trombogênicas que podem levar à formação de trombos. Além disso, a compressão posicional pode resultar em oclusão arterial, especialmente durante a elevação do braço, como observado em atletas que realizam movimentos repetitivos de arremesso.[10]

Os espaços relacionados à SDT estão descritos no Quadro 2.

A SDT é classificada em três subgrupos: neurogênica, venoso e arterial. Além dessa classificação, pode ser subdivididos em relação ao fator causal, como congênita, traumática ou funcionalmente adquirida.[10]

Fisiopatologia

A SDT ocorre por conta da compressão de estruturas neurovasculares (nervos do plexo braquial, artéria subclávia ou veia subclávia) na região anatômica, conhecida como desfiladeiro torácico, localizada entre a clavícula, a primeira costela e o músculo escaleno anterior. Sua etiologia é multifatorial, podendo ser classificada em congênita, traumática ou funcional/adquirida.[9]

Causas congênitas como anomalias anatômicas, como a presença de uma costela cervical (costela acessória) ou deformidades na primeira costela, reduzem o espaço do desfiladeiro torácico, comprimindo estruturas neurovasculares.

Quadro 2 – Descrição anatômica dos espaços relacionados à SDT

Triângulo interescalênico	Delimitado pelos músculos escalenos anterior e médio e pela primeira costela, em que se encontram o plexo braquial e a artéria subclávia
Espaço costoclavicular	Localizado entre a clavícula e a primeira costela, é a área em que a veia subclávia está mais suscetível à compressão
Espaço subpeitoral	Posicionado abaixo do músculo peitoral menor, esse espaço pode ser comprimido, especialmente quando o braço é elevado

SDT: síndrome do desfiladeiro torácico.

Fonte: Desenvolvido pela autoria.

A costela cervical tem sido associada a sintomas de compressão neurovascular e sua ocorrência é maior em pacientes com SDT.[9] Bandas fibrosas congênitas, que se estendem entre vértebras cervicais e costelas, também são comuns e contribuem para a compressão crônica.[9]

Traumas diretos, como lesões em chicote (associadas a acidentes automobilísticos) ou quedas, podem desencadear edema, formação de tecido cicatricial ou fraturas, estreitando ainda mais o desfiladeiro torácico. Microtraumas repetitivos (p. ex., levantamento de peso excessivo) também estão ligados à inflamação crônica da região[9] (ver Figura 4).

Causas funcionais e/ou adquiridas, como as esportivas, que exigem movimentos repetitivos dos membros superiores (p. ex., natação, musculação) ou posturas prolongadas com os braços elevados levam à hipertrofia muscular (p. ex., escalenos) ou sobrecarga ligamentar, agravando a compressão. Fatores posturais, como ombros caídos ou cifose torácica, reduzem ainda mais o espaço costoclavicular.[9,10,13]

A compressão neurovascular no desfiladeiro torácico ocorre principalmente em três regiões-chave: triângulo interescalênico, que se localiza entre os músculos escaleno anterior e médio, onde o plexo braquial e a artéria subclávia são comprimidos por espasmos ou hipertrofia muscular;[13] espaço costoclavicular, situado entre a clavícula e a primeira costela, comum em indivíduos com alterações posturais ou após fraturas claviculares mal consolidados; e túnel subcoracoide, localizado sob o músculo peitoral menor, associado a movimentos repetitivos de abdução do ombro.[13]

A compressão prolongada desencadeia isquemia nervosa (levando a parestesias e fraqueza muscular), trombose venosa (na SDT venosa) ou estenose arterial (na SDT arterial), dependendo da estrutura afetada. Além disso, a inflamação local pode gerar fibrose, perpetuando o ciclo de compressão.[11,12] Outros fatores de risco para SDT podem ser vistos no Quadro 3.

Quadro clínico

A SDT apresenta manifestações clínicas variadas conforme o tipo (neurogênica, venosa ou arterial), refletindo a estrutura neurovascular afetada.

Quadro 3 – Fatores de risco para SDT
Lesão que provoque espasmo muscular (p. ex., hiperextensão-flexão)
Lesão por chicotada
Hipertrofia dos músculos escalenos induzidos por exercícios
Lesões repetitivas associadas ao trabalho dos músculos escalenos (principalmente dos músculos escalenos anteriores e médio)

SDT: síndrome do desfiladeiro torácico.

Fonte: Adaptado de Benzon HT, Rodes ME, Chekka K, *et al.*, 2012.

Síndrome do desfiladeiro torácico neurogênica

A síndrome do desfiladeiro torácico neurogênica (SDTN) é a mais comum (90% a 95% dos casos), associada à compressão do plexo braquial, principalmente do tronco inferior (C8-T1) ou combinada.[9] Caracteriza-se por sintomas sensitivos como parestesias (formigamento, "agulhadas") e dormência, frequentemente em todos os cinco dedos (58% dos casos), embora também possam ocorrer apenas nos 4° e 5° dedos (26%) ou 1°, 2° e 3° (14%). A dor difusa e não radicular (não segue padrão de dermátomos) afeta braço, ombro, região cervical, trapézio (92%) e área supraclavicular (76%).[13] Cefaleia occipital (76%) relacionada à tensão muscular dos escalenos também pode ocorrer.[9,13] Os sintomas motores são principalmente fraquezas muscular, especialmente em atividades que exigem elevação prolongada dos braços (p. ex., escrever, dirigir). Além disso, pode ocorrer atrofia muscular em casos crônicos, principalmente na mão (músculos intrínsecos).[9,13]

Pode ocorrer a exacerbação dos sintomas durante à noite ou após movimentos.[13] A piora dos sintomas é associada à movimentação do membro superior e à sobrecarga física, manifestando-se mais frequentemente após a prática de atividades físicas, e não durante sua execução.[9] O desconforto costuma se originar na articulação do ombro e estender-se progressivamente pela face medial do braço.[13] É comum que os indivíduos relatem manifestações dolorosas na região cervical, na área anterior do tórax, no músculo trapézio ou próximo ao osso mastoide.[9] Cefaleias na região occipital, associadas à compressão de estruturas nervosas do plexo braquial nos níveis vertebrais C5 a C7, também são frequentemente relatadas.[9]

Síndrome do desfiladeiro torácico venosa

Resulta da compressão da veia subclávia, geralmente no espaço costoclavicular (anterior ao músculo escaleno anterior). Estima-se que de 3% a 5% dos casos de SDT são de origem venosa, portanto, menos comum do que a neurogênica.[9]

As manifestações incluem edema difuso no membro superior, com sensação de "peso" ou inchaço, agravado por atividades que elevam os braços. Dor profunda e mal localizada, que pode irradiar para ombro, tórax ou axila. Cianose ou dilatação venosa (veias colaterais visíveis no ombro e tórax). Síndrome de Paget-Schroetter é a trombose venosa subclávia por microtraumas repetitivos (p. ex., atletas de arremesso). Apresenta quadro clínico formado por um edema súbito, dor intensa e coloração arroxeada no membro afetado.[11] Representa 10% a 15% dos casos de síndrome do desfiladeiro torácico venosa (SDTV) e é mais comum em jovens saudáveis.[7] As principais complicações são tromboflebite, embolia pulmonar (rara) e fibrose venosa crônica.[11,12]

Síndrome do desfiladeiro torácico arterial

Essa é a forma mais rara de SDT (1% a 5% dos casos), mas com risco de complicações graves por conta da compressão da artéria subclávia, geralmente associada a anomalias ósseas (p. ex., costela cervical) (Quadro 4). Apresenta isquemia transitória e é caracterizada por dor em repouso ou durante movimentos (claudicação), palidez, frialdade e diminuição de pulsos (p. ex., radial). Piora em temperaturas baixas (vasoespasmo secundário).[11,12]

Quadro 4 – Complicações crônicas da SDT arterial
Aneurisma pós-estenótico (dilatação da artéria por turbulência sanguínea)
Trombose arterial ou embolização distal, podendo causar necrose digital ou úlceras isquêmicas
SDT: síndrome do desfiladeiro torácico

Fonte: Adaptado de Rochkind S, Ferraresi S, Denisova N, *et al.*

Diagnóstico

O exame físico deve incluir uma avaliação detalhada da coluna cervical, do ombro e dos membros superiores, utilizando inspeção, palpação e manobras especiais. Além disso, é importante observar a postura do paciente durante a consulta, incluindo cifoses ou posições que aliviam os sintomas. A avaliação do lado contralateral também é essencial, mesmo quando assintomático. Entre os testes especiais, chamados "provocativos", destacam-se:

Manobra de Adson (Figura 5): provoca a elevação da primeira costela e tensiona os músculos escalenos, reduzindo o espaço do triângulo intercostoescalênico. O teste é positivo se houver diminuição do pulso radial durante a inspiração profunda, com o membro superior estendido e a cabeça virada para o lado afetado. Esse teste pode ser positivo em até 51% da população normal.[12]

A

B

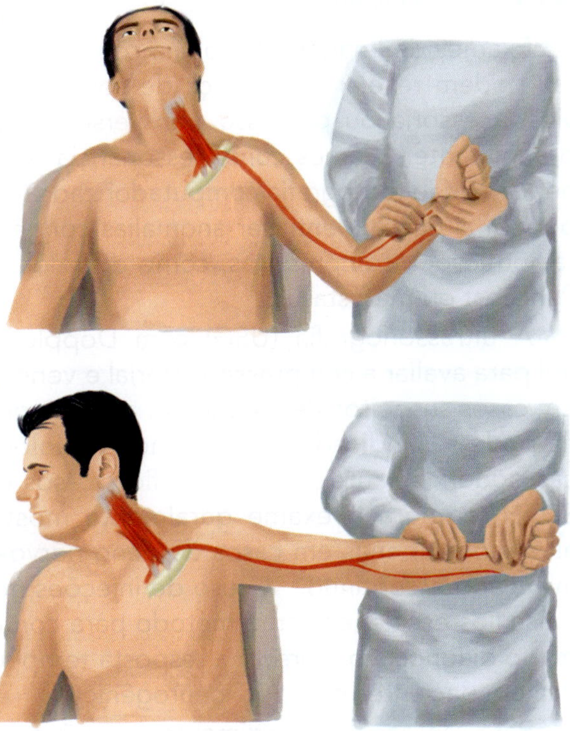

Figura 5 – Manobra de Adson.

Fonte: Adaptada de Caetano E, Lech O, 2016.

Manobra de Wright: realizada com o braço em abdução e rotação externa. O paciente inspira profundamente e gira a cabeça para o lado oposto. O teste é positivo se o pulso radial diminuir ou desaparecer por conta da compressão da artéria subclávia. Esse teste pode ser positivo em até 7% da população normal.[11,12]

Manobra da hiperabdução: eleva o membro superior a 180°, com rotação posterior do ombro e leve flexão do cotovelo. O pulso diminui ou desaparece, e pode ser ouvido um sopro indicando compressão pelo músculo peitoral maior.[11]

Teste de Halsted: envolve hiperextensão e tração do membro afetado para baixo, com desvio da cabeça para o lado oposto, gerando sintomas de parestesia ou diminuição do pulso radial por conta da compressão da artéria subclávia.[11]

Teste de Roos: o paciente mantém o membro superior elevado em abdução de 90°, rotação externa e cotovelos fletidos a 90°, abrindo e fechando as mãos continuamente por 3 minutos. O paciente pode se queixar de fadiga, parestesia, entorpecimento ou dificuldade para continuar o teste.[11]

Exames complementares

Exames de imagem da coluna cervical e tórax podem revelar a presença de costela cervical acessória ou processo transverso de C7 proeminente. Exames como ressonância magnética (RM) e tomografia computadorizada (TC) podem ajudar a identificar anomalias congênitas ou lesões compressivas, como o tumor de Pancoast ou metástases.[11]

A ultrassonografia (USG) com Doppler é útil para avaliar a compressão arterial e venosa. Em casos suspeitos de aneurisma, a arteriografia pode ser indicada. Análises neurofisiológicas podem ser úteis para identificar casos de SDTN, embora o exame geralmente mostre alterações apenas em casos de dano nervoso avançado e contínuo.[12] O uso de injeções nos músculos escalenos como método para confirmar o diagnóstico e prever a resposta terapêutica em pacientes com SDT neurogênica.[13]

Para realizar o procedimento, os músculos escalenos anterior e médio devem ser identificados e injetados com bupivacaína a 0,25% sob orientação por ultrassom, garantindo a precisão da aplicação e minimizando o risco de atingir o plexo braquial.[13] Os pacientes podem receber 2 mL de injeção em cada músculo utilizando a técnica *in-plane*, que permite a visualização contínua da agulha durante a inserção posteriormente.[13] Os pacientes experimentam alívio da dor, independentemente de apresentarem ou não sinais de bloqueio do plexo braquial. Os benefícios terapêuticos obtidos com as injeções se devem, em grande parte, a mecanismos locais nos músculos escalenos.[13]

Tratamento

A abordagem terapêutica depende, em primeiro lugar, da gravidade da compressão e de sua origem. Inicialmente, é recomendado um tratamento conservador, especialmente em casos leves e quando a compressão é predominantemente nervosa. Medicamentos como analgésicos, relaxantes musculares, crioterapia e mudanças comportamentais (como evitar a hiperabdução, carregar pesos e esforços repetidos) podem ser utilizados como suporte no tratamento.[10-12]

Estudos observaram que 69% dos pacientes apresentaram melhora a curto prazo após infiltração muscular guiada por USG com toxina botulínica. A fisioterapia é fundamental no manejo e foca no alongamento da musculatura escalena.[11,12]

Em situações de dor crônica de origem neuropática, medicamentos como pregabalina, gabapentina, amitriptilina e duloxetina, quando usados corretamente, podem aliviar os sintomas.[11,12] A cirurgia se torna uma alternativa em casos de SDT vascular ou neurogênica, caso o tratamento conservador não seja eficaz após 6 meses, ou quando a compressão é claramente causada por fatores mecânicos, como a presença de uma costela cervical acessória. O procedimento cirúrgico visa descomprimir as estruturas anatômicas afetadas.[11,12]

Existem três abordagens cirúrgicas reconhecidas: transaxilar, supraclavicular e posterior. Historicamente, a abordagem transaxilar é a mais comum.[10,11] A via supraclavicular é mais frequentemente utilizada em casos que envolvem costela cervical, avaliação de anomalias vasculares e escalenectomia. Entre as complicações mais frequentes do procedimento cirúrgico estão pneumotórax, lesão das artérias e/ou veias subclávias, e danos ao plexo braquial ou ducto torácico, entre outros.[10]

Abordagem com toxina botulínica

As abordagens minimamente invasivas têm ganhado destaque no tratamento da SDT. Uma das estratégias consiste na injeção de medicamentos na musculatura cervicotorácica, com o objetivo de reduzir a pressão no espaço interescalênico por meio do relaxamento dos músculos escalenos.[9] Essa técnica permite, além de aliviar os sintomas de compressão neurovascular, confirmar o diagnóstico, avaliar a possibilidade de sucesso cirúrgico e testar a reversibilidade dos sinais clínicos. Entre os fármacos utilizados estão anestésicos locais (ALs), corticosteroides e, mais recentemente, a toxina botulínica A (BTX-A).[9]

A BTX-A, originada a partir do *Clostridium botulinum*, atua bloqueando a liberação de acetilcolina na junção neuromuscular, contribuindo para a redução da hiperatividade muscular e diminui possivelmente a dor e a inflamação.[9] Inicialmente utilizada para tratar condições como estrabismo e blefaroespasmo, sua aplicação expandiu para outras áreas, incluindo o manejo de espasmo hemifacial, distonia cervical e, de forma *off-label*, para o manejo da SDT.[9] Injeções guiadas por técnicas como TC, UCG ou eletroneuromiografia (ENMG) garantem maior precisão no posicionamento, sendo que a dosagem no músculo escaleno anterior geralmente varia entre 12 e 25 unidades.[9]

Estudos histológicos indicam que lesões nos músculos escalenos, especialmente fibrose, desempenham um papel central na patologia da SDTN, e há indícios de que a BTX-A pode favorecer a cicatrização e reduzir o risco de formação de tecido cicatricial.[9] Pesquisas em humanos demonstram benefícios semelhantes aos observados em condições relacionadas, como a fibrose por radiação.[9]

Contudo, alguns estudos, inclusive um ensaio clínico randomizado, não encontraram redução significativa da dor, especialmente em pacientes com longa duração dos sintomas e fatores como idade avançada e tabagismo.[9] Esse grupo, muitas vezes, já apresenta uma sensibilização central que dificulta o efeito de uma única intervenção. Assim, embora o alívio possa durar, em média, um pouco mais de 3 meses e, em alguns casos, até 6 meses, o manejo ideal da dosagem e o intervalo entre as aplicações permanecem temas de debate, visando evitar a formação de anticorpos neutralizantes e maximizar os benefícios terapêuticos.[9]

DOR TORÁCICA MUSCULOESQUELÉTICA

Introdução

Dolorosa e dinâmica, a dor torácica musculoesquelética impõe exigências específicas ao diagnóstico, requerendo anamnese precisa, exame físico nas costelas coerente e, por vezes, complementado por exames de imagem para guiar a decisão terapêutica correta.[14] A anamnese deve incluir informações sobre localização, intensidade, qualidade e duração da dor, bem como os fatores que a agravam ou aliviam. Desse modo, cabe ressaltar que tratamento da dor torácica musculoesquelética pode incluir analgésicos, anti-inflamatórios, relaxantes musculares, fisioterapia e infiltrações com ALs e corticosteroides. A terapia manual, como a quiropraxia e a osteopatia, também podem ser úteis no alívio da dor e na restauração da função.[14]

Fisiopatologia da dor torácica musculoesquelética

O mecanismo fisiopatológico da dor torácica musculoesquelética geralmente envolve um processo inflamatório que ativa fibras nociceptivas, liberando mediadores inflamatórios como prostaglandinas e citocinas, o que aumenta a sensibilidade neuronal.[15] A ativação das fibras nociceptivas pode ocorrer por conta de lesões teciduais, estiramentos musculares, compressão nervosa ou irritação química. A continuidade desse processo inflamatório não apenas oferece um modelo para dor persistente ao nível periférico, mas também em estruturas centrais, levando à hiperexcitabilidade dos caminhos neurais e amplificação da dor, mesmo na ausência de sinais nociceptivos evidentes.[16]

Analgesia da dor torácica musculoesquelética

O tratamento da dor musculoesquelética inicial baseia-se em manejo farmacológico e em intervenções simples, como paracetamol associado à crioterapia e à restrição de movimentos na região afetada, pois geralmente os casos de dores musculoesqueléticas leves melhoram dentro de algumas semanas, conforme elucidado no Quadro 5.[4,17]

Para o tratamento da dor moderada, é recomendada a utilização de anti-inflamatórios não esteroides (AINEs) que atuam de forma sistêmica, como diclofenaco, naproxeno ou ibuprofeno. Conforme a necessidade de analgesia, pode-se associar a utilização do paracetamol, iniciando com uma dose inicial de 500 mg e, no máximo, 3 g ao dia.

Quadro 5 – Tratamento para dor torácica musculoesquelética leve	
Alternativa	**Descrição**
Crioterapia	Aplicar gelo, não diretamente, na região afetada por 20 minutos. Repetir o processo a cada 2 horas
Terapia de calor	Aplicar uma bolsa de calor por 20 minutos. Esse processo pode ser repetido várias vezes durante o dia, mas deve ser evitado nas primeiras 48 horas após a lesão
Paracetamol, dipirona ou anti-inflamatórios não esteroides (AINEs)	Utilizar em doses baixas. Em relação ao AINEs, avaliar possíveis efeitos adversos
Agente tópicos	Devem ser utilizados por 2 semanas seguidas para determinar se esse método será eficiente para o controle álgico Creme de capsaicina 3 a 4 vezes durante o dia Gel de diclofenaco tópico a 1% Adesivo de lidocaína 5% ou gel tópico

Fonte: Adaptado de Ayloo A, Cvengros T, Marella S, 2013; Busse JW, Sadeghirad B, Oparin Y, *et al.*

A Tabela 1 demonstra a dosagem dos AINEs. Se a dose máxima for atingida e os sintomas persistirem, pode-se realizar a troca de classe farmacológica.[17]

Tabela 1 – Fármacos que podem ser usados na dor musculoesquelética moderada	
Fármaco	**Manejo**
Diclofenaco	50 mg a cada 8 a 12 horas.
Ibuprofeno	400 mg a cada 4 a 6 horas
Naproxeno sódico	275 mg a cada 6 a 8 horas
Celecoxib	200 mg/dia. Pode ser dividido em duas doses, com intervalos de 12 horas
Paracetamol	1.000 mg, 3 vezes/dia

Fonte: Adaptada de Ayloo A, Cvengros T, Marella S, 2013; Busse JW, Sadeghirad B, Oparin Y, *et al.*

Para dor grave, especialmente quando crônica, uma abordagem mais abrangente é necessária. Isso pode incluir o uso de opioides, mas apenas após uma avaliação cuidadosa dos riscos. Além disso, disciplinas não farmacológicas, como reabilitação multidisciplinar e terapia cognitivo-comportamental, são recomendadas para melhorar a dor grave.

Dor torácica musculoesquelética persistente

Em casos de a dor persistir por mais de 4 semanas, é necessária a avaliação de intervenções individualizadas.

Síndrome da parede torácica isolada

O Quadro 6 retrata as alternativas intervencionistas para o tratamento da síndrome da parede torácica isolada.

Quadro 6 – Alternativas intervencionistas no tratamento da síndrome da parede torácica isolada	
Alternativas	**Descrição**
Bloqueios de nervos intercostais	Estudos indicam que são eficientes em portadores de hérnias de disco
Injeção de glicocorticoides nas articulações facetárias	Alternativa promissora para pacientes com patologias degenerativas nas articulações facetarias
Injeção de toxina botulínica	Utilizada principalmente na síndrome da costela dolorosa

Fonte: Adaptado de Ayloo A, Cvengros T, Marella S, 2013; Busse JW, Sadeghirad B, Oparin Y, *et al.*

Xifoidalgia

A xifoidalgia manifesta-se como dor na região do apêndice xifoide, que pode ser desencadeada pela palpação ou por movimentos do tronco. A síndrome de Cyriax, ou síndrome da costela escorregadia, é outra causa de dor musculoesquelética torácica, caracterizada por dor aguda e lancinante na região inferior do tórax, causada pela hipermobilidade da cartilagem costal.[4]

Osteoartrite esternoclavicular

O tratamento principal dessa patologia baseia-se na realização da injeção de glicocorticoides combinados com anestésicos na articulação esternoclavicular, realizada por especialista em dor.[4]

FIBROMIALGIA E ARTRITE REUMATOIDE

A fibromialgia caracteriza-se por dor generalizada, fadiga, distúrbios do sono e pontos dolorosos à palpação em áreas específicas do corpo, inclusive na região torácica. A artrite reumatoide pode causar inflamação das articulações costovertebrais e esterno-claviculares, resultando em dor torácica.[4] Essas condições devem ser investigadas, caso os dados clínicos do paciente seja condizente com essas patologias.

DOR MIOFASCIAL TORÁCICA

Introdução

A dor miofascial torácica é caracterizada por ser uma condição que apresenta sintomas como dor localizada em um ponto específico, reprodução da dor ao pressionar a área, rigidez muscular ao tocar o ponto-gatilho, fraqueza no músculo afetado, dor que se irradia para outras áreas e redução da capacidade de movimentação.[18,19]

A presença de múltiplos pontos-gatilho nos músculos torácicos requer uma avaliação detalhada dos fatores que contribuem para sua manifestação, como tensões mecânicas, desbalances químicos e alterações neurofisiológicas. Os pontos-gatilho podem ser classificados como ativos ou latentes, sendo os pontos-gatilho ativos aqueles que causam dor espontânea ou em resposta à palpação, enquanto os pontos-gatilho latentes causam dor apenas em resposta à palpação. A integração de dados clínicos com abordagens participativas intensifica a eficácia das terapias manuais, exercícios preventivos e intervenções farmacológicas. A palpação dos pontos-gatilho pode reproduzir a dor referida do paciente, auxiliando no diagnóstico.[18,19]

Fisiopatologia

O desenvolvimento de pontos-gatilho está relacionado a fatores mecânicos (como traumas e sobrecarga muscular), bioquímicos (liberação de mediadores inflamatórios) e neurofisiológicos (ativação do sistema nervoso simpático [SNS]). Esses fatores provocam microlesões nas fibras musculares e aumentam a sensibilidade dos nociceptores, que podem evoluir para uma sensibilização central, intensificando a percepção da dor.[18] A teoria da crise energética propõe que a contração muscular sustentada nos pontos-gatilho leva à compressão dos vasos sanguíneos locais, resultando em isquemia e liberação de substâncias algogênicas.[16,19]

Localização e características

A dor miofascial torácica é tipicamente percebida na região posterior do tórax, podendo irradiar para a parte superior das costas, dos ombros e braços. Os pacientes descrevem-na como sensação de queimação, pressão ou pontada, com variação de intensidade e cronicidade. Fatores como movimentos, palpação e atividades que envolvem os músculos torácicos (p. ex., elevação dos braços) podem exacerbar os sintomas, que podem ser acompanhados por rigidez muscular e diminuição da amplitude de movimento. A dor pode ser constante ou intermitente, e pode piorar com o estresse e a fadiga.[18,20]

Os Quadros 7 e 8 e a Figura 7 descrevem as estruturas musculares e as regiões envolvidas na dor miofascial torácica.

Quadro 7 – Estruturas musculares envolvidas na dor miofascial torácica

Músculo	Descrição
Intercostais	Essenciais para a respiração, e podem ficar tensionados por conta de movimentos repetitivos ou má postura
Serrátil anterior	Participa da movimentação da escápula, contribuindo para a dor na região anterior do tórax
Peitoral maior e menor	Tensão pode causar dor referida no tórax e ombros
Romboides	Frequentemente tensionados por má postura, gerando dor referida na parte superior das costas
Trapézio e elevador da escápula	Podem contribuir para a dor quando sobrecarregados

Fonte: Adaptado de Donnelly *et al.*, 2019; Wilke J, Krause F, *et al.*, 2019.[49]

Quadro 8 – Músculos da cintura escapular

Músculo	Importância clínica
Deltoide e subescapular	influenciam a dor torácica por conta de sua conexão com a escápula e dos movimentos do braço
Redondo maior e menor	Tensão pode agravar o quadro doloroso

Fonte: Adaptado de Wilke J, Krause F, *et al.*, 2019.

Tratamento

O manejo da dor miofascial torácica envolve estratégias como terapia manual, exercícios de alongamento, reeducação postural e, em alguns

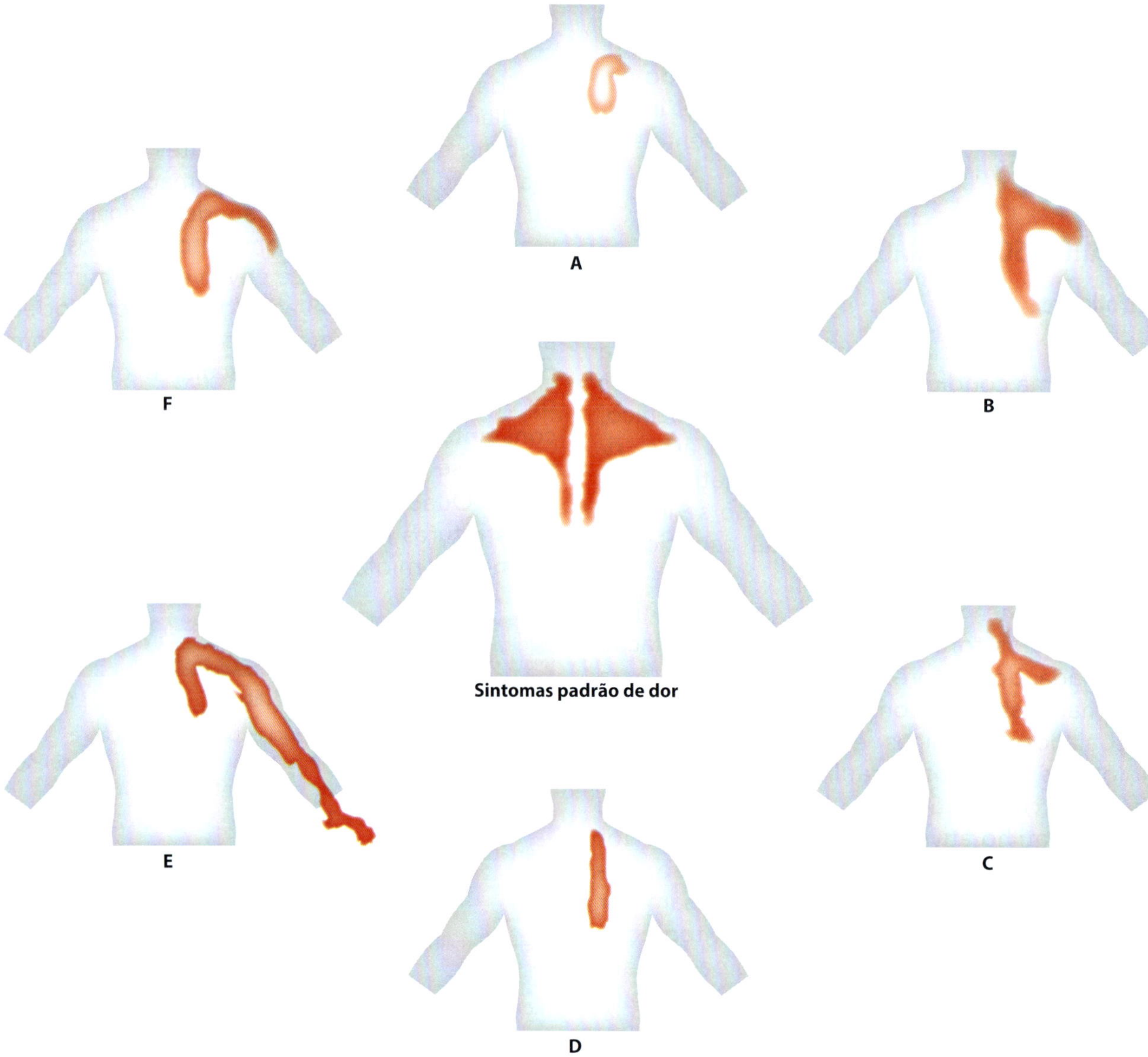

Figura 7 – Padrão de dor referida do romboide. A) Elevador escapular; B) trapézio; C) iliocostais torácico; D) escaleno; e) infraespinhal; F) músculos. O padrão de dor sintomática representa graficamente a área de dor comum dos sintomas de dor experimentados pelo grupo de pacientes com dor na coluna torácica superior.

Fonte: Desenvolvida pela autoria.

casos, injeção de ALs nos pontos-gatilho, com abordagens multidisciplinares demonstrando eficácia na prevenção da cronicidade.[21] O *dry needling*, técnica que utiliza agulhas de acupuntura para desativar os pontos-gatilho, também pode ser eficaz no alívio da dor.[22]

DOR NA COLUNA TORÁCICA/ARTICULAÇÕES COSTOVERTEBRAIS

Introdução

A dor localizada na coluna torácica e relacionada às articulações costovertebrais é percebida como profunda e exacerbada por movimentos.[23] A dor pode ser causada por compressão nervosa, inflamação das articulações ou lesão dos ligamentos e músculos da região. Suas causas incluem distúrbios musculoesqueléticos, artrose, hérnia de disco e distúrbios relacionados à postura. A dor pode ser referida para outras áreas do corpo, como ombro, braço e abdome, dificultando o diagnóstico preciso. Mesmo que hérnias de disco sejam mais prevalentes na coluna lombar; ainda assim, a degeneração discal afeta a região torácica, embora com menor frequência.[24]

A hérnia de disco torácica pode causar compressão da medula espinhal ou das raízes nervosas, resultando em dor, fraqueza muscular e alterações da sensibilidade nos membros inferiores. A mielopatia compressiva, causada pela compressão da medula espinhal, pode levar a déficits neurológicos graves.[23,24]

Dores discogênicas

Usualmente associadas à dor lombar crônica e às dores discogênicas relacionadas a processos degenerativos em discos intervertebrais, refletem uma condição que raramente se manifesta na coluna torácica. A dor discogênica é causada pela inflamação e irritação das terminações nervosas presentes no ânulo fibroso do disco intervertebral. Os discos intervertebrais sofrem alterações bioquímicas e estruturais, como perda de água e colágeno, levando a fissuras ou rupturas no ânulo e subsequente extravasamento do núcleo, gerando resposta inflamatória e dor. A inflamação pode irritar as raízes nervosas adjacentes, resultando em dor radicular, que se irradia para o tórax, o abdome ou para os membros inferiores. A dor discogênica pode ser agravada por movimentos de flexão e rotação da coluna vertebral, como pode ser demostrado na Figura 8.[25]

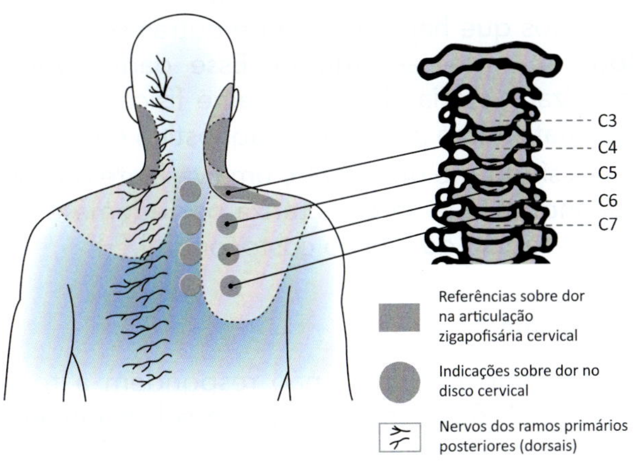

Figura 8 – Localização da dor discogênica cervical.

Fonte: Desenvolvida pela autoria.

Diagnosticar tal condição é desafiador, considerando-se alterações degenerativas observadas em indivíduos muitas vezes assintomáticos. A RM é a prática de escolha para detectar sinais de degeneração com discografia provocativa, provando-se útil na confirmação etiológica. A discografia provocativa envolve a injeção de contraste no disco intervertebral para reproduzir a dor do paciente, confirmando a origem discogênica da dor. No entanto, a discografia provocativa é um procedimento invasivo e controverso, e seu uso deve ser reservado para casos selecionados, em que outros métodos diagnósticos não foram conclusivos. A injeção de corticosteroides no disco intervertebral pode ser utilizada para aliviar a dor discogênica.[26]

Dores facetárias

Dores facetárias decorrem de alterações degenerativas, traumáticas ou inflamatórias nas articulações resiniformes zigapofisárias, chave para estabilidade e mobilidade da coluna. As articulações facetárias são responsáveis por cerca de 20% da estabilidade da coluna vertebral e permitem os movimentos de flexão, extensão, rotação e inclinação lateral. Com o avanço da idade e sobrecarga mecânica, perde-se cartilagem, surge a esclerose subcondral e osteófitos se formam, promovendo inflamação e compressão de estruturas nervosas adjacentes.[27] A inflamação pode levar à dor local e referida, bem como à rigidez da coluna vertebral. A dor facetária pode ser agravada por movimentos de extensão e rotação da coluna vertebral (Figura 9).[27,28]

Fatores biomecânicos, incluindo hiperlordose ou escoliose, intensificam o estresse nas articulações, favorecendo desgaste avançado precoce. A hiperlordose e a escoliose podem alterar a distribuição das cargas na coluna vertebral, aumentando o estresse nas articulações facetárias e predispondo ao desenvolvimento de osteoartrite. Diagnósticos baseiam-se na avaliação clínica e exames de imagem, com bloqueios anestésicos articulares facetares sendo o padrão-ouro para confirmação dinâmica.[28] O bloqueio anestésico envolve a injeção de um anestésico local nas articulações facetárias para aliviar a dor, confirmando a origem facetária da dor. No entanto, o bloqueio anestésico facetário é um procedimento invasivo e pode apresentar complicações, como infecção, sangramento e lesão nervosa. A ablação por radiofrequência (RFA) das articulações facetárias pode ser utilizada para aliviar a dor crônica.[29]

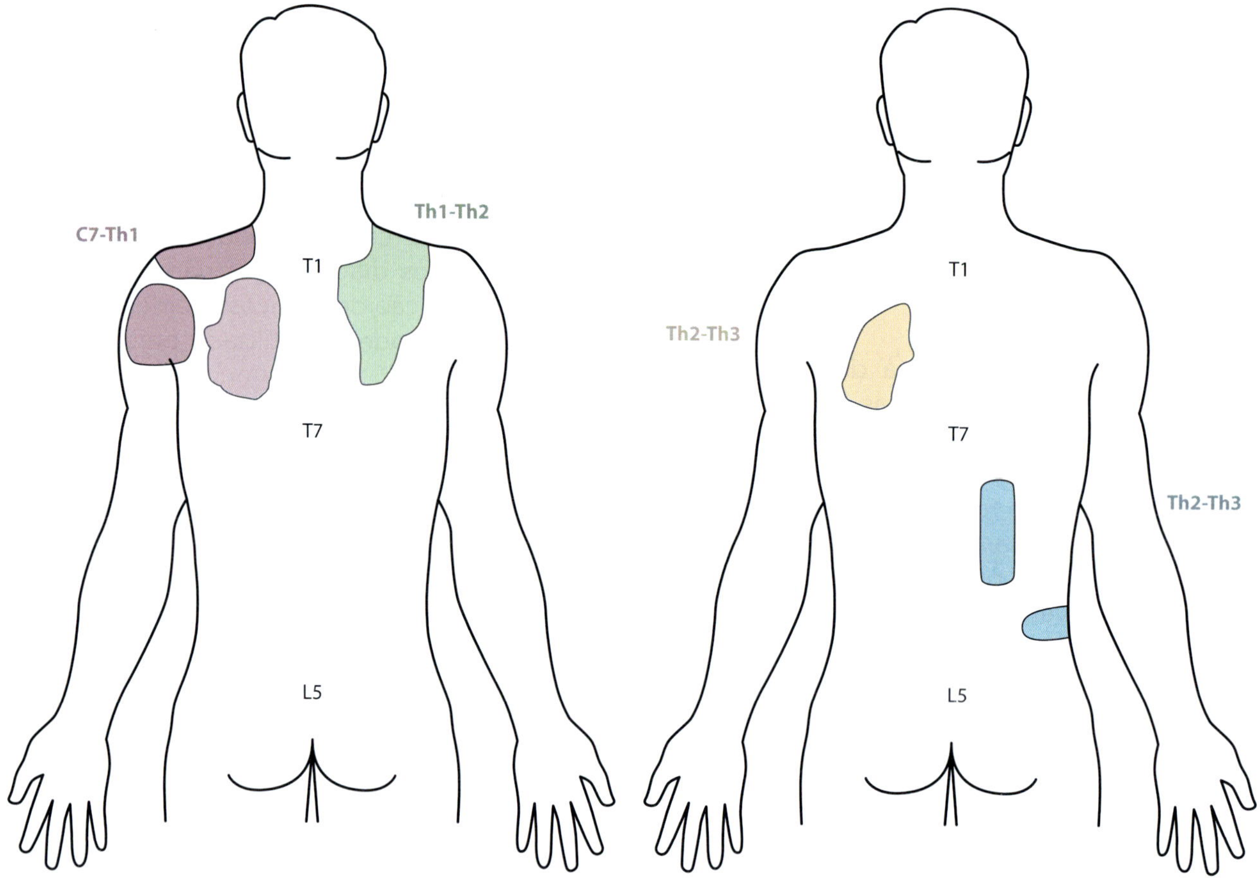

Figura 9 – Padrão de irradiação da dor facetária torácica.
Fonte: Desenvolvida pela autoria.

Costocondrite e síndromes relacionadas

Introdução

A costocondrite é identificada em cerca de 13% dos pacientes e caracteriza-se por uma dor acessível à palpação nas junções costocondrais, raramente necessitando de exames complementares. Essa condição, uma inflamação na junção costocondral, é uma das causas mais comuns de dor torácica não cardíaca.[30] A costocondrite é mais comum em mulheres e em indivíduos com idade inferior a 40 anos. Ora desencadeada por injúrias, esforços intensos ou condições inflamatórias sistêmicas, manifesta-se por dor localizada, que pode irradiar e pode ser agravada por movimentos da região torácica.[29,30] A dor é geralmente descrita como aguda e lancinante, e pode ser reproduzida pela palpação das junções costocondrais.

Diagnóstico

O diagnóstico da costocondrite é clínico, baseado na história do paciente e no exame físico, e geralmente não requer exames de imagem[31] a menos que haja suspeita de outras condições (por ex., infecção, tumor). Esse dado sugere priorizar história clínica e exame físico para esquematizar um protocolo diagnóstico eficaz.[31]

A síndrome de Tietze é uma variante da costocondrite que se caracteriza por edema e calor na região da junção costocondral.[31,32]

Tratamento

Quando pacientes não respondem a terapia inicial, é recomendado que sejam encaminhados a um especialista em dor para que seja realizada uma infiltração de anestésicos e glicocorticoides na área costocondral.[31]

SÍNDROME DE DOR NAS COSTELAS INFERIORES E SÍNDROME DO ESTERNO

Introdução

Caracterizadas por dor em regiões inferiores do tórax ou abdome superior, têm diversas causas como traumas, síndrome de costela deslocada, dor miofascial ou inflamação. As síndromes de dor nas costelas inferiores e do esterno são mais comuns em mulheres e em atletas. Essas síndromes são prevalentes em mulheres, principalmente na faixa dos 40 anos, e atletas, diagnosticadas por meio do uso de palpação direta e manobras específicas. A síndrome da costela deslocada, por exemplo, pode ser diagnosticada pela "manobra de gancho", que envolve a palpação da margem costal inferior para identificar a costela deslocada.[32]

Quadro clínico

A síndrome do esterno manifesta-se por sensibilidade intensa na região esternal, com irradiação bilateral, e está geralmente associada à inflamação das articulações costoesternais, nas quais a síndrome de Tietze e a costocondrite são as principais etiologias, embora traumas e distúrbios posturais também possam estar envolvidos. A xifoidalgia, dor localizada no apêndice xifoide, também pode causar dor esternal.[30,32]

Tratamento

O tratamento das síndromes de dor nas costelas inferiores e do esterno pode incluir analgésicos, anti-inflamatórios, relaxantes musculares, fisioterapia e infiltrações com ALs e corticosteroides. A manipulação osteopática pode ser utilizada para restaurar a mobilidade das costelas e aliviar a dor.[32]

DOR TORÁCICA RELACIONADA AO CÂNCER

A dor torácica pode, ainda, representar a manifestação de patologias oncológicas. As neoplasias mais associadas a esse sintoma estão descritas no Quadro 9.

DOR TORÁCICA DE ORIGEM ESOFÁGICA

Introdução

A avaliação de pacientes com disfagia e odinofagia são assuntos muito discutidos na atenção primária, como sintomas comuns das dores musculoesqueléticas de origem esofágica. Esses sintomas podem apresentar várias causas, como DRGE e desordem da motilidade esofagiana. A disfagia orofaríngea – dificuldade em iniciar a deglutição – e a disfagia esofágica – dificuldade na passagem do alimento pelo esôfago – são dois tipos de disfagia.[34,35]

Fisiopatologia das dores de origem esofágica

Como o coração e o pericárdio, o esôfago é inervado pelos nervos vago e aferentes simpáticos, portanto, o refluxo esofágico, o espasmo e

Quadro 9 – Dor torácica relacionada ao câncer

Câncer	Importância
Câncer de pulmão	Pode invadir estruturas como pleura e nervos intercostais, causando dor persistente ou aguda, com possível tosse, dispneia, perda de peso e fadiga. A dor pode ser localizada ou referida, e pode ser acompanhada de outros sintomas, como hemoptise e rouquidão. O diagnóstico de câncer de pulmão é realizado por meio de exames de imagem, como radiografia de tórax e TC, e confirmado por biópsia[33]
Câncer de esôfago	Resulta em dor por conta de obstrução ou invasão de tecidos, frequentemente com disfagia. A disfagia pode ser progressiva, começando com dificuldade para engolir sólidos e evoluindo para dificuldade para engolir líquidos. O diagnóstico do câncer de esôfago é realizado por meio de endoscopia digestiva alta com biópsia. O adenocarcinoma e o carcinoma de células escamosas são os dois principais tipos de câncer de esôfago[33]
Linfoma	Especialmente os linfomas mediastinais, que podem causar compressão de estruturas torácicas, associados a sintomas sistêmicos. O linfoma de Hodgkin e o linfoma não Hodgkin são os dois principais tipos de linfoma[33]
Metástases	Tumores originados em mama, próstata ou rim podem metastizar para pulmões, mediastino ou ossos, ocasionando dor progressiva. A dor metastática pode ser localizada ou generalizada, e pode ser acompanhada de outros sintomas, como fraturas patológicas e compressão da medula espinhal. O diagnóstico de metástases ósseas é realizado por meio de exames de imagem, como a cintilografia óssea e a ressonância magnética[34]
Câncer de mama e de tireoide	Em estágios avançados, pode afetar a parede torácica ou área mediastinal, complicando diagnóstico. A dor pode ser causada pela invasão direta do tumor ou pela compressão de estruturas adjacentes. O diagnóstico de câncer de mama e de tireoide é realizado por meio de exames de imagem, como a mamografia e a USG, e confirmado por biópsia. O câncer de mama inflamatório pode causar dor torácica e edema na pele da mama[34]

Fonte: Adaptado de Waggoner R, Needleman JP, 2024; Enzinger PC, Mayer RJ, 2003.

a ruptura do esôfago, bem como outras doenças gastrointestinais podem assemelhar-se aos sintomas e sinais da doença arterial coronariana. A dor visceral, originada nos órgãos internos, pode ser difícil de localizar e descrever, e pode ser acompanhada por sintomas autonômicos, como sudorese e náuseas.[34,36]

A DRGE é a principal causa de dor de origem esofágica e pode ser descrita como aperto ou queimação retroesternal, podendo se manter de minutos a horas. O uso de antiácidos ou inibidores da bomba de prótons podem ser usados para fins diagnósticos, diminuindo a acidez no ambiente estomacal e suavizando os sintomas presentes. A hérnia hiatal, condição em que parte do estômago se projeta para dentro do tórax através do hiato esofágico, pode contribuir para o desenvolvimento da DRGE.[36]

Pacientes com distúrbio da motilidade esofágica podem apresentar dor retroesternal ou espasmos, normalmente apresentando disfagia na ingestão de sólidos e líquidos. Pacientes apresentam disfagia segundos após engolir o alimento e queixam-se da sensação de comida presa na região supra esternal. A acalasia, distúrbio em que o esfíncter esofágico inferior não relaxa adequadamente e o espasmo esofágico difuso, contrações descoordenadas do esôfago, são dois exemplos de distúrbios da motilidade esofágica.[36]

Volvo gástrico é caracterizada como uma dor paroxística no tórax secundária a uma hérnia paraesofágica, possui risco elevado de isquemia no estômago, sangramento ou perfuração, sendo considerado uma emergência cirúrgica. O volvo gástrico pode ser agudo ou crônico, e pode ser causado por anormalidades anatômicas ou por distúrbios da motilidade gástrica. Esofagite eosinofílica (EoE) se destaca por ser uma das etiologias de sintomas esofágicos. Seus sinais mimetizam a DRGE, no entanto, as dores torácicas e pirose isoladas são raras. A EoE é uma doença inflamatória crônica do esôfago, caracterizada pela infiltração de eosinófilos na mucosa esofágica.[36]

Diagnóstico

O diagnóstico dessas dores se baseia na presença e ausência dos sinais de alarme, portanto, deve-se, na história de admissão e exames do paciente, excluir condições que ameaçam a vida do paciente diretamente (embolia pulmonar, dissecção da aorta, pneumotórax hipertensivo) e quadro coronariano agudo. A endoscopia digestiva alta e a TC do tórax são exames importantes na avaliação da dor torácica de origem esofágica.[34,36]

Os sinais e sintomas presentes incluem disfagia, odinofagia, sangramento gastrointestinal, anemia por deficiência de ferro, perda de peso e vômito recorrente. A localização da dor é um fator clínico importante, podendo ser retroesternal, supraesternal ou que irradia para o abdome, com atenção na região epigástrica, quadrante superior direito e aorta abdominal. A dor referida, aquela percebida em um local diferente da sua origem, é comum em doenças esofágicas por conta de inervação compartilhada com outras estruturas torácicas. Deve-se investigar o tempo de surgimento da dor, traumas associados, uso de medicamentos, história prévia de cirurgia esofágica, condições alérgicas prévias como alergia a alimentos, asma e dermatite atópica. A história familiar de doenças esofágicas, como o esôfago de Barrett, também deve ser considerada. O uso de AINEs pode aumentar o risco de esofagite e úlceras esofágicas.[36]

Paciente com dor aguda no tórax ou abdome superior, acompanhada de vômitos intensos, apresenta suspeita de volvo gástrico. Sugere-se iniciar avaliação com uma radiografia simples, e o achado clássico nesse exame de imagem é a presença de uma única e grande bolha de gás esférica, localizada no abdome superior, com nível hidroaére.[36]

A TC do tórax e abdome é indicada mesmo se tais sinais não estiverem presentes, que pode demonstrar estômago dilatado e anormalmente posicionado. A TC com contraste pode fornecer informações detalhadas sobre a anatomia e possíveis complicações, como isquemia gástrica ou perfuração.[36]

Realiza-se endoscopia digestiva alta precoce (em até 2 semanas) em pacientes com dor torácica de origem esofágica e sinais de alarme para identificar a causa, sendo que os achados endoscópicos costumam estar relacionados à DRGE. Embora características com edema, anéis esofágicos, exsudato, sulcos e estenose sejam comuns na EoE, esses sinais possuem baixa sensibilidade e valor preditivo variável, o que justifica a realização de biópsias esofágicas para descartá-la. Na EoE, a biópsia geralmente mostra mais de 15 eosinófilos por campo de grande aumento. A endoscopia também pode identificar outras causas de dor esofágica, como úlceras, tumores e estenoses.[36]

Tratamento

Em pacientes com sinais de alarme e com achados endoscópicos normais ou sem sinais de alarme, recomenda-se um tratamento com supressão ácida por 8 semanas. Considerando a alta prevalência de DRGE, utilizamos um teste com terapia de inibidor da bomba de prótons (IBP) logo no início da avaliação. Empregamos o medicamento em dose alta por um período de 8 semanas e, em paciente que os sintomas se resolvem, a dose pode ser reduzida posteriormente para a menor dose efetiva para controlar os sintomas recorrentes. Os IBPs, como o omeprazol e o pantoprazol, reduzem a produção de ácido no estômago, aliviando os sintomas da DRGE.[34,36]

Em casos que não apresentaram melhora com o tratamento de supressão ácida, pode-se realizar testes para função esofágica. Como o monitoramento ambulatorial do pH, que deve ser realizado em pacientes sem uso de IBP para diagnosticar DRGE. Pode ser feito com um cateter esofágico para monitoramento que diferencia refluxo ácido do não ácido. A manometria esofágica de alta resolução pode ser utilizada para investigar distúrbios de motilidade que causem sintomas. A impedanciometria esofágica pode ser combinada com a pHmetria para detectar refluxo não ácido. A cápsula de pHmetria sem fio (Bravo) é uma alternativa ao cateter esofágico, permitindo o monitoramento do pH por até 96 horas.[36]

SÍNDROME DOLOROSA PÓS-MASTECTOMIA

Introdução

A Associação Internacional para o Estudo da Dor (IASP, do inglês International Association for the Study of Pain) define a síndrome dolorosa por mais de 3 meses após-mastectomia (SDPM) como uma dor crônica que pode ser localizada na região anterior do tórax, axila ou metade superior do membro superior que ocorreu depois da realização de mastectomia ou quadrantectomia.[37]

A SDPM é um tipo de dor neuropática baseada a danos em nervos da parede torácica ou de axila durante a mastectomia. Essa síndrome leva a inúmeros prejuízos sociais, emocionais e no desempenhos das atividades do cotidiano. Sua incidência varia, mas pode chegar a aproximadamente 72%.[37,38]

Fisiopatologia

A dor neuropática ocorre em razão de dano das estruturas nervosas, que podem ser acometidas durante procedimentos cirúrgicos como mastectomia, causando dano direto no nervo, ou de processos inflamatórios. Procedimentos relacionados a linfonodos na cadeia axilar podem levar com maior frequência à inflamação das estruturas nervosas, assim como os procedimentos de radiação local e terapia sistêmicas neurotóxicas.[38]

Além disso, cirurgias relacionadas ao câncer de mama possuem alta relação com danos ao plexo braquial, nervo torácico longo e os nervos peitorais medial e lateral, estruturas que inervam a mama. Observe que, na Figura 10, o parênquima mamário e a pele são inervados pelos ramos cutâneos anterior e lateral dos nervos intercostais T2 a T6. Dados estatísticos sugerem que o principal nervo lesado é o intercostobraquial.[37,38]

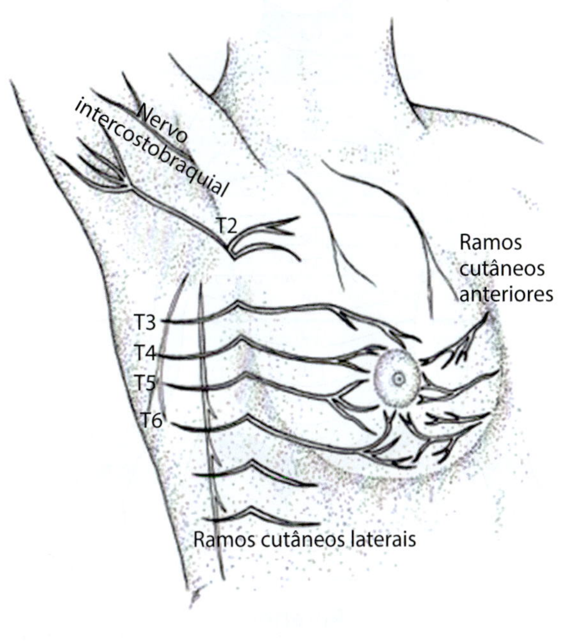

Figura 10 – Principais estruturas nervosas das mamas.
Fonte: Desenvolvida pela autoria.

O Quadro 10 descreve os principais fatores de risco para SDPM.

Quadro 10 – Fatores de risco para síndrome dolorosa pós-mastectomia
Dor aguda pós-operatória
Idade mais jovens no diagnóstico de câncer de mama
Índice de massa corporal elevado e sedentarismo
Pacientes submetidos à radiação axilar
Cirurgia axilar, mama e reconstrutiva
Fatores psicológicos
Dor pré-operatória
Fumo

Fonte: Adaptado de Shah JP, Danoff JV, Desai MJ, *et al.*, 2008; Chappell AG, Yuksel S, Sasson DC, *et al.*, 2021.

Quadro clínico e diagnóstico

O dano à estrutura nervosa nos pacientes resulta em um quadro de dor neuropática clássico, ou seja, a paciente relataria que sua dor possui descritores como queimação, descargas elétricas, pontadas, dormências e parestesias na região correspondente aos dermátomos das estruturas que possam ter sido lesionados. Associe a Figura 10, das estruturas nervosas, com a Figura 11, correspondendo aos dermátomos, para compreender as regiões que podem ser mencionadas com dor referida.

Durante o exame físico, o paciente pode apresentar plegia dos membros superiores ipsilateral, com os distúrbios sensoriais já mencionados. Durante a palpação, pode ser denotado o neuroma na região cicatricial do procedimento. Exames de imagem, como USG, radiografia, RM e TC podem auxiliar o diagnóstico diferencial, como as causas descritas no Quadro 11.

Quadro 11 – Principais patologias para diagnóstico diferencial da síndrome dolorosa pós-mastectomia
Câncer de mama recorrente
Câncer de mama metastático
Infecção mamária
Radiculopatia cervical
Dor fantasma
Neuropatia química
Distúrbios musculoesqueléticos

Fonte: Adaptado de Shah JP, Danoff JV, Desai MJ, *et al.*, 2008; Chappell AG, Yuksel S, Sasson DC, *et al.*, 2021.

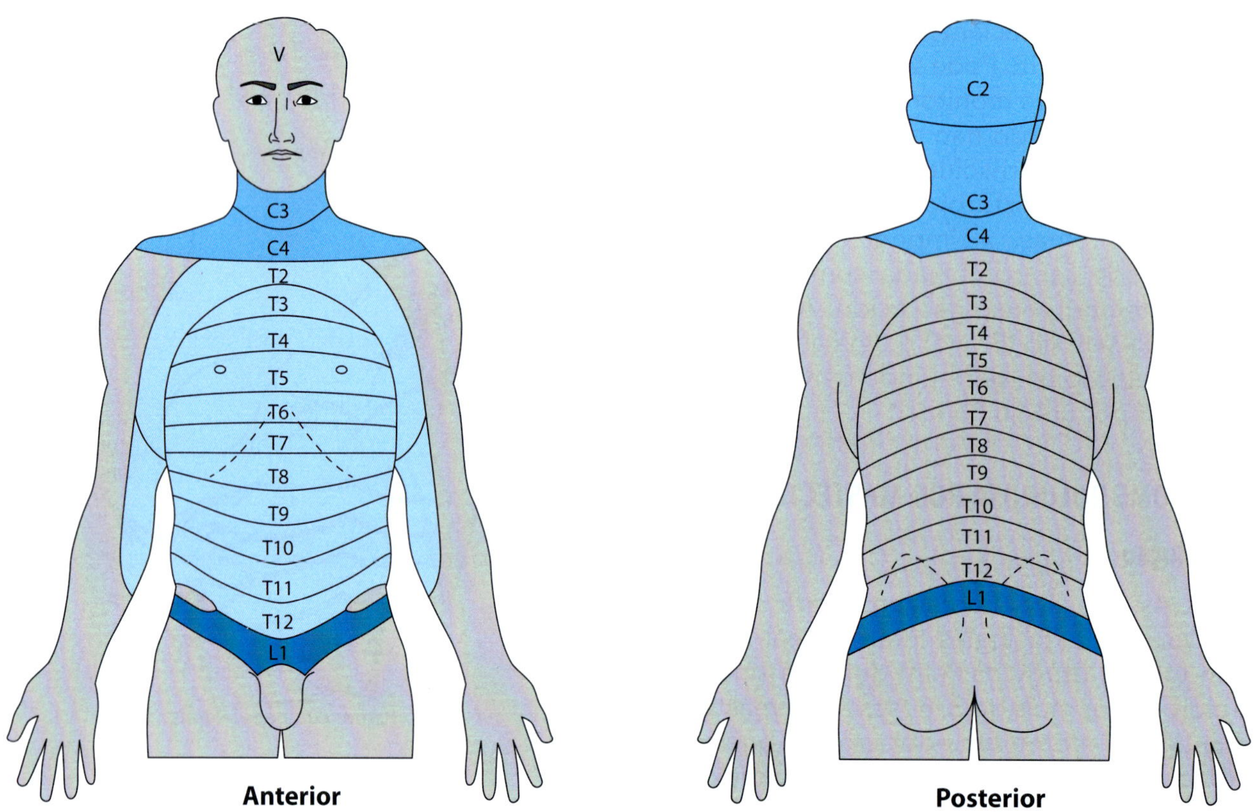

Figura 11 – Dermátomos da caixa torácica.

Fonte: Desenvolvida pela autoria.

Tratamento

Analgesia preventiva está associada a benefícios de curto prazo, como o controle da dor, e benefícios a longo prazo, como a diminuição da incidência da SDPM. Como a cirurgia é um fator de risco para a SDPM, o tratamento da dor pós-operatória é de suma importância. A analgesia preventiva aborda diversas técnicas (Quadro 12), como procedimentos de infiltração de bloqueios do nervo peitoral e analgésicos sistêmicos antes, durante e após a cirurgia.[38]

Para bloqueios nervosos regionais, a bupivacaína lipossomal é considerado um analgésico seguro e eficaz para o pós-operatório. Para os bloqueios, geralmente é utilizada a mistura de bupivacaína lipossomal e bupivacaína a 0,25% sem epinefrina, com a finalidade aumentar a analgesia dos procedimentos.[37]

DOR TORÁCICA PÓS-TORACOTOMIA

Introdução

A dor torácica que se instala após uma toracotomia é uma complicação relativamente comum e de grande impacto na qualidade de vida dos pacientes. Embora muitas vezes considerada uma consequência esperada da intervenção cirúrgica, sua persistência pode resultar em sofrimento prolongado, alterações no sono, na alimentação e na capacidade de realizar atividades diárias. Essa condição, que pode permanecer por meses ou até anos, afeta uma parcela significativa dos pacientes, exigindo uma avaliação cuidadosa e estratégias terapêuticas que vão além dos tratamentos convencionais.[50]

Fisiopatologia

A origem da dor pós-toracotomia é multifatorial. Durante o procedimento cirúrgico, o acesso ao tórax geralmente requer a resecção ou a separação de estruturas ósseas, o que pode resultar em danos diretos ou indiretos aos nervos intercostais.[39] Essa lesão, que pode se manifestar como neuropraxia ou dano parcial dos nervos, é responsável por sintomas característicos, como dor em queimação, sensações de choque elétrico e o surgimento de alodínia – onde estímulos não dolorosos são percebidos como dolorosos.[39]

Além dos nervos, o trauma envolve músculos, fáscias e estruturas de suporte, desencadeando um processo inflamatório que contribui para a perpetuação do quadro doloroso.[39] A resposta inflamatória, combinada com a sensibilização central e periférica decorrente da lesão neural, cria um ciclo de dor crônica difícil de ser interrompido. Essa complexa inte-

Quadro 12 – Técnicas de analgesia preventiva

Situações	Opções de analgesia preventiva
Masectomia sem reconstrução	1.000 mg de acetaminofeno e 600 mg de gabapentina por via oral (VO) no período pré-operatório, sendo 300 mg de gabapentina na noite anterior à cirurgia e 300 mg na manhã da cirurgia
	Gabapentina VO durante 7 dias após a cirurgia
	Bloqueio do nervo peitoral I e II guiado por ultrassom
	Bloqueio do nervo fascial intercostal peitoral de cinco níveis
	Bloqueio do nervo serrátil após a remoção da mama da parede torácica
	Cetorolaco intravenoso pode ser administrado se não houver contraindicação
Mastectomia com reconstrução imediata baseada em implante	Gabapentina VO durante 14 dias após a cirurgia
	Cetamina intravenosa 0,25 mg/kg a cada 60 minutos durante o procedimento, sendo que a última dose deve ser administrada 1 hora antes do término do procedimento. Terapia indicada para paciente com histórico subjacente de ansiedade e depressão e/ou aqueles com menos de 40 anos
Pacientes que apresentem sintomas vasomotores antes da cirurgia	Venlafaxina XR (liberação prolongada) 75 mg/dia durante 14 dias

Fonte: Adaptado de Chappell AG, Yuksel S, Sasson DC, *et al.*, 2021.

ração entre dano tecidual e alterações na condução nervosa é fundamental para entender por que a dor pós-toracotomia pode se tornar uma condição persistente e refratária aos tratamentos tradicionais.[39]

Diagnóstico

O diagnóstico dessa condição baseia-se, primordialmente, em uma avaliação clínica detalhada, na qual se investiga o histórico do paciente, os sintomas e a evolução da dor. Ferramentas como a escala visual analógica (EVA) são amplamente utilizadas para quantificar a intensidade da dor, permitindo um acompanhamento objetivo ao longo do tempo. A caracterização minuciosa da dor – definindo seu tipo, localização, distribuição e intensidade – é essencial para diferenciar o componente neuropático de outras possíveis fontes de desconforto. A presença de alodínia, alterações no padrão de sono e dificuldades nas atividades diárias também devem ser registradas, contribuindo para um diagnóstico mais abrangente e para a identificação dos pacientes que podem se beneficiar de intervenções mais avançadas.[39]

Tratamento

O manejo da dor torácica pós-toracotomia inicia-se, geralmente, com abordagens farmacológicas convencionais. AINEs, antidepressivos tricíclicos, antiepilépticos e opioides em doses reduzidas compõem o arsenal inicial, visando controlar tanto o aspecto inflamatório quanto o neuropático da dor.[39] Contudo, em casos de dor persistente e refratária, onde a resposta aos tratamentos convencionais é insuficiente, terapias mais sofisticadas são necessárias. Uma alternativa que tem ganhado atenção é a injeção epidural de uma mistura de esteroide – que atua diminuindo a resposta inflamatória e estabilizando as membranas neuronais – associada à clonidina, um agente que modula a atividade dos receptores alfa-2 adrenérgicos, reduzindo a excitabilidade nervosa e a sensibilização central.[39]

Estudos preliminares demonstram que essa abordagem não apenas proporciona alívio rápido da dor, mas também melhora de forma significativa sintomas associados, como alodínia, distúrbios do sono e alterações no apetite. A redução na necessidade de opioides e a melhora na capacidade funcional dos pacientes reforçam o potencial dessa técnica.[39] Vale ressaltar que, embora alguns efeitos adversos como hipotensão e sedação leve possam ocorrer, estes tendem a ser transitórios e gerenciáveis com medidas adequadas, evidenciando um bom perfil de segurança quando aplicada em pacientes selecionados.[39]

SÍNDROMES DOLOROSAS TORÁCICAS EM ONCOLOGIA

Este segmento do capítulo visa abordar as síndromes álgicas torácicas frequentemente observadas em indivíduos com diagnóstico oncológico, apresentando uma revisão destas.

Dor na parede torácica

A dor na parede torácica constitui uma manifestação clínica de considerável morbidade em pacientes oncológicos, exercendo um impacto substancial sobre sua qualidade de vida. Em mais da metade dos indivíduos com diagnóstico de câncer de pulmão, tal sintomatologia já se encontra presente no momento da avaliação inicial. Caracteristicamente, apresenta-se como uma dor unilateral (ipsilateral) em relação à localização do tumor, sendo referida pelos pacientes como uma sensação incômoda, dolorosa e persistente.

A intensidade e a precisão da localização da dor torácica podem ser exacerbadas pela presença de metástases ósseas nas costelas ou pela extensão do tumor primário, com invasão da parede torácica ou da pleura. Em pacientes com mesotelioma pleural, pode ocorrer a síndrome costopleural, uma condição caracterizada por dor torácica intensa e de difícil manejo, resultante da invasão tumoral da cavidade pleural e da parede torácica. Notavelmente, essa síndrome pode se manifestar já nos estágios iniciais da doença.

A dor torácica pode apresentar características pleuríticas, com exacerbação durante a inspiração profunda, ou manifestar-se como uma dor difusa e mal localizada, que se irradia por uma porção do hemitórax. É frequente a progressão da dor ao longo do curso da doença, com intensificação concomitante à progressão tumoral, configurando um desafio terapêutico e, muitas vezes, demonstrando resistência aos tratamentos analgésicos convencionais.

Sob a perspectiva fisiopatológica, a dor na parede torácica em pacientes oncológicos frequentemente envolve componentes tanto nociceptivos (decorrentes da ativação de nociceptores em resposta à lesão tecidual) quanto neuropáticos (resultantes de lesão ou disfunção de nervos). Tal complexidade decorre do potencial envolvimento de estruturas nervosas autonômicas, nervos intercostais e, ocasionalmente, do plexo braquial pelo processo tumoral. Essa intrincada fisiopatologia justifica a necessidade de uma abordagem terapêutica multimodal, que combine diferentes classes de fármacos analgésicos e, em casos selecionados, terapias intervencionistas para o controle álgico adequado. Ressalta-se a importância de uma avaliação abrangente da dor na parede torácica, incluindo a caracterização detalhada da dor (localização, intensidade, qualidade, fatores de melhora e piora), exame físico minucioso e, quando indicado, exames de imagem para auxiliar no diagnóstico diferencial e na identificação da etiologia subjacente à dor.

Tumor de Pancoast

O tumor de Pancoast, também designado como tumor do sulco superior, representa uma neoplasia maligna com origem no ápice pulmonar. Sua localização anatômica singular frequentemente resulta no comprometimento de estruturas adjacentes, incluindo costelas, vasos sanguíneos (artéria e veia subclávia) e, de modo relevante, componentes nervosos, notadamente as raízes nervosas inferiores do plexo braquial.[40]

Como consequência dessa invasão locorregional, os pacientes podem apresentar um quadro álgico intenso, com características neuropáticas proeminentes. Essa dor tipicamente se irradia para o membro superior ipsilateral ao tumor e pode ser acompanhada por manifestações clínicas relacionadas à disfunção do sistema nervoso autônomo, a exemplo da síndrome de Horner (ptose palpebral, miose e anidrose facial), resultante da invasão do gânglio estrelado (cervicotorácico). É crucial enfatizar que tais manifestações podem preceder o diagnóstico definitivo da neoplasia subjacente em vários meses, exigindo elevado grau de suspeição clínica.

A síndrome de Pancoast, assim denominada em homenagem ao radiologista americano Henry Pancoast, que a descreveu em 1924 e 1932, engloba a combinação de dor no ombro e braço, síndrome de Horner e atrofia dos músculos da mão. O estabelecimento do diagnóstico definitivo de um tumor de Pancoast requer a confirmação histopatológica, obtida por meio de biópsia, previamente ao início de qualquer modalidade terapêutica. O tratamento, em geral, envolve uma abordagem multidisciplinar, que pode incluir ressecção cirúrgica, quimioterapia e radioterapia (RT), a depender do estadiamento e das condições clínicas do paciente.[40]

A RM desempenha um papel fundamental na avaliação pré-operatória desses tumores. Esse exame de imagem possibilita a avaliação, com elevada acurácia, do grau de envolvimento de estruturas neurovasculares adjacentes, como o plexo braquial, a coluna vertebral e os vasos subclávios. A identificação da invasão dessas estruturas constitui um fator determinante no planejamento terapêutico, influenciando tanto a estratégia cirúrgica quanto a abordagem oncológica para o controle álgico e preservação da função. A TC também pode ser empregada, especialmente para avaliar o comprometimento ósseo.[40]

Plexopatia braquial maligna

A plexopatia braquial maligna, definida pela infiltração neoplásica do plexo braquial, constitui uma complicação neurológica observada em pacientes com neoplasias torácicas, conforme previamente elucidado no contexto do tumor de Pancoast. Embora, em geral, acometa predominantemente os componentes inferiores do plexo nervoso (C8-T1), pode, em determinados casos, evoluir para uma panplexopatia, comprometendo a totalidade das raízes nervosas (C5-T1). A apresentação clínica clássica consiste em dor no ombro e na extremidade superior ipsilateral à lesão. Essa dor, frequentemente de natureza neuropática, pode ser caracterizada como queimação, choque ou pontada. Associados ao quadro álgico, os pacientes podem apresentar sinais e sintomas indicativos de disfunção neurológica, como fraqueza muscular, atrofia (redução da massa muscular) e déficits sensoriais (hipoestesia, parestesia, anestesia) no território de inervação do plexo braquial. A fraqueza pode comprometer a capacidade de realizar movimentos do ombro, braço, antebraço e mão.[41]

Com a expansão tumoral locorregional e a invasão de estruturas adjacentes, eleva-se a probabilidade de extensão para o espaço epidural torácico. O envolvimento epidural pode acarretar compressão da medula espinhal, resultando em mielopatia, com manifestações clínicas como fraqueza em membros inferiores, alterações da marcha, disfunção esfincteriana (incontinência urinária e/ou fecal) e, em casos graves, paraplegia ou tetraplegia. O diagnóstico da plexopatia braquial maligna fundamenta-se na história clínica, exame neurológico minucioso e exames de imagem. A RM destaca-se como o exame de eleição para avaliar a extensão da lesão e o comprometimento de estruturas adjacentes. A ENMG pode ser útil para corroborar o diagnóstico, quantificar a gravidade da lesão nervosa e diferenciar a plexopatia de outras etiologias de dor e disfunção neurológica no membro superior. O manejo terapêutico da plexopatia braquial maligna é, em geral, de natureza paliativa, com ênfase no controle álgico e na preservação da função.[41]

Dor óssea

A disseminação metastática para o sistema musculoesquelético constitui uma intercorrência prevalente em pacientes oncológicos, sendo observada em uma proporção significativa de indivíduos com diagnóstico de câncer de mama, próstata ou pulmão em estudos *post-mortem*. A presença de metástases ósseas confere um prognóstico reservado, com sobrevida média estimada em poucos anos, variável conforme o tipo histológico do tumor primário.[42]

As metástases ósseas representam fontes frequentes de dor em pacientes com câncer de pulmão, podendo resultar de fraturas patológicas (decorrentes de fragilidade óssea induzida pela doença), invasão de órgãos pleurais ou viscerais adjacentes, comprometimento de estruturas nervosas próximas, instabilidade da coluna vertebral e/ou compressão da medula espinhal. Tais complicações podem manifestar-se clinicamente por meio de dor, déficits neurológicos, dificuldades na deambulação ou imobilidade.[42]

A sintomatologia álgica decorrente de metástases ósseas apresenta características mistas, tanto somáticas (dor nociceptiva originada nos tecidos ósseos, com localização precisa) quanto neuropáticas (resultante de lesão ou disfunção nervosa, manifestando-se como queimação, choque ou parestesias). A dor é tipicamente associada a uma região anatômica específica, frequentemente exacerbada no período noturno, com a ortostase, mudanças de decúbito ou movimentação, evidenciando um componente dinâmico relevante. Um desafio clínico particular emerge quando a dor basal encontra-se relativamente controlada, porém o paciente experimenta episódios de dor intensa, súbita e de curta duração, denominados dor irruptiva ("*breakthrough pain*"). Essa condição impõe dificuldades terapêuticas, uma vez que os episódios podem ser imprevisíveis e as opções farmacológicas disponíveis para alívio imediato podem mostrar-se insuficientes, acarretando impacto significativo na qualidade de vida.[42]

Embora a abordagem cirúrgica represente o tratamento ideal em muitos casos, frequentemente ela não é factível por conta das comorbidades subjacentes, estado funcional debilitado do paciente, comprometimento da qualidade óssea ou presença de múltiplas lesões metastáticas. Atualmente, a RT é considerada o tratamento sintomático padrão-ouro para a dor óssea focal secundária à doença metastática. A maioria dos pacientes alcança alívio parcial ou completo da dor com a RT; contudo, esse efeito não é imediato, manifestando-se em um período variável. Em parcela considerável dos pacientes, o alívio da dor proporcionado pela RT é transitório e, em uma proporção não desprezível, a dor não é controlada satisfatoriamente. Pacientes com dor recorrente em áreas previamente irradiadas, em geral, não são candidatos a ciclos adicionais de radiação, por conta do risco de toxicidade cumulativa em tecidos sadios adjacentes.[42]

A quimioterapia convencional, infelizmente, demonstra eficácia limitada no manejo da dor relacionada a metástases ósseas torácicas. Os bifosfonatos (como o ácido zoledrônico) e o denosumabe (um anticorpo monoclonal) são agentes farmacológicos com benefícios comprovados em pacientes com doença óssea metastática. Embora possam contribuir para o alívio da dor óssea induzida pelo câncer, as evidências atuais são insuficientes para recomendar o uso dessas terapias isoladamente com o objetivo primário de analgesia. Seu mecanismo de ação envolve a inibição da reabsorção óssea mediada pelos osteoclastos, atenuando a progressão da destruição óssea e, consequentemente, o risco de eventos esqueléticos relacionados (fraturas patológicas, compressão medular, necessidade de intervenção cirúrgica ou RT).[42]

Síndrome dolorosa por metástases ósseas nas costelas

A dor constitui o sintoma cardinal resultante do envolvimento ósseo metastático. Quando há comprometimento da pleura parietal, a dor adquire um componente pleurítico, caracterizado por exacerbação com a inspiração profunda e movimentos respiratórios. Considerando que as metástases do câncer de pulmão para o tecido ósseo são predominantemente líticas (ou seja, causam destruição óssea), os mecanismos fisiopatológicos mais comuns da dor óssea metastática incluem o estiramento da membrana perióstea (tecido conjuntivo que reveste o osso) e a ocorrência de fraturas patológicas, que podem levar a lesões traumáticas de estruturas ligamentares adjacentes.[43,44]

Adicionalmente, as metástases em costelas frequentemente se associam a danos nos nervos intercostais, resultando em dor neuropática. Esta, por sua vez, pode se manifestar como sensações de queimação, choque, formigamento ou dormência, além da dor nociceptiva propriamente dita. A dor, em geral, é localizada em uma área específica e referida como mais intensa durante o período noturno ou ao sustentar peso corporal após inspirações profundas. Os pacientes frequentemente a descrevem como uma sensação de peso, constante em sua apresentação inicial e com aumento progressivo de intensidade.[43,44]

Em repouso, a intensidade da dor pode ser mais facilmente controlada com analgesia. Entretanto, os pacientes podem relatar episódios de dor irruptiva, que se manifestam de forma súbita e intensa, frequentemente relacionados a mudanças posturais e movimentos, representando um desafio terapêutico adicional. A dor irruptiva, por sua natureza imprevisível e muitas vezes intensa, pode ter um impacto significativo na qualidade de vida do paciente, limitando suas atividades diárias e seu bem-estar geral.[43,44]

Síndrome dolorosa por metástase na coluna vertebral

As vértebras constituem o sítio mais frequente de metástases ósseas em pacientes oncológicos. A coluna torácica é acometida em mais de dois terços dos casos de metástases vertebrais, sendo que o envolvimento de múltiplos níveis vertebrais é uma ocorrência comum, observada em mais de 85% dos pacientes.[43]

O reconhecimento precoce das síndromes dolorosas resultantes da invasão tumoral dos corpos vertebrais é de crucial importância, uma vez que a dor, frequentemente, antecede a compressão das estruturas neurais adjacentes (medula espinhal e raízes nervosas).[43]

O tratamento oportuno da lesão pode prevenir o desenvolvimento subsequente de déficits neurológicos, como fraqueza muscular, alterações de sensibilidade e disfunção esfincteriana. Diversos fatores podem dificultar o diagnóstico preciso e tempestivo dessas condições. Os sinais e sintomas associados às metástases vertebrais podem mimetizar uma variedade de outros distúrbios, tanto de natureza maligna (como massas paraespinhais – tumores localizados próximos à coluna vertebral) quanto benigna (como hérnias de disco, espondilose e outras condições degenerativas da coluna).[43]

Desse modo, a invasão neoplásica das vértebras C7 (sétima vértebra cervical) ou T1 (primeira vértebra torácica) pode resultar em dor referida na região interescapular (área entre as escápulas). Essas lesões podem passar despercebidas caso a avaliação radiográfica seja erroneamente direcionada para a área dolorosa, que se localiza em posição caudal (inferior) ao local da lesão. Além disso, a visualização adequada da região C7-T1 em radiografias convencionais pode ser dificultada pela sobreposição de sombras ósseas (costelas, esterno) e estruturas mediastinais (como a traqueia e os grandes vasos).[43]

Portanto, pacientes que apresentam dor interescapular persistente, especialmente aqueles com história de câncer, devem ser submetidos a uma investigação minuciosa para excluir a possibilidade de metástases vertebrais em C7-T1, utilizando-se, se necessário, exames de imagem mais avançados, como TC ou RM. A RM é particularmente útil para avaliar o envolvimento de tecidos moles e a compressão da medula espinhal ou das raízes nervosas.[43]

Síndrome dolorosa torácica associada ao câncer de pulmão

O câncer de pulmão figura entre as quatro neoplasias malignas de maior incidência em escala global. O cuidado abrangente ao paciente oncológico transcende a mera adesão a protocolos clínicos direcionados ao controle e, quando factível, à erradicação da doença. Engloba, concomitantemente, o manejo criterioso dos sintomas, com destaque para a dor.[43,45]

A dor constitui um sintoma altamente prevalente em indivíduos diagnosticados com câncer de pulmão, podendo originar-se da invasão local de estruturas torácicas pelo tumor, da disseminação metastática para ossos, nervos ou outras estruturas anatômicas com potencial algogênico. Adicionalmente, a dor pode manifestar-se como sequela iatrogênica de intervenções terapêuticas, como cirurgia (toracotomia e suas potenciais complicações, a exemplo da síndrome da dor pós-toracotomia), quimioterapia (neuropatia periférica induzida por agentes quimioterápicos) ou RT (radiodermite, fibrose pós-radiação).[43,45]

O manejo farmacológico convencional da dor oncológica, em consonância com as diretrizes da Organização Mundial da Saúde (OMS), preconiza a prescrição de analgésicos opioides e fármacos adjuvantes (antidepressivos tricíclicos, anticonvulsivantes, entre outros, para o componente neuropático da dor) em doses adequadas para o controle sintomático, minimizando, simultaneamente, a ocorrência de efeitos adversos intoleráveis.[43,45]

Quando o tratamento farmacológico otimizado não alcança analgesia satisfatória ou quando os efeitos colaterais se tornam limitantes, as técnicas de medicina intervencionista da dor devem ser consideradas como alternativa terapêutica. A medicina intervencionista da dor dedica-se à aplicação de procedimentos invasivos, incluindo bloqueios nervosos (infiltração de ALs e/ou corticosteroides em proximidade a nervos), radiofrequência (RF) (aplicação de energia térmica para neuromodulação), neurólise (destruição seletiva de nervos com agentes químicos) e neuromodulação (implante de dispositivos para estimulação elétrica da medula espinhal ou de nervos periféricos).[43,45]

Mesmo na ausência de comprometimento direto da parede torácica ou da pleura parietal, os tumores pulmonares podem gerar uma síndrome de dor visceral. Em amplas casuísticas envolvendo pacientes com câncer de pulmão, a dor apresentou distribuição unilateral em uma proporção majoritária dos casos e bilateral em uma minoria. Em pacientes com tumores localizados na região hilar (adjacente aos brônquios principais e vasos sanguíneos), a dor foi referida como irradiando para áreas próximas ao esterno ou à escápula. Tumores situados no lobo superior pulmonar tendiam a gerar dor referida no ombro, enquanto aqueles localizados no lobo inferior manifestavam-se com dor na porção inferior do tórax.[43,45]

Em estágios iniciais, o câncer de pulmão pode, em alguns casos, causar dor facial ipsilateral (do mesmo lado) ao tumor. A hipótese fisiopatológica para essa manifestação álgica sugere o envolvimento de neurônios aferentes vagais (fibras nervosas do nervo vago responsáveis pela transmissão de informações sensoriais dos órgãos para o SNC). A dor visceral é frequentemente descrita como difusa, de difícil localização e pode ser acompanhada por sintomas autonômicos, como náuseas e sudorese.[43,45]

Síndrome dolorosa torácica por neuralgia pós-herpética

Pacientes com neoplasias malignas exibem uma incidência elevada de herpes zoster (HZ), infecção viral resultante da reativação do vírus varicela-zoster (VVZ). Essa suscetibilidade aumentada é particularmente evidente em indivíduos com neoplasias hematológicas (leucemias e linfomas) ou linfoproliferativas, bem como naqueles submetidos a tratamentos imunossupressores (quimioterapia, RT, corticoterapia em doses elevadas).[46-48]

Pacientes com doença oncológica ativa também demonstram maior propensão a desenvolver infecção disseminada por HZ e, naqueles em vigência de quimioterapia, a infecção frequentemente se manifesta em curto período após a conclusão do tratamento. Observa-se, adicionalmente, uma incidência significativamente maior de HZ em dermátomos previamente submetidos à RT em comparação com áreas não irradiadas.[46-48]

O HZ resulta da reativação de uma infecção latente pelo VVZ em um único gânglio da raiz dorsal (GRD), estrutura nervosa localizada na coluna vertebral que contém os corpos celulares dos neurônios sensoriais. A reativação viral desencadeia uma erupção cutânea vesicular dolorosa no dermátomo correspondente (área da pele inervada por aquele gânglio), mais comumente na face (ramo oftálmico do nervo trigêmeo) ou na parede torácica (nervos intercostais).[46-48]

Em uma proporção considerável de pacientes, a dor dermatomal persiste por tempo prolongado após a resolução da erupção cutânea, configurando uma condição dolorosa crônica denominada neuralgia pós-herpética (NPH). Tanto o HZ quanto a NPH caracterizam-se por dor intensa, espontânea e unilateral na pele afetada, frequentemente descrita como uma sensação de queimação, podendo incluir também paroxismos de prurido e dor lancinante. A dor contínua (espontânea) é quase invariavelmente acompanhada por sensibilidade exacerbada ao toque (alodínia tátil), ou seja, estímulos normalmente não dolorosos, como o contato leve com a roupa, passam a provocar dor intensa.[46-48]

Frequentemente, observa-se também hiperpatia, uma resposta dolorosa exagerada e prolongada a estímulos repetitivos. Esses sintomas "positivos" (aumento da sensibilidade) são concomitantes a déficits sensoriais (sinais "negativos"), como hipoestesia ou anestesia na área afetada.[46-48]

A Figura 12 demonstra a fisiopatologia da NPH.

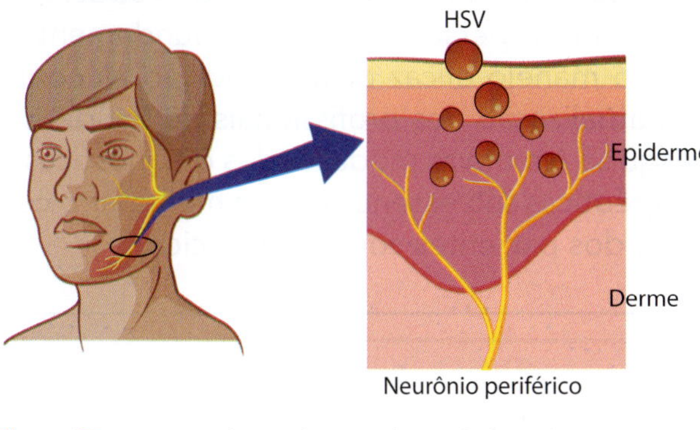

Figura 12 – Fisiopatologia da neuralgia pós-herpética.

HSV: Herpes Simplex Virus.

Fonte: Desenvolvida pela autoria.

A explicação tradicional para a dor no HZ e na NPH atribuía um papel central à inflamação cutânea durante a erupção herpética e à desaferentação (perda de aferências sensoriais) decorrente da necrose do GRD infectado. Esses conceitos, baseados na observação clínica e nos conhecimentos sobre o sistema da dor vigentes há mais de um século, propunham que a inflamação e a desaferentação seriam os principais mecanismos responsáveis pela dor. Atualmente, uma hipótese alternativa, denominada "hipótese do marca-passo ectópico", tem ganhado proeminência. Essa nova perspectiva sobre o mecanismo da dor no HZ/NPH propõe que a maioria dos neurônios do gânglio dorsal sobrevive à infecção viral, e que a perpetuação da dor contínua é causada por geradores de dor ectópicos (focos de atividade elétrica anormal) localizados no sistema nervoso periférico (SNP), e não no SNC. Postula-se que esses focos ectópicos gerem impulsos nervosos anormais de forma espontânea ou em resposta a estímulos mínimos, resultando na percepção da dor.[46-48]

Essa mudança de paradigma em relação ao mecanismo da dor no HZ/NPH possui implicações clínicas relevantes, especialmente no que concerne às terapias intervencionistas. A hipótese do marca-passo ectópico sugere que, em contraste com o que se acreditava anteriormente, a inflamação e a desaferentação podem não ser os únicos, nem os principais, fatores etiológicos da dor no HZ/NPH.[46-48]

A eficácia limitada dos fármacos sistêmicos atualmente disponíveis para o tratamento da NPH (como ALs, antidepressivos tricíclicos e anticonvulsivantes) corrobora a hipótese do marca-passo ectópico. A maioria desses medicamentos atua como estabilizador de membrana, suprimindo a hiperexcitabilidade neuronal. A principal diferença entre a hipótese clássica e a nova reside no local de ação proposto para esses fármacos: a hipótese clássica sugere um efeito predominantemente no SNC, enquanto a hipótese do marca-passo ectópico postula um efeito primário no SNP. Essa distinção é de suma importância. Praticamente todos os fármacos sistêmicos atualmente utilizados para o tratamento da NPH compartilham um conjunto comum de efeitos adversos limitantes da dose, como sonolência, redução da cognição, tontura e náusea, mediados pelo SNC. Se a dor for, de fato, decorrente da atividade de marca-passos ectópicos no SNP, a eficácia desses medicamentos poderia ser significativamente aprimorada pela redução do seu acesso ao SNC, o que pode ser alcançado por meio de bloqueios nervosos e outras técnicas intervencionistas.[46-48]

A estratégia terapêutica para otimizar a utilidade dos fármacos estabilizadores de membrana existentes consiste em direcioná-los especificamente ao local da eletrogênese. Essa estratégia se iniciaria com a realização de bloqueios nervosos diagnósticos para determinar se a origem da dor em um paciente reside na pele, no nervo periférico ou no GRD. Se a dor for predominantemente originada na pele, modalidades terapêuticas tópicas podem ser consideradas. Se o nervo intercostal estiver envolvido, bloqueios nervosos ou hidrodissecção podem ser oferecidos. Se o foco principal da dor for o GRD, o tratamento deve ser direcionado a essa estrutura. Ao reduzir a aferência da dor por meio dessas abordagens intervencionistas, é possível otimizar a resposta do paciente às terapias farmacológicas tradicionais, uma vez que o mecanismo de perpetuação da dor foi abordado de forma mais precisa e direcionada.[47-48]

CONSIDERAÇÕES FINAIS

Uma abordagem da dor torácica requer integração multidisciplinar com evidência guiada por dados, por conta da extensa gama de etiologias e desafios.[46] A colaboração entre cardiologistas, gastroenterologistas, pneumologistas e especialistas em dor é essencial para um diagnóstico preciso e um plano de tratamento eficaz.

A implementação de diretrizes clínicas baseadas em evidências pode auxiliar na tomada de decisões e melhorar os resultados para os pacientes. Sinergia de conhecimentos clínicos associados a diretrizes internacionais é crucial ao adequado manejo do paciente. A telemedicina pode ser utilizada para facilitar a comunicação entre os especialistas e melhorar o acesso aos cuidados.

Na avaliação ambulatorial do paciente com dor torácica, é indispensável uma abordagem sistemática que permita a identificação precoce de condições de risco e a correta diferenciação entre causas de origem cardíaca e não cardíaca, contribuindo para a redução da cronicidade da dor e melhoria da qualidade de vida dos pacientes. O uso de escores de risco, como o HEART *score*, pode auxiliar na estratificação de risco e na tomada de decisões clínicas. A avaliação psicossocial do paciente, incluindo a investigação de ansiedade e depressão, também é importante no manejo da dor torácica.

A implementação de protocolos de avaliação padronizados pode melhorar a eficiência do diagnóstico e reduzir a variabilidade na prática clínica. O seguimento adequado dos pacientes com dor torácica crônica é fundamental para monitorar a resposta ao tratamento e prevenir complicações. A educação do paciente sobre os fatores de risco e a importância da adesão ao tratamento também desempenha um papel crucial no manejo da dor torácica. A reabilitação cardíaca e a fisioterapia podem ser benéficas para pacientes com dor torácica de origem cardíaca ou musculoesquelética.

Em conclusão, a dor torácica representa um desafio diagnóstico significativo, exigindo uma abordagem abrangente e multidisciplinar. A compreensão dos diversos mecanismos fisiopatológicos, a aplicação criteriosa de ferramentas diagnósticas e a implementação de estratégias terapêuticas personalizadas são fundamentais para o manejo eficaz desta condição. A contínua atualização dos profissionais de Saúde e a pesquisa em novas modalidades diagnósticas e terapêuticas são essenciais para melhorar o cuidado dos pacientes com dor torácica.

Referências bibliográficas

1. Amsterdam EA, Wenger NK, Brindis RG, Casey DE, Ganiats TG, Holmes DR, et al. 2014 AHA/ACC guideline for the management of patients with Non–ST-elevation acute coronary syndromes. J Am Coll Cardiol. 2014 ;64(24):e139-228.
2. Backus BE, Six AJ, Kelder JC, Bosschaert MAR, Mast EG, Mosterd A, et al. A prospective validation of the HEART score for chest pain patients at the emergency department. Int J Cardiol. 2013;168(3):2153-8.
3. Vakil N, van Zanten S V, Kahrilas P, Dent J, Jones R, Global consensus group. the montreal definition and classification of gastroesophageal reflux disease: a global evidence-based consensus. Am J Gastroenterol. 2006;101(8):1900-20.
4. Ayloo A, Cvengros T, Marella S. Evaluation and treatment of musculoskeletal chest pain. Primary Care: Clinics in Office Practice. 2013;40(4):863-87.

5. Bösner S, Becker A, Haasenritter J, Abu Hani M, Keller H, Sönnichsen AC, et al. Chest pain in primary care: epidemiology and pre-work-up probabilities. European Journal of General Practice. 2009;15(3):141-6.
6. Fihn SD, Gardin JM, Abrams J, Berra K, Blankenship JC, Dallas AP, et al. 2012 ACCF/AHA/ACP/AATS/PCNA/SCAI/STS Guideline for the diagnosis and management of patients with stable ischemic heart disease. Circulation. 2012;126(25).
7. Conti A, Poggioni C, Viviani G, Mariannini Y, Luzzi M, Cerini G, et al. Risk scores prognostic implementation in patients with chest pain and nondiagnostic electrocardiograms. Am J Emerg Med. 2012;30(9):1719-28.
8. Maseri A, Chierchia S. A new rationale for the clinical approach to the patient with angina pectoris. Am J Med. 1981;71(4):639-44.
9. Pritzlaff S, Carinci AJ, Paul J. Christo. Dor DN torax neurogenic thoracic outlet syndrome An often overlooked but treatable condition; 2013.
10. Zurkiya O, Ganguli S, Kalva SP, Chung JH, Shah LM, Majdalany BS, et al. ACR Appropriateness Criteria® Thoracic Outlet Syndrome. Journal of the American College of Radiology. 2020;17(5):S323-34.
11. Dengler NF, Ferraresi S, Rochkind S, Denisova N, Garozzo D, Heinen C, et al. Thoracic outlet syndrome part I: systematic review of the literature and consensus on anatomy, diagnosis, and classification of thoracic outlet syndrome by the european association of neurosurgical societies' section of peripheral nerve surgery. Neurosurgery. 2022;90(6):653-67.
12. Rochkind S, Ferraresi S, Denisova N, Garozzo D, Heinen C, Alimehmeti R, et al. Thoracic outlet syndrome part II: consensus on the management of neurogenic thoracic outlet syndrome by the european association of neurosurgical societies' section of peripheral nerve surgery. Neurosurgery. 2023;92(2):251-7.
13. Benzon HT, Rodes ME, Chekka K, Malik K, Pearce WH. Scalene muscle injections for neurogenic thoracic outlet syndrome: case series. Pain Practice. 2012;12(1):66-70.
14. Maigne JY, Cornelis P, Chatellier G. Lower back pain and neck pain: Is it possible to identify the painful side by palpation only? Ann Phys Rehabil Med. 2012;55(2):103-11.
15. Basbaum AI, Bautista DM, Scherrer G, Julius D. Cellular and molecular mechanisms of pain. Cell. 2009;139(2):267-84.
16. Baron R. Mechanisms of disease: neuropathic pain—a clinical perspective. Nat Clin Pract Neurol. 2006;2(2):95-106.
17. Busse JW, Sadeghirad B, Oparin Y, Chen E, Goshua A, May C, et al. Management of acute pain from non–low back, musculoskeletal injuries. Ann Intern Med. 2020;173(9):730-8.
18. Donnelly JM, de las Peñas CF, Finnegan M, Freeman JL. Travell, Simons & Simons' myofascial pain and dysfunction: the trigger point manual, 3. ed. Lippincott Williams & Wilkins, a Wolters Kluwer business; 2019.
19. Shah JP, Danoff JV, Desai MJ, Parikh S, Nakamura LY, Phillips TM, et al. Biochemicals associated with pain and inflammation are elevated in sites near to and remote from active myofascial trigger points. Arch Phys Med Rehabil. 2008;89(1):16-23.
20. Gerwin RD. Diagnosis of myofascial pain syndrome. Phys Med Rehabil Clin N Am. 2014;25(2):341-55.
21. Gerwin RD. Classification, epidemiology, and natural history of myofascial pain syndrome. Curr Pain Headache Rep. 2001;5(5):412-20.
22. Kietrys DM, Palombaro KM, Azzaretto E, Hubler R, Schaller B, Schlussel JM, et al. Effectiveness of dry needling for upper-quarter myofascial pain: a systematic review and meta-analysis. Journal of Orthopaedic & Sports Physical Therapy. 2013;43(9):620-34.
23. Bogduk N. Clinical anatomy of the lumbar spine and sacrum. 5. ed. New York: Churchill Livingstone; 2011.
24. Brinjikji W, Luetmer PH, Comstock B, Bresnahan BW, Chen LE, Deyo RA, et al. Systematic literature review of imaging features of spinal degeneration in asymptomatic populations. American Journal of Neuroradiology. 2015;36(4):811-6.
25. Freemont AJ. The cellular pathobiology of the degenerate intervertebral disc and discogenic back pain. Rheumatology (Oxford). 2009;48(1):5-10.
26. Modic MT. Degenerative disc disease and back pain. Magn Reson Imaging Clin N Am. 1999;7(3):481–91, viii.
27. Dreyfuss P, Schwarzer AC, Lau P, Bogduk N. Specificity of lumbar medial branch and l5 dorsal ramus blocks. Spine (Phila Pa 1976). 1997;22(8):895-902.
28. Manchikanti L, Singh V, Falco FJE, Cash KA, Pampati V. Evaluation of lumbar facet joint nerve blocks in managing chronic low back pain: a randomized, double-blind, controlled trial with a 2-Year Follow-Up. Int J Med Sci. 2010;124-35.
29. Chin KJ, Versyck B, Pawa A. Ultrasound-guided fascial plane blocks of the chest wall: a state-of-the-art review. Anaesthesia. 2021;76(S1):110-26.

30. Wise CM, Semble EL, Dalton CB. Musculoskeletal chest wall syndromes in patients with noncardiac chest pain: a study of 100 patients. Arch Phys Med Rehabil. 1992;73(2):147-9.
31. Proulx AM, Zryd TW. Costochondritis: diagnosis and treatment. Am Fam Physician. 2009;80(6):617-20.
32. Waggoner R, Needleman JP. Costochondritis. Pediatr Rev. 2024;45(9):543-5.
33. Enzinger PC, Mayer RJ. Esophageal cancer. New England Journal of Medicine. 2003;349(23): 2241-52.
34. Fass R, Shibli F, Tawil J. Diagnosis and management of functional chest pain in the rome IV Era. J Neurogastroenterol Motil. 2019;25(4):487-98.
35. Peterson CM, Anderson JS, Hara AK, Carenza JW, Menias CO. Volvulus of the gastrointestinal tract: appearances at multimodality imaging. RadioGraphics. 2009;29(5):1281-93.
36. Gonzalez-Ibarra F, Cruz-Ruiz M, Murillo Llanes J, Achem SR, Fass R. The role of psychological factors in noncardiac chest pain of esophageal origin. J Neurogastroenterol Motil. 2024;30(3):272-80.
37. Chappell AG, Yuksel S, Sasson DC, Wescott AB, Connor LM, Ellis MF. Post-mastectomy pain syndrome: an up-to-date review of treatment outcomes. JPRAS Open. 2021;30:97-109.
38. Shah JD, Kirkpatrick K, Shah K. Post-mastectomy pain syndrome: a review article and emerging treatment modalities. Cureus; 2024.
39. Ayad AE, El Masry A. Epidural steroid and clonidine for chronic intractable post-thoracotomy pain: a pilot study. Pain Practice. 2012;12(1):7-13.
40. Villgran VD, Chakraborty RK, Cherian S V. Pancoast syndrome. 2025.
41. Chen M, Li X, Feng X. Case report: brachial plexopathy caused by malignant peripheral nerve sheath tumor and review of the literature. Front Neurol. 2023;14.
42. Coleman RE, Croucher PI, Padhani AR, Clézardin P, Chow E, Fallon M, et al. Bone metastases. Nat Rev Dis Primers. 2020;6(1):83.
43. Lee DY, Lee JJ, Richeimer SH. Cancer pain syndromes. 2021:17-25.
44. Qiao L, Ding X, He S, Zhang F, Yu W, Zhang L, et al. Measurement properties of health-related quality of life measures for people living with metastatic disease of the spine: a systematic review. Int J Surg. 2024;110(1):419-30.
45. Brant JM. The assessment and management of acute and chronic cancer pain syndromes. Semin Oncol Nurs. 2022;38(1):151248.
46. Patil A, Goldust M, Wollina U. Herpes zoster: a review of clinical manifestations and management. Viruses. 2022;14(2):192.
47. Ehrenstein B. Diagnostik, therapie und prophylaxe des herpes zoster. Z Rheumatol. 2020;79(10):1009-17.
48. Argoff CE. Review of current guidelines on the care of postherpetic neuralgia. Postgrad Med. 2011;123(5):134-42.
49. Wilke J, Krause F. Myofascial chains of the upper limb: a systematic review of anatomical studies. Clin Anat. 2019;32(7):934-40. doi: 10.1002/ca.23424.
50. Chang PJ, Asher A, Smith SR. A Targeted approach to post-mastectomy pain and persistent pain following breast cancer treatment. Cancers (Basel). 2021;13(20):5191. doi: 10.3390/cancers13205191.

Dor Lombar

83

Sara Reis de Paula

Thiago Willian de Oliveira

Leonardo Arruda Alonso

INTRODUÇÃO

Definição

A dor lombar não é uma doença propriamente dita, mas sim um sintoma que pode ter inúmeras causas.[1] Ela pode ser definida como dor, tensão muscular ou rigidez localizada abaixo da margem costal e acima das dobras glúteas inferiores, associada ou não à irradiação para os membros.[2] Ou seja, o termo é genericamente utilizado para referir dores próximas à linha média na região lombar ou sacral.[1]

Epidemiologia

Mais de 70% das pessoas em países desenvolvidos vão experimentar a dor lombar em algum momento de suas vidas.[3] Os dados evidenciam uma prevalência ao longo da vida que varia de 49% a 80%, e prevalências pontuais de 12% a 30% em países ocidentais.[3,4] Acredita-se, ainda, que esses valores podem estar subestimados e que a prevalência pode variar conforme o tipo e a frequência da vigilância epidemiológica realizada[4] bem como conforme a definição de dor lombar utilizada. Em um estudo, no qual a dor lombar foi definida como "necessitando de licença médica", a prevalência nos últimos 6 meses foi cerca de 8%, ao passo que a dor definida com "duração de pelo menos 1 dia" apresentou valores próximos de 45%.[5]

A cada ano, entre 15% e 45% dos adultos referem dor lombar.[3] No geral, esse sintoma é a quinta causa mais comum de procura ao médico nos Estados Unidos. A maioria dos americanos já experimentou dor lombar e aproximadamente um quarto de sua população adulta referiu dor por pelo menos 24 horas nos últimos 3 meses.[6,7] Essa condição é a principal causa de incapacidade em todo o mundo e consiste em um sintoma muito comum vivenciado nas mais variadas faixas etárias. Em 2015, cerca de 540 milhões de pessoas foram afetadas pela dor lombar limitante, resultando em uma prevalência global de 7,3%.[8]

Uma revisão sistemática de 2012 evidenciou que as queixas são mais prevalentes entre mulheres e pessoas com idades entre 40 e 80 anos. A explicação para predileção pelo sexo feminino tem algumas hipóteses que incluem dor relacionada a osteoporose, menstruação ou gestação, influências individuais ou socioeconômicas e padrão de crescimento divergente entre os sexos.[9]

Por décadas, acreditava-se que crianças e adolescentes que apresentassem dor lombar possivelmente tivessem alguma patologia mais grave e ameaçadora à vida.[5] Entretanto, alguns estudos epidemiológicos afirmam que a prevalência da dor na população de jovens adolescentes é alta e apresenta valores semelhantes aos da população adulta.[5,9] Acredita-se que a dor aumenta ao longo da progressão da adolescência, e esse pico é alcançado antes pelo sexo feminino por causa do início mais precoce da puberdade.[9] Vale ressaltar que, nos jovens, esse quadro doloroso não tem impacto importante na qualidade de vida a menos que seja altamente recorrente ou apresentando-se associado a dores em outros locais.[5]

As pessoas idosas também são amplamente afetadas pela dor lombar. Um estudo realizado com um grupo amostral importante, avaliado duas vezes em 2 anos, evidenciou que, em ambas as ocasiões, quase metade da população entrevistada relatou algum tipo de dor lombar incapacitante nas 2 semanas anteriores. Além disso, aproximadamente 10% referiram dor incapacitante na maior parte do tempo ou dor contínua.[5] Outro estudo realizado observou que a prevalência de formas mais graves da dor lombar é crescente nos grupos etários mais avançados. Além disso, acredita-se que nessa população exista um limiar maior para níveis menos intensos de dor, porém uma tolerância reduzida a níveis mais severos de dor. Isso pode ser atribuído ao comprometimento cognitivo, à depressão, à diminuição da percepção da dor e ao aumento da tolerância.[9] O efeito da dor lombar na qualidade de vida e na funcionalidade desse grupo etário é substancial, porém menos da metade das pessoas idosas com dor lombar procura atendimento médico.[5]

Impacto econômico

Estudos apontam que a prevalência de dor lombar é mais alta durante a meia-idade, o que representa alguns dos anos mais produtivos da vida profissional de uma pessoa. Isso resulta em um impacto econômico significativo para muitos indivíduos, famílias, empresas e governos.[9] Essa condição tornou-se um dos maiores problemas para os sistemas de Saúde Pública no mundo ocidental durante a segunda metade do século XX e agora parece estar se estendendo pelo mundo.[5]

Em 1998, os custos diretos totais atribuíveis a dor lombar nos Estados Unidos foi de 26,3 bilhões de dólares.[6] Em 2006, esses valores chegaram a 100 bilhões de dólares, sendo dois terços em custos indiretos de salários e produtividade perdidos.[7] Um estudo do Global Burden of Desease, de 2010, identificou a dor lombar como principal contribuinte para incapacidade e para dias de trabalho perdidos.[6]

Quando se trata do retorno ao trabalho, os dados são amplos. Afirma-se que 10% a 33% dos pacientes com dor lombar permanecem incapazes de retornar às atividades laborais ou apresentam incapacidade recorrente para o trabalho.[1,3] No Brasil, em dados de 2007, a dor lombar foi a primeira causa de invalidez entre as aposentadorias previdenciárias e acidentárias.[10]

Países de baixa e média renda, incluindo Ásia, África e Oriente Médio, apresentaram os maiores aumentos na incapacidade causada pela dor lombar nas últimas décadas. Acredita-se que isso decorra dos sistemas de Saúde e dos sistemas sociais mal-equipados para lidar com esse crescente gasto, uma vez que a maior parte dos recursos, até então, estava direcionada ao combate a doenças infecciosas.[8]

Aspectos biopsicossociais

A dor lombar apresenta uma variedade de dimensões biofísicas, psicológicas e sociais que prejudicam a função, a participação social e a prosperidade financeira pessoal. Indivíduos com lombalgia, geralmente, apresentam dores concomitantes em outras partes do corpo, além de maiores problemas de saúde física e mental quando comparados a indivíduos saudáveis. Essa combinação entre a dor lombar e as outras comorbidades apresenta um efeito potencializado sobre os indivíduos e afeta os mecanismos de processamento da dor, impactando tanto na experiência da dor como na incapacidade associada. Isso exige maiores cuidados uma vez que esse público apresenta tipicamente uma resposta mais pobre a uma gama de tratamentos.[8] Estudos afirmam que pacientes do sexo feminino e aqueles com histórico de lombalgia têm maior probabilidade de buscar atendimento médico, e a percepção de incapacidade está mais fortemente associada à necessidade ou à busca por cuidados do que à própria intensidade da dor.[5]

Prognóstico e recorrência

A previsão para a dor lombar é incerta.[1] A maioria dos pacientes com dor lombar aguda tem episódios autolimitados e muitos deles não procuram atendimento médico.[7] Vale ressaltar que ela, geralmente, não está relacionada a doenças mais graves.[5]

Para os que buscam o serviço de Saúde, a dor e a incapacidade, quase sempre, melhoram rapidamente no primeiro mês.[7] Presume-se, via de regra, que a dor se resolva dentro de 6 semanas em cerca de metade dos casos e que 68% a 86% das pessoas afetadas sejam capazes de retornar ao trabalho dentro de 1 mês.[1] Os dados, no entanto, são divergentes. Alguns estudos afirmam que 20% a 62% das pessoas afetas ainda apresentam sintomas depois de 12 meses e que 16% não retornam ao trabalho após 6 meses. Uma pessoa em cada cinco relata limitações importantes nas atividades consequentes à lombalgia crônica.[1,3,5] Além disso, já foi reportado que uma das principais características da dor lombar é a recorrência.[5] Os valores de dor lombar recorrente podem chegar a 47% a 54% dos pacientes.[1]

Etiologia

A dor lombar apresenta múltiplas etiologias e esses diagnósticos diferenciais serão abordados de maneira mais aprofundada em outro capítulo. Ela pode ser classificada em dor específica e não específica. Na primeira, o mecanismo fisiopatológico é conhecido, como infecção, osteoporose, fratura, tumor, hérnia discal com comprometimento de raiz nervosa, distúrbio inflamatório, artrite reumatoide, entre outros. A não específica constitui 90% dos casos, e os sintomas não têm uma causa claramente definida, podendo estar relacionados a má postura, desbalanço muscular, hipo ou hipermobilidade, entre outros.[1,5,10]

AVALIAÇÃO INICIAL

O atendimento de pacientes com distúrbios na coluna é geralmente muito desafiador para os médicos consequentemente à complexa anatomia da coluna vertebral, à fisiopatologia da dor e aos aspectos multifatoriais da experiência dolorosa. Na grande maioria das vezes, o problema do paciente extrapola alterações anatômicas ou radiológicas e envolve inúmeros fatores psicossociais. Sendo assim, por meio da história e do exame físico devemos ser capazes de identificar não só as manifestações físicas de um distúrbio na coluna como também outras fontes de sofrimento, angústia e incapacidade. O sucesso do tratamento depende da capacidade de atuação em todas as frentes responsáveis pela atual condição do paciente.[11]

Anamnese

A avaliação inicial de um paciente com dor lombar deve conter uma investigação minuciosa do histórico daquele paciente, pois isso geralmente fornece informações importantes sobre as possíveis patologias.[1] É imperativo conhecer as circunstâncias que iniciaram a dor, como a presença de traumas locais, acidentes de maiores energias ou, até mesmo, a ausência de desencadeantes.[6]

Diante de uma patologia que envolve a queixa de dor, o entrevistador deve aplicar uma das técnicas semiológicas mais difundidas, conhecida como "decálogo da dor". Por meio deste, podem ser investigados o início dos sintomas, a evolução, duração e periodicidade, localização, intensidade, fatores de melhora e de piora, associação com outras manifestações clinicas, o caráter da dor e a relação com funções orgânicas.[12]

Dor aguda *vs.* subaguda *vs.* crônica

Quanto à duração, a dor lombar pode ser classificada em aguda, subaguda e crônica. A dor aguda é inferior a 6 semanas; a subaguda, entre 6 e 12 semanas; e a dor crônica tem duração maior do que 3 meses. Ao passo que a maioria dos pacientes apresenta dor aguda e autolimitada há 6 semanas ou menos, cerca de 10% a 40% dos pacientes desenvolvem sintomas que duram mais de 6 semanas. Vale ressaltar que pacientes crônicos devem receber tratamentos específicos e diferentes daqueles com quadros agudos e subagudos.[2,6,10,13]

Dor axial *vs.* dor radicular

A localização da dor lombar e seu aspecto também é importante para auxiliar a identificar as possíveis causas. A dor axial, geralmente, apresenta etiologias e opções de tratamento diferentes da dor radicular.[6,11] Ela pode estar associada a patologias envolvendo estruturas miotendíneas, ligamentares, articulações zigoapofisárias, vértebras e ânulo dos discos intervertebrais. Pela proximidade anatômica, a dor axial referida pode ser um reflexo de alterações em outros locais, como articulação sacroilíaca e quadril, sacro, e alterações viscerais e vasculares. A dor radicular, ao passo que pode implicar o envolvimento de raízes nervosas lombossacrais, cone medular e medula espinhal, também pode ser referida em patologias nas articulações zigoapofisárias lombares e sacroilíacas, doenças intra-articulares no quadril, bursites, patologias vasculares, lesões em nervos periféricos e estruturas miotendíneas, entre outros. É importante ressaltar que a presença de dor radicular, ou dor lombar associada à dor no membro, está relacionada a piores índices de qualidade de vida e maiores índices de incapacidade.[11]

Dor com características neuropáticas

As características sensoriais da dor também devem ser avaliadas, como a sensação de queimação, choque elétrico, pressão ou aperto, fisgada e dormência associadas. Essas qualidades podem direcionar para dores de origem neuropática, cujo tratamento tem propriedades específicas.[6,16] Identificar a relação entre os fatores de melhora e piora da dor com o posicionamento do corpo, como ficar em pé, andar, sentar e deitar auxilia também a discriminar entre os possíveis diagnósticos diferenciais.[6,11]

Avalição da intensidade da dor

A intensidade da dor deve ser mensurada em escalas específicas, como a escala visual analógica (EVA), a escala visual numérica, a escala verbal e a escala de faces. A EVA consiste em uma linha reta de 10 cm que tem, em suas extremidades, marcadores que indicam "nenhuma dor" e "pior dor possível" (Figura 1A). Na EVA, os pacientes devem circular um número entre 0 e 10, 0 e 20 ou 0 e 100 que reflete a intensidade de sua dor em uma graduação em que o limite inferior significa ausência de dor e o superior representa a pior dor possível[6,14,15] (Figura 1B). A Escala Verbal Descritiva demonstra uma lista de adjetivos e outros termos usados para indicar intensidades crescentes de dor, as palavras mais usadas, geralmente, incluem "nenhuma", "leve", "moderada", "grave". Esses termos são atribuídos a números em escala de 0 a 3[15] (Figura 1C). A escala de faces, por sua vez, demonstra diferentes mímicas que indicam presença de possível sofrimento conforme a intensidade da dor[12] (Figura 2).

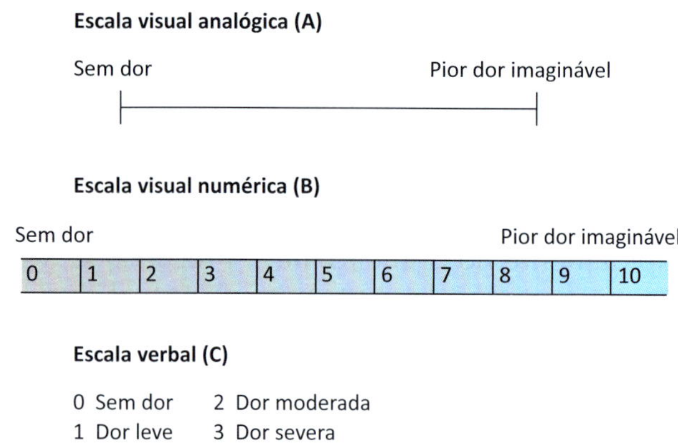

Figura 1 – (A) Escala visual analógica. (B) Escala visual numérica. (C) Escala verbal.

Fonte: Adaptada de Williamson A, Hoggart B, 2005.

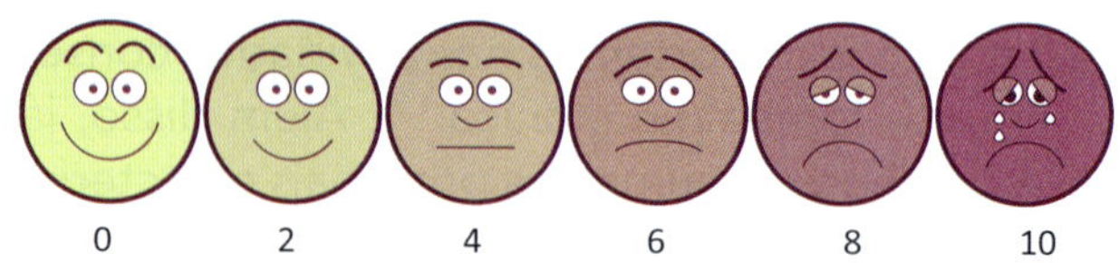

Figura 2 – Escala de faces.

Fonte: Adaptada de Soares ECS, Starling MA, Eisenberg PCO, *et al.*, 2019.

Periodicidade da dor e impacto social

Além disso, é importante documentar a presença de outros episódios semelhantes no passado para esclarecer uma possível natureza recorrente e intermitente dos sintomas de modo a conhecer os manejos e tratamentos já realizados e a saber se houve mudança temporal no padrão da dor apresentada.[6] Outras informações como a presença de distúrbios do sono, o comprometimento da vida diária, e fatores de estresse no trabalho e na vida pessoal também são úteis para compreender melhor as dimensões do quadro apresentado.[1,6,11]

Antecedentes pessoais e familiares

Na avaliação inicial da dor lombar, também é necessário ter conhecimento sobre as patologias pregressas do paciente. Um histórico de cirurgia prévia local, câncer, infecção recente ou doenças com necessidade de imunossupressores pode estar associado a diversas condições na coluna vertebral. Doenças vasculares como a doença arterial obstrutiva crônica (DAOP) e o aneurisma aórtico podem produzir sintomas que mimetizam patologias na coluna. Outras condições como osteoporose e espondilite anquilosante podem aumentar o risco de fraturas. Além disso, a presença de distúrbios cardíacos, renais e outros aspectos da condição clínica do paciente influenciam no prognóstico e no manejo dos sintomas. O histórico familiar também deve ser questionado em busca de possíveis doenças reumatológicas, neuromusculares ou outras patologias hereditárias que possam acometer a coluna lombar.[11]

Exame físico

A utilidade do exame físico é limitada pelo grande número de estruturas que podem ser avaliadas e pela baixa especificidade dos testes. A combinação de testes específicos, provocativos e de mobilização fornece mais informações do que sua aplicação isolada.[1]

Inspeção estática e dinâmica

O exame físico se inicia com a inspeção estática e dinâmica. Na inspeção estática, devemos avaliar o alinhamento das estruturas e buscar por lesões na pele, edemas, equimoses, abaulamentos, desvios e alterações posturais. Na inspeção dinâmica, avaliamos o padrão de marcha, a amplitude de movimento e o equilíbrio.[1,6,11,17]

Padrão de marcha

A avaliação da marcha busca por padrões específicos que indicam déficits neurológicos. Uma marcha com base alargada pode sugerir patologias proprioceptivas, cerebelares ou mielopáticas. A marcha escarvante, por sua vez, geralmente, está associada à queda do pé por problemas na dorsiflexão. A presença do sinal de Trendelenburg durante a marcha pode indicar fraqueza dos abdutores do quadril como consequência de osteoartrite, rupturas do glúteo médio ou compressões. Incapacidade de caminhar na ponta dos pés e nos calcanhares pode indicar patologias nas raízes de L4, L5 E S1.[11,17]

Amplitude de movimento

É importante avaliar a amplitude de movimento ativa da coluna em flexão, extensão, rotação e flexão lateral. A simetria do movimento, o controle motor e a presença de dor ou reprodução dos sintomas devem ser observados. A amplitude toracolombar normal é de 90 graus para flexão, 30 graus para extensão, 60 graus para rotação lateral e 25 graus para flexão lateral. A dor provocada pela rotação lateral ou extensão pode indicar alguma artropatia facetária, ao passo que a dor provocada pela flexão pode indicar patologia discogênica ou relacionada ao corpo vertebral. O equilíbrio pode ser avaliado conforme as mudanças de postura em apoio monopodálico.[1,6,11]

Palpação

A palpação das estruturas relevantes da coluna deve ser realizada. Ela pode ajudar a localizar os sintomas e identificar estruturas lesionadas ou anormalidades anatômicas. Por meio da palpação, é possível identificar se o aumento da sensibilidade está presente na linha média ou nos tecidos moles adjacentes e se é localizado ou difuso. A avaliação da região lombar deve incluir a palpação não só da coluna e dos processos espinhosos, como também das cristas ilíacas, articulações sacroilíacas, áreas trocantéricas e músculos isquiotibiais. A sensibilidade localizada nos processos espinhosos pode indicar algumas patologias que incluem abscessos, tumor epidural e fraturas por compressão. Quando ela se encontra na região paravertebral, podemos pensar em artropatia facetária e dores relacionadas à fáscia muscular. Além disso, a palpação auxilia a identificar a presença de distúrbios perceptivos da dor, como alodínia e hiperalgesia, geralmente indicativos de dor neuropática (DN).[1,6,11]

Avaliação neurológica

O exame neurológico deve avaliar a sensibilidade, a função motora e os reflexos. Essa avaliação auxilia a diagnosticar e a excluir patologias relacionadas a medula, raízes nervosas e nervos periféricos.[6]

Alterações na sensibilidade que obedecem aos dermátomos lombares e sacrais demonstram patologias relacionadas a determinada raiz nervosa[18] (Figura 3). As alterações sensitivas também podem estar relacionadas a polineuropatias periféricas ou a lesões de nervos periféricos específicos, a depender do padrão de acometimento. Alterações na propriocepção, vibração, percepção corporal e temperatura podem indicar patologias medulares e no sistema nervoso central (SNC).[11]

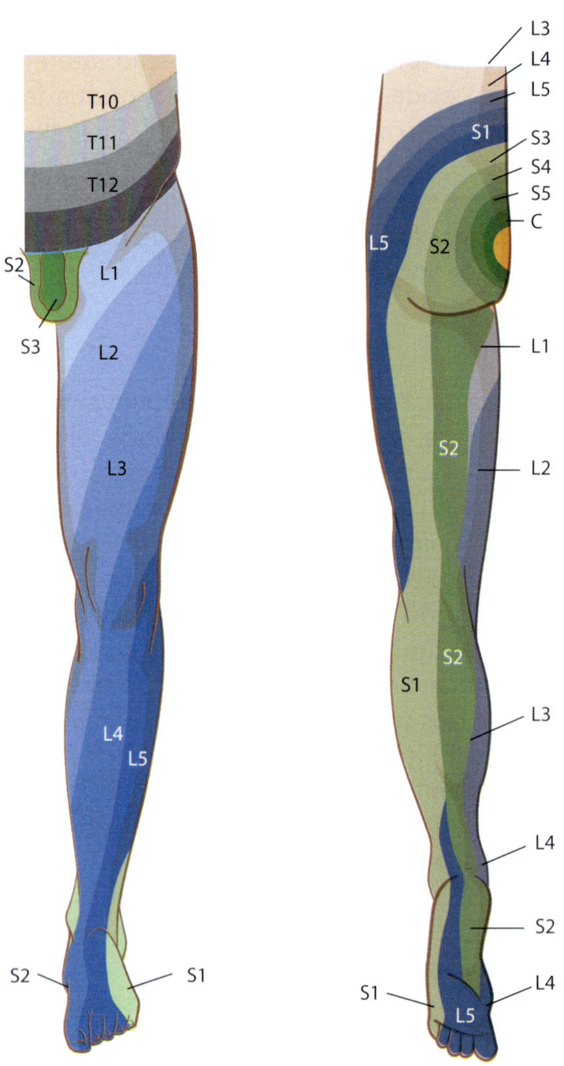

Figura 3 – Dermátomos das raízes lombares e sacrais.

Fonte: Adaptada de Soar H, Comer C, Wilby MJ, *et al.*, 2022.

A função motora pode ser avaliada conforme a força, o tônus muscular, a coordenação, o volume de músculo e a presença de movimentos involuntários. A força é a modalidade mais comumente testada. Ela pode ser graduada, de modo genérico, de 0 a 5 (0: ausência de contração muscular; 1: apenas contração muscular; 2: movimento ativo, mas não vence a gravidade; 3: movimento ativo contra a gravidade; 4: movimento ativo contra a gravidade e alguma resistência; 5: movimento ativo contra resistência com força normal) e, geralmente, é aplicada para grupos musculares e movimentos específicos. Na coluna lombar, a avaliação de força e movimento pode indicar patologias em raízes específicas. L2 é responsável pela flexão do quadril; L3, pela flexão e adução do quadril e extensão do joelho; L4. pela extensão do joelho e dorsiflexão do tornozelo; L5, pela dorsiflexão e eversão do tornozelo, extensão do hálux, abdução e rotação interna do quadril; e S1, pela flexão plantar do tornozelo e flexão dos dedos.[11]

A avaliação dos reflexos deve ser feita no exame neurológico e pode auxiliar na diferenciação entre lesões do neurônio motor superior e inferior. Nas lesões do neurônio motor inferior, os reflexos profundos estão reduzidos, ao passo que, na lesão do neurônio motor superior, eles encontram-se exacerbados. O reflexo de Babinski, com extensão do hálux à estimulação plantar (Figura 4) e de Oppenheim, com extensão do hálux à estimulação da crista de tíbia (Figura 5), é um indicativo disso. Com relação às raízes lombares e sacrais, o reflexo do tendão patelar (Figura 6) ocorre pela ação de L2, L3 e L4, do tendão isquiotibial medial por L5 e S1 e do tendão aquileu por S1 (Figura 7).[11]

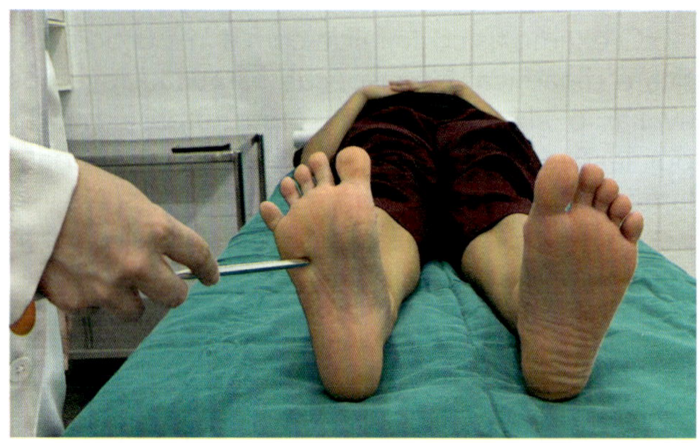

Figura 4 – Sinal de Babinski. Extensão do hálux e dos dedos à estimulação plantar.

Fonte: Acervo da autoria.

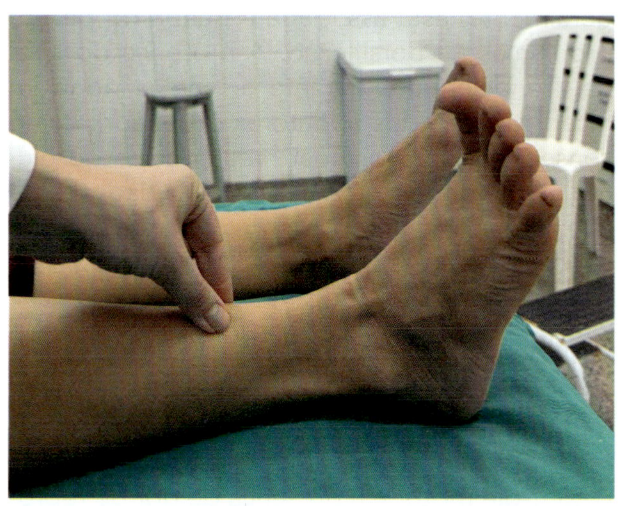

Figura 5 – Sinal de Oppenheim. Extensão do hálux e dos dedos à estimulação na crista da tíbia.

Fonte: Acervo da autoria.

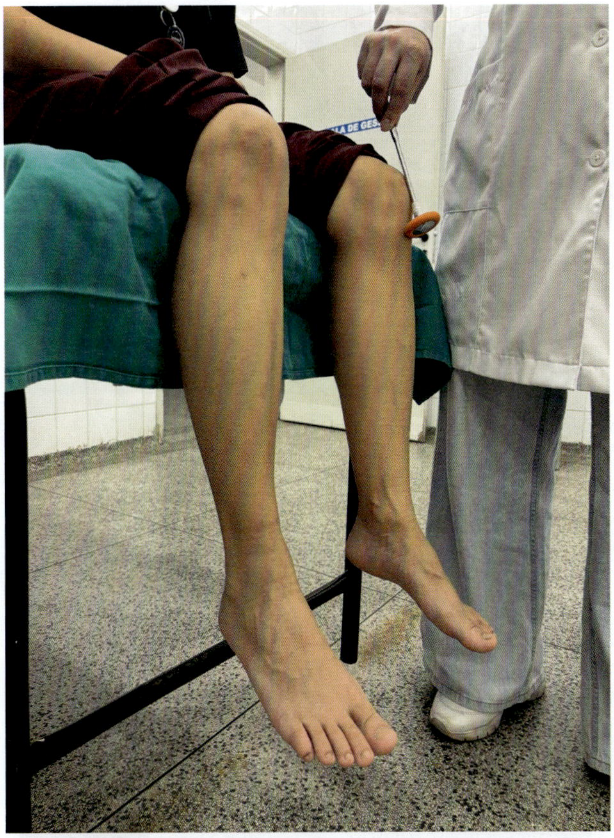

Figura 6 – Reflexo do tendão patelar, com o membro pendente e relaxado.

Fonte: Acervo da autoria.

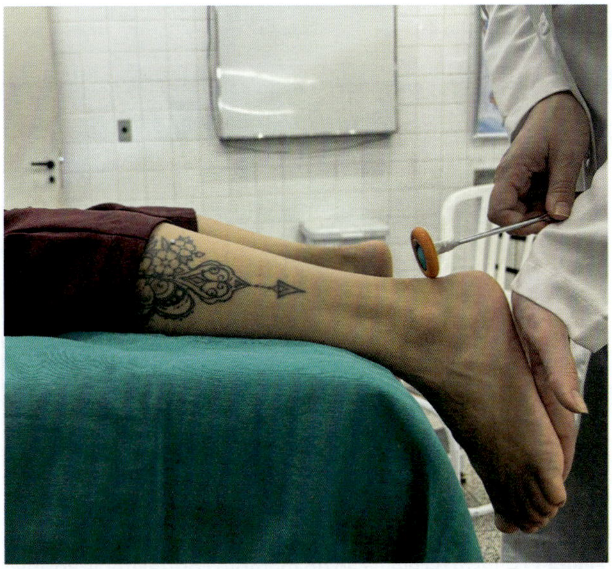

Figura 7 – Reflexo do tendão calcâneo, ou reflexo aquileu.

Fonte: Acervo da autoria.

Testes específicos para coluna lombar

Alguns testes específicos devem fazer parte do exame físico da coluna lombar. O teste da elevação da perna, ou manobra de Lasegue, é realizado com o paciente elevando a perna com o joelho em extensão (Figura 8). Ele é positivo na presença de dor irradiada entre 30 e 70 graus de elevação e indica uma possível tensão nas raízes lombares baixas e sacrais altas. Variações desse teste incluem o sinal de Bragard (Figura 9) que consiste em, após identificar a angulação em que os sintomas estão positivos, abaixar ligeiramente a perna e dorsifletir passivamente o pé para avaliar se a dor é novamente desencadeada pela provocação da dorsiflexão. Existe, ainda, a variante que se inicia com o joelho e o quadril fletidos a 90 graus e uma extensão gradual do joelho é realizada, podendo reproduzir a dor irradiada a partir de certo grau de extensão, com melhora do quadro após leve flexão do joelho (Figura 10). É possível, ainda, que os sintomas sejam novamente reproduzidos se, após essa leve flexão, for realizada uma pressão na fossa poplítea, sensibilizando o nervo. Esse sinal é denominado "*bowstring*" ou corda de arco (Figura 11). Quando esses sintomas de dor irradiada ocorrem com a elevação do membro assintomático, pode ser que exista uma grande protrusão discal ou fragmentos livres do disco localizados mediais à raiz (Figura 12).[6,11,19,20]

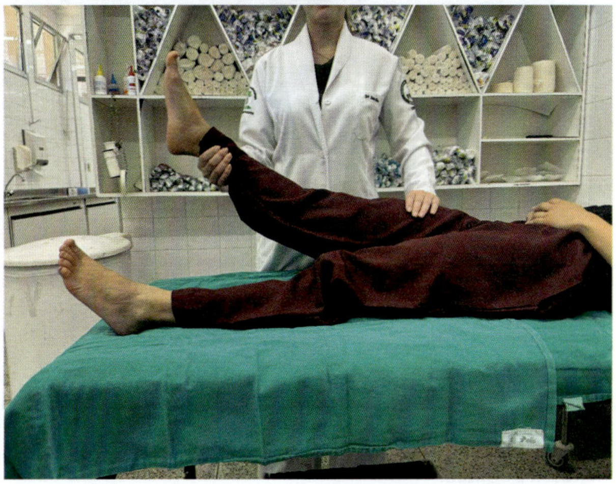

Figura 8 – Teste da elevação do membro ou manobra de Lasegue.

Fonte: Acervo da autoria.

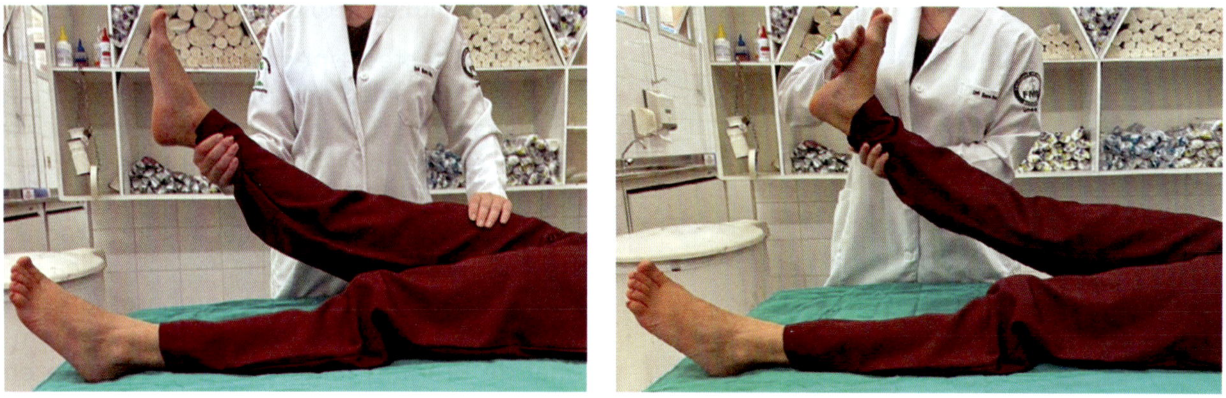

Figura 9 – Sinal de Bragard. Dor reproduzida pela dorsiflexão com o membro elevado em angulação não dolorosa.

Fonte: Acervo da autoria.

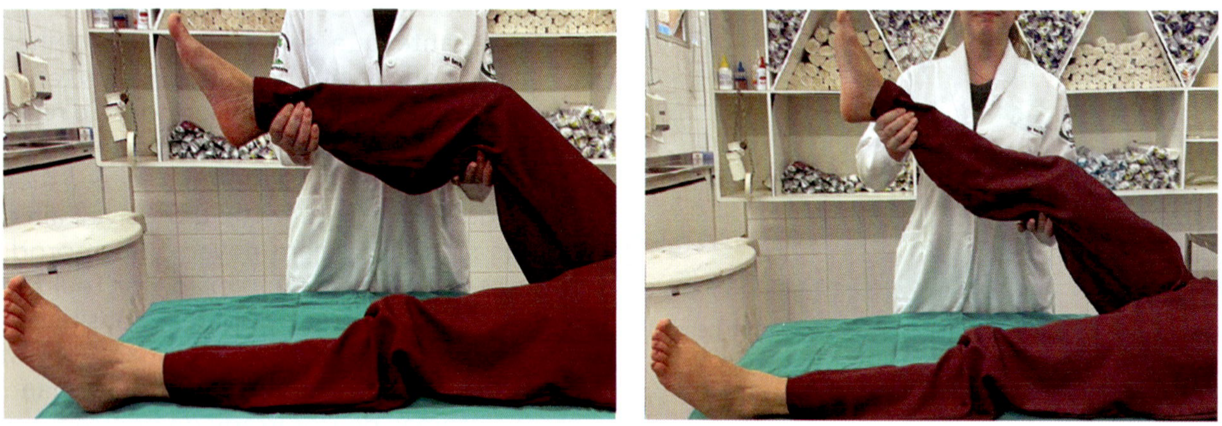

Figura 10 – Manobra de Lasegue com o joelho fletido.

Fonte: Acervo da autoria.

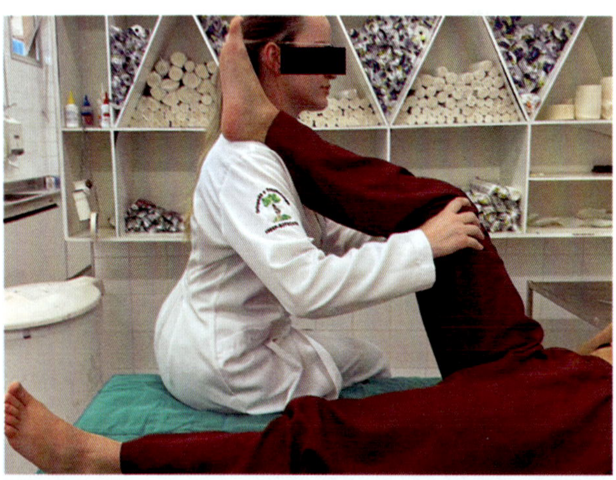

Figura 11 – Sinal de bowstring. Reprodução da dor com pressão na fossa poplítea.

Fonte: Acervo da autoria.

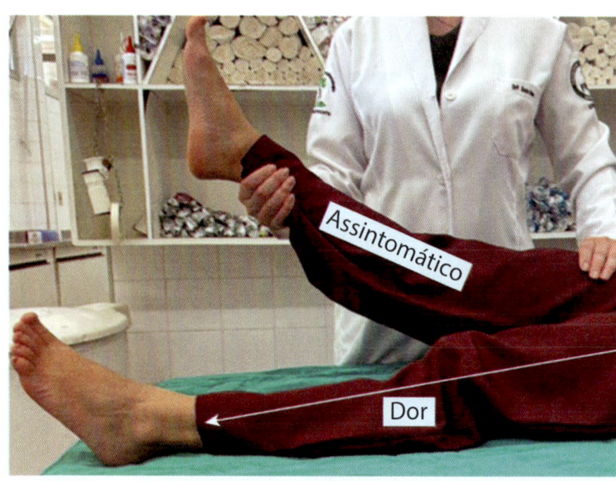

Figura 12 – Teste da elevação do membro contralateral. Positivo se reprodução da dor no membro afetado.

Fonte: Acervo da autoria.

O teste do estiramento do nervo femoral ou teste de Nachlas é realizado com o paciente em decúbito ventral. O joelho é flexionado passivamente e o teste é considerado positivo na reprodução de dor na região anterior da coxa. Ele geralmente indica tensão nas raízes lombares superiores (L2-L4) (Figura 13).[11,20]

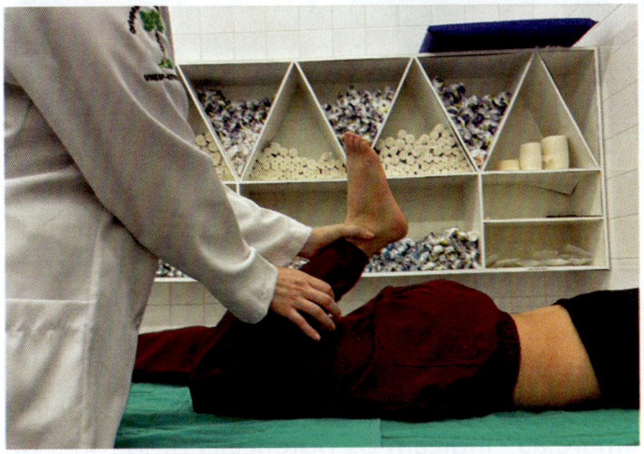

Figura 13 – Teste de Nachlas ou teste do estiramento do nervo femoral.

Fonte: Acervo da autoria.

Existe ainda a manobra ou teste de Hoover (Figura 14) que auxilia a identificar simulação dos sintomas. Nesse teste, solicita-se que o paciente eleve a perna estendida, enquanto o examinador mantém uma das mãos sob o calcâneo do pé oposto. É normal que, ao tentar elevar a perna, o membro contralateral exerça uma pressão no sentido oposto. A ausência dessa força contrária ao movimento pode sugerir simulação do quadro.[19,20]

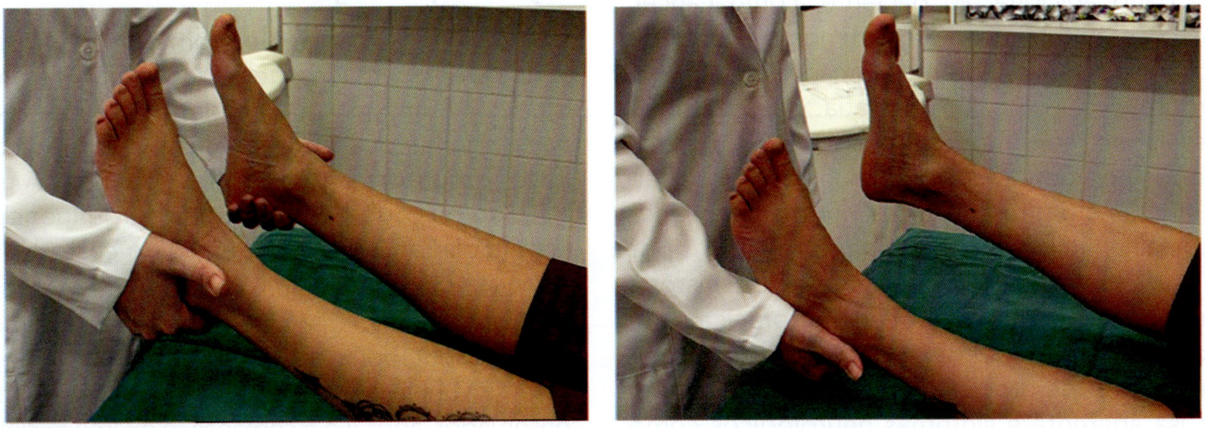

Figura 14 – Teste de Hoover para simulação.

Fonte: Acervo da autoria.

Testes específicos para sacroilíaca

Além dos testes específicos para coluna lombar, é importante examinar a articulação sacroilíaca, pois, muitas vezes, ela é a responsável por dores referidas na coluna lombar. As manobras mais comumente realizadas incluem o teste de Patrick ou teste de Faber (Figura 15) e o teste de Gaenslen (Figura 16). No primeiro, um dos membros é posicionado em flexão, abdução e rotação externa, com o pé tocando o joelho. É realizada, então, uma pressão sobre a pelve e o joelho fletido e o teste é positivo na presença de dor referida na região da sacroilíaca.

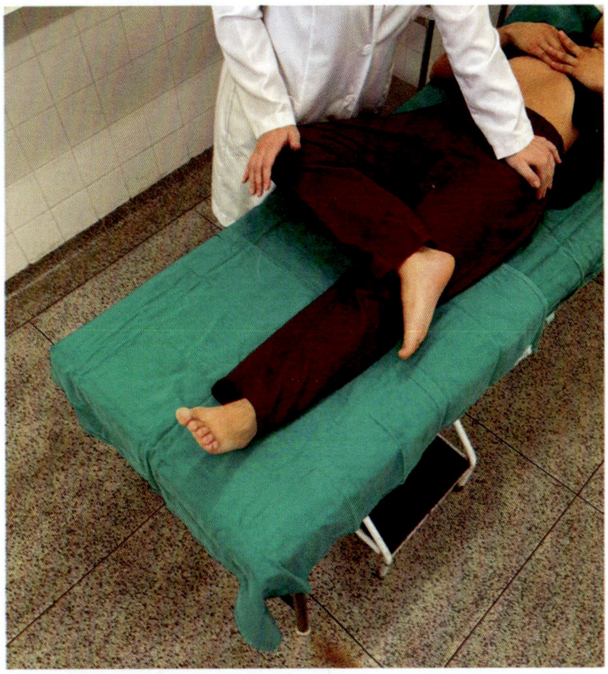

Figura 15 – Teste de Patrick ou de Faber.

Fonte: Acervo da autoria.

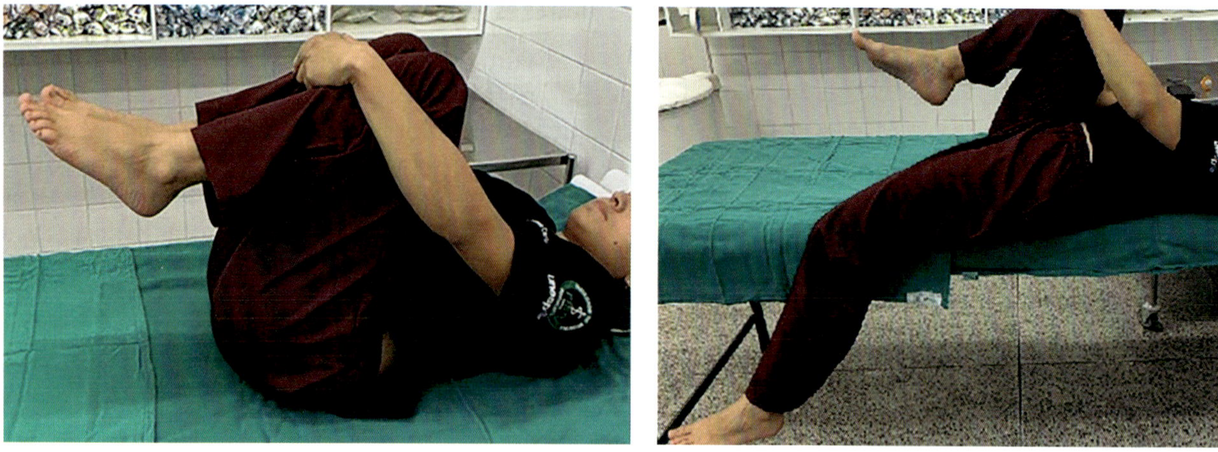

Figura 16 – Teste de Gaenslen.

Fonte: Acervo da autoria.

No segundo, o paciente é posicionado em decúbito dorsal com os quadris e os joelhos fletidos até a face anterior do tronco. Em seguida, com uma das nádegas sem contato com a mesa, o membro inferior desse lado é solto em direção ao solo, e a manobra é positiva na presença de dor na sacroilíaca.[19,20]

Red Flags e Yellow Flags (Quadro 1)

A avaliação inicial do paciente com dor lombar deve incluir a busca por sinais de alerta. Esses sinais, geralmente, indicam pacientes com necessidade de avaliação adicional, seja com exame de imagem, seja com investigação laboratorial, em razão da possibilidade de patologias mais sérias ou riscos aumentados para cronificação da dor.[6]

As chamadas *red flags* ou "bandeiras vermelhas" indicam a presença de sintomas constitucionais que apontam para condições com risco de dano adicional ao paciente, como câncer, infecção, fratura e comprometimento neurológico grave, como síndrome da cauda equina, ou progressivo, como a mielopatia.[6,11] Esses sinais de alarme incluem idade inferior a 20 e acima de 55 anos, dor constante e progressiva que não melhora com o repouso, dor por mais de 1 mês ou falha no tratamento conservador após 1 mês, febre ou sintomas infecciosos, história de trauma, história de câncer, dor torácica, imunossupressão, uso prolongado de corticosteroides, abuso de drogas, HIV, perda de peso sem causa aparente e sintomas neurológicos como anestesia em sela, disfunção intestinal, vesical ou sexual, fraqueza importante em membros inferiores ou fraqueza progressiva, instabilidade da marcha e alteração dos reflexos.[1,6,10,11,18]

As chamadas *yellow flags* ou "bandeiras amarelas" indicam os potenciais preditores de um mau resultado no tratamento da dor lombar. Os desfechos, geralmente, incluem dor crônica e incapacidade. Esses sinais de alarme estão relacionados a diversos fatores como a natureza da lesão do paciente, saúde médica geral, questões sociais e trabalhistas e fatores psicológicos. Isso inclui crenças inapropriadas sobre a dor lombar, medo de movimentar-se, catastrofização, baixa satisfação no trabalho, ansiedade, depressão, tendência à somatização e busca por indenizações trabalhistas. Esses fatores, muitas vezes, psicossociais e emocionais podem se beneficiar de abordagens focadas em terapias cognitivo-comportamentais.[1,6,11]

Diagnóstico por imagem

A maioria dos pacientes com dor lombar de menos de 4 semanas de duração não requer exames de imagem.[6] A imagem deve ser realizada apenas quando há déficits neurológicos graves ou progressivos e outras *red flags*. A escolha do método utilizado pode ser influenciada pela disponibilidade local e pelo custo.[1,6,10]

A avaliação por imagem é feita por radiografias e/ou exames de imagem avançada, como a tomografia computadorizada (TC) e a ressonância magnética (RM). Na presença de falha do tratamento conservador, após 4 a 6 semanas, o exame inicial a ser realizado é a radiografia da coluna lombar com carga, nas incidências anteroposterior (AP) e perfil.

Quadro 1 – *Red flags* da dor lombar e suas possíveis causas

Sinais e sintomas de *red flags*			
Síndrome da Cauda Equina	Fratura Vertebral	Câncer	Infecção (discite, osteomielite ou abcesso epidural) (Figura 22)
Ciática aguda bilateral	Histórico de trauma (alta energia em jovens e baixa energia em idosos/pacientes com osteoporose)	Idade igual ou maior que 50 anos	Febre ou sintomas B
Progressão dos sintomas de unilateral para bilateral	Deformidade estrutural	Início gradual dos sintomas	Histórico de tuberculose
Dificuldade de iniciar a diurese ou diurese espontânea não perceptível	Sensibilidade localizada à palpação	Dor severa e incessante, principalmente noturna	Infecção recente do trato urinário ou outras infecções bacterianas
Anestesia ou parestesia súbitas	Dor axial súbita e localizada que melhora em decúbito	Dor torácica	Diabetes
Ausência de sensibilidade para enchimento retal	Uso constante de corticosteroides	Sintomas B: febre > 38 ºC, sudorese noturna (múltiplas trocas de pijama), perda de peso inexplicada (pelo menos 10% do peso em 6 meses)	Histórico de abuso de drogas injetáveis
Incontinência fecal		Histórico de câncer	Imunossupressão ou HIV
Perda de força importante (grau 3 ou menos)		Dor que piora em posição supina	Dor intensa noturna
Aumento da dor acompanhado de perda completa da função de determinada raiz			Histórico de infiltração na coluna
			Histórico de Viagem para locais exóticos recente

HIV: vírus da imunodeficiência humana.

Fonte: Casser HR, Seddigh S, Rauschmann M, 2016; Soar H, Comer C, Wilby MJ, *et al.*, 2022.

Se não houver alterações que expliquem a dor lombar persistente ou se existirem suspeitas para outras patologias específicas ou mais graves, podemos lançar mão da TC ou da RM. A RM sem contraste é considerada padrão-ouro para avaliação avançada em pacientes com dor lombar. A RM com contraste, por sua vez, permite melhor visualização na presença de cirurgias prévias, malignidades e suspeita de infecção. Pacientes com indicação de um exame de imagem avançado, mas com restrições à realização de RM, podem se beneficiar da TC.[2,6]

A utilidade de exames de imagem para o diagnóstico e acompanhamento de pacientes com dor lombar, no entanto, tem sido questionada porque, muitas vezes, não contribui para o manejo e, além disso, pode causar prejuízos.[10] Alguns autores afirmam que existe uma fraca correlação entre os achados de exames de imagem e os sintomas manifestados pelos pacientes. A presença de alterações nos exames de imagem em pacientes com dor lombar é tão prevalente quanto em pacientes sem dor lombar. Um estudo realizado em pacientes assintomáticos com mais de 60 anos identificou que 90% apresentavam degeneração discal, 21% estenose e 36% discos herniados. Outro estudo identificou que a presença de anormalidades radiológicas degenerativas e de espondilose em pessoas assintomáticas varia de 40% a 50%. Assim, a presença de alterações nos exames de imagem não é inerente à presença de sintomas.[2,4,10]

Quanto à realização de exames de imagem precoces, vários estudos determinaram que as radiografias simples, ressonância e outros métodos não demonstraram benefícios nos desfechos da dor lombar aguda. A solicitação de radiografia simples, no entanto, resultou em maiores taxas de satisfação nos pacientes.

Sendo assim, as diretrizes do American College of Physicians é bem direta, recomendando a investigação por imagem somente em caso de déficits graves e progressivos, suspeita de condições subjacentes sérias ou para avaliação de candidatos a infiltrações de esteroides epidurais.[4]

AVALIAÇÃO RADIOGRÁFICA

Os diagnósticos diferenciais de dor lombar serão abordados mais profundamente em outro capitulo, porém, algumas patologias comuns serão exemplificadas neste capitulo visto que podem estar presentes na radiografia solicitada na avaliação inicial.

Essas condições incluem discopatia degenerativa (Figura 17), estenose foraminal (Figura 18), artrose facetária (Figura 19), espondilolistese (Figura 20) e espondilólise (Figura 21). Os exames de imagem avançados como tomografia e RM serão abordados no capítulo de diagnósticos diferenciais.[21-26]

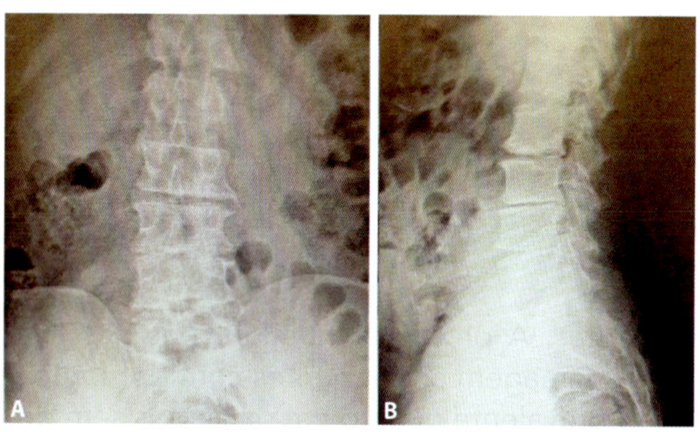

Figura 17 – Discopatia degenerativa.

(A) Radiografia em AP da coluna demonstrando osteófitos marginais. (B) Radiografia em perfil evidenciando espaço discal reduzido em, principalmente, L3-L4 e L4-L5. Presença de osteófito em resposta à doença discal em todas as margens vertebrais anteriores e posteriores.

Fonte: Acervo da autoria.

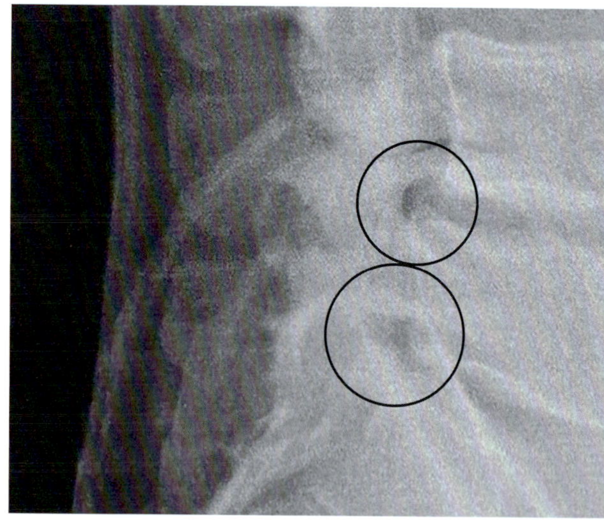

Figura 18 – Estenose foraminal.

Presença de estenose no nível de L4-L5 e L5-S1. O forame intervertebral lombar é um espaço que contém o nervo espinhal e os gânglios da raiz dorsal (DRG) compostos por neurônios sensoriais. A compressão nesse local pode gerar dor crônica. Os sintomas incluem dor em membros inferiores, diminuição da amplitude de movimento lombar principalmente para extensão, dor que é exacerbada nas posições sentada ou em decúbito lateral do lado afetado, dor em região glútea, fraqueza motora focal, alterações de reflexo e sensibilidade. A dor é de característica radicular e intensa.

Fonte: Acervo da autoria.

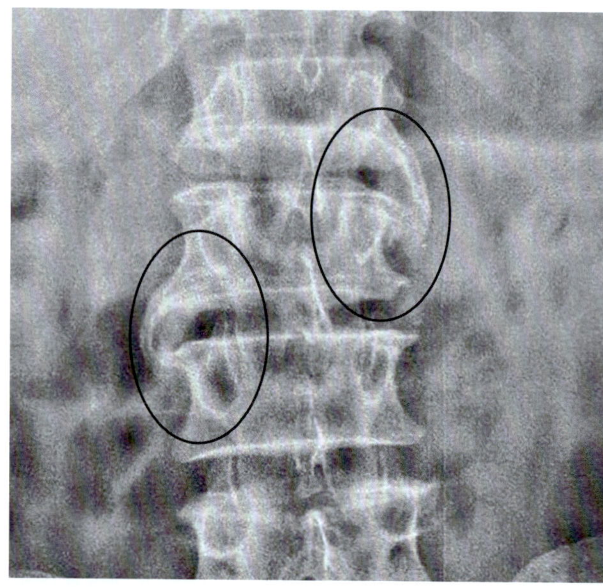

Figura 19 – Artrose facetária.

Radiografia em AP evidenciando artrose facetária. Os fatores de risco para artrose facetária incluem aumento da idade, sexo feminino, sobrepeso, escoliose idiopática, trauma, fatores ocupacionais e tabagismo. Na coluna lombar, a prevalência é maior em L4-L5, seguida por L5-S1. As alterações radiográficas incluem erosões ósseas subarticulares, cistos subcondrais, esclerose subcondral, formação de osteófitos e hipertrofia dos processos articulares. Complicações neurais podem decorrer de estreitamento do saco dural, recesso lateral e forame neural.

Fonte: Acervo da autoria.

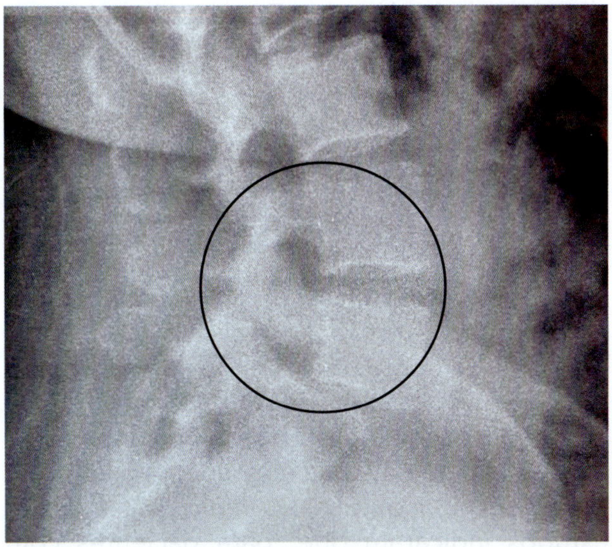

Figura 20 – Espondilolistese.

Consiste no deslocamento anterior de uma vértebra em relação à vértebra abaixo. Uma vez que radiografias laterais tenham indicado a presença de espondilolistese, uma decisão quanto à etiologia e ao grau desta deve ser tomada, assim como quanto à causa de qualquer compressão associada da raiz nervosa. Trata-se de uma condição que pode gerar dores na coluna lombar e nos membros inferiores.[27]

Fonte: Acervo da autoria.

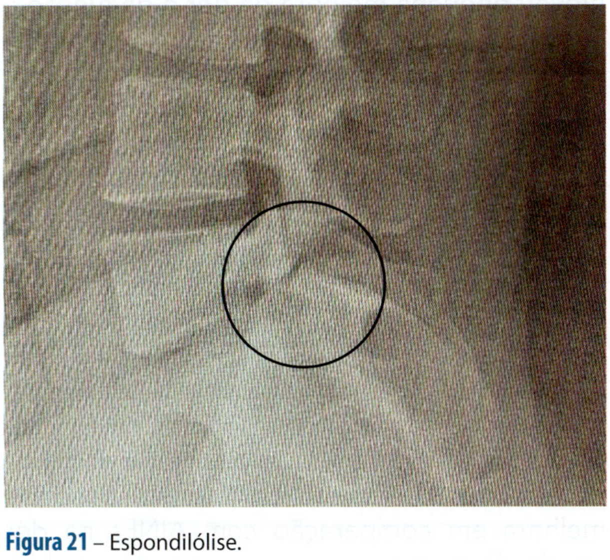

Figura 21 – Espondilólise.

Consiste em um defeito ósseo uni ou bilateral na partes interarticulares (ou istmo) da vértebra. Esse defeito pode ser preenchido por tecido fibroso, cartilaginoso ou ósseo, podendo desenvolver pseudoartrose. É uma condição mais comum em indivíduos que praticam atividade esportiva. A incidência aumenta com a idade até a idade adulta. A fisiopatologia é pouco conhecida, mas as teorias incluem a presença de microtraumas repetitivos em condições anatômicas congenitamente predispostas, resultando em fraturas por estresse. Envolve principalmente a vértebra L5 e quase sempre bilateral. Essa condição pode ser uma causa de dor lombar, instabilidade e radiculopatia que requer tratamento.[28]

Fonte: Acervo da autoria.

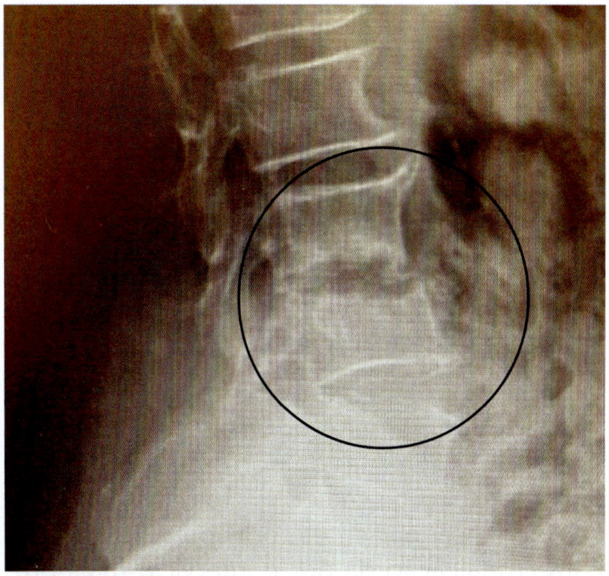

Figura 22 – Espondilodiscite.

Presença de irregularidades nas placas terminais das vértebras acometidas. Pode estar associada a dor, sintomas tipo B e infecções recentes de outros tratos.[52]

Fonte: Acervo da autoria.

TRATAMENTO CONSERVADOR

Aspectos gerais para dor lombar aguda

Na dor lombar aguda, o objetivo do tratamento é o alívio dos sintomas a curto prazo, uma vez que a maioria dos quadros terá resolução em 4 semanas. O tratamento inicial indicado é não farmacológico, com aplicação de calor superficial. Outras opções incluem massagem local, acupuntura e manipulação da coluna, a depender dos custos, da acessibilidade e da preferência do paciente. O uso da farmacoterapia pode ser realizado nos casos em que houve falha do tratamento não farmacológico. As medicações sugeridas incluem anti-inflamatórios não esteroides (AINEs) com ou sem associação a relaxantes musculares em detrimento do uso de paracetamol. Essa abordagem está de acordo com as diretrizes atualizadas de 2017 do American College of Physicians para o tratamento da dor lombar aguda, subaguda e crônica.[3,13,29,30]

O repouso na cama para pacientes com dor lombar aguda está contraindicado. Acredita-se que ele está associado a processos de recuperação mais lentos quando comparado a deambulação e atividades diárias. A orientação é que a mudança das atividades seja mínima, com retorno o mais precoce possível às atividades da vida diária e para o trabalho. Se o retorno às atividades for doloroso ou gerar aumento da dor, a orientação é que o retorno seja gradual e insistente, conforme tolerado. Quanto ao retorno ao trabalho, é necessário individualizar os pacientes. Aqueles com profissões fisicamente exigentes podem não estar aptos para o retorno imediato ao trabalho se opções de tarefas mais leves não estiverem disponíveis.[31]

Aspectos gerais para dor lombar subaguda e crônica

Para alguns pacientes, o episódio de dor lombar pode perdurar por mais de 4 semanas. Entre 4 e 12 semanas de dor, o objetivo do tratamento é a resolução dos sintomas e, se possível, identificar pacientes com potencial elevado para cronificação da dor e intervir o mais precocemente possível para evitar esse desfecho. Após 3 meses de sintomas, os objetivos do tratamento mudam. A prioridade, nesses casos, é controlar a dor, manter a função e prevenir a incapacidade. Alguns fatores são reconhecidamente associados ao desenvolvimento da dor lombar crônica. Isso inclui condições psicológicas preexistentes, somatização, evitação ou catastrofização, insatisfação no trabalho e outras formas de compensação. Esses sinais, como vimos, são denominados *yellow flags*. Outros fatores de risco que podem contribuir para a cronificação da dor incluem obesidade, tabagismo e manejo inadequado da dor.[32-34]

Tratamento não farmacológico

As evidências da eficácia das terapias não farmacológicas, geralmente, variam de baixa a moderada qualidade. A escolha entre essas opções depende da preferência do paciente, do custo e da acessibilidade.

Termoterapia: o calor é, muitas vezes, aplicado com a justificativa de redução do espasmo muscular. Uma revisão da Cochrane demonstrou que existem evidências moderadas para o alívio da dor a curto prazo (4 dias) com o uso de uma compressa térmica aplicada por 8 horas ou um cobertor elétrico por 25 minutos quando comparadas a nenhum calor aplicado. Entretanto, esse benefício não é identificado após 7 dias. Existem também evidências moderadas para o alívio da dor e melhora da função com a associação de compressas térmicas ao exercício físico quando em comparação ao uso isolado do calor. Estudos de baixa evidência demonstraram maior efetividade das compressas térmicas em comparação ao uso de paracetamol ou ibuprofeno após 1 ou 2 dias. Não houve evidência suficiente sobre o uso de crioterapia e, além disso, os resultados são contraditórios quando se comparou o uso do calor e do frio.[7,10,35]

Massagem: a massagem terapêutica consiste na manipulação dos tecidos moles para obter relaxamento, melhora do sono, alívio da dor e redução nas tensões musculares. Uma revisão da Cochrane de 2015 demonstrou que a evidência para o uso da massagem no controle da dor lombar é baixa ou muito baixa. Esses estudos indicaram que, para pacientes com dor lombar aguda, a massagem contribuiu no alívio da dor, mas não no retorno da função e para dor lombar subaguda e crônica, houve melhora da dor e da função, mas somente a curto prazo. Quando associada a pacientes ativos, a massagem demonstrou melhora da dor a curto e longo prazo, mas sem nenhum impacto sobre a função. Um estudo de qualidade moderada demonstrou que a massagem promoveu pequena melhora da dor e da função a curto prazo em comparação com outras intervenções como manipulação espinhal, exercícios, acupuntura ou fisioterapia para pacientes com dor subaguda a crônica. Os efeitos adversos (EAs) relatados são mínimos, como aumento da intensidade da dor em 1,5% a 25% dos participantes.[7,10,36]

Acupuntura: evidências de baixa qualidade demonstram que a acupuntura resulta em pequena redução da dor lombar aguda quando comparada a agulhas não penetrantes, entretanto não houve efeitos evidentes na função. Outras evidências de baixa qualidade demonstram aumento discreto da probabilidade de melhora em comparação com AINEs na dor aguda. Quanto à dor crônica, estudos de baixa qualidade indicaram que a acupuntura esteve associada à melhoria moderada no alivio da dor imediatamente após o tratamento e até 12 semanas após, porém sem melhora da função. Acredita-se que a acupuntura e o agulhamento a seco podem ser eficientes medidas adjuvantes a outras terapias convencionais usadas no tratamento da dor lombar crônica. Trata-se de uma técnica segura, com poucos EAs.[7,10,37]

Terapia manipulativa vertebral: intervenção amplamente realizada. Consiste na mobilização com movimentos passivos aplicados em uma articulação com diferentes amplitudes e velocidades e na manipulação com movimentos passivos aplicados em uma articulação em seu limite anatômico com pequena amplitude e alta velocidade. Para dor lombar aguda, a manipulação da coluna apresentou pequeno efeito de melhora da função em estudos de baixa qualidade, porém sem evidências quanto à dor. Outro estudo indicou melhora mais evidente da dor a longo prazo (3 meses), sem melhora na função. A combinação com exercícios físicos melhorou a função em 1 semana quando comparada a exercícios isolados, mas não houve diferença a longo prazo. Para dor lombar crônica, evidências de moderada qualidade demonstraram ausência de diferença na dor ou na função em comparação com outras intervenções ativas. Evidências de baixa qualidade mostraram que a combinação com outra intervenção resultou em melhora da função em 1, 3 e 12 meses em comparação a outro tratamento isolado. Eventos adversos transitórios menores, como aumento da dor, rigidez muscular e dor de cabeça, podem ser relatados. Eventos adversos graves (p. ex., piora da hérnia de disco lombar, síndrome da cauda equina) após a manipulação da coluna são raros.[7,10,38]

Exercício físico: evidências de moderada qualidade demonstraram que não existem diferenças claras no tratamento da dor lombar aguda com atividade física. Na dor lombar crônica, por sua vez, evidências de qualidade moderada mostraram que o exercício físico resultou em uma pequena melhora da dor e da função, porém sem diferenças claras entre os diferentes regimes de atividade física.[7]

Terapia multidisciplinar: seu papel é mais evidenciado na dor lombar crônica. Estudos de qualidade moderada mostraram efeito moderado na intensidade da dor e na incapacidade a curto prazo e efeito leve a longo prazo em comparação aos cuidados habituais. Além disso, a terapia multidisciplinar está associada a maior probabilidade de retorno ao trabalho quando comparada às terapias não multidisciplinares.[7]

Psicoterapia: para o tratamento da dor crônica, evidências de baixa qualidade demonstraram que terapias de relaxamento progressivo promoveram melhora moderada na intensidade da dor e no estado funcional. Treinamento de *biofeedback* por eletromiografia (EMG) e terapia comportamental operante auxiliaram a reduzir a dor, mas sem resultados sobre a função. A terapia cognitivo-comportamental (TCC) e outras terapias psicológicas combinadas (educação, treinamento de resolução de problemas, técnicas de enfrentamento, imaginação, relaxamento, estabelecimento de metas etc.) estão associadas a uma melhora moderada na intensidade da dor, sem efeitos sobre a função.[7]

Outros: incluem estimulação nervosa elétrica transcutânea (TENS), tração, exercícios de controle motor, ioga, pilates, ultrassom, bandagens, entre outros. As evidências foram insuficientes para determinar a eficácia desses tratamentos.[7]

Tratamento medicamentoso

O tratamento medicamentoso tem como objetivo o alívio dos sintomas. Uma série de fármacos foi avaliada quanto aos efeitos na dor lombar aguda e crônica, incluindo AINEs, paracetamol, opioides, antidepressivos tricíclicos (ADTs), anticonvulsivantes e relaxantes musculares. Na dor lombar crônica, estão presentes componentes nociceptivos e neuropáticos; assim, o tratamento deve ser individualizado e incluir múltiplas modalidades de medicamentos combinadas.[10]

Paracetamol: historicamente, essa medicação tem sido considerada uma opção de 1ª linha para o tratamento da dor lombar. Entretanto, uma revisão da Cochrane de 2023 concluiu que não há evidências de alta qualidade quanto ao benefício do paracetamol na dor lombar aguda quando comparado ao placebo. Outro estudo refere que a monoterapia de paracetamol não é eficaz na dor lombar aguda e, até mesmo, sua combinação à terapia com AINEs de curto prazo também não proporciona nenhum benefício adicional. Não existem evidências quanto ao papel do paracetamol na dor lombar crônica. Apesar disso, para aqueles pacientes selecionados, cujo tratamento potencialmente menos prejudicial é o uso da medicação, a posologia compreende doses entre 325 mg e 650 mg via oral (VO) a cada 4 a 6 horas conforme necessário. A dose máxima é 4 g em 24 horas para adultos, devendo ser reduzida em pacientes com comprometimento hepático. O principal efeito adverso (EA) é a hepatotoxicidade e está relacionado à dose utilizada.[7,39-41]

AINEs: podem ser usados na dor lombar em pacientes sem contraindicações. Em uma revisão da Cochrane de 2023, para pacientes com dor lombar aguda ou subaguda, a medicação reduziu modestamente a intensidade da dor. Os estudos, no entanto, não apresentam significância sobre a função. Para dor aguda e crônica, não foram evidenciadas diferenças do alívio da dor entre os diferentes tipos de AINEs. Essa medicação, no entanto, está mais associada a EAs quando comparada ao placebo ou ao paracetamol, esses efeitos incluem toxicidade renal, gastrointestinal e cardiovascular.[7,10,40]

Relaxantes musculares: grupo diverso de medicamentos com efeitos fisiológicos que incluem analgesia, relaxamento muscular e alívio de espasmos musculares. Geralmente, esses medicamentos não são usados como terapia inicial, pois tendem a ter efeitos sedativos e devem ser usados com cautela em idosos. Para dor lombar aguda, os relaxantes proporcionam alívio sintomático a curto prazo e melhoria da função segundo uma revisão da Cochrane. Na dor lombar crônica, os relaxantes musculares não apresentaram evidências quando comparados ao placebo.[7,42]

Opioides: de modo geral, os opioides não devem ser prescritos para dor lombar aguda ou crônica. Quando isso se faz necessário, é importante que a dosagem seja a mínima necessária e pelo menor tempo possível. Não existem evidências sobre o papel dos opioides na dor lombar aguda. Na dor lombar crônica, evidências de qualidade moderada mostraram que opioides fortes (tapentadol, morfina, hidromorfona e oximorfona) estavam associados a uma pequena melhora a curto prazo nos escores de dor e na função quando comparados ao placebo. Em uma revisão da Cochrane de 15 ensaios clínicos, o tramadol, a di-hidromorfona, oxicodona e o tapentadol superaram o placebo no controle de dor e função.[7,10,43]

Antidepressivos: pela ação nos neurotransmissores, acredita-se que essa classe tenha efeitos analgésicos independentes de seus efeitos sobre a depressão. As categorias usadas para tratar a dor incluem inibidores da recaptação de serotonina e noradrenalina (IRSNs), como a duloxetina, ADTs, como a amitriptilina, e inibidores seletivos da receptação de serotonina (ISRSs), como a sertralina. Os efeitos colaterais diferem entre as categorias, embora sonolência, boca seca e tontura sejam comuns. Apesar de amplamente utilizados, evidências de moderada qualidade não mostraram diferença na dor entre ADTs ou ISRS em comparação ao placebo, e evidências de baixa qualidade mostraram não existir diferença, independentemente da categoria utilizada quando comparada ao placebo, na intensidade da dor e na função. Outro estudo, no entanto, de qualidade moderada afirma que a duloxetina, após 3 meses de uso, quando comparada ao placebo apresentou discreta melhora na dor e na função. A posologia indicada é 30 mg VO, 1 vez/dia, e, depois de 1 semana, eleva-se a dose para 60 mg, 1 vez/dia, se tolerado, de forma contínua.[40]

Anticonvulsivantes: os anticonvulsivantes têm ação no SNC. Acredita-se que a analgesia ocorra por meio da limitação da excitação neuronal e do aumento da inibição, embora os mecanismos precisos sejam desconhecidos. Os mais utilizados no tratamento da dor, principalmente neuropática, são a gabapentina e a pregabalina. Os efeitos colaterais estão principalmente relacionados à sonolência e tontura. Elas não estão indicados no tratamento da dor lombar aguda. Na dor lombar crônica, a gabapentina não melhorou a dor quando comparada ao placebo e resultou em um aumento do risco de EAs como tontura, fadiga, dificuldades cognitivas e distúrbios visuais. A pregabalina foi levemente menos eficaz do que outros medicamentos (amitriptilina, celecoxibe ou tramadol/paracetamol) e quando usada como medicamento adjuvante não mostrou benefício evidente. Na presença de dor com radiculopatia as medicações estão associadas a pequenos e incertos efeitos sobre a dor.[40,44-47]

Corticosteroides: essa classe medicamentosa imita as ações fisiológicas do cortisol para produzir uma ampla gama de efeitos, incluindo efeitos anti-inflamatórios e imunossupressores. Eles diferem em relação a sua potência relativa, sua duração e seus mecanismos de ação. Não existem evidências que apoiem o uso de glicocorticoides sistêmicos na dor lombar aguda inespecífica. Uma revisão sistemática concluiu que é improvável que eles proporcionem benefícios significativos em pacientes com dor não radicular. Não existem estudos que avaliam o uso de corticosteroides sistêmicos na dor lombar crônica não radicular.[40,48-50]

Tratamento intervencionista

O tratamento intervencionista não está indicado em casos de dor lombar aguda ou subaguda por causa da possibilidade de melhora com terapias não invasivas e pela falta de evidências do tratamento nessas circunstâncias. Pacientes com radiculopatia subaguda ou crônica ou dor lombar inespecífica crônica grave e incapacitante que não apresentam desejo pelo tratamento cirúrgico podem se beneficiar do tratamento intervencionista.[51]

Procedimentos diagnósticos: podem ser utilizados quando a etiologia da dor é incerta, apesar da história clínica, do exame físico e dos exames de imagem. Eles têm valor diagnóstico e, em alguns casos, prognóstico. A dor oriunda das articulações facetária e sacroilíaca, por exemplo, muitas vezes, não pode ser diagnosticada e bloqueios anestésicos locais auxiliam a confirmar o diagnóstico. Para que o procedimento seja realizado de forma adequada, é necessário que o nervo bloqueado seja o responsável pela geração, condução ou manutenção do estimulo doloroso, que a técnica seja realizada de maneira adequada, que o alvo anatômico adequado seja atingido, que o paciente não apresente variações anatômicas ou respostas aberrantes ao fármaco utilizado, que o volume injetado seja apropriado e que o bloqueio seja seletivo para determinado nervo ou estrutura, sem ação sistêmica significativa. Os procedimentos diagnósticos mais comuns para a dor lombar crônica incluem bloqueio do ramo medial (Figura 23), infiltração na articulação sacroilíaca (Figura 24), bloqueio seletivo de raiz nervosa e discografia.[53] A discografia provocativa consiste em um teste diagnóstico no qual o contraste é injetado sob fluoroscopia no núcleo de um disco que se acredita ser a causa da dor do paciente. O teste é considerado positivo quando a dor é reproduzida durante esse procedimento. Outra variação é o bloqueio do disco (Figura 25), no qual, em vez de contraste, é injetado anestésico local, e o teste é considerado positivo na melhora da dor com o procedimento.[53,54]

Procedimentos terapêuticos: as intervenções terapêuticas buscam proporcionar alívio da dor a longo prazo. Para a correta indicação dos procedimentos, é necessário um diagnóstico adequado quanto à causa da dor lombar apresentada pelo paciente.

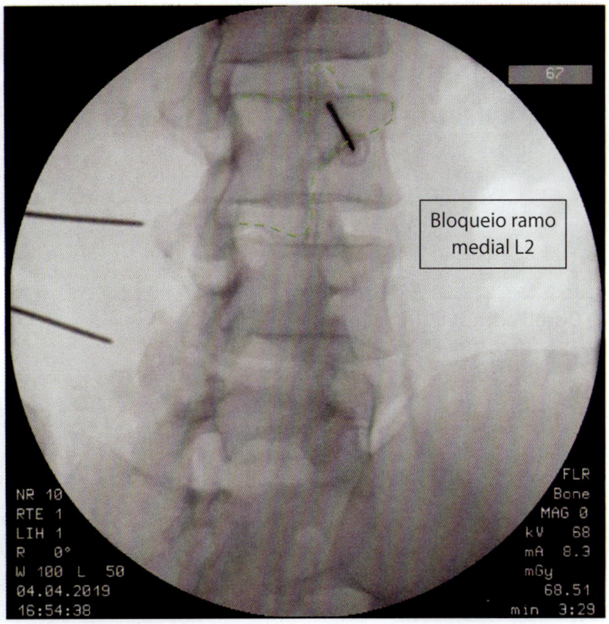

Figura 23 – Bloqueio do ramo medial de L2.

Fonte: Imagem gentilmente cedida pelo Dr. Fabricio Dias Assis.

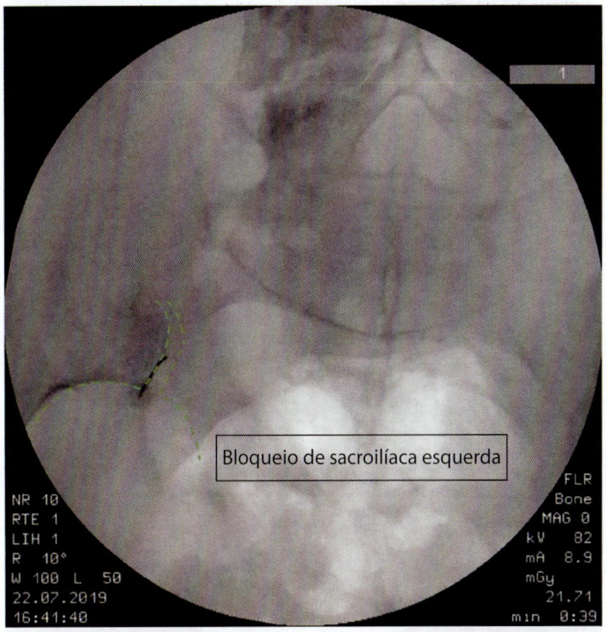

Figura 24 – Infiltração na articulação sacroilíaca.

Fonte: Imagem gentilmente cedida pelo Dr. Fabricio Dias Assis.

Os procedimentos mais comumente utilizados para dor lombar crônica incluem a infiltração de corticosteroides epidurais (pelas abordagens interlaminar, transforaminal ou caudal), infiltração intra-articular facetária de corticosteroides (Figura 26), ablação por radiofrequência (RFA) da inervação das facetas ou das articulações sacroilíacas, procedimentos

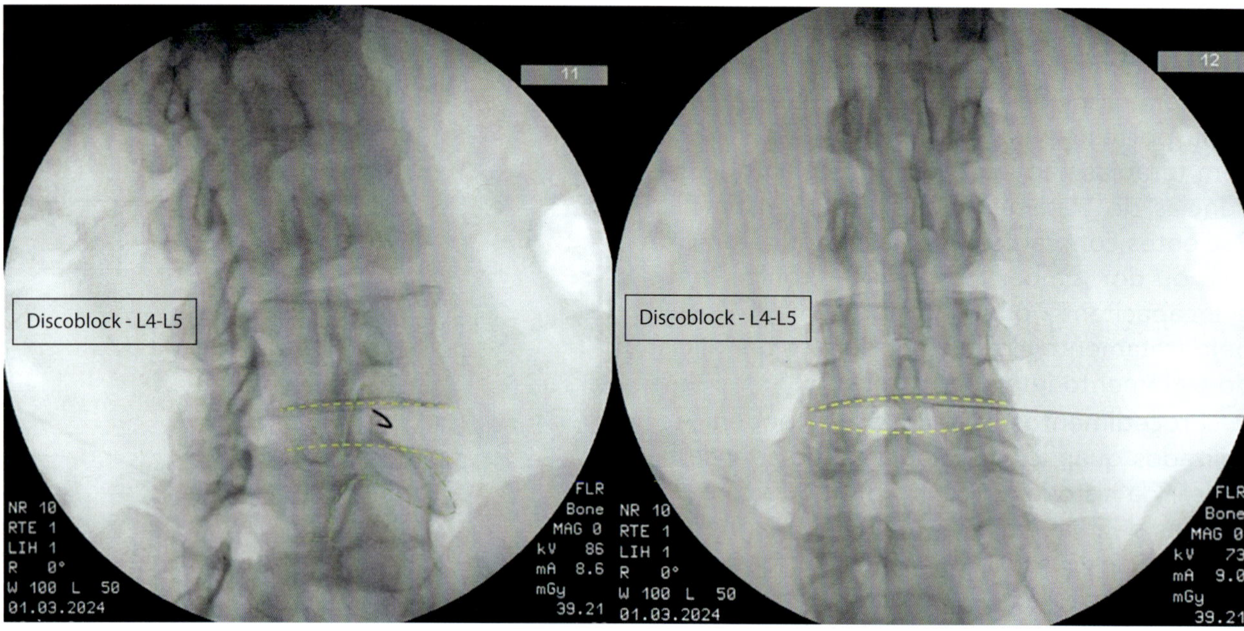

Figura 25 – *Discoblock* ou bloqueio do disco.

Fonte: Imagem gentilmente cedida pelo Dr. Fabricio Dias Assis.

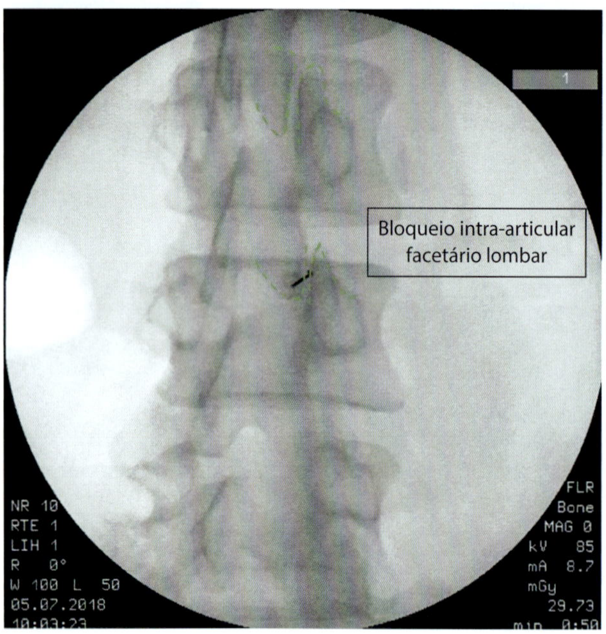

Figura 26 – Bloqueio facetário intra-articular.

Fonte: Imagem gentilmente cedida pelo Dr. Fabricio Dias Assis.

intradiscais, procedimentos de aumento vertebral (vertebroplastia/cifoplastia), neuroestimuladores medulares e a implantação de bombas de sistema de infusão intratecal de fármacos.

TRATAMENTO CIRÚRGICO

O tratamento cirúrgico é uma opção para alguns casos de dor lombar. Ele tem indicações específicas; assim, na presença de *red flags* ou dores refratárias ao tratamento conservador, é necessário que o paciente seja avaliado por um cirurgião de coluna. O paciente ideal para o tratamento cirúrgico é aquele com forte desejo de retorno ao trabalho, sem distúrbios psicológicos ou questões litigiosas e trabalhistas.[11]

A cirurgia está indicada em caráter de urgência na presença de síndrome da cauda equina, ou seja, sintomas de déficit sensorial perineal (anestesia em sela), incontinência intestinal ou urinária, déficit sensorial novo nos membros inferiores e um déficit motor novo ou progressivo. As opções de tratamento incluem descompressão e discectomia por laminomia ou laminectomia formal. O efeito do tempo da cirurgia sobre os resultados ainda é bastante debatido, mas, em geral, acredita-se que tratamentos cirúrgicos precoces, de 24 a 48 horas do início dos sintomas, estejam acompanhados de melhores desfechos. As sequelas incluem disfunções sexuais, miccionais e intestinais. Além disso, muitos pacientes apresentam déficits neurológicos residuais apesar da intervenção cirúrgica oportuna e eficaz.[11]

Na dor radicular decorrente de hérnia de disco, a discectomia lombar pode ser considerada em vez do tratamento conservador naqueles pacientes com déficit neurológico progressivo. Os pré-requisitos incluem compatibilidade entre as alterações demonstradas no exame de imagem e os sinais e sintomas exibidos pelo paciente. Ou seja, o paciente deve apresentar dor, alteração de sensibilidade, força, reflexos e testes específicos para determinada raiz nervosa.[11] Uma revisão sistemática descobriu que a cirurgia promove melhora funcional e alívio da dor mais precocemente quando comparada ao tratamento conservador, mas não foram observadas diferenças após 1 a 2 anos. Outro estudo de 2020 evidenciou melhores resultados quando comparamos o tratamento cirúrgico ao conservador, mesmo após 12 meses.[55]

A estenose espinhal é a principal causa de cirurgia na coluna lombar em adultos com mais de 65 anos de idade. A seleção adequada dos pacientes é crucial para alcançar um bom resultado cirúrgico. A opção pela cirurgia ocorre pela soma entre o desejo do paciente e a falha do tratamento conservador, como fisioterapia, modificação das atividades, medicações e infiltrações de esteroides. O paciente ideal apresenta sintomas de claudicação neurogênica, que incluem dor, hipoestesia, fadiga, câibras e parestesias posterolaterais nos membros inferiores após caminhadas prolongadas ou extensão da coluna em ortostase. Os sintomas, geralmente, são aliviados ao se sentar, inclinar-se para frente em um andador ou carrinho de compras e ao andar de bicicleta. A descompressão cirúrgica pode ser realizada de forma eletiva, a menos que o paciente apresente um déficit neurológico rapidamente progressivo ou disfunção intestinal/urinária, apresentações raras da estenose espinhal. As opções cirúrgicas incluem laminectomia descompressiva com ou sem fusão, laminotomia, descompressão minimamente invasiva e colocação de um dispositivo interespinhoso.[11] Uma revisão sistemática evidenciou melhora substancial na dor e na incapacidade no grupo cirúrgico quando comparado ao grupo com tratamento conservador. Essa melhora foi mais evidente de 3 a 6 meses depois do procedimento, mas ainda se manteve, de forma menos pronunciada, aos 2 a 4 anos de seguimento.[55]

A indicação do tratamento cirúrgico na discopatia degenerativa é desafiadora em virtude da relação não clara entre os sintomas do paciente, os estudos diagnósticos e os resultados cirúrgicos. É importante ressaltar que deve haver falha no tratamento conservador por no mínimo de 6 meses. Além disso, o histórico do paciente deve ser consistente com dor lombar mecânica, e os estudos radiográficos devem mostrar degeneração em níveis específicos.[11] Os estudos a longo prazo determinam pouco benefício na fusão lombar para espondilose refratária quando comparada ao tratamento conservador. Os melhores resultados estão associados a fusões em um único nível em pacientes com baixa incapacidade basal.[55] A prótese de disco, por sua vez, está associada a melhor amplitude de movimento em comparação à artrodese e, em geral, está restrita a indivíduos com dor predominantemente discogênica em um ou dois segmentos.[55]

É importante ressaltar que pacientes com dor lombar que se submetem ao tratamento cirúrgico podem desenvolver dor lombar recorrente com ou sem componente radicular, denominada "síndrome pós-laminectomia". A incidência varia de 10% a mais de 40% e as causas podem incluir aderências, aracnoidite, instabilidade, lesões radiculares no intraoperatório, seleção inadequada de pacientes, falha técnica e doença do segmento adjacente.[55]

PAPEL DO ESPECIALISTA EM DOR

A dor lombar é uma entidade multifacetada e deve ser abordada como tal. O paciente com essa condição merece uma abordagem ampla, em que, muitas vezes, o especialista em dor e o cirurgião de coluna compartilham esse cuidado. Para um tratamento eficiente, com frequência, é necessária uma equipe multidisciplinar coesa e comunicante entre si. Uma grande parte dos pacientes vai procurar, inicialmente, o especialista em dor, e cabe a este fazer o diagnóstico, otimizar o tratamento conservador e direcionar aquele indivíduo ao tratamento fisioterápico, psicológico, psiquiátrico e ortopédico, se assim necessário.

Referências bibliográficas

1. Casser HR, Seddigh S, Rauschmann M. Acute lumbar back pain. Dtsch Arztebl Int. 2016;113(13):223-34. doi: 10.3238/arztebl.2016.0223.
2. Koes BW, van Tulder MW, Thomas S. Diagnosis and treatment of low back pain. BMJ. 2006;332(7555):1430-4. doi: 10.1136/bmj.332.7555.1430.
3. Chou R. Low back pain (chronic). BMJ Clin Evid. 2010;2010:1116.
4. Cohen SP, Argoff CE, Carragee EJ. Management of low back pain. BMJ. 2008;337:a2718. doi: 10.1136/bmj.a2718.
5. Balagué F, Mannion AF, Pellisé F, Cedraschi C. Non-specific low back pain. Lancet. 2012;379(9814):482-91. doi: 10.1016/S0140-6736(11)60610-7.
6. Urits I, Burshtein A, Sharma M, et al. Low back pain, a comprehensive review: pathophysiology, diagnosis, and treatment. Curr Pain Headache Rep. 2019;23(3):23. doi: 10.1007/s11916-019-0757-1.
7. Qaseem A, Wilt TJ, McLean RM, et al. Noninvasive treatments for acute, subacute, and chronic low back pain: a clinical practice guideline from the american college of physicians. Ann Intern Med. 2017;166(7):514-30. doi: 10.7326/M16-2367.
8. Hartvigsen J, Hancock MJ, Kongsted A, et al. What low back pain is and why we need to pay attention. Lancet. 2018;391(10137):2356-67. doi: 10.1016/S0140-6736(18)30480-X.
9. Hoy D, Bain C, Williams G, et al. A systematic review of the global prevalence of low back pain. Arthritis Rheum. 2012;64(6):2028-37. doi: 10.1002/art.34347.
10. Frasson, VB. Dor lombar como tratar? In Organização Pan-Americana de Saúde. Série Uso Racional de Medicamentos. Vol. 1, nº 9, jun. 2016. Brasília: OPAS, 2016. Disponível em: https://pt.scribd.com/document/458009923/FRASSON-2016-DOR-LOMBAR-COMO-TRATAR-OPAS-2016-SERIE-USO-RACIONAL-DE--MEDICAMENTOS. Acesso em 17 fev. 2018.
11. Garfin SF, Eismont G, Bell C, Bono J. Fischgrun, rothman-simeone: the spine, 7. Ed. Elsevier, 2017.
12. Soares ECS, Starling MA, Eisenberg PCO, Gomes RS, Vilela RV, de Mello SS, et al. Guia prático para manejo da dor. UFMG. 2019:18. [2025 Fev. 20]. Disponível em: https://repositorio.ufmg.br/bitstream/1843/40392/2/2019_Guia%20pr%C3%A1tico%20para%20manejo%20da%20dor.pdf.
13. Hauk L. Low back pain: american college of physicians practice guideline on noninvasive treatments. Am Fam Physician. 2017;96(6):407-8.
14. Haefeli M, Elfering A. Pain assessment. Eur Spine J. 2006;1(1):S17-S24. doi: 10.1007/s00586-005-1044-x.
15. Williamson A, Hoggart B. Pain: a review of three commonly used pain rating scales. J Clin Nurs. 2005;14(7):798-804. doi: 10.1111/j.1365-2702.2005.01121.x.
16. Truini A. A review of neuropathic pain: from diagnostic tests to mechanisms. Pain Ther. 2017;6(1):5-9. doi: 10.1007/s40122-017-0085-2.
17. Wong CK, Johnson EK. A narrative review of evidence-based recommendations for the physical examination of the lumbar spine, sacroiliac and hip joint complex. Musculoskeletal Care. 2012;10(3):149-161. doi: 10.1002/msc.1012.
18. Soar H, Comer C, Wilby MJ, Baranidharan G. Lumbar radicular pain. BJA Educ. 2022;22(9):343-9. doi: 10.1016/j.bjae.2022.05.003.
19. Leite NM, Faloppa F. Propedêutica ortopédica e traumatológica. Artmed Editora; 2013.
20. Filho TEPB, Lech O. Exame físico em ortopedia. In: Exame físico em ortopedia. 2001;333.
21. Refshauge KM, Maher CG. Low back pain investigations and prognosis: a review. Br J Sports Med. 2006;40(6):494-8. doi: 10.1136/bjsm.2004.016659.
22. McKinnis LN. eds. Fundamentals of musculoskeletal imaging, 5.ed. F. A. Davis Company; 2021. [2025 Fev. 20]. Disponível em: https://fadavispt.mhmedical.com/content.aspx?bookid=3055&sectionid=255243010.
23. Orita S, et al. Lumbar foraminal stenosis, the hidden stenosis including at L5/S1. European Journal of Orthopaedic Surgery & Traumatology. 2016;26:685-93.
24. Bender Y, Yi-Na, et al. Differentiation of osteophytes and disc herniations in spinal radiculopathy using susceptibility-weighted magnetic resonance imaging. Investigative radiology. 2017;52(2):75-80.
25. Kwee RM, Kwee TC. Imaging of facet joint diseases. Clinical imaging. 2021;80:167-79.
26. Hasegawa K, et al. Facet joint opening in lumbar degenerative diseases indicating segmental instability. Journal of Neurosurgery: Spine. 2010;12(6):687-93.
27. Butt S, Saifuddin A. The imaging of lumbar spondylolisthesis. Clinical radiology. 2005;60(5)533-46.

28. Leone A, et al. Lumbar spondylolysis: a review. Skeletal radiology. 2011;40:683-700.
29. Dowell D, Ragan KR, Jones CM, et al. CDC Clinical practice guideline for prescribing opioids for pain - United States. 2022;71:1.
30. Chou R, Deyo R, Friedly J, et al. Nonpharmacologic therapies for low back pain: a systematic review for an american college of physicians clinical practice guideline. Ann Intern Med. 2017;166(7):493-505. doi: 10.7326/M16-2459.
31. Dahm KT, Brurberg KG, Jamtvedt G, Hagen KB. Advice to rest in bed versus advice to stayactive for acute low-back pain and sciatica. Cochrane Database Syst Rev 2010;CD007612.
32. Gatchel RJ, Polatin PB, Mayer TG. The dominant role of psychosocial risk factors in thedevelopment of chronic low back pain disability. Spine (Phila Pa 1976) 1995;20:2702.
33. Chou R, Shekelle P. Will this patient develop persistent disabling low back pain? JAMA. 2010;303:1295.
34. Stevans JM, Delitto A, Khoja SS, et al. Risk factors associated with transition from acuteto chronic low back pain in us patients seeking primary care. JAMA Netw Open. 2021;4:e2037371.
35. French SD, Cameron M, Walker BF, Reggars JW, Esterman AJ. Superficial heat or cold for low back pain. Cochrane Database Syst Rev. 2006;2006(1):CD004750. doi: 10.1002/14651858.CD004750.pub2.
36. Furlan AD, Giraldo M, Baskwill A, Irvin E, Imamura M. Massage for low-back pain. Cochrane Database Syst Rev. 2015;2015(9):CD001929.. doi: 10.1002/14651858.CD001929.pub3.
37. Liu L, Skinner M, McDonough S, Mabire L, Baxter GD. Acupuncture for low back pain: an overview of systematic reviews. Evid Based Complement Alternat Med. 2015;2015:328196. doi: 10.1155/2015/328196.
38. Paige NM, Miake-Lye IM, Booth MS, et al. Association of spinal manipulative therapy with clinical benefit and harm for acute low back pain: systematic review and meta-analysis. JAMA. 2017;317(21):2239. doi: 10.1001/jama.2017.5715.
39. Friedman BW, Irizarry E, Chertoff A, et al. Ibuprofen plus acetaminophen versus ibuprofen alone for acute low back pain: an emergency department-based randomized study. Acad Emerg Med. 2020;27(3):229-35. doi :10.1111/acem.13898.
40. Cashin AG, Wand BM, O'Connell NE, et al. Pharmacological treatments for low back pain in adults: an overview of Cochrane Reviews. Cochrane Database Syst Rev. 2023;4(4):CD013815. doi: 10.1002/14651858.CD013815.pub2.
41. Egídio ACM, Andrade LG, Lobo LC, Silva MS. Atuação do farmacêutico no processo de intoxicação por analgésicos não-opióides e anti-inflamatórios não-esteroides (Aines). Rease. [2025 Fev. 20]. 2021;7(9):884-9. Disponível em: https://periodicorease.pro.br/rease/article/view/2289.
42. Cashin AG, Folly T, Bagg MK, et al. Efficacy, acceptability, and safety of muscle relaxantsfor adults with non-specific low back pain: systematic review and meta-analysis. BMJ. 2021;374:n1446.
43. Abdel Shaheed C, Maher CG, Williams KA, et al. Efficacy, tolerability, and dose-dependent effects of opioid analgesics for low back pain: a systematic review andmeta-analysis. JAMA Intern Med. 2016;176:958.
44. Shanthanna H, Gilron I, Rajarathinam M, et al. Benefits and safety of gabapentinoids inchronic low back pain: a systematic review and meta-analysis of randomized controlledtrials. PLoS Med. 2017;14:e1002369.
45. McCleane GJ. Does gabapentin have an analgesic effect on background, movement andreferred pain? A randomised, double-blind, placebo controlled study. The Pain Clinic. 2001;13:103.
46. Yildirim K, Şışecıoğlu M, Karatay S, et al. The effectiveness of gabapentin in patients withchronic radiculopathy. The Pain Clinic. 2003;15:213.
47. Baron R, Freynhagen R, Tölle TR, et al. The efficacy and safety of pregabalin in thetreatment of neuropathic pain associated with chronic lumbosacral radiculopathy. Pain. 2010;150:420.
48. Gottlieb M, Fagan MW, Polich ED. What is the role of systemic corticosteroids forradicular and nonradicular low back pain? Ann Emerg Med. 2023;82:164.
49. Friedman BW, Holden L, Esses D, et al. Parenteral corticosteroids for emergency department patients with non-radicular low back pain. J Emerg Med. 2006;31:365.
50. Chou R, Pinto RZ, Fu R, et al. Systemic corticosteroids for radicular and non-radicular lowback pain. Cochrane Database Syst Rev 2022;10:CD012450.
51. Pengel HM, Maher CG, Refshauge KM. Systematic review of conservative interventionsfor subacute low back pain. Clin Rehabil 2002;16:811.
52. Lessa LAD, Aihara AY, Natour J, Fernandes ARC. Diagnóstico por imagem nas espon-

dilodiscites infecciosas. Rev Bras Reumatol. 2004;44(3):230-4.

53. Manchikanti L, Boswell MV, Hirsch JA. Innovations in interventional pain management of chronic spinal pain. Expert Rev Neurother. 2016;16(9):1033-1042. doi: 10.1080/14737175.2016.1194204.
54. Patel VB, Wasserman R, Imani F. Interventional therapies for chronic low back pain: a focused review (Efficacy and Outcomes). Anesth Pain Med. 2015;5(4):e29716. doi: 10.5812/aapm.29716.
55. Knezevic NN, Candido KD, Vlaeyen JWS, Van Zundert J, Cohen SP. Low back pain. Lancet. 2021;398(10294):78-92. doi: 10.1016/S0140-6736(21)00733-9.

Diagnósticos Diferenciais de Lombalgia

84

Sara Reis de Paula
Mauro dos Santos Volpi
Bruno da Costa Ancheschi
Marina Andrade Nogueira

A dor lombar é inespecífica na grande maioria dos casos, sem uma etiologia evidente e, ainda, apresentando remissão dos sintomas em poucas semanas. Menos de 1% dos casos está relacionado às patologias de maior gravidade, como compressão da medula espinhal ou da cauda equina, câncer metastático, abscesso epidural espinhal e osteomielite vertebral. Entre outras causas, menos de 10% dos casos estão relacionados a fraturas, radiculopatia e estenose espinhal.[1]

É importante que o médico, principalmente o especialista em dor, saiba reconhecer os sinais e sintomas, bem como as alterações apresentadas no exame físico que direcionam o diagnóstico em dor lombar. Essa avaliação minuciosa foi descrita no capítulo *Dor Lombar*. *Grosso modo*, o quadro clínico apresentado, geralmente, pertence a quatro grandes grupos que incluem as dores radicular, facetária, miofascial e discogênica.

DOR RADICULAR

Introdução

A dor radicular é oriunda das raízes nervosas e, comumente, relatada como dor que irradia para as pernas, geralmente com característica neuropáticas como choque elétrico e dor ardente ou aguda, obedecendo a um dermátomo especifico e associada ou não à dor lombar.[2,3] Quando, além da dor, o paciente manifesta sintomas de déficit neurológico motor ou sensorial, como perda de força, parestesias, hipoestesia e alterações de reflexo clinicamente aplicáveis na distribuição de raiz nervosa específica, usamos o termo "radiculopatia".[3,4] A radiculopatia lombar é uma das queixas mais comuns avaliadas por cirurgiões de coluna, com prevalência estimada em 3% a 5% da população, afetando ambos os sexos. A idade é um fator de risco primário, sendo os homens mais afetados por volta dos 40 anos e as mulheres, entre 50 e 60 anos. De modo geral, o sexo masculino é mais afetado.[2]

Fisiopatologia

A causa subjacente mais comum da radiculopatia é a irritação de um nervo específico, ao longo de sua distribuição, geralmente provocada por uma força compressiva.[2] Esse cenário resulta em inflamação nas raízes nervosas e irritação do gânglio da raiz dorsal. Evidências de um processo inflamatório, como citocinas e outros marcadores, foram verificadas em biópsias perineurais, soro e líquido cefalorraquidiano (LCR) de pacientes sintomáticos.[5,6]

O quadro de compressão geralmente decorre de espondiloartropatias degenerativas, como hérnia de disco, alterações no ligamento amarelo, hipertrofia das facetas, espondilolisteses ou, ainda, processos infecciosos e neoplásicos, culminando na compressão de uma ou mais raízes nervosas lombossacrais. A hérnia de disco é a principal causa, seguida pela estenose lombar. Essa força compressiva pode ocorrer no saco dural, na saída da raiz nervosa no recesso lateral, ao atravessar os forames neurais ou, até mesmo, após a saída da raiz dos forames.[2,3,7]

Hérnia de disco

Definição

A hérnia de disco é a principal causa de dor radicular. Ela pode ser definida como um deslocamento dos materiais do disco, como o núcleo pulposo e o anel fibroso, além das margens do espaço intervertebral. Esse cenário resulta em dor, fraqueza ou dormência em uma distribuição dermátomo específica.[4]

Fisiopatologia e classificação

O núcleo pulposo é um local rico em colágeno do tipo 2 e proteoglicanos que facilitam a retenção de água, criando uma pressão hidrostática para resistir a compressão axial na coluna. O anel fibroso, por sua vez, tem baixas quantidades de proteoglicanos e é composto, principalmente, por colágeno do tipo 1. Quando as forças compressivas são aplicadas ao espaço discal, ocorre aumento da pressão dentro do núcleo pulposo que é contido externamente pelo anel fibroso. Na presença de uma lesão no anel fibroso, é possível que o material do disco se desloque além de sua localização normal, ocorrendo uma herniação.[8] Nesse cenário, uma protrusão do disco é definida como um alargamento excêntrico através de um anel fibroso intacto. A extrusão é caracterizada pelo material do disco que atravessa o anel, mas permanece em continuidade com o núcleo restante dentro do disco. E o sequestro do disco consiste em uma hérnia que não está em continuidade com o espaço do disco, representando um fragmento livre[9] (Figura 1). A migração do disco, por sua vez, refere-se ao material do disco extruso que é deslocado para longe do local de extrusão, independentemente da continuidade com o disco.[8]

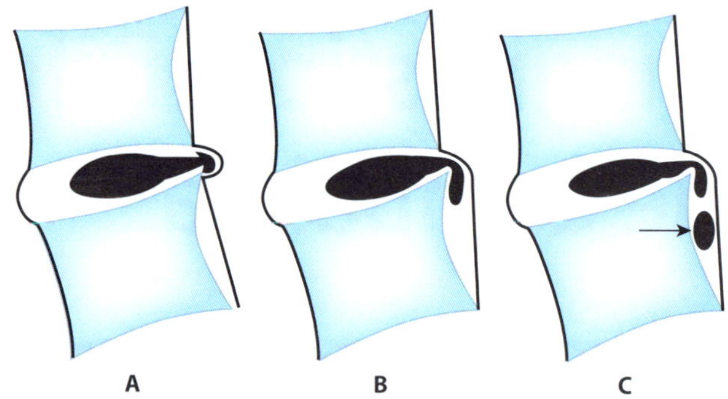

Figura 1 – (A) Protrusão discal. (B) Extrusão discal. (C) Sequestro discal.

Fonte: Adaptada de Schroeder GD, Guyre CA, Vaccaro AR, 2016.

Fatores de risco

Algumas mudanças na biologia do disco intervertebral são consideradas contribuintes para a hérnia de disco lombar, como a redução da retenção de água no núcleo pulposo, a degradação do colágeno e dos materiais da matriz extracelular, o aumento da porcentagem de colágeno do tipo I no núcleo pulposo e o aumento da expressão de metaloproteinases da matriz (MMPs), vias inflamatórias e outros sistemas de degradação.[11] Outros fatores de risco incluem influência genética, carga axial excessiva, colonização por *Propionibacterium acnes,* obesidade e tabagismo.[8,10,11] É importante ressaltar que, para que a hérnia do disco ocorra, o núcleo deve ser suficientemente fluido ou "dinâmico". Dessa forma, pacientes mais jovens, que têm um núcleo bem hidratado, apresentam maior probabilidade de apresentar hérnias.[8]

Quadro clínico e exame físico

Os sinais e sintomas primários da hérnia de disco lombar podem incluir dor radicular, alterações sensitivas e fraqueza na distribuição de uma ou mais raízes nervosas lombossacrais. Além disso, pode ser relatado piora da dor ao sentar-se visto que isso aumenta a pressão no disco em aproximadamente 40%. O dermátomo afetado varia conforme o nível e a localização da hérnia.[8,11]

O exame físico, de acordo com o indicado no capítulo *Dor Lombar*, deve incluir uma avaliação neurológica completa, com testes de grau de força, reflexos e sensibilidade bem como testes de tensão das raízes nervosas ciática ou femoral, como Lasegue, Bragard e Nachlas.[11]

Exames de imagem

A presença de déficits neurológicos, como fraqueza, são indicações de uma investigação mais aprofundada. Se os sintomas estiverem presentes por mais de 1 a 2 meses, apesar do tratamento conservador, existe a indicação para ressonância magnética (RM) sem contraste, padrão-ouro na avaliação de radiculopatia lombossacral[7] (Figuras 2 e 3).

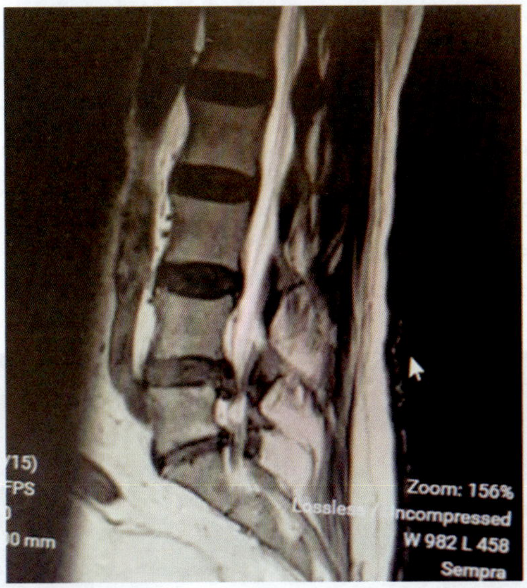

Figura 2 – Corte sagital de RM sem contraste, ponderada em T2, evidenciando hérnia de disco extrusa no nível L4-L5 e protrusa no nível L5-S1.

RM: ressonância magnética.

Fonte: Acervo da autoria.

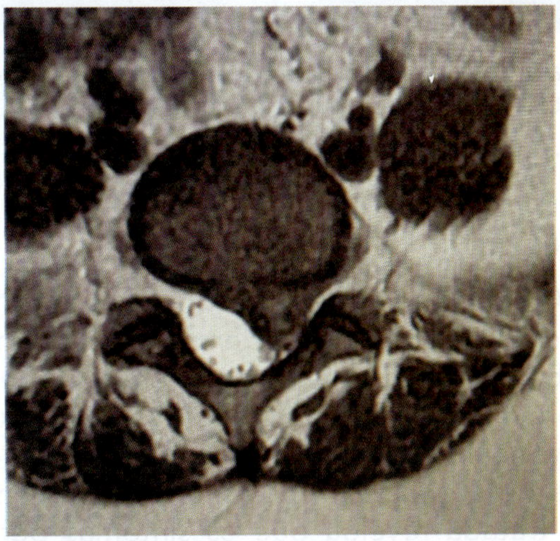

Figura 3 – Corte axial de RM sem contraste, ponderada em T2, evidenciando compressão em região de recesso lateral a esquerda.

RM: ressonância magnética.

Fonte: Acervo da autoria.

Prognóstico

A história natural da dor radicular, especificamente aquela secundária à hérnia de disco, tem prognóstico favorável e, geralmente, apresenta regressão dos sintomas entre 4 e 6 semanas com o tratamento conservador. São reportados estudos que afirmaram redução de pelo menos 30% no tamanho da hérnia de disco lombar em 63% dos pacientes; além disso, 90% dos pacientes mostraram resultados bons a excelentes e 92% conseguiram retornar ao trabalho com tratamento não cirúrgico para extrusões de disco.[3-5]

Estenose lombar

Definição

A estenose espinhal lombar é a segunda principal causa de dor radicular. Ela se refere ao estreitamento do canal espinhal e foraminal consequente a alterações degenerativas nas articulações da coluna, nos discos intervertebrais e no ligamento amarelo.[12] Do ponto de vista radiológico, a estenose lombar central absoluta ocorre quando existe um diâmetro anteroposterior do canal espinhal menor que 10 mm, ao passo que a estenose foraminal ocorre quando existe um diâmetro neuroforaminal menor que 3 mm.[13]

Fisiopatologia

A estenose lombar consiste em uma doença progressiva que envolve todos os segmentos móveis da coluna. Geralmente, inicia-se com a instabilidade promovida pela degeneração do disco, ocasionando hipermobilidade dos segmentos. Isso aumenta a pressão nas articulações facetárias posteriores, resultando em estreitamento do espaço discal, aumento do ângulo de extensão e hipertrofia das articulações facetárias. À medida que progride gradualmente, as articulações tornam-se anquilosadas. Além disso, pode ocorrer a calcificação ou o espessamento do ligamento amarelo, que também é um mecanismo importante na estenose. Dessa forma, o resultado desse processo degenerativo é a compressão das estruturas nervosas, gerando sintomas de dor radicular. Além disso, podem ocorrer congestão do sangue venoso epidural e aumento da pressão vascular, o que pode resultar em claudicação neurogênica intermitente.[12,13]

Quadro clínico e exame físico

Os sintomas relatados incluem dor irradiada na perna, que piora ao ficar em pé, dor nos membros ou nas nádegas que melhoram ao se sentar ou ao se curvar para frente e pioram ao caminhar, distúrbios motores ou sensitivos ao caminhar, marcha de base alargada, fraqueza nos membros, dor lombar.[12,14]

O exame neurológico completo deve ser realizado. O déficit motor é raro e, quando observado, ocorre por compressão das raízes nervosas de L5 em casos de estenose severa ou espondilolistese degenerativa. Além disso, é muito importante diferenciar claudicação neurogênica de claudicação vascular. A primeira melhora com a flexão do tronco e ao se sentar, a segunda melhora com o repouso do membro afetado. Deve ser realizada uma avaliação nos pulsos periféricos, como tibial anterior e pedioso. É possível, ainda, realizar o teste da bicicleta, no qual, se existir obstrução vascular, o paciente vai relatar sintomas nos membros inferiores, ao passo que se houver estenose lombar, o paciente não apresentará nenhum sintoma nos membros. A claudicação neurogênica e vascular podem coexistir; assim, na presença de dúvida, uma imagem arterial deve ser realizada.[12,14]

Exame de imagem

A RM é útil para diagnosticar a estenose lombar central e identificar o grau das alterações degenerativas e o tamanho do canal espinhal (Figuras 4 e 5). Existe pouca correlação entre grau do estreitamento e os sintomas.[12] A tomografia pode auxiliar a identificar causas ósseas de estenose foraminal (Figura 6).

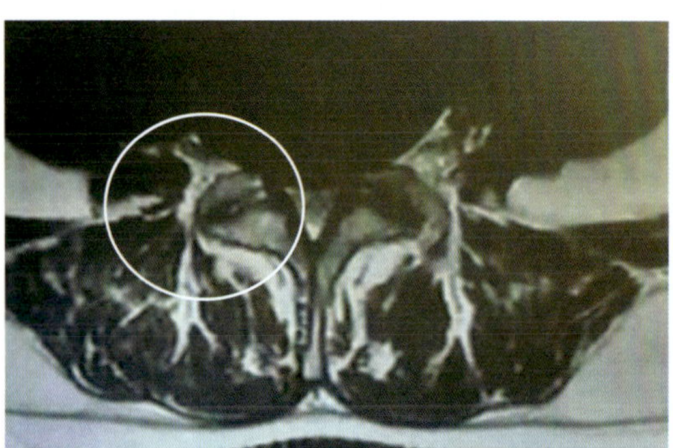

Figura 4 – Estenose lombar central identificada em corte axial de RM ponderada em T2. Na imagem, podemos identificar discopatia degenerativa, hipertrofia facetária (círculo) e leve espessamento do ligamento amarelo.

Fonte: Acervo da autoria.

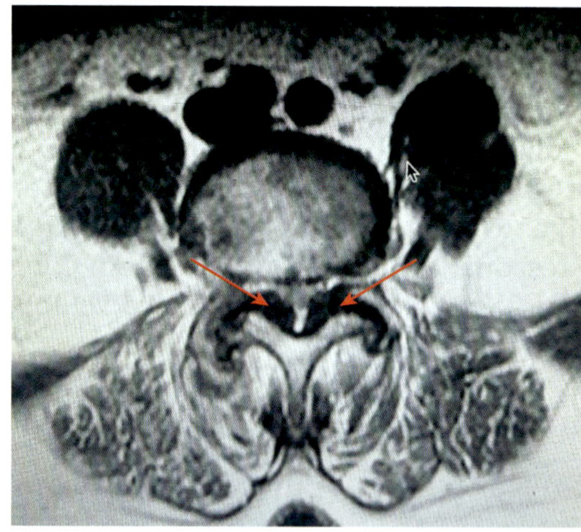

Figura 5 – Estenose lombar central identificada em corte axial de RM ponderada em T2. Evidência de hipertrofia do ligamento amarelo (setas vermelhas).

RM: ressonância magnética.

Fonte: Acervo da autoria.

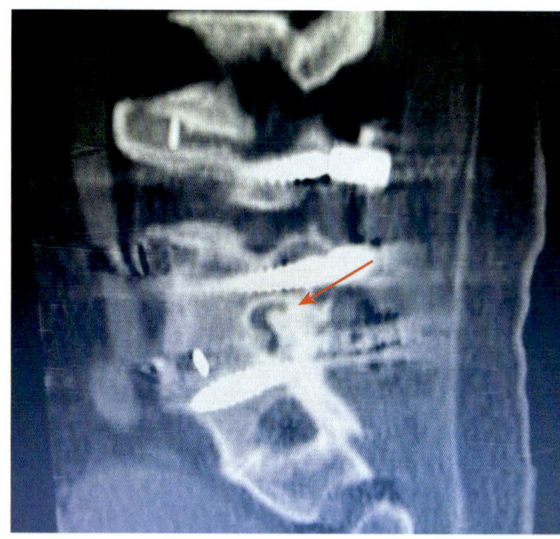

Figura 6 – Estenose foraminal em L5-S1 a direita (seta), por hipertrofia do processo articular superior (SAP).

Fonte: Acervo da autoria.

Prognóstico

A North American Spine Society estima que a história natural de pacientes com estenose lombar sintomática leve a moderada pode ser favorável em até 50% dos casos, e que uma piora neurológica catastrófica é rara. Um estudo de 4 anos com pacientes com estenose não tratada revelou que os sintomas permaneceram inalterados em 70%, melhoraram em 15% e pioraram em 15% dos casos. Em outro estudo de 10 anos, cerca de 30% dos pacientes melhoraram com tratamento conservador, 30% permaneceram inalterados e 30% pioraram.[14]

Tratamento da dor radicular

Conservador

O tratamento conservador é a 1ª linha de tratamento para pacientes com dor radicular com sintomas leves a moderados. Ele foi abordado de forma aprofundada no capítulo *Dor Lombar*. Resumidamente, as estratégias de tratamento mais utilizadas incluem fisioterapia, atividade física, termoterapia, ultrassom, massagem, estimulação elétrica, terapias cognitivo-comportamentais; e uso de medicamentos como anti-inflamatórios, corticosteroides, relaxantes musculares, antidepressivos, anticonvulsivantes e analgésicos como paracetamol, dipirona e opioides. O grau de evidência, no entanto, é controverso para várias dessas estratégias.[3,12]

Medicina intervencionista

O manejo intervencionista está indicado para pacientes com dor radicular persistente mesmo após o tratamento conservador. A administração epidural de corticosteroides pode proporcionar um efeito benéfico por até 3 meses após uma única injeção, com alguns estudos demostrando melhores resultados em pacientes com duração mais curta da dor. Seu uso está indicado na dor subaguda e crônica, e os estudos demonstram benefícios somente com procedimentos repetidos.[3]

Na hérnia de disco, a infiltração de corticosteroides epidurais é justificada pelo efeito anti-inflamatório no gânglio da raiz dorsal (DRG), pela inibição de mediadores inflamatórios e pela supressão de descargas de fibras nervosas lesionadas. Além disso, o uso de anestésicos associado melhora o fluxo sanguíneo para as raízes isquêmicas.[3]

As abordagens possíveis incluem as administrações transforaminal, caudal e interlaminar. A infiltração transforaminal (Figuras 7 a 9) permite uma aplicação mais precisa dos corticosteroides no nível da raiz inflamada e, conforme alguns estudos sugerem, proporciona maior alívio da dor. Vários ensaios clínicos randomizados e estudos observacionais de alta qualidade oferecem diferentes graus de evidência que apoiam a eficácia das injeções epidurais de corticosteroides na redução da dor, na melhora da função e na diminuição da dependência de outros cuidados de saúde em pacientes com dor radicular consequente à hérnia de disco.[3]

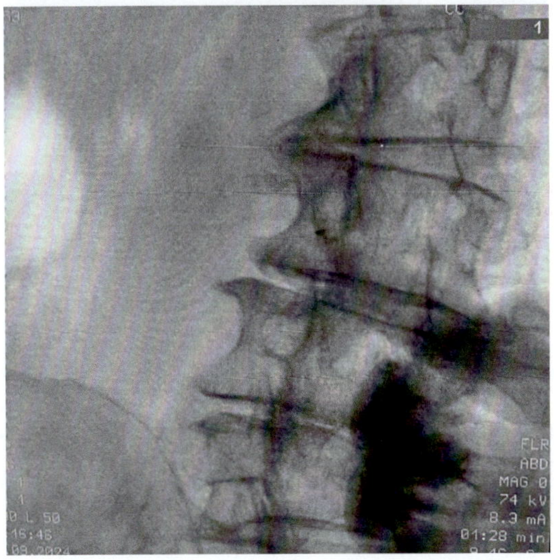

Figura 7 – Bloqueio transforaminal, incidência oblíqua evidenciando posicionamento da agulha em *tunnel view*.

Fonte: Acervo da autoria.

Na estenose espinhal, o objetivo das injeções de esteroides epidurais é induzir uma forte ação anti-inflamatória, reduzindo a inflamação e o edema por meio da diminuição da migração de leucócitos, inibição da produção e liberação de citocinas e estabilização das membranas celulares. Alguns estudos demonstraram que o tratamento com injeções de esteroides epidurais produziu alívio dos sintomas a curto prazo em aproximadamente 50% a 87% dos casos.[12]

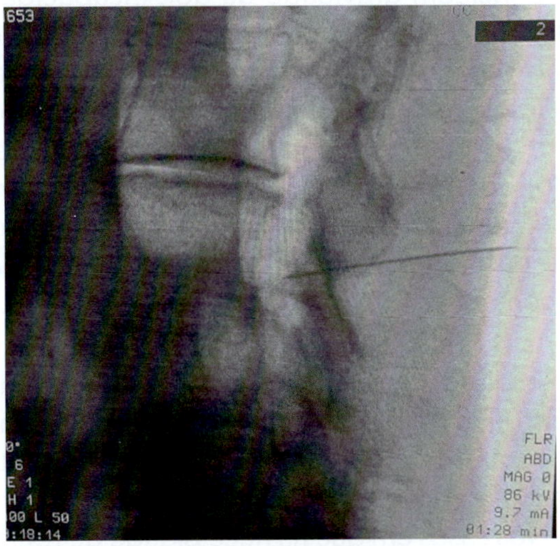

Figura 8 – Bloqueio transforaminal, incidência em perfil, evidenciando o correto posicionamento da agulha.

Fonte: Acervo da autoria.

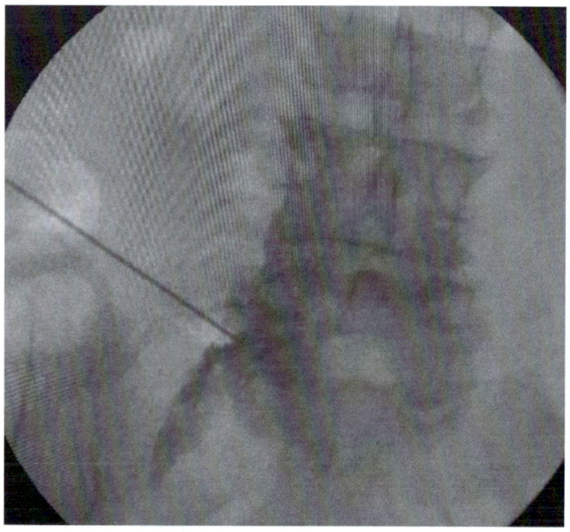

Figura 9 – Bloqueio transforaminal. Incidência em AP demonstrando delimitação da raiz nervosa pelo contraste.

Fonte: Acervo da autoria.

Outras formas de tratamento incluem a radiofrequência pulsada (RFP), como opção para dor radicular crônica, os neuroestimuladores medulares, documentados como eficazes no tratamento da síndrome da dor espinhal persistente (SDEP) e, recentemente, houve um crescente interesse direcionado à medicina regenerativa.[3]

Tratamento cirúrgico

A indicação absoluta de tratamento cirúrgico consiste em alterações vesicais e fraqueza muscular ou déficits neurológicos progressivos, mais comumente associados à síndrome da cauda equina. As indicações relativas são variadas e incluem gravidade da dor, incapacidade, radiculopatia com déficits neurológicos e duração das queixas. De modo geral, o objetivo da cirurgia é proporcionar alívio mais rápido da dor e da incapacidade após tratamento conservador de, no mínimo, 6 a 12 semanas. Vale ressaltar que o exame de imagem deve evidenciar uma patologia compressiva que seja compatível com os sintomas exibidos pelo paciente.[8]

As diversas opções de tratamento para hérnia de disco incluem discectomia aberta, endoscópica (Figura 10), tubular e microdiscectomia. No tratamento da estenose espinhal, o objetivo é realizar a descompressão das estruturas nervosas. Nos casos em que há necessidade de retirada importante de estruturas ósseas ou presença de espondilolistese, escoliose ou cifose associada, a artrodese deve ser considerada.[8,12]

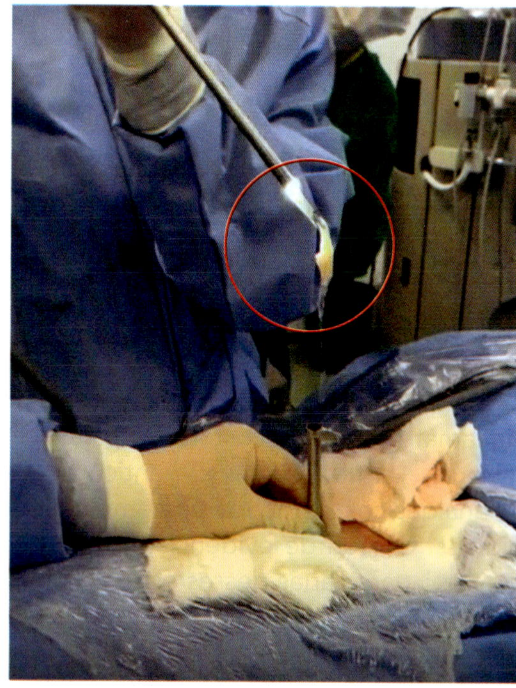

Figura 10 – Descompressão endoscópica evidenciando grande fragmento herniário retirado.

Fonte: Acervo da autoria.

DOR MIOFASCIAL

Introdução

A fáscia muscular é o tecido que recobre os músculos. Sua histologia é complexa, com uma substância de base ou gel e uma estrutura fibrosa que mantém a tensão do tecido. Ela é constituída de colágeno, fibroblastos, células musculares lisas e inervada pelo sistema nervoso autônomo. Além disso, tem vários receptores em sua composição, como o órgão tendinoso de Golgi, Pacini, Rufini e terminações nervosas livres. O tecido fascial muscular que reveste a coluna lombar é conhecido como "fáscia toracolombar". Ela é um tecido conectivo constituído de três camadas – anterior, média e posterior – cuja função está associada à estabilização da coluna. Seu mecanismo envolve acompanhar os movimentos corporais. Dessa forma, restrições na fáscia podem resultar em limitações de movimento.[15,16]

A síndrome dolorosa miofascial (SDM) é uma das principais causas de dor na coluna vertebral. Trata-se de um distúrbio doloroso caracterizado pela presença de sintomas sensoriais, motores e autonômicos causados por pontos-gatilho dentro dos músculos ou fáscia.

Também conhecida como "nós musculares", essa síndrome é a causa mais comum de dor regional persistente. Os pontos-gatilhos, por sua vez, são definidos como locais sensíveis ou hiperirritáveis no tecido muscular e fascial, localizados em bandas tensas palpáveis, que se tornam dolorosos à pressão, tração, contração e carga podendo produzir dor local ou referida.[17,18]

Os pontos-gatilho se dividem em ativos e latentes. Os ativos são a principal causa de dor em 85% dos pacientes com queixas musculoesqueléticas e provocam dor local e referida, o que faz o paciente relatar uma dor familiar e permanente. Os latentes provocam dor apenas com a palpação do examinador. O músculo multífido lombar é um dos mais afetados por pontos-gatilho em pacientes com dor lombar crônica, com prevalência de 43% em alguns estudos.[18]

Epidemiologia

A SDM pode se apresentar de forma aguda, mas é mais frequentemente descrita como uma condição crônica. Embora a prevalência exata da síndrome na população geral não seja citada com frequência na literatura existente, alguns estudos estimam que ela representa de 30% a 85% dos casos de dor musculoesquelética. As pessoas mais afetadas por essa condição estão na faixa etária de 27 a 50 anos, com taxas variáveis entre homens e mulheres.[17,19]

Prevalências de 21% a 30% foram relatadas em atendimentos clínicos e ortopédicos no geral ao passo que, nas clínicas de dor, a SDM foi responsável por 85% a 93% dos atendimentos, sendo o sexo feminino o mais afetado. Essa síndrome é a principal causa de dor regional crônica e persistente, incluindo dores nos ombros, dor lombar crônica, cefaleias tensionais e cervicalgia. Alguns estudos citaram as condições de dor miofascial como responsáveis por 85% dos casos dor nas costas e 54,6% das dores crônicas na cabeça e pescoço.[17,19] Segundo os Centros de Controle e Prevenção de Doenças (CDC) nos Estados Unidos, a dor miofascial na região da coluna é considerada segunda causa de incapacidade entre a população ativa, com idade entre 20 e 64 anos, perdendo somente para as artrites em geral.[20]

Fatores de risco

Vários fatores de risco foram identificados, como eventos traumáticos diretos ou indiretos; microtraumas das fibras musculares; fatores ergonômicos, como má postura, atividades de sobrecarga muscular, estresse muscular localizado e repetitivo; inatividade muscular; fatores estruturais, como assimetrias, osteoartrite, espondilose, escoliose e outras doenças degenerativas da coluna vertebral; fatores sistêmicos, como doenças infecciosas e inflamatórias, distúrbios eletrolíticos, hipotireoidismo, hiperuricemia, hipoglicemia, deficiência de ferro e vitamina B1, B6, B12, C e D.

Fatores adicionais ainda foram descritos, como insônia, histórico de câncer ou tratamento direcionado do câncer, como a mastectomia, cateteres venosos centrais, entre outros, que podem restringir o movimento ou desestabilizar o equilíbrio do corpo, gerando sobrecarga na musculatura. Além disso, fatores psicológicos como estresse, depressão, ansiedade e pessimismo pré-mórbido foram atrelados a essa síndrome em alguns estudos.[17,19,20]

O sexo feminino apresentou também maior chance de desenvolvimento da dor miofascial, principalmente em consequência de mudanças hormonais que ocorrem na segunda metade do ciclo menstrual. A idade avançada também deve ser levada em consideração, pois ocorrem degeneração óssea e articular e perda da flexibilidade muscular. Os músculos na região lombossacra com grandes índices de acometimento incluem o piriforme, os músculos paravertebrais, o quadrado lombar e os glúteos.[21]

Fisiopatologia

Apesar de muito prevalente, a fisiopatologia da SDM continua parcialmente compreendida. Algumas teorias sugerem que os pontos-gatilho resultem de uma disfunção da junção neuromuscular e do tecido conjuntivo circundante. Acredita-se que exista uma atividade elétrica atípica nas placas motoras dos neurônios que terminam nas fibras musculares de um ponto-gatilho. Isso decorre da liberação excessiva de acetilcolina (Ach) provocando uma contração sustentada dos sarcômeros, o que resultaria em altas demandas metabólicas, compressão dos capilares e, consequentemente, isquemia muscular. Esse processo impediria o relaxamento da musculatura, causando a liberação de histaminas, bradicinina, citocinas inflamatórias, leucotrienos e substância P (sub P). A última, quando liberada na substância cinzenta dorsal, poderia provocar alterações no sistema nervoso central (SNC), como a sensibilização central. Esse processo resultaria em aumento da excitabilidade, hiperirritação local e dor, mesmo na ausência de lesão muscular regional evidente.[17,19]

Manifestações clínicas e diagnóstico

É necessário realizar uma anamnese bem-detalhada e um exame físico minucioso. A história clínica deve conter hábitos de rotina, posição mais realizada ao longo do dia, exercícios, entre outras ações cotidianas do paciente. O exame físico, por sua vez, deve conter inspeção postural, avaliação da marcha e da amplitude de movimentos da coluna vertebral e de extremidades, relação entre comprimento e força dos músculos possivelmente afetados e a distribuição da dor.[21,22]

O diagnóstico da SDM, muitas vezes, é difícil. Não existem muitos critérios padronizados para avaliação e, além disso, essa condição pode se sobrepor a outras doenças relacionadas à dor crônica, como fibromialgia, radiculopatias, e dor tendínea ou articular. De modo geral, as condições que devem estar presentes incluem a presença de pontos/nódulos dolorosos no músculo e a capacidade de reproduzir esses sintomas de dor local ou referida por inrtermédio da palpação. Outros sinais observados podem incluir fraqueza muscular sem atrofia, contração local, rigidez, redução na amplitude de movimento, atividade pilomotora, parestesia, rubor, sensibilidade nas junções musculoesqueléticas e alterações de temperatura.[17,19,20]

Os pontos-gatilho podem ocorrer primariamente nos principais músculos afetados e secundariamente nos músculos sinergistas e antagonistas. Eles podem ser ativos ou latentes, estando os latentes mais associados à fraqueza muscular e à diminuição da amplitude de movimento. Os músculos que mantêm a postura são os mais comumente afetados, como musculatura cervical, lombar e pélvica e a musculatura dos ombros. A dor pode ser relatada como profunda, surda ou aguda. Ela está localizada no músculo envolvido e apresenta um padrão de dor referida que pode ser periférico, central ou local, e que é reprodutível à palpação ou à estimulação do ponto-gatilho. Geralmente, a dor referida é mais intensa do que a dor no músculo afetado e pode mimetizar outras condições, como doenças gastrointestinais, urogenitais e vasculares (Figuras 11 e 12).[20]

A dor piora com o uso ativo ou passivo do músculo, podendo ser afetada diretamente pela posição e posturas específicas. Além disso, ocorre sobrecarga e uso compensatório de outras musculaturas, o que auxilia na perpetuação do quadro álgico. Eventualmente, a evolução da dor pode incluir disestesia, parestesias e hiperalgesia associada. Pacientes com dor miofascial geralmente apresentam pouca resposta a analgesia com opioides e, nos casos crônicos, podem ter um histórico de visitas recorrentes ao pronto-socorro em busca de medicamentos e ausência de um diagnóstico específico.[20]

Os exames complementares incluem o algiômetro de pressão, a ultrassonografia (USG) e a termografia. O algiômetro de pressão consiste em um dispositivo específico, muito utilizado em pesquisas, que permite mensurar o limiar de pressão necessário para evocar dor local no ponto-gatilho. A USG, exame de fácil acesso, permite caracterizar as propriedades viscoelásticas do tecido miofascial e identificar compressões vasculares e alterações estruturais. Vale ressaltar que ela nem sempre identifica alterações nas fibras musculares.

M. Iliocostal torácico

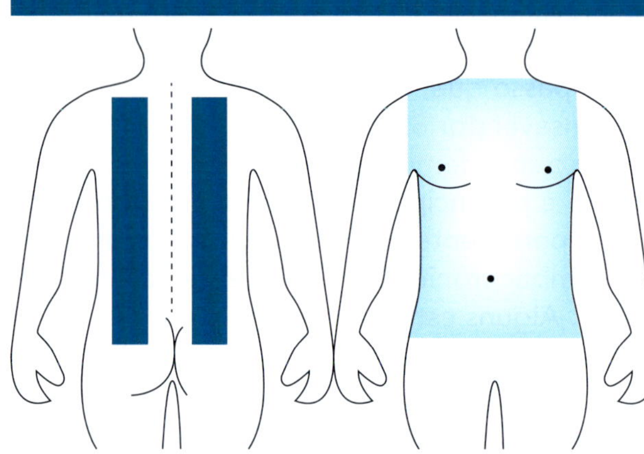

Figura 11 – Em azul escuro, a localização do músculo.

Em azul claro, a dor referida, que pode localizar-se na porção anterior do tórax e do abdome podendo mimetizar condições pulmonares, cardíacas, vasculares e abdominais, como pneumotórax, síndrome coronariana, colelitíase, entre outros.

Fonte: Adaptada de Roldan CJ, Hu N, 2015.

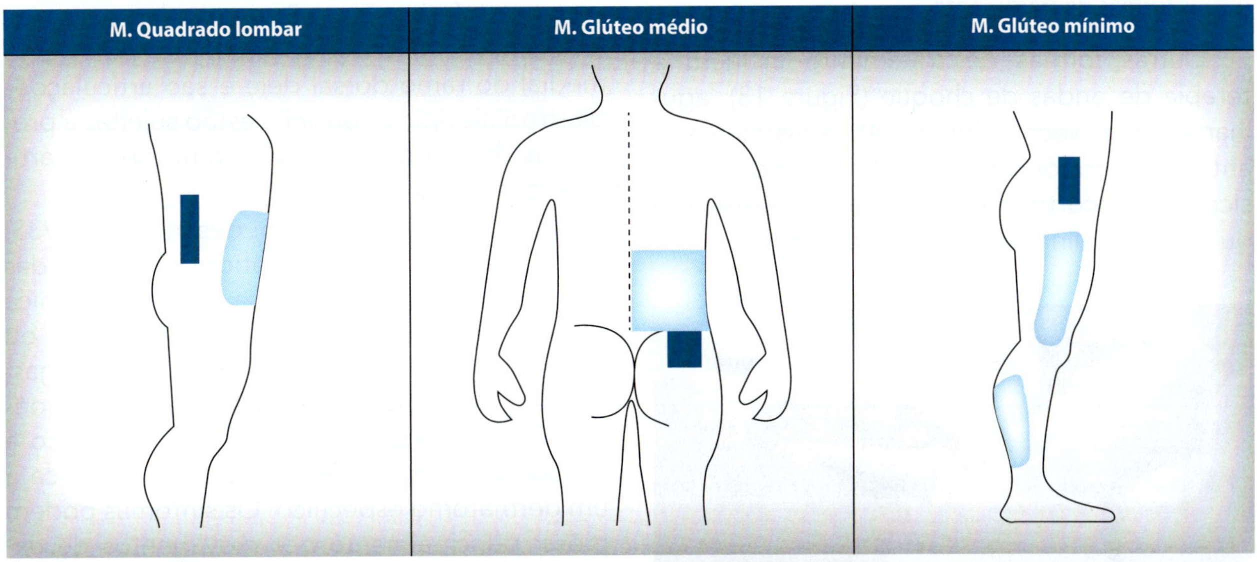

Figura 12 – Em azul escuro, a localização do músculo. Em azul claro, o local de irradiação da dor.

Quando acomete o quadrado lombar, a dor pode ser referida na porção lombar e no aspecto anterior do abdome e da pelve, mimetizando condições gastrointestinais, urogenitais e vasculares, como apendicite, torção ovariana, ureterolitíase e aneurisma aórtico. Quando acomete o glúteo médio, a dor é referida na região lombar, mimetizando condições como pielonefrite e aneurisma. Quando acomete o glúteo mínimo, a dor referida é localizada nas nádegas, região lateral da coxa e posterior da perna, mimetizando a dor radicular.

Fonte: Adaptada de Roldan CJ, Hu N, 2015.

A sonoelastografia por vibração pode complementar esse exame, auxiliando a detectar regiões rígidas dentro do tecido avaliado. A termografia infravermelha, um exame diagnóstico não invasivo e não ionizante, pode auxiliar na identificação de locais com alterações vasomotoras, como o aumento de temperatura que ocorre nas zonas reflexas.[23]

Tratamento

Tratamento medicamentoso

O tratamento medicamentoso foi evidenciado no capítulo *Dor Lombar*. Entretanto, é importante ressaltar que, na SDM, não existem evidências que corroboram o uso de anti-inflamatórios não esteroides (AINEs), opioides e relaxantes musculares. Os antidepressivos tricíclicos (ADTs), como a amitriptilina, por sua vez, evidenciaram benefícios significativos na dor crônica da SDM, com dosagens diárias de 20 mg a 100 mg para o tratamento dessa síndrome.[19]

Tratamento multidisciplinar

Existem múltiplas abordagens que podem ser utilizadas. O alongamento muscular, o fortalecimento, os exercícios aeróbicos e a correção da postura podem ser úteis na reabilitação muscular. Outros métodos incluem massagem, laserterapia, estimulação nervosa elétrica transcutânea (TENS), acupuntura e USG, visando desativar os pontos-gatilho. Outras opções incluem tratamentos térmicos, como aplicações de calor e crioterapia.[17]

A liberação miofascial é uma opção de tratamento e consiste no relaxamento da fáscia muscular mediante técnicas de terapia manual de baixa pressão e de alongamentos da fáscia de longa duração. Além do benefício de redução da dor, a liberação miofascial também restaura a integridade e o comprimento do tecido muscular, recuperando sua capacidade funcional. Além disso, a restrição de contração e de deslizamento da fáscia é desfeita, possibilitando que o tecido acompanhe os movimentos musculares.[1,15] A acupuntura é uma forma de liberação miofascial e envolve três etapas: alongamento; seguido pela manutenção da tensão; e, por fim, o retorno à posição inicial. Isso aumenta as chances de alcance de camadas mais profundas das estruturas musculares, promovendo o relaxamento, a melhora na circulação e a recuperação articular.[24]

Outras formas de tratamento

Outras formas de tratamento incluem a terapia de ondas de choque (Figura 13), agulhamento a seco (Figura 14), anestésicos e anti-inflamatórios tópicos, infiltração de anestésicos locais, corticosteroides e toxina botulínica ou solução salina nos pontos-gatilho.[17,19]

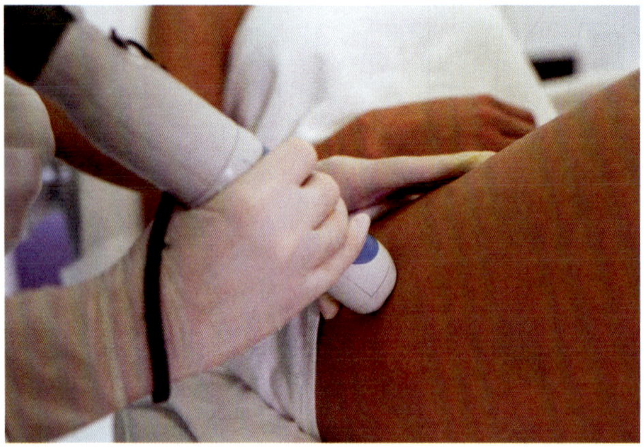

Figura 13 – Terapia de ondas de choque.

Fonte: Adaptada de Freepik.

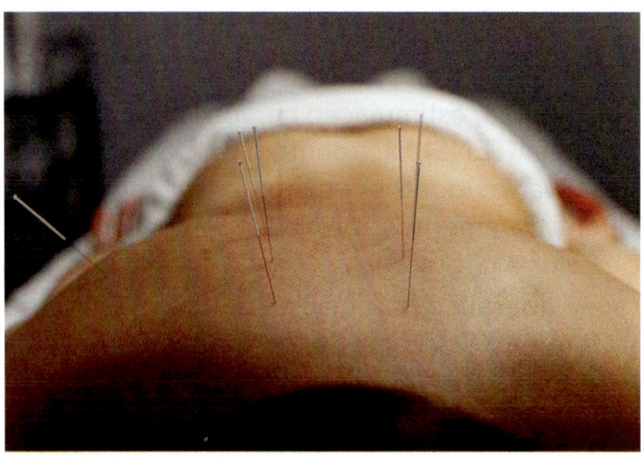

Figura 14 – Agulhamento a seco.

Fonte: Desenhada e reproduzida de Freepik.

DOR FACETÁRIA

Introdução

A articulação facetária é uma articulação sinovial, composta por uma cápsula ricamente vascularizada e aneural, e por estruturas como o osso subcondral, a sinóvia e as pregas subcondrais. As articulações facetárias lombares são demarcadas superiormente pelo processo articular inferior da vértebra superior e inferiormente pelo processo articular superior (SAP) da vértebra inferior. Elas são inervadas pelo nervo espinhal, mais especificamente, pelo ramo medial do ramo dorsal dele e são articulações diartrodiais típicas, ou seja, estão sujeitas a processos degenerativos assim como demais articulações do corpo.[25-27]

A síndrome facetária foi descrita, em 1933, como dor lombar com "ciática" originada das articulações facetárias. Essa entidade clínica consiste em uma dor na coluna unilateral ou bilateral que pode irradiar para as nádegas, virilha, coxas e progredir até a região do joelho. Esse quadro pode ser agudo ou crônico e o padrão de irradiação da dor não obedece a um dermátomo específico. Os sintomas podem piorar principalmente por movimentos de extensão e rotação da coluna. A origem do quadro pode estar em doenças articulares como artrite reumatoide, espondilite anquilosante, osteoartrite, inflamação sinovial, perda de cartilagem, lesões mecânicas e fraturas microtraumáticas. Vale ressaltar que, em alguns casos, o quadro pode simular patologias compressivas.[28-30]

Fisiopatologia

A degeneração por osteoartrite das articulações facetárias é uma das principais causas de dor facetária. O processo acomete a cartilagem, o osso subcondral, a sinóvia, a cápsula articular e os tecidos circundante. Ele envolve perda do espaço articular, estreitamento, perda de líquido sinovial, perda de cartilagem de crescimento e crescimento ósseo excessivo. Os fatores de risco incluem idade, sexo, topografia L4-L5, facetas orientadas sagitalmente e discopatia degenerativa associada. A presença de cistos sinoviais nas articulações facetárias também podem estar associadas à dor radicular ou à estenose espinhal sintomática por compressão da raiz principalmente nos recessos laterais.[28,31]

A inflamação também desempenha o importante fator na dor facetária. Além da cápsula articular, existem fibras nervosas na sinóvia; assim, diante do processo inflamatório local, a dor pode ser transmitida pela presença local de fibras nervosas sinoviais.[28] Doenças inflamatórias, como a artrite reumatoide e a espondilite anquilosante podem também acometer as articulações facetárias lombares visto que elas são articulações sinoviais.[31]

Epidemiologia e fatores de risco

Na literatura, a prevalência da dor facetária ao longo da vida foi bastante variável, com valores de 5% a 90% dentro da população com dor lombar. Algumas revisões indicam valores estimados em 10% a 15 % dos adultos jovens com dor lombar crônica, 15% em trabalhadores lesionados, 45% em uma população mais velha sem histórico de trauma e 45% em uma população geral. Outros estudos apontam valores de 15% a 41% em pacientes com dor lombar crônica. Os valores muito variáveis decorrem da falta de critérios diagnósticos padronizados para síndrome facetária, bem como do uso de diferentes métodos de seleção dos pacientes.[28-32]

Alguns fatores podem predispor à degeneração facetária, como o aumento da idade, a má postura, a obesidade e o tropismo facetário articular. Além disso, eventos traumáticos como episódios de impacto, acidentes e lesões esportivas também podem predispor à dor facetária. A cronicidade do estresse de cisalhamento gerado induz inflamação, estiramento da cápsula e derrame articular, que podem estimular terminações nervosas nociceptivas localizadas nas articulações facetárias e produzir respostas dolorosas.[33]

Quadro clínico e diagnóstico

A dor lombar facetária é mal-definida como entidade clínica e seu diagnóstico é realizado com base no quadro clínico e na exclusão de outras etiologias de dor lombar, como dor ciática, patologias do quadril e comprometimento da sacroilíaca. Não é possível discriminar adequadamente a dor causada pelas articulações facetárias daquelas causadas por outras estruturas próximas, pois a grande maioria dos exames testa simultaneamente várias estruturas, como músculos, ligamentos e discos.[26,29]

Os sinais e sintomas mais encontrados são dor em região lombar, com possível irradiação para membros inferiores e, geralmente, não ultrapassando os joelhos. Apesar de incomum, a dor irradiada pode alcançar o pé, mimetizando a dor ciática, especialmente em casos de osteófitos ou cistos sinoviais. Além disso, é possível ocorrer claudicação. A dor pode ser uni ou bilateral, sem padrão radicular ou neuropático e referida nas regiões anteriores e posteriores do flanco, quadril, virilha, coxa, entre outros (Figura 15). O paciente, normalmente, apresenta dor à palpação profunda dos elementos posteriores e refere melhora da dor com o movimento de flexão do tronco e piora dela com o movimento de extensão. Além disso, o quadro clínico, geralmente, é pior pela manhã, após exercícios intensos, durante períodos de inatividade, e com movimentos rotatórios do tronco. As posições sentada e ortostática também pioram a dor.[25,26,28,29,34]

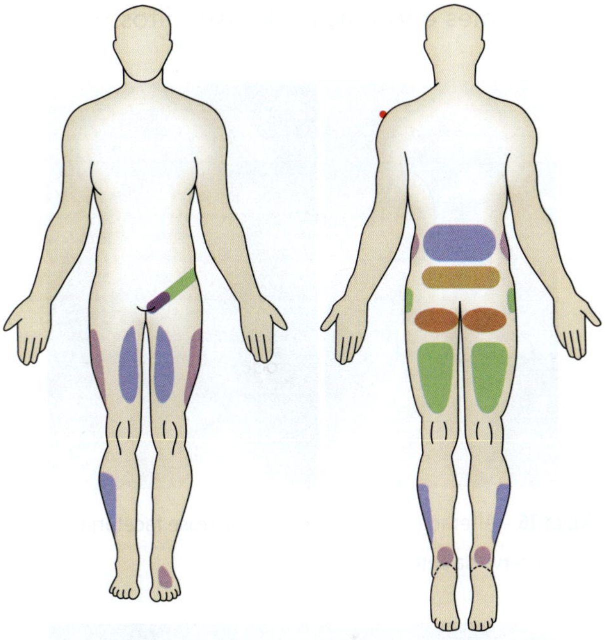

Figura 15 – Padrões de irradiação para as articulações facetárias lombares.

As áreas mais escuras representam as mais comuns de dor referida, ao passo que as áreas mais claras representam as áreas menos comuns.

Fonte: Adaptada de Huang-Lionnet JH, Brummett C, Cohen SP, 2018.

Os exames complementares não terão alterações significativas no início desse processo. Radiografias, tomografia computadorizada (TC), RM e cintilografia óssea podem ser utilizadas para identificar lesões subjacentes e lesões facetárias, mas esses achados não são obrigatórios. Todavia, quando a clínica é positiva e existem alterações facetárias nos exames de imagem, mesmo que mínimas, essas alterações comumente estarão relacionadas à dor lombar.[33]

A radiografia, principalmente na incidência oblíqua, pode indicar a presença de estreitamentos do espaço articular, hipertrofia óssea das articulações facetárias e esclerose[27,33]

(Figura 16). A TC é o exame de escolha para a detecção de degenerações ósseas (Figura 17). O seu contraste entre estruturas ósseas e tecidos moles facilita a visualização dessas estruturas e pode gerar imagens da articulação em múltiplos planos. O processo degenerativo é caracterizado pelo estreitamento articular, esclerose subcondral e erosões, afinamento da cartilagem, calcificação da cápsula articular, hipertrofia dos processos articulares e do ligamento amarelo, podendo gerar compressão dos forames e formação de osteófitos.[28,33]

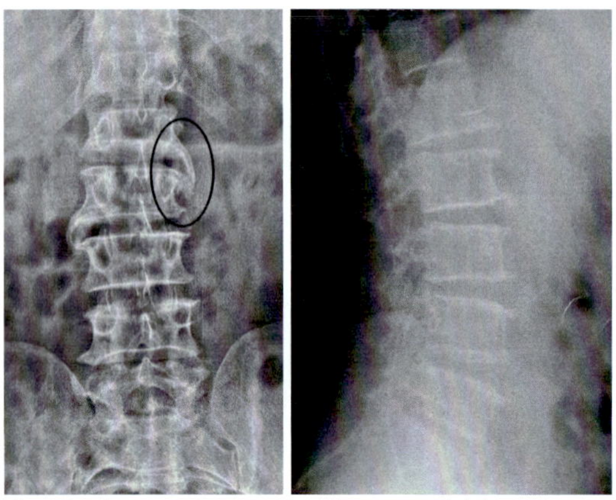

Figura 16 – Alterações identificadas na artrose facetária.

Fonte: Acervo da autoria.

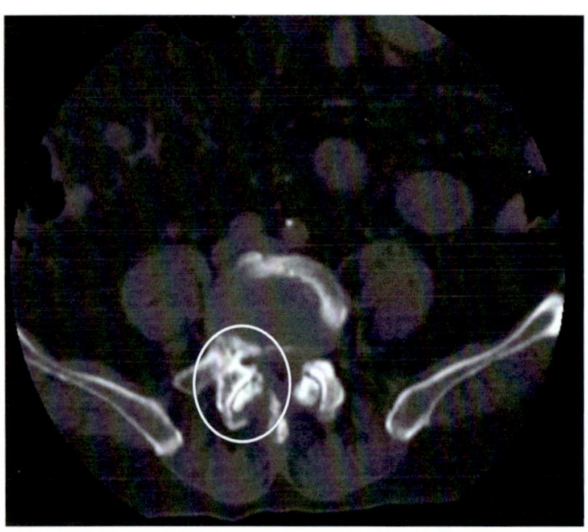

Figura 17 – Corte axial de TC evidenciando sinais de degeneração facetária.

Fonte: Acervo da autoria.

A ressonância apresenta o benefício de melhor delineamento de tecidos moles que os demais exames de imagem, facilitando a observação de estruturas neurais que estão sendo afetadas pela degeneração facetária. As alterações de processos crônicos facetários incluem inflamação sinovial ativa e edema ósseo adjacente. O edema facetário (Figura 18) e os cistos sinoviais (Figura 19) não são específicos de dor facetária e podem ser indicativos de espondilolistese e instabilidade.[28,33]

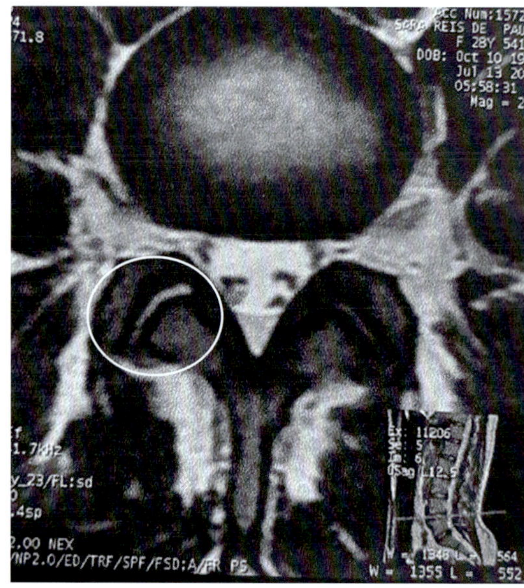

Figura 18 – Edema facetário à direita (circulo).

Fonte: Acervo da autoria.

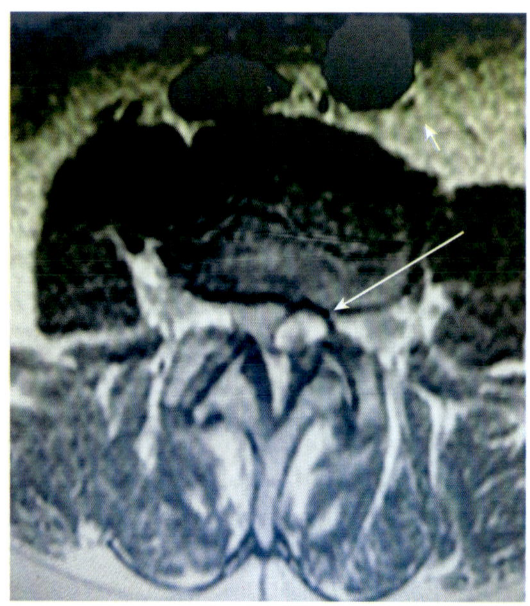

Figura 19 – Presença de cisto sinovial facetário à esquerda (seta), gerando compressão em região de recesso lateral.

Fonte: Acervo da autoria.

A confirmação diagnóstica será feita por meio da infiltração de anestésico local próximo à articulação sob orientação fluoroscópica. Esse procedimento pode ser realizado no nível de dor e um nível acima – por conta da inervação dupla – e terá o valor diagnóstico e prognóstico mais confiável entre os exames de imagem. Ele também tem a função de selecionar quais pacientes passarão por ablação por radiofrequência (RFA). No entanto, a infiltração apresenta limitações, como uma taxa de 25% a 49% de falso-positivos e de falso-negativos, influenciados por idade, patologias, espinhas, uso prévio de opioides e fatores psicossociais. Além disso, realização inadequada da técnica, incapacidade do paciente de discernir o valor basal da dor durante o procedimento, uso de sedação e de anestésico local em excesso também são fatores que podem alterar o resultado do exame. O ideal é que seja utilizado um único bloqueio por radiofrequência facetária lombar com limiar de 50% de alívio.[27,33]

Tratamento

Os objetivos do tratamento da dor lombar facetária incluem redução da dor, aumento da amplitude dos movimentos e da funcionalidade, redução dos efeitos colaterais dos medicamentos e aumento da qualidade de vida do paciente.[33]

Existem vários métodos de tratamento propostos para a dor lombar facetária. Alguns agressivos, como artrodese com parafuso pedicular, denervação por cirurgia aberta e fixação facetária. Os menos invasivos incluem a fisioterapia, a acupuntura e o uso de analgésicos e de corticosteroides. Os métodos invasivos podem causar muitas complicações, abrindo espaço para o tratamento intervencionista, como a infiltração intra-articular, o bloqueio de ramo nervoso e a rizotomia por radiofrequência (RF).[26] O tratamento da dor lombar facetária deve ser multidisciplinar, incluindo o método conservador e o intervencionista. É importante o uso do medicamento correto, da terapia cognitivo-comportamental, da medicina manual e da reabilitação.[35] Pacientes que responderam à terapia com injeções intra-articulares diagnósticas estão propícios a receberem o tratamento com RF do ramo medial lombar.[33]

Tratamento intervencionista

Os bloqueios diagnósticos devem ser anatomicamente precisos, realizados sob visualização por algum método de imagem e devem, idealmente, proporcionar alívio completo da dor após o procedimento. Alguns trabalhos apresentam como aceitáveis alívios a partir de 50% e 80% da dor. Os bloqueios podem ser intra-articulares ou do ramo medial, porém estudos recentes demonstram os bloqueios do ramo promotores de maior alívio da dor, tanto a curto como a longo prazo, quando comparados aos intra-articulares. Isso ocorre por dificuldades técnicas e anatômicas em se realizar o bloqueio intra-articular. Vale ressaltar que os bloqueios devem ser realizados em um mínimo de dois níveis em virtude da dupla inervação das articulações facetárias que inclui inervação do mesmo nível e do nível acima para uma única articulação. As medicações infiltradas incluem anestésicos locais e corticosteroides, visto que a adição de esteroides pode oferecer benefícios adicionais no controle da inflamação e da dor.[28,31]

A neurólise é uma opção de tratamento para aqueles pacientes que realizaram o bloqueio diagnóstico e obtiveram alívio significativo da dor após a falha do tratamento conservador. A destruição das fibras pode ser feita por meios químicos, como o álcool e o fenol, e físicos, como o calor RF e o frio (crioneurólise). A neurólise química é feita por meio da desnaturação de proteínas e, apesar de ser um método barato e amplamente disponível, apresenta maiores riscos como dor por desaferentação, neurite, formação de neuromas e necrose tecidual. Assim, em razão desses fatores, também relacionados ao pouco controle da difusão do fármaco, não é um método muito indicado.[28,31]

A crioneurólise é uma aplicação de frio no nervo para causar sua desnaturação. Nesse procedimento, ocorre uma descompressão rápida de gás na extremidade da sonda, capaz de gerar temperaturas geladas de até -70 °C. Uma bola de gelo é formada na ponta da agulha nos tecidos circundantes, gerando um bloqueio de condução nervosa a partir de -20 °C. Esse método é reversível, pode ser repetido e apresenta menor índice de complicações, como formação de neuromas e neurite. O alívio da dor a longo prazo resulta de dano vascular causado pelos cristais de gelo que provocam edema endoneural e morte celular. Alguns estudos sugerem melhora média da dor mantida em 77% dos pacientes após 12 meses do procedimento.[28,31]

A RFA do ramo medial (Figura 20) pode promover alívio mais duradouro da dor por coagular o nervo por meio da lesão térmica. As técnicas de RF incluem a térmica, a pulsada e a refrigerada. A energia da RF promove a desnaturação do nervo e a necrose tecidual nervosa em temperaturas maiores que 45 °C, com maiores efeitos de ablação em temperaturas próximas a 90 °C.

A RF refrigerada (Figura 21) utiliza sondas refrigeradas internamente para aumentar o tamanho da lesão, apresentando maior chance de denervação completa. A RF pulsada tem algumas características: não exceder 42 °C; durar 240 segundos; não gerar danos teciduais irreversíveis, promovendo somente neuromodulação. O posicionamento da agulha, o tempo maior de aplicação e a temperatura mais alta atingida estão intimamente relacionados ao fato de ser maior o tamanho da lesão provocada pela RF.[31]

Outras formas de tratamento intervencionista incluem a infiltração intra-articular de ácido hialurônico (AH) e plasma rico em plaquetas (PRP) e neurotomia por RF do gânglio da raiz dorsal.[28,31]

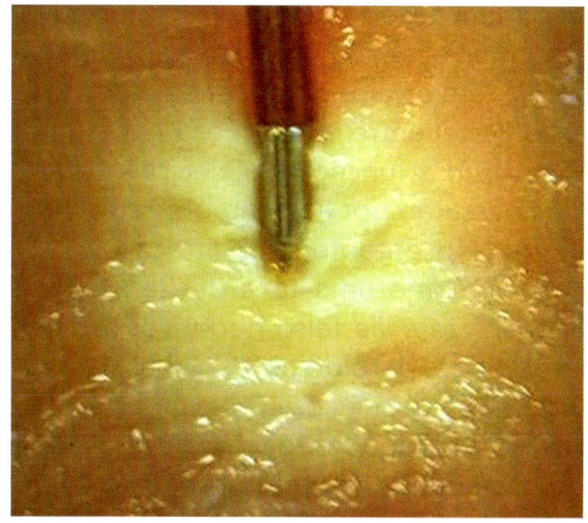

Figura 21 – RF refrigerada. Evidência de maior área de lesão térmica.
RF: radiofrequência.
Fonte: Acervo da autoria.

DOR DISCOGÊNICA

Introdução

O disco intervertebral é um elemento estrutural fundamental na coluna vertebral. Ele atua na transferência de carga em cada segmento vertebral, suportando uma cinemática complexa e tridimensional. É composto por um núcleo pulposo gelatinoso e um anel fibroso externo. Quando saudável, é composto abundantemente por agrecano e outros proteoglicanos, que permitem suportar cargas e inibem a infiltração nervosa e vascular. Dessa forma, em indivíduos jovens e saudáveis, o disco é aneural e avascular. Ele consiste na maior estrutura do corpo sem suprimento sanguíneo.[36,37]

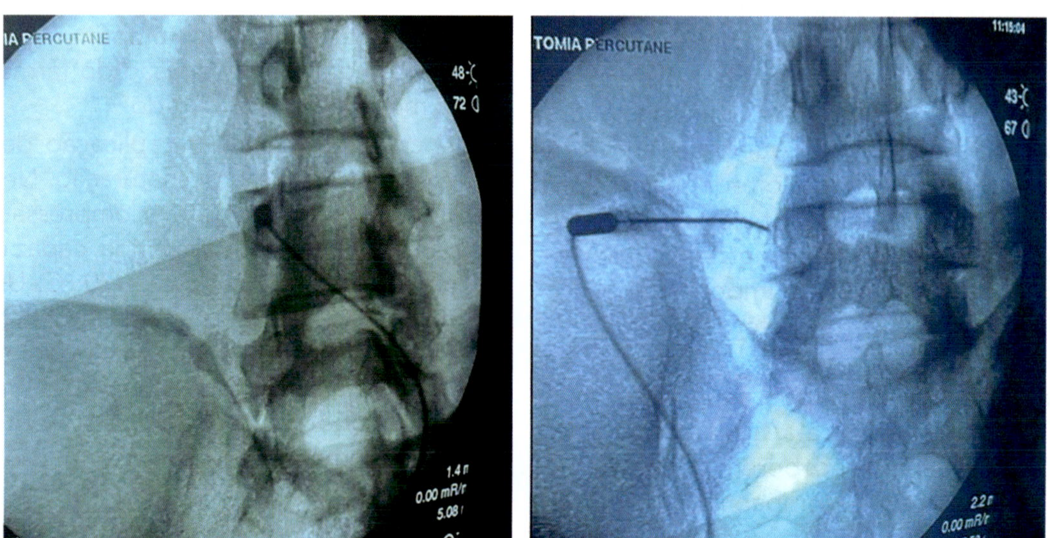

Figura 20 – Rizotomia percutânea por RF convencional.
RF: radiofrequência.
Fonte: Acervo da autoria.

"Dor lombar discogênica" ou "dor lombar axial" são termos comumente utilizados para descrever a dor originada dos discos intervertebrais associada a seu processo degenerativo, com ou sem descontinuidade interna do disco, sem a presença de hérnia discal, deformidade anatômica ou outras causas evidentes de dor e DE incapacidade. Consiste em um fenômeno complexo e multifatorial que pode persistir por mais de 6 meses após uma lesão ou, até mesmo, ocorrer intermitentemente por meses ou anos.[38,39]

Fisiopatologia

A degeneração discal é uma resposta aberrante das células à falha estrutural progressiva e combinada dos seus componentes e inicia--se, frequentemente, por volta dos 30 anos e, à medida que esse processo avança, o disco se torna cada vez menos eficiente na absorção de cargas. A cascata degenerativa resulta em redução da altura do disco, alterações na placa terminal, formação de osteófitos, microfraturas trabeculares e artrose e hipertrofia facetárias. Essas alterações, quando precoces, envolvem alterações nos equilíbrios entre atividades anabólicas e catabólicas, aumentando a produção de citocinas inflamatórias como óxido nítrico, leucotrienos, prostaglandinas e ácido lático que, além de serem considerados gatilhos nociceptivos, estão intimamente relacionados à degeneração precoce do disco intervertebral. Vale lembrar que a degeneração do disco não está necessariamente relacionada ao envelhecimento, mas sim à presença de defeitos estruturais patológicos independentes da idade do paciente.[36-38]

A interrupção patológica interna do disco é caracterizada pelo ciclo vicioso de degradação da matriz nuclear, rasgos ou rupturas anulares definitivas, microfraturas nas placas terminais, inflamação persistente, sensibilização dos nociceptores anulares desenvolvidos e hipermobilidade local. Por meio de exames de imagem como a RM ponderada em T2, é possível identificar esclerose do osso subcondral, colapso do disco, lesões anulares posteriores, fissuras, rupturas e delaminação (Figura 22). Essas alterações podem resultar em quadros de dor lombar importante.[36,38,39]

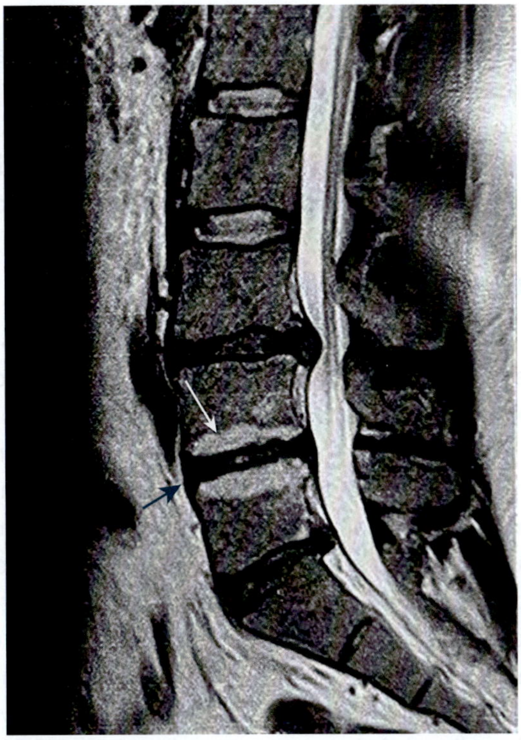

Figura 22 – Corte sagital de RM ponderada em T2 evidenciando alteração de sinal no osso subcondral (seta vermelha), colapso do disco (seta laranja), entre outras alterações discais.

RM: ressonância magnética.

Fonte: Acervo da autoria.

Alguns estudos histológicos evidenciaram que o processo degenerativo do disco e as lesões lamelares estão associados à neovascularização, crescimento de células de Schwan e penetração neuronal com fibras nervosas não mielinizadas. Acredita-se que esse processo de infiltração nervosa e vascular seja facilitado por perdas focais de proteoglicanos e processos repetitivos de reparo e lesão local. Dessa forma, nesses locais ricos em tecido de granulação, mediadores inflamatórios sensibilizam o tecido danificado a estímulos mecânicos e químicos. Além disso, lesões que se estendem até a poção externa inervada do anel podem gerar dor, reproduzida em exames como a discografia, e esse quadro pode ocorrer independentemente das alterações degenerativas e da idade do paciente.[36,37]

Dessa forma, a infiltração de terminações nervosas contribui para o quadro de dor crônica e surda relatada por pacientes com dor discogênica. Esse quadro é exacerbado pela carga mecânica, principalmente em flexão, visto que nesse movimento ocorre separação das fibras do anel posterior dos seus pontos de fixação.

O estresse biomecânico é máximo e o risco de lesões no anel posterior ou posterolateral é ainda maior se associarmos a rotação ao movimento de flexão, já que nesse cenário os processos articulares facetários encontram-se subluxados, oferecendo menor resistência ao movimento.[36]

Epidemiologia e fatores de risco

A prevalência da dor discogênica foi descrita entre 17% e 42% dos pacientes após a exclusão de outras causas de dor. Esse valor também foi relatado em outros trabalhos, que reportaram prevalências de 40% a 50% em pacientes com dor lombar crônica. Além disso, alguns estudos evidenciaram que cerca de 40% dos pacientes com dor lombar crônica apresentam evidências de interrupção interna no disco em exames de imagem. Quando utilizados procedimentos diagnósticos minimamente invasivos, a dor discogênica correspondeu entre 25% e 42% dos casos.[36,39-42]

A dor discogênica é mais comum no sexo masculino e em pacientes mais jovens. Outros fatores de risco incluem idade entre 40 e 50 anos, sobrecarga física excessiva, alta estatura, trabalhos por tempo prolongado em posições desconfortáveis, obesidade e tabagismo. As causas da doença são multifatoriais, podendo ser relacionada à sobrecarga mecânica, estresse oxidativo, distúrbios metabólicos e fatores genéticos.[38,42]

Quadro clínico e diagnóstico

O quadro clínico é caracterizado por dor axial, localizada principalmente na linha média lombar. A dor é descrita como surda, incômoda e persistente. Apesar de localizada majoritariamente na região lombar, pode ser acompanhada de dor referida com distribuição nos membros inferiores, geralmente acima do joelho e não correspondente a dermátomos específicos. Os pacientes, quase sempre, referem uma dor profunda ou uma sensação de pressão crescente nos membros. Os sintomas são agravados ao paciente ficar em pé ou sentado por longos períodos, ao flexionar o tronco, ao fletir de maneira sustentada o quadril, ao espirrar e tossir e ao levantar-se de uma posição sentada. Alguns autores afirmam que a centralização da dor, ou seja, dor lombar que migra para a linha média em resposta a movimentos específicos, também está associada à dor discogênica. O quadro não está associado às alterações motoras, sensitivas e nos reflexos.[29,36,40]

Além do exame físico, a discografia pode contribuir para o diagnóstico definitivo e é um dos principais exames para a dor discogênica. Trata-se de um teste minimamente invasivo, geralmente realizado de forma provocativa através da infiltração intradiscal de contraste, reproduzindo a dor do paciente por meio de um discograma diagnóstico. Da mesma forma, o teste pode ser realizado com uma pequena quantidade de anestésico local e, assim, ocorrer um alívio da dor, por meio de um discograma anestésico funcional (Figura 23). Alguns

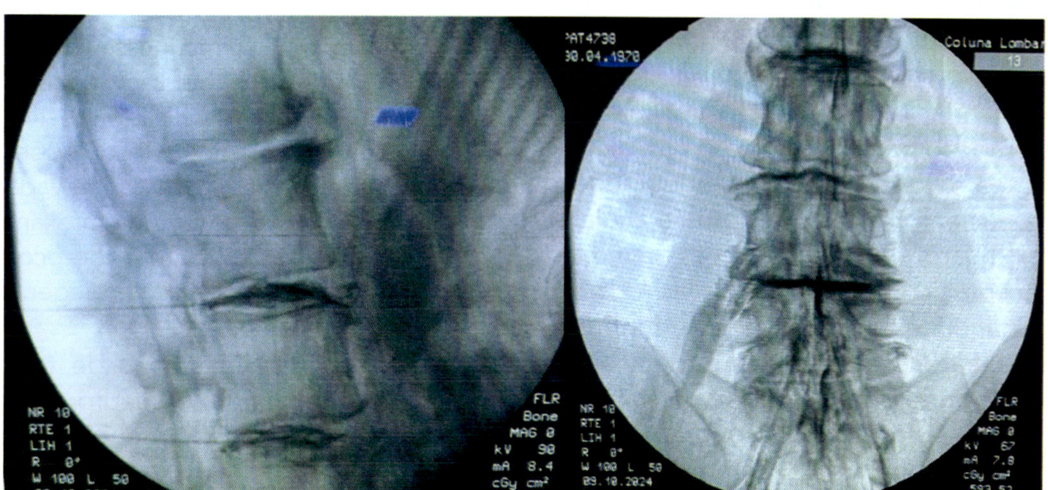

Figura 23 – Discograma anestésico funcional (*discoblock*) evidenciado em incidência anteroposterior e perfil por meio de contraste.
Fonte: Imagens gentilmente cedidas pelo Dr. Lucas Campos.

trabalhos afirmam que a discografia analgésica apresenta uma capacidade diagnóstica superior à discografia provocativa isolada. Independentemente do método, é esperado que o exame seja concordante com o disco examinado e não com discos acima ou abaixo.

A discografia é comumente associada à TC para avaliar melhor a localização e o grau de lesão do anel discal. A taxa de falso-positivos para a discografia de baixa pressão chega a 6%. Entretanto, sua utilidade ainda é muito questionada no meio acadêmico, existindo quem afirme que ela resulta em várias modalidades de tratamento desnecessárias e ineficazes, além de aumento dos custos. Em múltiplos estudos em que houve a tentativa de estabelecer critérios para a dor discogênica, todos incluíram a discografia provocativa ou a discografia por tomografia como modalidades diagnósticas. Manchikanti *et al.*[4] forneceram evidência de nível 2 para a discografia provocativa lombar com base em critérios de avaliação de qualidade metodológica. Apesar das relativamente altas especificidade e sensibilidade, foram relatados alto risco de degeneração discal acelerada e hérnia de disco em pacientes após o exame.[36-39]

A RM evidencia, geralmente, o processo de degeneração do disco e, muitas vezes, demonstra a presença de um disco negro. Ela costuma mostrar áreas de alto sinal atrás do anel fibroso que têm valor diagnóstico importante e, geralmente, indicam ruptura e presença de tecido de granulação vascularizado. Apesar de fornecer detalhes anatômicos, a RM apresenta pouco valor na dor discogênica. Ela pode, inclusive, propiciar achados incidentais e múltiplas modalidades diagnósticas e terapêuticas desnecessárias. Foi descrito, entre diversas características, a presença de uma zona de alta intensidade no disco, mudanças na placa terminal e degeneração do disco. Essa zona de alta intensidade na ressonância, em pacientes sintomáticos sem outras causas de dor lombar, pode indicar a presença de um disco anormal como fonte de dor.[37,39]

Recentemente, foi demonstrado que a espectroscopia por RM pode identificar discos lombares quimicamente dolorosos. Esse exame pode representar uma nova ferramenta no diagnóstico da dor discogênica, auxiliando, assim, na seleção de pacientes para os tratamentos indicados.[36]

Tratamento

O tratamento da dor discogênica crônica é bem amplo e pode incluir tratamento expectante, conservador, intervencionista e cirúrgico, como as artrodeses. Além disso, existem também muitas estratégias experimentais, com atenção especial em processos bioquímicos, genéticos e inflamatórios. Isso inclui a injeção intradiscal de inibidores inflamatórios, células para repor o tecido e a matriz do disco e fatores de crescimento locais. Entretanto, ainda se fazem necessárias mais pesquisas e melhores evidências com relação a essas terapias.[39]

Tratamento conservador

O tratamento conservador da dor lombar crônica está presente no capítulo *Dor Lombar*. O tratamento conservador da dor discogênica crônica inclui o uso de medicamentos orais, psicoterapia, fisioterapia e acupuntura. O uso de medicamentos é desafiador e deve incluir o equilíbrio entre a eficácia e os efeitos adversos (EAs) de cada classe medicamentosa. Ele inclui analgésicos, AINEs, relaxantes musculares, corticosteroides, anticonvulsivantes, antidepressivos e opioides. Entretanto, existe grande controvérsia acerca da eficácia desses medicamentos e faltam maiores evidências científicas. Além disso, o uso de opioides pode gerar dependência e tolerância; assim, o seu uso a longo prazo não é recomendado.[37-39]

Outras terapias como a terapia cognitivo-comportamental (TCC) estruturada apresentou bons resultados quando realizada juntamente ao tratamento fisioterápico. A acupuntura ou agulhamento a seco demonstrou eficácia para alívio da dor e melhora funcional a curto prazo na dor discogênica. Na prática clínica, a terapia com exercícios físicos, manejo comportamental e biopsicossocial multidisciplinar são recomendados em razão do baixo custo e da eficácia em conjunto com outros tratamentos.[37-39]

Tratamento Intervencionista

O uso da infiltração epidural de corticosteroide utilizando as abordagens interlaminares ou caudais demonstrou melhora significativa, cerca de 50%, na dor e na função. A abordagem interlaminar demonstrou-se superior quanto à resposta ao tratamento e é comparável aos índices dessa abordagem no tratamento da dor por hérnia de disco. As infiltrações epidurais também foram superiores, em alguns estudos, à fusão e à artroplastia de disco. Vale ressaltar que esse tratamento deve ser considerado após exclusão de dor facetária e sacroilíaca.[37,39]

Outra opção de tratamento são as terapias intradiscais percutâneas. Elas são utilizadas para alterar o funcionamento do disco ou sua inervação e incluem a aplicação de calor, RF ou infiltração de substâncias químicas no disco. As modalidades mais utilizadas são a anuloplastia eletrotermal intradiscal (IDET), biacuplastia, RF intradiscal e injeções de azul de metileno ou outras substâncias. O uso dessas técnicas ainda é controverso na literatura; dessa forma, ainda são necessários mais estudos de propedêutica adequada.[37,39]

Tratamento cirúrgico

O tratamento cirúrgico pode ser feito por meio da fusão ou artrodese do segmento (Figura 24) que envolve a retirada do disco doloroso e a prevenção da recorrência da dor e da instabilidade. As desvantagens incluem o fato de ser uma opção de tratamento invasiva, com maiores riscos de complicação cirúrgica e possibilidade de desenvolvimento da síndrome do nível adjacente que acelera a degeneração dos discos adjacentes no nível da artrodese. Outras opções de tratamento incluem as próteses de disco e as cirurgias minimamente invasivas, como a cirurgia endoscópica. Entretanto, conseguir bons resultados no tratamento da dor discogênica com esses procedimentos citados ainda é bastante desafiador.[38]

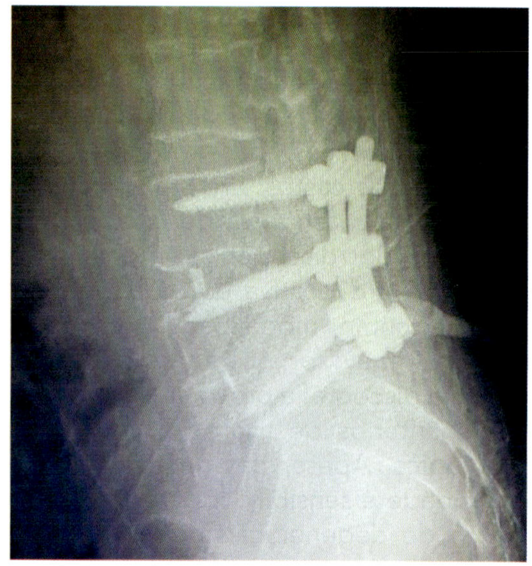

Figura 24 – Artrodese L4-S1, com retirada dos discos doentes e colocação de dispositivo intersomático (*cage*) pela técnica transforaminal (TLIF).

Fonte: Acervo da autoria.

Referências bibliográficas

1. Wheeler SG, Wipf JE, Staiger TO, Deyo RA, Jarvik JG. Evaluation of low back pain in adults. UpToDate, 2024.
2. Berry JA, Elia C, Saini HS, Miulli DE. A review of lumbar radiculopathy, diagnosis, and treatment. Cureus. 2019;1-7.
3. Soar H, Comer C, Wilby MJ, Baranidharan G. Lumbar radicular pain. BJA Educ. 2022;22(9):343-9. [2025 Fev. 20]. Disponível em: http://www.bjaed.org/article/S2058534922000798/fulltext.
4. Manchikanti L, Hirsch JA. Clinical management of radicular pain. Expert Rev Neurother. 2015;15(6):681-93. [2025 Fev. 20]. Disponível em: https://pubmed.ncbi.nlm.nih.gov/25982996/.
5. Dower A, Davies MA, Ghahreman A. Pathologic basis of lumbar radicular pain. World Neurosurg. 2019;128:114-21.
6. Patel EA, Perloff MD. Radicular pain syndromes: cervical, lumbar, and spinal stenosis. Semin Neurol. 2018;38(6):634-9. [2025 Fev. 20]. Disponível em: https://pubmed.ncbi.nlm.nih.gov/30522138/.
7. Alexander CE, Weisbrod LJ, Varacallo M. Lumbosacral radiculopathy. statpearls. 2024;1-8. [2025 Fev. 20]. Disponível em: https://www.ncbi.nlm.nih.gov/books/NBK430837/.
8. Benzakour T, Igoumenou V, Mavrogenis AF, Benzakour A. Current concepts for lumbar disc herniation. Int Orthop. 2019;43(4):841-51. [2025 Fev. 20]. Disponível em: https://pubmed.ncbi.nlm.nih.gov/30506088/.
9. Garfin SF, Eismont G, Bell C, Bono J. Fischgrun, rothman-simeone: the spine, 7. ed. Elsevier, 2017.
10. Schroeder GD, Guyre CA, Vaccaro AR. The epidemiology and pathophysiology of lumbar disc herniations. Semin Spine Surg. 2016;28(1):2-7.
11. Amin RM, Andrade NS, Neuman BJ. Lumbar disc herniation. Curr Rev Musculoskelet Med. 2017;10(4):507.

12. Lee BH, Moon SH, Suk KS, Kim HS, Yang JH, Lee HM. Lumbar spinal stenosis: pathophysiology and treatment principle: a narrative review. Asian Spine J. 2020;14(5):682.
13. Knezevic NN, Candido KD, Vlaeyen JWS, Van Zundert J, Cohen SP. Low back pain. The Lancet. 2021;398(10294):78-92. [2025 Fev. 20]. Disponível em: http://www.thelancet.com/article/S0140673621007339/fulltext.
14. Bagley C, Macallister M, Dosselman L, Moreno J, Aoun S, Ahmadieh TEl. Current concepts and recent advances in understanding and managing lumbar spine stenosis. F1000Res. 2019;8.
15. Santos TN dos, Sperandio RD. Tratamento de dor lombar crônica, comparando os métodos de liberação miofascial e kinesio taping. Brazilian Journal of Development. 2022;8(3):15522-31.
16. Amorim MS. Fascia toracolombar e a liberação miofascial como tratamento fisioterapêutico na dor lombar: revisão de literatura. Revista Inspirar. 2018;15(1):44-50.
17. Urits I, Charipova K, Gress K, Schaaf AL, Gupta S, Kiernan HC, et al. Treatment and management of myofascial pain syndrome. Best Pract Res Clin Anaesthesiol. 2020;34(3):427-48. [2025 Fev. 20]. Disponível em: https://pubmed.ncbi.nlm.nih.gov/33004157/.
18. Takamjani IE, Ezzati K, Khani S, Sarrafzadeh J, Tabatabaiee A. Reliability of ultrasound findings in patients with lumbar multifidus myofascial pain syndrome. Archives of Bone and Joint Surgery. 2023;11(4):248.
19. Galasso A, Urits I, An D, Nguyen D, Borchart M, Yazdi C, et al. A comprehensive review of the treatment and management of myofascial pain syndrome. Curr Pain Headache Rep. 2020;24(8). [2025 Fev. 20]. Disponível em: https://pubmed.ncbi.nlm.nih.gov/32594264/.
20. Roldan CJ, Hu N. Myofascial pain syndromes in the emergency department: what are we missing? J Emerg Med. 2015;49(6):1004-10. [2025 Fev. 20]. Disponível em: https://pubmed.ncbi.nlm.nih.gov/26153029/.
21. Coelho DM, Barbosa RI, Pavan AM, Oliveira AS de, Bevilaqua-Grossi D, Defino HLA. Prevalence of myofascial dysfunction in patients with low back pain. Acta Fisiátrica. 2014;21(2).
22. Kotarinos RK. Myofascial pelvic pain syndrome in females: pelvic floor physical therapy for management. 13. ed. USENIX Symposium on Operating Systems Design and Implementation (OSDI 18); 2024.
23. Kobayashi R. Estudo prospectivo, comparativo, randomizado, duplamente coberto, controlado com placebo sobre a eficácia das ondas de choque no tratamento da síndrome dolorosa miofascial das regiões lombar e glútea. Tese de Doutorado. Universidade de São Paulo; 2018;170.
24. Lima MG. Visão da eficácia da acupuntura na liberação miofascial no tratamento da dor lombar. Research, Society and Development. 2023;12(13):1-7.
25. Van Kleef M, Vanelderen P, Cohen SP, Lataster A, Van Zundert J, Mekhail N. Pain originating from the lumbar facet joints. Evidence-Based Interventional Pain Medicine: According to Clinical Diagnoses. 2011;87-95.
26. Silva T. Avaliação clínica da infiltração facetaria no tratamento da dor lombar crônica por síndrome facetaria. Coluna/Columna. 2011;10:332-5.
27. Tolêdo LO de. Efetividade da rizotomia facetária por radiofrequência na lombalgia mecânica crônica. Coluna/Columna. 2011;(4):273-4.
28. Perolat R, Kastler A, Nicot B, Pellat JM, Tahon F, Attye A, et al. Facet joint syndrome: from diagnosis to interventional management. Insights Imaging. 2018;9(5):773-89. [2025 Fev. 20]. Disponível em: https://pubmed.ncbi.nlm.nih.gov/30090998/.
29. Tessitore E, Molliqaj G, Schatlo B, Schaller K. Clinical evaluation and surgical decision making for patients with lumbar discogenic pain and facet syndrome. Eur J Radiol. 2015;84(5):765-70. [2025 Fev. 20]. Disponível em: https://pubmed.ncbi.nlm.nih.gov/24801263/.
30. Gonzalez JCAG. Validation of a new clinical sign of lumbar facet syndrome. Coluna/Columna. 2018;17(4):303-7.
31. Du R, Xu G, Bai X, Li Z. Facet joint syndrome: pathophysiology, diagnosis, and treatment. J Pain Res. 2022;15:3689.
32. Ambrosio L, Vadalà G, Russo F, Pascarella G, De Salvatore S, Papalia GF, et al. Interventional minimally invasive treatments for chronic low back pain caused by lumbar facet joint syndrome: a systematic review. Global Spine J. 2023;13(4):1163-79. [2025 Fev. 20]. Disponível em: https://pubmed.ncbi.nlm.nih.gov/36458366/.
33. Van den Heuvel SAS, Cohen SPC, de Andrès Ares J, Van Boxem K, Kallewaard JW, Van Zundert J. 3. Pain originating from the lumbar facet joints. Pain Practice. 2023;24(1):160-76.
34. Huang-Lionnet JH, Brummett C, Cohen SP. Facet syndrome. Essentials of Pain Medicine. 2018;591-600.e2. [2025 Fev. 20]. Disponível em: https://linkinghub.elsevier.com/retrieve/pii/B9780323401968000656.

35. Van Kleef M, Vanelderen P, Cohen SP, Lataster A, Van Zundert J, Mekhail N. 12. Pain Originating from the Lumbar Facet Joints. Pain Practice. 2010;10(5):459-69.
36. Beall DP P, Calodney AK, Lewandrowski KU, Block JE, Mekhail N, Lorio MP, et al. 36- Defining the patient with lumbar discogenic pain: real-world implications for diagnosis and effective clinical management. Journal of Personalized Medicine. 2023;13(5):821. [2025 Fev. 20]. Disponível em: https://www.mdpi.com/2075-4426/13/5/821/htm .
37. Zhao L, Manchikanti L, Kaye AD, Abd-Elsayed A. Treatment of discogenic low back pain: current treatment strategies and future options--a literature review. Curr Pain Headache Rep. 2019;23(11). [2025 Fev. 20]. Disponível em: https://pubmed.ncbi.nlm.nih.gov/31707499/.
38. Fujii K, Yamazaki M, Kang JD, Risbud MV, Cho SK, Qureshi SA, et al. Discogenic back pain: literature review of definition, diagnosis, and treatment. JBMR Plus. 2019;3(5). doi: 10.1002/jbm4.10180.
39. Manchikanti L, Hirsch JA. An update on the management of chronic lumbar discogenic pain. Pain Manag. 2015;5(5):373-86.
40. Lorio MP, Tate JL, Myers TJ, Block JE, Beall DP. Perspective on intradiscal therapies for lumbar discogenic pain: state of the science, knowledge gaps, and imperatives for clinical adoption. J Pain Res. 2024;17:1171-82. [2025 Fev. 20]. Disponível em: https://www.dovepress.com/perspective-on-intradiscal--therapies-for-lumbar-discogenic-pain-state---peer-reviewed-fulltext-article-JPR.v.
41. Geurts JW, Willems PC, Kallewaard JW, Van Kleef M, Dirksen C. The impact of chronic discogenic low back pain: costs and patients' burden. Pain Res Manag. 2018;2018(1):1.
42. Isaikin AI, Ivanova MA, Kavelina AV, Chernenko OA. Lumbar discogenic pain. Nevrologiya, neiropsikhiatriya, psikhosomatika = Neurology, Neuropsychiatry, Psychosomatics. 2016;8(3):88-94.

Quadril

85

Víctor Manuel Silva Ortiz
Gabriel José Lopes Nascente
Rodrigo Diez Tafur

INTRODUÇÃO

A articulação coxofemoral (Figura 1), comumente referida como articulação do quadril, é uma articulação sinovial do tipo bola e soquete que permite uma ampla gama de movimentos e suporta peso e redistribui uma parte significativa do peso corporal para os membros inferiores. Essa articulação é formada pela articulação da região acetabular do quadril com a cabeça do fêmur. Toda a estrutura anatômica do fêmur e do acetábulo possibilita à articulação coxofemoral realizar movimentos como rotação da coxa, flexão e extensão do quadril, abdução e adução, garantindo ampla mobilidade a partir da ação de múltiplos músculos inseridos de várias maneiras em seus respectivos marcos anatômicos. O diagnóstico da dor crônica nessa articulação é complexo, pois a fonte da dor pode ser multifatorial, variando de causas intra-articulares e extra-articulares à dor referida e simulada por estruturas próximas, como facetas lombares, articulação sacroilíaca, músculos, tendões, ligamentos e o lábio acetabular.[1-3]

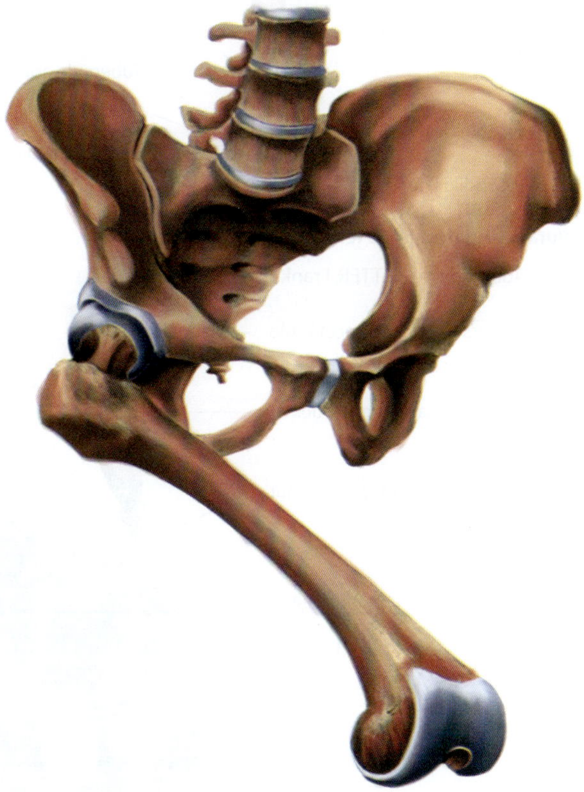

Figura 1 – Anatomia óssea da articulação coxofemoral.
Fonte: Adaptada de https://www.kenhub.com/.

ANATOMIA

Fêmur

O fêmur, o maior e mais pesado osso do corpo humano, possui sua extremidade proximal com pontos importantes, como a cabeça do fêmur (que se articula com o acetábulo do quadril), o colo do fêmur e dois trocanteres (Figura 2). A cabeça do fêmur é majoritariamente coberta por cartilagem articular, facilitando os movimentos da articulação do quadril, como o deslizamento entre as superfícies articulares, e protegendo os ossos subjacentes.[1,4]

Além disso, na extremidade proximal do fêmur, o trocanter maior serve como ponto de inserção para os músculos rotadores e abdutores da coxa, enquanto o trocanter menor permite a fixação do músculo iliopsoas, principalmente envolvido na flexão do quadril.[1,3]

Ao longo do corpo do fêmur, na lateral do corpo femoral, fixam-se os músculos responsáveis pela extensão do joelho, enquanto posteriormente, ao longo da linha áspera, fixa-se a aponeurose para os músculos responsáveis pela adução do quadril.[1,4]

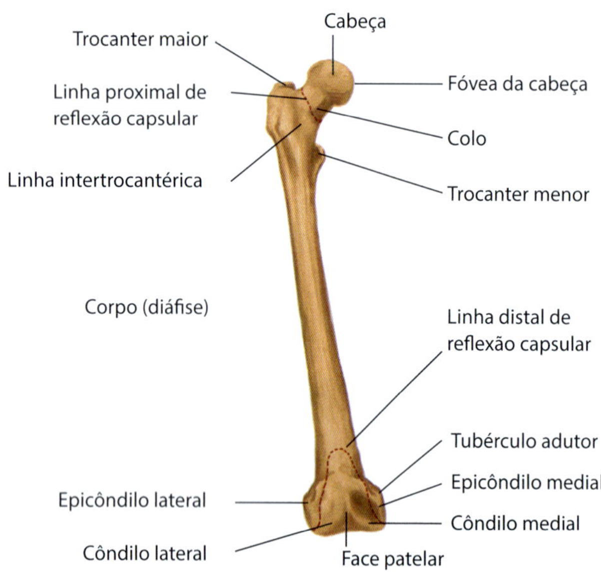

Figura 2 – Anatomia do fêmur.

Fonte: Adaptada de NETTER, Frank H, 2000.

Acetábulo

O acetábulo está localizado lateralmente ao osso do quadril, formando uma depressão óssea quase completamente rodeada pelo lábio acetabular, com um entalhe inferior interrompendo sua margem (Figura 3). O entalhe acetabular permite a passagem de nervos e vasos sanguíneos para o membro inferior.[1]

A parte do acetábulo que se articula diretamente com a cartilagem da cabeça do fêmur é a superfície acetabular lunar, que também é

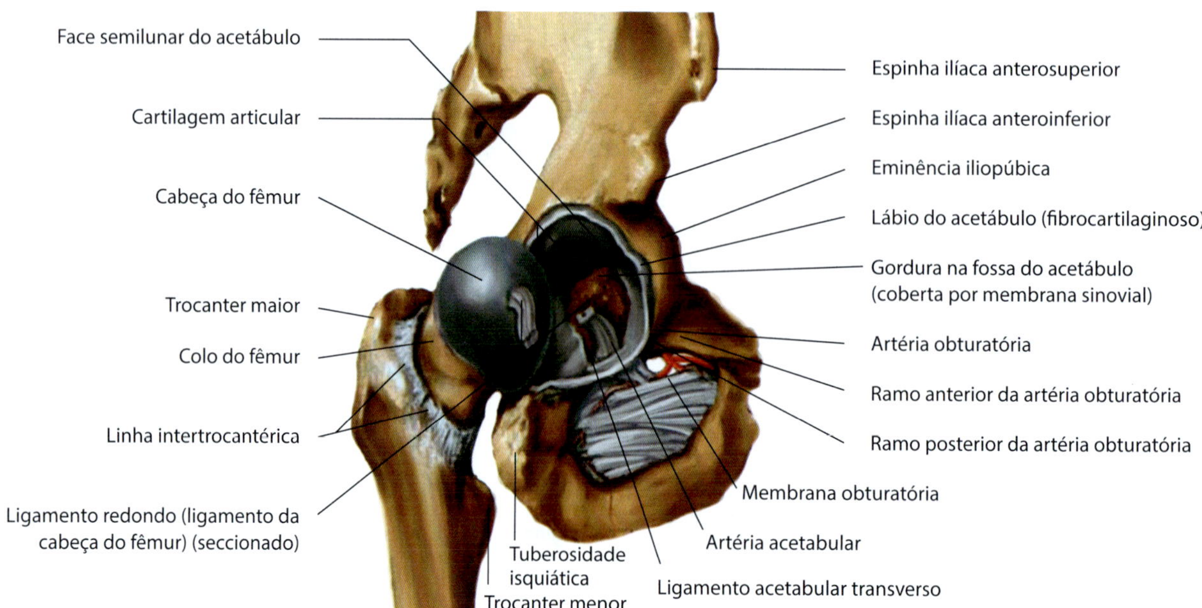

Figura 3 – Anatomia da articulação coxofemoral com enfoque no acetábulo.

Fonte: Adaptada de NETTER, Frank H., 2000.

coberta por cartilagem hialina e está localizada superiormente à fossa acetabular. As margens do acetábulo são aumentadas pelo lábio acetabular, que estende a superfície articular, aumentando assim a estabilidade da articulação. Essa estrutura se torna o ligamento acetabular transverso à medida que cruza inferiormente o entalhe acetabular.[1,4]

Ligamentos, inervação e vascularização

Para aumentar a estabilidade e resistência, assim como a mobilidade da articulação do quadril, três principais ligamentos conectam as três regiões do osso do quadril ao fêmur: isquiofemoral, pubofemoral e iliofemoral (Figura 4). O ligamento isquiofemoral é responsável pela região posterior da cápsula articular, conectando o aspecto lateral do trocanter maior ao aspecto medial do ísquio, auxiliando durante a flexão-adução combinada, em posições neutras e durante a rotação interna. O ligamento pubofemoral cobre os aspectos anterior e inferior da articulação do quadril, conectando a eminência iliopúbica à membrana obturatória e à própria cápsula articular fibrosa; ele ajuda a manter a integridade durante a extensão do quadril, restringindo a rotação externa excessiva e a abdução. Por último, o ligamento iliofemoral cobre a região anterior da cápsula fibrosa, conectando-se à margem do osso do quadril próxima ao acetábulo até a espinha ilíaca anteroinferior, estendendo-se até a linha intertrocantérica do fêmur, auxiliando na rotação externa e extensão.[1,4,5]

O conhecimento sobre a inervação da articulação do quadril é essencial durante a investigação de dor crônica no quadril, uma vez que diversos procedimentos como bloqueios nervosos e ablações por radiofrequência guiadas por imagem dependem disso. A inervação da articulação do quadril (Figura 5) é complexa, com muitas origens, sendo principalmente fornecida por ramos provenientes do plexo lombossacral, especificamente de L2 a S1. Esses ramos dirigem-se ao músculo quadrado femoral para inervar a parte posterior do quadril. A região anterior do quadril é principalmente inervada pelo nervo femoral e seus ramos, enquanto a porção inferior é inervada pelo nervo obturatório e a porção superior pelo nervo glúteo superior.[3-5]

Finalmente, o suprimento vascular para a articulação do quadril (Figura 6) provém principalmente do primeiro ramo perfurante da artéria profunda da coxa, ramos derivados da artéria obturatória, ramos das artérias glúteas superior e inferior, e ramos das artérias femorais circunflexas (tanto lateral quanto medial). Essas artérias se unem como a anastomose periarticular, circundando a articulação do quadril e fornecendo suprimento sanguíneo para a cabeça e o colo do fêmur. A artéria da cabeça do fêmur, localizada dentro do ligamento da cabeça do fêmur, origina-se da artéria obturatória.[3,4]

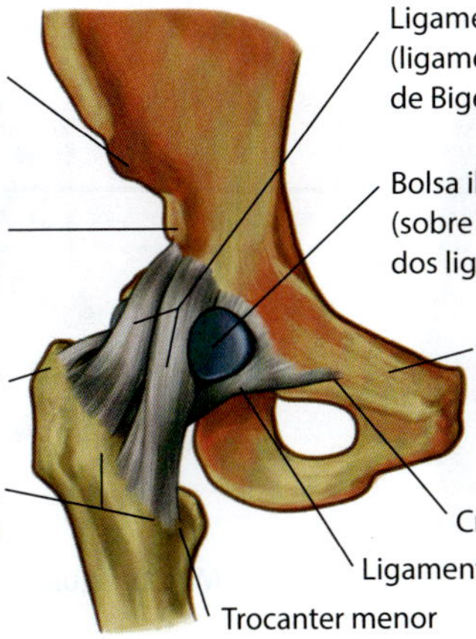

Figura 4 – Ligamentos do quadril.

Fonte: Adaptada de NETTER, Frank H., 2000.

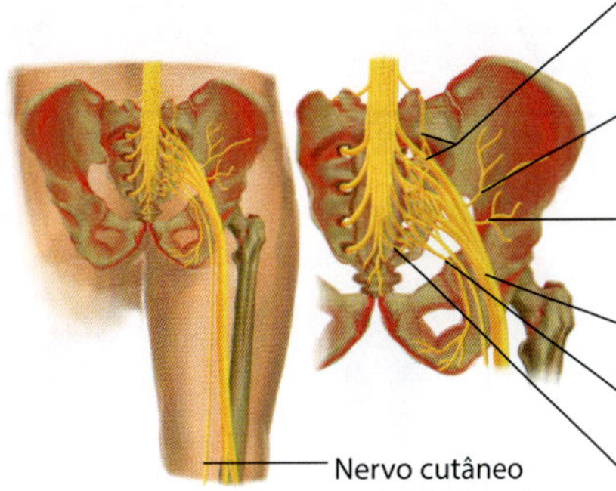

Figura 5 – Inervação do quadril.

Fonte: Adaptada de NETTER, Frank H., 2000.

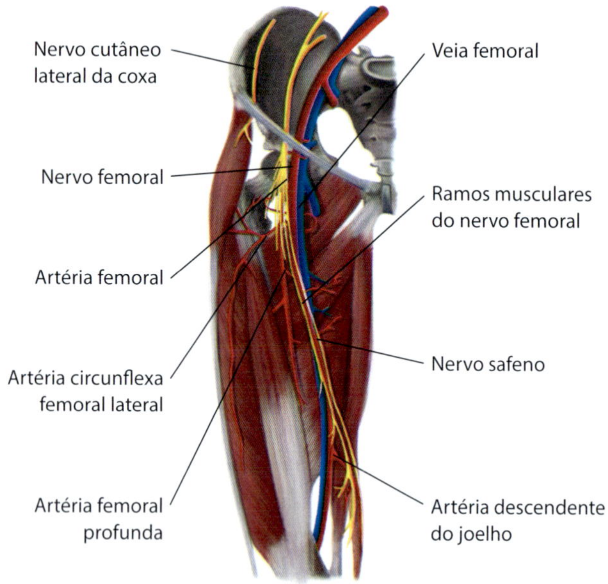

Figura 6 – Vascularização do quadril.

Fonte: Adaptada de NETTER, Frank H., 2000.

Músculos rotadores externos

Alguns músculos relacionados à articulação do quadril (Figura 7) desempenham papéis diretos na etiologia de certas patologias, portanto, entender as suas relações anatômicas e funções é essencial para desenvolver abordagens eficazes no tratamento de distúrbios da articulação do quadril.

O músculo quadrado femoral é um dos rotadores externos da coxa, inserindo-se na crista intertrocantérica do fêmur, originando-se da tuberosidade isquiática, e também desempenha um papel importante na estabilização do quadril. É inervado pelo nervo do quadrado femoral, que surge de ramos do plexo sacral, de L4 a S1. Seu suprimento sanguíneo é fornecido pela artéria glútea inferior, e geralmente possui um ventre muscular, embora variações anatômicas possam incluir até três ventres musculares. O músculo quadrado femoral é clinicamente relevante em casos de síndrome do impacto isquiofemoral (IFI, do inglês *impingement* isquiofemoral), onde pode ser diretamente comprimido por conta da redução do espaço isquiofemoral.[1,6-8]

O músculo piriforme, localizado profundamente ao músculo glúteo máximo, serve como um importante ponto de referência para várias estruturas na região do quadril, especialmente em relação aos componentes neurovasculares. Ele se origina da superfície anterior do sacro e da superfície glútea do ílio, estendendo-se para se inserir no trocanter maior do fêmur. É inervado pelo nervo piriforme, originário das raízes nervosas S1 a S2. Além de rotacionar externamente a coxa, o músculo piriforme auxilia na abdução do quadril quando flexionado e contribui para estabilizar a cabeça femoral no acetábulo. Seu suprimento sanguíneo provém de três ramos da artéria ilíaca interna: a artéria glútea superior, a artéria glútea inferior e a artéria pudenda interna. O músculo piriforme está implicado na síndrome do piriforme – uma condição resultante da compressão do nervo ciático –, que é desafiadora de diagnosticar em razão de suas numerosas hipóteses

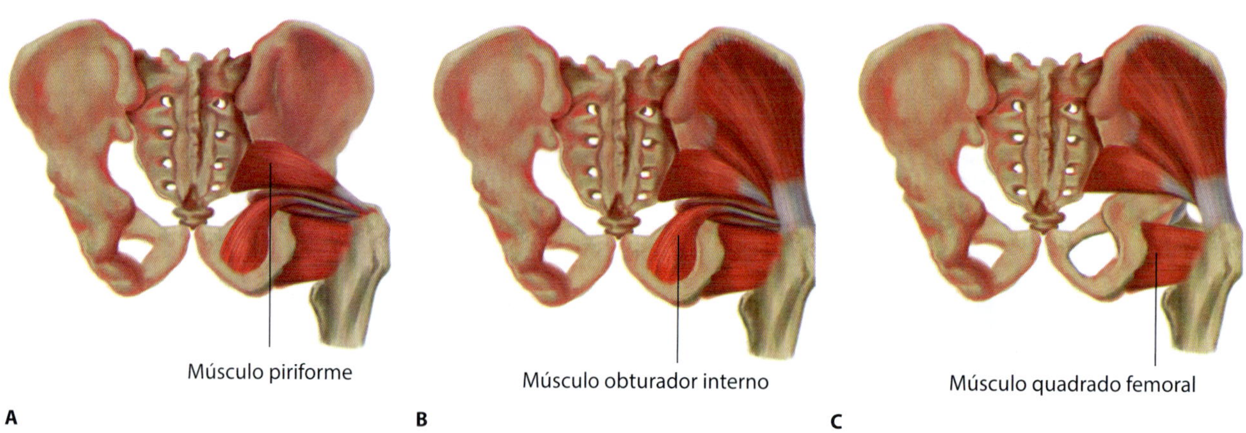

Figura 7 – Músculos rotadores externos do quadril .

Fonte: Adaptada de Kenhub.

diagnósticas e das várias relações entre o nervo ciático e o músculo piriforme.[1,9,10]

O músculo obturador interno faz parte da parede pélvica anterolateral, originando-se das margens ósseas do forame obturador e da membrana obturatória, estendendo-se para se inserir medialmente no trocanter maior do fêmur. Participa na rotação externa e abdução da coxa quando flexionada e, como outros rotadores externos, contribui para estabilizar a articulação do quadril. É inervado pelo nervo do obturador interno, de L5 a S1, e recebe seu suprimento vascular da artéria obturatória em conjunto com a artéria pudenda interna. Por conta de sua proximidade com o músculo piriforme, pode causar sintomas semelhantes à síndrome do piriforme, conhecido como síndrome glútea profunda. Além disso, pode ser afetado pela síndrome do obturador interno, onde se torna tenso ou hiperativado, ou pode ser diretamente lesionado.[1,11,12]

ANAMNESE

Durante a história médica inicial de um paciente com queixas musculoesqueléticas, deve-se considerar etnia, sexo, idade, hábitos de vida (tabagismo, consumo de álcool) e profissão, pois esses fatores influenciam o risco de doenças e sua epidemiologia.[13]

Diversas doenças relacionadas à dor crônica no sistema musculoesquelético que podem afetar a articulação do quadril alteram sua distribuição conforme a idade do paciente. Neoplasias como osteossarcoma, metástases ósseas e condrossarcomas tendem a afetar a população adulta, enquanto a histiocitose predomina em crianças. O conhecimento epidemiológico permite, por exemplo, levantar diferentes hipóteses diagnósticas e conduzir investigações mais precisas em situações comuns na prática médica, como a busca por metástases em ossos longos ao lidar com um paciente com fratura na articulação do quadril ou investigar outras causas de dor no quadril.[2,13,14]

O histórico do paciente, hábitos de vida, sexo e profissão também servem como guias úteis na investigação clínica do paciente.

As queixas mais comuns relacionadas ao sistema musculoesquelético tendem a ser inespecíficas, como dor, sintomas constitucionais e deformidades ósseas. A dor óssea é tipicamente intensa, descrita como profunda, e tem um impacto significativo na vida do paciente, afetando especialmente o movimento e o sono. As deformidades ósseas variam em suas características. Geralmente, as deformidades originam-se de processos crônicos, com potencial para se espalhar ou permanecer localizadas; neste último cenário, derivam geralmente de processos inflamatórios infecciosos ou cicatrização óssea inadequada pós-trauma.[13]

Durante a anamnese do quadril, é importante investigar sintomas orientadores como paresia, fraqueza e parestesias, história de fraturas ou traumas na região, relação com movimentos ou exercícios, histórico familiar de condições reumáticas ou osteoartrite (OA), presença de estalos ou travamentos articulares. Muitas condições podem causar dor no quadril, como neuropatia localizada – como neuropatia sacroilíaca causando dor glútea referida, por exemplo – ou neuropatias periféricas, uma vez que o nervo cutâneo femoral lateral segue para o membro inferior a partir do plexo lombossacral em direção ao abdome no tecido subcutâneo da coxa, passando sob o ligamento inguinal. Outras causas, como radiculopatias lombares, podem causar dor no quadril referida para a região lateral ou proximal da coxa, muitas vezes evoluindo com dor lombar e fraqueza no membro inferior. A dor referida originária de condições intra-abdominais, como apendicite ou hérnia inguinal, também podem ser a principal causa de dor no quadril, insuficiência arterial aortoilíaca, e dores musculoesqueléticas puramente não traumáticas são alguns possíveis diagnósticos para dor na articulação do quadril inespecífica.[2,13,15-17]

Mesmo que uma anamnese adequada seja realizada, pode não fornecer informações suficientes para um diagnóstico final, mas certamente ajudará na tomada de decisões para os próximos passos na investigação por meio de um exame físico direcionado e exames auxiliares.[15,18]

EXAME FÍSICO

Após a anamnese inicial da articulação do quadril, quaisquer alterações nessa articulação são avaliadas por meio de inspeção, mobilidade e palpação, comparando ambos os lados. Durante o exame físico, devemos avaliar os quatro principais possíveis causadores de dor no quadril: causas osteocondrais, musculotendinosas, capsulolabrais e neurovasculares da articulação.[13,18,19]

As anormalidades na marcha indicam várias condições, como desvios da coluna vertebral, trauma nos membros inferiores, e varo e valgo do joelho, por exemplo. A marcha deve ser avaliada durante caminhada e corrida, observando postura, força muscular e movimento articular bilateralmente. Além disso, avaliamos o comprimento das pernas, alinhamento, atrofia muscular e estrutura do pé. A avaliação dos movimentos do quadril, como rotação interna e externa, adução e abdução, flexão e extensão, altura do trocanter e a simetria e relação de orientação são igualmente essenciais.[13,18]

Diferentes manobras podem ser realizadas para avaliar instabilidade do quadril, insuficiência capsular e força muscular, como o teste de Trendelenburg, que avalia a musculatura abdutora glútea, o teste de Thomas, para avaliar a musculatura flexora do quadril, e o teste de Ely, que examina a contratura do músculo reto femoral. Alguns testes, como rotação externa em decúbito ventral; rolamento logarítmico; teste de discagem; teste de Heer; teste de flexão, abdução e rotação externa (FABER); teste de flexão, adução e rotação interna (FADIR) e teste de apreensão posterior são comumente utilizados na investigação da dor no quadril.

Diversas manobras também podem ser usadas para examinar diferentes causas de pinçamento geradas por múltiplas patologias, como o teste de pinçamento subespinhal, teste de pinçamento superolateral e teste de pinçamento isquiofemoral (IFI), onde o quadril afetado é estendido, aduzido e rotacionado externamente para verificar se o músculo quadrado femoral está gerando dor profunda no quadril posterior. Em pacientes com qualquer tipo de pinçamento no quadril, a rotação interna frequentemente é restrita durante a flexão quando comparada à posição prona. Em pacientes com impacto femoroacetabular (IFA, do inglês *impingement* femoroacetabular), a dor geralmente se manifesta na região da virilha e na coxa anterior, com início inespecífico e natureza crônica, piorando ao sentar ou levantar, e tendendo a ser persistente e progressivamente debilitante.[18,20,21]

Durante o exame, os pacientes frequentemente relatam dor durante os testes de impacto ou *impingement* anterior e posterior, mas geralmente preservam a rotação e flexão do quadril em grande medida, sendo o teste FABER altamente sensível.[18,20,21]

Nos casos de rupturas labrais do quadril, a dor geralmente é insidiosa, localizada na região da virilha e pode irradiar para a porção lateral do quadril ou parte anterior da coxa; nesses casos, os testes FADIR e FABER podem ser realizados para investigar patologia intra-articular.[21]

A palpação deve focar no segmento afetado e nos tecidos adjacentes, analisando alterações de forma, consistência, volume, tamanho, sinais de inflamação, presença ou ausência de crepitação e alterações na cor local e vascularização. Além disso, mesmo que o exame físico não revele anormalidades, não se pode descartar a presença de doenças ósseas, dependendo então do histórico médico e da solicitação de exames complementares, se necessário.[13]

EXAMES COMPLEMENTARES

Para auxiliar na investigação ou no diagnóstico definitivo de patologias ósseas, diversos exames podem ser solicitados conforme a apresentação clínica do paciente e a suspeita médica. A escolha dos exames varia conforme a necessidade, sendo mais ou menos sensíveis e específicos, levando em consideração, além dos sintomas relatados, fatores como a disponibilidade local do exame, a condição do paciente e a possibilidade de realizar outros exames complementares. Os exames de imagem são muito úteis para condições ósseas, mas a importância dos exames laboratoriais, histológicos e citológicos não deve ser negligenciada. Os exames de imagem incluem radiografias, tomografia computadorizada (TC), ressonância magnética (RM), cintilografia e densitometria óssea, por exemplo.[13]

Radiografia

Em pacientes com dor no quadril, o exame diagnóstico inicialmente recomendado é a radiografia do quadril, em razão de sua alta precisão na visualização óssea, maior acessibilidade, custo-efetividade e rapidez na execução. Permite a avaliação de fraturas, desgaste ósseo, alterações periosteais e OA. É necessário observar componentes de tecidos moles, como gordura corporal, músculos e bolhas de ar, por exemplo, além de aspectos relacionados ao osso, como a presença ou ausência de reação periosteal, textura óssea, protuberâncias ou calcificações, modelagem óssea ou lesões.

Em alguns casos, o uso de contraste pode auxiliar no diagnóstico ou na investigação de patologias, enquanto radiografias posicionadas de maneira específica também podem ser usadas para auxiliar em situações particulares, como o impacto femoroacetabular usando radiografia de perfil falso.[13,22,23]

Tomografia computadorizada

Permite uma visualização mais precisa das alterações na textura óssea em comparação com a radiografia simples, sendo uma ferramenta útil em tumores ósseos e alterações articulares. Além disso, permite melhor visualização de processos inflamatórios, neoplásicos e diversos processos degenerativos, como artrite e OA. Pode ser realizada com ou sem contraste, conforme as necessidades do paciente. A TC com contraste intravenoso tem maior sensibilidade para visualizar tumores vasculares.[13,22,23]

Ultrassonografia

A ultrassonografia (USG) não utiliza radiação ionizante, sendo útil para estruturas superficiais e profundas, especialmente tecidos moles, mas é limitada na visualização de alterações corticais mais profundas. É usada em casos de análise de tendões para investigação de tendinose ou avaliação de bursite calcificada. Também pode ser usada para guiar injeções ou visualizar e diagnosticar rupturas labrais anteriores. Pode ser combinada com Doppler.[13,22,23]

A USG dinâmica, uma variação do exame de USG, permite a visualização em tempo real das estruturas desejadas durante movimento e estresse dinâmico, permitindo avaliações comparativas por meio de manobras como Barlow e Ortolani, sendo tipicamente performado no plano frontal e coronal. É uma variação útil na análise de alterações tendíneas, como rupturas; na estimativa dos níveis de lesões ligamentares e na observação de casos de compressões estruturais dinâmicas.[24,25]

A Figura 8 mostra uma USG com Doppler e a Figura 9 mostra uma USG simples.

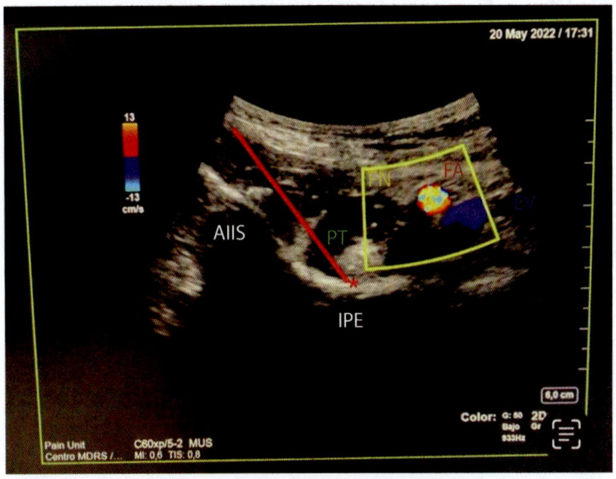

Figura 8 – Ultrassonografia com Doppler.

AIIS: espinha ilíaca anteroinferior; FA: artéria femoral; FN: nervo femoral; FV: veia femoral; IPE: iminência iliopectínea; PT: tendão do psoas. *posição final da agulha.

Fonte: Acervo da autoria.

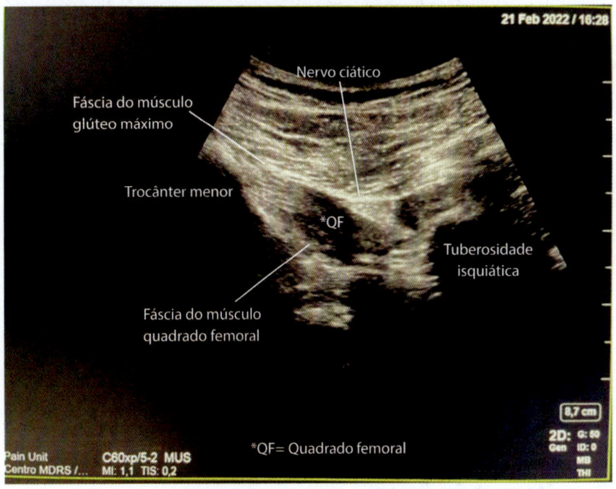

Figura 9 – Ultrassonografia simples.

Fonte: Acervo da autoria.

Ressonância magnética

A RM utiliza ondas magnéticas para proporcionar alto contraste entre estruturas corporais e tecidos, permitindo visualização mais precisa de tecidos moles e ossos, geralmente utilizada após radiografias não diagnósticas. É uma ferramenta útil para analisar distúrbios metabólicos, neoplasias, processos infecciosos e alterações resultantes de traumas físicos diretos. Assim como a TC, pode ser realizada com ou sem contraste. Pode ser usada em casos suspeitos de bursite iliopsoas ou trocantérica, tendinose calcificada e tendinite, por exemplo.[13,22,23]

Cintilografia

Geralmente realizada com radiofármacos marcados por tecnécio-99, é usada principalmente para detectar e avaliar metástases, localizar osteomielite precoce, avaliar mudanças em próteses ortopédicas e investigar distúrbios reumatológicos e vasculares, particularmente em lesões não detectadas pela radiografia simples, sejam doenças neoplásicas ou infecciosas e inflamatórias. A imagem é tipicamente capturada de 2 a 4 horas após a injeção do radiomarcador.[13,22,23,26,27]

A cintilografia óssea trifásica é uma variação do método convencional, proporcionando uma análise mais detalhada do comportamento do radiomarcador nos ossos por meio da captura de imagens em três momentos distintos. Nesse caso, as imagens são obtidas imediatamente após a administração do radiofármaco, após alguns minutos e, por fim, após horas ou dias, permitindo uma avaliação longitudinal do comportamento ósseo ao longo do tempo. Esse método pode ser usado para diferenciar lesões inflamatórias agudas de condições traumáticas e distúrbios crônicos, como síndrome de dor regional complexa, miosite ossificante, artrite inflamatória e infecções ou soltura de próteses. Também é útil na investigação de osteonecrose e osteomielite, sendo extremamente sensível a esta última e permitindo a diferenciação entre osteomielite e celulite, por exemplo.[26,27]

Densitometria óssea

Essa ferramenta é necessária para quantificar a massa óssea do paciente e é frequentemente utilizada no diagnóstico de osteoporose, além de ser útil na investigação de outras doenças metabólicas que afetam os ossos.[13,22,23]

Casos específicos

Ao investigar dor crônica no quadril com suspeita de alterações extra-articulares não infecciosas, como bursite ou tendinite, após radiografia inconclusiva, o método comumente utilizado é o ultrassom do quadril e RM do quadril sem contraste.

Em casos de suspeita de impacto ou displasia, com radiografia inconclusiva ou negativa, os exames preferidos são a artrografia por RM do quadril e RM do quadril sem contraste; a artrografia por TC e TC do quadril sem contraste, anestésico guiado por imagem com ou sem contraste e radiografia adicional do quadril podem ser apropriados em alguns casos.[9,13,22,28]

Em casos de suspeita de rupturas labrais, quando a radiografia é inconclusiva ou não alterada, os próximos passos são geralmente a artrografia por RM do quadril e RM do quadril sem contraste.[9,13,22,28]

Se a radiografia for positiva para OA leve ou os resultados forem inconclusivos, para avaliar a integridade da cartilagem articular, os exames mais apropriados são a RM do quadril sem contraste intravenoso ou a artrografia por RM do quadril; em alguns casos, a artrografia por TC pode ser usada.[9,13,22,28]

Em casos de suspeita de hiperplasia sinovial intra-articular ou neoplasia, como tumor de células gigantes tenossinoviais difusos, sinovite nodular, osteocondromatose ou outras neoplasias sinoviais, a RM do quadril com ou sem contraste pode ser útil para o diagnóstico.[9,13,22,28]

Quanto aos testes laboratoriais, a prática clínica rotineira frequentemente inclui hemograma completo, níveis de enzimas séricas, eletrólitos, marcadores inflamatórios, culturas de sangue e eletroforese de hemoglobina. Por fim, análises citológicas e histológicas podem ser realizadas por meio de procedimentos como biópsia de tecido, citologia e mielograma.[5,9]

Outras técnicas diagnósticas complementares também podem ser usadas, como a artroscopia, uma técnica mais invasiva útil para diagnosticar o envolvimento ósseo em articulações.[9,2,22,23]

A Figura 10 traz um resumo visual dos principais exames solicitados para auxiliar a investigação da dor crônica no quadril.

DIAGNÓSTICOS COMUNS

Dor articular

Múltiplas patologias podem ser responsáveis pela dor crônica do quadril, dentre elas, aquelas que se manifestam diretamente na região intra-articular podem ser representadas, principalmente, por OAs, rupturas labrais e pelo impacto femoroacetabular.

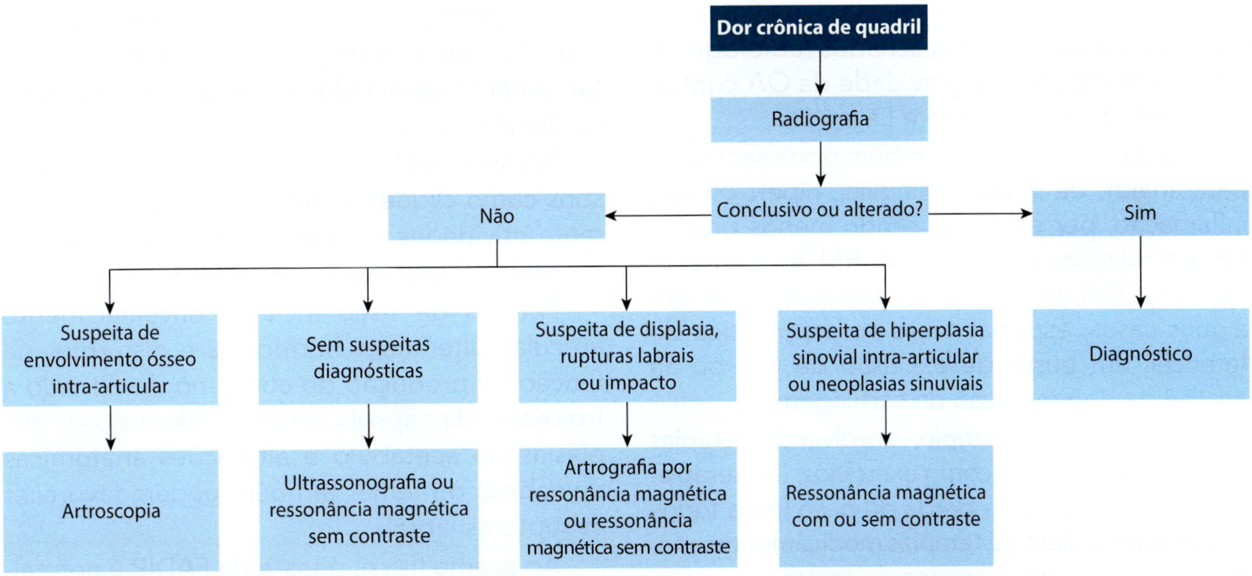

Figura 10 – Sequência mais comum de exames de imagem na investigação da dor crônica do quadril.

Fonte: Desenvolvida pela autoria.

Osteoartrite[29-35]

A OA é a causa mais frequente de dor crônica em articulações, sendo a forma mais comum da artrite, especialmente em idosos.

Apresenta-se como a crescente lesão da cartilagem articular, resultando em um processo inflamatório com a presença de variados mediadores na cavidade sinovial. A predisposição a essa doença engloba múltiplos fatores de risco, como o envelhecimento, obesidade, a mudança no formato anatômico articular, exercícios laborais de forte impacto, histórico familiar de OA e lesões prévias do quadril. Além disso, fatores genéticos, etnia caucasiana, gênero feminino e metabolismo ósseo também desempenham um importante papel na gênese da OA.

As consequências clínicas da OA impactam diretamente a qualidade de vida do paciente, reduzindo sua mobilidade e gerando rigidez, instabilidade articular, desconforto, dor articular e redução de movimentos nos casos sintomáticos. A diminuição do equilíbrio e da força muscular também podem estar presentes em casos mais avançados, assim como o inchaço ósseo.

A sintomatologia tende a ser progressiva, degenerando a articulação acometida ao longo do tempo. A dor articular na OA é movimento-dependente, acompanhada de sensibilidade articular e piorando aos esforços, frequentemente descrita como dor em queimação e podendo estar associada à parestesia.

No quadril, a OA tende a ser unilateral e a dor costuma ser referida na região anterior da virilha, de forma profunda, podendo acometer toda a região superolateral da coxa e os glúteos, além de poder irradiar para regiões mais distantes. Graças ao remodelamento ósseo, pode haver um inchaço na região do quadril, além de deformidade na articulação em casos mais graves, fazendo com que o paciente mantenha o membro inferior em adução, rotação externa e flexão fixa, limitando a rotação interna.

O diagnóstico de OA é classicamente clínico, guiado pela sintomatologia e pelos sinais apresentados pelo paciente. Na OA de quadril, o teste de Trendelemburg costuma ser positivo e pode haver encurtamento do membro inferior afetado em conjunto com atrofia muscular dos músculos da coxa.

A investigação sem exames de imagem é feita em pacientes com mais de 45 anos, com dor articular relacionada a atividades e ausência de rigidez matinal ou rigidez matinal com duração inferior a 30 minutos.

Em casos crônicos atraumáticos duvidosos ao exame clínico, a radiografia simples é o primeiro exame de imagem de escolha, na qual podemos perceber uma diminuição do espaço articular em algumas regiões, osteófitos marginais por desgaste e lesão articular, cistos e esclerose subcondral pela constante inflamação regional. Pela análise dos achados radiológicos, é possível classificar a gravidade da OA conforme o sistema de Kellgren e Lawrence.

A USG com Doppler também pode ser usado para análise de derrame sinovial, hipertrofia ou inflamação, por exemplo, sendo menos preciso em articulações profundas. A RM é raramente usada na OA, mas pode ser complementar em alguns casos, especialmente no diagnóstico diferencial em busca de exclusão de OA ou na análise de degeneração da cartilagem.

O tratamento é amplo, envolvendo terapias não medicamentosas como exercícios, fisioterapia, auxiliares de marcha e perda de peso (para todos os pacientes), além de terapias medicamentosas e, em último caso, intervenções cirúrgicas.

A OA pode ser a causa de alterações na morfologia da articulação do quadril, desencadeando quadros como impacto femoroacetabular, portanto, o reconhecimento precoce dessa comorbidade é essencial para melhores desfechos clínicos.

As medidas farmacológicas são reservadas para pacientes cujo quadro álgico não foi resolvido somente com terapias não medicamentosas após 3 meses ou aqueles que possuem OA em estágios avançados com grande perda funcional. Os medicamentos usados podem incluir essencialmente anti-inflamatórios não esteroides (AINEs) orais por períodos limitados e em dosagens baixas, para evitar efeitos adversos e acetaminofeno. Em quadros mais avançados ou em inflamações agudas é possível a realização de injeções intra-articulares de glicocorticoides, visando redução sintomática a curto prazo e, em casos não resolutivos, intervenções cirúrgicas podem ser uma opção benéfica, como a artroplastia total de quadril, padrão-ouro para casos persistentes.

Rupturas labrais[36-39]

Outro importante agente de dor intra-articular do quadril são as rupturas labrais, mais comuns em pacientes jovens e fisicamente ativos como atletas. São quadros de dor gradual e constante, muitas vezes desencadeados por exercícios ou eventos traumáticos como acidentes e ao impacto femoroacetabular, principalmente.

A dor é geralmente indicada na região anterior do quadril ou da virilha, podendo irradiar para o joelho. Há presença de sintomas mecânicos e com limitação de movimento, constantemente associados a luxação ou lesões da cartilagem femoral.

Na história clínica, movimentos repetitivos e sons como cliques, estalos ou travamentos durante atividades também podem ser indicadores úteis de rupturas labrais.

Fatores de risco incluem envelhecimento articular, alterações hormonais e distúrbios na função ou produção do colágeno, facilitando a frouxidão da cápsula articular. Além disso, displasias do acetábulo e alterações anatômicas da cabeça do fêmur também podem favorecer as rupturas labrais.

Ao exame físico, o teste de FADIR é normalmente positivo, sendo o mais indicado por sua maior especificidade para rupturas labrais anteriores. Outros testes menos sensíveis, como FABER, Scour ou Patrick, também podem ser realizados.

No que se refere aos exames de imagem, a artrografia por RM é o padrão-ouro, possuindo maior sensibilidade que a RM convencional ou a radiografia simples, que podem ser usadas para diagnóstico de possíveis alterações estruturais responsáveis pela ruptura labral.

O tratamento tende a ser conservador em primeiro momento, baseado em repouso, medicamentos analgésicos não opioides e aines, fisioterapia, mudança de hábitos de vida e em alguns casos, injeções intra-articulares de corticoides e anestésicos. Em casos não resolutivos com a terapia conservadora após cerca de 3 meses, a opção cirúrgica passa a ser uma escolha relevante, especialmente em pacientes com quadros de impacto femoroacetabular associados à ruptura labral.

Dentre as principais opções cirúrgicas, o desbridamento seletivo com preservação labral se mostrou uma alternativa promissora para boa recuperação, assim como o reparo labral quando o tecido do labrum é maior que 7 mm ou a reconstrução labral (aberta ou artroscópica) em casos de danos irreparáveis do labrum ou em casos de desbridamento labral prévio. Todas as técnicas cirúrgicas visam devolver a anatomia e função do labrum, estabilizando a articulação coxofemoral e preservando as capacidades de selagem hidráulica do labrum.

Impacto femoroacetabular[20,21,40-43]

O IFA é uma condição consequente de uma relação articular anormal entre a cabeça do fêmur e o acetábulo, gerando desgastes estruturais e dores articulares, na virilha e no quadril do paciente acometido. Essa anomalia resulta de alterações na morfologia de uma ou ambas as partes envolvidas na articulação coxofemoral, limitando movimentos e prejudicando a funcionalidade articular ao longo do tempo, podendo ser causa de patologias secundárias como a OA, principalmente em pacientes jovens e fisicamente ativos.

Clinicamente, o IFA pode ser classificado em tipo coxa antevertida com morfologia (CAM), tipo pinça e misto. O IFA tipo CAM é resultado de alterações na cabeça do fêmur que diminuem sua amplitude de deslocamento articular, tornando-a menos esférica, podendo ser idiopático ou secundário às doenças e fraturas.

Por outro lado, o IFA do tipo pinça é oriundo de anomalias acetabulares resultantes de uma maior cobertura do acetábulo sobre a cabeça do fêmur, que, mesmo preservando sua anatomia, tem seu movimento limitado por consequência do crescimento acetabular exagerado. Esse tipo de impacto femoroacetabular se subdivide em focal (quando apenas uma parte do acetábulo apresenta aumento anormal) e não focal (quando há aumento na profundidade da fossa do acetábulo em conjunto com protrusão acetabular).

O diagnóstico depende de sintomas, sinais físicos e de alterações compatíveis nos exames de imagem, sendo necessária a presença de morfologia CAM ou pinça, não sendo, no entanto, suficientes para o diagnóstico de forma isolada. A sintomatologia pode ser caracterizada em dor aguda, com surgimento insidioso, localizada preferencialmente na região do quadril e na região anterior da virilha.

O quadro tende a se agravar com movimentos – especialmente a rotação do quadril – e atividades físicas, como durante a caminhada ou em posição sentado por grandes períodos. A presença de rigidez, travamentos e estalos no quadril não é incomum.

Fatores de risco incluem quaisquer atividades e/ou esportes de grande impacto, fechamento tardio da epífise do fêmur, histórico familiar de irmãos com IFA, epifisiólise femoral superior, osteotomias periacetabulares ou histórico de fraturas do colo do fêmur e presença de doença de Legg-Calve-Perthes.

Ao exame físico, a amplitude de movimento é reduzida durante a adução do quadril flexionado e a rotação interna. Quanto aos sinais encontrados, tanto FABER quanto FADIR tendem a ser positivos. Outros testes que podem ser realizados incluem Stinchfield e teste de agachamento máximo.

Nos exames de imagem, a radiografia comum é útil tanto na avaliação morfológica de alterações como para descarte de diagnósticos diferenciais, TC e RM também podem ser utilizadas visando avaliações tridimensionais das estruturas articulares e uma análise mais detalhada do dano à cartilagem articular, permitindo melhores decisões sobre o tratamento. O tratamento é multimodal, envolvendo fisioterapia, perda de peso, mudanças no estilo de vida, exercícios específicos, analgésicos orais para o alívio da dor, injeções intra-articulares (de corticoides, ácido hialurônico ou analgésicos), e, em casos mais avançados ou que não apresentem melhoras, cirúrgico. O tratamento cirúrgico de escolha é majoritariamente por artroscopia do quadril.

Síndrome da dor trocantérica maior[44-47]

A síndrome da dor trocantérica maior (SDGT) é uma entidade clínica complexa e multicausal, responsável por dores intensas do quadril, especialmente em sua porção lateral, geralmente bem localizadas em um único lado, que pioram com a deambulação. Antigamente denominada "bursite trocantérica", possui maior incidência no sexo feminino e as causas mais comuns dessa síndrome incluem tendinopatia dos músculos glúteos médio e/ou mínimo, inflamação das bursas do quadril e alterações do trato iliotibial.

A SDGT pode se originar idiopaticamente ou por fatores variados, como a própria tendinopatia dos músculos ao redor das bursas, rupturas parciais do trato iliotibial, traumas diretos nos tendões ou nas bursas da região, e exercícios inadequados que lesem as partes envolvidas nessa patologia. Fatores de risco comuns incluem diferença entre o tamanho das pernas, exercícios de impacto recorrentes, obesidade, OA do quadril ou do joelho, idade avançada e histórico de dor lombar.

O diagnóstico é clínico, dependendo diretamente do exame físico e da história relatada pelo paciente. Há, geralmente, presença de dor à palpação profunda do trocanter maior, dor em decúbito lateral do lado acometido, dor ao ficar de pé somente sobre a perna acometida por 30 segundos e incapacidade de concluir uma rotação externa do quadril flexionado a 90°, apresentando melhora ao uso de AINEs e durante a abdução.

A radiografia simples serve como eliminação de diagnósticos diferenciais, como a fratura proximal do fêmur, apresentando-se inalterada na SDGT. Exames como o ultrassom podem ser úteis na detecção de rupturas dos tendões dos músculos glúteo médio e glúteo mínimo, assim como a RM, não sendo, no entanto, obrigatórios para o diagnóstico.

O tratamento é, em sua maioria, conservador, baseando-se no uso de AINEs por via oral (VO), aliviando a inflamação regional; fisioterapia, visando ao fortalecimento da musculatura regional mudança de hábitos durante a prática de exercícios e perda de peso. Em casos de dores agudas ou inflamação exacerbada, a injeção de corticoides pode ser utilizada visando a um controle rápido do quadro. A terapia por ondas de choque extracorpóreas também pode ser uma ferramenta útil na redução da dor. Casos refratários ao tratamento conservador, que permaneçam com dores crônicas, podem ser submetidos a tratamentos cirúrgicos conforme a etiologia de seu caso. Em casos de tendinopatia glútea e bursite trocantérica, é geralmente realizada a bursectomia (aberta ou endoscópica) associada ou não à liberação do trato iliotibial, enquanto nas rupturas do tendão glúteo o reparo aberto é majoritariamente realizado.

Causas musculares

Síndrome do piriforme[48,49]

A síndrome do piriforme é uma patologia resultante da compressão parcial ou completa do nervo ciático pelo músculo piriforme na região da tuberosidade isquiática, resultando em sintomas como dor glútea ou nos músculos posteriores da coxa, que piora ao se sentar, ciática (dor ao longo do trajeto do nervo ciático) e aumento da sensibilidade externa sobre a grande incisura ciática. Em alguns casos, há dormência e formigamento na região das nádegas e no trajeto do nervo ciático.

O diagnóstico é feito majoritariamente pela clínica do paciente e por exclusão de outras doenças, juntando os dados da história relatada aos sintomas apresentados. As principais causas desse quadro são alterações que lesem ou irritem o músculo piriforme, como traumas, hipertrofia muscular, alterações anatômicas ou posição sentada por longos períodos, gerando a compressão do nervo.

Ao exame físico, o teste de flexão, adução e rotação interna (FAIR) positivo é um importante método para auxiliar no diagnóstico, assim como o teste Freiberg, Pace e Beatty, e a palpação. O sinal de Lasegue é majoritariamente positivo. Os exames de imagem e testes eletrodiagnósticos auxiliam na exclusão de outras hipóteses, sendo o US de alta resolução uma ferramenta útil na análise de aprisionamento do nervo nos limites superiores.

A abordagem de tratamento é multidisciplinar, incluindo AINEs, fármacos para dor neuropática, relaxantes musculares e a fisioterapia contínua. Em alguns casos, podem ser feitas injeções de anestésicos, toxina botulínica ou corticoides no próprio músculo, visando ao tratamento e ao diagnóstico ao mesmo tempo. Em casos refratários ou não responsivos aos tratamentos conservadores, pode ser feita a tenotomia do tendão do piriforme cirurgicamente, visando à descompressão do nervo ciático.

Quadrado femoral (impacto isquiofemoral)[7,8,50-52]

O IFI é resultante da diminuição do espaço entre o trocanter menor e a tuberosidade isquiática, alterando a anatomia do músculo quadrado femoral e gerando dor crônica na região do quadril, nádegas e virilha.

As causas desse estreitamento podem ser congênitas, adquiridas ou posicionais, estando relacionadas a fatores como fraturas do trocanter menor, cirurgias do quadril, OA, rotações anormais dos membros inferiores ou distúrbios anatômicos.

Outros sintomas, além da dor, incluem estalos, travamentos do quadril e crepitações. Em alguns casos, pode ocorrer dor lombar. Ao exame físico, a dor pode piorar durante a flexão, abdução, extensão e rotação (interna e externa), o teste de passada longa e o teste do impacto isquiofemoral servem como importantes ferramentas diagnósticas quando positivas.

Nos exames de imagem, as radiografias comuns são mais úteis em casos de IFI crônicas, com alterações ósseas. A RM do quadril ou pelve é o método de escolha para o diagnóstico, permitindo medir a distância isquiofemoral e a largura do músculo, possibilitando avaliar a presença de gordura, edema e ruptura muscular direta. Em casos positivos, há diminuição do espaço ocupado pelo músculo quadrado femoral, aumento do ângulo do colo do fêmur e do ângulo isquiático.

O tratamento é baseado em terapias conservadoras, como repouso, AINEs, fisioterapia e mudanças de hábitos de vida. Injeções de corticoides e analgésicos guiadas por ultrassom podem ser usadas em quadros de dor aguda, para alívio a curto prazo dos sintomas. Em casos refratários podem ser realizados a proloterapia no músculo quadrado femoral e a ressecção do trocanter menor via cirurgia (aberta ou artroscópica).

Síndrome do obturador interno[53]

Outras causas de dor crônica na região posterior do quadril e na virilha podem ser as anormalidades relacionadas ao músculo obturador interno, chamadas, em alguns casos, "síndrome do obturador interno". Esses distúrbios que acometem o músculo estão relacionados principalmente por lesões traumáticas, especialmente em atletas.

Outras causas podem ser inflamação, bursite, abscesso, piomiosite, espasmos musculares, dores miofasciais, tendinites, hérnias na região pélvica e tumores que pressionem o nervo obturatório ou por variações anatômicas do tendão desse músculo, que se junta ao tendão do músculo piriforme, antes de se inserir no trocanter maior fazendo com que haja compressão do nervo ciático.

Os sintomas incluem dor glútea, na região posterior do quadril e na pelve, que se agravam com a rotação interna da coxa, alterações na sensibilidade com presença de parestesia em alguns casos, e redução do movimento do membro inferior, podendo mimetizar dores ciáticas, sendo considerada subtipo da síndrome gluteal profunda.

O tratamento depende da causa da dor; a abordagem cirúrgica é, geralmente, a secção do obturador interno nos casos de compressão do ciático. Por conta da semelhança anatômica e etiológica regional, os tratamentos da síndrome do piriforme também tendem a ser eficazes na conduta dessa síndrome.

Diagnósticos diferenciais de dores no quadril[54-56]

Várias patologias que não possuem relação direta com o quadril podem ser capazes de gerar dores referidas nessa região, sendo, assim, importantes diagnósticos diferenciais na investigação da dor crônica do quadril. Dentre os diagnósticos diferenciais, pode-se destacar a meralgia parestésica, síndrome gerada por uma anormalidade no nervo cutâneo femoral lateral, responsável por gerar dores anterolaterais na coxa, preservando a força e os reflexos da região.

Outras doenças incluem as radiculopatias fantasmas ou a dor radicular no quadril sem perda de membros, frente à compressão ou inflamação de nervos espinhais, referindo-se à dor para a região lombar, do quadril e do membro inferior conforme o trajeto desse nervo acometido.

Demais doenças, como artrite idiopática em jovens, tumores ósseos próximos ao quadril, dores na articulação sacroilíaca, pubalgia atlética e osteíte púbica, também podem ser agentes na dor referida do quadril.

Tratamentos intervencionistas[57-64]

Em casos nos quais as terapias conservadoras e minimamente invasivas não são resolutivas por si só ou recomendadas, medidas intervencionistas diretas também podem ser realizadas, como bloqueio do grupo nervoso pericapsular (PENG), radiofrequência, crioneurólise e a viscossuplementação, por exemplo.

O PENG consiste na analgesia nervosa sem perda das funções motoras de nervos próximos à cápsula articular do quadril, realizado por meio da inserção de anestésicos na região entre o plano fascial do músculo psoas e do ramo púbico superior, guiados pela USG e dessensibilizando os ramos do nervo obturador, obturador acessório e femoral que se dirigem à articulação do quadril. Essa técnica é usada especialmente em casos dolorosos persistentes pós-artroplastias totais de quadril ou casos traumáticos da região femoral proximal.

A viscossuplementação do quadril se baseia na injeção de ácido hialurônico na articulação femoroacetabular para recuperar as características do líquido sinovial ali localizado. O ácido hialurônico atua protegendo a cartilagem articular, estimulando a produção de colágeno, facilitando o movimento entre o fêmur e o acetábulo, agindo como lubrificante, diminuindo as dores articulares e promovendo efeitos anti-inflamatórios regionais. Essa terapia é indicada principalmente no tratamento da OA de joelho, podendo ser realizada em múltiplas articulações com benefícios bem estabelecidos.

A ablação por radiofrequência (RFA) permite a dessensibilização de ramos periarticulares no quadril, a partir de eletrodos inseridos por meio de um cateter, que, ao chegarem ao nervo almejado, disparam ondas de rádio em temperaturas elevadas, lesando as terminações nervosas dolorosas, impedindo a condução do estímulo doloroso. Essa técnica é amplamente utilizada nos casos onde o tratamento conservador não é eficaz de forma isolada ou em casos onde a artroplastia total de quadril é contraindicada, ou insuficiente para o fim da dor no quadril. Os nervos alvos são normalmente o obturador e femoral. Por ser realizada de maneira percutânea minimamente invasiva, existem poucas contraindicações e riscos à sua realização, sendo utilizada em diferentes quadros como OA e rupturas labrais, necessitando de um conhecimento adequado dos marcos anatômicos locais para a correta inserção do cateter.

A crioneurólise, também chamada crioneuroablação, segue os princípios da radiofrequência, utilizando-se de gases pressurizados para atingirem temperaturas muito baixas visando lesionar de forma percutânea as terminações nervosas responsáveis pela dor crônica, impedindo a condução do estímulo doloroso e diminuindo, assim, a dor. Tal técnica vem sendo utilizada em conjunto com a USG para melhor precisão, precedendo procedimentos cirúrgicos como a artroplastia total do joelho e toracotomias, e no tratamento de dores crônicas do joelho, com grande sucesso a longos prazos na redução das dores crônicas locais. É uma técnica relativamente segura, não farmacológica, com menor risco de infecção ou toxicidade analgésica local por depender unicamente de baixas temperaturas, sendo contraindicada em casos de distúrbios hematológicos, anticoagulação e infecções (p. ex., sistêmicas ou locais). Seus efeitos no nervo dependem do tempo de exposição, comprimento e diâmetro da fibra nervosa e da temperatura escolhida, podendo ser reversível e de menor duração, variando conforme a necessidade do paciente.

Referências

1. Moore MR. Clinically oriented anatomy. 7. ed. In: Chapter 7, Lower Limb. Philadelphia: Wolters Kluwer Health/Lippincott Williams & Wilkins. 2014:1175-83.
2. Heckmann N, Tezuka T, Bodner RJ, Dorr LD. Functional anatomy of the hip joint. The Journal of Arthroplasty. 2021;36(1):374-8.
3. Pericapsular nerve group block: an overview - Minerva Anestesiologica 2021;87(4):458-66. Minervamedica.it. 2021. [2025 Fev. 28]. Disponível em: https://www.minervamedica.it/en/journals/minerva-anestesiologica/article.php?cod=R02Y2021N04A0458.
4. Drake RL, Vogl W, Mitchell AWM, Tibbitts R, Richardson P, Horn A. Gray's basic anatomy. 3. ed. In: Joints. Philadelphia, PA: Elsevier; 2023:163-67.
5. Porto CC. Medical semiology. 8. ed. Rio de Janeiro. In: Lower Limb Guanabara Koogan; 2019:1376-1507.
6. Galmiche R, Migaud H, Beaulé PE. Hip anatomy and biomechanics relevant to hip replacement. Personalized Hip and Knee Joint Replacement. Cham (CH): Springer; 2020:9-21.
7. Caliesch R, Sattelmayer M, Reichenbach S, Zwahlen M, Hilfiker R. Diagnostic accuracy of clinical tests for cam or pincer morphology in individuals with suspected FAI syndrome: a systematic review. BMJ Open Sport & Exercise Medicine. 2020;6(1):e000772.
8. Sakellariou G, Conaghan PG, Zhang W, Bijlsma JWJ, Boyesen P, D'Agostino MA, et al. EULAR recommendations for the use of imaging in the clinical management of peripheral joint osteoarthritis. Annals of the Rheumatic Diseases. 2017;76(9):1484-94.
9. American College of Radiology. (n.d.). Narrative - ACR search. Retrieved; 2024. [2025 Fev. 28]. Disponível em: https://acsearch.acr.org/docs/69425/Narrative/.

10. Probst D, Stout A, Hunt D. Piriformis syndrome: a narrative review of the anatomy, diagnosis, and treatment. PM & R: the journal of injury, function, and rehabilitation. 2019;11(1):S54-63. [2025 Fev. 28]. Disponível em: https://pubmed.ncbi.nlm.nih.gov/31102324/.
11. Olewnik Ł, Zielinska N, Piotr Karauda, Piagkou M, Krzysztof Koptas, Krystian Maślanka, et al. The quadratus femoris muscle anatomy: do we know everything? Annals of Anatomy - Anatomischer Anzeiger. 2024;255:152284-4.
12. .Perez Carro L. Deep gluteal space problems: piriformis syndrome, ischiofemoral impingement and sciatic nerve release. Muscles, Ligaments and Tendons Journal; 2016. [2025 Fev. 28]. Disponível em: https://www.ncbi.nlm.nih.gov/pmc/articles/PMC5193530/.
13. Tibor LM, Sekiya JK. Differential diagnosis of pain around the hip joint. arthroscopy: the journal of arthroscopic & related surgery. 2008;24(12):1407-21.
14. Mezian K, Ricci V, Güvener O, Jačisko J, Novotný T, Kara M, et al. EURO-MUSCULUS/USPRM Dynamic ultrasound protocols for (adult) hip. American Journal of Physical Medicine & Rehabilitation. 2022;101(11):e162-8.
15. Park JW, Lee YK, Lee YJ, Shin S, Kang Y, Koo KH. Deep gluteal syndrome as a cause of posterior hip pain and sciatica-like pain. The Bone & Joint Journal. 2020;102-B(5):556-67.
16. Ng KCG, Jeffers JRT, Beaulé PE. Hip joint capsular anatomy, mechanics, and surgical management. The Journal of Bone and Joint Surgery. 2019;101(23):2141-51. [2025 Fev. 28]. Disponível em: https://insights.ovid.com/crossref?an=00004623-201912040-00010.
17. Pianka MA, Serino J, DeFroda SF, Bodendorfer BM. Greater trochanteric pain syndrome: evaluation and management of a wide spectrum of pathology. SAGE Open Medicine. 2021;9:205031212110225.
18. Anract P, Biau D, Boudou-Rouquette P. Metastatic fractures of long limb bones. Orthopaedics & Traumatology: Surgery & Research. 2017;103(1):S41-51.
19. Cecchi F, Mannoni A, Molino-Lova R, Ceppatelli S, Benvenuti E, Bandinelli S, et al. Epidemiology of hip and knee pain in a community based sample of Italian persons aged 65 and older. Osteoarthritis and Cartilage. 2008;16(9):1039-46.
20. Harradine P, Gates L, Bowen C. Real time non--instrumented clinical gait analysis as part of a clinical musculoskeletal assessment in the treatment of lower limb symptoms in adults: a systematic review. Gait & Posture. 2018;62:135-9.
21. Wichman D, Rasio JP, Looney A, Nho SJ. Physical examination of the hip. sports health: a multidisciplinary approach. 2020;13(2): 149-53.
22. Thirumaran AJ, Murphy NJ, Fu K, Hunter DJ. Femoroacetabular impingement – what the rheumatologist needs to know. Best Practice & Research Clinical Rheumatology. 2024;101932. [2025 Fev. 28]. Disponível em: https://www.sciencedirect.com/science/article/pii/S1521694224000032.
23. Park JW, Lee YK, Lee YJ, Shin S, Kang Y, Koo KH. Deep gluteal syndrome as a cause of posterior hip pain and sciatica-like pain. The Bone & Joint Journal. 2020;102-B(5):556-67.
24. ogrin M, Ličen T, Kljaić Dujić M. Ischiofemoral impingement syndrome: an overview for strength and conditioning professionals. Strength & Conditioning Journal. 2020;43(1):63-71.
25. Liou H, Long J, Kransdorf M, Schmieder S. CT--guided quadratus femoris injection for ischiofemoral impingement. European Radiology. 2023;33(6):3956-60.
26. Morrison C, Brown B, Lin D-Yin, Jaarsma R, Kroon H. Analgesia and anesthesia using the pericapsular nerve group block in hip surgery and hip fracture: a scoping review. Regional Anesthesia & Pain Medicine. 2020;46(2):169-75.
27. Sunil Kumar KH, Rawal J, Nakano N, Sarmento A, Khanduja V. Pathogenesis and contemporary diagnoses for lateral hip pain: a scoping review. Knee Surgery, Sports Traumatology, Arthroscopy. 2020;29(8):2408-16.
28. Pollock JR, Moore ML, McQuivey KS, Makovicka JL, Economopoulos K, Bingham JS. Clinical Examination of the Hip. New England Journal of Medicine. 2022;386(24):e65.
29. Jawetz ST, Fox MG, Blankenbaker DG, Caracciolo JT, Frick MA, Nacey N, et al. ACR appropriateness criteria® Chronic Hip Pain: 2022 Update. Journal of the American College of Radiology. 2023;20(5):S33-48.
30. Caldwell AS, Elangovan SM, Jacobson JA. Dynamic musculoskeletal ultrasound: slipping rib, muscle hernia, snapping hip, and peroneal tendon pathology. Pediatric Radiology. 2023;53(8):1553-61.
31. Siddiqui IAR, Botchu DSK, Iqbal A, Skeletal scintigraphy for a patient with a hip fracture. Skeletal Radiology. 2021;50(8):1735-7.
32. Ross AB, Lee KS, Chang EY, Amini B, Bussell JK, Gorbachova T, et al. ACR Appropriateness Criteria® Acute Hip Pain-Suspected Fracture. Journal of the American College of Radiology. 2019;16(5):S18-25.
33. Yunus MHM, Nordin A, Kamal H. Pathophysiological perspective of osteoarthritis. Medicina. 2020;56(11):614. [2025 Fev. 28]. Disponível

em: https://www.ncbi.nlm.nih.gov/pmc/articles/PMC7696673/.

34. Abramoff B, Caldera FE. Osteoarthritis: pathology, diagnosis, and treatment options. Medical Clinics of North America. 2020;104(2):293-311. [2025 Fev. 28]. Disponível em: https://www.sciencedirect.com/science/article/abs/pii/S0025712519301130?via%3Dihub.
35. Kolasinski SL, Neogi T, Hochberg MC, Oatis C, Guyatt G, Block J, et al. American college of rheumatology/arthritis foundation guideline for the management of osteoarthritis of the hand, hip, and knee. Arthritis & Rheumatology. 2020;72(2):220-33. [2025 Fev. 28]. Disponível em: https://pubmed.ncbi.nlm.nih.gov/31908163/.
36. Peat G, McCall I, Thomas E. Osteoarthritis year in review 2020: epidemiology & therapy. Osteoarthritis Cartilage. 2021;29(2):180-9.
37. Hall M, van der Esch M, Hinman RS, Peat G, de Zwart A, Quicke JG, et al. How does hip osteoarthritis differ from knee osteoarthritis? Osteoarthritis and Cartilage. 2022;30(1):32-41. [2025 Fev. 28]. Disponível em: https://www.sciencedirect.com/science/article/pii/S1063458421009158.
38. Moseng T, Vlieland TPMV, Battista S, Beckwée D, Boyadzhieva V, Conaghan PG, et al. EULAR recommendations for the non-pharmacological core management of hip and knee osteoarthritis: 2023 update. Annals of the Rheumatic Diseases; 2024. [2025 Fev. 28]. Disponível em: https://ard.bmj.com/content/early/2024/01/11/ard-2023-225041.
39. Bannuru RR, Osani MC, Vaysbrot EE, Arden NK, Bennell K, Bierma-Zeinstra SMA, et al. OARSI guidelines for the non-surgical management of knee, hip, and polyarticular osteoarthritis. Osteoarthritis and Cartilage. 2019;27(11). [2025 Fev. 28]. Disponível em: https://www.oarsijournal.com/article/S1063-4584(19)31116-1/fulltext.
40. Su T, Chen GX, Yang L. Diagnosis and treatment of labral tear. Chinese Medical Journal. 2019;132(2):211-9. [2025 Fev. 28]. Disponível em: https://www.ncbi.nlm.nih.gov/pmc/articles/PMC6365273/.
41. Timothée Savoye-Laurens, Verdier N, Wettstein M, Baulot E, Gedouin JE, Martz P. Labral tears in hip dysplasia and femoroacetabular impingement: a systematic review. Orthopaedics & traumatology: surgery & research. 2023;109(4):103539-9.
42. Hernando MF, Cerezal L, Pérez-Carro L, Abascal F, Canga A. Deep gluteal syndrome: anatomy, imaging, and management of sciatic nerve entrapments in the subgluteal space. Skeletal Radiology. 2015;44(7):919-34.
43. Cianci A, Sugimoto D, Stracciolini A, Yen YM, Kocher MS, d'Hemecourt PA. Nonoperative management of labral tears of the hip in adolescent athletes. Clinical Journal of Sport Medicine. 2019;29(1):24-8.
44. Wong SE, Cogan CJ, Zhang AL. Physical examination of the hip: assessment of femoroacetabular impingement, labral pathology, and microinstability. Current Reviews in Musculoskeletal Medicine. 2022;15(2).
45. Berthelot JM, Brulefert K, Arnolfo P, Le Goff B, Darrieutort-Laffite C. Update on contribution of hip labral tears to hip pain: a narrative review. Joint Bone Spine. 2023;90(1):105465.
46. Matsumoto K, Ganz R, Khanduja V. The history of femoroacetabular impingement. Bone & Joint Research. 2020;9(9):572-7.
47. Lo JK, Robinson LR. Piriformis syndrome. Handbook of Clinical Neurology. 2024;201:203-26. [2025 Fev. 28]. Disponível em: https://pubmed.ncbi.nlm.nih.gov/38697742/.
48. Wu WT, Chang KV, Mezian K, Naňka O, Ricci V, Chang HC, et al. Ischiofemoral impingement syndrome: clinical and imaging/guidance issues with special focus on ultrasonography. Diagnostics. 2023;13(1):139. [2025 Fev. 28]. Disponível em: https://www.mdpi.com/2075-4418/13/1/139.
49. Madhan J, Jayanth M, Maffulli N, Naveen J, Potty AG, Gupta A. Ischiofemoral impingement syndrome: a case report and review of literature. Journal of Orthopaedic Surgery and Research. 2022;17(1).
50. Nakano N, Shoman H, Khanduja V. Treatment strategies for ischiofemoral impingement: a systematic review. Knee Surgery, Sports Traumatology, Arthroscopy. 2018;28(9):2772-87.
51. Santos LEN, Navarro TP, Machado CJ, Cabrita HAB de A, Pires RE, Figueiredo LB, et al. Relationship of the pelvic-trochanteric index with greater trochanteric pain syndrome. Clinics. 2021;76:e3312. [2025 Fev. 28]. Disponível em: https://www.ncbi.nlm.nih.gov/pmc/articles/PMC8595571/.
52. Grantham WJ, Philippon MJ. Etiology and pathomechanics of femoroacetabular impingement. current reviews in musculoskeletal medicine. 2019;12(3):253-9.
53. Anzillotti G, Iacomella A, Grancagnolo M, Bertolino EM, Marcacci M, Sconza C, et al. Conservative vs. surgical management for femoro-acetabular impingement: a systematic review of clinical evidence. Journal of Clinical Medicine. 2022;11(19):5852.

54. Probst D, Stout A, Hunt D. Piriformis syndrome: a narrative review of the anatomy, diagnosis, and treatment. PM & R: the journal of injury, function, and rehabilitation. 2019;11(1):S54-63. [2025 Fev. 28]. Disponível em: https://pubmed.ncbi.nlm.nih.gov/31102324/.
55. Sunil Kumar KH, Rawal J, Nakano N, Sarmento A, Khanduja V. Pathogenesis and contemporary diagnoses for lateral hip pain: a scoping review. Knee Surgery, Sports Traumatology, Arthroscopy. 2020;29(8):2408-16.
56. Chalk C, Namiranian D. Meralgia paresthetica. Handbook of clinical neurology. 2024;195-201.
57. Philip K, Sambasivan A. Radicular pain after hip disarticulation. American Journal of Physical Medicine & Rehabilitation; 2020.
58. Bicket L, Cooke J, Knott I, Fearon A. The natural history of greater trochanteric pain syndrome: an 11-year follow-up study. BMC Musculoskeletal Disorders. 2021;22(1).
59. Zhu JB, Lim AJC, McCaskie AW, Vikas Khanduja. Viscosupplementation is effective for the treatment of osteoarthritis in the hip. A Systematic Review. Arthroscopy; 2023.
60. Thierry Conrozier, Raman R, Chevalier X, Yves Henrotin, Monfort J, Demirhan Diracoglu, et al. Viscosupplementation for the treatment of osteoarthritis. The contribution of EUROVISCO group. 2021;13:1759720X2110186-6.
61. Cheney CW, Ahmadian A, Brennick C, Zheng P, Mattie R, McCormick ZL, et al. Radiofrequency ablation for chronic hip pain: a comprehensive, narrative review. Pain Medicine. 2021;22(1):S14-9.
62. Lee DW, Pritzlaff S, Jung MJ, Ghosh P, Hagedorn JM, Tate J, et al. Latest evidence-based application for radiofrequency neurotomy (LEARN): best practice guidelines from the american society of pain and neuroscience (ASPN). Journal of Pain Research. 2021;14:2807-31.
63. Biel E, Aroke EN, Maye J, Zhang SJ. The applications of cryoneurolysis for acute and chronic pain management. Pain Practice; 2022.
64. Chang DL, Mirman B, Mehta N, Pak D. Applications of cryoneurolysis in chronic pain management: a review of the current literature. Current Pain and Headache Reports. 2024;28(5):403-16.

Articulação Sacroilíaca

86

Rodrigo Diez Tafur
Caroline Magrini Turini
Víctor Manuel Silva Ortiz

ANATOMIA

A articulação sacroilíaca é uma estrutura que compõem o cíngulo do membro inferior, sendo responsável pela conexão entre o esqueleto axial e o esqueleto apendicular inferior. Possui como principal função transmitir o peso do corpo para os ossos do quadril e têm mobilidade limitada, ao contrário da maior parte das articulações corporais.[1]

Ela é composta por duas articulações: uma articulação sinovial situada anteriormente, entre as faces auriculares dos ossos sacro e ílio, a qual é recoberta por cartilagem articular. Além disso, há uma sindesmose localizada posteriormente entre as tuberosidades desses mesmos ossos (Figuras 1 e 2).[1]

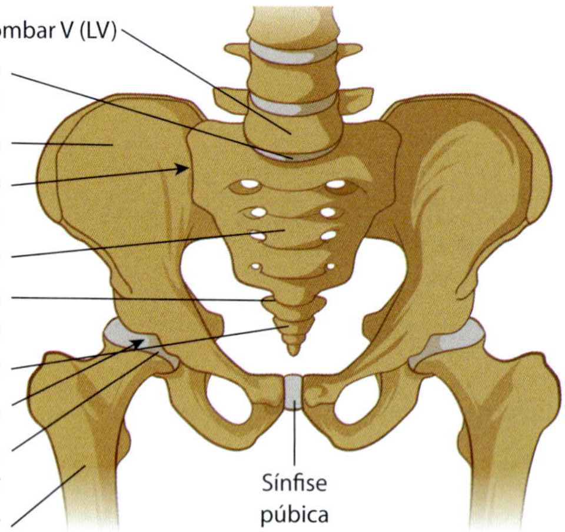

Figura 1 – Imagem de vista anterior das articulações do cíngulo do membro inferior.

Fonte: Adaptada de Moore KL, Dalley AF, Agur AMR, 2018.

Existem diversos ligamentos unindo os ossos sacro e ílio. De início, vê-se que os primeiros deles são os ligamentos sacroilíacos anteriores, estruturas delgadas, a qual é anterior e inferior à articulação. Nesse sentido, os ligamentos sacroilíacos interósseos são os mais fortes e localizam-se profundamente entre as tuberosidades desses ossos, de modo posterior e inferior à articulação, efetuando grande parte da transferência de peso do esqueleto axial.[1,2]

Por sua vez, os ligamentos sacroilíacos posteriores consistem na continuação externa posterior da mesma massa de tecido fibroso e são unidos em suas porções inferiores por fibras que se estabelecem da margem posterior ilíaca, especificamente entre as espinhas ilíacas posterossuperior e posteroinferior, e da base do cóccix, formando o ligamento sacrotuberal.[1]

Sob esse prisma, a articulação sacroilíaca é denominada uma anfiartrose, visto que, de maneira geral, limita-se a apenas movimentos mínimos de deslizamento e rotação, em razão da grande integração entre as estruturas ósseas e os ligamentos.[1,3] Finalmente, vê-se que essa

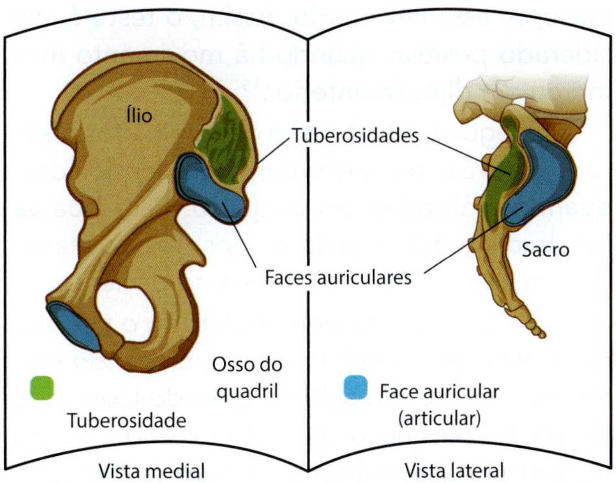

Figura 2 – Imagem de vista em livro aberto das faces articulares da articulação sacroilíaca.

Fonte: Adaptada de Moore KL, Dalley AF, Agur AMR, 2018.

articulação é um ponto de estresse durante os movimentos corporais, sendo comum o desenvolvimento de lesões nessa região. Além disso, comumente, são acometidas por alterações degenerativas e diversas patologias, podendo fibrosar e, até mesmo, ossificar com a idade. Todos esses processos causam dores e desconfortos nos pacientes, por vezes, crônicos.[2]

FISIOPATOLOGIA

As disfunções da articulação sacroilíaca, de modo geral, surgem em decorrência alterações anatomopatológicas, as quais promovem hiper ou hipomobilidade articular, levando à nocicepção. Existem diversos diagnósticos diferenciais e etiologias possíveis, por exemplo, artrites degenerativas, artropatias inflamatórias, causas infecciosas (como a tuberculose e a brucelose), fixação prévia da coluna e, até mesmo, a gravidez em si.[4-7]

DIAGNÓSTICO

Anamnese

As principais queixas relatadas pelos pacientes durante a anamnese quando frente a disfunções da articulação sacroilíaca são dor e rigidez muscular. No que diz respeito à dor, durante a anamnese, é necessário explorar seus diversos aspectos e investigar fatores como intensidade, duração, localização, irradiação, fatores precipitantes, agravantes e atenuantes, visando identificar qual é a causa.[8]

A dor decorrente dessa condição pode se apresentar em diversos locais, podendo se localizar comumente na região lombar, mas também abaixo da linha da cintura, irradiando para região inguinal e, até mesmo, para a perna. Pode estar associada a movimentos.[4,5]

A partir disso, vale lembrar que a dor na região lombar é uma condição muito comum e incapacitante, acometendo a maioria das pessoas ao longo da vida, de modo que ela é considerada crônica quando persiste por tempo superior a 12 semanas.[9,10]

Ainda, é importante ressaltar que cada patologia que acomete essa articulação possui seu padrão de apresentação e quadro clínico específico.[8]

Exame físico

O diagnóstico das disfunções em articulação sacroilíaca, tradicionalmente, é um diagnóstico clínico, a partir dos dados obtidos no exame físico.[4] O exame físico deve ter início quando o paciente entra na sala, avaliando sua movimentação com cautela, em busca de sinais de fraqueza, instabilidade ou dor. Além disso, é importante realizar a inspeção e a palpação no repouso e na movimentação, assim como no plano frontal (de modo anterior e posterior) e no sagital. Também, é de suma importância a realização de movimentos da coluna, a fim de verificar se existem limitações em sua funcionalidade.[8,9]

É essencial, com o paciente em posição ortostática, examinar se há discrepância de comprimento entre suas pernas, analisando a altura das cristas ilíacas. Além disso, palpar as articulações sacroilíacas, bilateralmente, em busca de sensibilidade ou de deformações.[8,11]

Após a avaliação com o paciente em pé, é necessária a avaliação em decúbito dorsal. A inspeção precisa ser feita buscando por alterações cutâneas e assimetrias. É importante comparar o quadril e os membros inferiores, avaliando discrepâncias de comprimento dos membros também nessa posição. Pode-se medir a distância da espinha ilíaca anterossuperior (EIAS) ao maléolo medial para uma avaliação, assim como determinar se as EIAS estão no mesmo plano frontal. Deve-se repetir essa avaliação com o paciente em posição sentada.[12]

Um dos testes que devem ser realizados é o de Trendelenburg. Solicita-se ao paciente que fique de pé sobre uma perna, enquanto permanece com o outro joelho em flexão. Dessa forma, deve-se inclinar para trás de um lado e, depois, do outro. Esse movimento pode auxiliar a determinar se há um funcionamento adequado das articulações sacroilíacas ou se há instabilidade pélvica. No teste positivo, o lado da pelve hígido cai, enquanto o contralateral permanece inclinado[12,13] (Figura 3).

Por sua vez, no teste de Gillet, o paciente deve ficar em pé com o examinador posicionado atrás, com cada uma de suas mãos ao longo da espinha ilíaca posterossuperior, estendendo cada polegar ao longo do sacro na mesma altura. Após isso, o paciente deve ativamente puxar um de seus joelhos em direção ao tórax e segurá-lo com suas mãos. Deve-se fazer isso bilateralmente, visando à comparação. O normal deveria ser o examinador sentir o sacro movimentando-se na direção posterior no lado em que o joelho do paciente está flexionado. Assim, o teste é considerado positivo quando há movimento mínimo ou em direção anterior.[15]

Os seguintes testes são denominados testes provocativos, os quais têm boa sensibilidade quando realizados em conjunto. Para boa validade diagnóstica, pelo menos três dos testes devem apresentar-se positivos no paciente.[4,5]

No teste de Faber ou de Patrick, o paciente deve estar em decúbito dorsal, cruzando o pé do lado acometido sobre a coxa do lado oposto, de forma que o quadril envolvido permanece em rotação externa. O examinador aplica pressão de maneira gradual, para aumentar a rotação externa aos poucos. Caso haja dor nesse processo, o teste é positivo. Porém, a dor pode se apresentar em diferentes locais, indicando diferentes patologias.[14] Por exemplo, se houver dor na virilha, sugere-se osteoartrite ou acometimento do iliopsoas; dor na lateral do quadril indica doença degenerativa do dis-

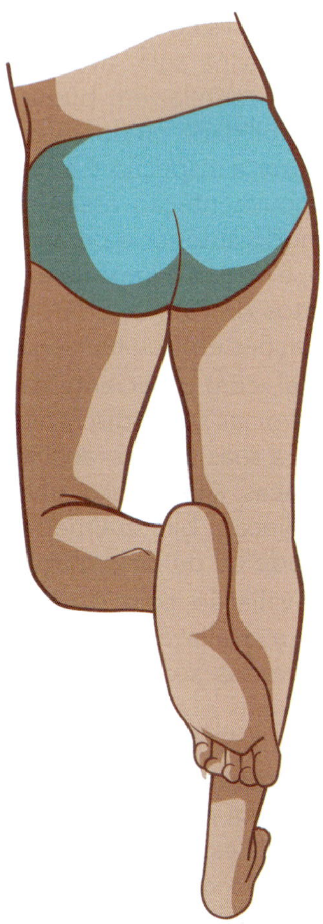

Figura 3 – Imagem do teste de Trendelenburg.

Fonte: Adaptada de Barros Filho, Tarcísio EP, 2002.

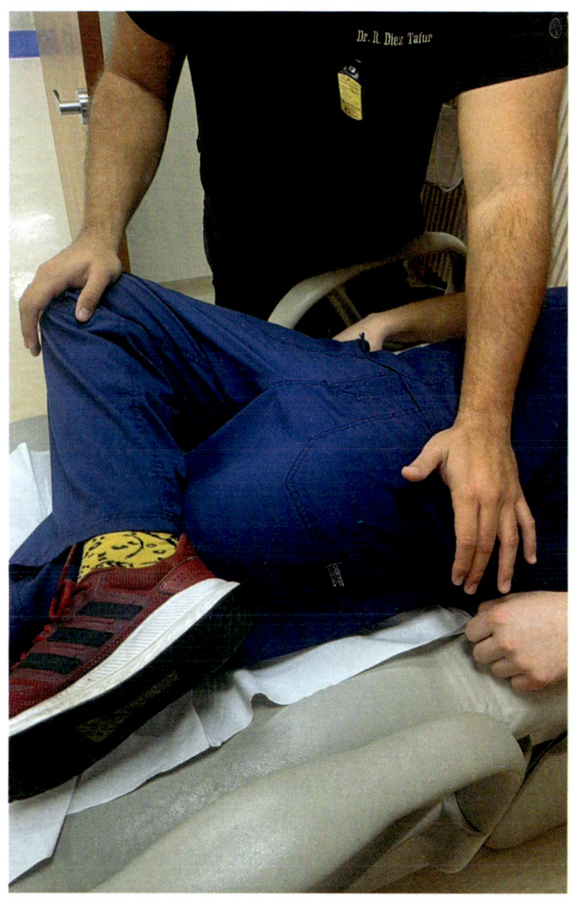

Figura 4 – Imagem do teste de Patrick.

Fonte: Acervo da autoria.

co lombar; e, por fim, dor na região posterior aponta para patologias sacroilíacas[16] (Figura 4).

No teste de Volkmann ou de distração, o paciente deve permanecer em decúbito dorsal com o examinador de pé ao seu lado, aplicando força com ambas as palmas das suas mãos nas EIAS do paciente, em direção posterolateral. É considerado positivo caso haja dor[5] (Figura 5).

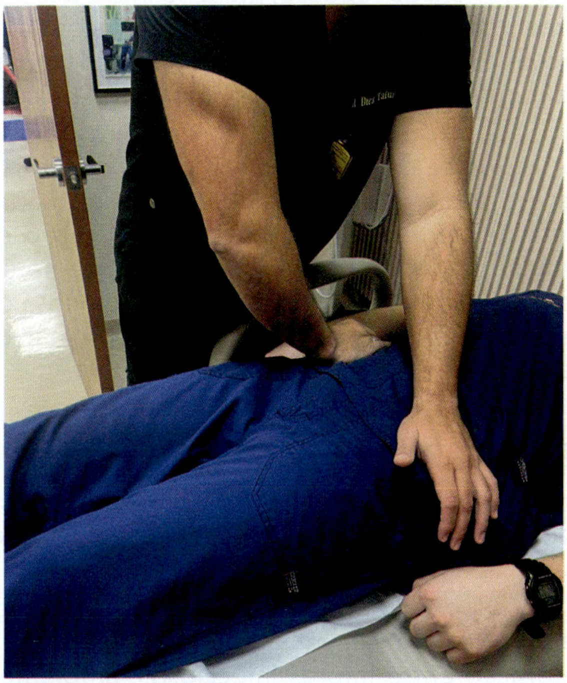

Figura 5 – Imagem do teste de distração.

Fonte: Acervo da autoria.

No teste de Gaenslen, o paciente permanece em decúbito dorsal com sua perna e sua coxa acometidas suspensas na borda da maca. O examinador deve flexionar um lado de seu quadril, empurrando seu joelho em direção ao tórax, enquanto estende a articulação contralateral. Dessa maneira, há tensão exercida em ambas as articulações sacroilíacas. O teste é positivo se houver dor na região posterior da pelve[4,15] (Figura 6).

No teste de compressão, o paciente deve estar em decúbito dorsal com os quadris e os joelhos flexionados, enquanto o examinador apoia uma de suas mãos na EIAS e no trocanter maior do lado acometido, utilizando a outra mão para apoio. Assim, deve-se aplicar uma pressão verticalmente em direção à pelve. É positivo caso o paciente sinta dor[5] (Figura 7).

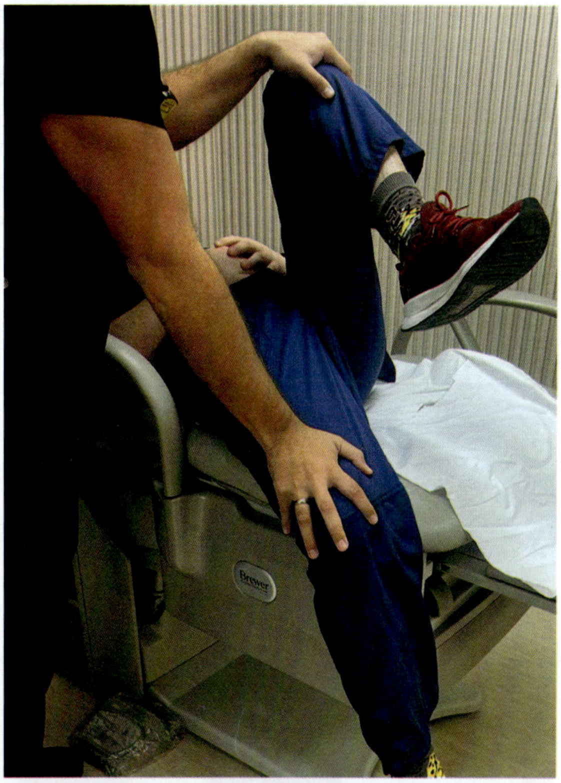

Figura 6 – Imagem do teste de Gaenslen.

Fonte: Acervo da autoria.

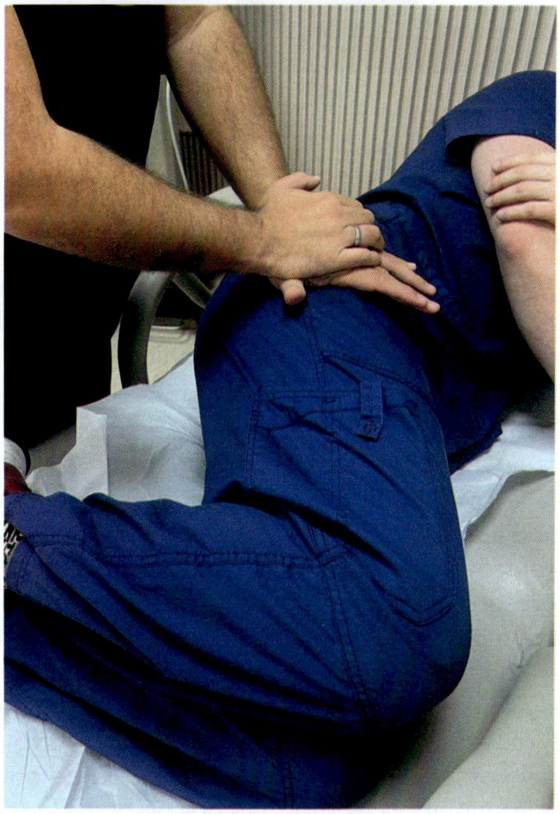

Figura 7 – Imagem do teste de compressão.

Fonte: Acervo da autoria.

No teste de Yeoman, o paciente deve deitar-se em decúbito ventral, de modo a flexionar a 90° o joelho ipsilateral à dor, enquanto passivamente o examinador eleva essa perna, realizando a extensão do quadril. A dor articular pode apontar para patologias no ligamento sacroilíaco anterior, enquanto outros sintomas, como parestesia na porção femoral anterior pode significar contrações musculares ou estiramentos do nervo femoral (Figura 8).[17]

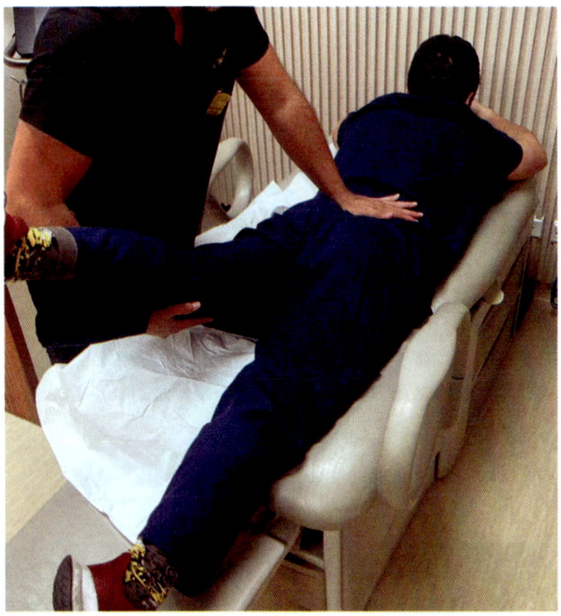

Figura 8 – Imagem do teste de Yeoman.

Fonte: Acervo da autoria.

Exames complementares

Testes laboratoriais apenas são úteis em casos de sacroileíte aguda, não apresentando benefícios nos casos de dor crônica.[4]

No que diz respeito aos exames de imagem, eles possuem baixa sensibilidade, sendo capazes apenas de indicar anormalidades.[5] A tomografia computadorizada (TC) pode ser utilizada no diagnóstico, pois é sensível para detectar alterações ósseas, como erosões, osteófitos, esclerose e estreitamentos do espaço articular. A ressonância magnética (RM) pode ser benéfica, sendo capaz de detectar edema em partes moles e inflamação, tendo maior sensibilidade para sacroileíte. Ademais, pode-se utilizar a cintilografia óssea com TC para identificação de atividades metabólicas anormais nos ossos.[4,5] Podem ser úteis no intuito de descartar sinais de alerta referentes a infecções, fraturas e malignidades.[17]

PRINCIPAIS CAUSAS

Osteoartrose

Os acometimentos degenerativos, como é o caso da espondiloartrose, são muito comuns em pacientes com mais de 40 anos de idade. Nessa situação, há degeneração das facetas articulares e do disco intervertebral. Nesse caso, o paciente refere durante a anamnese, geralmente, dor que melhora ao repouso, piora no início dos movimentos, porém, que melhora no decorrer da movimentação. Ademais, promove rigidez matinal fugaz e há ausência de sintomas sistêmicos.[8]

Sabe-se, atualmente, que existe uma incidência maior de disfunções da articulação sacroilíaca em pacientes com osteoartrose de quadril, principalmente em mulheres. A diminuição da amplitude de movimentação que ocorre na osteoartrose de quadril pode gerar o aumento do estresse biomecânico sobre a articulação sacroilíaca e, assim, gerar sua degeneração.[18]

Causas inflamatórias

Mediante a pacientes com presença de sintomas sistêmicos, deve-se pensar em artropatias inflamatórias.[4]

A espondilite anquilosante é uma doença reumática crônica, inflamatória, causada pela interação entre fatores infecciosos, ambientais e genéticos (antígeno HLA-B27) que afeta adultos jovens, principalmente do sexo masculino. É caracterizada pelo comprometimento das articulações sacroilíacas, evoluindo para anquilose, artrite das articulações sinoviais da coluna vertebral e calcificação de seus ligamentos.[8]

Uma das principais barreiras para o tratamento dessa condição é seu diagnóstico que ocorre de maneira tardia em muitos casos.[19] Classicamente, o paciente com espondilite anquilosante reporta na anamnese um quadro clínico com dor, principalmente em região lombar, crônica, que melhora aos movimentos e piora durante o período noturno, sendo a rigidez matinal muito comum e podendo haver sintomas sistêmicos. Vale ressaltar que, em fases avançadas da espondilite anquilosante, pode-se identificar durante o exame físico a denominada posição do esquiador no paciente, ou seja, a acentuação das lordoses cervical, dorsal e lombossacra, assim como a flexão do joelho.[8,19]

Ademais, essa condição gera profundas alterações na articulação sacroilíaca ao longo do tempo, as quais podem ser detectadas em radiografias convencionais, RM e TC.[19]

Na RM é possível observar, tipicamente, sinais inflamatórios na articulação sacroilíaca. Discute-se, atualmente, sua viabilidade para detectar lesões estruturais. Considera-se a TC o meio mais eficiente para a avaliação estrutural, mostrando maior eficácia do que as radiografias para a identificação de sacroileíte. Podem ser alterações encontradas na articulação sacroilíaca a presença de estreitamento do espaço articular, de erosões, de esclerose e de presença de gás intra-articular.[20]

Infecções

Dentre as principais infecções capazes de gerar disfunções sacroilíacas, tem-se a tuberculose. A articulação sacroilíaca pode ser acometida em 5% a 10% dos casos da tuberculose osteoarticular, sendo incomum de maneira geral. Porém, em países de baixa ou de média renda, ainda é uma causa importante de sacroileíte crônica. Seu quadro clínico é variado, o que gera confusão com outras patologias da coluna vertebral. De modo geral, tem início insidioso, com dor contínua, podendo levar a despertares noturnos. Gera dificuldades para deambulação, podendo haver marcha antálgica, para permanência em posição sentada por períodos prolongados e, até mesmo, para suportar o peso corporal do lado acometido.[6]

Além disso, vê-se que a bactéria *Brucella* causadora da brucelose é capaz de acometer essa localização. Quando ocorre, costuma acometer apenas unilateralmente a articulação. Porém, em até 25% dos pacientes ocorre bilateralmente. Dessa maneira, na história clínica desses pacientes costuma-se identificar fatores de risco para o desenvolvimento da brucelose, como consumo de laticínios não pasteurizados. O quadro clínico costuma envolver sudorese, febre e hepatoesplenomegalia.[7]

Causas biomecânicas

Dentre as principais causas biomecânicas, tem-se a fusão espinal. É muito comum a ocorrência de alterações degenerativas da articulação sacroilíaca após a realização de cirurgias de artrodese da coluna vertebral. Afinal, após esse tipo de procedimento de fusão, há aumento da carga nos níveis adjacentes da coluna, proporcionando elevação da pressão intradiscal e da carga facetária, bem como maior movimentação dos segmentos adjacentes da coluna. Assim, são desenvolvidas alterações biomecânicas na articulação sacroilíaca, principalmente se o sítio de fusão for lombar ou lombossacral.[21]

Além disso, como outra causa importante, tem-se o período gestacional. Durante a gravidez, de maneira fisiológica, há aumento dos hormônios estrogênio e relaxina, o que, somado à pressão exercida pelo feto sobre a articulação sacroilíaca, promove hipermobilidade articular, podendo gerar disfunções.[4]

TRATAMENTO

Conservador

A princípio, o tratamento para disfunções da articulação sacroilíaca deve ser não invasivo. Deve ser realizado de maneira conservadora, por meio de fisioterapia e quiropraxia.[4,22,23] Nesse sentido, a fisioterapia é essencial para restauração da funcionalidade mecânica desses pacientes, principalmente no âmbito da coluna lombar, pelve e quadril, podendo ser utilizada como recurso mesmo nas crises de dor aguda, mas também durante a fase de recuperação. Podem ser realizados a manipulação direta, a mobilização direta ou os métodos indiretos.[24,25]

As modificações no estilo de vida também se mostraram importantes nesses casos, por exemplo, a correção da postura, a redução do peso e a prática de exercícios físicos. Afinal, os exercícios mostraram-se benéficos nesse grupo de indivíduos, uma vez que promovem estabilidade articular.[4,22,23,25]

Além disso, podem ser utilizados medicamentos, principalmente, analgésicos e anti-inflamatórios não esteroides (AINEs), mas relaxantes musculares e agentes tópicos (lidocaína e adesivos mentolados) podem proporcionar alívio de leve intensidade a depender do caso, visto que agem no componente inflamatório da dor. Vale ressaltar que, no caso de uso de analgésicos, deve-se respeitar a escada analgésica proposta pela Organização Mundial da Saúde (OMS).[22,23]

Também podem ser utilizadas as cintas pélvicas, as quais fornecem suporte externo e as órteses. Ambos são capazes de diminuir a ativação de grupos musculares e de limitar movimentos sagitais da articulação sacroilíaca, promovendo diminuição da dor, melhora da marcha e, consequentemente, da funcionalidade dos pacientes.[4,22]

Caso esse tipo de tratamento não tenha resultado no alívio da dor do paciente em até 6 semanas, outros tipos de terapias devem ser considerados, evoluindo para injeções intra ou periarticulares, bloqueios nervosos ou radiofrequência. Porém, as técnicas intervencionistas e cirúrgicas só devem ser consideradas se falha do tratamento conservador otimizado.[4,22]

Injeções

A técnica de injeções diagnósticas guiadas por exames de imagem podem ser utilizadas com o intuito terapêutico, por exemplo, orientadas por TC, ultrassonografia (USG) ou fluoroscopia. Elas são indicadas em pacientes que possuem três ou mais exames físicos positivos para dores em articulação sacroilíaca ou dois, a depender de fatores como localização dolorosa, histórico de injeções, exames de imagem e histórico médico no geral. Ademais, os sintomas devem apresentar-se por um período superior a 1 mês, gerando limitação funcional refratária a medidas conservadoras ou limitação funcional que gera dor caracterizada como maior que quatro em dez nas escalas de dor.[22-24]

Os casos de infecções e malignidades locais constam como contraindicações absolutas ao procedimento. Ademais, tem-se como contraindicações relativas quadros de osteomielite, infecções sistêmicas, presença de coagulopatias ou em casos de gestantes.[22-24]

Comumente, as substâncias injetadas são corticosteroides, porque estudos demonstram alívio da dor por até mesmo 6 meses.[22,23] Podem ser administrados simultaneamente corticosteroides e anestésicos locais, visando reduzir o número de injeções necessárias e, assim, os casos de infecções.[24]

No que diz respeito à técnica em si, o paciente deve permanecer em decúbito dorsal e, a fim de auxiliar na visualização do espaço articular, o intensificador de imagem é colocado obliquamente e de modo contralateral em 10° a 20°. Com a fluoroscopia, por exemplo, pode-se confirmar o acesso articular administrando contraste e realizando as incidências anteroposterior, oblíqua e perfil. Assim, após a confirmação, pode-se administrar o injetado pela via intra-articular.[22]

Caso realizada com o auxílio da USG, a articulação sacroilíaca é observada como uma fenda hipoecoica entre as duas linhas ecogênicas dos ossos sacro e ilíaco.[22]

As complicações podem variar, sendo que as mais comuns atreladas a esse tipo de procedimento são as reações vasovagais. Porém, podem não ocorrer. Ademais, pode haver exacerbação da dor em até 15% a 30% dos pacientes, anestesia perineal transitória e síndrome temporária semelhante à ciática. Complicações graves são incomuns.[22]

Neuroablação

Técnicas neuroablativas podem ser consideradas o próximo passo e uma boa opção em pacientes com dores e disfunções em articulação sacroilíaca, quando as outras medidas anteriores falharam. Os bloqueios de ramos laterais e a ablação por radiofrequência são mais comumente realizados (Figuras 9 a 11).[22,23]

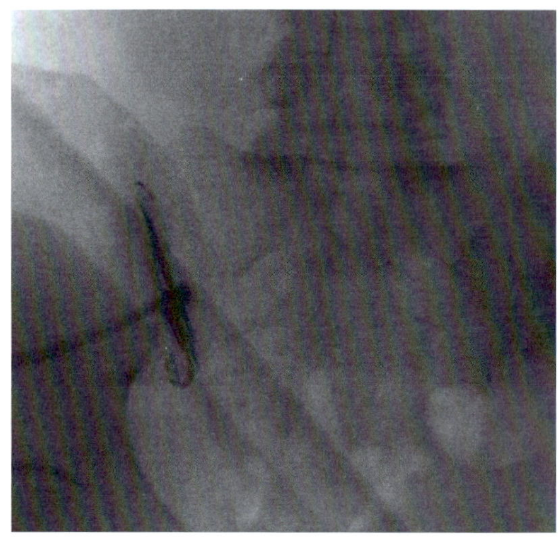

Figura 9 – Imagem de bloqueio realizado em articulação sacroilíaca.

Fonte: Acervo da autoria.

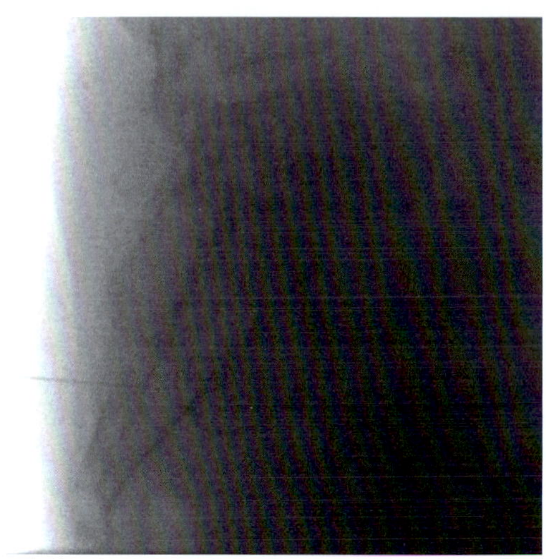

Figura 10 – Imagem de bloqueio realizado em articulação sacroilíaca.

Fonte: Acervo da autoria.

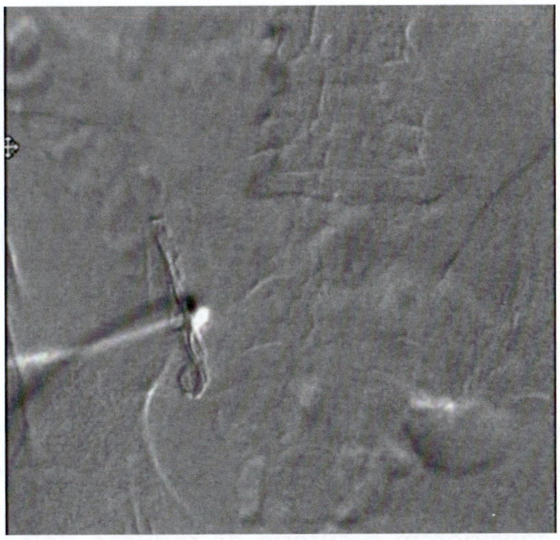

Figura 11 – Imagem de bloqueio realizado em articulação sacroilíaca.

Fonte: Acervo da autoria.

Todavia, a neurólise química intra-articular e a crioablação também são técnicas possíveis (Figuras 12 a 15).[22,23]

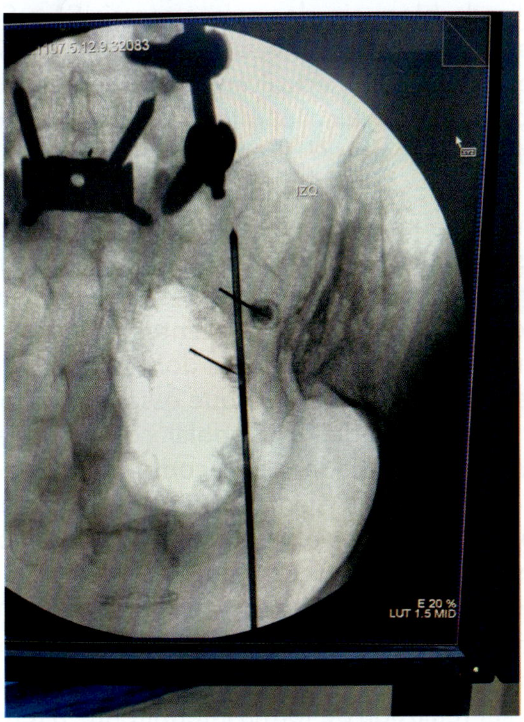

Figura 12 – Imagem de crioablação realizada em articulação sacroilíaca.

Fonte: Acervo da autoria.

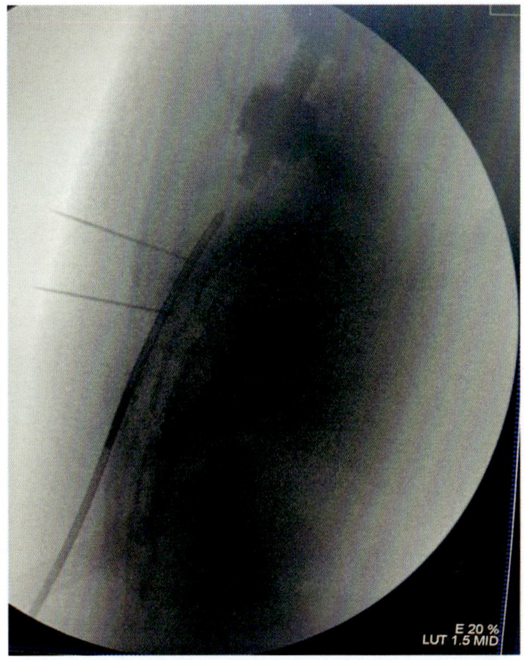

Figura 13 – Imagem de crioablação realizada em articulação sacroilíaca.

Fonte: Acervo da autoria.

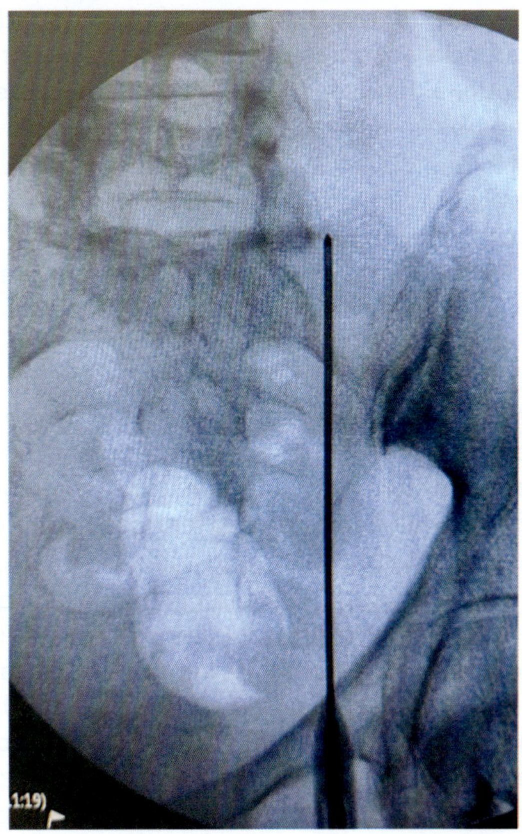

Figura 14 – Imagem de crioablação realizada em ramos laterais sacrais da articulação sacroilíaca.

Fonte: Acervo da autoria.

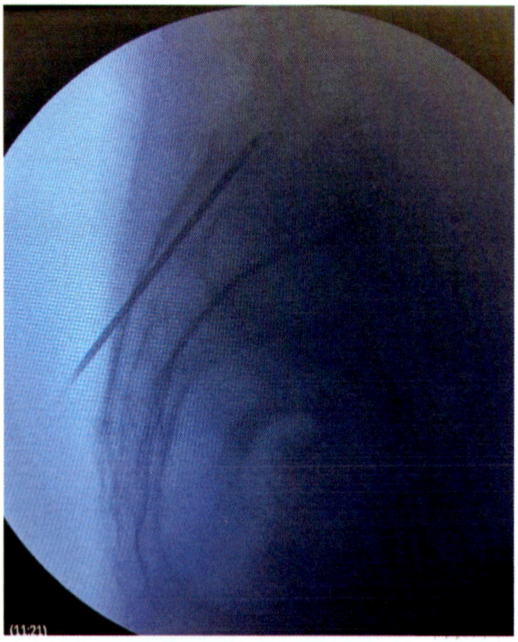

Figura 15 – Imagem de crioablação realizada em ramos laterais sacrais da articulação sacroilíaca.

Fonte: Acervo da autoria.

Estudos demonstram boa eficácia da radiofrequência ao reduzir as dores dos pacientes, levando à redução das incapacidades, assim como no uso de medicamentos opioides.[24]

No que diz respeito aos bloqueios de ramos laterais, o bloqueio dos ramos laterais S1 a S3 e dos dorsais primários L5, com potencial inclusão dos ramos dorsais primários L4, é preferencialmente realizado antes das tentativas de neuroablação. A técnica mais comumente realizada envolve a aplicação de 16 injeções em locais e em profundidades variadas com o uso da fluoroscopia. O intuito é atingir todos os ramos laterais, mesmo os que fogem dos planos constantes ou que emergem dos forames sacrais em locais inconsistentes.[22]

Desse modo, faz-se uma analogia em que os forames sacrais são considerados um "mostrador de relógio" e a margem lateral o centro da face. Na porção direita, as agulhas são posicionadas nos níveis S1 e S2 nas posições 2:30, 4:00 e 5:30 e no nível S3, às 2:40 e 4:00. Por outro lado, na esquerda são posicionados aos níveis S1 e S2, às 9:30, 8:00 e 6:30, enquanto em S3, às 9:30 e 8:00. Assim, são injetados 0,2 mL de bupivacaína 0,75% e, com um recuo de 3 mm, injeta-se mais 0,2 mL de bupivacaína.[22]

Caso seja realizado o bloqueio guiado por ultrassom, a sonda usado deve ser posicionada no sacro inferior, identificando o hiato sacral, então, move-se a sonda para a visualização dos forames posteriores, os quais são lacunas no contorno ósseo hiperecoico. Dessa maneira, as injeções devem ser aplicadas na crista sacral lateral, entre o tubérculo transverso S2 e S3, imediatamente superior ao tubérculo transverso S2 e no nível do tubérculo S1.[22]

Assim, de modo geral, caso haja uma diminuição maior ou igual a 50% da dor do paciente o procedimento é considerado bem-sucedido. Porém, esse percentual é variável, outras fontes consideram o critério de redução dolorosa maior ou igual a 75% ou 80%. Os nervos que devem ser atingidos também variam conforme os estudos, assim como o número de bloqueios que devem ser realizados antes de prosseguir para a radiofrequência.[22]

Com base no supracitado, para que possa ocorrer a ablação por radiofrequência, recomenda-se que anteriormente o paciente tenha realizado bloqueio dos ramos sacrais S1 a S3 e dos ramos dorsais L5. Vê-se que as contraindicações, nesse caso, envolvem a presença de distúrbios de coagulação, infecções, malignidades ou fraturas sacrais.[22]

A técnica da ablação por radiofrequência é minimamente invasiva e têm como alvos principais os ramos sacrais laterais S1 a S3 e os ramos dorsais L5, pois a literatura mostra que quando estes são atingidos, os pacientes reportam ao menos 6 meses de alívio da dor na articulação. Desse modo, observa-se que essa técnica possui as modalidades monopolar convencional e monopolar resfriada, assim como uma variedade de bipolares. Ademais, pode-se utilizar uma sonda multilesional. Ela pode ser feita de modo pulsado, térmico ou resfriado.[22,24]

A radiofrequência pulsada consiste na administração de curtos pulsos de radiofrequência nos tecidos nervosos, os quais geram calor, mas por ser realizada de forma intermitente, a tensão é menor do que na técnica tradicional. Estudos demonstram que essa técnica possui boa efetividade no alívio doloroso, tendo poucos efeitos colaterais e complicações relatadas. Por sua vez, a radiofrequência térmica utiliza dois eletrodos inseridos separadamente, efetuando uma técnica bipolar ao longo do nervo do ramo lateral. Assim, é feita uma lesão térmica contínua pela corrente que é conduzida por esses eletrodos. Finalmente, a radiofrequência resfriada realiza a ablação com uma sonda resfriando os tecidos adjacentes de modo simultâneo, o que também têm tido bons resultados e poucas complicações relatadas.[24]

Por fim, na atualidade, é relatada na literatura uma nova técnica para denervação dos ramos laterais, a qual é considerada prática, econômica e eficiente, pois usa uma técnica de punção. Nela, utiliza-se apenas uma única cânula de radiofrequência, que deve ter grande calibre, geralmente de 18. Ademais, não são necessários outros equipamentos especializados, apenas utilizando os marcos radiológicos do sacro e a radiofrequência convencional deve ser realizada a 90° por 90 segundos.[26]

Medicina regenerativa

A medicina regenerativa consiste na injeção intra-articular de plasma rico em plaquetas, concentrado de células-tronco aspiradas de medula óssea, fração vascular estromal ou de uma combinação desses elementos. Isso pode ser uma opção, uma vez que medidas conservadoras ou injeções de corticosteroides foram ineficazes, objetivando curar os tecidos danificados e reverter a causa de base.[22]

Sabe-se que quando se centrifuga o sangue total, tem-se como resultado o plasma rico em plaquetas e fatores de crescimento derivados de plaquetas associados, os quais modulam a via anti-inflamatória, exacerbam as atividades metabólicas celulares de fibroblastos e osteoblastos. Assim, promovem a cicatrização e induzem a proliferação de colágeno, pois diminuem a apoptose, gerando angiogênese e aumentando fatores de crescimento específicos.[22,27]

Porém, os dados sobre esse tema são escassos, logo, deve-se utilizar esse tipo de terapia com base nos estudos atuais e de maneira individualizada, tendo em mente que esta é uma técnica em evolução atualmente.[22,27]

Proloterapia

A proloterapia consiste em uma técnica na qual agentes osmóticos, como dextrose hiperosmolar e sulfato de zinco, agentes irritantes e agentes quimiotáticos são injetados em ligamentos, inserções de tendões ou espaços articulares, visando gerar uma resposta curativa.[24,27]

Essas substâncias promovem dano nas membranas celulares, de modo que essas células passam a ser reconhecidas como antígenos pelo organismo, atraindo mediadores inflamatórios, promovendo a liberação de fatores de crescimento e, consequentemente, induzindo reparo tecidual.[24,27]

Técnicas cirúrgicas minimamente invasivas

Uma opção para o tratamento das disfunções da articulação sacroilíaca são as abordagens cirúrgicas, realizando a fixação dessa articulação. Geralmente, isso é feito mediante a falha terapêutica de todas as outras opções, de modo que o paciente persiste com dor moderada a intensa, com comprometimento funcional, mesmo com tratamentos não cirúrgicos por, no mínimo, 6 meses.[22,23]

No que diz respeito a isso, de início, vê-se que as técnicas minimamente invasivas são subdivididas nas abordagens posterior, oblíqua e lateral.[22] Diversos estudos demonstram que as técnicas minimamente invasivas têm tido resultados positivos quando comparados às opções conservadoras e à radiofrequência, considerando todas as abordagens disponíveis.[4]

Deve-se considerar a realização desse tipo de técnica uma vez que o paciente tenha um histórico de sacroileíte, excluindo a possibilidade de malignidade, assim como tenha feito previamente o tratamento conservador e duas injeções anestésicas e estes tenham falhado.[22]

Na técnica minimamente invasiva posterior, o paciente deve ser posicionado em decúbito ventral, recebendo anestesia local ou sedação leve geralmente. Pode-se utilizar apenas um aloenxerto, de modo que uma incisão é feita para a inserção do pino de Steinmann no terço médio da articulação. Por outro lado, pode-se usar dois aloenxertos, colocando os pinos de Steinmann no terço inferior e superior da articulação. Deve-se colocar nos dilatadores externos o dilatador interno, avançando-o até a articulação sacroilíaca e, depois, utilizar um decorticador para a inserção dos aloenxertos, confirmando o resultado com a fluoroscopia.[22]

Por sua vez, na técnica oblíqua posterior, obtém-se com o fluoroscópio uma visão de saída sacral, posicionando a espinha ilíaca sacral posterior entre os forames S1 e S2. Dessa maneira, coloca-se uma agulha através do ílio, da articulação sacroilíaca e do sacro, posteriormente substituindo-a por um fio-guia. Assim, um implante é rosqueado e inserido ao longo da articulação sacroilíaca até nivelá-la com o córtex do ílio. Esse processo pode ser repetido até mesmo três vez, para a inserção de até três implantes cirúrgicos.[22]

Por fim, a técnica de fusão lateral tem sido relatada como grande redutora dos escores de dores, gerando satisfação aos pacientes, sendo a mais comumente realizada. Esta costuma ser realizada com o uso de anestesia geral, para a colocação dos dispositivos através da articulação sacroilíaca, de lateral para medial, fixando o ílio e o sacro juntos. Geralmente, são inseridos dois ou três implantes, diminuindo a movimentação da articulação e facilitando a fusão sacro-ilíaca à longo prazo. As taxas de complicações desta abordagem chegam a 11%, envolvendo, por exemplo, infecções do sítio cirúrgico, bursite trocantérica e hematomas.[22]

Técnicas cirúrgicas abertas

Durante muitos anos, as técnicas cirúrgicas abertas eram muito usadas. A realização das artrodeses abertas é relatada desde a década de 1920. Todavia, a artrodese aberta, apesar de eficaz, possui diversas complicações associadas. Deve-se escolher a técnica utilizada, tendo em mente qual delas proporciona mais chances de sucesso clínico ao paciente.[4,22]

A técnica subglútea transilíaca aberta lateral foi uma das primeiras de fusão aberta a ser descrita, na qual a incisão é posicionada na face posterior da crista ilíaca e, depois, a articulação era fixada com juntas e parafusos, suturando um retalho no local. Porém, ao longo dos anos, diversas outras técnicas foram descritas.[22]

A técnica anterior, por sua vez, mostrou-se efetiva em pacientes que possuem dor sacroilíaca refratária a outros tipos de tratamentos. Nessa abordagem, evita-se injúrias ligamentosas e cutâneas, mas permite a exposição dos componentes sinoviais tanto ventrais quanto craniais da articulação, de modo a permitir curetagem e inserção de enxerto ósseo diretamente. As complicações associadas a essa técnica variam entre 6% e 25%, logo, não é atualmente considerada primeira opção, dando espaço às técnicas minimamente invasivas.[4]

Referências bibliográficas

1. Moore KL, Dalley AF, Agur AMR. Anatomia orientada para a clínica. 8. ed. Rio de Janeiro: Guanabara Koogan, 2018.
2. Drake R, Vogl A, Mitchell A. Gray's basic anatomy. 3. ed. Philadelphia: Elsevier, 2023.
3. Vleeming A, Schuenke MD, Masi AT, Carreiro JE, Danneels L, Willardet FH. The sacroiliac joint: an overview of its anatomy, function and potential clinical implications. J Anat. 2012;221(6):537.
4. Gartenberg A, Nessim A, Cho W. Sacroiliac joint dysfunction: pathophysiology, diagnosis, and treatment. European Spine Journal. 2021;30(10):2936-43. doi: 10.1007/s00586-021-06927-9.
5. Falowski S, Sayed D, Pope J, Patterson D, Fishman M, Gupta M, et al. A Review and Algorithm in the diagnosis and treatment of sacroiliac joint pain. J Pain Res. 2020;13:3337-48. doi: 10.2147/JPR.S279390.
6. Jain VK, Iyengar KP, Botchu R, Vaishya R. Sacroiliac joint tuberculosis revisited – A clinico-radiological review. Journal of Clinical Orthopaedics and Trauma 24; 2022. doi: 10.1016/j.jcot.2021.101707.
7. Sayed AAED. Sacroiliac Joint Pain: a comprehensive guide to surgical and interventional procedures. Oxford University Press; 2022.
8. Porto CC. Semiologia médica. 8. ed. Rio de Janeiro: Guanabara Koogan, 2019.
9. Chou R. In the clinic. Low back pain. Ann Intern Med. 2014;160:ITC6.
10. Han CS, Hancock MJ, Sharma S, Sharma S, Harris IA, Cohen SP, et al. Low back pain of disc, sacroiliac joint, or facet joint origin: a diagnostic accuracy systematic review. EClinicalMedicine. 2023;59:101960. doi: 10.1016/j.eclinm.2023.101960.
11. Miyagi M, Fukushima K, Inoue G, et al. Hip-spine syndrome: cross-sectional-study of spinal alignment in patients with coxalgia. Hip Int; 2019;29:21.
12. Saadat AA, Lall AC, Battaglia MR, Mohr MR, Maldonado DR, Domb BG. Prevalence of

generalized ligamentous laxity in patients undergoing hip arthroscopy: a prospective study of patients' clinical presentation, physical examination, intraoperative findings, and surgical procedures. Am J Sports Med. 2019;47:885.

13. Laslett M. Evidence-based diagnosis and treatment of the painful sacroiliac joint. J Man Manip Ther. 2008;16(3):142.
14. Hölmich P. Long-standing groin pain in sportspeople falls into three primary patterns, a "clinical entity" approach: a prospective study of 207 patients. Br J Sports Med. 2007;41:247.
15. Levangie PK. Four clinical tests of sacroiliac joint dysfunction: the association of test results with innominate torsion among patients with and without low back pain. Phys Ther 1999;79:1043.
16. Broadhurst NA, Bond MJ. Pain provocation tests for the assessment of sacroiliac joint dysfunction. J Spinal Disord. 1998;11:341.
17. Buchanan P, Vodapally S, Lee DW, Hagedorn JM, Bovinet C, Strand N, et al. Successful diagnosis of sacroiliac joint dysfunction. J Pain Res. 2021;14:3135-43. doi: 10.2147/JPR.S327351.
18. Asada M, Tokunaga D, Arai Y, Oda R, Fujiwara H, Yamada K, et al. Degeneração da articulação sacroilíaca em pacientes com osteoartrite do quadril: uma análise de imagem tridimensional. J Belg Soc Radiol. 2019;103(1):36. doi: 10.5334/JBSR.1648.
19. Ritchlin C, Adamopoulos IE. Axial spondyloarthritis: new advances in diagnosis and management. BMJ. 2021;372:m4447. doi: 10.1136/bmj.m4447.
20. Fakih O, Ramon A, Chouk M, Prati C, Ornetti P, Wendling D, et al. Comparison of sacroiliac CT findings in patients with and without ankylosing spondylitis aged over 50 years. Sci Rep. 2023;13(1):17901. doi: 10.1038/s41598-023-45082-7.
21. Longo UG, Loppini M, Berton A, Laverde L, Maffulli N, Denaro V. Alterações degenerativas da articulação sacroilíaca após fusão espinhal: uma revisão sistemática baseada em evidências. Br Med Bull. 2014;112(1):47-56. doi: 10.1093/bmb/ldu030.
22. Sayed D, Deer TR, Tieppo Francio V, Lam CM, Sochacki K, et al. American Society of pain and neuroscience best practice (ASPN) guideline for the treatment of sacroiliac disorders. J Pain Res. 2024;17:1601-38. doi: 10.2147/JPR. S464393.
23. Falowski S, Sayed D, Pope J, Patterson D, Fishman M, Gupta M, et al. A review and algorithm in the diagnosis and treatment of sacroiliac joint pain. J Pain Res. 2020;13:3337-48. doi: 10.2147/JPR.S279390.
24. Aranke M, McCrudy G, Rooney K, Patel K, Lee CA, Hasoon J, et al. Minimally invasive and conservative interventions for the treatment of sacroiliac joint pain: a review of recent literature. Orthop Rev (Pavia). 2022;14(4):34098. doi: 10.52965/001c.34098.
25. Dogan N, Sahbaz T, Diracoglu D. Effects of mobilization treatment on sacroiliac joint dysfunction syndrome. Rev Assoc Med Bras (1992). 2021;67(7):1003-09. doi: 10.1590/1806-9282.20210436.
26. Silva-Ortiz VM, Chapman KB, Chang Chien GC, et al. Sacroiliac joint denervation–a novel approach to target sacral lateral branches: a practical approach. Pain Ther. 2024;13:281-6. Doi: 10.1007/s40122-024-00585-7.
27. Soto Quijano DA, Otero Loperena E. Sacroiliac joint interventions. Phys Med Rehabil Clin N Am. 2018;29(1):171-83. doi: 10.1016/j.pmr.2017.09.004.

Joelho

87

Lucas de Castro Boechat

Marina Dourador Carneiro

ANATOMIA

O joelho é uma articulação sinovial composta por uma cápsula articular, membrana e líquido sinovial, ossos, cartilagem hialina, ligamentos e meniscos.[1]

Esqueleto

Os ossos envolvidos são a extremidade distal do fêmur (côndilos medial e lateral), a tíbia proximal (chamada "platô") e a patela. Extra-articularmente, a cabeça da fíbula também participa do joelho como ponto de inserção de ligamentos para a estabilização da articulação (Figura 1).

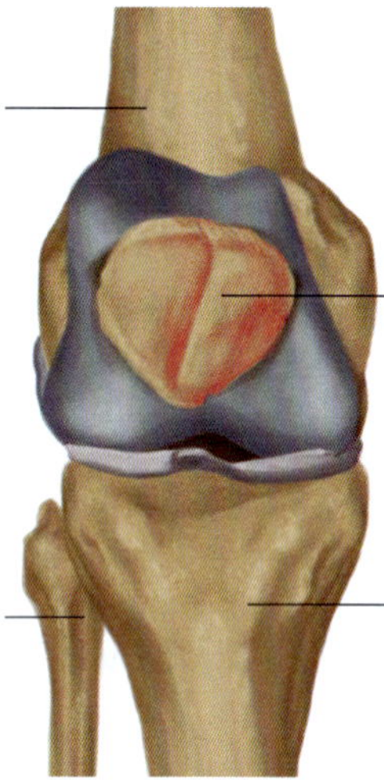

Figura 1 – Componentes esqueléticos do joelho.

Fonte: Desenvolvida pela autoria.

Partes moles

Os ligamentos podem ser divididos entre extracapsulares e intracapsulares. Os extracapsulares são: retináculos da patela, que mantém o alinhamento da patela, evitando deslocamentos laterais e mediais; e ligamentos colaterais medial e lateral, que limitam varo e valgo; ligamento poplíteo oblíquo e arqueado, entre outros menores já descritos, que contribuem principalmente para a estabilização rotacional da articulação. Os ligamentos intracapsulares são: ligamento cruzado anterior (LCA), que, em uma explicação simplificada, impede que a tíbia deslize anteriormente ao fêmur; ligamento cruzado posterior (LCP), que impede o deslizamento posterior da tíbia; e ligamentos estabilizadores dos meniscos.

Os meniscos medial e lateral são estruturas de fibrocartilagem em formato de lua crescente, que ajudam a absorver e distribuir o impacto e, secundariamente, estabilizar a articulação. O menisco medial possui menor mobilidade e está mais susceptível a lesões. O lateral possui mais mobilidade, sendo menos susceptível a lesões, mas cobre maior superfície articular, trazendo mais sequelas quando se torna insuficiente ou ausente[2] (Figura 02).

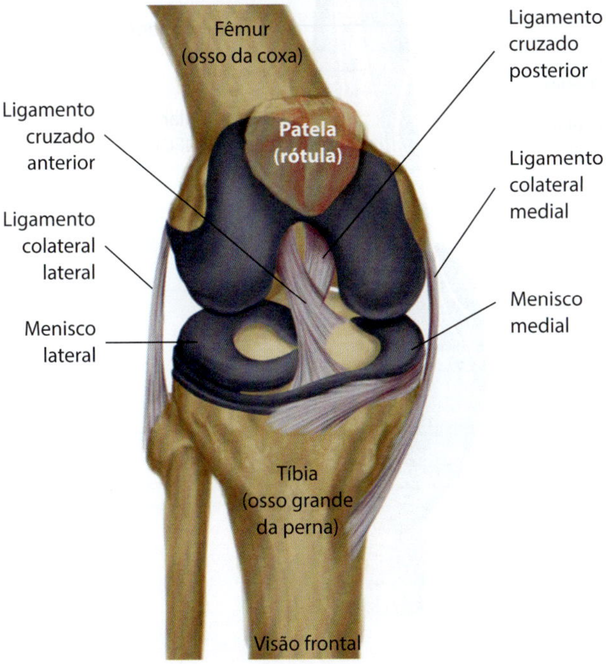

Figura 2 – Vista anterior de estruturas profundas do joelho, indicando principais ligamentos e meniscos.

Fonte: Desenvolvida pela autoria.

Os recessos capsulares suprapatelar, medial e lateral permitem a distribuição do líquido sinovial e abrigam grande quantidade de membrana sinovial. Na vigência de derrame articular, o líquido se concentra nessas regiões, especialmente na posição de extensão do joelho.[3]

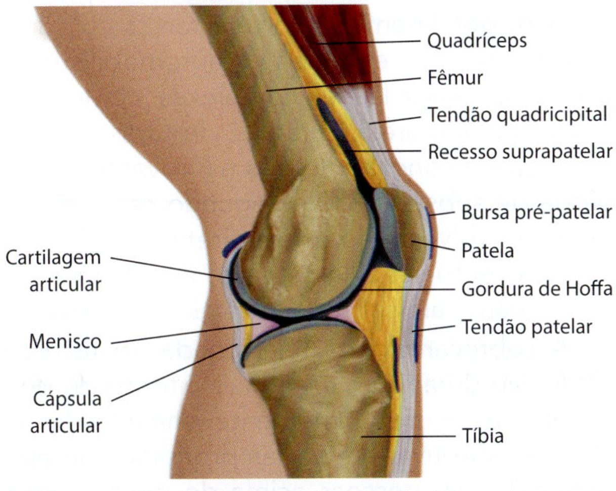

Figura 3 – Corte sagital do joelho com indicação de estruturas anatômicas mais relevantes.

Fonte: Desenvolvida pela autoria.

A gordura de Hoffa é um coxim adiposo intracapsular e extrassinovial altamente inervado e vascularizado, que se localiza na região anterior do joelho, entre a articulação e o tendão patelar.[1]

Inervação

A parte anterior do joelho pode ser dividida nos seguintes quadrantes: superomedial, inferomedial, súperolateral e inferolateral. No quadrante superomedial, a inervação é composta por nervo do vasto medial, ramo medial do nervo do vasto intermédio e o nervo genicular medial superior. No quadrante inferomedial, a inervação é composta por ramo infrapatelar do nervo safeno e nervo genicular medial inferior. No quadrante súperolateral, a inervação é composta por nervo do vasto lateral, ramo lateral do nervo do vasto intermédio, nervo genicular lateral superior e ramo articular do nervo fibular comum. No quadrante inferolateral, a inervação é composta por nervo genicular inferior lateral e nervo fibular comum.[4]

A parte posterior do joelho é inervada pelo ramo articular do nervo tibial (pelo ramo inferior sozinho ou em conjunto com o ramo superior), pelo ramo articular posterior do nervo obturador e pelo ramo posterior do nervo fibular comum ou pelo nervo ciático. O ramo do nervo obturador pode ser responsável por dor referida no joelho devido a patologias originárias da região do quadril (Figura 4).[4]

Mapa da dor

Em 1998, Dye *et al.* publicaram um artigo com o mapeamento sensorial articular do joelho, após o autor principal se submeter a autoartroscopia dos joelhos sem anestesia intra-articular com a palpação de todas as estruturas intra-articulares. A intensidade da dor foi graduada de 0 a 4, em que 0 significa nenhuma sensação, 1) sensação não dolorosa, 2) leve desconforto, 3) desconforto moderado e 4) significa dor muito intensa. Associado a essa graduação, foi atribuída a letra A para a dor que fosse bem localizada e a letra B para a dor que fosse mal localizada.[5]

Os resultados podem ser observados na Figura 5. É significativo que a cartilagem articular e a maior parte dos meniscos não

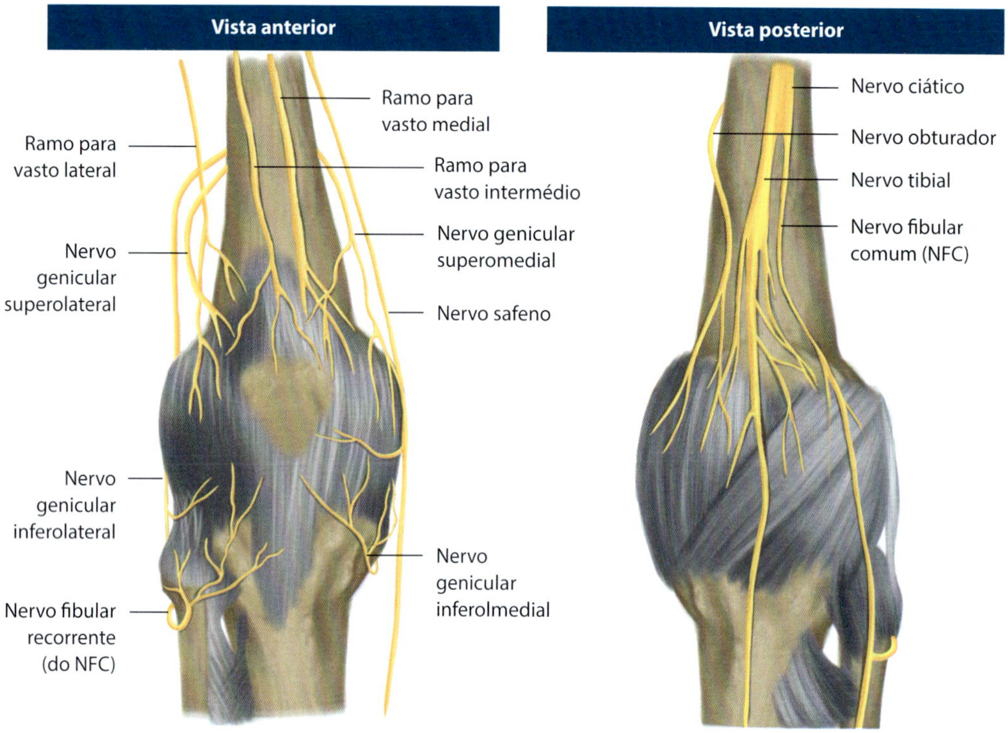

Figura 4 – Nervos da região do joelho.

NFC: Nervo fibular comum.

Fonte: Adaptada de Van den Bergh FRA, Vanhoenacker FM, De Smet E, *et al.*, 2013

suscitem dor, enquanto as regiões providas de membrana sinovial e a gordura de Hoffa sejam as mais dolorosas. Devemos ter isso em mente ao analisar imagens de ressonância magnética (RM) com achados com lesões condrais superficiais, condromalácia e lesões meniscais degenerativas, que, provavelmente, não devem ser causadores diretos dos sintomas do paciente.

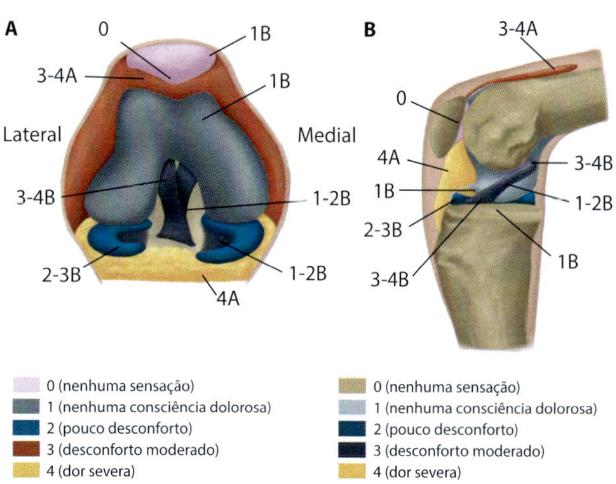

Figura 5 – Mapa de dor intra-articular do joelho.

Fonte: Adaptada de Dye *et al.*, 1998.

FISIOPATOLOGIA E EPIDEMIOLOGIA

A dor no joelho pode ter origem traumática, por sobrecarga repetitiva, processos degenerativos, doenças sistêmicas e, em casos menos comuns, por infecções e neoplasias.

As lesões traumáticas são mais comuns em pessoas jovens e podem provir de um mecanismo de alta ou de baixa energia. No primeiro caso, geralmente envolvem fortes colisões, grandes quedas e acidentes automobilísticos, podendo causar lesões complexas, como rupturas ligamentares múltiplas, fraturas, lesões meniscais e condrais, lesões neurovasculares e perda de substância. No segundo caso, geralmente envolvem contusões diretas e indiretas, cortes e entorses. Nesse caso, os padrões de lesão costumam ser mais simples e previsíveis.[6]

A sobrecarga está relacionada ao esforço repetitivo duradouro e/ou mais intenso do que o habitual. É frequentemente encontrada na prática esportiva, em certas profissões de alta demanda, em pessoas acima do peso e após longos períodos com o joelho em flexão. O conceito de sobrecarga deve levar em conta os dois lados da equação: demanda e capacidade.

O fato de o indivíduo se submeter a cargas elevadas não quer dizer que haverá sobrecarga, uma vez que a capacidade pode ser suficiente. Assim como atividades de relativa baixa intensidade podem levar à sobrecarga em indivíduos destreinados, desequilibrados biomecanicamente ou sem periodização do treinamento esportivo.[7]

Os processos degenerativos estão relacionados ao desgaste das estruturas responsáveis por absorver a carga, sendo mais comuns em idosos em quadros de osteoartrite (OA). Ao contrário do raciocínio simples e objetivo, hoje compreendemos a OA como uma doença que potencialmente extrapola a articulação, envolvendo também osso, músculo, inflamação sistêmica e dor crônica.[8]

As doenças sistêmicas podem incluir artrites por depósito de cristais e por origens autoimunes, como a artrite reumatoide.

Nos casos de infecção, também chamados "artrite séptica", microrganismos provenientes de outro sítio invadem a articulação por via direta ou hematogênica. Trata-se de uma emergência, pois quanto mais duradoura for a infecção, maior será o risco de sepse e de sequelas articulares.

O joelho também é um foco de tumores benignos e malignos primários e, mais raramente, metastáticos. Apesar da relativa infrequência, o médico assistente deve sempre ter em mente essa possibilidade, pois o atraso no diagnóstico pode ser desastroso.

Tanto as lesões ósseas quanto as lesões de tecido mole podem gerar estímulos dolorosos e afetar a funcionalidade e a qualidade de vida dos indivíduos. Estima-se que 5% das visitas médicas primárias de adultos estão relacionadas à dor no joelho. Cerca de 25% da população adulta sofre com dor crônica no joelho e isso impacta diretamente a capacidade de executar tarefas rotineiras.[9]

Uma fonte de dor frequentemente negligenciada na região do joelho é a ocorrência de dor neuropática (ou mista). Tomemos a OA – a doença mais frequente do joelho – como exemplo. É possível que o paciente conviva com a dor por anos, levando à sensibilização nervosa central e periférica. Estima-se que quase 30% dos doentes candidatos a artroplastia sofram de dor neuropática.[10]

DIAGNÓSTICO

História clínica

Para definir qual é a origem da dor, é necessária uma boa anamnese, um exame físico direcionado e, algumas vezes, exames de imagem ou laboratoriais. A história clínica do paciente deve direcionar quais testes do exame físico deverão ser realizados para reproduzir mais precisamente o possível mecanismo da dor da qual o paciente se queixa. Algumas manobras podem causar desconforto e não devem ser executadas se desprovidas de significado clínico.

Desse modo, é importante levantar informações sobre eventos traumáticos recentes, relação com atividade física, caracterização da dor, se há histórico patológico prévio relacionado ao joelho, localização da dor, presença de sinais flogísticos (aumento de volume, temperatura aumentada, rubor), outras articulações afetadas e sintomas que apontem para causas sistêmicas, como febre, fadiga, rigidez matinal, perda de peso e dor noturna.[11]

Esses dados indicarão se a dor é aguda ou crônica ao mensurar se a duração é inferior ou superior a 6 semanas e se tem um caráter inflamatório. A proximidade temporal com um evento traumático que atingiu o joelho indica a probabilidade desse evento ter causado danos estruturais mais ou menos extensos, ou se a causa mais provável é uma sobrecarga ou outra doença. O estalido no momento do trauma aponta para uma ruptura ligamentar.[12] Se a dor tiver relação com exercício físico e não houver histórico de trauma, a causa mais provável é uma mudança no padrão de exercícios físicos que superou a capacidade da articulação. A dor de caráter constante sugere uma lesão grande ou uma inflamação ativa, enquanto a dor de caráter intermitente aponta para uma injúria menor ou uma sobrecarga. Quando há dor no decurso da noite, é indicativo de que há um dano estrutural importante ou tumores ósseos. O histórico patológico indica se há predisposição a um tipo de lesão específica. Quando o paciente consegue apontar para onde sente a dor, a localização das estruturas afetadas se torna mais precisa para direcionar o exame físico. Saber se a dor afeta outras articulações ao mesmo tempo e se há sintomas sistêmicos associados direcionam a hipótese diagnóstica para uma causa que não tem origem necessariamente na articulação.

Na vigência de dor crônica, queixas atípicas ou falha aos tratamentos prévios, pode ser interessante pesquisar a existência de dor neuropática. O uso de ferramentas como o *Douleur neuropathique 4 questions* (DN4) podem ser de grande valia nesses casos.[13]

Exame físico

O exame físico se inicia informalmente com a primeira visualização do médico sobre o paciente e é formalmente realizado após a anamnese. Ele deve necessariamente preceder a avaliação dos exames complementares. A tentativa de modificar essa ordem pode trazer consequências desastrosas ao diagnóstico e às condutas. Por exemplo, é comum que a RM do joelho apresente achados positivos como lesões condrais e meniscais que são completamente assintomáticas e irrelevantes do ponto de vista prático.

O exame físico formal se inicia pela inspeção estática com ambos os membros inferiores despidos desde o terço superior da coxa até os pés e em ortostatismo. Deve-se avaliar a presença de assimetrias, aumento de volume, atrofia muscular, diferença de coloração, desalinhamento articular, evidências de lesões traumáticas como equimoses, escoriações, hematomas e lacerações. A inspeção dinâmica leva em conta alterações da marcha, agachamento e instabilidades dinâmicas da articulação.[14]

A palpação deve ser feita identificando na parte anterior do joelho a patela, os côndilos femorais, o platô e a tuberosidade tibial anterior, a cabeça da fíbula, as linhas articulares medial e lateral (onde estão localizados os meniscos), os tendões patelar e do quadríceps, e a pata de ganso. Na parte posterior, a palpação deve identificar a fossa poplítea, o pulso arterial e pontos de dor e tumorações. É uma região onde frequentemente se encontram pontos gatilhos e cisto sinovial (Baker). Deve-se tentar localizar os pontos de dor com o auxílio do paciente ou por meio da palpação e mobilização das estruturas.

Outros dados como aumento de temperatura e alterações da sensibilidade podem ser notados.

Um achado importantíssimo é a presença de derrame articular, que pode ser identificado a partir do sinal da tecla. Hoje em dia, a ultrassonografia (USG) também pode ser usada nesse momento para a visualização do derrame, especialmente em pacientes obesos ou com grande massa muscular. A positividade do derrame não tem especificidade sobre a lesão anatômica subjacente, mas é um alerta para que o examinador tenha atenção especial sobre esse joelho. Por outro lado, a ausência de derrame é um importante indício da ausência de problemas intra-articulares relevantes. O derrame da bursa pré-patelar se encontra superficial à patela e não deve ser confundido com o derrame intra-articular.[15]

Outra etapa do exame físico consiste na avaliação da amplitude de movimento articular ativo e passivo e flexibilidade muscular.[16] Limitações do arco de movimento podem ser consequência de dor exacerbada, derrame articular volumoso, déficits neurológicos, musculares e tendíneos, presença de corpos livres, ruptura ligamentar ou meniscal. Bloqueios articulares agudos devem ser avaliados pelo ortopedista para a possibilidade de tratamento cirúrgico precoce sob o risco de contratura articular permanente.

Para avaliar a força e a função motora, pode-se realizar a contração muscular ativa resistida. Ao pedir para o paciente fazer a extensão ativa do joelho a partir de uma flexão de 45° contra a resistência, são testadas a força do músculo quadríceps, a integridade da patela, dos tendões patelar e do quadríceps, das raízes nervosas de L2 a L4 e o nervo femoral. Ao pedir para o paciente flexionar o membro inferior contra resistência, são testados a força dos músculos isquiotibiais, gastrocnêmios e a integridade das raízes nervosas L5, S1 e S2 e nervo ciático.[17]

A queixa de instabilidade do joelho pode estar relacionada aos ligamentos e meniscos ou por alteração da resposta neuromuscular, comumente relacionada aos quadros dolorosos. Os testes ligamentares específicos podem ser extremamente dolorosos nos pacientes com quadros agudos e deverão ser realizados com parcimônia ou postergados até a melhora da dor intensa. Para avaliar a integridade do LCA poderão ser realizados testes como Lachman, gaveta anterior e *pivot shift*. Para o LCP, poderão ser realizadas a gaveta posterior e o teste de Godfrey. Para os ligamentos colaterais medial e lateral, os testes de estresse em varo e valgo com o joelho a 30° podem evidenciar suas insuficiências. São descritos diversos outros testes para essas mesmas estruturas, para lesões combinadas e para lesões de outros ligamentos ao redor do joelho.[18]

Para a avaliação dos meniscos, deve-se inicialmente observar a localização da dor, a presença de derrame articular, de crepitações e bloqueios do arco de movimento e aumentos de volume, para então partir para os testes específicos. O teste de McMurray avalia a região mais posterior dos meniscos, que é onde se encontra a maioria das lesões. Nesse teste, deve-se dar importância não apenas à dor, mas também ao aparecimento de cliques e à associação com o derrame articular. A coexistência desses sinais pode indicar uma lesão meniscal instável que costuma ser mais bem tratada de maneira cirúrgica. O teste de Apley pode ser usado para contraprova na tentativa de evidenciar se do é mesmo de origem meniscal.[19]

Não é o objetivo deste capítulo demonstrar minuciosamente cada teste e, atualmente, é fácil visualizá-los e entendê-los tanto por meio da literatura consagrada quanto em descrições e vídeos *on-line*.

Raciocínio clínico

Para chegar ao diagnóstico final da lesão do joelho, é preciso ter conhecimento da história clínica para que seja possível direcionar as manobras semiológicas. Primeiramente, deve-se determinar se a dor tem relação ou não com trauma. Quando o trauma envolve alta energia, o tratamento inicial será no setor de urgência e emergência. Quando o trauma envolver baixa energia, o raciocínio deve envolver a localização da dor. Caso a dor se apresente de forma difusa associada ou não à instabilidade, as hipóteses diagnósticas mais prováveis são: lesão ligamentar de LCA ou LCP, lesões de cartilagem e fratura intra-articular. Se a dor estiver localizada na parte medial, as suspeitas são de lesões do Ligamento colateral medial (LCM) ou do menisco medial. A dor na parte lateral indica lesões do ligamento colateral lateral (LCL), LCA, menisco lateral ou deslocamento patelar. Quando a dor é localizada anteriormente, pode haver lesão do tendão do quadríceps ou da patela e/ou deslocamento da patela. Quando a localização é posterior, indica uma lesão do LCP, deslocamento tíbio-femoral e até lesão da cápsula posterior (ocorrem geralmente na hiperextensão).

Caso a queixa de dor não ocorra em um contexto associado a trauma, é preciso avaliar se há ou não derrame articular. Quando for possível, esse fato deve ser determinado já no exame físico de acordo com as manobras supracitadas. Caso haja derrame articular e a dor não tenha relação com a atividade física, é preciso considerar causas sistêmicas que requerem exames laboratoriais para diferenciar artropatia por deposição de cristais, artrite séptica (ambos pela análise do líquido de punção articular) e reumatismo (exames de sangue).[20] Se houver derrame articular sem as condições citadas e não necessariamente associado a atividade física, deve-se considerar OA e condropatias.

No contexto em que a queixa não for associada à trauma e não houver derrame articular, o diagnóstico diferencial se iniciará pela localização da dor. Se a dor for bem localizada na parte anterior do joelho deve-se atentar para lesões dos tendões patelares e do quadríceps, bursite pré-patelar ou infrapatelar, síndrome da plica sinovial, síndrome do coxim adiposo de Hoffa e apoptose do tubérculo tibial. Caso a dor seja percebida vagamente localizada na região anterior do joelho, as causas podem ser relacionadas à patela (condromalácea, deslocamento patelar, fratura por estresse), crise de OA e necrose avascular. A dor localizada medialmente pode ter como causa lesão degenerativa de menisco, compressão do nervo safeno, bursite anserina e crise de OA. A dor localizada lateralmente pode ser síndrome do trato ileotibial, lesão degenerativa do menisco lateral e crise de OA. A dor localizada posteriormente tem como principais causas o cisto de Baker, tendinite do tendão do poplíteo, compressão do nervo poplíteo e aneurisma da artéria poplítea.

A OA é uma condição que pode apresentar manifestações muito diversas e, por isso, deve ser examinada mais detalhadamente. Essa é uma doença cuja causa não foi totalmente esclarecida, mas sabemos que ela provoca a destruição de tecidos articulares por meio de fatores biomecânicos, mediadores pró-inflamatórios e proteases, levando ao acúmulo de leucócitos dentro da articulação e no líquido sinovial.[21] A causa pode ser secundária a uma lesão que não foi reparada completamente ou pode ser primária idiopática. Ela pode ser classificada pela sua distribuição nas articulações, podendo ser localizada ou generalizada. No primeiro caso, ela afeta uma região específica como joelhos ou quadril. No segundo caso, ela afeta diversas articulações diferentes. Seu diagnóstico pode ser feito com base apenas na clínica do paciente se este apresentar essa tríade: dor articular associada ao uso em uma ou mais articulações, idade superior a 45 anos e rigidez matinal com duração menor ou igual a 30 minutos. Os testes laboratoriais só são necessários quando o paciente tiver menos de 45 anos, se houver a presença de sintomas atípicos como dor de rápida evolução, dor no período da noite no início da manifestação, presença de perda acentuada de peso e associação com outros sintomas inespecíficos. Os exames complementares que podem ser avaliados nesses casos são: velocidade de sedimentação (VHS) e proteína C reativa (PCR). Os marcadores inflamatórios não vão apresentar alterações chamativas, todavia, podem ser solicitados para fins de exclusão de hipóteses diagnósticas. Os exames radiológicos de imagens também podem ser requisitados para esse fim de excluir outras hipóteses já que são inespecíficos diagnosticar a OA, porém podem ser úteis na avaliação do prognóstico.[22]

As principais características da artrite clássica de acordo com a Sociedade Internacional de Pesquisa de Osteoartrite (OARSI) são o início insidioso, piora com a mobilização das articulações afetadas e melhora com o repouso, dor de curta duração, rigidez, edema, perda de massa muscular nas proximidades articulares, aumento da sensibilidade na articulação e no seu entorno, crepitação, redução da amplitude de movimento. As características que são variáveis de acordo com o paciente são a dor intermitente, a intensidade das dores, a presença de deformidades articulares.[23]

TRATAMENTO

O tratamento vai variar de acordo com os objetivos, a responsividade e a possibilidade de adesão de cada paciente. A seguir, o tratamento será abordado conforme os principais componentes afetados.

Patelofemoral

Durante a fase aguda, a primeira recomendação é a suspensão de atividades que causem dor ou crepitações, uma vez que a sobrecarga é um dos principais fatores envolvidos na incitação da dor. Anti-inflamatórios não esteroides (AINEs) podem ser benéficos na redução dos sintomas em um prazo de 2 a 3 semanas, porém a evidência de sua eficácia é limitada.[24] Segundo o 5º International Patellofemoral Pain Research Retreat, a medida mais eficiente para melhorar a funcionalidade do paciente é a associação de exercícios que fortaleçam o joelho e o quadril. Outra medida interessante é a prática de alongamento do quadríceps, que não está associada ao ganho de flexibilidade, porém reduz a dor por aliviar o estresse articular.[25] Na eventualidade de o paciente estar impossibilitado de cumprir o tratamento de primeira escolha, de fortalecimento e alongamento, ou caso a dor o impeça de realizá-lo, o uso da bandagens ou *taping* pode ser um coadjuvante, porém não proporciona melhora nos sintomas e na função se for usado isoladamente.[26] A acupuntura é uma opção de tratamento para a dor e melhora funcional em conjunto com a fisioterapia tradicional principalmente por agir em pontos gatilho que favorecem a redução de força do glúteo médio, quadro comum em portadores de dor patelofemoral.[27] O tratamento cirúrgico não é recomendado pela última Declaração de Consenso sobre Terapia por Exercícios e Intervenções Físicas,[28] sendo usado como último recurso por não haver evidências robustas de benefícios e expor o paciente a riscos.

Bursites

O tratamento tem como base a redução da dor a fim de recuperar a funcionalidade e evitar complicações como perda de força muscular. Inicialmente, todos os pacientes podem melhorar com o tratamento conservador composto por repouso relativo (interromper a sobrecarga que pode estar causando a inflamação), analgesia com AINEs, fisioterapia e crioterapia. No entanto, caso o problema persista, é preciso identificar a causa e realizar um tratamento mais específico.[29]

Bursite superficial pré-patelar e infrapatelar

Quando a bursite não é uma manifestação de uma doença sistêmica (séptica ou gotosa), ela tende a ser autolimitada com resolução em até 3 meses. O uso de joelheiras pode ser associado ao repouso em um contexto em que não seja possível evitar posições que sobrecarreguem a articulação. Em casos refratários em que outros diagnósticos sejam excluídos, alguns pacientes podem se beneficiar de infiltração com corticoide ou ressecção cirúrgica.[30]

Bursite séptica

Quando a inflamação tem uma infecção como causa subjacente, recomenda-se antibioticoterapia e cirurgia em caso mais avançados ou persistentes.[31]

Síndrome anserina

A melhora clínica dessa condição envolve a perda de peso para pacientes com sobrepeso ou obesidade, fortalecimento do quadríceps, uso de joelheiras e terapia farmacológica composta por analgésicos e/ou AINEs.[32] Para casos refratários ao tratamento, o indicado é a realização da injeção de glicocorticoide local onde há maior sensibilidade detectada com o joelho estendido. É necessário realizar a assepsia com iodo e anestesia com 2 mL de lidocaína 1% e, logo após, uma mistura de metilprednisolona 40 mg com mais 1 mL de lidocaína 1%. A injeção de glicocorticoide pode ser repetida até três vezes com um intervalo de três semanas entre as administrações. Outras opções, como a meso e a proloterapia, vêm ganhando espaço nos últimos anos.[33]

Lesões meniscais

Em casos de lesões caracterizadas como estáveis, o tratamento inicial constitui repouso relativo – evitando, principalmente, impacto, pivoteamento e movimentos repetitivos – e posições que possam sobrecarregar a articulação enquanto houver dor e edema. Em associação, utilizar a crioterapia com elevação do membro durante 15 minutos de 4 a 6 vezes/dia. Em casos de dor excessiva, o uso de muletas pode ser uma opção como adjuvante na redução temporária da dor. Após a melhora dos sintomas dolorosos, é indicado iniciar a fisioterapia para fortalecimento de quadríceps inicialmente sem peso e, posteriormente, com aumento gradual da carga. Evitar exercícios resistidos com flexão intensa de joelho até haver remissão completa da dor e edema. Atividades físicas de baixo impacto podem ser praticadas como caminhadas leves, natação e hidroginástica. O uso de joelheira pode sem útil em casos de cinesiofobia durante reabilitação.

O tratamento definitivo das lesões meniscais compreende o fortalecimento e estabilização muscular e a classificação do tipo e extensão da rotura para avaliar o grau de comprometimento e a probabilidade de sucesso da terapia conservadora. A realização do tratamento cirúrgico é indicada quando a lesão é caracterizada como instável e quando o tratamento conservador não é efetivo.[34]

A terapia conservadora tem alta probabilidade de sucesso em adultos jovens, quando o início dos sintomas não ocorre imediatamente após a lesão, ocorrendo entre 24 e 48 horas, derrame de pequeno volume e a amplitude de movimento normal.[35] Os casos em que o tratamento tem menores chances de sucesso incluem derrame articular persistente, impossibilidade de extensão completa do joelho e rupturas grandes e complexas com consequências incapacitantes ou que estejam em contato direto com a cartilagem. Se o paciente for idoso e apresentar OA avançada associada à lesão degenerativa do menisco, a cirurgia geralmente não é eficaz.[36] A abordagem cirúrgica é habitualmente realizada por via artroscópica. Pode ser realizado reparo (sutura) ou meniscectomia total ou parcial.

Síndrome da plica sinovial

Antes frequente, hoje acreditamos que a síndrome da plica sinovial é um diagnóstico raro e de exclusão. Assim como outras partes moles do joelho podem inflamar e causar dor em quadros reativos a outras patologias, a plica também pode se tornar sintomática secundariamente. Contudo, só deveria ser entendida como patologia merecedora de tratamento específico quando ocorre interposição na articulação.

Se os sintomas forem leves, reduzir o volume de atividade pode ser suficiente, porém, se os sintomas forem mais severos, o ideal é suspendê-las. Exercícios de baixo impacto podem ser executados se forem indolores, como o uso da bicicleta ergométrica e natação. Para reduzir a inflamação, o uso oral de AINEs a curto prazo é indicado em conjunto com a crioterapia. A injeção de glicocorticoide também pode ser usada e o benefício tende a ser maior na fase inicial do tratamento por ter potencial para regredir o espessamento da plica.

Nos casos em que há derrame intra-articular persistente ou não efetividade do tratamento não conservador após 1 ano, o tratamento cirúrgico é indicado. Após o tratamento operatório, a plica pode voltar a ficar espessa, porém não há recidiva sintomática em 90% dos casos.[37]

Lesão do ligamento cruzado anterior

O manejo da fase aguda é parecido com o das outras lesões de origem musculoesquelética pois consiste em repouso (para aliviar a sobrecarga), elevação e proteção do membro e crioterapia. É necessário evitar o uso da articulação especialmente em situações de instabilidade. A analgesia é feita preferencialmente com o uso de analgésicos e AINEs.

O tratamento conservador costuma trazer bons resultados iniciais mesmo em pacientes jovens e ativos. Entretanto, em pacientes cuja demanda funcional da articulação do joelho seja alta, como atletas de alto desempenho, ou ainda pacientes com outras injúrias associadas na mesma articulação (rotura meniscal, lesão de outro ligamento associada), causadoras de instabilidade grosseira, podem obter maior benefício com o tratamento cirúrgico.[38] Num segundo momento, os pacientes podem evoluir com maior ou menor manifestação de instabilidade, provavelmente influenciados pelo condicionamento físico, resposta neuromuscular, lesões associadas, configuração anatômica do joelho e do membro, sexo etc.

Nos quadros com ruptura completa de LCA, o manejo conservador pode ter consequências negativas como aumento do risco de lesão da cartilagem, rotura de menisco e dor crônica no joelho.[39]

O risco do desenvolvimento de OA após a lesão de LCA independe de a escolha do tratamento ter sido cirúrgica ou não. A prevalência de OA é de 0% a 13% em indivíduos com lesão isolada de LCA, porcentagem que cresce quando a população tratada apresenta outras lesões associadas, sendo em torno de 20% a 50%.[40]

Osteoartrite

O tratamento da OA é escalonado de acordo com o grau da doença, a gravidade dos sintomas e as comorbidades. Contudo, independentemente das variáveis, o foco principal do tratamento deve ser sempre tentar alcançar uma rotina de atividade física, ganho de força, perda de peso corporal (no caso de sobrepeso e obesidade) e educar o paciente sobre a doença.

De acordo com o *guideline* do Colégio Americano de Reumatologia (ACR), as terapias não farmacológicas sempre serão de primeira escolha. No grau leve, os sintomas podem ser controlados com exercícios, controle do peso, medicamentos tópicos como a capsaicina e analgésicos, se necessário. No grau moderado a grave, os pacientes com dor intensa em geral preferem os exercícios aquáticos por causarem menos dor. Em casos refratários a esses tratamentos, é necessário otimizar a terapia farmacológica, podendo associar AINEs, medicamentos antidepressivos e técnicas mais invasivas, como infiltração, bloqueios, ablações e até mesmo cirurgia. Quando a dor afeta mais de uma articulação, é indicado tomar medidas que abordem a dor em geral ao invés de focar em alguma articulação específica. O tratamento é mais intenso na fase aguda da doença, mas a permanência das medidas não farmacológicas é relevante na prevenção de danos articulares secundários. Os exercícios de intensidade baixa a moderada não causam danos nas cartilagens articulares nos portadores de OA.[41] A escolha dos exercícios deve ser individualizada de acordo com as habilidades, preferências e as restrições de cada paciente e pode ser iniciada com auxílio de um fisioterapeuta.[42]

Medicamentos tópicos

Apesar de não ter qualquer papel de modificação na história natural da doença, por conta do fato de grande parte dos portadores de OA possuírem outras comorbidades associadas, os tratamentos tópicos locais são preferíveis por apresentarem menos interações medicamentosas e, também, menos efeitos colaterais. Os AINEs mais usados são o diclofenaco, ibuprofeno, cetoprofeno, capsaicina e associações de diclofenaco com lidocaína.[43] A dose varia de acordo com a apresentação. O diclofenaco é comercializado na forma de gel, gotas de uso tópico e spray nas concentrações de 1% a 2%. O ibuprofeno é comercializado na forma de gel e na concentração de 5% a 10%. O cetoprofeno é comercializado na forma de gel a 2,5%. As terapias combinadas são com uso de associação de diclofenaco 1% e lidocaína 4,5% em gel ou diclofenaco 1,25% e lidocaína 4,5% em emplasto.

A capsaicina é outra opção de tratamento e pode ser encontrada em creme, gel, loção, emplasto e na forma líquida nas concentrações de 0,025% a 0,1%. Ela é menos utilizada do que as outras soluções tópicas na clínica por haver chances de a sua aplicação apresentar efeitos colaterais como sensação de queimação no local, porém, ela geralmente é leve e tende a desaparecer com o uso contínuo, mas não são todos os pacientes que toleram. Ela é uma substância derivada da pimenta malagueta e seu uso a longo prazo dessensibiliza neurônios nociceptivos impedindo que a dor seja transmitida.[44] A curcumina tópica mostrou-se efetiva na redução dos sintomas da OA em estudos realizados com população geriátrica. Ela pode estar presente como único princípio ativo ou combinada ao diclofenaco.[45]

Medicamentos orais

Na OA moderada a severa, o uso de analgésicos é discutível, pois os mais fracos como o paracetamol resultam em uma melhora mínima não sendo clinicamente significativa e os mais fortes como os opioides apresentam muitos efeitos colaterais e alto risco de adição. É importante atentar-se em relação aos pacientes idosos, que são a maioria dos pacientes portadores dessa condição,[46] pois há maior risco na administração de anti-inflamatórios continuada ou por muito tempo.

Infiltrações

As infiltrações intra-articulares podem ser feitas com corticoides, ácido hialurônico e ortobiológicos.

Os corticoides são boas opções para interromper um processo inflamatório intra-articular vigoroso. Idealmente, devem ser utilizadas moléculas mais cristalizadas e de menor solubilidade, para que tenha efeito prolongado na articulação com mínima chance de repercussão sistêmica. Os fármacos que melhor se encaixam nestas características são a triancinolona e a metilpredinisolona. A melhora clínica esperada pode ser tão curta quanto 1 semana, mas um estudo relata melhora de até 24 semanas.[47] Contudo, o corticoide pode acelerar a evolução da artrose, especialmente se realizada repetidamente.[48] Portanto, seu uso deve ser feito com parcimônia e reservado àqueles pacientes com sinais inflamatórios persistentes.

O ácido hialurônico é uma substância presente naturalmente no líquido sinovial, fornecendo viscosidade e absorção elástica de impactos. Também há uma função de sinalizador biológico, informando à membrana sinovial que o ambiente intra-articular é normal. Sua concentração está diminuída no líquido sinovial osteoartrítico, o que parece ser responsável tanto por sintomatologia quanto persistência e avanço da patologia. Ainda há dúvidas quanto à eficácia de sua infiltração articular com resultados contraditórios nos estudos, mas parece haver efeito analgésico mais durador que o corticoide, com resultados até cerca de 1 ano após o procedimento.[49]

Ortobiológicos

Os tratamentos com ortobiológicos são aqueles que utilizam materiais biológicos (geralmente do próprio paciente) na intenção de estimular ou acelerar a recuperação de lesões musculoesqueléticas. No caso da OA, vem sendo tentadas terapias de infiltração com plasma rico em plaquetas, aspirado de medula óssea/células-tronco, fatores de crescimento, tecido adiposo entre outros.[50]

Os resultados na literatura são promissores apesar de inconsistentes, especialmente nos casos de OA grave. São necessários estudos de maior qualidade, com amostras maiores e metodologias padronizadas. Recomendamos que médicos com a intenção de realizar tais procedimentos estejam atentos à literatura científica mais atual possível, ao controle de qualidade do processamento dos materiais biológicos e à legislação vigente no momento.

Nutracêuticos

Os nutracêuticos são suplementos alimentares com a forma condensada de substâncias bioativas, inicialmente encontrados em comidas, mas que também pode ter origem não alimentar, usados em volumes acima do obtido pela ingesta habitual para preservar ou melhorar a saúde. São incluídos neste grupo diversas substâncias como vitaminas, minerais e ácidos graxos e compostos cuja suplementação pode ser benéfica para melhorar sintomas e diminuir inflamação. Seus efeitos tendem a demorar mais que os analgésicos e anti-inflamatórios habituais para serem clinicamente expressivos, mas com o benefício de não carregar o mesmo risco quando em uso prolongado como costuma ser demandado em patologias dolorosas e crônicas.[51]

Uma metanálise sugere que, de maneira geral, os nutracêuticos podem ter boa eficácia em melhorar dor e função por um período de até 20 meses, perdendo o efeito após este período, com mínima chance de efeitos colaterais significativos.[52]

Outra metanálise que segregou as substâncias avaliadas fornece resultados que sugere bons resultados de 3 a 6 meses com diversos nutracêuticos como condroitina, glucosamina, diacereína, colágeno hidrolisado, curcumina, picnogenol, metilsulfonilmetano (MSM), colágeno tipo II, bosélia e extrato não saponificável de abacate, entre outros.[53]

Acupuntura

As evidências para uso de acupuntura em OA do joelho são mistas, com alguns estudos sugerindo benefícios para dor e função[54] e outros que não há diferença entre acupuntura superficial e placebo.[55] Recomendamos que a acupuntura seja incluída no tratamento multimodal da OA de joelho de acordo com o perfil do paciente, a experiência da equipe assistente e com o consentimento do paciente, que pode haver auxílio no quadro clínico temporariamente, mas sem alterações no curso natural da doença.

Bloqueio e ablação de nervos geniculares

Procedimentos de bloqueio ou ablação de nervos geniculares podem ser uma boa opção para pacientes com OA avançada e dolorosa que tem contraindicação ao tratamento cirúrgico ou que persiste com dor após uma cirurgia bem-sucedida do ponto de vista técnico. Habitualmente, são bloqueados os nervos geniculares superomedial, superolateral e inferomedial. Diversas preparações foram testadas com anestésicos locais acrescentados de corticoide para aumentar o tempo de efeito, que parece durar de 1 a 3 meses.[56] Na experiência do autor, os melhores resultados do bloqueio acontecem nos pacientes de dor mista com um componente neuropático relevante.

Outra possibilidade é realizar a ablação dos nervos geniculares como utilização de radiofrequência ou química com álcool e fenol. Os resultados da ablação tendem a ser mais duradouros, variando de 6 meses a 2 anos na literatura.[57] Em caso sucesso e após o retorno da dor, o procedimento pode ser repetido.

A técnica de ablação deve ser cuidadosa e precisa, para evitar necrose tecidual danosa e extensa.

Tanto para o bloqueio quanto a ablação, o médico assistente deverá lançar mão de recursos de imagem como USG ou radioscopia para o adequado posicionamento das agulhas.

Cirurgia

Existem diversas opções para o tratamento cirúrgico de OA do joelho, passando pelas artroscopias, osteotomias e artroplastias parciais e totais. A discussão das indicações precisas e das técnicas cirúrgicas fogem do escopo deste capítulo e cabem ao ortopedista dentro da equipe multidisciplinar de assistência ao paciente com OA.

É importante ressaltar que, assim como o tratamento cirúrgico não deve ser banalizado pelo ortopedista, o clínico de dor não deve vê-lo apenas como recurso de última instância. Algumas técnicas podem ser capazes de preservar a articulação por um período considerável, mesmo em pacientes não muito sintomáticos.

Contudo, a cirurgia tampouco é capaz de fazer milagres e as expectativas devem ser alinhadas entre o médico que encaminha, o que opera e o paciente.

Referências bibliográficas

1. Moore KL, Dalley AF, Agur AMR. Moore anatomia orientada para a clínica. 2014.
2. Gollehon DL, Torzilli PA, Warren RF. The role of the posterolateral and cruciate ligaments in the stability of the human knee. A biomechanical study. J Bone Joint Surg Am. 1987;69(2):233-42.
3. Mendiguchia J, Alentorn-Geli E, Idoate F, Myer GD. Rectus femoris muscle injuries in football: a clinically relevant review of mechanisms of injury, risk factors and preventive strategies. Br J Sports Med. 2013;47(6):359-66.
4. Van den Bergh FRA, Vanhoenacker FM, De Smet E, Huysse W, Verstraete KL. Peroneal nerve: Normal anatomy and pathologic findings on routine MRI of the knee. Insights Imaging. 2013;4(3):287-99.
5. Dye SF, Vaupel GL, Dye CC. Conscious neurosensory mapping of the internal structures of the human knee without intraarticular anesthesia. 1998.
6. Jackson JL, O'Malley PG, Kroenke K. Evaluation of acute knee pain in primary care. Ann Intern Med. 2003;139(7):575-88.
7. van der Weiden GS, van Cruchten S, van Egmond N, Mastbergen SC, Husen M, Saris DBF, et al. Osteochondritis dissecans of the knee associated with mechanical overload. Am J Sports Med. 2024;52(1):155-63.
8. National institute for health and care excellence (UK). osteoarthritis: care and management in adults. 2014.
9. Jinks C, Jordan K, Croft P. Measuring the population impact of knee pain and disability with the Western Ontario and McMaster Universities Osteoarthritis Index (WOMAC). Pain. 2002;100(1):55-64.
10. French HP, Smart KM, Doyle F. Prevalence of neuropathic pain in knee or hip osteoarthritis: a systematic review and meta-analysis. Seminars in Arthritis and Rheumatism. W.B. Saunders. 2017;47:1-8.
11. Porto C. Semiologia médica. In: 8. ed. 2021:345-60.
12. Covey DC. Injuries of the posterolateral corner of the knee. J Bone Joint Surg Am. 2001;83(1):106-18.
13. Waldolato G, Pereira G de S, Carvalho IS, Polese JC, Leopoldino AAO. Comparação entre os testes DN4 e DN4 interview na identificação de dor neuropática após cirurgia de fraturas. Rev Bras Ortop (Sao Paulo). 2024;59(01):e125-9.
14. Malanga GA, Andrus S, Nadler SF, McLean J. Physical examination of the knee: a review of the original test description and scientific validity of common orthopedic tests. Arch Phys Med Rehabil. 2003;84(4):592-603.
15. Hauzeur JP, Mathy L, De Maertelaer V. Comparison between clinical evaluation and ultrasonography in detecting hydrarthrosis of the knee. J Rheumatol. 1999;26(12):2681-3.
16. Ferber R, Kendall KD, McElroy L. Normative and critical criteria for iliotibial band and iliopsoas muscle flexibility. J Athl Train. 2010;45(4):344-8.
17. Beutler AI, Cooper LW, Kirkendall DT, Garrett WE. Electromyographic analysis of singleleg, closed chain exercises: implications for rehabilitation after anterior cruciate ligament reconstruction. J Athl Train. 2002;37(1):13-8.
18. Harilainen A. Evaluation of knee instability in acute ligamentous injuries. Ann Chir Gynaecol. 1987;76(5):269-73.
19. Smith BW, Green GA. Acute knee injuries: part i. history and physical examination. Am Fam Physician. 1995;51(3):615-21.
20. Grover RPS, Rakhra KS. Pes anserine bursitis - an extra-articular manifestation of gout. Bull NYU Hosp Jt Dis. 2010;68(1):46-50.
21. Chaganti RK, Lane NE. Risk factors for incident osteoarthritis of the hip and knee. Curr Rev Musculoskelet Med. 2011;4(3):99-104.
22. Bedson J, Croft PR. The discordance between clinical and radiographic knee osteoarthritis: a systematic search and summary of the literature. BMC Musculoskelet Disord. 2008;9:116.
23. Hawker GA, Stewart L, French MR, Cibere J, Jordan JM, March L, et al. Understanding the pain experience in hip and knee osteoarthritis--an OARSI/OMERACT initiative. Osteoarthritis Cartilage. 2008;16(4):415-22.
24. Heintjes EM, Berger M, Bierma-Zeinstra SM, Bernsen RM, Verhaar JA, Koes BW. Pharmacotherapy for patellofemoral pain syndrome. Cochrane Database of Systematic Reviews. 2004;2008(4).
25. Peeler J, Anderson JE. Effectiveness of static quadriceps stretching in individuals with patellofemoral joint pain. Clinical Journal of Sport Medicine. 2007;17(4):234-41.
26. Logan CA, Bhashyam AR, Tisosky AJ, Haber DB, Jorgensen A, Roy A, et al. Systematic review of the effect of taping techniques on patellofemoral pain syndrome. Sports Health: A Multidisciplinary Approach. 2017;9(5):456-61.
27. Karamiani F, Mostamand J, Rahimi A, Nasirian M. The effect of gluteus medius dry needling on pain and physical function of non-athlete

women with unilateral patellofemoral pain syndrome: a double-blind randomized clinical trial. J Bodyw Mov Ther. 2022;30:23–9.
28. Collins NJ, Barton CJ, Van Middelkoop M, Callaghan MJ, Rathleff MS, Vicenzino BT, et al. 2018 Consensus statement on exercise therapy and physical interventions (orthoses, taping and manual therapy) to treat patellofemoral pain: recommendations from the 5th International Patellofemoral Pain Research Retreat, Gold Coast, Australia, 2017. British Journal of Sports Medicine. BMJ Publishing Group; 2018;52:1170–8.
29. Baumbach SF, Lobo CM, Badyine I, Mutschler W, Kanz KG. Prepatellar and olecranon bursitis: literature review and development of a treatment algorithm. Arch Orthop Trauma Surg. 2014;134(3):359-70.
30. IKE RW. Chemical ablation as an alternative to surgery for treatment of persistent prepatellar bursitis. J Rheumatol. 2009;36(7):1560.
31. Wilson-MacDonald J. Management and outcome of infective prepatellar bursitis. Postgrad Med J. 1987;63(744):851-3.
32. Helfenstein JM, Kuromoto J. Anserine syndrome. Rev Bras Reumatol. 2010;50:313-27.
33. Cardone DA, Tallia AF. Diagnostic and therapeutic injection of the hip and knee. Am Fam Physician. 2003;67(10):2147-52.
34. Skou ST, Hölmich P, Lind M, Jensen HP, Jensen C, Garval M, et al. Early surgery or exercise and education for meniscal tears in young adults. NEJM Evidence. 2022;1(2).
35. Thorlund JB, Juhl CB, Ingelsrud LH, Skou ST. Risk factors, diagnosis and non-surgical treatment for meniscal tears: evidence and recommendations: a statement paper commissioned by the Danish Society of Sports Physical Therapy (DSSF). Br J Sports Med. 2018;52(9):557-65.
36. Ménétrey SF. Medial meniscectomy in patients over the age of fifty: a six year follow-up study. Swiss Surgery. 2002;8(3):113-20.
37. Schindler OS. The sneaky plica revisited: morphology, pathophysiology and treatment of synovial plicae of the knee. Knee Surgery, Sports Traumatology, Arthroscopy. 2014;22(2):247-62.
38. Diermeier TA, Rothrauff BB, Engebretsen L, Lynch A, Svantesson E, Hamrin Senorski EA, et al. Treatment after acl injury: panther symposium acl treatment consensus group. Br J Sports Med. 2021;55(1):14-22.
39. Øiestad BE, Engebretsen L, Storheim K, Risberg MA. Winner of the 2008 systematic review competition: knee osteoarthritis after anterior cruciate ligament injury. Am J Sports Med. 2009;37(7):1434-43.
40. Lie MM, Risberg MA, Storheim K, Engebretsen L, Øiestad BE. What's the rate of knee osteoarthritis 10 years after anterior cruciate ligament injury? An updated systematic review. Br J Sports Med. 2019;53(18):1162-7.
41. Bricca A, Juhl CB, Steultjens M, Wirth W, Roos EM. Impact of exercise on articular cartilage in people at risk of, or with established, knee osteoarthritis: a systematic review of randomised controlled trials. Br J Sports Med. 2019;53(15):940-7.
42. Holden MA, Button K, Collins NJ, Henrotin Y, Hinman RS, Larsen JB, et al. Guidance for implementing best practice therapeutic exercise for patients with knee and hip osteoarthritis: what does the current evidence base tell us? Arthritis Care Res (Hoboken). 2021;73(12):1746-53.
43. Derry S, Conaghan P, Da Silva JAP, Wiffen PJ, Moore RA. Topical NSAIDs for chronic musculoskeletal pain in adults. Cochrane Database Syst Rev. 2016;4(4):CD007400.
44. De Silva V, El-Metwally A, Ernst E, Lewith G, Macfarlane GJ. Evidence for the efficacy of complementary and alternative medicines in the management of osteoarthritis: a systematic review. Rheumatology. 2011;50(5):911-20.
45. Jamali N, Adib-Hajbaghery M, Soleimani A. The effect of curcumin ointment on knee pain in older adults with osteoarthritis: a randomized placebo trial. BMC Complement Med Ther. 2020;20(1):305.
46. Zhang Y, Jordan JM. Epidemiology of osteoarthritis. Clin Geriatr Med. 2010;26(3):355-69.
47. Richards MM, Maxwell JS, Weng L, Angelos MG, Golzarian J. Intra-articular treatment of knee osteoarthritis: from anti-inflammatories to products of regenerative medicine. Phys Sportsmed. 2016;44(2):101-8.
48. McAlindon TE, LaValley MP, Harvey WF, Price LL, Driban JB, Zhang M, et al. effect of intra-articular triamcinolone vs saline on knee cartilage volume and pain in patients with knee osteoarthritis. JAMA. 2017;317(19):1967.
49. Kolasinski SL, Neogi T, Hochberg MC, Oatis C, Guyatt G, Block J, et al. 2019 American college of rheumatology/arthritis foundation guideline for the management of osteoarthritis of the hand, hip, and knee. Arthritis Rheumatol. 2020;72(2):220-33.
50. Delanois RE, Sax OC, Chen Z, Cohen JM, Callahan DM, Mont MA. Biologic therapies for the treatment of knee osteoarthritis: an updated systematic review. J Arthroplasty. 2022;37(12):2480-506.

51. Castrogiovanni P, Trovato F, Loreto C, Nsir H, Szychlinska M, Musumeci G. Nutraceutical supplements in the management and prevention of osteoarthritis. Int J Mol Sci. 2016;17(12):2042.
52. Aghamohammadi D, Dolatkhah N, Bakhtiari F, Eslamian F, Hashemian M. Nutraceutical supplements in management of pain and disability in osteoarthritis: a systematic review and meta-analysis of randomized clinical trials. Sci Rep. 2020;10(1):20892.
53. Liu X, Machado GC, Eyles JP, Ravi V, Hunter DJ. Dietary supplements for treating osteoarthritis: a systematic review and meta-analysis. Br J Sports Med. 2018;52(3):167-75.
54. Kwak SG, Kwon JB, Seo YW, Choi WK. The effectiveness of acupuncture as an adjunctive therapy to oral pharmacological medication in patient with knee osteoarthritis: a systematic review and meta-analysis. Medicine. 2023;102(11):e33262.
55. Lam WC, Au KY, Qin Z, Wu FM, Chong CO, Jiang F, et al. Superficial needling acupuncture vs sham acupuncture for knee osteoarthritis: a randomized controlled trial. Am J Med. 2021;134(10):1286-1294.e2.
56. Vilchez-Cavazos F, Gamboa Alonso AA, Simental-Mendía M, Peña-Martínez VM, AcostaOlivo CA, Villarreal-Villarreal GA. Genicular nerve block for knee osteoarthritis. Clin J Pain. 2024;40(10):618-24.
57. Lyman J, Khalouf F, Zora K, DePalma M, Loudermilk E, Guiguis M, et al. Cooled radiofrequency ablation of genicular nerves provides 24-Month durability in the management of osteoarthritic knee pain: outcomes from a prospective, multicenter, randomized trial. Pain Practice. 2022;22(6):571-81.

Dor nos Pés e Tornozelos

88

Eli Avila Souza Junior

Felipe Tiango Vilela

INTRODUÇÃO

A dor nos pés e tornozelos é reconhecida como uma condição comum entre pessoas idosas, afetando aproximadamente um em cada três indivíduos com mais de 65 anos.[1] Para os idosos, a queixa álgica nos pés e tornozelos pode promover uma redução significativa na capacidade de realização de atividades diárias, comprometer o equilíbrio e a marcha e aumentar o risco de quedas.[1-3]Além disso, uma pesquisa realizada com uma amostra aleatória estimada de 3.417 pessoas, extraída de um banco de dados de clínicas gerais, no Reino Unido, revelou que cerca de 10% dos participantes com idades variando entre 18 e 80 anos reportaram dores incapacitantes nos pés.[1,2] Isso evidencia que, embora a prevalência de dores nos pés seja particularmente alta na população senil, essa condição pode surgir de forma variável ao longo da vida. Desse modo, a dor no pé e no tornozelo é queixa comum entre adultos e, muitas vezes, fazem os pacientes procurarem atendimento em clínicas de atenção primária.[2,3] Contudo, o diagnóstico diferencial para condições que causam dor nos pés é extenso e variado. Além disso, o treinamento médico, geralmente, oferece uma exposição limitada a problemas específicos dos pés.[3]

Como resultado, muitos profissionais de Saúde podem não estar suficientemente preparados para realizar uma avaliação completa e precisa das queixas relacionadas aos pés. Isso pode resultar em diagnósticos inadequados e uma gestão menos eficaz dos problemas, subestimando a complexidade das condições que afetam o paciente.[3] Problemas nos pés e nos tornozelos podem ser desencadeados por diversos fatores, incluindo o uso de calçados inadequados, inflamações, eventos traumáticos e processos degenerativos nas articulações. Indivíduos do sexo feminino, pessoas obesas e aqueles com mais de 40 anos são os mais frequentemente afetados por essas condições.[3-6] O uso de calçados inadequados, especialmente entre as mulheres, também pode contribuir significativamente para o surgimento de dor nessas áreas. Calçados com disparidade entre a largura do pé e a largura do sapato podem causar calosidades, deformidades nos dedos menores e hálux valgo (HV) sintomático.[3-6]

Além dos problemas físicos, estados emocionais como depressão e ansiedade, bem como distúrbios metabólicos como a obesidade, também podem influenciar na percepção da dor.[2,3,7,8] Esses estados emocionais não apenas agravam a sensação de dor, mas também contribuem para reduzir a qualidade de vida dos pacientes.[8] Além dos mecanismos nociceptivos, a dor neuropática também pode contribuir para o desconforto em alguns pacientes com condições ortopédicas.[8] Esse tipo de dor pode surgir após procedimentos cirúrgicos e está associado a fatores de risco como obesidade, tabagismo e cirurgias anteriores. Um estudo envolvendo 533 pacientes indicou que cerca de 13% deles apresentavam dor neuropática.[9] Esses dados destacam a importância de considerar tanto os aspectos mecânicos como os neuropáticos na avaliação e no tratamento da dor em pé e tornozelo.[9] No que tange ao tratamento da dor em pé e tornozelo, existem evidências robustas que sustentam o uso de analgésicos orais, exercícios, órteses e injeções de corticosteroides para o tratamento de várias condições musculoesqueléticas.[3,10] No entanto, há uma lacuna significativa ou aparente no manejo não cirúrgico dessas condições, o que, frequentemente, resulta no encaminhamento de pacientes a cirurgiões ortopédicos para intervenções que poderiam ser evitadas.[3]

Desse modo, os profissionais de Saúde devem ter conhecimento sobre as opções de tratamento conservador e as principais doenças associadas ao pé e ao tornozelo, podendo, assim, reduzir a realização de procedimentos cirúrgicos desnecessários, proporcionando um manejo mais eficaz e menos invasivo para os pacientes.[3]

TORNOZELO

Entorses

As entorses de tornozelo estão entre as lesões mais comumente atendidas em departamentos de emergência e clínicas de atenção primária. Homens entre 15 e 24 anos apresentam incidência maior de entorses de tornozelo em comparação com as mulheres da mesma faixa etária, enquanto mulheres acima de 30 anos têm taxas mais elevadas do que os homens.[11] Cerca de metade dessas entorses ocorre durante a prática de atividades esportivas. Apesar de serem a causa mais comum de dor lateral no tornozelo, outras lesões também podem provocar dor nessa região, muitas vezes negligenciadas e tratadas erroneamente como se fossem apenas entorses.[11,12] Diagnósticos imprecisos e tratamentos inadequados podem ocasionar dores crônicas e condições persistentes no paciente. A classificação das entorses de tornozelo relaciona-se com os mecanismos da lesão e sua localização.[11,12] A entorse lateral, comumente causada pela inversão do pé em flexão plantar, afeta o complexo ligamentar lateral do tornozelo, composto pelos ligamentos talofibular anterior, calcaneofibular e talofibular posterior. Normalmente, o ligamento talofibular anterior é o primeiro a ser lesionado.[11,12] Com forças maiores, o ligamento calcaneofibular pode se romper, causando instabilidade significativa. Forças ainda mais intensas podem romper todos os três ligamentos, resultando em lesões debilitantes e frequentemente associadas a danos nervosos.

As lesões são classificadas em três graus com base nos sinais clínicos e na disfunção resultante (Figura 1).[11,12] O grau I envolve um leve estiramento dos ligamentos com pequenas rupturas microscópicas. O inchaço e a sensibilidade são leves, sem instabilidade articular evidente, permitindo ao paciente suportar peso e andar com desconforto mínimo. Em razão de sua natureza leve, essas lesões são raramente diagnosticadas em consultórios médicos.[11,12] O grau II é mais grave, com rupturas parciais dos ligamentos, dor moderada, inchaço, hematomas e instabilidade articular leve a moderada. A amplitude de movimento e a funcionalidade são restritas, tornando doloroso andar e suportar o peso do corpo.[11,12] O grau III, o mais severo, envolve uma ruptura completa dos ligamentos. Sintomas incluem dor intensa, inchaço significativo, sensibilidade, hematomas e grave instabilidade mecânica. A funcionalidade e a mobilidade são drasticamente reduzidas, tornando muito limitante suportar o peso do corpo ou andar.[11,12]

Sintomatologia

Nos quadros agudos de entorse de tornozelo, o paciente, geralmente, apresenta sinais e sintomas que indicam ruptura ou estiramento ligamentar, como dor intensa, edema, limitação do arco de movimento, hematomas na região perimaleolar e dificuldade para distribuir o peso sobre o pé afetado.[11,12] Essas manifestações variam conforme a gravidade da entorse. Quando há suspeita de um mecanismo de lesão com componente de abdução, é provável ocorrer uma ruptura do ligamento deltoide ou uma

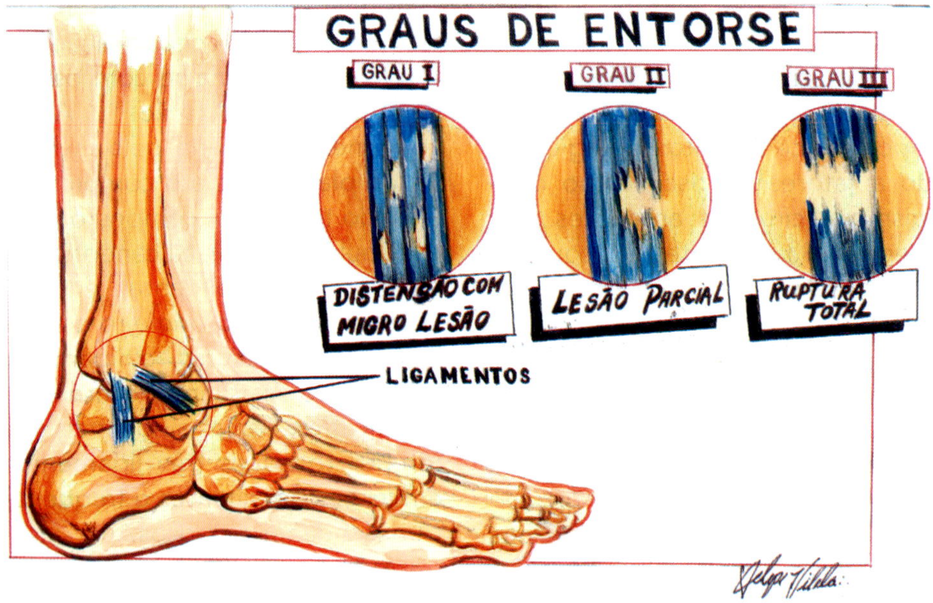

Figura 1 – Graus de entorse de tornozelo.

Fonte: Desenvolvida pela autoria.

fratura do maléolo medial, o que resulta em sensibilidade dolorosa nessas áreas específicas.[11,12] No momento do trauma, muitos pacientes relatam a percepção de sons crepitantes, que podem ser audíveis dependendo do mecanismo da lesão. Isso é comum nas lesões mais severas, nas quais a ruptura ligamentar ou a fratura é mais evidente. O diagnóstico e a classificação da entorse são essenciais para estabelecer o tratamento adequado, garantindo uma recuperação eficiente e a prevenção de complicações futuras.[11-14]

Tratamento conservador

A princípio, todas as entorses do tornozelo podem ser tratadas de maneira similar. O tratamento inicial foca em diminuir a dor e manter a amplitude de movimento antes de o paciente iniciar exercícios físicos.[12-14] A abordagem comum em atendimentos clínicos envolve imobilização precoce, que pode ser feita com bandagem elástica, tala ou bota ortopédica, acompanhada de repouso, crioterapia e elevação do membro afetado. Estudos mostram que o tratamento funcional, que consiste na imobilização precoce com órtese, com apoio liberado, tem bom prognóstico.[12-14] Analgésicos e anti-inflamatórios não esteroides (AINEs) são frequentemente utilizados para aliviar a dor, mas evidências sugerem que AINEs tópicos, como géis e adesivos, podem ser mais eficazes para condições agudas. É necessário ter cautela ao usar AINEs após uma entorse, pois podem interferir no processo de cicatrização natural, embora ajudem a reduzir a dor e o inchaço.[12-15]

Pacientes com entorses leves (grau I), sejam laterais, sejam mediais, não necessitam de imobilização, sendo adequado o uso de uma atadura elástica por alguns dias. Para entorses laterais moderadas (grau II), é necessário suporte adicional após a lesão.[11] A imobilização inicial ajuda a aliviar a dor e o edema, mas a reabilitação funcional precoce proporciona melhores resultados clínicos comparada com a imobilização prolongada.[12-15] Em entorses graves (grau III), a reabilitação funcional deve começar assim que a imobilização for interrompida. Terapias como ultrassom, *laser* de baixa intensidade, oxigenoterapia hiperbárica e tratamentos com plasma rico em plaquetas não têm mostrado eficácia no tratamento de sintomas relativos à entorse aguda de tornozelo.[14] Portanto, a abordagem deve focar na imobilização inicial seguida de um programa de reabilitação funcional ajustado à gravidade da lesão para otimizar a recuperação.[12-15]

Tratamento cirúrgico

A indicação para cirurgia em lesões ortopédicas é, geralmente, restrita às situações mais graves, como lesões de grau III ou casos crônicos que não respondem ao tratamento conservador.[16] Entre as principais razões para o encaminhamento a cirurgiões, estão fraturas instáveis, lesões na sindesmose, rupturas de tendão, luxações, feridas penetrantes na articulação e instabilidade crônica sem melhora com abordagens não cirúrgicas.[11,12,16] A princípio, a terapia cirúrgica para lesões agudas do ligamento lateral do tornozelo era comumente utilizada. No entanto, ao longo do tempo, verificou-se que o tratamento conservador poderia oferecer resultados semelhantes, sem a necessidade de intervenção cirúrgica para todos os pacientes.[11,12,16]

TENDINOPATIAS

Os tendões são estruturas críticas que conectam os músculos aos ossos, transmitindo a força necessária para gerar movimento. Principalmente compostos por colágeno tipo I, esses tecidos apresentam uma organização em fibras paralelas que lhes conferem alta resistência à tração.[15] Além do colágeno, os tendões contêm proteoglicanos, glicosaminoglicanos e outros tipos de colágeno, contribuindo para os 30% restantes de seu peso seco.[15] Essa estrutura complexa, apesar de conferir resistência, resulta em um baixo potencial de cura, o que torna os tendões suscetíveis a problemas crônicos como tendinites e tendinopatias.[15] Essas condições são frequentemente observadas em consultas médicas primárias.

A origem de muitas tendinopatias crônicas está relacionada ao excesso de carga mecânica sobre o tendão, resultando em lesões estruturais que superam sua capacidade homeostática de reparação.[15] Não é apenas a intensidade ou frequência da carga que importam, mas também a inadequação do tendão às demandas impostas. Quando exposto a cargas excessivas, a estrutura do tendão pode ser comprometida, causando inflamação e, eventualmente, o desenvolvimento de sintomas clínicos.[15] Se o potencial regenerativo do tendão não for excedido, a cura ocorre espontaneamente. Todavia, quando excedido, resulta em lesões crônicas.

Existem diversas terminologias para descrever lesões tendíneas. "Tendinite" refere-se à inflamação do tendão, enquanto "tenossinovite" envolve inflamação do tendão e sua bainha. Já "tendinose" se refere à degeneração do colágeno tendíneo sem inflamação significativa.[15] Cada tipo de tendão tem características únicas. Por exemplo, tendões que mudam de direção ou estão em túneis tendem a ter bainhas sinoviais para reduzir o atrito, como os tendões tibial posterior e fibulares. Em contraste, o tendão calcâneo, que segue um trajeto linear, não tem bainha sinovial.

A predisposição a lesões crônicas é frequentemente multifatorial, envolvendo fatores intrínsecos e extrínsecos. Predisposições biológicas, quando combinadas com estressores externos, podem resultar em lesões de tendão.[15] Fatores sistêmicos como diabetes *mellitus*, obesidade, tabagismo e enteropatias inflamatórias aumentam o risco de tendinopatia. Em jovens, essas lesões, geralmente, decorrem de doenças inflamatórias, traumas ou atividades esportivas intensas. Nos mais velhos, tendem a resultar de microtraumas crônicos e de degeneração relacionada ao envelhecimento. A compreensão dos mecanismos envolvidos nas lesões tendíneas e das variações terminológicas é crucial para o diagnóstico e o tratamento adequado.[15] A abordagem deve considerar tanto os fatores mecânicos como os sistêmicos, visando uma intervenção que respeite a capacidade regenerativa do tendão e minimize os riscos de lesões crônicas.

TENDÃO CALCÂNEO

O tendão calcâneo, o maior tendão do corpo humano, é vital para atividades que demandam grande esforço, como correr, pular e realizar mudanças bruscas de velocidade.[15,17,18] No entanto, sua predisposição a degeneração e rupturas é elevada, especialmente sob certas condições e atividades. Diversos fatores podem contribuir para essa degeneração, incluindo seu uso excessivo, presença de doenças vasculares, neuropatia e condições reumatológicas.[15,17,18] A tendinopatia do tendão calcâneo manifesta-se principalmente por dor, limitação de movimento e edema intratendíneo e peritendíneo (Figura 2).

Ela pode ser dividida em duas categorias: insercional; e não insercional.[15,17] A tendinopatia insercional ocorre no ponto de junção do tendão com o osso, onde predomina um processo degenerativo com baixo componente inflamatório.

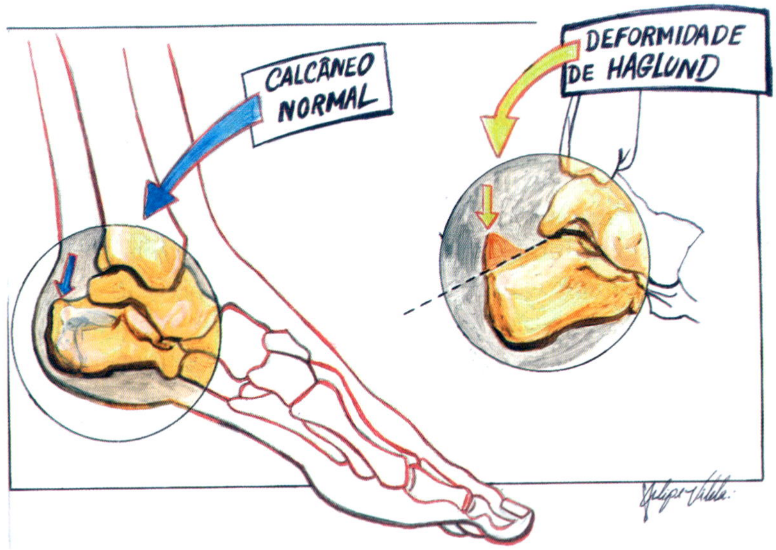

Figura 2 – Tendinopatia do tendão calcâneo.

Fonte: Desenvolvida pela autoria.

Na categoria não insercional, destaca-se a peritendinite, que envolve cicatrização anômala em regiões de pouca vascularização, complicando a recuperação. Outro subtipo é a tendinose da substância média, caracterizada por espessamento do tendão, resultado de uma resposta cicatricial insuficiente e alterações microestruturais.[15,17,18] A tendinose de Aquiles é frequentemente observada em indivíduos que praticam atividades atléticas intensas, como corrida e salto. O esforço repetitivo e a carga física intensa nessas atividades podem causar pequenas lesões no tendão. Quando não tratadas adequadamente, essas lesões resultam em inflamação crônica e degeneração do tecido tendíneo.[17]

Contudo, a tendinopatia não se restringe aos atletas. Indivíduos sedentários ou aqueles que não praticam esportes também são suscetíveis a ela em virtude de fatores como obesidade, idade avançada e uso inadequado de calçados. Além disso, certas condições médicas, como diabetes, aumentam o risco de tendinopatia do calcâneo.[17] Em pacientes com diabetes, há comprometimento na circulação sanguínea e na capacidade de reparo tecidual, o que predispõe ao desgaste e à degeneração do tendão.[15,17] Portanto, a prevenção e o tratamento da tendinopatia do tendão calcâneo necessitam de uma abordagem multifacetada que considere não apenas a atividade física, mas também os fatores de saúde gerais e hábitos de vida.

Sintomatologia

Pacientes com tendinopatia do calcâneo, frequentemente atletas, apresentam dor ou rigidez localizada entre 2 cm e 6 cm acima do calcâneo posterior. Essa condição é comum entre aqueles que recentemente aumentaram a intensidade ou volume dos treinos. Esses aumentos superam a capacidade natural do tendão de se recuperar do microtrauma resultante do estresse repetitivo.[17] Além disso, atividades físicas intensas prolongadas, histórico de supinação excessiva do pé, aumento de treinos de velocidade ou em terrenos irregulares e uso de calçados inadequados ou desgastados são fatores contribuintes.[17,18] A dor, geralmente, tem uma característica de queimação e piora com a atividade física, embora possa ser aliviada com repouso. Detalhes no histórico do paciente são cruciais para o diagnóstico preciso e o tratamento eficaz, buscando uma recuperação que não comprometa o desempenho atlético.

A sensibilidade costuma ser localizada de 2 cm a 6 cm proximais à inserção do tendão. Sensibilidade ao redor do ponto de inserção próximo ao calcanhar pode indicar bursite calcânea subcutânea ou entesopatia. Calor e sensibilidade no tecido mole anterior à inserção do tendão calcâneo sugerem bursite retrocalcânea, uma condição não rara. Já a sensibilidade focal na área de inserção do tendão sugere entesopatia.[15,17] Durante o exame clínico, é essencial palpar o tendão enquanto o paciente realiza dorsiflexão e plantarflexão do pé e verificar o tendão em uma posição neutra do tornozelo. A presença de crepitação durante o movimento é indicativa de tendinopatia. Esse exame ajuda a diferenciar a tendinopatia de outras patologias associadas, proporcionando um caminho mais claro para o tratamento adequado.[15,17,18]

Tratamento conservador

O tratamento da tendinopatia aguda do tendão calcâneo envolve uma série de medidas destinadas a aliviar os sintomas e permitir o retorno seguro às atividades. Primeiramente, é essencial evitar atividades que possam agravar a condição, reduzindo a carga sobre o tendão. A aplicação de gelo, principalmente quando há sintomas, pode ajudar a diminuir a inflamação e a dor.[15,17] Além disso, um ciclo curto, geralmente de 7 a 10 dias, com AINEs é comumente recomendado para ajudar a controlar a inflamação aguda.[15,17,18] Outra estratégia empregada com frequência é o uso de um elevador de calcanhar de aproximadamente 12 mm, que pode aliviar a tensão no tendão calcâneo. Bandagens elásticas ou fitas adesivas podem ser usadas conforme necessário para fornecer suporte adicional.[15,17,18]

O principal objetivo dessa abordagem terapêutica é aliviar os sintomas o mais rápido possível e permitir que o indivíduo retome suas atividades normais. No entanto, deve-se notar que, apesar de as medidas mencionadas serem amplamente aceitas e utilizadas na prática clínica, a qualidade das evidências científicas que as apoiam é limitada.[18] Portanto, os profissionais de Saúde devem continuar buscando e aplicando a melhor evidência disponível ao mesmo tempo que monitoram cuidadosamente a resposta do paciente ao tratamento.

Após o início da cura aguda, a maioria dos pacientes começa algum tipo de reabilitação. Regimes terapêuticos básicos, como fisioterapia, liberação de tecido por fricção profunda e ultrassom, podem aliviar os sintomas ao longo de várias semanas.[18] Inicialmente, para as exacerbações agudas, aplicam-se intervenções básicas, como repouso, gelo e anti-inflamatórios. Contudo, quando a condição se torna crônica, uma estratégia mais robusta deve ser implementada. O tratamento da dor crônica do tendão do calcâneo, especialmente na porção média, deve concentrar-se em um programa de reabilitação que enfatize exercícios de resistência com cargas pesadas.[15,17,18] Esse tipo de exercício ajuda a fortalecer o tendão, melhorando sua capacidade de suportar cargas e reduzindo a dor ao longo do tempo. Os exercícios excêntricos, que envolvem alongar o músculo enquanto este está sob tensão, são particularmente eficazes e recebem amplo apoio na literatura médica, apesar de certas limitações metodológicas em alguns estudos.[17]

Ademais, é fundamental que essa reabilitação seja progressiva e adaptada às necessidades individuais de cada paciente, garantindo que o tendão se recupere de maneira segura e eficiente.[17,18] O acompanhamento por profissionais especializados, como fisioterapeutas, é crucial para monitorar a evolução do tratamento e realizar ajustes conforme necessário. Apesar das limitações metodológicas presentes em diversos estudos sobre o tratamento da tendinopatia do calcâneo, a abordagem de exercícios de resistência com cargas pesadas é a mais bem-respaldada pela comunidade científica. Combinando essa estratégia a outras terapias complementares, como a terapia manual e o uso de dispositivos ortopédicos, pode-se alcançar uma recuperação mais completa e duradoura.[15,17,18]

Tratamento cirúrgico

O tratamento de rupturas completas do tendão calcâneo requer uma consideração cuidadosa em razão de sua complexidade e da variabilidade dos resultados associadas a diferentes métodos terapêuticos. Historicamente, a tendência era favorecer o tratamento cirúrgico, impulsionado pela percepção de menores taxas de nova ruptura.[17-19] Contudo, estudos recentes indicam que os resultados funcionais, a longo prazo, da cirurgia não são significativamente superiores aos obtidos com o tratamento não operatório.[19] Além disso, a cirurgia apresenta taxas mais elevadas de complicações de curto prazo, como infecções.

A decisão sobre o tratamento ideal deve ser personalizada, considerando-se as comorbidades, objetivos e preferências individuais dos pacientes. Indivíduos que buscam retornar às atividades intensas, como trabalhos pesados ou esportes que envolvem corrida e salto, podem preferir o tratamento cirúrgico em virtude de maior risco de nova ruptura associado a essas atividades.[18,19] Em contrapartida, pacientes não atletas, idosos ou aqueles incapazes de participar de uma reabilitação funcional acelerada podem escolher um tratamento conservador, envolvendo imobilização.

Para o tratamento conservador, o protocolo, quase sempre, envolve a imobilização da perna afetada de seis a oito semanas. Inicialmente, utiliza-se um gesso de perna curta com o tornozelo em flexão plantar ou uma órtese funcional com elevação do calcanhar. Pacientes que seguem o tratamento não cirúrgico devem ser informados sobre o maior risco de nova ruptura do tendão e a necessidade de seguir um programa de reabilitação rigoroso.[17,18]

Em síntese, a escolha do tratamento para ruptura do tendão calcâneo deve ser uma decisão compartilhada entre o paciente e o profissional de Saúde, ponderando os riscos e benefícios de cada opção. A individualização do tratamento é essencial para atingir os melhores resultados possíveis, levando-se em consideração fatores como o nível de atividade, idade e capacidade de aderência ao regime de reabilitação.[17]

TENDÕES FIBULARES

A anormalidade patológica dos tendões fibulares é uma fonte frequentemente subestimada de dor lateral do retropé e pode ser confundida com lesões do ligamento lateral do tornozelo. A patologia dos tendões fibulares pode ser classificada em três categorias principais: tendinopatia; subluxação e luxação do tendão; e rupturas do tendão. Essas condições são frequentes em pacientes com instabilidade lateral crônica do tornozelo ou alinhamento cavo varo do retropé. Fatores como tratamento prolongado, atividades atléticas repetitivas e lesões por inversão do tornozelo podem contribuir para o desenvolvimento dessas patologias.

A tendinopatia dos tendões fibulares refere-se à inflamação ou degeneração do tendão, enquanto a subluxação e a luxação envolvem a movimentação anormal do tendão fora de seu sulco anatômico.[20] As rupturas do tendão são parciais ou completas. Pacientes que não recebem tratamento adequado para essas condições podem experimentar dor persistente na lateral do tornozelo e dificuldades funcionais significativas.

O manejo dessas patologias, geralmente, envolve tratamento não operatório. Intervenções comuns incluem fisioterapia, uso de AINEs e imobilização do tornozelo.[20,21] Fisioterapia pode ajudar a reforçar a musculatura ao redor do tornozelo, melhorar a estabilidade e reduzir a dor. O uso de AINEs pode diminuir a inflamação e proporcionar alívio sintomático. Em casos em que essas intervenções não apresentam resultados satisfatórios, procedimentos cirúrgicos podem ser considerados para restaurar a funcionalidade do tendão e aliviar a dor.

Além disso, a prevenção é uma parte importante da gestão dessas condições. Medidas como o fortalecimento dos músculos ao redor do tornozelo, o uso de calçados adequados e a modificação de atividades físicas podem ajudar a reduzir o risco de desenvolvimento dessas patologias.

Em resumo, embora as anormalidades dos tendões fibulares sejam frequentemente negligenciadas, elas podem ser manejadas de modo eficaz com intervenção adequada, evitando, assim, a dor crônica e a disfunção.[20]

Sintomatologia

Os pacientes, com frequência, relatam semanas de dor lateral no tornozelo que piora progressivamente sem um evento traumático claro. A dor tende a se intensificar durante atividades como ficar em pé ou caminhar, resultando, frequentemente, em leve claudicação. Algumas vezes, os pacientes mencionam sensação de estalo na região lateral do tornozelo.

A sensibilidade ao toque costuma ser notada logo atrás do maléolo lateral, podendo estender-se ao longo dos tendões peroneais em direção distal.[20,21] O inchaço varia conforme a gravidade da condição. A dor, em geral, pode ser reproduzida ao realizar dorsiflexão ativa resistida ou eversão do tornozelo, o que testa especificamente a função dos músculos peroneais.

Em casos de tendinopatia mais avançada, a dor também pode ser desencadeada pela inversão passiva ou possivelmente pela eversão ativa. Durante o exame clínico, é possível observar um pé cavo, caracterizado por arco alto; estudos observacionais sugerem que essa condição pode estar associada a um risco maior de desenvolver distúrbios nos tendões peroneais. O reconhecimento desses sinais e sintomas é crucial para o diagnóstico adequado e o manejo efetivo da tendinopatia peroneal.[20,21]

Tratamento conservador

O tratamento inicial para tendinopatia peroneal envolve, na maioria das vezes, medidas conservadoras padrão, sendo o repouso relativo uma das principais estratégias. No entanto, um elemento fundamental para a reabilitação é a implementação de exercícios de força excêntrica. Esses exercícios são essenciais para promover a recuperação e fortalecimento dos tendões peroneais, ajudando a reduzir a dor e prevenir recorrências. Além do repouso e dos exercícios excêntricos, outras intervenções podem beneficiar o paciente.

O uso de cunhas laterais de calcanhar e de bandagens de tornozelo, por exemplo, pode ser eficaz para diminuir o estresse nos tendões peroneais. A técnica de bandagem usualmente aplicada é similar àquela utilizada para tratar entorses de tornozelo. Em alguns casos, mangas de compressão podem proporcionar suporte adicional, contribuindo para a estabilização do tornozelo e alívio dos sintomas.[20]

Os exercícios excêntricos são cruciais e devem ser feitos com atenção à postura correta do pé. Para que o estresse excêntrico se concentre nos tendões peroneais, é necessário que o tornozelo seja posicionado de maneira que o pé fique em eversão. A eversão inicial do pé auxilia na ativação dos músculos peroneais. A fase excêntrica do movimento consiste em elevar o calcanhar lentamente, permitindo controle maior sobre a contração muscular e garantindo que os tendões sejam adequadamente trabalhados. Após elevar o calcanhar, este deve ser baixado abaixo do nível do degrau antes de se iniciar a próxima repetição, mantendo, assim, a eficiência do exercício.[20]

Com a combinação adequada dessas estratégias conservadoras e uma execução precisa dos exercícios excêntricos, é possível promover uma recuperação eficaz e prevenir complicações associadas à tendinopatia peroneal.

O tratamento da tendinopatia peroneal pode ser um desafio, dadas a complexidade e a variabilidade da resposta dos pacientes às diferentes abordagens terapêuticas. No início, segue-se um protocolo conservador que pode incluir, além da reabilitação, o uso de adesivos tópicos de nitroglicerina por 3 meses. No entanto, é importante notar que as evidências científicas que apoiam a eficácia desses adesivos são limitadas.[20]

Tratamento cirúrgico

O tratamento cirúrgico é normalmente indicado quando há falha no tratamento conservador ou persistência dos sintomas. Nesse procedimento, além de abordar diretamente os tendões fibulares, a intervenção cirúrgica deve também tratar lesões associadas e possíveis causas subjacentes da lesão como instabilidade ligamentar lateral crônica, retropé varo, tubérculo dos fibulares proeminente, presença de ventre muscular baixo (fibular curto) ou a presença de um tendão fibular quarto.

Para lesões tendíneas puras, existem duas abordagens principais: via aberta; e tenoscopia.[21] A tenoscopia permite realizar o desbridamento sinovial e tendíneo. Quando a lesão do tendão fibular curto é parcial, comprometendo entre 30% e 50% do diâmetro do tendão, há a possibilidade de se ressecar a área lesionada e de se tubularizar o tendão. Entretanto, se a lesão abranger mais de 50% do tendão, a técnica recomendada é a tenodese entre o tendão fibular longo e o curto, com excisão da área danificada.

Nos casos de luxação dos tendões fibulares, o reparo do retináculo dos fibulares pode ser realizado tanto por procedimento aberto como endoscópico, podendo ou não incluir o aprofundamento do sulco posterior da fíbula. Esse conjunto de técnicas visa restaurar a funcionalidade e aliviar os sintomas dos pacientes, proporcionando uma abordagem abrangente às diversas complicações associadas às lesões dos tendões fibulares.[21]

TENDÃO TIBIAL POSTERIOR

Os tendões que correm ao longo do tornozelo medial são o tibial posterior, o flexor longo do hálux e o flexor longo dos dedos. Entre estes, o tendão tibial posterior é o mais comumente envolvido em problemas tendíneos, enquanto a tendionopatia é rara no flexor longo dos dedos. Esse tendão é menos problemático em comparação às outras estruturas tendíneas presentes na mesma região.

O músculo tibial posterior, localizado no compartimento posterior profundo da perna, desempenha papel crucial na estabilização do arco longitudinal do pé e como o principal inversor do pé.[22] O tendão do tibial posterior faz uma mudança de direção de vertical para horizontal ao passar pelo maléolo medial, onde é fixado pelo retináculo flexor. A maioria das fibras do tendão tibial posterior se insere no osso navicular, com ramificações adicionais chegando às superfícies plantares dos cuneiformes médio e lateral, do cuboide, e às bases dos metatarsos correspondentes. O músculo flexor longo do hálux é o principal responsável pela flexão do hálux, além de contribuir na flexão plantar do tornozelo.[22] Ele se origina nos dois terços distais da fíbula posterior e insere-se na base da falange distal do hálux.

Enquanto isso, o músculo flexor longo dos dedos flexiona os dedos menores e é menos propenso a desenvolver tendinopatia. Esse músculo se origina nos três quintos posteriores da tíbia e divide-se em quatro tendões, que se inserem nas bases das quatro falanges distais menores. Além disso, o flexor longo dos dedos é um músculo acessório presente em 4% a 12% dos espécimes de cadáveres e pode, em alguns casos, estar associado a sintomas clínicos.

Compreender a anatomia e as funções desses tendões e músculos, é essencial para diagnosticar e tratar patologias relacionadas, especialmente aquelas que afetam a estabilização e o movimento do pé e do tornozelo.[22]

Sintomatologia

A tendinopatia do tornozelo medial é uma condição comum que, quase sempre, envolve os tendões do tibial posterior ou do flexor longo do hálux. Geralmente de tendinopatia do tibial posterior, a dor se desenvolve de forma gradual ao longo de várias semanas, e os pacientes, com frequência, não conseguem identificar um evento traumático específico que tenha desencadeado a condição. Contudo, alguns pacientes podem se lembrar de uma lesão do tipo torção, como pisar em um meio-fio ou em um buraco e, nesses casos, a condição pode ser erroneamente diagnosticada como uma entorse do tornozelo medial.[22]

As mulheres são mais frequentemente afetadas do que os homens, e a condição é mais comum em pessoas com mais de 40 anos. Os pacientes com tendinopatia do tibial posterior, geralmente, relatam dor ao redor do tornozelo posteromedial, e pode haver inchaço ao longo do percurso do tendão, especialmente alguns centímetros antes de sua inserção no osso navicular. À medida que a condição avança, pode ocorrer uma ruptura parcial do tendão ou uma avulsão de sua inserção no navicular, o que pode provocar colapso do arco longitudinal do pé, resultando em uma condição conhecida como "pé chato" (*pes planus*). Esse colapso do arco provoca uma rotação do mediopé e pode causar impacto em estruturas laterais do tornozelo.[22] Como consequência, o paciente pode começar a sentir dor lateral no tornozelo e observar uma "virada" gradual do pé.

A progressão da tendinopatia pode ser lenta, mas se não tratada, a condição pode resultar deformidades mais sérias e dificuldades significativas na marcha. Portanto, um diagnóstico correto e precoce é crucial para um tratamento eficaz, que pode incluir fisioterapia, uso de órteses e, em casos mais graves, intervenção cirúrgica.[22]

Tratamento conservador

O tratamento da tendinopatia do tibial posterior é determinado pela gravidade da lesão, classificada em três graus distintos. Cada grau de lesão requer uma abordagem diferenciada e personalizada, enfatizando a importância de uma avaliação precisa e um plano de tratamento adaptado à severidade da condição do paciente.

Nesse sentido, a lesão de grau 1 é caracterizada por dor e inchaço do tendão, enquanto o paciente ainda consegue executar uma elevação unilateral do calcanhar e não apresenta deformidade no pé.[22] O manejo inicial inclui repouso, analgésicos, como paracetamol ou AINEs, e o uso de suporte de arco ou cunha de calcanhar medial. A fisioterapia voltada para o fortalecimento e a flexibilidade do tornozelo, com ênfase no tibial posterior, é introduzida conforme permitido pelos sintomas. Exercícios de força excêntrica são cruciais na reabilitação. Adesivos tópicos de nitroglicerina podem ser utilizados, apesar de evidências limitadas em sua eficácia. Em casos de dor e inchaço severos, pode ser necessária a imobilização em uma bota de fratura removível por 4 a 6 semanas, com carga mantida conforme tolerado. Em situações menos severas, suportes de tornozelo ou mangas de compressão são opções para estabilizar o pé e reduzir a pronação dinâmica e o inchaço.[22]

A lesão de grau 2 envolve dor e inchaço do tendão, incapacidade de realizar elevação unilateral do calcanhar e a presença de pé plano com abdução do antepé. Diferente da lesão de grau 3, a articulação subtalar permanece flexível e é passivamente móvel durante o exame.[22] O tratamento inclui as mesmas intervenções da lesão de grau 1, mas pode exigir uma órtese personalizada para suporte adicional. Se não houver melhora após 3 a 6 meses de tratamento conservador, incluindo fisioterapia focada em exercícios de força excêntrica, deve-se considerar o encaminhamento a um cirurgião de pé e tornozelo.

A lesão de grau 3 tem critérios semelhantes à lesão de grau 2, mas inclui uma articulação subtalar fixa.[22] Todas as lesões de grau 3 necessitam de encaminhamento imediato para um cirurgião de pé e tornozelo para tratamento definitivo, com muitas dessas lesões se revelando em rupturas completas de tendões.[22]

RETROPÉ

Talalgias

A talalgia é uma condição caracterizada por dor no calcanhar e pode ser desencadeada por várias etiologias. Entre elas, a fascite plantar é a mais comum e caracteriza-se pelo processo degenerativo-inflamatório da fáscia plantar, uma faixa de tecido que se estende do calcâneo aos dedos dos pés.[23] Essa inflamação resulta geralmente de microtraumas repetitivos, podendo ser agravada por fatores como sobrepeso, uso de calçados inadequados e atividades físicas intensas.

Outra causa da talalgia é a síndrome de Haglund, que envolve a formação de uma proeminência óssea na parte de trás do calcâneo, causando dor e inflamação quando há atrito com o calçado. A síndrome de Baxter, por sua vez, decorre da compressão do 1° ramo do nervo plantar lateral, que pode resultar em dor aguda na parte interna do calcanhar. Por fim, a síndrome do túnel do tarso é causada pela compressão do nervo tibial posterior quando ele passa pelo túnel do tarso, um canal localizado no tornozelo; essa compressão provoca dor e sensação de formigamento.[23]

FASCITE PLANTAR

A fascite plantar (Figura 3) é a causa mais comum de dor no calcanhar na região plantar. Estima-se que uma em cada dez pessoas experimentará esse problema em algum momento da vida. A anatomia da fáscia plantar fornece pouca elasticidade a essa estrutura, tornando-a suscetível à sobrecarga durante a fase de apoio da caminhada. Durante cada passo, ocorre uma adaptação na sola do pé, gerando uma força de tração com a fáscia. Essas forças repetitivas e de alta intensidade podem causar degeneração progressiva no local de origem da fáscia plantar, localizada medialmente no osso calcâneo da tuberosidade.[23] Microtraumas repetitivos nessa área podem resultar em periostite de tração e microrrupturas causando inflamação e dor crônica ao longo do tempo, o que pode afetar não apenas os pontos-gatilho, mas também estruturas adjacentes, como o nervo calcâneo medial ou os neurônios do músculo abdutor do dedo mínimo; o aprisionamento do nervo posterior da tíbia também pode ocorrer às vezes.[23]

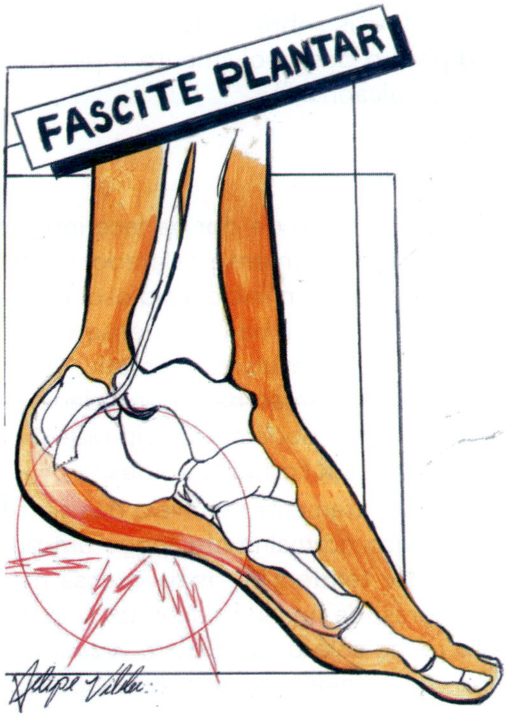

Figura 3 – Fascite plantar.

Fonte: Desenvolvida pela autoria.

O esporão calcâneo, localizado na origem dos músculos flexores curtos do pé, foi inicialmente associado à dor subcalcânea. Entretanto, essa relação nunca foi solidamente comprovada. Cerca de metade dos pacientes com síndrome subcalcânea dolorosa tem esporão de calcâneo, mas apenas uma pequena porcentagem está relacionada a ele. Assim, o esporão não é considerado a principal causa da dor; em vez disso, é provavelmente uma consequência da inflamação crônica causada por traumas repetitivos na fáscia plantar e grupos musculares flexores curtos dos dedos.[23]

Outra possível causa de dor no calcanhar está associada ao coxim gorduroso, uma estrutura crucial para absorção de choque durante o apoio do calcanhar no solo. À medida que envelhecemos, ocorrem alterações degenerativas nessa almofada gordurosa, como redução de colágeno e fluidos. Essas alterações resultam em diminuição da espessura, densidade e altura do coxim gorduroso após os 40 anos, o que compromete sua capacidade de absorver impactos e proteger a tuberosidade plantar do osso calcâneo. Estudos também constataram que o peso corporal elevado está relacionado à dor subcalcânea, com maior incidência em pacientes obesos ou acima do peso. O excesso de peso pode gerar sobrecarga mecânica e aumentar as forças sobre a fáscia plantar, contribuindo para o desenvolvimento e persistência da dor no calcanhar.[23]

Sintomatologia

O quadro clínico de dor na face interna do calcanhar frequentemente relatado pelos pacientes apresenta um início insidioso. Em casos raros, pode ocorrer uma dor intensa e abrupta em decorrência de avulsão traumática da fáscia plantar na sua inserção na tuberosidade calcânea, situação que pode ser precipitada pela infiltração local com corticosteroides.[23]

Independentemente do início dos sintomas, o curso clínico normalmente segue um padrão similar. A dor tende a ser mais intensa nas primeiras horas da manhã, quando o paciente apoia o pé no solo pela primeira vez, aliviando-se após os primeiros passos. Ao longo do dia, a dor pode ser amenizada, mas tende a piorar no final da jornada, sendo aliviada pelo repouso. Nos casos em que a dor torna-se mais intensa, o paciente pode chegar a ponto de não conseguir apoiar o peso do corpo nos calcanhares. Alguns sinais adicionais, como edema leve e eritema, podem estar presentes ocasionalmente.[23]

Os sintomas têm variação temporal ampla, podendo persistir por algumas semanas ou, em casos mais severos, estender-se por anos. Quando há compressão do 1° ramo do nervo plantar lateral – responsável pela inervação do músculo abdutor do 5° dedo –, a dor pode irradiar-se proximal e distalmente ao longo do pé, seguindo o trajeto do nervo.[23]

Tratamento conservador

O tratamento para a fascite plantar envolve diversas abordagens que visam a redução da dor e a melhora da funcionalidade. Inicialmente, recomenda-se a diminuição do nível de atividade física para evitar a sobrecarga da fáscia plantar. A crioterapia, por meio da aplicação de gelo, ajuda na redução da inflamação e alívio da dor. O uso de calçados acolchoados proporciona maior conforto e minimiza o impacto sobre os pés.[23] O alongamento da musculatura posterior da perna, incluindo os músculos da panturrilha, e da fáscia plantar é essencial para aumentar a flexibilidade e diminuir a tensão sobre a área afetada. Os AINEs podem ser úteis no controle da dor e da inflamação. Palmilhas feitas sob medida, com suporte ao arco plantar medial, são indicadas para redistribuir a pressão gerada pela carga no pé, aliviando a tensão na fáscia plantar.

Para casos mais graves e de difícil tratamento, a imobilização suropodálica, realizada por 6 a 8 semanas, pode ser benéfica para a recuperação.[23] Órteses noturnas, que mantêm a fáscia plantar esticada durante o sono, ajudam a prevenir a contratura e aliviam a dor sentida na primeira pisada do dia. Adicionalmente, tratamentos com ondas de choque, sessões de fisioterapia e infiltração com corticosteroide são métodos descritos para o alívio dos sintomas persistentes e para promover a recuperação da fáscia plantar.[23]

Tratamento cirúrgico

A fascite plantar é uma condição comum que causa dor intensa no calcanhar, e geralmente, pode ser tratada de forma conservadora com sucesso. No entanto, para pacientes que não respondem a essas intervenções, procedimentos cirúrgicos podem ser considerados.

Duas abordagens principais se destacam: a liberação parcial da fáscia plantar e o alongamento cirúrgico do tríceps sural. A liberação parcial da fáscia plantar é um procedimento que visa aliviar a tensão na fáscia, reduzir a dor e promover a cicatrização.[23,24] Essa cirurgia pode ser realizada por meio de uma abordagem aberta, em que uma incisão é feita na pele para permitir o acesso direto à fáscia plantar, ou por via endoscópica, que é minimamente invasiva e utiliza pequenas incisões e um endoscópio para guiar o procedimento. A escolha entre essas técnicas depende de vários fatores, incluindo a gravidade dos sintomas e a preferência do cirurgião e do paciente.[23,24]

Outra opção cirúrgica é o alongamento do tríceps sural. Esse músculo, localizado na panturrilha, pode contribuir para a fascite plantar em razão do encurtamento ou da rigidez, que aumenta a tensão na fáscia plantar. O alongamento do tríceps sural pode ser realizado por meio de várias técnicas, incluindo o alongamento de Strayer, ou procedimentos minimamente invasivos.[23,24]

SÍNDROME DE BAXTER

Sintomatologia

A síndrome de Baxter, ou neuropatia do nervo calcâneo inferior, é uma condição que provoca dor devido à compressão do nervo plantar lateral. Esse nervo passa pela parte interna do tornozelo e, quando comprimido, causa dor no calcanhar e na porção interna do pé. Em decorrência da semelhança dos sintomas com a fascite plantar, muitas vezes há confusão no diagnóstico e consequente tratamento inadequado, o que torna a diferenciação dessas condições um desafio clínico.

Para diagnosticar a síndrome de Baxter, é necessário um exame clínico detalhado que inclua uma anamnese minuciosa, abordando a localização, característica da dor e fatores de agravamento ou alívio dos sintomas.[24,25] Testes físicos, como a palpação do trajeto do nervo e manobras que o tensionam, são essenciais para reproduzir a dor característica da síndrome. Exames de imagem, como a ressonância magnética (RM), são cruciais para confirmar o diagnóstico e descartar outras causas de dor no calcanhar. A RM pode mostrar alterações no nervo plantar lateral e identificar condições associadas, como lesões nos tendões ou mudanças na fáscia plantar. A eletroneuromiografia (ENMG) também desempenha papel importante porque detecta neuropatia e localiza o ponto exato de compressão do nervo, auxiliando na definição do tratamento adequado.[24,25]

Tratamento conservador

O tratamento inicial da síndrome de Baxter é frequentemente conservador e visa aliviar os sintomas sem a necessidade de intervenções invasivas. Entre as opções, repouso e modificação de atividades são fundamentais; isso inclui reduzir atividades que exacerbam a dor, como longas caminhadas ou correr. Adotar esses ajustes ajuda a evitar a sobrecarga do nervo afetado. A fisioterapia desempenha papel crucial no tratamento.[24,25] Exercícios de alongamento e de fortalecimento dos músculos do pé e da perna podem aliviar a pressão sobre o nervo, enquanto técnicas de liberação miofascial e o uso de órteses auxiliam na correção de posturas e movimentos inadequados. Esses métodos contribuem para uma recuperação mais equilibrada e menos dolorosa.

Para o controle da dor e da inflamação, medicamentos como AINEs são frequentemente utilizados. Em casos em que a dor é persistente e intensa, injeções de corticosteroides podem ser administradas, proporcionando alívio temporário e aliviando a inflamação.[24,25]

Além disso, o uso de palmilhas ortopédicas personalizadas pode ser altamente benéfico. Essas palmilhas ajudam a redistribuir a pressão no pé, aliviando a compressão sobre o nervo plantar lateral.[24] Ao oferecer um suporte adequado, as palmilhas melhoram a mecânica do pé e podem reduzir significativamente os sintomas.

Por meio dessas abordagens combinadas, é possível gerenciar eficazmente os sintomas da síndrome de Baxter, proporcionando alívio e melhorando a qualidade de vida dos pacientes afetados.[24,25]

Tratamento cirúrgico

Quando as abordagens conservadoras falham em aliviar os sintomas, a intervenção cirúrgica pode ser considerada. A cirurgia para a síndrome de Baxter envolve a liberação do nervo comprimido, removendo os fatores que causam a compressão. Procedimentos minimamente invasivos, como a descompressão endoscópica, estão se tornando mais comuns por causa da recuperação mais rápida e de menor risco de complicações. A decisão pela cirurgia deve ser cuidadosamente ponderada e basear-se em uma avaliação completa do paciente e da falha dos tratamentos conservadores após um período de 6 a 12 meses.

Abordagens conservadoras geralmente incluem fisioterapia, uso de órteses, modificação de atividades e medicamentos anti-inflamatórios.[24] Quando essas medidas não proporcionam alívio satisfatório, a intervenção cirúrgica se torna uma opção viável. A cirurgia visa descomprimir o nervo de Baxter, que é uma ramificação do nervo tibial. A abordagem endoscópica permite que os cirurgiões visualizem e tratem a área afetada com menos invasividade do que técnicas tradicionais. Os benefícios da abordagem minimamente invasiva incluem menor tempo de recuperação, cicatrizes menores e um retorno mais rápido às atividades diárias.

No entanto, a decisão de operar não deve ser tomada precipitadamente.[24] É essencial que o paciente passe por uma avaliação detalhada para confirmar que a cirurgia é apropriada, considerando fatores como a extensão da compressão nervosa e a resposta insuficiente aos tratamentos conservadores. Assim, a intervenção cirúrgica é reservada para casos em que outras tentativas de alívio não surtiram efeito, garantindo uma abordagem personalizada e cuidadosa.[24]

FRATURA POR ESTRESSE DO CALCÂNEO

Sintomatologia

Fraturas por estresse do calcâneo (Figura 4) são condições que causam dor no calcanhar, especialmente notáveis durante os primeiros passos após sair da cama. Essa característica inicial pode gerar confusão com a fascite plantar, uma condição comumente conhecida por causar dor na base do calcanhar, também exacerbada após períodos de repouso. No entanto, há diferenças cruciais entre essas duas condições.[26] Enquanto a fascite plantar tende a apresentar dor na base do calcanhar, sem necessariamente uma sensibilidade específica ao toque, as fraturas por estresse do calcâneo costumam provocar dor à palpação ao longo dos lados do calcâneo. Esse detalhamento é um ponto-chave no diagnóstico diferencial entre ambas as condições.

Além disso, fraturas por estresse no sustentáculo do tálus, uma parte do calcâneo, podem apresentar dor localizada e sensibilidade na região média superior do calcâneo medial, algo não observado na fascite plantar. Essas distinções

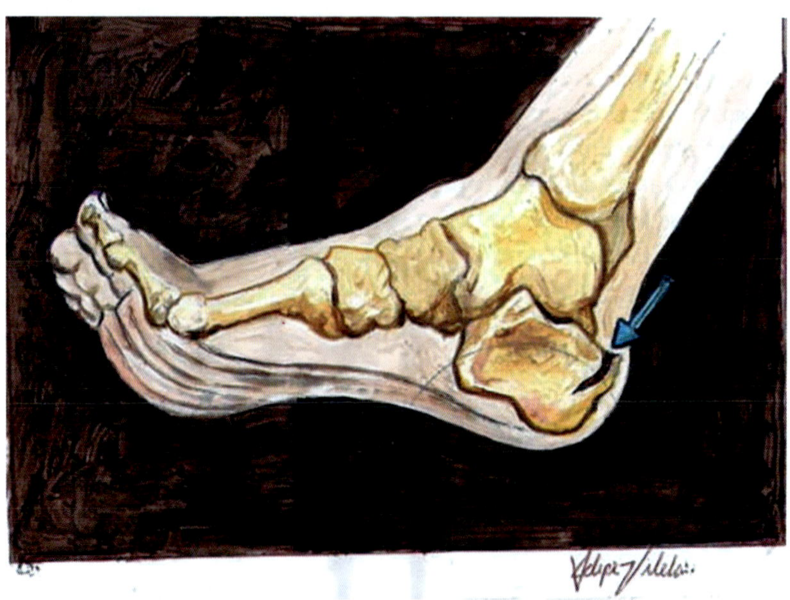

Figura 4 – Fratura por estresse do calcâneo.

Fonte: Desenvolvida pela autoria.

são essenciais para um diagnóstico preciso e tratamento adequado. Ignorar essas diferenças pode resultar em manejo inadequado da dor e potencial agravo da condição subjacente.

Portanto, profissionais de Saúde devem estar atentos às especificidades da sensibilidade e localização da dor ao avaliar pacientes com sintomas de dor no calcanhar.[26,27]

Tratamento conservador

O tratamento de fraturas por estresse exige atenção precoce para evitar complicações e promover uma recuperação eficiente. A identificação rápida e a intervenção adequada são cruciais para minimizar a dor e prevenir danos adicionais aos ossos. Quanto mais cedo a intervenção é iniciada, mais rápido o paciente pode retornar às suas atividades normais.[27]

Nos casos em que a fratura ocorre em locais de baixo risco, o tratamento conservador, em geral, é suficiente. Esse tipo de tratamento inclui diversas abordagens. Primeiramente, é essencial o controle da dor aguda, que pode ser realizado com o uso de analgésicos apropriados e outras medidas paliativas.[27] Em seguida, a proteção do local da fratura é fundamental, sendo recomendada a redução da carga sobre a área afetada ou, em alguns casos específicos, a imobilização do local. Além disso, a modificação ou redução das atividades físicas é uma parte importante da gestão conservadora. É fundamental que o paciente evite qualquer atividade que cause dor, permitindo que o corpo se recupere sem estresse adicional.[27] Uma retomada gradual das atividades deve ser feita apenas na ausência de dor, garantindo que o processo de cicatrização não seja comprometido.

Outro aspecto vital do tratamento conservador é o exercício de reabilitação. Esses exercícios são projetados para promover uma biomecânica adequada e melhorar a condição física geral do paciente. Eles ajudam a fortalecer os músculos e as estruturas de suporte ao redor do local da fratura, reduzindo o risco de futuras lesões. A redução dos fatores de risco também é recomendada. Isso pode incluir ajustes no calçado, mudanças nos hábitos de treinamento e a introdução de períodos de descanso adequados.

Além disso, uma nutrição adequada é imperativa durante o tratamento. A ingestão de cálcio e vitamina D, por exemplo, é crítica, pois esses nutrientes são essenciais para a saúde óssea.[27]

Em casos em que a fratura ocorre em locais de alto risco ou quando o processo de reabilitação é insustentável em decorrência de necessidades profissionais ou atléticas do paciente, uma consulta cirúrgica pode ser necessária. Atletas de alto nível e trabalhadores que dependem de um retorno rápido ao trabalho podem necessitar de intervenções mais agressivas para garantir uma recuperação rápida e eficaz.[26,27] A intervenção precoce e adequada no manejo de fraturas por estresse é essencial para uma recuperação rápida e segura. Seja por meio de tratamento conservador, seja por intervenção cirúrgica, o objetivo é sempre minimizar a dor, promover a cura e permitir que o paciente retorne a suas atividades normais da forma mais eficiente possível.[27]

Tratamento cirúrgico

O tratamento de fraturas por estresse exige uma abordagem cuidadosa e personalizada, especialmente quando se trata de fraturas em locais de alto risco. Essas fraturas são suscetíveis às complicações, como a não união e a progressão para uma fratura completa. Portanto, o encaminhamento cirúrgico imediato pode ser justificado.[27] Este encaminhamento é particularmente relevante para atletas de alto nível e trabalhadores que necessitam de um retorno rápido a suas atividades, pois seu sustento e desempenho podem estar significativamente comprometidos por um longo processo de reabilitação.

As opções de tratamento variam conforme a gravidade e a localização da fratura, e o tratamento conservador é frequentemente a primeira linha de ação. Contudo, é fundamental monitorar a evolução da fratura por meio de repetidas imagens diagnósticas.[27] Caso se observe que a fratura se agravou ou que não houve união adequada, é necessário reconsiderar o plano de tratamento e, possivelmente, recorrer à intervenção cirúrgica.

É essencial reconhecer que as evidências que sustentam a eficácia da cirurgia em fraturas por estresse ainda são limitadas. Isso implica que tanto pacientes como profissionais de Saúde devem discutir extensivamente os potenciais riscos e benefícios antes de se decidir pelo procedimento cirúrgico. Uma abordagem com base na individualidade do paciente e na especificidade da fratura garantirá um tratamento mais eficaz e seguro.[27]

ANTEPÉ

Metatarsalgias

Metatarsalgia é uma condição caracterizada por dor no antepé, especificamente localizada sob uma ou mais cabeças dos ossos metatarsais. Essa síndrome pode ser desencadeada por uma variedade de fatores, mas causas biomecânicas frequentemente desempenham papel determinante. Alterações na distribuição de carga ao caminhar ou correr podem aumentar a pressão em certas áreas do pé. Por exemplo, a forma como o pé aterrissa e toma impulso durante o movimento pode resultar em uma tensão excessiva sobre as cabeças metatarsais. Isso pode decorrer de anomalias no arco do pé, seja ele excessivamente alto (pé cavo), seja ele baixo (pé chato), que alteram a biomecânica natural do caminhar.[28]

NEUROMA DE MORTON

O neuroma de Morton (Figura 5), frequentemente denominado "neuroma interdigital", é uma condição dolorosa que afeta o nervo interdigital, geralmente entre os 3° e 4° dedos. Embora a etiologia completa não seja totalmente compreendida, acredita-se que esteja ligada à metatarsalgia, uma condição caracterizada por dor na sola do pé.[28,29] Essa dor é, frequentemente, causada pelo colapso do arco transverso, que resulta em tração e pressão aumentada no nervo interdigital, provocando a lesão nervosa. Fatores como pronação excessiva do pé e uso de sapatos apertados são frequentemente associados ao desenvolvimento do neuroma de Morton. Esses fatores contribuem para a compressão do nervo, exacerbando os sintomas da condição. A pronação excessiva pode alterar a biomecânica do pé, aumentando a pressão sobre os nervos interdigitais. Sapatos apertados, por sua vez, podem comprimir mais ainda a área afetada, agravando a lesão nervosa.

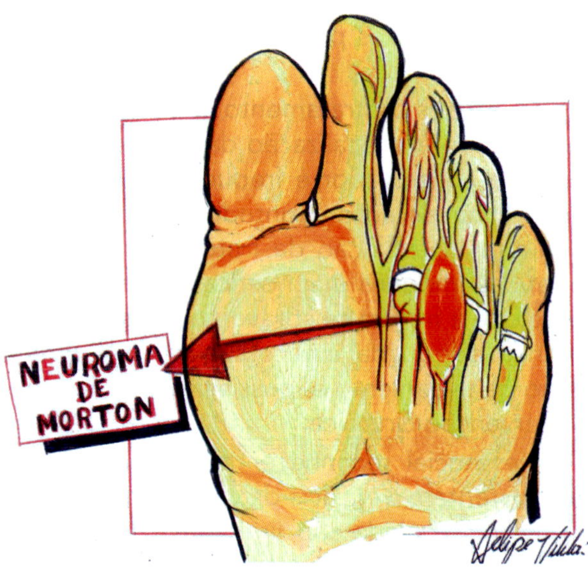

Figura 5 – Neuroma de Morton.

Fonte: Desenvolvida pela autoria.

O neuroma de Morton é comum tanto em populações atléticas como nas não atléticas. Atividades de alto impacto que envolvem correr ou pular podem aumentar a pressão sobre os nervos dos pés, especialmente se o calçado não fornecer suporte adequado.[28,29] Ainda assim, pessoas não atléticas que passam longos períodos em pé ou usam calçados inadequados também estão em risco. As mulheres têm aproximadamente cinco vezes mais probabilidade de desenvolver neuroma de Morton do que os homens. Isso pode estar relacionado às diferenças no tipo de calçado utilizado, como sapatos de salto alto que pressionam a parte frontal do pé ou calçados estreitos que comprimem os dedos. Além disso, o formato anatômico do pé feminino pode predispor as mulheres à maior compressão nervosa.[28,29]

Sintomatologia

O paciente com neuroma geralmente apresenta uma dor ardente no 3° espaço intermetatarsal (entre os 3° e 4° metatarsos distais), que pode se irradiar para os dedos dos pés. Essa dor pode, contudo, surgir também no primeiro, segundo ou quarto interespaços. A bursite intermetatarsal é uma condição que pode causar uma dor similar, confundindo o diagnóstico. Adicionalmente, alguns pacientes relatam dormência nos dedos afetados ou dor que piora com a atividade física.[28,29]

Durante o exame, um sinal característico de neuroma é o de Mulder, que se manifesta como uma sensação de clique ao palpar o espaço intermetatarsal afetado enquanto se comprimem simultaneamente as articulações metatarsais. A palpação direta do local frequentemente revela sensibilidade.[28,29] Uma técnica adicional usada por alguns clínicos envolve aplicar pressão a uma moeda de 25 centavos ou de tamanho semelhante, rolando-a entre os metatarsos para verificar se provoca uma dor focal específica, auxiliando, assim, no diagnóstico diferencial entre neuroma e outras condições dolorosas do pé.[28]

A ultrassonografia é uma ferramenta diagnóstica eficaz e acessível para identificar o neuroma de Morton, mostrando uma precisão comparável à da RM. Essa técnica é valiosa porque ajuda a distinguir o neuroma de outras condições, como o inchaço da bursa intermetatarsal ou a sinovite nas articulações adjacentes.[28,29] Em termos práticos, lesões com mais de 5 mm de diâmetro na ultrassonografia são consideradas clinicamente significativas, o que facilita a tomada de decisões no manejo do paciente. Por outro lado, a utilização da RM para diagnosticar o neuroma de Morton apresenta algumas desvantagens. Um dos principais problemas é que características semelhantes a um neuroma podem ser detectadas em até um terço dos indivíduos assintomáticos, resultando em possíveis diagnósticos equivocados. Isso eventualmente pode resultar em tratamentos desnecessários e aumento dos custos, além de gerar ansiedade nos pacientes.

Portanto, considerando-se a precisão diagnóstica e a distinção de outras condições, a ultrassonografia se destaca como uma opção mais prática e econômica para o diagnóstico do neuroma de Morton. É uma alternativa válida que pode evitar os problemas associados ao uso da RM, promovendo uma abordagem mais eficiente e menos onerosa para os pacientes.[28,29]

Tratamento conservador

A abordagem inicial pretende aliviar a pressão nas cabeças metatarsais mediante uma série de opções, como o uso de suportes metatarsais, barras ou palmilhas acolchoadas. Diversos estudos demonstraram a eficácia dessas medidas, evidenciando que a redução da pressão nos metatarsos está diretamente associada ao alívio da dor. A colocação correta das palmilhas, que devem ficar imediatamente proximais às cabeças metatarsais, é essencial para o sucesso do tratamento.[28,29]

Em um estudo randomizado e duplo-cego, comparou-se o uso de órteses personalizadas que incorporam um arco longo ao suporte metatarsal com palmilhas planas feitas do mesmo material. Os resultados mostraram que as órteses personalizadas proporcionaram melhorias significativas na dor durante a caminhada, na função do pé e na atividade física dos pacientes. Normalmente, as palmilhas de tratamento são colocadas em ambos os calçados para garantir que o paciente tenha uma marcha equilibrada, mesmo quando os sintomas são unilaterais. Exercícios de fortalecimento para os músculos intrínsecos do pé também são, com frequência, incluídos no tratamento conservador, apesar de não haver estudos controlados randomizados que avaliem especificamente essas intervenções.

A injeção de glicocorticoide é uma prática comum no tratamento de várias condições médicas, proporcionando alívio significativo para a maioria dos pacientes.[28,29] Esse benefício pode durar 3 meses ou mais, especialmente quando a administração é guiada por ultrassom, técnica sugerida como mais eficaz em pequenos ensaios randomizados e séries de casos múltiplos. Comparada à injeção de anestésico local isolado, a injeção de glicocorticoide parece oferecer alívio ligeiramente superior. Os efeitos adversos associados às injeções de glicocorticoide são raros.[28,29] No entanto, uma possível complicação é a atrofia da almofada de gordura metatarsiana, que pode ser incapacitante. A frequência desse efeito colateral pode ser reduzida por meio do uso de uma injeção dorsal guiada por ultrassom, contribuindo para minimizar os riscos.

Outras abordagens terapêuticas, como terapia de ondas de choque extracorpóreas, injeções de substâncias esclerosantes ou Botox®, ablação por radiofrequência, capsaicina e crioneurólise, são principalmente documentadas em séries de casos. Embora promissoras, especialmente a injeção de álcool e a terapia de radiofrequência para ablação do neuroma, esses métodos ainda são considerados experimentais. Sua eficácia e segurança necessitam de maior comprovação por meio de estudos mais amplos e robustos.[28,29]

Tratamento cirúrgico

Nos casos em que não há melhora com tratamento conservador, a abordagem cirúrgica deve ser considerada. Uma abordagem dorsal na cirurgia é, muitas vezes, preferida porque permite recuperação mais rápida, com descarga de peso mais precoce e um retorno ao trabalho mais rápido, além de reduzir o risco de cicatrizes dolorosas.[29]

Contudo, é importante notar que não existem ensaios randomizados que confirmem a eficácia das diferentes abordagens cirúrgicas para o neuroma plantar, deixando uma lacuna significativa na literatura médica. Além disso, há o risco, embora raro, de recorrência do neuroma após a cirurgia, o que reforça a necessidade de os pacientes serem bem-informados sobre os potenciais benefícios e riscos antes de se optar pelo procedimento. A decisão final deve ser tomada em conjunto com um especialista, considerando o quadro clínico individual e as preferências do paciente.[29]

LESÃO DE PLACA PLANTAR DO PÉ

A lesão da placa plantar do pé é uma condição que afeta a estrutura de suporte localizada na base dos dedos do pé, especificamente na articulação metatarsofalângica (MTP). A placa plantar é uma faixa fibrosa de tecido que ajuda a estabilizar os dedos e prevenir a hiperextensão.[30,31] Lesões nessa área podem ocorrer por traumas, deformidades anatômicas ou sobrecarga repetitiva, resultando em dor, instabilidade e deformidades dos dedos, como a deformidade em martelo ou dedo em garra. A lesão da placa plantar é mais comum em atletas e indivíduos que realizam atividades que envolvem movimentos repetitivos do pé.[30,31]

Sintomatologia

O diagnóstico da lesão da placa plantar é fundamentalmente clínico e baseia-se na história do paciente e no exame físico. Os pacientes, quase sempre, relatam dor na base dos dedos que se intensifica ao caminharem ou ao ficarem em pé por períodos prolongados. Essa dor, frequentemente, se agrava com a palpação da MTP ou por meio de manobras específicas que testam a estabilidade do dedo afetado, como o teste de dor na translação dorsal, utilizado para avaliar a integridade da placa plantar. Além do exame físico, a observação de deformidades nos dedos pode ser um indicativo de uma lesão mais avançada.

No entanto, o diagnóstico clínico, muitas vezes, precisa ser complementado por exames de imagem para confirmar a extensão da lesão.[30,31] Radiografias simples podem mostrar subluxações e luxações da MTP, mas não fornecem detalhes específicos sobre a placa plantar. A RM é considerada o padrão-ouro para visualizar a integridade da placa plantar. Ela é capaz de identificar rupturas, inflamações e avaliar as estruturas adjacentes com grande precisão. Alternativamente, a ultrassonografia pode ser utilizada para avaliar a placa plantar e estruturas relacionadas, especialmente em contextos clínicos que exigem rapidez e dinamismo. Esse exame é menos invasivo e pode fornecer informações valiosas, embora não tenha a mesma precisão da RM.[30,31]

Tratamento conservador

O tratamento conservador para lesões da placa plantar é fundamental e costuma ser a primeira linha de abordagem. Primeiramente, são essenciais o repouso e a modificação das atividades do paciente, evitando aquelas que exacerbam a dor, como caminhadas longas e exercícios de alto impacto. A fisioterapia exerce papel fundamental, oferecendo exercícios de fortalecimento e de alongamento dos músculos do pé e tornozelo.[31] Essas práticas ajudam a melhorar a estabilidade e a aliviar a pressão sobre a placa plantar. Além disso, técnicas de tape e o uso de órteses podem proporcionar suporte adicional e reduzir a dor.

Outro aspecto importante é o uso de calçados adequados. Calçados com boa absorção de impacto e suporte são recomendados, pois ajudam a redistribuir a pressão nos pés, aliviando o desconforto. Na gestão da dor e da inflamação, os AINEs podem ser muito úteis. Em casos de inflamação severa, injeções de corticosteroides podem ser consideradas, proporcionando alívio mais rápido e eficaz.

Portanto, esse conjunto de medidas conservadoras pode ser muito eficaz no manejo das lesões da placa plantar, promovendo alívio da dor e recuperação funcional.[30,31]

Tratamento cirúrgico

Quando o tratamento conservador falha ou a lesão é grave, a intervenção cirúrgica pode ser necessária. A cirurgia pretende reparar ou reconstruir a placa plantar danificada e corrigir qualquer deformidade associada. Existem diversos procedimentos que podem ser realizados, dependendo da gravidade e da especificidade da lesão.

Entre eles, destacam-se a reparação direta da placa plantar, a realocação do tendão flexor e a osteotomia do metatarso para realinhamento da articulação. A escolha do procedimento ideal depende da extensão da lesão e da presença de deformidades adicionais. Após a cirurgia, a recuperação inclui a realização de fisioterapia e um período de imobilização visando garantir uma cicatrização adequada e restaurar a funcionalidade da área afetada.[30,31]

HÁLUX VALGO

A etiologia do HV (Figura 6), uma deformidade complexa e multifatorial, permanece enigmática. Diversos fatores contribuem para seu desenvolvimento, incluindo mecânica anormal do pé, anatomia desfavorável do primeiro metatarso, hipermobilidade articular e predisposições genéticas. Além disso, condições inflamatórias articulares podem desempenhar papel significativo. O uso de calçados inadequados, frequentemente associado a essa condição, parece ser um fator agravante, em particular entre as mulheres.[32] No entanto, a singularidade do impacto dos calçados é evidente

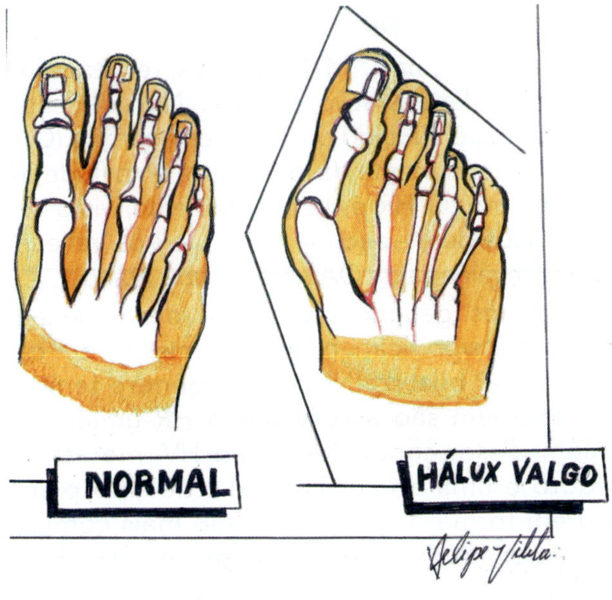

Figura 6 – Hálux valgo.

Fonte: Desenvolvida pela autoria.

quando consideramos que algumas mulheres usam sapatos apertados sem consequências adversas, enquanto alguns homens desenvolvem HV acentuado sem restrições de calçados. Isso sugere uma predisposição subjacente, em que os calçados atuam mais como desencadeadores do que como causas primárias.

Além dos fatores gerais, relatos de caso indicam que lesões anteriores, como estresse em valgo do hálux ou lesões nos ligamentos colaterais, podem precipitar a HV em atletas. Isso ressalta a importância da integridade estrutural na prevenção da deformidade.[32,33]

Sintomatologia

Pacientes com HV, frequentemente, relatam dor no pé e/ou deformidade progressiva na 1ª articulação metatarsofalângica. A dor costuma se manifestar na eminência medial proeminente da cabeça do 1° metatarso. Inicialmente, essa dor pode ser percebida como um desconforto ao usar calçados. Além disso, é comum que se desenvolvam dores e calosidades na lateral do hálux ou na face medial do 2° dedo em razão do contato entre esses dígitos.

Consequentemente à alta prevalência dessa condição, médicos, com frequência, a identificam durante exames físicos de rotina. A intensidade da dor e a limitação funcional associada ao HV podem variar amplamente, indo desde quadros assintomáticos até casos de dor intensa e severas restrições funcionais.[32]

Tratamento conservador

O tratamento do HV visa melhorar sobretudo a dor. Inicialmente, o tratamento pode ser conservador, mas ao paciente deve ser esclarecido que a resolução definitiva da patologia é obtida apenas com o tratamento cirúrgico.[32,33] Dado que o HV resulta de mudanças estruturais nos pés, é improvável que as terapias conservadoras corrijam completamente a deformidade. No entanto, essas intervenções são eficazes para reduzir a dor e melhorar a função.

Apesar da escassez de evidências publicadas sobre a eficácia dos tratamentos conservadores para HV, experiências clínicas indicam que pacientes com sintomas leves podem encontrar alívio significativo por meio de modificações no calçado e outras abordagens não invasivas.

Se após 3 a 6 meses de tratamento conservador, a melhora não for suficiente e a dor ainda interferir na qualidade de vida do paciente, este pode ser encaminhado para avaliação cirúrgica.[32,33] É raro iniciar um tratamento cirúrgico sem tentar, primeiro, as medidas conservadoras, o que é reservado somente para os casos mais graves.

As intervenções conservadoras comumente utilizadas incluem seleção e modificação de calçados, tratamento da dor, uso de órteses e fisioterapia. As órteses, tipo de espaçadores de HV, no entanto, têm sua eficácia real questionada. Ajustar os calçados pode aliviar a pressão sobre o HV. A fisioterapia pode melhorar a mobilidade e a força muscular ao redor da área afetada, contribuindo para um melhor suporte articular.[32,33] Em resumo, o foco inicial do tratamento do HV pode ser conservador, priorizando a redução da dor e a melhoria da função, com a cirurgia como uma opção para casos mais resistentes ao tratamento conservador.

A combinação de diferentes abordagens terapêuticas pode proporcionar alívio significativo dos sintomas e melhorar a qualidade de vida dos pacientes.[32,33]

Tratamento cirúrgico

As indicações para tratamento cirúrgico em pacientes com deformidade de HV são principalmente causadas por dor intensa ou disfunção significativa, como dificuldades na deambulação. Pacientes que não respondem ao tratamento conservador após 3 a 6 meses devem ser considerados para avaliação cirúrgica.[33]

É importante ressaltar que a decisão pela cirurgia não deve se basear apenas na aparência clínica ou radiográfica da deformidade, mas sim nos sintomas e na qualidade de vida do paciente. Diversos procedimentos cirúrgicos podem ser realizados para corrigir a deformidade de HV, e a escolha do método depende da experiência do cirurgião e das características individuais do paciente, como idade, nível de atividade, gravidade da deformidade e presença de artrite na MTP.[33]

Entre as opções cirúrgicas, a bunionectomia, que envolve a remoção da porção mais proeminente da cabeça do metatarso, é raramente realizada de modo isolado, sendo, em geral, combinada com outras técnicas.[33]

A osteotomia é outra abordagem frequentemente utilizada e consiste em cortar e realinhar o primeiro metatarso. Existem variações nesse procedimento; as osteotomias proximais permitem maior grau de correção, mas requerem dissecções maiores e têm maiores taxas de complicação.

A reconstrução de tecidos moles, como a tenotomia, pode ser realizada para ajustar a posição dos ossos por intermédio da manipulação de tendões e de ligamentos.[33] Esses procedimentos de tecido mole podem ser combinados com osteotomias para uma correção mais eficaz.

A artrodese é uma técnica que envolve a fusão das MTPs ou metatarsocuneiforme em uma posição corrigida. A artrodese da MTP é, geralmente, escolhida para pacientes com degeneração articular severa ou em cirurgias de revisão. O procedimento de Lapidus, que funde a articulação metatarsocuneiforme, é cada vez mais utilizado por focar na correção do ápice da deformidade.

Por fim, a artroplastia, que substitui as superfícies articulares por implantes protéticos, é menos comum e tipicamente reservada para pacientes mais idosos com artrite na MTP.

Cada um desses procedimentos tem suas próprias indicações e vantagens, e a decisão sobre qual técnica utilizar depende de uma avaliação cuidadosa das necessidades específicas do paciente e da experiência do cirurgião.[33]

HÁLUX RÍGIDO

Hálux rígido (HR) é uma condição caracterizada por rigidez na 1ª MTP do hálux, resultado de processo degenerativo articular. Normalmente, esse termo é utilizado quando a osteoartrite (OA) é a causa subjacente da redução na amplitude de movimento. O HR é, frequentemente, visto em indivíduos de meia-idade e mais velhos, refletindo a prevalência da OA nesse grupo etário.

Fatores genéticos parecem desempenhar um papel significativo, especialmente em casos de HR bilateral. Trauma e gênero feminino também são associados à HR unilateral. Além disso, condições como HV, metatarso aduto e uma articulação MTP do tipo plana ou em formato de chevron são mais comuns em indivíduos que desenvolvem HR. Essa condição pode afetar significativamente a qualidade de vida dos indivíduos, causando dor e dificuldade para caminhar.

O tratamento pode variar desde abordagens conservadoras, como fisioterapia e uso de órteses, até intervenções cirúrgicas nos casos mais graves. Um diagnóstico preciso e uma abordagem de tratamento personalizada são essenciais para melhorar o prognóstico e a qualidade de vida dos pacientes com HR.[34,34]

Sintomatologia

Os pacientes, frequentemente, relatam dor intensa, rigidez e a presença de uma protuberância desconfortável no topo da articulação.[34-36] Curiosamente, há casos em que, mesmo com um HR avançado, a dor pode ser mínima ou inexistente. Nesses casos, o problema torna-se evidente, geralmente, por meio de mudanças na marcha ou durante avaliações de outras condições como a fascite plantar. A inflamação ao redor da articulação MTP pode causar vermelhidão, e o exame físico pode identificar sinais de edema ao redor da articulação.[34,35]

A palpação ajuda a revelar esporões ósseos, calor local ou áreas de sensibilidade focal. As radiografias anteroposteriores (AP) e laterais são fundamentais para o diagnóstico, mostrando claramente a perda de espaço articular, a presença de esporões ósseos e, ocasionalmente, calcificações. O ultrassom é uma ferramenta diagnóstica complementar que revela alterações degenerativas na MTP. Ele é eficaz em identificar derrames articulares com características hipoecoicas e pode demonstrar lesões associadas ao tendão extensor, oferecendo visão mais dinâmica da condição do que a radiografia.[34,35]

Tratamento conservador

O tratamento para HR é, inicialmente, realizado de maneira conservadora. Envolve uso de AINEs, fisioterapia, órteses que agregam rigidez à coluna medial do pé, aplicação de gelo e redução das atividades de impacto.[34,36]

Para casos refratários, há a possibilidade de infiltrações de corticosteroide ou ácido hialurônico, a depender do caso, se possível, guiadas por ultrassonografia.

Tratamento cirúrgico

Quando as intervenções conservadoras não são eficazes em melhorar os sintomas e a função dos pacientes, a cirurgia se torna uma opção a ser considerada. Existem diversos tratamentos cirúrgicos disponíveis, desde os mais simples, como a remoção de esporões ósseos da articulação (queilectomia), até procedimentos mais complexos, como osteotomias para melhorar a cinemática articular e a artrodese.[36]

Estudos não controlados indicam que tanto a queilectomia como a artrodese podem proporcionar alívio da dor e melhoria da função a longo prazo. As substituições articulares parciais e totais também são uma opção, embora sua eficácia a longo prazo ainda necessite de mais evidências conclusivas.[36]

A indicação cirúrgica é, geralmente, indicada para pacientes que apresentam dor persistente e limitações funcionais que não respondem aos tratamentos padrões.

Referências bibliográficas

1. Hill CL, Gill TK, Menz HB, Taylor AW. Prevalence and correlates of foot pain in a population-based study: the north west adelaide health study. Journal of Foot and Ankle Research. 2008;1(1).
2. Ferguson R, Culliford D, Prieto-Alhambra D, Pinedo-Villanueva R, Delmestri A, Arden N, et al. Encounters for foot and ankle pain in UK primary care: a population-based cohort study of CPRD data. British Journal of General Practice. 2019;69(683):e422-9.
3. Walsh TP, Ferris LR, Cullen NC, Bourke JL, Cooney MJ, Gooi CK, et al. Management of musculoskeletal foot and ankle conditions prior to public-sector orthopaedic referral in South Australia. Journal of Foot and Ankle Research. 2019;12(1).
4. Menz HB, Morris ME. Footwear characteristics and foot problems in older people. Gerontology. 2005;51(5):346-51.
5. Tashani OA, Astita R, Sharp D, Johnson MI. Body mass index and distribution of body fat can influence sensory detection and pain sensitivity. European Journal of Pain. 2017;21(7):1186-96.
6. Thomas MJ, Roddy E, Zhang W, Menz HB, Hannan MT, Peat GM. The population prevalence of foot and ankle pain in middle and old age: a systematic review. Pain. 2011;152(12):2870-80.
7. Kroenke K, Wu J, Bair MJ, Krebs EE, Damush TM, Tu W. Reciprocal relationship between pain

and depression. a 12-month longitudinal analysis in primary care. J Pain. 2011;12:964-73.
8. Nakagawa R, Yamaguchi S, Kimura S, Sadamasu A, Yamamoto Y, Sato Y, et al. Association of anxiety and depression with pain and quality of life in patients with chronic foot and ankle diseases. Foot & Ankle International. 2017;38(11):1192-8.
9. Sidon E, Rogero R, McDonald E, Daecher A, Shakked R, Pedowitz DI, et al. Prevalence of neuropathic pain symptoms in foot and ankle patients. Foot & Ankle International. 2019;40(6):629-33.
10. Gupta A, Kumar K, Roberts MM, Sanders AE, Jones MT, Levine DS, et al. Pain management after outpatient foot and ankle surgery. Foot & Ankle International. 2017;39(2):149-54.
11. Lau BC, Moore LK, Thuillier DU. Evaluation and management of lateral ankle pain following injury. JBJS Reviews. 2018;6(8):e7.
12. Doherty C, Bleakley C, Delahunt E, Holden S. Treatment and prevention of acute and recurrent anklesprain: an overview of systematic reviews with meta-analysis. Br J Sports Med. 2017;51:113.
13. Jolman S, Robbins J, Lewis L, Wilkes M, Ryan P. Comparison of magnetic resonance imaging and stress radiographs in the evaluation of chronic lateral ankle instability. Foot Ankle Int. 2017;38:397-404.
14. Vuurberg G, Hoorntje A, Wink LM, van der Doelen BFW, van den Bekerom MP, Dekker R, et al. Diagnosis, treatment and prevention of ankle sprains: update of an evidence-based clinical guideline. Br J Sports Med. 2018;52(15):956.
15. Federer AE, Steele JR, Dekker TJ, Liles JL, Adams SB. Tendonitis and tendinopathy: what are they and how do they evolve? Foot Ankle Clin. 2017;22:665-76.
16. Corte-Real N, Caetano J. Ankle and syndesmosis instability: consensus and controversies. EFORT Open Reviews. 2021;6(6):420-31.
17. van der Vlist AC, Winters M, Weir A, Ardern CL, Welton NJ, Caldwell DM, et al. Which treatment is most effective for patients with achilles tendinopathy? a living systematic review with network meta-analysis of 29 randomised controlled trials. British Journal of Sports Medicine. 2020;55(5):2019-101872.
18. Maffulli N, Longo UG, Kadakia A, Spiezia F. Achilles tendinopathy. Foot Ankle Surg. 2019;pii:S1268-7731(19)30052-9.
19. Ko VMC, Cao M, Qiu J, Fong ICK, Fu SC, Yung PSH, et al. Comparative short-term effectiveness of non-surgical treatments for insertional Achilles tendinopathy: a systematic review and network meta-analysis. BMC Musculoskeletal Disorders. 2023;24(1).
20. Bakker D, Schulte JB, Meuffels DE, Piscaer TM. Non-operative treatment of peroneal tendon dislocations: a systematic review. Journal of Orthopaedics. 2020;18:255-60.
21. Lootsma J, Wuite S, Hoekstra H, Matricali GA. Surgical treatment options for chronic instability of the peroneal tendons: a systematic review and proportional meta-analysis. Archives of Orthopaedic and Trauma Surgery; 2022.
22. Rehman M, Silva FD, Chhabra A. Diagnostic efficacy of posterior tibialis tendon dysfunction: a systematic review of literature. European Radiology; 2023.
23. Rhim HC, Kwon J, Park J, Borg-Stein J, Tenforde AS. A systematic review of systematic reviews on the epidemiology, evaluation, and treatment of plantar fasciitis. Life. 2021;11(12):1287.
24. Møller S, Riel H, Wester J, Simony A, Viberg B, Jensen C. Surgical or non-surgical treatment of plantar fasciopathy (SOFT): study protocol for a randomized controlled trial. Trials. 2022;23(1).
25. Allam AE, Chang KV. Plantar Heel Pain. PubMed. Treasure Island (FL): StatPearls Publishing; 2021.
26. Wright AA, Taylor JB, Ford KR, Siska L, Smoliga JM. Risk factors associated with lower extremity stress fractures in runners: a systematic review with meta-analysis. British Journal of Sports Medicine. 2015;49(23):1517-23.
27. Mallee WH, Weel H, van Dijk CN, van Tulder MW, Kerkhoffs GM, Lin CWC. Surgical versus conservative treatment for high-risk stress fractures of the lower leg (anterior tibial cortex, navicular and fifth metatarsal base): a systematic review. British Journal of Sports Medicine. 2014;49(6):370-6.
28. Thomson L, Aujla RS, Divall P, Bhatia M. Non-surgical treatments for Morton's neuroma: A systematic review. Foot and Ankle Surgery. 2019;26(7).
29. Matthews BG, Thomson CE, Harding MP, McKinley JC, Ware RS. Treatments for Morton's neuroma. Cochrane library. 2024;2024(2).
30. Baker JR, Albright R, Jameson R, Chingre M, Klein EE, Weil L, et al. Treatment of Lesser Metatarsophalangeal Joint Instability With Plantar Plate Repair: a systematic review and meta-analysis. The Journal of Foot and Ankle Surgery; 2022.
31. Seow D, Tengku Yusof TNB, Yasui Y, Shimozono Y, Kennedy JG. Treatment Options for Turf Toe: A systematic review. The Journal of Foot and Ankle Surgery. 2020;59(1):112-6.

32. Ying J, Xu Y, István B, Ren F. Adjusted indirect and mixed comparisons of conservative treatments for hallux valgus: a systematic review and network meta-analysis. International Journal of Environmental Research and Public Health. 2021;18(7):3841.
33. Ji L, Wang K, Ding S, Sun C, Sun S, Zhang M. Minimally Invasive vs. Open surgery for hallux valgus: a meta-analysis. frontiers in surgery. 2022;9:843410.
34. Fung J, Sherman A, Stachura S, Eckles R, Doucette J, Chusid E. Nonoperative management of hallux limitus using a novel forefoot orthosis. The Journal of Foot and Ankle Surgery. 2020;59(6):1192-6.
35. Da Cunha RJ, MacMahon A, Jones MT, Savenkov A, Deland J, Roberts M, et al. Return to sports and physical activities after first metatarsophalangeal joint arthrodesis in young patients. Foot & Ankle International. 2019;40(7):745-52.
36. Artioli E, Mazzotti A, Zielli S, Bonelli S, Arceri A, Geraci G, et al. Keller's arthroplasty for hallux rigidus: a systematic review. Foot and Ankle Surgery. 2022;28(4):526-33.

Síndrome Miofascial

89

Caio Carvalho dos Santos Souza
Natália Tozzi Marques
Danielle Horing Grubert
Luísa Carvalho

INTRODUÇÃO

A síndrome dolorosa miofascial (SDM) é um distúrbio álgico regional do sistema musculoesquelético, caracterizado pela presença de "pontos-gatilho miofasciais" (PGMs), que são fontes potenciais de estímulo nociceptivo periférico, localizados em faixas tensas do músculo esquelético ou na fáscia muscular.[1-3]

Os PGMs são caracterizados como nódulos hiperirritáveis, dolorosos à compressão, alongamento ou contração do tecido, que podem desencadear fenômenos motores, dor referida característica, sensibilidade e fenômenos autonômicos em uma topografia distante do estímulo inicial.[1] A presença desses nódulos hiperirritáveis aumenta a tensão da musculatura esquelética e reduz tanto a força muscular como a amplitude de movimento articular.[1-3] Os PGMs podem ser ativos ou latentes.[3-5]

- *PGMs ativos:* responsáveis pelas queixas dolorosas dos pacientes em uma região específica. A palpação manual de um PGM ativo reproduz os sintomas dolorosos do paciente e pode desencadear fenômenos autonômicos como sudorese, arrepios e tontura. A dor referida associada geralmente reproduz padrões observados em distúrbios da coluna vertebral, podendo causar incapacidade relatada pelo paciente.[6]
- *PGMs latentes:* são assintomáticos e não causam dor espontânea, manifestando-se apenas sob pressão digital vigorosa. São muito comuns, identificados em metade dos adultos jovens saudáveis nos músculos da cintura escapular. Clinicamente, os PGMs latentes podem alterar padrões de ativação muscular ou causar fraqueza e restrição de amplitude, mesmo em pessoas sem dor.[1,2,7] Várias causas podem estar associadas com a cronicidade do quadro de dor; por exemplo, associações com distúrbios psicológicos como depressão e ansiedade, má postura, deficiência nutricional, assimetria esquelética (escoliose), má qualidade de sono, envelhecimento, fraturas, depressão e hipotireoidismo, entre outros.[6]

A disfunção miofascial, comumente, é uma desordem primária, ocorrendo na ausência de patologias subjacentes ou de dano tecidual. A atividade contrátil persistente do PGM na faixa muscular gera isquemia local, hipóxia e alterações neurofisiológicas nos nociceptores, causando sensibilização periférica e, posteriormente, central.[8]

EPIDEMIOLOGIA

A dor miofascial tem relevância epidemiológica tanto no espectro das síndromes de dor aguda como na dor crônica.[9] Estudos demonstram que cerca de 85% da população geral será afetada em algum momento por um quadro álgico de origem musculoesquelética, sendo a dor de origem miofascial a queixa mais frequente. Trabalhos recentes também sugerem que aproximadamente 30% dos pacientes em atendimento médico primário e 85% dos pacientes em tratamento álgico específico são acometidos pela SDM.[7,9]

NEUROFISIOPATOLOGIA DO PONTO-GATILHO

Trata-se de uma contratura sustentada do PGM, que causa isquemia local, hipóxia e remodelações neurofisiológicas nos nociceptores, gerando sensibilização central e periférica, além do fenômeno de dor referida profunda em uma topografia distante do estímulo inicial.[2] A patogênese dos PGMs ainda não está completamente esclarecida. Teorias atuais sugerem que uma contratura sustentada bem como a estimulação nociceptiva periférica estão associadas ao excesso de liberação de acetilcolina (Ach) na placa motora terminal, resultando na despolarização contínua da membrana no local. Esse fenômeno pode ocasionar a liberação e a reabsorção contínua de íons cálcio intracelulares, gerando encurtamento permanente dos sarcômeros.[2,10]

Essa contração persistente aumenta a demanda energética e provoca isquemia por compressão local da microvasculatura, comprometendo o fornecimento de nutrientes e oxigênio, gerando uma "crise energética localizada".[1,2] A carência de adenosina trifosfato (ATP) é prejudicial não apenas pela reabsorção de cálcio intracelular, necessária para a quebra das pontes cruzadas de actina-miosina e consequente relaxamento muscular, mas também pelo efeito modulador da ATP por meio de *feedback* negativo à liberação de Ach.[1,2]

Simultaneamente, a atividade da enzima acetilcolinesterase (AChE), responsável pela degradação extracelular da Ach, é inibida em um ambiente ácido, como o encontrado em PGM com hipóxia tecidual, aumentando a eficiência da ligação de Ach na placa motora terminal. Esse fenômeno de retroalimentação causa a liberação de substâncias neuroativas capazes de interagir com receptores nociceptivos e com o sistema nervoso autônomo, também associadas ao aumento da liberação de Ach. Dessa forma, perpetua-se um ciclo vicioso autossustentável.[1]

Em situações fisiológicas de contração muscular, há equilíbrio entre a liberação de Ach, sua ligação ao receptor na placa motora e a remoção pela AChE. Em atividades extenuantes ou em casos de fadiga muscular acentuada, a disfunção desses mecanismos regulares propicia o desenvolvimento de pontos-gatilho.[1]

A participação do sistema nervoso autonômo é demonstrada por alodinia associada aos nódulos hiperirritáveis, alterações no fluxo sanguíneo, respostas pilomotoras, sudorese e hiperemia reativa descritas em pacientes com PGM.[1]

DIAGNÓSTICO SÍNDROME MIOFASCIAL

Uma história médica detalhada e um exame físico completo são fundamentais para o diagnóstico preciso da SDM.[3-6] O processo inicia-se com uma entrevista focada nos sintomas dolorosos, incluindo características como qualidade, intensidade, localização e extensão da dor. Os pacientes frequentemente descrevem a dor como surda, profunda ou dolorida, geralmente confinada a uma região anatômica específica.[3,4,6] A dor referida característica está associada a músculos específicos, entre os mais comuns o trapézio, esplênio do pescoço, paraespinhal cervical e lombar, piriforme e quadrado lombar.[3,4]

Palpação dos síndrome dolorosa miofascial

Existem três métodos para detectá-los: palpação superficial; em pinça; e palpação profunda.[6] Na primeira, o médico desliza os dedos para frente e para trás sobre a musculatura afetada para sentir uma faixa tensa sob a pele. O método em pinça envolve segurar a área entre o polegar e os dedos e movê-la para frente e para trás para detectar uma faixa esticada; porém, só é aplicável a músculos acessíveis de ambos os lados. Já na palpação profunda, o médico identifica o músculo suspeito de conter o ponto-gatilho e aplica pressão na inserção muscular para verificar se os sintomas são reproduzidos. Essa técnica é útil quando o PGM pode estar encoberto por tecido superficial.[6]

Critérios diagnósticos

Os critérios diagnósticos da SDM foram propostos por Simons *et al.*, em 1999, e sofreram diversas adaptações ao longo do tempo. Atualmente, requerem a presença de cinco critérios maiores e pelo menos um menor para o diagnóstico.[11,12]

- *Critérios maiores:* incluem dor localizada e espontânea, dor referida esperada para o PGM, faixa tensa palpável, sensibilidade localizada na faixa tensa e amplitude de movimento reduzida.[6]
- *Critérios menores:* dor ou alteração de sensações por pressão no PGM, resposta de contração local por palpação transversal ou a inserção de agulha e alívio da dor por alongamento muscular ou injeção no PGM.[6]

Estudos adicionais para estabelecer critérios diagnósticos para PGM mostram que a presença de pelo menos dois dos três critérios (faixa tensa, ponto de hipersensibilidade, dor referida) é recomendada para o diagnóstico.[6,11,13] Contudo, a detecção de PGM na SDM não deve ser simplificada, pois se trata de uma patologia complexa com diversas interpretações entre examinadores.[6]

Revisões sobre a reprodutibilidade dos critérios diagnósticos para PGM entre os examinadores mostraram variabilidade significativa nos estudos, com limitações metodológicas importantes como falta de cegamento e integridade estatística, afetando sua confiabilidade.[3,4,6,11,13] Variações na anatomia muscular, no condicionamento físico e no descondicionamento do paciente podem dificultar o diagnóstico.[3] A confiabilidade desses critérios diagnósticos pode variar, especialmente dependendo do músculo examinado e da experiência do examinador.

No estudo apresentado por Barbero (2019), apenas em condições ideais, ou seja, profissional treinado e músculo superficial, a sensibilidade na identificação do PGM entre examinadores foi confirmada.[6] No entanto, para alguns músculos profundos, a concordância entre diferentes examinadores foi variável.[6] Para auxiliar no diagnóstico, além do treinamento prático no exame físico de dor miofascial e palpação dos PGMs, podem ser usados gráficos corporais para que o paciente indique exatamente onde sente dor e em que extensão.[6] O exame musculoesquelético deve também identificar patologias ortopédicas ou neurológicas contribuintes para a dor e disfunção miofascial secundária.[3,5]

DIAGNÓSTICO DIFERENCIAL

O diagnóstico diferencial da SDM deve considerar uma variedade de condições musculoesqueléticas, neuropáticas, autoimunes, infecciosas, metabólicas, endócrinas e psiquiátricas, além de fibromialgia.[4,6] Além dos diagnósticos alternativos, devem ser consideradas situações de estresse físico e psicológico associadas à SDM, o que contribui para a tensão muscular contínua e provoca a exacerbação da patologia.[12] Esses pacientes com dor miofascial associada a outras condições requerem abordagem multidisciplinar para manejo eficaz, além do acompanhamento conjunto com outras especialidades.[3,13]

IMAGENS

As tecnologias de imagem, incluindo ultrassonografia (USG) e ressonância magnética (RM), oferecem informações detalhadas sobre as características estruturais, funcionais e bioquímicas dos PGM, contribuindo significativamente para o diagnóstico, monitoramento e tratamento da MPS.[3,10,11,14] A USG está disponível na maioria das clínicas e hospitais e é o método mais utilizado no diagnóstico de lesões musculoesqueléticas. Entretanto, é altamente dependente do operador. Recursos adicionais como Doppler, modo de brilho (modo B) e elastografia podem ser utilizados para avaliar padrões adicionais de tecido e discriminar variáveis nas imagens entre o normal e o tecido alterado.[14]

Os PGMs são identificados nas imagens de USG como áreas hipoecoicas no modo Brilho, indicando alterações locais na ecogenicidade tecidual e menor amplitude de vibração na elastografia, sugerindo maior rigidez.[10,11] Os nódulos apresentam também áreas hiperecoicas pequenas em seu interior.[14] Estudos também observaram pequenas artérias ou arteríolas com fluxo retrógrado na diástole próximas aos PGMs, indicando um leito vascular resistivo.[11,14]

A RM revela alterações no sinal T2 nas regiões dos PGMs no músculo trapézio, sugerindo diferença no conteúdo de fluídos comparado ao tecido muscular normal circundante. Além disso, a elastografia por RM demonstra aumento da rigidez nessas áreas em relação ao tecido muscular adjacente.[11]

A elevada concentração de Ach na junção neuromuscular de um PGM é sugerida como causa de contração sustentada das fibras musculares, resultando em isquemia local, hipóxia e vasoconstrição.[10] Imagens de lesões musculares associadas à dor muscular de início tardio frequentemente mostram coleções hiperecoicos, possivelmente em razão da presença de fluidos aprisionados em microfissuras e fissuras na estrutura intercelular do músculo.[10]

Para muitos médicos e pesquisadores, a identificação precisa dos PGMs é crucial para o diagnóstico da SDM. No entanto, não existe padrão-ouro para caracterizar essas estruturas musculares e ainda são necessários estudos para melhorar sua localização e seu diagnóstico de maneira objetiva.[14]

O trabalho de Chen (2024) aborda a utilização da USG para a detecção de PGM nos músculos masseter de ratos, os quais são bastante semelhantes aos humanos,[10] o estudo demonstrou que a USG alcança alta sensibilidade na detecção de PGM e a precisão global desse exame foi de 89,9%.[10] Entretanto, a especificidade do exame variou consideravelmente, sendo alta (93,3%) na identificação do PGM e diminuindo para 40% durante a intervenção com agulha guiada, o que pode resultar em interpretações incorretas e falso-positivos, destacando a importância da complementação com sintomas clínicos e palpação para aumentar a precisão diagnóstica.[10,14]

As características da textura muscular desempenham papel crucial na radiômica, oferecendo informações sobre a orientação das fibras musculares e a composição dos tecidos dentro do músculo, como tecido adiposo, fibroso e conjuntivo. Dessa forma, a associação de USG com outros métodos mostra-se ligeiramente superior em certos modos, como o B, a elastografia por onda de cisalhamento guiada por ultrassom pulmonar (SEG-LUS, do inglês *Shear Wave Elastography Guided by Lung Ultrasound*) e a elastografia, a qual é capaz de quantificar a viscoelasticidade dos tecidos moles, revelando diferenças na orientação das fibras musculares nos PGMs em comparação ao tecido muscular normal.[14] Mesmo a associação de USG com outros métodos mostrando-se superior, a eficácia da precisão geral na diferenciação entre PGMs ativos e latentes dos músculos saudáveis é variável e necessita de refinamentos adicionais a fim de melhorar a acurácia diagnóstica.[12]

Apesar de não haver um padrão-ouro para o diagnóstico, a USG continua sendo o método mais utilizado em virtude de sua simplicidade, seu custo acessível, ausência de radiação e utilidade na orientação de técnicas de injeção muscular.[3,10] No entanto, seu uso na prática clínica ainda carece de validação universal, além de exigir treinamento para seu uso e interpretação.[3,14]

ELETROMIOGRAFIA

Os PGMs exibem atividade elétrica espontânea caracterizada por potenciais contínuos de baixa amplitude, relacionados a um processo de integração na medula espinhal.[11] Embora a eletromiografia de agulha (EMG) possa ser útil na pesquisa para identificar PGM, sua aplicação em ambientes clínicos gerais é impraticável em razão de várias limitações como disponibilidade e alto custo.[10]

BIOMARCADORES

A importância de exames quantitativos reside em melhorar a sensibilidade e especificidade no diagnóstico, monitoramento, previsão e prognóstico dos PGMs e da SDM.[11] Avanços na compreensão da fisiopatologia subjacente à SDM estão permitindo o desenvolvimento de biomarcadores que podem aprimorar a certeza diagnóstica.

O estresse oxidativo tem sido considerado um potencial biomarcador para a SDM, apesar dos desafios em correlacionar os níveis de estresse oxidativo nos tecidos alterados com os níveis sistêmicos dos sadios. Estudos indicam um desequilíbrio entre a capacidade antioxidante e o estresse oxidativo na SDM, comparado a indivíduos saudáveis, sugerindo uma possível relação deste com a patologia. Da mesma forma, realizando a medição da função mitocondrial local e do estresse oxidativo específico nas regiões dos PGMs não houve diferenças significativas em comparação com tecidos não afetados, destacando a necessidade de mais pesquisa e exaltando a complexidade em realizar essas verificações.[11]

Oligoelementos como zinco e selênio desempenham papéis importantes na função imunológica e na defesa antioxidante. Análises sugerem que níveis reduzidos de zinco sérico e intracelular e de selênio estão associados à intensidade da dor em pacientes com SDM, indicando uma possível inter-relação entre deficiências nutricionais, aumento do estresse oxidativo e inflamação em condições musculoesqueléticas crônicas.[11]

Os biomarcadores inflamatórios séricos (PCR), fator de necrose tumoral alfa (TNF-α), interleucinas IL-1β, IL-6) estão aumentados em pacientes com dor miofascial aguda (menos de 12 semanas), sugerindo que esses biomarcadores inflamatórios elevados podem influenciar tanto o início como a manutenção dos sintomas na fase aguda da doença.[11]

SISTEMA MODULADOR DE DOR

O fator neurotrófico derivado do cérebro (BDNF) desempenha um papel crucial no desenvolvimento, sobrevivência e diferenciação dos neurônios no sistema nervoso central (SNC), sendo considerado um marcador de neuroplasticidade. A maior parte do BDNF circulante é originada no cérebro, o que o torna uma medida útil para estudar condições neurológicas e distúrbios dolorosos como fibromialgia e SDM. Segundo relatado por Duarte (2021), níveis elevados de BDNF estão correlacionados com uma diminuição no limiar de dor em pacientes com fibromialgia e associados a condições de dor crônica generalizada. Além disso, níveis elevados de BDNF foram recentemente relacionados a uma redução na inibição intracortical do córtex motor em pacientes com SDM, sugerindo seu potencial uso como indicador de desinibição cortical nessa condição.[11]

Muitas vezes, a SDM existe com outras condições dolorosas em vez de ser uma condição primária isolada. Apesar da prevalência de SDM e PGM como comorbidades em distúrbios musculoesqueléticos e não musculoesqueléticos, poucos estudos investigaram os perfis de biomarcadores sistemática e localmente no contexto dessas comorbidades. Portanto, até que exista um padrão-ouro para o diagnóstico da MPS, muitos médicos concordam que as características clinicamente mais relevantes para o diagnóstico na prática clínica atual incluem a identificação da faixa tensa e a reprodução da queixa de dor espontânea pela aplicação de pressão em um ponto dentro da banda.[13]

MODALIDADES DE TRATAMENTO DA SÍNDROME DOLOROSA MIOFASCIAL

O tratamento da dor miofascial crônica é multifatorial e pode envolver diversas modalidades, incluindo agulhamento a seco, acupuntura, técnicas de fisioterapia, massagens, exercícios de alongamento, terapia medicamentosa, injeções em pontos-gatilho, fotobiomodulação e mudanças no estilo de vida.[16,17] O primeiro passo é realizar o mapeamento e a identificação dos grupos musculares afetados. Com base nessa avaliação, o tratamento é direcionado para desativar o ponto-gatilho e restabelecer a fibra muscular, adotando uma abordagem multidisciplinar para otimizar os resultados.[16]

Uma metanálise realizada por Liu *et al.* (2024) avaliou diversas intervenções não invasivas para a dor miofascial. Os resultados indicam que terapias manuais, *laser*, terapia extracorpórea por ondas de choque, ultrassom e terapias combinadas são eficazes na redução da intensidade da dor em comparação ao grupo que não recebeu essas intervenções.[17] Associado a isso, essas manipulações também melhoraram o limiar de dor à pressão, sugerindo um efeito positivo na sensibilidade dolorosa local. Entretanto, o estudo classifica essas evidências como de qualidade moderada a baixa e recomenda que mais pesquisas sejam realizadas para aprofundar o entendimento sobre essas terapias.[17]

Agulhamento a seco

Trata-se da introdução de uma agulha em diferentes profundidades nos PGMs, que podem ser subcutâneos e/ou musculares. Esse procedimento é realizado sem a infusão de fármacos ou a remoção de material orgânico, a agulha é usada apenas como um instrumento para tratar o local da contratura, com o objetivo de romper mecanicamente a tensão muscular.[16] O mecanismo fisiológico e bioquímico do agulhamento a seco é explicado pela teoria da comporta de dor, desenvolvida por Furlan *et al.*, que sugere a inibição das fibras tipo C, as quais são responsáveis pelos impulsos de dor, e a ativação das fibras A delta, que contribuem para o relaxamento da banda muscular tensa nos pontos-gatilho.[16]

O agulhamento a seco provoca vasodilatação local e melhora a oxigenação nas regiões tensas, que são propensas à isquemia e à hipóxia. Isso resulta na redução da dor e na restauração da amplitude de movimento. As respostas nervosas locais e centrais visam diminuir a sensibilização central e periférica da dor, restaurando o equilíbrio no local do PGM.[16]

A revisão elaborada por Dach *et al.* (2023) descreve o agulhamento a seco como eficaz no tratamento da dor lombar miofascial, superando outros métodos manuais na redução da dor. Ele não só diminui a intensidade da dor e a incapacidade, como também potencializou sua eficácia quando combinado com outras terapias.[5] Comparado a outras abordagens, o agulhamento a seco mostra vantagens na redução da dor, mas os resultados variam ao longo do tempo, e mais pesquisas são necessárias para confirmar seus efeitos duradouros e comparar com outros tratamentos.[5]

Acupuntura

A acupuntura é a aplicação de estímulos através da pele por agulhas em pontos específicos. Tem como objetivo liberar o encurtamento muscular do segmento afetado e promover o seu relaxamento. Existem diversas técnicas para conquistar um bom resultado, inclusive pode ser associado o uso de estimulação elétrica.[16]

Essas técnicas promovem o relaxamento dos músculos contraídos, reduzem os impulsos das fibras C dos nervos envolvidos e inibem o reflexo simpático-excitatório. O estudo elaborado por Moro *et al.* (2023), no qual eles abordaram pacientes com PGMs em musculatura do trapézio, demonstrou uma melhora na dor em pacientes tratados com estimulação elétrica dos PGM e estimulação elétrica de pontos motores e/ou do nervo acessório espinhal. O fato de utilizar menos agulhas e evitar a agulhagem de PGMs hipersensíveis nessa técnica melhora o conforto do paciente. Para isso, apenas uma agulha é inserida no músculo afetado, ao contrário da estimulação dos PGMs, que pode exigir múltiplas agulhas.[18]

Os resultados indicam que o tratamento da síndrome miofascial envolvendo o trapézio, por meio de agulhamento a seco, eletroacupuntura de PGMs ou eletroacupuntura e/ou estimulação elétrica do nervo acessório espinhal, está associado à redução da dor ao longo do tempo. Em termos de alívio da dor, a eletroacupuntura de pontos motores e a estimulação elétrica do nervo acessório espinhal foram mais eficazes do que o agulhamento a seco.[18]

Farmacoterapia

Atua como coadjuvante no tratamento, sendo os medicamentos mais utilizados classificados como analgésicos, anti-inflamatórios não esteroides (AINEs), relaxantes musculares, tranquilizantes, sedativos e antidepressivos para dor, depressão e melhora do sono.

Injetáveis

Diversos protocolos de injetáveis têm sido usadas e estudadas visando o tratamento da SDM; entre eles, solução salina, corticosteroides, anestésicos locais (lidocaína e bupivacaína), toxina botulínica tipo A (BoNT-A) e agulhamento a seco. A estimulação direta dos PGM com agulhamento a seco oferece um efeito imediato e valioso. Entretanto, segundo Appasamy *et al.* (2022), não há vantagem estabelecida de uma terapia de injeção sobre outra, nem entre medicamentos injetados e agulhamento a seco. Esse estudo cita uma revisão com 23 ensaios clínicos randomizados, na qual a conclusão foi de que o benefício do procedimento pode ser atribuído à agulha em si, e não à substância injetada.[3]

Não houve benefício superior em adicionar corticosteroides aos anestésicos locais em comparação ao uso de anestésico local isolado.[6] A BoNT-A proporciona um relaxamento prolongado dos músculos e atua como analgésico, pois inibe a liberação de Ach na junção neuromuscular, isso reduz a contratilidade muscular e controla movimentos irregulares, proporcionando alívio dos sintomas. No entanto, os efeitos desse tratamento são temporários, o custo é elevado, e pode haver desenvolvimento de tolerância e resistência ao efeito desejado.[3]

Dessa forma, apesar da prática cada vez mais comum de terapias injetáveis, ainda não há um protocolo bem-estabelecido sobre o número ideal de aplicações, frequência, volume ou tipo de substância injetada. Sendo necessários mais estudos controlados para avaliar a eficácia comparativa e os benefícios a longo prazo dessas terapias específicas.

Fotobiomodulação

A fotobiomodulação utiliza as propriedades da luz infravermelha na região-alvo do tecido para promover relaxamento, mediar reações moleculares para regeneração residual, modulação da dor e consequentemente reduzir a inflamação. Barbero *et al.* (2019) relatam, em seu estudo, uma revisão sistemática sobre a eficácia dos tratamentos não invasivos, como terapias a *laser*, eletroterapias, ultrassom e terapias manuais na dor miofascial. Observa-se que existe uma eficácia a curto prazo da terapia a *laser* e da estimulação elétrica nervosa transcutânea sobre a redução dos quadros álgicos, quanto ao ultrassom, este foi considerado menos eficaz.[6]

Terapia de compressão isquêmica manual

As técnicas de fisioterapia mais comuns incluem reeducação postural, exercícios de alongamento, massagens manuais (p. ex., liberação miofascial, massagem transversa profunda, massagem de zona reflexa, *shiatsu*, *rolfing*, John Barnes e miofascialterapia) e terapia de ondas de choque. Essas abordagens têm como principal objetivo reduzir a dor e melhorar as habilidades funcionais dos pacientes. Com a aplicação dessas técnicas, os pacientes podem alcançar maior independência em seu próprio cuidado.

Referências bibliográficas

1. Donnelly JM, Fernández-de-las-Peñas CF, Finnegan M, Freeman JL. Dor e disfunção miofascial de travell, Simons & Simons – 3.ed. Artmed Editora, 2020.
2. Weller JL, Comeau D, Otis JAD. Myofascial Pain. Semin Neurol. 2018;38(6):640-3. doi: 10.1055/s-0038-1673674.
3. Appasamy M, Lam C, Alm J, Chadwick AL. Trigger point injections. Physical Medicine and Rehabilitation Clinics of North America. 2022;33(2):307-33. [2025 Fev. 19]. Disponível em: https://pubmed.ncbi.nlm.nih.gov/35526973/.
4. Lam C, Francio VT, Gustafson K, Carroll M, York A, Chadwick AL. Myofascial pain – A major player in musculoskeletal pain. Baillière's best practice and research in clinical rheumatology/Baillière's best practice & research Clinical rheumatology. 2024;101944-4.
5. Dach F, Ferreira KS. Treating myofascial pain with dry needling: a systematic review for the best evidence-based practices in low back pain. Arquivos de Neuro-Psiquiatria. 2023;81(12):1169-78.
6. Barbero M, Schneebeli A, Koetsier E, Maino P. Myofascial pain syndrome and trigger points: evaluation and treatment in patients with musculoskeletal pain. Current Opinion in Supportive & Palliative Care. 2019;13(3):270-6.
7. Giamberardino MA, Affaitati G, Fabrizio A, Costantini R. Myofascial pain syndromes and their evaluation. Best Practice & Research Clinical Rheumatology. 2011;25(2):185-98.
8. Wang EF, Jotwani R. Virtual reality therapy for myofascial pain: evolving towards an evidence-based non-pharmacologic adjuvant intervention. Interventional Pain Medicine. 2023;2(1):100181.
9. Tsai PF, Edison JL, Wang CH, Gramlich MW, Manning KQ, Deshpande G, et al. Characteristics of patients with myofascial pain syndrome of the low back. Scientific Reports. 2024;14(1):11912. [2025 Fev. 19]. Disponível em: https://www.nature.com/articles/s41598-024-61319-5.
10. Chen H-Y, Hong C-Z, Hsieh Y-L. Assessment of the performance of ultrasonography for detecting myofascial trigger points. Sensors. 2024;24(3):718. doi: 10.3390/s24030718.
11. Duarte FCK, West DWD, Linde LD, Hassan S, Kumbhare DA. Re-examining myofascial pain syndrome: toward biomarker development and mechanism-based diagnostic criteria. Current Rheumatology Reports. 2021;23(8).
12. Hideaki H, Ishiki H, Matsuoka H, Fukunaga M. Clinical characteristics of myofascial pain syndrome with psychological stress in patients with cancer. Journal of palliative medicine. 2021;24(5):697-704.

13. Urits I, Charipova K, Gress K, Schaaf AL, Gupta S, Kiernan HC, et al. Treatment and management of myofascial pain syndrome. Best Practice & Research Clinical Anaesthesiology. 2020;34(3).
14. Shomal ZF, Koh RGL, Dilek B, Masani K, Kumbhare D. Identification of myofascial trigger point using the combination of texture analysis in b-mode ultrasound with machine learning classifiers. Sensors. 2023;23(24):9873. doi: 10.3390/s23249873.
15. Ricci V, Mezian K, Chang KV, Tarantino D, Güvener O, Gervasoni F, et al. Ultrasound imaging and guidance for cervical myofascial pain: a narrative review. Int J Environ Res Public Health. 2023;20(5):3838. doi: 10.3390/ijerph20053838.
16. Tough EA, White AR, Ccummings TM, Richards SH, Campbell JL. Acupuncture and dry needling in the management of myofascial trigger point pain: a systematic review and meta-analysis of randomised controlled trials. Eur J Pain. 2009;3-10.
17. Liu CB, Wang YM, Yu WM, Xiang JB, Ding G, et al. Comparative effectiveness of noninvasive therapeutic interventions for myofascial pain syndrome: a network meta-analysis of randomized controlled trials. International Journal of Surgery. 2024;110(2):1099-112. doi: 10.1097/JS9.0000000000000860.
18. Moro MZ, de Oliveira VEI, Pinheiro MNS, Bono FF, Moreira de BGA. Dry needling, trigger point electroacupuncture and motor point electroacupuncture for the treatment of myofascial pain syndrome involving the trapezius: a randomised clinical trial. Acupunct Med. 2024;42(1):3-13. doi: 10.1177/09645284231207865.

Dor na Osteoartrite

90

André Cicone Liggieri
Victor Cicone Liggieri
Milena Rocha

INTRODUÇÃO

A osteoartrite (OA), também conhecida como "osteoartrose", é uma das principais doenças crônicas de natureza musculoesquelética no mundo e apresenta-se como uma condição progressiva com consequente grave declínio funcional, frequentemente incapacitante, que resulta em perda substancial da qualidade de vida. A osteoartrite afeta a articulação como um todo – cartilagem articular, osso subcondral, ligamentos, meniscos, quando nos joelhos, e os músculos, com consequente deterioração articular, tendo como sítios mais comuns os joelhos, quadril, coluna cervical e lombossacra, as articulações metacarpofalangeanas e interfalangeanas proximal e distal.[1]

Considerada uma doença mecanoinflamatória e de inúmeros fenótipos, a clínica típica da OA conta com dor nas articulações, sensibilidade, crepitação, rigidez e limitação do movimento com derrame articular variável. Essa dor é, frequentemente, associada à atividade e, quando constante, torna-se um marcador de progressão da doença. Ainda não há uma causa definida para a OA, entretanto sabe-se que alguns fatores podem desencadear e/ou agravar o quadro clínico do paciente, além de interferir na evolução e no prognóstico da doença. Entre esses fatores, é importante destacar que fatores mecânicos como trauma e lesões de estruturas articulares, citem-se dano ao menisco, lesão ligamentar e malformações, a exemplo da displasia de quadril, podem desencadear a OA.[2-4]

Além disso, a idade avançada também é considerada um relevante fator de risco para OA uma vez que, à semelhança do envelhecimento, nela ocorrem danos estruturais inerentes ao processo de senescência, os quais associados à sarcopenia, ocasionam sobrecarga e consequente disfunção do aparelho musculoesquelético. Não obstante, o excesso de peso exerce efeito mecânico semelhante, o qual é potencializado pela liberação de mediadores inflamatórios, os quais podem alcançar níveis sistêmicos, aumentado de forma não arbitrária o número de articulações acometidas, aumentando a gravidade e a progressão da doença. Evidências apontam, ainda, que fatores relacionados à obesidade, como resistência insulínica, podem predispor o desenvolvimento de OA de joelho, independentemente do índice de massa corporal (IMC).[5,6]

Atualmente, há tendência de aumento da prevalência e da incidência de OA com o aumento da expectativa de vida mundial e das taxas de obesidade e de traumas. Como os sintomas surgem na OA avançada, o diagnóstico, geralmente, é realizado quando os sintomas surgem ou por meio de exames de imagem, o que resulta na subestimação dos dados da OA subclínica. Estima-se que cerca de 595 milhões de pessoas tiveram OA em 2020, o que equivale a 7,6% da população mundial e consiste em um aumento de 132,2% em comparação ao total de casos desde 1990. Dessas pessoas, 73% têm mais de 55 anos. Sua distribuição entre os gêneros é parecida, sendo a população feminina a mais afetada após a menopausa, chegando a 60%.[7] No Brasil, cerca de 6% a 12% da população apresenta OA, com aumento da prevalência após os 50 anos.[8] O joelho é a articulação mais comumente afetada (365 milhões em todo o mundo), seguido por quadril, mãos, com predileção pelas interfalangeanas distais e proximais e base do polegar, colunas cervical e lombar e as primeiras metatarsofalangeanas, condição conhecida como "joanete".[5,6]

Além dos impactos na qualidade de vida da população, a OA tem impacto significativo nos gastos nacionais e globais, sendo responsável por mais de 90% das indicações de artroplastia de quadril e joelho e a segunda causa de incapacidade relacionada ao trabalho entre homens adultos com consequente aposentadoria precoce. Embora existam dados brasileiros de base populacional, um estudo demonstrou que o número de casos de OA, no Brasil, quase dobrou de 2000 a 2017 e a doença passou de 14ª para 16ª causa de incapacidade nesse mesmo período em indivíduos de 50 a 69 anos. Paralelamente, a OA ocupa a 5ª posição de maiores custos de Saúde, enquanto, nos Estados Unidos, os gastos com a OA ultrapassam 100 bilhões de dólares anualmente.[8,9]

Ademais, as taxas de anos vividos com incapacidade (YLD) por 100 mil habitantes teve acréscimo de mais de três vezes em ambos os sexos nas populações de 50 a 54 anos e acima de 80 anos, representado elevado ônus para os sistemas de Saúde público e privado brasileiro.[8] Diante do crescimento e envelhecimento populacional e da falta de tratamentos curativos para a OA, estudos ainda indicam que as taxas de YLD por idade tendem a aumentar consideravelmente nos próximos anos.[10,11] Frente a isso, aumenta a necessidade de substituição de articulações, principalmente em OA de quadril e joelhos em casos avançados, a qual não pode ser amplamente suprida dado o alto custo das artroplastias nas várias regiões do mundo. Há uma expectativa de crescimento exponencial nas indicações de artroplastias primárias e de revisão nos próximos anos.[12] Esses dados representam uma dicotomia; se por um lado, temos custos do tratamento definitivo (artroplastia), do outro, temos um custo elevado relacionado à incapacidade gerada nos sistemas de Saúde em que a artroplastia não pode ser realizada no momento oportuno.

FISIOPATOLOGIA DA OSTEOARTRITE

Embora todos os tecidos articulares e estruturas periarticulares estejam envolvidas no desenvolvimento e na progressão da OA, a cartilagem articular é o tecido mais afetado. A cartilagem articular, hialina, é um tecido desprovido de vasos sanguíneos, linfáticos e nervos, cuja função é proporcionar uma superfície lisa que recobre o osso subcondral das articulações móveis, conhecidas como sinoviais ou diartrodais. É composta principalmente por condrócitos, os quais são encontrados na matriz extracelular (MEC), formada por água, colágeno tipo II e proteoglicanos, especialmente o agrecano, além de glicosaminoglicanos (GAGs) sulfatados e não sulfatados, com destaque para o ácido hialurônico, com propriedades reológicas importantes, conferindo melhora da absorção de choques mecânicos e viscosidade, facilitando o deslizamento das articulações. Todavia, a baixa vascularização do tecido cartilaginoso e a lenta atividade metabólica dos condrócitos conferem à cartilagem uma limitação quanto à regeneração em casos de lesão ou de degradação natural decorrente do envelhecimento.[5,13]

Na OA, ocorre um desequilíbrio na homeostase articular, muitas vezes desencadeado por fatores mecânicos e inflamatórios, por meio da ativação de metaloproteinases da matriz (MMPs) (a exemplo da colagenase e agrecanase) e concomitante desativação de seus inibidores teciduais (TNM), o que resulta na desorganização da MEC. Além disso, pode resultar ainda na formação de osteófitos, decorrentes da tentativa de neoformação da matriz e áreas de degradação com perda da MEC, fissuras e erosões que expõem o osso subcondral em estágios mais avançados da doença. Inicialmente na OA, ocorre esclerose subcondral, um aumento da densidade óssea detectável por radiografia. Além da cartilagem, outros tecidos como cápsula articular, ligamentos e musculatura periarticular são afetados, resultando na compreensão de que a OA não é apenas uma doença da cartilagem, mas sim uma afecção do órgão articular como um todo, ocasionando perda da função articular.[5,14]

A noção de que a articulação se comporta como um órgão foi descrita por Loeser e traz à tona a importância dos cuidados das estruturas adjacentes para o manejo adequado da OA.[15]

Na OA, há proliferação de condrócitos, especialmente próximos ao líquido sinovial, em uma tentativa de reparo que é, frequentemente, insuficiente em razão de fatores inflamatórios locais. Alterações no osso subcondral, precedendo ou acompanhando as mudanças na cartilagem, desempenham papel significativo na fisiopatologia da doença. A sinovite na OA envolve inflamação com infiltrado de linfócitos e macrófagos, contribuindo com a patogênese da AO. Componentes da imunidade inata, como receptores tipo Toll (TLR) e inflamassomas, são ativados por produtos de dano articular (DAMP), perpetuando a resposta inflamatória com liberação de citocinas e interação com mecanismos de imunidade adaptativa. Além disso, depósitos de cristais como pirofosfato de cálcio e fosfato básico de cálcio, além de fragmentos de cartilagem degradada, podem também desencadear e perpetuar o processo inflamatório na OA, afetando progressivamente os tecidos articulares, especialmente nos joelhos e quadris, embora variações entre diferentes articulações possam ocorrer.[5,13,16]

A dor na OA não provém da cartilagem, haja vista que esta é aneural. No entanto, outras estruturas articulares que são bem-inervadas podem ser fonte significativa de dor; entre as quais, estão as ênteses (inserções dos tendões e ligamentos nos ossos), os ligamentos e o osso subcondral. Diferentes mecanismos, como tração mecânica e a presença de mediadores algogênicos, como a prostaglandina E2, que são liberados localmente em resposta ao estresse articular podem estimular os nociceptores presentes nessas estruturas articulares. Por sua vez, citocinas inflamatórias pró-inflamatórias liberadas no ambiente intra-articular não parecem estar diretamente associadas à dor. Em vez disso, o estímulo direto nos nociceptores no periósteo do osso subcondral, que recebe mais carga em decorrência da fragilidade de ligamentos e músculos, juntamente com o edema na medula óssea subjacente, pode expor esses nociceptores e contribuir para a sensação de dor.[17,18]

A participação do sistema nervoso central (SNC) na dor da OA ocorre por intermédio da ativação de vias aferentes nociceptivas na medula espinhal. Na OA, a ativação de microglia e de astrócitos na medula espinal é observada. Essas células gliais respondem a sinais de inflamação e de dor provenientes das articulações afetadas, liberando citocinas pró-inflamatórias, como interleucina-1β (IL-1β) e fator de necrose tumoral alfa (TNF-α), que contribuem para o processo inflamatório articular e para a degradação do tecido cartilaginoso. A ativação prolongada dessas células pode contribuir para a sensibilização central e para o aumento da dor percebida pelos pacientes, o que pode propiciar o desenvolvimento de alodinia (dor em resposta a um estímulo que normalmente não é doloroso) e hiperalgesia (aumento da sensibilidade à dor), muitas vezes relacionadas a quadros de dor neuropática presentes em 25% a 48% dos pacientes.[19] Neurotrofinas como o fator de crescimento nervoso (NGF), a substância P e o peptídeo relacionado ao gene da calcitonina (CGRP) desempenham papel crucial na sensibilização dos nociceptores e na amplificação da resposta ao estímulo nocivo periférico. Nesse cenário, o bloqueio dessas substâncias tem sido proposto como uma via de terapia analgésica na OA.[20]

Mediadores inflamatórios liberados no ambiente articular também estimulam a liberação de neuromoduladores como o NGF, a substância P e o CGRP. Esses neuromoduladores têm ações tanto pró-inflamatórias como na amplificação da resposta ao estímulo nociceptivo periférico. O bloqueio dessas substâncias tem sido considerado uma alternativa para o controle da dor na OA. Portanto, embora a cartilagem em si não seja a fonte direta de dor na OA, a interação complexa entre os nociceptores periféricos, mediadores inflamatórios e neuromoduladores desempenha um papel crucial na geração e na perpetuação da dor nessa doença.[21]

Além dos aspectos inflamatórios e mecânicos, recentes avanços científicos têm proporcionado novos *insights* sobre os mecanismos que podem explicar a maior incidência de OA entre mulheres. Pesquisas identificaram uma atuação crucial do receptor de estrogênio α (ERα) no envelhecimento dos condrócitos, as células que compõem a cartilagem articular, por meio do sequenciamento de RNA, que revelaram uma transcrição diferencial do gene ESR1, responsável pela codificação do ERα, entre condrócitos de indivíduos saudáveis e pacientes com OA. Estas pesquisas demonstraram que níveis reduzidos de ERα estão associados às articulações afetadas pela OA, sugerindo uma ligação direta entre a atividade hormonal na cartilagem e a progressão da doença em mulheres. Por sua vez, a restauração dos níveis fisiológicos normais de ERα nos condrócitos mostrou-se promissora na redução da senescência celular e na melhoria do fenótipo patológico, ao passo que a ausência de ERα exacerbou a senescência celular, comprometendo a capacidade dos condrócitos de responder de forma eficaz ao estresse mecânico. Essas descobertas oferecem uma perspectiva inovadora no tratamento e na prevenção da OA feminina, sugerindo que terapias que visem restabelecer os níveis de ERα nos tecidos articulares podem ser potencialmente benéficas, além de destacar a relevância de se considerar os aspectos hormonais na abordagem da OA.[22]

Recentemente, estabeleceu-se também que o microbioma intestinal pode influenciar o início e a progressão da OA de diversas maneiras. Considera-se, atualmente, que o intestino tenha função endócrina e imunológica, com grande número de células bacterianas, as quais se apresentam em quantidade diversa e variam conforme o estado imunológico do hospedeiro, dieta, genética, entre outros fatores, o torna complexo estimar o que seria considerado "normal". Entretanto, variações nesse microbioma contribuem para o estado inflamatório da OA. Alterações no microbioma intestinal podem aumentar a permeabilidade intestinal, permitindo que citocinas pró-inflamatórias produzidas por células imunes intestinais e metabólitos bacterianos inflamatórios alcancem a corrente sanguínea, desencadeando uma resposta inflamatória sistêmica, implicada na patogênese da OA. Além disso, a microbiota intestinal desempenha papel crucial na digestão e metabolização de certos nutrientes e na absorção de nutrientes e minerais importantes para a saúde das articulações, como o cálcio, magnésio, entre outros. Sabe-se que deficiências nutricionais podem contribuir para o desenvolvimento da OA.[23,24]

Ademais, acredita-se que esse microambiente desempenhe papel fundamental na modulação do sistema imunológico de várias maneiras. A primeira delas é compor uma barreira física, competindo com patógenos potenciais por recursos, ajudando a prevenir a colonização de patógenos potenciais. Age também por meio da sinalização imunológica, uma vez que certas bactérias podem interferir diretamente com vias de sinalização imunológica, como a do fator nuclear kappa β (NF-κβ), que regula a resposta imunológica. Assim, uma disbiose nesse microambiente tem sido associada a níveis elevados de marcadores inflamatórios, que podem contribuir para a OA. Além disso, alguns estudos ainda indicam que o microbioma intestinal pode influenciar a resposta dos pacientes à terapia para a OA, incluindo medicamentos anti-inflamatórios e intervenções dietéticas, o que ocorre por diversos mecanismos, como a produção de enzimas, interferindo na absorção, dentre outros.[24,25]

INDIVIDUALIZAÇÃO TERAPÊUTICA: FENÓTIPOS, TERAPIA POR ALVOS, CONCEITO DE TERAPIA MULTIMODAL

Geralmente, o diagnóstico da OA ocorre durante a anamnese e o exame físico, especialmente quando o paciente apresenta a apresentação clássica da doença, dispensando, por muitas vezes, necessidade de exames de imagem.[4] Entretanto, apesar da semelhança dos achados clínicos, laboratoriais e radiológicos encontrados nesses pacientes, há empenho em classificar os grupos de pacientes com características moleculares comuns que podem estar associadas a diferentes manifestações clínicas. Os fenótipos podem ser definidos como subgrupos distintos de OA, os quais compartilham o mesmo mecanismo patogênico, a exemplo de sinovite, sintomas e variações estruturais e funcionais. Acredita-se que existam quatro fenótipos, sendo eles o fenótipo inflamatório, o associado ao envelhecimento, o associado a doenças metabólicas e o pós-traumático, o que é fundamental para definir o prognóstico da doença e adotar uma conduta de forma mais individualizada por meio da escolha de alvos terapêuticos mais eficazes em pacientes com maior risco de progressão da OA. Exemplo disso, é a OA da mão, principalmente sua forma erosiva, a qual é considerada predominantemente um subtipo inflamatório de OA, sendo um alvo em alto potencial para tratamentos com anti-inflamatórios.[26,27]

Concomitantemente, os pacientes podem ser classificados como pertencentes a um ou mais fenótipos. Diversas técnicas de avaliação por imagem e por escores, sobretudo radiografia e ressonância magnética, têm sido usadas para analisar as mudanças estruturais e bioquímicas das articulações afetadas pela OA. Alguns biomarcadores também têm sido apontados como potenciais dispositivos de fenotipagem, principalmente relacionados ao estadiamento e progressão da doença, porém não há publicações suficientes para se determinar um biomarcador exclusivo da OA. Apesar disso, perfis de marcadores sanguíneos e urinários podem fornecer informações sobre o nível de inflamação nas articulações afetadas pela OA, por meio da avaliação de citocinas específicas, estado metabólico e saúde do tecido afetado. Além disso, biomarcadores genômicos podem ajudar a identificar indivíduos com maior predisposição genética para desenvolver OA, permitindo uma intervenção mais precoce e personalizada. Enquanto isso, biomarcadores que avaliam a renovação da MEC podem indicar a saúde geral do tecido articular e fornecer *insights* sobre a resposta ao tratamento.[28,29]

Embora os biomarcadores representem uma promissora ferramenta de pesquisa, é importante reconhecer que sua implementação clínica ainda está em fase inicial. Desafios como a validação e a padronização dos métodos de medição precisam ser superados para que esses biomarcadores possam ser amplamente adotados na prática médica.

Outrossim, apesar de a apresentação clássica da OA ser bastante comum durante o cotidiano clínico, é de extrema importância considerar alguns diagnósticos diferenciais, como artropatias microcristalinas, artrite psoriásica e formas menos comuns de artrite reumatoide. A dor na OA, sintoma mais comum da doença, é localizada e profunda nas articulações afetadas, de caráter mecânico e procinético, geralmente descrita como uma sensação de rigidez e desconforto. Essa dor pode limitar a capacidade de realizar atividades cotidianas, como caminhar ou subir escadas, a depender da gravidade do caso e pode ser acompanhada de edema, deformidades articulares, sensibilidade da pele periarticular e restrições ao movimento passivo da articulação, os quais podem ser observados durante o exame físico. Além disso, a OA pode causar crepitação ou sensação de estalos durante o movimento da articulação, possivelmente relacionadas a lesões nos meniscos quando em joelhos. A formação de osteófitos na OA, popularmente conhecidos como "bicos de papagaio", pode ser semelhante à da artrite psoriásica, além de poder ser uma consequência secundária na doença por deposição de pirofosfato. Outra característica pouco comum na OA é a rigidez com duração maior que 30 minutos, característica comumente associada a outras formas de artrite. A OA é uma doença de evolução longa e lenta, podendo causar também varismo e valgismo dos joelhos, valgismo do hálux e deformidades dos dedos das mãos com a presença de nódulos nas articulações interfalangeanas distais e proximais, denominados "nódulos de Heberden" e "nódulos de Bouchard", respectivamente. Em casos de dúvida sobre a possibilidade de artrite infecciosa, a análise do líquido sinovial é essencial, principalmente em imunocomprometidos e quando há suspeita de artrite microcristalina. A radiografia na OA pode indicar esclerose do osso subcondral, osteófitos, estreitamento do espaço articular, deformidade articular, cistos e erosões ósseas. A ressonância magnética pode detectar alterações precoces, como edema ósseo, porém não é recomendada de rotina e não altera a abordagem terapêutica. É importante enfatizar que a conduta clínica na OA deve se basear primordialmente na clínica do paciente e em uma anamnese minuciosa.[4]

Outro dado importante, ainda não previsto nas diretrizes de manejo de dor da OA, é a presença ou não de componente neuropático da dor. Estudos apontam que, no joelho, por exemplo, entre 25% e 48% dos indivíduos com OA apresentam dor neuropática associada, o que, muitas vezes, pode direcionar o tratamento inicial da dor. A avaliação pode ser feita, para cada região do corpo, com ferramentas de rastreio como as escalas *Douleur Neuropathique en 4 Questions* (DN4), *Self Report Leeds Assessment of Neuropathic Symptoms and Signs* (S-LANSS) e Pain Detect, sendo a mais prática na utilização diária o questionário do DN4, validado em português, com sensibilidade maior que 92% no rastreio de dor neuropática.[30]

Dada a heterogeneidade da OA, a terapia multimodal se apresenta como uma ótima alternativa visto que esta visa abordar a OA de maneira holística, considerando os diferentes aspectos que contribuem para o desenvolvimento da condição e adaptando o tratamento às necessidades individuais de cada paciente. No contexto da OA, a terapia multimodal inclui uma equipe de profissionais e estratégias como a prática de exercícios físicos, educação em saúde e aconselhamento, controle de peso, fisioterapia, abordagens farmacológicas, modificações do estilo de vida, e terapia psicológica para garantir a eficácia e segurança do tratamento ao paciente.[4]

TRATAMENTO NÃO FARMACOLÓGICO

Os objetivos gerais no tratamento da OA consistem na melhoria da mobilidade e da qualidade de vida e na redução da sintomatologia, especialmente da dor, uma vez que não há terapias que impeçam a progressão da progressão da doença. Pacientes com OA podem apresentar uma série de sintomas e limitações, como distúrbios do sono, transtornos de humor, como depressão, entre outros. Assim, um plano personalizado e individualizado deve fazer parte da abordagem multimodal. Nas estratégias não farmacológicas, as orientações educativas, intervenções comportamentais, o suporte psicossocial e as terapias físicas, fazem parte do arsenal terapêutico, com grande forte de evidência na literatura.[4,6]

Existem inúmeras possibilidades de tratamentos não farmacológicos, tanto para o manejo da dor de forma geral como da OA e, neste capítulo, focaremos nas recomendações, de 2019, da Sociedade Internacional de Pesquisa em Osteoartrite (OARSI).[31]

Segundo as atualizações da diretriz da OARSI, os exercícios físicos são enfaticamente recomendados para todos os pacientes com OA, sobretudo para aqueles com OA de joelho, quadril e/ou mão, sem evidências na literatura específicas sobre os exercícios, principalmente em relação ao tipo e à duração. Entretanto, o tai chi e a ioga, práticas mente-corpo tradicionais, entre outros exercícios de respiração e relaxamento, foram recomendados pela primeira vez como seguros para todos os pacientes com OA de joelho, independentemente das comorbidades, valorizando a integração do bem-estar global dos indivíduos. Essas práticas podem ser propostas unicamente ou em conjunto com outras terapias e a inclusão de supervisão e de instrução por fisioterapeutas e terapeutas ocupacionais se mostrou muito útil na adesão e na progressão do tratamento da OA. Além disso, exercícios aquáticos, de preferência em água aquecida, e os de equilíbrio supervisionados foram considerados condicionalmente positivos, mas considerou-se como benéfica a prática de alguma forma de exercício como parte central da terapêutica, essencialmente na melhora da força muscular e na redução da sobrecarga às estruturas relacionadas em todos os pacientes com OA. Contudo, a escolha do exercício adequado deve ser individualizada de acordo com as preferências individuais de cada paciente e de suas condições socioeconômicas.[3]

Associados aos exercícios, o controle do peso por meio de medidas dietéticas e a adoção de práticas saudáveis podem beneficiar os indivíduos com OA, principalmente em joelhos, uma vez que atenuam a sobrecarga mecânica sobre as articulações e a liberação de mediadores inflamatórios. O uso de bengalas e de palmilhas também pode minimizar a sintomatologia dolorosa da OA, além de estabilizar a articulação, melhorando o equilíbrio e reduzindo o risco de fraturas. Os pacientes podem se beneficiar também com o uso de talas, particularmente quando há acometimento dos polegares. O uso de bandagens pode ter impacto significativo também na redução da dor e na correção do varismo/valgismo na OA de joelhos. Indivíduos com dor generalizada e/ou depressão podem ser estimulados, ainda, a aderir à terapia cognitivo-comportamental.[3]

Em contrapartida a isso, o uso de estimulação nervosa elétrica transcutânea (TENS) é enfaticamente contraindicada na OA em decorrência da baixa qualidade dos estudos de controle, além de alguns estudos demonstrarem ausência de benefícios na OA de joelho. A terapia de vibração pulsada em pacientes, por sua vez, é condicionalmente contraindicada em razão da falta de dados adequados.[3]

Um ponto essencial na adesão do paciente ao plano terapêutico da OA inclui, sobretudo, a educação sobre a doença, considerada padrão-ouro de cuidado. Cabe ao profissional médico incentivar os pacientes a respeito da adoção das medidas propostas, fornecendo informações detalhadas sobre as características individuais da doença, incluindo os riscos, a evolução da doença e seu prognóstico, além de oferecer alternativas específicas viáveis para cada paciente e orientar técnicas de autocuidado. O ensinamento de técnicas de autogestão da dor, como a utilização de terapias térmicas, massagem e estratégias de relaxamento, também pode ajudar os pacientes a desenvolver um entendimento mais profundo de sua condição, melhorar a adesão ao tratamento e, em última análise, propiciar melhor qualidade de vida.[3]

TRATAMENTO FARMACOLÓGICO

O tratamento farmacológico da OA é essencial para aliviar os sintomas dolorosos, melhorar a mobilidade e a qualidade de vida dos pacientes, além de tentar retardar a progressão da doença. Com uma combinação de analgésicos, anti-inflamatórios, corticosteroides e moduladores centrais da dor, é possível manejar a dor crônica e a inflamação, permitindo que os pacientes mantenham suas atividades diárias e reduzam o impacto da doença nas suas vidas. Assim, a abordagem farmacológica desempenha papel crucial no manejo eficaz da OA, proporcionando alívio sintomático e funcional aos indivíduos afetados.[4]

Nesse cenário, os anti-inflamatórios não esteroides (AINEs) sistêmicos são frequentemente prescritos para reduzir a inflamação e aliviar a dor associada à OA. Esses fármacos agem inibindo as enzimas COX-1 e COX-2, que estão envolvidas na produção de prostaglandinas, substâncias que promovem a inflamação. Embora eficazes no alívio dos sintomas, os AINEs podem ter efeitos colaterais, especialmente com o uso prolongado; entre os quais, os mais comuns são lesões hemorrágicas gastrointestinais em decorrência de redução da produção de prostaglandinas gastroprotetoras, de elevação da pressão arterial sistêmica, de edema de membros inferiores, de aumento do risco de eventos cardiovasculares, incluindo infarto agudo do miocárdio (IAM) e acidente vascular cerebral (AVC), além de reações de hipersensibilidade local ou sistêmica. Por isso, deve-se sempre buscar a menor dosagem pelo menor tempo possível. Existem inúmeros AINEs no mercado atualmente, entre os principais representantes, podemos citar: etoricoxibe; celecoxibe; naproxeno; ibuprofeno; diclofenaco; cetoprofeno; etodolaco; cetorolaco etc. Existem estudos clássicos na literatura que estudaram os riscos envolvidos no consumo dos AINEs na população. O uso de AINEs não seletivos foi recomendado em indivíduos sem comorbidades gastrointestinais e, quando forem utilizados em pacientes com comorbidades, devem ser prescritos preferencialmente em associação com inibidores de bomba de prótons dado o risco de hemorragia gastrointestinal, segundo a OARSI em 2019.[3]

Além disso, a última atualização da diretriz da OARSI também recomendou enfaticamente o uso de AINEs tópicos quando comparados aos analgésicos orais, pois podem oferecer alívio álgico, oferecendo efeitos adversos mais brandos e momentâneos. A dose geralmente utilizada na aplicação tópica é bem menor que a dose oral do mesmo medicamento. Ademais, a eficácia dos AINEs tópicos pode aumentar quando utilizados após a administração de meios físicos localizados.[3]

Além disso, a atualização trouxe grande mudança sobre o uso do paracetamol/acetaminofeno na OA. Esse medicamento, que já foi considerado fundamental no manejo da dor em indivíduos com OA, não é mais enfaticamente recomendado, uma vez que evidências sugeriram baixa eficácia analgésica, além de apresentar riscos relevantes, como hepatotoxicidade, sobretudo quando utilizado por pacientes com depleção de glutationa, hepatopatas; ou quando o uso excede a dose diária recomendada.[3]

Fora do contexto da diretriz, mas presente na realidade brasileira e de alguns outros países da Europa, há o uso da dipirona como analgésico de escolha por muitos pacientes e, embora de uso corriqueiro, a dipirona não está contemplada nas diretrizes mundiais pela falta de penetração e presença nos países e estudos científicos, porém há evidências de que a droga seja um analgésico eficaz. O número necessário para tratar (NNT) para pelo menos 50% de redução da dor pós-operatória aguda com 500 mg de metamizol oral é de 2,4 (IC 95% 1,8 a 3,1), comparável aos AINEs ou opioides fracos. Lembrando que doses mais altas de metamizol (6 g/dia divididos em 3 vezes) foram mais eficazes do que doses baixas (3 g/dia dividido em 3 vezes) e comparativamente eficazes em relação à morfina (60 mg/dia via oral).[3,32]

Na diretriz de 2019 da OARSI, há um posicionamento negativo em relação ao uso de opioides orais ou transdérmicos, muito embora, na prática clínica, utilizamos esse recurso como estratégia no controle da dor, devendo-se sempre respeitar as boas práticas e premissas para o uso racional de opiodes, sempre pesando ricos e benefícios de maneira individualizada para cada paciente. Em consonância a esse posicionamento, o American College of Physicians também se posicionou enfaticamente contra o uso desses fármacos em pacientes com dor crônica e em pacientes não oncológicos em razão da ampla gama de efeitos adversos e do perfil etário de pacientes com OA, os quais são, em sua maioria, idosos.[3,33]

Vale ressaltar, que, conforme descrito anteriormente, embora os opioides não sejam recomendados, por vezes, necessitamos usá-los como ponte para alívio dos sintomas até que a modulação da dor seja realizada e, especialmente, até que o paciente consiga se engajar de maneira adequada na reabilitação física, considerada a 1ª linha de manejo da OA e da dor crônica.

As recomendações para o uso da duloxetina também sofreram alterações. Anteriormente, esse fármaco era considerado eficaz no tratamento de OA de joelho, OA multiarticular sem comorbidades e OA multiarticular com comorbidades. Atualmente, sua indicação é recomendada para pacientes com OA de joelho com depressão e/ou dor generalizada, a exemplo do que se adota frente à fibromialgia. Esse assunto gera polêmica uma vez que o uso da duloxetina tem importância no manejo da dor crônica, independentemente de haver ou não depressão associada, além disso, o uso de outros medicamentos adjuvantes que possam atuar como moduladores da dor crônica pode ter resultados clínicos significativos, como o uso de tricíclicos, gabapentinoides e duais.[34]

Vale considerar que, nos casos de dor neuropática associada à OA, existe a possibilidade de tratamento com base nos algoritmos de dor neuropática que compreendem abordagem específica para casos de dor neuropática em áreas pequenas, focais ou com outra terminologia, "localizada". Nesse sentido, além dos fármacos de 1ª linha via oral (VO), existe a recomendação do uso do adesivo de lidocaína 5% por pelo menos 2 a 4 semanas para avaliar a resposta terapêutica do paciente. Em casos positivos, melhora de 30% ou mais da dor ou da área de dor neuropática, a terapia pode prosseguir. Em caso de resposta insatisfatória, opta-se pela associação de outros fármacos.[35]

Outra opção incluída nessa situação como alternativa terapêutica é o adesivo de capsaicina, ainda não disponível no Brasil. A capsaicina age desativando temporariamente os neurônios sensoriais, o que resulta em uma sensação de queimação seguida por uma redução da sensibilidade à dor. Esse efeito é mediado pela depleção da substância P, um neuropeptídeo envolvido na transmissão de sinais de dor. A indicação desse produto deve ser feita eminentemente em casos de OA com componente neuropático.[36]

OUTROS MEDICAMENTOS

Os condroprotetores são uma classe de substâncias utilizadas no manejo da OA que visam proteger e promover a saúde da cartilagem articular. Alguns desses agentes são classificados como *symptomatic slow acting drugs for osteoarthritis* (SYSADOA), esses agentes podem incluir compostos como sulfato de condroitina e glucosamina e ácido hialurônico. Embora a eficácia dos condroprotetores seja um tema de debate, muitos pacientes relatam alívio sintomático com seu uso.

A European Society for Clinical and Economic Aspects of Osteoporosis and Osteoarthritis (ESCEO) recomenda o sulfato de condroitina como uma opção de 1ª linha para a OA de joelho. Assim como a condroitina, os resultados dos estudos sobre a glucosamina são mistos. Alguns estudos relatam alívio da dor e melhora da função articular, enquanto outros não mostram diferença significativa em relação ao placebo. A ESCEO recomenda a glucosamina como tratamento de 1ª linha. Na revisão sistemática de Liu *et al.*, de 2018, houve evidência para os seguintes produtos quando o desfecho estudado foi de dor a longo a curto prazo: colágeno não hidrolisado; cúrcuma; boswelia; picnogenol; colágeno não hidrolisado; extrato saponificado de soja e abacate; metilsulfonilmetano; e diacereína.

Com essa ampla gama de possibilidades, a individualização do tratamento é crucial, levando-se em conta a resposta do paciente.[37]

A hidroxicloroquina e o metotrexato não são recomendadas para tratar OA, pois não mostraram eficácia superior à do placebo na OA. Os bifosfonatos representam uma potencial terapia adjunta para a OA, particularmente em pacientes com alterações significativas no osso subcondral ou com osteoporose concomitante. Estudos observacionais demonstraram redução de até 25% de artroplastias de joelhos em pacientes com OA que fizeram uso desse fármaco para osteoporose. No entanto, a evidência clínica é mista e mais estudos são necessários para definir claramente seu papel na OA.[3]

INOVAÇÕES NO TRATAMENTO DA OSTEOARTRITE

Os anticorpos antifator de crescimento nervoso (anti-NGF) representam uma abordagem inovadora e promissora para o tratamento da dor na OA, oferecendo alívio significativo para muitos pacientes que não respondem a terapias convencionais. O NGF é uma proteína envolvida na modulação da dor e na sensibilidade das fibras nervosas. O bloqueio dessa proteína pode oferecer alívio significativo da dor para pacientes com OA, uma condição crônica e debilitante que afeta as articulações, Estudos clínicos demonstraram que os anticorpos anti-NGF, como tanezumabe e fasinumabe, podem proporcionar alívio significativo da dor em pacientes com OA, especialmente aqueles que não responderam bem a outros tratamentos. Em muitos casos, a redução da dor relatada pelos pacientes é substancial, melhorando a qualidade de vida e a capacidade funcional. No entanto, o potencial para efeitos adversos graves, como a progressão acelerada da doença, especialmente quando esses anticorpos são administrados com AINEs, requer uma avaliação cuidadosa dos riscos e benefícios e um monitoramento rigoroso dos pacientes. Nesse sentido, pesquisas ainda são necessárias para encontrar evidências mais robustas para sua possível aprovação regulatória.[3,4]

Há um crescente interesse pelo uso da metformina como adjuvante no manejo da OA, sobretudo no que diz respeito ao controle melhor dos sintomas álgicos, bem como possivelmente da progressão da doença, embora ainda sejam necessários melhores estudos para avaliar essa relação e esse uso.[38]

Outra abordagem inovadora é o entendimento cada vez melhor das conexões que o intestino faz com o cérebro, com os músculos e com as articulações, gerando inflamação crônica de baixo grau (ICBG) e sustentando a nocicepção, inflamação neurogênica, sensibilização periférica e central a partir de interações entre os diferentes tecidos, um contexto em que o papel das células da glia também são preponderantes. Nesse sentido, inúmeros trabalhos têm surgido com o objetivo de correlacionar aspectos da microbiota intestinal e dos estados inflamatórios crônicos como a OA, o que reforça e valida a doença como de caráter inflamatório. Ainda nesse cenário, algumas pesquisas começam a surgir tentando escolher a melhor abordagem para os casos de disbiose intestinal associada à OA, valendo-se de produtos que modulem a microbiota intestinal; entre eles, podemos citar os prébioticos, probióticos, parabióticos, pósbioticos etc.[39-41]

TRATAMENTO INTERVENCIONISTA – ABORDAGENS INTRA-ARTICULARES, BLOQUEIOS NEURAIS, USO DE ORTOBIOLÓGICOS

A administração de fármacos intra-articulares é uma estratégia terapêutica utilizada no manejo da OA, especialmente em casos nos quais o tratamento sistêmico não proporciona alívio adequado da dor ou não é bem-tolerado, produzindo alívio da dor e do desconforto para deambulação, geralmente, em até 3 semanas. A infiltração direta na articulação permite a entrega concentrada de medicamentos, potencializando os efeitos terapêuticos e minimizando os efeitos colaterais sistêmicos e tem ganhado força de recomendação em diversas diretrizes. Entre os fármacos mais comumente utilizados para injeções intra-articulares, estão os corticosteroides e o ácido hialurônico, com novas terapias emergentes também sendo exploradas.[3,4]

Os corticosteroides são anti-inflamatórios potentes que podem proporcionar alívio rápido e eficaz da dor e da inflamação nas articulações afetadas pela OA. Eles reduzem a inflamação ao inibir a produção de mediadores inflamatórios e suprimir a atividade do sistema imunológico local, podendo proporcionar analgesia a curto prazo (semanas a alguns meses). No entanto, o efeito tende a ser temporário, e a eficácia pode diminuir com injeções repetidas. Seu uso frequente pode ocasionar degradação da cartilagem, aumento do risco de infecções articulares e possíveis efeitos adversos sistêmicos se absorvidos em grandes quantidades. Esses fármacos podem ser usados, ainda, em casos nos quais há derrame articular, posteriormente à aspiração, preparando o local para a aplicação de ácido hialurônico.

O ácido hialurônico, por sua vez, é uma substância natural encontrada no líquido sinovial das articulações, que ajuda a lubrificar e amortecer as articulações. Substâncias intra-articulares com ácido hialurônico, denominadas "viscossuplementação", agem melhorando a viscosidade e a elasticidade do líquido sinovial, proporcionando lubrificação e amortecimento, com consequente aumento da mobilidade, além de ter propriedades anti-inflamatórias e analgésicas e apresentar boa segurança. A viscossuplementação pode proporcionar alívio da dor de médio a longo prazo (vários meses), embora a resposta ao tratamento varie entre os pacientes. Ela deve ser aplicada sempre com o uso de controle de imagem, exceto quando feita nos joelhos, em razão do risco de se infiltrar a preparação fora da articular com consequente reação local e dor. As reações adversas são, geralmente, leves e incluem dor temporária no local da injeção, inchaço e efusão articular.[4,16]

Demais alternativas têm ganhado destaque como opções de injeções intra-articulares; trata-se de produtos ortobiológicos derivados do sangue (plasma rico em plaquetas [PRP], plaquetas rica sem fibrina [PRF] e etc.), da gordura (microfat, nanofato fração estromal vascular ([FEV]) ou da medula óssea (aspirado de medula óssea ([BMA]) ou BMA concentrado). Embora nenhuma dessas terapias esteja presente nas diretrizes do manejo da OA, nota-se um interesse crescente sobre o tema, com o número de publicações exponenciais em todo o mundo.

Existem várias considerações a respeito de qual o melhor paciente para o suo dessas técnicas, em que momento utilizar, quantas aplicações, formas de coleta, formas de produção do material a ser injetado e, nesse sentido, um capítulo específico para discorrer sobre o assunto se faz necessário, mas, *grosso modo*, o interesse final na utilização desses produtos baseia-se na possibilidade de fornecimento de células e ou moléculas sinalizadoras na articulação para que desempenhem papéis parácrinos importantes BMA, analgésicos, anti-inflamatórios e reparadores das lesões teciduais ali presentes.[42]

Os bloqueios neurológicos também fazem parte do arsenal terapêutico da OA, especialmente em casos nos quais outros tratamentos mais conservadores não proporcionaram alívio adequado. Eles funcionam ao interromper a condução de impulsos nervosos de transmissão da dor. Os bloqueios podem ser periféricos, envolvendo a injeção de anestésicos e neurolíticos locais em nervos periféricos que inervam a articulação acometida pela OA. Os bloqueios periféricos mais comuns incluem o bloqueio do nervo genicular, principalmente no alívio da dor na OA de joelho e o bloqueio do nervo femoral, obturador e obturador acessório, utilizado na OA de quadril. O bloqueio dos ramos sensitivos do ombro, peitoral lateral, axilar, supraescapular e subescapular pode também ser realizado. Em articulações nas quais o acesso a ramos sensitivos puros é possível a abordagem pode ser neurolítica, com agentes como o fenol ou álcool, respeitando-se as corretas indicações. Os bloqueios neurológicos podem proporcionar alívio significativo e imediato da dor para muitos pacientes com OA, com duração variável, desde algumas semanas até vários meses, dependendo do tipo de bloqueio e do agente utilizado. Em muitos casos, os bloqueios podem ser repetidos para manter o controle da dor. Os bloqueios, geralmente, são seguros; porém, como qualquer procedimento, apresenta riscos colaterais potenciais, como dor e desconforto no local da aplicação, infecção, reações alérgicas e lesões nervosas, resultando em dor ou disfunção prolongada.[4,43,44]

TRATAMENTO CIRÚRGICO – ARTROPLASTIAS E ARTRODESES

O tratamento cirúrgico da OA é, geralmente, considerado quando as opções não cirúrgicas, como medicamentos, fisioterapia e mudanças no estilo de vida não proporcionam alívio suficiente dos sintomas. A cirurgia pode ajudar a aliviar a dor, melhorar a função articular e corrigir deformidades. Existem várias opções cirúrgicas disponíveis, dependendo da gravidade da OA, da localização das articulações afetadas e das necessidades individuais do paciente.

A artroplastia, procedimento que visa a substituição parcial ou completa da articulação por uma prótese, é a principal terapia na OA de quadril, sendo, na maioria das vezes, total e realizada quando há sintomatologia e perda de mobilidade importantes refratárias ao tratamento clínico. Por um lado, esse tipo de procedimento apresenta claros benefícios, como alívio significativo do quadro doloroso e melhora da função articular. Por outro lado, a recuperação, geralmente, é longa e há possibilidade de desgaste e necessidade potencial de revisão cirúrgica. A artroplastia parcial comumente é indicada para OA localizada e é menos invasiva que a artroplastia total, apresentando recuperação mais rápida. Entretanto, pode ser necessária a realização de artroplastia total posteriormente.[4,45]

A artrodese é um procedimento cirúrgico usado no tratamento da OA que envolve a fusão de ossos em uma articulação, eliminando o movimento na área afetada. Embora possa parecer uma abordagem extrema, a artrodese pode ser uma solução eficaz para aliviar a dor e estabilizar articulações gravemente danificadas. Ela, em geral, é indicada quando há dor intensa e incapacitante refratária a tratamentos conservadores, instabilidade articular, deformidades significativas que não podem ser corrigidas com outras formas de tratamento cirúrgico e em pacientes que não são candidatos adequados para artroplastia ou que não obtiveram sucesso em substituições articulares anteriores. A artrodese oferece diversos benefícios como alívio da dor, aumento da estabilidade articular e alta durabilidade, sendo uma opção importante especialmente para pacientes jovens. Contudo, sua principal desvantagem é a perda completa do movimento da articulação afetada, podendo limitar certas atividades. Além disso, a fusão pode aumentar o estresse nas articulações próximas e o processo de fusão óssea pode ser longo, determinando que o paciente precise de imobilização prolongada e reabilitação intensiva.[44,45]

CONCLUSÃO

A individualização terapêutica é fundamental no manejo da OA para atender às necessidades específicas de cada paciente, devendo-se sempre considerar o perfil do paciente, suas comorbidades, os custos relativos não só ao tratamento em si, mas também os custos indiretos gerados pelo absenteísmo ou pela perda de funcionalidade, a gravidade dos sintomas, a presença ou não de dor neuropática associada e, por fim e talvez o mais importante, as expectativas em relação à doença e aos tratamentos propostos. Nesse sentido, a avaliação integral do indivíduo é *mister* e as estratégias multimodais devem se fazer presentes. A utilização de recursos não farmacológicos, especialmente a atividade física e a educação em dor, fazem parte do cerne do tratamento não só de pacientes de OA, mas de todos os indivíduos com dor crônica; assim, a escolha das terapias farmacológicas, alopáticos ou não, intervencionistas ou não, deve ser pautada na recuperação da funcionalidade do indivíduo. O conceito de multimodalidade deve ser empregado sempre se levando em consideração os inúmeros mecanismos de ação de todos os tratamentos disponíveis para que aja sinergismo entre eles e o paciente possa lidar de maneira segura com os sintomas e com a evolução da doença.

Um possível plano de tratamento personalizado pode incluir uma combinação de medicamentos para alívio da dor, como paracetamol e AINEs, fisioterapia para melhorar a mobilidade e força muscular e mudanças no estilo de vida, como controle de peso e atividades físicas de baixo impacto. Além disso, tratamentos intra-articulares, como injeções de corticosteroides e ácido hialurônico, podem ser utilizados para proporcionar alívio temporário da dor e melhorar a função articular.

Quando os tratamentos conservadores não proporcionam alívio suficiente, as opções cirúrgicas podem ser consideradas. As indicações cirúrgicas dependem da gravidade da OA e da falha dos tratamentos não invasivos. A artroscopia pode ser utilizada para remover fragmentos de cartilagem soltos e suavizar as superfícies articulares, proporcionando alívio a curto prazo. A osteotomia é indicada para pacientes mais jovens com deformidades ósseas ou desgaste unilateral da articulação, enquanto a artroplastia parcial ou total pode ser necessária para casos mais graves de OA, substituindo parcial ou totalmente a articulação danificada. A artrodese, ou fusão articular, é uma opção para estabilizar

como fator de crescimento nervoso (NGF), fator de necrose tumoral alfa (TNF-α) e interleucinas-1 beta (IL-1β), as quais inibem a síntese de colágeno e permitem um aumento de interleucinas pró-inflamatórias, como IL-6 e IL-8, responsáveis pelo estresse oxidativo.[4,5] Esse último exacerba a apoptose dos condrócitos, danificando a cartilagem.

Em relação ao líquido sinovial, são comuns, na OA, hiperplasia e inflamação, as quais agravam o quadro de rigidez e dificultam a mineralização óssea, bem como a reparação cartilagínea. Contudo a OA não é caracterizada como uma doença inflamatória, pois o estabelecimento do quadro inflamatório é uma consequência da doença e não consiste no mecanismo prioritário para o estabelecimento desta.[1-4] Ainda assim, a presença de inflamação no líquido sinovial e sua intensidade são fatores importantes para critério de diagnóstico diferencial entre OA e outras artrites inflamatórias.

AVALIAÇÃO DA DOR

A dor é o principal sintoma da OA, no entanto seu mecanismo exato é incerto nessa doença. A lesão da cartilagem articular é a principal característica da OA, mas não há lesão de nervos ou de vasos sanguíneos, pois eles estão ausentes nas cartilagens, o que permite compreender que o dano cartilaginoso, por si só, não provoca dor.[4]

No início da doença, a característica nociceptiva é preponderante, o que indica maior participação dos diversos componentes da articulação sinovial para a dor do que propriamente a cartilagem, os quais são inervados por fibras mecanossensitivas mielinizadas Aβ, Aδ e majoritariamente por fibras amielínicas do tipo C para estímulos nocivos.[4,5]

Os nociceptores que as fibras têm são estimulados, majoritariamente, via NGF, TNF-α, IL-1β, ativando receptores como o de potencial transitório vaniloide 1 (TRPV1), o de tirosinoquinase A (TrkA) e canal de sódio dependente de voltagem (Nav1.7), que conduzem a dor via gânglio da raiz dorsal da medula ao sistema nervoso central (SNC). O estímulo da raiz dorsal permite a expressão de neurotransmissores excitatórios para a dor como substância P, Wnt/β-catenina, quimiocina CC ligante 2 (CCL2) e glutamato que regulam a dor.[4]

Nesse aspecto, a dor é localizada e evidenciada em situação de sobrecarga mecânica articular e estresse articular, tendendo a aliviar com o repouso e término do estímulo agressor.[4,5] A persistência de dor mesmo em repouso e de forma difusa denota uma característica comum em doenças inflamatórias. Evidências mais recentes sugerem que a dor, além de nociceptiva, tem componente neuropático.[3-5] Essa ideia é sustentada pelo segundo o qual, embora a OA não seja uma doença inflamatória, ela está relacionada à expressão de citocinas pró-inflamatórias, aumentando a expressão de neurotransmissores como substância P e do receptor de peptídeo relacionado ao gene da calcitonina (CGRP), o que indica a ocorrência de sensibilização central e periférica da dor.

A sensibilização reverbera em hiperalgesia articular, persistente nos pacientes com a doença, mesmo em ausência de sobrecarga mecânica nas articulações nos casos de repouso.

Ademais, níveis elevados de NGF atrelados a maiores níveis de serotonina e dopamina no líquido cerebrospinal estão possivelmente relacionados à severidade da dor mediante sensibilização central.[4]

Por fim, estudos recentes sugerem que NGF e CGRP são alvos entendidos como promissores para o tratamento da dor crônica e na prevenção de alodinia nos pacientes com OA, embora a influência desses fatores ainda precise ser elucidada de maneira mais precisa com mais estudos.

DIAGNÓSTICO

A avaliação diagnóstica do adulto com dor poliarticular deve se basear, inicialmente, na anamnese minuciosa e no exame físico detalhado e, posteriormente, em exames laboratoriais e exames de imagem confirmatórios. O diagnóstico precoce permite que o tratamento seja assertivo, trazendo melhora dos sintomas e aumentando a qualidade de vida e a funcionalidade dos pacientes.[7,8]

Não é incomum, na prática clínica, a queixa de dores generalizadas. O primeiro passo para o diagnóstico adequado é entender se a dor é próxima às articulações ou se, de fato, é dentro da articulação. As dores articulares podem ter causas não inflamatórias ou inflamatórias.[7,8] No caso de dor de origem não inflamatória, a OA, por exemplo, pode ter característica de cronicidade e, geralmente, não causa importantes sinais flogísticos como edema, sinovite e hiperemia local; por outro lado, podem ser encontradas alterações estruturais com aumento de proeminências ósseas e nodulações.[9]

A OA é a causa mais comum desse tipo de queixa e deve ser pensada sempre que houver queixa de poliartralgia, no entanto não devemos esquecer os inúmeros diagnósticos diferenciais. Sabe-se que a OA, em particular, é mais comum em mulheres e em pacientes com obesidade e que sua incidência aumenta consideravelmente com a idade.[11] Sabe-se também que esses pacientes podem desenvolver quadros depressivos, transtornos de ansiedade, disfunções respiratórias, diabetes e outras comorbidades diretamente causadas pela falta de atividade física, sendo a inatividade gerada pela dor e limitação de amplitude de movimento da OA.[12]

Para melhor avaliação e correta hipótese diagnóstica, deve-se verificar o número de articulações acometidas, o tipo de articulação, início e duração do quadro, simetria ou não das regiões anatômicas envolvidas, sinais ou sintomas sistêmicos associados.[6,12-14] As etiologias que devem ser avaliadas como diagnóstico diferencial para OA, dentro da qualidade de dor poliarticular, são encontradas no Quadro 1.[7,11]

Quadro 1 – Diagnósticos diferenciais de dor poliarticular*

Etiologia não articular	**Hipotireoidismo**
	Hipertireoidismo
	Hiperparatireoidismo
	Doenças neoplásicas (mieloma múltiplo, câncer metastático)
	Depressão
	Transtornos somatoformes
Etiologia periarticular	**Bursites**
	Tendinites
	Dor neuropática
	Doenças osteometabólicas (osteoporose)
	Fibromialgia
	Lesões de tecidos moles
	Síndromes de hipermobilidade
	Sarcoidose
Etiologia não inflamatória	**Osteoartrite**
Etiologia inflamatória	**Infecções bacterianas:** ▪ Doença de Lyme ▪ Endocardite ▪ Artrite séptica
	Infecções virais: ▪ Hepatites ▪ Parvovirose ▪ Dengue ▪ Rubéola ▪ HIV ▪ Entre outros
	Vasculites sistêmicas
	Artrites induzidas por depósitos de cristais: ▪ Gota ▪ Pseudogota ▪ Doença por deposição de pirofosfato de cálcio
	Artrites reativas pós-infecciosas: ▪ Infecção gonocócica disseminada ▪ Enterites virais
	Doença inflamatória hereditária: ▪ Febre familiar do Mediterrâneo
	Doenças reumatológicas: ▪ Artrite reumatoide ▪ Reumatismo palindrômico ▪ Lúpus ▪ Esclerose sistêmica ▪ Miosites ▪ Espondilite anquilosante ▪ Artrite psoriática ▪ Doença de Behçet

*Dados obtidos a partir do *guidelines* do National Institute for Health and Care Excellence e American College of Rheumatology.

HIV: vírus da imunodeficiência humana.

Fonte: Adaptado de Kolasinski SL, Neogi T, Hochberg MC, *et al.*, 2020; National Clinical Guideline Centre (UK), 2014.

Durante a avaliação do paciente com dor poliarticular, é possível identificar ,pela anamnese, quadro clínico e exame físico, se a dor articular é aguda ou crônica.[7,8,11] A artrite aguda dura até 2 semanas e a crônica, mais de 2 semanas. Nessa última, os sintomas podem ser constantes ou intermitentes.

A observação sobre distribuição simétrica ou assimétrica, o número, o tamanho e os tipos de articulações acometidas direcionam o diagnóstico, mas o mais importante é saber se há sinais inflamatórios ou não.[7,8,11]

Na AR, a inflamação acomete as pequenas articulações (mãos/punhos/pés) e a distribuição é simétrica; enquanto na espondiloartropatia soronegativa, a inflamação acomete esqueleto axial (coluna vertebral) e grandes articulações (sacroilíacas e quadris).[3,7,14-16]

Na OA, as articulações acometidas estão relacionadas com carga (joelhos, tornozelos, quadris) e o acometimento é mais assimétrico.[2] Nesse caso, o paciente tem dor pré-cinética; enquanto nas doenças inflamatórias, a dor está associada à rigidez matinal.[7,17]

Após essa coleta de dados da história e do exame físico, alguns exames laboratoriais como as provas inflamatórias, por exemplo, fator reumatoide, fator antinúcleo, proteína C-reativa (PCR) e velocidade de hemossedimentação (VHS), podem ajudar a diferenciar se o quadro álgico apresenta etiologia inflamatória ou não.

Além de exames laboratoriais, exames de imagem como radiografia, ultrassonografia (USG) ou ressonância magnética também podem auxiliar na investigação.[18,19]

TRATAMENTO

O tratamento da dor poliarticular no adulto pode ser um desafio e deve ser individualizado para cada caso. Para alguns pacientes, de forma pontual, algum tratamento ou intervenção pode ser necessária para controle dos sintomas. Já em outros pacientes, pode ser necessária uma sequência ou uma combinação de várias intervenções.[3,12,14]

Importante, também, avaliar a presença de condições médicas, como hipertensão, insuficiência cardíaca, doenças cardiovasculares, risco de sangramento gastrointestinal, doença renal crônica e outras comorbidades que podem ser contra- indicação ou aumentar o risco de uso de certos medicamentos ou de certos procedimentos.[3]

Outras condições que podem estar presentes, nesses pacientes, são sintomas que resultam da dor e da redução de funcionalidade que acompanham a OA ou as comorbidades. Essas condições incluem alterações do humor (depressão, ansiedade), sono não reparador e dor crônica generalizada. Um tratamento que englobe todas essas questões, inclusive a dor crônica, tem mais chance de trazer benefícios, mesmo quando não específico para a OA.[3]

Os consensos que estudam a OA, em geral, recomendam enfaticamente o exercício físico, que pode ser aeróbico, alongamento e tai chi. Os programas de exercício devem ser individualizados e com aumento progressivo da frequência, duração e intensidade. Apesar de o exercício físico ser muito recomendado, não existem, até o momento, estudos que recomendem uma forma de exercício em detrimento de outra.[3,13] A fisioterapia e/ou terapia ocupacional também pode trazer benefícios para esses pacientes.[3,13]

Outra forte recomendação é de educação dos pacientes sobre a dor articular, com o fornecimento de informações que os auxiliem no entendimento da doença, de sua causa e de opções de tratamento, incluindo exercícios e noções de ergonomia.[13]

A perda de peso também faz parte do tratamento da dor articular, especialmente quando o joelho e/ou quadril também estão afetados, nos pacientes que apresentam sobrepeso ou obesidade.[3]

Quanto ao uso de medicamentos, tenta-se partir do princípio do uso de fármacos que tenham a menor exposição sistêmica, ou seja, aqueles de uso tópico. Por isso, o uso de anti-inflamatórios não esteroides (AINEs) tópicos pode ser tentado antes do uso dos AINEs orais. Porém, é importante levar em consideração o local que está sendo tratado, pois a articulação coxofemoral, por exemplo, é uma articulação muito profunda e, nesse caso, dificilmente, o medicamento tópico trará algum benefício. Avaliar sempre e primeiramente se o paciente não apresenta contraindicação para seu uso. É imprescindível que o médico monitore também os efeitos adversos.[1,3,13] A capsaicina tópica para a OA de joelho tem fraca recomendação.

O AINE oral tem seu uso enfaticamente recomendado e continua a base do tratamento da dor da AO.[20] Mas já foi comprovado, em diversos trabalhos, que seu efeito é a curto prazo. Antes de mais nada, deve-se selecionar bem os pacientes para seu uso. A dose deve ser a menor possível e o tempo de tratamento também. Além disso, os efeitos adversos devem ser monitorados de perto, especialmente no que diz respeito aos efeitos cardiovasculares, renais e gastrointestinais.[3,20]

O paracetamol não parece trazer grande benefício no tratamento da dor para aqueles que o usam, mas quando o paciente não pode fazer uso de outros medicamentos, o paracetamol pode ser uma opção. Como se trata de um medicamento hepatotóxico, é importante que seja usado por curto período e de forma episódica, além do seguimento e monitorização da hepatotoxicidade (especialmente para os que usam a dose diária máxima de 3 g).[3,20]

A duloxetina, um antidepressivo inibidor da recaptação de serotonina-noradrenalina, pode auxiliar no controle da dor na OA.[21] Foi o único medicamento de ação central que teve estudos apresentando efeito benéfico na dor por OA.

O uso de medicamentos opioides é bastante controverso para pacientes com doenças não oncológicas, especialmente com o uso crônico. A preocupação com o vício e uso o abusivo é uma questão presente. Apesar disso, em algumas circunstâncias nas quais o paciente não tem outras opções medicamentosas (alergia, contraindicação) ou porque a dor não melhorou com outros medicamentos/procedimentos pouco invasivos ou quando não há indicação de cirurgia, os opioides podem se tornar uma alternativa. Nesse caso, a recomendação é que se use o tramadol.[3]

O uso de órtese pode ser recomendado nos casos de OA nas mãos, na primeira carpometacarpiana.[3,21]

O uso de dispositivos de assistência (p. ex., bengala) é enfaticamente recomendado para paciente com OA de joelho e/ou quadril, quando a doença em uma ou mais articulações causa impacto significativo na deambulação, na dor ou na estabilidade da articulação.[3]

A cirurgia é uma opção para os pacientes que falharam no tratamento conservador e que apresentam incapacidade e redução na qualidade de vida.[13] Esses pacientes devem ter OA confirmada radiograficamente.[21]

Outras possibilidades de tratamento são: ioga; terapia cognitivo-comportamental; dispositivos de assistência; injeções guiadas por ultrassom; e injeções de corticosteroide nas artroses de joelho e mão.[13]

As infiltrações com corticosteroide podem melhorar a dor e a função por curto período, mas não parecem melhorar a qualidade de vida.[21] Podem ser recomendadas nas OA de joelho e quadril, mas são mais controversas na OA das mãos. Sempre que possível, associar o método guiado por imagem para se certificar do local da injeção do medicamento, especialmente no quadril.

A infiltração de ácido hialurônico, quando comparada à injeção de corticosteroide, nos poucos trabalhos que existem, se mostra pior.[3] Mas ainda é uma opção de tratamento.

A proloterapia com dextrose mostrou resultado modesto para osteoartrose de joelho em alguns estudos randomizados, com evidência ainda limitada.[21] E o uso de plasma rico em plaquetas e aspirado concentrado de medula assim como a injeção de célula tronco continuam sem evidência e necessitam de mais estudos e padronização.[3]

Quanto à ablação por radiofrequência, apesar de mostrar alguns bons resultados na analgesia, especialmente na OA de joelho, ainda faltam bons estudos para que possa ser recomendada.[3]

Por outro lado, existem as recomendações encontradas nos *guidelines* do que não é recomendado, por exemplo: uso de ultrassom terapêutico; estimulação nervosa elétrica transcutânea (TENS); bifosfonatos; hidroxicloroquina; metotrexato; e combinação de glucosamina e condroitina.[3,13] Uso de palmilhas ou sapatos modificados para paciente com OA de joelho ou quadril também não é recomendado pela literatura. A acupuntura permanece controversa para o tratamento da dor poliarticular, apesar de existirem muitos estudos mostrando melhora da analgesia, especialmente na OA de joelho, mas a qualidade dos estudos ainda não permite estabelecer seu uso para a OA.[3]

Existem outras formas de tratamento que ainda precisam ser mais bem-estudadas para que sua eficácia seja comprovada e possam vir a fazer parte ou não do arsenal terapêutico da OA, por exemplo: medicina integrativa; canabidiol; e produtos fitoterápicos.

Referências bibliográficas

1. Akhondi H, Gupta N. Polyarticular arthritis. Treasure Island (FL): StatPearls Publishing; 2024:1-15. [2025 Fev. 12]. Disponível em: https://www.ncbi.nlm.nih.gov/books/NBK537170/?report=reader.
2. Sen R, Hurley JA. Osteoarthritis. Treasure Island(FL): StatPearls Publishing; 2023:1-15. [2025 Fev. 12]. Disponível em: https://www.ncbi.nlm.nih.gov/books/NBK482326/#_article-26373_s2_.
3. Kolasinski SL, Neogi T, Hochberg MC, Oatis C, Guyatt G, Block J, et al. 2019 American college of rheumatology/arthritis foundation guideline for the management of osteoarthritis of the hand, hip, and knee. Arthritis Rheumatol. 2020;72(2):220-33.
4. Yu H, Huang T, Lu WW, Tong L, Chen D. Osteoarthritis pain. Int J Mol Sci. 2022;23(9):4642.
5. Schaible HG. Clinical states/deep somatic tissue section iv joint pain: basic mechanisms. Wall and Melzack's Textbook of Pain. 6. ed. 2013:609-19.
6. Neogi T, Felson D. Osteoarthritis and rheumatoid arthritis. Wall and Melzack's Textbook of Pain. 6. ed. 2013:645-57.
7. Foster ZJ, Day AL, Miller J. Polyarticular Joint pain in adults: evaluation and differential diagnosis. Am Fam Physician. 2023;107(1):42-51.
8. Richie AM, Francis ML. Diagnostic approach to polyarticular joint pain. Am Fam Physician. 2003;68(6):1151-60.
9. Gullo TR, Golightly YM, Cleveland RJ, Renner JB, Callahan LF, Jordan JM, et al. Defining multiple joint osteoarthritis, its frequency and impact in a community-based cohort. Semin Arthritis Rheum. 2019;48(6):950-7.
10. Nelson AE, Smith MW, Golightly YM, Jordan JM. Generalized osteoarthritis: a systematic review. Semin Arthritis Rheum. 2014;43(6):713-20.
11. Pujalte GGA, Aluquin SAA. Differential diagnosis of polyarticular arthritis. Am Fam Physician. 2015;92:35-41.
12. National Clinical Guideline Centre (UK). Osteoarthritis: care and management in adults. London: National Institute for Health and Care Excellence (UK); 2014:1-26. [2025 Fev. 12]. Disponível em: https://www.ncbi.nlm.nih.gov/books/NBK333070/.
13. Conley B, Bunzli S, Bullen J, O'Brien P, Persaud J, Gunatillake T, et al. Core recommendations for osteoarthritis care: a systematic review of clinical practice guidelines. Arthritis Care Res. 2023;75(9):1897-907.
14. Buelt A, Narducci DM. Osteoarthritis management: updated guidelines from the american college of rheumatology and arthritis foundation. Am Fam Physician. 2021;103(2):120-1.
15. Fraenkel L, Bathon JM, England BR, et al. 2021 American college of rheumatology guideline for the treatment of rheumatoid arthritis. Arthritis Care Res. 2021;73(7):924-39.
16. Ward MM, Deodhar A, Gensler LS, Dubreuil M, Yu D, Khan MA, et al. 2019 Update of the American College of Rheumatology/Spondylitis Association of America/Spondyloarthritis research and treatment Network Recommendations for the treatment of ankylosing spondylitis and nonradiographic axial spondyloarthritis. Arthritis Rheumatol. 2019;71(10):1599-613.
17. Senthelal S, Li J, Ardeshirzadeh S, Thomas MA. Arthritis. StatPearls; 2024.
18. Kaeley GS, Bakewell C, Deodhar A. The importance of ultrasound in identifying and differentiating patients with early inflammatory arthritis: a narrative review. Arthritis Res Ther. 2020;22(1):1.
19. Rogier C, Frazzei G, Kortekaas MC, Verstappen M, Ohrndorf S, van Mulligen E, et al. An ultrasound negative for subclinical synovitis in arthralgia patients: is it helpful in identifying those not developing arthritis? Rheumatology. 2022;61(12):4892-7.
20. Richard MJ, Driban JB, McAlindon TE. Pharmaceutical treatment of osteoarthritis. Osteoarthritis Cartilage. 2023;31(4):458-66.
21. Ebell MH. Osteoarthritis: rapid evidence review. Am Fam Physician. 2018;97:523-6B.

Parte 7

TRATAMENTO INTERVENCIONISTA

Princípios da Medicina Intervencionista da Dor

92

Gustavo Henrique Nunes de Aquino

Ana Francesca Vommaro Leite

INTRODUÇÃO

A dor, um fenômeno complexo e multifacetado, constitui um dos principais motivos de os pacientes procurar atendimento médico. A dor crônica, em particular, impõe verdadeiros desafios em razão de seu caráter multifatorial, de sua presença duradoura e do profundo impacto que provoca na qualidade de vida de uma pessoa.[1]

A Medicina Intervencionista da Dor (MID), um campo distinto e especializado no tratamento da dor, utiliza procedimentos minimamente invasivos para diagnóstico e tratamento de várias condições de dor. Esse ramo da Medicina evoluiu significativamente nas últimas décadas em decorrência de novas tecnologias, tanto no campo da imagem – com o uso da fluoroscopia e do ultrassom – como de técnicas e dispositivos utilizados, melhorando sobremaneira a precisão e a eficácia dos procedimentos intervencionistas, propiciando sua ampla adoção.

Este capítulo investiga os princípios fundamentais que sustentam a MID, oferecendo uma exploração geral de suas metodologias, abordagem e aplicações práticas.

TÉCNICAS MINIMAMENTE INVASIVAS

A pedra angular da MID é o uso de técnicas minimamente invasivas. Esses procedimentos são projetados para tratar a dor e, sempre que possível, diagnosticar sua origem, causando um mínimo de "trauma" à anatomia do nosso corpo.

Após uma avaliação minuciosa do histórico de cada paciente, características da dor e dos objetivos pessoais, é desenvolvido um plano de tratamento individualizado, com foco não apenas no alívio da dor, mas também na melhoria da funcionalidade e da qualidade de vida.[2]

No início, a maioria dos procedimentos era realizado às cegas ou guiada por referências anatômicas (*landmark technique*). Atualmente, conforme já mencionado, por meio do progresso tecnológico, do conhecimento anatômico e das técnicas cirúrgicas, podemos observar o grande avanço dos procedimentos intervencionistas, cada vez mais seguros, precisos, eficazes e menos invasivos.

É exatamente isto que observamos com o uso da fluoroscopia e do ultrassom para guiar os procedimentos realizados: melhora dos resultados; e redução dos riscos (Figura 1).

Quando comparamos a utilização desses dois métodos, observamos algumas diferenças que precisam ser levadas em consideração: custo; portabilidade; exposição à radiação; entre outros. Em linhas gerais, a fluoroscopia é mais assertiva quando os principais alvos são referências ósseas, como a coluna vertebral,

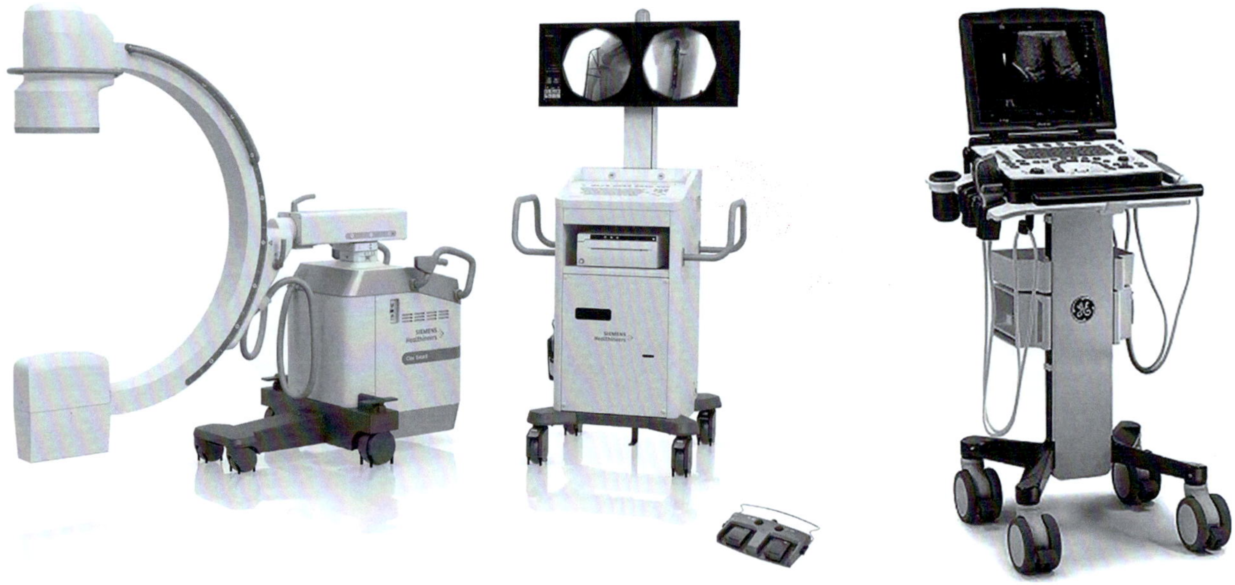

Figura 1 – Imagens de aparelhos de fluoroscopia (acima) e ultrassonografia (abaixo) utilizados nos procedimentos.

Fonte: Adaptada de https://www.siemens-healthineers.com/br/surgical-c-arms-and-navigation/mobile-c-arms/cios-select e https://www.gehealthcare.com.br/products/ultrasound.

o acesso ao gânglio de Gasser pelo forame oval, acesso transforaminal lombar, passagem de eletrodos medulares, cateteres intratecais etc.

Já o ultrassom permite uma observação mais fidedigna de estruturas musculoesqueléticas e de nervos (periféricos), permitindo, muitas vezes, realizar o próprio diagnóstico da patologia em questão e seu tratamento.

Pesam contra a fluoroscopia a exposição à radiação, o custo do aparelho, baixa portabilidade e a não visualização de "partes moles".

Assim, muitas vezes, observamos o uso combinado tanto da fluoroscopia como do ultrassom para o tratamento de determinada região, entregando o melhor de cada tecnologia em prol do paciente.

A preocupação com a exposição à radiação deve ser algo perene e esta (radiação), reduzida aos níveis mais baixos possíveis. Para isso, é essencial a adesão a três princípios fundamentais:

- Minimizar a duração da exposição.
- Maximizar a distância das fontes de radiação.
- Implementar uma proteção eficaz ao médico e ao paciente (tanto da radiação direta como escamoteada).

Além dessas práticas básicas, várias medidas de segurança suplementares podem melhorar ainda mais a proteção contra radiação como o uso de fluoroscopia pulsada (para reduzir a duração da exposição).[3]

PROCEDIMENTOS INTERVENCIONISTAS

Bloqueios nervosos

Os bloqueios nervosos envolvem a injeção de agentes anestésicos próximos a nervos específicos para bloquear os sinais de dor[4] e, assim, tornam-se importantes ferramentas no tratamento e diagnóstico da (origem da) dor, além de sua valiosa utilização na anestesia regional, agregando os inúmeros benefícios de uma anestesia multimodal.

É claro que, para que isso ocorra, precisamos de um exímio conhecimento anatômico e das técnicas existentes para direcionarmos a terapia o mais próximo possível do alvo (adequado), aumentando, assim, a eficácia e minimizando os efeitos sistêmicos.[5]

Os bloqueios de nervos periféricos são comumente empregados em procedimentos cirúrgicos envolvendo as extremidades superiores ou inferiores, bem como para o alívio não cirúrgico da dor. Utilizando orientação por ultrassom e/ou técnicas de estimulação nervosa, podemos identificar as estruturas anatômicas e posicionar, com precisão, agulhas ou cateteres, administrando o anestésico local próximo a um nervo ou grupo de nervos ou, ainda, espalhado entre planos musculares.[6]

O bloqueio de nervos periféricos permite a interrupção temporária na transmissão de sinais de dor daquela área para o cérebro. Interessante observar que, nos casos de dor crônica, muitas vezes o "simples" bloqueio anestésico pode trazer um alívio da dor mais duradouro (que o próprio anestésico) ou mesmo permanente.

Dessa forma, trata-se de um procedimento amplamente utilizado no tratamento da dor crônica em diversas áreas do corpo. Como exemplo, podemos citar o bloqueio do nervo occipital maior (NOM) com anestésico local (associado ou não a corticosteroides), podendo aliviar, de maneira eficaz e duradoura, a dor associada às cefaleias em geral (p. ex., enxaqueca, cefaleia cervicogênica e nevralgia occipital).[7]

Bloqueio diagnóstico

Em 1938, Steindler e Luck reconheceram a importância de injeções espinhais provocativas e analgésicas.[8] No entanto, foi somente com a demonstração inovadora de MacNab da eficácia dos bloqueios seletivos de raízes nervosas diagnósticas em 1971[9] que os bloqueios nervosos se tornaram uma pedra angular na avaliação de pacientes com imagens inconclusivas e achados clínicos sugestivos de irritação da raiz nervosa. Essa mudança fundamental foi um verdadeiro marco, estabelecendo os bloqueios nervosos como uma valiosa ferramenta diagnóstica para identificar a fonte da dor (radicular) nos casos em que a imagem indica potencial compressão de múltiplas raízes nervosas.[10]

O bloqueio diagnóstico tem como objetivo principal a identificação precisa da origem da dor, facilitando, dessa maneira, estratégias personalizadas de tratamento. Com uma compreensão mais clara da origem da dor, as intervenções terapêuticas subsequentes podem ser implementadas com maior precisão e eficácia.[11]

Esse procedimento, geralmente, envolve a administração direta de anestésicos locais utilizando baixos volumes (geralmente 0,5 mL a 1 mL) no local suspeito de geração da dor. Uma melhora superior a 50% a 70% (dependendo da literatura utilizada) indica um bloqueio-teste positivo e aquele alvo suspeito se torna a principal causa daquela dor e permite que o paciente encontre uma "janela de ouro" para uma reabilitação mais adequada e intensiva, contribuindo para um "círculo virtuoso" de melhora da dor. Caso a duração de um bloqueio-teste (positivo) seja curta, pode ser indicada a aplicação de uma terapia (em teoria) mais duradoura, como a RFA, por exemplo.

Bloqueio terapêutico

Os bloqueios terapêuticos contemplam o uso desde anestésicos locais (possibilitando que o próprio bloqueio-teste seja ao mesmo tempo diagnóstico e terapêutico), substâncias neurolíticas (álcool, fenol), adjuvantes (p. ex., clonidina e magnésio), corticosteroides, além de viscossuplementação e demais substâncias "regenerativas" (aspirado de medula óssea (BMA), plasma rico em plaquetas (PRP), dextrose etc).

Os mecanismos por meio dos quais os anestésicos locais atuam nas fibras nervosas para inibir a geração e transmissão de potenciais de ação constituem os principais contribuintes para os resultados analgésicos dos bloqueios nervosos.[12] Ao impedir a entrada de íons sódio através dos canais voltagem-dependentes e, consequentemente, impedir a despolarização das membranas neuronais, os anestésicos locais exercem seus efeitos.[13] Essas variáveis, incluindo composição química, solubilidade lipídica, afinidade proteica e proteína quinase A (pKa), juntamente com características como início, duração e potência, influenciam coletivamente a farmacocinética e a farmacodinâmica dos anestésicos locais.[14]

Bloqueio de ponto-gatilho (muscular)

Um ponto-gatilho é considerado uma região localizada de contração muscular persistente e, em decorrência de danos às membranas das células musculares, ocasiona a liberação de íons cálcio do retículo sarcoplasmático para o citoplasma.[15] A interação entre esses íons de cálcio e a actina e a miosina só pode ser interrompida com a disponibilidade de trifosfato de adenosina (ATP).[16] Com a contração sustentada, o fornecimento reduzido de oxigênio e a deficiência de ATP perpetuam o ciclo de contração, e a isquemia local desencadeia a liberação de substâncias indutoras de dor (p. ex., histamina, cininas, potássio, prostaglandinas) que sensibilizam os nociceptores e causam sensibilidade localizada.[17]

Dor e sensibilidade na área afetada são atribuídas a um mecanismo reflexo mediado pela medula espinhal, causando dor referida com hiperalgesia.[16]

A aplicação de "agulhamento a seco" ou mesmo por um adesivo de lidocaína no ponto-gatilho, espera-se que haja um bloqueio dos canais de sódio voltagem-dependentes nas terminações nervosas do ponto-gatilho, minimizando a entrada sensorial, aliviando os sintomas locais e a sensibilidade, enquanto reduz indiretamente os sintomas na área afetada por diminuir o mecanismo reflexo responsável pela dor referida.[18,21]

Bloqueio peridural

As injeções epidurais de anestésico e/ou corticosteroides são uma opção não cirúrgica para dor lombar com irradiação para as extremidades inferiores e, menos frequentemente, para dor cervical com irradiação para os braços.

Para acessar o espaço peridural, existem três vias anatômicas descritas: abordagem transforaminal; interlaminar; e caudal (Figura 2).

Normalmente utilizamos a fluoroscopia (o uso da tomografia computadorizada é mais raro) para garantir o posicionamento adequado da agulha, bem como do emprego de contraste para descartar captação vascular (arterial/venosa) e avaliar a adequada dispersão do contraste e, pois, da medicação.[19]

Na região cervical, o acesso ao espaço peridural pode ser feito via interlaminar ou transforaminal, não sendo recomendado o uso de corticosteroides particulados por essa última via e, mais precisamente ainda, a partir de L3 para cima, em virtude do relato, na literatura médica. de resultados catastróficos como plegias e óbitos após uso de corticosteroides particulados pelo acesso transforaminal.[20]

Algumas das contraindicações absolutas à injeção peridural de esteroides incluem infecção sistêmica ou infecção no local da injeção, diátese hemorrágica ou anticoagulação total, reação alérgica/hipersensibilidade significativa ao contraste, anestésico ou corticosteroide, malignidade local, recusa do paciente. Quando se trata de contraindicações relativas, vale mencionar o diabetes não controlado, a insuficiência cardíaca congestiva e a gravidez (por causa da fluoroscopia).[19]

Bloqueio de facetas

As articulações facetárias são articulações sinoviais situadas entre os processos articulares das vértebras ao longo da coluna. Seu tamanho e formato variam dependendo da localização na coluna vertebral, e cada articulação facetária é coberta por cartilagem articular, uma camada de membrana sinovial[22] e uma camada fibrosa externa robusta. O espaço articular normal contém cerca de 1 mL a 2 mL de líquido sinovial.[23]

Essas articulações têm múltiplas finalidades, como limitar o movimento excessivo, distribuir a carga axial e prevenir o deslocamento de movimentos para frente e rotacionais.

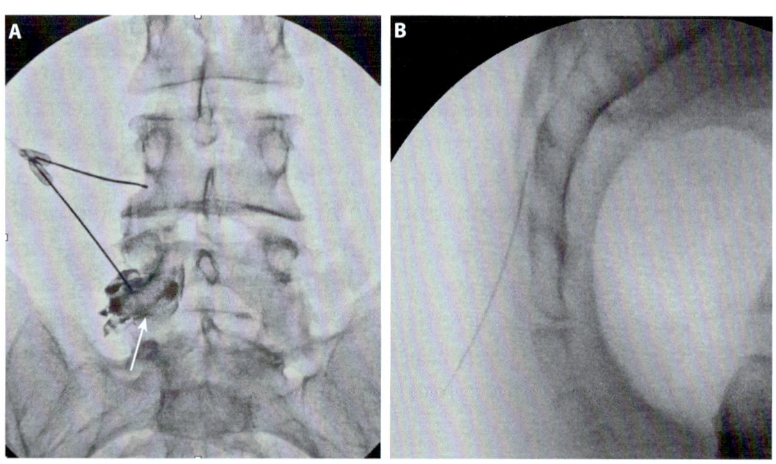

Figura 2 – (A) Imagem de fluoroscopia mostrando abordagem transforaminal nos forames de L4-L5 e L5-S1 do lado direito. No detalhe, podemos ver a captação de contraste na raiz de L5([seta branca). (B) Abordagem peridural caudal.

Fonte: Acervo da autoria.

Sua inervação é feita pelo ramo medial dorsal do nervo espinhal, com informações sensoriais provenientes da dupla inervação facetária, recebendo um ramo medial do mesmo nível da articulação e outro, acima da mesma (Figura 3).[24]

As injeções nas articulações facetárias estão entre os tratamentos espinhais mais frequentemente realizados,[25] e a dor pode resultar de condições como osteoartrite, instabilidade segmentar e sinovite inflamatória.[24] Pacientes com dor nas articulações zigapofisárias (ou seja, nas facetas), geralmente, relatam sintomas que incluem dor de predomínio axial, podendo ser exacerbada por hiperextensão, flexão lateral e movimentos rotacionais, mas quase sempre sem irradiação ou com um padrão pseudorradicular.

Além disso, os resultados dos exames de imagem para indivíduos com dor nas articulações facetárias podem parecer totalmente normais ou mostrar sinais de degeneração em facetas assintomáticas. Dessa forma, a dor nas

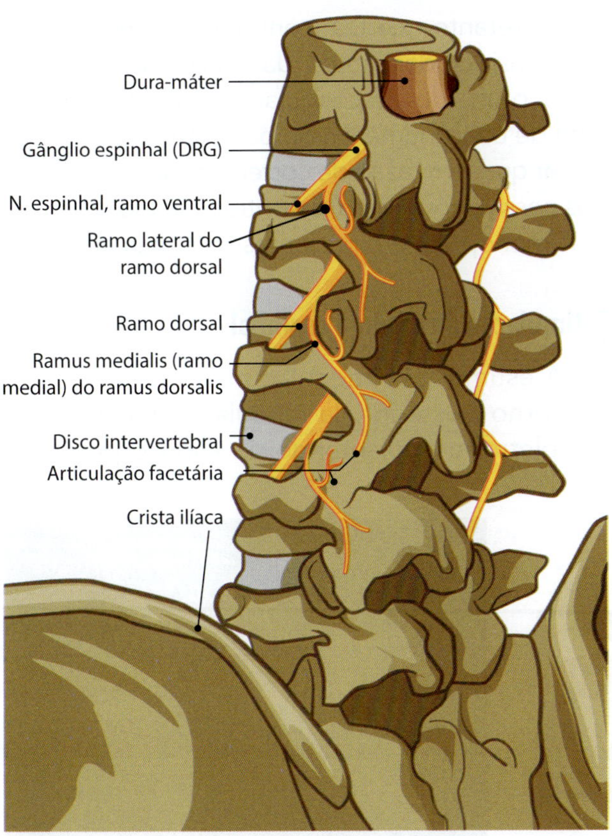

Figura 3 – Anatomia da coluna lombar, mostrando as articulações facetárias e as suas respectivas inervações. Observe que cada articulação recebe a inervação de um ramo medial dorsal do mesmo nível da faceta e do nível superior.

Ilustração: Adaptada de Rogier Trompert Medical Art.

articulações facetárias é finalmente diagnosticada excluindo-se outras causas potenciais[26] e/ou com auxílio do bloqueio diagnóstico.

As articulações facetárias podem ser localizadas com maior precisão utilizando-se fluoroscopia ou tomografia computadorizada,[22] mas também podem ser vistas por meio do ultrassom. Após a identificação da articulação-alvo, a área é esterilizada e administrada anestesia local. Usando-se orientação de imagem, uma agulha é avançada até a articulação e uma pequena quantidade de meio de contraste pode ser injetada para confirmar a colocação. Uma vez confirmada a posição intra-articular da agulha, procedemos à aplicação de anestésico local com ou sem corticosteroides. A literatura recomenda que o volume de injeção não deva ultrapassar 1 mL a 1,5 mL para evitar ruptura da cápsula articular.[24] Porém, observamos, na prática clínica, que as facetas "doentes" têm seu espaço articular bastante reduzido e volumes de 0,5 mL (ou menos) já preenchem a articulação.

Os anestésicos locais bloqueiam a condução nervosa de forma mais imediata, enquanto os esteroides reduzem a inflamação e podem proporcionar alívio mais duradouro da dor (embora isso seja questionável para alguns autores).

Bloqueio da articulação sacroilíaca

A ASI, conectando o osso sacral com o ilíaco, exibe uma mistura única de características sinoviais e sindesmoses. Juntamente com a articulação da sínfise púbica, desempenha um papel crucial na distribuição do peso da coluna vertebral para os membros inferiores e na garantia da flexibilidade do anel pélvico. A estabilidade da ASI é mantida por uma rede de ligamentos robustos, incluindo os ligamentos sacroilíacos posteriores longos e curtos, ligamento sacroilíaco anterior, ligamento sacrotuberal, ligamento sacroespinhoso e ligamento iliolombar.[27,28] Os bloqueios diagnósticos na ASI são controversos em virtude de sua anatomia grande e complexa.[29] Além disso, por apresentar uma inervação de sua porção anterior diferente da posterior, torna complexa uma abordagem completa da sua inervação.

Da mesma forma, existem estudos que mostram resultados semelhantes na melhora da dor do paciente tanto após abordagem intra-articular como periarticular.[30] Isso sem falar no próprio bloqueio dos ramos sacrais laterais que podem servir como um "guia" para a realização da RFA, caso ele seja positivo e haja recidiva das dores. Na Figura 4, podemos observar diferentes métodos de abordagem da ASI.

Estudos que comparam procedimentos guiados por ultrassom e procedimentos guiados por fluoroscopia na ASI, geralmente, mostram melhorias semelhantes na função e no alívio da dor em ambos os grupos.[31-33]

Radiofrequência

A aplicação de radiofrequência (RF) é um procedimento minimamente invasivo que visa aliviar a dor crônica ao promover a lesão de um nervo específico. Essa técnica emprega dois métodos distintos: ablativo; e pulsado.

A ablação por radiofrequência (RFA), convencional ou térmica utiliza uma corrente contínua de alta voltagem passada através de uma agulha aquecida a aproximadamente 80 °C, destruindo efetivamente o nervo abordado, razão pela qual é considerada um método ablativo. Na Figura 5, podemos ver como seria o posicionamento da agulha de RFA (numa abordagem lombar), os eletrodos, o gerador e a placa.

A RFA pulsada envolve a aplicação de salvas curtas de corrente elétrica com pausas intermitentes, impedindo que sejam alcançadas temperaturas mais elevadas (como ocorre na RFA térmica). Assim, as lesões se mantêm em torno de 42 °C e não causa dano celular. Por isso, trata-se de um método modulatório, pois, em vez de destruir, modula os sinais dolorosos sem causar danos (térmicos) estruturais ao nervo.

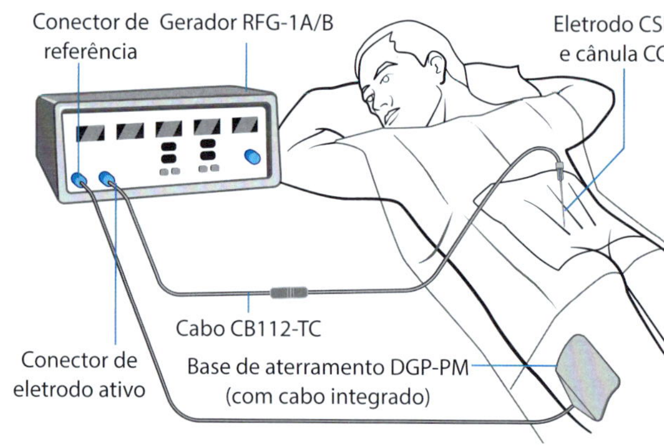

Figura 5 – Posicionamento da agulha de ablação por radiofrequência.

Fonte: Adaptada de Radiofrequency Treatment of the Lumbar Medial Branch: Procedure Technique Series.

Interessante observarmos que a RFA não é um tratamento novo e tem sido utilizada com sucesso em outras especialidades médicas, como Cardiologia (tratamento de arritmias por meio de ablação nervosa) e Oncologia (destruição direcionada de tumores).

Entretanto, certas contraindicações devem ser consideradas antes da realização da RFA, como o uso de anticoagulantes, infecção local e falta de consentimento do paciente. É crucial observar que, em razão de correntes elétricas utilizadas nessa abordagem, é contraindicado o uso de RFA monopolar em pacientes com marcapasso.[35]

Estimulação da medula espinhal

A estimulação medular, mais precisamente, no corno posterior da medula espinhal, utiliza um eletrodo implantando no espaço peridural

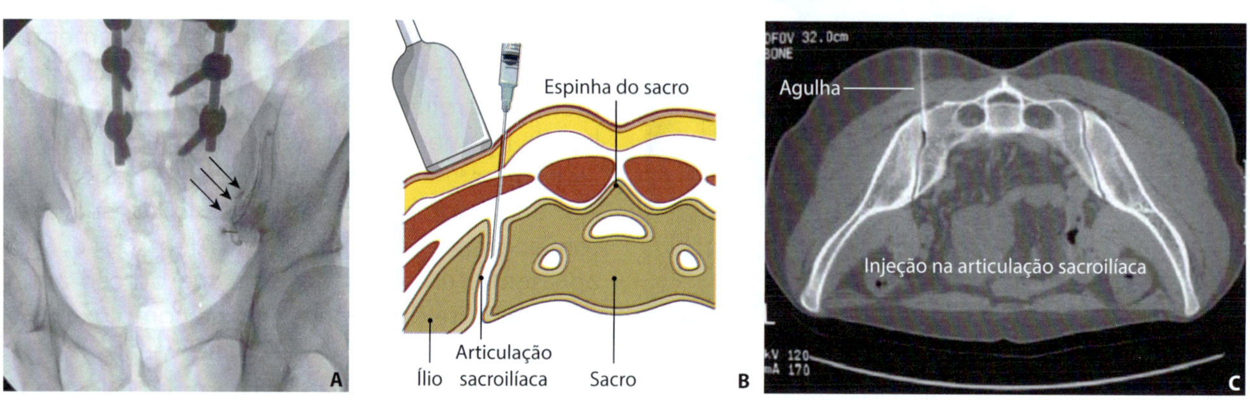

Figura 4 – (A) Bloqueio da articulação sacroilíaca guiado por fluoroscopia após injeção de contraste – setas pretas. (B) Imagem gráfica de bloqueio guiado por ultrassom. (C) Bloqueio guiado por tomografia computadorizada.

Fonte: Imagens A e C acervo da autoria; imagem B adaptada de Atlas of Pain Injection Techniques: Expert Consult, 2013.

da coluna vertebral e, por meio de um gerador ("marca-passo"), são gerados impulsos elétricos transmitidos às colunas dorsais da medula espinhal. Esses sinais elétricos ajudam a interromper e a remodelar a transmissão das mensagens de dor à medida que elas viajam do corpo para o cérebro. A principal indicação da estimulação se dá no contexto de uma dor neuropática, ou seja, aquela que envolve alguma lesão ou distúrbio do sistema nervoso (central ou periférico). Assim, podemos citar como exemplos o uso da estimulação medular no tratamento da síndrome pós-laminectomia e da síndrome complexa de dor regional que têm nível IA de evidência na literatura.[36]

A ação da estimulação da medula espinhal (SCS) tem sua base na teoria do "portão da dor" (Melzack e Wall, 1965), que postula que estímulos não dolorosos (carreados pelas fibras mielínizadas grossas do tipo A beta) podem efetivamente "fechar" o portão, dificultando a transmissão de sinais dolorosos ao cérebro (através das fibras finas A delta e C) e, assim, reduzir a sensação de dor. Teorias adicionais também sugerem que a SCS opera por meio de interneurônios inibitórios GABAérgicos no corno dorsal e nas vias supraespinhais (e supratentoriais), modulando os sinais de dor.[35]

Os sistemas convencionais de estimulação da coluna dorsal utilizam uma série de eletrodos colocados cirurgicamente (laminectomia) ou de forma percutânea (por punção) no espaço epidural. Esses eletrodos são cuidadosamente posicionados no espaço peridural posterior (Figura 6) para estimular as colunas dorsais e são conectados a um gerador de pulso implantável (IPG) que fornece energia elétrica para modular os sinais de dor.[37]

É fundamental compreender que a implantação permanente do dispositivo só é aprovada após uma fase de teste bem-sucedida. Durante esse "ensaio", o paciente deve atingir uma redução da dor superior a 50% e expressar boa satisfação com o tratamento. Essa avaliação inicial garante que o tratamento, por intermédio da neuroestimulação, seja apropriado e eficaz para o paciente antes de se dar prosseguimento ao implante definitivo.

Dispositivo ("bomba") para infusão de fármaco intratecal

O uso da administração intratecal (IT) de medicamentos para fins experimentais em humanos remonta a 1898. No entanto, foi somente em 1981 que essa abordagem ganhou aplicação clínica mais difundida, sobretudo no campo da Medicina da Dor, usando um dispositivo IT implantável, popularmente conhecido como "bomba de morfina", permitindo a administração de opioides em que foi demonstrada sua grande efetividade no controle das dores crônicas refratárias e uma das principais indicações nos quadros álgicos de pacientes oncológicos.[38]

Esse dispositivo é composto de um cateter inserido através de uma punção lombar intra-

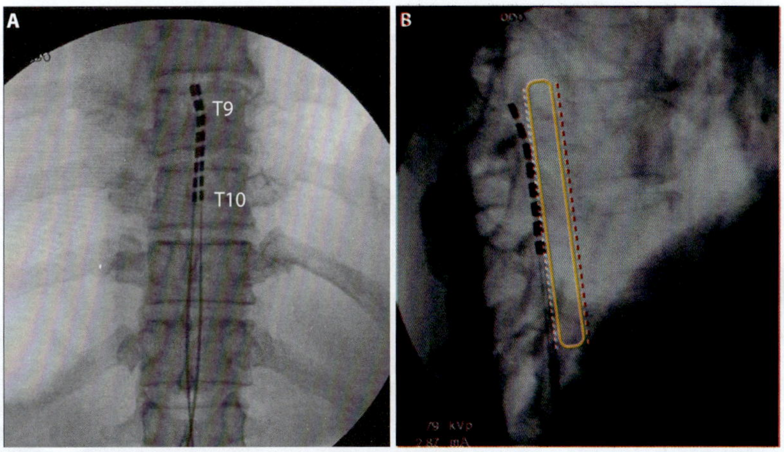

Figura 6 – (A) Implante de eletrodo medular percutâneo posicionado na linha média na altura de T9-T10; (B) Eletrodo posicionado no espaço peridural posterior (linha tracejada branca; saco dural + medula espinhal: linha amarela contínua; espaço peridural anterior: linha tracejada vermelha).

Fonte: Acervo da autoria.

tecal, tunelizado pelo subcutâneo até a região abdominal, onde é conectado à "bomba" propriamente dita, que contém um reservatório em que a medicação fica aramezada e, então, pode ser liberada no espaço subaracnoide (intratecal) (Figuras 7 e 8).

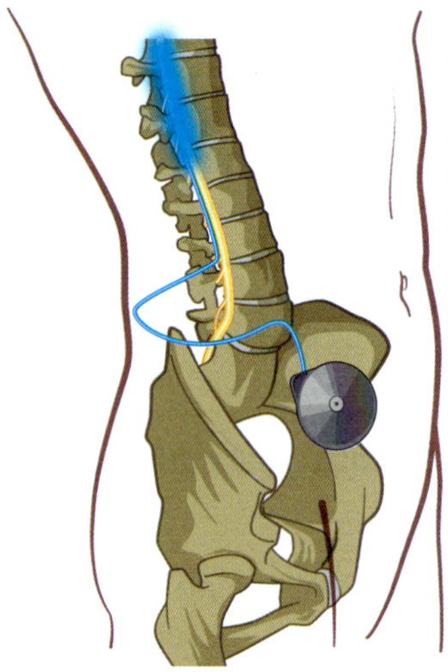

Figura 7 – Imagem gráfica da bomba de morfina implantada. Podemos observar o cateter inserido na região intratecal da coluna conectado à bomba na região paraumbilical.

Fonte: Adaptada de https://www.midlandsspineclinic.co.uk.

Atualmente, nos Estados Unidos, a morfina e o ziconotide são aprovados para infusões IT no contexto de dor crônica intratável, e o baclofeno para infusão IT, para tratar espasticidade grave. Embora a morfina continue a ser o medicamento mais utilizado na analgesia intraespinhal em todo o mundo em virtude de seu baixo custo, amplo suporte da literatura, duração de ação prolongada e facilidade de uso, outros agentes *off-label* são frequentemente empregados na terapia intraespinhal,[39] como os anestésicos locais (bupivacaína) e a clonidina.[40]

CRIOTERAPIA

A crioneurólise, também denominada "crioterapia" e "crioablação", recebe diferentes nomenclaturas ; trata-se de uma terapia que tem como objetivo danificar as terminações nervosas responsáveis pela dor utilizando baixas temperaturas.[41] Trata-se de um procedimento que utiliza uma cânula de resfriamento em cuja ponta se forma uma bola de gelo *(ice ball)* que pode atingir temperaturas entre -20 °C e -100 °C (Figura 9). Nesse intervalo, ocorre a axonotmese ou degeneração walleriana dos nervos: uma perda de continuidade do axônio com preservação do endo, peri e epineuro.[42] Assim, por meio desse padrão de lesão (com preservação dos referidos revestimentos neurais), permite-se a regeneração completa do nervo e a recuperação da função nervosa após algum tempo.[43] Em média, a regeneração de um nervo periférico é de 1 a 1,5 mm/semana e a recuperação funcional ocorre antes da recuperação sensitiva.[44,45]

A eficácia do procedimento parece depender do tamanho da bola de gelo que, por sua vez, vai depender de uma série de fatores como tamanho da cânula, tempo de congelamento, temperatura na ponta da cânula, condutividade do tecido, proximidade da cânula junto ao nervo, entre outros (Figura 10).

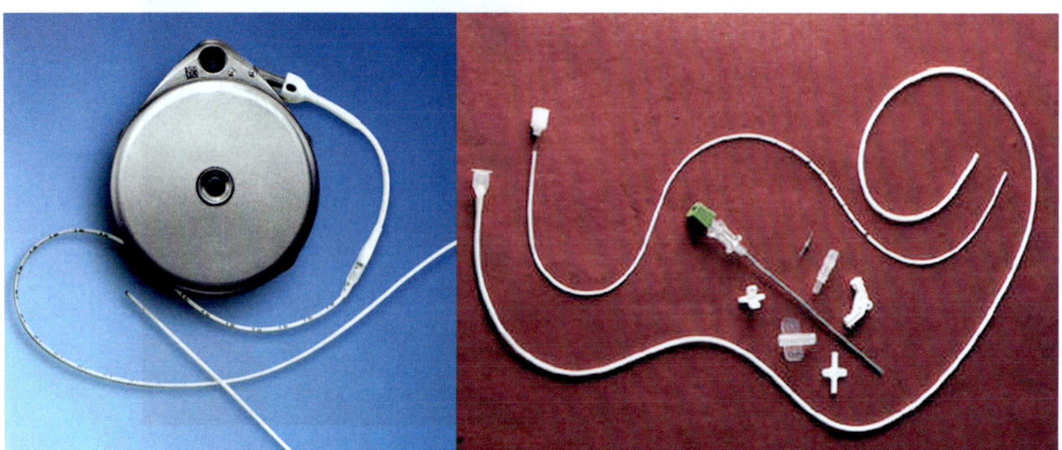

Figura 8 – (A) Bomba de morfina conectada ao cateter; (B) Cânula de punção, cateter e conexões.

Fonte: Cortesia de Medtronic, Minneapolis, MN.

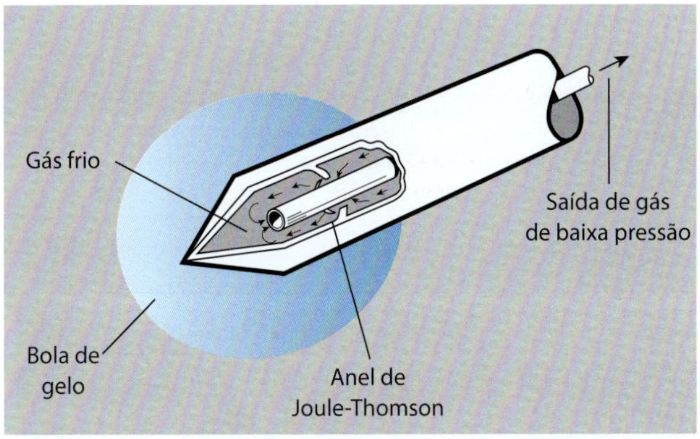

Figura 9 – Imagem esquemática de uma cânula de crioablação: o gás sob alta pressão, passa para uma câmara de baixa pressão através de uma minúscula abertura, ocasionando a expansão desse gás, o que permite que sejam alcançadas temperaturas de -70 °C, formando a "bola de gelo".

Fonte: Adaptada de https://epimed.com/.

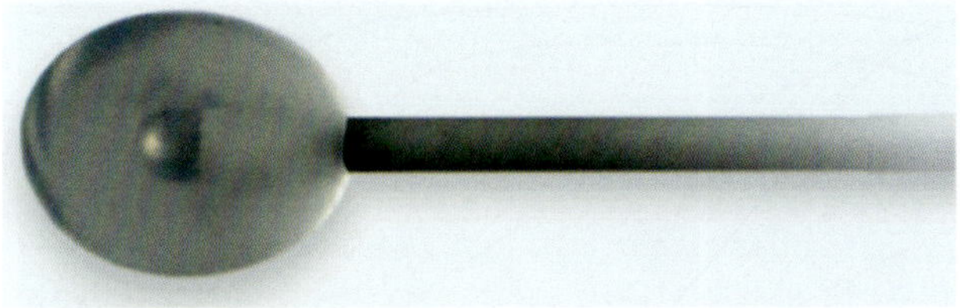

Figura 10 – Imagem da "bola de gelo" na ponta da cânula de crioablação.

Fonte: Adaptada de https://epimed.com/.

Está indicada para dores em que se possa lesar um nervo, preferencialmente sensitivo, nas dores neuropáticas e/ou musculoesqueléticas. Como exemplo, podemos citar os neuromas, neuropatias periféricas, denervação de grandes articulações como quadril e joelho. Lesões de nervos mistos deve ser criteriosamente analisada em virtude de seu potencial efeito na motricidade e, pois, uma perda motora deve ser discutida previamente com o paciente.

Uma das principais vantagens da crioneurólise é seu perfil de segurança e o efeito temporário no nervo tratado (não ocorre, assim, dor por desaferentação). Os riscos associados a essa intervenção incluem danos à pele, alopecia, despigmentação, principalmente no caso de abordagem de nervos mais superficiais, como o supraorbitário.[44]

Proloterapia

A terapia de injeção regenerativa, também conhecida como "proloterapia" ("'proliferar' para produzir novas células em rápida sucessão")[46] é uma abordagem não cirúrgica que visa estimular a regeneração dos tecidos. Essa técnica envolve a injeção direta de pequenos volumes de uma solução "provocativa" nas áreas dolorosas e de maior fragilidade das estruturas musculoesqueléticas. O objetivo desse procedimento é estimular o crescimento de células e tecidos saudáveis, desencadeando, em última análise, a liberação de fatores de crescimento que podem fortalecer essas ligações e aliviar a dor. O mecanismo de ação subjacente à proloterapia não é completamente compreendido, mas acredita-se que, ao se injetar a substância "irritativa", inicia-se uma cascata inflamatória local, liberando fatores de crescimento, deposição de colágeno. Isso desencadeia a proliferação e o fortalecimento de novo tecido conjuntivo, estabilidade articular e redução da dor e disfunção. A Figura 11 é uma representação esquemática da aplicação do princípio terapêutico da proloterapia abrangendo as fases inflamatória, de proliferação e de remodelação tecidual e culminando na cicatrização e restauração de ligamentos/tendões lesionados.

A eficácia da terapia de injeção regenerativa depende muito de um exame físico completo e de uma compreensão profunda da anatomia subjacente. Essa abordagem tem se mostrado benéfica no tratamento de várias condições musculoesqueléticas. Como exemplo, podemos citar: epicondilite lateral ("cotovelo de tenista"), lesões do manguito rotador, fascite plantar, problemas no tendão calcâneo, osteoartrite, dor lombar, distúrbios da ASI, frouxidão na articulação temporomandibular (ATM), entre tantas outras condições.

Ao estimular os processos naturais de cura do corpo, a terapia de injeção regenerativa visa abordar a causa raiz da dor. Essa intervenção não cirúrgica pode potencialmente reduzir a necessidade de tratamentos mais invasivos, como a própria cirurgia, e pode gerar melhores resultados a longo prazo para pacientes que sofrem dessas condições musculoesqueléticas.

As substâncias mais comumente relatadas e estudadas na proloterapia são dextrose hiperosmolar e os produtos do sangue autólogo, incluindo o PRP e as BMAs ou do tecido adiposo.[48]

O PRP, por exemplo, envolve a injeção de plaquetas concentradas que liberam fatores

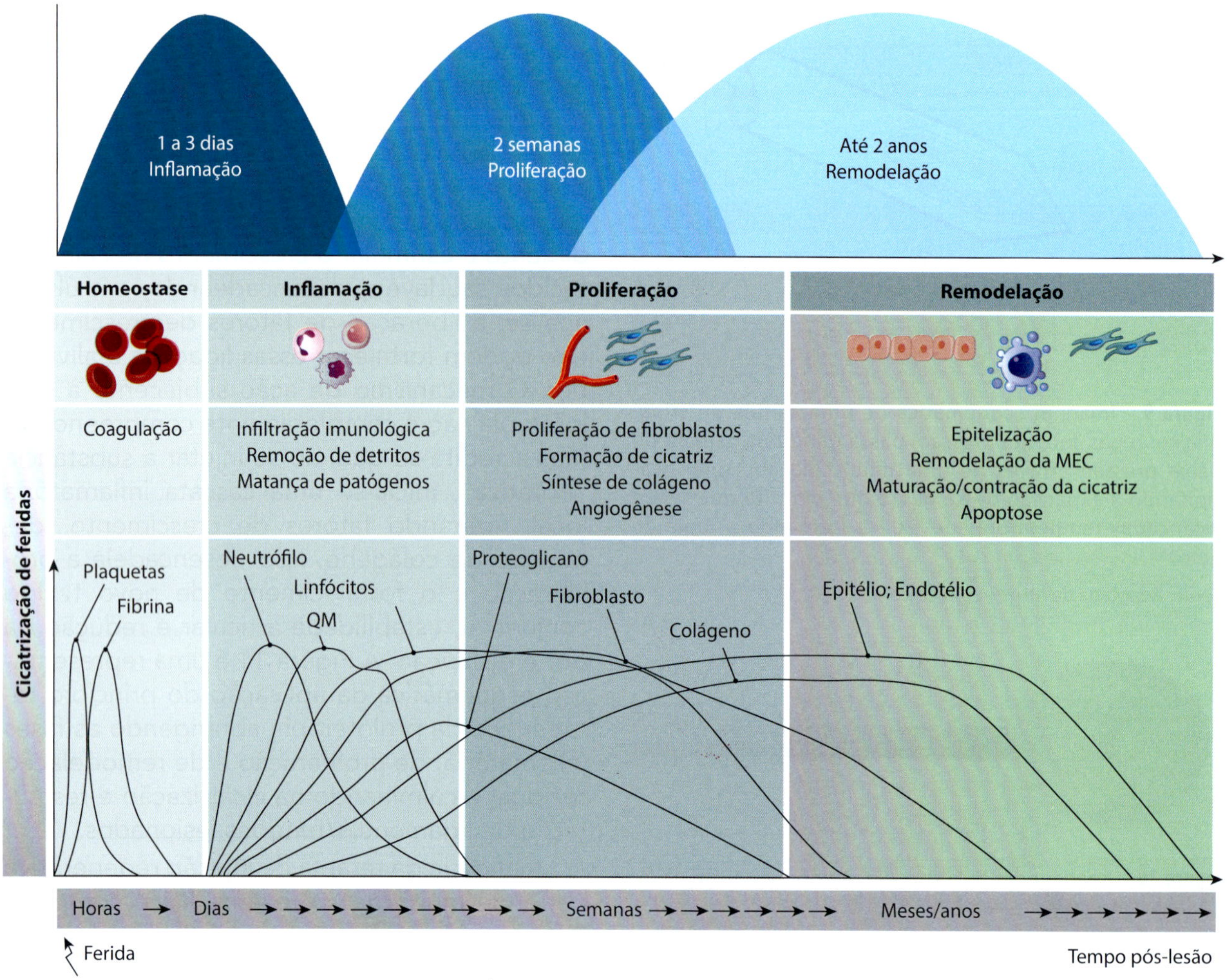

Figura 11 – Representação esquemática da aplicação do princípio terapêutico da proloterapia.

Fonte: Adaptada de http://comprehensiveneurologyli.com/prolotherapy.

de crescimento para estimular a recuperação em lesões de tecidos moles que não cicatrizam. O PRP contém plaquetas nas quais residem fatores de crescimento necessários para a cicatrização de tecidos moles, incluindo fator de crescimento derivado de plaquetas, fator de crescimento transformador e outros que exercem seus efeitos sobre fibroblastos e outras células do sistema imunológico, causando sua proliferação e, assim, acelerando a regeneração de tecidos lesionados.[49] Na Figura 12, temos a ilustração do processo de retirada do PRP a partir da veia, passando pelo processo de centrifugação e a retirada do PRP.

As células-tronco são notáveis e indiferenciadas, dotadas da capacidade de autorrenovação perpétua e da capacidade de se diferenciarem em uma gama diversificada de tipos de células especializadas. O universo das células-tronco abrange diversas subpopulações distintas, cada uma com características e aplicações únicas. As células-tronco embrionárias são derivadas da massa celular interna dos blastocistos, tendo a capacidade de se diferenciarem nas três camadas germinativas, o que as torna uma ferramenta versátil e poderosa para a biologia do desenvolvimento e a Medicina Regenerativa. As células-tronco adultas residem em vários tecidos do corpo, sendo fundamentais na reparação e renovação de tecidos danificados ou envelhecidos. Esse grupo diversificado inclui células-tronco da placenta e do cordão umbilical, células-tronco hematopoiéticas, células-tronco mesenquimais derivadas da medula óssea (MSCs) e MSCs derivadas do tecido adiposo.[50] As células-tronco pluripotentes induzidas (iPSCs) são um avanço inovador na pesquisa

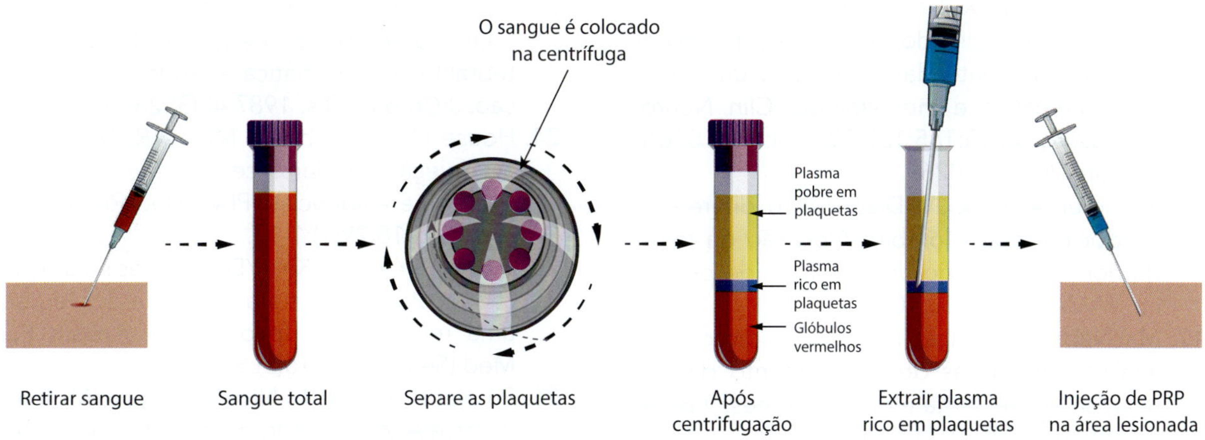

Figura 12 – Terapia com plasma rico em plaquetas.

Fonte: Adaptada de https://www.biobase.cc/Platelet-Rich-Plasma-Treatment-How-Does-it-Work-id46777387.html.

com células-tronco, uma vez que podem ser reprogramadas para um estado pluripotente, semelhante às células-tronco embrionárias.[47] Esse feito notável foi alcançado por meio da introdução de fatores-chave de transcrição utilizando retrovírus, abrindo novos caminhos para terapias personalizadas com base em células estaminais.[51]

Essas propriedades e suas diversas aplicações cativaram a comunidade científica, abrindo caminho para avanços na compreensão da biologia do desenvolvimento, da regeneração de tecidos e do potencial para intervenções terapêuticas transformadoras.

CONCLUSÃO

A MID representa um importantíssimo arsenal no tratamento da dor, oferecendo esperança e alívio aos pacientes que sofrem de dor crônica.

Com base nos princípios fundamentais da interação multidisciplinar, cuidados centrados no paciente, técnicas minimamente invasivas, prática com base em evidências e uma abordagem dupla, a diagnóstico-terapêutica, os profissionais podem diagnosticar, tratar e melhorar eficazmente a vida daqueles que vivem com dor.

E, à medida que a MID continua a evoluir, a investigação e a inovação contínuas vão, sem dúvida, expandir os horizontes do que é possível realizar na terapia da dor.

Referências bibliográficas

1. Dydyk AM, Conermann T. Dor crônica. StatPearls. Treasure Island (FL): StatPearls Publishing; 2024.
2. Jo D. Uma visão geral abrangente e escopo do tratamento intervencionista da dor. Korean J Pain. 2024;37(2):89-90. doi: 10.3344/kjp.24076.
3. Chapman EJ, Edwards Z, Boland JW, et al. Tratamento eficaz e baseado em evidências da dor em pacientes com câncer avançado. Medicina paliativa. 2020;34(4):444-53.
4. Bhatia A, Brull R. A orientação por ultrassom é vantajosa para o tratamento intervencionista da dor? Uma revisão sistemática dos resultados da dor crônica. Anesth Analg. 2013;117(1):236-51.
5. Korbe S, Udoji EN, Ness TJ, Udoji MA. Procedimentos intervencionistas guiados por ultrassom para tratamento da dor crônica. Pain Manag. 2015;5(6):465-82. doi: 10.2217/pmt.15.46.
6. Schultz DM. Fluoroscopia no tratamento intervencionista da dor. Em: Fundamentos das técnicas intervencionistas no tratamento da dor crônica. 2018;109-23. doi: 10.1007/978-3-319-60361-2_9.
7. Wiederhold BD, Garmon EH, Peterson E, Stevens JB, O'Rourke MC. Bloqueio de nervos anestésicos. StatPearls. Treasure Island (FL): StatPearls Publishing; 2024.
8. Chang A, Dua A, Singh K, White BA. Bloqueios de nervos periféricos. Em: StatPearls. Treasure Island (FL): StatPearls Publishing; 2021.
9. FitzGerald S, Odor PM, Barron A, Pawa A. Cirurgia de mama e anestesia regional. Best Pract Res Clin Anaesthesiol. 2019;33(1):95-110.

10. Zhang H, Yang X, Lin Y, Chen L, Ye H. A eficácia do bloqueio do nervo occipital maior para o tratamento da enxaqueca: uma revisão sistemática e meta-análise. Clin Neurol Neurosurg. 2018;165:129-33. doi: 10.1016/j.clineuro.2017.12.026.
11. Steindler A, Luck JV. Diagnóstico diferencial de dor na região lombar: Alocação da fonte da dor pelo método do cloridrato de procaína. JAMA. 1938;110:106-13.
12. MacNab I. Exploração negativa do disco: uma análise das causas do envolvimento da raiz nervosa em sessenta e oito pacientes. J Bone Joint Surg [AM]. 1971;53A(5):891-903.
13. Schutz H, Lougheed WM, Wortzman G, Aw erbuck BG. Raiz nervosa intervertebral na investigação da doença crônica do disco lombar. Can J Surg. 1973;16:217-21.
14. Everett CR, Shah RV, Sehgal N, et al. Uma revisão sistemática da utilidade diagnóstica de bloqueios seletivos da raiz nervosa. Pain Physician. 2005;8:225-33.
15. Mulroy MF, Hejtmanek MR. Prevenção da toxicidade sistêmica de anestésicos locais. Reg Anesth Pain Med. 2010;35(2):177-80. doi: 10.1097/AAP.0b013e3181d26068.
16. Hille B. Anestésicos locais: vias hidrofílicas e hidrofóbicas para a reação fármaco-receptor. J Gen Physiol. 1977;69(4):497-515. doi: 10.1085/jgp.69.4.497.
17. Strichartz GR. A inibição de correntes de sódio em nervos mielinizados por derivados quaternários de lidocaína. J Gen Physiol. 1973;62(1):37-57. doi: 10.1085/jgp.62.1.37.
18. Gerwin RD. Classificação, epidemiologia e história natural da síndrome da dor miofascial. Curr Pain Headache Rep. 2001;5:412-20.
19. Simons DG. Novas visões dos pontos-gatilho miofasciais: etiologia e diagnóstico. Arch Phys Med Rehabil. 2008;89:157-9.
20. Shah JP, Phillips TM, Danoff JV, Gerber LH. Uma técnica microanalítica in vivo para medir o meio bioquímico local do músculo esquelético humano. J Appl Physiol. 2005;99:1977-84.
21. Dakin H, Nuijten M, Liedgens H, Nautrup BP. Cost effectiveness of a lidocaine 5% medicated patch relative to gabapentin for postherpetic neuralgia in the United Kingdom. Clin Ther. 2007;29:1491-507.
22. Patel K, Chopra P, Martinez S, et al. Epidural Steroid Injections. Em: StatPearls [Internet]. Treasure Island (FL): StatPearls Publishing; 2024. [2025 Fev. 14]. Disponível em: https://www.ncbi.nlm.nih.gov/books/NBK470189/.
23. Heliövaara M, Knekt P, Aromaa A. Incidência e fatores de risco de hérnia de disco intervertebral lombar ou ciática levando à hospitalização. J Chronic Dis. 1987;40(3):251-8.
24. House LM, Barrette K, Mattie R, McCormick ZL. Injeção epidural cervical de esteroides: técnicas e evidências. Phys Med Rehabil Clin N Am. 2018;29(1):1-17.
25. Won HS, Yang M, Kim YD. Injeções na articulação facetária para tratamento da dor lombar: uma revisão com foco clínico. Anesth Pain Med (Seul). 2020;15(1):8-18.
26. Perolat R, Kastler A, Nicot B, Pellat JM, Tahon F, Attye A, et al. Síndrome da articulação facetária: do diagnóstico ao tratamento intervencionista. Insights Imaging. 2018;9(5):773-89.
27. Peh W. Injeção na articulação facetária guiada por imagem. Biomed Imaging Interv J. 2011;7(1):e4.
28. Kim BR, Lee JW, Lee E, Kang Y, Ahn JM, Kang HS. Efeitos adversos relacionados à injeção intra-articular de esteroides na articulação facetária em 11.980 procedimentos. Eur Radiol. 2020;30(3):1507-16.
29. Stallmeyer MJ, Ortiz AO. Bloqueios de faceta e injeções na articulação sacroilíaca. Tech Vasc Interv Radiol. 2002;5(4):201-6.
30. Kwak DG, Kwak SG, Lee AY, Chang MC. Resultado da injeção intra-articular de corticosteroide na articulação facetária lombar de acordo com a gravidade da artrite da articulação facetária. Exp Ther Med. 2019;18(5):4132-6.
31. Le DT, Alem N. Injeção na articulação facetária. Em: StatPearls. Treasure Island (FL): StatPearls Publishing; 2024. Disponível em: https://www.ncbi.nlm.nih.gov/books/NBK572125/.
32. Magee DJ. Pelvis. Em: Avaliação física ortopédica. 6. ed. St Louis (MO): Elsevier Saunders; 2014;649-88.
33. 33. Polly D, Cher D, Whang PG, et al. Insite Study Group. O nível de resposta ao bloqueio da articulação SI prevê a resposta à fusão da articulação SI? Int J Spine Surg. 2016;10:4.
34. Simopoulos TT, Manchikanti L, Gupta S. Revisão sistemática da precisão diagnóstica e eficácia terapêutica de intervenções na articulação sacroilíaca. Pain Physician. 2015;18:E713-56.
35. Jee H, Lee JH, Park KD, et al. Injeções intra-articulares na articulação sacroilíaca guiadas por ultrassom versus fluoroscopia na disfunção não inflamatória da articulação sacroilíaca: um estudo prospectivo, randomizado e simples-cego. Arch Phys Med Rehabil. 2014;95(2):330-7.
36. Perry JM, Colberg RE, Dault SL, et al. Um estudo cadavérico avaliando a precisão de in-

jeções na articulação sacroilíaca guiadas por ultrassom. PM R. 2016;8(12):1168-72.
37. Lee L, Epelboym Y. Revisão da embolização da artéria genicular, ablação por radiofrequência e crioneurólise no tratamento da dor no joelho relacionada à osteoartrite. Diagn Interv Radiol. 2023;29(4):614-620. doi: 10.4274/dir.2022.221288.
38. Sowder T, Sayed D, Concannon T, Pew SH, Strand NH, Abd-Elsayed A, et al. Diretrizes da Sociedade Americana de Dor e Neurociência (ASPN) para procedimentos ablativos por radiofrequência em pacientes com dispositivos implantados. J Pain Res. 2023;16:3693-706. doi: 10.2147/JPR.S419594.
39. Chaudhari M, McKeown A. Tecnologias implantáveis para tratamento da dor. Anestesia e Medicina de Terapia Intensiva. 2011;12(2):58-62. doi: 10.1016/j.mpaic.2010.10.016.
40. Nadherny W, Anderson B, Abd-Elsayed A. Cuidados perioperatórios e periprocedimentais de pacientes com terapia com bomba intratecal. Neuromodulação. 2019;22(7):775-80. doi: 10.1111/ner.12880.
41. Deer TR, Pope JE, Hayek SM, et al. The polyanalgesic consensus conference (PACC): recomendações sobre as melhores práticas e diretrizes para sistemas de infusão intratecal de medicamentos. Neuromodulação. 2017;20(2):96-132.
42. Tekade RK. Abordagens para o desenvolvimento de sistemas terapêuticos implantáveis. Biomateriais e bionanotecnologia. Londres: Elsevier/Academic Press; 2019.
43. Northside Physical Medicine. Proloterapia. Northside physical medicine. Disponível em: https://northsidephysicalmedicine.com.au/info/prolotherapy.html.
44. Hsu C, Vu K, Borg-Stein J. Proloterapia: Uma revisão narrativa de mecanismos, técnicas e protocolos e evidências para condições musculoesqueléticas comuns. Phys Med Rehabil Clin N Am. 2023;34(1):165-80. doi: 10.1016/j.pmr.2022.08.011.
45. Dagenais S, Ogunseitan O, Halderman S, et al. Efeitos colaterais e eventos adversos relacionados à injeção intraligamentar de soluções esclerosantes (proloterapia) para dor nas costas e no pescoço: uma pesquisa com profissionais. Arch Phys Med Rehabil. 2006;87:909-13.
46. Jensen K, Rabago D, Best TM, Patterson JJ, Vanderby R. Resposta dos ligamentos do joelho à proloterapia em um modelo de lesão em ratos. Am J Sports Med. 2008;36:1347-57.
47. Biehl JK, Russell B. Introdução à terapia com células-tronco. J Cardiovasc Nurs. 2009;24(2):98-103. doi:10.1097/JCN.0b013e318197a6a5.
48. Takahashi K, Tanabe K, Ohnuki M, Narita M, Ichisaka T, Tomoda K, et al. Indução de células-tronco pluripotentes de fibroblastos humanos adultos por fatores definidos. Cell. 2007;131(5):861-72. doi:10.1016/j.cell.2007.11.019.
49. Hsu WK, Mishra A, Rodeo SR, et al. Plasma rico em plaquetas em aplicações ortopédicas: recomendações baseadas em evidências para tratamento. J Am Acad Orthop Surg. 2013;21:739-48.
50. Martinez CE, Smith PC, Palma Alvarado VA. A influencia de produtos derivados de plaquetas na angiogênese e reparo tecidual: uma atualização concisa. Front Physiol. 2015;6:290.
51. BioBase. Tratamento com Plasma Rico em Plaquetas: Como Funciona [imagem na página]. BioBase. Disponível em: https://www.biobase.cc/Platelet-Rich-Plasma-Treatment-How-Does-it-Work-id46777387.html.
52. Goldman DT, Piechowiak R, Nissman D, Bagla S, Isaacson A. Conceitos atuais e direções futuras do tratamento minimamente invasivo para dor no joelho. Curr Rheumatol Rep. 2018;20(9):54.
53. Radnovich R, Scott D, Patel AT, Olson R, Dasa V, Segal N, et al. Crioneurólise para tratar a dor e os sintomas da osteoartrite do joelho: um estudo multicêntrico, randomizado, duplo-cego e controlado por simulação. Cartilagem da osteoartrite. 2017;25(8):1247-56. doi:10.1016/j.joca.2017.03.006.
54. Kapoor M, Martel-Pelletier J, Lajeunesse D, Pelletier JP, Fahmi H. Papel das citocinas pró-inflamatórias na fisiopatologia da osteoartrite. Nat Rev Rheumatol. 2011;7(1):33-42.
55. Trescot AM. Crioanalgesia no tratamento intervencionista da dor. Pain Physician. 2003;6(3):345-60.

Medicina Regenerativa no Tratamento da Dor

93

Sudhir Amarabhai Diwan
Daniela Costa Martins Dietrich
Marcos André Nogueira Frasson Filho
Ana Francesca Vommaro Leite

INTRODUÇÃO À MEDICINA REGENERATIVA

A Medicina Regenerativa no tratamento da dor representa um campo inovador, focado na reparação, regeneração e substituição de tecidos e órgãos danificados, visando a redução ou eliminação da dor crônica. Essa abordagem utiliza os mecanismos naturais de cura do corpo e diversas técnicas, como terapia com plasma rico em plaquetas (PRP), terapia com células-tronco, proloterapia, injeções de membrana amniótica e engenharia de tecidos.

Ao contrário de simplesmente mascarar os sintomas, a Medicina Regenerativa busca tratar a causa subjacente da dor, mostrando-se promissora para condições como osteoartrite (OA), lesões nos tendões, ligamentos e certas disfunções da coluna. No entanto, embora essas terapias estejam ganhando popularidade, elas continuam em fase de pesquisa para avaliar sua eficácia, segurança e benefícios a longo prazo.

O PRP consiste em concentrar plaquetas do próprio sangue do paciente e injetá-las na área afetada. Essas plaquetas liberam proteínas bioativas e fatores de crescimento que podem acelerar a cura e a regeneração tecidual, tornando o PRP uma base importante da Medicina Regenerativa.[1] No Brasil, sua utilização é aprovada apenas em ensaios clínicos para o tratamento de doenças musculoesqueléticas.[2]

As células-tronco mesenquimais (MSCs) são fundamentais nesse contexto, com a capacidade de se diferenciar em diversos tipos celulares e promover a regeneração de tecidos danificados. A terapia envolve geralmente a coleta de MSCs da medula óssea ou do tecido adiposo do paciente, que são injetadas na região afetada.[3]

A proloterapia utiliza injeções de uma solução, muitas vezes à base de dextrose, para estimular a resposta de cura do corpo, fortalecendo ligamentos, tendões e articulações.[4]

Já as injeções de membrana amniótica, ricas em fatores de crescimento, promovem a cura e diminuem a inflamação.[5]

Por fim, a engenharia de tecidos cria andaimes ou matrizes que suportam o crescimento de novos tecidos, combinados com células e fatores de crescimento para facilitar essa regeneração.[6]

Neste capítulo, vamos nos aprofundar nas aplicações das técnicas de Medicina Regenerativa, explorando os mecanismos sofisticados que impulsionam a regeneração do tecido e analisando estudos clínicos que validam essas abordagens de ponta. Investigaremos como esses métodos são utilizados no tratamento da dor crônica, desvendando os princípios científicos que sustentam seu sucesso. A Medicina Regenerativa está revolucionando o tratamento da dor, oferecendo novas perspectivas e estratégias para a cura, promovendo um impacto significativo na qualidade de vida dos pacientes.

FISIOLOGIA E FISIOPATOLOGIA NA MEDICINA REGENERATIVA

Lesões do sistema nervoso periférico são comuns, mas ainda não há tratamentos aprovados que estimulem efetivamente o crescimento de axônios danificados. Assim, a cirurgia é frequentemente vista como a melhor opção para tratar os sintomas dessas lesões. Contudo, apenas cerca de 10% dos axônios cortados conseguem se reconectar com seus alvos originais após a cirurgia, resultando em limitações significativas na recuperação funcional e deixando os pacientes com déficits duradouros ou complicações ao longo da vida.[7]

Após uma lesão nervosa, um aumento de cálcio no coto distal provoca a degeneração walleriana, caracterizada pela ativação de proteases, desdiferenciação das células de Schwann e recrutamento de macrófagos, que limpam componentes inibitórios da mielina e detritos do axônio. As células de Schwann formam as bandas de Büngner que guiam os axônios em regeneração por meio de moléculas que promovem o crescimento.

Os sinais viajam retrogradamente para o corpo celular após a lesão, ativando genes associados à regeneração (RAGs), como β-tubulina, proteína associada ao crescimento 43 (GAP43), fator de transcrição de ativação (ATF3), transdutor de sinal e ativador da transcrição 3 (STAT3) e fator de transcrição Jun (c-Jun). Esses genes facilitam o crescimento axonal, funcionando como moléculas de sinalização, elementos estruturais e fatores de transcrição, transformando o comportamento do gânglio da raiz dorsal (DRG) de transmitir sinais sensoriais para focar na regeneração.[8]

Técnicas avançadas de liberação controlada de substâncias como fatores de crescimento,[9] MSCs,[10] nucleotídeos[11] e exossomos[12] mostram grande promessa na promoção da regeneração tecidual em virtude de sua potente bioatividade. A matrilina-3, uma proteína não colágena, demonstrou eficácia em melhorar a regeneração da cartilagem articular, mantendo a condrogênese e prevenindo transformações celulares indesejáveis.[13] Sistemas inovadores que combinam polímeros hiper-ramificados, nanopartículas de poliácido lático-coácido glicólico (PLGA) e microesferas de poliácido lático (PLA) estão sendo projetados para fornecer agentes terapêuticos, como anti-miR-199a e MSCs, para regenerar discos intervertebrais.[11] Além disso, tecnologias avançadas de nanofibras, como poli (éster ureia) ramificada, são utilizadas para encapsular e proteger substâncias como PRP, melhorando os resultados do reparo tecidual.[14] Esses avanços incluem sistemas de entrega sofisticados que incorporam heparina para direcionar a entrega de fatores de crescimento essenciais para a recuperação do disco intervertebral.[15] Novas metodologias de liberação de fármacos empregam sistemas modificados por ligantes para aumentar a penetração através de barreiras fisiológicas,[16] microtecnologia para regular com precisão a cinética de liberação[17] e plataformas sensíveis a campos magnéticos ou elétricos para aplicações em biossensores e bioimagem.[18]

PAPEL NO REPARO TECIDUAL E MODULAÇÃO DA DOR

Para exemplificar o reparo tecidual por meio de terapias regenerativas, considere-se um disco intervertebral afetado por degeneração. Fatores como a falta de nutrientes essenciais, hipóxia e um ambiente ácido tornam o disco vulnerável a danos, ocasionando deterioração, desalinhamento da matriz extracelular (ECM), transformação do colágeno tipo II para tipo I e redução na síntese de agrecano.

Com o encolhimento do disco e a diminuição do tampão proteoglicano, que é essencial para o suporte mecânico entre as vértebras, essas estruturas, que têm capacidade limitada de autorreparo por causa de sua natureza avascular, geram dor contínua e dificultam a regeneração.

Nesse cenário, as MSCs surgem como uma promessa no alívio da dor lombar discogênica (LBP), modulando a dor nociceptiva primária do disco, retardando ou revertendo processos catabólicos e contribuindo para a regeneração do tecido discal.[19] A neutralização de citocinas inflamatórias (interleucinas [IL] 1, IL-6, IL-17 e fator de necrose tumoral alfa [TNF-α]) e a secreção de fatores de crescimento pelas MSCs favorecem o reparo tecidual, reduzindo a inflamação em discos degenerados.[20]

Além disso, essas células liberam fatores tróficos que ajudam na manutenção da homeostase tecidual, alterando o microambiente e exibindo características do núcleo pulposo, responsável pela síntese dos componentes da ECM. Assim, a aplicação de células mesenquimais autólogas pode modificar a estrutura do disco a médio e longo prazo.[21]

Estudos clínicos com pacientes com lombalgia que receberam injeções intradiscais de MSCs derivadas da medula óssea mostraram alívio da dor a curto prazo e, a médio prazo, 1 ano após a aplicação, uma melhora significativa na densidade óssea em 40% dos pacientes.[22]

Um dos desafios na utilização das MSCs é sua durabilidade limitada ao longo do tempo; após algumas semanas, essas células podem sofrer remodelação ou apoptose, comprometendo sua eficácia terapêutica. No entanto, pesquisas recentes apontam estratégias promissoras para enfrentar esse desafio.

Evidências emergentes indicam que a combinação de substâncias específicas pode não apenas aumentar a sobrevivência e longevidade das MSCs, mas também contribuir para a reversão da doença do disco intervertebral.[23]

Compostos promissores incluem ácido hialurônico (AH), que mantém a hidratação e a elasticidade do tecido;[20] proteína morfogenética óssea-2 (BMP-2), que promove a osteogênese e fator de crescimento transformador beta (TGF-β), que reduz a inflamação e media a diferenciação condrogênica das MSCs. Além disso, a proteína de mineralização LIM-1 (LMP-1) é um regulador crucial da diferenciação dos osteoblastos,[24] enquanto a condroitinase ABC, derivada de *Proteus vulgaris*, aumenta o brotamento axonal e a regeneração em lesões da medula espinhal.[25] O inibidor tecidual de metaloproteinases (TIMP) tem um papel significativo na função das MSCs, influenciando a diferenciação osteogênica e a remodelação da matriz durante a regeneração óssea.[26] Por fim, o SOX9 é conhecido por sua capacidade de modular a sobrevivência celular e promover a diferenciação osteogênica, tornando-se um fator valioso em terapias com base em MSC.[27] Essas descobertas abrem um caminho promissor para melhorar a eficácia das MSCs e avançar na Medicina Regenerativa.

No que se refere ao uso de PRP para otimizar a recuperação tecidual, é importante notar que as plaquetas autólogas são ricas em grânulos α, δ e λ, que funcionam como depósitos para uma variedade de fatores de crescimento, quimiocinas, micropartículas e outras moléculas bioativas.[28] Após ativação, esses grânulos liberam uma série de fatores críticos, incluindo fator de crescimento endotelial vascular (VEGF), fator de crescimento epidérmico (EGF), fator de crescimento derivado de plaquetas (PDGF), TGF-β, fator de crescimento básico de fibroblastos (b-FGF) e fator de crescimento semelhante à insulina 1 (IGF-1).[29] A liberação desses fatores desencadeia uma cascata de respostas metabólicas, celulares e bioquímicas que resultam em melhorias estruturais na mecânica do tecido e redução da inflamação.[30] Além disso, os efeitos anti-inflamatórios do PRP e sua capacidade de estimular o reparo celular, apoiar a sobrevivência do núcleo pulposo e promover a angiogênese[31] ocasionam a regulação positiva da expressão gênica anabólica e a regulação negativa dos processos catabólicos.[32] Essas mudanças moleculares sustentam os resultados de cura e regeneração aprimorados observados com a terapia com PRP.

IMPORTÂNCIA DAS ABORDAGENS REGENERATIVAS NO TRATAMENTO DA DOR

A dor crônica é uma condição debilitante que afeta milhões de pessoas ao redor do mundo, comprometendo gravemente sua qualidade de vida e funcionalidade. A complexidade da transmissão e a modulação dos sinais nociceptivos, aliadas à considerável variabilidade na percepção da dor entre indivíduos, apresentam um desafio significativo no seu tratamento. Para abordar a dor crônica de forma eficaz, é necessário um enfoque multifacetado que não apenas busque o alívio da dor, mas também promova a melhoria das habilidades funcionais. As estratégias terapêuticas devem ser cuidadosamente personalizadas para atender tanto à gravidade como às características específicas da lesão subjacente, levando em conta as necessidades e circunstâncias únicas de cada paciente. Essa abordagem individualizada é fundamental para otimizar os resultados e aprimorar o bem-estar geral.

A crise dos opioides, exacerbada pelo uso indevido desses medicamentos no tratamento da dor crônica, evidencia a necessidade urgente de alternativas terapêuticas inovadoras. O risco de dependência física e psicológica associada ao uso de opioides tornou-se uma preocupação crítica. É alarmante o fato de que 21% a 29% das pessoas que recebem prescrições de opioides para dor crônica apresentam padrões de uso indevido e cerca de 10% desenvolvem transtorno por uso de opioides. Essa realidade generalizada sublinha a urgência em explorar e implementar tratamentos alternativos que consigam controlar a dor crônica de maneira eficaz, minimizando o risco de dependência e suas complicações associadas.[33]

TERAPIAS DE MEDICINA REGENERATIVA

Preparação do solo

A capacidade de regeneração tecidual é fundamental para a manutenção da homeostase biológica, envolvendo processos complexos de restauração, renovação e crescimento celular. Essa regeneração é regulada por interações intrincadas entre funções celulares e sinais moleculares que necessitam de condições ideais, como pH equilibrado, citocinas adequadas, fatores de crescimento e outros sinais biológicos essenciais.[34]

O reparo eficaz do tecido depende de um "recanto" favorável – um microambiente de suporte composto por células como macrófagos e miofibroblastos, além de uma ECM que facilita a regeneração.[35] Na regeneração celular, exceto pelos eritrócitos, a maioria das células opera de maneira semelhante. Para aumentar a mitogenicidade e promover a migração de fibroblastos, bem como as atividades de osteoblastos e condrócitos, é crucial aumentar a capacidade metabólica dessas células e estimular funções anabólicas por meio de hormônios e cofatores adequados.[36,37]

Uma resposta celular ideal requer a ausência de inflamação crônica, o funcionamento eficiente das células imunes e a disponibilidade de nutrientes essenciais. Na Medicina Regenerativa, a aplicação de células-tronco em tecidos danificados sem a devida preparação do "solo" pode resultar em resultados aquém do esperado. O sucesso dos procedimentos regenerativos está intrinsecamente ligado à resposta celular do paciente, tornando essencial garantir que todos os elementos fundamentais para a regeneração estejam presentes.

Preparar o "solo" implica abordar fatores modificáveis, como estilo de vida e dieta, incluindo controle da obesidade, síndrome metabólica, qualidade do sono, disbiose, tabagismo, consumo de álcool, atividade física, nutrição e uso de medicamentos. Muitas vezes, o processo patológico é desencadeado por fatores como oxidação, inflamação, infecção ou disfunção do sistema imunológico. Assim, a preparação do solo requer uma avaliação abrangente do paciente para identificar e mitigar os fatores de risco associados à inflamação sistêmica de baixo grau, frequentemente ligada a condições metabólicas como obesidade, envelhecimento celular, aterosclerose, diabetes e doenças neurológicas degenerativas.[38]

Uma análise completa do estilo de vida e dos hábitos de saúde é crucial para determinar as terapias complementares necessárias. Além disso, a preparação do solo deve ser economicamente viável, equilibrando a eficácia da intervenção com considerações de custo para garantir cuidados regenerativos sustentáveis e acessíveis.[39]

Os fatores descritos a seguir impactam, de maneira significativa, a eficácia das terapias regenerativas e devem ser cuidadosamente considerados para maximizar os resultados terapêuticos e aumentar o sucesso do tratamento.

Obesidade: reduz o potencial adipogênico, osteogênico e condrogênico das MSCs, exacerbando a presença de macrófagos M1, pró-inflamatórios enquanto diminui os macrófagos M2, anti-inflamatórios. Esse desequilíbrio dificulta os processos regenerativos e prejudica a regeneração muscular, afetando a proliferação de células satélites e a capacidade de fusão.[40,41]

Fumo: o tabagismo induz um estado protrombótico, aumentando o risco de formação de coágulos sanguíneos e comprometendo a função do plasminogênio, essencial na dissolução de coágulos, o que reduz o fluxo sanguíneo. A nicotina também interfere na diferenciação e maturação das células-tronco, diminuindo seu potencial regenerativo e aumentando a vulnerabilidade às infecções, complicando o processo de cura.[42,43]

Álcool: O consumo de álcool reduz tanto a atividade como a quantidade de MSCs, comprometendo sua multipotência e o processo de cicatrização. A desnutrição frequentemente associada ao uso de álcool agrava seus efeitos prejudiciais ao diminuir as respostas inflamatórias e imunológicas. Por isso, é crucial evitar o álcool após tratamentos com PRP e injeções de células-tronco a fim de otimizar os resultados terapêuticos e apoiar a regeneração efetiva do tecido.[44]

Privação de sono: a falta de sono impacta negativamente o metabolismo, compromete a função endócrina e reduz a produção do hormônio do crescimento (GH), todos fundamentais para a reparação e regeneração dos tecidos. Além disso, o sono inadequado está fortemente associado a diversas condições de saúde, como depressão e obesidade, agravando o bem-estar geral. O sono de qualidade, caracterizado por um equilíbrio entre os ciclos de movimento rápido dos olhos (REM) e não REM, é crucial para otimizar a eficácia das terapias regenerativas, pois desempenha um papel vital na manutenção do equilíbrio fisiológico e no suporte aos processos de recuperação celular.[45]

Exercício regular: a prática regular de exercícios é determinante para aumentar a eficácia das terapias regenerativas, pois favorece diversos processos fisiológicos que facilitam a cura e a recuperação. Para resultados ideais, recomenda-se a realização de pelo menos 150 minutos de exercícios de intensidade moderada por semana ou, alternativamente, 20 a 60 minutos de atividades vigorosas três vezes por semana. Esse regime estruturado não apenas melhora a circulação e a função metabólica, mas também promove o reparo muscular e tecidual, ampliando ainda mais os benefícios dos tratamentos regenerativos.[46]

Para avaliar eficazmente o estado metabólico e otimizar a preparação para terapias regenerativas, é fundamental realizar alguns testes complementares importantes descritos a seguir.

1. *Hemograma completo (CBC):* avalia os níveis de hemoglobina, leucócitos e plaquetas, fornecendo informações sobre a saúde geral do sangue e a capacidade regenerativa.
2. *Proteína C-reativa (CRP):* esse marcador indica a presença de inflamação aguda que pode impactar os processos de cura e recuperação.
3. *Ferritina:* serve como indicador de armazenamento de ferro e inflamação; níveis elevados podem sinalizar atividade inflamatória contínua.
4. *Saturação de transferrina:* ajuda a diferenciar entre sobrecarga de ferro e condições inflamatórias, fornecendo informações cruciais para um diagnóstico preciso.
5. *Homocisteína:* níveis elevados podem prejudicar a função dos osteoblastos e a cicatrização de feridas, com a conversão adequada dependendo de vitaminas B12, B6 e B9.
6. *Hormônio estimulante da tireoide (TSH), T3 livre e T4 livre:* esses marcadores avaliam a função da tireoide, sendo que o hipotireoidismo pode atrasar a cicatrização e afetar os resultados das terapias regenerativas.
7. *Testosterona:* níveis baixos podem aumentar o catabolismo muscular e da gordura corporal, impactando negativamente a eficácia dos tratamentos regenerativos.
8. *Deidroepiandrosterona (DHEA):* esse hormônio apresenta efeitos protetores na cartilagem e pode trazer benefícios no tratamento da OA.
9. *Eletroforese de proteínas séricas:* mede os níveis de albumina, alfa-1-globulina, alfa-2-globulina, betaglobulina e gamaglobulina; níveis elevados podem indicar condições ósseas, como osteoporose, doença de Paget ou fraturas recentes.

Esses testes, em conjunto, fornecem uma visão abrangente do estado de saúde do paciente, possibilitando terapias regenerativas personalizadas e eficazes. Além disso, o suporte nutricional é crucial para otimizar os resultados do tratamento. As principais opções nutricionais para candidatos a terapias regenerativas incluem ácidos graxos ômega-3, magnésio, vitamina D, vitamina B12, curcumina, resveratrol, probióticos e melatonina, todos contribuindo para a cura e a recuperação.[39]

Proloterapia

A proloterapia, também conhecida como "terapia de injeção regenerativa", consiste na aplicação de uma solução de dextrose (água com açúcar) em concentrações de 5%, 12,5% e 25%, ou outros irritantes, diretamente no tecido lesionado. Essa técnica provoca uma resposta inflamatória leve, estimulando os mecanismos naturais de cicatrização do corpo. É frequentemente utilizada para tratar dor musculoesquelética crônica e instabilidade articular, sendo uma opção viável quando abordagens como fisioterapia, cirurgia ou medicamentos convencionais, como anti-inflamatórios não esteroides (AINEs), esteroides e opiáceos, se mostram ineficazes ou intoleráveis.[47]

Além disso, a proloterapia pode ser combinada com outras terapias regenerativas, como PRP e aspirado de medula óssea (BMA), que oferecem fatores de crescimento adicionais para acelerar o processo de recuperação. Esse método vem ganhando destaque no tratamento de lesões esportivas e dores crônicas, apresentando-se como uma alternativa menos invasiva que aproveita os mecanismos naturais de reparo do organismo.[48]

A proloterapia neural (NP) envolve a injeção subcutânea de uma solução isotônica de dextrose a 5% em água (D5W) ao redor de nervos sensoriais, especialmente em seus pontos de entrada na fáscia. A inflamação neurogênica é um processo patológico bem-estabelecido que ativa fibras de dor do tipo C que são sensíveis ao receptor de potencial transitório vaniloide 1 (TRPV1) e inervam ligamentos, tendões e articulações. Essas fibras são responsáveis pela "dor profunda" frequentemente associada a condições como OA. Quando ativadas, as fibras C podem transmitir sinais em ambas as direções: para frente (prodrômicos); e para trás (antidrômicos).[48]

Acredita-se que a inibição do TRPV1 pela dextrose a 5% é um fator que reduz a liberação de neuropeptídeos pró-inflamatórios, como a substância P (sub P) e o peptídeo relacionado ao gene da calcitonina (CGRP), que são os principais agentes da inflamação neurogênica.[49] Ao bloquear esses receptores, o inchaço nervoso é minimizado, favorecendo a restauração do fluxo normal do fator de crescimento nervoso, o que apoia a cura nervosa e proporciona alívio da dor.[50]

As injeções de dextrose hipertônica atuam por meio da ruptura osmótica das células locais, desencadeando uma resposta inflamatória por causa do aumento dos níveis de glicose na ECM. Essa irritação promove a proliferação de fibroblastos e a subsequente síntese de colágeno, facilitando a cura e a renovação do tecido. Citocinas mediadoras da quimiomodulação desempenham um papel essencial nesse processo, resultando em um fortalecimento do tecido conjuntivo, melhoria na estabilidade articular e redução da dor e disfunção. O princípio terapêutico da proloterapia foca na inflamação, proliferação e remodelação do tecido para restaurar ligamentos e tendões lesionados.[51]

Pesquisas indicam que até mesmo baixas concentrações de dextrose extracelular, como 0,5%, podem estimular a produção de fatores de crescimento cruciais, como o PDGF, o TGF-β e o b-FGF.[52] Esses fatores são fundamentais para a reparação do tecido, contribuindo para o aumento da produção de colágeno dos tipos 1 e 3, essenciais para a regeneração de tendões, ligamentos e cartilagens. Assim, a proloterapia com dextrose se apresenta como uma terapia regenerativa promissora para diversas lesões em tecidos moles, incluindo reparos em tendões e ligamentos.[53]

Estudos têm demonstrado que diferentes concentrações de injeções de dextrose geram respostas clínicas variadas, sendo que concentrações superiores a 10% provocam uma resposta inflamatória mais intensa, acelerando o processo de cicatrização. Contudo, concentrações distintas resultam em efeitos clínicos diferentes, com níveis mais altos geralmente associados a melhores resultados terapêuticos para condições como frouxidão do ligamento cruzado anterior (LCA) e OA.[52]

Uma revisão sistemática sobre a proloterapia com dextrose evidenciou sua eficácia no tratamento da dor musculoesquelética crônica, especialmente em casos de tendinopatias e OA, sobretudo quando outros tratamentos falharam. Entretanto, os benefícios da proloterapia em dores agudas e miofasciais são menos claros em virtude da escassez de ensaios clínicos randomizados e de curto prazo. Apesar dessas limitações, a proloterapia permanece uma opção viável para o manejo da dor crônica e disfunção, especialmente em pacientes que não respondem a terapias convencionais.[54]

Geralmente, os estudos realizam a administração de três ou quatro injeções de proloterapia, espaçadas em torno de 4 semanas.

Após 8 semanas, os pacientes frequentemente apresentam melhorias nas pontuações da Escala Visual Analógica (EVA) e outros resultados objetivos, em comparação com suas medições iniciais. Esses efeitos benéficos podem persistir até 52 semanas após a injeção inicial.[55]

A proloterapia é especialmente indicada para o tratamento da OA do joelho, sendo uma opção valiosa para pacientes com dor crônica e alterações radiográficas moderadas a graves (estágios II-IV de Kellgren-Lawrence).[56] Além disso, é utilizada em outras condições persistentes, como entesopatia, tendinose e frouxidão do LCA.

Ácido hialurônico (AH)

O AH é um componente essencial do fluido sinovial, desempenhando um papel crucial na manutenção da viscosidade e elasticidade nas articulações. Esse polímero natural apresenta características reológicas que lhe permitem suportar pressão prolongada e, ao ser liberado, retornar a sua forma original.

Classificado como um glicosaminoglicano (GAG), o AH é um polímero linear que compõe a ECM.[57] Sua estrutura química é simples, caracterizada por ser polar e altamente hidrofílica, composta por unidades dissacarídicas repetidas de ácido D-glucurônico e N-acetil-D-glucosamina, interligadas por ligações glicosídicas β-1,3 e β-1,4 alternadas.[58] Na sua forma nativa, o AH normalmente existe como um polímero de alto peso molecular (HMWHA), com uma massa superior a 1.000 kDa, embora possa ser fragmentado em formas de menor peso molecular (LMWHA) sob determinadas condições.

O HMWHA, presente em tecidos saudáveis, demonstra efeitos antiangiogênicos e imunossupressores. Em contrapartida, fragmentos menores, gerados em condições de estresse, atuam como potentes indutores de inflamação e angiogênese. Com a progressão da OA, a concentração de AH natural e sua distribuição nas articulações tendem a diminuir, resultando em uma redução das propriedades mecânicas e viscoelásticas do fluido sinovial.[59]

Estudos indicam que o AH de alto peso molecular pode modificar a progressão da doença, auxiliando na manutenção e restauração da ECM. O AH produzido por fermentação microbiana oferece um perfil bioquímico mais seguro e a administração intra-articular é considerada mais eficaz para o alívio da dor em comparação com corticosteroides, AINEs e fisioterapia. Além disso, essas injeções são menos invasivas, apresentam menos efeitos colaterais e podem reduzir a necessidade de cirurgia, resultando em diminuição dos custos gerais do tratamento.[60]

Os benefícios terapêuticos do AH para OA incluem absorção de choque, lubrificação articular, efeitos anti-inflamatórios, condroproteção, estímulo à produção de proteoglicanos e modificações na matriz da cartilagem. Essa compreensão dos múltiplos papéis do AH evidencia como o AH intra-articular (IA-AH) pode apoiar pacientes com OA de joelho.[61]

Além disso, evidências sugerem que os produtos de AH com diferentes pesos moleculares podem atuar de maneira distinta; especificamente, o AH de alto peso molecular é reconhecido por suas superiores propriedades anti-inflamatórias, pela síntese aprimorada de proteoglicanos, pela lubrificação articular eficiente e pela manutenção melhorada da viscoelasticidade, em comparação com as versões de menor peso molecular.[62]

Embora alguns estudos tenham demonstrado que a viscossuplementação é eficaz no alívio dos sintomas da artrite, é importante ressaltar que atualmente não existem evidências sólidas que sustentem sua capacidade de reverter o processo artrítico ou estimular a regeneração da cartilagem. A eficácia da viscossuplementação no tratamento da OA continua sendo objeto de investigação. Pesquisas em andamento buscam explorar os efeitos a longo prazo e os potenciais benefícios da viscossuplementação nesse contexto.

Terapia com células-tronco mesenquimais

A medula óssea em mamíferos desempenha um papel essencial na hematopoiese e na saúde óssea, consistindo em uma variedade de células, incluindo células-tronco hematopoiéticas (HSCs) e MSCs. Segundo a International Society for Cellular Therapy (ISCT), as MSCs devem aderir a superfícies plásticas e ser capazes de se diferenciar em osteoblastos, adipócitos e condroblastos, além de apresentar marcadores de superfície específicos.[63] Se esses critérios não forem atendidos, o termo "MSCs" não deve ser aplicado.[64]

Um parâmetro crítico na avaliação da qualidade do BMA é a quantificação de células nucleadas. A medula óssea abriga uma variedade de células, incluindo células acessórias que sustentam o microambiente, células de sinalização que facilitam a comunicação e células progenitoras que originam diferentes células sanguíneas. As células multipotentes, como as MSCs e as HSCs, são particularmente relevantes em razão de seu potencial regenerativo notável.[65]

O BMA envolve a extração de células da medula, incluindo MSCs e HSCs. O concentrado de aspirado medula óssea (BMAC), por sua vez, é obtido a partir do BMA, em que o aspirado é processado para concentrar as MSCs e outros componentes bioativos.

As MSCs apresentam baixa imunogenicidade, com níveis moderados de expressão de MHCI e mínima ou nenhuma expressão de antígenos MHCII e moléculas coestimulatórias, o que limita a ativação das células T e previne comportamentos indesejados.[65]

Os mecanismos terapêuticos das MSCs incluem sua capacidade de *homing*, reparo tecidual, imunomodulação, efeitos anti-inflamatórios e atividade antiapoptótica. O termo *homing* refere-se ao processo pelo qual as MSCs migram para locais de lesão e fornecem sinais tróficos. Esse processo envolve três etapas principais:

1. *Quimioatração:* MSCs são atraídas para locais de lesão por quimiocinas e citocinas como EGF, IGF, PDGF, VEGF, fator derivado de células estromais (SDF-1), TNF-α, IL-1, IL-6 e IL-8. Fatores como molécula de adesão de células vasculares-1 (VCAM-1), proteína quimioatraente de monócito (MCP) MCP-1, MCP-3, fator estimulador de colônias granulocitárias (G-CSF) e hipóxia podem estimular a mobilização de MSC, enquanto SDF-1, receptores *toll-like* (TLRs) e TNF-α aumentam a atração de MSC induzindo os receptores de quimiocinas CXCR4 e CCR7.
2. *Adesão:* MSCs aderem a tecidos danificados por meio de moléculas de adesão como selectinas e integrinas.
3. *Infiltração:* MSCs penetram em locais de inflamação com a ajuda de enzimas como metaloproteinases de matriz (MMPs) e inibidores teciduais de metaloproteinases (TIMPs).[67]

As MSCs são bem-adequadas para a regeneração de tecidos em razão de sua capacidade de se diferenciar em vários tipos de células, migrar para áreas lesionadas, promover a formação de vasos sanguíneos, resistir à morte celular e secretar fatores bioativos. Elas influenciam o ambiente do tecido liberando fatores parácrinos que regulam a proliferação celular,[63] atividade antioxidante e diferenciação.[68] Esses fatores atraem macrófagos e células endoteliais e também podem ativar células-tronco locais, melhorando o processo de reparo do tecido ao estimular mecanismos naturais de reparo e aumentar a proliferação celular.[69]

Várias citocinas e fatores regulatórios contribuem para a capacidade das MSCs de modular o sistema imunológico. Esses fatores provavelmente inibem a atividade e a proliferação de várias células imunológicas, incluindo linfócitos B e T, células dendríticas, células assassinas naturais e macrófagos.[65] As MSCs podem reduzir a inflamação afetando as funções das células imunológicas e aumentando a fagocitose, enquanto os TLRs desempenham um papel fundamental na mediação desses efeitos. Essa capacidade ajuda as MSCs a manter a tolerância periférica em doenças autoimunes e outras.[63]

Os efeitos anti-inflamatórios das MSCs protegem o hospedeiro ao atenuar a intensidade da resposta imune à inflamação. Eles conseguem isso reduzindo amplamente a inflamação local e sistêmica, o que envolve um equilíbrio matizado de diminuição de citocinas pró-inflamatórias enquanto simultaneamente aumenta as citocinas anti-inflamatórias. Essa ação dupla ajuda a moderar a resposta inflamatória geral e apoiar a proteção e a cura do tecido.[67]

As MSCs desempenham um papel crucial na proteção de células danificadas e na manutenção da função do órgão, prevenindo a morte celular programada por meio de seus mecanismos de sinalização parácrina. Seus efeitos antiapoptóticos são mediados por vários processos-chave: melhorando os mecanismos de reparo do DNA, inibindo as vias mitocondriais que causam a morte celular, aumentando a atividade antioxidante e modulando a expressão de proteínas pró e antiapoptóticas. As MSCs secretam uma variedade de mediadores protetores, incluindo SDF-1, IGF-1, fator nuclear relacionado ao fator eritroide 2 (Nrf2), fator induzível por hipóxia (HIF), hemeoxigenase 1

(HO-1) e VEGF, que contribuem para reduzir os níveis de proteínas pró-apoptóticas e, portanto, apoiam a sobrevivência celular e a preservação do tecido.[70]

As MSCs dão suporte à formação de novos vasos sanguíneos em tecidos danificados, secretando citocinas angiogênicas, incluindo VEGF, fator de crescimento de fibroblastos 1 (FGF1), FGF2, fator de crescimento do hepatócito (HGF), angiopoietinas 1 e 2 (Ang-1, Ang-2) e SDF-1. Esses fatores aumentam a vascularização do tecido, promovendo o crescimento de células endoteliais e facilitando a neoangiogênese, auxiliando, assim, no reparo e na regeneração do tecido. As MSCs secretam fatores de crescimento como VEGF, HGF e IGF-1 que desempenham um papel crítico na ativação e mobilização de populações de células-tronco residentes. Esses fatores estimulam a proliferação de células-tronco endógenas por meio de sinalização parácrina intrincada e interações diretas de célula para célula, contribuindo para o reparo e regeneração do tecido.[71]

As MSCs têm capacidades antimicrobianas intrínsecas, secretando peptídeos como LL-37 e lipocalina-2 em resposta à estimulação de patógenos. Esses fatores antimicrobianos rompem as membranas bacterianas e aumentam a depuração bacteriana, fornecendo, assim, um mecanismo de defesa contra infecções.

No geral, as MSCs contribuem para o reparo do tecido, promovendo a formação de novos vasos sanguíneos, ativando células-tronco residentes e exercendo efeitos antimicrobianos.

O sucesso da terapia com MSC depende do método de administração e da dose. As MSCs podem ser administradas sistemicamente (p. ex., via intravenosa (IV), via intra-articular (IA) ou inalação), localmente (p. ex., *spray* de células, géis, injeções) ou por meio de andaimes (p. ex., enxertos vasculares, injeções intraósseas). Cada método tem seus prós e contras. Alcançar um resultado terapêutico eficaz também requer a administração de uma dose ideal de MSCs. Embora a pesquisa sugira uma dose de 1×10^6 MSCs por 30 g de peso corporal em camundongos, os ensaios clínicos geralmente usam doses mais baixas em humanos, indicando a necessidade de otimização da dose.[72]

As células-tronco podem ser obtidas usando vários métodos, dependendo de sua fonte. Para células-tronco da medula óssea, a coleta pode ser realizada diretamente do sangue, da medula óssea (das cristas ilíacas ou do esterno) ou do cordão umbilical. As células-tronco do tecido adiposo são normalmente coletadas por meio de lipoaspiração ou remoção direta do tecido adiposo. Após a extração, o tecido adiposo é tratado com colagenase para quebrá-lo, seguido de centrifugação. Esse processo resulta na separação da fração vascular estromal, uma camada rica em células-tronco adiposas, que se deposita no fundo do tubo de centrifugação.[73]

A MSC é um método interessante para o tratamento da dor neuropática (DN) periférica e central. Como exemplos de condições periféricas, há neuralgia do trigêmeo, radiculopatia, polineuropatia, lesão do nervo periférico e neuralgia pós-herpética. Por sua vez, a DN de origem central abrange condições como lesão cerebral, esclerose múltipla, lesão da medula espinhal e dor central pós-acidente vascular cerebral (AVC).[74].

A terapia com células-tronco para dor lombar discogênica utiliza vários tipos de células de diferentes fontes que incluem células progenitoras do núcleo pulposo, células progenitoras específicas do anel fibroso, células do disco intervertebral (IVD) autólogas, células-tronco pluripotentes induzidas (iPSCs), condrócitos autólogos e MSCs do tecido adiposo, medula óssea ou cordão umbilical (geleia de Wharton), bem como células-tronco embrionárias. Cada tipo de célula tem características distintas dependendo de sua origem tecidual.[75]

Terapia com células-tronco autólogas *vs.* terapia com células-tronco alogênicas

As MSCs autólogas, obtidas do próprio corpo do paciente, são relativamente fáceis de coletar e, em geral, evitam a rejeição imunológica após a infusão. No entanto, seu isolamento, expansão *in vitro* e liberação podem levar várias semanas, além do risco de que essas células possam ser impactadas por doenças sistêmicas que o paciente possa ter. Em contrapartida, as MSCs alogênicas, provenientes de doadores, oferecem vantagens como a seleção mais simplificada de doadores, múltiplas fontes disponíveis, baixa imunogenicidade e acesso imediato. Apesar desses benefícios, as MSCs alogênicas podem desencadear uma resposta imunológica em certas condições, o que pode resultar na formação de memória imunológica,[76] embora, em geral, sejam consideradas imunoprivilegiadas ou imunocomprometidas.

Joswig *et al.* relataram que uma segunda injeção de MSCs alogênicas resultou em uma resposta imunológica adversa na articulação, ao contrário das MSCs autólogas.[77] Hung *et al.* observaram que, em um modelo de infarto do miocárdio, as MSCs alogênicas apresentaram altos níveis de marcadores de complexo principal de histocompatibilidade (MHC) e perderam seus benefícios terapêuticos após 5 meses, indicando uma transição para um estado imunogênico.[78] Apesar dessas observações, a terapia com MSCs alogênicas está se tornando cada vez mais comum e é considerada segura e eficaz, com a recomendação de estratégias como o uso de medicamentos imunossupressores para mitigar as respostas imunológicas. O debate sobre os riscos e benefícios das MSCs autólogas em comparação com as alogênicas continua, considerando-se a variabilidade entre doadores, cada uma apresentando vantagens e desvantagens em contextos clínicos.

Ensaios clínicos mostraram resultados promissores para o tratamento da OA com ambas as abordagens.

MSCs autólogas: pesquisas, incluindo um ensaio de fase I/II conduzido por Lamo-Espinosa *et al.*, demonstraram que as MSCs autólogas derivadas da medula óssea podem melhorar os sintomas de OA do joelho ao longo de 1 ano, consolidando-se como uma opção de tratamento viável com segurança e eficácia a longo prazo. Ensaios adicionais de fase IIb confirmaram que as MSCs autólogas derivadas de tecido adiposo também contribuem para a melhora da função articular e alívio da dor em pacientes com OA.[79]

MSCs alogênicas: injeções intra-articulares de MSCs alogênicas mostraram-se eficazes e seguras. Um estudo de fase II revelou que diferentes doses de MSCs derivadas da medula óssea eram geralmente seguras, embora doses mais elevadas pudessem causar dor e inchaço de curto prazo.[80] A dose de 25 milhões de células foi identificada como ideal para a redução da dor.[81] Outros estudos corroboraram a eficácia das MSCs alogênicas, incluindo aquelas derivadas de medula óssea, tecido adiposo[82] e fontes placentárias,[83] para o reparo da cartilagem, sem eventos adversos significativos.

A aspiração de medula óssea pode ser realizada por especialistas com a assistência de ultrassom ou fluoroscopia e em diversos locais anatômicos, como as cristas ilíacas anterior e posterior, a tíbia proximal e distal e o calcâneo (Figura 1). Entre essas opções, a crista ilíaca posterior é frequentemente preferida em virtude da abundância de material biológico e da maior concentração de células progenitoras

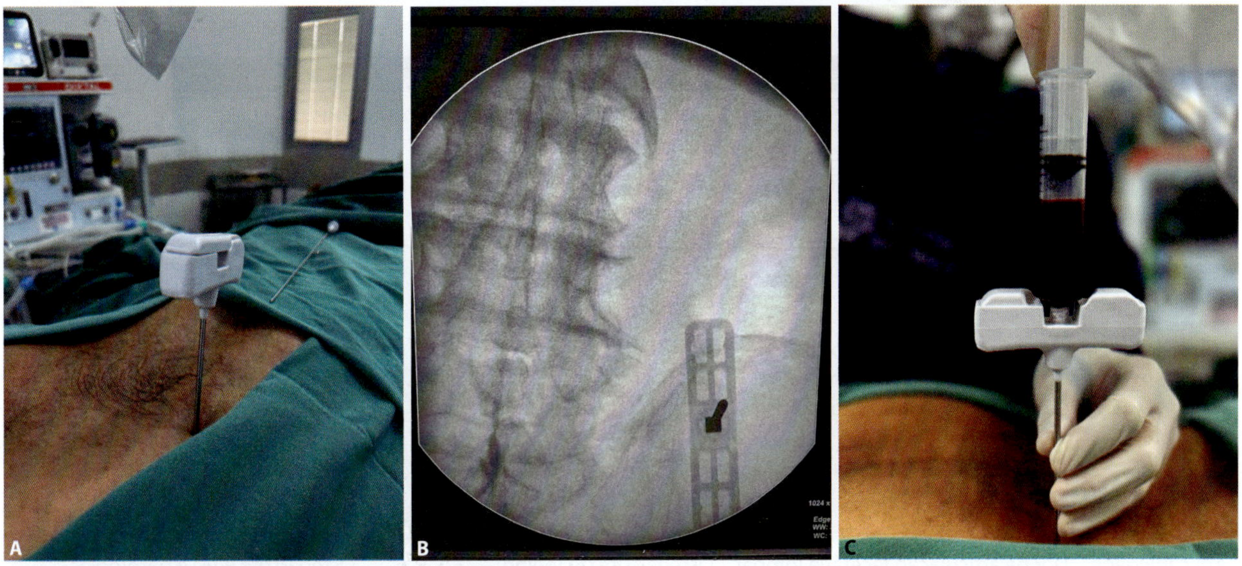

Figura 1 – Coleta de células-tronco mesenquimais sob fluoroscopia.

Fonte: Acervo da autoria.

hematopoiéticas, essenciais para análise e tratamento eficazes.

Coletar volumes maiores de BMA pode resultar na diluição da amostra com sangue periférico, reduzindo a concentração de Células Tronco Mesenquimais da Medula Óssea (BMSCs, do inglês *Bone Marrow Mesenchymal Stem Cells*). Estudos indicaram que o uso de uma seringa de 10 mL proporciona a pressão ideal para a coleta de medula óssea.[84]

A Tabela 1 resume as principais fontes, concentração, marcadores e aplicabilidade das principais terapias regenerativas.

Terapia com plasma rico em plaquetas

O PRP é uma forma especializada de plasma extraída do próprio sangue do paciente, caracterizada por alta concentração de plaquetas, obtida mediante um processo de centrifugação. Essas plaquetas são ricas em fatores de crescimento e substâncias bioativas essenciais para o reparo e regeneração de tecidos. Entre os principais componentes do PRP, estão o fator de crescimento transformador beta 1 (TGF-β1), o PDGF, o b-FGF o VEGF, o EGF e o IGF-1. A alta concentração desses fatores no PRP potencializa significativamente suas propriedades terapêuticas, acelerando a recuperação de diversas lesões ao estimular a proliferação celular, a produção de ECM e a angiogênese.[85]

Enquanto as contagens normais de plaquetas no sangue variam entre 150 mil e 350 mil plaquetas por microlitro (μL), o PRP pode atingir concentrações até cinco vezes superiores, alcançando aproximadamente 1 milhão de plaquetas/μL. Esse aumento drástico na concentração de plaquetas melhora significativamente os processos de cura em ossos e tecidos moles, tornando o PRP uma ferramenta poderosa na Medicina Regenerativa.[86,87]

Coleta e preparação

1. *Coleta de sangue:* o procedimento inicia-se com uma punção venosa asséptica em que são coletados de 30 mL a 60 mL de sangue total do paciente. Esse sangue é autólogo, ou seja, extraído do próprio paciente.
2. *Centrifugação inicial:* o sangue coletado é centrifugado a 3.200 rpm por 15 minutos. Essa centrifugação separa os componentes do sangue de acordo com suas densidades, resultando em três camadas: uma camada de plasma, uma camada de plaquetas e leucócitos (conhecida como *buffy coat*) e uma camada de hemácias na parte inferior.[88]
3. *Preparação do PRP:* após a centrifugação, o PRP é separado. O PRP obtido é geralmente agitado por cerca de 30 segundos para ressuspender as plaquetas que podem ter se aglomerado. Em alguns casos, uma segunda centrifugação pode ser realizada para aumentar ainda mais a concentração de plaquetas no PRP.[89]

Tabela 1 – Características das principais terapias regenerativas

	BMA	BMAC	PRP
Fonte	Mistura de células-tronco hematopoiéticas e mesenquimais	Células-tronco mesenquimais concentradas e outros componentes bioativos	Preparação autóloga de plasma humano com concentração plaquetária aumentada
Concentração	20 a 40 milhões de células nucleadas por mililitro	100 a 400 milhões de células nucleadas por mililitro	Sangue humano: 150.000 a 350.000/μL plasma rico em plaquetas (PRP): 1.000.000/μL
Marcadores	+ para marcadores de fibroblastos: CD90, CD105 e CD73 e molécula de adesão de células endoteliais: CD146 - para o marcador de células hematopoiéticas: CD45	Maior concentração de IL-1Ra e menores concentrações de proteases catabólicas (MMP-1, MMP-2, MMP-3 e MMP-12)	Fatores de crescimento e mediadores: TGF-β1, PDGF, bFGF, VEGF, EGF e IGF-1; fatores hemostáticos: fibrinogênio e fator V; fatores angiogênicos e metaloproteases: MMP-2, MMP-9 e citocinas
Aplicabilidade	Dor na articulação facetária lombar	Osteoartrite do joelho	Osteoartrite (OA) e patologias articulares

Fonte: Desenvolvida pela autoria.

4. *Volume final:* após o processo de centrifugação e ressuspensão, obtêm-se geralmente entre 3 mL e 6 mL de PRP, dependendo do protocolo específico utilizado e das características individuais do sangue do paciente.[90]

O PRP é preparado por meio da centrifugação de uma amostra de sangue periférico, que separa as células e o plasma conforme suas densidades. Na primeira centrifugação, as hemácias, por serem mais densas, acumulam-se no fundo do tubo, enquanto a camada do meio, denominada *buffy coat*, contém células brancas e plaquetas. Na segunda centrifugação, busca-se concentrar as plaquetas e as células da *buffy coat* no fundo do tubo, utilizando-se maior tempo e velocidade para otimizar a concentração.

Um estudo de Mazzocca *et al.* indicou que uma centrifugação simples é suficiente para obter uma contagem plaquetária adequada para uso terapêutico. Um estudo *in vitro* demonstrou que uma concentração plaquetária aproximadamente 2,5 vezes maior que a do sangue total é suficiente para estimular osteoblastos e fibroblastos.[91]

A inclusão de leucócitos no PRP pode favorecer a cicatrização, reduzindo infecções e aumentando a resposta inflamatória em virtude da liberação de citocinas como IL-1β, TNF-α, IL-6 e IL-8. No entanto, a presença de leucócitos também pode resultar em maior dor e desconforto após o procedimento. Além disso, a fração pobre em plaquetas contém componentes valiosos para tratamentos regenerativos, como fibrinogênio, alfa-2-macroglobulina (A2M) e exossomos.[92]

A nomenclatura dos produtos de PRP pode ser confusa em razão da variedade de termos utilizados. Para simplificar, o PRP pode ser classificado em dois tipos principais: PRP rico em leucócitos (L-PRP); e PRP pobre em leucócitos (P-PRP). O L-PRP é obtido pela coleta da camada leucocitária após a centrifugação inicial, enquanto o P-PRP envolve a remoção dessa camada, resultando em menor rendimento de plaquetas. As formulações de PRP também são classificadas com base no conteúdo de leucócitos e na estrutura da fibrina:

- Plasma rico em plaquetas puro (PPRP): contém baixo teor de leucócitos.
- Plasma rico em leucócitos e plaquetas (LPRP): contém leucócitos e apresenta uma rede de fibrina de baixa densidade após ativação.
- Plasma rico em plaquetas de fibrina pura (PPRPF): isento de leucócitos e com uma rede de fibrina de alta densidade, também conhecida como "fibrina rica em plaquetas pobre em leucócitos".
- Fibrina rica em leucócitos (LPRF): contém leucócitos e apresenta uma rede de fibrina de alta densidade.

O PRP tem se mostrado eficaz no tratamento de doenças articulares por causa de suas propriedades anti-inflamatórias e anabólicas. Embora os leucócitos possam liberar moléculas inflamatórias que inibem os efeitos positivos das plaquetas, o PRP auxilia na regeneração da cartilagem e pode retardar a progressão da OA, reduzindo a inflamação e a produção de enzimas destrutivas, como ciclo-oxigenases e metaloproteinases.[93]

Algumas contraindicações para o tratamento com PRP incluem pacientes com distúrbios hematológicos ativos ou câncer, febre, infecções de pele na área de aplicação e distúrbios psiquiátricos graves.

APLICAÇÕES CLÍNICAS E RESULTADOS

No que diz respeito ao tratamento da articulação lombar, dor epidural lombar e sacroilíaca, as injeções de MSCs e de PRP apresentam um nível IV de evidência. Esses tratamentos têm sido utilizados para potencializar o processo de cura e foram investigados quanto a sua eficácia a longo prazo no manejo da dor lombar discogênica. Estudos demonstraram que o PRP, por exemplo, apresentou resultados superiores em comparação às injeções de esteroides na articulação sacroilíaca para pacientes com dor lombar crônica. Além disso, as MSCs mostraram-se promissoras na regeneração de discos intervertebrais e no tratamento da dor lombar crônica associada à degeneração discal.[1]

A redução da dor após tratamentos com PRP foi documentada em diversas condições musculoesqueléticas. Entre as indicações mais relevantes, destacam-se as seguintes:

- Dor lombar baixa.[94]
- Dor no nervo periférico.[95]

- Radiculopatia e dor discogênica.[96]
- Dor nas articulações sacroilíacas e facetárias.[97]
- Dor vertebrogênica e discogênica.[98]
- Patologias tendíneas.[99]
- Patologias ligamentares.[99]
- Injeções intra-articulares no joelho e quadril.[100]
- Osteonecrose: injeções intraósseas.[101]
- Uso em cirurgias de descompressão do ombro.[102]
- Reparo de menisco: uso adjunto em cirurgia de reparo.[103]
- Combinação com AH: após desbridamento artroscópico do joelho.[104]

TERAPIAS REGENERATIVAS AVANÇADAS

As terapias regenerativas avançadas foram desenvolvidas para reparar tecidos danificados nas costas, articulações e ombros, proporcionando alívio para dores crônicas e inflamatórias. Esses biomateriais inovadores são projetados para integrar sinais bioquímicos e físicos que promovem a cicatrização do tecido, aumentando a eficácia das intervenções terapêuticas.

Os *designs* mais recentes de biomateriais focam no direcionamento preciso e na ajustabilidade aprimorada para a liberação controlada de medicamentos. Além disso, andaimes injetáveis facilitam o movimento celular, potencializando ainda mais os resultados terapêuticos. Transportadores sofisticados de biomateriais agora asseguram a entrega prolongada e direcionada de analgésicos para tecidos e órgãos específicos, o que melhora a eficácia do tratamento e reduz a necessidade de altas dosagens. Nanopartículas que visam receptores endossomais têm mostrado resultados promissores no alívio da sensibilidade à dor, enquanto biomateriais especializados neutralizam ativamente moléculas inflamatórias, como espécies reativas de oxigênio, ajudando a controlar a hipersensibilidade à dor de forma preventiva.[6]

Os avanços recentes em biomateriais, na liberação controlada de biomoléculas e na Medicina Regenerativa oferecem diversas opções clínicas para o tratamento da dor. A Escada Analgésica da Organização Mundial de Saúde (OMS) para dor foi atualizada para reduzir a dependência de opioides, visando minimizar o risco de uso indevido e dependência. Essa revisão introduz tratamentos não farmacológicos e defende uma abordagem multidimensional para o manejo da dor. O tratamento começa com intervenções menos invasivas e avança para medidas mais intensas conforme necessário para casos de dor crônica, enfatizando estratégias personalizadas. A nova etapa 4 da escada agora inclui procedimentos invasivos ou minimamente invasivos, como a administração de analgesia sustentada, neuromodulação, bloqueio nervoso, terapias de ablação e medicina regenerativa.[105]

Novos biomateriais mostram-se promissores na melhoria da regeneração de tecidos, no controle da inflamação e na redução ou eliminação eficaz dos sintomas de dor associados a diversas condições.[6]

Referências bibliográficas

1. Kaye AD, Edinoff AN, Rosen YE, Boudreaux MA, Kaye AJ, Sheth M, et al. Regenerative medicine: pharmacological considerations and clinical role in pain management. Curr Pain Headache Rep. 2022;26(10): 751-65. doi: 10.1007/s11916-022-01078-y.
2. Conselho Federal de Medicina. Resolução CFM nº 2.128/2015. [2025 Fev. 14]. Disponível em: https://sistemas.cfm.org.br/normas/arquivos/resolucoes/BR/2015/2128_2015.pdf.
3. Biehl JK, Russell B. Introduction to stem cell therapy. J Cardiovasc Nurs. 2009;24(2):98-103;104-5. doi: 10.1097/JCN.0b013e318197a6a5.
4. 4. Hsu C, Vu K, Borg-Stein J. Prolotherapy: a narrative review of mechanisms, techniques, and protocols, and evidence for common musculoskeletal conditions. Phys Med Rehabil Clin N Am. 2023;34(1):165-80. doi: 10.1016/j.pmr.2022.08.011.
5. Mead OG, Mead LP. Intra-articular injection of amniotic membrane and umbilical cord particulate for the management of moderate to severe knee osteoarthritis. Orthop Res Rev. 2020;12:161-70. doi: 10.2147/ORR.S272980.
6. Gu X, Carroll Turpin MA, Romero-Ortega MI. Biomaterials and regenerative medicine in pain management. Curr Pain Headache Rep. 2022;26(7):533-41. doi: 10.1007/s11916-022-01055-5.
7. Christie K, Zochodne D. Peripheral axon regrowth: new molecular approaches. Neuroscience. 2013;240:310-324.

8. Zochodne DW. The challenges and beauty of peripheral nerve regrowth. J Peripher Nerv Syst. 2012;17:1-18.
9. Alsmadi NZ, et al. Glial-derived growth factor and pleiotrophin synergistically promote axonal regeneration in critical nerve injuries. Acta Biomater. 2018;78:165-177. doi: 10.1016/j.actbio.2018.07.048.
10. Ligorio C, et al. TGF-β3-loaded graphene oxide - self-assembling peptide hybrid hydrogels as functional 3D scaffolds for the regeneration of the nucleus pulposus. Acta Biomater. 2021;127:116-130. doi: 10.1016/j.actbio.2021.03.077.
11. Feng G, Zhang Z, Dang M, Rambhia KJ, Ma PX. Nanofibrous spongy microspheres to deliver rabbit mesenchymal stem cells and anti-miR-199a to regenerate nucleus pulposus and prevent calcification. Biomaterials. 2020;256:120213. doi: 10.1016/j.biomaterials.2020.120213.
12. Xing H, et al. Injectable exosome-functionalized extracellular matrix hydrogel for metabolism balance and proptosis regulation in intervertebral disc degeneration. J Nanobiotechnol. 2021;19(1):264. doi: 10.1186/s12951-021-00991-5.
13. Bello AB, et al. Matrilin3/TGFβ3 gelatin microparticles promote chondrogenesis, prevent hypertrophy, and induce paracrine release in MSC spheroid for disc regeneration. npj Regen Med. 2021;6(1):50. doi: 10.1038/s41536-021-00160-0.
14. Childers EP, et al. Enhanced rotator-cuff repair using platelet-rich plasma adsorbed on branched poly (ester urea) s. Biomacromolecules. 2018;19(7):3129-39. doi: 10.1021/acs.biomac.8b00725.
15. Zhang H, Yu S, Zhao X, Mao Z, Gao C. Stromal cell-derived factŏr-1α-encapsulated albumin/heparin nanoparticles for induced stem cell migration and intervertebral disc regeneration in vivo. Acta Biomater. 2018;72:217-27. doi: 10.1016/j.actbio.2018.03.032.
16. Oller-Salvia B, et al. MiniAp-4: a venom-inspired peptidomimetic for brain delivery. Angew Chem Int Ed Engl. 2016;55(2):572-5. doi: 10.1002/anie.201508445.
17. Lee HJ, Choi N, Yoon ES, Cho IJ. MEMS devices for drug delivery. Adv Drug Deliv Rev. 2018;128:132-147. doi: 10.1016/j.addr.2017.11.003.
18. Chen X, Zhang W. Diamond nanostructures for drug delivery, bioimaging, and biosensing. Chem Soc Rev. 2017;46(3):734-60. doi: 10.1039/C6CS00109B.
19. Urits I, Capuco A, Sharma M, Kaye AD, Viswanath O, Cornett EM, et al. Stem cell therapies for treatment of discogenic low back pain: a comprehensive review. Curr Pain Headache Rep. 2019;23:65.
20. Wei A, Shen B, Williams L, Diwan A. Mesenchymal stem cells: potential application in intervertebral disc regeneration. Transl Pediatr. 2014;3:71-90.
21. Hofer HR, Tuan RS. Secreted trophic factors of mesenchymal stem cells support neurovascular and musculoskeletal therapies. Stem Cell Res Ther. 2016;7:131.
22. Noriega DC, Ardura F, Hernández-Ramajo R, Martín-Ferrero MA, Sánchez-Lite I, Toribio B, et al. Intervertebral disc repair by allogeneic mesenchymal bone marrow cells: a randomized controlled trial. Transplantation. 2017;101:1945-51.
23. Richardson SM, Walker RV, Parker S, Rhodes NP, Hunt JA, Freemont AJ, et al. Intervertebral disc cell–mediated mesenchymal stem cell differentiation. STEM CELLS. 2006;24:707-16.
24. Liu H, Huang L, Zhang Z, Zhang Z, Yu Z, Chen X, et al. LIM mineralization protein-1 inhibits the malignant phenotypes of human osteosarcoma cells. Int J Mol Sci. 2014;15:7037-48.
25. Muniswami DM, Tharion G. Therapeutic effect of cell transplantation and chondroitinase in rat spinal cord injury. Int J Appl Basic Med Res. 2018;8:220-6.
26. Kasper G, Glaeser JD, Geissler S, Ode A, Tuischer J, Matziolis G, et al. Matrix metalloprotease activity is an essential link between mechanical stimulus and mesenchymal stem cell behavior. Stem Cells. 2007;25:1985-94.
27. Stöckl S, Bauer RJ, Bosserhof AK, Göttl C, Grifka J, Grässel S. Sox9 modulates cell survival and adipogenic differentiation of multipotent adult rat mesenchymal stem cells. J Cell Sci. 2013;126:2890-902.
28. Akeda K, Ohishi K, Masuda K, Bae WC, Takegami N, Yamada J, et al. Intradiscal injection of autologous platelet-rich plasma releasate to treat discogenic low back pain: a preliminary clinical trial. Asian Spine J. 2017;11:380-9.
29. Graziani F, Ivanovski S, Cei S, Ducci F, Tonetti M, Gabriele M. The in vitro effect of different PRP concentrations on osteoblasts and fibroblasts. Clin Oral Implants Res. 2006;17:212-9.
30. Atlas SJ, Deyo RA. Evaluating and managing acute low back pain in the primary care setting. J Gen Intern Med. 2001;16:120-31.
31. Wu J, Du Z, Lv Y, Zhang J, Xiong W, Wang R, et al. A new technique for the treatment of lumbar facet joint syndrome using intra-articular

injection with autologous platelet-rich plasma. Pain Physician. 2016;19:617.
32. Yang F, Hu H, Yin W, Li G, Yuan T, Xie X, et al. Autophagy is independent of the chondroprotection induced by platelet-rich plasma releasate. BioMed Res Int. 2018;2018:1-11.
33. Vowles KE, McEntee ML, Julnes PS, Frohe T, Ney JP, van der Goes DN. Rates of opioid misuse, abuse, and addiction in chronic pain: a systematic review and data synthesis. Pain. 2015;156(4):569-76. doi: 10.1097/01.j.pain.0000460357.01998.f1.
34. Forbes SJ, Rosenthal N. Preparing the ground for tissue regeneration: from mechanism to therapy. Nat Med. 2014;20(8):857-69.
35. Han TS, Lean MEJ. Metabolic syndrome. Medicine. 2015;43(2):80-7.
36. Walker M, Patel K, Stappenbeck T. The stem cell niche. J Pathol. 2009;217(2):169-80.
37. Clarke LK. Preparing the soil: practical cellular biochemistry for regenerative medicine. Platelet-Rich Plasma. Berlin, Heidelberg: Springer; 2014;95-118. Doi: 10.1007/978-3-642-40117-6_36.
38. Ghanemi A, Yoshioka M, St-Amand J. Regeneration during obesity: an impaired homeostasis. Animals. 2020;10(12):2344.
39. Azzini GOM, Mosaner T, Ribeiro LL, Coelho MA, Vitória A, Lana SD. Patient optimization before regenerative therapy; 2021.
40. Ambrosi TH, Scialdone A, Graja A, Gohlke S, Jank A-M, Bocian C, et al. Adipocyte accumulation in the bone marrow during obesity and aging impairs stem cell-based hematopoietic and bone regeneration. Cell Stem Cell. 2017;20(6):771-84.e6.
41. Kraakman MJ, Murphy AJ, Jandeleit-Dahm K, Kammoun HL. Macrophage polarization in obesity and type 2 diabetes: weighing down our understanding of macrophage function? Front Immunol. 2014;5:470. Disponível em: http://journal.frontiersin.org/article/10.3389/fimmu.2014.00470/abstract.
42. Chen T, Ehnert S, Tendulkar G, Zhu S, Arnscheidt C, Aspera-Werz RH, et al. Primary human chondrocytes affected by cigarette smoke-therapeutic challenges. IJMS. 2020;21(5):1901.
43. Rom O, Avezov K, Aizenbud D, Reznick AZ. Cigarette smoking and inflammation revisited. Respir Physiol Neurobiol. 2013;187(1):5-10.
44. Di Rocco G, Baldari S, Pani G, Toietta G. Stem cells under the influence of alcohol: effects of ethanol consumption on stem/progenitor cells. Cell Mol Life Sci. 2019;76(2):231-44.
45. Knutson KL, Spiegel K, Penev P, Van Cauter E. The metabolic consequences of sleep deprivation. Sleep Med Rev. 2007;11(3):163-78.
46. Nelson MR, Rejeski WJ, Blair SN, Duncan PW, Judge JO. Physical activity and public health in older adults: recommendation from the American College of Sports Medicine and the American Heart Association. Circulation. 2007;116(9):1094-105.
47. Alderman D. Prolotherapy for musculoskeletal pain. Pract Pain Manag. 2007;10-15.
48. Pybus P, et al. Intraneural injections for rheumatoid arthritis and osteoarthritis. Arthritis Trust of America. 1989;9-22.
49. Cui M, Honore P, Zhong C, Gouvin D, Mikusa J, Hernandez G, et al. TRPVA receptors in the CNS play a key role in broad-spectrum analgesia of TRPV1 antagonists. J Neurosci. 2006;26(37):9385-93. doi: 10.1523/JNEUROSCI.1246-06.2006.
50. Weglein AD. Neural prolotherapy. J Prolotherapy. 2011;3(2):639-43.
51. Linetsky FS, Manchikanti L. Regenerative injection therapy for axial pain. Tech Reg Anesth Pain Manage. 2005;9:40-9.
52. Jensen KT, Rabago DP, Best TM, Patterson JJ, Vanderby R Jr. Early inflammatory response of knee ligaments to prolotherapy in a rat model. J Orthop Res. 2008;26:816-23.
53. Tang JB, Xu Y, Ding F, Wang XT. Tendon healing in vitro: promotion of collagen gene expression by bFGF with NF-kB gene activation. J Hand Surg Am. 2003;28:215-20.
54. Ross et al. Dextrose prolotherapy for chronic musculoskeletal pain. Clin Med Insights Arthritis Musculoskelet Disord. 2016;9:139-59.
55. Zhao AT, Caballero CJ, Nguyen LT, Vienne HC, Lee C, Kaye AD. A comprehensive update of prolotherapy in the management of osteoarthritis of the knee. Orthop Rev (Pavia). 2022;14(4):33921. doi: 10.52965/001c.33921.
56. Sit RWS, Wu RWK, Reeves KD, et al. Efficacy of intra-articular hypertonic dextrose prolotherapy versus normal saline for knee osteoarthritis: A protocol for a triple-blinded randomized controlled trial. BMC Complement Altern Med. 2018;18(1):1-8. doi:10.1186/s12906-018-2226-5.
57. Capila I, Sasasekharan R. Methods for analysis of hyaluronan and its fragments. Chemistry and biology of hyaluronan. 2004;21-40.
58. Fraser JR, Laurent TC, Laurent UB. Hyaluronan: its nature, distribution, functions and turnover. J Intern Med. 1997;242(1):27-33.
59. Moreland LW. Intra-articular hyaluronan (hyaluronic acid) and hylans for the treatment of

osteoarthritis: mechanisms of action. Arthritis Res Ther. 2003;5(2):54. doi: 10.1186/ar623.

60. Altman RD, Manjoo A, Fierlinger A, Niazi F, Nicholls M. The mechanism of action for hyaluronic acid treatment in the osteoarthritic knee: a systematic review. BMC Musculoskelet Disord. 2015;16:321.
61. Diaz-Gallego L, Prieto JG, Coronel P, Gamazo LE, Gimeno M, Alvarez AI. Apoptosis and nitric oxide in an experimental model of osteoarthritis in rabbit after hyaluronic acid treatment. J Orthop Res. 2005;23(6):1370-6. doi: 10.1016/j.orthres.2005.05.003.
62. Lajeunesse D, Delalandre A, Martel-Pelletier J, Pelletier J-P. Hyaluronic acid reverses the abnormal synthetic activity of human osteoarthritic subchondral bone osteoblasts. Bone. 2003;33(4):703-10. doi: 10.1016/S8756-3282(03)00206-0.
63. Hirvonen T. Glycan binding proteins in therapeutic mesenchymal stem cell research [dissertation]. Helsinki: University of Helsinki; 2014. [2025 Fev. 14]. Disponível em: https://helda.helsinki.fi/bitstream/handle/10138/135978/glycanbi.pdf?sequence=1.
64. Shapiro SA, Kazmerchak SE, Heckman MG, Zubair AC, O'Connor MI. A prospective, single-blind, placebo-controlled trial of bone marrow aspirate concentrate for knee osteoarthritis. Am J Sports Med. 2017;45:82-90.
65. Herrmann M, Binder A, Menzel U, Zeiter S, Alini M, Verrier S. CD34/CD133 enriched bone marrow progenitor cells promote neovascularization of tissue engineered constructs in vivo. Stem Cell Res. 2014;13:465-77.
66. Chen C. From mesenchymal stem cell therapy to discovery of drug therapy for systemic sclerosis. Los Angeles: University of Southern California; 2014.
67. Kusadasi N, Groeneveld AB. A perspective on mesenchymal stromal cell transplantation in the treatment of sepsis. Shock. 2013;40(5):352-7. doi: 10.1097/SHK.0000000000000039.
68. Halabian R, Tehrani HA, Jahanian-Najafabadi A, et al. Lipocalin-2-mediated upregulation of various antioxidants and growth factors protects bone marrow-derived mesenchymal stem cells against unfavorable microenvironments. Cell Stress Chaperones. 2013;18:785-800. doi: 10.1007/s12192-013-0430-2.
69. van Poll D, Parekkadan B, Cho CH, Berthiaume F, Nahmias Y, Tilles AW, et al. Mesenchymal stem cell-derived molecules directly modulate hepatocellular death and regeneration in vitro and in vivo. Hepatology. 2008;47(5):1634-43. doi: 10.1002/hep.22236.
70. Kiani AA, Kazemi A, Halabian R, Mohammadipour M, Jahanian-Najafabadi A, Roudkenar MH. HIF-1α confers resistance to induced stress in bone marrow-derived mesenchymal stem cells. Arch Med Res. 2013;44(3):185-93. doi: 10.1016/j.arcmed.2013.03.006.
71. Wannemuehler TJ, Manukyan MC, Brewster BD, et al. Advances in mesenchymal stem cell research in sepsis. J Surg Res. 2012;173:113-26. doi: 10.1016/j.jss.2011.09.053.
72. Kean TJ, Lin P, Caplan AI, et al. MSCs: delivery routes and engraftment, cell-targeting strategies, and immune modulation. Stem Cells Int. 2013;2013:732742.
73. Boquest AC, Shahdadfar A, Brinchmann JE, Collas P. Isolation of stromal stem cells from human adipose tissue. Methods Mol Biol. 2006;325:35-46.
74. Joshi HP, Jo HJ, Kim YH, An SB, Park CK, Han I. Stem cell therapy for modulating neuroinflammation in neuropathic pain. Int J Mol Sci. 2021;22:4853.
75. Barakat AH, Elwell VA, Lam KS. Stem cell therapy in discogenic back pain. J Spine Surg. 2019;5:561-83.
76. Schu S, Nosov M, O'Flynn L, Shaw G, Treacy O, Barry F, et al. Immunogenicity of allogeneic mesenchymal stem cells. J Cell Mol Med. 2012;16:2094-103.
77. Joswig AJ, Mitchell A, Cummings KJ, Levine GJ, Gregory CA, Smith R, et al. Repeated intra-articular injection of allogeneic mesenchymal stem cells causes an adverse response compared to autologous cells in the equine model. Stem Cell Res Ther. 2017;8:42.
78. Huang XP, Sun Z, Miyagi Y, McDonald Kinkaid H, Zhang L, Weisel RD, et al. Differentiation of allogeneic mesenchymal stem cells induces immunogenicity and limits their long-term benefits for myocardial repair. Circulation. 2010;122:2419-29.
79. Lamo-Espinosa JM, Mora G, Blanco JF, Granero-Moltó F, Nuñez-Córdoba JM, Sánchez-Echenique C, et al. Intra-articular injection of two different doses of autologous bone marrow mesenchymal stem cells versus hyaluronic acid in the treatment of knee osteoarthritis: multicenter randomized controlled clinical trial (phase I/II). J Transl Med. 2016;14:246.
80. Gupta PK, Chullikana A, Rengasamy M, Shetty N, Pandey V, Agarwal V, et al. Efficacy and safety of adult human bone marrow-derived, cultured, pooled, allogeneic mesenchymal stromal cells (Stempeucel®): preclinical and clinical trial in osteoarthritis of the knee joint. Arthritis Res Ther. 2016;18:301.

81. Vega A, Martín-Ferrero MA, Del Canto F, Alberca M, García V, Munar A, et al. Treatment of knee osteoarthritis with allogeneic bone marrow mesenchymal stem cells: a randomized controlled trial. Transplantation. 2015;99:1681-90.
82. Kuah D, Sivell S, Longworth T, James K, Guermazi A, Cicuttini F, et al. Safety, tolerability and efficacy of intra-articular Progenza in knee osteoarthritis: a randomized double-blind placebo-controlled single ascending dose study. J Transl Med. 2018;16:49.
83. Khalifeh Soltani S, Forogh B, Ahmadbeigi N, Hadizadeh Kharazi H, Fallahzadeh K, Kashani L, et al. Safety and efficacy of allogenic placental mesenchymal stem cells for treating knee osteoarthritis: a pilot study. Cytotherapy. 2019;21:54-63.
84. Pierini M, Di Bella C, Dozza B, Frisoni T, Martella E, Bellotti C, et al. The posterior iliac crest outperforms the anterior iliac crest when obtaining mesenchymal stem cells from bone marrow. J Bone Joint Surg Am. 2013;95(12):1101-7. doi: 10.2106/JBJS.L.00429.
85. Boswell SG, Cole BJ, Sundman EA, Karas V, Fortier LA. Platelet-rich plasma: a milieu of bioactive factors. Arthroscopy. 2012;28:429-39.
86. Foster TE, Puskas BL, Mandelbaum BR, Gerhardt MB, Rodeo SA. Platelet-rich plasma: from basic science to clinical applications. Am J Sports Med. 2009;37:2259-72.
87. Marx RE. Platelet-rich plasma (PRP): what is PRP and what is not PRP? Implant Dent. 2001;10:225-8.
88. Qaseem A, Wilt TJ, McLean RM, Forciea MA, Clinical guidelines committee of the american college of physicians. noninvasive treatments for acute, subacute, and chronic low back pain: a clinical practice guideline from the American college of physicians. Ann Intern Med. 2017;166:514-30.
89. El-Tallawy SN, Nalamasu R, Salem GI, Le-Quang JAK, Pergolizzi JV, Christo PJ. Management of musculoskeletal pain: an update with emphasis on chronic musculoskeletal pain. Pain Ther; 2021.
90. Elkayam O, Ben Itzhak S, Avrahami E, Meidan Y, Doron N, Eldar I, et al. Multidisciplinary approach to chronic back pain: prognostic elements of the outcome. Clin Exp Rheumatol. 1996;14:281-8.
91. Mazzocca AD, McCarthy MB, Chowaniec DM, Cote MP, Romeo AA, Bradley JP, et al. Platelet-rich plasma differs according to preparation method and human variability. J Bone Joint Surg Am. 2012;94:308-16.
92. Singla V, Batra YK, Bharti N, Goni VG, Marwaha N. Steroid vs. platelet-rich plasma in ultrasound-guided sacroiliac joint injection for chronic low back pain. Pain Pract. 2017;17:782-91.
93. Meheux CJ, McCulloch PC, Lintner DM, Varner KE, Harris JD. Efficacy of intra-articular platelet-rich plasma injections in knee osteoarthritis: a systematic review. Arthroscopy. 2016;32(3):495-505. doi: 10.1016/j.arthro.2015.08.005.
94. Hussein M, Hussein T. Effect of autologous platelet leukocyte-rich plasma injections on atrophied lumbar multifidus muscle in low back pain patients with monosegmental degenerative disc disease. SICOT J. 2016;2:12.
95. Sánchez M, Garate A, Bilbao AM, et al. Platelet-rich plasma for injured peripheral nerves: biological repair process and clinical application guidelines. Demystifying polyneuropathy—recent advances and new directions. London: IntechOpen; 2019.
96. Centeno C, Markle J, Dodson E, et al. The use of lumbar epidural injection of platelet lysate for the treatment of radicular pain. J Exp Orthop. 2017;4:38.
97. Navani A, Manchikanti L, Albers SL, et al. Responsible, safe, and effective use of biologics in the management of low back pain: American Society of Interventional Pain Physicians (ASIPP) guidelines. Pain Physician. 2019;22.
98. Kirchner F, Pinar A, Milani I, Prado R, Padilla S, Anitua E. Vertebral intraosseous plasma rich in growth factor (PRGF-Endoret) infiltrations as a novel strategy for the treatment of degenerative lesions of the endplate in lumbar pathology: description of technique and case presentation. J Orthop Surg Res. 2020;15:72.
99. Chen X, Jones IA, Park C, et al. The efficacy of platelet-rich plasma on tendon and ligament healing: a systematic review and meta-analysis with bias assessment. Am J Sports Med. 2018;46:2020-32.
100. Bansal H, Leon J, Pont JL, et al. Platelet-rich plasma (PRP) in osteoarthritis (OA) knee: correct dose critical for long-term clinical efficacy. Sci Rep. 2021;11:3971.
101. Street A, Jerome MA, Williams CJ. Atraumatic medullary osteonecrosis of the tibia and femur treated with intraosseous orthobiologics. Cureus. 2021;13.
102. Everts PA, Devilee RJ, Brown Mahoney C, et al. Exogenous application of platelet-leukocyte gel during open subacromial decompression contributes to improved patient outcome: a prospective randomized double-blind study. Eur Surg Res. 2008;40:203-10.

103. Li Z, Weng X. Platelet-rich plasma use in meniscus repair treatment: a systematic review and meta-analysis of clinical studies. J Orthop Surg Res. 2022;17:446.
104. Lu M, Jin Y. Efficacy evaluation of the combined platelet-rich plasma and hyaluronic acid after arthroscopic joint debridement in treating knee osteoarthritis. Scanning. 2022;2022:6994017-5.
105. Anekar AA, Cascella M. WHO analgesic ladder. In: StatPearls. Treasure Island (FL): StatPearls Publishing; 2022.

Proloterapia

94

Lúcio César Hott Silva
Silvia Helena Guedes Rodrigues Nicoletti
Bárbara Venturini Gomes de Oliveira
Marcos Vinícius Souza Costa

INTRODUÇÃO

Dor é uma desagradável experiência sensitivo-emocional, a qual tem como fator desencadeante uma lesão tecidual real ou, por vez, potencial. Trata-se de uma vivência subjetiva tendo em vista que há influência de fatores biológicos, psicológicos, sociais, bem como de experiências dolorosas previas.[1]

Entre os tipos de dor, podemos citar a dor crônica como uma das mais prevalentes. É definida pela Associação Internacional para o Estudo da Dor (IASP, do inglês International Association for the Study of Pain)[2] como uma dor persistente ou recorrente por mais de 3 meses[2] que acomete em média 40% da população adulta.[1] O grau de limitação ao individuo é significativo e, também, gera um alto custo ao sistema de Saúde.[1]

Os principais acometimentos que cursam com dor crônica são as afecções musculoesqueléticas,[1] tendo estas um impacto econômico significativamente alto,[1] ultrapassando os custos com pacientes diabéticos, cardiopatas e acometidos por câncer.[1]

Diante da complexidade do quadro álgico, no que tange ao tratamento da dor crônica, fazem-se necessárias a redução da dor bem como a melhora da qualidade de vida e da funcionalidade do paciente e, para isso, deve-se optar por múltiplas abordagens farmacológicas e não farmacológicas.[3]

As opções terapêuticas para a dor crônica são diversas, sendo as mais comumente utilizadas os anti-inflamatórios não esteroides (AINEs), os anticonvulsivantes, os inibidores da recaptação de serotonina e de noradrenalina, tricíclicos, antagonistas do receptor de NMDA, opioides e a fisioterapia. No entanto, entre esses tratamentos, são frequentemente observados efeitos colaterais importantes, quadros de dependência e, até mesmo, eficácia limitada em alguns.[4] Assim, para a condição citada, é necessária a utilização de tratamentos alternativos, por exemplo, a proloterapia, que vem ganhando muita notoriedade em virtude de sua eficácia e segurança e de apresentar muito pouco efeito colateral.

Proloterapia, ou terapia proliferante, vem a ser a reabilitação de uma estrutura incompetente pela geração de novo tecido celular a partir do estímulo de uma reação inflamatória normal, com a produção de tecido fibroso. Uma solução injetada causa uma inflamação controlada que estimula o corpo a produzir novas fibras de colágeno, fortalecendo e reparando o tecido lesionado.

Proloterapia é um procedimento terapêutico para doenças musculoesqueléticas crônicas, o qual deve ser realizado por profissional capacitado e preferencialmente guiado por ultrassom.[5] São realizadas injeções regenerativas na região lesionada,[6] as quais promovem a regeneração de tendões ou de ligamentos para controle da dor. Em suma, esse procedimento induz uma resposta inflamatória local e, assim, estimula a liberação de fatores de crescimento e colágeno,[4] resultando em melhora do quadro álgico.

No que se refere à substância injetada, há diversas opções que podem ser utilizadas, como agentes de morruato de sódio e fenol-glicerina-glicose (P2G). No entanto, a dextrose hiperosmolar (15% a 25%) é a mais usada e aquela na qual se observa maior eficácia, ainda que sejam necessários mais estudos de alta qualidade que reforcem seus benefícios.[11]

A proloterapia trata diversas afecções, podemos citar a osteoartrite (OA), doença caracterizada pelo desgaste da cartilagem articular e alterações ósseas; fasciopatia, síndrome inflamatória da fáscia; tendinopatia, lesão do tendão por sobrecarga ou movimentos repetitivos; lesões no manguito rotador; dores musculoesqueléticas gerais; dores no joelho; dores na coluna lombar; dores no epicôndilo lateral; além de lesões ligamentares.[7,8,11,27,31]

Com base nessas informações e em demais publicações, a proloterapia com dextrose (DPT, da sigla em inglês) tem-se mostrado um tratamento eficaz na dor crônica decorrente de doenças musculoesqueléticas,[15] e este capítulo é especialmente dedicado à discussão dessa importante e tão promissora terapia alternativa.

HISTÓRIA

A terapia proliferativa teve suas primeiras descrições datadas do final da década de 1930. Na ocasião, o médico estadunidense, Louis W. Schultz, visando uma alternativa para amenizar dores na articulação temporomandibular (ATM), realizou testes por meio de injeções de substâncias irritativas no tecido local.

No artigo intitulado *A Treatment for Subluxation of the Temporomandibular Joint*, publicado em 1937, Schultz define que o resultado a ser alcançado com a nova terapia é o estímulo à fibrogênese na cápsula da articulação.[9] Segundo o autor, o agente irritativo ideal, para que se obtivessem os resultados esperados:

- Não poderia ser prejudicial à articulação ou para os tecidos ao redor.
- Não deveria desencadear resposta sistêmica.
- Geraria graus controlados de fibrogênese.
- Deveria gerar uma resposta terapêutica indolor.[9]

Ao fim do estudo, Schultz relata que as injeções com psiliato de sódio obtiveram resultados satisfatórios para o processo de fibrogênese na ATM, obedecendo às condições previamente determinadas. Esse processo proliferativo, de acordo com o autor, teve duração suficiente para que as articulações retornassem ao seu funcionamento normal.

Em 1957, George S. Hackett, um cirurgião geral estadunidense, publicou o artigo *Referred Pain and Sciatica in Diagnosis of Low Back Disability*, na revista *Journal of the America Medical*. Nesse trabalho, o autor discorre sobre alguns aspectos da dor, como local anatômico de origem e dor referida. Ao abordar os aspectos do tratamento, cunha o termo "proloterapia", derivado da união das palavras "terapia proliferativa". Então, Hackett a define como a "reabilitação de uma estrutura incompetente pela regeneração de novas células".[15] Na publicação, o autor explica que as injeções são feitas com anestesia local e soluções irritativas, as quais "vão estimular a produção de novos ossos e tecidos fibrosos".[10]

ANATOMIA

É impossível abordar aa proloterapia e não mencionar a entese. Derivada do grego antigo, o termo *enthesis* é utilizado para referir os componentes que fixam ao osso ligamentos, tendões e cápsulas articulares. Todas essas estruturas são responsáveis por unir dois tecidos histologicamente muito diferentes.[11]

De acordo com Benjamin *et al.* e Baumfeld *et al.*, a entese protege e proporciona mais estabilidade a essa ancoragem, protegendo o tendão e o osso das sobrecargas às quais são submetidos diariamente. E é justamente por necessitar de muita resistência, que a entese é composta por tecido fibroso ou fibrocartilaginoso.[13]

Para Baumfeld *et al.*, a palavra "entesis" nomeia nada mais do que a continuidade do tendão, ligamento ou cápsula articular do osso, ocorrendo em sua origem ou até mesmo em sua inserção. Há, ainda, o conceito de "órgão de entese", que é a junção de vários tecidos adjacentes à entese e que, juntos, têm o papel de dissipar o estresse.[12]

Esses locais de inserção são frequentemente acometidos por processo inflamatório nas regiões de fixação, pois mantêm resistência permanente aos efeitos da mudança de ângulo insercional por meio dos movimentos.[17]

A esse processo inflamatório, denomina-se "entesite". De acordo com Schett *et al.*, envolvidos nesse processo, estão a ativação de prostaglandinas E2 (PGE2), bem como das interleucinas (IL) 23 e 17, culminando, assim, em recrutamento de células imune inatas, gerando uma resposta tecidual mesênquima e nova formação óssea.

Dessa forma, considerando o papel fundamental da entese e a frequência com que é submetida a traumas, a proloterapia tem como objetivo regenerar essa região lesionada, minimizar os danos e reduzir a dor do paciente, favorecendo um melhor controle das lesões musculoesqueléticas e das estruturas adjacentes.

DEXTROSE

A dextrose é um monossacarídeo, ou seja, um açúcar simples que é um dos carboidratos mais importantes para os organismos vivos. Também é uma das substâncias mais comuns utilizadas na proloterapia. Seu mecanismo de ação ainda não é completamente elucidado, mas a injeção, guiada por ultrassom ou não, em concentrações variadas, vem sendo utilizada para estimular o reparo e a cicatrização de tecidos lesados ou enfraquecidos, como ligamentos, tendões e articulações. O intuito é estimular o organismo a iniciar um processo inflamatório, que é uma resposta natural do corpo e que pode promover a reparação tecidual, o que possibilita aumentar a produção de colágeno, reduzir a dor, melhorar a estabilidade articular, além de ser um procedimento minimamente invasivo.[10]

É bom frisar que esse resultado pode variar de uma pessoa para outra e nem todos os casos respondem bem ao tratamento. A DPT tem se mostrado um método eficaz e confiável de tratamento da dor crônica decorrente de doenças osteomusculares.[7]

Estimulação da cicatrização e regeneração tecidual: Rabago & Best (2005). A DPT estimula a inflamação local controlada, que é um processo necessário para a reparação tecidual. Estudos sugerem que a solução de dextrose pode aumentar a produção de fatores de crescimento, como o de crescimento semelhante à insulina (IGF-1), que promovem a síntese de colágeno e a cicatrização dos tecidos conjuntivos.

Redução da dor e melhora da função: pacientes que se submetem à proloterapia relatam uma redução significativa da dor, particularmente em casos de dor crônica como OA e dor lombar. O tratamento é considerado útil para melhorar a funcionalidade e a qualidade de vida dos pacientes.[34,40]

Aumento da estabilidade articular: Lyftogt J (2007). Ao fortalecer ligamentos e tendões, a DPT pode melhorar a estabilidade das articulações, o que é especialmente benéfico para pessoas com articulações instáveis ou frouxas.

Procedimento minimamente invasivo: Reeves & Hassanein (2003). Como um tratamento minimamente invasivo, a DPT tem poucos riscos e é, quase sempre, bem-tolerada pelos pacientes. É uma alternativa atraente aos procedimentos cirúrgicos e pode ser repetida, conforme necessário, para se obter alívio contínuo.

Concentrações de dextrose na proloterapia

Normalmente, as concentrações usadas na proloterapia variam de 5% a 25%.

Soluções de dextrose a 12,5% a 25%: concentrações entre 12,5% e 25% são usadas para estimular uma resposta inflamatória controlada, podendo promover a cura e o fortalecimento dos tecidos.[3]

Soluções de dextrose até 10%: as concentrações de até 10% são usadas para causar menor reação inflamatória e são consideradas mais seguras para uso em áreas mais sensíveis, como ao redor dos nervos.

OUTRAS SUBSTÂNCIAS USADAS NA PROLOTERAPIA

Glicerina

A glicerina é outra irritante osmótico usada em proloterapia que estimula uma inflamação controlada. É menos usada que a dextrose, mas pode ser escolhida para tratar casos de dor crônica e lesões de tecidos moles, com base nas necessidades do paciente e na resposta individual.[18]

Usos de glicerina na proloterapia

Dor lombar crônica: a dor lombar crônica (CLBP, da sigla em inglês) é uma condição comum que pode ser causada por instabilidade vertebral, desgaste de discos ou problemas nos ligamentos. A glicerina é usada na proloterapia para fortalecer os ligamentos e reduzir a dor associada à instabilidade lombar.[18]

Lesões de ligamentos e tendões: a glicerina é eficaz no tratamento de lesões de ligamentos e tendões, como entorses ou rupturas parciais. Ela ajuda a incentivar a cicatrização e a fortalecer os tecidos lesados, melhorando a função e a estabilidade.[10]

Osteoartrite: em casos nos quais os ligamentos e tendões ao redor da articulação estão enfraquecidos, causando dor e instabilidade. A glicerina ajuda a fortalecer esses tecidos de suporte, promovendo alívio da dor.[20]

Lesões esportivas crônicas: lesões esportivas crônicas, como tendinites e fasceítes plantares, podem se beneficiar da proloterapia com glicerina. O tratamento ajuda a reparar tecidos danificados, reduzindo o processo inflamatório e a dor.[16]

Instabilidade articular: em casos de instabilidade articular, como instabilidade do ombro ou do joelho, a glicerina é usada para fortalecer os ligamentos que sustentam as articulações. Isso pode ajudar a prevenir luxações e a melhorar a função articular.[20]

Fenol

O fenol é um agente esclerotizante. Ele irrita o tecido conjuntivo, estimulando a cicatrização e o fortalecimento. O uso de fenol é, geralmente, feito com mais cautela em razão do potencial de causar necrose tecidual principalmente em concentrações mais altas ou se mal-aplicado.[20]

Usos de fenol na proloterapia

Osteoartrite de joelho: usado para tratar a OA de joelho, que é uma condição degenerativa que causa dor e perda de função. A aplicação de fenol estimula a cicatrização dos tecidos e reduz a dor, assim há uma melhora na estabilidade da articulação.[18]

Lesões crônicas de ligamentos e tendões: lesões crônicas de ligamentos e tendões, como entorses ou lesões tendíneas não cicatrizadas adequadamente. A aplicação de fenol induz uma resposta inflamatória que pode estimular a regeneração e o fortalecimento dos tecidos.[20]

Síndrome da dor miofascial: usado para tratar a síndrome da dor miofascial, uma condição que envolve dor muscular crônica em virtude de pontos-gatilho. A proloterapia com fenol ajuda a reduzir a sensibilidade desses pontos e a dor associada.[19]

Instabilidade articular: casos de instabilidade articular, como a do ombro ou do tornozelo, em que os ligamentos estão enfraquecidos ou danificados. O fenol estimula o fortalecimento desses tecidos, ajudando a estabilizar a articulação.[21]

Neuropatias periféricas: em alguns casos, o fenol é utilizado para tratar neuropatias periféricas, especialmente onde há dor neuropática crônica. O fenol pode ajudar a aliviar a dor ao modificar a condução nervosa.[17]

Solução salina hipertônica

A solução salina hipertônica é opção menos agressiva em comparação com outras substâncias, como dextrose ou fenol, agindo como um irritante químico que causa desidratação das células e, consequentemente, uma resposta inflamatória que propicia a cicatrização. Pode ser uma escolha mais indicada para pacientes sensíveis ou para condições nas quais uma resposta inflamatória mais leve é desejada.[26]

Usos de solução salina hipertônica na proloterapia

Dor lombar crônica: a CLBP pode ser causada por várias condições, incluindo instabilidade vertebral, problemas discais ou fraqueza dos ligamentos. A proloterapia com solução salina hipertônica é usada para fortalecer os ligamentos e reduzir a dor.[21]

Entorses de ligamentos: entorses de ligamentos, como entorses de tornozelo, podem ser tratadas com solução salina hipertônica. O tratamento ajuda a estimular a cicatrização e a regeneração dos ligamentos lesionados, melhorando a estabilidade articular.[26]

Síndrome de hipermobilidade: a síndrome de hipermobilidade é caracterizada por articulações que são mais móveis do que o normal, o que pode causar dor e lesões. A proloterapia com solução salina hipertônica pode ajudar a reduzir a hipermobilidade ajudando a estabilizar as articulações.[14]

Lesões crônicas de tendões: lesões crônicas de tendões, como tendinite, podem ser tratadas com proloterapia utilizando solução salina hipertônica. O objetivo é provocar uma inflamação controlada que promove a cicatrização e o fortalecimento dos tendões.[26]

Osteoartrite: a OA é uma condição degenerativa das articulações que pode ser tratada com proloterapia de solução salina hipertônica para fortalecer os ligamentos e reduzir a dor. Esse tratamento pode ser especialmente útil quando a instabilidade ligamentar está presente, melhorando assim os sintomas dolorosos e a disfunção.[16]

Sulfato de zinco

O sulfato de zinco é usado por suas propriedades esclerotizantes, particularmente em condições que envolvem danos nos ligamentos e tendões. Ele promove a inflamação controlada e a subsequente cicatrização. A escolha de usar sulfato de zinco na proloterapia é feita considerando a condição específica do paciente e os objetivos terapêuticos.[16]

Usos de sulfato de zinco na proloterapia

Instabilidade articular: utilizado para tratar instabilidades articulares, como instabilidade do ombro ou do tornozelo. A solução ajuda a fortalecer os ligamentos e tendões ao redor da articulação, aumentando a estabilidade e reduzindo o risco de novas lesões.[27]

Lesões ligamentares e tendíneas: lesões em ligamentos ou em tendões, como rupturas parciais ou entorses, podem ser tratadas com sulfato de zinco. A proloterapia com essa substância promove a cicatrização e o fortalecimento dos tecidos, ajudando a recuperar a função e na redução da dor.[16]

Dor crônica: principalmente em articulações, pode ser aliviada por meio da proloterapia com sulfato de zinco. A solução ajuda a melhorar a estabilidade e a função articular, reduzindo a dor associada a disfunções como a OA e a instabilidade ligamentar.[24]

Hipermobilidade articular: pacientes com hipermobilidade articular, que têm uma amplitude de movimento excessiva em decorrência da frouxidão ligamentar, podem ter benefício com a proloterapia com sulfato de zinco. O tratamento busca fortalecer os ligamentos, limitando a mobilidade excessiva e reduzindo o risco de lesões.[14]

Desgaste degenerativo: sado em casos de desgaste degenerativo de articulações, como a OA. A proloterapia com essa solução pode ajudar a promover a regeneração tecidual e a melhorar a função articular, promovendo o alívio da dor e a melhoria da qualidade de vida.[26]

Ozônio

Conhecida como ozonioterapia, a proloterapia com ozônio é uma prática em que uma mistura de oxigênio e ozônio é injetada nos tecidos moles, como ligamentos, tendões e articulações, para tratar várias condições de dor crônica e lesões. O ozônio é utilizado em razão de suas propriedades antioxidantes, anti-inflamatórias e de modulação imunológica.

Usos de ozônio da proloterapia

Osteoartrite: a ozônioterapia é aplicada no tratamento da OA, principalmente na articulação do joelho. A injeção de ozônio pode ajudar a reduzir a inflamação e a dor, além de melhora na mobilidade articular.[22]

Hérnias de disco lombar: o ozônio é utilizado para tratar hérnia de disco lombar. A injeção peridural ou intradiscal de ozônio pode diminuir o volume do disco herniado e reduzir a compressão sobre as raízes nervosas, aliviando a dor ciática.[23]

Síndrome de dor miofascial: a síndrome de dor miofascial, que envolve dor e disfunção em razão de pontos-gatilho nos músculos, pode ser tratada com a ozônioterapia. O tratamento pode ajudar a aliviar a dor, reduzir a tensão muscular e com a melhora da função.[24]

Lesões desportivas: o ozônio é usado para tratar lesões esportivas, como tendinites e lesões ligamentares. As propriedades antioxidantes e anti-inflamatórias do ozônio podem ajudar a acelerar o processo de cicatrização e reduzir o tempo de recuperação.[25]

Instabilidade articular: o ozônio pode ser utilizado para tratar instabilidades articulares, como as do ombro ou joelho. As injeções de ozônio ajudam a fortalecer os tecidos conjuntivos, aumentando a estabilidade e reduzindo a dor associada à hipermobilidade.[26]

Plasma rico em plaquetas

O plasma rico em plaquetas (PRP) tecnicamente difere da proloterapia tradicional, o PRP consiste em usar o próprio sangue do paciente, concentrando as plaquetas e os fatores de crescimento, para promover a cicatrização e a regeneração tecidual. É usado em combinação ou como uma alternativa. O PRP é particularmente valorizado por seu perfil de segurança, uma vez que utiliza componentes autólogos do sangue do paciente, minimizando o risco de reações adversas.[27]

Usos de plasma rico em plaquetas na proloterapia

Tendinopatias: muito utilizado no tratamento de tendinopatias crônicas, como a epicondilite lateral (cotovelo de tenista) e a tendinite do tendão calcâneo. A injeção de PRP ajuda a acelerar a cicatrização dos tecidos, reduzir a sensação dolorosa e melhorar a função.[27]

Lesões ligamentares: usado para tratar lesões ligamentares, como entorses de tornozelo e lesões do ligamento cruzado anterior (LCA). O tratamento com PRP pode acelerar a recuperação e reduzir o tempo de reabilitação.[28]

Osteoartrite: tem sido usado para o tratamento da OA, especialmente na articulação do joelho. A injeção de PRP pode ajudar a reduzir a dor, melhorar a função articular e possivelmente retardar a progressão da doença.[29]

Regeneração de cartilagem: usado para estimular a regeneração da cartilagem em casos de lesões ou desgaste, como observado na condromalácia patelar. O tratamento pode ajudar a melhorar a espessura e a qualidade da cartilagem.[30]

Lesões musculares: tem uso no tratamento de lesões musculares, como estiramentos e rupturas. O tratamento com PRP pode acelerar o processo de cura e reduzir o tempo de inatividade para os atletas.[30]

Reabilitação pós-cirúrgica: pode ser usado como um complemento na reabilitação pós-cirúrgica, como após reconstrução do LCA ou reparo do manguito rotador. O PRP pode ajudar a melhorar a cicatrização e acelerar o processo de recuperação.[32]

Solução de dextrose e lidocaína

Esta combinação é utilizada não apenas para provocar a resposta inflamatória desejada, mas também para fornecer alívio imediato da dor em virtude do efeito anestésico da lidocaína. A escolha da concentração pode variar conforme o profissional de Saúde e as necessidades individuais do paciente. Seu uso são os mesmos das soluções de dextrose citadas anteriormente neste capítulo.[24]

PROCEDIMENTO

Osteoartrite no joelho

OA é uma doença crônica caracterizada pela degeneração de cartilagens em diferentes articulações do organismo, de modo que as superfícies dos ossos envolvidos se encontram em íntimo contato. Limitação de movimentos, rigidez e desconforto são alguns dos sinais e sintomas presentes nessa condição crônica.[33]

O joelho é a articulação mais frequentemente acometida nos casos de OA, com uma incidência próxima de 303 milhões de casos ao redor do mundo. Estima-se em 30,8% a perda de anos de vida em consequência da OA entre 2007 e 2017, com tendência de aumento em decorrência do avanço da obesidade e do sedentarismo.[34]

Diversas opções de tratamento estão à disposição para tratar ou, pelo menos, amenizar, os sintomas de pacientes com OA no joelho: práticas de exercício físicos; terapias medicamentosas (anti-inflamatórios orais e tópicos); além de drogas injetadas dentro das articulações. Nesse escopo, a proloterapia surge como uma ferramenta de tratamento promissora, com efeitos colaterais mínimos e benefícios que vão além do alívio da dor.[33]

Os pacientes eleitos para o procedimento são:[34]

- Pessoas em que fisioterapias ou procedimentos cirúrgicos falham em fornecer o benefício terapêutico.

- Intolerantes a anti-inflamatórios não esteroides (AINEs), esteroides e opioides.
- Portadores de dores crônicas em ligamentos e tendões secundárias a rupturas ou próprias rupturas.

Em relação às contraindicações, se o paciente for alérgico a algum componente envolvido no procedimento, a proloterapia está contraindicada. Quadros agudos (p. ex., artrites, bursites, tendinites, gota, ruptura completa de tendão ou ligamento), artrite reumatoide, câncer, infecções ativas ou outras condições que possam prolongar o tempo de cura ou tornar o paciente imunocomprometido também são contraindicações à proloterapia.[34]

A base da proloterapia consiste na injeção de substâncias irritativas em locais fonte de dor (articulações, tendões, nervos etc.), estimulando um processo inflamatório que culminará no alívio da dor e em processo regenerativo de estruturas afetadas pelo desgaste, como tendões, ligamentos e outras estruturas articulares.[33]

Diversas substâncias irritativas podem ser utilizadas nos procedimentos proloterápicos para os casos de OA de joelho, são algumas delas: *morrhuate sodium*; solução hiperônica de dextrose; solução dextrose/fenol/glicerina (DPG); e PRP.[34]

A solução hipertônica de dextrose é a mais utilizada, pois não apresenta efeito tóxico (é uma substância produzida pelo próprio organismo) e tem efeito regenerativo sobre as estruturas articulares. Quando expostas a soluções hipertônicas de dextrose, as células humanas produzem fatores de crescimento que, em última análise, ativam fibroblastos para formar precursores de colágeno maduros. Um pequeno nível de efeito condrogênico também é observado pela exposição à dextrose. Fornecimento de nutrientes para a recuperação de células lesionadas. Fortalecimento de tendões e ligamentos por meio da produção de tecido fibroso.[33]

Para a execução do procedimento, o profissional pode realizar o seguinte passo a passo:[33]

- Exame físico da articulação.
- Marcação do local de injeção.
- Administração de anestésico local (lidocaína 0,1% a 0,5%).
- Injeção de substância irritativa na articulação:
  - *Região extra-articular:* optar por locais de inserções tendinosas e ligamentares principais do local de sensibilidade, utilizando a técnica de *peppering*.
  - *Região intra-articular:* preferir abordagem inferomedial e inferolateral, a fim de evitar colisão da agulha contra a patela, podendo provocar dor e lesão na cartilagem condral da patela.

Waluyo *et al.*, em *Efficacy of Prolotherapy for Osteoarthritis: A Systematic Review,* definem as concentrações médias ideias de dextrose utilizadas e o intervalo médio entre as aplicações após análise dos dados publicados nas literaturas: dextrose a pelo menos 15% para injeções extra-articulares e concentração de 25% para intra-articulares; o intervalo médio descrito ideal entre as doses foi de 2 a 4 semanas.

Após a aplicação, algumas recomendações importantes devem ser fornecidas ao paciente: evitar uso de qualquer tipo de AINEs; descanso de 2 a 3 dias para recuperação do local de injeção. Se dor, pode ser prescrito acetominofeno ou outro narcótico para o respectivo alívio.

Como mencionado anteriormente, os efeitos adversos da proloterapia são mínimos.

Disfunção temporomandibular

Disfunção temporomandibular (TMD, na sigla em inglês) é uma doença crônica que provoca dor e mau funcionamento da articulação, interferindo diretamente nas atividades diárias dos pacientes portadores dessa condição. Estima-se que 15% dos adultos e 7% dos adolescentes são acometidos com TMD. Em mais de 50% dos casos diagnosticados e acompanhados por 5 anos, a TMD mostrou-se uma condição persistente e recorrente.[35]

Louw *et al.*, em *Treatment of Temporomandibular Dysfunction With Hypertonic Dextrose Injection (Prolotherapy): A Randomized Controlled Trial With Long-term Partial Crossover,* comparam o uso de dextrose 20% + lidocaína 0,2% à combinação de água destilada + lidocaína 0,2% (grupo controle) para redução da dor e melhora no funcionamento da ATM em casos de TMD.[35]

Nos 3 primeiros meses, tanto o grupo-controle (n = 20, 24 articulações) como o grupo que recebeu injeção de dextrose (n = 22, 30 articulações) receberam uma aplicação mensal. Após os 3 primeiros meses, foi oferecida a todos os participantes a opção de injeção mensal de dextrose 20% + lidocaína 0,2% até o 12° mês de estudo, com acompanhamento mensal para avaliação da escala de dor e funcionamento da ATM.[35]

Em todos os procedimentos, foi injetado, após breve aspiração, 1 mL de solução a cada aplicação nas articulações acometidas. O local das aplicações deu-se entre 0,75 cm e 1 cm do ápice do arco zigomático, com inclinação cranial de 45° e 10° posterior. A agulha utilizada foi 1-in 30 G e não foram utilizados dispositivos ultrassonográficos como guia na sua introdução.[35]

O resultado dos 3 primeiros meses de estudo mostrou uma superioridade significativa do uso de DPT em relação ao grupo-controle. Foi relatada, pelos pacientes submetidos ao uso de DPT, uma redução maior redução nos níveis de dor, melhora mais expressiva na capacidade de abrir a boca e maior melhora em relação à disfunção. As porcentagens de melhora > 50% na dor nas articulações e >50% na disfunção entre o grupo que recebeu dextrose no 3° mês foram de 47% e 60%, respectivamente, contra 21% e 13% no grupo-controle no 3° mês. Ao fim do 12° mês do estudo, cerca de 70% dos indivíduos inicialmente randomizados para o grupo-controle, e que receberam solução de dextrose após o 3° mês, relataram melhora > 50% no quadro doloroso e na disfunção.[35]

Concluiu-se, portanto, que a DPT 20%/lidocaína 0,2% demonstrou-se uma terapia mais eficaz que o uso de apenas lidocaína para a melhora funcional e do quadro álgico nos casos de disfunção temporomandibular. A DPT pode qualificar-se, desse modo, como uma alternativa para pacientes cujos tratamentos conservadores anteriores falharam.[35]

Síndrome do túnel do carpo

Síndrome do túnel do carpo (CTS, da sigla em inglês) é causada pelo aumento da pressão no túnel do carpo, o que contribui para isquemia, prejuízo na condução de impulsos nervosos e consequente compressão do nervo mediano.[36]

É o quadro mais comum de neuropatia periférica no mundo (cerca de 90% dos casos), com incidência entre 3% a 4%. Diversas alternativas de tratamento estão disponíveis para essa condição, desde os conservadores até as intervenções cirúrgicas, a depender da gravidade do caso.[36]

As intervenções conservadoras, como corticosteroideterapia e fisioterapia, estão indicadas para os casos médios a moderados. No entanto, elas apresentam uma limitação em relação aos benefícios clínicos a longo prazo: entre 57% a 66% dos pacientes em tratamento conservador são submetidos a cirurgia dentro de 1 a 3 anos. [52] Além disso, entre 41% e 90% dos pacientes submetidos a cirurgias de revisão têm sintomas persistentes após o procedimento e apenas 40% a 47% apresentam melhora satisfatória após as intervenções cirúrgicas de revisão.[36]

A proloterapia por hidrodissecção com 5 mL de dextrose a 5% (D5HD, da sigla em inglês) tem mostrado alta eficiência como tratamento conservador para os quadros de CTS médios a moderados.[36]

O nervo mediano é identificado na entrada proximal do túnel do carpo. Sob o plano escafo-pisiforme, via ulnar, injetam-se 3 mL de solução para hidrodissecar o n. mediano do retináculo dos flexores e 2 mL para hidrodissecar o nervo mediano inferior dos tendões flexores. A ultrassonografia ajuda a confirmar os locais de injeção no túnel do carpo após o procedimento.[37]

Esse protocolo foi utilizado por Wu *et al.*, em *Randomized Double-Blinded Clinical Trial of 5% Dextrose versus Triamcinolone Injection for Carpal Tunnel Syndrome Patients.* Nesse trabalho, 54 participantes foram selecionados, sendo 27 para o grupo com injeções D5DH e 27 para o grupo de injeções de esteroides. Os resultados foram coletados com 1, 3, 4 e 6 meses após as aplicações.[37]

Nos primeiros 3 meses de ensaio, não foram observadas diferenças significativas entre os dois grupos. Do 4° ao 6° mês, os parâmetros de funcionalidade e gravidade sofreram uma redução significativa no grupo tratado com D5DH em detrimento do grupo de corticosteroideterapia. Ao fim do período de 6 meses, 88% dos pacientes com tratados com D5DH (24/27 participantes) relataram melhora satisfatória do quadro inicial contra 37% daqueles tratados com corticosteroides (10/27 participantes).[37]

O mecanismo de ação da proloterapia para os casos de CTS se baseia na hipótese de que a dextrose teria o poder de diminuir a inflamação neurogênica ao inibir o receptor de potencial transitório vaniloide 1 (TRPV1). Consequentemente, haveria um bloqueio de neurotransmissores, como substância P e o peptídeo relacionado ao gene da calcitonina, restringindo a inflamação neurogênica.

Tendinose do tendão calcâneo

Tendinite do calcâneo é uma das mais frequentes lesões decorrentes do uso extremo dessas estruturas e uma frequente causa de dor e dificuldades funcionais em pessoas com estilo de vida ativo. O termo "tendinose" do calcâneo é utilizado para mudanças estruturais observadas por ultrassonografia no tendão de Aquiles.[38]

O tratamento conservador dessa tendinose alcança uma taxa de sucesso entre 0% e 36% e o cirúrgico, seguido de reabilitação de 4 a 6 meses, uma taxa de sucesso entre 70% e 85%.[38]

O padrão-ouro de tratamento conservador dessa condição (sucesso entre 60% a 100%) são os exercícios de carga excêntrica (ELE, da sigla em inglês), os quais envolvem 180 contrações excêntricas dos músculos da panturrilha diariamente por 12 semanas.[38]

A proloterapia tem potencial para uma alternativa de tratamento conservador mais rápida e eficaz. Tem nível 4 de evidência para o tratamento de rápidas e sustentadas reduções do quadro de dor e "deficiência" para os casos de tendinopatias do tendão de aquiles.[38]

Yelland *et al.* publicaram *Prolotherapy Injections and Eccentric Loading Exercises for Painful Achilles Tendinosis: A Randomised Trial*, um estudo com 43 participantes realizado na Austrália em que analisa, tanto individualmente como de forma combinada, a aplicação de proloterapia e ELE para pacientes com tendinopatias no tendão calcâneo.[38]

Os resultados mostraram que não existem diferenças, ao fim do período de estudo, com a satisfação dos resultados após os tratamentos tanto com proloterapia ou ELE individualmente como combinados. Porém, os resultados com proloterapia mostraram uma melhora sustentada e mais rápida dos principais sintomas de tendinopatia no calcâneo.[38]

O protocolo de injeções de proloterapia utilizado no ensaio australiano foi:

- Injeção de glicose (20%)/lidocaína (0,1%)/ropivacaína (0,1%) em *tender points* adjacentes ao calcâneo.
- O volume injetado em cada ponto foi entre 0,5 mL e 1 mL em cada ponto, com máximo de 5 mL.
- Os *tender points* mais utilizados foram: anterolaterais, anteromedial do tendão e nas margens mais posteriores entre 2 cm e 7 cm do calcâneo.

As injeções foram realizadas semanalmente, entre 4 e 12 aplicações, até o necessário para que o paciente conseguisse realizar alguma atividade sem dor.

Dor lombar e toracolombar miofascial

CLBP é um agravo de saúde comum que afeta diretamente a rotina e o bem-estar de seus portadores. Inclui os diagnósticos específicos de radiculopatia lombar, estenose espinhal, dor lombar não específica e dor pós-cirurgia de lombar.[39]

Múltiplas abordagens conservadoras estão disponíveis para tentar tratar dor lombar, como uso de opioides ou outras drogas injetáveis (AINEs, analgésicos e anestésicos), mas a eficácia nem sempre é satisfatória e os efeitos adversos, não raro, superam os benefícios.[39]

A proloterapia surge como uma possibilidade conservadora, eficaz e sem efeitos adversos relevantes para o tratamento de dores musculoesqueléticas e melhora da funcionalidade, inclusive de dor lombar.[39]

Smigel *et al.* conduziram um ensaio clínico controlado e randomizado com 35 pacientes divididos em dois grupos para verificar a eficácia da aplicação de dextrose 5% na analgesia em curto prazo de pacientes com dor lombar. O primeiro grupo (n = 19) recebeu 10 mL de D5HD enquanto o segundo grupo (n = 16) recebeu 10 mL de solução salina para controle.[39]

Os resultados mostraram significante analgesia já nos primeiros 15 minutos após a aplicação de10 mL de dextrose 5%, efeito que se prolongou por pelo menos 48 horas. Smigel *et al.* concluíram, no estudo, a eficácia do uso dessa solução para analgesia nos locais de dor lombar nesses pacientes.

Nos procedimentos de aplicação de D5HD, os pacientes foram posicionados em decúbito ventral e o local de injeção foi preparado com gluconato de clorexidina (2,3%)/álcool isopropílico (24%) para esterilização. Primeiro, utiliza-se uma agulha calibre 25 de 3,8 cm para alcançar o espaço epidural caudal a fim de coletar um epidurograma, inserindo-a verticalmente no corno sacral ou abaixo. Um epidurograma positivo confirma a colocação da agulha no espaço epidural caudal. Em seguida, caso resultado positivo, 10 mL de solução de D5HD são injetados ao longo de um minuto conforme tolerado pelo participante. Os pacientes permanecem em decúbito ventral ao menos por 5 minutos para recuperação.

Bradley D. Fullerton, MD, em uma série de relatos de caso na publicação *Prolotherapy for the Thoracolumbar Myofascial System*, utiliza a seguinte técnica nas aplicações: primeiro uma injeção de lidocaína (3%)/dextrose 15% nos tecidos acometidos; em seguida, injetaram-se 10 mL de glóbulos brancos baixos, sangue vermelho baixo e células autólogas de PRP derivadas de 120 mL de sangue. Os pacientes submetidos a essas administrações relataram total cessão nas primeiras 24 a 48 horas, além de grande redução de dor e melhor na funcionalidade a médio e longo prazo, inclusive com retorno de atividades físicas e cotidianas interrupção pela dor lombar.[40]

CONCLUSÃO

As doenças crônicas são condições que acarretam grandes prejuízos, desde quadros dolorosos e incapacitantes para os pacientes, até econômicos particulares e públicos. Nesse contexto, a proloterapia surge como uma oportunidade para ajudar no tratamento desses quadros.

Os benefícios da proloterapia são claros e, entre eles, pode-se destacar:

- Capacidade analgésica e regenerativa das técnicas.
- Segurança nas aplicações.
- Baixos índice de ocorrência de eventos adversos.
- Custos mais reduzidos em relação a outras intervenções conservadoras.
- Significativa melhora da qualidade de vida observada nos pacientes.

O uso de dextrose tem sido mais aplicado e estudado ao longo dos anos, observando-se menos eventos adversos por ser uma substância que é naturalmente encontrada no organismo. No entanto, é de suma importância sempre avaliar e levar em conta as particularidades de cada paciente e seu quadro doloroso, a fim de otimizar a técnica e a substância a ser utilizada da forma mais adequada possível.

Nesse contexto, a proloterapia mostra-se como ferramenta de grande importância no auxílio dos tratamentos de dores crônicas, provando-se cada vez mais como uma técnica a ser considerada nesses casos. Dado que os cenários de aplicação são abrangentes, compreendendo condições osteoarticulares, nervosas e musculares, o uso das técnicas tem condições de melhorar a qualidade de vida de grande quantidade de pessoas ao redor do mundo.

Assim, conclui-se que a execução da proloterapia compreende uma gama diversa de técnicas e soluções utilizadas. O manejo mais adequado deve considerar as particularidades de cada paciente, visando otimizar os benefícios que podem ser oferecidos nos diferentes cenários. Os benefícios da proloterapia devem orientar cada vez mais o uso dessa técnica para que se ajude a propiciar uma melhora na qualidade de vida das pessoas que têm de conviver com dores crônicas diariamente.

Referências bibliográficas

1. Cohen SP, et al. Chronic pain: an update on burden, best practices, and new advances. The Lancet. 2021;397(10289):2082-97.
2. Raja SN, et al. International association for the study of pain (IASP). 2020;161(9):1976-82. [2025 Fev. 14]. Disponível em: https://pubmed.ncbi.nlm.nih.gov/32694387/.
3. Salaffi F, Carotti M, Grassi W. Health-related quality of life in patients with hip or knee osteoarthritis: comparison of generic and disease-specific instruments. Clin. Rheumatol 2005. Disponível em: https://pubmed.ncbi.nlm.nih.gov/15674656/.
4. Gay RE, Amadio PC, Johnson JC. Comparative responsiveness of the disabilities of the arm, shoulder, and hand, the carpal tunnel questionnaire, and the SF-36 to clinical change after carpal tunnel release. J Hand Surg [Am]. 2003. Disponível em: https://pubmed.ncbi.nlm.nih.gov/12671856/.
5. Teixeira-Salmela LF, Magalhães LC, Souza AC, Lima MC, Lima RCM, Goulart F. Adaptação do perfil de saúde de nottingham: um instrumento simples de avaliação da qualidade de vida. Cad-Saúde Pública = Rep Public Health. 2004. [2025

Fev. 14]. Disponível em: https://www.scielo.br/j/csp/a/HLFD6g5xv5QSFyBKm8Tg5Fz/.
6. Guillemin F, Bombardier C, Beaton D. Cross-cultural adaptation of health-related quality of life measures: literature review and proposed guidelines. J Clin Epidemiol. 1993. Disponível em: https://pubmed.ncbi.nlm.nih.gov/8263569/.
7. Reeves KD, Sit RW, Rabago DP. Dextrose prolotherapy: a narrative review of basic science, clinical research, and best treatment recommendations. Phys Med Rehabil Clin N Am. 2016. Disponível em: https://pubmed.ncbi.nlm.nih.gov/27788902/.
8. Seven MM, Ersen O, Akpancar S, Ozkan H, Turkkan S, Yıldız Y, et al. Effectiveness of prolotherapy in the treatment of chronic rotator cuff lesions. Orthop Traumatol Surg Res. 2017;103(3):427-33. doi: 10.1016/j.otsr.2017.01.003. Disponível em: https://pubmed.ncbi.nlm.nih.gov/28215611/.
9. Schultz LW. A treatment for subluxation of the temporomandibular joint. Journal of the American Medical Association. 1937;109(13):1032.
10. Hackett GS. Referred pain and sciatica in diagnosis of low back disability. JAMA. 1957;163(3):183-5. doi: 10.1001/jama.1957.82970380004007b.
11. Claudepierre P, Voisin MC. The entheses: histology, pathology, and pathophysiology. Join Bone Spine. 2005;72:32-7. Disponível em: https://www.sciencedirect.com/science/article/abs/pii/S1297319X04000739.
12. Benjamin M, Moriggl B, Brenner E, Emery P, McGonagle D, Redman S. The enthesis organ concept: why enthesopathies may not present as focal insertional disorders. Arthritis Rheum. 2004. Disponível em: https://pubmed.ncbi.nlm.nih.gov/15476254/.
13. Schett G, Lories R, D'Agostino MA, et al. Enthesitis: from pathophysiology to treatment. Nat Rev Rheumatol. 2017;13:731-41. doi: 10.1038/nrrheum.2017.188. [2025 Fev. 14]. Disponível em: https://www.nature.com/articles/nrrheum.2017.188.
14. Rabago D, Best TM, Zgierska AE, Zeisig E, Ryan M, Crane D. A systematic review of prolotherapy for chronic musculoskeletal pain. Clinical Journal of Sport Medicine. 2005;15(5):376-80.
15. Lyftogt J. Subcutaneous prolotherapy treatment of refractory knee, shoulder, and lateral elbow pain. Australasian Musculoskeletal Medicine. 2007;12(2):110-2.
16. Reeves KD, Hassanein K. Randomized prospective double-blind placebo-controlled study of dextrose prolotherapy for osteoarthritic thumb and finger (DIP, PIP, and trapeziometacarpal) joints: evidence of clinical efficacy. The Journal of Alternative and Complementary Medicine. 2003;9(3):311-20.
17. Reeves KD, Hassanein K. Long-term effects of dextrose prolotherapy for anterior cruciate ligament laxity. Alternative Therapies, Health and Medicine, 2000;6(5):68-74.
18. Hackett GS. Ligament and tendon relaxation treated by prolotherapy. Springfield: Charles C. Thomas Publisher, 1956.
19. Klein RG, Eek BC, DeLong E. A randomized double-blind trial of intra-articular prolotherapy for knee osteoarthritis. Journal of Clinical Rheumatology. 1989;15(6):275-84.
20. Carayannopoulos A, Vasilakos J, Ibrahim M. Prolotherapy versus corticosteroid injections for the treatment of lateral epicondylosis: a randomized controlled trial. The Journal of Pain. 2011;12(3):352-9.
21. Yelland MJ, Glasziou PP, Bogduk N, Schluter PJ, McKernon M. Prolotherapy injections, saline injections, and exercises for chronic low-back pain: a randomized trial. Spine. 2004;29(1):9-16.
22. Paoloni M, Di Sante L, Cacchio A, Apuzzo D, Marotta S, Razzano M, et al. Intramuscular oxygen-ozone therapy in the treatment of acute back pain with lumbar disc herniation: a multicenter, randomized, double-blind, clinical trial of active and simulated lumbar paravertebral injection. Spine. 2011;36(6):543-9.
23. Bonetti M, Fontana A, Cotticelli B, Volta GD, Guindani M, Leonardi M. Intraforaminal O2–O3 versus periradicular steroidal infiltrations in lower back pain: randomized controlled study. American Journal of Neuroradiology, 2005;26(5):996-1000.
24. Tirelli U, Cirrito C, Pavanello M, Piasentin C, Lleshi A. Ozone therapy in 65 patients with fibromyalgia: an effective therapy. European Review for Medical and Pharmacological Sciences. 2019;23(5):1786-8.
25. Bocci V. Scientific and medical aspects of ozone therapy. State of the art. Archives of Medical Research. 2006;37(4):425-35.
26. Bocci VA, Borrelli E, Travagli V, Zanardi I. The ozone paradox: ozone is a strong oxidant as well as a medical drug. Medicinal Research Reviews. 2009;29(4):46-682.
27. Mishra A, Pavelko T. Treatment of chronic elbow tendinosis with buffered platelet-rich plasma. American Journal of Sports Medicine. 2006;34(11):1774-8.
28. Vetrano M, Castorina A, Vulpiani MC, Baldini R, Pavan A, Ferretti A. Platelet-rich plasma versus focused shock waves in the treatment of jumper's knee in athletes. American Journal of Sports Medicine. 2013;41(4):795-803.

29. Filardo G, Di Matteo B, Di Martino A, Merli ML, Cenacchi A, Marcacci M. Platelet-rich plasma intra-articular injections for cartilage degeneration and osteoarthritis: single-versus double-spinning approach. Knee Surgery, Sports Traumatology, Arthroscopy. 2015;23(9):2700-10.
30. Kon E, Mandelbaum B, Buda R, Filardo G, Delcogliano M, Timoncini A, Marcacci M. Platelet-rich plasma intra-articular injection versus hyaluronic acid viscosupplementation as treatments for cartilage pathology: from early degeneration to osteoarthritis. Arthroscopy: The Journal of Arthroscopic & Related Surgery. 2011;27(11):490-1501.
31. Hamilton B, Tol JL, Knez W, Almusa E. Platelet-rich plasma does not enhance return to play in hamstring injuries: a randomized controlled trial. British Journal of Sports Medicine. 2015;49(14):943-50.
32. Sánchez M, Anitua E, Sánchez P, Azofra J, Andía I, Padilla S, et al. Comparison of surgically repaired Achilles tendon tears using platelet-rich fibrin matrices. American Journal of Sports Medicine. 2007;35(2):245-51.
33. Waluyo Y, Artika SR, Insani NW, Gunawan AMAK, Zainal ATF. Efficacy of Prolotherapy for osteoarthritis: a systematic review. JRM. 2023;55:jrm00372. [2025 Fev. 14]. Disponível em: https://medicaljournalssweden.se/jrm/article/view/2572.
34. Zhao AT, Caballero CJ, Nguyen LT, Vienne HC, Lee C, Kaye AD. A comprehensive update of prolotherapy in the management of osteoarthritis of the knee. Orthopedic Reviews. 2022;14(3). doi: 10.52965/001c.33921.
35. Louw WF, Reeves KD, Lam SKH, Cheng AL, Rabago D. Treatment of temporomandibular dysfunction with hypertonic dextrose injection (prolotherapy): a randomized controlled trial with long-term partial crossover. Mayo Clin Proc. 2019;94(5):820-32. doi: 10.1016/j.mayocp.2018.07.023.
36. Chao TC, Reeves KD, Lam KHS, Li TY, Wu YT. The effectiveness of hydrodissection with 5% dextrose for persistent and recurrent carpal tunnel syndrome: a retrospective study. J. Clin. Med. 2022;11:3705. doi: 10.3390/jcm11133705.
37. Wu YT, Ke MJ, Ho TY, Li TY, Shen YP, Chen LC. Randomized double-blinded clinical trial of 5% dextrose versus triamcinolone injection for carpal tunnel syndrome patients. Ann Neurol. 2018;84(4):601-10. doi: 10.1002/ana.25332.
38. Yelland MJ, Sweeting KR, Lyftogt JA, et al. Prolotherapy injections and eccentric loading exercises for painful Achilles tendinosis: a randomised trial. British Journal of Sports Medicine. 2011;45:421-8.
39. Maniquis-Smigel L, Dean Reeves K, Jeffrey Rosen H, Lyftogt J, Graham-Coleman C, et al. Short term analgesic effects of 5% dextrose epidural injections for chronic low back pain: a randomized controlled trial. Anesth Pain Med. 2017;7(1):e42550. doi: 10.5812/aapm.42550.
40. Fullerton BD. prolotherapy for the thoracolumbar myofascial system. physical medicine and rehabilitation clinics of North America. 2018;29(1):125-38. doi: 10.1016/j.pmr.2017.08.010.

Ultrassonografia e Dor

95

Charles Amaral de Oliveira
Rafael Coelho Tibúrcio
Raquel Fernandes Schult
Deborah Paula Gomes

Nos últimos anos, a ultrassonografia (USG) tem se consolidado como uma ferramenta poderosa na prática clínica dos médicos especializados no diagnóstico e tratamento da dor.

Sua aplicação transcende a simples visualização de estruturas anatômicas, oferecendo uma precisão cada vez maior para intervenções terapêuticas minimamente invasivas, que podem ser utilizadas tanto na chegada de um paciente à emergência como no cenário ambulatorial.

A medida que novas tecnologias surgem e a integração da inteligência artificial (IA) se fortalece, o futuro da USG no consultório do especialista em dor apresenta inúmeras possibilidades promissoras.

Este capítulo explora essas perspectivas, desde o avanço das intervenções guiadas por ultrassom, até a forma como a IA pode agregar valor à prática clínica, transformando o cuidado ao paciente.

ULTRASSONOGRAFIA E MANEJO DA DOR NA URGÊNCIA

A gestão eficiente da dor é fundamental para garantir um atendimento de emergência de alta qualidade. No ambiente do pronto-socorro, a presença de dor moderada a intensa é um desafio frequente e significativo. Nesse contexto, a anestesia regional destaca-se como uma abordagem eficaz e segura, oferecendo alívio otimizado para os pacientes. O uso crescente da USG e a introdução de técnicas de bloqueios de fácil aprendizado, como os bloqueios de planos fasciais, posicionam a anestesia regional como uma excelente alternativa para o controle da dor em determinados grupos de pacientes.

Em pacientes com lesões traumáticas, por exemplo, a aplicação de bloqueios guiados por USG demonstrou melhorias na morbidade e mortalidade associadas a fraturas de costela, quadril e fêmur.[1,2] Além disso, esse método oferece benefícios como redução no tempo de internação, eliminação da necessidade de sedação para procedimentos, menores custos hospitalares e maior satisfação dos pacientes em comparação com outros métodos de controle da dor.[3-5]

Quando comparados bloqueios guiados por ultrassom a bloqueios guiados por estimulação de nervos periféricos ou com base em pontos de referência, o uso da USG proporcionou maiores taxas de sucesso, além de reduzir a necessidade de analgesia de resgate e o tempo necessário para a realização dos bloqueios.[6] Assim, é consenso que, sempre que possível, seja utilizada a USG para realização da anestesia regional.

Outro aspecto importante, é a inclusão das técnicas de anestesia regional no currículo de formação dos médicos do pronto-socorro. Garantir que esses médicos recebam a formação especializada necessária para realização desses procedimentos é fundamental. Muitas vezes, a elaboração de um protocolo institucional com bloqueios específicos para determinada lesão, assim como a determinação do nível de experiência para aquele bloqueio, pode facilitar a aplicabilidade e segurança da anestesia regional.[7]

Abordaremos, agora, os principais bloqueios que podem ser realizados no cenário de urgência e emergência. Para isso, é crucial revisar a anatomia e correlacioná-la à situação vivenciada.

Membro superior

Os bloqueios nervosos periféricos do membro superior são úteis para o controle da dor em lesões no ombro, braço, antebraço e mão.[8]

Bloqueios dos nervos ulnar, mediano ou radial ao nível do cotovelo ou do antebraço fornecem um manejo eficaz da dor para pacientes que apresentam várias lesões na mão, como fraturas, lacerações, queimaduras e abscessos. A esse nível, essas lesões são superficiais e podem ser identificadas com USG com treinamento mínimo.[8]

Pacientes com luxações de ombro ou fraturas umerais proximais se beneficiam de uma técnica mais proximal, ao nível de raízes, troncos e divisões do plexo braquial. Um bloqueio interescalênico proporciona excelente analgesia, mas pode acarretar o risco de paralisia do nervo frênico e, consequentemente, paralisia diafragmática. O bloqueio do plexo braquial supraclavicular também pode ser aplicado, porém tem maior risco de pneumotórax e punção vascular. Bloqueio isolado do nervo supraescapular é mais fácil e seguro de realizar, mas é mais limitado na área de distribuição.[9] A definição de cada técnica deve levar em consideração a *expertise* do médico e as condições clínicas do paciente.

Membro inferior

O bloqueio do nervo tibial na altura do tornozelo é ideal para anestesiar a região plantar do pé para remoção de corpos estranhos, drenagem de abscessos e reparos de lacerações complexas.[10]

Fraturas de quadril são uma causa comum e significativa de morbidade e mortalidade em idosos. Foi demonstrado que a anestesia regional precoce reduz a dor aguda nesses pacientes em comparação com o uso isolado de opioides, favorece a mobilidade e pode reduzir o delírio.[11,12] Desse modo, a anestesia regional deve ser realizada o mais rápido possível em pacientes com fraturas de quadril para controlar a dor.[1,6,13] Múltiplas técnicas de anestesia regional são usadas para fraturas de quadril, porém as mais utilizadas são o bloqueio da fáscia ilíaca, o bloqueio do nervo femoral e, mais recentemente, o bloqueio dos nervos pericapsulares (*PENG block*).[14-17] O bloqueio do nervo femoral é o bloqueio mais comum para o controle da dor em fraturas de quadril. Esse bloqueio fornece anestesia sensitiva e motora para a coxa anterior e medial, bem como para o eixo femoral, o aspecto anterior do colo femoral e a articulação do quadril (Figura 1).[18]

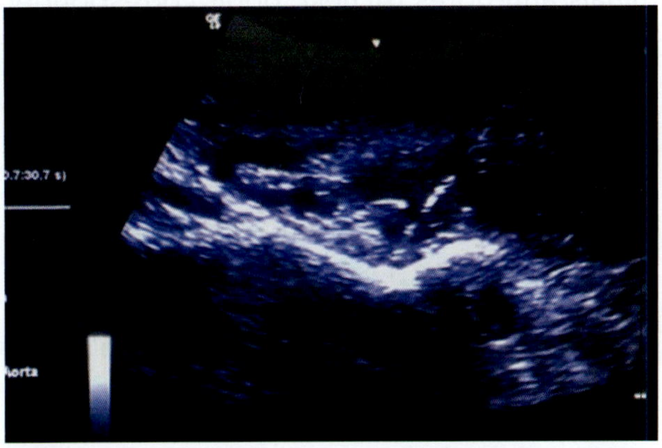

Figura 1 – Bloqueio dos ramos pericapsulares do nervo femoral (*PENG block*).

Fonte: Imagem gentilmente cedida por Vitto Bruce Fernandes.

Outra técnica utilizada no pronto-socorro para anestesiar o membro inferior é o bloqueio do nervo ciático na fossa poplítea. Esse bloqueio fornece anestesia da tíbia proximal até o tornozelo e o pé, exceto o maléolo medial. No caso de fraturas da diáfise tibial, fraturas de tornozelo e pé de alta energia, fraturas do platô tibial ou outras lesões com risco de síndrome compartimentais o uso de bloqueio regional deve ser individualizado por causa da preocupação em mascarar síndromes compartimentais, apesar de ser um tema controverso.[10,19]

Bloqueios de parede torácica e abdominal

O manejo da dor em pacientes com fraturas de costela sempre foi um desafio. Com o advento da USG, foram descritos vários bloqueios fasciais em que grandes volumes com anestésico diluído são injetados nesses planos, visando alvos específicos.[7] Esses bloqueios são relativamente seguros e de fácil realização. Para dor em fraturas de costela, o bloqueio do plano eretor da espinha (*ESP block*) e o bloqueio do plano serrátil anterior podem ser usados com segurança.[7,20,21] Foram descritos relatos de casos do uso do *ESP block* em setor de urgência para o alívio da dor em casos de pancreatite, queimaduras, herpes-zóster e dores miofasciais.[25]

Para dor na região anterior do tórax e axila, os bloqueios do plano interpeitoral e *pecto serratus* podem ser uma opção.[10,22]

A dor de parede abdominal, especialmente o *entreapment* dos nervos cutâneos abdominais anteriores (Acnes), pode corresponder a 2% das dores agudas abdominais. A idade mais comum é dos 30 aos 50 anos, mas podem acontecer em crianças. A dor tende a ser de forte intensidade, constante, que piora com atividade física, com alodinia na área acometida.[23] O bloqueio do ponto-gatilho envolvido ou os bloqueios fasciais abdominais, como o *TAP block* e bloqueio da bainha do reto abdominal, ajudam tanto no diagnóstico como no alívio da dor.[24]

Cabeça e face

Além do uso de bloqueios em lesões cutâneas de cabeça e face, a anestesia regional pode ser usada para o tratamento de cefaleias.

O bloqueio dos nervos supraorbital, infraorbital, mentoniano e o bloqueio do plexo cervical superficial podem ser usados em lacerações cutâneas de acordo com a região acometida (Figura 2).[10,39]

O bloqueio do gânglio esfenopalatino ou do nervo occipital maior, guiados por USG, podem ser usados para o caso de cefaleia. O nervo occiptal maior (NOM) é o maior dos três nervos occipitais.

Surge do ramo posterior de C2, com contribuição do ramo dorsal de C3, e converge para o núcleo trigêmeo (NT) que está envolvido na patogênese da enxaqueca.[10,26,27] O bloqueio do NOM pode ajudar nas enxaquecas diminuindo a aferência para o NT.

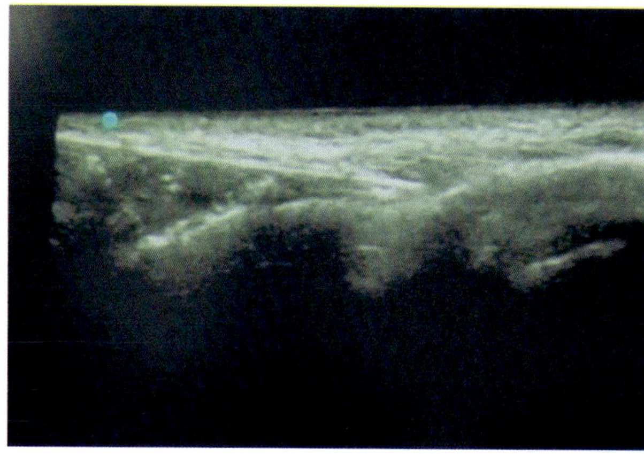

Figura 2 – Bloqueio do nervo supraorbitário.

Fonte: Imagem gentilmente cedida por Vitto Bruce Fernandes.

Pode ser abordado entre os músculos semiespinal da cabeça e oblíquo inferior da cabeça, o que demanda maior destreza e experiência para realização do procedimento, ou na protuberância occipital, onde está mais superficial e de mais fácil acesso. Além do uso em dores faciais, como a neuralgia do trigêmeo, e cefaleias, o bloqueio do gânglio esfenopalatino ganhou notoriedade para o tratamento na cefaleia pós-punção da dura-máter por meio de *swab* nasal.[28,29,30] No entanto, ele também pode ser acessado por intermédio da USG como descrito em um relato de caso na abordagem suprazigomática (Figuras 3 e 4).[31]

Outro bloqueio a ser considerado é o do gânglio estrelado. Apesar de indicado principalmente para dores faciais, ele vem sendo descrito com uma alternativa para casos refratários de tempestade elétrica (Figura 5).[40]

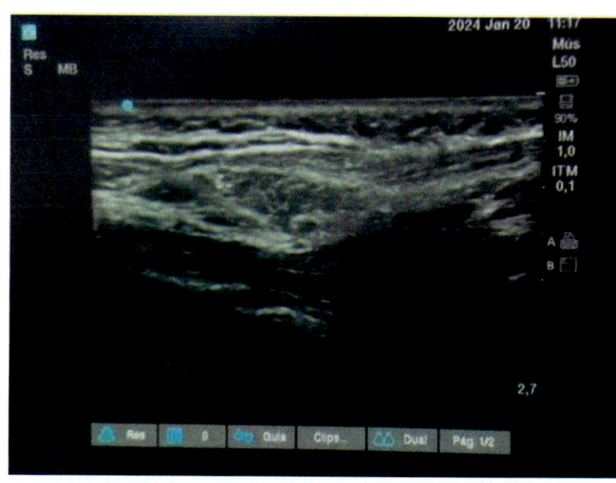

Figura 3 – Bloqueio do nervo occipital maior (NOM).

Fonte: Imagem gentilmente cedida por Vitto Bruce Fernandes.

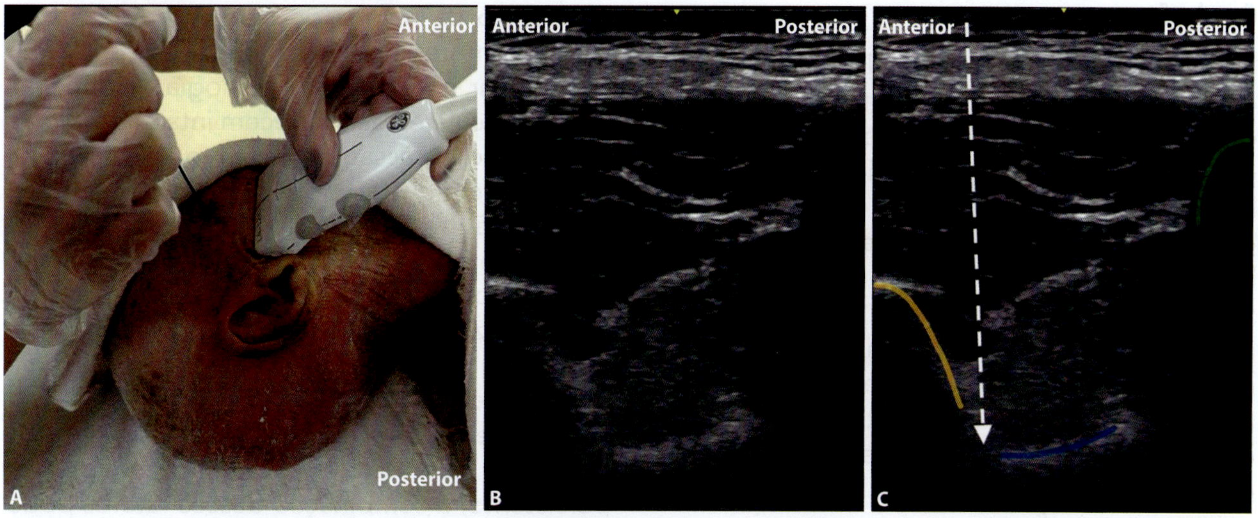

Figura 4 – Bloqueio do gânglio esfenopalatino.

Fonte: Imagem gentilmente cedida por Pedro Hilton de Andrade Filho.

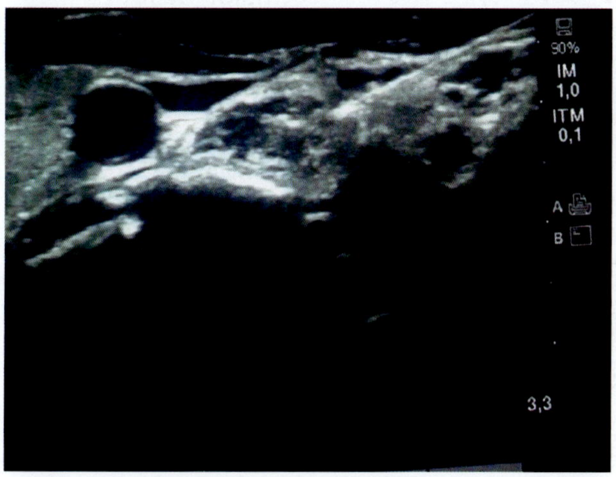

Figura 5 – Bloqueio do gânglio estrelado.

Fonte: Imagem gentilmente cedida por Vitto Bruce Fernandes.

Complicações e riscos

Alguns dos riscos relacionados à anestesia regional incluem falha do bloqueio, lesão nervosa periférica, intoxicação sistêmica por anestésico local (ISAL) e hematoma.[7,10]

A incidência de lesão nervosa periférica (LNP) varia de 0,5% a 2,4% e geralmente se resolve em 6 semanas, com 99% se resolvendo em 1 ano. Os pacientes podem relatar déficits de força ou sensibilidade persistentes, bem como dor na distribuição nervosa, 48 horas após o bloqueio quando um nervo é lesionado inadvertidamente.[32,33] O tratamento da LNP é centrado na prevenção mediante o uso da USG e identificação da ponta da agulha durante o procedimento. Resistência ou dor durante a injeção podem indicar injeção intraneural. O tipo da ponta da agulha, se cortante ou romba, permanece em debate sobre a prevenção da lesão neural. Uma agulha com bisel de 45° é menos propensa a penetrar no perineuro e causar lesão nos fascículos do que uma agulha com bisel de 15°. Contudo, se um fascículo nervoso for acidentalmente perfurado durante um procedimento de bloqueio nervoso, as lesões provocadas por agulhas de bisel curto podem ser mais severas e levar mais tempo para cicatrizar do que aquelas causadas por agulhas de bisel longo.[33-36]

A ISAL é uma complicação rara, porém grave. Seus sinais precoces incluem gosto metálico, zumbido e agitação, com progressão para convulsão, coma e parada respiratória. Os sintomas cardiovasculares incluem arritmias ventriculares, bradicardia e assistolia. Normalmente, esses sintomas se desenvolvem em 5 minutos, mas podem ser atrasados por até 1 hora.[10] O tratamento inclui suporte avançado de vida em cardiologia (ACLS, do inglês *Advanced Cardiovascular Life Support*) padrão, benzodiazepínicos para convulsões e terapia de emulsão lipídica intravenosa a 20% (Intralipid®). As recomendações atuais de dosagem são uma dose de 1,5 mL/kg seguida de infusão a 0,25 mL/min.[10,37,38]

A presença de pacientes no pronto-socorro em uso de anticoagulantes ou antiagregantes plaquetários é cada dia mais comum. Nesses casos, a conduta deverá ser individualizada, avaliando-se os risco e benefícios da intervenção.[7]

Conclusão

O uso da anestesia regional é uma realidade e deve fazer parte do arsenal terapêutico para controle da dor no cenário de urgência/emergência. Compreender a relação entre a anatomia e os alvos específicos de cada bloqueio é crucial para sua correta indicação. Protocolos bem-definidos podem contribuir no desenvolvimento e na implementação do serviço. Promover o treinamento e estímulo contínuo ao ensino são fundamentais nesse processo. Finalmente, a prevenção e a identificação precoce de complicações são essenciais para garantir que a anestesia regional seja aplicada de maneira segura e eficaz.

USO DA ULTRASSONOGRAFIA NA SÍNDROME DO APRISIONAMENTO NERVOSO PERIFÉRICO

Aprisionamento de nervos periféricos é diagnóstico frequente na prática da Medicina da Dor e tem apresentação clínica típica, que pode se iniciar com dor e parestesia distal,[41] podendo, muitas vezes, progredir para fraqueza e perda de massa muscular, a depender do dano axonal e do nervo afetado. Seu diagnóstico requer reconhecimento dos principais sintomas e achados clínicos, o que está diretamente relacionado ao conhecimento da neuroanatomia periférica.[42-44]

A presença de aprisionamento nervoso está frequentemente associada a anormalidades estruturais do tipo compressão e deslocamento, ocasionando alterações nervosas, como aumento do nervo afetado no local da compressão, estreitamento em ampulheta, fibrose perineural e alteração na ecogenicidade nervosa. Exames de imagem permitem, portanto, avaliar causa, gravidade e presença de complicações dos aprisionamentos nervosos. O uso da USG também possibilita que sejam feitas avaliação dinâmica, comparação contralateral e avaliação simultânea da ecotextura e do movimento da musculatura adjacente, além de guiar o posicionamento da agulha para injeções perineurais.[41-46]

Fisiopatologia

O principal mecanismo de lesão nervosa no aprisionamento contempla a degradação e o afilamento da bainha de mielina em razão de forças compressivas, resultando em dano microvascular, enquanto a morfologia e as junções neuromusculares permanecem intactas.[45] Graus leves de compressão obstruem o fluxo venoso, causando congestão e edema. A progressão da compressão resulta em isquemia arterial. Compressão prolongada ou repetitiva resulta em inflamação, fibrose e desmielinização. A perda na mielinização provoca interrupções na velocidade da sinalização axonal e, em sua forma mais grave, pode resultar em bloqueio parcial ou completo dos potenciais de ação através do segmento nervoso afetado. Com compressão persistente, a combinação desses fatores pode resultar em degeneração axonal.[41,45-47,49]

Anatomia ultrassonográfica do nervo periférico

Os nervos periféricos são organizados como múltiplos feixes de fibras nervosas, com bainha de tecido conjuntivo.[44,45,49] Um nervo periférico normal tem aparência característica de favo de mel quando visto à USG em eixo curto, com fascículos hipoecoicos cercados por tecido conjuntivo hiperecoico (perineuro interfascicular). No eixo longo, o epineuro parece contínuo, com múltiplos fascículos hipoecoicos paralelos e bandas hiperecoicas de tecido conjuntivo interfascicular.[44,49]

Classificação das lesões de nervos periféricos

Vários sistemas de classificação de lesões foram desenvolvidos para classificar a gravidade da lesão e orientar o tratamento, como resumido no Quadro 1.

Classificação de lesão nervosa ultrassonográfica

Na neuropraxia (Sunderland grau I), que é limitada à bainha de mielina com o epineuro e o perineuro ecogênicos intactos, o ultrassom pode mostrar hipoecogenicidade leve e/ou edema do nervo.

Axonotmese (Sunderland grau II) apresenta danos aos axônios e uma resposta reparadora mais intensa como edema importante e aumento fascicular. É dividida em três subcategorias – graus II, III e IV – com base na lesão dos axônios, endoneuro e perineuro, respectivamente. Lesões de grau III mostram extenso aumento do nervo hipoecoico homogêneo com continui-

Quadro 1 – Classificação das lesões de nervo periférico

Seddon	Sunderland	Descrição	Mielina	Axônio	Endoneuro	Perineuro	Epineneuro
Neuropraxia	I	Bloqueio de condução	Lesada	Intacto	Intacto	Intacto	Intacto
Axonotmese (degeneração walleriana)	II	Descontinuidade axônio	Lesada	Lesado	Intacto	Intacto	Intacto
	III	Cicatriz do endoneuro	Lesada	Lesado	Lesado	Intacto	Intacto
	IV	Neuroma de continuidade	Lesada	Lesado	Lesado	Intacto	Lesado
Neurotmese	V	Ruptura do nervo	Lesado	Lesado	Lesado	Intacto	Lesado
	VI	Lesão mista	Variável	Variável	Variável	Variável	Variável

Fonte: Desenvolvida pela autoria.

dade fascicular mantida, o que se correlaciona à preservação da integridade do perineuro. Um edema focal do nervo hipoecoico fusiforme é frequentemente descrito como uma aparência de pseudoneuroma.

Nas lesões de grau IV, há ruptura do perineuro com cicatrizes intraneurais inibindo a regeneração axonal, o que resulta numa regeneração axonal desorganizada e a formação de um neuroma em continuidade, que é sinal característico de lesão de grau IV.

Na imagem ultrassonográfica da neurotmese (grau V). observamos a transecção do epineuro ecogênico com uma lacuna de hemorragia ou fibrose e, frequentemente, um neuroma de coto: um nódulo hipoecoico em continuidade com o nervo com uma área transversal muito aumentada e, com frequência, demonstra sensibilidade, dor ou parestesia com compressão direcionada da sonda de US.

As lesões do tipo misto (grau VI) descrevem o envolvimento variável das camadas em determinada secção transversal do nervo, do qual um exemplo comum é a laceração parcial do nervo. Nesse tipo de lesão, uma porção do nervo pode ser normal, enquanto outra porção tem axônios, endoneuro, perineuro e epineuro completamente seccionados, como visto em lesões de grau V. Isso é descrito nas imagens como espessamento ou descontinuidade focal do epineuro com heterogeneidade e ruptura fasciculares variáveis.

Além da avaliação do nervo, é importante avaliar a musculatura suprida pelo nervo em questão e observar sinais de denervação. O músculo normal deve parecer hipoecoico com septos internos ecogênicos finos, enquanto a denervação produz aumento da ecogenicidade e perda de volume com apagamento da arquitetura muscular normal ao longo do tempo. A denervação sugere pelo menos uma lesão de grau II.[41,45-47,49]

Neuropatia de aprisionamento

A neuropatia por aprisionamento é causada pela compressão crônica de um nervo através de um espaço anatômico constrito, geralmente um túnel fibro-ósseo, como visto com o nervo ulnar no túnel cubital, o nervo mediano no túnel do carpo e o nervo tibial no túnel do tarso. Pode também ser secundária a fatores não anatômicos, como implantes cirúrgicos metálicos, fraturas ósseas ou osteófitos, formação de tecido cicatricial ou compressão externa, como uso de faixas e pulseiras apertadas.[44]

Os sintomas clínicos incluem dor, parestesias e déficits do nervo motor, que, geralmente, são exacerbados com certos movimentos ou posições. Sensibilidade aumentada do nervo, como com percussão do nervo (sinal de Tinel), alongamento do nervo (p. ex., teste da perna esticada) e compressão do nervo (p. ex., teste de Spurling) são testes comuns de exame físico para ajudar a detectar a neuropatia por aprisionamento, mas não são altamente sensíveis ou específicos. Assim, testes eletrodiagnósticos e de imagem são, com frequência, realizados para dar suporte ao diagnóstico.[43-47]

A fisiopatologia da neuropatia por aprisionamento é complexa e envolve isquemia, edema, fibrose, desmielinização, degeneração do axônio e fibrose perineural. O principal mecanismo de lesão nervosa é a degradação e o afinamento da bainha de mielina, resultando em danos microvasculares. Graus leves de compressão podem obstruir o fluxo venoso, causando congestão e edema, enquanto uma compressão mais grave e consistente resulta em isquemia arterial. A compressão prolongada resulta em inflamação, fibrose e desmielinização. A perda de mielinização causa interrupções na velocidade da sinalização axonal e, no seu nível mais grave, pode resultar em um bloqueio parcial ou completo dos potenciais de ação através do segmento nervoso afetado.[45,46]

À USG, o nervo encontra-se hipoecoico com fascículos aumentados em decorrência de edema e fibrose, além do nervo estar aumentado proximal e/ou distalmente ao local da compressão. Essas alterações no nervo geram a aparência típica à USG, que se torna irregular e turva com fibrose perineural ecogênica e perda da ecotextura fascicular.[44,49]

A medição da área transversal do nervo (AST) é ferramenta importante no diagnóstico de síndromes de aprisionamento nervoso, que está aumentada em casos de compressão focal e de aprisionamento. Realizamos uma medição proximal na altura do aprisionamento e uma medição na AST máxima no local da compressão. Isso permite o cálculo da diferença dessas áreas transversais e a mensuração objetiva do espessamento do nervo. No entanto, ainda falta um valor de AST definido para cada nervo periférico. No caso do nervo mediano, a área de secção transversa maior que 10 mm^2 é considerada diagnóstica de compressão do nervo mediano (Figura 6).[45,46]

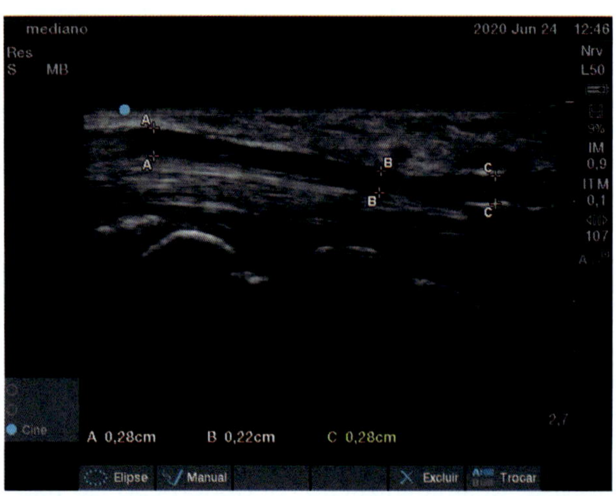

Figura 6 – Nervo mediano apresentando sinal da ampulheta, confirmando compressão neural, no túnel do carpo.

Fonte: Imagem gentilmente cedida por Charles Amaral de Oliveira.

Injeções perineurais

Injeções perineurais (bloqueios nervosos) podem ser realizadas tanto para diagnóstico como para tratamento das neuropatias por aprisionamento. Quando usadas para tratamento, exercem função mecânica e farmacológica. A hidrodissecção pode diminuir progressivamente as aderências, aumentar o fluxo sanguíneo e remobilizar o nervo.[48,49]

Técnica de injeção guiada por ultrassom

O uso de US para orientação de agulha reduz o risco geral de lesão nervosa iatrogênica em comparação com as técnicas cegas guiadas por marcos anatômicos.[48,49] Os princípios técnicos básicos para realização do procedimento incluem: paciente em posição confortável de maneira que permita uma trajetória de entrada da agulha relativamente horizontal, ergonomia para realização doprocedimento, além de o bisel e a trajetória da agulha serem realizados sob visualização durante todo o procedimento.[44,49]

A posição apropriada da ponta da agulha é confirmada com uma injeção teste de um anestésico de curta ação, como lidocaína 1%, que pode separar o epineuro externo da camada de deslizamento adventícia circundante, facilitando a dispersão circunferencial da medicação, o que maximiza o benefício terapêutico, mas não é necessário e pode ser difícil de ser alcançado em algumas situações. Uma vez identificada a posição correta, a seringa pode, então, ser trocada para solução de um anestésico de ação mais longa e/ou mistura de corticosteroides e/ou glicose a 5%. Para nervos que percorrem um plano fascial, como o nervo ilioinguinal, separar o plano fascial com a agulha posicionada adjacente ao nervo é suficiente.[44,49]

Além de aumentar a eficácia da injeção, o uso do ultrassom é importante para evitar injeções intraneurais inadvertidas. As injeções extrafasciculares, nas quais a solução é realizada no epineuro, podem não produzir lesão nervosa iatrogênica, pois o epineuro é relativamente complacente. Já as injeções intrafasciculares, mesmo de pequeno volume, em virtude de o fascículo ser pouco complacente, geram pressões mais altas com risco associado de trauma mecânico e ruptura do perineuro e, consequentemente quase sempre produzem alguma lesão nervosa (Figura 7).[48,49]

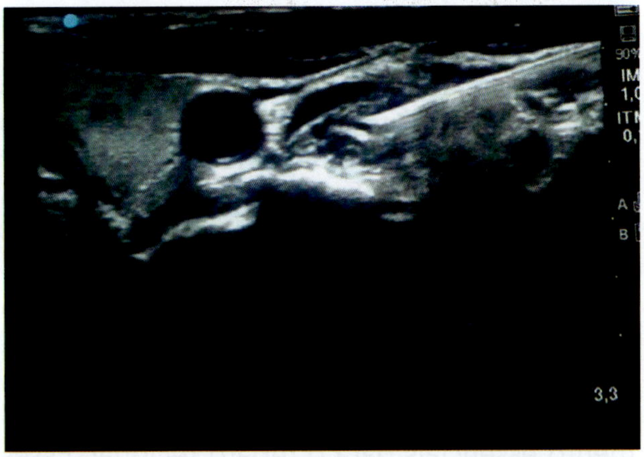

Figura 7 – Injeção perineural guiada por ultrassom.

Fonte: Imagem gentilmente cedida por Vitto Bruce Fernandes.

Seleção de medicamentos

Quando o objetivo da injeção for estritamente diagnóstico, pode-se usar apenas anestésico local. A lidocaína é um anestésico local amplamente disponível e de curta ação com início rápido. Anestésicos locais como a bupivacaína e a ropivacaína têm ação mais prolongada, porém um início de ação mais lento, ressaltando-se que a última pode formar precipitados particulados quando combinada com dexametasona.

A hidrodissecção com objetivo terapêutico pode ser realizada com diversas soluções, todas visando a descompressão mecânica e a inflamação neurogênica. Entre as medicações mais utilizadas na prática clínica, além de anestésicos locais, há os corticosteroides e a glicose.[48,49]

Para prolongar o benefício terapêutico, um esteroide deve ser misturado ao anestésico. Não existe, na literatura, determinação de qual corticosteroide seria melhor; logo, a escolha da medicação fica a critério do médico. A dexametasona é um esteroide solúvel em água não particulado e apresenta menos risco de atrofia de gordura ou de despigmentação da pele do que esteroides de depósito particulados, como o acetato de triancinolona, o que pode ser uma consideração importante dependendo do local da injeção, e uma dose típica de 10 mg é usada para a maioria dos nervos periféricos. Outros esteroides também podem ser usados, como triancinolona e a betametasona que, teoricamente, apresentam uma ação local mais prolongada e são recomendadas por alguns autores.[49]

A hidrodissecção com solução de glicose a 5% tem mostrado uma resposta satisfatória e tem sido cada vez mais estudada como uma opção segura e duradoura. Os efeitos farmacológicos da glicose nos nervos não são claros, a glicose parece estabilizar a atividade neural, regular o metabolismo da glicose e diminuir a inflamação neurogênica por meio de mecanismos multifatoriais como a regulação do receptor TRPX-1 e na ativação da fibra C.[49,50]

MEDICINA REGENERATIVA E ULTRASSONOGRAFIA

Medicina Regenerativa é um campo emergente da Medicina que visa restaurar a função anatômica e fisiológica de tecidos danificados utilizando a capacidade reparadora do próprio corpo por meio de terapias com base em substratos que, por sua vez, influenciam a proliferação celular e a restauração da matriz extracelular. Os mecanismos de ação propostos envolvem a mobilização de células inflamatórias e a secreção de citocinas e fatores de crescimento que desempenham papéis essenciais na regeneração e maturação dos tecidos e atuam como agentes anti-inflamatórios naturais.[51,58]

No contexto do manejo da dor, essa abordagem tem sido explorada para tratar condições dolorosas crônicas, especialmente aquelas relacionadas a processos degenerativos e inflamatórios, sobretudo condições musculoesqueléticas.[51,54]

Os pilares dos tratamentos de Medicina Regenerativa no tratamento da dor incluem: viscossuplementação; proloterapia; plasma rico em plaquetas (PRP); e células-tronco mesenquimais (MSCs), como concentrado de aspirado de medula óssea (BMAC) ou aspirado de gordura. Independentemente da terapêutica escolhida, a colocação correta do produto escolhido na área de tratamento é determinante no resultado do tratamento.[51,58]

Viscossuplementação

O ácido hialurônico (AH), derivado glicosaminoglicano, intra-articular, tem papel essencial na absorção de choque, lubrificação e na natureza viscoelástica do fluido sinovial.[45,55] Além disso, o AH parece inibir a expressão de fatores com papel fundamental nas vias inflamatórias (fator nuclear kappa β [NF-κβ]) de forma dose-dependente. Essa ação anti-inflamatória se soma à capacidade do AH exógeno de reduzir a fragmentação do AH endógeno, estimulando nova síntese. Outras ações do AH são observadas nas tendinopatias, em que se tem um efeito benéfico, tanto no local de reparo como na bainha sinovial, diminuindo a resposta inflamatória periférica e promovendo melhora, por inibição da proliferação fibroblástica, a estabilização do colágeno do tipo II e a redução da concentração de colágeno do tipo III no tendão. Isso resulta em aumento da regeneração dos tenócitos, restauração da proporção de colágeno tipo I/ tipo III, redução da apoptose e alterações angiogênicas.[56]

A principal indicação da viscossuplementação é o tratamento de osteoartrite (OA). É indicada para pacientes nos quais terapias conservadoras, como fisioterapia e anti-inflamatórios não esteroides, falharam. Pacientes idosos com qualquer estágio de OA são bons candidatos para viscossuplementação. Pacientes mais jovens com OA de joelho leve a moderada, que têm sintomas clínicos, mas não estão prontos para intervenção cirúrgica invasiva, também são bons candidatos. Os efeitos anti-inflamatórios, cicatrizantes, antiangiogênicos e imunossupressores do AH encorajam sua aplicação clínica em tendinopatias como manguito rotador, epicondilite, tendinopatia do calcâneo e patelar.[45,55,56]

Proloterapia

Proloterapia é uma forma de terapia regenerativa na qual agentes não biológicos são usados com o objetivo de estimular inflamação promovendo o crescimento celular e de tecidos saudáveis, fortalecendo as estruturas e reduzindo a dor.[50,51,68-72] A solução mais comumente utilizada é a dextrose hipertônica em concentrações entre 12,5% e 25%, frequentemente diluída em anestésicos locais. O mecanismo de ação da proloterapia envolve a estimulação da inflamação e do crescimento tecidual. O transportador de glicose (Glut).[1-4] encontrado na superfície celular. é responsável pela entrada de altas concentrações de glicose, causa lise celular e liberação de conteúdo intracelular, gerando uma inflamação temporária de baixo grau e a produção de citocinas. Posteriormente, essas citocinas agem de forma parácrina nas células circundantes para promover o crescimento e a cura. Fibroblastos e células nervosas são todos ativados após a exposição a agentes proliferativos. Além da inflamação causada por esses agentes proliferativos, o trauma direto da agulha interrompe a membrana celular e o suprimento sanguíneo. Isso ocasiona a liberação de fatores inflamatórios, como o peptídeo relacionado ao gene da calcitonina (CGRP), bradicinina e prostaglandinas, o que resulta na proliferação e produção de fatores de crescimento essenciais para o reparo tecidual. Esses fatores de crescimento promovem a expressão de colágeno dos tipos 1 e 3 em tenócitos, o que é essencial para o crescimento de tendões, ligamentos e cartilagem.[54,68-70]

A proloterapia é utilizada em diversas condições musculoesqueléticas, principalmente em enteses de tendões e ligamentos dolorosos, como epicondilite lateral, tendinopatia do manguito rotador, fascite plantar, tendinopatia do tendão calcâneo, OA e dor na articulação sacroilíaca. O uso de USG em proloterapia é significativo, pois permite a orientação precisa das injeções, aumentando a eficácia e a segurança do procedimento.[68-72]

Plasma rico em plaquetas

O PRP é um produto sanguíneo derivado da centrifugação do sangue total para produzir uma concentração suprafisiológica de plaquetas suspensas no plasma sanguíneo. O mecanismo de ação do PRP envolve a liberação de fatores de crescimento, incluindo fator de crescimento epidérmico (EDF), fator de crescimento semelhante à insulina 1 (IGF-1), fator de crescimento básico de fibroblastos 1 (bFGF-1), fator de crescimento derivado de plaquetas alfa/beta (PDGF-alfa/beta), fator de crescimento endotelial vascular (VEGF) e fator de crescimento transformador beta 1 (TGF-β1), entre outros.[51-53] Esses fatores influenciam a quimiotaxia e induzem a angiogênese e a produção da matriz extracelular, resultando no reparo tecidual. Os fatores de crescimento no PRP também lhe conferem propriedades anabólicas e aumentam a proliferação dos tenócitos, a expressão gênica da matriz, a produção de proteínas e a quimiotaxia das células da medula óssea. Além disso, o TGF-β1, encontrado no

PRP, inibe a expressão e liberação de múltiplos fatores de crescimento catabólicos, incluindo interleucina-1β (IL-1β) e fator de necrose tumoral (TNF-α). [52]

Existem vários métodos de preparação de PRP. Em razão da variabilidade nos métodos de preparação de PRP, não há um sistema de classificação universal. No entanto, o PRP é principalmente categorizado em duas classificações: PRP rico em leucócitos (LR-PRP); e PRP pobre em leucócitos (LP-PRP). O LR-PRP tem contagens de neutrófilos acima da linha de base e, portanto, está associado a efeitos pró-inflamatórios. Os dados sugerem que o LR-PRP é superior para tendinopatia, e o LP-PRP é mais eficaz para OA.[52,53]

O PRP é atualmente usado para tratar OA, lesões ligamentares, lesões musculares e tendinopatias.[52,53]

Célula-tronco mesenquimal

O Dr. Arnold Caplan foi o primeiro a usar o termo "células mesenquimais" (MSCs) em razão da capacidade destas de se diferenciarem em células da linhagem mesodérmica. A Sociedade Internacional de Terapia Celular propôs um critério mínimo para que as células sejam classificadas como mesenquimal: diferenciação *in vitro* em tecido condrogênico, osteogênico ou adipogênico; expressar CD105, CD73 e CD90, mas não devem expressar HLA-DR, CD14, CD34, CD11b,CD45, CD79a ou CD19; e aderir ao plástico quando preservadas em condições de cultura-padrão.[59,60]

As MSCs são, ainda, classificadas como derivadas da medula óssea, geralmente de aspirados de medula óssea na crista ilíaca e derivadas do tecido adiposo, colhidas do tecido adiposo subcutâneo, frequentemente do abdome.[51,57,58]

A atividade terapêutica das MSCs é mediada por efeitos parácrinos e por meio da secreção de moléculas bioativas, como angiopoietina (Ang)-1, Ang-2, proteína morfogenética óssea (BMP), fator neurotrófico derivado do cérebro (BDNF), IL-6 e VEGF.[57-59]

Aspirado de medula óssea e concentrado de aspirado de medula óssea

O aspirado de medula óssea (BMA) contém uma variedade de células progenitoras, incluindo células-tronco hematopoiéticas (HSCs), células progenitoras endoteliais (EPCs) e células estromais mesenquimais (MSCs – "células-tronco mesenquimais" ou "células de sinalização medicinal"). Entretanto, seu efeito regenerativo é secundário aos efeitos das MSC e HSC.[60,61]

Aspirados de medula óssea são, geralmente, coletados da crista ilíaca usando-se marcos anatômicos ou sob orientação de imagem (fluoroscopia e USG). Uma vez realizada a coleta, o BMA pode ser injetado nas áreas de lesão a ser tratadas. Ou pode-se concentrar o BMA por meio de centrifugação, aumentando a concentração das células desejadas em duas a oito vezes do aspirado original. Cerca de 60 mL de BMA são coletados e centrifugados para produzir aproximadamente 6 mL de BMAC.[58,61,62]

A espinha ilíaca posterossuperior é o ponto de referência mais comumente acessado para BMA, as áreas mais espessas do osso podem ser identificadas com um transdutor linear. A trajetória da agulha é mais segura quando feita no sentido perpendicular à porção mais espessa do ílio. Além disso, o uso de USG permite a identificação de estruturas circundantes como o nervo cluneal superior e os vasos glúteos superiores, evitando lesões durante o procedimento.[61,62]

Biológicos derivados do tecido adiposo

O tecido adiposo é outra fonte viável de MSCs adultas com uma população heterogênea de células, incluindo MSCs, EPCs, células T reguladoras, macrófagos, células musculares lisas, pericitos e pré-adipócitos. Em geral, duas categorias de tecido adiposo são derivadas para concentrar MSCs: fração vascular estromal (SVF); e tecido adiposo microfragmentado (MFAT). SVF é uma coleção heterogênea de células contidas no tecido adiposo que requer o uso de enzimas como colagenase, dispase ou tripsina para quebrar o tecido conjuntivo. Com a remoção do tecido conjuntivo, há uma concentração maior de SVF no aspirado composto por MSCs, EPCs, células T reguladoras, macrófagos, células musculares lisas, pericitos e pré-adipócitos. MFAT é uma fragmentação mecânica do tecido adiposo utilizando-se esferas de metal ou peneiras progressivamente menores, o lipoaspirado é refinado em aglomerados de 0,2 mm a 0,8 mm. Lavagens repetidas com solução salina são realizadas para remover lipídios, sangue e solução tumescente.[63,64]

O lipoaspirado é mais facilmente obtido das regiões glútea e abdominal, mas também podem ser utilizados coxa lateral e medial. A maioria das lipoaspirações pode ser realizada sem a necessidade de orientação, porém a USG é útil para determinar a espessura do tecido adipose, especialmente em pacientes mais magros. O objetivo usual de uma lipoaspiração para condições ortopédicas é de 15 mL a 30 mL de tecido adiposo liquefeito.[64,65]

As indicações específicas para MSCs incluem o tratamento de osteoartrose e tendinopatia.[63-65]

Uso da ultrassonografia na Medicina Regenerativa

A USG no manejo da dor musculoesquelética vem sendo cada vez mais utilizada como extensão do exame físico de modo a estabelecer diagnósticos precisos para a tomada de decisões terapêuticas precoces. A USG é ferramenta fundamental na Medicina Regenerativa, pois permite tanto o diagnóstico de lesões musculoesqueléticas como seu tratamento, identificando a área de interesse e permitindo guiar a intervenção em tempo real e garantindo a entrega do produto escolhido na região apropriada. A USG tem a vantagem de fácil acessibilidade, repetibilidade, baixo custo, ausência de radiação e avaliação em tempo real.[47,66]

Independentemente da terapia regenerativa escolhida, o uso de injeções guiadas por USG aumenta a precisão das injeções e, consequentemente, favorece o melhor resultado clínico. Os alvos mais frequentes são as articulações, tendões e ligamentos, bursa, nervos e músculos.[66]

Injeções intra-articulares

A injeção intra-articular guiada por USG pode ser realizada em qualquer articulação, como glenoumeral, femoroacetabular, joelho, acromioclavicular, sacroilíaca, faceta, tarsometatarsais ou metatarsofalângicas. O uso da USG aumenta a acurácia das injeções, oferecendo visualização em tempo real e garante o posicionamento preciso da ponta da agulha na articulação durante uma injeção, além de minimizar o trauma nas estruturas adjacentes com punções inadvertidas de estruturas neurovasculares.[44,50,66]

A quantidade injetada depende do tamanho da articulação a ser tratada; 1 mL a 2 mL para articulações pequenas, enquanto articulações grandes podem acomodar até 10 mL. A natureza particulada da maioria dos produtos utilizados na Medicina Regenerativa pode ser usada como vantagem pelo profissional, pois as partículas são pequenos refletores, o que pode criar um "efeito de contraste" na articulação. Em articulações menores, especialmente usando-se uma abordagem fora do plano, a aparência de "cascata" pode ser vista, o que confirma uma injeção intra-articular.[50,66,67]

Injeções periarticulares

As intervenções terapêuticas periarticulares incluem BMA e PRP; proloterapia e fenestração/tenotomia percutânea. A quantidade injetável varia segundo o alvo.[49,66]

A USG é útil no diagnóstico e para identificar a extensão das tendinopatias e de lesões ligamentares, com perda da arquitetura fibrilar normal, alargamento e heterogeneidade tendínea, as rupturas tendíneas são descritas como regiões hipoecoicas com descontinuidade tendínea adjacente e espessamento em sua inserção (Figura 8).[49,67]

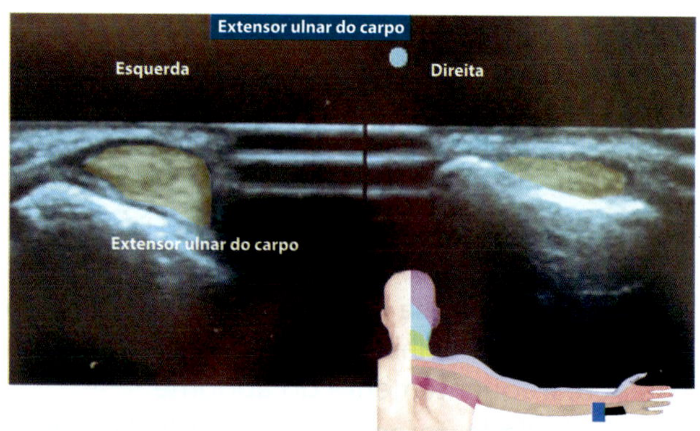

Figura 8 – Tendinite do extensor ulnar do carpo. Comparação entre lado direito (normal) e lado esquerdo (alterado).

Fonte: Imagem gentilmente cedida por Charles Amaral de Oliveira.

As injeções podem ser peritendíneas nos casos de tendinopatias agudas, crônicas e na tenossinovite. A injeção intratendínea é recomendada em casos de tendinose crônica e em lesões com rupturas tendíneas. As injeções bursais são intervenções comumente realizadas para tratar bursite, uma condição inflamatória dolorosa cujas alterações, em geral visualizadas à USG, são: espessamento bursal; coleção anecoica ou hipoecoica entre duas linhas hiperecoicas; sinóvia proliferativa; e hipervascularização. As bursas mais frequentemente injetadas incluem subacromial, trocantérica e iliopsoas. A orientação por USG garante a injeção precisa do espaço bursal.[66,67]

Intramuscular

A USG pode ser usada para localizar rupturas musculares e para guiar punção da área lesionada e realizar injeção de regenerativa para acelerar a recuperação, principalmente em atletas.[66,67]

PERSPECTIVAS FUTURAS DA ULTRASSONOGRAFIA NO DIAGNÓSTICO E TRATAMENTO DA DOR

Avanços da ultrassonografia no diagnóstico da dor

A USG já se estabeleceu como um recurso indispensável no diagnóstico de condições associadas à dor musculoesquelética, neuropática e inflamatória.

Sua capacidade de fornecer imagens, em tempo real, das estruturas de tecidos moles, como músculos, tendões, ligamentos, nervos e vasos sanguíneos, permite ao médico uma avaliação precisa e rápida, sendo uma ferramenta importante no diagnóstico da dor (Figuras 9 e 10).

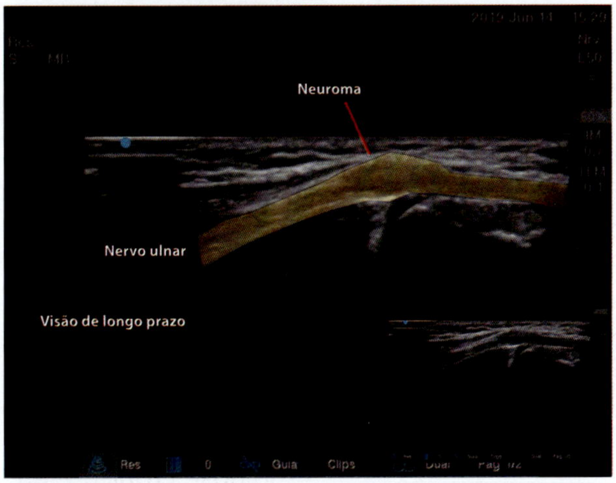

Figura 9 – Neuroma de ulnar após lesão cortocontusa na altura do cotovelo.

Fonte: Imagem gentilmente cedida por Charles Amaral de Oliveira.

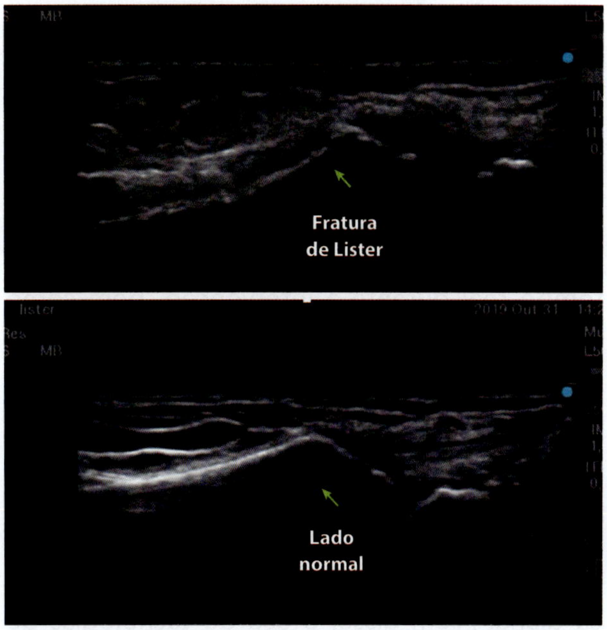

Figura 10 – Fratura do tuberculo de Lister visualizada à ultrassonografia durante avaliação de paciente com queixa de dor persistente em punho após queda.

Fonte: Imagem gentilmente cedida por Charles Amaral de Oliveira.

Nos próximos anos, espera-se que a qualidade das imagens de USG continue a melhorar com a adoção de tecnologias de imagem 3D e 4D, que permitirão ao médico visão mais detalhada e tridimensional das estruturas afetadas. Além disso, o avanço no conhecimento e o uso da elastografia, (técnica que mede a elasticidade dos tecidos) deverão ajudar a diferenciar melhor os tecidos saudáveis dos lesionados, proporcionando informações valiosas para o diagnóstico e monitoramento de condições como fibrose, inflamação e degeneração tecidual.

A integração da USG com outras modalidades de imagem, como ressonância magnética e tomografia computadorizada, também é uma tendência. Esse processo de "fusão de imagens" permitirá aos médicos combinar os pontos fortes de cada tecnologia, resultando em diagnósticos ainda mais precisos, especialmente em casos de dor de origem multifatorial, como lombalgia crônica, tendinopatias e síndromes compressivas.

Intervenções guiadas por ultrassonografia: o caminho da precisão

Um dos aspectos mais revolucionários do uso do ultrassom na Medicina da Dor é a sua capacidade de guiar procedimentos intervencionistas. Intervenções guiadas por ultrassom oferecem precisão sem precedentes na execução de bloqueios nervosos, infiltrações articulares, infiltrações de pontos-gatilho e procedimentos ablativos ou neuromoduladores, como radiofrequência e crioterapia. A possibilidade de visualizar a anatomia do paciente em tempo real durante a intervenção, bem como a posição da agulha em relação às estruturas vitais, reduz significativamente o risco de complicações e melhora os desfechos clínicos.

Futuramente, a expectativa é que a USG se torne ainda mais acessível e eficiente. Transdutores ultrassônicos mais leves, portáteis e de maior resolução estão em desenvolvimento, tornando o US mais versátil e adaptado à prática clínica diária. Além disso, o uso de tecnologias de navegação assistida por USG permitirá ao médico realizar intervenções complexas com mais segurança e confiança, mesmo em ambientes ambulatoriais. Essas inovações podem ampliar o acesso a tratamentos minimamente invasivos em locais menos equipados, beneficiando pacientes em regiões mais remotas (Figura 11).

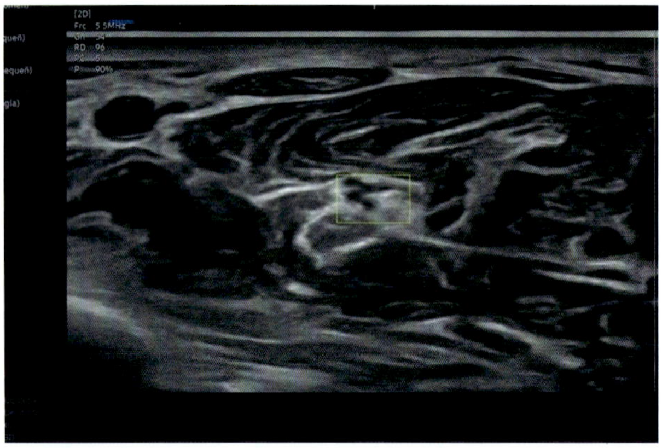

Figura 11 – Imagem feita em ultrassom com *software* Nervtracker, Samsung, que utiliza inteligência artificial para destacar o nervo.

Fonte: Imagem gentilmente cedida por Charles Amaral de Oliveira.

Adicionalmente, o surgimento de *software* de simulação de procedimentos promete auxiliar na capacitação de médicos para realizar intervenções com maior proficiência. Esses simuladores, combinados a tecnologias de realidade aumentada e realidade virtual, fornecerão um ambiente de aprendizado prático antes de procedimentos em pacientes reais, aumentando a curva de aprendizado dos profissionais e otimizando a segurança dos pacientes.

Inteligência artificial e o futuro da ultrassonografia no manejo da dor

A IA vem se tornando uma peça-chave no aprimoramento de diversas áreas da Medicina e a USG é uma delas.

Com o uso de algoritmos de aprendizado profundo (do inglês *deep learning*), a IA tem a capacidade de analisar grandes volumes de dados de imagens, identificar padrões e fornecer *insights* valiosos que podem passar despercebidos aos olhos humanos. No contexto da Medicina da Dor, isso pode representar uma verdadeira revolução.

Diagnóstico automatizado e suporte à decisão clínica

Uma das aplicações mais promissoras da IA na USG é o diagnóstico automatizado. A IA pode ser treinada para reconhecer anomalias em imagens de US, como inflamações, compressões nervosas, lesões musculares e degenerações articulares, com alta precisão. Em muitos casos, a IA pode servir como um "segundo par de olhos" no consultório, auxiliando o médico na detecção precoce de patologias e na redução de erros diagnósticos. Por exemplo, em pacientes com neuropatias compressivas, a IA pode detectar variações mínimas no espessamento do nervo ou sinais de inflamação que seriam difíceis de visualizar manualmente (Figura 12).

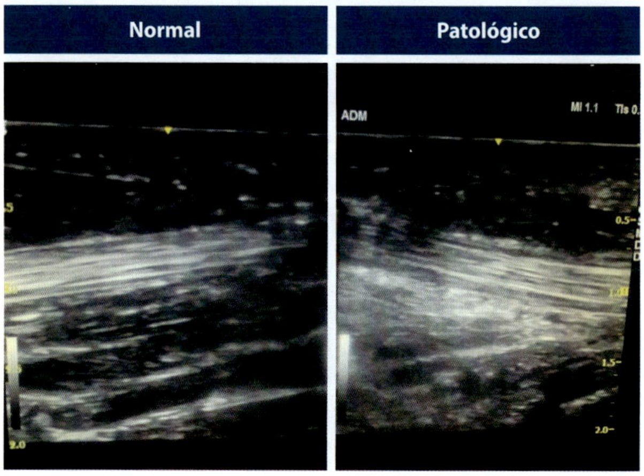

Figura 12 – Atrofia do músculo flexor curto do polegar secundária à lesão do nervo ulnar.

Fonte: Imagem gentilmente cedida por Charles Amaral de Oliveira.

Além disso, a IA pode fornecer suporte à decisão clínica, recomendando opções de tratamento com base em análises de dados anteriores e desfechos clínicos de pacientes semelhantes. Isso tem o potencial de personalizar o tratamento para cada paciente, garantindo que as intervenções mais eficazes sejam realizadas com base em evidências concretas.

Navegação assistida por IA em procedimentos guiados por ultrassonografia

Durante intervenções guiadas por USG, a IA pode desempenhar papel crucial na navegação assistida, indicando o caminho ideal para inserção de agulhas, otimizando o posicionamento em relação às estruturas-alvo e sugerindo ajustes em tempo real. Esse tipo de assistência pode ser particularmente útil em procedimentos complexos, em que a margem de erro é menor, ou em pacientes com variações anatômicas que dificultam a visualização convencional. Já há equipamentos disponíveis no mercado que fazem a marcação de uma janela na tela do US, mostrando onde o nervo está localizado durante o escaneamento dinâmico.

No futuro, a IA poderá até mesmo prever movimentos do paciente ou alterações anatômicas durante a intervenção, ajustando automaticamente a imagem da USG para fornecer uma visão otimizada em cada momento. Isso aumentaria, de modo significativo, a segurança e eficácia dos procedimentos minimamente invasivos, reduzindo o tempo de execução e aumentando o conforto do paciente.

Análise de grandes conjuntos de dados e previsão de resultados

A IA também pode ser aplicada à análise de grandes conjuntos de dados clínicos e imagens, ajudando a identificar tendências, padrões e correlações que poderiam passar despercebidas em análises convencionais. Com a coleta de dados em larga escala, a IA pode prever a resposta de diferentes pacientes a intervenções específicas, permitindo um planejamento terapêutico mais preciso e individualizado.

Além disso, a IA pode ser utilizada para monitorar a evolução da dor em pacientes submetidos a diferentes tratamentos, comparando imagens de USG ao longo do tempo e sugerindo ajustes no plano terapêutico de acordo com a resposta observada.

Conclusão

As perspectivas futuras para a USG no diagnóstico e tratamento da dor são extremamente promissoras, especialmente com a integração crescente da IA. A medida que a tecnologia evolui, a combinação de imagens de alta resolução, intervenções guiadas mais precisas e a capacidade analítica da IA promete transformar radicalmente a prática clínica. A USG, que já é uma ferramenta acessível e eficaz, se tornará ainda mais eficiente e personalizada, proporcionando aos médicos maior precisão diagnóstica e segurança nas intervenções, ao mesmo tempo que melhora os desfechos e a qualidade de vida dos pacientes.

Essas inovações marcam o início de uma era na Medicina da Dor, na qual a tecnologia e a IA atuam em conjunto para fornecer tratamentos mais rápidos, precisos e personalizados, tornando o cuidado ao paciente mais humanizado e eficaz.

A IA não substituirá o médico, mas médicos que não evoluírem com a IA sofrerão as consequências por não incorporar a seu dia a dia os benefícios dessa tecnologia.

Referências bibliográficas

1. Morrison RS, Dickman E, Hwang U, et al. Regional nerve blocks improve pain and functional outcomes in hip fracture: a randomized controlled trial. J Am Geriatr Soc. 2016;64(12):2433-9. doi: 10. 1111/ jgs/ 14386.
2. Riddell M, Ospina M, Holroyd-Leduc JM. Use of femoral nerve blocks to manage hip fracture pain among older adults in the emergency department: a systematic review. CJEM. 2016;18(4):245-52. doi: 10. 1017/ cem. 2015. 94.
3. Ammann S, Schoell E, Nieves Ortega R, Bingisser R. Ultrasoundguided regional anaesthesia and reduction of distal radius fractures in an emergency department. Swiss Med Wkly. 2020;23(150):w20288. doi: 10. 4414/ smw. 2020. 20288.

4. Jaffe TA, Shokoohi H, Liteplo A, Goldsmith A. A Novel application of ultrasound-guided interscalene anesthesia for proximal humeral fractures. J Emerg Med. 2020;59(2):265-9. doi: 10. 1016/j. jemer med. 2020. 05. 013.
5. Raeyat Doost E, Heiran MM, Movahedi M, Mirafzal A. Ultrasoundguided interscalene nerve block vs procedural sedation by propofol and fentanyl for anterior shoulder dislocations. Am J Emerg Med. 2017;35(10):1435-9. doi: 10. 1016/j. ajem. 2017. 04. 032.
6. Cogan CJ, Kandemir U. Role of peripheral nerve block in pain control for the management of acute traumatic orthopaedic injuries in the emergency department: diagnosis-based treatment guidelines. Injury. 2020;51(7):1422-5. doi: 10. 1016/j. injury. 2020. 04. 016.
7. Wolmarans M, Albrecht E. Regional anesthesia in the emergency department outside the operating theatre. Curr Opin Anaesthesiol. 2023;36(4):447-451. doi: 10.1097/ ACO.0000000000001281.
8. Vrablik M, Akhavan A, Murphy D, Schrepel C, Hall MK. Ultrasound-guided nerve blocks for painful hand injuries: a randomized control trial. Cureus. 2021;13(10):e18978. doi: 10. 7759/ cureus. 18978.
9. Yao L, Dong W, Wu Z, et al. Ultrasound-guided interscalene block versus intravenous analgesia and sedation for reduction of first anterior shoulder dislocation. Am J Emerg Med 2022;56:232-5.
10. Malik A, Thom S, Haber B. et al. Regional anesthesia in the emergency department: an overview of common nerve block techniques and recent literature. Curr Emerg Hosp Med Rep. 2022;10:54-66. doi: 10.1007/s40138-022-00249-w.
11. Lewis SR, Price A, Walker KJ, McGrattan K, Smith AF. Ultrasound guidance for upper and lower limb blocks. Cochrane Database Syst Rev. 2015;2015(9):CD006459. doi: 10. 1002/ 14651 858.
12. Ridderikhof ML, De Kruif E, Stevens MF, Baumann HM, Lirk PB, Goslings JC, et al. Ultrasound guided suprainguinal fascia iliaca compartment blocks in hip fracture patients: an alternative technique. Am J Emerg Med. 2020;38(2):231-6. doi: 10. 1016/j. ajem. 2019. 02. 011.
13. Gadsden J, Warlick A. Regional anesthesia for the trauma patient: improving patient outcomes. Local Reg Anesth. 2015;8:45-55. doi: 10. 2147/ LRA. S55322.
14. Ridderikhof ML, De Kruif E, Stevens MF, Baumann HM, Lirk PB, Goslings JC, et al. Ultrasound guided suprainguinal fascia iliaca compartment blocks in hip fracture patients: an alternative technique. Am J Emerg Med. 2020;38(2):231-6. doi: 10. 1016/j. ajem. 2019. 02. 011.
15. Acharya U, Lamsal R. Pericapsular nerve group block: an excelente option for analgesia for positional pain in hip fractures. Case Rep Anesthesiol. 2020;12(2020):1830136. doi: 10. 1155/ 2020/ 18301 36.
16. Girón-Arango L, Peng PWH, Chin KJ, Brull R, Perlas A. Pericapsular nerve group (PENG) block for hip fracture. Reg Anesth Pain Med. 2018;43(8):859-63. doi: 10. 1097/ AAP. 00000 00000 000847.
17. Liang Y, Lv L, He L, Deng W, Chen C, Li J. A randomized controlled trial of FNB versus FICB for patients with femoral neck fractures before spinal anesthesia. Clin Interv Aging. 2020;10(15):1113-9. doi: 10. 2147/ CIA. S2510 25.
18. Tucker RV, Peterson WJ, Mink JT, Taylor LA, Leech SJ, Nagdev AD, et al. Defining an ultrasound-guided regional anesthesia curriculum for emergency medicine. AEM Educ Train. 2020;5(3):e10557. doi: 10. 1002/ aet2.
19. Dwyer T, Burns D, Nauth A, et al. Regional anesthesia and acute compartment syndrome: principles for practice. Reg Anesth Pain Med 2021;46:1091-9.
20. Lin J, Hoffman T, Badashova K, Motov S, Haines L. Serratus anterior plane block in the emergency department: a case series. Clin Pract Cases Emerg Med. 2020;4(1):21-5. doi: 10. 5811/cpcem. 2019. 11. 44946.
21. Jiang M, Peri V, Ou Yang B, Chang J, Hacking D. Erector spinae plane block as an analgesic intervention in acute rib fractures: a scoping review. Local Reg Anesth. 2023;16:81-90. doi: 10.2147/LRA.S414056.
22. Hussain N, Brull R, McCartney CJL, Wong P, Kumar N, Essandoh M, et al. Pectoralis-II myofascial block and analgesia in breast cancer surgery: a systematic review and meta-analysis. Anesthesiology. 2019;131(3):630-48. doi: 10. 1097/ ALN. 00000 00000 002822.
23. van Assen T, Brouns J, Scheltinga M, Roumen R. Incidence of abdominal pain due to the anterior cutaneous nerve entrapment syndrome in an emergency department. Scand J Trauma Resusc Emerg Med. 2015;23(19):2-6.
24. Chrona E, Kostopanagiotou G, Damigos D, Batistaki C. Anterior cutaneous nerve entrapment syndrome: management challenges. J Pain Res. 2017;10:145-56. doi: 10.2147/JPR. S99337.
25. Abdelhamid K, ElHawary H, Turner JP. The use of the erector spinae plane block to decrease pain and opioid consumption in the

emergency department: a literature review. J Emerg Med. 2020;58(4):603-9. doi: 10. 1016/j. jemer med. 2020. 02.022.

26. Allen SM, Mookadam F, Cha SS, Freeman JA, Starling AJ, Mookadam M. Greater occipital nerve block for acute treatment of migraine headache: a large retrospective cohort study. J Am Board Fam Med. 2018;31(2):211-8. doi: 10. 3122/ jabfm. 2018. 02. 170188.
27. Tang Y, Kang J, Zhang Y, Zhang X. Influence of greater occipital nerve block on pain severity in migraine patients: a systematic review and meta-analysis. Am J Emerg Med. 2017;35(11):1750-4. doi: 10. 1016/j. ajem. 2017. 08. 027.
28. Tolba R, Weiss AL, Denis DJ. Sphenopalatine ganglion block and radiofrequency ablation: technical notes and efficacy. Ochsner J. 2019;19(1):32-7. doi: 10. 31486/ toj. 18.0163.
29. Binfalah M, Alghawi E, Shosha E, Alhilly A, Bakhiet M. Sphenopalatine ganglion block for the treatment of acute migraine headache. Pain Res Treat. 2018;7(2018):2516953. doi: 10. 1155/ 2018/ 25169 53.
30. Nair AS, Rayani BK. Sphenopalatine ganglion block for relieving postdural puncture headache: technique and mechanism of action of block with a narrative review of efficacy. Korean J Pain. 2017;30(2):93-97. doi: 10.3344/ kjp.2017.30.2.93.
31. Alseoudy MM, Abd-Elmoaty WA, Ramzy EA, Abdelbaser I, El-Emam EM. Ultrasound-guided suprazygomatic sphenopalatine ganglion block for postdural puncture headache resistant to epidural blood patch: a case report. A A Pract. 2024;18(4):e01778. doi: 10.1213/ XAA.0000000000001778.
32. Lin J, Hoffman T, Badashova K, Motov S, Haines L. Serratus anterior plane block in the emergency department: a case series. Clin Pract Cases Emerg Med. 2020;4(1):21-5. doi: 10. 5811/ cpcem. 2019. 11. 44946.
33. Hewson DW, Bedforth NM, Hardman JG. Peripheral nerve injury arising in anaesthesia practice. Anaesthesia. 2018;73(1):51-60. doi: 10. 1111/ anae. 14140.
34. Selander D, Edshage S, Wolff T. Paresthesiae or no paresthesiae? Nerve lesions after axillary blocks. Acta Anaesthesiol Scand. 1979;23:27-33.
35. Selander D, Sjostrand J. Longitudinal spread of intraneurally injected local anesthetics. An experimental study of the initial neural distribution following intraneural injections. Acta Anaesthesiol Scand. 1978;22:622-34.
36. Barrington M, et al. Complications and prevention of neurologic injury with peripheral nerve blocks. NYSORA. [2025 Mar. 01]. Disponível em: https://www.nysora.com/topics/complications/complications-prevention-neurologic-injury-peripheral-nerve-blocks/.
37. Nagdev A, Dreyfuss A, Martin D, Mantuani D. Principles of safety for ultrasound-guided single injection blocks in the emergency department. Am J Emerg Med. 2019;37(6):1160-4. doi: 10. 1016/j. ajem. 2019. 03. 045.
38. Hewson DW, Bedforth NM, Hardman JG. Peripheral nerve injury arising in anaesthesia practice. Anaesthesia. 2018;73(1):51-60. doi: 10. 1111/ anae. 14140.
39. Herring AA, Stone MB, Frenkel O, Chipman A, Nagdev AD. The ultrasound-guided superficial cervical plexus block for anesthesia and analgesia in emergency care settings. Am J Emerg Med. 2012;30(7):1263-7.
40. Reinertsen E, Sabayon M, Riso M, Lloyd M, Spektor B. Stellate ganglion blockade for treating refractory electrical storm: a historical cohort study. Can J Anaesth. 2021;68(11):1683-1689. doi: 10.1007/s12630-021-02068-1.
41. Drummond JT, Zaky S, Hayek SM. Peripheral neuralgia and entrapment neuropathies. In: Cheng J, Rosenquist RW. Fundamentals of Pain Medicine. 1. ed. Springer International Publishing AG. 2018:235-43. [2025 Mar. 01]. Disponível em: doi: 10.1007/978-3-319-64922-1_26.
42. Sveva V, Farì G, Fai A, Savina A, Viva MG, Agostini F, et al. Safety and efficacy of ultrasound-guided perineural hydrodissection as a minimally invasive treatment in carpal tunnel syndrome: a systematic review. J Pers Med. 2024;14(2):154. doi: 10.3390/jpm14020154.
43. Osiak K, Elnazir P, Walocha JA, Pasternak A. Carpal tunnel syndrome: state-of-the-art review. Folia Morphol (Warsz). 2022;81(4):851-862. doi: 10.5603/FM.a2021.0121.
44. Lam KHS, Wu YT, Reeves KD, Galluccio F, Allam AE, Peng PWH. Ultrasound-guided interventions for carpal tunnel syndrome: a systematic review and meta-analyses. Diagnostics (Basel). 2023;13(6):1138. doi: 10.3390/ diagnostics13061138.
45. Deshmukh S, Samet J. Ultrasonography of peripheral nerves. In: Narouze SN. Atlas of ultrasound-guided procedures in interventional pain management. 2. ed. Springer Science+Business Media, LLC, parto f Springer Nature 2018:289-96. doi: 10.1007/978-1-4939-7754-3_30.
46. Burnett MG, Zager EL. Pathophysiology of peripheral nerve injury: a brief review. Neurosurg Focus. 2004;16 (5):1. doi: 10.3171/foc.2004.16.5.2.
47. Chhabra A, Ahlawat S, Belzberg A, Andreseik G. Peripheral nerve injury grading simplified

on MR neurography: as referenced to Seddon and Sunderland classifications. Indian J Radiol Imaging. 2014;24:217-24.
48. Seddighi A, Nikouei A, Seddighi AS, Zali AR, Tabatabaei SM, Sheykhi AR, et al. Peripheral nerve injury: a review article. Int Clin Neurosci J . 2016;3(1):1-6. [2025 Mar. 01]. Disponível em: https://journals.sbmu.ac.ir/neuroscience/article/view/12016.
49. Symanski JS, Ross AB, Davis KW, Brunner MC, Lee KS. US for traumatic nerve injury, entrapment neuropathy, and imaging-guided perineural injection. RadioGraphics . 2022; 42:1546-1561. doi: 10.1148/rg.210152.
50. Tumpaj T, Potocnik TV, Albano D, Snoj Z. Ultrasound-guided carpal tunnel injections. Radiol Oncol. 2022;56(1):14-22. doi: 10.2478/raon-2022-0004.
51. Chien GCC, Calodney A, Galang E. Regenerative Medice. In: Abd-Elsayed A: Pain. 1. ed. Springer Nature Switzerland; 2019:1095-8. doi: 10.1007/978-3-319-99124-5_233.
52. Souza D. Platelet-Rich Plasma. In: Peng P et al. Ultrasound for Interventional pain managemant. 1. ed. Springer Nature Switzerland; 2020:317-24. doi: 10.1007/978-3-030-18371-4_25.
53. Masiello F, Pati I, Veropalumbo E, Pupella S, Cruciani M, De Angelis V. Ultrasound-guided injection of platelet-rich plasma for tendinopathies: a systematic review and meta-analysis. Blood Transfus. 2023;21(2):119-36. doi: 10.2450/2022.0087-22.
54. Lin CP, Chang KV, Huang YK, Wu WT, Özçakar L. Regenerative injections including 5% dextrose and platelet-rich plasma for the treatment of carpal tunnel syndrome: a systematic review and network meta-analysis. Pharmaceuticals (Basel). 2020;13(3):49. doi: 10.3390/ph13030049.
55. Aggarwal A, Sempowski IP. Hyaluronic acid injections for knee osteoarthritis. Systematic review of the literature. Canadian Family Physician Feb 2004;50(2):249-56.
56. Miller LE, Block JE. Us-approved intra-articular hyaluronic acid injections are safe and effective in patients with knee osteoarthritis: systematic review and meta-analysis of randomized, saline-controlled trials. clinical medicine insights: arthritis and musculoskeletal disorders. 2013:6 57-63. doi: 10.4137/CMAMD.S12743.
57. Kaye AD, Edinoff AN, Rosen YE, Boudreaux MA, Kaye AJ, Sheth M, et al. Regenerative medicine: pharmacological considerations and clinical role in pain management. Curr Pain Headache Rep. 2022;26(10):751-65. doi: 10.1007/s11916-022-01078-y.
58. Navani A, Manchikanti L, Albers SL, Latchaw RE, Sanapati J, Kaye AD, et al. Responsible, safe, and effective use of biologics in the management of low back pain: american society of interventional pain physicians (ASIPP) guidelines. Pain Physician. 2019;22(1S):S1-S74.
59. Zhang J, Wu P, Wen Q. Optimization strategies for mesenchymal stem cell-based analgesia therapy: a promising therapy for pain management. Stem Cell Res Ther. 2024;15:211. doi: 10.1186/s13287-024-03828-8.
60. Trallori E, Ghelardini C, Mannelli LC. Mesenchymal stem cells, implications for pain therapy. NeuralRegenerationResearch.2019;14(11):1915-6. doi: 10.4103/1673-5374.259615.
61. Huh Y, Ji RR, Chen G. Neuroinflammation, bone marrow stem cells, and chronic pain. Front. Immunol. 2017;8:1014. doi: 10.3389/fimmu.2017.
62. Atluri S, et al. Evaluation of the effectiveness of autologous bone marrow mesenchymal stem cells in the treatment of chronic low back pain due to severe lumbar spinal degeneration: a 12-month, open-label, prospective controlled trial. Pain Physician. 2022;25:193-207.
63. Koh YG, Choi YJ. Infrapatellar fat pad-derived mesenchymal stem cell therapy for knee osteoarthritis. The Knee. 2012;19(6):902-7. doi: 10.1016/j.knee.2012.04.001.
64. Sullivan R, Dailey T, Duncan K, Abel N, Borlongan CV. Peripheral nerve injury: stem cell therapy and peripheral nerve transfer. Int. J. Mol. Sci. 2016;17:2101. doi: 10.3390/ijms17122101.
65. Freitag J, Bates D, Wickham J, Shah K, Huguenin L, Tenen A, et al. Adipose-derived mesenchymal stem cell therapy in the treatment of knee osteoarthritis: a randomized controlled trial. Regenerative Medicine. 2019;14(3):213-30. doi: 10.2217/rme-2018-0161.
66. Huntoon MA. Imaging in interventional pain management. In: In: Narouze SN. Atlas of Ultrasound-guided Procedures in Interventional Pain Management. 2. ed. Springer Science+Business Media, LLC, parto f Springer Nature 2018:289-296. doi: 10.1007/978-1-4939-7754-3_30.
67. Narouze SN. Ultrasound-guided interventional procedures in pain management: evidence-based medicine. Regional Anesthesia & Pain Medicine 2010;35:S55-S58. doi: 10.1097/AAP.0b013e3181d24658.
68. Chung MW, Hsu CY, Chung WK, Lin YN. Effects of dextrose prolotherapy on tendinopathy, fasciopathy, and ligament injuries, fact or myth?: a systematic review and meta-analysis. Medicine (Baltimore). 2020;99(46):e23201.

69. Distel LM, Best TM. Prolotherapy: a clinical review of its role in treating chronic musculoskeletal pain. PM R. 2011;3(6-1):S78-81.
70. Nair LS. Prolotherapy for tissue repair. Transl Res. 2011;158(3):129-31.
71. Reeves KD, Sit RW, Rabago DP. Dextrose prolotherapy: a narrative review of basic science, clinical research, and best treatment recommendations. Phys Med Rehabil Clin N Am. 2016;27(4):783-823.
72. Hsu C, Vu K, Borg-Stein J. Prolotherapy: a narrative review of mechanisms, techniques, and protocols, and evidence for common musculoskeletal conditions. Phys Med Rehabil Clin N Am. 2023;34(1):165-80.

Procedimentos Intervencionistas Guiados por Radioscopia

96

Fabrício Dias Assis
Rafaela Siqueira de Lucena
Bruna Nunes Fernando
Pedro Hilton de Andrade Filho

INTRODUÇÃO

O tratamento intervencionista da dor se fundamenta na relação entre esta e uma estrutura anatômica específica que provoca a sensação nociceptiva. Os procedimentos intervencionistas guiados por radioscopia visam reduzir ou interromper a transmissão de dor, além de restaurar a funcionalidade do paciente. A abordagem pode ser aplicada isoladamente ou em combinação com outros tratamentos com o objetivo de melhorar a qualidade de vida do paciente.

A história das técnicas intervencionistas no controle da dor remonta a 1901, quando foram relatadas as primeiras injeções peridurais para o tratamento de compressão de raízes nervosas lombares.[1,2] Esse marco inicial abriu caminho para o desenvolvimento de diversas intervenções minimamente invasivas, muito utilizadas hoje em dia no manejo da dor crônica e aguda. Ao longo do tempo, essas técnicas evoluíram com o auxílio de tecnologias avançadas de imagem, como a fluoroscopia, aumentando a precisão e a segurança dos procedimentos.[3]

Desde sua descoberta em 1895, os raios X transformaram a Medicina ao permitir que os médicos visualizassem o interior do corpo humano. O primeiro uso documentado da fluoroscopia para procedimentos intervencionistas (IPMs) de controle da dor ocorreu no início dos anos 1960, quando a tecnologia foi empregada para guiar injeções de esteroides na coluna. A fluoroscopia é um método de imagem de raio X que permite ao médico observar, em tempo real, a inserção de agulhas e a distribuição de contraste, sendo crucial para a precisão em procedimentos como bloqueios epidurais e neuromodulação espinhal.[4,5]

Embora a Medicina Intervencionista da Dor seja consolidada globalmente, com entidades como o World Institute of Pain (WIP), fundado em 1993, a formação de especialistas no Brasil ainda apresenta variações. No entanto, houve avanços significativos nas últimas décadas com a criação de organizações como o Comitê de Técnicas Minimamente Invasivas da Sociedade Brasileira para o Estudo da Dor (SBED), em 2006, e a Sociedade Brasileira de Médicos Intervencionistas (Sobramid), em 2012. Em 2022, surgiu a Latin American Pain Society (LAPS).

TIPOS DE PROCEDIMENTOS INTERVENCIONISTAS GUIADOS POR RADIOGRAFIA

Os IPMs podem ser categorizados de acordo com sua finalidade, sendo terapêuticos ou diagnósticos. O bloqueio terapêutico tem como foco proporcionar alívio prolongado e significativo da dor. Em contrapartida, o bloqueio diagnóstico é utilizado em intervenções direcionadas a estruturas anatômicas específicas com o objetivo de confirmar se essa estrutura está envolvida na geração da dor que o paciente relata.[6,7]

Para bloqueios diagnósticos, considera-se que um bloqueio é positivo quando proporciona alívio expressivo da dor durante o período de efeito do anestésico local administrado. Na literatura, um bloqueio diagnóstico é considerado positivo se o paciente relatar uma melhora maior ou igual a 50% em relação à dor inicial. Se o bloqueio não oferecer um alívio significativo, ele é classificado como negativo, indicando que a estrutura-alvo não é a principal fonte de dor, o que é uma informação igualmente valiosa no contexto diagnóstico que, muitas vezes, apresenta desafios consideráveis.[7]

TIPOS DE TERAPIAS INTERVENCIONISTAS

Para a realização de um tratamento intervencionista da dor, é fundamental definir tanto os alvos anatômicos como as terapias a serem utilizadas. Entre as opções de tratamento, destacam-se os medicamentos, radiofrequência (RF), neurólises químicas, crioablação, implantes de dispositivos de infusão de fármacos, cimentoplastias, neuroestimulação, neuroplastias e descompressões discais percutâneas, além de terapias regenerativas.

Nos bloqueios diagnósticos, os anestésicos locais são os medicamentos mais utilizados para bloquear a condução nervosa (NC), podendo ser associados aos corticosteroides para reduzir a inflamação neurogênica e aliviar processos inflamatórios locais.[8]

As neurólises, que visam interromper as vias de dor, podem ser químicas ou térmicas. A neurólise química utiliza substâncias como álcool absoluto ou fenol, enquanto as neurólises térmicas podem ser realizadas por meio de crioablação, que preserva o citoesqueleto neuronal, ou por radiofrequência convencional (FRC), que destrói a arquitetura celular.[8]

Em nervos motores, é possível aplicar radiofrequência pulsada (RFP), que causa alterações teciduais temporárias sem lesão permanente, representando uma forma de neuromodulação. A neuromodulação, que interrompe as vias de dor sem danificar o tecido neural, inclui a RFP e técnicas de neuroestimulação em diversas áreas do sistema nervoso.[9]

A escolha de técnicas menos destrutivas tem se tornado mais comum para minimizar complicações, como dor por desaferentação e formação de neuromas. Métodos como crioablação, que preserva a bainha de mielina, e neuroestimulação estão se tornando cada vez mais populares. Além disso, a otimização de parâmetros na RF, como temperatura e duração, é crucial para o sucesso do tratamento, com técnicas que permitem aumentar a área da lesão, como a RF resfriada e a bipolar, sendo essenciais para a ablação de estruturas complexas, como as facetas torácicas e a articulação sacroilíaca (SI).[8,10]

TRATAMENTOS INTERVENCIONISTAS GUIADOS POR RADIOSCOPIA PARA AS SÍNDROMES DOLOROSAS CRÔNICAS

Dor espinhal

A síndrome da dor espinhal, que abrange todas as condições dolorosas que têm origem na estrutura da coluna vertebral, representa um sério problema de Saúde Pública. A prevalência dessa condição varia entre 12% e 35%, com cerca de 10% dos pacientes evoluindo para um quadro de incapacidade crônica, resultando em custos financeiros e sociais significativos.[11]

As estruturas que podem causar dor espinhal incluem as vértebras, discos intervertebrais, medula espinhal, raízes nervosas, facetas articulares, músculos, ligamentos e, até mesmo, a membrana peridural. A causa mais comum é a dor discogênica lombar, decorrente da degeneração dos discos intervertebrais, afetando até 41% dos pacientes com dor espinhal. No entanto, o diagnóstico preciso deve combinar dados clínicos, testes físicos, exames complementares e bloqueio diagnóstico, pois alterações estruturais assintomáticas são frequentes em exames de imagem de rotina.[11-16]

Dor discogênica

Os discos intervertebrais, localizados entre os corpos vertebrais adjacentes de C2 até o sacro, são estruturas complexas compostas por três elementos principais: o núcleo pulposo, de consistência semilíquida e localizado na região central;

o anel fibroso, que envolve o núcleo; e a placa terminal, uma estrutura fibrocartilaginosa que conecta o disco ao corpo vertebral. No entanto, em discos degenerados, observam-se a proliferação de tecido de granulação e a penetração de fibras nervosas finas não mielinizadas para as camadas internas do anel, contribuindo potencialmente para o desenvolvimento da dor discogênica, conceito que surgiu na década de 1940.[12]

Para compreender os mecanismos que resultam na dor discogênica, é fundamental entender as mudanças bioquímicas que ocorrem no disco intervertebral. O núcleo pulposo, praticamente desprovido de vasos sanguíneos, é nutrido pela difusão de nutrientes através das células do anel fibroso e da placa terminal. Uma das principais causas da degeneração discal é a diminuição no suprimento de nutrientes, resultando na redução da tensão de O2 e do pH intracelular em virtude da produção de ácido lático. Isso afeta a capacidade das células de sintetizar e manter a matriz extracelular, resultando em seu enfraquecimento e no aparecimento de fissuras no anel fibroso, permitindo que o núcleo ácido entre em contato com os nociceptores e gere a dor discogênica.[13]

A dor discogênica lombar se manifesta como uma dor axial mal-localizada, que pode irradiar-se para os membros inferiores. O paciente pode relatar dor à flexão da coluna lombar e à palpação dos processos espinhosos nos níveis correspondentes, com piora ao movimento, tossir ou espirrar. A ressonância magnética (RM) mostra o disco "preto" em T2, indicando perda hídrica, e a presença de zona de alta intensidade (ZAI) em T2, fortemente associada à dor discogênica. O diagnóstico padrão-ouro é feito pela discografia provocativa, que identifica o disco doloroso por meio da injeção de contraste (Figura 1). A discografia deve incluir o nível desejado e discos adjacentes como controle, podendo ser suplementada por tomografia pós-discografia para revelar fissuras características da ruptura discal.[17,18]

Os procedimentos intradiscais percutâneos, como bloqueios intradiscais e RFs, são as principais técnicas intervencionistas para tratar a dor discogênica. Os bloqueios podem utilizar medicamentos ou ortobiológicos, escolhidos conforme o plano terapêutico (Figura 2).

As RFs incluem a RFP intradiscal, RFP do gânglio da raiz dorsal (DRG) de L2, conforme Figura 3, e anuloplastias, visando denervar a parede posterior do anel fibroso e reduzir a dor. Cada técnica tem indicações e contraindicações específicas, exigindo que o médico tenha amplo domínio a respeito para oferecer o melhor tratamento individualizado ao paciente.[14,15,19]

Dor facetária

As articulações facetárias são responsáveis por dor espinhal em uma parte significativa dos pacientes com lombalgia e cervicalgia crônicas. Elas são as articulações verdadeiras, permitindo movimento entre duas superfícies cartilaginosas. Localizadas em pares e bilaterais, são compostas pelo

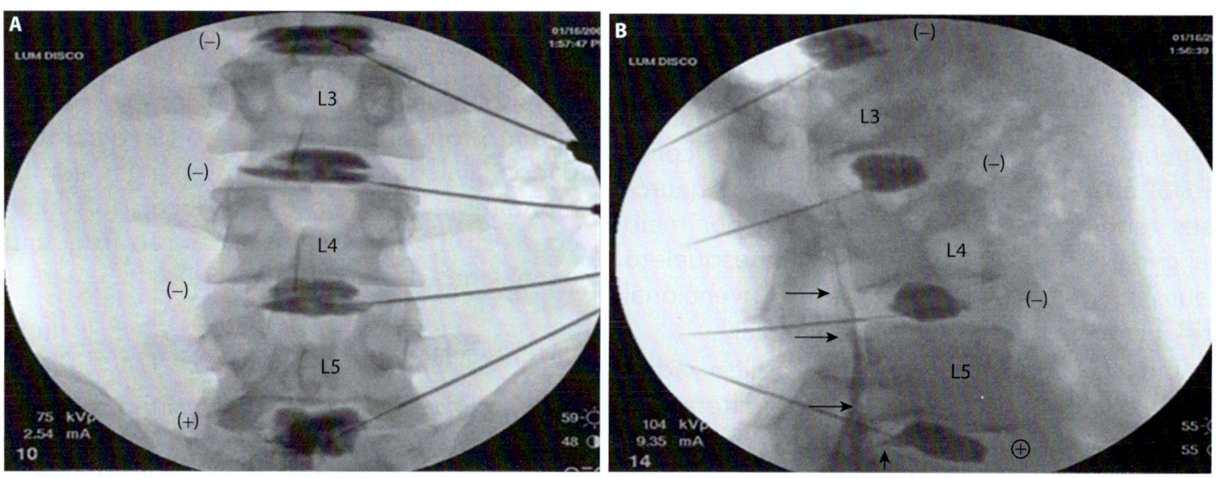

Figura 1 – (A) Radiografia em AP de *discoblock* lombar; (B) Radiografia em perfil de *discoblock* lombar.

Fonte: Imagens gentilmente cedidas pelo Dr. Fabricio Assis.

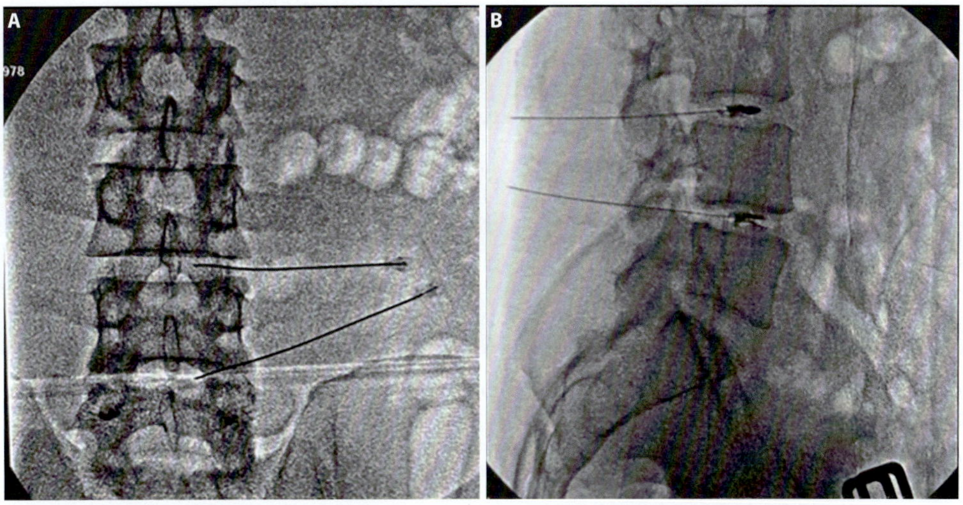

Figura 2 – (A) Radiografia em AP de *discoblock* lombar; (B) Radiografia em perfil de *discoblok* lombar.

Fonte: Imagens gentilmente cedidas pelo Dr. Fabricio Assis.

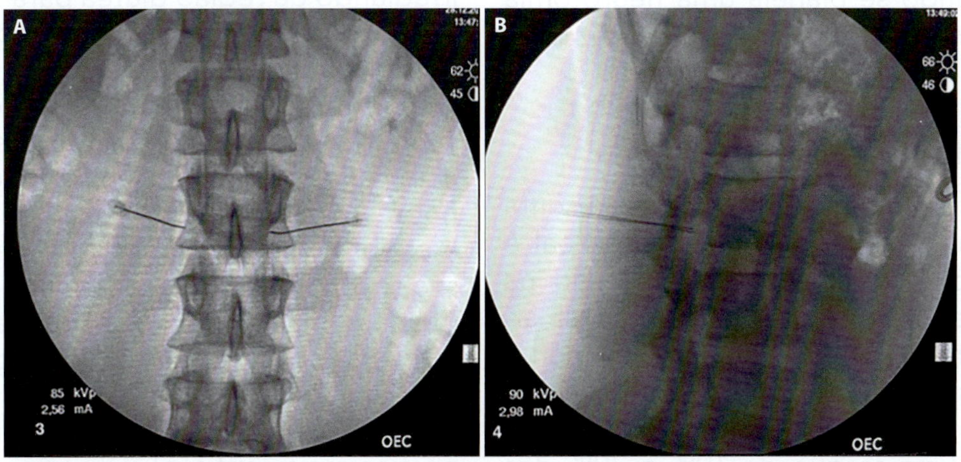

Figura 3 – (A) Radiografia em AP de bloqueio de DRG L2; (B) Radiografia em perfil de bloqueio de DRG L2.

DRG: gânglio da raiz dorsal.

Fonte: Imagens gentilmente cedidas pelo Dr. Fabricio Assis.

processo articular superior da vértebra inferior e pelo processo articular inferior da vértebra superior, envoltas por uma cápsula com membrana sinovial. Na região lombar, essas articulações formam o aspecto posterior do forame intervertebral, e sua proximidade com as raízes espinhais explica a possível compressão nervosa em casos de artrose ou deformidade articular.[20-22]

As facetas articulares são inervadas pelo ramo médio, originado do ramo posterior da raiz espinhal, que se divide em ramos médio e lateral, e inerva não apenas as articulações facetárias, mas também músculos e ligamentos próximos. A dor facetária se manifesta como dor axial crônica, geralmente pela manhã, podendo irradiar-se para os membros. Ela é comumente causada pela degeneração das facetas, como nas espondiloartroses, mas também pode ocorrer em casos de microinstabilidades da coluna, mesmo com exames de imagem normais. A síndrome facetária cervical está relacionada a traumas em chicote, enquanto a torácica é menos comum e frequentemente associada a deformidades anatômicas.[23-25]

O bloqueio diagnóstico para dor facetária pode ser realizado com injeções intra-articulares ou bloqueios dos ramos médios, confirmando o diagnóstico quando positivo (Figura 4). O bloqueio intra-articular

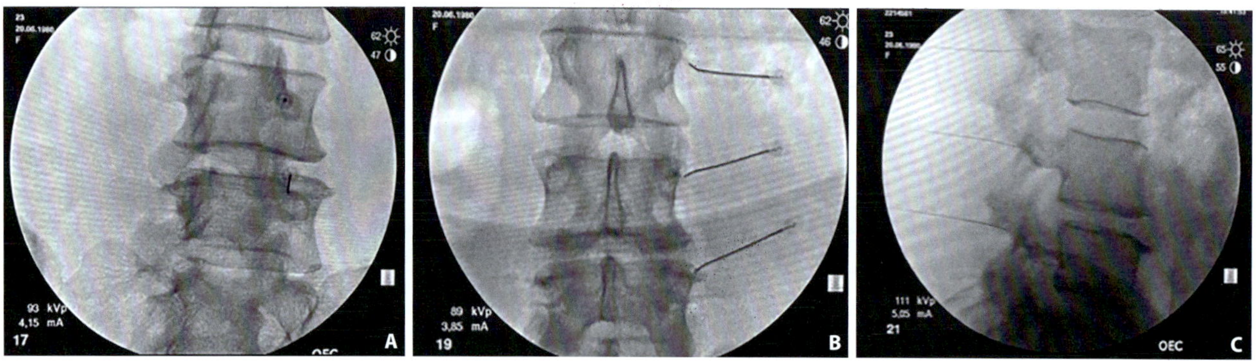

Figura 4 – (A) Bloqueio do ramo medial lombar; (B) Radiografia em AP do bloqueio do ramo medial lombar; (C) Radiografia em perfil do bloqueio do ramo medial lombar.

Fonte: Imagens gentilmente cedidas pelo Dr. Fabricio Assis.

oferece alívio temporário mais prolongado, enquanto o bloqueio do ramo médio é preferido quando se planeja uma neurotomia por RF, uma opção terapêutica eficaz para pacientes com dor facetária crônica.[26]

Dor da sacroílíaca

A SI é de natureza sinovial e apresenta pouca mobilidade. Sua função principal é suportar o estresse mecânico gerado na transição entre a coluna e a pelve. Essa articulação recebe inervação principalmente dos ramos médio de L5 e laterais de S1, S2 e S3, com variações anatômicas entre indivíduos. Estima-se que de 19% a 30% dos casos de dor lombar crônica sejam originados na articulação SI, tornando-se uma das causas mais comuns de lombalgia, especialmente após cirurgias de coluna lombar.[27-29]

A dor proveniente da SI pode se manifestar de várias maneiras, com frequência irradiando da região glútea para a virilha ou descendo pela perna, o que pode ser confundido com uma radiculopatia. Durante o exame físico, o paciente geralmente apresenta dor à palpação nos tecidos próximos à articulação, além de sensibilidade em manobras provocativas. Apesar disso, essas manobras isoladamente têm baixa precisão; por isso, o uso combinado de testes melhora o diagnóstico. A infiltração intra-articular com anestésico local guiada por imagem, como ultrassonografia (USG) ou radioscopia, é considerada o método diagnóstico mais confiável.[30,31]

Quando o controle da dor não é alcançado com tratamentos conservadores, intervenções mais agressivas podem ser indicadas, como injeções de corticosteroides intra-articulares,

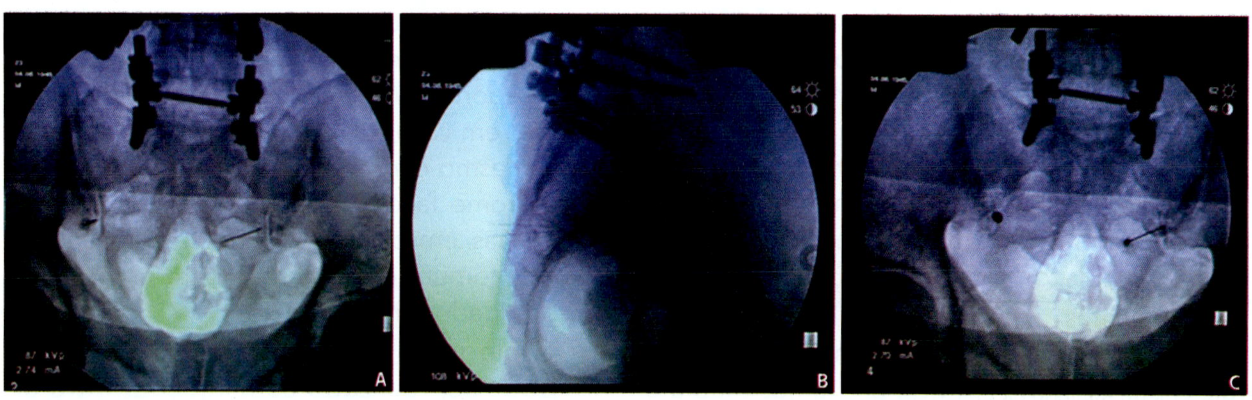

Figura 5 – (A) Radiografia de infiltração intra-articular de sacroilíaca bilateral AP; (B) Radiografia de infiltração intra-articular de sacroilíaca bilateral perfil, (C) Radiografia de infiltração intra-articular de sacroilíaca bilateral AP, após injeção de constraste.

Fonte: Imagens gentilmente cedidas pelo Dr. Fabricio Assis.

principalmente em casos com forte componente inflamatório (Figura 5). Para dores persistentes, a denervação térmica ou química pode ser uma solução, sendo a técnica térmica preferida por permitir um controle mais preciso das lesões, minimizando riscos em razão da proximidade dos forames sacrais.[32-34]

Dor radicular

A fisiopatologia da dor radicular por hérnia discal envolve tanto a compressão isquêmica da raiz nervosa como um importante componente inflamatório. Quando o núcleo pulposo em contato com o DRG ou a raiz nervosa libera substâncias pró-inflamatórias, inicia-se uma resposta inflamatória que contribui para a dor. Normalmente, a dor radicular apresenta um dermátomo bem-definido relacionado à raiz afetada. No entanto, quando há fibrose no espaço peridural, a dor pode ser axial com um padrão de irradiação menos específico.[35]

As opções de tratamento para a dor radicular incluem bloqueios peridurais, descompressões percutâneas e RFP do DRG afetado (Figura 6). O tratamento cirúrgico é reservado para pacientes que apresentam déficits motores progressivos, síndrome da cauda equina, ou dores refratárias às terapias menos invasivas. Em situações de inflamação neurogênica, os bloqueios peridurais com anestésico local e corticosteroides ajudam a reduzir a inflamação e interromper a aferência nociceptiva, oferecendo alívio temporário da dor (Figura 7).[36]

A eficácia dos bloqueios peridurais depende da via de administração. As abordagens transforaminal e caudal são preferidas em níveis lombares por causa de maior capacidade de atingir a raiz nervosa (Figura 8). No entanto, acima de L2, o uso de corticosteroides particulados deve

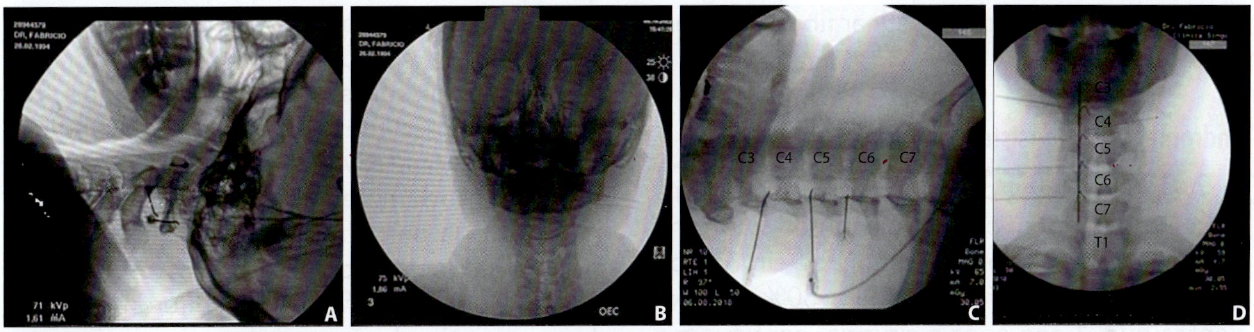

Figura 6 – (A) Radiografia de RFP de DRG cervical de C1 e C2; (B) Radiografia de RFP de DRG cervical de C1 e C2 em AP; (C) Radiografia de RFP de DRG cervical de C3, C4 e C5; (D) Radiografia de RFP de DRG cervical de C3, C4 e C5, em AP.

DRG: gânglio da raiz dorsal; RFP: radiofrequência pulsada.

Fonte: Imagens gentilmente cedidas pelo Dr. Fabricio Assis.

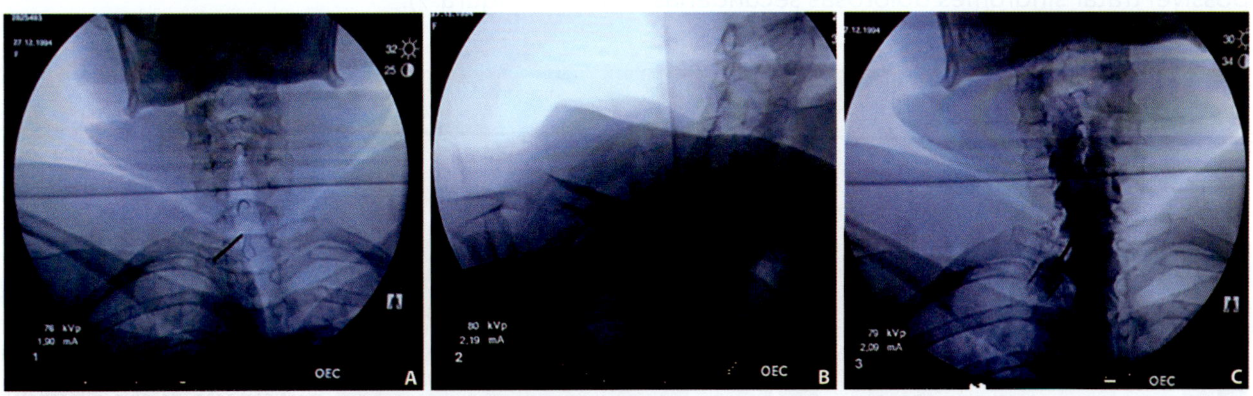

Figura 7 – (A) Radiografia de peridural cervical AP; (B) Radiografia de peridural cervical oblíquo contralateral e após injeção de contraste; (C) Radiografia de peridural cervical AP após injeção de contraste.

AP: anteroposterior.

Fonte: Imagens gentilmente cedidas pelo Dr. Fabricio Assis.

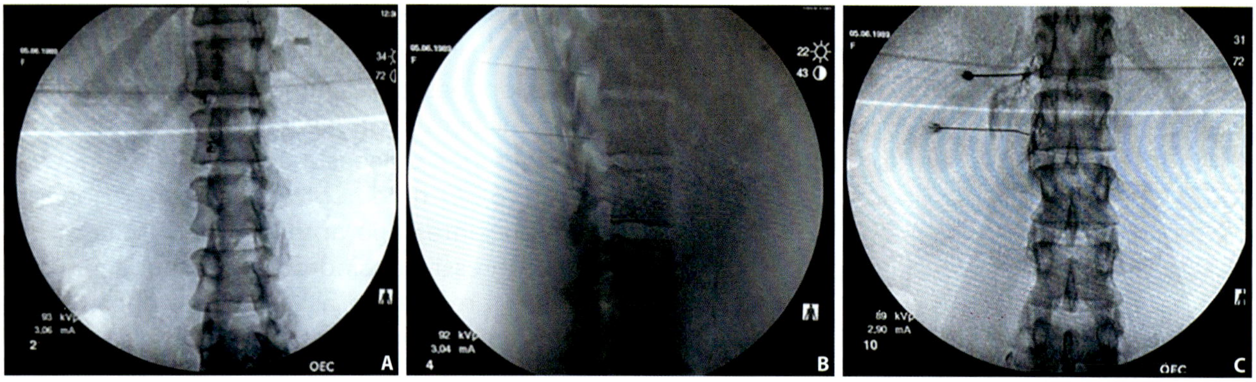

Figura 8 – Radiografia de bloqueio transforaminal de raiz de T12 e L1; B: Radiografia de bloqueio transforaminal de raiz de T12 e L1 em perfil, C: Radiografia de bloqueio transforaminal de raiz de T12 e L1, após injeção de contraste.

Fonte: Imagens gentilmente cedidas pelo Dr. Fabricio Assis.

ser evitado por risco de embolização da artéria de Adamkiewicz. Já na região cervical, as abordagens interlaminares são indicadas para injeções, enquanto as transforaminais são mais seguras para RF. Além da radioscopia, o uso de contraste e de USG é recomendado para guiar os procedimentos e diagnosticar fibroses no espaço peridural.[36-38]

Síndrome de dor persistente após cirurgia de coluna

A síndrome de dor persistente após cirurgia de coluna, também conhecida como "síndrome pós-laminectomia" ou "síndrome da cirurgia da coluna falida", ocorre em 20% a 30% dos pacientes que, 1 ano após a cirurgia, continuam a sentir dor ou até experimentam piora. As causas dessa dor variam de instabilidades mecânicas a compressões neurais e fibroses peridurais. Após descartar causas cirúrgicas reversíveis, é possível tratar síndromes dolorosas secundárias à cirurgia, como dor sacroilíaca, dor facetária em níveis adjacentes e dores miofasciais. Em casos refratários, a neuroestimulação pode ser uma opção de tratamento.[39-41]

A neuroestimulação medular envolve a aplicação de estímulos elétricos na medula espinhal para controle da dor, sendo especialmente eficaz em síndromes pós-laminectomia e síndromes dolorosas complexas regionais dos tipos I e II. Esse método, quando bem-indicado, proporciona alívio significativo da dor. Os eletrodos podem ser percutâneos ou em placa, sendo os percutâneos os mais usados por médicos especializados em dor. Estudos recentes investigam a eficácia de diferentes tipos de neuroestimulação, como estimulações em alta frequência, alta densidade, *burst* e multiplexação de alvo diferencial (DTM, do inglês *differential target multiplexed*), além de novos alvos, como os gânglios da raiz dorsal de T12 ou L2 (Figura 9).[42-44]

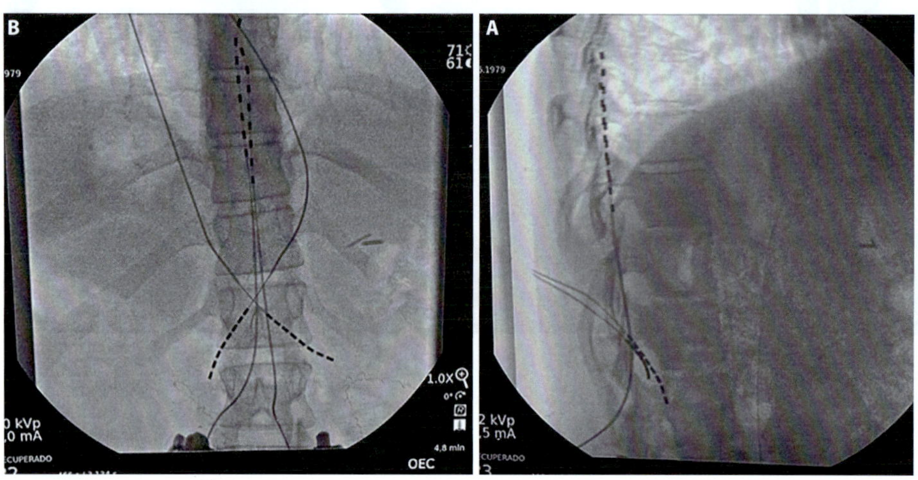

Figura 9 – (A) Radiografia em AP de eletrodo medular DTM e eletrodo de DRG de T12; (B) Radiografia em perfil de eletrodo medular DTM e eletrodo de DRG de T12.

AP: (incidência) anteroposterior; DRG: gânglio da raiz dorsal; DTM: multiplexação de alvo diferencial (DTM, do inglês *differential target multiplexed*);

Fonte: Imagens gentilmente cedidas pelo Dr. Fabricio Assis.

Síndromes dolorosas miofasciais

A síndrome dolorosa miofascial (SDM) foi originalmente descrita, por Janet Travell, nos anos 1950. O diagnóstico da SDM baseava-se, a princípio, na identificação de pontos-gatilho miofasciais (PGs), que são pequenos nódulos hipersensíveis localizados em áreas de bandas musculares tensas caracterizadas por fibras esqueléticas endurecidas e sensíveis à pressão digital.[45]

Os PGs podem ser classificados em ativos ou latentes: os ativos geram dor espontânea, enquanto os latentes causam dor apenas ao serem palpados. A palpação dos PGs pode provocar dor local, irradiada ou referida, sendo essa última uma sensação profunda, de difícil localização.[46]

A dor miofascial pode variar em intensidade e, em alguns casos, torna-se severa e incapacitante. Travell e Simons foram pioneiros na proposta de infiltração dos PGs como tratamento para a SDM. Os músculos mais comumente afetados incluem o iliopsoas, piriforme, quadrado lombar, glúteos, trapézio e escalenos, entre outros.[47]

As infiltrações podem ser realizadas com anestésico local, toxina botulínica A (BTX-A) ou, até mesmo, apenas com agulhamento a seco, que apresenta forte evidência terapêutica (Figura 10). O uso de corticosteroides nas injeções musculares deve ser evitado em razão de seus efeitos prejudiciais sobre o tecido muscular.[48]

A utilização de métodos de imagem para guiar essas intervenções aumenta a precisão, tanto para o agulhamento como para procedimentos não invasivos, a exemplo da terapia por ondas de choque. Frequentemente, o componente fascial da dor na SDM é negligenciado durante o planejamento terapêutico, apesar de estudos sobre a inervação das fáscias existirem desde 1957.[49]

As fáscias, além de ricamente inervadas por fibras finas, podem sofrer sensibilização química e mecânica. Terapias manuais, terapia por ondas de choque e bloqueios interfasciais são opções terapêuticas, mas ainda exigem mais evidências para que se estabeleçam as respectivas diretrizes clínicas consistentes.[50]

Dores articulares

As dores articulares são complexas e podem ter origem em várias estruturas, tanto intra-articulares (p. ex., na osteoartrite) como extra-articulares, envolvendo tecidos que circundam a articulação (p. ex., tendinopatias e lesões ligamentares).[51]

Para abordar a dor de maneira eficaz, o médico deve estar familiarizado com as evidências científicas e diretrizes disponíveis para cada intervenção terapêutica, considerando a variedade de opções de tratamento, como corticosteroides, ácido hialurônico (AH), proloterapia, ortobiológicos e técnicas de denervação. Em todos esses procedimentos, a recomendação é que sejam realizados sob orientação de métodos de imagem, como USG ou radioscopia, a fim de aumentar a precisão e segurança da intervenção (Figura 11).[52]

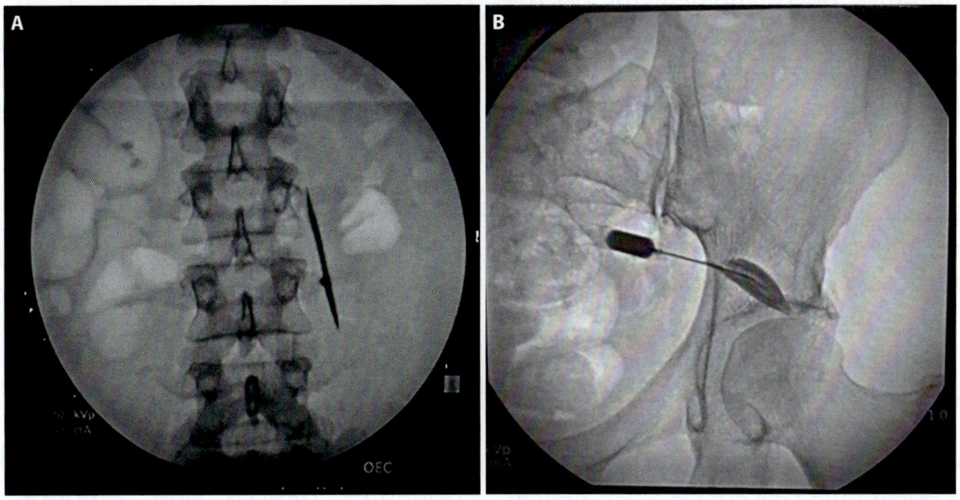

Figura 10 – Infiltrações miofasciais: (A) Infiltração de músculo psoas a direita guiada por radioscopia; (B) Infiltração de piriforme guiada por radioscopia.

Fonte: Imagens gentilmente cedidas pelo Dr. Fabricio Assis.

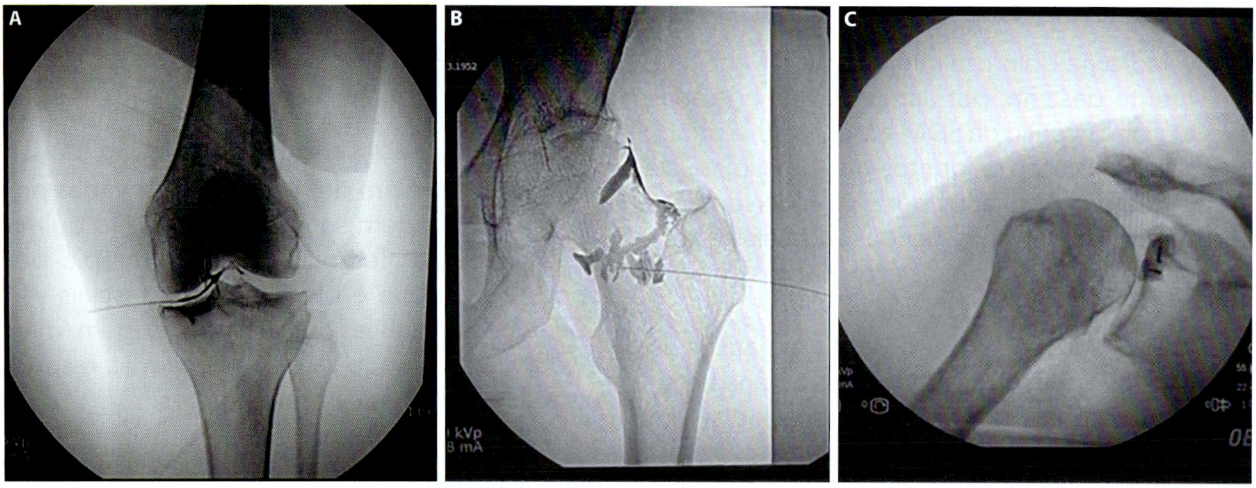

Figura 11 – (A) Infiltração intra-articular do joelho guiada por radioscopia. (B) Infiltração intra-articular de quadril guiado por radioscopia; (C) RF de ramos articulares do ombro guiado por radioscopia.

Fonte: Imagens gentilmente cedidas pelo Dr. Fabricio Assis.

O uso de injeções regionais de corticosteroides para tratar dores musculoesqueléticas é amplamente respaldado por evidências, especialmente em quadros agudos. No entanto, o efeito clínico tende a ser temporário, com duração média de 3 a 6 meses, e pode estar associado a complicações, como o risco de acelerar a degeneração da articulação ou aumentar a chance de ruptura tendínea quando injetado diretamente no tendão.[53]

O AH, um mucopolissacarídeo, é uma alternativa ao uso de corticosteroides em várias condições musculoesqueléticas, graças a suas propriedades anti-inflamatórias, viscoelásticas e de melhoria na nutrição das cartilagens e tendões. Os diferentes pesos moleculares do AH têm impactos distintos: os de médio peso oferecem maior efeito viscoelástico e anti-inflamatório; enquanto os de alto peso proporcionam mais alívio da dor, especialmente em osteoartrites. Embora existam estudos que comprovem sua eficácia, as diretrizes internacionais ainda não recomendam amplamente o seu uso em razão da possibilidade de viés em muitos ensaios clínicos disponíveis.[53]

A proloterapia é uma abordagem regenerativa que utiliza injeções de dextrose em concentrações de 10% a 50%, com o objetivo de induzir uma resposta inflamatória local. Essa resposta desencadeia uma cascata de sinais celulares que resultam na redução da dor, proliferação de fibroblastos e deposição de colágeno, fortalecendo a articulação ou tendão tratado.[54]

As terapias biológicas, como o plasma rico em plaquetas (PRP) e o aspirado de medula óssea (BMA), têm se mostrado promissoras no tratamento de dores musculoesqueléticas e degenerações discais, com propriedades anti-inflamatórias e regenerativas.[10] Aqui, no Brasil, ainda encontramos entraves burocráticos quanto ao uso de células mesenquimais em tratamentos não hemoterápicos, sendo considerado experimental pelo Conselho Federal de Medicina (CFM) e não é regulamentado pela Agência Nacional de Vigilância Sanitária (Anvisa) para prática clínica no Brasil.

As técnicas de denervação dos ramos sensitivos das articulações grandes surgiram como uma opção eficaz para reduzir a dor originada nessas estruturas. Nas últimas décadas, estudos cadavéricos detalharam a inervação articular, permitindo o desenvolvimento e o aperfeiçoamento de técnicas de neurólise que podem ser realizadas com orientação por USG ou radioscopia (Figura 11C). Para cada articulação maior, como o quadril, joelho e ombro, há técnicas específicas de denervação, que são abordadas em profundidade em outros contextos.[55,56]

Sistema nervoso simpático

O sistema nervoso humano tem dois componentes básicos que, embora anatomicamente separados, estão intimamente ligados, sendo eles o sistema nervoso central (SNC), composto pelo cérebro e medula espinhal; e o sistema nervoso periférico (SNP), dividido em somático e autônomo, sendo o último dividido em simpático e parassimpático.[57]

As fibras pré-ganglionares simpáticas representam prolongamentos axonais de neurônios que apresentam seus corpos na coluna toracolombar da medula, partindo do SNC e chegando aos gânglios simpáticos localizados próximos ou distantes de sua origem, onde fazem sinapse com os neurônios pós-ganglionares simpáticos.[58]

O SNS desempenha um papel importante na regulação de respostas autonômicas, como o controle do tônus vasoconstritor nos vasos sanguíneos. Além disso, ele é responsável por transmitir grande parte das informações sobre dor visceral e também contribui para a dor em condições como a síndrome de dor complexa regional (SDCR).[59] Por isso, o SNS é alvo frequente de procedimentos médicos para o controle da dor. Há diversas regiões da cadeia simpática que podem ser alvo de intervenções para bloquear a dor.[60]

Apesar de variarem nas técnicas, todas essas intervenções têm dois efeitos em comum: provocam vasodilatação; e interrompem a transmissão de sinais de dor visceral. As principais técnicas de bloqueio simpático têm como alvos o gânglio esfenopalatino (GEP), gânglio estrelado, bloqueio do plexo simpático torácico, esplâncnico e celíaco, plexo hipogástrico superior (PHS) e gânglio ímpar.[61]

Gânglio esfenopalatino

Sluder foi reconhecido como o primeiro médico a bloquear o GEP por meio de uma abordagem transnasal em 1908. Sua técnica envolveu a instilação de uma solução de cocaína a 20% na região do gânglio. Essa intervenção foi seguida pela inserção de uma agulha na narina e colocação de uma solução de nitrato de prata a 2%, formaldeído gasoso a 0,4% e fenol a 5%, com uma lavagem de iodo a 1%.[62]

Na década de 1970, Ruskin revisou os efeitos remotos do bloqueio esfenopalatino e relatou eficácia para dores de cabeça, neuralgias faciais, disfunção da articulação temporomandibular (ATM) e até soluços.[63]

O GEP é um gânglio cefálico e um centro neuronal complexo. Essa estrutura situa-se bilateralmente na fossa pterigopalatina e recebe múltiplos aferentes sensoriais e autonômicos, envia conexões eferentes para a cavidade nasofaríngea, estruturas meníngeas e, provavelmente, desempenha um papel importante na modulação neural (Figura 12).[64]

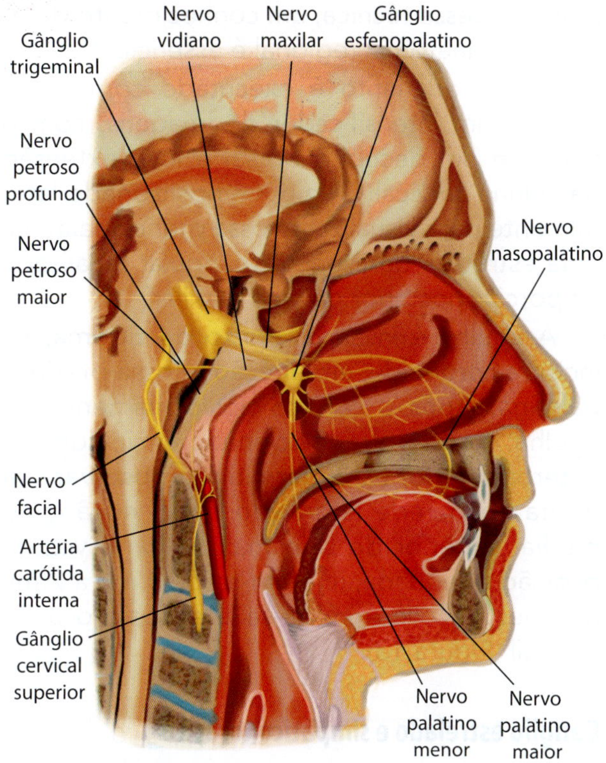

Figura 12 – Anatomia do Gânglio esfenopalatino.

Fonte: Adaptada de American Headache Society, 2015.

A fossa pterigopalatina está limitada anteriormente pela parede posterior do seio maxilar, posteriormente pelo processo pterigoide do palato medial, medialmente pela placa perpendicular do osso palatino, superiormente pelo osso esfenoide e, lateralmente, ela se comunica com a fossa infratemporal.[65]

Sabe-se que o GEP está relacionado a uma série de estados dolorosos orofaciais, motivo pelo qual o bloqueio diagnóstico e a eventual RF de GEP devem ser considerados em quadro de dor facial atípica, neuralgia de esfenopalatino, neuralgias de trigêmeo, migrâneas, cefaleias trigeminoautonômicas (p. ex., *cluster*, hemicranias paroxísticas) e em quadros de cefaleia pós-punção dural.[66]

O bloqueio pode ser realizado via transnasal, inserindo-se um cotonete ou uma gaze embebida em lidocaína gel ao nível da borda superior do corneto médio; ou via percutânea lateral, através de agulhamento na incisura coronoide guiado por radioscopia.[67]

A abordagem transnasal destina-se exclusivamente ao bloqueio anestésico, enquanto o acesso lateral permite a realização tanto do bloqueio anestésico como da neuroálise por RF pulsátil. Nessa técnica, um conhecimento detalhado da anatomia regional é essencial.[68,69]

O procedimento é executado com o auxílio de um intensificador de imagens, com o paciente em decúbito dorsal e leve extensão da coluna cervical. O raio X é posicionado lateralmente para visualizar a fossa pterigopalatina, uma estrutura de aspecto triangular localizada na porção posterior do seio maxilar.

A agulha é inserida abaixo do zigoma, na incisura coronoide, em direção à fossa pterigopalatina. Após o correto posicionamento da agulha, o raio X é reposicionado em incidência anteroposterior (AP), permitindo observar sua ponta na parede lateral do nariz, no ângulo medial superior do seio maxilar. Uma vez na posição adequada, injetam-se de 1 mL a 2 mL de anestésico ou realiza-se a exposição à RF pulsátil (Figura 13).[68]

Gânglio estrelado e simpático torácico

Os corpos celulares dos gânglios simpáticos que inervam os membros superiores originam-se no corno intermediolateral da medula espinhal, entre T2 e T8. As fibras pré-ganglionares alcançam a cadeia simpática através de *rami* comunicantes brancos, fazendo sinapse, inicialmente, em T2 e T3, nos gânglios estrelado e cervical médio.[70]

Assim, T2 e T3 são cruciais para a inervação simpática dos membros superiores; seu bloqueio interrompe essa inervação. Estima-se que 30% dos pacientes tenham fibras simpáticas que não passam pelo gânglio estrelado, tornando o bloqueio do gânglio simpático torácico mais específico para patologias dos membros superiores (Figura 14).[71]

Fibras simpáticas das regiões cervical e craniofacial se originam em T1 e T2, fazendo sinapses nos gânglios cervicais inferior, médio e superior. O gânglio cervical inferior, geralmente, se une ao primeiro torácico, formando o gânglio estrelado, localizado entre C7 e C7-T1 (Figura 15).[72]

A cadeia simpática torácica está ventral às costelas e nervos segmentares, em posição mais posterior que a lombar. Bloqueios do gânglio estrelado ou simpático torácico são indicados em dores mediadas pelo sistema nervoso simpático, como na SDCR, dores isquêmicas e neuralgia pós-herpética (NPH). O bloqueio do gânglio estrelado é específico para as regiões cervical e craniofacial.[73]

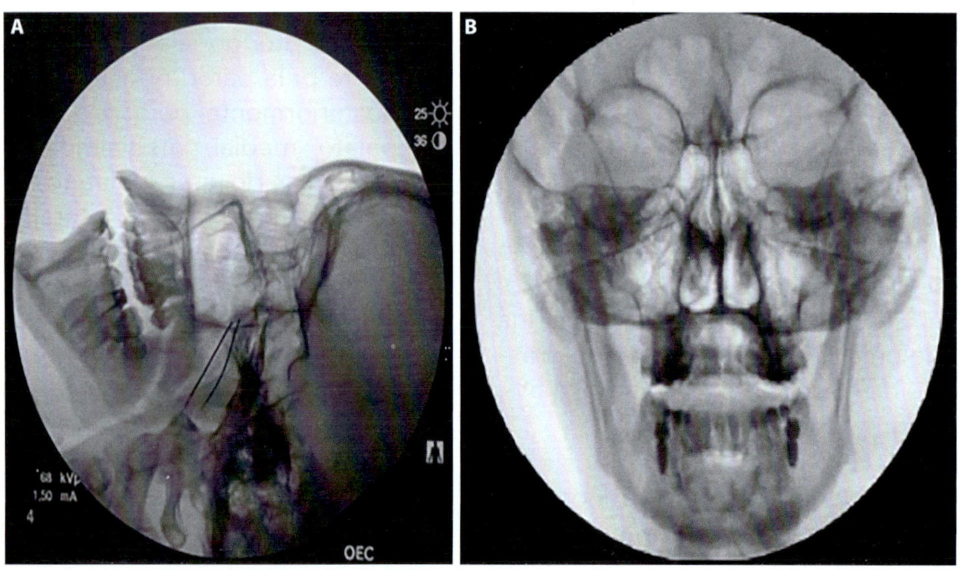

Figura 13 – Abordagem bilateral do bloqueio do gânglio esfenopalatino guiada por radioscopia: (A) Agulhamento inicial em perfil; (B) Confirmação de posicionamento em AP.

AP: (incidência) anteroposterior.

Fonte: Imagens gentilmente cedidas pelo Dr. Fabricio Assis.

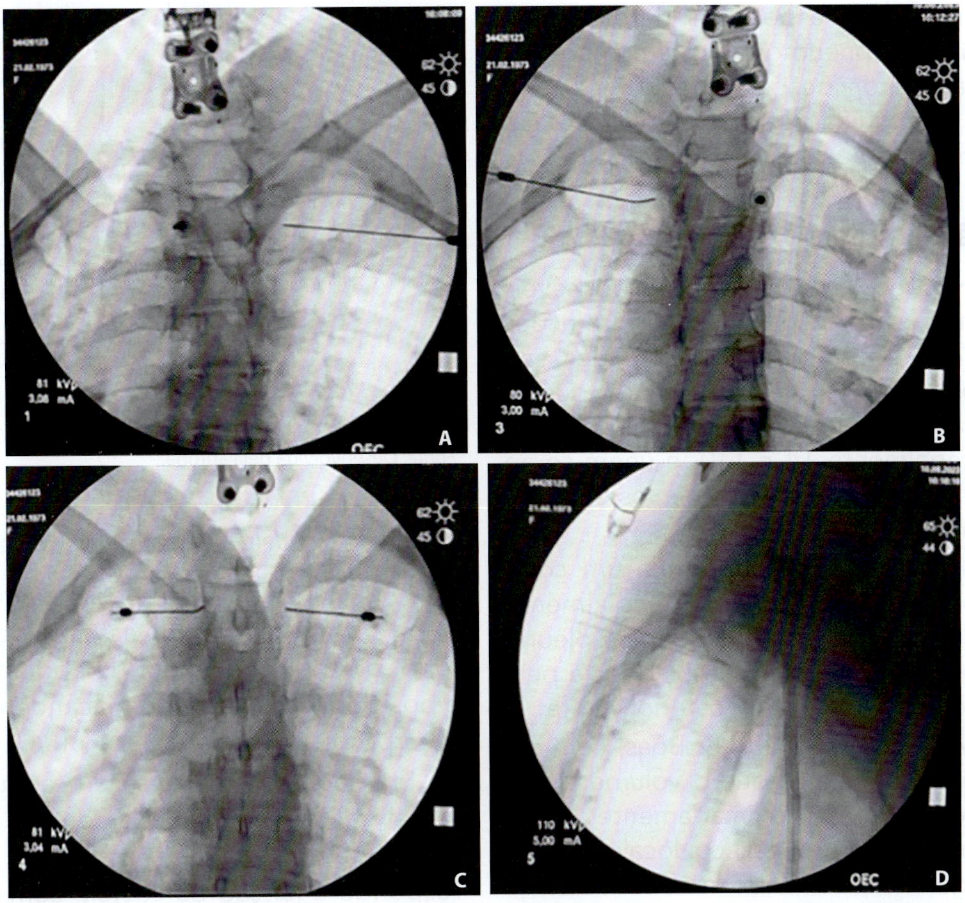

Figura 14 – Abordagem bilateral do bloqueio simpático torácico guiada por radioscopia: (A) Agulhamento inicial em *tunnel vision* à esquerda; (B) Agulhamento inicial em *tunnel vision* à direita; (C) Visão em incidência anteroposterior do bloqueio simpático torácico; (D) Visão em perfil do bloqueio simpático torácico.

Fonte: Imagens gentilmente cedidas pelo Dr. Fabricio Assis.

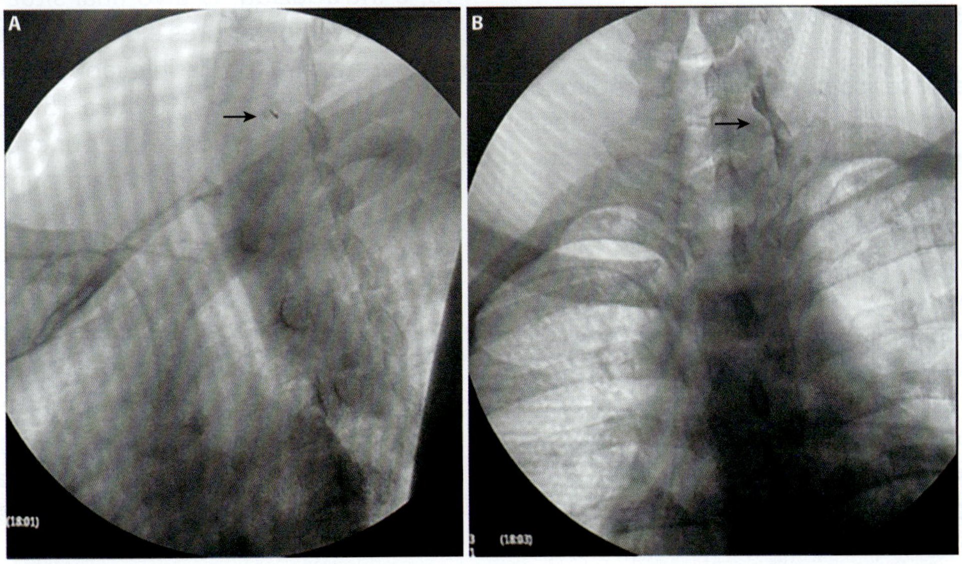

Figura 15 – Abordagem do bloqueio do gânglio estrelado guiada por radioscopia: (A) Agulhamento inicial em *tunnel vision*; (B) Visão em AP do bloqueio do gânglio estrelado.

AP: (incidência) anteroposterior.

Fonte: Imagens gentilmente cedidas pelo Dr. Fabricio Assis.

As complicações específicas desse procedimento incluem pneumotórax, alterações do ritmo cardíaco, broncoespasmo, sudorese compensatória e rouquidão por bloqueio indesejado do nervo laríngeo recorrente.

Nervos esplâncnicos e plexo celíaco

Os nervos esplâncnicos são responsáveis por transmitir a maior parte das informações dolorosas das vísceras abdominais. Eles são constituídos por fibras pré-ganglionares que se originam na coluna intermediolateral entre T5 e T9, ocasionalmente T4 e T10, e unem-se ao nível de T9/T10 para formar os nervos esplâncnicos maiores.[74]

Esses nervos estão contidos em um compartimento estreito, delimitado medialmente pelo corpo vertebral, lateralmente pela pleura, ventralmente pelo mediastino posterior e pela inserção pleural na vértebra posteriormente.[75]

Em um estudo realizado por Boas, com cadáveres, foi determinado que o volume desse compartimento é de aproximadamente 10 mL de cada lado. O plexo celíaco localiza-se na região epigástrica, correndo anteriormente à aorta e à inserção do diafragma no corpo vertebral, estendendo-se por vários centímetros em frente e lateralmente à aorta.[76]

As fibras simpáticas e parassimpáticas se interconectam para formar uma densa rede de nervos autonômicos. Dentro do plexo, existem três pares de gânglios: o gânglio celíaco; o gânglio mesentérico superior; e o gânglio aorticorrenal. As fibras pós-ganglionares desses gânglios inervam todas as vísceras abdominais, exceto porções do cólon transverso, cólon esquerdo e as vísceras pélvicas.[77]

O bloqueio dos nervos esplâncnicos ou do plexo celíaco deve ser considerado em casos de dores viscerais abdominais, como no câncer de pâncreas ou na doença de Crohn, bem como em dores de parede que apresentam contribuição do sistema nervoso simpático, como no herpes-zóster (HZ) ou na SDCR.[78]

Na prática clínica, o bloqueio do plexo celíaco é reservado para situações em que o alívio da dor não é alcançado com o bloqueio dos nervos esplâncnicos, sendo essa última técnica de menor risco em termos de morbidade e mortalidade, além de permitir a realização de neurólise térmica por RF (Figura 16).

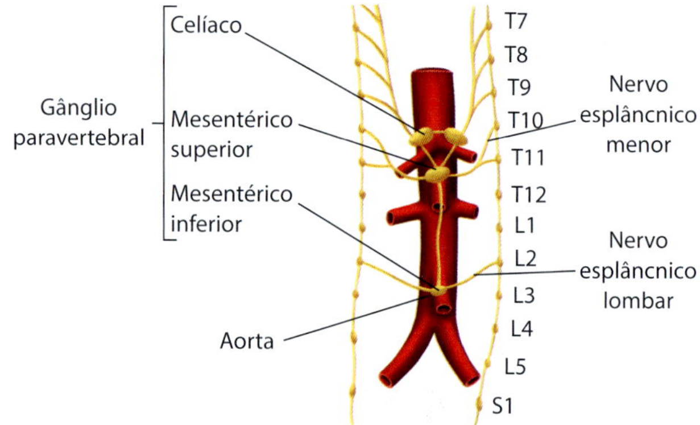

Figura 16 – Anatomia dos nervos esplâncnicos.

Fonte: Desenvolvida pela autoria.

Técnica de bloqueio do esplâncnico

O paciente deve ser posicionado em decúbito ventral, com um travesseiro sob a parte inferior do tórax e superior do abdome. O raio X é posicionado em AP, identificando e marcando o corpo vertebral de T11 ou T12.

Em seguida, realiza-se um ângulo oblíquo ipsilateral de aproximadamente 15 graus. O ponto de entrada para ambos os níveis corresponde à junção da costela com a vértebra. Nesse ponto, a agulha é inserida utilizando-se a técnica de *tunnel vision*; após obter a direção correta, o raio X é reposicionado em lateral, e uma agulha de 15 cm, com ponta romba e curva, é introduzida. O alvo final situa-se entre os dois terços posteriores e o terço anterior do corpo vertebral. Após a injeção de contraste não iônico, injetam-se de 10 mL a 15 mL de anestésico local para a técnica de punção única, e de 5 mL a 7 mL de cada lado para punção bilateral (Figuras 17 e 18). Para as neurólises químicas, o fenol é preferido em relação ao álcool e volumes equivalentes podem ser utilizados.

O bloqueio de nervos esplâncnicos tem como principais complicações: hipotensão; parestesia de nervos somáticos; diarreia; lesão do trato urinário; pneumotórax; discite; hematoma retroperitoneal; alterações funcionais do trato urinário e distúrbios de ejaculação.

Cadeia simpático lombar

Originando-se entre T10 e L3, a cadeia simpática lombar adentra o espaço retroperitoneal através do diafragma, correndo ao longo do

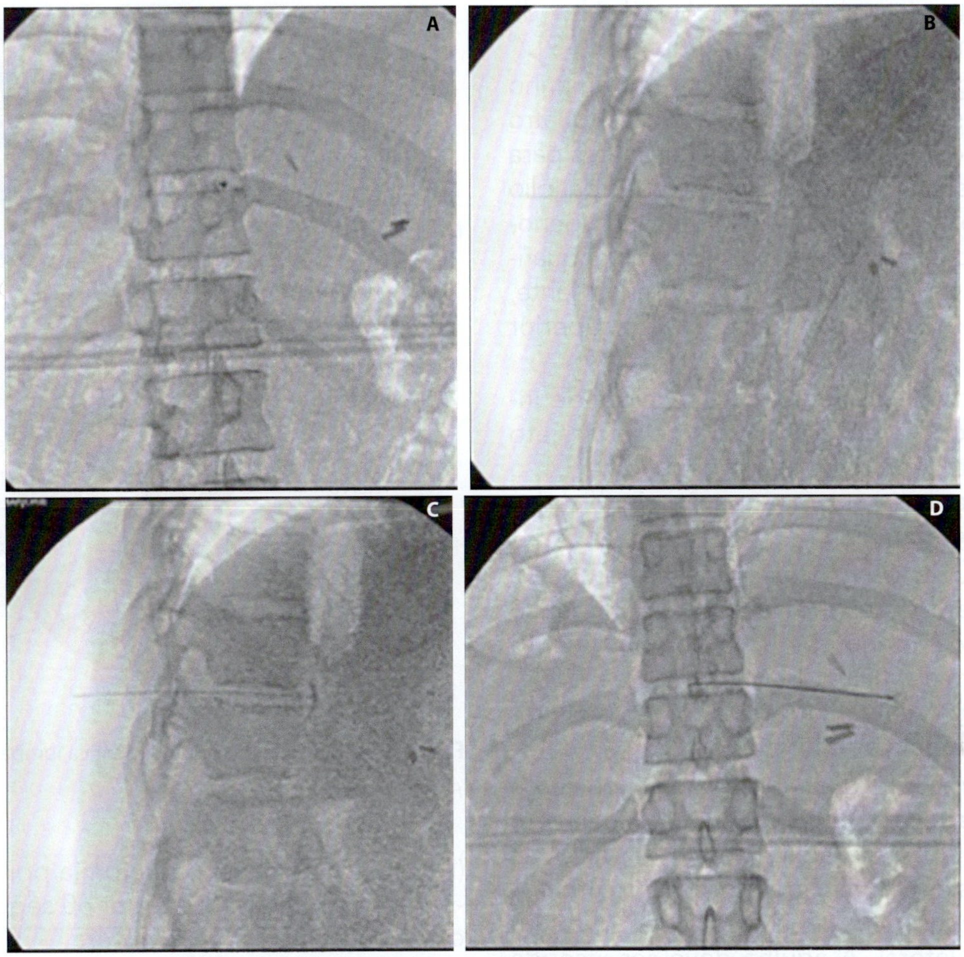

Figura 17 – Bloqueio dos nervos esplâncnicos técnica transdiscal. (A) Imagem da agulha em *tunnel vision*; (B) imagem em perfil guiada por radioscopia; (C) imagem em perfil após injeção do contraste. (D) imagem em AP, no qual mostra a agulha no meio da projeção da coluna.

AP: (incidência) anteroposterior.

Fonte: Imagens gentilmente cedidas pelo Dr. Fabricio Assis.

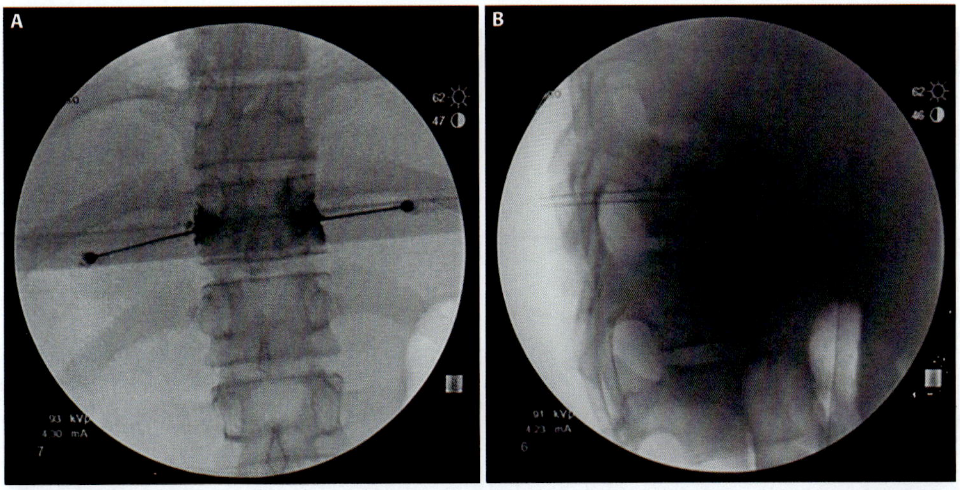

Figura 18 – Bloqueio dos esplâncnicos bilateral: (A) Radiografia em AP com contraste. (B) Radiografia em perfil com contraste.

AP: (incidência) anteroposterior.

Fonte: Imagens gentilmente cedidas pelo Dr. Fabricio Assis.

aspecto anterolateral do corpo vertebral e da origem do músculo psoas até a altura de L5-S1.[79]

Os gânglios simpáticos variam em tamanho e número, sendo, na maioria das vezes, quatro de cada lado.[80] Os gânglios mais relevantes para o bloqueio são L2, L3 e L4. Em L2 e L4, o gânglio simpático localiza-se entre os dois terços superiores e o terço inferior do corpo vertebral; enquanto em L3, está posicionado mais superiormente, entre os dois terços inferiores e o terço superior (Figura19).

É importante destacar, para técnicas de intervenção, que a raiz de L3, durante seu trajeto descendente, aproxima-se do gânglio de L4, o que representa uma preocupação significativa em casos de neurólise.

O bloqueio da cadeia simpática lombar é indicado para dores mediadas pelo simpático em membros inferiores ou no compartimento retroperitoneal, incluindo SDCR, dores isquêmicas, dor urogenital intratável, dores pós-amputação, lombalgias e hiper-hidrose.[81]

Para a realização do bloqueio, o paciente é posicionado em decúbito ventral, com um travesseiro sob as cristas ilíacas. Por meio de radiografias em AP, são identificados os processos transversos de L2, L3 e L4, realizando-se um oblíquo ipsilateral. A agulha deve ser inserida na borda lateral do corpo vertebral, com a ponta na borda anterior.

Após injetar 1 mL de contraste não iônico, observa-se a dispersão, seguida pela injeção de 1 mL de anestésico local ou fenol em cada nível

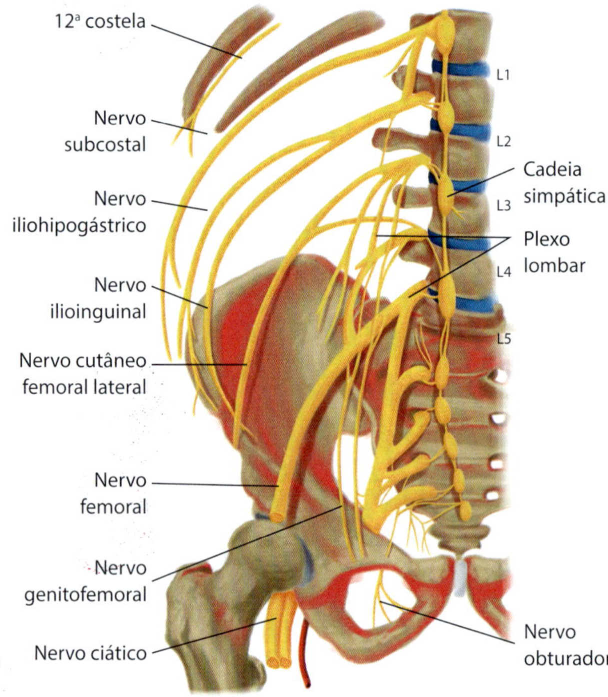

Figura 19 – Anatomia da cadeia simpática lombar.

Fonte: Adaptada de NYSORA.

(Figura 20). Para simpatectomia por RF, realiza-se lesão térmica a 80 °C por 60 segundos após estimulação sensitiva e motora.

Plexo hipogástrico superior

O PHS desempenha papel crucial na aferência nociceptiva das vísceras pélvicas, sendo formado pela confluência da cadeia simpática

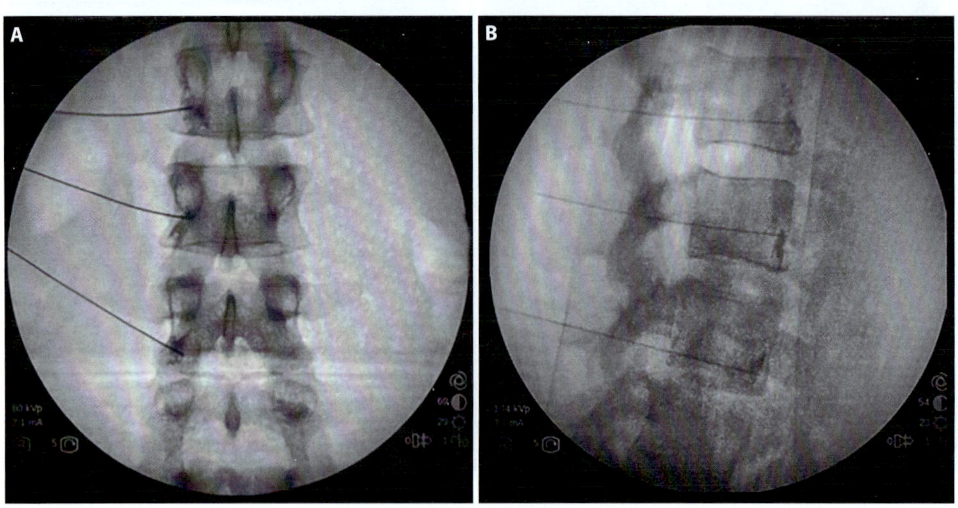

Figura 20 – Bloqueio simpático lombar em L2, L3 e L4 esquerdos: (A) Radiografia em incidência anteroposterior; (B) Radiografia em perfil com contraste.

Fonte: Imagens gentilmente cedidas pelo Dr. Fabricio Assis.

lombar e ramos do plexo aórtico, incluindo fibras do plexo celíaco e mesentérico inferior.[82]

Recebe também fibras parassimpáticas provenientes de S2 a S4, que se dirigem ao PHS pelo plexo hipogástrico inferior. Localiza-se retroperitonealmente, bilateralmente no terço inferior do corpo vertebral de L5, e divide-se em nervos hipogástricos que descem lateralmente para formar os plexos hipogástricos inferiores.[83]

O bloqueio do PHS é indicado para diversas condições dolorosas, tanto oncológicas (p. ex., neoplasias do cólon descendente, reto e órgãos reprodutivos), quanto não oncológicas, incluindo dor pélvica, endometriose, dispareunia e cistite intersticial.[84]

Técnicas como a abordagem paravertebral e transdiscal, ambas guiadas por radioscopia, são comumente utilizadas. Na paravertebral, o paciente é posicionado em decúbito ventral, e a agulha é inserida lateralmente ao corpo vertebral de L5.[85]

Após confirmar a posição da agulha com a injeção de contraste, procede-se à anestesia. Na abordagem intradiscal, a agulha é introduzida através do disco L5-S1, verificando-se a posição final também com contraste (Figura 21).[86,87]

Além das complicações gerais como hematoma, sangramento e infecção, complicações específicas do bloqueio do PHS são raras, mas podem incluir ejaculação retrógrada, discite no caso da técnica transdiscal e lesões de ureter, radiculares ou de nervos somáticos anteriormente ou no interior do músculo psoas.

Gânglio ímpar

O gânglio ímpar, ou gânglio de Walther, é o gânglio mais caudal da cadeia simpática, localizado na linha média, onde as duas cadeias se fundem (Figura 22). O bloqueio desse gânglio proporciona analgesia eficaz para dores viscerais ou mediadas pelo simpático na região perineal, reto, uretra distal, escroto, vulva, vagina, próstata e cóccix.[88]

Pacientes com dores do trato urinário frequentemente apresentam alterações miccionais, como urgência, e podem se beneficiar desse bloqueio.

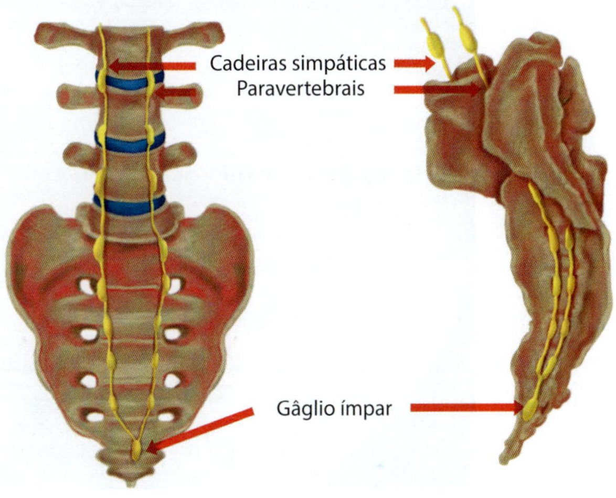

Figura 22 – Anatomia do gânglio ímpar.
Fonte: Adaptada de Agus Turchan, 2018 .

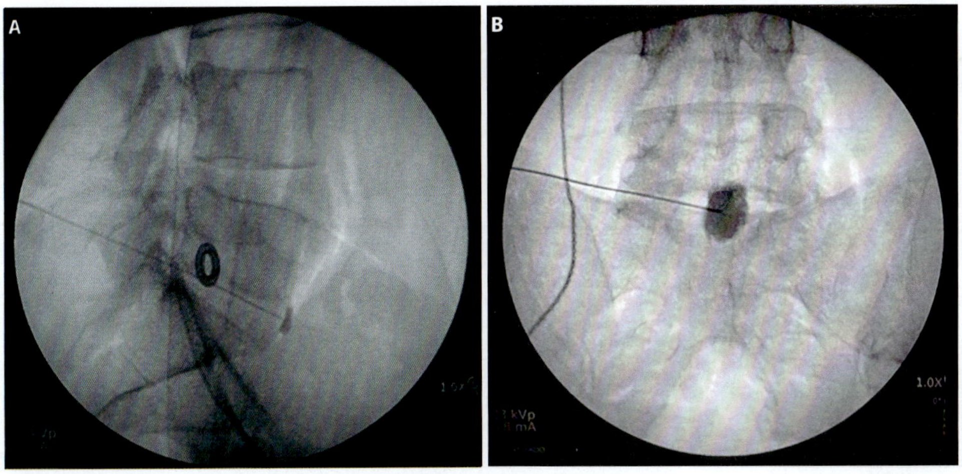

Figura 21 – Bloqueio hipogástrico superior transdiscal: (A) Radiografia mostrando injeção de contraste imediatamente anterior ao disco L5-S1; B: Radiografia em AP confirmando dispersão adequada do contraste.

AP: (incidência) anteroposterior.

Fonte: Imagens gentilmente cedidas pelo Dr. Fabricio Assis.

A técnica mais comum para o bloqueio do gânglio ímpar é a abordagem transacrococcígea (transligamentar). O paciente é posicionado em pronação, com um travesseiro sob as cristas ilíacas. O raio X é colocado em AP para identificar o ligamento sacrococcígeo.

Uma agulha 22G é introduzida através do ligamento, e o raio X é reposicionado em lateral. Após a agulha ultrapassar a borda anterior do cóccix, injeta-se 1 mL a 2 mL de contraste não iônico, que deve formar uma linha cefalocaudal ao longo do sacro e do cóccix. Confirmada a posição, injetam-se de 3 mL a 5 mL de anestésico local ou fenol (Figura 23).

DORES TRIGEMINAIS

O nervo trigêmeo, o maior dos nervos cranianos, origina-se na superfície anterolateral da ponte e divide-se na cavidade de Meckel em três ramos: oftálmico (V1); maxilar (V2); e mandibular (V3).[89]

Esses nervos inervam a face, couro cabeludo, dentes e cavidades oral, nasal e orbitária, com V3 também responsável pela mastigação. O tratamento da neuralgia trigeminal frequentemente envolve técnicas percutâneas como RF e compressão por balão, com taxas de sucesso acima de 90%[90] (Figura 24).

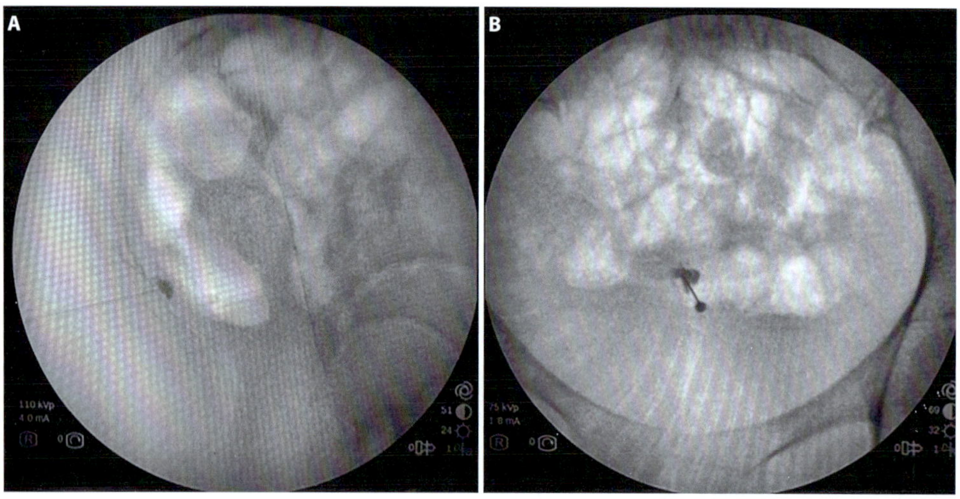

Figura 23 – Bloqueio do gânglio ímpar. (A) Radiografia em perfil mostrando agulha que ultrapassa a borda anterior da junção sacrococcígea e contraste se dispersa adequadamente; (B) Radiografia em incidência anteroposterior confirmando posição da agulha e dispersão do contraste.

Fonte: Imagens gentilmente cedidas pelo Dr. Fabricio Assis.

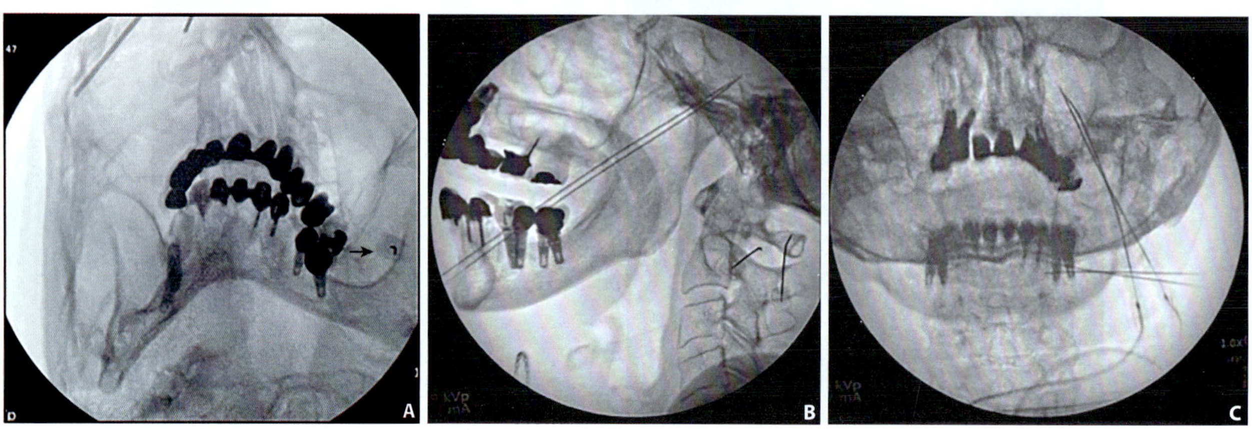

Figura 24 – RF bipolar trigeminal: (A) Agulha em *tunnel vision* no forame oval; (B) Radiografia em perfil confirmando a agulha na cavidade de Meckel; (C) Radiografia em AP.

AP: (incidência) anteroposterior.

Fonte: Imagens gentilmente cedidas pelo Dr. Fabricio Assis.

A RF é preferida para V2 e V3, enquanto o balão é usado para V1, sendo importante evitar a RF em V1 para prevenir perda do reflexo corneano. Para acessar o gânglio de Gasser, o procedimento é realizado pelo forame oval, com o paciente em decúbito supino (Figura 24).[91]

As complicações podem incluir lesões no nervo trigêmeo e nervos adjacentes, mas muitas podem ser evitadas com estímulos sensitivos e motores antes da RF.

CONCLUSÃO

A intervenção em dor, por meio de técnicas intervencionistas, desempenha um papel crucial na gestão eficaz da dor aguda e crônica. Métodos como bloqueios nervosos, RF e neuromodulação não apenas proporcionam alívio significativo, mas também melhoram a qualidade de vida dos pacientes, permitindo a retomada de atividades diárias e sociais.

A escolha da técnica apropriada, com base em uma avaliação cuidadosa, é fundamental para otimizar os resultados e minimizar complicações. Além disso, a abordagem multidisciplinar, envolvendo anestesiologistas, fisioterapeutas e psicólogos, é essencial para garantir um tratamento integral e eficaz.

Em suma, as técnicas intervencionistas são ferramentas indispensáveis no arsenal terapêutico contra a dor, oferecendo esperança e alívio a milhões de pessoas que sofrem.

Referências bibliográficas

1. Erdine MD F. History of interventional pain procedures. Complications of Pain-Relieving Procedures2. 2022:8-17.
2. MA S. Les injections medicamenteuse extraduraqles per voi saraccoygiene. 1901:396.
3. JJ B. Bonica's The management of pain. 5. ed. Philadelphia: Wolters Kluwer; 2019.
4. Manchikanti L. Evaluation of fluoroscopically guided caudal epidural injections. 2004:81-92.
5. Staats PS. Atlas of Pain Medicine Procedures. 1. ed. New York: McGraw Hill Education; 2015.
6. Manchikanti L. Making sense of the accuracy of diagnostic lumbar facet joint nerve blocks: an assessment of the implications of 50% relief, 80 % relief, single block, or controlled diagnostic blocks. Paim Physician. 2010:133-43.
7. K S. Diagnostic and therapeutic nerve blocks in pain therapy. Ther Umsch. 2020;270-3. doi: 10.1024/0040-5930/a001190.
8. AM T. Peripheral nerve entrapments: clinical diagnosis and management. Cham, Switzerland: Springer International Publishing; 2018.
9. Sluijter M. The effects of pulsed radiofrequency field applied to the dorsal root ganglion – a preliminary report. 1988:109-17.
10. Kapural L. Cooled radiofrequency system for the treatment of chronic pain from sacroiliitis: the first case-series. Pain Pract. 2008:348-54.
11. Jung YL. Effect of intradiscal monopolar pulsed radiofrequency on chronic discogenic back pain diagnosed by pressure-controlled provocative discography: a one year prospective study. Ann Rehabil Med. 2012:648-56.
12. Bogduk N. Lumbar discogenic pain: state-of--the-art review. Pain Medicine. 2013:813-36.
13. Bogduk N. Descriptions of chronic pain syndromes and definition of pain terms. In Classification of Chronic Pain. Seattle: WA; 1994:180-1.
14. Kapural L. A randomized, placebo-controlled trial of transdiscal radiofrequency, biacuplasty for treatment of discogenic lower back pain. Pain Medicine. 2013:362-73.
15. Fukui S. Intradiscal pulsed radiofrequency for chronic lumbar discogenic low back pain: a one year prospective outcome study using discoblock for diagnosis. Pain Physician. 2013:435-42.
16. Bogduk N. Clinical anatomy of the lumbar spine and sacrum. New York: Elsevier/Churchill Livingstone New York. 2005.
17. Alyas F. MRI findings in the lumbar spines of asymptomatic, adolescent, elite tennis players. Br J Sports Med. 2007:836-41.
18. Boden SD. Abnormal magnetic-resonance scans of the lumbar spine in asymptomatic subjects. A prospective investigation Abnormal Lumbar Magnetic-Resonance Spine Scans of the in Asymptomatic. J Bone Joint Surg Am. 2006:403-8.
19. Teixeira A. Intradiscal high-voltage, long-duration pulsed radiofrequency for discogenic pain: a preliminary report. Pain Med. 2006:424-8.
20. Barnsley L. The prevalence of chronic cervical zygapophysial joint pain after whiplash. Spine (Phila Pa 1976). 1995.
21. DePalma MJ. What is the source of chronic low back pain and does age play a role?. Pain Medicine. 2011:224-33.
22. Pearson AM. Facet joint kinematics and injury mechanisms during simulated whiplash. 2004:390-7.

23. N B. International spinal injection society guidelines for the performance of spinal injection prodedures. Part 1: Zygapophyseal join blocks. Clin J Pain. 1997:285-302.
24. Steven PC. Consensus practice guidelines on interventions for lumbar facet joint pain from a multispecialty, international working group. Pain Medicine. 2020;45(6):424.
25. Pearson AM. Facet joint kinematics and injury mechanisms during simulated whiplash. Spine. 2004;29(4):390-7.
26. Falco FJ. An update of the effectiveness of therapeutic lumbar facet joint interventions. Pain Physician. 2012:909-53.
27. Poilliot AJ. A systematic review of the normal sacroiliac joint anatomy and adjacent tissues for pain physicians. Pain Physician. 2019:247-74.
28. Shannon LR. Cadaveric Study of sacroiliac joint innervation: implications for diagnostic blocks and radiofrequency ablation. Regional Anesthesia. Pain Medicine. 2014:456.
29. Calvillo O. Anatomy and pathophysiology of the sacroiliac joint. Curr Rev Pain. 2000:356-61.
30. Slipman CW. The predictive value of provocative sacroiliac joint stress maneuvers in the diagnosis of sacroiliac joint syndrome. Arch Phys Med Rehabil. 1998:288-92.
31. Maigne JY. Results of sacroiliac joint double block and value of sacroiliac pain provocation tests in 54 patients with low back pain. Spine. 1996;1889-92.
32. Yang AJ. Radiofrequency ablation for chronic posterior sacroiliac joint complex pain: a comprehensive review. Pain Medicine. 2021:9-13.
33. Dorwarth U. Radiofrequency catheter ablation: different cooled and noncooled electrode systems induce specific lesion geometries and adverse effects profiles. Pacing Clin Electrophysiol. 2003;26(7):1438-45.
34. Vanelderen P. Sacroiliac joint pain. Pain Practice. 2011:470-77.
35. Takebayashi T. Effect of nucleus pulposus on the neural activity of dorsal root ganglion. Spine 2001;26(8):940-5.
36. Ploumis A. Caudal vs transforaminal epidural steroid injections as short-term (6 months) pain relief in lumbar spinal stenosis patients with sciatica. Pain Medicine. 2014:379-85.
37. Fitzgibbon DR. Chronic pain management: american society of anesthesiologists closed claims project. Anesthesiology. 2004;100(1):98-105.
38. Wallace MA. Complications of cervical selective nerve root blocks performed with fluoroscopic guidance. AJR Am J Roentgenol. 2007;188(5):1218-21.
39. Biondi J GB. Redecompression and fusion in failed back syndrome patients. J Spinal Disord. 1990:362-9.
40. McCarron RF, Wimpee MW, Hudkins PG, Laros GS. The inflammatory effect of nucleus pulposus. A possible element in the pathogenesis of low-back pain. Spine. 1987:760-4.
41. Knotkova H. Neuromodulation for chronic pain. Lancet. 2021:2111-24.
42. Rock AK. Spinal cord stimulation. Neurosurg Clin N Am. 2019:169-94.
43. Deer TR. A systematic literature review of spine neurostimulation therapies for the treatment of pain. Pain Medicine. 2020:1421-32.
44. Fishman M. Twelve-month results from multicenter, open-label, randomized controlled clinical trial comparing differential target multiplexed spinal cord stimulation and traditional spinal cord subjects with chronic intractable back pain and leg pain. Pain Practice. 2021:912-23.
45. Travell J RS. The myofascial genesis of pain. Postgrad Med. 1952;11(5):425-34.
46. Barbero M. Myofascial pain syndrome and trigger points: evaluation and treatment in patients with musculoskeletal pain. Current Opinion in Supportive and Palliative Care. 2019;13(3):270-6. 2019:270-6.
47. Simons DG TJ. Myofascial origins of low back pain. 1. Principles of diagnosis and treatment. Postgrad Med. 1983:66-70.
48. Travell JG. Myofascial pain and dysfunction: the trigger point manual 1992 B, editor.; 1992.
49. Galasso A. A Comprehensive review of the treatment and management of myofascial pain syndrome. Current Pain and Headache Reports. 2020:43.
50. Foster L. Botulinum toxin a and chronic low back pain: a randomized, double-blind study. Neurology. 2001:1290-3.
51. Jüni P. Intra-articular corticosteroid for knee osteoarthritis. Cochrane Database of Systematic Reviews. 2015.
52. Guermazi A. Debate: Intra-articular steroid injections for osteoarthritis – harmful or helpful? Osteoarthritis Imaging. 2023:100-63.
53. Kompel AJ. Intraarticular corticosteroid injections in the hip and knee: perhaps not as safe as we thought? Radiology. 2019;293(3):656-63.
54. Wernecke C. The effect of intra-articular corticosteroids on articular cartilage: a systematic review. Orthopaedic journal of sports medicine. 2015.
55. Rocha RA. Ultrasound-guided pericapsular nerve group (PENG) hip joint phenol neurolysis for palliative pain. Canadian Journal of Anesthesia/Journal canadien d'anesthésie. 2019:1270-1.

56. Tan YL. Ultrasound-guided genicular nerve blockade with pharmacological agents for chronic knee osteoarthritis: a systematic review. Pain Physician. 2022:489-502.
57. Piagkou M. The pterygopalatine ganglion and its role in various pain syndromes: from anatomy to clinical practice. Pain Practice. 2012:399-412.
58. Mojica J. Sphenopalatine ganglion block in the management of chronic headaches. Current Pain and Headache Reports. 2017:27.
59. Ho KWD. Sphenopalatine ganglion: block, radiofrequency ablation and neurostimulation - a systematic review. The Journal of Headache and Pain. 2017:118.
60. Yarzebski JL. T2 and T3 sympathetic ganglia in the adult human: a cadaver and clinical-radiographic study and its clinical application. Neurosurgery. 1987: 339-42.
61. Kapral S. Ultrasound imaging for stellate ganglion block: direct visualization of puncture site and local anesthetic spread. A pilot study. Reg Anesth. 1995:323-8.
62. Sluder G. The anatomical and clinical relations of the sphenopalatine ganglion to the nose. NY State J Med. 1908:293-8.
63. Boas RA. Sympathetic blocks in clinical practice. Int Anesthesiol Clin. 1978:149-82.
64. AP R. Sphenopalatine (nasal) ganglion: remote effects including "psychosomatic" symptoms, rage reaction, pain, and spasm. Arch Phys Med Rehabil. 1979;60:353-9.
65. JC. D. Cluster headache and sphenopalatine block. Acta Anaesthesiol Belg. 1981;32:101-7.
66. F. B. Cocaine as an abortive agent in cluster headache. Headache. 1982;22:69–73.
67. Kittrelle JP. Cluster headache. Local anesthetic abortive agents. Arch Neurol. 1985:496-8.
68. Kudrow L. Rapid and sustained relief of migraine attacks with intranasal lidocaine: Preliminary findings. Headache. 1995;35:79-82.
69. Maizels M. Intranasal lidocaine for treatment of migraine: a randomized, double-blind, controlled trial. JAMA. 1996;319-321.
70. W NP. Pain and the sympathetic system. J Auton Nerv Sys. 1983:363-70.
71. Maciewic R. Drug therapy of neuropathic pain. Clin J Pain. 1985:39-57.
72. Nathan P. Painful peripheral stats and sympathetic blocks. J Neurol Neuros Psych. 1978:664-71.
73. W J. Causalgia and reflex sympathetic dystrophy: in which way is the sympathetic nervous system involved?. J Auton Nerv Syst. 1985:471-7.
74. RC S. An improved technique for alcohol neurolysis of the celiac plexus. Anesthesiology. 1982;56:137-41.
75. Fugère F LG. Celiac plexus block for chronic pain syndromes. Can J Anaesth. 1993:954-63.
76. 7Hastings RH. Treatment of benign chronic abdominal pain with neurolytic celiac plexus block. Anesthesiology. 1991:156-8.
77. McCartney CJL. Celiac plexus block. Curr Anaesth Crit Care. 1998;9:318-24.
78. Plancarte R. Management of chronic upper abdominal pain in cancer: transdiscal blockade of the splanchnic nerves. Reg Anesth Pain Med 2010;35:500-6.
79. Nesargikar PN. Lumbar chemical sympathectomy in peripheral vascular disease: does it still have a role?. Int J Surg. 2009:145-9.
80. Bhattarai BK. Fluoroscopy guided chemical lumbar sympathectomy for lower limb ischaemic ulcers. J Nepal Med Assoc. 2006:295-9.
81. Huttner S. CT-guided sympathicolysis in peripheral artery disease – indications, patient selection, and long-term results. Rofo. 2002:480-4.
82. Plancarte R. Superior hypogastric plexus block for pelvic cancer pain. Anesthesiology. 1990:236-9.
83. Erdine S. Transdiscal approach for hypogastric plexus block. Reg Anesth Pain Med 2003;28:304–8.
84. Turker G. A new technique for superior hypogastric plexus block: the posteromedian transdiscal approach. Tohoku J Exp Med. 2005:277-81.
85. Kanazi GE. New technique for superior hypogastric plexus block. Regional Anesthesia and Pain Medicine. 1999:473-6.
86. H. B. Blockade of the Superior Hypogastric Plexus Block for Visceral Pelvic Pain. Pain Practice. 2001;1(2):162-70.
87. Urits I. A comprehensive update of the superior hypogastric block for the management of chronic pelvic pain. Current Pain and Headache Reports. 2021;25(3):13.
88. Adas C. Transsacrococcygeal approach to ganglion impar: radiofrequency application for the treatment of chronic intractable coccydynia. Journal of Pain Research. 2016:1173-7.
89. Asplund P. The predictive power of balloon shape and change of sensory functions on outcome of percutaneous balloon compression for trigeminal neuralgia. J Neurosurg.. 2010:498-507.
90. Brown JA. Percutaneous trigeminal nerve compression for treatment of trigeminal neuralgia: results in 50 patients. Neurosurgery. 1993;32(4):570-3.
91. Kanpolat Y. Percutaneous controlled radiofrequency trigeminal rhizotomy for the treatment of idiopathic trigeminal neuralgia: 25-year experience with 1,600 patients. Neurosurgery. 2001:524-32.
92. Turchan A. Asian journal of neurosurgery. 2018:13.
93. NYSORA. Lumbosacral Plexus Blocks. NYSORA. 2023 [acesso em 20 mar. 2025]. Disponível em: https://www.nysora.com.

Cateter Totalmente Implantável

97

Carlos Marcelo de Barros
Maurilio Pacheco Neto
Larissa Helena Lobo Torres Pacheco

INTRODUÇÃO

Cerca de meio século antes da popularização da anestesia inalatória, foi criado o bloqueio peridural (início do século XX). A técnica consiste principalmente na injeção de uma solução anestésica na área entre a dura-máter e o canal espinhal, embora possam ocorrer variações na sua execução. O pioneiro da anestesia espinhal foi Leonard Corning, já que, em 1885, ele administrou a primeira anestesia epidural, utilizando cocaína, conforme relatado em seu estudo "Spinal anesthesia and local medication of the cord", publicado no *The New York Medical Journal*. Na época, ele propôs que o anestésico era absorvido pelo sistema venoso do espaço peridural, atingindo a medula espinhal e exercendo seu efeito. Atualmente, sabe-se que a hipótese não é verdadeira, mas não é motivo para a retirada da credibilidade do desenvolvedor da técnica.[1]

Em 1898, August Bier usou um bloqueio espinhal subaracnóideo com cocaína para realizar seis procedimentos indolores nas extremidades inferiores. Pouco tempo depois, em 1900, Oskar Kreis descreveu a anestesia da parte inferior do corpo em parturientes com injeção subaracnóidea de cocaína, detectando alívio da dor em 5 a 10 minutos, mas também efeitos colaterais como vômitos e dor de cabeça intensa, que eram uma das principais desvantagens da técnica.

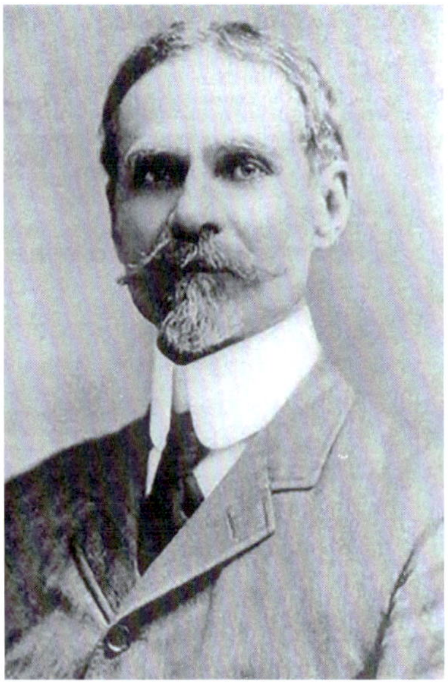

Figura 1 – James Leonard Corning, o precursor da anestesia espinhal.

Fonte: Reprodução de Gorelick PB, Zych D, 1987.

Em 1901, Jean-Athanase Sicard e Fernando Cathelin começaram a investigar o hiato sacral para anestesia, com Cathelin observando a dificuldade de difusão dos anestésicos pelas raízes sacrais. Em 1909, Walter Stoeckel aprimorou o procedimento, avaliando-o em 141 mulheres e relatando uma taxa de sucesso de 50% na analgesia peridural caudal para o parto usando procaína, que é menos tóxica que a cocaína.[2-5]

Na década seguinte, Oskar Gros demonstrou a potencialização dos anestésicos com bicarbonato de sódio, e Arthur Läwen incorporou epinefrina junto aos anestésicos, melhorando a eficácia da anestesia. Em 1916, Robert Farr experimentou grandes volumes de anestésico no hiato sacral, documentando sua disseminação até as vértebras cervicais. Na década de 1920, Sicard e Forester propuseram o conceito de "perda de resistência" como uma técnica para definir o espaço peridural. Eugen Aburel foi o pioneiro na inserção de um cateter no espaço peridural, resultando em um bloqueio peridural contínuo.[2-5]

Durante as décadas seguintes, a anestesia peridural tornou-se popular, sendo amplamente utilizada em diversos procedimentos. Achille Mario Dogliotti aprimorou a técnica desenvolvida por Sicard e Forester, enquanto Alberto Gutierrez introduziu a técnica da "gota pendente" para localizar o espaço peridural. O uso contínuo de anestesia peridural foi desenvolvido por William Lemmon e Edward Tuohy lançou o uso do cateter ureteral para raquianestesia. Na segunda metade do século XX, diversos médicos foram aprimorando a técnica e, em 1978, Philip Bromage propôs o conceito de analgesia peridural como um complemento à anestesia geral. No ano seguinte, Wang demonstrou avanços no uso de opioides e corticosteroides no espaço peridural.[2-5]

Atualmente, os cateteres peridurais são dispositivos utilizados para administrar medicamentos diretamente no espaço localizado entre a dura-máter e o periósteo do canal vertebral, no sistema nervoso central (SNC). Esse método permite o controle dos sintomas álgicos com doses significativamente menores em comparação àquelas utilizadas por via oral (VO), o que reduz os efeitos adversos sistêmicos. Além disso, o uso do cateter peridural pode contribuir para a redução do tempo de internação hospitalar, promovendo uma melhora importante na qualidade de vida do paciente. Ao diminuir a necessidade de opioides por VO, há impacto positivo no nível de consciência e na preservação das funções pulmonar e intestinal. Por não se tratar de um acesso venoso, o risco de complicações cardiovasculares e tromboembólicas também é reduzido. A versatilidade do cateter é outra vantagem, pois permite a administração de doses intermitentes, ajustáveis conforme a necessidade, facilitando a modificação tanto da posologia quanto do medicamento empregado.[6]

Um estudo da década de 1990 comparou a incidência de complicações de cateteres peridurais totalmente implantáveis com cateteres peridurais percutâneos em 149 pacientes, acompanhados durante 3 anos. Os resultados mostraram que 21% dos cateteres percutâneos foram deslocados, o que não ocorreu nos cateteres totalmente implantáveis. A taxa de infecção foi semelhante em ambos os grupos (13,6%), contudo, quando os dados foram corrigidos para cateter-dias, a taxa de infecção no grupo do cateter totalmente implantável foi metade do grupo do cateter percutâneo (2,86 × 5,97).[7]

Uma revisão de literatura recente (2024) comparou duas técnicas proeminentes para o manejo da dor, em especial para a dor pós-operatória: uso de cateteres e bloqueios de injeção única, sendo que o uso de cateteres permite a administração de uma infusão contínua de anestésico, enquanto os bloqueios envolvem a administração de uma dose única de anestésico em um nervo ou plexo específico. Os autores focaram na eficácia, na segurança e no impacto de ambas as técnicas, sendo evidenciado que elas possuem papéis distintos no tratamento pós-operatório. A escolha da técnica depende do procedimento cirúrgico e das necessidades do paciente. As técnicas que utilizam cateter oferecem alívio prolongado da dor, porém apresentam riscos como infecção e deslocamento do cateter, enquanto os bloqueios de injeção única são vantajosos por sua simplicidade e início rápido, mas podem exigir gerenciamento suplementar da dor para procedimentos mais longos.[8]

ANATOMIA DO ESPAÇO PERIDURAL

O espaço peridural localiza-se no interior do canal espinhal, é descontínuo e estruturado em segmentado por divisões de tecido conjuntivo e se estende do forame magno até o hiato sacral. Suas delimitações são: anteriormente, pelos corpos vertebrais e pelo ligamento longitudinal posterior; lateralmente, pelos pedículos vertebrais e forames intervertebrais; e posteriormente, pelas lâminas vertebrais e o ligamento amarelo (Figura 2).[9]

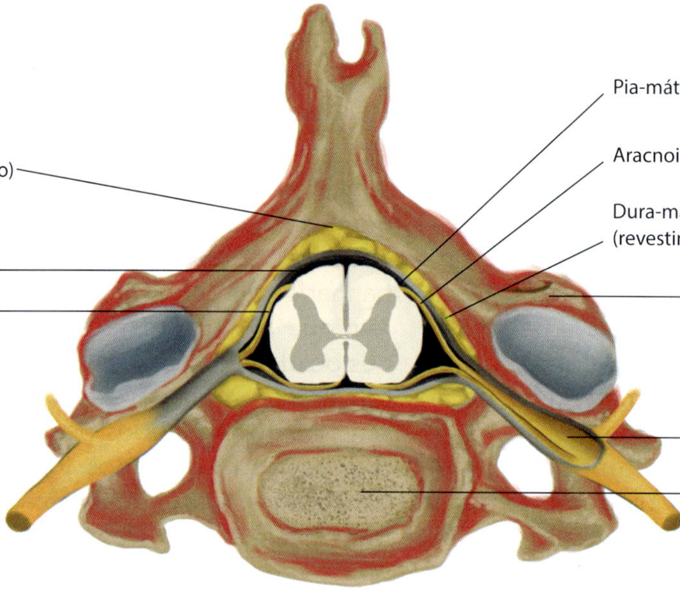

Figura 2 – Anatomia do espaço peridural.

Fonte: Adaptada de Frank H. Netter, 2011.

Além de artérias e vasos linfáticos, o espaço peridural contém tecido adiposo, que preenche a maior parte do espaço, e o plexo venoso avalvular (plexo de Batson). Os pontos de referência anatômicos mais comumente utilizados incluem: a linha entre as cristas ilíacas (linha de Tuffier, no interespaço L4 e L5), o ângulo inferior da escápula (correspondente ao corpo vertebral de T7) e a vértebra proeminente (C7) (Figura 3).[9]

Nos procedimentos peridurais, antes que a agulha atinja o espaço peridural, ela deve atravessar a pele, o tecido subcutâneo e os ligamentos interespinhal e amarelo. A distância entre a pele e o espaço peridural possui uma variabilidade considerável entre os indivíduos, sendo influenciada por fatores como peso corporal e idade. A dimensão do espaço peridural depende do segmento da coluna vertebral, sendo variável de 1 mm a 1,5 mm na região cervical, 2,5 mm a 3 mm na torácica e 5 mm a 6 mm na lombar. É interessante observar que a gordura presente no espaço peridural desempenha um papel importante na farmacocinética dos agentes anestésicos utilizados no bloqueio peridural.[9]

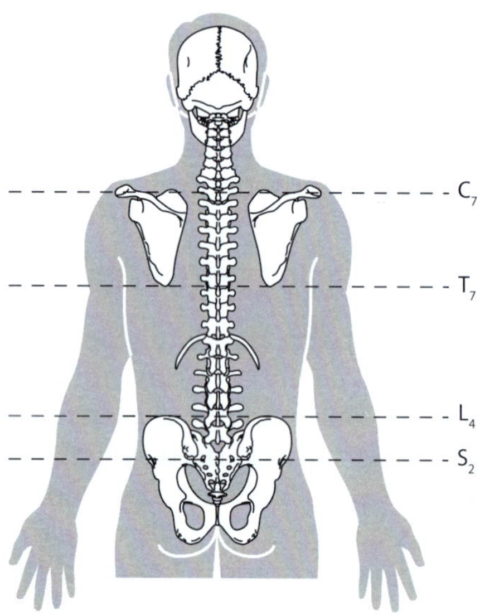

Figura 3 – Pontos de referência superficiais da coluna.

Fonte: Adaptada de Manica J, 2018.

CATETER PERIDURAL

A administração de fármacos no espaço peridural ou intratecal possibilita o acesso direto à primeira sinapse de processamento da dor na coluna dorsal da medula espinhal, permitindo a utilização de doses significativamente menores do que seriam necessárias com a administração oral ou parenteral. Dessa forma, os efeitos adversos sistêmicos tendem a ser reduzidos, quando comparado à VO ou via parenteral. A administração de fármacos pela via peridural se dá pelo uso de cateteres, que podem ser externalizados ou totalmente implantáveis. Os cateteres externos podem ser de uso temporário, indicados para períodos curtos, ou parte do cateter pode ser inserida no tecido subcutâneo por tunelização, possibilitando seu uso por longos períodos. Já os sistemas de cateteres totalmente implantáveis são compostos por uma câmara de injeção, um mecanismo de fechamento por rosca, uma membrana de silicone autovedante e um cateter (Figuras 4 a 6).

O procedimento peridural é bastante indicado para diversos tipos de dores oncológicas e dores crônicas de difícil manejo clínico, sendo também indicado para dores cervicais ou lombares sem indicação cirúrgica, como estenose espinhal, dor discogênica, fraturas por compressão múltipla, espondilose difusa em múltiplos níveis e metástases ósseas na coluna e para dores no tronco como as causadas por síndromes pós-toracotomia, plexopatia braquial, angina *pectoris* refratária, neuralgia pós-herpética, dor neuropática secundária a tumores de mama e tumores de Pancoast, e dores associadas a tumores torácicos. O procedimento peridural também é indicado em síndrome pós-laminectomia, dores abdominais ou pélvicas de origem visceral ou somática, além de dores nas extremidades, como as de origem radicular ou articular. Além disso, o procedimento peridural é útil na síndrome de dor regional complexa (SDRC) e em casos em que a analgesia com opioides sistêmicos é ineficaz devido a efeitos adversos intoleráveis, bem como em dores refratárias a altas doses de opioides sistêmicos. Também é indicado quando outras modalidades intervencionistas não podem ser realizadas, como cordotomia, bloqueios neurolíticos ou técnicas neuroablativas de neuromodulação.[6]

A recomendação do uso de cateter peridural deve considerar diversos fatores, como a doença e seu estágio, a eficácia dos tratamentos conservadores anteriores, a adesão do paciente à terapia, seu estado psicológico e a viabilidade de realizar o procedimento cirúrgico. Uma das principais vantagens do cateter peridural

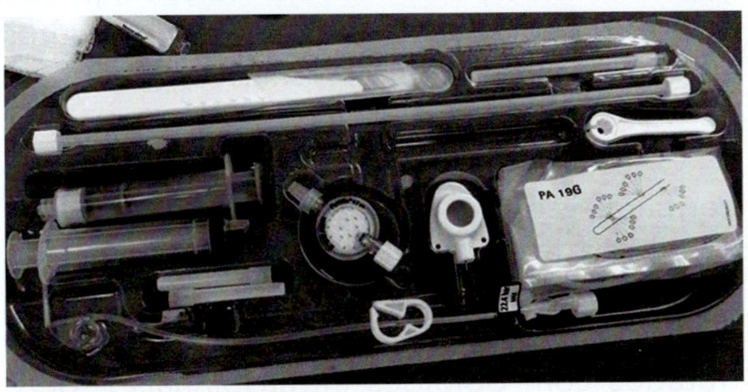

Figura 4 – Sistema cateter totalmente implantável.[6]

Fonte: de Barros CM *et al.*, 2019.

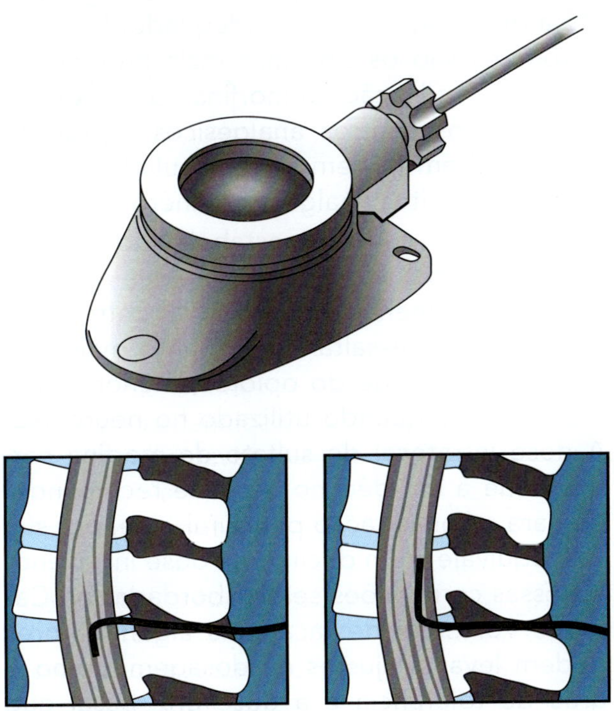

Figura 5 – Cateter totalmente implantável. Câmara de injeção e posicionamento do cateter na medula espinhal – entre a dura-máter e o ligamento amarelo.[10]

Fonte: Desenvolvida pela autoria.

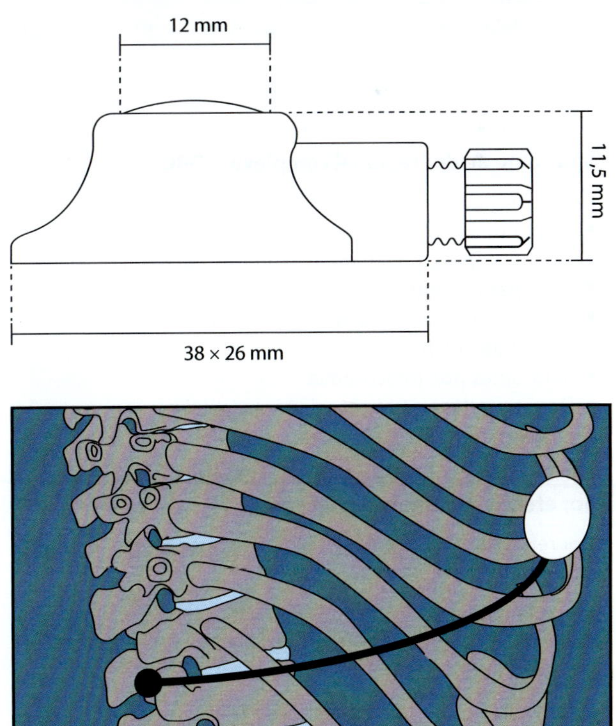

Figura 6 – Cateter totalmente implantável. Dimensões e posicionamento da câmara de injeção na base costal.[10]

Fonte: Desenvolvida pela autoria.

é sua aplicabilidade nos cuidados paliativos de fim de vida, sendo uma opção de custo relativamente baixo e de fácil instalação, podendo ser implantado quando a expectativa de vida é superior a 30 dias. Em contraste, outros dispositivos implantáveis, como as bombas intratecais, requerem uma expectativa de vida mínima de 180 dias para serem viáveis do ponto de vista econômico. Os procedimentos epidurais devem ser indicados para patologias específicas (Tabela 1).

Especialmente no caso de pacientes oncológicos, algumas especificidades devem ser consideradas antes da indicação da implantação de um cateter peridural, como expectativa de sobrevida, exposição prévia e sensibilidade a opioides, localização e tipo de dor, propriedades físico-químicas dos fármacos, posicionamento adequado do cateter, estratégia de infusão dos medicamentos, além do estado psicológico e o suporte social e familiar do paciente. Nos pacientes com dor oncológica, a implantação do cateter peridural, a escolha dos medicamentos e a continuidade da terapia estão fortemente relacionados ao estágio da doença e à expectativa de vida.[6]

Tabela 1 – Condições para as quais são indicados os procedimentos epidurais
Dor cervical ou lombar sem indicação cirúrgica ▪ Fraturas por compressão múltipla ▪ Dor discogênica ▪ Estenose espinhal ▪ Espondilose difusa de múltiplos níveis ▪ Metástases ósseas em coluna
Síndrome pós-laminectomia
Dor abdominal/pélvica ▪ Visceral ▪ Somática
Dor na extremidade ▪ Dor radicular ▪ Dor articular
Síndrome de dor regional complexa (SDRC)
Dor no tronco ▪ Tumor de Pancoast ▪ Dor neuropática secundária a tumores de mama ▪ Plexopatia braquial ▪ Angina *pectoris* refratária ▪ Neuralgia pós-herpética ▪ Síndromes pós-toracotomia ▪ Dor secundária a tumores do tórax (metástases em costelas, tumores pulmonares)
Eficácia analgésica de opioides sistêmicos complicada por efeitos colaterais intoleráveis
Dor refratária a altas doses de opioides sistêmicos
Impossibilidade de realizar outras modalidades de procedimentos intervencionistas, como bloqueios neurolíticos, cordotomia ou outras técnicas neuroablativas de neuromodulação
Dor refratária de origem oncológica ocorrendo em área bem localizada e definida
Plexalgia após quimioterapia
Dores crônicas de difícil manejo clínico

Fonte: Desenvolvida pela autoria.

Assim, é imprescindível que o paciente tenha um diagnóstico claro, precedido de um exame físico completo e de uma avaliação psicossocial adequada, para que a implantação do cateter peridural seja indicada, já que a ausência de apoio psicológico em pacientes em fim de vida pode intensificar a percepção de dor total.[6]

O uso de opioides hidrofílicos por via peridural, como morfina sem conservantes, possibilita a disseminação mais proximal do fármaco, deixando-a atuar diretamente nos locais supraespinhais. Todos os pacientes tratados com opioides intraespinhais e peridurais devem ser observados e monitorados rigorosamente, principalmente na fase inicial de tratamento, com ajuste de dose gradual até a obtenção do efeito adequado. Náuseas e vômitos são os sintomas mais proeminentes com a aplicação da morfina no neuroeixo. Contudo, os centros analgésicos supraespinhais também podem ser estimulados, resultando em efeitos analgésicos sinérgicos.[11,12]

Não há um consenso estabelecido sobre as doses equianalgésicas dos opioides administrados diretamente no neuroeixo. Entretanto, é importante ressaltar que quanto maior for a lipossolubilidade do opioide, menor será a sua potência quando utilizado no neuroeixo. A dose intratecal de sulfato de morfina corresponde a um décimo da dose recomendada para administração peridural, que, por sua vez, equivale a um décimo da dose intravenosa. Essas correlações serão abordadas no Capítulo 98. Cabe destacar que alguns fatores podem levar a ajustes na dosagem, como o grau de tolerância e a dose oral basal que o paciente já utiliza. Além disso, os pacientes podem ser classificados conforme o risco de depressão cardiopulmonar, sendo indicadas estratégias iniciais conservadoras.[6]

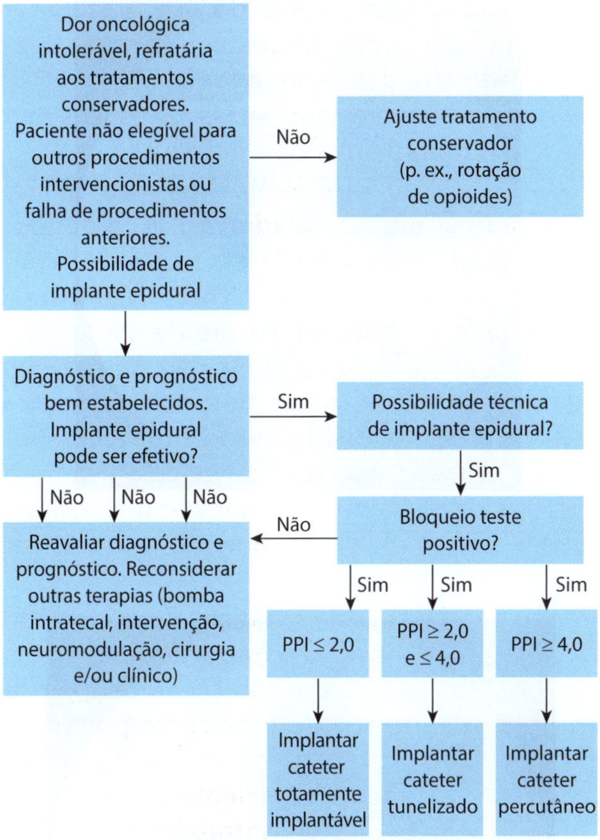

Figura 7 – Algoritmo de indicação.

Fonte: Desenvolvida pela autoria.

IMPLANTAÇÃO DO CATETER PERIDURAL

Para implantação do cateter peridural é fundamental realizar uma seleção criteriosa do paciente, levando em consideração as principais contraindicações, como hipotensão, coagulopatias, infecção local ou sistêmica e distorções anatômicas graves da coluna vertebral.

É de extrema importância que o procedimento seja explicado ao paciente, além de explicar as potenciais complicações e ajustar expectativas com relação aos resultados esperados. Após essa explicação, o paciente deverá assinar o termo de consentimento livre e esclarecido, garantindo assim que ele entendeu os objetivos, os riscos e os benefícios do procedimento, além de autorizar a sua realização.

Durante o procedimento, recomenda-se a monitorização mínima do paciente, além de garantir acesso venoso e ter à disposição os materiais necessários para reanimação cardiopulmonar, se necessário.

A recomendação é que a implantação de cateter totalmente implantável seja realizada com o auxílio de um arco cirúrgico (técnica de radioscopia que permite a obtenção em tempo real de imagens do paciente). Caso a técnica de arco cirúrgico não esteja disponível, o cateter pode ser inserido sem a orientação por imagem, ou seja, "às cegas", porém, essa abordagem não é recomendada, pois a entrada mais angulada da agulha na técnica interlaminar pode dificultar o avanço do cateter no espaço peridural.

O paciente deve ser posicionado em decúbito lateral. O nível da coluna onde o cateter será inserido deve ser escolhido geralmente em L2 e L3 ou em níveis inferiores. A marcação para a entrada da agulha deve ser feita no pedículo de duas vértebras abaixo do ponto de entrada peridural. Após a marcação, a área é infiltrada com anestésico local, como lidocaína a 1%, e uma pequena incisão é feita para permitir a inserção da agulha no espaço peridural.[6]

Deve-se avançar com a agulha em angulação de lateral para medial, em direção à linha média. Ao tocar a lâmina vertebral, a agulha deve ser ajustada e direcionada ao longo do perfil. A localização no espaço peridural é identificada pela perda de resistência no êmbolo da seringa, e essa posição deve ser confirmada com a injeção de contraste não iônico (Figura 8). O cateter radiopaco deve ser introduzido na agulha (Figura 9) e alocado na posição escolhida segundo os dermátomos ou implantado no nível das lesões na coluna (Figura 10). Para confirmar o posicionamento, deve-se utilizar contraste não iônico.

Após a introdução da agulha, realiza-se uma pequena incisão na pele para reduzir o risco de dano ao cateter. Em seguida, a agulha é cuidadosamente removida, enquanto o cateter é fixado no local com um pequeno dispositivo.

Após a fixação do cateter, ele é tunelizado até a borda inferior da 12ª costela, onde deve ser alojada a câmara de injeção, fixada sobre a aponeurose do músculo transverso abdominal (Figura 11).

O cateter deve ser cortado em um ângulo reto no comprimento adequado, garantindo a mobilidade do paciente. Após, o dispositivo deve ser verificado novamente para assegurar sua funcionalidade (Figura 12). Por fim, a câmara de injeção deve ser fixada com sutura aproximadamente 0,5 cm a 1 cm abaixo da superfície da pele (Figura 13). A Figura 14 mostra imagens radioscópicas da introdução do cateter.

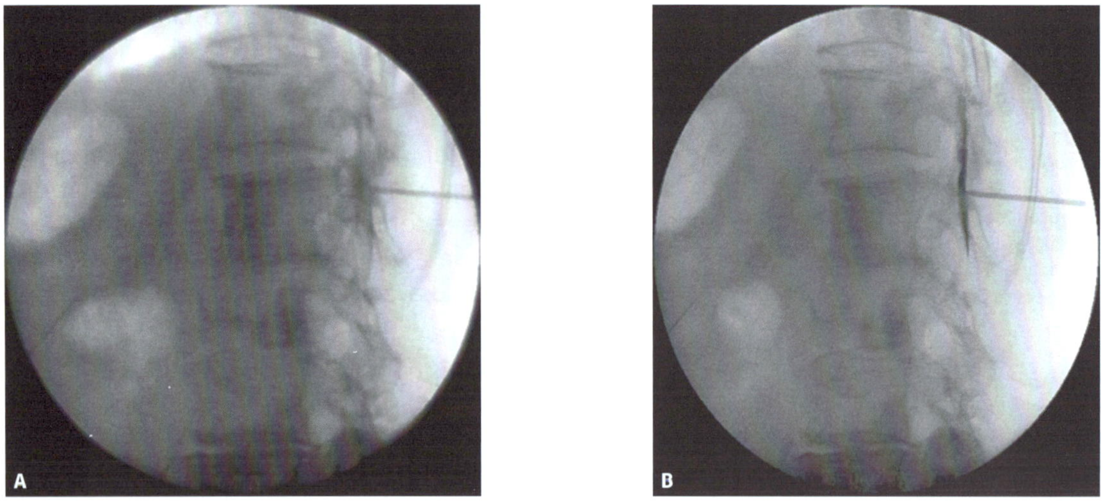

Figura 8 – Acesso ao espaço peridural e aplicação de contraste.

Fonte: Reprodução de Barros CM, *et al.*, 2019.

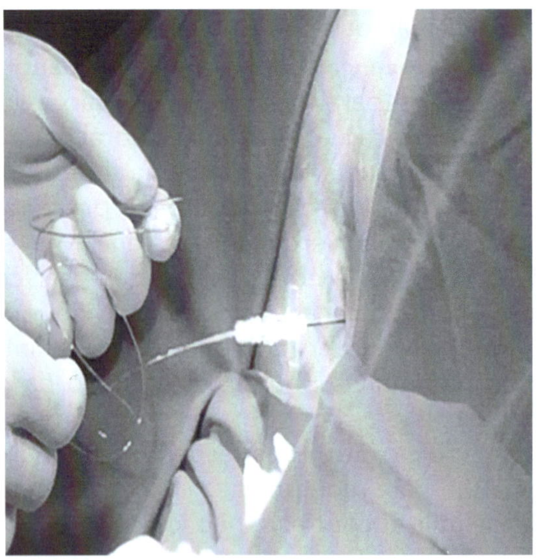

Figura 9 – Introdução do cateter.

Fonte: Reprodução de Barros CM, *et al.*, 2019.

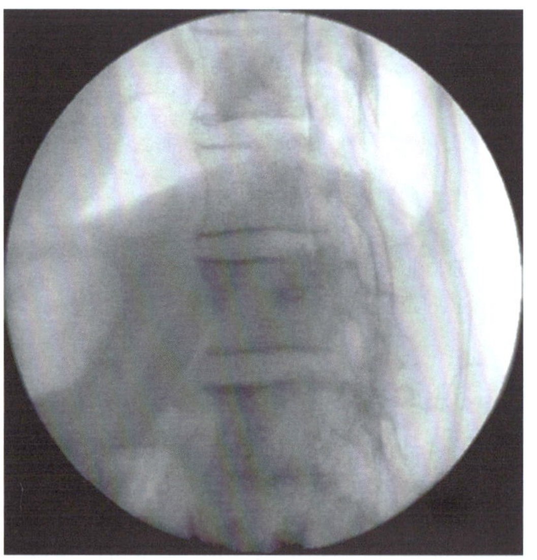

Figura 10 – Cateter implantado no nível da lesão.

Fonte: Reprodução de Barros CM, *et al.*, 2019.

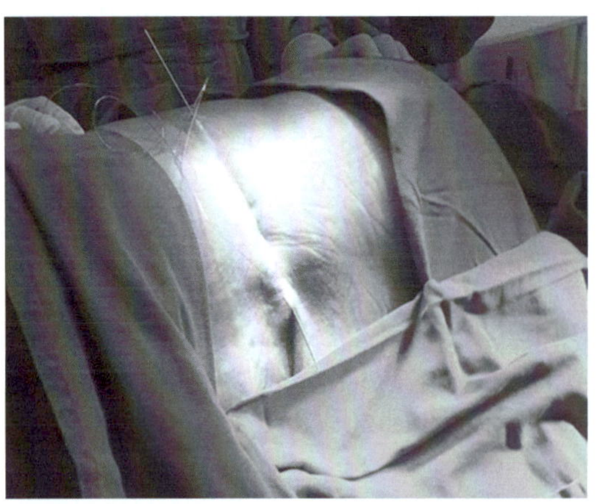

Figura 11 – Tunelização do cateter.

Fonte: Reprodução de Barros CM, *et al.*, 2019.

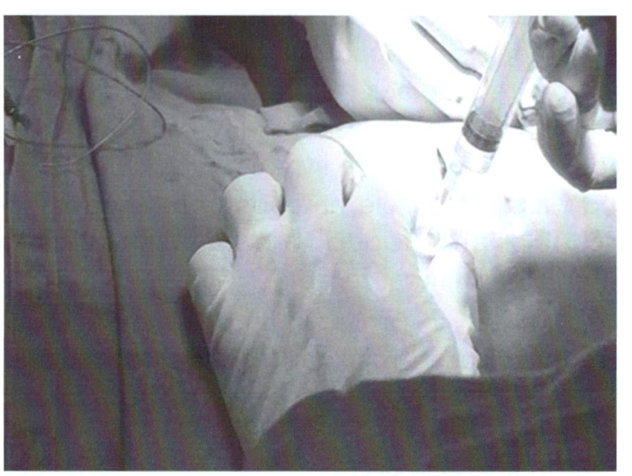

Figura 12 – Teste da câmara de injeção.

Fonte: Reprodução de Barros CM, *et al.*, 2019.

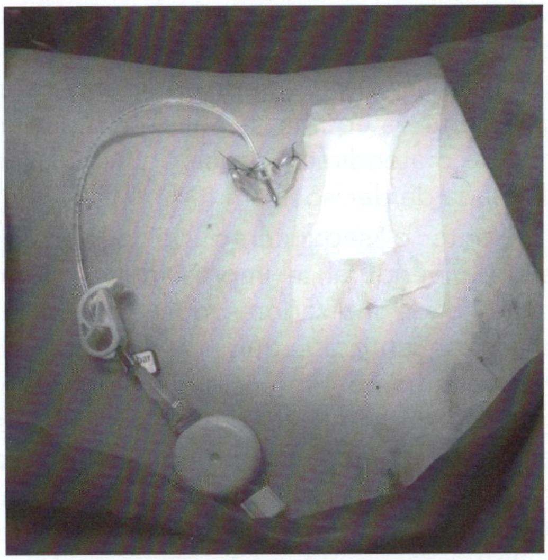

Figura 13 – Procedimento finalizado com câmara de injeção já instalada, puncionada com agulha de Huber, ligada a cateter e filtro.

Fonte: Reprodução de Barros CM, *et al.*, 2019.

geralmente ancorado na aponeurose do músculo paravertebral, utilizando fio de sutura não absorvível, no nível correspondente à punção da agulha.[10] O dispositivo deve ser verificado quanto à funcionalidade. Em alguns serviços, a fixação do cateter na aponeurose da musculatura paravertebral não é realizada quando o tempo de permanência do cateter será curto ou há a previsão de retirada após possível melhora clínica. Esse procedimento facilita a futura retirada da câmara de injeção com o cateter. Contudo, esse procedimento a longo prazo aumenta o risco de migração e disfuncionalidade do cateter.

MANEJO DO CATETER PERIDURAL

Um dos principais desafios relacionados ao uso de cateter peridural é o risco de infec-

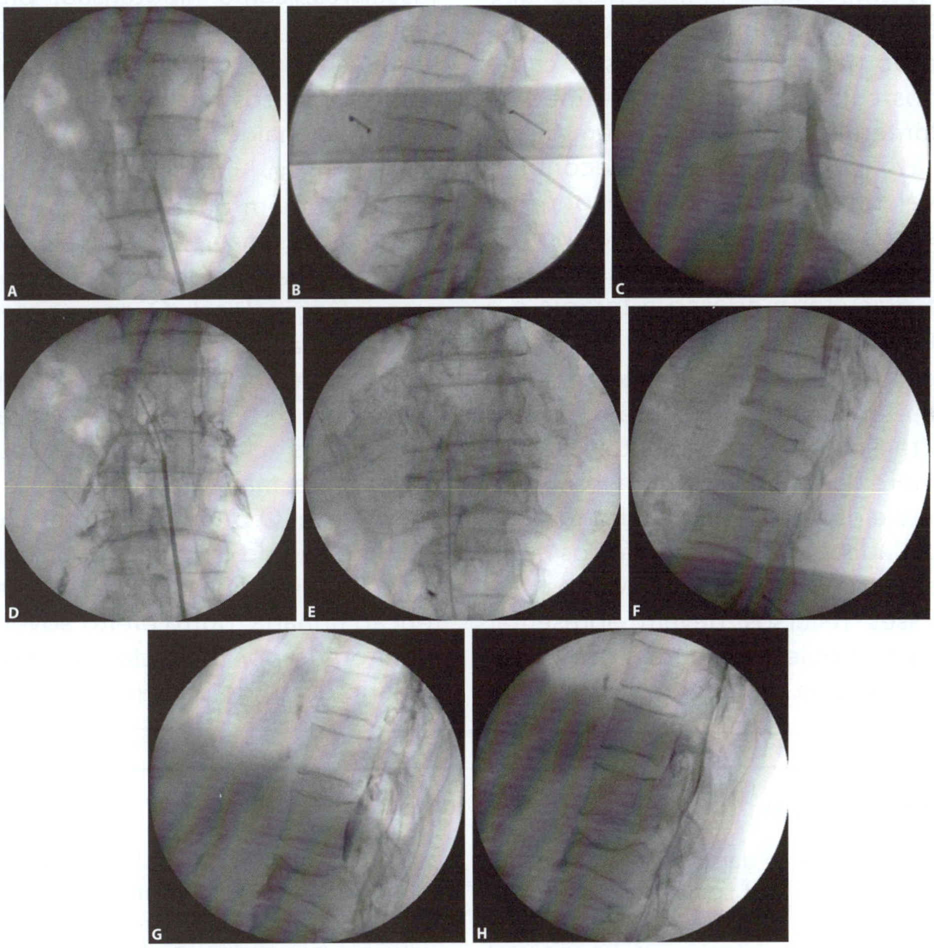

Figura 14 – Imagens radioscópicas da introdução do cateter.

A) posicionamento da agulha; B) introdução guiada por radioscopia perfil verdadeiro; C) injeção de contraste no espaço peridural para confirmação da punção; D) introdução do cateter; E) progressão do cateter guiado por radioscopia; F) posição final na área da lesão; G) aplicação de contraste para confirmação da posição; H) dispersão do contraste no espaço peridural.

Fonte: Reprodução de Barros CM, *et al.*, 2019.

ção. Um estudo multicêntrico retrospectivo, Bomberg *et al.* (2018) avaliaram o risco de infecções até 15 dias após a implantação de cateteres peridural em 20.452 pacientes, sendo que 804 (3,9%) apresentaram infecções. Os autores observaram que o risco de infecção aumenta ao longo do tempo, sendo de 1% após 4 dias da cirurgia, 5% após 7 dias e 27% após 15 dias. O risco de infecção foi menor em pacientes do sexo feminino, com cateteres peridurais lombares, cirurgias em traumatológicas e ortopédicas e com menos necessidade de múltiplas punções na pele.[30]

Embora o cateter peridural tenha demonstrado bons resultados no controle da dor, especialmente a dor oncológica, o êxito dessa terapia depende de acompanhamento contínuo e cuidadoso após o implante. O atendimento ao paciente deve ser abrangente, realizado por uma equipe multiprofissional e especializada. No momento da alta hospitalar, a família do paciente já deve estar capacitada para os cuidados e o suporte médico deve ser prontamente acessível. Além disso, devem ser avaliados fatores socioeconômicos e o nível de apoio familiar disponível. Um dos desafios mais comuns é o baixo nível de instrução do paciente e dos cuidadores, o que pode dificultar a adesão à terapia e a eficácia das orientações.

As orientações verbais sobre higiene e manuseio do cateter, assim como sobre o preparo e a administração dos medicamentos prescritos, nem sempre garantem a compreensão plena do paciente e de seus familiares. Portanto, é recomendável adotar materiais didáticos complementares, como cartilhas ou vídeos explicativos. Esses recursos devem apresentar instruções claras e objetivas sobre o uso correto do cateter, além de oferecer respostas para dúvidas frequentes e orientações para situações imprevistas durante o tratamento. O uso de tecnologias digitais pode aprimorar a comunicação entre a equipe de Saúde e o paciente, tornando o atendimento mais ágil e auxiliando na tomada de decisões em tempo real.

Durante o seguimento do paciente em analgesia peridural, é imprescindível o monitoramento de indicadores que avaliem tanto a eficácia quanto a segurança do tratamento. Parâmetros como a intensidade da dor e o nível de sedação, mensurados pela escala visual analógica (EVA), colaboram no ajuste posológico. A frequência respiratória e sua amplitude devem ser avaliadas para prevenir episódios de depressão respiratória, e, quando possível, recomenda-se a oximetria. A medição da pressão arterial e da frequência cardíaca é importante para identificar alterações cardiovasculares, como hipotensão, bradicardia ou taquicardia. Além disso, a avaliação periódica das funções motoras e sensoriais pode apontar efeitos adversos relacionados a uma sobredosagem de analgésicos.

Mudanças na região onde o cateter foi inserido também devem ser observadas cuidadosamente, uma vez que sinais como eritema, calor, edema, secreção ou dor podem indicar uma infecção local. O aparecimento de perda de força, de sensibilidade ou de controle motor pode ser um indicativo da presença de abscessos, ou hematomas. A vigilância quanto a pequenos acidentes, como quedas e dificuldades para manipular objetos, é igualmente importante. O prurido, um efeito colateral comum do uso de opioides, pode ser controlado com anti-histamínicos, caso necessário. A retenção urinária, outro efeito adverso, deve ser monitorada por meio do controle do volume urinário diário do paciente.[31]

Referências bibliográficas

1. Gorelick PB, Zych D. James leonard corning and the early history of spinal puncture. Neurology. 1987;37(4).
2. Franco A, Diz JC. The history of the epidural block. Curr Anaesth Crit Care. 2000;11(5).
3. Blas ML. The early history of epidural anesthesia. Bull Anesth Hist. 1997;15(3).
4. Wulf HFW. The centennial of spinal anesthesia. Anesthesiology. 1998;89(2).
5. Toledano RD, Tsen LC. Epidural catheter design: history, innovations, and clinical implications. Anesthesiology. 2014;121(1).
6. de Barros CM, Pacheco-Neto M, Vitarelli de Carvalho BF, Braga GM. Indicação, instalação e manejo de cateteres epidurais totalmente implantáveis e externos. Tratado de Dor Oncológica. 1. ed. Rio de Janeiro: Atheneu; 2019:1057-72.

7. De Jong PC, Kansen PJ. A comparison of epidural catheters with or without subcutaneous injection ports for treatment of cancer pain. Anesth Analg. 1994;78(1).
8. Singhal A, Taksande K. Continuous catheter techniques versus single-injection nerve blocks: a comprehensive review of postoperative pain management strategies. Cureus. 2024;16(9):e70040.
9. Casali T. Anestesia peridural. Anestesiologia Princípios e Técnicas. 4. ed. São Paulo: Artmed; 2018:778-84.
10. BBraun, Celsite. https://www.bbraun.com/en.html. Instruction for users.
11. Quigley C, Joel S, Patel N, Baksh A, Slevin M. Plasma concentrations of morphine, morphine-6-glucuronide and morphine-3-glucuronide and their relationship with analgesia and side effects in patients with cancer-related pain. Palliat Med. 2003;17(2).
12. de Barros CM. Avaliação da eficácia da via peridural no tratamento da dor oncológica de difícil controle em pacientes com neoplasia gastrointestinal avançada em cuidado paliativo. [Tese]. [Alfenas]: Universidade Federal de Alfenas; 2023.
13. Kuthiala G, Chaudhary G. Ropivacaine: a review of its pharmacology and clinical use. Indian Journal of Anaesthesia. 2011.
14. Hayaran N, Sardana R, Nandinie H, Jain A. Unusual presentation of local anesthetic toxicity. J Clin Anesth. 2017;36.
15. Nau C, Wang SY, Strichartz GR, Wang GK. Block of human heart hH1 sodium channels by the enantiomers of bupivacaine. Anesthesiology. 2000;93(4).
16. Hughes D, Hill D, Fee JPH. Intrathecal ropivacaine or bupivacaine with fentanyl for labour. Br J Anaesth. 2001;87(5).
17. Liu Y, Liu Y, Zhao Y, Xin Y, Yi X. Effect of epidural dexmedetomidine combined with ropivacaine in labor analgesia: a randomized double-blinded controlled study. Clin J Pain. 2017;33(4).
18. He QH, Liu QL, Li Z, Li KZ, Xie YG. Impact of epidural analgesia on quality of life and pain in advanced cancer patients. Pain Management Nursing. 2015;16(3).
19. Kiehelä L, Hamunen K, Heiskanen T. Spinal analgesia for severe cancer pain: a retrospective analysis of 60 patients. Scand J Pain. 2017;16.
20. Park JM. Analgesic efficacy of epidural patient-controlled analgesia on cancer pain: a retrospective observational study. Pain Physician. 2024;27(1).
21. Burton AW, Rajagopal A, Shah HN, Mendoza T, Cleeland C, Hassenbusch SJ, et al. Epidural and intrathecal analgesia is effective in treating refractory cancer pain. Pain Medicine. 2004.
22. Heo BH, Pyeon TH, Lee HG, Kim WM, Choi J Il, Yoon MH. Epidural infusion of morphine and levobupivacaine through a subcutaneous port for cancer pain management. Korean Journal of Pain. 2014;27(2).
23. Booka E, Nakano Y, Mihara K, Nishiya S, Nishiyama R, Shibutani S, et al. The impact of epidural catheter insertion level on pain control after esophagectomy for esophageal cancer. Esophagus. 2020;17(2).
24. Suksompong S, von Bormann S, von Bormann B. Regional catheters for postoperative pain control: review and observational data. Anesthesiology and Pain Medicine. 2020.
25. Park SY, An HS, Lee SH, Suh SW, Kim JL, Yoon SJ. A prospective randomized comparative study of postoperative pain control using an epidural catheter in patients undergoing posterior lumbar interbody fusion. European Spine Journal. 2016;25(5).
26. Bell R, Ward D, Jeffery J, Toogood GJ, Lodge JpA, Rao K, et al. A randomized controlled trial comparing epidural analgesia versus continuous local anesthetic infiltration via abdominal wound catheter in open liver resection. Ann Surg. 2019;269(3).
27. Nassif YJ, Zanin ME, Martinez-Sobalvarro JV, de Barros CM, Pacheco-Neto M, dos Reis TM, et al. Effectiveness of epidural morphine for the treatment of cancer pain in patients with gastrointestinal neoplasm-a systematic review. Naunyn-Schmiedeberg's Archives of Pharmacology; 2024.
28. Salicath JH, Yeoh ECY, Bennett MH. Epidural analgesia versus patient-controlled intravenous analgesia for pain following intra-abdominal surgery in adults. Cochrane Database of Systematic Reviews; 2018.
29. Podgorski E, Driver L, Gulati A, Abdi S. Catheter-based techniques for terminal cancer pain: a review of nonneuraxial interventions with clinical implications for end-of-life pain management. Pain Physician; 2021.
30. Bomberg H, Bayer I, Wagenpfeil S, Kessler P, Wulf H, Standl T, et al. Prolonged catheter use and infection in regional anesthesia. Anesthesiology. 2018;128(4).
31. Pasin S, Schnath F. Cuidados de enfermagem na analgesia por cateter peridural: Artigo de Revisão. Rev HCPA. 2007;27.

Terapias Intratecais para Tratamento da Dor

Princípios, Práticas e Tendências em Expansão

98

Bernardo Assumpção de Monaco
Pedro Henrique Martins da Cunha
Alexa Moreira

PREFÁCIO

A dor crônica é um problema significativo de Saúde Pública que acomete milhões de pessoas no mundo todo, com estimativas sugerindo que até 20% da população global sofre de alguma forma de dor crônica. É uma condição complexa e multidimensional que frequentemente causa deterioração da qualidade de vida, diminuição da capacidade funcional e sofrimento psicológico.[1] A carga econômica da dor crônica também é substancial, com custos elevados associados à utilização de cuidados de saúde, incapacidade e perda de produtividade.[2]

Dada a complexidade da dor crônica, as melhores práticas atuais enfatizam uma abordagem multidisciplinar para o tratamento da dor. Isso normalmente inclui uma combinação de estratégias médicas, físicas, psicológicas e, às vezes, intervencionistas. A gestão eficaz requer, com frequência, a colaboração entre especialistas em Medicina da Dor, Neurologia, reabilitação, Fisioterapia, Psiquiatria e cirurgia.[2] O objetivo é adaptar os tratamentos a cada paciente, abordando os aspectos físicos, emocionais e sociais da dor crônica.

Os tratamentos farmacológicos continuam sendo a abordagem de 1ª linha mais comum para o controle da dor crônica. Essas terapias incluem medicamentos anti-inflamatórios não esteroides (AINEs), que são tipicamente utilizados para dores leves a moderadas, sobretudo em casos que envolvem inflamação. Os opioides são prescritos para dores mais intensas, embora com maior cautela em razão dos riscos de tolerância, dependência e crise contínua de opioides. Antidepressivos e anticonvulsivantes, como antidepressivos tricíclicos (ADTs) e gabapentinoides, são frequentemente empregados no tratamento da dor neuropática. Além disso, agentes tópicos como cremes de lidocaína ou capsaicina são, algumas vezes, utilizados para dor neuropática localizada.[3] Em vários países, como o Brasil e em toda a Europa, o metamizol (dipirona) é amplamente utilizado para o tratamento da dor e parece ser um medicamento eficaz e seguro.[4] Entretanto, seu uso é restrito nos Estados Unidos. Apesar da disponibilidade da farmacoterapia, esses tratamentos são frequentemente limitados por efeitos colaterais, potencial de uso indevido e eficácia reduzida ao longo do tempo, destacando-se a necessidade de opções terapêuticas adjuvantes ou alternativas.

Os tratamentos não farmacológicos são cada vez mais reconhecidos em virtude de seu papel no controle da dor crônica, particularmente na minimização da dependência de medicamentos. A fisioterapia tem parte crucial na manutenção da mobilidade, na melhora da função e na redução dos níveis de dor em condições como dor musculoesquelética ou neuropática. Intervenções psicológicas, como terapia cognitivo-comportamental (TCC) e redução do estresse com base na atenção plena (MBSR), demonstraram melhorar os mecanismos de enfrentamento e reduzir a percepção da dor ao abordar os aspectos emocionais. Terapias complementares como acupuntura, massoterapia e tratamento quiroprático são, algumas vezes, integradas em planos de controle da dor para fornecer alívio adicional.[2]

Para pacientes que não respondem aos tratamentos conservadores, técnicas intervencionistas tornaram-se essenciais no controle da dor. Isso inclui bloqueios nervosos em que anestésicos locais (AL) e/ou esteroides são injetados ao redor dos nervos que contribuem para a dor, comumente usados para condições que acometem um território nervoso específico. Injeções epidurais de esteroides são, com frequência, empregadas para controlar a dor radicular, sobretudo em pacientes com condições como hérnia de disco. A ablação por radiofrequência, um procedimento minimamente invasivo, usa calor para interromper os sinais de dor, atingindo nervos ou gânglios específicos. A neuromodulação elétrica fornece impulsos elétricos à medula espinhal, aos gânglios da raiz dorsal, aos nervos periféricos ou às regiões corticais e subcorticais, modulando os sinais de dor para o cérebro.[5] Essa técnica é particularmente eficaz para dor neuropática, sobretudo em pacientes com síndrome da dor espinhal persistente tipo 2 (SDEP-T2) (estimulação da medula espinhal) ou estimulação do gânglio da raiz dorsal (DRG). Os sistema de infusão intratecal de fármacos, que envolvem o uso de bombas intratecais, possibilitam a administração direta de medicamentos analgésicos, como opioides ou ziconotida, no líquido cefalorraquidiano (LCR).[5] Esse método proporciona alívio da dor direcionado com doses mais baixas e menos efeitos colaterais sistêmicos e é comumente usado para dor oncológica ou dor crônica não maligna (DCNM) intensa, frequentemente denominado "neuromodulação química".[6]

Apesar dos avanços no tratamento da dor crônica, vários desafios persistem. A crise dos opioides, impulsionada pelo aumento das mortes por superdose relacionadas aos opioides, propiciou regulamentações mais rigorosas sobre as prescrições, o que, por sua vez, ressalta a necessidade de estratégias alternativas de controle da dor.[3] A medicina personalizada para a dor também está ganhando destaque, com o crescente reconhecimento de que a dor é uma experiência subjetiva influenciada por fatores genéticos, ambientais e psicológicos. A pesquisa agora está se concentrando em adaptar protocolos de tratamento a pacientes isolados com base em características específicas, como marcadores genéticos e fenótipos de dor. Além disso, técnicas de Medicina Regenerativa, como a terapia com células-tronco e injeções de plasma rico em plaquetas (PRP), estão sendo exploradas como tratamentos promissores para dor crônica, sobretudo em condições como doença degenerativa do disco.[7] Finalmente, a pandemia da covid-19 acelerou a adoção da telemedicina no tratamento da dor, permitindo que os pacientes recebessem consultas e cuidados de acompanhamento remotamente.[8] É provável que essa tendência continue melhorando o acesso ao atendimento para pacientes em áreas rurais ou carentes.

O tratamento da dor crônica é um campo em evolução com ênfase crescente em cuidados multidisciplinares, intervenções minimamente invasivas e técnicas de neuromodulação. À medida que a pesquisa avança, a esperança é por abordagens mais eficazes, personalizadas e menos dependentes de opioides para o controle da dor crônica. Há uma demanda crescente por terapias inovadoras e direcionadas. Entre estes, a terapia intratecal (IT) surgiu como uma ferramenta essencial na moderna Medicina da Dor. Essa técnica envolve a administração de medicamentos diretamente no LCR, possibilitando uma dosagem precisa e minimizando a exposição sistêmica, reduzindo, assim, o risco de efeitos colaterais e melhorando a eficácia geral.[9]

As terapias intratecais oferecem uma vantagem única no tratamento de síndromes dolorosas oncológicas e não oncológicas. Ao ignorar a circulação sistêmica, medicamentos como opioides, AL e alternativas não opioides (como ziconotida) podem ser administrados em doses mais baixas e, ainda assim, obter analgesia profunda. Essa administração direcionada é especialmente benéfica para pacientes que sofrem de dor intratável que não responderam aos tratamentos convencionais. Os sistemas de

Ziconotida

Um peptídeo sintético derivado do caracol *Conus magus*, a ziconotida bloqueia os canais de cálcio do tipo N, reduzindo a liberação de neurotransmissores e proporcionando analgesia potente. É aprovado pela FDA para uso IT em pacientes com dor crônica refratária, como dor relacionada ao câncer. O teste intratecal de ziconotida pode ser mais bem-realizado usando-se injeções de pequenos bólus em vez de infusão contínua. A ziconotida administrada via intratecal não apresenta eventos adversos cardiopulmonares ou dependência física e não apresenta sintomas de abstinência após a interrupção da terapia.

Cetamina

Um antagonista do receptor NMDA, a cetamina é eficaz na redução da dor neuropática, mas apresenta risco de neurotoxicidade com uso prolongado.

Somatostatina, neostigmina, adenosina e gabapentina

Esses agentes têm sido explorados para uso IT em condições específicas de dor. Embora seu uso seja mais limitado, elas oferecem opções adicionais para o tratamento de síndromes dolorosas complexas, principalmente quando os opioides tradicionais são insuficientes.

ENSAIO INTRATECAL

É amplamente aceito que um teste deve ser realizado antes de implantar um sistema de infusão intratecal de fármacos para avaliar os potenciais benefícios e efeitos colaterais da terapia. Entretanto, não há consenso sobre o tipo específico de ensaio. O teste normalmente envolve a administração de medicamentos como morfina, hidromorfona, fentanila, ziconotida, bupivacaína, clonidina ou sufentanila no canal espinhal por meio de um cateter epidural ou IT. Isso pode ser feito como uma injeção em bólus único ou como uma infusão ao longo de várias horas ou dias, administrada por meio de uma bomba externa conectada ao cateter. O uso de filtros de cateter em linha pode ajudar a reduzir significativamente o risco de infecções relacionadas ao cateter.

Os ensaios de terapia IT podem ser conduzidos por meio de injeções em bólus único ou infusão contínua com cateteres externos. Embora não haja consenso sobre qual método é superior, cada abordagem tem suas próprias vantagens. As injeções em bólus são simples, apresentam menor risco de infecção (em comparação com quase 7% com a infusão) e são menos dispendiosas em virtude de menor necessidade de hospitalização. No entanto, um teste de infusão contínua imita com mais precisão os efeitos de titulação progressiva observados na terapia de longo prazo, ajudando a esclarecer a dose inicial apropriada para infusão pós-implantação. Apesar disso, os ensaios de infusão contínua são mais caros e apresentam maior risco de complicações, como meningite. Também é importante considerar as comorbidades urológicas comórbidas preexistentes do paciente antes de testá-lo para poder obter uma representação precisa dos desfechos do ensaio intratecal (p. ex., pacientes com incontinência urinária 2/2 outras causas além dos efeitos colaterais dos opioides intratecais).[20]

Fatores como julgamento clínico, instalações locais e ambiente de prática devem orientar a escolha entre os métodos de estudo. Um teste bem-sucedido, definido pela redução da dor de mais de 50% na Escala Visual Analógica (EVA), geralmente resulta em implantação permanente da bomba de infusão. A infusão contínua é frequentemente preferida pelos médicos especialistas em dor para testes, pois se assemelha mais à função da bomba pós-implantação. Os métodos específicos de dosagem e teste, como bólus vs. infusão, devem ser adaptados ao cenário clínico de cada paciente. A Tabela 1 mostra os medicamentos mais utilizados, com doses diárias de teste, iniciais e máximas.

TERAPIA INTRATECAL PARA DOR ONCOLÓGICA

Síndromes dolorosas em oncologia

A IT desempenha um papel importante no tratamento da dor oncológica e é considerada quando o tratamento convencional falha, seja por não atingir efeitos analgésicos adequados, seja por efeitos adversos que impossibilitam sua continuidade. Como permite a administração direcionada de analgésicos diretamente no SNC, produz alívio eficaz da dor com poucos efeitos colaterais sistêmicos.[21-23]

Tabela 1 – Resumo de medicamentos intratecais

Medicamento	Bólus de teste IT	Dosagem inicial	Concentração máxima	Dose máxima/dia
Morfina	0,2 mg a 1,0 mg	0,1 a 0,5 mg/dia	20 mg/mL	15 mg
Ziconotida	1 µg a 5 µg	0,5 a 2,4 µg/dia	100 µg/mL	19,2 µg
Hidromorfona	0,04 mg a 0,2 mg	0,02 a 0,5 mg/dia	15 mg/mL	10 mg
Fentanila	25 µg a 75 µg	25 a 75 µg/dia	10 mg/mL	Não definido
Bupivacaína	0,5 mg a 2,5 mg	1,0 a 4,0 mg/dia	30 mg/mL	10 mg
Clonidina	5 µg a 20 µg	40 a 100 µg/dia	1.000 µg/mL	40 mcg a 60 mcg
Sufentanila	5 µg a 20 µg	10 a 20 µg/dia	5 mg/mL	Não definido
Baclofeno	50 µg a 100 µg	50 a 2000 µg/dia	2 mg/mL	2 mg

Fonte: Desenvolvida pela autoria.

Cerca de um terço dos pacientes com câncer metastático ou em estágio avançado apresenta dor moderada a intensa, com quase 10% a 30% deles não obtendo alívio adequado da dor com terapia convencional.

A IT oferece alívio da dor com menos efeitos colaterais em pacientes que não responderam aos tratamentos sistêmicos.[24]

Diferentes síndromes de dor oncológica podem ser tratadas com IT:

- *Dor neuropática do câncer:* uma eficácia significativa pode ser alcançada, com uma variedade de resultados em longo prazo, com efeitos potencialmente menos pronunciados em comparação à dor nociceptiva.
- *Dor nociceptiva:* dor nociceptiva bem-localizada, particularmente na região do tronco, tem boa resposta à IT com opioides, com alívio sustentado da dor ao longo do tempo.
- *Dor óssea:* boa resposta, mesmo em dores ósseas de vários locais.
- *Neuropatia periférica induzida por quimioterapia:* embora mais comumente tratada com estimulação da medula espinhal, a IT também pode ser considerada para esse tipo de dor, sobretudo quando os tratamentos sistêmicos são ineficazes e outros tipos de dor são concomitantes.[22,25,26]

Adaptação do tratamento para pacientes com câncer avançado

As diretrizes para o tratamento do câncer com dor refratária não apresentam estratégias claras quanto à transição da terapia sistêmica para a intratecal.

A personalização do tratamento de pacientes com câncer avançado deve ser feita com uma abordagem personalizada, em que o controle da dor deve ser equilibrado com a qualidade de vida. Os candidatos são selecionados com base na refratariedade à dor, no uso sistêmico prévio de opioides e no estado geral de saúde. A IT é iniciada com doses mais baixas, com titulação progressiva, com base na resposta do paciente e com monitoramento regular da eficácia, de efeitos colaterais e de possíveis complicações. O teste é opcional, dependendo dos fatores individuais do paciente e da preferência do médico.[25,27]

Muitos especialistas tentam desmamar os pacientes dos opioides sistêmicos ao longo de dias ou semanas, mas uma transição muito mais rápida pode ser segura e eficaz, conforme demonstrado em uma grande coorte de terapia de IT para pacientes com câncer avançado e dor refratária. Os pacientes apresentaram uma redução drástica nos opioides sistêmicos, com mais de 80% deles tendo os opioides sistêmicos descontinuados.[27] Os autores usaram uma proporção oral de 100:1: IT, diferente da proporção clássica de 300:1 sugerida por Krames *et al.*,[21] relacionada muito mais como uma opinião, sem referência a nenhum estudo clínico anterior. Uma transição leve e lenta para a IT pode estar relacionada à subdosagem relativa e efeitos de abstinência.[27]

Benefícios e desafios da terapia intratecal em cuidados paliativos

Uma grande vantagem da IT é a administração direcionada de medicamentos, o que possibilita um controle eficaz da dor com redução da necessidade sistêmica de opioides, minimizando os efeitos colaterais.[22,26]

A série de Stearns *et al.* (2020)[23] mostrou melhorias significativas nos escores de dor e na qualidade de vida, com um perfil de segurança favorável e baixa taxa de infecção (3,2%). Além disso, a IT tem sido associada a melhorias no humor e na qualidade do sono, aumentando a qualidade de vida geral de pacientes com câncer avançado.[28]

A seleção rigorosa dos candidatos é importante, pois essa população é frágil, com comorbidades e diferentes expectativas de vida. Eles devem ser rigorosamente monitorados para evitar complicações e efeitos adversos dos medicamentos. A configuração inicial e a manutenção de sistemas intratecais podem exigir muitos recursos, demandando conhecimentos especializados e infraestrutura.[22,26,29]

TERAPIA INTRATECAL PARA DOR NÃO ONCOLÓGICA

A IT oferece uma opção viável de tratamento de longo prazo para pacientes com condições de dor não oncológicas intratáveis, principalmente quando as terapias convencionais falharam. É comumente indicada para condições como SDEP-T2, SDRC, estenose espinhal, osteoporose com fraturas patológicas e neuropatias periféricas.[30,31] Os candidatos ideais são aqueles que não obtiveram alívio suficiente da dor com a estimulação da medula espinhal, demonstrando pelo menos uma redução de 50% nas pontuações médias de dor na EVA após a administração de analgésicos intratecais.[32] Essa terapia demonstrou eficácia e segurança notáveis, conforme evidenciado por achados que mostram que a morfina intratecal de fluxo constante reduz significativamente a DCNM na maioria dos pacientes. Em média, os pacientes apresentaram uma redução de 66% na dor 1 mês após a implantação, com uma melhora sustentada de 41% em 18 meses. Esses desfechos reforçam a morfina intratecal como uma opção valiosa para o tratamento da dor em longo prazo, especialmente em casos que não respondem a outras modalidades. Alguns pacientes, no entanto, podem necessitar de terapias adjuvantes adicionais para atingir o controle ideal da dor.[33]

Tratamento da síndrome da dor espinhal persistente tipo 2

SDEP-T2 é uma síndrome dolorosa com dor nas costas associada ou não à dor nas pernas que acomete pacientes submetidos a uma ou mais cirurgias na coluna.[34] Quase todos os tipos de medicamentos intratecais têm sido usados para isso. Inicialmente, a morfina ou outros opioides foram usados isoladamente, com várias associações usadas ao longo do tempo.[31] As associações mais utilizadas foram morfina mais bupivacaína[35,36] e morfina mais clonidina.[36,37] Recentemente, a ziconotida tornou-se um medicamento usado com frequência para síndrome de dor complexa, com bons resultados.[38,39]

A infusão intratecal de fármacos trouxe redução na intensidade da dor, benefícios nos aspectos psicológicos e sociais e na qualidade de vida, com 90% dos pacientes continuando muito satisfeitos com o tratamento após 13 anos em uma série de casos na qual 60% dos pacientes apresentavam SDEP-T2.[40]

Condições de dor neuropática

A infusão intratecal de fármacos demonstrou eficácia em ensaios anteriores, com cerca de 61% das respostas.[41] A ziconotida é considerada o melhor medicamento intratecal para dor neuropática após demonstrar eficácia significativa na redução dos escores de dor em ensaios anteriores. É recomendada como IT de 1ª linha na ausência de contraindicações, como histórico de psicose, e é particularmente eficaz para dor neuropática localizada não oncológica.[42,43]

Para a SDRC, a IT pode proporcionar controle da dor em longo prazo, embora a eficácia varie dependendo da série estudada. Um relatório demonstrou que a ziconotida trouxe alívio da dor e foi associada a uma redução na ingestão oral de opioides, sugerindo seu benefício potencial no tratamento da SDRC.[44]

Na neuropatia periférica e na neuropatia diabética, a ziconotida demonstrou eficácia com menos efeitos adversos em comparação à morfina.

As diretrizes recomendam IT quando outros tratamentos falham, enfatizando a ziconotida como uma opção de 1ª linha em razão de sua natureza não opioide e de sua eficácia. A PACC também apoia o uso de ziconotida e morfina como terapias intratecais de 1ª linha, com ziconotida preferida para dor não relacionada ao câncer, a menos que haja contraindicação.[30,38,43]

Dor crônica não maligna: quando considerar a terapia intratecal

A IT deve ser considerada para DCNM quando os tratamentos convencionais não conseguiram atingir o controle adequado da dor ou quando o paciente tem efeitos colaterais intoleráveis com analgésicos sistêmicos. As diretrizes da PACC recomendam morfina e ziconotida como terapias de 1ª linha para dor crônica não oncológica, sendo a ziconotida preferida, a menos que haja contraindicação.[45] As diretrizes da Sociedade Americana de Dor e Neurociência (ASPN) também apoiam o uso de IT para dor não maligna refratária, endossando ziconotida para dor neuropática ou nociceptiva localizada e morfina para padrões de dor difusa.[30,38,43,46]

CONSIDERAÇÕES PEDIÁTRICAS E GERIÁTRICAS

Terapia intratecal em populações pediátricas

A IT em populações pediátricas tem dados limitados e preocupações específicas de segurança. As indicações incluem dor maligna intensa, refratária a opioides convencionais ou efeitos adversos graves. Em crianças menores, o tamanho da bomba pode ser uma limitação, pois os menores reservatórios disponíveis ainda são grandes, limitando ou exigindo posicionamento diferente em alguns casos.

Relatos sobre o tratamento da dor neuropática, como no sarcoma de Ewing e na dor do câncer metastático, mostraram redução da dor e melhora da participação em atividades físicas e sociais. Mele *et al.* (2021)[47] relataram um paciente de 16 anos com sarcoma pélvico que apresentou dor substancial e melhora da função diária após o implante. Bengali *et al.* (2014),[48] em uma série de casos, encontraram redução na dor e nos efeitos colaterais sistêmicos relacionados aos opioides, como sonolência, náusea e alucinações.

As diretrizes e recomendações da American Academy of Pediatrics e da Organização Mundial da Saúde (OMS) descrevem a IT quando a dor gera comprometimentos funcionais significativos ou quando os efeitos colaterais relacionados aos opioides superam os benefícios da analgesia sistêmica.[49,50]

Ajuste de doses e monitoramento em idosos

Em adultos idosos, a IT precisa de ajuste de dose e monitoramento por causa de alterações farmacocinéticas relacionadas com a idade e com maior sensibilidade a efeitos adversos. Os medicamentos mais estudados são a ziconotida e a morfina (os únicos aprovados pela FDA).

Para ziconotida, as doses iniciais recomendadas são de 0,5 a 1,2 mcg/dia, com incrementos de titulação de 0,5 mcg/dia, no máximo semanalmente, com uma janela terapêutica estreita. Os efeitos colaterais mais comuns são alterações neuropsiquiátricas. A morfina deve começar com 0,2 a 1 mg/dia para pacientes que nunca receberam opioides, com titulação cuidadosa para equilibrar a analgesia e minimizar reações adversas como depressão respiratória.[38,45,51]

Considerações especiais para pacientes frágeis

O monitoramento regular da eficácia, dos efeitos colaterais e dos sinais de uso indevido de opioides é essencial, com comunicação frequente entre a equipe de Saúde e os pacientes. Deve-se ajustar as doses com base no controle da dor e nos efeitos adversos, considerando-se o risco aumentado de complicações em idosos ou pacientes com múltiplas comorbidades. Polifarmácia, comprometimento cognitivo e outros problemas podem afetar a farmacocinética e a resposta do paciente.[20,43,45,46]

DIRETRIZES PARA MONITORAMENTO E AVALIAÇÃO DE DESFECHOS

Escores de dor, desfechos funcionais e qualidade de vida

A avaliação da dor é comumente realizada usando-se escalas ou ferramentas de dor validadas, como a EVA, e o *Brief Pain Inventory* (BPI). Os desfechos funcionais são avaliados por meio de medidas relatadas pelo paciente de atividades diárias e mobilidade, escalas funcionais como PROMIS29 ou Índice de Incapacidade de Oswestry (ODI). A qualidade de vida é avaliada com instrumentos como o EuroQol-5D. A melhoria da qualidade do sono e a redução dos efeitos adversos relacionados com os opioides contribuem ainda mais para o bem-estar geral.[52-56]

Indicadores clínicos de sucesso

O principal objetivo da IT é a redução significativa da dor. Uma redução na EVA da dor de cerca de 50% após a administração de analgésico intratecal é considerada sucesso da IT. Redução da necessidade de opioides sistêmicos e de hospitalizações, melhora da qualidade de vida e conforto também são resultados desejados. A ausência de complicações, como infecções ou mau funcionamento do dispositivo, também indica sucesso clínico. Outras melhorias podem ser observadas nos questionários e escalas citados anteriormente.[32,43,45,46]

Protocolos de monitoramento padronizados

O monitoramento do paciente é feito com acompanhamento regular, normalmente a cada 1 ou 2 semanas, para avaliar o controle da dor, ajustar a dosagem intratecal e controlar quaisquer complicações. Os protocolos incluem verificações de rotina do dispositivo e educação do paciente sobre o uso do dispositivo e possíveis efeitos colaterais.

CONSIDERAÇÕES ÉTICAS E CUIDADOS TERMINAIS

Equilíbrio de benefícios e riscos em pacientes de alto risco

Como podem ocorrer complicações potenciais, a exemplo de problemas relacionados ao dispositivo, infecções e erros de dosagem, o gerenciamento deve ser cuidadoso. O treinamento clínico e a adesão às melhores práticas podem minimizar os riscos. Além disso, a educação de todos os profissionais de Saúde pode evitar o uso indevido e trazer mais segurança à terapia.[57]

Tomada de decisão informada e autonomia do paciente

O consentimento informado é indispensável, com uma comunicação clara sobre os potenciais benefícios, riscos, efeitos colaterais e expectativas sobre a terapia. Os pacientes devem ser ativamente envolvidos na tomada de decisões e sua autonomia deve ser respeitada.[25,46,57]

Aplicações paliativas e questões éticas na terapia intratecal

Considerações éticas incluem garantir o acesso à IT, informar os pacientes e suas famílias sobre o que esperar e os potenciais benefícios e riscos da terapia. A decisão final cabe ao paciente e, caso ele não consiga decidir, ao representante legal.

A correção de quaisquer disparidades na avaliação ou na disponibilidade também é importante. Isso é particularmente difícil em cenários com populações de perfis econômicos diferentes. Os pacientes devem ter educação e conhecimento sobre a terapia, seus benefícios, riscos e alternativas adequadas para eles.[25,57,58]

O FUTURO DAS TERAPIAS INTRATECAIS PARA A DOR

Tendências emergentes e pesquisa

Novas tendências em metas de IT estão no aprimoramento da terapia personalizada associada à melhoria dos resultados clínicos. Avanços tecnológicos e novas abordagens farmacológicas estão sendo testados e há pesquisa sobre novos agentes espinhais, como conopeptídeos e AYX1, que estão sendo investigados por seu potencial no tratamento da dor. Abordagens com base na genética, no uso de vetores virais e em tecnologias antisense também estão sendo exploradas para atingir as vias da dor de forma mais direta e eficiente.[20,38,59,60]

Medicina personalizada na infusão intratecal de fármacos

A IT está sendo adaptada às necessidades individuais dos pacientes. As diretrizes mais recentes da PACC concentram-se na otimização da dosagem, abordagens de teste e terapia de manutenção otimizada. Sem mencionar que o objetivo ainda é reduzir ou interromper o uso sistêmico de opioides. A integração da Medicina personalizada com tecnologias avançadas promete melhorar os desfechos do tratamento da dor com necessidades mais individualizadas satisfeitas.[59,60] A eficácia da IT tem sido descrita desde as injeções intratecais intermitentes.

Avanços em neuromodulação e gestão da dor

As direções futuras incluem expandir o uso de terapia genética, oligonucleotídeos antisense e neurotoxinas para o controle da dor, inibindo seletivamente as vias da dor, alterando o processamento nociceptivo espinhal ou a percepção da dor.

Há um foco crescente na otimização da dinâmica de distribuição de medicamentos dentro do canal espinhal para garantir liberação eficaz e sustentada com o mínimo de efeitos adversos. Na tentativa de prever como os medicamentos se distribuem no LCR, avanços em modelos computacionais estão sendo feitos para refinar a dosagem de IT e minimizar os efeitos colaterais sistêmicos. Além disso, a pesquisa em andamento visa criar implantes mais biocompatíveis e sistemas inteligentes de administração de medicamentos que ajustem a dosagem com base no *feedback* em tempo real do corpo.[38,58-60]

CONCLUSÃO

As terapias intratecais representam um avanço vital no tratamento de condições de dor refratária, oferecendo alívio direcionado com exposição sistêmica minimizada e efeitos colaterais associados. Essa técnica ganhou destaque em cenários de dor oncológica e não oncológica, administrando agentes terapêuticos diretamente no LCR para obter analgesia localizada e potente. Avanços em bombas programáveis, diretrizes abrangentes e critérios de seleção com base em evidências refinaram o atendimento ao paciente, melhorando a qualidade de vida e reduzindo a dependência de opioides sistêmicos. Apesar desses ganhos, ainda há desafios na seleção de pacientes, no gerenciamento de efeitos colaterais e no tratamento de casos complexos em populações pediátricas e geriátricas. À medida que o campo avança, inovações contínuas na administração de medicamentos, abordagens personalizadas de controle da dor e neuromodulação prometem expandir o potencial terapêutico das terapias intratecais, buscando, em última análise, opções de tratamento mais eficazes, seguras e individualizadas para pacientes com dor crônica.

Referências bibliográficas

1. Loeser JD, Melzack R. Pain: an overview. Lancet. 1999;353(9164):1607-9.
2. Cohen SP, Vase L, Hooten WM. Chronic pain: an update on burden, best practices, and new advances. Lancet. 2021;397(10289):2082-97.
3. HEALing Communities Study Consortium, Samet JH, El-Bassel N, Winhusen TJ, Jackson RD, Oga EA, et al. Community-Based Cluster-Randomized Trial to Reduce Opioid Overdose Deaths. N Engl J Med. 2024;391(11):989-1001.
4. Eleutério OHP, Veronezi RN, Martinez-Sobalvarro JV, Marrafon DAF de O, Eleutério LP, Rascado RR, et al. Safety of metamizole (dipyrone) for the treatment of mild to moderate pain-an overview of systematic reviews. Naunyn Schmiedebergs Arch Pharmacol; 2024.
5. Freitas T da S, Monaco BA de, Golovac S. Neuromodulation Techniques for Pain Treatment: A Step-by-Step Guide to Interventional Procedures and Managing Complications. Springer Nature; 2021;320.
6. Monaco BA, Porras, BCH, Sanchez, RP, Teixeira, MJ. Terapia Implantable. In: Dolor en el paciente oncologico. Ciudad del Mexico; 2017;1(12):217-42.
7. Tuakli-Wosornu YA, Terry A, Boachie-Adjei K, Harrison JR, Gribbin CK, LaSalle EE, et al. Lumbar intradiskal platelet-rich plasma (PRP) Injections: A Prospective, Double--Blind, Randomized Controlled Study. PM R. 2016;8(1):1-10.
8. Emerick T, Alter B, Jarquin S, Brancolini S, Bernstein C, Luong K, et al. Telemedicine for chronic pain in the COVID-19 Era and Beyond. Pain Med. 2020;21(9):1743-8.
9. Deer TR, Pope JE. History of intrathecal drug delivery. In: Atlas of implantable therapies for pain management. 2. ed. New York: Springer-Verlag; 2016;245-7. [2025 Fev. 14]. Disponível em: https://www.springer.com/gp/book/9781493921096.
10. Deer TR, Hayek SM, Grider JS, Hagedorn JM, McDowell GC, Kim P, et al. The polyanalgesic consensus conference (PACC)®: intrathecal drug delivery guidance on safety and therapy optimization when treating chronic noncancer pain. Neuromodulation. 2024;S1094-7159(24)00066-7.
11. Deer TR, Pope JE, Hayek SM, Lamer TJ, Veizi IE, Erdek M, et al. The Polyanalgesic consensus conference (PACC): recommendations for intrathecal drug delivery: guidance for improving safety and mitigating risks. Neuromodulation. 2017;20(2):155-76.
12. Lopes AEJ, Graciolli CJ, Assumpcao de MB, Russell JJ. Introduction and history of neuromodulation for pain. Neuromodulation techniques for pain treatment: a step-by-step guide to interventional procedures and managing complications. Cham: Springer International Publishing; 2022;1-21. doi: 10.1007/978-3-030-84778-4_1.
13. Wang JK, Nauss LA, Thomas JE. Pain relief by intrathecally applied morphine in man. Anesthesiology. 1979;50(2):149-51.
14. Onofrio BM, Yaksh TL, Arnold PG. Continuous low-dose intrathecal morphine administration in the treatment of chronic pain of malignant origin. Mayo Clin Proc. 1981;56(8):516-20.
15. National Cancer Institute. Cancer pain (PDQ®)–Health professional version [Internet]. Bethesda (MD): National Cancer Institute; 2022 [cited 2025 Mar 25]. Available from: https://www.cancer.gov/about-cancer/treatment/side-effects/pain/pain-hp-pdq.
16. Bier A. Versuche über cocainisirung des rückenmarkes. Deutsche Zeitschrift f Chirurgie. 1899;51(3):361-9.
17. Barbosa de OAJ, Duarte MP, de Almeida F Filho G, Piedimonte FC. Intrathecal drug delivery system: surgical technique. Neuromodulation Techniques for Pain Treatment: A Step-by-Step Guide to Interventional Procedures and Managing Complications. Cham: Springer International Publishing; 2022:245-71. doi: 10.1007/978-3-030-84778-4_17.
18. Saulino M, Kim PS, Shaw E. Practical considerations and patient selection for intrathecal drug delivery in the management of chronic pain. J Pain Res. 2014;7:627-38.
19. Copley S, Yassa PE, Batterham AM, Buchser E, Mekhail N, Duarte RV, et al. A Clinical evaluation of the accuracy of an intrathe-

cal drug delivery device. Neuromodulation. 2023;26(6):1240-6.

20. Deer TR, Hayek SM, Grider JS, Pope JE, Brogan SE, Gulati A, et al. The polyanalgesic consensus conference (PACC)®: updates on clinical pharmacology and comorbidity management in intrathecal drug delivery for cancer pain. Neuromodulation: Technology at the Neural Interface. 2024;S1094715924006706.
21. Krames ES. Intraspinal opioid therapy for chronic nonmalignant pain: current practice and clinical guidelines. Journal of Pain and Symptom Management. 1996;11(6):333-52.
22. Perruchoud C, Dupoiron D, Papi B, Calabrese A, Brogan SE. Management of cancer-related pain with intrathecal drug delivery: a systematic review and meta-analysis of clinical studies. Neuromodulation: Technology at the Neural Interface. 2023;26(6):1142-52.
23. Stearns LM, Abd-Elsayed A, Perruchoud C, Spencer R, Hammond K, Stromberg K, et al. Intrathecal drug delivery systems for cancer pain: an analysis of a prospective, multicenter product surveillance registry. Anesthesia & Analgesia. 2020;130(2):289-97.
24. Van Den Beuken-van Everdingen MHJ, De Rijke JM, Kessels AG, Schouten HC, Van Kleef M, Patijn J. Prevalence of pain in patients with cancer: a systematic review of the past 40 years. Annals of Oncology. 2007;18(9):1437-49.
25. Aman MM, Mahmoud A, Deer T, Sayed D, Hagedorn JM, Brogan SE, et al. The american society of pain and neuroscience (ASPN) best practices and guidelines for the interventional management of cancer-associated pain. JPR. 2021;14:2139-64.
26. Zheng S, He L, Yang X, Li X, Yang Z. Evaluation of intrathecal drug delivery system for intractable pain in advanced malignancies: a prospective cohort study. Medicine. 2017;96(11):e6354.
27. Sindt JE, Odell DW, Dalley AP, Brogan SE. Initiation of intrathecal drug delivery dramatically reduces systemic opioid use in patients with advanced cancer. neuromodulation: technology at the neural interface. 2020;23(7):978-83.
28. Giglio M, Preziosa A, Mele R, Brienza N, Grasso S, Puntillo F. Effects of an intrathecal drug delivery system connected to a subcutaneous port on pain, mood and quality of life in end stage cancer patients: an observational study. Cancer Control. 2022;29:107327482211337.
29. Mitchell A, Somerville L, Williams N, McGhie J, McConnachie A, McGinn G, et al. More time in a community setting: a service evaluation of the impact of intrathecal drug delivery systems on place of care of patients with cancer pain. Palliat Med. 2023;37(9):1461-6.
30. Deer TR. Consensus guidelines for the selection andimplantation of patients with noncancer painfor intrathecal drug delivery. Pain Phys. 2010;3;13(3;5):E175-213.
31. Patel VB. Systematic review of intrathecal infusionsystems for long-term management of chronicnon-cancer pain. Pain Phys. 2009;2;12(2;3):349-60.
32. Kumar K, Kelly M, Pirlot T. Continuous intrathecal morphine treatment for chronic pain of nonmalignant etiology: long-term benefits and efficacy. Surgical Neurology. 2001;55(2):79-86.
33. Angelos J, Paiz M, Pellegrino RC, Risso R, Assumpcao de Monaco B, Paiva Duarte K, et al. Intrathecal morphine therapy for chronic non-malignant pain using a constant flow infusion system. J Pain Relief. 2015;04(01). [2025 Fev. 14]. Disponível em: http://www.omicsgroup.org/journals/intrathecal-morphine-therapy-for-chronic-nonmalignant-pain-using-a-constant-flow-infusion-system-2167-0846.1000168.php?aid=36861.
34. Miękisiak G. Failed back surgery syndrome: no longer a surgeon's defeat-a narrative review. Medicina. 2023;59(7):1255.
35. Deer TR, Caraway DL, Kim CK, Dempsey CD, Stewart CD, McNeil KF. Clinical experience with intrathecal bupivacaine in combination with opioid for the treatment of chronic pain related to failed back surgery syndrome and metastatic cancer pain of the spine. The Spine Journal. 2002;2(4):274-8.
36. Raphael J, Southall J, Gnanadurai T, Treharne G, Kitas G. Long-term experience with implanted intrathecal drug administration systems for failed back syndrome and chronic mechanical low back pain. BMC Musculoskelet Disord. 2002;3(1):17.

37. Rainov NG, Heidecke V, Burkert W. Long--Term intrathecal infusion of drug combinations for chronic back and leg pain. Journal of Pain and Symptom Management. 2001;22(4):862-71.
38. Deer TR, Pope JE, Hanes MC, McDowell GC. Intrathecal therapy for chronic pain: a review of morphine and ziconotide as firstline options. Pain Medicine. 2019;20(4):784-98.
39. Jain S, Malinowski M, Chopra P, Varshney V, Deer TR. Intrathecal drug delivery for pain management: recent advances and future developments. Expert Opinion on Drug Delivery. 2019;16(8):815-22.
40. Duarte RV, Raphael JH, Sparkes E, Southall JL, LeMarchand K, Ashford RL. Long-term intrathecal drug administration for chronic nonmalignant pain. Journal of Neurosurgical Anesthesiology. 2012;24(1):63-70.
41. Hasscnbusch SJ, Stanton-Hicks M, Cwington EC, Walsh JG, Guthrey DS. Long--tern intraspinal infusions of qpioids in the treatment of neuropathic pain.1995;10(7):527-43.
42. Saulino M, Kim P, Shaw E. Practical considerations and patient selection for intrathecal drug delivery in the management of chronic pain. JPR. 2014;627.
43. Sayed D, Grider J, Strand N, Hagedorn JM, Falowski S, Lam CM, et al. The american society of pain and neuroscience (ASPN) evidence-based clinical guideline of interventional treatments for low back pain. JPR. 2022;15:3729-832.
44. Herring EZ, Frizon LA, Hogue O, Mejia JU, Rosenquist R, Bolash RB, et al. Long-term outcomes using intrathecal drug delivery systems in complex regional pain syndrome. Pain Medicine. 2019;20(3):515-20.
45. Deer TR, Pope JE, Hayek SM, Lamer TJ, Veizi IE, Erdek M, et al. The polyanalgesic consensus conference (PACC): recommendations for intrathecal drug delivery: guidance for improving safety and mitigating risks. Neuromodulation: Technology at the Neural Interface. 2017;20(2):155-76.
46. Pope JE, Deer TR, Bruel BM, Falowski S. Clinical uses of intrathecal therapy and its placement in the pain care algorithm. Pain Practice. 2016;16(8):1092-106.
47. Mele C. Intrathecal pain pump for pediatric perverse oncological pain. Journal of Pediatric Nursing. 2021;56:99-100.
48. Bengali R, Huang MS. The use of an intrathecal pump to manage intractable cancer pain in a pediatric patient: a case report. 2014;36(3):e162-4.
49. Beecham E, Candy B, Howard R, McCulloch R, Laddie J, Rees H, et al. Pharmacological interventions for pain in children and adolescents with life-limiting conditions. Cochrane Pain, Palliative and Supportive Care Group, editor. Cochrane Database of Systematic Reviews. 2015;2017(6). doi: 10.1002/14651858.CD010750.pub2.
50. Guidelines on the Management of Chronic Pain in Children. Geneva: World Health Organization; 2021.
51. Kleinmann B, Wolter T. Managing chronic non-malignant pain in the elderly: intrathecal therapy. Drugs Aging. 2019;36(9):789-97.
52. Amtmann D, Cook KF, Jensen MP, Chen WH, Choi S, Revicki D, et al. Development of a PROMIS item bank to measure pain interference. Pain. 2010;150(1):173-82.
53. Daut RL, Cleeland CS, Flanery RC. Development of the wisconsin brief pain questionnaire to assess pain in cancer and other diseases: pain. 1983;17(2):197-210.
54. EuroQol - a new facility for the measurement of health-related quality of life. Health Policy. 1990;16(3):199-208.
55. Fairbank JC, Couper J, Davies JB, O'Brien JP. The Oswestry low back pain disability questionnaire. Physiotherapy. 1980;66(8):271-3.
56. Hjermstad MJ, Fayers PM, Haugen DF, Caraceni A, Hanks GW, Loge JH, et al. Studies comparing numerical rating scales, verbal rating scales, and visual analogue scales for assessment of pain intensity in adults: a systematic literature review. Journal of Pain and Symptom Management. 2011;41(6):1073-93.
57. Prager J, Deer T, Levy R, Bruel B, Buchser E, Caraway D, et al. Best practices for intrathecal drug delivery for pain. Neuromodulation: Technology at the Neural Interface. 2014;17(4):354-72.
58. Paice JA, Winkelmüller W, Burchiel K, Racz GB, Prager JP. Clinical realities and econo-

mic considerations: efficacy of intrathecal pain therapy. Journal of Pain and Symptom Management. 1997;14(3):S14-26.

59. De Andres J, Hayek S, Perruchoud C, Lawrence MM, Reina MA, De Andres-Serrano C, et al. Intrathecal drug delivery: advances and applications in the management of chronic pain patient. Front Pain Res. 2022;3:900566.

60. Yaksh LT, Fisher JC, Hockman MT, Wiese JA. Current and future issues in the development of spinal agents for the management of pain. CN. 2017;15(2):232-59.

Neuromodulação Invasiva para Tratamento da Dor

99

Tiago da Silva Freitas
Gabriel Dixini Paiva
Antônio Jorge Barbosa de Oliveira

INTRODUÇÃO E HISTÓRICO DO USO DA NEUROMODULAÇÃO

A neuromodulação pode ser amplamente definida como o processo de "inibição, estimulação, modificação, regulação ou alteração terapêutica da atividade, elétrica ou química, no sistema nervoso central (SNC), sistema nervoso periférico (SNP) ou autônomo".[1] Em resumo, trata-se do uso de estímulos elétricos ou químicos para modificar a atividade do sistema nervoso no tratamento de doenças.

As primeiras observações de que a eletricidade poderia ser aplicada no tratamento de condições dolorosas datam da Roma antiga,[2] mas foi somente no século XX que o conhecimento da Neurofisiologia associada à tecnologia permitiu um uso mais organizado da eletricidade ou da administração intratecal de drogas para modular o sistema nervoso humano com propósitos terapêuticos definidos, incluindo o tratamento da dor crônica.

Embora existam representações hieroglíficas egípcias do peixe-gato elétrico no Egito antigo, especialmente no período pré-dinástico do imperador Nar'mer,[3] as primeiras descrições históricas do uso do peixe-elétrico (peixe-torpedo) foram feitas pelos gregos. Aristóteles já citava que esse peixe trazia efeitos de "dormência" quando aplicados em seres humanos, e a primeira descrição real e bem elaborada do uso dessa terapia no tratamento da dor foi feita pelo médico Scrobonius Largus em 46 d.C., em seu livro *Compositione Medicae*.[4] Conforme descrito por Alho *et al.* no livro *Neuromodulation techniquer for chronic pain*,[5] Anteros, que era um homem livre de Tibério Cláudio (imperador romano de 37 d.C. a 54 d.C.), foi afetado por gota e, consequentemente, por dores intensas nos pés. Enquanto caminhava pela costa da Sicília, Anteros pisou em um peixe-torpedo e sentiu um choque, que foi surpreendentemente seguido por alívio da dor. Anteros relatou esse efeito a Scribonius, que investigou mais profundamente essa terapia no próprio Anteros, com bom alívio da dor. Em seu livro, ele então recomendou que, "Para ambos os tipos de gota (quente e fria), um peixe-torpedo preto vivo deve, quando a dor começar, ser colocado sob os pés. O paciente deve ficar em uma praia úmida banhada pelo mar e deve ficar assim até que todo o seu pé e perna, até o joelho, estejam dormentes. Isso tira a dor presente e previne que a dor apareça, se ainda não tiver surgido." Tibério Cláudio, que sofria de enxaqueca crônica, também foi tratado com peixes-torpedo pretos prescritos por Scribonius Largus. As descrições originais e os conceitos de Scribonius ainda são válidos, pois a estimulação do nervo occipital é um tratamento de última geração para enxaqueca crônica, e a estimulação do nervo periférico, causando "dormência", também é uma recomendação eficaz quase 2000 anos depois (Figura 1).

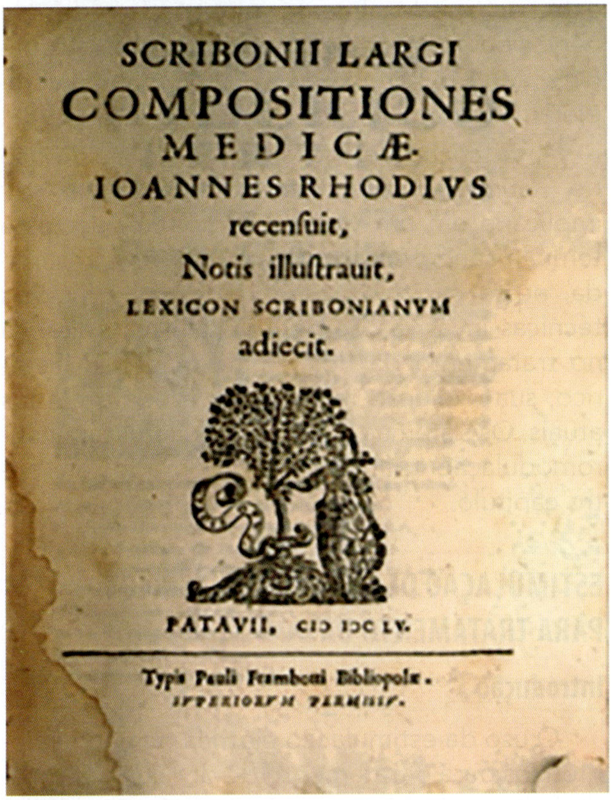

Figura 1 – Capa da edição de 1655 de publicação da tese de Scribonius Largus que trata da estimulação do sistema nervoso periférico por "peixes-elétricos".

Fonte: Reprodução.

Mas o uso realmente ativo da estimulação elétrica no sistema nervoso só foi efetivamente possível a partir do século XVIII. Após as descrições iniciais de Luigi Galvani,[6] confirmando que os tecidos biológicos musculares recebem comandos elétricos do sistema nervoso, vários cientistas e práticos da época iniciaram uso dessa terapia diretamente no cérebro.[7-9] A partir daí, o uso da eletricidade na Medicina atingiu seu auge no século XIX, especialmente após os estudos realizados por Robert Bartholow.[10] Em abril de 1874, o Dr. Bartholow divulgou suas descobertas. Somente foi possível realizar esse procedimento por conta do estado atual da chamada "eletroterapia". O auge do emprego da eletricidade na Medicina ocorreu na segunda metade do século XIX. Sua relevância era tamanha que, para ser considerado adequadamente equipado, um hospital deveria ter um dispositivo elétrico.[8] Dr. Bartholow projetou e desenvolveu uma das mais eficientes salas de eletroterapia nos Estados Unidos. Foram propostas diversas utilizações para a eletricidade na Medicina, empregando correntes galvânicas ou farádicas. As indicações naquele período incluíam doenças neurológicas (tratamento de paralisia motora, *tabes dorsalis*, espasticidade e dor, incluindo ciática e dores de cabeça, epilepsia e doenças psiquiátricas), artrite e mialgia, problemas viscerais (tuberculose e problemas estomacais), hipertensão arterial e doenças geniturinárias e pélvicas. O Electreat era um estimulador elétrico portátil patenteado em 1919, semelhante à estimulação elétrica nervosa transcutânea desenvolvida posteriormente. Em alguns casos, grandes amputações eram realizadas com a aplicação local de correntes em vez de anestesia geral. Com eletrodos instalados, nos nervos adequados da perna, utilizando 40 V, 40 mA e larguras de pulso de 10 mseg, foram realizadas diversas amputações relevantes de membros inferiores no St. Francis Hospital, em 1910.[10]

O conhecimento tecnológico para construir baterias e estimuladores elétricos adquiridos nessa época, associados a uma compreensão mais profunda da Neurociência, foi importante para os próximos passos na história da neuromodulação. A primeira aplicação terapêutica moderna da estimulação cerebral veio em 1938, introduzida por Ugo Cerletti, a eletroconvulsoterapia.[8]

Nos séculos XVIII e XIX, o tratamento intervencionista da dor era fortemente centrado em procedimentos ablativos, os quais utilizavam muitas das vias terapêuticas que utilizamos até hoje: ablação por álcool, fenol, crioterapia e radiofrequência (RFA). Embora possamos dividir o uso da neuromodulação no tratamento da dor em formas elétrica e química, e subdividir a estimulação elétrica em diferentes sítios (nervos periféricos, gânglio da raiz dorsal [DRG], medula espinhal, estimulação cerebral profunda [DBS, do inglês *deep brain stimulation*] e córtex motor). A forma mais utilizada e difundida de neuromodulação invasiva no tratamento da dor é a estimulação da medula espinhal (SCS), sendo o seu histórico representativo de como efetivamente a tecnologia propiciou o uso da estimulação elétrica de forma efetiva e segura, e o entendimento cada vez maior da fisiopatologia da dor e do funcionamento do sistema de dor foi fundamental para o desenvolvimento dessa terapia, fato que só foi efetivamente possível no século XX.

A teoria do portão descrita por Melzack e Wall em 1965 representou um marco para o desenvolvimento da neuromodulação invasiva no tratamento da dor.[11] Segundo a teoria, a região do corno dorsal medular atuaria como um "portão" na seleção de impulsos excitatórios e inibitórios relacionados à sensação de dor, e que seriam mediados por estímulos aferentes de "fibras grossas" (táteis) e fibras "finas" dolorosas.

Com base nessa teoria, os próprios autores iniciaram cerca de 2 anos depois estudos clínicos com estimulação direta de nervos periféricos até atingir sensação de "formigamento sobre a área localizada de dor" em cerca de 8 pacientes,[12] com bons resultados. Com esse trabalho, os autores também iniciaram as teorias de fisiopatologia da estimulação de nervos periféricos no tratamento da dor.

Após conhecer os resultados dos trabalhos de Melzack e Wall, Shealy, um neurocirurgião baseado em Ohio, Estados Unidos, também realizou estudos clínicos com estimulação de nervos periféricos em 10 pacientes, cursando com bons resultados, entretanto, sem resposta para áreas dolorosas mais difusas. O próprio Shealy então sugeriu a estimulação elétrica diretamente na coluna dorsal, realizando em 1967 os primeiros estudos em gatos, também com resultados satisfatórios.[13] Nesse mesmo ano, ele realizou o primeiro caso descrito na literatura de SCS para tratamento da dor:[14] em senhor de 70 anos, portador de dor oncológica em região inferior de abdome direito, com sítio primário de tumor broncogênico inoperável (provável metástase de pleura e fígado). O paciente foi submetido a um implante em nível de T2 e T3, sendo realizado laminectomia local e uso de eletrodos da linha cardiovascular da Medtronic, desenvolvidos para tratar hipertensão e angina por estimulação do seio carotídeo.

Após o implante, o paciente evoluiu com bom controle da dor, falecendo nas próximas 48 horas de outras complicações clínicas. Mesmo sendo um caso inicial de pouca duração, os resultados foram encorajadores e, em 1968, a empresa Medtronic iniciou e disponibilizou eletrodos já adaptados para a SCS: naquela época, os estimuladores consistiam em um eletrodo conectado a uma antena circular implantada no tecido subcutâneo. A estimulação ocorria por meio de uma parte externa, com uma fonte de alimentação de bateria conectada a uma antena externa (paradoxalmente, alguns eletrodos de nervos periféricos ainda hoje seguem essa configuração). Um sistema de SCS com bateria completamente implantável só foi lançado em 1981.

A descrição de todas as aplicações do uso de neuromodulação no tratamento da dor implicaria em um volume separado para este tema. Visando expor o tema de forma resumida, neste capítulo abordaremos as principais técnicas invasivas de neuromodulação elétrica no tratamento da dor, enfatizando seu histórico, sua evolução tecnológica e os resultados atuais. Os sistemas de infusão que utilizam neuromodulação química serão abordados em outro capítulo.

ESTIMULAÇÃO DE NERVOS PERIFÉRICOS PARA TRATAMENTO DA DOR

Introdução

O uso da estimulação elétrica de nervos periféricos para o tratamento de dor crônica constitui um arsenal intervencionista já utilizado há bastante tempo, sendo indicado principalmente no tratamento das síndromes dolorosas de caráter neuropático localizadas/focais e, também, com estudos importantes no tratamento de alguns tipos de cefaleia.[15]

Os primeiros experimentos com o uso da estimulação em nervos periféricos foram publicados por Wall e Sweet em 1967,[16,17] quando realizaram o uso da estimulação via forame infraorbitário em 8 pacientes, cursando com significativa melhora da dor enquanto a estimulação estava funcionante. Os autores também já sugeriram nesse trabalho a ideia de um estimulador implantável. Ao mesmo tempo, Shealy *et al.* iniciaram o uso da neuroestimulação em coluna dorsal,[14] com os resultados iniciais levando rapidamente ao desenvolvimento de sistemas implantáveis.[18]

Historicamente, o fato de a SCS avançar rapidamente no desenvolvimento de materiais específicos e da estimulação de nervos periféricos em seus estudos iniciais utilizar materiais adaptados e grosseiros colaboraram para que, cada vez mais, o uso da SCS suplantasse a periférica. Infelizmente, os resultados iniciais dos trabalhos de estimulação nervosa periférica não foram muito animadores: em 1976, Sweet[19] relatou uma taxa de melhora global de 26%; e Nashold, em 1982, relatou uma taxa de sucesso de 53%.

A ressurreição da estimulação do SNP no tratamento da dor crônica aconteceu com o trabalho de Weiner e Reed,[20] os quais descreveram a técnica de implante percutâneo de eletrodos no nervo occipital para o tratamento da neuralgia occipital. A partir daí, relatos do uso de implantes em nervo trigêmeo,[21] uso no controle de dor crônica pós-herniorrafia (nervo inguinal) e uso de eletrodos paraespinhais no tratamento da neuralgia pós-herpética, sacroileíte e coccidínia retomaram o uso mais frequente da estimulação do SNP no tratamento das síndromes dolorosas crônicas de caráter neuropático.[22-26]

Novos materiais também foram sendo progressivamente desenvolvidos, atraindo o maior interesse da indústria em desenvolver e produzir materiais mais adaptados ao estímulo de nervos periféricos. Concomitantemente, novas formas de estimulação periférica também foram surgindo, o que colabora com o crescente aumento de indicações e aumento dos resultados positivos com essa técnica neuromoduladora.

Indicações

Existem duas indicações básicas do uso da estimulação de nervos periféricos no tratamento da dor crônica, com maior evidência na literatura médica (referência):

1. Pacientes com dor neuropática localizada (mononeuropatia), de difícil controle e resistência a outros tratamentos clínicos e intervencionistas prévios. A dor nessas síndromes dolorosas pode ter diferentes causas, variando de doenças metabólicas (diabéticas), infecciosas (herpes zoster, hanseníase), vasculares (neuropatias isquêmicas periféricas) e traumáticas (pós-operatórias e secundárias a traumas locais).
2. Pacientes com alguns tipos específicos de cefaleias primárias, notadamente:
   a. Migrânea.
   b. Cefaleia em salvas.
   c. Neuralgia occipital.

No entanto, uma série de outras modalidades de cefaleia se beneficiaram progressivamente do tratamento com estimulação nervosa periférica: dor facial neuropática (pós-cirúrgica ou não), hemicrania, enxaqueca transformada, cefaleias mediadas por C2 e dor na região occipital após cirurgia de coluna.

TÉCNICA CIRÚRGICA

Existem, basicamente, duas formas de implante em nevos periféricos: a abordagem cirúrgica direta, que envolve a exposição direta do nervo periférico e colocação de eletrodos tipo "placa" sobre o nervo em um lado (Figura 2), ou em ambos os lados (técnica em Sandwich) ou, então, o eletrodo pode ser colocado pela técnica percutânea, a partir de uma agulha inserida perpendicularmente ao trajeto do respectivo nervo, sendo guiada por radioscopia ou ecografia.[15]

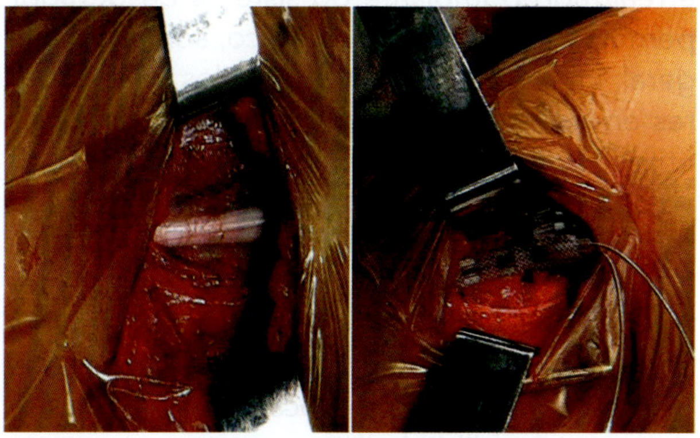

Figura 2 – Exemplo de técnica cirúrgica aberta para implante de eletrodo de nervo periférico.

Fonte: Acervo da autoria.

Conforme descrito por Freitas *et al.*,[15] em ambas as técnicas é fundamental o correto ancoramento do eletrodo, visando-se prevenir migrações dos eletrodos. Dependendo da técnica escolhida, isso pode ser feito na área de entrada do eletrodo (p. ex., pela técnica percutânea de estimulação do nervo occipital), pela fixação à distância (técnica de fixação dos nervo supra e infraorbitários) ou a partir da fixação direta do eletrodo em planos subcutâneo e fáscias/periosteal nas incisões abertas.

O protocolo de implante exige a realização de um teste de eficácia no controle do quadro doloroso. Assim, após o implante, o eletrodo deve ser tunelizado e ligado a um extensor de testes externo, associado a um gerador externo. Um aspecto importante do teste é que, antes da análise do quadro doloroso, deve-se primeiro garantir que existe cobertura da área dolorosa com a sensação de parestesias/dormência. A cobertura da área dolorosa pode ser testada em intraoperatório ou em pós-operatório imediato. Durante o período de testes, os pacientes são usualmente cobertos com antimicrobianos (embora o uso dos mesmos não diminua a chance de infecção em nenhuma evidência clínica comprovada).

Uma vez que o teste é completado (média de 5 a 7 dias) com resposta positiva, um eletrodo permanente deve ser implantado em outro tempo cirúrgico. No caso de eletrodos sem gerador (que utilizam carregador externo), deve-se realizar a correta localização do *coil* de carregamento externo. No caso de sistemas com gerador permanentemente implantável, é realizado o implante do sistema de gerador permanente em centro cirúrgico, sob anestesia geral, uma vez que a passagem dos tunelizadores em subcutâneo é dolorosa. Os locais mais utilizados para o implante do gerador definitivo são região glútea, parede abdominal ou a região infraclavicular. Independentemente da região escolhida, o local do implante do gerador definitivo deve conter certas características: deve ser profundo o suficiente para se evitar escaras e deve ser localizado em regiões de pouca mobilidade.[15]

Aspectos particulares da técnica percutânea usando radioscopia ou ultrassom

Para o uso da técnica radioscópica, existem alguns parâmetros anatômicos que devem ser utilizados e que auxiliam na correta localização do eletrodo em relação ao nervo alvo. Por exemplo, no implante de nervo occipital, supraorbitário e infraorbitário, em que os seguintes parâmetros anatômicos são utilizados: o forame infraorbitário e a base da órbita para o nervo infraorbitário, o limite e o forame supraorbitário para o nervo supraorbitário, o arco de C1 e a linha média para o nervo occipital (Figura 3).

Na técnica por uso de ecografia, a principal vantagem é a visualização direta de estruturas anatômicas relacionadas aos nervos (vasos) e até mesmo visualização do próprio nervo periférico. Outras vantagens são a localização ideal de profundidade do eletrodo com relação à estrutura nervosa e também menor exposição à radiação (Figura 4).

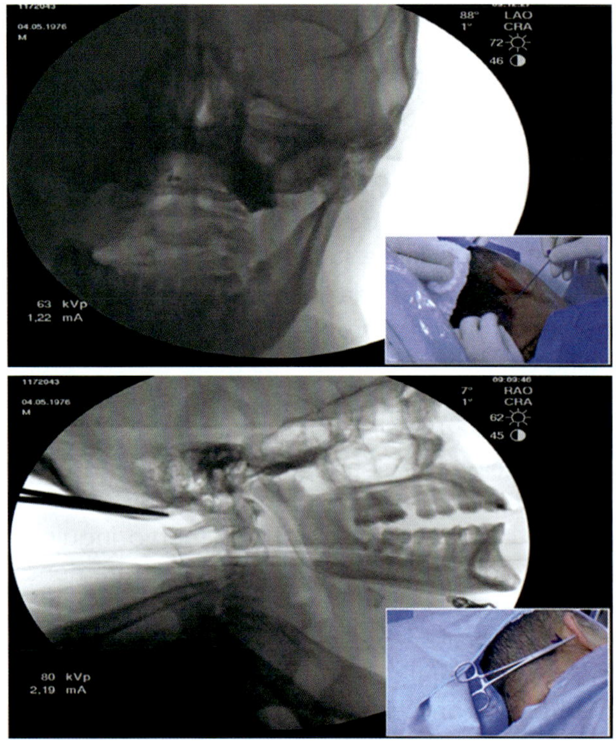

Figura 3 – Exemplo de marcos anatômicos para implante de sistemas de nervos periféricos na região cefálica.

Fonte: Acervo da autoria.

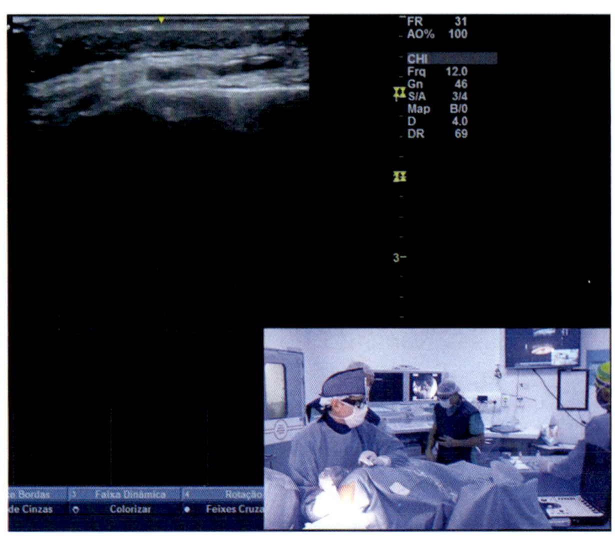

Figura 4 – Exemplo de técnica de implante de eletrodo em nervo occipital com visualização clara da artéria occipital, marco anatômico desse implante.

Fonte: Acervo da autoria.

Materiais específicos para estimulação de nervos periféricos

Conforme descrito no início deste capítulo, a indisponibilidade comercial de materiais especificamente desenvolvidos para uso de estimulação em nervos periféricos foi sempre um problema limitante da técnica e de seus resultados. Historicamente, o primeiro implante com sistema desenvolvido especificamente para nervo periférico aconteceu com Shelden em 1963.[25] Esse sistema era grosseiro e utilizava uma antena externa para alimentar os eletrodos periféricos. Durante a década de 19700 os sistemas de nervos periféricos apresentavam características grosseiras, poucos contatos, baseavam-se no uso de carregamento por antena externa e apresentavam alto índice de migração.

Em 1999, o trabalho clássico de Weiner e Reed para estimulação de nervos periféricos popularizou o uso de eletrodos medulares tubulares percutâneos em nervos periféricos como opção no uso na prática diária. Esses eletrodos "adaptados" apresentavam melhor perfil, mas ainda evoluíam com alto índice de migração.

Nos últimos anos, uma série de companhias têm desenvolvido materiais específicos de estimulação de nervos periféricos. Conforme descrito por Freitas *et al.*,[5] seguem alguns exemplos, com os principais resultados da literatura.

StimRouter (*bioness*, Valência, Califórnia)

- *Descrição:* trata-se de um eletrodo transitório (média de uso de 1 a 2 meses) que possui um contato que se comunica com um gerador externo descartável (Figura 5). Apresenta 2 estudos interessantes,[27,28] com destaque para dor crônica de ombro com estimulação do nervo axilar.

Nalu

- *Descrição:* trata-se de eletrodo de nervo periférico permanente, o qual se acopla a um gerador pequeno de baixo perfil. Apresenta estudo randomizado controlado chamado COMFORT.[29] Esse estudo multicêntrico, randomizado e controlado avaliou a eficácia do sistema de estimulação do nervo periférico (PNS) da Nalu (Figura 6) em comparação com tratamentos convencionais isolados. Os resultados demonstraram que 88% dos pacientes que utilizaram o sistema Nalu PNS alcançaram redução de ≥ 50% na dor após 6 meses, com uma média de 70% de redução da dor. Além disso, 98% relataram melhora geral, 70% notaram melhoria na qualidade de vida, 80% observaram redução na depressão e 72% tiveram diminuição na incapacidade funcional. Não foram reportados efeitos adversos graves relacionados ao dispositivo, e a maioria dos pacientes considerou os componentes externos confortáveis de usar.

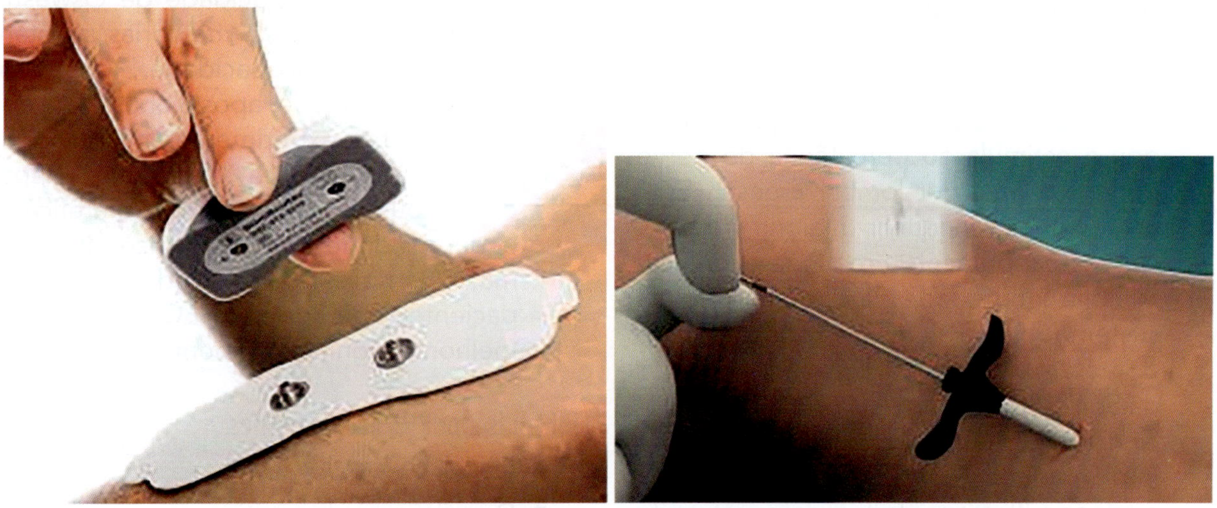

Figura 5 – Exemplo de sistema de neuroestimulação periférico modelo StimRouter.

Fonte: Acervo da autoria.

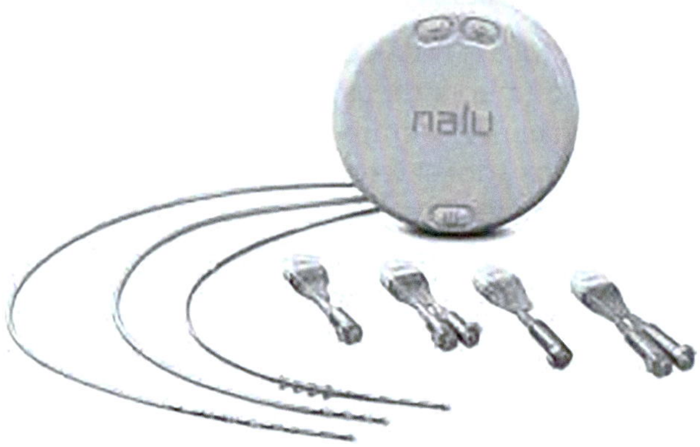

Figura 6 – Exemplo de sistema de neuroestimulação periférica modelo Nalu.

Fonte: Acervo da autoria.

SPRINT (*smartpatch device*. Cleveland, Ohio, Estados Unidos)

- *Descrição:* eletrodos de microeletrodos percutâneos ligados a uma fonte de energia externa, minimamente invasivos, que podem suportar 60 dias de estimulação. Indicados para dor no ombro, dor nas costas, dor no joelho e dor neuropática periférica.
- *Estudos:* um estudo retrospectivo revisou os resultados de 6.160 pacientes que foram implantados com o sistema SPRINT PNS, demonstrando que 71% deles responderam com alívio significativo da dor e/ou melhoria na qualidade de vida após tratamento de 60 dias. A taxa de resposta foi consistente em diferentes alvos nervosos, incluindo costas, tronco, extremidades superiores e inferiores, e cabeça e pescoço.[30] Outro estudo relevante é uma série de casos prospectivos que investigou a estimulação percutânea do nervo periférico para dor lombar crônica. Esse estudo mostrou que a maioria dos pacientes experimentou reduções significativas na intensidade da dor, com efeitos sustentados até 12 meses após o término do tratamento.[31] Além disso, as Diretrizes da Sociedade Americana de Dor e Neurociência (ASPN) indicam que o sistema não implantado de 60 dias tem um nível de evidência II, com dados demonstrando redução na intensidade da dor e no uso de medicamentos analgésicos.[32]

Freedom 4 (*stimwave*, Estados Unidos)

- *Descrição:* trata-se de um eletrodo percutâneo sem bateria interna implantável, que se comunica por meio de uma antena externa.
- *Estudos:* estudo retrospectivo avaliou o sistema Curonix Freedom® PNS para o tratamento de neuralgias crônicas nos membros inferiores. Os resultados mostraram que 100% dos pacientes relataram mais de 50% de alívio da dor após a implantação, com redução significativa nas pontuações de dor de 7,29 para 2,81 ($p < 0,001$).[33] Outro estudo retrospectivo analisou a eficácia do sistema Freedom® PNS em pacientes com neuropatia periférica, mostrando redução significativa na pontuação média de dor de 7,24 para 3,43 após 2 a 3 semanas de implantação.[34]

Reactive8 for LBP (*mainstay medical limited*. Dublin, Irlanda)

- *Descrição:* trata-se de um eletrodo percutâneo ligado a um gerador definitivo acoplado no ramo da raiz dorsal em nível de L1 e L2.
- *Estudos:* em um estudo de 2 anos, 71% dos participantes relataram alívio significativo da dor (redução de ≥ 50% na escala visual analógica [EVA]) e 65% relataram resolução da dor lombar crônica (EVA ≤ 2,5 cm).[35] Além disso, 61% dos pacientes apresentaram redução de ≥ 20 pontos no Índice de Incapacidade de Oswestry (ODI) e 76% tiveram melhorias substanciais em dor e incapacidade.[35] Outro estudo destacou que, após 3 anos, 83% dos participantes experimentaram melhorias clinicamente significativas em dor, incapacidade ou ambos, confirmando a eficácia e durabilidade a longo prazo do sistema.[36] Além disso, a qualidade de vida dos pacientes, medida pelo EQ-5D, também melhorou significativamente.[37]

Lightpulse for PNS in extremities (*neurimpulse*, Rubano, PD, Itália)

- *Descrição:* o dispositivo consiste em um eletrodo quadripolar cilíndrico (*Lightline, Neurimpulse*, Rubano, PD, Itália).

O eletrodo tem diâmetro de 1,2 mm. Após teste positivo, o eletrodo é conectado a um gerador de neuroestimulação definitivo, que foi desenvolvido com o objetivo de ser implantado adjacente ao ponto de inserção do eletrodo de estimulação periférica.

- *Estudos:* uma série de casos clínicos[38] para o tratamento de Síndrome Dolorosa Complexa Regional (SDCR) encontrou: dos 15 pacientes, 3 falharam na fase de teste e 12 foram implantados com um gerador de pulso permanente. Após uma média de 9,3 meses de acompanhamento, a pontuação média da EVA foi 3,46 ($p < 0{,}001$). Outro estudo observacional multicêntrico[39] usando esse dispositivo para dor neuropática após lesão de nervo periférico descobriu: um total de 58 pacientes foram encaminhados para implantação permanente de IPG. Falha de estimulação por conta de danos ou deslocamento do eletrodo foi notada em 2 casos (3,4%) em 6 meses. No final do acompanhamento, a redução relativa da EVA foi em média de 258.630% ($p < 1.026$) e foi maior que 50% em 69% dos casos. Os índices físicos e mentais de qualidade de vida aumentaram em 18% ($p < 0{,}005$) e 29% ($p < 0{,}0005$), respectivamente.

HF PNS for postamputation pain (*neuros medical,* Willoughby Hills, Ohio, Estados Unidos)

- *Descrição:* esse dispositivo usa um aparato em forma de "micromola" acoplado ao nervo periférico a um coto nervoso, e conecta-se a um gerador de neuroestimulação permanente que estimula a uma frequência de 10 mil Hz (10 Khz).
- *Estudos:* um estudo piloto[40] com 7 pacientes com dor pós-amputação: a redução média da dor foi de 75% no *endpoint* primário de 3 meses. Esses indivíduos responderam por critério predefinido de atingir ≥ 50% de redução da dor em ≥ 50% na avaliação de 3 meses. O uso de medicação para dor e a interferência da dor nas atividades de vida diária foram significativamente reduzidas. A eficácia do tratamento se manteve durante o período de acompanhamento de até 12 meses.

Neurostimulator (*Sphenopalatne ganglion*) (*autonomic technologis ATI,* Redwood City, Califórnia, Estados Unidos)

- *Descrição:* trata-se de um eletrodo permanentemente implantado em região de maxila superior, tocando a fossa do nervo esfenopalatino. É ativado por meio de um controle pelo próprio paciente, nas crises agudas de salvas.
- *Estudos:* um estudo randomizado e controlado demonstrou que a estimulação do *sphenopalatne ganglion* (SPG) proporcionou alívio da dor em 62,46% dos ataques ipsilaterais tratados, comparado a 38,87% no grupo controle, com uma diferença estatisticamente significativa ($p = 0{,}008$).[41] Além disso, a estimulação foi bem tolerada, com eventos adversos sérios relacionados ao procedimento de implantação sendo raros. Outro estudo de longo prazo mostrou que, após 24 meses, 45% dos pacientes responderam agudamente à terapia em pelo menos 50% dos ataques, e 33% dos pacientes apresentaram redução média de 83% na frequência dos ataques.[42] Esses resultados sustentam a eficácia sustentada da estimulação do SPG em pacientes com cefaleia em salvas crônica e refratária.

Resultados

O uso da estimulação de nervos periférico no tratamento das síndromes dolorosas crônicas neuropáticas tem mostrado resultados consistentes. Com relação à síndrome de dor complexa regional (SDCR), neuropatia traumática ou pós-operatória, a maioria dos trabalhos mostra melhora de 50% nas escalas de dor em uma média de 60% a 70% dos pacientes submetidos ao procedimento, com *follow-up* de mais de 3 anos, resultados estes verificados com sistemas mais antigos e adaptados de eletrodos medulares.[43,44]

Nouer e Freitas relataram uma nova técnica de implante de eletrodo em plexo braquial para tratamento de SDCR em membros superiores (MMSS), com *follow-up* de 12 meses e resultados mostrando melhora das escalas de dor e funcionalidade de mais de 60% em 70% dos pacientes.[45]

Freitas *et al.* também descreveram abordagem cirúrgica aberta de estimulação de nervos periféricos para tratamento de neuropatia hansênica, uma das causas mais comuns de mononeuropatias em nosso país, especialmente no Centro-Oeste do Brasil. Novamente, os resultados com *follow-up* de 12 meses foram presentes em mais de 60% dos pacientes com mononeuropatia intratável por outros métodos.[46]

Diversos estudos com os novos "*devices*" foram descritos na seção de novos materiais anteriormente apresentada, com resultados promissores em neuropatias periféricas.

Com relação às cefaleias, as principais cefaleias primárias com melhor evidência na literatura para uso da estimulação de nervos occipitais são a migrânea, a cefaleia em salvas e a neuralgia occipital. Para a cefaleia em salvas crônicas, a estimulação dos nervos occipitais (ONS, do inglês *Occipital Nerve Stimulation*) tem mostrado ser uma opção promissora. Uma metanálise relatou taxa de resposta combinada de 57,3% para ONS, sugerindo que pode ser considerada a primeira estratégia terapêutica para pacientes com cefaleia em salvas crônica refratária.[47] O estudo ICON, um ensaio clínico randomizado (Ecr) e controlado, também demonstrou que a ONS pode reduzir significativamente a frequência de ataques em pacientes com cefaleia em salvas crônica intratável, com ambos os grupos de alta e baixa intensidade de estimulação mostrando reduções substanciais na frequência de ataques.[48]

No contexto da enxaqueca crônica ou migrânea crônica, existem diversos trabalhos e revisões sistemáticas que mostram um nível de evidência II para a estimulação occipital.[49] Apesar disso, a estimulação de nervos occipitais para enxaqueca crônica é considerada uma opção *off-label* nos Estados Unidos, o que implica que seu uso não é aprovado pela Food and Drug Administration (FDA) para essa indicação específica.[50]

No caso da neuralgia occipital, as principais metanálises e revisões mostram um nível III de evidências, sendo necessários mais estudos randomizados e controlados para o uso dessa terapia de maneira mais consistente. Em termos de segurança, os eventos adversos mais comuns associados à ONS incluem migração do eletrodo, infecções e dor local, que frequentemente necessitam de cirurgia de revisão.[51] Apesar disso, a ONS é geralmente considerada segura e bem tolerada.

ESTIMULAÇÃO MEDULAR E DE GÂNGLIO DA RAIZ DORSAL PARA TRATAMENTO DA DOR

Estimulação da medula espinhal (SCS)

Racional

A estratégia de modular a transmissão neural com um estímulo elétrico remonta à Roma antiga, com a observação de Scribonius de que a dor da gota poderia ser aliviada por meio do contato acidental com um peixe-torpedo. A aceitação da teoria do portão da dor na década de 1960 levou a um interesse renovado na SCS. É um tratamento ajustável, reversível e não destrutivo para uma variedade de síndromes de dor crônica.[52]

Na SCS, um eletrodo é posicionado posteriormente no espaço epidural para a coluna dorsal no nível das raízes nervosas que transmitem as informações nociceptivas da área dolorosa. O eletrodo epidural é conectado a uma bateria que produz uma corrente elétrica, que classicamente induz parestesia, uma sensação que suprime a dor de acordo com a teoria do portão de controle.[53] Os pacientes podem reduzir ou aumentar a intensidade da corrente elétrica por meio de um dispositivo que usa transmissão de radiofrequência. O desenvolvimento de eletrodos percutâneos em 1975 facilitou a aplicação mais ampla da SCS. Com os avanços mais recentes, incluindo estimulação de alta frequência, estimulação em salvas (Burst) e/ou estimulação precisa do DRG, a SCS é uma modalidade de rápido crescimento para o tratamento da dor.[11]

É uma modalidade de tratamento bem conhecida, indicada para pacientes com dor crônica refratária à terapia conservadora, que inclui obrigatoriamente uma combinação de medicamentos, programa intensivo de reabilitação e intervenções psicológicas. Mas nem todos os pacientes com dor crônica são receptivos a esse tipo de tecnologia. Antes do implante de um sistema permanente, sugere-se que os pacientes primeiramente passem por um teste externo de estimulação, para experimentar a terapia e determinar se o potencial de resposta é satisfatório.[54]

Principais indicações[55]

- Angina *pectoris*.
- Dor isquêmica por conta de doença vascular periférica.

- Síndromes de dor complexa regional.
- Dor fantasma.
- Neuropatia diabética.
- Neuralgia pós-herpética.
- Dor de desaferentação.
- Neuropatias na esclerose múltipla.
- Dor neuropática radicular.
- Síndrome da dor lombar persistente tipo II (ou síndrome pós-laminectomia).
- Lesão por chicotada.
- Síndrome pós-toracotomia (em inglês, PTS).
- Aracnoidite.

Contraindicações[55]

- Qualquer contraindicação para anestesia regional.
- Psicopatologias.
- Dependência de drogas, com anormalidades comportamentais descompensadas.
- Gravidez.
- Falta de capacidade de cooperar na cirurgia (para os casos sob sedação somente).
- Má adesão ao tratamento ambulatorial.

Indicações e resultados

Tradicionalmente, melhores resultados foram encontrados em pacientes com dor neuropática,[56] apesar de alguns casos específicos de dor nociceptiva também terem sido relacionados a bons resultados. Na verdade, as duas indicações mais comuns que são apoiadas por estudos de alto nível são a síndrome da dor lombar persistente tipo II (síndrome pós-laminectomia) e a síndrome da dor regional complexa. A primeira tem uma alta incidência com o número crescente de pacientes operados, incluindo casos mais velhos e mais complexos,[57] embora isso não signifique que um problema médico tenha ocorrido durante a cirurgia. As taxas de falha da cirurgia da coluna variam de 10% a 40% (a maioria assumida como 20%).[58] Está relacionada a uma multiplicidade de fatores, como indicação ruim, cirurgia de nível errado, descompressão insuficiente, infecção (discite e infecção do tecido superficial), instabilidade, pseudoartrose, mau posicionamento dos materiais de artrodese (parafusos e gaiolas), fibrose, dor facetária, pontos-gatilho musculares ou novas compressões do canal espinhal e nervos.

Notavelmente, em alguns pacientes em que uma causa adjacente pode ser tratada, como infecções e dor muscular, o tratamento deve ser focado na origem do problema, mas se deve ter em mente que na maioria dos pacientes não há causa anatômica da dor e a origem dos sintomas está relacionada ao estado disfuncional, incluindo sensibilização central. North *et al.*, em 2005, conduziu estudo prospectivo randomizado controlado em pacientes selecionados para reoperação, no qual foram randomizados para reoperação ou SCS. Quarenta e cinco pacientes estavam disponíveis para acompanhamento. Foi demonstrado que o grupo SCS estava relacionado a um melhor resultado (9 de 19 pacientes – 53%) quando comparada à reoperação (bons resultados em 3 de 26 – 11,5%). O primeiro também teve menos probabilidade de passar para o outro grupo e precisou de uma dose significativamente menor de opioides.[59] O mesmo autor principal mostrou que um resultado bem-sucedido (melhora > 50% e satisfação do paciente) estava presente em 47% dos pacientes em um acompanhamento de 5 anos.[60]

Um estudo semelhante foi publicado por Kumar *et al.*[61] com randomização de 100 pacientes com dor lombar neuropática predominante na perna após cirurgias de coluna para receber SCS associado ao tratamento médico convencional (em inglês, CMM) ou tratamento clínico sozinho. No acompanhamento de 6 meses, 48% dos pacientes com SCS obtiveram bons resultados (alívio da dor de 50% ou mais), enquanto no grupo CMM apenas 9% deles tiveram bons resultados. Além disso, o grupo SCS teve melhora significativa na dor nas pernas e nas costas, bem como na qualidade de vida, capacidade funcional e satisfação com o tratamento. Segundo revisão de Deer *et al.*, para essa indicação, confere nível 1A de evidência científica.[62] Além disso, outros ensaios clínicos randomizados (RCT) mostraram um benefício superior com SCS *versus* conservador com diferentes formas de onda,[63-66] de tal forma que há um nível de evidência 1B+ para alívio da dor, estado funcional, qualidade de vida, utilização de analgésicos e satisfação do paciente.[67]

A segunda indicação com um nível mais alto de evidência para SCS é a SDCR. Essa entidade clínica é caracterizada por uma dor contínua no membro, geralmente começando após uma lesão, mas com duração e intensidade desproporcionais ao evento incitante.

Outros sinais e sintomas clínicos na SDCR foram organizados de acordo com os critérios de Budapeste, que incluem:

- Alterações sensoriais (hiperestesia, hiperalgesia, alodínia).
- Alterações vasomotoras (assimetria de temperatura, alterações na cor da pele).
- Sinais e sintomas sudomotores/edema (edema, alterações de sudorese e assimetria).
- Alterações motoras e tróficas (diminuição da amplitude de movimento, alterações tróficas, fraqueza, tremor e distonia).[68]

Kemler *et al.* analisaram um total de 54 pacientes, que foram designados para se submeterem à SCS mais fisioterapia (total de 36 pacientes) *versus* fisioterapia sozinha (total de 18 pacientes). Apenas dois terços dos que se submeteram a um teste com SCS obtiveram alívio significativo e tiveram um implante permanente. Os resultados mostraram que o grupo SCS teve uma melhora significativa na intensidade da dor, com uma diminuição de 2,4 pontos da EVA *vs.* um aumento de 0,2 no grupo de controle. Houve melhora significativa na qualidade de vida somente quando comparados aqueles com implante permanente em relação ao grupo controle.[69]

Outras indicações para SCS são neuropatia diabética periférica,[70,71] isquemia crítica de membro[72,73] e angina de peito refratária.[74] Outras que precisam de mais estudos para reconhecer possíveis bons candidatos são dor de membro fantasma, síndrome pós-toracotomia, dor abdominal crônica e dor no pescoço.[75-77] A evidência de eficácia da SCS na dor relacionada ao câncer é limitada, em razão do baixo volume de ensaios, todos pequenos e não randomizados.[78] Mas nos casos com predominância de dor neuropática, doença oncológica estável e bom prognóstico de sobrevida (maior que 3 a 6 meses), seguem o mesmo racional das diagnósticos supracitados.

Todos os pacientes submetidos à SCS devem ter uma avaliação psicológica adequada por especialistas experientes. Fatores importantes devem ser reconhecidos, como a existência de grandes transtornos psiquiátricos, uma avaliação sobre como o paciente pode lidar com um novo dispositivo e o impacto de uma possível falha no alívio da dor. Se um quadro psiquiátrico ou dependência de drogas for encontrado, deve ser desencorajado o implante até estabilização.[79-81] A depressão tem sido relacionada a resultados mais precários na maioria dos artigos, enquanto a hipocondria e a histeria tiveram resultados conflitantes.[82,83]

Da mesma forma, pacientes com grandes anormalidades cognitivas devem ser cuidadosamente analisados e, como regra, o implante é realizado apenas se um bom resultado for previsto. Em pacientes com comprometimento cognitivo leve, um gerador SCS não recarregável deve ser preferido. Por fim, a obesidade tem sido relacionada a um resultado mais precário, e uma relação negativa entre o índice de massa corporal e a efetividade do SCS foi encontrada.[84] Portanto, os pacientes devem ser orientados a passar por estratégias para perda de peso antes e depois da SCS.

Eletrodos percutâneos *versus* placas

Antes de qualquer consideração sobre vantagens e desvantagens de cada técnica, é relevante explicar que a decisão final de qual tipo de eletrodo deve ser implantado depende do médico intervencionista da dor e deve ser estabelecida com base na experiência e habilidade pessoal do cirurgião, na localização da dor e nas condições anatômicas do paciente. Vale ressaltar que ambas as técnicas apresentam bons resultados quando corretamente indicadas.

Os eletrodos percutâneos ou cilíndricos têm a vantagem da possibilidade de serem implantados pela maioria dos intervencionistas da dor, geralmente sob anestesia local ou sedação, com menores riscos de procedimento relacionados a eventos adversos, com menor risco de mau funcionamento ou quebra dos dispositivos. O risco de evento adverso inicial é menor. Ao contrário, os eletrodos em placa têm a vantagem de uma corrente elétrica mais previsível direcionada à medula espinhal (sem estimulação do ligamento amarelo), com uma distância constante entre os contatos, geralmente aumentando a cobertura da zona de dor. Além disso, eles estão envolvidos com menos migração e uma menor taxa de reoperações e relacionados com menos eventos adversos a longo prazo,[85] o que vem reduzindo com o passar dos anos e a melhor formação e treinamento médico avançado em Neuromodulação Invasiva. Como os eletrodos percutâneos são realizados sob anestesia local, alguns riscos cirúrgicos e anestésicos são minimizados. As placas, por outro lado, são geralmente realizadas sob anestesia geral. Além disso, o implante cirúrgico aberto está relacionado a uma maior incidência de dor pós-operatória nas primeiras semanas.[86]

North *et al.*, em 2005, publicaram os resultados de um RCT comparando os resultados de placas (via laminectomia) *versus* percutâneos. Após um acompanhamento médio de 1,9 ano, 83% dos pacientes com acesso aberto tiveram um bom resultado (melhora de pelo menos 50%) *vs.* 41% para aqueles com eletrodos percutâneos.[59] Além disso, mais pacientes do primeiro grupo tiveram uma diminuição na ingestão de analgésicos. Um estudo adicional revisou 27 pacientes, comparando pacientes abordados por ambas as técnicas após um acompanhamento médio de 34 meses. Grupo com placas apresentou melhora significativa no EVA (redução de 4,6 pontos no grupo de laminectomia *versus* 3,1 no grupo percutâneo), resultado mantido ao final do seguimento.[87]

Uma coorte de estudo de 13.774 pacientes avaliados pelo banco de dados MarketScan comparou laminectomia *versus* implante percutâneo. Eles descobriram que o grupo com placas apresentou maior incidência de complicações pós-operatórias a curto prazo (3,4% × 2,2%). No entanto, a taxa de reoperação a longo prazo foi maior no grupo de eletrodos percutâneos. Nenhuma diferença significativa foi encontrada no custo de saúde a longo prazo de ambos os procedimentos.[86,87]

Na opinião dos autores, conforme evoluem os dispositivos percutâneos, maior treinamento médico, desenvolvimento de fixadores mais eficientes, além de múltiplos padrões de ondas disponíveis para terapia, tende a ser cada vez menor a diferença entre os tipos de acesso para implantes, o que favorece a técnica percutânea por ser menos invasiva. Apesar disso, como princípio norteador, sempre deve prevalecer a experiência, o conforto e os recursos disponíveis na equipe cirúrgica.

Acesso percutâneo

Técnica cirúrgica (fase teste)

Em centro cirúrgico e posicionado com fluoroscopia em decúbito ventral, coxins são colocados sob as laterais do tórax e no quadril, de forma a retificar a região lombar, para diminuir a pressão toracoabdominal, o que abre o acesso epidural entre as vértebras lombares e evita congestão venosa torácica (Figura 7).

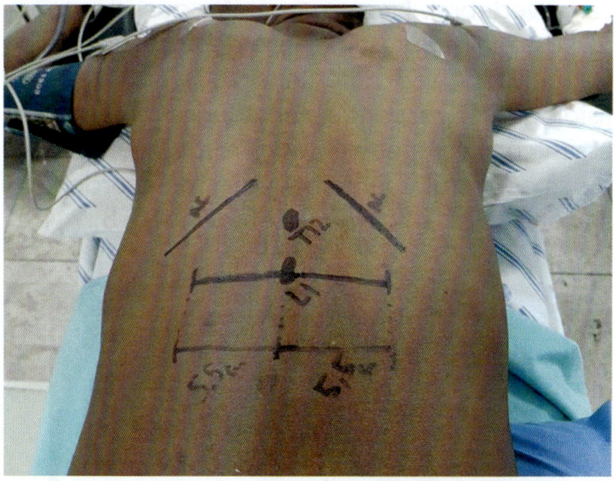

Figura 7 – Posicionamento e marcos anatômicos.

Fonte: Acervo da autoria.

Radioscopia em posição anteroposterior (AP) ângulo craniocaudal se necessário, para alinhar os platôs dos corpos vertebrais. Identifica-se o aspecto medial do pedículo ipsilateral 1 a 2 níveis abaixo do espaço interlaminar desejado. Esse será o ponto de entrada da pele e pode ser marcado com instrumental estéril. A entrada da pele geralmente é marcada ao longo de uma linha que une os pedículos L2, L3 ou L4. A entrada no espaço epidural deve ocorrer entre um a dois níveis do corpo vertebral cefálicos ao ponto de entrada da pele. A entrada da agulha no espaço epidural pode ser definida de forma individual, com tendência a evitar o cone medular, portanto, em geral abaixo de L1 e L2. A agulha é então idealmente colocada em um ângulo de 30° a 45° AP e 10 a 20 lateromedial e avançada até que entre em contato com a lâmina imediatamente lateral ao processo espinhoso do corpo vertebral caudal à entrada do espaço interlaminar planejado. Uma vez que a lâmina é contatada, a agulha é levemente retraída e avançada superior e medialmente em direção ao centro do espaço epidural desejado. Em seguida, posiciona-se ao arco em perfil e avança a agulha com a técnica de perda de resistência. A visão lateral confirma o posicionamento da agulha no espaço epidural posterior. A aspiração é realizada, que deve ser negativa para sangue e líquor. Pode ser utilizado fio-guia como método confirmatório, seguido do eletrodo medular no espaço epidural sob radioscopia em tempo real e AP, para ajuste de trajeto mantendo na linha média até o alvo desejado, seguido de imagem em perfil para confirmar posicionamento posterior no canal vertebral. Nesse momento, quando disponível, é realizado estimulação neurofisiológica intraoperatória para determinação se a linha média fisiológica corresponde a anatômica radiográfica, assim como mapeamento inicial de melhores regiões de recrutamento neuronal, de acordo com a topografia da dor do paciente (Figura 8, 9, 10).

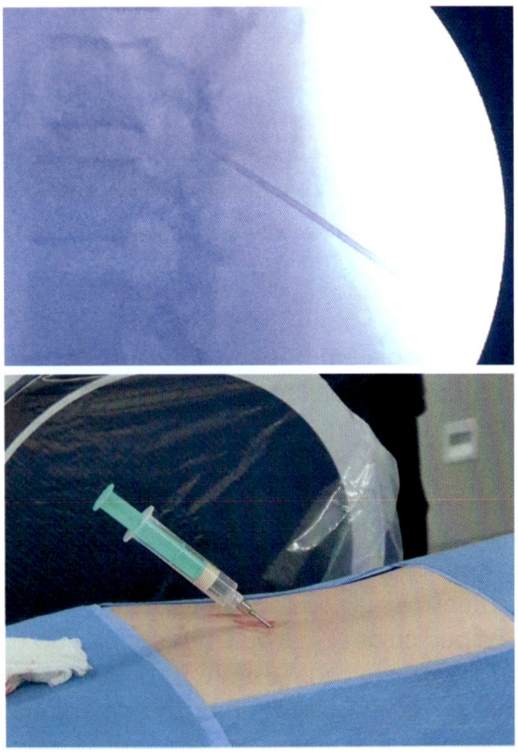

Figura 8 – Punção perfil.

Fonte: Acervo da autoria.

O mapa de Barolat, de 1993, pode ajudar na localização inicial do teste (Quadro 1).[88] Após a confirmação da posição do eletrodo, confeccionar incisão de 3 cm a 5 cm, dissecar até fáscia do ligamento supraespinhoso, retirar a agulha sob radioscopia contínua e fixar o mesmo com âncoras ou pontos de fio inabsorvível, seja no ligamento supraespinhoso ou fáscia em implantes permanentes ou na pele, em testes.

Um teste bem-sucedido é medido por uma redução média da intensidade da dor de pelo menos 50% e sobreposição da parestesia com 80% da distribuição da dor somatotópica (Figura 11).

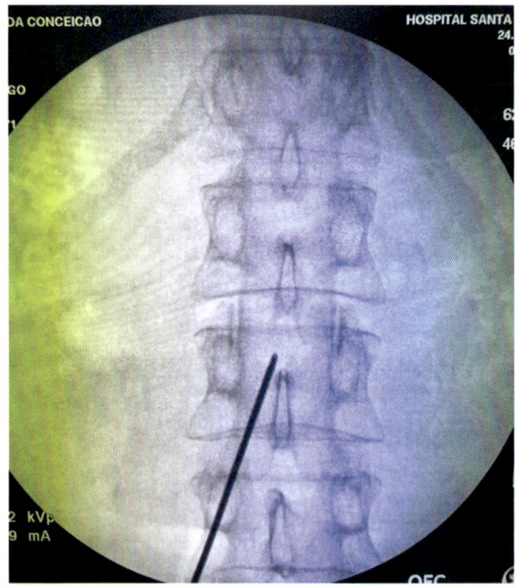

Figura 9 – Punção AP.

AP: anteroposterior.

Fonte: Acervo da autoria.

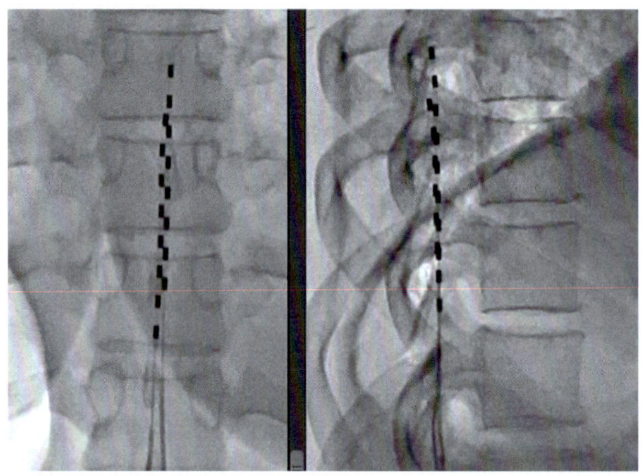

Figura 10 – Posição final eletrodos AP/perfil.

AP: anteroposterior.

Fonte: Acervo da autoria.

Quadro 1 – Mapeamento da parestesia de Barolat

Nível	Cobertura típica de parestesia
C2 e C3	Occipital
C3 e C4	Ombro
C4 e C5	Radial
C5 e C6	Mediano
C6 e C7	Ulnar
T1 a T4	Angina
T4 a T6	Abdome/vísceras
T6 a T8	Lombar
T8 a T11	Extremidades inferiores
T11 e L1	Pé

C: cervical; L: lombar; T: torácica.

Fonte: Desenvolvido pela autoria.

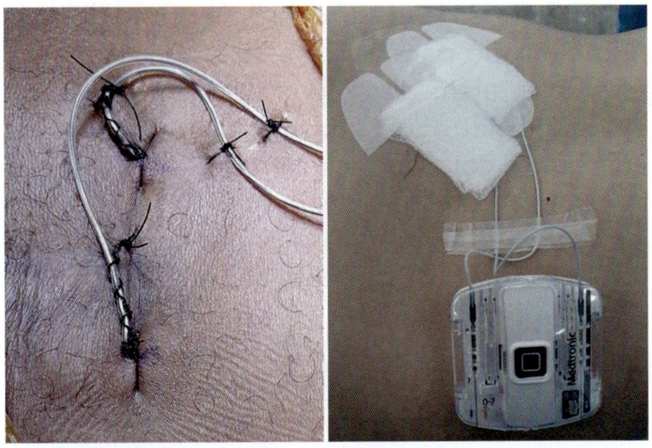

Figura 11 (A e B) – Eletrodo teste fixado na pele, curativo e gerador externo.

Fonte: Acervo da autoria.

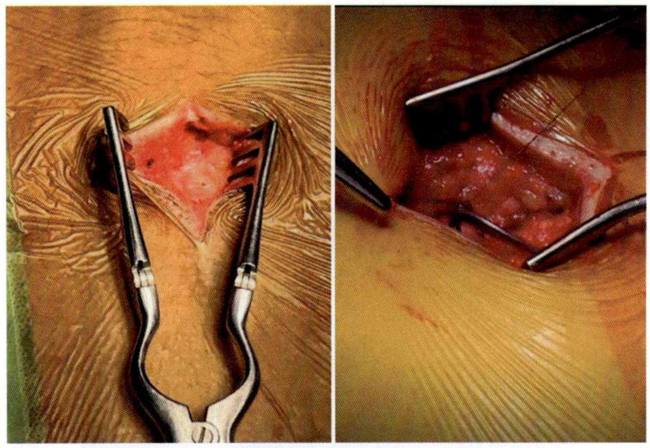

Figura 12 (A e B) – Exposição fáscia e fios de ancoramento.

Fonte: Acervo da autoria.

Implante permanente

Um implante permanente geralmente segue um teste SCS. Uma boa técnica de ancoragem desempenha um papel importante na prevenção da migração do eletrodo – a etiologia mais comum para futuras falhas de tratamento e revisão cirúrgica. A ancoragem pode ser um desafio em alguns pacientes que tendem a ser mais difíceis tecnicamente, como aqueles com diabetes descontrolado, obesidade mórbida, histórico de múltiplas cirurgias na coluna ou dano tecidual secundário à caquexia (Figura 12).

Para implante do gerador de pulsos (em inglês, IPG), deve-se decidir previamente sobre seu lado e sua localização. A loja é uma parte igualmente importante do procedimento, que merece atenção especial. Novos dispositivos estão se tornando menores e a escolha dos locais de bolso pode continuar a evoluir, proporcionando menos impacto nos contornos do corpo e maior conforto. Os locais típicos geralmente são o subcutâneo da região glútea superior ou a parte inferior das costas, com o lado determinado pela preferência do paciente, evitando pontos de pressão contínua, em especial ao dormir. O tamanho ideal da loja deve ser de 120% a 130% do volume do gerador. O espaço extra permitirá folga do tecido, para evitar deiscência da ferida e diminuir a dor. Se for maior do que o tamanho recomendado, o paciente pode estar propenso a deslocamentos ou coleções líquidas como seromas/hematomas, o que pode levar à necessidade de revisão cirúrgica. Um tunelizador é usado para avançar o eletrodo no tecido subcutâneo até a loja e, em seguida, é conectado ao IPG. O fechamento da ferida deve ser outro ponto crítico, sendo importante criar de duas a três camadas, para garantir o alinhamento adequado da pele e evitar a tensão do tecido, o que pode levar à necrose (Figuras 13 e 14).

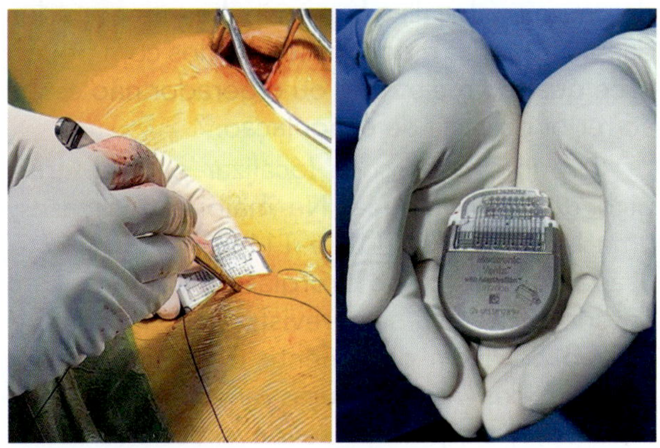

Figura 13 (A e B) – Gerador implantado.

Fonte: Acervo da autoria.

Técnica cirúrgica (placa)

Cumpridos os preparativos gerais, já mencionados na técnica percutânea, um cirurgião destro geralmente deve estar localizado no lado esquerdo do paciente para que seja mais fácil abrir o osso vertebral e os ligamentos e introduzir o eletrodo em direção à região superior do espaço epidural. No lado oposto, permanece o auxiliar e a tela da radioscopia. O uso de eletrocautério não é recomendado enquanto o eletrodo ou o gerador de pulsos tiver

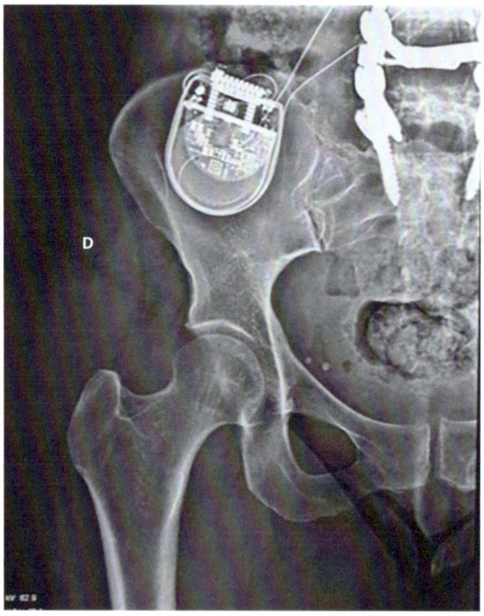

Figura 14 – Radiografia do gerador implantado.

Fonte: Acervo da autoria.

sido colocado, e deve ser usado apenas no acesso cirúrgico antes que qualquer material tenha sido posicionado. Por outro lado, os coaguladores bipolares são mais seguros, pois a entrega de energia é localizada principalmente ao redor das duas pinças e podem ser usados com pouco risco quando o eletrodo ou o gerador não estão ao redor da zona de coagulação.[89]

O primeiro passo é localizar o nível cirúrgico da laminectomia. Na maioria dos casos, uma laminectomia T10 e T11 ou T11 e T12 é usada. Fatores como cirurgias ou compressões anteriores devem ser previstos. Uma pequena incisão de 4 cm geralmente é suficiente para expor todas as estruturas anatômicas. Classicamente, a aponeurose deve ser aberta na linha média (quando uma laminectomia da linha média é prevista) ou ligeiramente lateral à linha média (quando uma hemilaminectomia é indicada). Os músculos paravertebrais são dissecados, expondo a lâmina vertebral e o processo espinhoso. O próximo passo é a abertura da parte superior da lâmina e uma pequena parte do processo espinhoso, expondo o ligamento amarelo. Em alguns casos, uma broca de alta velocidade pode ser usada. O ligamento amarelo é então aberto, expondo a dura-máter. O cirurgião deve estar ciente de onde a linha média está localizada para um posicionamento correto do eletrodo. A maioria das empresas tem um modelo de plástico semelhante ao eletrodo que deve ser colocado antes do próprio eletrodo para verificar se a abertura é suficiente e, além disso, permitindo a dissecção epidural (eletrodo fantasma). Depois disso, o eletrodo é colocado suavemente com atenção cuidadosa a qualquer sangramento significativo no espaço epidural e neurofisiologia se disponível, e um posicionamento correto é verificado sob imagem radiográfica. As demais etapas seguem a técnica de tunelização e implante do gerador já descritos (Figuras 15 a 17).

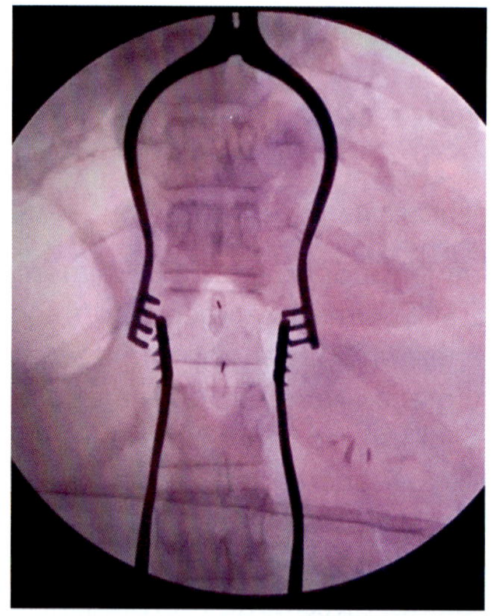

Figura 15 – Radiografia laminectomia.

Fonte: Acervo da autoria.

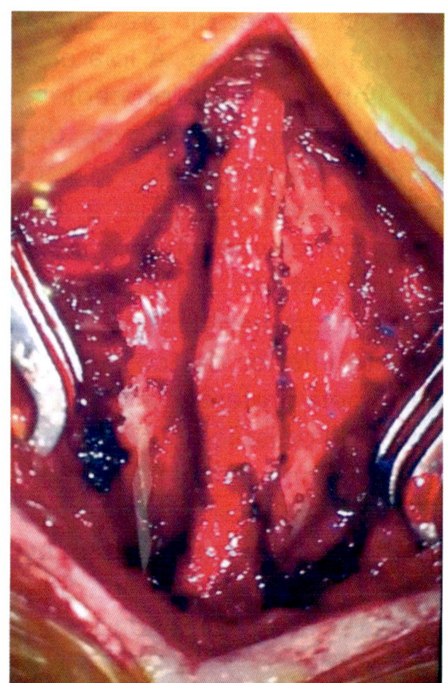

Figura 16 – Processo espinhoso.

Fonte: Acervo da autoria.

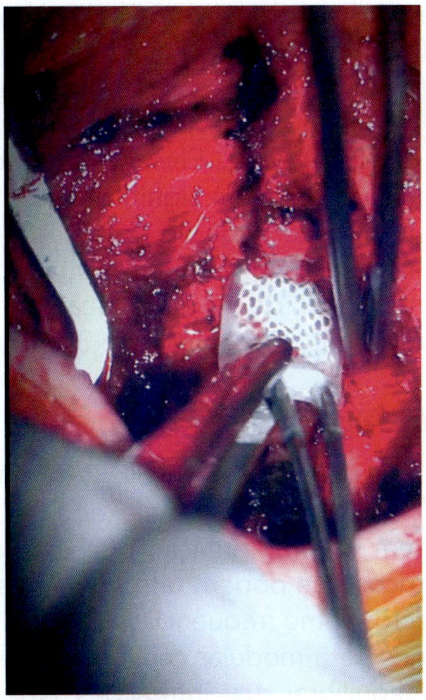

Figura 17 – Implante da placa.

Fonte: Acervo da autoria.

Complicações

- Fibrose epidural.
- Hematoma epidural.
- Abscesso epidural.
- Dor de cabeça pós-punção dural.
- Programação inaceitável.
- Migração do eletrodo.
- Vazamento de corrente.
- Falha do gerador.
- Infecção da ferida.
- Seroma.
- Hematoma.
- Dor em um gerador.

Tipos de onda

Com as tecnologias emergentes de SCS, a evidência coletiva de novas formas de onda em relação à estimulação tônica tradicional para o tratamento de dor crônica é amplamente estudada, com foco especial na síndrome pós-laminectomia. Revisão por Karry[90] identificou 11 estudos que incluíram comparações de formas de onda para o tratamento de lombalgias. Destes, 6 estudos compararam BurstDr® (Abbott) *vs.* tônico, 2 estudos compararam BurstDr® *vs.* 10 kHz High-frequency® (HF10 – Nevro) e 3 estudos compararam tônico *versus* HF10. Há evidências de alto nível demonstrando a superioridade de SCS sobre o CMM e cirurgia para o tratamento de lombalgias crônicas. O SCS tônico pode ter limitações quando comparado com outras formas de onda, incluindo produção de parestesias, preocupação com benefício analgésico e possível perda de eficácia com uso crônico. Embora novas formas de onda não exijam produção de parestesia para benefício analgésico, sua eficácia geral é comparável ou superior ao SCS tônico. Além disso, comparações de intervenções em BurstDr e HF10 para dor lombar após cirurgias mostraram resultados promissores na redução de dor nas pernas.[91,92]

A maioria dos estudos incluídos tem alto risco de viés em pelo menos um domínio, pois, mesmo com boa metodologia, a maioria tem financiamento da indústria e dificuldade de cegamento dos envolvidos, por ser relacionado a procedimentos com implantes.

Burst vs. tônico

Os mecanismos supra cerebelares subjacentes à estimulação de frequência *burst vs.* tônica ainda não foram totalmente ou claramente elucidados. No entanto, teorias de condução sugerem que a estimulação tônica modula principalmente as vias laterais da dor talâmica, enquanto a estimulação *burst* pode modular as vias laterais e mediais da dor talâmica.[93,94] As vias mediais da dor têm conexões sinápticas com o córtex cingulado anterior e a ínsula e, portanto, podem modular positivamente os componentes afetivos e emocionais da dor crônica quando estimuladas com formas de onda *burst*.[93] Ao contrário, a neuromodulação via estimulação tônica é amplamente limitada às vias laterais da dor, que controlam os aspectos somáticos e discriminatórios da dor crônica.

Dadas essas diferenças mecanicistas, também existe uma diferença nos resultados clínicos. A metanálise,[90] com um total combinado de 268 pacientes em 5 estudos, demonstrou superioridade no benefício analgésico para estimulação em *burst* sobre estimulação tônica, com redução média adicional de pontuação de 1,64 na EVA, o que culminou, no estudo SUNBURST, o qual revelou que os pacientes preferiram essa estimulação não-parestésica sobre a convencional.[95]

Tônica vs. HF10

Embora o mecanismo direto da modificação da atividade neural do SCS fosse considerado no nível das colunas dorsais, evidências mecanicistas mais recentes sugerem vários locais de ação para formas de onda variadas.[94,96] A forma de onda HF10 é considerada como conferindo seletivamente inibição neural no nível dos cornos dorsais.[97-99] Outros propõem que a estimulação de HF10 causa um bloqueio de despolarização reversível ou dessincronização de sinais neurais.[94,97,99] Acredita-se também que a neuromodulação seletiva dos cornos dorsais possivelmente resulta em excitação preferencial de interneurônios inibitórios de segunda ordem sobre interneurônios excitatórios ou mitiga o enrolamento mal adaptativo em circuitos ascendentes.[100] No entanto, essas teorias de trabalho são simplesmente postuladas nesse momento e são amplamente baseadas em estudos limitados com roedores.

Essa seletividade para frequências mais altas foi clinicamente evidenciada por Al-Kaisy *et al.*[101] que mostraram em um estudo cruzado em uma pequena coorte de pacientes com dor lombar persistente após cirurgias de coluna, que o decréscimo nas pontuações EVA foi alcançado apenas com a estimulação de 5.882 Hz. Curiosamente, eles não encontraram nenhuma redução significativa da dor dependente da dose entre as formas de onda de 1.200 Hz e 3.030 Hz. O estudo PROCO, de Thomson *et al.*,[102] que explorou o benefício de várias frequências de 1 KHz a 10 KHz em uma coorte de 20 pessoas, descobriu que todas as frequências estudadas eram ambíguas no fornecimento de benefício analgésico. Houve redução significativa da dor com formas de onda HF10 em relação à linha de base e quanto à não inferioridade das formas de onda HF em relação à estimulação tônica. O estudo de Kapural *et al.*,[66] que foi um acompanhamento do estudo SENZA, investigou a maior coorte e durante o maior período de acompanhamento. Ele mostrou superioridade significativa de HF10 sobre a estimulação tônica para dor nas costas e nas pernas. Bolash *et al.*[103] e De Andres *et al.*,[104] no entanto, não conseguiram estabelecer superioridade clara das formas de onda HF.

BurstDr vs. HF10

Existe uma escassez de evidências comparando formas de onda *burst* e HF10 para o tratamento de lombalgia crônica. Ambos os estudos de Kinfe *et al.*[91] e Muhammad *et al.*[92] foram relatos de comparações de *burst vs.* HF na mesma pequena coorte de pacientes com dor lombar predominante. Eles não encontraram nenhuma superioridade significativa de nenhuma das formas de onda no tratamento da dor lombar, mas descobriram que o *burst* foi superior à estimulação de HF na redução da dor nas pernas nos pontos de tempo de 3 e 12 meses.

Differential Target Multiplexed

A SCS, conforme protocolo DTM® Medtronic (*Differential Target Multiplexed* SCS), é uma abordagem de programação que usa vários sinais elétricos que podem diferir uns dos outros em aspectos como frequências, taxas de pulso e amplitudes para modular células gliais e neurônios, e reequilibrar suas interações. Nos últimos anos, vários estudos clínicos estenderam essas descobertas para indicar a superioridade do DTM SCS em relação ao SCS convencional e ao tratamento clínico em pacientes com dor lombar e nos membros inferiores crônica intratável.[105-107]

Fishman[106] demonstrou que o DTM SCS proporcionou alívio superior de lombalgia em comparação com a programação tradicional do SCS em pacientes intratáveis na visita de 3 meses na população. O estudo demonstrou benefícios sustentados com alta eficácia por até 12 meses. As taxas de resposta na visita de 3 meses (80,1%) e na visita de 12 meses (83,7%) estavam entre as mais altas em comparação com outros RCT no campo, incluindo tecnologias mais novas. O EVA médio de dor nas costas foi reduzida para 1,91 na visita de 3 meses e mantida em 1,74 na visita de 12 meses. A alta taxa de resposta e a EVA média de dor nas costas abaixo de 2 são notáveis, dada a alta cronicidade da dor (média de 12,64 anos) e nível de dor basal (média de 7,25) no grupo DTM SCS.

Tais achados foram reproduzidos também nos MMSS, com estudo de viabilidade e segurança com 58 pacientes recrutados para testes, implantes e seguimento por 3 e 12 meses.[108] A taxa de respondedores foi de 92% aos 3 meses e mantida em 86% ao final do seguimento. Levantamento de custo efetividade no Reino Unido[109] mostrou a terapia com protocolo DTM utilizado, que manteve os bons resultados nesse aspecto, similar aos demais dispositivos de estimulação, nos quais no médio e longo prazos incorrem em redução de gastos.

Gânglio da raiz dorsal, indicações, resultados e técnica

Após décadas de uso de SCS e sua evolução, tanto nos materiais e tamanho dos dispositivos, quanto em tecnologias relacionadas aos diferentes padrões de ondas, ainda há patologias nas quais os resultados são insatisfatórios, levando a taxas de explante consideráveis em populações específicas. Além da falta de benefício claro, a sensação parestésica em áreas não intencionais, baixa captação de fibras específicas e uso de alta quantidade de energia, com redução da vida útil da bateria e possível relação com tolerância progressiva ao tratamento, são motivos para busca constante por novas técnicas, como o estímulo do DRG por conta de suas características peculiares como especificidade localizatória, filtro potencial de transdução celular, baixo acúmulo de líquor ao redor, conexão com sistema nervoso autonômico, entre outros. Em teoria, partindo-se do princípio de que qualquer doença com topografia bem delimitada, com características predominantes neuropáticas e componente de sistema nervoso autônomo presente pode se beneficiar da estimulação do DRG, há relatos de diferentes patologias, com algum benefício, oscilando em relação ao nível de evidência e grau de recomendação.

Nesse contexto, as principais indicações atuais são para SDCR, dores após manipulações cirúrgicas de grandes articulações, paredes e cavidades, e neuropatias periféricas. Outras indicações ainda são emergentes, porém com boas expectativas futuras inicialmente, como lombalgias benignas, especialmente as não cirúrgicas, pelo fato de preservarem a anatomia do DRG e viabilidade técnica para cirurgia, dores viscerais como pancreatite, isquêmicas, doenças gástricas etc.

Resultados

Síndrome de dor complexa regional (SDCR)

Entidade de difícil manejo, com resultados parciais mesmo com SCS por diferentes ondas, em razão de melhora não expressiva, tolerância e, por vezes, dificuldade de mapeamento, foi o foco do estudo ACCURATE,[110] que conferiu nível de evidência 1A para uso de estimulação do DRG na SDCR em membros inferiores. Primeiro Ecr com 152 pacientes de 22 centros mundiais, diagnóstico confirmado de SDCR tipos I e II, grupos demograficamente homogêneos e após testes positivos, randomizados entre estimulação DRG ou convencional medular tônica (tSCS), acompanhados por até 12 meses, com objetivo primário de melhora da EVA > 50% em 3 meses, além do monitoramento de efeitos adversos e objetivos secundários relacionados à avaliação de aspectos subjetivo. O grupo DRG teve redução do EVA de 81,2%, enquanto o tSCS, 55,7%, além da superioridade também nos outros parâmetros avaliados, menor influência postural ou parestesias não intencionais, sendo 94,5% de estimulação somente na área dolorosa para o grupo DRG contra 61,2% para o grupo tSCS. Em ambos, o efeito foi sustentado no seguimento de 12 meses (74,2 × 53%). Não houve diferença no percentual de efeitos adversos entre os grupos. Para MMSS, ainda carecem estudos de qualidade e, pelo consenso internacional para melhores práticas em DRG (The Neuromodulation Appropriateness Consensus Committee [NACC]), deve ser mais bem estudado (nível de evidência 2, força de recomendação A).[111]

Neuropatias periféricas

A maior representante desse grupo é a neuropatia periférica dolorosa diabética. Há duas séries de casos retrospectivos que reportam portadores dessa síndrome, em um total de 17 pacientes, 14 destes implantados, quase todos para membros inferiores, com melhora entre 50% a 60% com seguimento entre 6 a 12 meses.[112,113] Ocorre que há evidência 1A para SCS baseado em 2 ensaios clínicos multicêntricos[70,114] com melhora de 60%, além de ensaio clínico mais recente utilizando estimulação não-parestésica, com cerca de 80% dos indivíduos referindo melhora superior a 50% (média 80% na redução do EVA).[115] Baseado nestes, o consenso NACC recomenda o uso de DRG somente excepcional e em casos individuais.[111]

A evidência para outras neuropatias é escassa, baseada em poucos relatos de caso como induzidas por quimioterápicos, vírus da imunodeficiência humana (HIV) ou neuropatias de fibras finas não relacionadas a diabetes, com resposta inicial favorável, porém não é possível validar como terapia de escolha. Logo, nos casos de natureza focal e neuropática clara, pode ser considerada.

Dor após cirurgias

Há evidência razoável sobre quadros pós-cirúrgicos, em especial quando dor de características neuropáticas. A maior casuística é do ACCURATE[110] com vários casos de dor em coxa, joelho, pé etc., que desenvolveram SDCR. Outros estudos menores também corroboram estes resultados, como após cirurgias de joelho, quadril, toracotomias, mastectomias, herniorrafias, entre outros, pois têm incidência alta de manutenção de quadros dolorosos tardiamente. O consenso NACC[111] menciona 3 estudos prospectivos não controlados que trouxeram resultados animadores, com 64 pacientes submetidos a implantes definitivos após testes positivos (> 80%) e redução maior que 50% no EVA entre 60% a 80% dos indivíduos após 6 meses.

Dor pélvica crônica

Esse termo inclui um grupo complexo de doenças debilitantes, de origem somática e/ou visceral, não específica e frequente refratária a tratamento, como endometriose, neuralgia do pudendo, genitofemural, cistite intersticial, vulvodínia etc. e com características neuropáticas e autonômicas que geram semelhanças com algumas síndromes como SDCR. A SCS convencional tem taxa de sucesso relativamente baixa nesses casos, com alta taxa de explantes, sendo a perda de efeito o principal motivo, e, apesar de não estar clara a causa exata, cogita-se que seja por falta de cobertura adequada das fibras acometidas. Nesse contexto, pela capacidade localizatória do DRG, torna-se uma estratégia potencial. Hunter[116] apresenta série de 7 casos com variados diagnósticos, dentre eles endometriose, coccidínia, orquialgias, neuralgia do pudendo por diferentes causas, em que descreve técnica de estimulação simultânea de L1 e S2, ambos bilateral, para cobertura de todo abdome inferior/cavidade pélvica, com melhora em torno de 80% a 90% nos testes prévios e 66% a 100% de alívio da dor nos já portadores do implante definitivo a data da publicação, com seguimento de até 1 ano. Apesar de resultados iniciais favoráveis, o NACC recomenda que seja uso estrito, com mecanismo de lesão claro, discussão multidisciplinar com ginecologia/urologia e com questões psicológicas/sociais bem controladas.[111] Outros relatos semelhantes abordam dores nos órgãos dessa região, com resultados promissores.[117,118] Estudo publicado pelos autores com série de 9 casos de dor pélvica, também utilizando estimulação dupla L1 S2 bilateral, corrobora com ótimo resultado (> 80%), mantido em *follow-up* de 12 meses.[119]

Dor inguinal

Relacionada à lesão dos nervos ilioinguinal e genitofemural. Schu[120] cita 29 pacientes com dor na região da virilha, 86% destes com teste positivo e submetidos a implante, relato de redução em 71% na intensidade da dor após 7 meses de seguimento, servindo de base para sugestão NACC com nível 2B para seu uso nesses casos.[111]

Membro fantasma e dor no coto cirúrgico

A literatura é escassa, apenas série de casos,[121] com redução de intensidade da dor entre 30% a 100% no seguimento de 14 meses, o que torna uma opção a ser considerada, pois há baixa evidência de opções de neuromodulação para esse grupo, assim como de tratamentos ablativos, com resultados alternantes e riscos associados. Uma segunda questão é o mapeamento para definição do gânglio a ser estimulado. NACC preconiza que a técnica pode ser utilizada (nível 3) em casos selecionados e sugere seguir o nível referente à sensação de dor do paciente.[111] Para os com dor no coto, pode ser utilizado eletrodo adicional no dermátomo específico.

Neuralgia pós-herpética

Existe evidência moderada para esses casos (nível 2), com resultados aparentes melhores do que SCS,[122,123] com 80% de melhora maior que 50% e redução do EVA em 60%. Há discussão sobre se deve ser utilizado o nível exato da dor ou os adjacentes, pois, em teoria, o gânglio está lesado pela doença primária, com sugestão de utilizar pelo menos 2 níveis para melhor cobertura da área de dor.

Técnica

Há somente um modelo atual para estimulação de DRG (*Proclaim DRG; Abbott Neurological*, Minneapolis, Estados Unidos). Outros modelos com alvos similares não são universalmente aceitos. As etapas descritas a seguir se baseiam nos princípios sugeridos pelo consenso NACC,[111] acrescidos de orientações oficiais dos treinamentos regionais do fabricante e experiência de painel de especialistas, servindo de modelo para cirurgiões, deixando a cargo de cada especialista a peculiaridade do caso clínico do momento.

Planejamento pré-operatório

Para seleção do nível a ser implantado, a tendência é o posicionamento no gânglio correspondente ao dermátomo mais acometido, porém, em casos mais severos ou com alto grau de sensibilização central, pode não corresponder ao posicionamento ideal. Um método alternativo pode ser a estimulação intraoperatória sensitiva utilizando cânulas de radiofrequência posicionadas transforaminal, nos níveis aproximados, comparando a resposta do paciente em cada nível para definir os com melhor cobertura.[124] Tal técnica implica no paciente em sedação leve, colaborativo, além da manipulação de vários níveis com agulha, o que pode tornar desconfortável o procedimento. Outra opção seria a utilização da neurofisiológica intraoperatória para avaliar os níveis mais recrutados, via potencial evocado sensitivo e/ou eletroneuromiografia (ENMG), podendo ser alterado o nível baseado na resposta, sem necessidade obrigatória de participação do paciente. Ambos os métodos necessitam validação em ensaios clínicos. O consenso[111] coloca como plausível o uso de múltiplos eletrodos para melhor cobertura (máximo de 4 por gerador) e sugere que seja realizado teste prévio para avaliar melhor a cobertura. A seguir, os melhores sítios sugeridos de acordo com o consenso (Figura 18).

Imagem pré-operatória

Considerando a especificidade do posicionamento, a preocupação inicial deve ser avaliar a capacidade do forame intervertebral em receber o eletrodo. A região subpedicular que comporta o DRG e estruturas ao redor corresponde a cerca de 30% da área foraminal na imagem, sendo classicamente estimada a prevalência de estenose foraminal entre 8% a 21%.[125,126] Logo, devem ser estudados de rotina o canal vertebral como um todo, recesso lateral e os forames envolvidos. A ressonância magnética (RM) é o estudo ideal, pois possibilita avaliação dos forames incluindo estruturas de partes moles como gordura epidural, perineural e cicatrizes cirúrgicas, além de alterações estruturas nos discos e corpos vertebrais. Radiografias e tomografias

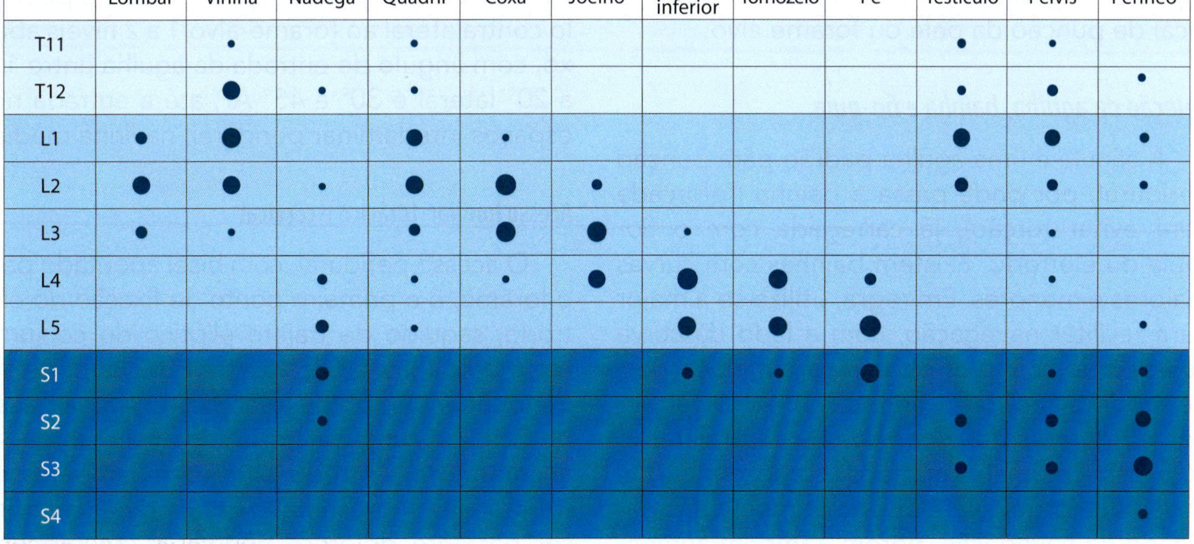

Figura 18 – Melhores sítios sugeridos de acordo com o consenso NAAC.

Fonte: Adaptada de Deer TR, Pope JE *et al.*, 2018.

computadorizadas (TC) permitem análise óssea adicional, em especial sobre calcificações anômalas. A mielografia com reconstrução 3D pode ser uma opção, com contraindicação à RM. Os sistemas de SCS e órtese de cirurgia de coluna atuais, em geral, são compatíveis com RM.

Na região lombar, por exemplo, o DRG tem tamanho progressivamente maior e posicionamento mais lateral, sendo a relação raiz/forame maior em L5S1 (50% do diâmetro). Logo, em direção caudal, as raízes têm espaço cada vez menor para saída foraminal, com trajeto oblíquo. Além disso, considerando a prevalência maior de doença degenerativa nos níveis inferiores, torna a avaliação radiológica ainda mais importante nesses níveis. Nos casos de ausência de parâmetros anatômicos fidedignos e manipulações cirúrgicas diretamente na região alvo, a técnica torna-se pouco factível.

Implante do eletrodo

Posicionamento do paciente

Segue os mesmos princípios do SCS, com posicionamento em decúbito ventral, medidas para reduzir a lordose lombar ou cervical, como coxins abdominais e flexão cervical. O uso de travesseiros, protetores de extremidades, braçadeiras etc. devem levar em consideração o posicionamento da equipe e o uso de radioscopia tanto em visão AP quanto em perfil. A colocação de campos deve considerar a lateralidade, loja para implante do gerador e espaço em geral de 2 níveis vertebrais entre o local de punção da pele ou forame alvo.

Seleção da agulha, bainha e fio-guia

A cânula é uma agulha padrão para punção peridural, por onde passa a bainha (reforçada para evitar torção), já carregada com o fio-guia ou eletrodo. Existem bainhas com curvas maiores e menores. Em regra, utiliza-se a maior para facilitar navegação, com a lado da curva coincidindo com o do acesso para medicações, de modo a facilitar a orientação. A curva menor é interessante para acessos contralaterais com espaços mais limitados, como em L4/L5. O uso de fio-guia no eletrodo aumenta a capacidade de navegação, porém, também aumenta a rigidez em espaços mais apertados. Logo, seu uso deve ser individualizado em cada caso. Inicialmente, foi aprovado apenas para facilitar e confirmar o acesso epidural, mas atualmente também é utilizado para aumentar a estabilidade do conjunto bainha-eletrodo ao acesso foraminal. Tal prática deve ser considerada junto ao risco de lesão de nervo por pressão excessiva na região. Sugere-se nos casos mais difíceis avançar somente o fio-guia pelo forame para criar uma via inicial e, em seguida, avançar todo o conjunto ou somente o eletrodo até a posição final (Figura 19).

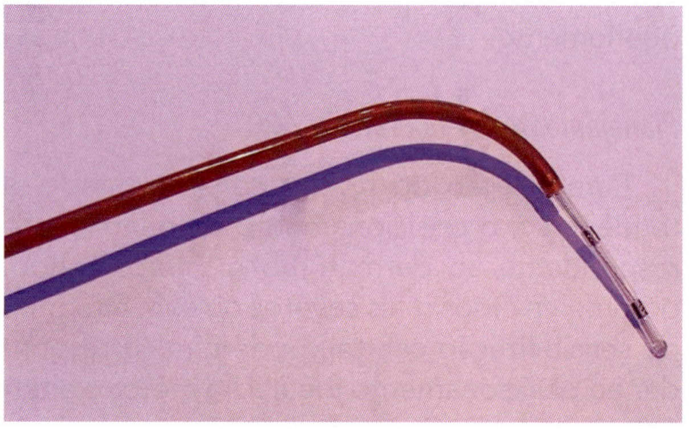

Figura 19 – Eletrodo e bainha expostos.

Fonte: Acervo da autoria.

Técnica de posicionamento e redução de migração

Por conta da posição anatômica peculiar e variável do DRG em relação ao forame durante movimentos, utilizam-se diferentes passos para o ancoramento do eletrodo na região com curvaturas intencionalmente criadas. Semelhante à punção clássica para SCS, é marcado o pedículo contralateral ao forame-alvo 1 a 2 níveis abaixo, com ângulo de entrada da agulha entre 10° a 20° lateral e 30° a 45° AP, até a entrada nos espaços interlaminar peridural, na linha média.

Acesso lombar, torácico e cervical

O acesso peridural, com bisel apontado para o forame, é o primeiro ponto de fixação do eletrodo, seguido de trajeto elíptico do conjunto até a borda lateral do forame por sua parte superior (menor risco de lesão neural e localização do DRG costuma ser mais superior e anterior), ancorando o eletrodo entre os ligamentos intraforaminais presentes. Essa etapa costuma ser bastante dolorosa nos casos de procedimentos somente com sedação. Sugere-se irrigação pelo acesso da bainha com salina ou uso de anestésicos locais para facilitar a entrada e analgesia. Nos casos de acesso do mesmo nível, sugere-se entrada na pele em ponto mais lateral do que o convencional para facilitar espaço de manobra.

Após posição final ideal (meio dos contatos logo abaixo do pedículo), a bainha é destravada, retirada até a ponta da agulha, mantendo o eletrodo na posição. Após, deve ser travada novamente e modificada sua posição em conjunto com a agulha para superior (por vezes, é preciso girar o conjunto ao mesmo tempo em que o empurra, para viabilizar a mudança de direção). Em seguida, o conjunto bainha e eletrodo são inseridos em direção cranial, até formar uma flexão superior. O eletrodo é então destravado e avança criando um curva superior, sem ultrapassar o platô inferior da vértebra logo acima. Em seguida, somente a bainha é retirada até a agulha novamente, o conjunto é travado e virado junto com a agulha em direção ao gânglio. Novamente, então, avança a bainha com o eletrodo até formar curvatura inferior, quando, então, deve seguir somente o eletrodo para completar a alça. Sugere-se que antes do avanço dos eletrodos para as alças seja retirado o fio-guia para aumentar a maleabilidade. Essas etapas podem ser repetidas de forma alternada a fim de diminuir as chances de migração, a critério do cirurgião, sendo recomendado pelo menos duas alças por eletrodo posicionado. Para retirada do sistema, sugere-se primeiro a retirada da bainha, mantendo o apoio sobre o eletrodo, para evitar tracionar as alças acidentalmente, seguido da agulha, acompanhando em tempo real por radioscopia.

Nos níveis lombares inferiores (L4 e L5), em geral, a marcação da pele é somente 1 nível inferior, próximo a lateral de S1 e S2, e o ponto de entrada peridural tende a ser paramediano e ainda contralateral ao alvo.

Para acesso a níveis torácicos mais altos (acima de T10) e cervical, são necessárias pequenas adequações na fase inicial de punção e posicionamento do eletrodo: o ângulo de punção é menor em relação à pele, ao diâmetro do canal vertebral reduzido e à angulação do forame diferente, o que exige maior acurácia técnica e monitorização constante de lesões, seja por diálogo com o paciente ou neurofisiologia intraoperatória. Nestes, pode ser interessante o uso de bainha com curvatura menos angulada e, na cervical, extensões ou eletrodos mais longos por conta da distância para tunelização. Deve-se lembrar também que, até o momento, a FDA libera o uso somente entre T10 e S2. Já na Europa, não há restrição quanto ao nível, porém a NACC recomenda somente abaixo de C5 (Figuras 20 a 22).[111]

Para os casos de teste pré-implante, podem ser utilizadas extensões para evitar a manipulação repetida dos forames em questão, que devem ser externalizadas contralateral ao sítio futuro do gerador (risco de infecção se tempo prolongado).

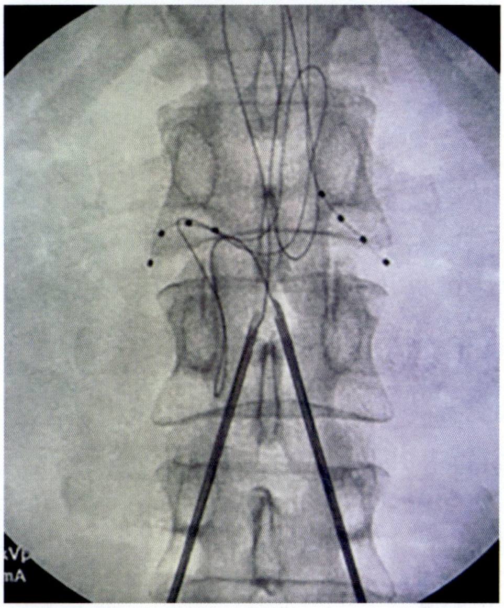

Figura 20 – Eletrodos lombares AP.

Fonte: Acervo da autoria.

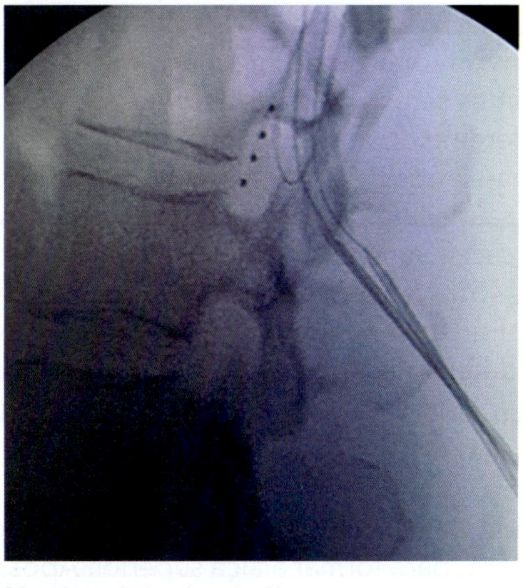

Figura 21 – Eletrodo lombar perfil.

Fonte: Acervo da autoria.

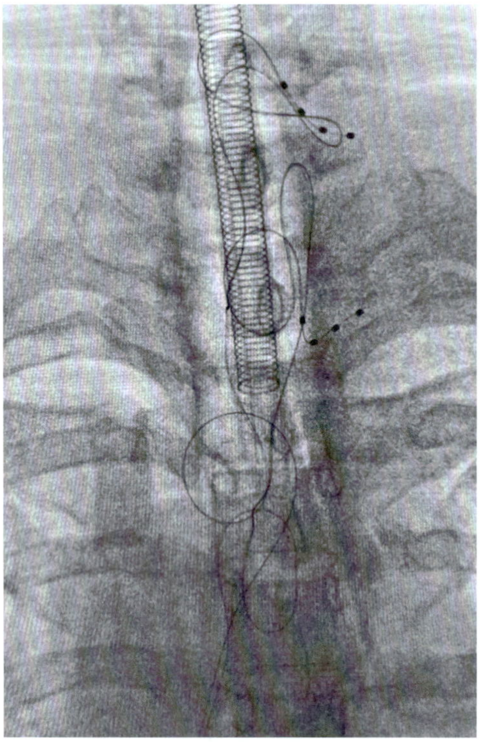

Figura 22 – Eletrodo cervical e torácico.

Fonte: Acervo da autoria.

Acesso sacral

Técnica de acesso diferenciado pelas variações anatômicas consideráveis em relação aos níveis mais altos. A localização do gânglio pode ser tanto intraforaminais quanto intracanal vertebral. Utiliza-se a visão anteroposterior, com angulação cranial para visualização dos forames desde S1. O acesso é transforaminal, com alvo às 17 horas (direita) e 19 horas (esquerda); a punção com bisel posicionado caudal, até entrada 1 cm a 1,5 cm em direção ao forame ventral. As curvas seguintes serão guiadas por radioscopia em perfil, diferente do acesso toracolombar. O conjunto bainha-eletrodo é avançado com o bisel voltado para caudal até o primeiro contato ultrapassar a linha sacral ventral (55% dos DRG estão no forame e 45% dentro do canal vertebral). O uso da neurofisiologia nesses casos é de grande auxílio para determinar a posição ótima do eletrodo.

Em seguida, traciona a bainha destravada até a agulha, trava o conjunto e o gira inteiro para direção cranial. Sugere-se retirar 10 cm a 15 cm de guia do eletrodo antes de prosseguir com o conjunto, para formar a alça superior. Após, com o conjunto destravado, a bainha é novamente retraída e mantido o eletrodo posicionado. Essas etapas devem ser repetidas no sentido inferior para formar a segunda alça e quantas mais o cirurgião julgar necessário. Nesses níveis, a confecção das alças tende a ser mais difícil que nos toracolombares (Figuras 23 e 24).

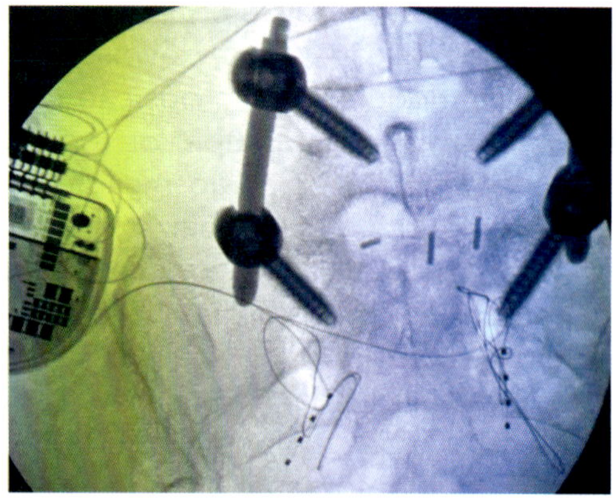

Figura 23 – Eletrodo e gerador DRG AP.

Fonte: Acervo da autoria.

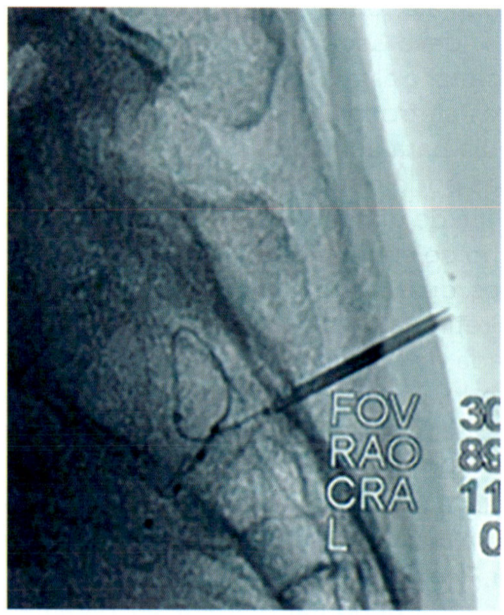

Figura 24 – Eletrodo sacralperfil.

Fonte: Acervo da autoria.

Ancoramento

Em razão da presença das alças no eletrodo como forma primária de ancoramento, há o questionamento sobre a necessidade adicional de fixação pelo método clássico de suturas com fio inabsorvível nas âncoras de plástico presentes nos *kits* ou diretamente no eletrodo ao nível das fáscias musculares, pelo risco de fratura. O consenso NACC deixa a critério do cirurgião, ressaltando não confeccionar a sutura muito apertada, salvo nos casos com dificuldade de fazer as alças peridurais.[111]

Tunelização e implante do gerador de estímulos

Essas etapas seguem os mesmos princípios do implante de neuroestimuladores medulares, com destaque para alguns detalhes particulares: o plano ideal é subcutâneo, não muito profundo, pois o gerador é pequeno, pelo risco de dificuldade de leitura pela programadora. Por serem mais finos do que os eletrodos convencionais, é possível a tunelização com a própria agulha peridural, o que confere maior controle do trajeto. Quando múltiplos eletrodos são posicionados, sugere-se que sejam tunelizados para incisão mais central/paramediana e desta para a loja do gerador. Pode ser adicionada uma alça subcutânea para alívio de tensão ao redor da fixação do eletrodo e/ou atrás do gerador para evitar danos em futuras reabordagens, porém não há evidência ou recomendação específica sobre isso pelo NACC.[111] Podem ser confeccionadas suturas de ancoramento do gerador (ao menos 2) na fáscia muscular para evitar deslocamentos e torções sobre o próprio eixo. Os sítios mais comuns para implante são a região glútea e o flanco posterior (abaixo da fáscia de Scarpa) ipsilateral à incisão do eletrodo. Síntese por planos e curativos devem ser realizados de forma hermética e estéril, a critério do cirurgião (Figura 25).

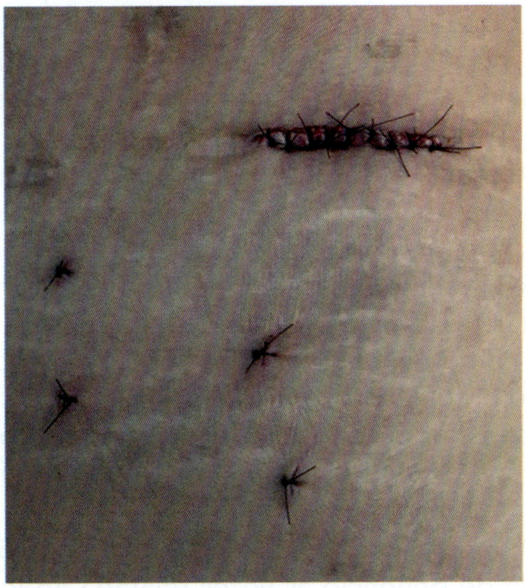

Figura 25 – Síntese pele eletrodos e gerador.

Fonte: Acervo da autoria.

ESTIMULAÇÃO CEREBRAL PROFUNDA PARA TRATAMENTO DA DOR

A DBS consiste em uma terapia que envolve o fornecimento de corrente elétrica/eletromagnética em determinadas estruturas profundas do encéfalo. Nessa terapia, eletrodos especificamente desenhados para esse fim são implantados sob técnica de estereotaxia e conectados a um gerador de neuroestimulação por meio de cabos extensores (Figura 26). O sistema permite o uso de parâmetros específicos, que podem variar com o uso da DBS, que são a frequência de estimulação, a largura do pulso, a amplitude da corrente, o uso de estimulação monopolar ou bipolar, bem como os contatos do eletrodo selecionados como cátodos ou ânodos.

Indicações e alvos mais comuns

É importante ressaltar que o uso do DBS no tratamento da dor está longe de ser a primeira opção, e os candidatos cirúrgicos são pacientes que têm dor severa e refratária a diversos tratamentos clínicos e intervencionistas prévios otimizados. Como tentar múltiplas terapias médicas é um processo longo, geralmente leva anos antes do encaminhamento para cirurgia. Um aspecto importante e fundamental para qualquer intervenção em Neuromodulação Invasiva é a avaliação psicossocial para exclusão de aspectos de amplificação dolorosa predominantemente no quadro de dor crônica, bem como exclusão de ganhos secundários. Pacientes com aspectos que contraindicam qualquer cirurgia cerebral (p. ex., coagulopatia, infecção ativa vigente, cardiopatias graves) geralmente não são candidatos adequados para o DBS.

O primeiro passo para entender qual o melhor alvo cerebral a selecionar é a definição correta do tipo de dor crônica (predominantemente neuropática ou nociceptiva), a região do corpo comprometida e a condição clínica associada ao desenvolvimento da dor. Embora não exista consenso, de maneira geral, é estimado que os pacientes com dor neuropática apresentam melhora resposta com a estimulação do *Nucleus Caudalis* (VC), no tálamo, enquanto os pacientes com dor predominantemente nociceptiva se beneficiam da estimulação em nível de substância cinzenta periaquedutal/periventricular (PAG/PVG), e alguns centros implantam

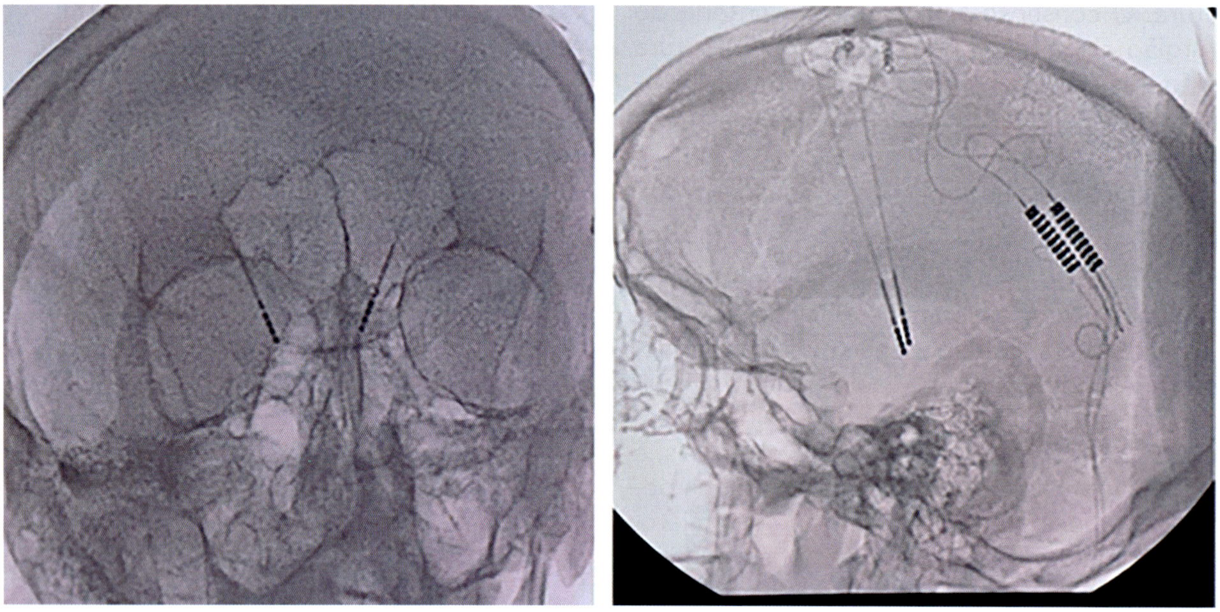

Figura 26 – Exemplo de implante de DBS no tratamento da dor.

Fonte: Acervo da autoria.

os eletrodos em ambos os alvos.[127-148] Mais recentemente, a estimulação do cíngulo anterior (ACC) também recebeu alguns estudos.[149-152]

Os protocolos para o tratamento pós-operatório de pacientes com dor crônica que recebem DBS variam de acordo com o centro. Enquanto alguns externalizam o eletrodo para testes de resposta, outros implantam e conectam o gerador de pulsos com os eletrodos no mesmo procedimento cirúrgico, sem realização de teste. Nos serviços que utilizam o teste, diferentes configurações de estimulação são fornecidas ao paciente em uma tentativa de caracterizar aquelas associadas à maior quantidade de analgesia e à cobertura da área de dor. Na maioria dos centros, um teste é considerado bem-sucedido se uma redução de > 50% na dor for alcançada com a estimulação. Nessas circunstâncias, os eletrodos são conectados ao gerador de pulsos e o sistema DBS inicialmente programado de acordo com as configurações consideradas ótimas. Se o teste for negativo, o eletrodo e o cabo de extensão são removidos. Em média, estima-se que 60% dos pacientes submetidos ao teste evoluem para um implante definitivo.

Resultados

Os resultados a longo prazo do uso da DBS para o tratamento da dor neuropática crônica é muito variável, com a maioria dos estudos mostrando uma resposta em 20% a 70% dos pacientes.[130,132,136,139-141,143,145,146,153-168] Parte da variabilidade parece ser em razão do fato da ausência de uniformidade de alvos e doenças tratadas, havendo múltiplas condições tratadas com DBS em diferentes alvos, o uso paralelo de medicamentos analgésicos, a inclusão de todos os pacientes *versus* apenas aqueles que apresentam um teste de estimulação positiva, e a duração do acompanhamento. Em geral, "os pacientes com dor neuropática parecem se sair pior do que aqueles com dor nociceptiva e estudos que incluem apenas pacientes que se saíram bem no teste de estimulação tendem a mostrar uma resposta melhor".[16]

Algumas síndromes dolorosas neuropáticas parecem ter uma melhor resposta analgésica, incluindo síndrome de dor regional complexa (SDRC), neuropatias de membro fantasma e periféricas, em comparação com outras síndromes como neuralgia pós-herpética, avulsão do plexo braquial ou dor talâmica.[155,157-160,169-172] Em outros estudos, o resultado de longo prazo parece piorar com o passar do tempo, inferindo algum grau de habituação.[148]

A variabilidade nos resultados do estudo, a perda de benefício às vezes relatada ao longo do tempo, combinada com o resultado ruim relatado em dois estudos multicêntricos abertos patrocinados por um dos fabricantes dos estimuladores (Medtronic),[173] reduziram substancialmente o interesse no campo.

Estudos recentes na procura de alvos para modular também o componente afetivo de dor na busca de melhores resultados com uso do DBS foram desenvolvidos. Alvos como o Giro do ACC e a cápsula anterior foram testados, com melhora nos componente afetivos, mas com manutenção de resultados semelhantes nos componentes nociceptivos e neuropáticos de dor.[149-152,174,175]

Uma síndrome dolorosa passível de tratamento com DBS é a cefaleia em salvas. Os estudos mostraram reduções substanciais na frequência e duração dos episódios em salvas em estudos abertos.[176-181]

As complicações da terapia de DBS no tratamento da dor são semelhantes às de outras indicações dessa terapia.[157-160,182] As mais comuns são hemorragias intracranianas (risco de 1% a 2%), migração de eletrodos, quebra de fios e eletrodos que precisam ser reposicionados (aproximadamente 5%), e infecções (3% a 5%).

ESTIMULAÇÃO DE CÓRTEX MOTOR NO TRATAMENTO DA DOR

Histórico e mecanismos de ação

A estimulação elétrica do córtex motor humano para tratar dor neuropática farmacorresistente foi relatada no início da década de 1990 por Tsubokawa *et al.*[183,184] Esse neurocirurgião japonês percebeu que a eficácia das técnicas neuromoduladores, somando os resultados de todas as técnicas disponíveis na época, forneciam controle satisfatório do quadro de dor em apenas um terço dos pacientes. A dor de deaferentação secundária a lesões do SNC é desafiadora, mesmo com toda a tecnologia acumulada que temos no século XXI. Com o objetivo de desenvolver tratamentos mais eficazes para a dor de deaferentação por conta de lesões do SNC, Tsubokawa *et al.* exploraram os efeitos da estimulação de várias regiões do cérebro. Surpreendentemente, eles reconheceram que a estimulação do córtex motor poderia fornecer bons resultados em tais pacientes.

Em seu tratamento clássico de 1991,12 pacientes foram tratados com os seguintes diagnósticos de dor neuropática por lesão central de difícil controle: 6 lesões talâmicas, 3 pequenas lesões no ramo posterior da cápsula interna, 1 hemorragia de ponte, 1 lesão central por esclerose múltipla e 1 dor pós-rizotomia de nervo trigêmeo. Um eletrodo tradicional da época, de quatro contatos, foi colocado no espaço epidural e os locais foram confirmados por monitoramento neurofisiológico. O eletrodo foi colocado na região em que a contração muscular da área dolorosa podia ser observada no limiar mais baixo. Ainda em 1991, Tsubokawa *et al.* publicaram outra série de 7 casos, mas, dessa vez, apenas com dor talâmica.[184]

Após essas duas publicações, os autores levantaram a hipótese de que a hiperatividade talâmica é observada após a transecção do trato espinotalâmico (em gatos) e tal hiperatividade pode ser inibida pela estimulação elétrica do córtex motor humano para tratar dor neuropática farmacorresistente.

Após esses relatos iniciais, o uso crescente da estimulação do córtex motor como opção de tratamento para dor neuropática resistente a medicamentos aconteceu nas últimas três décadas.

Com relação ao funcionamento da estimulação invasiva do córtex motor no tratamento da dor, alguns estudos experimentais mostraram que os efeitos analgésicos dessa terapia são explicados devido à ativação de áreas e redes não motoras responsáveis pela modulação no sistema descendente inibitório de dor, tais como os córtices somatossensoriais, o córtex cingulado anterior, o tálamo e a medula espinhal.[185] Outros estudos realizados em humanos mostraram também alterações em exames de imagem funcional sobre o estriado, núcleo ventral do tálamo, córtex cingulado anterior, córtex orbitofrontal, cerebelo e córtex insular.[186]

Estudos de PET mostraram alterações no giro cingulado anterior, córtex insular e córtex orbitofrontal, bem como aumento dos opioides endógenos na substância cinzenta periaquedutal do mesencéfalo e giro cingulado anterior.[187,188]

Indicações e técnicas

A maioria dos pacientes encaminhados para estimulação do córtex motor (MCS, do inglês *Motor Cortex Stimulation*) é resistente ao tratamento da maioria das técnicas disponíveis em recursos terapêuticos atualmente, invasivos e não invasivos. Como exemplo mais comum, podemos citar: pacientes com neuropatia do trigêmeo,[187,188] dor do membro fantasma, dor pós-acidente vascular cerebral (AVC),[2] lesão central pós-trauma craniano grave, lesão central pós-esclerose múltiplas e SDRC,[189-191] entre outras síndromes de deaferentação causadas por lesões do SNC.

A técnica consiste em implantar um eletrodo epidural sobre o córtex motor contralateral conectado a um gerador de pulso implantável alimentado por bateria para conduzir pulsos elétricos transdurais nos circuitos neurais localizados no córtex motor primário. Conforme observado na maioria das terapias em Neurocirurgia Funcional, as variações técnicas estão sempre presentes e frequentemente são motivo de debate. A maioria dos centros utiliza recursos combinados na correta localização da área de dor do paciente dentro do córtex motor, fazendo uso de imagem intraoperatória (neuronavegação) associada à confirmação neurofisiológica por monitorização intracirurgia (realizada por um bom neurofisiologista). Existem divergências quanto ao fato de se fazer ou não a cirurgia com o paciente semiacordado ou sob anestesia geral, mas ainda não existe literatura suficiente para sobrepor um detalhe técnico sobre o outro.[187]

A estimulação magnética transcraniana repetitiva do córtex motor pode ser um preditor da eficácia do eletrodo de córtex motor em 80% dos pacientes, e em cerca de 20% que não responderem a essa terapia ainda evoluirão com respostas positivas com o implante definitivo cirúrgico.[192]

Resultados

Embora a eficácia da MCS tenha sido questionada por conta dos resultados variáveis, centenas de pacientes ao redor do mundo se beneficiaram com essa técnica no tratamento de dor refratária.

Uma revisão sistemática de 12 estudos avaliando 198 pacientes com dor predominantemente pós-AVC, neuralgia do trigêmeo, SDRC e dor fantasma mostrou redução de 35% nas escalas de dor para dor pós-AVC e 47% para neuralgia do trigêmeo em acompanhamentos variáveis (nenhum dado de qualidade de vida foi fornecido).[193]

Outra revisão sistemática envolvendo 6 estudos e 64 pacientes encontrou melhorias significativas na qualidade de vida em *follow-up* variável, com resultados mais favoráveis em SDRC, dor do membro fantasma e dor facial em comparação com dor pós-AVC e avulsão do plexo braquial.

Conforme recentemente revisado por Cimapi *et al.*,[192] a estimulação de córtex motor foi testada em 2 ensaios prospectivos controlados até o momento.[193,194] O primeiro ensaio mostrou resultados negativos e foi afetado por efeitos de inserção duradouros, ocorrendo após a cirurgia. Os efeitos de inserção são muito bem descritos após DBS para distúrbios de movimento e se referem à melhora clínica observada após estimulação intraoperatória intensa e repetitiva durante a implantação do eletrodo. Esses efeitos clínicos positivos podem durar dias, semanas e meses, e podem impactar os ensaios clínicos se não forem contabilizados, porque os efeitos de inserção podem reduzir a intensidade da dor após a cirurgia mesmo antes da randomização, enquanto o sistema de estimulação ainda está desligado.[193] Em um estudo com um *design* que levou em conta os efeitos de inserção, um período de *washout* flexível entre os períodos de estimulação "ligado" e "desligado" foi usado. Isso permitiu a randomização dos participantes somente após a intensidade da dor retornar aos níveis observados antes da cirurgia. Essa estratégia permitiu a demonstração de que a estimulação do córtex motor levou à redução da intensidade da dor em comparação à estimulação simulada.[194]

Os resultados clínicos variam substancialmente e alguns ensaios não mostraram eficácia.[195]

As complicações da cirurgia de implante de estimulador de córtex motor incluem: 2% a 5% de problemas relacionados a *hardware* (disfunção, quebra de sistema), infecções e hematomas, com até 12% dos pacientes desenvolvendo convulsões autolimitadas.[196]

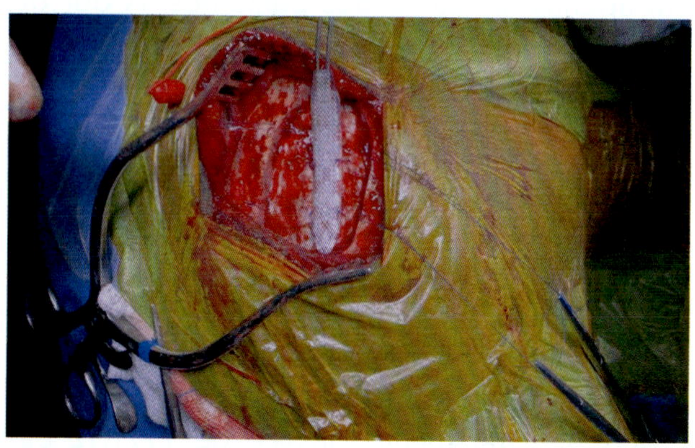

Figura 27 – Exemplo de implante de eletrodo em córtex motor para tratamento da dor.

Fonte: Acervo da autoria.

Referências

1. Krames E, Peckham PH, Rezai AR. Neuromodulation. Amsterdam; Boston; San Diego, CA: Elsevier; Academic Press; 2009.
2. Gildenberg PL. History of electrical neuromodulation for chronic pain. Pain Med. 2006;7(1):S7-13.
3. Howes GJ. The phylogenetic relationships of the electric catfsh family Malapteruridae (Teleostei: Siluroidei). J Nat Hist. 1985;19(1):37-67.
4. Scribonius Largus. Compositiones medicamentorum. Patavii: Paulus Frambottus; 1655. p. 696.
5. Freitas TS, Monaco BA, Golovac S. Neuromodulation techniques for pain treatment: a step by step guide to interventional procedures and managing complications. Springer; 2022.
6. Galvani A. De Viribus electricitatis in motu musculari comentarius cum joannis aldini dissertatione et notis; accesserunt epistolae ad animalis electricitatis theoriam pertinentes. Apud Societatem Typographicam; 1792:128.
7. Aldini G. A du texte. Essai théorique et expérimental sur le galvanisme, avec une série d'expériences faites en présence des commissaires de l'Institut national de France, et em divers amphithéâtres de Londres, par Jean Aldini. Avec planches; 1804. [2025 Mar. 02]. Disponível em: https://gallica.bnf.fr/ark:/12148/bpt6k61162023.
8. Sironi VA. Origin and evolution of deep brain stimulation. Front Integr Neurosci. 2011;5. [2025 Mar. 02]. Disponível em: https://www.ncbi.nlm.nih.gov/pmc/articles/PMC3157831/.
9. Fritsch G, Hitzig E. Über die elektrische erregbarkeit des grosshirns. leipzig: veit; (Archiv für Anatomie, Physiologie und wissenschaftliche Medicin); 1870.
10. Morgan JP. The frst reported case of electrical stimulation of the human brain. J Hist Med Allied Sci. 1982;XXXVII(1):51-64.
11. Melzack R, Wall PD. Pain mechanisms: a new theory. Science. 1965;150(3699):971-9.
12. Wall PD, Sweet WH. Temporary abolition of pain in man. Science. 1967;155(3758):108-9.
13. Shealy CN, Taslitz N, Mortimer JT, Becker DP. Electrical inhibition of pain: experimental evaluation*. Anesth Analg. 1967;46(3):299-305.
14. Shealy CN, Mortimer JT, Reswick JB. Electrical inhibition of pain by stimulation of the dorsal columns: preliminary clinical report. Anesth Analg. 1967;46(4):489-91.
15. Freitas TS, Paiva AVS, Ogliari KCM, Godoy LGS, Valente FA. Estimulação de nervos periféricos no tratamento das síndromes dolorosas crônicas. Revista Dor. 2013;14(4):315-9. doi: 10.1590/s1806-00132013000400016.
16. White JC, Sweet WH. Pain and the neurosurgeon: a forty-year experience. Springfield IL: Thomas. 1969:894-9.
17. Rossi U. The history of electrical stimulation of the nervous system for the control of pain. In: Simpson BA, (editor), Electrical Stimulation and relief of Pain. Amsterdam: Elsevier; 2003:5-16.
18. Law JD, Sweet J, Kirsch WM. Retrospective analysis of 22 patients with chronic pain treated by peripheral nerve stimulation. J Neurosurg. 1980;52(4):482-5.
19. Long DM. Stimulation of the peripheral nervous system for pain control. Clin Neurosurg. 1986;33:323-43.
20. Saper JR, Dodick DW, Silberstein SD, McCarville S, Sun M, Goadsby PJ. et al. Occipital nerve stimulation for the treatment of intractable chronic migraine headache: ONSTIM feasibility study. Cephalalgia. 2011;31(3):271-85.
21. Burns BL, Watkins L, Goadsby PJ. Treatment of hemicrania continua by occipital nerve stimulation with a bion device: long-term follow-up of a crossover study. Lancet Neurol. 2008;7(11):1001-12.
22. Burns B, Watkins L, Goadsby PJ. Treatment of medically intractable cluster headache by occipital nerve stimulation: long-term follow-up of eight patients. Lancet. 2007;369(9567):1099-106.
23. de Quintana-Schmidt C, Casajuana-Garreta E, Molet-Teixidó J, García-Bach M, Roig C, Clavel-Laria P, et al. Stimulation of the occipital nerve in the treatment of drug-resistant cluster headache. Rev Neurol. Spanish. 2010;51(1):19-26.
24. Reed KL, Black SB, Banta CJ, Will KR. Combined occipital and supraorbital neurostimulation for the treatment of chronic migraine headaches: initial experience.Cephalalgia. 2010;30(3):260-71.
25. Slavin KV, Burchiel KJ. Use of long-term nerve stimulation with implanted electrodesin the treatment of intractable craniofacial pain. J Neurosurg. 2000;92:576.
26. Shelden CH. Depolarization in the treatment of trigeminal neuralgia. Evaluation of compression and electrical methods; clinical concept of neurophysiological mechanism. In: Kingston RS, Dumke PR, editors. Pain. Boston: Little Brown; 1966:373-86.
27. Deer T, Pope J, Benyamin R, et al. Prospective, multicenter, randomized, double-blinded,partial crossover study to assess the safety and effcacy of the novel neuromodula-

tion system in the treatment of patients with chronic pain of peripheral nerve origin. Neuromodulation. 2016;19(1):91-100.
28. Mansfeld JT, Desai MJ. Axillary peripheral nerve stimulation for chronic shoulder pain: a retrospective case series. Neuromodulation; 2020. doi: 10.1111/ner.13096.
29. Hatheway J, Hersel A, Engle M, Gutierrez G, Khemlani V, Kapural L, et al. Clinical study of a micro-implantable pulse generator for the treatment of peripheral neuropathic pain: 12-month results from the COMFORT-randomized controlled trial. Reg Anesth Pain Med. 2024:106099. doi: 10.1136/rapm-2024-106099.
30. Huntoon MA, Slavin KV, Hagedorn JM, Crosby ND, Boggs JW. A retrospective review of real-world outcomes following 60-day peripheral nerve stimulation for the treatment of chronic pain. Pain Physician. 2023;26(3):273-81.
31. Gilmore CA, Kapural L, McGee MJ, Boggs JW. Percutaneous peripheral nerve stimulation for chronic low back pain: prospective case series with 1 year of sustained relief following short-term implant. Pain Practice: The Official Journal of World Institute of Pain. 2020;20(3):310-20. doi: 10.1111/papr.12856.
32. Sayed D, Grider J, Strand N, et al. The American society of pain and neuroscience (ASPN) evidence-based clinical guideline of interventional treatments for low back pain. Journal of Pain Research. 2022;15:3729-3832. doi: 10.2147/JPR.S386879.
33. McGreevy K, McGreevy K. Peripheral nerve stimulation uses high-frequency electromagnetic technology to power an implanted neurostimulator with a separate receiver for the treatment of chronic pain in the lower extremities. Pain Physician. 2024;27(4):223-7.
34. Lin E. Peripheral nerve stimulation using high-frequency electromagnetic coupling (HF-EMC) technology to power an implanted neurostimulator with a separate receiver for treating peripheral neuropathy. Pain Physician. 2024;27(7):E725-30.
35. Gilligan C, Volschenk W, Russo M, et al. long-term outcomes of restorative neurostimulation in patients with refractory chronic low back pain secondary to multifidus dysfunction: two-year results of the reactiv8-b pivotal trial. Neuromodulation: Journal of the International Neuromodulation Society. 2023;26(1):87-97. doi: 10.1016/j.neurom.2021.10.011.
36. Gilligan C, Volschenk W, Russo M, et al. three-year durability of restorative neurostimulation effectiveness in patients with chronic low back pain and multifidus muscle dysfunction. Neuromodulation: Journal of the International Neuromodulation Society. 2023;26(1):98-108.
37. Ardeshiri A, Amann M, Thomson S, Gilligan CJ. Application of restorative neurostimulation for chronic mechanical low back pain in an older population with 2-year follow up. Regional Anesthesia and Pain Medicine; 2024. doi: 10.1136/rapm-2023-105032.
38. Colini Baldeschi G, Dario A, De Carolis G, et al. Peripheral nerve stimulation in the treatment of chronic pain syndromes from nerve injury: a Multicenter observational study. Neuromodulation. 2017;20(4):369-74.
39. Reverberi C, Dario A, Barolat G, Zuccon G. Using peripheral nerve stimulation (PNS) to treat neuropathic pain: a clinical series. Neuromodulation. 2014;17(8):777-83.
40. Soin A, Shah NS, Fang ZP. High-frequency electrical nerve block for postamputation pain: a pilot study. Neuromodulation. 2015;18(3):197-206.
41. Goadsby PJ, Sahai-Srivastava S, Kezirian EJ, et al. Safety and efficacy of sphenopalatine ganglion stimulation for chronic cluster headache: a double-blind, randomised controlled trial. The Lancet. Neurology. 2019;18(12):1081-1090. doi:10.1016/S1474-4422(19)30322-9.
42. Jürgens TP, Barloese M, May A, et al. Long-term effectiveness of sphenopalatine ganglion stimulation for cluster headache. Cephalalgia: An International Journal of Headache. 2017;37(5):423-434. doi: 10.1177/0333102416649092.
43. Stinson LW Jr, Roderer GT, Cross NE, Davis BE. Peripheral subcutaneous electrostimulation for control of intractable post-operative inguinal pain: a case report series.Neuromodulation. 2001;4(3):99-104.
44. Paicius RM, Bernstein CA, Lempert-Cohen C. Peripheral nerve field stimulation for the treatment of chronic low back pain: preliminary results of long-term follow-up: a case series. Neuromodulation. 2007;10(3):279-90.
45. Frederico TN, da Silva Freitas T. Peripheral nerve stimulation of the brachial plexus for chronic refractory crps pain of the upper limb: description of a new technique and case series. Pain Med. 2020;21(1):S18-S26. doi: 10.1093/pm/pnaa201.
46. Freitas TDS, Fonoff ET, Marquez Neto OR, Kessler IM, Barros LM, Guimaraes RW, et al. Peripheral nerve stimulation for painful mononeuropathy secondary to leprosy: a 12-month follow-up study. Neuromodulation. 2018;21(3):310-6. doi: 10.1111/ner.12714.
47. Membrilla JA, Roa J, Díaz-de-Terán J. preventive treatment of refractory chronic cluster

headache: systematic review and meta-analysis.journal of neurology. 2023;270(2):689-710. doi:10.1007/s00415-022-11436-w.
48. Wilbrink LA, de Coo IF, Doesborg PGG, et al. Safety and efficacy of occipital nerve stimulation for attack prevention in medically intractable chronic cluster headache (ICON): a randomised, double-blind, multicentre, phase 3, electrical dose-controlled trial. The Lancet. Neurology. 2021;20(7):515-525. doi:10.1016/S1474-4422(21)00101-0.
49. Antony AB, Mazzola AJ, Dhaliwal GS, Hunter CW. Neurostimulation for the treatment of chronic head and facial pain: a literature review. Pain Physician. 2019;22(5):447-477.
50. Chen YF, Bramley G, Unwin G, et al. occipital nerve stimulation for chronic migraine--a systematic review and meta-analysis. PloS One. 2015;10(3):e0116786. doi: 10.1371/journal.pone.0116786.
51. Kollenburg L, Kurt E, Mulleners W, et al. four decades of occipital nerve stimulation for headache disorders: a systematic review. Current Pain and Headache Reports. 2024;28(10):1015-34. doi:10.1007/s11916-024-01271-1.
52. Stillings D. A survey of the history of electrical stimulation for pain to 1900. Med Instrum. 1975;9:255-9.
53. Petraglia FW, Farber SH, Gramer R, Verla T, Wang F, Thomas S, et al. The incidence of spinal cord injury in implantation of percutaneous and paddle electrodes for spinal cord stimulation. Neuromodulation. 2016;19(1):85-90. doi: 10.1111/ner.12370.
54. Kumar K, Hunter G, Demeria D. Spinal cord stimulation in treatment of chronic benign pain: challenges in treatment planning and present status, a 22-year experience. Neurosurgery. 2006;58:481-96. doi: 10.1227/01.neu.0000192162.99567.96.
55. Meier K. Spinal cord stimulation: background and clinical application. Scand J Pain. 2014;5(3):175-81. doi: 10.1016/j.sjpain.2014.03.001.
56. Dones I, Levi V. Spinal cord stimulation for neuropathic pain: current trends and future applications. Brain Sci. 2018;8(8):138. doi: 10.3390/brainsci8080138.
57. Kapural L, Peterson E, Provenzano DA, Staats P. Clinical evidence for spinal cord stimulation for failed back surgery syndrome (FBSS): systematic review. Spine (Phila Pa 1976). 2017;42(14):S61-6. doi: 10.1097/BRS.0000000000002213.
58. Thomson S. Failed back surgery syndrome - definition, epidemiology and demographics. Br J Pain. 2013;7(1):56-9. doi: 10.1177/2049463713479096.
59. North RB, Kidd DH, Farrokhi F, Piantadosi SA. Spinal cord stimulation versus repeated lumbosacral spine surgery for chronic pain: a randomized, controlled trial. Neurosurgery. 2005;56(1):98-106. doi: 10.1227/01.neu.0000144839.65524.e0.
60. North RB, Ewend MG, Lawton MT, Kidd DH, Piantadosi S. Failed back surgery syndrome: 5-year follow-up after spinal cord stimulator implantation. Neurosurgery. 1991;28(5):692-9.
61. Kumar K, Taylor RS, Jacques L, Eldabe S, Meglio M, Molet J, et al. Spinal cord stimulation versus conventional medical management for neuropathic pain: a multicentre randomised controlled trial in patients with failed back surgery syndrome. Pain. 2007;132(1-2):179-88. doi: 10.1016/j.pain.2007.07.028.
62. Deer et al. A systematic literature review of spine neuromodulation therapies for the treatment of pain. Pain Med. 2020:1-12.
63. Schultz DM, Webster L, Kosek P, Dar U, Tan Y, Sun M. Sensor-driven position-adaptive spinal cord stimulation for chronic pain. Pain Physician. 2012;15(1):1-12.
64. Perruchoud C, Eldabe S, Batterham AM, Madzinga G, Brookes M, Durrer A, et al. Analgesic efficacy of high-frequency spinal cord stimulation: a randomized double-blind placebo-controlled study. Neuromodulation. 2013;16(4):363-9. doi: 10.1111/ner.12027.
65. Schu S, Slotty PJ, Bara G, von Knop M, Edgar D, Vesper J. A prospective, randomised, double-blind, placebo-controlled study to examine the effectiveness of burst spinal cord stimulation patterns for the treatment of failed back surgery syndrome. Neuromodulation. 2014;17(5):443-50. doi: 10.1111/ner.12197.
66. Kapural L, Yu C, Doust MW, Gliner BE, Vallejo R, Sitzman BT, et al. Novel 10-kHz high-frequency therapy (HF10 therapy) is superior to traditional low-frequency spinal cord stimulation for the treatment of chronic back and leg pain: the SENZA-RCT randomized controlled trial. Anesthesiology. 2015;123(4):851-60. doi: 10.1097/ALN.0000000000000774.
67. Mekhail N, Visnjevac O, Azer G, Mehanny DS, Agrawal P, Foorsov V. Spinal cord stimulation 50 years later: clinical outcomes of spinal cord stimulation based on randomized clinical trials-a systematic review. Reg Anesth Pain Med. 2018;43(4):391-406. doi: 10.1097/AAP.0000000000000744.
68. Pergolizzi JV, LeQuang JA, Nalamachu S, et al. The budapest criteria for complex regio-

nal pain syndrome: the diagnostic challenge. Anaesthesiol Clin Sci Res. 2018;2(1):1-10.
69. Kemler MA, Barendse GA, van Kleef M, de Vet HC, Rijks CP, Furnée CA, et al. Spinal cord stimulation in patients with chronic reflex sympathetic dystrophy. N Engl J Med. 2000;343(9):618-24. doi: 10.1056/NEJM200008313430904.
70. de Vos CC, Meier K, Zaalberg PB, Nijhuis HJ, Duyvendak W, Vesper J, et al. Spinal cord stimulation in patients with painful diabetic neuropathy: a multicentre randomized clinical trial. Pain. 2014;155(11):2426-31. doi: 10.1016/j.pain.2014.08.031.
71. Pluijmsl WA, Slangenl R, Joostenl EA, Kesselsl AG, Merkiesl ISJ, Schaperl NC, et al. Electrical spinal cord stimulation in painful diabetic polyneuropathy, a systematic review on treatment efficacy and safety. Eur J Pain. 2011;15(8):783-8. doi: 10.1016/j.ejpain.2011.01.010.
72. Dua A, Lee CJ. Epidemiology of peripheral arterial disease and critical limb ischemia. Tech Vasc Interv Radiol. 2016;19(2):91-5. doi: 10.1053/j.tvir.2016.04.001.
73. Kinfe TM, Pintea B, Vatter H. Is spinal cord stimulation useful and safe for the treatment of chronic pain of ischemic origin? A review. Clin J Pain. 2016;32(1):7-13. doi: 10.1097/ajp.0000000000000229.
74. Dobias M, Michalek P, Neuzil P, Stritesky M, Johnston P. Interventional treatment of pain in refractory angina. A review. Biomed Pap Med Fac Univ Palacky Olomouc Czech Repub. 2014;158(4):518-27. doi: 10.5507/bp.2014.028.
75. Bendersky D, Yampolsky C. Is spinal cord stimulation safe? A review of its complications. World Neurosurg. 2014;82(6):1359-68. doi: 10.1016/j.wneu.2013.06.012.
76. Kapural L, Nagem H, Tlucek H, Sessler DI. Spinal cord stimulation for chronic visceral abdominal pain. Pain Med. 2010;11(3):347-55. doi: 10.1111/j.1526-4637.2009. 00785.x.
77. Aiyer R, Barkin RL, Bhatia A, Gungor S. A systematic review on the treatment of phantom limb pain with spinal cord stimulation. Pain Manag. 2017;7(1):59-69. doi: 10.2217/pmt-2016-0041.
78. Peng L, Min S, Zejun Z, Wei K, Bennett MI. Spinal cord stimulation for cancer-related pain in adults. Cochrane Database Syst Rev. 2015;2015(6):CD009389. doi: 10.1002/14651858.CD009389.pub3.
79. Fama CA, Chen N, Prusik J, Kumar V, Wilock M, Roth S, et al. The use of preoperative psychological evaluations to predict spinal cord stimulation success: our experience and a review of the literature. Neuromodulation. 2016;19(4):429-36. doi: 10.1111/ner.12434.
80. Doleys DM. Psychological factors in spinal cord stimulation therapy: brief review and discussion. Neurosurg Focus. 2006;21(6):E1. doi: 10.3171/foc.2006.21.6.4.
81. Davis CE, Kyle BN, Thorp J, Wu Q, Firnhaber J. Comparison of pain, functioning, coping, and psychological distress in patients with chronic low back pain evaluated for spinal cord stimulator implant or behavioral pain management. Pain Med. 2015;16(4):753-60. doi: 10.1111/pme.12526.
82. Sparkes E, Raphael JH, Duarte RV, LeMarchand K, Jackson C, Ashford RL. A systematic literature review of psychological characteristics as determinants of outcome for spinal cord stimulation therapy. Pain. 2010;150(2):284-9. doi: 10.1016/j.pain.2010.05.001.
83. Taylor RS, Desai MJ, Rigoard P, Taylor RJ. Predictors of pain relief following spinal cord stimulation in chronic back and leg pain and failed back surgery syndrome: a systematic review and meta-regression analysis. Pain Pract. 2014;14:489-505. doi: 10.1111/papr.12095.
84. Mekhail N, Mehanny D, Armanyous S, Saweris Y, Costandi S. The impact of obesity on the effectiveness of spinal cord stimulation in chronic spine-related pain patients. Spine J. 2019;19(3):476-86. doi: 10.1016/j.spinee.2018.08.006.
85. North RB, McNamee JP, Wu L, Piantadosi S. Artificial neural networks: application to electrical stimulation of the human nervous system. Neurosurg Focus. 1997;2(1):e1. doi: 10.3171/foc.1997.2.1.1.
86. Babu R, Hazzard MA, Huang KT, Ugiliweneza B, Patil CG, Boakye M, et al. Outcomes of percutaneous and paddle lead implantation for spinal cord stimulation: a comparative analysis of complications, reoperation rates, and health-care costs. Neuromodulation. 2013;16(5):418-27. doi: 10.1111/ner.12065.
87. Villavicencio AT, Leveque JC, Rubin L, Bulsara K, Gorecki JP. Laminectomy versus percutaneous electrode placement for spinal cord stimulation. Neurosurgery. 2000;46(2):399-406. doi: 10.1097/00006123-200002000-00025.
88. Barolat G, Massaro F, He J, Zeme S, Ketcik B. Mapping of sensory responses to epidural stimulation of the intraspinal neural structures in man. J Neurosurg. 1993;78(2):233-9. doi: 10.3171/jns.1993.78.2.0233.
89. Walsh KM, Machado AG, Krishnaney AA. Spinal cord stimulation: a review of the safety literature and proposal for perioperative evaluation

and management. Spine J. 2015;15(8):1864-9. doi: 10.1016/j.spinee.2015.04.043.

90. Karri J, Orhurhu V, Wahezi S, Tang T, Deer T, Abd-Elsayed A. Comparison of spinal cord stimulation waveforms for treating chronic low back pain: systematic review and meta-analysis. Pain Physician. 2020;23:451-60.
91. Kinfe TM, Pintea B, Link C, et al. High frequency (10 kHz) or burst spinal cord stimulation in failed back surgery syndrome patients with predominant back pain: preliminary data from a prospective observational study. Neuromodulation. 2016;19:268-75.
92. Muhammad S, Roeske S, Chaudhry SR, Kinfe TM. Burst or high-frequency (10 kHz) spinal cord stimulation in failed back surgery syndrome patients with predominant back pain: One year comparative data. Neuromodulation. 2017;20:661-7.
93. De Ridder D, Vanneste S. Burst and tonic spinal cord stimulation: different and common brain mechanisms.Neuromodulation. 2016;19:47-59.
94. Chakravarthy K, Fishman MA, Zuidema X, Hunter CW, Levy R. Mechanism of action in burst spinal cord stimulation: review and recent advances. Pain Med. 2019;20(1):S13-S22.
95. Deer T, Slavin KV, Amirdelfan K, et al. Success using neuromodulation with BURST (SUNBURST) study: results from a prospective, randomized controlled trial using a novel burst waveform. Neuromodulation. 2018;21:56-66.
96. Jensen MP, Brownstone RM. Mechanisms of spinal cord stimulation for the treatment of pain: still in the dark after 50 years. Eur J Pain; 2019.
97. Song JJ, Popescu A, Bell RL. Present and potential use of spinal cord stimulation to control chronic pain. Pain Phys. 2014;17:235-46.
98. Caylor J, Reddy R, Yin S, et al. Spinal cord stimulation in chronic pain: evidence and theory for mechanisms of action. Bioelectron Med. 2019;5:12.
99. Smith TM, Lee D, Bradley K, McMahon SB. Methodology for quantifying excitability of identified projection neurons in the dorsal horn of the spinal cord, specifically to study spinal cord stimulation paradigms. J Neurosci Methods. 2020;330:108479.
100. Lempka SF, McIntyre CC, Kilgore KL, Machado AG. Computational analysis of kilohertz frequency spinal cord stimulation for chronic pain management. Anesthesiology. 2015;122:1362-76.
101. Al-Kaisy A, Palmisani S, Pang D, et al. Prospective, randomized, shamcontrol, double blind, crossover trial of subthreshold spinal cord stimulation at various kilohertz frequencies in subjects suffering from failed back surgery syndrome (SCS Frequency Study). Neuromodulation. 2018;21:457-65.
102. Thomson SJ, Tavakkolizadeh M, Love-Jones S, et al. Effects of rate on analgesia in kilohertz frequency spinal cord stimulation: results of the PROCO randomized controlled trial. Neuromodulation. 2018;21:67-76.
103. Bolash R, Creamer M, Rauck R, et al. Wireless high-frequency spinal cord stimulation (10 kHz) compared with multiwaveform low-frequency spinal cord stimulation in the management of chronic pain in failed back surgery syndrome subjects: preliminary results of a Multicenter, prospective randomized controlled study. Pain Med. 2019;20:1971-79.
104. De Andres J, Monsalve-Dolz V, Fabregat--Cid G, et al. Prospective, randomized blind effect-on-outcome study of conventional vs high-frequency spinal cord stimulation in patients with pain and disability due to failed back surgery syndrome. Pain Med. 2017;18:2401-21.
105. Fishman MA, Calodney A, Kim P, et al. Prospective, multicenter feasibility study to evaluate differential target multiplexed spinal cord stimulation programming in subjects with chronic intractable back pain with or without leg pain. Pain Pract. 2020;20:761-768. doi: 10.1111/papr.12908.
106. Fishman M, Cordner H, Justiz R, et al. Twelve-month results from multicenter, open--label, randomized controlled clinical trial comparing differential target multiplexed spinal cord stimulation and traditional spinal cord stimulation in subjects with chronic intractable back pain and leg pain. Pain Pract. 2021;21:912-23. doi: 10.1111/papr.13066.
107. Kallewaard JW, Billet B, Van Paesschen R, et al. European randomized controlled trial to study the effects of differential target multiplexed SCS in treating intractable chronic back pain without previous lumbar spine surgery. Neuromodulation. 2022;25:S150-S151. doi: 10.1016/j.neurom.2022.08.163.
108. White T, Justiz R, Fishman M, Schultz D, Calodney A, Cordner H, et al. 2024. Differential target multiplexed spinal cord stimulation for the treatment of chronic intractable upper limb pain: 12-month results from a prospective, multicenter study. Neuromodulation. 2024;1-8.
109. Gulve A, Mehta V, Provenzano DA, Eggington S, Scheffler S, Gasquet NC, et al. Differential target multiplexed spinal cord stimulation: a UK cost-effectiveness analysis. Neuromodulation. 2024;27:908-15.

110. Deer TR, et al. Dorsal root ganglion stimulation yielded higher treatment success rate for complex regional pain syndrome and causalgia at 3 and 12 months: a randomized comparative trial. Pain. 2017;158(4):669-81.
111. Deer TR, Pope JE, et al. The neuromodulation appropriateness consensus committee on best practices for dorsal root ganglion stimulation. Neuromodulation; 2018. doi: 10.1111/ner.12845.
112. Schu S, et al. Sustained pain relief in painful diabetic neuropathy (PDN) achieved through targeted spinal cord stimulation (SCS): a retrospective case series. Neuromodulation. 2015;18:e91.
113. Eldabe S, Espinet A, Kang P, et al. Dorsal root ganglia stimulation for painful diabetic peripheral neuropathy: a preliminary report. Neuromodulation. 2017;20:e51.
114. Slangen R, Schaper NC, Faber CG, et al. Spinal cord stimulation and pain relief in painful diabetic peripheral neuropathy: a prospective two-center randomized controlled trial. Diabetes Care. 2014;37:3016-24.
115. Petersen EA, et al. Effect of high-frequency (10-kHz) spinal cord stimulation in patients with painful diabetic neuropathy a randomized clinical trial. Jama neurology. 2021;78(6):687-98.
116. Hunter CW, Yang A. Dorsal root ganglion stimulation for chronic pelvic pain: a case series and technical report on a novel lead configuration. Neuromodulation; 2018. doi:10.1111/ner.12801.
117. Rowland DCL, et al. Successful treatment of pelvic girdle pain with dorsal root ganglion stimulation. Br J Neurosurg 2016. doi: 10.1080/02688697.2016.1208810.
118. Hassanain M, Murphy P. Dorsal root ganglion stimulation for the treatment of bilateral intractable chronic testicular pain. Neuromodulation; 2018. doi: 10.1111/ner.12805.
119. da Silva FT, Barbosa de OAJ, Golovac S, Assumpcao de MB. Dorsal root ganglion stimulation for chronic pelvic pain secondary to endometriosis. Neuromodulation. 2024:1-7.
120. Schu S, Gulve A, Eldabe S, et al. Spinal cord stimulation of the dorsal root ganglion for groin pain-a retrospective review. Pain Pract 2015;15:293-9.
121. Eldabe S, Burger K, Moser H, et al. Dorsal root ganglion (DRG) stimulation in the treatment of phantom limb pain (PLP). Neuromodulation 2015;18:610-7.
122. Piedade GS, et al. Cervical and high-thoracic dorsal root ganglion stimulation in chronic neuropathic pain modulation. 2019;22(8):951-5. doi: 10.1111/ner.12916.
123. Yanamoto F, Murakawa K. The effects of temporary spinal cord stimulation (or spinal nerve root stimulation) on the management of early postherpetic neuralgia from one to six months of its onset. Neuromodulation 2012;15(2):151-4; doi: 10.1111/j.1525-1403.2012.00438.
124. Hunter CW, Yang A, Davis T. Selective radiofrequency stimulation of the dorsal root ganglion (DRG) as a method for predicting targets for neuromodulation in patients with post amputation pain: a case series. Neuromodulation. 2017;20:708-18.
125. Yamada K, Aota Y, Higashi T, et al. Lumbar foraminal stenosis causes leg pain at rest. Eur Spine J. 2014;23:504-7.
126. Kunogi J, Hasue M. Diagnosis and operative treatment of intraforaminal and extraforaminal nerve root compression. Spine 1991;16:1312-20.
127. Mazars G, Merienne L, Cioloca C. Treatment of certain types of pain with implantable thalamic stimulators. Neurochirurgie. 1974;20(2):117-24.
128. Mazars G, Merienne L, Ciolocca C. Intermittent analgesic thalamic stimulation. Preliminary note. Rev Neurol (Paris). 1973;128(4):273-9.
129. Mazars G, Rogé R, Mazars Y. Résultats de la stimulation du faisceau spinothalamique et leur incidence sur la physiopathologie de la douleur. Rev Neurol (Paris). 1960;103(2):136-8.
130. Mazars GJ. Intermittent stimulation of nucleus ventralis posterolateralis for intractable pain. Surg Neurol. 1975;4(1):93-5.
131. Hosobuchi Y, Adams JE, Rutkin B. Chronic thalamic stimulation for the control of facial anesthesia dolorosa. Arch Neurol. 1973;29(3):158-61.
132. Hosobuchi Y, Adams JE, Rutkin B. Chronic thalamic and internal capsule stimulation for the control of central pain. Surg Neurol 1975;4(1):91-2.
133. Adams JE, Hosobuchi Y, Fields HL. Stimulation of internal capsule for relief of chronic pain. J Neurosurg. 1974;41(6):740-4.
134. Fields HL, Adams JE. Pain after cortical injury relieved by electrical stimulation of the internal capsule. Brain. 1974;97(1):169-78.
135. Richardson DE, Akil H. Long term results of periventricular gray self-stimulation. Neurosurgery. 1977;1(2):199-202.
136. Richardson DE, Akil H. Pain reduction by electrical brain stimulation in man. Part 2: ch-

ronic self-administration in the periventricular gray matter. J Neurosurg. 1977;47(2):184-94.
137. Richardson DE, Akil H. Pain reduction by electrical brain stimulation in man. Part 1: acute administration in periaqueductal and periventricular sites. J Neurosurg. 1977;47(2):178-83.
138. Hosobuchi Y, Adams JE, Linchitz R. Pain relief by electrical stimulation of the central gray matter in humans and its reversal by naloxone. Science. 1977;197(4299):183-6.
139. Dieckmann G, Witzmann A. Initial and long-term results of deep brain stimulation for chronic intractable pain. Appl Neurophysiol. 1982;45(1-2):167-72.
140. Gybels J, Kupers R. Central and peripheral electrical stimulation of the nervous system in the treatment of chronic pain. Acta Neurochir Suppl (Wien). 1987;38:64-75.
141. Hosobuchi Y. Subcortical electrical stimulation for control of intractable pain in humans. Report of 122 cases (1970-1984). J Neurosurg. 1986;64(4):543-53.
142. Lenz FA, Tasker RR, Dostrovsky JO, Kwan HC, Gorecki J, Hirayama T, et al. Abnormal single-unit activity recorded in the somatosensory thalamus of a quadriplegic patient with central pain. Pain. 1987;31(2):225-36.
143. Plotkin R. Results in 60 cases of deep brain stimulation for chronic intractable pain. Appl Neurophysiol. 1982;45(1-2):173-8.
144. Siegfried J, Lazorthes Y, Sedan R. Indications and ethical considerations of deep brain stimulation. Acta Neurochir Suppl (Wien). 1980;30:269-74.
145. Tasker RR, Vilela FO. Deep brain stimulation for neuropathic pain. Stereotact Funct Neurosurg.1995;65(1-4):122-4.
146. Turnbull IM, Shulman R, Woodhurst WB. Thalamic stimulation for neuropathic pain. J Neurosurg. 1980;52(4):486-93.
147. Young RF, Kroening R, Fulton W, Feldman RA, Chambi I. Electrical stimulation of the brain in treatment of chronic pain. Experience over 5 years. J Neurosurg. 1985;62(3):389-96.
148. Hamani C, Fontaine D, Lozano AM. DBS for persistent non-cancer pain. In: Lozano AM, Gildenberg PL, Tasker RR, editors. Textbook of stereotactic and functional neurosurgery. Berlin/Heidelberg: Springer. 2009:2227-38.
149. Boccard SGJ, Prangnell SJ, Pycroft L, Cheeran B, Moir L, Pereira EAC, et al. Long-term results of deep brain stimulation of the anterior cingulate cortex for neuropathic pain. World Neurosurg. 2017;106:625-37.
150. Boccard SG, Fitzgerald JJ, Pereira EA, Moir L, Van Hartevelt TJ, Kringelbach ML, et al. Targeting the affective component of chronic pain: a case series of deep brain stimulation of the anterior cingulate cortex. Neurosurgery. 2014;74(6):628-35/7.
151. Boccard SG, Pereira EA, Moir L, Van Hartevelt TJ, Kringelbach ML, FitzGerald JJ, et al. Deep brain stimulation of the anterior cingulate cortex: targeting the affective component of chronic pain. Neuroreport. 2014;25(2):83-8.
152. Spooner J, Yu H, Kao C, Sillay K, Konrad P. Neuromodulation of the cingulum for neuropathic pain after spinal cord injury. Case report. J Neurosurg. 2007;107(1):169-72.
153. Hamani C, Schwalb JM, Rezai AR, Dostrovsky JO, Davis KD, Lozano AM. Deep brain stimulation for chronic neuropathic pain: long-term outcome and the incidence of insertional effect. Pain. 2006;125(1-2):188-96.
154. Rasche D, Rinaldi PC, Young RF, Tronnier VM. Deep brain stimulation for the treatment of various chronic pain syndromes. Neurosurg Focus. 2006;21(6):E8.
155. Bittar RG, Kar-Purkayastha I, Owen SL, Bear RE, Green A, Wang S, et al. Deep brain stimulation for pain relief: a meta-analysis. J Clin Neurosci. 2005;12(5):515-9.
156. Levy RM. Deep brain stimulation for the treatment of intractable pain. Neurosurg Clin N Am. 2003;14(3):389-99vi.
157. Levy RM, Lamb S, Adams JE. Treatment of chronic pain by deep brain stimulation: long term follow-up and review of the literature. Neurosurgery. 1987;21(6):885-93.
158. Rezai AR, Lozano AM. Deep brain stimulation for chronic pain. In: Burchiel KJ, editor. Surgical management of pain. New York: Thieme Medical Publishers, Inc; 2002:565-74.
159. Wallace BA, Ashkan K, Benabid AL. Deep brain stimulation for the treatment of chronic,intractable pain. Neurosurg Clin N Am. 2004;15(3):343-57vii.
160. Kumar K, Wyant GM, Nath R. Deep brain stimulation for control of intractable pain in humans,present and future: a ten-year follow-up. Neurosurgery. 1990;26(5):774-81/2.
161. Schvarcz JR. Chronic stimulation of the septal area for the relief of intractable pain. Appl Neurophysiol. 1985;48(1-6):191-4.
162. Owen SL, Green AL, Stein JF, Aziz TZ. Deep brain stimulation for the alleviation of poststroke neuropathic pain. Pain. 2006;120(1-2):202-6.

163. Kumar K, Toth C, Nath RK. Deep brain stimulation for intractable pain: a 15-year experience. Neurosurgery. 1997;40(4):736-46/7.
164. Nandi D, Aziz TZ. Deep brain stimulation in the management of neuropathic pain and multiple sclerosis tremor. J Clin Neurophysiol. 2004;21(1):31-9.
165. Owen SL, Green AL, Nandi DD, Bittar RG, Wang S, Aziz TZ. Deep brain stimulation for neuropathic pain. Acta Neurochir Suppl. 2007;97(2):111-6.
166. Siegfried J. Monopolar electrical stimulation of nucleus ventroposteromedialis thalami for postherpetic facial pain. Appl Neurophysiol. 1982;45(1-2):179-84.
167. Bittar RG, Burn SC, Bain PG, Owen SL, Joint C, Shlugman D, et al. Deep brain stimulation for movement disorders and pain. J Clin Neurosci. 2005;12(4):457-63.
168. Nandi D, Smith H, Owen S, Joint C, Stein J, Aziz T. Peri-ventricular grey stimulation versus motor cortex stimulation for post stroke neuropathic pain. J Clin Neurosci. 2002;9(5):557-61.
169. Whitworth LA, Fernandez J, Feler CA. Deep brain stimulation for chronic pain. Semin Neurosurg. 2004;15(2-3):183-93.
170. Boccard SG, Pereira EA, Moir L, Aziz TZ, Green AL. Long-term outcomes of deep brain stimulation for neuropathic pain. Neurosurgery. 2013;72(2):221-30/1.
171. Frizon LA, Yamamoto EA, Nagel SJ, Simonson MT, Hogue O, Machado AG. Deep brain stimulation for pain in the modern era: a systematic review. Neurosurgery. 2020;86(2):191-202.
172. Pereira EA, Boccard SG, Linhares P, Chamadoira C, Rosas MJ, Abreu P, et al. Thalamic deep brain stimulation for neuropathic pain after amputation or brachial plexus avulsion. Neurosurg Focus. 2013;35(3):E7.
173. Coffey RJ. Deep brain stimulation for chronic pain: results of two multicenter trials and a structured review. Pain Med. 2001;2(3):183-92.
174. Huang Y, Cheeran B, Green AL, Denison TJ, Aziz TZ. Applying a sensing-enabled system for ensuring safe anterior cingulate deep brain stimulation for pain. Brain Sci. 2019;9(7):150.
175. Lempka SF, Malone DA Jr, Hu B, Baker KB, Wyant A, Ozinga JG, et al. Randomized clinical trial of deep brain stimulation for poststroke pain. Ann Neurol. 2017;81(5):653-63.
176. Seijo F, Saiz A, Lozano B, Santamarta E, Alvarez-Vega M, Seijo E, et al. Neuromodulation of the posterolateral hypothalamus for the treatment of chronic refractory cluster headache: experience in fve patients with a modifed anatomical target. Cephalalgia. 2011;31(16):1634-41.
177. Leone M, Franzini A, Broggi G, Bussone G. Hypothalamic stimulation for intractable cluster headache: long-term experience. Neurology. 2006;67(1):150-2.
178. Leone M, Franzini A, Broggi G, May A, Bussone G. Long-term follow-up of bilateral hypothalamic stimulation for intractable cluster headache. Brain. 2004;127(10):2259-64.
179. Leone M, Franzini A, Bussone G. Stereotactic stimulation of posterior hypothalamic gray matter in a patient with intractable cluster headache. N Engl J Med. 2001;345(19):1428-9.
180. Franzini A, Messina G, Cordella R, Marras C, Broggi G. Deep brain stimulation of the posteromedial hypothalamus: indications, long-term results, and neurophysiological considerations. Neurosurg Focus. 2010;29(2):E13.
181. Bartsch T, Pinsker MO, Rasche D, Kinfe T, Hertel F, Diener HC, et al. Hypothalamic deep brain stimulation for cluster headache: esperience from a new multicase series. Cephalasgia. 2008;28(3):285-95.
182. Hamani C, Ewerton FI, Bonilha SM, Ballester G, Mello LE, Lozano AM. Bilateral anterior thalamic nucleus lesions and high-frequency stimulation are protective against pilocarpineinduced seizures and status epilepticus. Neurosurgery. 2004;54(1):191-5-7.
183. Tsubokawa T, Katayama Y, Yamamoto T, Hirayama T, Koyama S. Treatment of thalamic pain by chronic motor cortex stimulation. Pacing Clin Electrophysiol. 1991;14:131-4.
184. Tsubokawa T, Katayama Y, Yamamoto T, Hirayama T, Koyama S. Chronic motor cortex stimulation in patients with thalamic pain. J Neurosurg. 1993a;78:393-401.
185. França NR, Toniolo EF, Franciosi AC, Alves AS, de Andrade DC, Fonoff ET, et al. Antinociception induced by motor cortex stimulation:somatotopy of behavioral response and profile of neuronal activation. Behavioural Brain Research. 2013;250:211-21 doi: 10.1016/j.bbr.2013.05.019.
186. Jung HH, Shin J, Kim J, Ahn SH, Lee SE, Koh CS, et al. Rostral agranular insular cortex lesion with motor cortex stimulation enhances pain modulation effect on neuropathic pain model. Neural Plasticity. 2016:1-8. doi: 10.1155/2016/3898924.
187. Kishima H, Saitoh Y, Osaki Y, Nishimura H, Kato A, Hatazawa J, Yoshimine T. Motor cortex stimulation in patients with deafferentation pain: Activation of the posterior

insula and thalamus. Journal of Neurosurgery, 2007;107(1):43-8. doi: 10.3171/JNS-07/07/0043.
188. Maarrawi J, Peyron R, Mertens P, Costes N, Magnin M, Sindou M, et al. Motor cortex stimulation for pain control induces changes in the endogenous opioid system. Neurology. 2007;69(9):827-34. doi: 10.1212/01.wnl.0000269783.86997.37.
189. Meyerson BA, Lindblom U, Linderoth B, Lind G, Herregodts P. Motor cortex stimulation as treatment of trigeminal neuropathic pain. Acta Neurochir Suppl (Wien). 1993;58:150-3.
190. Nguyen JP, Lefaucheur JP, Decq P, Uchiyama T, Carpentier A, Fontaine D, et al. Chronic motor cortex stimulation in the treatment of central and neuropathic pain. Correlations between clinical, electrophysiological and anatomical data. Pain. 1999;82:245-51.
191. Saitoh Y, Hirano S, Kato A, Kishima H, Hirata M, Yamamoto K, et al. Motor cortex stimulation for deafferentation pain. Neurosurg Focus. 2001;11:E1.
192. Cunha PHM, Lapa JDS, Hosomi K, Andrade DC, et al. Neuromodulation for neuropathic pain, Editor(s): Jan Rosner, Páll Karlsson, International Review of Neurobiology,Academic Press. 2024;179:471-502. doi: 10.1016/bs.irn.2024.10.013. [2025 Mar. 02]. Disponível em: https://www.sciencedirect.com/science/article/pii/S0074774224001284.
193. Lefaucheur JP, Ménard-Lefaucheur I, Goujon C, Keravel Y, Nguyen JP. Predictive value of rTMS in the identification of responders to epidural motor cortex stimulation therapy for pain. The Journal of Pain. 2011;12(10):1102-11. doi: 10.1016/j.jpain.2011.05.004.
194. Hamani C, Fonoff ET, Parravano DC, Silva VA, Galhardoni R, Monaco BA, et al. Motor cortex stimulation for chronic neuropathic pain:results of a double-blind randomized study. Brain. 2021;144:2994-3004. doi: 10.1093/brain/awab189.
195. Mo JJ, Hu WH, Zhang C, et al. Motor cortex stimulation: a systematic literature-based analysis of effectiveness and case series experience. BMC Neurol. 2019;19:48.
196. Fontaine D, Hamani C, Lozano A. Efficacy and safety of motor cortex stimulation for chronic neuropathic pain: critical review of the literature. J Neurosurg. 2009;110:251-56.

Complicações em Medicina Intervencionista da Dor

100

Carlos Marcelo de Barros
Bilena Margarita Molina Arteta
Mariana Oliveira Ferreira

Os procedimentos invasivos para tratamento da dor podem apresentar complicações que variam desde pequenas alterações locais, como dor no local de punção ou hematomas, até sérias alterações anatômicas e/ou funcionais envolvendo o sistema nervoso periférico (SNP) e sistema nervoso central (SNC) e o sistema cardiovascular.

As revisões de literatura enfocam principalmente complicações referentes a bloqueio da coluna lombar por conta da prevalência da dor lombar e de seu procedimento de bloqueio ter uma incidência maior de realização. No entanto, devemos nos atentar a todas as possíveis e prováveis intercorrências em qualquer tipo de técnica indicada, respeitando as particularidades de cada paciente.

Este capítulo tem como objetivo levantar as principais complicações decorrentes dos mais variados procedimentos para tratamento da dor e suas causas com a finalidade de reduzir ao máximo as intercorrências e aumentar a segurança para o paciente e a equipe, considerando sempre que todo e qualquer procedimento deve ser realizado de acordo com a literatura e suas próprias diretrizes.[1]

Há muito a experiência pessoal do médico deixou de ser fator de correção para balizar determinada conduta. Hoje, ela é, sim, um fator importante de segurança para o uso de técnicas consagradas pela literatura médica.

COMPLICAÇÕES ASSOCIADA À HISTÓRIA PREGRESSA DO PACIENTE

Mesmo que minimamente invasivos, consideramos as técnicas de tratamento para dor procedimentos cirúrgicos, sendo então necessária a avaliação pré-operatória com revisão de sistemas e, se necessário, exames complementares dos pacientes submetidos a esse tratamento.

No paciente oncológico, o próprio câncer corrobora para complicações. No entanto, a presença de outras patologias pregressas e o uso de medicamentos são importantes informações acerca das possíveis intercorrências que podem ser potencializadas durante o procedimento. Deve-se atentar à anamnese para que sejam levantados sintomas de patologias não diagnosticadas.

PACIENTES ONCOLÓGICOS

Pacientes com câncer podem apresentar complicações relacionadas à doença, ao tratamento oncológico ou ao tratamento da dor. Esses pacientes devem estar cientes das complicações relacionadas a essas três condições clínicas.

É importante observar se ele está em uso de quimioterapia e radioterapia e se há necessidade de interromper alguma medicação ou tratamento, e quais são as consequências dessa conduta no tratamento e no prognóstico do paciente.[2]

A radioterapia causa lesões locais e altera a anatomia, que podem aumentar o risco de infecção do sítio de punção e lesões nervosas. As alterações dos tecidos devem ser consideradas mesmo que não haja lesão visível e, também, atentar-se às lesões tardias do tratamento, que devem ser distinguidas de complicações dos procedimentos intervencionistas da dor. Enquanto isso, os quimioterápicos podem reduzir a imunidade também elevando o risco de infecções associadas ao procedimento, e alterações na farmacocinética e na farmacodinâmica das drogas utilizadas no tratamento da dor. É importante salientar que esses pacientes podem carregar consigo patologias cardiovasculares, respiratórias, endócrinas e gastrointestinais prévias ou desenvolvidas após tratamento oncológico.

ALTERAÇÕES CARDIOVASCULARES

É necessário avaliar se o paciente possui doenças cardiovasculares como hipertensão arterial crônica, insuficiência cardíaca (IC), infarto agudo do miocárdio (IAM) ou acidente vascular cerebral (AVC) prévios, insuficiência vascular, entre outras. Essas patologias, associadas a efeitos adversos esperados do procedimento, podem gerar intercorrências reversíveis ou irreversíveis, como emergência hipertensiva, IAM, arritmias instáveis, hipotensão grave levando ao rebaixamento do nível de consciência, reflexos vasovagais, entre outros.[2] O uso de medicações neurolíticas podem causar arritmias e alterações hemodinâmicas, que serão discutidas mais adiante.

ALTERAÇÕES RESPIRATÓRIAS

A presença de alterações respiratórias crônicas mais comuns, como tabagismo, doença pulmonar obstrutiva crônica (DPOC) e asma apenas representam risco significativo se o paciente apresentar sintomas respiratórios agudos, como secreções purulentas, dispneia e febre. Elas devem ser tratadas antes de realizar o procedimento e talvez adiadas por 4 semanas, se for possível.[2]

ALERGIAS

O histórico de alergias tem que ser cuidadosamente levantado. Muitas vezes, os pacientes consideram alergias os efeitos colaterais da própria medicação ou de outro medicamento utilizado concomitante. Iodopovidina, relaxantes musculares, anestésicos voláteis e conservantes são mais alergênicos, dentre as medicações utilizadas. Mesmo assim, os relatos de alergia são raros, enquanto opioides, anestésicos locais (ALs) e corticoides são pouco alergênicos e casos de anafilaxia com estes não são comumente relatados. Frequentemente ocorre de náusea, vômito, taquicardia e tremores serem mal interpretados pelo paciente, que descrevem esses eventos como alergia. Para tanto, o teste cutâneo pode ser previamente utilizado,[2] mas não faz parte da prática comum.

As reações mais comuns documentadas são cutâneas como *rash*, eritema e erupções e, mesmo quando leves, deve-se suspender imediatamente o uso da medicação suspeita e tratar os sintomas. Reações anafiláticas podem iniciar com hipotensão, taquicardia, dispneia, entre outros sintomas graves. Esses sintomas podem ser semelhantes aos efeitos adversos iniciais dos anestésicos em neuroeixo e a prática anestésica deve ser considerada na hipótese diagnóstica. O diagnóstico de choque anafilático deve ser feito rapidamente com o intuito de acelerar o início do tratamento.

DISTÚRBIOS DE COAGULAÇÃO

A formação de hematomas está relacionada a distúrbios de coagulação ou lesões de vasos durante as punções. Para avaliação de riscos de formação de hematomas nos procedimentos para tratamento da dor, as Diretrizes de 2018 da American Society of Regional Anesthesia and Pain Medicine (ASRA) foram revistas e adaptadas. O Quadro 1 pode ser utilizada para visualização geral dos riscos associados a cada procedimento, sendo divididos entre categoria de risco baixo, intermediário e alto. Aqueles de alto risco exigem uma abordagem mais intensiva das questões específicas da segurança do paciente para garantir resultados mais seguros.[3]

Pacientes com dor cervical ou dor lombar passando por punções peridurais ou outras intervenções na coluna vertebral pode ter alterações anatômicas significativas, incluindo

Quadro 1 – Estratificação dos procedimentos de tratamento de dor em relação ao risco de sangramentos

Baixo	Moderado	Alto
▪ Bloqueio de nervo periférico ▪ Injeções intra-articulares e musculoesqueléticas ▪ Injeção de pontos-gatilho ▪ Bloqueio facetário torácico e lombar ▪ Neuroestimulação de nervo periférico ▪ Implante e revisão de eletrodo de neuroestimulação periférica ▪ Substituição de bomba intratecal	▪ Bloqueios interlaminares ▪ Bloqueios tranforaminais ▪ Procedimentos intradiscais ▪ Bloqueio simpático (gânglio estrelado, torácico, lombar, celíaco, hipogástrico) ▪ Bloqueio do gânglio, trigêmeo e esfenopalatino	▪ Teste e implante de neuroestimulador da medula espinhal ▪ Implante de estimulação do gânglio da raiz do dorsal (GRD) ▪ Cateter intratecal e implante de bomba ▪ Vertebroplastia e cifoplastia ▪ Laminectomia descompressiva percutânea ▪ Epiduroscopia e descompressão epidural

Fonte: Adaptado de Narouze S, Benzon HT, Provenzano D, *et al.*, 2018.

estenose espinhal, hipertrofia de ligamento amarelo, espondilolistese ou espondilose, que podem comprimir o plexo venoso epidural dentro do reduzido espaço epidural. Além disso, podem ser formadas aderências fibrosas e cicatrizes, comprometendo ainda mais a capacidade do espaço peridural e distorcendo a anatomia dos vasos epidurais. O risco de sangramento é ainda maior em pacientes com dor que fazem uso de vários medicamentos concomitantes com efeitos antiagregantes plaquetários (clopidogrel), incluindo anti-inflamatórios não esteroides (AINEs), como aspirina, e inibidores da recaptação de serotonina e noradrenalina (IRSNs).[3]

A gravidade do sangramento está relacionada ao seu volume e à sua localização, ou seja, é dependente da técnica e do local do bloqueio. Podemos classificar também o risco de acordo com as técnicas neuroaxiais e as não neuroaxiais.[2]

TÉCNICAS NÃO NEUROAXIAIS

São bloqueios realizados fora do neuroeixo. Em geral, os hematomas nessas regiões têm efeitos locais de compressão. Mesmo, por vezes, causando lesões irreversíveis, virtualmente podem ter menor impacto na qualidade de vida do paciente na maioria dos relatos. Por exemplo, durante o bloqueio do nervo trigêmeo com descompressão de balão ou infiltração de forame oval, pode ocorrer sangramento e compressão da inervação e posterior fraqueza facial. Assim como a radiofrequência (RF) por termorregulação do gânglio esfenopalatino pode evoluir com hematoma em bochecha e epistaxe, algumas técnicas torácicas e abdominais periféricas não produzem efeitos de compressão e disfunção tão expressivas a ponto de gerar sintomas neurológicos significativos, mas podem geram síndromes compartimentais leves e posterior infecção do hematoma, visto que podem ser compressíveis.

O compartimento do psoas é um local passível de infiltrações para procedimento intervencionistas da dor. Apesar de não ser uma técnica que envolve diretamente o neuroeixo, a ocorrência de hematomas nessa localização não é compressível e pode gerar complicações tão catastróficas quanto o próprio neuroeixo.[11]

O uso de técnica guiada por ultrassonografia (USG) associada à experiência profissional podem reduzir o risco de lesões vasculares e formação de hematomas nos bloqueios periféricos e de plexos, mesmo em paciente com risco aumentado pelo uso de anticoagulantes ou antiagregantes que não podem ser suspensos. Essa técnica pode ser uma alternativa interessante para os pacientes com dor e que não podem ser submetidos aos procedimentos que envolvem o neuroeixo pelo alto risco de eventos trombóticos na ausência da medicação. No entanto, observamos na literatura um série de estudos sobre a segurança desses procedimentos com evidências limitadas pela heterogeneidade das técnicas de punção e doses dos medicamentos.[12]

TÉCNICAS NEUROAXIAIS

Os bloqueios que envolvem o neuroeixo onde as soluções são injetadas periespinhais, peridurais ou intratecais podem causar complicações catastróficas agudas ou subagudas associadas à compressão da inervação ou mesmo reações relacionadas à medicação em contato com SNC discutidas mais adiante.[2]

A apresentação característica do hematoma no neuroeixo é a dor nas costas de origem radicular, início de déficit sensorial e/ou motor e retenção urinária. Contudo, dores nas costas foram relatadas em apenas um terço dos pacientes.[10] A perda de força dos membros inferiores deve gerar forte suspeita. Cerca de metade dos hematomas manifesta-se após a remoção do cateter peridural, às vezes até 12 horas após remoção do cateter. Portanto, recomenda-se que a avaliação da força motora seja feita a cada 4 horas até 24 horas, mesmo após a remoção do cateter peridural.[10]

O prognóstico do sangramento peridural/subdural tem o pior resultado de todas as complicações neurológicas. A ressonância magnética (RM) é o exame complementar de escolha para investigação dessa hipótese diagnóstica e deve ser realizado imediatamente. O tratamento é neurocirúrgico, com retirada do hematoma por laminectomia; no mínimo, é a chave para uma boa recuperação neurológica. Os principais preditores do resultado são a latência entre formação de hematoma epidural e a intervenção neurocirúrgica, a gravidade da fraqueza motora e tamanho do hematoma. Os piores desfechos podem se dar em razão do atraso no diagnóstico e da gestão inadequada. As falhas comuns descritas foram continuação da infusão peridural, apesar da fraqueza nas pernas; atraso na procura aconselhamento neurocirúrgico e falhas organizacionais, como indisponibilidade de imagem por RM.[2,10]

Em resumo, os sinais de alarme para hematomas no neuroeixo e que exigem ações imediatas são: bloqueio motor significativo em paciente com peridural torácica; bloqueio motor intenso e inapropriado, incluindo bloqueio unilateral; bloqueio motor marcadamente progressivo durante infusão peridural; bloqueio motor não resolvido, mesmo após cessar infusão peridural; e bloqueio motor inesperado recorrente após o reinício da infusão da anestesia peridural, que foi interrompida por conta do bloqueio motor intenso. Visto esses sinais, são mandatórias a avaliação e a reavaliação neurológica do paciente e cogitar RM de urgência.[10]

O sangramento é mais comum em idosos, pacientes com doenças vasculares e em uso de anticoagulantes ou antiagregantes plaquetários. No caso de pacientes oncológicos, é muito mais comum o estado de hipercoagulação e, particularmente, aqueles com doença avançada e tumores cerebrais primários, adenocarcinoma ovariano, câncer de pâncreas, cólon, estômago, pulmão, próstata e rim.[2]

Assim, as complicações sistêmicas envolvendo a formação de trombos, como tromboembolismo pulmonar, trombose venosa profunda, acidente vascular cerebral isquêmico (AVCi) e IAM podem ocorrer com mais frequência independentemente da presença de patologias cardiovasculares prévias.

Pacientes com câncer têm risco 6 vezes maior de eventos tromboembólicos, sendo o câncer ativo responsável por 20% dos novos episódios.[2]

Em termos práticos, estudos realizados em três centros de tratamento da dor evidenciaram que, após 26.061 bloqueios lombares, evidenciou-se que não houve complicações maiores (déficit neurológico permanente ou sangramento clinicamente significativo, como hematoma epidural), com qualquer procedimento. A taxa global de complicações foi de 1,9% (493/26.061). Reações vasovagais foram os eventos mais frequentes (1,1%). Dezenove pacientes (< 0,1%) foram transferidos para serviços de emergência por conta de: reações alérgicas, dor torácica, hipertensão sintomática e reação vasovagal importante.[1]

Complicações hemorrágicas associadas aos procedimentos intervencionistas da dor e à anestesia regional são extremamente raras. A 5ª edição das Diretrizes Baseadas em Evidências da ASRA faz orientações importantes sobre esses procedimentos em pacientes com uso de terapia antitrombótica ou trombolítica, evitando que as complicações mencionadas ocorram.[11] Apesar de ser a versão mais recente, essa é uma atualização das versões anteriores compiladas, sendo a edição de 2018 indicada na própria publicação atual como referência sobre os riscos de sangramento e manejo de medicações no tratamento intervencionista da dor.

COMPLICAÇÕES ASSOCIADA A MEDICAÇÃO

Intoxicação por anestésico local

Sistema nervoso central

A toxicidade do SNC pode resultar da absorção sistêmica ou de injeções intravasculares inadvertidas, já que os ALs atravessam com facilidade a barreira hematoencefálica. Seus efeitos no SNC são determinados pela concentração plasmática atingida (Tabela 1).

Tabela 1 – Efeito sistêmico dose-dependente da lidocaína	
Concentração plasmática (µg/mL)	**Efeito**
1 a 5	Analgesia
5 a 10	Tontura, tinido, dormência na língua
10 a 15	Convulsões, inconsciência
15 a 25	Coma, parada respiratória
> 25	Depressão cardiovascular

Fonte: Adaptada de Barash PG, 2009.

Em baixa concentração, aparecem distúrbios leves nos sistemas sensoriais e, com o aumento da concentração plasmática, começam a predominar as atividades excitatórias e convulsivas do SNC.[2]

Se houver concentração plasmática suficientemente grande ou rápido aumento, a excitação do SNC pode evoluir para depressão e coma, levando à depressão respiratória e à parada cardiorrespiratória.[4]

O potencial de toxicidade do SNC está diretamente relacionado à potência dos ALs. Agentes lipossolúveis altamente potentes, como a bupivacaína, podem causar toxicidade com uma fração da dose daqueles agentes menos potentes. Esse potencial de toxicidade é modificado por alguns fatores, como uma diminuição na ligação e eliminação de proteínas dos ALs, acidose sistêmica, hipercapnia e hipercarbia podem aumentar o risco de toxicidade do SNC, entre outros. Por outro lado, a coadministração de agentes depressores do SNC, como barbitúricos e benzodiazepínicos, podem diminuir a probabilidade de convulsões.[5]

Apesar disso, os relatos clínicos apontam que as reações de toxicidade do SNC pelo AL em anestesias regionais são incomuns. Pesquisas da França e dos Estados Unidos de mais de 280 mil casos envolvendo anestesia regional mostram uma incidência de convulsões de aproximadamente 1/10 mil com injeções epidurais e 7/10 mil com bloqueios de nervos periféricos.[5]

Cardiovascular

Em geral, são necessárias concentrações sistêmicas superiores às observadas na toxicidade do SNC para gerar toxicidade cardiovascular pelos ALs. O potencial de toxicidade cardiovascular, como o da toxicidade do SNC, está relacionado intimamente com a potência, ou lipossolubilidade dos ALs. No entanto, enquanto todos os ALs podem causar hipotensão, arritmias e depressão miocárdica, agentes mais potentes, como a bupivacaína, ropivacaína e levobupivacaína, podem gerar resultados desastrosos, como colapso cardiovascular fatal e bloqueio cardíaco completo. Entre os potentes agentes de ação prolongada, a ropivacaína e a levobupivacaína podem ter uma toxicidade cardiovascular mais segura do que a bupivacaína.[5]

Concentrações elevadas de ALs demonstraram atrasar a condutividade elétrica cardíaca e reduzir a contratilidade cardíaca. Apesar de todos os ALs perturbarem o sistema de condução cardíaco por meio de um bloqueio dose-dependente de canais de sódio (clinicamente observado como prolongamento do intervalo [PR] e duração do complexo [QRS]), várias características exclusivas da bupivacaína justificam sua maior cardiotoxicidade. Primeiro, a bupivacaína tem uma afinidade inerentemente maior para se ligar aos canais de sódio em repouso e inativados do que a lidocaína. Segundo, embora todos os ALs se liguem aos canais de sódio durante a sístole e dissociam durante a diástole, ocorre a dissociação da bupivacaína durante a diástole mais devagar do que a lidocaína. Essa lenta taxa de dissociação impede uma recuperação completa dos canais de sódio (Tabela 1).[5]

Apesar dessas considerações, a compreensão atual dos mecanismos moleculares subjacentes à toxicidade cardíaca do anestésico local é limitada (Figura 1).

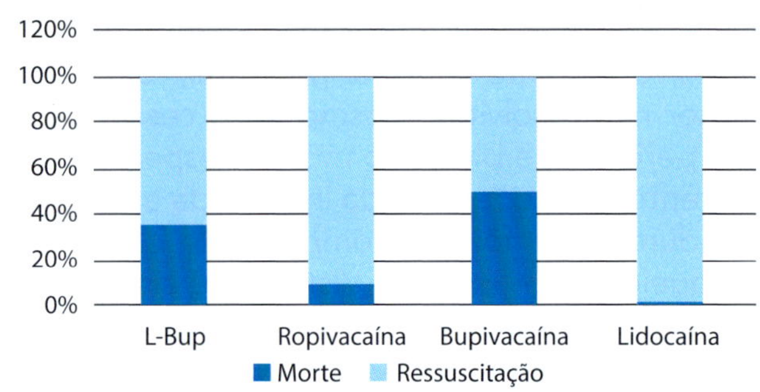

Figura 1 – Sucesso da ressuscitação de cães após colapso cardiovascular de infusões intravenosas de lidocaína, bupivacaína, levobupivacaína (L-bupiv) e ropivacaína. As taxas de sucesso foram maiores para a lidocaína (100%) do que para a ropivacaína (90%) e a levobupivacaína.

Fonte: Adaptada de Barash PG, 2009.

Neurolítico

As drogas neurolíticas proporcionam efeitos de longo prazo ou permanentes na condução nervosa. Esse efeito é chamado "neurólise". Os bloqueios neurolíticos são mais indicados para a dor do câncer por conta de alterações irreversíveis. As drogas neurolíticas têm propriedades físicas e químicas diferentes. Dessa forma, o mecanismo de ação e o dano neural resultante do uso dessas drogas são diferentes, bem como seus efeitos colaterais.

Atualmente, são utilizados álcool etílico, fenol e glicerol. Algumas substâncias, como ácido ósmico, nitrato de prata, cloreto de sódio hipertônico intratecal e aplicações de soro fisiológico frio, foram abandonadas em razão dos numerosos efeitos colaterais.[2]

Complicações gerais das drogas neurolíticas

- *Neurite:* a lesão inflamatória das estruturas nervosas pode ocorrer após o bloqueio do nervo, tem uma taxa observada de 2% a 28% de danos nos nervos periféricos e culmina com dor ou distúrbios sensoriais na topografia de inervação.
- *Parestesia e hipoestesia:* são o objetivo da neurólise. No entanto, torna-se uma complicação se o paciente que será submetido ao procedimento não tiver entendimento sobre esse efeito.
- *Paralisia:* é a complicação mais séria que pode ocorrer após bloqueio neurolítico. Está relacionada à injeção inadvertida de doses intratecais incorretas de drogas neurolíticas ou infiltração perineurais de nervos motores.
- *Anestesia dolorosa:* é outra complicação importante observada após o bloqueio neurolítico. É mais comum após o bloqueio ganglionar de Gasser, mas também pode ocorrer após bloqueio intercostal e outros bloqueios nervosos periféricos. Ocorre lesão por deferentação e o paciente evolui com perda de sensibilidade e dor no local de inervação do feixe lesionado.
- *Trauma pelas agulhas, cateteres e outros dispositivos:* a agulha ou o cateter também pode levar a danos nos nervos durante a injeção dos neurolíticos. A ponta da agulha pode levar a uma diminuição do fluxo sanguíneo local e a defeitos no perineuro e no endoneuro.

Além disso, o traumatismo por agulha pode danificar o tecido circundante e a concentração do fármaco injetado no tecido alvo pode causar uma diminuição da eficiência. O desenvolvimento de agulhas rombas que causam muito menos trauma, de eletrodos de medição de impedância, técnicas de estimulação e o uso de imagens reduzem a probabilidade de danos nos nervos.[2]

Complicações específicas dos neurolíticos

Álcool etílico

Como um dos medicamentos neurolíticos mais antigos, o álcool é aplicado em concentrações de 50% a 95%. É o agente usado no bloqueio ganglionar de Gasser, uma variedade de bloqueios nervosos periféricos, plexos celíacos e bloqueios simpáticos lombares. Sua injeção é dolorosa e um anestésico local deve ser injetado antes do bloqueio. O álcool leva à degeneração dos nervos e, após o dano neural, a neurite pode se desenvolver; a incidência dessa complicação pode ser de 10% a 66%. A injeção direta de álcool no tecido nervoso cria um bloqueio de condução. A natureza do efeito muda dependendo da estrutura do tecido nervoso.

Nos nervos sensoriais, observa-se hipoestesia ou anestesia; nos nervos motores, paralisia ou paresia é evidente; e nos nervos mistos, ambos são observados. Entre os efeitos colaterais está a inibição da enzima aldeído desidrogenase. Os usuários de antibióticos beta-lactamase, metronidazol, cloranfenicol, tolbutamida ou clorpropamida podem observar a ocorrência de sudorese, flacidez, tontura, náusea e vômito após a injeção de álcool. Uma injeção de alta dose de álcool, dependendo da concentração sanguínea, pode causar um efeito depressivo do SNC.[2]

Fenol

É um fármaco neurolítico amplamente utilizado, que se espalha facilmente para todos os tecidos, afetando todos eles, incluindo a pele, por meio da modificação das estruturas proteicas. Concentrações de fenol de 5% ou mais levam à necrose no contato com a pele. Ele provoca coagulação de proteínas nos nervos, que é semelhante aos efeitos do álcool. Altas concentrações podem causar fibrose excessiva e espessamento da aracnoide por conta da degeneração Walleriana e desmielinização segmentar. A degeneração walleriana ou de Waller consiste na degeneração distal do axônio e sua bainha de mielina quando ocorre uma lesão traumática ou química. Inicialmente, provoca período curto de estimulação e, posteriormente, depressão no SNC.

A absorção sistêmica na circulação suprime o miocárdio, e o efeito tóxico nos pequenos vasos leva à hipotensão. O envenenamento por fenol crônico pode causar o surgimento de erupções cutâneas, distúrbios gastrintestinais e danos renais. Quando aplicado como um neurolítico em concentrações de 6% a 10%, não é possível atingir um nível sanguíneo tóxico. Além disso, há forte efeito antipirético. O efeito do fenol nas estruturas vasculares é maior do que o dos neurofosfolipídios no tecido nervoso. Por essa razão, altos volumes de fenol não podem ser aplicados às estruturas vasculares; por exemplo, para um bloqueio ganglionar celíaco, o álcool é preferido.[2]

O fenol também é utilizado para fins estéticos por outros profissionais, em concentrações muito superiores às utilizadas para neurólise – 5% para fins neurolíticos e até 80% para fins estéticos. A ocorrência de uma série de complicações do uso do fenol para fins estéticos no ano de 2024 no Brasil fez com que a Agência Nacional de Vigilância Sanitária (Anvisa) suspendesse, em setembro do mesmo ano, a fabricação, a manipulação, a importação, a comercialização, a propaganda e o uso de medicações à base de fenol para fins de saúde ou estéticos, com objetivo de segurança do paciente, pela Resolução Específica (RE) nº 3.600, de 26 de setembro de 2024.[15]

Glicerol

É a droga de escolha em relação às demais, principalmente para o tratamento da neuralgia do trigêmeo. Sua alta viscosidade impede que se espalhe para os tecidos adjacentes e tem baixo nível de complicações.

AGENTES DE CONTRASTE

O uso de fluoroscopia como guia para os procedimentos intervencionistas tornou indispensável a utilização de agentes de contraste, principalmente em intervenções que envolvem a coluna vertebral. Para compreensão das complicações associadas aos agentes de contraste, faz-se necessária uma breve revisão de sua classificação. Eles podem ser classificados de duas maneiras: agentes de contraste positivos e negativos. Os agentes de contraste positivo são aqueles que, ao absorver raios-x, apresentam uma imagem mais pronunciada do tecido desejado. Substâncias não iônicas e iônicas usadas no tratamento da dor estão nesse grupo. Em contrapartida, os agentes de contraste negativos são mais transparentes do que os outros agentes. Esse grupo inclui ar, dióxido de carbono, nitrogênio, óxido nitroso, hélio, oxigênio e xenônio.[2]

Na classificação pela estrutura química, podem ser iônicos ou não iônicos. Os iônicos são soluções com os agentes radiopacos contendo bário e iodo. A presença de íons livres nas soluções iônicas eleva a osmolaridade em 8 vezes a quantidade normal, gerando, então, evidente hiperosmolaridade. As drogas iônicas com propriedades de alta e baixa osmolaridade podem ser manipuladas em dois grupos separados.

A toxicidade do medicamento é elevada quando ocorre a hiperosmolaridade. Todos os medicamentos que contêm iodo orgânico são não iônicos, o que explica a aparência do contraste. Esses agentes não iônicos são mais hidrofílicos do que os iônicos, o que caracteriza menor toxicidade quando no espaço subaracnóideo ou intravenoso. A osmolaridade de drogas não iônicas é baixa, reduzindo também os efeitos colaterais associados à hiperosmolaridade. Drogas usadas durante os métodos intervencionistas devem ser não iônicas. Exemplos de drogas não iônicas são iohexol, iopamidol, iodixanol e ioversol.[2]

Os agentes de contraste possuem eliminação renal, por conseguinte, podem levar a modificações repentinas na função renal. Dessa forma, pacientes que fazem uso de metformina podem complicar com acidose lática, sendo, então, recomendada a descontinuidade temporária da medicação.

Em geral, os efeitos colaterais são difíceis de prever no primeiro contato com a medicação. Ainda assim, é importante identificar possíveis alergias a componentes da solução, como alergia a iodo, que podem se tornar complicações graves como anafilaxia.

Complicações associadas à composição química estão relacionadas à hiperosmolaridade e toxicidade (quimiotoxicidade, osmotoxicidade e toxidade por íons). A primeira já foi citada e está mais associada a agentes iônicos por conta de sua maior osmolaridade, mas podem ocorrer complicações associadas à hiperosmolaridade em menor escala.

A quimiotoxicidade ocorre quando enzimas se ligam às proteínas e, depois, às estruturas celulares por meio da membrana celular. As reações dessas ligações podem estar somadas aos efeitos colaterais osmóticos. Podem ocorrer arritmia e alterações no eletrocardiograma (ECG), evoluindo com depressão cardíaca. A injeção inadvertida de contraste no espaço subaracnóideo é possível durante a injeção transforaminal ou epidurografia, e podem causar lesões na medula espinhal. A osmotoxicidade do agente de contraste depende da hiperosmolaridade. Existe uma diferença significativa de osmolaridade entre os agentes de contraste iônicos e não iônicos, conforme citado. A osmolaridade para substâncias iônicas é de 600 a 2.400 mOsm/kg, enquanto o nível de substâncias não iônicas é de 300 mOsm/kg.[2]

Os efeitos colaterais variam de leve a grave, em que a maioria é reversível e não necessita de tratamento específico. Após a injeção de substâncias iônicas, efeitos colaterais leves, como dor, sensação de calor e vasodilatação, bem como efeitos colaterais mais graves, como agregação de eritrócitos e lesão endotelial vascular, podem ocorrer. Os efeitos colaterais mais frequentes são náusea, vômito e dor musculoesquelética. Os efeitos colaterais começam 1 hora a 1,5 hora após a injeção e diminuem em 24 hora. Dor lombar, zumbido, sudorese e convulsões são vistos com pouca frequência. Em casos raros, isso pode evoluir para neuropatia periférica. Efeitos colaterais como distúrbios sensoriais e motores, mielite, fraqueza motora nos músculos das pernas, cãibras musculares, fasciculações e espasticidade, progredindo para paralisia, ocorrem muito raramente.

Em particular, o uso de drogas ionizadas com alta osmolaridade pode resultar em insuficiência renal aguda.[2] Essas complicações são ainda mais raras quando fazemos uso de agentes de contraste não iônicos.

CORTICOIDES

Os esteroides mais comumente usados são acetato de metilprednisolona, triancinolona, acetato de betametasona e dexametasona. Eles diferem em características moleculares e funcionais, tendo suas indicações, contraindicações e complicações associadas a essas diferenças. Uma revisão da literatura revela que uma grande proporção das complicações está relacionada às injeções epidurais transforaminais, das quais as injeções peridurais transforaminais cervicais constituíram a maioria das complicações neurológicas. Dados de utilização de injeções epidurais revelaram que as injeções epidurais transforaminais cervicais constituem apenas 2,4% do total de injeções epidurais e < 5% de todas as injeções epidurais transforaminais.[6] As partículas de dexametasona são de 0,5 μm e têm diâmetro 5 a 10 vezes menor do que as células vermelhas do sangue, é solúvel em água e não há propriedade de agregação mesmo com aumento de viscosidade ao ser misturada quando misturada com outros anestésicos. Dessa forma, tem rápido efeito inicial comparado a outros agentes, que são menos solúveis na água. No entanto, estudos recentes sobre esse assunto mostraram que não há grandes diferenças entre a duração do efeito.

A dexametasona não é particulada, sendo a mais indicada para bloqueios na região cervical. As partículas de triancinolona variam em tamanho entre 0,5 μm e 100 μm. Partículas em larga escala são 12 vezes maiores do que uma hemácia de tamanho médio. Eles causam superagregação. As partículas de betametasona variam. Existem partículas muito pequenas, assim como partículas acima de 100 μm. As partículas de metilprednisolona têm uma composição uniforme e a maioria possui diâmetros menores que os glóbulos vermelhos. Apesar da possibilidade de agregação ser muito baixa, ainda há o risco de embolia.

As formas injetáveis de esteroides são compostas por várias soluções tampão, como polietilenoglicol, álcool benzílico e cloreto de benzalcônio. Relacionado a isso, a neurotoxidade pode se desenvolver. Esses efeitos tóxicos podem ocorrer muito mais tarde.

Existem várias teorias sobre o uso local dos corticosteroides em procedimentos invasivos de dor. Essas teorias vão desde os efeitos locais com inibição de mediadores químicos inflamatórios com efeitos locais analgésicos e imunorregulador, até redução na sensibilização dos neurônios do corno dorsal da medula e ação sobre a dor central.

A injeção subcutânea de acetato de triancinolona pode causar atrofia local e alguns relatos de caso e uma revisão retrospectiva descreveram atrofia de tecido mole de espessura total, alopecia e hiperpigmentação ao usar esteroides particulados. Acredita-se que o mecanismo seja em razão da vasoconstrição e dos depósitos de cristais insolúveis de corticosteroides no local da injeção. O risco de complicações cutâneas pode depender da profundidade da injeção; as injeções mais profundas podem estar associadas a menor risco. Corticosteroides altamente solúveis e não particulados devem ser selecionados preferencialmente para injeções superficiais de tecido mole.[16]

Em geral, a droga mais utilizada é a metilprednisolona entre 40 mg e 80 mg. Um anestésico local pode ser adicionado para prolongar a duração do efeito.[2]

Efeitos colaterais e complicações

Pode surgir lipomatose epidural por conta de injeções epidurais de esteroides, no entanto, a causa é desconhecida. Esse aumento do tecido adiposo dentro do espaço epidural pode evoluir de forma grave, com compressão de medula espinhal e sintomas associados.[2]

Mesmo com aplicação local, as complicações sistêmicas podem ocorrer, por exemplo, desmineralização óssea, que é mais frequente em idosos e mulheres na menopausa. Um grande estudo de coorte retrospectivo comparou os dados de 3 mil pacientes com dor na coluna que receberam um esteroide peridural lombar com dados de 3 mil controles combinados que não receberam injeções. Cada injeção de corticoide peridural aumentou o risco de fratura em 31%. Portanto, recomenda-se manter a exposição ao corticosteroide a um mínimo, particularmente para pacientes de alto risco. Alterações do eixo hipotalâmico ocorrem com frequência e, em geral, com a síndrome de Cushing, que perduram de 3 a 6 semanas.[7]

Os corticosteroides podem causar uma supressão dose-dependente do sistema imune que surge como resultado das alterações transcricionais, que suprimem os genes inflamatórios, regulam os genes anti-inflamatórios e inibem os fagócitos das células B e C. Não há estudos retrospectivos sobre taxas de infecção após uso de corticosteroides para bloqueio, mas relatos de casos mostraram que, após seu uso, uma infecção pode ocorrer em pacientes com condições imunossupressoras existentes, como diabetes, câncer (com e sem metástases) e neutropenia, e em pacientes que tomam corticosteroides orais, com história de infecções, e com insuficiência renal.

Elevação dos níveis de glicose pode ser observada em pacientes com diabetes (insulinodependente ou não); níveis elevados de glicose podem persistir por 2 a 6 dias após a injeção. Pacientes com diabetes devem receber informações sobre hiperglicemia após a injeção e entender a possível necessidade de ajustar seu tratamento.[7]

Complicações menores, sem danos permanentes, podem acontecer com mais frequência no bloqueio cervical, como dor cervical axial, dor cervical não relacionada à posição, flacidez na face, náuseas e vômitos, febre na noite após a intervenção (0,3%), sensibilidade no local da injeção, episódio hipotensivo isolado, insuficiência respiratória, fraqueza subjetiva nos braços por 24 horas e insônia. Alguns desses também ocorrem após injeção caudal, torácica, lombar, transfacetária (TF) ou interlaminar.

Ao utilizar a técnica de "perda de resistência", a punção acidental dural pode resultar em pneumocéfalo, que evolui com cefaleia. Esse tipo de cefaleia é diferente da cefaleia pós-punção, que resulta em uma dor de cabeça imediata, não está relacionada a uma determinada posição e, às vezes, está associada a sintomas neurológicos. O rubor pode surgir durante as injeções interlaminares e de transforaminais como resultado dos mecanismos mediados pela imunoglobulina E (IgE). A incidência relatada varia de 0,1% a 11%. Isso pode ser evitado pela administração profilática de um anti-histamínico. O soluço persistente, provavelmente por conta da estimulação da curva aferente do reflexo do nervo frênico, do nervo vago ou dos nervos simpáticos de T6 a T12, desaparece com medidas conservadoras ou clorpromazina.[7]

A injeção indesejada no disco intervertebral durante injeção de corticosteroides não é incomum;

pode ser negligenciado por aqueles que realizam o procedimento e, portanto, é insuficientemente relatado na literatura. Isso ocorre mais frequentemente com injeções de transforaminal (de 0,17% a mais de 2%) do que com procedimentos interlaminares (0,02% a 0,07%). Se a agulha for colocada no aspecto anteroinferior do forame (isto é, mais perto do disco), isso provavelmente aumentará as chances de injeção intradiscal.[7]

Apesar da colocação ideal da agulha, é possível que ocorra a disseminação intradiscal do fluido de contraste; isso se deve às rotas que ligam o espaço epidural ao disco intervertebral. Isso enfatiza a necessidade de usar fluoroscopia para rastrear essa complicação. A injeção intradiscal é tipicamente inócua, mas se ocorrer infecção, como espondilodiscite, pode ter resultados catastróficos. É por isso que alguns especialistas sugerem a administração de antibióticos profiláticos em pacientes com maior risco.[7]

Complicações maiores

Traumatismo por agulha

Em 1994, Bogduk apontou que a maioria das complicações não está relacionada ao tipo de corticosteroide injetado, mas mais ligada ao uso de agulhas ou à injeção de outras substâncias além dos corticosteroides, como citado nas complicações por neurolíticos.

Estudos de erros médicos, nos quais a maioria das complicações envolveu traumatismo direto do nervo ou lesão da medula espinhal, evidenciou que podem ocorrer danos temporários nos nervos espinhais injeções lombares de TF (4,6%), seguidas por injeções interlaminares em todos os níveis (0,25% a 0,33%). O dano neural pode ser minimizado ou evitado se um paciente relatar parestesia durante a colocação da agulha e o procedimento é abortado antes da injeção de qualquer substância dentro de uma estrutura neural. O uso de sedação profunda não é recomendado durante esses procedimentos.

Reações oftalmológicas como coriorretinopatia induzida por esteroides foram relatadas, mas são bastante raras.[2]

Hemorragia venosa da retina e ambliopia foram relatados após uso de corticosteroides peridurais em volumes acima de 40 mL. Acredita-se que essa complicação seja secundária ao aumento da pressão do fluido espinhal no espaço subaracnóideo, com subsequente elevação da pressão venosa retiniana. Foram relatados defeitos transitórios de visão bilateral após a aplicação de 15 mg de triancinolona no TF cervical. Coriorretinopatia serosa central, com descolamento central retina, foi descrita em 7 casos e pode surgir secundariamente à retenção de fluidos por conta de corticosteroides epidurais, com um processo decicatrização normal, que requer semanas a meses. Todas essas complicações são descritas apenas em relatos de casos; assim, a incidência não é conhecida.[7]

Neurovascular

Hematoma epidural e isquemia são exemplos de possíveis complicações vasculares. As complicações maiores, em grande parte dos casos, são neurológicas e foram descritas anteriormente em sangramentos e hematomas no bloqueio de neuroeixo neste capítulo.

Incidência de complicações maiores

Um departamento da Food and Drugs Administration (FDA) avaliou complicações neurológicas graves após o uso peridural de corticosteroides a partir do banco de dados do Sistema de Notificação de Eventos Adversos (FAERS), da FDA. Uma busca foi realizada de 1° de janeiro de 1965 a 23 de abril de 2014, por casos de aracnoidite, e de 1º de novembro de 1997 a 23 de abril de 2014, para casos de distúrbios graves do sistema nervoso. Isso rendeu um total de 131 casos (incluindo 18 relatos de casos publicados), que incluíram 41 casos de aracnoidite e 90 casos graves de distúrbios do sistema nervoso. Casos de infecções fúngicas em razão da contaminação do corticosteroide no composto não foram incluídos. A incidência exata dessas complicações maiores não pode ser estimada por conta de vários fatores, como subnotificação de complicações na literatura. O número total de injeções epidurais por ano é desconhecido. No entanto, sabemos que 1,3 milhão de injeções peridurais foram dadas a pacientes com 65 anos de idade e ou mais nos Estados Unidos em 2013. Dados do IMS Health mostram que aproximadamente 604 mil pacientes com menos de 65 anos receberam uma injeção de corticoide epidural em 2013.

Estima-se que o número total de injeções de corticoides epidurais realizados anualmente nos

Estados Unidos é de 9 milhões[7] – uma baixa incidência, de tal forma que isso nunca poderia ser relatado em estudos retrospectivos, prospectivos ou de coorte, mas apenas em relatos de casos ou em "reivindicações fechadas". Um estudo retrospectivo envolveu 4.265 injeções epidurais (interlaminar, TF e caudal) realizadas em 1.857 pacientes durante um período de 7 anos. Nenhuma das principais complicações pôde ser identificada. O número de complicações menores foi inferior após uma injeção de TF (2,1%) do que após injeção interlaminar (6,0%). Vários estudos de coorte envolvendo um total de mais de 16 mil injeções epidurais de esteroides (ESIs, do inglês *Epidural Steroid Injection*) consecutivas em todos os níveis também não mostraram quaisquer complicações maiores (Tabela 2).[7]

Tabela 2 – Complicações menores relatadas após injeção de corticoide epidural

Tipo de complicação	Frequência
Todas as menores complicações	2,4% (por injeção)
Punção discal acidental	2,3% (lombar)
Exacerbação transitória da dor	1,1%
Punção dura acidental	0,33% para 1% (lombar) e 0,25% a 2,65% (cervical)
Dor à injeção	0,33%
Tontura persistente	0,14%
Resposta vasovagal	0% a 1% (lombar) e 0,04% a 8% (cervical)

Fonte: Adaptada de Van Boxem K, Rijsdijk M, Hans G, *et al.*, 2018.

Em resumo, a incidência exata de complicações associadas a injeções peridurais de esteroides atualmente não pode ser determinada, já que isso requer uma triagem populacional extensa, mesmo com o grande número de procedimentos realizados. No entanto, os relatos de caso e revisões de literatura podem ajudar a entender e evitar as complicações que venham a surgir. Ainda assim, o número de injeções epidurais em relação ao número de relatos de complicações maiores justifica a suposição de que essas complicações são raras.

Complicações neurológicas cervical

A rota interlaminar é predominantemente relacionada à lesão da medula espinhal secundária a trauma por agulha, enquanto vários relatos de casos descrevem lesão vascular após uma abordagem de TF cervical.

Torácica

A literatura sobre complicações nessa região é mais escassa, mas os procedimentos nessa região são menos frequentes, o que poderia explicar a menor incidência.

Lombar

Pelo menos 18 casos foram encontrados na literatura, dos quais 4 casos tinham uma etiologia pouco clara: possivelmente secundária a tecido tumoral, hematoma ou lesão da artéria radicular (desde a aorta até artéria *lombalis* e artéria espinhal). A paraplegia após a injeção da TF foi relatada em 14 casos. O nível de raiz nervosa mais frequente que levou a complicações foi L3 (5 casos), seguido por L5 (3 casos), L1 e L2 (cada 2 casos), e L4 e S1 (cada 1 caso). Para concluir, as complicações são mais prováveis de ocorrer com a técnica interlaminar no nível cervical por trauma direto da medula espinhal e com a técnica de TF de uma complicação neurovascular (cervical e torácica mais frequentemente do que lombar) com a possibilidade de um infarto da medula espinhal, tronco encefálico, cérebro ou cerebelo. Há várias hipóteses para esse dano observado no SNC com a técnica TF:

- Danos diretos ao suprimento arterial da medula espinhal.
- Neurotóxica efeito do corticosteroide injetado e/ou conservantes e/ou solventes ("portadores"). As concentrações do solvente na preparação comercialmente disponível tornam improvável a ocorrência de toxicidade.
- Embolização resultando em isquemia após a injeção de uma suspensão de corticosteroide.

Embora a lesão do nervo, em razão de traumatismo direto por agulha, compreenda uma clara parcela das complicações descritas, a literatura da última década concentrou-se amplamente nas complicações descritas da injeção intravascular acidental de corticosteroides particulados. A literatura frequentemente diferencia entre os corticosteroides particulados (pois essas misturas contêm partículas maiores do que os glóbulos vermelhos) e os corticosteroides não particulados (que não contêm partículas). É por isso que a mesma terminologia será usada neste texto. O FDA não usa essa terminologia; em vez disso, diferencia duas categorias químicas baseadas na solubilidade: especificamente, soluções e suspensões. Isso não necessariamente coincide com o arranjo físico dos corticosteroides particulados e não particulados, mas é amplamente comparável.

Os dados do Medicare e do IMS Health até 2013, inclusive, mostram que os corticosteroides particulados constituem mais de 80% dos produtos comercialmente disponíveis. No entanto, há também pelo menos 3 casos com complicações neurológicas graves envolvendo dexametasona (1 no colo do útero e 2 no nível lombar), mas não está claro se isso ocorreu na forma particulada ou não particulada.

Vascularização

A vascularização da medula espinal (Figura 2) geralmente se origina da aorta pela artéria radicular, surgindo bilateralmente no nível de cada vértebra. As artérias radiculares correm adjacentes ao nervo espinhal segmentar no neuroforame e fornecem vascularização do nervo, onde geralmente também terminam. No entanto, quando esses ramos continuam na artéria espinhal, eles são referidos como artérias medulares espinhais (anteriores ou posteriores). O terço posterior da medula espinhal é vascularizado por duas artérias espinais posteriores. Os últimos são relativamente pequenos e correm posterolateralmente ao longo da medula espinhal. Eles recebem o suprimento sanguíneo das artérias medulares espinais posteriores. Assim, a maior vascularização da medula espinhal (dois terços anteriores) atravessa a artéria espinhal anterior. Ela recebe sangue arterial cranial via ramos da artéria vertebral, noculares e abaixo do nível torácico 8, na maioria dos casos por uma única artéria grande – artéria de Adamkiewicz – nível cervical, por uma média de 3 artérias medulares radi (Figura 3).[13]

A artéria medular espinhal tipicamente (92% dos indivíduos) corre anterossuperior à raiz nervosa com um diâmetro intraforaminal médio de 1,20 mm (0,84 mm a 1,91 mm). O triângulo de Kambin (Figura 2), também conhecido como

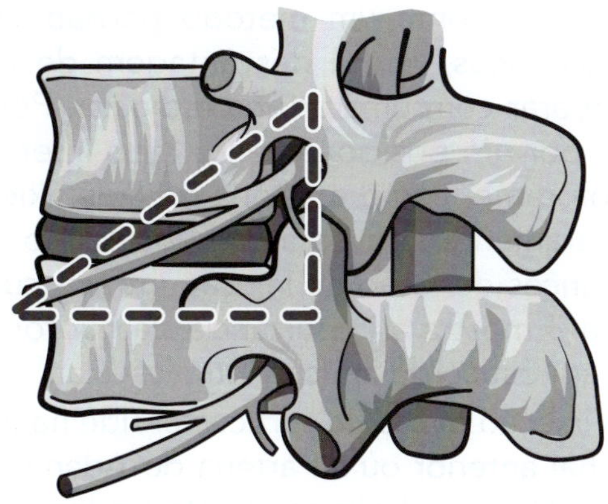

Figura 2 – Triângulo de Kambin.

Fonte: Adaptada de Van Boxem K, Rijsdijk M, Hans G, *et al.*, 2018.

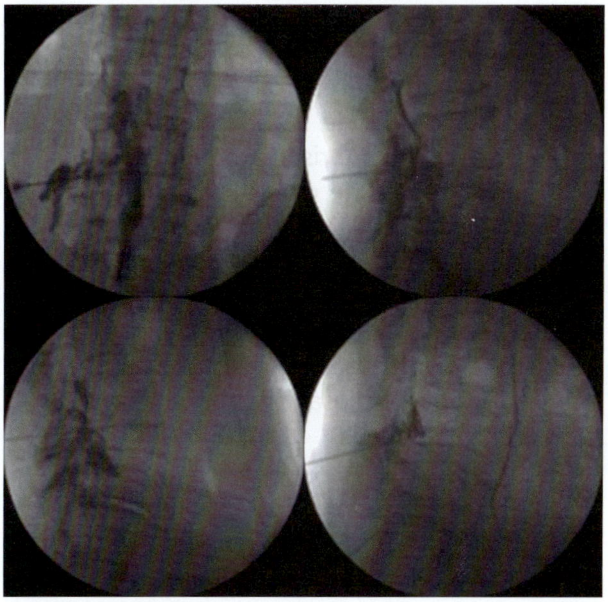

Figura 3 – Fluoroscopia da coluna lombar após infusão de contraste não iônico.

Fonte: Acervo da autoria.

triângulo seguro, é uma importante referência para realizar o procedimento transforaminal com maior segurança. Sua localização visa evitar o traumatismo pela agulha e a infusão de medicação em local inadequado, coibindo os problemas mais relatados e que originam complicações de maior relevância. O método do triângulo seguro é realizado em vista lateral; o ponto final deve ser anterior ao neuroforame (posterior à vértebra ou à posição subpedicular) ou, alternativamente, mais posterior no neuroforame (a posição retroneural). Embora a posição final da agulha na parte cranial do neuroforame possa evitar o traumatismo da raiz nervosa acidental e, portanto, é promovido como um método padrão nos livros didáticos, tem a desvantagem de poder se deparar com uma artéria radicular. Pode-se optar por um posicionamento mais inferior do neuroforame, como a artéria de Adamkiewicz, que raramente atravessa esse local. Isso reduz as chances de lesão ou injeção intravascular. A Figura 3 mostra a importância da fluoroscopia no diagnóstico de infusão intravascular.[13]

A injeção direta de corticosteroide na artéria espinhal anterior ou na artéria de Adamkiewicz (Figura 4) e a embolia resultante podem levar a um infarto da medula espinhal. Essa artéria é o principal suprimento de sangue para o cone medular, mas o curso é imprevisível. Por outro lado, o material que é injetado na aorta abdominal abaixo do nível da artéria de Adamkiewicz pode alcançar o cone através dos colaterais. A vascularização normal pode ser interrompida por cirurgia prévia com um risco aumentado de lesão vascular por conta de danos diretos da parede arterial. A parede interna do vaso sanguíneo é revestida com a camada íntima, que consiste em células endoteliais e camadas subendoteliais de tecido conjuntivo frouxo. Trauma direto da agulha pode levar ao desenvolvimento de um retalho intimal, que pode causar obstrução arterial.[13]

OUTRAS COMPLICAÇÕES – INFECÇÃO POR CONTAMINAÇÃO

Vários relatos de infecção fúngica após a administração de corticosteroide peridural foram publicados.[8] Esses casos ocorreram nos Estados Unidos em razão da contaminação do acetato de metilprednisolona com o fungo *Exserohilum rostratum*.

O produto foi produzido em uma farmácia de manipulação e não continha conservantes. O uso peridural desse preparo específico levou a 753 infecções e centenas de casos de meningite, dos quais pelo menos 24 são conhecidos por terem resultado em morte.[9] Dois casos de meningite possivelmente foram atribuído à ativação de infecções latentes pela imunossupressão de corticosteroides. Ambas as abordagens epidural e caudal foram associadas a um número limitado de casos de aracnoidite (Figura 5).[7]

Injeção subdural

O espaço epidural é menor na região cervical, aumentando o risco de injeção subdural. É importante diferenciar os sinais de bloqueio subdural e intratecal. A depressão respiratória ocorre lentamente (5 a 30 minutos) com injeção subdural; após a injeção intratecal direta (subaracnóidea), a apneia e o colapso cardiovascular agudo ocorrem rapidamente (2 a 3 minutos). Dessa forma, parece haver mais complicações neurológicas associadas a procedimentos realizados na região cervical em comparação com a região lombar. Isso é provavelmente em decorrência da proximidade de um maior número de estruturas vasculares e da medula espinhal em si, que pode ser perfurado durante os procedimentos adjacentes à coluna cervical. Considerando essa complexidade, o treinamento completo do especialista em dor e o uso de orientação por imagem são obrigatórios antes de se proceder aos procedimentos cervicais. Há pouca informação sobre a região torácica.[7]

COMPLICAÇÕES ASSOCIADAS ÀS TÉCNICAS

Bloqueios simpáticos

A denervação simpática produz vasodilatação arterial e arteriolar. Por conseguinte, há redução da pré-carga que resulta em redução do débito cardíaco e pode causar hipotensão significativa, com consequências que já foram apresentadas. Para antecipar complicações, os parâmetros basais dos sinais vitais de cada paciente devem ser registrados, com saturação, frequência cardíaca e respiratória, pressão arterial e nível de consciência, além de orientar o paciente sobre sinais iniciais de intoxicação ou alergias. O uso de método de imagem para guiar a técnica escolhida faz-se necessário para reduzir o risco de complicações,

Bloqueio do gânglio estrelado

Por conta da proximidade do gânglio com estruturas vasculares importantes, uma dose-teste é obrigatória para reduzir o risco de complicações, como alteração no nível de consciência ou reação tóxica ao anestésico local. A colocação adequada do anestésico local após a realização do bloqueio pode ser confirmada pela presença de elevação da temperatura no lado bloqueado e a síndrome de Bernard-Horner (miose, ptose e enoftalmia), sendo esta um efeito colateral reversível que pode ou não ocorrer.[2] Os bloqueios de cabeça e pescoço

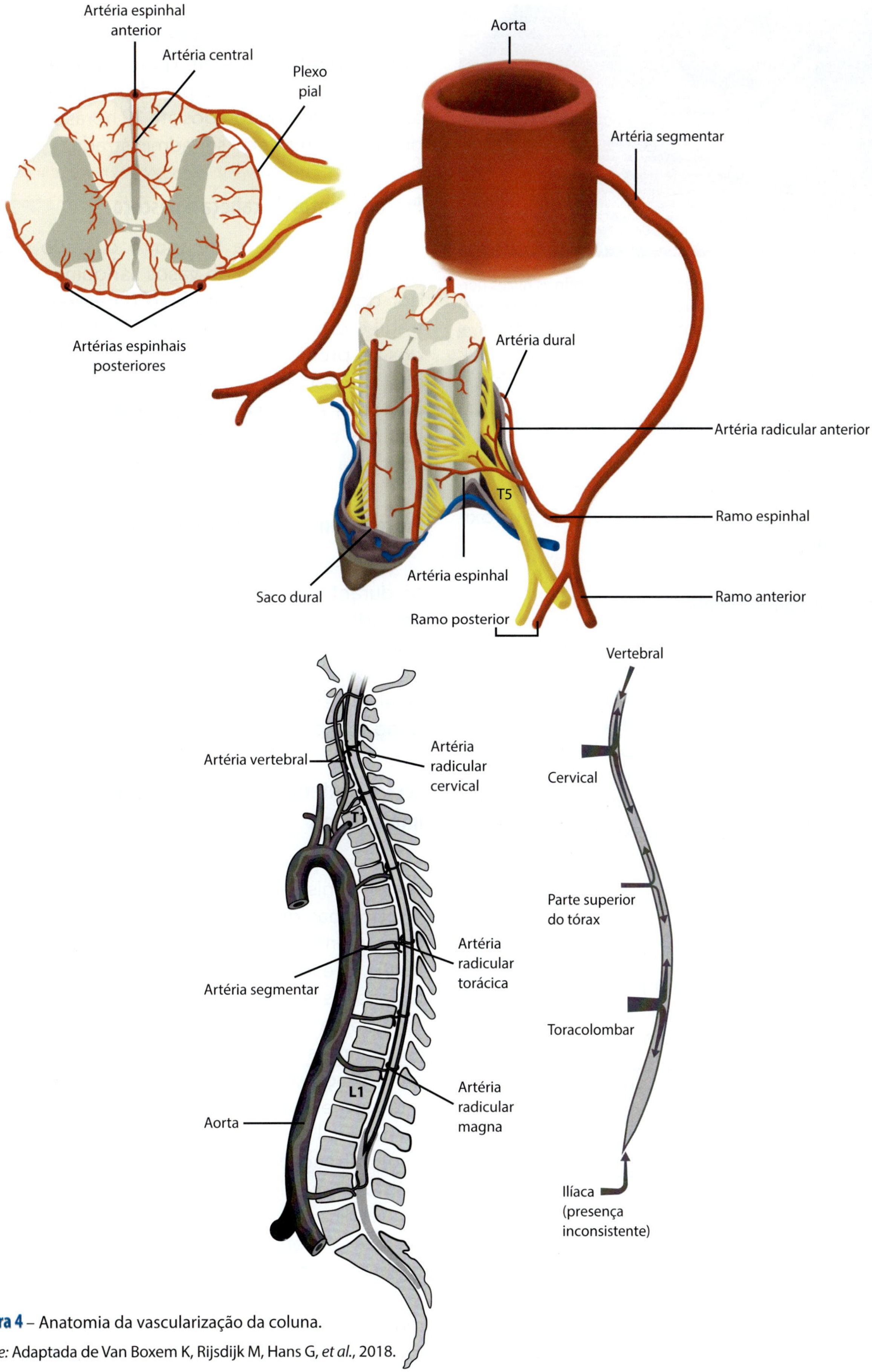

Figura 4 – Anatomia da vascularização da coluna.

Fonte: Adaptada de Van Boxem K, Rijsdijk M, Hans G, *et al.*, 2018.

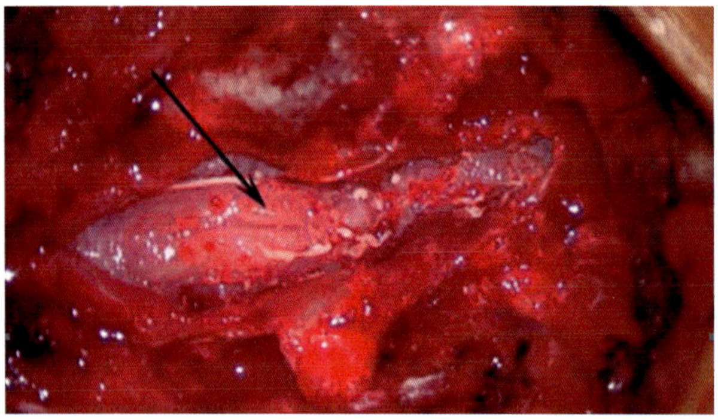

Figura 5 – Imagem intraoperatória demonstrando as raízes nervosas da cauda equipe "pós-frenagem". Apresentam-se grosseiramente edematosas e aderentes (seta), o que é compatível com araconoidite. Trata-se de um paciente com infecção recorrente por metilprednisolona contaminada por fungos – Carolina do Norte, Estados Unidos, 2015.

Fonte: Adaptada de Renfrow JJ, Frenkel MB, Hsu W, *et al.*, 2017.

merecem atenção redobrada por conta do risco de complicações graves associada à proximidade de estruturas nobres.

Bloqueio simpático lombar

A injeção intravascular inadvertida pode causar efeitos tóxicos do anestésico local, e a colocação subaracnóidea causa raquianestesia total. Assim, a equipe deve estar preparada para esse desfecho raro. O paciente deve ser monitorado em busca de mudanças na força e na sensibilidade do membro inferior. O monitoramento deve ser continuado após o término do bloqueio.[2]

Bloqueio do plexo celíaco

Antes do procedimento, o paciente deve ser monitorado, conforme já orientado. Como o suprimento do sistema nervoso simpático (SNS) às vísceras abdominais é interrompido com esse bloqueio, a hipotensão é comum e deve ser antecipada. O rebaixamento de nível de consciência pode ocorrer e ser acompanhada da redução do fluxo respiratório, assim, a taxa respiratória deve ser determinada antes do bloqueio e a adequação da ventilação deve ser monitorada.[2]

Analgesia intraespinhal

Quando os narcóticos espinhais são administrados, deve-se atentar para a depressão respiratória retardada e a sedação ou sonolência excessiva. A bradipneia e redução da amplitude respiratória podem gerar hipóxia seguida de parada respiratória e parada cardíaca. Paciente devem ser monitorados até 12 horas após dose de opioide intratecal ser administrada.[2]

Procedimentos de cabeça e pescoço

O médico deve ter muito cuidado com a punção inadvertida de vasos sanguíneos ao redor do nervo alvo em razão da vascularização frágil e proximidade do SNC. Dessa forma, todos os procedimentos precisam ser realizados sob fluoroscopia e a equipe deve estar ciente de todas as possíveis complicações relacionadas aos procedimentos de cabeça e pescoço, muitas já descritas nesse capítulo.

Procedimentos de radiofrequência

Deve-se monitorar a resposta do paciente durante a estimulação sensorial e motora, estando ele suficientemente desperto para responder à estimulação e a mudanças repentinas durante os procedimentos. Lesões motoras reversíveis e/ou irreversíveis podem ocorrer se a lesão for causada na raiz motora.[2]

Terapias intervencionistas com dispositivos implantáveis

As terapias implantáveis no tratamento intervencionista da dor consistem principalmente em bombas de infusão de fármacos, cateteres de implantação parcial ou totalmente implantáveis, e eletrodos. As complicações estão relacionadas à mudança da posição do implante, com perda de eficiência da medicação infundida, neurites associadas à presença do cateter e medicação, lesão medular durante posicionamento, neuroestimulação inadequada, reação ao material do implante (reação de corpo estranho), formação de siringe, infecção, hematoma e fístula liquórica. A técnica asséptica adequada, técnica cirúrgica metodológica e conferência do funcionamento dos dispositivos antes, durante e após o procedimento são mandatórios para evitar complicações maiores e fazer o diagnóstico precoce, evitando eventos neurológicos adversos.[17]

Referências bibliográficas

1. Carr CMM, Plastaras CT, Pingree MJ, Smuck M, Maus TP, Geske JR, et al. Immediate adverse events in interventional pain procedures: a multi-institutional study. Pain Med. 2016;17:2155-61.
2. Raj PP, Erdine S. Pain-relieving procedures: the illustrated guide: John Wiley & Sons; 2012.
3. Narouze S, Benzon HT, Provenzano D, Buvanendran A, De Andres J, Deer T, et al. Interventional spine and pain procedures in patients on antiplatelet and anticoagulant medications: guidelines from the American Society of Regional Anesthesia and Pain Medicine, the European Society of Regional Anaesthesia and Pain Therapy, the American Academy of Pain Medicine, the International Neuromodulation Society, the North American Neuromodulation Society, and the World Institute of Pain. 2018;43(3):225-62.
4. Groban LMD. Central nervous system and cardiac effects from long-acting amide local anesthetic toxicity in the intact animal model. Reg Anest Pain Med. 2003;28(1):3-11.
5. Barash PG. Clinical anesthesia: Lippincott Williams & Wilkins; 2009.
6. Manchikanti L, Hirsch JAJ, Reports H. Neurological complications associated with epidural steroid injections. 2015;19(5):10.
7. Van Boxem K, Rijsdijk M, Hans G, de Jong J, Kallewaard JW, Vissers K, et al. Safe use of epidural corticosteroid injections: recommendations of the WIP Benelux workgroup; 2018.
8. Smith RM, Tipple M, Chaudry MN, Schaefer MK, Park BJJ. Relapse of fungal meningitis associated with contaminated methylprednisolone. 2013;368(26):2535-6.
9. Chiller TM, Roy M, Nguyen D, Guh A, Malani AN, Latham R, et al. Clinical findings for fungal infections caused by methylprednisolone injections. 2013;369(17):1610-9.
10. Sagadai S, et al. Residual neurological deficit after central neuraxial blocks. Trends Anaest Crit Care. 2012;2(4):180-90.
11. Kopp SL, Vandermeulen E, McBane RD, Perlas A, Leffert L, Horlocker T. Regional anesthesia in the patient receiving antithrombotic or thrombolytic therapy: American society of regional anesthesia and pain medicine evidence-based guidelines (fifth edition). Reg Anesth Pain Med. 2025;29:2024-105766.
12. Eman A, Balaban O, Pekşen Ö, Erkin A. Ultrasound-guided popliteal sciatic nerve block for surgical anesthesia in wound care patients with ongoing anticoagulant/antiaggregant therapy: a single-center, prospective study. Medicine (Baltimore). 2024;103(44):e40311.
13. Hong JH, et al. Analysis of inadvertent intradiscal and intravascular injection during lumbar transforaminal epidural steroid injections: a prospective study. Reg Anest Pain Med. 2013;38(6):520-5.
14. Renfrow JJ, Frenkel MB, Hsu W. Fungal contamination of methylprednisolone causing recurrent lumbosacral intradural abscess. Emerg Infect Dis. 2017;23(3):552.
15. Diário oficial da união. Órgão: Ministério da Saúde/Agência Nacional de Vigilância Sanitária/4ª Diretoria/Gerência-Geral de Inspeção e Fiscalização Sanitária. Resolução-RE N° 3.600. 2024;188(1):105.
16. Garg I, Wang D. Complications of spinal cord stimulator trials and implants: a review. Curr Pain Headache Rep. 2023;27(12):837-42. doi: 10.1007/s11916-023-01190-7.

Índice Remissivo

A

Abatacepte, 322
Abdome agudo
  hemorrágico, 1168
  inflamatório, 1165
  obstrutivo, 1167
  perfurativo, 1167
  vascular, 1168
Ablação, 68
  cirúrgica, 913
  por radiofrequência, 1120, 1506
    na articulação facetária, 1358
Abordagem(ns)
  epidural, 1354
  farmacêutica, 165
  farmacológica, 652
  fisioterapêutica, 159, 160, 554
  funcional na dor crônica, 598
  intratecal, 1354
  médica, 159
  multidisciplinar, 563
  multimodais, 45
  multiprofissional, 157
  nutricional da dor, 164
  odontológica e fonoaudiológica, 163
  psicológica, 159, 162
  regenerativas, 1604
Abuso de analgésicos, 411
  abordagens de tratamento multimodal, 418
  alterações na farmacocinética e metabolismo, 415
  causas e fatores sociais na crise norte-americana, 420
  complexidade farmacológica, 414
  crise norte-americana, 419
  diagnóstico, 416
    precoce, 417
  educação e conscientização na crise norte-americana, 421
  fisiopatologia, 412
  interações, 414
    farmacológicas e sinergismo, 416
  manejo da dor, 418
  metabolismo, 414
  políticas de saúde pública na crise norte-americana, 422
  prescrição e acesso a medicamentos na crise norte-americana, 420
  tolerância, 414
    e dessensibilização de receptores, 415
  tratamento, 416
Aceitação, 163
Acesso
  lombar, torácico e cervical, 1720
  percutâneo, 1711
  sacral, 1722
Acetábulo, 1494
Acetaminofeno, 351, 362, 711, 806, 1223
Acetil-L-carnitina, 969
Ácido(s)
  acetilsalicílico, 245
  alfalipoico, 608, 939, 969
  fólico, 106
  graxos ômega-3, 165, 207, 512
  hialurônico, 1575, 1608
  úrico, 109
  zoledrônico, 536
Acidose tubular renal, 371
Acne, 379

Ações farmacológicas dos opioides, 268
Acometimento psicológico e psiquiátrico, 956
Acompanhamento farmacoterapêutico, 166
Aconselhamento sobre atividades da vida diária, 714
Acupuntura, 18, 183, 560, 567, 582, 682, 697, 714, 738, 940, 960, 1359, 1464, 1532, 1563
  cérebro, 584
  efeitos adversos, 584
  escalpeana, 587
  fundamentos, 583
  indicações clínicas, 585
  mecanismo de ação, 583
  medula espinhal, 584
  microssistemas, 587
  via descendente, 584
Adalimumabe, 322
Adaptações ambientais, 714
Adenosina, 1690
Adesão ao tratamento, 166
Adesiólise
  endoscópica, 1094
  percutânea, 1094
Adesivo
  de capsaicina, 959
  de lidocaína, 959
Adjuvantes, 129, 471
Administração
  de álcool e fenol, 794
  intratecal, 665
Agentes
  anticonvulsivantes, 735
  anti-inflamatórios não esteroides, 735
  biológicos
    em doenças reumáticas autoimunes, 321
    no controle da enxaqueca, 322
  de contraste, 1742
  não-opioides e adjuvantes, 1223
  opioides, 1225
  tópicos, 68, 330, 471
Agonistas
  alfa-2-adrenérgicos, 1344, 1689
  alfa-adrenérgicos, 294, 700
  de receptores NMDA, 302
  dos receptores ácido gama-aminobutírico, 318
  parciais, 276
  puros, 267, 275
Agonistas/antagonistas, 276
  mistos, 267
Água, 594
Agulhamento a seco, 1482, 1562
AINEs, 68, 236, 247, 249, 256, 332, 358, 361, 539, 656, 722, 771, 805, 1062, 1128, 1224, 1340, 1413, 1466
  efeitos adversos, 367
  efeitos sistêmicos, 370
  efeitos tópicos, 368
  não seletivos, 245
  risco cardiovascular, 371
  risco em idosos, 375
  risco encefálico, 374
  risco gastrointestinal, 367
  risco hepático, 373
  risco renal, 370
  risco respiratório, 375
  seletivos, 247
Aiurveda, 568
Ajuste do tempo de consulta, 34
Albumina
  sérica, 110
  urinária, 109
Álcool, 1606, 1741
  etílico, 1741
Aldolase, 116
Alergias, 1737
α2-agonistas, 475
Alfa-1 glicoproteína ácida (orosomucoide), 114
Algologia, 40
Algoritmo de tratamento para dor no paciente queimado, 760
Alimentação, 202, 541
  à base de plantas, 213
  e exercício físico, 956
  leve, 541
Alimentos
  anti-inflamatórios, 207
  da dieta anti-inflamatória e MedDiet, 208
  fermentados, 213
Alívio da dor crônica, 714
Almotriptano, 856
Alodinia, 59, 156
ALT (TGO), 103
Alteração(ões)
  cardiovasculares, 1737
  do sistema nervoso simpático, 975
  na função do sistema nervoso central e plasticidade neural, 413
  na sensibilidade à dor e hiperalgesia induzida por opioides, 412
  respiratórias, 1737
Amilase sérica, 105
Amiotrofia diabética, 905
Amitriptilina, 660, 736, 1106
Amplitude de movimento, 1455
Anakinra, 321
Analgesia
  controlada pelo paciente, 755
  da dor torácica musculoesquelética, 1431
  epidural, 665
  intraespinhal, 1750
  multimodal, 652, 1114
  neuroaxial, 1228, 1353
Analgésicos, 236, 349, 352, 711, 720, 1106, 1185, 1403, 1413
  abuso, 411
    abordagens de tratamento multimodal, 418
    alterações na farmacocinética e metabolismo, 415
    causas e fatores sociais na crise norte-americana, 420
    complexidade farmacológica, 414
    crise norte-americana, 419
    diagnóstico, 416, 417

precoce, 417
educação e conscientização na crise norte-americana, 421
fisiopatologia, 412
interações, 414, 416
interações farmacológicas e sinergismo, 416
manejo da dor, 418
metabolismo, 414
políticas de saúde pública na crise norte-americana, 422
prescrição e acesso a medicamentos na crise norte-americana, 420
tolerância, 414, 415
tolerância e dessensibilização de receptores, 415
tratamento, 416
anti-inflamatórios, 677
antitérmicos, 239
comuns, 1185
de 1ª linha, 1403
não opioides, 349, 352, 711, 720, 1689
farmacologia, 349
na terapia intratecal, 1689
uso clínico, 352
opioides, 1106
simples, 539, 676, 734, 806, 1062
Análise do líquido cefalorraquidiano e biópsia, 954
Anamnese, 84
Anatomia
dos nervos periféricos, 1174
e fisiologia da dor, 52
Ancoramento, 1722
Anestesia
dolorosa, 1741
local, 1227
regional, 759
Anestésicos locais, 331, 701, 713, 738, 1689
Angina, 1205, 1206
com neuromodulação, 1207
pectoris, 1424, 1425
refratária, 1207
Ansiedade, 176
Antagonistas
de CGRP, 323
de receptores N-metil-D-aspartato (NMDA), 702, 1084, 1344
opioides, 393
puros, 267, 276
Antecedentes pessoais e familiares, 1454
Antepé, 1550
Antiagregante plaquetário, 246
Anti-CCP (peptídeo citrulinado cíclico), 115
Anticoncepcionais, 1062
Anticonvulsivantes, 68, 180, 276, 280, 449, 678, 701, 726, 807, 868, 938, 1084, 1106, 1186, 1273, 1344, 1414, 1466
em populações especiais, 456
evidências científicas, 456
mecanismos de ação, 277, 451
na história da dor, 450
nos diferentes tipos de dor, 450
recomendações práticas para o uso, 457
tratamento da dor, 453
Anticorpos monoclonais, 475
Antidepressivos, 68, 180, 282, 460, 701, 713, 726, 736, 807, 866, 910, 958, 1084, 1105, 1106, 1118, 1129, 1185, 1273, 1342, 1414, 1466
aplicações clínicas, 464
duais, 867
efeitos
colaterais, 466
indiretos na modulação da dor, 463
escolha, 466
inibidor(es) da recaptação
de dopamina, 291
de serotonina e noradrenalina, 288, 677
interações medicamentosas, 466
principais classes, 463
tricíclicos, 286, 287, 463, 464, 466, 677, 713, 726, 736, 867, 910, 958, 1106, 1273
via descendente da dor, 461
Anti-dsDNA, 115
Antiepilépticos, 713
Antiespasmódicos, 1062
Antiguidade, 4
Anti-inflamatório(s), 258, 357
esteroides, 258
não esteroides (AINEs), 68, 236, 247, 249, 256, 361, 539, 722, 771, 805, 1062, 1128, 1340, 1413
efeitos adversos, 367
efeitos sistêmicos, 370
efeitos tópicos, 368
não seletivos, 245
risco cardiovascular, 371
risco em idosos, 375
risco encefálico, 374
risco gastrointestinal, 367
risco hepático, 373
risco renal, 370
risco respiratório, 375
seletivos, 247
Antimaláricos, 1307
Anti-NGF, 476
Antioxidantes, 165, 600
Antipirético, 239
Antipsicóticos, 870
Anti-RNP, 115
Anti-Ro e SS-B, 115
Anti-Smith, 115
Antitérmicos, 236
Antraciclinas, 918
Antropometria, 89
Apneia obstrutiva do sono, 1220
Aromaterapia, 18, 570, 574, 749
Arritmias, 379
Articulação
coxofemoral, 74
glenoumeral, 71
radiocarpal, 73
radioumeral, 72
sacroilíaca, 1510
anamnese, 1511
anatomia, 1510

causas inflamatórias, 1514
diagnóstico, 1511
exame físico, 1511
fisiopatologia, 1511
tratamento, 1515
tibiofemoral, 76
tibiotársica, 76
umeroulnar, 72
Artrite
inflamatória, 742
periférica, 1288
psoriática, 1291, 1300, 1303, 1313
reumatoide, 518, 876, 1283, 1289, 1293, 1303, 1304, 1432
Artrocentese da ATM, 1418
Artroplastia, 683
Artroscopia da ATM, 1418
Artrose
facetária, 1462
glenoumeral e acromioclavicular, 1381
Ascite, 719
Aspectos
alimentares, 201
psicológicos e emocionais da dor, 173
Aspirado de medula óssea, 1641
Aspirina, 735
Assoalho pélvico, 1046, 1047
AST (TGP), 103
Atenção plena, 682, 714
Ativação dos receptores de potencial transitório vaniloide 1 (TRPV1) e canabinoide tipo 1 (CB1) no cérebro e na medula, 240
Atividade física, 696
Atrofia da pele, 379
Aumento ponderal, 379
Auriculoterapia, 572, 587
Autoimunidade, 114, 115, 978
e doenças reumáticas, 115
Autonomia do paciente, 1694
Avaliação
clínica, 159
da dor, 645, 784, 1126, 1336, 1581
em pediatria, 645
oncológica, 1336
pós-toracotomia, 1126
da função
endócrina, 110
hepática, 103
pancreática, 104
renal, 108
da intensidade da dor, 1454
de rastreadores e opioides para pacientes com dor (SOAPP), 438
de risco, 436
do adulto com dor poliarticular, 1580
do metabolismo
de carboidratos, 102
lipídico, 108
inicial, 555
multiprofissional da dor, 158
neurológica, 1455
neuromuscular, 115
radiográfica, 1462
renal funcional, 711
Azatioprina, 1307
Azeite de oliva extra virgem, 208

B

Baclofeno, 320, 326, 482, 487, 660, 702, 994, 1013, 1689
Baropodometria computadorizada, 92
Basófilos, 383
Behavioral Pain Scale, 767
Belimumabe, 322, 1307
Benfotiamina, 969
Benzodiazepínicos, 737
Betabloqueadores, 1148
Betametasona, 377
Bifosfonatos, 315, 317, 474, 536
Bilirrubinas, 104
Biofármacos, 320, 321
Biológicos, 324
derivados do tecido adiposo, 1641
Biomarcadores, 985, 1561
Biomecânica da pelve, 1050
Bloqueadores
IL-1, 321
IL-6, 322, 477
IL-20, 477
dos canais de cálcio, 1207
N-metil-D-aspartato, 473
Bloqueio(s)
anestésico, 941
aos canais de cálcio e sódio, 462
cervicais, 1021
da articulação sacroilíaca, 1593
de facetas, 1592
de nervos periféricos, 662, 1227
de parede torácica e abdominal, 1633
de ponto-gatilho (muscular), 1591
de ramo medial, 1358
diagnóstico, 1591
do axis celíaco, 1349
do gânglio
estrelado, 1348, 1748
ímpar, 1350
do músculo serrátil anterior, 793
do nervo
esplâncnico, 1350
intercostal e neurólise, 1358
peitoral, 793
pericapsular, 793
simpático, 913
supraorbitário, 1634
do plano
eretor da espinha, 793
transverso do abdome, 793
do plexo
celíaco, 1350, 1750
hipogástrico superior, 1350

do quadrado lombar, 793
do ramo medial de l2, 1467
e ablação de nervos geniculares, 1532
e radiofrequência de nervos periféricos, 857
guiados por métodos de imagem, 1186
intramusculares, 1417
nervosos, 913, 1096, 1590
anestésicos, 1274
periféricos e intramusculares, 1415
neural, 702
neurológicos, 1575
peridural, 1592
periféricos, 1115
regionais, 1120
simpático(s), 664, 1748
lombar, 1750
terapêutico, 1591
Bomba(s)
de infusão intratecal implantável, 794
epidurais, 132
intratecais, 132, 1122
Borreliose de Lyme, 881
Boswellia serrata, 512
Breve inventário da dor, 91
Bruxismo, 1409, 1410
Bumetanida, 702
Bupivacaína, 1013
Buprenorfina, 276, 391, 401, 681, 725
Bupropiona, 293, 294
Bursite(s)
olecraniana, 1387
séptica, 1529
superficial pré-patelar e infrapatelar, 1528
Bursites, 1384

C

Cadeia simpático lombar, 1662
Cálcio total e cálcio iônico, 107
Calcitonina, 315, 317, 1084
Campo eletromagnético pulsado (CEP), 44
Canabidiol, 181
Canabinoides, 306, 312, 491, 494, 495, 678, 807, 869, 1106, 1345
avanços na pesquisa, 504
definição e história, 491
efeitos
adversos, 503
colaterais, 502
exógenos, 312
fisiologia, 494
formulações, 502
interações medicamentosas, 502, 503
mecanismos de ação dos, 495
no tratamento
dor
aguda, 501
musculoesquelética, 500
neuropática, 499
oncológica, 497
orofacial e cefaleia, 502
visceral e pélvica, 501
fibromialgia, 501
osteoartrite, 500
perspectivas futuras e pesquisas, 504
regulamentação e aceitação médica, 505
Câncer, 124
avançado, 1691
Cannabis, 700, 727, 869
Capsaicina, 207, 331, 332, 472, 907, 1011, 1118
tópica, 68, 939
Capsulite adesiva, 1383
Características cushingoides, 379
Carbamazepina, 281, 455, 726, 991
Carboidratos com baixo índice glicêmico, 594
Carcinoma hepatocelular, 719
Carisoprodol, 326, 327, 485, 489
Carnitina, 609, 610
Cártamo, 512
Carvão ativado, 242
Catarata, 381
Catastrofização, 176
Catecolaminas circulativas, 976
Categoria
A, 732
B, 732
C, 732
D, 732
X, 732
Cateter
peridural, 1672, 1679
totalmente implantável, 1670
Cefaleia(s), 291, 466, 1018
atribuída à
disfunção temporomandibular, 1246
distúrbios dos dentes ou da mandíbula, 1245
cervicogênica, 1018
em salvas
crônica, 1241, 1260
diagnóstico, 1259
episódica, 1241, 1260
fisiopatologia, 1261
tratamento, 1261
neuralgiforme unilateral de curta duração, 1242
por uso excessivo de medicamentos, 1244
primárias, 1233
tensional, 1239, 1240
crônica, 1240
episódica
frequente, 1240
infrequente, 1239
trigemino-autonômicas, 1241, 1243
Celecoxibe, 364
Células
B, 382
da glia, 930
de Schwann, 930
dendríticas, 383

T, 382
Célula-tronco mesenquimal, 1641
Cereais, 210
Certolizumabe pegol, 322
Cesariana, 1113
Cetamina, 302, 528, 758, 772, 1225, 1690
Cetoprofeno, 365
Cetorolaco, 366, 657, 658
Ciclobenzaprina, 327, 484, 488, 736
Ciclofosfamida, 1307
Ciclo-oxigenases, 237
Cifoplastia, 667, 683, 1351
Cinesioterapia, 558
Cingulotomia, 1357
Cintilografia óssea, 985, 1500
Cirrose hepática, 719
Cirurgias, 702
Cistite intersticial, 1039
Citarabinas, 920
Classificação
funcional dos opioides, 266
internacional de dor orofacial, 1412
Claudicação intermitente, 1146
Clearance de creatinina, 109
Clonazepam, 320
Clonidina, 295, 531, 1012, 1225
Clorzoxazona, 327
Cobre, 107
Codeína, 275, 398, 658, 679, 725, 1227
Coenzima Q10, 607, 608, 870
Colaboração interprofissional e a medicina da dor, 48
Colesterol total, 108
Comfort-B, 648
Complexidade da dor oncológica, 24
Complexo trigeminocervical, 1268
Complicações
associada a medicação, 1739
da terapia intratecal, 794
em medicina intervencionista da dor, 1736
neurológicas cervical, 1746
Componentes
anti-inflamatórios, 205
pró-inflamatórios, 205
Comprometimento de memória, 381
Comunicação
centrada no paciente, 34
com crianças em tratamento de dor crônica, 31
com o paciente
com déficit cognitivo, 34
em coma, 34
fibromiálgico, 27
geriátrico, 32
oncológico, 23
pediátrico, 30
surdo, 33
traqueostomizado, 33
contínua, 35
efetiva no manejo da dor oncológica, 26
escrita, 34
não verbal, 34
verbal, 34
Concentrado de aspirado de medula óssea, 1641
Condroprotetores, 1573
Confiança, 22, 30
Confusion Assessment Method for The ICU (CAM-ICU), 776
Considerações éticas e legais no tratamento da dor, 796
Constipação, 290, 445
induzida pelo uso de opioides, 213, 393
Construção de parceria, 31
Continuidade de reflexões e avaliação do tratamento, 152
Contratura de Dupuytren, 1370
Controle de acesso vascular, 715
Cordotomia, 703, 795, 1357
Coriorretinopatia serosa central, 381
Córtex somatossensorial, 1104
Corticoides, 1743
Corticosteroides, 376, 379, 539, 807, 1466
dose, 377
duração, 377
efeitos
adversos, 377
em populações específicas, 383
em sistemas específicos, 378
cardiovasculares, 379
dermatológicos, 379
endócrinos, 378
gastrointestinais, 380
imunológicos, 382
neuropsiquiátricos, 381
oftalmológicos, 381
ósseos e musculares, 380
Cortisol matinal, 113
Costocondrite, 1436
Cotovelo, 1376, 1377, 1380
de golfista, 1386
de tenista, 1386
do estudante, 1387
Creatina quinase, 116
Creatinina, 109
Creme tópico de capsaicina, 969
Crioblação, 1129
Crioneurólise, 1485, 1506, 1596
Crioterapia, 1596
Crise(s)
de migrânea, 856
de opioides, 425
norte-americana de abuso de analgésicos, 419
Critical Care Pain Observation Tool, 767
Cuidado(s)
individualizado no tratamento da dor, 799
paliativos, 784
Curcumina, 165, 207, 512, 514, 519, 605, 606
Cursos de medicina no Brasil, 139

D

Dactilite, 1288
Dados em saúde, 218

Dano celular, nociceptivo, neuropático, 747
Dantrolene, 328
Dapsona, 1307
Decisão compartilhada, 22
Dedo em gatilho, 1370
Deficiência de magnésio, 612
Delirium, 774, 775
  e neurotoxicidade, 445
  prevenção e tratamento, 778
  subtipos de, 777
Densitometria óssea, 1500
Dependência, 396, 397
  física, 397
Depressão, 176
  respiratória, 268, 394, 446
Desaferentação, 1082
Descompressão
  cirúrgica, 941
  microvascular, 995
Desgaste degenerativo, 1624
Desidrogenase láctica, 104, 116
Desregulação do sistema endógeno de controle da dor, 414
Destruição do gânglio da raiz dorsal, 914
Desvenlafaxina, 463
Dexametasona, 376
Dexmedetomidina, 298, 531, 757, 773
Dextrose, 1622
Diagnóstico
  de dor em UTI, 766
  em medicina da dor, 83
  precoce e abrangente, 152
Diálise, 715
Diazepam, 329, 481, 482, 486
Diclofenaco, 364
Dieta
  anti-inflamatória, 203, 593, 697
  do Mediterrâneo, 203
  na modulação da dor, 164
Dinamometria, 87
Dinorfinas, 265
Dipirona, 68, 243, 244, 350, 353, 539, 656, 658, 676, 722, 734, 770, 806, 1062, 1224, 1342
Disco, 1412
Discoblock ou bloqueio do disco, 1468
Discopatia, 818
  degenerativa, 1462
Disfunção
  endotelial, 882
  mitocondrial, 599, 600
  muscular, 1068
  temporomandibular, 164, 586, 1626
    anamnese e exame clínico, 1411
    critérios diagnósticos, 1410
    etiologia, 1408
    manifestações clínicas, 1407
    tratamento, 1413
Dismenorreia, 586, 1058
Dispositivo(s)
  (bomba) para infusão de fármaco intratecal, 1595
  de assistência, 714
  vestíveis, 42
Distonia cervical, 1393
Distúrbio(s)
  de coagulação, 1737
  do sono e dor, 192
  endócrinos e metabólicos, 882
  infecciosos, 881
  reumatológicos, 875
  sudomotores e atrofia, 984
Divisão anatômica do abdome, 1159
Documentação das preferências de comunicação, 34
Doença(s)
  arterial periférica, 1141, 1147
  aterosclerótica, 379
  de Addison, 884
  de Kienbock, 1367
  de lesão mínima, 371
  de Lyme, 881
  de Preiser, 1368
  de Willis-Ekbom, 194
  funcionais do aparelho digestivo, 1169
  renal crônica
    abordagem multidisciplinar para avaliação da dor, 711
    avaliação da dor, 711
    epidemiologia da dor na, 710
    seleção de medicamentos, 711
  reumáticas, 1280, 1283
    inflamatórias, 1303
Doluxetina, 736
Dor(es)
  abdominal, 1158, 1160
  aguda, 427, 434, 1112, 1214, 1281, 1453
    avaliação inicial do paciente, 1218
    avanços no tratamento, 1229
    definição, 1215
    duração da, 1220
    e crônica no câncer, 1331
    em pacientes em abuso do uso de opioides, 434
    etiologia, 1216
    fisiopatologia, 1216
    pós-operatória, 1112
    tratamento, 1221
  algopática, 804
  ao longo da história e da filosofia, 3
  após cirurgias, 1718
  após toracotomia, 1125
  articular, 740, 1500, 1657
  atribuída a lesão ou doença do nervo
    glossofaríngeo, 1251
    trigêmeo, 1248
  axial, 1453
  central, 1100
  cervical
    abordagens não farmacológicas, 1402
    diagnóstico, 1395
    discogênica, 1393
    exame(s)

complementares, 1401
físico, 1396
facetária, 1394
fisiopatologia, 1393
história, 1396
intervenções minimamente invasivas, 1403
miofascial, 1394
tratamento, 1402
cirúrgico, 1404
farmacológico, 1403
com características neuropáticas, 1454
complexa regional, 1290, 1299, 1304
craniofacial, 791, 1232
referida, 1232
crônica, 3, 156, 435, 552, 741, 749, 873, 1281, 1284, 1286, 1287, 1453, 1624, 1693
abordagem com base em evidências, 21
associada a doenças reumáticas, 1291
atendimento inicial ao paciente com, 874
de parede abdominal, 1170
e artrite psoriática, 1291
e estresse, 67
e síndrome de Sjogren, 1289
em doenças reumáticas, 1280
generalizada, 873
impacto na vida dos pacientes, 553
na artrite reumatoide, 1284
na OA, 1287
na síndrome de Ehlers-Danlos, 1290
não maligna, 1693
no LES, 1286
oncológica, 1170
pós cesariana, 1113
pós-cirúrgica, 1111
características, 1112
fatores de risco, 1113
fisiopatologia, 1111
tratamento, 1114
pós-toracotomia, 1123
primária e secundária, 1232
relacionada ao câncer, 1333
da sacroilíaca, 1654
de cabeça, 741
de dente, 1247
de desnervação segmentar, 694
de origem
desconhecida, 804
musculotendínea, 1368
neuropática, 1370
osteoarticular, 1367
de zona de transição, 694
decorrente do procedimento, 748
discogênica, 1435, 1486, 1651
disruptiva ou *breakthrough pain*, 1336
do coto, 1081
do espasmo muscular, 694
e *delirium*, 774
e perturbação emocional, 175
em cotovelo, 811
em joelho, 829
em ombro, 807
em pacientes
em cuidados paliativos e em fim de vida, 784, 798
na fase de morte, 796
em pé e tornozelo, 832
em pediatria, 639, 640, 642, 643, 646, 655
classificação, 643
epidemiologia, 640
ferramentas comportamentais, 646
fisiopatologia, 642
intervenção, 655
em punho e mão, 814
em quadril, 822
episódica, 787
espinhal, 71, 1651
facetária, 1435, 1482, 1652
facial idiopática persistente, 1252
fantasma, 1081
fisiológica, 62
glútea, 824
inguinal, 1718
intensa, 429
intermitente, 1336
irruptiva, 748, 787
isquêmica, 1190
em repouso, 1147
mesentérica, 1192
nas extremidades, 1140
visceral, 1189
leve, 428, 656, 657
lombar, 585, 739, 1304, 1461, 1464, 1500, 1623, 1628
aguda, 1463
anamnese, 1453, 1497
aspectos biopsicossociais, 1452
avaliação inicial, 1453
crônica, 1304, 1623
definição, 1451
diagnósticos comuns, 1500
dor lombar inflamatória, 1288
e toracolombar miofascial, 1628
epidemiologia, 1451
etiologia, 1453
exame(s)
complementares, 1498
físico, 1497
impacto econômico, 1452
papel do especialista em dor, 1469
prognóstico e recorrência, 1452
radiografia, 1498
subaguda e crônica, 1464
tomografia computadorizada, 1499
tratamento cirúrgico, 1468
mecânica não radicular, 1400
miofascial, 586, 1478
orofacial, 1412
primária, 1412
pélvica na mulher, 1051
torácica, 1433

mista, 644, 785
moderada, 428, 657
musculoesquelética, 465, 510, 739
na articulação temporomandibular, 1247
atribuída à artrite, 1412
atribuída à doença articular degenerativa, 1412
atribuída à subluxação, 1412
atribuída ao deslocamento de, 1412
na coluna torácica/articulações costovertebrais, 1434
na gestante, 731
na inflamação, 360
na mucosa oral, glândulas salivares e ossos maxilares, 1247
na osteoartrite, 1566
na parede torácica, 1442
na pessoa idosa, 672
alterações farmacocinéticas e farmacodinâmicas, 674
desafios no manejo da dor, 673
epidemiologia, 672
impacto, 673
intervenções não farmacológicas, 681
prevalência, 672
terapias
cirúrgicas, 683
intervencionistas, 683
tratamento, 675, 676
farmacológico, 676
neuropática, 52, 450, 451, 464, 498, 644, 726, 740, 785, 793, 804, 1004, 1081, 1333, 1396, 1692
definição e epidemiologia, 890
diagnóstico, 894
do trigêmeo atribuída ao herpes zóster, 1249
etiologia, 890
fisiopatologia, 891
localizada, 1002
periférica, 1003
tratamento
clínico, 895
intervencionista, 896
trigeminal pós-traumática, 1250
neuropáticas do trigêmeo, 1249
no atleta, 802
e *doping*, 804
no delírio, 787
no esporte, 803
no hepatopata, 719
no membro fantasma, 1081
no nefropata, 710
no ombro, 71
no paciente
com lesão medular, 688
em terapia intensiva, 764
no parto, 586
no quadril, 1505
nociceptiva, 52, 156, 451, 500, 643, 785, 804, 1335
e sensibilização central, 460
nocipática, 804
nociplástica, 52, 156, 450, 501, 644, 804
nos pés e tornozelos, 1536
nos últimos dias de vida, 795
oncológica, 125, 440, 496, 742, 1330
avaliação da dor oncológica, 1336
conceito e classificação, 1331
e terapia intratecal, 1685
escada analgésica, 1337
fisiopatologia, 1333
procedimentos para tratamento, 1348
tipo, 1335
tratamento
farmacológico, 1338
intervencionista, 1346
não farmacológico, 1358
orofacial, 163, 1246
atribuída a distúrbios das estruturas dentoalveolares e anatomicamente relacionadas, 1247
atribuída à lesão ou doença do nervo craniano, 1248
autonômica trigeminal, 1252
do tipo tensional, 1252
idiopática, 1252
miofascial, 1247
primária, 1247
secundária, 1247
neurovascular, 1252
semelhantes a apresentações de cefaleia primária, 1252
óssea, 792, 1444
paliativa, 799
patológica, 62
pélvica, 740
crônica, 1029, 1052, 1054, 1718
crônica primária, 1029
na mulher, 1046
no homem, 1029
persistente, 748
pós-operatória, 432, 586, 749, 793
crônica, 793
pós-toracotomia, 1126, 1128
primária na articulação temporomandibular, 1247, 1412
psicogênica, 644, 785, 1335
radicular, 1453, 1473, 1477, 1655
referida, 785, 1158
refratária, 795
relacionada
à diálise, 716
com a gestação, 738
reumatológica aguda, 1281
secundária na articulação temporomandibular, 1247, 1412
somática, 643, 1050, 1190
subaguda, 435, 1453
torácica, 1423
avaliação ambulatorial, 1424
de origem esofágica, 1437
musculoesquelética, 1431, 1432
persistente, 1432
pós-toracotomia, 1441
relacionada ao câncer, 1437
total, 786
trigeminais, 1666
visão biopsicossocial, 449

visceral, 643, 694, 1159, 1191
isquêmica crônica, 1202
referida, 56
Douleur neuropathique 4 questions, 950
Drogas neurolíticas, 1741
Duloxetina, 757, 957, 1106

E

Edema, 371, 379, 984
facial, 379
Educação, 138
do paciente, 183
em dor, 46, 560
em dor para estudantes de medicina, 46
em medicina da dor no Brasil, 139
Efeito(s)
adversos associados aos opioides e manejo no uso crônico, 444
cardiovascular dos AINEs, 257
placebo, 22
Eicosanoides, 236
Eixo hipotálamo-hipófise-adrenal, 258
Eletriptano, 855
Eletrodo(s)
para estimulação do gânglio da raiz dorsal, 1130
percutâneos *versus* placas, 1710
Eletroforese de proteínas, 110
Eletromiografia, 985, 1561
Eletroneuromiografia, 1272
Eletroterapia, 161
Êmbolos pulmonares, 380
Empatia, 32
Empoderamento de pacientes e cuidadores, 47
Encarceramento de raiz nervosa, 694
Encefalinas, 265
Encéfalo, 674
Encefalopatia hepática, 719
Enclausuramento de nervos, 1173, 1175
Endocrinopatia, 445
Endometriose, 1170
Endorfinas, 265
Ensaio intratecal, 1690
Entesite, 1288
Entorse(s)
de ligamentos, 1623
do tornozelo, 832, 1537
Envelhecimento e alterações nos mecanismos da dor, 673
Envolvimento de familiares ou cuidadores, 34
Enxaqueca, 322, 585, 853, 854, 857
ataques agudos, 1237
base genética, 846
características clínicas, 847
com aura, 1235
crises que não respondem ao tratamento, 1238
crônica, 1238
diagnóstico diferencial, 853
fase
da aura, 844
de cefaleia, 845
pós-dromo, 846
premonitória, 844
fatores precipitantes e agravantes, 847
fisiopatologia, 843
orofacial, 1252
outras abordagens terapêuticas, 857
sem aura, 1234
tratamento, 854
Enzimas de degradação, 266
Eosinófilos, 382
Epicondilite
lateral, 811, 1386
medial, 811, 1386
Eptinezumab, 323
Equimoses, 379
Equipe multidisciplinar no tratamento da dor, 149
Erenumab, 323
Eritromelalgia, 1322
avaliação adicional, 1326
curso clínico, 1325
diagnóstico, 1326
doenças associadas, 1323
envolvimento de cabeça e pescoço, 1325
epidemiologia, 1323
manejo, 1326
manifestações clínicas, 1324
patogênese, 1323
prognóstico, 1327
segmento, 1328
sinais e sintomas, 1324
terapias
farmacológicas, 1327
não farmacológicas, 1326
terminologia, 1323
Escada analgésica da Organização Mundial da Saúde, 125, 126, 788, 1337
Escala(s), 177
bidimensionais, 90
comportamental da dor, 90
de comunicação, 35
de dor
de Gracely, 951
Western Ontario and McMaster Universities Osteoarthritis (WOMAC), 90
de faces
da turma da Mônica, 651
de Wong-Baker, 650
revisada e adaptada, 650
diagnósticas para *delirium*, 776
face, legs, activity, cry, consolability (FLACC), 90, 646
NIPS (*Neonatal Infant Pain Scale*), 648
numérica da dor, 90, 651
PAINAD, 787
para avaliação da dor, 89
unidimensionais, 89
visual analógica, 89, 651, 766
Escetamina, 528
Esclerose múltipla, 1105
Escoliose funcional, 86

Espaço peridural, 1671
Espasmo muscular, 1412
Especiarias, 209
Espessura
parcial, 748
profunda, 748
superficial, 748
total, 748
Espondiloartrite, 878, 1287, 1289, 1298, 1303, 1310
axial, 878, 1303
Espondilodiscite, 1463
Espondilólise, 1463
Espondilolistese, 1463
Esporão calcâneo, 1546
Esqueleto apendicular, 792
Esquizofrenia, 177
Estágios da doença renal crônica, 109
Esteatose hepática, 380
Estenose
do canal medular, 1396
foraminal, 1462
lombar, 1475
Estimativa do ritmo de filtração glomerular, 109
Estimulação
cerebral, 703, 1723
profunda, 1723
da medula espinhal, 1129, 1594, 1708
de córtex motor, 1725
de nervos periféricos, 1702, 1705
dos cordões posteriores, 795
magnética transcraniana, 631, 1107
medular, 1352, 1708
e de gânglio da raiz dorsal, 1708
nervosa
elétrica transcutânea (TENS), 43, 69, 559, 697, 715, 738
periférica (ENP), 44
sensorial, 35
transcraniana por corrente contínua (ETCC), 43, 632
Estradiol, 111
Estratégias
de enfrentamento e reabilitação emocional, 162
nutricionais para pacientes com dor crônica, 165
Estresse, 67
oxidativo, 201, 202, 515, 599
Estrias, 379
Estudos
de condução nervosa e eletroneuromiografia, 954
e pesquisas, 564
Etanercepte, 322
Etoricoxibe, 248
Eutanásia, 797
Eventos trombóticos, 380
Exame(s)
cardiovascular, 1144
complementares, 91, 100
de sensibilidade, 80
duplex, 1145
físico, 85
da coluna vertebral, 77
da sensibilidade, 952
das grandes articulações, 71
geral, 1144
neurológico, 952
no paciente com dor, 71
genéticos e farmacogenômicos, 100, 101
laboratoriais, 98, 99
complementares, 97
habituais, 96
neurológico, 78, 87
Exercício(s)
de fortalecimento, 714
físico, 183, 683, 1108, 1465
regular, 1606
terapêutico, 162
Exoftalmia, 381

F

Facilitação sináptica, 64
Fadiga, 291, 1289
Farmacocinética geral dos opioides, 268
Farmacologia
aplicada ao tratamento da dor, 159
da dor crônica, 233
e fisiologia da dor, 1377
Fármacos
adjuvantes no tratamento da dor, 276
anti-inflamatórios não esteroides transdérmicos, 472
biológicos, 320, 321
como auxiliares no manejo da dor crônica, 320
na dor crônica, 321
opioides, 264
utilizados nas terapias infusionais, 527
Fascite plantar, 1545
Fator(es)
antinuclear, 115
biomecânicos e psicossociais, 555
contribuintes e comorbidades associadas à dor crônica, 562
de crescimento transformador beta, 516
de inflamação, 977
de necrose tumoral alfa, 516
genéticos, 979
psicológicos, 980
psicossociais, 1068
reumatoide, 115
Feedback constante do paciente, 541
Femoroplastia, 792
Fêmur, 1494
Fenilbutazona, 247
Fenitoína, 455, 994
Fenol, 1623, 1741
Fenótipos, 1569
Fentanil, 276, 401, 433, 442, 658, 659, 681, 712, 724, 737, 754
Fentanil transdérmico, 681
Feridas nos pés, 1143

Ferramenta(s)
    de avaliação, 556
    de risco de opioides (ORT), 437
    descritivas/autorrelato, 650
Fibras, 212, 596
    nervosas, 54
Fibrinogênio, 114
Fibromialgia, 465, 501, 586, 742, 1304, 1432
    diagnóstico(s), 863
        diferenciais, 863
    educação em saúde, 865
    exercícios físicos, 865
    fisiopatologia, 861
    juvenil, 645
    sono, 866
    terapia cognitivo-comportamental, 865
    tratamento, 864
        farmacológico, 866
        não farmacológico, 865
Fim de vida, 784
Fisiologia do sono, 188
Fisiopatologia
    da dor, 61, 449, 450
        crônica, 61
        neuropática, 450
        nociplástica, 450
    do abuso de analgésicos, 412
Fisioterapia, 69, 182, 551, 683, 714, 738, 1092, 1117, 1185, 1402, 1414
Fitocanabinoides, 309, 312, 313
Fitoterapia, 567
Fitoterápicos, 510, 512, 514, 520
Flexão lateral cervical, 86
Florais de Bach, 570
Fluoxetina, 660, 736
Fonoaudiologia no manejo da dor crônica, 164
Forma reduzida de coq10, 607
Fortalecimento muscular, 558
Fosfatase alcalina, 104, 117
Fósforo sérico, 107
Fotobiomodulação, 559, 1564
Fraqueza, 291
Fratura por estresse do calcâneo, 1548
Fremanezumab, 323
Frovatriptano, 856
Frutas e vegetais, 208, 594
Funções do sono, 189

G

Gabapentina, 278, 453, 659, 908, 909, 957, 992, 1106, 1116, 1690
Gabapentinoides, 726, 735, 756, 773, 908, 1118, 1129, 1225
Galcanezumab, 323
Gama GT, 104
Gânglio
    da raiz dorsal, 1717
    de Walther, 1665
    esfenopalatino, 792, 1270, 1659
    estrelado, 914, 1660
    ímpar, 791, 1665
    simpático torácico, 1660
Ganho de peso, 291
Gengibre, 207
Geno hidrolisado, 512
Geoterapia, 570
Gerenciamento da dor e melhora do sono, 194
Gestação, 731
Gestão
    da dor, 798, 1695
        em ambientes de poucos recursos, 798
        no fim da vida, 798
    intervencionista da dor, 1092
Ginseng, 615
Glaucoma, 381
Glicemia, 102
Glicerina, 1622
Glicerol, 1742
Glicocorticoides, 1224, 1307
Glicocorticosteroides, 258, 259, 260, 262, 264
    em pacientes vulneráveis, 264
    sistêmicos, 262
    utilizados no tratamento da dor, 260
Glicosaminoglicanos, 512
Globulina ligadora de hormônio sexual, 111
Golimumabe, 322
Gonistas parciais, 267
Gravidade e extensão das queimaduras, 753

H

Hálux
    rígido, 1554
    valgo, 1553
Hemicrania
    contínua, 1243
    paroxística, 1242
        crônica, 1242
Hemoglobina glicada, 103, 591
Hepatotoxicidade, 241, 242, 721
    do paracetamol, 721
Hérnia de disco, 1105, 1474, 1624
    intervertebral, 1105
    lombar, 1624
Herpes-zóster agudo recorrente, 905
Hidratação adequada, 541
Hidrocodona, 442
Hidrodissecção guiada por ultrassonografia, 1186
Hidrogel, 752
Hidromorfona, 391, 434, 712
Hiperalgesia, 58, 62
    induzida por opioides, 395, 754
    primária, 59
    secundária, 59
        e dor crônica, 66
Hipercalemia, 371
Hipercifose torácica, 86
Hiperglicemia, 378

Hiperinsulinemia, 591
Hiperlipidemia, 379
Hiperlordose lombar, 86
Hipermobilidade articular, 1624
Hiperostose esquelética idiopática difusa, 1394
Hiperparatireoidismo, 883
Hiper-reatividade das vias aéreas induzida pela aspirina, 247
Hipersensibilização central, 1268
Hipertensão, 371, 379
    portal, 719
Hipnose, 18, 682
Hipoestesia, 1741
Hiponatremia, 371
Hipotireoidismo, 883
Hirsutismo, 379
Hormônio(s)
    adrenocorticotrófico, 113
    folículo estimulante, 110, 111
    luteinizante, 110, 111
    sexuais, 110
    tireoestimulante, 113

I

Ibuprofeno, 363, 656, 658
Ilusões visuais, 697
Imagem por ressonância magnética, 1146
Impacto
    biopsicossocial da dor, 159
    da privação do sono na dor, 191
    femoroacetabular, 822, 1503
    isquiofemoral, 1504
Implantação do cateter peridural, 1677
Implante(s)
    de morfina, 132
    do eletrodo, 1720
    permanente, 1713
Imunoglobulinas, 382, 537
Índice
    hálux-braquial, 1145
    HOMA, 103
    inflamatório da dieta, 205
    tornozelo-braquial, 1145
Inervação
    da parede torácica, 1124
    somática
        confluente na pelve, 1049
        e visceral intrínseca da pelve, 1048
Infecção(ões), 1143
    comuns e oportunistas, 383
    por contaminação, 1748
Infiltração(ões)
    na articulação sacroilíaca, 1467
    intra-articulares, 1531
Inflamação, 201, 202, 359, 591, 601
    de baixo grau, 601
    e dor, 360, 590
    e dor crônica, 590
    sistêmica, 882
Infliximabe, 322
Informatividade, 31
Infusão(ões)
    intratecal
        de fármacos para dor oncológica e não oncológica, 1685
        de opioides por via administração, 794
    neuroaxial, 794
    venosas, 1186
Inibição
    da atividade da ciclo-oxigenase, 240
    da cadeia simpática
        lombar, 791
        torácica, 791
    da função dos canais
        de cálcio, 452
        de sódio, 452
    do HHSR, 378
    do plexo hipogástrico superior, 791
    do sistema simpático, 791
    dos nervos esplâncnicos e do plexo celíaco, 791
Inibidor(es)
    da ativação de células T, 322
    da calcineurina, 716, 1307
    da enzima de conversão da angiotensina, 1148
    da recaptação de serotonina e noradrenalina, 463, 467, 736, 867, 937, 1105, 1116, 1273
    de células B, 321
        no lúpus eritematoso sistêmico, 322
    de ciclo-oxigenase 2, 247
    de citocinas anti-interleucina 17, 322
    do CGRP, 476
    do fator de necrose tumoral alfa, 322
    seletivos
        da COX-2, 257, 723
        da recaptação de serotonina, 736
    TNF, 476
Injeção(ões)
    cervicais, 1403
    de álcool ou fenol, 68
    em pontos-gatilho, 1119, 1357
    epidurais, 1095, 1358
    guiadas por ultrassom para dor pós-herniorrafia, 1134
    intra-articulares, 1642
    intratecal de metilprednisolona, 914
    nas articulações, 1357
    periarticulares, 1642
    perineurais, 1638
    subdural, 1748
Injetáveis, 1563
Inovação tecnológica, 160
Insônia, 192, 193, 290
Inspeção, 86
Instabilidade
    articular, 1623, 1624, 1625
    mecânica da coluna, 693
Instrumentos
    de avaliação da dor, 158
    de mensuração
        multidimensionais, 675
        unidimensionais, 675

Insuficiência renal na cirrose, 722
Insulina de jejum, 103
Integração terapêutica com fármacos adjuvantes, 539
Inteligência artificial, 219, 221, 223, 1644
e dor, 221
e o futuro da ultrassonografia, 1644
generativa, 221
Interação(ões)
com receptores NMDA, 462
entre sono e dor, 191
medicamentosas, 166
Interdisciplinaridade, 150, 151
Interface cérebro-máquina, 226
e dor, 227
Interleucina-1, 516
Interleucina-6, 516
Interleucina-17, 516
Interpretação clínica dos resultados de exames laboratoriais, 102
Intérpretes de língua de sinais no local, 33
Intervenção(ões)
cognitivo-comportamentais, 162
comportamentais, 183
farmacológicas, 179
físicas, 182
multiprofissional, 16
nutricionais, 603
psicológicas, 182, 682
Intervencionismo paliativo, 791
Intoxicação por anestésico local, 1739
Ioga, 569, 682, 714
Iogurte natural, 210
Isquemia, 1142
colônica, 1201
crítica dos membros inferiores, 1142
mesentérica, 1193, 1195, 1198
aguda, 1196
crônica, 1170, 1199, 1200
não oclusiva, 1198
oclusiva, 1196

J

Jejum, 596
Joelho, dor no
anatomia, 1522
diagnóstico, 1525
epidemiologia, 1524
exame físico, 1526
fisiopatologia, 1524
inervação, 1523
mapa da dor, 1523
raciocínio clínico, 1527
tratamento, 1528

L

Lactato e piruvato, 117
Lâminas de Rexed, 63
Lamotrigina, 456, 992
L-carnitina, 611
Leguminosas, 209
Lesão(ões)
crônicas de ligamentos e tendões, 1623, 1624
da cauda equina, 692
de cartilagem, 829
de ligamentos e tendões, 1623
de nervos periféricos, 1636
de placa plantar do pé, 1552
desportivas, 1624
do ligamento cruzado anterior, 1530
do manguito rotador, 807, 1382
do menisco, 829
DREZ, 703
esportivas crônicas, 1623
ligamentares e tendíneas, 1624, 1625
medular, 694, 696
epidemiologia, 688
espinhal
anatomia, 690
diagnóstico, 694
fisiologia, 691
mecanismo da dor e síndromes dolorosas, 692
tipos, 691
tratamento, 696
meniscais, 1529
musculares, 835
na cauda equina, 694
nervosa ultrassonográfica, 1636
por sobrecarga, 803
recorrente subaguda ou condição degenerativa crônica, 804
traumática aguda, 804
Leucocitose, 382
Leucotrienos, 516
Lidocaína, 68, 332, 473, 527, 726, 750, 751, 772, 907, 939, 1009, 1116, 1225
Limiar, 673
Linfopenia aguda, 382
Linguagem simples e clara, 34
Lipase sérica, 105
Lombalgia, 1473
Lúpus eritematoso sistêmico, 877, 1286, 1295, 1305

M

Macrófagos, 382
Magnésio, 106, 165, 207, 612, 1063
Malondialdeído, 602
Manejo da dor, 157, 551, 746
crônica, 551
no paciente queimado, 746
Manobra(s), 88
da hiperabdução, 1429
de Adson, 1429
de Slump, 88
de Spurling, 1399
de Valsalva, 88

de Wright, 1429
do nervo femoral, 89
Mão e punho, 1367
Mapa de dor, 952
Marcadores
biológicos e de inflamação, 92
de inflamação, 99
gerais de inflamação, 114
ósseos, 117
para avaliação neuromuscular e óssea, 115
tumorais, 98
Marcha antálgica, 86
Massagem, 18
terapêutica 715, 1464
Massoterapia, 697, 1359
Mastócitos, 383
Mecanismos
da dor, 190
de danos nervosos, 1176
MEDAS (*Mediterranean Diet Adherence Screener*), 206
Medicações adjuvantes, 1403
Medicamentos
analgésicos, 870
anti-inflamatórios não-esteroides, 712
orais, 1118, 1531
para administração intratecal de fármacos, 1688
para dor no esporte, 805
tópicos, 331, 681
Medicina
baseada em evidências, 21
da dor, 40
definição da, 40
e sua correlação com os cursos superiores, 47
impacto nos dias atuais, 40
funcional e integrativa, 598
intervencionista da dor, 1589
no Brasil, 141
personalizada na infusão intratecal de fármacos, 1694
regenerativa, 45, 513, 1404, 1519, 1602
aplicações clínicas e resultados, 1613
e ultrassonografia, 1639
fisiologia e fisiopatologia na, 1603
tradicional chinesa, 18
Medidas farmacológicas para controle da dor em unidade de terapia intensiva, 769
Meditação, 568, 682
de atenção plena, 714
guiada, 714
Medoc Pathway System, 954
Medula espinhal, 54, 63, 674
Melatonina, 870
Meloxicam, 367
Memantina, 1118
Membranas associadas às mitocôndrias, 600
Membro fantasma e dor no coto cirúrgico, 1718
Memória da dor, 1082
Meralgia parestésica, 740, 1180
Metadona, 275, 391, 399, 400, 442, 539, 658, 659, 712, 725, 789
Metamizol, 243, 350, 722
Metatarsalgia de Morton, 1179
Metatarsalgias, 1550
Metilcobalamina, 617, 969
Metilprednisolona, 376
Métodos
de imagem e bloqueio diagnóstico, 92
não farmacológicos, 738
para avaliação de dor em UTI, 766
Metotrexato, 1307
Mexiletina, 702
Microbiota intestinal, 210, 213
Mielopatia cervical, 1395
Mielotomia, 1357
Migrânea
com aura, 848
do tronco cerebral, 850
típica, 850
crônica, 852
hemiplégica, 851, 852
esporádica, 852
familiar, 851, 852
advindas de outros loci, 852
do tipo 1, 851
do tipo 2, 851
do tipo 3, 852
retiniana, 852
sem aura, 847
vestibular, 853
Mindfulness, 163, 182, 682
Miopatia, 380, 880
Miorrelaxantes, 480, 481, 486
absorção, 480
distribuição, 481
excreção, 481
farmacocinética geral, 480
farmacologia, 480
fármacos, 481
metabolização, 481
uso clínico, 486
Miosite, 1412
Mobilidade, 558
Modalidades de fisioterapia, 714
Modelo(s)
históricos da relação médico-paciente, 25
multidimensional da dor, 147
Modificação(ões)
do estilo de vida, 183, 1403
no ambiente e na interação, 34
Modulação, 53, 57, 68, 460, 1261, 1603
central, 68
a nível de hipotálamo, 1261
da dor, 57, 460, 1603
periférica, 68
Monócitos, 382
Morfina, 130, 131, 275, 397, 433, 442, 658, 659, 680, 725, 737, 1226
Mudanças na pele, 984
Multidisciplinaridade, 150
Músculo(s)
do períneo, 1047
piriforme, 1496

quadrado femoral, 1496
rotadores externos, 1496
serrátil anterior, 1119
Musicoterapia, 1359

N

N-acetilcisteína, 242, 969
Nalbufina, 658, 659
Naloxona, 393
Naltrexona, 393
Naproxeno, 365, 656, 658
Naratriptano, 856
Náusea e vômitos, 290, 394, 445, 446
Navegação assistida por ia em procedimentos guiados por ultrassonografia, 1645
Necrose
asséptica do escafoide, 1368
papilar, 371
Nefrite intersticial, 371
Neostigmina, 1690
Nervo(s)
auriculotemporal, 1416
esplâncnicos, 1662
facial, 1253
glossofaríngeo, 792
massetérico, 1415
periférico, 1174, 1636
temporal profundo, 1416
trigêmeo, 792
vago, 792
Neuralgia(s)
clássica do nervo intermediário, 1253
clássicas, secundárias e idiopáticas, 1233
de V1, 1266
de V2, 1268
de V3, 1270
do glossofaríngeo, 1251
do nervo
auricular maior, 1254
auriculotemporal, 1255
infraorbitário, 1269
intermediário, 1253
occipital, 1255
pós-herpética, 465, 1718
trigeminal, 988, 989
clássica, 990, 1248
clássica/primária, 990
exacerbações graves/crises de, 994
idiopática, 990, 1249
pós-herpética, 1250
secundária, 990, 1249
Neurectomia, 1116
Neurite, 1741
Neuroablação, 160, 1516
Neuroestimulação, 795, 1013
com estimulação da medula espinhal para doença vascular periférica, 1149
Neurofisiologia aplicada à neuromodulação não invasiva, 629
Neurofisiopatologia do ponto-gatilho, 1559
Neurolépticos, 474
Neurólise, 1485
química intratecal, 793
Neuroma, 1370
de Morton, 1179, 1550
Neuromatose, 1082
Neuromodulação, 43, 858, 912, 1092, 1120, 1403, 1695
cerebral não invasiva, 625
invasiva, 1700
não invasiva, 161
Neuromodulador(es), 713, 940
Neuropathic Pain Scale, 949
Neuropatia(s)
alcoólica, 534, 965, 966
comuns de V3, 1271
de aprisionamento, 1637
diabética, 465, 534, 600, 927, 928
e vitaminas do complexo B, 534
periférica dolorosa, 600
diabéticas, 928
do(s) nervo(s)
cluneais, 1183
peroneal, 1184
pudendo, 1184
ulnar, 1180, 1388
do trigêmeo, 905
periférica(s), 1623, 1717
induzida por quimioterapia, 917
por enclausuramento, 1178
por HIV, 945, 946, 948, 956, 957
pós-herpética, 900
radiculoplexo lombossacral idiopática, 905
secundária do nervo intermediário atribuída ao herpes zóster agudo, 1253
tóxica antirretroviral do HIV, 955
Neurotransmissores, 453
Neutrofilia, 382
Nitratos, 1206
Nocicepção, 460
Novas tecnologias, 217
Nutracêuticos, 510, 511, 512, 514, 520, 603, 1532
Nutrição, 590, 602
Nutrientes
anti-nociceptivos, 207
com potencial analgésico e anti-inflamatório, 165

O

Obesidade, 1605
Oleaginosas e sementes, 209
Óleos omega-3 e omega-6, 595
Ombro, 1119, 1376
Ombro ipsilateral, 1119
Omega-3, 595, 604
Omega-6, 595
Oncologia, 585

Opções de controle da dor não farmacológicas, 749
Opioide(s), 68, 181, 387, 391, 393, 539, 657, 679, 700, 712, 724, 736, 751, 752, 769, 806, 911, 939, 958, 1084, 1116, 1128, 1185, 1339, 1466, 1689
    classificação dos, 390
    de resgate, 128
    e função renal, 391
    em pacientes
        dialíticos, 393
        queimados, 756
    endógenos, 388
    forte, 130, 131
        em baixa dose, 130
    fraco, 130
    indicações, 397
    na analgesia intratecal, 1689
    no degrau 4, 132
    prescrição e rotação, 402
    tópicos, 751
    uso clínico, 390
Orfenadrina, 328, 485, 489
Ortobiológicos, 1531, 1574
Ossificação do ligamento longitudinal posterior, 1395
Osteoartrite, 500, 518, 1286, 1289, 1296, 1303, 1304, 1309, 1432, 1501, 1530, 1624
    de joelho, 585, 1623
    esternoclavicular, 1432
    fisiopatologia da, 1567
    individualização terapêutica, 1569
    inovações no tratamento da, 1574
    no joelho, 1625
    outros medicamentos, 1573
    tratamento
        cirúrgico, 1575
        farmacológico, 1572
        intervencionista, 1574
        não farmacológico, 1571
Osteoartrite, 500
Osteoartrose, 1389, 1514
Osteocalcina, 118
Osteonecrose, 380
Osteopatia, 569
Osteoporose, 380
Oxcarbazepina, 282, 455, 992
Oxicodona, 391, 402, 442, 680, 712, 725, 1226
Óxido nítrico, 516
Ozônio, 1624

P

Pacientes
    com doenças crônicas, 766
    em ventilação mecânica, 765
    oncológicos, 1736
    pós-cirúrgicos, 765
    queimados, 765
    sedados ou não comunicativos, 765
    transplantados, 716
    vítimas de trauma, 765
Padrão de marcha, 1455
Palpação, 86, 1378, 1380, 1559
    dos síndrome dolorosa miofascial, 1559
    e força muscular, 1378, 1380
Pancreatite, 380
Paracetamol, 68, 239, 240, 241, 351, 353, 539, 656, 657, 676, 711, 720, 734, 771, 806, 1062, 1341, 1465
Paralisia, 1741
Paratormônio, 114
Parestesia, 1741
Participação do paciente na tomada de decisão, 152
Patologias, 176
Peixes, 210
Pelve, 1046
Pentazocina, 276
Peptídeo(s)
    C, 103
    opioides, 265
    relacionado ao gene da calcitonina, 322
Percepção
    central, 54
    da dor, 53, 65
Perfil
    inflamatório, 114
    lipídico, 108
    metabólico, 102
    proteico, 110
Periodicidade da dor e impacto social, 1454
Placas oclusais, 1414
Plasma rico em plaquetas, 1625, 1640
Plasticidade cerebral, 978
Platinas, 918
Plexo
    celíaco, 1662
    hipogástrico superior, 1664
Plexopatia braquial maligna, 1443
Polimialgia reumática, 879
Polineuropatia diabética, 929
Polirradiculoneuropatia desmielinizante inflamatória
    aguda, 955
    crônica, 955
Polirradiculopatia progressiva, 955
Pontos-gatilho miofasciais, 1558
Portão da dor, 58
Potencialização da ação dos receptores gaba, 452
Prática(s)
    integrativas, 560, 566, 682
    complementares, 566, 682
    mente-corpo, 1359
Prebióticos, 212
Prednisolona, 376
Pregabalina, 279, 280, 453, 454, 660, 909, 957, 993, 1106, 1116
Pré-história, 3
Prejuízos para a concentração, 175
Preparação do solo, 1605
Prescrição em dor não relacionada ao câncer, 427
Pressão transcutânea de oxigênio, 1145
Privação do sono, 192, 1606
Procedimentos
    ablativos, 703

de cabeça e pescoço, 1750
de radiofrequência, 1750
intervencionistas, 160, 1353, 1417, 1590, 1650
em articulação temporomandibular, 1417
guiados por radioscopia, 1650
para pacientes oncológicos, 1353
minimamente invasivos, 1415
para dores musculoesqueléticas, 1353
percutâneos, 996
Produtos de *cannabis*, 700
Profissões e especialidades que atuam no paciente com dor crônica, 16
Prolactina, 110, 111
Proloterapia, 1519, 1597, 1606, 1620, 1621, 1640
anatomia, 1621
história, 1621
Propedêutica laboratorial na dor crônica, 96
Propeptídeo do colágeno tipo I (P1NP), 118
Propofol, 535
Prostaglandinas, 63, 516
Proteases, 516
Proteína
componente do receptor, 323
C-reativa, 114
modificadora da atividade do receptor 1, 323
Prurido, 394, 446
Pseudovício, 396, 397
Psicose, 381
Pubalgia, 827

Q

Qi, 583
Quadrado femoral, 1504
Quadril, 1493
Qualidade de vida, 175
Queimaduras, 746, 747
dificuldades e consequências do tratamento, 747
epidemiologia, 746
fisiopatologia, 747
Quercetina, 512
Questionário
para dor neuropática 4, 91
Short Form Health Survey 36 (SF-36), 91
Quimiocinas, 516
Quiropraxia, 569

R

Radiculopatia
aguda, 905
cervical, 1394, 1398
Radiculopatias, 819
Radiocirurgia gamma knife, 997
Radiofrequência, 68, 1594
ablação e pulsada, 666
ablativa, 1403
pulsada, 1095, 1274
do gânglio da raiz dorsal, 1095
Radiografia simples, 985
Radioterapia, 790
Ramos
extracranianos de V1 e condições álgicas, 1266
intracranianos de V1 e conflito neurovascular, 1267
Raquianestesia, 1114
Reabilitação, 1092
Realidade virtual, 223, 715, 749
na dor aguda, 224
na dor crônica, 225
Receptor(es)
do CGRP, 323
opioides, 265, 387
semelhante à calcitonina, 323
Recursos
de entretenimento, 541
fisioterapêuticos no controle da dor, 160
Red flags, 1460
Redução
da hiperatividade muscular, 1415
na libido, 291
Reestruturação cognitiva, 714
Reflexologia, 587
Reflexos, 87
Reflexoterapia, 569
Regeneração de cartilagem, 1625
Região
costal superior, 1119
peitoral maior e menor, 1119
Regulação metabólica, 259
Reiki, 18, 569, 571
Relação médico-paciente, 21, 23, 30, 32
com o paciente geriátrico, 32
em pediatria, 30
Relaxantes musculares, 325, 678, 736, 868, 1225, 1344, 1413, 1466
Reorganização cortical, 1082
Reparo tecidual, 1603
Repouso e modificação de atividade, 1185
Resfriamento, 1326
Respeito pelas preferências dos pacientes e decisões compartilhadas, 797
Resposta(s)
endógenas à dor, 65
inflamatória, 1068
aguda, 359
crônica, 360
Ressonância magnética, 985, 1413, 1499
Resveratrol, 512, 514, 519
Retenção
de fluidos, 379
urinária, 446
Retropé, 1545
Reumatismo de partes moles, 1289
Riboflavina, 616
Rimegepant, 856
Risco de exposição fetal, 732
Rituximabe, 321, 1307
Rizartrose, 1367
Rizatriptano, 855

Robótica no manejo da dor, 225
Rotação de opioides, 789
Rupturas labrais, 1502

S

Salicilato, 361
SAOS, 194
Sarcopenia, 592
Secuquinumabe, 322
Sedação, 446
  analgésica paliativa, 133, 797
Segurança no tratamento, 166
Semiologia
  do cotovelo, 1380
  do ombro, 1377
Sensação
  de inutilidade, 175
  fantasma, 1081
Sensibilidade
  interpessoal, 31
  tátil, 87
Sensibilização
  central, 59, 64, 974
  periférica, 58, 62, 975
Sensory peripheral neuropathy scree, 951
Sertralina, 736
Simpatectomias, 1348
Sinal
  de Hoffmann, 1399
  de Lhemite, 1399
  de Oppenheim, 1456
  de Phalen, 1372
  de Tinel, 88, 1372
Síndrome(s)
  anserina, 1529
  complexa de dor regional, 816
  da bexiga dolorosa, 1039
  da boca ardente, 1252
  da descontinuação, 468
  da dor, 1717
    complexa regional, 645
    crônica pós-hernioplastia, 1131
    espinhal, 1088, 1091, 1651, 1692
  persistente, 1088, 1091, 1692
    do tipo 2, 1088, 1692
    miofascial, 1051, 1247, 1623, 1624
  pélvica, 1051
  temporomandibular, 1247
    nas costelas inferiores, 1436
    persistente após cirurgia de coluna, 1656
    pós-mastectomia, 1116
    prostática, 1035
    regional complexa, 972, 981, 982
    trocantérica maior, 824, 1503
    uretral, 1037
  da medula
    anterior, 692
    central, 692
    posterior, 692
da parede torácica isolada, 1432
da plica sinovial, 1529
de Baxter, 1547
de Brown-Séquard, 692
de Cushing, 884
de disestesia central, 694
de Ehlers-Danlos, 1290, 1299
de fibromialgia, 861, 876
de Haglund, 1545
de hipermobilidade, 1624
de Ramsay Hunt, 1253
de Reye, 247
de Sjögren, 878, 1288, 1298, 1310
do chicote, 1394
do cone medular, 692
do desfiladeiro torácico, 1426, 1428, 1429
  arterial, 1429
  neurogênica, 1428
  venosa, 1429
do esterno, 1436
do impacto, 810, 1384
do interósseo
  anterior, 1388
  posterior, 1388
do intestino irritável, 586
do nervo peroneal, 1184
do obturador interno, 1505
do piriforme, 826, 1181, 1504
do sono insuficiente, 192
do trato iliotibial, 830
do túnel
  cubital, 1388
  do carpo, 740, 814, 1178, 1371, 1627
  do tarso, 1182
  radial, 1388
dolorosa(s)
  agudas, 1164
  crônicas, 1168
  do cotovelo, 1385, 1389
  do ombro, 1381
  em oncologia, 1690
  miofascial, 821, 1562, 1657
  por metástase
na coluna vertebral, 1445
ósseas nas costelas, 1445
  pós-mastectomia, 1119, 1439
  torácica
associada ao câncer de pulmão, 1446
em oncologia, 1442
por neuralgia pós-herpética, 1446
específicas da dor pélvica crônica, 1035
hepatopulmonar e hipertensão portopulmonar, 719
hepatorrenal, 719
metabólica, 593, 882
miofascial, 1558, 1559, 1560, 1562
  diagnóstico, 1559, 1560
diferencial, 1560
  epidemiologia, 1559
  imagens, 1560
  modalidades de tratamento, 1562

patelofemoral, 829
por sobrecarga secundária, 694
pós-laminectomia, 1088
serotoninérgica, 468
Sinergismo, 416
Sintomas não dolorosos, 127
Siringomielia, 694, 1105
Sistema
de infusão intratecal de fármacos, 1686
endocanabinoide, 307, 492
modulador de dor, 1562
nervoso
central, 52, 1739
periférico, 53, 673, 1174
simpático, 1658
opioide endógeno, 265
Sobrecarga musculoesquelética, 882
Solução
de dextrose e lidocaína, 1625
salina hipertônica, 1623
Somatostatina, 1690
Sono, 188, 189, 866
fibromialgia, 866
não-REM, 188
REM, 188, 189
Substância
branca talamocortical, 1105
gelatinosa, 63
Sulfato
de deidroepiandrosterona, 111
de magnésio, 305, 530
de zinco, 1624
Sumatriptano, 855

T

Tai chi, 682, 714
Talalgias, 1545
Tálamo, 1104
Talamotomia, 1357
Tapentadol, 392, 399, 680, 1227
Taxanos, 917
Técnica(s)
ablativas, 1134, 1275
cirúrgicas
abertas, 1520
minimamente invasivas, 1519
de bloqueio do esplâncnico, 1662
de injeção guiada por ultrassom, 1638
de mobilização articular e manipulação, 557
de neuromodulação não invasiva, 626
de posicionamento e redução de migração, 1720
de relaxamento, 541, 714
intervencionistas do degrau 2, 130
minimamente invasivas, 1589
não neuroaxiais, 1738
neuroaxiais, 1738
percutânea usando radioscopia ou ultrassom, 1704
Tecnologia(s)
de interface cérebro-computador, 35
emergentes no tratamento da dor, 41
vestível, 42
Telemedicina, 35
Tendão
calcâneo, 1539
fibulares, 1542
tibial posterior, 1543
Tendinite, 1385, 1412
calcária, 1385
Tendinopatia(s), 1539, 1625
do aquiles, 834
do bíceps, 809
do cotovelo, 812
do tríceps, 813
isquiotibiais, 825
patelar, 831
Tendinose do tendão calcâneo, 1628
Tenossinovite
de Quervain, 815, 1368
extensor ulnar do carpo, 1369
Terapia(s)
adjuvantes, 911
a opioides em unidades de terapia intensiva, 770
cognitiva, 682, 1117
cognitivo-comportamental, 69, 182, 682, 714, 1107, 1402
com células-tronco
alogênicas, 1610
autólogas, 1610
mesenquimais, 1608
com plasma rico em plaquetas, 1612
com toxina botulínica, 1275
complementares, 163
de aceitação e compromisso, 182
de compressão isquêmica manual, 1564
de estimulação, 703
de florais, 567
de genes, 44
de medicina regenerativa, 1605
de mobilidade, 714
de ondas de choque, 1482
de realidade virtual, 41
do espelho, 986
eletrocutânea, 1118
emergentes, 160
infusionais, 526, 527, 1274
intensiva, 764
intervencionistas, 1651
com dispositivos implantáveis, 1750
intratecal, 665, 1013, 1682, 1684, 1685
em cuidados paliativos, 1691
em idosos, 1693
em populações pediátricas, 1693
para dor
não oncológica, 1692
oncológica, 1690
para pacientes frágeis, 1693
invasivas, 68
manipulativa vertebral, 1465

manuais, 162, 683
multidisciplinar, 1465
multimodal, 1569
não farmacológicas, 713
ocupacional, 714
paliativas, 788
por alvos, 1569
psicológica, 696
regenerativas avançadas, 1614
Teratogenicidade, 731
Termalismo, 568
Termografia, 92, 984
Termoterapia, 1464
Teste(s)
de abdução de alívio do ombro, 1399
de Cozen, 1381
de distração cervical, 88
de Elvey, 1399
de flexão lombar de Kemps, 88
de Gaenslen, 1513
de Gerber, 1380
de Gillet, 1512
de Halsted, 1430
de Hoover, 1459
de Lasègue, 88
de Mill, 1381
de Nachlas, 1459
de Neer, 1378
de Patrick, 1512
de quiropraxia, 88
de Roos, 1430
de Spurling, 80, 88, 1400
de Tinel, 1370
de tolerância oral à glicose, 102
de Trendelenburg, 1512
de Volkmann Ou de distração, 1513
de Yeoman, 1514
de Yergason, 1378
de Zaslav, 1378
do estiramento do nervo femoral, 1459
específicos para
coluna lombar, 1457
sacroilíaca, 1459
muscular manual, 87
tensão neural do membro superior, 1399
Testosterona, 111
The NIH patient-reported outcomes measurement information system (PROMIS), 951
Tireoglobulina, 113
Tiroxina livre, 113
Tizanidina, 300, 329, 483, 488
Tocilizumabe, 322
Tolerância, 395, 397, 673
Tomada de decisão informada, 1694
Tomografia computadorizada, 1146, 1413
Tontura, 290
Topiramato, 735
Tornozelo, 1537
Toxicidade, 731
renal de inibidores seletivos da COX-2, 257
Toxina botulínica, 475, 702, 738, 793, 911, 941, 994
Tramadol, 276, 391, 399, 658, 679, 712, 726, 737, 1107, 1227
Transdisciplinaridade, 150
Transdução, 53
Transmissão, 53
Transtorno(s)
bipolar, 177
de humor, 381
de personalidade, 177
do uso de opioides, 753
Tratamento(s)
com base em evidências, 152
da dor nas
doenças reumáticas, 1302
lesões do esporte, 807
farmacológico de acordo com o tipo de dor, 235
multidisciplinar, 146, 147, 153
multimodal, 41
multiprofissional da dor, 156
não farmacológicos, 69
para a dor crônica, 15
Trato
neoespinotalâmico, 55
paleoespinotalâmico, 55
Trauma pelas agulhas, cateteres e outros dispositivos, 1741
Traumatismo por agulha, 1745
Treinamento de habilidades de enfrentamento, 714
Tricíclicos, 938
Trigeminalgias, 1265
diagnóstico diferencial e causas associadas, 1271
exames complementares, 1271
manifestações clínicas, 1266
tratamento, 1272
medicamentoso, 1273
Triglicerídeos, 108
Triiodotironina livre, 113
Trombose venosa intestinal, 1199
Tronco cerebral, 1104
Tumor de Pancoast, 1443
Tunelização e implante do gerador de estímulos, 1723

U

Ubrogepant, 856
Úlceras, 1146
Ultrassonografia, 1178, 1499
e dor, 1632
cabeça e face, 1634
complicações e riscos, 1635
membro
inferior, 1633
superior, 1633
na medicina regenerativa, 1642
na síndrome do aprisionamento nervoso periférico, 1636
no diagnóstico e tratamento da dor, 1643
Uniquinol, 607
Ureia, 109

Uso
apropriado de opioides, 797
racional de opioides, 425
educação médica, 426
Usuários crônicos de opiáceos, 1220

V

Vaginose citolítica, 1071
Varicela-zóster, 900
Vascularização da coluna, 1749
Velocidade de hemossedimentação, 114
Venlafaxina, 463, 736, 1106
Versão brasileira da escala
de DN4, 709
de LANSS, 707
Vertebroplastia, 667, 792, 1351
Vertoplastia, 683
Via(s)
ascendentes, 53
de inervação aferente visceral, 1190
descendentes, 57
do reflexo trigeminoautonômico, 1261
trigeminovascular, 1261
Vício, 396, 397
Viminol, 351, 354, 677, 1342
Vinorelbina, 919
Viscossuplementação, 45, 1417, 1639
Vitamina(s)
B_1, 105, 106, 596, 617
B_2, 616, 617
B_6, 105
B_{12}, 105, 596, 617
C, 532
D, 105, 165, 207, 533, 534, 596, 613, 614
D_3, 614
do complexo B, 533, 534
E, 105, 106, 969
e minerais, 105
Vulnerabilidade social, 179
Vulvodínia, 1066, 1067

W

Wind up, 64
Wong-Baker Faces Pain Scale, 90

X

Xerostomia, 290
Xifoidalgia, 1432
Xifoplastia, 792

Y

Yellow flags, 1460
Yin-yang, 583

Z

Ziconotida, 1690
Zinco, 107
Zolmitriptano, 855